# 尼尔逊儿科学

# Nelson Textbook of Pediatrics

原著第 19 版（上册）


**原　著**　［美］Robert M. Kliegman

Bonita F. Stanton

Joseph W. St. Geme Ⅲ

Nina F. Schor

Richard E. Behrman

**主　译**　毛　萌　桂永浩

**副主译**　杜立中　罗小平　陈艳妮

刘瀚旻　陆国平



世界图书出版公司

西安 北京 上海 广州

图书在版编目(CIP)数据

尼尔逊儿科学/(美)罗伯特·克利格曼(Robert M. Kliegman)等著;毛萌,桂永浩主译. —西安:世界图书出版西安有限公司,2017.9

书名原文:Nelson Textbook of Pediatrics

ISBN 978-7-5192-0464-8

Ⅰ. ①尼… Ⅱ. ①罗… ②毛… ③桂… Ⅲ. ①儿科学 Ⅳ. ①R72

中国版本图书馆 CIP 数据核字(2017)第 229052 号

| | |
|---|---|
| 书　　名 | 尼尔逊儿科学(原著第 19 版)<br>Nierxun Erkexue |
| 原　　著 | [美]Robert M. Kliegman　Bonita F. Stanton　Joseph W. St. Geme Ⅲ<br>Nina F. Schor　Richard E. Behrman |
| 主　　译 | 毛　萌　桂永浩 |
| 责任编辑 | 刘小兰　王梦华　杨　莉　马元怡 |
| 装帧设计 | 新纪元文化传播 |
| 出版发行 | 世界图书出版西安有限公司 |
| 地　　址 | 西安市北大街 85 号 |
| 邮　　编 | 710003 |
| 电　　话 | 029-87214941　87233647(市场营销部)<br>029-87234767(总编室) |
| 网　　址 | http://www.wpcxa.com |
| 邮　　箱 | xast@wpcxa.com |
| 经　　销 | 新华书店 |
| 印　　刷 | 陕西金德佳印务有限公司 |
| 成品尺寸 | 889mm×1194mm　1/16 |
| 印　　张 | 176.25　彩　页　100 |
| 字　　数 | 4200 千字 |
| 版　　次 | 2017 年 9 月第 1 版　2017 年 9 月第 1 次印刷 |
| 版权登记 | 25-2014-075 |
| 书　　号 | ISBN 978-7-5192-0464-8 |
| 定　　价 | 1680.00 元(全 2 册) |

☆如有印装错误,请寄回本公司更换☆

# 译者名单

（排名不分先后）

丁大为　丁娟　于永慧　万盛华　万朝敏　马骄　马晓路　马琳　马瑞雪　王天有
王元　王文杰　王立波　王亚军　王达辉　王伟　王韧健　王丽　王丽媛　王秀敏
王忱　王玮　王宝西　王珊　王树水　王冠男　尤嘉　车思艺　毛萌　方昕
方峰　尹瑞瑞　邓继岿　龙晓茹　龙晓茹　卢淑杰　申春平　叶孜清　叶莹　叶娟
田恬　付倩　付溪　白晓明　包军　邢嫄　吕颖　朱亚菊　朱伟芬　朱莉
乔莉娜　任洛　任洛　向欣　刘小荣　刘子勤　刘奉琴　刘金华　刘茜　刘盈
刘恩梅　刘笑宇　刘超　刘瀚旻　祁媛媛　孙玉娟　孙桦　孙娟　孙嫱　劳林江
杜立中　杜洪强　杨凡　杨莉丽　杨雪　杨晨皓　杨敏　杨琳　杨惠　杨慧明
李云珠　李正莉　李平　李宁　李在玲　李光璞　李丽　李玫　李明磊　李京阳
李振武　李倩　李福海　肖媛媛　肖颖　吴小慧　吴庆斌　吴斌　吴婷婷　吴蔚
时艳艳　何亚芳　何丽　何琪　余肖　邹朝春　汪志凌　沈征　沈颖　宋宁忆
宋宏程　张立新　张网林　张良娟　张国卿　张晓波　张晓磊　张明智　张婕　张琳
张朝霞　张斌　张黎　陆国平　陆泳　陆娇　陈艳　陈艳妮　陈莉娜　陈植
陈慧中　陈燕惠　幸春林　林永红　林德富　易琴　罗小平　罗小丽　岳梅　金圣娟
金姐　金婷婷　周开宇　周秀云　周楠　屈彦超　孟群　赵咏梅　赵莎　赵晓东
胡梦泽　胡琼瑶　钟琳　钟颖　钟燕　姜仔彦　洪建国　祝益民　贺莉　秦涛
袁艺　袁萍　莎莉　夏天　钱莉玲　钱婧　倪晓燕　徐三清　徐子刚　徐俊杰
徐哲　徐教生　徐樨巍　殷芳　翁丽　高丛　高金枝　高珊　郭文卉　唐文静
唐莉莉　唐梅　唐清　陪杏红　黄开宇　黄永坤　黄姗　黄艳智　黄瑛　常丽
崔菲菲　章岚　梁海燕　梁源　彭博　蒋也平　蒋莉　蒋耀辉　韩文文　韩晓锋
景延辉　傅晓娜　傅琳琛　舒敏　舒赛男　童梅玲　曾雯　谢军　谢利剑　谢亮
鲍一笑　褚岩　臧娜　裴新红　廖立红　熊励晶　熊晖　熊菲　樊剑锋　燕丽
戴荣欣　魏敏吉　王端　何玉莹　贺玉香　张海清　顾宇杭　魏翠洁

**ELSEVIER**
Elsevier(Singapore) Pte Ltd.
3 Killiney Road
#08 - 01 Winsland House I
Singapore 239519
Tel: (65) 6349 - 0200
Fax: (65) 6733 - 1817

Nelson Textbook of Pediatrics, 19/E

ISBN - 13: 978 - 1 - 4377 - 0755 - 7

This translation of Nelson Textbook of Pediatrics, 19/E. by Robert M. Kliegman, Bonita F. Stanton, Joseph W. St. Geme Ⅲ, Nina F. Schor, Richard E. Behrman, was undertaken by World Publishing Xi'an Corporation Ltd. and is published by arrangement with Elsevier (Singapore) Pte Ltd.

Nelson Textbook of Pediatrics, 19/E. by Robert M. Kliegman, Bonita F. Stanton, Joseph W. St. Geme Ⅲ, Nina F. Schor, Richard E. Behrman 由世界图书出版西安有限公司进行翻译，并根据世界图书出版西安有限公司与爱思唯尔(新加坡)私人有限公司的协议约定出版。

尼尔逊儿科学(毛　萌　桂永浩　主译)

ISBN: 978 - 7 - 5192 - 0464 - 8

# 译者委员会名单

# 审读专家委员会名单

# 原著者名单

Jon S. Abramson, MD
Mark J. Abzug, MD
John J. Aiken, MD, FACS, FAAP
H. Hesham A-kader, MD, MSc
Prof. Cezmi A. Akdis, MD
Harold Alderman, MS, PhD
Ramin Alemzadeh, MD
Evaline A. Alessandrini, MD, MSCE
Omar Ali, MD
Namasivayam Ambalavanan, MBBS, MD
Karl E. Anderson, MD, FACP
Peter M. Anderson, MD, PhD
Kelly K. Anthony, PhD
Alia Y. Antoon, MD
Stacy P. Ardoin, MD, MS
Carola A.S. Arndt, MD
Stephen S. Arnon, MD
Stephen C. Aronoff, MD
David M. Asher, MD
Barbara L. Asselin, MD
Joann L. Ater, MD
Dan Atkins, MD
Erika F. Augustine, MD
Marilyn Augustyn, MD
Ellis D. Avner, MD
Parvin H. Azimi, MD
Carlos A. Bacino, MD
Robert N. Baldassano, MD
Christina Bales, MD
William F. Balistreri, MD
Robert S. Baltimore, MD
Manisha Balwani, MD, MS
Shahida Baqar, PhD
Christine E. Barron, MD
Dorsey M. Bass, MD
Mark L. Batshaw, MD
Richard E. Behrman, MD
Michael J. Bell, MD
John W. Belmont, MD, PhD
Daniel K. Benjamin, Jr., MD, MPH, PhD
Michael J. Bennett, PhD, FRCPath, FACB, DABCC
Daniel Bernstein, MD
Jatinder Bhatia, MD, FAAP
Zulfiqar Ahmed Bhutta, MD, PhD
Leslie G. Biesecker, MD
James Birmingham, MD
Samra S. Blanchard, MD
Ronald Blanton, MD, MSC
Archie Bleyer, MD
C.D.R. Lynelle M. Boamah, MD, MEd, FAAP
Steven R. Boas, MD
Thomas F. Boat, MD
Walter Bockting, PhD
Mark Boguniewicz, MD
Daniel J. Bonthius, MD, PhD
Laurence A. Boxer, MD
Amanda M. Brandow, DO, MS
David Branski, MD
David T. Breault, MD, PhD
Rebecca H. Buckley, MD
Cynthia Etzler Budek, MS, APN/NP, CPNP-AC/PC
E. Stephen Buescher, MD
Gale R. Burstein, MD, MPH, FSAHM
Amaya Lopez Bustinduy, MD

Mitchell S. Cairo, MD
Bruce M. Camitta, MD
Angela Jean Peck Campbell, MD, MPH
Rebecca G. Carey, MD, MS
Waldemar A. Carlo, MD
Robert B. Carrigan, MD
Mary T. Caserta, MD
Ellen Gould Chadwick, MD
Lisa J. Chamberlain, MD, MPH
Jennifer I. Chapman, MD
Ira M. Cheifetz, MD, FCCM, FAARC
Wassim Chemaitilly, MD
Sharon F. Chen, MD, MS
Yuan-Tsong Chen, MD, PhD
Russell W. Chesney, MD
Jennifer A. Chiriboga, PhD
Robert D. Christensen, MD
Andrew Chu, MD
Michael J. Chusid, MD
Theodore J. Cieslak, MD
Jeff A. Clark, MD
Thomas G. Cleary, MD
John David Clemens, MD
Joanna S. Cohen, MD
Mitchell B. Cohen, MD
Pinchas Cohen, MD
Michael Cohen-Wolkowiez, MD
Robert A. Colbert, MD, PhD
F. Sessions Cole, MD
Joanna C.M. Cole, PhD
John L. Colombo, MD
Amber R. Cooper, MD, MSCI
Ronina A. Covar, MD
Barbara Cromer, MD
James E. Crowe, Jr., MD
Natoshia Raishevich Cunningham, MS
Steven J. Czinn, MD
Toni Darville, MD
Robert S. Daum, MD, CM
Richard S. Davidson, MD
H. Dele Davies, MD, MS, MHCM
Peter S. Dayan, MD, MSc
Michael R. DeBaun, MD, MPH
Guenet H. Degaffe, MD
David R. DeMaso, MD
Mark R. Denison, MD
Arlene E. Dent, MD, PhD
Nirupama K. DeSilva, MD
Robert J. Desnick, PhD, MD
Gabrielle deVeber, MD
Esi Morgan DeWitt, MD, MSCE
Chetan Anil Dhamne, MD
Prof. Anil Dhawan, MD, FRCPCH
Harry Dietz Ⅲ , MD
Lydia J. Donoghue, MD
Patricia A. Donohoue, MD
Mary K. Donovan, RN, CS, PNP
John P. Dormans, MD
Daniel A. Doyle, MD
Jefferson Doyle, MBBChir, MHS, MA(Oxon)
Stephen C. Dreskin, MD, PhD
Denis S. Drummond, MD, FRCS(C)
Howard Dubowitz, MD, MS
J. Stephen Dumler, MD
Janet Duncan, RN, MSN, CPNP, CPON
Paula M. Duncan, MD
LauraLe Dyner, MD
Michael G. Earing, MD
Elizabeth A. Edgerton, MD, MPH, FAAP
Marie Egan, MD
Jack S. Elder, MD
Sara B. Eleoff, MD
Dianne S. Elfenbein, MD
Stephen C. Eppes, MD
Michele Burns Ewald, MD
Jessica K. Fairley, MD
Susan Feigelman, MD
Marianne E. Felice, MD
Eric I. Felner, MD, MSCR
Edward Fels, MD

Thomas Ferkol, MD
Jonathan D. Finder, MD
Kristin N. Fiorino, MD
David M. Fleece, MD
Patricia M. Flynn, MD
Joel A. Forman, MD
Michael M. Frank, MD
Melvin H. Freedman, MD, FRCPC, FAAP
Melissa Frei-Jones, MD, MSCI
Jared E. Friedman, MD
Sheila Gahagan, MD, MPH
Paula Gardiner, MD, MPH
Luigi Garibaldi, MD
Gregory M. Gauthier, MD, MS
Abraham Gedalia, MD
Matthew J. Gelmini, LRT, RRT
Michael A. Gerber, MD
K. Michael Gibson, PhD, FACMG
Mark Gibson, MD
Francis Gigliotti, MD
Walter S. Gilliam, PhD
Janet R. Gilsdorf, MD
Charles M. Ginsburg, MD
Frances P. Glascoe, MD, PhD
Donald A. Goldmann, MD
Denise M. Goodman, MD, MS
Marc H. Gorelick, MD, MSCE
Gary J. Gosselin, MD
Jane M. Gould, MD
Olivier Goulet, MD, PhD
Dan M. Granoff, MD
Michael Green, MD, MPH
Thomas P. Green, MD
Larry A. Greenbaum, MD, PhD
Marie Michelle Grino, MD
Andrew B. Grossman, MD
David C. Grossman, MD, MPH
Alfredo Guarino, MD
Lisa R. Hackney, MD
Gabriel G. Haddad, MD
Joseph Haddad, Jr., MD
Joseph F. Hagan, Jr., MD, FAAP
Scott B. Halstead, MD
Margaret R. Hammerschlag, MD
Aaron Hamvas, MD
James C. Harris, MD
Mary E. Hartman, MD, MPH
David B. Haslam, MD
Fern R. Hauck, MD, MS
Gregory F. Hayden, MD
Jacqueline T. Hecht, MS, PhD
Sabrina M. Heidemann, MD
J. Owen Hendley, MD
Fred M. Henretig, MD
Gloria P. Heresi, MD
Andrew D. Hershey, MD, PhD, FAHS
Cynthia E. Herzog, MD
Jessica Hochberg, MD
Lauren D. Holinger, MD, FAAP, FACS
Jeffrey D. Hord, MD
B. David Horn, MD
William A. Horton, MD
Harish S. Hosalkar, MD
Hidekazu Hosono, MD
Peter J. Hotez, MD, PhD
Michelle S. Howenstine, MD
Heather G. Huddleston, MD
Vicki Huff, PhD
Denise Hug, MD
Winston W. Huh, MD
Carl E. Hunt, MD
Anna Klaudia Hunter, MD
Patricia Ibeziako, MD
Richard F. Jacobs, MD, FAAP
Peter Jensen, MD
Hal B. Jenson, MD, MBA
Chandy C. John, MD
Michael V. Johnston, MD
Richard B. Johnston, Jr., MD
Bridgette L. Jones, MD

James F. Jones, MD
Marsha Joselow, BS, MFA, MSW
Anupama Kalaskar, MD
Linda Kaljee, PhD
Deepak Kamat, MD, PhD, FAAP
Alvina R. Kansra, MD
Sheldon L. Kaplan, MD
Emily R. Katz, MD
James W. Kazura, MD
Virginia Keane, MD
Gregory L. Kearns, PharmD, PhD
Desmond P. Kelly, MD
Judith Kelsen, MD
Kathi J. Kemper, MD, MPH, FAAP
Melissa Kennedy, MD
Eitan Kerem, MD
Joseph E. Kerschner, MD, FACS, FAAP
Seema Khan, MBBS
Young-Jee Kim, MD
Charles H. King, MD
Stephen L. Kinsman, MD
Adam Kirton, MD, MSc, FRCPC
Priya S. Kishnani, MD
Nora T. Kizer, MD
Martin B. Kleiman, MD
Bruce L. Klein, MD
Bruce S. Klein, MD
Michael D. Klein, MD
Robert M. Kliegman, MD
William C. Koch, MD, FAAP, FIDSA
Patrick M. Kochanek, MD
Eric Kodish, MD
Stephan A. Kohlhoff, MD
Elliot J. Krane, MD
Peter J. Krause, MD
Richard E. Kreipe, MD
Steven E. Krug, MD
John F. Kuttesch, Jr., MD, PhD
Jennifer M. Kwon, MD, MPH
Catherine S. Lachenauer, MD
Stephan Ladisch, MD
Stephen LaFranchi, MD
Oren Lakser, MD
Marc B. Lande, MD, MPH
Philip J. Landrigan, MD, MSc
Gregory L. Landry, MD
Wendy G. Lane, MD, MPH
Philip S. LaRussa, MD
Brendan Lee, MD, PhD
Chul Lee, PhD
K. Jane Lee, MD, MA
J. Steven Leeder, PharmD, PhD
Rebecca K. Lehman, MD
Michael J. Lentze, MD
Norma B. Lerner, MD, MPH
Steven Lestrud, MD
Donald Y.M. Leung, MD, PhD
Chris A. Liacouras, MD
Susanne Liewer, PharmD, BCOP
Andrew H. Liu, MD
Stanley F. Lo, PhD
Franco Locatelli, MD
Sarah S. Long, MD
Anna Lena Lopez, MD, MPH, FAAP
Steven V. Lossef, MD
Jennifer A. Lowry, MD
Kerith Lucco, MD
G. Reid Lyon, PhD
Prashant V. Mahajan, MD, MPH, MBA
Akhil Maheshwari, MD
Joseph A. Majzoub, MD
Asim Maqbool, MD
Ashley M. Maranich, MD
Mona Marin, MD
Joan C. Marini, MD, PhD
Morri Markowitz, MD
Kevin P. Marks, MD
Stacene R. Maroushek, MD, PhD, MPH
Wilbert H. Mason, MD, MPH
Christopher Mastropietro, MD

Kimberlee M. Matalon, MD, PhD
Reuben K. Matalon, MD, PhD
Robert Mazor, MD
Susanna A. McColley, MD
Margaret M. McGovern, MD, PhD
Heather S. McLean, MD
Rima McLeod, MD
Peter C. Melby, MD
Joseph John Melvin, DO, JD
Diane F. Merritt, MD
Ethan A. Mezoff, MD
Marian G. Michaels, MD, MPH
Alexander G. Miethke, MD
Mohamad A. Mikati, MD
Henry Milgrom, MD
E. Kathryn Miller, MD, MPH
Jonathan W. Mink, MD, PhD
Grant A. Mitchell, MD
Robert R. Montgomery, MD
Joseph G. Morelli, MD
Anna-Barbara Moscicki, MD
Hugo W. Moser, MD
Kathryn D. Moyer, MD
James R. Murphy, PhD
Timothy F. Murphy, MD
Thomas S. Murray, MD, PhD
Mindo J. Natale, PsyD
William A. Neal, MD
Jayne Ness, MD, PhD
Kathleen A. Neville, MD, MS
Mary A. Nevin, MD, FAAP
Jane W. Newburger, MD, MPH
Peter E. Newburger, MD
Linda S. Nield, MD
Zehava Noah, MD
Lawrence M. Nogee, MD
Robert L. Norris, MD
Stephen K. Obaro, MD, PhD, FWACP, FRCPCH, FAAP
Makram Obeid, MD
Theresa J. Ochoa, MD
Katherine A. O'Donnell, MD
Robin K. Ohls, MD
Jean-Marie Okwo-Bele, MD, MPH
Keith T. Oldham, MD
Scott E. Olitsky, MD
John Olsson, MD
Susan R. Orenstein, MD
Walter A. Orenstein, MD, D.Sc. (Hon)
Judith A. Owens, MD, MPH
Charles H. Packman, MD
Michael J. Painter, MD
Priya Pais, MBBS, MS
Cynthia G. Pan, MD
Vijay Pannikar, MD
Diane E. Pappas, MD, JD
Anjali Parish, MD
John S. Parks, MD, PhD
Laura A. Parks, MD
Maria Jevitz Patterson, MD, PhD
Pallavi P. Patwari, MD
Timothy R. Peters, MD
Larry K. Pickering, MD, FAAP
Misha L. Pless, MD
Laura S. Plummer, MD
Craig C. Porter, MD
Dwight A. Powell, MD
David T. Price, MD
Charles G. Prober, MD
Linda Quan, MD
Elisabeth H. Quint, MD
C. Egla Rabinovich, MD, MPH
Leslie J. Raffini, MD, MSCE
Denia Ramirez-Montealegre, MD, MPH, PhD
Giuseppe Raviola, MD
Ann M. Reed, MD
Harold L. Rekate, MD
Megan E. Reller, MD, MPH
Gary Remafedi, MD, MPH
Jorge D. Reyes, MD
Geoffrey Rezvani, MD

Iraj Rezvani, MD
A. Kim Ritchey, MD
Frederick P. Rivara, MD, MPH
Angela Byun Robinson, MD, MPH
Luise E. Rogg, MD, PhD
Genie E. Roosevelt, MD, MPH
David R. Rosenberg, MD
Melissa Beth Rosenberg, MD
David S. Rosenblatt, MD
Cindy Ganis Roskind, MD
Mary M. Rotar, RN, BSN, CIC
Ranna A. Rozenfeld, MD
Sarah Zieber Rush, MD
Colleen A. Ryan, MD
Prof. H.P.S. Sachdev, MD, Hon. FRCPCH
Ramesh C. Sachdeva, MD, PhD, FAAP, FCCM
Mustafa Sahin, MD, PhD
Robert A. Salata, MD
Denise A. Salerno, MD
Edsel Maurice T. Salvana, MD, DTM&H ( Diploma in Tropical Medicine and Hygiene )
Hugh A. Sampson, MD
Thomas J. Sandora, MD, MPH
Tracy Sandritter, PharmD
Wudbhav N. Sankar, MD
Ajit Ashok Sarnaik, MD
Ashok P. Sarnaik, MD
Harvey B. Sarnat, MS, MD, FRCPC
Minnie M. Sarwal, MD, FRCP, PhD, DCH
Mary Saunders, MD
Laura E. Schanberg, MD
Mark R. Schleiss, MD
Nina F. Schor, MD, PhD
Bill J. Schroeder, DO
Robert L. Schum, PhD
Gordon E. Schutze, MD, FAAP
Daryl A. Scott, MD, PhD
J. Paul Scott, MD
Theodore C. Sectish, MD
George B. Segel, MD
Kriti Sehgal, BA
Ernest G. Seidman, MDCM, FRCPC, FACG
Janet R. Serwint, MD
Dheeraj Shah, MD (Pediatrics), DNB (Pediatrics), MNAMS
Prof. Raanan Shamir, MD
Bruce K. Shapiro, MD
Richard J. Shaw, MB, BS
Bennett A. Shaywitz, MD
Sally E. Shaywitz, MD
Meera Shekar, Bsc, Msc, PhD
Elena Shephard, MD, MPH
Philip M. Sherman, MD, FRCPC
Benjamin L. Shneider, MD
Scott H. Sicherer, MD
Richard Sills, MD
Mark D. Simms, MD, MPH
Eric A.F. Simões, MBBS, DCH, MD
Thomas L. Slovis, MD
P. Brian Smith, MD, MPH, MHS
Mary Beth F. Son, MD
Laura Stout Sosinsky, PhD
Joseph D. Spahn, MD
Mark A. Sperling, MD
Robert Spicer, MD
David A. Spiegel, MD
Helen Spoudeas, MD, MBBS, DRCOG, FRCP, FRCPCH
Jürgen Spranger, MD
Rajasree Sreedharan, MD, MBBS
Raman Sreedharan, MD, DCH, MRCPCH
Shawn J. Stafford, MD, FAAP
Margaret M. Stager, MD
Sergio Stagno, MD
Virginia A. Stallings, MD
Lawrence R. Stanberry, MD, PhD
Charles A. Stanley, MD
Bonita F. Stanton, MD
Jeffrey R. Starke, MD
Merrill Stass-Isern, MD
Barbara W. Stechenberg, MD

Leonard D. Stein, MD
William J. Steinbach, MD
Nicolas Stettler, MD, MSCE
Barbara J. Stoll, MD
Gregory A. Storch, MD
Ronald G. Strauss, MD
Frederick J. Suchy, MD
Karen Summar, MD, MS
Moira Szilagyi, MD, PhD
Norman Tinanoff, DDS, MS
James K. Todd, MD
Lucy S. Tompkins, MD, PhD
Richard L. Tower II, MD, MS
Prof. Riccardo Troncone
Amanda A. Trott, MD
David G. Tubergen, MD
David A. Turner, MD
Ronald B. Turner, MD
Christina Ullrich, MD, MPH
George F. Van Hare, MD
Jakko van Ingen, MD, PhD
Heather A. Van Mater, MD, MS
Prof. Dr. Dick van Soolingen
Scott K. Van Why, MD
Pankhuree Vandana, MD
Douglas Vanderbilt, MD
Jon A. Vanderhoof, MD
Andrea Velardi, MD
Elliott Vichinsky, MD
Linda A. Waggoner–Fountain, MD, MEd
Steven G. Waguespack, MD, FAAP, FACE
David M. Walker, MD
Heather J. Walter, MD, MPH
Stephanie Ware, MD, PhD
Kimberly Danieli Watts, MD, MS
Ian M. Waxman, MD
Debra E. Weese-Mayer, MD
Kathryn Weise, MD, MA
Martin E. Weisse, MD
Lawrence Wells, MD
Jessica Wen, MD
Steven L. Werlin, MD
Michael R. Wessels, MD
Ralph F. Wetmore, MD
Randall C. Wetzel, MB, BS, MBA, MRCS, LRCP, FAAP, FCCM
Isaiah D. Wexler, MD, PhD
Perrin C. White, MD
John V. Williams, MD
Rodney E. Willoughby, Jr., MD
Samantha L. Wilson, PhD
Glenna B. Winnie, MD
Paul H. Wise, MD, MPH
Laila Woc-Colburn, MD
Joanne Wolfe, MD, MPH
Cynthia J. Wong, MD
Laura L. Worth, MD, PhD
Joseph L. Wright, MD, MPH
Peter F. Wright, MD
Terry W. Wright, PhD
Eveline Y. Wu, MD
Anthony Wynshaw-Boris, MD, PhD
Nada Yazigi, MD
Ram Yogev, MD
Marc Yudkoff, MD
Peter E. Zage, MD
Anita K.M. Zaidi, MBBS, SM, FAAP
Lonnie K. Zeltzer, MD
Maija H. Zile, PhD
Prof. Dr. Peter Zimmer
Barry Zuckerman, MD

# 原著序

《尼尔逊儿科学（第 19 版）》将基因组学、诊断学、影像学和治疗学的进展与临床儿科学深度融合。通过世界顶级学者在循证医学和聪慧的临床经验两个方面的贡献，《尼尔逊儿科学（第 19 版）》继续展现在正常儿童保健、疾病新生儿、儿童或者青春期的最新的技术发展水平。

转化医学让所有儿童生存质量的承诺比以往任何时候都更清晰。从分子水平到社会层面的人类发育、行为和疾病的知识日新月异，人们对儿童健康与疾病的认识，以及就医儿童的健康质量得到极大改善。这些令人惊叹的科学进步同时为不断出现的威胁儿童和他们家庭的新的疾病的有效治疗提供了希望。

不幸的是，世界上还有许多儿童并没有从这些与预防和治疗相关的健康问题的科学进步中获益，其基本原因是缺乏意愿和主次不分。此外，许多儿童仍然处于来自贫穷、战争和生物恐怖主义所造成的潜在危险中。要让所有的儿童和青少年从日益增长的医学知识中获益，医学的进步和公认的临床实践就必须与有效的支持保护相匹配。

新版《尼尔逊儿科学》希望提供给全世界在儿童健康医疗领域的从业者、住院医师、医学生以及其他保健提供者核心信息：需要切合实际地理解儿童和青少年可能面对的巨大数量的生物、心理精神和社会问题。我们的目标是从繁琐复杂中淬炼出精确的信息，并涵盖科学新进展，同时也与这门历史悠久的儿科学实践的经久不衰的艺术相匹配。

第 19 版是在前期的版本基础上重新进行组织和修订。不但增加了新的疾病和新的章节，也对其他章节进行了必要的扩充和重大改动。此外，增加了更多的表格、示意解说图和最新的参考文献。作者仔细审阅了每一个章节，目的是更新知识，拓展内容广度和深度以供儿童健康提供者阅读。对所有患儿及其家庭和医生而言，即使是罕见疾病，也是至关重要的，但一本儿科学教材难以对所有的健康问题给予同等详尽介绍。因此，我们引用重要的文献和文章作为参考。除此之外，我们尽可能地扩大信息量，利用在信息提供背景、病理生理学和文献引用方面的优势，在网站上提供了比印刷内容更多的资料和内容。网络使得我们可以通过关联的电子媒介获得提供更详尽更新信息的无限能力。至关重要的儿童健康的内容用印刷完成，其他资料则通过网络提供给读者：www.expertconsult.com, 其中包括链接到重要金标准在线上的绝大多数正在使用的药物和剂量处方一览表。

第 19 版教材最突出的价值是它的专家和具有极高威望的贡献者们。我们感恩这些杰出专家的努力工作，他们的渊博学识、深思熟虑以及最恰如其分的判断让本书增色不少。我们最真诚地感谢 Elsevier 的 Judy Fletcher 和 Jennifer Shreiner，感谢威斯康辛医学院的 Carolyn Redman. 为了第 19 版的顺利完成，我们所有人都努力工作，力求帮助到那些为儿童和青少年提供健康服务的工作者以及全世界那些渴望获得更多的有关儿童健康服务的人们。

这一版，我们获得来自威斯康辛医学院，Wayue 州立大学的医学院，杜克大学医学院以及罗切斯特大学医学院的很多教授和儿科学系的住院医师的不计回报的相助。我们对来自他们的帮助和全世界许多儿科医生不计时间给予有思考的反馈和建议表示深深的谢意，这一切是本书出版的前提。

最后，但是最重要的，我们特别要感谢我们的家人，他们的耐心和理解我们深表感激。没有他们的支持和理解，本书是不可能完成的。

Robert M. Kliegman, MD

Bonita F. Stanton, MD

Joseph W. St. Geme III, MD

Nina F. Schor, MD, PhD

# 译者序

《尼尔逊儿科学（第 19 版）》中文版终于与广大读者见面了。

《尼尔逊儿科学》是一部世界儿科学界非常经典和重要的儿科学教科书和参考书。这部书的定期更新过程，就是一部世界儿科学不断进步和发展的历史。首版于 1933 年在美国出版，之后每隔 4~5 年更新一次，从未间断。国内引进翻译过第 15 版（1999 年）和第 17 版（2007 年）。

这本巨著的学术价值在于它的全面性和前沿性，在儿科学界乃至整个医学界广受认同，中文版让更多的儿科医生能够在第一时间获得较新的国际儿科临床理论和知识，对我国儿科学的发展起到了极大的促进作用。

此次由世界图书出版西安有限公司出版的是最新的第 19 版。这本巨著卷幅浩繁，翻译工作千头万绪。我们组建了一支强大的翻译和编辑团队，2014 年启动翻译工作，历时两年多终于完成，分上下两册，共 400 多万字。

为了确保这本巨著高质量、按时出版，我们采用译委会委员负责制，每一位译委会委员根据所负责部分的稿件篇幅，组织自己的翻译团队，每位委员负责自己专业部分的稿件质量。在规定的时间译稿、校稿、修改和定稿，再交主译、副主译和秘书组统稿。参加翻译的人员达到三百余名专家学者。

虽然翻译工作事无巨细，非常劳心费神，但所有的翻译人员和审校专家都以无私的奉献精神和高度的工作热情投入其中，体现了儿科人对知识的渴望和执着的专业精神，使得这部巨著的中文版翻译工作得以圆满完成。

在此，我们要感谢各位译委会委员、审校专家、翻译人员不计时间、不计报酬的无私奉献和辛勤付出；感谢专家们在工作中表现出的专业水准和精益求精的学术态度。也要向为本书的出版付出心血的责任编辑们表达深深的敬意。

相信在大家的共同努力下完成的这部《尼尔逊儿科学》（第 19 版）巨著，一定是一部尊重原著但又以中文的精确表达展现出来的精品，成为儿科临床实践、医学教育和科学研究重要的参考著作，让更多的儿科医生从中受益，促进我国儿科学的不断发展。

最后有几点需要说明的是：英文版图书除了纸质内容外，还在网站上提供了大量的内容，为了便于读者阅读，我们与原出版方沟通后将网站内容制作成光盘。另有部分图表未获得中文版授权，故也将英文原文保留在光盘中，供读者参考。同时，为了便于读者查阅相关书目，部分英文名称未翻译，不当之处敬请指正。

毛　萌　桂永浩

2017.09.12

# 致 谢

这一版本是在 Richard E. Behrman 的领导、指导和编辑下完成的。Dick 作为一名编辑、教师、研究人员和临床医生，五十多年来，对儿科学领域里有程碑样的贡献，对这个行业的发展以及全球儿童健康的改善做出了巨大贡献。我们有幸与 Dick 一起工作，并感谢他坚定的建议和指导。

# 郑重声明

该出版物经过仔细审阅和审核，以确保内容在出版时尽可能准确和最新。然而，我们建议读者使用时应核实本书中所描述的任何程序、治疗方法、药物剂量或法律内容。无论是作者、编辑、版权所有者还是出版商，不就由本出版物所造成的人身或财产损害承担任何责任。

# 总 目 录

# 上册目录

## 第 7 部分　体液的病理生理与液体治疗



## 第 8 部分　儿童用药



## 第 9 部分　小儿急症



## 第 10 部分　人类遗传学



## 第 11 部分　代谢性疾病



## 第 12 部分　胎儿与新生儿



## 第 13 部分　青春期医学

## 第 14 部分　免疫医学



## 第 15 部分　变态反应性疾病



## 第 16 部分　儿童风湿性疾病



## 第 17 部分　感染性疾病

# 第 1 部分　儿科学范畴

## 第 1 章
## 儿科学绪论

*Bonita F. Stanton, Richard E. Behrman*

儿童是最重要的世界资源。儿科是唯一全面关注婴幼儿、儿童及青少年健康的学科，包括关注他们体格、智力、心理的生长发育，使他们成人后能充分发挥潜能。作为儿科医生不仅要关注特定器官系统和生理的发育，还要考虑社会、环境的作用，因为这些因素将对儿童及其家庭的健康产生重大影响。

儿科医生应该维护所有儿童的健康，无论他们是何种文化、宗教、性别、种族、民族、地域或国家。儿童缺乏自我保护的能力，而在政治、经济、社交被剥夺的人群或国家，更需要专业人员给儿童提供优先服务，维护儿童的利益。儿童往往是最脆弱的，也是社会中的弱势群体，因此对于他们的需求应给予更多的关注。由于交通运输和信息交流的发展进步、经济的全球化以及战争手段的现代化，国与国之间的界限逐渐变得模糊。另外，由于国内不同地区以及国与国之间的非均衡化发展，已不能单纯将国家定义为“发达国家、工业国家、发展中或低收入国家”。因此，儿科领域全球化应运而生。

目前，世界人口的年增长速度为 1.14%，美国人口年增长速度为 0.88%。全球共有 18 亿 15 岁以下的儿童，占全世界总人口（64 亿）的 28%；在美国，约 1/4 的人口为 18 岁以下的儿童。

在 2006 年，全球范围内估计有 1.33 亿新生儿诞生，其中 1.24 亿（92%）在发展中国家，430 万（3%）在美国。

## ■ 儿科学的范畴、历史以及人口动态统计

一个多世纪以前，儿科学作为一门医学专业的分支被划分出来，这主要是由于人们逐渐认识到儿童的健康问题有别于成人，而儿童对疾病、压力的反应也随着年龄在变化。1959 年，联合国儿童权力宣言的发布，明确阐述了儿童的基本需求及权力。事实上所有的国家都有专门的儿科医生，而全球大多数的医学院都有儿科专业或者儿童保健专业。

儿童与青少年的健康问题在不同国家及人群中不尽相同，这主要取决于一系列相互关联的因素。这些因素包括：①经济差异；②教育、社会及文化差异；③感染性微生物及其宿主的生态和流行分布情况；④气候和地理条件；⑤农业资源和农业活动（营养资源）；⑥工业化和城市化状况；⑦某些疾病相关的特定基因；⑧国家提供的可利用的卫生和社会福利基础设施。健康问题不局限于某一个国家，也不因国界而受限。在历经 SARS（严重急性呼吸综合征）和艾滋病的流行、霍乱和西尼罗河病毒大流行、生物恐怖战争的爆发、2004 年海啸以及 2008 年的经济衰退等事件，全球健康问题的交互关联得到了广泛的认可。

### 降低儿童死亡率

尽管全球化程度加深了，儿童保健的优先程度依然反映当地的政治、经济和需求。评价任何社会群体的健康状况需从考察疾病基本的发病率出发，并继续研究它们随时间发生的变化情况，分析和发现具体病例，以及该疾病在预防、治疗以及监测措施下的变化情况。为了确保全球儿童及成人的需求不被本地需求所掩盖，在 2000 年国际组织制订了 8 大长期发展目标（MDGs），预计在 2015 年实现（www.countdown 2015 mnch.org）。虽然这 8 项 MDGs 都影响着儿童健康，但其中第 4 项（与 1990 年相比，争取在 2015 年减少 2/3 的 5 岁以下儿童死亡率）则是唯一一项专门针对儿童的。在全球范围内，5 岁以下儿童的死亡率自 1990 年以来已减少 23%（每 1000 例活产儿中死亡例数由 93 例降至 72 例），其中发达国家降低 40%（由 10 例降至 6 例），而在最不发达国家只降低了 21%（由 180 例降至 142 例）。要达到目标，只在 62 个国家取得进步是不够的，特别是有 27 个国家（包括大部分撒哈拉以南非洲）没有取得任何进展，甚至在 1990 年至 2006 年的情况还有所变坏。在 1990 年有将近 1300 万 5 岁以下儿童死亡，2006 年是死亡数低于 1000 万的第 1 年（970 万），之后的 2007 是 900 万，2008 年 880 万。但总体上，这一进程并未达到我们的既定目标（图 1–1）。

19 世纪后期的美国，每 1000 个出生的孩子中就有 200 个在 1 岁前死于腹泻、肺炎、麻疹、白喉或百日咳。在现在的发展中国家，导致患儿死亡的主要疾病依然是腹泻、肺炎、痢疾，而由于疫苗的发展、口服补液疗法、早期诊断并治疗麻疹相关性肺炎以及蚊帐的使用，已使得麻疹的病死率大大降低。

新生儿（<1 月）的死亡占 5 岁以下儿童死亡的大部分，在 5 岁以下儿童死亡率下降的同时，新生儿死亡所占比例却有所增长。新生儿死亡率为 28‰，婴儿死亡率为 45‰，5 岁以下儿童死亡率为 72‰，在后两者中，新生儿死亡所占比例分别为 62% 和 43%。工业化国家的新生儿死亡比例（婴儿死亡率的 60%，5 岁以下儿童死亡率的 50%）高于最不发达国家（婴儿死亡率的 49%，5 岁以下儿童死亡率的 31%）。在儿童死亡率最高的人群中，只有 20% 的儿童死亡发生在新生儿时期，但在儿童死亡率小于 35‰的国家，新生儿期死亡率却占了 50%。

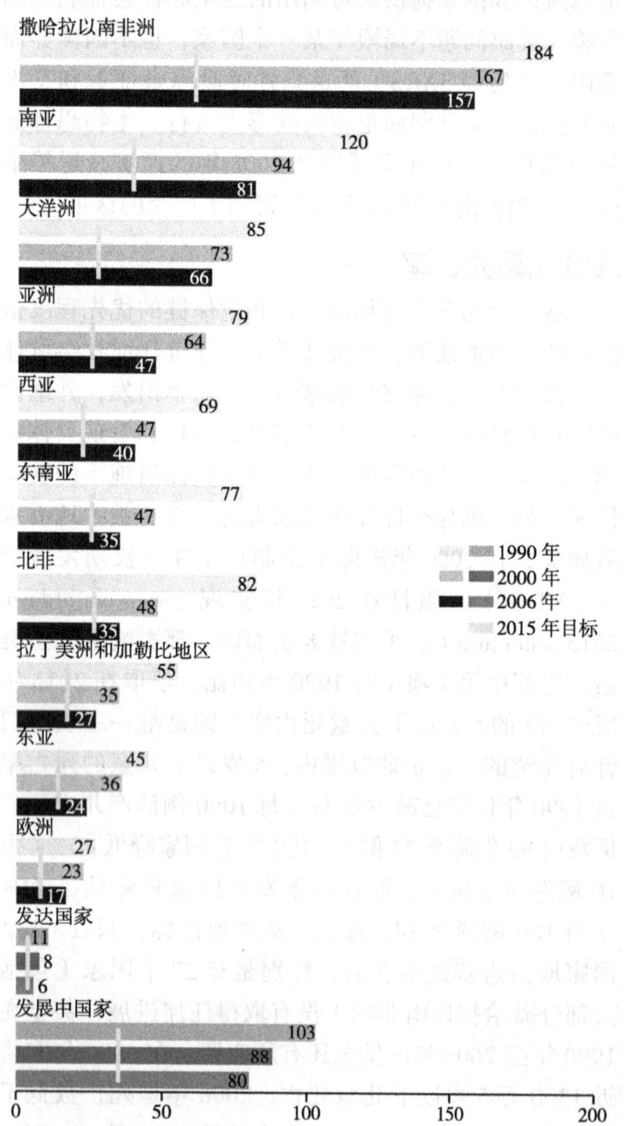

图 1–1　1990 年、2000 年、2006 年，独联体国家（CIS，苏联）5 岁以下每 1000 名活产儿的死亡率（联合国 .2008 年千年发展目标报告 . 纽约，2008：20）

从全球范围来看，婴儿死亡率随着国家、地域、经济状况、工业发展水平以及世界银行和联合国对其的分类而变化（表 1–1）。自 19 世纪 70 年代以来，美国等工业化国家婴儿死亡率的降低主要归功于低出生体重儿重症监护的进步，而并非降低了低出生体重儿的出生比例（见第 87 章）。1 岁以下婴儿的死亡绝大部分发生在生后 28d 内，而这其中大部分又发生在生命最初的 7d，特别是生后第 1 天。越来越多的极低出生体重并严重疾病的儿童存活过了新生儿期，但在其后的日子里，因为该疾病或相关并发症、后遗症而夭折（表 1–2 至表 1–4）。

死因随国家的发展状况而变。在美国，3 大主要死因为：先天畸形、围生期疾病所致低出生体重、婴儿猝死综合征（表 1–5）。相比之下，发展中国家婴儿的主要死因为感染性疾病，在新生儿期 24% 的死亡都是由严重感染引起，其中 7% 为破伤风感染。在发展中国家，窒息占婴儿死因的 29%，而有 24% 是死于早产相关的并发症。

在大多数国家，母亲受教育水平低下是婴儿死亡的一个可靠预测危险因素（因此另一个重大目标是在女性中普及高等教育）。另外一些母亲方面的危险因素还包括未婚怀孕、青少年期怀孕、受歧视等，这些因素将增加新生儿期以后疾病的发病率及低出生体重发生率。

## 1 岁以后的儿童健康状况

20 世纪，由于灭菌消毒、抗生素以及疫苗的问世，工业化国家的儿童保健有了显著进步。人们对营养学的理解认识，为控制感染性疾病提供了帮助。在美国、加拿大以及欧洲部分地区，专门为低收入家庭的孩子建立了公共临床服务机构。虽然全球的感染性疾病控制时机并不均衡，但人们对疾病控制的关注已使得疾病的发病率及死亡率都有显著下降。1970 年开始天花根除计划，并在 1977 年完成了目标。而由世界卫生组织（WHO）和联合国儿童基金会（UNICEF）在 70 年代倡导开展的扩大免疫接种计划（针对脊髓灰质炎、白喉、麻疹、结核、破伤风、百日咳的疫苗），在全球范围内每年挽救约 200 万生命。人们逐步认识到预防传染病对儿童健康的重要性，一些被世界银行列为最贫困国家（每年的人均收入 <750 美元）前 50 名的地区也开始大力发展生产疫苗。然而，即便到了 19 世纪 70 年代中期，非工业化国家中由腹泻所致的死亡依然占了儿童死亡率的 25%。因此，人们把注意力转向了口服补液疗法的研发及应用上，以此辅助儿童

表 1-1　世界范围内不同区域的儿童健康指标

| | 每1000名活产儿死亡率 | | | | | | 人均国民收入 | 预期寿命 | 小学入学率 |
|---|---|---|---|---|---|---|---|---|---|
| | 5岁以下儿童死亡率 | | | 婴儿死亡率 | | | | | |
| | 1960 | 1990 | 2008 | 1960 | 1990 | 2008 | 2008 | 2008 | 2003—2008 |
| 撒哈拉以南非洲 | 278 | 187 | 144 | 185 | 111 | 86 | $1109 | 52岁 | 65% |
| 东非、南非 | | 165 | 120 | | 102 | 76 | $1409 | 53岁 | 71% |
| 非洲西部、中部 | | 208 | 169 | | 119 | 96 | $833 | 51岁 | 61% |
| 中东、北非 | 249 | 79 | 43 | 157 | 58 | 33 | $3942 | 70岁 | 84% |
| 南亚 | 244 | 123 | 76 | 148 | 87 | 57 | $1001 | 64岁 | 81% |
| 东亚、太平洋地区 | 208 | 55 | 28 | 137 | 41 | 22 | $3136 | 72岁 | 95% |
| 拉丁美洲、加勒比地区 | 153 | 55 | 23 | 102 | 43 | 19 | $6888 | 74岁 | 93% |
| CEE/CIS | 112 | 53 | 23 | 83 | 43 | 20 | $6992 | 69岁 | 93% |
| 工业化国家 | 39 | 10 | 6 | 32 | 9 | 5 | $40 772 | 80岁 | 95% |
| 发展中国家 | 224 | 103 | 72 | 142 | 70 | 49 | $2778 | 67岁 | 83% |
| 最不发达国家 | 278 | 180 | 129 | 171 | 113 | 82 | $583 | 57岁 | 66% |
| 全世界范围 | 198 | 93 | 65 | 127 | 64 | 45 | $8633 | 69岁 | 84% |

CEE/CIS：东欧/独联体国家（苏联）

摘　自 UNICEF: The state of the world's children 2005: childhood under threat New York 2004 UNICEF Table 1 108-117; The State of The World's Children Special Edition Statistical Tables, 2009

表 1-2　各种原因所致美国不同性别、种族、年龄儿童、青少年死亡率（1960年和2005年）

| | 1960 | | 2005 | |
|---|---|---|---|---|
| | 白人 | 黑人 | 白人 | 黑人 |
| 男 | | | | |
| 1岁以下 | 2694.1 | 5306.8 | 640.0 | 1437.2 |
| 1~4岁 | 104.9 | 208.5 | 30.9 | 46.7 |
| 5~14岁 | 52.7 | 75.1 | 17.1 | 27.0 |
| 15~24岁 | 143.7 | 212.0 | 110.4 | 172.1 |
| 女 | | | | |
| 1岁以下 | 2007.7 | 4162.2 | 515.3 | 1179.7 |
| 1~4岁 | 85.2 | 173.3 | 22.9 | 36.7 |
| 5~14岁 | 34.7 | 53.8 | 12.8 | 19.4 |
| 15~24岁 | 54.9 | 107.5 | 41.5 | 51.2 |

摘自 National Center for Health Statistics: Health United States, 2007: with chartbook on trends in the health of Americans. U.S: Hyattsville MD, 2007; Department of Health and Human Services Table 35

表 1-3　2006年各年龄、性别、种族、西班牙裔儿童、青少年死亡率

| | 每10万人口中的死亡人数 | | | |
|---|---|---|---|---|
| | 1岁以下 | 1~4岁 | 5~14岁 | 15~24岁 |
| 总人数 | 692.7 | 28.4 | 15.3 | 82.1 |
| 男性 | 757.6 | 30.5 | 17.5 | 119.1 |
| 女性 | 624.7 | 26.2 | 12.9 | 42.8 |
| 男性 | | | | |
| 白人 | 635.9 | 27.5 | 16.4 | 111.7 |
| 黑人（非洲裔美国人） | 1387.0 | 46.8 | 24.9 | 171.1 |
| 美印第安人或阿拉斯加原住民 | 1066.6 | 58.1 | 16.8 | 153.2 |
| 亚裔或太平洋岛民 | 478.0 | 18.6 | 11.4 | 60.8 |
| 西班牙裔或拉丁裔 | 642.1 | 28.8 | 16.0 | 118.8 |
| 非西班牙裔或拉丁裔白人 | 625.7 | 26.8 | 16.2 | 107.9 |
| 女性 | | | | |
| 白人 | 519.1 | 23.4 | 12.0 | 41.8 |
| 黑人（非洲裔美国人） | 1194.9 | 39.5 | 17.3 | 51.1 |
| 美印第安人或阿拉斯加原住民 | 689.9 | 51.7 | 17.0 | 63.2 |
| 亚裔或太平洋岛民 | 368.6 | 21.3 | 10.3 | 25.6 |
| 西班牙裔或拉丁裔 | 542.5 | 23.9 | 11.8 | 34.5 |
| 非西班牙裔或拉丁裔白人 | 505.4 | 23.2 | 11.9 | 43.1 |

摘自 Heron MP, Hoyert DL, Xu J, et al. Deaths: preliminary data for 2006. Natl Vital Stat Rep, 2008, 56（16）:1-52

**表 1–4　2005 年美国不同种族或国家的母亲的婴儿、新生儿及产后死亡和死亡率**

| 母亲种族 | 活产数 | 每 1000 名活产儿的死亡率 | | |
|---|---|---|---|---|
| | | 婴儿 | 新生儿 | 产后 |
| 所有种族 | 4 138 573 | 6.86 | 4.54 | 2.32 |
| 白人 | 3 229 494 | 5.73 | 3.77 | 1.96 |
| 黑人或非洲裔美国人 | 633 152 | 13.26 | 8.92 | 4.33 |
| 美印第安人或阿拉斯加原住民 | 44 815 | 8.06 | 4.04 | 4.02 |
| 亚裔或太平洋岛民 | 231 112 | 4.89 | 3.37 | 1.51 |
| 西班牙裔或拉丁裔 | 985 513 | 5.62 | 3.86 | 1.76 |
| 墨西哥人 | 693 202 | 5.53 | 3.78 | 1.75 |
| 波多黎各人 | 63 341 | 8.30 | 5.95 | 2.37 |
| 古巴 | 16 064 | 4.42 | 3.05 | 1.37 |
| 中美洲和南美洲 | 151 202 | 4.68 | 3.23 | 1.46 |
| 其他未知的西班牙裔和拉丁裔 | 61 704 | 6.43 | 4.31 | 2.14 |
| 非西班牙裔或拉丁裔 | | | | |
| 白人 | 2 279 959 | 5.76 | 3.71 | 2.05 |
| 黑人或非洲裔美国人 | 583 764 | 13.63 | 9.13 | 4.50 |

摘自 Mathews TJ, MacDorman MF. Infant mortality statistics from the 2005 period linked birth/infant death data set. Natl Vital Stat Rep, 2008, 57（2）:1–32

**表 1–5　美国 2005 年各年龄组主要死亡原因和死亡数**

| 年龄排序 | 死因 | 例数 | 总死亡百分比 (%) |
|---|---|---|---|
| 1 岁以下 | 所有原因 | 27 936 | 100.0 |
| | 先天畸形、染色体异常 | 5 622 | 20.1 |
| | 早产、低出生体重 | 4 642 | 16.6 |
| | 婴儿猝死综合征 | 2 246 | 8.0 |
| | 妊娠期并发症 | 1 715 | 6.1 |
| | 外伤 | 1 052 | 3.8 |
| | 胎盘、脐带、羊膜并发症 | 1 042 | 3.7 |
| | 新生儿呼吸窘迫 | 875 | 3.1 |
| | 新生儿败血症 | 827 | 3.0 |
| | 新生儿出血性疾病 | 616 | 2.2 |
| | 循环系统疾病 | 593 | 2.1 |
| | 其他 | 8 706 | 31.2 |
| 1~4 岁 | 所有原因 | 4 785 | 100.0 |
| | 外伤 | 1641 | 34.3 |
| | 先天畸形、染色体异常 | 569 | 11.9 |
| | 恶性肿瘤 | 399 | 8.3 |
| | 他杀 | 377 | 7.9 |
| | 心脏疾病 | 187 | 3.9 |

**表 1–5（续）**

| 年龄排序 | 死因 | 例数 | 总死亡百分比 (%) |
|---|---|---|---|
| | 流感和肺炎 | 119 | 2.5 |
| | 败血症 | 84 | 1.8 |
| | 围生期遗留问题 | 61 | 1.3 |
| | 原位肿瘤、良性肿瘤以及定性不明的肿瘤 | 53 | 1.1 |
| | 慢性下呼吸道疾病 | 48 | 1.0 |
| | 其他 | 1247 | 26.1 |
| 5~9 岁 | 所有原因 | 2888 | 100.0 |
| | 外伤 | 1126 | 39.0 |
| | 恶性肿瘤 | 526 | 18.2 |
| | 先天畸形、染色体异常 | 205 | 7.1 |
| | 他杀 | 122 | 4.2 |
| | 心脏疾病 | 83 | 2.9 |
| | 慢性下呼吸道疾病 | 46 | 1.6 |
| | 原位肿瘤、良性肿瘤以及定性不明的肿瘤 | 41 | 1.4 |
| | 败血症 | 38 | 1.3 |
| | 脑血管疾病 | 34 | 1.2 |
| | 流感和肺炎 | 33 | 1.1 |
| | 其他 | 634 | 22.0 |
| 10~14 岁 | 所有原因 | 3946 | 100.0 |
| | 外伤 | 1540 | 39.0 |
| | 恶性肿瘤 | 493 | 12.5 |
| | 蓄意自我伤害 | 283 | 7.2 |
| | 他杀 | 207 | 5.2 |
| | 先天畸形、染色体异常 | 184 | 4.7 |
| | 心脏疾病 | 162 | 4.1 |
| | 慢性下呼吸道疾病 | 74 | 1.9 |
| | 流感和肺炎 | 49 | 1.2 |
| | 原位肿瘤、良性肿瘤以及定性不明的肿瘤 | 43 | 1.1 |
| | 脑血管疾病 | 43 | 1.1 |
| | 其他 | 868 | 22.0 |
| 15~19 岁 | 所有原因 | 13 706 | 100.0 |
| | 外伤 | 6825 | 49.8 |
| | 他杀 | 1932 | 14.1 |
| | 蓄意自我伤害 | 1700 | 12.4 |
| | 恶性肿瘤 | 731 | 5.3 |
| | 心脏疾病 | 366 | 2.7 |
| | 先天畸形、染色体异常 | 257 | 1.9 |

表 1-5（续）

| 年龄排序 | 死因 | 例数 | 总死亡百分比 (%) |
|---|---|---|---|
| | 脑血管疾病 | 69 | 0.5 |
| | 流感和肺炎 | 67 | 0.5 |
| | 慢性下呼吸道疾病 | 85 | 0.6 |
| | 原位肿瘤、良性肿瘤以及定性不明的肿瘤 | 50 | 0.4 |
| | 贫血 | 50 | 0.4 |
| | 其他 | 1574 | 11.5 |
| 20~24 岁 | 所有原因 | 19 715 | 100.0 |
| | 外伤 | 8624 | 43.7 |
| | 他杀 | 3153 | 16.0 |
| | 蓄意自我伤害 | 2616 | 13.3 |
| | 恶性肿瘤 | 978 | 5.0 |
| | 心脏疾病 | 672 | 3.4 |
| | 先天畸形、染色体异常 | 226 | 1.1 |
| | HIV | 160 | 0.8 |
| | 脑血管疾病 | 142 | 0.7 |
| | 妊娠、分娩和产褥期疾病 | 131 | 0.7 |
| | 流感和肺炎 | 118 | 0.6 |
| | 其他 | 2895 | 14.7 |

摘自 National Center for Health Statistics: Health United States, 2007, with chartbook on trends in the health of Americans. U.S: Hyattsville MD, 2007; Department of Health and Human Services, 2007

度过可能危及生命的腹泻急性期。当今每年约 150 万人免死于腹泻病，很大程度上归功于口服补液疗法。

20 世纪后期，人们通过预防与治疗两个途径对感染性疾病的控制力加强（包括西半球地区脊髓灰质炎的根除），随之工业化国家儿科医生将注意力投向了更广阔的领域，开始关注一些有潜在致病性的以及会对儿童身心健康造成持续性或暂时性损害的疾病，例如白血病、囊性纤维化、新生婴儿疾病、先天性心脏病、精神发育迟滞、遗传缺陷、风湿性疾病、肾脏疾病、代谢和内分泌紊乱。20 世纪末 21 世纪初期，在工业化国家中，由于分子生物学、遗传学和免疫学的巨大进展，许多疾病有了新的治疗方法。

目前，人们越来越关注儿童社会行为学，开始重新审视儿童的抚养实践，对忽视或虐待所导致的儿童健康损害进行预防和干预。发育心理学、儿童精神病学、神经学、社会学、人类学、人种学的进步使我们对人的潜能问题有了新的认识，也使我们意识到孕期、围产期和婴幼儿期早期环境的重要性。在 20 世纪后期，人们普遍意识到儿科医生应是一个关注儿童正常发展、抚养以及心理障碍的群体。最近 10 年，无论各个国家的工业化水平如何，健康计划都不再只是针对疾病死因或发病率（例如感染性疾病、恶性营养不良），同时还包括一些可能导致减少认知或挫败心理的因素，比如惩罚性的育儿方式、童工、营养不良和低水平的教育等。肥胖也被认为是一个重要的健康危险因素，不仅是在工业化国家，在转型期国家也亦然。21 世纪，人类基因组之谜的解开使人们第一次意识到，基因筛查、个体化药物治疗、基因治疗都将成为未来儿童疾病的常规治疗和预防手段。基因组计划的预防性运用可使降低疾病治疗费用的可能增加，但同时也会增加人们对隐私问题的担忧（见第 3 章）。

虽然局部地区的饥荒、灾难，以及区域性、国家性的战争扰乱了全球改善儿童健康指数的总趋势，但是直到 20 世纪后期艾滋病的流行才是第一个实质性的侵蚀全球儿童健康的事件。这种侵蚀导致撒哈拉以南非洲地区与世界其他国家的儿童健康指数差距日益扩大。从 1990 年到 2002 年，撒哈拉以南非洲国家的人均预期寿命从 50 岁降低至 46 岁，尽管到了 2008 年依然仅回到了 52 岁。结核发病率的增加以及霍乱等疾病的流行，也给这些国家带来了挑战。菌株耐药性疟疾在偏远地区也是一个大问题，而 90% 由疟疾引起的死亡（大多数为儿童）发生在撒哈拉以南非洲地区。一些曾经局限于有限地理位置的疾病（如西尼罗病毒）以及一些以前在人类中不常见的疾病（如禽流感病毒）增加了全球化的健康意识。机动车事故，曾被认为是工业化国家的常见问题，现在却成为发展中国家的一个主要死因。

各地儿童的死亡率存在巨大差异（表 1-1）。世界范围内，在 870 万死亡儿童中，约 50% 发生在撒哈拉以南的非洲地区，而这个地区总人口约小于世界人口的 10%。全世界 50% 儿童时期的死亡发生在 6 个国家，而在全球 192 个国家中，90% 的儿童期死亡发生在其中的 42 个国家。2008 年，美国 5 岁以下儿童死亡率为 8‰，而有 42 个国家低于美国，比如新加坡、芬兰、卢森堡、冰岛、瑞士，这些国家的 5 岁以下儿童死亡率最低，只有 3‰。与之相比，撒哈拉以南非洲地区的儿童死亡率高达 144‰。截止到 2008 年，阿富汗的儿童死亡率最高 257‰，其次为安哥拉 220‰，乍得 209‰，而在 1990 年阿富汗和安哥拉的 5 岁以下儿童死亡率为 260‰。由此可见，在过去的近 20 年这两个国家的进步是很微小的。5 岁以下儿童的死因在发达国家与发展中国家有很大差别，在发展中国家，66% 的死亡是由感染性疾病及寄生虫病所引起的。占据 90% 儿童时期死亡的 42 个国家中，腹泻导致的死亡人数占22%，肺炎21%，疟疾9%，麻疹1%，其中新生儿期死亡占33%。艾滋病所占比例因国家不同差异较大，在某些国家是造成死亡的重大原因，而在某些国家又显得微不足道。另外还存在多重感染的问题，例如可能由艾滋病毒、疟疾、麻疹、肺炎共同造成死亡。感染性疾病仍然是发展中国家儿童死亡的主要原因。在美国，肺炎引起的5岁以下儿童死亡只占2%，腹泻以及疟疾所占比例就更加微不足道了，而意外伤害则是1~5岁儿童死亡最常见的原因，约占死亡人数的33%，其次为先天畸形（11%）、恶性肿瘤（8%）和杀人案（7%）；而其他原因所致死亡则<5%（表1-5）。与发达国家相比，发展中国家意外伤害致死的比例偏低，但其实际发生率以及致死数量却更大。

## 儿童发病率

调查疾病的发病率和死亡率非常重要，充分阐明特殊医疗需求对所有的国家的最小化生命损失和最大化个人潜力都具有重大意义。

在美国，约70%的儿科住院日由慢性疾病所占据，20%的儿童消耗80%的儿童卫生支出。2006年，报告指出约13.9%的美国儿童有特殊医疗需求，21.8%的美国家庭有≥1个孩子需要一种特殊医疗（见第39章），特别是贫困儿童以及少数民族儿童。虽然慢性病种类繁多且发病率因人群而异，但全球范围内肥胖和哮喘的发病率却都在增加，且还将引起一系列不良健康结局及医疗花费。美国儿童和青少年的超重比例约占25%，比过去25年增加了2.3~3.3倍。在澳大利亚及多个欧洲国家、埃及、智利、秘鲁、墨西哥的超重发生率相似（见第44章）。

哮喘的发病率在工业化国家和城市化的中低收入国家中也在不断增长。90年代中期，美国报道的哮喘年患病率在0~4岁儿童为57.8‰，5~15岁儿童为74.4‰，约为80年代的2倍。2007年，据疾病控制与预防中心（the Centers for Disease Control and Prevention，CDC）估计，9%的美国儿童患有哮喘，其中包括19.2%的波多黎各儿童和12.7%的非西班牙裔黑人儿童。国际儿童哮喘与变态反应研究会就哮喘患病率进行的系统性回顾研究表明，尽管哮喘患病率在国家之间及国内不同地区存有差异，但是儿童哮喘已给全球带来了巨大负担。哮喘年患病率最高的是英国、澳大利亚、新西兰和爱尔兰，最低的是东欧国家、印尼、中国大陆与台湾地区、印度以及埃塞俄比亚（见第138章）。

慢性认知障碍也是一个严重问题。尽管应用的诊断标准有所不同，但世界各国现已有5%~12%的儿童被确诊患有注意缺陷多动障碍（attention-deficit/hyperactivity disorder，ADHD）。在美国、新西兰、澳大利亚、西班牙、意大利、哥伦比亚和英国，其患病率已高于10%。文化差异以及筛选的方式、工具的不同可能是不同国家之间该病流行率差异的原因，同时遗传以及遗传与环境的相互作用也对其产生了一定影响。ADHD除了给个人和家庭带来负担，给教育造成的压力也相当大。据估计，2010年美国用于治疗ADHD的药物成本将超过40亿美元。而在发展中国家，因为缺乏特殊教育资源，这些孩子的学习潜力很难得到充分发挥（见第30章）。

精神发育迟滞影响着约1%~3%的美国儿童，其中80%的孩子为轻度迟滞。虽然欧洲统计的极低出生体重儿脑瘫发病率在逐年降低，由1980年的60.6‰降至1996的39.5‰，但与正常儿童相比脑瘫的发病率在极低出生体重儿中是成倍数增长的。在美国，轻度精神发育迟滞的发病率随着社会经济阶层而有着固定的变化趋势（在最低社会经济阶层中的发病率是最高的9倍），但是严重精神发育迟滞的发病率却相差不多。类似的收入相关性分布也出现在其他国家，包括贫穷的国家，例如孟加拉国。但在某些国家，包括从沙特阿拉伯到瑞典到中国，报道的ADHD整体发病率偏低，这主要是由轻度精神发育迟滞发生率的差异造成。

创伤后应激障碍（PTSD）的患病率在全球范围内存在很大差别 但是当出现儿童大量接触暴力的情况后其发病率可能会非常高。2001年世界贸易中心双子塔和五角大楼被袭击后，33%的美国儿童经历了一种或多种PTSD症状。另外，约半数的巴勒斯坦儿童经历过至少一种严重的终身创伤，其中高于33%的儿童（占经历创伤儿童的66%）满足PTSD诊断标准。自然灾害（如2004年的海啸、海地和智利的地震以及2010年巴基斯坦洪灾）、战争（包括阿富汗、苏丹、伊拉克）以及城市暴力等都在孩子的心中留下了无法磨灭的痕迹。

## ■ 特殊风险人群

婴幼儿和儿童健康除了在地区、国家之间有很大差异外，在国内也会因社会经济阶层以及种族的不同，使患病率和死亡率存在巨大差别。多数有特殊危险的儿童都需要一个更好的培育环境，但他们的未来往往受到家庭、学校、社会、国家甚至是国际社会产生的行动或政策所影响。不管这些问题由什么原因所造成，其导致的结果不外乎以下几点：无家可归、离家出走、寄养以及存在于其他弱势群体。最有效的预防措施包括消除贫困、不恰当的教养方式、歧视、暴力、恶劣的住房条件以及教育。通过有组织的计划、多团队合作以及专项基金以减轻医疗负担，是照顾好这部分儿童的最好措施。

## 贫困儿童

家庭收入对儿童的健康和幸福至关重要。生活在贫困家庭的孩子 尤其是贫困社区的孩子 物资匮乏、健康状况不佳、儿童期死亡、智力低下、留级或辍学、非婚生子、暴力犯罪、终身贫困以及遭受其他不良结果的概率高于那些生活在上层或中产阶级家庭的儿童。2008 年，美国有 20.7% 18 岁以下的儿童生活贫困（4 人家庭年收入 <21 756 美元），该比例在发达国家中最高，还有 7% 生活在极度贫困中。儿童的贫困比例高于成人，而婴幼儿最高。贫困儿童的患病率、死亡率均高于平均水平，这可能由各种原因造成（自杀、机动车事故除外，因为这两个原因在非贫困白人儿童中比较常见）。许多贫困相关因素都将引起疾病，比如拥挤、恶劣的卫生条件和医疗保健、食物匮乏、环境污染、低劣的教育以及压力等。

相似的与贫困有关的差异还存在于婴儿死亡率很高的国家（撒哈拉以南非洲地区）。在低收入发展中国家，1/5 最贫困人群中的婴儿死亡率是 1/5 最富有人群的 2 倍（图 1–2）。

贫困、经济不足减弱了家长对孩子的抚养力及其生活的参与能力。在全球经济衰退的背景下，临床医生更应该多关心那些父母失去工作或长期生活在贫困中的孩子的生长发育和行为。失业的父亲常常出现身心疾病，而他们的孩子也常出现类似的症状。在美国经济大萧条时期，当父母突然变得贫困时，年纪小的孩子比年纪大的孩子所遭受的影响更大，特别是在年纪大的孩子有能力为家庭分担一些经济压力的情况下。这种存在于青春期的责任仿佛为青少年的生活指

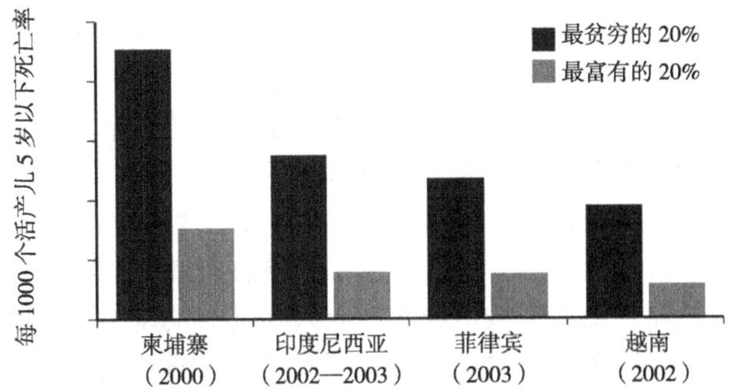


**图 1–2** 东南亚地区 5 岁以下贫困儿童死亡率高于富裕的同龄人
摘自 World Health Organization: World health statistics 2007, Geneva, 2007, World Health Organization, p 74; and United Nations Development Programme: Human Development Report 2007/08: fighting climate change: human solidarity in a divided world, New York, 2007, United Nations Development Programme: 255

明了目的和方向，但是对于那些更小的孩子，他们面对父母的抑郁而无能为力，这使得他们生病的概率升高，而生活生产能力降低。

儿科医生和其他从事儿童健康事业的工作者都有责任减轻贫困对患儿的影响，也应为减少贫困儿童数量而努力。临床医生应询问父母，包括他们的经济来源、财务状况的不良变化以及有哪些应对方式，鼓励他们找到具体的应对方法，就如何减少社会环境压力提出意见，同时更好地利用网络，可以帮助孩子及其家庭获得适当的福利和职业培训机会，提供这样的方式可以显著增进那些贫困家庭孩子的健康。在许多情况下，特殊服务尤其是社会服务，需要添加到传统医疗服务中来。这种拓展，需要找到并鼓励父母使用卫生服务条件，并带着孩子参与健康保健系统。为帮助本国以及其他国家的贫困孩子，儿科医生有责任参与并倡导安全网服务。现在已经有越来越多的方式可以帮助世界范围内需要帮助的儿童，比如微笑服务、CARE、希望工程以及无国界医生组织等。

## 移民、少数民族儿童，包括美国原住民

11% 的美国人口是外来人口，每 5 个儿童中就有 1 个生活在移民家庭中，美国正在经历着一波比 20 世纪初更大的移民潮。现在来自中国、印度、东南亚、墨西哥、多米尼加和苏联国家的移民逐渐增多，而直到 20 世纪中期，移民到美国的还主要是来自欧洲的白人，如今这部分人只占移民的 10%，其余都是来自世界各地的有色人种。尽管在美国历史上移民一直都受到歧视和压迫，而如今移民潮中的种族差异使得歧视进一步加剧。在美国，每年约有 240 000 合法移民儿童，同时约 50 000 儿童非法入境，该数字随着 2008 年经济衰退而有所下降。在 50 多个国家里，包括某些西欧国家，移民超过 15% 的人口数。

移民人口在低薪劳动市场占了相当一部分比例，14% 的美国工人中 20% 的低薪工人是移民。本土出生的美国公民领取的最低工资是移民的 2 倍；儿童贫困率在移民家庭比美国裔家庭高 50%；50% 的移民儿童和 33% 的美国裔儿童的家庭收入低于贫困线的 200%。不精通英语（约 66% 的移民）以及受教育程度不高（40% 移民未完成高中教育）是他们难以获得高薪工作的原因。过去 10 年，约 900 万移民获得了永久居留权，其中包括 85~100 万非法移民儿童。

不同的家庭起源将带来不同的健康问题和文化背景，影响健康习惯以及医疗服务的应用。为了提供恰当的医疗服务，临床医生需要了解这些影响（见第 4 章）。比如，东南亚妇女肝炎患病率较高，为其小孩应用乙肝疫苗就非常重要；东南亚及南美洲儿童生长

模式通常低于西欧儿童的标准，而他们患肝炎、寄生虫病、营养不良的概率却比较高，同时社会心理压力也更大。在某些健康方面，外裔小孩可能优于美国裔小孩，但是在他们适应新文化习俗的过程中，其健康状况可能恶化（见第4章）。为了脱离战争和政治暴力的难民儿童，其家庭遭受了极端的压力，是移民儿童中有着严重创伤的一个特殊群体。这些小孩发生心理和行为问题的概率都特别高（见第23章）。

为“语言孤立家庭”的儿童提供优质的医疗服务存在较多障碍，这类家庭中14岁以上的人都不会英语，他们在阐明基本问题、避免保密或隐私权益被侵犯、及获取知情同意方面都存在着沟通困难（见第4章）。

美国拥有多个少数民族，包括拉丁裔和非裔美国人两个大族。截止2050年，非白人少数民族将构成50%以上的美国人口（见第4章）。美国非白人儿童的健康状况较白人儿童差（表1-2至表1-4）。低出生体重儿发生率和婴儿死亡率在黑人儿童中是白人儿童的2倍；在一些拉美裔小孩中也较高，即便会因为来源地不一样而有些变化，而在波多黎各婴儿中的发生率约为白人婴儿的1.5倍。2006年，总体婴儿死亡率为6.7‰，在非西班牙裔非裔美国婴儿中为13.6‰，在美国原住民和波多黎各人中分别为8.1‰和8.3‰。而在墨西哥人、亚洲人、太平洋岛民、中部和南部的美国人以及古巴人中婴儿死亡率低于全美平均水平。由此可见，与白人相比，拉丁美洲人、印第安人和非裔美国人的孩子生活贫困的可能性更大。

美国约有250万印第安人（410万人混有印第安血统）和558个联邦政府认可的部落，84万原住民儿童（140万儿童混有印第安血统）占儿童比例的34%，高于其余人口（26%）。约60%的原住民生活在城市，而并非原住地或原住地附近，和其他移民一样，他们也面临着社会和经济歧视。原住民的失业率和贫困率分别是白人的3倍、4倍，也很少有人从高中毕业或上大学。原住民的低出生体重儿比例高于白人而低于黑人，生活在城市的原住民，其新生儿期以及婴儿期死亡率也高于白人。在美国，原住民儿童生后1年内死于婴儿猝死综合征、肺炎和流感的比例高于平均水平，但死于先天畸形、呼吸窘迫综合征、早产相关疾病以及低出生体重的比例相差不多。

原住民中意外伤害致死率是美国其他人口的两倍，而由于恶性肿瘤所致死亡却较少。在青春期和成年早期，自杀和他杀是原住民死亡的第2、3位原因，其发生率约为其他人群的2倍，其中可能还存在大量的原住民儿童死亡漏报。

多达75%的原住民儿童患有复发性中耳炎，且听力损失发生率高，两者共同导致了儿童的学习问题。而结核病、胃肠炎这两种以前在原住民中发病率较高的疾病，目前接近全美平均水平。原住民儿童的心理问题也较普遍，例如抑郁、酗酒、药品滥用、未婚少女怀孕、辍学、虐待和忽视儿童等。

其他国家的土著居民同样遭受着歧视、社会和经济制裁或者身体上的虐待，而其儿童的健康状况也是最糟糕的。估计有3亿原住民分布在70个国家（其中50%在亚洲），约有4000种不同的语言。这些儿童的疫苗接种率、入学率都较低，辍学率和贫困率较高，获得公正待遇的机会少。在拉丁美洲，66%的2岁以下儿童死亡发生在土著儿童中。

在美国，目前服务于儿童的医疗项目并不能满足所有家庭的需求。社会福利与父母支付能力之间还存在差距。专门为满足移民医疗需求而提供服务的机构要么不存在，要么就是其他项目、机构或政策的分支。这些项目本身就不完善，且在数据收集方面也较缺乏。

## 外籍工人的小孩

当面临经济、社会或政治困难时，人们举家迁移以寻求更好的生存机会。这类迁移通常集中在一个国家或周边国家之间，在工业化国家及发展中国家都存在。

在美国，大约有300万~500万的外籍工人和季节性的农场工。东部移民主要是来自佛罗里达州，而西部移民多来自德克萨斯州、其他边境州和墨西哥。大量儿童随父母一起迁徙，居住条件差，经常搬家，而且生活在一种特殊的社会经济体系下。这个体系由一些老板所控制，负责安排外籍工人的工作、交通，并且和农场主一起通过所谓的“公共商店”体系为外籍工人提供食物、酒精和药品等，最后留给外籍工人的钱明显减少，有时甚至还是债务。这类儿童通常不能上学，而且医疗保健也明显受限。

外籍工人儿童的健康问题与无家可归儿童相似，他们发生感染（包括HIV）、创伤、营养不良、贫血、发育迟缓、暴露于动物和有毒化学物质的概率增高，且牙齿护理极差、疫苗接种率低。

世界上最主要的移民人口是中国的“流动人口”，估计有1亿中国人（几乎占了中国总人口的10%）从农村涌入城市。城市与农村收入梯度的快速加大，以及在限制政策上的放松加速了农村人口涌入城市，这类“流动人口”及其孩子都缺乏医疗、教育和就业保障。类似的情况还发生在亚洲、非洲和南美洲的一些国家。然而，这类国家基本没有法律或社会项目可以帮助这些家庭及其孩子，从而产生了大量的违章居住区，这些居住区甚至不能提供自来水，缺乏环境卫生保障，不能满足教育或最基本的健康需求。政府对这类情况的政策各不相同，在某些情况下，他们的策略是清除这类居住地、监禁或驱逐该地居民。

## 无家可归的儿童

在美国，儿童是无家可归人群中增长最快的部分，占35%以上，其中40%为5岁以下儿童。当夜幕降临时，估计有10万儿童生活在避难所，而每年大约有50万人无家可归。其实许多无家可归的儿童并不会到避难所（他们生活在大街上或大家庭中），所以上述数据只是非常低的预估值。随着更多的家庭生活在贫困或接近贫困中，这些家庭可负担的住宅减少，针对非老年人群的公共援助项目越来越少，以及物质滥用率的上升，使越来越多的儿童无家可归。

无家可归儿童的患病率增高，其中包括肠道感染、贫血、神经系统疾病、癫痫、行为障碍、精神疾病、牙齿问题，以及创伤和药物滥用。在美国，无家可归儿童被送住院的概率要高于全美平均水平，而且他们的失学率以及成为被虐待或忽视的受害者的可能性也明显增高。一项研究表明，这类儿童中约50%都有心理问题，如发育迟缓、严重的抑郁或者学习障碍等。孕产妇心理问题的增加，尤其是抑郁，对无家可归儿童的身心健康有着很大影响。很多无家可归儿童最终都在寄养家庭中长大，而即便他们的家庭不被破坏，频繁的搬迁也使得这类儿童难以获得连续性的医疗服务。

无家可归的情况在全球都存在。估计在15个欧盟国家中有300万人没有固定的家，在加拿大有20万~30万人无家可归，而在拉丁美洲、亚洲和非洲的一些国家，城市移民与无家可归者之间的区别相当模糊。提供合适的住房、为其父母实施再就业培训、心理健康和社会服务，对减少儿童无家可归很有必要。而医生在其中可扮演一种积极的重要角色，可以告知政策决定者，如果无家可归儿童的健康需求不能得到满足，他们将很有可能给社会（并非只是他们自己）带来沉重的负担，因此鼓励社会采取一些预防儿童无家可归的政策。

## 离家出走和被遗弃的儿童

美国估计有50万离家出走和被遗弃的儿童、青少年，几十万这样的孩子都没有安全的地方生存，青少年占了这两类人群的绝大部分。离家出走主要是指18岁以下的青少年未经父母同意，离开他或她的家庭至少1晚。大多数的离家出走只是一过性的，多与朋友们一起过夜，而不需要联系警察或其他机构，这类人群在心理上是健康的。而少数（具体数字不详）则是永久性的离家出走，这类人群和一次性离家出走者大不相同。

弃儿包括直接告知孩子让其离家，孩子离家出走后不允许其返回；直接放弃或抛弃孩子，孩子离家出走后监护人没有试图寻找或不在乎他们回不回来。造成儿童永久性离家出走的原因存在一些共同点，包括环境因素（家庭失调、虐待、贫困）和个人因素（对冲动的控制能力低、精神病理因素、药物滥用或学业失败），而弃儿与家庭之间的暴力冲突就更加明显。

在美国，离家出走儿童中最终无家可归流浪街头的只占少数，这些年轻人中有行为问题的比例较高，75%的人参与某种犯罪活动，50%的人从事卖淫。而大多数永久性离家出走的人有严重的心理问题，这类人群中有33%来自于有身体和性虐待的家庭（见第37章）。这些儿童有健康问题的概率也很高，包括肝炎、性传播疾病和药物滥用。虽然离家出走的儿童不大信任大多数的社会机构，但是他们会到医疗服务机构寻求帮助，医疗保健可能成为这些儿童重回社会主流或获取其他所需服务的重要途径。如果美国家长向医生寻求关于离家出走儿童的帮助时，应该先说明孩子离家出走的始末、现在家庭存在的问题以及关于孩子发展的个人意见。如果离家出走的孩子联系医生，医生应该就其健康状况进行检查和评估，同时应该询问他们是否愿意回家。如果孩子没有返回家庭、寄宿家庭、大家庭的可行性，又没有独立生活能力时，医生应该为其寻求、推荐社会工作者或社会机构。尽管法律在处理未成年青少年问题上可能也有显著作用，但大多数州还是以他们自己的“Good Samaritan”法来定义未成年人并授权处理无家可归儿童。法律障碍不应作为拒绝向离家出走或被遗弃儿童提供医疗服务的借口。

在发展中国家离家出走儿童的情况也相当复杂，在许多情况下他们可能是因为被孤立而离家，或因为被迫发生性行为以及其他形式的虐待而离家，据估计全球有数千万这样的青年。自然灾害（如2010年海地地震）导致越来越多的孩子成为孤儿。2007年非洲估计有1100万~1500万HIV感染孤儿，据估计这一数字在2010年将增长至2000万。在撒哈拉以南的非洲地区学校出勤率低于50%，而孤儿上学率还要再低（17%）。人道主义和国际组织已经开始关注这一弱势群体。我们所提供的这些比例并不是很准确，在许多国家这类儿童甚至还没有被列为高危人群，因此尚有巨大的社会混乱情况以及许多未被满足的需求。

## 受战争影响的儿童

二战以后，已经发生近250场战争（该战争定义是：武装斗争所致死亡人数超过1000例），多数为内战。大部分这样的冲突已持续超过十年，安哥拉内战已持续近30年。在全球最贫困的20个国家里，有16个国家在过去的15年内曾发生内战。现代战争中，70%~80%的受害者为妇女和儿童，而战争所致儿童死亡只是战争对儿童破坏性影响的一部分。1996年，联合国发表了一篇名为“促进和保护儿童权利：武装冲突对儿童的影响”的报道，充分阐明了战争对儿童的影响，其中包括：①基础教育和儿童健康保健、服务设施的破坏；②难民身份带来的艰辛；③滥征25万~30万年龄在18岁以下儿童为士兵；④父母中的一位或两位同时被战争征调后对孩子的影响。

## 加强弱势儿童的固有优势及干预措施

在美国和其他发达国家，许多存在特殊危险的儿童在他们20~30岁时会取得适度的成功。未成年母亲、早产或贫困家庭出生的儿童，大部分在这个年龄也过渡到稳定的婚姻、工作或作为负责任的公民被社会所接受。然而，成年后的成功概率随着个体危险因素的增加而降低。

某些生物学特性与成功相关，比如在被接受的氛围下出生。避免额外的社会风险尤为重要。早产儿或青春期前儿童有行为障碍和阅读障碍，同时在被迫面临家庭破碎、贫困、频繁搬迁和家庭暴力时，他们的风险远高于只有其中一项风险的儿童。发现保护缓冲区以增强儿童的适应力可能是最重要的，因为这可以通过有效的医疗服务系统和社区来提供。如果儿童能得到社会支持，他们通常都可以做得更好，无论这个支持来自于家庭成员还是非主观的家庭外成员，特别是老师或同伴。医疗服务的提供者应该采取一些措施使有危险的儿童可从其他人那里得到相应的支持，加强儿童自尊心和自信心的培养是防范危险的核心，培养儿童的生活能力也非常重要。对后果危险的预测从来都不是100%准确，然而，信心的建立使许多即便没有获得援助的儿童在他们30岁之前也能取得一个比较好的成绩。

这里所需要的是一个团队，因为一个人难以为高危儿童提供所需的多项服务。成功项目的特点是，至少有一个人可以与这些儿童及他们的家庭进行接触。而最成功的项目通常都比较小（或是大项目分成的小单位），他们合作密切、全面而且灵活，没有官僚主义。他们不仅与家庭成员一起工作，还参与家庭、学校、社区以及更广泛的社会范围的工作。一般来说，一个项目启动得越早，并根据儿童的年龄推出针对性的服务，那么成功的概率就越大，同时项目的持续性也相当重要的。

## 儿科医生的挑战

基于对上述问题的关注，产生了三大目标。①使所有家庭都有机会得到合适的围生期、学前期的家庭保健服务，政府的支持要能在国家和地方的层面得到协调，使特殊的高危人群得到所有的服务，而且需要克服阻碍医疗保健服务向所有家庭推广的不平等财政壁垒，使儿童医疗保健成为一个持续性的服务，从出生前期到青春期，每个家庭都应该获得必要的医疗保健服务，包括发育、口腔、遗传和精神方面的服务。②减少环境中的危险因素和意外事故的发生，培养并促进他们建立健康的生活方式。③加强生物医学和行为学、生物学和人类生物学机制的研究，并对母亲和孩子之间存在的特定问题进行研究。

在白人、黑人和西班牙裔儿童之间，因疾病、损害、暴力事件导致的死亡存在很大差异，消除这种群体健康状况的不平等性仍是待完成的使命。在青少年中，凶杀已成为最主要的死因，甚至在年幼的儿童中，凶杀致死的比例也在升高，这从侧面反映了儿童虐待的问题（见第35章）。对于青少年来说，凶杀问题反映了社会压力、药物滥用（特别是可卡因和大麻）以及社会暴力（见第36、107、108章）。

## 医疗保健的类型

2005年，美国约2.11亿15岁以下儿童去看医生或在门诊就诊，每年的儿童就诊率从1995年的25.3%升至34.8%。据儿科医生报道，平均每周有50例预防保健访视，其中33%为婴儿。每次就诊时间约17~20min，并随着年龄的增长而有所增加。其中40%的主要诊断为：儿童保健（15%）、中耳炎（12%）、外伤（10%）。与成人相反的是，其门诊就诊次数随年龄增长而减少。在门诊就诊时，非白人儿童可能比白人儿童更有可能利用医院设施（包括急诊），而白人儿童较黑人儿童到医院进行健康检查的可能性高出80%。有私人保险的儿童比只有公共保险的儿童更有可能接受非急诊护理，后者又比没有保险的儿童更有可能接受非急诊护理。保险增加门诊率的同时，也使每年每个儿童约增加了一次预防保健。

在美国，每年有70‰~90‰的儿童住院。白人儿童的住院率低于黑人和西班牙裔儿童，却高于亚裔儿童；贫困儿童的住院率是非贫困儿童的2倍。医疗保险的出现使一些潜在危险在门诊即可被处理，从而降低了住院率。

各国对医疗保健的利用情况并不一样。大多数国家，医院是提供常规及重症护理的场所，可提供医药和手术治疗，并涵盖了从免疫接种、发育咨询到心脏手术、肾移植的一切内容。但重症监护的相关资源往往集中在一些大学的附属医院，相当于区域医疗卫生资源的一部分。

在美国，儿童的住院率（除了新生儿期及婴儿期）低于65岁以下的成人。而在过去10年儿童和成人的住院率及住院时间都显著下降。儿童在急诊住院人数中占了不到8%，而在儿童医院中，70%的住院儿童患有慢性疾病，10%~12%为出生缺陷和遗传相关疾病。

全球医疗保健模式千差万别，反映了国家间不同的地理特点及财富水平，反映了医疗保健在社会中的重要性，反映了公众对疾病预防和疾病治疗的理解，也反映了儿童保健和成人保健需求之间的平衡。在过去30年，发展中国家婴儿和儿童死亡率有显著下降，这是国际组织（如UNICEF、WHO、世界银行）、双边捐助者（从一个国家到另一个国家的援助）、非政府机构（发展初级预防措施即疫苗接种、中级预防措施即口服补液溶液以及肺炎和疟疾的治疗）共同努力的结果。

## 保健体系的计划和实施

20世纪绝大部分时间里，儿科医生关注的是生理疾病的治疗和预防。而现在，特别是在发达国家，儿童的心理保健逐渐被重视，更多地呼吁儿科医生对儿童和青少年的不良行为及儿童与父母、学校、社区间的关系问题给予建议和干预。儿童的医疗问题与精神、社会健康问题密切相关。现在人们对不同儿童群体在儿童保健体系中不平等获益现象已越来越关注。在发达国家和发展中国家，儿童的健康水平远落后于其应有水平，因为我们未曾充分地运用现有的科学知识去关注儿童保健，而健康危险性最高的群体则是少数民族儿童。儿科医生有责任积极地提出并解决这些问题。

基于这一系列问题，我们应建立一个服务体系以促进儿童健康和疾病治疗，这也是每个儿童所拥有的权利。在美国，儿童享有健康保险与获得基本保健密切相关。许多国家的卫生服务和医疗福利尚不能满足所有儿童的需求，使我们需要重新审视其医疗保健系统，但仍有很多问题未能得到解决，比如医生分布不均衡、医疗机构不能及时对患者的需求做出响应、医疗服务未能做到个体化并缺乏便捷性及健康教育不足等。为使儿童医疗保健更有效的向全民推广，富于创新想象力的儿科医生创作了一些新形式，例如在工业化国家培训专门的儿科护士，在发展中国家培训助产士，儿科专业人士参与各组织为儿童提供医疗服务等一系列医疗管理安排。

对儿童需求的新见解促使人们改良原有的儿童保健系统。当人们认识到某些刺激和护理对婴儿的重要性时，便开始探讨新生儿的保健问题（见第7、88章）以及寄养家庭儿童的社会环境问题（见第34、35章）。过去那些针对残障儿童的大型中心化机构已被以社区为中心的机构所取代，从而为这类儿童提供了更好的发展其潜能的机会。

毫无疑问，2010年通过的美国患者保护与评价医疗法案将会对整个医疗保健组织产生影响，特别是通过可信赖医疗组织（ACOs）建立的医生与医院的新型合作关系可以使患者的就诊更合理化。

### 危险人群的卫生服务

不良健康事件并非均衡分布在所有儿童之中，而是主要集中于某些高危人群。这类人群可能需要额外的、有针对性的或特殊的措施，以便有效的为其服务。所有国家，不论财富和工业化水平，都应为高危儿童设有医疗分支组织，以满足一些额外的需求。

在美国，最大的弱势群体是贫困儿童，约占美国儿童的14%。同样在其他工业化国家也有大量儿童生活在贫困之中。为解决这一群体的需求，美国已经建立了有针对性的保险项目以及公共医疗补助项目，后者在联邦政府和州政府的共同资助合作下于1965年建立法律，为特殊人群的需求提供医疗服务。联邦法规确定了25种以上不同类型的基金，覆盖了5大群体：儿童、孕妇、有孩子的失业成人、残疾人和65岁以上的老年人。在美国，儿童医疗高度依赖于医疗补助，但实际上只有小部分医疗补助资金用于儿童，其余主要用于为老年人服务。根据国家方针，每个州都设立了自己的资格标准；确定了类型、金额、持续时间以及服务范围；也设立了每项服务的支付比例并管理自己的项目。尽管医疗补助在促进低收入家庭儿童入学方面取得了很大进展，但仍有相当数量的儿童没有保险。从1988年到1998年，通过医疗补助获得保险的儿童比例从15.6%升至19.8%，但没有医疗保险的儿童比例也从13.1%升至15.4%，大部分没有保险的儿童都来自少数民族。1997年平衡预算法案创建了一个新的儿童医疗保险计划，称为国家儿童医疗保险计划（SCHIP），该项目允许每个州为小于19岁且没有投保的儿童提供医疗保险。SCHIP是国家项目，而每个州可自行设置指导方针，用以确立资格和服务。各州之间差距较大，但是许多州的SCHIP项目已开始减少不同种族儿童获得医疗服务的不公平性。在2009年，无保险儿童的比例已降至9%。

许多工业化国家已经使用多种不同的“保障体系”以确保覆盖所有的青少年儿童，多数项目都可不论收入为所有儿童提供医疗保险，以避免因儿童没有保险或收费问题失去保险机会所产生的问题。在发展中国家，儿童享受医疗服务的机会并不均衡，有些儿童根本未被保障体系覆盖，且许多儿童拥有的保障体系服务也有限。

为解决美国原住民（即印第安人）的特殊需求，1954年成立了印第安医疗服务机构，以承担公共卫生服务的责任。而在1975年通过的印第安自决法案给了部落印第安人在其内部管理医疗服务的选择权，印第安医疗服务由当地行政单位管理，某些部落与外界的印第安医疗服务体系采取合同外包的形式以获得医疗保健。他们的服务重点主要是成人，例如酗酒治疗、营养和饮食咨询以及公共健康护理服务。同时有40多个为印第安人服务的城市项目，重点是增加该群体对现有医疗服务的获得率，为其提供特殊的社会服务，开发自助小组。这些项目包括"谈话圈""蒸汗屋"以及其他一些基于美国本土文化的干预措施，其目的是使传统的西方医学、心理、社会服务能适应美国原住民文化（见第4章）。这些项目的效果，特别是在防治印第安人社会心理问题上的作用，尚未完全发挥出来。

美国移民的医疗需求逐步被意识到，1964年美国公共医疗服务机构启动了移民健康计划，为当地的团体组织提供基金为移民家庭提供医疗保健。许多移民医疗项目在最初都由兼职者参与，并仅在一年中的某些时期开放，而现已转化为社区医疗服务中心，不仅为移民服务也为当地居民提供医疗服务。2001年，约400个移民服务中心为超过65万的移民和季节性农场工提供了医疗服务，其中85%以上的为有色人种。由于移民家庭常常搬迁，因此为他们服务的医疗项目通常需要从现有的基本医疗项目中独立出来单独组织。连接南方冬季和北方迁徙季节医疗保健的特殊记录系统很难通过普通组织实践或者某个医生办公室维持。因此，有必要发展为偏远农场提供医疗服务的外展组织，同时还需设置提供启蒙服务、早教和矫正教育的组织。其他国家的项目也开始关注移民群体，使他们能跳出依赖于迁徙生活方式的经济圈。通过1987年的McKinney-Vento法案，美国耗资120亿美元用以提供紧急食品、庇护所和医疗保健、资助离家出走的青年、帮助无家可归的人重回购房之路，并帮助无家可归儿童上学。现已证明，一辆有医生、护士、社会工作者和福利工作者的移动汽车就可提供有效的综合医疗服务，可完成预防接种，使儿童与学校医疗服务相连接，并将儿童及其家庭带入一个稳定的传统医疗体系中。为加强连续性并为迁徙后定居的家庭提供医疗记录，特殊记录系统已逐步得到使用。由于在该群体中发育迟缓的发生率很高，连接无家可归的学龄前儿童的启蒙项目显得尤为重要。离家青年法案，即1974年少年司法与犯罪预防法案（公法93-414）及其修订版本（公法95-509），要求为离家出走的儿童提供避难所，并为其提供24g免费服务热线（1-800-621-4000），以方便在其离家出走后联系父母或寻求帮助。

在比利时、芬兰、荷兰、葡萄牙和西班牙，住房权利已被纳入宪法。芬兰政府为住房问题采取了全面的应对措施，包括修建房屋、社会福利和提供医疗保健服务，义务为每一个无家可归的人提供最低标准住房。在芬兰，无家可归者的数量已减少50%。

## ■ 保健的费用

科技的进步、社会的老龄化、医疗机构的重新设置（尤其是对个性化需求的满足）、公众对医疗服务的需求、行政机构的增加以及在医疗方面的支付方式使美国医疗保健消费在国家生产总值中占了可观的比例。虽然儿童（0~18岁）仅占总人口的25%，但他们的医疗保健消费占总医疗支出的12%，约为成人人均支出的60%。为控制成本使人们重新审视对医生和医院的支付方式，一些服务费用被限额，预付方式被采纳，各种管理式医疗体系得以发展，基于诊断而不是特殊服务的报销方式已开始实施，且不同医生不同服务的计费也被规范化。这些针对医疗服务的财政改革所带来的伦理、医疗质量和专业问题值得儿科医生深入探讨（见第3章）。

绝大多数工业化国家也很好地囊括了医疗保健费用，其中大部分国家的儿童死亡率低于美国。

### 保健评估

改良医疗保健系统以更好地满足儿童和家庭的需求必须有精确的统计资料和深思熟虑的决策。人们关注的不仅仅是保健体系的设计和花费问题，也关注其公平性、可行性及效率问题。在类似的儿童群体中，不同区域儿童享有的保健服务、医疗技术及住院率存在较大差异。这种差异的存在，要求我们持续的研究、评估现有药物、手术等对儿童健康状况和疾病转归的影响。

在2001年，医学研究所（IOM）发表了一份名为"跨越质量鸿沟：一个新的21世纪医疗卫生系统"的报告，要求美国医生不只是继续努力关注医疗的获取途径和费用，同时也要关注医疗质量。这份报告还专门针对儿科提出了几项未来计划，包括但并不局限于：监测由IOM概括的"儿童健康，国家的财富"特别倡议；挑战并实施Robert Wood Johnson基金会拨款项目；以及国家儿童医疗保健质量计划。重要的是，其每一项计划都督促要求我们建立针对医疗质量的可评估标准，并提出定期重新评估的通用方法。在一些医学中心已开始努力建立针对某些疾病的循证临床路径（如哮喘），这类疾病都已有足够的证据去支持它的诊治指南。儿科医生开发了一些用于评估儿童预防性“早期指导”的内容和传递的工具，是现代儿科学的奠基石（见第5章）。

随着对医疗质量和终生学习关注度的提高，由美国儿科委员会倡导的儿科住院医师审查和重新规划（R3P）项目已在多个地区开始实施，以确保儿科住院医师培训可满足21世纪儿童的医疗保健和需求。R3P及其后续计划主动创新儿科医生教育（IIPE），要求住院医师培训应转变为关注持续性评估，以适应儿童各种不同的并不断变化的医疗需求，并认识到如果要最好地满足儿童的医疗需求，儿科医生的持续性培训将贯穿其整个职业生涯。另外，提高儿科医生的沟通技能也很重要，应使其更有效地与患儿和父母进行沟通，并认识到其身负的专业职责。这些努力正在产生影响，证据表明66%的儿童正在接受良好的甚至是优秀的预防保健服务，而这与其种族或经济水平没有关系。对儿科实践质量提高的重视反映在对儿科住院医师培训能力的要求上，不仅要基于实践学习，也要基于系统实践的提高。

## 21世纪的信息大爆炸

现在已经有超过5000种期刊和100万篇文章发表于PubMed，随着全球化发展，世界各地的儿科医生必须熟悉全球健康状况、疾病和医疗实践。以前，医学领域任何新的信息都可以很容易通过相对少数的期刊文献或专著获得。现在，相关的信息可分散在许多杂志上，为了全面地获取信息，电子数据系统必不可少，想要100%获取每年发表的随机临床试验就需要查看2000种期刊。

互联网改变着发展中国家和转型期国家获取医学知识的方法。以前，这些地区的医学院校高度依赖邮政系统去获取医学的新信息，了解医疗实践的发展方向，与医学同事进行交流，但是该体系存在滞后性以及不可预知性。现在，许多学校都可以随时获取数以百计的期刊信息，并与世界各地的同行保持紧密联系。

现在没有任何一种方法可以确保医生通过继续教育就能与该领域的最新进展保持平行，但是，为了履行他们作为医生对患者的职责，他们必须找到一种方法保证他们所做的决定都是基于最佳科学依据。这个过程中一个至关重要的因素便是医生的主动性，如参与医学生和住院医师教育。自我继续教育方面的努力也是可培训的，比如某个临床问题促使某个医生或者和他的同事一起重新审视某标准文献，这种持续性重新审视对发现不同点或矛盾作用较大，最终患者也将从中获益。商业资助的教育、研究项目有时会将利润放在患者利益之前，可能会增加医生继续自身教育的难度。而当医生能够对患者所呈现的问题多思考，而不是简单接受，或者只看其表面问题的时候，医生从患者身上学到的东西才是最多的。

医生在处理儿童及其家庭问题时必须用到的工具可以分为三类。第一类：认知（有关诊治的最新信息，在召回或取得可存取资源时有用，还可以在患者病情不断变化的情况下将这些信息与其病理生理联系起来）；第二类：人际沟通或操作（进行高效问诊、实施完整的体格检查、完成静脉穿刺，或处理心脏骤停、复苏反应不好的新生儿的能力）；第三类：态度（即医生的无私奉献精神，本着一切为患儿和其家庭利益着想，将自己的专业知识和技能最大程度的发挥）。诊治过程中医生应站在患者的角度去体察他们的心情，给予他们同情和关爱，而关于最后一类，很重要的一点是在做出关于儿童医疗保健决策时让孩子及其家庭也参与进来，这样才能做出适合于儿童发育阶段以及特定医疗问题的决策。

在儿童保健的日常工作中，对医生知识和技能的要求也不尽相同。初级儿童保健医生需要深入理解儿童发育的概念，有能力对儿童整个发育过程进行有效的评估和监控，他们很少需要个人独到的医疗技能和处理方式。另一方面，儿科亚专业医生和咨询师，不仅需要了解本专业或相关专业的常见和非常见问题，也需要具备灵活处理非本专业问题的能力，这样才能找到解决每个患者特殊问题的方法。

不论任何级别的保健（初级、中级或高级），处于何种位置（医学生、儿科实习护士、儿科住院医师、儿科或家庭医生实习生、儿科医生或其他专科医生），作为专业人员，在处理儿童问题上必须要明确自己所扮演的角色和所处的水平。每个人都必须做出判断，凭借他们的经验和现有的资源是否有能力解决这个问题，若没有便要做好寻求帮助的准备。我们常有的资源包括教科书、该专业领域的著作、期刊、网络材料、视听教具，但最重要的资源是那些有着独特或互补经验和专业知识的同事。这种围绕着儿童医疗、健康问题的多层次参与及交流，使我们有希望接近我们的目标：让所有儿童都有机会发挥他们的最大潜能。

## 专业化发展

20世纪见证了全球儿科医生专业团体的形成，有些专业团体，包括欧洲儿科委员会和美国儿科委员会（ABP），关注教育并为有能力从事儿科医生或儿科亚专业医生的人颁发证书。2010年，ABP报道，约有96 514名具备医生资格认证的儿科医生。2003年，ABP首次认证的儿科医生中，约80%为美国医学毕业生（20%为国际医学毕业生），其中63%为女性。其他专业团体尚致力于组织该国或地区的儿科专业医生，以把他们的精力和资源更好的用于儿童。在美国，美国儿科学会（AAP）现有会员约60 000人，均是儿童健康专家。在美国，绝大部分儿科医生都有私人执业资格，约66%在医院中执业，5%独自执业，同时有5%为健康维护组织工作。从事儿科初级保健的医生越来越短缺，特别是能够照顾慢性病并有特殊需求儿童的医生。AAP为多个国家和地区的儿科医生提供各种继续教育服务，并跟踪随访其成员的专业活动和实践。在印度也有类似的组织，印度儿科学会成立于1963年，迄今已有16 500名会员、16个附属机构。同样，巴基斯坦儿科协会成立于1967年，马来西亚儿科协会成立于1985年，加拿大儿科协会成立于1922年。亚太儿科协会成立于1974年，包括来自整个东亚地区的20个儿科医生群体。同时国际儿科协会成立于1910年，包括来自139个国家的144个国家级儿科医生群体10个地区性儿科医生群体，以及11个国家化儿科医生群体。来自欧盟和欧洲自由贸易协会成员国的儿科医生组成了欧洲儿科学会，来自世界19个阿拉伯国家的儿科医生也组成了类似的机构——阿拉伯儿科委员会医学专业委员会。这些组织仅是全球众多国家、地方儿科医生专业组织中的小部分，大家的共同目标是：代表国家或者局部的儿科专业组织，致力于为世界范围儿科医生发现和应用儿童医疗健康治疗方法和方案。

有关儿童医疗保健的信息正在快速增长，没有一个人能够完全掌握，为了给患者提供最优质的服务，医生们变得互相依赖。美国约25%的儿科医生声称是某一专业领域的专家，包括20 138位经委员会认证的儿科亚专业专家（13种儿科亚专业中的一种）。每年3000名儿科住院医师中约有10%的人会参与一种特殊培训，完成后可获得儿科学和内科学双重认证。

儿科学的专业化发展采取了不同的分型形式：根据不同年龄的健康问题形成了新生儿学和青春期医学；根据不同器官系统创建了儿科心脏病学、神经病学、发育儿科学、变态反应学、血液学、肾病学、胃肠病学、儿童精神病学、呼吸系统病学、内分泌学、风湿病学、遗传代谢病学；就儿科保健系统可分为儿童门诊、急诊、重症监护；围绕着残障儿童的特殊问题也派生出多学科交叉的亚专业，这些学科涉及儿科学、神经病学、精神病学、心理学、护理学、康复治疗和职业病治疗学、特殊教育、语言治疗、听力学、营养学等。儿科亚专业的发展主要集中在医学院的附属医院和儿童医学中心。

在美国，几乎所有儿科亚专业的专科医生都短缺，特别是在一些偏远地区，导致患者等待就诊时间长。绝大多数的亚专业医生都在教学医院或儿童中心工作。同样，在其他工业化国家和发展中国家，专科医生数量日益增加。儿科医生在各个国家的儿童医疗保健系统中扮演的角色具有多样性，反映了各国间文化、医疗组织、经济环境和医疗历史的不同。

补充内容请参见光盘。

## 参考书目

参考书目请参见光盘。

（马骄 译，毛萌 审）

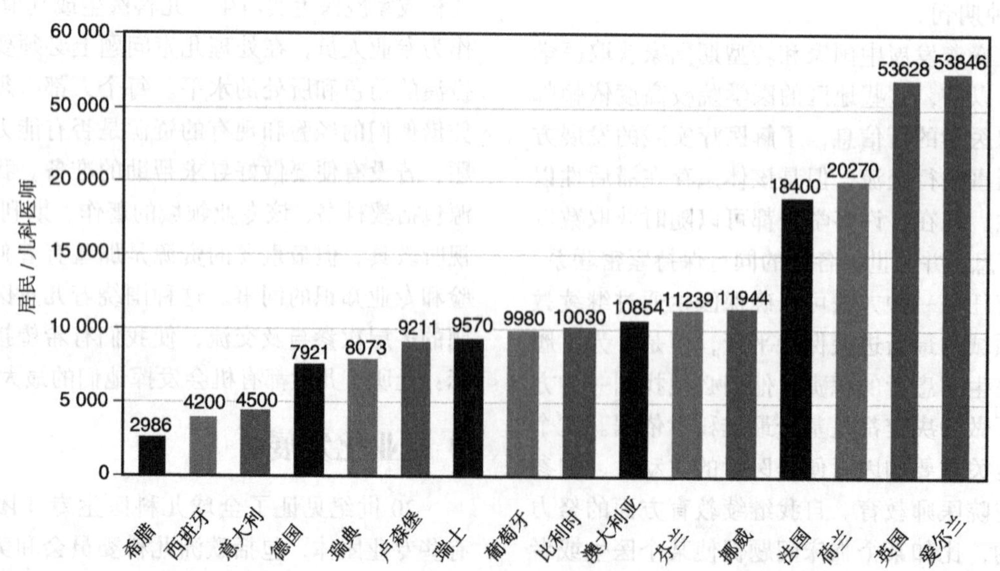


图1-3 欧洲医疗保健服务系统差异：1位儿科医生需要服务的居民数量（Alfred Tenore，欧洲儿科委员会主席）

# 第2章
## 儿童卫生保健的质量和安全
*Ramesh C. Sachdeva*

### ■ 改进质量的必要性

目前已知的以证据为基础的保健护理，与实际操作的保健护理之间存在显著的质量差距。成人接受的所推崇的护理时间率50%，而儿童仅有约46%。这个质量差距的存在是由于理论知识和实践之间的鸿沟造成的，这一鸿沟还因医生、医疗机构、地理位置和社会经济群体的差异在不断扩大。

补充内容请参见光盘。

（马骄　译，毛萌　审）

# 第3章
## 儿童医学伦理学
*Eric Kodish, Kathryn Weise*

儿童伦理学是生物伦理学的一个分支，主要分析儿童医疗相关决策的道德问题。总的来说，儿科医学伦理学的自主性被仁慈的家长式作风或者父母权威所代替。儿童伦理学的与众不同之处在于，相对于满足父母的意愿，儿科医生更有义务优先保障儿童的最大利益。而且，由于需要顾及年长患儿的意愿，可能会在患儿、父母和医生之间产生一些矛盾。解决儿科实践中的伦理问题的方法是既要尊重父母的责任和权威，也要考虑到孩子的能力和自主性发展。社会、文化和宗教观念的差异使问题更加复杂化，孩子既脆弱又有较强的可塑造性，代表了社会的未来。

补充内容请参见光盘。

（马骄　赵咏梅　译，毛萌　审）

# 第4章
## 儿童医疗的文化问题
*Linda Kaljee Bonita F. Stanton*

儿科医生工作和生活在一个多元化的社会，全世界60亿人口居住在200多个国家，说着6000多种语言。随着全球人口流动性和融合性增加，种族和经济的差异在所有国家都逐渐增大。从1970年到2000年，美国在国外出生的人口增加了3倍。在2000年的美国人口普查中，25%~30%的美国人自我认定属于少数民族，约1700万美国儿童的父母中有一方或者双方都出生在国外；1/5的儿童生活在移民家庭。然而，1920年97%的美国移民家庭都来自欧洲或者加拿大；到2000年，84%的美国移民儿童来自拉丁美洲和亚洲。在美国，非白人儿童预计在2030年以前将超过白人儿童。移民和移民群体差异性的增加不仅局限于美国，移民导致50个以上的国家人口增多15%。

补充内容请参见光盘。

（李平　译，毛萌　审）

# 第5章
## 孩子健康最优化：筛查、预防指导和咨询
*Joseph F. Hagan Jr., Paula M. Duncan*

婴幼儿、儿童和青少年健康保健是保证全世界儿童和青少年健康的重要预防措施。儿童生长发育的不断变化增加了他们及其家庭与儿童医疗保健专业人员定期、周期性的会面。从出生到21岁的健康保健随访是青少年医疗保健的平台：医院提供良好的医疗服务，促进医疗保健专业人员与儿童及其家庭建立紧密联系，并提供适宜的健康监护、疾病筛查和护理。

该预防性医疗保健方法的改革源于儿科学长期以来被认为是一门关于健康发育的科学。为保证儿童的最优发育，美国和其他国家的儿童保健逐渐发展成为能保证合理营养、监测感染性疾病并对其进行免疫、监测儿童生长发育的规范保健常规。免疫、营养评估和发育评估成为儿童保健监测随访的基本要素，但根据人群健康状况的变化，当前的儿童保健也随之增加

了其他更多的内容。儿童和青少年预防保健为节约健康成本提供了更多的契机。

显而易见，一个健康的经济体需要经过良好教育且身体健康的群体支撑，儿童要想拥有成功的教育则必须具有健康的身体和心理。成功的教育还与儿童早期能力的发展密切相关。因此，正如一位商业领袖所言，适宜的儿童保健在促进其成人期健康中具有重要作用。

逆境不利于生长发育，且生活中的不利因素将增加患病风险。儿童时期经历了虐待、暴力或者其他压力的成人患抑郁、心脏疾病和其他疾病的风险增加。来自生物学的证据指出，应激可导致心率和血压增加，炎症细胞因子、皮质醇及其他应激激素水平升高，上述因素均可对大脑，免疫和心血管功能造成损害。这是一个儿童时期可预防事件对未来健康造成不良影响的因果模型。

## ■ 定期保健

儿童保健频率和内容源自于联邦政府和专业组织的专家意见，如美国儿科学会（APP），以及可获得的循证医学证据。儿童预防保健时间（图 5-1）以年龄为基础，用于指导儿童保健专业人员在儿童特定的年龄提供特定的服务和访视。

## ■ 保健指南

婴幼儿、儿童和青少年健康保健的综合性指南，基于访视周期时间表不断发展完善，并进一步发展为专业保健人员如何完成定期儿童保健并提出相关建议。在美国，现有的指导标准是婴幼儿、儿童和青少年健康监督的光明未来指南第三版，这些指南是由AAP在美国健康与人类服务部妇幼卫生局领导下，与全美儿科护士协会、美国家庭医生学会、美国医学会、美国儿童口腔学会、家庭声音和其他组织等合作完成的，它纳入了以前的指导方针，并与AAP和光明未来周期性日程安排计划一致（图 5-1）。

## ■ 儿童保健任务

儿童时期对促进儿童和青少年身体、心理良好发展具有独特作用。儿童保健人员，包括儿科医生、家庭医生、护士和助理医师，可充分利用儿童保健访视了解家长的疑虑和担心，收集有关家庭和个人的健康信息，进行健康检查以及筛查。

每一次儿童保健任务包括：

· 疾病检测。

· 疾病预防。

· 健康促进。

· 预期指导。

为实现这些目标，儿童保健人员采用合适的技术筛查疾病及其风险，并提出有关的健康行为建议，这有助于制订合适的预防保健指导建议。

针对健康儿童的临床疾病检测由监测和筛查共同完成。儿童保健过程中，每次随访即可监测，并随着生长发育阶段的进展，通过不断增强随访和监测完成，这依赖于临床医生的丰富经验。筛查是利用一些已经被验证且已知敏感度和特异度的工具完成的更正规的过程，例如，贫血监测是通过询问饮食史和体检寻找贫血症状完成的。贫血筛查通过检测血细胞压积或血红蛋白完成。发育监测依赖于家长的观察和有经验的儿保人员警惕的观察力，发育筛查是利用结构化的筛查工具或方法，并由经过培训的知晓如何使用或计分以及如何向家长解释问卷报告的专业人员完成。

针对健康儿童保健的第二个基本措施，即疾病预防，可能既包括应用于整个人群的基本预防策略，还包括针对有特殊危险因素的患者的次级预防策略。例如，有关减少脂肪摄入的咨询适用于所有的儿童和家庭，对于超重和肥胖的青少年或者有高脂血症和后遗症家族史的青少年咨询应该有所强化。儿童和青少年健康保健专业人员需要对群体以及特殊家庭和患者采取个体化疾病预防措施。

健康促进和预防指导将儿童健康监督和所有其他健康保健系统区别开。疾病检测和疾病预防措施，与儿童和临床医生及其他健康保健人员的相互交流关系紧密，但是健康促进和预防指导将焦点转移至全面健康和家庭的强化，例如，开展哪些活动及如何提高。这个方法可帮助家庭重视关系问题、拓宽重要的安全话题、参与社区服务，以及与大家庭、学校、邻居和教堂建立友好关系。

综合性指南建议如光明未来指南中提出 18min 完成所有儿童保健是不太可能的，儿童保健专业人员必须重点完成最重要的项目。需讨论的问题有：

· 家长或孩子提出的健康保健问题。

· 证据提示咨询建议在行为改变中有效的话题。

· 有清楚的论据表明是至关重要的健康问题的话题，如睡眠环境可预防婴儿猝死综合征（SIDS）或者注意饮食及体格锻炼。

· 儿童心理、社交发展及体格生长的进程。

· 提出的问题、担心或与个体家庭相关的特殊健康问题。

· 可严重影响儿童健康的特定社会问题，例如，儿童需要从邻居暴力中得到保护，或缺乏促进运动锻炼的自行车道。

| | 婴幼儿期 | | | | | | | | 儿童早期 | | | | | | | 儿童中期 | | | | | | 青少年期 | | | | | | | | | | |
|---|---|---|---|---|---|---|---|---|---|---|---|---|---|---|---|---|---|---|---|---|---|---|---|---|---|---|---|---|---|---|---|---|
| 年龄[1] | 产前[2] | 新生儿[3] | 3~5天[4] | <1月 | 2月 | 4月 | 6月 | 9月 | 12月 | 15月 | 18月 | 24月 | 30月 | 3岁 | 4岁 | 5岁 | 6岁 | 7岁 | 8岁 | 9岁 | 10岁 | 11岁 | 12岁 | 13岁 | 14岁 | 15岁 | 16岁 | 17岁 | 18岁 | 19岁 | 20岁 | 21岁 |
| 基本情况 | • | • | • | • | • | • | • | • | • | • | • | • | • | • | • | • | • | • | • | • | • | • | • | • | • | • | • | • | • | • | • | • |
| **测量** | | | | | | | | | | | | | | | | | | | | | | | | | | | | | | | | |
| 身长／身高和体重 | | • | • | • | • | • | • | • | • | • | • | • | • | • | • | • | • | • | • | • | • | • | • | • | • | • | • | • | • | • | • | • |
| 头围 | | • | • | • | • | • | • | • | • | • | • | • | | | | | | | | | | | | | | | | | | | | |
| 体重身长比 | | • | • | • | • | • | • | • | • | • | • | | | | | | | | | | | | | | | | | | | | | |
| **体重指数** | | | | | | | | | | | | • | • | • | • | • | • | • | • | • | • | • | • | • | • | • | • | • | • | • | • | • |
| 血压[5] | | ★ | ★ | ★ | ★ | ★ | ★ | ★ | ★ | ★ | ★ | ★ | ★ | • | • | • | • | • | • | • | • | • | • | • | • | • | • | • | • | • | • | • |
| **感官筛查** | | | | | | | | | | | | | | | | | | | | | | | | | | | | | | | | |
| 视觉 | | ★ | ★ | ★ | ★ | ★ | ★ | ★ | ★ | ★ | ★ | ★ | ★ | • | • | • | • | ★ | • | ★ | • | ★ | • | ★ | ★ | • | ★ | ★ | • | ★ | ★ | ★ |
| 听觉 | | • | ★ | ★ | ★ | ★ | ★ | ★ | ★ | ★ | ★ | ★ | ★ | ★ | • | • | • | ★ | • | ★ | • | ★ | ★ | ★ | ★ | ★ | ★ | ★ | ★ | ★ | ★ | ★ |
| **发育／行为评估** | | | | | | | | | | | | | | | | | | | | | | | | | | | | | | | | |
| 发育筛查[8] | | | | | | | | • | | | • | | • | | | | | | | | | | | | | | | | | | | |
| 自闭症筛查[9] | | | | | | | | | | | • | • | | | | | | | | | | | | | | | | | | | | |
| 发育监测[8] | | • | • | • | • | • | • | | • | • | | • | | • | • | • | • | • | • | • | • | • | • | • | • | • | • | • | • | • | • | • |
| 心理／行为评估 | | • | • | • | • | • | • | • | • | • | • | • | • | • | • | • | • | • | • | • | • | • | • | • | • | • | • | • | • | • | • | • |
| 酒精和药物滥用评估 | | | | | | | | | | | | | | | | | | | | | | ★ | ★ | ★ | ★ | ★ | ★ | ★ | ★ | ★ | ★ | ★ |
| **体格检查**[10] | | • | • | • | • | • | • | • | • | • | • | • | • | • | • | • | • | • | • | • | • | • | • | • | • | • | • | • | • | • | • | • |
| **筛查程序**[11] | | | | | | | | | | | | | | | | | | | | | | | | | | | | | | | | |
| 新生儿代谢性／血红蛋白监测[12] | | ← | • | — | → | | | | | | | | | | | | | | | | | | | | | | | | | | | |
| 免疫[13] | | • | • | • | • | • | • | • | • | • | • | • | • | • | • | • | • | • | • | • | • | • | • | • | • | • | • | • | • | • | • | • |
| 血红胞比容或血红蛋白[14] | | | | | | ★ | | | • | | ★ | ★ | | ★ | ★ | ★ | ★ | ★ | ★ | ★ | ★ | ★ | ★ | ★ | ★ | ★ | ★ | ★ | ★ | ★ | ★ | ★ |
| 铅筛查[15] | | | | | | | ★ | ★ | • or ★[16] | | ★ | • or ★[16] | | ★ | ★ | ★ | ★ | | | | | | | | | | | | | | | |
| 结核菌素筛查[17] | | | | ★ | | | ★ | | ★ | | ★ | ★ | | ★ | ★ | ★ | ★ | ★ | ★ | ★ | ★ | ★ | ★ | ★ | ★ | ★ | ★ | ★ | ★ | ★ | ★ | ★ |
| 梅毒筛查[18] | | | | | | | | | | | | ★ | | | ★ | | ★ | | ★ | | ★ | ★ | ★ | ★ | ★ | ★ | ★ | ★ | ← | — | • | → |
| 性传播疾病筛查[19] | | | | | | | | | | | | | | | | | | | | | | ★ | ★ | ★ | ★ | ★ | ★ | ★ | ★ | ★ | ★ | ★ |
| 宫颈非典型性增生筛查[20] | | | | | | | | | | | | | | | | | | | | | | ★ | ★ | ★ | ★ | ★ | ★ | ★ | ★ | ★ | ★ | ★ |
| **口腔健康**[21] | | | | | | | ★ | ★ | • or ★[21] | | • or ★[21] | • or ★[21] | • or ★[21] | • 22 | | | • 22 | | | | | | | | | | | | | | | |
| **预期指导**[23] | • | • | • | • | • | • | • | • | • | • | • | • | • | • | • | • | • | • | • | • | • | • | • | • | • | • | • | • | • | • | • | • |

注：• = 要执行；★ = 风险评估后再执行，若阳性应有合适的行为指导；←•→ = 可能需提供服务的范围，用符号标志出优先年龄

1. 如果儿童在时间表上任意一个时间来做第一次健康保健，或者在推荐年龄需完成的项目未能全部完成，那么时间表则应尽可能早地进行调整
2. 针对一些有育儿风险的家长、第一次当父母的家长、或者要求进行会面的家长，建议进行产前访视。产前访视包含提前指导、相关的医学知识、关于母乳喂养益处的讨论以及 AAP 陈述的喂养计划策略“产前访视”（2001）。[URL: http://aappolicy.appublications.org/cgi/content/full/pediatrics;107/6/1456]
3. 每个婴儿在生后都应该接受新生儿评估、鼓励母乳喂养以及提供母乳喂养相关的指导和支持
4. 每个婴儿都应该在出生后的 3~5d 以及出院后 48~72h 内接受评估，包括评估喂养情况和黄疸。母乳喂养的婴儿应按照 APP 声明的“母乳喂养以及人乳的使用”（2005）建议中的推荐得到正规的母乳喂养评估、母乳喂养指导，促进母乳喂养。[URL: http://aappolicy.appublications.org/cgi/content/full/pediatrics;115/2/496]。按照 APP 声明中“健康的足月儿住院规定”（2004），分娩后 48h 之内出院的婴儿必须在 48 小时之内接受检查 [URL: http://aappolicy.appublications.org/cgi/content/full/pediatrics;113/5/1434]
5. 对有特定疾病风险的婴幼儿及儿童应在 3 岁以前测量血压
6. 如果患儿不配合，需根据 AAP “儿科医师对婴幼儿、儿童以及青年人的眼科检查”（2007）声明中的要求在六个月以内对患儿进行再次筛查。[URL: http://aappolicy.appublications.org/cgi/content/full/pediatrics;111/4/902]
7. 根据 AAP 声明“2000 年声明：早期听力检测和干预方案的原则和准则”（2000），所有的新生儿均应进行听力筛查。[URL: http://aappolicy.appublications.org/cgi/content/full/pediatrics;106/4/798]。婴儿听觉联合委员会，2007 年声明：早期听力检测和干预方案的原则和准则。儿科学，2007, 120:898–921
8. 残疾儿童 AAP 理事会，APP 发育行为儿科学部，AAP 光明未来指导委员会，儿童特殊需求项目报告 AAP 医疗家庭咨询委员会。识别有发育障碍的婴儿及儿童的医疗之家：一种发育监督和筛查方法。儿科学 .2006;118:405–420[URL: http://aappolicy.appublications.org/cgi/content/full/pediatrics;118/1/405]
9. Gupta VB, Hyman SL, Johnson CP, et al.Identifying children with autism early? Pediatrics. 2007, 119:152–153[URL: http://aappolicy.appublications.org/cgi/content/full/pediatrics;119/1/152]
10. 每次访视，与年龄相当的体格检查是十分重要的，要求婴儿完全脱掉衣物、年长儿童穿少量衣物即可
11. 这些有可能被修订，取决于进入访视的时间以及个人需求
12. 依照国家法律，应对新生儿代谢病和血红蛋白病进行筛查。其结果应在访视时再次评估，必要时需进行复测或者安排转诊
13. 计划免疫安排应根据传染性疾病委员会每年 1 月在儿科学杂志出版的计划表进行。每次访视均是婴幼儿及儿童更新及完善免疫接种的机会
14. 请参阅第五版 AAP 儿科营养手册，关于筛查项目的普遍性及可选择性的的讨论。也可参阅美国预防与控制缺铁的建议。MMWR, 1998, 47(RR-3):1–36
15. 对于有铅暴露高风险的儿童，请咨询 APP “儿童铅暴露：预防、检测和管理”声明（2005）[URL: http://aappolicy.appublications.org/cgi/content/full/pediatrics;116/4/1036]。另外，应根据适用的国家法律完善筛查
16. 基于对有医疗补助计划或高发病率地区的儿童要求行普遍筛查，应酌情对其进行风险评估或筛查
17. 结核检测应根据传染病委员会在最新版红皮书中发布的传染性疾病委员会报告中的建议进行。结核病检测是一种高风险识别
18. “国家胆固醇教育计划（NCEP））专家组第三次报告，关于成人高胆固醇血症检测、评估和治疗（成人治疗专家组 Ⅲ）的最终报告”（2002）[URL: http://circ.ahajournals.org/cgi/ content/full/106/25/3143] 以及“儿童和青少年超重和肥胖的评估、预防和治疗的专家委员会建议 .” 儿科学增刊，印刷中
19. 所有性活跃的患者均应接受性传播疾病筛查（STIs）
20. 所有性活跃的女孩均应在开始发生性行为后三年内或者在 21 岁以后（以先者为准）将宫颈非典型性增生检查作为盆腔检查的一部分
21. 如果条件允许，请将患者转诊到牙科医院。否则，患者应进行口腔健康风险管理。如患者主要摄入水源缺乏氟化物，请考虑口服氟化物补充剂
22. 对 3 岁和 6 岁儿童进行访视时，应判定其是否需要牙医诊断，如果该儿童没有牙科医生，需为其安排转诊的牙医，如果儿童主要摄入水源缺乏氟化物，请考虑补充口服氟化物。
23. 参考“光明未来计划”中按年龄列示的具体指导意见（Hagan JF, Shaw JS, Duncan PM. eds. Bright Futures: Guidelines for Health Supervision of Infants, Children, and Adolescents. 3rd ed. Elk Grove village, IL：American Academy of Rediatrics; 2008）

**图 5–1　儿童健康保健预防建议**

Bright Futures/American Academy of Pediatrics. American Academy of Pediatrics, Elk Grove Village, Illinois: 2008

重要的是，要注意采取的措施是针对所有的儿童，包括那些有特殊健康需求的儿童。有特殊健康需求的儿童与其他儿童对适宜的营养、体力活动、在学校的进步、与朋友的交流、良好的自我价值感以及躲避冒险行为的需求基本相同。专业咨询、医疗监督及功能评估的协调应该在儿童定期保健时进行，且需要与儿童独特的情感、社会、发展任务相平衡。

## ■ 婴幼儿期和儿童早期

营养、体力活动、睡眠、安全感、心理、社交和体格生长发育，以及父母的健康对大多数儿童都是至关重要的。对于每一次儿童保健随访都会有基于儿童年龄、家庭条件、慢性健康问题或者父母关注度的个体化内容，例如，睡眠环境以预防 SIDS、减肥运动、甚至围绕游泳池的栅栏问题。注意力还应集中在家庭环境上，例如，筛查父母抑郁（特别是母亲产后抑郁）和其他精神疾病、家庭暴力、滥用药物、营养不足或者无家可归。这些问题对于儿童青少年的健康监护都是非常必要的。

回答家长的提问是儿童保健随访最重要的优先内容。促进以家庭为中心的保健和与家长的合作可增加家长的关注，特别是有关其孩子发育、学习及行为的内容，尽早发现儿童发育障碍非常重要。每一次随访应包括发育监测、结构化发育筛查以及必要时结合孤独症筛查，尤其是对一些更敏感的语言发育延迟或孤独症系谱障碍的早期发现，这类疾病的早期干预被认为是可以减少发病率的重要途径。

## ■ 儿童中期和青春期

随着儿童进入学龄时期，其他的问题开始出现。关注自主意识的发展，要求培养一种区别于医生－儿童－家庭关系的医生－家长关系，且随儿童年龄的增长更加注意隐私和保密的需求。6 种在青少年和成人发病率和死亡率中最重要的健康行为是：营养、体力活动，性相关行为、烟草、酒精和其他药物滥用，导致无意和有意伤害的行为，以及暴力行为。关注青少年的心理健康和生长发育（在学校的能力和其他活动，与朋友和家庭的联系，自主性，同情心和自我价值感）与发现心理健康问题并早期诊断和治疗同等重要。

## ■ 行为和心理健康问题的官方干预

20% 初级保健的儿童有行为或心理问题，或者是疾病因心理健康问题复杂化。儿科医生需要增加有关注意力缺陷或多动症（ADHD）（见第 30 章）、抑郁（见第 24 章）、焦虑（见第 23 章）和品行障碍（见第 27 章）的诊断、治疗和推荐标准的知识，并掌握常用处方精神药物的药理学。鼓励行为变化也是临床医生一个重要责任。动机性访谈提供了一个结构化的方法，被设计用于帮助患者和家长鉴别他们对健康的期望及行为选择的差异。另外还允许临床医生使用已证明对患者发起改变计划有效的策略。

## ■ 基于优势的方法和框架

关于学校或课外的成就或优越的个人性格特征的问题应该融合到儿童保健随访的内容中，通常需要设置一个积极向上的随访内容，加深与家庭的合作，并注意孩子的健康发展，这有助于讨论儿童与其家长的社会－心理发育。适宜的社会－心理发育（如儿童与家庭、社会朋友和老师的紧密联系、能力、同情心和恰当的自主性）与青少年参与危险行为的减少关系密切。在儿童保健期间可采用经组织认同和鼓励孩子特长的方法，让孩子和家长更好地了解如何促进童年和青春期的健康发展。有特殊健康需求的儿童预防保健时间表不同，但是他们仍然需要被鼓励发展与家庭和同龄人联系，以及在各领域的能力、帮助别人的方式和恰当的独立决策能力等。

## ■ 政府系统改进以提高医疗质量

提高儿童和青少年预防保健质量的一些官方措施包括筛查时间表、父母宣传册、流程表、登记注册以及父母和青年少访视前问卷调查。这些工具都可以在光明未来指南第三版的工具包中获得，这些是国家层面努力的一部分，建立在政府协调团队之上，并将持续改良和评估。

## ■ 证　据

儿童保健需在指南和建议下开展，旨在为儿童更好地整合临床目标、家庭需要及社会实际的医疗保健。极少有儿童保健经过效益评估，但却受到高度重视，缺乏证据并不等同于缺乏效益。儿童保健的依据来自于研究、临床指南、专业建议、专家观点、经验、习惯、直觉以及偏好或价值观。临床或咨询决策以及建议可能基于法律（如安全带）、常识措施而并非试验研究（如降低热水器的温度），或者基于相关性的证据（如看电视与少年儿童的暴力行为有关）。最重要的是，良好的临床和咨询决策反映家庭的需要和期望，且支持“以患者为中心的决策制订”。

## ■ 儿童和青少年的家庭及社区保健

成功的初级儿童保健是以家庭为中心，包含医疗之家的概念。医疗之家被AAP定义为可获得、持续、复杂、家庭为中心、协作、慈善的和有文化效应的初级保健。在医疗之家，儿科医生与家庭及患者合作工作，以确保所有儿童的医疗和非医疗需求能得到满足。通过这种合作，儿童保健专业人员帮助家庭、患者获得并整合特殊保健、教育服务、户外保健、家庭支持和其他对儿童和家庭整体健康非常重要的公共和私有的社区服务。

理论上，健康促进举措不仅仅发生在医疗之家，还应与社区人员和其他健康、教育专业人员合作。这取决于能否清楚认识到社区在支持众多家庭健康行为中的重要作用。让儿童和家庭感到安全且有重要性的社区，可获得积极的互动并建立良好的联系，为健康保健专业人员能够建立和参考领域外的健康保健系统或初级保健医疗框架的健康需要的服务提供了重要的基础。这对医疗之家和社区机构识别共同资源、与家庭良好交流以及合作、设计提供医疗服务系统具有重要作用。这是互动式社区儿科学的一种实践，其特点是它对所有人群的关注：包括身体健康但仍需要预防保健服务的人群、已有症状但还没有得到有效治疗的人群以及那些在诊所或医院寻求医疗服务的人群。

## 参考书目

参考书目请参见光盘。

# 5.1　伤害控制

*Frederick P. Rivara, David C. Grossman*

除了出生几个月内的婴儿外，伤害是儿童和青少年死亡的最常见原因，也是儿科预防发病及死亡的重要原因之一（图5-2、5-3）。伤害危险因素的鉴别，成功地发展和制订了预防和控制伤害的计划。儿科医生应该在诊所、急诊室、医院或社区采用伤害预防和控制策略。

| 序号 | 年龄分组 | | | | |
|---|---|---|---|---|---|
| | <1 | 1~4 | 5~9 | 10~14 | 15~24 |
| 1 | 先天性异常 5758 | 意外伤害 1588 | 意外伤害 965 | 意外伤害 1299 | 意外伤害 15 897 |
| 2 | 妊娠期短 4857 | 先天性异常 546 | 恶性肿瘤 480 | 恶性肿瘤 479 | 杀害 5551 |
| 3 | 婴儿猝死综合征 2453 | 杀害 398 | 先天性异常 196 | 杀害 213 | 自杀 4140 |
| 4 | 孕期并发症 1769 | 恶性肿瘤 364 | 杀害 133 | 自杀 180 | 恶性肿瘤 1653 |
| 5 | 意外伤害 1258 | 心脏病 173 | 心脏病 110 | 先天性异常 178 | 心脏疾病 1 084 |
| 6 | 胎盘脐带膜疾病 1135 | 流感 & 肺炎 109 | 慢性下呼吸疾病 54 | 心脏病 131 | 先天性异常 402 |
| 7 | 细菌性脓毒症 820 | 败血症 78 | 流感 & 肺炎 48 | 慢性下呼吸道疾病 64 | 脑血管病 195 |
| 8 | 呼吸窘迫 789 | 围产期病 70 | 良性肿瘤 41 | 流感 & 肺炎 55 | 糖尿病 168 |
| 9 | 循环系统疾病 624 | 良性肿瘤 59 | 脑血管病 38 | 脑血管病 45 | 流感 & 肺炎 163 |
| 10 | 新生儿出血 597 | 慢性下呼吸道疾病 57 | 败血症 36 | 良性肿瘤 43 | 三联* 160 |

*3种病因是：并发的妊娠、HIV及败血症

**图5-2**　2007年美国各年龄组十大死亡原因

National Vital Statistics System, National Center for Health Statistics, CDC. Produced by Office of Statistics and Programming, National Center for Injury Prevention and Control, CDC: 10 leading causes of death by age group. United States, 2007

## 伤害控制

术语“预防意外”已经被“伤害控制”取代，“意外”的含义为偶然发生的事件，没有一定的模式或可预见性。事实上，对高危儿童和家庭来说，大多数的伤害发生在完全可预料的情况下。“意外”暗含随意事件，不可预防，使用术语“伤害”增强了对医学状况的理解，这种医学状况指有明确风险和可通过一定的预防策略进行控制。

不但能通过一级预防（在第一事发点防止事件或伤害的发生），而且能通过二级和三级预防降低伤害的发病率和死亡率。后两级预防包括：给受害儿童提供适宜的急诊医疗服务，对多发伤、烧伤或头颅外伤儿童局部的创伤治疗及专业儿科康复医疗服务，使受害儿童尽可能恢复到原来的功能水平。由于预防范围的拓宽，用术语“伤害控制”比较合适。

延伸的定义还包含故意伤害（攻击和自身伤害）。在青少年和年轻人中这些伤害是重要的死亡原因，某些人群中甚至可能是第一位或第二位的死因。伤害控制的原则大多数也适用于故意伤害，例如限制枪支拥有可减少意外枪杀和自杀事件的发生。

## 涉及范围

### 死亡率

在美国，1~4岁儿童中伤害引起的死亡占42%，是下一个死亡原因——先天性畸形死亡的3倍多，其他年龄的儿童和19岁的青少年，将近65%死于创伤，

| 序号 | 年龄分组（岁） | | | | |
|---|---|---|---|---|---|
| | <1 | 1~4 | 5~9 | 10~14 | 15~24 |
| 1 | 意外坠伤 125 097 | 意外坠伤 878 612 | 意外坠伤 639 091 | 意外坠伤 607 635 | 意外击打伤 1 031 192 |
| 2 | 意外击打伤 37 010 | 意外击打伤 371 404 | 意外击打伤 399 995 | 意外击打伤 583 948 | 意外坠伤 918 574 |
| 3 | 意外叮或咬伤 13 092 | 意外叮或咬伤 134 920 | 意外切割或刺伤 106 907 | 意外过度劳累 283 813 | 机动车拥有者意外伤害 743 738 |
| 4 | 意外异物伤 11 035 | 意外异物伤 123 369 | 意外叮或咬伤 83 107 | 意外切割或刺伤 135 610 | 意外过度劳累 735 400 |
| 5 | 意外火灾或烧伤 9 101 | 意外切割或刺伤 81 571 | 意外自行车伤害 80 743 | 意外自行车伤害 108 016 | 意外袭击＊或打击伤 475 386 |
| 6 | 其他特异的意外伤害 8 271 | 意外过度劳累 78 018 | 意外过度劳累 75 796 | 不确定或非特异意外 100 842 | 意外切割或刺伤 452 297 |
| 7 | 不确定或非特异意外 6 722 | 其他非特异意外 69 043 | 机动车拥有者意外伤害 57 236 | 机动车拥有者意外伤害 75 969 | 其他非特异意外 203 484 |
| 8 | 意外切割或刺伤 5 916 | 意外火灾或烧伤 50 708 | 意外异物伤 56 624 | 意外袭击＊或打击伤 73 372 | 不确定或非特异意外 191 276 |
| 9 | 意外吸入或窒息 4 975 | 不确定或非特异意外 45 071 | 其他意外交通事故 45 158 | 其他意外交通事故 57 597 | 其他意外叮或咬伤 167 310 |
| 10 | 机动车拥有者意外伤害 4 818 | 意外狗咬伤 38 214 | 不确定或非特异意外 41 967 | 其他意外叮或咬伤 52 489 | 其他意外交通事故 125 828 |

＊“其他袭击”类包括所有未被归类为强暴的袭击，代表绝大多数袭击

**图 5-3** 2008 年美国急诊就诊非致死性伤害的十大主要原因

NEISS All Injury Program operated by the Consumer Product Safety Commission [CPSC]. Produced by Office of Statistics and Programming, National Center for Injury Prevention and Control, CDC: National estimates of the 10 leading causes of nonfatal injuries treated in hospital emergency departments. United States, 2008. www.cdc.gov/injury/wisqars/pdf/Nonfatal_2008-a.pdf. Accessed November 1, 2010

大于其他致死原因的总和。2006 年，伤害导致美国 19 岁及以下儿童、青少年 17 252 例死亡（每 100 000 死亡有 21 例死于伤害）（表 5-1），与其他原因相比，伤害引起的死亡多年来都占主要地位。

车祸伤在儿童及青少年各年龄组甚至小于 1 岁的儿童中占死亡原因的首位。儿童与成年人一样，乘员损伤占死亡的大多数；青少年时期，乘员损伤占死亡原因的首位，占此年龄组意外创伤死亡率的 50% 以上。

溺水是第二位意外创伤死因，学龄前期和大龄青少年时期是高发期（见第 67 章）。在美国某些地区，溺水是学龄前儿童死亡的首要原因。溺水的死因因地区和年龄的差异而不同。年幼儿童溺水多见于浴缸和游泳池，而年长儿童和青少年溺水多见于在自然界的水域中游泳或划船时。

火灾和烧伤死亡占所有意外创伤死亡的 4%，5 岁以下儿童占 8%（见第 68 章）。大多数是由于房屋火灾引起，主要死因是吸入烟雾和窒息，而不是烧伤。儿童和老年人是死亡的高危人群，因其逃离火灾现场较困难。

窒息占 1 岁以下儿童意外死亡的 73%。大多数是由食物（如热狗、糖果、葡萄和坚果类食品）引起的窒息，非食物类如小号婴儿橡皮奶头、小球和胶乳气球也可引起窒息。

谋杀是 1 岁以下婴儿和 1~4 岁儿童伤害死亡的第二大原因，也是青少年（15~19 岁）伤害死亡第二大原因。在低年龄组，谋杀分为两种形式：“婴儿型”和“青少年型”。婴儿型谋杀常发生在 5 岁以下的幼儿，主要表现为儿童虐待（见第 37 章），常因头部和（或）腹部的钝器伤而死亡，犯罪者通常是幼儿的看护者。相反，青少年型谋杀犯罪者为同龄人或熟人，80% 以上为枪击伤，大多数由于手枪枪击而死。

自杀在 10 岁以下儿童很罕见，在 15 岁以下儿童仅占总自杀率的 1%，10 岁以上自杀率明显增加，目前自杀是 15~19 岁青少年死亡的第三大原因。美国本土青少年自杀率最高，其次是白人男性，这个年龄组的黑人女性自杀率最低。大约半数的青少年使用手枪自杀（见第 25 章）。

## 非致死性伤害

死亡统计只反映了儿童伤害的一小部分，每年有 11% 的儿童和青少年因伤害而去医院急诊室就诊，至少有相同数量的儿童和青少年在医生诊所就诊，其中 2% 的人需要住院治疗，55% 的人至少有短期暂时性的残废。

非致死性伤害的分布不同于致死性伤害（图 5-4）。跌落伤是急诊就诊和住院的主要原因，自行车相关的创伤是运动和娱乐性伤害最常见类型，每年有 300 000 多人到急诊室就诊。非致死性伤害可能伴随严重疾病发生，如溺水所致的缺氧性脑病、烧伤所致的瘢痕、毁容和头颅伤所致的永久性神经系统损害，最终造成受害者和家庭生活质量的巨大改变。

## 全球儿童伤害

认识到儿童伤害是全球公共健康问题非常重要，且在低、中、高收入家庭采取预防措施具有必要性。

表 5-1 2006 年美国伤害死亡概况

| 死亡原因 | <1 岁 | 1~4 岁 | 5~9 岁 | 10~14 岁 | 15~19 岁 | 0~9 岁 |
|---|---|---|---|---|---|---|
| 所有死因 | 28 527 | 4 631 | 2 735 | 3 414 | 13 739 | 53 046 |
| 所有伤害 | 1 576 | 2 028 | 1 218 | 1 709 | 10 722 | 17 252 |
| 所有意外伤害 | 1 668 | 1 610 | 1 044 | 1 214 | 6 659 | 11 674 |
| 机动车伤害 | 82 | 179 | 191 | 311 | 2 448 | 3 211 |
| 步行伤害 | 5 | 139 | 112 | 133 | 268 | 657 |
| 其他机动车伤害 | 51 | 150 | 173 | 187 | 1 834 | 2 395 |
| 溺水 | 51 | 458 | 142 | 114 | 312 | 1 077 |
| 火灾和烧伤 | 28 | 202 | 118 | 64 | 83 | 495 |
| 中毒 | 16 | 27 | 18 | 40 | 738 | 839 |
| 自行车伤害 | 0 | 1 | 34 | 50 | 46 | 131 |
| 枪伤 | 0 | 13 | 18 | 23 | 100 | 154 |
| 坠落伤 | 23 | 26 | 17 | 21 | 81 | 180 |
| 窒息 | 843 | 57 | 50 | 58 | 76 | 1 164 |
| 其他意外伤害 | 336 | 366 | 152 | 457 | 3 846 | 5 157 |
| 自杀 | 0 | 0 | 3 | 216 | 1 555 | 1 772 |
| 枪击自杀 | 0 | 0 | 0 | 62 | 701 | 763 |
| 谋杀 | 336 | 366 | 149 | 241 | 2 291 | 3 383 |
| 枪击谋杀 | 6 | 46 | 62 | 175 | 1 940 | 2 229 |
| 不知意图的伤害 | 114 | 52 | 22 | 37 | 181 | 406 |

摘自：Centers for Disease Control and Prevention: Web-based Injury Statistics Query and Reporting System （WISQARS）（website）. National Center for Injury Prevention and Control Centers for Disease Control and Prevention （producer）[2009-05-23]. www.cdc.gov/injury/wisqars/index.html. Accessed May 23 2009.

每年有近 100 万儿童和青少年死于伤害和暴力，且中低收入家庭占 90% 以上。由于感染性疾病和营养不良控制良好，儿童死亡率经历了“流行传播”，伤害已经并且将逐渐成为发展中世界工业化国家儿童死因的首位。目前，溺水是全球5~9 岁儿童第五位最常见死因，在一些国家如孟加拉国，溺水是该年龄组儿童所有死因的首位因素。据估计，目前有 10 亿人口没有可用的道路，随着工业化和机动车化的扩展，机动车事故、伤害和死亡事件逐渐攀升。中低收入国家儿童的伤害死亡率是高收入国家的 3 倍多，不仅多种类型的伤害发生率高，且被伤害儿童由于缺乏急诊和外科治疗而导致的死亡亦较高。在高收入国家，儿童伤害和随之发生的死亡与疾病可通过多种途径预防，且其中许多措施已证明不但成本低，且具有高效性。

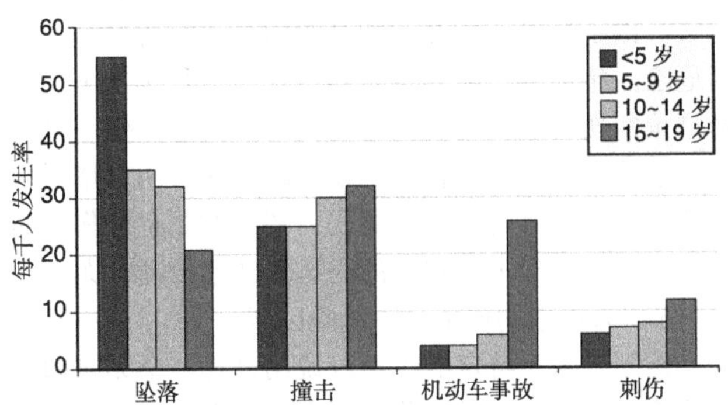


**图 5-4** 1993—1994 年各个年龄组急诊就诊的首位伤害原因（摘自 Centers for Disease Control and Prevention National Center for Health Statistics and National Hospital Ambulatory Medical Case Survey）

## 伤害控制的原则

许多年来，伤害预防集中在尝试寻找引起幼儿频发伤害的内在因素，很多人不认同“易出事故孩子”的理论。虽然纵向研究已经证明，伤害发生率的增加主要与多动和易冲动有关，但这种伤害特征的敏感性和特异性很低。事实上，适得其反的是，“易出事故”的概念转移了人们对潜在可改善因素（如产品设计或环境）的注意力。检查导致幼儿伤害频发的物理和社会环境因素比了解幼儿难以改变的特殊个性或特质更为恰当，儿童高伤害风险可能与疏于监督、生长在无序或有压力的家庭中及居住在有害环境中有关。

伤害控制所要做的努力包括教育和劝说、改变产品的设计和改善社会物理环境。努力说服个人特别是父母，改变他们的行为习惯是伤害控制最重要的部分，特别是告知父母使用儿童汽车座椅和自行车头盔、安装烟雾探测装置、检查水龙头的水温比善意的劝告（如密切监管孩子、仔细看护和使用“防止儿童打开”瓶盖）更易成功控制伤害。预防伤害的有关信息内容应与儿童的发育阶段相适应，对发育健康的儿童在就诊时根据预定指南要做适当的宣传。儿童各个发育阶段要重视的内容列于表 5-2。

一般来说，最成功的伤害预防策略是产品设计的改变，如表 5-3 所示。这种被动干预不管人们是否配合或技能水平如何，都可以保护所有人群，被动干预可能比主动干预措施如父母或儿童的改变，更能成功地预防伤害。然而，对有些类型的伤害，有效的被动干预措施不能提供或不可行，只能依靠个人行为习惯的改变。下调水温、安装烟雾探测装置和使用儿童不能开启的药物及家用物品瓶盖是产品更改的有效实例。大多数干预需要主动和被动措施相结合，例如，烟雾探测器功能完好时能提供被动的保护，但需要同时配合行为习惯的改变即保证每年更换电池和及时的测试。

**表 5-2　儿科医生伤害预防项目预期指南**

| |
|---|
| **新生儿** |
| 汽车安全座椅 |
| 水龙头水温 |
| 烟雾探测器 |
| **婴儿** |
| 汽车安全座椅 |
| 水龙头水温 |
| 洗浴安全 |
| **幼儿及学龄前儿童** |
| 汽车安全座椅 |
| 步行技巧训练 |
| 水的安全性 |
| 家中药品和毒物儿童安全盖使用 |
| **小学生** |
| 步行技巧训练 |
| 水技能训练 |
| 汽车座椅安全带 |
| 自行车头盔 |
| 消除家中枪支 |
| **中学生** |
| 汽车座椅安全带 |
| 消除家中枪支 |
| 步行技能训练 |
| **高中生和年长青少年** |
| 汽车座椅安全带 |
| 酒精和毒品滥用，尤其是开车、划船和游泳时 |
| 职业性伤害 |
| 消除家中枪支 |

**表 5-3　伤害干预措施**

| 产品改造 | 环境改善 | 教育 |
|---|---|---|
| 防儿童开启瓶盖 | 储藏柜上锁 | 预防指南 |
| 安全气囊 | 车行道的布局 | 公共服务公告 |
| 防火安全香烟 | 烟雾探测器 | 学校安全教育项目 |

环境的改造通常需要比个人产品改造更大的变化，但是可以非常有效地减少伤害。安全的道路布局、减少交通流量、限制住宅区内行驶的车速及消除家庭中的枪支是很好的干预实例。这个概念还包括通过立法改变社会环境，如在法律中规定儿童座椅约束和使用安全带、使用自行车头盔和分级的机动车执照。

选择预防措施中的两个或两个以上做宣传活动在减少儿童伤害方面十分有效。典型的例子是结合立法和教育增加儿童座椅及安全带的使用；其他包括促进学龄儿童自行车头盔的使用以及加强对机动车拥有者的保护措施。

## ■ 儿童伤害的危险因素

儿童伤害危险性增加的主要因素包括年龄、性别、种族、社会经济状况、城乡位置和环境因素。

### 年　龄

婴幼儿阶段是烧伤、溺水和坠落伤发生的危险年龄。由于这些儿童好动和爱探索，还会有发生中毒的危险。年幼的学龄儿童是步行伤、自行车伤（此类最严重的伤害通常与机动车有关）、机动车伤、烧伤和溺水的高危人群。青少年期机动车伤害明显增加，持续高危的伤害是溺水和烧伤，还存在非意外伤害的新危险因素。与工作相关的伤害是儿童劳动，尤其在 14~16 岁人群中构成了另一危险因素。

伤害发生于特定的年龄段说明这是一个无防御能力的阶段，在此阶段的儿童或青少年面临一个新的困难或危害时，他（她）的技能还未发育到能成功处理这些问题的水平，例如婴幼儿还没有能力判断药物可能是有毒的或家庭种的植物是不能吃的，他们不知道游泳池或者开着的二楼窗口是有危险的。父母可能没有意识到年幼儿的发育技能与需要其完成的任务之间的不匹配因素。学步车的使用能帮助婴儿行走，但显著增加了伤害的风险性。很多父母期望年幼的学龄儿童自己从学校、操场或当地的糖果店走回家，而大部分的儿童还没有此能力。同样，在青少年期也缺乏技能和经验去解决很多困难，这样就增加了伤害的风险性，特别是机动车伤害的风险。15~17 岁少年机动车撞击的高发率与缺乏经验有关，但也反映出其发育和成熟的水平，而酗酒和毒品常增加了这些危险因素。

年龄还影响着伤害的严重度和长期致残的风险。例如年幼的学龄儿童骨盆发育不完全，在机动车撞击时，座椅安全带不能固定到骨盆上，而是横跨腹部，从而有产生严重腹部损伤的风险。年龄与机动车损伤特性相互影响，大多数儿童坐在汽车的后排座椅上，过去安全带只固定大腿部而不是腿 – 肩固定，对 4~8 岁儿童，需使用高座椅进行合适的固定。2 岁以下儿童发生头颅闭合伤时，其预后较年长儿童和青少年差。

## 性 别

从 1~2 岁开始持续到 70 岁，男性的伤害发生率均比女性高。儿童时期这一差异并不是由于性别发育不同，而是由协调性的差异或肌肉力量的不同所致。在某些类型的伤害中，暴露风险的差异在男性尤为突出。尽管在所有年龄段男孩自行车伤害的发生率较高，但是对暴露因素进行校正后，发生率有所降低。男孩伤害发生率高是因为他们使用自行车较为频繁或使用的时间较长。进行男女对比发现，步行伤发生率的性别差异不是由于行走数量不同，而是反映了男孩与女孩行为习惯的不同。行为因素而致的高风险再加上较频繁地使用酒精制品，可能导致青少年男性机动车事故不成比例的高发生率。

## 种 族

非洲裔美国人伤害的发生率较白种人高，而亚裔人发生率较低，西班牙裔介于非洲裔人和白种人之间，美洲印第安人意外伤害死亡率最高，这些差异在某些伤害中更明显。在 2006 年，15~19 岁黑人青年中谋杀率是 37.8/100 000，相比而言，美洲印第安人和阿拉斯加原住民是 10.2/100 000，白种人是 5.5/100 000。美洲印第安青年人自杀率是白种人的 2.5 倍，是亚裔人的 5 倍多。学龄前非洲裔儿童火灾和烧伤的死亡率比白人高 3 倍多，分别为 2.8/100 000 和 0.9/100 000。

这些种族差异主要与贫困、父母受教育的程度以及有害环境因素有关，而不是与种族有关。当校正了社会经济状况后，非洲裔儿童的谋杀率几乎接近白种人。重要的是要了解伤害发生率的种族区别，而不能不恰当地将其归咎于种族本身。

## 社会经济地位

贫困是儿童伤害最重要的高危因素之一。贫困儿童火灾、机动车撞击伤和溺水死亡率高出 2~4 倍。非洲裔美国人和白种人的死亡率与收入水平呈反向关系：收入愈高，死亡率愈低。美洲印第安人死亡率特别高。其他因素包括单亲家庭、未成年母亲、家庭困难、多个供养家庭者、多兄弟姐妹。这些主要是贫困所致，而不是独立的危险因素。

## 城 – 乡位置

农村地区的伤害发生率通常高于城市。城市谋杀率较高，因为暴力犯罪很常见。农村伤害致死率比城市高约 2 倍，表明伤害增加的严重性（如高速下发生的机动车撞击伤）和急诊医疗服务及正确外伤处理在农村地区比较匮乏。有一些伤害是农村地区所特有的，例如儿童和青少年的农业相关伤害。

## 环 境

贫困增加了儿童伤害的风险，而环境因素起了部分作用。贫困儿童伤害的高风险是因为在他们居住环境中能接触到较多有害物质。例如，他们住在条件极差的房子里，房子很可能是破损的，不可能有烟雾探测器的防护；他们住宅区的道路很可能是主干道；他们的邻居很可能有暴力发生。与居住在中等住宅区的儿童和青少年相比，他们更有可能成为突袭的受害者。关注环境因素也是重要的，因为它转移了人们对一些相对不易变因素如家庭动力、贫困和种族的注意力，通过直接干预可能会改变这些因素。

# ■ 伤害机制

## 机动车伤害

机动车伤害是所有年龄段中严重和致死性伤害的首要原因。在 14~19 岁青少年中，单独机动车撞击伤而致死占 2006 年所有死亡（包括自然死亡）的 37%。大幅度、持续降低机动车撞击伤的发生，需要有可识别的干预措施。

### 机动车拥有者

机动车拥有者伤害是机动车事故造成儿童和青少年死亡的主要原因，5~9 岁儿童除外，因为步行伤占这一年龄组的大部分。儿科年龄组中无论男性还是女性，其伤害和死亡的高峰是在 15~19 岁年龄段（表

5–1）。适当的限制使用机动车是预防严重或致死性机动车伤害唯一最有效的方法。表 5–4 列出了不同年龄段推荐限制使用机动车的情况，汽车安全带使用举例在图 5–5 中注明。

8 岁以下儿童机动车约束已经得到较多关注。而儿童约束装置的使用有望减少 71% 的致死率和降低 67% 的严重伤害风险。在所有 50 个州和哥伦比亚地区已经立法强制要求使用这种装置，尽管使用儿童座椅约束装置的年龄上限在不同的地区有所不同。通过医生给父母强化儿童座椅约束装置的有益性已经成功地让父母接受采纳，儿科医生应该让父母注意到，在驾车旅行中给幼儿使用约束带要比不使用约束带安全得多。

从美国儿科学会可获得详尽的指南和可使用装置的清单（www.healthy children.org/English/safety-prevention/on-the-go/pages/Car-Safety-Seats-Information-for-Families-2010.aspx）。体重低于 9kg 的儿童可使用婴幼儿安全座椅或者被放在可调整的婴幼儿 – 幼童的约束装置中。2 岁以下的婴幼儿或低于制造商规定的限制体重的儿童应被放在座椅后排且面朝后，稍大些的幼童可以被放在后排有儿童背带且面向前的安全座椅，直到长大。必须强调这些安全座椅的正确使用方法，包括座椅安装的正确方向、恰当地系好安全带以及确保儿童正确地扣在座椅中。政府已经在汽车座椅与汽车更容易、更迅速及不易出错之间做出了调控。13 岁以下的儿童不应该坐在汽车的前排座位上，特别是如果有安全气囊时，膨胀的气囊对后座上的婴儿及前排座椅上的小婴儿可能有致死的危害。

年长儿童的约束带经常被错误地使用，很多坐在后排汽车座椅上的儿童只使用了大腿约束带。安全座椅已经被证明可降低 59% 的伤害风险，且应被用于体重在 18~36kg（约 4 岁）、年龄小于 8 岁、以及身高小于 120cm 或年龄在 9 岁左右身高较高（145cm）的儿童。多数州已经对汽车座椅法律进行扩展，囊括了儿童安全座椅使用年龄的问题。肩带置于儿童的背后或手臂下方不能提供恰当的撞击保护，还会增加严重伤害的危险。单独使用大腿约束带使座椅安全带相关的伤害明显上升，特别是腰椎骨折和腹腔中空腔脏器的损伤。脊椎的屈曲 – 拖尾性损伤通常伴有腹腔脏器的损伤。

无论是儿童还是成人，坐在后排汽车座椅要比前排安全。有一项调查资料显示，15 岁以下儿童坐在后排与坐在前排相比，车辆相撞时引起伤害的危险性前者比后者低约 70%。车辆相撞时，正面的空气气囊对儿童几乎没有保护作用，而气囊本身有产生严重或致死性损伤的危险。侧面的气囊对坐在前座的儿童也会造成一定风险，因为当汽车相撞时儿童可能靠在车门上。对儿童来讲，最安全的座位是在后排的中间车座，并使用适合年龄及大小合适的安全座椅。教育和立法干预成功增加了坐在后座上旅行的儿童数量。

早产儿的转运存在特殊问题。早产儿有低氧的可能性，有时还伴有心动过缓。美国儿科学会已经对早产儿的座椅约束做了如下推荐：转运前在座椅上监护出生小于 37 周胎龄婴儿，对有可能产生低氧或心动过缓的婴儿使用氧气或改变约束，如座椅变成躺式座椅且可作为车床使用，应该在新生儿监护病房内监护 60~90min。汽车安全带应该仅被用在旅行中而不是作为普通的家庭婴儿安全带。

**表 5–4　儿童限制措施建议**

| | 婴儿 | 幼儿（1~4 岁） | 年幼儿童 |
|---|---|---|---|
| 建议的年龄或体重要求 | 出生至 2 岁或体重低于座椅规定数值 | 2 岁以上 | 18kg 以上和 4 岁以下；一般 4~8 岁，18~36kg |
| 汽车安全座椅类型 | 仅限婴儿或后排面向后的可调节座椅 | 可调节的 / 面向前的有肩带的后排座椅 | 带安全带的升降座椅 |
| 安全座椅位置 | 仅能在后排并面向后 | 在 14kg 前可以是面向后的后排座椅；一般需要面向前的后排座椅 | 面向前的后排座椅 |
| 注意事项 | 在 1 岁以前体重低于 9kg 时，应选择面向后的后排座椅 | 肩部约束带应该置于肩部或以上水平 | 带安全带的升降座椅必须同大腿约束带和肩部约束带 |
| | 肩部约束带应该置于肩部或以下水平 | 多数座椅要求高位面向前 | 确保大腿约束带合适地、紧紧地横跨膝上及大腿上部区域，肩带合适地、紧紧地横跨胸部和肩部以避免腹部损伤 |

摘自 Ebel BE Grossman DC. Crash proof kids? An overview of current motor vehicle child occupant safety strategies Curr Probl Pediatr Adolesc Health Care, 2003, 33:33–64 Durbin DR. Committee on Injury Violence and Poison Prevention: Child passenger safety. Pediatrics, 2011, 127:788–793 See also NHTSA 4 Steps for Kids. www.nhtsq.gov/Driving Safety/Child Safety/4 Steps for Kids

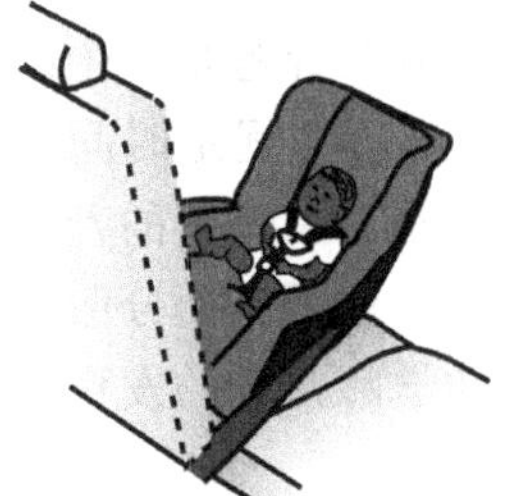

A 面向后排的婴儿安全带

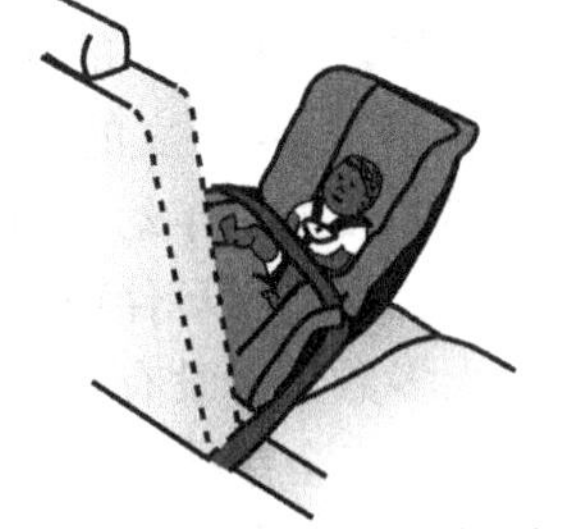

对于面向后排的婴儿座椅安全带位置的替换取决于汽车制造和生产的时间及安全带的类型

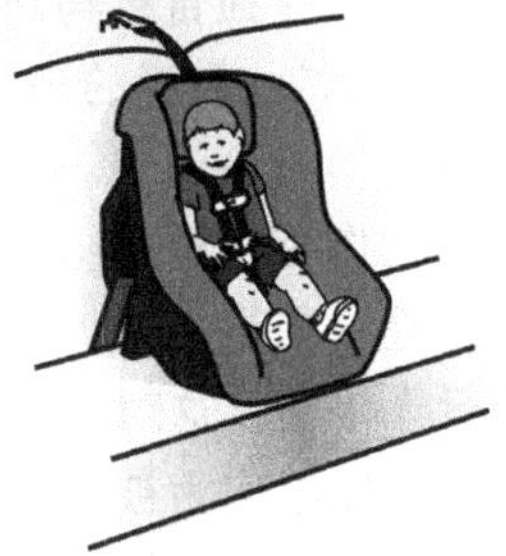

B 面向前排的儿童肩带安全带

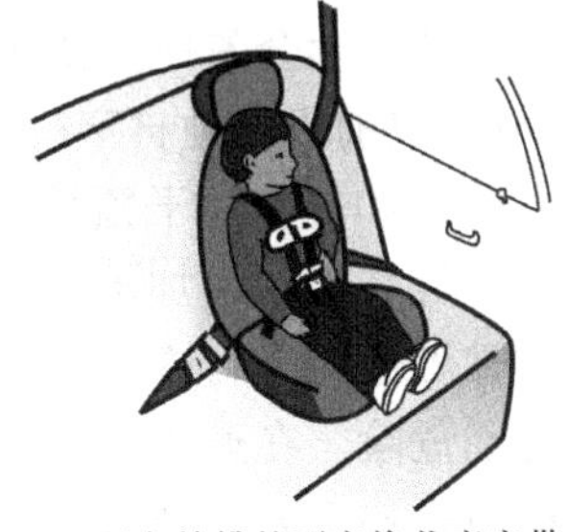

C 面向前排的可变换儿童肩带安全带

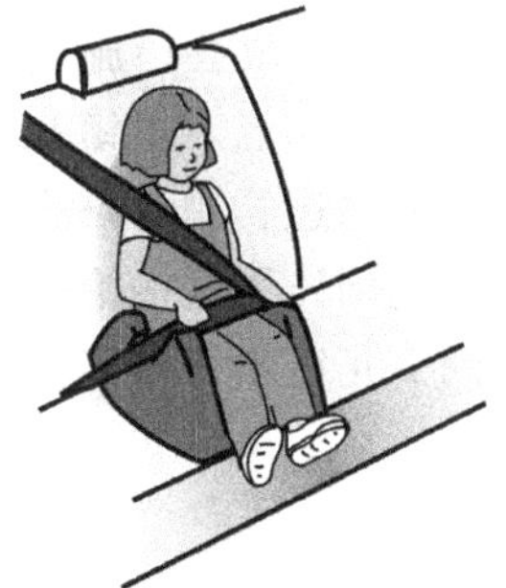

D 低背座椅助推安全带

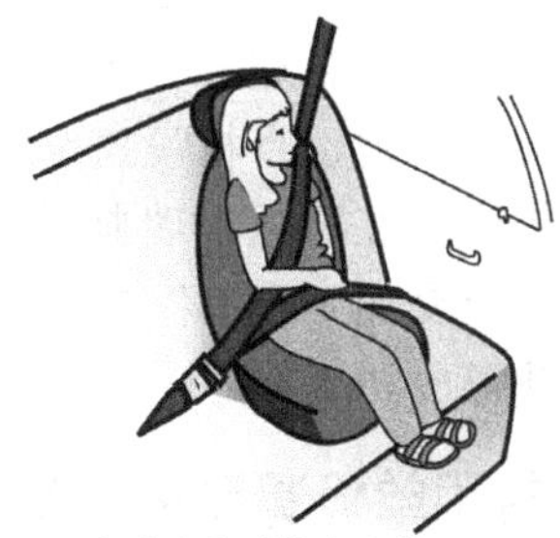

E 高背座椅助推安全带

**图 5-5** 汽车安全座椅。A. 面向后排的婴儿安全座椅。B. 面向前排的儿童肩带安全坐骑。C. 面向前排的可调节儿童肩带安全座椅。D. 低背助推式安全座椅。E. 高背助推式安全座椅

摘自 Ebel BE Grossman DC. Crash proof kids? An overview of current motor vehicle child occupant safety strategies .Curr Probl Pediatr Adolesc Health Care 2003 33:33-64. Source: NHTSA; graphics courtesy of Transportation Safety Training Center Virginia Commonwealth University: Types of child safety seats [website]. www.nhtsa.dot.gov/people/injury/childps/safetycheck/typeseats/index.htm

坐在开放式卡车后部的儿童由于可能被弹出而导致严重的头部损伤而具有特殊的伤害高风险。另外他们还可能有一氧化碳（来自出故障的汽车排气系统）中毒的危险。

## 青少年驾车者

15~17 岁青少年驾车者与 18 岁及其以上的成人驾车者相比，撞车的发生率高 2 倍以上。正规的驾驶教育课程作为降低撞车发生率的首要方法显得无效，事实上可能增加允许年幼的青少年驾驶汽车的危险。严重伤害和死亡的风险与撞车时的速度直接相关，并与机动车的大小负相关 小型汽车高速行驶大大增加了撞车事故致死性结局的危险。

与青少年驾车者同行的乘客人数多少可影响撞车事故发生的风险。17 岁青少年驾驶者，当有 1 人与其同车比其单独驾车死亡的风险增加 50%；与 2 人同行风险增加 2.6 倍；与 3 位及以上同行风险增加 3 倍以上。如果驾驶者是男性以及乘客年龄小于 30 岁也会增加事故发生的风险。

青少年晚上驾车撞击或致死性撞击的发生率明显增加，夜里撞击事故死亡占青少年机动车事故死亡的 33%。几乎 50% 的致死性撞击发生在 18 岁以下的青少年中，以凌晨 4 点前后发生率最高。青少年夜间驾车与白天驾车相比，致死性撞击发生率可能高出 5~10 倍。夜间驾车的难度增加，加上青少年驾车者缺乏经验是死亡率高的主要原因。

分级驾驶法律（GLL）由一系列青少年获得完全无限制驾驶特权前需完成的特定步骤组成。在 3 个步骤组成的分级驾驶法律中，学生驾驶者必须首先通过视力和常识测试。接下来是获取学习许可，学生驾驶者一旦达到特定的年龄以及驾驶技术有所进步即有资格参加驾驶考试。新的驾驶者一旦被给予暂时的驾照将享有一个降低驾驶风险的特定时间段。GLLs 通常告知驾车者（尤其是青少年）车辆中允许乘客的人数和夜晚驾车的时间。有分级驾驶法律的地区的年轻驾驶者撞击事故的数量降低了 20%~40%。分级驾驶法律的要素在多数州被采用。驾驶者的教育级别与降低机动车撞击事故的发生并不一致。

饮酒是青少年机动车创伤的主要原因，无经验驾驶与以前没有饮酒经历但饮酒驾驶两个因素并存尤其危险。此年龄组约 20% 的机动车相撞导致死亡是由于酒精中毒所致，即使酒精血浓度低至 0.05g/L 也可发生驾车伤害事件。据报道，大约 30% 的青少年有酗酒的情况，大约 10% 的青少年会酒后驾驶。全美各州对青少年饮酒驾车都采取了零宽容政策，所有青少年机动车驾车伤害者，在医院急诊就诊时都必须做血液酒精浓度测定。对慢性酒精使用者，用标准化的试验做筛查（如 CRAFFT 或 AUDIT 筛查工具）以识别有无滥用酒精的情况（见第 108.1），有滥用酒精情况者在没有指定合适的治疗方案前不得离开急诊室或医院。对酗酒问题的干预能有效降低机动车撞击事故的发生，即使在急诊室进行短暂干预（诱导性谈话）也能在减少青少年酗酒问题方面获得成功。

## 山地车

在美国的许多地方，山地车（ATVs）是引起儿童和青少年伤害的重要原因。此类机动车速度快且由于

高地心引力而容易翻车。口腔和头部伤害是儿童 ATV 撞击最常见的严重伤害。头盔的使用可大大降低 ATV 驾驶者头部伤害的风险和严重性，然而目前头盔的使用率非常低。不幸的是，一些志愿参与到降低伤害风险的工业制造的 ATVs 安全头盔试验中时，这些头盔几乎没有起到作用。美国儿科学会建议 16 岁以下的年少儿童不应该驾驶 ATVs。

## 自行车伤害

在美国每年大约有 170 名儿童和青少年死于自行车伤害，另外有 300 000 在急诊科治疗，自行车相关伤害是急诊科儿童创伤急诊最常见的原因之一。大多数严重和致死性的自行车伤害是头部创伤，预防头部伤害的合理预防措施是使用头盔。头盔的使用非常有效，可降低 85% 的头部伤害风险和 88% 的脑部伤害风险。使用头盔还可降低 65% 的脸部中、上部损伤。儿科医生能有效地提倡使用自行车头盔，并应将这一建议加入对父母及儿童进行预防指南项目中。合适的头盔是内衬用坚固的聚苯乙烯，且与儿童头部大小相匹配，父母应避免为了给孩子“头部长大空间”而购买较大的头盔。

促进头盔使用的项目能够且应该扩大到儿科医生办公室以外进行。社区教育计划联合医生、教育工作者、自行车俱乐部和社区服务机构在宣传使用自行车头盔上已获成功，使自行车头盔使用率达到 60%，头部创伤的发生率随之下降。自行车头盔法的通过也使头盔使用率增加。

尽管其他预防策略的效果也是有限的，但还是应该考虑使用，将自行车道与机动车道分开是合理的方法。

## 步行伤害

在美国和大多数工业化国家，步行伤害是 5~9 岁儿童创伤死亡最常见的原因之一。虽然死亡率低于 5%，但是严重的非致命性伤害仍是一个较大的问题，导致儿童和青少年每年有 50 000 的急诊就诊量。步行伤害是儿童创伤性昏迷最重要的原因，且是严重下肢骨折的常见原因，特别是学龄儿童。

大多数伤害发生在白天放学的高峰时间段内。改善照明设施或穿反光的衣服能预防一些伤害。令人惊讶的是，大约 30% 的步行伤害发生在走在人行横道斑马线上的行人身上，这也许是因为对人行道产生了安全的错觉和警觉性的降低。在交通流量高的住宅区、车速大约 40km/h、在住宅周围缺少玩耍空间、住宅拥挤及低社会经济状况的人群中，步行伤害的发生率增加。

儿童时期步行伤害的一个重要危险因素是儿童的发育水平。5 岁以下的儿童在车道上奔跑是一个高危因素。小于 9~10 岁的儿童几乎没有在规定时间内穿越马路的技能，年幼儿童对马路距离及车速的判断能力很差，容易因玩伴或环境中的其他因素而分散注意力。大多数父母没有意识到年幼学龄儿童的发育能力还不具备安全穿越马路的技能。

步行伤害的预防比较困难，但应该由多方面的措施组成。父母对儿童进行行走安全教育要从小开始并一直持续到学龄期。教育年幼儿童不要独自过马路，年长儿童应学会怎样穿越交通不太繁忙、僻静的马路。在 10 岁以前不能独自穿行大马路。

立法和交警的干预是减少行人伤害的重要组成部分。红灯右转法增加了行人的危险。在很多城市，极少驾驶者会为人行道上行走的行人停车，这对年幼儿童特别危险。在道路上设一些警示标志作为被动的预防措施也很重要，减慢车速和交通线路远离学校或住宅区也是重要的措施。如果这些措施被家长采纳，能降低 10%~35% 的伤害和死亡。其他的改善措施包括设单行道、合适的设置运输或校车停车点、城镇和郊区设人行道、乡村设斑马线以划分路边、制订路边停车规则。在荷兰、瑞典、德国和美国，用这些策略进行综合交通“平静”计划，在减少儿童步行伤害方面已获得成功。

## 滑雪和单板滑雪相关伤害

近年来雪地活动如滑雪和单板滑雪的头盔使用增加。头部伤害是这些运动最常见的死因，且在许多研究中头盔被报道能够降低 50% 以上的头部伤害风险。使用头盔可减少滑雪者或单板滑雪者受伤的风险，应该在所有雪地运动中鼓励使用。

## 火灾和烧伤相关伤害（见第 68 章）

在美国，火灾伤害和烧伤是第五位最常见的意外伤害死亡，每年大约有 3800 人死于火灾和烧伤。对于伤害和死亡来说，人生的头 10 年是最危险时期。烧伤与低社会经济状况密切相关，在贫困、低教育程度和居住于活动住房中的人群发生率最高。男性烧伤发生高于女性，其发生率为女性的 8 倍多。10~14 岁儿童多为易燃物着火导致的烧伤。

最有效的干预措施之一是使用非易燃织物，由于衣物着火而致的火焰伤是常见的严重烧伤原因，特别在年幼儿童中。至少 1/3 的伤害涉及婴儿睡衣，这些烧伤平均占体表的 30%，平均住院 70d。在 1967 年，通过了联邦易燃织物法案：规定儿童的睡衣应具有火焰防燃剂。由于这些法案以及其他类似州法案的制订，使低龄儿童因衣服着火而致烧伤只占儿童烧伤的很少一部分。尽管衣服中不含具有诱变性的氨基丁三醇，但联邦易燃性标准仍适用于儿童睡衣。父母不应该因为使用了棉制的婴儿及儿童睡衣而忽视了这些保护性规则。

另一种通过改善危险因素而使伤害大大减少的是水龙头引起的烫伤。需要住院治疗的儿童灼伤40%由烫伤引起，而烫伤的很大一部分涉及水龙头。由热的液体和灼伤引起的烫伤是5岁以下儿童灼伤住院治疗的最常见原因。避免使用电水壶或长柄煎锅、不使用婴儿学步车、当抱着幼儿时不喝热茶或热咖啡、避免儿童接触炉子上烹饪用的器皿等有助于预防大多数烫伤。与火焰伤不同，烫伤儿童常不会死亡，但需要长时间住院、多次外科手术、甚至导致严重毁容。水温超过51.6℃时，深度烧伤的风险呈几何级数增加；水温65.6℃时，成人在2s内即产生深度烧伤。一个简单有效的方法就是将水温降至51.6℃以下，在这样的设定下，洗碗机、洗衣机均能有效运转，但是严重烫伤的风险大大降低，新的热水器通常预设在这个较低的温度。

焰火伤是一个季节性损伤，40%以上的火焰伤发生在15岁以下的儿童。社区限制某些类型的焰火以及规定燃放火焰时需有成人监管，能有效地减少火焰伤、截肢和眼伤的发生。

美国80%以上的火灾导致的死亡发生在私人住所，60%是由于烟雾窒息而不是火焰伤引起。烟雾探测器并不昂贵，但却是预防大多数火灾致死的有效方法。两种有效的主要类型的烟雾探测器是：离子和光电探测器。离子探测器对火焰更敏感，光电探测器对烟雾更敏感。光电探测器应放在靠近厨房的区域，它相比离子探测器有较低的假报警率，另外不太可能被人为故意破坏。探测器应该被放在家中的每一个水平层次和每一个卧室外。医生可以通过在他们的医生办公室为父母提供烟雾探测器的信息从而增加家庭烟雾探测器的使用。

据估计45%的火灾是由吸烟引起的，其中房屋火灾引起的死亡占22%~56%。吸烟和酒精的结合尤其容易致死。大多数美国制造的香烟包括纸烟和烟草中均含有添加剂，能引起长达28min的燃烧期（即使无人抽吸）。在32个州和加拿大所有省份已经强制执行燃烧安全或自身熄灭的香烟，这将预防北美地区数以千计的火灾死亡和伤害。

有些烧伤是由于儿童或青少年玩火引起的。在年幼儿童中，这种行为通常为探索性玩耍。然而，在大龄儿童和青少年中这些行为则可能意味着严重的行为障碍，需要做仔细的心理咨询和家庭评估。半数以上的青少年纵火类似行为会再次发生。

## 中毒（见第58章）

在过去20年中，儿童由于意外中毒而死亡的人数有显著下降，特别是5岁以下的儿童。1970年，5岁以下儿童死于中毒有226人，当毒药包装预防法案通过后，2007年死于中毒的儿童仅34人。中毒预防措施体现了被动预防策略的有效性，包括使用儿童不易开启的包装和限制每瓶容器的剂量。目前毒物包装预防条例包括家用产品和药品等28个种类。这类法案在降低中毒致死及减少住院方面有明显的效果。然而，在美国6岁以下儿童吞食毒药事件占所有中毒控制中心来电的50%。年幼儿童误食的最常见的毒物是化妆品、清洁剂、外用药物、咳嗽和感冒用药，而止痛药、咳嗽和感冒用药、抗抑郁药和一氧化碳是6岁以下儿童最常见死因。青少年中毒性致死中，几乎一半左右被认定为自杀，1/3的人是故意滥用。在过去的15年，青少年和年轻人非故意中毒引起的死亡率急剧增加。2006年，15~24岁年轻人的这类死亡占所有死亡的9%，占所有伤害死亡的18%。针对慢性疼痛和其他情况，阿片类物质处方药使用的增加与上述趋势相关。

成人在使用儿童不易开启的容器方面的困难是目前导致年幼儿中毒的一个重要因素。来自美国疾病控制和防预中心的一项研究发现，5岁以下中毒儿童的家庭仅有18.5%替换了儿童不易开启的容器，而使用该容器的家庭有65%没有准确地应用。近20%的误食毒物发生在祖父母拥有药品的家庭中，在该人群中使用儿童不易开启的容器有一定的难度，需要有一种比较好的儿童不易开启、但也不需要手的灵巧度或超过老年人能力才能开启的容器。

中毒控制中心是美国管理毒物摄取事件的前线机构，教育父母有关中毒控制中心的作用可增加他们使用有成本－效益的摄取管理控制。在全美的任何地方都可以通过拨打1-800-222-1222联系中毒控制中心。

## 溺水（见第67章）

2006年，美国儿童和青少年溺水1139人（每100 000人有1.4人死亡），主要与娱乐活动有关。1~9岁儿童溺水仅次于机动车伤害，为创伤死亡的第二大原因。据统计估计，2007年有新增3447例近乎溺水死亡的儿童于急诊就诊。头部潜入浅水引起的脊柱损伤是最严重的水中伤害，估计每年由于水中活动而致脊椎损伤的人数在700人左右，大多数引起永久性瘫痪。

发生在池塘中溺水死亡的比例因所在区域的差别而不同。在洛杉矶，一半的溺水死亡发生在居住区的池塘中，发生率与其他拥有大量池塘的地区相似。5岁以下儿童不知道跌入深水的后果，通常也不会呼叫帮助。大多数儿童溺水是成人监管失误所致，因此预防儿童池塘溺水最有效的方法是在池塘周围设栅栏。为了获得最大程度的保护，这些栅栏屏障要能限制从庭院和居住区进入池塘；使用自动关闭和自动门锁，至少1.5m高，垂直间距不能宽于1.2m。使用合适栅栏的法令已被证实是有效的。游泳课程一直被认为可保护儿童不会溺水，尽管还缺乏充分的证据。一项最近在全美开展的病例对照研究指出1~4岁儿童常规的游泳课程可降低88%溺水风险。

在青少年和年轻人中，50%溺水死亡者与酒精和药物使用有关。酒精中毒者划船致溺水死亡的风险性增加10~50倍，溺水多为越过船舷掉入水中所致，如果饮酒，在水下溺死的可能性增加。在划船处、游泳池边、港口、游艇停泊港和海滩边限制销售和饮用酒精类食品，能减少溺水风险，也应该考虑颁布对船舶拥有者更多的限制条例。

个人漂浮装置（PFDs）是防止儿童溺水的重要装置。虽然个人漂浮装置的明确保护作用还不知道，但是美国海滩保卫机构的一项调查显示，7%发生不幸事故的船没有PFDs，其中占划船死亡的29%。在露天水面上划船时，儿童和青少年必须穿戴PFDs。

监管不利的年幼儿和有癫痫病史的儿童（包括年长儿童和青少年），在浴缸洗澡溺水的风险明显增加。有癫痫病史的年长儿童应该被告知洗澡时用淋浴而不用盆浴，年幼儿童在洗澡时则需要细心、持续的监护。

## 火器伤

儿童和青少年发生火器伤有以下3种情况：意外伤害、尝试自杀、突袭。这些伤害可能是致死性的或者可能导致永久性的瘫痪。

儿童和青少年意外火器伤和死亡的发生已经持续降低且仅占所有火器伤的一小部分，大多数发生于青少年的这类死亡是在狩猎或娱乐活动中。自杀是男性和女性青少年第三位最常见的创伤死亡原因。从1950年到1970年，儿童和青少年自杀率已远远翻倍，火器自杀发生率在1994年达高峰，在2006年从该高峰已降低58%，但它仍然是所有年龄段男性自杀的最常见手段。男性和女性之间自杀率的差异，主要与自杀的方法有关，而与自杀尝试的次数关系较小。女性自杀死亡率低，主要因为他们使用一些致死性不强的方法（主要是药物），也可能因为自杀的意念不够强。使用枪弹自杀通常是致死性的。

谋杀是15岁以上青少年继机动车撞击死亡的第二大原因。2006年，3148名儿童和青少年被谋杀，非白人青少年占56%，使谋杀成为非白人青少年最常见的死亡原因。2006年，男性85%的杀人案是火器枪击，其中大部分使用的是手枪。

在美国，大约35%的家庭拥有枪支。手枪大约占目前火器使用的20%，与80%的犯罪事件和枪支滥用有关。家庭枪支的拥有使青少年自杀率增加了3~10倍，杀人率增加了4倍。在有枪的家庭中枪支对居住者本身的威胁远大于为防御非法闯入者而带来的危险。如果1人死于自卫，就有1.3人死于意外，4.6人死于他杀，37人死于自杀。

在所有枪支中，手枪对儿童及青少年造成的危险最大。青少年获得手枪是十分常见的，无法限制其结成团伙的犯罪活动。严格控制青少年获得手枪是降低儿童和青少年枪击伤的关键，是需要为之努力的工作重点。

锁住和卸下家庭中的枪支，以及将弹药储存并锁在不同的地点可以大幅度降低年轻人自杀和意外火器伤发生率73%。由于50%以上的家庭至少有一支未安全存放的枪支，一个潜在的可降低枪支伤害的关键方法是加强儿童和年轻人居住地和所至地枪支存放的措施。关于办公室咨询对枪支存放行为影响的有效性还不是很清楚。

有精神健康疾病和酗酒的青少年尤其具有火器伤害的高风险。在缺乏令人信服的证据的情况下，医生应劝告父母最安全的方法是消除家庭中的枪支。

## 坠落

坠落是15岁以下儿童非致死性伤害的首位原因，是15~19岁儿童非致死性伤害的第二位主要原因。在2007年，共有超过200万的儿童和青少年因坠落伤到急诊就诊，约1.5%须要住院治疗。我们仍不清楚坠落伤的流行病学发生率，其中一个原因在第9版国际疾病分类中提到，外部原因引起的伤害相当无特异性，且并没有足够仔细地描述发生的机制。除某些专门的环境如操场上的伤害外，坠落伤的深入调查相当缺乏。预防坠落的策略取决于坠落发生的环境和社会环境。窗户坠落通过防护栏得以成功预防，操场上的坠落可以通过使用恰当的表面物质如木片刨花和其他软性的能量吸收物质以缓冲坠落伤。酒精也可以使青少年发生坠落伤，可以通过减少青少年酒精使用的普通策略预防这类损伤。

## 暴力

虽然目前谋杀的发生率已经比80年代末90年代初的高峰下降了很多，但是暴力问题仍然比较严重。暴力在儿童时期即开始发生。有暴力行为的成人通常在儿童时期或青少年时期有暴力行为史。从出生即开始随访的前瞻性研究发现激进性行为发生在婴儿时期，且大多数儿童在早期可学会控制激进性行为，没能控制住这些激进性行为的儿童长大后将变成比较暴力的青少年或成人。

生命早期的暴力干预是最成功的暴力干预，包括护士对无父母提供支持和指导，特别是那些没有资源的父母，从婴儿出生前开始家访直至出生后一年。已经发现从3岁开始儿童早期教育可有效提高顺利入学、让儿童在学校托管、降低儿童变成行为不良的青少年的概率。以学校为基础的干预措施，包括增加儿童社会技能、提高父母看护技能的课程，对减少暴力和冒险行为有长远效益。初级儿童保健医生可通过常规使用规范的筛查工具成功地早期识别行为问题。青少年时期的干预，例如家庭治疗、多系统治疗以及治疗寄养可降低行为问题发生以及随之下降的不良行为和暴力。

## 伤害的心理后果

许多儿童和他们的父母有严重的创伤后社会心理后遗症。成年人中的研究指出10%~40%住院治疗的受伤患者中会发生创伤后应激障碍（PTSD；见第23章）。发生机动车撞击伤害的儿童，90%的家庭在撞击发生后有急性应激障碍症状，尽管急性应激障碍的诊断并不预示后来PTSD的发生。标准化问卷调查儿童、父母及医疗记录收集最初伤害发生时的数据可以为事后PTSD的发生提供有效的筛查测试。早期精神健康干预且密切的随访对PTSD的治疗和最小化其对儿童和家庭的影响非常重要。

## 参考书目

参考书目请参见光盘。

（李平　译，毛萌　审）

# 第 2 部分 生长发育与行为

## 第 6 章 变量的概述和评估

Susan Feigelman

儿童保健的目标是使每一个儿童的生长和发育达到最佳化。儿科医生需要了解正常的生长、发育和行为以监控儿童的发展进程，确定发育迟缓或异常，明确其所需的服务和给父母提出建议。除了临床经验和个人知识，儿科医生还需要熟悉优化生长发育的主要理论观点和循证策略以便开展有效的实践。针对增加或减少风险的因素，儿科医生需要了解在父母和儿童之间、家庭中以及在家庭和大的社会之间，生物和社会因素是如何相互作用的。生长是整体健康、慢性疾病状况、人际关系和心理压力的反映指标。通过长时间对儿童和家庭的监测，儿科医生可以观察到儿童体格生长与认知、运动、情感发育之间的相互关系。熟悉发育理论和了解发育模式可提高观察力，了解正常的行为发育模式为预防行为问题提供指导。优秀的儿科医生还能认识到如何与家庭和儿童共同努力带来健康的行为和行为变化。

补充内容请参见光盘。

### 6.1 评估胎儿生长发育

Susan Feigelman

生长发育中最具戏剧化的事件发生在出生前，涉及一个受精卵转变成胚胎和胎儿，神经系统的细化和在子宫内行为的出现。妊娠期父母心理上的变化会深深影响家庭中所有成员的生活。发育中的胎儿受社会和环境因素的影响，如母亲营养不良、酒精、吸烟和吸毒（包括合法的和违法的）以及心理创伤。这些因素之间复杂的相互作用和发生在胎儿时期的躯体、神经的变化，将影响个体从出生时到婴儿期甚至终生的的生长发育和行为。

补充内容请参见光盘。

（熊菲　译，杨慧明　审）

## 第 7 章 新生儿

John Olsson

新生儿时期是指从出生（不计胎龄）开始至出生后第 1 个月的时期。在这一时期内，各器官系统发生显著的生理转变，婴儿学习应对各种形式的外界刺激。由于婴儿体格及心理发育均发生在特定的社会联系背景下，故任何对新生儿发育特点的描述都必须考虑到父母发挥的作用。

补充内容请参见光盘。

（曾雯　译，毛萌　审）

## 第 8 章 第一年

Susan Feigelman

影像学的进步让我们明白体格生长、发育、能力发展、心理重塑在解剖及生理上的相互联系。这些变化是婴儿期的特征，也从根本上改变了婴儿的行为和社会关系。一些原以为是“原始”或“反射”的活动实际上却来自于复杂系统。吞咽，并不是一个简单的反射，而是一个复杂的高度协调过程，包括多个生理系统之间不同层次的神经控制，这个本能及相互协调关系的成熟贯穿于出生后第一年。对基本语言工具（音节、分词）的大量学习也是在婴儿期。年长儿童发音的处理需要特定和精细的神经网控制；影像学研究表明婴儿大脑的结构和功能组织与成人相似，因此神经结构对语音的处理能够引导婴儿发现自己母语的特征。大脑皮质髓鞘形成约在妊娠第 8 个月开始至 2 岁时完成，其中主要是在婴儿期进行。由于铁及其他营养素在髓鞘形成过程中的重要作用，因而这些物质在婴儿期足量的贮存意义重大（见第 42 章）。食物摄入不足和（或）与照顾者之间的互动不足都会改变经验依赖过程，而这一过程对婴儿期大脑结构发育和功能有重要意义。尽管其中某些过程可能会延迟，但若这些婴儿期快速的发育变化未在可塑期关闭前完成，会导致更多的永久功能缺失。

婴儿在各方面不断发育学习新的能力。发育规律的概念指出，复杂技能建立在简单技能基础之上；各个不同功能区的发育在功能上可相互影响。体格生长发育参数和体重、身长、头围的正常参考范围可查阅疾病预防和控制中心的生长图表（图 9–1、9–2 见光盘）。表 8–1 示各功能区发育里程碑概况；表 8–2 根据年龄列出了相似信息；表 8–3 示不同年龄骨化中心的 X 线表现。在出生后第一年家长常常想获得“正常发育”的相关信息，应指导他们利用可靠的数据，包括美国儿科学会网站（www.AAP.org）。

## 0~2 月龄

髓鞘形成始于妊娠 30 周，在足月出生时存在于脑干背侧、小脑脚、内囊后肢。小脑白质在 1 月龄时开始形成髓鞘，3 月龄时已充分髓鞘化。顶叶、后额叶、颞叶的皮质下白质和距状裂皮质在 3 月龄时仅部分髓鞘化。在这一时期，婴儿快速生长。生理变化使得有效的喂养规律及可预见的睡眠 – 觉醒周期能够建立。父母与婴儿共同完成的社交互动为认知及情感发育奠定了基础。

### 体格发育

出生后第 1 周，由于多余血管外液体的排泄以及营养摄取不足，新生儿的体重较出生体重减少 10%。随着初乳被脂肪含量更高的乳汁替代、婴儿含吸母乳更加有效以及母亲对喂养更加熟练，新生儿营养得到改善。到出生后第 2 周，婴儿体重达到、甚至超过出生体重，出生后第 1 个月体重增长速度约为 30g/d（表 13–1），这是出生后生长最快的时期。此时，婴儿肢体活动仍为大量不受控制的扭动和无目的地张开手掌及握拳，可出现不自主的微笑。婴儿能够控制眼睛凝视、转头、吸吮，说明婴儿具有感知和认知。例如，婴儿喜欢将头转向母亲声音的方向即是他们具有认知记忆的证据。

前面已述婴儿有 6 种行为状态（见第 7 章）。最初，睡眠和觉醒在 24h/d 的分布时间是相等的（图 8–1）。随着神经系统发育成熟，发展为在夜间有固定的 5~6h 睡眠，伴随短暂觉醒以满足喂养需要。对睡眠的学习也存在，当父母在白天与婴儿进行更多的互动和刺激时，婴儿可以学会将睡眠集中于晚上进行。

### 认知发育

婴儿能够识别图案、颜色和辅音。他们能够识别相似的表情（如微笑），即使出现在不同的面部。他们还能够将不同感官体验与刺激的抽象属性进行配对，例如质地、强度或短暂的图案。2 月龄的婴儿能够区分母语与非母语的节奏形式。婴儿主动寻找刺激，好像感知外界可以满足其天性的需求。这些现象表明中枢神经系统中感觉输入的整合。对婴儿的照顾提供了视觉、触觉、嗅觉及听觉刺激，这些都有助于认知发育。婴儿适应熟悉的事物后，对重复刺激的注意会减少，而对新刺激的注意增加。

### 情感发育

婴儿依赖于外界环境满足自身需要。一个总是能满足婴儿急切需要的可信赖的成人为安全依恋建立创造了条件。基本信任和不信任为埃里克森心理社会分期第 1 期，取决于对母亲的依附和相互联系。对刺激的啼哭反应可能很明显易懂（如尿布湿了），但常常是模糊不清的。1 岁以内的婴儿在痛苦啼哭时常被抱起安慰，到 2 岁时，其攻击行为会更少。跨文化研究表明，相较于母亲仅定期照顾婴儿，在母亲与婴儿相处密切的社会，婴儿更少哭闹。6 周龄是婴儿哭闹的高峰时期，健康婴儿每天可哭闹 3h，到 3 月龄时减少为 1h 或更少。

任何经历对情感发育的意义取决于孩子的气质类型和父母对孩子的反应（表 6–1 见光盘）；不同的喂养安排导致不同的反应。饥饿增加紧张感，当到达紧张的高峰，婴儿会啼哭，家长给予喂养后紧张感消失。按需喂养使得婴儿不断经历紧张、父母来到、饥饿缓解这样一个关联过程。大多数婴儿很快适应这样一个固定的饥饿循环模式，不能适应者是因为他们的气质类型更倾向于生物节律不规律，使得在饥饿得不到缓解或是在饱胀时又给予喂养。类似的，若父母仅是考虑到自己方便安排喂养，而忽略婴儿的饥饿信号，或没有固定的喂养时间，那么喂养就不会成为减轻紧张感的愉快体验。这些婴儿常表现为易激惹、生理失调（吐奶、腹泻、体重增长缓慢）以及后期的行为问题。

### 父母及儿科医生的注意点

是否能够建立喂养和睡眠规律决定了父母抚养孩子的成就感。当一切顺利时，父母的焦虑、矛盾以及前几周的疲倦都会减轻。婴儿的问题（如肠绞痛）或家庭冲突都可能阻碍这种成就感。当身体从分娩中恢复、内分泌正常化，许多母亲经历的轻度产后抑郁会随之消失。如果母亲继续感到伤心、压力过大、焦虑，

**表 8-1　2 岁前的发育里程碑事件**

| 里程碑事件 | 获得平均年龄（月） | 发育意义 |
|---|---|---|
| **粗动作** | | |
| 坐位时能保持头部直立 | 2 | 有更多视觉交流 |
| 可被拉到坐位，头不后垂 | 3 | 肌肉张力 |
| 双手在身体中线握在一起 | 3 | 发现自己的双手 |
| 非对称性颈强直反射消失 | 4 | 能够在身体中线观察双手 |
| 独坐 | 6 | 增加探索 |
| 翻身 | 6.5 | 躯体弯曲，有跌落风险 |
| 独走 | 12 | 探索，控制邻近的父母 |
| 能跑 | 16 | 监护更加困难 |
| **精细动作** | | |
| 抓拨浪鼓 | 3.5 | 使用物体 |
| 够物 | 4 | 视觉 - 运动协调 |
| 手掌抓物消失 | 4 | 随意放手 |
| 将物体由一只手换到另一只手 | 5.5 | 比较物体 |
| 拇、食指对指拿东西 | 8 | 能够探索小的物体 |
| 翻书 | 12 | 看书是增加自主性 |
| 涂鸦 | 13 | 视觉 - 运动协调 |
| 砌 2 层积木 | 15 | 组合物体 |
| 砌 6 层积木 | 22 | 需要视觉、粗动作及精细动作协调 |
| **交流和语言** | | |
| 对人脸、声音回应微笑 | 1.5 | 更主动地参与社交 |
| 发单音节 | 6 | 对生意、触觉的体验 |
| 对“不”有反应 | 7 | 对语调的反应（非语言） |
| 服从有手势的简单指令 | 7 | 非语言交流 |
| 服从没有手势的简单指令 | 10 | 接受口语（如“把它给我”） |
| 发“爸爸”“妈妈”的音 | 10 | 语言表达 |
| 指物体 | 10 | 交互式沟通 |
| 说第一个真正的词 | 12 | 开始标记 |
| 说 4~6 个词 | 15 | 获得事物和人的名字 |
| 说 10~15 个词 | 18 | 获得事物和人的名字 |
| 说两词短句（如“妈妈”） | 19 | 开始语法，对应有 50 个词汇 |
| **认知** | | |
| 盯着事物消失的地方 | 2 | 缺乏实物永存观念（离开视线则离开头脑，如布球落下） |
| 盯着自己的手 | 4 | 自我发现，因果联系 |
| 敲打 2 块积木 | 8 | 主动比较事物 |
| 发现玩具（看到玩具被藏起来后） | 8 | 事物永存 |
| 以自我为中心的象征性游戏（如假装从杯子喝水） | 12 | 开始象征性思维 |
| 用木棍够玩具 | 17 | 能够用行动解决问题 |
| 假装和玩具娃娃玩（如给玩具娃娃瓶子） | 17 | 象征性思维 |

**表 8-2　出生后第一年的行为模式 ***

| | |
|---|---|
| **新生儿时期（1~4 周）** | |
| 俯卧： | 呈弯曲姿势，头从一边转向另一边，抬起腹部时头下垂 |
| 仰卧： | 基本呈弯曲姿势，稍显僵硬 |
| 视觉： | 能注意到人脸上的光；翻身时眼球像“洋娃娃眼睛”一样动 |
| 反射： | Moro 反射活跃，有踏步反射和放置反射，握持反射活跃 |
| 社交： | 喜欢看人脸 |
| **1 月龄** | |
| 俯卧： | 腿较前伸展，下颌抬高，托着腹部抬起身体时头可短暂竖立 |
| 仰卧： | 颈部姿势以强直为主，身体柔软放松，拉到坐位时头后仰 |
| 视觉： | 注视人，眼睛跟随移动物体 |
| 反射： | 在社交接触是随着其他人的声音伴有身体动作，开始微笑 |
| **2 月龄** | |
| 俯卧： | 头抬得更高，托着腹部抬起身体时可保持头与身体水平 |
| 仰卧： | 颈部姿势以强直为主，身体柔软放松，拉到坐位时头后仰 |
| 视觉： | 眼睛随物体 180° 转动 |
| 社交： | 微笑，注意听说话声音和咕咕声 |
| **3 月龄** | |
| 俯卧： | 抬起头和胸并且四肢伸展，托着腹部抬起身体时头高于躯干 |
| 仰卧： | 颈部姿势以强直为主，手伸向物体但抓不到，挥动玩具 |
| 坐姿： | 拉到坐位时头稍后仰，控制头部但伴有晃动，背弯曲 |
| 反射： | 典型的 Moro 反射消失，有防御动作或选择性退缩反应 |
| 社交： | 保持社交接触，聆听音乐，发出“啊”“呐”音 |

表 8-2（续）

| | |
|---|---|
| **4 月龄** | |
| 俯卧： | 抬起头和胸部，头可保持直立，双腿伸直 |
| 仰卧： | 对称姿势为主，双手放在体中线，可以够到并抓住物体、并将其放进口中 |
| 坐姿： | 拉到坐位时头不再后仰，头稳、向前倾，喜欢被扶住躯干坐起来 |
| 站立： | 扶着直立时双腿下蹬 |
| 适应性： | 看着小球，但不会做出够小球的动作 |
| 社交： | 笑出声，社交接触被打断时会不高兴，看见食物高兴 |
| **7 月龄** | |
| 俯卧： | 翻身，围绕身体重心旋转，爬或匍匐爬 |
| 仰卧： | 抬头、翻身、扭动 |
| 坐姿： | 扶住腰部可短坐，身体前倾用手支撑；背部弯曲 |
| 站立： | 能支撑大部分体重，喜欢蹦跳 |
| 适应性： | 伸手够到并抓住较大物体，将东西换手，用桡掌部抓物，拨动小球 |
| 语言： | 发出多音节元音 |
| 社交： | 喜欢母亲，发出含混的声音，喜欢照镜子，对社交接触时的情感变化做出回应 |
| **10 月龄** | |
| 坐姿： | 自己坐起来，不需要支持，背部伸直 |
| 站立： | 可拉着站起来，扶着家具徘徊或行走 |
| 运动： | 匍匐或爬行 |
| 适应性： | 用拇、示指抓东西，用食指拨弄东西，用钳的动作辅助拾起小球，找到藏起来的玩具试图拾起落下的物体，松开别人抓住的物体 |
| 语言： | 发出重复的辅音（“妈妈”、“爸爸”） |
| 社交： | 对自己的名字有反应，玩捉迷藏或拍手游戏，挥手再见 |
| **1 岁** | |
| 运动： | 牵一只手能走（48 周），独立站起，走几步（Knobloch） |
| 适应性： | 不再需要拇、食指帮助抓起小球，根据要求或手势将东西给别人 |
| 语言： | 除“爸爸”“妈妈”外还会几个单词 |
| 社交： | 玩简单的球的游戏，可配合穿衣 |

* 数据源自 Gesell（Knobloch 修改）、Shirley、Provence、Wolf 和 Bailey 等人。摘自 Knobloch H Stevens F Malone AF.Manual of developmental diagnosis. Hagerstown MD: Harper Row, 1980

表 8-3 婴儿期及儿童期骨化中心在 X 线片中的出现时间

| 男孩—出现年龄 * | 骨和骨骺中心 | 女孩—出现年龄 * |
|---|---|---|
| **肱骨头** | | |
| 3 周 | | 3 周 |
| **腕骨** | | |
| 2 ± 2 月 | 头状骨 | 2 ± 2 月 |
| 3 ± 2 月 | 钩状骨 | 2 ± 2 月 |
| 30 ± 16 月 | 三角骨 † | 21 ± 14 月 |
| 42 ± 19 月 | 月状骨 † | 34 ± 13 月 |
| 67 ± 19 月 | 大多角骨 † | 47 ± 14 月 |
| 69 ± 15 月 | 小多角骨 † | 49 ± 12 月 |
| 66 ± 15 月 | 舟状骨 † | 51 ± 12 月 |
| 尚无标准 | 豌豆骨 † | 尚无标准 |
| **掌骨** | | |
| 18 ± 5 月 | Ⅱ | 12 ± 3 月 |
| 20 ± 5 月 | Ⅲ | 13 ± 3 月 |
| 23 ± 6 月 | Ⅳ | 15 ± 4 月 |
| 26 ± 7 月 | Ⅴ | 16 ± 5 月 |
| 32 ± 9 月 | Ⅰ | 18 ± 5 月 |
| **手指（骨骺）** | | |
| 16 ± 4 月 | 近端指骨，第 3 指 | 10 ± 3 月 |
| 16 ± 4 月 | 近端指骨，第 2 指 | 11 ± 3 月 |
| 17 ± 5 月 | 近端指骨，第 4 指 | 11 ± 3 月 |
| 19 ± 7 月 | 远端指骨，第 1 指 | 12 ± 4 月 |
| 21 ± 5 月 | 近端指骨，第 5 指 | 14 ± 4 月 |
| 24 ± 6 月 | 中指骨，第 3 指 | 15 ± 5 月 |
| 24 ± 6 月 | 中指骨，第 4 指 | 15 ± 5 月 |
| 26 ± 6 月 | 中指骨，第 2 指 | 16 ± 5 月 |
| 28 ± 6 月 | 远端指骨，第 3 指 | 18 ± 4 月 |
| 28 ± 6 月 | 远端指骨，第 4 指 | 18 ± 5 月 |
| 32 ± 7 月 | 近端指骨，第 1 指 | 20 ± 5 月 |
| 37 ± 9 月 | 远端指骨，第 5 指 | 23 ± 6 月 |
| 37 ± 8 月 | 远端指骨，第 2 指 | 23 ± 6 月 |
| 39 ± 10 月 | 中指骨，第 5 指 | 22 ± 7 月 |
| 152 ± 18 月 | 籽骨 | 121 ± 13 月 |
| **髋和膝** | | |
| 通常出生时已出现 | 股骨远端 | 通常出生时已出现 |
| 通常出生时已出现 | 胫骨近端 | 通常出生时已出现 |
| 4 ± 2 月 | 股骨头 | 4 ± 2 月 |
| 46 ± 11 月 | 髌骨 | 29 ± 7 月 |
| 足和踝 ‡ | | |

* 最接近的月份

† 除头状骨和钩状骨外，其他腕部骨化中心变异太大，临床应用极少

‡ 有可用的足部骨化中心标准，但正常变异范围大，并具有家族变异，故临床应用少

该标准值通过整合 Fels 研究机构发表的数据（Pyle SI Sontag L.AJR Am J Roentgenol .1943 49:102）以及 Brush 基金、哈佛公共健康学院未发表的数据得出。由 Lieb、Buehl 和 Pyle 收集

则可能是中、重度产后抑郁，约占产后妇女的10%。抑郁症主要发生于孕期及产后，威胁母子关系，也是孩子以后认知和行为问题的危险因素。儿科医生可能为接触到抑郁母亲的第一位专业人士，应帮助她寻求治疗（见第7章）。

## ■ 2~6月龄

大约在第2个月，婴儿开始出现自主性微笑（社会性的），且眼神交流增多，标志着父母与孩子关系出现了变化，使父母更能感受到与孩子之间的爱。在随后几个月中，婴儿的活动范围、社交能力以及认知均快速发展。父母与婴儿间的相互调节形成了一种复杂的社会交换形式，父母照顾他们也不再感觉那么劳累。

### 体格发育

在3~4月龄时，体重的增长速度下降至20g/d（表13-1；图9-1、9-2见光盘）。到4月龄时，体重已为出生体重的2倍。限制自主运动的早期反射减弱消失，不对称颈紧张反射消失意味着婴儿能够在身体中线审视物体并使用双手持物（见第584章）。早期握持反射逐渐减弱使婴儿可以主动地拿起物体或放开。新奇的物体可以激起婴儿抓的欲望，尽管他们不一定能抓到。自主运动也发生改变，由粗大的扭动翻动发展为细小的画圈动作，常被描述为“不安运动”，不安运动的异常或是缺失是后期神经系统异常的危险因素。

在这一时期，婴儿的行为状态调控趋于稳定，睡眠－觉醒周期也形成规律。需要的睡眠总量为每天14~16h，其中包括9~10h的夜间睡眠及两次白天的小睡。到6月龄时，约70%的婴儿能够连续睡6~8h（图8-1）。在4~6月龄时，睡眠脑电图显示未成熟脑电波，可划分为1个快动眼（REM）和4个非快动眼睡眠。但婴儿的睡眠周期仍短于成年人（婴儿为50~60min，成人约为90min）。因此，婴儿睡眠浅或易在夜间频繁觉醒，甚至发展为睡眠行为问题（见第17章）。

### 认识发育

婴儿的发育是一个质变过程。在4月龄时，婴儿尚在社会“孵化”期，对更加广阔的外部世界有浓厚兴趣。在喂养时，婴儿不再仅仅关注自己的母亲，变得容易分心。在母亲的怀抱中，婴儿喜欢转来转去，把脸朝向外侧。

这个阶段的婴儿也开始探索自己的身体，目不转睛地看自己的双手、发声、吹泡泡以及触摸耳朵、脸颊和生殖器。这些探索是婴儿学习主动肌肉活动能够产生可预见的触觉及视觉这样一个因果关系的早期阶段。探索过程也有助于婴儿与母亲分开后自我意识的形成。这是人格发育的第一个阶段。通过频繁的重复，婴儿可建立事物与感觉的联系。如举手和摆动手指的本体感觉总是伴随着手指运动的视觉体验，这种自我感觉常相互联系并可根据意愿再现。相反，与“非自我”事物相关的感觉发生没有规律，且对应的关联事物也是变化的。有时婴儿会在哭闹时感觉到母亲的声音、气味、感知，但有时并不出现。对母亲或其他亲近的人感到满足可使依恋过程持续。

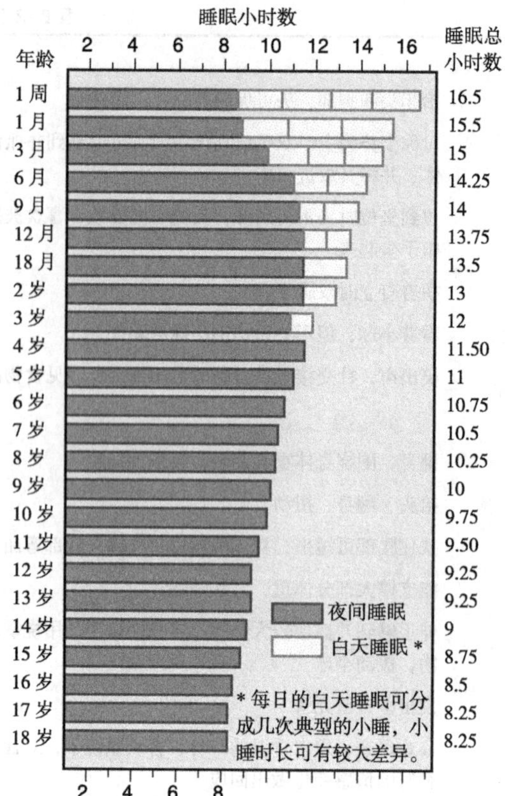


**图8-1** 儿童的典型睡眠需求

摘自 Ferber R. Solve your child's sleep problems.New York: Simon Schuster, 1985

### 情感发育和交流

婴儿不断接触更加复杂和广阔的事物。愤怒、欢乐、兴趣、恐惧、厌恶、惊讶等原始的情感在一定情况下表现为不同的面部表情。面对面时，婴儿同可信赖的成人30%时间能够匹配情感的表达（微笑或惊奇）。激发游戏（面部模仿、唱歌、手部）可增进社交能力发育。这种面对面的行为表明婴儿具备分享情感状态的能力，也是交流发育的第一步。如果父母抑郁那将是另外一种情形，婴儿只有很少的时间与父母互动，且不愿意再次投入互动。当父母始终不投入时，婴儿表现为悲伤和活力不足，而不是愤怒生气。

### 父母及儿科医生的注意点

运动和感觉地发育使 3~6 月龄的婴儿显得兴奋好动。一些父母发现自己 4 个月大的孩子由性格外向变为反抗，暗自担心孩子不再爱自己。但对大多数父母而言，这是一个快乐的时期。很多父母兴奋地表示能够和婴儿进行对话，相互发出声音和倾听。儿科医生也能够通过婴儿发出的咕咕声、眼神交流和节奏的肢体活动感受到这种快乐。如果访视中体会不到快乐和放松，那么就要考虑到是否存在社会压力、家庭功能失调、父母有精神疾患或父母与婴儿关系问题等因素。父母需要明白对婴儿的情感需求做出回应并不是溺爱他们。接种疫苗及抽血时将婴儿置于家长腿上或给他们喂奶可增加他们对疼痛的耐受度。

## 6~12 月龄

随着能够坐立、活动增加、并获得探索外界的新技能，6~12 月龄的婴儿认知及交流能力取得巨大进步，但在依恋和分离上会出现新问题。婴儿有了自主意愿、想法和性格，多数父母喜欢这种变化，但也感受到挑战。

### 体格发育

该阶段生长更为缓慢（表 13–1；图 9–1、9–2 见光盘）。到 1 岁时，体重为出生体重的 3 倍，身长增加了 50%，头围增长 10cm。能够独坐（6~7 月龄）及坐时能够转身（约 9~10 月龄）使得他们能够有机会同时把玩多个物体并尝试新奇的物体组合。拇指和食指能够抓东西（8~9 月龄）、12 月龄时有力地抓握都更加有助于这种探索。很多婴儿在 8 月龄时开始爬行，可以扶站，接着开始四处活动。部分婴儿在 1 岁时已能够独走。运动发育的进步与髓鞘形成和小脑发育密切相关，这些运动技能增加了婴儿的探索范围和学习机会，同时也带来新的危险。牙齿开始萌出，一般是下颌中切牙最先萌出，牙齿的发育反映了骨骼发育和骨龄，但存在个体差异（表 8–3；见第 299 章）。

### 认知发育

6 月龄婴儿已经发现双手的存在并很快学会握持物体。最初，每样东西都会送到嘴里。这个时期，他们拿起新的物体、审视、从一只手换到另一只手、敲一敲、扔掉，最后放进嘴里。每一个动作都代表了一个非言语的想法：这个东西是干什么的（皮亚杰将其称为模式；见第 6 章）。婴儿游戏的复杂性，包含了多少不同的模式，是判断该年龄婴幼儿认知发育的重要指标。婴儿处理这些挑战时表现出的快乐、坚持和活力说明内在动力或控制性动机的存在。只有当婴儿感到安全时才会有控制性行为发生，而缺乏安全依赖感时，婴儿表现为不愿尝试，显得能力有限。

约 9 月龄时，发育的一个重要里程碑是物体永存（恒久），即了解一个物体是持续存在的，即使是在没有被看见的情况下。4~7 月龄的婴儿能够俯视落下的布球，但当布球看不见时，他们便放弃了。知道物体永存后，婴儿会坚持寻找，他们可以找到藏在布后或人背后的物体。捉迷藏能给孩子带来很大的快乐。这些都是孩子自身活动能力变化的结果。

### 情感发育

物体永存观念的出现与社交交流能力发育的质变相对应。当陌生人靠近时，婴儿会来回看父母和陌生人，甚至攀爬在父母身上或是害怕得哭起来，表现出对陌生人的焦虑。同父母分开更为困难，已经好几个月能够睡整晚的婴儿又开始常在夜间醒来、哭闹，好像记得父母就在隔壁房间。

新的自主要求也开始出现。这一阶段体重增长不理想反映出婴儿独立进食意愿的出现与父母仍试图控制喂养之间的矛盾。通过使用 2 个勺子的方法（家长和婴儿各 1 个）、手指食物、带托盘的高椅可避免潜在问题的出现。当自主控制意识与父母控制及自身有限的能力冲突时，他们便会发怒。

### 交 流

7 月龄婴儿已很擅长非言语交流，能够表达很多情绪并对声音和面部表情做出反应。大约在 9 月龄时，婴儿开始知道情绪可与人分享，他们给父母展示玩具就是一种分享快乐的方式。在 8~10 月龄，婴儿牙牙学语有了更多的音节（“吧 – 嗒 – 吗”），变得更加复杂，体现出对母语的模仿，这时婴儿失去了区分母语中未分化声音的能力。社交互动（细心的成人轮流同婴儿讲话）对婴儿学习和发出新的声音有重要影响。第一个真正有意义的词语（如始终用一个声音表示一个特定物体或人）在婴儿发现物体永存之后出现。图画书为语言学习提供了良好的内容，与孩子一起看一本熟悉的书，反复读其中的内容，并且家长应做出阐述和反馈。

### 父母及儿科医生的注意点

随着 9 月龄时的发育重组，之前已经解决了的喂养和睡眠问题再度出现。儿科医生可以在 6 月龄访视时让家长对这些问题有所准备，让他们知道这些问题是发育进展的结果，而不是倒退。应鼓励家长提前做好对必要、不可避免的分离（如保姆、日托中心）的相关计划，做好这些准备可使分离变得更容易。引进一个过渡期物品使婴儿能在父母不在时自我安慰。但这个物品不能有窒息或勒死的潜在风险。

9月龄时婴儿有了防范意识，因而给他们检查变得困难，尤其是婴儿性格倾向于对陌生环境产生负面反应时。开始检查时，儿科医生应该避免同婴儿直接的眼神接触。花些时间同父母交谈或给小孩一些小的、可水洗的玩具都有助于小孩配合检查。条件允许的情况下，可将小孩置于父母腿上进行检查。

## 参考书目

参考书目请参见光盘。

（曾雯　译，毛萌　审）

# 第9章 第二年

Susan Feigelman

随着技能掌握越来越多，2岁时儿童对自我及他人的意识开始成形。尽管独立行走的能力使得儿童可以独处、独立，但儿童仍然需要家长对其安全进行看护。大约在18月龄时，由于象征性思维和语言的出现而引起行为方式重组，同时也影响各功能区的发育。

## ■ 12~18月龄

### 体格发育

幼儿腿部相对较短而躯干较长，腰椎前凸明显且腹部突出。出生后第二年的大脑生长也很重要，虽然生长速度较第一年慢；该期的大脑生长和髓鞘生成使得第二年头围增长2cm。

多数儿童在1岁时开始独立行走，个别儿童15月龄时才能独走。更早学会走路并不表示其他功能区发育领先。最初婴儿学习走路时，双脚分开，膝盖和肘关节弯曲，每走一步躯干都随着转动，脚尖向内或外，且每一步脚掌落地都要用很大力，所以表现为膝内翻（O型腿）的姿态。随着走路动作越来越精细，使得步态更稳定、行走更省力。练习几个月后，重心后移、行走时躯干更稳、膝盖伸直、双臂在身体两侧摆动保持平衡。抬脚呈直线，幼儿能够停、转身、俯身而不跌倒（见第664、665章）。

### 认知发育

对环境的探索伴随着灵巧度（伸手够、抓、松手）增加和活动范围增大。学习过程遵循皮亚杰感知运动规律（Piaget's sensory-motor stage；见第6章）。幼儿通过新的方式操控事物以培养兴趣，例如搭积木或将东西塞进电脑硬盘驱动器中。好像知道之前用于玩耍的东西有它们特定的用途（如梳子用于梳头发，杯子用于喝水）。对家长及年长儿的模仿是重要的学习方式。假想（象征性的）游戏多围绕儿童自己的身体进行（如假装从空杯子中喝水）（表8-1、9-1）。

### 情感发育

婴儿实现迈腿走路的发育里程碑是令人兴奋的。

**表9-1　1~5岁行为模式***

| | |
|---|---|
| **15月龄** | |
| 运动： | 独走、爬楼梯 |
| 适应性： | 砌3层积木，用蜡笔画一条线，把葡萄干放进瓶子里 |
| 语言： | 乱语，遵循简单指令，说出熟悉物品的名字（如球），对自己的名字有反应 |
| 社交： | 用手指示表明需求，拥抱父母 |
| **18月龄** | |
| 运动： | 跑不稳，坐小椅子，牵着一只手能上楼梯，翻抽屉和垃圾筐 |
| 适应性： | 砌4层积木，模仿涂鸦，模仿画垂直线，把葡萄干从瓶子里倒出来 |
| 语言： | 说10个词（平均），命名图片，认识>1个身体部位 |
| 社交： | 自己进食，遇到困难会寻求帮助，能抱怨湿了或脏了，撅起嘴亲父母 |
| **24月龄** | |
| 运动： | 拍的很好，上下楼梯时一步跨一级楼梯，开门，攀爬家具，会跳 |
| 适应性： | 砌7层积木（21月龄时砌6层积木），画圈，模仿画水平直线，模仿将纸叠一次 |
| 语言： | 把3个词连在一起（主、谓、宾语） |
| 社交： | 用勺很好，常讲述刚发生的事，脱衣服时帮忙，看图画听故事 |
| **30月龄** | |
| 运动： | 双脚交替上楼梯 |
| 适应性： | 砌9层积木，可画垂直及水平直线、但不会把线条交叉，可模仿画封口的圆圈 |
| 语言： | 用"我"指代自己，知道自己的全名 |
| 社交： | 帮忙收拾东西，假装玩游戏 |
| **36月龄** | |
| 运动： | 骑三轮车，可单脚站立一会 |
| 适应性： | 砌10层积木，用3块积木搭"桥"，画圆，画"十"字 |
| 语言： | 知道年龄和性别，能正确数到3，重复3个数字或6个音节的句子，所说的话大部分陌生人也能够听懂 |
| 社交： | 玩简单游戏（如与其他小朋排成一排），帮着穿衣服（解扣子、穿鞋），洗手 |

表 9-1（续）

| | |
|---|---|
| **48 月龄** | |
| 运动： | 单脚跳，投球，使用剪刀剪图画，可很好地攀爬 |
| 适应性： | 照模型搭桥，用 5 块积木模仿搭“门”，画“十”字和正方形，画人时有头及 2~4 个其他身体部位，能判断 2 条线中哪条更长 |
| 语言： | 正确数 4 个硬币，讲故事 |
| 社交： | 同几个小朋友做游戏开始社交互动和角色扮演，独立上厕所 |
| **60 月龄** | |
| 运动： | 跳 |
| 适应性： | 照样子画三角形，可分出轻重 |
| 语言： | 能说出 4 种颜色，重复 10 个音节的句子，正确数 10 个硬币 |
| 社交： | 穿、脱衣服，询问词的意思，扮演家庭角色 |

* 数据来自 Gesell（Knobloch 修订）、Shirley、Provence、Wolf、Bailey 等人。针对 5 岁以上儿童，Stanford-Binet、Wechsler-Bellevue 等量表可精确判断儿童发育水平，需经验丰富及有相关资质的人进行操作以保证结果准确有效

当他们能够行走时，情绪将发生明显变化，幼儿对自己的新能力和能够自主控制与父母之间的距离而感到“陶醉”或“激动”。幼儿像环绕轨道运行似的环绕着父母，走开又回来让父母安抚一下，然后又走开。需要安全依赖的儿童会将家长作为进行独立探索时的安全依靠。当孩子对自己的成就感到骄傲时，会表现出埃里克森发展论（Erikson's stage）中的自主性和分离（见第 6 章）。被过度控制、阻止积极探索的幼儿将会表现得自我怀疑、羞愧、愤怒和缺乏安全感。所有儿童都会经历发脾气，表达他们对要求不能及时得到满足时的无能为力、压抑、愤怒，或是通过语言表达自己的情绪状态。良好的母子关系可调节父母因工作原因不能参与照料儿童而产生的负面作用。

### 语言发育

对语言的理解早于语言表达。婴儿在 12 月龄左右说出第一个词，在这之前他们已经能够正确地对一些简单短语做出回应，如“不”、“再见”、“给我”。到 15 月龄时，多数孩子能正确指出身体主要部位并使用 4~6 个词语。幼儿喜欢说一些多音节让人听不懂的句子（表 8-1、9-1），但不在意是否有人理解。这个时期他们大多数的需求和想法仍然通过非语言的方式表达。

### 父母和儿科医生的注意点

很多家长表现出因孩子进食差而致生长缓慢的担忧，生长图可提供依据。家长常不能回忆发育过程中的其他里程碑事件，但清楚记得自己孩子什么时候开始走路，这是因为会走路有象征独立的意义。应鼓励幼儿探索周围环境，但孩子走到父母视线之外也增加了意外伤害的风险，因而需要家长监管。

在诊室内，很多幼儿对检查室都很感兴趣，但进行检查时他们会感到紧张并紧抱父母不松手，检查时将儿童置于父母腿上可减轻因分离所致的恐惧。在父母怀里表现出紧张或在紧张害怕时避开父母的婴儿是由于缺乏安全依赖感。幼儿在紧张时逃向陌生人而不是向父母寻求安慰的情况尤其让人担忧。这种独立和安全感两个方面的冲突可以表现在处罚、发脾气、如厕训练及改变饮食行为等问题上，应该告诉父母将这些问题控制在正常发育的合理范畴之内。

## 18~24 月龄

### 体格发育

运动发育在该年龄段继续进行，包括平衡能力及灵巧性的改善、开始会跑和爬楼梯。这一年身高、体重增长速度稳定，分别约为 12.7cm 和 2.27kg。到 24 月龄时，儿童身高约为其成年后最终身高的 1/2。头围增长变缓，2 岁时头围约为成年头围长度的 90%，之后几年头围仅增长 5cm（图 9-1、9-2 见光盘；表 13-1）。

### 认知发育

大约 18 月龄时，各种认知变化标志着感觉 - 运动时期来临。事物永存的观念稳固建立，幼儿在东西被移出视线范围后仍会想知道东西到底在哪。能够更好地理解因果关系，在解决问题时表现出更大的灵活性（例如用一根棍子去取手够不到的玩具或弄清如何启动一个机器玩具）。象征性游戏发生了转化，不再仅局限于儿童自身，因此他们会用空盘给布玩偶“喂食”。同 9 月龄出现的认知重组一样，18 月龄的认知重组与情感和语言功能区的发育密切相关（表 9-1）。

### 情感发育

许多之前已经相对独立的幼儿约在 18 月龄时再次表现出依恋父母，该时期被称为“亲密期”，是意识到可能与父母分开后的反应。许多父母说如果不带上孩子，自己哪都去不了，睡觉时间也会表现出分离焦虑。许多儿童使用特定的毯子或是毛绒玩具作为过渡物品，代替不在身边的父母，直到过渡物品的象征意义转化完成。在已能代替父母的存在之前，过渡物品都发挥着重要作用。尽管仍依恋父母，但儿童使用“不”是一种宣告独立的方式。儿童及父母个体间的气质差异对决定亲子关系是冲突还是合作具有重要作用。当语言表达越来越有效时，冲突会越来越少。

该年龄阶段开始出现自我意识和行为内在标准。幼儿第一次照镜子时如果发现自己鼻子上有东西，他们会去摸自己的脸，而不是镜子中的影像。他们开始意识到玩具坏了应交给父母去修理。而当他们试图去接触一个不允许碰的物体时，会告诉自己“不、不”。语言是一种控制冲动和早期推理的方式，且与思想相关联，这是道德形成的最初期。事实上，他们最终还是会触碰那个物体，说明这一阶段的内在控制力还很弱。

### 语言发育

也许这一时期最显著的发育是语言发育，对物体命名与象征性思维同步出现。在认识到词语可以指代东西之后，儿童的词汇量由18月龄时的10~15个单词迅速增加到2岁时的50~100个单词。词汇量增加至50个单词之后，幼儿开始将这些单词组合为简单的句子，并开始运用语法。在这一阶段，幼儿能明白2步指令，例如“把球给我，然后去拿你的鞋子”。语言也使幼儿有了掌控周围环境的感受，比如在说“晚安”、“再见”时。口头语言的出现标志着感觉－运动时期结束。当幼儿学会使用语言符号来表达想法和解决问题时，以直接感觉和运动为基础的认知需求逐渐消失。

### 父母及儿科医生的注意点

当儿童的活动能力增加时，身体对外界探索的限制已经不起作用，但语言和认知在行为控制中的作用越来越重要。由于交流的原因，语言发育较晚的儿童常表现出更多的行为问题，并对交流感到困惑。当父母或照顾孩子的人使用清晰简单的句子、不断提问、使用正确的词语对孩子不完整的句子及肢体交流进行补充回应都能够促进语言发育。看电视的时间多了自然减少了父母同孩子之间的语言互动，而父母与孩子一起看图画书为语言发育提供了良好的环境。

在诊室中，某些程序可减轻儿童对陌生人的紧张焦虑情绪。最开始应避免眼神接触，并尽可能将孩子置于父母腿上进行检查。儿科医生应帮助父母理解这个时期儿童重新出现的对分离的害怕以及对毛毯或泰迪熊特别珍视的现象只是发育过程中的正常表现。家长必须了解探索的重要性。父母应当将幼儿安置在安全的环境中或是用一种活动替代另一种，而不是限制孩子运动。处罚方式（包括体罚）还需要被探讨，我们提倡用更有效的方法替代，帮助家长了解和适应他们孩子的气质特点是重要的干预措施（表6-1）。建立日常规律对该年龄段的孩子非常有益，严格遵守这些规律需要能掌控环境的变化。

### 参考书目

参考书目请参见光盘。

（曾雯　译，毛萌　审）

# 第10章 学龄前期

Susan Feigelman

语言出现及社交圈扩展是2~5岁儿童的重要发育里程碑。对幼儿来说，他们学会了从具有安全感的成人和父母身边走开然后回来。而对学龄前儿童而言，他们开始探索情感分离，在反抗和顺从、大胆探索和依赖之间不断变换。随着在教室及操场时间的增加，对儿童适应新规则和关系的能力也是一种挑战。学龄前儿童知道自己比以前更加能干，但他们也开始明白成人世界对自己有很多限制并且自己的能力也是有限的。

## ■ 体格发育

在2岁末躯干及头部生长均减缓，同时伴随着营养需求及食量的下降，开始出现“挑食”的问题。每年体重及身高的预计增长值分别为2kg和7~8cm。在2.5岁时体重为出生体重的4倍；4岁时平均身高和体重为18kg和101cm；3~18岁时头围增加仅有5cm。各生长参数对应的生长图可在疾病控制预防中心网站（www.cdc.gov/nchs）查阅，也可见第13章。早期脂肪重聚（体重指数上升）的儿童成年后患肥胖症的风险较高。

生殖器官的生长与体格生长是相对等的，学龄前期儿童可有膝外翻和轻度扁平足，躯干纤细使腿显得更长。这个时期儿童精力充沛，对睡眠的需求降至每天11~13h，并且最终不再需要小睡休息（图8-1）。视力在3岁时达到20/30，4岁时达到20/20。20颗乳牙约在3岁时全部萌出（见第299章）。

在3岁末期，大多数儿童已经是成熟步态且跑得很稳（表9-1）。除了这些基本的运动外，其他很多运动能力（如投掷、抓取、踢球、骑自行车、攀爬、跳舞以及其他较复杂的运动等）存在个体差异。粗大运动也存在差异，例如节奏、紧张度、谨慎性等。幼儿走路时步态多样，但不应表现为持续地用脚尖走路。

认知和情感发育个体差异的影响部分取决于社会环境。父母、老师鼓励精力充沛、协调能力好的儿童参与体育活动促进快乐成长；而精力欠旺盛、更喜欢思考的儿童，家长应认同他们在安静的活动中得以成长。

3 岁时已建立左利手或右利手的习惯，试图纠正孩子的用手喜好可能会使儿童感到挫败。精细运动发育的个体差异反映出个人爱好的不同及学习机会的差别。例如儿童很少被允许使用蜡笔，但以后握铅笔却握得很好。

在这一时期开始具备控制大小便的能力，但能够“上厕所”有较大的个体和文化差异。女孩往往比男孩学得更快、更早，女孩 4 岁、男孩 5 岁时一般不再尿床（见第 21.3）。许多儿童能够很容易地掌握如厕，尤其在他们能够用语言表达自己身体需要之后。对另一部分儿童来说，如厕训练是一种与父母的抗争。他们常拒绝使用厕所或是便盆，以致便秘或使父母难堪。可通过暂停训练（重新使用尿布）化解问题，这样也能使如厕训练继续进行。

### 父母及儿科医生的注意点

该年龄阶段儿童食欲的下降常引起父母对营养的关注，正常的生长曲线图能让父母知道儿童的摄食是足够的。儿童通常能够根据饥饱感调节摄食量满足自身需要。儿童每天摄食量都是变化的，有时甚至差别很大，但一周的摄食总量却相对稳定。父母可提前给孩子一个饮食安排表（包含每天 3 顿主餐和 2 次零食）让孩子自己决定吃多少。

活动量大的儿童更易受伤，父母应当接受安全预防的指导。父母担心孩子多动，可能是因为对孩子期望过高、过分紧张害怕，或是孩子真的多动。对于行为冲动、不顾自身安全的儿童应采取进一步评估。

## 语言、认知和游戏

这三个功能区都与抽象思维相联系，体现了学龄前期儿童适应世界的模式。

### 语　言

2~5 岁时语言发育最为迅速，词汇量由 50~100 个增加至超过 2 000 个，句式结构也由电报式的短语（如“娃娃哭”）变为包含主要语法成分的句子。根据经验来说，在 2~5 岁期间，一个句子中的词汇数量等于儿童年龄（即 2 岁 2 个词，3 岁 3 个词，以此类推）。在 21 月龄到 2 岁时，大多数儿童会使用所有格（“我的球”）、进行时态（“我正在玩”）、疑问及否定句式。到 4 岁时，能够数到 4 并使用过去时态；到 5 岁时会使用将来时态。儿童不会使用比喻句，只能理解字面意思，如果将物体描述为“像羽毛一样轻”，孩子就会露出疑惑的表情。

区分语音（发出的可被理解的声音）和语言很重要，这涉及潜在的心理活动。语言包括表达和理解功能，儿童学会理解语言的速度在个体差异方面小于语言表达的学习速度，因而语言理解能力对判断疾病预后更有意义（见第 14、32 章）。

环境输入对语言能力获得非常重要。决定因素包括：儿童接触到的语音数量和多样性、父母向儿童提问的频率及是否经常鼓励儿童说话。经济条件较差的家庭养育的孩子在语言发育上落后于经济条件较好家庭养育的孩子。

虽然经验会影响语言的发育速度，但许多语言学家认为语言学习的基本机制与生俱来。儿童不仅是简单地模仿大人说话，他们从周围的语言中提取复杂的语法规则，产生隐含的假设。分析儿童所犯的语法错误可为这些假设存在提供证据，例如，过于广泛地使用“-s”表示复数、“-ed”表示过去时态（“We seed lots of mouses”）。

语言与认知、情感发育有关。语言发育迟滞可能是儿童精神发育迟滞、自闭症或是被虐待的首发表现。语言在行为调节中扮演着重要的角色，能通过内化的“个人语言”，儿童重复大人的禁令，最初要发出声音，最后就仅在脑海出现了。由于语言让儿童能够表达自己的感受，如愤怒、挫折等，而不再需要通过动作来表达，因此，语言发育迟滞的儿童更爱发脾气以及表现为行为外化。

学龄前期语言发育是成功进入学校生活的基础。大约 35% 的美国儿童在缺乏相应的语言能力时就进入学校，但语言能力是学习知识的先决条件。社会经济地位低下的儿童进入学校后将面临更多的问题，早发现、早干预和改进都很重要。尽管儿童主要在小学学习读写，但重要的基础知识都是在学龄前期建立的。通过反复阅读书面词汇，儿童知道了写的作用（讲故事或传递信息）和写的形式（从左至右、由上到下）。早期的书写错误，如拼写错误，反映了文字的学习是一个不断生成和纠正假设的主动过程。Head Start 等项目对于改进双语家庭儿童的语言能力有重要作用（这些父母应该知道，虽然双语家庭的儿童最初的语言能力落后于单语家庭的同龄儿童，但他们能学会区分不同语言的规则。双语儿童的语言发育过程不同于单语儿童，而是创造出一种不同的语言提示体系。与单语儿童相比，双语儿童具有多种认知优势）。

图画书不仅使幼童熟悉印刷的文字，同时也有助于口头语言的发育。当父母不断给他们读书时，儿童掌握的词汇以及对语言的理解都能得到改善。和孩子一起大声读书是一个互动的过程，在这个过程中，父母让孩子不断地注意一张图片并提问，同时给孩子反馈。共同关注、积极参与、及时反馈、重复及逐渐提升难度都是理想的语言学习方法组成部分。已证明医生给学龄前儿童提供图书的项目有助于改善儿童的语言能力。

发育性的说话不流利和口吃在语言快速发展期很常见，这与皮质运动、感觉及小脑区域激活有关。常见的说话困难包括停顿和重复之前的话，紧张和兴奋会加剧这些困难，通常儿童可以自己解决这些问题。5%的学龄前儿童会有口吃问题，但其中 80% 能在 8 岁之前缓解。如果是严重、持续或与紧张和父母关注诱发的口吃，则需要进行干预，治疗措施主要是引导父母减轻孩子对说话的压力情绪。

## 认 知

学龄前期与皮亚杰发展理论的运筹前期（逻辑思维前期）相对应，以幻想、自我中心、感知主导的思维为特点，而不是抽象思维（表 6–2）。幻想包括不理解事物的因果关系、泛灵论（将动机归因于无生命的事物）、对心愿力量不切实际的信仰。例如，一个孩子可能认为下雨是因为有人带了伞；太阳下山是因为太阳累了；讨厌自己的兄弟会使他生病。自我中心是指孩子不能从他人的角度看问题而不是自私，例如孩子可能用自己喜爱的毛绒玩具去安慰一个伤心的大人。2 岁之后，儿童有了自己是一个独立个体的概念，并且感受到对“整体”感觉的需求。

皮亚杰证实了感知对思维的主导作用。在一个实验中，把水在一个高窄的花瓶和矮宽的盆子之间倒来倒去，然后问儿童哪个容器中的水更多，基本上儿童都选择了看起来更大的容器（花瓶），即使检查者告诉这些孩子没有加水或倒掉水。这种错误理解反映出幼儿在形成对自然世界的假设时，很难同时关注到情况的多面性。

近期研究表明学龄前期儿童是具有理解某些事物因果关系能力的，这一结论修正了我们对于学龄前期儿童抽象思维能力的既有观点。

## 游 戏

Maria Montessori 认为游戏是儿童的工作，但她并不认可幻想和想象力的重要性（象征性游戏）。游戏涉及学习、体力活动、与同伴的社交以及扮演成人角色。游戏过程中其难度和想象力不断增加，由简单模仿，如买东西、将洋娃娃放到床上（2~3 岁），扩展到某个特定的场景，如去动物园或旅行（3~4 岁），再到只能是想象的场景，如飞到月球（4~5 岁）。到 3 岁时儿童已经开始有合作性游戏，如一起搭积木，再大一些就有更多角色扮演的游戏，如过家家。游戏的规则也越来越多，从简单的询问（不再是直接拿走）和分享（2~3 岁），到根据游戏参与者需要而经常变化的规定（4~5 岁），再到开始认识到游戏规则是不能随意更改的（5 岁以后）。

游戏还能解决冲突、平复焦虑，也是释放创造力的途径。通过游戏儿童能够安全地排解愤怒（如鞭打布偶）、表现超能力（扮演恐龙和超级英雄）、假装得到现实中得不到的东西（假想的朋友或动物玩偶）。在书写、画画等艺术活动中创造力很好地得到体现。儿童图画作品中的主题和情感最能反映他们最重要的情感问题。

从孩子的角度看来，他们很难区分通过节目和广告等媒体看到的幻想的颜色和事物真实的色彩。1/4 的幼儿拥有自己的卧室电视并且每周看电视的时间达数小时，部分所看电视内容很暴力。暴力态度形成和暴露较早都可导致后期行为问题。

## 家长和儿科医生的注意点

语言对评估和干预发育有极其重要的作用，因为它不仅是认知和情感发育的重要指标，同时也是行为调控及是否能够顺利进入学校学习的重要因素。有了语言，家长可通过使用词语描述孩子的情绪状态（“你现在听起来很生气”）和鼓励孩子用词语代替行动来表达自己的感受等方式促进孩子的情感发育。当儿童对自己的错误行为解释时活跃的想象力开始发挥作用。父母处理孩子谎话的最好做法是就事论事而不是责骂孩子，并让孩子也参与到纠正错误中来。

父母应每天花一定的时间陪孩子看书或读书。在“Reach Out and Read”等项目中，儿科医生在第一次访视时便将图画书分发给父母并予以指导，可有效增加儿童大声朗读进而促进语言发育，尤其对低收入家庭意义重大。观看电视和其他类似媒体的时间应限制在 2h/d 以内，并保证节目品质优良，同时父母应该陪着孩子一起观看节目，并在节目之后向孩子提问。高风险儿童尤其是家庭贫困儿童如果能早期接受高品质体验，如“Head Star”，将有助于他们更好地接受将来进入学校学习的挑战。

运筹前期思维局限了儿童对生病和治疗的理解，儿童刚开始明白身体分为“里面”和“外面”。给孩子解释医疗程序时应简单、具体，在条件允许的情况下让孩子对医疗过程有一定控制权。应让孩子知道给他们注射疫苗或是静脉穿刺并不是因为责罚他们，之后用胶布绷带覆盖进针处能让孩子感觉自己身体仍然是完整的。

活跃的想象力是游戏的动力，和泛灵论思维一样也是运筹前期认知的重要特征，二者都可使儿童产生强烈恐惧。超过 80% 的父母表示他们学龄前期的孩子至少出现过一次惊恐。儿童拒绝洗澡或坐便盆可能是因为害怕被水冲走，反映出儿童尚不理解事物的相对大小。父母试图理智地让孩子知道壁橱里没有有怪物是很难成功的，因为恐惧源于非理性思维，但家长可以利用和孩子相同的思维，告诉孩子“怪物喷雾”或夜灯具有魔力可以驱赶怪物。父母应当承认恐惧，给孩子提供安抚和安全感，并让孩子感到自己对局面有一定掌控力。绘人测试是让儿童画一个自己认为最好的人像，通过图画有助于阐明孩子的观点、想法。

## 情感和道德发育

学龄前期儿童还面临着情感方面的挑战，他们要学会接受各种限制，同时保持自主意识、控制攻击性和性冲动，并和周围的成人及同伴进行互动。2 岁时，对儿童行为的限制主要来自外界；而到 5 岁时，若儿童想要在教室表现良好则需要被内化。要成功地内化依赖于早期的情感发育，特别是将一名信赖的成人形象内化的能力，这种能力可在儿童感到紧张时给予他们安全感，对某个很重要的成人的爱是儿童形成自我控制的主要动力。

儿童应知道什么行为是能被接受的，会试图通过支配成人来试探他们对行为的限制。当试探引起了成人对他们的关注或得到的限制不一致时，即使得到的关注常常是负面的，儿童也会更加频繁地进行这样的试探。这些试探使父母感到生气或误认为孩子想要分开，并对父母产生了一个相应的挑战，即放手。限制过于严格会毁掉孩子的自主性，而限制过于松散则让孩子感觉所有人都不在控制之中而引起焦虑。

控制力很重要。幼儿无法控制自己生活中的很多方面，如去哪、待多长时间、从商店买什么回家等。因此，他们容易因失去对自我的内在控制而发脾气。恐惧、过于疲劳、显示与期望不一致或身体不适都能使儿童发脾气。儿童多在 1 岁末期开始有发脾气的表现，而在 2~4 岁时达到高峰。发脾气的过程若一次持续超过 15min 或经常每天超过 3 次，就要考虑是否有身体、情感或社会问题。

学龄前期儿童对父母有着复杂的情感，包括：对与自己性别不同的爸爸或妈妈强烈依恋和占有欲，对与自己性别相同者则是嫉妒和憎恨，同时又害怕这种不好的情绪使自己被抛弃。这些情感超出了儿童的理解和口头表达能力，他们只能通过极不稳定的情绪来表达。解决这些问题（可持续数年）的方法是让儿童默默地认同父母而不是与父母抗争。游戏和语言能让儿童表达情感和进行角色扮演，进而促进他们形成对情绪的控制。

儿童对生殖器及成人性器官的好奇心是正常的，可有手淫的表现。干扰儿童正常活动的过度手淫、做出性交动作、极度害羞、模仿成人诱惑行为都提示儿童遭受性虐待或不当性暴露的可能（见第 37.1）。4~6 岁期间儿童开始知道害羞，不过存在着很大的文化和家庭差异。在入学之前，家长应开始教孩子知道哪些是“隐私”部位。

道德思维受到儿童认知水平和语言能力的限制，但随着儿童发育逐渐形成。从 2 岁开始，儿童通过根据父母对自己的要求是认可还是否定来判断对错。儿童的内在冲动受到外部力量的调节，但他们尚未将社会规则或公平正义感内化。随着时间推移，当儿童将父母的告诫内化后，语言表达就替代了冲动行为。最终，儿童将承担个人责任。儿童通过行动造成破坏而不是意图来审视行为。对他人苦难的移情反应在 2 岁时开始出现，但这一时期他们仍不能从他人的角度看问题。因为孩子尚不具备同时关注一个情况的多个方面的能力，因此对他们而言，无论什么情况，公平都是指平等的待遇。4 岁儿童已经知道轮流承担任务的重要性，但也会抱怨说自己没有足够的时间。规则应该是绝对的，即无论本意是什么，做错事就应该羞愧。

### 父母和儿科医生的注意点

学龄前儿童对控制自己身体和对周围环境的重视有重要实践意义。通过告知孩子检查访视的过程使其做好准备对建立信任是必要的。告诉孩子接下来要做什么，而不是征求同意，除非你想得到否定的答案。在进行生殖器检查前必须对“隐私部位”做简单介绍。

因为 4~5 岁的儿童已有沟通能力并且好奇心强，所以儿科探访过程应该更有趣。医生应当意识到所有儿童都有难以相处的时候。每次访视时给予父母的指导都应强调对儿童行为和情感发育建立正确的期望，让父母知道生气、愧疚、疑惑是正常的情感体验。儿科医生应向父母询问日常生活情况及他们对孩子行为的预期。让儿童自主选择（可选项目需经过父母同意）并鼓励他们独立进行自理活动（进食、穿衣、洗澡）可减少冲突。

尽管某些文化允许对儿童进行体罚，但体罚并不是行为管理的有效方法。当儿童习惯了反复体罚，父母就不得不加大体罚力度以取得想要的效果，但同时也增加了伤害的风险。足够粗暴的惩罚虽能阻止不良行为，但却有惨重的心理代价。儿童模仿他们所受到的体罚，可出现学龄前儿童打父母或其他儿童的情况。

体罚是通过使用外部力量改变行为，而纪律是儿童通过内化控制行为的过程。应给父母提供其他的纪律教育策略，例如设置限制的“倒数”、对原则的明确讲解、经常表扬等。处罚应立即进行、针对特定行为并有时间限制，时间以每岁 1min 为限最有效。厨房计时器使父母退一步冷静处理这些情况，计时器铃响时对孩子的处罚结束。

## 参考书目

参考书目请参见光盘。

（曾雯　译，毛萌　审）

# 第 11 章 儿童中期

Susan Feigelman

儿童中期（6~11 岁）以前也称为学龄期，在这个阶段儿童与父母分离的程度增加，开始寻求老师、其他成人以及同伴的认可。随着儿童认知能力发展，他们开始重视自我评价和其他人对自己的看法，此时自尊就变成了中心问题。最初是根据他们产生社会价值的能力进行评价，例如取得好成绩、弹奏乐器、击球成功等。因此儿童面临要顺应自己所在团体的风格和理念的压力。

## ■ 体格发育

这一时期平均每年体重增加 3~3.5kg，身高增加 6~7cm（图 9-1、9-2 见光盘）。此期生长并不连续，每年有 3~6 个快速生长期，同时存在个体差异。整个儿童中期头围仅增长 2~3cm，说明大脑发育减慢。髓鞘化在 7 岁时完成。体型较之前更为挺拔，下肢比躯干长。

脸的中下部逐渐开始发育。6 岁左右乳牙开始脱落，这是重要的成熟标志。恒牙替换乳牙的速度约为每年 4 颗，因此在 9 岁时，儿童将有 8 颗恒切牙和 4 颗恒磨牙。前磨牙在 11~12 岁时萌出（见第 299 章）。淋巴组织增生，常出现异常增大的扁桃体和腺样体。

肌肉力量、协调性和耐力逐渐增加，具备了完成复杂动作的能力，如跳舞、投篮。这些较高级运动技能是儿童成熟和不断训练的结果，完成的程度与天赋、兴趣、机会等有关。

学龄儿童的体质普遍下降。这一时期养成的久坐习惯增加了肥胖和心血管疾病的风险（见第 44 章）。肥胖儿童的数量以及肥胖程度都在增加，虽然所有年龄儿童的肥胖比例均超过了上半个世纪的比例，但 6~11 岁儿童的肥胖率增加了 4 倍（表 11-1）。只有 8% 的中学要求每天都有体育课，1/10 的青少年没有自由体育活动时间，而推荐的体育活动时间为 1h/d。

这一阶段对自己身体形象的认知开始初步形成。5~6 岁儿童已经能够对身体形象表达不满，而很多 8~9 岁儿童试图减肥，但采用错误方案。这一时期有 6% 的儿童出现饮食失控（暴食）问题。

青春期前下丘脑和垂体敏感度发生变化，导致促性腺激素合成。对大多数儿童来说，性器官在生理上仍未成熟，但很多儿童对性别差异和性行为的兴趣活跃并持续增加直至青春期。虽然这一时期性冲动有限，但手淫很常见，并对异性感兴趣。虽然仍存在争议，但越来越多的人开始认同美国女孩乳房发育和月经来潮更早的观点。成熟速度存在着地理、种族及国家差异，这些差异可影响他人对儿童性成熟的不同期望。

## 父母及儿科医生的注意点

儿童在儿童中期一般都健康状况良好，但体格大小、体型和能力却不尽相同。该年龄段的儿童将自己与他人比较，形成对自己身体素质和能力的感受。害怕有“缺陷”的想法使儿童回避可能暴露自己身体差异的场景，如体育课或医疗检查。若儿童真的存在身

表 11-1　1963—1965 年及 1999—2002 年 2~19 岁儿童及青少年中体重超重者百分比

| 年龄（岁） | NHANES 1963—1965 1966—1970 | NHANES 1971—1974 | NHANES 1976—1980 | NHANES 1988—1994 | NHANES 1999—2000 | NHANES 2001—2002 | NHANES 2003—2004 |
|---|---|---|---|---|---|---|---|
| 2~5 | — | 5 | 5 | 7.2 | 10.3 | 10.6 | 13.9 |
| 6~11 | 4.2 | 4 | 6.5 | 11.3 | 15.1 | 16.3 | 18.8 |
| 12~19 | 4.6 | 6.1 | 5 | 10.5 | 14.8 | 16.7 | 17.4 |

NHANES：美国健康和营养检查调查

摘自 National Center for Health Statistics and Monitoring the Nation's Health: Fact sheet Table 1（网站）http://www.cdc.gov/nchs/data/hestats/overweight/overweight_child_03.htm#Table1

体缺陷，他们将面对更大的压力。医学、社会和心理风险常并存。

应让儿童定期参与体育活动。参加有组织的体育活动和其他活动能够培养技能、团队协作、健身以及成就感，但活动中的竞争压力不再是愉快的而是具有负面作用的。青春期之前的儿童不应参与高压力、高强度的体育运动，如举重或橄榄球，因为骨骼尚未发育成熟会增加受伤的危险。

## ■ 认知发育

小学生的思维同学龄前期有本质的区别。学龄儿童能根据观察到的现象、多维度因素和各种观点应用规则及自然原理解释自己的看法，而不再是想象、自我中心和受感觉控制的思维。皮亚杰证明了这种“运筹前期”向“具体逻辑运筹期”的转换。当5岁儿童看见一个黏土球做成了蛇，他可能会认为蛇含的黏土更多，因为蛇更长；而7岁儿童则会回答说两者一样重，因为并没有加入或减少黏土，或是蛇更长但也更细。这种认知重组在不同社会背景发生的速度不同。若经常与兄弟姐妹一起，儿童往往更早表现出对不同观点的理解能力，远远早于他们对自然世界的思考能力。对时间和空间结构的理解在这一阶段后期才会出现。

“入学准备就绪”是一个有争议的概念。对于具备什么必要技能能保证学习顺利尚无统一认识。5岁时，大部分儿童已经具备在学校中学习的能力，只要课程设置足够灵活就可以满足不同发育水平儿童。高质量的早期教育才是顺利进行学校学习的关键，而不是推迟入学。分离焦虑或者拒绝上学在上学早期都很常见。

学校学习增加了儿童认知需要。掌握小学课程需要儿童有效地运用感知、认知和语言功能（表 11-2），并且儿童要一次接受很多信息。小学开始的 2~3 年主要是建立读、写、基本算数能力。到 3 年级时，儿童需要在 45min 内保持注意力，并且课程也更加复杂。阅读段落的目的不再是认识词语，而是理解内容；书写的目的不再是拼写或练写字，而是写作。学习的内容和复杂性都在增加。

认知与态度、情绪因素等共同作用，决定了儿童在学校的表现。这些因素包括：外界奖励（对取悦成人和同伴赞赏的渴望）和内在激励（竞争、为以后奖励而努力的意愿、对个人能力的信念、冒险尝试的能力）。成功可以促进下一个成功，而失败会挫败儿童的自尊心和自我效能，降低儿童未来面对风险的能力。

儿童的智力活动并不局限于教室之中。从 3、4 年级开始，儿童更热衷于策略游戏和文字游戏（双关语或相互言语攻击），这些游戏可以锻炼他们日益增进的认知能力和语言控制力。许多儿童很擅长自己感兴趣的项目，如体育项目或收集卡片等爱好。其中一部分儿童热爱阅读或开始艺术追求。过去卡牌游戏是常见的休闲活动，现在已经被视频和电脑游戏所取代。

### 父母及儿科医生的注意点

具体运筹期使得儿童能够理解对疾病和必要治疗的简单解释，但在紧张的情况下仍可能退回到前逻辑思维。肺炎患儿也许能够将疾病解释为肺中的白细胞在与病菌战斗，但内心却默默相信生病是对自己不听话的惩罚。

当儿童接触到越来越多的抽象概念，学习行为问题开始出现并应引起儿科医生重视。应在适当的时机向学校或社区提供行为纠正指导（医学或心理）。引起行为问题的原因有：感觉的缺陷（视力、听力）、特定的学习障碍、整体认知发育迟滞（精神发育迟滞）、原发性注意力缺陷以及继发于家庭功能失调、抑郁、焦虑或慢性疾病的注意力缺陷（见第 14、29 章）。如果儿童的学习方式并不适合学校学习也会导致学习困难，并需要在认定学习失败前进行正确评估。只是简单地让孩子复读该年级课程不仅不会有任何有益的效果，反而还会伤害儿童的自尊。除了发现问题所在，了解孩子的长处也很重要。教育的目标应该注重儿童多个方面的能力（“智力多元化”），而不是传统的读、写和数学能力，这样才能让更多儿童获得成功。

认知的改变使儿童能理解“如果、当”等从句。儿童承担的责任和期望的增加常伴随着权利和特权的增加。惩罚策略应向协商谈判转变，并让儿童明确知道事情的后果，包括违反规则后会剥夺他享有的特权。

## ■ 社交、情感及道德发育

### 社交及情感发育

这一时期儿童的精力主要集中于创造力和生产力。埃里克森社会心理论的核心观念即是勤奋和自卑之间的冲突引导了社交和情感的发育。家、学校、邻里三大环境均发生着变化，其中家和家庭的变化对儿童影响最大。第一次在朋友家过夜及第一次野外露营都是儿童独立性增加的重要标志。父母应该要求孩子努力学习、积极参与课外活动、庆祝孩子的成功，并对孩子的失败无条件包容。给孩子一定的零花钱让他们完成日常家务，是提供机会给他们对家庭做出贡献、了解金钱价值的机会。这些责任可测试儿童是否完成心理上的分离，但也可能导致冲突。兄弟姐妹在竞争、忠实支持、模范作用等方面有重要作用。

开始学校生活的同时，儿童与父母进一步分离，

**表 11-2 完成小学学习需要的感知、认知和语言过程**

| 过程 | 描述 | 伴随问题 |
|---|---|---|
| 感知 | | |
| 视觉分析 | 将复杂图形分解为基本图形并理解其空间关系的能力 | 持续混淆字母（如分不清 b、d、g）；基本的阅读和书写困难及有限的"视觉"词汇 |
| 感知和运动控制 | 通过感觉和无意识程序运动获得身体位置信息的能力 | 书写差、持笔过紧，还需多练习；很难完成计时任务 |
| 音韵学处理 | 觉察相似发音的区别以及将词分解为组成音的能力 | 语言理解能力滞后；因不能理解指令而致的注意力及行为问题；字母发音相关学习延后（语音） |
| 认知 | | |
| 长期记忆，包括储存和再现 | "自动"获得技巧的能力（例如无意识获得的） | 字母掌握延迟（字母阅读及书写）；书写速度慢；计算不能超过基本数学运算 |
| 选择性注意 | 注意力集中于重要刺激而忽略令人分型的事物的能力 | 对于完成多重指令、分配任务和行为表现良好有困难；与同伴互动有难度 |
| 顺序 | 记住事物顺序的能力；有时间观念 | 对组织分配、计划、拼写、和报告时间有困难 |
| 语言 | | |
| 语言理解 | 理解复杂句式结构、虚词（如果、当、只有、除了）、语言的细微差别、大段语言（段落）的能力 | 跟随指导有困难；上课和听故事时走神；阅读理解问题；与同龄人相处的关系问题 |
| 语言表达 | 容易回忆学到的词语（词的发现）、通过变化位置和词尾改变句子意思及组成有含义的段落或故事的能力 | 表达情感和自我范围是用词有困难，常导致挫败感或是用身体动作表达感受；不喜欢"循环时间"及语言基础课程（如英语） |

与老师和同伴的关系变得更加重要。儿童的社交小团体更倾向于相同性别的成员，成员组成也经常变化，这样的社交团体有助于儿童社交发展和竞争。是否受欢迎是自尊的重要组成部分，通常通过所有物（如拥有最新的电子产品和衣服）、个人魅力、成就和社交手段等获得。儿童注意到种族的不同并开始形成自己对种族差别的看法，这将会影响到他们之间的关系。

一些儿童很容易适应与同龄人相处的规则并轻松获得社交成功。而那些个性突出或是与周围儿童差别显著的孩子则可能被取笑，这样的孩子可能会痛苦地认识到自己与别人不一样，或是困惑于自己不受欢迎。缺乏社交技巧的儿童可能会极力让自己被别人接受，但却一次又一次失败。同伴常会指出儿童的特征，如风趣、笨、坏、胖等，这些描述会融入儿童的自我形象并影响他们的个性和在学校的表现。父母可通过改变孩子的同伴群体（如搬到新的社区、让孩子坚持参与某项课后活动）发挥对孩子成长的重要间接作用。

在家附近，真正的危险如闹市、地痞、陌生人等更需要学龄儿童的常识和智慧。在没有成人监管的情况下，与同伴的互动需要更多解决冲突矛盾的技巧。通过媒体接触到成人内容、性、暴力使儿童感到害怕和无助。作为补偿，儿童常常幻想自己成为一位能力强大的英雄或超级英雄。在想象的世界与合理应对真实世界的挑战之间取得平衡意味着健康的情感发育。

## 道德发育

5~6 岁时，儿童已经具备良知，这意味着他们已经将社会规则内化。他们能够区分对和错，但不会考虑事物发生的背景和动机。儿童将会接受家庭及社会价值观，以寻求同伴、父母和其他成年人榜样的认可。社会习俗也很重要，尽管他们不理解其中某些规则的原因。最初，儿童有严格的道德观，对自己和他人都按照规则要求。10 岁时，大部分儿童知道公平是相互的（像自己希望被对待的那样对待别人）。

## 父母及儿科医生的注意点

当孩子们进入这个在他们看来令人恐惧的世界，他们需要获得无条件的支持和对实际需求的满足。父母每天在吃饭或睡觉时询问孩子这一天发生的好或不好的事有助于早期发现问题。父母往往很难让孩子完全独立，或是为了让孩子在学业、竞争中取胜而施加过大压力。若儿童竭尽全力想要达到父母对他的期望，可能会造成行为问题或是身心不适。

许多儿童面对的分离压力、学习和交际压力都超过了他们的正常负荷。父母离婚影响了接近 50% 的儿童。家庭暴力、父母药物滥用及其他精神健康问题也使儿童无法将家庭作为安全港湾、无法从家庭获得重新振奋的情感力量。在许多社区，暴力泛滥使得儿童正常的独立发展变得异常危险。较大儿童为了自我保护、寻求认同和群体归属而加入帮派，这些儿童恐吓欺凌他人，同时可能也是暴力的受害者，应对他们进行评估，因为这些行为常伴有情绪、家庭以及学校适应问题。父母应尽量减少儿童暴露于这些危险因素的可能。由武器造成儿童意外伤害的风险，应该通过鼓励父母去询问孩子玩伴的家长其家中是否有枪支、是否妥善安全保管进行控制。学龄期儿童适应障碍的高发病率说明发育过程中的各种巨大压力对儿童的不良影响。

这一时期儿科医生的访视不如以前那样频繁，因此，每一次访视都是评价儿童在家、学校、邻里等各种环境中表现的重要机会。任何情况下，当儿童不能应对压力时，内化或外在的适应不良行为就会出现。由于不断接触以及媒体对儿童信念和态度的强大影响力（节目和广告），父母必须警惕儿童对电视和互联网的接触。美国青少年平均每天在各类媒体上花费的时间为 6h，2/3 的儿童拥有自己的卧室电视。应建议父母把孩子卧室的电视移走，限制每天看电视的时间为 2h 并监管他们所看电视的内容。绘人试验（用于 3~10 岁儿童，让他们“画一个完整的人物”）和动态家庭绘图测试（5 岁以上儿童，让他们画“每个家庭成员做事的图”）都是评估儿童功能的有力工具。

## 参考书目

参考书目请参见光盘。

（曾雯　译，毛萌　审）

# 第 12 章

# 青春期

见第 13 部分第 104 章的青春期发育。

（杨慧明　译，杨慧明　审）

# 第 13 章

# 生长的评估

*Virginia Keane*

儿童生长评估是儿科健康监测的重要部分，生长是基因、健康及营养相互作用的结果。许多生物、生理及心理问题都可对生长产生不利影响，生长异常通常是这些潜在问题的首要表现。生长评估最重要的工具是结合正确测量的身高、体重、头围和体重指数（BMI）绘制的生长图（图 9–1、9–2 见光盘；图 13–1）。

补充内容请参见光盘。

（曾雯　译，毛萌　审）

# 第 14 章

# 发育 – 行为筛查和监测

*Frances P. Glascoe Kevin P. Marks*

发育 – 行为问题是儿童和青少年时期最常见的问题。把学业失败和中学辍学率纳入计算，患病率可达到儿童的 1/4 到 1/5。在低收入国家的平民区，辍学率常常可高达 50%。如果在入学前开始制订干预方案，则可以预防很多问题，所有问题也可改善。残障儿童教育法（IDEA）与开端计划法（Head Start Act）结合可保证自由的国家系统对有发育 – 行为问题危险或已发生发育延迟的年幼儿童进行判定和治疗。早期干预取决于初级医疗保健工作者的早期发现。

许多有学业失败危险的年幼儿童因缺乏监测而被延误诊断，但其实多个社会心理危险因素是未来出现问题的强烈预测因子。在被虐待或忽视的儿童中延误诊断很常见。高风险的社会心理因素经常在寄养儿童中被发现，能为 IDEA 计划自动提供参考（不需要筛查）。其他社会心理风险还包括父母的教育程度未达中学水平、父母有心理问题（抑郁或焦虑）、住房和食物不稳定、种族或少数民族语言、家庭中有 ≥ 3 个儿童或专制的父母管制（如高度指令，很少口头上关注儿童独特的兴趣、惩罚）。不管有没有明显的迟缓，此类风险往往导致儿童耽误学业、从中学辍学、未成年怀孕、失业、吸毒或犯罪，早期干预可逆转这种循环。对大部分有社会心理危险因素的儿童实施如开端计划或早期开端计划等项目（Head Start / Early Head Start）是以联邦贫困指导方针为基础的。家庭通常需要父母心理健康培训、住房和社会工作服务。有危险因素的年长儿可以从辍学预防援助中获益，包括课后辅导、男孩和女孩俱乐部、夏季学术课程和指导。

在有发育迟缓或残障的儿童中，最常见（和最容易识别）的问题是语言障碍（30~36 月龄的 17.5；

**表 14-1　发育 - 行为筛查和监测的工具**

下面这个表列举了筛查测试准确性的会议标准，意味着他们在各个年龄阶段能正确识别至少 70%~80% 的有问题儿童，以及至少 70%~80% 没有问题的儿童。所有列出的测试都根据全国样本进行标准化，被证明是可靠的，并根据一系列的诊断措施和诊断条件进行验证。不包括一些测试，如 Denver-Ⅱ，其不符合心理测试标准（标准化有限，缺乏验证，敏感性和特异性有问题）。

第一列提供了出版信息和购买一套样品所需成本。“描述”栏提供了可供选择的信息，如果可以的话，包括管理措施（如等待室）。“准确性”栏显示了正确判断有问题没有问题的患者的百分比。“时间 / 成本”栏显示了每次随访所需材料的成本，加上每次测试所需的专业时间的成本（每小时平均工资为 50 美元），但是不包括书写推荐信所需的时间。对父母报告工具，管理时间不仅反映了测试结果的分数，还反映了每次测试阅读水平和未达中学教育水平的父母所占的百分比（因为其存在读写问题 在等待室里，他可能完成或不能完成完整的测试，因此需要访问管理）。

| 依赖于父母提供信息的发育和（或）发育筛查 | 年龄范围 | 描述 | 得分 | 准确性 | 时间范围 / 花费 * |
| --- | --- | --- | --- | --- | --- |
| 父母的发育状况评价（PEDS）（2010）. PEDSTest.com LLC 1013 Austin Court Nolensville TN 37135<br>电话：615-776-4121；传真：615-776-4119<br>http://www.pedstest.com （$36.00）<br>电子产品：见下列电子选择<br>培训选择：培训可以通过下载幻灯片免费提供，显示信息，案例和讲义 网站讨论列表（覆盖所有筛查），培训模块，短视频、电子邮件 / 研究电话咨询、培训员工 | 0~8 岁 | 10 个用英语、西班牙语、越南语和其他语言的问题引起父母的关注。以第 4~5 年级水平进行书写。决定什么时候转诊，提供第二阶段的筛查，提供患者教育，或监测发育、行为、情感和学业水平。提供纵向的监测和分类 | 确认什么时候转诊和需要什么类型的转诊；建议家长；警惕监测；进一步筛查（或筛查转诊）；或消除疑虑 | 根据年龄：<br>敏感性：74%~79%<br>特异性：70%~80%<br>根据障碍情况，如学习，智力，语言，心理健康和孤独症谱系障碍（ASDs）：<br>敏感性：71%~87% | 测试时间：1min<br>测试成本：$1.00<br>材料：$0.39<br>总计（自我报告）：$1.39<br>接待时间：2 min<br>接待成本：$2.00<br>得分 / 材料：$1.39<br>总计（接待）：$3.39 |
| PEDS: 发育里程碑（DM）（筛查版本）<br>PEDSTest.com LLC. 1013 Austin Court Nolensville TN 37135<br>电话：615-776-4121；传真：615-776-4119<br>http://www.pedstest.com （$275.00）<br>电子产品：见下面<br>培训选择：培训可以通过下载幻灯片免费提供，显示信息，案例和讲义 网站讨论列表（覆盖所有筛查），培训模块，短视频、电子邮件 / 研究电话咨询、培训员工 | 0~8 岁 | PEDS：DM 每个年龄阶段包括 6~8 个条款（跨越健康程序表）。每个条款涉及不同的领域（精细 / 大运动能区，自我帮助，学业，表达性 / 感受性语言，社会 - 情感）。条款由父母或专业人员（通过见面接待或实际动手操作）执行。用铅笔进行分层和标记。可以用于补充 PEDS 或单独使用。用第二级水平书写。纵向的分数形式跟踪结果。包括补充监测以美国儿科学会 2006 为依据（见下列描述）：M-CHAT，家庭心理社会筛查，形式化 PSC-17，SWILS，范德堡注意力缺陷多动障碍量表和 Brigance 亲子互动量表。用英语、西班牙语和闽南语 | 通过 / 失败界值点，执行超过和低于每个条款和领域的 16 百分位 | 根据年龄：<br>敏感性：70%~94%<br>特异性：77%~93%<br>根据发育领域：<br>敏感性：75%~87%<br>特异性：71%~88% | 测试时间：1min<br>测试成本：$1.00<br>材料：$0.02<br>总计（自我报告）：$1.02<br>如果接待，时间：3min<br>接待成本：$ 3.00<br>如果亲自动手，时间：4min<br>亲自动手成本：$4.00<br>得分 / 材料：$1.02<br>总计（接待）：$4.02<br>总计（亲自管理）：$5.02 |
| 年龄和发展阶段问卷 -3（ASQ-3）（2009）. Paul H. Brookes Publishing Inc. PO Box 10624 Baltimore MD 21285<br>（1-800-638-3775；$249.95 英语或西班牙语）<br>www.agesandstages.com.<br>电子产品：见下列电子选择<br>培训选择：购买视频，案例，e-mail 支持，和花钱培训 | 1 ~66 月 | 家长表示孩子的发育能力在 30 左右或所有的条目加上整体关注。ASQ 对每个年龄阶段有不同的条款（5~8 页）。每个用户手册以 4~6 年级水平书写。用大字体书写便于儿童找到项目。手册包含组织项目的详细说明，包括给父母发放的活动手册。ASQ-3 可用英语、西班牙语、法语和韩国及其他的翻译方式 | 分数界值点在均值的 2 个标准差以下，在 5 个发育领域包括典型（界值点以上），可疑（接近界值点），和转诊（低于界值点）区域 | 根据年龄：<br>敏感性：82%~89%<br>特异性：77%~92%<br>根据领域：敏感性：83%<br>特异性：91%<br>根据异常，如脑瘫，视力和听力损伤：敏感性：87%<br>特异性：82% | 测试时间：2 min<br>测试成本：$2.00<br>材料：$0.36<br>总计（自我报告）：$2.36<br>接待时间：12min<br>接待成本：$12.00<br>得分 / 材料：$2.36<br>总计（接待）：$14.36 |

表 14–1（续）

| | | | | | |
|---|---|---|---|---|---|
| **孤独症特殊筛查** | | | | | |
| 注意：美国儿科学会推荐在 18 个月龄时进行孤独症筛查，在 24~30 个月龄时再测试一次。然而，以下措施不能用做所有儿童的唯一筛查方法，因为他们不能准确发现更多常见的儿童问题，如语言障碍、智力障碍和学习困难。与应用广泛的工具，如上面列举的一样，应用有限的工具也总是应该得到管理。 | | | | | |
| 年幼儿孤独症简化量表（M-CHAT）；1999）<br>在 www.mchatscreen.com 免费下载<br>包括在 PEDS：DM 里（www.pedstest.com）<br>电子产品：见下<br>训练选择：无 | 16~48 月 | 家长报告 23 个是 / 否的问题，问题是以 4~6 年级的阅读水平书写的。筛查孤独症谱系障碍，下载评分模板和自动评分 .xls 文件。有多种语言可供使用。如果 M-CHAT 失败 那么作者强烈推荐进行 M-CHAT 跟进随访。这是因为 6%~10% 的儿童在正常随访的 18 和 24 个月龄做 M-CHAT 失败，从而导致昂贵的综合 ASD 评价的过度转诊率增高 | 通过 / 失败评分依据于至少 2 个重要的领域失败，或 3 个或 3 个以上非重要领域失败 | 根据年龄和根据异常，如孤独症谱系障碍<br>敏感性：90%<br>特异性：99%<br>然而，还需要未来有效性的研究 | 测试时间：1 min（用透明表手动评分）<br>测试成本：$1.00<br>材料：$0.06<br>总计（自我报告）：$1.06<br>接待时间：5min（排除对失败条款的跟踪）<br>接待成本：$5.00<br>得分 / 材料：$1.06<br>总计（接待）：$6.06 |
| **年长儿的筛查** | | | | | |
| 这些筛查关注学习能力和心理健康，包括注意力缺陷多动障碍筛查。越短的筛查，如 SWILS 和 PSC，适合于初级保健。 | | | | | |
| 安全词库和读写能力筛查（SWILS）PEDSTest.com LLC. 出版社，Inc. SWILS 包括在 PEDS；DM 里（www.pedstest.com）。<br>电子产品：无<br>培训选择：幻灯片，邮件咨询在网站 www.pedstest.com | 6~14 岁 | 孩子们被要求（父母或专业人员要求）大声阅读29个常见的安全词语(如高压电、等待、毒药)。正确阅读的单词的数量与界值点相比。结果预测在数学、书面语言和阅读技巧方面的能力。测试内容可以作为一个出发点用于伤害预防咨询，也可用于父母读写能力的筛查。因为即使在美国生活的非英语的异国人士仍需要用英语阅读安全词语，这种测试只能用英语执行。 | 单一的界值点分数意味着需要转诊 | 根据年龄 / 学业困难，<br>敏感性：73–88%<br>特异性：77–88% | 管理 / 测试时间 ~7 min<br>管理 / 测试成本：~$7.00<br>材料：分层的：$0.00/ 复印：$.06<br>总计（自我实施管理）：=~$7.00~7.06 |
| 儿科症状筛查量表（PSC）http://psc.partners.org<br>图示 PSC（PPSC）用于说西班牙语的低收入家庭。其中 17 条阶乘版（帮助筛查注意力缺陷多动障碍、内在和外在的障碍）包括在 PEDS:DM 里（www.pedstest.com）<br>电子产品：无<br>培训选择：幻灯片，邮件咨询在网站 www.pedstest.com | 4~16 岁 | 35 个和 17 个简短的行为问题包括外在（行为）和内在（抑郁、焦虑、调整等）问题。使用父母报告或年长儿自我报告。在 17 个条目中 PSC / PPSC 界值点主要针对注意、内在和外在问题。可读性是 2 年级水平。可用英语、西班牙语、葡萄牙语、中文、荷兰语、、菲律宾、法语、索马里和其他语言。最后在 1998 年标准化。 | 单一转诊 / 无转诊得分。界值点分数可用于注意，内在和外在障碍。没有可疑的类别 | PSC/PPSC 根据异常，如任何类型的心理健康问题，通过大量的研究：<br>敏感性：80%~95%<br>特异性：68%~100%<br>PSC–17/PPSC–17 根据特殊的异常如，ADHD：<br>敏感性：58%<br>特异性：91%<br>内在障碍：<br>敏感性：52%~73%<br>特异性：74%<br>外在障碍：<br>敏感性：62%<br>特异性：89% | 测试时间：3 min<br>测试成本：$3.00<br>材料：分层：$0.00/ 复印 ~$0.06<br>总计（自我报告）：$3.00~$3.06<br>接待时间：3 min<br>接待成本：$3.00<br>材料 / 得分：$3.00~$3.06<br>总计（接待）：$6.00~$6.06 |

表 14-1（续）

**家庭心理社会筛查**

| | | | | | |
|---|---|---|---|---|---|
| 家庭社会心理筛查（FPS）Kemper KJ Kelleher KJ：家庭心理社会筛查：工具和技术。包括在 PEDS:DM 中和在网站下载 http://www.pedstest.com | 所有年龄的父母 | 与发育问题有关的心理社会高危因素用 2 篇临床测试，常用于门诊。4 个以上的高危因素与发育迟缓有关。FPS 还包括：a）4 个条目筛查父母儿童期有虐待病史；b）6 个条目筛查父母物质滥用；c）4 个条目筛查家庭暴力；d）3 个条目筛查母亲抑郁。可以和亲子互动量表观察父母的危险和弹性。4 个以上的心理社会高危因素与发育迟缓有关。可读性用 4 年级水平。用英语和西班牙语 | 危因素转诊 / 无转诊分数。还有转诊和来源列表指南 | 如父母抑郁，物质滥用，等：敏感性：>90%<br>特异性：>90% | 测试成本：$3.00<br>材料成本：$0.00（分层）/$0.06（复印）<br>总计（自我报告）：$3.00~$3.06<br>接待时间：15 min<br>接待成本：$15.00<br>得分 / 材料 $.3.00~$3.06<br>总计（接待）：$18.00~$18.06 |

电子记录选择有高质量的工具的筛查方法（包括在线的和其他数字方法管理和评分）

基本定义是：

- 键盘（包括 iPad 型工具）：用户可以输入文本问题的答案
- 触摸屏应用程序：希望自我解释，但也常常允许家长听这些问题的答案和对选择有反应，因此可减少读写需求。除了触摸屏幕，还有多种选择反应，不能进入实际文本
- 在线：意味着连接互联网；可能需要很高的速度
- CD 光盘：离线的但是仍然是电子产品，需要用户电脑上的设备
- 父母通道：应用程序（通常是基于网络的，因此在线）是父母可以完整测试的，但看不到结果。相反，这些发送到不同的办公电脑列入医疗记录 / 分享结果。
- 网络广播 / 在线研讨会：网络广播 / 在线研讨会：即可以实况转播或经常可以在出版商的网站使用。网络实况直播通常翻译成网络研讨会（在网络实况直播几天后播出），从而变成视频 / 音频，通常根据需要免费点播

| 公司 | 培训 / 支持选择 | 描述和价格 |
|---|---|---|
| CHADIS<br>（http://www.chadis.com）<br>PEDS ASQ M-CHAT，和其他在线测试，使用触摸屏幕、平板电脑、键盘和家长通道方法。西班牙语版本即将到来 | 下载指南，在展览处进行实况训练，和根据要求进行其他训练服务 | CHAIDS 还包括支持大范围的其他测试的决策，有诊断和父母 / 家庭关注的问题，如范德堡注意力缺陷多动障碍诊断量表和其他不同父母抑郁表现。CHADIS 提供现有的电子健康记录集成。使用一系列设备 / 应用程序，自动生成报告，定价是每次 ~2.00 美元 |
| PEDSTest.com. LLC<br>（www.pedstest.com/online）<br>PEDS，M-CHAT，PEDS：DM 用键盘和家长通道在线使用 online for keyboard and parent portal（PEDS：DM 用西班牙语和即将出现其他翻译语言） | 滑动显示，网站 FAQs，电子邮件支持，在线视频，讨论列表 | 这个网站提供了 PEDS、PEDS：DM、M-CHAT 键盘的申请（包括 iPad）允许来自父母的实际评论。提供家长通道（但是家庭看不到结果）等。评分是自动化的，是父母报告的总结，当有需要时书写转诊意见和 ICD-9/ 程序代码。HL-7 集成电子记录是可用数据导出的，并整合记录观察。每次定价是 $2.06–$2.75（根据数量） |
| 书林出版<br>（www.agesandstages.com）<br>（ASQ/ASQ：SE 和安装在电脑键盘上的 CD 光盘，和基于网络的评分服务）。 | 实况培训，在线培训，购买培训光碟，通过电子邮件联系 | CD 光盘上的 ASQ 可以允许用户 点击答案和得到一个自动的评分。软件提供了结果的聚合，书写报告模板和跟踪进度。 |
| 患者工具<br>（www.patienttools.com）<br>（PEDS，M-CHAT，ASQ，ASQ：SE 和其他平板电脑在线测试）即将到来。 | 网络广播 / 在线研讨会，通过电话、电子邮件进行实况支持 | 患者工具计划可为青少年和成人提供 ASQ、ASQ:SE、M-CHAT，范德堡注意力缺陷多动障碍量表和广泛的一系列发育 / 心理健康测试。家长通道方法可以通过平板电脑调查。设备包括租赁来的对接站，已经购买租赁权或购买（$74.00~$1 320）后，托管、数据存储、电话、技术和安装支持的持续成本是每月 $58.00 |

注：这个表是由很多研究者、临床医生和测试人员共同合作编译和审查的，不考虑后者提到的产品的潜在经济利益

* 出版商价格和工资成本经常变化

见第 32 章），其他常见的问题是社会情感障碍（9.5%~14.2%）、注意力缺陷多动障碍（7.8%；见第 30 章）、学习障碍（6.5%）、智力障碍（1.2%；见第 33 章）和孤独症谱系障碍（0.6%~1.1%；见第 28 章）。不太常见的问题包括脑瘫（体格受损）（0.23%；见第 591.1）、听力障碍（0.12%）、视力障碍（0.8%；见第 613 章）和其他形式的健康或身体障碍（如 Down 综合征、脆性 X 综合征、创伤性脑损伤）。在年龄较小的儿童中要做到早期发现缺陷，临床医生就特别需要用已被证实是准确的工具筛查异常。

尽管发育迟缓和残障有严重的远期后果，但在幼儿期，儿童的问题常常是微妙精细的，以至于临床判断常常不起作用。此外，有发育缺陷的很多儿童首先表现为行为问题。在所有的情况和随访下，用准确的工具筛查是识别这些问题的唯一方法，从行为或心理健康问题中识别出发育问题，从而为所需要的干预做出明智的决定。

年龄非常小的发育迟缓的儿童（如从出生到 3 岁）接受 IDEA 服务不需要特殊的诊断。他们均被诊断为发育迟缓，定义为在≥ 2 个发育领域（如接受语言、表达语言、精细动作、大运动、社会情感、认知或早期认知以及行为）出现 25% 偏离正常典型的表现。初级医疗保健工作者对非常小的儿童不需要做出诊断，而是应该专注于发现和推荐 IDEA 项目。不过，临床医生可同时求助于非专业服务，特别是当怀疑有孤独症谱系障碍时。3 岁以上的儿童需要接受公立学校心理学家和语言障碍矫正师的服务和测试，心理学家和语言障碍矫正师可以更好地识别残障儿童。

## 初级保健时早期发现

只有 25% 的发育迟缓儿童在入学前被发现，这意味着有问题的大部分儿童错过了早期干预的机会。虽然临床医生可以有效地检测出与先天性、代谢或基因异常有关的严重疾病，但因为这些疾病缺乏明显的表现，养育者不太善于识别更常见的问题。

初级保健时未发现问题的原因包括：①依赖标准化筛查的非标准化管理（包括从长的检测项目中选择部分项目）和非正式的时间表检测；这两种方法都缺乏有效的证据和做出正确决策的标准；②未能在发育过程中持续检查；③临床判断（因为它很大程度上取决于异常表现和病理状态，而这些表现在大部分异常儿童身上并不存在）；④没有在做出推荐前做所需要的重复筛查测试（由于未能意识到：筛查检测质量是高度可信的，重复筛查可产生相同结果）；⑤对于结果产生错误的乐观（在缺乏干预的情况下，儿童很少能摆脱发育问题）；⑥不恰当地传递不好的信息；⑦缺乏对初级保健系统行之有效的筛查工具的熟悉程度；⑧筛查服务的报销问题（通常由于保险公司不报销政策或程序代码的无效使用）。

为提高初级保健时更好的检出率，美国儿科学会推荐在随访时进行发育筛查和监测。发育筛查是指使用简短的、标准化的和经过验证其检测出可能有问题儿童的敏感性和判定出正常儿童特异性的工具进行筛查。筛查测试经准确标准化后的敏感性和特异性为 70%~80%。尽管这些数据低于大部分医学筛查标准，但发育问题时随着时间的发展而发展的。重复筛查有望弥补未能发现的个体，而这些个体本质上是“移动的目标”。过度诊断并不受关注，因为研究显示大部分儿童筛查有假阳性，但并不给予特殊的教育服务，然而可能需要补救项目（如开端计划、课后辅导、暑期学校和高质量的学前班或日托班）。由于受社会心理高危因素包括贫困和母亲的教育程度有限等的影响，即使学业良好的儿童其预测因子仍低于平均水平（如语言、智力、学术及早期认知能力）。

除了进行重复性的发育筛查，也鼓励医生在每一次随访时进行发育监测。发育监测为筛查结果提供了证据并包括监测家庭功能和高危因素，纵向观察儿童的行为和发育技能，引起父母关注并参与其中，收集关于儿童病史的相关知识。虽然通过监测所得到的信息不应该用于颠覆阳性的筛查测试结果，但是可用于增加对阴性筛查结果的质疑。监测对决定服务需求和选择最佳方法至关重要，这些最佳方法可以通过书面材料、手把手地训练父母和（或）提供社会服务帮助父母促进孩子良好的发展。

筛查和监测必须使用高质量的措施确保准确地监测。幸运的是，很多工具可提供这些功能。表 14-1 展示了用于早期发现发育和行为问题的一系列筛查，包括孤独症谱系障碍。因为健康访视是短暂的，有很多程序（体格检查、免疫接种、先期辅导、安全和伤害预防咨询及发育促进）及一些工具依赖于父母提供信息，这些都是理想的检测手段，因为他们可以根据预约，在网络、等待室或检查房间里完成。

表 14-2 提供了一个以证据为基础的筛查和监测的循序渐进过程。这些顺序基于美国儿科学会 2006 年政策声明（增加转诊和后续过程）。

## 筛查、非医疗转诊和发育发展的来源

美国儿科学会发育和行为专业部门提供关于筛查、基本原理、执行等的相关信息：www.dbpeds.org。

国家儿童早期技术援助中心提供每一个国家、地区和社区的早期干预和公立学校服务的链接：www.nectac.org。

**表 14-2 联合筛查和监测：一个实践性的算法**

1. 确保家庭医疗

可及时、公平地获得医疗保健，逻辑上与儿童医疗保健的依从率相关，由此与发育迟缓的识别率相关。有发育和行为问题或特殊健康问题的儿童需要医疗保健服务的比例大于其他人群的2倍。因为需要指导，所有从上一次访视和服务中得到信息后，需要对下一次访视进行预约，并与其他工作者合作，所以访视常常是很复杂的。美国儿科学会的家庭医疗模式（www.medicalhomeinfo.org）是保证医疗保健连续性和合作性的重要指南，以此最大地满足残障儿童及其家庭的需要

2. 回顾健康危险因素的医学图表

考虑到潜在的有害暴露因素包括辐射或药物、传染性疾病、发烧、药物成瘾、创伤和新生儿筛查的结果，包括苯丙酮尿症、先天性甲状腺功能低下和许多其他代谢问题。围生期病史包括出生体重、胎龄、Apgar分数和任何医疗并发症（见第88.1）。产后医疗因素有时会被忽视，包括未能存活、头围的生长曲线异常、神经系统障碍（如癫痫）、内分泌紊乱、弱视或其他重要形式的视觉障碍、慢性呼吸道或过敏性疾病、传导或感音神经性听力障碍，先天性心脏病、缺铁性贫血、头部创伤和睡眠障碍[特别是阻塞性睡眠呼吸暂停（见第17章）]。在大多数州，如果儿童的环境和发育迟缓有很强的联系，他们将会自动获得资格接受早期干预（如Down综合征，出生体重<1500g）

3. 识别和监测社会心理危险和保护因素

高危因素包括父母的教育水平在中学以下、父母有心理健康或药物滥用问题、家庭中有4个或更多的儿童、单亲、贫困、频繁地搬家及社会支持有限、父母有在儿童期被虐待的病史、少数民族和有问题的教育方式。后者通常是在接触中观察到的（如父母不愿和孩子说话、试图躲避孩子或只有当孩子哭时才和他们说话等）。不管筛查结果如何，4个或更多的高危因素往往导致发育状态低于平均水平范围，并提示需要改进或补救计划，如开端计划或早期开端计划。有被虐待或忽视史的儿童应该自动地被推荐进行早期干预。初始访视标准应纳入管理，如家庭心理筛查（表14-1），其次是在第二年的生活中重新调配2个项目的父母抑郁筛查和其他有关抑郁的筛查（如药物滥用、住房和食物不稳定），当对所关注的社会心理问题进行筛查后，接下来则是提供适当的社区转诊（如心理健康工作者、家庭暴力庇护所、育儿或产后抑郁支持团体）及与父母的初级医疗保健工作者联系（通过电话或记录本）。如果确定父母有自杀或杀人的意念或鉴定为精神病，则认为是医疗紧急情况。不仅社会心理筛查需要更高治疗的监测，而且还是改善或预防将来发育迟缓的早期机会

保护因素（也称为弹性因素）通常只关注积极的育儿风格。这些行为常常是可见的，如当父母积极地教授与孩子年龄相符合的新事物时，标记感兴趣的事件，分享书籍并与孩子交流（包括和孩子玩耍时的声音，玩躲猫猫等）。确认其他积极的育儿行为常需要保持疑问的态度（如父母是否在用餐时和孩子说话，分辨他们的孩子是真的对谈话交流感兴趣）。PEDS：DM（表14-1）涵盖了一个经过验证有效的亲子互动问卷。从光明未来方案中（http://www.brightfutures.org）引发的问题也是有帮助的

4. 引起和明确父母的关注

对父母的非正式问题在引起发育-行为关注上很少奏效。另外，非正式的问题不能满足决策支持提供者的需要，而决策提供者需要认识到究竟需要哪种类型的干预。最好能使用标准化的、经过验证的工具如PEDS，这些工具不仅被证实能提高父母-决策提供者之间的交流，而且作为证据基础可帮助决策提供者决定什么时候参考、建议、更仔细的监控，进一步筛查或消除疑虑。PEDS也可以实施筛查和监测措施的功能

5. 以里程碑为依据的发育-行为筛查测试的管理和评分

因为监测需要监控发育里程碑，并且因为美国儿科学会推荐在特殊访视中应进行正式筛查，所以必须同时完成筛查和监测，进行如PEDS:DM或年龄和发育阶段问卷调查测试（表14-1）。这些测试提供纵向进展跟踪和以证据为基础的界值分数。这些筛查需要在9、18、24~30月以及随后每年健康访视时进行。孤独症特殊筛查应在18个月龄时增加测试，在24个月龄时再次测试[如M-CHAT（年幼儿孤独症简化量表）]。在访视前，需要父母完成的工具特别有效。在访视前完成父母报告筛查并打分，临床医生可以更好地在访视时与家庭合作，决定提高发育水平的最佳内容，完善体格检查（和任何后续的专业转诊），并且整合关于社会心理的高危因素和恢复系数的信息，对所需的干预服务做出高质量的决策。管理方案可能包括在线的家庭门户网站、等待室里的记录以及护理人员称重时的访谈等

6. 如有必要，还需进行额外的心理健康筛查管理（或参考）

无论什么时候，儿童只要在广泛筛查时表现不佳或当父母持续关注行为或社会情感问题时，美国儿科学会推荐使用以心理健康为主的测试（即社会情感和行为体系）。发育和心理健康问题的重叠相当大，大约3个有发育问题的儿童中有1个同时也有情感障碍。PEDS和PEDS:DM提供简短的指示，但是进一步的测试如年龄和发育阶段问卷有助于社会情感的筛查。在网站www.aap.org/mentalhealth上有更多的信息和另外的工具选择。当时间有限，父母可以将这些测试带回家，在下一次访视前将其完善即可。此外，心理健康筛查的推荐也可由IDEA基金提供服务，包括早期干预和公立学校的特殊教育（见筛查、非医疗推荐和发育促进资源）。这些项目为心理健康筛查和其他不需要父母付钱的详细评估准备

7. 提供体格检查和临床观察

特别重要的关键点包括生长指标、头型、头围、面部和其他身体部位畸形，眼部问题（如在各种先天性代谢性疾病中有白内障），血管标记和神经皮肤疾病征象（在神经纤维瘤中有牛奶咖啡斑，在结节性硬化中有色素减退斑）。美国儿科学会指南建议每年应进行视力和听力筛查。仔细检查符合儿童虐待或忽视的蛛丝马迹（如几何形状的淤伤）。神经系统检查（见第584章）应同时仔细观察儿童的行为和亲子关系，是任何发育评估中的重要关键部分。观察父母与孩子的交流互动是否融洽，或者在你的检查中是否"有什么感觉不对劲"？在父母周围时儿童行为是否与年龄相符？是否观察到孩子过分依赖或不依赖父母？（见步骤3）

8. 如有必要，计划和参考附加的医学检测

**表 14-2（续）**

| |
|---|
| 视力和听力筛查是有必要的，当发育 - 行为筛查测试显示出可能的问题时，不仅需要常规而且要额外的进行视力和听力筛查。一些 IDEA 服务不能进行测试，除非这些已在转诊意见中记录。对年龄小的儿童而言，可能需要转诊至听力学专家就诊（依赖于办公设备和儿童服从性）。铁缺乏和铅中毒是发育迟缓最常见的原因，通过筛查很容易发现。不仅需要常规检查脑电图和神经影像学检查，而且当如果临床疑诊癫痫、脑积水、头小畸形或巨头症、脑病、神经纤维瘤病、结节性硬化症、脑瘤或其他神经系统问题（不包括孤独症）时，脑电图和神经影像学检查是有用的。在年龄小时极度的利手性和 4 月龄后持续性的握拳是潜在神经元迁移障碍的指示，这时需要影像学成像检查。对罕见的异常，监测可能意味着其他代谢筛查的需要，如血清电解质和葡萄糖、静脉血气、血氨、尿液黏多糖、内分泌筛查（如 TSH、游离 T4）、基因检测（染色体分析，脆性 X 染色体的 DNA，等）或传染病的筛查 [ 如 HIV 抗体检测（见第 268 章）、TORCH 感染检测（见第 103 章）]。由于需要辨别哪些测试是需要的，转诊至发育 - 行为或神经发育儿科医生是不错的选择 |
| 9. 向家长解释筛查结果 |
| 初级医疗保健工作者应向父母解释筛查结果。应用积极的态度解释结果（如"我们可以做很多来帮助"），并强调社区服务的可能性和如何使儿童（和家庭的）的结果最佳化。工作者与社区服务者的第一手经验对理解干预项目是做什么的非常必要，且应充分将干预项目告知他们的家庭。在诊断时用委婉的语言是恰当的，因为特殊的情况可能还不明确（如"发育迟缓"、"落后于其他儿童"、"似乎有困难…"），还因为最终诊断的确定可能没有必要涉及到干预中。询问父母是否知道和儿童在一起的其他家庭成员是否有发育差异，这有助于明白对目前的信息所表现出的任何强烈的反应。向其他家庭成员再次解释是有必要的 |
| 10. 转诊非医疗干预和跟踪随访 |
| 只要有可能，与家庭预约提高了跟踪访视的可能性。转诊应该总是从 IDEA 项目开始（www.nectac.org）。联邦和州法律给父母提供的服务从转诊时间开始 30~40d 的时间是免费的，一般能提供高质量的治疗、评估、康复项目或对有社会心理高危因素的儿童提供高质量的学前班（或当进一步的评估显示筛查结果是假阳性时）。转诊形式或信件的目的是指明关注的领域，帮助 IDEA 项目更好的评估和跟踪随访儿童。为了加快评估和合理的定位，通过获得父母签名可在医疗工作者和 IDEA 项目之间来回的发布信息。一些儿童可自动获得基于发育迟缓项目的资格（如 Down 综合征，出生体重 <1500g）。转诊形式或信件应包括所需评估类型的建议（如言语和语言治疗、职业和物理治疗、社会情感评估、智力测试、学业）和听力、视力状况的证明，因为 IDEA 项目在提供评估前需要这些信息。如果转诊需要孤独症特殊评估或心理健康服务，分别进行转诊但是暂时不需要转诊至 IDEA 服务。一些特殊的评估和干预需要漫长的等待（如 9~12 个月）。在等待时儿童需要 IDEA 提供快捷的服务 |
| 11. 从转诊和家庭跟踪随访来源的审查报告和其他反馈 |
| 在转诊后，监测并没有结束。并不是所有的家庭都遵循临床医生的服务建议。一些父母希望在家里试着干预，而一些父母比较"胆怯"，受到配偶和亲戚不同意见的阻止（如"他的爸爸就是像这样的"；"这是一个阶段，她会好的"）。在后续的 3~4 个月的时间里跟踪随访对鼓励家庭是有用的，如有必要，至少应建议父母参观推荐的项目。重新评估父母的担忧也是有帮助的，因为当父母有过多的担忧时，他们更倾向于寻求干预项目帮助。注意那些模棱两可的关注如"我认为他将做的更好"仍然传达重大危险。 |
| 当家庭遵循推荐建议时，临床医生应该仔细审查（如有必要，应采取行动）来自 IDEA 项目和其他亚专业专家的报告。这些报告可能包括特殊服务的推荐（如语言 - 言语、职业或物理治疗）以及需要医生授权的一些领域。IDEA 项目应该从理论上给临床医生就关于儿童是否应该接着转诊提供反馈（因此双向同意书的价值）。儿童是否失访、被筛选出来、被放进监控列表，或够资格接受服务？当儿童没有资格接受服务时，工作者应该转诊至开端计划，高质量的日托或学前班或家长培训（和建立一个重新筛查的警惕计划，如果迟缓持续下去，儿童可能在未来获得 IDEA 项目的资格）。临床医生也应建立和干预项目的联络偏好设定 [ 如通过邮件、传真或电话（包括可用小时）] 和发送信息的偏好联络方式（如评估报告、个体教育计划等） |
| 12. 提供发育 - 行为促进措施 |
| 当筛查和监测方法不能确定非医疗干预措施的需求时，解决"正常儿童的正常问题"需要仍然存在。所有父母需要对典型问题提供的建议（如如厕训练、发脾气）。所有的父母都需要被鼓励以促进孩子的语言和入学前或入学发展。通过书写患者教育资料是最容易完成的，鼓励父母访问有高质量信息的网站，参与交流和阅读，或父母培训班培训，组织访视或社会工作服务。对父母关注的材料进行归档和检索，这种良好的组织系统是至关重要的（表 15-2）。跟进访视家庭，6~8 周内评估促进活动的有效性，特别是关于行为和社交能力的办公室内建议。如果不是很成功，鼓励父母参与更密集的服务（如育儿班级、家庭治疗）。信息和转诊资源在筛查来源、非医疗转诊、发育促进名目下列举出来 |

AAP: 美国儿科科学院；IDEA: 残疾人教育法案；（PEDS:DM）: 父母的发育状况评价：发育里程碑

关于信息编码、报销、否认指控的宣传援助的信息的网站：www.coding.aap.org 和 www.pedstest.com。

关于对有特殊需求的儿童建立医疗家庭的指南：www.medicalhomeinfo.org。

美国儿科学会，关于发育筛查和监测的政策声明：http://aappolicy.aappublications.org。

疾病控制和预防中心 利用发育筛查促进儿童健康：提供与研究和服务相关的筛查价值信息，以及关于发育里程碑的教学挂图：www.cdc.gov/ncbddd/actearly。

关于光明未来指南的指导和信息，这些未来指南可提供全面医疗监测服务、病例学习等：www.brightfutures.org。

教学幻灯片和其他用于教学筛选的材料 发育行为和孤独症筛查的在线实验，父母教育讲义和早期发现讨论列表：www.pedstest.com。

完成指导和研究 关于哈佛大学儿科医生和医院管理员的优秀视频 展示了在执行优质检测工具之前和之后关于筛查的意见：www.developmentalscreening.org 和 www.pedstest.com。

帮助查找开端计划和早期开端计划项目：www.ehsnrc.org。

发现高质量的学前班和日托项目：www.childcareaware.org 和 www.naeyc.org。

关于家庭培训计划和 YWCA 的信息：www.patnc.org 和 www.ywca.org。

帮助查找心理健康服务：www.mentalhealth.org。

发现关于孤独症谱系障碍的服务和信息：www.firstsigns.org。

下载育儿信息手册：www.kidshealth.org。

找到解决家庭暴力、住房和食物不稳定、儿童虐待和忽视，收养的社会服务和本地服务等：www.acf.hhs.gov。

接触和阅读（育儿信息以及信息指南提供者如何实现将这些高效的方法在办公室发展推广）：www.reachoutandread.org。

## 参考书目

参考书目请参见光盘。

（熊菲　译，杨慧明　审）

# 第 15 章

# 儿科医生怎样实现对儿童及其家庭的支持

*Laura Stout Sosinsky, Walter S. Gilliam*

随着越来越多的母亲到世界各地工作，儿童的照顾工作成为数百万儿童发育中的重要问题。儿童托管者对儿童日常安全、健康及良好发育有重要作用。由于大部分儿童都接受儿童托管，因此托管者是家长和儿科医生重要的潜在盟友。儿童托管很复杂，有地区差异，受到很多因素的影响，包括产假政策。美国的产假是怀孕期间或分娩后 12 周的无薪酬但保留工作的假期，但是公司规模小于 50 人的员工、兼职及在非正规劳动市场工作者是无法享受的。相比之下，挪威和瑞典的母亲在分娩之后分别有国家法定的、最长达 42 周和 52 周的带薪休假。儿童接受托管的比例与不同国家的家庭规模相关。儿科医生需要明白自己国家或地区儿童托管的构架和运作，才能解决家长在选择优质儿童托管服务及儿童托管者在维护儿童身体及成长的健康环境时所面对的挑战。

补充内容请参见光盘。

（曾雯　译，毛萌　审）

# 第 16 章

# 遗弃、分离和丧失亲人

*Janet R. Serwint*

所有儿童都会在他们生命中经历亲人偶然因疾病导致的分离和（或）死亡。在经历不同类型的个人遗弃后，父母和儿童都会向他们的儿科医生和其他医疗保健专业人员寻求帮助。儿童与父母相对短暂的分离，比如度假，经常产生轻微的一过性影响，但是比较持久和频繁的分离可能会引起不良后果。必须根据儿童的年龄和发育阶段、与分离人的特殊关系以及环境性质来考虑到每次分离产生的潜在影响。作为一个值得信赖的、熟悉的资源，儿科医生可以有针对性地提供信息、支持和指导，以促进应对。

补充内容请参见光盘。

（熊菲　译，杨慧明　审）

# 第 17 章

# 睡眠治疗

*Judith A. Owens*

## ■ 概　述

睡眠调节包括两个同时运作且高度配合的睡眠和觉醒的基本管理进程（“两个进程”睡眠系统）。稳态睡眠主要调节睡眠的长度和深度，可能与腺苷酸和其他睡眠促进化学物质（“催眠物质”）的积累相关，例如在延长觉醒期间细胞因子的分泌。在婴幼儿和年幼儿童时期，睡眠压力建立更快，以此限制白天持久的觉醒及必要的白天睡眠（如午睡）。内源性生理节律可影响睡眠和时间的内部组织，以及每日持久的睡眠 – 觉醒周期，管理 24h 可预测的警戒模式。控制睡眠－觉醒模式的“生物钟”位于下丘脑腹侧的视交叉上核（SCN）；其他“生物钟”管理机体的其他生理系统（如心血管活动、激素水平、肾和肺功能）。由于人体生物钟实际上稍长于 24h，内在的生物节律必须通过环境诱因（所谓的时间编码器，指调节生物钟的一种刺激）使其同步化或“驶入”24h 的循环。最有力的时间编码器是亮－黑循环，光信号通过视网膜生物光感接收系统被传递到 SCN（功能上和解剖上独立于视觉系统），通过松果腺开启（光亮时）或关闭（黑夜时）机体褪黑激素产物的转换。生物节律还可通过其他外部时间事件（如进餐和闹铃时间）达到同步化。

瞌睡（睡眠倾向）或警醒的相对水平持续存在于 24h 内，一定程度上由前次睡眠的持续时间和质量及前次睡眠的觉醒时间（稳态的或“睡眠驱动”）决定。与“睡眠同步调节”相互作用是 24h 周期模式或生物钟决定的最大嗜睡期（生物节律槽）和最大警醒期（生物节律波）为特征的节律。最大嗜睡期有两个时段：一个是在下午 3:00~5:30，另一个是凌晨 3:00~5:00；最大警醒期也有两个时段：一个是在中午，另一个是在晚上（恰好在睡眠启动之前，所谓的恢复精力）。

另一个睡眠生理学的基本原则与没能满足基础睡眠需求的后果相关，称之为睡眠不足（不充分）或睡眠缺失。充足的睡眠是维持生命及最佳生理功能所必须的强制生物学行为。慢波睡眠（SWS）是最好的“恢复形式”的睡眠，快动眼睡眠（REM）不仅与重要的认知功能有关（如记忆的巩固），还是中枢神经系统生长和发育不可缺少的组成部分。充足的两种睡眠时期对达到最佳学习状态非常必要。部分睡眠缺失（睡眠限制）呈慢性基础积累被称为睡眠债，并发生睡眠预支直至完全的睡眠剥夺。如果睡眠债积累到足够大，且没能被自愿地补回来（通过重获睡眠），机体可能遭受主观控制的觉醒，导致警觉性下降、打瞌睡和打盹，即过度的白昼睡眠。睡眠剥夺的人还可能发生短暂（几秒钟）重复的白天微睡，即完全无意识的状态，尽管如此仍然可能导致严重的注意力和警惕性缺失。睡眠限制的数量和表现也有相关性，睡眠越少，表现越差。

儿童和青少年睡眠时间不足和质量差经常可引起日间过度睡眠和日间警醒水平下降。嗜睡可以被识别为瞌睡、打哈欠和其他经典的“嗜睡行为”，但是也可表现为情绪障碍，包括情绪低落、烦躁不安、情绪波动、抑郁和愤怒；疲劳和白天嗜睡，包括身体上的症状（头痛、肌肉痛）；认知异常，包括记忆力、注意力、专注力、做决定和解决问题的能力；日间行为问题，包括过度活动、易冲动和不顺从；学习问题，包括与睡眠不足相关的慢性拖延症及慢性日间嗜睡导致的学习障碍。

掌握儿童和青少年“正常”睡眠的组成对评估睡眠问题非常重要。儿童睡眠障碍及睡眠本身的许多特点与成人的睡眠和睡眠障碍有显著的区别。另外，睡眠体系的改变和睡眠模式及行为的进展反映了发生在儿童时期生理的或生物钟的、发育的和社会、环境的变化。这些趋势可归纳为随着孩子的成熟，成人睡眠模式逐渐地发展。

· 睡眠时间从婴儿时期的 24h 下降至青春期的过程，包括白天和夜间睡眠数量的下降。至 5 岁时，白天睡眠时间（定期午睡）已迅速下降，同时夜间睡眠量下降不显著，但渐进性持续地下降直至青少年晚期。

· REM 睡眠比例从出生时期（睡眠时间的 50%）到儿童早起和成年时期（25%~30%）急剧下降，SWS 在儿童早期均有相似的初始优势，在青春期后突然下降（下降 40%~60%），然后在生命后期进一步下降。生命早期的 SWS 优势具有重要的临床意义；部分觉醒深眠状态（梦游和夜惊）在学龄前儿童和年幼学龄儿童中高发与该年龄组 SWS 比例的相对增加有关。

· 由于夜间慢速睡眠周期时间的增加，夜间睡眠期间周期结束的觉醒数量持续性降低。

· 从儿童中期开始并在青少年中期加速转换至晚睡和较晚的睡眠发作时间。

· 不规则的睡眠或觉醒模式（以在学校和不在学校晚上睡觉时间和觉醒时间的差异越来越大为特点）及增加的周末过度睡眠（典型开始于儿童中期并在青少年期达到高峰）。

儿童睡眠的正常发育变化见表 17-1。

## ■ 常见睡眠障碍

大多数儿童睡眠问题可被广义地定义为对各年龄段睡眠需求而言，不充足的睡眠时间（睡眠量不足）或者睡眠紊乱（睡眠质量差）导致睡眠期间频发的、反复的及短暂的睡眠惊醒。儿童时期较为少见的引起睡眠障碍的原因包括睡眠时间不恰当（生物节律紊乱）或过度日间睡眠（中枢性睡眠过度，如发作性睡病）。睡眠不足通常是由入睡（拖延入睡）和（或）睡眠维持困难引起，在年长儿童和青少年还可能牺牲睡眠以满足自身的竞争性，如家庭作业和社会活动。入睡时间延迟、夜间觉醒时间延长或睡眠片段化的潜在诱因可能与主要的行为因素（就寝抵抗导致睡眠时间缩短）和（或）医学原因（阻塞性睡眠呼吸暂停综合征引起的频发、短暂的惊醒）有关。

**表 17-1 儿童睡眠的正常发育变化**

| 年龄分组 | 睡眠时间和睡眠方式 | 影响睡眠的其他因素 | 睡眠障碍 |
|---|---|---|---|
| 新生儿期（0~2 月） | 总的睡眠时间：每 24h 10~19h（平均为 13~14.5h），早产儿更长；人工喂养的婴幼儿一般来说睡眠时间（2~5h）比母乳喂养的婴幼儿（1~3h）长；睡眠过程被 1~2h 的觉醒分隔开。开始几周没有建立夜间或白天睡眠模式；睡眠平均分布到白天和黑夜，晚上平均 8.5h，白天 5.75h | 2005 年美国儿科学会发布了正式的建议指南提倡在 1 岁以内母亲和婴儿应避免同床，而鼓励相近的但分开独立的睡眠。婴儿睡眠的安全措施：在夜间睡眠和午睡时让婴儿保持平躺睡姿；将婴儿放在有合适床单和紧实床垫的有栅栏的婴幼儿床内；不要使用枕头或垫子垫头；栅栏不应有超过 1/18 高度的角或装饰性的挖空；确保婴儿在睡觉时脸和头没有被毯子或其他物品覆盖住 | 该时期大多数睡眠问题之所以被认为有问题表现在父母的期望和与发育符合的睡眠行为的差异。被父母关注的婴儿表现出极度的不耐烦和持续地难以操控，更容易有潜在的健康问题，如肠绞痛、胃食管反流和牛乳不耐受 |
| 婴儿期（2~12 月） | 总睡眠时间：平均 12~13h（需要注意的是婴儿睡眠时间具有较大的个体差异） | 睡眠调节和自我安抚包括婴儿协调睡眠 - 觉醒转换的能力，包括入睡及随后夜晚的正常苏醒。自我安抚的能力从生命的的头 12 周即开始发展，并是神经发育成熟和学习过程的反映。睡眠巩固或者“整夜睡眠”通常被父母定义为儿童从夜间入睡到清晨不需要父母干预的持续性睡眠（如喂食、安抚）。婴儿从 6 周到 3 月龄开始发展巩固睡眠的能力 | 儿童时期行为性失眠；入睡有关的睡眠相关节律运动（撞头、身体摆动） |
| 幼儿期（1~3 岁） | 总睡眠时间：平均 11~13h<br>夜间：平均 9.5~10.5h<br>午睡：平均 2~3h，在平均约 18 个月龄时从 2 次午睡降到 1 次午睡 | 先天性、运动的、社会的、语言的发育问题对睡眠的影响<br>夜间恐惧发展；转换目标、日常就寝时间 | 儿童时期行为性失眠，入睡相关类型<br>儿童时期行为相关失眠，限定背景入睡障碍 |
| 学龄前期（3~5 岁） | 夜间：平均 9~10h<br>午睡从一次下降到不午睡<br>总的来说，26% 的 4 岁儿童和仅 15% 的 5 岁儿童午睡 | 持续的共同睡眠趋势与该年龄组的睡眠问题高度相关<br>睡眠问题可能变成慢性 | 儿童时期行为性失眠，限定背景入睡障碍<br>梦游症<br>夜惊<br>夜间恐惧或梦魇症<br>阻塞性睡眠呼吸暂停 |
| 儿童中期（6~12 岁） | 9~11 h | 学校和行为问题可能与睡眠问题相关<br>多媒体和电子的，如电视、电脑、视频游戏和网络逐渐占据睡眠时间<br>不规则的睡眠 - 觉醒时间安排反映了上学日和非上学日夜间就寝时间和起床时间的差异 | 梦魇症<br>阻塞性睡眠呼吸暂停<br>睡眠不足 |
| 青春期（>12 岁） | 平均睡眠时间 7~7.5h；所有青少年中仅 20% 能获得推荐的 9~9.25h 睡眠<br>晚睡；工作日和周末睡眠模式差异变大 | 青春期睡眠时相延迟（晚睡和晚起），与儿童中期睡眠 - 觉醒周期相关<br>要求较早的起床时间<br>环境因素对睡眠的影响 | 睡眠不足<br>延迟睡眠的障碍<br>嗜睡发作<br>下肢不能禁止综合征或周期性肢体运动障碍 |

儿童对急性或慢性睡眠问题具有相对较高的易感性，包括有医学问题的儿童。其中包括有慢性疾病（如囊性纤维病变、哮喘和类风湿性关节炎）和急性疾病（如中耳炎）的儿童；服用药物或摄取一些有兴奋剂的物质（如中枢兴奋剂、咖啡因）、睡眠紊乱的物质（如皮质激素）或日间镇静剂（抗惊厥药、α 受体激动剂）的儿童；住院儿童；有不同精神障碍的儿童，包括 ADHD、抑郁、双向障碍和焦虑障碍；有神经发育障碍的儿童可能更易发生夜间癫痫发作及其他睡眠障碍；失明的儿童；精神发育迟滞的儿童；染色体综合征（Smith-Magenis，X 染色体脆性综合征）、孤独症谱系障碍儿童入睡困难、夜间惊醒及生物节律紊乱风险增加。

## 儿童失眠

失眠可被广泛地定义为反复的入睡和（或）睡眠维持困难（尽管有与年龄相匹配的睡眠时间和机会也可能发生）。这些睡眠障碍会导致儿童和（或）家庭日间功能发生一定程度的紊乱，包括从疲劳、易怒、缺乏活力、轻度认知功能障碍到对情绪、学校表现和生活质量的影响。失眠障碍可能是短期和即时性（通常与急性事件相关），也可能是长期和慢性。失眠是由大量原因（如疼痛、药物、治疗和精神状况及表现出的行为模式）引起的一系列症状，本身并非一个诊断。失眠，就像许多儿童行为问题一样，通常最初是被父母关注而不是被客观标准定义的，因此应该综合考虑家庭（如母亲抑郁、应激）、儿童（如性格和发育水平）和环境（文化习俗、睡眠空间）因素。

婴幼儿最常见的睡眠障碍之一就是儿童时期行为性失眠（入睡相关类型）。该类型障碍的儿童学会的是只有在某些特定条件或有父母在的相关联系下才会进入睡眠，例如要被摇晃着或是要吃着东西，没有养成自我安慰的能力。在夜间，当儿童经历了只有在正常睡眠周期（每 90~120min）的末尾才会发生的短暂觉醒或是因为其他原因觉醒，则在没有那些相同的条件下就不能重新入睡，婴儿就会用哭声“示意”父母（如果儿童不再睡婴儿床就会进入父母的卧室）直到父母提供必需的入睡联系。这样，问题便产生了，夜间醒来时间延长，导致睡眠不足（无论是对父母还是对儿童）。

控制夜间觉醒的方法应该包括建立一套睡眠时刻表和就寝常规，以及实施行为计划。代表性的治疗方法包括快速戒断计划（消除）或逐渐戒断（逐渐消除）父母在入睡和夜间给予的睡眠帮助。戒断计划（“用哭声示意”）包括在预定的就寝时间将孩子放在床上，在“昏昏欲睡但却仍是醒着的”状态，然后系统化地忽视孩子直到第二天早晨的设定时间。虽然有相当多的实证支持，但是戒断法常常是家庭不能接受的选择。“逐渐戒断”是一个渐进的过程，来戒除对父母在场的依赖。这个方法是在睡眠 - 觉醒的转换时间，父母定期“检查”但逐渐延长“检查”的时间间隔；延长时间取决于父母对儿童哭闹的忍耐度及儿童的性格，目的是让婴儿和儿童学会在夜间和就寝时间能运用自我安慰的技巧。对于稍大的婴儿，除了正强化作用外（如一直躺在床上就给予奖励），晚上给孩子适当的、容易获得的睡眠联系很有用处（过渡性的物体，如毯子或玩具）。如果孩子已经习惯了夜间醒着喂奶（习惯性饥饿），那么应该慢慢戒掉这种喂养方式。父母应该始终如一地遵守行为程序，防止不经意间、间断性强化夜间醒来的现象。事先也应该告知家长在治疗的初始阶段孩子哭泣行为常常会暂时性升级（消除后爆发）。

就寝问题，包括推迟就寝和拒绝就寝，在学龄前儿童和大龄儿童中常见。该类型的睡眠紊乱一般是诊断分类中所熟知的儿童时期行为性失眠、限定背景睡眠障碍，且常常是由于父母很难去设定限制和控制行为，包括没有能力或不愿意去设置一个恒定的就寝常规和执行规律的就寝时间，而儿童的对立行为则加剧这种现象的发生。某些情况下，儿童对于上床就寝的抵制是由入睡的潜在问题所引起的，而这些潜在问题又是由于其他因素（躯体疾病如哮喘、用药物治疗、睡眠障碍如下肢不宁综合征、焦虑）或儿童固有的生理节律（“夜猫子”）与父母期望之间的不吻合引起的。

对于特定背景睡眠障碍来说，成功的治疗方法通常包括父母减少对儿童就寝时间延迟行为的注意、设立就寝常规和恰当就寝行为的正强化作用三者的结合；其他有实证支持的行为治疗策略包括就寝时间消退法（暂时设置就寝时间接近实际的睡眠入睡时间，然后逐步地推进就寝时间以达到更早的目标就寝时间）。年长儿童可以学习一些放松技巧，使自己更容易入睡。遵循儿童睡眠卫生准则非常重要（表 17-2）。

当失眠基本上不是由父母行为所致或继发于其他睡眠紊乱、精神或医疗问题时，它是指心理生理性或原发性失眠，有时也被称之为“习惯性失眠”。原发性失眠通常在青少年中高发，特点是习惯性睡眠 - 预防关联和增加的生理觉醒的结合（导致睡眠不足和日间功能的降低）。原发性失眠的一个特点是对睡眠的过度焦虑和对潜在日间睡眠后果的夸大关注。生理觉醒可以表现为认知性的过度警觉，如“竞赛”思想；多数失眠的人觉醒基线水平增加受到继发的对睡眠不足的焦虑的进一步强化。治疗措施通常包括对青少年进行睡眠卫生原则的教育（表 17-3），保持一致的睡眠 - 觉醒日程安排，避免日间午睡，强调床只用于睡觉，且在不能入睡时则从床上离开（刺激控制），把在床上的时间限定为实际的睡眠时间（睡眠限制），弄清关于睡眠的不适应认知，教会他们放松的技巧来缓解焦虑。儿科医生极少需要催眠药物治疗。

## 阻塞性睡眠呼吸暂停

儿童睡眠呼吸紊乱（sleep-disordered breathing，SDB）是指广义的专门发生在睡眠时或由睡眠加重的呼吸紊乱，包括原发性打鼾和上气道阻力综合征，以及早产儿呼吸暂停和中枢性呼吸暂停。阻塞性睡眠呼吸暂停（obstructive sleep apnea，OSA）是 SDB 谱中最重要的临床疾病，是以睡眠时反复发作的延长性上气道梗阻（尽管有持续的或增加的呼吸努力）为特征的呼吸障碍，导致完全性（呼吸暂停）或部分性（低通气，气流降低 50% 以上）的口和（或）鼻气流停止，

**表 17-2　儿童睡眠卫生学的基本原则**

| | |
|---|---|
| 1. | 为你的孩子设置一个固定的就寝时间和就寝时刻表 |
| 2. | 无论上学与否就寝时间和起床时间应该保持一致。时间上的差异天与天之间不应大于 1h |
| 3. | 睡前应尽量安静。避免高强度活动如激烈地玩耍和刺激的活动，如看电视或玩电脑游戏 |
| 4. | 不要让孩子上床睡觉时觉得饥饿。睡前少量的点心（如牛奶和饼干）十分有帮助。但是睡前 1~2h 进食油腻的食物会影响睡眠。 |
| 5. | 至少睡前数小时应避免食用含有咖啡因的食物，包括含咖啡因的苏打水、咖啡、茶和巧克力 |
| 6. | 保证儿童尽可能有户外活动的时间和有固定的运动 |
| 7. | 保证儿童睡眠时安静，黑暗。那些对完全黑暗感到恐惧的儿童可以给他们开一盏低亮度的夜灯 |
| 8. | 夜间保持儿童卧室的温度合适（低于 75 ℉） |
| 9. | 不要用儿童的卧室作为小憩或惩罚的地方 |
| 10. | 不要在儿童的卧室里放电视。儿童很容易养成依赖电视才能入睡的坏习惯，且如果他房间里有电视会很难控制他看电视的时间 |

**表 17-3　青少年睡眠卫生的基本原则**

| | |
|---|---|
| 1. | 在同一个时间醒来和晚上同一个时间上床睡觉。上床就寝的时间和醒来的时间在上学或者不上学的时候相差不应超过 1h |
| 2. | 不能用周末的时间来补觉，这可能会让你更难入睡 |
| 3. | 如果你有白天午睡的习惯，那么睡眠时间应很短（不超过一个小时），并且要安排在下午的早、中期。然而晚上入睡困难，白天午睡会让这种情况更加严重，应该避免 |
| 4. | 每天要在户外待一段时间，阳光的照射有助于身体内内在时钟的正常运转 |
| 5. | 经常锻炼，锻炼会帮助你入睡而且睡得更深 |
| 6. | 床只用来睡觉。不要再床上学习、阅读、听音乐、看电视等。 |
| 7. | 睡前 30~60min 使思绪逐渐安静下来。做一些放松、平静、令人愉快的活动，比如读一本书或听平静地音乐，都有助于身体和思绪安静下来，从而让你进入睡眠。不要在睡前学习、看令人激动或恐怖的电影、锻炼身体或做一些使精力旺盛的活动 |
| 8. | 规律用餐，不要饿着肚子上床。睡前吃一点清淡的零食是个好主意；睡前不应吃得过饱 |
| 9. | 从晚餐开始即避免进食含咖啡因的食物。这些食物包括苏打水、咖啡、茶和巧克力 |
| 10. | 不要喝酒精饮料。酒精会破坏睡眠，有可能会让你一整夜都睡不着 |
| 11. | 抽烟不利于睡眠。睡前至少 1h 内不要抽烟（最好根本不要抽烟） |
| 12. | 不要用安眠药和褪黑激素，或是其他非处方睡眠药物帮助你入睡，除非是医师特别推荐。这样做可能很危险，而且当你停药后睡眠问题通常会重新出现 |

以及睡眠的中断。由这些阻塞性事件导致的间断性缺氧和多发的觉醒可能使机体发生代谢、心血管和神经认知或神经行为疾病的发生。

原发性打鼾被定义为与通气异常无关联的打鼾（如呼吸暂停或低通气、低氧血症、高碳酸血症）或呼吸相关觉醒，并且表现为个体睡觉时试图对抗增加的上气道阻力时用力呼吸引起的口咽部软组织壁的振动。有原发性打鼾的儿童可能仍然在睡眠时有轻微的呼吸异常，包括增加呼吸力度，这可能会引起不良的神经发育后果。

## 病　因

总体来说，OSA 是由解剖或功能性狭窄的上气道引起的，通常包括某些上气道通气降低（上气道阻塞或上气道直径变小）、上气道塌陷增加（咽部肌张力降低），以及上气道通气降低后呼吸驱动力减少（中央驱动通气降低；表 17-4）。上气道梗阻的程度和水平有差异（如鼻、鼻咽或口咽、咽喉部），最常见的原因是腺样体扁桃体肥大，虽然扁桃体大小并不一定与梗阻程度相关，尤其是在大龄儿童。引起气道梗阻的其他因素包括与慢性鼻咽或鼻阻塞相关的过敏症、

**表 17-4　导致儿童阻塞性睡眠呼吸暂停和通气不足的解剖因素**

| |
|---|
| 鼻 |
| 前鼻狭窄 |
| 鼻孔狭窄或闭锁 |
| 鼻中隔偏曲 |
| 季节性或常年性鼻炎 |
| 鼻息肉、异物、血肿和肿块 |
| 鼻咽部和口咽部 |
| 腺样扁桃体肥大 |
| 巨舌症 |
| 水囊状淋巴管瘤 |
| 腭咽瓣修补 |
| 腭裂修补 |
| 咽部大的损伤 |
| 颅面 |
| 小颌或颌后缩 |
| 面部发育不良（21- 三体、Crouzon 和 Apert 综合征） |
| 下颌骨发育不良（Pierre Robin 后遗症、Treacher Collins、Cornelia de Lange） |
| 颅面损伤 |
| 骨骼和内分泌疾病 |
| 软骨发育不全 |
| 累积病（如糖原累积症、Hunter、Hurler 综合征） |

胃食管反流与由此产生的反应性咽部水肿、鼻中隔偏曲和腭咽闭合皮瓣修复腭裂。上气道通气降低可能是由神经肌肉疾病导致的，包括肌张力低下性脑性瘫痪、肌营养不良症或甲状腺功能减退症。中枢性通气动力降低可能存在于有 Arnold-Chiari 畸形（小脑扁桃体下疝畸形）和脑脊膜脊髓膨出的儿童。在其他情形下，病因是混合的。唐氏综合征，因其面部解剖学、肌无力、巨舌症和中央型肥胖与甲状腺功能减退症的发病率增加，都是 OSA 的高风险因素，某些研究估计患病率高达 70%。

虽然多数患 OSA 的儿童体重正常，但超重或肥胖的百分比大大增加，且大多是学龄儿童或更小的儿童。体重和 SDB（习惯性打鼾、OSA、中枢性呼吸暂停）具有显著相关性。腺样体扁桃体肿大同样是超重或肥胖儿童患 OSA 的重要原因，与咽部（咽部脂肪垫）、颈部（增加的颈围）、胸壁和腹部脂肪组织含量增加相关的机械因素也可造成上气道阻力的增加，不利于气体交换且增加了呼吸做功，特别是在仰卧位和快速动眼睡眠期间。这些儿童可能存在对低氧血症或高碳酸血症及低通气反应迟钝的中枢性通气驱动，特别是在有病态或综合征（Prader-Willi 综合征）的肥胖儿童中。超重和肥胖的儿童及青少年尤其在 SDB 的代谢性和心血管并发症（如胰岛素抵抗和系统性高血压）上有高度风险；病态肥胖儿童也可能使后扁桃体切除术后并发症的风险增加。

## 流行病学

儿童打鼾中由父母报道的总体发病率约为 8%；“总是”打鼾发病率为 1.5%~6%，“经常”打鼾发病率为 3%~15%。当以父母报道的症状定义时，OSA 的发病率为 4%~11%。使用通气监测程序（如实验室 PSG、家庭研究报告）监测整夜睡眠的研究指出儿童 OSA 的总体发病率是 1%~4%（发病率 0.1%~13%）。发病率还受到人口统计学特征的影响，例如年龄（1~8 岁发病率增加）、性别（男孩比女孩更常见，尤其是在青春期后）、种族（非洲裔美国儿童和亚洲儿童发病率较高）和 OSA 家族史。

## 发病机制

在患 OSA 的儿童中，无论是肥胖还是非肥胖，炎症途径的上调（以外周炎症标志物如 C 反应蛋白的增加表示）与代谢异常（如胰岛素抵抗、血脂异常）相关。全身反应性炎症和觉醒介导的交感自主神经系统活性伴随血管紧张度的改变可能是有 OSA 的成人和儿童心血管疾病患病风险增加的关键原因。由慢性打鼾引起的上气道机械压力可能还会导致腺样体扁桃体组织局部黏膜炎症和伴随的炎性因子的上调，以白三烯最为显著。其他可能调节 OSA 成人和儿童心血管后遗症的机制可能是上皮功能的改变。

虽然尚未完全阐明，OSA 对认知功能具有不利影响的主要机制之一似乎是从睡眠开始反复发作的觉醒，导致睡眠片段化和由此引起的睡眠不足。一个同等重要的因素可能是间歇性缺氧，直接导致大脑血管系统性炎症改变。OSA 儿童的炎症标志物（如 CRP 和细胞因子 IL-6 水平）增加与认知性功能异常相关。

## 临床表现

OSA 临床表现可分为睡眠相关和日间症状。儿童和青少年 OSA 最常见的夜间表现是响亮、频繁、破坏性的打鼾，呼吸暂停、窒息或呼吸急促的觉醒，睡眠不安宁，夜间出汗。多数儿童打鼾但并无 OSA，但是只有极少数 OSA 患儿是不打鼾的。多数儿童像成人一样在快动眼睡眠时期和仰卧位睡觉时有发生更高频率和严重阻塞的倾向。OSA 儿童可能会选择不寻常的睡觉姿势，保持脖子仰伸以保持气道通畅。与阻塞相关的频繁觉醒可能会导致夜间惊醒，但是更易引起碎片化睡眠。

OSA 的日间症状包括张嘴呼吸、口干、慢性鼻塞或流涕、鼻音减少、晨起头痛、吞咽困难和食欲缺乏。OSA 儿童可能会有继发性遗尿，这可能是由于抗利尿激素的正常夜间分泌模式被扰乱。部分觉醒的深眠状态（梦游和夜惊症）在 OSA 儿童中发生频率较高，与觉醒频率和 delta 睡眠、慢波睡眠百分比增加相关。

最重要但是经常容易被忽视的 OSA 儿童后遗症之一是对情绪、行为、学习和学术功能的影响。OSA 儿童的神经行为后遗症包括日间睡眠不足的嗜睡、晨起困难、活动期间无计划的午睡或打盹，尽管证据表明嗜睡在儿童要比在成人 OSA 中更不太常见。情绪的变化包括易怒、情绪不稳定、情绪失调、挫折容忍力低、抑郁或焦虑。行为问题包括“内化”（即增加的躯体症状和社会能力退缩）和“外化”的行为，包括进攻、冲动、多动、对立的行为和行为问题。OSA 相关的临床损害和 ADHA 诊断标准有较大的重叠，包括粗心、注意力不集中及注意力分散（见第 30 章）。OSA 对“执行功能”有特别的选择性影响，包括认知的灵活性、任务开始、自我监控、计划、组织和对影响和觉醒的自我调节；执行功能还是 ADHD 的一个标志性特征。

关注 OSA 儿童治疗（通常是腺样体扁桃体切除术）后行为和神经心理功能变化的研究大多数记录表明了 OSA 综合征治疗后有显著改善效果（无论是短期还是

长期），包括日间嗜睡、情绪、行为、学术和生活质量。多数研究没能发现儿童 OSA 与特定的神经行为或神经认知缺陷有剂量依赖关系，提示其他因素可能影响神经认知结局，包括个体的遗传易感性和环境影响，如暴露于被动吸烟和合并的病态（如肥胖、缩短的睡眠时间及其他睡眠障碍的存在）。

## 诊 断

美国儿科学会临床实践指南为单纯儿童 OSA 评估和管理提供最优信息（表 17-5，见光盘）。没有体检结果是 OSA 真正特有的，绝大多数 OSA 儿童表现正常。某些体检结果可能提示 OSA，生长参数可能会异常（肥胖，或较为少见的生长发育不良），可能有慢性鼻阻塞的证据（鼻音较少、张嘴呼吸、鼻中隔偏曲、“腺样面容”），以及过敏性疾病的体征（如“过敏性黑眼圈”）。口咽部检查可能发现扁桃体肿大、咽后壁软组织过度生长和咽后间隙狭窄，还可能有其他异常的面部结构，如下颌后缩和（或）小颌、面中部发育不良，最好观察脸侧面轮廓。这些增加了 OSA 发生的可能性且应该受到关注。非常严重的病例可能有肺部高压、右心衰竭和肺源性心脏病；成人常见的系统性高血压在儿童相对不常见。

因为没有把临床病史和体检结果结合起来去准确地预测哪些打鼾的儿童有 OSA，所以诊断 OSA 的金标准仅有整夜多导睡眠扫描术（PSG）。

整夜 PSG 是由技术员监督、监测的研究，用于记录睡眠期间的生理变量；包括睡眠分期、觉醒检测、心血管参数、身体运动（脑电图、眼动电图、颌下和腿部肌群肌电图、心电图、体位传感器和视频记录）、呼吸监测组合（口鼻热传感器和鼻气流压力传感器）、胸或腹部动度监测（如呼吸做功电感体积描记法、脉搏血氧饱和度、呼气末或经皮 $CO_2$ 的高碳酸血症、鼾声麦克风）。多导睡眠参数中最常用的评价睡眠呼吸紊乱的参数是睡眠呼吸暂停或低通气指数（AHI），表明睡眠期间每小时内呼吸暂停和低通气次数的总和。值得注意的是，目前还没有普遍接受的多导睡眠正常参考值及诊断儿童 OSA 的参数值，且仍然不清楚哪些参数最能预测 OSA 的发病。正常学龄前儿童和年幼学龄儿童总 AHI 值可能 <1.5，且这是 12 岁及以下儿童 OSA 最广泛使用的截断值；AHI ≥ 5 是青少年和成人普遍使用的一个截断值。AHI 为每小时内 1~5 次阻塞性事件、临床评估有 OSA 相关危险因素、有日间后遗症证据及整夜睡眠研究技术质量共同决定进一步的治疗方案。

## 治 疗

目前还没有被普遍接受的有关儿童 SDB 治疗的指南（包括原发性打鼾和 OSA）。目前的建议主要是强调衡量哪些是 SDB 儿童已知的潜在心血管、代谢和神经认知后遗症，结合个人健康保健专业人员的临床判断，决定是否和如何治疗 OSA 儿童取决于若干参数，包括严重程度（夜间症状、日间后遗症、睡眠研究结果）、病程和患者的个体化参数（如年龄、伴发疾病和潜在致病因素）。对于中到重度的病例（AHI > 10），治疗决定通常是明确的，且大多数儿童睡眠专家建议，呼吸暂停指数 > 5 的所有儿童都应给予治疗。

在儿童 OSA 的绝大多数病例中，对任何伴有腺样体扁桃体肥大的幼儿来说，腺样体扁桃体切除术是首选的治疗方法，即使存在其他危险因素（如肥胖）。术后无并发症的病例通常（70%~90%）症状完全缓解，某些病例会发生切除术后腺样体组织再生。高危儿童包括年幼儿童(<3 岁)、多导睡眠记录的严重 OSA 患儿、有 OSA 严重临床后遗症的儿童（如生长发育迟缓），或者相关症状，如颅面综合征、病态肥胖和肌张力减退。所有患者都应做术后重新评估以决定是否需要额外的评估和（或）治疗。如果有残余的危险因素（如肥胖）或者持续的 OSA 症状，表明在腺样体扁桃体切除术后可能需要进行至少 6 周的睡眠随访研究。

其他治疗措施包括减肥、体位疗法（采用牢固的物体，如放置一个球在睡着的孩子的后背以防止小儿仰卧位睡觉），当有其他危险因素（如哮喘、季节性过敏、胃食管反流）存在时应采取积极的治疗；一些证据表明，鼻腔内使用糖皮质激素和白三烯抑制剂可能对轻度 OSA 有益。其他外科手术，如腭垂腭咽成形术和颌面外科手术（下颌牵张成骨与上下颌骨前移）很少在儿童中进行，但可能用于特定的病例中。口腔矫治器，如下颌前移装置和舌位固定器，通常用于面部骨骼已发育完全的青少年中。

持续气道正压通气（鼻 CPAP 或 BiPAP）是成人 OSA 最常见的治疗，也可成功地用于儿童和青少年。CPAP 通过接口（面罩、鼻垫）输送加湿加热的空气，在压力作用下有效地“夹板”式气道开放。最佳压力设置（消除或显著减少未增加觉醒或中枢性呼吸暂停的呼吸事件）通过在水面实验室进行整夜的 CPAP 滴定法进行确定。目前压力和滴定法的有效研究成果应该周期性进行并长期使用（年幼儿童每 6 个月 1 次，年长儿童和青少年至少每年 1 次）。如果腺样体和扁桃体切除术不可行、腺样体切除术后有疾病残存，或者如果有不能进行手术治疗的主要危险因素（肥胖和肌张力减退），CPAP 可以被推荐使用。

## 深眠状态

深眠状态是发作性的夜间行为，包括定向认知障碍和自主性肌肉、骨骼肌的障碍。深眠状态主要发生在非快速动眼睡眠（NREP；部分觉醒深眠状态）或与快速动眼睡眠相关，包括噩梦、入睡前幻觉和睡眠瘫痪；其他常见的深眠状态包括梦游。睡眠相关运动障碍，包括下肢不宁综合征、周期性肢体运动障碍和节律性运动障碍（撞头、身体摇摆），将在后续独立章节中详细描述。

## 病　因

由于年幼儿童慢波睡眠百分比相对较高，部分觉醒深眠状态，包括梦游、夜惊症和觉醒混淆在学龄前和学龄儿童更为常见。与 SWS 相对百分比增加有关的任何因素（某些药物、前睡眠剥夺）都可增加有倾向性的小孩深眠状态的发生频率。梦游和夜惊症似乎都有遗传倾向性。相反的，噩梦要比部分觉醒深眠状态更为常见但是经常与其混淆，它集中在 REM 睡眠具有最佳优势的夜间后 1/3。部分觉醒深眠状态还可能与夜间癫痫发作难以辨别。表 17-6 总结了这些夜间觉醒事件的相似性和不同点。

## 流行病学

多数儿童（15%~40%）至少发生过一次梦游；定期发生梦游的儿童大约是 17%，有 3%~4% 的儿童频繁发作。梦游可能持续至成年时期，成人的发生率约为 4%。有梦游家族史的儿童梦游的发生率比正常儿童高达 10 倍以上。1%~6% 的儿童经历过夜惊，主要发生在学龄前期和小学时期，且开始发作的年龄通常在 4~12 岁。由于普遍的遗传倾向性，患梦游的儿童夜惊的发病率大约是 10%。虽然夜惊症可以发生在婴儿期至成年期的任何年龄，但大多数人长大到青春期时就不再发生夜惊症。觉醒混淆常并发于梦游和夜惊，据估计 3~13 岁儿童的发生率高达 15%。

表 17-6　发作性夜间现象的鉴别

| 特征 | 部分觉醒异态睡眠 | 梦魇 | 夜间癫痫发作 |
|---|---|---|---|
| 睡眠时相 | SWS | REM | Non-REM > 觉醒 > REM |
| 夜间的发作时间 | 前 1/3 | 后 1/3 | 不固定；通常在睡眠 - 觉醒交替的时候 |
| 自主觉醒水平 | 低 / 高 / 中度 | 中到重度 | 不固定 |
| 觉醒阈值 | 高 | 低 | 低 |
| 事件回忆 | 无或不完整 | 生动的 | 不常见 |
| 日间嗜睡 | 无 | +/- | 经常 |
| 尿失禁、咬舌、流口水、刻板、发作后的行为 | 无 | 无 | 有 |
| 每晚多次发作 | 罕见 | 偶尔 | 经常 |
| 增加的睡眠剥夺 | 有 | 有时 | +/- |
| PSG | 如果是非典型特征则显示 | 不显示 | 如果是非典型特征则显示；要求运用扩大的 EEG |
| 家族史 | 常见 | 罕见 | 不固定 |

EEG：脑电图；PSG：多导睡眠图；REM：快速眼球运动；SWS：慢波睡眠

## 临床表现

部分觉醒深眠状态有几个共同特征，因其都典型地发生在“深”睡眠的转变期或 SWS 阶段，部分觉醒深眠状态在觉醒（步行、发声）和睡眠阶段（高唤醒阈值、对环境的无反应）都有一些临床特征，同时常有对事件的记忆缺失。部分觉醒深眠状态的典型发作时间在睡眠期间前几个小时，与在夜间前 1/3 占优势的 SWS 有关，持续时间通常是典型的几分钟（夜惊）到 1h（觉醒混淆）。夜惊症是突然发作的，以高度自主觉醒为特征（如心动过速、瞳孔扩大），然而混淆觉醒的特征是较为渐进地在睡眠中发生，可能有挣扎但是通常不会离开床，且常伴随从睡眠觉醒的缓慢心理状态。梦游可能会引起安全问题（如从窗户坠落、在外游荡）。逃避或增加干扰、被父母安慰或企图觉醒是所有部分觉醒深眠状态的共同特点。

## 治　疗

部分觉醒深眠状态的治疗是父母的教育和安慰、良好的睡眠卫生及避免恶化因素（如睡眠剥夺和咖啡因）等手段的联合。对于梦游的病例，制订安全防御措施非常重要，例如在门口或楼顶的电梯使用门禁、给外门和窗户上锁以及安装父母警示系统（如寝室门警报器）。有计划地惊醒是让父母在第一次深眠状态发作的前 15~30min 进行的行为干预，是发生在夜间的部分觉醒发作最有可能成功的方法。药物治疗是极少需要的，但是可能在频繁发作的或严重的病情、损伤高风险、暴力行为或严重的家庭影响的患者中使用；主要使用的药物是有效的 SWS 抑制剂，主要是苯二氮䓬类和三环类抗抑郁药。

# ■ 睡眠相关运动障碍：下肢不宁综合征、周期性四肢运动障碍和节律运动

下肢不宁综合征（RLS）是一种神经病学的主要以感觉障碍为主，以肢体末端不舒适的感受为特征，伴随一种几乎难以抗拒的动腿冲动 这种感觉通常通过运动包括行走、伸展和摩擦（只要继续运动）可以得到部分的缓解。RLS 是一个基于这些关键症状出现的

临床诊断。周期性四肢运动障碍（PLMD）是以周期性的、重复性的、短暂的（0.5~10s）和间隔20~40s高度刻板的肢体痉挛为主要特征。这些运动主要发生在睡眠期间，通常大多数发生在腿部，由大脚趾的节律性伸展和脚踝的背屈组成。节律性四肢运动（PLMs）的诊断要求由胫前肌电图引导的整夜多导睡眠图记录四肢运动的特征。

### 病　因

"早发"RLS（如35~40岁以前开始出现症状），常被称为"原发"RLS，似乎有一种特别强的遗传成分。*PTPRD*基因变异与RLS相关。成人和儿童低血清铁水平可能是RLS症状和PLMs发生和严重程度的重要致病因素。作为铁储存降低的一个标志，RLS儿童和成人的血清铁蛋白水平常常是降低的。潜在机制假说认为，这与铁作为多巴胺合成限制速率步骤中酪氨酸羟化酶的辅助因子有关；相应地，多巴胺功能障碍被认为在RLS感觉障碍成分的产生和PLMD中具有关键作用。某些疾病，包括糖尿病、末端肾疾病、肿瘤、风湿性关节炎、甲状腺减退症和妊娠，作为治疗的特殊药物（如抗组胺药苯海拉明、抗抑郁药和H-2受体阻断剂西咪替丁）和物质（如咖啡因），也可能与RLS/PLMD的发生有关。

### 流行病学

以前的研究发现儿童群体中RLS发病率1%~6%；8~17岁儿童满足"明确"RLS诊断标准的百分比大约是2%。儿童睡眠临床研究中PLMs每小时大于5次的发病率是5%~27%；PLM症状调查研究中发生率是8%~12%。在几个对照人群中的研究发现超过1/4的ADHD儿童伴有PLMs。

### 临床表现

除了感观表现和冲动动腿，大多数PLS发作开始或加重于休息或静止时，如躺在床上入睡或在车上较长时间时。RLS的独特之处在于症状的时机似乎也有昼夜成分，因为它们的高峰往往在傍晚时分。一些儿童可能会表现为"生长痛"，尽管这被认为是一个非特异症状。由于RLS症状常常在夜晚最糟，睡前挣扎和入睡困难是两个最常见的表现。与RLS患者相比较而言，患PLMs的人通常对这些运动没有意识，这些运动可能引起睡眠觉醒以及随之而来的严重睡眠紊乱。RLS/PLMD儿童的父母可能会抱怨他们的孩子睡觉不安分、乱动或者在夜间滚下床。

### 治　疗

是否需要以及如何治疗RLS的决定取决于特定的儿童或青少年感官症状的严重程度（频率和周期）、睡眠受干扰的程度及日间后遗症的影响。PLMs指数（每小时PLMs）小于5，通常没有治疗记录；当指数大于5，专门治疗PLMs的决定应基于是否存在夜间症状（睡眠不安或无恢复性失眠）以及日间临床后遗症。一个合理地初始方法是促进良好的睡眠卫生（包括限制使用咖啡因）和对血清铁蛋白水平低（<50）的儿童实行铁剂补充，硫酸亚铁推荐剂量通常是每天4~6mg/kg，补充3~6个月。增加中枢神经系统多巴胺水平的药物（如罗平尼咯和普拉克索）可有效缓解成人RLS/PLMD的症状，然而在儿童的有关数据却十分有限。

睡眠相关节律性运动，包括撞头、身体摇晃和摇头是重复的、刻板的和有节律的、牵涉大量肌群的运动或行为。这些行为通常发生在睡眠时的转换期，但是还发生在午睡时间并伴随有夜间觉醒。通常儿童表现这些行为作为舒缓他们自己（或回到）睡眠的方式，在1岁以内更为常见，常在4岁时消失。在大多数病例中，节律性运动行为是良性的，因为这些运动和有关的显著性伤害极为罕见而睡眠并没有受到显著的干扰。这些行为通常发生在正常发育的儿童，在绝大多数的病例中，这些行为的存在并不意味着有潜在的神经或心理问题。通常情况下，对睡眠相关节律性运动进行处理的最重要的方面是向家庭保证这是正常的、常见的、良性的和自限性的。

## 发作性睡病

嗜睡是描述一组以反复发作的过度日间嗜睡（EDS）、基本警觉性降低、和（或）夜间睡眠期延长且干扰日间正常功能为特征的障碍。认识到存在大量引起EDS的潜在诱因是非常重要的，这些诱因可大致分为"外在"的[如继发不足和（或）碎片化的睡眠]或"内在"的（如对睡眠的需求增加）。发作性睡病是一种慢性的终身中枢神经系统障碍，通常出现在青少年和儿童早期，以极度的日间嗜睡和由此导致的严重功能异常为特征。其他常与发作性睡病、猝倒、入睡前或觉醒前幻觉和睡眠性麻痹有关的症状可概括性代表REM睡眠特征"入侵"到清醒状态。

### 病　因

下丘脑食欲素或下丘脑分泌素神经递质系统在伴有猝倒发作的嗜睡症中有特异性损害。发作性睡病的潜在机制涉及下丘脑外侧分泌下丘脑分泌素/食欲素的细胞选择性缺失，这可能是由病毒感染触发且结合基因易感性和环境因素影响的自主性免疫机制。人白细胞抗原检测也表明与发作性睡病密切相关，然而绝大多数被检测出该抗原的个体并没有发生嗜睡。虽然大多数发作性睡病患者被认为是特发性的，"继发"性发作性睡病伴猝倒也可能是由中枢神经系统异常引起的。

### 流行病学

据报道，发作性睡病的发病率是（3~16）/10 000，发作性睡病伴猝倒的发病率大约是（0.2~0.5）/10 000。据估计，发作性睡病患者的一级亲属发生发作性睡病伴猝倒的危险性是 1%~2%，与普通人群相比增高了 10~40 倍。

### 临床表现和诊断

发作性睡病典型发病常在青少年期和成年早期，虽然在学龄期和甚至更小的儿童就可能有初始症状出现。发作性睡病的早期症状经常被忽视、曲解，或被误诊为其他医学的、神经的和精神疾病，而正确地诊断常会延误至数年以后。发作性睡病最突出的临床表现是严重的日间嗜睡，以日间嗜睡基线水平增加以及突发的和不可预知的睡眠反复发作为特征。这些“睡眠发作”常被描述为“不可抗拒的”，在这种情形下无论儿童或青少年做出多么大的努力都不可能保持清醒状态，甚至发生在正常的刺激性活动中（如用餐时、正在谈话时）。非常短暂（几秒钟）的发作性睡眠还以个体“凝视”的形式发生，表现为无反应或者继续进行一项持续性活动（无意识行为）。猝倒症被认为是特异病征性的发作性睡病，但是它常在 EDS 起病第 1 年内发展，被描述为一种突发的、双边的、肌张力部分或完全缺失，常常因强烈地正面情绪而触发（如大笑、惊喜）。猝倒发作通常是短暂的（数秒至数分钟），且完全可逆的，当发作结束后可完全恢复至正常张力。入睡前或觉醒前幻觉涉及生动地视觉、听觉，和有时发生在睡眠和清醒转换时的触觉感官体验，主要在开始睡觉（入睡）和在醒来时（觉醒前）。睡眠瘫痪是指在入睡或觉醒前几秒或几分钟不能活动或说话，且常常伴有幻觉出现。其他与发作性睡病相关的症状包括扰乱的夜间睡眠、注意力不集中以及行为和情绪问题。

整夜多导睡眠图再加多次睡眠潜伏期实验（MSLT）被强烈推荐为有严重的不能解释的日间嗜睡症状或疑似有发作性睡病的患者评价的一部分。夜间 12h PSG 的目的是评估原发性睡眠障碍，比如可能会引起 EDS 的 OSA。MSLT 涉及一系列 5 次小睡机会（20min），在此期间嗜睡症患者表现出病理性缩短的睡眠潜伏期，以及入睡后立即发生的快动眼睡眠期。

### 治　疗

一个个体化的发作性睡病治疗计划通常涉及教育、良好的睡眠卫生、行为改变和药物治疗，有计划的小睡可能会有帮助。药物如精神兴奋剂和莫达非尼常被用于处方药以控制 EDS。我们的目标应该是尽可能充分的恢复到在学校、家庭和社会环境中的正常功能。药物如三环类抗抑郁药和五羟色胺再摄取抑制剂也可用于控制 REM 有关表象，如猝倒、入睡前幻觉和睡眠瘫痪。

## 睡眠时相延迟综合征

睡眠时相延迟综合征（DSPD），是一种生理节律紊乱，指显著的、持续的和顽固的睡眠 – 觉醒时相移位（入睡晚和觉醒晚），并与个人正常的学校、工作和（或）生活方式需求相冲突。DSPD 可发生在任何年龄，但是在青少年和年轻人最常见。

### 病　因

DSPD 患者往往开始是夜猫子，他们有潜在的倾向和偏好即熬夜和晚起，尤其在周末、假期和暑假。虽然一些作者推论掌握睡眠期时间的生物钟本身可能存在异常，但 DSPD 的潜在机制仍然是不清楚的。

### 流行病学

研究指出 DSPD 影响了 7%~16% 的青少年。

### 临床表现

最常见的临床表现是个体企图在“社会接受”的期望就寝时间入睡时失眠，伴随早晨起床极度困难，即使有期望的活动，且日间嗜睡。睡眠维持一般没有问题，如果就寝时间与偏爱的睡眠时间（如周末、学校假期）一致将不会发生入睡时失眠。学校迟到和频繁旷课的情况经常出现。

### 治　疗

治疗 DSPD 的目标基本上是 2 个方面：首先，将睡眠 – 觉醒时刻表移位至一个更早的时间；第二，保持这个新的时刻表。逐渐的推进晚上的就寝时间和早上的起床时间，通常将就寝或觉醒时间每次提早 15~30min；更显著的相位延迟（当前入睡和期望的就寝时间之差）可能需要“时间疗法”，即每隔 1 天延迟睡眠时间和觉醒时间 2~3h。暴露于早上的光亮（自然光或者“灯箱”）和避免夜间光亮常常是有效的。外源性褪黑激素的口服补充剂也可使用，较大剂量（即 5mg）通常在睡前给予，但一些研究表明，在下午或傍晚（即睡眠习惯的前 5~7h）服用生理剂量的口服褪黑激素（0.3~0.5mg）似乎是最有效的推进睡眠时相的方法。

## ■ 健康监督

儿科医生通过健康检查筛查和确认儿童、青少年的睡眠障碍特别重要。儿童健康随访是一个机会，可以教育父母什么是儿童的正常睡眠以及教会他们预防睡眠问题发生的技巧，这种预防可以在问题发生的最初缓解（初级预防）或在问题已经存在的情况下防止变成慢性（二级预防）。在每次儿童健康随访时，应该对不同发育阶段的儿童做相应的睡眠障碍筛查，包括一系列潜在的睡眠问题，表 17–7 概括了一个简单的睡眠法则："BEARS"。由于父母可能并不能够总是对孩子的睡眠问题保持警觉，尤其在大龄儿童和青少年，所以直接询问孩子有关睡眠的问题也很重要。对儿童睡眠问题的确认和评估要求不但要了解睡眠障碍与白天状态不好之间的联系，如易怒、注意力不集中和冲动控制能力差，还要对一些常见的各个不同发育阶段的睡眠主诉做出鉴别诊断（入睡困难、睡眠维持困难、夜间偶发事件等）。对那些有行为或学业问题的儿童，尤其是注意力缺陷或多动障碍的儿童，初次评估都应该包括对睡眠模式和可能的睡眠问题的评估。

有效的预防手段应该包括教育新生儿父母有关正常睡眠的量和模式。调节睡眠或控制就寝时觉醒到入睡、夜间觉醒到再次入睡的内部状态，应从出生后 12 周就开始。所以，建议父母们把 2~4 个月大的婴儿在他们昏昏欲睡但仍清醒的时候放到床上，以避免睡眠发生时对父母在场的依赖性并且以此来培养婴儿自我安慰的能力。其他重要的睡眠问题包括讨论规律的上床就寝时间、就寝规则和对幼儿来说过渡性物品的重要性，并提供给父母和儿童有关良好的"睡眠卫生"和充足的睡眠时间的基本信息。

认识到儿童发生睡眠问题的文化和家庭背景很重要。在许多种族的家庭，婴儿和父母同睡都是一种常见的并且是被人们接受的做法，包括非裔美国人、西班牙人和东南亚人，因此这些家庭可能不认同小婴儿自我安慰的行为。另一方面，父母把同睡当作解决儿童潜在睡眠问题的一种尝试，而不是作为一种生活方式的选择，这种做法可能会让问题暂时缓解，但是会引发更严重的睡眠问题。

## ■ 儿童睡眠问题评估

对有睡眠问题的儿童的临床评价包括以下几个方面：全面仔细了解病史，以发现可能导致睡眠障碍的医学因素，例如变态反应、用药以及急性或慢性疼痛。了解发育史很重要，如前所述，睡眠障碍的儿童往往

**表 17–7　BEARS 睡眠筛查法则**

"BEARS" 方法分为 5 个主要的睡眠部分，它提供了针对影响 2~18 岁年龄范围儿童的主要的睡眠障碍的一种全面筛查。每一部分都有一套在临床问诊中使用的适合于该年龄段的触发问题。

B = Bedtime problems（就寝问题）

E = Excessive daytime sleepiness（白天睡眠过多）

A = Awakenings during the night（夜间觉醒）

R = Regularity and duration of sleep（睡眠的规律和持续的时间）

S = Snoring（打鼾）

与发育相应的触发问题举例

| | 幼儿或学龄前儿童（2~5 岁） | 学龄儿童（6~12 岁） | 青少年（13~18 岁） |
|---|---|---|---|
| 1. 就寝问题 | 您的孩子在上床睡觉方面有问题吗？入睡呢？ | 您的孩子在上床睡觉方面有问题吗？（P）你在上床睡觉的时候有什么困难吗？（C） | 你就寝时间入睡有任何问题吗？（C） |
| 2. 白天过于疲倦 | 您的孩子在白天的时候看起来过于疲劳或困倦吗？她白天仍然小睡吗？ | 您的孩子早晨醒来有困难吗？白天看起来困倦或是白天小睡吗？（P）你感到非常疲劳吗？（C） | 在白天你感觉到非常困倦吗？在学校呢？开车的时候呢？（C） |
| 3. 夜间觉醒 | 您的孩子晚上经常醒来吗？ | 您觉得您的孩子晚上经常醒来吗？有任何梦游或是做噩梦的星空吗？（P）你晚上经常醒来吗？重新入睡有困难吗？（C） | 你晚上经常醒来吗？重新入睡有困难吗？（C） |
| 4. 睡眠的规律和持续时间 | 您的孩子就寝时间和醒来的时间规律吗？规律是什么？ | 您的孩子在上学的日子什么时间上床睡觉？什么时间起床？周末呢？您认为他 / 她能够得到足够的睡眠吗？（P） | 在上学的日子你通常晚上几点上床睡觉？周末的晚上呢？你通常每天睡几个小时？（C） |
| 5. 打鼾 | 您的孩子晚上经常打鼾或是呼吸困难吗？ | 您的孩子鼾声很响或每天晚上都打鼾或者晚上呼吸困难吗？（P） | 您十几岁的孩子鼾声很响或是每晚都打鼾吗（P） |

C：儿童；P：父母

有发育迟缓和自闭症谱系障碍。了解儿童目前在学校、家庭的表现，对于评价睡眠障碍所导致的情绪、行为和神经认知方面的后果极为重要。目前的睡眠情况最好通过父母提供的儿童睡眠日记来评价。在睡眠日记中，父母需要记录一段时期儿童睡眠的持续时间、睡眠与觉醒时间。对睡眠习惯的评价，如就寝习惯、每日咖啡因摄入量、睡眠环境（温度、噪音水平等）则可能提示一些导致睡眠障碍的环境因素。夜间症状，可能表现为以医学为基础的睡眠障碍如 OSA（大声打鼾、窒息或气喘、出汗）或者 PLMs（不安分睡眠、反复踢腿的动作），应该引起注意。极少需要用整夜睡眠研究评价儿童睡眠问题，除非有症状提示 OSA 或周期性踢腿运动、不寻常的阵发性夜间事件特征或不明原因的日间嗜睡。

## 参考书目

参考书目请参见光盘。

（李平　译，毛萌　审）

# 第3部分 行为与心理障碍

## 第18章 评估和访谈

Heather J.walter, David R. DeMaso

儿童精神心理疾病较白血病、糖尿病和艾滋病（AIDS）更为普遍。在2006年，美国用于儿童精神障碍疾病诊疗的经费（约89亿）比哮喘、创伤、上呼吸道感染及其他感染类疾病更多。尽管有近1/10的青少年有很严重的足以导致明显损伤的精神异常，但是却有75%~80%的患者没有接受必要的心理健康服务。未经治疗的精神异常会带来明显的不良后果，包括发病率和死亡率的增加，不能实现生命发展的任务，有隔代遗传的缺点，以及大量社会资金投入的浪费。儿童精神疾病的不同表现可持续至成年，早期发现和治疗是非常重要的。

### ■ 评估目标

儿科设置的社会心理评估目的是确定诊疗对象是否有认知、发展、情绪、行为及社交障碍的体征和症状，并对其进行充分描绘，以确定恰当的管理方案。评估的重点随着临床表现和环境而变化。在紧急情况下，评估的重点或许局限于给出一个恰当的护理等级——以便能够保证患者自身和他人的安全。在常规情况下（如健康儿童就诊），评估的重点可以更加宽泛，可以囊括所有心理健康方面的主要症状和功能障碍。儿科医生面临的挑战是尽可能准确地判断诊疗对象是否有符合精神障碍诊断的症状和体征，以及根据障碍的严重性和复杂性确定是否需要转诊至儿童心理健康专家或管理机构。

### ■ 现存问题

婴儿往往是因为体重和身高的增长缓慢、社会反应差、进食和睡眠规律问题、较少发声、冷漠及对陌生人过于恐惧或过于热情而受到关注。在这一时期，精神疾病往往被诊断为喂养问题和反应型依恋障碍。

幼儿的评估主要是关注其睡眠问题、极度行为不端、极度害羞、恪守常规、语言发育迟缓、过分好动、与父母分离困难、上厕所困难或者拒绝接受新食物及味觉匮乏。发育迟缓及更多的轻微生理、感觉和运动发育问题应该得到关注。由于孩子的性格气质和父母的期望之间存在差异而造成的关系紧张，也应该做评估。这一时期的精神疾病往往被诊断为广泛性发育问题和反应型依恋障碍。

学龄前儿童存在的问题包括排便困难、兄弟姐妹间嫉妒、缺少朋友、自我伤害的冲动、多重恐惧、梦魇、拒绝遵从指示、癔症、说话难以被理解、异常发脾气。这个时期精神疾病主要是广泛的交流障碍、破坏性行为、焦虑及睡眠障碍等。

年长儿童受到临床的关注多是因为易怒、抑郁、尿床、多动、冲动、注意力分散、学习障碍、梦魇、拒绝上学、欺负和被欺负、焦虑和恐惧、躯体语言化、沟通障碍、抽搐及退缩或者孤立。在这一时期，儿童精神疾病往往被诊断为注意力障碍、破坏性行为、焦虑（如分离焦虑、选择性缄默症、广泛性焦虑症）、排便困难、癔症、学习障碍和抽动症等疾病。

青春期青少年主要评估家庭状况、对性和毒品的认识、少年犯罪和参加帮派、交友形式、独立意识、自尊和道德准则。这个时期精神疾病的诊断主要是焦虑（如：惊恐、社会焦虑）、抑郁、双向人格、精神病患者、吸毒和进食等障碍。

### ■ 精神社会访谈的一般原则

在儿科进行的常规心理访谈要求足够的时间和私密性。访谈的目的应该在保密的前提下向儿童和家长解释（如“能确保这个事情在家、在学校和朋友中都是保密的”）。此后，访谈的第一个目标是与儿童及父母建立和谐的关系。

关于父母方面，访谈的报告要尊重父母对自己孩子的了解，尊重父母在孩子的生活中扮演的核心角色，以及他们要为孩子创造更好的生活的渴望。父母经常觉得焦虑或内疚，因为他们相信孩子出现的问题暗示了他们作为家长的不足。而且，父母在自己儿童时代的经历影响他们对待孩子感情和行为的方式。适当的建设性提议可以促进和孩子的友好关系。例如，和婴儿一起玩躲猫猫，和学龄前儿童玩赛车，和戴棒球帽的孩子讨论运动，和穿着摇滚 T 恤的青年人讨论音乐。

与孩子的交谈，有利于展开家庭为中心的访谈，在这样的访谈中父母被邀请参与到任何关于孩子的心理问题（发育、思想、情感、行为、同伴关系）讨论中。对于青少年患者，单独的访谈很重要，可以给青少年一个提出对父母看法的机会，以及从他或她的角度提出问题。访谈时依据父母提出的问题（不暴露这些问题来源于父母），以合适的访谈形式和内容来获得症状持续时间、频率和严重性、伴随的苦恼或功能损害的程度、症状发生时的年龄段和环境背景等。

由于儿童精神问题大都有并发症，在发现问题后，儿科医生应该简要地筛查所有在认知、发育、情感、行为和社会干扰等方面的问题，包括情绪、焦虑、注意力、思考和理解力、药物使用、社会亲缘关系、进食、语言和学习等具体内容。在这之前，可以有一个过渡说明，如“现在，我想要问一些其他的问题，这些问题我问过所有的父母和孩子”。

“十一种警示信号”（表 18-1）提供了一个在提问时很有帮助的指南，这个指南主要提供给一线临床医生，可以识别精神疾病早期症状。功能损害可以通过询问在主要生活领域，包括家庭、学校、同龄人和社区当中的症状和功能来评估。这些区域都包括在 HEADSS（home，education，activities，drugs，sexuality，suicide/depression）访谈指南中，通常被用来筛查青少年问题（表 18-2）。

问题的性质和严重性可通过使用标准化的自我、父母或者老师答卷量表（表 18-3）进一步描述。量表是检测的一种形式，提供了对特殊概念相对快速地评估，这种评估用简单易得的数字得分就可以很容易的解释。量表的使用确保系统涵盖相关的症状，可量化

**表 18-1　心理健康行为信号**

- 感觉悲哀或孤独持续超过 2 周
- 认真地尝试自我伤害或自杀，或计划这样做
- 突然的、没有原因的恐惧，有时伴有心动过速或呼吸急促
- 涉及很多打斗，使用武器，或想要严重地伤害他人
- 严重的、不能控制的、可能会伤害自己或他人的行为
- 绝食，呕吐，或服用泻药减肥
- 强烈的担忧或恐惧，影响到日常生活
- 难以集中注意力或安静地待着，导致身体受到伤害或学校生活障碍。
- 反复服用药物或酒精
- 严重的心境不稳导致关系问题
- 你的行为或人格的强烈的改变

摘自 The Action Signs Project. Center for the Advancement of Children's Mental Health at Columbia University

**表 18-2　快速获得心理社会病史的 HEADSS 筛查访谈**

**父母访谈**

- 家庭

家庭成员之间怎样相处?

- 教育

你的孩子在学校是怎样做的?

- 活动

你的孩子喜欢做什么?

你真正关心过孩子在做什么吗?

你的孩子和同伴之间如何相处?

- 药物

你的孩子曾经服用药物或酒精吗?

- 性

对你有影响的关于性或者性行为的问题吗?

- 自杀 / 抑郁

你的孩子曾经因为情绪问题接受过治疗吗?

你的孩子曾经故意试图伤害他 / 她自己或威胁其他人吗?

**青少年访谈**

- 家庭

你和父母相处得怎么样?

- 教育

你喜欢学校和你的老师吗?

你在学校表现的怎么样?

- 活动

你有一个最好的朋友或者一群好朋友吗?

你喜欢做什么?

- 药物

你曾经服用过药物或者酒精吗?

- 性

有对你有影响的关于性或者性行为的问题吗?

- 自杀或抑郁

每个人都会有时感到悲哀或者愤怒。你呢?

你有没有曾经感到很沮丧以致于产生轻生的念头或很愤怒很想要伤害别人?

摘自 Cohen E, MacKenzie RG, Yates GL. HEADSS, a psychosocial risk assessment instrument: implications for designing effective intervention programs for runaway youth. J Adolesc Health, 1991, 12:539-544

症状的严重性并可得到治疗效果的基线。

临床研究显示父母和老师所关心的往往是精神分裂表现、冲动行为、活动过度或者反抗社会行为。而孩子们可能更想要倾诉他们的焦虑或抑郁情绪，包括自杀想法和行为，这些可能是父母并不清楚的。功能性损害也可以用自我的或者其他的量表来评估。虽然

**表 18-3　公共领域心理健康量表的选择目录**

| 工具 | 年龄（岁） | 答卷人：项目号 | 结束时间（min） | 出处 |
|---|---|---|---|---|
| BROAD BAND 宽带 | | | | |
| 儿科症状目录（PSC） | 6~16 | 父母：35 | 5~10 | www.brightfutures.org |
| SNAP- Ⅳ量表 | 6~18 | 父母，老师：90 | 10 | www.adhd.net |
| 强度 & 难度问卷法 (SDQ) | 3~17 | 父母，老师，孩子：25 | 5 | www.sdqinfo.com |
| NARROW BAND 窄带 | | | | |
| 焦虑 | | | | |
| 儿童期焦虑性情绪障碍自我报告 (SCARED) | 8+ | 父母，孩子：41 | 5 | www.wpic.pitt.edu/research |
| 注意力和行为 | | | | |
| Vanderbilt 注意力缺陷多动症诊断量表 | 6~12 | 父母：55，老师：43 | 10 | www.brightfutures.org |
| 自闭症 | | | | |
| 自闭症幼儿改良目录 (M-CHAT) | 16~30 月 | 父母：23 | 5~10 | www.firstsigns.org |
| 抑郁症 | | | | |
| 儿童抑郁症流行病学研究中心 (CES-DC) | 6~17 | 孩子：20 | 5 | www.brightfutures.org |

儿童作为自我报告者的能力有限（如：语言技巧的限制、自我反省程度有限、情绪察觉迟钝、矫正行为能力有限、思想和情绪控制能力有限和对社会愿望的主观性等），然而儿童和成人仍然同样是可靠、有效的自我报告者。

鼓励临床医生熟悉心理测验的特征，适当地使用至少一个精神社会问题的测试方法。例如长处和困难问卷（SDQ），儿科症状核对表（PSC）（图 18-1），或者注意缺陷多动障碍 SNAP- Ⅳ评定量表（SNAP- Ⅳ）。如果访谈或广泛的调查量表暗示患儿1个或者多个特殊问题，临床医生可以使用范围较小的心理测验，如修改的幼儿孤独症检查表(M-CHAT)，针对注意力和行为问题的 Vanderbilt 儿童注意力缺陷伴多动症诊断量表，儿童抑郁流行病学研究量表（CES-DC），或儿童焦虑相关情绪障碍筛查量表（SCARED）。

量表检查时，儿童和青少年得分大于标准临界值时，应建议到专业精神病医生处进行评估和治疗。因为在这个范围分值与有临床意义的精神疾病高度相关。青少年得分低于或者仅轻微高于临界值（例如轻微的情绪障碍、焦虑或分裂行为障碍）儿科医生可以管理。有些年轻人得分明显高于临界值提示某种有生物学基础的障碍性疾病（例如注意力缺陷伴多动障碍）。

儿童的安全是最重要的。访谈时应该敏感意识到儿童是否暴露在任何令人害怕的事件当中，包括父母争吵或家庭暴力、责骂或冷漠或群体暴力，是否孩子表现了任何关于抑郁或自杀倾向的表现，或者是否孩子（如果在适当的年龄）已经涉及了危险行为，包括离家出走、不经过允许的外出、游荡、涉及帮派、物质滥用和无保护的性行为。访谈也应该评估父母的能力是否足够提供给孩子身体、情绪和社会的需要，或者是否父母已经被精神疾病、家庭关系失调或者不利的社会经济因素所影响，无力承担孩子的监护。任何针对儿童安全受到威胁的表现，都应立即进行深入评估并加以保护。

## ■ 转诊指征

儿科医生在诊断儿童和青少年精神疾病时领悟和可信度是不同的。对在“精神疾病的诊断和统计手册第四版，初级保健（DSM-IV-PC）”中有的精神病诊断标准比较熟悉的儿科医生，可能会对于诊断特定疾病比较有信心，特别是那些有比较明确的生物学基础的疾病（例如注意力缺陷多动障碍、孤独症、遗尿症、大便失禁、食欲缺乏症）。儿科医生对有些疾病的诊断经验有限，包括分裂行为、情绪障碍、焦虑症、精神病和物质滥用等。当儿科医生感觉对一个痛苦的患者或者有精神症状且伴功能损害的患者不能诊断时，应该转诊至有资格的精神科医生处就诊。儿童在初次评估时，如发现具有危险指征的社会心理问题应该转诊至有资格的精神科医生处就诊。

## ■ 精神病诊断评估

对儿童和青少年精神疾病诊断评价的目的是确定是否存在精神病理学或者影响发育的危险。如果有，则应给出解释和鉴别诊断，并制定一个使父母和孩子

BRIGHT FUTURES　TOOL FOR PROFESSIONALS

儿科症状检查表（PSC）

情感与身体状况在孩子们身上是并存的。因为父母经常是孩子行为、情感或学习问题的第一关注人，所以您可以通过回答一下这些问题来帮助您的孩子得到最好的照顾。请指出哪个程度词最适合描述您的孩子。

请在最能描述您孩子的程度词下标记

| | | 从不 | 有时候 | 经常 |
|---|---|---|---|---|
| 1. 抱怨疼痛 | 1 | ____ | ____ | ____ |
| 2. 更多的时间喜欢独处 | 2 | ____ | ____ | ____ |
| 3. 容易疲劳，没有力气 | 3 | ____ | ____ | ____ |
| 4. 烦躁不安，很难长时间坐下来 | 4 | ____ | ____ | ____ |
| 5. 很难与老师沟通 | 5 | ____ | ____ | ____ |
| 6. 对学校不感兴趣 | 6 | ____ | ____ | ____ |
| 7. 动个不停 | 7 | ____ | ____ | ____ |
| 8. 经常做白日梦 | 8 | ____ | ____ | ____ |
| 9. 容易分心 | 9 | ____ | ____ | ____ |
| 10. 害怕接触新环境 | 10 | ____ | ____ | ____ |
| 11. 感到难过，不开心 | 11 | ____ | ____ | ____ |
| 12. 烦躁、生气 | 12 | ____ | ____ | ____ |
| 13. 感到无助 | 13 | ____ | ____ | ____ |
| 14. 难以集中注意力 | 14 | ____ | ____ | ____ |
| 15. 对朋友不感兴趣 | 15 | ____ | ____ | ____ |
| 16. 与其他孩子打架 | 16 | ____ | ____ | ____ |
| 17. 不被学校接纳 | 17 | ____ | ____ | ____ |
| 18. 学习成绩下降 | 18 | ____ | ____ | ____ |
| 19. 沉醉于自己的世界 | 19 | ____ | ____ | ____ |
| 20. 医生找不出毛病 | 20 | ____ | ____ | ____ |
| 21. 睡觉困难 | 21 | ____ | ____ | ____ |
| 22. 经常忧心忡忡 | 22 | ____ | ____ | ____ |
| 23. 比以前更喜欢和你待在一起 | 23 | ____ | ____ | ____ |
| 24. 感觉他或她存在问题 | 24 | ____ | ____ | ____ |
| 25. 总是承受不必要的风险 | 25 | ____ | ____ | ____ |
| 26. 经常受伤害 | 26 | ____ | ____ | ____ |
| 27. 似乎有更少的乐趣 | 27 | ____ | ____ | ____ |
| 28. 行为幼稚 | 28 | ____ | ____ | ____ |
| 29. 不守规则 | 29 | ____ | ____ | ____ |
| 30. 不与人分享感受 | 30 | ____ | ____ | ____ |
| 31. 不理解别人的感受 | 31 | ____ | ____ | ____ |
| 32. 欺负别人 | 32 | ____ | ____ | ____ |
| 33. 遇到问题，指责别人 | 33 | ____ | ____ | ____ |
| 34. 乱拿别人的东西 | 34 | ____ | ____ | ____ |
| 35. 拒绝分享 | 35 | ____ | ____ | ____ |

总分________________

你的孩子有什么情感或行为上的问题需要帮助吗？　　（　　）否（　　）是

您是否希望通过某种方法解决孩子的问题？　　（　　）否（　　）是

如果是，您希望那种方法？________________________________________

**图 18-1**　儿科症状检查表

摘自 Green M, Palfrey JS. Bright futures: guidelines of the health supervision of infants, children, and adolescents. 2 ed. revised. Arlington: National Center for Education in Maternal and Child Health，VA, 2002

都可以参与的治疗计划。诊断评价的目标是为了阐明转诊的原因、获得准确的关于孩子功能发育的情况、社会心理障碍的性质和程度，并识别潜在的造成这些问题的个人、家庭和环境因素。这些与诊断和治疗计划有关的内容，可能涉及遗传、解剖、个性特点、个体的精神动力学、认知、语言和社交技能、相互作用的家庭模式和儿童养育环境、社区、学校和社会经济等诸多方面。

评估的焦点是发育，旨在描述儿童在不同领域的机能，以及评估孩子在这些领域里的符合其年龄和发育阶段预期的适应能力。对孩子的期望超出其能力所能克服的困难会影响孩子的发育，所以这是需要预防和干预的内容。这些困难可能是亚临床表现，多方面困难同时出现时，往往会带来显著的压力或者功能障碍，这是一些精神疾病的先兆。

整个评估过程中，临床医生关注的重点是孩子、其父母以及亲子互动中的优缺点的真实平衡情况。根据这个重点内容描述出富有正能量的家庭事件记录，随着时间的推移，可以勾勒出孩子目前的发育进展，并且可以在预测在危险和保护因素下其可能的进展方向。

虽然在临床环境下评价的内容将会改变，但是精神疾病诊断评价有6个主要组成部分：即提出的问题、精神症状和危险情况的回顾、发育史、完整的精神状态检查、生物－社会心理学的多方位诊断和治疗方案。对于婴儿和幼儿来说，提出的问题和过去的资料均来自于父母和其他知情人。随着儿童的成长，孩子成为更加重要的信息来源者，在而后的青春期中，他们则是首要的信息来源者。可以用不同的方式引入相关信息的采集和进行鉴别诊断，包括直接和间接提问、亲子游戏、观察孩子一个人时和与看护者在一起时的情况等。

提出问题包括症状的开始、持续时间、频率、严重性、伴随的痛苦和（或）功能性损害等方面的信息，以及诱发、加剧、持续存在的情景因素。症状回顾主要评价儿童和青春期少年精神疾病的共患病情况，包括注意力、愤怒、反社会行为、物质滥用、抑郁、易怒及躁狂情绪、焦虑、饮食障碍、排便困难、思维混乱、发育及语言和学习情况、既往的精神病治疗情况。回顾也包括对危险情况的仔细评估，如是否有自杀、凶杀和危险行为。

发育史包括受孕、孕期或领养情况、身体发育和疾病史、认知和语言能力、学校成绩、情绪和气质、道德和价值观、兴趣、爱好、天赋和业余爱好、家族性疾病、人际关系、用药史和精神病史、参加团体和文化背景、同伴关系、应激或外伤暴露等信息。精神状态检查主要评估外表、亲缘关系、认知力、沟通力、情绪、情感表达、行为、记忆、方向定位和理解力等。

评估是以生物－心理－社会学多维度的评价和诊断展示的。它来自于对生物学、心理学和社会学领域的优缺点的评估，适用于选择干预还是治疗。生物学领域主要的问题包括精神病家族史和人格或行为问题，以及分娩前、分娩时和分娩后损伤的个人史、认知或语言障碍、躯体疾病、性格缺陷。心理学领域主要包括发育障碍、不恰当的应对技巧和不成熟的防御模式等。社会领域主要包括父母能力不足、不当的教养、家庭功能失调、社会孤立、贫乏的社会技能、学校不适应、居住社区不友好和社会人口缺陷等。主要的优势包括了认知和语言能力；健康的身体和吸引力；稳定和亲善的气质人格；坚定而有支持力的父母、家庭、同伴和社区结构。

诊断必须与精神疾病的诊断和统计手册，第四版，修订版（DSM-IV-TR）的命名一致。这个命名法通过代表性的症状对疾病进行分类，旨在通过因果关系和维度描述提高诊断的准确性。心理医生主要按照生物学、心理学和社会学的领域，用多维度描述来展示一个孩子的全貌。维度Ⅰ、Ⅱ、Ⅲ主要反应发育和医学方面的问题，维度Ⅳ是反映社会应激下的表现。维度Ⅴ以数字的形式从1（存在自我伤害的持续性危险）到100（多领域功能正常）整体描述功能水平。

## ■ 婴儿和幼儿诊断评价时的特殊考虑

婴儿和幼儿的精神病评价包括生理学、性格、运动行为、情感行为、社会行为和沟通等领域。虽然这些领域的很多信息都来自于父母的报告，但是很多也可以从非语言行为和亲子互动的观察中搜集得来。观察应该包括父母和孩子的主要情调（积极的、消极的、冷漠的）、涉及的情境（好奇的、无趣的）、社会反应（相互凝视，听众的反应）和情境转换的反应（包括分离）。

在婴幼儿时期，对产后抑郁症的筛查是很关键的。其主要是评估母亲（或其他看护者）在孩子表达需要时候的快速反应能力，调解孩子迅速转换的情感和行为变化的能力，以及保护孩子不产生过分的挫败感的能力。

应用于这个年龄组的标准化的筛查工具（例如贝利婴儿发育量表）有助于系统化评估。此外，婴幼儿和学龄前儿童精神状态测试（tITP-MSE）作为一个参考工具，描述了传统类型的精神状态测试如何能适用于幼儿观察。

已有的一些诊断系统较DSM-IV-TR更具有年

龄适应性。它包括了研究用诊断标准 – 学龄前年龄（RDC–PA）和婴儿和儿童早期心理保健和发育障碍的三种诊断分类的零点 – 修订版（DC:0–3R）。DC:0–3R 包括评估亲子的相互适应及影响孩子与养育者互动的感觉加工障碍是先天问题还是成长的过程。

## 参考书目

补充内容请参见光盘。

（田恬　译，陈艳妮　审）

# 第 19 章 儿童和青少年的心理治疗

*David R. DeMaso, Heather J. Walter*

目前，由于精神卫生健康专业人员的缺乏、精神卫生服务和私人健康保险计划覆盖率不足、缺少受训医生及分散的服务链这些因素，阻碍了儿童和他们的家庭获得所需的心理健康服务。儿科医生是儿童精神健康服务的首诊者，当获得专业的精神卫生保健服务变得困难时，儿科医生逐渐成为这些服务的主要提供者。

儿童心理问题咨询服务、前期指导和父母的心理教育（见第 5 章）及注意力缺陷多动障碍（ADHD）和广泛性发育障碍等精神卫生保健服务可以在社区的医疗之家完成。而复杂精神疾病及共患病儿童需要在专业受训的精神卫生医生那里接受干预治疗。

## 参考书目

参考书目请参见光盘。

## 19.1　精神病药理学

*David R. DeMaso, Heather J. Walter*

可靠数据表明使用单一精神药物治疗一定数量的儿童期精神障碍，包括抑郁症、强迫症、注意力缺陷多动障碍、焦虑（包括分离焦虑，社交恐惧症，广泛性焦虑症）、双相情感障碍和抽动症是安全和有效的。也有证据支持使用精神药物对严重的破坏性行为和综合性精神发育障碍的冲动控制是有效的。

同时使用多种精神药物治疗的证据比较少。联合使用药物通常是为了解决复杂的疾病情况、减少副作用和增加治疗效果，或治疗与潜在的神经递质异常有关的症状（如多动时的多巴胺激动剂和焦虑时的 5 羟色胺激动剂使用）。

为了保证安全合理的使用精神药物，处方医生应该遵循最好的使用原则，这些原则是处方药物的基础（表 19–1）。使用药物时，涉及一系列互相关联的步骤包括执行评估，决定治疗和监测计划，获得治疗的同意或同意，和实施治疗。当治疗有风险或可能的功能受到损害又无循证医学证据时，认知，情感和（或）行为症状是药物干预的目标。常见的目标症状包括兴奋、焦虑、抑郁、多动、注意力不集中、冲动、躁狂等症状和精神疾病（表 19–2）。

**表 19–1　精神治疗的临床方法**

- 鉴别和评估目标症状
  - 通过患儿、父母、看护者访谈来评估症状程度、持续时间、加重或改善因素、时间趋势和功能性干预程度
  - 兼顾到学校同事和其他看护者的信息
  - 兼顾到自我报告、父母和教师工作评定

寻找可能会引起或加重目标症状的医学因素

  - 寻找痛苦或不适的来源
  - 寻找其他一般的医疗原因或因素
  - 寻找药物治疗的原因或因素
- 完成和治疗有关的医疗测试
- 在以下存在基础考虑精神药物治疗：
  - 目标症状明显地干扰心理社会功能的证据
  - 目标症状和（或）精神病学诊断进行药理学干预的证据
  - 可用的心理疗法干预和（或）环境改变不理想的表现
- 在以下基础之上选择一种药物治疗：
  - 对特定目标症状和（或）精神病学诊断的可能疗效
  - 可能的不良副作用
  - 实际的考虑如可用的公式、给药方案、成本等
  - 父母或监护人的知情同意和患儿的评估
- 建立监测效果的方案
  - 鉴别结果测量
  - 讨论预期效果的时间过程
  - 安排随访、电话联系和（或）相应的量表检查
  - 概述如果有消极的或不理想的反应应该怎样做或如何追加新的目标症状。
  - 对于开具的药物必要时获得基线实验数据和适合的监测计划
- 在更改或添加一种不同药物之前，对每一药物治疗量和治疗时间的合理性进行探究
- 监测副作用

认真思考 6~12 个月的治疗后是否停药，以确定是否仍然需要治疗

摘自 Myers SM, Johnson CP. American Academy of Pediatrics Council on Children with Disabilities: Management of children with autism spectrum disorders, Pediatrics, 2007, 120:1162–1182

## ■ 兴奋剂

兴奋剂是拟交感神经药物，作用于中枢神经和周围神经，通过加强多巴胺能和去甲肾上腺素能神经之间的传递起效（表 19-3）。这些药物通常用来治疗多动症（ADHD）（第 30 章），并且在一些病例当中作为治疗抑郁和与慢性躯体疾病相关的疲劳或乏力的辅助药物。有一系列的兴奋剂可以选择，包括短半衰期的（通常为 4h）和长半衰期的（8~12h）。最常报道的副作用是抑制食欲和干扰睡眠。易怒、头痛、胃痛、昏睡、幻觉和疲劳这些副作用也有过报道。关于食欲缺乏和体重减轻可能会影响最终身高还存在争论。

曾有报道心脏畸形的儿童使用兴奋剂或导致猝死。应该避免给有心脏畸形的患儿使用兴奋剂。到目前为止，还没有报道指出需要常规的心脏评估预检，除非患儿有心脏疾患和（或）症状。还没有报道指出需要常规的心脏评估预检

托莫西汀是突触前去甲肾上腺素转运蛋白的选择性抑制剂；它增加了在前额皮质的多巴胺和去甲肾上腺素。虽然它的半衰期是 4h，但是在治疗 ADHD 时，可有效维持 24h。常见副作用包括多眠、疲劳、嗜睡、减少食欲、体重减轻、恶心、胃部不适、腹痛、心动过速及血压升高的头晕等。有 ADHD 治疗研究显示阿托西汀有 60%~70% 的有效率。

## ■ 抗抑郁剂

抗抑郁药物作用于突触前和突触后受体，影响脑神经递质的释放和再摄取，包括递质去甲肾上腺素、

**表 19-2　目标症状的抗精神病治疗**

| 目标症状 | 药物治疗原因 |
|---|---|
| 兴奋 | 非典型抗精神病药物 |
| | 典型抗精神病药物 |
| | 抗焦虑药物（如地西泮） |
| 焦虑 | 抗抑郁药物 |
| | 抗焦虑药物 |
| 抑郁 | 抗抑郁药物 |
| 多动、注意力不集中、冲动 | 托莫西汀，安非他酮，兴奋剂 |
| 躁狂 | 非典型抗精神病药物 |
| | 情绪稳定剂 |
| 精神病 | 非典型抗精神病药物 |

摘自 Shaw RJ, DeMaso DR. Clinical manual of pediatric psychosomatic medicine: mental health consultation with physically ill children and adolescents, Washington, DC: American Psychiatric Press, 2006, 306

5- 羟色胺（5~HT）、和多巴胺（表 19-4）。这些药物对抑郁、焦虑和强迫症的治疗有效。

选择性 5-HT 再摄取抑制剂（SSRIs）是焦虑和抑郁性疾病药物治疗的一线用药；研究显示与治疗抑郁的效果相比，该类药抗焦虑的效果更好，该类药物不受心血管系统的影响，安全性较好。其副作用一般表现为易怒、失眠、食欲改变、胃肠道症状、头痛、发汗、多动和性功能障碍（见第 58 章）。短期使用 SSRIs 时戒断症状较长期使用更为明显，已报道的戒断行为包括多动和自杀。所以使用该类药时要密切检监测，尤其是在治疗的第 1 周。

三环类抗抑郁剂（TCAs）发挥了混合机制的作用（如，氯米帕明主要是血清素能性的；丙咪嗪是去甲肾上腺素能和血清素能性的）。由于缺乏 TCAs 有效性研究（特别是关于抑郁）以及其较严重的副作用，随着 SSRIs 的出现，TCAs 在儿童中的使用逐渐减少。TCAs 仍被用于一些焦虑性疾病的治疗（特别是强迫症）和辅助疼痛的治疗。TCAs 治疗疾病种类较少，过量有生命危险（见第 58 章），且抗胆碱能的症状（如，口干，视力模糊，和便秘）是其最常见的副作用。TCAs 剂量超过 3.5mg/kg 时，可能有心脏传导的副作用，所以使用这个剂量时要进行血压和心电图的监测。

安非他酮，文拉法辛和曲唑酮（表 19-4）这些非典型性抗抑郁药是治疗焦虑和抑郁性疾病的二线用药。安非他酮也曾经用于治疗戒烟和多动症（ADHD）。安非他酮可同时激动多巴胺和去甲肾上腺素能神经的传递。常见副作用包括易怒、恶心、食欲缺乏、头痛和失眠。文拉法辛具有 5-HT 能和去甲肾上腺素能这两种性能。副作用类似于 SSRIs，包括易怒、失眠、头痛、食欲缺乏、神经过敏、头晕和血压的变化。曲唑酮是 5-HT 能和抗 α 肾上腺素能混合作用机制。镇静是最常见的副作用，故也用于治疗失眠。

抗焦虑药物（包括劳拉西泮，氯硝西泮，丁螺环酮，和羟嗪）都曾经有效地用于急性情境性焦虑（表 19-4）。该类药作为慢性药物治疗的作用是微弱的，特别是单一用药时。

## ■ 抗精神病药

基于抗精神病药物的作用机制，抗精神病药物可以被分为典型（阻断多巴胺 D2 受体）和非典型药物[混合多巴胺能和 5-HT 能活性（$5\text{-HT}_2$）]，见表 19-5。

非典型抗精神病药物有相对较强的抗 $5\text{~HT}_2$ 受体的作用，并且在中枢肾上腺能、胆碱能和组胺能神经的位点上可能有更多变的活性，这可能是这些药物发

表 19–3　ADHD 目标症状的药物治疗

| 名　称 | FDA 批准的(年龄范围，岁) | 目标症状 | 常用的每日剂量 | 建议每日剂量范围的高限 |
|---|---|---|---|---|
| 兴奋剂 | | | | |
| **长效的** | | | | |
| 哌甲酯（专注达） | ADHD（6~17） | 注意力不集中<br>多动<br>易冲动 | 儿童：18~54 mg<br>少年：18~72 mg | 108 mg（少年） |
| 甲酯(盐酸右哌甲酯缓释胶囊) | ADHD（6~17） | 注意力不集中<br>多动<br>易冲动 | 5~30 mg | 50 mg |
| 复合苯丙胺(安非他明 XR) | ADHD（6~17） | 注意力不集中<br>多动<br>易冲动 | 5~30 mg | 60 mg（>100 磅） |
| 右旋安非他明(右苯丙胺缓释胶囊剂) | ADHD（3~17） | 注意力不集中<br>多动<br>易冲动 | 5~40 mg | 60 mg（>100 磅） |
| **中效的** | | | | |
| 哌甲酯(利他林 LA) | ADHD（6~17） | 注意力不集中<br>多动<br>易冲动 | 10~60 mg | 100 mg（>100 磅） |
| **短效的** | | | | |
| 甲酯(盐酸右哌甲酯缓释胶囊) | ADHD（6~17） | 注意力不集中<br>多动<br>易冲动 | 2.5~20 mg | 50 mg |
| 哌甲酯(利他林) | ADHD（6~17） | 注意力不集中<br>多动<br>易冲动 | 5~60 mg | 100 mg（>100 磅） |
| 复合苯丙胺(安非他明) | ADHD（3~17） | 注意力不集中<br>活动过度<br>易冲动 | 2.5~40 mg | 60 mg（>100 磅） |
| 右苯丙胺(硫酸右苯丙胺) | ADHD（3~17） | 注意力不集中<br>活动过度<br>易冲动 | 2.5~40 mg | 60 mg（>100 磅） |
| 5 羟色胺 – 去甲肾上腺素重吸收抑制剂 | | | | |
| 托莫西汀(择思达) | ADHD（6~17） | 注意力不集中<br>多动<br>易冲动 | 10~100 mg | 100 mg |

ADHD：注意力缺陷多动障碍

生多种副作用的原因。这些药物对于精神病、中到重度的兴奋、和双相情感障碍的治疗具有越来越多的证据基础。利培酮和阿立哌唑是在这一级别药物治疗中最常用的两种药物。

非典型抗精神病药物有明显的副作用，包括锥体外系症状（如，多动和运动失调）、体重增加、代谢综合征、糖尿病、高泌乳素血症、血液系统的不良反应(如白细胞减少症或中性粒细胞减少症)、癫痫发作、肝毒性、神经阻滞剂恶性综合征和心血管反应。非典型抗精神病药物均需要密切监测人体体重指数，血压，空腹血糖，空腹血脂水平和异常运动。如果家族史或者个人史提示有心脏疾病，应该监测心电图。

氟哌啶醇是一种高效能的苯丙甲酮类药物，是最常用的典型的抗精神病药物。这个药物被用于精神病，图雷特综合征（Tourette）和重度兴奋。副作用包括抗胆碱能作用，体重增长、嗜睡和锥体外系症状（肌张力失常、僵化、震颤和静坐不能），也有慢性迟发型运动障碍的风险。

表 19-4 抑郁和焦虑症状的药物治疗

| 名称 | FDA 批准的（年龄范围，岁） | 目标症状 | 常用的每日剂量 | 建议每日剂量范围的高限 |
|---|---|---|---|---|
| **选择性 5- 羟色胺再摄取抑制剂** | | | | |
| 西酞普兰（喜普妙） | 无 | 抑郁<br>焦虑<br>强迫症 | 10~40 mg | 40 mg |
| 依地普仑（来士普） | 抑郁（12~17） | 抑郁<br>焦虑<br>强迫症 | 5~20 mg | 20 mg |
| 氟西汀（百忧解） | 抑郁（8~17）<br>强迫症（7~17） | 抑郁<br>焦虑<br>强迫症 | 10~60 mg | 60 mg |
| 舍曲林（左洛复） | 强迫症（6~17） | 抑郁<br>焦虑<br>强迫症 | 25~200 mg | 200 mg |
| **三环抗抑郁剂** | | | | |
| 氯米帕明（安拿芬尼） | 强迫症（10~17） | 强迫症 | 25~100 mg | 200 mg |
| 丙咪嗪（托法尼） | 遗尿症（6~17） | 遗尿症 | 25 mg | 6~12 岁 : 50 mg<br>12~17 岁 : 75 mg |
| **非典型抗抑郁药** | | | | |
| 安非他酮（Wellbutrin） | 无 | 抑郁<br>ADHD | 75~450 mg | 450 mg |
| 文拉法辛（郁复伸） | 无 | 抑郁<br>焦虑 | 75~375 mg | 375 mg |
| 曲唑酮 | 无 | 抑郁<br>睡眠 | 抑郁 : 25~150 mg<br>睡眠 : 25~100 mg | 抑郁 : 400 mg<br>睡眠 : 100 mg |
| **抗焦虑剂** | | | | |
| 劳拉西泮（氯硝安定） | 焦虑（12~17） | 急性<br>焦虑 | 0.25~2 mg/dose | 2 mg/dose |
| 氯硝西泮（克诺平） | 无 | 焦虑 | 0.5~1 mg | 4 mg |
| 丁螺环酮（布斯帕） | 无 | 焦虑 | 5~30 mg | 50 mg |
| 羟嗪（安泰乐，安太乐） | 焦虑 | 焦虑 | 50~100 mg | 6~12 岁 : 100 mg<br>>12 岁 : 600 mg |

ADHD: 注意力缺陷多动症 ; OCD: 强迫症

## ■ α－肾上腺素能药

α－肾上腺素能药（可乐宁和胍法辛）是突触前肾上腺素能激动剂，发挥突触前抑制作用。虽然普遍地用于抽动障碍和多动症（ADHD），这类药物也可以用于控制具有攻击性，特别是有发育障碍的患者（表 19-5）。镇静、低血压、口干、抑郁和意识错乱是此类药物潜在的副作用。突然撤药可能导致反跳性高血压。胍法辛与可乐宁相比，镇静效果更弱以及作用时间更长。

## ■ 情绪稳定剂

虽然证据很少，有些药物被证明对治疗儿童的情绪不稳定和（或）躁狂可能是有帮助的（表 19-6）。

虽然作用机制与神经传递、内分泌反应、昼夜节律和细胞处理有关，锂的作用机制还不能充分被认识。其常见的副作用包括多尿、多饮和中枢神经系统症状（震颤，嗜睡，和记忆障碍）。因为其对甲状腺和肾功能有影响，锂水平的定期检测是必要的。急性发作时血清锂水平在 0.8~1.2mEq/L，维持治疗时血清锂水平在 0.6~0.9mEq/L。

丙戊酸是一种抗惊厥药物，有证据认为该药可以用于治疗躁狂症。治疗的血浆浓度为 50~100μg/mL。常见的副作用包括镇静、胃肠道症状和脱发。特应性的骨髓抑制和肝毒性已经有报道，监测血压和肝肾功

表 19-5　精神病和兴奋的药物治疗

| 名　称 | FDA 批准的(年龄范围，岁) | 目标症状 | 常用的每日剂量 | 建议每日剂量范围的高限 |
|---|---|---|---|---|
| **非典型抗精神病药物** | | | | |
| 阿立哌唑（百时美） | 双相型障碍（10~17）<br>精神分裂症 （13~17）<br>自闭症中的易怒（6~17） | 精神病<br>躁狂<br>攻击<br>兴奋 | 2~30 mg | 儿童：15 mg<br>少年：30 mg |
| 齐拉西酮(卓乐定) | 无 | 精神病<br>躁狂<br>攻击<br>兴奋 | 20~160 mg | 160 mg |
| 利培酮（维思通） | 双相型障碍（10~17）<br>精神分裂症 （13~17）<br>自闭症中的易怒（5~16） | 精神病<br>躁狂<br>攻击<br>兴奋 | 儿童：0.25~3 mg<br>少年：0.5~6 mg | 儿童：3 mg<br>少年：6 mg |
| 喹硫平（思瑞康） | 双相型障碍（10~17）<br>精神分裂症（13~17） | 精神病<br>躁狂<br>攻击<br>兴奋 | 儿童：25~400 mg<br>少年：50~800 mg | 儿童：400 mg<br>年：800 mg |
| 奥氮平（再普乐） | 双相型障碍（13~17）<br>精神分裂症（13~17） | 精神病<br>躁狂<br>攻击<br>兴奋 | 2.5~10 mg | 20 mg |
| **典型抗精神病药物** | | | | |
| 氟哌啶醇（哈泊度） | 精神病（3~17）<br>Tourette's（3~17）<br>严重行为障碍（3~17）<br>兴奋（3~17） | 精神病<br>躁狂<br>攻击<br>兴奋 | 0.5~15 mg | 100 mg （重度难治型） |
| **α 受体激动剂** | | | | |
| 可乐定 （可乐宁） | 无 | 兴奋<br>睡眠 | 60~90 磅：0.05~0.2 mg<br>>90 磅：0.05~0.3 mg<br>>100 磅：0.05~0.4 mg | 60~90 磅：0.2 mg<br>>90 磅：0.3 mg<br>>100 磅：0.4 mg |
| 盐酸胍法辛(胍法辛） | 无 | 兴奋<br>睡眠 | 60~90 磅：0.5~2 mg<br>>90 磅：0.5~3 mg<br>>100 磅：0.5~4 mg | 60~90 磅：2 mg<br>>90 磅：3 mg<br>>100 磅：4 mg |

表 19-6　心境不稳的药物治疗

| | FDA 批准的(年龄范围，年) | 目标症状 | 常用的每日剂量 | 建议每日剂量范围的高限 |
|---|---|---|---|---|
| 情绪稳定剂 | | | | |
| 碳酸锂 | 双相型障碍 (12~17) | 躁狂<br>抑郁 | <50 磅 : 600 mg<br>50~90 磅 : 900 mg<br>>90 磅 : 1200 mg<br>血锂水平 0.6~1.2 mmol/L | 1800 mg<br>血锂水平 >1.2 mmol/L |
| 双丙戊酸钠(丙戊酸钠） | 无 | 躁狂 | 15~60 mg/(kg · d)<br>血丙戊酸水平 50~100 μ g/mL | 血丙戊酸水平 >125 μ g/mL |
| 拉莫三嗪（利必通） | 无 | 双相型障碍中的抑郁 | 少年 : 25~200 mg | 少年 : 200 mg |
| 非典型抗精神病药物 | | | | |
| 阿立哌唑 （百时美） | 双相型障碍（10~17）<br>精神分裂症（13~17） | 精神病<br>躁狂<br>攻击<br>兴奋 | 2~30 mg | 儿童 : 15 mg<br>少年 : 30 mg |
| 利培酮（维思通） | 双相型障碍（10~17）<br>精神分裂症（13~17）<br>自闭症中的攻击（5~16） | 精神病<br>躁狂<br>攻击<br>兴奋 | 儿童 : 0.25~3 mg<br>少年 : 0.5~6 mg | 儿童 : 3 mg<br>少年 : 6 mg |

能是必要的。拉莫三嗪是另一种抗惊厥药物，可能对治疗青少年双相抑郁症有效，并可能引起危及生命的史蒂文斯－约翰逊综合征副反应。

## ■ 躯体疾病的药物治疗

对合并有躯体疾病的儿童使用精神药物时有注意事项。80%~95% 的精神药物的成分是蛋白质、锂（0）、哌甲酯（10%~30%）、文拉法辛（25%~30%）、γ-氨基丁酸（0~3%）和托吡酯（9%~17%）。因此，在一些白蛋白结合降低的躯体疾病中，蛋白类精神药物作用水平会直接受影响。药物的新陈代谢主要是通过肝脏、胃肠道和经过肾脏排泄。因此，在儿童合并有肝脏或肾脏损害时，应该调整这些药物的用药剂量。

### 肝脏疾病

当患者有肝脏疾病时，药物剂量通常较低。药物的初始剂量应该减少并且应缓慢进入体内。稳态时，蛋白结合的变化可能会导致未结合药物的增加，而蛋白结合的改变通常很难预测，所以保持对精神药物的临床反应的检测是很重要，而不能仅仅依赖血清药物浓度。

急性肝炎时，因为代谢改变较少，一般不需要调整剂量。在慢性肝炎和肝硬化时，由于肝细胞被破坏，代谢改变较明显，剂量一般需要调整。

肝脏清除率高的药物（如氟哌啶醇、舍曲林、文拉法辛和三环类抗抑郁药）很明显的会受到肝脏疾病的影响。故使用影响肝代谢的药物时，静脉注射应该是首选，因为胃肠外给药可避免对肝脏首过代谢的影响，其剂量和效应关系类似于给肝功能正常的患儿用药。丙戊酸对肝脏代谢的影响与肝细胞损害不成比例。故该药导致肝损伤的患儿，可以见到低白蛋白，高凝血酶原和高血氨，而没有明显转氨酶的升高。

### 胃肠道疾病

抗胆碱能药物的副作用可以减慢胃肠道蠕动，影响吸收并导致便秘。SSRI 类药物增加胃的能动性并且可以引起腹泻。SSRIs 具有潜在的胃肠道出血的危险，特别是当联合非甾体类抗炎药物使用时。缓释或控释制剂的药物可减少胃肠道副作用。

### 肾脏疾病

除了锂和加巴喷丁之外，在肾衰竭的情况下精神药物通常不需要明显的调整剂量。肾功能不全时监测血药浓度是重要的，特别是治疗指数窄的药物；合用时要注意，环孢菌素可以通过减少锂排泄来增加血清锂的水平。肾功能不全和那些依赖透析的患儿表现出对三环类抗抑郁药的副作用更加敏感，可能是因为三环羟基化物代谢产物的蓄积。

除了锂、加巴喷丁和托吡酯外，大部分的精神药物在血液内是高度蛋白结合的，不易被透析清除。而锂、加巴喷丁和托吡酯是可以被透析清除的，因此通常在透析之后给药。透析的患儿经常因体液转移发生脱水的危险，脱水可导致抗精神病药物恶性综合征（NMS）的发生。

### 心脏疾病

精神药物的心血管反应可能有体位性低血压、传导障碍和心律失常。体位性低血压是 TCAs 最常见的心血管副作用之一。曲唑酮可引起体位性低血压，并且加重心肌的不稳定性；SSRIs 和安非他酮是合并有心脏疾病患儿抗抑郁药物的首选用药。

合并有心脏传导问题患儿服用一些精神病药物时发病率和死亡率有可能会增加。一些钙通道阻滞剂（如维拉帕米）可能减慢房室传导，理论上 TCA 可能会增强这种作用。TCA 的使用可能增加 WPW 综合征（WPW）的机会，即短 PR 间期（<0.12s）、宽 QRS 间期、阵发性心动过速及危及生命的室性心动过速。TCAs 有类似奎尼丁的作用，和抗精神病药合用可能导致 QTc 的延长，有增加室性心动过速和室颤的风险，特别是对于合并结构性心脏病的患儿。QTc 间期基线 >440ms 的患儿应该被认为非常危险。儿童的 QTc 正常值范围是（400 ± 25）~（400 ± 30）ms。如 QTc 值超过 2 个标准差（>450~460ms）或增加超过基线 60ms 可能会增加死亡率。

### 呼吸道疾病

抗焦虑药能够增加肺病患儿呼吸抑制的风险。SSRIs 和丁螺环酮是治疗焦虑症较好的选择。

使用多巴胺阻滞剂类抗精神病药物或止吐药物时，如出现急性喉痉挛，应该考虑该类药可能引起的气道塌陷。

### 神经疾病

基于抗精神病药物、抗癫痫药物和抗惊厥药物之间的相互作用，精神病药物可以安全用于癫痫患儿。无论单独使用抗惊厥药物或联合抗精神病药物使用之前都应预估其行为毒性。联合抗惊厥治疗的简化或改用其他药物可以减少行为或者情绪症状，这样可以避免精神药物的使用。氯米帕明和安非他酮具有显著的诱导癫痫发作的特质，应在有癫痫发作危险时避免使用。

### 抗精神病药物恶性综合征

NMS 是一种少见的，潜在致死的副作用，可以在抗精神药物治疗的过程中出现（见第 169 章）。综合征通常表现为发热，肌僵硬，自主神经障碍和谵妄。其与血清肌酸磷酸激酶水平升高、代谢性酸中毒和潮气末 $CO_2$ 升高有关。估计有 0.2%~1% 的接受多巴胺阻滞剂治疗的患儿出现该综合征。有器质性脑损伤及同时使用锂和抗精神病药物治疗时，死亡率可能会因为脱水、误吸、肾衰竭和呼吸衰竭而高达 20%~30%。NMS 的鉴别诊断包括中暑、恶性体温过高、致死性紧张症、血清素综合征和抗胆碱能毒性。

### 血清素综合征

血清素综合征的特点是精神状态改变、自主神经功能亢进和神经肌肉异常三联体（见第 58 章）。其是过度刺激中枢和周围神经系统血清素能受体的结果，并且可能是一些药物包括 SSRIs、丙戊酸盐和锂导致的。可以导致血清素综合征的药物间相互作用包括利奈唑胺（一种单胺氧化酶抑制剂抗生素）和抗偏头痛药物及 SSRI 同时使用，还有 SSRI、曲唑酮、丁螺环酮和文拉法辛的联合使用。它通常在停止使用血清素能药物后可以自发缓解。严重病例需要针对兴奋、自主神经不稳定、和超高热进行治疗，同时给予 5~HT2A 拮抗剂（如，赛庚啶）。

### 参考书目

参考书目请参见光盘。

## 19.2 心理疗法

*David R. DeMaso, Heather J. Walter*

心理治疗对儿童患者症状减轻同样有效。研究显示心理治疗对躯体疾病的有效性从 71% 到 84%，与精神药物的效果基本相同或者更大。尽管有这样的效果，因为社区的心理治疗服务基本为零，所以仅有少数儿童患者可能恢复到正常。这个结果反映了一个事实，即社区治疗在复杂病和共患病的治疗方面是空白的。

不同心理治疗的有效性也有差异。下面是一个简单的不同治疗方法相对疗效的等级次序：认知行为治疗（被认为是焦虑和轻度抑郁症的一线治疗）、家庭疗法、心理疗法、支持疗法和叙事疗法。实践中治疗方法之间的差别比理论上小。治疗师 – 患儿联合体方法一致被认为是治疗效果最好的方法。一个积极的治疗关系、预期可能发生的变化、果断地面对问题、渐增的了解情况以及参与形式的变化都与治疗有效性相关。心理疗法包括一系列相互关联的步骤，即评估、制定治疗和监测计划、获得治疗许可和实施治疗。循证证据显示认知、情感、和（或）行为症状是心理干预的目标。心理治疗师制定的理想的治疗计划，要结合他们临床判断和相应的特殊干预的循证实践经验，是一个包括精神药理学在内的多个方法的结合。

### 认知行为治疗

认知行为治疗（CBT）是基于事件刺激的想法和信念产生的，进而导致情绪变化的理论。CBT 是面向问题的治疗，为了确定和改变认知扭曲（如学习无助或不合理的恐惧），识别和避免苦恼的情况，以及确定和实践使苦恼减少的行为。自我监控（如每天思想的记录），自我指导（如简短句子说出想法，可以是安慰或适应），和自我强化（自我奖励）的图表、提示和奖励的内部类似物。行为治疗上可以由父母和（或）亲人提供。

### 家庭治疗

家庭治疗的核心理念认为问题存在于家庭，而不是仅仅在个人。问题产生于家庭的互动模式异常、其他家庭成员的加剧问题。家庭功能障碍可能有许多种形式，包括羁绊、脱离和不恰当的沟通模式（如父母 – 孩子角色逆转）。家庭治疗包括帮助家庭成员更有效地沟通、改变问题行为以及给出方法去破坏根深蒂固的不正常的模式。家庭干预是 ADHD 和对立违抗障碍很好的治疗方法。

### 心理治疗

心理治疗是精神动力学治疗的核心，在于大脑不同部分之间动态的相互作用。这种方法是基于一个人大多数的心理活动发生在他的意识之外的理念。因为威胁、痛苦情绪或冲动患儿没有意识到内心的冲突，且回忆受到抑制，从而行为被这种无意识的冲突所控制。治疗目标是提高自我认识、增加情感的接受度、实现成熟的防御机制及发展自我和他人之间的现实关系。这个治疗允许出现患者的特征模式，以至于治疗师可以培养患儿的自我认识和纠正情感体验。

### 支持性心理治疗

支持性心理治疗旨在尽可能减少精神抑郁的水平。治疗关注当下。治疗师积极地帮助缓解包括焦虑、悲哀和愤怒的症状。治疗师提供教育和鼓励，帮助患儿建立应对机制。

### 叙事治疗

叙事治疗是基于自我故事组织、解释和分配个人生活中事件的意义的原则。它强调构造的意义，让患儿讲述他们自己的故事或叙述问题的方式。叙事通常围绕 5 个普遍的主题，即身份、原因、时间线、后果和治愈或控制。治疗师帮助患儿对他或她的故事“进行意义明确”以及纠正知觉错误或归因错误。治疗师的角色是帮助患儿重新叙事，使之变得更积极和进步。

## 参考书目

参考书目请参见光盘。

## 19.3 精神病的住院治疗

*David R. DeMaso, Heather J. Walter*

精神病住院治疗是为了解决由复杂的精神障碍的形式引起的严重风险和损害，其他水平的应对又无效时的一种住院管理方式。他们的目标是达到快速的临床稳定，快速、安全和适当地进行治疗，以便患儿在院外接受低水平的心理卫生护理。

疾病程度严重并有严重功能损害提示需要住院治疗。入院标准必须包括显著的活动性精神病的症状和体征。虽然在一些患儿不能自理而危害健康，然而住院的标准必须有自我伤害和（或）伤害他人的明显危险。严重的情绪失调因阻碍了参与到家庭、学校或社区的生活，可产生全方位的损害，也符合住院的基础标准。

出院计划应在病患入院时就开始制定，并尽力配合社区已有的对患者所需的资源和服务。临床病情稳定之后，要逐级降低患儿的医院和家庭照顾级别。患儿出院前的过渡阶段一定要加强与家庭儿科医生的沟通和合作。

## 参考书目

参考书目请参见光盘。

（田恬　译，陈艳妮　审）

# 第 20 章

# 心身疾病

*Patricia Ibeziako, Richard J. Shaw, David R. DeMaso*

心身医学论述了生理和心理因素与疾病的形成或维持因素的关系。躯体疾病伴随有情绪问题，精神疾病通常伴有相关的躯体症状。对卫生保健人员来说，应避免使用二分法的医学模式将疾病仅看作为躯体或心理单一因素起作用是非常重要的。疾病的生物行为不可分割性表现在疾病的发生一方面有生物学因素，另一方面有社会心理学因素（图 20-1）。利用生物心

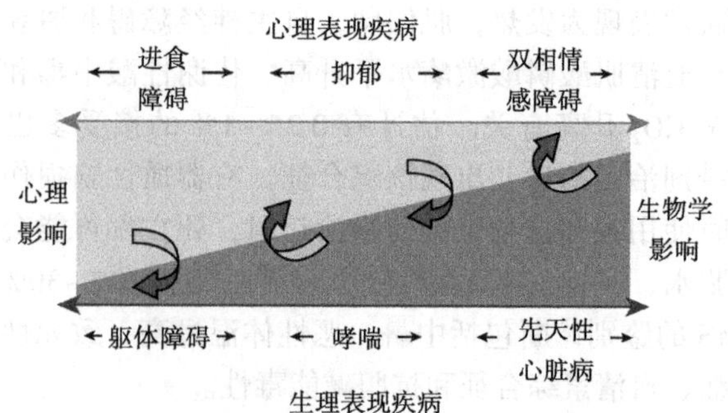


**图 20-1**　生物因素和行为问题的关联

摘自 Wood BL. Physically manifested illness in children and adolescents: a biobehavioral family approach. Child Adolesc Psychiatr Clin N Am, 2001, 10:543–562

理社会学的方法，需要整合生物学、心理学、社会学和发展阶段领域等因素去理解患者的报告。

生理和社会心理因素的相互作用在经历了应激性生活事件的孩子身上很容易看到。在应激期间，神经调节作用机制发生变化，使机体更容易受到感染和患有其他疾病。这些改变的病理生理基础包括免疫激活，免疫激活释放激素类免疫因子（细胞因子）应答急性应激，还有在更多慢性压力的情况下，自然杀伤细胞的数量和活性降低。下丘脑—垂体—肾上腺轴也可能受到影响，导致皮质醇的过度分泌，对不同的器官产生结构性损害。在急性应激的情况下，儿茶酚胺类的拟交感神经作用可以引起高血压和心动过速。

精神疾病的诊断和统计手册，第四版，修订版（DSM-IV-TR），诊断心理因素影响常见的临床情况肯定了情绪和行为因素在躯体疾病的发病和发展的影响，包括应激相关的生理反应。这个诊断需要对疾病进行体格检查（如哮喘、糖尿病、胃溃疡、偏头痛或溃疡性结肠炎等）和心理因素暂时性对躯体疾病影响的证据。

DSM-IV-TR 定义了躯体型障碍的分类，主要是因为心理因素促成躯体症状的出现。躯体化可以被定义为通过经历了痛苦之后和（或）躯体形式（复发性腹痛，头痛和不同的神经病学症状）表达的过程。在儿童身上，反复发作的身体不适通常分为四种表征类别：心血管的、胃肠道的、疼痛感及神经学方面的。表现躯体型障碍的患者，体格检查不足以解释症状。

躯体型障碍的 DSM-IV-TR 分类包括躯体化障碍、转换障碍、与精神因素和常见的临床情况相关的疼痛障碍（表 20-1 至 20-4 见光盘）。未分类的躯体型障碍包括出现残疾的躯体症状，它不符合 DSM-IV-TR 的前面提到的任何一条诊断标准。疑病症和自觉躯体变形障碍很少出现在儿童期。

## 流行病学

据估计，青少年躯体不适的发生率，男孩是 4.5%~10%，女孩是 10%~15%。转换障碍的流行率为 0.5%~10%。头痛、复发性腹痛、肢体痛和胸痛报道社区的流行率在 7%~30%。

### 危险因素

#### 家庭和环境

*社会文化* 社会经济地位较低或住在农村的年轻人有较高的躯体型障碍的发生率。地方文化关于表达心里痛苦不同的认可方式可能会影响躯体症状。被认可的有地域特色的表达方式在躯体症状出现中可能起着一定的作用。转换症状曾被报道在非西方社会更普遍。转换症状也被报道更常见的发生在非西方的临床中。

*基因* 研究显示单卵双胎同病率为 29%，患者一级亲属符合躯体型障碍诊断标准而确诊躯体型障碍的为 10%~20%，暗示了躯体型障碍的病因可能与基因有关。在躯体型障碍和其他精神病之间也有家族性联系（例如在家庭成员中焦虑和抑郁有较高的发生率）。

*症状模型* 如果儿童发现父母或其他家庭成员使用了相似策略，那么他们可能更倾向于通过躯体症状来表达情绪困扰。父母的临床疾病和儿童期的躯体症状有关。

*家庭因素* 躯体型障碍儿童的父母可能出现对疾病的持续性恐惧，确信疾病存在。其他常见的家庭因素包括家庭对孩子的高期望。不善于心理疏导的家庭易过度陷入家庭相互作用的模式异常的困扰，孩子会不正当的扮演家长的角色。

*应激性生活事件* 研究显示躯体症状和心理社会应激之间具有明显的暂时性关联，包括对孩子在学校的高期望目标、社会压力、家庭冲突、身体伤害、家庭疾病、父母缺失等均可能产生躯体症状。

#### 个 人

*儿童期身体疾病* 儿童的身体疾病和之后的躯体化症状是有联系的。有躯体化表现的儿童在身体疾病之后可能会有紧张、讨厌和烦躁等感觉，也被称为体感放大。出现这样表现时儿童常不能清晰地说出症状和体征。

*性格和应对方式* 谨慎、敏感、缺乏安全感和焦虑的孩子躯体化症状较常见。不能使用语言表达情绪困扰的年轻人也可能出现躯体化症状。躯体化症状经常被看作是对内心痛苦的心理防御，能让儿童回避焦虑或冲突，也被称为原发性获益的过程。原发性获益通过阻止意识冲突和减少焦虑而获得。如果之后允许儿童避免面对不必要的责任或后果，那么也可产生继发性获益。

*习得的抱怨* 躯体不适可能会被强化。例如因为身体异常收到关注而减少儿童的责任，则可能导致其为了回避责任而无病呻吟。许多年轻人都经历过一个前期的真实的通用基础医疗情况，而这种情况却可能因为父母，和（或）同龄人关注以及过度的医疗而以不必要的调查和测试这样的形式强化关注。

*精神病的共患病* 躯体化症状和精神病有共患现象，尤其是抑郁症和焦虑症。

## 评 估

### 医 疗

可疑心身病时的评估应该包括生物、心理、社会和相关发育领域的评估。必须仔细的权衡，排除严重身体疾病的全面的医疗检查，努力避免不必要的和潜在有害的试验和操作。虽然初诊的躯体化症状患有身体疾病的可能性小于 10%，但还是应该考虑到明确的身体疾病，如莱姆病（见第 214 章），系统性红斑狼疮（见第 152 章），多发性硬化（见第 593 章），传染性单核细胞增多症（见第 246 章），肠易激综合征（见第 334 章），偏头痛（见第 88.1 章），和癫痫（见第 586 章）。

器质性疾病的存在不排除伴有躯体化症状。在疾病早期的躯体化症状能够直接归因于特定的身体疾病（如急性呼吸道感染），随着病情的进展可能发展为躯体化症状，特别是孩子在接受疾病治疗过程中获益的情况下更易发生。躯体化症状也可以激发体格检查的异常（如失用性萎缩）。

### 心理学

心身疾病评估时要注意与医学评估不一致的结果、社会心理应激因素的存在、抑郁或焦虑症的存在、儿童和（或）家庭躯体化症状的过去史、家庭内其他成员疾病行为的表现以及继发性获益现象。任何一个单一因素都不能确定躯体化症状的存在，精神和社会因素对其诊断有较重要的意义。

如果怀疑是躯体化症状，在早期应纳入精神咨询。耐心向家长解释咨询的目的是帮助他们认识到儿科医生没有注意到的问题，是了解孩子痛苦的起因、为什么出现躯体化症状并持续该症状以及哪一种治疗可能最有效。

### 诊断和鉴别诊断

转换障碍指躯体功能在没有明显的病理学改变的情况下的损失或改变（表 20–3 见光盘）。尽管有数例儿童病例报道，但多出现在青少年或成人。转换反应通常是突然发作，可追溯到一个突然地环境事件，在短暂的时期之后又突然结束。

自主肌肉和特殊感觉器是转换反应表达最常见的靶区。这样的反应可以表现为失明、瘫痪、复视和姿势或步态障碍。癔症是转换障碍常见的表现形式。

体格检查经常无法发现真实的异常情况。过去史可能会发现其与近期有急性症状发作或者其他人有类似症状关系密切。经常会有检查所见与器质性疾病相矛盾的情况，如瘫痪肢体能够引出深反射或者报告失明的患者可以引出瞳孔对光反射。视频脑电图和发作后血浆泌乳素浓度（在真正的发作时会升高）有助于诊断癔症性的发作。立行不能是转换障碍的一种，表现为不能站或走。

转换障碍没有明确的病因，焦虑和家庭干扰是它的发作因素。转换障碍儿童高度的易暗示对于治疗是有帮助的。文化背景影响疾病和痛苦的表达以及在诊断转换障碍之前应该怎样考虑。随访研究提示大约30% 诊断转换障碍的儿童之后被发现患有可以解释最初症状的疾病。

在躯体病样疼痛症中疼痛是主要的身体症状（表20-4 见光盘）。这些疾病的特点是易复发。流行病学调查研究提示 11% 的男孩和 15% 的女孩有持续的躯体症状。复发性腹痛占所有儿科患者的 2%~4%，头痛占另外的 1%~2%。这些儿童当中的大多数没有阳性的临床表现。

心身病的主要鉴别诊断是介于躯体化症状和器质性疾病之间。情绪障碍和焦虑症通常包括身体症状，有经过情绪或焦虑症状治疗后好转的倾向，以及与躯体化症状不同的表现。

其他诊断包括诈病和做作性障碍。诈病，在儿科发生率很高，能够通过观察症状的动机与躯体化症状相鉴别。诈病通过故意制造或夸大身体症状来受到一些额外的奖励。而做作性障碍的人不会被额外的奖励所刺激，但是具有保持疾病角色的内心需要（表 20-5）。做作性障碍的躯体化和（或）心理症状是患儿在没有潜在获益的情况下故意的捏造疾病，而不是为了假装疾病角色来获得利益（表 20-5）。谎言求医癖是慢性做作性障碍的一种，典型的见于那些尽管缺乏任何疾病证据的成人，仍然坚持寻求医学治疗（包括手术）。被代理的做作性障碍是做作性障碍的一种变异，表现为父母为了某种利益而诱导孩子的身体症状（见第 37.2 章）。在那样的病例中，婴儿和幼儿可能出现骨折、中毒、持续的呼吸暂停发作和其他不常见的疾病。其被认为是虐待儿童的一种形式，可能是致命的，并且必须报告给有关当局。

## ■ 治　疗

通常认为有效的治疗需要针对不同的躯体化症状因素，采用大量不同的治疗形式相结合。因为这些疾病具有“诊断不确定性”，所以推荐多学科的方法，包括建立躯体化症状统一的医疗和精神病治疗策略的分段式计划（表 20-6）。

**表 20-5　认为疾患的诊断标准**

A. 有意地制造或假装身体或心理症状

B. 行为的动机为了假装患病

C. 缺乏对行为（如经济获益、规避法律责任或者在装病时提高身体健康状态）的外部鼓励

**类型编码**

主要伴随心理症状：如果临床表现主要为心理症状

主要伴随身体症状：如果临床表现主要为身体症状

同时伴随心理和身体症状：如果出现心理和身体症状，两方面程度相当

摘自 Kliegman RM, Marcdante KJ, Jenson HB, et al, editors. Nelson essentials of pediatrics. 5ed. Philadelphia: Elsevier/Saunders, 2006, 84

**表 20-6　建立对躯体化症状的医疗和精神病治疗方法的分段式计划**

**完整的医疗和精神病学评估**

· 与患者和家庭访谈

· 获得过去史、体检结果和研究内容

· 得出儿科躯体症状的危险因素

· 记得器质性疾病不是一个除外诊断

· 创建一个患者和家庭发展的生物心理社会学模式

**召集家庭会议**

· 统一医疗和精神病学结论并告知家庭

· 强调医疗结果的积极性

· 承认患者的痛苦和家庭的担忧，承认症状不是假装的或在自主控制之下的

· 因为家庭有医疗模式作为他们的参考框架，帮助重建这个了解症状发展的生物心理社会模式

**实施在医疗和精神病学领域的治疗干预**

· 考虑以下的医疗干预

建立持续的儿科随访任务

根据症状增加可能的物理疗法或其他全面得补救办法

· 考虑以下的精神病学干预

实行认知 - 行为干预

实行心理治疗

实行家庭疗法

评估出现目标症状的精神病药物治疗

摘自 DeMaso DR, Beasley PJ. The somatoform disorders//Klykylo WM, Kay JL, Rube DM. Clinical child psychiatry. 2ed. London: John Wiley & Sons, 2005, 481

## 患者和家庭的教育

当医学和心理评估完成的时候，向患者和其家庭提供评估结果是非常重要的一件事情。儿童症状的病因应该重新定义在一个更广泛的生物心理社会学的理解上。用一种支持和客观的态度对儿童的症状做出身体和情绪的解释是很关键的。对于家庭来说，要认识到从儿科医生那里得到的不是身体健康状况的唯一结果，这样助于他们接受心理因素的作用。

对父母来说怀疑或拒绝公式化和建议的治疗是不寻常的。在这种情况下，温和地试探有助于逐渐了解父母抵抗的原因。常见原因包括由于保健医疗提供者先前的因素导致的信任缺乏、家庭过去经历过严重的身体疾病而形成一种焦虑和过度警觉的氛围，以及担心被标记为精神健康疾病的耻辱。不要让患儿和家人感觉轻视家庭的想法或儿童的症状或痛苦是非常重要的。投入更多的时间进一步讨论、解释、教育和规范孩子的表现可能非常有帮助。

应该鼓励定期的团队会议，使得保健医疗提供者之间沟通密切，并减少矛盾和误解。

## 实施康复模式

康复模式的治疗方法提供了一个有用的框架，这个框架从寻找治疗症状的方法转移了注意力，从而强调回归正常的自适应功能。这包括日常生活活动的增加、营养的改善、流动性的增强、回归学校、与同伴的社会化相处等模式。采取对抗的方式或者尝试与患者讨论放弃他们的症状通常会适得其反。不像诈病和做作性障碍，躯体化症状不是有意识的产生，并且患者会经历所谓“真正的痛苦”。任何关于症状不真实的暗示都能导致挫折增加和症状升级。

治疗方法包括强调功能恢复的密集化物理治疗和作业疗法。行为矫正的方法包括日益受到重视的自适应功能，以及减少环境强化刺激和不必要的医疗干预。放松策略、生物反馈、催眠和（或）综合性疗法（如针灸和按摩疗法）也都有帮助。

认知行为治疗、个人心理治疗和（或）家庭疗法能够帮助儿童适应疾病的压力以及了解新的应对策略。个人心理治疗在帮助改变孩子关于他或她能力的错误认知以恢复功能发挥重要作用。鼓励患者表达潜在的情绪，并应用发展替代的方式来表达他们的感情困扰。

如果有抑郁或焦虑的证据，精神病药物干预可能会有帮助。门诊管理患病儿童时，定期儿科门诊能够帮助减轻焦虑和可能减轻不必要的急诊科就诊、诊断性病情检查和住院的频率。建立与学校重点人员的定期接触和联络以提供关于怎样在学校应对孩子的身体症状以及不适的指导和培训同样重要。卫生保健的协同模式，将精神卫生咨询设立在初级保健之内可能对本组患者和家庭非常有帮助。

## 参考书目

参考书目请参见光盘。

（田恬 译，陈艳妮 审）

# 第 21 章 反刍障碍、异食障碍和排除障碍（遗尿、功能性大便失禁）

## 21.1 反刍性障碍

*Emily R. Katz, David R. DeMaso*

反刍性障碍是指在一段时间的正常功能之后食物的反复反流和咀嚼，持续时间至少为 1 个月。反刍不是因为相关的胃肠疾病或其他常见的临床疾病（如胃食管反流）而发生。其多发生在神经性食欲缺乏症或神经性贪食症时。营养不良和随之出现的体重丢失或生长延迟是它的标志。如果症状发生于精神发育迟滞或广泛性发育障碍儿童中，情况非常严重，必须得到足够的临床重视。

### 流行病学

反刍是一种少见的疾病，但有可能是致命的。一些报告指出有 5%~10% 受到影响的儿童死亡。另外在健康儿童中这种疾病常出现在 1 岁内，多见于 3~6 个月。重度精神发育迟滞婴儿发生该病比轻度或中度精神发育迟滞的更多见。

### 病因和鉴别诊断

反刍性障碍的病因包括与主要看护者不安的关系、缺乏适当的环境刺激、缺乏建立良好饮食行为的良性刺激、不良情绪分散注意力、和（或）最初看护者未强化行为训练。鉴别诊断包括先天性胃肠道发育异常、幽门狭窄、桑迪弗氏综合征、颅内压升高、间脑肿瘤、肾上腺皮质功能不全和先天性代谢紊乱。

### 治 疗

治疗开始进行行为分析，以便决定疾病是自我刺激还是社会动机引起。行为可能开始于自我刺激，但是随后被行为的社会关注所强化。治疗者主要针对强化矫正进食行为和减少对反刍的关注。当儿童健康受到危害，厌恶条件反射技术（如取消积极关注）是有效的。成功的治疗需要儿童的主要看护者参与到干预当中。看护者需要对儿童行为进行咨询，并注意改变任何不良反应。目前没有证据支持精神药物对这些疾病有效。

## 参考书目

参考书目请参见光盘。

## 21.2 异食癖

*Emily R. Katz, David R. DeMaso*

异食癖指持续吃非营养物质(如石膏、木炭、黏土、羊毛、灰烬、涂料和泥土等)。进食行为与发育水平是不相称的（如正常发育的婴幼儿口腔），并且不是文明认可的行为。

### ■ 流行病学

异食癖在合并有精神发育迟滞、广泛性发育障碍、强迫症和其他神经精神疾病（如克莱恩－莱文综合征、精神分裂症）的儿童表现得更加明显。通常出现在儿童期，但持续至青春期和成人期。食土癖（吃泥土）与怀孕有关，并且在一些文化背景之下并不被认为是异常的（如非洲和印度的农村社会）。异食癖患儿有增加铅中毒(见第702章)、缺铁性贫血(见第449章)、梗阻、牙齿损伤和寄生虫感染的风险。

### ■ 病　因

提出很多病因，有心理和身体方面的，但均未被证实，包括营养缺乏（如铁、锌和钙）、低社会经济因素（如含铅涂料）、虐待和忽视儿童、家庭分裂（如监督不力）、精神病理学、习得行为、潜在(但没确诊)的生化疾病、文化及家庭因素。

### ■ 治　疗

联合临床和心理治疗的方法是异食癖普遍的治疗方法。后遗症与摄入的物质有关，有些需要特殊治疗（如铅中毒、缺铁性贫血、寄生虫感染）。摄入毛发需要医疗干预，胃结石需要手术处理（第326章）。营养培训、文化因素、心理评估及行为干预对建立针对这个疾病的干预措施是重要的。

## 参考书目

参考书目请参见光盘。

## 21.3 遗尿症（尿床）

*Emily R. Katz, David R. DeMaso*

遗尿症是指5岁以上儿童反复排尿在衣服或床上，至少每周2次，持续3个月。这种行为不仅是因为药物的直接影响（如利尿剂），还有常见的临床情况（如糖尿病、脊柱裂、癫痫发作等）。白天遗尿被定义为清醒时排尿，夜间遗尿是指睡眠时排尿。原发性遗尿症出现在儿童，夜间没有停止遗尿。继发性遗尿症是指在至少6个月症状消失后再次尿湿。单症状性夜遗尿与白d症状（尿急、尿频、白天遗尿）无关，非单症状性夜遗尿更常见，经常伴有至少一个白天症状。单症状性夜遗尿很少与明显的潜在的器质性异常有关。

### ■ 正常排尿和排便训练

尿液储存过程是交感神经和阴部神经介导的逼尿肌收缩活动的抑制，以及外括约肌活动增加使得膀胱颈和近端尿道闭合。婴儿协调的反射性排尿每天可多达15~20次。随着时间的推移，膀胱容量逐渐增加。从儿童至14岁时，平均膀胱容量盎司等于年龄+2。

在2~4岁，儿童在发育上已经准备好开始排便训练。为了达到有意识的控制膀胱，必须有以下条件：意识到膀胱充盈、膀胱收缩反射（不稳定）的皮质抑制（脑桥上部调节）、能够为了防止失禁而有意识的收缩外括约肌、膀胱正常生长以及儿童保持干燥的动机。排泄的过渡阶段是儿童获得膀胱控制的阶段。女孩通常获得膀胱控制比男孩早，获得肠道控制通常比膀胱控制早。

### ■ 流行病学

患病率变化较大。5岁时，7%的男孩和3%的女孩有遗尿症；至10岁，比率分别是3%和2%；至18岁，男人1%，女人小于1%。原发性遗尿症占所有病例的85%。遗尿症在较低的社会经济群体、大的家族、和教养员儿童更常见。估计每年有14%~16%可自愈。白天遗尿症更多见于女孩，很少发生在9岁以后；总体而言，有25%的儿童有白天遗尿症。

### ■ 诊断和鉴别诊断

继发性尿失禁的病因包括泌尿道感染（UTIs）、慢性肾疾病、高钙血症、低钾血症、化学性尿道炎、便秘、糖尿病或尿崩症、镰状细胞贫血、癫痫发作、蛲虫感染、椎管闭合不全、神经源性膀胱、甲状腺功能亢进、睡眠呼吸道梗阻、药物（选择性5羟色胺再吸收抑制剂、丙戊酸、氯氮平）和大笑或压力性尿失禁。合并患有夜间和白天遗尿症的儿童更可能是泌尿道畸形，需要超声检查或尿流测量。另外，解剖学异常很少与夜间或白天遗尿症有关，因此禁忌侵入性的检查。尿分析和尿培养将排除感染因素，并且尿渗透压升高与糖尿病有关。

## 病　因

遗尿症的病因可能有生物学、情绪和习得因素。与来自无遗尿症家庭的儿童遗尿症发生率 15% 相比，单亲或双亲自己是遗尿症时儿童遗尿症的发病率分别为 44% 和 77%。研究显示双胞胎有明显的家族聚集性，记录的同病率在单卵双胎为 68%，双卵双胎为 36%。连锁研究已经表明一些染色体有不同的传递模式。

患有夜间遗尿症的儿童分泌较高水平的精氨酸血管加压素（AVP），可能对流体负荷相关的低尿渗透压反应不敏感。很多患病儿童表现为功能性膀胱容量小。有一些证据显示睡眠结构、降低的睡眠觉醒能力和异常的膀胱功能之间有关联。一组遗尿症患者已确定在遗尿发作之前，睡眠没有觉醒到膀胱膨胀，并进一步产生膀胱收缩不能控制的收缩的罕见模式。睡眠呼吸暂停与遗尿有关（见第 17 章）。虽然机制还不清楚，但是中枢神经系统不成熟，表现为动作和语言的延迟，是一些儿童遗尿症的相关病因。

心理社会应激可能是诱因。患有继发性遗尿症的儿童通常有明显的生活应激或外伤经历的背景（如离婚、学校创伤、身体或性虐待、住院治疗）。心理因素可能是少见病例的重点，这些病例中，家庭分裂或忽视导致没有在排便训练时适当的努力。遗尿症儿童比那些没有遗尿症儿童有较高的精神病发病率，虽然没有单一的疾病解释这些不同，有一些证据支持遗尿症是心理障碍的原因，而不是障碍的结果，因为一旦遗尿症痊愈，情绪和行为功能倾向于明显的改善。

幼年时儿童必须掌握控制排尿反射的行为。遗尿症儿童学习这种控制是困难的。对遗尿症儿童应该详细的评估过去史和体格检查，考虑可能的继发性遗尿症的器质性原因（详见上文）。尤其应该关注表现为 UTIs、慢性肾疾病、脊髓疾病、便秘及与口渴、多尿和多饮相关的两种类型的糖尿病。实验室评价应该包括尿分析以检测糖尿或低比重；有日间症状的儿童，应该进行膀胱充盈时和排尿后的 B 超检查。

## 治　疗

因为遗尿症的自发缓解率每年稳定增加，因此是否应该治疗遗尿症是有疑问的。家庭矛盾、亲子对抗和（或）因为同伴嘲笑是开始遗尿症治疗的常见原因，治疗对儿童健康和自尊有好处。日间尿湿、异常排泄 [ 少见的姿势、不舒适、紧张和（或）小尿流 ]，UTIs、尿分析或培养的感染证据和生殖器的异常情况提示泌尿外科转诊和治疗。

治疗单症状夜间遗尿症应该用保守、温和和耐心的方法。治疗可以从亲子训练，制作图表开始，奖励整晚不尿的情况，睡觉前排尿，以及入睡后 2~4h 叫醒，然而同时应确保父母不会因为遗尿发作而惩罚孩子（表 21-1）。此外，应该鼓励儿童避免贮存尿液，并在日间频繁排尿（为了避免日间尿湿）。这些儿童也需要准备好使用学校的厕所。而且，如果问题是便秘和粪便粪嵌塞（见第 22.4），应该鼓励儿童每日排便，并且教他们最佳的骨盆底肌肉放松以改善直肠排空的情况。

如果这个方法失败了，推荐使用尿液报警治疗。报警使用持续 8~12 周能够成功阻止尿床达 75%~95%。可能的调节原理或许是报警是一种讨厌的唤醒刺激，导致儿童及时被唤醒去上厕所和（或）贮存尿液以避免厌恶刺激。尿液报警治疗已被证明效果等于或优于其他所有形式的治疗。考虑到间歇性的强化方式或过度学习的使用（在睡觉前喝水），复发率大约是 40%。

夜间遗尿症的药物治疗是二线治疗（表 21-2）。乙酸去氨加压素（DDAVP）是抗利尿激素（ADH）的

**表 21-1　单症状夜间遗尿症的治疗计划**

- 晚餐限制液体在 8 盎司，在睡觉之前的 3~3.5h 之后不另外给液体
- 睡觉之前排空膀胱
- 制作一个睡觉前“方案”以保持不尿床
- 讨论药物的作用方式、湿度报警和药物副作用，以及如何免除药物或报警
- 建议药物治疗或报警是“教练”，儿童是“游戏者”
- 建议阳性的内部和外部的生物反馈信号有助于增加中枢神经系统对膀胱的控制
- 继续关于遗尿与否的记录
- 鼓励儿童参与洗自己的衣裤和被褥的清洗
- 至少每 2 周安排随访或电话，并对不尿床及努力的行为积极强化。
- 继续使用报警直到连续有 28 个干燥夜晚，然后停止；根据指导使用药物治疗
- 如果在停药或报警停止时尿床轻微复发，那么重新开始夜间药物治疗或报警
- 如果儿童不是每个夜晚都不尿床，不管动机和努力情况如何，更换药品或增加另一种药物以及排除一些日间排泄问题

摘 自 Chandra MM. Enuresis and voiding dysfunction//Burg FD, Ingelfinger JR, Polin RA, et al. Current pediatric therapy. 18ed. Philadelphia: Elsevier/Saunders, 2006, 591

表 21-2 单症状夜间遗尿症的药物治疗

| 通用名(商品名) | 剂型 | 计划剂量 | 作用机制 | 注释 |
|---|---|---|---|---|
| 去氨基加压素(DDAVP) | 鼻腔喷雾泵：10μg/0.1 mL 每喷 | 1 喷(10μg)每鼻孔每小时，增加到 40μg | 减少尿量，可能通过作为中枢神经系统的神经递质而对睡眠觉醒有影响 | 导致鼻部刺激；水中毒的风险(头痛，癫痫发作)；因此，在服药前 3h 限液 |
| | 片剂：0.1 mg，0.2 mg | 每小时 0.2 mg 口服，增加到 0.6 mg | | |
| 丙咪嗪(托法尼) | 片剂：10 mg，25 mg，50 mg；托法尼 PM 胶囊：75 mg，100 mg，125 mg，150 mg | 1.5~2 mg/kg，睡前 2h，不能超过 2.5 mg/kg 或 75 mg 最大量 | 对膀胱的抗胆碱能作用，增加对膀胱排出的抵抗，可能有排尿反射的中枢抑制，可能通过增加中枢去甲肾上腺素影响睡眠觉醒。 | 能够导致睡眠障碍，情绪改变，减少食欲，过量有心律失常的风险 |

摘自 Chandra MM. Enuresis and voiding dysfunction//Burg FD, Ingelfinger JR, Polin RA, et al. Current pediatric therapy. 18ed. Philadelphia: Elsevier/Saunders, 2006, 591

合成类似物，可以减少夜间尿液的产生。DDAVP 的快速反应提示可以发挥特殊作用(如在外过夜，要求快速控制尿床时)。不幸的是，当 DDAVP 停用时，复发率很高。DDAVP 也有少见的低钠血症和水中毒副作用，还有引起癫痫发作的可能。虽然丙咪嗪有一些效果，有 50% 的儿童有效，并且当治疗中断时常见复发。严重的致死性副作用也限制了这个药物的使用。少见药物如奥昔布宁和托特罗定，具有抗毒蕈碱作用，通过减轻膀胱痉挛和增加膀胱容量起效。

## ■ 日间尿失禁

日间尿失禁是儿童常见的非继发于神经病学异常的疾病。5 岁儿童在日间的某些时候是干燥的，92% 的儿童无日间尿失禁。7 岁儿童虽然有 15% 的儿童有时会有明显的尿急，但 96% 无日间尿失禁。99% 的 12 岁儿童在日间无尿失禁。日间尿失禁的最常见的原因是小儿的不稳定膀胱(又称无拘束膀胱或过度活动的膀胱，膀胱痉挛)。

过去史的重点包括尿失禁的模式、频率、在尿失禁发作期间尿液量、尿失禁是否与尿急或大笑有关、是否出现在排泄之后及尿失禁是否持续。另外排泄的频率、是否有夜间遗尿症、强烈持续的尿流及膀胱排空不尽感都应该被评估。儿童是否排便、尿失禁或无尿失禁的日记是非常有用的。其他泌尿道的问题例如 UTIs、尿反流、神经病学疾病或重复异常的家族史均应该被评估。排便习惯也应该被评估，因为儿童尿失禁常见合并便秘和(或)大便失禁。日间尿失禁可能出现在有性虐待史的女孩。

体格检查是为了确认器质性失禁的症状：身材矮小症、高血压、大肾脏和(或)膀胱、便秘、阴唇粘连、输尿管异位、背部或骶椎异常和神经病学症状。进行尿分析和(或)培养来检查感染情况。有一些病例可以评估排泄后残留尿量或尿流率。对有明显体征和泌尿道异常家族史，或 UTIs 和对治疗反应不好的儿童提供影像学检查。需要检查肾脏超声，同时联合或不联合排泄性尿道膀胱造影。如果有神经病学疾病的证据，在经验治疗无效时，检查尿动力学可能是有帮助的。

# 21.4 大便失禁

*Emily R. Katz, David R. DeMaso*

大便失禁是指时间年龄或发育年龄已达到 4 岁以上，自主或非自主排便在不合适的地方，至少每月 1 次，连续 3 个月。药物(如泻药)或常见临床情况(除外治疗便秘)的直接影响时，不能诊断大便失禁。亚型有占 65%~95% 的持续性大便失禁(合并便秘和充溢性尿失禁)和非保持性大便失禁(不合并便秘和充溢性尿失禁)。大便失禁可以从婴儿期起持续发生(原发性)或在成功的排便训练之后出现(继发性)。

## ■ 临床表现

大便失禁的儿童经常报告弄脏内衣裤，很多父母最初推测病因是腹泻而不是便秘。保持性大便失禁，常见伴随排便时不舒服、腹痛或直肠痛、食欲障碍和发育不全及尿失禁(日间、夜间)。儿童经常有大量的排便以致堵塞厕所，也有可能是保持姿势或 UTIs 引起。非保持性大便失禁更可能是以单独症状出现，并且主要与潜在的心理问题相关。大便失禁儿童学校表现和出勤较差，是因为儿童的恶臭被同学轻蔑和嘲笑

## ■ 流行病学

功能性大便失禁不会在 4 岁之前出现。大便失禁的患病率大约为 5~6 岁时 4% 以及 11~12 岁时 1.5%。

大便失禁更多见于男孩，是女孩的 4~5 倍，有随着年龄增长而下降的趋势。

## 诊断和鉴别诊断

评估大便失禁首先要排除常见的临床情况（如脊髓栓系；见第 598.1）引起的问题，然后应确定大便失禁的表现。直肠检查的阳性发现可以证明粪便潴留，但是阴性时需要腹部平片的检查（图 21-1）。少见有其他的诊断研究。

## 病　因

大便失禁的病因是生物、情绪和习得等综合性因素。尽管大便失禁被假定为功能性紊乱，而胃肠蠕动或感觉异常、遗传因素和发育迟缓都可能有致病作用。虽然大部分的大便失禁儿童没有情绪问题，但是经常发现存在大量的家庭环境不稳定的情况，尽管还不清楚这种混乱是结果还是原因，还是一种客观现象。然而，伴发的痛苦感受和低自尊会随着治疗的成功而改善。

对排便的控制似乎遵从强化模型。在压力大的情况下，对于大便失禁的抱怨更容易被原谅。遗传相关的焦虑会使肠蠕动改变，从而进一步导致肠道控制受损和已学会的排便行为的丧失。不良的饮食选择和建立良好的排便习惯的失败能够进一步加重大便失禁。

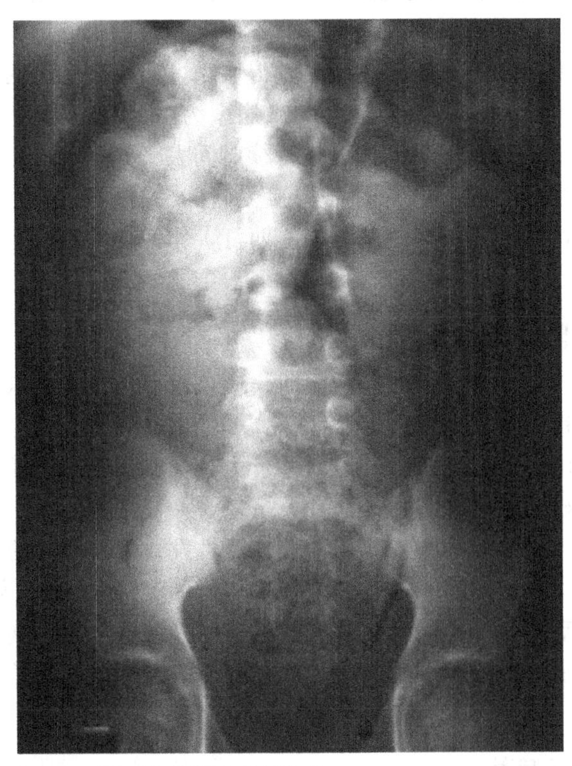

图 21-1　X 线片显示严重的粪便滞留
摘　自 Loening-Baucke V. Functional constipation with encopresis//Wyllie R, Hyams JS, Kay M. Pediatric gastrointestinal and liver disease. 3ed. Philadelphia: Elsevier/Saunders, 2006, 182

## 治　疗

持续性大便失禁的治疗首先可短期使用矿物油或泻药来清除粪嵌塞，以阻止进一步的便秘（表 21-3、21-4）。这需要坚持规律的餐后坐马桶排便和饮食均

**表 21-3　粪嵌塞解除法建议的药物治疗和剂量**

| 药　物 | 年　龄 | 剂　量 |
|---|---|---|
| 快速的直肠粪嵌塞解除法 | | |
| 甘油塞药 | 婴儿和幼儿 | |
| 磷酸盐灌肠 | <1 岁 | 60 mL |
| | >1 岁 | 6 mL/kg，直到 135 mL 两次 |
| 糖蜜乳灌肠 | 年长儿 | （乳与糖蜜为 1:1）200~600 mL |
| 年长儿缓慢口服粪嵌塞解除法 | | |
| 持续 2~3 d 以上 | | |
| 聚乙二醇电解质 | | 每小时 25 mL/kg，增加到 1000 mL/h 直到肛门出来清澈的液体 |
| 持续 5~7d 以上 | | |
| 无电解质的聚乙二醇 | | 1.5 g/kg，每天 1 次持续 3d |
| 镁乳 | | 2 mL/kg，每天 2 次持续 7d |
| 矿物油 | | 3 mL/kg，每天 2 次持续 7d |
| 乳果糖或山梨醇 | | 2 mL/kg，每天 2 次持续 7d |

摘自 Loening-Baucke V. Functional constipation with encopresis.//Wyllie R, Hyams JS, Kay M. Pediatric gastrointestinal and liver disease, 3ed, Philadelphia, 2006, 183

**表 21-4　建议便秘维持治疗的药物和剂量**

| 药　物 | 年　龄 | 剂　量 |
|---|---|---|
| **长期治疗（年）** | | |
| 镁乳 | >1 月 | 每天 1~3 mL/kg，分 1~2 次使用 |
| 矿物油 | >12 月 | 每天 1~3 mL/kg，分 1~2 次使用 |
| 乳果糖或山梨醇 | >1 月 | 每天 1~3 mL/kg，分 1~2 次使用 |
| 聚乙二醇 3350（MiraLax） | >1 月 | 每天 0.7 g/kg，分 1~2 次使用 |
| **短期治疗（月）** | | |
| 番泻叶糖浆，片 | 1~5 岁 | 5 mL（1 片）早餐时，最多每天 15 mL |
| | 5~15 岁 | 2 片早餐时，最多每天 3 片 |
| 甘油灌肠剂 | >10 岁 | 20~30 mL/d（1/2 甘油和 1/2 生理盐水） |
| 比沙可啶栓 | >10 岁 | 每天 10 mg |

摘自 Loening-Baucke V. Functional constipation with encopresis// Wyllie R, Hyams JS, Kay M. Pediatric gastrointestinal and liver disease. 3ed. Philadelphia: Elsevier/Saunders, 2006, 185

衡。尽管需要几个月的时间，但一旦清除了粪嵌塞，联合处理便秘和简单的行为治疗，大部分的病例都会成功。这种方法如果失败可强调高纤维饮食和家庭进行行为治疗。治疗中要持续记录儿童的进步。行为或心理问题很明显的案例要给予集体或个人心理治疗。

从一开始，家长应积极鼓励儿童坚持健康的肠道方案。此外，他们应该在儿童弄脏裤子时不应给予报复或惩罚性的措施，因为儿童可能会变得生气、惭愧、甚至抵抗治疗。

然而大约有 80% 的儿童通过以上方案可自治，当不执行方案时复发。有行为问题的儿童很容易出现治疗失败，被迫转为心理治疗和行为管理（如行为计划或生物反馈）。

对于患慢性腹泻和（或）肠易激综合征的儿童，压力和焦虑在其中发挥了主要作用，减压和学习有效的心理应对策略在大便失禁治疗时发挥重要的作用。放松训练、预防压力、表达训练和（或）压力管理是有帮助的。

在少见的病例中，如果儿童通过弄脏环境作为控制环境的一种方式，需要行为和家庭的联合治疗。强化便失禁的行为需要消除。

## 参考书目

参考书目请参见光盘。

（田恬　译，陈艳妮　审）

# 第 22 章 习惯性疾病和抽动障碍

Colleen A. Ryan, Gary J. Gosselin, David R. DeMaso

## ■ 习惯性疾病

习惯是常见行为，包括短暂的良性习惯（如抓痒）和明显异常的重复行为（如磨牙症）。精神障碍诊断与统计手册第四版的修订版本中将刻板的运动障碍（习惯性疾病）定义为被动的、重复的、没有功能的运动行为，这些行为明显影响正常活动或者导致自身伤害，从而需要医学干预。习惯性疾病持续时间≥4周，并且不能用强迫行为、抽动障碍、广泛性发育障碍中的刻板行为或拔头发（如拔毛癖）等来解释。

### 临床表现

儿童的表现与习惯行为的性质及其认知水平有关。根据儿童的认知水平不同，习惯性疾病被分为无意或有意的表现。研究表明，有意表现（有意识注意并且完成行为后感觉喜悦）与高水平的共现习惯有关（发生共患疾病的概率更高）。如拔毛癖与抑郁、焦虑和功能受损发生率增加有关，尤其是在应激事件后和青春期时。

磨牙症是一种常见的习惯性疾病，可能发生于 5 岁前，其发生可能与白天的焦虑有关。如果磨牙症不予处理，则可能导致牙齿咬合异常。帮助孩子找到减轻压力的途径是解决这个问题的主要方法。如入睡前给孩子读书、和孩子说话、允许孩子讨论恐惧等方法都可以使孩子在睡觉前减轻压力。鼓励以及其他情感支持也是有用的方法。持续的磨牙症需要到牙科就诊，以便了解是否存在肌肉紧张或颞颌关节疼痛。

吸拇癖在婴幼儿期常见。与其他有节律的行为模式一样，吸拇癖是一种自我安抚行为。基本行为管理的疗效很好，包括鼓励父母忽视这种吸吮拇指行为和赞扬孩子出现的替代行为。简单的强化也可以考虑，如果孩子在一定时间内没有吸吮拇指，可以给他一个图文标志作为奖励。虽然有作者认为，在拇指上涂抹让人不舒服的物品（如苦味的药膏）可能有效，但是很少有人使用这种方法。

拔毛癖是重复拔出毛发，从而导致毛发减少和片状缺失（见第 654 章）。虽然有学龄前儿童发生拔毛癖的报道，但拔毛癖的常见发病年龄为 13 岁左右。儿童拔毛前，或者一直忍住不拔毛时，紧张感增加，拔毛后压力得到释放，或觉得快乐。儿童拔毛癖的患病率不详，但是大学生的患病率为 1%~2%。虽然拔毛癖常自发性缓解，但是持续时间大于 6 个月时，常不能自行缓解，并且需要接受行为治疗。选择性 5-羟色胺重吸收抑制剂（如氟西汀）作为辅助治疗有一定疗效。

### 诊断和鉴别诊断

当伴有任何功能受限时，应该对孩子现在和以前的精神症状进行筛查(特殊焦虑、强迫思维、强迫行为、抑郁）。通过孩子的习惯性行为，检查孩子有无任何明显的躯体损伤。

应该与精神发育迟滞和广泛性发育障碍相关的刻板动作相鉴别，还应与强迫障碍（OCD）的强迫行为、抽动障碍和不随意运动有关的神经系统疾病相鉴别。儿童发育过程中适当的自我刺激行为和个人的感觉障碍（如失明）都应该考虑。

### 流行病学

各种习惯性疾病的患病率不同。吸拇癖在婴幼儿中常见，2 岁幼儿的发病率为 25%，5 岁儿童的发病率为 15%。咬甲癖的儿童发病率高达 45%~60%。儿童磨牙症的发病率为 5%~30%。8 岁以下儿童屏气发作发病率 4%~5%。社区内精神发育迟滞儿童自伤行为患病率为 2%~3%，专门机构内重度精神发育迟滞成人的自伤行为患病率为 25%。

发育迟缓的儿童，尤其是广泛性发育障碍的儿童，更容易伴发某些习惯性疾病。自伤习惯，如咬自己或者撞头行为在正常儿童的发生率可达到 25%，但这些行为在 5 岁以上发育迟缓的儿童中却时常不可避免。与发育正常的儿童相比较，发育残疾儿童的习惯性疾病更难治疗。应该将其推荐给发育行为儿科学专家或儿童精神病学家进行行为和（或）心理药理学治疗。儿科医生还必须排除严重的忽视情况的发生，这是与重复性的思维摇摆、旋转或其他思维定式有关。教养院儿童这些类型的思维定式发生率最高。

### 病　因

尽管习惯性疾病数量有限，但其表现形式变化多样。由于习惯行为多种多样（握手、撞头、咬东西、摇摆身体、掐皮肤），有文献表明，重复的异常行为可能与人早期的不幸经历有关。不同经历对大脑的不同部位产生影响。那些出乎意料的焦虑情绪对杏仁核和海马有影响，而那些快乐和寻求奖赏的经历对大脑伏核有影响。后者涉及一个假设，那就是人通过执行习惯行为在某种程度上得到满足。

### 治　疗

最初的治疗是帮助家长忽视这些习惯性疾病，并且对孩子不需要特别关注。通常随着时间的推移，这些行为会消失，不再引起注意。如果患儿及家长对此感觉痛苦、出现社会隔绝和（或）身体受伤，则需要接受治疗。

行为治疗是主要的治疗方法，其包含各种各样的策略，如习惯消除、放松练习、自我监控、强化、竞争反应、消除练习、使用平常令人厌恶的物质（对吸拇癖或咬甲癖，这一方法很少用）。SSRIs 对减轻重复行为有用，而且在减少致残行为和问题行为方面发挥重要作用，尤其是对伴有焦虑、强迫观念和强迫行为者很有用。

## ■ 抽动障碍

在 DSM-IV-TR 中，抽动的定义为不可抗拒的突发、快速、重复、没有节律的刻板动作或者刻板发声，这种抽动可以通过意志控制一定时间。睡眠状态时，抽动明显减少。

抽动障碍（TD）或抽动—秽语综合征（TS）典型表现为多种运动性抽动和一种或多种发声抽动，这两种抽动不一定同时出现，但在生病时抽动更加明显（见第 590.4）。1d 内可能抽动很多次，反复间断抽动持续时间可以达到 1 年以上，但是连续抽动时间一般不超过 3 个月。慢性运动性抽动或慢性发声性抽动障碍相似，但是这两者一般不同时存在。短暂性抽动障碍包括运动性抽动和（或）发声抽动，持续时间为 4 周以上，但不超过 1 年。

### 临床表现

运动性抽动常涉及面部、颈部、双肩、躯干或双手肌肉。运动性抽动分为简单运动性抽动（眨眼、伸脖、耸肩和咳嗽动作）和复杂运动性抽动（做鬼脸和模仿行为）。发声抽动也分为简单发声抽动（清嗓、嘟哝、嗤鼻和狗叫）和复杂发声抽动 [ 秽语表现（亵渎的词语）、重复言语（对别人说重复的话语）和模仿言语（重复模仿别人的话语）。

抽动障碍可以伴随有强迫观念、强迫动作、多动症、注意力不集中、冲动行为、社会适应能力受损、焦虑和抑郁。虽然多数抽动障碍患儿智力正常，但是常常出现学习困难。

局部的抽动需要和运动障碍或张力障碍性动作相鉴别。抽动可以有意识的短暂控制，并且不连续出现，睡眠中消失，情绪紧张后加剧，体力或脑力活动时减少。抽动症与癫痫失神发作的区别在于抽动症不伴有意识丧失和（或）记忆缺失。

### 诊断和鉴别诊断

TD 及其相关性抽动必须与伴有医疗情况的运动异常相鉴别（如颅脑损伤、Huntington’s 病），还需要与药物的直接影响相鉴别（精神抑制药物）。抽动与习惯性刻板动作和广泛性发育障碍的刻板动作都有差异。抽动还必须与强迫症中的强迫动作鉴别（见第 23 章）。某些药物（如兴奋剂）可以加重原有的抽动。

### 流行病学

抽动障碍常发生于儿童时期。学龄前期的发生率约 5%~10%，大约 65% 在青春期自然消失。多发性抽动和复杂性发声抽动持续时间长，病情严重的高峰期为 10~12 岁。

### 病　因

多巴胺、5- 羟色胺、去甲肾上腺素神经递质系统异常被认为是抽动障碍的可能病因。

自身免疫介导机制仍然是运动障碍的重要潜在机制。与链球菌感染相关的儿童自身免疫神经精神性障碍（PANDAS）是 A 组链球菌抗体（见第 176 章）与基底节组织交叉反应所致的症状。PANDAS 病理生理学资料包括使用抗生素预防链球菌感染可以阻止抽动重复发生；通过将抽动障碍患者与正常对照组比较，发现抽动障碍患者 A 组链球菌抗体与基底节蛋白的交叉反应率更高；PANDAS 患者的神经精神症状加重时基底节会变大。根据临床特征将 PANDAS 患者分为 5 个亚群：表现为 OCD 和（或）抽动障碍；青春期前发作；急性发作，呈复发 - 缓解过程；加重与神经系统异常相关（舞蹈病、多动症、抽动症）；症状加重与 A 组链球菌感染相关（与抗链球菌溶血素 O 滴度呈正相关）。PANDAS 的治疗包括急性期抗链球菌的抗菌治疗；预防性使用青霉素或阿奇霉素减少发作。免疫治疗的作用目前存在争议。对于治疗性血浆置换疗法，只限于受累严重的儿童使用。

### 治 疗

抽动障碍的治疗为综合治疗，通常包括教育、伴发症状的治疗、致残性抽动的管理。帮助抽动障碍患儿和家长理解哪些情况可以加重抽动，哪些措施可以减轻抽动。支持性的咨询可以为孩子和家长提供帮助。

认知 - 行为疗法可以减轻伴发的焦虑和（或）强迫症状。当发生明显学业困难并伴随注意力缺陷多动障碍（ADHD）和（或）学习障碍时，可能需要采取课堂层面的干预措施。

当抽动严重困扰患儿和家长时，或者抽动严重影响心理社会功能时，可以考虑药物治疗。α2 肾上腺素能受体激动剂（可乐定和胍法辛）是治疗轻中度抽动障碍的一线用药。镇静作用和低血压是其常见的副反应，因此需要仔细监测，尤其是在用药初期。D2 多巴胺受体阻滞剂（氟哌啶醇和哌迷清）对减轻抽动有效，但是其副反应包括锥体外系症状，这一副反应限制其作为一线治疗用药。利培酮是一种不典型的抗精神病药物，在减轻抽动症状时，其作用与可乐定相当，但是其副反应常为锥体外系症状和对代谢的影响（见表 19-5）。

当伴有焦虑障碍、抑郁障碍和 OCD 时，SSRI 治疗可能有效。如果抽动障碍患儿和 OCD 患儿，他们对单独 SSRI 治疗反应不佳，可以考虑增加 SSRI 非典型抗精神疾病药物的剂量。出现抽动行为，不能除外使用兴奋剂治疗 ADHD 的副反应。临床上使用兴奋剂治疗 ADHD 时，应该密切监测引发抽动的可能。治疗中努力做到减轻 ADHD 与控制抽动之间的平衡。

## ■ 抽动 - 秽语综合征

### 临床表现

Tourette's 综合征（TS）的典型表现为多部位运动抽动和发声抽动（不一定同时出现）。TS 的发生率为 4~5/10 000。男女比例约 1.5~3 : 1。TS 常见于儿童时期，最初表现为简单运动抽动，发生年龄常在 7 岁以前。有些患儿表现为多发抽动和复杂发声抽动，比如狗叫声和咕哝声。TS 发作可随年龄加重，病情严重的高峰期约为 10~12 岁。大声说出秽语（秽语症）具有特征性，但通常只见于 10% 的患儿。发声抽动能被短时间抑制，但最终无法完全控制，从而影响患儿与其他儿童的社会交往。虽然 TS 能终身存在，但青春期症状的严重程度可以决定其最终预后。1 级亲属中有 TS 患者时，TS 的发生率更高，男孩是女孩的 3~4 倍多。有些病例是常染色体显性遗传，并且男性的外显率更高。诊断标准包括多部位运动抽动和发声抽动持续时间 1 年以上，同一年中症状缓解时间大于 3 个月，起始年龄在 18 岁以前，除外其他医学原因（药物、中枢神经系统疾病）。

TS 患儿常伴有行为、情绪和学业问题。另外，这些患儿 OCD（见第 23 章）、ADHD（见第 30 章）和对立 - 违拗障碍（见第 27 章）的发病率更高。TS 常伴发这些特殊精神疾病，从而表明大脑某些区域功能紊乱。神经影像学研究表明，有些 TS 患儿两侧纹状体不对称和透明隔腔体积变小。单光子发射计算机 X 线断层摄影术（SPECT）扫描数据提示严重受累患儿的多巴胺受体结合物功能异常。研究还表明，TS 患儿症状加剧时会发生全身和局部的细胞因子应答反应。

莱姆病很少出现 TS 的临床表现（见第 214 章）。有些环境因素可能造成情绪紧张，这同样可以促发或加重抽动。实验室研究结果都是非特异性的。有些 TS 患儿脑电图异常，但同样不具有特异性。

### 治 疗

TS 患儿只有在抽动及其相关症状影响到日常功能后需要考虑药物治疗，而且还要考虑药物治疗的利与弊。很多患儿只需要接受心理支持治疗。一些 TS 儿童因为强迫观念与行为症状、注意力不集中和冲动问题需要接受药物治疗。有人担心，兴奋剂的使用会引发抽动，但不是所有研究都支持这种观点。抽动障碍不是合理使用兴奋剂的禁忌证。

药物治疗的目标是改善抽动本身，当抽动影响社会发展和学习功能时需要药物治疗。作为 1 线治疗药物，氟哌啶醇和哌咪清可以使 65% 的抽动症状减轻。因为这 2 种药物潜在的严重副反应（认知损害、嗜睡、抑郁、肌张力障碍、帕金森症、迟发性运动障碍），故许多临床医生推荐使用利培酮。利培酮减少抽动的作用与可乐定相当。可乐定是一种 α2 受体兴奋剂，对减少抽动有效。其不良反应为镇静作用和低血压，因此需要仔细监测。胍法辛（盐酸胍法辛片）也是一

种 α2 受体兴奋剂，其镇静作用弱，治疗抽动的作用不确定（表 19-5）。

应该鼓励 TS 患儿及家长积极进入到 TS 的管理。来自组织（比如 TS 协会，该协会提供 www.tsa-usa.org 网站）的支持对 TS 家庭非常有利。TS 的自然病程包括青春期症状明显减轻或缓解，到成年早期约 65% 缓解。很难预测症状会随着时间的流逝而更少。

强迫观念和强迫行为症状会持续到成人期。

## 参考书目

参考书目请参见光盘。

（贺莉　译，陈艳妮　审）

# 第 23 章 焦虑障碍

David R. Rosenberg, Pankhuree Vandana, Jennifer A. Chiriboga

与惧怕或恐惧一样，焦虑是一种正常现象。焦虑本身不是一种病态，其可以贯穿于人的一生，而且可以被调节（如人们会把交通事故看成让人焦虑的事）。焦虑既包含由植物神经系统调节的生理部分，也包含通过担心和谨慎为表现的认知行为部分。焦虑障碍的特征是病理性焦虑，可能会妨碍社会交往、影响发育、影响成就的取得和生活质量，从而导致自尊心降低、社会退缩和学习成绩不好。儿童特殊焦虑障碍的诊断需要具备对儿童社会心理和（或）学术职业技能的有效干预。儿童特殊焦虑障碍可能为亚临床症状，而不符合 DSM-IV 诊断标准。

分离性焦虑障碍（SAD）、儿童社交恐惧症或社交焦虑障碍、广泛性焦虑障碍（GAD）、强迫障碍（OCD）、恐惧、创伤后应激障碍（PTSD）和惊恐障碍以及恐慌症都被定义为在特定或弥漫性的焦虑下产生，通常与可预测的情况还有线索相关。焦虑障碍是儿童期最常见的精神障碍，儿童和青少年的发生率是 5%~18%，其广泛性与身体疾病，如儿童哮喘和儿童糖尿病相当。焦虑障碍常伴发其他精神障碍（包括继发的焦虑障碍）；焦虑障碍常导致日常功能受损。青春期过度恐惧是成人抑郁障碍发作的显著高危因素。青春期焦虑和抑郁提示成人期焦虑和抑郁综合征（包括自杀企图）风险增加。强调这一点，是想突出诊断和治疗的重要性，以及对发病率及早期诊断的重视。

焦虑是一种正常现象，但是如果过度发作，导致日常功能明显受损，儿科医生就应鉴别是正常焦虑还是发育过程的异常情况。对于多数儿童而言，焦虑也有其明确的发展进程。7~9 个月的婴儿常表现出认生。12 月龄时，约 10%~15% 的孩子表现出对陌生情况的行为抑制（退缩或对伴随生理反应新鲜的刺激感到害怕）。多数行为抑制孩子的焦虑不会妨碍日常功能。如果有焦虑障碍家族史和母亲有焦虑障碍病史，发生行为抑制的孩子以后更容易出现焦虑。对父母过分依恋和就诊时很难保持安静的婴儿，以后发生焦虑的概率更大。

除了常见的分离焦虑外，学龄前儿童尤其害怕黑暗、动物、虚构的情景。让学龄前儿童遵守秩序和常规也常使其产生焦虑。父母的安抚常可以有效地帮助孩子渡过这一时期。虽然多数学龄期儿童不再对虚构的情景产生焦虑，但取而代之害怕身体受伤或其他担心（表 23-1）。青春期的孩子，常担心学习成绩和社

**表 23-1　特定恐惧的诊断标准**

A. 显著并持续的恐惧，表现为过度或不理智，引发的原因为出现特殊物体或处于某种场合（比如坐飞机、高处、动物、接受注射、看见血液）

B. 暴露于恐怖刺激物时总是立即产生焦虑反应，其表现形式为与刺激相关的或可预测的刺激导致的惊恐发作。注意：儿童的焦虑可能表现为哭闹、发脾气、冷漠或黏住家人

C. 自己知道害怕表现的过度或不理智。注意，儿童可能缺如这一表现

D. 虽然伴有强烈的焦虑或悲痛，但恐怖的处境可以回避或者可以强行忍受

E. 回避、焦虑的期待或害怕某种场景导致的苦恼明显影响正常生活、工作（或学习）功能、社会活动或社会关系或因为恐惧产生明显的苦恼

F. 年龄 <18 岁，持续时间≥ 6 个月

G. 焦虑、惊恐发作或恐惧症的回避与特定物体或场景有关，不能用其他精神障碍来解释，如强迫障碍（与污染有关的强迫观念，害怕别人不干净）、创伤后应激障碍（回避与严重创伤有关的刺激）、分离性焦虑障碍（拒绝上学）、社交恐惧症（由于害怕难堪而避免社交情况）、表现为广场恐惧症的惊恐障碍、无既往惊恐史的广场恐惧症

特别说明：

动物恐惧型指害怕动物或昆虫

自然环境恐惧型指恐惧高度、风暴或水

血液或注射或受伤型 指害怕看见血、受伤、注射或侵袭性的医疗操作

情景型 指害怕特殊情景（飞机、电梯 、封闭的地方）

其他类型包括害怕窒息、呕吐或患病；儿童常害怕巨大的声音或穿着奇异的人物

摘自 Kliegman RM, Marcdante KJ, Jenson HB, et al. Nelson essentials of pediatrics. 5ed. Philadelphia: Elsevier/Saunders, 2006, 92

交能力，这种担心将持续到他们更成熟一点时会有所减轻。

遗传或气质因素对某些焦虑障碍的发生有重要作用。然而，环境因素也与之有密切联系。行为抑制具有遗传倾向，并与社交恐惧症、广泛性焦虑障碍和选择性缄默有关。OCD 和其他类似 OCD 行为的障碍，如 TS 和其他抽动障碍，也表现出高遗传风险（见第 590.4 章）。环境因素，如亲子依恋和经历创伤，对发生 SAD 和 PTSD 起的作用更大。父母焦虑障碍导致后代焦虑障碍的风险增高。焦虑障碍患者杏仁核和海马体积大小与正常人有差异。

分离性焦虑障碍（SAD）是儿童期最常见的焦虑障碍，其发生率约 3.5%~5.4%。因焦虑障碍就诊的门诊患儿中，约 30% 的主要诊断为 SAD。分离性焦虑是发育过程中的正常现象，大约于 10 月龄出现，到 18 月龄逐渐消失。多数 3 岁左右的孩子能接受妈妈或主要抚养人短时间离开的情况。

SAD 更常发生于青春期前，平均发生年龄为 7.5 岁，女孩比男孩多见。SAD 的典型表现为过度和持续担心与家人或主要依恋对象分开。担心内容包括自己或主要监护人受到可能的伤害，不愿意上学；父母不在身边时不去睡觉，强烈要求有人陪伴；常做关于分离的噩梦；伴发很多躯体症状，抱怨自身的困扰。当 3 或 4 级症状出现后，最初出现的临床征象可能会消失，尤其是当孩子度假后，或因为生病在家中待了一段时间，或家庭结构的稳定性因为疾病、离婚、其他社会心理等因素受到威胁。

症状的变化与孩子的年龄有关：8 岁以前孩子的表现为拒绝上学，过度担心父母受到伤害；9~12 岁孩子与父母分离时会产生过度悲伤；13~16 岁孩子常拒绝上学和诉说躯体不适。SAD 多在儿童期出现，随着社会心理日渐成熟会有所好转。父母常不能肯定是否让孩子继续入学。SAD 患儿的母亲常有焦虑障碍病史。对于这些病例，儿科医生应该筛查其父母是否有抑郁或焦虑。SAD 患儿出现拒绝上学，对其进行成功治疗之前，患儿父母或家庭应该接受治疗或指导。

SAD 的共患病很常见。在儿童，可共患抽动障碍和焦虑。SAD 与抽动的严重程度相关。SAD 是惊恐障碍早期发作的预警。与未患 SAD 的孩子比较，SAD 患儿在青春期惊恐障碍的发生率是其 3 倍。

当孩子急性严重焦虑复发时，有必要给予其抗抑郁或抗焦虑的药物治疗。三环类抗抑郁药（丙咪嗪）和苯二氮卓类（氯硝西泮）的对照研究显示这些药物疗效均不好。数据表明认知 – 行为治疗（CBT）和选择性 5– 羟色胺再摄取抑制剂（SSRIs）对其治疗有效（见表 19–4）。在 1 项由 488 例参与的对照试验中，研究对象年龄 7~17 岁，其主要诊断都是 SAD，随机将其分为 4 组接受以下治疗 12 周：CBT 组、SSRI 组（舍曲林）、CBT 和 SSRI 联合治疗组、安慰剂组。改善情况分别为：联合治疗组 81%，SSRI 组 55%，CBT 组 60%。所有治疗组的疗效均高于安慰剂组（反应率为 24%）。SSRI 的依从性最好，并且不良反应更少。不良反应包括自杀和杀人想法，SSRI 组和安慰剂组没有显著差异。488 例研究对象都没有自杀企图。CBT 组的失眠症、疲惫、镇静和躁动的发生率均小于 SSRI 组。联合 SSRI 和 CBT 治疗可能是最有效的方法；长期 SSRI 治疗效果更好。

童年时期发生的社交恐惧症（社交焦虑障碍）的特征是对社交场合（包括不熟悉的同龄人或成人）、表演场合过分焦虑，害怕被别人关注，怕做不好事情让自己尴尬，导致社交孤立（表 23–2）。害怕社交场合还可见于其他障碍，如 GAD。躲避或逃离社交场合可以减轻社交恐惧症（SP）中的焦虑。与 GAD 不同，即便离开社交场合，GAD 患儿的担心仍然持续存在。

**表 23–2　社交恐惧症的诊断标准**

A. 对≥ 1 项社交或表演活动表现为明显和持续害怕。在这些活动中，患者将暴露在不熟悉的人群中，或可能被别人注视。患者在一定程度上害怕表演（或表现出焦虑症状），担心自己丢脸或令人尴尬。注意：儿童与熟人的社会关系必须与其年龄相称，焦虑在与成人和同龄人相处时，均可发生焦虑

B. 暴露于自己害怕的社会情境时，总是产生焦虑，表现为与特定情景相关的或特定情景引发的惊恐发作。注意：儿童焦虑时可表现为哭闹、发怒、冷漠、躲避社交场合或不熟悉的人

C. 患者认识到焦虑过度或不合理。注意：儿童可能缺失此点

D. 避免害怕的社交或表演场合，或者虽然可以忍受这种场合，但是伴有强烈的焦虑和痛苦

E. 对社交和表演的恐惧产生了回避、期待性焦虑或痛苦，明显影响到日常活动、工作（学习）功能、社会活动或社会关系、恐惧带来明显痛苦

F. 年龄 <18 岁，持续时间 ≥ 6 月

G. 害怕和逃避不能用药物滥用的直接生理反应、药物治疗、常见的内科情况解释，也不能用其他的精神疾病（伴或不伴害怕陌生环境的恐惧症、分离性焦虑障碍、身体变形恐惧症、广泛性发育障碍或分裂样人格障碍）来解释

H. 如果存在常见的内科情况和其他精神疾病，标准 A 里恐惧不再考虑（恐惧不是因为口吃、帕金森病的抖动、神经性厌食所致的反常饮食行为或暴食症）

特别说明

广泛性：社交焦虑涉及多种社交情景（开始或维持对话、参加小型聚会、约会、与权威人物对话、参加派对）。注意：还应考虑回避性人格障碍等其他诊断

摘自 Kliegman RM, Marcdante KJ, Jenson HB, et al. Nelson essentials of pediatrics. 5ed. Philadelphia: Elsevier/Saunders, 2006, 93

SP 儿童和青少年渴望与家人和熟悉的同伴在一起。严重时，焦虑可以表现为焦虑发作。

SP 患儿的生活质量会降低。约 38% 的 SP 患儿不能从高中毕业。SP 患儿不能完成 1 年级学习的可能性大。在青春前期或青春期会出现典型表现，女孩比男孩更常见。有 SP 家族史或极度害羞者更容易发病。约 70%~80% 的 SP 患儿伴有至少 1 种其他神经障碍。

无论是单独使用还是和 SSRI 联合使用，儿童社会支持治疗（SET-C）都是治疗 SP 的选择（见表 19-4）。SSRI 和 SET-C 在减少社交焦虑和行为回避、提高日常功能方面均优于安慰剂治疗。SET-C 在减轻症状方面优于 SSRI。SET-C 在提高社会技能、减轻特定社交焦虑、增强社交能力方面优于安慰剂。SSRI 治疗 8 周后达到最佳疗效，通过 SET-C 治疗 12 周，患儿有持续改进。在减轻 SP 患儿和其他焦虑障碍患儿的焦虑程度时，联合使用 SSRI 和 CBT 会优于其他任何单一治疗方法。β - 肾上腺素能阻滞剂也可用于 SP 的治疗，尤其是针对表演焦虑和怯场。FDA 不推荐使用 β - 肾上腺素能阻滞剂治疗 SP。

正常孩子拒绝上学的发生率为 1%~2%，而焦虑障碍患儿为 40%~50%，抑郁患儿为 50%~60%，对抗行为患儿为 50%。与 SAD 比较，年龄更小的焦虑障碍患儿拒绝上学常因为 SAD，而年龄大的患儿通常因为 SP 拒绝上学。腹痛和（或）头痛是最常见的躯体症状。另外还有一些原因促使孩子拒绝上学：如日益紧张的亲子关系或其他家庭破坏的表现（家庭暴力、离婚或其他重大应激事件）。

对于拒绝上学的治疗，尤其需要父母参与培训和家庭治疗。学校老师的参与也很重要。焦虑患儿经常需要老师、辅导员和学校医务人员更多的关注。经过培训的父母应该平静地送孩子上学，当孩子放学时适当给予奖励，这样的做法对治疗有用。对于一直拒绝上学者，可以求助于精神病学家和心理学家。SSRI 治疗可能有效。伴有情感症状的低龄儿童预后好。相反，起病隐匿和有明显躯体症状的青少年预后可能不好。

选择性缄默是与 SP 概念有重叠的一种障碍。患有选择性缄默的患儿在家能够进行对话，但在其他场合，如学校、托管处或亲戚家沉默不语。通常，一个或多个应激源（如到新的教室或父母和兄弟姐妹的冲突）会使一个本身很害羞的孩子不愿意讲话。了解语言发育史对掌握是否存在交流障碍、神经系统障碍或广泛性发育障碍导致的缄默有帮助。氟西汀结合行为治疗对于学校交往严重受限的孩子有效（见第 32 章）。

惊恐障碍是一种容易复发的综合征，表现为极度恐惧和不安的不连续发作。惊恐障碍发生时，患儿经历突然发生的躯体和心理症状称为恐惧发作（表 23-3、23-4）。躯体症状包括心悸、多汗、震颤、气促、头晕、胸痛和恶心。儿童可表现为不伴发热的急性呼吸困难、气喘或喘鸣，需除外器质性原因。伴随的心理症状包括害怕死亡、担心可能发生灾难、失去控制、持续担心会生病、避免去以前发生灾难的场所（广场恐惧症；表 23-5）

惊恐障碍少见于青春期前，发作的高峰年龄为 15~19 岁，女孩更常见。青春期后的发生率为 1%~2%。早期发生的惊恐障碍和成年期发生惊恐障碍的严重程度和对社会功能的影响没有差别。早期发作的惊恐障

**表 23-3 惊恐障碍诊断标准**

| |
|---|
| A. 具备（1）和（2） |
| 1. 重复的出乎意料的惊恐发作 |
| 2. 以下各项发作中至少 ≥ 1 项，时间 ≥ 1 月： |
| a. 持续担心发生意外 |
| b. 担心患病及其后果（失控，心脏病发作，发疯） |
| c. 与疾病相关的显著行为变化 |
| B. 伴有或不伴有广场恐惧症 |
| C. 不能用物质滥用引起的直接生理影响或药物治疗或常见的内科疾病（甲状腺功能亢进症）来解释的无端恐惧症 |
| D. 不能用其他精神疾病来解释，如社交恐惧症（暴露于害怕的社交情景），特殊恐惧症（暴露于特殊的恐惧处境），强迫性精神障碍（暴露于污物并被玷污的强迫观念），创伤后应激障碍（与应激源相关的严重创伤反应），分离性焦虑障碍（与家人或近亲属分离所产生） |

摘自 Kliegman RM, Marcdante KJ, Jenson HB, et al. Nelson essentials of pediatrics. 5ed. Philadelphia: Elsevier/Saunders, 2006, 87

**表 23-4 惊恐发作诊断标准**

| |
|---|
| · 间断发作的强烈害怕或不舒服，≥ 4 以下症状在 10min 内突然达到高峰。 |
| · 心悸、心跳加剧、心率快 |
| · 多汗 |
| · 战栗或颤动 |
| · 呼吸短促或窒息 |
| · 呼吸困难 |
| · 胸痛或不适 |
| · 恶心或腹痛 |
| · 眩晕、不安、头晕或昏厥 |
| · 现实解体（感觉不真实）或人格解体（与自身分离） |
| · 感觉失控或发疯 |
| · 感觉异常（麻木或刺痛感） |
| · 发冷或潮热 |

摘自 Kliegman RM, Marcdante KJ, Jenson HB, et al, Nelson essentials of pediatrics. 5ed. Philadelphia: Elsevier/Saunders, 2006, 87

**表 23-5 广场恐惧症诊断标准**

| |
|---|
| 广场恐惧症是对某个地方或环境产生焦虑。患者自认为在这里难以逃离，或不可能从外界获得帮助。处于这个地方或环境，会有意想不到的惊恐发作或类似惊恐症状。这些环境包括单独外出，在人群中或在队列里，在桥上，乘大巴、火车、飞机或汽车旅行 |
| 注意：如果回避只限于1种或很少的特殊情景或社交恐惧，就考虑特定恐惧的诊断。如果在常见的社交情景中出现回避，则应考虑别的精神疾病，如社交恐惧症（因为害怕窘迫而回避社交），特定恐惧（避免有限的特定情景，如电梯），强迫性精神障碍（为污物困扰而避免污物），创伤后应激障碍（避免与严重创伤相关的刺激），分离性焦虑障碍（避免离开家或亲人） |

摘自 Kliegman RM, Marcdante KJ, Jenson HB, et al. Nelson essentials of pediatrics. 5ed. Philadelphia: Elsevier/Saunders, 2006, 88

碍有更多的共患病，从而致更重的家庭负担。父母有惊恐障碍的孩子，发展成惊恐障碍的风险更大。焦虑患者自动觉醒的易感倾向可能是惊恐障碍的特殊高危因素。双生子研究表明，30%~40% 的变异与遗传有关。惊恐障碍发生率升高与性早熟直接相关。暗示后无端恐惧症表现为其他焦虑障碍，这与未被暗示的惊恐障碍发作有所不同。

SSRIs 对治疗青少年惊恐障碍有效（表 19-4），CBT（认知行为治疗）对治疗可能也有帮助。惊恐障碍的治愈率约 70%。

广泛性焦虑障碍（GAD）儿童在最少6个月时间内，对不同事件和活动表现出不切实际的担心（表 23-6）并且至少伴有 1 项躯体不适。由于其焦虑症状广泛，因此可以与其他焦虑障碍相区别。GAD 儿童通常关注在学校和竞技场所的能力和成绩。GAD 常表现的躯体症状包括坐立不安、容易疲倦、思想难以集中、易激惹、肌肉紧张和睡眠障碍。由于 GAD 特殊的躯体症状，鉴别诊断必须考虑其他医学原因。青春期过度使用咖啡因或其他兴奋剂是很常见，因此应当仔细询问病史。当病史或体格检查提示 GAD，儿科医生应该排除甲状腺功能亢进、低血糖、系统性红斑狼疮和嗜铬细胞瘤。

GAD 患儿自我意识明显、追求完美，因此其自己的痛苦比父母和周围人更强烈。他们经常有其他焦虑障碍，比如特定恐惧和惊恐障碍。虽然 GAD 在青春期前症状不一定明显，但可以表现为缓慢发作或突然发作。青春期前男女发病率相当，此后女孩的发病率更高。儿童的发病率为 2.5%~6%。神经影像学显示前额叶皮层区代谢增强和背外侧前额叶皮质血流增加。

GAD 患儿适合接受 CBT、SSRI 或二者联合治疗（见表 19-4）。丁螺环酮可以作为 SSRI 治疗的辅助治疗。CBT 和 SSRI 联合治疗焦虑障碍的患儿（包括 GAD）疗效较好，治愈率接近 80%。

**表 23-6 广泛性焦虑障碍诊断标准**

| |
|---|
| A. 过分焦虑或担心（不安的期待）许多事件或活动（比如学校的演出），持续时间不超过 6 月 |
| B. 自己不能控制 |
| C. 在以下 6 项中，有 ≥ 3 项的症状与焦虑和担心相关（有些症状至少持续数天，但不超过 6 月）。注意：儿童只要求具备以下 1 个症状 |
| 1. 坐立不安或感觉兴奋或紧张 |
| 2. 容易疲倦 |
| 3. 注意力不能集中或大脑一片空白 |
| 4. 易激惹 |
| 5. 肌肉紧张 |
| 6. 睡眠障碍（入睡困难或熟睡不醒或焦躁不安，睡眠质量不好） |
| D. 焦虑和担心的焦点不属于功能障碍范畴（焦虑和担心不属于以下情况：惊恐发作，如惊恐障碍；在大庭广众之下觉得窘迫，如社交恐惧症；担心被污染，如强迫性精神障碍；担心出门或离开熟悉的亲戚，如分离性焦虑障碍；担心体重增加，如神经性厌食症；出现多种身体不适，如躯体障碍；担心发生严重疾病，如妄想症）。焦虑和担心的事不是外创伤后应激障碍 |
| E. 焦虑、担心、躯体症状导致临床上表现为痛苦，妨碍社会交往、工作或其他重要领域功能 |
| F. 忧虑与药物的直接生理作用无关（物质滥用和药物治疗），与常见内科情况（甲状腺功能亢进症）无关，与情绪障碍、精神疾病、广泛性发育障碍无关 |

摘自 Kliegman RM, Marcdante KJ, Jenson HB, et al. Nelson essentials of pediatrics. 5ed. Philadelphia: Elsevier/Saunders, 2006, 89

将 GAD 患儿和那些表现为特殊重复想法（强迫观念）及由焦虑引起的重复仪式或重复运动（强迫行为）的患儿进行鉴别是非常重要的。最常见的强迫观念是关注身体的排泄物和分泌物，担心会发生灾难性事情，或者千篇一律的需求。最常见的强迫行为有洗手、反复检查是否锁门、触摸物体。紧张的时候（入睡前、上学前），有些孩子习惯触摸某些物体、说某些字词或重复洗手。当思维和固定仪式导致自身痛苦、消耗时间或干扰工作或社会功能（表 23-7），应考虑诊断为 OCD。

OCD 是一种慢性致残性疾病，特征性表现为重复的仪式性行为，患者不能或很少能控制这些行为。全世界范围 OCD 的终身发病率为 1%~3%，80% 患者在其童年和青少年时期有过发作。常见的强迫思维包括关注污染物（35%），担心自己或喜欢的人受到伤害（30%）。洗手和清洁污物的强迫行为在儿童中常见（75%），反复检查是否关闭门窗（40%），反复询问（35%）。有些儿童出现视觉空间异常、记忆障碍、注意力缺陷，这些情况导致的学习问题不能仅用 OCD 症状解释。

**表 23-7　强迫性神经障碍诊断标准**

A. 强迫观念或强迫行为

强迫观念的定义由 (1)、(2)、(3) 和 (4) 组成

1. 经历重复和固执的想法、冲动或想象，产生明显焦虑
2. 想法、冲动和想象不仅是过分担心真实生活中的问题
3. 患者试图用别的想法和行动去忽视或抑制这种想法、冲动和想象
4. 患者意识到强迫想法、冲动或想象是由自己的意念产生（不是来自于外界，不是思维插入）

强迫行为的定义由（1）和（2）组成

1. 重复行为（洗手、订购、检查）或精神活动（祈祷、计数、默默重复单词），患者感觉被驱动来执行这些行为，或感觉必须根据规定严格执行这些行为
2. 行为或精神活动的目的是阻止或减轻痛苦，或防止某些令人害怕的事件或情景；然而这些行为或精神活动与他自己期望的目的无关或者明显不合适

B. 障碍发生期间，患者认识到强迫观念或强迫行为是过分和不切实际的

C. 强迫观念或强迫行为导致明显的痛苦，发生的时间（>1h/d）；或明显影响正常工作、职业（或学习）功能，或影响日常的社会活动或社会关系

D. 如果出现另外轴 I 的障碍，强迫观念和强迫行为的内容则不符合这一概念（进食障碍时不停吃东西，拔毛癖时不停拔下头发，身体同质异形障碍时关心外表，物质使用障碍时渴望得到药物，妄想症时严重疾病重复出现，性变态时重复性冲动或性幻觉，抑郁症时的罪恶感）

E. 紊乱与物质滥用的直接生理作用、药物治疗和常见的内科情况无关

**详细说明**

洞察力不强：如果目前发作的多数时候，患者没有认识到强迫观念和强迫行为过分或不合理

摘自 Kliegman RM, Marcdante KJ, Jenson HB, et al. Nelson essentials of pediatrics. 5ed. Philadelphia: Elsevier/Saunders, 2006, 98

儿童耶鲁 - 布朗强迫量表（C-YBOCS）和儿童焦虑障碍访谈表（ADIS-C）都是识别儿童 OCD 可靠和有效的方法。C-YBOCS 适用于治疗后症状的随访。莱顿强迫问卷（LOI）是 OCD 症状的自我记录方法，LOI 的敏感性很好。OCD 患者额顶叶 - 纹状体 - 丘脑环路异常，这与疾病的严重程度和对治疗反应有关。OCD 的共患病很常见，30% 患者伴有抽动障碍，26% 伴有抑郁障碍，24% 伴有发育障碍。

指南一致推荐，中重度（Y-BOCS>21）的 OCD 儿童和青少年，开始时可以单独使用 CBT 治疗或 CBT 与 SSRI 联合治疗。对伴有抽动症的 OCD 患儿，SSRI 不比安慰剂有效，CBT 与 SSRI 联合治疗效果优于 CBT 单独治疗，但 CBT 单独用药效果优于安慰剂。伴有抽动症的 OCD 患儿，开始时可以单独使用 CBT 治疗或 CBT 联合 SSRI 治疗。

FDA 推荐适合儿童 OCD 治疗的药物有 4 种：氟西汀、舍曲林、氟伏沙明和氯米帕明。氯米帕明是一种杂环类抗抑郁药，为非选择性 5- 羟色胺和去甲肾上腺素再摄取抑制剂。当患儿经过 2 种或 2 种以上 SSRI 治疗疗效不佳时，可考虑氯米帕明治疗。这可能是由于谷氨酸盐在 OCD 的发病机制和治疗中发挥重要作用的缘故。谷氨酸盐抑制剂利芦噻唑（力如太）是一种 FDA 批准用于肌萎缩性侧索硬化症（见第 604.3 章）的药物，一直有很好的安全记录。利芦噻唑的常见不良反应为肝脏转氨酶暂时升高。利芦噻唑对于抗治疗的 OCD 患儿可能有用，而且耐受性好。推荐将 OCD 患儿转诊到精神卫生专科治疗。

10% 的 OCD 患儿，在 A 组 β- 溶血性链球菌（GABHS；见第 176 章）感染后症状会发作或恶化。GABHS 细菌促发抗神经元抗体产生，在遗传易感性宿主体内，这种抗神经元抗体与基底节神经组织有交叉反应，从而导致该区域肿胀，产生强迫观念和强迫行为。这种 OCD 亚型，被称为链球菌感染相关的儿童自身免疫性神经精神疾病（PANDAS），其特点是 OCD 或抽动症状突然的、出乎意外的发作或者恶化，同时伴有神经系统异常，近期有链球菌感染史。抗链球菌素 O 抗体滴度和抗脱氧核糖核酸酶 B 增加，基底节体积相应增大。对于有些 PANDAS 患者，血浆置换法能有效减轻 OCD 症状，并且使基底节体积再缩小。儿科医生应该警惕这种感染后的有些抽动障碍、注意力缺陷和 OCD，并按照指南管理（见第 22 章）。

应该避免让恐惧症患儿接触那些让他们害怕的特殊物体或情境（比如狗或蜘蛛）（表 23-1）。他们对这些东西过度害怕，令人难以想象。一旦出现或想到这些东西，就会立即出现焦虑症状。强迫思维和强迫行为常与恐惧反应无关。恐惧症很少影响社会交流功能、学习能力或人际交往。亲戚打架和父母间吵架可以导致特定恐惧的发作。当患儿焦虑或恐惧时，父母应该保持冷静。如果父母自己焦虑，可能会加重孩子的焦虑。儿科医生应该平静地告诉家长和孩子，恐惧症很常见，而且很少对人产生伤害，以此来减少父母和孩子的焦虑。儿童特定恐惧症的发病率为0.5%~2.0%。

系统脱敏疗法是行为治疗的一种形式，其具体做法是将患儿逐渐暴露于其害怕的情景或物体前，同时教孩子有关治疗焦虑的放松方法。成功的重复暴露可以让相应刺激物产生的焦虑消失。如果恐惧症尤其严重，在行为干预的同时，可以联合使用 SSRIs 和行为疗法。对有些严重的、顽固的恐惧症，低剂量的 SSRI 治疗可能很有效。

创伤后应激障碍（PTSD，见第 36 章）发生于过度紧张性刺激后。它是一种焦虑障碍，是长期和短期创伤后造成的影响。这种创伤导致婴儿、儿童和青少年行为和生理上一系列后遗症（表 23–8）。还有一种应激障碍为急性应激障碍，是创伤事件导致急性症状。应激源消除后，这些症状可能缓解，也可能不会缓解。父母以前的创伤暴露、其他精神疾病史、PTSD 症状提示儿童期 PTSD 发作。很多青少年和成人期间的神经病理学状况，如行为障碍、抑郁和其他人格障碍，可能与以前经历的创伤有关。PTSD 也与心境障碍和破坏性行为有关。PTSD 患儿常伴有分离性焦虑。到 18 岁时，PTSD 的发病率约为 6%，共有 40% 出现症状，但是不满足 PTSD 的诊断标准。

孩子或照料者发生过威胁生命的伤害事件，从而产生强烈应激或害怕，都应诊断为 PTSD。在诊断时，以下这 3 方面症状必不可少：重复体验、回避、反应过度。通过侵入性的回忆、梦魇、再次展现等表现来持续重复体验是儿童典型的反应。固执的回避提醒和对应激源产生麻木情绪，比如隔离、遗忘和回避，组成第二症候群行为。反应过度的症状，如过分紧张、不能专注、过度惊吓反应、躁动和睡眠问题，组成了 PTSD 第三组症状。偶尔，在创伤事件后，儿童会退回到前一个发育里程碑。小儿童常出现回避症状。年长儿更多的出现重复体验和过度反应症状。有时候可能出现重复回忆创伤事件、身心症状和梦魇。

创伤事件后的最初干预重点在于父母意见统一，并且关注孩子是生理需要，保证孩子安全。对疼痛的积极治疗可能减少 PTSD 的发生，促进尽早回归日常生活（包括规律的睡眠）。长期治疗包括个体化治疗、成组治疗、学校教导或家庭治疗，有些病例需要药物疗法。个体化治疗包括转变孩子的观念（将受害者的观念转变成幸存者的观念）、游戏疗法、心理动力治疗或 CBT。成组治疗可以识别那些需要更多辅助的孩子。家庭治疗的目标包括帮助孩子建立安全感、稳定孩子的情绪、当孩子需要更多来自家庭的支持时要满足其要求。可乐定或胍法辛可能对睡眠障碍、持续激动、夸大的惊跳反应有帮助。伴有抑郁和情感麻木者可能对 SSRI（表 19–4）反应较好。对于其他的焦虑障碍，CBT 是最具有经验支持的心理治疗。

**表 23–8　创伤后应激障碍诊断标准**

A. 曾有外伤事件，并且符合以下 2 条：

1. 本人经历、目击或面临创伤事件，该事件是真实的，可能有生命危险或严重受伤或让自己或他人身体受损
2. 对事件的反应包括强烈害怕、无助或惊骇。注意：在儿童，这些表现可能被无理的要求或者不安的行为所代替

B. 创伤事件通过以下方式持续重复经历 ≥ 1 次：

1. 经常重复回忆事件，包括图片、想法或观念。注意：幼儿通常通过重复回忆来表达创伤事件的主题或面貌
2. 重复梦见创伤事件。注意：儿童可能不能记忆噩梦
3. 假装或感觉创伤事件再次发生（包括再次体验这种经历的感觉，幻想，幻觉，重现事件的片段，包括觉醒状态或酒醉状态重现事件的发生）。注意：小龄儿童可能会再发生特定创伤事件
4. 如果暴露于内外因导致的与以前创伤事件相似的某些方面，就会产生强烈的心理压力
5. 如果暴露于内外因导致的与以前创伤事件相似的某些方面，会产生一系列生理反应

C. 持续回避与创伤事件相关的刺激，对以下反应麻木（创伤事件以前没有的表现），≥ 3 项：

1. 努力避免与创伤事件相关的想法、感觉或对话
2. 努力回避引起回忆相关事件的活动、地点或人物
3. 不能回忆创伤事件的重要方面
4. 参与重大活动的兴趣、次数明显减少
5. 感觉与别人分离或疏远
6. 好受限（没有爱情）
7. 感觉和未来的距离缩短（不想上班、结婚、有孩子或正常的生活）

D. 持续症状（创伤前没有），以下各项≥ 2 项：

1. 入睡困难或一直睡眠
2. 易激惹或突然发怒
3. 注意力难以集中
4. 过度警觉
5. 夸张的惊跳反应

E. 障碍持续（B、C 和 D 症状）>1 个月

F. 障碍导致临床明显感觉痛苦，或社会交往、职业或其他重要领域功能受损

详细说明

急性：症状持续时间 <3 个月

慢性：症状持续时间 ≥ 3 个月

详细说明

延迟发作：症状发作在应激事件 6 月以后

摘自 Kliegman RM, Marcdante KJ, Jenson HB, et al. Nelson essentials of pediatrics. 5ed. Philadelphia: Elsevier/Saunders, 2006, 90

## ■ 焦虑相关的内科情况

在诊断焦虑障碍之前，要谨慎除外器质性疾病，如甲状腺功能亢进、咖啡因中毒（碳酸饮料）、低血糖症、中枢神经系统疾病（谵妄、颅内肿瘤）、偏头痛、哮喘、铅中毒、心律失常及少见的嗜铬细胞瘤。有些处方药具有不良反应，可以产生类似焦虑症状。这些药物包括平喘药、类固醇药、拟交感药、SSRIs（用药之初）和抗精神病药。产生焦虑的非处方药有减肥

药、抗组胺药和感冒药。

## SSRIs 的安全性和有效性

没有证据表明某一种 SSRI 会比其他 SSRI 药物有效。有限的数据只针对联合用药。多数儿童和青少年对 SSRI 耐受性好。FDA 已经发布警告，告知青少年和儿童服用 SSRI 后可能引起激动和增加自杀。这一警告的基础是对儿童和青少年重抑郁症和其他焦虑障碍的回顾性研究。因此用药后需要密切监测。

## 参考书目

参考书目请参见光盘。

（贺莉 译，陈艳妮 审）

# 第 24 章 情绪障碍

Heather J. Walter, David R. DeMaso

情绪障碍以情绪紊乱为主要特征。情绪障碍分为抑郁症和双相情感障碍。抑郁症表现为情感抑郁或容易激惹。双相情感障碍指情绪高涨、夸张或容易激惹。这些情绪紊乱的表现跨度很大，可以从亚症候群（出现一些症状，但是不完全符合诊断标准）到症候群（完全符合诊断标准）。这些紊乱的严重程度可以从轻度到重度。

## 24.1 重性抑郁症

Heather J. Walter, David R. DeMaso

### 概 述

在《精神障碍诊断与统计手册》第 4 版修订版（DSM-IV-TR）中，重性抑郁的典型表现为每天的多数时间内都处于抑郁或易激惹情绪，和（或）对几乎所有活动失去兴趣和无愉快感，持续时间最少 2 周（表 24-1 见光盘）。同时还有植物神经紊乱症状和认知异常表现，包括食欲、睡眠、精神受影响；注意力不集中；荒谬的、犯罪的、自杀的想法。必须具有 5 个以上症状（包括沮丧或易怒情绪，失去兴趣或无愉快感），并且和以前的日常功能比较有明显变化。临床上表现为本人痛苦或日常功能受损，除丧亲所致悲痛，除外其他精神病学障碍，除外药物对身体的影响及其他内科情况的影响。

重性抑郁症分为轻度、中度和重度。轻度表现为较少的症状符合诊断要求，而且这些症状对日常功能影响很小。重度表现为好几个症状达到诊断要求，并且这些症状明显影响日常功能。重度又可以根据有无精神病学症状（幻觉或妄想）再进行分类。中度的严重程度介于轻度和重度之间。

总之，重性抑郁症在儿童和青少年的临床表现与成人相似。突出的症状可以随着年龄增加而发生变化；躯体症状、易激惹和社会退缩在儿童患者（他们用语音表达情感的能力更差）中更常见，而精神症状、抑郁症状或自杀行为可能在青少年中更常见。

### 流行病学

重性抑郁症儿童发病率约为 2%，男女比例为 1∶1；青少年发病率约为 4%~8%，男女比例为 1∶2。青春期后重性抑郁症的发病风险增加 2~4 倍，18 岁累积发病率约 20%。

### 鉴别诊断

一些精神疾病、常见的内科情况和药物可以产生抑郁、易激惹症状，必须与抑郁症鉴别。精神疾病包括焦虑（见第 23 章）、注意力缺陷多动障碍（ADHD）（见第 30 章）、破坏性行为（见第 27 章）、发育障碍（见第 28 章）、物质滥用（见第 108 章）和适应障碍。内科情况包括神经系统疾病、内分泌疾病、感染性疾病、肿瘤、贫血、尿毒症、发育不良、慢性疲劳和疼痛。药物包括麻醉剂、化疗药物、心血管药物、皮质类固醇和避孕药。在诊断时，必须先除外以上这些因素。

### 伴随疾病

重性抑郁症和心境恶劣障碍（见第 24.3）常同时发病（双重抑郁），或与其他精神疾病同时出现。根据环境和转诊来源，40%~90% 的抑郁障碍青少年伴有其他精神疾病，50% 以上有 2 种或 2 种以上伴随疾病。最常见的伴随疾病是焦虑障碍，其次是破坏性行为、ADHD 和药物滥用。

### 临床病程

在门诊就诊的青少年中度抑郁发作平均持续时间约 8 个月，而在社区就诊的青少年为 1~2 月。青春前期的抑郁障碍更容易表现为异质性，因此沮丧的孩子更可能在成人期发展成非抑郁性精神障碍，而不是抑郁性精神障碍。青少年更多地表现为同型一致性，

5年后再次出现抑郁的可能性达70%。这些青少年中20%~40%发展成双向型情感障碍（见第24.4），这一风险在家族中有双相情感障碍病史、有精神病性抑郁症或曾经被药物诱发躁狂的青少年中更高。

## ■ 转 归

大约60%患有严重抑郁的青少年报告说曾经想过自杀，30%实际上企图自杀（见第25章）。如果以前存在自杀企图、暴露于不良的社会心理环境、家族史中有过自杀者或共患精神疾病，则自杀行为风险将增高。抑郁障碍的青少年有更高的风险出现药物滥用、学习成绩受影响、家庭及朋友关系受影响、调节生活压力的能力差和躯体疾病等问题。

## ■ 病因和危险因素

严重抑郁障碍是一种高度家族聚集性疾病，与遗传和环境相关。环境影响包括父母的精神病理学、父母养育受损、家庭关系不正常、父母形象改变、失去父母、躯体虐待和性虐待、忽视、社会隔绝、缺乏社会支持、家庭暴力和社会暴力、其他与社会经济地位相关的不利条件。纵向研究表明，与成人抑郁相比，环境因素对儿童抑郁的影响更大。

## ■ 预 防

若干实验性研究证明，认知－行为治疗可以有效预防亚临床症候群到临床症候群的抑郁发生率进一步上升。这些策略包括识别消极情绪、连接情绪与环境或认知，避免巨大压力的情景、纠正自身的负面观点、制定愉快的活动程序、发展提高自尊心的能力、提高处理逆境的学习技能。其他有帮助的策略还包括生活方式的调整（如定时充足的睡眠、运动和娱乐）和获得老师和同学的支持。

## ■ 早期识别

临床医生应该通过关键的抑郁症状筛查所有的儿童和青少年。这些关键症状有悲痛、易怒、缺乏兴趣（表24-2）。如果多数时候出现这些症状，并且影响到日常功能，超过所处环境下的期望值，就应该考虑抑郁障碍的诊断。可以采用自我报告或父母报告形式的标准化抑郁评定量表（见第18章）进行筛查。如果筛查结果表明有明显的抑郁症状，临床医生应该将其推荐到专科就诊，以便进行综合的诊断评估，了解是否存在抑郁障碍和其他精神方面和内科方面的共患病。评估必须包括评价是否存在损伤自己和他人的可能。

**表24-2 青少年重性抑郁障碍的筛查和治疗**

| 推荐 | 青少年（12~18岁） | 儿童（7~11岁） |
|---|---|---|
| 筛查 | 筛查（系统的诊断、治疗和随访时）B级 | 没有推荐等级（证据不足） |
| 风险评估 | 重性抑郁障碍的危险因素包括父母抑郁，共患有心理疾病或慢性内科疾病，经历过对生活有负面影响的重大事件 | |
| 筛查测验 | 以下是针对青少年的初级治疗设置：<br>青少年健康调查问卷（PHQ-A）<br>白氏抑郁障碍调查量表—初级治疗版（BDI-PC） | 低龄儿童筛查配合度更不好 |
| 治疗 | 在药物疗法中，氟西汀，一种选择性5-羟色胺再吸收抑制剂（SSRI），对治疗有效。由于存在风险，只有在临床检查成为可能，才能使用SSRI。心理治疗的各种模式，或者心理治疗与药物治疗联合应用，这样对治疗有效 | 低龄儿童治疗利弊的证据不足 |

摘自 a summary of the evidence systematically reviewed in making these recommendations, the full recommendation statement, and supporting documents, please go to www.AHRQ.gov/clinic/USPSTF/USPSCHDEPR.htm

## ■ 治 疗

抑郁障碍的治疗包括心理教育、家庭参与和学校参与。心理教育指对家庭成员和患儿提供关于抑郁病因、症状、病程和不同治疗方法的教育，并且详细提供用或不用这些治疗方法的风险。书面资料和可靠的网站可以给父母及抑郁患儿提供帮助。由于环境因素对儿童抑郁障碍发生有重要影响，家庭参与的焦点是巩固患儿与父母的关系、给父母提供育儿指导、减少家庭矛盾、减少可以识别的压力来源、增加社会支持、督促父母按照指导进行治疗。

征得患儿及其父母同意后，学校相关部门会收到通知，给患儿及家庭准备好住宿，直到病情恢复。抑郁障碍的学生可以通过个性化教育方案来获得指定学校提供的基础服务和根据残疾人教育法案给情绪紊乱学生提供的住宿。

由于对安慰剂治疗反应好，儿童抑郁的治疗很简单。对亚症候群患儿（抑郁障碍，未另外详细说明者）或轻度患儿（情绪障碍或重度抑郁症）（见第24.3），日常功能轻度受损，不伴有自杀或精神疾病者，可以采用安慰剂治疗。治疗方法为每周1次，持续4~6周，重点在于提高患儿的应对能力和改进不利环境的影响。对于中度到重度的抑郁患儿，伴有明显功能受损、自杀行为或精神疾病者，需要接受特殊心理疗法等专科治疗和（或）药物治疗。

中度症候群的抑郁患儿可能对认知－行为教育或人际关系治疗反应较好，因此可能不需要药物治疗。这些治疗类型，如果每周1次，连续8~12周，治疗轻度以上抑郁障碍，比单独使用支持治疗有效。重度抑郁需要接受抗抑郁治疗。除了受疾病严重程度的影响外，治疗方案的决定还受到治疗实用性、共患疾病和家庭配合度的影响。

选择性 5- 羟色胺再摄取抑制剂（SSRIs）有效性的研究很多。表明治疗有效的研究中，大约 50% 青少年抑郁患者对药物治疗有效，但是临床大约只有 30% 患者症状得到缓解。其他抗抑郁药物治疗的研究未表明疗效优于安慰剂。

儿童和青少年对 SSRIs 和其他抗抑郁治疗的耐受性都很好。最常见的不良反应包括易兴奋、胃肠道症状、睡眠障碍、躁动、多汗、头疼、食欲的变化和性功能障碍。大约 5% 的青少年，尤其是儿童，当出现冲动、躁动和易怒（行为激活）时，必须停用 SSRI。抗抑郁药少见的不良反应有血清素综合征、出血倾向增加、自杀想法增多。重度抑郁的青少年出现这种想法的发生率约 1.8（相对风险），这是非常危险的。

可以降低首剂剂量来避免副反应。青少年使用抗抑郁药物的剂量与成人相似（见 19 章；表 19-4）。有些研究已经报道，舍曲林、西酞普兰、帕罗西汀和丁氨苯丙酮 SR 的半衰期在儿童体内比在成人体内更短。因此，如果每天接受药物治疗的话，应该每天仔细观察不良反应。

患者应该接受足量并且可以耐受剂量的药物治疗至少 4 周。在开始用药的前 4 周，应该对临床反应、耐受性和行为激活、躁狂或自杀想法经常进行评估（尽可能每周 1 次）。如果青少年能安全的接受抗抑郁治疗，而治疗未达到预期效果（症状严重程度最少减轻 50%）时，在第 4 周后药物可以加量。大约经过 1 月治疗，当症状缓解（不再符合诊断标准）时，监测患者的频率可以减少为每 2 周 1 次。由于复发率高，治疗应该持续 6~12 个月。当治疗结束时，所有抗抑郁药物（氟西汀除外）应该逐渐减量，以避免撤药综合征（疲倦、易激惹、严重的躯体症状）。

复发（2 次或 2 次以上）的患儿、慢性抑郁患儿或重度抑郁患儿的治疗可以超过 12 个月。治疗 8 周，对抗抑郁药反应很小或者没有反应的患儿或者治疗 12 周没有缓解的患儿，需要转诊到专科治疗。那些对最初的 SSRI 治疗没有反应的患儿，如果换用另外一种抗抑郁药物并结合认知 - 行为治疗，应该更有好处。伴有自杀、精神疾病、周期性抑郁或双相抑郁的抑郁患儿，都应推荐到专科治疗。

## 照料等级

如果急性期能够按照安排每周到门诊治疗，多数患有轻度到中度抑郁障碍的儿童和青少年都能安全有效地在门诊接受治疗。那些伴有自杀、精神病或忧郁症患者通常需要住院治疗。

## 参考书目

参考书目请参见光盘。

# 24.2 双相情感障碍

*Heather J. Walter, David R. DeMaso*

## 概 述

在 DSM- IV-TR 中，双相情感障碍 I 型指 1 种或多种躁狂发作，经常与重性抑郁交替或同时发作。躁狂指异常高兴（兴高采烈）、异常热情（豪爽）或异常激惹情绪，持续时间最少 1 周（发作，表 24-3 见光盘）。躯体症状与障碍特点相关。情绪较前有明显变化。可以伴发认知和行为症状，包括不切实际的自负（自狂），睡眠减少（睡眠时间很短也不觉得劳累），一直说话，思维奔逸，注意力难以集中，情绪激动或参加一系列活动来完成任务，做事有动力，喜欢干活，但是常过量，存在潜在伤害（过度购物、赌博）。常伴有精神疾病特征。

为了符合症候群诊断，需具备 3 种或更多认知或行为症状，必须具备夸张和易激惹情绪，导致临床上功能显著受损，需要住院治疗来防止伤害自己和他人的行为，不能用其他的精神障碍解释，不能用药物直接的生理学效应或常见的医学情况来解释。

双相情感障碍 II 型的特点是 1 项或更多项严重抑郁与 1 项或多项轻度躁狂交替发作。轻度躁狂与躁狂相似，但是病程更短（至少 4d），症状更轻（导致的功能性损害更少，不伴有精神症状，不需要住院治疗）。诊断中，没有躁狂发作，症状必须导致明显悲伤或功能受损，这些都不能用其他精神疾病解释。

循环性情绪障碍的特征是在至少 1 年的时间内，出现多种躁狂发作和亚临床抑郁发作。在诊断时，这些症状必须导致临床表现为显著悲痛和日常功能受损，不能用其他的精神障碍解释。

双相情感障碍，未分类型（亚症候群双相情感障碍）的诊断为出现双向性情感障碍的症状，但是不完全符合双向性情感障碍和循环性情感障碍的诊断标准。虽然这一诊断越来越多的应用于严重和慢性情绪及行为调节异常的儿童，这些儿童的表现不能确切的符合诊断分类，但是经验对这一诊断有效性的支持还很少。

青少年双向性情感障碍的临床表现与成人相似。

精神疾病（妄想、幻觉）常为伴随症状，发作的症状通常为混合性的（躁狂和抑郁并发）。目前用双向性情感障碍的诊断标准对青春前期的儿童做出诊断还存在争议。这可能是儿童发育过程中正常的兴奋、膨胀或浮夸，从而降低了精神障碍症状的特异性。这样，使得双向性情感障碍的诊断很难应用于小儿童。

## ■ 流行病学

双向性情感障碍和循环性情绪障碍的终身发病率大约为 0.6%；男女比例相当。父母患有双向性情感障碍者，其后代早期发生双向性情感障碍风险高。双胞胎和领养孩子的研究为该病受遗传影响提供了有力证据。父母为双向性情感障碍Ⅰ型者，其 1 级亲属双向性情感障碍和抑郁障碍的风险呈 4~6 倍增加。

## ■ 鉴别诊断

一些精神疾病、常见的医疗情况和药物能产生躁狂症状，因此必须与双向性情感障碍鉴别。精神疾病包括 ADHD、对抗行为、创伤后抑郁、物质滥用、广泛性发育障碍和边缘性人格障碍。医疗情况包括神经系统疾病、内分泌疾病、感染性疾病、肿瘤、贫血、尿毒症和维生素缺乏。药物包括雄激素、支气管扩张药、心血管药物、皮质类固醇、化疗药物、甲状腺素替代药物和某些精神科药物（苯二氮卓类、抗抑郁药、兴奋剂）。以上这些病因除外后，才考虑双向性情感障碍的诊断。有人建议，双向性情感障碍的诊断不适用于缺乏主要症状（兴高采烈、夸张和插话）的青少年。

## ■ 共患病

双向性情感障碍可伴随很多其他精神障碍，包括 ADHD、焦虑、贪食和物质滥用。

## ■ 临床病程

双向性情感障碍在发病前常出现一些情况，尤其是难以调节自己的情绪和行为。发病前也常出现焦虑。该病常复发，超过 90% 的Ⅰ型患者有过其他的发作。10 年内复发次数可达 4 次。随着年龄增加，发作间隔会缩短。虽然多数Ⅰ型患者在发作间期能恢复到平时的功能水平，但是仍然有 1/3 的患者在间期有症状，并且日常功能受损。

## ■ 预　后

Ⅰ型患者自杀发生率为 10%~15%。双向性情感障碍的青少年更容易出现药物滥用行为、反社会行为、学业受影响、家庭和朋友关系不良、生活压力调节能力差的表现。循环性情感障碍表现为喜怒无常到双向性障碍，这被作为治疗目标。

## ■ 预　防

虽然缺乏经验，但是循环性情感障碍的病程表明，调节情绪的特殊治疗和稳定情绪的药物治疗能预防循环性情感障碍进展成双向性情感障碍。

## ■ 早期识别

临床医生应该对所有心境高涨和自负自傲的儿童和青少年进行筛查。如果发作时症状明显，且不是发育过程中正常的情绪和行为表现，则应该考虑双向性情感障碍的诊断。如果筛查结果表明有明显的双向性情感障碍，医生应推荐其到专科医院进行综合诊断评估，来决定是否为双向性情感障碍或其他共患的精神障碍或内科疾病。评估必须包括伤害自己和他人的潜在可能性。

## ■ 治　疗

双向性情感障碍的治疗应该从心理教育和家庭支持开始，而且应该取得学校的支持。家庭支持包括治疗依从性和稳固性的重要性，积极的家庭关系对于控制情绪表达的重要性。家庭关注的治疗常有效。患有双向性情感障碍的学生更适合接受个性化的教育方案，这个教育方案属于情绪残疾分类下的残疾人教育行动（见第 15 章），促使学校为这些孩子提供服务和住宿。

对于Ⅰ型中的躁狂，药物是主要的治疗方法。成人使用的药物对青少年疗效更差（<50% 反应率）。标准的药物治疗包括锂、丙戊酸盐或非典型抗精神病药（阿立哌唑、奥氮平、利培酮、喹硫平、齐拉西酮；见第 19 章；表 19–6）。根据经验用药的安全性和有效性、内科情况、依从性和家庭成员积极的支持进行药物的选择。

药物治疗应该系统进行，疗程要足（通常 6~8 周），这样才知道该药是否有效。治疗过程中多关心患儿，以避免多种药物治疗，包括部分还没有证明完全有效的药物。由于这些药物都有严重副反应，因此需要仔细监测基线，并且必须随访药物浓度。锂的不良反应包括心血管、肾脏、甲状腺、血液系统的影响，毒性及致畸作用。丙戊酸盐的副反应包括对血液系统、肝脏、卵巢的影响及致畸作用。非典型抗精神病药物可以导致体重增加，代谢异常（糖尿病、高脂血症）和心血管影响。撤药时容易导致复发。

急性发作的躁狂需要持续用药 12~24 个月可以控制。典型Ⅰ型障碍的青少年需要维持治疗。有一些患者需要终身用药。预防性用药后应该逐渐停药，应严密监测以防复发。

对Ⅱ型障碍的抑郁，情绪稳定药物使用后，可以予抗抑郁药物治疗。无论作为一种辅助药物或单一治疗药物，拉莫三嗪对青少年双向性情感障碍均有用。予情绪稳定药物治疗后，可以使用兴奋剂治疗共患疾病 ADHD。

心理疗法是双向性情感障碍关键的辅助治疗。这些方法对治疗很重要，方法包括识别并管理不愉快的感觉状态，掌握人际交往技巧，发展做出决策和解决问题的能力，教育其养成健康的生活方式：按时睡觉并锻炼身体，减轻压力，稳定社会关系，避免毒品、酒精和没有规定的药物。很多这些方法是辩证的行为疗法，这些方法正被更多的经验证实对治疗这些障碍有效。

## ■ 护理等级

如果能安排好就诊时间表，并且在急性治疗阶段能够进行实验室检查，多数双向性情感障碍的青少年能够安全有效地在门诊接受治疗。有自杀行为或精神病的青少年通常需要住院治疗。

### 参考书目

参考书目请参见光盘。

## 24.3 心境恶劣障碍

*Heather J. Walter, David R. DeMaso*

在 DSM-IV-TR 中，心境恶劣障碍的特点是多数时间内情绪沮丧或易激惹，持续时间最少 1 年（表 24-4 见光盘）。同时可以伴有植物神经和认知症状，包括食欲、睡眠和精力受到影响，注意力不集中，自信心低落和感觉无望。另外，还应具备 2 种或更多的沮丧或易激惹情绪，并且导致临床上明显的苦恼和损伤。除外其他精神疾病，药物的直接生理作用或常见的医疗情况。

抑郁障碍，未分类型（亚症候群抑郁）的诊断为出现抑郁障碍的一些症状，但是不符合重性抑郁障碍或心境恶劣障碍的诊断标准。

心境恶劣障碍的发生率儿童大约 1%，青少年大约 5%。大约 5%~10% 的儿童和青少年出现抑郁的亚临床症状（抑郁障碍，未分类型）。诊所和社区样本表明，心境恶劣发作的持续时间约 3~4 年。心境恶劣障碍和亚临床抑郁在以后发展成重性抑郁的风险更高。这同样作为重要的治疗目标。

病因学、预防、早期识别和治疗部分见 24.1。以上均适用于心境恶劣障碍。

### 参考书目

参考书目请参见光盘。

（贺莉　译，陈艳妮　审）

# 第 25 章 自杀与自杀未遂

*Joanna C.M. Cole, Heather J. Walter, David R. DeMaso*

青年自杀是一个重要的可预防的公共卫生问题。自杀在 15~24 岁和 10~14 岁青年人的死亡原因中分别排名第三和第四位。

每年，每 10 万 19 岁以下青年中大约会有 10 起自杀事件，而据估计每天试图自杀的人数达到 12 人。自杀企图的发病率很高，每年大约 200 万年轻人试图自杀，近 700 000 例接受医治。自杀有很多心理、社会、文化和环境方面的危险因素，了解这些危险因素的相关知识便于识别出具有自杀高危风险的年轻人。

## ■ 流行病学

### 自杀完成

青春期前的自杀非常罕见。自杀完成的发生率从整个青少年期直到成年早期呈现稳步提高，在 20 岁以后的最初几年内达到顶峰。男性自杀完成率是女性的 4 倍，占所有自杀者的 79.4%。使用枪支仍是男性最常用的自杀方式，而女性更可能通过服毒自杀（图 25-1）。在过去的 60 年中，15 至 24 岁男性的自杀率增长了 3 倍，同年龄女性自杀率增加了 1 倍。年幼儿童自杀完成的男女比率为 3∶1，15~24 岁青少年为 4∶1，20~24 岁青年为大于 6∶1。

自杀风险最高的民族是美国印第安人和阿拉斯加原住民。在这些人群中，自杀是第二大死因，15~24 岁青年人中自杀的死亡率接近 20%。自杀风险最低的是非洲裔美国人、西班牙裔、亚裔和太平洋岛民。非裔美国人、西班牙裔和其他少数男性自杀率呈持续增加，而白人男性自杀率一直保持稳定，不同国家之间自杀风险也有不同（图 25-2）。

### 自杀企图

据估计，每一个自杀成功的年轻人都有过不少于 200 次的自杀企图。服药是最常见的自杀方法。15~19 岁年龄组的青少年最常通过服用有害物质的方式尝试

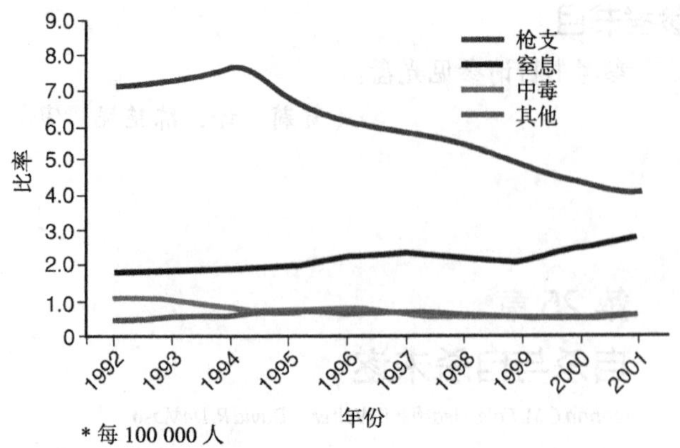


**图 25–1** 1992~2001 年间美国 15~19 岁人群中每年自杀发生率及其方法

摘自 Centers for Disease Control and Prevention. Methods of suicide among persons aged 10–19 years.United States, 1992–2001, MMWR Morb Mortal Wkly Rep，2004，53:471–474

自杀，通过急诊治疗得以继续生存。女孩的自杀企图高于男孩（接近 3∶1），西班牙裔女孩的比率高于非西班牙裔白人或非西班牙裔黑人。男女同性恋和双性恋的年轻人自杀企图的风险也比较高。从 1991 年到 2001 年，美国非洲裔青少年男性自杀企图的发生率已经翻了一番。那些之前曾有过自杀尝试的人，曾采用过至少一种服药以外方法的人，以及自杀失败仍然想死的人是自杀完成的高危人群。

## 自杀意念

2007 年青年危险行为调查的结果显示，9 到 12 年级的学生中 14.5% 的人报告他们在调查前 12 个月内曾认真考虑过自杀（女性 18.7%，男性 10.3%）。近 7% 的学生报告在同一时间段内曾尝试实施过自杀。

# ■ 高危因素

除了年龄、种族和既往尝试自杀的病史，青少年自杀还有很多高危因素。

## 潜在的精神疾病

完成自杀的年轻人中绝大部分（估计 90%）都有潜在的精神疾病史，其中最常见的为抑郁症（见第 24.1）。女孩中慢性焦虑，特别是恐慌症也与自杀完成有关（见第 23 章）。男孩中存在的品行障碍和物质滥用会增加自杀的风险。使用枪械自杀与共患物质滥用（见第 108 章）、情绪障碍（见第 24 章）和品行障碍（见第 27 章）有关。

## 认知扭曲

消极的自我评价可产生与自杀相关的绝望情绪，而绝望可能有助于解释怀有持续自杀意念者中约 55% 的原因。许多自杀的年轻人对自己的能力没有信心，自尊心低下，难以识别支撑其生活下去的理由或方法。许多年轻人缺乏必要的应对策略来处理强烈的情绪问题，而是倾向于进行“孤注一掷”式的思考。

## 社会、文化和环境因素

在尝试自杀的儿童和青少年中，65% 可以找到自

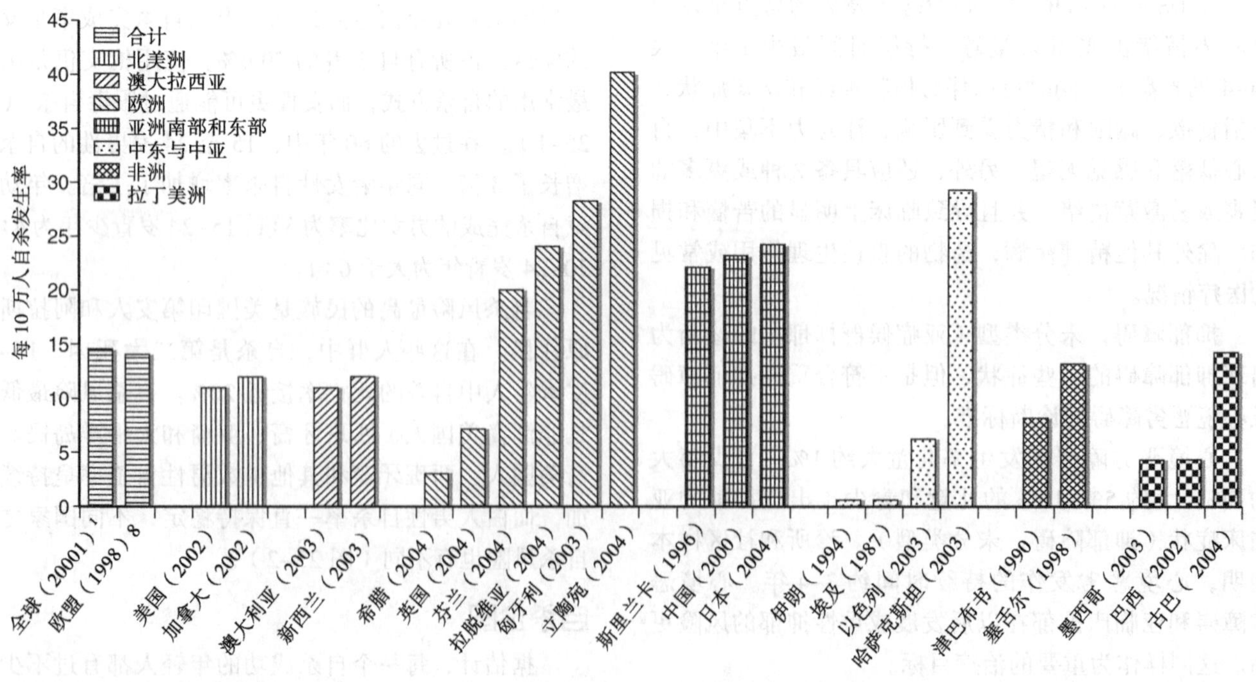


**图 25–2** 选定地区和国家自杀发生率

摘自 Hawton K, van Heeringen K. Suicide. Lancet, 2009, 373:1372–1380

杀行为的诱因。大部分青少年自杀企图发生于生活压力事件之后，如学业问题或社会问题、被欺负、触犯法律、家庭关系不稳定、性取向受到质疑、新近诊断医学疾病、突发的或预期的损失等。自杀也可能因为听到其他人自杀的新闻或者阅读或收看了媒体上描绘的浪漫夜灯下自杀的场景而被促成。

对于一些新移民来说，自杀意念与高度的异文化差异有关，尤其是在家庭破裂而可获取的支持资源有限的情况下。身体和性虐待也可以增加自杀的风险，15%~20% 的女性自杀未遂者都有受虐待史。家庭冲突和自杀企图之间有广泛的联系，这种关联在儿童和青少年早期尤为紧密。家族精神病史和家族中自杀行为史是自杀的超高危因素。与同学、家长和学校人员之间建立支持性的互动社会关系有助于降低青年人自杀的风险。

## 评估与干预

评估自杀意念应作为与年轻患者定期访谈的一部分。2/3 的青年人在实施自杀前的一个月中都曾看过医生。当没有被特别要求的情况下，青年们不大可能会披露抑郁、自杀的念头以及物质滥用的模式。不同文化背景的人表达抑郁的方式也不尽相同。

评估自杀及其潜在危险因素的存在或程度是一个复杂的过程，临床评估最好由一名合格的心理健康的专业人士来进行。所有的自杀意念或尝试均应被严肃对待，需要对青年人当前的心理状态、潜在的精神疾病以及持续伤害的风险进行评估。在评估自杀危险因素时，应该注意收集多种来源的信息，并采用适应不同文化背景和发育阶段的敏感评估工具。

儿童和青少年访谈报告的信度和效度可能会受到他们认知发展水平和他们对自己情绪与行为之间关系理解的影响。可以通过访谈了解儿童或青少年情况的其他人而收集信息，帮助确认青少年是否存在自杀行为。经常有关于孩子和家长间访谈结果存在差异的报告，儿童和青少年可能比他们的父母更愿意告诉访谈者他们的自杀意念和自杀行为。

自杀意念可以通过以下问题进行评估：“你是否曾经感觉到非常苦恼以至于你不希望活着或者想要死去呢？” “你是否做过一些你明知道非常危险，有可能使你受伤或死亡的事情呢？” “你是否曾经伤害或试图伤害过自己？” “你是否尝试过杀死自己？”

应对有自杀企图者进行一次长达数小时的详细评估，立即分辨其所面临的情况是确有自杀企图，还是仅有情绪冲动，或者自杀企图本身仅仅是停留在自杀意念还是确有潜在致命性。具有自杀企图的人群中完成自杀风险最大的人为男性；已经进行过一次自杀尝试者；当前有自杀意念、意图、留有纸条或有计划者；由于某种原因，如抑郁、躁狂、焦虑、中毒、精神病、绝望、愤怒、羞辱，或者冲动导致的精神状态异常者；以及缺乏可提供监督，维护家庭（包括阻止其获取武器、药物、酒精、毒品）和保证治疗建议顺利执行的家庭成员的支持者（表 25-1）。

**表 25-1 急诊部或危机中心儿童 / 青少年自杀未遂情况的评估清单**

| 自杀企图的高危因素 |
|---|
| **自杀史** |
| 仍存现在自杀的念头 |
| 已经进行过一次自杀尝试 |
| **人口统计资料** |
| 男性 |
| 独居 |
| **精神状态** |
| 抑郁，躁狂，轻度躁狂，严重焦虑，或这些状态混合 |
| 物质滥用或同时合并情绪障碍 |
| 易怒，焦虑不安，暴力威胁他人，妄想、幻觉 |
| 不排除未进行过精神评估的患者 |
| **寻找临床抑郁症的迹象** |
| 大部分时间有抑郁情绪 |
| 日常活动中缺少兴趣和乐趣 |
| 体重增加或减轻 |
| 失眠或睡眠过多 |
| 烦躁不安或行动迟缓 |
| 疲劳，能量不足 |
| 毫无价值或内疚的感觉 |
| 自卑，对自己感到失望 |
| 感觉未来没有希望 |
| 反复出现死亡的念头 |
| 因小事情易怒，心烦意乱 |
| **寻找躁狂和轻度躁狂的迹象** |
| 抑郁情绪占据大部分时间 |
| 得意、膨胀或易怒的情绪 |
| 自负，夸大 |
| 睡眠减少 |
| 比平常更健谈，强制语言 |
| 思维奔逸 |
| 谈话时突然话题转换 |
| 容易分心 |
| 精力过度旺盛，参与多个活动 |
| 激动或烦躁不安 |
| 好色、愚蠢、无拘束的言论 |

摘自 American Foundation for Suicide Prevention. Today's suicide attempter could be tomorrow's suicide (poster), New York, American Foundation for Suicide Prevention, 1999,1-888-333-AFSP

具有这些高危因素的年轻人通常需要住院治疗以保证安全，需要明确诊断，并制定全面的治疗计划。对于适合门诊治疗的年轻人，应该在几天内尽快安排心理健康专家进行面谈。理想情况下，面谈时间应在评估结束后立即确定，因为 50% 的自杀企图者未能完成随访转诊。如果患者没有完成转诊，应该建立一个流程联系其家人。已经被发现对自杀青年人有帮助的治疗方法包括认知行为疗法，辩证行为疗法和人际关系疗法。可使用精神药物辅助治疗潜在的精神疾病。

## ■ 预　防

目前还没有足够的证据来支持或反驳环球自杀预防项目。自杀筛查也存在很多问题，如筛查工具特异性低，学校管理者之间可接受性差，缺乏推荐网站。看门人（如学生支持者）培训可以有效提高学校工作人员的技能，并被学校管理者广泛接受，但这一方法尚未被证明可以阻止自杀。同龄人的帮助并没有被证明对预防自杀有效。

随机试验结果显示，一项以学校为基础的自杀防御计划（自杀信号计划）可能对预防高中生自杀有潜在效果。这一计划是通过课程学习，结合一个简短的抑郁和其他自杀危险因素相关的筛查量表来提高学生对自杀的认识。课程推广这样一个概念，自杀与精神疾病直接相关，尤其是抑郁症，它并不是一种正常的压力反应。这一计划将教会学生识别自己和他人关于自杀和抑郁的信号，并学习应对这些信号所需的具体行动步骤。

## 参考书目

参考书目请参见光盘。

（张婕　译，陈艳妮　审）

# 第 26 章

# 进食障碍

*Richard E. Kreipe*

进食障碍（EDs）是因对消瘦的过度追求而对自身体型不满意为特点的伴随心理认知和体重控制行为异常。多见于白种人和青年女性，也见于青年男性。该病无人种、民族、文化界限划分，早期干预能够改善预后。

## ■ 定　义

神经食欲缺乏症（AN）包括限制型和暴饮暴食型，分别表现为由于盲目追求瘦而过度节食和强制性锻炼，和间歇性暴食后通过呕吐或导泻的方式去除所摄取的热量（表 26–1 见光盘）。神经性贪食症（BN）是短期发作性大量摄取食物，伴随其后的补偿性呕吐、服用泻药、锻炼或禁食来消除暴食对身体的影响以避免肥胖（表 26–2 见光盘）。

多数患进食障碍的儿童和青少年的症状并不完全符合精神障碍诊断与统计手册第四版分类系统的标准（DSM-IV），而是符合“进食障碍 – 未特殊分类型”（ED-NOS）的范畴（表 26–3 见光盘）。ED-NOS 亚临床表现多样。暴食症（BED）该类患者暴食后不伴随任何规律性的补偿行为，归属于 DSM-IV 的 ED-NOS，具有许多与肥胖症相同的症状（见第 44 章）。ED-NOS 又叫进食失调，病情加重可发展为典型进食障碍综合征。

## ■ 流行病学

AN 典型特征包括白种人，青春早期至青春中期女孩，具有较高智商和社会经济地位，他们回避冲突、厌恶冒险、追求完美，常困扰于焦虑情绪。BN 多见于青春晚期，部分由 AN 发展而来，典型表现为冲动和边缘性人格障碍，后者与抑郁、情绪不稳有关的。在青春早期和晚期的女孩中 AN 和 BN 发病率分别为 0.5%~1% 和 3%~5%，这种差距可能与抽样偏倚和诊断不足有关。这类疾病也存在性别差异，EDs 患者中 90% 为女性，10% 或更多青春期女性存在 ED–NOS。

综合因素导致 EDs 发生。社会文化研究揭示文化、种族、性别、同事及家庭因素都与 EDs 发生有关。女性易把体型和自我评价紧密联系，使得西方瘦身理念对 EDs 发生产生一定作用。种族和民族不同进食障碍的发生也有差异。美国籍非洲女孩和加勒比女孩对体型不满程度和节食率的发生，较西班牙和非西班牙白种女孩更少。由于同伴的接纳对健康青少年的生长发育至关重要，所以从青春期开始 AN 发病率达到首次高峰，同伴或家人（尤其是男性）的讽刺会促使肥胖女生的饮食行为改变。

由于环境和遗传因素均对 EDs 起作用，其中环境因素中的家庭影响对 EDs 的作用较为复杂。与其他因素相比差异显著。父母和孩子的饮食行为、节食和运动相关，所以父母应具备与体型相关的健康的社会理念，以便给孩子带来好的影响。遗传因素对青少年 EDs 的发生有着显著影响，但不是直接因素。遗传在 EDs 发病的风险可能通过焦虑（见第 23 章）、抑郁（见第 24 章）、强迫观念和行为等形式遗传介导。在青春期，这些遗传因素受体内环境调节可能发生 EDs 相关疾病，而青春期前发生的可能性相对小，而父母在该疾病康复中的作用不能忽视。

## 病理与发病机制

补充内容请参见光盘

进食障碍与青春期发育（如青春思想萌动、认同感、自律性、认知发育）相伴而行，提示发育过程中的中枢神经系统发挥作用。EDs 患者性创伤史与大范围人群比较无显著差异，然而一旦存在则增加康复难度，尤其是神经性贪食症患者。EDs 可以看作是以下各因素致病的最终路径：一系列诱发因素增加了 EDs 发病风险；与青春期发育进程密切相关的必然因素则对疾病发生起扳机效应，续存因素导致疾病持续存在。EDs 起初开始于节食，以后逐渐发展为不健康饮食习惯以减轻心理问题所带来的负面影响。EDs 患者容易产生心理问题，主要原因包括发病前患者生物学和心理学特质、家庭成员的相互影响、社会氛围。

随着病情发展，饥饿和营养不良的生物学效应（如食欲缺乏、低体温、胃动力低下、闭经、睡眠障碍、疲劳、衰弱、抑郁）和强控制欲、低情绪反应的心理学效应导致 EDs 的病理学行为延续和发展。这种行为与后果的互为强化通常受到家长及他人的否定及批判，这就解释为什么患者不承认进食障碍，拒绝接受治疗。虽然排泄行为有害，但由于缓解过度饮食造成的焦虑而不断被强化。排泄还可以短期有效地改善情绪，这与神经递质改变有关。除了神经递质的失衡，尤其是

5- 羟色胺、多巴胺系统失衡外，还存在功能解剖学的改变，后者认为 EDs 是一种脑功能障碍。EDs 患者中枢神经系统改变的因果关系及其可逆性目前尚不清楚。

## 临床表现

EDs 的核心特征是患者对身材、外形或身体局部（如腰部、大腿）过高要求而控制体重以达到减肥（AN）或防止肥胖（BN）的目的。伴随行为包括严格限制热量摄入、降低热量吸收效应，如强迫性运动，服用催吐剂或泻药进行排泄。进食障碍患者表现出的进食 – 减重行为引起能量进出平衡的大范围波动，导致体重波动幅度大，因此出现 AN 患者体重过度丢失，BN 患者体重正常或轻度增加的现象。主诉有进食 – 体重控制习惯的患者（表 26–4）应开始就诊于初级保健机构。

虽然体重控制模式指导初始的儿科治疗方式，但主诉的症状和体格检查对确定干预目标具有重要意义。当体重过度丢失的系列症状（如疲劳、怕冷、缺乏能量、晕厥、注意力不集中）与体检发现（低体温伴肢端发绀、毛细血管再灌注减少）能清楚联系在一起时，患者很难再否认病情。当患者意识到健康的饮食和运动方式可以消除令人烦恼的症状时，便能大大提高治疗动机，参与治疗。表 26–5 和表 26–6 详细列出 EDs 常见症状和体征，在可疑患者的儿科评估报告中应该明确列出。

## 鉴别诊断

在鉴别诊断中，除了鉴别进食障碍或进食紊乱的临床表现和症状，还必须追问疑似患者的既往史并进行体格检查以排除其他情况。体重丢失可见于分解代谢增强（恶性肿瘤、隐性慢性感染）或吸收障碍 （如炎性肠病、脂肪泻）的任何情况，但这些疾病常合并其他临床表现并不伴随减少摄能。炎性肠病患者进食减少是为了减轻肠绞痛，神经性食欲缺乏患者进食减少是由于胃肠动力降低。因为体重过多丢失，胃肠动力下降，所以进食使他们感觉腹部不适和过早腹胀感。同样 AN 患者的体重丢失症状还包括低体温、毛细血管再充盈减慢所致的肢端发绀、嗜中性粒细胞减少引起的严重败血症。但不同于败血症的是，进食障碍的心血管保持相对稳定。EDs 还需与内分泌疾病鉴别。BN 患者贪食与体重减轻需与糖尿病鉴别，通常 EDs 患者血糖水平正常甚至稍低。肾上腺功能减退与限制性 AN 有相似的临床表现和体征，但常伴有高血钾和色素沉着。AN 患者的体重改变及其他症状需与甲状腺疾病鉴别，应结合甲状腺激素的活化不足和过度活化的全部表现，如低体温、心动过缓、便秘和体重减轻、过度体力活动进行鉴别。

中枢神经系统颅咽管瘤和拉特克囊肿瘤有部分症状与 AN 相似，如体重减轻、发育不良甚至出现一些体像障碍，但较之典型的 EDs，这些症状并不固定，常伴有其他表现如颅内压增高。任何具备不典型 ED 表现的患者，如发病年龄、性别或其他因素够不上典型 AN 或 BN 诊断标准的，都应谨慎寻求其他可替代的病因。患者可能既有基础疾病又有进食障碍。不良饮食习惯 – 体像障碍 – 体重改变的核心特征可在其他情况如糖尿病中存在，这种情况下患者可能使用胰岛素来减轻体重。

## 实验室检查

ED 是临床诊断，无确诊性的实验室试验。异常实验室检查结果通常由营养不良、体重控制习惯或并发症等造成。应将重点放在病史采集和体格检查上。常规实验室筛查包括全血细胞计数、红细胞沉降率（应

表 26-4 儿童、青少年进食障碍患者进食和体重控制行为

| 习惯 | 显著特征 | | 进食障碍的临床注释 | |
|---|---|---|---|---|
| | 神经性厌食 | 神经性贪食 | 神经性厌食 | 神经性贪食 |
| 总摄入量 | 食物和饮料的体积很大，但能量（热量）不足。为节食而选择能量密度低或零脂肪食物 | 能量摄入不确定，正常或稍高；贪食发作时，进食正餐中被禁止的食物和饮料 | 持续能量摄入不足导致的身体损耗是诊断的必要条件 | 反复无常的进食、运动和呕吐，但严格的饮食控制是短期的 |
| 食物 | 计算、限制热量，尤其是对脂肪的限制；为限制能量摄入而强调“健康饮食”；为选择若干单一、有限的所谓“健康”食物而采取素食行为；进食超计划食物后诱发强烈负罪感致使过度运动或再次节食 | 清楚食物的热量和脂肪含量，但相对于厌食症患者较少回避这些食物。节食期间常因抑郁、生气、孤独、愤怒而散在伴发贪食 | 强迫性关注食物表上的营养数据；“合乎情理”的严格结构化食谱的解释，如参加运动、脂类食物吸收障碍的家族史 | 食谱较少结构化，伴随频繁的节食 |
| 饮品 | 水、其他低热卡或0热卡饮品、脱脂奶 | 各类饮品，常用苏打水；可过量饮酒 | 回避能引起增重的饮品 | 摄入饮品以协助呕吐或补充水分丢失 |
| 膳食安排 | 膳食的安排和结构一成不变，降低甚至去除带热量食物，先开始于早餐，然后中餐，最后是晚餐。摄入的新鲜水果、蔬菜的量增加，以沙拉作为主食 | 相对于神经性厌食症，较少限制饮食或计划膳食；更可能冲动或无调节进食，贪食－排泄阶段之后消失 | 严格遵照“规定”进食，患者从中获得掌控、征服感和自信感 | 一天之中，贪食－排泄后不吃正餐又加强了随后的贪食行为 |
| 零食 | 在膳食计划中减少甚至去除 | 膳食计划中常避免零食，然后又冲动地进食零食 | 因为“不健康”而很早就将零食从饮食计划中去除 | 零食作为“安抚食品”可触发贪食发生 |
| 节食 | 已有的饮食习惯逐渐替代为饮食限制，但表面看来是“健康的”；顽固持有特异的食物要求和食物反应 | 混乱的饮食取代最初的节食，患者解释为“体虚”或“懒惰”的表现 | 神经性厌食症的节食与健康的热卡限制的节食有时是较难鉴别的 | 节食趋向于冲动性和短暂性，因为“节食”反而意外地增重 |
| 贪食 | 贪食不发生在限制性类型，是贪食－排泄型的主要特征 | 是本类型的主要特征，之后常暗自感到羞耻和负疚 | 常“主观”认为是贪食（因为进食量比计划量稍多，但实际上并不多） | 可能通过有计划的贪食来缓解抑郁情绪。 |
| 运动 | 典型的强迫性，仪式性、递增性的运动。可能擅长舞蹈、长跑 | 运动与否不确定，可能运动，也可能完全不运动 | 有时较难区分是运动引起的消瘦还是进食障碍引起的消瘦 | 男性患者常以运动作为消除多余能量的方式 |
| 呕吐 | 是贪食－排泄类型的典型特征但在本类型可表现为是咀嚼、吐掉，而不吞咽食物，视食物为异类 | 非常常见的习惯，目的是减少过量进食的负效应，可发生在餐后也可发生在贪食后 | 显著带有生理上和情绪上的不稳定性 | 带有强烈的成瘾性和自惩性，但不能去除已摄入的热量一大部分热量仍被吸收 |
| 轻泻剂 | 限制性患者一般用于缓解便秘，而贪食－排泄型患者用于导泻 | 第二种较常见的习惯，用于减少或避免体重增加，经常加大使用剂量 | 显著带有生理上和情绪上的不稳定性 | 带有强烈的成瘾性和自惩性，但对于减轻体重是无效的（因为能量吸收在小肠，而轻泻剂发生作用是在大肠内） |
| 减肥药 | 非常罕见，如果使用，也更多见于贪食－排泄型 | 用于降低食欲或增加代谢 | 减肥药的使用意味着患者不能控制进食 | 可能用尽一切办法来控制过量进食 |

AN：神经性厌食；BN：神经性贪食；ED：进食障碍

正常）以及生物化学检测方法。ED 患者常见的异常检测结果有白细胞计数减少，血红蛋白正常、低血钾、低血氯，呕吐所致代谢性碱中毒，肝酶、胆固醇、皮质醇轻度升高，显著体重降低导致的促性腺激素分泌不足和低血糖，通常总蛋白、白蛋白和肾功能正常。心电图（ECG）通常有助于诊断严重心动过缓和心律失常，常见表现有低电压、非特异性 ST 段或 T 波改变。虽然有报道 QT 间期延长，但前瞻性研究并未发其发病风险增加。

## ■ 并发症

不良体重控制习惯引起各脏器功能受损。但并发症中最主要的受累器官是心脏、大脑、性腺和骨骼。EDs 的心脏受累表现（如窦性心动过缓、低血压）是机体应对饥饿而保持能量、减少心脏后负荷的适应性反应。毛细血管再充盈减慢引起肢端发绀、冰冷，从

表 26-5 进食障碍患者主诉的症状

| 症 状 | 诊 断 | | 进食障碍的临床解释 |
|---|---|---|---|
| | 神经性厌食 | 神经性贪食 | |
| 体像 | 即使绝对禁止荤食，仍觉得肥胖，感觉身体局部变形（如腹部、大腿），有强烈追求消瘦的内驱力，伴随密切的自我检验来评估体型、身体尺寸和（或）体重 | 体像紊乱和体像不满意感是多样的，避免增重的愿望更强于变瘦的愿望 | 否定患者的体像即无效果，也有悖临床治疗原则。接纳患者对体像的表述，但注明其与临床表现和体征的偏差，这样可以给患者强化一个概念：即他们可以“觉得自己肥胖”，但实际上“已过于消瘦，不健康了” |
| 代谢 | 低代谢症状包括怕冷、疲乏、虚弱、缺乏能量。既让患者感到烦恼，而且又症状不断加重 | 代谢状况多样，取决于能量进出平衡以及水合作用 | 代谢症状表明由于饮食不足，机体处于“关闭状态”以尽可能保持能量<br>强调通过健康饮食和体重恢复症状可逆转，这样可促使患者积极配合治疗 |
| Skin | 皮肤干燥、伤口延迟愈合，皮肤易划伤，易起小疹子，手心皮肤泛黄 | 没有特殊症状，可能会有自伤痕迹 | 因体重过低，皮肤血循环不佳、伤口愈合能力差。因摄入大量摄入 β-胡萝卜素出现胡萝卜素血症；可逆性 |
| 头发 | 脸上和上身出现胎毛样毛发，头发生长缓慢、掉发严重 | 无特殊症状 | 体毛生长以保存能量。在再喂养阶段的“掉发终末期”脱发可能会加重（新生的头发代替静止期的头发），持续健康饮食可以改善症状 |
| 眼睛 | 无特殊症状 | 结膜下出血 | 由呕吐时胸内压增加引起 |
| 牙齿 | 无特殊症状 | 牙齿腐蚀，牙釉质损害、破碎、牙齿脱落 | 由于呕吐口腔内的胃酸腐蚀牙釉质，而使柔软的牙质暴露在外 |
| 唾液腺 | 无特殊症状 | 腺体增大（但不出现轻压痛） | 由长期贪食和自发诱吐造成唾液腺增生，腮腺增生较下颌下腺更显著；症状可逆 |
| 心脏 | 限制型患者可出现头昏、晕厥。心悸更常见于贪食症 | 头晕、晕厥、心悸 | 头晕和晕厥一方面是由于直立性心动过速，下丘脑功能失调，以及体重丢失引起的心脏疾患；另一方面是因为贪食后排泄导致血容量不足、电解质紊乱引起的心悸和心律失常造成的。体重增加和或终止贪食行为可矫正 |
| 腹部 | 因为进食而过早出现胀满感和不适感；便秘；感觉外形“肥胖”，常较喜欢轮廓分明的腹肌 | 贪食后不适感。使用泻药后出现肠痉挛和腹泻 | 体重丢失与消化道尤其是胃部肌肉萎缩有关，泻剂可用作缓解便秘，或用于导泻。健康饮食数周后症状减轻 |
| 骨骼、肌肉 | 指端凉，手足发绀 | 无特殊症状，自行割伤或烧伤自己的手腕或胳膊 | 出于能量保护而发生的低体温以及低血流量尤其多见于外周；健康饮食后迅速恢复 |
| 神经系统 | 无特异症状 | 无特异症状 | 神经系统症状提示其他诊断而非进食障碍症 |
| 精神状态 | 抑郁、焦虑、强迫症，可单独出现，也可合并出现 | 抑郁，创伤后应激障碍、边缘型人格障碍特质 | 情绪障碍可因体重控制行为失调而加重，也可因健康饮食而改善。神经厌食症患者可能会表述相对于健康饮食造成的情绪波动，他们更愿意饥饿带来的“情感麻木” |

AN：神经性厌食症；BN：神经性贪食症；ED：进食障碍；GI：胃肠道；PTSD：创伤后应激障碍

而引起组织灌注不足，这也是机体应对能量摄入不足的保护性反应机制。所有这些剧烈改变在恢复营养和体重后均可发生逆转。直立性脉搏的显著改变、矫正QT间期延长、心室节律紊乱、心肌收缩力减弱均反映心肌受损，可致死亡。此外，由于体重过低，再喂养综合征（能量尤其是碳水化合物过度引入，造成血清中的磷、镁、钾浓度快速降低而引起一系列症状）可引发急性心力衰竭和神经系统症状。长期的营养不良更易发生快速心律失常，这是仅次于自杀的第二常见致死原因。BN 的心肌节律异常还与电解质紊乱有关。

临床上 EDs 患者尤其是体重丢失的患者严重脑损伤主要在下丘脑。下丘脑功能紊乱主要表现在体温调节（体温上升或下降）、饱腹感、睡眠、心脏自主调节功能障碍（站立性晕厥）以及内分泌功能紊乱（性腺分泌不足、肾上腺皮质过度激活），上述表现均可逆。ED 脑组织解剖学重点研究的是 AN，AN 患者的脑室和脑沟回容量随着体重恢复而正常。有报道称患者康复后会出现永久性灰质丢失，其损失程度取决于体重下降的幅度。正电子发射断层摄影术（PET）显示患者颞叶中区脑血流量增加，类似于精神病患者，这些改变可能与体像障碍有关。同样，看见高热量的食物引起视觉联合皮质的过度反应类似于恐惧症患者的表

**表 26-6　进食障碍患者关于体重控制的典型体征**

| 体　征 | 显著特征 | | 对进食障碍体征的临床解释 |
|---|---|---|---|
| | 限制型 | 贪食－排泄型 | |
| 一般表现 | 消瘦程度取决于能量进出平衡。患者或许穿宽大衣服来遮掩体型消瘦并且拒绝体检 | 消瘦还是超重取决于不同方式下的能量进出平衡 | 着病号装进行检查<br>随着摄入减少和过度运动体重迅速下降<br>无论采取何种清除行为，贪食可致体重增加<br>临床表现取决于能量进出平衡和体重控制习惯 |
| 体重 | 低体重、体重下降（如果以前超重，现在则正常或稍重）；如果患者测量体重以前喝水或给身体加重，则可能误导医生体重增加 | 变异很大，取决于能量进出平衡和水合代谢情况。伪造体重较罕见 | 脱去内衣裤，着病号服，排掉大小便后（测尿比重SG）、测量体重<br>整个体检过程中穿病号服以识别是否大量饮水（低比重尿、膀胱充盈）或给身体增加重量 |
| 代谢 | 低体温：体温 <35.5℃，脉搏小于 60/min，中心体温过低出现精神反应迟钝 | 代谢情况不定，但是代谢降低较神经性厌食症患者少见 | 代谢减退与体重丢失致使下丘脑代谢调节功能障碍有关低代谢体征（皮肤发凉、毛细血管再灌注减慢，肢端发绀）最常见于手脚，这些部位主管能量保存 |
| 皮肤 | 干燥，头皮毛囊突起增加，手皮肤呈橘色或黄色 | 手指近端关节皮肤老茧（罗素征） | 因大量摄入富含 β－胡萝卜素的食物引起胡萝卜素血症；罗素征：由于长期手指对咽部的刺激，上切牙对手指的摩擦造成手指皮肤老茧，常见于优势手 |
| 头发 | 脸和上身皮肤胎毛样发质生长，头发脱落，顶部头发脱落更显著 | 无特异体征 | 体毛生长以保存能量。头发脱落"静止性脱发"在再喂养治疗开始数周后加重。因为头发在静止期被新生的头发代替 |
| 眼 | 无特异 | 结膜下出血 | 呕吐过程中胸内压增加所致 |
| 牙 | 无特异体征 | 牙釉质腐蚀、破裂，牙体丢失 | 牙冠硬组织破坏，上颌牙舌侧面更严重，如果刷牙前无清水清洗，则损害加重 |
| 唾液腺 | 无特异体征 | 增生、无触痛 | 长期、频繁的贪食、诱吐行为使腮腺肥大重于下颌下腺 |
| 咽 | 无特异征象 | 无呕吐反射 | 反复咽刺激致使呕吐反射消失 |
| 心脏 | 心动过缓、低血压、直立性脉差 >25/min | 脱水引起血容量不足 | 神经性厌食症心脏改变源于丘脑中部和心脏功能改变。如果患者是体育运动员可无明显的直立性脉差，但如果伴有排泄行为则直立性脉差表现显著 |
| 腹部 | 舟状腹，可触及腹腔内器官，器官无增大，可触及大便充盈的左侧低位肠 | 使用泻药后肠鸣音活跃 | 若出现器官巨大症则要查明原因；由于体重丢失常伴有便秘 |
| 四肢和骨骼肌 | 手足发凉、发绀、毛细管再充盈减慢，下肢水肿；肌肉、皮下组织和脂肪组织损失 | 无特异体征。长期使用泻药，一旦停用后，水肿会反弹 | 低代谢体征（低体温）和心功能失调（毛细血管再充盈减慢和肢端发绀）。神经性厌食水肿由毛细血管脆性增加所致而非低蛋白血症，在再喂养早期阶段可加重 |
| 神经系统 | 无特异体征 | 无特异体征 | 测量体重前超量饮水可引起急性低钠血症 |
| 精神状态 | 因为体像而感到焦虑、易怒、抑郁、拒绝改变 | 抑郁，创伤后应激障碍表现，较神经性厌食患者更有可能自杀 | 随着健康饮食的治疗和体重恢复，精神状态得到改善。选择性 5- 羟色胺再吸收抑制剂仅对神经性贪食症有效 |

AN：神经性厌食症；BN：神经性贪食症；PTSD：创伤后精神紧张性障碍，SG：比重，SSRI：选择性 5- 羟色胺再吸收抑制剂

现。AN 患者 5- 羟色胺与多巴胺的神经环路平衡失调导致临床上出现用饮食限制缓解焦虑的行为。

男性患者和女性患者均会出现性腺分泌不足。女性 AN 患者表现为闭经，与下丘脑刺激不足以及由于身体和情绪压力过重引起皮层抑制有关。当过度节食和体重下降超过 30% 则发生闭经。多数 EDs 青少年能够明显察觉月经不来。她们最关心的问题是卵巢功能下降所带来的危害和雌激素水平下降对骨骼系统的影响。骨质减少引起骨密度降低或严重的骨质疏松是 EDs 患者严重的并发症（AN 患者较 BN 患者更常见）。研究不支持激素替代疗法，因为其不能纠正引起骨密度降低的其他因素（低体重、瘦体质、胰岛素样生长因子、高皮质醇）。

## ■ 治 疗

### 初级保健治疗指导原则

初级保健治疗应协助家长接受疾病的诊断，接纳初始的推荐治疗方案。权威性养育方式利用生物—心理—社会治疗模式在治疗中发挥了重要作用。儿科医生能够充分证明了此点：他们清楚认识到虽然患者也承认康复是需要力量、勇气、意志和决心，但他们可能还是不接受疾病的诊断和治疗，对改变饮食习惯内心充满矛盾。因此一旦家长了解到 ED 既不是患儿的蓄意行为也不是不良家教的反映，就会发现养育行为会变得更加容易。将 ED 定位为一种处理各种具有正反两面性的复杂问题的应对机制时，就会避免患儿家属产生负罪感或愧疚感，同时为家庭提供专业帮助，着力恢复健康，而不应再强调孩子或家长的过失。

医生的专业性源于其对健康、生长、体格发育等专业知识的掌握。初级保健治疗的目标是使患者获得健康并保持健康，而不仅仅局限于体重恢复，虽然恢复体重也是获得身心健康的一种方式。作为有保健专业知识的医生在进行咨询服务时应避免采取不利于治疗的专横态度。围绕初级卫生保健治疗的措施应包括监测患者身体状况、限制危害健康的行为，组织 EDs 的专家治疗小组持续性地提供初级保健服务来保持患者健康、救治急性病发作或伤害。

生物—心理—社会模式应用宽广的生态学构架；由于异常的体重控制行为，最先开始出现身体的生物学损害，表现出一系列临床征象和体征。将 ED 行为清楚明了地与其临床征象和体征关联可促使患者改变不良饮食习惯。此外，在个人内心深处（自我尊重、自我效验）以及人际关系之间（家庭、伙伴、学校）还存在一些有待解决的社会心理矛盾。作为一种应对机制而发动的体重控制练习因其正反馈效应而逐渐强化。也就是说，外部奖励（如对体型的赞美）以及内部奖励（如自主掌握什么东西可以吃，怎样通过运动或排泄减少过度饮食的负效应），对维持正常的体重控制行为比负反馈效应更有效（如在饮食方面与父母、同伴及他人发生冲突）。如此一来，一旦开始实施治疗，后续更多有效的备选处理方案就应提前制定出来。

### 营养与运动

首先由初级保健医生对患者进行营养治疗，营养医生则在后期治疗中进行膳食食谱的制定以及营养知识的宣教。作为日常活动所必需的身体燃料、能量源泉的食物应促使提高患者的能量水平、耐力以及力量。治疗 AN 和低体重患者，开具的营养处方应能够以 0.5~1 磅 / 周的速率逐渐提高患者体重，以每几天 100~200kcal 的增幅提高能量摄入直至患者体重达到性别体重、身高别体重和年龄别体重的 90%。只有当能量摄入超过能量消耗时，体重才会增加，并且体重持续增加所需的总能量应超过 3500 kcal/d，尤其是焦虑的患者和非剧烈活动下高产热水平的患者。BN 患者的治疗目标应是通过逐渐引入被禁食物，后者可能触发贪食行为，来逐步建立稳定的进食习惯。

ED 患者进入初级保健机构治疗时，临床医生应清楚患者普遍存在的认知模式。尽管 AN 患者认定他们的体型受控于“规则”，这个“规则”只适用于其本人，但他们的思维模式呈典型的“全或无”式，具有过度泛化和悲观论的趋向，以至于他们将食物两分类为“好与坏”，因一件突发事件而一整天心情沮丧，或者严格按照自我限制来选择食物。患者所有这些思维模式可能与掌管执行功能及其回馈的神经环路和神经递质的异常有关。

标准的膳食平衡是蛋白质占 15%~20%，碳水化合物占 50%~55%，脂肪占 25%~30%。在治疗早期，针对 AN 患者对肥胖的持续恐惧心理，治疗方案中脂肪含量应小于 15%~20%。又由于他们可能发生 low 低 BMD 风险，应提供推荐剂量的钙和维生素 D，即钙的摄入量为 1300mg/d。再喂养可采取少量多餐，提供各类小零食和低脂肪或 0 脂肪的食物和饮料，不要供给体积大、热量高的食物。有些患者比较容易接受罐装营养补充剂（药品）5%~30% 而不是食物作为额外营养的补充。不管能量摄入从何而来，体重丢失越严重，热量补给越快，再喂养综合征发病风险（严重心动过速、心功能失常，伴发原发性血磷和血镁急剧下降引起的神经症状）就越高。因此，如果患者体重下降到预期身高别体重的 80% 以下时，再喂养就应谨慎进行，尽可能在医院进行治疗（表 26-7）。

相对于 BN 患者而言，AN 患者日常生活高度结构化，严格限定食物的日摄取量；而 BN 患者的特点是生活毫无章法，饮食混乱，贪食 - 排泄。但所有患者包括 AN, BN, or ED-NOS 都能受益于健康饮食计划，即一日 3 餐和至少一次零食，根据膳食平衡计划将食物和零食平均分配到一天。尤其要重视早餐，因为 AN 患者常常不吃早餐，BN 患者在贪食 - 排泄发作后回避早餐。除了结构化膳食和零食外，患者还应结构化他们的日常活动。虽然过度运动常见于 AN 患者，完全禁止运动只会导致更严重的饮食限制和私下运动。只有当患者体重下降剧烈或生理指标不稳定时才需要限制运动。同样，健康运动（每天 1 次，每次不超过 45min，不超过中等强度）能够改善患者情绪，使患者更易接受能量摄入增加。由于 AN 患者通常自

**表 26-7 神经性厌食症住院治疗适应证**

| |
|---|
| **体格检查和实验室检查** |
| 心率 <45/min |
| 其他心律紊乱的表现 |
| 血压 <80/50 mmHg |
| 体位性低血压：血压下降 >10mmhg 或心率增加 >20/min |
| 低钾血症 |
| 低磷血症 |
| 低血糖 |
| 脱水 |
| 体温 <36.5℃ |
| 体重低于正常体重的 80% |
| 心脏、肝脏、肾脏受损 |
| **精神症状** |
| 自杀倾向和计划 |
| 无康复动机（家庭和患者） |
| 对自我调节思维的偏见 |
| 精神疾病共患症 |
| **其他** |
| 餐后和使用盥洗室时需要监管 |
| 日间治疗失败 |

已不能意识已经超量运动，有继续增加热耗的趋向，所以不推荐AN患者在无旁人陪伴或监护下进行运动。

## 初级保健治疗

初级保健随访工作在EDS管理中至关重要。随访中应密切监测患者和家属对干预措施的反应以决定哪些患者可在初级保健门诊治疗（如早期，轻度异常进食患者），哪些患者需要专家个别诊治（轻度进展的进食障碍），哪些患者需要专家小组综合管理（进食障碍患者）。在初次和随后的诊疗中，要求患者在日志里记录每日热卡摄取量（食物、饮料的总量，摄入时间和地点），运动量（类型、过程、强度）和情绪状态（生气、忧伤、焦虑）便于随访中医患双方共同回顾治疗情况。强调资料记录有助于临床医生判断患者的饮食和锻炼是否不足和过量，鉴定他们的行为和心理健康状态，帮助患者客观地理解康复过程中的相关内容。

如果AN患者高估热卡摄入，低估活动总量，则每一次就诊中，在回顾患者日志之前有必要让患者脱掉内衣裤，换上病患服，排泄后测量体重、尿比重、温度、卧位、坐位和站立位血压和脉搏以作为客观指标。此外，每一次就诊中患者的体格检查应重点放在低代谢、心血管稳定性、精神状态以及其他所有相关内容上以监测病情是否进展（或倒退）。

## 转诊精神卫生服务

除了转诊到有资质的营养门诊进行营养治疗以外，心理卫生服务也是EDs治疗中的重要组成部分。在条件允许和有工作经验的基础上，从事心理健康服务的社会工作者、心理学专家、精神病专家都可提供心理卫生服务，并与初级保健医生组成医疗团队。虽然给予AN患者选择性5-羟色胺再吸收抑制剂（SSRI）治疗其抑郁症状，但尚无证据显示该药对低体重患者有效。食物仍然是治疗AN患者抑郁的首选方式。不管有无抑郁症状，SSRI对治疗贪食—排泄行为是非常有效的，其被认为是治疗BN的标准方案。治疗BN时，SSRI的剂量如氟西汀可达60mg或60mg以上以便维持疗效。

认知行为治疗（CBT）强调重组“思想错误”，建立适当的行为模式，比人际关系法或精神分析方更有效。辩证行为治疗（DBT）抵制、剖析歪曲的思维模式和情感反应，取而代之以健康模式，它强调“全神贯注”，需要成人思维技巧，故适合大年龄段的BN患者。团队治疗可以提供更多的支持，但需要熟练的临床医生。由于不同康复水平的患者，经历不同程度的异常行为强化治疗，如果他们之间互相攀比“谁更瘦”或学到新的行为如呕吐，则团队治疗是不可取的。

患者的年龄越小，父母越需要密切参与治疗中。治疗儿童和青少年AN的唯一证实有效的方法就是以家庭为基础的治疗，例如莫梓里方法。该方法采用3阶段集中门诊治疗模式：协助家长恢复患儿正常饮食和体重；让能够维持健康体重的患儿自行控制饮食；促进青春期发育其他领域的健康发展。有效的家庭治疗特征包括①不可知论法：主张病因是不可知的，对体重的恢复是无关紧要的，强调父母勿责怪孩子的进食障碍行为。②父母应该一边加强限制异常进食习惯，一边积极给予营养和支持健康进食行为，不能在饮食管理上要么采取专制政策要么完全放任不管。③在专业服务如顾问和建议者的帮助下，家长能直迎各种艰难，为患儿的康复提供最佳力量源泉。

## 进食障碍综合医疗小组治疗

确诊为ED的儿童和青少年的理想治疗应由儿科专业治疗专家组成的综合医疗小组（医生、护士、营养师、心理健康咨询师）来提供。但是这样的团队通常是由医学中心的青春期医学专家领导的，不是随处可获的，因此初级保健医生也需要组建这样一支队伍。青春期医学基础治疗显示鼓舞人心的治疗成果很可能与患者早期进入初级保健、患儿及其家长能够及时发现微小病症，及时介入精神病学治疗有关。EDS 专科治疗中心一般是以精神治疗为基础，为患儿或成年患者开辟隔离通道。这种治疗强调早期（如 CBT，DBT，家庭治疗）性和综合专家小组治疗——同时涵盖个体治疗和小组治疗。理想的综合服务应包括集中门诊治疗和或非全天住院治疗以及住院治疗。无论治疗服务的强度、类型和地点，患儿、家长以及初级保健医生都是治疗团队的重要成员。每一个有效治疗案例的出现不断帮助患者与家庭重新构建被 ED 割裂的联系。

EDs 的住院治疗一般仅限于 AN 患者，旨在治疗威胁生命的绝食，提供支持性心理健康服务。住院治疗时，严重营养不良患者应避免发生再喂养综合征；不能或不愿进食的患者需进行鼻胃管喂养，或者开始心理健康服务。特别是以家庭为基础的治疗，如果这种治疗在门诊治疗中未能实施，则在住院治疗时就应进行。（表 26–7）。将患者收治到综合儿科或医院其他科室只是权宜之计，为转入 EDS 儿科专科治疗做准备。应该由有经验的应对患者各种违抗行为（如藏匿或扔掉食物，呕吐、偷摸运动）和情绪问题（如抑郁、焦虑）的专家来对 EDs 患者进行心理康复。这样发生自杀的风险相对较小，但是 AN 患者如果被迫进食或体重增加就会以自杀来威胁其父母让步。

ED 患者非全日制住院治疗（PHP）提供的门诊服务不如全天住院治疗集中。通常每个疗程一星期治疗 4~5d，每天治疗 6~9h。经典的 PHP 服务是以小组治疗为基础，包括每天至少进食两餐，在比医院更接近现实生活的场景中治疗，也就是说，患者在家里睡觉，周末自由生活，应对 25~40h 治疗过程中的各种状况，分享小组和家庭治疗经验。

### 支持疗法

对于儿科 EDs 患者，支持小组主要是为家长设置的。因为 ED 患儿经常拒绝接受疾病的诊断和治疗，父母常显得无助和绝望。由于进食障碍曾归咎于父母，故父母常表现羞耻或孤立无助感（www.maudsleyparents.org）。支持小组和多家庭治疗会议可以把处于不同康复阶段的家长聚集一起，促进他们之间相互交流和鼓励。在集中治疗之后或治疗终末期由于残留的体相或进食后的其他问题及体重已正常化，患者常能够从支持小组那里获得很大帮助。

## 预　后

经过早期诊断和有效治疗，80% 及以上的 AN 小患者可以康复。虽然有些患者还保留不良体相，但他们养成正常饮食和体重控制习惯，月经恢复，维持平均身高别体重，在学校、工作、人际关系中维持正常状态。由于体重恢复正常，生育能力也得到恢复，但恢复月经所需达到的体重（达到身高别平均体重的 92%）比恢复排卵的体重低。BN 的预后还不十分确定，但在多维治疗包括 SSRIs 药物治疗以及对情绪、既往心灵创伤、冲动及现存任何精神病状的护理下，患者的预后是可以得到改善的。对于 ED–NOS 的预后就知之更少了。

## 预　防

由于 EDs 发病机制错综复杂，预防是较困难的。有目的的预防性干预可以降低较大年龄青少年和女大学生的发病危险。促进健康体重调控，阻碍非健康节食的一般预防措施对中学生没有实效性。那些促使患者复原或重点放在 EDs 伴随症状的治疗程序可能不经意间促使 EDs 行为变为常态甚至加剧，应予与制止。

### 参考书目

参考书目请参见光盘。

（尤嘉　译，陈艳妮　审）

# 第 27 章
# 破坏性行为障碍

Heather J. Walter, David R. DeMaso

破坏性行为障碍是一组发生于儿童和青少年，以无法控制的愤怒和（或）行为为特点的心理健康疾病，是一组包括亚临床症状（存在一些症状但不能完全满足诊断标准）和临床症状（完全满足诊断标准）的谱系障碍疾病。

## 概　述

对立违抗障碍：以持续存在的违抗行为为特点的疾病，如脾气暴躁、狡辩、仇恨、违逆，主要针对权威人物（如父母、老师）。诊断标准：存在 4 种或 4 种以上这类行为，较正常发育阶段的儿童（尤其在劳累、饥饿、压力下）发作更频繁、情节更严重，至少持续存在 6 个月，严重影响患儿的家庭、学校生活或与同伴交往的功能（表 27–1 见光盘）。

品行障碍：以持续性违规行为模式为特征，包括伤害他人行为（或有伤害他人的可能）。品行障碍患儿的典型表现是不考虑他人的权利或其他需要。症状分4种类型：①对他人和动物的人身侵犯，包括蛮横、斗殴、携带武器、虐待动物以及性侵犯；②损坏财产包括纵火、损坏和强行侵入他人住宅（或公共场合）；③欺骗和偷窃；④严重的违规行为，包括离家出、夜不归宿、逃学。诊断标准：存在3种或3种以上症状，至少持续1年（过去6个月内存在1或多项），必须存在损害患儿的家庭、学校生活或与同伴交往的功能（表27-2见光盘）。

破坏性行为障碍：未分类型（亚临床破坏性行为），存在部分破坏性行为障碍，但不完全满足对立违抗障碍或品行障碍的诊断标准。

## ■ 流行病学

破坏性行为障碍流行病学的评估因研究使用的方法学不同而不同。利用《精神障碍诊断与统计手册》第Ⅳ版（DSM-Ⅳ）诊断标准进行的最新调查显示，对立违抗障碍或品行障碍的瞬时患病率为5%。男女发病率比3:1~5:1，两种行为障碍在贫穷的、处于社会底层的城镇人口中更常见。

## ■ 鉴别诊断

虽然对立违抗障碍和品行障碍症状有许多相同之处，但对立违抗障碍没有人身侵犯及其他严重的反社会行为，以此可与品行障碍相辨别。如果患者的行为模式满足两种疾病的诊断标准，应优先诊断为品行障碍。其他疾病的鉴别诊断包括注意力缺陷—多动障碍（ADHD）（见第30章），双向情感障碍（见第24章），发育障碍（见第28章）和伴发暴躁和破坏行为的交流障碍（见第32章）。

## ■ 共患病

对立违抗障碍和品行障碍共患病包括注意力缺陷—多动障碍、焦虑症（见第23章）、抑郁症、双向情感障碍（见第23章）、物质滥用（见第108章）以及冲动、学习和交流障碍，应同时予以治疗，以提高破坏性行为障碍的疗效。

## ■ 临床经过

所有儿童和青少年均可不时地出现对立行为，尤其是在自主性和独立性表现尤为突出（见第27.1）的幼儿期和青春期早期阶段。对立行为表现激烈、持久、广泛甚至影响到儿童的社会、家庭、学校生活时，就应引起关注。

破坏性行为障碍的早期表现有执拗（3岁），违抗、发脾气（4~5岁）、狡辩（6岁）等。老师反映：多数破坏性行为障碍在8~11岁时达高峰阶段，之后呈下降趋势。

约65%的对立违抗障碍患儿在3年随访后退出该病诊断。对抗症状出现年龄越早，预后越差；学龄前出现对抗症状，若干年后发生其他精神类疾病（常见疾病如注意力缺陷—多动障碍、情绪障碍、焦虑障碍）风险增加。约30%的对立违抗障碍儿童发展为品行障碍，伴注意力缺陷—多动障碍共患病的儿童更易发生。

品行障碍可发生于幼年早期，但幼儿晚期或青春后期则更高发。大多数患者成年以后症状缓解，部分患者成年后发展为反社会型人格障碍。品行障碍发病年龄早，伴各种频繁的反社会行为，预示预后差，有更高风险发生反社会型人格障碍。品行障碍患者成年后也可能发展为情绪障碍、焦虑、躯体型觉障碍、物质滥用。

## ■ 结　局

破坏性行为障碍成年后伴发广泛性精神障碍以及其他不良结局，如自杀、少年犯罪、教育困难、失业、青春期怀孕。这些破坏性行为常触发一连串的不良事件（如敌视父母、排斥同伴），后者又诱发另一些不良事件（如与权威冲突、结交不良伙伴），这些事件将从青春期一直延及成人期。

## ■ 病因与危险因素

生物、心理、社会因素对破坏性行为障碍的病因和或发病过程起重要作用。在社会危险因子中，无效的家庭教育是重要原因之一，包括专制教养方式即父母过分严厉、高要求、管教方式前后不一致，当孩子的要求过于强烈时，父母往往妥协让步。其他社会危险因素包括生活环境因素，如贫穷、社会瓦解、社区暴力及遭受应激事件；同伴因素如与反社会朋友交往；父母和（或）家庭因素，如父母的反社会行为、物质滥用或抑郁、缺乏父母监管、强迫型家庭，问题性同胞关系，婚姻冲突、家庭不稳定、矛盾规矩、忽视、虐待。

生物学因子包括破坏性行为的家族史、注意力缺陷—多动障碍、物质滥用、情绪、躯体症状以及人格障碍；发生在产前、产时和产后的损伤；认知和语言的损害（包括智力、执行功能、记忆力、判断力、实用性语言的方面）；困难型气质特点（如呆板、易受挫折以及抗挫能力差、固执己见、做事不计后果；情绪不稳定，对饥饿、疲乏及其他感觉敏感）：一定的人格特征（如冲动、猎奇、躲避伤害能力低下、对奖罚依从差）；血清中神经化学物质异常：如去甲肾上腺素能和多巴胺系统以及低皮质醇水平均与此有关。

心理学危险因子包括对主要照顾者依恋感的受损、社会信息处理能力受损（如习惯性敌对），冲动控制能力受损。

## 预　防

疾病发展顺序为亚临床破坏性行为，到对立违抗障碍，到品行障碍。这种进程常发生在不良生活环境背景下，起源于无效的家庭教育，伴随学校教育失败、敌视父母、排斥同伴，导致抑郁情绪、对抗权威、加入不良少年团伙。困难型气质特征的孩子更易受累。早期干预效果显著。

破坏性行为障碍的易感儿童常被迫屈从长辈管制，结果反而招致他们愤怒扩张，激辩直至家长妥协，无形中这种负面行为被强化。对这样的孩子进行家庭管教和学校教育需要高技巧，发育学专家可以帮助家长和学校老师获得有效的行为管理技能。儿童—社会关注—情绪技能训练也是一种行之有效的方法，它强调自我调控、人际关系调控、问题解决、做出决策，能够广泛应用于高危人群如贫穷的学龄前儿童和城内小学的学生。

## 早期诊断

对所有儿童均应进行行为失控的筛查。标准的筛查问题应是“某某（姓名）在控制自己的愤怒和行为上有困难吗？”如果回答肯定，父母就要填写症状分级量表并以此作为标准化评估（见 18 章），如果筛查结果表明有显著的临床行为症状，儿科医生就应将患儿转诊到有资质的精神科医生，由他们进行综合性诊断评估以确定是否存在破坏性行为及其他精神共患病和内科疾病。评估内容还必须包括是否存在自伤和或伤害他人的潜在行为。

## 治　疗

对立违抗障碍一旦确诊，则应对监护人进行家长管理培训。家长管理培训内容包括：了解社会学习原理，培养与孩子之间温暖的、支持性的关系，鼓励与儿童交流和游戏，提供可预知的结构化的家庭环境，制定简单明了的家庭规则，经常表扬和物质奖励正确行为，忽视错误行为（错误行为停止后立即奖励），持续性施加危险行为或破坏行为的后果（取消或损失一段时间的特权）等。其他家长管理培训的重要内容还包括了解与发育期相适应的正常情绪和行为，管理气质困难型儿童，获得治疗和学校辅助治疗共患病（尤其是注意力缺陷和多动障碍、学习障碍）。

对立违抗障碍另一有效的治疗方法是针对患儿进行社会情感技能培训。它适用于有可修复的认知因素、社会因素和情感因素的分裂行为障碍，方法包括技能介绍、技能指导、技能演示、角色扮演的技能实践、技能实践中医生的辅导、技能总结以及布置家庭作业在训练场所以外练习技能。

治疗青少年品行障碍行之有效的方法是多系统治疗。多系统治疗假定反社会行为深深植入患者的生活领域，因此治疗师广泛地接触患者生活的方方面面，尤其是家庭、学校和同伴，目的在于发展患者能力、奖励适应性行为。干预手段包括社会能力训练、父母和家庭技能训练、药物治疗、签署学业契约、技能构建、学校干预和同伴劝解、学校之外的内容以及儿童服务机构的参与。

破坏性行为障碍的药物治疗对共患病作用有限。越来越多的证据显示：使用兴奋剂、选择性 5- 羟色胺再摄取抑制剂、丙戊酸盐、非典型性抗精神病药物对反抗行为、情感表达、防御行为、冲动攻击行为是有效的。因为所有这些药物都有副作用，使用时要密切监测基础指标和随访指标。药物的副作用：选择性 5- 羟色胺再摄取抑制剂表现在心肌兴奋、自杀，多动，丙戊酸盐副作用是对血液、肝脏、卵巢的影响和发生畸变；非典型抗精神病药物的副作用是体重增加、代谢改变（糖尿病、高脂血症）以及心脏方面的影响。治疗攻击行为的兴奋剂、选择性 5- 羟色胺再摄取抑制剂、非典型抗精神病药物和丙戊酸盐剂量的药量与治疗其他青少年精神疾病的剂量相似。

多数破坏性行为障碍儿童和青少年在门诊即可进行安全有效的治疗。对于顽固性品行障碍的青少年患者，住院治疗或专科看护治疗是有利的。

### 参考书目

参考书目请参见光盘。

# 27.1　按年龄分组的行为障碍

*Heather J. Walter, David R. DeMaso*

## 婴儿和幼儿期

发脾气和屏气发作常见于 1 岁以内的婴儿，是具有年龄特征的情绪表达（挫败、愤怒）。父母对幼儿带有惩罚性的哭闹做出的反应可以强化他们的对立行为。建议家长给孩子提供多重选择以转移他们的注意力；一旦孩子发脾气，让孩子暂时冷静一下，当其冷静下来时告诉他 / 她，他们沮丧的心情是可以理解的，但挑衅的行为是不能接受的。

有时候家长会担心孩子的屏气发作。虽然有时候屏气发作导致意识丧失，有时出现短暂的惊厥发作，但癫痫的发病风险不会增加。故屏气发作时，告诉家长忽略它，在得不到足够的强化作用时，屏气发作就会逐渐消退。

门诊治疗好发脾气和屏气发作的关键在于指导家

长在孩子极度愤怒前进行调解。建议家长冷静地将孩子放在门外 2~3min，以提早调解孩子的挑衅行为。如果患儿有贫血，铁补充剂可能会减少屏气发作的次数。当父母的训练对屏气发作不奏效时或患儿伴有撞头、攻击行为时，就应给孩子进行心理健康评估。

若行为措施如思过治疗失败，儿科医生在进一步指导家长如何处理孩子行为前应对父母处理愤怒的方式进行评估。孩子会被他们自己的愤怒以及惹怒的父母吓坏。父母应为孩子示范如何控制愤怒。有些家长看不到自己的失控行为，自己无法控制愤怒也就无法为孩子树立榜样。所以建议家长心平气和地给孩子提供简单明了的选择，这样有助于孩子把控自己的情绪，培养孩子的自律性。给孩子多项选择有助于缓解孩子的愤怒和羞愧感，防止这些情绪对孩子将来的社会交往、情绪发展产生负面影响。

2~4 岁孩子将撒谎当作语言游戏。通过对家长反应的观察，发现家长都期望孩子在交往中学会诚实。撒谎也是孩子幻想的一种形式，他们常把想象中的事物当成现实，但这不代表他们真的在撒谎。当孩子没有完成父母交代的事情时，为了回避令人不快的责问，孩子就会说他们已经做了，但他们并不明白，前面的回答只是在时间上推延了父母的审问。

## ■ 儿童期与青春期

### 撒　谎

学龄期撒谎通常是孩子掩饰他们的行为中一些不愿接受的事情，目的是为获得一种短暂的良好感觉，避免自尊心遭受伤害。成人的坏榜样可促成孩子习惯性撒谎。许多青少年撒谎是为了回避父母的谴责，也是一种叛逆方式。长期撒谎可合并其他反社会行为，是潜在心理疾病和家庭功能失调的征兆。

不管年龄和发育水平如何，当撒谎成为处理矛盾的惯用方式时，就应进行干预。首先，家长应面对孩子明确告诉他们什么行为是可以接受的。敏锐察觉撒谎行为，予以帮助，再加上一定的行为约束是成功干预的必要条件。如果父母理解孩子，孩子也明白撒谎不对，但撒谎行为仍得不到解决，就提示需要对孩子进行心理健康评估。

### 偷　窃

许多孩子在他们的成长历程中有过偷窃行为。如果学龄期和学龄前儿童偷窃行为超过 1~2 次时，这种行为可能是应对环境压力所做出的反应。偷窃可以是一种愤怒情绪的表达也可以是对父母失望的报复行为。有些情况下，偷窃是儿童或青少年操纵或试图掌控自己世界的一种途径。偷窃也可以是从成人身上学来的。

父母帮助孩子改掉偷窃行为可以通过归还偷窃财物或交回相等价值的金钱，而这些金钱必须得靠孩子自己的劳动挣得，这一点非常重要。当偷窃行为成为孩子处理问题的一种方式时，就必须对他们进行心理健康评估。

### 流浪和离家出走

流浪和离家出走绝非发育过程中的正当行为。流浪和离家出走代表着脱离家庭、脱离，解除对于较小的同胞的看护需要；代表发育行为问题和情绪问题包括抑郁或焦虑。虽然小孩子可能是为了摆脱挫折或想要远离父母而离家，而大孩子离家出走几乎都意味着他们自身或家庭隐藏有严重的问题包括暴力、虐待、忽视。青少年离家出走有高风险发生物质滥用、不安全的性行为及其他冒险行为。

### 纵　火

虽然幼儿时期的孩子对火都很感兴趣，但无监管的放火无论如何都是不正确的。学龄早期的孩子偶尔会放火，或者是因为好奇，或者是心里暗藏敌意。他们通常在家里自己放火。青少年时期，放火则可能是少年犯罪或外伤性体验的一种信号。

纵火需要在心理门诊干预，全面的心理评估是制定成功的治疗方案的必要条件。

### 攻击和欺侮（见第 36.1）

攻击和欺侮是一组严重的综合征，具有高发病率和死亡率。儿童可能不能随着年龄增长而逐渐戒除这种行为，故应早期干预。虽然环境因素促发易感儿童的攻击行为，但该行为是有遗传的。家庭所承受的长短期压力都会加剧儿童攻击行为的发生。童年时期的攻击行为与家庭失业、争吵、暴力、犯罪、家庭成员患有精神病以及母亲是未婚少女相关。普遍报道，男孩比女孩更具有攻击性。困难型气质与以后的攻击行为相关，虽然有证据显示这类孩子的攻击行为受到家里惩戒性的管制，但后者又加剧攻击行为的发生，如此形成恶性循环。有攻击行为的儿童常对社会规范有错误理解，他们对伙伴和父母常采取敌对行为。

临床上，区分儿童攻击行为的原因和动机是非常重要的。故意实施的攻击行为主要是为达到一种目的，或与他人敌对以引起别人身体上和精神上的痛苦。麻木的、不会移情的儿童以及常常攻击他人的儿童需要进行心理干预。这类孩子也是留校察看以及最后终止学业的高危人群。这类孩子普遍存在学习障碍，故应对他们进行攻击行为的筛查。其他精神病行为也可能存在，尤其是伴有注意力缺陷—多动障碍的攻击行为儿童（见第 30 章）可能有对立违抗障碍或品行障碍；

有些攻击性、冲动儿童有双向情感障碍，这类儿童病史中常有双向情感障碍、夸张、情绪高涨、周期性情绪障碍的家族史。

男孩的侵袭性行为从学龄前期到整个青春期相对持久，3~6 岁男孩具有高度攻击行为则很有可能将该行为延续至青春期，尤其是未进行有效干预的。女孩的攻击性行为的发展过程尚未充分研究，少数女孩在幼年早期有人身攻击行为。人际强迫行为尤其是同伴之间的强迫行为在女孩当中并不少见，可能与青春期人身攻击行为的发展有关（如斗殴、偷盗）。

常暴露于有暴力镜头的电视节目、电子游戏或游戏的儿童较未暴露儿童更有可能表现出攻击行为（见第 36 章），当父母的愤怒、攻击行为、严厉惩罚使孩子的身心都受到伤害时，孩子会效仿这些行为。家长的虐待行为可通过以下几种方式传递给孩子：对眼见的攻击行为模仿，虐待造成脑损伤（脑损伤本身也促成孩子的暴力），虐待激起愤怒。

## 参考书目

参考书目请参见光盘。

（尤嘉　译，陈艳妮　审）

# 第 28 章
# 广泛性发育障碍和儿童精神病

*Giuseppe Raviola, Gary J. Gosselin, Heather J. Walter, David R. DeMaso*

广泛性发育障碍（PDD）和儿童精神病是基于遗传因素的大脑发育障碍。PDD 谱系包括孤独症、阿斯伯格综合征、儿童瓦解综合征、雷特综合征以及未分类型孤独症谱系障碍。这些患儿均无法获得所期望的社会交往、交流、情感、认知及适应方面的能力（表 28–1）。

## 28.1　孤独症

*Giuseppe Raviola, Gary J. Gosselin, Heather J. Walter, David R. DeMaso*

### ■ 临床表现

孤独症（AD）的核心特征包括 3 大领域损伤：社会交往、交流方面及与发育年龄相适应的行为、兴趣或活动（表 28–2 见光盘）。刻板行为—显著的行为重复和狭隘兴趣也很常见。

异常发展的社会交往功能和受损的交流能力受损是孤独症的标志性症状。早期的社会交往功能缺陷包括目光注视异常、对名字无反应、无法用手势去指示或表达、不能进行互动游戏、不会笑、缺乏分享、对小朋友不感兴趣。有些孤独症患儿缺乏目光接触，看上去对人冷淡，而有些患儿表现出间歇性的环境接触和非持续性的目光接触、微笑或拥抱。多数患儿的联合注意受损，即不能用目光注视或用手向他人指出正在关注的事物。这类患儿不能移情，不能体会他人感受、理解他人想法，缺乏心灵理论。

AD 患儿语言能力各不相同，从完全无语言到有一定的语言能力（如模仿唱歌、押韵的语言或广告词）。语言的节律或声调古怪并以仿说（词语复制性模仿）、代词倒转、无意义语言和其他特异性语言形式为特征。早期异常的语言征象包括 12 月龄不出现咿呀作语或手势、16 月龄无单字音，24 月龄不出现有意的双字词以及任何年龄段的语言和社交技能的丧失。

AD 患儿缺乏游戏技能，典型表现是不能进行假扮游戏、仪式性行为以及对物体局部全神贯注。患儿常不合群，能独自玩耍很长时间并伴随狭隘兴趣和重复行为。仪式性行为非常常见，反映患儿需要维持一种固定不变的，可预知的环境。在日常生活中，患儿也常表现出脾气暴躁。

患儿智力水平高低不定，从精神发育迟滞到某些能区的超高功能（分离技能、学者行为）。有些患儿表现出某一技能的特殊发展，甚至展现出在如拼图游戏、艺术或音乐等方面的特长。

看手、玩手，咂嘴、搓擦物体表面提示患儿需要强化刺激感受，然而对疼痛不敏感，缺乏对突发声响的惊恐反应使他们对某些刺激反应迟钝。

### ■ 诊　断

AD 诊断主要依靠临床检查。诊断的金标准是修订版孤独症诊断量表（ADI-R）和孤独症行为观察计划表（ADOS），需要受过专业培训的工作人员来操作。

神经心理学评估和功能评价应包括智力测试，以明确患儿整体的认知水平和判断有无治疗潜能。30%~60% 的 AD 患儿存在智力落后。由于患儿语言和社会功能缺陷，很难对他们的智力发展潜能做出精确评估。有些 AD 患儿在非言语测评上表现出色，而语言功能正常的患儿能够充分展现其智力水平。应测评患儿单项言语和非言语智商（IQ）。适应性行为的测评如文兰适应行为量表很重要，可决定哪些患者应优先治疗。

评估的重点在于详细询问患儿的发育史包括回顾

表 28-1　广泛性发育障碍和孤独症谱系障碍

| 孤独症 | 阿斯伯格综合征 | 雷特综合征 | 儿童期分裂障碍 | 广泛性发育障碍未分类型 |
| --- | --- | --- | --- | --- |
| 交流功能延迟和障碍<br>社会交往障碍<br>狭隘兴趣<br>3 岁前发病 | 除语言相对正常其他症状与孤独症相似常无认知发育落后 | 女孩发病，6~18 月龄出现各项功能倒退 | 10 岁以前临床上显著的功能倒退（语言、社交、大小便自控能力、游戏、运动功能） | 满足孤独症谱系障碍表现中的一项，但不足以诊断经典型孤独症。 |

摘自 Manning-Courtney P, Brown J, Molloy CA, et al. Diagnosis and treatment of autism spectrum disorders. Curr Probl Pediatr Adolesc Health Care,2003, 33:283-312

语言发育和运动发育里程碑、既往病史包括可能出现的惊厥、感觉异常如听力或视觉障碍以及其他与 AD 有关的疾病如脆性 -X 染色体综合征、普拉德 - 威利综合征、史密斯 - 莱姆里 - 奥皮茨综合征、雷特综合征、天使综合征、胎儿酒精综合征、结节性硬化症、神经纤维瘤病、先天性风疹和未治疗的苯丙酮尿症；对有其他发育障碍的应询问家族史。询问现在和既往精神药物使用史包括药物剂量、行为反应及其伴随的副反应。其他药物对行为的影响也应详细询问。

应对 PDD 患儿进行疾病谱广泛的医学和遗传学评估（表 28-3 见光盘）。近 20%AD 患儿有大头畸形，但是头围增大现象可能直到 2 岁以后才被发现。即使缺乏特异性体征或神经系统局灶性体征，通常也不太使用神经影像学检查来辅助诊断大头畸形。AD 的早期诊断、治疗以及多部门的协调工作得益于多学科评估，各领域的评估专家应来自各领域，包括发育学儿科专家或儿科神经病学专家、医学遗传专家、儿童和青少年心理学、语言病理学家、作业或物理治疗师或社区医疗工作者。

## ■ 鉴别诊断

鉴别诊断包括对各种 PDD 类别的鉴别、不伴 PDD 的精神发育迟滞（见第 33 章）、特殊发育障碍（如语言障碍）、早期发作的精神病（如精神分裂症）、选择性缄默症、社会焦虑症（见第 23 章）、强迫症、刻板运动障碍、羞怯反应型情感障碍以及罕见的儿童痴呆症。

## ■ 流行病学

近 15 年里，AD 发病率逐年上升，可能与 AD 的定义和诊断标准的修改有关，也可能与在更小年龄段识别 AD 能力提高有关。目前 PDD 发病率的估计值（63.7/10 000）接近于 1/160~1/150。各类障碍的发病率包括孤独症（20.6/10 000），阿斯伯格综合征（6/10 000），未分类广泛性发育障碍、（2/100 000），雷特综合征（0.5/10 000~1/10 000，女性）、童年瓦解性障碍（2/100 000）。男女发病率比较：孤独症为 4∶1，阿斯伯格综合征为 5∶1。

## ■ 病理学

结合 MRI 对头围资料的回顾性分析：AD 患儿脑结构发育与正常儿童相比存在差异。2 月龄头围正常或略小。6~14 月龄他们的头围迅速增加，2~4 岁脑容积增加；小脑、大脑、杏仁核体积增大；前额叶、颞叶、小脑、脑的边缘系统显著异常增长显著。早期，在出生后开始几年内患儿头围快速增长，随后头围生长异常缓慢甚至停滞，结果脑出现发育不全区域，大脑各部位电回路异常。负责高级认知功能、语言、情感、社交功能的脑区也大部分受到影响。

## ■ 病　因

AD 的发病基础多样化而且复杂。孕期和出生后的发育过程中，在基因 - 基因、基因 - 环境的相互作用下，多基因区域（染色体 16p11.2, 15q24, 11p12~p13）和基因变异（拷贝数量的变异、缺失、微量缺失、复制、倒转、移位）可能促成异常的神经元和造成异常的轴突生长、突触形成以及髓鞘化。AD 遗传模式表明：单卵双胎儿 AD 的同患率达 60%，而双卵双胎儿之间无同患率；大量临床资料显示：AD 患病率，男:女之比为 4∶1，发病与性别有关。新的病原学假说认为：父源性或母源性基因突变即基因组区域的删减或失活可以影响早期的脑发育。

宫内中毒性损伤也可能是中枢神经系统发育异常的因素之一，表现为精神发育迟滞和孤独症。目前尚无科学依据证明注射麻疹—腮腺炎—风疹疫苗与 AD 发生有联系，但仍不能排除未知的环境因素。AD 和早产、童年精神分裂症之间可能存在遗传联系，暗示 AD 与童年精神分裂症两种不同类别的疾病之间可能存在共同的启动疾病发生的神经生物学的核心过程。

## ■ 早期诊断

PDD 早期诊断和治疗干预有助于改善预后。在初级保健机构可利用一些工具对 PDD 进行筛查，如婴幼儿孤独症筛查量表（CHAT）、改良婴幼儿孤独症筛查量表（M-CHAT）以及广泛性发育障碍筛查量表（PDDST）（见第 18 章；图 28-1 见光盘）。未达到实际年龄里程碑的语言和社交功能是 PDD 早期的红色预警征，应立刻进行评估。早期征兆包括语言运用异常或语言功能丧失、无意义的仪式性行为、不能适应新环境、不会模仿、缺乏假想游戏。社会和情感发育偏离正常轨迹（如目光接触短暂、对名字无反应、缺乏联合注意）在 1 岁内较易发现。AD 患儿缺乏正常的社会、交流和游戏行为，在随后的几年里出现典型的古怪、刻板行为以及胡言乱语。

## 治　疗

治疗的主要目标是通过减少障碍的核心症状、促进发育和学习、提升社会交往功能、减少不良的适应性行为，给予家庭教育和支持从而最大程度提高患儿的社会独立能力和生存质量。教育干预包括行为治疗和适应性治疗（语言治疗、作业疗法、物理治疗）是 PDD 的治疗基础。这些治疗方法主要致力于改善交流功能、提高社交技能、日常生活技能、游戏技能以及成就、改善适应不良性行为。

治疗 PDD 的儿童早期教育程序分为行为分析法、发育法、结构化教育等，虽然不同的训练方法侧重点不同，但他们都有着共同的目标，即尽可能早开始干预、通过有计划的系统化教育活动进行密集干预（至少每周 25h，12 月 / 年），提供师生比例低的课程：包括家庭训练、促进与正常同龄儿交往，同时掺入高级结构化元素，如惯例常规、视觉活动安排、清晰的活动范围、将习得技能应用到新的环境中；使用时间程序表帮助建立功能性自发性交流技能、社交技能、功能性适应技能，减少不良的适应性行为、认知行为和传统的学术技能。好的训练计划应至少含以下方法的其中几项：应用行为分析法（ABA）、分离试验训练法（DTT）、孤独症患者的治疗和教育以及与障碍儿童交流（TEACCH）。多数用于 PDD 患儿的教育方案是以社区为基础，以个体化教育程序为背景（见第 15 章）提供选择性治疗方案，可能不如标准化疗方案有效。

家长培训和家庭参与的治疗应包括向父母普及有关 PDD 知识、提供持续性的支持和服务、培训家长使他们成为治疗的协作者，帮助他们理解孩子的需求，提供情感支持。

稍大年龄儿童和青少年具备相对较高的智力，但是社交技能、精神症状依然很差，对他们进行更加密集的行为或认知 – 行为治疗（CBT）和或支持性心理治疗会更有益。重点应放在帮助他们获得社会交往功能、情绪和行为调控能力以及持续独立生活所必需的适应性技能。给每一位青少年患者都应制定一个以学校为基础的个别转换计划：强调从学校到职业机构的转换和从治疗缺陷到能力培养的转换。基于这一点，职业评定有一定帮助。

药物治疗对 AD 患儿的教育治疗和其他干预起辅助作用，提高患儿适应更多变环境的能力（表 28–4）。药物干预对象包括有并发症的患儿、具有可疑行为如攻击行为、自伤行为、多动症、注意力不集中、焦虑和情绪不稳定、易怒、强迫行为、刻板行为的患儿以及睡眠障碍患儿。排除可纠正的医学原因和环境因素后，如果患儿的行为症状引起明显的功能损害时，可以考虑使用药物治疗。最好由从事发育障碍的医生来开具处方。

选择性 5– 羟色胺再摄取抑制剂在治疗 AD 患儿合并有情绪和焦虑症状以及冲动行为时有效。抗精神病药中，氟哌啶醇可用于减少患者刻板行为，提高学习能力。有担心认为这些药物的使用会增加运动失调的发生率。为减少药物的副反应，非典型精神松弛剂的应用越来越广泛，因为其在治疗躁动、易怒、攻击、自伤行为、严重的怒气迸发有明显疗效（见第 19 章；表 28–5 见光盘）。利哌立酮和阿立哌唑已被美国食品和药物管理局批准用于治疗孤独症伴激惹征。适当剂量的兴奋剂对治疗儿童的多动和冲动有效。α – 肾上腺素能激动剂可用来减轻过度兴奋、多动、冲动行为以及重复行为，但稳定情绪的作用有限。

## 预　后

多数 PDD 患者成年后仍然有孤独症症状，无论他们的智力状况如何，成年后的独立生活、工作、社交关系及心理健康仍是他们必须面临的问题。具有一定交流能力的患儿成人后能够参加工作，过上自给自足的生活。另一些患儿仍然需要依靠家庭或家庭以外的辅助机构来生活。早期的发现和诊断，密集的训练可以提高患儿的语言和社交功能，而延迟的诊断和治疗则带来不良的预后。因此具有高智力的、实用性语言能力的和古怪症状和行为少的患儿其预后会更好。随着年龄增长有些患儿的症状会有所改变，惊厥发作或自伤行为会更常见。

### 参考书目

参考书目请参见光盘。

# 28.2　阿斯伯格综合征

*Giuseppe Raviola, Gary J. Gosselin, Heather J. Walter, David R. DeMaso*

阿斯伯格综合征患儿的人际交往功能存在质的损

**表 28-4 针对靶症状或孤独症谱系障碍共患病的药物治疗**

| 靶症侯群 | 可能存在的共患病 | 选择性药物治疗 |
|---|---|---|
| 重复、刻板行为、强迫症 | 强迫症、刻板运动障碍 | 选择性5-羟色胺再摄取抑制剂：氟西汀、氟伏沙明、西酞普兰、依他普仑、帕罗西汀、舍曲林 |
| 多动、冲动、注意力缺陷 | 注意力缺陷/多动障碍 | 兴奋剂：哌甲酯、右旋安非他命、复方苯丙胺、托莫西汀<br>非典型抗精神病药物：利培酮、阿立哌唑、奥氮平、喹硫平、齐拉西酮、α 2-激动剂：可乐定、胍法辛<br>情绪稳定剂：左乙拉西坦、托吡酯、丙戊酸<br>选择性5-羟色胺再摄取抑制剂：氟西汀、氟伏沙明、西酞普兰、依他普仑、帕罗西汀、舍曲林<br>β-阻滞剂：普萘洛尔、纳多洛尔、美托洛尔、吲哚洛尔 |
| 睡眠障碍 | 睡眠昼夜节律障碍，睡眠障碍未分类型 | 褪黑激素<br>雷美尔通<br>抗阻胺药<br>苯海拉明<br>安泰乐<br>$\alpha_2$-激动剂：可乐定、胍法辛、米氮平 |
| 焦虑 | 广泛性焦虑症、焦虑症未分类型 | 选择性5-羟色胺再摄取抑制剂：氟西汀、氟伏沙明、西酞普兰、依他普仑、帕罗西汀、舍曲林<br>丁螺环酮<br>米氮平 |
| 抑郁表现：（社交退缩、易激惹、悲伤、喊读、活力降低、厌食症、体重下降、睡眠障碍） | 严重抑郁障碍、抑郁障碍未分类型 | 选择性5-羟色胺再摄取抑制剂：氟西汀、氟伏沙明、西酞普兰、依他普仑、帕罗西汀、舍曲林<br>米氮平 |
| 双极表型（发怒与欣快的周期性循环、睡眠减少、躁狂样多动、易激惹、攻击、自伤、性行为） | 双极障碍、双极障碍未分类型 | 抗惊厥情绪稳定药（卡马西平、加巴喷丁、拉莫三嗪、奥卡西平、托吡酯、丙戊酸） |

SSRI：选择性 5 羟色胺再吸收抑制剂

摘自 Myers SM, Plauche Johnson C, Council on Children with Disabilities: Management of children with autism spectrum disorders, Pediatrics, 2007, 120:1162–1182

害。他们常常表现出限制性、强迫性重复行为以及古怪的兴趣。阿斯伯格综合征 DSM-IV-TR 的诊断标准：患儿必须具有受损的社会交往功能、限制性重复性的行为模式、狭隘兴趣或与其他人的特殊成就。这些障碍必须引起患儿显著的社交功能和职业功能的损害（表 28-5 见光盘）。

与 AD 患儿不同的是，阿斯伯格综合征患儿有正常的语言发育里程碑，2 岁发单字音、3 岁时就能夸夸其谈。他们的非言语性沟通和实用性的沟通存在缺陷（如面部表情交流、手势交流障碍），但无典型 AD 特有的严重语言发育落后和语言功能损害现象。神经心理测试可揭示患者非语言学习功能障碍。

尽管患儿有一定的社交意识，但在他人眼里，他们显得异乎寻常或行为古怪。他们动作笨拙，身体姿势和步态异常，而且家族成员中常有相似病例。阿斯伯格综合征代表一种高功能 AD（无认知功能障碍的孤独症患儿），但是对此尚存在一些争议。小组社交技能训练是一种有效的干预方法。CBT 对合并焦虑症的患儿有疗效。利培酮可改善类似于精神分裂症中的阴性体征。由于阿斯伯格综合征患儿有高风险患其他类型的精神病，尤其是情绪障碍（见第 24 章）和焦虑症（见第 23 章），因此对这些病的筛查也是评估中的重要内容。

阿斯伯格综合征患儿随着他们发育成熟，症状和功能趋于改善，智力水平优秀预示预后良好。30% 患儿有精神病共患病。

有症状但不满足 AD 或阿斯伯格综合征诊断条件的儿童可以诊断为未分类型广泛性发育障碍。经典型孤独症患儿其的症状会伴随其一生，并且有精神病共患病。

## 参考书目

参考书目请参见光盘。

## 28.3 童年瓦解性障碍

*Giuseppe Raviola, Gary J. Gosselin, Heather J. Walter, David R. DeMaso*

童年瓦解性障碍的基本特征（又叫埃莱尔综合征、

婴儿痴呆、蜕变性精神病）是 2 岁以后多功能区的显著倒退。

补充内容请参见光盘

## 28.4　儿童精神分裂症

*Giuseppe Raviola, Gary J. Gosselin, Heather J. Walter, David R. DeMaso*

儿童精神分裂症的症状和体征在 DSM-IV-TR 中分为两大域：阴性症候群和阳性症候群（表 28-6 见光盘）。阳性症候群包括幻觉、妄想、谵妄和或分裂的或紧张型精神分裂症状。阴性症候群包括情感低沉、社交退缩、缺乏动机、认知受损症状。患者发病前的功能越差、精神分裂症的家族风险性越高，越易发生阴性症候群。精神分裂症患儿与成人患者相比，发病前有更严重的神经发育异常和细胞遗传学变异以及更显著的精神病家族史。

补充内容请参见光盘。

## 28.5　精神病合并癫痫

*Robert M. Kliegman*

精神病合并癫痫在儿童和成人患者中已有报道，并且比预计的病例数还多。该病又叫精神分裂症样精神病癫痫，临床表现有妄想、幻觉、顿悟能力差。由于抗惊厥药物可突发引起精神症状、抗精神病药物可降低惊厥发作阈值，促发惊厥，故其临床特征复杂。此外，癫痫可能是精神分裂症的危险因素。

补充内容请参见光盘。

## 28.6　儿童严重恐怖幻觉

*Giuseppe Raviola, Gary J. Gosselin, Heather J. Walter, David R. DeMaso*

对于成人，幻觉被认为是精神病的同义词，是严重精神病的先兆。对于儿童，幻觉可以是正常发育过程的一部分，或可能与非精神病的精神症状、社会心理应激反应、药物中毒或躯体疾病有关。对主诉幻觉的儿童和成人的首要评估工作是将严重精神疾病引起的幻觉与其他原因引起的幻觉区分开（图 28-2）。

### 临床表现

幻觉是发生在没有清晰可辨的外界刺激下产生的各种感觉（尤其是听觉、视觉、触觉、嗅觉），可进一步分为非诊断型（如听见脚步声、撞击声或叫某人的名字）和诊断型（如听见一或更多的声音在说话而不是听见一个人的名字）。

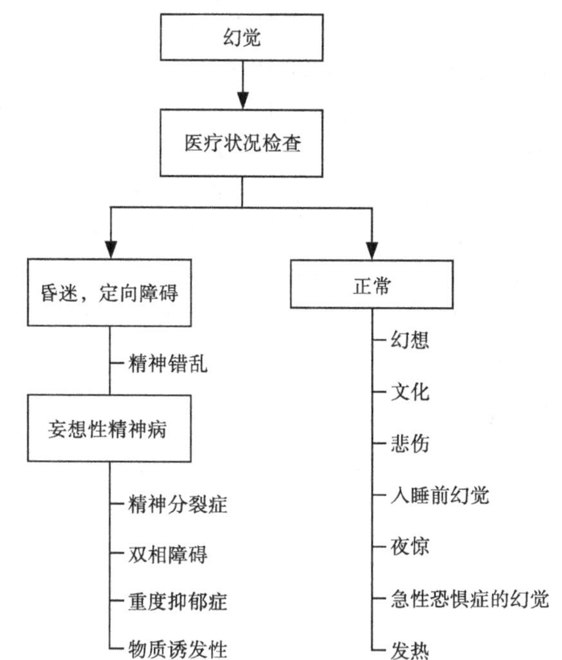


**图 28-2**　幻觉评估表
摘自 Kliegman RM, Greenbaum LA, Lye PS. Practical strategies in pediatric diagnosis and therapy. ed 2. Philadelphia: Elsevier/Saunders, 2004, 601

儿童非精神病性幻觉没有精神病的症状，通常发生在以下情况：严重的外伤性应激、发育障碍、社交和情感剥夺情况、父母的精神病诱发孩子的现实感分裂、神秘主义的文化信仰以及难以抚平的悲恸。幻听的患儿总听见一种声音指使他们去做坏事，这样的患者更常合并破坏性行为障碍而不是精神病。指使自杀行为的听幻觉常合并抑郁症；创伤相关性听幻觉通常与创伤后应激障碍或伴有明显压力的短暂精神障碍有关。因此，幻觉的内容对了解患者基本的精神病理学或发育问题很重要。

### 诊断和鉴别诊断

幻听的鉴别诊断涉及广泛的精神类疾病，包括不以幻听作为标志性特征，而是作为相关症状的一类疾病（如创伤后精神紧张性障碍、非精神病性情绪障碍、破坏性行为障碍）；以精神病特征诊断的一类疾病（短暂性精神障碍、精神分裂症、具有精神病特征的严重抑郁、具有精神症状的双相情感障碍）；具有发病风险的临床情况（如现实试验结果不良）。此外，非精神病障碍可以表现有幻觉，包括药物中毒（大麻、麦角酸二乙胺、可卡因、苯丙胺、巴比妥酸盐类）；躯体疾病（甲状腺疾病、甲状旁腺疾病、肾上腺、Wilson 病、电解质失衡、感染、偏头疼、惊厥发作、脑肿瘤）。

严重恐怖幻觉常发生于健康学龄前儿童，通常是视觉性或触觉性幻觉，持续 10~60min，可发生在任何时候，但更常发生于夜间。儿童可能会感到异常惊恐，抱怨有虫子或蛇爬过身上，并试图移走它们。该病病因不清，鉴别诊断包括药物过量或药物中毒、高烧、脑炎以及精神病。患儿的恐惧不能因父母或医生做出的反复保证而缓解，患儿也不能听从说理。体格和精神状态检查正常。症状可持续 1~3d，1~2 周缓慢消除。使用苯二氮卓类治疗可能起效。

## ■ 治　疗

评估患儿的基础疾病状态可以指导治疗。非精神病性幻觉可以使用特定的心理治疗（如针对创伤的 CBT 疗法治疗创伤后应激障碍）以及可能的辅助用药（如用针对抑郁或焦虑的抗抑郁药或短期尝试使用抗精神病用药）。CBT 重点在于帮助年幼患者理解幻觉的起源、培养应对应激状态的能力，同样对大年龄患儿或青春期患儿也有帮助，精神病性幻觉需要使用抗精神病用药。

## 参考书目

参考书目请参见光盘。

（尤嘉　译，陈艳妮　审）

# 第4部分　学习障碍

## 第29章 学龄期神经发育功能及功能障碍

Desmond P. Kelly, Mindo J. Natale

神经发育功能是学习和生产所必需的大脑基本发育过程。神经发育在个体不同发育时期及个体之间存在差异。这种差异可以随时间而改变，并不表示疾病状态或发育异常。神经发育功能障碍反映了神经解剖学结构或神经生理功能的异常，伴随认知、学习、行为、情绪、社会以及适应功能诸多问题。

补充内容请参见光盘。

（张婕　尤嘉　译，陈艳妮　审）

## 第30章 注意力缺陷 / 多动障碍

Natoshia Raishevich Cunningham, Peter Jensen

注意力缺陷 / 多动障碍（ADHD）是儿童期最常见的神经行为疾病，是最常见的影响学龄儿童的慢性疾病之一，同时也是一种被研究的最为广泛的儿童期精神疾病。ADHD 的特点包括注意力不集中，如注意力容易分散和难以保持；行为冲动难以控制，自我约束力低；过度活动和坐立不安（表 30–1 见光盘）。不同国家的定义有所不同（表 30–2）。ADHD 一般会影响孩子的学习成绩，与家庭成员和同学之间的人际关系，以及导致自尊心不足。ADHD 常伴发其他情感、行为、言语及学习问题（表 30–3）。

### 病　因

ADHD 的发病并非由单一因素所决定；ADHD 可能是各种复杂的大脑发育过程最终形成的一个共同通路导致的。ADHD 儿童的母亲更容易罹患分娩并发症，如毒血症、产程过长和难产等问题。母亲吸毒也被确认是儿童 ADHD 的高危因素。母亲孕期吸烟或酗酒，围产期接触铅污染常常与 ADHD 中的注意力缺陷症状有关。以往认为食物色素和防腐剂与儿童多动有关，但这一结果并未得到广泛验证。

ADHD 具有很强的遗传因素。基因研究中已经首先确定发现了两种与 ADHD 有关的基因，多巴胺转运体基因（*DAT1*）和一种特定形式的多巴胺 4 受体基因（*DRD4*）。其他与 ADHD 可能有关的基因包括 DOCK2 相关的臂间倒位 46N inv（3）（p14:q21），参与细胞因子调节，钠 – 氢交换基因以及 DRD5、*SLC6A3*、*DBH*、*SNAP25*、*SLC6A4* 和 *HTR1B*。

大脑解剖结构异常的儿童更好发 ADHD；据报道，20% 的重型颅脑外伤儿童随后发生冲动和注意力不集中的典型症状。有头部外伤史或其他外伤史的 ADHD 儿童可能本身就存在平衡功能受损或冲动行为，这些可能是导致儿童受伤的原因。无明确脑损伤史的 ADHD 儿童也存在大脑结构（功能）异常。这些异常包括前额叶皮质下电信号传导失调，同一区域的异常皮质小卷结构，大脑内广泛存在的小额衰减以及小脑异常。

社会心理家庭压力会导致或加重 ADHD 的症状。

### 流行病学

全球范围内的研究显示，ADHD 在学龄期儿童中的患病率为 5%~10%，不同国家之间的患病率有所差异，可能与目标人群和测评技术的差异有关。如果仅考虑注意力不集中、易冲动、多动的症状，患病率可能会更高。ADHD 在青少年中的患病率为 2%~6%，在成人中的患病率接近 2%。ADHD 在儿童和青少年中易被漏诊。相对于治疗需求和合适剂量的药物来说，青年 ADHD 常治疗不足。大多 ADHD 儿童亦共患其他精神障碍，如违拗障碍、行为障碍、学习障碍和焦虑障碍（表 30–3）。

### 发病机制

补充内容请参见光盘。

核磁共振（MRI）研究的结果显示，ADHD 儿童的大脑失去了正常的对称性，除此之外，还有特殊区域脑容量减小，如前额叶皮质和基底神经节。这些区

表 30-2 美国 ADHD 和欧洲 HKD 诊断标准之间的差异

| DSM-IV ADHD | ICD-10 HKD |
|---|---|
| 症状 | |
| 以下两者均具备或具备任意一条 | 具备以下所有： |
| 9 条注意力不集中症状中至少符合 6 条 | 8 条注意力不集中症状中至少符合 6 条 |
| 9 条多动或冲动症状中至少符合 6 条 | 5 条多动症状中至少符合 3 条 |
| | 4 条冲动症状中至少符合 1 条 |
| 普遍性 | |
| 一些损害症状出现于一个以上场合 | 一个以上场合出现符合诊断标准的行为 |

摘自 Biederman J, Faraone S. Attention-deficit hyperactivity disorder. Lancet , 2005, 366:237-248

表 30-3 注意力缺陷多动障碍的鉴别诊断

| 社会心理学因素 |
|---|
| 对身体虐待及性虐待的反应 |
| 对不适当的家庭教育的反应 |
| 对父母精神疾病的反应 |
| 对文化适应的反应 |
| 对不适当的课堂环境的反应 |
| ADHD 行为相关的诊断 |
| 脆性 X 综合征 |
| 胎儿乙醇综合征 |
| 广泛性发育障碍 |
| 强迫性精神障碍 |
| Tourette 综合征 |
| 伴有复杂情绪及表现的情感障碍 |
| 药物及神经疾病情况 |
| 甲状腺疾病（包括甲状腺激素抵抗） |
| 重金属中毒（包括铅） |
| 药物不良反应 |
| 物质滥用的影响 |
| 感觉缺损（听觉或视觉） |
| 听觉和视觉处理障碍 |
| 神经退行性疾病 |
| 创伤后头部损伤 |
| 脑炎后障碍 |

注意 :ADHD 可能出现的共病包括对立违抗障碍、焦虑障碍、品行障碍、抑郁障碍、学习障碍、和语言障碍。一种或以上障碍的症状可以出现在正常行为范围，但一些障碍可能提示有疾病问题，但又不符合完整的诊断标准

摘自 Reiff MI, Stein MT. Attention-deficit/hyperactivity disorder evaluation and diagnosis: a practical approach in office practice. Pediatr Clin North Am, 2003, 50:1019 - 1048. Adapted from Reiff MI. Attention-deficit/hyperactivity disorders. In Bergman AB, editor. 20 Common problems in pediatrics. New York: McGraw-Hill, 2001, 273

域较正常儿童减少 5%~10%。功能磁共振（fMRI）研究结果提示 ADHD 患儿存在纹状体低血流。同时，功能磁共振成像提示 ADHD 患儿存在一个广泛的脑功能网络缺陷，包括纹状体、前额叶皮质、顶叶和颞叶。基于前额叶皮层和基底神经节富含多巴胺受体，再加上关于 ADHD 药物治疗方面多巴胺作用机制的研究，有学者提出了多巴胺假说，即认为多巴胺系统的紊乱可能导致 ADHD 发生。荧光多巴正电子发射断层扫描技术（PET）发现在成人中多巴胺处于低水平活动，其结果也支持多巴胺假说。

## ■ 临床表现

《精神疾病诊断与统计手册第四版》（DSM~IV）提出 ADHD 的诊断主要发生在 5~12 岁儿童中（表 30-1 见光盘）。当前的 DSM~IV 标准指出 ADHD 的发育行为必须是不适当的（显著区别于同龄儿童的发育水平），必须是在 7 岁以前发病，持续时间至少 6 个月，必须发生在 2 种或 2 种以上的场所，同时必须排除其他发育异常疾病导致的继发症状。DSM~IV 将 ADHD 分为 3 种亚型。第一种为注意力缺陷 / 多动障碍，以注意力缺陷为主型，这种类型患儿常伴有认知受损，多发于女性。第二种亚型为注意力缺陷 / 多动障碍，多动—冲动为主型，第三种亚型为注意力缺陷 / 多动障碍，混合型，后两种亚型多为男性。ADHD 的临床表现可能随年龄有所变化。学龄前儿童 ADHD 的症状多表现为坐立不安、攻击和破坏性行为，而青少年或成人则更多表现为杂乱无章、容易分心、注意力不集中等症状。学龄前儿童 ADHD 常难以诊断，因为在这一阶段，注意力分散和注意力不集中通常会被认为是发育中的正常现象。

## ■ 诊断与鉴别诊断

ADHD 的诊断主要通过全面临床评估，包括详细的病史采集和临床访谈以鉴别其他病因或诱因；完成行为评定量表、体格检查以及其他必要的实验室检查。对于来自患儿、父母、老师、治疗师或者儿童管理者的不同信息，系统的收集和评估非常重要。

### 临床访谈和病史采集

临床访谈可以使医生全面了解儿童的症状是否符合 ADHD 的诊断标准。访谈过程中，临床医生应当收集儿童现病史、既往健康状况、生长发育史、家族史和生活环境等信息。访谈应重点关注可能会影响儿童中枢神经系统发育的因素，以及可能影响儿童正常功能的潜在慢性病、感觉障碍或药物等因素。家庭不和睦、环境压力、虐待或忽视这类破坏性的社会因素会诱发

过度兴奋或焦虑行为。一级亲属中有 ADHD 家族史，情绪障碍或焦虑，学习困难、反社会障碍以及酗酒或物质滥用都可能增加 ADHD 及共患疾病的患病风险。

### 行为评定量表

行为评定量表对于症状及其严重程度评估是有效的，但是不足以单独诊断 ADHD。有多种有效的行为量表可用于儿童 ADHD 的诊断。这些评估工具包括但不限于：范德比尔特 ADHD 诊断量表、康纳行为量表（家长和教师）、ADHD 指数，斯万森—诺兰—佩勒姆检查表（SNAP），ADD-H 以及儿童多动症教师综合评定量表（ACTeRS）。其他一些广泛使用的量表如 Achenbach 儿童行为量表（CBCL）也是有效的，尤其适用于可能伴有其他共患障碍（如焦虑、抑郁、行为问题）的患儿。

### 体格检查与实验室检查

儿童 ADHD 的诊断尚无有效的实验室检查。如出现高血压、共济失调或甲状腺疾病的表现应进行进一步的诊断性评估。在 ADHD 儿童中，精细运动受损、协调功能障碍以及一些其他的阳性软体征（手指敲击、轮替运动、指鼻、跳跃、临摹、剪纸）比较常见，但这些并不足以诊断 ADHD。临床医生还应注意识别患儿视觉和听觉问题。对于符合某些或全部多动症状诊断标准的儿童如果有可疑环境接触史（如未达标住宅，老式油漆），应考虑进行血铅水平的检测。在结构化实验室环境下患儿的行为并不能反映其在家庭或学校内的典型行为。因此，仅依靠医生在诊室内对儿童行为的观察会导致误诊。相较于临床金标准，电脑注意力测试和脑电图检查因为有假阳性和假阴性，并不为诊断所需。

### 鉴别诊断

在美国，患有慢性疾病的儿童将近 20%，这些慢性疾病包括偏头痛、失神发作、哮喘和过敏、血液疾病、糖尿病和儿童期癌症等，这些疾病本身或者治疗疾病的药物（如哮喘药物、类固醇、抗惊厥药、抗组胺药）均可能损害儿童的注意力和学校表现（表 30-3）。年长儿和青少年中，物质滥用（见第 108 章）亦可导致学业退步和注意力缺陷行为。

睡眠障碍包括继发于扁桃腺肿大的慢性上气道阻塞，尽管并不是导致 ADHD 的首要原因，但常常会导致行为和情感症状（见第 17 章）。行为和情感障碍会导致睡眠模式紊乱。

抑郁症和焦虑症（见第 23 章和第 24 章）有许多与 ADHD 类似的症状（如注意力不集中、坐立不安、不能专注工作、组织能力差、健忘），但亦可是共患疾病。强迫症患者可能仿效 ADHD，尤其是当反复持续的想法、冲动或想象入侵并干扰了正常生活的时候。重大生活应激后适应障碍（近亲去世、父母离婚、家庭暴力、父母吸毒、迁居）或亲子关系障碍（包括违法冲突，蓄意的儿童虐待或忽视或者过度保护）都可以导致儿童出现类似 ADHD 的症状。

尽管 ADHD 被认为主要导致注意力缺陷，冲动难以控制和过度活动，但是并发其他精神疾病的比例很高（表 30-3）。ADHD 患儿中，15%~25% 有学习障碍，30%~35% 有语言障碍，15%~20% 有情绪障碍，而且有 20%~25% 合并焦虑症。ADHD 儿童亦可并发睡眠障碍，记忆障碍和运动技能减退。

## ■ 治　疗

### 心理治疗

一旦确诊 ADHD，应对患儿及其父母进行疾病知识的教育，使他们了解 ADHD 对儿童学业、行为、自尊及家庭社交可能造成的影响。临床医生应为患儿家庭设定目标，以改善患儿人际关系，培养学习技能，并减少破坏行为。

### 行为矫正治疗

行为矫正治疗通常需要进行 8~12 次访谈。治疗的目的是使临床医生鉴定对患儿生活造成损害的目标行为（如破坏性行为、作业完成困难、不能遵守家庭或学校规则），并使患儿在这些领域的技能逐步得到提高。临床医生应当指导家长和教师如何实施规则、后果和奖励，以鼓励儿童达到预期的行为。短期对照试验显示，兴奋剂比单一行为治疗的效果更加显著；行为干预只能轻度的改善行为，但是对于有复杂并发症和家庭压力的患儿，药物治疗联合行为治疗可能会取得更好的效果。

### 药物治疗

应用最广的 ADHD 治疗药物是精神兴奋剂，包括哌甲酯（利他林、专注达，Metadate， Focalin，Daytrana），安非他明以及多种安非他明和右旋安非他明制剂（Dexedrine, Adderall, Vyvans；表 30-4）。每种精神兴奋剂均有长效制剂，每日服用 1 次，依从性较好。临床医生应当开具一种兴奋剂处方，可选择哌甲酯或者安非他明制剂。在使用哌甲酯的患者中，25% 使用小剂量（<20mg/d）即可达到最佳的效果，25% 使用中等剂量（20~50mg/d）可取得良好的效果，25% 需要大剂量（>50mg/d）才能起效，另外 25% 的患者则对药物治疗效果不佳，或是出现药物副作用，导致药物治疗难以被家庭所接受。

表 30-4 注意力缺陷多动障碍的药物治疗

| 通用名 | 商品名 | 服药间期 | 剂量范围 | 副作用 |
|---|---|---|---|---|
| 哌甲酯 | | | | |
| 速释 | Ritalin, Methylin 甲基利他林 | 3~4h | 5mg、10mg、 20mg，片剂 | 中度厌食，轻度睡眠失调，短暂性体重降低，敏感易怒，出现抽动 |
| 缓释 | 甲基蛋白 ER，甲基蛋白 ER， | 4~6h | 10 mg、20mg， 双层控释片 | 中度厌食，轻度睡眠失调，短暂性体重降低，敏感易怒，出现抽动 |
| | 盐酸哌醋甲酯 | 8~10h | 10mg、20mg、30mg，双层控释胶囊 | |
| | 利他林拉 | 8~10h | 20 mg、30 mg、40mg， 胶囊 | |
| | 哌甲酯制剂专注达 | 10~12h | 18 mg、27mg、 36mg、54mg，胶囊 | 中度厌食，轻度睡眠失调，短暂性体重降低，敏感易怒，出现抽动 |
| 缓释 | 缓释利他林 醋哌甲酯缓释片 | 4~6h | 20mg，缓释片 | 中度厌食，轻度睡眠失调，短暂性体重降低，敏感易怒，出现抽动 |
| 经皮 | 皮肤贴剂 | ≥ 12h | 包 | 中度厌食，轻度睡眠失调，短暂性体重降低，敏感易怒，出现抽动 |
| 右旋哌甲酯 | | | | |
| | 右呱甲酯 | 4~6h | 2.5mg、5mg、 10mg，片剂 | 中度厌食，轻度睡眠失调，短暂性体重降低，敏感易怒，出现抽动 |
| 缓释剂 | 盐酸哌甲酯缓释胶囊 | 6~8h | | 中度厌食，轻度睡眠失调，短暂性体重降低，敏感易怒，出现抽动 |
| 左旋安非他明 | | | | |
| 短效的 | 中枢神经刺激剂 DextroStat | 4~6h | 5mg、10mg、 15mg，片剂 | 中度厌食，轻度睡眠失调，短暂性体重降低，敏感易怒，出现抽动 |
| 媒介作用 | 右旋苯丙胺分时溶解胶囊 | 6~8h | 5mg、10mg、20mg，片剂 | 中度厌食，轻度睡眠失调，短暂性体重降低，敏感易怒，出现抽动 |
| 甲磺酸赖氨酸安非他明 | 安非他明 | ≤ 12h | 30mg、50mg、70mg，片剂 | 中度厌食，轻度睡眠失调，短暂性体重降低，敏感易怒，出现抽动 |
| 混合的安非他明 | | | | |
| 媒介作用 | 安非他明 | 4~6h | 5mg、10mg、20mg，片剂 | 中度厌食，轻度睡眠失调，短暂性体重降低，敏感易怒，出现抽动 |
| 缓释剂 | 安非他明混合盐 | 8~12h | 5mg、 10mg、 15mg、20mg、25mg、30mg，片剂 | 中度厌食，轻度睡眠失调，短暂性体重降低，敏感易怒，出现抽动 |
| 阿托西汀 | | | | |
| 缓释剂 | 托莫西汀 | 12h | 10 mg、18 mg、25 mg、40mg、60mg，片剂 | |
| 少数人可出现的肝损伤，和自杀倾向 | | | | |
| 丁氨苯丙酮 | 安非他酮 | 4~5h | 100mg、150mg，片剂 | 睡眠障碍，头痛，癫痫 |
| 丁氨苯丙酮 | 盐酸安非他酮缓释片，安非他酮缓释片 | | 100mg、 150mg、200mg，片剂 | |
| 三环抗抑郁药 | | | | |
| 丙咪嗪 | 盐酸丙咪嗪 | 不固定 | 见表 19~4 | 紧张不安，睡眠问题，疲劳，胃肠不适，头晕，口干，心率增快 |
| 去郁敏 * | 地昔帕明 | | | |
| 去甲替林 | 去甲替林， | | | |
| α－受体激动剂 | | | | |
| 可乐定 | | 6~12h | 3~10 μg/（kg·d），每天 2 次或每天 4 次 | 镇静，忧郁，口干，中止用药后高血压混乱 |
| 胍法辛 | 胍法辛，胍法新 | 6~12h | 1mg、2mg、3mg，片剂 | 低血压头晕 |

cap: 胶囊；tab：片剂

* 与心脏问题导致的死亡有关，不推荐儿童使用

在治疗的前 4 周，临床医生应该逐渐增加药物的剂量，使治疗剂量达到实现最佳效果的最小耐受剂量，把药物的副作用控制在最小水平。如果这一策略不能够产生令人满意的治疗效果，或因副作用出现而导致不能进一步增加剂量，症状难以控制，临床医生应该换用另一种未曾使用过的兴奋剂。如哌醋甲酯治疗失败，临床医生应该换用安非他明。如果第二种兴奋剂仍不能取得满意疗效，临床医生可以选择开具阿托西汀，该药为去甲肾上腺素再摄取抑制剂，经美国 FDA 认证在儿童、青少年及成人 ADHD 的治疗中效果优于安慰剂。阿托西汀起始剂量为 0.3mg/（kg·d），1 ~ 3 周内逐步加量，达到最大用量 1.2 ~1.8mg/（kg·d）。胍法辛是一种降压药，亦被 FDA 批准用于 ADHD 治疗。

临床医生应当将密切监测药物治疗作为 ADHD 治疗的一个必需环节。当临床医生使用药物治疗多动症时，他们习惯于使用低于最佳剂量的小剂量进行治疗。最佳剂量常常稍高于常规经验治疗剂量。全天用药有助于疗效最佳化及副作用最小化。相较于社区保健通常每年两次药物治疗随访的标准，ADHD 患者应每年至少 4 次定期药物治疗随访。

单纯药物治疗对于儿童 ADHD 并不总是有效，尤其是对于伴有多种精神疾病或家庭压力环境的儿童。当药物治疗对儿童无效时，可建议他们接受心理健康专家治疗。咨询儿童精神病学家或心理学家也有利于决定下一步治疗方案，包括添加其他药物和全程治疗支持。有证据表明，接受密切药物管理，坚持定期治疗随访，依从初级保健工作者指导的患儿，在长达 2 年内可能取得良好的行为改善。

治疗 ADHD 的兴奋剂有可能增加青壮年不良心血管事件的风险，包括心脏性猝死，心肌梗死以及中风，儿童罕见。有病例报道，对于有潜在疾病的患者，如肥厚型梗阻性心肌病，使用拟交感药物治疗则会加重梗阻。因此，在使用兴奋剂治疗开始之前和治疗监测过程中需警惕罕见不良事件的发生。对于有心肌病、心律失常或晕厥病史以及有以上疾病家族史的儿童在使用兴奋剂治疗之前需要进行心电图检查，并咨询心脏病专家（图 30–1 见光盘）。

## ■ 预　后

儿童期 ADHD 确诊后往往导致持续性 ADHD 伴随终生。ADHD 患儿中 60%~80% 症状持续至青春期，而将近 40%~60% 的青少年 ADHD 中症状持续至成人期。随年龄增长，ADHD 患儿的多动行为常减少，而其他症状则更加突出，如注意力不集中，冲动和杂乱无章，而这些症状会对年轻人的社会功能造成沉重的打击。儿童期 ADHD 如不接受治疗，当他们长大成人后，会面临多种不同危险因素的影响。这些危险因素包括从事冒险行为（性行为、违约行为、物质滥用）、学业不良或就业困难以及人际关系障碍。通过适当的治疗，则可以显著减少这些问题的风险。

## ■ 预　防

家长培训可以显著改善学龄前儿童 ADHD 的症状，而针对入学前青年 ADHD 进行的家长培训则可以减少违拗行为。在某种程度上，从疾病预防的角度，应当重新考虑家长、教师、医生和决策者对于儿童 ADHD 的早期发现、诊断、治疗以及预防长期所起到的支持和努力作用。 鉴于 ADHD 的治疗可获得明确效果，同时大量文献证据显示，未经治疗或治疗无效的 ADHD 会对儿童和青年产生长远的影响，掌握预防这些后果的方法以帮助 ADHD 儿童及其家庭是临床医生的职责所在。

## 参考书目

参考书目请参见光盘。

（张婕　尤嘉　译，陈艳妮　审）

# 第 31 章 阅读障碍

G. Reid Lyon, Sally E. Shaywitz, Bennett A. Shaywitz

阅读障碍是指智力正常，本应具备正确和流利阅读能力的人却出现非预期的阅读困难。阅读障碍是最常见的一种学习障碍，大约占到学习障碍儿童的 80%。大部分阅读障碍的儿童和成人表现为朗读时解码和识别单词费力，特征表现是阅读暂停、发音错误和生词复述。阅读障碍患者常常具备正常的词汇、语法和较高水平的理解能力，这与他们所表现的解码单词的能力困难往往相反。

## ■ 病　因

关于阅读障碍的病因有很多理论，包括有研究认为阅读障碍与颞叶视觉和听觉信号处理功能缺陷有关，以及特定的语言障碍假说。后者假定，在认知语言水平，阅读障碍所反映的是语言系统一个特殊组件功能障碍，这一组件即语音模块，负责语音的加工。该假说预测，阅读障碍患者无论在口语及写作中，均很难将词汇分解处理为较小的音节（音素），而字母语言（英语）阅读必需读者能够将印刷符号和音节有效地链接。与学习阅读有关的语言能力涉及语音学，语音缺陷是阅读障碍的重要预测因素之一。有证据显示其他认知过程也参与了阅读，包括注意机制，注意力不集中是导致阅读障碍的原因之一。

阅读障碍具有家庭遗传性。家族史是一个最重要的高危因素，阅读障碍的儿童中近50%其父母一方有阅读障碍，有阅读障碍的同胞则患病率达到50%，而阅读障碍的父母其子女患病率也可达到50%。阅读障碍体现了基因与环境之间交互作用的多因素模型。多种基因参与疾病的发生，每种基因分别引起小的量变，而单独一个致病因素不足以导致阅读障碍。神经系统是多重影响因素的最终通路，单基因或几个基因不足以导致阅读障碍。

## ■ 流行病学

阅读障碍可能是儿童最常见的神经行为疾病，美国及其他国家抽样调查显示医院和学校抽样患病率为5%~10%，未分类人群抽样患病率为17.5%。阅读能力符合连续性正态分布，阅读障碍位于正态分布的末尾。阅读障碍男女均可发病，男孩的发病率略高于女孩。阅读障碍是长期慢性疾病，而非短暂的发育落后。尽管阅读障碍的患者始终无法达到正常的阅读水平，但是早期、强化、集中干预有可能改善阅读障碍。目前尚无有效提高阅读流畅性的报道。此外，纵向数据显示正常阅读者的智力水平和阅读能力同步且动态联系，而对于阅读障碍患者，智力水平与阅读能力显著不一致，这也就是一般认为阅读障碍患者的阅读能力困难是“出乎意料”的原因。

## ■ 发病机制

神经生物学家应用功能脑成像技术证实阅读障碍患者和正常阅读者左侧颞—顶—枕区存在差异。功能脑成像显示，儿童和成人阅读障碍患者阅读时均呈现左侧大脑半球后脑系统功能失常，而前额叶脑区功能活跃，这种模式称为阅读障碍的神经学特征。因此，功能脑成像首次将这一“看不见”的残疾变为“看得见”。数据显示，相较于正常儿童具有流利整合阅读系统的能力（图31–1），阅读障碍儿童需要尝试通过其他辅助系统弥补脑后部阅读系统功能失常，如前部脑区的额下回即为其中一个辅助系统。对于阅读障碍患者，脑后部阅读系统的功能失常是阅读技能发展失败的原因，而辅助系统的补偿可以提供正确但不流畅的言语阅读能力。

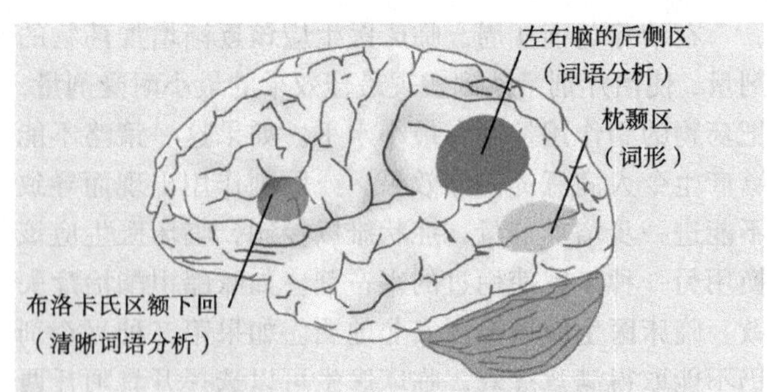


图31–1　左脑图显示3个主要的阅读系统，包括1个前（额下回）和2个后（颞叶和枕颞叶系统），也被称为文字形成区
摘　自 Shaywitz SE. Overcoming dyslexia: a new and complete science-based program for reading problems at any level. New York: Alfred A. Knopf, 2003

## ■ 临床表现

由于语音缺陷，阅读障碍既可以出现于口语中也可出现于书面语言。口语障碍的典型表现是发音错误，缺少花言巧语，缺乏流利性，谈话中很多停顿或犹豫，常常会说“嗯”字，口头回答时找词困难，不能快问快答。这些所反映的是发音能力障碍，而非语义或知识所致缺陷。

编码和文字识别障碍存在年龄和发育水平的差异。学龄期儿童和成人阅读障碍的主要表现是编码、文字识别和书本阅读吃力。患者的听觉理解能力一般是正常的。年长儿言语准确性随年龄增长而进步，而在言语流畅性方面却没有同步的改善，他们的阅读速度仍然较慢。拼写困难源于朗读语音缺陷，而书写能力亦同时受累。

阅读障碍儿童的父母亲如有类似病史则可以在早期提示儿童轻微阅读障碍。在幼儿园和学龄前期，高危儿童在进行韵律游戏及识字认数方面会表现出障碍。幼儿园的语言能力评估有助于早期识别有阅读障碍风险的儿童。尽管阅读障碍的儿童乐于听人朗读，但孩子会逃避对父母朗读或独立朗读。

阅读障碍者常常出现焦虑情绪并会逐渐加重。阅读障碍可能合并注意力缺陷多动障碍（见第30章），这种共病现象在指定样本（40%同病）和非指定样本（15%同病）中均有记录。

## ■ 诊　断

阅读障碍是一种临床诊断，病史收集非常关键。临床医生通过病史、观察和心理评估来鉴别是否存在意外的阅读困难（根据患者不同年龄、智力、教育水平或职业状态的认知能力）以及语音相关的语言问目前还没有一种针对阅读障碍的特异性诊断测试工具。诊断阅读障碍应针对所有可获得的临床资料进行综合分析。

阅读障碍需与其他阅读困难疾病鉴别，如单一、局限性语音缺陷，阅读障碍不侵犯大脑其他的语言或认知区域。儿童阅读障碍诊断的核心是家族史、教师及课堂观察、语言测试（尤其是语音）、阅读流畅性测试、拼写测试。另外，智力测试、注意力、记忆力、综合语言能力和数学能力的测试可以作为认知、语言和学业功能全面评估的一部分。阅读障碍一旦确诊，就是终生诊断，不需要再次评估。

除了详细的病史，初级保健医生可以通过聆听孩子朗读适应他 / 她年级水平的读物来进行初步筛查，可以在诊室内准备一系列不同年级的读物，这样孩子就不用带课本来诊室。口头朗读是测试阅读准确性和流畅性的一个有效的方法。对于青壮年来说，阅读障碍的最常见主诉特点是阅读和书写缓慢而费力。

必须强调的是，年长儿和青壮年成人阅读障碍诊断中最常见的错误可能是没有识别或测定阅读流畅性缺陷。单词识别测试无法检测出那些已经完成高中课程或即将大学毕业或已经获得学位的阅读障碍患者。由于无法体现出阅读费力，单词准确性测试也不适于诊断阅读障碍。需要注意的是，由于这类量表评估的是阅读的准确性而不是阅读的自主性（语速），所以这类阅读测试通常只适用于学龄期儿童，对于聪明的青少年或成人则有可能提供假阴性结果。最具有诊断意义的测试是限时的，以及能够灵敏检测出一个聪明的成人的阅读障碍。针对青壮年的限时或不限时标准化阅读测试非常少，尼尔森 - 丹尼阅读测试是其中一种。单词阅读效率有效测试（TOWRE）是针对单词限时阅读能力的测试。任何测试得分都必须考虑到受试者相对于同龄人的教育水平和职业训练。

## 治　疗

阅读障碍需终生治疗。早期治疗的焦点在于阅读问题的辅导。早期语言和发音技巧的训练可显著提升儿童阅读的准确性，也适用于高危儿童。当儿童进入中学阶段，课程更多的时候，治疗的重点转为提供适应性调整。国家阅读工作组研究证实阅读干预方法和计划是有效的。有效的干预计划提供以下五个领域的系统化指导：语音识别、声学、流畅性、词汇和理解力。这些干预计划还提供了大量书写、阅读和作品讨论的机会。

依次完成每一步阅读计划，进行有效的干预可以改善音素意识：即一种在口语音节和单词中关注和处理音素（语音）的能力。最有效加强音素意识、阅读和拼写技能的方式包括教育孩子正确使用字母音素；关注 1 或 2 种类型的音素操作而不是同时进行多种类型；以及对孩子进行小组训练。音素意识指导是必要的，但不足以教会孩子阅读。有效的干预计划包括进行声学教学，或者让初学阅读者理解字母是如何与声音（音素）发生关联形成字母 - 声音相互对应关系，以及拼写模式。训练应系统化及有针对性；声学训练可以提高儿童学习阅读的成功率，而且，系统的声学训练比很少或不进行声学教学，或者只进行临时、随机的声学教学更有效。

流畅性非常重要，因为其体现了自动、快速的识别单词能力。尽管现在普遍认为流畅性是阅读技能的一个重要组成成分，但是在教学环境下却往往被忽略。最有效建立阅读流畅性的方法是引导反复朗诵的方法：教师示范大声朗读一段文章，学生向教师、他人或同学反复朗诵并接受反馈信息，直到学生能够正确阅读该段文章。有证据显示引导反复朗诵对于不同年级水平儿童的单词识别、流畅性和理解力均有积极的作用。而对于阅读费力者鼓励进行大量独立阅读，也就是默读而无任何反馈的方法是否有效尚不明确。因此，目前尚无充分证据支持默读能有效提升阅读费力者的阅读流畅性。相较于音素意识、声学和流畅性教学，对于词汇发展和阅读理解的干预方法还并不完善。最有效的阅读理解教学方法包括词汇教学和鼓励读者与文本之间积极互动的策略。

对于高中、大学和研究院中的阅读障碍者，进行适应性调整比阅读辅导更有效。目前影像学研究提供了神经生物学证据证明阅读障碍的学生需要更多的时间来阅读，相应地，儿童期有阅读障碍病史的大学生则需要更多的时间来完成作业及考试中的读写。很多青少年或成年学生能够提高他阅读准确性，但是却无法提高阅读速度。其他有效的调整包括使用具有拼写检查功能的笔记本电脑，使用有声读物，获得课堂笔记，家教服务，变多项选择测试为二选一，以及提供一间独立安静的考试房间。另外，口语考试中应考虑到有语音缺陷的特殊情况，应根据知识内容评分，而不依据口齿笨拙或言语迟疑。不幸的是，言语迟疑或单词提取困难容易与学科知识不足混淆，因此，这类“现场”测试并不适用于阅读障碍的儿童和成人

## 预　后

循证医学显示，提供充分的训练强度和训练时间可以提高小年龄儿童（幼儿园到 3 年级）的阅读准确性，并可在很小程度上提高流畅性。大年龄儿童和成人，干预措施可以提高准确性但不能提高流畅性。适应性调整非常重要，可以使阅读障碍的儿童展示他们的知识。父母应当知道，只要给予适当的支持，阅读障碍

儿童可以在很多职业领域获得成功，如医学、法律、新闻界和写作方面，尽管对于阅读障碍的孩子来说这些领域似乎是超出了他们的能力范围。

## 参考书目

参考书目请参见光盘。

（张婕 译，陈艳妮 审）

# 第32章 语言发育和交流障碍

Mark D. Simms, Robert L. Schum

对多数儿童而言，学会用母语交流是与生俱来的本领，这一潜能在出生时就有所表现。虽然孩子必须暴露于丰富语言环境中，但母语交流无须专门训练。语音和语言的正常发育要以婴儿的听、看、理解和记忆能力为基础。同样重要的是，还需要良好的技巧来模仿口腔运动，以及与他人交往的社会能力。

## ■ 正常的语言发育

语言可分成几个组成部分以便分析。交流包含一系列行为和技巧。在基础口语层面，语音指正确使用语声以形成词汇，语义指准确使用词汇，句法指使用恰当的语法造句。在更抽象层面，语言技巧包括融会贯通和维持话题的能力。语用能力包括口语技能和非口语技能以便思想交流，如根据场景和环境选择恰当的语言，恰当运用肢体语言（比如姿势、眼神交流和手势）。社交语用技能和行为技能在与交流对象的有效互动中也很重要（如参与、回应和保持相互交流）。通常将语言技能分为感受性能力（听见并理解）和表达能力（说出来）。语言发育常遵循可预测的模式，而且大体与智力发育一致（表32–1）。

### 感受性语言发育

现已证实新生儿对人类声音的反应灵敏于其他单调的声音。如果成人发出温柔、高调的声音，婴儿会兴奋并转向声源。出生后头3个月，婴儿能识别父母的声音，哭闹时听见父母的声音会让其安静。4~6月龄，婴儿可以视觉定位声源，对人类声音的反应亦灵敏于环境声音。5月龄，婴儿可以被动跟随成人视线，从而可以“共同参照”成人所分享的环境中的物体或事情。分享同一经验的能力，对语言、社交和认知的进一步发展至关重要。8月龄，婴儿喜欢展示、给予及指物。9月龄，婴儿开始表现出理解词语的含义如对自己的名字有反应以及能理解“不”的含义。通过简单词语就能引发社交游戏，如“躲猫猫”、“这么大”、表示“拜拜”。12月龄幼儿能够不用手势完成一些简单指令（比如“给我！”）。

1~2岁幼儿的语言理解能力快速提高。可以按指令指出身体部位，可以根据听见的名称认图，可以回答简单问题（比如，你的鞋子在哪里？）。2岁幼儿能够完成2个步骤的命令（比如，脱下你的鞋子，然后去坐在桌子旁边），以及通过大人描述物体的用途，能够指出相应的物体（比如，把我们喝水的东西给我）。3岁的儿童能够理解简单的带“wh”的问题（比如，谁，什么，哪里，为什么）。到4岁，多数孩子可以和成人进行交谈。他们可以听懂简短的故事，并且就故事内容回答简单的问题。到5岁，已经有约2000词汇量，可以执行3~4个步骤的指令。

### 表达性语言发育

4~6周的婴儿可以发出咕咕的声音。出生后头3个月，父母可以区分孩子愉快、疼痛、烦躁、疲倦等的发音。3月龄的婴儿大多可以发出元音与父母互动（元音阶段）。4月龄时，婴儿考试发出唇音（唇音阶段）。5月龄婴儿常可以发出单音节和逗笑出声。6~8月龄开始牙牙学语发多音节（lalala或者mamama），并且开始通过手势进行交流。8~10月龄，牙牙学语倾向于母语的发音模式（如他们发出的母语声音较非母语多）。9~10月龄，牙牙学语缩短为特殊的单词（如“mama”或“dada”）。

在接下来的几个月，婴儿学会1~2个常见物品的名称并且开始模仿成人说的词语。儿童可能会反复重复这些词语直到掌握10个以上词汇。12月龄时大约为每周学会1个新单词，2岁时大约为每天学会1个新单词。通常先学会的是标注的物体（名词）或询问的物体和人（要求）。到18~20月龄，可以应用至少20个单词来产生特定的话语。这些话语常包含一些单词。自发的2字词阶段（关键语言），说话的语序可能有变化，但表达的意思很清楚（“要果汁”，或者“抱我下来”），这是2岁孩子的特点，并且表现出一些语法能力（语法）。

当孩子掌握了50~100个单词时，可以出现2个单词组合表达意思，从这以后，他们获得新单词的能力快速增加。随着语法的增加，动词、形容词和其他词性的使用比例增加。这些词语有助于确定物体和人之间的关系（谓语）。到3岁，句子的长度增加，并且能够运用代词和一般现在时态的动词形式。这些

表 32–1　正常语言发育里程碑

| 听和理解 | 说 |
|---|---|
| 从出生到 3 月龄 | |
| 对大声刺激有惊吓反应 | 发出快乐的声音（咕咕声、咯咯声） |
| 对他说话时，他很安静或微笑 | 不同的需求发出的哭声不同 |
| 似乎记得声音，环境太安静时会哭 | 当有人看他时他会笑 |
| 听见声音时，吸吮动作增加或减少 | |
| 4~6 月龄 | |
| 眼睛转向声源 | 似乎学语，发出咿呀声，包括 p，b，m 声 |
| 刺激声音不同可以产生不同反应 | 从其发音可以看出是否高兴和不愉快 |
| 注视发声的玩具 | 当单独一人和与人玩耍时发出类似肠鸣音的声音 |
| 对音乐有反应 | |
| 7 个月至 1 岁 | |
| 喜欢玩躲猫猫和拍手游戏 | 学语更长，出现成串发音，如 tata upup bibibibi |
| 转身寻找声音的方向 | 用语音或不再通过哭闹来引人注意 |
| 听人讲话 | 模仿不同发音 |
| 记住常有词，如杯子、鞋和果汁 | 说 1 或 2 个字（bye-bye, Dada, Mama)，虽然发音不很清楚 |
| 对指令有反应（过来，还要吗？） | |
| 1~2 岁 | |
| 问他时很少指出身体部位 | 每月说更多的字 |
| 执行简单指令，理解简单问题（把球滚过来．亲亲这个宝宝．你的鞋子在哪里？） | 问 1~2 个单词的问题 ( 猫咪在哪里 ? 拜拜 ? 那是什么 ?) |
| 听简单的故事、歌曲和韵文 | 将 2 个单词组合在一起 ( 更多饼干 , 没有果汁，妈咪的书 ) |
| 听到名称会指出书中的图片 | 说话前有不同的辅音 |
| 2~3 岁 | |
| 理解意思的差别（走 – 停，里面 – 上面，大 – 小，上 – 下） | 每件事都用这个单词 |
| 执行 2 个步骤的指令 ( 拿上书，并把它放在桌子上 ) 使用 2~3 个单词的“句子”来说话或要东西 | 多数时候说的话能被熟悉的人理解 |
| | 当说出名称时会要求或注意这个物体 |
| 3~4 岁 | |
| 从另外一个房间呼唤时能听见 | 谈论在学校或朋友家参加的活动 |
| 和家中其他人一样听见电视或收音机的声音 | 说的内容被非家庭成员听懂 |
| 理解简单的问句（谁，什么，哪里，为什么） | 说的很多句子 ≥ 4 字 |
| | 说话自如，不用重复音节和字 |
| 4~5 岁 | |
| 听简短故事并回答相关的简单问题 | 声音和其他孩子一样清晰 |
| 在家和学校能听懂并理解多数话语 | 所说句子包括细节 ( 我喜欢读我的书 ) |
| | 围绕主题讲故事 |
| | 轻松地与其他孩子和成人交流 |
| | 多数发音准确，少数不准，如 l, s, r, v, z, ch, sh, 和 th |
| | 使用相同的语法 |

美国语音 – 语言 – 听力协会，2005. http://professional.asha.org

摘自 Simms MD, Schum RL: Preschool children who have atypical patterns of development, Pediatr Rev, 2000, 21:147–158

3~5 个单词组成的句子已经有主语和谓语，但是缺乏连词、冠词和复杂的动词形式。芝麻街这类电视剧煮巨人（“我要煮”）就代表了 3 岁孩子“电报式”的句子形式。到 4~5 岁，孩子能够使用类似大人的语法形式进行对话，并且可以应用提供细节的句子（“我喜欢读我的书”）。

### 正常变异

语言的里程碑由于语系和文化不同而变化很大。这些变化与每一种语系的语法结构有关。在意大利（很多动词用在句子的开头和结尾），14 个月孩子用动词的比例比说英语的孩子多。在特定的语系中，语言发展基本遵循可以预测的模式，即与认知发育相平衡。虽然发育模式可以预测，但是不能确定每个孩子达到某种语言程度的具体时间。正常孩子也可能在生后 2~3 年内，语言发展（牙牙学语、理解单词、发出单个单词、运用组合形式）出现明显的变异。

已经认定语言学习有 2 个最基本的模式：分解模式和整体模式。分解模式最常见，可以反映其掌握了越来越多的语言形式。在以前关于语言里程碑的讨论中已经有所反应，孩子的分解能力是从简单到复杂和冗长。孩子开始使用相对大量的语言在熟悉的环境中进行对话时，可能就可以遵循整体或完整的学习模式了。他们可能通过电影或故事记住熟悉的短语或对话，并在很多场合重复说这些短语或对话。他们说的句子经常是公式化模式。这反映出孩子对语法的掌握不够充分，不能灵活的运用语法，也不能自由组合词语来表达自己的意思。随着时间推移，孩子逐渐将短语和句子中的内容分解，来组合成自己需要的内容，同时他们学会了分析已经记住的短语和句子的语言单位。这时候，可以出现更多的语句，孩子通过更复杂的形式表达自己的想法。分解性和整体性的学习过程对语言的正常发展都很必要。

## ■ 语言和交流障碍

### 流行病学

学龄前儿童语音和语言障碍的发生率达到 8%，2 岁婴儿中，大约 20% 出现过语音发育迟缓。5 岁时，19% 的儿童被诊断为语音和语言发育障碍（6.4% 语音障碍，4.6% 语音障碍和语言障碍，8% 语言障碍）。男孩的发生率约为女孩的 2 倍。

### 病　因

正常的语言能力是一种综合能力，这种能力通过大脑连接神经网络的同步活动来实现。早期关于语言障碍的研究显示，成人的后天失语症与儿童时期的语言障碍表现出平行趋势，现在正努力了解语言障碍儿童大脑受损的相同部位。多数情况下，生后不久就出现的单侧大脑局灶性病灶对儿童和成人的影响不大。此外，多数存在神经损伤危险因素的孩子都没有发生语言障碍。

遗传因素在影响孩子学会说话方面似乎发挥重要作用。语言障碍的发生显示出家族性趋势。详细的家族史显示，先症患儿 1 级亲属现在和过去语音语言问题的发生率达 30%。父母有语言障碍时，孩子暴露于这种语言环境，语言刺激缺乏或者接受不恰当的语言模式。双生子的研究表明，异卵双生子低的语言测试分数和（或）语言治疗病史的一致率为 50%，而同卵双生在的一致率为 90%。很多潜在的基因位点已经识别，但是还没有建立统一的基因标志物。

最合理的遗传机制是：早期产前神经发育受损，影响神经细胞从胚胎基体向大脑皮层迁移。FOXP2 基因的染色体损伤和点突变以及 CNTNAP2 基因的多态性与某个序列有关，这个序列引起学习困难和口腔运动困难这样不常见但是很明显的语音障碍（发育性词汇运用障碍，儿童语音失用症）。受累儿童语言的表达和接受能力受损以及语法理解困难。

### 发病机制

语言障碍与大脑快速处理复杂信息能力缺失有关。同时评价单词（语义）、句子（语法）、韵律（语调）和环境刺激，可以提高孩子的理解能力和不同场景中恰当的反应能力。存储在言语工作记忆中受限的信息可以进一步限制语言信息处理的速度。电生理学研究表明，儿童听觉早期潜伏期异常者会伴有语音障碍。神经影像学研究已经识别出一些对语言处理极为重要的大脑区域存在组织学异常。对特殊语言障碍（SLI）儿童进行 MRI 扫描显示脑白质受损，白质体积减少，脑室扩大，局部灰质异位至右侧或左侧顶颞区白质内，额下回形态学异常，语言皮层区呈现出不对称的异常模式，胼胝体厚度增加。语言发育障碍儿童的尸解结果显示，颞叶平面对称性异常和大脑外侧裂附近的皮层发育不良。另外，一些研究者已经证实，SLI 儿童睡眠 EEG 异常的发生率高。一些轻度变化，可能只是一些偶发现象，这些现象与结构异常有关。遗传机制影响大脑发育，SLI 患儿外周裂区不对称已经被高分辨率仪器证实。

### 临床表现

语音和语言发育主要障碍常见于认知和运动功能异常者。交流障碍是广泛性认知障碍患儿（智力残疾或孤独症）、发音器官异常患儿（腭裂患儿咽腭功能不协调）和传出神经功能异常影响口腔运动患儿（脑性瘫痪患儿的构音障碍和其他神经肌肉疾病）最常见的伴随疾病。

## 分 类

基于不同症状模式的分类，每个专业学科采取了不用的分类系统，其中最简单的分类模式是美国精神病协会的精神障碍诊断和统计手册（DSM- IV）（表 32-2）。这一系统将交流障碍分为 4 类：表达性语言障碍，混合性接受－表达语言障碍，音位学障碍和口吃。在临床实践中，儿童语音和语言障碍常发生于不同的个体。

## 特殊语言障碍

特殊语言障碍也叫发育性言语障碍，或发育性语言障碍。SLI 的特定是患儿的总体认知水平（非语言测试的智力）与功能性语言水平有明显差别。另外，这些儿童语音的获得和使用遵循一种非典型模式。通过仔细检查，可以发现孩子在理解和使用词义（语义学）和语法（语法）上的缺陷。SLI 患儿开始说话时间通常延后。最明显的是，他们通常很难理解口语。这个问题的根源在于他们不理解单个词语或没有能力分析句子的意思。很多受累孩子表现出语言发育的整体模式，他们能够重复小说或者电影中的记忆式的简单短语和对话（模仿语言）。与其口头语言困难形成对比，SLI 患儿在非语言性智力测试中表现出通过视觉学习和展示的能力。

虽然他们与同龄儿（其口语正常）有交流困难，但是很多 SLI 患儿与比他小或大的孩子玩得很好。尽管他们的交流能力受损，但他们能够参加角色扮演游戏，显示出一定的想象力，能分享情感（情感交流），能参加适于年龄的引导行为。这些儿童的精细运动协调性不好。同时伴随的联合运动增加和肌张力低常导致运动笨拙。

随着年龄增大，治疗和教育对 SLI 患儿的作用逐渐显现，这些患儿的交流能力逐渐提高。即便当其表面交流能力显著提高，但儿童时期患有语言障碍的成人会一直显示语言能力受损。由此得到启示，很多人可以成功的调节其受损的语言能力。患有 SLI 的儿童存在社会互动障碍，尤其与同龄儿交流时。社会互动由口语交际完成，那些缺乏交流的儿童在社会舞台上处于明显的劣势。SLI 患儿更倾向于依赖年长儿童或成人，这些人能够调节他们交流能力，使其与患儿的功能水平相匹配。患儿可能被年龄更小的儿童吸引，这些小龄儿童的交流水平低，让患儿容易理解。通常，于非语言的认知水平比较，社会交流技巧与其于对应

**表 32-2 DSM-IV 交流障碍诊断标准**

表达性语言障碍

A. 与非语言智力能力和接受性语言发育的标准化测量评分相比，关于表达性语言发育标准化个体管理措施得分总体上更低。这种紊乱的临床症状更明显。症状包括词汇量显著受限，时态错误，难以回忆单词或与发育相当的长而复杂的句子

B. 表达性语言困难会妨碍学业、职业成就或社会交流

C. 不符合混合性接受－表达性语言障碍的标准或广泛性发育障碍的标准

D. 如果存在智力发育迟缓、语言－运动或感觉缺失或环境剥夺，语言困难常常存在

注意编码：如果语言－运动或感觉缺失，或存在神经系统疾病，编码按照轴Ⅲ

混合性接受－表达语言障碍

A. 与非语言智力能力测量的标准化评分比较，一系列关于接受和表达性语言发育个人管理测量获得的标准化评分要低。症状包括表达性语言障碍，理解词语、句子或特殊类型的词语（比如太空专用词汇）困难

B. 接受和表达性语言困难，显著影响到学业、职业成就或社会交流

C. 达不到广泛性发育障碍的标准

D. 如果存在智力发育迟缓、语言－运动或感觉缺失或环境剥夺，语言困难常常存在

注意编码：如果语言－运动或感觉缺失，或存在神经系统疾病，编码按照轴Ⅲ

音位学障碍

A. 不能使用与年龄相当的语音和方言（发音错误，使用、陈述或组词成句错误，但是不受限制，替换所听见的或别的（用 t 替换 k），或省略音节，如最后的辅音

B. 语音产生困难，显著影响学业、职业成就或社会交流

C. 如果存在智力发育迟缓、语言－运动或感觉缺失或环境剥夺，语言困难常常存在

注意编码：如果语言－运动或感觉缺失，或存在神经系统疾病，编码按照轴Ⅲ

口吃

A. 说话的正常流畅度和时间模式受损（与相应年龄不符），特点是以下各项的发生频率≥ 1:

1. 声音和音节重复
2. 语音延长
3. 感叹词
4. 词语中断（单词中间停顿）
5. 能听见的或听不见的中断（讲话的中断）
6. 拐弯抹角的说法（对不确定的单词用另一单词替换）
7. 说话时身体过分紧张
8. 音节或词语的重复（我－我－我看见他）

B. 说话不流利，影响学习、工作或社会交往

C. 如果出现语言启动或语感缺失，语言困难超过这些情况，通常与这些问题相关。

注意编码：如果语言－运动或感觉缺失，或存在神经系统疾病，编码按照轴Ⅲ

未分类的交流障碍

交流障碍的这一类型不符合任何一种特殊交流障碍，比如一种声音障碍（声音高度、音量、质量、音调或共振异常）

摘自 American Psychiatric Association. the Diagnostic and statistical manual of mental disorders, 4ed, Washington, DC, 1994, 58, 60-61, 63, 65

的语言水平更接近。

## 语用语言障碍

与他人有效沟通的能力取决于理解单词意思和掌握语法规则这些技巧的掌握。这些高层次的能力包括了解对话者，了解对话发生的社会背景和世界各地的常识。交流的社会和语言方面往往难以分开，那些存在抽象交际困难的人常在形成和维持社会关系上存在困难。语用困难的症状包括极端的文字和不恰当的口语和不恰当的社会互动。适度的使用并理解幽默、俚语和讽刺依赖于对意思和语境的正确理解，还依赖于有恰当的推断的能力。不能给交流的对方提供有效的背景知识，或不能站在对方的立场看待问题，这样常导致说话和行为随便且没有条理。语用语言损伤常与SLI同时发生，但是作为一种症状范围更广的障碍，语用语言的损伤更容易识别。这些障碍包括右侧大脑半球损伤、孤独症谱系障碍、威廉姆斯综合征和非语言的学习障碍。

## 智力低下

多数轻度智力低下的儿童学习说话较正常儿童慢，但他们会遵从语言学习的正常程序，最终会掌握基本的交流技巧。当遇上程度较高的语言概念或使用这些语言时，他们会觉得困难。中重度认知障碍者，很难获得基本交流技巧。IQ <50 患者中，大约一半能用单字或简单短语进行交流，剩下的多没有语音。

## 孤独症和广泛性发育障碍

语言发育障碍是孤独症和其他广泛性发育障碍（见第 28 章）的核心特点。事实上，孤独症患儿与SLIs 患儿语言发育状况很难区别。两者之间主要区别点是缺乏互惠的社会关系。在孤独症患儿缺乏互惠的社会关系，表现为发展社会功能的能力受限，缺乏象征性或假装的游戏，对相同的东西有强迫性需求，并且拒绝发生变化。75%~80% 的孤独症患儿伴有智力低下，这可以限制他们发展功能性交流技巧的能力。语言能力的范围，可以从语法结构不完整，有限的实用性和（或）奇特的韵律模式。有些孤独症患者具有高专业化，但脱离现实的、“学者”似的技巧。比如计算日历和阅读早慧（认识、书写单词的能力早熟，超过普通智力能力）。约 1/3 孤独症患儿在 2 岁以前会出现语言和社交技巧的倒退（孤独症性倒退），目前对这一现象没有合理解释。一旦倒退到一定程度，功能一般不会再恢复（图 32–1）。

## 阿斯伯格综合征（见第 28.2）

虽然具有孤独症某些特征性表现（缺乏相互社会交往和狭隘的兴趣），阿斯伯格综合征患者早期语言

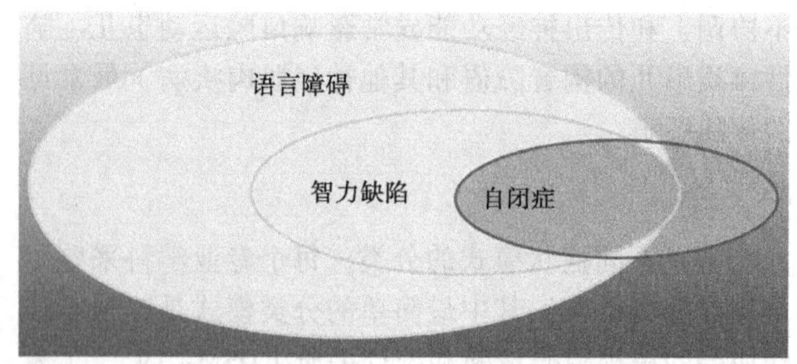


图 32–1　自闭症、语言障碍和智力缺陷的关系

发育正常（语法学和语义学）。随着年龄增加，高阶段的社会交往和语言应用能力受损成为主要特征。受累的患儿兴趣范围局限，患儿沉迷于其中，干扰患儿学习其他技巧，妨碍社会适应能力发展。这些孩子以后可以从事与其特殊兴趣相关冗长的、独立的工作。这些工作与其他人的相关性小。他们音调模式（韵律学）可能与当时交谈的内容不相称，而且他们不能根据场合调节自己的语速和音量。

## 选择性缄默症

选择性缄默症定义为在特殊的社会场景下丧失说话能力，在其他情况下可以说话，特征性症状是具有潜在的焦虑障碍。选择性缄默症患儿在某些场景下可以正常说话，比如在家里或只与父母在一起时。在其他社会场合（比如在学校或家以外的其他地方），他们不说话。伴随选择性缄默症的其他症状包括过度害羞、回避、依赖父母和对抗行为。多数选择性缄默症患儿不单是由于创伤事件所致，主要原因是慢性焦虑。缄默症不是消极攻击行为。缄默症儿童报告他们在社会环境下想说话，但是害怕这样做。有必要强调，潜在的焦虑症是选择性缄默症的起因。常常选择性缄默症患儿父母之一或双亲都有过焦虑病史，包括儿童时期害羞、社会焦虑或无端恐惧。这表明，儿童焦虑具有家族特性。由于一些未知的原因，使儿童从焦虑转变成缄默症状。缄默症是一种功能更高的表现，它可以减少焦虑，保护孩子避免受到社会互动的要求。选择性缄默症的治疗重点在于减少平时的焦虑，而不仅是缄默行为（见第 23 章）。选择性缄默症反应对社会交往的困难，而不是语言发育进程的紊乱。

## 孤立的表达性语言障碍

这一障碍男孩比女孩多见，仅出现表达性语言障碍，是一种回顾性诊断。这些孩子语言接受能力和社会能力与年龄相称。他们一旦说话，语音很清楚。当他们进入学校后，没有语言和学习障碍的风险。家族史中常有其他男性有过相似的发育模式。这种模式是正常发育过程中的变异。

## 语言运动障碍

### 构音障碍

语言运动障碍起源于传出神经障碍，比如脑性瘫痪、肌营养不良、肌病、面神经麻痹。这些导致的构音障碍影响语言和非语言功能（微笑和咀嚼）。缺乏力量和肌肉控制表现为只能说含糊的单词和不准的元音。说话缓慢、吃力。腭咽功能不良导致混合性鼻腔共振（鼻音过强或过弱）。有些构音障碍病例，可伴有进食困难、流口水、张口和伸舌。

### 言语失用

发音时准备困难和运动协调困难可以导致语音变异。不同时间可能使相同的单词发音不同。随着说话长度和复杂性的增加，所说内容更不容易被理解。说话过程中可能省略了辅音或者听起来已经变调。由于想尝试自然发音或模仿别人发音，言语失用症患儿可能表现出口中探索或尝试行为。他们还经常有早期喂养困难、婴幼儿期发音少、说话延迟的病史。他们可能用手指指示、咕哝、出现特定的姿势交流系统来克服其口语困难。语言失用症可能限制口头运动功能，或许可能产生影响精细和粗大运动的更多问题。

### 音韵学障碍

音韵学语言障碍患儿说话难以理解，即便是父母也不知道其所说内容。他们发音错误不是由于传出神经受损，而似乎是不能将听见的词语进行正确处理。因此，他们不知道怎样将听见的词语组合起来表达自己的想法。与失用症形成对照，音韵学障碍者说话很流畅—虽然别人不容易听懂—而且一致性很好，对于他的发音错误常常可以预测。音韵学语言障碍患儿以后发生阅读和学习困难的风险大。

### 听觉障碍

听觉丧失可能是语言发育迟缓或障碍（见第 629 章）的主要原因。在 1000 个儿童中，大约 16~30 例由于听觉轻到重度丧失，致使其教育进度受到影响。除此之外，那些“耳背”的儿童，大约另外 1/1000，是聋哑人（两侧听力受损）。听觉丧失可能是先天的，也可能后天获得。新生儿筛查可以识别很多形式的先天性听觉丧失，但是儿童随着发育，听觉有所发展。有些儿童是生后获得性听觉丧失。

听觉丧失最常见的类型是传导性（中耳）或感觉神经性缺失。虽然不能准确预测听觉丧失对儿童语音发育的影响，但是听觉丧失类型和程度、发生年龄和持续时间对语言发育障碍有重大影响。明显听觉损害的孩子，常存在语言发育问题和相关的学习困难。语言受损可能是由于从婴幼儿开始就没有暴露于流畅的语言模式中。

约有 30% 听力受损的儿童会伴随至少一种其他残疾，这些情况都会影响语音和语言的发育（如智力障碍、脑性瘫痪、颅面部畸形）。那些表现出语音和语言发育问题警告征象的孩子，应该由听力专家进行听力评定，并由遗传学家进行检查。这些都是综合评定的组成部分。

### 脑积水

脑积水患儿被描述成“鸡尾酒晚会综合征”。虽然他们能使用复杂的单词，但是他们对抽象概念的理解受限，实际的对话技巧差。因此，他们只能进行浅表的对话，而且表现的像是自己在独白（见 585.11）。

## 语言损害的罕见病因

### 阅读早慧

阅读早慧是读出单个字的能力过早发育，这些孩子没有经过特别教育，在小龄儿童阶段（2~5 岁）自发性出现这一情况。阅读早慧常见于广泛性发育障碍（PDD）患儿或 SLI 患儿。与之形成对比的是不伴有其他发育障碍的阅读能力发育早的儿童。阅读早慧是一种变异，常见于语言混乱的儿童，这些儿童没有与孤独症相关的交流缺陷或受限，也没有重复行为。SLI 患儿典型表现口头能阅读单个词语，或能将图片和词语匹配。虽然这些孩子早期显示出很好的单词破译技巧，但他们通常不能相应的理解文字的含义。与此相反，文本理解与口语理解紧密联系在一起，那些语法结构困难的孩子，有更高的风险存在阅读理解问题。

### 伴有癫痫的获得性失语综合征（语言听觉失认症）

伴有癫痫的获得性失语综合征患儿曾经语言发育正常，后来理解口语能力退化（语言听觉失认）。这种退化可能突然出现或逐渐发展，发生年龄通常在 3~7 岁。表达性语言技巧特征性恶化，有些孩子变得不说话。尽管语言倒退，这些孩子保持与年龄相称的玩耍模式和社会交往方式。睡眠脑电图可能表现为癫痫持续状态的不同模式（慢波睡眠中出现持续尖波），这种孩子中有 80% 最终出现癫痫临床发作。已有一些治疗方法的报道，包括抗癫痫药物、类固醇药物和静脉用丙种球蛋白。但治疗结果报道不一。预后方面，恢复正常语言的能力不确定。脑电图异常，只能提示大脑有潜在的异常。

### 代谢性和神经退行性疾病（见 11 部分）

在一些代谢性疾病早期，语言发育退化可能伴有传出神经功能缺失。这些代谢性疾病包括溶酶体存储病（异染性脑白质营养不良）和多糖沉积症（Hunter’s

病和Hurler病）。最近，肌酸转运缺乏已经被识别为X连锁性疾病，表现为男孩语音发育迟缓，女性携带者表现为轻度学习困难。

## 筛　查

对每一个就诊患儿，都应进行发育监测，包括与语言发育里程碑的具体问题并对孩子的行为进行观察。根据父母诱导和孩子对父母关心的反应进行临床判断，可以发现多数孩子语音和语言问题。很多临床医生使用标准的发育筛查问卷和专门为儿科设计的观察量表（见第14章）。

美国联邦预防医学工作组回顾了初级医疗机构中幼儿语言发育落后的筛查结果。工作组集中回顾简短的筛查方法，这些筛查方法完成时间<10min。目前，没有有效的证据表明，筛查工具比医生的临床观察及父母的陈述在鉴定孩子是否需要进一步评估方面更有效。工作小组注意到，由于测量方法和专业术语的不同，因此没有简单筛查的金标准，也不推荐使用评估工具。此外，工作组认为，常用的测量方法不定时，而且成本效率低，因此应该将儿科医生和父母的关注作为潜在问题的指示剂。表32-3提供了应该引起关注，并且推荐患儿到专科医生处进行语音评估的指南。由于语音障碍在普通人群中的发病率高，因此如果存在任何一点迟缓，都应该到语音语言病理学家处进行进一步评估。

## 没有原因的语音发育迟缓

孪生子、出生顺序、“懒散”、暴露于多种语言环境（双语教育）、舌系带过短或中耳炎都是语言发育迟缓不充分的原因。正常双胞胎学会说话的时间应该与单胎同龄儿相同，没有人证实出生顺序对语言发育产生影响。交流的欲望与成功后的喜悦很强烈，以至于那些让别人和他说话的孩子而自己不说话的孩子不是“懒散”。小孩暴露于超过1种语言的环境中，在开始说话时可以表现出轻度迟缓，他们学习（语言间的转换）语言之初常混淆各种语言的成分（词汇和语法）。然而，当他们24~30月龄时，学会区分每一种语言，到3岁左右语言能力与学说一种语言的同龄儿相当。舌系带过短（短舌头）可以影响喂养和语言发音的清晰度，但是不会影响获得语言的能力。最后，前瞻性的研究表明，耳部感染的频率和（或）儿童早期浆液性中耳炎不会导致语言障碍。

表32-3　言语和语言筛查

推荐的言语语言评估：

| 年龄 | 接受性 | 表达性 |
|---|---|---|
| 15月 | 不看/指5~10个物体 | 不能使用3个字 |
| 18月 | 不能执行简单指令（“去拿你的鞋子”） | 不会叫妈妈、爸爸或其他名字 |
| 24月 | 听见名称时不会指出图片或身体部位 | 不能使用25个字 |
| 30月 | 不会口头回答或点头/摇头来答应 | 不会用2字短语，包括动名词组合短语 |
| 36月 | 不懂介词或动作词汇，不会执行2步指令 | 词汇量<200；不会要东西；模仿问题；获得2字短语后语言倒退 |

## 诊断性评估

区别发育迟缓（时间异常）和发育障碍（模式和顺序异常）很重要。儿童的语言和交流技巧必须通过他们整体的认知和体能来解释。最后，评价孩子使用语言与其他人进行广泛交流（交流意图）很重要。因此，与各种学问相关的评价应该得到保障。至少应该包括心理学评估、神经病学评估和语音语言评估。

## 心理学评估

对患有交流障碍的小龄儿童进行心理学评估主要有2个目的。必须评估非语言的认知能力，来判断这个孩子是否智力落后。而且必须评估这个孩子的社会行为，来判断其是否为孤独症或PPD。附加的诊断注意事项包括情绪障碍，如焦虑、抑郁、情绪异常、强迫性精神障碍、学习障碍和ADHD。

## 认知评估

智力低下（智力残疾）定义为人知能力和适应性行为发育迟滞。因此，智力低下的儿童交流技巧发育延迟，然而，交流延迟不一定是智力低下的特征性表现。因此，广泛的认知评估很是语言发育迟缓评估的重要组成部分。评估包括口头的和非口头的交流技巧。如果一个孩子智力低下，语言和非语言评分都会比正常同龄儿低（≤2个百分位）。相比而言，SLI患儿典型的认知情况包括非语言能力和语言能力有显著差别，非语言IQ>语言IQ，非语言评分大致在平均范围。

## 社交行为评估

社交兴趣是原发性语言障碍（SLI）患儿与继发于孤独症或PPD的交流障碍患儿的主要区别点。SLI患儿对社会交往感兴趣。相反，孤独症患儿对社会交往兴趣很小。SLI患儿常出现4个关键的非语言行为—但是孤独症患儿没有（尤其是小婴儿和学龄前儿童）—共同关注、情感互惠、假装游戏和直接模仿。

## 语言和社会行为与智龄的关系

认知评估能提供孩子的智龄，孩子的行为也应该进行评估。多数4岁的孩子能参加同伴的相互游戏，多数2岁的孩子开始玩耍，但是主要与成人看护人之间的相互交往。一个 4 岁轻中度智力低下的孩子，其智龄约 2 岁。他可能不会与同龄儿玩耍，其原因不是不渴望与别人交往，而是认知受限。

### 言语和语言评估

有资质的言语 - 语言学家应该能进行言语和语言评估。典型的评估包括评估语言、言语和产生语言的物理机制。通过标准化测量及非正式的交流及观察，对表达性和接受性语言进行评估。语言的所有成分都应评估，包括语法、语义学、语用学和流利程度。言语评估同样要用标准化测量和非正式观察。具体结构的评估包括口腔结构和功能，呼吸功能和音质。许多机构内，言语 - 语言学家与听力学家一起工作。听力学家能对孩子进行听力评估。如果一个机构内没有听力学家，就会推荐患者到另外有听力学家的机构进行评估。不管多小的孩子都可以接受言语语言和听力评估。

### 医学评定

任何一个发育障碍，病史询问和体格检查都应该着重于识别造成儿童语言和交流障碍的原因。家族史中有说话延迟者、需要言语语言治疗者或学习困难者，都表明患儿有发生语言障碍的遗传易感性。母孕史可能显示产前有发育异常的高危因素，比如羊水过多或胎动减少。小于胎龄、新生儿脑病症状、早期一直经口喂养困难可能提示言语语言困难。发育史应该强调掌握各种语言技巧的年龄、获得语言里程碑的顺序和模式。倒退或丧失原来获得的技能应该立即引起关注。

体格检查包括测量身高（身长）、体重、头围。应该检查皮肤是否有与母斑痣（比如结节性硬化、多发性神经纤维瘤、颅面血管瘤综合征）相符的皮损和其他色素沉着（色素过少症）。头颈部异常，比如额部白发和眼距过宽（Waardenberg 综合征）、耳部畸形（戈氏综合征）、面部和心脏异常（威廉姆斯综合征、腭心面综合征）、小下颌（皮尔罗宾综合征）、唇裂和（或）腭裂都与听力和言语障碍有关。神经系统检查可以发现肌张力高或低，这两者都可能影响发音器官的肌肉控制。广义的肌张力低下，伴有关节活动范围增加，常见于 SLI 患儿。出现这种现象的原因不清，可能与精细运动和粗大运动笨拙有关。然而，轻度肌张力低下不是表达和接受性语言受损的主要的病因。

没有常规的诊断性研究可以提示 SLI 或孤立性语言障碍。当语言发育迟缓作为广泛性认知或身体障碍的一部分时，推荐进行进一步遗传学评估、染色体检查（包括高分辨带核型分析，脆性 X 测试，微阵列比价基因组杂交）、神经影像学检查和 EEG。

## ■ 治　疗

联邦政府的 IDEA 法律（残疾人教育法）要求学校对学习困难的孩子提供特殊教育服务。这包括言语语言障碍的孩子。特殊教育服务从出生开始提供到 21 岁。每个州提供服务的方式不同，对于小儿童，这些服务包括出生到 3 岁、幼儿教育、早期教育方案。这些方案提供言语语言治疗，与其他特殊教育资源一起，作为公共教育的一部分。孩子还可以接受来自非营利性服务机构、医院和康复中心、私人诊所里语言病理学家的治疗。

言语语言治疗包括各种目的。有时候将言语语言活动列入治疗范围。言语治疗目的是发展更多的可以让人理解的话语。语言治疗目的是扩大词汇量（词典）和理解词语（语义学）的意思，通过使用适当的形式和将单词扩展成句子来提高语法能力，提高语言的社会性使用能力（语用学）。治疗包括个训课、成组课和主流课堂学习。个训课可以对年长儿进行训练活动和对小龄儿童进行玩耍活动达到特殊目的。成组课是让语言治疗目的相似的几个孩子在一起，帮助他们缩小差距，达到自然的交流状况。主流课堂学习是治疗小组（教育和咨询）和老师一起，在常规学业的情况下促进孩子的语言使用能力。

语言受损严重的孩子，治疗常包括交流的替代方法。这些方法有使用手势语言、使用图片（如图片交换交流体系——PECS）、语言输出的电脑装置。这些治疗的最终目标是更好的开口说话。早期使用符号或图片能帮助孩子建立更好的功能性交流，帮助孩子理解字词象征的物体，从而促进语言发育进程。没有证据表明，如果孩子具备说话能力，使用符号或图片会干扰口头语言的发育。很多临床医生相信，这些替代方法促进语言学习，还降低父母和孩子（这些孩子无法将交流作为基本需求）的挫折感。

父母可以与孩子的言语语言治疗师商量，哪些家庭活动可以提高语言发育，通过适当的语言刺激活动和娱乐性读物来扩展治疗。父母的语言活动应该强调通过孩子本身的能力促进交流技巧，而不是教孩子新的技巧。语言病理学家能指导父母采用有效的方法促进孩子交流。

娱乐性读物在于扩展孩子的语言理解能力。有时候，孩子不愿阅读，这可能是父母给出的材料对孩子来说太复杂。言语语言治疗师能指导父母选择适合孩子水平的阅读材料。

## ■ 预　后

随着时间的推移，虽然多数孩子的交流能力会有所提高，50%~80% 语言发育迟缓的学龄前儿童和非语言智力正常的儿童，到 20 岁时出现的语言困难程度超过以前的诊断。早期的语言困难与以后的阅读障碍有相关性。早期患有语言困难的患儿中，大约 50% 以后发展成阅读障碍，55% 阅读障碍的孩子，都有早期语言发育受损的病史。研究表明，与没有阅读障碍的孩子比较，那些最后表现为特殊阅读障碍的孩子，当他们在 2~3 岁时，每次说话时词汇量较少，表达的意思更简单，并且有更多的发音错误。到 5 岁时，口语的复杂性有一定的预测性，但表达性词汇和语韵学意识（控制单词发音组成的能力）与以后的阅读能力相关。

## ■ 共患的精神障碍

早期语言障碍患儿，尤其伴有听力理解困难者，以后发展成情感障碍的风险更高。伴有语音障碍的男孩和女孩，焦虑症（主要是社交恐惧）的发生率更高。与正常同龄儿比较，患有语言障碍的男孩更容易发生 ADHD、品行障碍和反社会型人格障碍。在精神疾病服务机构中，儿童的语言障碍很常见，但是常常没有被诊断，并且常忽视语言障碍对孩子行为和情感发育的影响。

患有语言困难的学龄前儿童常通过焦虑、社会退缩或攻击行为来表达其挫折感。随着的交流能力提高，行为能力、语言和行为因果关系的建议会相应提高。早期语言障碍的患儿，会存在贯穿终身的持续的情感和行为问题，这一现象表明语言发育和以后的情绪障碍之间存在生物和遗传学联系。

## 参考书目

参考书目请参见光盘。

# 32.1 语言障碍（口吃，结巴）

Robert M. Kliegman

流利的语言需要发音器官和关节肌肉群的同步协调。同时，言语和语言技巧也很重要。口吃包括无意识的出现音节频繁重复、延长（拖延）、停留（停止、中断）、让人听起来不舒服或严格按照语法说话。世界卫生组织关于口吃的定义为说话节奏的紊乱，说话人完全知道自己希望说出来的内容，但是说话的时候由于无意识的重复延迟、或发音中断，导致不能将内容完全表达出来。口吃常导致挫折感，且尽量避免说话。口吃还可以导致被欺负或嘲笑，引起语言相关性焦虑和社交恐惧。

## ■ 流行病学和病因

口吃常于 2~4 岁发病，男女比例为 4∶1。大约 3%~5% 学龄前儿童有不同程度的口吃。青壮年口吃的发生率为 0.7%~1%。口吃有家族聚集性。口吃可能突然发生，常在说词组的时候容易出现。大约 2 岁时，接触更多的词汇量和接受更多的教育，此时容易出现口吃。有口吃家族史的女孩，到青春期时常自然愈合。这种愈合与口吃的严重程度无关。大约 75% 的孩子在青春期时口吃好转，其中 90% 为女孩。

口吃可能由于大脑皮层的语言准备和语言执行中枢协调性受损所致。口吃的成人和能流利说话的成人，其大脑激活的区域相似。另外，口吃成人的运动皮层和小脑蚓状体过度激活，而且右侧大脑半球更严重。与此同时，在听他们自己说话时，没有听觉区域的激活。

## ■ 诊　断

必须将口吃与学龄前儿童语言正常发育过程中出现的语言障碍鉴别（表 32-4 和表 32-5）发育过程中语言障碍的表现为暂时性口吃，到学龄期恢复正常，口吃时累及的是整个字，每 100 个字中发生障碍的字数 <10。DSM-IV 口吃的诊断标准见表 32-2。如果存在口吃，同时伴有抽动症，可能是 TS 的表现（见 23 章和 590 章）。

表 32-4　口吃和发育性语言障碍的差异

| 表现 | 口吃 | 发育性语言障碍 |
|---|---|---|
| 每个单词音节重复的频率 | ≥ 2 | ≤ 1 |
| 语速 | 比正常快 | 正常 |
| 气流 | 常中断 | 很少中断 |
| 声带张力 | 常出现 | 没有 |
| 每 100 个单词延长的频率 | ≥ 2 | ≤ 1 |
| 延长时间 | ≥ 2 s | ≤ 1 s |
| 张力 | 常有 | 无 |
| 一个词内的无声停顿 | 可能有 | 无 |
| 试图说话之前的无声停顿 | 非常长 | 不明显 |
| 语言障碍后的无声停顿 | 可能出现 | 无 |
| 清楚发音的姿势 | 可能不恰当 | 恰当 |
| 强调后的反应 | 更多单词间断 | 语言障碍无变化 |
| 挫折感 | 可能有 | 无 |
| 目光交流 | 可能犹豫 | 正常 |

摘自 Van Riper C. The nature of stuttering, Englewood Cliffs, NJ, Prentice-Hall, 1971, p 28. From Lawrence M, Barclay DM Ⅲ : Stuttering: a brief review. Am Fam Physician,1998, 57:2175-2178

表 32-5 学龄前儿童正常语言障碍举例

| 语言障碍类型 | 举例 |
| --- | --- |
| 重复发音 | 偶尔 2 个字母（mi … milk）<br>单音节词（I … I see you）<br>多音节词（Barney … Barney is coming!）<br>短语（I want … I want Elmo.） |
| 感叹词 | We went to the … uh … cottage. |
| 修正：不全性短语 | I lost my. … Where is Daddy going? |
| 延长 | I am Toooommy Baker. |
| 时态不一致 | Lips together, no sound produced |

摘自 Costa D, Kroll R. Stuttering: an update for physicians. CMAJ,2000, 162:1849-1855

## 治 疗

学龄前儿童发育过程中的语言障碍（表 32-5）可以观察，同时对父母进行教育从而让其放心。父母不应该谴责孩子或让孩子过度焦虑。可以将学龄前或者更大一点的口吃患儿转诊到语言病理学家处就诊。在学龄前进行治疗效果很好。除了表 32-3 提及的风险，转诊的适应证还包括每 100 个音节中，出现 3 个或 3 个以上言语障碍（b-b-but; th-th-the; you, you, you），逃避或回避说话（暂停、点头、眨眼）、不安、焦虑，怀疑有神经系统疾病和精神疾患。

多数学龄前儿童对语言治疗学家的教育干预和父母的行为反馈治疗有很好的反应。父母不应该对孩子大声吼叫，而应该冷静的对其有些流畅的语言进行表扬（说的真顺畅），或不关注孩子有时候的口吃（那只是一个小困难）。孩子应该学会自我修正，并且对父母平静的要求（你能再说一遍吗？）做出响应。

如果行为治疗和语言治疗效果不好时，年长儿童、青少年和成人都需要接受利培酮或奥氮平的治疗。

## 参考书目

参考书目请参见光盘。

（贺莉 译，陈艳妮 审）

# 第 33 章 智力障碍

*Bruce K. Shapiro, Mark L. Batshaw*

智力障碍（既往称为精神发育迟滞）是指智力和适应能力同时受损的一组疾病，起病于成年以前。

## 定 义

智力障碍的诊断标准有以下三条：智力显著低于正常平均水平，适应能力显著受损以及起病于 18 岁前。美国的精神疾病诊断与统计手册第四版修订版（DSM-IV-TR）、美国智力和发育障碍协会（AAIDD）以及残疾人教育法（IDEA）对智力障碍的定义有所不同，但三条诊断标准一致。

智力显著低于正常平均水平，是指个体智力测试分数低于正常 2 个标准差（SD）。对于平均值为 100，SD 为 15 的智测方法，智商（IQ）得分低于 70 即符合诊断标准。考虑到测试的标准误，智力障碍的上限可能提升至 IQ75 分。如使用 75 分的标准来界定智力障碍可能使诊断智力障碍儿童的数量翻一倍，而同时具有适应能力损害的条件限制了假阳性。智力残疾的儿童往往表现出不同的长处和短处。他们的分项测试分数并不一定都显著低于平均水平。

适应能力显著受损，反映了认知功能障碍对日常生活能力损害的程度。适应性行为是指人们日常生活所必备的能力。适应性行为可通过 3 种不同方式进行评估：DSM-IV-TR 分类，AAIDD 分类和 IDEA。

DSM-IV-TR 分类中适应性行为包括以下 10 个方面：沟通、生活自理、家庭生活、社交技能、社区资源使用、自我引导、学业功能、工作能力、休闲以及健康和安全。只有出现 2~10 个领域的显著迟缓才能诊断适应性行为受损。

AAIDD 分类中适应性行为包括 3 大类技能：概念、社会和实用。概念技能包括语言、阅读和书写、钱的概念和自我引导。社会技能包括人际交往能力、个人责任、自尊、轻信、天真以及遵守规则、遵守法律和避免伤害的能力。代表性的实用技能包括生活自理能力（穿衣、吃饭、如厕、洗澡和行动），工具性日常生活活动能力（家务、理财、看病、购物、做饭、打电话等）以及维护一个安全的环境。三大类技能之一出现显著迟缓，即可诊断适应性行为受损。这是因为多种证据显示智力障碍者各类技能的能力并不是一致的，并不一定在 3 个领域均有损害。

IDEA 标准要求智力障碍儿童的认知能力损害影响其在学校的表现。

把适应性行为损害作为诊断条件在智力障碍诊断公式中最具争议性。争议集中于两个方面：适应性行为障碍是否为智力障碍的诊断必要条件以及如何评估；适应性行为的标准对于很多儿童都不适用，而对于 IQ 分值 <50 分的儿童几乎都存在适应性行为损害。适应性行为标准的主要用于确定 IQ 值在 65~75 的智力障碍儿童的诊断。应该指出的是适应性行为损害常

常出现在其他一些智力正常的疾病中，如阿斯伯格综合征（见第 28 章）和 ADHD（见第 30 章）。

评估是一个很重要的问题。AAIDD 中的 3 大领域和 DSM-IV-TR 中的十个方面的独立性还没有得到充分的研究验证。适应性行为和 IQ 表现之间的关系也还没有被充分阐明。大部分轻度智障的成人在实践技能中并没有显示出显著地损害。应该特别指出，适应性行为损害必须与适应不良性行为区分开（如侵犯他人，不恰当的性接触）。

起病于 18 岁前用于区别起源于发育期的功能障碍。虽然智力障碍的诊断可能是在 18 岁以后做出的，但是认知和适应性功能损害必须是在 18 岁以前出现。由于 IDEA 主要用于学龄期儿童的诊断，所以并不需要限定年龄在 18 岁以内，但是也指出了发病年龄在“发育期”。

DSM-IV-TR（表 33-1 见光盘）是智力障碍最常用的医学诊断标准。其智力障碍分类不断受到质疑，因为这些分类更依赖于 IQ 得分而不重视适应性为，没有考虑到评估的标准误差，而且无法预测个体的预后。目前正在筹备的新版本可能解决上述问题。AAIDD 提出了一个不同的分类系统，这一系统不再区分损害的程度（轻度到极重度），而是根据不同领域适应性行为所需要的支持水平进行分类（间歇的、有限的、广泛的和普遍的）。这一方法的可靠性受到了质疑，其模糊了智力障碍和其他发育障碍疾病之间的差别（交流障碍，孤独症，特定学习功能障碍）。

精神发育迟滞这一词条应该被弃用，因为这是一个贬义词，它的使用限制了个人的成就，没有达到为残疾人提供帮助的初始目的。词条智力障碍正在被越来越多的使用，但是还没有被全球普遍采纳。现行的法律及其服务条款中仍然使用精神发育迟滞。在欧洲，学习障碍也常被用于描述智力障碍。全面发育迟缓常被用于描述儿童虽然有发育受限但是还没有达到完全符合智力障碍诊断的条件，除了用于 3 岁以内，有明确智力障碍的儿童以外，并不适用于其他情况下的诊断。

## ■ 病 因

智力障碍是遗传与环境相互作用的结果：轻度（IQ>50~70）智障多于环境影响有关，重度（IQ < 50）智障多与生物学因素有关。在未完成高中学业的妇女所生的后代中，轻度智力障碍的发生率比母亲完成高中学业的儿童高 4 倍。这可能是遗传因素（智力缺陷可遗传子代）和社会经济因素（贫穷，营养不良）共同作用的结果。仅有不足 50% 的轻度智力障碍可以找到特定的病因。轻度智力障碍最常见的生物学原因包括：伴有多发、明显或轻度出生缺陷的基因或染色体综合征（颚心脸综合征、威廉姆斯综合征、奴南氏综合征）、宫内生长受限、早产、围生期伤害、母孕期药物滥用（包括酒精）、性染色体异常。常常有家族聚集性。

重度智力障碍儿童中可以明确生物学病因（最常见于产前）者占到 75% 以上。病因包括染色体疾病（如唐氏综合征、4P 综合征、1p36 缺失综合征）及其他遗传和表观遗传异常疾病（如脆性 X 综合征、Rett 综合征、Angelman 综合征和 Prader-Willi 综合征），脑发育异常（无脑回畸形），以及先天性代谢缺陷或神经退行性疾病（黏多糖病）（表 33-2）。目前一致认为胚胎早期发生的损害往往更常见，也更严重，越早期发生问题，其后果往往越严重。

## ■ 流行病学

智力障碍的患病率取决于定义，诊断手段和人口

**表 33-2　严重智力障碍儿童病因的鉴别**

| 病　因 | 举　例 | 百分比 |
|---|---|---|
| 染色体病 | 三体 21, 18, 13,<br>缺失 1p36<br>克氏综合征<br>克氏综合征 | 20 |
| 遗传性综合征 | 脆性 X 综合征<br>Prader-Willi 综合征<br>Rett 综合征 | 20 |
| 非同源性常染色体突变 | 拷贝数变异，SYNGAP1, GRIK2, TUSC3 突变和寡糖基因转移酶突变 | 10 |
| 脑发育异常 | 脑积水 ± 脊髓脑脊膜膨出，无脑回畸形 | 8 |
| 遗传代谢缺陷或神经变性疾病 | PKU, 家族黑蒙性白痴，各种储积病 | 7 |
| 先天性感染 | HIV，弓形虫，风疹，CMV，梅毒，单纯性疱疹 | 3 |
| 家族性智力障碍 | 环境因素，综合征，遗传 | 5 |
| 围生期病因 | HIE，脑炎，IVH，PVL，胎儿酒精综合征 | 4 |
| 生后病因 | 外伤（虐待），脑炎，甲状腺功能减低 | 4 |
| 未知 | 脑瘫 | 20 |

CMV：巨细胞病毒；HIE：缺氧缺血性脑病；HIV：人免疫缺陷病毒；IVH：脑室内出血；PKU：苯丙酮尿症；PVL：脑室周围白质软化症

摘自 Stromme P, Hayberg G. Aetiology in severe and mild mental retardation: a population based study of Norwegian children. Dev Med Child Neurol,2000, 42:76–86

数。根据统计（基于 DSM-IV-TR 诊断标准），2.5% 的人口应存在智力障碍，而其中的 85% 应为轻度智力障碍。2005—2006 年间，美国仅有大约 556,000 或 1.1% 学龄期儿童接受了联邦政府支持的智力障碍特殊学校项目。出于某些原因，实际诊断的轻度智力障碍儿童比预测的要少一些。由于轻度智力障碍的诊断比严重类型者更加困难，专业人士可能会延迟诊断，以尽可能给可疑的孩子善意的观察时间。其他导致这种差异的理由包括：使用的量表不能检测出小龄儿童的轻度智力障碍，一些被诊断为孤独症谱系障碍的儿童其智力障碍未表现出来以及由于以前过度诊断，现在不愿对贫穷或少数民族地区学生做出诊断的情况。

小年龄儿童的认知损害不一定伴有显著的适应性行为延迟。因此，新诊断的轻度智力障碍病例年龄一般到 9 岁。智力障碍儿童也可能合并诊断其他疾病（如孤独症、脑性瘫痪）。而且，也可能由于公共卫生和宣教措施预防早产发生，以及早期干预和启智计划项目，轻度智力障碍的儿童数目确实减少了。事实上，自从 1997 年起，接受智力障碍服务的学龄儿童数目并没有明显的改变。

不同于轻度智力障碍患病率可能降低，自 20 世纪 40 年代以来，重度智力障碍的发生率没有明显的波动，约为 0.3%~0.5%。许多重度智力障碍的原因涉及基因异常或先天性脑发育畸形，而目前这些病既无法预期也无法治疗。另外，重度智力障碍新增人口抵消了由于医疗卫生水平提高而减少的重度智力障碍者的数量。尽管产前诊断和终止妊娠技术使唐氏综合征（见 76 章）的数目减少，新生儿筛查和早期干预治疗几乎消除了苯丙酮尿症和先天性甲状腺功能低下导致的智力障碍，但是孕妇毒品使用（见 90.4 章）率增加，以及极低体重早产儿存活率提高已经抵消了这一效应。

总体来看，男孩的智力障碍发生率高于女孩：轻度智障的男女比例 2∶1，重度智障为 1.5∶1。在一定程度上，这可能是因为很多 X- 连锁疾病伴发智力障碍，其中最突出的是脆性 X 综合征。

## 病理及发病机制

补充内容请参见光盘。

对智力障碍的神经病理学知之甚少。研究显示 10%~20% 的重度智力障碍患者大脑无明显异常的神经病理改变，仅有轻微、非特异性的病理改变，且与智力障碍的程度无关。这些病理改变包括小头畸形、皮质下灰质异位、皮质异常规则柱状排列以及神经元异常紧凑分布。仅有少数患者大脑显示了树突及突触组织的特异性改变，如树突小棘发育不良、皮质锥体神经元发育不良或树突状树生长受限。

中枢神经系统（CNS）程序化包括了一系列步骤；CNS 迁移受遗传、分子、自分泌、旁分泌和内分泌多重影响。受体、信号分子以及基因对大脑的发育至关重要。在成人大脑中的不同的神经元表型的维护涉及相同的遗传转录，在胎儿发育过程中发挥重要作用，激活类似的细胞内信号转导机制。几个被认为是涉及复杂的染色体异常的综合征，事实上，是由单基因突变引起。如鲁宾斯坦 - 泰比综合征（见 76 章），临床特征为大拇指和大足趾、特殊面容、重度智力障碍，已被证明是编码转录共激活因子 CREB 结合蛋白的基因突变（CBP）所引起的，该因子对胚胎发育早期的基因表达调控至关重要。

## 临床表现

智力障碍的早期诊断有助于早期干预、残疾鉴定、设定可达目标，缓解父母焦虑，以及更好地融入社会。大多数智力障碍儿童在婴儿期因为先天畸形，相关发育障碍，或者不能达到相应年龄的发育里程碑而被儿科医生最早发现。智力障碍并没有特异性的体征，但是先天畸形可能是最早引起儿科医生关注的信号。他们可能从属于一种遗传综合征如唐氏综合征，或是仅为特殊症状如小头畸形或发育迟缓。智力障碍相关的发育障碍包括癫痫，脑性瘫痪，肌张力低下，以及孤独症。这些疾病更容易合并智力障碍。

大多数智力障碍儿童无法赶上同龄儿，无法达到预期的年龄发育要求。婴儿早期，与发育年龄不相称的表现包括缺乏对视和听觉回应，肌张力或者姿势异常（肌张力过高或肌张力过低）以及喂养困难。6~18 月龄的儿童常出现大运动发育落后（不会坐、不会爬、不会站）。语言发育迟缓和行为问题常见于 18 月龄以上的儿童（表 33-3）。发育偏倚出现得越早，提示重度障碍的可能性越大，通常智力障碍到 3 岁诊断。

部分轻度智力障碍儿童在低年级时不易诊断。只有当学校设置的要求逐年增加，从“学习阅读”转化为“阅读学习”，这些孩子的问题才显现出来。

青少年轻度智力障碍的诊断有一定困难。轻度智力障碍的青少年能“说想说的话”但不能“走想走的路”。通常他们紧跟流行趋势，知道人物、地点及事件。直到被提问“为什么”和“怎样”，他们的局限性才变得越来越明显。如果允许在一个肤浅的层面上交流，即使是专业人士，如他们的特教老师或监护人，也可能很难鉴别他们的轻度智力问题。出于对智力障碍的羞耻感，他们会使用委婉的语言来避免被人认为

**表 33-3　不同年龄智力障碍的表现**

| 年龄 | 关注的区域 |
|---|---|
| 新生儿 | 畸形综合征，（多发性先天异常），小头畸形 |
| | 主要器官系统功能障碍（如：进食和呼吸） |
| 婴儿早期（2~4 月） | 无法与环境互动 |
| | 关注视觉和听觉方面的损害 |
| 婴儿晚期（6~18 月） | 大运动延迟 |
| 学步期（2~3 岁） | 语言延迟或困难 |
| 学龄前（3~5 岁） | 语言困难或延迟 |
| | 行为问题，包括游戏 |
| | 精细动作延迟：剪切，涂色和绘画 |
| 学龄期（>5 岁） | 学业成绩不良 |
| | 行为问题（注意力，焦虑，情绪，行为等） |

“愚蠢”或“弱智”，常说自己是学习困难、阅读困难、语言障碍或学习缓慢的问题。一些智力障碍者会模仿周围人的行为以求获得接受。他们可能会成为社会的变色龙，并承担所依附团体的道德。一些人宁可被认为“坏”也不愿被认为“无能”。

## ■ 实验室检查

针对智力障碍儿童最常用的实验室检查包括：神经影像学、生化、基因和染色体检查、微阵列分析以及脑电图检查（EEG）。这些检查不应作为所有智力障碍儿童的筛查工具。对于一部分儿童，某项检查可能有一个合理的检查原因，但对于其他儿童，合理性<1% 就不应该支持进行这种检查。诊断性检查的选择应建立在病史、家族史、体格检查、其他辅助检查和家庭意愿的基础之上（图 33-1）。表 33-4 总结了已经发布的用于辅助评估儿童全面发育迟缓或智力障碍的临床实践指南。染色体核型分析发现染色体数目异常，染色体重复，缺失或异位，以及端粒下区（一个热点）等异常，可以出现在有阳性家族史或者伴有多发畸形的儿童中。微阵列分析可以发现传统的染色体显带技术不能发现的拷贝数缺失或重复变异，当核型报告和其他检验结果正常时，应该进行微阵列分析。1p36 缺失综合征是最常见的端粒下微缺失综合征（1∶5000 活产发生率），在发育障碍儿童中占到接近 1%，其特点为发育迟缓，小头畸形，眼睛深陷，面中部发育不全，宽鼻梁，心脏缺损，和 CNS 异常。也可出现心肌致密化不全和癫痫。该病通过常规染色体技术的诊断率只有不足 20%，剩下的患者需要进行荧光原位杂交（FISH）或者微阵列比较基因组杂交方法来明确诊断。

脆性 X 综合征的分子基因学检测适用于伴有重度智力问题、异常身体特征、有或无智力障碍家族史的男孩，或者伴有较轻微认知缺损，严重胆怯和相关家族史的女孩。有进行性神经功能障碍或急性行为改变的儿童应当进行代谢检查（尿有机酸，血氨基酸，血乳酸，淋巴细胞中溶酶体酶）；有癫痫样发作的儿童应进行脑电图检查。伴有大头、小头，或头围增长曲线异常，或者头型不对称的儿童，或者出现新的或局灶的神经异常发现时，包括癫痫，均应该进行神经影像学检查。

部分智力障碍儿童仅有轻微的体征或神经系统表现，但也能找到确定的生物学病因。大约 6% 无法解释的智力障碍可能是由于微小的染色体异常导致的，可以通过高分辨率染色体显带技术、FISH 或端粒重排的染色体涂染技术来检测。基因芯片微阵列基因分析技术正在取代亚端粒 FISH 探针技术，这种技术可以识别意义不明的变异或者良性变异，因此可用与遗传咨询。磁共振成像可以识别智力障碍儿童的特征性的脑发育不良微小标记。顿挫型氨基酸和有机酸代谢异常疾病，常表现为智力障碍，而缺乏典型代谢疾病常见的相关症状，如行为改变，嗜睡和昏迷。

如何深入调查儿童智力障碍的原因是建立在多种因素的基础之上：

智力障碍的程度如何？轻度智力障碍的儿童发现生物学病因的可能性小于严重智力障碍儿童。

有没有一个特异性的诊断方法可以遵循？如果有病史或家族史，或者体貌特点倾向于一种特定障碍，则更容易做出诊断。如果缺少这些指标，则很难选择特异性的检测试验。

家长有没有再次生育的计划？如果有，则更应该深入寻找疾病的原因，还应进行产前诊断或进行特定的早期治疗。

家长的希望是什么？一些家长对于寻找智力障碍的原因并不感兴趣而是非常关注治疗。另一些家长则更关注诊断，在诊断前并不急于进行治疗。应该重视各方面的反应，并且应提供支持性的指南对父母进行教育。

## ■ 鉴别诊断

儿科医生的一个重要角色是早期识别和诊断认知障碍。应从多方面进行智力障碍的早期诊断和发展监测。应仔细倾听家长对于自己孩子发育特点的描述，因为他们的观察和发育筛查量表一样准确。应该考虑到医学、基因和环境因素的影响。高危婴儿（早产、

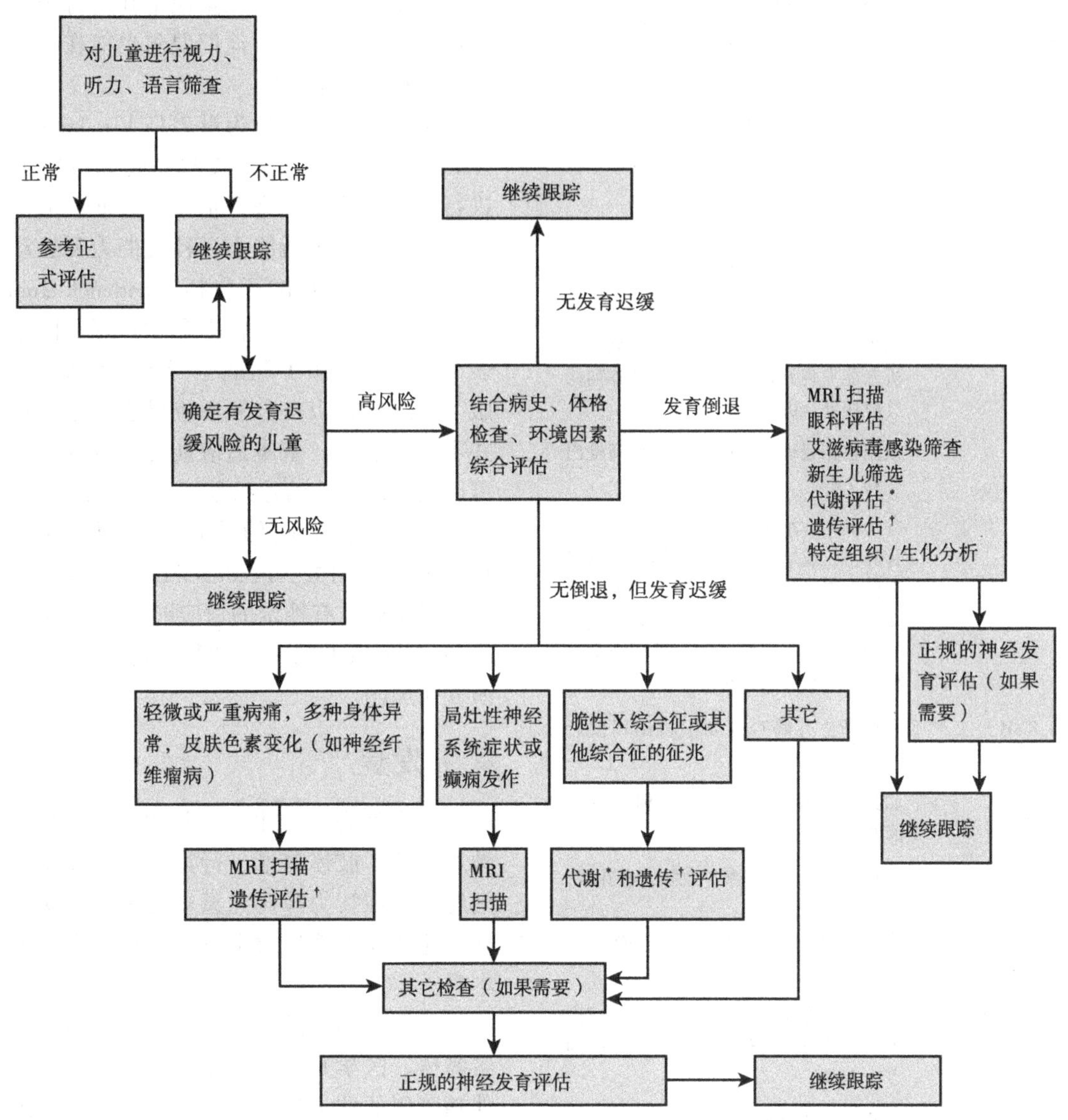


**图 33-1**　鉴别和评估发育迟缓儿童的诊断策略 * 代谢评估包括血氨基酸，血尿有机酸，血氨和血乳酸。† 基因评估包括染色体核型分析，微阵列分析，和必要的畸形学评估

摘自 Kliegman RM, Greenbaum LA, Lye PS. Practical strategies in pediatric diagnosis and therapy. 2ed. Philadelphia: Elsevier/Saunders, 2004, 553

母孕期物质滥用、围生期伤害）应纳入出生后随访计划，在出生后的 2 年中应定期评估他们的发育落后情况；并适宜进行早期干预。保健随访探视应常规记录发育里程碑。美国儿科学会（AAP）制订了发育监测筛查量表。发育监测筛查量表是否比适龄发育里程碑落后的方法更有效尚待证明。

在做出智力障碍的诊断之前应考虑其他影响认知能力和适应性行为的疾病。这些疾病包括假性智力障碍和其他以智力障碍作为伴随症状的疾病。感觉障碍（严重的听力和视力丧失）、交流障碍和难以控制的癫痫可以出现类似智力障碍的表现；某些特定的进行性神经系统疾病在其倒退表现被明确识别前也可表现为智力障碍。一半以上的脑瘫（见第 591.1）或孤独症谱系障碍（见第 28 章）儿童也可同时伴有智力障碍。脑瘫与智力障碍的鉴别点在于，脑瘫的运动功能比认知能力受损更严重，而且同时存在肌张力异常和病理性反射。对于孤独症谱系障碍则更多表现为语言和社会适应能力的损害。而智力障碍在社交、运动、适应性和认知能力方面的受损程度往往是同步的。

## ■ 诊断性心理测试

智力障碍正式的诊断需要通过个体智力和适应能力的测试。

贝利婴儿发育的量表（BSID- Ⅱ）最常用的婴儿智力量表，用于评估 1 到 3 岁儿童的语言，视觉处理问题能力、行为、精细运动和粗大运动。通过测评可得到智力发育指数（MDI）和运动发育指数（PDI，运动能力的标准）。这个测试可区分有重度智力障碍和

表 33-4 智力障碍 / 全面发育迟缓儿童的评估

| 测试项目 | 注解 |
| --- | --- |
| 详细病史 | 包括产前、围产期、产后事件（包括癫痫）；发育水平；3 代以内家族史。 |
| 体格检查 | 特别关注小的异常；重点的神经学检查和颅骨异常；<br>行为表现 |
| 视觉和听觉评估 | 必须进行检测和治疗，可以误诊为发育障碍而掩盖 |
| 染色体核型 | 如果染色体核型分析和染色体显带分析未能发现异常，必须进行微阵列拷贝数变异分析 |
| 脆性 X 筛查 | 根据临床表现进行筛查可以提高检出率到 7.6% |
| 神经影像学检查 | 首选 MRI。小头畸形和巨头畸形，颅骨异常，或局灶神经系统体征可以提高阳性率。很难明确特异的病因。全面扫描可以提高检出率。大多数发现的问题不改变治疗计划。需要衡量镇静对检查结果的影响。 |
| 甲状腺（T4, TSH） | 全球新生儿筛查计划中检出率接近 0% |
| 血铅 | 如果有明确的环境中过度铅暴露的因素 |
| 代谢检查 | 尿有机酸，血氨基酸，血氨，血乳酸，毛细血管血气<br>建立在临床基础上的重点检查是合理的 |
| 端粒缺失取代 CGH | 当核型分析和脆性 X 研究正常，但出现先天畸形的时候。重度智力障碍的发生率高 |
| Rett 综合征 MECP2 研究 | 女性伴有严重智力障碍 |
| EEG | 如没有癫痫发作史则可延期进行 |
| 重复的病史收集和查体 | 可给予充足的时间观察身体和行为的表现，或许可以使用新的评估技术。 |

CGH：比较基因组杂交；EEG：脑电图；$T_4$：甲状腺素；TSH：促甲状腺激素刺激素

摘自 Curry, et al. 1997; Shapiro BK, Batshaw ML: Mental retardation. In Burg FD, Ingelfinger JR, Polin RA, et al. Gellis and Kagan' s current pediatric therapy. ed 18. Philadelphia, 2005, WB Saunders, used with permission; and Shevell M, Ashwal S, Donley D, et al: Practice parameter: evaluation of the child with global developmental delay, Neurology, 2003, 60:367-380

正常发育的儿童，但它对于区分正常儿童和轻度智力障碍儿童的效果有限。

3 岁以上儿童最常用的心理量表是韦氏量表。韦氏学龄前儿童智力量表第 3 版（WPPSI- Ⅲ）用于测试心理年龄在 2.5~7.3 岁的儿童。韦氏儿童智力量表第四版(WISC- Ⅳ)用于测试心理年龄6岁以上的儿童。两个量表都包括语言和操作能力方面的一系列子项目测试。尽管智力障碍儿童通常在所有子测试项目的得分都低于平均成绩，他们偶尔也能在一项或者几项测试领域得到正常分数。

最常用适应性行为量表是 Vineland 适应行为量表（VABS），通过对家长和（或）照料者，以及教师进行半结构式访谈来评估四个方面的适应行为，即沟通能力，日常生活能力，社交能力和运动技能。其他适应性行为的测试还包括 Woodcock-Johnson 独立行为量表修订版，美国智力和发育障碍协会适应行为量表（ABS 第二版）和适应行为评估系统（ABAS 第二版）。通常智力得分和适应量表有好的相关性，但也并不总是这样。基本适应能力（进食、穿衣、卫生）可以较好地反映治疗效果，但 IQ 分值并不一定会提高。适应性行为有较强的可塑性，这种可塑性与基础条件和环境因素相关。Prader-Willi 综合征（见第 76 章）患者成年后具有稳定的适应能力，而脆性 X 综合征（见第 76 章）患者的适应性行为障碍则可能会随着时间演变而加剧。

## ■ 并发症

智力障碍儿童比正常儿童更多存在视觉、听觉、神经系统、肢体畸形、行为或情感方面的障碍。这些问题通常在智力障碍儿童被确诊后发现。如果未经处理，这些伴随障碍对个体的影响可能会超过智力障碍本身。

最常见的伴随障碍包括粗大运动障碍、行为和情绪障碍、医学并发症和癫痫发作。智力障碍越严重，伴随障碍的数量越多和程度越重。明确智力障碍的病因有助于预测最可能发生的并发症。脆性 X 综合征和胎儿酒精中毒综合征（见第 100.2）与行为障碍高度相关，唐氏综合征有很多并发症（甲状腺功能减低症、乳糜泻、先天性心脏病、寰枢椎半脱位）。这些合并症需要进行物理治疗、作业治疗、语言治疗、适当性仪器、眼镜、助听器和药物治疗。如果不能识别和治疗这些合并症，会阻碍康复，并导致儿童无法适应学校、家里和（或）社区环境。

## ■ 预　防

预防智力障碍的主要程序包括：

增加公众对酗酒和其他药物滥用对胎儿所造成的负面影响的认识

预防青少年怀孕和促进孕早期保健

预防外伤：鼓励使用护栏或其他保护装置防止儿童在家里跌倒和其他可以避免的伤害；开车时使用适当的座位进行固定，骑自行车、玩滑板时戴着安全帽；

教导使用枪支时的安全事项。

防止中毒：教导父母将药物和潜在有毒物品锁好。

鼓励安全的性行为以防止疾病的传播，特别是艾滋病。

实施计划免疫减少由于脑炎、脑膜炎、和先天性感染而导致智力障碍的风险。

在症状出现前检测到疾病并进行治疗可以防止后续的不良结果发生。全美范围内串联质谱技术新生儿筛查（现在大多数州可完成 > 50 种罕见遗传疾病的筛查），新生儿听力筛查，学龄前预防铅中毒项目的实施是一些很好的例子。对唐氏综合征儿童进行寰枢椎半脱位的放射学筛查，是智力障碍合并症的症状出现前进行早期诊断的一个例子。

## 治　疗

虽然智力障碍无法治愈，但许多合并症是可以干预治疗的，并有可能因为早期被识别而使患者受益。大多数智力障碍的儿童没有行为或情感方面的合并症，但挑战性行为（攻击、自残、反抗挑衅行为）和精神疾病（心境障碍和焦虑症）发生率却比正常儿童高。这些行为和情绪障碍会导致患者在外实习、就业前景和社会活动的机会减少。一些行为和情感障碍对于有更严重的智力障碍的儿童很难诊断，因为这些儿童的理解、沟通、解释或概括能力受限。还有一些其他疾病可以被智力障碍所掩盖。ADHD 测试在中度到重度智力障碍儿童中（见第 30 章）可能很困难，可能被认作是自闭症和智力障碍患者伴随的思维障碍（精神病）。

尽管精神疾病一般都有其生物学病因并对药物治疗显效，但是由于儿童的实际能力与情境需求不匹配、器质性原因、和（或）家庭困难往往会导致行为问题出现。这些行为问题可能提示孩子在试图进行沟通，获得关注或是避免挫折。在评价挑战行为时，必须要考虑到此行为与儿童的心理年龄是否匹配，而不是实际年龄。如果必须进行干预，则环境的改变比如更合适的教学环境可能会改善某些行为问题。行为管理技术非常有用，而精神类药物在某些情况下也可使用。

药物治疗不能改善智力障碍的核心症状，目前还没有能够提高智力的药物。但药物治疗可能有助于改善相关的行为和精神问题。精神药物常被用于特定的综合征，如 ADHD（兴奋类药物）、自伤和攻击行为（神经镇静类药物）、焦虑强迫症和抑郁症（选择性 5 - 羟色胺再摄取抑制剂）。任何一种精神类药物长期使用前均应先进行短期试验治疗。即使药物治疗效果满意，至少每年也应进行一次重新评估以确定治疗是否应该继续进行。

## 支持性护理和管理

每个智力障碍儿童的家庭都需要一名儿科医生能够随时帮助他们解答问题，协调护理及探讨疑虑。儿科医生对患者和家属的影响可以持续长达十几年。儿科医生的角色包括参与预防措施，早期诊断、识别相关的障碍，推荐合适的诊断和治疗服务，跨学科的管理，提供初级保健，倡导孩子和家庭健康。智力障碍儿童的管理策略应该是多渠道的，针对孩子的生活的方方面面：健康、教育、社会和娱乐活动、行为问题、和相关的障碍，也应该为患者的父母和兄弟姐妹提供支持。

### 基础护理

智力障碍儿童的初级保健包括有很多重要的部分:

提供和同龄儿相同的基础护理（见第 5 章）

预先进行相应发育阶段的指导: 进食、如厕、上学、事故预防、性教育。

评估儿童疾病相关的问题：如检查夜间磨牙症孩子的牙齿，唐氏综合征儿童的甲状腺功能，Williams 综合征（见第 102 章）儿童的心脏功能。

AAP 发表了一系列针对相关特定基因异常的智力障碍儿童的临床指南（唐氏综合征、脆性 X 综合征和威廉姆斯综合征）。在初级保健随访期间应该设定目标，并应根据需要调整治疗方案。还应考虑到的问题包括未来的计划需要什么样的额外信息，或者解释儿童为什么不能达到预期的治疗效果。有可能需要安排其他的评估，如正式的心理学或教育测试。

### 跨学科的管理

儿科医生有责任与其他科室协商来进行智力障碍的诊断，并配合治疗服务。除了医学专业的支持，如神经发育学、神经病学、遗传学、精神病学和（或）外科专业，咨询服务还可能包括心理学、语言病理学、物理治疗学、作业治疗学、听力学、营养学、护理学和（或）社会工作者的参与。早期干预与学校教育在帮助儿童的个人家庭服务计划（IFSP）中同样重要。家庭应该是这一计划设计和实施的主体。治疗应以家庭为中心，并体现人文关怀；对于大一点的儿童，应尽可能地鼓励他们参与规划和决策。

### 定期重新评估

孩子的能力和家庭的需求会随时间变化。随着儿童的成长，必须给孩子和家庭提供更多的信息，必须重新评估目标，并调整疗程需求。周期性的回顾应包括孩子在家庭、学校和其他公共场合的健康信息。正式的心理学或教育测试可能是有帮助的。在婴儿期

（6~12 月）应常规进行定期检查，一旦孩子的表现达不到预期，或者当儿童从一个发育阶段步入另一个发育阶段时都应该重新评估。尤其是儿童向成年期过渡的阶段，IDEA 2004 年修正案规定自 14 岁起。这种保健转变应包括 21 岁后向成人卫生保健系统的转变。

## 教育服务

教育是智力残疾儿童的治疗中最重要的一部分。教育计划必须与儿童的需求相关并能体现儿童个体的优点和缺点。联邦立法规定，学龄儿童教育项目（IEP）应依据儿童的发展水平，对于支持的需求，和达到独立所应设定的目标来进行。

## 休闲和娱乐活动

应该关注孩子社交和娱乐的需求。虽然智力障碍的幼儿通常可以和正常发育的孩子一起参加游乐活动，但智力障碍的青少年往往没有适当的社交机会。应该鼓励儿童参与运动，即使儿童没有竞争力，也能通过参与运动获得很多好处，包括控制体重、发展身体协调能力、维护心血管健康、改善自我形象。社会活动同样非常重要，包括舞蹈、旅行、交友和其他典型的社交和娱乐活动。

## 家庭咨询

许多有智力障碍儿童的家庭都适应得很好，但有些会有情感或社交方面的困难。这群孩子中父母抑郁和儿童虐待和忽视的概率高于一般人群。良好的家庭应对和育儿技术相关的因素包括：婚姻稳定、双亲良好的自尊、同胞数量有限、社会经济地位更高、残疾或相关障碍程度低，父母的期望值适当并对诊断有较好的接受能力，来自大家族成员的支持以及社区项目支持和短期替代照顾服务。智力障碍儿童家庭的精神负担是很大的，因此应该把家庭辅导、家长支持团队、短期替代照顾和家庭健康保健服务作为治疗计划的一个组成部分。

## 倡　导

儿科医生可以发挥很多宣传作用：保持与卫生部门或当地学区的密切联系以提倡适当的 IFSP /IE；通过社会保障局鉴定以获得附加保障收入（SSI）的金融支持；评估《美国残疾人法案》（ADA）对于青少年获得就业和社区活动的影响；为特定疾病或综合征的家庭推荐相应的父母支持团体或网站；确保为家庭提供足够的短期替代照顾服务，以缓解父母压力；参与社区活动，帮助障碍儿童发展教育、休闲、娱乐活动；号召私人和政府保险公司扩大针对智力障碍儿童治疗的承保范围。

## ■ 预　后

对于患有严重智力障碍的儿童，早期即可判断预后。轻度智力障碍并不一定是终身疾病。有的儿童早期被诊断为智力障碍，但后来可能演变成一个更具体的发展障碍疾病（沟通障碍、孤独症、学习缓慢，或边缘智力）。一些被诊断为轻度智力残疾的儿童在学校期间适应性行为得到充分培养，使他们不再符合最初的诊断。成长为青少年或成熟过程中可塑性的影响会导致儿童诊断分类从一个变为另一个（从中度到轻微缺陷）。也有一些原来诊断为特定的学习障碍或沟通障碍的孩子可能无法维持认知发展的速度，而进入智力障碍的诊断范围。青春期的诊断通常具有稳定性。

智力障碍者的远期结局取决于以下因素：认知和适应能力缺陷的程度，是否存在医学相关的发育障碍，家庭条件，学校和社区能为孩子和家庭提供的支持、服务和培训（表 33-5）。很多有轻度智力障碍的成年人能够获得经济和社会独立。他们可能需要定期监督，尤其是在有社会或经济压力的时候。无论独立或在监督下，大多数人能够生活自理。智力障碍并不影响预期寿命。

对于中度智力障碍的人，教育的目标是提高适应能力，提高“生存”所需的学业技能和职业技能，这样他们可以更好地生活在成人世界（表 33-5）。就业援助对这些个人非常重要，可以通过培训使他们能够在某些场所从事某项特定的工作。由于不再强调工作

**表 33-5　成人严重的智力障碍和不同年龄功能**

| 水平 | 成人智力年龄 * | 成人适应性 |
|---|---|---|
| 轻度 | 9~11 岁 | 阅读年龄达到 4-5 年级；会简单的乘法和除法；会写简单的信和清单；可完成就业申请；有基本的独立工作能力（按时到岗，进行工作，与工友合作）；可使用公共交通，有可能获得驾照；可管理家务，使用食谱做饭。 |
| 重度 | 6~8 岁 | 会阅读常见字；抄写信息，如将卡片上的地址抄写到申请书上；书写的数量与物品实际数量匹配；认识钟表上的时间；可进行沟通；可实现部分自我照顾；在监督下或卡片提示下可以管理家务；可以按照卡片食谱上的图画准备膳食；需要重复学习工作技能；在一定程度的监督下使用公共交通。 |
| 重度 | 3~5 岁 | 需要持续的支持和管理：可能能够表达需求，有时需要辅助的沟通工具。 |
| 极重度 | <3 岁 | 无法完成自我照顾，自我控制，交流和移动；可能需要完全的监管和护理 |

摘自 Dr. Robert L. Schum. Grand Rounds Presentation at Children's Hospital of Wisconsin, 2003

经验，许多智力障碍者可以成功的适应社区中的工作。这些人一般住在家里或在有监督的社区场所中。

患有严重智力残疾的成年人通常需要全方位的支持（表 33–5）。这些人可能还有一些相关的障碍性疾病，如脑瘫、行为障碍，癫痫，或感觉障碍，这些都将进一步限制他们的适应能力。他们可以在监督下执行简单的任务。大多数这种程度智力残疾的人可以在能提供适当支持条件的社区中生活。

## 参考书目

参考书目请参见光盘。

（张婕 译，陈艳妮 审）

# 第 5 部分 特殊需求的儿童

## 第 34 章
## 领 养

Mark D. Simms, Samantha L. Wilson

领养是一种社会的、情感的、合法的程序，为孤儿或弃子提供一个新的家庭。在美国，大约有 100 万儿童被领养；2%~4% 的美国家庭领养儿童。2007 年前约有 135 000 名儿童被领养，其中有 40% 由继父母或亲戚领养。对于那些无继父母的被领养儿童，约 60% 来自儿童福利机构，25% 来自国际组织，15% 来自私立的领养机构。私人机构或独立职业者，如律师，占到领养人总数的三分之一。

领养安全法（P.L. 105－89）规定，当在看护机构的儿童不能在适当的时间内安全回到自己家庭的情况下，需寄养在领养人处。因此，看护机构的寄养儿童人数从每年约 18 000 人，到 2002 年上升到高达 53 000 人的峰值。尽管如此，仍有大约 130 000 名来自看护机构的儿童处于“等待领养”状态，这一数字自 2003 年以来一直保持稳定。很多等待领养的儿童有一些“特殊要求”，因为他们多是学龄期儿童，同胞兄弟，种族及少数民族，或者因为在身体、情感、发育上有着特殊需求。联邦通过采取政府补贴、税收优惠、提供特殊招聘岗位、支持非传统家庭（特别是丁克一族或年长夫妇）领养等政策，旨在为这些儿童提供被领养的机会。

在过去的 25 年里，在其他国家有意领养儿童的家庭数量剧增。从 1960 年末到 2000 年初，瑞典领养了超过 4 万名外籍儿童。在法国，3/4 的被领养儿童来自其他 75 个不同国家。因为美国受全球政治和社会变化的影响，每年领养其他国家儿童数量不断变化，在 2008 年，美国家庭领养了 17 438 名外籍儿童（与 1990 年 7093 名相比），被领养儿童主要来自危地马拉、中国、俄罗斯、埃塞俄比亚和韩国等国家。大部分被领养儿童在本国因贫困或社会困难被国际组织领养，大约 65% 来自孤儿院等机构。尽管大部分婴儿在出生后不久即被丢弃，但也有部分大龄儿童由于家人病故、战争或自然灾害被遗弃。由于受政策或其他生活压力的影响，他们的早期童年时代受到了不同程度的负面影响。

在世界范围内，据联合国儿童基金会统计，每个孩子平均有 50 个有意领养者。人们担心，在一些国家领养外籍儿童没有相应的法律作为监管，来保护这些儿童安全。经济利益促使贩卖和绑架儿童、贿赂、家庭金融压制等行为增多。

### ■ 儿科医生的角色

#### 领养之前的医疗病史记录

领养机构正着力于在儿童被领养之前，从他们的亲生父母那儿获得他们有关健康和遗传的信息，提供给领养他们的家庭。儿科医生可以依据从儿童亲生父母那儿了解到的健康史，帮助领养儿童的家庭评估被领养儿童健康方面存在的实际和潜在的问题和风险。根据海牙公约和跨国领养合作法案（2008 年 4 月 1 日在美国正式实施），在美国，国际领养机构必须努力获得待领养儿童的准确和完整的健康史（表 34–1）。

在美国，待领养儿童的病例记录的质量差异非常大。国外有经验的医生很多，但某些医生的翻译水平较差，且很少使用医疗及药品术语，以至于儿童在自己本国出具的特殊诊断和实验室检查结果仅能作为参考，当该儿童到美国后需要进行再次检查和诊断。然而，病史记录可能带来一些新的问题。所有的健康诊断被否定和采纳之前，必须仔细的研究和斟酌。由于某些国家本身普遍存在健康和营养水平低下，应避免采用特殊地区儿童的生长发育曲线，这些结果可能导致错误数据或影响整体健康水平。然而，连续的生长发育数据应该参照美国标准数据曲线，它可以反映因为营养或其他慢性疾病而导致的生长缓慢的情况。照片、录像带或 DVD 等影像数据可能是儿童健康状况的唯一客观资料，但这些资料的参考价值值得商榷，尽管如此，正面照显示的畸形特征预示着儿童可能患有胎儿酒精综合征或其他先天性疾病。

我们应该将可以利用的信息清楚直白的告知儿童领养父母。美国儿童医生委员会和领养关怀护理提出（1991 年），判断被领养儿童的条件虽然不是一名儿

表 34-1　被领养儿童筛查测试

| |
|---|
| 血细胞计数筛查 |
| 血红蛋白检查 |
| 血铅水平 |
| 尿液检查 |
| 新生儿筛查（12 个月内） |
| 视力和听力筛查 |
| 发育水平测试 |
| 其他一些根据临床体检和年龄的筛查如幽门螺杆菌抗体或 $^{13}C$ 尿素呼气试验 |
| 大便细菌病原体检查 |
| G-6-PD 酶缺乏筛查 |
| 镰型红细胞检查 |
| 尿妊娠试验 |
| 感染性疾病筛查（见表 34-2） |

科医生的职责，但对于养父母和相关机构掌握该儿童目前或预期健康状况是非常必要的。

## 领养后的照看

当孩子在新家安置好后，儿科医生应鼓励领养父母对孩子的健康及发育情况进行全面的评估。在美国，对国际领养儿童进行医疗服务和发育监测需求促使开设一些特殊门诊。国际领养儿童患急慢性疾病的数量巨大，如发育障碍、贫血、高铅血症、龋齿、斜视、先天缺陷、发育迟缓、自理困难和心理问题。所有急性疾病患儿需要紧急救护。美国儿科协会建议所有外籍被领养儿童需常规进行感染性疾病、生长发育、视力和听力的筛查。针对儿童出生所在地的疾病的患病率，还应当增加相应的附加检查。如果孩子的 PPD 皮试阴性，则在 4~6 个月后需再次检查 PPD 皮试，排除孩子可能因为营养不良而出现假阴性结果。筛查结果阳性应做结核确诊试验，以排除阳性结果是因为接种了卡介苗所导致的。如果他们在离开美国之前没有接种甲肝疫苗，则孩子的父母及其他家庭成员（兄弟姐妹、祖父母等）也应接种疫苗。调查显示，在国际领养儿童中，65% 的儿童没有海外疫苗接种记录，实际上，即使儿童免疫记录不符合美国规定的疫苗接种程序，但也被认定是有效的。

### 发育迟缓

很多孩子在一开始被领养时，都存在不同程度的至少一个方面的发育迟缓，但大多数在被领养后 12 个月有所改善。在被领养的发育迟缓的儿童当中，小于 6 个月的婴儿通常表现较典型，而较大年龄儿童的表现则多种多样。

### 生长缓慢

在国际被领养儿童中，生长缓慢是非常普遍的，这是多因素作用的结果，包括未诊断 / 未治疗的疾病状态，营养不良和心理问题。被领养时的身高体重与在被领养前在托儿所所待时间呈负相关关系。虽然，大部分孩子在被领养后有生长发育明显的追赶，但仍有许多孩子比美国同龄孩子偏矮。

### 语言发育

大多数国际被领养儿童没接触过英语。来美国的两年后，大多数学龄前儿童的英语水平可与美国本土儿童相当。对于大龄儿童，若母语学习掌握稍差也将预示着英语学习能力相对落后。

### 饮食问题

起初饮食、睡眠规律、情绪行为（如自我激励或自我安慰）问题是很普遍的，特别是那些从慈善机构领养的孩子。喂养问题通常与粗糙食物或固体食物喂养较少有关。同时，孩子可能没有建立对饱腹的意识，导致喂养过量或频繁进食。喂养问题通常会随着父母对各年龄阶段喂养食谱的认识，以及对食物量的限制而逐渐减少。有时候，一些饮食喂养专家所提供的有关健康指导可能会调整一些饮食习惯。

### 睡眠问题

睡眠通常因为规律或环境改变而受到影响。努力创造一个被领养前后相似的环境有一定帮助。在最初的几个月里，随着孩子情绪自控能力的改善，睡眠问题会逐渐好转。同样，刻板行为如摇头或撞头，一般会在被领养后几个月消失。

### 社会性及情绪发育

通过固定的照看者细心照料，婴儿的大脑发育能更好地调节觉醒和情感反应。孩子与照看者之间的互动交流对今后社会情感发育有重要影响。被领养儿童之前照看的数量和质量通常是未知的。在许多情况下，加入一个安全的稳定的家庭环境中，并且由固定的照看者照料，可有效地促进孩子社会情感的发展。有时，孩子之前的经历或者性格可能会给养父母带来一定的困扰。比如，孩子的反应可能是不经意的或难以理解的，而父母的回应却是敏感的。这种情况下，在新建立的家庭中，需进一步培养相互之间的关系和制定行为规范。

### 家庭问题

对于领养家庭的建立来说，有很多特殊的问题，这些问题会造成家庭的压力增大，并且影响孩子和家庭的关系。特别是在某些领养家庭出现下列情况，如需要解决不孕问题，多种族家庭的建立，被领养身份的暴露，对孩子身世的担心和质疑，在领养机构的进一步确认等。尽管大部分领养儿童在新环境中可以很好的适应，但某些养父母会出现领养后的衰退期，他们可以获得额外的支持来缓解家庭过渡期的压力。

家长从孩子幼儿期开始，一直到青少年期，应不断鼓励孩子接受被领养的事实。一个孩子对于领养的理解取决于整个认知能力的发展。对于孩子来说，对有关自己被领养问题的质疑是很常见和正常的，特别是在7岁到10岁的阶段。当被领养儿童出现既往健康史和家族遗传史不详的情况时，儿科医生可能需要向养父母或被领养的青少年解释大量的问题。在任何时候，当关注孩子发育、行为和情感功能问题时都有可能涉及到孩子领养史。

大多数被领养的孩子和家庭之间相处融洽，且过着健康丰富的生活。中途放弃领养比较少见，一般发生在领养机构，且与他们被领养时年龄较大或在被领养前多地生活史有关。那么，对于那些从领养机构领养儿童的家长，需更好地了解领养孩子之前的情况，机构一般会强调家长需有一定准备，并确保在领养后可给孩子提供全方位的服务，包括生理健康、心理健康、生长发育监测等。

## 参考书目

参考书目请参见光盘。

## 34.1 针对移民（国外出生）儿童感染性疾病的医学评估

*Stacene R. Maroushek*

每年有超过21万名国外出生的儿童（年龄<16岁）以难民、流浪者、移民包括被领养者的身份进入美国，这些儿童不包括：无证件的暂居或在美国工作的儿童、外籍父母在美国所生儿童、约270万拥有常年进出美国合法护照的<16岁非移民访问者。在美国居住的儿童中有20%是移民者或来自移民家庭。除了国际领养的儿童，针对这些外来儿童的疾病筛查指南是不足的。由于不同的国家感染性疾病流行率不同且疾病表现各异，同时存在一些高危的生活环境（如难民营、孤儿院、托儿所、农村/城市贫困地区），许多发展中国家有限的医疗服务，不为人知的疾病既往史，由于英语表达水平导致与父母的沟通障碍，不同的教育背景和经济基础等等这些因素导致对移民儿童的医疗评估成为一项艰巨而重要的工作。

在进入美国境内前，所有的移民儿童均需要接受美国驻当地政府指定医生的健康检查。这些检查仅局限于针对法律要求的某些传染病的筛查和严重的身体或精神疾病的检查，来防止永久居住签证的问题。这些检查不是孩子的全面健康体检，在某些情况下，对于小于15岁的儿童，某些感染性疾病的实验室筛查和影像学检查不是必需项目。进入美国后，政府需对难民做进一步健康筛查，这不包括其他类型的移民，而对于重新定居后的检查没有法律强制性要求，因为这些难民经常会移居到不同的城市或国家，而对他们很少追踪之前的健康档案。所以，很多在国外出生的孩子有最初出生地和再定居地有关感染性疾病或其他健康问题的筛查。

免疫接种程序和记录也取决于记录的状态，小于10岁的国际领养儿童，在到达美国前不受与疫苗相关的移民与国籍法的约束。养父母需要签订一份豁免申请，证明在申请抵达美国获得永久居住权（绿卡）之前的疫苗接种情况。

几十年前移民的筛查与现在相比更加局限。如果之前不能掌握足够的疾病筛查记录，再次筛查又比较局限，就应该重点关注那些生病或生存困难的儿童和成人。当移民儿童来美国后，感染性疾病是最常见的疾病。孩子可能没有表现出症状，所以需要了解既往史，并做检查来进行疾病筛查。由于围产期针对乙肝、丙肝、梅毒、艾滋病、某些肠寄生虫和结核杆菌的筛查结果有时不一致，所以，在抵达美国之前，所有的儿童均需要对以上疾病进行筛查。在表34-2中列出建议筛查的感染性疾病。除了这些感染性疾病，其他的筛查项目如听力、视力、口腔、心理健康评估、发育评估、营养评估、血铅暴露水平、全血细胞计数和红细胞指数、甲状腺功能、新生儿或胎儿期筛查、先天性疾病筛查（包括胎儿酒精综合征）等，均应被视为对移民儿童的初步评估项目（表34-2）。

儿童到达美国1个月内应进行体检，如果有健康问题应尽早处理，除非孩子患病、学校接种疫苗或其他法律强制性要求，外籍父母一般不会主动带孩子去健康中心。因此在外籍儿童首次抵达时境内时进行全面的医学检查评估是非常重要的。

## ■ 常见的感染性疾病

### 乙 肝

在国际领养儿童和难民儿童中，乙肝表面抗原的携带率分别为1%~5%和4%~14%，由于出生地、年龄、受教育程度的不同导致患病率不同。流行病学调查显示以往的乙肝病毒感染者更多。乙肝病毒感染者主要来自亚洲、非洲、中东欧地区和苏联（如保加利亚、罗马尼亚、俄罗斯和乌克兰），其他国家的移民者也有感染。所有的移民儿童若来自乙肝高患病率国家（血

**表 34-2　移民儿童的感染性疾病筛查**

| |
|---|
| **推荐的检查：** |
| 乙型肝炎病毒检查 * |
| 乙肝表面抗原（HBsAg） |
| 乙肝表面抗原抗体（anti-HBs） |
| 丙型肝炎病毒血清学试验 |
| 甲型肝炎病毒血清学试验 |
| 水痘病毒血清学试 |
| 验梅毒血清学试验 |
| 非密螺旋体测试（RPR, VDRL, 或 ART） |
| 密螺旋体测试（MHA-TP 或 FTA-ABS） |
| 人免疫缺陷病毒 1 和 2 测试（ELISA if >18 mo, PCR if <18 mo）* |
| 全血细胞计数 |
| 大便虫卵、寄生虫检查（2–3 个样本） |
| 大便兰氏贾第虫和隐孢子虫检查（1 个样本） |
| 结核菌素试验 |
| **可选择性检查（对特别人群或环境）：** |
| 衣原体 / 支原体 |
| 疟疾 |
| 血吸虫病 |

ART：自动反应素试验；FTA-ABS：荧光密螺旋体抗体吸收；MHA-TP：荧光密螺旋体抗体吸收试验；MHA-TP：微量梅毒螺旋体血凝试验；RPR，快速血浆反应素环状卡片试验；VDRL：梅毒检验

* 出现症状后 3 ～ 6 个月复查

清 HBsAg 阳性＞2%），无论之前有无接种过疫苗，均应进行乙肝病毒血清学检查，包括表面抗原和表面抗体以识别急性或慢性感染、既往感染或接种疫苗后产生抗体。因为乙肝病毒有较长的潜伏期（6 周至 6 个月），孩子可能已感染病毒但处于潜伏期而出现假阴性。因此，在进入美国 6 个月后应对儿童进行再次检查，特别是那些来自乙肝病毒高发流行的国家。慢性乙肝感染指乙肝表面抗原在体内持续超过 6 个月。乙肝表面抗原阳性的患儿应进一步评估是否发展为慢性乙肝，因为在出生时或 1 岁前被感染的婴儿 90% 以上发展为慢性乙肝，在 1~5 岁乙肝病毒暴露的儿童中有 30% 发展成为慢性乙肝。所以一旦被确诊为乙肝病毒感染者，应进一步检查评估重型或慢性肝病或肝癌的发生情况。

如果一个孩子或青年暴露于乙肝病毒阳性的家庭或性接触者，应该进行检查并接种乙肝疫苗。这些易感者应接受一系列的预防措施。移民儿童如果检查 HBV 阴性，应该按疫苗接种程序尽早接种乙肝疫苗。若乙肝表面抗原检测阳性患儿，表明已感染急性或慢性乙肝，不需要接种乙肝疫苗，但应对其进行有关乙肝疾病传播、控制的教育，并进行治疗。

## 甲　肝

许多移民儿童在出生后不久即感染甲肝病毒，从而获得免疫能力。常规的血清学检查甲肝抗体并不能检测出易感儿童。在美国儿童常规疫苗接种程序建议在 1~2 岁时接种甲肝疫苗，对甲肝抗体的检查是判断儿童有无感染甲肝的有效指标。如果既往无感染过甲肝的证据，则应对该儿童进行甲肝疫苗接种。

## 丙　肝

从地中海东部和西太平洋、非洲、中国和东南亚等国家来的儿童需进行丙肝的筛查。进行筛查的标准应询问其既往史（是否输注血液制品、传统的经皮操作如文身、人体穿刺、手术或接触反复使用及消毒的医疗器械）以及孩子出生地所在国家的丙肝患病率情况。所有来自埃及的儿童，已知丙肝发病率最高的地区（全美发病率 12%，其中 40% 发生在农村），均应进行丙肝的筛查。区分既往感染或获得性丙肝病毒感染，需完善血清学丙肝抗体检查，确诊试验应做 HCV RIBA 试验或 HCV RNA 核酸检测。

## 肠道疾病

经验丰富的检验室通过对被领养儿童粪便虫卵和寄生虫的检测，其病原体确诊率为 15%~35%，在移民及难民发病率为 8%~86% 不等。肠道寄生虫感染依据其出生地国家该疾病流行情况、受教育水平、生活条件（包括水的质量、公共卫生等）以及孩子年龄的不同，其发病率也不同，其中幼儿 / 低龄学龄期儿童最易感。

最常见的病原体即蓝氏贾第鞭毛虫(见第 274 章)，鞭虫（见第 285 章），绦虫类（见第 294 章），溶组织内阿米巴类(见第 273 章)，血吸虫类(见第 292 章)，粪类圆线虫（见第 287 章），蛔虫（见第 283 章），钩虫（见第 284 章）。所有来自撒哈拉以南的非洲和东南亚，年龄大于 2 岁的未怀孕难民应预先服阿苯达唑治疗。目前对阿苯达唑敏感的病原体(如蛔虫、鞭虫、钩虫）的感染率已经减少。非难民的移民没有接受阿苯达唑的预防性治疗。

如果已进行阿苯达唑预防性治疗，也应该检查相应的嗜酸性粒细胞计数。如果检查示嗜酸性粒细胞计数 >400/μL，且从到达美国后的 3~6 个月持续升高，则应进行进一步检查其他寄生虫类如类圆线虫属及血吸虫属。如果未进行阿苯达唑预防性治疗，晨起大便标本需分为 2 个样本分别进行大便虫卵及寄生虫的检查，并进行嗜酸性粒细胞计数检测。如果孩子出现症状，包括生长发育缓慢，虽无嗜酸性粒细胞升高证据，

粪标本也需进行贾第鞭毛虫和隐孢子虫抗原检测，若潜在感染致病性寄生虫，均应进行合理的治疗。

肠道寄生虫是可治疗的，但很难完全根治。因此，对有症状的孩子进行治疗后反复定期做粪虫卵和寄生虫检测是很重要的，可确保成功消灭体内所有寄生虫。治疗 3~6 个月后应检测嗜酸性粒细胞的计数，如果仍然升高，则应做进一步评估。同时，如果孩子有腹泻，特别是大便带血，则应检测粪标本中的沙门氏菌属（见第 190 章），志贺氏菌（见第 191 章），空肠弯曲菌（见第 194 章），和大肠杆菌 O157∶H7（见第 192 章）。

## 结 核

结核感染常见于来自各个国家的移民者，因为全世界有近 30% 的人感染结核分枝杆菌。结核潜伏期感染率在被领养儿童中占 0.6%~30%，而在来自北非和中东地区的难民中高达 60%。在 2007 年之前，胸片和结核菌素皮试（TST）检查没有在年龄 <15 岁的儿童中普遍开展，有报告称，在这些未进行结核筛查的儿童当中，有 1%~2% 的未确诊的活动性结核感染患儿进入美国。

自 2007 年以后，结核疾病指南提出，来自结核病高患病率国家（大于 20/100 000）的 2~14 岁儿童，必须进行结核皮试检查。如果皮试阳性，则需进一步进行胸片检查。如果胸片结果支持结核感染，在到达美国之前需完善痰涂片及痰培养检查。据疾控中心和国际移民检疫部门最新数据显示，此项指南指出在一些高患病率的国家并没有很好地对儿童进行结核筛查（www.cdc.gov/ncidod/dq/technica.htm）。

因为结核活动性感染会对年幼儿童造成严重影响，潜伏期结核感染也可能在数年后转为活动期，所以结核菌素试验对于筛查高危人群是十分必要的。血清干扰素 -γ 释放试验如 QuantiFERON-TB Gold 和 T-SPOT。TB 多用于成年人，并没有在儿童中广泛应用。一些研究表明，这些检查对于婴幼儿检查的结果不一定可靠。

常规胸片检查不能完全排除无症状且结核皮试阴性的患儿，某些结核感染的移民者可能为营养不良或隐性 HIV 感染而不产生特异性变异反应。若为营养不良患者，则应该在营养状况好转后复查 TST 检查。接种卡介苗不是 TST 检查的禁忌，如果 TST 检查结果阳性，则无需常规接种卡介苗。对于这些孩子，应做进一步检查判断是结核潜伏感染，还是活动期需要立即治疗的结核感染。对于小于 4 岁有痰阳性结核患者接触史的儿童需进行经验型治疗。一些专家建议在孩子离开高患病率地区的 3~6 个月后应复查 TST。如果有可疑结核感染的移民患儿，则应对患儿隔离和进行药敏试验，因为在很多国家有高耐药性结核杆菌流行。

## 梅 毒

先天性梅毒，特别是侵犯中枢神经系统，在一些来自发展中国家的移民儿童中可能出现漏诊或没有接受正规治疗。每一个移民患儿，无论有无家族史或治疗报告，均需要检测非特异性梅毒螺旋体和梅毒血清学试验，进行对梅毒的筛查。梅毒血清学检测阳性患儿，应由专家进行评估鉴别品他病、雅司病、梅毒或其他非感染引起的假阳性结果，同时判断严重程度并给予相应的治疗。

## HIV 感染

移民儿童感染 HIV 风险率取决于来源国家和个体感染的危险因素。首先因为 HIV 感染率不断变化，其次某些移民者可能来自高感染率地区，再次 <15 岁儿童在抵达之前无需进行 HIV 筛查，所以所有的移民儿童均需要在抵达后进行 HIV 的筛查。尽管大多数被领养儿童在他们的推荐信息上有关于 HIV 的检测报告，但他们原籍国家的检测是不可靠的。相反，如果是对难民儿童的检测，通常是在政府移民组织实验室中进行。通过胎盘获得的来自母亲体内的抗体，在小于 18 个月无法被检测到，所以 HIV 抗体检查用于 >18 月龄的儿童。用 PCR 检测 HIV RNA 或 DNA 可用于 <18 月龄儿童。若 HIV 抗体阳性或 PCR 检测阳性，任何儿童或青年都应立即进行临床和实验室评估，同时进行专家咨询。

## 其他感染性疾病

皮肤感染是移民儿童常见疾病，其中包括细菌（如脓疱疮），真菌（如念珠菌，癣），寄生虫感染（如疥疮，虱病）。有时在移民儿童中可见伤寒、疟疾、麻风病、类鼻疽等疾病。虽然这些疾病不是常规筛查项目，但若出现发热、肝脾大、呼吸道感染、贫血或嗜酸性粒细胞升高应引起警惕，需根据患儿原国籍病种的流行病学调查情况进行诊断评估。如果孩子前一年内到过疟疾流行地区，当出现发热时均应将疟疾作为鉴别诊断之一，特别是在之前没有服抗疟药预防的情况下。

在美国，移民儿童中麻疹报告病例有增多，其中包括从中国领养的儿童，在美国接触患者。准父母远赴国际组织领养儿童，并与被领养者的家庭接触，应该确保了解被领养儿的疾病史以及按美国程序接种麻疹疫苗的情况。所有出生于 1957 年后的人，若无感染麻疹的官方依据，且无麻疹接种禁忌证，均应接种两剂麻疹疫苗。高危的移民儿童及家人应在到达前及时按年龄段规定（儿童、青少年、成人）接种疫苗。（见

第 238 章）

临床医生应根据孩子的原国籍高发流行病种及其临床表现，考虑到孩子可能的疾病。一些疾病如中枢神经系统囊虫病，其潜伏期可能长达数年，因此在初筛时可能检测不到。在初评的基础上，一般需在抵达 6 个月后再次复评。很多病例，如果从抵达到出现临床症状的间隔时间越长，那么此病原体是从原籍国所获得的可能性越小。

### 预防接种

部分移民者有来自其出生国或居住国家的预防接种资料。通常资料显示已接种卡介苗、百白破疫苗、脊髓灰质炎疫苗、麻疹和乙肝疫苗，其他疫苗如 B 型嗜血杆菌疫苗、流行性腮腺炎疫苗、风疹疫苗接种较少，肺炎链球菌、脑膜炎球菌、人乳头瘤病毒、水痘疫苗等则更加罕见。移民者需要根据美国健康儿童及青少年疫苗接种程序接种疫苗（见第 165 章）。尽管一些国家的部分疫苗缺乏效力，但世界范围内大部分疫苗生产具有标准的质量控制，具有可靠性。如果之前接种疫苗的种类、日期、剂量、间隔时间以及接种的年龄符合现有美国的或世界卫生组织疫苗接种程序，则之前的疫苗记录可作为有效凭证。提供有限的数据作为其他国家接种疫苗的有效凭证，对血清抗体的检测是确保已接种疫苗产生免疫力的方法之一。如果不确定是否已产生抵抗力，则另外一个选择是重新接种疫苗。随着对百白破局部反应率的增加，可在接种疫苗前进行破伤风和白喉血清学抗体检测，这样可减少疫苗严重反应的发生率。对于 6 个月以上儿童，无论有无接种疫苗的记录，进行百白破和脊髓灰质炎的血清抗体检查可判断该患儿是否具有保护性抗体。如果该儿童具有保护性抗体，那么应继续完善适合该儿童年龄接种的疫苗接种程序。对于 12 个月以上的儿童，测定麻疹、腮腺炎、风疹、水痘血清抗体可以判断该儿童是否具有对以上病原体的免疫能力，这些血清学检查不能用于小于 12 个月龄的儿童，因为其体内可能存在母体抗体。很多移民儿童需要接种流行性腮腺炎及风疹疫苗，因为这些疫苗在发展中国家很少见。尽管有时已存在麻疹抗体，但仍需接种麻腮风疫苗预防流行性腮腺炎和风疹。现在，没有针对百日咳可靠的血清学抗体检测。如前所述，乙肝抗体检测应当应用于所有儿童，以判断是否具有乙肝保护性抗体。如果没有可靠的血清学检测方法，或者不能确保接种的免疫原性疫苗的效果，那么，应采取谨慎保守的做法。

### 参考书目

参考书目请参见光盘。

（丁大为　译，钟燕　审）

# 第 35 章 收养与亲属照料

*Moira Szilagyi, Sara B. Eleoff*

收养的任务在于为儿童提供卫生、安全、健康的生活环境，从而有助于促进家庭关系的和谐统一。儿童在另一个家庭的安置要符合在整个历史上全球全社会儿童的需要。对于儿童正处于家庭危机发生期间，在美国，收养制度作为一项临时性策略，此制度的根源在于以家庭背景下提升儿童费用达最佳状态为原则。在 1989 年联合国公约中的儿童权利法，是一项有法律效力、有法律约束力的手段，以便应对全世界所有儿童照管的需求。

补充内容请参见光盘。

（丁大为　译，钟燕　审）

# 第 36 章 暴力对儿童的影响

*Marilyn Augustyn, Barry Zuckerman*

无论是隐蔽的还是公开的暴力，对于受害者、犯罪者、目击者而言，它在世界各地都是一个重大的公共卫生问题（见第 1 章）。对于儿童暴力我们不应仅限于关注传统的暴力造成的伤害。儿科医生需要意识到这样一个危险因素：接触暴力阻碍了儿童的健康成长。儿科医生需要倡导各地、州、国家，甚至全世界给孩子提供一个更安全的环境，让所有的孩子健康成长。

补充内容请参见光盘

## 36.1　学校欺凌和暴力

*Douglas Vanderbilt, Marilyn Augustyn*

### ■ 欺　凌

#### 定　义

欺凌的作用主要是用来维护自己的权威，欺凌是通过社会、情感或物理的方式反复、故意欺凌弱小来实现的。欺凌影响了大量的儿童，也为孩子们的长期抑郁、自杀、精神症状、行为问题和心身问题埋下了祸根。孩子可以在恶霸、受害者、恶霸－受害者（在不同的时间扮演者施害者和受害者）、旁观者身份之间转换。欺凌可以是直接的，包括身体攻击（如打人、偷窃，用武器威胁）和口头攻击（如谩骂、公开羞辱、恐吓），也可以是间接的，包括关系侵略（如散布谣言、社会排斥、来自同辈群体的排斥、忽视等）。欺凌大多发生在学校，在课间休息、休假、午餐时没人监督的操场、走廊，或上下学的途中。短信、电子邮件、网络聊天室和留言板这些技术为这种行为创造了独特的犯罪场所。

## 36.2 战争对孩子的影响

*Isaiah D. Wexler, Eitan Kerem*

战争对孩子的影响是毁灭性的，它的影响可以持续战后几十年。一项关于健康状况的调查发现在 13 个战争多发国家，有 7.5% 的受害者是小于 15 岁的儿童。据联合国儿童基金会（UNICEF）统计，1990—2003 年的军事冲突已经导致了 360 万人的死亡，其中 90% 是平民，50% 是儿童。在过去的十年中，战争对儿童的影响并没有减轻，在亚洲次大陆、撒哈拉以南的非洲、中东地区，孩子们仍然受到战争的摧残。

补充内容请参见光盘。

（丁大为　译，钟燕　审）

# 第 37 章 儿童虐待与忽视

*Howard Dubowitz, Wendy G. Lane*

儿童虐待与忽视是一个全球性的普遍问题，会导致短期和长期的生理、心理乃至社交上的不良影响。儿童保健专家在解决此类问题时有着重要的作用。儿童保健专家除了在鉴定并确保受虐儿童的安全和健康之外，他们在预防、治疗儿童虐待和忽视所造成的不良后果和宣传相关知识上也有着重要的地位。国与国之间，甚至国家内部不同地区的儿童虐待与忽视事件的发生率及政策都有很大不同。国家、省及州政府对儿童虐待与忽视的认识和对策都会影响到儿童虐待与忽视事件的发生率及相应服务的提供。目前已经确定了两大方法：一个是面向儿童及其家庭的幸福，另一个是面向儿童的安全。尽管两者有所重叠，但是前者的焦点在于将家庭看成一个整体，而后者使儿童处于危险当中。美国目前采用的是面向儿童安全的对策。

## ■ 定　义

虐待即有侵犯的行为，忽视即有疏忽的行为。美国政府将虐待定义为“父母或看守人的任何近期行为导致儿童的死亡、严重躯体或精神伤害、性虐待，或其任何行为可能导致儿童有受到严重伤害的风险”。美国的一些州也将家庭的其他成员对儿童的虐待行为包括在内。儿童当前有可能并没有实际的伤害或尚不存在遭受严重伤害的风险，但仍要考虑到有可能存在的伤害。很多州都将潜在伤害写进了儿童虐待法。虽然预测潜在伤害很困难，但是却使预防措施有实现的可能。我们应该考虑两个方面：一个是伤害的可能性，另一个是伤害的严重程度。

**躯体虐待**　包括打、摇、烧和咬。体罚在很多国家都是可被接受的行为：世界卫生组织在 2006 年报道 106 个国家并没有在学校里禁止体罚行为，147 个国家没有禁止变相的体罚行为，只有 16 个国家禁止家中的体罚行为。在美国，究竟体罚到了一个什么程度就能视为虐待也尚没有定论。人们可能会将受到比皮肤的短暂的红肿更为严重的伤害视为虐待的结果。如果父母打了孩子的臀部，惩罚时应该隔着衣物，并且红肿的部位应该是在臀部，而不会在颈部或头部，如果父母是使用了别的物体而不是手进行虐待，那么伤害程度可能会增加。一些严重的暴力行为（如投掷硬物，扇耳光）可能没有造成实质性的伤害或相应的风险，但仍应视为虐待行为。虽然一些儿童保健专家认为在限定情况的击打行为是可以接受的，但几乎所有专家都建议使用更有建设性的惩罚行为而非体罚。尽管很多人不能接受体罚儿童的行为，还有文献指出了可能的危害，但将体罚儿童列为虐待仍有不同意见，除非体罚儿童导致了伤害。躯体上的疤痕虽然容易消退，但是心理上的疤痕却会长期存在。

**性虐待**　定义为对尚未独立和发育成熟的儿童或青少年进行他们尚不能完全理解，或未经其允许，或有悖社会家庭伦理禁忌的性接触。性虐待包括显露生殖器，口－生殖器接触，生殖器－生殖器接触，生殖器爱抚，生殖器－肛门接触。父母亲或照顾者在非看护需要情况下做出的隐私部位触摸都是不适当的行为。

**忽视**　指的是照顾时疏忽导致了实际上或潜在的伤害。疏忽包括了身体健康、教育、监督、保护儿童免受环境伤害、生理需求（如衣服、食物）和（或）情感支持上的不足。解决看守者忽视的较好办法是让其设身处地的想象儿童的基本需求或权利（如充足的食物、衣服、保护、身体健康、教育和教养）。不论什么原因，只要儿童的基本需求没有得到充分满足都可视为忽视。若儿童由于未得到必需的照顾而危及其身体健康则称为医学忽视。并不是所有情况都需要上报到儿童保护机构，提前给予干预更为合适。

**心理虐待** 包括言语虐待、羞辱和恐吓儿童的行为。虽然心理虐待对儿童非常有害，会导致抑郁、焦虑、孤立、自卑或缺乏共情，但因其很难提供有效证据，所以儿童保护机构很少会介入进来。即使心理虐待没有达到需要上报的情况，儿童保健专家仍然要重视此种形式的虐待。此类儿童和家庭能够从心理咨询、社会支持、行为服务机构、教育机构和精神卫生服务机构中获益。很多儿童可能遭受了不止一种形式的虐待，儿童保护机构需要将心理虐待从其他形式虐待中区别出来。

在国际上，某些交易行为使儿童成为廉价童工或性工作者，使得这些儿童遭受到上述所有类型的虐待。

## 发生率和流行率

### 全球形势

儿童虐待与忽视并不少见且是全球性现象。世界卫生组织估计有 40 000 00015 岁以下儿童遭受了虐待与忽视，并估计有 1 000 000 儿童被迫从事交易行为。全球性的多国研究显示超过 80% 的儿童在家中受到过体罚，超过 30% 的受到过严重的体罚。联合国国际儿童紧急救援基金会的调查也进一步证实了这些报道，其中一个在中东地区进行的调查显示 30% 的儿童被父母打或捆绑过，另一个在东南亚国家进行的调查显示 30% 的母亲在最近 6 个月曾经用物品击打过孩子。

### 美国形势

在美国，虐待与忽视的发生地点大多数隐秘且保密性高。尽管如此，在 2008 年，儿童保护机构接到了超过 3 000 000 次报告，涉及儿童超过 6 百万，这一比例达到了 49.4‰。在 772 000 个被证实的报告中，71% 为忽视，2.2% 为医学忽视，16% 为躯体虐待，9% 为性虐待，7.3% 为心理虐待。这也解释了为什么有 8‰ 的儿童受到过忽视，而且这一比例自 1990 年代以来就比较稳定，相反的是性虐待率（下降 53%）和躯体虐待率（下降 48%）在 1992~2006 年有所下降。医护人员的报告占了总数的 12% 左右。

0~3 岁儿童的虐待率最高，为 16.4‰。黑人儿童的虐待率是白种儿童的 2 倍（20.4‰ vs.11‰）。这一虐待率的差别在一定程度上有可能是由于在对低收入和少数民族进行鉴别、报道和调查时存在的职业偏差。由儿童保护机构独立提供的官方数据也可以证实儿童虐待事件的高发。在一个地区调查中，3% 的父母承认曾对他们的孩子使用严重的暴力（如用拳头打，烧，使用刀枪）。考虑到这种数据的特殊性，这些调查得出的虐待率还是保守的且具有警示作用。

## 病 因

儿童虐待很少只有单一原因，而经常存在多重的、相互影响的 4 级水平生物心理社会危险因素。从个体水平而言，儿童有残疾，父母有抑郁或药物滥用使得儿童容易受到虐待。家庭水平而言，关系越亲近越容易造成虐待。社区因素包括紧张性刺激，例如社区治安差或缺少娱乐设施。缺乏相关的专业指导可能造成忽视，比如正确的儿童照顾指南没有清楚的传达。主要的社会因素包括贫穷及相关的负担也会导致虐待率的上升。世界卫生组织估计低收入国家的儿童谋杀率是高收入国家的 2 倍（2.58 每 10 万人口 vs.1.21 每 10 万人口），但是儿童谋杀事件依然发生于高收入国家（表 37-1）。所有社会阶层的儿童都可能受到虐待，儿童保健专家需要给予那些低收入家庭更多关注。相反的是，如家庭支持或母亲对孩子的关注等保护因素，可能是儿童虐待的保护因素。

**表 37-1 不同国家儿童虐待死亡比例**

| 国家 | 死亡率（100 000 名儿童）* |
|---|---|
| 西班牙 | 0.1 |
| 希腊 | 0.2 |
| 意大利 | 0.2 |
| 爱尔兰 | 0.3 |
| 挪威 | 0.3 |
| 荷兰 | 0.6 |
| 瑞典 | 0.6 |
| 韩国 | 0.8 |
| 澳大利亚 | 0.8 |
| 德国 | 0.8 |
| 丹麦 | 0.8 |
| 芬兰 | 0.8 |
| 波兰 | 0.9 |
| 英国 | 0.9 |
| 瑞士 | 0.9 |
| 加拿大 | 1.0 |
| 奥地利 | 1.0 |
| 日本 | 1.0 |
| 斯洛伐克 | 1.0 |
| 比利时 | 1.1 |
| 捷克 | 1.2 |
| 新西兰 | 1.3 |
| 匈牙利 | 1.3 |
| 法国 | 1.4 |
| 美国 | 2.4 |
| 墨西哥 | 3.0 |
| 葡萄牙 | 3.7 |

* 死亡比例包括因明显的虐待而死亡与死亡原因未经确认

摘自 UNICEF. A league table of child maltreatment deaths in rich nations//Inocenti Report Card No 5. Florence: UNICEF Innocenti Research Centre, 2003, 9:4, Figure 1b

鉴别并确定保护因素对预防儿童虐待来说十分重要。儿童虐待的发生包括了危险因素和保护因素之间复杂的相互作用。例如有人能够告诉父母，“我能看出来你有多爱你的孩子。我们该如何做才能让他不用去医院？”。儿童虐待是相关的危险因素和保护因素复杂的相互作用而导致的。一个单身妈妈如果小孩有哮喘，而她最近又失业了，那么小孩就有被虐待的危险，但如果有一个充满爱心的祖母，便对小孩有着保护作用。只有充分了解儿童虐待的保护和危险因素，才能进行合适的引导以避免儿童虐待。

## 临床表现

儿童虐待与忽视可以从很多方面表现出来（图37-1）。就躯体虐待而言，一个关键的元素是与照顾者所诉情况不一致的创伤。在任何临床情况下，医生有责任仔细进行鉴别诊断，而不是匆忙下诊断。伤痕是躯体虐待最常见的表现。以下这些伤痕提示有虐待的可能：①婴儿身上出现的伤痕（大概有 2% 的虐待率）；②有衣物覆盖或较少暴露部位的伤痕（屁股，脸，下颌，生殖器）；③有图形的伤痕或烧伤痕迹，或腕部有绳索捆绑的痕迹（表 37-2，表 37-3）；④多重伤痕，尤其是伤痕的新旧程度不一。而且需要谨慎地判断伤痕的新旧程度。伤痕还是红色提示虐待时间在一周之内，伤痕变成黄色提示虐待时间发生在 7~9d 之前。要精确的确定伤痕的发生日期很难（图 37-2）。

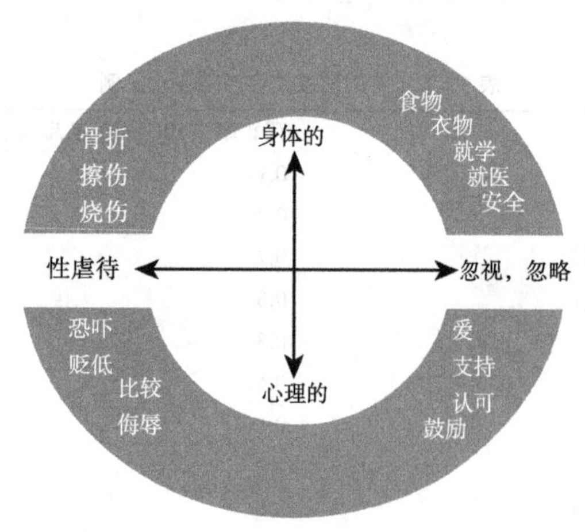


图 37-1　虐待儿童类型。儿童虐待包含虐待行为、躯体虐待以及监护人的不作为或忽视行为，可分为躯体虐待及心理虐待。它们之间的界限是模糊的及受心理影响的。躯体虐待和忽视是重叠的，它们有可能在孩子整个生活的同一时间或不同时间存在。性虐待可能是一种特定类型的躯体虐待，具有强烈的情感成分。躯体虐待和忽视总是具有短期和长期的心理影响，在躯体伤害治愈后，心理上的影响可能会持续更长时间

胎记和胎斑等情况可能和虐待伤痕较难区分，这些情况的皮肤纹理一般比较深，而且不会迅速改变大小或颜色。伤痕可能还提示存在某些躯体疾病如血液疾病或结缔组织疾病（如血友病，Ehlers-Danlos 综合征），以往病史或医学检查通常能够提供相关线索。由虐待造成的伤痕的形状和位置与那些有凝血病造成的伤痕通常是不一样的。非暴力施加的伤痕通常造成骨骼错位或凸起，常见于小腿或前额。过敏性紫癜是幼儿中最常见的血管炎，容易与虐待伤痕相混淆。虐待伤痕的形状和部位通常和疾病引起的皮肤改变不同，但是躯体疾病的存在并不能排除虐待的可能性。

一些文化行为也可能造成伤痕，如东南亚流行的压印的治疗方法，将一个硬物用力地摩擦皮肤，会导致瘀斑或紫癜的形成。拔火罐是另一种流行于中东的治疗方法，用一个加热的玻璃杯压在背部皮肤上，当玻璃杯冷却后会形成真空，从而形成一个圆形的瘀斑。这些情况下造成的伤痕不应视为虐待所致。

仔细询问儿童及其一级亲属是否有血液疾病史很重要，如果怀疑其有出血障碍，那么需要进行血小板计数、凝血酶原时间、国际标准化比率（检测出的凝血酶原时间与对照组的比例，与国际标准比对）、部分促凝血酶原时间（见第 469 章）等检查。如有必要需向血液专科医生咨询后做进一步的检查。

咬伤的痕迹很有特征性，具有 1 或 2 个对立的齿

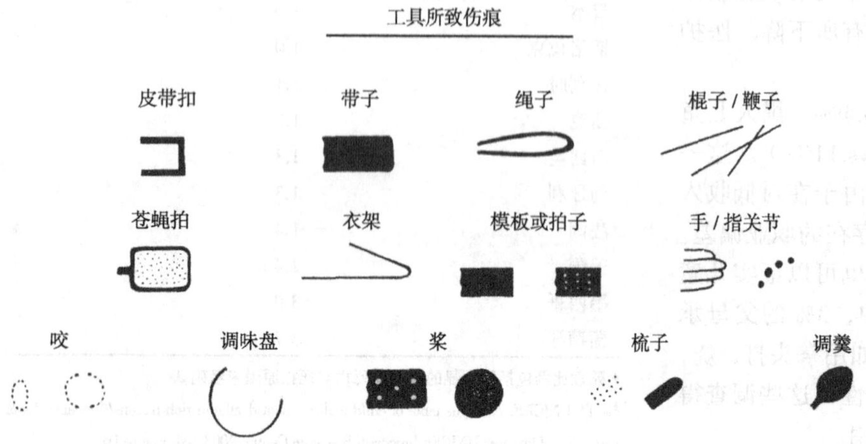


图 37-2　各种工具都可能用来对孩子造成伤害，通常选择方便的器械。器械的外形轮廓又是一种具有倾向性的选择方式。当儿童身上的伤痕呈现出几何形状，成对出现，镜像对称，新旧不一，存在于较隐秘的部位等特点，那么这些伤痕将有很大的可能是由虐待造成的。早期识别人为的伤害有利于提供治疗的方法以及阻止事态的进一步发展

痕合并多个伤痕（表 37-1），咬伤可能是大人、其他儿童、动物或患者所致。如果是被儿童（有乳牙的 8 岁以下儿童）咬伤，那么尖牙之间的咬痕一般会短于 2.5cm。动物的咬痕通常不固定（见第 705 章），动物咬痕的牙齿间距一般比人类的短而且更深。自己咬的痕迹一般是在可以咬到的地方，尤其是手部。大人所致的咬痕要考虑到虐待的可能。而其他儿童所致的多重咬痕提示可能存在监管不够或忽视的情况。

烧伤可能是监管不够导致的。烫伤可能是由于液体浸入或飞溅引起，当儿童被强制浸入热水，可造成液体浸入引起的烫伤，该种烫伤处皮肤和正常皮肤间的轮廓清晰，且烫伤深度一致，通常在手部或足部常见（图 37-3）。而液体飞溅引起的烫伤痕迹经常难以找到，而不似儿童与高温液体意外的接触。对称性的臀部和会阴部的烧烫伤需要高度怀疑有虐待的可能。尽管飞溅引起的伤害通常是意外所致，但也不能排除虐待的情况。使用如电卷发器、暖气炉、蒸汽熨斗、刀具和香烟等热的物体造成伤痕会遗留下物体本身的形状。儿童都会挣扎着离开热的物体，因此如果伤痕比物体实际面积要更大或更深，那么也提示有虐待的可能。有些情况可能会误认为虐待，如被暖气炉擦伤，汽车坐垫烫伤，血管瘤治疗痕迹，针灸等民间治疗。脓包病可能与香烟烫伤的痕迹相似，香烟烫伤的痕迹一般直径为 7~10mm，而脓包病产生的皮损直径一般大小不一。意外性的香烟烫伤痕迹一般是椭圆形且更为表浅。

忽视经常会导致儿童受到烫伤（见第 68 章）。儿童独自在家可能会被家庭用火烧伤，父母滥用药物容易引发火灾且不能保护自己的孩子。处于探索期的儿童可能会将滚烫的液体洒在身上，液体在流下的过程中冷却会造成更加严重且大面积的烫伤（图 37-4）。如果孩子穿着尿布或衣服，那么衣物将会吸收液体从而造成更加严重的伤害。因为有些情况很难预见，所以由短时间照顾不周引起的烧烫伤不应看成单纯的忽视。

要弄清楚烫伤是否由虐待造成的，需要考虑到事件发生的过程、伤痕的形状和儿童的自身能力。如果儿童有烫伤而且就诊时间较晚，有可能开始伤势较轻，随后才出现疱疹或感染症状。这种情况下父母的处理行为也比较合情理，不能机械地认为是忽视所致，可以进行家访（如测量家中的水温）。

以下骨折强烈提示有虐待的可能：典型的干骺端损伤、后部肋骨骨折、肩胛骨骨折、胸骨骨折、棘突骨折（表 37-2；图 37-5），尤其当这些骨折见于幼

**表 37-2　虐待导致的骨骼受损类型**

| |
|---|
| **常见的** |
| *多发性骨折 ** |
| *典型的干骺端损伤 ** |
| *多发性肋骨骨折（尤其是肋骨后部）** |
| 骨干骨折（不会走的婴儿或儿童） |
| 颅骨骨折（经常是复合性的） |
| 骨膜下新骨形成 |
| **较少见的** |
| 棘突、椎体骨折 |
| 四肢小骨头骨折 |
| 锁骨骨折（通常不是虐待所致） |
| 不会走的儿童的股骨骨折 |
| 3 岁以下儿童的肱骨骨折（尤其是中段） |
| 骺部的变位与分离 |
| **罕见的** |
| *肩胛骨骨折 ** |
| 骨盆骨折 |
| 胸骨骨折 |
| 面部和下颌部骨折 |

* 婴儿虐待中高度特异性

摘自 Slovis TL. Caffey’s pediatric diagnostic imaging, vol 2, ed 11. Philadelphia: Mosby/Elsevier, 2008

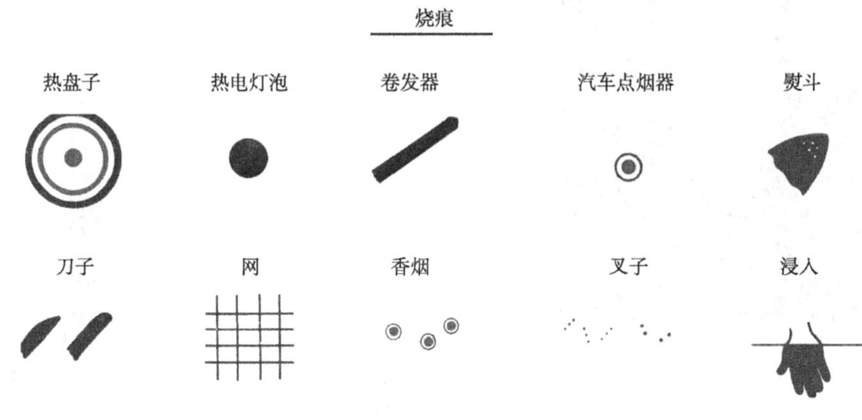


**图 37-3**　被加热物体的标记引起了该物体的形状的烧伤。对普通物体加热的熟悉可以促进儿童对可能存在的故意伤害的识别。烧伤的部位对于确定其原因是很重要的。儿童往往只能认识到物体的表面和外观，很少对加热对象有重复或长时间的接触

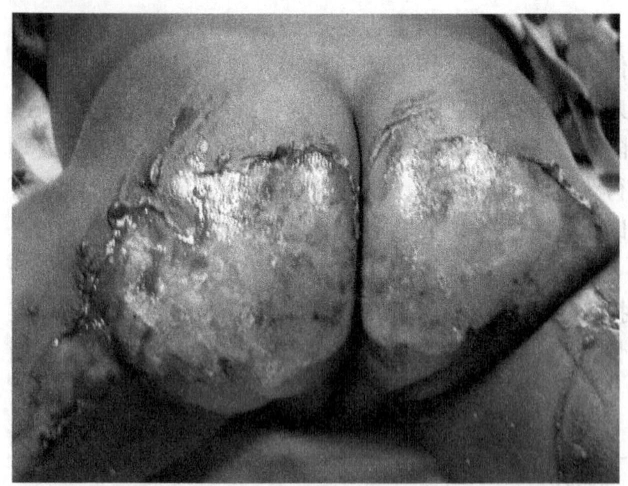

**图37-4(见彩图)** 1岁孩子被送到医院，因为他曾坐在热暖气片上。这种可疑的损伤需要一个完整的医疗和社会调查，包括骨骼检查来寻找隐匿性骨骼损伤和儿童健康评估

儿。造成这些骨折所需的力量比一般的跌落或儿童自身活动的力量要更大。心肺复苏术很少会造成肋骨和胸骨的骨折，即使施行复苏术的是未经训练的成人。在受虐待的婴儿中，肋骨、干骺端和颅骨骨折更常见。还不会行走的儿童股骨和肱骨骨折也要考虑虐待的可能。初学走路的儿童由于行动能力逐渐增强，他们摔倒后有可能造成股骨的螺旋骨折。不同愈合阶段的多发性骨折也提示有虐待的可能，但是也要考虑其他的可能性。2岁以上儿童的锁骨、股骨髁上及远端的严重骨折通常都是非虐待所致，除非伴有虐待的其他体征。虐待很少造成特异性的骨折，所有情况都需要认真分析病史。

鉴别诊断还应考虑到一些容易造成骨折的情况，如骨质疏松、成骨不全、代谢和营养障碍（如坏血病、软骨病）、肾性骨病、骨髓炎、先天性梅毒和骨瘤等。先天性或遗传性疾病引起的骨折通常有家族史、复发性骨折、颅骨畸形、牙本质发育不全、蓝色巩膜、颅骨软化、韧带松弛、弓型腿、疝气和皮肤呈半透明等特点。骨膜下的新骨生成通常是感染、创伤和代谢性疾病的非特异性表现。婴儿期的新骨生成一般是正常的生理过程，通常位于双侧且具有对称性，深度一般少于2mm。2岁以内的儿童如果怀疑有虐待所致骨折需要进行骨骼检查，一般需要多部位的不同影像学检查，但要避免全身性的影像学检查。如果影像学检查正常，但仍然怀疑有潜在的损伤，那么可以进行放射性核素骨扫描来检测可能存在的急性损伤（图37-5）。2周后进行复查也可能发现一开始不明显的骨折（图37-5）。

骨折的新旧程度只能为病史及损伤程度提供粗略的佐证（表37-3）。在2~21d时软组织肿胀开始减退，在4~21d时可见骨膜下新骨的形成，在10~21d时骨折线开始逐渐模糊，在10d时可以看见新的骨痂，14~90d时可以看见老的骨痂。这些时间点在婴儿会相应缩短，而在营养不良或具有潜在的慢性病的儿童会相应延长。如颅骨之类的扁平骨不会形成骨痂。

虐待所致的头部创伤会导致高患病率和死亡率。正面碰撞、窒息和摇晃都可能导致虐待性伤害。硬膜下血肿、视网膜出血（尤其是严重的且涉及多层膜的情况）和弥漫性的轴突损伤都强烈提示有头部虐待史，尤其是当这些症状联合出现的时候（见第63章）。由于婴儿头部相对较大而颈部的肌张力较低，摇晃形成的加速度和减速度力量都容易对婴儿造成头部伤

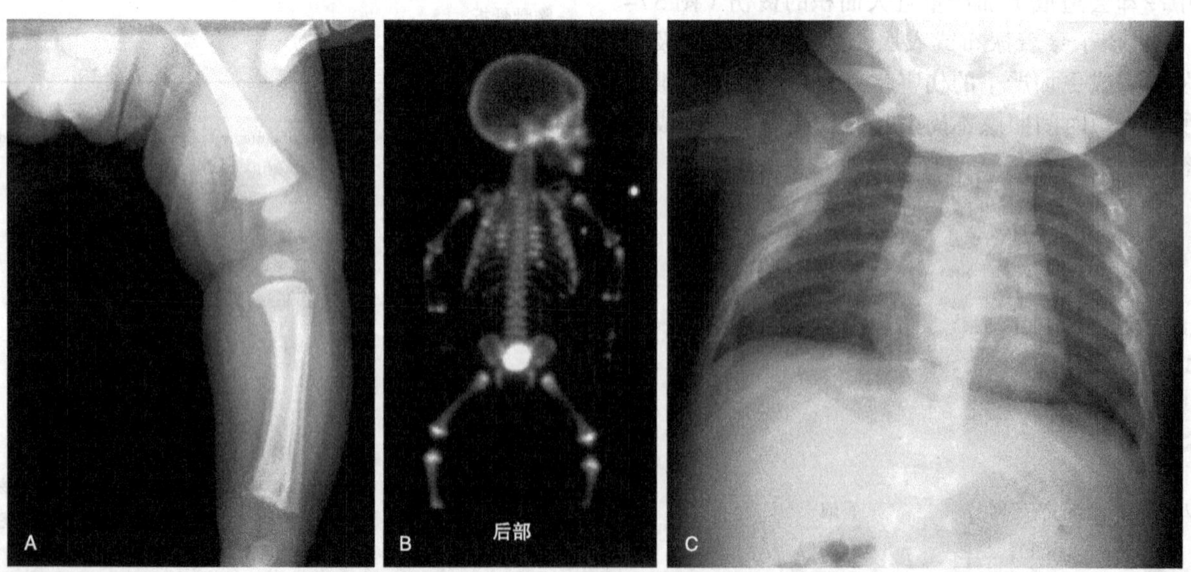


图37-5 A.一个患有胫骨远端干骺端骨折伴重型颅脑损伤3个月住院婴儿。胫骨形成的有骨膜新骨，这或许是以前的伤害。B.是相同婴儿的骨骼扫描。最初的胸部X光片显示右后部第4肋单裂纹。2d后放射性核素骨扫描发现以前产生的后部和横部肋骨的多个未确认骨折。C.X光片2周后发现肋骨骨折愈合。这种骨折模式对于儿童虐待是非常特别的。这些损伤的机制通常是胸部猛烈挤压

**表 37–3 儿童骨折情况随时间发的影像学变化 ***

| 种类 | 早期 | 高峰期 | 晚期 |
|---|---|---|---|
| 1）软组织肿胀的分辨率 | 2~5 d | 4~10d | 10~21d |
| 2）SPNBF | 4~10d | 10~14d | 14~21d |
| 3）骨折线界限模糊 | | 10~14d | 14~21d |
| 4）新骨痂 | | 10~14 d | 14~21d |
| 5）硬骨痂 | 14~21d | 21~42d | 42~90d |
| 6）骨折重塑 | 3 个月 | 1 年 | 2 年到生长停止 |

* 重复性损伤可能会延长 1.2.5.6 项的时间

SPNBF，骨膜下新骨形成

摘自 Kleinman PK. Diagnostic imaging of child abuse, ed 2. St Louis: Mosby,1998: 176

害。即使儿童颅内损伤严重，也可能没有外部的表现。

由嗜睡、呕吐（不伴腹泻）、神经功能及状态的改变，癫痫和昏迷等情况引起的症状和体征缺乏特异性。当这些情况发生于尚不能说话的幼儿身上时，都需要怀疑是虐待所致的头部创伤。急性颅内创伤最好用CT进行初始评估和随访评估,MRI在鉴别受伤时间、脑实质损伤和血管异常上更有效。MRI 检查最好在急性创伤后第 5~7d 时进行。1 型戊二酸尿症会出现颅内出血的症状，因此也要考虑到此病的可能。其他可能引起儿童硬膜下出血的情况还包括动静脉畸形、凝血病、产伤、肿瘤和感染。如果怀疑有虐待造成的颅内创伤，其他部位的创伤如骨骼和腹部的损伤也需要进行排查。

视网膜出血是虐待性颅内损伤的重要标志。如果怀疑有相关颅内损伤，便需要儿童眼科学家进行间接型散瞳眼部检查。尽管其他一些情况也会造成视网膜出血，但是如果出血超过单层视网膜而达到边缘部位（图 37–7），需要强烈怀疑有虐待的可能，这可能是重复的摇晃形成的加速度和减速度而造成的。创伤性的视网膜分层剥离强烈提示有虐待的可能。

还有一些情况会造成视网膜出血（图 37–7），但是出血的形式与虐待所致出血有区别。很多新生儿刚出生后会有视网膜出血，但是一般在第 2~6 周时会消失。凝血病（尤其是白血病）、视网膜疾病、一氧化碳中毒和戊二酸尿症都可以引起视网膜出血。严重的头部直接挤压伤通常不会引起广泛的出血性视网膜病变。心肺复苏术基本上不会引起婴儿和儿童的视网膜出血，即使有出血一般发生在眼部后极。血红蛋白病、糖尿病、日常嬉戏、轻微的头部损伤和疫苗接种一般都不会引起视网膜出血。严重的咳嗽或癫痫发作也极少引起易与虐待性头部创伤混淆的视网膜出血。轻微的、日常的一些损伤是否会造成头部创伤还很难说，没有其他伤痕的单纯性颅骨线性骨折可能是由于从较低的地方摔倒所致，但很少见（1%~2%），而潜在的脑损伤更加少见。很难精确脑损伤的具体时间，在致死性的病例中，在儿童有症状之前可能就存在很严重的创伤了（图 37–6）。

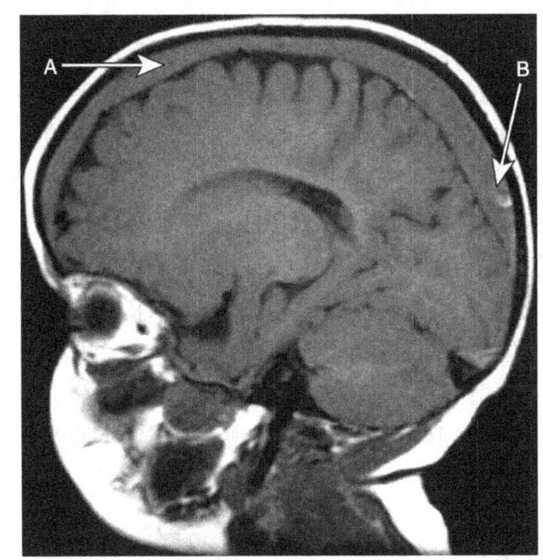


**图 37–6** CT 检查显示颅内出血。A. 陈旧出血点。B. 新出血点

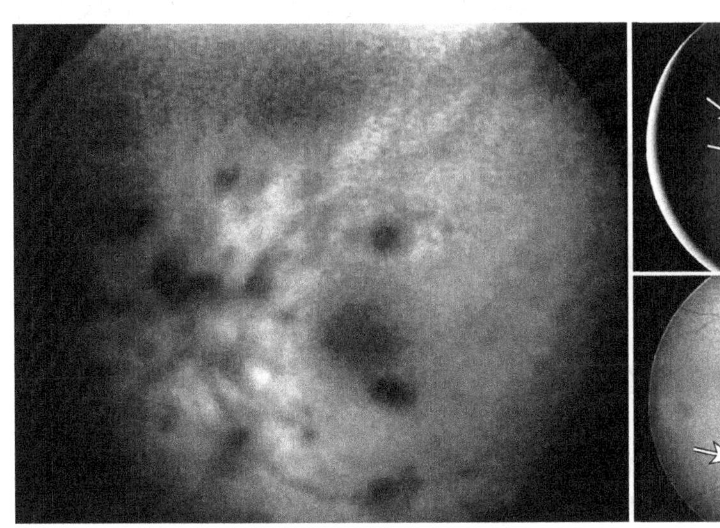

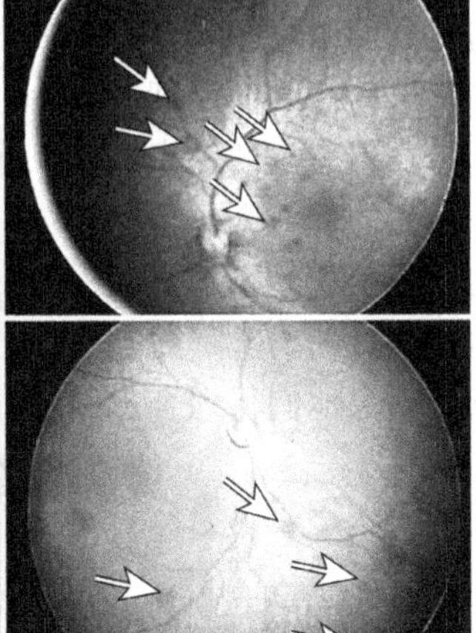

**图 37–7（见彩图）** 视网膜出血。线指向不同大小的出血

虐待所致创伤可以发现其他一些表现。拖拉头发及头皮或打击头部可以形成帽状腱膜下血肿从而导致“浣熊眼”，但神经母细胞瘤也可以形成相似情况，需要鉴别（见第492章）。勒颈窒息的行为会导致颈部伤痕，窒息行为可以导致缺氧性脑损伤，但经常没有外部表现。

很多虐待致死的儿童都有腹部创伤（见第66章）。幼儿因为腹部相对较大而且肌肉松弛，所以更加容易受到腹部创伤。强烈的脊背踢打可以造成实质器官的血肿（肝脏、脾脏、肾脏），也可以造成空腔脏器的血肿（十二指肠）或破裂（胃）。腹内出血可能是器官受损或血管损伤引起，也可能是多器官创伤引起。如果就诊不及时的话，儿童可能会出现心血管系统衰竭或急腹症。不伴发热或腹部激惹症状的胆汁性呕吐提示有十二指肠血肿，通常是虐待所致。腹部创伤即使很严重，外部表现也可能很轻微。腹壁上通常看不到伤痕，而且症状也是缓慢进行的。受伤后几天可能才会出现迟发性穿孔，几周或几个月后可能才会出现肠道狭窄或胰腺假性囊肿。如果存在其他躯体虐待证据时，儿童保健专家还需要进一步检查是否存在腹部创伤，检查应该包括肝脏和胰脏的酶学水平，还有检测大便和尿液是否呈血细胞阳性，如果这些检查提示有腹部创伤，还要进行腹部CT检查。如果怀疑有脾脏、肾上腺或生殖器损伤，需要进行CT或B超检查。

忽视是最常见的儿童虐待形式，可能会造成严重且持久的不良后果。根据儿童哪项需求未得到满足，忽视可以造成不同方面的表现，而不及时进行医疗救治会导致情况逐步恶化。食物不足可能导致生长缓慢，不关心肥胖问题可能造成复杂后果，卫生条件差可能导致感染或损伤，监管不够可能导致受伤，儿童的心理健康、牙齿健康和其他健康相关的需求未得到满足都会出现相关的问题。有学习障碍的儿童一般都没有得到教育需求方面的满足。

对忽视的评估需要确定几个关键问题。“这算不算忽视？”“这种情况有没有伤害到儿童，或者危害到儿童的健康或安全？”，例如，未达标准的处理可能导致很少或者不明显的后果。想要不充足的儿童保健会自然地减少，就需要制定一系列的针对个体情况的反应。法律或儿童保护协会的政策可能使得医生很难界定儿童忽视，即使忽视未达到上报的情况，儿童保健专家仍然可以帮助这些儿童以确保他们得到合适的照料。

## ■ 评估虐待和忽视的一般原则

儿童虐待时间的多变性妨碍了确定原则的一些特定细节。一般原则：

·考虑到虐待的复杂性和细节性，最好有不同学科专家共同评估，与儿童内科专家进行商量也很有必要。

·要从父母亲那里得到详细的病史，但是应该将父母亲分开单独问诊。

·对会说话的儿童也可以进行访谈，但是需要用适合儿童发育水平的方式进行。最好用开放式提问（如，告诉我发生了什么？），很多情况下需要定向提问（如，你怎样得到这些伤痕的？），还有些情况需要多重选择的提问，需要避免引导性提问（如，是不是你爸爸伤害了你？）。

·需要进行详细的躯体检查。

·对病史资料和躯体检查结果进行编档，逐字记录访谈内容和照片也很有帮助。

·对虐待而言：是哪项证据可以判定虐待？有没有遗漏其他诊断？受伤的机制可能是什么？大概是什么时候导致的创伤？

·对忽视而言：儿童所处的环境有没有可能使得儿童受到忽视？有没有实际伤害的证据？有没有潜在实质性伤害的证据，证据的基础是什么？忽视的本质是什么？有没有一种忽视的固定模式？

·有没有其他虐待形式的证据？之前儿童保护协会有没有介入调查过？

·儿童的安全是首要关注的。有没有可能造成伤害的危险因素及其严重程度？

·是什么情况导致虐待的发生？仔细考虑那些可能造成虐待发生的因素。

·是不是存在一些力量或资源？这和鉴定问题同等重要。

·试过哪项干预措施，产生了什么效果？了解干预措施的本质很有意义。

·预后会如何？家庭有没有动机来使情况好转或接受帮助？能否得到正式或非正式的帮助？

·家庭中其他的儿童是否也要接受评估？

## ■ 儿童虐待的一般原则

儿童虐待时间的多变性妨碍了确定原则的一些特定细节。以下罗列的是总原则：

·治疗医学问题。

·确保儿童安全是大前提，经常与儿童保护协会合作。

·向父母转达虐待的担忧，但是要避免责备。虽然面对虐待儿童的家长很容易愤怒，但他们也需要帮助和尊重。

·找到解决有儿童虐待可能带来的不同的情绪的方法。

·帮助时要充满同情心，或者寻求其他儿童医生的帮助。

·了解你们地区关于上报儿童虐待的法律或政策。在美国，你只要认为存在虐待的可能性就可以上报，而无先需确定存在虐待。躯体虐待及中等至重度忽视需要上报。在一些较轻的忽视案件中，开始给予少量干预可能更合适。比如，父母由于不会冲泡配方奶而导致儿童生长迟缓，那么可以先进行家访和指导教育。如果生长严重落后可能需要住院治疗，还可能有特殊的情况（如有精神病史的母亲），那么需要家庭外的治疗。儿童保护协会评估家庭环境，并提供有用的信息。

·要记住儿童虐待的报道从来不是一件简单的事情，由父母的疏忽或过失导致的事件至少是潜在的，父母可能也存在很大的怒气。儿童保健专家应该告知家长直接上报事件，并向他们澄清现在所处的情况并提供相应帮助，这也是儿童保健专家的职业和法律责任，还要告知家长接下来会有哪些步骤（如儿童保护协会或者警察可能会来家访），这也会减轻家长的焦虑。家长还通常会担心失去孩子的抚养权，儿童保健专家可以谨慎地向家长保证儿童保护协会只负责帮助他们，绝大多数情况下不会剥夺他们的抚养权。如果儿童保护协会认为得到的报告证据不够充足，他们会自愿提供如食物、居住地、家务劳动和儿童看护。儿童保健专家可以充当家庭和公共机构的联络员。

·帮助解决儿童虐待事件中的造成因素，尤其是最显著的和可修正的因素。评估营养政策，健康保险，儿童的学前教育，帮助寻找安全的房屋都可以得到良好的效果。父母在能正确的照看孩子之前需要解决自身问题。

·建立特定目标（如充分控制糖尿病），结果要是可测量的（如尿定量、血红蛋白）。给家长的建议也应该是明确而易于达到的。

·和家庭一起制定计划，征求他们的合作和共识。

·鼓励非正式途径的支持渠道（如家庭、朋友），这是大多数人得到支持的途径，而不是通过专家。可以考虑让家庭加入宗教协会以提供支持。

·考虑儿童的特殊需求，受虐儿童经常得不到直接的帮助。

·了解社区资源，适当利用。

·提供支持、随访和回顾，必要时调整计划。

·认识到虐待事件经常需要长时间的干预、支持和监督。

## 儿童虐待的结局

儿童虐待经常有严重的短期和长期的医学、精神和社交上的不良后果。受到躯体虐待的儿童经常存在行为和功能障碍，包括行为异常、攻击行为、认知功能减退和学业成绩下降。忽视与许多潜在问题相关，即使一个受虐待儿童行为表现良好，儿童保健专家和家长还是应该小心之后是否有其他问题。虐待会导致成人期危险行为增加并危害儿童躯体和心理健康，而且他们成为父母后也可能会虐待儿童。虐待与忽视对正在发育的大脑会造成一定的神经生物学影响，也可以部分解释这些情况的形成。

有些儿童可能更有心理弹性而不会出现虐待后的不良影响，这可能与干预中的保护因素有关，即使受到最严重忽视的儿童都能从干预中获益，比如罗马尼亚的孤儿，越早得到领养的恢复得越好。

## 儿童虐待与忽视的预防

干预的重要方面是努力让家庭和父母有能力增强儿童的健康、发育和安全，从而预防儿童虐待与忽视。医疗的帮助通常介入于虐待之后，因此预防更为有效。儿童保健专家能在几个方面有所帮助，与父母建立长期稳定的关系从而更好地进行指导和了解，对父母－儿童间互动的观察能够提供有效的信息。

家长和儿童教育。考虑到医学条件在帮助完成治疗方案和预防忽视中起到的作用。同时也要考虑可能存在的治疗阻碍，写出计划可能比较有效。此外，提前给予指导在儿童抚养、降低虐待风险等方面都有作用。医疗机构可以教育父母应对爱哭的儿童及怎样安全的摇晃儿童，这也可以降低头部创伤的可能。

筛查主要的社会心理危险因素。针对虐待要筛查主要的社会心理危险因素（抑郁、物质滥用、近亲暴力、重大应激），帮助家长找出问题所在能有效预防虐待的发生。初级保健机构有很多机会能够筛查出这些较大的社会心理问题。传统机构可以探查儿童的情感问题、父母自身的功能情况、潜在的抑郁问题、物质滥用、近亲暴力、惩罚方法、应激源和支持来源。直接从儿童或青少年那里直接获取信息也很重要，尤其是将儿童与父母分开进行访谈。任何筛查前都需要进行初步评估和处理，有必要再进行下一步的评估和治疗。在进行监管的过程中可以预约多次的咨询治疗，可以邀请家庭的关键性成员（如父亲）来参加，还可以进行父母们的团体治疗，以分享各自的问题和解决方法。

儿童保健专家也要认识到自己的局限性，必要时转诊至社区。贫穷、父母亲的压力、物质滥用、儿童抚养资源不足等问题都会引起虐待的发生，这就需要制定政策或方案来增强家庭的儿童抚养能力。儿童保健专家可以帮助宣传此类政策。

## 宣 传

儿童保健专家可以帮助宣传什么情况会造成虐待，当以儿童和家庭的角度进行宣传时，最好宣传个人、家庭和社会的危险因素。以个人角度而言，可以举例告诉家长一个活泼儿童的正常行为模式，而这些行为并不是为了挑衅家长。当偶有暴力倾向时，可以鼓励母亲寻求帮助，询问双方的物质滥用史并帮助其获得健康保险。

鼓励父亲参与儿童的养育以提高家庭的功能水平。在上报儿童保护协会后继续提供适合的服务。社区的儿童保健专家可以努力为儿童及父母提供相应的资源，包括父母养育方案、受虐女性及儿童服务和娱乐设施。最后，儿童保健专家可以在地方、州和国家层面宣传政策和措施。儿童虐待是一个复杂问题，不容易解决。通过儿童保健专家们的通力合作，能在儿童及家庭保护、精神健康、教育和法律实施方面做出有价值的贡献。

## 参考书目

参考书目请参见光盘。

## 37.1 性虐待（参见青少年强奸，第 113 章）

*Howard Dubowitz, Wendy G. Lane*

在美国，约 25% 的女孩和 10% 的男孩在儿童期遭受性虐待。儿童及其家庭是否与自己的儿科医生分享这些信息，很大程度上取决于儿科医生在这方面的慰问及与家属讨论性虐待问题的开放性。

儿科医生在处理性虐待这个问题上可以扮演许多不同的角色，包括识别、向 CPS 报告，测试和治疗性传播疾病，为儿童及其家庭提供支持和保障。儿科医生也可能扮演着这样的角色，那就是通过教家长及其孩子如何保护自己免遭性虐待的方法，从而预防此类事件的发生。在美国的许多管辖区，儿科医生为性虐待儿童专家进行明确的医学评估起到分流作用。

### ■定 义

性虐待为针对儿童的使其不情愿或是具有侵袭性的任何性行为或行动。法律将性虐待和性侵犯区分开来，前者可能是保姆或者家庭成员犯下的，而后者是指被无监护权或是和儿童没有任何关系的人犯下的。这一章，性虐待这一术语将包括性虐待和性侵犯。要注意性虐待不一定是犯罪者的直接接触。给儿童展示色情文学，拍摄儿童露骨的性姿势，鼓励或强迫儿童对他人进行性行为也可构成性虐待。

### ■ 性虐待引言

当儿童做出露骨的性行为时，家长们可能才会认识到性虐待的可能性，主要包括超过儿童年龄和发育水平的一些性行为。对于学龄前和学龄期儿童，色情行为包括强迫性自慰，试图对成人或其他儿童执行性行为，或者要求成人或儿童对自己执行性行为。青少年可能会性乱交，甚至卖淫。大一点的儿童和青少年可能会对小一点的儿童进行性虐待。这种行为也可能由于无意中发现（如儿童玩耍进入父母的卧室，发现父母正在做爱），或由于忽视引起（如看色情电影）。

有时受到性侵犯的儿童会告诉值得信任的成年人。通常性虐待的迹象是很微妙的，对于一些孩子来说，行为变化是首要迹象。非特异性的行为改变如不合群、宣泄、恐惧感增加、注意力涣散、学习困难可能归因于各种各样的生活变化或压力。发育标志的退化，包括新出现的尿床或大便失禁（见第 21 章），是另一种家长们可能忽视的性虐待标志。青少年可能会变得沮丧，吸食毒品、饮用酒精或离家出走。非特异性的症状在性虐待的儿童中更常见，因此应该作为儿童行为改变的鉴别诊断。

有些孩子可能会以其他的迹象表明出了问题而不是行为变化。可能会发现其滥用色情照片或视频等为证据。怀孕可能是另一种性虐待标识。有的孩子症状很隐匿，在其童年期都不易被发现。

### ■ 儿科医生在性虐待的评估和处理中的作用

在评估疑似性虐待儿童的部位和方式前，重要的是要评估和排除任何与性虐待混淆的医疗问题。许多生殖器问题的发现可能提高性虐待的关注，但往往不能用于解释。例如，青春期前的儿童生殖器发红往往是由非特异性外阴阴道炎、湿疹或感染葡萄球菌、A 组链球菌、嗜血杆菌、奈瑟球菌或酵母菌引起的。而硬化苔癣是一种不太常见的原因。阴道分泌物可以由性传播疾病引起，也可通过阴道异物、早熟或感染沙门氏菌、志贺氏菌或耶尔森菌。生殖器溃疡可能是由于单纯疱疹病毒（HSV）、梅毒引起，也可由 EB 病毒、水痘 – 带状疱疹病毒、克罗恩病和 Behçet's 综合征引起。阴道出血可能是由于尿道脱垂、阴道异物、意外创伤和阴道肿瘤。

当其他医疗问题不在考虑范围内，或已经被排除，或比性虐待的可能性还小，可疑性虐待的分诊流程就应该启动（图 37–8）。应由最后一次性虐待可能发生的时间即是青春期前还是青春后期来决定儿童可疑性

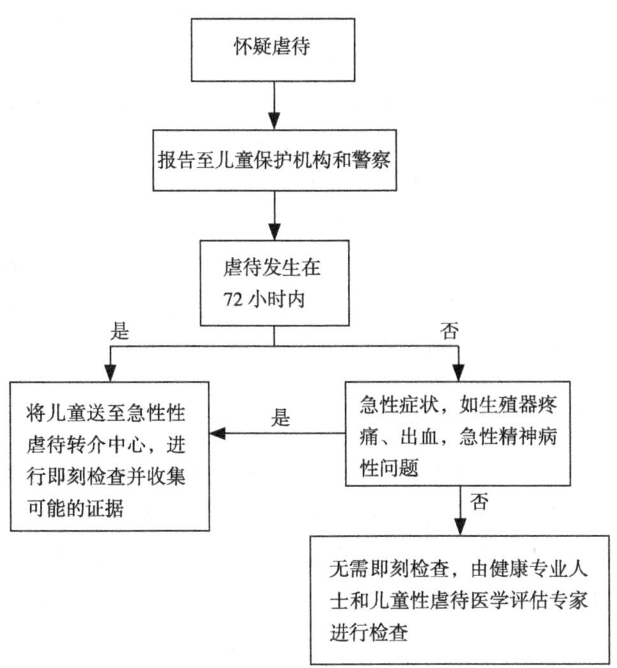


**图 37-8**　疑似儿童性虐待的验伤协议

虐待的部位和方式的评估。青春期前的孩子，如果虐待发生在 72h 内，法医证据（如外生殖器、阴道、肛门和口腔拭子，有时称为"强奸套餐"）通常被收集，儿童会被送到指定的地方来采集证据。根据管辖权而定，这个地方可能是急诊室，儿童保护中心或门诊。如果最后一次虐待事件发生超过 72h，恢复法医证据的可能性极低，而且法医证据的收集也是没必要的。青春后期的女性，许多专家建议收集法医证据的时间可以延后到虐待发生的 120h 内。时间调整是因为有研究表明，精液可以在青春后期的阴道穹窿内停留超过 72h。

当孩子们在紧急测试的截止时间内还没有出现时，转介的地方就会不同，因为紧急部门可能没有儿童虐待专家，而且那里比较繁忙、嘈杂，并缺乏检查隐私的地方，所以更推荐在儿童保护中心或诊所测试。如果检查不急，建议等到第 2 天早上，因为这时孩子没那么累、烦躁，采访和测试相对容易些。检查医生应该熟悉社区的分诊程序，包括急性和慢性测试的推荐站点，以及是否有单独的青春期前和青春期后的推荐站点。

怀疑有性虐待的儿童可能在儿科医生办公室清晰地表现虐待细节或更多微妙的一些迹象。在这种情况下，儿科医生和儿童之间的私人谈话可以为孩子提供没有父母在场的表达机会。当监护人不相信孩子，或不愿意，或不能给孩子提供情感上的支持和保护时，这样做特别重要。告诉监护者，私人谈话是关心儿童常规评估的一部分，可以安慰犹豫的父母。

与孩子讲话时，专家建议从一般和开放式的问题入手来建立融洽的关系，例如"谁住在家里？"、"你最喜欢做的事情是什么？"，性虐待的问题应该尽量不做引导。儿科医生应该解释有时孩子们会被别人伤害或骚扰，而他们想知道孩子身上有没有发生这些事。开放性问题如"你能告诉我更多吗？"，让孩子们用自己的语言来提供更多的信息。我们没有必要时在事件上获得广泛的信息，因为孩子通常会有做给 CPS 的法医采访和调查。非常幼小和那些发育迟缓的儿童可能缺乏语言技能来描述发生了什么。在这种情况下，不采访儿童，监护人也许能提供足够的信息来报告给 CPS。

美国 50 个州都有专业授权人员报告疑似虐待事件给儿童保护服务中心。"怀疑理由"的具体标准通常不是由州法律定义的，报告不需要确信虐待发生。因此，在确认儿童没有意外性接触，而且在谈话中儿童没有明确承认或否认虐待时，更合适进行报告。

## 可疑性虐待儿童的体格检查

不幸的是，许多内科医生不熟悉性器官的解剖结构和检查，尤其是青春期前的儿童（图 37-9、37-10 见光盘）。因为遭受性虐待的儿童约 95% 接受医学鉴定，初级保健医生通常只能够简单区分正常的检查结果和常见医疗问题或创伤。体格检查不能够解释已经发生的性接触的类型。虐待行为如爱抚甚至手指侵入可以毫无损伤的发生。此外，很多孩子在虐待发生后几天、几周、几月，甚至几年后都不愿公开。生殖器损伤可以迅速愈合，因此在孩子们进行医疗评估后损伤会慢慢完全愈合的。生殖器检查正常的结果并不排除虐待的可能性，也不应该影响报告 CPS 的决定。

即使大多生殖器体格检查结果正常，在全面体格检查仍具有重要的价值。也许能发现可疑损伤或医疗问题，如阴唇粘连、处女膜闭锁，或轻微尿道脱垂。此外，确保儿童的身体健康可以减轻儿童及其家庭的恐惧和焦虑。

对诊断身体虐待，生殖器检查很少有阳性发现。在急性期，阴唇、阴茎、阴囊、肛周组织或会阴部撕裂伤或擦伤表明有创伤。同样，处女膜擦伤和撕裂伤，深达肛门外括约肌的肛周裂伤表明有穿透性创伤。一些非急性期的发现也有关性虐待。处女膜的完整横断面 4 点和 8 点之间的损伤（例如后面边缘处女膜组织的缺如）也可用来诊断创伤（图 37-10）。所有这些造成伤害的发现及其原因必须由儿童本人或其监护人阐述。如果有任何关于性虐待的担心，应当报告 CPS，并由有经验的性虐待儿科医生进行全面的医疗鉴定。

并非所有的孩子都要做性传播疾病的检查（表37-4）。培养仍被认为是诊断淋病（见第185章）和衣原体感染（见第218章）的金标准。对青春期前儿童来说，获取阴道拭子很不适，尿液标本核酸扩增检测（NAAT）可作为初筛。然而，如果只做NAAT，儿童在检测的同时不能接受相应治疗。相反，积极的NAAT及培养应在治疗之前。因为青春期前儿童淋病、衣原体感染通常引起不典型的上行感染，在治疗之前等待确诊不会增加盆腔炎性疾病的风险。

许多由于性虐待引起的性传染病应该引起足够的关注（表37-5），在青春期前，如在新生儿时期查出淋病阳性，1岁儿童毛滴虫阳性，或者3岁儿童衣原

**表37-4　高风险性传染疾病类型**

| |
|---|
| 1. 孩子性病感染的迹象或症状包括：阴道分泌物或阴道疼痛，生殖器瘙痒或有异味，尿症状，生殖器溃疡或病变。 |
| 2. 罪犯一般有性病；或者是性病感染的高危群体，因为他们一般有多个性对象或者吸毒等。 |
| 3. 在有性病的家庭中生活的人员 |
| 4. 性病传播高的社区 |
| 5. 性交、口交或肛交或射精可能感染性病 |
| 6. 患者或家长根据要求进行测试 |

STI: 性传播感染

摘自 Centers for Disease Control and Prevention, Workowski KA, Berman SM. Sexually transmitted diseases treatment guidelines. MMWR Recomm Rep 55 (RR-11), 2006:1-94

**表37-5　性传播(ST)的影响或性相关(SA)的传染病诊断及婴儿和青春期前儿童性虐待报告**

| ST/SA 确诊 | 性虐待的证据 | 建议的行动 |
|---|---|---|
| 淋病* | 诊断† | 报告‡ |
| 梅毒* | 诊断 | 报告‡ |
| HIV§ | 诊断 | 报告‡ |
| 沙眼衣原体* | 诊断† | 报告‡ |
| 阴道毛滴虫 | 高度可疑 | 报告‡ |
| 尖锐湿疣（肛门与生殖器） | 可疑 | 报告‡ |
| 生殖器疱疹* | 可疑 | 报告¶ |
| 细菌性阴道炎 | 不确定 | 医学随访跟踪 |

* 如果不是围产期获得或罕见的非性行为垂直传播所致，就应该报告

† 尽管培养是金标准，但目前研究显示核酸放大测试也是一个诊断性的检验方法

‡ 将可疑受虐儿童的报告交给代理人

§ 如果不是围产期获得或直接传播所致，就应该报告

¶ 除非有充分证据表明是自体接种所致，否则应该报告

摘自 Kellogg N. American Academy of Pediatrics Committee on Child Abuse and Neglect: The evaluation of sexual abuse in children. MMWR 2006 STD guidelines, Pediatrics, 2005, 116: 506 - 512

体阳性，表明这个孩子接触过感染生殖器的分泌物，甚至可以表明孩子受到过性侵犯。如果排除了其他感染途径，梅毒（见第210章）和HIV感染可以用来确认性侵犯。生殖器疣对性侵犯特异性低，因为其潜在的传播途径为母婴传染或非性接触。尤其是超过3岁儿童出现的疣应考虑和家庭有关，1型和2型生殖器疱疹与性虐待有关，但不除外其他可能的传播途径时不能确诊。除非是围生期或考虑母婴传播，美国儿科学会推荐HPV和HSV感染都应报告给CPS。

## ■ 性虐待的预防

儿科医生应扮演好教育儿童及其家属如何预防性虐待及维护儿童性安全的角色。在儿科医生进行生殖器检查时，如果其他人想参与时，应该告知儿童，只有医生和他（她）们的监护人允许看到自己的“私处”。有时年龄较大的孩子或成人可能尝试与孩子进行性行为，儿科医生应提高父母的警惕性。儿科医生应该教父母如何减少罪犯接触孩子的机会，例如通过限制单独接触，对任何对自己孩子表现出不寻常兴趣的人要敏感。此外，儿科医生可以帮助父母和孩子如果面对将要发生的性虐待时如何处理，如告诉孩子说“不”，逃开，并告诉父母和（或）另一个成年人。如果性虐待已经发生，儿科医生可以告诉父母如何识别可能的症状和体征，以及如何确保孩子没有问题。最后，儿科医生可以为父母提供一些关于如何更好、更开放地与孩子保持沟通，且不会让父母和孩子感觉尴尬。

## 参考书目

参考书目请参见光盘。

## 37.2　代理型人为障碍（孟乔森综合征，FDP）

*Howard Dubowitz, Wendy G. Lane*

孟乔森综合征是成年人伪造自己症状的情况。孟乔森综合征是家长，尤其是母亲，使孩子模拟病症或使得孩子患有此病症。目前，已经有几个术语用来描述这一现象：代理型人为障碍，儿童症状伪装和儿童医学虐待。代理型人为障碍（FDP）显得相对直接和理想，如局部窒息，“儿童虐待”可能是比较常见的形式。而“人为”的定义是由于“病症是由人类自身引起的，而不是由于自然条件而形成”。

孟乔森综合征产生的关键原因是父母处于医学方面的意图伪造孩子的行为。可通过伪造病例，如杜撰孩子癫痫的病症。家长也可以直接使得孩子患病，例如喂孩子毒素、药物，或使孩子感染病原体（如通过

静脉注射排泄物）。孩子的体征或症状也可以伪造，比如父母使孩子窒息、改变实验室所测样品或者温度测量。以上的每一种行为可能会导致不必要的医疗服务，有时还包括侵入式检测和外科手术。这种“问题”往往在几年之后还会多次发生。这种病症除了身体上的检测和治疗，也会有潜在的严重而持久的社会和心理上的后遗症。

儿童保健专业人士通常误以为孩子真的有医疗问题。在医疗领域工作的父母可能善于伪造这种似是而非的病症；一个确定的癫痫病史可能脑电图（EEG）正常，因此在脑电图正常的情况下，我们也不能完全排除真实存在癫痫症的可能。甚至在大量的测试失败后导致先前的诊断或治疗被证明是错误的，在此情况下儿童保健专业人士可能会认为他们正面临“新的或罕见病”。不知不觉中，这会导致持续测试（想尽一切办法）和干预，从而形成 FDP。儿科医生通常依靠和信任家长提供准确病史。对于其他形式的儿童虐待，确诊 FDP，要求儿科医生在某些情况下保持合理的怀疑态度。

## 临床表现

对于其他形式的儿童虐待，FDP 的表现可能在性质和严重程度上有所不同。当症状只由一位家长反复报告时，应该考虑到有 FDP 的重大可能性，相应的测试无法再诊断，看似恰当的治疗也变得无效。有时，孩子的症状，治疗过程，或对治疗的反应可能与任何已确认的疾病不同。尚不能开口说话的幼儿常出现上述情况，尽管一些年纪较大的孩子会在父母的教唆下说他们有某种状况。年龄较大的孩子可能通过依赖于生病可以获得越来越多的关注；这可能会导致伪装症状。

年幼孩子的症状大多与施虐的照顾者的亲近程度有关。妈妈可以表现为一个敬业的甚至模范家长，她能与医疗保健团队的成员形成密切的关系。虽然她表现出对孩子的病情非常关心，或者是相对冷淡的情绪。她可能具有孟乔森综合征，尽管不一定需要诊断。出血是一种特别常见的情形，可以通过向儿童待检样品中加入染色剂，或加入血液（例如来自母亲），或给孩子抗凝剂（例如华法林阻凝剂）。

癫痫是一种常见的临床症状，其病史容易伪造而且根据测试很难排除。家长可能会说另一个医生诊断为癫痫，如果没有全力确认“诊断结果”，伪造病症就会继续。另外，癫痫发作可能是由毒素，药物（如胰岛素），水或盐引起的。医生需要告知家庭成员可能接触的物质和接触这些物质造成的后果。

呼吸暂停是另一种常见的表现。这种现象可篡改或被伪造为局部窒息。家族史有同一个症状应该引起重视，孩子也许会因为这个症状而死亡。孩子在濒临死亡而入院治疗期间，其父母试图使孩子窒息的事件可能被监控录制下来。

胃肠道症状或体征是另一种常见的表现。药物如吐根，被迫摄入可能引起慢性呕吐，泻药可能会引起腹泻。容易接触到的皮肤等可能会烧伤，染色，文身，割伤或刺破来模拟急性或慢性皮肤疾病。

复发性败血症可能是由传染性病原体引起的；在住院期间，静脉通道可提供一个方便的入口。尿液和血液样本可能被其他人的血液或粪便污染。

## 诊　断

在评估可能孟乔森综合时，除了真正的医学问题还应该考虑这几种解释：有些家长可能非常焦虑并担心这些可能出现的问题。支撑这种焦虑可能有很多原因，比如人格特质，邻居的孩子死亡，或者在互联网上阅读的一些东西。医生可能会无意中导致家长相信存在一个真正的问题，从而持续追求医学诊断。需要辨别常用的为了唤起关注的夸张方法（如夸大的发热的严重性）。最后，诊断有赖于明确的证据，孩子反复进行不必要的医疗检查和治疗主要是源于父母的行为。确定父母的潜在精神问题是精神卫生专业人员的责任。

孟乔森综合征一旦被怀疑，收集和审查孩子的所有医疗记录是繁重的、关键的第一步。和其他主治医生洽谈如何明确地把信息转达给家长也很重要。当一位母亲可能会说是孩子的医生坚持一定要做某些测试的时候，或许是这位母亲更需要测试。对已有的诊断做一些基本的确认是有必要的，而不是简单地接受父母的陈述。

当所有貌似正确的诊断已被合理的排除时，儿科医生可能面临一种窘境，这种情况下适合孟乔森综合征，并且应该停止进一步的检测和治疗。孟乔森综合征的可能性必须和遗漏重要的诊断可能性相平衡。咨询儿童虐待方面的儿科专家是一个建议。在评估孟乔森综合征的可能性时，检查样本要谨慎留取，让它们没有被污染的机会。同样，体温的测量也应密切观察。

根据症状不同的严重程度和复杂性，住院时仔细观察对做出诊断有帮助。在某些情况下，如反复明显的危及生命的事件，秘密视频监控（可迅速介入父母企图扼杀孩子的事件）是有价值的。医院员工密切配合是很重要的，尤其是当有的员工可能会站在母亲一边，对孟乔森综合征的诊断提出疑问。直至作出诊断之前，父母不应该被告知孟乔森综合征评估情况。这样做可能会自然地影响他们的行为和使他们陷入确诊的危险。做出诊断及得出所有相关信息的步骤都应该被认真地记录，可使用父母看不到的“阴影”图表。

## 治　疗

一旦诊断确立，医疗队和CPS应制定出治疗方案；它可能需要额外的安置，这包括对愤怒的父母和受影响的年长儿的心理健康护理。依靠初级护理人员对进一步医疗护理进行精心组织和协调。当医疗队告知有不愉快情绪父母的诊断时，CPS应该出面去面对这个家庭；他们过早的介入可能妨碍评估。父母经常表现为抵触，拒绝和威胁。保证医院附近的安全可能是明智的。

## 参考书目

参考书目请参见光盘。

（丁大为　译，钟燕　审）

# 第38章 生长不良

Heather S. McLean, David T. Price

生长不良（FTT）指的是当能量摄入不足以维持生长时的一种营养不足的状态，表现为体格生长发育显著低于同龄儿。尽管表38-1所示的诊断方法可能对诊断有所帮助，但目前对本病尚缺乏统一通用的定义。FTT的病因可分为器质性原因和非器质性原因。但是，各类病因引起的FTT的危险因素最终与生长发育所需能量不足有关。

## ■ 流行病学

FTT的流行程度取决于抽样的群体。在发展中国家或战乱地区，感染性疾病和营养缺乏是最主要的原因。在发达国家，最主要的原因是早产和家庭不和。表38-1中还有许多其他的原因。

## ■ 临床表现

FTT最常见的临床表现是生长缓慢，可能会伴随有脱发、皮下脂肪减少、肌肉体积减小以及皮炎。消瘦和恶性营养不良在发展中国家较为常见（见第43章）。

年龄别体重、身高别体重、体质指数以及体重不增都可以帮助定义FTT（见第13章）。根据儿童的性别、年龄进行连续的监测生长参数并绘制生长曲线图，尤其对早产儿或者过期产儿童。生长曲线图也适用于一些已知的染色体疾病，如唐氏综合征和特纳综合征。

## ■ 病因和诊断

引起生长不良的原因有：①抚养者提供的营养不足；②儿童摄入的营养不足；③儿童储备营养不足；④能量代谢的需要增加。在医院或者家里直接恰当的检查以及管理，病史、体格检查以及在诊室或家庭环境中观察亲－子关系通常可以提示诊断。被认为是最适当的工作和管理流程（图38-1）。完整的病史应该包括详细的营养，家庭，孕期情况，儿童的监护人及喂养人资料，进一步的信息包括生长发育不良的时间，以及全面系统的检查。对于新生儿，详细的膳食喂养史是非常重要的，如喂养的数量、质量、次数及双亲对婴儿哭闹和过长时间睡眠的反应。

生长发育迟滞的原因很多，包括各个脏器系统（表38-1见光盘）。临床上一般按患者年龄（表38-2）、症状和体征（表38-3）进行诊断。生长发育不良的发病时机可提示病因，如添加面筋食物导致乳糜泻或心理因素。无论妊娠年龄、染色体异常、宫内感染还是致畸物的接触都表现为出生后匀称性生长发育不良。

体格体检主要针对慢性疾病的鉴别，识别改变生长发育的综合征以及记录营养不良的表现（表38-4）。对FTT患儿的实验室检查应审慎采用，应待病史和体格检查发现有指征后进行（表38-1）。初步合理的筛查包括新生儿筛查结果以及全血细胞计数、尿常规。

少数FTT患儿单独归类为儿童忽视（见第37章）。儿童照看不周的危险因素与FTT类似，如贫穷、社会孤立以及监护人的心理健康问题。

## ■ 治　疗

治疗FTT需要了解与小儿生长发育有关的因素，如：小儿的健康及营养状况，家庭矛盾及亲－子互动关系等。不论何种原因，在家庭中创造良好的进食氛围对于所有FTT患儿都非常重要。

住院治疗适应证包括重度营养不良及门诊管理失败的患儿。如果患儿在门诊通过专业的、多学科的治疗2~3个月后仍未见明显好转需考虑住院治疗。住院治疗包括进一步的诊断和实验室检查，营养评估和充足的营养支持以及亲－子喂养互动。

重度营养不良的患儿必须要适当的增加能量摄入，并需要警惕再喂养综合征（见第43章），营养补充的种类取决于FTT的严重程度以及当地医疗条件。疗效反应则取决于其特异性的疾病诊断、治疗措施以及FTT的严重程度。最小追赶增长应该为纠正年龄的平均体重增长2~3倍。根据推荐的FTT儿童膳食指南应补充足够

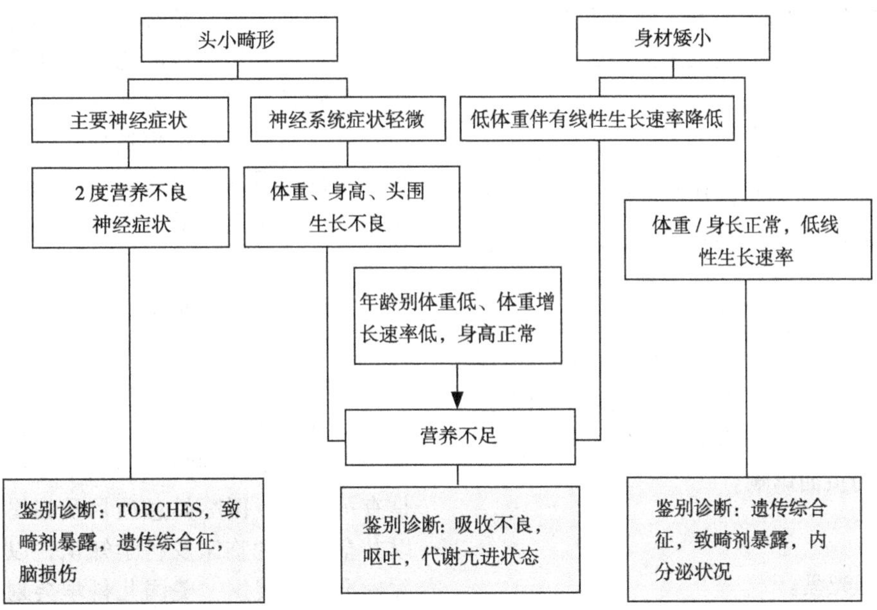


**图 38–1**　生长不良鉴别诊断方法见表 38–1（见光盘）
摘自 Gahagan S. Failure to thrive: a consequence of undernutrition. Pediatr Rev,2006, 27:e1-e11

**表 38–2　早期营养不良的常见原因**

| |
|---|
| **0~6 月龄** |
| 母乳喂养困难 |
| 准备不当 |
| 亲子互动 |
| 先天性疾病 |
| 产前感染或产生畸形的风险 |
| 缺乏喂养（吸吮、吞咽）或喂养拒绝（厌恶） |
| 孕产妇的心理障碍（抑郁或依恋障碍） |
| 先天性心脏病 |
| 囊性纤维化 |
| 神经系统异常 |
| 儿童忽视 |
| 反复感染 |
| **6~12 月龄** |
| 乳糜泻 |
| 食物不耐受 |
| 儿童忽视 |
| 延迟引入适龄食物或过渡食物 |
| 反复感染 |
| 食物过敏 |
| **初级阶段** |
| 获得的慢性疾病 |
| 高度不专心的孩子 |
| 不恰当的就餐环境 |
| 不恰当的饮食（如：过度的果汁摄入，避免高热量食品） |
| 反复感染 |

**表 38–3　按症状和体征诊断生长发育不良的方法**

| 病史 / 体检 | 考虑诊断 |
|---|---|
| 吐唾沫、呕吐、拒食 | 胃食管反流、慢性扁桃体炎、食物过敏 |
| 腹泻、脂肪便 | 吸收不良、肠道寄生虫、牛奶蛋白不耐受 |
| 打鼾、张口呼吸，扁桃体肥大 | 腺样体肥大，阻塞性睡眠呼吸暂停 |
| 复发性哮喘、反复肺部感染 | 哮喘、吸入异物、食物过敏 |
| 反复感染 | 艾滋病毒或先天性免疫缺陷疾病 |
| 来自发展中国家 | 胃肠道寄生虫和细菌感染 |

**表 38–4　体格检查**

| 生命体征 | 血压、体温、脉搏呼吸，人体测量学 |
|---|---|
| 一般外貌 | 活动，影响，姿势 |
| 皮肤 | 卫生、皮疹、神经皮肤标记，创伤的迹象（擦伤、烧伤、创伤） |
| 头部 | 头发，头发质量，脱发，囟门大小，前额突出，缝合线，形状 |
| 眼睛 | 上睑下垂、斜视、睑裂缝，结膜苍白，瞳孔对光反射 |
| 耳朵 | 外形、旋转、鼓膜 |
| 口、鼻、咽喉 | 嘴唇，牙齿，舌头，唇干裂、牙龈出血 |
| 颈部 | 发际线、淋巴结 |
| 腹部 | 肿块，肝脾大 |
| 生殖器 | 先天畸形、卫生、心理创伤 |
| 职场 | 裂缝、创伤、痔疮 |
| 四肢 | 水肿、佝偻病的变化，指甲 |
| 神经系统 | 颅神经反射，语气，原始反射，随意运动 |

摘自 American Academy of Pediatrics: Failure to thrive. In Kleinman RE, editor: Pediatric nutrition handbook, ed 6, Elk Grove Village, IL, 2009, American Academy of Pediatrics, pp 601–636

的维生素，因为这些儿童通常会有铁、锌及维生素 D 的缺乏，同时因追赶生长增加了微量元素需求量。

## 预 后

1 岁以内的 FTT，无论何种原因，其预后不良。出生后的前 6 个月是大脑增长最快的时期。FTT 患儿的预后各不相同，取决于 FTT 的特定诊断和严重程度。早期的 FTT 患儿易患身材矮小，行为和学习困难。既往回顾性研究表明，生长发育迟滞的儿童的 IQ 比生长发育正常的儿童低 4 分。对 FTT 儿童进行适当的评估以及情感和认知的干预是有必要的。推荐早期干预或附加保障收入（SSI）可能是有效的。家庭干预可能减少早期 FTT 患儿的负面影响。

## 参考书目

参考书目请参见光盘。

（赵莎　译，钟燕　审）

# 第 39 章 儿童慢性疾病

Lisa J. Chamberlain, Paul H. Wise

## ■ 流行病学

儿童慢性疾病表现形式复杂多变。与成人慢性疾病比较，儿童严重慢性疾病不常见且存在广泛异质性。由于识别和护理不同条件的儿童是儿科医生一项艰巨的任务，因此这对儿童健康服务的组织有深远影响。相应的，相对于成人卫生保健系统，儿童保健服务已更依赖于标准化的筛查方案，并转向区域性专业护理系统。儿科的特点是在预防严重急性疾病和帮助那些患有无法治愈疾病的低龄儿童延缓生命方面快速发展，这些因素使儿童慢性病的流行病学比成人更加多变。

补充内容请参见光盘

（祝益民　译，钟燕　审）

# 第 40 章 儿童姑息治疗

Christina Ullrich, Janet Duncan, Marsha Joselow, and Joanne Wolfe

据世界卫生组织报道，“姑息治疗是指包括对孩子的身体、思想和精神的全面治疗，同时也包括家庭支持，最适合于被诊断为危及生命的疾病且继续进展时，不管是否接受针对疾病的治疗，都应该予以姑息治疗”。姑息治疗不仅适应于癌症、纤维化症，也适合复杂或严重的心脏疾病、神经退行性疾病及危及生命的创伤后遗症（图 40–1）。然而，姑息治疗经常被错误地理解为临终关怀，其范围和潜在利益扩展到临终关怀前后，适用整个疾病过程。姑息治疗强调生活质量，优化沟通和症状的控制，目标与维持生命尽最大的治疗相一致。

这种身体、心理、社会及精神上全面的护理需要跨领域，在全球创新性的利用专业人员和社区服务者是有可能的。国际姑息项目及临终护理等组织机构可以共享现有的临床及科学知识，以建立姑息治疗的国际标准。在美国，美国儿科学会划定了儿科姑息治疗的基本要素，全美共识项目发布了第 2 版姑息治疗质量的临床实践指南，得到了 39 个医疗、护理及临终关怀和姑息治疗国际协会等社会工作组织的认可。

2005 年，在美国大约有 54 000 名儿童（从出生

**表 40–1　适合小儿姑息治疗的条件**

| |
|---|
| **能够进行根治性治疗，但也可能会失败的情况。** |
| 晚期癌症患者或者恶性癌症患者以及预后不良的癌症患者 |
| 复杂的和严重的先天性或者后天性心脏疾病 |
| **为了维持生活质量需要长期治疗的情况** |
| 艾滋病病毒感染 |
| 囊胞性纤维症 |
| 严重的胃肠道功能紊乱或畸形，如腹裂 |
| 严重的大疱性表皮松解 |
| 严重的免疫缺陷病 |
| 高风险的实体器官移植候选人或接受者。比如：肺移植或者多脏器移植 |
| 慢性或者严重的呼吸衰竭 |
| 肌肉萎缩症 |
| **诊断后几乎只能进行姑息治疗的情况** |
| 渐进性的代谢紊乱 |
| 某些染色体异常。如：13- 三体综合征和 18- 三体综合征 |
| 严重的成骨不全症 |
| **严重的、非渐进性的残疾，导致严重的并发症** |
| 严重的脑瘫反复感染和难以控制症状的极度早产 |
| 传染性疾病引起的严重的神经系统后遗症 |
| 低氧或者缺氧性脑损伤 |
| 前脑无裂畸形或者其他严重的脑畸形 |

摘自 Himelstein BP, Hilden JM, Boldt AM, et al. Pediatric palliative care. N Engl J Med, 2004, 350: 1752–1762

至 19 岁）死亡。在过去的几年中，死亡人数一直居高不下，因急性病在医院治疗死亡人数占半数。死于癌症的儿童当中，约 50% 在医院死亡，另 50% 则在家里。大约有 65% 的艾滋病儿童在医院死亡。许多发展中国家，大多数的儿童在有或没有姑息治疗的情况下在家里死去。

儿童姑息治疗应在不同的环境包括医院、门诊、家庭及临终关怀医疗计划中提供。在美国，保险结构和医疗技术的使用频率（如家庭辅助通气）妨碍了正式注册的临终关怀的儿童从中受益。越来越多的家庭护理机构提供姑息治疗课程，作为临终关怀前服务，一些独立的临终关怀机构会接受儿童直到生命的终结，即使许多家庭和儿童会选择在家里。尽管建立了这样的项目，但是儿童姑息治疗的提供者通常受限于接受过培训或有经验照顾重病儿童的临床医生的人数。

儿科医生和其他健康保健提供者来监督孩子的生理、心理、情绪上的健康和发展的任务，其中包括姑息治疗对于那些可能在成年之前去世的儿童的一些治疗手段（图 40–1）。儿科专家为患有危及生命疾病的儿童提供治疗。与成人姑息治疗相比，小儿姑息治疗包括如下特点：

· 死亡儿童的数量少，专业护理儿童的人员可能很少遇到儿童的死亡。

· 疾病范围广，包括许多罕见疾病，儿科许多疾病往往未研究透彻，限制了某一特定疾病的研究结果应用到另一个疾病。

· 疾病进展与预后的不确定性，在儿科许多威胁生命的疾病很难准确预测疾病的进展，这种不确定性可能造成儿童和家庭的痛苦。不可预测的疾病进展可能需要几个月或几年的姑息治疗服务，也许不能仅靠一些机构维持。

· 关于姑息治疗和延长生命治疗的一体化更加困惑，父母和照顾孩子的专业人士考虑接受延长寿命的干预，但也可能是暂时姑息治疗手段，如无创呼吸通气、输血或肠外营养。

· 父母是最常见的决策者，但涉及与家庭沟通风格和习惯一致的儿童 / 青少年也很重要。这三个因素（父母 – 孩子 – 专业人员）的决策者也使评估症状、选择治疗方法、评估结果的过程复杂化。

· 儿童死亡涉及更多的感情负担。对父母来说，这是不符合自然规律的，被认为是生活中最悲剧的事情。情感因素的增加对儿科临床医生的影响也很大。

随着医疗技术的进步，依赖昂贵技术得以生存的患儿数量增加。这些儿童存在复杂、危及生命的先天性和获得性慢性疾病（见第 39 章）。复杂的慢性疾病患儿可能受益于同时姑息治疗和药物治疗。这些儿童从濒死危机中幸存下来，得到最好的治疗方案是紧随其后的再次康复治疗和延长生命治疗，这是一种灵

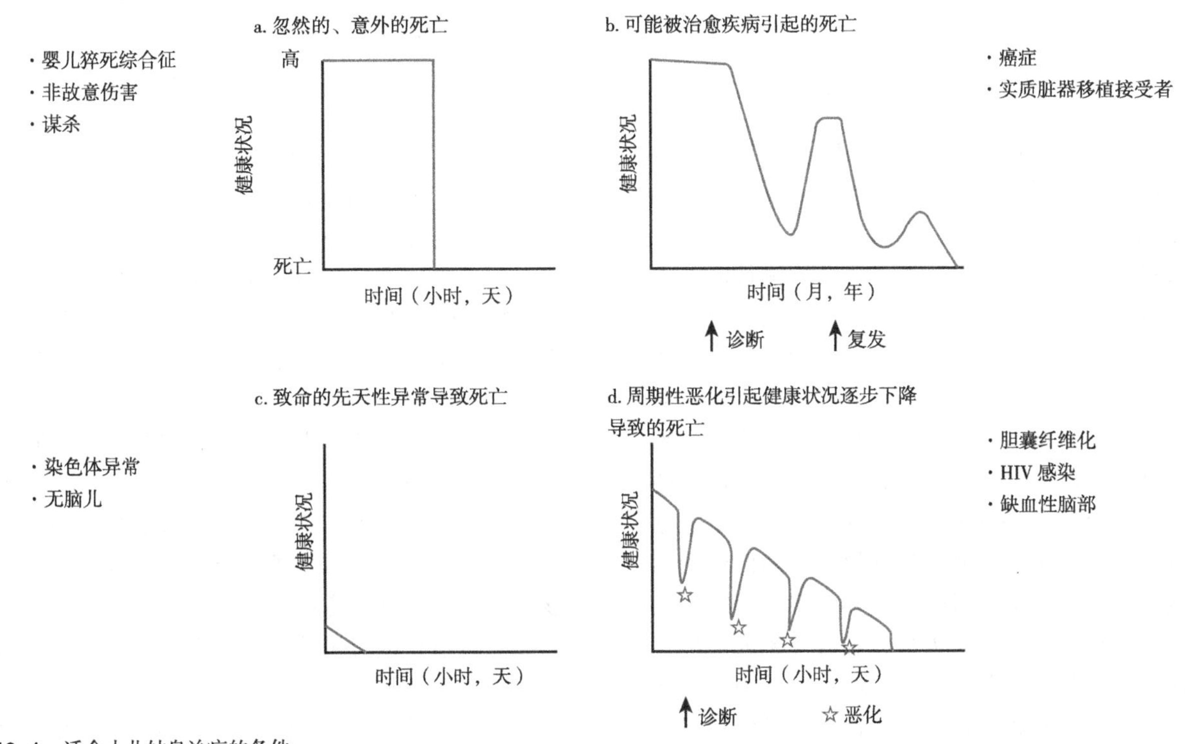


**图 40–1** 适合小儿姑息治疗的条件

摘自 Field M, Behrman R. When children die: improving palliative and end-of-life care for children and their families. Washington, DC: National Academies Press, 2003: p 74

活和随机应变的方法。

## ■ 护理环境

危及生命疾病患儿的家庭护理需要每天 24h 可随时访问的儿科姑息治疗专家、团队处理和协调员［作为联系医院、社区、专家和帮助预防和（或）安排住院，缓解护理并根据需要增加家庭护理支持］。虽然急需足够的家庭护理支持和姑息护理，但往往不是现成的。此外，家庭成员可能会担心使用姑息护理，别人不能充分照顾孩子的特殊需要。

在生命的尽头，儿童和家庭可能都需要密切监护支持。可能是家里、医院或临终关怀的地方。如果可能的话，家庭需要被允许选择护理的位置从而使他们有安全感和很好的照顾。在三级保健医院，大多数儿童在新生儿和儿科重症监护病房（ICU）中死亡。姑息疗法的理念可以成功地与医疗设备相结合，包括 ICU，护理的重点还包括预防、改善痛苦生活、提高生活质量。所有影响儿童和家庭的干预措施都需要评估与这些目标的关系。相关的问题是“我们还能提供什么来改善儿童的生活质量吗？”而不是“我们将不再为这个患者提供什么治疗吗？”。员工需要教育、支持和指导，因为小儿姑息治疗与其他类型的重症监护一样，是一个专业领域。全面的姑息治疗还需要各学科间的综合处理，包括护士、医生、心理学家、精神病学家、社会工作者、宗教顾问、儿科专家和训练有素的志愿者。

## ■ 沟通（临终照顾计划和预期指导）

尽管准确的预测对儿科学来说是一个特别的挑战，医疗团队通常承认一个最终的判断必须在父母知晓状况之前。这个被耽误的时间可能会阻碍关于孩子如何度过剩下的生命的决定。鉴于生命限制诊断的内在预后不确定性，当医生认识到患者死亡的可能性存在时，应该开始讨论关于复苏、症状控制和临终关怀计划的讨论。这些沟通不应该在危机已经发生时，而应提前到发生危机前或当患者已经从危机中恢复过来但存在其他高风险时。尽管有些患者及其家人可能还没有意识到姑息治疗的好处，患者和家属在医生及已经和患者建立一定关系的其他保健提供者的照料下感觉非常的舒心。姑息治疗或临终关怀的服务团队可以和主要的或附属的专业医护人员、患者及家人协商，帮助解决医生不便讨论的更进一步的护理计划。在期初，当患者家属与医护人员之间沟通觉得不舒服时，咨询姑息护理团队可以参与到敏感话题的谈论，他们可能在最初会感到不舒服。医患之间长时间密切接触造成的结果就是，主要医护人员和家庭之间互相保护对方，不再互相沟通交流，反而加深了绝望。因此，治疗团队可以发起谈论关于困难和情感话题的方式去促进患者充满希望。

那些成年前就去世的，包括语言能力发育不完善、尚不能自主决策的儿童。虽然在美国大多数情况下父母是合法的决策者，但儿童也应参与讨论和决定护理方式是否适合他们目前的状况。通过与专家、治疗师、牧师、社会工作者、心理学家、精神科医生交流或让儿童通过艺术、游戏、音乐、聊天和写作来表达自己，可以帮助父母了解儿童的想法和希望。一些方法如“五个愿望”和“我的愿望”已经被证明有助于向孩子、青少年及其家人介绍和护理推进计划（www.agingwithdignity.org/index.php）。

### 父 母

家长与了解儿童的病情、治疗方案、家人的喜好和目标的医疗提供者之间的沟通是照顾重症患儿的基础。最重要的是与儿科医生的沟通，因为他们与儿童和家人及兄弟姐妹之间有持久的关系。家长希望儿科医生不会放弃他们，并把转向保守治疗作为治疗的目标。家人的目标可能会随着儿童的状况和其他因素而转变。非常重要是对家庭的价值观、目标，以及宗教、文化、精神和个人信仰理解的交流和指导。

儿科医生应该认识到继续照顾儿童和家庭作为治疗主要目标的重要性，也许继续治疗可以延长生命和予以慰藉，缓解痛苦，提高生活质量。为了评估和管理病情，探索疾病对直系亲属的影响并提供先行的指导，医护人员和家庭之间的定期会议是必要的。这些会议也许会讨论影响父母和孩子终身的重要问题，所以应该精心计划以确保有足够的时间深入讨论，安排单独、自然的环境以及父母和（或）其他家庭主要成员参与，首先应该让父母提出想法和所担心的问题，包括回顾以前讨论的，仔细聆听他们担忧的其他问题，如果父母有重复及不明白的问题，应予以清晰的、真实和诚实的回答。通过提供基于家庭目标和临床治疗真实情况的医疗建议，可以减少父母决策的精神负担。

家人希望儿科医生确保所有治疗方案都已探究过，协助家人安排第二个治疗方案可能是有益的。即使面对的是不良预后或孩子可能死亡，也要聆听家庭和孩子谈论未来可能有助于他们专注生命。即使他们的父母正面临和接受患儿死亡的现实，但他们仍然希望有奇迹可以出现。

家长也需要了解家庭护理、缓解护理、网络信息、教育书籍和录像、治疗团队的好处。对家长为自己、为其他孩子或家庭提出的请求或咨询的需要做出回应是必不可少的。

探索父母如何拟想孩子的死亡，然而讨论这个主题可能会让人感到畏惧，但通过回想曾经丧失亲人的经历（通常死亡的是年长的亲人）和他们之间可能的一些误会，通常是父母缓解压力的一种方式。学习关于文化、精神和家庭价值观对管理疼痛，遭受苦难和首选临终关怀地点是至关重要的。甚至提高思想境界到可以毫无忌讳地讨论葬礼的操办、尸体解剖、机体组织捐献。许多家长主要担忧的是如何与兄弟姐妹及患儿沟通很可能即将死亡的事实。

家属对护理的满意度与是否对临终问题、敏感问题、护理问题进行清晰的沟通直接有关，这种沟通包括在适当的时候直接告诉孩子。就如孩子想保护他或她的父母免受悲伤的信息一样，父母同样想保护他们的孩子，他们需要相互保护，此时沟通是复杂的。尊重家人的沟通风格、价值观、精神和文化，以及儿童个性特点是至关重要的。证据显示，父母们并不后悔开放的与孩子谈论关于死亡的问题。

在与孩子和家人沟通时，即使孩子或家庭明确要求医生估计患儿的存活时间，医生应该避免与他们交流这方面话题，因为人口统计不能预测患者个体的进展情况，所以这些预测并不准确，也许更可靠的办法是估计一个范围（“数周到数月”“数月到数年”）。医生还可以问父母如果知道孩子还能活多久，他们会做什么特别的事情，然后帮助他们想点子（建议庆祝即将到来的假期或趁孩子感觉好的时候庆祝一些重要的事情）。鉴于许多疾病所剩时间的不可预测性，建议那些想探视孩子的亲戚应尽可能早的探视。

对于孩子和家人而言，接受坏消息是个过程，而不是突发事件，当患儿及其家属仍抱有希望或选择了其他医生时。医生应该考虑到以前和孩子及家长讨论的一些问题可能尚未完全解决（不进行复苏、静脉营养），可能需要重新讨论。因为过去的预测可能不准确，父母可能无法接受患儿即将死亡的现实。不管是患慢性疾病儿童的父母还是在事故或突如其来的灾难性疾病中死亡患儿的父母，他们可能会经历巨大的焦虑，内疚或绝望。

## 儿　童

考虑到儿童的发展阶段和独特的生活经验，真实的沟通通常可以帮助患有致命疾病的儿童应对恐惧和焦虑。以恰当的方式回答发育不同阶段儿童关于死亡的问题（表 40–2），如“我发生了什么？”或“我将会死吗？”需要仔细探索儿童已经了解哪些，所问问题的真正含义是什么（问题背后的问题），以及为什么在这个特殊的时间和环境下问这个问题。这反映出患儿可能想要以易懂的方式来解释难以回答的问题。用非语言的表达比语言使孩子更容易明白，如艺术、游戏治疗，和故事可能比直接对话更有帮助。

儿童对死亡的看法取决于他或她对普遍性概念的理解（所有的事物都会死亡），即不可逆性（人死不能复活）、无功能性（死了意味着所有生物功能停止）和因果关系（有客观的死亡原因）。

年龄小的儿童可能纠结于不可逆性和无功能性的概念。而学龄儿童，他们开始理解死亡的结局，担心疾病的根本原因可能包括他们的奇幻思维、愿望或不良行为。年长的儿童则寻求更多的信息来控制局势。

儿童对死亡的恐惧往往集中在害怕与父母及其他亲人分开，和担心父母会发生什么情况而不是自己害怕的事情上。这通常发生在青少年和年轻人身上。对于这种恐惧可能以不同的方式回应，一些家庭可能会保证爱他的亲人将一直等待直到他好起来，一些则通过宗教人物与他有永恒的精神联系。

虽然青少年对死亡概念的理解类似于成人，但是患有危及生命疾病的青少年呈现出独特的担忧和问题。青春期的发育包括他们与父母分开，建立与父母平等关系，走向独立的成人阶段。对于这个特定的人群，青少年发育期无论是生理上还是心理上对父母的依赖度增加通常是很复杂的。同时，因为青少年心理上发育不完全，往往只要求决策过程的一部分。

除了考虑发育外，了解儿童的生活经验、病程、理解疾病的性质和预后，在沟通中应考虑到孩子在家庭中所扮演的角色（和平缔造者、小丑、捣乱者、“好”孩子）。

父母有一种本能即保护孩子免受伤害的强烈欲望。当面临孩子死亡的时候，很多父母试图隐瞒孩子即将死亡的现实，希望可以“保护”孩子免受残酷的现实。虽然尊重父母的意愿是很重要的，但大多数孩子即使已经感受到了什么发生在他身上而故意保持沉默。孩子可能会因为他们所爱的人而责备自己的疾病和困难。不灭的神话“一切都会好的”，带走了探索恐惧和予以安慰的机会。而坦诚的交流还允许有回忆、遗赠及说再见的机会。

学校是儿童“工作”的地方，寻求“常态”面对疾病、优化儿童的生活质量非常重要。帮助孩子和他们的家庭通过修改上课时间，和探索促进教育和社会联系带入家庭或病房里，而维持这种联系在孩子身体条件不足而不能去学校时很有意义。

与儿童一样，帮助青少年维持同伴关系和学校的基础课程，促使生活质量最佳是非常重要的。

## 兄弟姐妹

兄弟姐妹们在他们患重病或死后都处在特殊的风险中。因为他们的父母需要满足生病孩子的特别要求，

**表 40-2 发育问题、死亡的概念及应对策略**

| 典型问题和死亡的表述 | 引导行为的思想 | 对死亡的发展性理解 | 策略和响应 |
|---|---|---|---|
| **出生 ~3 岁** | | | |
| “妈妈，别哭”<br>“爸爸，当我死了，你还会逗我开心吗？” | 对事件有限的理解（未来和过去，活着与死亡的区别） | 有些事件是错的，但却可能有意义。死亡通常被认为是生命的延续，就像是醒着和睡着。 | 安慰，保持一致性，熟悉的人，物体，日常生活，使用舒缓的歌曲，言语和触摸。<br>“我会永远爱你”<br>“我会永远照顾你”<br>“我会永远逗你开心” |
| **3~5 岁** | | | |
| “我做了坏事，所以我会死”<br>“在天堂，我可以吃到任何我想吃的东西吗？” | 概念是简单的和可逆的。现实和幻想之间的差异 | 孩子可能认为死亡是暂时的、可逆的，而不是普遍存在的。<br>可能会觉得应该为疾病负责。死亡被认为是一个能够击倒你的外来力量 | 向孩子保证，生病不是他 / 她的错。<br>提供始终如一的护理，提倡诚实简单的语言。<br>用书籍来解释生命循环，提升问题和答案水平。<br>“你没有做任何事情而导致疾病的发生”<br>“你是如此的特别，我们将永远爱你”<br>“我们知道（上帝，耶稣，奶奶，爷爷）正等着见你。” |
| **5~10 岁** | | | |
| “我怎么会死？”<br>“会痛吗？”<br>“死亡可怕吗？” | 孩子开始表现出有组织的逻辑思维，思想变得有一点深度，孩子开始解决具体问题，逻辑推理，整理思绪变的连贯（条理清楚）。然而，他或者她的这种抽象推理能力是有限的 | 孩子开始理解死亡是真实的、永久的。死亡意味着心脏停止跳动，血液停止流通，呼吸也会停止<br>它可以被看作是一个暴力事件，孩子可能不接受死亡会发生在他（她）或者任何一个他（她）认识的人身上。但孩子已经开始意识到人终将死亡 | 如果他们有请求，应该真诚的提供具体的细节，帮助和支持孩子控制需求。允许和鼓励孩子参与决策<br>我们将共同努力帮助你，让你感觉舒适。重要的是，你要让我们知道你的感觉如何，哪些是你需要的，我们将永远伴随着你，让你不必害怕 |
| **10~18 岁** | | | |
| “我担心如果我死了，我妈妈会崩溃.”<br>“我现在还很年轻，不能死，我想要结婚，我要有自己的小孩<br>“为什么上帝让这种事情发生？” | 抽象的思维和可能的逻辑。体象是很重要的<br>需要同伴关系的支持和验证<br>利他主义价值观<br>——保持家庭的活力<br>——父母，兄弟姐妹<br>——捐献器官 / 组织<br>不相信他 / 她快死了 | 理解死亡是不可逆转的，是不可避免的，是普遍存在的<br>需要保证持续的关心和爱护<br>寻找生命的意义和目的 | 加强儿童 / 青少年的自信，价值观和自尊心。允许拥有隐私、独立性、以及有自己的朋友和同事。忍受强烈的情感表达，并允许参与决策。我无法想象你会感觉如何，尽管如此，你正在做一个令人难以置信的工作<br>“我想知道我该如何帮你？”<br>“对于你来说，现在最重要的是什么？”<br>“你的希望是什么……你的担心是什么？”<br>“你教会了我这么多，我会永远记得你” |

**摘自** Hurwitz C, Duncan J, Wolfe J. Caring for the child with cancer at the close of life. JAMA, 2003, 292: 2141–2149

健康的兄弟姐妹可能会觉得自己的需要将不被承认或实现。这些忽视可能会引起他们对自己的健康身体感到内疚，怨恨父母及兄弟姐妹。年轻的兄弟姐妹可能会对压力做出反应，似乎对周围的混乱浑然不觉。小的兄弟姐妹可能会诅咒生病的兄弟姐妹最终死亡，这样就可以重新得到他们的父母（“不可思议的想法”）。父母需要知道这些都是正常的反应，应该鼓励他们维持正常的日常生活。兄弟姐妹参与到生病的兄弟姐妹生前的生活，通常在他们死亡的时候或死后能更好地调节。适当涉及生病兄弟姐妹的悲伤过程，为真实的确认和验证兄弟姐妹感情提供了良好的基础。

## 工作人员

工作人员提供的保守治疗得不到足够的支持，会导致抑郁、回避的情绪和其他症状。给工作人员提供教育机会和情感支持，可以有助于改善不同阶段患者 / 家庭的护理，防止员工长期受到这些经历的影响，包括离开此领域的可能性。

## 决策者

在儿童疾病的有限生命过程中，他们在患儿接受护理过程中需要做出一系列艰难的决定，包括药物风险和收益，继续或放弃延长生命的治疗，实验治疗研究方案和补充疗法的使用（见第 3 章）。家庭决策者受到深入的、引导性讨论关于照顾孩子目标的影响。通常是通过开放式的问题，探讨家长和孩子的希望、忧虑和家庭价值观。讨论包括家人最重要的护理目标是什么，考虑儿童的临床状况，和他们的价值观、信仰，包括文化，宗教和精神因素。

决策者应该关注治疗的目标，而不是治疗的局限性。“我们能做的是这些”，而不是“我们再也不能做什么”。更多的是集中讨论更自然的护理目标，需要采取哪些干预措施使孩子达到最佳利益，而不是讨论“撤回支持”或复苏。

## 复苏的状态

许多家长不理解法律授权除非书面签署拒绝心肺复苏术，否则必须进行。在讨论这个话题时，最好讨论是否进行复杂的干预可能会使儿童更受益，而不是问父母是否想放弃为孩子进行心肺复苏术（给他们决策负担）。根据总体目标、保健和医学知识的潜在好处和（或）这些干预措施的损害提出建议是很重要的。一旦达成一致的治疗目标，医生需要书写正式的文件，关于为儿童进行复苏的干预措施和支持性护理措施的文件。这个文件应该尽可能详细，包括建议缓解药物和患者最熟悉的照顾者的联系信息。文件原件交给患儿父母，复印件给相关护理人员和机构，尤其是在危急关头是有用的沟通援助。很多州已经有院外拒绝心肺复苏的文件，如果孩子已经死亡，急救小组当被呼叫到现场有责任提供安慰措施，而不是启动心肺复苏。

家庭内部、医疗团队、儿童和家人、家人和专业护理人员之间在做决定时可能会产生冲突（见第 3 章）。发育不完全的儿童无法在决策中提供意见（新生儿、婴儿或认知障碍儿童），关于孩子的最佳利益是什么，家长和医疗专业人员可能会得出不同的结论。在照顾青少年的决策中提出了新的挑战，此时期为童年到成年过渡阶段。在一些家庭文化中，家庭的完整性比告知真实情况和自主权更有价值（见第 4 章）。虽然经常遇到不同的意见，但通过电话沟通、举行团队和家庭会议所涉及问题往往是可以解决的，因为护理的目标是明确的（见第 12、3、106 章）。

## 临床症状的管理

控制剧烈的症状反应是儿科保守治疗的另一个最基本的方面。通过允许他们关注其他问题和参与有意义的经历或症状缓解可以减少孩子和家庭所遭受的痛苦。尽管增加了对各类症状、药物和先进的医学技术的研究，但孩子们仍然常常遭受多种症状带来的痛苦。表 40-3 提供了一些管理症状反应的关键要素和常用方法。

疼痛是实际或潜在的组织损伤所引起的一种复杂的感觉，受认知、行为、情感、社会和文化等因素的影响。中枢过度兴奋可能会导致疼痛增加并减少各样生理效应的应激反应，所以有效缓解疼痛对预防中枢脱敏是很必要的。

评估方式包括儿童可以口头交流他们痛苦的自我报告，同样可以以行为暗示为基础，因为有些儿童发育或认知的局限性而无法用语言表达自身状况。痛苦解决管理表 40-4 和 40-5（见第 71 章）。许多患致命疾病的儿童在疾病发展过程中有时候需要阿片类药物缓解疼痛。虽然逐步治疗方法是被广泛推荐的，但是

**表 40-3　有效症状管理的关键因素**

| |
|---|
| 建立定期随访的护理目标 |
| 护理团队的沟通目标 |
| 症状出现前的预测和计划 |
| 定期评估孩子的症状 |
| 使用传统的方法工具和发展适当的评估工具 |
| 　运用自我报告（如果孩子能够进行可靠的症状报告） |
| 　评估症状的所有方面，包括质量、频率、持续时间、强度 |
| 考虑症状的整体性。 |
| 　探索症状背后可能具有的家庭文化和宗教背景意义 |
| 　评估症状引起的痛苦从症状评估功能障碍的程度 |
| 　理解症状的病理生理学并建立一个完整的鉴别诊断方法 |
| 如果可能的话，要治疗根本原因。在护理目标范围内权衡好处和风险 |
| 药物治疗时，选择进入体内最少的路径——即尽量使用口服给药 |
| 针对持续的症状，开具常规处方，并考虑对剂量的突破运用和不受控制的症状 |
| 考虑药物和非药物的方法 |
| 定期评估症状和应对措施 |
| 　对于顽固性症状，复查鉴别诊断并审查潜在的因素 |
| 　有效的干预措施能够缓解症状，减少痛苦和功能障碍 |
| 与家庭合作，识别和解决任何障碍，使症状得到最佳的控制 |
| 找出精神、情绪、存在的痛苦（除了肉体遭受的痛苦），这些往往都是相互关联的 |

**表 40-4　疼痛管理指南**

| |
|---|
| 使用非阿片类镇痛药作为单药治疗轻度的疼痛，使用阿片类镇痛药物治疗更严重的疼痛 |
| ・非阿片类镇痛药包括对乙酰氨基酚，非甾体类抗炎药（NSAIDs），水杨酸盐类药，选择性环氧合酶-2（COX-2）抑制剂 |
| 中度或重度疼痛，开始的时候使用短效类的阿片类药物进行定期治疗 |
| ・如有需要，当给药剂量已经趋于稳定，就应该考虑把阿片类药物换成长效配方，在剂量范围内来治疗突发性疼痛或者不能控制的疼痛 |
| ・避免可待因和阿片类混合药物的激动剂活性（如：布托啡诺、镇痛新） |
| 通过最简单，最有效和痛苦较小的途径来服用药物 |
| 谬论：药效强的药物应该在危急状况或生命濒危时使用 |
| 阿片类药物没有"上限效应"，针对不断升级的症状，也许可以通过增加剂量来进行治疗 |
| 阐述这几类药物在耐受性、身体依赖性、成瘾性之间的差异 |
| 预测和治疗/预防常见镇痛药的不良反应（非甾体药引起的胃炎；阿片类药物引起的便秘、瘙痒、恶心、镇静作用） |
| ・当开始使用阿片类药物的时候，一般启动肠道治疗方案以预防便秘 |
| ・对阿片类药物引起的嗜睡症状考虑使用兴奋剂 |
| ・皮肤瘙痒极少是一个真正的过敏反应，如果抗组胺药没有作用，可以考虑使用低剂量的纳洛酮或者转为使用其他阿片类药物 |
| 当产生难以忍受的副作用或者神经毒性，考虑更换不同的阿片类药物（如：肌阵挛） |
| ・当更换阿片类药物时，使用等效换算表，避免导致不完全的交叉耐药性 |
| 可以考虑运用辅药来治疗疼痛综合征和阿片药物遗留的效果： |
| ・抗抑郁药（如：阿米替林、去甲替林）和抗痉挛药（如：加巴喷丁、立痛定、托吡酯）治疗神经性疼痛 |
| ・甾体或非甾体抗炎药治疗骨痛 |
| ・镇静催眠药抗焦虑和肌肉痉挛 |
| ・尽可能使用外用局部麻醉剂 |
| ・增强阿片类药物的镇痛效果，考虑使用可乐定或氯胺酮 |
| ・局部麻醉剂药（利多卡因，丙胺卡因，丁哌卡因） |
| 考虑麻醉区域疼痛（进行局部麻醉） |
| 考虑姑息性放射治疗 |
| 考虑心理学方法（如：认知或行为疗法）和补充治疗（如：针灸、按摩） |

步骤中的"弱阿片类药物"经常被跳过。大部分的阿片类药物有可待因，通常因为它的副作用和在非阿片类镇痛药中缺乏优势而应避免使用。此外，相对常见CYP2D6基因的遗传多态性导致可待因代谢差异很大。具体来说，10%~40% 的人携带多态性基因而使它们"弱代谢"不能将可待因转换为其活性形式——吗啡，存在疼痛控制不足的风险；而有些"超代谢"甚至快速将可待因转换为吗啡而抑制呼吸；因此最好直接使用一定剂量的活性成分——吗啡。

人们常常误认为静脉注射吗啡意味着可能会成瘾、依赖和潜在的阿片类药物加速死亡。所以家庭成员和护理团队一起沟通是很重要的。阿片类药物管理或广泛使用和生存的时间长短之间没有必然联系。但相关证据表明个人症状控制的越好，寿命存活时间越长。

儿童也经常出现疼痛以外的大量其他症状。药物（表 40-5）和非药物方法（表 40-6）二者的结合通常是最佳的。疲劳是儿童晚期疾病最常见的症状之一。孩子可能处于疲劳症状（如虚弱或嗜睡）、认知下降（注意力下降）和（或）情绪减弱（如抑郁情绪或动机下降）。由于它的多面性和失能性，疲劳症状阻碍了孩子参加有意义或快乐的活动，从而影响生活质量。疲劳通常存在多方面的原因，仔细观察可能发现造成疲劳的物理因素（未控制的症状、药物副作用）、心理因素（焦虑、抑郁）、精神痛苦或睡眠障碍。减少疲劳的主要方法包括治疗因素、运动、药物因素、行为矫正策略。普遍认为有效解决疲劳症状目前所面临的挑战包括：疲劳是不可避免的，家庭和护理团队之间缺乏沟通及缺乏干预疲劳的意识。

呼吸困难（主观感觉气短）是由于传入到大脑感觉信号和从大脑传出运动信号不匹配造成的。这可能源于呼吸原因（如呼吸道分泌物、梗阻、感染）或其他因素（如心脏病），也可能是受心理因素的影响（如焦虑）。呼吸频率和血氧饱和度等参数与呼吸困难的程度不一致。因此，给脸色发青或缺氧的儿童给氧可以使他安静和放松，这样可以缓解医务人员的不适并减轻患者的痛苦。呼吸困难可以放心使用适宜剂量的阿片类药物。阿片类药物直接作用于脑干从而减少呼吸窘迫的感觉，而不是通过镇静缓解呼吸困难。镇痛所需剂量 25% 的阿片类药物可以减轻呼吸困难。非药物干预措施，包括引导图像或减少催眠焦虑，清新、流动的空气，也常常有助于缓解呼吸困难。虽然氧气可能缓解呼吸困难性头痛，但房间内空气流动能够更有效减少呼吸短促的痛苦感觉。

随着死亡的临近，分泌物的积累可能引起响亮的呼吸音，有时称为"死前的喉鸣"，患者在这个阶段通常是无意识的，响亮的呼吸音常常使其他人比儿童自身更觉得痛苦。可以提前与家人沟通这一现象，如果发生，告诉家长此时儿童并不能感觉到痛苦。如果需要治疗，抗胆碱能药物如东莨菪碱可能减少分泌物。

神经系统疾病主要包括癫痫，癫痫发作往往是疾

**表 40–5 儿童致命性疾病的常见症状的药物治疗**

| 症状 | 药物 | 开始剂量 | 注意事项 |
|---|---|---|---|
| 轻度疼痛 | 对乙酰氨基酚 | 15mg/kg 口服 4h/ 次最大量 4g/d | 口服（包括液体），塞肛 |
| | 布洛芬 | 10mg/kg，口服，每 6h 1 次 | 仅口服（包括液体）出血倾向禁止使用；6 岁以上儿童使用。充血性心力衰竭慎用。咀嚼片含有苯丙氨酸。 |
| | 三柳胆镁 | 10~15mg/kg，口服，每天 3 次 | 三柳胆镁可能减少抗血小板活性，引起出血的风险比其他水杨酸盐小。而水杨酸酯在 2 岁以下的儿童与急性脑病综合征有关 |
| 中 / 重度疼痛 | 速释型吗啡 | 体重 <50kg，0.1mg/kg 口服，每 4h 1 次；体重 >50kg，5~10mg 口服，每 4h 1 次 [*†] | 有效剂型用 IV/SQ 计算 [‡§] |
| | 氧可酮 | WT<50 kg 0.1 mg/kg 口服，4 小时 1 次。WT>50Kg，5–10 mg 口服，4 小时一次 | 没有注射剂型 [‡§] |
| | 二氢吗啡酮 | 体重 <50kg，0.05mg/kg，口服，4h 1 次；体重 >50kg，1~2mg，口服，每 4h 1 次 [*†] | 有效剂型用 IV/SQ 计算；注射形式限于皮下注射 [‡§] |
| | 芬太尼 | 0.5~1.5μg/kg，IV/SQ，每 30min1 次 [*†] | 快速输液会引发胸壁肌肉强直 [‡§] |
| | 美沙酮 | 起始剂量 0.1~0.2mg/kg，口服，每天 2 次。如果需要可予每天 3 次。等剂量的其他阿片类药物建议咨询有经验的医生。[*†] | 只有阿片类药物作为液体可得到快速和长期效应；72h 不调整剂量往往延长生物半衰期大于治疗半衰期。了解美沙酮药物动力学情况，转换成其他阿片类药物或其他阿片类药物转变成美沙酮的剂量。也可用 IV/SQ 公式。与几个抗反转录病毒药物相互作用，可能会引起 QT 间隔延长，尤其是 >200mg/d 的成年人或在那些存在 QT 延长的风险的人 [§] |
| 持续性疼痛 | 美施康定硫酸吗啡缓释胶囊剂（包含持续释放颗粒）、硫酸吗啡（包含直接和延长释放珠子）<br>吗啡 | 总量平均分成每天 2 次，或每天 3 次 | 不要挤压美施康定硫酸吗啡缓释胶囊剂。对于那些无法吞下药丸，缓释型吗啡和硫酸吗啡胶囊可以打开与食物混在一起，但不能咀嚼。缓释型吗啡内容物混在 10ml 水中通过 16– 法式 G 管给药。硫酸吗啡避免与酒精接触。小孩不宜加大剂量 [§] |
| | 奥施康定 | 总量平均分成每天 2 次，或每天 3 次 | 勿压挤 [§] |
| | 芬太尼透皮贴剂 | 开始剂量：24h 口服吗啡剂量除以 2。没有数据显示芬太尼皮贴剂量与其他阿片类转换。 | 最小块剂量可能都对幼儿太高；大于 2 岁的儿童。适合贴在背部不能剪切。一般病人最少剂量每天 60mg 吗啡。不适合剂量频繁变动或者使用阿片类药物的患者或 opioid–naïve 患者。发烧 >40℃会导致更高的血清浓度 [§] |
| 神经性疼痛 | 去甲替林 | 0.5mg/kg，睡前口服，最大量每天 150mg | 比阿米替林阿米替林副作用小，导致便秘，体位性低血压，口干 |
| | 加巴喷丁 | 起始剂量每天 5mg/kg，每天逐渐增加至每天 10 ~ 15mg/kg，分 3 次服用；根据需要给药但不超过每天 3600mg | 可能会导致儿童神经精神反应（攻击性的、情绪不稳、运动机能亢进）一般都较轻但需停药，可能引起头晕或困倦 |
| | 美沙酮 | 见前面表格 | 见前面表格 |
| 呼吸困难 | 速释型吗啡 (MSIR) | 0.1mg/kg，口服，必要时每 4h 1 次 [*†] | 所有的阿片类药物可以缓解呼吸困难，用于呼吸困难的起始剂量为用于疼痛剂量的 30% [§] |
| | 劳拉西泮 | 0.025 ~ 0.05mg/kg，静注或口服 6h 1 次，最大剂量每次 2mg | 见前面表格 |
| 呼吸道分泌物 | 东莨菪碱贴片 | 每片 1.5mg，72h 更换 | 分泌物过度干燥的会导致黏液堵塞呼吸道。对运动引起的恶心、呕吐有效，眼睛接触会引起瞳孔大小不等，视物模糊。可以折叠但不能剪切，可能会引起抗胆碱能的副作用 |
| | 格隆溴铵 | 0.04 ~ 0.1mg/kg，口服，每 4 ~ 8h 1 次 | 分泌物过度干燥的会导致黏液堵塞呼吸道，可能会引起抗胆碱能的副作用 |
| | 硫酸莨菪碱 | 如果 <2 岁，4mg 口服，必要时每 4h 1 次；2~12 岁，8mg 口服必要时每 4h 1 次，24h 总量不超过 24mg | 可能会引起抗胆碱能的副作用 |

表 40-5（续）

| 症状 | 药物 | 开始剂量 | 注意事项 |
|---|---|---|---|
| 恶心 | 甲氧氯普胺 | 每次 0.1~0.2mg/kg，每 6h 1 次，最大剂量每次 10mg(胃肠动力药和轻微恶心剂量)。化疗相关的恶心：0.5~1mg/kg，每 6h 必要时口服 / 静注 / 皮下，与苯海拉明一起 | 对蠕动障碍有用；可能引起锥体外系反应，特别是静脉大剂量使用，完全性肠梗阻或嗜铬细胞瘤禁用 |
| | 昂丹司琼 | 每次 0.15mg/kg，每 8h 1 次，最大量每次 8mg。一些机构也用于化疗的每日剂量 | 儿科用药经验：姑息治疗中治疗恶心、化疗时用高剂量。口服溶解药物含苯基丙氨。 |
| | 地塞米松 | 每次 0.1mg/kg，每天 3 次，口服或静脉；最大剂量每天 10mg | 也可用于肝囊状扩张、肠壁水肿、厌食、颅内压增高、可能会引起情绪波动或精神病 |
| | 劳拉西泮 | 见前面表格 | 见前面表格 |
| | 屈大麻酚 | 每次 2.5~5mg/m$^2$，每 3~4h 1 次 | 胶囊剂量 2.5~5mg。不能咽下胶囊的孩子可以仅服下胶囊内液体。香油过敏或精神分裂症病史的病人避免使用，可能会引起兴奋、烦躁不安或其他情绪变化。对中枢神经系统的副作用通常发生在连续使用 1~3d。抑郁或躁狂患者避免使用 |
| | 东莨菪碱贴片 | 见前面表格 | 见前面表格 |
| 焦虑 | 劳拉西泮 | 见前面表格 | 见前面表格 |
| 激动 | 氟哌啶醇 | 0.01mg/kg，必要时每天 3 次，口服。急性发作 :0.025~0.050mg/kg，口服，可以重复，0.025mg/kg，必要时 1h 内 | 可能引起锥体外系反应，可用苯海拉明或甲磺酸苯扎托品解救。3 岁以下儿童安全性不确定 |
| 睡眠障碍 / 失眠 | 劳拉西泮 | 见上面表格 | 见上面表格 |
| | 曲唑酮 | 6~18 岁儿童：每次 0.75~1mg/kg，如果需要给 2~3 次 | 可能致心律失常性 |
| 疲劳 | 苯哌啶醋酸甲酯 | 每次 0.3mg/kg，根据需要使用，最大剂量每天 60mg | 快速抗抑郁效果；可以提高认知。饭前服用避免抑制食欲。儿童使用需谨慎心律失常的风险。有液体和咀嚼片两种剂型。 |
| 瘙痒 | 苯海拉明 | 0.5~1mg/kg，每 6h 1 次，静注或口服(最大剂量每天 100mg) | 可能由反向硫代二苯胺引起的副作用。局部形成大面积的皮肤上或开放的区域可能会引起不良反应。可能会引起孩子的反常反应 |
| | 羟嗪 | 0.5~1mg/kg，每 6h 1 次，静注或口服(最大剂量每天 600mg) | |
| 便秘 | 多库酯钠 | 每天 40~150mg，口服，等分成 1~4 份剂量 | 大便软化剂有液体或胶囊剂型。 |
| | 聚乙二醇 | <5 岁，每天 1/2 勺 (8.5g) 加 4 盎司的水；>5 岁，每天 1 勺 (17g) 加 8 盎司的水 | 可以选择将无味的粉末混合在饮料中。可以得到的非处方药 |
| | 乳果糖 | 5~10mL，口服，最大剂量每 2h 1 次直到解大便（BM） | 肠兴奋剂；每 2h 1 次可能会引起痉挛 |
| | 番泻叶 | 每天 2.5mL，口服（对 >27kg 儿童） | 肠兴奋剂：有效剂型颗粒状 |
| | 双醋苯啶 | 3~12 岁，每天 5~10mg 口服；>12 岁，每天 5~15mg，口服 | 可经口腔或直肠给药 |
| | 儿科灌肠 | 2~11 岁儿童，2.5 盎司灌肠；≥ 12 岁，成人灌肠剂 | 如需要可重复使用 1 次中性白细胞减少症患者不能使用 |
| 肌肉痉挛 | 安定 | 每次 0.5mg/kg，静注或口服，每 6h 1 次；初始儿童剂量 <5 岁为每次 5mg，≥ 5 岁每次 10mg | 外周静注可能会引起刺激 |
| | 巴氯芬 | 5mg，口服，每天 3 次，根据需要每次增加 5mg | 对神经性疼痛和痉挛状态有用；突然撤药可能会导致幻觉和抽搐，不适用于 10 岁以下儿童 |
| 癫痫 | 劳拉西泮 | 0.1mg/kg，静注 / 口服 /SL/PR；每 10min1 次，用 2 次 | |
| | 安定 | 0.1mg/kg，每 6h 1 次（<5 岁，最大剂量每次 5mg；>5 岁最大剂量每次 10mg) | 地西泮（每次 0.2mg/kg，15min 1 次，用 3 次） |

表 40–5（续）

| 症状 | 药物 | 开始剂量 | 注意事项 |
|---|---|---|---|
| 神经兴奋 | 加巴喷丁 | 见前面表格 | |
| | 可乐定 | 起始剂量：每天 0.05mg。可以每 3~5d 增加每天 0.05mg 到每天 3~5μg/kg，分成每天 3~4 次给药；最大剂量每天 0.3mg。一旦建立最佳的口服剂量可以转变成经皮给药。经皮剂量等于每天的口服给药每天总用药，如果口服总剂量是 0.1mg/d，经皮贴（提供 0.1mg/d）。每 7d 换 1 次 | 皮肤药贴可能含有金属（如铝），如果贴在身上进行 MRI 扫描，可能导致烧伤。MRI 之前要去掉，根据剂量，药贴可以剪成 1/4 或 1/2 小片 |
| | 氯硝西泮 | <10 岁或 <30kg，初始剂量：每天 0.01~0.03mg/kg，平均分成 3 次给药；≥ 10 岁（≥ 30kg）初始剂量：最大 0.25mg，口服，每天 3 次；可以每 3d 以每天 0.5~1mg 增加维持剂量：每天 0.05~0.2mg/kg 直到每天 20mg | |
| 厌食 | 醋酸甲地孕酮 | 每天 10mg/kg，平均分成 1~4 次，最大剂量每天 15mg/kg 或每天 800mg | >10 岁的儿童长期用药后突然停药可能发生急性肾上腺机能不全。糖尿病患者或血栓栓塞史需谨慎使用。可能导致光过敏 |
| | 屈大麻酚 | 见前面表格 | 见前面表格 |

* 小于 6 月的婴儿通常使用阿片类药物起始剂量的 25% ~ 30%
† 尽管已经提供阿片类药物的起始剂量，但是剂量根据需要而定，对于阿片类药物没有上限 / 最大剂量
‡ 突破剂量是 24h 剂量的 10%，见 71 章关于阿片类药物的应用
§ 阿片类药物的副作用包括便秘、呼吸道抑郁、瘙痒、恶心、尿潴留、生理依赖性
摘自 Ullrich C, Wolfe J. Pediatric pain and symptom control//Walsh TD, Caraceni AT, Fainsinger R, et al. Palliative medicine. Philadelphia: Saunders,2008

表 40–6　致命性疾病患儿常见症状的非药物治疗方法

| 症状 | 处理方法 |
|---|---|
| 疼痛 | 限制不必要的操作而防止疼痛，予以镇静，操作前给予预防性镇痛（如包括新生儿保湿过程） |
| | 解决同时发生的抑郁、焦虑、恐惧和缺乏控制的感觉 |
| | 考虑引导图像、放松、催眠、艺术 / 宠物 / 游戏治疗、针灸、按摩、生物反馈、按摩、热 / 冷、瑜伽、经皮电神经刺激、分散注意力 |
| 呼吸困难或空气缺乏 | 如果需要吸痰，予调整体位、穿舒适宽松的衣服，提供风扇或吹空调等 |
| | 限制静脉输液量，如果液体过剩 / 肺水肿考虑予利尿剂 |
| | 行为策略包括呼吸练习、引导图像、放松、音乐 |
| 疲劳 | 睡眠保健 |
| | 轻度运动 |
| | 解决潜在的影响因素（如贫血、抑郁、药物的副作用） |
| 恶心 / 呕吐 | 考虑改变饮食习惯（清淡的、柔软的食物，调整进食时间 / 一餐的量） |
| | 香熏按摩：薄荷、薰衣草、针灸和按摩 |
| 便秘 | 增加纤维饮食，鼓励流质 |
| 口腔病损 / 咽下困难 | 口腔清洁和适量的液体、固体和口服药物配方（质感、味道、流质）。治疗感染并发症（黏膜炎、咽炎、口腔脓肿、食管炎） |
| | 胃动力性研究和喂养咨询 |

表 40–6（续）

| 症状 | 处理方法 |
|---|---|
| 厌食 / 恶病质 | 管理治疗引起口腔疼痛、吞咽困难、厌食的病变。提供卡路里的摄入，在疾病阶段厌食症是可逆的。承认厌食症 / 恶病质是垂死的一个过程和可能是不可逆 |
| | 预防 / 治疗共存的便秘 |
| 瘙痒 | 滋润肌肤 |
| | 修剪孩子的指甲防止表皮脱落 |
| | 试试专用的止痒洗液 |
| | 应用冷敷法 |
| | 减少兴奋性、分散注意力，放松 |
| 腹泻 | 如果便秘，予评估 / 治疗 |
| | 评估和治疗感染 |
| | 调整饮食 |
| 沮丧 | 心理治疗、行为治疗 |
| 焦虑 | 心理治疗（个人和家庭）、行为治疗 |
| 躁动 / 坐立不安 | 评估是否机体或药物所引起的 |
| | 家庭教育 |
| | 安抚孩子，提供平静、无刺激的环境 |

摘自 Sourkes B，Frankel L，Brown M，et al. Food，toys，and love: pediatric palliative care. Curr Probl Pediatr Adolesc Health Care, 2005, 35:345–392

病前驱症状，但在生命即将终结时癫痫发作的频率和严重程度可能会增加。应该提前做好管理癫痫的计划和准备好抗惊厥药物。父母可以学会在家里使用直肠地西泮。神经肌肉兴奋性增加往往伴随一些神经衰退性疾病，神经肌肉兴奋性增加不仅会打破儿童正常的睡眠模式，并且很难有缓解儿童长时间哭泣的办法。这种神经肌肉兴奋性可能是对加巴喷丁的反应。正确地使用镇静剂，苯二氮䓬类、可乐琮或美沙酮也可减少烦躁且不会导致过度镇静；这样可以显著改善儿童和照顾者的生活质量。颅内压增高和脊髓压迫通常在孩子脑部肿瘤或转移性和实体肿瘤发生。根据临床情况和治疗的目标，放射治疗、手术干预、类固醇是潜在的治疗选择方案。

喂养和补液问题是在家庭和医疗护理人员中引起强烈争议的道德问题。当患儿不能够经口进食时，需要人工营养支持和补液，具体方法包括鼻饲、胃造口术喂养、静脉营养或补液（见第3章）。这些复杂的决策需要通过评估人工喂养的风险和好处，需要考虑到孩子的功能水平和预后状况。在疾病的终末期，喉管喂养也可能不再适用，从而不得不终止。现在普遍认为人工营养与补液都是“缓解措施”，可以避免患儿出现饥饿和口渴。这就可能需采取一系列善意但有创伤性的措施，来进行终末期患儿的营养和补液管理。而对于终末期的成年人，通过努力保持口腔湿润和清洁，口渴的感觉可能会得到缓解。人工营养与补液也出现一些副作用，如分泌物增加、尿频、呼吸困难加重等。因此，应当提前告知家属患儿可能出现食欲和饮水减少，同时由于疾病的影响，患儿的营养及补液需求量都会下降。此外，探索适用于家庭的营养支持和补液方法，寻求他们乐于接受的喂养方式，可能是解决这个问题的有效途径。

恶心和呕吐可能是由于各种各样的原因引起，包括药物/毒素、胃肠道刺激或梗阻、运动以及情绪。可用的药物如甲氧氯普胺、5-羟色胺拮抗剂、类固醇和阿瑞匹坦，应该依据病理生理学和神经递质为基础选择药物。呕吐可能伴随恶心或不伴随，例如颅内压增加等情况。便秘是儿童最常见的症状，与神经功能障碍或儿童接受药物治疗引起胃肠蠕动损害（最明显的是阿片类药物）有关，大便的频率和次数应根据孩子的饮食和正常肠道模式状态下进行评估。儿童常规阿片类药物通常被罗列在大便软化剂之列（多库酯钠），泻药除外（如番泻叶）。腹泻对于孩子和家庭可能特别困难，可以用洛派丁胺和阿片类药物治疗。积粪性腹泻也必须考虑。

血液系统问题包括贫血和血小板减少症或出血。如果儿童有贫血症状（虚弱、头晕、气短、心动过速），可能考虑给予红细胞输注。如果有出血的症状，考虑输血小板。危及生命的大量出血会使人感觉不安，如果有可能出现这样的情况，应该提前准备好快速镇静剂。

皮肤护理问题包括主要的预防措施，尽可能频繁转变体位并缓解压力（如用枕头抬高脚部）。瘙痒可能是继发于系统性疾病或药物治疗。避免过度使用香皂，使用保湿霜、修剪指甲、穿宽松的衣服，另外，使用局部或全身性类固醇，口服抗组胺药和其他特定疗法（如消胆胺治疗胆道疾病）。尽管阿片类药物可以引起肥大细胞释放组胺，但大部分不是由阿片类药物引起的瘙痒。苯海拉明可以减轻瘙痒症状，或者更换阿片类药物，顽固的瘙痒可能需要予以低剂量的阿片类药物拮抗剂。

患有致命疾病的儿童可能会表现一些精神症状如焦虑和抑郁。这些症状往往是多种原因引起的，有时是因其他症状未得到控制引起的例如疼痛和疲劳。因为植物神经系统的症状作为诊断指标不可靠，患有严重疾病的患儿诊断为抑郁症非常困难。而儿童表达出绝望、无助、毫无价值和内疚等可能更有利于诊断。来自不同学科、心理学、社会工作、教士等成员可以在儿童的生活、治疗方法等方面帮助儿童及他们的家庭。

当与青少年患者或与患儿的父母讨论可能的治疗或干预措施时，提出补充或可替代治疗的问题是很重要的。许多家人而非医生（除非医生明确要求）会提出使用某种替代治疗的形式（见第59章）。虽然很大程度上未经验证，但一些廉价的治疗方案给患者家人带来了信心；而某些治疗方法可能是昂贵的、痛苦的、侵入性、甚至是有毒的。通过谈话和采取邀请的方式进行客观的讨论，医生可以提出确保安全性多种不同建议，可能有助于避免选择那些昂贵的、危险的或令人难以承担的治疗措施。

## 反应剧烈的症状的治疗方案

当努力尝试解决痛苦却无法得到缓解时，可以考虑在可接受的毒性（发病率）或可接受的时间内提供保守性镇静。保守性镇静是通过减少儿童的意识水平而缓解难以忍受的疼痛。最常用于顽固性疼痛、呼吸困难或躁动，但不仅限于缓解这些痛苦。

双重效果原则经常用于生命终结时，使用逐渐升级缓解症状的药物或保守性镇静被证明是有效的。尚未证实阿片类药物或镇静的加量会加速死亡，而越来越多的证据表明症状得到控制的患者寿命得到了延长。

## 生命终结阶段

如果儿童的死亡迫在眉睫，那么医疗团队的主要任务是帮助儿童尽可能多的减少痛苦。并逐渐让患儿家人为即将发生的情况做好准备并给他们提供选择。在有必要的情况下，要求患者家属控制一下情绪。在面临死亡的时候，讨论如下内容是非常有用的：

- 得到兄弟姐妹或其他家族成员的支持。
- 复苏的状况。
- 停止不再对儿童有益的治疗
- 文化、精神或宗教的需要
- 死亡的地点
- 如果在家里死亡谁来宣布
- 葬礼的安排
- 给予兄弟姐妹参加的选择和适当的支持
- 解剖、组织或器官捐赠
- 通知家人和医务人员，立遗嘱以帮助别人

家人将他们具体的想法通知医务人员。这可能有助于让家人知道这不是关于儿童是否会死亡而是选择怎样死亡的讨论。

医生将继续保持参与患儿的照顾，家人将从中获得巨大的支持。不管儿童在家或住院治疗，定期电话或随访、协助症状管理和提供情感支持对于患儿家人来说是非常宝贵的。

在重症监护室的先进技术设备的治疗下，家长将会和孩子隔离，医生可以中止对孩子无益的治疗或增加治疗以提高生活质量。父母可能会害怕询问孩子的睡眠情况。他们可能需要安慰和帮助，尽管他们的孩子似乎没有反应，但他们仍然需要与孩子保持接触、触摸和交谈。

人们相信听觉和触觉在死亡之前一直存在，应鼓励所有家庭成员在患儿死亡过程中继续与他交流。父母可能害怕离开床边会致孩子孤独而死。在大多数情况下死亡的时间不能预测，有建议等到父母“准备好了”或家庭中某个重要的事情过去，或者直到他们同意让孩子死去。不要抱有希望家人的支撑会有奇迹发生。

对于家人来说，死亡的时刻是记忆深刻的事件，所以尽量予以尊严和尽量减少痛苦是必要的。在患儿死后，家人有权利按照他们的意愿选择继续和他们的孩子在一起。在这段时间里，医生和其他专业人士会容许患儿家属与患儿“说再见”，作为最后一次照顾孩子，家人可以要求给孩子洗澡和穿衣服。

医生参加葬礼是个人决定。医生参与可以显示双重目的，表现出尊敬及帮助医生应对个人的失落感。如果不能参加，家庭也会对接收到来自医生卡片或纸条给予高度评价。医生表示他们的孩子与其他孩子有区别并且不会忘记他们的孩子，这对于丧亲家庭非常重要。

## 儿科医生

最佳的儿童保守治疗需要不同学科的照顾者，儿科医生能够支持儿童和他们的家人，特别是当他们与多个家庭成员之间有长期的关系。如果一位儿科医生长期照顾一个家庭，那么随着时间的推移，他们会掌握照顾其他家庭成员、理解家庭的压力并熟悉家庭成员使用的应对策略。儿科医生熟悉引起患儿家人担忧的整个进程，可以为患儿父母提供先行指导并对儿童发育做出适当的解释。

## 参考书目

参考书目请参见光盘。

（祝益民　译，钟燕　审）

# 第 6 部分　急症儿童

## 第 41 章
## 营养需求

Asim Maqbool, Nicolas Stettler, Virginia A. Stallings

婴儿、儿童和青少年的营养摄入，应维持目前的体重和支持正常的生长发育。婴儿期生长发育快速，是发展的关键时期，相对于身体体积而言，比其他时期的增长，需要更高的新陈代谢和营养需求，其次是成长的童年时期，在这期间完成总生长的 60%，然后是青春期阶段。人生前 3 年的营养与生长预测着成年身高和健康。生长发育迟缓的高危时期（受损的线性增长）是4月至2岁，可能导致童年期的生长发育延迟。及时识别营养缺乏以及早期干预至关重要，因为其对生长发育造成持久的影响。

补充内容请参见光盘。

（蒋耀辉　译，钟燕　审）

## 第 42 章
## 婴儿、儿童和青少年喂养

Nicolas Stettler, Jatinder Bhatia, Anjali Parish, Virginia A. Stallings

早期喂养和营养支持对成人后疾病发生有着重要影响，如2型糖尿病、高血压、肥胖、代谢综合征；因此，新生儿期应当建立合适的喂养方法，并一直持续到儿童期、青春期及成年后。最优新生儿喂养方法的建立需要由多学科的医疗团队组成的专业保健服务（包括医生、护士、营养师、和泌乳顾问）。不管是母乳喂养还是人工喂养，成功的婴儿喂养需要教育和良好的支持环境，从而有助于从胎儿期成功过渡到新生儿期。

### ■ 生后第一年的喂养

#### 母乳喂养

如无医学上的限制，胎儿出生后应尽早进行哺乳。美国儿科学会（American Academy of Pediatrics，AAP）和世界卫生组织（World Health Organization，WHO）力荐母乳喂养作为婴儿喂养的首选方式。成功的母乳喂养的启动和延续取决于多种因素，如关于母乳喂养的宣教、医院母乳喂养的实践和政策，日常适时地后续护理，家庭和社会的支持（表 42–1）。AAP 建议纯母乳喂养至少 4 个月，最好是 6 个月。母乳喂养益处很多（表 42–2、42–3），禁忌证较少（表 42–4）。

护士应鼓励母亲每次喂养都应吸吮两侧乳房，并首先吸吮上一次未吸吮完的那侧乳房。但婴儿时常吸吮一侧乳房后就睡着了，没有吸吮另一侧乳房。哺乳时最好先将一侧乳房吸完以后再吸吮另一侧乳房，这样能获得较多的产奶量。表 42–5 总结了在孩子出生后第一周内母乳的分泌的规律。

**表 42–1　鼓励母乳喂养的医院措施：联合国儿童基金会 / 爱婴**

| 医院举措 |
|---|
| 为孕妇提供信息和咨询服务 |
| 在病历中记录哺乳的欲望 |
| 文档记录喂养婴儿的方法 |
| 新生儿和妈妈肌肤接触，出生 1 小时内开始母乳喂养 |
| 在其他时候继续肌肤接触，鼓励母婴同室 |
| 评估母乳喂养并继续鼓励和教学转变 |
| **母亲学习** |
| 正确的姿势和抓握 |
| 营养物的吸吮和吞咽 |
| 牛奶的生产和发布 |
| 喂养频率和诱因 |
| 牛奶需要量 |
| 婴儿营养状况的评估 |
| 何时联系临床医生 |
| **附加说明** |
| 有关哺乳的任何问题咨询 |
| 婴儿应哺乳每 24h8~12 次 |
| 避免哺乳时间限制；每次哺乳提供两侧乳房 |
| 不给予无菌水，葡萄糖或婴儿食品 |
| 如需添加辅食，用茶杯、加料器、手指或注射器喂养 |
| 避免新生儿使用安抚奶嘴 |
| 避免退奶药物 |

**表 42–2　人奶与婴儿配方奶优点的比较**

| | |
|---|---|
| 分泌型 lgA | 特异性抗原靶向抗感染作用 |
| 乳铁蛋白 | 免疫调节、铁螯合、抗菌作用，抗黏着剂，提供肠道内营养 |
| κ－酪蛋白 | 抗黏着剂，菌群 |
| 寡糖 | 预防细菌附着 |
| 细胞因子 | 抗炎，上皮细胞的屏障功能 |
| 生长因子 | |
| 表皮生长因子 | 细胞腔监护，肠道修复 |
| 化生长因子（TGF） | 促表皮细胞生长（TGF-β）抑制淋巴细胞功能（TGF-β） |
| 神经生长因子 | 促进神经生长 |
| 酶 | |
| 血小板活化因子－乙酰水解酶 | 血小板激活因子 |
| 谷胱甘肽过氧化物酶 | 防止脂质氧化 |
| 核苷酸 | 提高抗体应答反应，细菌菌群 |

**表 42–3　人乳的保护作用**

| |
|---|
| 腹泻 |
| 中耳炎 |
| 尿路感染 |
| 坏死性小肠结肠炎 |
| 败血症 |
| 婴儿肉毒中毒 |
| 慢性疾病 |
| 胰岛素依赖型糖尿病 |
| 乳糜泻 |
| 克罗恩氏病 |
| 儿童癌症 |
| 淋巴瘤 |
| 白血病 |
| 复发性中耳炎 |
| 过敏 |
| 肥胖和超重 |
| 住院治疗 |
| 婴儿死亡率 |

摘　自 Schanler RJ， Dooley S. Breastfeeding handbook for physicians. Elk Grove Village. IL， 2006

**表 42–4　孕妇健康状况的母乳喂养绝对和相对禁忌证**

| 产妇健康状况 | 风险程度 |
|---|---|
| HIV 和 HTLV 感染 | 在美国，母乳喂养禁忌证在其他地方，无母乳喂养的禁忌，必须权衡传播病毒给婴儿的风险 |
| 结核分枝杆菌感染 | 母乳喂养禁忌证，直到孕妇完成大约 2 周的治疗 |
| 水痘－带状疱疹感染 | 婴儿不能直接接触皮疹；注射免疫球蛋白 |
| 单纯疱疹病毒感染 | 乳腺疱疹性皮疹是母乳喂养禁忌证 |
| CMV 感染 | 母亲 CMV 阳性通过母乳传播导致足月新生儿产生疾病症状比较罕见 |
| 乙型肝炎病毒感染 | 如果母亲是 HBsAg 阳性，婴儿常规接受乙型肝炎免疫球蛋白和乙肝疫苗，无需延迟哺乳。 |
| 丙型肝炎病毒感染 | 非母乳喂养禁忌证 |
| 酒精摄入 | 孕产妇酒精限制摄入量 <0.5g/kg/d（按照女性的平均体重，相当于 2 罐啤酒，2 杯酒，或白酒类 2 盎司） |
| 吸烟 | 劝阻吸烟，但不是母乳喂养禁忌证 |
| 化疗，放射性药物 | 母乳喂养禁忌证 |

CMV：巨细胞病毒；HbsAg：乙型肝炎表面抗原；HIV：人类免疫缺陷病毒；HTLV：人类 T 淋巴细胞病毒

**表 42–5　牛奶供应模式**

| 生命周期 | 牛奶供应 |
|---|---|
| 第 1 天 | 分泌少量牛奶（约 5mL） |
| 第 2~4 天 | 催乳，牛奶产量增加 |
| 第 5 天 | 牛奶产量增加，丰满，渗漏感 |
| 第 6 天起 | 喂养后乳房排空感 |

摘自 Neifert MR: Clinical aspects of lactation: promoting breastfeeding success, Clin Perinatol, 1999, 26:281–306

指导新妈妈了解婴儿的饥饿反应、乳头含吮的正确方式、婴儿吸吮乳房的正确姿势、和适当的喂养次数。医生或哺乳专家可以通过观察喂养来评估喂养姿势、含吮、母乳的吸吮、孕产妇的反应及婴儿的饱腹感。在生育住院期间医生护士应注意与乳母及家属沟通交流以上问题，以防出现如喂养技术不当、错误的母乳喂养知识等问题，婴儿喂养、乳汁清空方式、乳房肿胀，基本的乳房保健和孕产妇营养等问题应作为出院宣教知识进行讨论。建议在出院 24~48h 进行后续预约。

## 乳头疼痛

乳头疼痛是产后母乳喂养母亲早期最常见的症状之一。错误的婴儿喂养姿势和含吮乳头不当是早期母乳喂养导致乳头疼痛等轻微不适感觉的最常见原因。

如果问题仍然存在，并且发生婴儿拒乳等情况，需要考虑乳头念珠菌病，母亲和婴儿一旦发现念珠菌病应及时治疗。特别是伴随着乳房充血肿胀时，需要挤出母乳喂养婴儿，直到乳房痊愈。

## 乳房肿胀

乳汁生成的第2阶段，乳房发生生理性充盈。如乳房坚挺、满胀并有疼痛，可能是由于母乳喂养技巧不佳导致乳房排空不充分或其他原因如婴儿疾病。可增加母乳喂养的频率，或在某些情况下可能需要将母乳吸出进行喂养。

## 乳腺炎

2%~3% 哺乳期妇女在授乳过程中罹患乳腺炎，一般不会影响到婴儿，表现为泌乳2周后乳房局部发热，敏感，水肿和红疹。突发乳房疼痛、肌痛和发热，也可能伴随疲劳、恶心、呕吐、头痛。与乳腺炎相关的微生物包括金黄色葡萄球菌、大肠杆菌、A群链球菌、b型流感嗜血杆菌、肺炎克雷伯菌和拟杆菌。乳腺炎诊断需通过体格检查。口服抗生素和止痛药，积极母乳喂养或排空受感染的乳房，通常能治愈。乳房脓肿是不常见的并发症，却是更加严重的感染，需要静脉注射抗生素以及切开排脓，以及暂时停止患侧乳房的母乳喂养。

## 乳汁渗漏

乳汁渗漏是一种常见问题，是指在授乳时或者接受其他刺激，如婴儿的哭泣，乳房不自主的分泌乳汁。积极授乳便可解决此问题。

## 母乳摄入不足

婴儿母乳摄入不足、脱水和黄疸可以在出生后最初48h出现。婴儿哭喊或昏睡，可能会出现便秘，尿量减少，体重减轻 >7%，高钠血症性脱水，饥饿感增加。母乳的摄入不足可能是由于乳汁产量不足或母乳喂养不当所致，也可能是由于婴儿的健康状况问题导致乳房刺激减少。建议母乳喂养的新生儿必须每天哺乳8次以上。

注意孕期病史可以鉴别与母乳不足相关的母亲的因素，如孕期或在产后的头几天乳房未见增大。直接观察母乳喂养可以帮助发现不正确的哺乳方法。如果母乳喂养后仍余有大量的母乳，那么可能会因为婴儿吸不净母乳而最终导致母乳产量下降。晚期早产儿（34~36周）因缺乏吸吮和吞咽能力或医疗风险较正常胎龄儿增大，其母乳不足综合征的风险较高。

## 黄　疸

母乳性黄疸是母乳喂养健康婴儿再次入院的常见原因，主要与液体摄入量不足有关（见第96.3）。本病也可能与脱水和高钠血症有关。母乳性黄疸导致健康的婴儿血清间接胆红素持续增高。一般在生后第2周开始下降。婴儿有严重或持续黄疸则应进一步排除其他原因，如半乳糖血症、甲状腺功能减退、尿路感染、溶血，在发生溶血前，婴儿可能从母乳中得到了葡萄糖醛酸基转移酶的抑制剂或胆红素在肠道的吸收增加。持续的高胆红素可能需要暂停母乳24~48h，改婴儿配方奶粉喂养，或者采用光疗则无需停止母乳喂养。血清胆红素下降后继续母乳喂养。在婴儿进食配方奶期间应鼓励父母继续收集母乳。

## 收集母乳

当母亲和婴孩分开时，母亲应当将母乳挤出。比如，当母亲回到工作岗位时；母亲生病或住院；或婴儿生病出现需暂停母乳喂养的情况。注意强调良好的洗手和卫生的重要性。电动吸奶器对哺乳的母亲来说比机械抽吸或手挤效果及依从性更好。收集乳汁的工具应该清洗，用热肥皂水清洁，每次洗净后风干。应该使用玻璃或塑料容器收集母乳，母乳应冷藏，并在48h内饮用。挤出来的母乳也可冰冻，在6个月内饮用完毕。母乳迅速解冻后在24h内使用。另外，母乳不应使用微波炉加热。

## 母乳喂养儿的生长发育

母乳喂养的婴儿和人工喂养的婴儿体重增长率不同，婴儿的后期阶段超重风险可能与奶瓶喂养有关。体重增长的差异主要来源于过度使用配方奶粉的婴儿，研究表明，母乳喂养婴儿的体重增长曲线为正常模式。世界卫生组织发表了基于健康母乳喂养婴儿的为期1年的生长参考。一项研究（http://www.who.int/childgrowth）的新标准，是从6个不同国家调查 >8000名儿童而得出的。这些被调查的婴儿选择健康喂养方法（母乳喂养），良好的医疗保健、社会经济地位高，母亲不吸烟，反映了在最优条件下母乳喂养婴儿的生长情况，可以用作指定性的曲线而不是标准曲线。图表可用于监测从出生到6岁的增长。目前疾病控制和预防中心推荐0~23月龄婴儿使用这些图表。

## 配方奶喂养（图 42-1）

大多数女性在怀孕早期就决定了婴儿的喂养方式。美国的一项调查显示，虽然83%的受访者最开始选择母乳喂养，但是母乳喂养坚持到婴儿6个月的比例仅为50%。52%的母亲在住院期间就接受了婴儿配方奶，40%在婴儿4月龄时就添加了其他食物。尽管美国鼓励母乳喂养，并提倡在4月龄之前不需添加辅食，但混合喂养和早期添加辅食仍然常见。使用婴儿

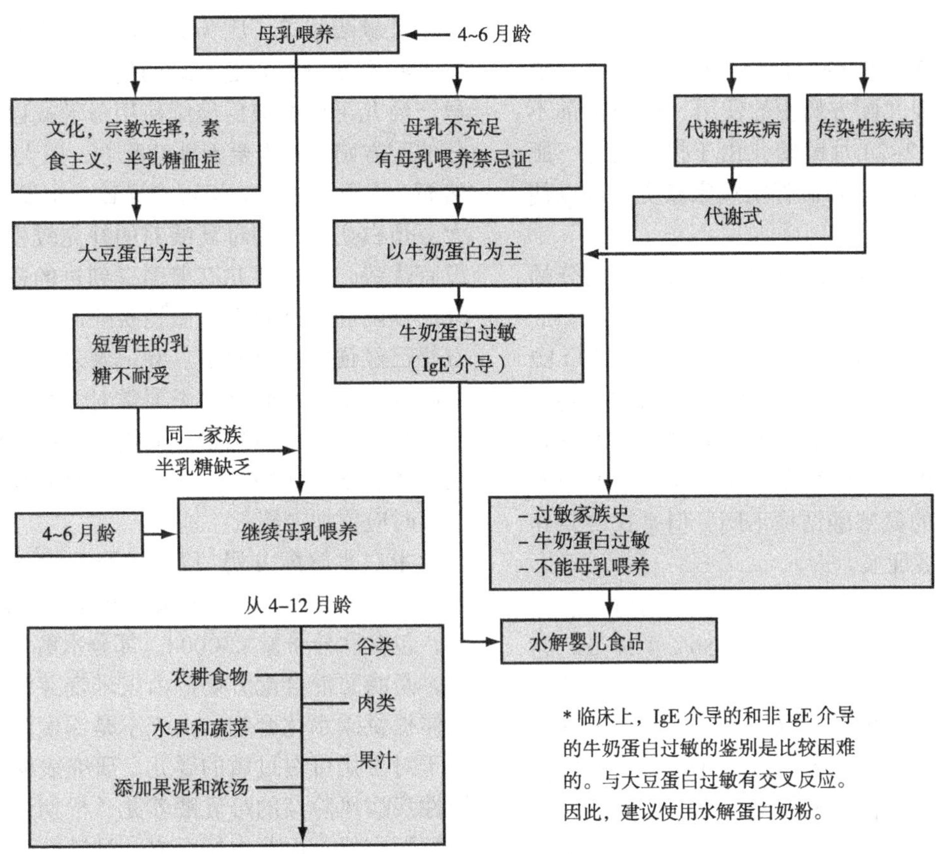


**图 42–1**　足月婴儿的喂养运算公式

摘自 Gamble Y, Bunyapen C, Bhatia J. Feeding the term infant. In Berdanier CD, Dwyer J, Feldman EB, editors. Handbook of nutrition and food. Boca Raton, FL, CRC Press: Taylor and Francis Group: 2008 pp 271–284, Fig. 15-3

配方奶粉的适应证有作为母乳的替代或补充母乳，或因孕产妇（表 42–4）或婴儿存在喂养禁忌。

美国销售的婴儿配方奶粉既安全又营养充足，可以作为 4~6 个月健康婴儿唯一的营养来源。婴儿配方奶粉是即食产品，有液体或粉末形式。即食产品一般能提供能量 20kcal/30mL（1 盎司），约 67kcal/dL。浓缩牛奶产品稀释时根据说明可以制备出同等浓度的牛奶。单个或多个奶粉可根据说明混合后提供相同的能量密度。

虽然婴儿配方奶都是在遵守良好生产规范下生产，并接受美国食品和药物管理局（FDA）的检查，但仍然可能有潜在问题。奶粉不是无菌的，尽管每克配方奶的细菌菌落的数量通常低于容许极限，但仍有爆发阪崎肠杆菌感染的报道，尤其容易发生在早产儿。奶粉可以包含其他非致病性大肠菌群。同样需要注意的是要按照说明配制奶粉，避免过高或过低的浓度，应使用煮沸或消毒的水冲泡，因为勺大小不同，应使用制造商独家提供的勺子。井水需要定期测试细菌和毒素污染。城市用水可能包含一定浓度的氟，如果使用氟浓度很高的瓶装水都应该注意避免氟中毒。

父母在准备配方奶或喂养婴儿时应使用正确的洗手方法。应给予乳母书面版的存储指南。即食配方奶或浓缩液体包装可能有铝箔或塑料包装，一旦打开，存储在冰箱内不超过 48h。配方奶粉应储存在阴凉干燥的地方，一旦打开，奶罐应覆盖原来的塑料帽或铝箔。配方奶粉产品打开后可以使用 4 周。

食用存储在冰箱内的配方奶应放置在容器内用温水加热 5min，母乳，配方奶不能使用微波加热，因为微波加热不均匀，在确认合适的表面温度后仍可能导致烫伤。

配方奶喂养量没有规定，只要能满足孩子生长发育即可。通常，在出生后前 3 个月，喂养应使体重每天增加 25~30g，配方奶每天 140~200mL/kg。3~6 个月和 6~12 个月婴儿体重增加的速度下降。美国婴儿配方奶粉的蛋白质和能量含量是 2.1g/100kcal 和 67kcal/dL。

如果喂奶量充足，体重、身长、头围的生长轨迹是正常水平，除了环境温度高，婴儿一般不需要额外补充水分。呕吐和反流是常见症状。如果体重增加和一般状况良好，就不需改变配方奶的喂养量。大多数婴儿喂养的是牛奶蛋白质，有些婴儿可表现为牛奶蛋白不耐受或过敏。

除了介绍4~6个月的替代食物，在1岁以内应继续鼓励母乳喂养或婴儿配方奶粉的使用。12月龄前不应使用全脂牛奶。12~24月龄幼儿由于担心超重、肥胖或有肥胖、血脂异常、心血管疾病家族史，可以使用适当的低脂牛奶。

牛乳配方奶粉 在美国以原装牛乳为基本成分的配方奶含有蛋白质浓度为1.45~1.6g/dL，大大高于成熟母乳（1g/dL）。乳清蛋白：酪蛋白比例为18：82至60：40；市场上有一种100%乳清蛋白的配方奶。牛奶和母乳中主要的乳清蛋白分别是β-球蛋白和α-白蛋白。母乳和配方牛奶之间的差异在于喂养方式不同、等离子体的氨基酸结构不同，但是这些差异的临床意义还没有被证实。

婴儿配方奶粉脂肪来源于植物脂肪或动植物混合脂肪，牛乳配方中的脂肪能提供40%~50%的能量。混合脂肪比乳制品脂肪更易吸收，并提供饱和脂肪酸、单不饱和脂肪酸、多不饱和脂肪酸（PUFAs）。所有的婴儿配方奶粉提供不同浓度的长链PUFAs，二十二碳六烯酸（DHA）和花生四烯酸（ARA）。根据地理区域和产妇的饮食不同，母乳中ARA和DHA的浓度不同。

在足月婴儿的研究中没有发现补充DHA和ARA的负面影响，但是一些研究已经表明其在视力和神经认知发展中的积极影响。长链（LCPUFAs）对婴儿视力的影响的研究结果并不完全相同。Cochrane认为基于当前证据，常规补充含有LCPUFAs的配方奶粉并不能促进婴儿的神经或视觉发育。DHA和ARA来源于单细胞的小型真菌，公认其安全性，并批准在婴儿配方中含有一定的浓度和比率。

乳糖是母乳中的主要碳水化合物，也是足月婴儿配方奶粉的主要成分。年长婴儿的奶粉还可能包含变性淀粉或其他复杂的碳水化合物。

大豆配方奶 市场销售的大豆蛋白配方奶不包含牛奶蛋白质和乳糖，能提供67kcal/dL热量。根据AAP和FDA指南，大豆配方奶能为足月儿提供维生素、矿物质和电解质。大豆蛋白提供L-蛋氨酸，L-肉碱，牛磺酸，提供蛋白质2.45~2.8g/100kcal或1.65~1.9g/dL。

不同的制造商生产的大豆奶粉脂肪含量不同，但都类似于以牛乳为基本成分的奶粉。脂肪含量为5.0~5.5g/100kcal或3.4~3.6g/dL。使用的油包括大豆、棕榈、向日葵、油精、红花、椰子。DHA和ARA通常添加在奶粉中。

足月婴儿，虽然大豆蛋白质配方奶用来提供营养可以维持正常生长模式，但是作为牛乳配方奶粉的替代方案适应证很少。这些适应证包括半乳糖血症、遗传性乳糖酶缺乏（因为大豆配方是不含乳糖的），还有一些素食对婴儿更有利的情况。大多数急性肠胃炎早产婴儿可以补液后继续使用母乳或以牛乳为基本成分的配方奶，不需要无乳糖配方，如大豆婴儿配方奶。然而，大豆蛋白配方奶可能导致二次发生乳糖不耐症。大豆蛋白奶粉作为母乳喂养的补充较牛奶蛋白配方奶没有优势，除非婴儿有前面提到过的适应证。小儿疝气的预防和管理及在过敏性疾病时，常规食用大豆配方奶已经证实没有价值。有记录表明婴儿牛奶蛋白诱发的肠下垂或小肠结肠炎通常对大豆蛋白也敏感，不应该给大豆蛋白质奶粉。应提供广泛水解蛋白质或合成氨基酸配方奶粉。大豆配方含有植物雌激素，婴儿使用时应更加谨慎。

蛋白水解配方奶 以水解蛋白为基本配方的奶粉可能是部分水解，含有寡肽分子量<5000d，或深度水解，包含肽分子量<3000d。部分水解蛋白质类似于牛奶，是脂肪混合配方奶，由玉米麦芽糊精或玉米糖浆固体提供碳水化合物。由于不是深度蛋白质水解，不适于对牛奶蛋白过敏的婴儿。研究表明4~6个月患过敏性疾病风险高的母乳喂养儿，早期使用广泛或部分水解配方奶，而非牛奶配方，过敏性皮炎可能推迟发生或不发生。各种水解配方奶粉的比较研究也表明，并不是所有的配方奶具有相同的保护作用。

深度水解配方比部分水解配方能更有效预防过敏性疾病。深度水解配方奶应作为不能耐受牛奶和大豆蛋白婴儿的首选配方。这种配方奶不含乳糖，却包括碳链三酰甘油，适用于囊性纤维化，短肠综合征，长期腹泻导致的婴儿胃肠道吸收不良患儿。

氨基酸配方奶 氨基酸配方奶是一种非肽类配方奶，含有必需氨基酸和非必需氨基酸，是专为对牛奶蛋白过敏而用深度水解蛋白配方奶又不能满足生长需要的婴儿设计的。使用氨基酸配方能否预防过敏性疾病尚未研究。

## 辅食添加

及时的辅食添加（除了母乳或配方奶粉之外的所有固体食物和液体食物，也称为断奶食品）在婴儿期是非常必要的，是牛奶喂食到其他食物的过渡，是营养和发育的重要方面（表42-6）。在不同的社会时期，断奶的问题是不同的。随着年龄增加，母乳并不能满足婴儿对大量营养素和微量营养素的需求。当前世界卫生组织建议辅食添加的年龄取决于最佳母乳喂养持续时间。WHO的系统回顾研究比较了持续纯母乳喂养6个月与3~4个月的差别，探讨最佳母乳喂养持续时间。研究结果显示，两组母乳喂养持续时间对婴儿

表 42-6 断奶的重要原则

| |
|---|
| 4~6 月龄开始 |
| 在适当的年龄，鼓励用杯而不是用瓶 |
| 每次引入 1 种食物 |
| 能量密度必须超过母乳 |
| 含铁的食物（肉，补铁谷类） |
| 食物能满足锌的摄入量，如肉，乳制品，小麦，大米 |
| 植酸摄入量要低，提高矿物质的吸收 |
| 坚持母乳喂养 12 个月，然后用配方奶或牛奶替代。 |
| ·给予不超过每天 24 盎司的牛奶 |
| 母乳、配方奶以外的其他液体奶，水不鼓励多喂。 |
| ·给予不超过每天 4~6 盎司的果汁。无苏打水。 |

的生长发育无显著差异。其他的研究结果也没有显示令人信服的证据改变目前在 4~6 月龄开始添加辅食的建议。

AAP 儿科营养手册还指出，4 月龄添加辅食并没有造成重大损害，6 月龄添加辅食对身高增长、锌和铁营养状况、过敏或感染方面也无显著受益。欧洲儿科胃肠病学学会、肝脏病学和营养委员会认为母乳喂养至 6 月龄是可取的，但辅食添加不应在 17 周（4 月龄）前，也不应推迟超过 26 周（6 月龄）。

由于缺乏证据证实添加辅食的最优时机，所以添加辅食时间主要基于共识和传统决定的。不同区域和不同文化背景下，辅食添加的习惯差异性较大。母乳或配方奶粉加上辅食能够提供生长发育所需的营养物质。目前的辅食添加习惯，基本满足了婴儿的能量和营养的需求。一些辅食的营养配比较好，能替代母乳或婴儿配方奶，因此我们要加强关于辅食类型，数量和引入时间的研究。例如，喂养和婴幼儿研究项目（Feeding and Toddlers Study）收集的美国婴幼儿食品消费模式数据显示，几乎所有≤ 12 月龄的婴儿每天使用某种形式的牛奶，>4 月龄婴儿配方奶粉喂养比母乳喂养多，9~11 月龄婴儿约 20% 食用全脂牛奶、25% 食用脱脂或低脂牛奶。丹麦、瑞典和加拿大等国家，也在 9~10 月龄引入全脂牛奶。

4~11 月龄最常见的喂养辅食是婴儿谷物。约 45% 的 9~11 月龄的婴儿食用非婴儿谷物。婴儿饮食结构也大不相同，至少有 61% 的 4 月龄的婴儿没有食用蔬菜。薯条是婴儿作为蔬菜食用的常见食物之一。

AAP 对辅食添加提供了以下建议（儿童营养手册，第 6 版）：

·每次添加一种营养食物，在 3~5d 不引入其他新的食物，观察婴儿对该食物的耐受性。尽管铁强化大米麦片粥是最常添加给婴儿的辅食，但是应该尊重和理解种族和文化差异。没有证据证明延迟引入其他食物，如小麦、鱼和甲壳类动物会影响婴儿和儿童过敏性疾病的总体发病率。

·选择提供关键营养素的食物，帮助满足能量需求：铁强化谷物或肉酱含有丰富的蛋白质、铁和锌。

·在 1 岁前引入多种食物，帮助建立健康的饮食习惯。当添加一种新的食物，可能需要尝试 8~10 次婴儿才能接受新的食物。

·生后第 1 年食用专为婴幼儿设计的配方奶粉。

·在食物过渡期确保充足的钙摄入。

·生后前 6 月不给果汁，之后给予限量的 100% 果汁（1~6 岁，每天 4~6 盎司；7~18 岁，每天 12 盎司）。

·确保进食的安全，在选择和准备自制的食物时减少摄入有窒息危害的食物并给予充足的营养：土豆泥或泥状固体食物，在生后 3~4 年避免食用热狗、坚果、葡萄、爆米花，避免增加盐或糖，保证足够的营养和能量。

引入多样化辅食期间，既能提供充足的营养，也可能增加过量或补充不足的风险。过度食用高能量辅食可导致婴儿期体重超重，以致小儿肥胖的风险增加。

## 幼儿和学龄前儿童的喂养

生后第 2 年是建立饮食行为和健康习惯的时期，常常是父母困惑和焦虑的时期。生后第 2 年生长发育开始减缓，伴随着自主活动增加和食欲下降。生后第 1 年体重增加了 3 倍，生后第 2 年体重是出生体重的 4 倍，反映增长速度减缓。生后第，1 年身高迅速增加，4 岁时身高达到出生身高 2 倍。这段时期孩子的饮食行为是不稳定的，由于他或她要探索周围的环境，表现出心烦意乱。孩子食用各类的食物，常常在一段时间只“喜欢”某一种食物，过段时间又不喜欢。这些喂养问题在儿童生长发育阶段，需要进行营养咨询。为了减轻家长和照顾者的焦虑，告知他们正常的生长模式并长期提供行为和饮食习惯指导。儿童早期营养的重要目标是培养健康的饮食习惯和提供促进正常发育的食物，而不能总是满足孩子的请求，如糖果和薯条。

### 喂养方法

6~15 月龄后的特点是自我技能的获得，婴儿可以掌握手指抓物，学会用勺，吃软的食物（表 42-7）。大约 15 月龄婴幼儿学会自己进食和喝水。在此期间婴儿可能仍然母乳喂养或喜欢奶瓶喂养，但应断掉夜奶，因易引起龋齿。即使是母乳喂养的婴儿也可能发生龋齿。因此，不鼓励婴儿用奶瓶喝果汁和其他含糖饮料。在生后第 2 年，婴幼儿学会了自己进食，家庭共同进餐时的压力减小了。自己进食不仅能使儿童控制自己的摄入量，同时能观察父母对儿童进食行为的反应。鼓励积极的进食行为并忽略负面事件，除非他们危害婴儿的健康，婴儿安全是家庭的最终目标。

儿童辅食添加是从柔软、不粘连的、小颗粒的食物（为了避免窒息和呕吐）开始逐渐过渡到餐桌食物（仍然是避免窒息和呕吐的食物）。在孩子不能完全咀嚼和吞咽食物的阶段，应避免食入有窒息风险的食物，如硬糖和花生。在喂食时照顾者应始终保持警惕，孩子应该放置在高椅上。AAP 和其他组织不鼓励边看电视边进食或在车内进食，成人不能充分的监督或观察孩子。

刚出生的婴儿已经能区别酸甜。在婴儿和儿童早期，他们偏爱甜食和饮料。提供一种新食物可能多次被拒绝，需要反复尝试。不愿接受新的食物在儿童生长发育阶段比较常见，毅力和耐心是成功喂养的关键。

幼儿每天需要吃 5~7 顿，家长需为其提供美味和健康的零食。牛奶仍然是重要的营养来源，包含重要的营养物质，如维生素 D。维生素 D 补充指南推荐每个婴儿生后数天开始每天摄入 400U 维生素 D，对于每天摄入维生素 D 强化牛奶或配方 <1000mL 的儿童和青少年也应补充维生素 D。约 2/3 幼儿食用水果和蔬菜，其中 75% 的孩子每天摄入 1 种以上的蔬菜，薯条是最常见的食用蔬菜。学龄前儿童对水果、蔬菜、纤维的摄入没有达标，而摄入食物含脂肪和糖较高。

婴儿和儿童喂养迎来了挑战，没有既定的正确方式来养育孩子。这段时期需要教育、鼓励和耐心，家庭医疗站在支持家庭 – 婴儿模式上起着非常重要的作用。

**表 42-7 从出生到 36 月龄的喂养技能**

| 年龄（月） | 进食或口腔感觉运动 |
|---|---|
| 出生到 4~6 | 乳头喂养，母乳或奶瓶，喂奶时用手握瓶（2~4 个月）喂奶时保持半屈曲的姿势促进婴幼儿 – 家长的互动 |
| 6~9（替代喂养） | 直立姿势进食用勺喂菜泥哺乳的方法从哺乳到吸吮双手握瓶手指抓食咀嚼容易溶解的固体食物父母喂养的偏好 |
| 9~12 | 用杯喝，吃大块食物，吃土豆泥容易溶解的固体食物 |
| 12~18 | 自我进食；用手掌握勺两手握杯连续 4~5 次吞咽动作握瓶 |
| >18~24 | 唇舌吞咽自我进食为主咀嚼进食多种食物舌头上下运动动作精确 |
| 24~26 | 闭唇咀嚼单手握杯喝水不溢出用手指握勺进食吃大量固体食物自用叉进食 |

摘自 Udall Jr JN. Infant feeding: initiation, problems, approaches, Curr Prob Pediatr Adolesc Health Care, 2007, 37:369–408

### 日托机构的饮食

许多美国幼儿和学龄前儿童参加日托，并在日托班进餐。饮食中提供的食物质量和管理水平有较大不同。机构通常鼓励父母通过提问和参观，参加家长委员会评估日托所食物的质量。儿科医生也应该熟悉本地区日托中心的质量。美国农业部（USDA）儿童和成人保健食品项目，在低收入和中等收入社区日托中心会提供免费或优惠的零食和饭菜。参与项目需要提供满足膳食指南食物和零食，并由美国农业部提供，以此保证食品的质量。由于补偿较低，许多日托中心尽量提供高质量的饭菜和零食。

## ■ 学龄儿童和青少年的喂养

### 食物金字塔

大多数美国专业组织和政府机构推荐使用美国农业部食物金字塔（www.mypyramid.gov）为指南，构建儿童和青少年最优的饮食结构。食物金字塔是基于美国膳食指南建立的。利用这些指南提供个性化的饮食计划，提高健康成长所需的必需营养素，同时限制与慢性疾病发展有关的营养摄入。食物金字塔是针对大众的，在许多方面不同于以前版本。主要目的是使用食物金字塔作为互联网互动工具，根据年龄、性别、体力活动，不同工作类型、体重和身高制定特异性的饮食指南。对于没有网络的家庭可用印刷版。

推荐指南是根据食物金字塔给出的 5 个食品组（谷物、蔬菜、水果、牛奶和肉类和豆类）加上油类，结合一般的饮食原则，不同时间段，每个食品组的食物是各种各样的。图片（图 42-2）表示每份的平均数量是每天应该进食的量。除了食物，食物金字塔对体育活动提出了建议，以达到健康的能量平衡。食物金字塔还提供了自由支配的能量摄入量，因为有些食物的营养价值低（如甜饮料，加糖烘焙产品，或肥肉）并不包含在食物金字塔指南中。根据食物金字塔制定食谱，以提供所有必需的营养物质，每天仅有非常小的可用的自由支配的能量。

在美国和越来越多的其他国家，绝大多数儿童和青少年不遵循金字塔的建议饮食。一般来说，可自由支配的能量的摄入量远远高于推荐量，他们频繁食用加糖饮料（汽水、果汁饮料、冰茶、运动饮料），零食，高脂肪肉类（培根、香肠），和高脂肪奶制品（奶酪、冰淇淋）。深绿色和橙色蔬菜（不是油炸土豆），水果，低脂乳制品，全谷物的摄入量通常低于推荐量。此外，不健康的饮食习惯越来越常见，如食入过量的食物，制作食物过程添加了脂肪、糖或盐，不吃早餐或午餐，

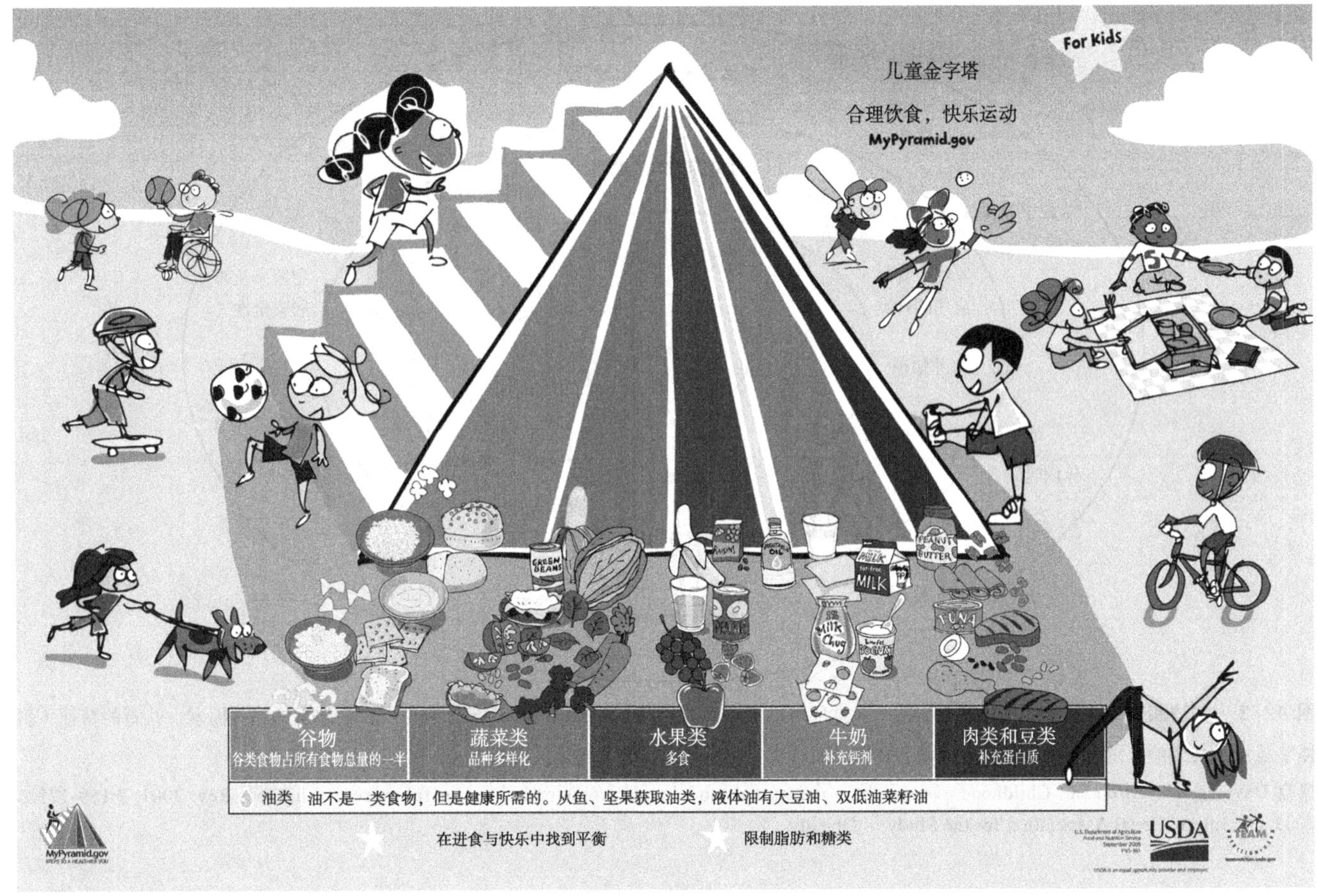


**图 42-2（见彩图）**　金字塔食物指南

摘自 U.S. Department of Agriculture: mypyramid.gov [website]. http://www.mypyramid.gov/. Accessed 2015, 5:14

促使饮食质量越来越差。因此，食物金字塔提供了非常有效用户友好工具，协助儿科医生帮助家庭制定为了短期和长期的健康的家庭最优饮食计划。

## 在家进食

在家里，大多数儿童或青少年吃什么基本在父母的管控下。一般而言，父母负责采购，在某种程度上可以知道在家里可以得到什么食物。已经证明，父母健康饮食行为模式是儿童青少年选择食物的关键决定因素（表 42-8）。因此，儿科改善食物的咨询包括对父母的指导，以通过影响父母在家烹饪更健康更有吸引力的食物。

与在客厅边看电视边单独进食相比，一家人坐在一起进食可改善食物质量，这也许是因为进餐增加了与父母正面交流的机会。这种理想的环境虽然好，但对许多家庭是一个挑战，父母常常很忙，许多其他的安排使得很难和孩子一起进食。儿科医生应该围绕进食问题与父母交流。另一个挑战父母的是控制儿童或青少年过度进食。一个有用的办法是，在孩子吃完后仍然感觉没有吃饱，在间隔 15~20min 后再给予平时没有吃到量的食物，如蔬菜、全麦食品或者水果。

## 在学校进食

在美国的学校，食物的质量和获得健康食物的选择变化很大。参加联邦补偿午餐或早餐项目的学校要求达到最低标准。但其他食物和饮料的获得是不一样的。这些食品常常通过机器自动售卖，这些出售食品和饮料的公司是许多学校重要项目基金的主要来源。联邦项目低补偿水平、烹饪设备不足、学校厨师缺乏培训以及越来越高的要求，成为学校提供健康营养的另一壁垒。因为大多数美国儿童在学校进食 1~2 餐，这是一个非常重要的问题。因此，儿科医生和父母应该知晓他们所在区域学校的营养政策和配方，并不断改进标准。在学校营养质量问题很多的地方，可行的替代方式就是从家里自带午餐到学校。

## 外出进餐

外出进餐或者在外面餐厅打包回家进餐在美国的各个年龄人群都增加了。与在家烹饪比较，这种形式降低了营养价值但增加了便捷性。典型的快餐或者休闲餐例份很大，热量高，含有大量的饱和脂肪酸和反式脂肪酸，盐和糖，而谷类、水果和蔬菜很少。虽然有更多的餐厅提供更健康的食物，但大多数消费者还

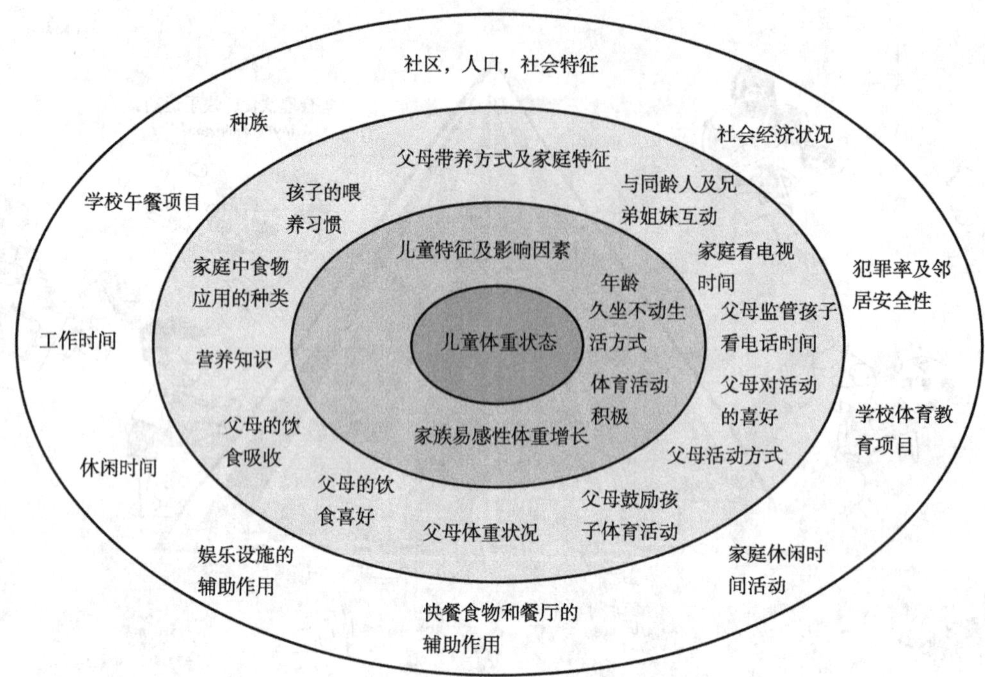


**图 42-3** 食物和生活方式选择的概念性框架＊儿童危险因素（大写字母显示）指的是儿童行为与发展为超重的相关因素。儿童的特征（斜体字显示）与影响儿童肥胖发展的危险因素和环境因素的相互作用（如，调节变量）

摘自 Davison KK, Birch LL. Childhood overweight: a contextual model and recommendations for future research, Obes Rev: 2001, 2:159-171.© 2001 The International Association for the Study of Obesity

是在那些没有达到食物金字塔标准的餐厅就餐。父母可以利用选择食物的机会教会孩子如何选择更健康的食物。

随着年龄的增长，在越来越多的如朋友聚会、晚会这样的社交场合一起吃饭和零食。当儿童和青少年更多在这样的聚会，由于食物提供的营养低，进餐质量堪忧。父母和儿科医生需要指导青少年如何在这样的场合维持健康的进餐并享受社交的乐趣。这种场合也是青少年喝酒的机会，因此，成年人的监督是很重要的。

**表 42-8 父母喂养指南**

| 父母的职责包括： |
|---|
| · 选择食物 |
| · 设置程序 |
| · 创造一个积极的，轻松的用餐环境 |
| · 为孩子们树立榜样 |
| · 进餐时间作为家庭聚会 |
| 父母需要： |
| · 反复提供新的食物（8~10 次），建立接受或拒绝新食物 |
| · 每天提供 3 餐，2 种健康的零食 |
| · 技能训练，如鼓励孩子用勺进餐，用杯子喝水 |

摘自 Kleinman RE and the AAP Committee on Nutrition. Pediatric nutrition handbook. ed 6. Elk Grove Village, IL: American Academy of Pediatrics, 2009

## 儿童过渡期营养问题的重要性

### 食物环境

大多数的家庭都有一些怎样获得更好营养的知识，并想要提供健康的食物给他们的孩子。这个事实与美国儿童消耗的食物质量不一致，主要是家庭选择健康食物的困难和障碍。因为最后的食物选择是由儿童或他们的父母决定的，改善食物的干预必须针对个体的知识和行为改变，但收效甚微。决定选择什么样的食物的主要因素是味道，当然，其他因素也可能影响选择。有一个在肥胖背景下应用概念构架来理解儿童食物环境的研究举例说明了个体食物和运动锻炼选择上的不同和程度差别，大多数的决定不受个体儿童和父母的直接控制（图 42-3）。理解这种食物的环境和生活方式选择可以帮助理解缺乏改变或者“可怜的顺从”，并能降低儿科医生经常经历的挫败感，这些儿科医生可能“责怪受害者”的行为，而这些行为并不是他们能够完全控制的。

市场营销和广告食品对儿童的饮食有着特殊的影响。营销策略包括货架位置，与食品包装内的卡通人物、优惠券，和特别优惠或定价，这些方面影响着食物的选择。电视广告是儿童和青少年认知食物的重要途径，据美国数据显示，估计平均每个孩子会看到40 000个关于食品的电视广告，相比较而言在学校获得的营养教育只有几个小时。越来越多的食品广告出现在电影、电视节目中，网站上，甚至视频游戏中。

## 把食物作为奖励

在不同年龄和不同地域，普遍习惯使用食物作为奖励或收回食物作为惩罚。多数父母偶尔使用这种做法，有一些则在童年的时候就开始使用这种方法。事实证明这种方法也常被用于其他孩子们所在的机构，如托儿所、学校，甚至运动机构。尽管在某些特别的场合限制一些不健康行为可能是好方法，但使用食物作为奖励是有问题的。限制食用某种食物，增加了孩子获得这类食物愿望。相反，鼓励一些食品的摄取却使得他们更不想得到。因此，正如“吃完你的蔬菜，你会得到冰淇淋甜点”，这会使孩子一旦有更多的食物选择权时，会养成不健康的饮食习惯。应告知父母，不要选择食物作为奖励，鼓励选择其他物品，如玩具或体育设备，特殊的家庭活动，或艺术品收藏。劝阻托儿所和学校教师禁止使用食物作为奖励或停止食物作为惩罚。

## 营养与喂养方面的文化因素

选择食物、食物准备、饮食习惯和婴儿喂养方法都有很深的文化渊源。事实上，对待食物的信仰、态度和实践，是饮食文化最重要的组成成分。因此，在多元文化的社会中存在着饮食文化特征的巨大差异并不奇怪。即使世界范围的全球营销市场想要减少食物种类，食物品牌的地域性差异，但大多数家庭聚餐，仍受文化背景的影响。因此，儿科医生应该熟悉不同文化地域的饮食特点，才能以无偏见、不刻板的方式，与患者讨论有关饮食的相关营养问题。

在婴儿喂养实践方面也存在许多差异。即使这些实践没有遵循常规的推荐方法，往往更基于传统科学，但也有利于孩子的健康成长，当有明确证据表明其负面影响时才会改变。

## 素食主义

素食主义是指不食用肉类饮食（包括猎物和屠宰的副产品；鱼、贝类和其他海洋动物；家禽）。这里包含几种特殊的食物，其中一些还排除了鸡蛋和（或）一些从动物的劳作中获得的产品，如奶制品和蜂蜜。素食主义有许多不同的类别：

·纯素食主义：拒绝所有动物产品。可能是不食用任何动物的更大限度的实践。

·奶素食主义：包括鸡蛋，但不吃乳制品。

·蛋素主义：包括乳制品，但是不吃鸡蛋。

·蛋奶素食主义：包括不吃鸡蛋和奶制品。

通常所说的素食和纯素食主义是“植物性饮食”。其他素食主义的饮食习惯通常与包括果蔬饮食（水果、坚果、种子等植物）；纯素食（排除所有动物产品的饮食以及洋葱、大蒜、葱、韭菜或青葱）；长寿饮食（全谷物、豆类和某些鱼）；原素食（新鲜和未煮过的水果、坚果、种子和蔬菜）等有关。

素食主义被认为是健康和可行的饮食，美国饮食协会和加拿大营养师发现正确计划的素食饮食可以满足生命所有阶段的营养目标。研究发现素食饮食可以降低癌症和缺血性心脏病的风险。这些权威机构声称“素食饮食有一些营养的好处，包括更低的饱和脂肪，胆固醇和动物蛋白，以及较高的碳水化合物、纤维、镁、钾、叶酸和抗氧化剂，如维生素 C、维生素 E、植物化学物质”。素食者也往往有较低的身体质量指数，比非素食主义者的胆固醇、血压均要低。

素食饮食关注的特定营养成分包括：

·铁：素食饮食与非素食饮食相比有类似水平的铁，但铁的生物利用度可能低于肉类来源，铁和铁的吸收可能会被其他膳食成分抑制。富含铁的食物包括黑豆、腰果、芸豆、扁豆、麦片、葡萄干、黑眼豌豆、大豆、葵花籽、鹰嘴豆、糖蜜、豆豉。纯素饮食低铁，储存铁量低于非素食主义者；铁缺乏在素食和纯素食者中更常见于妇女和儿童。

·维生素 $B_{12}$：植物不是 $B_{12}$ 的良好来源。可以通过乳制品和鸡蛋补充额外的维生素 $B_{12}$。纯素食者通常需要强化食品或补充。母乳喂养的素食妈妈增加婴儿维生素 $B_{12}$ 缺乏症的风险。

·脂肪酸：素食者和严格的素食主义者有二十碳五烯酸（EPA）和 DHA 低水平的风险。

·钙：素食者有骨矿化受损的风险，除非根据年龄和性别的建议补充足够的绿叶蔬菜，他们是良好的钙源。

·锌：含锌的食物，如红肉含有大量的锌和蛋白质。母乳中含锌，但不满足 6 个月后婴儿对锌的需求，所以建议该年龄段儿童食用含锌的食物。植物来源往往有较低的生物利用度，是由于锌吸收的同时存在有吸收抑制剂如肌醇六磷酸酯和纤维。

## 有机食品

随着对有机食品日益增长的兴趣，尤其在喂养孩子方面，儿科医生面临更多的问题。但难以找到科学依据解决这些问题，也没有明确的证据证实有机食品有益或有害。食用有机食品的儿童与摄入非有机食物的儿童相比，尿检中农药水平较低或无。有机食物的成本通常高于其他食品的成本，应慎重的向家人解释，选择有机食品的科学依据是有限的，但如果这是他们的喜好并具备经济能力，则没有理由不吃有机食品。

## 营养补充作为替代疗法的一部分，功能食品，膳食补充剂，补充维生素，植物和草药产品

营养或营养补充剂或替代疗法的使用越来越多，尽管仅有非常有限的数据证明其安全性和有效性，尤其是在儿童。许多家长认为如果补充天然或有机食品，没有潜在的营养风险，可能会有一些潜在的好处。但是，有些膳食补充剂有副作用，包括严重不良影响。然而，儿科医生很难使用循证观点与为健康和慢性病儿童提供食品补充剂的市场营销竞争相抗衡；通过互联网、电视节目、杂志或者仅仅凭口碑或没有科学背景的人给予建议或营销人员的推销。建议父母谨慎选择膳食补充剂，包括植物和草药产品，这些产品出厂前都不会像药物一样进行安全和有效的检测，且与药物的质量控制水平不一样。因此其潜在的副作用或无效性较高。

补充剂或所谓的功能性食品中一些膳食成分的有效性需要审慎的评估。如使用前验证其安全性及有效性，益生菌在各种胃肠条件的作用，植物固醇引起血脂异常，鱼油引起三酰甘油升高，要素饮食对炎症性肠病的作用。

家长经常询问儿科医生是否需要给孩子每日补充维生素。除非孩子在营养卫生条件差的环境中遵循特定的饮食，或出于文化或宗教原因，或孩子有慢性健康状况，才可能会发生一种或多种营养缺乏，或多种维生素的缺乏。遵循金字塔的饮食指导方针建议给予足够的营养维持健康的成长需要。当然，许多孩子并没有遵照食物金字塔指南，父母和儿科医生为避免营养不足可能会使用维生素补充剂。但维生素补充剂不提供健康所必需的所有营养，如纤维或一些食物所含的抗氧化剂。

每日使用复合维生素补充剂可能导致错误的认识即认为孩子的饮食是全面的。其实我们应努力满足饮食指南上食物的摄入，而不是通过补充剂补充。正如在第 41 章所讨论的，美国平均饮食提供了足量的大多数营养物质和维生素。因此，复合维生素不应常规推荐。

AAP 建议所有每天喝 <1000mL 维生素 D 加强型牛奶的孩子每日补充 400U 的维生素 D，适用于大多数美国儿童和青少年。在一些高风险的特定人群可以考虑补充维生素 $B_{12}$、铁、脂溶性维生素和锌。

## 食品安全

食品安全问题是婴儿、儿童和青少年喂养中的一个重要方面。除了窒息危害和食物过敏，儿科医生和家长们应该意识到与传染性病原体相关的食品安全问题和环境污染。食物中毒与传染性病原体、活细菌或病毒或化学物质产生的这些传染性病原体，最常见于食用生的或未煮熟的食物，如牡蛎、牛肉、鸡蛋和西红柿，或熟食没有正确处理或存储。与食物中毒相关的具体的传染性病原体在第 332 章中描述。患者和家长可以在 www.foodsafety.gov 上找到。

许多化学污染物，如重金属、农药、有机化合物，通常少量存在于各种食物。很多父母担忧污染物会影响孩子的神经系统发育和导致癌症风险，特别是在媒体报道特定的个案事件后。因此，儿科医生需要熟悉可靠的信息来源，如美国环境保护署（EPA）的网站、FDA 或疾病控制和预防中心（CDC）。例如，屡现争议的海产品对大脑的生长与心血管健康之间的利弊平衡及食用大型食肉鱼类导致的汞污染风险。

## 营养规划

新近的流行病学证据表明，早期营养对成人健康产生长期影响。在生命早期营养不良可产生长期影响，降低成人身高和学术成就，其他数据表明宫内生长迟缓（IUGR）与成人心血管危险因素和疾病相关联。快速增重阶段，不论是 IUGR 的后遗症还是营养不良，都与日后肥胖的风险增加相关。

## 小儿初级保健营养预防咨询

营养和生长发育是儿童初级保健及随访的一个重要组成部分，大多数家长向儿科医生寻求儿童营养指导。营养是预防儿科学的基石及预期指导的重要方面。营养咨询的第一步是营养状况评估，主要是通过生长监测和评估膳食摄入量。婴儿饮食评估相对简单，但在年长儿则更具挑战性。即使是最复杂和耗时的膳食评估研究工具也不精准。因此，在初级保健机构中饮食评估目标需要保持适度，包括饮食习惯（时间、地点、环境）和平时的饮食，要求父母描述孩子 1d 或在过去 24h 内的饮食摄入量。如需对饮食进行更加准确的目标评估，推荐转诊到有儿科经验的注册营养师来完成。

需要了解孩子平时的饮食来解决现有的或预期的营养问题，如饮食质量、饮食习惯或份量。通过宣教解决营养知识缺乏，但大多数儿童营养问题，如暴饮暴食或贫乏的食物选择，并非由于父母知识匮乏。因此，在这种情况下仅有营养教育是不够的，儿科医生需要进行行为矫正或转诊至专家协助患者做出健康的选择。儿童生活中的身体状况、文化和家庭环境应该时刻牢记，这样营养咨询的调整具有可行性。

营养咨询的一个重要方面是为家庭提供更多的信息和行为变化的工具。尽管没有互联网接入的家庭可从政府机构，AAP，和其他专业组织拿到一些讲义，

但是越来越多的家庭依赖互联网来查找营养信息。因此，儿科医生需要熟悉常用的网站，这样他们可以向家庭告知可靠和公正的信息来源。最有用最可靠和公正的儿童营养信息网站是美国农业部食物金字塔网站，疾控中心，食品及药物管理局，国家卫生研究院（NIH）和医学研究所食品和营养委员会政府网站，AAP，美国心脏协会和美国饮食协会提供专业的组织资源。儿科医生也应该意识到网站可能提供有偏见甚至危险的信息，适时提醒相应的家庭。例如，包括减肥网站，网站公开促进膳食补充剂或其他食品，和“非营利性”组织的网站，主要是来自食品公司或其他社会或政治组织。

### 美国食品援助项目

美国开展了数个食品援助项目，以确保那些承受不起最佳营养的家庭能给孩子充足、高质量的营养。最受欢迎的联邦计划之一是妇女、婴儿和儿童（WIC）的特殊附加营养计划。这个项目提供了大部分孕妇、产后妇女和 5 岁前儿童所需的营养补充品，为了符合项目的附加条件，家长需经常就诊 WIC 营养师，是非常有用的营养咨询的策略。

其他受欢迎的项目包括学校午餐，早餐和课后的饭菜，以及托儿所和夏季营养计划。低收入家庭也能获得补充营养援助计划，原名食品券计划。这个项目则直接提供经费给家长在食品商店购买各种食物。

### 参考书目

参考书目请参见光盘。

（赵莎　译，钟燕　审）

# 第 43 章
# 营养、食品安全和食品健康

Harold Alderman，Meera Shekar

## ■ 营养不良是食品和卫生安全的交叉点

营养不良通常是由 3 种因素决定：家庭食品安全水平，获得的卫生保健服务和儿童护理。懂得照顾孩子但经济条件欠佳的母亲，常常能有效地利用可获得的食物及卫生保健服务保证孩子获得充足的营养。即使食物资源充足和社区卫生服务全面，如果母亲不懂得利用免疫接种或不知道如何或何时正确添加辅食，孩子仍有可能成为营养不良（表 43-1）。

**表 43-1　有关营养的 3 种观点**

观点 1: 营养不良是食物摄入量不足的主要问题。不是这样的。食物当然是重要的。但是最严重的营养不良是由于恶劣的卫生条件和疾病导致腹泻，尤其是年幼的孩子。女性的社会地位和教育程度在改善营养方面发挥大的作用。改善年幼孩子的照顾是至关重要的。

观点 2: 改善营养是减贫和经济进步其他措施的副产品。这个过程不可能启动。而且，不真实。改善营养需要家长和社区集中行动，支持本地和国家的卫生公共服务行动，特别是水和环境卫生设施。泰国已经表明，中度和重度营养不良十年内可以降低 75% 或更多。

观点 3: 鉴于稀缺资源，大规模的营养行动并不可行，尤其是在贫穷国家。又错了。尽管严重的经济挫折，许多发展中国家取得了令人难忘的进步。超过 2/3 的发展中国家的人民现在吃碘盐，防止碘缺乏和贫血，影响大约 35 亿人，尤其是大约 100 个国家的妇女和儿童。现在每年大约有 4.5 亿儿童接受维生素 A 胶囊，以防维生素 A 不足导致失明和儿童死亡率增加。通过新的方式来促进和支持母乳喂养，母乳喂养率在许多国家正逐渐增加。大规模免疫接种和促进口服补液，以改善营养、减少痢疾死亡率。

尽管食品安全是造成营养安全问题的必要条件，但不是唯一的，所以营养不良不仅仅是食品安全缺乏所造成的。在食品安全及良好家庭条件下成长的儿童，由于不合理的喂养、照顾和护理，不完善的卫生保健服务或环境卫生条件差，仍可能存在低体重或发育不良。在许多国家，营养不良普遍存在。造成营养不良的原因，食品生产或食物的获取可能并不是最重要的因素，最重要的原因常常是由于对纯母乳喂养和辅食添加的好处、微量元素的作用认识不足，以及哺育期妇女缺乏学习合理婴儿护理和孕期保健。而在饥荒和突发事件时，造成营养不良的原因不同，食品安全的缺乏往往是最重要的因素。

经济增长、食品生产以及出生间隔、妇女的健康教育对发展中国家改善营养起着重要作用。儿童营养改善的途径可通过提供健康、卫生、营养教育和咨询服务，包括提高母乳喂养的意识和适时、合理添加辅食，以及产前护理和孕产妇、儿童卫生服务来实现。在多数情况下，微量营养素的补充和营养强化也是公共卫生应对营养不良的重要战略。

## 食品安全

政府寻求促进人口食品安全的内在价值和工具性价值。前者指食品安全的个人价值，而后者是食品安全对改善营养做出的贡献。什么是食品安全？食品安全普遍定义为所有的人在任何时候拥有的食物质量、数量和多样性，对健康的生活没有损害。实现粮食安全，着重三维食品安全：可用性、存取性和应用性。可用性是指供应的食物（一般粮食市场反映经济生产和贸易条件），而存取性是在家庭层面，反映的是购买力以及转移支付计划。当然输出也有家庭内部限制，因为在一个家庭里，食物并不一定是公平分享的。应用性反映了即使家庭有获取食物的能力，但并不一定达到营养安全的要求。

## 食品安全问题的管理

食品安全的测定标准最常用是联合国食品和农业组织（FAO，又称联合国粮农组织）所制定的营养不足测定标准，即不能满足轻度劳动强度下每日所需热量。在2003—2005年期间，FAO估计约有8.48亿人处于饥饿或营养不良，其中97%在发展中国家，与1995—1997年相比较，发展中国家营养不良的人数增加了约20 000 000。

对营养不良的人口估算，是基于全美的年度粮食消耗总量，即粮食的总生产量+净进口量−净出口量。考虑到部分粮食要用来做再种植的种子，还有部分的粮食要用于喂养家禽，以及合理范围内的粮食损耗，年度粮食总量的数值可能还会减少。同时，由于历史的原因，并不是每个人都能获得粮食的平均量，因此，对营养不良人口的估计还得做调整。

因此，这种估算不是基于直接测定家庭或个人消费而进行的评估。然而，其优势在于，对于整个国家而言，这种年度估算是切实可行的。因此，它有助于监测全球趋势。尽管其他的指标（体重低或者发育不良儿童百分比）能够更好地跟踪家庭和国家的生活水平的变化，这种基于可消耗的国家粮食年度总量来减少的营养不良人口数量，已经成为衡量消除贫困的一个指标。

依据可消耗的国家粮食总量而进行的营养不良的评估意义不大，尤其是对家庭和个人进行分析时，因为无法再根据地区、收入或者其他具有家庭特色的指标来对其进行细分。采用这种间接的方法估算饥饿水平和调查单个家庭的消耗或消费记录所得到饥饿水平有差异。后一种方法被大多数国家广泛采用，并且家庭样本的抽取能代表各个地区，或者是更小的组成地区，因而可以用来研究粮食不足问题。调查全年进行，从而了解各个季节粮食不足问题。粮食的消耗可以通过对家庭消耗的口头回忆或笔录来调查。考虑到粮食不足地区人们的教育水平，对于家庭消耗的笔头记录和口头调查这两种方法孰优孰劣，还没有定论；而且为了获得最为精确的结果，在多长时间内进行调查也没有一致的标准。然而，通过这种调查而获得的广泛而大量的数据，为调查造成家庭粮食不足问题的决定性因素提供了基础。

24h膳食回顾能更好地判断个体食品不安全性。测量家庭的个体摄入量和食物消耗的变化，这种方法在1周或一段时间内最好重复几次。尽管这些数据很难收集且利用率低，但相对于家庭或国家指标而言，能够收集到更多关于食物多样性的信息。食品多样性能预测儿童生长、了解微量营养素摄入以及营养安全。营养安全通常不强调那些只是来源于食物平衡表的数据。

## ■ 营养不良

在孕期和2岁以前发生营养不良的危害最大（图43-1）；营养不良早期对健康、大脑发育、智力、教育以及动手能力的影响存在潜在不可逆性（表43-2）。政府资源有限，因此最好将公共自助资金集中于孕期至生后24个月的关键期。叶酸缺乏症增加先天畸形风险，与碘缺乏一样，在怀孕前的窗口期补充。缺铁性贫血是营养不良的另一面，其特殊危害在于对

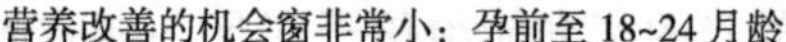


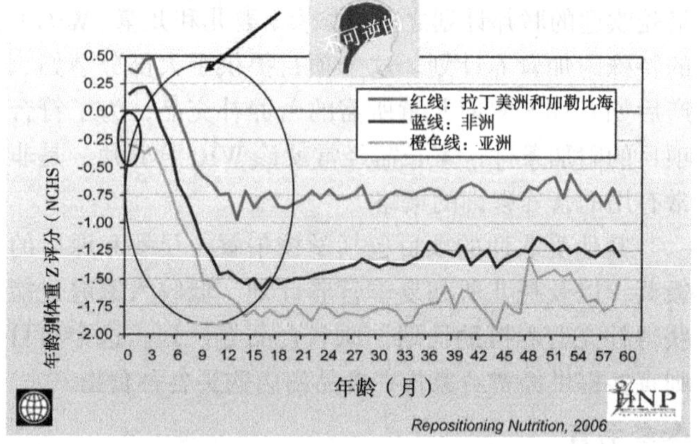


**图43-1** 改善营养的机会窗口比较小：孕前至18~24月龄

摘自The World Bank's Human Development Network. Better nutrition=less poverty: repositioning nutrition as central to development: a strategy for large scale action, 2006

**表43-2 营养不良持续存在食品安全问题**

| |
|---|
| ·孕妇和哺乳期妇女进食过少的热量和蛋白质，有未经治疗的感染，如性传播疾病，导致低出生体重，或不能得到足够的休息。 |
| ·母亲照顾孩子的时间太少或自己怀孕期间照料不足。 |
| ·新生儿母亲丢弃初乳，初乳能加强儿童的免疫系统。 |
| ·母亲经常给小于6月龄孩子喂母乳以外的食物，即使纯母乳喂养是营养的最佳来源及对许多传染病和慢性疾病最好的保护。 |
| ·照顾者开始添加固体食物过晚。 |
| ·照顾喂养<2岁孩子的食物太少或食物的能量密度不适宜。 |
| ·不恰当的家庭食物配比，妇女和儿童的饮食通常不能充分满足机体营养素和蛋白质的需求。 |
| ·照顾者不知如何喂养腹泻或发烧期间的孩子。 |
| ·照顾者的卫生条件差，食品有细菌或寄生虫污染。 |

摘自World Bank: Repositioning nutrition as central to development,2006 (PDF).http://web.worldbank.org/WBSITE/EXTERNAL/TOPICS/EXTHEALTHNUTRITIONANDPOPULATION/EXTNUTRITION/0,,contentMDK:20787550~menuPK:282580 ~ pagePK:64020865 ~ piPK:149114 ~ theSitePK:282575,00.html. Accessed May 23,2010

孕妇的健康及新生儿出生体重都有影响。对成年人来说，贫血还造成体能、认知能力以及经济生产力降低。

## 营养不良的评估

营养失调包括营养学谱的两端，即从营养不良（低体重、发育不良、消瘦和微量元素缺乏）至超重。许多营养不良始于孕期，表现为低出生体重（LBW）。早产和宫内发育迟缓（IUGR）是低出生体重（LBW）的两个主要因素。相对而言，早产在发达国家更多见，而宫内发育迟缓在发展中国家更常见（见 90 章）。

学前和学龄儿童的营养状态常被作为人类学评估标准。国际通用 Z 值评分法将人类学测量值标准化，即 Z 评分的计算公式为：Z 评分 = [ 儿童测量数据（身高或体重）值 — 参考标准（身高或体重）中位数 ] / 参考标准（身高或体重）标准差（表 43-3）。世界卫生组织（WHO）最近基于 5 个国家健康儿童的数据修订了儿童生长参照值，这些生长参照适用于全球所有儿童，用于比较不同国家的营养失调率是有意义的。

年龄别身高常被用来评估群体营养状态，骨骼生长测量反映了营养不良对生长状态的累积影响，并导致发育不良和慢性营养不良。与这种测量方法相对应的是身高别体重或消瘦，是对严重营养不良的估量。年龄别体重是评估营养状态常用的附加测量。尽管因为年龄别体重要结合身高与当前的健康条件导致其临床意义降低，但具备易测量的优势：现有的体重秤即可让儿童进行安全测量，而身高别体重则需要两种仪器进行测量。年龄别身高对于 2 岁前营养不良儿童尤其难以进行测量，推荐测量儿童的身长。在急救和野外情况下，上臂周长半径（MUAC）常代替身高别体重来进行筛选（表 43-3）。

表 43-3 营养不良的定义

| 分类 | 定义 | 分级 | 标准 |
|---|---|---|---|
| 戈麦斯 | 体重低于 WFA 均数的百分数 | 轻度（1 级） | 75%~90% WFA |
| | | 中度（2 级） | 60%~74% WFA |
| | | 重度（3 级） | <60% WFA |
| 沃特洛 | z 值（SD）低于 WFH 中位数 | 轻度 | 80%~90% WFH |
| | | 中度 | 70%~80% WFH |
| | | 重度 | <70% WFH |
| WHO（消瘦） | 体重低于 WFH 均数的 z 评分 | 中度 | −3 ≤ z 评分 <−2 |
| | | 重度 | z 评分 <−3 |
| WHO（生长迟缓） | 身高低于年龄别身高均数的 z 评分 | 中度 | −3 ≤ z 评分 <−2 |
| | | 重度 | z 评分 <−3 |
| Kanawati | 上臂围 / 头围 | 轻度 | <0.31 |
| | | 中度 | <0.28 |
| | | 重度 | <0.25 |
| Cole 科尔 | 体质指数的 Z 评分 | 1 级 | z 评分 <−1 |
| | | 2 级 | z 评分 <−2 |
| | | 3 级 | z 评分 <−3 |

BMI：体质指数；HFA：年龄别身高 height for age；MUAC：上臂围；NCHS：美国国家卫生统计中心；SD：标准差；WFA：年龄别体重；WFH：身高别体重；WHO：世界卫生组织

摘自 Grover Z, Ee LC.Protein energy malnutrition. Pediatr Clin N Am, 2009, 56:1055–1068

成年人肥胖和营养不良常以体质指数(BMI)表示。体重指数的计算公式为体重（千克）除以身高（米）的平方。BMI<18.5 的个体被认为存在慢性能量不足，BMI>25 为超重，BMI>30 为肥胖。

营养不良的另一方面是微量元素缺乏。公共卫生评估重要的微量元素包括碘、维生素 A、铁、叶酸和锌。临床上通过检查增大的甲状腺（甲状腺肿）或尿碘浓度(μg/L)来评估碘缺乏及其后遗症(甲状腺肿、甲状腺功能减退和发育性残疾，包括严重的智力发育迟滞)。孕期即使轻微的碘缺乏都会导致胎儿受损及儿童智力和体格发育低下。公共卫生评估群体碘缺乏的基准是该群体 20% 的尿碘浓度低于 50μg/L（见第 51 章）。

维生素 A 缺乏是因为视黄醇或其前体和 β 胡萝卜素摄入不足。饮食中动植物油不足或寄生虫感染会抑制吸收。临床上结合夜盲和眼睛改变（主要是结膜干枯斑即 Bitot 斑和眼球干燥症）评估维生素 A 缺乏。血清视黄醇浓度 <0.7μmol/L 为无临床症状的维生素 A 缺乏（见第 45 章）。维生素 A 缺乏的公共卫生意义与幼童死亡率相关。对 5 岁以下儿童预防性补充维生素 A 可将儿童死亡率降低 23%。

尽管严重的蛋白质能量营养失调和维生素 B12 或叶酸缺乏可导致贫血，但一般儿童罹患贫血，可能是因铁摄入或吸收少，或者是患病或寄生虫感染所致。相对而言，女性患贫血症的概率要高，因为女性铁摄入少、吸收少、患病或失血量过多。通常以每升血液中血红蛋白克数判定贫血。贫血的参考界值 6~59 个月儿童为 11g/dL，5~11 岁儿童为 11.5g/dL，12~14 岁儿童为 12g/dL。未孕妇女贫血的参考界值为 12g/dL，孕妇为 11g/dL，男性为 13g/dL。

锌的补充可降低儿童死亡率，尤其是联合口服补液治疗腹泻时。血浆浓度反映饮食变化剂量依赖方式，总体的锌水平与尿排泄相关，但尚无有效生物标志物可作为界定公共卫生问题的标准。

## 营养不良的患病率

在一些发展中国家和中等收入国家，女性和儿童营养失调较为普遍。估计发展中国家16%的儿童是低出生体重（LBW）。低出生体重率在南亚地区最高，在北美最低。2005年，低收入和中等收入国家小于5岁的儿童中，20%为体重不足［年龄别体重<-2标准差（SD）］，32%为发育不良（年龄别身高<-2SD）。南亚国家（印度、孟加拉国、尼泊尔和巴基斯坦）的体重不足率比撒哈拉非洲国家高，甚至高出近2倍。结合亚洲流行率高和人口基数大可得出，该地区体重不足儿童的负担最重。尽管体重不足和发育不良在贫困地区流行更广，但是在一些高收入地区流行率也高，因此事实证明，营养不良不仅仅是食品不安全所致。

发展中国家42%的孕妇和47%<5岁儿童患有贫血症。锌缺乏更难测量，是基于间接指标进行评估，比如发育不良；估计南亚、撒哈拉非洲和美洲中南部一些国家的发生率高。在很多发展中国家，维生素A缺乏更具有临床意义，这首先得益于对5岁以下的儿童进行高剂量、1年2次维生素A补充的高覆盖率公共卫生项目。然而，仍然有1亿~1.4亿人口维生素A缺乏，巴西和安第斯山脉以南的美洲与撒哈拉非洲和南亚的维生素A缺乏人口数一样多。虽然碘盐的大规模食用降低了碘缺乏率，但是大约1亿人口并没有规律摄入碘盐，包括非洲大部分地区和苏联地区。

## 营养不良的危害

营养不良最直接的后果是过早死亡。根据环球预测的估计，发育不良、严重消瘦和IUGR共导致220万5岁以下儿童死亡。尽管结果比先前报道的低，但仍然占全球儿童死亡率的35%。最早期和最广泛引用的数据认为，营养不良与近53%儿童死亡率相关。死亡风险增加甚至与轻度营养不良相关，当营养不良的严重度增加，死亡风险呈指数上升；对于5岁以下儿童，年龄别体重得分<-3的风险比得分在-3~-2的儿童死亡率风险提高将近4倍。由于大多数儿童为轻度营养不良，分担了营养不良全球负担。控制多重营养不足的发生后，估计维生素A和锌缺乏分别与60万和40万儿童死亡相关。每年超过350万母亲和5岁以下儿童因营养不良相关原因死亡，更有数百万人因此发生残疾或发育不良。如果儿童在1岁时仍然营养不良，其体格和认知将有不可逆的损伤，甚至影响到未来的健康、福利和经济能力。如果延续到成年期，当营养不良女性生产低出生体重儿时，营养不良的循环会传递到下一代。

饥饿和营养不良对幸存者有重要影响，他们的家人需要花费额外的资源在医疗保健上。有确凿证据表明早期儿童营养不良损害成年后的生产能力。营养不良的结果可定义和量化为以下5项：医疗保健的额外花费，低出生体重婴儿的新生儿看护或婴儿期的额外花费，与发育障碍、低认知能力和低成就所致的有关生产力损失，因新生儿与早期儿童营养不良导致慢性病带来的损失，和母体营养损害影响下一代。

营养不良和传染病互为因果。出生时营养物质和微量元素缺乏会损害免疫系统。相反，驱虫剂和其他传染病减少营养吸收，发热引起分解代谢和食欲不振，这些都对营养不良有影响。

在一些低收入地区，营养不良的结局是生活收入减少。营养不良通过以下途径产生影响：损害认知发展，晚入学，从而延期进入工作，系统完成学校教育少，每年学校学习时间少，或者是这些情况的结合。

营养对收益影响的证据不断增加。分离、贫困导致营养不良，影响认知能力和教育。研究证实减缓贫困的程度不同对营养改善的影响也不同。一项研究评估危地马拉有收入的成年人至42岁，这些人同儿童、孕妇一样接受了营养补充剂。从3岁以前开始接受营养补充剂的成年男性的工资收入比没有接受营养补充剂的要高出46%。来自非洲的证据证实，当灾害袭击非洲村落时，那些小于2岁的儿童有可能更矮小，完成的学校教育少于其兄弟姐妹或与村落不同年龄组形成对比。另外，食品价格的飙升导致儿童发育迟缓和教育机会减少。

除了发育障碍和认知障碍，一些微量元素缺乏会导致认知潜能的损失。碘缺乏的个体IQ得分比对照组平均低13.5分。干预措施表明，提供孕妇碘食品可缩小差距。铁缺乏时，贫血与认知发展损害相关。此外，学龄期儿童铁补充试验的研究证实了补铁能改善认知能力，但此项研究仅对有铁缺乏的儿童进行了不定期观察和干预。

追踪胎儿期或儿童期的营养缺失对成年慢性疾病的影响是一个挑战，因为这种影响有很长的潜伏期。关于早期营养不良是糖尿病和冠心病部分病因的假说，首先是基于追踪荷兰和中国饥饿群体的流行病学证据，动物模型研究已支持该假说，这为胚胎发育机制的研究提供了循证依据。儿童期营养不良带来的成年慢性疾病风险增加，早逝及因医疗费用和损失生产力而产生的大量经济成本，是对中国和印度等经济高速增长、低收入国家的特殊挑战。

多项研究表明对营养的投资可防止这种损失并得到可观的经济回报。这些预防性投资覆盖范围广泛，包括营养学和不同的教育投资、水和环境卫生、贸易改革以及私营企业的违规行为。改善微量元素缺乏有最高的经济回报率。比如，每1美元补充维生素A的开支有可能产生100美元效益。客观地说，这种估计是基于各种前提，比如当前和未来价值的变化和比较；

经济学家通常认为今天的 1 美元在未来超出 1 美元的价值。

## 营养、食品安全和贫困

对于家庭食品安全的研究总是密切关注着收入的变化。但是对于营养不良的研究并不是这样，比如在亚洲和非洲等一些经济情况比较好的家庭里，也可以发现营养不良情况。通过对家庭的调查，以及对全美范围的比较，可以证明收入的增长，即使是在一定人口范围内能够平均增长，它对改善营养不良的效果并不明显，即便这种影响在统计学上具有显著意义。就全球平均水平来说，国民人均收入增长 10% 可使国家贫困率下降 10%，但是依据年龄别体重计算的营养失调率仅下降 5%。全球证据表明，这样的收入增长率仅使贫血症下降 2.5%。

国际发展组织在 8 个千年发展目标（MDGs）达成一致。8 个目标中的首要目标是关于贫困和饥饿。在首要目标里，确认食品匮乏和贫穷紧密相连，同时，它也将消除极度贫穷和饥饿作为其目标。食品安全和贫困的紧密联系在 MDGs 的定义是明确的，即旨在根除极端贫困和饥饿。这 2 个目标最初定为在 1990—2015 年，将“日收入不足 1 美元的人数”和“遭受饥饿的人数”减半（随后，又加上了“增加了 1/3 就业”这个目标）。

对于第 2 个目标，有 2 个可量化的指标，即：不能满足热量要求，并且被评定为营养不良的人数百分比；通过全美家庭抽样调查而确定的 5 岁以下体重不足的儿童百分比。

在全球金融危机之前，通常预知是多数国家达到解决贫困的目标。事实上，在 143 个国家中，只有 34 个国家（24%）达到 MDG 营养目标。南亚的营养不良率最高，尽管孟加拉国有可能接近目标，没有国家有可能达到 MDG 的目标，因为中国的进步，亚洲作为一个整体有可能达到目标。事实上，26 个国家营养状态恶化，大多是非洲国家，这些地方 HIV 与营养不良的关系尤其明显。在 57 个国家，没有数据证实是否有进步。

## 关键干预措施

关于解决儿童营养不良干预工作措施已达成共识（图 43–2）。这些干预措施隶属卫生部门的责任，尽管投资在其他部门是有必要的，对维持卫生部门干预

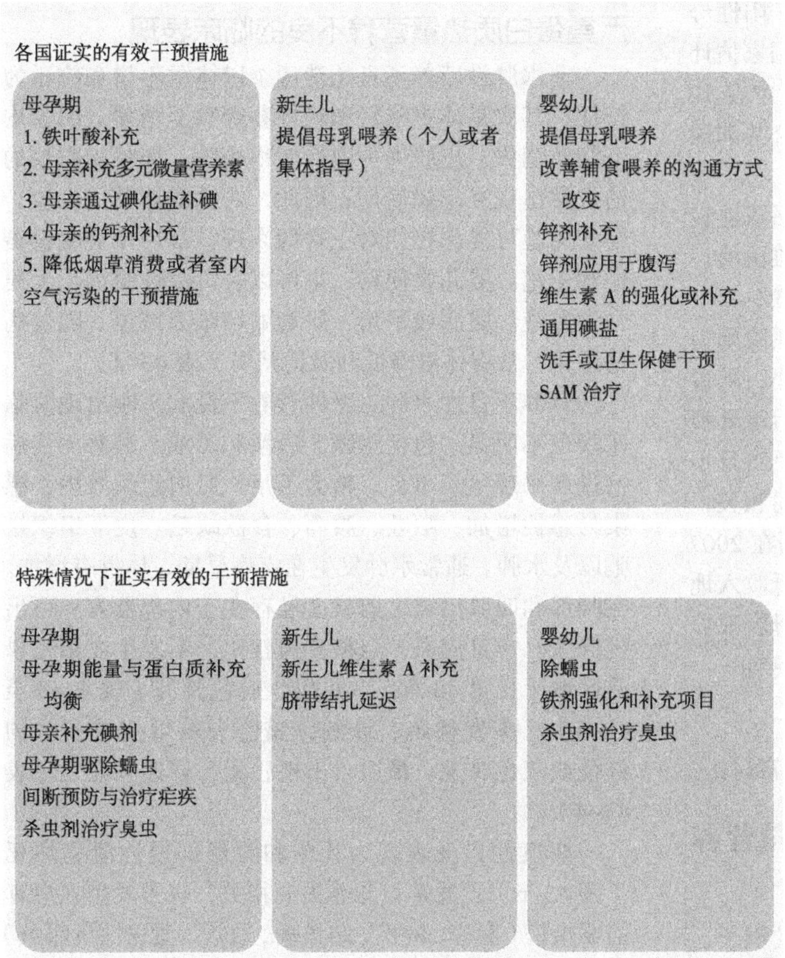

各国证实的有效干预措施

母孕期
1. 铁叶酸补充
2. 母亲补充多元微量营养素
3. 母亲通过碘化盐补碘
4. 母亲的钙剂补充
5. 降低烟草消费或者室内空气污染的干预措施

新生儿
提倡母乳喂养（个人或者集体指导）

婴幼儿
提倡母乳喂养
改善辅食喂养的沟通方式改变
锌剂补充
锌剂应用于腹泻
维生素 A 的强化或补充
通用碘盐
洗手或卫生保健干预
SAM 治疗

特殊情况下证实有效的干预措施

母孕期
母孕期能量与蛋白质补充均衡
母亲补充碘剂
母孕期驱除蠕虫
间断预防与治疗疟疾
杀虫剂治疗臭虫

新生儿
新生儿维生素 A 补充
脐带结扎延迟

婴幼儿
除蠕虫
铁剂强化和补充项目
杀虫剂治疗臭虫

**图 43–2**　关键干预措施。SAM：重症急性营养不良 摘自 World Health Organization and Lancet Global Nutrition Series.www.who.int/nutrition/topics/lancetseries_maternal_and_childundernutrition/en/index.htm

工作有益。关键干预措施在降低婴儿和儿童死亡率、改善体重不足率和改善微量元素缺乏方面是有成效的，这些措施包括：

· 促进母乳喂养。

· 促进适当和及时的辅食添加（在 6 个月时）。

· 促进关键卫生保健行为（如：用肥皂洗手）。

· 提供微量营养素干预，如孕期和哺乳期妇女及幼儿补充维生素 A 和铁。假定在疟疾流行地区对孕妇进行疟疾治疗和促进使用长效杀虫剂处理过的蚊帐。

· 在寄生虫流行地区除虫和在重度腹泻地区使用口服补液。

· 在常见食用食品和主食比如小麦、油和糖中强化微量营养素（比如碘强化的盐）、铁、维生素 A 和锌。

出生间隔和计划生育干预措施与解决女性赋权及性别一样，对营养和儿童健康结局也有深远影响。此外，社区发展促进计划可以提供面对面传授知识的机会，因此许多项目强调社区动员。许多促生长项目也能促进免疫接种、维生素补充和药物治疗寄生虫，作为促进行为改进的平台。

HIV/AIDS 作为公共卫生给公共卫生营养带来新的问题。首要问题是 HIV/AIDS 患者对非微量和微量营养素的需求增大，尤其是接受逆转录病毒治疗（ART）的患者。另外，要特殊关注阻止 HIV 阳性母亲母婴传播。2007 年，在低收入和中等收入国家估计有 150 万孕妇与 HIV 患者一起居住。75% 集中在 12 个国家，包括南非、尼日利亚、坦桑尼亚联合共和国以及莫桑比克。

即使孕妇在怀孕和生产时能接受奈韦拉平或逆转录病毒治疗，仍然会面临关于母乳喂养的两难困境。非母乳喂养的母婴 HIV 传递的总风险为 15%~25%（没有给予降低传递的措施），母乳喂养的风险则为 20%~45%。然而，纯母乳喂养的传播风险较小，随着持续喂养风险增加，多数母婴传播发生在产后母乳喂养 6 个月之后。在低收入地区，母乳替代品昂贵且不安全；在博茨瓦纳，腹泻病的爆发与配方奶粉相关，该地区的母乳替代品由政府免费提供，被证明在 2007 年导致超过 30 名儿童死亡。因此，在大部分低收入地区，会劝告 HIV 阳性母亲在 6 个月内进行纯母乳喂养并建议快速断奶终止母乳喂养（图 43-3 至 43-5）。

## 营养不良的临床表现和治疗

维生素和矿物质缺乏症的治疗在第45~51章讨论。

## ■ 重症急性营养不良（蛋白质 - 能量营养不良症）

单一营养素缺乏是营养不足或营养不良的例子，单一营养素的缺乏常常伴随有几种其他营养素的缺乏。蛋白质 - 能量营养不良（PEM）主要是饮食摄入蛋白质和能量不足，或者是这两种营养素的摄入少于正常生长所需，或者是生长所需高于充足吸收所提供的。PEM 几乎都伴有其他营养素缺乏。

既往认为，营养不良最严重的表现形式包括消瘦（marasmus，重度消瘦伴非水肿营养不良）和恶性营养不良病（kwashiorkor，营养不良性水肿）。非水肿营养不良主要是因为能量摄入不足或能量蛋白质均摄入不足，而营养不良性水肿主要是蛋白质摄入不足所致。第三种表现形式是衰竭的恶性营养不良病，具有两种疾病的特点（消瘦和水肿）。这三种形式有明显的临床和代谢特点，有些特点是重叠的。低血浆白蛋白浓度是营养不良水肿的表现，在儿童同时有水肿和非水肿营养不良。

美国报道，家庭采用不恰当的喂养方式发生重症营养不良，这些家庭的父母认为牛奶有过敏风险及这些家庭崇尚时尚饮食。一些案例与米浆饮食相关，这种食物蛋白质含量低。此外，蛋白质热量营养不良也存在于新生儿慢性病和儿科重症病房以及烧伤患者、HIV、纤维化病、发育不良、慢性腹泻、恶性肿瘤、骨髓移植和先天性代谢缺陷。

### 严重蛋白质热量营养不良的临床表现

非水肿性营养不良（消瘦）以体重不增和应激为特征，其次是体重减轻和精神萎靡直至消瘦。因为皮下脂肪消失，皮肤失去弹性变得松弛。面颊脂肪垫的消失常出现在疾病后期；因此，对比身体其他部位，婴儿的脸可能保持相对正常的表现，最后也会变得萎缩和干瘪。婴儿常便秘，也可以有饥饿性腹泻，大便常含黏液。腹胀或平坦，肌萎缩和张力减退。随着病情恶化，常有体温降低和脉搏减弱（表 43-4）。

营养不良性水肿（恶性营养不良病）刚出现时临床表现不明显，包括嗜睡、冷漠和（或）易怒。当病情进展出现生长不良、精力不足、肌肉组织减少、感染易感性增加、呕吐、腹泻、食欲缺乏、皮下组织松弛以及水肿。通常水肿发生在疾病早期，体重有增加。在脸部和四肢出现之前就已经存在于内部器官。可出现肝大。常见皮炎，与糙皮病相比，不发生在阳光暴露区域（见第 46 章）。可发生脱色脱屑（表 43-3 至 43-5）。头发稀疏、纤细，黑色头发可变成条状的红色或灰色头发。最后，出现昏睡、昏迷和死亡（表 43-4）。

坏疽性口炎表现为牙龈和脸颊部慢性溃疡坏死（图 43-6）。通常与营养失调相关，也常发生在患有前驱疾病（麻疹、疟疾、结核病、腹泻、溃疡性齿龈炎）

表 43-4　营养不良临床体征

| 部位 | 体征 |
|---|---|
| 面部 | 满月脸（浮肿型），猿猴相（消瘦型） |
| 眼睛 | 干眼，结膜苍白，毕脱斑（维生素 A），眶周水肿 |
| 口腔 | 口角炎，舌炎唇炎，海绵状牙龈出血（维生素 C），腮腺肿大 |
| 牙齿 | 搪瓷斑块，延迟萌出 |
| 头发 | 迟钝的，稀疏，发脆，色素减退，国旗标志（浅的和正常颜色交替带），扫帚状睫毛，脱发 |
| 皮肤 | 松弛起皱（消瘦），光泽和水肿（浮肿型营养不良），干燥，毛囊角化症，斑片状高和低色素沉着（鹅卵石或漆状成片皮肤病），糜烂，伤口愈合不良 |
| 指甲 | 匙状甲，薄而软甲板，裂缝或脊 |
| 肌肉组织 | 肌肉萎缩，尤其是臀部和大腿；沃斯特克征或低钙束臂征（低钙血症） |
| 骨骼 | 畸形，通常是由于钙，维生素 D，维生素 C 缺乏 |
| 腹部 | 腹胀：肝大，脂肪肝；腹水可能存在； |
| 心血管系统 | 心动过缓，低血压，心输出量减少，小血管病变 |
| 神经系统 | 全面性发育延迟，膝、踝反射丧失，记忆受损 |
| 血液系统 | 苍白，瘀斑，出血倾向 |
| 行为问题 | 昏睡，缺乏兴趣，易怒 |

摘自 Grover Z， Ee LC: Protein energy malnutrition， Pediatr Clin N Am,2009, 56:1055-1068

的缺乏免疫力的儿童。坏疽性口炎表现为发热、口臭、贫血、白细胞增多和营养不良。如不进行治疗会产生严重损害。坏死梭形菌和中间普氏菌及多种微生物感染可能会加剧疾病。

坏疽性口炎的治疗包括局部伤口护理、盘尼西林和甲硝唑以及潜在的诱发因素的对症治疗。

## 重症蛋白质 – 能量营养不良的病理生理学

为什么有些儿童会发生营养不良性水肿而其他儿童发生非水肿性营养不良的原因目前还不清楚。可能因素是婴儿营养需求的个体差异和饮食不均。已有研究显示，给予非水肿性营养不良儿童过多的碳水化合物改变对低蛋白摄取的适应性反应，导致低蛋白血症和水肿。随后会产生脂肪肝，过多的摄取碳水化合物促使脂肪形成和降低载脂蛋白。营养不良性水肿的其他原因是黄曲霉毒素和腹泻使肾功能受损和 $Na^+/K^+$ 酶活性降低。自由基损伤也可能是营养不良性水肿的一个重要因素。这个提议的支持条件：低血浆浓度蛋氨酸、半胱氨酸前体饮食，这是合成所需的主要抗氧化因子谷胱甘肽。这种可能性也是由水肿性营养不良儿童低谷胱甘肽合成率相对于非水肿性营养不良儿童而言。

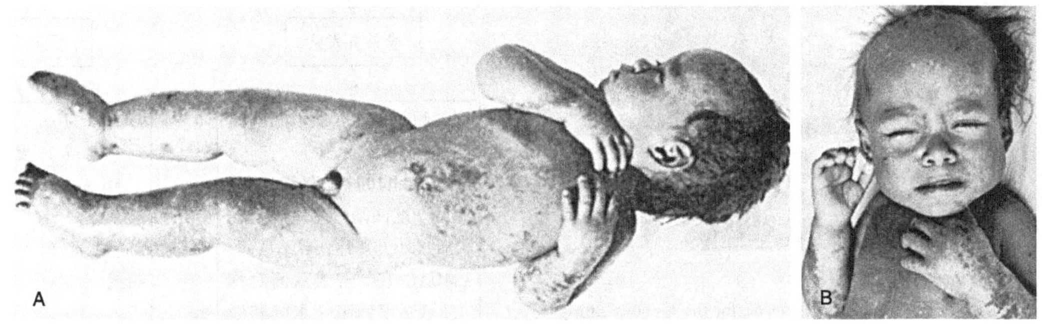

图 43-3　A. 2 岁男孩恶性营养不良病。明显的全身水肿，典型皮损及衰竭状态。B. 特写镜头显示孩子头发变化和心理变化（冷漠和痛苦），面部水肿和皮损可以更清楚地看到（由危地马拉中部巴拿马营养研究所提供的照片，Moises Behar, MP）

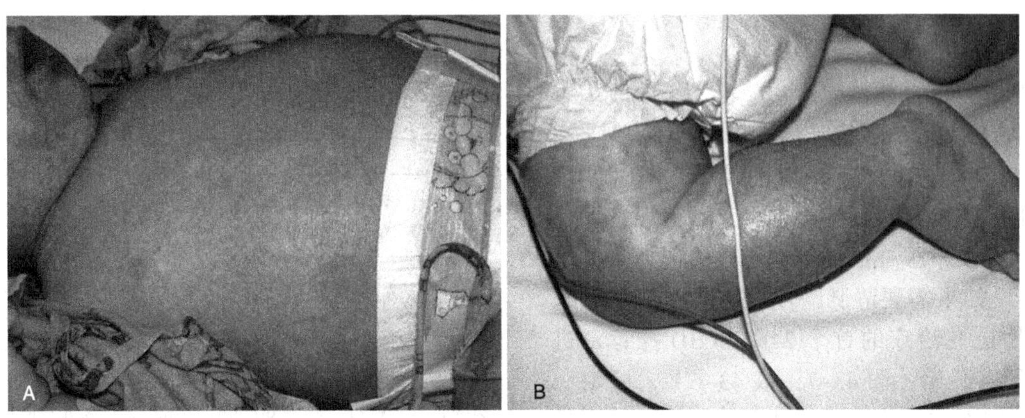

图 43-4（见彩图）　A, B. 7 月龄男孩弥漫性红斑丘疹和斑块，鳞屑，四肢水肿

摘自 Katz KA,Mahlberg MH, Honig PJ, et al. Rice nightmare:kwashiorkor in 2 Philadelphia-area infants fed Rice Dream beverage. J Am Acad Dermatol 52(5 Suppl 1),2005:S69-S72

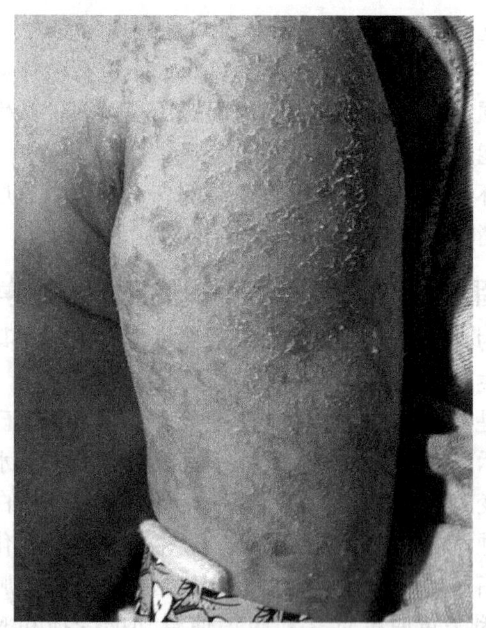

**图 43-5（见彩图）** 14 月龄女孩片状皮炎

摘自 Katz KA, Mahlberg MH, Honig PJ, et al.Rice nightmare: kwashiorkor in 2 Philadelphia-area infants fed Rice Dream beverage, J Am Acad Dermatol 52(5 Suppl 1),2005:S69–S72

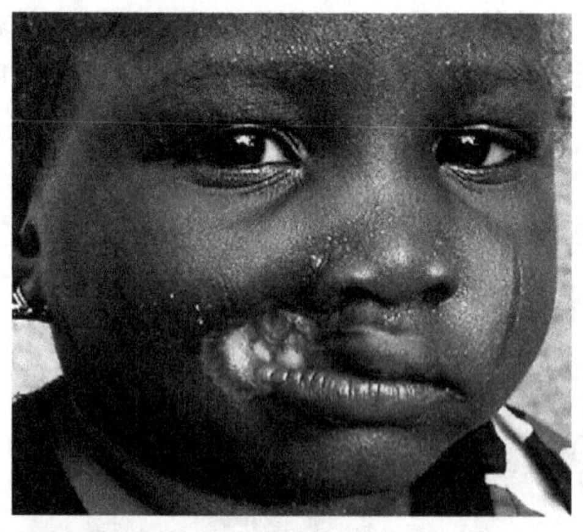

**图 43-6（见彩图）** Noma 病变

摘自 Baratti-Mayer D, Pittet B, Montandon D, et al. for the Geneva Study Group on Noma [GESNOMA].Noma: an infectious disease of unknown aetiology. Lancet Infect Dis,2003,3:419–431

## 治 疗

严重急性营养不良的治疗通常包括 3 个阶段（表 43-5，图 43-7）。第 1 阶段（1~7d）稳定阶段。在这个阶段如果存在脱水，需要纠正脱水，同时使用抗生素控制细菌感染或者寄生虫感染。因为很难评估人体含水量，所以口服补液法是比较好的选择（见第 55、332 章）。如果需要静脉输注，应监测评估脱水的程度，尤其是在治疗的首个 24h。WHO 推荐，进食从高热量配方开始（图 43-7，表 43-6），可由一些简单成分搭配而成。第 1 阶段进食从饮食中摄入的热量为 75kcal/100mL（315kJ/100mL）。康复饮食热量为 100kcal/mL（420kJ/100mL）。进食从少量多次开始。随着时间推移，每 24h 进食次数从 12 次到 8 次再到 6 次逐渐减少。开始阶段热量的摄入大约在每天 80~100kcal/kg。在发达国家，婴儿配方奶粉每盎司 24~27cal 可同样达到每日热量需求。如果患儿开始腹泻、无法止泻或者怀疑有乳糖不耐症，则需要使用不含乳糖的配方奶粉来替代。如果怀疑患儿无法耐受牛奶蛋白质，可使用大豆酶解蛋白配方奶粉。

另外是使用治疗性即食食品（RUTFs；图 43-8）。RUTFs 是减少死亡率比较有成效的方法，部分原因可能是因为它们较添加辅食的奶粉而言更不易变质。F100 是水性并且易受细菌污染，但是 RUTF 为油性糊状物，少有含水成分，相似的营养成分，并且具有更高的热量密度，同时和 F100 一样可口。RUTF 由奶粉、花生、糖、维生素和矿物质混合而成。

RUFTs 的优点是可以运用于社区机构中，而不是具有高感染风险的康复中心。实际上，很难区分 RUTF 产品本身的优势和社区机构护理管理的优势。

如果条件允许，实验室评估（表 43-7）和持续监测（表 43-8）将有助于指导治疗及预防并发症的发生。贫血患

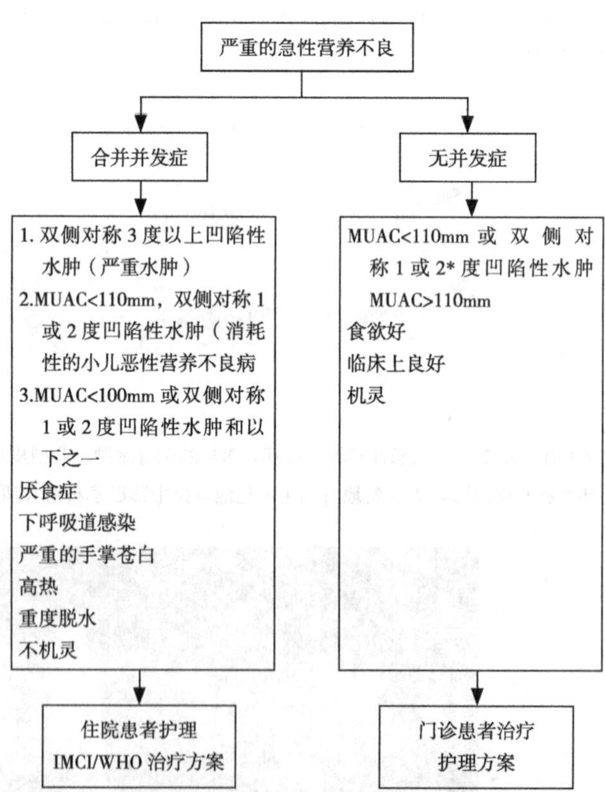


**图 43-7** 严重急性营养不良的分类中以社区为基础的治疗护理。ICMI，儿童疾病综合管理；MUAC：上臂围；WHO：世界卫生组织。*1 级，两脚和脚踝轻微水肿；2 级，温和的双脚水肿，再加上小腿，手，或小臂；3 级，广义水肿严重影响两脚，腿，手，胳膊，脸。† 儿童疾病综合管理标准：呼吸 60/min，年龄 <2 月婴儿；呼吸 50/min，年龄 2 ~ 12 月龄；呼吸 40/min，年龄 1 ~ 5 岁；呼吸 30/min，年龄 >5 岁

摘自 Collins S, Dent N, Binns P, et al. Management of severe acute malnutrition in children.Lancet,2006,368:1992–2000

儿的体液状况必须谨慎监测，可能需要输注红细胞。

第 2 阶段康复阶段（2~6 周）可能需要继续给予抗生素治疗，如果联合应用无效可进行适当调整，并引入 F100 或 RUTF（表 43-6、43-9）摄入热量至少为每天 100kcal/kg。这个阶段通常需持续 4 周。如果婴儿无法用杯、注射器或者滴管进食，使用鼻饲管会比非肠道途径更好。瓶子在某些场合可能会受到污染，无法确保干净的不能使用。一旦开始任意喂养，往

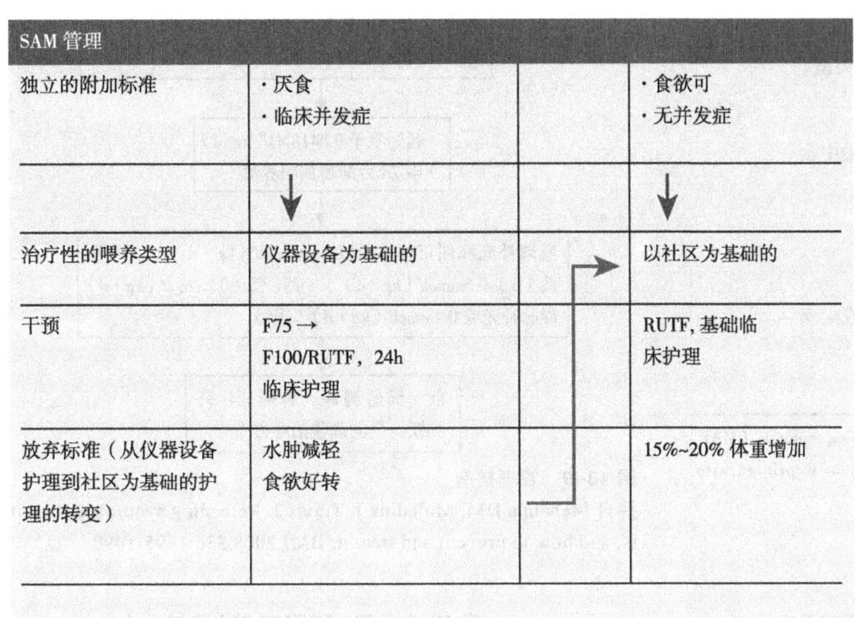


**图 43-8** 严重急性营养不良 (SAM) 管理。即食治疗食物，准备使用治疗性食物

摘自 World Health Organization and the United Nations Children's Fund. WHO child growth standards and the identifi cation of severe acute malnutrition in infants and children,2009(PDF). www.who.int/nutrition/publications/severe malnutrition/9789241598163/en/index.html. Accessed May 23, 2010

**表 43-5 重度营养不良儿童的管理框架 ***

| 活动 | 最初的治疗 1~2d | 最初的治疗 3~7d | 康复 2~6 周 | 后续 7~26 周 |
|---|---|---|---|---|
| 治疗或预防 | | | | |
| 低血糖症 | ---→ | | | |
| 脱水 | ---→ | | | |
| 纠正电解质紊乱 | ---→ | | | |
| 治疗感染 | ------------------→ | | | |
| 纠正微量元素缺乏 | ←--不含铁--→ | ←--含铁--→ | | |
| | ------------------→ | | | |
| 开始进食 | ------------------→ | | | |
| 增加进食恢复体重（追赶生长） | | | ------------------→ | |
| 激发情感和感知的发展 | ------------------------------------→ | | | |
| 准备出院 | | | ---→ | |

摘自 Grover Z, Ee LC.Protein energy malnutrition. Pediatr Clin N Am, 2009,56:1055–1068

**表 43-6 F75 和 F100 饮食制备**

| 要素（原料） | 数量 F75* | 数量 F100† |
|---|---|---|
| 脱脂奶粉 | 25 g | 80 g |
| 糖 | 70 g | 50 g |
| 谷类食物粉 | 35 g | |
| 植物油 | 27 g | 60 g |
| 矿物质 ‡ | 20mL | 20mL |
| 维生素 ‡ | 140mg | 140mg |
| 加水 | 1 000mL | 1 000mL |

* 准备 F75 饮食，添加脱脂牛奶，糖，面粉，油，混合一些水。煮沸 5~7min，冷却，然后加入矿物质和维生素混合物，再次混合。加水至体积为 1000mL

† 制备的 F100 饮食，添加脱脂牛奶，糖，油和一些温开水混合。添加矿物质和维生素混合物，再次混合。加水至体积为 1000mL

‡ 如果只要准备少量的食物，少量的维生素组合不适合加入。在这种情况下，可专门给予补充多种维生素。另外，对于营养不良的儿童可以补充市场销售的多元维生素与矿物质混合物。类似的配方有全脂奶粉 35g，白糖 70g，面粉 35g，油 17g，矿物组合 20mL，混合维生素 140mg，加水至 1000mL。另外，使用鲜牛奶 300mL，白糖 70g，面粉 35g，油 17g，矿物组合 20mL，混合维生素 140mg，加水至 1000mL

F75 等渗版本 280mOsmol/L），其中用麦芽糊精代替面粉和糖，包括市售的所有必需的微量营养素。如果没有谷物粉或烹制工具，类似的配方有脱脂牛奶 25g，糖 100g，油 27g，矿物组合 20mL，维生素混合 140mg，加水至 1000mL。具有较高的渗透压食物配方（415mOsmol/L），可能不是儿童能耐受，特别是那些腹泻患儿。类似的配方有全脂奶粉 110g，糖 50g，油 30g，矿物组合 20mL，维生素混合 140mg，加水至 1000 mL。另外，可使用鲜牛奶 880mL，白糖 75g，油 20g，矿物组合 20mL，的维生素混合 140mg，加水至 1000mL。（摘自 World Health Organization.Management of severe malnutrition: a manual for physicians and other senior health care workers. Geneva:World Health Organization,1999）

表 43-7 严重营养不良的实验室特征

| 血液或血浆参数 | 信息推断 |
|---|---|
| 血红蛋白，血细胞比容，红细胞计数，红细胞平均体积 | 脱水和贫血程度；贫血的类型（铁/叶酸和维生素 $B_{12}$ 缺乏症，溶血，疟疾） |
| 葡萄糖 | 低血糖症 |
| 电解质和碱度 | |
| ·钠 | 低钠血症，脱水类型 |
| ·钾 | 低钾血症 |
| ·氯化物，pH，碳酸氢盐， | 代谢性碱中毒或酸中毒 |
| 总蛋白，转铁蛋白，（前）白蛋白 | 蛋白质缺乏程度 |
| 肌酐 | 肾功能 |
| C 反应蛋白，淋巴细胞计数，血清，厚和薄血片 | 细菌或病毒感染或疟疾 |
| 大便检查 | 寄生虫存在 |

摘自 Müller O, Krawinkel M. Malnutrition and health in developing countries. CMAJ, 2006,173(3):279–286©2005 Canadian Medical Association. Reprinted with permission of the publisher

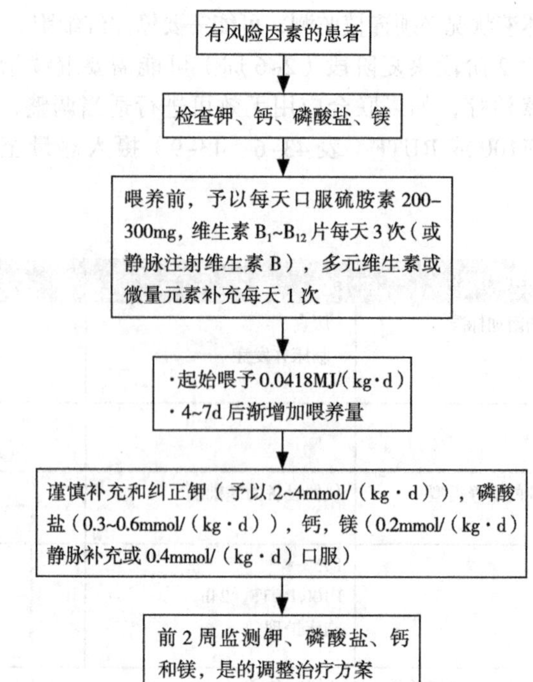


图 43-9 管理指南

摘自 Mehanna HM, Moledina J, Travis J. Refeeding syndrome:what it is, and how to prevent and treat it. BMJ,2008,336:1495-1498

表 43-8 严重蛋白质 – 热能营养不良的管理要素

| 问题 | 管理 |
|---|---|
| 低体温 | 患者复温；维持和监测体温 |
| 低血糖症 | 监测血糖；口服（或静脉注射）葡萄糖 |
| 脱水 | 补充低钠高钾的口服溶液 |
| 微量营养物 | 补充铜，锌，铁，叶酸，多种维生素 |
| 感染 | 即使缺乏典型症状，使用抗生素和抗疟治疗 |
| 电解质 | 补充足量的钾和镁 |
| 营养启动 | 保持蛋白和容量负荷低 |
| 组织重建营养 | 提供易于吞咽和消化的富有能量，蛋白和所有必需营养素的食物 |
| 刺激 | 防止精神运动刺激导致永久的匮乏的心理影响 |
| 预防复发 | 早期鉴别引起蛋白质能量营养不良的各种原因；参与家庭和社区预防 |

摘自 Müller O, Krawinkel M. Malnutrition and health in developing countries, CMAJ, 2006,173(3):279–286©2005 Canadian Medical Association. Reprinted with permission of the publisher

表 43-9 F75 和 F100 饮食构成

| 成分 | 数量 /100mL | |
|---|---|---|
| | F75 | F100 |
| 能量 | 75 kcalth （315 kJ） | 100 kcalth （420 kJ） |
| 蛋白 | 0.9 g | 2.9 g |
| 乳糖 | 1.3 g | 4.2 g |
| 钾 | 3.6mmol | 5.9mmol |
| 钠 | 0.6mmol | 1.9mmol |
| 镁 | 0.43mmol | 0.73mmol |
| 锌 | 2.0mg | 2.3mg |
| 铜 | 0.25mg | 0.25mg |
| 能量组成百分比 | | |
| 蛋白 | 5% | 12% |
| 脂肪 | 32% | 53% |
| 摩尔渗透压浓度 | 333 mOsmol/L | 419 mOsmol/L |

摘自 World Health Organization.Management of severe malnutrition: a manual for physicians and other senior health care workers. Geneva:World Health Organization,1999

表 43-10 再喂养综合征的临床症状和体征

| 低磷血症 | 低钾血症 | 低镁血症 | 维生素、硫胺素缺乏症 | 钠潴留 | 高血糖症 |
|---|---|---|---|---|---|
| 心血管系统 | 心血管系统 | 心血管系统 | 脑病 | 液体超 | 心血管系统 |
| 低血压 | 心律失常 | 心律失常 s | 乳酸酸中毒 | 负荷 | 低血压 |
| 心搏量减少 | 呼吸系统 | 神经系统 | 死亡 | 肺水肿 | 呼吸系统 |
| 呼吸系统 | 呼吸衰竭 | 虚弱 | | 心脏损害 | 高碳酸血症 |
| 膈肌收缩力 | 神经系统 | 震颤 | | | 衰竭 |
| 受损 | 虚弱 | 手足抽搐 | | | 其他 |
| 呼吸困难 | 麻痹 | 癫痫 | | | 酮症酸中毒 |
| 呼吸衰竭 | 胃肠道 | 精神状态变化 | | | 昏迷 |
| 神经系统 | 恶心 | 昏迷 | | | 脱水 |
| 感觉异常 | 呕吐 | 胃肠道 | | | 免疫功能受损 |
| 虚弱 | 便秘 | 恶心 | | | |
| 混乱 | 肌肉 | 呕吐 | | | |
| 迷失方向 | 横纹肌溶解症 | 腹泻 | | | |
| 昏睡 | 肌肉坏死 | 其他 | | | |
| 反射消失 | 其他 | 难治性的 | | | |
| 麻痹 | 死亡 | 低钾血症 | | | |
| 癫痫 | | 低钙血症 | | | |
| 昏迷 | | 死亡 | | | |
| 血液系统 | | | | | |
| 白细胞功能 | | | | | |
| 障碍 | | | | | |
| 溶血 | | | | | |
| 血小板减少 | | | | | |
| 性麻痹 | | | | | |
| 其他 | | | | | |
| 死亡 | | | | | |

摘自 Kraft MD, Btaiche IF. Sacks GS. Review of RFS, Nutr Clin Pract 20:625 - 633//Fuentebella J, Kerner JA. Refeeding syndrome, Pediatr Clin N Am, 2009, 56:1201 - 1210

往会吸收大量的能量和蛋白质。在此阶段予补铁治疗。铁能干扰蛋白质的宿主防御机制。也有担心游离铁在治疗的早期阶段可能会加剧氧化物的破坏，诱发感染（疟疾），临床恶性营养不良病或者在儿童时期过度消瘦引起混合型营养不良。有推荐使用抗氧化剂治疗。

第 2 阶段结束后，任何部位的水肿都可能消失，感染得到控制，孩子对周围的环境更感兴趣，并且胃口也得到恢复。进入随访阶段，包括喂食适用于追赶生长的饮食和提供感官刺激。孩子应该自由喂养。

在发展中国家，最后的阶段通常在家进行。在所有阶段中，父母的教育对持续有效的治疗和其他症状的预防至关重要。

复食症候群能使由任何原因导致营养不良的患儿在急性营养康复中出现恶化（图 43-9，表 43-10）。复食症候群的特点是：在重新喂养的第 1 周，细胞摄入磷酸盐之后引起严重低磷血症。血磷水平 ≤ 0.5mmol/L 会引起虚弱、横纹肌溶解综合征、嗜中性粒细胞功能障碍、心肺衰竭、心律失常、癫痫、意识改变或者猝死。再喂养过程中必须监测血磷水平，如果很低，应该在再喂养过程中补充磷酸盐治疗严重低磷血症（见第 52.6）。

## 参考书目

参考书目请参见光盘。

（赵莎 译，钟燕 审）

# 第 44 章 超重与肥胖

Sheila Gahagan

肥胖是重要的儿童公共卫生问题之一，它与儿童时期患并发症风险以及整个成年时期疾病的发病率和死亡率的提升有关。随着儿童时期肥胖发生率升高，肥胖的防治已经成为儿科研究和临床的重点。

## ■ 流行病学

肥胖是全球性的公共健康问题，仅仅只有长期粮食短缺的重度贫困地区不存在这个问题，如撒哈拉以南非洲和海地。截至 2005 年，在≥ 15 岁的人中有超过 16 亿人超重或肥胖（WHO）。

在美国，30% 的成年人患有肥胖，另有 35% 的成年人超重。肥胖在儿童中的发生率在约 40 年里增加了 300%。根据全美健康和营养调查（NHANES）Ⅳ，1999—2002 年，2 岁以上儿童中有 31%超重或肥胖，而 6~19 岁的青少年中患有肥胖比例达到 16%。儿童患有肥胖的风险因社会经济地位、种族、母亲受教育程度及性别的不同而异。青春期非美国裔女孩和 6~12 岁墨西哥裔美国男孩相比其他组患有肥胖的风险更高。在北美原住民组中儿童肥胖发生率也越来越常见。在所有种族中，母亲受教育程度越高儿童肥胖率越低。

父母亲如果肥胖会使孩子发生肥胖的风险升高。产前因素包括孕期体重增加，高出生体重、妊娠糖尿病都与儿童肥胖发生率成正相关。奇怪的是，胎儿宫内生长迟缓并出现早期婴儿生长追赶现象的，有较高的向心性肥胖及发生心血管疾病的风险。

## ■ 体质指数（BMI）

医疗保健专业人员用体质指数（BMI）来界定肥胖或者体脂增加，这是其他体脂直接测量方法的极好代表。体质指数（BMI）＝体重（kg）/ 身高（m）的平方。成人 BMI ≥ 30 即符合肥胖的标准，而 BMI 处于 25~30 属于超重范围。儿童的体脂水平变化始于有高体脂特征的婴儿期。直到脂肪重聚期的开始，在这个时间点体脂通常处于最低水平，体脂水平会持续下降直至约 5 岁半。体脂含量随后不断增加，直到成年早期（图 44–1）。因此，肥胖和超重是用 BMI 百分位数定义的；>2 岁的儿童 BMI ≥ 95% 为肥胖，BMI 处于 85%~95% 为超重。以往用于描述儿童肥胖的术语是“超重”和“有超重风险”，这一术语已经改变，以使其与成人肥胖的标准及国际上对于儿童肥胖的定义相一致。

## ■ 病　因

人类有储存能量于脂肪组织之中的能力，使人类在饥饿的时候能够生存。简言之，肥胖的产生是由于热量摄取和能量消耗的不平衡。即使是轻微的热量过剩，只要持续存在就会不断累积而导致肥胖。个体肥胖是遗传、食欲、营养摄入、体力活动和能量消耗之间复杂的相互作用的结果。环境因素包括可获得食物的水平，食物种类的偏好，体力活动水平和不同活动的偏好。

### 环境的改变

在过去的 40 年里，食物环境发生了巨大变化。食品产业中的变化一部分与社会变化有关，大家庭变得更加分散，很少家庭有专人做饭。食物越来越多地由“食品公司”来提供，这些食物往往含有较高的卡路里、碳水化合物和脂肪。许多食品的价格相对于家庭经济水平已经下降，加上市场营销，使得更多的人在两餐之间吃更多的零食。高碳水化合物饮料，包括汽水、运动饮料、果汁和果汁饮料消费量的增加，也是重要的因素。

美国三分之一的儿童每天都吃“快餐”。一顿典型的快餐包含 2000kcal 的热量和 84g 脂肪。许多儿童每天喝 4 份高碳水化合物饮料，从而导致额外 560kcal 热量。含糖饮料与肥胖发生的风险相关，因为喝大量的含糖饮料并不会使他们少吃其他的食物。另外一个重要的环境变化是在含糖饮料和食物制作中的高果糖谷物糖浆使用量的急剧增加。高果糖的食物可能通过与食欲调节相关的机制增加肥胖发生的风险。不同于葡萄糖通过丙二酰辅酶 A 信号通路可以减少食物摄取，果糖的摄入不会导致类似的摄食下降。

自第二次世界大战以来，不管是儿童还是成人体力活动水平都有所下降。城市建筑环境的改变使得人们对汽车更加依赖，步行更少。伏案工作的比例越来越大，各行各业的人在闲暇时间也不从事体力活动。对于儿童来说，经济条件的限制和学业的压力，使得他们花在校园体育的时间更少了。基于对不良邻里安全环境的顾忌，孩子们被要求待在家中，这也是另外一个减少体育活动的因素。电视，电脑和电游的出现，也给孩子们久坐不动的机会，这些活动不燃烧热量也不锻炼肌肉。

2~20 岁：男性　　　　　　　　　　名字 ____________

年龄百分位数的 BMI　　　　　　　　　　记录 ________

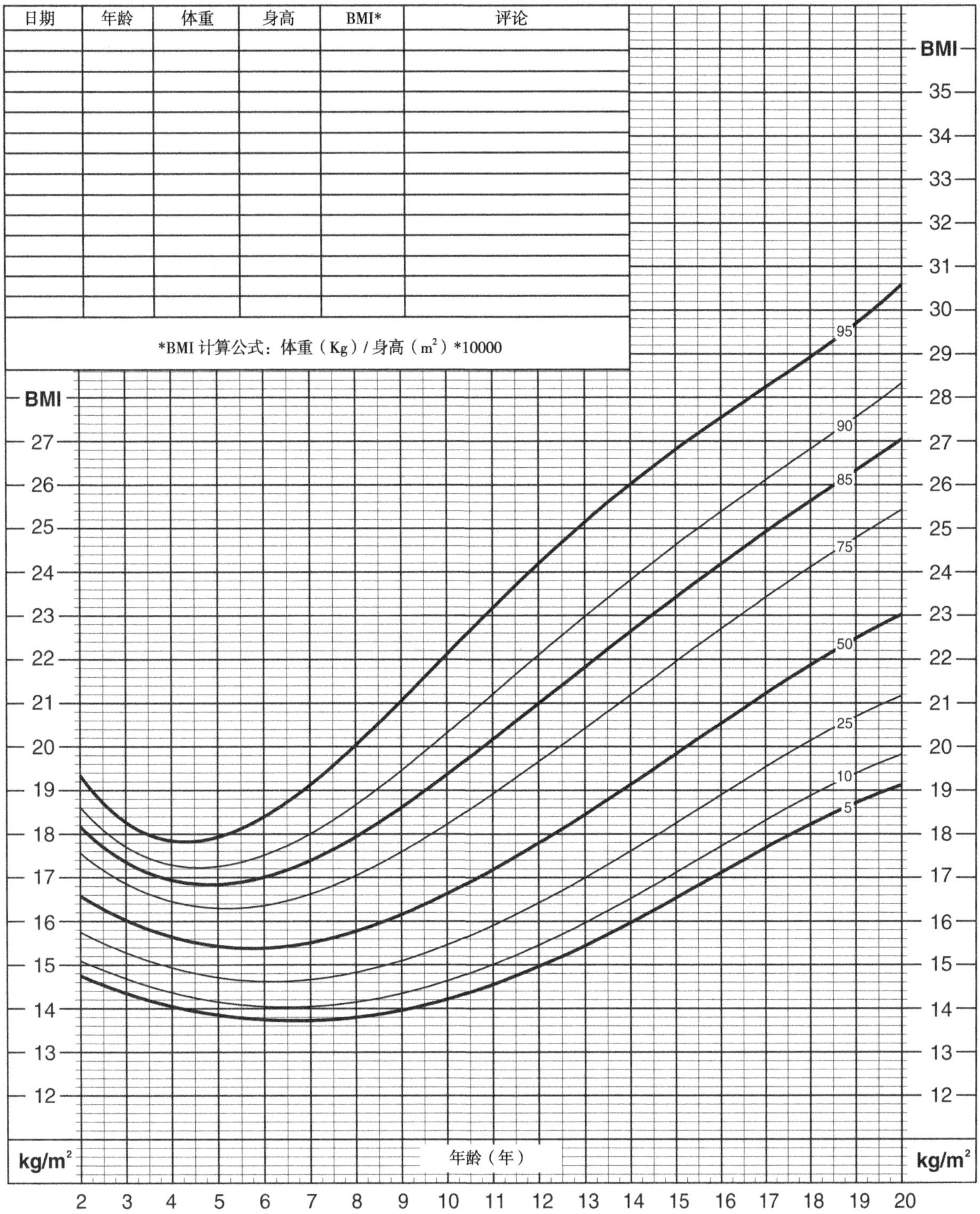

| 日期 | 年龄 | 体重 | 身高 | BMI* | 评论 |
|---|---|---|---|---|---|
| | | | | | |
| | | | | | |
| | | | | | |
| | | | | | |
| | | | | | |
| | | | | | |
| | | | | | |
| | | | | | |
| | | | | | |
| | | | | | |
| | | | | | |
| | | | | | |
| | | | | | |
| | | | | | |

*BMI 计算公式：体重（Kg）/ 身高（$m^2$）*10000

BMI

35 34 33 32 31 30 29 28 27 26 25 24 23 22 21 20 19 18 17 16 15 14 13 12

95 90 85 75 50 25 10 5

kg/m²　　年龄（年）　　kg/m²

2 3 4 5 6 7 8 9 10 11 12 13 14 15 16 17 18 19 20

发表于 2000 年 5 月 30 日（2000 年 10 月 16 号修正）

来源：国家卫生统计中心与国家慢性病预防与健康促进中心合作制定（2000）

http://www.cdc.gov/growthcharts

CDC

SAFER • HEALTHIER • PEOPLE™

A

图 44-1　男孩和男性（A），女孩和女性（B）体质指数（BMI）关于年龄的分布

2–20 岁：女性　　　　　　　　　　　　名字 ____________

年龄百分位数的 BMI　　　　　　　　　　记录 ____________

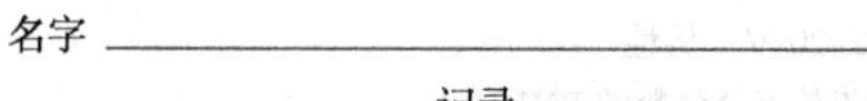

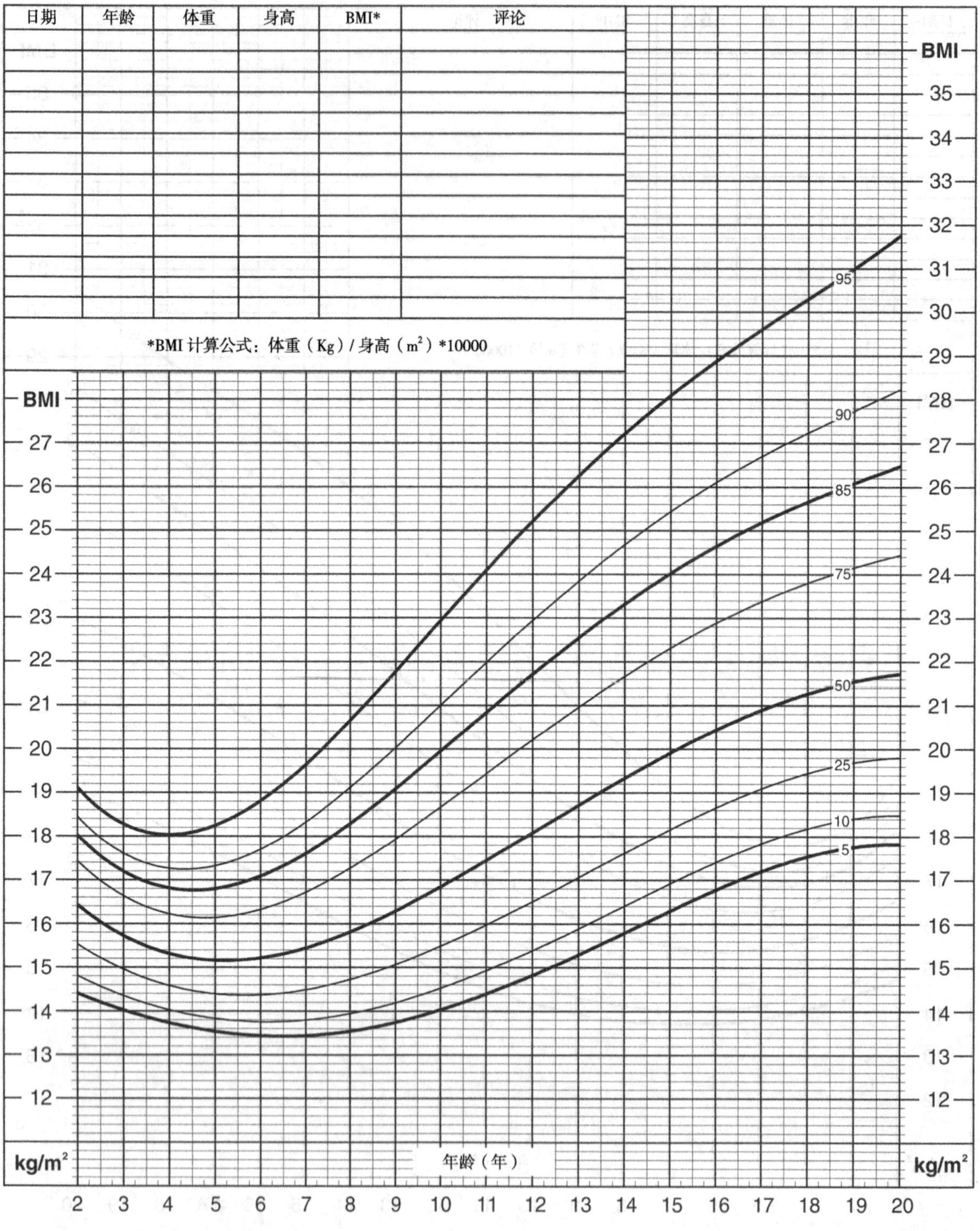

| 日期 | 年龄 | 体重 | 身高 | BMI* | 评论 |
|---|---|---|---|---|---|
| | | | | | |

*BMI 计算公式：体重（Kg）/ 身高（m²）*10000



发表于 2000 年 5 月 30 日（2000 年 10 月 16 号修正）

来源：国家卫生统计中心与国家慢性病预防与健康促进中心合作制定（2000）

http://www.cdc.gov/growthcharts

CDC SAFER · HEALTHIER · PEOPLE™

B

图 44–1（续）

另一健康习惯——睡眠的改变可能也与肥胖相关。在过去的 40 年里，儿童和成人睡眠时间有所减少。这可能与工作时间的增加、看电视的时间增加和生活节奏普遍变快有关。慢性的睡眠不足会增加体重和肥胖的风险，并且对于儿童的影响可能会比成人更大。针对年轻、健康、瘦人的研究，睡眠时间短会降低瘦素水平，增加饥饿素水平，增加饥饿感和食欲。睡眠不足也会导致葡萄糖耐量降低及胰岛素敏感性，这与糖皮质激素和交感神经活性的改变有关。睡眠不足的一些作用可能与食欲素有关，它在外侧下丘脑合成，可以增加摄食、觉醒、交感神经活性和（或）神经肽 Y 活性。

## 遗传因素

肥胖发生率的快速上升与环境的急剧变化有关，但遗传因素则可能在个体易感性中发挥重要作用。导致肥胖的罕见的单基因疾病已被人们了解，包括 FTO（脂肪量和肥胖相关基因）和 INSIG2（胰岛素诱导基因 2）的突变，以及瘦素缺乏症和促阿片 - 黑素细胞皮质素原缺乏症。此外，肥胖相关的其他遗传病如 Prader-Willi 综合征也已经被人们认识（表 44-1）。这些基因影响着与食欲调节，体力活动偏好相关的行为表型。已经发现超过 600 个基因，基因标记物，染色体区域与人类的肥胖相关。

## 内分泌及神经生理因素

对于“储存热量”的监测和对食物摄入量的短期控制（食欲和饱腹感）是通过脂肪组织、胃肠道和

**表 44-1　肥胖的内分泌和遗传病因**

| 疾病 | 表现 | 实验室检查 |
|---|---|---|
| **内分泌** | | |
| 库欣综合征 | 向心性肥胖，多毛，满月脸，高血压 | 地塞米松抑制试验 |
| 生长激素缺乏 | 身材矮小，生长缓慢 | 生长激素诱发反应，IGF-1 |
| 高胰岛素血症 | 胰岛细胞增殖症，胰腺瘤，低血糖， Mauriac 综合征 | 胰岛素水平 |
| 甲状腺功能减退症 | 身材矮小，体重增加，疲劳，便秘，怕冷，黏液性水肿 | TSH，FT4 |
| 假性甲状旁腺功能减退 | 皮下钙化，畸形相貌，精神发育迟缓，身材矮小，低血钙，高血磷 | 人工合成 PTH 注射后尿 cAMP |
| **遗传** | | |
| Alstrom 综合征 | 认知功能障碍，色素性视网膜炎，糖尿病，听力下降，性腺功能低下症，视网膜退行性变 | *ALMS1* 基因 |
| 巴尔得 - 别德尔综合征 | 色素性视网膜炎，肾功能异常，多指症，性腺功能减退 | BBS1 基因 |
| 比蒙德综合征 | 认知功能障碍，虹膜缺损，性腺功能减退，多趾 | |
| Carpenter 综合征 | 卡彭特综合征多指，并指畸形，颅骨骨性愈合，智力低下 | *RAB23* 基因突变，位于 6 号染色体 |
| Cohen 综合征 | 儿童期发病的肥胖，身材矮小，上颌切牙突出，肌张力低下，智力低下，小头畸形，视觉活动减退 | *VPS13B* 基因（通常称为 *COH1* 基因）在 8q22 位点的突变 |
| 9q34 缺失 | 早发性肥胖，智力低下，短头畸形，连眉，凸颌畸形，行为与睡眠障碍 | 9q34 缺失 |
| 唐氏综合征 | 身材矮小，畸形相，智力低下 | 21 号染色体三体 |
| *ENPP1* 基因突变 | 胰岛素抵抗，儿童期肥胖 | 染色体 6q 上的基因突变 |
| 弗勒赫利希综合征 | 下丘脑肿瘤 | |
| 瘦素和瘦素受体基因 缺陷 | 早发重度肥胖，不孕（促性腺激素分泌不足性性腺功能减退） | 瘦素 |
| 黑皮素 4 受体基因突变 | 早发重度肥胖，线性生长增加，食欲过盛，高胰岛素血症 肥胖最常见的已知的遗传原因 纯合子比杂合子更严重 | *MC4R* 基因突变 |
| 普拉德 - 威利综合征 | 新生儿肌张力低下，婴儿期生长缓慢，手足小，智力低下，性腺功能低下症，贪食所致的严重肥胖，异常升高的脑肠肽 | 15 号染色体部分缺失或父系表达基因缺失 |
| 促阿片 - 黑素细胞皮质素原缺乏症 | 肥胖，红头发，肾上腺皮质功能减退，高血胰岛素原血症 | *POMC* 基因的丧失功能突变 |
| Turner 综合征 | 卵巢发育不全，淋巴水肿，颈蹼，身材矮小，认知功能障碍 | 染色体 XO 型 |

中枢神经系统神经内分泌反馈环路来实现的（图 44-2）。胃肠道激素，包括胆囊收缩素，胰高血糖素样肽 1，肽 YY 和迷走神经反馈均提高饱腹感。饥饿激素（Ghrelin）则刺激食欲。脂肪组织通过释放脂联素和瘦素向大脑反馈储能水平。这些激素作用于下丘脑弓状核和位于脑干的孤束核，从而反过来激活特殊的神经元网络。脂肪细胞分泌脂联素到血液中，肥胖时水平降低，禁食时升高。脂联素水平降低与胰岛素敏感性降低及心血管不良预后有关。瘦素直接参与形成饱腹感，低瘦素水平刺激食物的摄入，高瘦素水平则抑制动物模型和健康志愿者的饥饿感。在儿童和成年人中，肥胖与血清瘦素水平相关，但作用效果尚不明确。

大脑中的许多神经肽，包括神经肽 Y，刺鼠基因相关蛋白和食欲素，似乎影响食欲刺激，而黑皮素和 α－黑素细胞刺激素参与形成饱腹感。食欲和体重的神经内分泌控制涉及负反馈调节系统，形成短期食欲控制（包括饥饿激素，PPY）和长期肥胖控制（包括瘦素）之间的平衡。

## 并发症

儿童肥胖的并发症发生于儿童和青少年时期，并持续到成年。日后疾病发生和死亡风险的上升是防治儿童肥胖的重要原因。*The Harvard Growth Study* 发现，青少年时期体重超重的男孩死于心血管疾病的概率是正常体重男孩的两倍。其他合并症包括 2 型糖尿病、高血压、高脂血症和非酒精性脂肪肝（表 44-2）。肥胖使得胰岛素抵抗增加，而胰岛素抵抗又能独立影响脂质代谢和危害心血管健康。非酒精性脂肪肝发生在 10%~25% 的肥胖青少年中，并可进一步发展为肝硬化。

对成人来说，向心性肥胖、高血压、糖耐量异常、高血脂被称为代谢综合征。患有代谢综合征的人，其心血管发病率和死亡率会升高。专家们对这一症候群在儿童是否影响预后意见不一。

越来越多的证据表明，肥胖可能与慢性炎症相关。脂联素是具有抗炎特性的肽，与胰岛素敏感性高，与瘦人相比，脂联素在肥胖患者水平较低。低脂联素水平与血浆游离脂肪酸和三酰甘油水平升高，以及高

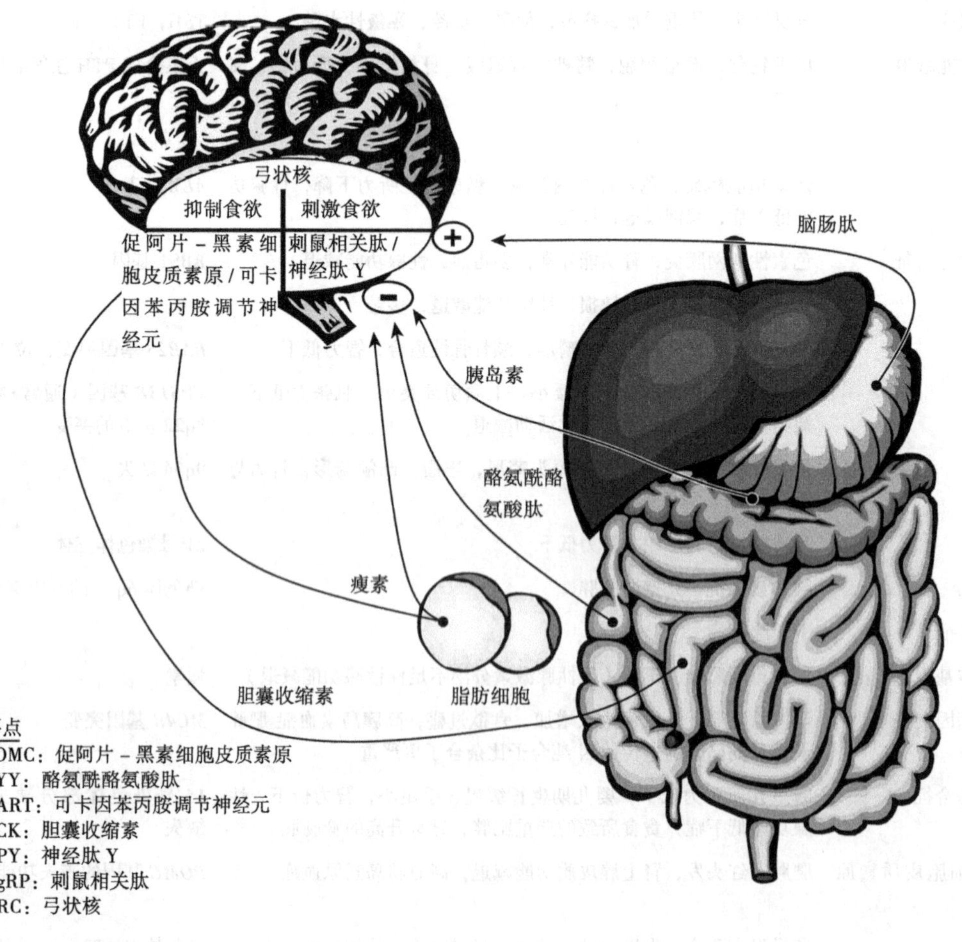


图 44-2　控制食欲

BMI 有关，而高脂联蛋白水平增加外周胰岛素敏感性。脂肪细胞分泌肽和细胞因子入血，促炎肽类如白细胞介素（IL）-6 和肿瘤坏死因子 -α（TNF-α）在肥胖者水平更高。IL-6 刺激肝脏产生炎症标志物 C- 反应蛋白（CRP），并且可能与肥胖症、冠状动脉疾病和亚临床炎症相联系。

肥胖的一些并发症是结构性的，包括阻塞性睡眠呼吸暂停和骨科并发症。骨科并发症包括 Blount 病（胫骨内翻），肌骨头骨骺滑脱症（见第 669、670.4）。

精神健康问题可以与肥胖并存，并有双向影响的可能性。这种相关随性别、种族和社会经济地位有所不同。青春期肥胖女孩较正常同龄儿更自卑。一些研究发现，肥胖和青春期抑郁症有关。饮食失调和肥胖的共存现象也激起了人们相当大的兴趣。

## 识　别

儿童超重和肥胖被列入常规医疗保健，但是孩子及其家庭对并非能够意识到肥胖的发生。他们可能采取否认和明显缺乏关切的态度。帮助他们认识健康体重对于当前和未来健康的重要性，尤其干预需要儿童、和家庭付出相当大的努力。创造良好的治疗关系是很重要的，因为肥胖干预需要用到慢性疾病的管理方法。成功与否需要家庭和孩子长时间的努力来改变饮食、体力活动和行为习惯。

## 评　估

超重或肥胖儿童的评估始于对体重、身高和 BMI 变化随年龄变化曲线的监测；可能医学病因；以及家庭饮食，营养和活动模式的观察。完整的病史可以揭示共患性疾病，而家族史则应重点关注其他家庭成员的肥胖和肥胖相关疾病史。体格检查为重要的诊断依据，根据合并症的需要进行实验室检查。

生长监测图可以揭示肥胖的严重程度，发病和持续时间。超重（BMI 85%~95%）相比肥胖（BMI ≥ 95%）发生并发疾病的风险要低。BMI ≥ 99% 的肥胖有更大可能发生并发症。一旦肥胖程度确定了，体质指数轨迹可以阐明孩子发生肥胖的时间。儿童时期的几个时间段被认为是发生肥胖的高危或者敏感期，包括婴儿期，脂肪重聚期（身体的脂肪最低时，大约 5.5 岁），以及青春期。程度严重或持续时间长的肥胖可能需要更强的家庭干预，除非此家庭对于饮食和活动的改变有强烈的动力。BMI 的突然变化可能预示着疾病的发生或者这段时间孩子承受了来自家庭或者个人的压力。体重轨迹的监测可以进一步揭示孩子问题是如何发展的。孩子又高又重，这是因为在童年早期如果摄入过多的能量可以表现为线性增长，体重百分位超过身高百分位就可能肥胖。另外孩子活动少并进食过多，体重会迅速增加。查看身高轨迹图可以发现内分泌问题，通常线性生长放缓。

对肥胖医学原因的考虑是必不可少的，即使引起内分泌和遗传因素是罕见的（表 44-1）。生长激素缺乏症、甲状腺功能减退、库欣综合征这些内分泌失调可导致肥胖。一般情况下，这些疾病会出现线性生长放缓。因为摄入过多的儿童往往会出现热量线性增长，身材矮小提示需进一步评估。与肥胖有关的遗传疾病会出现共存的畸形特征，认知功能障碍、视力和听力异常或身材矮小。在某些小儿先天性疾病，如骨髓增生异常或进行性肌营养不良，体力活动水平下降可导致继发性肥胖。有些药物则可能会导致食欲亢进和饮食过量，造成肥胖。非典型抗精神病药物是最常见的造成肥胖副作用的药物。儿童或青少年服用这些药物如体重迅速增加，可能需要停药。线性增长不良，而体重快速增加是评估医学原因的指征。

对于家庭的饮食、营养及体力活动的模式的探索可以从对常规饮食、零食时间以及生活习惯（步行、骑自行车、娱乐方式、电视、计算机和电子游戏的时间）的回顾开始。24h 饮食回顾是很有用的，特别注意水果、蔬菜和水，以及高热量食物和高糖饮料的摄入。如果可能的话，由营养师来进行评估是非常有帮助的。在干预过程中这些信息将会形成饮食习惯，热量摄入和身体锻炼这些增量变化的基础。

超重或肥胖儿童的初步评估包括侧重于可能发生的并发症进行的全身系统检查（表 44-2）。发育迟缓，视觉和听力障碍可与遗传性疾病有关；入睡困难，打鼾，白天困倦提示睡眠呼吸暂停的可能性；腹痛可能提示非酒精性脂肪肝；多尿，夜尿，或烦渴的症状可能是 2 型糖尿病所致；髋部或膝部疼痛可能是继发了骨科疾病，包括 Blount 病和股骨头骨骺滑脱症；月经不调可能与多囊卵巢综合征有关；黑棘皮病提示胰岛素抵抗和 2 型糖尿病的可能（图 44-3）。

家族史首先要了解家庭成员肥胖史。父母肥胖是儿童肥胖的重要危险因素。如果所有的家庭成员都肥胖，则重点应该是对整个家庭进行干预。如果有 2 型糖尿病家族史，那么孩子患 2 型糖尿病的风险则增加。非裔美国人，西班牙裔或美国原住民后代有较高的患 2 型糖尿病的风险。有高血压，心血管疾病或代谢综合征家族史发生肥胖相关疾病的风险会升高。如果能帮助一个家庭了解到儿童肥胖会增加这些慢性疾病的风险，宣教干预可以作为改善他们营养和体力活动习惯的动力。

表 44-2　肥胖相关并发症

| 疾病 | 可能的症状 | 实验室标准 |
|---|---|---|
| **心血管系统** | | |
| 血脂异常 | HDL<40，LDL>130，总胆固醇 > 200 | 空腹总胆固醇，HDL，LDL，甘油三酯 |
| 高血压 | 收缩压 >95% 同性别，年龄，身高百分位数 | 连续测定法，验尿，电解质，血尿素氮，肌酐 |
| **内分泌系统** | | |
| 2 型糖尿病 | 黑棘皮病，多尿，烦渴 | 空腹血糖 >110，血红蛋白，A1C，胰岛素水平，C 肽，口服葡萄糖耐量试验 |
| 代谢综合征 | 向心性肥胖，胰岛素抵抗，血脂异常，高血压，糖耐量异常 | 空腹血糖，LDL 和 HDL 胆固醇 |
| 多囊卵巢综合征 | 月经不规则，多毛，痤疮，胰岛素抵抗，高雄激素血症 | 盆腔 B 超，游离睾酮，LH，FSH |
| **胃肠道** | | |
| 胆囊疾病 | 腹痛，呕吐，黄疸 | 超声 |
| 非酒精性脂肪性肝病 | 肝大，腹痛，水肿，↑转氨酶可进展为肝纤维化，肝硬化 | AST，ALT，超声，CT 或 MRI |
| **神经系统** | | |
| 假性脑瘤 | 头痛，视力变化，视乳头水肿 | 脑脊液压力，CT，MRI |
| **骨科** | | |
| Blount 病（胫骨内翻） | 严重弯曲，膝关节疼痛，跛行 | 膝关节 X 线片 |
| 骨骼肌肉问题 | 背痛，关节痛，频繁的拉伤或扭伤，跛行，髋部疼痛，腹股沟疼痛，罗圈腿 | X 线片 |
| 股骨头骨骺滑脱症 | 髋关节疼痛，膝关节疼痛，跛行，髋关节活动减少 | 髋关节 X 线片 |
| **心理** | | |
| 行为并发症 | 焦虑，抑郁，自卑，饮食失调，抑郁症表现，学习成绩下降，与社会隔离，欺负别人或者被人欺负 | 儿童行为量表，儿童抑郁量表，饮食失调库存 2，儿童焦虑与抑郁自评量表 |
| **肺** | | |
| 哮喘 | 气短，喘息，咳嗽，运动不耐量异常 | 肺功能检查，呼气峰流速 |
| 阻塞性睡眠呼吸暂停 | 打鼾，呼吸暂停，睡眠不宁，行为问题 | 多频睡眠描记，缺氧，电解质（呼吸性酸中毒伴代谢性碱中毒） |

ALT：丙氨酸氨基转移酶；AST：天冬氨酸氨基转移酶；CT：电子计算机断层摄影法；FSH：促卵泡激素；HDL：高密度脂蛋白；LDL：低密度脂蛋白；LH：促黄体生成素；MRI：磁共振成像；Peds QL：儿童生活质量问卷

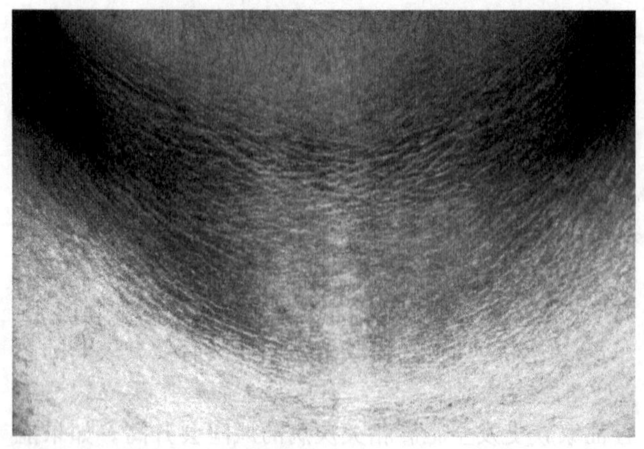

图 44-3（见彩图）　黑棘皮症

摘自 Gahagan S. Child and adolescent obesity. Curr Probl Pediatr Adolesc Health Care , 2004,34:6-43

对患儿应进行详细体格检查，注重可能发生的并发疾病（表 44-2）。使用适当血压袖带筛查高血压很重要。皮肤系统的检查可以发现黑棘皮症，这表明胰岛素抵抗，如发现多毛症则提示多囊卵巢综合征。Tanner 分期可以揭示继发于超重和肥胖女孩性早熟肾上腺功能早现。

空腹血糖，三酰甘油，低密度脂蛋白（LDL）和高密度脂蛋白（HDL）胆固醇和肝功能等实验室检查，被推荐作为对新发现肥胖儿童进行初始评估的一部分（表 44-3）。评估有糖尿病或胰岛素抵抗表现家族史的超重儿童（BMI 85%~95%）还应进行空腹血糖测试。实验室检查要根据病史或查体来进行。

**表 44-3　推荐实验室检查及正常值**

| 实验室检查项目 | 正常值 |
|---|---|
| 血糖 | <110 mg / dL |
| 胰岛素 | <15mU/ L |
| 糖化血红蛋白 | < 5.7% |
| AST 2~8 岁 | <58 U / L |
| AST 9~15 岁 | <46 U / L |
| AST 15~18 岁 | <35 U / L |
| ALT | <35 U / L |
| 总胆固醇 | <170mg/dL |
| LDL | <110 mg / dL |
| HDL | <35 |
| 甘油三酯 2~15 岁 | <100 mg / dL |
| 甘油三酯 15~19 岁 | <125 mg / dL |

AST：天冬氨酸转氨酶；ALT：丙氨酸氨基转移酶；LDL：低密度脂蛋白；HDL：高密度脂蛋白

摘自 Children' s Hospital of Wisconsin: The NEW（nutrition，exercise and weight management）kids program（PDF file）. www.chw.org/display/displayFile.asp?docid=33670&filename=/Groups/NEWKids/08_Referral_Form.pdf . Accessed February 2，2011

## 干　预

肥胖干预是否成功具有挑战性，最好的干预是采用多模式的方法实质性地改变生活方式。对于成年人尽管有各种各样的饮食计划、商业减肥产品和药物，长期的体重降低并不多见。使用认知行为疗法来提升减肥的动力却很有希望。营养咨询，运动和认知行为相结合的方法效果通常最好。减肥手术可在青少年大量减肥中发挥效果，但目前尚不清楚这些患者是否会永久性地保持健康的体重，长期安全性也尚未确立。

肥胖儿童适当的热量摄入量（表 44-4）很重要。与营养师的协作也非常有帮助。膳食应以水果、蔬菜、全谷类、瘦肉、鱼和家禽为基础。选择食物除注重营养价值，还要考虑热量和脂肪。尽量少食高热量和营养价值低的食物。由于许多肥胖儿童摄入热量远远超出所需热量，难于立即将其减少到推荐每日热量，需采取循序渐进的方式。如果 10 岁儿童需要每天 2000kcal，但摄入了每天 3500kcal，则可以通过每天将两罐高碳水化合物的饮料换为喝水来将其日常热量摄入减少每天 280kcal。

虽然这种饮食变化不会导致体重下降，但可能会导致体重增加速度放缓。对于成年人减肥饮食一般难以持久。因此，重点应放在改变生活方式。注意饮食习惯很重要，应鼓励家人同餐，包括早餐。如果家庭成员不改变饮食方式，孩子几乎不可能改变营养摄入和饮食习惯。饮食需求也随发育不断变化，青少年在快速生长期热量的需要量大大增加，而成年人则比活动多且处于成长中孩子需要的热量要少。

心理干预是有用的手段。“红绿灯”饮食即将食物归为三类，可以没有任何限制食用的（绿色），可适度食用的（黄色），或偶尔才能吃的（红色）（表 44-5）。这种分类对儿童及家庭很有帮助。可以适用于任何族群或地区。访谈在减少吸烟和药物成瘾中证明是有效的策略，很有希望用于协助患者改变营养模式。首先要评估患者是否准备做出重要的行为改变。专业人员随后为患者制定一个战略，使其向达到健康营养摄入的最终目标迈进。在这种方法中，专业人员可以扮演教练的角色，帮助孩子和家庭实现目标。其他行为方法制定如进食地点的家规——例如，“不能在卧室进食”。循证医学可用于依个人和环境不同来制定合适的干预措施。

单靠增加体力活动达到减肥效果非常困难。然而，即使没有减肥效果，更多的锻炼有助于改善心血管健康。因此，增加体力活动可以降低心血管疾病的风险，改善身体状况，并有助于减肥。增加体力活动可以通过走路上学，与家人朋友在闲暇时间从事体力活动，或参与有组织的体育活动来实现。如果父母态度积极，儿童就更有可能积极。就像家人可以一起进食，家人也可以一起锻炼身体。

主动运动可以取代静坐活动。美国儿科学会建议，在电视电脑屏幕前的时间限制为 >2 岁的儿童不超过每天 2h，<2 岁的儿童不看电视。电视也常与饮食有关，许多高热量食品就是在儿童电视节目中推销。

儿童用品供应商应协助家庭形成改变营养摄入和身体活动的目标。他们还可以向儿童及其家庭提供所需信息。不应该期望行为改变可以让 BMI 百分位数立即降低，但可指望 BMI 百分位数增长率逐渐下降直到稳定，随后再出现 BMI 百分位数逐渐减少。多学科、

**表 44-4　不同年龄和性别适宜的热量摄入**

| 各时期组 | 年龄（岁） | 很少活动（kcal） | 中等程度活动（kcal） | 活动较多（kcal） |
|---|---|---|---|---|
| Child | 2~3 | 1000 | 1000~1400 | 1000~1400 |
| Female | 4~8 | 1200 | 1400~1600 | 1400~1800 |
|  | 9~13 | 1600 | 1600~2000 | 1800~2200 |
|  | 14~18 | 1800 | 2000 | 2400 |
| Male | 4~8 | 1400 | 1400~1600 | 1600~2000 |
|  | 9~13 | 1800 | 1800~2200 | 2000~2600 |
|  | 14~18 | 2200 | 2400~2800 | 2800~3200 |

摘自 U.S. Department of Agriculture. Dietary guidelines for Americans, 2005 (website). www.health.gov/DIETARYGUIDELINES/dga2005/document/html/chapter2.htm . Accessed May 23,2010

表 44-5　红绿灯的饮食计划

| 特征 | 绿灯食品 | 黄灯食品 | 红灯食品 |
|---|---|---|---|
| 食品品质 | 低热量，高纤维，低脂肪，营养丰富 | 营养丰富，但高热量和脂肪 | 高热量，糖和脂肪 |
| 食物种类 | 水果，蔬菜， | 瘦肉，乳制品，淀粉，谷物 | 肥肉，糖，油炸食品 |
| 量 | 不限制 | 有限制 | 偶尔或不吃 |

综合性小儿体重管理计划对于肥胖儿童非常合适。作为综合治疗的一部分，青少年可能会要接受辅助药物治疗。在成人，生活方式改变加上抗肥胖药物的使用比单独生活方式改变可以更多减重，达到降低 4% BMI 的效果。西布曲明为去甲肾上腺素和血清素再摄取抑制剂，奥利司他为肠道脂酶抑制剂，是对超重青少年行为矫正基础上有效的辅助治疗药物（表 44-6）。目前还不知道其长期体重维持的效果，儿科医生也会将患者转介至专科医生来治疗合并症，包括 2 型糖尿病，高血压，非酒精性脂肪肝，骨科疾病。

在某些情况下，青少年考虑进行减肥手术是合理的。美国小儿外科协会指南建议手术只能在儿童已经或接近骨骼发育成熟，体质指数≥ 40，并出现肥胖导致的并发症，并且经过 6 个月的多学科体重管理计划后失败时进行。目前的手术方法包括 Rouxen-Y 和可调节胃束带植入。

表 44-6　成年人减肥药物

| 药 | 作用机制 | 副作用 |
|---|---|---|
| 西布曲明 *† | 食欲抑制剂：去甲肾上腺素合并五羟色胺再摄取抑制剂 | 轻度增加心率和血压，精神紧张，失眠 |
| 芬特明 *† | 食欲抑制剂：拟交感胺类 | 心血管，胃肠道 |
| 二乙胺 *† | 食欲抑制剂：拟交感胺类 | 心悸，心动过速，失眠，胃肠道 |
| 奥利司他 * | 脂肪酶抑制剂：降低脂肪吸收 | 腹泻，胀气，腹胀，腹痛，消化不良 |
| 安非他酮 | 食欲抑制剂：机制不明 | 感觉异常，失眠，中枢神经系统效应 |
| 氟西汀 | 抑制食欲：选择性五羟色胺再摄取抑制剂 | 情绪激动，精神紧张，胃肠道 |
| 舍曲林 | 食欲抑制剂：选择性五羟色胺再摄取抑制剂 | 情绪激动，精神紧张，胃肠道 |
| 托吡酯 | 机制不明 | 感觉异常，味觉改变 |
| 唑尼沙胺 | 机制不明 | 嗜睡，头晕，恶心 |

* 由美国食品药物管理局批准。

† 缉毒署计划四

摘自 Snow V, Barry P,Fitterman N, et al. Pharmacologic and surgical management of obesity in primary care: a clinical practice guideline from the American College of Physicians. Ann Intern Med,2005,142:525-531

## ■ 预　防

在美国和大多数其他国家，预防儿童和青少年肥胖是重要的公共卫生任务（表 44-7，44-8）。儿科医生的努力可以作为国家和社区公共卫生项目的补充。国立卫生研究院（NIH）和美国疾病控制预防中心（CDC）推荐了各种措施，来抵御当前肥胖易发环境，包括促进母乳喂养、获得水果和蔬菜、适宜步行的社区和儿童每天 60min 的活动。美国农业部的赞助计划，

表 44-7　对于预防肥胖的建议

| |
|---|
| **怀孕期间** |
| 怀孕前恢复正常 BMI |
| 禁止吸烟 |
| 如运动受限保持适度运动 |
| 在妊娠期糖尿病患者，仔细控制血糖 |
| **产后期和婴儿期** |
| 母乳喂养最好至少 3 个月 |
| 推迟引进固体食物和甜饮料 |
| **家庭** |
| 全家人在固定的地点和时间一起吃饭 |
| 不能少哪一餐，尤其是早餐 |
| 吃饭时不看电视 |
| 用小碟，不用大碟子 |
| 避免吃不必要的高糖高脂的食物和饮料 |
| 孩子们的卧室禁止看电视；限制看电视和玩电游的时间 |
| **学校** |
| 拒绝糖果和饼干销售员 |
| 查看自动售货机的内容，换成健康的食物 |
| 安装饮水机 |
| 教育教师，特别是体育和科学教师，有关营养基础和锻炼的知识 |
| 从入学前到高中，教育孩子有关合理的饮食和生活方式 |
| 强制规定体育运动的最低标准，其中包括每周 2~3 次 30~45min 的剧烈运动 |
| 鼓励“步行入学”：孩子与家长一起走路上学 |
| **社区** |
| 增加家庭娱乐锻炼和为所有年龄的儿童建游乐设施 |
| 不鼓励坐电梯和扶梯 |
| 就如何购物，如何准备既保留文化特色又健康的食物提供信息 |
| **卫生保健人员** |
| 解释肥胖的生物学和遗传学原因 |
| 提供其年龄的期望体重 |
| 致力于将肥胖列为疾病以提高认识 |

**表 44-7（续）**

| |
|---|
| 奖励对于肥胖的关怀，治疗意愿和能力 |
| **食品行业** |
| 授权针对儿童的食品以包含年龄的营养标签（红灯 / 绿灯食品，份量） |
| 鼓励电游游戏营销方式，孩子们必须进行一定的运动才能玩 |
| 使用名人代言针对儿童健康食物的广告，以提示其早餐和正餐质量 |
| **政府和相关机构** |
| 将肥胖划分为一种法定的疾病 |
| 寻找新的资助健康生活方式计划的资金，（如征收的食物和饮料税收入） |
| 加大政府资助计划，以鼓励消费新鲜水果和蔬菜 |
| 奖励行业发展更健康的产品，并向消费者宣教产品内容 |
| 奖励学校开展实施创新性的锻炼方式和营养方案 |
| 允许征税时减免减肥和锻炼计划的成本 |
| 为城市规划者拨出设立自行车，慢跑和步行专用道的款项 |
| 禁止针对学前儿童播放快餐食品广告，并限制向学龄儿童进行广告 |

摘自 Speiser PW, Rudolf MCJ, Anhalt H, et al. Consensus statement: childhood obesity. J Clin Endocrinol Metabol,2005,90:1871–1887

**表 44-8　预期指导：建立儿童健康的饮食习惯**

| |
|---|
| 不要因为吃饭的事情惩罚孩子，一顿饭的情绪气氛是非常重要的，进餐时的互动应该是愉快和愉快的 |
| 不要把食物当作奖励 |
| 父母、兄弟姐妹和同龄人应该建立健康饮食、品尝新食物和均衡饮食的模式。孩子们应该接触到各种各样的食物、口味和质地。食物应多次重复接触，最初可能不喜欢 |
| 食物将会打破阻力。提供一系列低能量密度的食物有助于儿童平衡能量摄入。限制获得食物的机会会增加，从而减少孩子对食物的偏好。强迫孩子吃某种食物会降低他或她对食物的偏好。儿童新食品的谨慎是正常的，是可以预期的。孩子们比成年人更容易意识到饱腹感，所以让孩子们对饱腹感做出反应，让他们来决定饮食。“不要强迫孩子们吃光他们的盘子” |

改编自 Benton D: Role of parents in the determination of food preferences of children and the development of obesity. Int J Obes Relat Metab Disord, 2004, 28:858–869

促成每天 5.5 杯水果和蔬菜。应考虑奖励食品工业提供更健康的食品。针对儿童进行不健康食品的营销已经开始被管控。我们希望看到联邦食品计划的改变，包括商品化的食品，妇女，婴儿和儿童食品补充计划（WIC）和学校午餐计划，以满足当今儿童的需要。

儿童活动和营养改进项目（WECAN）是以社区为基础的儿童肥胖预防计划，针对 8~12 岁的儿童、家庭和社区设计的国家方案，主要是 3 个重要的行为方式：改善食物选择，增加体格锻炼，减少在屏幕前的时间。儿童保健专业人员可以作为社区计划的负责人和主题专家，在学校，社区中心，当地的电台和电视节目演讲强调营养和锻炼对健康的重要性。

预防应定期监测体重和 BMI 百分位数。监测 BMI 百分位数可以让儿科医生在孩子变得超重或肥胖前就注意到孩子的脂肪增长。所有的家庭都应该为孩子做营养咨询，因为目前在成人超重和肥胖的患病率为 65%。因此，可以认为大约有 2/3 的孩子，在其一生中有发展成为超重或肥胖的风险。父母亲肥胖的孩子患肥胖的风险增加。预防首要的是推广 6 个月内纯母乳喂养，总母乳喂养达 12 个月。辅食引入在 6 个月应侧重于谷类，水果和蔬菜，而瘦肉，家禽和鱼类最好在出生第 1 年的后期引入。应该特别告知家长，第 1 年内避免使用高糖饮料和食物，而应该让婴幼儿进食各种各样的水果、蔬菜、谷物、瘦肉、家禽和鱼，接受多元化和健康的饮食。父母亲起着很大的作用，有相关知识的父母更有可能让孩子有健康的体重。

（钟燕　译，钟燕　审）

# 第 45 章
# 维生素 A 缺乏与过量

*Maija H. Zile*

## 维生素概述

维生素是一种需要量非常少（微量元素营养素）却又是机体必不可少的有机化合物，它参与了身体的基本功能，如生长发育、健康维持和新陈代谢。维生素的功能多种多样。机体不能自行合成维生素，必须通过饮食或补充剂来补充。表 41-5 总结了婴儿和儿童的各种膳食参考摄入量（DRIs）。维生素属于化合物。根据维生素的化学性质不同，被分为水溶性维生素和脂溶性维生素，人体对这两种维生素的处理不同。几乎所有的水溶性维生素（除维生素 C 外）都由复杂的 B 族维生素组成。

维生素缺乏在发达国家非常少见，仅仅出现在一些贫困人群之中（见第 43 章），或因食品制备过程错误、时尚的减肥饮食导致。维生素缺乏在许多发展中国家很常见，通常与全球性的营养缺乏有关（见第 43 章）。临床上，维生素缺乏也可能是儿童各种慢性疾病导致的并发症。与饮食习惯相关的病史可以为鉴别某些营养问题提供参考依据。除了维生素 A 以外，其他维生素极少因摄入过量而导致毒性反应。表45-1、48-1就将食物的来源、作用、维生素缺乏和过量的症状进行了总结。

## ■ 维生素A

维生素A是一种重要的微量营养素。动物体内不能自主合成维生素A，而必须从植物中获得维生素原——A类胡萝卜素：α-、β-、γ-胡萝卜素和β-隐黄素。这些物质可以在体内转化成维生素A。

维生素A是全反式视黄醇，即维生素的醇化形式。维生素A以棕榈酸酯视黄醇的形式存储。维生素A的醛化形式是视黄醛，与视力有关。在生理功能上起最大作用的维生素A代谢物是酸衍生物，视黄酸。视黄酸作为特异性核转录因子的配体，从基因水平调控细胞基本的生物学活性。不论是天然的，还是人工合成的类维生素A都具有维生素A活性，都能发挥维生素A在基因水平的作用。

### 维生素A的吸收、运输、代谢、储存

人体通过维生素A前体（通常为酯类）或维生素-A原类胡萝卜素摄入维生素A。在美国，人们从食物摄入的维生素A，约有55%来自谷物和蔬菜，30%来自奶制品和肉类。维生素A和维生素原-A均为脂溶性，饮食中脂质和蛋白质能帮助其吸收。慢性肠道疾病或脂质吸收不良综合征可以导致维生素A缺乏症。在小肠中摄入和吸收的维生素-A原，即胡萝卜素通过胡萝卜素分解酶加双氧酶被分解为小分子的维生素A，由β-胡萝卜素转化而来的维生素A的活性是其他维生素-A原转化而来的维生素A的2倍。小肠上皮细胞的另一作用是将维生素A酯化为视黄醇棕榈酸酯，使之与乳糜微粒融合，然后随淋巴液运送到肝脏或其他组织储存。出生时，肝脏中维生素A的含量很低，而在出生后的6个月内含量会增加60倍。生长发育中的孩子需要均衡饮食并食用富含维生素A、维生素-A原的食物（表45-1），以减少患维生素A缺乏症的风险。然而，即使是亚临床维生素A缺乏也可能造成严重后果。

肝脏储存的维生素A被释放入循环系统需要特异性的视黄醇运输蛋白，即视黄醇结合蛋白（RBP），RBP与甲状腺激素运输蛋白结合，维生素A（包括甲状腺激素）通过这种复合体形式被运送到组织中。婴儿的正常血浆视黄醇水平为20~50μg/dL，年长儿童和成人为30~225μg/dL。肠道内没有被分解的维生素-A原类胡萝卜素与乳糜微粒结合，运送到不同的组织。营养不良（特别是蛋白质缺乏）会导致视黄醇转移蛋白（retinol transport protein）的合成障碍而引起维生素A缺乏。然而，如果膳食中有充足的维生素A，而RBP缺乏时，维生素A仍可以通过乳糜颗粒被运输到组织，维生素A缺乏的症状会较轻。在发展中国家，儿童亚临床或临床缺锌增加了患维生素A缺乏的风险。同时有证据表明，美国儿童锌的摄入量也不足。

### 功能和作用机制

人类从胚胎开始的整个生命过程都离不开维生素A。维生素A除了在视觉方面的作用以外，还参与了多系统的多种生理过程。而这些作用都是通过全反式视黄酸（RA）在基因水平的调控而实现的，RA是特异性的核转录因子配体。类维生素A受体包括：RARs和RXRs。RAR一旦被RA激活就会结合一个

表45-1 维生素A

| 命名和同义词 | 特点 | 生物学功能 | 维生素A缺乏的影响 | 维生素A过量的影响 | 来源 |
|---|---|---|---|---|---|
| 视黄醇（维生素A1）；<br>1ug视黄醇=3.3IU维生素A=1RAE<br>维生素原A：植物色素α-，β-，γ-胡萝卜素和隐黄质有部分<br>视黄醇活性：12μg β-胡萝卜素或24μg其他维生素A原类胡萝卜素=1μg视黄醇 | 脂溶性<br>热稳定性<br>易被氧化<br>不耐受干燥<br>吸收时需要胆汁<br>在肝脏储存<br>受维生素E保护 | 视力：视网膜是由视觉色素（视紫红质、视紫蓝质）组成<br>在生长、生殖、胚胎、胎儿发育、骨骼生长、免疫和上皮功能：视黄酸作为核转录因子特异性配体，调节着相关基因在许多细胞的基本功能 | 夜盲症<br>畏光<br>眼干燥症<br>毕脱斑<br>结膜炎<br>角膜软化导致的失明<br>骨骺形成不全<br>牙釉质缺陷<br>黏膜和皮肤的角质化<br>生长受阻<br>抗感染能力减弱<br>贫血<br>生殖障碍<br>胎儿异常 | 厌食<br>生长缓慢<br>肌肤干燥开裂<br>肝脾增大<br>长骨肿胀疼痛<br>骨质脆弱<br>颅内压增高<br>脱发<br>胡萝卜素血症<br>胎儿畸形 | 肝<br>鱼肝油<br>乳制品(脱脂牛奶除外)<br>蛋黄<br>强化黄油<br>强化脱脂牛奶<br>含类胡萝卜素的植物：绿色蔬菜、黄色的水果和蔬菜 |

RAE：视黄醇活性当量

RXR，由此产生的异质二聚体可以与特定识别区域的目标基因结合。维生素 A 的活性形式视黄酸，通过调控基因而调节细胞的基本生物活性，如细胞分裂、细胞凋亡和细胞分化。

视黄酸是脊椎动物个体发育最重要的信号分子之一。影响许多生理过程，包括生殖、生长、胚胎和胎儿的发育、骨骼生长，以及呼吸、胃肠、造血和免疫功能。在发展中国家，维生素 A 在免疫功能和宿主防御方面的功能显得尤为重要，因为补充维生素 A 或使用维生素 A 治疗可以减少各种疾病的发病率和死亡率，如麻疹（见第 238 章）。

众所周知，维生素 A 对视力有重要作用。人类视网膜上存在两种不同的感光系统：视杆细胞，含有视紫红质，可以识别低强度光；视锥细胞，含有视紫蓝质，可以识别不同颜色。维生素 A 的醛化形式，视黄醛，是两种视觉蛋白的辅基。维生素 A 对视力作用的基础是维生素 A 分子具有光感异构性（在光线照射下改变形状）。在黑暗中，在低强度光照射下视紫红质辅基、11- 顺式视黄醛、全反式视黄醛结构发生改变，并产生电信号通过视觉神经传递到大脑并产生视觉。

## 维生素 A 缺乏

### 临床表现

维生素 A 缺乏最典型的临床表现与维生素 A 维护上皮细胞的功能有关。黏液分泌正常的肠道上皮是抵抗腹泻相关病原体的可靠屏障。同样，黏液分泌正常的呼吸道上皮对吸入性病原体和有害物质的清理也非常重要。呼吸系统上皮细胞的病变可导致支气管阻塞。维生素 A 缺乏导致的上皮细胞病变包括：基底细胞的增殖、过度角化及鳞状上皮的分层角质化。肾盂、输尿管、阴道上皮及胰腺、唾液腺导管上皮的鳞状上皮细胞化生会增加这些部位的感染概率。膀胱上皮的完整性缺乏则可能导致脓尿和血尿。因维生素 A 缺乏导致的上皮病变可表现为手足、肩膀、臀部皮肤的干燥、鳞状化、斑块角质化。维生素 A 不足引起的上皮屏障功能缺陷所致的感染、免疫应答减弱、炎性反应应答减弱会导致儿童生长发育迟缓，甚至引起严重的健康问题。

维生素 A 缺乏最具特色和特异性的临床表现是眼部的病变。维生素 A 缺乏对眼睛的损伤会在不知不觉中进展，而这种损伤在 2 岁以下儿童中很少发生。维生素 A 缺乏的早期症状是暗适应延迟，随着维生素 A 缺乏逐渐加重，视网膜视觉色素视黄醇和视紫红质缺乏，导致夜盲症。光恐惧症是常见的临床表现。随着维生素 A 缺乏的逐渐加重，眼睛上皮组织的病变也会逐渐加重。

角膜能保护眼睛，同时有折射光线的重要作用。在维生素 A 缺乏的早期，角膜出现角质化而变得不透明，这种变化容易导致感染，并导致鳞状细胞层干燥（眼干燥症）。随后，角膜会发生感染、淋巴细胞浸润，甚至出现皱褶。角膜的这种退化（角膜软化）是不可逆转的，最终导致失明。结膜也会出现角质化，进展形成斑块 [ 毕脱斑（图 45–1）]。色素上皮是视网膜的组成成分，维生素 A 缺乏时，色素上皮也会出现角质化。当色素上皮出现退化时，视杆细胞和视锥细胞失去了支撑结构，最终被分解而导致失明。图 45–2 所示是晚期眼干燥症，图 45–3 所示是眼干燥症对眼睛造成的永久损伤。维生素 A 缺乏所致的眼睛病变在年轻人中高发，是发展中国家失明的主要原因。

维生素 A 缺乏的其他临床表现还包括生长发育迟缓、腹泻、易患感染、贫血、冷漠、精神发育迟滞、颅内压增高、颅骨骨缝分离。骨质过度增生压迫视神经则可能导致视觉障碍。

### 诊 断

暗适应诊断性测试可用以诊断早期维生素 A 缺乏。尽管毕脱斑出现较早，但与维生素 A 缺乏活动期相关的其他临床表现仅在学龄前儿童中出现。眼干燥

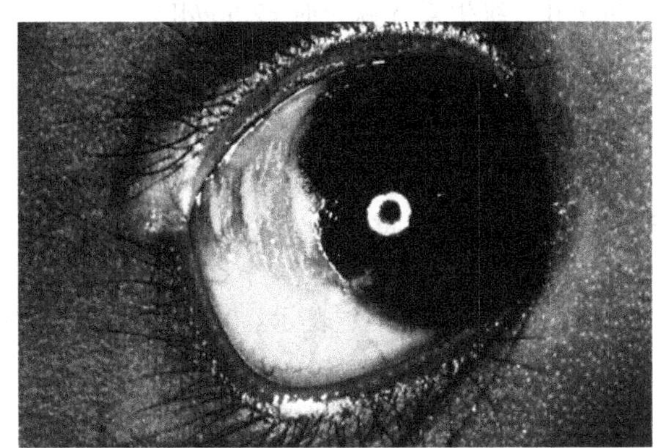

**图 45–1（见彩图）** 一个 10 月龄印尼男孩的色素沉着过多毕脱斑
摘自 Oomen HAPC. Vitamin A defi ciency, xerophthalmia and blindness, Nutr Rev, 1947, 6:161-166

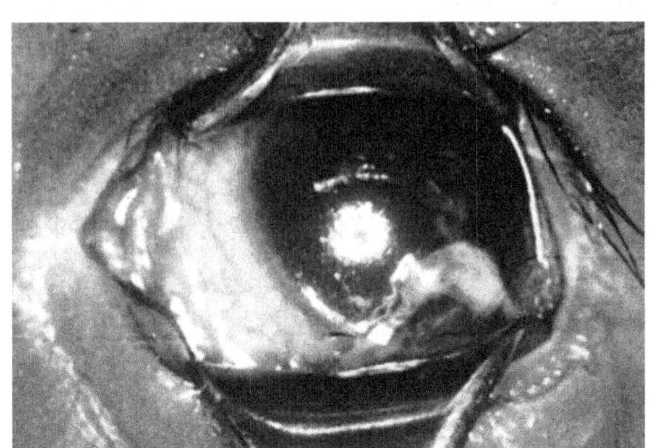

**图 45–2（见彩图）** 一个 1 岁男孩的晚期眼干燥症，角膜模糊、呆滞，虹膜受损
摘自 Oomen HAPC. Vitamin A defi ciency, xerophthalmia and blindness, Nutr Rev, 1974, 6:161-166

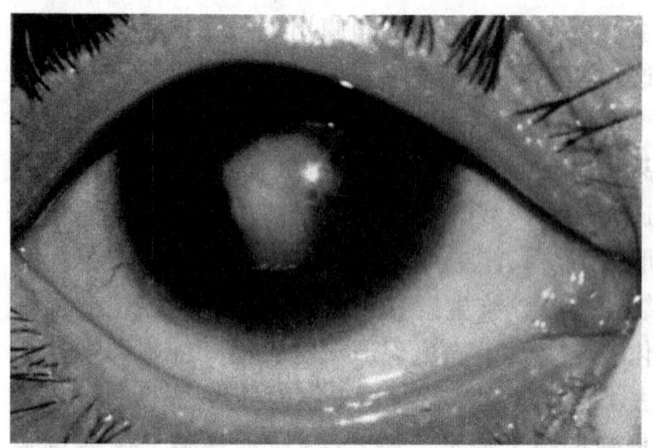

图 45-3（见彩图） 眼干燥症恢复期，存在永久性的眼损害
摘自 Bloch CE. Blindness and other disease arising from defi cient nutrition [lack of fat soluble A factor], Am J Dis Child, 1924, 27:139

症是一种维生素 A 缺乏的特异性病变。值得注意的是眼干燥症需与其他维生素 A 缺乏所致的类似的眼部病变相鉴别。边缘水平的维生素 A 检测的三个有效指标：结膜印迹细胞学、相对剂量反应和改良后相对剂量反应。怀孕和哺乳期妇女有相对较高的边缘维生素 A 水平的患病率。血浆视黄醇水平不是一个准确判断维生素 A 缺乏的指标，除非出现严重的维生素 A 缺乏且肝脏储存的维生素 A 已经耗尽。正常的维生素 A 水平为 20~60μg/dL，维生素 A 缺乏时 <20μg/dL。

## 预 防

维生素 A 每日推荐摄入量（RDA）通常用视黄醇活性当量（retinol activity equivalents，RAEs；1 RAE=1μg 全反式视黄醇；相当于食物中 1 RAE 的维生素 -A 原 =12μgβ- 胡萝卜素 /24μgα- 胡萝卜素 /24μgβ- 隐黄素）表示。0~1 岁婴儿的 RAE 为 400~500μg；3 岁儿童是 300μg；4~8 岁儿童是 400μg；9~13 岁儿童是 600μg；14~18 岁男孩是 900μg；14~18 岁女孩和成年女性是 700μg（表 41-8）。在怀孕期间，孕妇的 RDA 是 750~770μg；在哺乳期，其 RDA 增加到 1200~1300μg，才能确保母乳中有足够的维生素 A。成人每日维生素 A 摄取的最大剂量是 3000μg。只有膳食中含有足够的脂肪（>10g），80% 的维生素 A 才可以被吸收。所以，低脂饮食的人需要补充维生素 A。若出现脂肪吸收障碍或维生素 A 排泄增加，则对水溶性液体维生素 A 制剂的需求量应高于 RDAs。因早产儿脂质吸收能力弱，所以应该在密切监测下增加其水溶性液体维生素 A 的摄入量。

## 流行病学和公共健康问题

维生素 A 缺乏症和眼干燥症在许多发展中国家高发，常与营养不良和疾病并发症有关。每年有超过 35 万儿童的失明是由于严重的维生素 A 缺乏所致。由于母乳中维生素 A 含量能反映母体维生素 A 状态，所以针对维生素 A 缺乏症高发地区母乳喂养的母亲进行的干预试验正在进行。试验中，产后母亲被立即给予了 2 倍剂量的 20 万 U（60mg）维生素 A，并给予 1~3 个月的婴儿 3 倍剂量的 2.5 万 U 维生素 A（7.5mg）（1U=0.3μg 视黄醇）。

## 治 疗

补充维生素 A 的安全性和有效性取决于患者的健康状况和其他治疗方案对它的影响。每天补充 1500μg 维生素 A 治疗潜在的维生素 A 缺乏症是很充足的。对没有明显维生素 A 缺乏的儿童每日摄入 1500~3000μg 的维生素 A，能够减低病毒感染（如：麻疹）的发生率和死亡率，但需避免过量服用导致的中毒反应。治疗眼干燥症则需口服维生素 A 1500μg/kg，5d 之后再肌肉注射油剂维生素 A 7500μg。

# ■ 维生素 A 过量

摄入过大剂量的维生素 A 数周或数月可导致慢性维生素 A 过量，成人和儿童长期每日分别摄入 15 000μg 和 6000μg 的维生素 A 可导致毒性反应。通过阻断维生素 A 的摄入，中毒症状可迅速消失。亚急性或慢性维生素 A 中毒的症状包括：头痛、呕吐、食欲缺乏、皮肤干燥、发痒脱皮、脂溢性皮肤病变、嘴角干裂、脱发和（或）头发粗糙、骨骼畸形、骨头肿胀、肝脾大、复视、颅内压增高、易怒、昏迷、运动受限及黏膜干燥等。此外，手掌和脚底的脱皮也很常见。X 射线还显示维生素 A 过量可致长骨发生骨质增生，特别是中轴的骨骼（图 45-4）。发生维生素 A 中毒时血清维生素 A 水平会升高，同时可能伴有高钙血症和（或）肝硬化。但需注意维生素 A 过量与骨皮质增生完全不同（见第 691 章）。

年幼儿，维生素 A 过量的毒性反应常表现为消化道症状和囟门增宽。维生素 A 中毒儿童会表现为食欲缺乏、皮肤瘙痒及体重不增。发展中国家报道，在预防接种监测中发现婴儿摄入了超大剂量维生素 A 出现急性中毒。常见中毒症状包括恶心、呕吐、困倦，其他症状包括复视、视盘水肿、脑神经麻痹及其他提示假性脑瘤的症状。孕妇孕早期（孕期前 3 月）为治疗痤疮或癌症口服治疗剂量（0.5~1.5mg/kg）的 13- 顺式 - 视黄酸可导致严重的胎儿先天畸形。先天畸形又会导致较高的（>20%）的自然流产率和出生缺陷率。

过度摄入类胡萝卜素不会发生毒性反应，但是会导致皮肤黄染（胡萝卜素血症），只需减少摄入量即可恢复正常。患有肝病、糖尿病及甲状腺功能减退的儿童，因为他们体内缺少促进类胡萝卜代谢的酶类，易发生胡萝卜素血症。

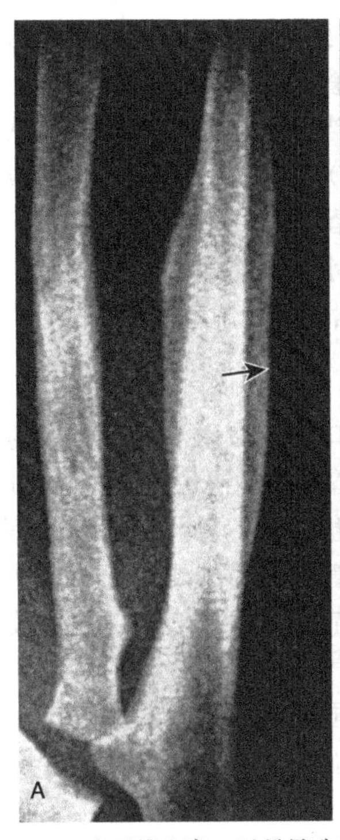

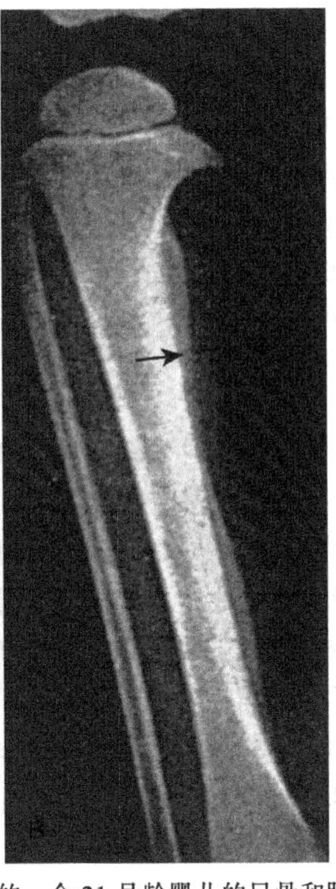

**图 45-4** 由于维生素 A 过量导致的一个 21 月龄婴儿的尺骨和胫骨骨质增生。A：尺骨的纵向和波浪状的皮质增生。B：右侧胫骨的纵向和波浪状的皮质增生，不伴干骺端改变。

摘自 Caffey J. Pediatric x-ray diagnosis, ed 5, Chicago: Year Book, 1967: 994

## 参考书目

参考书目请参见光盘。

（钟燕 译，钟燕 审）

# 第 46 章 B 族维生素缺乏和过量

H.P.S.Sachdev, Dheeraj Shah

B 族维生素为水溶性维生素，包括硫胺素（$B_1$），核黄素（$B_2$），烟酸（$B_3$），吡哆醇（$B_6$），叶酸，钴胺素（$B_{12}$），生物素和泛酸。胆碱和肌醇也被归类为 B 族，两者对维持正常身体机能起着重要作用，但这两种维生素缺乏综合征不是因为食物中摄取过少而造成的。

B 族维生素是许多功能代谢通路中的辅酶。因此，其中一种维生素的缺乏，则可能会导致机体生化过程的受阻，影响维生素依赖性酶催化的反应过程，从而最终出现不同的临床表现。饮食中任何一种 B 族维生素的缺乏会导致其他 B 族维生素缺乏，在同一人可以表现为多种维生素 B 缺乏的症状。因此，一般诊治过程中，若患者出现某种 B 族维生素缺乏，应予复合维生素 B 治疗。

## 46.1 硫胺素（维生素 $B_1$）

H.P.S. Sachdev, Dheeraj Shah

硫胺素（维生素 $B_1$）是由噻唑环和嘧啶环通过亚甲基结合而成。焦磷酸硫胺素是硫胺素的活性形式，作为辅酶因子参与许多糖代谢的过程，如丙酮酸脱氢酶、转酮醇酶和酮酸氧化脱氢酶。这些酶在磷酸戊糖旁路中产生烟酰胺腺嘌呤二核苷酸（NADP）和核苷酸合成中同样起重要作用。硫胺素是神经递质乙酰胆碱和 γ-氨基丁酸（GABA）的必需物质，在神经传导通路中起关键作用。硫胺素在胃肠道中被有效吸收，如果存在消化道或肝脏疾病，则有可能导致硫胺素缺乏。当碳水化合物大量摄入或新陈代谢旺盛如发热、肌肉活动、甲亢、妊娠或哺乳期，硫胺素的需要量将增大。酒精会影响硫胺素的转运和吸收，所以酗酒易造成硫胺素的缺乏。

猪肉（特别是瘦肉）、鱼和家禽是非素食者硫胺素重要的食物来源。素食者硫胺素的食物来源主要是大米、燕麦、小麦和豆类。大多数即食的谷物中含有丰富的硫胺素。硫胺素是一种水溶性维生素，不耐高温，大米反复淘洗后，大量硫胺素随淘米水而丢失。营养良好的母亲其母乳中可提供足够的硫胺素，但如果母亲体内缺乏硫胺素，则母乳喂养的孩子即存在硫胺素缺乏的风险。大多数婴幼儿和大龄儿童可从均衡饮食中摄取足量硫胺素而无需额外补充。

### 缺 乏

硫胺素缺乏与严重营养不良有关，包括恶性肿瘤和手术后。疾病（或综合征）原因与进食精白米的饮食习惯相关，也称东方脚气病，如果是因为以精制面粉制品为主食、酗酒或怪癖饮食而造成，即称西方脚气病。硫胺素缺乏症在以精白米为主且饮食单一的难民营中经常被报道。硫胺反应性巨幼细胞性贫血综合征（TRMA）是一种罕见的常染色体隐性遗传性疾病，以巨幼细胞性贫血、糖尿病、神经性耳聋为主要表现，根据对硫胺素治疗的不同反应来划分严重程度。这种综合征的出现是因为编码硫胺素转运蛋白的基因 SLC19A2 突变，导致硫胺素转运异常和细胞内维生素缺乏。硫胺素及相关维生素的缺乏易增加患小儿脑脊髓炎及 1 型糖尿病的风险。

#### 临床表现

硫胺素摄入不足 2~3 月后即可出现缺乏表现。早期症状不典型，常表现为疲劳、冷漠、易怒、抑郁、嗜睡、注意力不集中、食欲缺乏、恶心、胃肠道不适等。随着病情进展，可出现一系列典型表现，如末梢神经炎（表现为刺痛，灼痛，脚趾和脚的感觉异常），深部腱反射减弱，振动觉缺失，腿部肌肉压痛和抽筋，充血性心脏衰竭和精神失调。患者可出现上眼睑下垂和视神经萎缩。声音嘶哑或失声是喉返神经麻痹的特征性表现。肌肉萎缩和神经干受损后可出现肌肉运动失调、共济失调、深部感觉缺失。严重者即出现颅内压增高、假性脑脊膜炎和昏迷。根据其临床表现常分为干性（脑型）脚气病和湿性（心型）脚气病。区分是干性或湿性，主要取决于是由心功能不全还是肾功能不全导致的大量体液积聚，尽管目前关于水肿的确切病因还不确定。大多数病例表现为两种形式共存，因此硫胺素缺乏症更确切定义为心血管系统和周围神经系统病变。

典型的韦尼克脑病三联征（精神状态改变，眼体征，共济失调）很少出现在继发于恶性肿瘤或喂养不当造成的严重硫胺素缺乏婴幼儿和儿童中。流行病学调查显示，危及生命的硫胺素缺乏见于不含豆制品喂养的婴幼儿，在体内检测不到硫胺素含量。临床表现为呕吐、嗜睡、烦躁不安、眼肌麻痹、腹部膨隆、发育迟滞、发育停滞、乳酸酸中毒、眼球震颤、腹泻、呼吸暂停和癫痫。韦尼克脑病常并发以上症状。

硫胺素缺乏的死因通常继发于心脏受累。初期表现为轻度发绀和呼吸困难，可快速发展为心动过速、肝大、意识丧失和惊厥。主要为右心室扩大。心电图表现为 QT 间期延长，T 波倒置和低电压。如果治疗及时，以上变化及心脏扩大可得到恢复。但若治疗不当，则可迅速发展为心力衰竭，从而导致死亡。重症脚气病病变主要累及心脏、周围神经、皮下组织和浆膜腔。心脏受累主要表现为心肌细胞扩大和心肌脂肪变性。全身性水肿和下肢水肿，浆膜腔积液和静脉曲张常见。周围性神经髓鞘和轴突变性，合并 waller 变性，多起病于肢端远侧，下肢多见。脑部病变包括血管扩张及出血。

## 诊　断

诊断根据可疑的病史和相应体征。检测硫胺素方法包括红细胞转酮醇酶活性测定（ETKA）和焦磷酸硫胺素效应法（TPPE）。硫胺素缺乏症的生化诊断标准为 ETKA 降低和 TPPE 升高（正常范围，0~14%）。口服负荷剂量硫胺素后，尿液硫胺素检测或其代谢产物（噻唑或嘧啶）检测同样可辅助诊断。在婴幼儿硫胺素缺乏症中，MRI 的特异性改变为额叶和基底神经节区出现双侧对称的高信号影，除此之外，还表现在中脑导水管区域，丘脑和成人的乳头状体。

## 预　防

母乳喂养的婴幼儿，母亲饮食中摄入足量的硫胺素可以有效预防婴幼儿硫胺素缺乏，并且在发达国家销售的婴幼儿配方奶粉中均含有硫胺素的推荐摄入量。添加辅食中，各种饮食包括肉类、多种或全麦谷物可提供丰富的硫胺素。当主食是精白米时，在饮食中需额外添加豆类和（或）坚果类。将大米蒸熟或在碾磨前蒸带壳大米，可保留硫胺素和其他维生素。提高烹饪技术，如保留蒸汽水，减少粮食淘洗次数，缩短烹调时间均可避免硫胺素在食物制备过程中的丢失。

## 治　疗

无胃肠道功能紊乱，口服硫胺素治疗是有效的方法。合并心衰、抽搐或者昏迷者，予硫胺素每天 10mg 肌注或静注，疗程为 1 周，随后每天口服 3~5mg 硫胺素，疗程为 6 周。治疗以心血管病变为主要表现的婴幼儿疗效显著，对以神经系统症状为主要表现者起效较慢且往往不能完全改善。脚气病患者往往合并有其他复合维生素 B 缺乏，因此，需同时补充复合维生素 B 治疗。硫胺反应性巨幼细胞性贫血或其他硫胺素依赖性疾病需要用大剂量硫胺素治疗（每天 100~200mg）。与疾病相关的贫血对硫胺素治疗敏感，很多病例显示胰岛素相关性糖尿病通过硫胺素治疗后也得到有效控制。

## ■中　毒

目前没有因从食物或营养补充剂获取硫胺素过量而导致副作用的报道。极个别病例因肠外补充维生素后出现瘙痒和过敏反应。

## 参考书目

参考书目请参见光盘。

# 46.2　核黄素（维生素 $B_2$）

*H.P.S. Sachdev, Dheeraj Shah*

核黄素是黄素腺嘌呤二核苷酸（FAD）酶和黄素单核苷酸酶的一种组成部分，通过线粒体呼吸链参与许多代谢通路和氧化还原反应产能过程中。核黄素对热具有稳定性，但在强光下易被破坏。

牛奶、鸡蛋、动物内脏、豆类和蘑菇是核黄素丰富的食物来源。大多数市场上销售的谷物、面粉和面包也均含有丰富的核黄素。

## ■缺　乏

核黄素缺乏的原因主要与营养不良和吸收不佳有关，如胃肠道感染。一些药物如丙磺舒、吩噻嗪或口服避孕药均有可能导致核黄素缺乏。在治疗高胆红素血症时，光疗会破坏维生素侧链，同时也破坏胆红素光敏感氧化反应产生水溶性排泄产物的过程。复合物Ⅱ缺乏症，是婴幼儿期和儿童期罕见的线粒体疾病，对核黄素治疗有效，因此被称为核黄素依赖性疾病。

## 临床表现

临床表现包括唇裂、舌炎、角膜炎、结膜炎、畏光、流泪、角膜血管化和脂溢性皮炎。唇裂一般先出现口角发白，然后上皮变薄及软化，进而出现延伸至皮肤的裂缝（图 46-1）。舌炎表现为舌头变光滑，乳头状结构变少（图 46-2）。因为红细胞破坏，可造成正色素正细胞性贫血。有报道称孕妇低核黄素饮食可能与胎儿先天性心脏病相关，但证据不足。

## 诊 断

大多数情况下，根据营养不良儿童嘴唇皲裂的临床表现即可诊断，需及时予核黄素治疗。测定核黄素水平的有效检验方法是，在添加和不加核素腺嘌呤二核苷酸酶（FAD）的状况下分别测定红细胞谷胱甘肽还原酶（EGR）活性。谷胱甘肽还原酶活性率（添加 FAD/ 不添加 FAD）>1.4，即作为核黄素缺乏指标。尿液中核黄素含量 <30 μg/24h 同样也提示其摄入不足。

## 预 防

婴幼儿、儿童及成年人的核黄素每日推荐摄入量

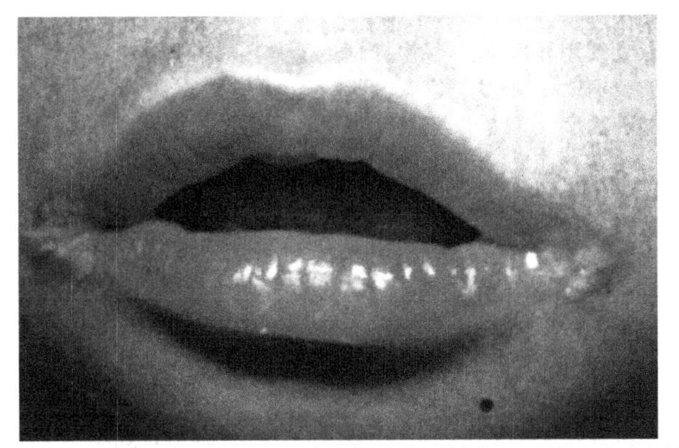

**图 46-1（见彩图）** 嘴唇干裂伴有溃疡及结痂。（图片来自国家营养学会，印度医学研究所，海德拉巴，印度）

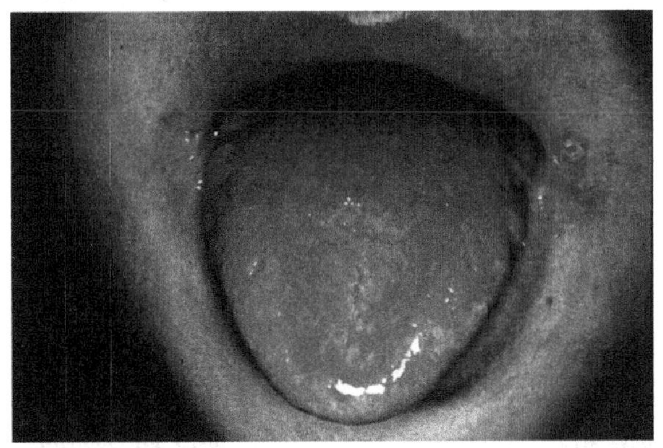

**图 46-2（见彩图）** 缺乏核黄素时可见舌炎
图片由 Zappe HA, Nuss S, Becker K 等提供，核黄素缺乏相关网站：HYPERLINK http://www.rzuser.uniheidelberg）

（RDA）列于表 46-1。食用足量的牛奶和奶制品、鸡蛋可预防核黄素缺乏。核黄素强化谷物可帮助素食者或其他原因导致奶制品摄入过少者预防核黄素缺乏。

## 治 疗

核黄素口服每天 3~10mg，通常作为复合维生素 B 的成分之一。应给与孩子均衡的饮食，包括牛奶和奶制品。

## 中 毒

目前没有因从食物或营养补充剂获取核黄素过量而导致副作用的报道，也没有定义摄入量的最大限值。尽管核黄素的高光敏感性可能存在一些潜在风险，在大剂量摄入的情况下，其吸收的有限性可解除这种担忧。

## 参考书目

参考书目请光盘。

# 46.3 烟酸（维生素 $B_3$）

*H.P.S. Sachdev, Dheeraj Shah*

烟酸（烟酰胺或尼克酸）是两个重要辅助因子辅酶Ⅰ（NAD）和辅酶Ⅱ（NADP）的组成部分，参与重要的生物反应，包括呼吸链，脂肪酸和类固醇的合成，细胞分化和 DNA 加工。烟酸可直接从胃和小肠内吸收，也可以由食物中色氨酸转化而成。

对于非素食者，烟酸的主要食物来源为肉类、鱼、家禽类，而素食者主要为谷物、豆类和绿叶蔬菜。各类强化谷物制品和豆制品也含丰富的烟酸。牛奶和鸡蛋烟酸含量较少但色氨酸含量高，可转化为 NAD（60mg 色氨酸＝ 1mg 烟酸）。

## ■ 缺 乏

糙皮病是一种典型的烟酸缺乏症，主要发生在以玉米为主食的地区，色氨酸严重缺乏。神经性食欲缺乏症或在战争饥饿状况下，出现严重的饮食不均衡，也可能导致糙皮病。糙皮病的发生也与异常的色氨酸代谢有关，如类癌综合征和哈特纳普病。

## 临床表现

早期征象不典型：食欲缺乏、精神不振、乏力、烧灼感、麻木、头晕等。长期缺乏即出现典型皮炎、腹泻和痴呆症。最典型的特征即皮炎，可急性发作或缓慢进展，也可由强光等刺激诱发。病变首先在裸露部位出现对称性红斑，类似晒伤，且难以识别。病变与周围健康皮肤有很明显的分界，且分布范围经常变化。在手和脚的病变常表现为手套和袜套样改变（图 46-3）。类似的病变分界也可见于颈部（图 46-3）。

**表 46–1　水溶性维生素**

| 名称（异名） | 生化作用 | 缺乏的表现 | 治疗方案 | 缺乏的病因 | 饮食来源 | 推荐膳食供给量 * |
|---|---|---|---|---|---|---|
| 硫胺素（维生素 $B_1$） | 糖代谢过程中的辅酶<br>核酸合成神经递质合成 | 脑型（干性脚气病）：易怒、末梢神经炎、肌肉压痛，共济失调<br>心型（湿性脚气病）：心动过速、水肿、心脏扩大、心力衰竭 | 口服硫胺素 3~5mg/d 疗程 6 周 | 以精白米为主食<br>消化吸收不良<br>严重营养不良<br>恶性肿瘤<br>酗酒 | 肉类，特别是猪肉；鱼肉；动物肝脏大米（未碾磨），小麦胚芽；多种谷物；豆类 | 0~6 月：0.2mg/d<br>7~12 月：0.3mg/d<br>1~3 岁：0.5mg/d<br>4~8 岁：0.6mg/d<br>9~13 岁：0.9mg/d<br>14~18 岁：<br>女孩 1mg/d<br>男孩 1.2mg/d |
| 核黄素（维生素 $B_2$） | 作为黄素蛋白酶类参与氧化还原反应：氨基酸、脂肪酸、二氧化碳代谢和呼吸作用 | 舌炎、畏光、流泪、角膜血管化、生长迟缓，唇干裂 | 口服核黄素 3~10mg/d | 严重营养不良<br>消化吸收不良<br>长期服用噻嗪类、丙磺舒类及或口服避孕药治疗 | 牛奶，奶制品、鸡蛋、强化谷物、绿色蔬菜 | 0~6 月：0.3mg/d<br>7~12 月：0.4mg/d<br>1~3 岁：0.5mg/d<br>4~8 岁：0.6mg/d<br>9~13 岁：0.9mg/d<br>14~18 岁：<br>女孩 1.0mg/d<br>男孩 1.3mg/d |
| 烟酸（维生素 $B_3$） | NAD 和 NADP 的重要组成部分，参与呼吸链、脂肪酸代谢、细胞分化和 DNA 复制过程 | 糙皮病表现为腹泻、紫外线暴露部位对称性鳞状皮炎和神经系统症状表现为定向障碍和精神错乱 | 口服烟酸 50~300mg/d | 玉米为主食的地区<br>神经性厌食症<br>类癌综合征 | 肉类、鱼类、家禽、谷物、豆类、绿色蔬菜 | 0~6 月：2mg/d<br>7~12 月：4mg/d<br>1~3 岁：6mg/d<br>4~8 岁：8mg/d<br>9~13 岁：12mg/d<br>14~18 岁：<br>女孩 14mg/d<br>男孩 16mg/d |
| 吡哆素（维生素 $B_6$） | 氨基酸和糖代谢辅酶，血色素合成，类固醇反应，神经递质合成 | 易怒、惊厥、低色素性贫血、草尿酸代谢障碍 | 普通患者口服 5~25mg/d<br>吡哆醇依赖性癫痫患者肌注或静注 100mg 吡哆醇 | 长期使用异烟肼、青霉胺、口服避孕药治疗 | 谷物、肉类、鱼类、家禽、肝脏、香蕉、土豆 | 0~6 月：0.1mg/d<br>7~12 月：0.3mg/d<br>1~3 岁：0.5mg/d<br>4~8 岁：0.6mg/d<br>9~13 岁：1.0mg/d<br>14~18 岁：<br>女孩 1.2mg/d<br>男孩 1.3mg/d |
| 生物素 | 羧化酶辅因子，参与糖异生、脂肪酸及氨基酸代谢 | 鳞状口周皮炎、结膜炎、脱发、嗜睡、肌张力低或行为孤僻 | 口服生物素 1~10mg/d | 长期服用生鸡蛋<br>肠外营养液中缺乏生物素<br>服用丙戊酸治疗 | 肝类、动物内脏、水果 | 0~6 月：5μg/d<br>7~12 月：6μg/d<br>1~3 岁：8μg/d<br>4~8 岁：12μg/d<br>9~13 岁：20μg/d<br>14~18 岁：25μg/d |
| 泛酸 | 辅酶 A 组成部分脂肪酸代谢中酰基载体蛋白 | 临床试验：易怒、疲劳、肢端麻木、感觉异常（灼热足综合征）、肌肉痉挛 | | 人体内单独缺乏非常少见 | 牛肉、动物内脏、家禽、海鲜、蛋黄、酵母、大豆、蘑菇 | 0~6 月：1.7mg/d<br>7~12 月：1.8mg/d<br>1~3 岁：2mg/d<br>4~8 岁：3mg/d<br>9~13 岁：4mg/d<br>14~18 岁：5mg/d |
| 叶酸 | 参与氨基酸和核苷酸代谢中的辅酶作为一碳单位的受体和供体 | 巨幼细胞性贫血<br>生长迟缓<br>舌炎<br>胎儿神经管畸形 | 口服叶酸 0.5~1mg/d | 营养不良<br>消化吸收不良<br>恶性肿瘤<br>溶血性贫血<br>抗癫痫治疗 | 多种谷物、豆类、绿叶蔬菜、柑橘类水果、番木瓜 | 0~6 月：65μg /d<br>7~12 月：80μg/d<br>1~3 岁：150μg/d<br>4~8 岁：200μg/d<br>9~13 岁：300μg/d<br>14~18 岁：400μg/d |

表 46-1（续）

| 名称（异名） | 生化作用 | 缺乏的表现 | 治疗方案 | 缺乏的病因 | 饮食来源 | 推荐膳食供给量 * |
|---|---|---|---|---|---|---|
| 钴胺素（维生素 $B_{12}$） | 以腺苷钴胺素形式参与脂代谢和糖代谢中<br>以甲钴胺形式参与半胱氨酸向蛋氨酸转换和叶酸代谢中 | 巨幼细胞性贫血<br>烦躁不安<br>生长发育迟缓<br>生长发育倒退<br>不自主动作<br>皮肤色素沉着 | 肌注维生素 $B_{12}$ 1000μg | 素食主义者<br>消化吸收不良<br>慢性感染<br>内因子缺乏（恶性贫血） | 动物内脏、海鲜、家禽类、蛋黄、牛奶、强化即食谷物 | 0~6 月：0.4μg/d<br>7~12 月：0.5μg/d<br>1~3 岁：0.9μg/d<br>4~8 岁：1.2μg/d<br>9~13 岁：1.8μg/d<br>14~18 岁：2.4μg/d |
| 抗坏血酸（维生素 C） | 在胶原合成、胆固醇代谢、神经递质合成中起重要作用<br>抗氧化和非血红素铁吸收 | 坏血病表现为易怒、下肢压痛肿胀、牙龈出血、瘀点瘀斑、毛囊角化和伤口愈合不良 | 口服维生素 C 100~200mg/d<br>疗程为 3 个月 | 以牛奶（非母乳）为主食<br>严重营养不良 | 柑橘类水果或果汁、青椒、西红柿、草莓、甜瓜、莱花、绿叶蔬菜 | 0~6 月：40mg/d<br>7~12 月：50mg/d<br>1~3 岁：15mg/d<br>4~8 岁：25mg/d<br>9~13 岁：45mg/d<br>14~18 岁：<br>女孩 65mg/d<br>男孩 75mg/d |

* 对于健康母乳喂养婴儿，用量相当于适宜摄入量（AI），即绝大部分正常婴儿平均摄入量

INH：异烟肼；NAD：烟酰胺腺嘌呤二核苷酸；NADP：烟酰胺腺嘌呤二核苷酸磷酸；OCP：口服避孕药；RDA：推荐膳食供给量

在部分病例中，可伴有疱疹或大疱形成（湿型）。也可伴有皮肤鱼鳞样改变并化脓，表皮结痂，一段时间后肿胀消失出现脱屑（图 46-4）。皮肤愈合后可出现色素沉着。在皮肤病灶出现之前可合并口腔炎、舌炎、呕吐或腹泻。舌尖部可出现红肿，随后边缘可有明显

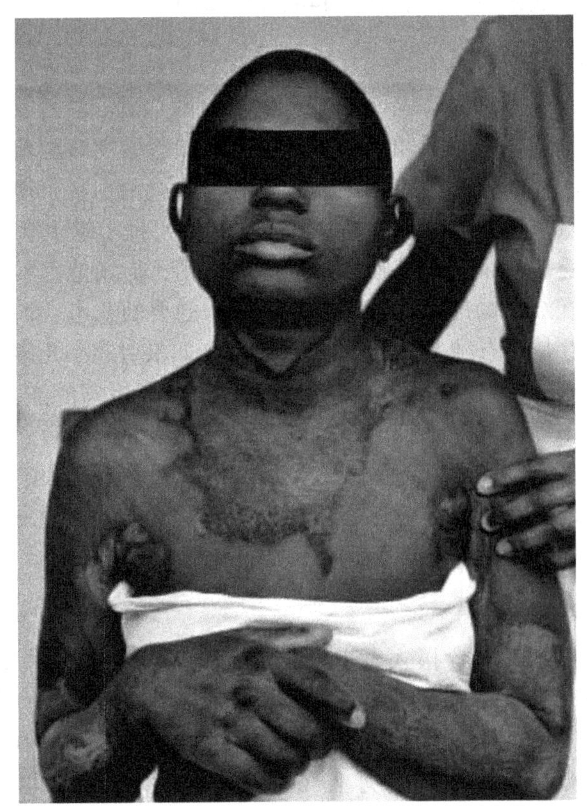

**图 46-3（见彩图）** 糙皮病典型皮损主要表现在手臂及脖子上（卡萨尔项链）
图片由 Dr. J.D. MacLean, McGill Centre for Tropical Diseases, Montreal, Canada

发红，甚至出现整个舌头和舌乳头破溃。神经系统体征包括抑郁、定向力障碍、失眠和谵妄。

婴幼儿症状通常不典型，常见为食欲缺乏，烦躁，焦虑，冷漠。年轻患者也可能出现舌头或嘴唇肿痛，皮肤干燥呈鱼鳞样改变。腹泻与便秘交替出现，并同时并发贫血。往往伴有其他营养不良性疾病。

## 诊 断

由于缺乏有效实验室检查体内烟酸水平，烟酸缺乏的诊断主要依据临床体征，如舌炎、胃肠道症状和对称性皮炎。烟酸快速临床反应法是一种重要的确证试验。测定尿中烟酸代谢产物 N′ －甲基烟酰胺与 2-吡啶酮含量或比例的变化，可作为烟酸缺乏的生化指标，并且该变化可出现在明显临床症状之前。NAD 和 NADP 血清水平与临床症状缺乏良好的相关性。

## 预 防

烟酸很容易从各类食物中获得，包括肉类、蛋、奶类及强化谷物制品。每日膳食参考摄入量（DRI）以烟酸当量（NE）计算，1mg NE=1mg 烟酸或 60mg 色氨酸。不同年龄段儿童每日推荐摄入量为：0~6 月龄 2mg，7~12 月龄 4mg，1~3 岁 6mg，4~8 岁 8mg，9~13 岁 12mg，14~18 岁 14~16mg。

## 治 疗

儿童一般对治疗起效快。饮食上每天应补充 50~300mg 烟酸，严重病例或肠道吸收功能不佳患者，应予烟酸 100mg 静注治疗。饮食上应同时补充其他维生素，特别是复合维生素 B 群。疾病活动期应避免阳光暴晒，皮损部位应涂上润滑剂。其他共存的营养素

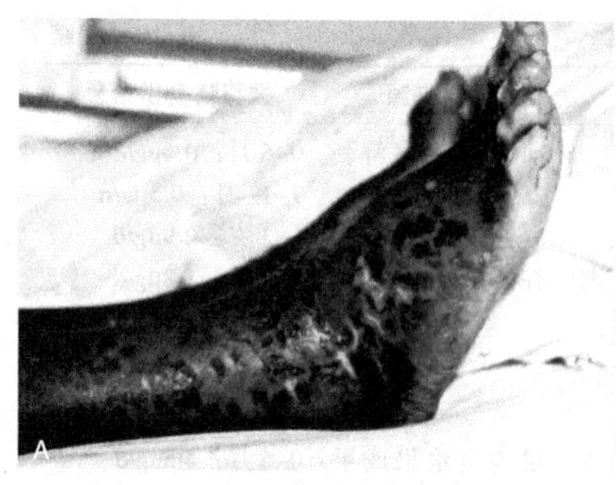


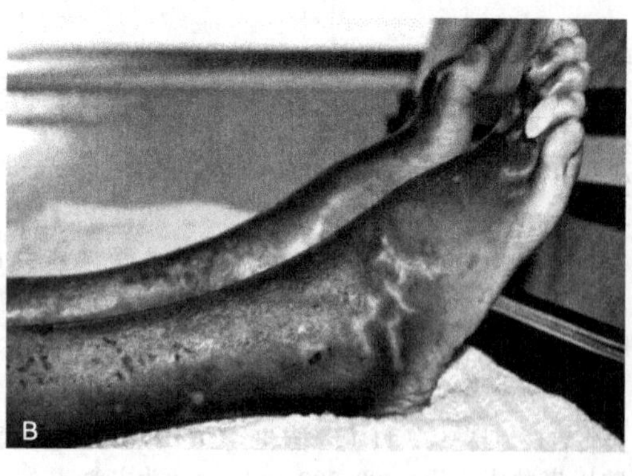


**图 46-4（见彩图）** 烟酸缺乏症治疗前（A）与治疗后（B）对比图
图片来自 Weinsier RL, Morgan SL. Fundamentals of clinical nutrition, St Louis: Mosby, 1993, 99

缺乏，如缺铁性贫血应给予相应治疗。即使在治疗成功后，也应该在饮食中继续补充，防止复发。

## ■ 中　毒

目前没有摄入天然食物中的烟酸而产生毒副作用的报道。短时间内摄入或药物补充大剂量烟酸后，常会出现灼热感、刺痛、瘙痒及面部、手臂、胸部潮红。大剂量烟酸也可导致非特异性胃肠道反应，胆汁郁积性黄疸或肝毒性。儿童可耐受的最高摄入量约为推荐摄入量的 1 倍。

## 参考书目

参考书目请参见光盘。

# 46.4　维生素 $B_6$

*H.P.S. Sachdev, Dheeraj Shah*

维生素 $B_6$ 由一组相关复合物组成，包括吡哆醇、吡哆醛、吡哆胺及各自的磷酸衍生物。吡哆醛 5- 磷酸盐（PLP）和吡哆胺可作为辅酶因子，参与氨基酸代谢、神经递质合成、糖原代谢和脂质代谢。维生素 $B_6$ 缺乏，甘氨酸代谢将产生草酸尿，其主要代谢产物为 4- 吡哆酸。

母乳和婴幼儿食品中一般含有足量维生素 $B_6$。维生素 $B_6$ 的食物主要来源是强化的粗糙谷物、肉类、鱼、家禽类、动物肝脏、香蕉、大米和蔬菜等。高热量饮食或以精制谷物为主食，则容易造成维生素丢失，相反，以蒸煮大米为主食可防止这种丢失。

## ■ 缺　乏

维生素 $B_6$ 在氨基酸代谢中起重要作用，高蛋白摄入需相应增加维生素的摄入量，推荐摄入量可满足绝大多数常规蛋白质摄入量的人群。但服用某些药物时，会抑制维生素 $B_6$ 的活性，导致缺乏的风险增高，如异烟肼、青霉素、皮质醇激素、抗惊厥药，年轻妇女服用避孕药或长期透析患者也易导致维生素 $B_6$ 缺乏。

## 临床症状

婴幼儿常表现为精神不振、烦躁、癫痫、呕吐和发育迟滞。末梢神经炎是成人的典型特征，但在儿童中少见。临床对照研究显示在婴幼儿和青年人可有脑电图异常。皮肤损害表现为口唇皲裂、舌炎、眼、鼻及唇周脂溢性皮炎。小细胞性贫血偶发于婴幼儿。草尿酸尿、草尿酸性膀胱结石、高血糖、淋巴细胞减少症、抗体生成减少和感染也可能与维生素 $B_6$ 缺乏相关。

维生素 $B_6$ 缺乏依赖性综合征，可能是因为酶结构和功能异常，需大剂量的吡哆醇才能产生反应（表 46-1）。这种综合征包括吡哆醇依赖性抽搐、维生素 $B_6$ 反应性贫血、黄尿酸尿、半胱胺甲硫氨酸尿症和高胱氨酸尿症（见第 79、448、586 章）。

## 诊　断

维生素 $B_6$ 缺乏时，红细胞谷氨酸草酰乙酸转氨酶和谷丙转氨酶活性会降低。测试添加磷酸吡哆醇前后这两种酶的活性，可有效监测维生素 $B_6$ 的水平。摄入色氨酸后尿液中出现异常高黄尿酸也可提示维生素 $B_6$ 缺乏。血浆磷酸吡哆醇测定更为常用，但其他因素可干扰结果的准确性。所有癫痫发作的婴幼儿患者均应排除是否有维生素 $B_6$ 缺乏或依赖。如果引起小儿癫痫发作的常见因素已排除，那么可用 100mg 吡哆醇注射，有条件者同时予脑电图监测。如果吡哆醇治疗后癫痫停止发作，则需高度怀疑维生素 $B_6$ 缺乏。对于大龄儿童，可予 100mg 吡哆醇肌注，并同时予脑电图记录，若脑电图反应良好，则提示有吡哆醇缺乏。

## 预　防

儿童饮食摄入营养均衡，一般不出现维生素 $B_6$ 缺乏。以蒸煮大米为主食可防止维生素 $B_6$ 从谷物中丢失。每日维生素 $B_6$ 膳食营养素参考摄入量为：0~6 月龄 0.1mg；6~12 月龄 0.3mg；1~3 岁 0.5mg；4~8 岁 0.6mg；9~13 岁 1.0mg；14~18 岁 1.2~1.3mg。孕期服用大量吡哆醇，孩子出生后患吡哆醇依赖性抽搐的概率将增加，建议出生后数周内补充维生素 $B_6$。任何服用吡哆醇拮抗剂如异烟肼等药物治疗的儿童，应仔细观察其神经系统表现，如果出现症状，应及时予维生素 $B_6$ 治疗或减少其拮抗剂的用量。

### 治 疗

肌注或静注 100mg 吡哆醇可治疗因维生素 $B_6$ 缺乏所致的惊厥。在饮食摄入充足的情况下，单位剂量治疗即可。对于吡哆醇依赖性患儿，每日应予 2~10mg 肌注或 10~100mg 口服。大剂量维生素 $B_6$ 偶应用于与镁相关的类孤独症患儿，这种干预的疗效不明显。

## 中 毒

从食物中摄取大量维生素 $B_6$ 一般不会产生副作用。然而，成人有服用低剂量（100mg/d）维生素 $B_6$ 长达数月而导致共济失调和感觉神经病变的报道。

### 参考书目

参考书目请参见光盘。

# 46.5 生物素

*H.P.S. Sachdev, Dheeraj Shah*

生物素是一种辅酶因子，在线粒体内外参与羧基反应，这些生物素依赖性羧化酶在糖原异生、脂肪酸代谢、氨基酸代谢中，催化关键反应。

生物素在各类食物中的含量不明确，食物中分布较广，一般正常进食不会引起缺乏。生鸡蛋中有抗生物素蛋白，长期服用大量生鸡蛋白可出现生物素缺乏。接受肠内外静脉营养的婴幼儿和儿童可能出现生物素缺乏。丙戊酸治疗也可导致生物素酶活性下降和（或）生物素缺乏。

生物素缺乏可出现鳞状口周皮炎、结膜炎、头发稀疏、脱发等。中枢神经系统表现为嗜睡、肌张力低下和异常行为。每日口服生物素 1~10mg 可治疗生物素缺乏症。每日生物素膳食营养摄入量为：0~6 月 5μg；7~12 月 6μg；1~3 岁 8μg；4~8 岁 12μg；9~13 岁 20μg；14~18 岁 25μg。现暂无大剂量服用生物素出现毒副作用的报告。缺乏羧化全酶合成酶和生物素出现的症状及生物素治疗见第 79.6 章。

### 参考书目

参考书目请参见光盘。

# 46.6 叶 酸

*H.P.S. Sachdev, Dheeraj Shah*

叶酸以许多不同的化学形式而存在。叶酸（蝶酰谷氨酸）是食物和补充剂中维生素存在形式。食物中天然存在的叶酸保留蝶酰谷氨酸的核心结构，但存在多种形式的结构缺失，他们可能仅含有单碳基团或谷氨酸链长度。蝶酰谷氨酸在小肠中被分解为二氢或四氢叶酸，在氨基酸代谢和核苷酸代谢中作为一碳单位转移酶系的辅酶，起着一碳单位传递体的作用。

大米和谷物中含有丰富的叶酸，特别是豆类、绿叶蔬菜、水果如橙子和木瓜都是叶酸的主要来源。叶酸在小肠内吸收并通过黏膜聚谷氨酸水解酶水解成单谷氨酸衍生物。在小肠和低 pH 环境下各类细胞叶酸的吸收过程中，一种高亲和力质子偶联叶酸转运（PCFT）起着重要作用。叶酸也可在肠道细菌合成，且半衰期可通过肝肠循环而延长。

## 缺 乏

因为叶酸在蛋白质、DNA、RNA 合成中起重要作用，所以在生长发育迅速或细胞代谢旺盛阶段，叶酸缺乏的风险将增大。当膳食营养不良，吸收不良（腹腔疾病、炎性肠道疾病等），需求增加（链状细胞性贫血、牛皮癣、恶性肿瘤、婴幼儿和青春期快速生长发育阶段），或利用不足（长期大剂量使用非甾体抗炎药，抗惊厥药如苯妥英钠、苯巴比妥或甲氨蝶呤）等都可能导致叶酸缺乏。罕见于遗传性叶酸吸收不良，先天性叶酸代谢障碍（亚甲基四氢叶酸还原酶、蛋氨酸合成酶还原酶、谷氨酸亚胺甲基转移酶缺乏）和脑叶酸缺乏。编码质子偶联叶酸转运（PCFT）基因突变是造成遗传性叶酸吸收不良的分子基础。存在高亲和力阻断叶酸吸收的自身抗体从而影响叶酸在脉络膜中通过血脑屏障转运机制可能是婴儿脑叶酸缺乏的原因。

### 临床症状

叶酸缺乏可导致巨幼细胞性贫血和高分裂中性粒细胞。非血液系统表现包括舌炎、精神不振、非贫血相关性发育迟滞。母亲体内叶酸水平与胎儿神经管缺陷有关，主要为脊柱裂和无脑畸形，围产期口服叶酸预防胎儿神经管畸形已得到广泛认可。

遗传性叶酸吸收不良表现为 1~3 月龄反复慢性腹泻、生长迟缓、口腔溃疡、神经发育异常、巨细胞性贫血和机会性感染。脑叶酸缺乏在 4~6 月龄表现为烦躁不安、小头畸形、发育迟缓、小脑共济失调、锥体束征、手足徐动、舞蹈病、癫痫和视神经萎缩失明。5- 甲基四氢叶酸水平在血清和红细胞中正常，但在脑脊液中显著减少。

### 诊 断

诊断叶酸缺乏性贫血，即在血清和（或）红细胞中叶酸缺乏而出现的大细胞性贫血。正常血清叶酸水平为 5~20ng/mL，血清叶酸水平 <3ng/mL 时即缺乏。红细胞中叶酸水平是慢性缺乏的较好指标。正常浓缩红细胞叶酸水平为 150~600ng/mL。骨髓因红系增生而产生细胞增多，但以巨幼红细胞为主。也可见大的、异常的中性粒细胞（巨晚幼）改变和胞质空泡化形成。

脑叶酸缺乏时，脑脊液中5-甲基四氢叶酸水平低，红细胞及血清中的叶酸水平正常。PCFT 基因突变提示有遗传性叶酸吸收不良。

### 预　防

婴儿期，母乳喂养儿叶酸水平较非母乳喂养儿高。儿童和育龄妇女，摄入高叶酸饮食和按规定强化叶酸饮食对保证体内充足叶酸含量很重要。膳食叶酸摄入量建议：0~6 月 65μg 当量（dietary folate equivalent，DFE）；6~12 月 80μg 当量（1 膳食叶酸当量＝ 1μg 食物中叶酸＝ 0.6μg 强化食物中叶酸或空腹补充 0.5μg 叶酸片）。对于大龄儿童，建议 1~3 岁 150μg 当量；4~8 岁 200μg 当量；9~13 岁 300μg 当量；14~18 岁 400μg 当量。对高危人群如儿童和孕妇常规补铁剂和叶酸可预防贫血。健康教育可提高妇女认识，按规定补充叶酸可预防胎儿先天性缺陷。

### 治　疗

口服或肠内给予 0.5~1.0mg 叶酸治疗。疗程为 3~4 周，或持续到血液检查有改善，可予 0.2mg 叶酸维持治疗。脑叶酸缺乏应长期口服叶酸，且药物疗效可能不显著。遗传性叶酸吸收不良可能需要肌注叶酸补充，仅部分患者对口服叶酸治疗敏感。

## ■中　毒

目前暂无因摄入大量叶酸强化食品后出现毒副作用的报告。过量摄入叶酸片可能导致维生素 B12 缺乏的误诊或漏诊。注射大剂量叶酸可能产生神经毒性。

### 参考书目

参考书目请参见光盘。

# 46.7　维生素 $B_{12}$（钴胺素）

*H.P.S. Sachdev, Dheeraj Shah*

腺苷钴胺素是维生素 $B_{12}$ 的一种存在形式，作为辅助因子使甲基丙二酰辅酶 A 转换为琥珀酰辅酶 A，是脂质反应和糖代谢中的重要反应。甲钴胺是维生素 $B_{12}$ 的另一种存在形式，在半胱氨酸转化为蛋氨酸过程中，作为甲基转移的必需物质。该过程还需要叶酸辅助，在蛋白质和核酸的合成中起重要作用。

维生素 $B_{12}$ 的食物来源几乎全部源于动物性食物。动物内脏、瘦肉、海产品（贝类，牡蛎，鱼类）、家禽类和蛋黄中均含有丰富的维生素 $B_{12}$。对于素食者，强化的即食谷物和奶制品是维生素 $B^{12}$ 的重要食物来源。如果母体内维生素 $B_{12}$ 水平正常，母乳喂养的婴儿可从母体中获得足量维生素 $B_{12}$。该维生素与内因子结合后，在碱性环境下，在回肠内吸收。肠肝循环、直接吸收或由肠道细菌合成是补充维生素 $B_{12}$ 的辅助机制。

## ■缺　乏

主要发生于素食者，由于饮食中摄入不足而造成。在素食者或乳类素食者中，维生素 $B_{12}$ 缺乏的患病率较高。由于内因子缺乏可出现维生素 $B_{12}$ 吸收不良，常见于回肠切除术后或克罗恩病。维生素 $B_{12}$ 缺乏的母亲，若予母乳喂养，孩子患维生素 $B_{12}$ 缺乏风险也增高。新生儿代谢筛查血液中检测到高浓度的甲基丙二酸，表明孕产妇和新生儿含有维生素 $B_{12}$。

### 临床症状

维生素 $B_{12}$ 缺乏的血液系统表现类似于叶酸缺乏的症状。婴幼儿和儿童常出现烦躁不安、肌张力低下、发育迟缓、发育倒退和不自主运动等神经系统症状，成人常见感觉异常和周围神经炎。在儿童中还常见指关节和手掌的色素沉着。

### 诊　断

见第 448.2。

### 治　疗

出现血液系统症状应予 1000μg 维生素 $B_{12}$ 肠外给药。成人出现血液系统和神经系统表现，口服给药疗效与肠外给药相当，但在儿童中的疗效证据不足。

### 预　防

不同年龄段每日平均膳食维生素 $B_{12}$ 摄入量为：0~6 月 0.4μg；6~12 月 0.5μg；1~3 岁 0.9μg；4~8 岁 1.2μg；9~13 岁 1.8μg；14~18 岁 2.4μg，成人妊娠期 2.6μg，哺乳期 2.8μg。孕期和哺乳期妇女应确保足够动物性食物的摄入，预防婴儿维生素 $B_{12}$ 的缺乏。维生素强化食品可有助于预防素食主义群体维生素 $B_{12}$ 缺乏。

### 参考书目

参考书目请参见光盘。

（钟燕　译，钟燕　审）

# 第 47 章 维生素 C（抗坏血酸）

*Dheeraj Shah, H.P.S. Sachdev*

维生素 C 是合成胶原蛋白的重要物质，促进在前胶原水平的赖氨酸和脯氨酸羟基化过程。维生素 C 也参与神经递质代谢（多巴胺转化成去甲肾上腺素及色氨酸转化为血清素），胆固醇代谢（胆固醇向类固醇和胆汁酸的转化），肉碱的生物合成过程。在这些反应中，维生素 C 的作用是维持铁、铜原子及辅酶因子的活性状态。维生素 C 是体液中一种重要的抗氧化剂（电子供给体）。抗坏血酸可能在预防退行性疾病、心血管疾病和某些癌症中起作用。维生素 C 可增强非血红素铁的吸收，促进铁由转铁蛋白的转运，辅助四氢叶酸的合成，从而影响细胞和造血系统的免疫功能。

## 膳食需要量和来源

维生素 C 主要从食物中摄取。婴儿维生素 C 每日推荐摄入量为 0~6 月 40mg；6~12 月 50mg。对于较大年龄儿童，维生素 C 每日推荐摄入量为：1~3 岁 15mg；4~8 岁 25mg；9~13 岁 45mg；14~18 岁 65~75mg。孕期和哺乳期每日推荐摄入量分别为 85mg 和 120mg。但有感染性疾病及腹泻时，维生素 C 的需要量将增加。吸烟或暴露于吸烟环境下的儿童，维生素 C 的需要量也需增多。维生素 C 的最佳食物来源有柑橘类水果及果汁、青椒、草莓、甜瓜、西红柿、菜花和绿叶蔬菜。维生素 C 在食物长时间存放、过度烹煮和加工的情况下容易丢失。

维生素 C 在小肠上部通过主动转运或量大时通过简单扩散而吸收。维生素 C 不储存在体内，但几乎可被所有组织吸收利用，含量最高的是垂体和肾上腺。胎儿和新生儿大脑内的含量是成人大脑的数倍，可能与神经递质合成功能相关。

若母亲孕期及哺乳期维生素 C 的摄入量充足，新生儿可以通过胎盘主动转运从母体内获得足量的维生素 C 储备，出生后主要从母乳及配方奶中摄取。母乳中含有充足的维生素 C，可预防整个婴儿期的维生素 C 缺乏。如果婴儿食用经巴氏消毒或煮开后的动物奶，同时辅食的摄入量也不足，即存在维生素 C 缺乏的高风险。由于临床疾病导致的新生儿喂养延迟，也可能出现维生素 C 缺乏。对于全肠外营养（TPN）的患者，肠外营养液中推荐足月儿予维生素 C 每天 80mg，早产儿每天 25mg/kg 静注。

## 缺 乏

维生素 C 缺乏的临床表现为坏血病，是最早被发现的营养缺乏病。儿童食用特殊处理（高温或巴氏消毒）的牛奶或未按规律添加水果或果汁，则有出现缺乏的风险。坏血病可出现结缔组织缺陷，皮肤、软骨、牙质、骨、血管的胶原蛋白缺乏，导致组织脆性增高。长骨骨质缺乏，成骨细胞聚集，皮质薄，骨小梁变脆易断裂。

### 临床表现

早期表现为烦躁不安、纳差、低热以及下肢压痛等。这些征象继发于下肢肿胀（多见于膝关节及踝关节）以及假性瘫痪。婴幼儿可表现为“蛙状”体位，即髋部及膝关节屈曲，小腿外展。骨膜下出血是导致下肢骨剧烈疼痛及肿胀的常见病因，类似于急性骨髓炎或关节炎。在肋骨与肋软骨交界处出现串珠样骨性凸起，胸骨柄侧形成凹陷是另一典型特征（图 47-1）。坏血病串珠通常比佝偻病肋骨串珠更突出。在已出牙的大龄儿童中可见牙龈改变，以黏膜松软肿胀，呈蓝紫色为特点，上切牙处常见（图 47-2）。贫血是坏血病的常见症状，可见于婴幼儿及年长儿，与铁吸收障碍和造血营养素（包括铁、维生素 $B_{12}$ 和叶酸）缺乏相关。出血表现为瘀点、紫癜及瘀斑、鼻出血、

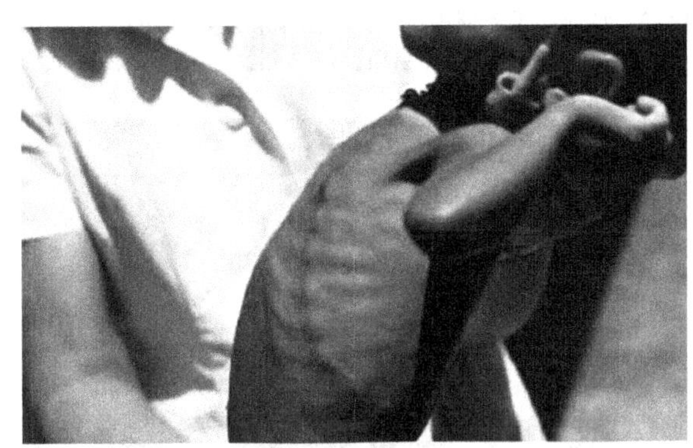

**图 47-1（见彩图）** 坏血病肋骨串珠
图片来自 Dr J.D. MacLean, McGill Centre for Tropical Diseases, Montreal

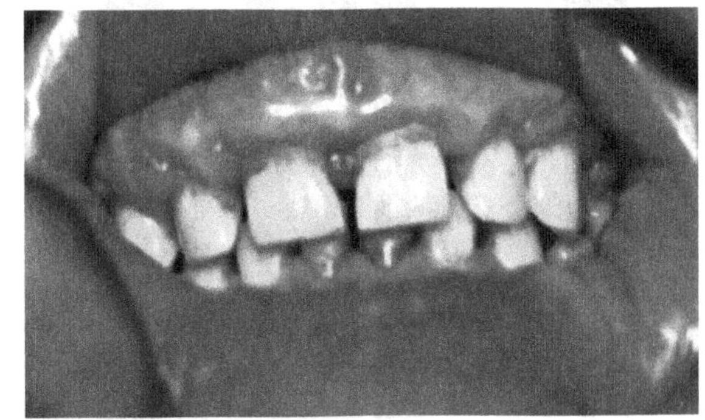

**图 47-2（见彩图）** 坏血病晚期牙龈病变
图片来自 Nutrition, ed 4, Kalamazoo, MI, 1980, The Upjohn Company, p 80. Used with permission of Pfizer, Inc

牙龈出血以及特征性毛囊周围出血（图 47–3）。其他表现为伤口及骨折愈合慢、毛囊角化、关节痛和肌肉无力等。

## 实验室检查及诊断

维生素 C 缺乏的诊断主要基于特征性的临床表现，长骨影像学改变及维生素 C 摄入不足的喂养史。典型的影像学改变主要在长骨远端，膝关节常见。骨小梁萎缩使得长骨骨干呈毛玻璃样。骨质变薄且密度增大，骨干及骨骺轮廓呈铅笔勾勒样。在干骺端出现的不规则增厚的“弗兰克”白线，是软骨钙化的表现。骨化中心也可有毛玻璃样改变，且有骨环包围（图 47–4）。坏血病更典型但迟发的影像学表现为在干骺端白线下出现稀疏透明区域。这一透明区域（特伦默费耳德氏线），在骨的近端平行于白线，是骨小梁及结缔组织被破坏形成碎片的征象。Pelkan 骨刺是皮质末端白线的延长线。随着骨质进一步破坏可形成骨骺分离，出现线性移位或骨骺与干骺端压缩移位。活动期出现骨膜下出血，在普通影像学下征象不明显。但是，在愈合期可见骨膜隆起并出现钙化，在 X 线片下示高密度影，在受损骨部位可见哑铃状或棒状病灶（图 47–5）。MRI 可显示坏血病急性期和愈合期骨膜下出血、骨髓炎、干骺端病变和异常的骨髓信号。

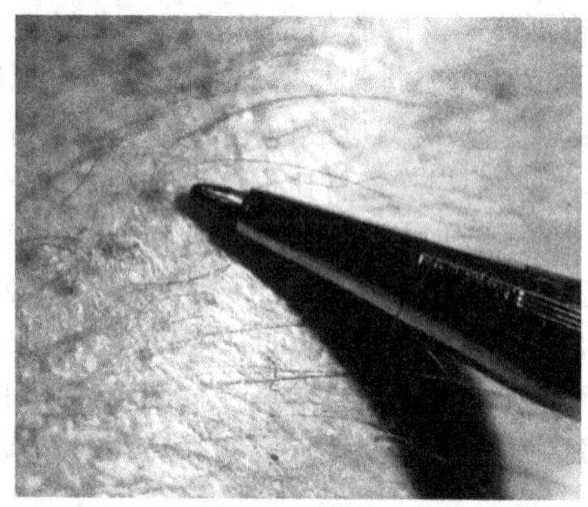

图 47–3　坏血病毛囊周围瘀斑。（图片来自 Weinsier RL, Morgan SL，临床营养学基础，圣路易斯，1993 年，莫斯比，第 85 页）

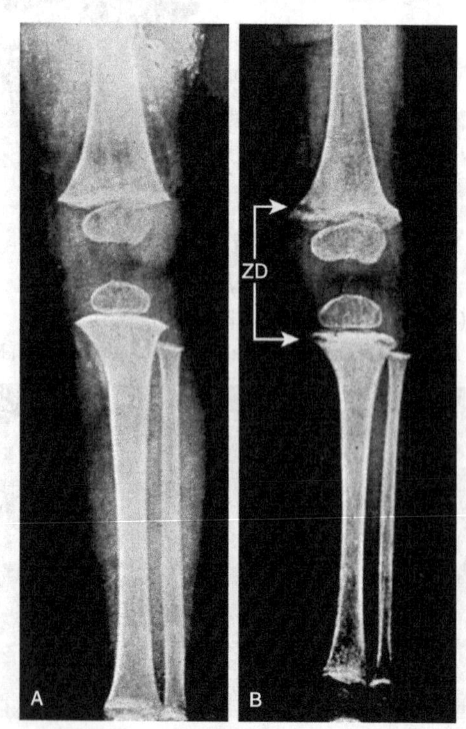


图 47–4　下肢 X 光片。A. 早期坏血病表现为在胫腓骨远端轴可见白线；胫腓骨骨骺周围可见巩膜环（温贝格尔征）。B. 晚期病变，胫腓骨中央缺损明显。同时在皮质末端可见 Pelkan 骨刺

生化学检查对坏血病的诊断价值不大，因为不能反映出病变组织状态。通常当血浆中抗坏血酸盐浓度 <2mg/dL 时，则考虑有维生素 C 缺乏。白细胞中维生素 C 含量测定是反映体内储备的良好指标，但这项检测因技术含量高难以实施。维生素 C 浓度≤ 10μg/108 白细胞，无论有无临床症状都需考虑维生素 C 缺乏，且有潜在坏血病的可能。组织中维生素 C 饱和度测定可通过注射一定剂量维生素 C 后检测尿液中含量。在健康人群中，80% 受检者通过肠外给药后在 3~5h 内即可在尿液中检测到维生素 C。坏血病患者尿液中常见非选择性氨基酸尿，但血浆中氨基酸水平一般正常。

## 鉴别诊断

坏血病需与关节炎、骨髓炎、受虐儿童综合征及肢痛症鉴别。早期易激惹及骨痛通常被误认为是非特异性疼痛或者其他营养素缺乏所致。铜元素缺乏导致的骨影像学改变与坏血症类似。坏血症引起的出血表现需与过敏性紫癜、血小板减少性紫癜及白血病鉴别。

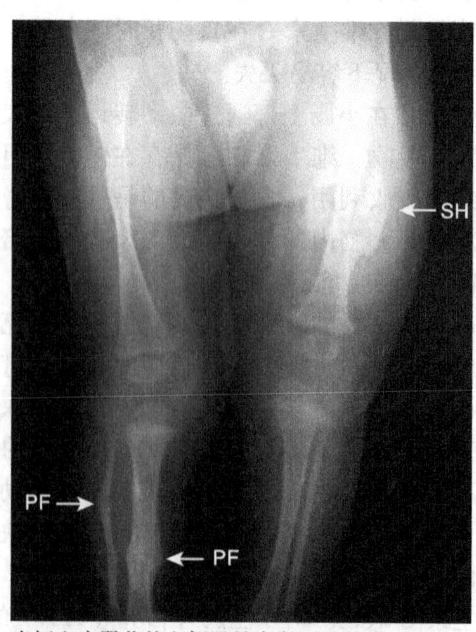


图 47–5　患坏血病婴儿的左侧股骨中段可见骨膜下血肿钙化（SH），右侧胫骨和腓骨可见病理性骨折（PF），胫骨还可见骨膜反应。(Courtesy of Prof. Anita Khalil)

## 治　疗

每天口服或静脉予维生素 C 100~200mg 的治疗量，以迅速足量补充所需。大多数病例在一周之内可得到临床改善，但完全恢复需维持疗程达 3 个月。

## 预　防

婴儿期母乳喂养可预防维生素 C 缺乏症。以牛奶为主食的儿童，需额外补充强化维生素 C 的食物。以蒸发乳为主食的婴儿需添加含维生素 C 充足的食物。对于严重营养不良的患儿需给予常规饮食或药物补充。

## 中　毒

成人每天补充维生素 C 剂量小于 2g 则无明显毒副作用。过大剂量补充则会导致胃肠道不适，如腹痛及渗透性腹泻。一般对于既往有尿石症、地中海贫血及血色素沉着症等导致体内含铁量过高疾病史的患者，应避免大剂量补充维生素 C。仅有少量关于儿童维生素 C 中毒的报道。可耐受最高摄入量根据体重差异推算：1~3 岁，400mg；4~8 岁，650mg；9~13 岁，1200mg；14~18 岁，1800mg。

## 参考书目

参考书目请参见光盘。

（钟燕　译，钟燕　审）

# 第 48 章

# 佝偻病和维生素 D 过多症

Larry A.Greenbaum

## 佝偻病

骨基质主要是由有机成分和无机成分组成，有机成分主要是骨样蛋白，无机成分主要是钙和磷，主要以羟基磷灰石的形态存在。骨软化症主要发生在骨基质矿物质不足的儿童或成人。佝偻病是生长板的骨组织矿化不全，且只发生在骨骺融合之前的儿童中。随着生长板中的骨组织以及软骨组织持续生长，且伴随组织内矿化不全，而导致生长板增厚。随着生长板的直径增加以及干骺端骨宽度的增加，出现典型的临床表现，如手镯和脚镯。并普遍存在骨软化，在外力作用下软化的骨容易弯曲或变形，从而导致畸形。

佝偻病主要是由于儿童体内维生素 D 缺乏（图 48-1）所致，二十世纪初在欧洲以及美国北部高发。目前，由于儿童足量维生素 D 的摄取，发病率有所下降，但在一些发展中国家仍很严重，仍然是较大的健康问题。调查显示佝偻病的发病率在非洲仍然超过 10%，联合国儿童基金会估计中国 25% 的儿童仍然存在佝偻病的部分临床表现。

## 病　因

佝偻病的病因很多（图 48-2），包括维生素 D 紊乱，钙缺乏症，磷缺乏症以及远端肾小管酸中毒。

## 临床表现

大部分佝偻病的临床表现为骨骼改变（表 48-3）。颅骨软化指颅骨变软，双手轻压枕部或侧壁的颅骨可以检测到。通常有压乒乓球样的感觉。颅骨软化也可能继发于成骨不全症、脑积水、梅毒等疾病。正常新生儿的骨缝也普遍存在这种现象，但出生几个月后可自行消失。骨骺端因骨样组织堆积而膨大，在肋骨与肋软骨交界处可扪及圆形隆起，从上至下如串珠样突起，称佝偻病串珠（表 48-1）。生长板的增宽是导致手镯和脚镯的原因。由于呼吸运动时膈的拉扯，严重的佝偻病小儿胸廓下缘形成水平凹陷，即肋膈沟

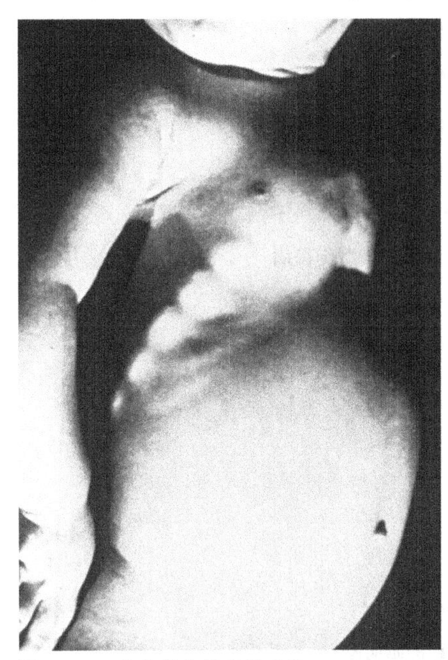

图 48-1　患儿的佝偻病性串珠

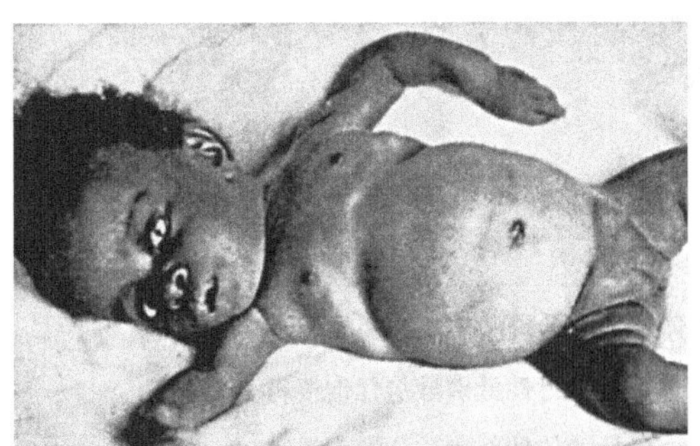

图 48-2　佝偻病畸形：四肢弯曲、肋骨外翻和哈里森槽

**表 48–1　维生素（DEK）的生理代谢以及食物来源**

| 名称和同义词 | 特征 | 生化行为 | 缺乏的表现 | 过剩的表现 | 来源 |
|---|---|---|---|---|---|
| 维生素 D | | | | | |
| 维生素 $D_3$（3- 胆钙化醇），在皮肤内合成，维生素 $D_2$（来源于植物与酵母），是生物等效的。1ug=40IU 维生素 D | 脂溶性，热、酸、碱、氧化稳定性。吸收中胆汁是必要的，在肝脏与肾脏内羟化。 | 对于 GI 钙的吸收是必需的，在磷的作用下吸收率上升，直接作用于骨，包括调节吸收 | 儿童：佝偻病。骨软化症；低钙血症导致的手足抽搐以及惊厥发作 | 高钙血症导致的呕吐、厌食、胰腺炎、高血压、心律失常、神经系统的表现、肾衰竭 | 日照、鱼油、肥鱼、蛋黄、维生素 D 强化配方奶、牛奶、谷类、面包 |
| 维生素 E | | | | | |
| 一组生物活性相关的化合物，α- 生育酚是最常见的形式 | 脂溶性，容易被氧气、铁、腐败油脂所氧化，胆汁对于吸收必不可少 | 抗氧化，防止细胞膜脂质过氧化以及自由基的形成 | 早产儿的红细胞溶血，小脑功能障碍，视网膜色素性疾病 | 未知 | 植物油、种子、坚果、绿叶蔬菜、人造黄油 |
| 维生素 K | | | | | |
| 一组与萘醌类似的生物活性，$K_1$ 从食物中获得，$K_2$ 从肠道细菌中获得 | 天然存在的矿物质、脂溶性，热、还原物质稳定性，氧化物、强酸、强碱、光不稳定。胆汁对于吸收是必要的 | 维生素 K 依赖的蛋白质比如凝血因子以及骨钙素 | 长期出血性疾病，骨及血管的健康 | 没有建立起来：类似物导致的溶血性贫血、黄疸、核黄疸、死亡 | 绿叶蔬菜、肝脏、某些豆类以及植物油，广泛分布 |

**表 48–2　佝偻病的原因**

维生素 D 紊乱
营养性维生素 D 缺乏
先天性维生素 D 缺乏
继发性维生素 D 缺乏
　吸收不良
　降解增多
　肝脏 25- 羟化酶降低
维生素 D 依赖的 1 型佝偻病
维生素 D 依赖的 2 型佝偻病
慢性肾功能衰竭
钙缺乏症
低摄入
　食物
　早产儿
吸收不全
　原发性疾病
　饮食导致的吸收抑制
磷缺乏症
低摄入
　早产儿
　含铝的抗酸剂
肾功能不全
X 染色体连锁的低磷酸盐性佝偻病
常染色体显性遗传性低磷酸盐性佝偻病
常染色体隐性遗传性低磷酸盐性佝偻病

**表 48–2（续）**

遗传性低磷酸盐性佝偻病与高钙尿症
磷调素生产过剩
　肿瘤导致的佝偻病
　纤维性骨营养不良综合征
　表皮痣综合征
范科尼综合征
牙病
远端肾小管中毒

**表 48–3　佝偻病的临床表现**

一般
生长发育迟缓
精神萎靡
腹部膨隆
肌肉无力（尤其是近端）
骨折
头
颅骨软化
前额突出
囟门延迟闭合
延迟牙列；龋齿
颅缝早闭
胸
佝偻病性串珠
哈里森槽

**表 48-3（续）**

| |
|---|
| 呼吸道感染和肺不张 |
| 背 |
| 脊柱侧弯 |
| 后凸 |
| 前凸 |
| 四肢 |
| 手腕和脚踝肿大 |
| 外翻或内翻畸形 |
| 风吹样畸形（一腿膝外翻畸形与另一腿内翻畸形的组合） |
| 胫骨和股骨的弯曲 |
| 髋内翻 |
| 腿疼 |
| 低血钙症状 |
| 手足搐搦症 |
| 惊厥发作 |
| 由于喉痉挛导致的哮喘 |

或郝氏沟（表 48-2）。肋骨软化可影响呼吸运动甚至导致感染与肺不张。

由于病因的不同，佝偻病的临床表现也有所差异。X 染色体连锁的低磷酸盐性佝偻病主要临床表现为下肢畸形；继发于低钙血症的佝偻病的临床表现也只发生在血清钙降低的佝偻病患者（表 48-4）。

佝偻病患儿的主诉也是千奇百怪，大部分患儿是因为骨骼畸形，还有一些患儿是因为虚弱以及骨骼畸形导致的行走不便，生长迟缓以及低钙血症症状（见第 565 章）。

## 影像学

虽然佝偻病的特征变化可以在其他生长板中出现，但最常见的表现为手腕正位 X 片（图 48-3、48-4）。钙缺乏导致生长板增厚，干骺端的边缘不再锋利，即干骺端模糊。干骺端可从凸形或平坦型变成凹形，即杯口状改变，远端桡骨、尺骨和腓骨中最常见。生长板增粗导致手镯和脚镯以及佝偻病念珠。其他包括骨干中稀疏的骨小梁。

## 诊　断

大多数情况下，根据影像学特征，临床表现、既往史可支持诊断（表 48-3）。实验室检查进行病因学诊断。

**表 48-4　佝偻病的实验室检查**

| 疾病 | Ca | 无机磷 | 甲状旁腺激素 | 1,25- 羟基维生素 D | 25- 羟基维生素 D | 碱性磷酸酶 | URINE Ca | URINE Pi |
|---|---|---|---|---|---|---|---|---|
| 维生素 D 缺乏病 | 正常的↓ | ↓ | ↑ | ↓ | ↓ 正常的↑ | ↑ | ↓ | ↑ |
| 维生素 D 依赖性佝偻病，类型 1 | 正常的↓ | ↓ | ↑ | N | ↓ | ↑ | ↓ | ↑ |
| 维生素 D 依赖性佝偻病，类型 2 | 正常的↓ | ↓ | ↑ | N | ↑↑ | ↑ | ↓ | ↑ |
| 慢性肾衰竭 | 正常的↓ | ↑ | ↑ | N | ↓ | ↑ | 正常的↓ | ↓ |
| Dietary Pi defi ciency | 正常的 | ↓ | 正常的↓ | N | ↑ | ↑ | ↑ | ↓ |
| 低磷酸盐佝偻症 | 正常的 | ↓ | N | N | 相对降低（因为它应该增加了并发低血磷） | ↑ | ↓ | ↑ |
| 常染色体显性遗传性低磷性佝偻病 | 正常的 | ↓ | N | N | 相对降低（因为它应该增加了并发低血磷） | ↑ | ↓ | ↑ |
| 遗传性低磷性佝偻病与高钙尿症 | 正常的 | ↓ | 正常的↓ | N | 相对降低（因为它应该增加了并发低血磷） | ↑ | ↑ | ↑ |
| 常染色体隐性遗传性低磷性佝偻病 | 正常的 | ↓ | N | N | 相对降低（因为它应该增加了并发低血磷） | ↑ | ↓ | ↑ |
| Tumor-induced rickets | 正常的 | ↓ | N | N | 相对降低（因为它应该增加了并发低血磷） | ↑ | ↓ | ↑ |
| 范科尼综合征 | 正常的 | ↓ | N | N | 相对降低（因为它应该增加了并发低血磷）↑ | ↑ | ↓或↑ | ↑ |
| Dietary Ca defi ciency | 正常的↓ | ↓ | ↑ | N | ↑ | ↑ | ↓ | ↑ |

注：↓ 降低；↑增高；↑↑显著增高

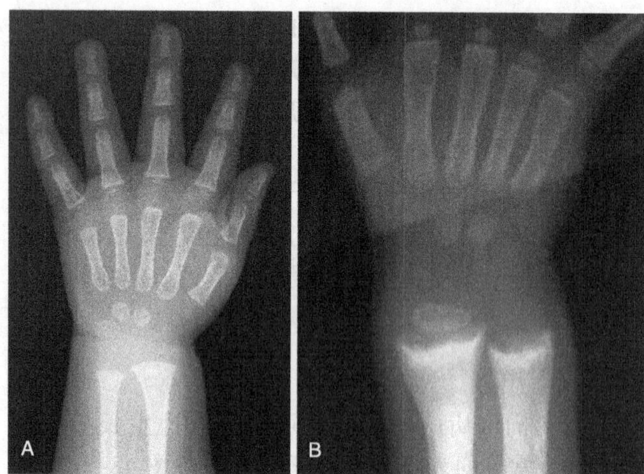


**图 48-3** 正常孩子（A）和佝偻病儿童（B）手腕 X 射线。佝偻病儿童的桡骨和尺骨的干骺端模糊和杯口状改变

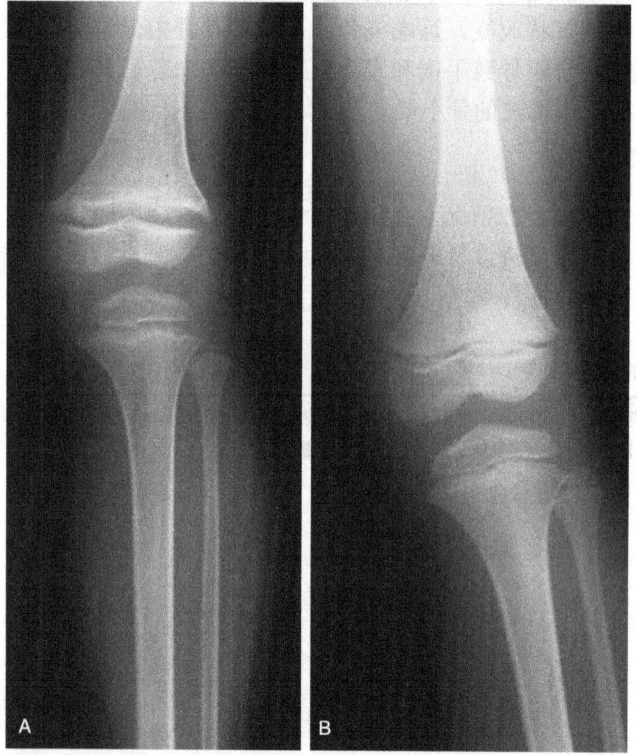


**图 48-4** 远端肾小管酸中毒和佝偻病的 7 岁女孩膝部 X 射线。A. 治疗前，有干骺端增宽和模糊。B. 治疗 4 个月后骨骼损害显著改善

## 临床评估

由于大部分佝偻病患儿都伴随营养不良史，最早期的评估应该主要集中在喂养史，大部分孩子通过配方奶、维生素 D 营养品获得维生素 D，但是通过摄入食物量来判断维生素 D 的摄入量不准确，因为佝偻病也可以发生在那些摄入了不合格牛奶的孩子。

阳光照射是维生素 D 合成的重要因素，通过询问婴儿户外活动时间以及防晒霜、遮蔽衣物以及宗教导致的衣服遮蔽的情况，由于冬天的日照对于合成维生素 D 是无效的，所以要考虑季节因素，肤色深的孩子合成维生素 D 的能力下降。

产妇维生素 D 的摄入量以及日照量，是考虑新生儿是否有佝偻病的重要数据，特别是母乳喂养的新生儿。由于钙的摄入主要来源于奶，因此奶的摄入量也应重视。高膳食纤维饮食可以影响钙的吸收。

药物使用也是影响吸收的因素，某些药物如抗癫痫的苯巴比妥以及苯妥英钠可以增加维生素 D 的降解，含铝的抗酸剂可干扰磷的吸收。

维生素 D 吸收不良，应高度考虑肝脏以及胃肠道的疾病，如有未经诊断的肝脏以及胃肠道（GI）疾病，虽然佝偻病是主诉，伴随有腹泻、油性大便导致的脂肪吸收不良，其他脂溶性维生素（A、E、K，见第 45、49、50 章）缺乏的症状也可以支持诊断。

肾脏疾病（蛋白尿、血尿、尿路感染）也是诊断佝偻病的重要病史，鉴于慢性肾衰竭可以导致佝偻病，同时多尿是慢性肾衰或者范尼克综合征的典型症状。

儿童患有佝偻病可有龋齿、生长不良，走路晚，步态蹒跚，肺炎和低血钙的病史。

家族史非常重要，因为大量的遗传因素可以导致佝偻病，虽然大部分的原因是非常罕见的。伴随骨骼疾病，要询问是否有腿部畸形，行走困难，或不明原因的矮身材，因为有些家长可能不知道自己的诊断结果。在母亲未确诊的疾病中，可能是少见的 X 连锁低磷血症。若兄弟姐妹不明原因的婴儿期死亡提示可能存在胱氨酸血症，是导致婴幼儿范可尼综合征最常见的原因。

体格检查也是诊断佝偻病的重要手段（表 48-3），主要观察孩子的行走步态、听诊肺部是否存在肺不张或者肺炎，绘制孩子的生长曲线。脱发是维生素 D 依赖性 2 型佝偻病的典型表现。

实验室检查包括血清钙、磷、碱性磷酸酶、甲状旁腺激素（PTH）、25- 羟基维生素 D、1，25- 二羟基维生素 D3、肌酐和电解质。尿分析是用于检测糖尿和氨基酸尿（试纸阳性蛋白）诊断范可尼综合征。如果怀疑是遗传性低磷性佝偻病与高钙尿症或 Fanconi 综合征，评价尿钙排泄（24h 收集钙：肌酐比值）有助诊断。如果考虑是吸收不良，应直接检测其他脂溶性维生素（A，E 和 K）是否不足或间接评估（凝血酶原时间用于维生素 K 缺乏症）是否不足。

# ■ 维生素 D 紊乱

## 维生素 D 的生理学

维生素 D 是由皮肤的表皮上皮细胞合成，因此，严格来说它并不是维生素。皮肤合成通常是维生素 D 最重要的来源，由阳光中 UVB 照射使 7- 脱氢胆骨化醇转化为维生素 D3（3- 胆骨化醇）。黑色素可以降

低这一过程中的效率；因此，在皮肤色素沉着较多的人群中，更多的阳光照射对于维生素 D 的合成是必要的。减少阳光照射的措施，如衣服的覆盖以及涂抹防晒霜，也会减少维生素 D 的合成。日照时间短的孩子维生素 D 的合成也相应减少。冬天以及远离赤道部的阳光对于维生素 D 的合成无效。

有些食物也富含维生素 D，如鱼肝油，以及肥鱼和蛋黄。大部分工业国家的儿童摄取维生素 D 是从配方奶粉、牛奶（400U/L）中所得，或者是谷物、面包中获得。从酵母或者植物中也可以获得其他种类的维生素 D 如维生素 $D_2$。母乳中的维生素 D 含量很低，为 12~60U/L。

维生素 D 以维生素 D– 结合蛋白的方式运送到肝脏，在肝脏合成，肝脏中的 25– 羟化酶将维生素 D 转化成 25– 羟维生素 D［25–（OH）D］，25–（OH）D 的含量可以衡量维生素 D 状态。在肾脏中进行最后的激活，其中 1α– 羟化酶在 25–（OH）D 中添加第二羟基基团，从而产生 1，25– 二羟基维生素 D［1，25–（OH）$_2$–D］。1α– 羟化酶在 PTH 和低磷血症中表达上调；高血磷和高 1，25–（OH）$_2$D 时表达抑制。最终大部分 1，25–（OH）$_2$D 进入循环生成维生素 D– 结合蛋白。

1，25–（OH）$_2$D 通过与细胞内的受体结合，形成复合物与维生素 D 反应原相互作用影响相关基因的表达。在肠道，1，25–（OH）$_2$D 的这种结合可以极大地促进钙的吸收。此外，磷的吸收也增加，由于大多数饮食的磷吸收不依赖于维生素 D，因此，对磷吸收的影响不显著。1，25–（OH）$_2$D 同时对于骨的调节吸收等有直接影响。1，25–（OH）$_2$D 可以直接作用于甲状旁腺抑制 PTH 的分泌，形成负反馈。PTH 的抑制是由依赖 1，25–（OH）$_2$D 调节的血清钙所介导。1，25–（OH）$_2$D 在肾脏中通过自身合成抑制，同时也增加了无活性代谢物的合成。

## 营养性维生素 D 缺乏

维生素 D 缺乏依旧是全球佝偻病的主要发病因素，即使在工业化国家也是如此。因为维生素 D 不仅可以从饮食中获得，还可以从皮肤中合成。而大部分在工业化国家的患者缺乏维生素 D 的原因也是因为各类危险因素的组合。

### 病　因

维生素 D 缺乏症通常发生在因摄入不足以及皮肤合成不足的婴儿期，维生素 D 大多数以 25–（OH）D 的方式通过胎盘转运，以提供 1~2 个月时期足够的维生素 D，除非母体维生素 D 严重缺乏。婴儿通过维生素 D 配方奶粉就可以保证足够的摄入，即使没有皮肤合成。诱因：母乳的低维生素 D 含量，母乳喂养儿主要通过皮肤合成或者维生素 D 补充剂。皮肤合成可因冬天阳光对维生素 D 合成无效。对于癌症的担忧减少日照，邻里安全，或文化习俗，以及深色皮肤降低合成。

皮肤色素沉着的作用解释了为什么大多数营养性佝偻病发生在美国以及欧洲北部的非洲裔或其他深色皮肤母乳喂养的儿童中。佝偻病通常多发于冬春季的婴儿。在一些群体中，比如中东地区，即使日照充足，但因为婴儿衣物完全覆盖皮肤也是导致佝偻病发生的病因。婴儿也可由于母亲维生素 D 的缺乏所导致，不仅胎盘转运减少，母乳中维生素 D 含量更低。营养性佝偻病也可以继发于非传统的饮食习惯，如使用豆浆或者米浆纯素食。

### 临床表现

其临床特点是典型的佝偻病（表 48–3），少数呈现低钙血症的症状；其中持续喉痉挛是致命的。佝偻病儿童肌肉无力导致运动发育延迟，也导致肺炎高发。

### 实验室检查

表 48–4 总结了主要的实验室研究结果。由于 PTH 升高后可提高血钙浓度，低钙血症可有可无。低磷血症是由于 PTH 导致的肾丢失磷酸盐增加以及肠道吸收减少引起。

1，25–（OH）$_2$D 水平的巨大差异（低、正常或高）是继发于低磷血症及甲状旁腺功能亢进导致的肾 1α– 羟化酶基因的上调。由于 1，25–（OH）$_2$D 血清含量比 25–（OH）D 的含量低许多，即使 25–（OH）D 含量很低仍然有足够的 25–（OH）D 作为 1，25–（OH）$_2$D 合成的前体，从而使 1α– 羟化酶表达上调。1，25–（OH）$_2$D 含量低是由于严重的维生素 D 缺乏所导致。

有些患者继发于 PTH 诱导的肾碳酸氢盐丢失的代谢性酸中毒。而且也可能伴随无明显症状的氨基酸尿。

### 诊断与鉴别诊断

营养性维生素 D 缺乏症的诊断主要是根据维生素 D 摄入不足史以及其他导致皮肤合成减低的危险因素，影像学表现，以及典型的实验室检查。维生素 D 缺乏症患儿 PTH 水平不会正常，如果正常，通常考虑为原发性磷酸盐紊乱。

### 治　疗

营养性维生素 D 缺乏的儿童应给予充足的维生素 D 及钙、磷摄入。对于维生素 D 缺乏有 2 种治疗方案。冲击治疗是在 1d 内予 300 000~600 000U 的维生素 D 口服或肌注，分 2~4 剂给予。如果患者的治疗顺应性不佳，那么冲击治疗是比较理想的治疗。另一种方法是，每天用大剂量维生素 D，剂量范围为每天 2000~5000U，连续使用 4~6 周。无论哪种治疗策略，使用后应每日摄入维生素 D，1 岁以内 400U/d，1 岁以上 600U/d，通常是给予复合维生素来进行补充。同时为了确保儿童从食物中得到充足的钙、磷，通常是通过母乳、配方奶及其他乳制品所得到。

有症状的低钙血症儿童可能需要尽快进行静脉补钙，其次是口服补钙，口服补钙的儿童如果获得了足够的膳食钙，症状通常会在 2~6 周内逐渐消失。短时间使用静脉注射或口服 1，25-D（骨化三醇）往往有助于扭转低钙血症，因其能够直接提供活性维生素 D，而无需进一步的活化过程。骨化三醇的剂量通常为每天 0.05μg/kg。静脉输注钙是控制急性低钙血症症状的治疗方式（20mg/kg 氯化钙或 100mg/kg 葡萄糖酸钙）。有些患者需要静脉持续性钙滴注，以维持所需的血清钙浓度。需缓慢过渡到从肠道补钙，一般婴儿大约需要 1000mg 钙。

### 预　后

大多数孩子在治疗几个月内对治疗反应极好。实验室检查结果也迅速恢复正常。许多骨骼畸形显著改善。但伴有严重疾病的儿童可以导致身材的永久畸形和身材矮小。极少情况下，可对患者给予骨科治疗腿部畸形，代谢性骨骼疾病痊愈之前尽量不采取这种治疗方式。有明确的证据表明，畸形不会自愈并可影响功能。

### 预　防

大多数情况下，营养性佝偻病是可以预防的。对于母乳喂养的婴儿补充维生素 D400U/d。年龄较大的儿童应给予 600U/d。

## 先天性佝偻病

先天性佝偻病在工业化国家是相当罕见的，在孕母有严重维生素 D 缺乏症时发生。产妇的危险因素包括饮食中缺乏维生素 D，缺乏足够的阳光照射，以及怀孕间隔过密。新生儿可有低血钙的症状，胎儿宫内生长迟缓，骨密度下降，和典型佝偻病改变。母体维生素 D 缺乏可能对新生儿骨密度与体重产生不利影响，使牙釉质缺损，使婴儿发生新生儿低钙抽搐的可能。先天性佝偻病的治疗包括补充维生素 D 和摄入足够的钙和磷。产前使用维生素 D 可预防。

## 继发性维生素 D 缺乏

### 病　因

随着摄入不足，维生素 D 缺乏可以由于吸收不足、在肝脏羟化降低和分解增加而进一步发展。因为维生素 D 为脂溶性，其吸收减少可能与各种肝脏和胃肠道疾病有关，包括胆汁酸代谢缺陷的胆汁淤积性肝病、囊性纤维化和其他原因引起的胰腺功能障碍、乳糜泻、克罗恩病。维生素 D 吸收不良也可在小肠淋巴管扩张症和肠切除后发生。

严重的肝脏疾病，通常也与吸收不良有关，可以由于酶活力不足导致 25-（OH）D 形成下降。由于 25- 羟化酶活性在肝脏大量储备，肝脏疾病导致维生素 D 缺乏通常需要丧失超过 90% 肝功能。多种药物诱导细胞色素 P450（CYP）系统可增加维生素 D 的降解。如缺乏维生素 D 儿童接受抗惊厥药物如苯巴比妥或苯妥英钠或抗结核药物如异烟肼和利福平的时易导致佝偻病。

### 治　疗

吸收不良引起维生素 D 缺乏的治疗需要高剂量维生素 D。为了更好地吸收，25-（OH）D（25~50μg/d 或每天 5~7μg/kg）优于维生素 $D_3$。剂量是基于血清 25-（OH）D 监测调整。可采用 1，25-（OH）$_2$D，在脂肪吸收不良时能更好地吸收，或肠外维生素 D 给予。佝偻病孩子，如果使用通过 CYP 酶系统增加维生素 D 降解的药物，需给予前面提到的相同的急性治疗，其次是高剂量的维生素 D 的长期管理（例如，1000U/d），剂量基于血清 25-（OH）D 的浓度，有些患者需要多达 4000U/d。

## 维生素 D 依赖性佝偻病 1 型

维生素 D- 依赖性佝偻病 1 型是常染色体隐性遗传疾病，是编码肾 1α- 羟化酶基因的突变，使 25-（OH）D 转换成 1，25-（OH）$_2$D 发生障碍。这些患者通常在 2 岁以前，有佝偻病的经典特征（表 48-3），包括有症状的低钙血症。血 25-（OH）D 正常，但 1，25-（OH）$_2$D 降低（表 48-4）。偶尔，1，25-（OH）$_2$D 在正常值的下限，高 PTH 和低血磷，增加了肾 1α- 羟化酶的活性，导致 1，25-（OH）$_2$D 水平升高。营养性缺乏维生素 D，肾小管功能障碍可导致代谢性酸中毒和高氨基酸尿。

### 治　疗

需要长期应用 1，25-（OH）$_2$D（骨化三醇）治疗。初始剂量 0.25~2μg/d，较低剂量曾有治愈的案例。特别是在治疗的初期，保证摄入足够的钙非常重要。调整骨化三醇剂量，使血钙保持正常低值，血磷正常，和血清 PTH 正常高值。正常低值钙浓度和正常高值 PTH 可避免过度剂量的骨化三醇，以免引起高钙尿症和肾钙质沉着。因此，监测应包括定期评估患者尿钙的排泄，以每天 <4mg/kg 为目标。

## 维生素 D 依赖性佝偻病 2 型

维生素 D- 依赖性佝偻病 2 型也是常染色体隐性

遗传疾病。编码维生素 D 受体基因发生突变，阻碍了对 1，25-（OH）$_2$D 正常生理反应，1，25-（OH）$_2$D 的水平非常高（表 48-4）。佝偻病在不严重影响患者的情况下可能直到成年才确诊，但大多数患者在婴儿期就有症状，轻型病例可能与维生素 D 受体存在部分功能相关。50%~70% 有脱发，这往往是与疾病严重相关，表皮囊肿少见。

### 治　疗

有些患者对高剂量的维生素 D$_2$、25-（OH）D 或 1，25-（OH）$_2$D 有反应，尤其无脱发的患者。这种反应是由于维生素 D 受体存在部分功能。患者应试用 3~6 月高剂量的维生素 D 和钙口服。1，25-（OH）$_2$D 初始剂量应为 2μg/d，但有些患者需要剂量为 50-60μg/d。钙剂量 1000mg/d。对高剂量的维生素 D 无反应的患者可能需要长期静脉注射钙，然后可能过渡到非常高剂量口服钙剂。对维生素 D 无反应的患者治疗困难。

## 慢性肾衰竭（见 529.2）

慢性肾衰竭，肾脏 1α-羟化酶活性降低，导致 1，25-（OH）$_2$D 的产生下降。慢性肾衰竭，不同于维生素D缺乏的其他原因，由于肾排泄降低，患者血磷高（表 48-4）。

### 治　疗

治疗需要不受肾 1-羟基化作用的维生素 D（骨化三醇），能保证足够的钙吸收和抑制甲状旁腺。由于高磷血症是 PTH 分泌的刺激，血清磷水平的正常化需要限制膳食磷和使用口服磷酸盐合剂和活性维生素 D。

## ■ 钙缺乏

### 病理生理学

在非洲的一些国家，膳食钙不足是导致佝偻病的重要问题，即使在世界其他地区包括工业化国家。因为母乳和配方奶是钙的良好来源，已脱离母乳或配方奶后，这种佝偻病更容易发生在早期断奶的孩子。佝偻病是由于饮食中钙含量低，通常小于 200mg/d。没有摄入乳制品或其他来源的钙。此外，由于对谷物和绿色蔬菜的依赖，饮食可能是高植酸、草酸和磷酸盐，从而减少饮食中钙的吸收。在工业化国家，缺钙导致的佝偻病可在非传统饮食的儿童中发生。如牛奶过敏的儿童有低钙饮食和儿童从母乳或配方奶、果汁、苏打水、少钙豆奶饮料，没有可供膳食钙源。

这种类型的佝偻病可发生在接受静脉营养不充足的儿童。钙吸收不良可发生在腹腔疾病，如发生肠节和小肠切除术后。有可能并发维生素 D 的吸收不良。

### 临床表现

有典型的体征和佝偻病症状（表 48-3）。本病发生在婴儿期或幼儿期，也有青少年发病的个例。因为缺钙发生在断乳后，起病时间往往比营养性维生素 D 缺乏起病晚。在尼日利亚，营养性维生素 D 缺乏症最常见的是在 4 月龄，而钙缺乏性佝偻病通常发生在 15~25 个月。

### 诊　断

实验室检查包括碱性磷酸酶水平升高，PTH，和 1，25-（OH）D（表 48-4）。钙水平可正常或低，虽然有症状的低钙血症是罕见的。尿中钙排泄减少，低磷可能是由于肾磷酸盐排出增多，继发性甲状旁腺功能亢进症可能导致氨基酸尿。有些共存营养性维生素 D 缺乏，25-（OH）D 水平低。

### 治　疗

提供足够的钙，通常是膳食补充剂（钙有效摄入量：1~3 岁 700mg/d；4~8 岁 1000mg/d；9~18 岁 1300mg/d）。如果并发维生素 D 缺乏（前面讨论过）需补充维生素 D。预防措施包括避免过早停止母乳喂养和增加钙饮食来源。在肯尼亚，许多孩子的饮食中谷物摄入高，几乎没有牛奶，学校牛奶计划已有效减少佝偻病患患者数。

## ■ 磷缺乏

### 摄入不足

除非饥饿或严重的食欲缺乏症，饮食中磷摄入不足几乎不可能，因为磷存在于大多数食物中。吸收不良性疾病可以降低磷的吸收（腹腔疾病，囊性纤维化，胆汁淤积性肝病），如果佝偻病进展，首要的问题通常是维生素 D 和（或）钙吸收不良。

含铝抗酸剂的长期使用可导致患者发生磷吸收不良。这些化合物在胃肠道中能螯合磷酸盐，从而降低磷的吸收，还会影响抗酸剂和短期的磷补充，导致成人继发性骨软化症和儿童佝偻病。

### 磷调素

磷调素是体液介质，能减少肾小管磷酸盐重吸收，从而降低血清磷。磷调素也降低肾 1α-羟化酶活性，导致 1，25-（OH）$_2$D 减少。成纤维细胞生长因子 23（FGF-23）是最具特征的磷调素，还有其他一些得到公认的磷调素（稍后讨论）。磷调素水平的增加可引起许多磷消耗性疾病（表 48-2）。

### X-连锁的低磷酸盐性佝偻病

低磷血症导致佝偻病的遗传性疾病中 X-连锁低磷酸盐性佝偻病（XLH）是最常见的，发病率为

1/20 000。缺陷基因位于X染色体，女性携带者受影响，可见X连锁是显性遗传病。

## 病理生理学

缺陷基因被称为PHEX，因为它的PH磷酸调节基因与Endopeptidaseson X染色体基因具有同源性。该基因的产物可能在灭活磷调素FGF-23中起间接作用。在PHEX基因突变导致FGF-23水平增加。因为FGF-23的作用包括抑制磷酸在近端肾小管的重吸收，磷排泄增加。FGF-23也抑制肾1α-羟化酶，导致1，25-（OH）$_2$D下降。

## 临床表现

下肢异常和生长发育异常是主要特征。常见出牙延迟和牙脓肿。部分患者有低血磷和身材矮小，不伴有明显的骨疾病。

## 实验室检查

低磷血症，碱性磷酸酶增加；甲状旁腺激素和血清钙水平正常（表48-4）。低磷血症通常上调肾1α-羟化酶并应导致1，25-（OH）$_2$D增加，但这些患者1，25-（OH）$_2$D低或正常。

## 治　疗

口服磷和1，25-（OH）$_2$D（骨化三醇）反应良好。磷每日常需要量为1~3g，分4~5次服用。多次给药有助于防止血清磷递减，因为每次服用后血磷会出现快速下跌。此外，多次口服大剂量磷酸盐有助于降低腹泻，骨化三醇每天30~70ng/kg，分2次服用。

当磷与骨化三醇不平衡可能发生并发症。磷过量，通过减少肠道对钙的吸收，导致继发性甲状旁腺功能亢进症与骨病恶化。相反，骨化三醇过量可导致高钙尿症和肾钙质沉着，甚至高钙血症。因此，实验室检测包括血清钙、磷，碱性磷酸酶，甲状旁腺激素和尿钙，以及定期肾脏超声。因为血清磷水平变化和避免过度补磷非常重要，因此碱性磷酸酶水平检测正常比测定血清磷更能评估治疗的反应。身材矮小儿童可以使用生长激素。严重畸形儿童可能需要手术治疗，但手术治疗必须是在导致骨骼病变的问题解决后进行。

## 预　后

长期服药可能会导致依从性问题，但治疗效果较好。可能是X连锁遗传，女孩的病变通常比男孩轻。佝偻病可以治疗但存在身材矮小。成人通常服用骨化三醇。伴有骨骼疼痛或其他症状时，应加大磷和骨化三醇的剂量。

# 常染色体显性遗传性低磷性佝偻病

常染色体显性遗传性低磷性佝偻病（ADHR）是比XLH少见的疾病。有不完全外显率和可变的发病年龄。ADHR患者在编码FGF-23时发生基因突变。这种突变通过蛋白酶来防止FGF-23的降解，导致患者的磷调素水平增加。FGF-23的作用包括降低肾近曲小管对磷的重吸收，导致低磷血症；抑制肾脏1α-羟化酶的作用，导致1，25-（OH）$_2$D合成减少。ADHR与XLH类似，实验室检查结果均为低磷血症、碱性磷酸酶水平升高，1，25-（OH）$_2$D水平低或不正常（表48-4）。治疗采用的方法类似XLH。

# 常染色体隐性遗传性低磷性佝偻病

常染色体隐性遗传性低磷性佝偻病是由于编码的牙本质基质蛋白1基因突变而导致的一种罕见疾病。由于FGF-23水平升高，导致肾磷酸盐丢失，低磷血症，低或正常1，25-（OH）$_2$D。治疗采用的方法类似XLH。

# 伴高钙尿症的遗传性低血磷性佝偻病

遗传性低磷性佝偻病与高钙尿症（下丘脑促垂体释放激素）是一种罕见的疾病，在中东发生率高。

## 病理生理

常染色体隐性遗传疾病是由于近端肾小管钠-磷酸协同转运蛋白基因发生突变。肾磷酸盐排泄增多导致低磷血症，从而刺激1，25-（OH）$_2$D升高；1，25-（OH）$_2$D增加肠钙吸收，抑制PTH。高钙尿症是由于钙吸收多和PTH水平低通常会降低肾钙排泄。

## 临床表现

主要症状是佝偻病的腿异常（表48-3），肌肉无力，骨疼痛。患者可有身材矮小，下肢长度不成比例下降。疾病的严重程度不同，家庭成员可以无佝偻病而有肾结石继发性高钙尿症。

## 检　验

实验室检查包括低磷血症，肾磷酸盐升高，血清碱性磷酸酶升高，1，25-（OH）$_2$D水平升高，PTH水平较低（表48-4）。

## 治　疗

治疗依赖于口腔磷置换（1~2.5g/d的5元素磷口服剂量）。低磷血症的治疗降低血清1，25-（OH）$_2$D和纠正高钙尿症。疗效通常优良。疼痛和佝偻病的影像学均明显改善。

# 磷调素过剩

肿瘤引起的骨软化症在成年人比儿童更常见，可以出现典型的佝偻病表现。许多肿瘤起源于间充质，通常是良性，小的肿瘤位于骨。肿瘤分泌大量不同的已知的磷调素（FGF-23，卷曲相关蛋白4和细胞外基质磷酸化糖蛋白）；不同肿瘤分泌不同的磷调素或不同组合的磷调素。这些磷调素产生的生化表型类似于 XLH，包括尿磷酸盐丢失，低磷酸盐，碱性磷酸酶升高，1，25-（OH）$_2$D 的水平低或不正常（表 48-4）。治疗行肿瘤切除。如果肿瘤不能切除，方法与 XLH 相同。

肾磷酸盐排出增多导致低磷血症。佝偻病（或成人骨软化）是麦奥尔布赖特综合征的潜在并发症，该综合征包括多骨纤维结构不良，色素沉着过度的斑疹，多内分泌腺病（见第 556.6）。1，25-（OH）$_2$D 降低和碱性磷酸酶升高。肾磷酸盐排出增多和 1，25-（OH）$_2$D 合成抑制与多发性骨纤维发育不良有关。患者的磷调素和 FGF-23 水平升高，由不典型增生骨产生。低磷性佝偻病也可以发生在孤立性多骨纤维性发育不良的儿童。病变骨切除能治愈麦奥尔布赖特综合征患儿。大多数患者接受与 XLH 相同的治疗方法。双磷酸盐治疗减少疼痛和骨折的风险。

佝偻病是表皮痣综合征的一种少见并发症（见第 643 章）。患者有低血磷性佝偻病，由于肾磷酸盐排出增多，也有 1，25-（OH）$_2$D 低而导致 FGF-23 水平升高。佝偻病可表现从婴儿期到青春期早期的不同时间。一些患者的表皮痣切除仍有低磷血症、佝偻病，而一些人则没有。多数情况下，皮损广泛，需要磷的补充，佝偻病是由于磷酸盐排出增多所致。儿童神经纤维瘤病是极少见的并发症（见第 589.1），可能是由于调磷介质磷调素产生。

## 范科尼综合征

范可尼综合征继发于肾近端小管功能障碍（见 523.1）。范可尼综合征有磷、氨基酸、碳酸氢盐、血糖、尿酸和其他近曲小管重吸收的分子丢失。有些患者仅有局部功能障碍。临床上最相关的后果是由于磷的丢失导致低磷血症和由于碳酸氢钠丢失导致近端肾小管酸中毒。患者表现为低磷血症佝偻病，慢性代谢性酸中毒加重佝偻病，导致骨质破坏。佝偻病和肾小管酸中毒可导致生长迟缓。治疗取决于病因（见第 523.1、523.4）。

## Dent 病（见第 525.3）

Dent 病是一种由基因突变引起的 X 染色体连锁疾病，是由于在肾脏表达的氯离子通道的基因突变。有些患者有 OCRL 1 基因的突变，这也可以引起 Lowe 综合征（见第 523.1）。男性表现为血尿，肾结石，肾钙质沉着症，佝偻病，慢性肾衰竭。几乎所有的患者都有低分子量蛋白尿和高钙尿症。另外，少数患者有氨基酸尿、尿糖、低磷血症和低钾血症。约 25% 的患者发生佝偻病，可口服磷补充剂。有些患者还需要补充 1，25-（OH）$_2$D，但这种治疗应谨慎使用，因为会加重高钙尿症。

## 早产儿佝偻病（见第 100 章）

因为早产婴儿存活率增加，极低出生体重婴儿佝偻病已成为重要的问题。

### 发病机制

钙和磷从母亲传递给胎儿发生在整个孕期，但 80% 发生在孕期后 3 个月。早产中断了这个过程。当早产儿骨骼钙化没有不断增加的钙和磷的支持，则发展为佝偻病。

早产儿佝偻病，多发生在出生体重<1000g的婴儿。疾病的发生可能与低出生体重、小于胎龄儿有关。佝偻病的发生是因为母乳和婴儿配方奶粉不含有足够的钙和磷以满足早产婴儿的需要。其他危险因素包括黄疸，长时间使用肠外营养，大豆配方的使用和药物如利尿剂以及激素的使用。

### 临床表现

早产儿佝偻病发生在出生后 1~4 个月。婴儿可以有非创伤性骨折，尤其是腿部、手臂和肋骨。大多数骨折临床诊断不确定。由于骨折和肋骨软化导致胸廓顺应性下降，婴儿出现由于肺不张、通气不良的呼吸窘迫。呼吸窘迫通常发生在出生后 >5 周，要与其他早产儿呼吸道疾病相鉴别。婴儿线性生长不良，这种负面影响通常持续超过 1 岁。另一种长期影响是骨釉质发育不良，骨化中心减少。可能有典型的佝偻病表现，如前额突出、佝偻病性串珠、手镯和脚镯（表 48-3）。大多数早产儿佝偻病没有临床表现，诊断主要依据影像学和实验室检查。

### 实验室检查

由于摄入不足，早产儿佝偻病血清磷水平低或正常低值。肾脏功能正常，血清磷低导致尿磷低。肾小管磷酸的重吸收超过 95%。大多数患者 25-（OH）$_2$D 正常，除非有摄入不足或吸收不良（前面讨论过）。低磷血症刺激肾 1α-羟化酶，所以 1，25-（OH）$_2$D 值升高或正常高值。正常 1，25-（OH）$_2$D 有助于骨质脱钙，因为 1，25-（OH）$_2$D 刺激骨吸收。血清钙水平低、正常或增高，通常有高尿钙症。高血钙和高钙尿症是继发于 1，25-（OH）$_2$D 水平升高，增加肠道钙的吸收；不适当的磷供应导致骨质溶解，骨钙沉积减少。高钙尿症表明，磷在骨钙化的作用有限，单纯磷的增加往往不能改善骨钙化，需要增加钙供给。钙和磷供应不足时，磷缺乏影响更大。

碱性磷酸酶通常升高或正常。碱性磷酸酶正常可能是继发于骨质脱钙。然而，尽管疾病诊断明确，碱性磷酸酶可正常。所以没有单一血液指标能 100% 确诊佝偻病。婴儿碱性磷酸酶，为成年人正常上限 >5~6 倍（除非伴随有肝脏疾病）或磷 <5.6mg/dL，应考虑佝偻病诊断。影像学改变持续存在，最好行手腕和脚踝的照片。手臂和腿的照片可能提示骨折。胸片可见佝偻病性串珠改变。X 射线不能显示骨早期脱钙，因为在骨钙物质含量减少 >20%~30% 前变化并不明显。

### 诊 断

因为许多早产儿没有明显佝偻病的临床表现，建议试验筛查。应每周监测包括钙、磷和碱性磷酸酶。血碳酸盐浓度也很重要，因为代谢性酸中毒导致骨溶解。尽管放射线对婴幼儿有较大影响，6~8 周龄的婴儿至少做 1 次 X 射线筛查，有佝偻病高风险的婴儿可以额外增加次数。

### 预 防

足量的钙，磷和维生素 D 可明显降低早产儿佝偻病的危险性，肠外营养在早产儿最初是非常必要的。在过去，经肠外给予足够的钙、磷非常困难，因为这些离子的不溶性限制了钙、磷浓度的增加。目前的氨基酸制剂可以提供高浓度钙和磷，降低佝偻病的风险。尽早过渡到肠内喂养很有帮助。应该给予强化钙和磷的人乳或早产儿配方奶，其钙和磷的浓度比标准值更高。避免使用大豆配方，因为减少钙和磷的生物利用度。富含钙、磷的食物供给应持续到婴儿体重 3~3.5kg。通过配方奶和维生素补充剂得到约 400U/d 的维生素 D。

### 治 疗

早产儿佝偻病治疗以保证足够的维生素 D。如果钙、磷供给充分，而病情无好转，则需要检测血清 25-（OH）D 来排除是否维生素 D 缺乏。某些情况 PTH，1，25-（OH）$_2$D 测定，和尿中钙、磷的检查可能有帮助。

## ■ 远端肾小管酸中毒（见第 523 章）

远端肾小管酸中毒常表现为生长发育迟缓。患者通常有代谢性酸中毒。高钙尿症和肾钙质沉着是典型的表现。有许多可能的病因包括常染色体隐性遗传、常染色体显性遗传性佝偻病。碱治疗对佝偻病有效（图 48-4）。

## ■ 维生素 D 过多症

### 病 因

维生素 D 过多症是继发于维生素 D 摄入过多。可以出现在长期摄入或大量急性摄入（表 48-1）。大多数情况下都是滥用处方或非处方的维生素 D 补充剂，偶有在服用强化过量的牛奶、污染的蔗糖或误将维生素 D 补充剂作为食用油时发生。长期维生素 D 摄入上限是 <1 岁儿童 1000U/d，年龄较大的儿童和成人 2000U/d。维生素 D 过量也会因摄入过多合成的维生素 D 类似物 [25-（OH）D，1，25-（OH）$_2$D]。维生素 D 中毒不继发于过度暴露于阳光下，因为紫外线照射可以将维生素 D3 及其前体转化为无活性的代谢产物。

### 发病机制

虽然维生素 D 增加肠钙的吸收，高钙血症的主要机制是过度的骨钙吸收。

### 临床表现

维生素 D 中毒主要导致高钙血症。胃肠道症状包括恶心，呕吐，营养不良，便秘，腹痛和胰腺炎。心血管系统的表现可能有高血压，QT 间期缩短和心律失常。中枢神经系统影响包括嗜睡、肌张力低下、意识模糊、方向障碍、抑郁，精神病、幻觉和昏迷。高钙血症损害肾脏尿浓缩机制，从而导致多尿，脱水和高钠血症。高血钙症也可以导致急性肾衰竭，肾结石，肾钙化，导致慢性肾功能不全。死亡往往与心律失常或脱水相关。

### 实验室检查

维生素 D 中毒的典型表现是高钙血症和 25-（OH）D 水平异常升高（>150ng/mL）和高磷血症。由于高钙血症，PTH 降低。高钙尿症普遍存在并可导致肾结石，肾超声可见。高钙血症和肾钙质沉着症可导致肾功能不全。

1，25-（OH）$_2$D 通常正常。这可能是由于低 PTH、高磷血症，导致肾脏 1α-羟化酶的作用下调，直接影响 1，25-（OH）$_2$D 合成。有证据表明，由于维生素 D 结合蛋白被 25-（OH）$_2$D 取代，游离 1，25-（OH）$_2$D 水平可能升高。超声或 CT 扫描常可见肾结石。有时存在贫血，机制不明。

### 诊断和鉴别诊断

诊断的基础是高钙血症和血清 25-（OH）D 升高。通常有维生素 D 摄入过量病史，虽然在某些情况下患者和家人可能不知道。

维生素 D 中毒应与其他原因引起的高钙血症鉴别。甲状旁腺功能亢进症产生高钙血症、低磷血症，而维生素 D 中毒通常为高钙血症、高磷血症。威廉姆斯综合征通过表型特征及伴随的心脏病相鉴别。皮肤脂肪坏死的常见原因是高钙血症，婴幼儿皮肤经常发生。家族性良性高钙血症是温和的，渐进发展，有时伴有低钙血症。恶性肿瘤也可导致高钙血症。高钙摄入量也可引起高钙血症，尤其在肾功能不时全发生。偶尔，患者故意服用高剂量的钙和维生素 D。

## 治　疗

维生素 D 中毒的治疗重点是控制高钙血症。许多患者高钙血症的脱水，是由于肾性尿崩症导致多尿。呕吐、喝水可降低血钙。通过稀释和纠正氮质血症由此产生尿量增加，尿钙排泄。尿钙排泄量也增加了高尿钠排泄。

利尿进一步增加钙的排泄。生理盐水，利尿剂，往往适用于治疗轻度或中度高钙血症。明显的高钙血症通常需要其他的治疗方法。肾上腺皮质激素通过阻断 1，25-（OH）$_2$D 的作用减少肠钙的吸收。1，25-（OH）$_2$D 和 25-（OH）D 的水平下降。泼尼松常规剂量为每天 1~2mg/kg。

降钙素，是一种有用的辅助手段，但其效果通常不明显。静脉注射或口服二磷酸盐对维生素 D 中毒有较好的疗效。二磷酸盐通过抑制破骨细胞影响骨的再吸收。血液透析能迅速降低血清钙，适用于严重高钙血症，难治性高钙血症。

随着高钙血症的控制，当务之急是消除过量的维生素 D 额外的来源。如复合维生素和营养强化食品应该被淘汰或减少。防止阳光照射保护，包括使用防晒霜。患者也应限制钙摄入。

## 预　后

大多数孩子都能完全康复。但维生素 D 过多致命的威胁是导致慢性肾衰竭。因为维生素 D 是脂溶性，储存在脂肪中，可以保持数月，应定期监测 25-（OH）D，血清钙和尿钙。

## 参考书目

参考书目请参见光盘。

（蒋耀辉　译，钟燕　审）

# 第 49 章 维生素 E 缺乏病

Larry A. Greenbaum

维生素 E 属于脂溶性维生素和具有抗氧化剂功能，但其确切的生化功能不清。维生素 E 缺乏可引起溶血或神经系统表现并在早产儿中发生。常染色体隐性遗传疾病和吸收不良可影响维生素 E 转运，由于维生素 E 具有抗氧化剂的功能，目前大量研究集中在补充维生素 E 在慢性疾病治疗中的潜在作用。

本章补充内容请参见光盘

（蒋耀辉　译，钟燕　审）

# 第 50 章 维生素 K 缺乏

Larry A. Greenbaum

维生素 K 是凝血因子Ⅱ，Ⅶ，Ⅸ和Ⅹ合成所必需的，维生素 K 缺乏可导致严重出血。维生素 K 缺乏症通常会影响婴儿，与摄入不足导致的短暂缺乏有关，或者是影响任何年龄段患者，与因维生素 K 吸收减少有关。轻度维生素 K 缺乏会影响长期骨骼及血管的健康（见第 97.4、474 章）。

## 发病机制

维生素 K 是一组具有共同的萘醌环结构的化合物。叶绿醌，即维生素 $K_1$，来源于多种食物，包括绿叶蔬菜、肝脏、某些豆科植物及含量最高的植物油。在美国，维生素 $K_1$ 用于强化食品并作为一种药物。维生素 $K_2$ 是一组甲基萘醌类的化合物，由肠内细菌产生。有关肠内产生维生素 $K_2$ 的重要性尚不确定。甲基萘醌类也存在于肉类，尤其是肝脏和奶酪。甲基萘醌类用于某些国家的药学研究。

维生素 K 是 γ- 谷氨酰基羧化酶的辅助因子，执行转译后羧基化，由蛋白谷氨酸残基转化为 γ- 羧基谷氨酸酶（Gla）。羧基谷氨酸酶残基可以促进钙的结合，因而羧基谷氨酸酶残基对蛋白质功能而言是必需的。

参与血液凝固 Gla 蛋白包括Ⅱ（凝血酶原），Ⅶ，Ⅸ，Ⅹ因子，在维生素 K 缺乏时减少。维生素 K 缺乏引起蛋白 C 和 S 的减少以抑制血液凝固，蛋白 Z 在血液凝固过程中发挥作用。除各种组织中的蛋白 S 外所有这些蛋白仅在肝脏中合成。

含骨钙的蛋白也参与骨生物学（如骨钙素和蛋白 S）和血管生物学（如基质骨钙蛋白和蛋白 S）。根据骨钙的下降水平，这些蛋白似乎比凝血蛋白对轻度维生素 K 缺乏更为敏感。有证据表明，轻度维生素 K 缺乏可能对长期骨强度和血管健康产生有害影响。

维生素 K 为脂溶性，吸收需要胆盐的参与。维生素 K 在体内储存有限。此外，维生素 K 的循环周期较快，且维生素 K 依赖性凝血因子的半衰期较短。因此，由于摄入不足或吸收不良致维生素 K 供应不足时，维生素 K 缺乏症状可在几周内进展。

新生儿有 3 种形式的维生素 K 缺乏性出血（VKDB）（见第 97.4）。早期 VKDB 曾称为新生儿出血性疾病，发生在 1~14 日龄。早期 VKDB 是由于维生素 K 通过胎盘的转移不够，继发于出生时的维生素 K 低存储。此外，由于新生儿肠道无菌。维生素 $K_2$ 无肠内合成，早发性 VKDB 多发生于母乳喂养的婴儿，由于母乳中维生素 K 的含量较低（配方奶是强化的）。母乳喂养延迟是另一危险因素。

晚发性 VKDB 最常发生在 2~12 周龄，有些病例可发生在生后 6 个月内。几乎所有的病例都是由于母乳中维生素 K 低含量的母乳喂养儿。另一危险因素是维生素 K 吸收不良，如发生在未确诊的囊性纤维化或胆汁淤积性肝病（如胆道闭锁，α1- 抗胰蛋白酶缺乏症）。若不预防维生素 K 缺乏，新生儿发病率可达 4~10/100 000。

新生儿 VKDB 第三种形式发生于出生时或其后不久。继发于母体药物摄入（华法林，苯巴比妥，苯妥英钠）通过胎盘并干扰维生素 K 的功能。

由于脂肪吸收不良导致维生素 K 缺乏性出血可发生于儿童的任何年龄。潜在病因包括胆汁淤积性肝病，胰腺疾病和肠功能紊乱（口炎性腹泻，炎性肠病，短肠综合征）。长期腹泻可导致维生素 K 缺乏症，尤其是母乳喂养的婴儿。如果伴有胰腺功能不全和肝病，囊性纤维化儿童最有可能出现维生素 K 缺乏。

婴儿期，低膳食摄入量不会导致维生素 K 缺乏。然而，摄入不足及使用广谱抗生素消除了肠道产生维生素 $K_2$ 的细菌均导致维生素 K 缺乏。在重症监护病房尤为常见。维生素 K 缺乏症也可发生于接受不含维生素 K 补充的全肠外营养患者。

## ■ 临床表现

早期的 VKDB，出血最常见的部位是胃肠道（GI），黏膜和皮肤，脐带残端及包皮环切术后；颅内出血较少见。严重胃肠道失血需要输血。相比之下，晚期 VKDB 出血最常见的出血部位是颅内，尽管皮肤和胃肠道出血可能是最初表现。颅内出血可引起抽搐，永久性神经系统后遗症，甚至死亡。某些晚期 VKDB 病例，可能是由于黄疸或发育迟滞造成的潜在紊乱所致。年龄较大儿童维生素 K 缺乏可能出现青紫，皮肤黏膜出血，或更严重的其他出血表现。

## ■ 实验室检查

由于维生素 K 缺乏导致患者出血，凝血酶原时间（PT）延长。PT 必须根据患者的年龄来判断，因新生儿期常延长（见第 469 章）。部分凝血活酶时间（PTT）通常延长，但在早期缺乏时可能正常；Ⅶ因子半衰期最短，并且首个受维生素 K 缺乏影响，但单纯的因子Ⅶ缺乏并不影响 PTT。血小板计数和纤维蛋白原正常。

当轻度维生素 K 缺乏时，PT 正常，但以蛋白质羧化不全形式存在的水平不断提高，这些蛋白质通常依赖维生素 K 进行羧基化。这些羧化不全的蛋白质称为维生素 K 缺乏诱导蛋白（PIVKA）。羧化不全因子Ⅱ（PIVKA-Ⅱ）的测定可用于检测轻度维生素 K 缺乏。测量血中维生素 K 水平的意义不大，因为每日的膳食摄入变化极大；因此血中维生素 K 的水平并不总能反映组织的储存水平。

## ■ 诊断及鉴别诊断

诊断是以 PT 延长为依据，在维生素 K 给药后活动性出血可迅速纠正。出血的其他可能原因和 PT 延长包括弥漫性血管内出血（DIC），肝衰竭和凝血因子罕见的遗传性缺陷。DIC，最常继发于败血症，并与血小板减少，低纤维蛋白原和高价 D- 二聚体有关。大多数并发 DIC 的患者血流动力学不稳定，不能及时恢复血容量。严重的肝脏疾病导致凝血因子生成减少，使用维生素 K 后 PT 并不完全恢复正常。伴有遗传性疾病的儿童存在特定凝血因子（Ⅰ、Ⅱ、Ⅴ、Ⅶ、Ⅹ）的缺乏。

香豆素衍生物可以抑制维生素 K 的功能，机制是香豆素衍生物作为 γ- 谷氨酰羧化酶的辅助因子，两者一起阻止维生素 K 的环化从而抑制其活性。出血发生与常用的抗凝血剂华法林过量使用或摄入灭鼠毒药有关，两者包含香豆素衍生物的摄入。大剂量的水杨酸盐也可抑制维生素 K 再生，从而可能导致 PT 延长和临床出血。

## ■ 治　疗

婴儿 VKDB 肠道外给予维生素 K 1mg。PT 在 6h 内缩短，24h 内恢复正常。对于快速恢复的青少年，肠道剂量为 2.5~10mg。除维生素 K 外，病重及危及生命的出血应输注新鲜冰冻血浆，迅速纠正凝血功能障碍。维生素 K 缺乏症儿童由于吸收障碍需要长期口服大剂量维生素 K（每周 2 次，每次 2.5mg 至每天 5mg）。若口服维生素 K 无效时，可能需要肠道外给予维生素 K。

## 预　防

出生后不久通过口服或非肠道维生素 K 给药以早期预防新生儿 VKDB。与此相反，单剂量口服维生素 K 不能阻止晚期 VKDB 的发生。然而，单剂量肌注维生素 K（1mg），除重症患儿吸收不良外，目前在美国的实施几乎普遍有效。肌肉注射维生素 K 可产生存储效应而加强维生素 K 的效果。没有证据显示出生时肠外给予维生素 K 和恶性肿瘤的后期进展有关。

分娩前中断药物摄入可以预防由于母源性药物导致的 VKDB。如果不能停药，母亲服用维生素 K 可能有帮助。此外，新生儿应在出生后立即从肠道外途径给予维生素 K。如果肠道外给予维生素 K 不能迅速纠正凝血功能障碍，应该输注新鲜冰冻血浆。

维生素 K 吸收不良高风险的儿童应补充维生素 K 并定期监测 PT。

## 参考书目

参考书目请参见光盘。

（钟燕　译，钟燕　审）

# 第 51 章

# 微量元素缺乏

Larry A. Greenbaum

微量营养素包括维生素（见 45~50 章）和微量元素。微量元素是指占体重百分比小于 0.01% 的元素。微量元素具有人体必需的多种功能（表 51–1 请参见光盘）。除了铁缺乏，微量元素缺乏（表 51–1）在发达国家罕见，但某些微量元素缺乏（如碘，锌，硒）在一些发展中国家是重要的公共卫生问题。因为低营养需求和供应充足，某些微量元素缺乏在人类中极罕见，通常发生在进食不含足够特定微量元素的饮食或长期全肠外营养患者。微量元素缺乏也可发生在短肠或吸收不良儿童。微量元素过量摄入（表 51–1）罕见，可能会由于环境暴露或过度补充营养品而发生。

补充内容请参见光盘。

（钟燕　译，钟燕　审）

# 第 7 部分　体液的病理生理与液体治疗

## 第 52 章
## 电解质和酸碱平衡紊乱

Larry A. Greenbaum

### 52.1　体液的组成

Larry A. Greenbaum

#### 人体总液量

水是人体中含量最高的成分。人体总液量（TBW）所占体重的比例随年龄不同而变化（网络图 52-1 见光盘）。胎儿 TBW 非常高，足月儿 TWB 会降至出生体重的 75%。早产儿的 TBW 比足月儿更高。在出生后的第 1 年内，TBW 会降至体重的 60%，并基本保持这一水平直至青春期。青春期时，女性的脂肪含量多于男性，而男性的肌肉多于女性。由于脂肪含水量低，肌肉的含水量高，所以至青春末期，男性的 TBW 占体重的 60% 而女性的 TBW 则降至体重的 50%。超重儿童由于脂肪含量高会使体重中 TBW 的部分降低。脱水时，TBW 下降并且所占体重的比例更小。

本章更多相关内容请参见光盘。

### 52.2　渗透压和容量调节

Larry A. Greenbaum

血浆渗透压和血容量的调节是由独立的液体平衡系统控制的，这就决定了渗透压和钠平衡，进而决定了容量状态。正常渗透压的维持依赖于液体平衡控制。容量状态控制取决于钠平衡的调节。当血容量不足时，它优先于渗透压调节，保持水容量有利于血容量的维持。

本章更多相关内容请参见光盘。

### 52.3　钠

Larry A. Greenbaum

#### 钠代谢

##### 体内含量及其生理功能

钠是细胞外液主要的阳离子（网络图 52-3 见光盘），并是细胞外渗透压的主要决定因素。因此钠对维持血容量非常重要。小于 3% 的钠存在于细胞内；体内总钠的 40% 以上存在于骨骼中；剩下的存在于组织间质及血管内。细胞内的钠浓度约为 10mEq/L，由 $Na^+$-$K^+$-ATP 酶维持，可实现细胞内钠离子与细胞外钾离子的交换。

##### 摄　入

儿童的饮食决定了钠的摄入量，在年龄较大的儿童中主要由文化习俗决定。对盐有需求的儿童较少见，除非有潜在的耗盐性肾病或肾上腺皮质功能不全。美国儿童往往有非常高的钠摄入量，因为他们的饮食中包括了大量的“垃圾”食品或快餐。婴儿从母乳（≈ 7mEq/L）和奶粉（7~13mEq/L，20 卡 / 盎司的奶粉 1 盎司 ≈ 0.03kg，1kal ≈ 4.186J）中获得钠。美国卫生与人群服务部门正考虑推荐成人和儿童低钠盐摄入的限制量。2005—2006 年，年龄≥ 2 岁者的每日平均钠摄入量为 3436mg/d。目前推荐钠摄入量不超过 2500mg/d。

钠在胃肠道中被快速吸收。盐皮质激素增加了钠转运至体内，尽管其临床意义有限。葡萄糖的存在增强了共同转运体作用下的钠吸收。这也是口服补液盐包含钠和葡萄糖的原因（见第 332 章）。

##### 排　出

钠可从粪便和汗液中排出，但肾脏可调节钠平衡，也是钠排出的主要部位。部分钠从大便中排泄，但排出量最少，除非存在腹泻。通常情况下，汗液含有 5~40mEq/L 的钠。汗液中的钠浓度会在囊性纤维化、醛固酮缺乏或假性低醛固酮症儿童中增高。这些情况下，较多的汗液丢失可能导致或促成钠耗竭。

钠在电解质中较独特，因为是水平衡而不是钠平衡决定了它的浓度。当钠离子浓度增高时，随之升高的血浆渗透压会引起口渴和 ADH 分泌增加，进而促使肾脏对水的潴留。这两种机制增加了体内的含水量，并使钠离子浓度恢复正常。低钠血症时，血浆渗透压下降，ADH 停止分泌，随后肾排水增加而使钠离子浓度升高。尽管水平衡通常由渗透压调节，但血容量不足会刺激口渴和 ADH 分泌，促使肾脏保水。血容量不足优先于渗透压调节，即使患者有低钠血症，血容量不足也会刺激 ADH 分泌。

肾脏排钠不受血浆渗透压调节。患者的有效血浆容量决定了尿中的钠含量。并通过各种机制调节，包括肾素 - 血管紧张素 - 醛固酮系统和肾内机制。低钠血症或高钠血症时，潜在的病理生理过程决定了尿钠含量，而不是血清钠浓度。

## 高钠血症

高钠血症是钠离子浓度 >145mEq/L，虽然有时被定义为 >150mEq/L。轻度高钠血症在儿童中相当常见，尤其是在婴幼儿胃肠炎时。住院患者的高钠血症可能是医源性的，也可能是水摄入不足或钠摄入过多。中度或重度高钠血症死亡率高，这是由于潜在的疾病、中枢性高钠血症及过快纠正所导致。

### 病因及病理生理学

高钠血症有 3 个基本机制（表 52–1）。钠中毒多是医源性的，通常是为纠正代谢性酸中毒用碳酸氢钠治疗后的结果。小苏打，家庭常备用来缓解胃部不适，是碳酸氢钠的另一个来源；高钠血症常伴随重度代谢性碱中毒。醛固酮增多症时，因肾脏钠潴留而导致高血压，而此高钠血症通常是轻度的。

经典的失水性高钠血症的病因是肾性和中枢性尿崩症（见第 524、552 章）。尿崩症时，在患者无法饮水或因为年龄小、神经功能受损、呕吐、食欲缺乏而摄水不足时，高钠血症可能加重。婴儿因为无法控制自己的饮水量而成为高钠血症的高危人群。中枢性尿崩症和遗传性肾性尿崩症通常会导致大量的尿液丢失和尿液稀释。若是继发性的肾性尿崩症（尿路梗阻、肾发育不良、镰状细胞性贫血），水的丢失量不会太大，且尿液常与血浆渗透压相同。

另一个失水的原因是水丢失和摄入之间的失衡。新生儿，特别是早产儿，对失水高度不敏感。如果婴儿被放置于辐射保暖台或者因高胆红素血症而使用光疗时，失水会进一步增加。出生时肾浓缩机制还未成熟，更易出现额外的失水。初产母亲的母乳喂养不足可引起严重的高钠性脱水。渴感缺乏即无口渴感，通常继发于下丘脑损伤，如外伤、肿瘤、脑积水或组织细胞增生症。原发性渴感缺乏是罕见的。

当高钠血症发生在水钠丢失的情况下时，失水会多于失钠。发生这种情况通常是患者无法摄取足够的水分。腹泻会同时出现失水和失钠。因为腹泻是低渗性的——通常钠离子浓度是 35~65mEq/L——失水会超过失钠，并导致高钠血症。多数肠胃炎患儿无高钠血

**表 52–1　高钠血症的病因**

| |
|---|
| 钠离子过量 |
| 　不恰当的混合配方药 |
| 　过量的碳酸氢钠 |
| 　摄入海水或氯化钠 |
| 　人为的盐中毒（儿童滥用盐导致的 Munchausen 综合征） |
| 　静脉输入高张生理盐水 |
| 　醛固酮增多症 |
| 水缺乏 |
| 　肾性尿崩症 |
| 　　获得性 |
| 　　X 连锁（MIM 304800） |
| 　　常染色体隐性遗传（MIM 222000） |
| 　　常染色体显性遗传（MIM 125800） |
| 　中枢性尿崩症 |
| 　　获得性 |
| 　　常染色体隐性遗传（MIM 125700） |
| 　　常染色体显性遗传（MIM 125700） |
| 　　Wolfram 综合征（MIM 222300/598500） |
| 　未感知的丢失增加 |
| 　　早产儿 |
| 　　辐射加温器 |
| 　　光疗 |
| 　摄入不足 |
| 　　无效的母乳喂养 |
| 　　幼儿忽视或滥用 |
| 　　不渴症（渴感缺乏） |
| 水和钠离子不足 |
| 　胃肠道丢失 |
| 　　腹泻 |
| 　　呕吐或胃肠道减压 |
| 　　渗透性泻药（乳果糖） |
| 　皮肤丢失 |
| 　　烧伤 |
| 　　出汗过多 |
| 　肾脏丢失 |
| 　　渗透性利尿剂（甘露醇） |
| 　　糖尿病 |
| 　　慢性肾病（发育异常或尿路梗阻） |
| 　　急性肾小管坏死的多尿期 |
| 　梗阻后利尿 |

MIM：人类孟德尔遗传数据库序号（http://www3.ncbi.nlm.nih.gov/Omim/）

症，因为他们饮入了足够的低渗液体以弥补粪便中流失的水分（见第 332 章）。液体，如水、果汁和配方奶比粪便中流失的液体更低渗，可纠正失水甚至可引起低钠血症。而因呕吐、无法饮水或食欲缺乏导致摄水量不足的腹泻患儿最有可能发生高钠血症。

渗透剂，包括甘露醇，糖尿病时的葡萄糖，会导致过量的肾性水钠丢失。因为尿液是低渗的——钠离子浓度为 50mEq/L——使用渗透性利尿剂时失水会超过失钠，而如果水的摄入量不足可能会出现高钠血症。某些慢性肾脏疾病，如肾发育不良和尿路梗阻，都与肾小管功能障碍有关，并使水钠丢失过多。有此类疾病的患儿会有异常的水分丢失，并存在高钠性脱水的风险，尤其是合并胃肠炎时。类似的机制也可见于急性肾小管坏死的多尿期和尿路梗阻缓解后（去梗阻后利尿）。有上述任一情况的患者可能由于肾小管功能障碍而出现尿素丢失而致的渗透性利尿和保水功能不全。

## 临床表现

大部分高钠血症患儿有脱水及典型的临床症状、体征（见第 54 章）。高钠性脱水患儿倾向于能更好地维持血容量，因为水会从细胞内液转移至细胞外液。这种转移可维持血压和尿量，并使高钠血症的婴幼儿的最初症状不明显，而在发现及就诊时脱水情况可能已加重。母乳喂养的婴儿高钠血症常呈重度脱水，并有生长发育迟缓。由于细胞内的水分丢失，高钠血症婴儿的腹部皮肤脱水后捏起来常有“面团”感。

高钠血症，即使不伴有脱水，也会引起中枢神经系统（CNS）症状，往往与钠离子浓度的升高程度及增加的敏感度相对应。患者烦躁，坐立不安，虚弱和嗜睡。有些婴儿会有高调的哭声及过度通气。患者即使有恶心也会感到非常口渴，这需要警惕。高钠血症也可引起发热，但有很多其他的潜在因素也会促使发热。高钠血症与高血糖症和轻度低钙血症也有关，这一机制目前尚不清楚。除了脱水的后遗症，高钠血症对大脑外的其他器官或组织没有明确的直接影响。

脑出血是高钠血症最严重的并发症。由于细胞外渗透压的增加，水会从脑细胞内移出，导致脑内液体量减少。脑体积的缩小，大脑在颅骨和脑膜之间移动时会导致脑静脉和桥接血管撕裂。患者可有蛛网膜下腔、硬膜下及脑实质出血。惊厥发作和昏迷是脑出血后可能出现的后遗症，但是惊厥发作在高钠血症纠正时较常见。严重高钠血症的婴儿脑脊液（CSF）中的蛋白质常有升高，可能是因受损血管渗漏所致。新生儿，尤其是早产儿，似乎特别容易出现钠摄入过量而发生高钠血症。快速或高渗性碳酸氢钠输入与新生儿脑室出血的进展有相关性。尽管脑桥中央髓鞘溶解（CPM）通常与低钠血症的过快纠正有关，但是 CPM 和脑桥外髓鞘破坏均可出现在高钠血症患儿中。血栓性并发症常见于严重的高钠性脱水；包括中风，静脉窦血栓形成，末梢血栓形成，肾静脉血栓形成，脱水引起的血液高凝状态可能与高钠血症有关。

## 诊 断

通常可以从病史中得到高钠血症的病因。水分丢失所致的高钠血症只有在无法获得水或不能饮水的患者中出现。在没有脱水的情况下，询问钠摄入量是非常重要的。钠摄入过量的孩子没有脱水迹象需排除其他情况。严重的钠中毒会出现容量负荷过重的表现，如肺水肿和体重增加。盐中毒与升高的钠离子排出分数相关，而高钠性脱水会引起钠排出分数降低。醛固酮增多症时，高钠血症通常是轻度或不存在的，并与水肿、高血压、低血钾、代谢性碱中毒有关。

单纯失水时，血容量不足的最初征象通常不太严重，因为大部分是细胞内液丢失。当单纯失水引起脱水时，高钠血症和失水通常是严重的。肾性失水的患儿，无论是中枢性或肾性尿崩症，尿液会被不适当地稀释且尿量无减少。如果是因肾外因素或摄入不足所致的失水，尿液会被浓缩且尿量减少。肾外因素的失水，尿渗透压应 >1 000mOsm/kg。当怀疑尿崩症时，可以通过 ADH 检测和尿浓缩试验来评估，包括去氨加压素醋酸试验（ADH 合成类似物）来鉴别肾性尿崩症和中枢性尿崩症（见第 552.1）。如果患者同时有高钠血症和不良浓缩尿的记录（渗透压比血浆低），可不必进行尿浓缩试验。中枢性尿崩症患儿，使用去氨加压素醋酸后会使尿渗透压高于血浆渗透压，虽然最大渗透压不会立即因为肾髓质渗透压的下降而出现，这是长期缺乏 ADH 的原因。肾性尿崩症患儿对醋酸去氨加压素试验是无反应的。

随着水钠的丢失，尿液分析可用来鉴别肾性和非肾性因素。肾外丢失时，肾脏会应对血容量不足，出现尿量减少、尿液浓缩和钠潴留（尿钠 < 20mEq/L，钠 < 1% 的排泄分数）。肾性丢失时，尿量不会减少，也无法最大限度地浓缩，尿钠还会不适当地升高。

## 治 疗

随着高钠血症的进展，大脑会产生未知的渗透物来增加细胞内渗透压并防止大脑内水分的丢失。这一机制不是瞬间的，并随血钠逐渐变化而凸显。如果血清钠浓度急剧降低，水会从血清转移进入脑细胞以平

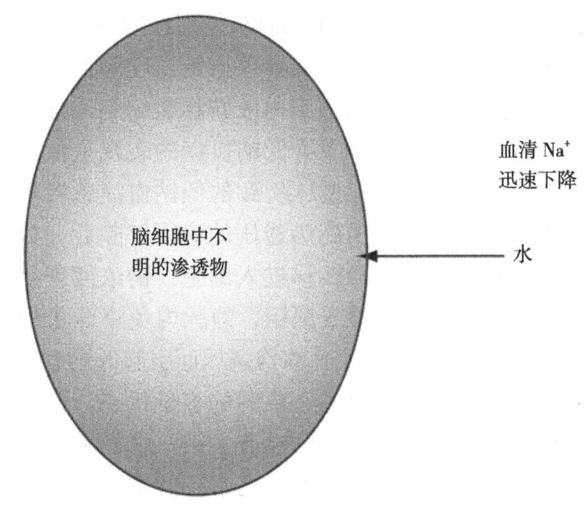


**图 52-1**　纠正高钠血症时脑水肿的机制。高钠血症治疗的过程中血清钠浓度快速降低导致水移动进入脑细胞，导致脑水肿。脑细胞中不明的渗透物导致出现渗透压梯度

衡这 2 个空间的渗透压浓度（图 52-1）。结果会出现的脑细胞肿胀而导致惊厥或昏迷。

由于相关的危险性，高钠血症不应被快速纠正。我们的目标是每 24h 降低血钠浓度 <12mEq/L，即速度为 0.5mEq/（L·h）。纠正中度或重度高钠血症的最重要的是严密监测血钠值，从而调整液体疗法以确保纠正的适度，不能太慢也不能太快。如果患儿出现继发于快速纠正高钠后脑水肿所致的抽搐，应停止输入低渗液体。输入 3% 的盐水的可以快速升高血钠浓度，扭转脑水肿。

在高钠性脱水的患儿中，同任何脱水一样，首要任务是用等渗液体恢复血容量（见第 54 章）。生理盐水要优于乳酸林格氏液，因为后者更低的钠浓度可导致血清钠快速降低，尤其是快速注射多种液体时。生理盐水（10~20mL/kg）的重复推注可用于治疗低血压，心动过速，低灌注（外周血管搏动，毛细血管再充盈时间；见第 54、64 章）。

补液的钠离子浓度，输液的速度，及水分的继续丢失量决定了钠浓度下降的速率。下面的公式常被用于计算水分丢失：水丢失 = 体重 ×0.6（1-145/［目前的 $Na^+$ 含量］）

这一计算方式相当于当实际钠含量超过 145mEq 时每 mEq 每 kg 丢失水 3~4mL。但此类公式的效用从未在临床实践中被证实。大多数患者的高钠性脱水可以用生理盐水一半的钠离子浓度纠正，但补液速度只能比维持液快 20%~30%。使用此浓度可防止过度的水分转移和过快的血钠水平下降。单纯失水的患者可能需要更多的低渗液体（0.2% 生理盐水）。过量的水钠丢失也可能需要液体置换。如果出现血容量不足的体征或症状，患者还需要额外快速推注等渗盐水。可以通过调整患者的输液速度和液体的钠离子浓度调节血清钠浓度的下降速率，从而避免了高钠血症被过快的纠正。许多由于胃肠炎所致的轻中度高钠性脱水可给予口服补液治疗（见第 332 章）。

急性、严重的高钠血症，常继发于钠输入后。这种高钠血症可以被更迅速地纠正，因为未知的渗透物质还没有足够的时间累积。这一情况减少了过快纠正高钠血症的危险相关的高发病率和死亡率。严重的高钠血症，并且是由于钠中毒所致的情况，不可能避免输入足量的水以迅速纠正高钠血症而不出现容量超负荷。在这种情况下，腹膜透析可除去过量的钠。这要求透析液有高糖浓度和低钠浓度。在不太严重的情况下，袢利尿剂有助于除去过量的钠和水，降低容量超负荷的危险。而存在钠负荷的高钠血症可用无钠静脉注射液治疗 [5% 葡萄糖溶液（D5W）]。

高钠血症并发的高血糖通常不严重，也不需要胰岛素治疗，因为血糖的急速下降可降低血浆渗透压从而导致脑水肿。静脉葡萄糖溶液的浓度很少必须降低（从 D5W 到 D2.5W）。根据需要可治疗继发性低钙血症。

如果可能的话，处理高钠血症的致病原因是很重要的。中枢性尿崩症患儿应接受醋酸去氨加压素治疗。因为这样可以减少水从肾脏排出，同时必须避免摄入过多的水，从而防止高钠血症的过快纠正和低钠血症的发生。从长远来看，减少钠的摄入和药物的使用可以一定程度上改善肾性尿崩症的水丢失（见第 524 章）。用饲管治疗的患儿的每日饮水量可能需要增加以弥补水的高消耗量。若有明显持续水分丢失的情况，如腹泻，就需要补充水分和电解质（见第 53 章）。如果钠的摄入导致了高钠血症则需要减少钠的摄入量。

## 低钠血症

低钠血症，是住院患者中十分常见的电解质紊乱，定义为钠离子浓度 <135mEq/L。体内总钠量和 TBW 决定了血钠浓度。当水对钠的比例升高时就会出现低钠血症。这可以出现在体内钠含量降低，正常或升高的情况下。同样，也可出现在体内含水量降低、正常或升高的情况下。

### 病因和病理生理学

低钠血症的原因见表 52-2 。假性低钠血症是一个实验室误差，在血浆中含有非常高浓度的蛋白质（多发性骨髓瘤、静脉注射免疫球蛋白）或脂质（三酰甘油血症、高胆固醇血症）时出现。使用直接的离子选择性电极来检测未稀释血浆中的钠浓度时，即动脉血气测量技术，这种情况就不会发生。真正的低钠血症时，

**表 52-2 低钠血症的病因**

| |
|---|
| 假性低钠血症 |
| 　高渗透压 |
| 　　高血糖 |
| 　　医源性（甘露醇，蔗糖） |
| 　　血容量减少的低钠血症 |
| 肾外丢失 |
| 　胃肠道（呕吐、腹泻） |
| 　皮肤（汗液、烧伤） |
| 　（第三间隙丢失） |
| 肾脏丢失 |
| 　噻嗪类或袢利尿剂 |
| 　渗透性利尿 |
| 　梗阻后利尿 |
| 　急性肾小管坏死的多尿期 |
| 　青少年肾病（MIM 256100/606966/602088/604387/611498） |
| 　常染色体隐性多囊性肾病（MIM 263200） |
| 　肾小管间质性肾炎 |
| 　梗阻性尿路病 |
| 　中枢性失盐 |
| 　近端肾小管性酸中毒（Ⅱ型） |
| 　醛固酮效用缺乏（高钾离子） |
| 　　醛固酮缺乏[如，21- 羟化酶缺乏症（MIM 201910）] |
| 　　假性醛固酮减少症Ⅰ型（MIM 264350 和 177735） |
| 　　尿路梗阻和（或）感染 |
| 正常容量性低钠血症 |
| 　抗利尿素分泌异常症 |
| 　肾源性抗利尿素分泌异常症（MIM 304800） |
| 　醋酸去氨加压素 |
| 　糖皮质激素缺乏 |
| 　甲状腺功能减退 |
| 　水中毒 |
| 　　医源性（过量输入低张静脉液体） |
| 　　过量含水物喂养婴儿 |
| 　　游泳课 |
| 　　自来水灌肠 |
| 　　儿童滥用 |
| 　　精神性烦渴 |
| 　　奶粉稀释 |
| 　　马拉松跑时饮水过量 |
| 　　啤酒狂饮 |
| 高容量性低钠血症 |
| 　充血性心力衰竭 |
| 　肝硬化 |
| 　肾病综合征 |
| 　肾衰竭 |
| 　败血症所致的毛细血管漏 |
| 　胃肠道疾病导致的低白蛋白血症（蛋白丢失性肠病） |

* 大部分近端肾小管性酸中毒不是因为原发性先天性疾病。而常常是 Fanconi 综合征的一部分，因为此病是多因素的

MIM：人类孟德尔遗传数据库序号（http://www3.ncbi.nlm.nih.gov/Omim/）

渗透压的检测值是低的，而假性低钠血症时是正常的。高渗透压时，如高血糖，会导致血钠浓度降低，因为水会顺着渗透压梯度从细胞内液转移至细胞外液，稀释了钠的浓度。然而，因为低钠血症的表现是低血浆渗透压所致，所以高渗透压所致的低钠血症患者不会有低钠血症的症状。当高渗透压的病因解除后，如糖尿病的高血糖，水又会转移进入细胞，钠浓度恢复到其“真实”值。甘露醇或蔗糖，静脉内免疫球蛋白制剂的成分，都可能导致高血浆渗透压而引起低钠血症。

低钠血症的分类是基于患者的容量状态。低容量性低钠血症时，患儿体内已经有失钠。水平衡可以是正向或负向的，但失钠要多于失水。低钠血症的发病机制通常是失钠同时保水来弥补血容量不足。患者病理性的液体丢失量增加，并且该液体中含有钠。大部分丢失的液体中钠离子浓度较低，且低于血浆。一般病毒性腹泻液的钠离子为 50mEq/L，50mEq/L 钠离子浓度的腹泻置换液配制后也只有约 10mEq/L 的钠离子浓度，更减少了钠离子浓度。血容量不足也影响了肾脏排水，体内的惯性机制是防止低钠血症。容量不足会刺激 ADH 合成，导致肾脏贮水。容量不足也降低了 GFR 并增加了近端小管对水的重吸收，因此减少了到集合管的输水量。

胃肠炎所致的腹泻是儿童中低容量性低钠血症最常见的病因。如果患者摄入低渗性液体，无论是静脉注射或肠内给予，呕吐都会引起低钠血症。而多数呕吐患者会有正常的钠离子浓度或高钠血症。烧伤会引起大量等渗液体丢失并导致血容量不足。如果给患者输入低渗液体会加重低钠血症。在囊性纤维化，醛固酮缺乏或假性醛固酮减少症的患儿中，汗液中的钠丢失量会特别高，但高丢失量也会仅出现在天气炎热时。第三间隙的丢失是等渗性的并可能导致显著的血容量减少，从而产生 ADH 和水潴留，如果给患者输入低渗性液体就会引起低钠血症。在因肾外钠丢失所致的血容量减少的疾病中，尿钠水平降低（< 10mEq/L）是肾脏反应的一部分，以此维持血容量。唯一例外的是同时导致肾外及肾内钠丢失的疾病：肾上腺皮质功能减退和假性醛固酮减少症。

肾钠丢失可能发生在各种情况下。在某些情况下，当尿钠浓度 >140mEq/L；在没有任何液体摄入时可能会出现低钠血症。多数情况下，尿钠浓度是低于血清的；因此，摄入低渗液体才会出现低钠血症。在与尿钠丢失相关的疾病中，虽然血容量不足，但尿钠浓度可 >20 mEq/L。如果尿钠丢失不再发生且停用利尿剂后，这种情况可能不会发生。因为袢利尿剂会防止肾髓质高渗透性的发生，尿液既不能被稀释也不能被浓

缩。无法最大限度地保留水分为防止严重的低钠血症提供了一些保护。噻嗪类利尿剂可浓缩尿液，发生严重低钠血症的风险更高。渗透性利尿剂，如糖尿病酮症酸中毒时的葡萄糖，会引起水钠同时丢失。肾衰竭的过程中积累的尿素会成为尿路梗阻缓解后及急性肾小管坏死多尿期的渗透性利尿剂。短暂的肾小管损害在这些条件下会进一步减少钠潴留。在这些情况下的血钠浓度取决于用来代替损失液体的钠浓度。当输入液体相对于尿液是低渗时则会出现低钠血症。

肾性失盐发生于遗传性肾脏疾病，如幼年性肾病和常染色体隐性遗传性多囊肾病。尿路梗阻，最常见于后尿道瓣膜，会产生盐的耗损，但患者由于尿浓缩功能损伤及大量失水会出现高钠血症。获得性肾小管间质性肾炎，常继发于药物或感染，可能导致盐的损耗，并伴随其他肾小管功能障碍。中枢神经系统损伤可能会产生中枢性失盐，理论上是由于产生利钠肽而导致肾脏失盐。Ⅱ型肾小管酸中毒（RTA）常与 Fanconi 综合征（见第 523 章）相关，可增加尿液中钠和碳酸氢盐的排出。Fanconi 综合征患者也有糖尿，氨基酸尿和由于肾性磷酸盐丢失所致的低磷酸盐血症。

醛固酮对于肾脏钠潴留及钾和酸的排泄是必要的。先天性肾上腺皮质增生症是由于 21 – 羟化酶缺缺乏导致醛固酮缺乏，从而产生低钠血症，高钾血症和代谢性酸中毒。假性醛固酮减少症时，醛固酮水平升高，但由于钠通道缺损或缺少醛固酮受体而无任何效应。肾小管对醛固酮无反应可能发生于儿童尿路梗阻，尤其是急性尿路感染时。

高容量性低钠血症，存在过量的 TBW 和钠，但是水潴留多于钠。在多数导致高容量性低钠血症的情况下，由于第三间隙的液体丢失、血管舒张或心输出量减少，有效血容量会降低。调节系统会感知有效血容量不足，并试图通过保水保钠来纠正。ADH 使肾脏水潴留，而肾脏在醛固酮和其他肾内机制的作用下会保钠。由于水的摄入量超过钠的摄入量，且 ADH 阻止了多余的正常水分的丢失，患者的钠浓度会降低。

在这些情况下，尿钠浓度降低（<10mEq/L），TBW 和钠均过量。唯一的例外是患者有肾衰竭合并低钠血症。这些患者的血容量扩张，因此低钠血症可抑制 ADH 分泌。因为尿量很少，水无法排出体外。血钠是由于水的吸收而稀释。由于肾功能障碍，尿钠浓度可升高，但极低的尿量使尿钠的排出量无法跟上钠的摄入量，从而导致钠超负荷。肾衰竭时的尿钠浓度是不同的。急性肾小球肾炎时，因为不影响肾小管，尿钠浓度通常较低，而急性肾小管坏死时，由于肾小管功能异常尿钠浓度会升高。

低钠血症患者若无血容量过多或不足的依据则为等容量性低钠血症。这些患者的 TBW 过量且体内钠总量轻度下降。其中一些会有体重增加，提示可能有容量超负荷。然而，从临床角度而言，他们通常表现正常或有细微的液体超负荷征象。

在 SIADH 中，低血浆渗透压或血容量扩张不会抑制 ADH 分泌（见第 553 章），其结果是 SIADH 患儿无法排水，这导致了血钠稀释和低钠血症。由于水潴留使细胞外液量增加从而导致血容量轻度增加，肾脏会增加钠的排出以使血容量降至正常，因此，患者体内钠含量轻度下降。SIADH 通常见于中枢神经系统异常（感染、出血、外伤、肿瘤、血栓形成），但肺部疾病（感染、哮喘、正压通气）和恶性肿瘤（ADH 分泌）也是潜在的诱因。多种药物也可引起 SIADH，包括滥用二亚甲基双氧安非他明（MDMA 或“摇头丸”），阿片类药物，抗癫痫药（卡马西平、奥卡西平、丙戊酸钠），三环类抗抑郁药，长春新碱，环磷酰胺及选择性五羟色胺再摄取抑制剂。SIADH 的诊断是排除性的，因为必须排除低钠血症的其他原因（表 52–3）。因为 SIADH 处于血容量扩张状态，低血清尿酸和尿素氮水平可支持此诊断。

一种罕见的肾脏 ADH 受体功能获得性突变会导致肾源性抗利尿激素分泌异常综合征。患有这种 X 连锁疾病似乎有 SIADH 但 ADH 检测不到。

住院患者的低钠血症往往是 ADH 分泌异常和低渗性静脉输液所致。ADH 分泌异常的原因包括压力，药物如镇静剂或麻醉剂，恶心及呼吸系统疾病。ADH，醋酸去氨加压素的合成类似物会使水潴留，如果液体摄入没有恰当的限制可能引起低钠血症。醋酸去氨加压素主要用于治疗儿童中枢性尿崩症和夜间遗尿症。

过量水分摄入可导致低钠血症。在这些情况下，钠离子浓度下降是稀释的结果。这样可抑制 ADH 分

**表 52–3　抗利尿激素分泌异常综合征的诊断标准**

| |
|---|
| 缺乏 |
| 　肾脏、肾上腺或甲状腺的缺陷 |
| 　心力衰竭、肾病综合征或肝硬化 |
| 　利尿剂摄入 |
| 　脱水 |
| 尿液渗透压 > 100mOsm/kg（通常 > 血清水平） |
| 血清渗透压 < 280mOsm/kg 且血钠浓度 < 135mEq/L |
| 尿钠 > 30mEq/L |
| 　“钠丢失”逆转及摄水量限制后的低钠血症纠正 |

泌，并通过肾脏出现明显的水利尿。只有水的摄入量超过肾脏的排水能力才会出现低钠血症。这种情况更多发生于婴儿，因为其较低的 GFR 限制了水的排出。在某些情况下，水中毒可引起急性低钠血症，这是由于急性的大量水负荷所致。这种水的超负荷包括婴儿游泳，不恰当地使用低渗静脉输液，水灌肠，以强迫饮水虐待儿童。慢性低钠血症通常发生在有水摄入但限制钠和蛋白质摄入的儿童中。通常最低尿液渗透压约为 50mOsm/kg，因此只要有足够的溶质摄入以达到 50mOsm 尿液，肾脏就可排出 1L 水。因为钠和尿素（蛋白质的分解产物）是主要的尿液溶质，缺少钠和蛋白质摄入可减少水的排出。用稀释的配方奶喂养或其他不恰当的饮食会出现这种情况。靠啤酒生存者，由于钠和蛋白质的极度缺乏，会因无法排出超负荷水量而出现低钠血症（“啤酒狂”）。

糖皮质激素缺乏症或甲状腺功能减退的低钠血症的发病机制尚不完全清楚。已知肾脏会异常的保水，但确切机制尚不清楚。

## 临床表现

低钠血症会使细胞外液的渗透压降低。因为细胞内具有较高的渗透压，水会从细胞外液转移至细胞内液，从而保持渗透压平衡。细胞内水分的增加会使细胞肿胀。虽然细胞肿胀对大多数组织无太大影响，但对大脑是有危险性的，因为颅骨是密闭的。脑细胞水肿，颅内压会增高，从而影响脑血流。急性，严重的低钠血症可引起脑干脑疝和呼吸暂停；此时呼吸支持往往是必要的。脑细胞肿胀会导致大部分低钠血症的症状出现。其神经系统症状包括食欲缺乏、恶心、呕吐、全身乏力、嗜睡、意识模糊、情绪激动、头痛、抽搐、昏迷及反射减弱。患者可出现体温过低和潮式呼吸。低钠血症可引起肌肉痉挛和无力，水中毒会出现横纹肌溶解症。

低钠血症的症状大多是由于细胞外渗透压降低并由此使水顺浓度梯度进入细胞内液所致。如果低钠血症逐步出现，可明显避免脑水肿，因为脑细胞可通过降低细胞内的渗透压来适应细胞外渗透压的降低。这种降低主要是由细胞内离子（钾、氯化物）和各种有机小分子的排出来实现。这个过程可以解释为什么低钠血症的症状与血钠水平和其下降速度均有关。慢性低钠血症患者，当血钠水平为 110mEq/L 时，可能只有轻微神经系统异常，但另一位患者由于血钠水平从 140mEq/L 急速下降至 125mEq/L，可能会出现惊厥发作。

## 诊 断

病过病史询问通常可了解低钠血症可能的病因。多数低钠血症患者有血容量不足的病史。腹泻和利尿剂的使用是儿童常见的低钠血症的原因。多尿可能合并遗尿和（或）对盐的需求是儿童原发性肾脏疾病或醛固酮缺乏的表现。儿童还可有提示甲状腺功能低下或肾上腺皮质功能不全的症状或体征（见第 559 章和 569 章）。脑损伤可能会增加 SIADH 发生或中枢性失盐的可能性，需要提醒的是 SIADH 更多见。肝病、肾病综合征、肾衰竭或充血性心脏衰竭可以是急性或慢性的，故应注意收集患者的病史包括液体摄入量，静脉或肠内给予的，还要仔细注意水、钠和蛋白质的摄入量。

在诊断过程中，常常第一步是确定血浆渗透压，因为一些患者虽有低血钠但渗透压并不低。低钠血症的临床表现继发于相应的低渗透压，如果没有低渗透压，水就不会进入细胞内液。

低钠血症患者可有低的、正常的或高的血浆渗透压。低钠血症合并正常的渗透压见于假性低钠血症。小儿血糖或另一种有效渗透物质（甘露醇）浓度的升高会出现高血浆渗透压合并低钠血症。出现低渗透压常提示“真”低钠血症。低渗透压患者有出现神经系统症状的危险，需要进一步评估以确定低钠血症的病因。

在某些情况下，血浆渗透压正常或升高也会出现真性低钠血症。无效的渗透物质存在时，最常见的是尿素，会增加血浆渗透压，但由于与细胞内液的浓度相同，这些物质不会导致水移向细胞外液。血钠没有被水稀释，因此如果无效渗透物被清除，那么水和钠的浓度保持不变。最重要的是，低钠血症时无效渗透物不能预防脑水肿的发生。因此，尽管由于尿毒症会有正常或升高的渗透压，患者还是可以有低钠血症的症状。

在真性低钠血症患者中，诊断的下一步是临床上评估容量状态。低钠血症患者可以是低容量性、高容量性或等容量性的。血容量不足的诊断是基于发现有脱水的症状（见第 54 章），但轻度血容量不足的临床表现可能不明显。轻度血容量不足时，快速推注液体会使尿液渗透压下降及血钠浓度升高。高容量的患儿在体检时会发现有水肿。他们可能有腹水、肺水肿、胸腔积液或高血压。

低容量性低钠血症可有肾性或非肾性原因。尿钠浓度对鉴别肾性和非肾性的病因是非常有用的。当存在非肾性失钠且肾脏功能正常，会出现肾脏钠潴留，以正常的内稳态应对血容量不足。因此，尿钠浓度降低，通常 <10mEq/L，但是新生儿的钠浓度反应较慢。当存在肾性失钠的病因时，尿钠浓度 >20mEq/L，反映了肾脏钠潴留的缺失。尿钠水平的合理解释与利尿剂治疗是具有挑战性的，因为尿钠在使用利尿剂的同时会升高，但利尿剂作用消失后会降低。只有当利尿剂使用情况不详时这会成为一个问题。如果存在代谢性碱中毒；尿氯离子浓度，尿钠浓度是无用的，此时应使用尿氯化物浓度代替（见第 52.7 章）。

低容量性低钠血症的非肾性病因通常可以从病史中获得。虽然鉴别肾性病因更具挑战性，其中高血钾浓度与醛固酮缺乏或存在无效醛固酮所致的失钠有关。

在高容量性低钠血症患者中，尿钠浓度是一个有用的参数，通常 <10mEq/L，但肾衰竭患者例外。

## 治　疗

低钠血症的治疗要基于具体病因的病理生理学情况。各种病因的治疗需要谨慎准确地监测血清钠浓度并避免过快纠正至正常。患者若有严重的症状（癫痫发作），无论其病因如何，应推注高渗盐水使血钠小幅、快速地增长。缺氧会加重脑水肿，而低钠血症可能导致缺氧。因此，应监测血氧饱和度并积极治疗缺氧。

无论何种低钠血症，要注意避免“过快”纠正。因为低钠血症的迅速纠正可能导致脑桥中央髓鞘溶解症（CPM）。这种综合征发生在低钠血症快速纠正的几天内，会产生神经系统症状包括意识模糊、情绪激动、弛缓性或痉挛性四肢瘫痪甚至死亡。通常大脑会有特征性的病理学和影像学的变化，特别是在脑桥。

相比急性低钠血症的治疗，CPM 多见于慢性低钠血症。推测这种差异可能是基于脑细胞对低钠血症的适应性。细胞内渗透压降低是对慢性低钠血症的一种自适应机制，也使脑细胞在快速纠正过程中更易脱水，这可能是 CPM 的发病机制。尽管 CPM 在儿科患者中较少见，但最好避免血钠浓度纠正 >12mEq/L/24h 或 >18mEq/L/48h。如果血钠水平上升过快，去氨加压素是另一种选择。但这一建议并不适用于急性低钠血症及可能合并的水中毒，因为低钠血症多是症状性的且来不及适应脑渗透压下降。急性低钠血症脑水肿的后果超出 CPM 的危险性。

低钠血症患者可有严重的神经系统症状，如惊厥和昏迷。低钠血症相关的癫痫发作一般对抗惊厥药的疗效欠佳。低钠血症患儿并有严重症状者需要接受快速减轻脑水肿治疗。这一目标最好通过增加细胞外渗透压来实现，因为水会顺渗透压梯度从细胞内液转移至细胞外液。

静脉注射高渗盐水可快速增加血清钠，这会减轻脑水肿。每毫升每公斤体重中 3% 的氯化钠可以增加约 1mEq/L 血清钠。患儿经 4~6ml/kg 的 3% 氯化钠治疗后症状往往会改善。

低容量性低钠血症的患儿会有水钠不足。治疗的根本是纠正水钠的不足。治疗任何脱水的第一步是用等渗盐水恢复血容量。最终，血容量的完全恢复会抑制 ADH 的产生，从而使多余的水分排出。第 54 章讨论了低钠性脱水的处理措施。

高容量性低钠血症的治疗是困难的。这种情况会有水钠的过剩。补钠会加重容量超负荷并出现水肿。此外，由于无效血容量或肾功能障碍，患者会有水钠潴留。因为患者的容量负荷过重，治疗的根本是限水和限钠。利尿剂有助于排水和排钠。加压素拮抗剂（托伐普坦），通过阻断 ADH 的作用和利尿排水来有效纠正由心力衰竭或肝硬化所致的高容量性低钠血症。

肾病综合征所致的低蛋白血症患者在输入 25% 白蛋白后对利尿剂的反应更好；有效血容量增加后钠浓度通常会恢复。如果心输出量改善，有充血性心力衰竭的患儿可能会增加肾脏中水钠的排出。这将导致肾的调节激素如 ADH、醛固酮丧失水钠潴留的功能。这些治疗对肾衰竭患者不会有效，除了限制液体量。只要未知液体和尿液丢失大于摄入量，最终会使钠浓度增加。小儿肾衰竭更明确有效的治疗方法是进行透析来清除水和钠。

等容量性低钠血症通常是水过多及钠轻度不足。治疗的目的是去除多余的水分。急性水摄入过多会在尿液中排出，因为低血浆渗透压会阻断 ADH 分泌。3~6h 后患儿的低钠血症可能会自行缓解。对于水中毒所致的急性症状性低钠血症，需要高渗盐水来缓解脑水肿。对于溶质摄取不足的慢性低钠血症，患儿需要适宜的配方奶并限制过多的水分摄入。

由于低渗性静脉输液所致的医源性低钠血症患儿，如果出现症状应予 3% 的盐水治疗，后续治疗取决于患儿的容量状态。低血容量的患儿应予等渗静脉输液；由非生理性刺激所致的 ADH 释放的患儿应限制液体摄入。预防这种医源性并发症需要恰当地使用静脉输液（见第 53 章）。

激素替代是治疗甲状腺功能低下或皮质醇缺乏所致的低钠血症的根本，纠正潜在的激素缺乏可以消除多余的水分。

SIADH 就是水分过多的情况，并且其肾脏的排水功能受限，其主要治疗方法是限制液体。呋塞米对 SIADH 合并严重低钠血症患者是有效的。对于 SIADH 患者，呋塞米会增加水钠排出。钠的丢失会有点反作用，但可以输入高渗盐水纠正。因为患者有单纯的水丢失而尿钠的丢失可以纠正，所以钠浓度会升高，但血压无显著升高。加压素拮抗剂（考尼伐坦、托伐普坦）可阻止 ADH 的作用，并可利尿排水，对等容量性低钠血症是有效的，但过快的纠正易出现潜在的并发症。

慢性 SIADH 的治疗是具有挑战性的。由于营养和行为因素限制小儿液体很难。另外的选择就是长期给予呋塞米治疗并补钠，口服加压素拮抗剂（托伐普坦）或口服尿素。

## 参考书目

参考书目请参见光盘。

# 52.4 钾

Larry A. Greenbaum

## ■ 钾离子代谢

### 体内含量及其生理功能

细胞内钾浓度约为 150mEq/L，比血浆浓度高很多（网络图 52-3 见光盘）。体内的钾大多存在于肌肉中，随着肌肉体积的增加，体内含钾量也增加。因此青春期体内含钾量会增加，而在男性更明显。多数细胞外的钾存在于骨骼中，<1% 的体内总钾量存在于血浆中。

因为大多数钾离子在细胞内，血钾浓度并不能反映体内总钾含量。各种不同的情况会改变钾离子在细胞内外钾的分配。$Na^+$-$K^+$-ATP 酶使钾进入细胞内并将钠泵出细胞从而保持细胞内的高钾浓度。钾离子顺着化学梯度经钾离子通道漏出细胞外使之平衡。胰岛素可通过激活的 $Na^+$-$K^+$-ATP 酶增加钾离子进入细胞内。高血钾刺激胰岛素分泌，有助于减轻高血钾。酸碱平衡状态会影响钾的分布，可能是通过钾离子通道和 $Na^+$-$K^+$-ATP 酶进行的。pH 降低促进钾离子移出细胞，pH 升高的作用相反。β 肾上腺素能受体激动剂能刺激 $Na^+$-$K^+$-ATP 酶的活性，促进细胞摄钾。这种摄钾是保护性的，在高钾血症时可刺激肾上腺释放儿茶酚胺。α 肾上腺素能受体激动剂和运动会促进钾离子从细胞内移出。血浆渗透压的增加，伴随甘露醇的输入，会导致水向细胞外移动，并作为溶解作用带出钾离子。血浆渗透压每升高 10mOsm，血钾浓度升高约 0.6mEq/L。

细胞内高浓度的钾，是主要的细胞内阳离子，可通过的 $Na^+$-$K^+$-ATP 酶维持。所得的化学梯度可产生细胞的静息膜电位。钾对神经和肌肉细胞的电生理作用和心肌，骨骼肌及平滑肌的收缩是必需的。肌肉收缩或神经传导中膜去极化发生的变化会使这些细胞对血钾水平变化十分易感。细胞内外钾离子的比值决定了细胞产生动作电位的阈值和细胞复极化的速率。细胞内钾离子浓度也会影响细胞酶的活性。钾由于对细胞内渗透压的重要作用，因此是维持细胞体积所必需的。

### 摄　入

食物中含钾丰富。由于饮食习惯差异很大，因此 1~2mEq/kg 是推荐的摄入量。肠道吸收约 90% 摄入的钾，多数是在小肠中吸收，而结肠以排出钾离子与肠腔内的钠离子交换。虽然肾衰竭、醛固酮和糖皮质激素会增加结肠分泌钾，但肠内丢失的调节通常在维持钾稳态中只起了很小的作用。在肾衰竭和高钾血症时，高血钾刺激醛固酮的产生，肠道排钾增加，在临床上有重要意义，有助于缓解高钾血症。

### 排　出

汗液中会有钾离子排出，但通常是最少的；结肠可排钾；此外，急性钾负荷后，由于高钾血症的刺激肾上腺素和胰岛素的作用，大部分钾（>40%），可进入细胞内。这一过程对高钾血症提供了暂时的保护，但大多数摄入的钾最终会从尿液中排出。肾脏是慢性钾平衡的主要调节器官，并且应对各种信号来改变排出量。钾在肾小球是自由过滤的，但 90% 在远曲小管和集合管之前被重吸收，这也是钾离子调节的主要场所。远曲小管和集合管具有吸收和分泌钾的能力。肾小管分泌量调节尿钾含量。血钾浓度直接影响远端肾单位的分泌量。随着钾离子浓度升高，分泌增加。

主要调节钾分泌的激素是醛固酮，血钾升高时肾上腺皮质会释放醛固酮。它的主要作用部位是皮质集合管，在此醛固酮可刺激钠离子从肾小管进入细胞。这一移动在管内腔产生负电荷，进而促进钾排出。此外，细胞内钠离子增加可刺激基底部的 $Na^+$-$K^+$-ATP 酶，从而使更多的钾移入皮质集合管细胞内。糖皮质激素、ADH、高尿流量和远端肾单位的钠的高转运量也会增加尿钾排出。胰岛素、儿茶酚胺和尿氨会减少钾排出。而 ADH 会增加钾的分泌，并导致水重吸收，减少了尿流量。最终的结果是 ADH 对钾平衡的整体影响不大。碱中毒会使钾移入细胞内，包括集合管细胞。这一移动增加了钾的分泌。酸中毒具有相反的作用，减少钾的分泌。

肾脏可以随钾摄入量的不同而出现钾排出量的巨大变化。通常 10%~15% 的滤过量被排出。在成人，钾的排出量可以为 5~1000 mEq/d。

## ■ 高钾血症

高钾血症——因为潜在的致命性的心律失常——是最需警惕的电解质紊乱之一。

### 病因及病理生理学

3 种基本机制会引起高钾血症（表 52-4）。对于每个患儿来说，病因有时是多因素的。

不真实的或假的高钾血症在儿童中较常见，因为获取血液标本有一定难度。这样的实验室结果通常是由于针刺足跟或静脉采血过程中的溶血所致，也可能是止血带作用时间过长或拳头握紧所致，任一情况都会导致肌肉局部释放钾。

**表 52-4　高钾血症的病因**

假性实验室数据
- 溶血
- 抽血时组织缺血
- 血小板增多
- 白细胞增多

摄入量增加
- 静脉或口服
- 输血

跨细胞转移
- 酸中毒
- 横纹肌溶解
- 肿瘤溶解综合征
- 组织坏死
- 溶血、血肿、消化道出血
- 琥珀酰胆碱
- 洋地黄中毒
- 氟化物中毒
- β－肾上腺素阻滞剂
- 运动
- 高渗透压
- 胰岛素缺乏
- 恶性体温过高（MIM 145600/601887）
- 高钾性周期性麻痹（MIM 170500）

排出减少
- 肾衰竭
- 原发性肾上腺疾病
  - 获得性 Addison 病
  - 21－羟化酶缺乏症（MIM 201910）
  - 3β－羟类固醇脱氢酶缺乏症（MIM 201810）
  - 先天性类脂质性肾上腺增生症（MIM 201710）
  - 先天性肾上腺发育不全（MIM 300200）
  - 醛固酮合成酶缺乏（MIM 203400/610600）
  - 肾上腺脑白质营养不良（MIM 300100）
- 低肾素血症醛固酮减少症
  - 尿路梗阻
  - 镰形细胞症（MIM 603903）
  - 肾移植
  - 狼疮性肾炎
- 肾小管疾病
  - 假性醛固酮减少症 I 型（MIM 264350 and 177735）
  - 假性醛固酮减少症 II 型（MIM 145260）
  - Batter 综合征，II 型（MIM 241200）
  - 尿路梗阻
  - 镰形细胞症
  - 肾移植
- 药物
  - 血管紧张素转化酶抑制剂
  - 血管紧张素 II 受体拮抗剂
  - 保钾利尿剂
  - 神经钙调蛋白抑制剂
  - 非甾体类抗炎药
  - 甲氧苄啶
  - 肝素
  - Yasmin-28（口服避孕药）

MIM：人类孟德尔遗传数据库序号（http://www3.ncbi.nlm.nih.gov/Omim/）

由于凝血时细胞释放钾离子，血清钾水平比血浆钾浓度高 0.4Eq/L，血小板增多时更为明显，因为钾释放血小板。血小板每增加 100 000/m$^3$，血钾水平会升高约 0.15mEq/L。白细胞计数显著升高的白血病患者中也会出现这种现象。白细胞计数升高，通常 $>2\times10^5/m^3$，可引起血钾浓度急剧升高。血浆标本的分析通常可提供准确的结果。及时的标本分析是十分重要的，以此可避免钾从细胞中释放，如果标本被低温存储会出现钾离子释放，如果标本储存于室温会出现细胞组织摄取钾及假性低钾血症。

由于肾脏的排钾能力，过量摄入钾引起的高钾血症不多见。这种情况可能发生在接受大量静脉注射或口服钾而无过多钾丢失的患者中。频繁或快速输血可使血钾急性升高，因为血液中的钾含量可有不同程度的增加。如果钾的排出有潜在缺陷，那么摄入量增加可能会导致高钾血症。

细胞内钾浓度高，因此钾从细胞内移至细胞外可对血钾水平有显著影响。这种转移会出现在代谢性酸中毒中，但有机酸中毒（乳酸性酸中毒、酮症酸中毒）的影响较小，呼吸性酸中毒较代谢性酸中毒的影响更小。细胞破坏，如横纹肌溶解症、肿瘤溶解综合征、组织坏死或溶血会使钾释放至细胞外。内出血如血肿时，红细胞释放的钾离子可被吸收进入细胞外液。

常规剂量的琥珀胆碱、β－受体阻滞剂、氟化物或洋地黄中毒都会使钾移出细胞外。不应在有高钾血症风险的麻醉患者中使用琥珀胆碱。β 受体阻滞剂和 β2 肾上腺素能受体结合来阻止正常细胞摄钾。运动时钾自肌肉细胞释放，剧烈运动时血钾水平升高 1~2mEq/L。随着血浆渗透压增加，水从细胞内移出并带出钾离子。此过程见于高血糖症，而在非糖尿病患者中，高血糖会使胰岛素增加从而使钾向细胞内移动。糖尿病酮症酸中毒时，胰岛素缺乏则使钾从细胞内移出，由于存在高渗透压使问题更复杂。输入甘露醇或高渗盐水后，高渗透压会使钾跨细胞转移至细胞外液。某些吸入性麻醉药诱发恶性高热，会使肌肉释放钾（见第 603.2 章）。高钾性周期性麻痹是因钠离子通道突变所致的常染色体显性遗传病。它会导致细胞周期性的释放钾并出现麻痹（见第 603.1 章）。

大部分每日摄入的钾由肾脏排出，所以肾功能减退可导致高钾血症。新生儿，尤其是早产儿，因出生时肾功能障碍，虽然无肾脏疾病，也存在高钾血症的风险。新生儿钾离子通道的表达不足，也进一步限制了钾的排出。

许多原发性肾上腺疾病，包括遗传性和获得性，都可引起醛固酮分泌减少，从而导致高钾血症（见第569章和570章）。有这些疾病的患者通常有代谢性酸中毒和失盐性低钠血症。轻度肾上腺皮质功能不全的患儿可能只在急性期时出现电解质紊乱，最常见的是先天性肾上腺皮质增生症，21-羟化酶缺乏症，通常表现在男性婴儿有高钾血症、代谢性酸中毒、低钠血症和血容量不足；女孩由于生殖器官异常常在新生儿期就被诊断，治疗可以防止电解质紊乱的发展。

肾素通过血管紧张素Ⅱ可刺激醛固酮产生。肾脏受损引起肾素缺乏，可能会导致醛固酮分泌减少。很多肾脏疾病会出现血内血管紧张肽原酶减少，儿科常见的病因详见表52-4。这些患者通常有高钾血症和代谢性酸中毒，无低钠血症。有些患者会有肾功能受损，部分解释了高钾血症的原因，但排钾障碍较肾功能障碍的程度更严重。

各种肾小管疾病都会影响肾脏排钾。1型假性醛固酮减少症的患儿会出现代谢性酸中毒，失盐性低钠血症和血容量不足，醛固酮升高。在常染色体隐性遗传变异体中，常存在由醛固酮活化的肾钠离子通道的缺陷。患者的这种变异常导致严重的症状，并始于婴儿期。常染色体显性遗传者会有醛固酮受体的缺陷，症状较轻，往往在成年期可缓解。2型假性醛固酮减少症，也叫戈登综合征，是由盐潴留所致的高血压和以排钾排酸障碍为特征的常染色体显性遗传病，会导致高钾血症和代谢性酸中毒。远端肾单位的丝氨酸－苏氨酸激酶WNK1或WNK4突变会导致戈登综合征。在由钾离子通道ROMK（2型巴特综合征）突变所致的巴特综合征中，新生儿可有短暂的高血钾，但随后会出现低血钾（见第525章）。

许多疾病出现获得性肾小管功能障碍伴排钾功能损害。这些肾小管间质性疾病，常有泌酸功能受损和继发性代谢性酸中毒。在一些受影响的儿童中，代谢性酸中毒是主要特征，虽然高钾的摄入量可能暴露钾处理过程中的缺陷。肾小管功能障碍可引起肾性失盐，可能导致低钠血症。由于肾小管间质受损，这些情况可引起低肾素血症醛固酮减少症所致的高钾血症。

药物所致的高钾血症的风险在有潜在肾功能障碍的患者中是最大的。药物性高钾血症的主要机制是肾脏排出功能受损，虽然ACE抑制剂可能通过抑制胃肠道排钾加重无尿患者的高血钾，而通常在肾功能障碍时胃肠道排钾可能会增加。甲氧苄啶所致的高血钾通常只发生在高剂量治疗艾滋病患者肺囊虫肺炎时。保钾利尿剂容易引起高钾血症，特别是患者同时有口服补钾时。口服避孕药优思明-28包含屈螺酮，可阻断醛固酮的作用。

## 临床表现

高钾血症最重要的结果取决于钾离子在膜极化过程中的作用。心脏传导系统常是主要关注点。心电图（ECG）变化始于高耸的T波。血钾水平升高后会出现ST段压低，PR间期延长，P波低平及QRS波增宽。这可最终发展为心室纤维性颤动。也可能发生心搏骤停。部分患者有感觉异常，肌束震颤，四肢无力甚至出现上行性麻痹，但心脏毒性通常会出现在这些临床症状之前，因此强调无症状提示无风险的假设是危险的。慢性高钾血症一般比急性高钾血症有更好的耐受性。

## 诊　断

高钾血症的病因通常是易见的。假性高钾血症在儿童中很常见，因此最好进行复查。如果有白血细胞或血小板计数的显著升高，应该及时对血浆标本进行再次检测。病史中首先应注意钾的摄入量，钾跨细胞转移的危险因素，可致高钾血症的药物和肾功能障碍的体征，如是否存在少尿和水肿。初步的实验室评估应包括肌酐、尿素和酸碱平衡状态。高钾血症的许多病因可引起代谢性酸中毒，代谢性酸中毒可使钾离子移出细胞内，因此会加重高钾血症。肾功能障碍是出现代谢性酸中毒合并高钾血症的一个常见原因。这种情况也可见于与醛固酮不全或醛固酮抵抗相关的疾病。醛固酮缺乏或醛固酮无效的患儿往往由于失盐而出现低钠血症和血容量不足。遗传性疾病，如先天性肾上腺增生症和假性醛固酮减少症，通常在婴儿期就有症状，当婴儿出现高钾血症和代谢性酸中毒，尤其是合并低钠血症时应着重考虑。分析钾跨细胞转移的各种病因是很重要的。在某些情况下，血钾水平会不断升高，即使已停止了所有钾的摄入，尤其是并发肾功能障碍时，这种血钾升高可见于肿瘤溶解综合征、溶血、横纹肌溶解和其他原因导致的细胞死亡。所有这些情况都可能伴发高磷血症和高尿酸血症。横纹肌溶解症会使肌酸磷酸激酶（CPK）升高并出现低钙血症，而小儿溶血会出现血红蛋白尿和血细胞比容下降。对于糖尿病患儿，血糖升高提示有钾离子跨细胞转移。

当高钾血症没有明确的病因时，诊断应着眼于区分其他病因所致的钾排出减少。尿钾检测可评估肾脏排钾功能。跨肾小管的钾离子浓度梯度（TTKG）可用于评价肾脏对高钾血症的反应情况，方法如下：

$$TTKG=[K]_{尿}/[K]_{血}\times(血清渗透压/尿渗透压)$$

结果有效的前提是尿渗透压必须大于血清渗透压。而TTKG通常差别很大，范围从5~15。高钾血症时TTKG>10可认为肾排钾功能正常。高钾血症时

TTKG<8 表明肾排钾功能不足，这通常是由于醛固酮缺乏或对醛固酮不敏感。醛固酮检测有助于区别这些可能的发病机制。醛固酮缺乏的患者对氟氢可的松会有反应，这是一种口服盐皮质激素，可使尿钾增加，血钾减少。适度的 TTKG 及正常的肾功能可提示非肾脏原因所致的高钾血症。

## 治 疗

血钾水平，ECG 和病情恶化的风险决定了治疗方法的力度。高血钾合并心电图改变需要积极的治疗。另外需关注的是血钾水平持续升高而摄入量很少的患者。这种情况可能是有细胞释放钾（肿瘤溶解综合征），尤其有排出减少的情况出现（肾衰竭）。

血钾升高的首要措施是停止一切补钾（口服、静脉注射）（见第 529 章）。对需要输血的患者应采用洗涤红细胞。如果血钾水平 >（6.0~6.5）mEq/L，应完善心电图检查来协助评估病情的紧急性。T 波高尖是高钾血症的第一个征象，其次是 PR 间期延长，最严重时会出现 QRS 波群时限延长。而危及生命的室性心律失常也可能出现。治疗高钾血症有两个基本目标：①稳定心脏，防止危及生命的心律失常；②清除体内的钾。防止心律失常的紧急治疗方法都有快速救治的优势（几分钟内），但无法清除体内的钾。钙可稳定心肌细胞的细胞膜，从而防止心律失常。这需几分钟静脉推注，其作用几乎是立竿见影的。接受洋地黄治疗的患者补钙应超过 30min，否则钙可能会引起心律失常。碳酸氢盐会使钾进入细胞内，降低血钾水平。对于代谢性酸中毒的患者是最有效的。胰岛素也会使钾转移入细胞内，但必须同时给予葡萄糖以避免低血糖。胰岛素和葡萄糖联合治疗会在 30min 内起效。雾化吸入沙丁胺醇，通过激活 β1 – 受体，会使钾快速移至细胞内。因无须通过静脉途径给药，所以可与其他治疗方法同时进行。

要早期采取方法去除体内的钾很关键。对没有无尿的患者，可使用髓袢利尿剂增加肾脏排钾。有明显肾功能障碍的患者可能需要大剂量使用。聚磺苯乙烯（降钾树脂）是一种可交换树脂，可直肠或口服给药。树脂中的钠可交换体内的钾，然后从体内排出。有些患者需要透析治疗来紧急除钾。如果患者有严重肾衰竭或有特别高的内源性钾释放，透析通常是必要的，因为这可能是肿瘤溶解综合征或横纹肌溶解的表现。血液透析可迅速降低血钾水平。腹膜透析不一定同样高效或可靠，只要药物可控制急性状况且内源性释放钾不高，此法通常就足够了。

高钾血症的长期治疗包括改变饮食、减少摄入以及停止或减少使用可引起高钾血症的药物（见第 529 章）。一些患者需要通过药物来增加排钾，如聚磺苯乙烯和髓袢利尿剂或噻嗪类利尿剂。部分慢性肾衰竭的婴儿可能需要透析以保证足够的热量摄入而没有高钾血症。较大的患儿通常不需要靠透析来控制慢性高钾血症。这是因为醛固酮缺乏的疾病可使用氟氢可的松进行替代治疗。

# 低钾血症

低钾血症在儿童中较常见，多与胃肠炎有关。

## 病因与病理生理学

低钾血症有 4 个基本的发病机制（表 52–5）。假性低钾血症见于白血病和白细胞计数非常高的患者，因为如果血浆标本放置在室温下可使白细胞摄取钾离子。虽然其他因素所致可伴随钾缺乏，但由于跨细胞转移，体内总钾量可不变。摄入减少，肾外丢失和肾内丢失都与体内总钾量缺乏有关。

由于细胞内钾浓度比血浆浓度高得多，因此大量的钾离子进入细胞也不会明显改变细胞内的钾浓度。碱血症是引起跨细胞转移最常见的原因之一。代谢性碱中毒比呼吸性碱中毒的影响更大。对糖尿病酮症酸中毒患儿，外源性胰岛素对钾转移入细胞内作用很大。当给予患者葡萄糖推注时内源性胰岛素也可能是诱因。内源性（应激释放的肾上腺素）和外源性（沙丁胺醇）β 肾上腺素受体激动剂可刺激细胞摄钾。茶碱过量，钡中毒，摄入氯化铯（一种癌症缓解的顺势疗法）及吸入油漆或胶水的甲苯中毒都可导致跨膜转移的低钾血症，常有严重的临床表现。低钾性周期性麻痹是一种罕见的常染色体显性遗传病，会有急性细胞摄钾（见第 603 章）。甲状腺毒性周期性麻痹，亚洲人中多见，是甲亢的一种不常见的最初表现。受影响的患者会有显著的跨膜后低钾血症。低钾血症可出现在再进食综合征期间（见第 330.08）。

钾的摄入不足可见于神经性食欲缺乏症；伴随食欲亢进以及轻泻剂或利尿剂的滥用会加剧钾缺乏。炎热天气剧烈运动期间，钾从汗液中丢失。相关的血容量不足及醛固酮增多症会增加肾脏失钾（稍后讨论）。腹泻液含有高浓度的钾，腹泻所致的低钾血症通常是与粪便丢失碳酸氢盐所致的代谢性酸中毒有关。与此相反，正常的酸碱平衡或轻度代谢性碱中毒可见于泻药滥用。服用聚磺苯乙烯或因异食癖进食黏土会增加粪便失钾。

尿钾丢失，可伴有代谢性酸中毒（近端或远端 RTA）。糖尿病酮症酸中毒时，虽然常因跨膜转移而出现正常的血钾浓度，但由于渗透性利尿所致的尿液丢失会使体内总钾显著缺乏，血钾水平会随胰岛素治疗而显著下降（见第 583 章）。急性肾小管坏死的多

**表 52-5　低钾血症的病因**

假性
高白细胞计数
跨细胞转移
　碱血症
　胰岛素
　α－肾上腺受体激动剂
　药物/毒素（茶碱，钡，甲苯，氯化铯，羟氯喹）
　低钾性周期性麻痹（MIM 170400）
　甲亢性周期性麻痹
　再喂养综合征
摄入减少
神经性食欲缺乏
肾外丢失
　腹泻
　滥用泻药
　出汗
　聚磺苯乙烯（Kayexalate）或黏土摄入
肾脏丢失
　伴有代谢性酸中毒
　　远端肾小管性酸中毒（MIM 179800/602722/267300）
　　近端肾小管性酸中毒（MIM 604278）
　　输尿管乙状结肠吻合术
　　糖尿病酮症酸中毒
　无特殊的酸碱平衡紊乱
　　肾小管中毒：两性霉素，顺铂，氨基糖苷类
　　间质性肾炎
　　急性肾小管坏死的多尿期
　　梗阻后利尿
　　低镁血症
　　高尿液阴离子（如，青霉素或青霉素衍生物）
　伴有代谢性碱中毒
　　低尿氯
　　　呕吐或胃肠减压
　　　氯丢失性腹泻（MIM 214700）
　　　囊性纤维化（MIM 219700）
　　　低氯配方奶
　　　高碳酸血症后
　　　之前使用袢或噻嗪类利尿剂
　　高尿氯及正常血压
　　　Gitelman 综合征（MIM 263800）
　　　Bartter 综合征（MIM 607364/602522/241200/601678）
　　　常染色体显性甲状旁腺功能减退症（MIM 146200）
　　　EAST 综合征（MIM 612780）
　　　袢及噻嗪类利尿剂
　　高尿氯及高血压
　　　肾上腺腺瘤或增生
　　　可用糖皮质素治疗的醛固酮过多症（MIM 103900）
　　　肾血管疾病
　　　肾素分泌性肿瘤
　　　17α－羟化酶缺乏症（MIM 202110）
　　　11β－羟化酶缺乏症（MIM 202010）
　　　Cushing 综合征
　　　11β－羟基类固醇脱氢酶缺乏症（MIM 218030）
　甘草摄入
　Liddle 综合征（MIM 177200）

* 大部分近端肾小管性酸中毒不是因为原发性先天性疾病，而常是 Fanconi 综合征的一部分，因为此病是多因素的

EAST：癫痫，共济失调，感觉神经性听力丧失和肾小管病；MIM：人类孟德尔遗传数据库序号（http://www3.ncbi.nlm.nih.gov/Omim/）

尿期和尿路梗阻后利尿会引起短暂的、不同程度的钾丢失，并且可与代谢性酸中毒有关。肾小管损伤，因药物直接引起或继发于间质性肾炎引起的肾小管损害常伴有其他物质的肾小管丢失，包括镁、钠和水。这样的肾小管损伤可能会导致继发性 RTA 合并代谢性酸中毒。单纯的镁缺乏也会导致肾脏失钾。青霉素是一种阴离子，从尿液排出，因为青霉素阴离子必须与阳离子结合，结果导致体内排钾增加。青霉素治疗引起的低钾血症只发生于青霉素钠，而不是青霉素钾。

尿钾丢失常伴有代谢性碱中毒。这种情况常与醛固酮增加有关，从而增加了尿钾和酸的丢失，导致低钾血症和代谢性碱中毒。其他机制也造成低钾血症和代谢性碱中毒。有呕吐或鼻饲者，有胃部失钾，但是量相当小，因为胃液的含钾量很低（≈ 10mEq/L）。更重要的是胃会丢失盐酸（HCl）而导致代谢性碱中毒和血容量不足的状态。肾脏会代偿调节代谢性碱中毒，其通过尿液排出碳酸氢盐，但在排出碳酸氢盐的同时也有一定的钾钠损失。血容量不足会增加醛固酮分泌，进而增加尿钾丢失并阻止了代谢性碱中毒和低钾血症的纠正直到容量不足恢复。血容量不足会使尿氯降低。因为容量不足是继发于氯化物的损失，是氯化物不足的状态。婴幼儿配方奶粉缺乏氯化物会导致氯缺乏，从而造成代谢性碱中毒合并低血钾及低尿氯。现在的婴幼儿配方奶粉是不缺乏氯化物的。由于汗液中的氯化物丢失，相似的机制会出现在囊性纤维化中。先天性失氯性腹泻，属常染色体隐性遗传病，粪便中会有氯化物丢失，从而导致代谢性碱中毒，是腹泻不常见的后遗症。由于粪便失钾，氯缺乏及代谢性碱中毒，这类患者会低钾血症。呼吸性酸中毒时，肾脏会通过保留碳酸氢盐和排氯来代偿。呼吸性酸中毒纠正后，患者会有氯不足及迟发性高碳酸血症性碱中毒合并继发性低钾血症。氯缺乏，代谢性碱中毒及低血钾患者会使尿氯 < 10mEq/L。而髓袢利尿剂和噻嗪类利尿剂也会引起低钾血症，代谢性碱中毒和氯缺乏。在治疗期间，这些患者会因利尿的效果出现高尿氯水平。然而，利尿剂停用后，会有持续的氯不足，尿液中氯含量会适度降低，但只有当氯缺失纠正后，低血钾或碱中毒才会缓解。

代谢性碱中毒，低钾血症，高尿氯水平及正常血压的组合是 Bartter 综合征，Gitelman 综合征和当前利尿剂使用的特征。有任何这种情况的患者会有高尿钾和尿氯的丢失，尽管会有相对血容量不足合并继发性醛固酮增多症的状态。Bartter 和 Gitelman 综合征是由肾小管转运体（见第 525 章）缺陷所致的常染色体隐性遗传病。Bartter 综合征通常与高尿钙症有关，并常有肾钙化，而儿童的 Gitelman 综合征会有低尿钙丢失，

但由于尿镁的丢失会出现低镁血症。一些 Bartter 综合征患者也有低镁血症。

由于钙离子感受体（常染色体显性遗传甲状旁腺功能减退症）的活化突变，有些甲状旁腺功能减退症及低血钙的患者会有低钾血症、低镁血症和代谢性碱中毒，其原因是活化的 Henle 袢的钙离子感受体使肾小管的钠氯的重吸收功能受损，从而导致血容量不足和继发性醛固酮增多症。EAST 综合征是一种常染色体隐性遗传病，是因为肾脏、内耳和大脑的钾离子通道的基因突变引起，由癫痫、共济失调、感觉神经性耳聋和肾小管疾病（低血钾、代谢性碱中毒、低血镁和低尿钙）为特征组成。

在高醛固酮水平时，会有尿钾丢失，低钾血症，代谢性碱中毒以及尿氯升高。此外，肾钠潴留会导致高血压。由腺瘤或增生所致的原发性醛固酮增多症在儿童中较成人更少见（见第 572 章）。可用糖皮质激素治疗的醛固酮过多症，是一种常染色体显性遗传病，会导致醛固酮水平升高，通常在儿童期确诊，但低血钾不一定出现。

醛固酮升高可继而导致肾素分泌增加。肾动脉狭窄即因肾素增加及继发性醛固酮增多而导致高血压。醛固酮增加可引起低钾血症和代谢性碱中毒，但大多数患者有正常的电解质水平。可分泌肾素的肿瘤，非常罕见，但可引起低血钾症。

即使没有醛固酮增加，各种疾病也可引起高血压和低血钾，其中一些是由于盐皮质激素增加而不是醛固酮增加。这在 2 种先天性肾上腺皮质增生症情况下可见（见第 570 章）。11β－羟化酶缺乏症，与男性化相关，因 11－去氧皮质酮（DOC）升高而导致不同的高血压和低血钾。相似的机制，DOC 升高，可见于 17α－羟化酶缺乏症，这类患者有更常见的高血压和低血钾，且有性激素分泌缺陷。库欣综合征常与高血压有关，很少引起代谢性碱中毒和低血钾。这可继发于皮质醇的盐皮质激素活化。11β－羟基类固醇脱氢酶缺乏症，是一种常染色体隐性遗传病，酶的缺陷可在肾脏阻止皮质醇转化为肾上腺皮质激素。因为皮质醇可结合并激活醛固酮受体，有此缺陷的患儿会有盐皮质激素过多的所有表现，包括高血压、低血钾、代谢性碱中毒。此类患者也称为类盐皮质激素过多，对螺内酯治疗有效，因为螺内酯可阻断盐皮质激素受体。另一种是获得性 11β－羟基类固醇脱氢酶缺乏症。是因摄入了可抑制这种酶的物质而发生的。典型的例子是甘草酸，可在天然甘草中发现。Liddle 综合征是一种常染色体显性遗传病，是由醛固酮上调的远端肾单位的钠离子通道活化突变所致。患者有醛固酮增多症的表现——高血压，低血钾和碱中毒——但血清醛固酮水平是低的。这些患者对保钾利尿剂有效（氨苯蝶啶和阿米洛利），其可抑制这类钠离子通道的作用（见第 525.3 章）。

## 临床表现

心肌和骨骼肌中易受低血钾影响。ECG 改变包括 T 波平坦，ST 段压低和 U 波出现，U 波位于 T 波（如果仍然可见）和 P 波之间。可能出现心室颤动和尖端扭转型室速，但通常只在有潜在的心脏疾病时出现。低钾血症会使心脏特别容易出现洋地黄诱发的心律失常，如室上性心动过速、室性心动过速和传导阻滞（见第 429 章）。

低钾血症会使骨骼肌出现肌肉无力和肌痉挛。瘫痪是一种可能的并发症，一般只在血钾 <2.5mEq/L 时出现。肌无力常始于下肢而后移至上臂。呼吸肌麻痹可能需要机械通气。部分患者会有横纹肌溶解症；运动会增加此风险。低钾血症会减缓肠胃蠕动。这表现为便秘；若血钾 <2.5 mEq/L，可能会出现肠梗阻。低钾血症会损害膀胱功能，可能导致尿潴留。

低钾血症通过 2 种途径引起多尿和烦渴，原发性烦渴症和尿浓缩功能受损，其可产生肾性尿崩症。低钾血症可刺激肾脏产氨，若存在肝衰竭会有明显的临床表现，因为肝脏不能代谢氨。低钾血症因此可能加重肝性脑病。

慢性低钾血症可引起肾脏损害，包括间质性肾炎和肾囊肿。儿童的慢性低钾血症，如 Bartter 综合征可导致生长减缓。

## 诊　断

低钾血症的病因大多可从病史中得知。儿童的饮食、胃肠道丢失情况及用药情况是很重要的。呕吐和利尿剂的使用可能不易发现。高血压可提示盐皮质激素过量。伴随电解质异常是有用的线索。低钾血症合并代谢性酸中毒是远端和近端 RTA 及腹泻的特征。并发代谢性碱中毒是呕吐或鼻饲丢失，醛固酮过多，使用利尿剂以及 Bartter 和 Gitelman 综合征的特征。持续性低钾血症的诊断方法可见图 52-2。

如果病因不明，检测尿钾可鉴别肾性和肾外丢失。有肾外丢失时肾脏应保钾。尿钾丢失可以用 24h 尿液检测，测量钾 / 肌酐比值，钾的排泄分数，或计算 TTKG 来评估，TTKG 是儿童中最广泛使用的评估方法：TTKG=［K］$_{尿}$/［K］$_{血}$×（血清渗透压 / 尿渗透压）。

尿渗透压浓度必须大于血清渗透压时这一计算结果才是有效的。低钾血症时 TTKG>4 表明钾尿丢失过多。如果肾性丢失刺激物，如利尿剂，不再出现，尿钾的排泄值可以是误导性的。

## 治　疗

影响低钾血症的治疗因素包括血钾水平，临床症状，肾功能，钾跨膜转移的出现，继续丢失量以及患者对口服钾的耐受力，严重的低血钾症状需要积极治疗。如果肾功能下降那么补钾更需谨慎，因为肾脏排出多余钾的能力受限。血钾水平不能准确估计体内总钾含量。因为钾离子可能会从细胞内转移至细胞外。临床上，这种转移最常见于代谢性酸中毒和糖尿病酮症酸中毒的胰岛素不足；血钾测定会低估体内总钾缺失的程度。当这些问题得到解决，钾离子重新进入细胞内，那么就需要补充更多钾来纠正低钾血症。同样，钾跨膜进入细胞也表示体内总钾缺乏不太严重。当跨细胞转移单独存在，如低钾性周期性麻痹时，补钾应更慎重，因为当跨细胞转移恢复后会出现高血钾的风险。甲状腺毒性周期性麻痹时也需要尤其小心，随着肌无力和低钾血症的纠正，此病会对普萘洛尔产生很大的反应。钾离子持续丢失的患者需要纠正钾的不足及其持续的丢失量。

因为高钾血的风险，静脉补钾应非常谨慎。口服补钾更安全，尽管在紧急情况下效果不够快。液体制剂会有苦味；微胶囊或蜡质制剂比片剂对胃黏膜刺激更小[口服剂量：2~4mEq/（kg·d），最多120~240 mEq/d，分次给药]。静脉补钾的剂量为0.5~1 mEq/kg，通常给药要超过1h。成人最大剂量是40mEq。保守剂量一般是首选。氯化钾是常用的补充剂，但并发电解质异常可以选择其他。酸中毒合并低钾血症者可以使用醋酸钾或柠檬酸钾。如果出现低磷血症，那么部分缺钾者可以换成磷酸钾，有时也可以减少钾的持续丢失。对尿液丢失过多者，保钾利尿剂是有效的，但在肾功能障碍患者中需慎用。如果同时出现低血钾，代谢性碱中毒以及血容量不足（胃丢失），那么氯化钠恢复血容量可减少尿钾丢失。并发低镁血症的纠正很重要，因为低镁血症可引起低血钾。特定疾病的治疗在许多遗传性肾小管疾病中是有效的。

## 参考书目

参考书目请参见光盘。

# 52.5　镁

*Larry A. Greenbaum*

## ■ 镁代谢

### 体内含量及其生理功能

镁是人体内第4个最常见的阳离子及第3个最常见的细胞内阳离子（网络图52-3见光盘）。50%~60%的镁存在于骨骼中，以此作为储存库，因为30%是可交换的，可移至细胞外。大多数细胞内的镁与蛋白质结合；只有约25%是可交换的。有较高代谢率的细胞会有更高的镁浓度，大多数细胞内镁存在于肌肉和肝脏中。

本章更多相关内容请参见光盘。

# 52.6　磷

*Larry A. Greenbaum*

约65%的血磷是磷脂，但这些化合物不溶于酸，且临床实验室不检测。这是确定血磷酸盐中的磷含量。结果报告为磷酸盐或磷，但即使是用磷酸盐作术语，实际上测量和报告的还是磷浓度，其结果是磷酸盐和磷常交换使用。当指血浆浓度时，磷更常用。可直接从美国单位（mg/dL）转换为mmol/L（网络表52-1见光盘）。

## ■ 磷代谢

### 体内含量及生理功能

大部分磷存在于骨骼或细胞中，只有 < 1%在血浆中。在生理pH时，有单价即二价磷酸盐的形式，因为这时的pH是6.8；当pH为7.4时约80%的磷是二价的，其余则是单价的。小部分血磷，约15%，与蛋白质结合的；其余部分可通过肾小球滤出，与现有的大多数以游离的磷酸盐存在，有一小部分与钙、镁或钠形成复合物。磷酸是最丰富的细胞内阴离子，虽然大多数是大型化合物的一部分（ATP）。

磷的浓度较其他电解质更易随年龄而变化（表52-6）。为何儿童期磷浓度较高，原因是儿童期需要磷来促进生长。血磷浓度有昼夜变化，睡眠时出现峰值。

磷作为ATP和其他三核苷酸的组成部分，是细胞能量代谢的关键。是细胞信号传导和核酸合成必需的，也是细胞膜和其他细胞结构的组成部分。磷与钙一起是骨骼矿化所必需的。成长期对磷的平衡有正向需求，不断生长的骨骼特别容易出现磷缺乏。

### 摄　入

磷容易在食物中获得。牛奶和奶制品是磷的最佳来源；肉类和鱼类中含量很高。蔬菜比水果和谷物含更多的磷。胃肠道按一定比例吸收摄入的磷，约65%的摄入量被胃肠道吸收，包括少量的分泌。吸收几乎全部在小肠内进行，通过细胞间扩散和维生素D调控的跨细胞通路来实现。但是，由维生素D所致的磷吸收变化的影响比磷摄入变化的影响相对较小。

### 排　出

尽管口服摄入磷的吸收有很大差异，但排出可与

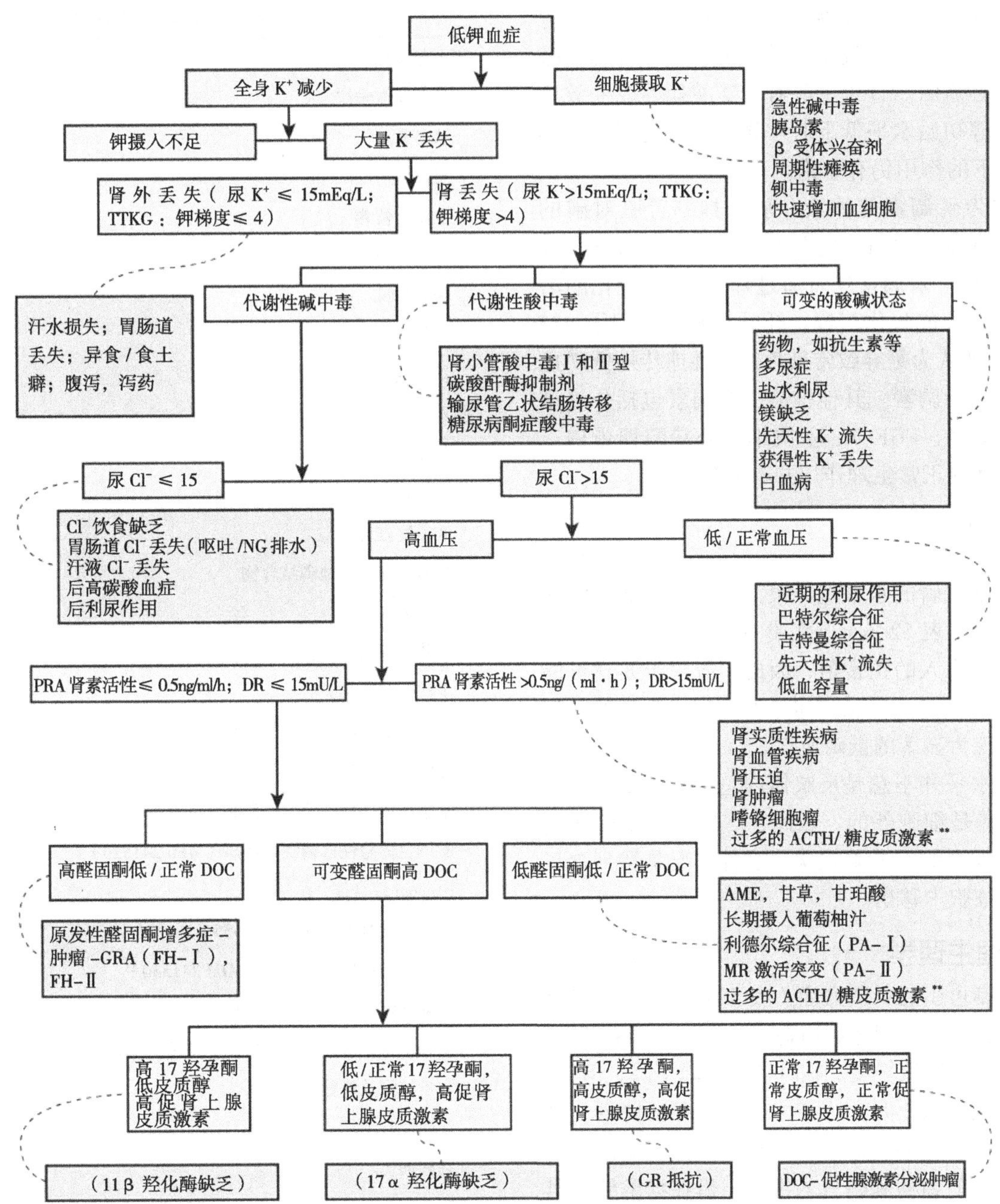


**图 52–2**　诊断计算法来评估持续性低钾血症。*：假性低钾血症必须排除。**：低钾血症在非并发性水肿性疾病中是罕见的，在糖皮质激素过多情况中也是罕见的。在有高循环水平的糖皮质激素时往往有正常的肾素活性。17–OHP：17 – 羟黄体酮；ACTH：促肾上腺皮质激素；AME：拟似盐皮质激素过多；BP：血压；Cl⁻：氯离子；DOC：11 – 去氧皮质酮；DR：直接肾素测定；GI：胃肠道；FH– II：家族性醛固酮增多症 II 型；GR：糖皮质激素受体；GRA（FH–I）：糖皮质激素依赖性醛固酮增多症（家族性醛固酮增多症 I 型）；K⁺：钾；MR：盐皮质激素受体；PA–I：假性醛固酮增多症 I 型；PA–II：假性醛固酮增多症 II 型；PRA：血浆肾素活性；TTKG：跨肾小管钾离子梯度

摘自 Shoemaker LR, Eaton BV, Buchino JJ. A three–year–old with persistent hypokalemin. J Pediatr , 2007, 151: 696 – 699

摄入相匹配，除了生长的需求。肾脏调节磷平衡，是由肾内机制和激素的作用而决定的。

约 90% 的血浆磷酸盐在肾小球滤过，但是在血磷酸盐和钙浓度的基础上仍有一些变化。沿着肾单位无明显的磷酸盐分泌。磷酸盐的重吸收大多发生在近端小管，但有小部分可在远端肾小管被吸收。一般约 85% 的滤过量被重吸收。钠 – 磷酸盐协同转运蛋白介导磷酸在近端小管细胞内的摄入。

膳食中的磷决定了肾脏重吸收的量。在摄入的基础上磷酸盐的重吸收既有急性也有慢性的变化。很多变化似乎是由肾内机制介导的，且此机制不依赖激素调节。PTH，低血钙时会刺激分泌，其可减少磷酸盐的重吸收，增加尿磷。在正常的 PTH 变化范围内，这一过程影响很小。然而，它对 PTH 的合成发生病理改变时有影响。

低血磷会刺激肾脏 1α – 羟化酶，使 25 – 羟基维

生素 D 转化为 1,25- 二羟维生素 D（骨化三醇）。骨化三醇可增加肠道磷的吸收，对肾脏最大程度的磷酸盐重吸收是必需的。骨化三醇对尿磷酸盐的改变效应仅在骨化三醇初始水平低下时才显著。骨化三醇在非病理性条件下的作用仍有争论。

一种称为磷调素的体液介质可抑制肾脏对磷的重吸收，其可在各种病理情况下引起尿磷酸盐增多和低磷酸盐血症。磷调素还可通过降低 1α－羟化酶活性来抑制肾脏合成骨化三醇。纤维细胞生长因子 -23（FGF-23）被认为是导致常染色体显性遗传性低磷血症性佝偻病的磷调素。其他推测的磷调素包括分泌型卷曲相关蛋白 4、FGF-7、基质细胞外磷酸糖蛋白。目前对磷调素的正常生理作用并不清楚。

## ■ 低磷血症

由于正常血磷的水平差异很大，低磷血症的定义是依据年龄的（表 52-6）。实验室报告的血磷正常范围可能是基于成人的正常值，因此，应用于儿童可能会发生错误。3mg/dL 的血磷水平在成人是正常的，但对婴儿却表现为显著的低磷血症。

血磷的水平并不总是反映体内总的储存量，因为只有 1% 的磷是细胞外的。因此，尽管有正常的血磷浓度，儿童也可能有显著缺磷。这种情况是特别常见的，即磷从细胞内移出。

### 病因及病理生理学

多种机制可引起低磷血症（表 52-7）。磷跨细胞转移进入细胞与刺激细胞利用磷同步发生（糖酵解）。通常这种转移将导致轻度、临时性的血磷下降，但是，如果存在细胞内磷不足，血磷水平可以显著降低，从而产生急性低磷血症的症状。葡萄糖输注可刺激胰岛素释放，导致葡萄糖和磷进入细胞。磷在糖酵解和其他代谢过程中会被再利用。类似的现象可能发生在糖尿病酮症酸中毒的治疗过程中，患者由于尿磷丢失常会出现磷缺乏。蛋白质热量营养不良再进食的患者促进了合成代谢并导致细胞对磷的大量需求。增加的磷摄入会进入新合成的含磷化合物，从而导致低磷血症，这可能是严重且有症状的。再进食后的低磷血症常发生在重度神经性食欲缺乏症的治疗期；也可发生在任

表 52-6　儿童期血磷水平

| 年　龄 | 血磷水平（mg/dL） |
| --- | --- |
| 0-5d | 4.8-8.2 |
| 1-3 岁 | 3.8-6.5 |
| 4-11 岁 | 3.7-5.6 |
| 12-15 岁 | 2.9-5.4 |
| 16-19 岁 | 2.7-4.7 |

表 52-7　低磷血症的病因

| |
| --- |
| 跨细胞转移 |
| 　葡萄糖液输注 |
| 　胰岛素 |
| 　再进食 |
| 　全肠外营养 |
| 　呼吸性碱中毒 |
| 　肿瘤生长 |
| 　骨髓移植 |
| 　骨饥饿综合征 |
| 摄入减少 |
| 　营养 |
| 　早产儿 |
| 　低磷配方奶 |
| 　制酸制剂及其他磷结合物 |
| 肾脏丢失 |
| 　甲状旁腺功能亢进症 |
| 　甲状旁腺素相关肽 |
| 　X 连锁低磷性佝偻病（MIM 307800） |
| 　瘤源性软骨病 |
| 　常染色体显性低磷性佝偻病（MIM 193100） |
| 　常染色体隐性低磷性佝偻病（MIM 241520） |
| 　Fanconi 综合征 |
| 　Dent 病（MIM 300009/300555） |
| 　低磷性佝偻病伴高尿钙（MIM 241530） |
| 　低磷性肾结石或骨质疏松症 1 型（MIM 612286） |
| 　低磷性肾结石或骨质疏松症 2 型（MIM 612287） |
| 　容量扩张及静脉输液 |
| 　代谢性酸中毒 |
| 　利尿剂 |
| 　糖尿 |
| 　糖皮质激素 |
| 　肾移植 |
| 多因素的 |
| 　维生素 D 缺乏 |
| 　维生素 D 依赖性佝偻病 1 型（MIM 264700） |
| 　维生素 D 依赖性佝偻病 2 型（MIM 277440） |
| 　酒精中毒 |
| 　败血症 |
| 　透析 |

MIM：人类孟德尔遗传数据库序号（http://www3.ncbi.nlm.nih.gov/Omim/）

何病因所致的小儿营养不良的治疗期，如囊性纤维化、克罗恩病、烧伤、疏于照顾、慢性感染或饥饿。低磷血症通常发生在再进食的最初5d，通过逐步恰当的补磷可以预防（见第43章）。完全胃肠外营养且补磷不足可引起低磷血症。

呼吸性碱中毒和呼吸性酸中毒恢复期磷会移入细胞内。$CO_2$浓度急性下降时，通过提高细胞内pH可刺激糖酵解，从而导致细胞利用磷并出现低磷血症。因为代谢性碱中毒对细胞内pH的影响较小（$CO_2$跨细胞膜比碳酸氢盐快得多），故代谢性碱中毒时只有最少量的磷有跨细胞转移。

肿瘤生长迅速，如白血病和淋巴瘤，都可能会消耗大量的磷，从而导致低磷血症。相似的现象可出现在骨髓移植后的造血重建过程中。在饥饿骨综合征中，骨骼会迫切地摄取磷，以及钙和镁，因此可导致这3种离子的缺乏。饥饿骨综合征是甲状旁腺功能亢进症患者甲状旁腺切除术后最常见的并发症，因为骨溶解的刺激会立即消除，但骨合成仍在继续。

营养性缺磷是不常见的，因为大部分食物都含磷。但是，婴幼儿易受影响，因为生长发育需要大量的磷，尤其是骨骼。极低出生体重儿有特别快速的骨骼生长，因此如果是母乳喂养或足月儿配方奶喂养可能出现磷缺乏症和佝偻病；同时还可能有相对缺钙。额外补充钙磷，使用母乳强化剂或早产儿特殊配方婴幼儿可预防这种并发症。缺磷，有时伴有缺钙和维生素D缺乏，多发生在没有给予充足的牛奶喂养或用牛奶替代品喂养的婴儿，是营养性摄入不足。

含氢氧化铝的制酸剂，如抗酸药和碳酸钙制剂，与饮食中的磷和分泌的磷结合，会阻止磷的吸收。这对于生长发育中的儿童可能会导致磷缺乏症和佝偻病。低磷血症会发生在以磷结合剂过度治疗高磷血症的患者中。小儿肾衰竭时，对于一般的高磷血症者，透析加上磷结合剂的使用会增加医源性低磷血症的风险。这种并发症多见于婴儿，并可加重肾性骨营养不良。

肾脏过量排磷多见于各种遗传性和获得性疾病。由于PTH抑制磷在近端小管的重吸收，因此甲状旁腺功能亢进会导致低磷血症（见第567章），主要的临床表现是高血钙，低磷血症通常是无症状的。甲状旁腺功能亢进症的血磷水平不会很低，并且没有磷的继续丢失，因为低血浆磷水平会达到一个新的稳定状态。因此肾脏排泄在很长一段时间不超会过摄入量。偶尔恶性肿瘤会产生PTH相关肽，其具有相同的PTH的作用从而导致低磷血症和高钙血症。

多种疾病会引起肾磷酸盐的丢失，过量的磷调素会导致低磷血症和佝偻病（第48章）。这些疾病包括X-连锁低血磷性佝偻病、瘤源性软骨病、常染色体显性遗传性低血磷性佝偻病和常染色体隐性遗传性低血磷性佝偻病。磷酸盐转运体的杂合突变或近端小管磷酸盐转运调节器会导致低磷血症，骨质疏松和肾结石（低血磷性肾结石、1型或2型骨质疏松症）。

Fanconi综合征是近端肾小管功能缺陷导致的碳酸氢盐、磷、氨基酸、尿酸和葡萄糖在尿液中丢失（见第523章）。临床结果是由代谢性酸中毒和低磷血症所致。在儿童中，一种潜在的遗传性疾病，最常见的是胱氨酸病，常引起Fanconi综合征，但它可继发于多种毒素和获得性疾病。部分患者有不完全性Fanconi综合征，磷丢失可能是临床表现之一。

Dent病是一种X-连锁的疾病，可引起肾磷丢失和低磷血症，尽管后者在多数情况中不出现。Dent病其他可能的表现包括肾小管性蛋白尿、高尿钙症、肾结石、佝偻病和慢性肾衰竭。Dent病可继发于编码氯离子通道的基因突变或OCRL1基因突变，此突变也可能会导致Lowe综合征（见第523.1章）。低血磷性佝偻病合并高钙尿是一种罕见的疾病，主要见于中东血统。此病患者的钠磷协同转运蛋白突变会引起低血磷，且并发症可包括肾结石和骨质疏松；它也是常染色体显性遗传病。

代谢性酸中毒可抑制磷在近端肾小管的重吸收。此外，因为细胞内分解代谢，代谢性酸中毒会使磷跨细胞移出细胞。释放的磷随后在尿液中排出，从而导致显著的磷缺乏，即使血磷水平可能是正常的。这主要发生在糖尿病酮症酸中毒中，渗透性利尿会进一步增加肾磷丢失。随着代谢性酸中毒的纠正和胰岛素的治疗都会使磷跨细胞进入细胞，血磷水平会有显著下降。

任何原因所致的容量扩张，如醛固酮增多症或SIADH，抑制近端肾小管对磷的重吸收。这也发生于高速率静脉输液时。噻嗪类和袢利尿剂能增加肾磷排泄，但很少有临床意义。糖尿病和糖皮质激素抑制肾磷的储存。由于尿磷排泄，肾移植后低磷血症是常见的。可能的解释包括慢性肾衰竭所致的早期甲状旁腺功能亢进症，糖皮质激素治疗以及移植前磷调素上调。低磷血症通常在几个月后好转。

获得性及遗传性疾病所致的维生素D缺乏与低磷血症有关（见第48章）。发病机制是多因素的。维生素D缺乏症通过减少肠道对钙的吸收，导致继发性甲状旁腺功能亢进，进而增加尿磷丢失。缺乏维生素D会减少磷的肠道吸收，并直接减少肾对磷的重吸收。主要的临床表现为佝偻病，但部分患者有肌无力，可能与磷缺乏有关。

酗酒是成人中最常见的导致严重低磷血症的原因。幸运的是，许多成年酒精性低磷血症的危险因素通常不会在青少年时出现（营养不良、抗酸剂滥用、糖尿病酮症酸中毒的反复发作）。低磷血症常发生于败血症，但其作用机制尚不清楚。治疗甲醇或乙二醇蓄积的长期血液透析，可引起低血磷症。

## 临床表现

低磷血症有急性和慢性临床表现。长期缺磷的患儿会出现佝偻病。佝偻病的临床特点在第48章中详述。

严重低磷血症，通常磷浓度＜（1~1.5）mg/dL，可能会影响身体的每一个器官，因为磷对维持充足的细胞能量至关重要。磷是ATP的组成部分，也是糖酵解必需的。若磷不足，红细胞2,3-二磷酸甘油酸水平会降低，会减少氧气释放到组织中。严重的低磷血症可引起溶血和白细胞功能障碍。慢性低磷血症会导致近端肌肉无力和肌萎缩。在重症监护室，缺磷会延缓机械通气的撤机速度或导致急性呼吸衰竭。横纹肌溶解症是急性低磷血症最常见的并发症，通常发生在慢性缺磷患儿的磷急性跨细胞进入细胞的过程中（神经性食欲缺乏症）。实际上横纹肌溶解症在某种程度有一定的保护性，可使细胞释放磷。严重低磷血症的其他表现包括心功能障碍和神经系统症状，如震颤、感觉异常、共济失调、惊厥、谵妄和昏迷。

## 诊　断

病史和基本实验室评估常可提示低磷血症的病因。病史应询问营养、药物以及疾病的家族史。健康小儿若有低磷血症和佝偻病常提示肾磷储存的遗传性缺陷、Fanconi综合征、不恰当地使用制酸剂、营养不良、维生素D缺乏或维生素D代谢的遗传缺陷。Fanconi综合征患者通常有代谢性酸中毒、糖尿、氨基酸尿和低血尿酸水平。25-羟维生素D和1,25-二羟维生素D，钙和甲状旁腺激素测定可鉴别不同的维生素D缺乏症和原发性肾磷丢失（见第48章）。血浆PTH和血钙值升高可鉴别甲状旁腺功能亢进症。

## 治　疗

血磷水平的临床症状、可能存在的慢性缺乏以及继续丢失量决定了治疗方案。轻度低磷血症不需要治疗，除非临床表现提示慢性磷缺乏或有继续丢失。口服磷可引起腹泻，所以应掌握剂量。静脉注射治疗对严重磷缺乏或不能耐受口服药物者有效。磷酸钠或磷酸钾可以作为静脉用药，通常根据患者的血钾水平来选择。初始剂量为0.08~0.16 mmol/kg超过6h静脉滴注。口服磷制剂可有不同的钠钾比例。这是重要的需要考虑的因素，因为部分患者可能无法耐受钾负载，反之补钾可能有助于一些疾病，如Fanconi综合征和营养不良。口服维持剂量为2~3 mmol/（kg·d），分次服用。

增加膳食中的磷是婴儿摄入不足的唯一干预措施。其他患者也可能受益于饮食中磷的增加，通常可从奶制品中获得。应对低磷血症患者停用磷结合抗酸药。某些疾病还需要特殊治疗（见第48章）。

# 高磷血症

## 病因及病理生理学

肾功能障碍是高磷血症最常见的原因，其严重程度与肾脏损伤程度成正比（见第529章）。这是因为胃肠道对大量膳食摄入的磷的吸收是无法调节的，而正常的肾脏会排泄这些磷。随着肾功能恶化，磷排泄的增加能够代偿。当肾功能＜正常的30%时，通常会出现高磷血症，但其出现时间可能因饮食中磷的吸收而有很大变化。许多高磷血症的发病原因更可能在肾功能障碍的基础上出现（表52-8）。

细胞内的磷含量相对于血浆要高，细胞裂解会释放大量磷。这是肿瘤溶解综合征、横纹肌溶解症和急性溶血患者出现高磷血症的原因。这些疾病会伴发钾释放并有高钾血症的危险。肿瘤溶解和横纹肌溶解的另外一些特征是高尿酸血症和低钙血症，而高间接胆红素血症和乳酸脱氢酶升高往往在溶血时出现。CPK升高提示横纹肌溶解症。乳酸性酸中毒或糖尿病酮症酸中毒时，细胞的磷利用下降，且磷移至细胞外。当根本问题被解决时此情况可逆转，特别是在糖尿病酮症酸中毒中，患者先前的肾磷丢失会造成低磷血症。

摄入过量的磷对肾功能障碍患儿尤其危险。新生儿有此危险是因为在出生后的前几个月正常肾功能还未完善。此外，他们可能会被错误地给予磷制剂，因为此药是针对年龄较大的儿童或成人的。婴儿所食用的牛乳的磷比母乳或配方奶喂养者更高，因此可能出现高磷血症。快速灌肠剂含有大量的磷，尤其可被肠梗阻患者吸收。婴幼儿先天性巨结肠症尤其易受影响。另外，由于钠吸收和腹泻失水，高磷常与高钠血症有关。如果剂量过多或出现肾功能障碍，磷酸钠导泻剂可能导致高磷血症。高磷血症也发生在对低磷血症过于积极治疗的患儿中。维生素D中毒会导致胃肠道对钙磷的过量吸收，高血钙对PTH的抑制可减少肾磷的排泄。

甲状旁腺功能减退时PTH缺乏或PTH反应的假

表 52-8　高磷血症的病因

| |
|---|
| 跨细胞转移 |
| 　肿瘤溶解综合征 |
| 　横纹肌溶解 |
| 　急性溶血 |
| 　糖尿病酮症酸中毒及乳酸性酸中毒 |
| 摄入增加 |
| 　灌肠通便 |
| 　婴儿牛奶喂养 |
| 　治疗低磷血症 |
| 　维生素 D 中毒 |
| 排出减少 |
| 　肾衰竭 |
| 　甲状旁腺功能减退症或假性甲状旁腺功能减退症（MIM 146200/603233/103580/241410/203330） |
| 　肢端肥大症 |
| 　甲状腺功能亢进症 |
| 　瘤样钙化症伴高磷血症（MIM 211900） |

MIM：人类孟德尔遗传数据库序号（http://www3.ncbi.nlm.nih.gov/Omim/）

性甲状旁腺功能减退会引起高磷血症，因为近端肾小管会增加对磷的重吸收（见第 565、章和 566 章），临床症状来自于相关的低钙血症。甲状腺功能亢进症或肢端肥大症患者的高磷血症通常是轻微的。它是继发于近端肾小管对磷重吸收的增加，这是由于甲状腺素或生长激素的作用所致。过多的甲状腺素也可引起骨骼对磷的重吸收，从而导致高磷血症和高钙血症。家族性肿瘤样钙质沉着是一种罕见的常染色体隐性遗传病，由于肾磷排泄减少和异位钙化可致高磷血症。这种疾病可能是继发于糖基转移酶、磷调素 *FGF-23* 的基因突变或 *Klotho* 基因的突变，其编码 *FGF-23* 的共同受体。

## 临床表现

高磷血症的主要临床结果是低钙血症和全身性钙化。低钙血症可能是由于钙 - 磷盐的组织沉积，抑制 1,25- 二羟基维生素 D 产生，并减少骨重吸收所致。当磷含量迅速增加或出现疾病诱发的低钙血症（慢性肾衰竭、横纹肌溶解），症状性低钙血症是最有可能发生的。全身性钙化是因为血磷和血钙的过度溶解。当血钙 × 血磷的值超过 70mg/dL 时会发生全身型钙化。临床上出现这种情况时，结膜症状表现明显，可为异物感、红斑和充血。如出现肺钙化后缺氧和肾钙化后的肾衰竭则预后更差。

## 诊　断

任何高磷酸血症患者都应检测血肌酐和尿素氮水平。病史应着重询问磷的摄取和可能导致高磷血症的慢性疾病。如果怀疑横纹肌溶解症、肿瘤溶解或溶血，测定钾、尿酸、钙、乳酸脱氢酶、胆红素和 CPK 可有提示。若有轻度高磷血症和明显的低钙血症，血清 PTH 水平可鉴别甲状旁腺功能减退和假性甲状旁腺功能减退。

## 治　疗

急性高磷血症的治疗取决于其严重程度和病因。轻度高磷血症患儿如果肾功能正常可自行缓解；饮食中限磷可加速缓解。如果肾功能无受损，静脉补液能增加肾磷排泄。对于明显的高磷血症、肿瘤溶解或横纹肌溶解等情况，其内源性磷释放可能会继续，添加口服磷结合剂可阻止饮食中磷的吸收，并且可通过结合胃肠道正常分泌和吸收的磷将其从体内除去。磷结合剂与食物一起给予是最有效的。含有氢氧化铝的结合剂是特别有效的，但碳酸钙是一种有效的替代物，并且如果需要治疗伴随的低钙血症时可优选。在横纹肌溶解症或肿瘤溶解中保持高尿量，是一种保护肾功能的重要辅助手段，因为它将使磷持续排泄。如果高磷血症对保守治疗无效，特别是如果出现肾功能障碍时，那么必须用透析来去除磷。

对引起慢性高磷血症的疾病，膳食中磷的限制是必要的。然而，这样的饮食往往难以遵循，因为各种食物中含有丰富的磷。有一些情况下饮食限制往往是足够的，如甲状旁腺功能低下症和轻度肾功能障碍。对于更难处理的高磷血症，如中度肾功能障碍和终末期肾病，磷结合剂通常是必要的，它们包括碳酸钙，乙酸钙和盐酸司维拉姆。含铝的磷结合剂在慢性肾功能障碍时不再使用，因为有铝中毒的风险。透析可直接从终末期肾病患者血液中去除磷，但它仅辅助于饮食限制和磷结合剂，透析除磷的效果并不足以赶上正常饮食中磷的摄入。

本章更多详细内容可参见光盘。

# 52.7　酸碱平衡

*Larry A. Greenbaum*

## 酸碱生理学

### 概述与术语

密切的 pH 调节对细胞酶及其他代谢是必要，此功能可很快使 pH 达到正常。慢性、轻度的酸碱紊乱可影响正常的生长发育，而急性、严重的pH变化可能是致命的。酸碱平衡的调控有赖于肾脏、肺及细胞内外缓冲液。

本章更多详细内容可参见光盘。

## ■ 酸碱紊乱的临床评估

下面的公式中，重新排列Henderson-Hasselbalch方程，强调了$PCO_2$、$HCO_3^-$浓度、氢离子浓度之间的关系：$PCO_2$升高或$HCO_3^-$浓度下降可使氢离子浓度升高；pH值降低。$PCO_2$下降或$HCO_3^-$浓度升高可使氢离子浓度降低；pH升高。

### 术　语

酸血症是pH值低于正常值（<7.35），而碱血症是pH高于正常值（>7.45）。酸中毒是引起氢离子浓度升高的病理过程，而碱中毒是引起氢离子浓度下降的病理过程。而酸血症总是伴随着酸中毒，患者可有酸中毒而pH可降低、正常或升高。例如，轻度代谢性酸中毒患者同时合并重度呼吸性碱中毒，最终的结果可能是碱血症。酸血症和碱血症表明pH异常；酸中毒和碱中毒表明正处于病理过程中。

单纯的酸碱失衡是单一的原发性紊乱。单纯的代谢紊乱中，会有呼吸代偿。代谢性酸中毒时，pH的下降可增加通气量，使$PCO_2$降低。$CO_2$浓度下降可使pH升高。适度的呼吸代偿可伴随原发性代谢性酸中毒。尽管$CO_2$浓度下降，但相应的呼吸代偿不是呼吸性碱中毒，尽管有时误称为代偿性呼吸性碱中毒。低$CO_2$分压可以由原发性呼吸性碱中毒或代谢性酸中毒的适度呼吸代偿引起。适度的呼吸代偿也会发生在原发性代谢性碱中毒，虽然在这种情况下，$CO_2$浓度增加会减缓pH升高。代谢过程中的呼吸代偿会很快发生，并在12~24h内完成；但不能过度补偿pH或使pH正常。

原发性呼吸性疾病的病程中，也存在代谢性补偿，由肾脏介导。肾脏对呼吸性酸中毒的反应是增加氢离子的排泄，从而提高碳酸氢盐的生成及血清碳酸氢盐浓度。肾脏通过增加碳酸氢盐的排泄来代偿呼吸性碱中毒；血清碳酸氢盐浓度下降。不像呼吸性代偿那么迅速，肾脏需要3~4d来完成相应的代谢补偿。然而，在呼吸性病程中还是有小量而快速的碳酸氢盐浓度的代偿性改变。对于呼吸性紊乱相应的预期代谢性代偿取决于病程是急性或慢性的。

当有超过1种原发性酸碱失衡时会出现混合型酸碱平衡紊乱。支气管肺发育不良的婴儿可能有慢性肺病所致的呼吸性酸中毒及呋塞米治疗慢性肺病所致的代谢性碱中毒。更严重的是，有肺炎和败血症的患儿可能有混合型酸中毒所致的酸血症，包括乳酸所致的代谢性酸中毒和呼吸衰竭所致的呼吸性酸中毒。

对6种原发性单纯的酸碱平衡紊乱有公式可计算相应的代谢或呼吸性代偿（表52-9）。单纯的紊乱会有相应的代偿，是非选择性的。如果患者无相应的代偿就会出现混合型酸碱平衡紊乱。原发性代谢性酸中毒患者的血碳酸氢盐浓度为10mEq/L。预期的呼吸代偿的$CO_2$浓度是23mmHg ± 2（1.5 × 10+8 ± 2 = 23 ± 2；表52-9）。如果患者的$CO_2$浓度 > 25mmHg，可并发呼吸性酸中毒；$CO_2$浓度会比预期更高。患者可有呼吸性酸中毒，即使$CO_2$水平低于“正常”值的35~45mmHg。此例中，$CO_2$浓度 < 21mmHg提示并发呼吸性碱中毒；$CO_2$浓度比预期更低。

### 诊　断

动脉血气的系统评估结合临床病史通常可以解释患者的酸碱平衡紊乱。动脉血液气体样品的评估需要了解正常值（表52-10）。大多数情况下，需通过3个步骤来完成（图52-3）：

- 确定是否是酸血症或碱血症。
- 确定酸血症或碱血症的原因。
- 确定是否有混合型酸碱失衡。

多数患者的酸碱平衡紊乱会有异常的pH，但有2个例外。一个是有混合型紊乱的患者，其中2个pH的结果可相反（代谢性酸中毒和呼吸性碱中毒），并导致不同程度的氢离子浓度变化。另一个是单纯慢性呼吸性碱中毒的患者；在一些情况下，相应的代谢性代偿可使pH正常。在这两种情况下，通过异常的$CO_2$和（或）碳酸氢盐水平可推断出酸－碱平衡紊乱。确定这类酸碱平衡紊乱需要进行第三步。

**表52-9　单纯酸碱平衡紊乱的相应代偿**

| 疾病 | 预期代偿 |
|---|---|
| 代谢性酸中毒 | $P_{CO_2} = 1.5 \times [HCO_3^-] + 8 \pm 2$ |
| 代谢性碱中毒 | 血$[HCO_3^-]$每增加10mEq/L $PCO_2$升高7 |
| 呼吸性酸中毒 | |
| 急性 | $P_{CO_2}$每升高10mm Hg$[HCO_3^-]$增加1 |
| 慢性 | $P_{CO_2}$每升高10mm Hg$[HCO_3^-]$增加3.5 |
| 呼吸性碱中毒 | |
| 急性 | $P_{CO_2}$每下降10mm Hg$[HCO_3^-]$减少2 |
| 慢性 | $P_{CO_2}$每下降10mm Hg$[HCO_3^-]$减少4 |

表 52-10　动脉血气分析的正常值

| | |
|---|---|
| pH | 7.35-7.45 |
| $[HCO_3^-]$ | 20-28 mEq/L |
| $Pco_2$ | 35-45 mm Hg |

第二步是要检测血 $HCO_3^-$ 浓度和 $CO_2$ 浓度以确定 pH 异常的原因（图 52-3）。大多数情况下，异常的 pH 只有一种解释。但在一些混合型紊乱中可有 2 种可能性（酸血症患者的高 $PCO_2$ 和低 $HCO_3^-$）。在这种情况下，异常的 pH 可有 2 种原因（此例中可有代谢性酸中毒和呼吸性酸中毒），此时可不必进行第三步。

第三步需确定患者是否有相应的代偿。如果第二步可明确原发性紊乱，那么就可计算预期代偿值（表 52-9）。如果代偿完全即存在单纯的酸碱紊乱。如果代偿不完全则存在混合型酸碱紊乱。确定后者取决于与预期值相比代偿不足或过度（图 52-3）。

病史总是有助于评估和诊断患者的酸碱失衡类型，尤其是在呼吸性病变中。对呼吸性病变的预期代谢性代偿取决于病程是急性或慢性的，只能从病史中推断。急性呼吸性酸中毒的代谢性代偿弱于慢性呼吸性酸中毒。对于呼吸性酸中毒患者，$HCO_3^-$ 浓度轻度升高与单纯急性呼吸性酸中毒或混合型（慢性呼吸性酸中毒合并代谢性酸中毒）相符，只有病史可区分。了解呼吸病程的时间和代谢性酸中毒（腹泻）的危险因素可得出正确的结论。

## 代谢性酸中毒

代谢性酸中毒常见于住院患儿，腹泻是最常见的病因。对于病情未知的患者，代谢性酸中毒的存在往往有助于诊断，因为它可相对缩小鉴别诊断的范围。

代谢性酸中毒患者会有低血清 $HCO_3^-$ 浓度，但不是每一个有低血清 $HCO_3^-$ 浓度的患者都有代谢性酸中毒。呼吸性碱中毒的患者，血清 $HCO_3^-$ 浓度可下降，也是肾脏代偿的一部分。对单纯代谢性酸中毒患者，血 $CO_2$ 浓度有可预知的下降，如下所示：

$Pco_2=1.5\times[HCO_3^-]+8\pm2$

如果呼吸代偿不完全，就会出现混合型酸碱平衡紊乱。如果 $Pco_2$ 高于预测值，那么患者可合并呼吸性酸中毒。$CO_2$ 分压低于预测值表明合并有呼吸性碱中毒或不常见的，单纯性呼吸性碱中毒。由于代谢性酸中毒的相应呼吸代偿不能使患者的 pH 正常，因此正常的 pH 及低 $HCO_3^-$ 浓度只有在一定程度呼吸性碱中毒时才出现。在这种情况下，只有在临床上鉴别混合型代谢性酸中毒中的单纯性慢性呼吸性碱中毒和急性呼吸性碱中毒。相反，低 pH 合并低 $HCO_3^-$ 浓度只会出现在代谢性酸中毒中。

### 病因及病理生理学

代谢性酸中毒有很多原因（表 52-11），并有 3 个基本机制：

- 体内碳酸氢盐丢失
- 肾脏排酸能力受损
- 体内酸性物质增加（外源性或内源性）

腹泻是小儿代谢性酸中毒最常见的原因，可使体内碳酸氢盐丢失。粪便中碳酸氢盐的丢失量取决于腹泻量及粪便的碳酸氢盐浓度，严重腹泻时丢失会增加。

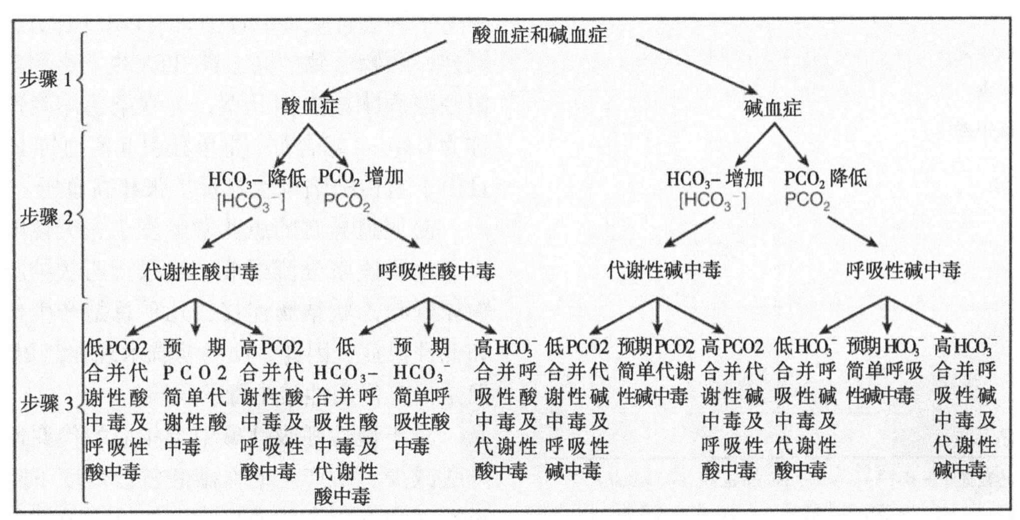


图 52-3　解释酸碱平衡紊乱的 3 个步骤。步骤 1，确定 pH 值是否降低（酸血症）或高（碱血症）；步骤 2，酸血症或碱血症的原因；步骤 3，计算代偿预测值（表 52-9），并确定是否存在混合型紊乱。Met. Alk：代谢性碱中毒；Met. Acid：代谢性酸中毒；Resp. Alk：呼吸性碱中毒；Resp. Acid：呼吸性酸中毒

肾脏会试图通过泌酸来平衡损失，但是当代偿不足时会发生代谢性酸中毒。腹泻常因水钠丢失而导致血容量不足，并可因休克和乳酸性酸中毒而加重酸中毒。此外，腹泻时钾丢失会导致低钾血症。而且，血容量不足会导致醛固酮增加。这会刺激肾钠潴留，有助于维持血容量，而且还会使尿钾丢失增加，加剧了低钾血症。

表 52-11　代谢性酸中毒的病因

| |
|---|
| 正常阴离子间隙 |
| 　腹泻 |
| 　肾小管酸中毒（RTA） |
| 　　远端（Ⅰ型）RTA（MIM 179800/602722/267300）* |
| 　　近端（Ⅱ型）RTA（MIM 604278）† |
| 　　高钾性（Ⅳ型）RTA（MIM 201910/264350/177735/145260）‡ |
| 　尿路分流 |
| 　低碳酸血症后 |
| 　氯化铵摄入 |
| 阴离子间隙增加 |
| 　乳酸性酸中毒 |
| 　　组织缺氧 |
| 　　　休克 |
| 　　　低氧血症 |
| 　　　严重贫血 |
| 　　肝衰竭 |
| 　　恶性肿瘤 |
| 　　肠道菌群过度生长 |
| 　　先天性代谢缺陷 |
| 　　药物 |
| 　　　核苷逆转录酶抑制剂 |
| 　　　二甲双胍 |
| 　　　丙泊酚 |
| 　酮症酸中毒 |
| 　　糖尿病酮症酸中毒 |
| 　　饥饿酮症酸中毒 |
| 　　酒精性酮症酸中毒 |
| 　　肾衰竭 |
| 　中毒 |
| 　　乙二醇 |
| 　　甲醇 |
| 　　水杨酸 |
| 　　甲苯 |
| 　　副醛 |
| 　先天性代谢缺陷 |

MIM：人类孟德尔遗传数据库序号（http://www3.ncbi.nlm.nih.gov/Omim/）

* 伴有先天性疾病时，远端肾小管酸中毒可能继发于肾脏疾病或药物。†：大部分近端 RTA 不是因为原发性先天性疾病。而常常是 Fanconi 综合征的一部分，因为此病是多因素的。‡：高钾性 RTA 可能继发于先天性疾病（常见的已列于表中）或其他

有 3 种类型的肾小管酸中毒（RTA）：远端（Ⅰ型）、近端（Ⅱ型）和高血钾（Ⅳ型）（见第 523 章）。远端 RTA 患儿可伴有低钾血症、高尿钙、肾结石及肾钙化。慢性代谢性酸中毒所致的生长迟缓是最常见的主诉。远端 RTA 患者尽管有代谢性酸中毒但不能酸化尿液，因此尿 pH>5.5。

近端 RTA 很少单独存在。在大多数患者中，近端 RTA 是 Fanconi 综合征的一部分，近端小管广泛的功能障碍。该功能不全可导致糖尿、氨基酸尿、过量的尿磷及尿酸排出。低血尿酸水平、糖尿及氨基酸尿有助于诊断。慢性低磷血症可导致儿童佝偻病（第 48 章）。佝偻病和（或）生长发育迟缓可能是主诉。近端 RTA 中酸化尿液的能力是完整，因此，未经治疗的患者的尿 pH<5.5。但是，碳酸氢盐治疗会增加尿液中的碳酸氢盐的丢失，尿 pH 会升高。

在高血钾 RTA 中，肾脏泌酸和泌钾功能受损。高血钾 RTA 是由于醛固酮缺乏或肾脏对醛固酮无反应引起的。严重的醛固酮缺乏症，常见于由 21α-羟化酶缺乏所致的先天性肾上腺皮质增生症，高钾血症和代谢性酸中毒伴有低钠血症和肾盐丢失所致的血容量不足。不完全性醛固酮缺乏会导致不严重的电解质紊乱；患儿可能有单纯的高钾 RTA，有高钾血症而无酸中毒或单纯的低钠血症。患者可有由肾脏减少肾素分泌所致的醛固酮缺乏；肾素通常可刺激醛固酮合成。低肾素血症醛固酮减少症的患儿通常有单纯高钾血症或高血钾 RTA 。醛固酮抵抗的表现取决于抵抗的严重程度。常染色体隐性假性醛固酮减少症Ⅰ型是由于缺乏常规应答醛固酮的钠通道所致，往往存在严重的耗盐和低钠血症。相反，接受肾移植患者的醛固酮抵抗通常会产生单纯高钾血症或高血钾 RTA；但低钠血症不常见。同样，药物所致的高血钾 RTA 也不会引起低钠血症。假性醛固酮减少症Ⅱ型，为常染色体隐性遗传病也被称为 Gordon 综合征，是单独引起高血钾 RTA 的原因，且由于遗传缺陷可致容量扩张和高血压。

泌尿道异常的患儿常继发于先天性畸形，可能需要通过肠段来分流尿液。输尿管乙状结肠吻合术，使输尿管与乙状结肠连接，几乎总是产生代谢性酸中毒和低钾血症。因此，回肠膀胱术现在是更常用的方法，但是仍有代谢性酸中毒的风险。

对于慢性呼吸性碱中毒相应的代谢性代偿是肾脏排酸减少。所产生的血碳酸氢盐浓度下降可减轻因呼吸性碱中毒所致的碱血症。如果呼吸性碱中毒很快缓解，但患者仍有血碳酸氢盐浓度下降，则会引起代谢性酸中毒所致的酸血症。通过肾脏增加排酸，这一情

况需 1~2d 好转。

乳酸性酸中毒最常见于当组织供氧不足导致无氧代谢和乳酸过量时。乳酸性酸中毒可继发于休克，严重贫血或低氧血症。当乳酸性酸中毒的根本原因解决时，肝脏代谢可使累积的乳酸转化成碳酸氢盐，从而纠正代谢性酸中毒。通常一些组织产生的乳酸是由肝脏代谢的。对于重度肝功能不全的患儿，乳酸代谢受损可产生乳酸性酸中毒。很少见这种情况，代谢活跃的恶性肿瘤由于增长过快，其血供不足从而产生无氧代谢和乳酸性酸中毒。短肠综合征的患者由于小肠切除可使细菌过度生长。在这些患者中，过度的细菌代谢可使葡萄糖转化为 D- 乳酸并导致乳酸性酸中毒。乳酸性酸中毒可见于各种先天性代谢异常，尤其是那些影响线粒体氧化的（见第 81.4 章）。最后，药物也可引起乳酸性酸中毒。用于治疗 HIV 感染的核苷类反转录酶抑制剂可抑制线粒体复制；虽然并发乳酸性酸中毒不常见，但无酸中毒的血清乳酸浓度生高是相当普遍的。二甲双胍，通常用于治疗 2 型糖尿病，在肾功能障碍的患者中最有可能引起乳酸性酸中毒。高剂量和长期使用丙泊酚也可引起乳酸性酸中毒。

在胰岛素依赖型糖尿病中，胰岛素不足可导致高血糖和糖尿病酮症酸中毒（见第 583 章）。所产生的乙酰乙酸和 β－羟丁酸可引起代谢性酸中毒。胰岛素治疗可纠正潜在的代谢问题，并使乙酰乙酸和 β－羟丁酸转化成碳酸氢盐，这有助于纠正代谢性酸中毒。然而，在一些患者中，可能有大量的乙酰乙酸和 β－羟丁酸从尿液中丢失，从而阻止了碳酸氢盐的快速再生。在这些患者中，代谢性酸中毒的完全纠正需要肾脏再生碳酸氢盐，这是一个缓慢的过程。高血糖会导致渗透性利尿，通常会产生容量不足，并伴有钾、钠和磷的大量丢失。

在饥饿性酮症酸中毒中，葡萄糖缺乏会产生酮酸，从而可产生代谢性酸中毒，但由于肾脏泌酸增加这通常是轻度的。酒精性酮症酸中毒，成人比儿童更常见，大量饮酒伴呕吐及进食少通常会发展为酸中毒。此酸中毒可能比单纯饥饿更为严重，血糖水平可能很低、正常或升高。低血糖和酸中毒也可提示先天性代谢缺陷。

肾衰竭可引起代谢性酸中毒，因为正常代谢产生的酸性物质需要肾脏排泄。轻度或中度肾功能障碍时，剩余的肾单位通常能通过增加排酸来代偿。当 GFR<正常的 20%~30% 时，代偿不足会导致代谢性酸中毒。对于部分儿童，特别是那些由于肾小管损伤所致的慢性肾衰竭者，酸中毒在更高的 GFR 时就会出现，因为合并有远端小管的泌酸缺陷（远端 RTA）。

多种毒物摄入（见第 58 章）可引起代谢性酸中毒。现在水杨酸中毒很少见，因为阿司匹林不再推荐作为儿童退热药。急性水杨酸中毒多发生于大剂量使用后。慢性水杨酸盐中毒可能与药物的逐渐累积相关。尤其在成人中，呼吸性碱中毒可能是主要的酸碱平衡紊乱。而在儿童中，代谢性酸中毒更常见。水杨酸盐中毒的其他症状是发烧、惊厥、嗜睡及昏迷。部分患者可能会有过度通气。耳鸣、眩晕及听力损伤更可能出现在慢性水杨酸中毒中。

乙二醇，防冻剂的一个组成部分，可在肝脏转换为乙醛酸和草酸，从而引起严重的代谢性酸中毒。过量的草酸排泄会导致尿中出现草酸钙晶体，草酸钙在肾小管中沉淀可导致肾衰竭。甲醇的毒性也要靠肝脏代谢；甲酸是有毒的终产物，会导致代谢性酸中毒及其他后遗症，包括视神经和中枢神经损伤。临床症状可能有恶心、呕吐、视力障碍和精神状态改变。甲苯吸入和摄入副醛是其他潜在导致代谢性酸中毒的原因。

许多先天性代谢缺陷会导致代谢性酸中毒（见第 78~81 章）。代谢性酸中毒可能是由于酮酸、乳酸和（或）其他有机阴离子产生过多。有些患者可伴有低血糖或高氨血症。对于大多数患者，酸中毒是暂时的，仅在急性失代偿时出现，这可能是由特殊饮食、轻微疾病的应激或饮食或药物治疗的依从性不佳而诱发的。在一些先天性代谢性疾病中，患者可能有慢性代谢性酸中毒。

## 临床表现

儿童的基础疾病通常会产生轻度或中度代谢性酸中毒的症状和体征。酸中毒的临床表现与酸血症的程度有关；有相应的呼吸代偿且酸血症不太严重者比那些伴有呼吸性酸中毒的患者的临床表现要少一些。当血清 pH<7.20 时，可能会损伤心脏收缩力并增加心律失常的风险，尤其是存在潜在心脏病或其他易诱发电解质紊乱因素时。有酸血症时，心血管可能会降低对儿茶酚胺的反应，并可加剧血容量不足或休克患儿的低血压。酸血症可引起肺血管收缩，这对于存在持续性肺动脉高压的新生儿是个大问题（见第 95.7 章）。

代谢性酸中毒的正常呼吸反应——代偿性过度通气——可能对轻度代谢性酸中毒很敏感，但是可能会导致明显的呼吸代偿并加重酸血症。酸血症的急性代谢作用包括胰岛素抵抗、蛋白质降解增加及 ATP 合成下降。慢性代谢性酸中毒会使小儿生长发育迟缓。酸血症会使钾离子从细胞内移至细胞外，从而增加血钾浓度。严重酸中毒会损伤大脑代谢，最终导致嗜睡和昏迷。

## 诊 断

代谢性酸中毒的病因往往从病史和体格检查中得知。急性腹泻和休克是代谢性酸中毒常见的原因。休克会导致乳酸性酸中毒，通常体检时可发现，可继发于脱水、急性失血、败血症或心脏病。生长迟缓可提示慢性代谢性酸中毒，可见于肾功能障碍或 RTA。新发的多尿可见于未诊断的糖尿病和糖尿病酮症酸中毒患儿。代谢性酸中毒伴抽搐和（或）感知迟缓，尤其是婴幼儿，需要考虑先天性代谢缺陷。脑膜炎和败血症伴乳酸性酸中毒更常见于伴有神经系统症状和体征的代谢性酸中毒。鉴别毒物摄入尤为重要，如乙二醇或甲醇中毒，因为特定的治疗会有明显效果。多种药物可引起代谢性酸中毒；可能是处方给予或误食的。肝大和代谢性酸中毒可见于儿童败血症，先天性或获得性心脏病，肝衰竭或先天性代谢缺陷。

代谢性酸中毒患儿的基本实验室检查应包括尿素氮、血肌酐、血糖、尿常规和血电解质。肾功能障碍时会出现高尿素氮和肌酐值，且升高的尿素：肌酐比（> 20∶1）可支持肾前性氮质血症的诊断和乳酸性酸中毒低灌注的可能。代谢性酸中毒、高血糖、糖尿和酮尿可支持糖尿病酮症酸中毒的诊断。饥饿引起的酮症，且出现代谢性酸中毒，通常是轻度的（$HCO_3^-$ >18）。大部分酮症患儿是因进食少及代谢性酸中毒引起的，可有并发症，如胃肠炎伴腹泻，这可解释代谢性酸中毒。另外，代谢性酸中毒伴或不伴有酮症可见于先天性代谢缺陷；有这些疾病的患者可有高血糖、正常血糖或低血糖。肾上腺皮质功能不全可引起代谢性酸中毒和低血糖。代谢性酸中毒伴低血糖也可见于肝衰竭。当Ⅱ型 RTA 是 Fanconi 综合征的一部分表现时，代谢性酸中毒、正常血糖和尿糖可发生在儿童中；肾脏近端小管重吸收葡萄糖障碍会导致糖尿。

代谢性酸中毒患儿的血钾水平往往是不正常的。即使代谢性酸中毒会使钾从细胞内移至细胞外，许多代谢性酸中毒患者由于体内过度失钾也可出现低血钾。腹泻时，大量钾从粪便中丢失，其次会从肾脏丢失，而Ⅰ型或Ⅱ型 RTA 会使尿钾丢失增加。糖尿病酮症酸中毒时，尿钾丢失量很高，但由于胰岛素缺乏和代谢性酸中毒会使钾更容易移出细胞。因此，最初的血钾水平可偏低、正常或升高，但是体内总钾量几乎总是下降的。因肾功能障碍所致的酸中毒患者的血钾水平常是升高的，因为尿钾排泄受损。代谢性酸中毒合并高钾血症及低钠血症可见于严重的醛固酮缺乏症（肾上腺生殖综合征）或醛固酮抵抗。患者病情较轻，Ⅳ型 RTA 往往只有高钾血症和代谢性酸中毒。病重患儿伴有代谢性酸中毒可有高血钾，这是肾功能障碍、组织破坏和继发于代谢性酸中毒的钾离子从细胞内向细胞外转移的结果。

血浆阴离子间隙对评价代谢性酸中毒是有用的。它可将诊断分为 2 组，即阴离子间隙正常和阴离子间隙增加。下面的公式可表示阴离子间隙：

$$\text{Anion gap}=[Na^+]-[Cl^-]-[HCO_3^-]$$

正常的阴离子间隙是 4~11，但有实验室之间的差异。血清阴离子的数目必须等于血清阳离子的数目以维持电中性（图 52–4）。阴离子间隙是测得的阳离子（钠）和测得的阴离子（氯 + 碳酸氢盐）之间的差值。阴离子间隙也是不可测定的阳离子（钾、镁、钙）和不可测定的阴离子（白蛋白、磷酸盐、尿酸盐、硫酸盐）之间的差值。当不可测定的阴离子增加时阴离子间隙也增加。乳酸性酸中毒时，有内源性乳酸产生，这是由带正电荷的氢离子和带负电荷的乳酸阴离子组成的。大量氢离子通过血 $HCO_3^-$ 缓冲导致 $HCO_3^-$ 浓度下降。未被 $HCO_3^-$ 缓冲的氢离子可使血清 pH 降低。而乳酸阴离子仍存在，从而导致阴离子间隙增加。

不可测定的阴离子增加，伴氢离子产生，可见于所有间隙增加的代谢性酸中毒的病因中（表 52–11）。糖尿病酮症酸中毒中、酮酸、β – 羟丁酸和乙酰乙酸是不可测定的阴离子。肾衰竭时，不可测定的阴离子被保留，包括磷酸、尿酸和硫酸。肾衰竭中不可测定的阴离子的增加常少于碳酸氢盐浓度的降低。因此肾衰竭是间隙增加和间隙正常性代谢性酸中毒的混合。正常间隙性代谢性酸中毒由于肾小管损害而在肾衰竭患儿中尤为明显，可见于肾发育不良或尿路梗阻，因为这些患者会并发 RTA。不可测定的阴离子在

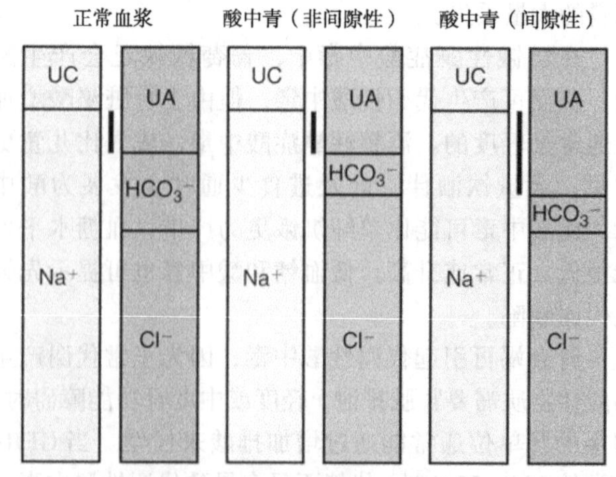


**图 52–4** 阴离子间隙，是钠离子浓度和氯离子及 $HCO_3^-$ 离子总浓度的差值（垂直线）。在间隙性和非间隙性代谢性酸中毒中，$HCO_3^-$ 离子浓度有所下降。在间隙性代谢性酸中毒患者中无法测定的阴离子（UA）有所增加。在非间隙性代谢性酸中毒中，血清氯离子浓度有所升高。UC：无法测定的阳离子

毒物摄入中有所不同：有甲醇中毒的甲酸，乙二醇中毒的乙醇酸及水杨酸中毒的乳酸和酮酸。先天性代谢缺陷时，不可测定的阴离子取决于具体的病因，并且可包括酮酸、乳酸和其他有机阴离子。而在一些先天性代谢缺陷中，酸中毒时可无不可测定的阴离子的产生；此时阴离子间隙是正常的。

正常阴离子间隙性代谢性酸中毒发生在碳酸氢盐浓度下降而不伴有不可测定的阴离子增加时。腹泻时，碳酸氢盐从粪便中丢失，从而导致血清 pH 值和碳酸氢盐的浓度下降；血清氯离子浓度增加以维持电中性（图 52-4）。高氯性代谢性酸中毒是正常阴离子间隙代谢性酸中毒的另一种说法。对于区分间隙正常和间隙增加的代谢性酸中毒，阴离子间隙计算比使用氯离子浓度更精确，其中阴离子间隙直接确定了不可测定的阴离子的存在。电中性决定了氯离子浓度是根据血钠浓度升高或下降，用氯离子浓度对不可测定的阴离子间隙进行预测不太可靠，而直接检测，计算阴离子间隙更可靠。

约 11mEq 的阴离子间隙通常仅次于白蛋白。白蛋白浓度减少 1g/dL 阴离子间隙减少约 2.5mEq/L。类似地，不可测定的阳离子增加，如钙、钾和镁，阴离子间隙也会下降。相反，不可测定的阳离子减少而使阴离子间隙增加是不常见的。由于这些可变因素，正常阴离子间隙范围较大以及其他变量的存在，正常或增加的阴离子间隙对鉴别代谢性酸中毒的病因并不总是可靠，特别是当代谢性酸中毒是轻度时。部分患者代谢性酸中毒有多种原因，如小儿腹泻伴灌注不足所致的乳酸性酸中毒。阴离子间隙的解释不应教条式；还要考虑其他异常的实验室检查和临床病史从而提高诊断的实用价值。

## 治 疗

治疗代谢性酸中毒最有效的方法是治疗基础疾病。胰岛素治疗糖尿病酮症酸中毒及静脉输液恢复灌注治疗血容量不足或休克导致的乳酸性酸中毒，最终会使酸碱平衡正常。其他疾病中，因为基础疾病无法治疗故需要用碳酸氢盐治疗。RTA 或慢性肾衰竭所致的代谢性酸中毒患儿需要长期的碱性药物治疗。急性肾衰竭合并代谢性酸中毒的患者需要碱性药物治疗直到肾脏的排氢能力正常。其他疾病中，代谢性酸中毒最终会好转，但在急性期给予碱性药物治疗是必要的。水杨酸中毒时，碱性药物可增加水杨酸的肾清除率并减少脑细胞中的水杨酸。短期的碱治疗通常在其他中毒（乙二醇、甲醇）和（丙酮酸羧化酶缺乏症、丙酸血症）中是必要的。部分先天性代谢缺陷需要长期的碱治疗。

糖尿病酮症酸中毒和乳酸性酸中毒的碱治疗是有争议的；很少有证据表明它能改善患者的预后，并且还有多种潜在的副作用。碳酸氢钠治疗的风险包括引起高钠血症或容量超负荷的可能。此外，一旦患者的基础疾病被治愈，代谢性酸中毒可能会被过度纠正，因为乳酸或酮酸代谢可生成碳酸氢盐。酸血症到碱血症的快速转变可引起各种问题，包括低钾血症和低磷血症。碳酸氢盐治疗可增加 $CO_2$ 的量，其在呼吸衰竭患者中会累积。因为 $CO_2$ 很容易扩散进入细胞，碳酸氢盐治疗可会降低细胞内 pH，潜在的恶化细胞功能。通常对于严重急性乳酸性酸中毒和严重糖尿病酮症酸中毒的患儿，碱治疗的效果是有限制的。

口服碱治疗可用于慢性代谢性酸中毒的患儿。碳酸氢钠片可用于年龄较大的儿童。年幼的患儿用柠檬酸盐口服液；肝脏可摄取柠檬酸盐生成碳酸氢盐。柠檬酸盐溶液含有枸橼酸钠和枸橼酸钾并以 1∶1 的比例混合。患者对钾的需求也决定了药物的选择。Ⅰ型或Ⅱ型 RTA 患儿可有低血钾，故补钾是有益处的，而多数慢性肾衰竭患儿不能耐受额外补钾。

口服或静脉给碱可用于急性代谢性酸中毒；紧急情况时静脉治疗通常是必要的。在紧急情况下碳酸氢钠可予快速静脉推注，通常是 1mEq/kg 的剂量。另一种方法是将碳酸氢钠或乙酸钠添加到患者的静脉注射液中，注意要从溶液中除去等量的氯化钠避免钠离子过量。严密的监测是必需的，这样碱的剂量可以适当进行滴定。三羟甲基氨基甲烷（THAM）是治疗代谢性酸中毒和呼吸性酸中毒的可选药物，因为其可中和酸而不释放 $CO_2$。THAM 也可扩散进入细胞，并因此为细胞内液提供缓冲。

血液透析是纠正代谢性酸中毒的另一种选择，并适用于肾功能障碍患者，尤其是出现尿毒症或高血钾时。血液透析便于纠正由甲醇或乙二醇中毒所致的代谢性酸中毒，因为血液透析可去除致病的毒素。此外，这些患者往往有严重的代谢性酸中毒，且静脉碳酸氢盐治疗反应不佳。腹膜透析也是纠正肾功能障碍所致的代谢性酸中毒的一种选择，但是，由于其依赖于乳酸作为碱的来源，因此不能纠正肾衰竭伴有乳酸酸中毒的代谢性酸中毒。

很多代谢性酸中毒的原因需要特定的治疗。糖皮质激素和盐皮质激素对治疗肾上腺皮质功能不全是必要的。糖尿病酮症酸中毒需要胰岛素治疗，而乳酸性酸中毒对缓解组织缺氧的措施有效。随着酸中毒的纠正，甲醇或乙二醇中毒者应该接受防止有毒物质分解成毒性代谢产物的药物治疗。甲吡唑已经取代乙醇作为首选治疗。这些药物通过抑制醇脱氢酶起效，这种酶作用于乙二醇或甲醇代谢的第一步。还有多种特异性疗法用于治疗先天性代谢缺陷所致的代谢性酸中毒。

## ■ 代谢性碱中毒

儿童代谢性碱中毒最常见的是因呕吐或使用利尿剂引起的。血碳酸氢盐浓度升高可伴随代谢性碱中毒，但是呼吸性酸中毒也可使血碳酸氢盐浓度代偿性升高。然而，单纯代谢性碱中毒时，pH 会升高；碱血症出现。呼吸性酸中毒患者是酸血症。代谢性碱中毒，通过减少通气量，会出现相应的呼吸代偿。血碳酸氢盐浓度每升高 10mEq/L， $PCO_2$ 会增加 7mm Hg。相应的呼吸代偿不会使 $PCO_2$ 超过 55~60mmHg。如果 $PCO_2$ 低于预期代偿值，患者会并发呼吸性碱中毒。并发呼吸性酸中毒时 $PCO_2$ 大于预期值。

### 病因与病理生理学

肾脏通常通过增加排碱量来快速应对代谢性碱中毒。因此通常有两种情况会产生代谢性碱中毒。第一种情况是体内碱性物质增加而产生代谢性碱中毒。第二种情况是肾脏的排碱能力受损从而使代谢性碱中毒持续存在。

根据尿氯水平，代谢性碱中毒的病因分为 2 类（表 52-12）。碱中毒患者伴低尿氯水平是由于血容量不足导致的；因此，补充血容量对于纠正碱中毒是必要。这些血容量不足的患者有钠钾的丢失，但氯离子的丢失量通常比钠钾的总和更大。因为氯离子丢失是血容量不足的主要病因，这些患者需要用氯化物来纠正血容量不足和代谢性碱中毒；此称为氯反应性代谢性碱中毒。与此相反的是，碱中毒患者伴尿氯离子浓度升高而对容量补充无反应时，称为氯抵抗性代谢性碱中毒。

呕吐或鼻胃管抽吸会导致胃液丢失，其中有大量的 HCl。胃黏膜产生氢离子会使 $HCO_3^-$ 同时释放入血。一般情况下，胃液中的氢离子在小肠中重吸收（通过碳酸氢盐分泌中和）。因此，不存在单纯的酸丢失。当胃液丢失时，患儿会出现代谢性碱中毒。这一时期是代谢性碱中毒的产生过程。

胃液丢失后持续的代谢性碱中毒是由于血容量不足引起的（胃液丢失 HCl 引起“氯枯竭”）。血容量不足影响了尿液排泄碳酸氢盐，而其是正常肾脏对代谢性碱中毒的反应。血容量不足时，多种机制可防止肾排泄碳酸氢盐。首先，GFR 降低，因此碳酸氢钠滤过减少；其次，血容量不足增加了碳酸氢钠在近端小管的重吸收，限制了尿液排出碳酸氢盐。这一结果是通由血管紧张肽 II 和肾脏的肾上腺素刺激介导，对血容量不足的反应使两者都有增加；第三，血容量不足时醛固酮的增加可使 $HCO_3^-$ 重吸收增加及集合管分泌

**表 52-12 代谢性碱中毒的病因**

氯反应性（尿氯 < 15 mEq/L）
- 胃丢失
  - 呕吐
  - 胃肠减压
- 利尿剂（袢或噻嗪类）
- 氯丢失性腹泻（MIM 214700）
- 氯缺乏配方制剂
- 囊性纤维化（MIM 219700）
- 高碳酸血症后

氯抵抗性（尿氯 < 20 mEq/L）
- 高血压：
  - 肾上腺腺瘤或增生
  - 可用糖皮质激素治疗的醛固酮过多症（MIM 103900）
  - 肾血管疾病
  - 肾素分泌性肿瘤
  - 17 α – 羟化酶缺乏症（MIM 202110）
  - 11 β – 羟化酶缺乏症（MIM 202010）
  - 库欣综合征
  - 11 β – 羟基类固醇脱氢酶缺乏症（MIM 218030）
  - 甘草摄入
  - 利德尔综合征（MIM 177200）
- 正常血压：
  - Gitelman 综合征（MIM 263800）
  - Batter 综合征（MIM 607364/602522/241200/601678）
  - 常染色体显性甲状旁腺功能减退症（MIM 146200）
  - EAST 综合征（MIM 612780）
  - 碱治疗

EAS：癫痫，共济失调，感觉神经性听力丧失和肾小管病。MIM：人类孟德尔遗传数据库序号（http://www3.ncbi.nlm.nih.gov/Omim/）

氢离子增加。

除了血容量不足，胃液丢失常伴有低钾血症，因为胃液中可有钾离子丢失，而最重要的是，会增加尿钾的丢失。尿钾的丢失增加可由血容量不足所致的醛固酮分泌而介导，还可通过代谢性碱中毒后细胞内钾离子增加而介导，这会导致钾离子进入肾脏细胞，引起钾排泄增加。低钾血症通过减少碳酸氢盐排出促使代谢性碱中毒持续存在。低钾血症也增加了远端肾单位的氢离子分泌并刺激近端小管产氨。产氨加强了肾排泄氢离子。

代谢性碱中毒可见于用袢类或噻嗪类利尿剂的患者。使用利尿剂会导致血容量不足，从而使血管紧张素Ⅱ、醛固酮和肾脏的肾上腺素刺激增加。利尿剂可

增加钠离子转运至远端肾单位，并进一步加强酸的排泄。此外，这些利尿剂还可引起低钾血症，使肾脏排酸增加。肾脏排酸增加可产生代谢性碱中毒，而碳酸氢盐丢失减少可使其持续。此外，接受利尿剂治疗的患者会有"收缩性碱中毒"。利尿剂会导致无碳酸氢盐的体液丢失；因此，体内剩余的 $HCO_3^-$ 被包含在一个更小的总液体空间内。而 $HCO_3^-$ 浓度增加会导致代谢性碱中毒的产生。

利尿剂常用于治疗水肿，如肾病综合征、心力衰竭或肝衰竭。许多这样的患者会出现利尿剂所致的代谢性碱中毒，尽管水肿仍持续存在。这是因为有效血容量降低，并激发了代偿机制从而引发并维持代谢性碱中毒。许多患者在利尿剂开始治疗前就存在有效血容量的减少，增加了利尿剂所致的代谢性碱中毒的可能性。

利尿剂会增加尿氯的排泄。因此，利尿剂治疗时，尿氯水平通常是高的（> 20mEq/L）。利尿作用消失后，尿氯水平会降低（<15mEq/L），因为相应的肾氯保留是对血容量不足的反应。因此，根据尿氯水平对利尿剂进行分类取决于检测的时间。然而，利尿剂所致的代谢性碱中毒明显是氯离子的反应性的；血容量恢复后可纠正。这是氯反应性代谢性碱中毒的基本原理。

多数腹泻患者由于粪便碳酸氢盐的丢失而出现代谢性酸中毒。失氯性腹泻属于常染色体隐性遗传病，是肠道正常交换 $HCO_3^-$ 和氯离子的一种缺陷，导致粪便中大量丢失氯离子（见第 330 章）。此外，粪便丢失氢离子和钾离子可引起代谢性碱中毒和低钾血症，两者都是由于血容量不足而使肾脏排泄增加。治疗方法是口服补充氯化钾和氯化钠。使用胃质子泵抑制剂，通过减少胃液 HCl 的产生，可减少腹泻量及对电解质补充的需求。

极低氯含量的婴儿配方奶会导致氯缺乏和血容量不足。此配方奶已不再使用，可导致代谢性碱中毒和低钾血症。囊性纤维化很少会因为汗液中丢失氯化钠而引起代谢性碱中毒，低钾血症和低钠血症（见第 395 章）。血容量不足会通过尿液丢失引起代谢性碱中毒和低钾血症，而钠丢失伴肾脏水潴留，以此来维护血容量（"相应的"ADH 生产）导致低钠血症不太常见。

慢性呼吸性酸中毒纠正后可出现高碳酸血症性代谢性碱中毒。这通常见于使用机械通气慢性肺病患者。慢性呼吸性酸中毒时，相应的代偿会增加血碳酸氢盐浓度。升高的碳酸氢盐在急性呼吸性酸中毒纠正后仍然存在，会导致代谢性碱中毒。因为失氯发生在原发性呼吸性酸中毒的代偿初期，因此慢性呼吸性酸中毒患者有血容量不足，从而使代谢性碱中毒持续存在。此外，许多慢性呼吸性酸中毒患儿接受利尿剂治疗会进一步降低血容量。血容量不足的恢复会出现代谢性碱中毒。

氯抵抗性代谢性碱中毒可以根据血压状态再进行分类。高血压患者会有醛固酮水平增加或有类似醛固酮的作用。在肾上腺皮质腺瘤或增生患儿中醛固酮水平会升高。醛固酮会引起肾钠潴留而出现高血压。醛固酮介导的肾脏排氢排钾会导致代谢性碱中毒低钾血症。因为这些患者是容量超负荷而不是容量不足，因此尿液中氯含量不低。容量扩张和高血压使钠和氯正常排出，尽管有醛固酮的存在。这就是所谓的盐皮质激素逃逸现象。

可用糖皮质激素治疗的醛固酮过多症，属常染色体显性遗传病，由于受促肾上腺皮质激素（ACTH）调节的醛固酮合成酶基因的存在，会有过量的醛固酮（见第 570.8 章）。糖皮质激素可通过抑制垂体 ACTH 分泌有效地治疗此病，并下调不恰当的醛固酮分泌。肾脏血管性疾病和分泌肾素的肿瘤都会导致肾素过度分泌，使醛固酮增加，但是低钾血症和代谢性碱中毒比起高血压来不太常见。有 2 种先天性肾上腺皮质增生症，11β－羟化酶缺乏症和 17α－羟化酶缺乏症，存在过度的盐皮质激素 11－去氧皮质酮（见第 570.2 章和 570.4 章）。与 11β－羟化酶缺乏症相比，高血压，低钾血症和代谢性碱中毒更可多见于 17α－羟化酶缺乏症中。这些疾病对糖皮质激素治疗有效，因为过量的 11－去氧皮质酮受 ACTH 的控制。

库欣综合征常导致高血压。皮质醇有部分盐皮质激素的活性，库欣综合征时，其高含量可产生低钾血症和代谢性碱中毒。

皮质醇可结合于肾脏的盐皮质激素受体并产生盐皮质激素的作用。这一情况通常不会发生，因为肾脏 11β－羟基类固醇脱氢酶可使皮质醇转化为肾上腺皮质激素，不会与盐皮质激素受体结合。11β－羟基类固醇脱氢酶缺乏症，也称为显著的盐皮质激素过多，不会在肾脏使皮质醇转化为肾上腺皮质激素。皮质醇因此与肾脏的盐皮质激素受体结合并发挥作用。有此缺陷者，尽管醛固酮水平低，仍有高血压和低钾血症，并有代谢性碱中毒。同样的现象可见于过量摄入天然甘草，其中的甘草酸能抑制 11β－羟基类固醇脱氢酶。常染色体显性遗传病 Liddle 综合征是继发于远端肾单位的钠通道突变激活（见第 525.3 章）。这个钠通道的表达上调是醛固酮的一个主要作用。因为此钠通道是持续开放的，Liddle 综合征患儿有醛固酮增多症的特点，包括高血压、低钾血症和代谢性碱中毒，但血醛固酮水平是低的。

Bartter 综合征和 Gitelman 综合征是常染色体隐性

遗传病，表现为血压正常，尿氯升高，代谢性碱中毒及低钾血症（见第525章）。Bartter综合征时，Henle环对钠和氯的重吸收有缺陷。这会导致尿钠和尿氯丢失过多，使用利尿剂者也有此情况，且会出现血容量不足和继发性醛固酮增多症，从而导致低钾血症和代谢性碱中毒。Gitelman综合征通常要轻于Bartter综合征。患者可有肾钠和肾氯丢失伴随血容量不足，因为远端肾小管的噻嗪类敏感的钠－氯转运体编码基因有突变。使用噻嗪类利尿剂的患者，会出现血容量不足和继发性醛固酮增多症伴低钾血症和代谢性碱中毒。Gitelman综合征患儿可有低尿钙症和低镁血症。部分有常染色体显性甲状旁腺功能减退症的患者有低钾血症和代谢性碱中毒，因为Henle袢对钠和氯的重吸收受损。EAST综合征（癫痫、共济失调、感觉神经性耳聋和肾小管病）引起低钾血症，及代谢性碱中毒合并低血钾。

过量的碱摄入可导致代谢性碱中毒。这些患者没有低尿氯，除非合并血容量不足。若无血容量不足，过量的碱可迅速通过肾脏排泄碳酸氢盐而纠正。因大量的碱摄入超过肾脏的排泄能力而出现代谢性碱中毒的情况很少。这可能发生在婴儿中，因为婴儿肠绞痛或肠胃不适会以小苏打作为“家庭治疗”。每匙小苏打有42mEq的碳酸氢钠。由于较低的肾小球滤过率使婴儿的易感性增加，限制了肾脏代偿排泄碳酸氢盐的速率。代谢性碱中毒也可能发生在心肺复苏期间摄入大量的碳酸氢钠的患者中。血液制品以柠檬酸盐抗凝，可由肝脏转化为碳酸氢盐。大量血制品治疗的患者可能有代谢性碱中毒。全肠外营养的乙酸盐可导致医源性代谢性碱中毒。乳酸性酸中毒或糖尿病酮症酸中毒的患儿予碳酸氢盐积极治疗可能会导致代谢性碱中毒。这种情况特别容易在成功纠正乳酸性酸中毒的根本原因后出现（严重脱水患者的血容量恢复）。一旦乳酸性酸中毒的病因得到纠正，乳酸可通过肝脏转化为碳酸氢盐，当与输注的碳酸氢盐结合后可出现代谢性碱中毒。类似的现象可出现在糖尿病酮症酸中毒患儿中，因为胰岛素治疗可使酮酸代谢产生碳酸氢盐。不过，这种现象很少发生，因为糖尿病酮症酸中毒时碳酸氢钠治疗十分谨慎，并且通常预先治疗尿液中酮酸的丢失，从而防止碳酸氢盐的大量再生。在尿液碳酸氢盐排泄能力受损的患者中，碱治疗是最有可能造成代谢性碱中毒的。此类损伤会出现在合并血容量不足或肾功能障碍的患者中。

## 临床表现

代谢性碱中毒的症状往往涉及基础疾病和相关的电解质紊乱。氯反应性代谢性碱中毒的患儿，其症状常与血容量不足相关，如口渴和嗜睡。相反，氯抵抗性的患儿的症状与高血压相关。

碱血症会使钾转移至细胞内，故细胞外钾浓度会降低。碱血症也会使钾丢失增加。增加的尿钾丢失会出现在许多引起代谢性碱中毒的情况中。因此，大多数有代谢性碱中毒的患者有低钾血症，他们的症状也与低钾血症有关（见第52.4）。

代谢性碱中毒的症状是由相关的碱血症引起的。碱血症的程度与代谢性碱中毒的严重程度和并发呼吸性酸碱紊乱有关。碱血症时，钙离子与白蛋白结合增加会导致钙离子浓度下降。钙离子浓度下降可能导致手足搐搦的症状（腕足痉挛）。

心律失常是代谢性碱中毒的潜在并发症，并且如果合并有低钾血症，心律失常的风险会增加。碱血症可增加地高辛中毒的风险，且碱血症时抗心律失常药物效果不佳。此外，碱血症可能会降低心输出量。代谢性碱中毒可通过降低通气量代偿性的增加$P_{CO_2}$。对有潜在肺部疾病的患者，通气量减少可引起缺氧。肺部正常的患者，在严重代谢性碱中毒时通气不足可引起缺氧。

## 诊 断

尿中氯离子浓度的检测有助于鉴别代谢性碱中毒的病因。尿氯水平低的患者是血容量不足引起的代谢性碱中毒，除非肾脏对氯的处理有缺陷。在评价代谢性碱中毒患者的容量状态时尿氯水平优于尿钠水平，因为正常的肾功能对代谢性碱中毒的反应是排泄$HCO_3^-$。由于$HCO_3^-$带负电荷，只能与阳离子一起排出体外，故常与钠和钾结合。因此，代谢性碱中毒患者可有尿钠排出，尽管存在血容量不足，这通常会导致对钠潴留的需要。尿氯水平含量通常是容量状态的指标，它可区别氯反应性代谢性碱中毒和氯抵抗性代谢性碱中毒。

利尿剂的使用和胃液损失是代谢性碱中毒最常见的原因，通常可从病史中得知。偶尔，代谢性碱中毒合并低血钾症，可能是贪食或暗中使用利尿剂（见第26章）。贪食症患者有低尿氯水平，提示有肾外病因导致的血容量不足，但无法解释其血容量不足。暗中使用利尿剂可通过尿毒性检测来诊断。当患者使用利尿剂时尿氯水平升高，当患者停止使用时则下降。很少有轻度Bartter综合征或Gitelman综合征被误诊为贪食症或滥用利尿剂。尿氯值在Bartter综合征和Gitelman综合征时是升高的而利尿剂的尿毒性检测是阴性的。代谢性碱中毒合并低血钾偶可以是囊性纤维化的初始表现。汗液中氯离子升高是有诊断意义的。

代谢性碱中毒伴高尿氯水平还可根据血压情况细

分。血压正常的患儿可能是Bartter综合征或Gitelman综合征。给予过量的碱是另一个可能原因，但通常从病史中可知。患儿摄入碳酸氢钠（小苏打），但家长未告知，会出现代谢性碱中毒伴显著的高钠血症。此外，除非合并有血容量不足，过量碱摄入后的代谢性碱中毒一旦停止碱的摄入，可自行缓解。

检测肾素和醛固酮浓度可鉴别代谢性碱中毒，高尿氯水平及高血压。在小儿肾血管疾病或肾素分泌瘤中肾素和醛固酮均会升高。在肾上腺皮质腺瘤或可用糖皮质激素治疗的醛固酮过多症中醛固酮是高的而肾素是低的。库欣综合征、Liddle综合征、甘草摄入、17α-羟化酶缺乏、11β-羟化酶缺乏症及11β-羟基类固醇脱氢酶缺乏症时肾素和醛固酮是低的。24h尿皮质醇升高可诊断库欣综合征，且从其经典的临床特征可疑诊（见第571章）。11-去氧皮质酮值升高可见于17α-羟化酶缺乏和11β-羟化酶缺乏症。

## 治 疗

代谢性碱中毒的治疗方法取决于碱血症的严重性和潜在的病因。小儿轻度代谢性碱中毒[（$HCO_3^-$）<32]，往往不必干预，但要视具体情况而定。先天性心脏病患儿接受稳定剂量的袢利尿剂治疗时，轻度的碱中毒不需要治疗。相反，因胃肠道减压所致的轻度代谢性碱中毒恶化则需恰当的干预。合并呼吸性酸碱紊乱也影响治疗方案。并发呼吸性酸中毒患者由于代谢性代偿可有$HCO_3^-$增加；因此，pH值升高的程度比碳酸氢盐浓度更重要。相反，呼吸性碱中毒和代谢性碱中毒有严重碱血症的风险；即使碳酸氢值的增加是轻度的，也需要治疗。

中度或重度代谢性碱中毒患儿常需要干预治疗。最有效的方法是治疗根本病因。部分患儿，胃肠减压要减少或停止。另外，质子泵抑制剂可减少胃液分泌及HCl的丢失。利尿剂是代谢性碱中毒的另一个重要原因，如果变化可耐受，应停用或减少利尿剂剂量。充分补钾或加用保钾利尿剂也有助于治疗利尿剂所致的代谢性碱中毒。保钾利尿剂不仅可以减少肾脏排钾，而且可通过阻断醛固酮的作用减少远端肾单位的氢离子分泌，增加尿碳酸氢盐排泄。许多孩子不能耐受停用利尿剂；因此，补钾和保钾利尿药是主要的治疗方法。如果钠盐或钾盐不适合，精氨酸HCl也可用于治疗氯反应性代谢性酸中毒。精氨酸HCl可在治疗期间提高血钾水平。严重的代谢性碱中毒情况下，乙酰唑胺也是一种选择，但很少使用。碳酸酐酶抑制剂，乙酰唑胺会减少近端小管对$HCO_3^-$的重吸收，引起尿液中明显的$HCO_3^-$丢失。使用这种药物时必须密切监测患者情况，因为乙酰唑胺主要使尿钾丢失并会增加液体丢失，因此必须减少其他利尿药的用量。

多数代谢性碱中毒患儿有一种氯反应性的病因。在这些情况下，足量的氯化钠和氯化钾可纠正容量不足且补钾对纠正代谢性碱中毒也是必要的。这种方法可能不适用于利尿剂所致的血容量不足的患儿，因为容量恢复可能是禁忌。给有鼻胃管的患儿补充胃液丢失的钠和钾可减少或防止代谢性碱中毒的出现。血容量和血钾浓度正常时，肾脏能够在一两天内排泄多余的$HCO_3^-$。

氯抵抗性代谢性碱中毒与高血压相关，恢复血容量是禁忌，因为可能会加重高血压且无法治疗代谢性碱中毒。理想情况下，治疗的重点是消除过量醛固酮的作用。肾上腺皮质腺瘤可手术切除，甘草摄入可停止，且肾血管疾病是可治疗的。可用糖皮质激素治疗的醛固酮过多症，17α-羟化酶缺乏症及11β-羟化酶缺乏症对糖皮质激素治疗有效。皮质醇的盐皮质激素作用在11β-羟基类固醇脱氢酶缺乏症时可降低，配合安体舒通（螺内酯）治疗可阻断盐皮质激素受体。相反，Liddle综合征患儿的代谢性碱中毒对安体舒通无反应；然而，无论是氨苯蝶啶或阿米洛利都是有效的治疗方法，因为这两种药物可阻断Liddle综合征时持续活化的钠离子通道。

对儿童Bartter综合征和Gitelman综合征，治疗包括口服补充钾和保钾利尿剂。Gitelman综合征患儿常需要补充镁，而重症Bartter综合征患儿常对吲哚美辛有效。

## 呼吸性酸中毒

呼吸性酸中毒是血液中$CO_2$分压（$PCO_2$）不正常的增加。$CO_2$是新陈代谢的副产物，并且从体内经肺排出。呼吸性酸中毒时，经肺排出的$CO_2$的有效性会减少。呼吸性酸中毒会继发于肺部疾病，如严重的支气管炎，或肺外疾病，如麻醉剂过量。虽然体内产生的$CO_2$可有变化，但正常的肺能够适应这种变化；$CO_2$产生过多不是呼吸性酸中毒的单纯病因。肺泡通气障碍时，体内产生的$CO_2$速率可影响呼吸性酸中毒的严重程度，但是这通常不是显著的因素。

呼吸性酸中毒会导致血液中pH的下降，但通常会有部分代谢性代偿以减少酸血症的严重程度。呼吸性碱中毒的急性代谢反应发生在几分钟之内。急性呼吸性酸中毒的代谢性代偿仅次于非碳酸氢盐缓冲剂的滴定。氢离子的这种缓冲使血碳酸氢盐浓度可预测的增加：$PCO_2$分压每升高10mm Hg，血$HCO_3^-$增加1（急性代偿）。

慢性呼吸性酸中毒可有更明显的代谢性代偿，因

此与相同 $PCO_2$ 的急性呼吸性酸中毒相比，酸血症不十分严重。慢性呼吸性酸中毒时，肾脏会增加酸的排泄。此反应发生超过 3~4d，并导致血碳酸氢盐浓度可预测的升高：$PCO_2$ 分压每升高 10mm Hg，血 $HCO_3^-$ 增加 3.5（慢性代偿）。

慢性呼吸性酸中毒时血碳酸氢盐浓度的增加与体内氯离子减少有关。慢性呼吸性酸中毒纠正后，血 $HCO_3^-$ 会继续增加，患者会有代谢性碱中毒。因为氯离子缺乏会有氯反应性代谢性碱中毒；患者氯离子缺乏好转后可恢复。

如果代谢性代偿不完全，可能存在混合型紊乱。高于碳酸氢盐预测值可出现在并发代谢性碱中毒的基础上，而低于碳酸氢盐预测值可出现在并发代谢性酸中毒的基础上。评价呼吸性酸中毒是否代偿完全需要对整个进程的临床知识有着较好的了解，因为预期的代偿值是不同的，取决于该过程是急性或慢性的。

$PCO_2$ 不能单独用来解释并确定患者是否有呼吸性酸中毒。如果患者有酸血症且 $PCO_2$ 升高，呼吸性酸中毒是存在的。然而 $PCO_2$ 升高也可见于单纯代谢性碱中毒相应的呼吸代偿。若患者有碱血症，就不是呼吸性酸中毒。在混合型紊乱时，患者可有呼吸性酸中毒及正常或降低的 $PCO_2$。这种情况可能发生在代谢性酸中毒的患者中；如果患者无相应的呼吸代偿，则会出现呼吸性酸中毒（严重的代谢性酸中毒时 $PCO_2$ 高于预测值）。

## 病因和病理生理学

呼吸性酸中毒的原因不是肺部的就是肺外的（表 52-13）。中枢神经系统疾病可降低呼吸中枢的反应性减少通气量。各种药物和违禁药品可抑制呼吸中枢。呼吸中枢的信号需要通过神经系统传送给呼吸肌。呼吸肌衰竭可继发于脊髓，膈神经或神经肌肉接头处的中枢神经系的信号干扰。疾病可直接影响呼吸肌并阻止足量的肺通气，从而导致呼吸性酸中毒。

轻度或中度肺部疾病常导致呼吸性碱中毒，这可继发于缺氧后的过度通气或肺机械感受器或化学感受器的刺激。只有较严重的肺部疾病可引起呼吸性酸中毒。上呼吸道疾病，通过减少空气进入肺部，会减少通气量，从而产生呼吸性酸中毒。

$CO_2$ 的增加从来都不是呼吸性酸中毒的唯一原因，但它可以加重病情，尤其是 $CO_2$ 换气量下降的患者。$CO_2$ 增加的患者会出现发热，甲亢，过多的热量摄入以及体力活动增加。呼吸肌工作增加也会增加 $CO_2$ 的产生。

**表 52-13　呼吸性酸中毒的病因**

中枢神经系统抑制
- 脑炎
- 头颅创伤
- 脑肿瘤
- 中枢型睡眠呼吸暂停综合征
- 原发性肺通气不足（Ondine curse：原发性中枢性肺泡性通气不足）
- 卒中
- 缺氧性脑损伤
- 肥胖性通气不足（皮克威克综合征）
- 颅内压增高
- 药物
  - 镇静剂
  - 巴比妥酸盐
  - 麻醉药
  - 地西泮
  - 丙泊酚
  - 酒精

脊髓、周围神经或神经肌肉接头疾病
- 膈神经麻痹
- 吉兰 - 巴雷综合征
- 脊髓灰质炎
- 脊髓性肌萎缩
- 蜱性麻痹
- 肉毒中毒
- 肌无力
- 多发性硬化
- 脊髓损伤
- 药物
  - 维库溴铵
  - 氨基糖甙
  - 有机磷酸盐（杀虫剂）

呼吸肌无力
- 肌营养不良症
- 甲状腺功能减退症
- 营养不良
- 低钾血症
- 低磷血症
- 药物
  - 琥珀胆碱
  - 皮质醇

表 52-13（续）

| |
|---|
| 肺部疾病 |
| 肺炎 |
| 气胸 |
| 哮喘 |
| 毛细支气管炎 |
| 肺水肿 |
| 肺出血 |
| 成人呼吸窘迫综合征 |
| 新生儿呼吸窘迫综合征 |
| 囊性纤维化 |
| 支气管肺发育不良 |
| 肺发育不全 |
| 胎粪吸入 |
| 肺血栓 |
| 间质纤维化 |
| 上呼吸道疾病 |
| 误吸 |
| 喉头痉挛 |
| 血管性水肿 |
| 阻塞性睡眠呼吸暂停 |
| 扁桃体肥大 |
| 声带麻痹 |
| 外源性肿瘤 |
| 外源性或内源性血管瘤 |
| 其他 |
| 连枷胸 |
| 心搏骤停 |
| 脊柱后凸侧弯 |
| 腹水或腹膜透析所致的膈肌运动减少 |

## 临床表现

呼吸性酸中毒的患者常有呼吸急促，以此来纠正通气不足。但由于中枢神经系统受损所致的呼吸性酸中毒和继发于呼吸肌疲劳引起的呼吸衰竭的患者除外。

呼吸性酸中毒的症状与高碳酸血症的严重程度有关。急性呼吸性酸中毒通常比慢性呼吸性酸中毒症状更多。症状也可因合并缺氧或代谢性酸中毒而加重。患者呼吸时，如果存在呼吸性酸中毒，那么会始终伴有缺氧。呼吸性酸中毒的潜在中枢神经系统症状包括焦虑，头晕，头痛，意识模糊，扑翼样震颤，肌阵挛性抽搐、幻觉、精神异常、昏迷和抽搐。

无论何种病因的酸血症都会影响心血管系统。动脉血 pH<7.20 会损害心脏收缩力及对儿茶酚胺的正常反应，包括心脏和外周血管。高碳酸血症会导致血管舒张，最明显的是脑血管，但是高碳酸血症会使肺血管收缩。呼吸性酸中毒会增加心律失常的风险，尤其是在有潜在心脏病的患儿中。

## 诊 断

病史和体检结果往往可找到一个明确的病因。对于反应迟钝且呼吸费力的患者，中枢神经系统的评估会有提示。这可能包括影像学检查（CT 或 MRI），可能的话腰椎穿刺脑脊液分析。毒理学检测违禁药物也是需要的。对纳洛酮的反应既是诊断性的也是治疗性的。对于许多影响呼吸肌的疾病，会有其他肌无力的证据。喘鸣可能提示患儿有上气道疾病。体格检查及胸部 X 线检查有助于诊断肺部疾病。

在许多患者中，呼吸性酸中毒可能是多因素的。支气管肺发育不良的患儿，一种内在的肺部疾病，由于长期利尿剂治疗所致的严重低钾血症可使呼吸肌功能不全导致病情恶化。相反，进行性肌营养不良的患儿，一种肌肉疾病，可能会因为吸入性肺炎而加重病情。

对于呼吸性酸中毒的患者，计算肺泡氧浓度和动脉血氧浓度之间的梯度，a-$ao_2$ 梯度，有助于鉴别呼吸费力及内在的肺部疾病。如果低氧血症是因为内在的肺部疾病，a-$ao_2$ 梯度会增加（见第 365 章）。

## 治 疗

呼吸性酸中毒最好的治疗是病因学治疗。在一些情况下，反应是十分迅速的，如纳洛酮治疗麻醉剂过量。相反，肺炎患儿的呼吸状况可能在抗生素治疗数天后有改善。许多慢性呼吸性酸中毒的患儿，虽然没有治愈性疗法，但是叠加在慢性呼吸疾病上的急性呼吸道病症通常是可逆的。

所有急性呼吸性酸中毒的患者都有缺氧，因此需要吸氧。对部分呼吸性酸中毒患儿，机械通气是必要的。由中枢神经系统疾病所致的明显呼吸性酸中毒的患儿通常需要机械通气，因为此类疾病对治疗的反应不太迅速。此外，高碳酸血症可引起脑血管扩张，而颅内压增高对有潜在中枢神经系统疾病的患儿是危险的。可逆的中枢神经系统抑制，如麻醉剂过量，可能并不需要机械通气。机械通气的决策取决于多种因素。有高碳酸血症的重症患者，$PCO_2$ > 75mmHg，通常需要机械通气（见第 65 章和 366 章）。如果伴随代谢性酸中毒，插管的指征更低，包括存在反应较慢的潜在疾病或氧气治疗不佳的缺氧，或如果患者表现的很累且可能有呼吸骤停时。

对于慢性呼吸性酸中毒者，呼吸刺激往往对高碳酸血症不太敏感的而对缺氧更敏感。因此，慢性呼吸性酸中毒时，过度吸氧可减弱呼吸刺激，从而增加 $PCO_2$。在这些患者中，氧气必须谨慎使用。

如果可能的话，慢性呼吸性酸中毒的患者最好避免机械通气，因为拔管会非常困难。然而，慢性呼吸性酸中毒患儿急性发病时可能需要机械通气。当需要插管时，$PCO_2$ 应降低至患者的正常基线，这应逐步下调。这些患者通常会因呼吸性酸中毒代谢性代偿而使血 $HCO_3^-$ 浓度升高。快速降低 $PCO_2$ 可能导致严重的代谢性碱中毒，可能会出现并发症，包括心律失常，心输出量减少及脑血流量减少。此外，长期在正常 $PCO_2$ 下的机械通气会出现代谢性代偿。当患者拔管后，患者将不再从代谢性代偿中受益，因此会因为呼吸性酸中毒而造成更严重的酸血症。

## ■ 呼吸性碱中毒

呼吸性碱中毒是血液中的 $CO_2$ 浓度不恰当的降低。这通常继发于过度通气，最初造成 $CO_2$ 去除超过产生。最终，达到一个新的稳态，使排出量相当于产生量，但是会有较低的 $CO_2$ 张力（$PCO_2$）。非过度通气的呼吸性碱中毒可能发生在接受体外膜肺氧合或血液透析的患儿中，在体外循环中 $CO_2$ 可直接从血液中排出。

呼吸性碱中毒时，pH 会增加但是会有正常的代谢反应来减少血液中 pH 的变化。急性呼吸性碱中毒的代谢反应发生在几分钟内，是由非 $HCO_3^-$ 缓冲液中释放的氢离子介导的。急性呼吸性碱中毒的代谢反应是可预测的: $PCO_2$ 每下降 10mmHg 血 $HCO_3^-$ 下降 2（急性代偿）。

慢性呼吸性碱中毒由于肾脏的作用可出现明显的代谢性代偿，肾脏可减少酸分泌，使血 $HCO_3^-$ 浓度下降。近端和远端小管都会减少酸分泌。呼吸性碱中毒的代谢性代偿会逐渐发生且需 2~3d 产生效果：$PCO_2$ 每下降 10mmHg 血 $HCO_3^-$ 下降 4（慢性代偿）。

慢性呼吸性碱中毒是唯一的酸碱平衡紊乱，其相应的代偿可使 pH 值正常，尽管 >7.40。

如果代谢性代偿是不完全的，可能存在混合型紊乱。并发代谢性碱中毒时，碳酸氢盐水平高于预期值，并发代谢性酸中毒时，碳酸氢盐水平低于预期值。评估呼吸性碱中毒期间代偿是否完全需要对整个进程的临床知识有较好的了解，因为预期代偿是根据病程是急性或慢性的而有所不同。

低 $PCO_2$ 值并不一定表示有呼吸性碱中毒。$PCO_2$ 下降也可以是代谢性酸中毒相应的呼吸代偿的一部分；这就不是一个呼吸性碱中毒。代谢性酸中毒是符合酸血症和低 $PCO_2$ 的主要的酸碱紊乱，即使仍有可能并发呼吸性碱中毒。相反，呼吸性碱中毒始终存在于有碱血症和低 $PCO_2$ 的患者中。即使是正常的 $PCO_2$ 值也可能与代谢性碱中毒合并呼吸性碱中毒相一致，因为升高的 $PCO_2$ 是代谢性碱中毒预期的完全性呼吸代偿的一部分。

### 病因及病理生理学

各种刺激可以增加通气动力并导致呼吸性碱中毒（表 52-14）。动脉低氧血症或组织缺氧可刺激外周化学感受器的信号通过延髓呼吸中枢来增加通气量。呼吸动力加强可增加血液中的氧含量但会降低 $PCO_2$。当氧饱和度下降到约 90%时（$PO_2$=60mmHg），低氧血症可刺激通气，低氧血症恶化时会增加过度通气。急性缺氧比慢性缺氧能更有效的刺激过度通气，因此，慢性缺氧，如发绀型心脏病，与相同程度的急性缺氧相比，会有不太严重的呼吸性碱中毒。低氧血症或组织缺氧的原因很多，包括原发性肺部疾病、严重贫血以及一氧化碳中毒。

肺部含有化学感受器和机械感受器来响应刺激物并传递信号，使呼吸中枢加强通气。误吸或肺炎可刺激化学感受器，而肺水肿会刺激机械感受器。多数激活这些感受器的疾病也可引起低氧血症，因此可能通过 2 种机制导致过度通气。原发性肺部疾病最初可能有呼吸性碱中毒，但日益恶化的病情，伴随呼吸肌疲劳，往往会导致呼吸衰竭且并发呼吸性酸中毒。

无肺部疾病的过度通气可发生在直接刺激呼吸中枢时。可见于中枢神经系统疾病，如脑膜炎，脑出血和创伤。由病变所致的中枢性过度通气，如中脑呼吸中枢附近的梗死或肿瘤，可增加呼吸频率和呼吸深度。这种呼吸模式提示预后较差，因为这些脑部病变往往是致命的。系统性疾病也可能会导致中枢性的过度通气。虽然确切的机制尚不清楚，但肝脏疾病可引起呼吸性碱中毒，通常与肝衰竭的程度成正比的。怀孕会导致慢性呼吸性碱中毒，可能是由于孕激素对呼吸中枢的作用。水杨酸盐，虽然常引起代谢性酸中毒，可直接刺激呼吸中枢导致呼吸性碱中毒。败血症时的呼吸性碱中毒可能是由于细胞因子释放所致。

过度通气可继发于潜在的疾病，引起疼痛，紧张或焦虑。在心因性过度通气中，没有疾病可解释过度

**表 52-14 呼吸性碱中毒的病因**

| |
|---|
| 低氧血症或组织缺氧 |
| 肺炎 |
| 肺水肿 |
| 发绀型心脏病 |
| 充血性心力衰竭 |
| 哮喘 |
| 严重贫血 |
| 高海拔 |
| 喉头痉挛 |
| 误吸 |
| 一氧化碳中毒 |
| 肺栓塞 |
| 间质性肺病 |
| 低血压 |
| 肺部受体激活 |
| 肺炎 |
| 肺水肿 |
| 哮喘 |
| 肺栓塞 |
| 血胸 |
| 气胸 |
| 呼吸窘迫综合征（成人或婴儿） |
| 中枢性激活 |
| 中枢神经系统疾病 |
| 蛛网膜下腔出血 |
| 脑炎或脑膜炎 |
| 外伤 |
| 脑肿瘤 |
| 卒中 |
| 发热 |
| 疼痛 |
| 焦虑（惊恐发作） |
| 心因性障碍过度通气或焦虑 |
| 肝衰竭 |
| 败血症 |
| 怀孕 |
| 药物 |
| 水杨酸中毒 |
| 茶碱 |
| 黄体酮 |
| 外源性儿茶酚胺 |
| 咖啡因 |
| 机械通气 |
| 高氨血症 |
| 体外膜肺氧合或血液透析 |

通气。精神压力大的孩子可能有这种情况。或者，也可能是恐慌症的一部分，尤其如果有过度通气反复发作时。对于这样的患者，急性碱血症的症状可加重焦虑，并可能延续的过度通气。

呼吸性碱中毒常见于机械通气的患儿，因为呼吸中枢无法控制通气量。此外，这些患儿可能因为镇静和麻醉药物而使代谢率下降，从而减少 $CO_2$ 的生产。通常情况下，$CO_2$ 减少和所得的低碳酸血症可减少通气，但这种生理反应不会发生在无法降低通气量的患儿中。

## 临床表现

呼吸性碱中毒的病理过程通常比临床表现更令人关注。慢性呼吸性碱中毒通常是无症状的，因为代谢性代偿降低了碱血症的严重程度。

急性呼吸性碱中毒可能会引起胸闷、心悸、头晕、口周麻木和四肢感觉异常。不太常见的临床表现包括手足搐搦症、癫痫、肌痉挛、昏厥。头晕和晕厥可能是由于低碳酸血症所致的脑血流量减少引起的。脑血流量减少是使用过度通气治疗小儿颅内压增高的基础。感觉异常，手足抽搐和癫痫可能部分与钙离子减少有关，因为碱血症会使更多的钙离子与白蛋白结合。呼吸性碱中毒也会造成轻度低血钾。心因性过度通气的可因为呼吸性碱中毒而出现更多症状，而这些症状伴随呼吸困难，可加剧过度通气。

## 诊 断

对于许多患者，过度通气产生的呼吸性碱中毒是无法在临床上检测到的，即使密切观察患者的呼吸情况。呼吸性碱中毒的代谢性代偿会引起低血清碳酸氢盐浓度。当过度通气不完全且只对血电解质进行评估，往往会有代谢性酸中毒的初步诊断。如果怀疑呼吸性碱中毒，只有血气检测可诊断。

过度通气并不总是表明有原发性呼吸障碍。在一些患者中，过度通气是代谢性酸中毒相应的呼吸代偿。原发性代谢性酸中毒时，如果临床上出现过度通气，酸血症会出现且血 $HCO_3^-$ 水平通常是低的。相反，作为对急性呼吸性碱中毒的代谢性代偿的一部分，血 $HCO_3^-$ 水平从未低于 17mEq/L，单纯的急性呼吸性碱中毒可引起碱血症。

呼吸性碱中毒的病因通常从体格检查或病史中可知，并且可以由肺部疾病，神经系统疾病，或发绀型心脏病引起。低氧血症是过度通气的常见原因，对诊断很重要，因为它提示了显著的潜在疾病，且需要快速治疗。低氧血症可在体检（发绀）或动脉血氧饱和度检测中发现。然而，由于过度通气的病因，正常的动脉血氧饱和度并不能完全排除低氧血症。有2个原因可解释为什么动脉血氧饱和度不能完全排除低氧血症导致的呼吸性碱中毒。首先，动脉血氧饱和度对轻度低 $PO_2$ 不太敏感。其次，呼吸性碱中毒时的过度通气会使 $PO_2$ 升高，可能会达到一个水平使动脉血氧饱和度不能识别为异常。只有动脉血气可完全排除缺氧导致的呼吸性碱中毒。低氧血症时，造成组织缺氧而不一定导致低氧血症的过程是很重要的，例如一氧化碳中毒、严重贫血和充血性心力衰竭。

无低氧血症的肺部疾病也可能引起过度通气。虽然肺部疾病往往通过病史或体格检查可知，且胸部X线检查可发现更细微的病变。肺栓塞患者可能有良性的胸部X线检查结果，氧分压正常，及单纯的呼吸性碱中毒，但是缺氧最终可能会出现。无法用其他原因解释的呼吸性碱中毒患儿，应考虑到肺栓塞的诊断，尤其如果存在危险因素，如长期卧床和高凝状态（例如，肾病综合征或狼疮抗凝剂）。

## 治疗

呼吸性碱中毒很少需要特殊治疗。相反，治疗应着重于基础疾病。机械呼吸机的参数调整用于纠正医源性呼吸性碱中毒，除非过度通气有治疗目的（例如，治疗颅内压增高）。

对于继发于焦虑的过度通气患儿，应当尽量予以安抚，常需要家长的参与。在心理安抚的同时，心因性过度通气可能对苯二氮䓬类药物有效。心因性过度通气急性发作时，用纸袋呼吸可升高 $PCO_2$。用纸袋而不是塑料袋，可使袋内有充足的氧气并升高 $CO_2$ 浓度。因而可升高患者的 $PCO_2$ 减少呼吸性碱中毒的症状，而这些症状往往会延续过度通气。重复呼吸只有在排除其他疾病引起的过度通气时才可实时；重复呼吸时动脉血氧饱和度检测需谨慎。

对本章全面的了解，请参见光盘。

（孙桦　叶孜清　译，黄瑛　审）

# 第53章 补液维持和替代疗法

Larry A. Greenbaum

维持静脉输液可用于无法肠内喂养的孩子。输液的同时，如果有液体继续丢失，如患儿因鼻饲（NG）管引流或由肾性尿崩症所致的大量排尿，可能需要同时使用替代液体疗法；如果出现脱水，患儿还需要补充缺失量（见第54章）。择期手术的患儿可能只需要维持补液治疗，而腹泻脱水的患儿需要维持治疗及补充缺失治疗，如果有明显的持续腹泻，还可能需要替代疗法。

## ■ 补液维持治疗

儿童每天摄入的水分和电解质通常有较大的变化，唯一例外的是通过胃管或静脉全肠外营养而接受固定饮食疗法的患者。健康儿童可以耐受进食的变化，因为有很多稳态机制可以调整水和电解质的吸收和排泄（见第52章）。计算水和电解质的需求是维持治疗的基础，但这并不能完全符合患儿的要求。然而，这些计算为静脉治疗的起始点提供了合理的参考。患儿不需要一开始就进行静脉输液，因为在医院内可监控他们的摄入量，而且也没有口服“维持液”，除非病理过程需要大量液体摄入量。

维持补液最常见的是用在术前和术后患儿；许多非手术患儿也需要维持补液。因而识别什么时候需要维持补液很重要。正常的青少年经过一夜和一上午不经口进食（NPO）是不需要液体维持的，因为健康的青少年很容易耐受12h或18h的禁食。相反，6个月大的患儿在等待手术时应在最后一次进食的8h内开始静脉输液。婴儿比年长患者更容易出现脱水。一旦被归为NPO者，如肾性尿崩症出现大量尿液时应尽快开始静脉输液。

维持液常包括水、葡萄糖、钠，钾。此溶液保质期长、成本低、并且可用于外周静脉。此溶液可完成补液（表53-1）的主要目的。患儿可从尿液和粪便中丢失水、钠和钾；也可从皮肤和肺丢失水分。维持补液可补充这些丢失量，因此可避免脱水的发生及钠或钾的缺乏。

补液中的葡萄糖可为患儿提供约20%的正常热卡需要量，可防止发生饥饿性酮症酸中毒及蛋白质降解。葡萄糖还提供了额外的渗透压，从而避免输入低渗液体导致溶血。

补液不能提供足够的热卡、蛋白质、脂肪、矿物质或维生素，这对于静脉输液几天的患儿实际上是不存在问题的。接受持续静脉输液时因摄入热卡不足，每天会减重0.5%~1%。因此患儿不能无限期进行液体维持治疗；对于长期不能进食的患儿应全肠外营养，尤其是对营养不良的患者。

典型维持补液治疗不提供电解质，例如钙、磷、镁及碳酸氢盐。对于大多数患儿而言，治疗数天是不

表 53-1　补液的目的

| |
|---|
| 防止脱水 |
| 防止电解质紊乱 |
| 防止酮症酸中毒 |
| 防止蛋白质降解 |

成问题的，但是有些患者不能耐受这种缺失过度丢失。肾小管性酸中毒的患儿会在尿液中丢失碳酸氢盐，这样的患儿如果不及时补充碳酸氢盐（或醋酸盐），很快就会发生酸中毒。因此了解液体维持治疗的局限性很重要。

## 补　水

因为每日有强制性水排出，所以水是维持液体治疗的关键成分。这些排出量既是可测的（尿液、粪便）又是不可测的（皮肤和肺部是不显性丢失）。如果不及时补充这些丢失量，患儿会出现口渴及不适，最终导致脱水。

补水的目的是提供足够的水来补充这些损失。虽然尿液丢失约为总量的 60%，但正常肾脏有能力调控水的丢失，每天影响尿量变化的因素超过 20 倍。补水的目的是提供足够的水使肾脏不需要明显稀释或浓缩尿液；它也提供了安全平台，从而使正常的体内平衡机制可调节尿液中水的丢失，防止水分过多丢失和脱水。这种适应能力避免了绝对精确的需水量。这个情况很重要，因为不存在水需求量绝对精确的计算公式。表 53-2 提供了一个基于患儿体重计算水维持量的系统，并强调年龄越小、越不成熟患儿对水的需求量越高。此方法是可靠的，按照体重的计算可能会高估了超重儿童的水需求，而对偏瘦患儿的体重计算结果估算更好，因此可根据儿童的身高以第 50 百分位数来评估。同样重要且需要记住的是，对于类似成人体型的大龄患儿补水的上限是 2.4L/24h。静脉输液是按小时量描述的。表 53-3 中的公式能够快速计算出维持液体量。

## 静脉输液配方

常用的液体配方见于表 53-4。生理盐水（NS）

表 53-2　按体重计算补液量

| 体重 | 每日液体量 |
|---|---|
| 0~10 kg | 100 mL/kg |
| 11~20 kg | 每公斤体重 >10 kg 1 000mL + 50mL/kg |
| >20 kg | 每公斤体重 >20 kg*1 500mL + 20 mL/kg |

* 每日最大的液体量通常是 2400 mL

表 53-3　每小时补液速度

| |
|---|
| 体重 0~10kg: 4mL/（kg · h） |
| 体重 10~20kg: 40mL/h + 2mL/（kg · h）×（wt–10 kg） |
| 体重 >20kg: 60mL/h + 1mL/（kg · h）×（wt –20 kg）* |

* 最大补液速度通常是 100mL/h

表 53-4　静脉补液的成分

| 液体 | [Na] | [Cl⁻] | [K⁺] | [Ca2⁺] | [LACTATE⁻] |
|---|---|---|---|---|---|
| 普通 NS（0.9% NaCl） | 154 | 154 | — | — | — |
| 半张 NS（0.45% NaCl） | 77 | 77 | — | — | — |
| 0.2NS（0.2% NaCl） | 34 | 34 | — | — | — |
| 乳酸林格液 | 130 | 109 | 4 | 3 | 28 |

和乳酸林格氏液（LR）为等渗溶液；它们有与血浆大致相同的张力。等渗液体一般用于纠正急性血容量不足（见第 54 章）。小儿常用的液体维持治疗的选择是半张的生理盐水和 0.2NS。这些液体可与 5% 葡萄糖（D5）一起使用。此外，还可加入 20mEq/L 氯化钾、10mEq/L 氯化钾或不添加钾。医院药房也可自制不同浓度的葡萄糖、钠或钾的液体。此外，其他电解质，如钙、镁、磷酸盐、乙酸盐、碳酸氢盐也可加入静脉液体。但需要时间来准备，而且比零售液体更贵。自制液体仅适用于有明显电解质紊乱的患者。零售液体既节省了时间又节约了费用。

正常的血浆渗透压为 285~295mOsm/kg。外周输注的静脉溶液有更低的渗透压，可导致水进入血细胞，从而引起溶血。因此，静脉液体通常要有接近 285mOsm/kg 或更高的渗透压（适度增高的液体渗透压不会有问题）。因此，0.2NS（渗透压 =68mOsm/kg）不应用于外周静脉治疗，但 D5 0.2NS（渗透压 =346 mOsm/kg）或 D5+20mEq/L KCl（渗透压 =472 mOsm/kg）可用。

关于补液中适度的钠含量是有争议的，需考虑过量的低渗液体可能会导致低钠血症，有时可能产生严重的后遗症。避免水中毒的一种方法是降低含 0.2NS 或的补液速度。另一个建议是生理盐水作为维持液体；大多数中心没有采用常规生理盐水作为最初的补液。

## 葡萄糖

补液中通常含有 D5，其提供了 17cal/100mL 及每日近 20% 的热卡需求。这一水平足以防止酮的产生，也利于减少蛋白质分解，但此疗法会使小儿减重。如果肠内喂养仍不可能的话，患者在数天液体维持治疗后需要全肠外营养。补液也缺乏关键的营养素如蛋白质、脂肪、维生素和矿物质。

## 补液的选择

计算水和电解质的需要量后，通常小儿可接受D5+20mEq/L KCl或D50.2NS+20mEq/L KCl的液体。儿童体重不足约10kg者最好选用含0.2NS的液体，因为每公斤体重需要更多水。较大的儿童和成人可用.的溶液。这些准则是建立在假设没有疾病过程的基础上的，因为疾病会要求容量的调整或补液的电解质成分（肾功能障碍患儿可能有高钾血症或无法排泄钾，并且不能耐受20mEq/L的钾）。对于尿中排水、排钠、排钾有正常的体内平衡机制的儿童，这些溶液可以很好地发挥作用。对有复杂病理生理紊乱的患儿，有必要在检测电解质和液体平衡的基础上经验性地调整电解质组成及输液速度。对于所有的儿童，关键是要认真监测体重、尿量和电解质，以确定是否水分过多或脱水，是否有低钠血症和其他电解质紊乱，并再相应地调整静脉输液的成分或速度。

## 补液和低钠血症

产生抗利尿激素（ADH）的患者会保留水分，且因水中毒而有低钠血症的风险。对于由于轻度血容量不足或其他原因（呼吸系统疾病、应激、疼痛、恶心、药物如麻醉剂）导致可能产生ADH的患者，以更高的钠浓度、低输液速度或两者结合的方式治疗可能更安全。对于因基础疾病[抗利尿素分泌异常症（SIADH），充血性心力衰竭，肾病综合征，肝脏疾病]所致的持续产生ADH的患者应减少补液。治疗应是个体化的，并且密切的监测是至关重要的。对于已知有正常下限的低血钠或低钠血症患者应特别谨慎。

需要特别关注手术后接受静脉补液导致的低钠血症，因为由于术中丢失，第三间隙丢失（稍后讨论），以及静脉充盈（由于平躺仰卧和麻醉和镇静的作用）都会引起血容量不足。手术患者通常在中及术后恢复室内予等渗液体（NS，LR）输注6~8h；速度通常是计算所得的液体维持速度的。后续的补液应包含，即使对年龄较小的患者，除非有特殊的指征需要用0.2NS。电解质应至少每天检测。

对其他原因所致的ADH产生者必须密切监测其电解质和液体的输入和输出量。对于可能有轻度血容量不足(见第54章)的患者应在1~2h内予20mL/kg(最多1L）的等渗液体治疗以恢复血容量，然后再予液体维持。然后以标准维持速度给予患者D5+20mEq/L KCl。对于可能有血容量不足的任何体重的患者不应常规输入0.2NS的液体，除非有特殊的指征。对于由其他病因而不是血容量不足所致的可能产生ADH的患者可能需要减少补液以避免低钠血症。

## 补充水和电解质的变化

补水量是根据标准的水丢失量而假设的。对于部分患者，这些假设是有误的。为了识别这种情况，了解正常水丢失的来源和丢失量是有帮助的。表53-5列出了正常水分流失的3个来源。

尿液是最重要的正常水分流失源。不显性丢失约占总水量的约（婴幼儿是40%，青少年和成人接近25%）。不显性丢失是从皮肤和肺部蒸发丢失的，无法定量。从皮肤蒸发的丢失不包括汗液，这被认为是水分流失的一个额外的（显性）来源。大便通常是水分流失的次要来源。

补充水和电解质的需要可增加或减少，这取决于临床情况。这些情况也很明显，如婴儿严重腹泻或轻度腹泻，还有机械通气时不显性丢失减少。了解正常的水和电解质丢失的来源是有帮助的，并可确定在特定的患者中是否有任何这些来源的改变。因此，可调整水和电解质的补充量。

表53-6列出了各种导致正常水和电解质丢失的临床状况。皮肤可以是显著失水的来源，尤其是在新生儿，特别是早产儿，因为其被置于辐射保暖箱或正接受光疗。极低出生体重儿可有100~200mL/(kg·24h)的不显性丢失。烧伤可导致水和电解质大量损失，对于烧伤患儿有特殊的补液指南（见第68章）。汗液中丢失的水和电解质，尤其是在温暖的气候下，也可以很明显。囊性纤维化患儿皮肤中可有钠丢失增加。部分假性醛固酮减少症患儿也会有皮肤失盐增加。

发热也增加了皮肤的不显性丢失。这种丢失有时是可预测的，因此高于38℃时，每升高1℃体温需要增加10%~15%的补水量；这些指南是针对持续发热患者的，而1h发热高峰不会引起对水需求的明显增加。

呼吸急促或气管造口术可增加肺部的水分蒸发。加湿呼吸机可使肺部不显性水分丢失减少，甚至可通过肺部来吸收水分；通气良好的患者对补水的要求也会减少。这些情况下对于个体患者很难量化水分的丢失。

**表53-5 水分丢失来源**

| |
|---|
| 尿：60% |
| 不显性丢失：≈35%（皮肤及肺部） |
| 粪便：5% |

表 53-6　补液的调整

| 来源 | 需水量增加的原因 | 需水量减少的原因 |
|---|---|---|
| 皮肤 | 辐射加温器 | 培育箱（早产儿） |
| | 光疗 | |
| | 发热 | |
| | 出汗 | |
| | 烧伤 | |
| 肺 | 呼吸急促 | 加湿呼吸机 |
| | 气管造口术 | |
| 胃肠道 | 腹泻 | — |
| | 呕吐 | |
| | 胃肠减压 | |
| 肾脏 | 多尿 | 少尿或无尿 |
| 其他 | 手术引流 | 甲状腺功能减退症 |
| | 第三间隙 | |

## 替代液体

胃肠道（GI）是潜在的可有大量水分丢失的根源。胃肠道失水都会伴有电解质丢失，因此可能会影响血容量和电解质浓度。胃肠道丢失常与失钾有关，从而导致低钾血症。因为粪便中有高浓度的碳酸氢盐，小儿腹泻通常有代谢性酸中毒，如果血容量减少导致低灌注且并发乳酸酸中毒可加重酸中毒。呕吐或从鼻胃管丢失可能会导致代谢性碱中毒（见第 52 章）。

如果无呕吐、腹泻或胃肠道减压，GI 丢失的水分和电解质是相当少的。所有的胃肠道丢失都可被认为是过量的，对水需求的增加相当于液体丢失量。因为 GI 的水和电解质丢失可以精确地检测，因此可使用替代液体。

下一个 24h 丢失量无法预测；最好在出现时就补充 GI 的过度丢失。不考虑 GI 损失，患儿应有适当的补液。丢失量应在发生后给予治疗，可使用与 GI 相似浓度的电解质溶液。每 1~6h 按照丢失的速度补充液体，快速丢失需要加快补充的频率。

腹泻是小儿体液丢失的常见原因。它可引起脱水和电解质紊乱。对于有明显腹泻的特殊患者及口服液体能力有限者，有计划地补充粪便中的过度丢失是很重要的。同时应检测粪便量，并给予相同量的替代液。腹泻患儿需要补充的电解质有数据可查（表 53-7）。有这些信息就可以设计相应替代方案。表 53-7 中所示的溶液可替代粪便中钠、钾、氯和碳酸氢根的丢失。每 1mL 粪便应由此 1mL 该溶液替换。一般腹泻时的电解质成分仅仅是一个平均值，且可能有很大的变化。因此，如果腹泻量特别大或血电解质水平有问题时，最好考虑检测患者的腹泻液的电解质成分。

因为呕吐或 NG 减压所致的胃液丢失也容易引起脱水，多数患者有任意一种情况就会影响液体的口服摄入。电解质紊乱，尤其是低钾血症和代谢性碱中毒，也很常见。这些并发症可通过恰当地使用替代液而避免。可根据表 53-8 中所示的胃液成分设计替代液。

胃液丢失患者常有低钾血症，虽然胃液中的钾离子浓度相对较低。这种情况下，相关的尿液失钾是低钾血症的一个重要原因（见第 52 章）。这些患者可能需要额外补钾，无论是在补液或替换液中，以此弥补之前或继续的尿液丢失量。通过减少醛固酮合成使患者的血容量恢复可减轻尿钾丢失。

尿液通常是水分流失的最主要原因。疾病如肾衰竭和 SIADH 可导致尿量减少。少尿或无尿患者对水和电解质的需求会降低；持续补液会使液体过量。相反，梗阻后利尿，急性肾小管坏死的多尿期、糖尿病及尿崩症会增加尿液量。为了防止脱水，尿量过多时，患者必须给予超过标准的补液。多尿患者的电解质丢失是可变的。尿崩症时，尿电解质浓度通常较低，而儿童期疾病，如幼年性肾病和尿路梗阻通常会增加水和钠的丢失。

减少或增加尿量的方法是相似的（表 53-9）。

表 53-7　腹泻的替代液

| 腹泻液的一般成分 |
|---|
| 钠 : 55 mEq/L |
| 钾 : 25 mEq/L |
| 碳酸氢根 : 15 mEq/L |
| 继续丢失的治疗方法 |
| 液体配制 : D5 0.2 NS + 20 mEq/L 碳酸氢钠 + 20 mEq/L KCl |
| 每 1~6h 按 mL/mL 补充粪便丢失 |

表 53-8　呕吐或经鼻胃丢失的液体补充

| 胃液的一般成分 |
|---|
| 钠 : 60 mEq/L |
| 钾 : 10 mEq/L |
| 氯 : 90 mEq/L |
| 继续丢失的治疗方法 |
| 液体配制 : NS + 10 mEq/L KCl |
| 每 1~6h 按 mL/mL 补充丢失量 |

**表 53-9 根据肾脏的输出量调整液体疗法**

| |
|---|
| 少尿或无尿 |
| 开始补充不显性液体丢失（维持率的 25%~40%） |
| 用 1/2 张 NS 按 mL/mL 补充尿液丢失 |
| 多尿 |
| 开始补充不显性液体丢失（维持率的 25%~40%） |
| 检测尿液电解质 |
| 根据尿电解质按 mL/mL 补充尿液丢失 |

给予患者一定速度的液体可补充不显性丢失。液体输入速度达到正常补液速度的 25%~40% 可实现，这取决于患者的年龄。对于无尿患儿补充不显性丢失理论上可保持液体平衡，需要提醒的是正常补液速度的 25%~40% 仅仅是对不显性丢失的估计。对于个体患者，这一速度要根据体重和容量状态而调整。多数肾功能障碍患儿要给予少量钾或不予补钾，因为肾脏是排钾的主要场所。

对于少尿的患儿，添加尿液的替代液来防止脱水是非常重要的。这个问题对于急性肾衰竭患者尤为重要，因为其尿量增加缓慢，如果只补不显性失水量，可能导致血容量不足并加重肾衰竭。D5 替代液通常是适合最初使用，如果尿量显著增加，其成分可能要调整。

多数多尿患儿（除糖尿病；见第 583 章）应一开始就补充不显性液体加上尿液的丢失。此方法不需要计算所谓“正常”的尿量，从而使患者可直接给予丢失量的补充。在这些患儿中，尿量，顾名思义，是过多的，检测尿中钠和钾的浓度有助于尿液替代液的配制。

手术置管和胸导管能可测量液体的引流量。当有显著液体丢失时，应予以补充。此液体可被测量并予相应的液体补充。第三间隙丢失，可表现为水肿和腹水，是由于液体从血管内进入间隙空间而形成的。虽然这些丢失量无法轻易定量，但第三间隙的丢失量可能会很大，并可导致血容量减少，尽管患者的体重有增加。第三间隙经液体替代是经验性的，但有这种风险的患者应该可以预测，如烧伤或腹部手术的患儿。第三间隙丢失和胸腔引流液是等渗的；因此，通常需要用等渗液体，如 NS 或 LR 来替代。第三间隙替代液的调整是根据患儿持续的血容量状态来估算的。从胸管引流丢失的蛋白质可以很明显，偶尔可用 5% 的白蛋白作为替代液。

（孙桦　叶孜清　译，黄瑛　审）

# 第 54 章 缺失治疗

*Larry A. Greenbaum*

脱水最常见于肠胃炎，是小儿常见的问题。大多数情况下，可以用口服补液治疗（见第 332 章）。即使患儿有轻度至中度的低钠或高钠性脱水都可以口服补液治疗。本章的重点是需要静脉输液治疗的患儿，虽然许多相同的治疗原则也使用口服补液。

## ■ 临床表现

治疗脱水患儿的第一步是评估脱水程度（表 54-1），这决定了病情的轻重程度和所需的补液量。轻度脱水的儿（脱水占体重的 3%~5%）有几个临床症状或体征。患儿可能会口渴，谨慎的家长可能会发现孩子尿量减少。病史是最有帮助的。中度脱水的患儿有明显的症状和体征。血容量不足可导致心率加快和尿量减少，这样的患儿需要及时干预，严重脱水的患儿十分虚弱。血压下降表明重要器官灌注不足，及时积极的干预是必要的。如果可能，严重脱水的患儿，应首先接受静脉输液治疗。而对于年龄较大的儿童和成人来说，轻、中度或重度脱水（仅仅出现）较低比例的体重下降，出现这种差异是因为婴儿体重水的比例更高（见第 52 章）。

临床评估脱水程度只是一个估计值；因此，患者在治疗期间必须不断重新评估。脱水程度在高钠性脱水中会被低估，因为水从细胞内移至细胞外有助于维持血容量。

病史通常会提示脱水的机理并可预测患者是否有正常的钠离子浓度（等渗性脱水），低钠性脱水或高钠性脱水。由于母乳摄入不足而致脱水的新生儿往往表现为高钠性脱水。高钠性脱水可见于低渗性液体丢

**表 54-1 脱水的临床评价**

| |
|---|
| 轻度脱水（婴儿 <5%；较大年龄儿童或成人 <3%）：脉搏正常或加快；尿量减少；口渴；体检正常 |
| 中度脱水（婴儿 5%~10%；较大年龄儿童或成人 3%~6%）：心动过速；少尿或无尿；烦躁或嗜睡；眼眶和囟门下陷；眼泪减少；黏膜干燥；弹性轻度减退（皮肤弹性稍差）；毛细血管再充盈时间延迟（>1.5s）；苍白及发冷 |
| 重度脱水（婴儿 >10%；较大年龄儿童或成人 >6%）：脉搏细速或无脉；血压下降；无尿；眼眶和囟门极度下陷；无泪；黏膜焦干；弹性减退（皮肤弹性差）；毛细血管再充盈时间延迟（>3s）；皮肤花纹冰冷；软弱无力，意识不清 |

失和水摄入不足，如腹泻，因食欲缺乏或呕吐所致的口服摄入不足。低钠性脱水可发生在摄入大量低盐液体的儿童中，例如水或稀释配方。

一些脱水患儿可有相应的口渴感，但部分患儿，摄入不足是脱水的一部分病理生理表现。虽然大多数脱水患儿都有尿量减少，但是如果存在肾功能损伤，良好的尿量可能是欺骗性的，如尿崩症或失盐性肾病，或婴幼儿高钠性脱水。

体检结果通常与脱水程度成正比。父母可以帮助评估孩子的眼眶是否凹陷，因为这一评估可能是细微的。轻轻捏起腹部或胸壁的皮肤可检测皮肤张力弹性（肿胀、弹性）。弹性好的皮肤在捏起后会很快恢复正常。对于早产儿或严重营养不良的患儿很难正确评估皮肤弹性。血容量不足的患儿交感神经系统激活后将出现心动过速；也可能发汗或大汗。血压的变化有助于评估患儿脱水治疗的反应。脱水患儿出现呼吸急促可能继发于代谢性酸中毒，因为腹泻碳酸氢盐丢失或休克所致的乳酸性酸中毒（见第 64 章）。

## 实验室结果

一些实验室检查结果对评估患儿脱水是有价值的。血钠浓度决定了脱水的类型。代谢性酸中毒可能是由于腹泻所致的大便碳酸氢根丢失、继发性肾功能障碍或休克后乳酸性酸中毒引起的。阴离子间隙有助于鉴别代谢性酸中毒各种病因（见第 52 章）。呕吐或鼻饲丢失通常会导致代谢性碱中毒。由于腹泻丢失血钾浓度是会降低的。因呕吐、胃液失钾、代谢性碱中毒和尿钾丢失所致的脱水都会引起低血钾。代谢性酸中毒会导致钾离子移出细胞，肾功能障碍可能导致高钾血症。由于致病机制可能混合，因此很难单从病史来判断患儿的酸碱状态或血钾水平。

血尿素氮（BUN）值和血肌酐浓度有助于评估患儿的脱水程度轻重。无肾实质损伤的血容量不足可能会导致 BUN 不成比例地增加，而肌酐浓度几乎没有变化。这种情况是继发于肾脏适时的水钠潴留机制所致的近端小管对尿素的被动吸收增加。中度或重度脱水伴 BUN 升高可能在蛋白质摄取不足的患儿中不存在或延迟出现，因为尿素产生依赖蛋白质降解。尿素生成中可能不成比例地增加，因为胃肠道出血或使用糖皮质激素可增加分解代谢。肌酐浓度明显升高提示肾功能障碍，虽然脱水时可出现少而短暂的增加。血容量不足的患儿中，血容量不足所致的急性肾小管坏死（见第 529 章）是肾功能障碍最常见原因，但偶尔可能有之前未被发现的慢性肾功能障碍或其他原因引起的急性肾衰竭。肾静脉血栓是婴幼儿严重脱水后明确的后遗症，可能的后遗症包括血小板减少和血尿（见第 513.7 章）。

脱水导致血液浓缩会增加血细胞比容、血红蛋白、血清蛋白，这些值会随着补液而正常。急性脱水时正常的血红蛋白浓度可能会掩盖原来的贫血。脱水患儿的低白蛋白水平可提示慢性疾病，如营养不良、肾病综合征或肝脏疾病，或急性病变如毛细血管渗漏。急性或慢性蛋白丢失性肠病也可能导致人血白蛋白浓度降低。

## 液体缺失的计算

确定液体缺失量必须临床判断脱水的百分比并与患者的体重相乘；10kg 的孩子，10% 脱水就会缺失 1L 的液体。

## 脱水的处理

脱水患儿需要立即干预，以确保有足够的组织灌注。此复苏阶段需要迅速恢复循环血容量并以等渗液体治疗休克，如生理盐水（NS）或乳酸林格氏液（LR；见第 64 章）。一般静脉推注为 20mL/kg 的等渗液体，约 20min。严重脱水患儿可能需要多种液体推注，并要以最快的速度推注。对于已知或可能有代谢性碱中毒的患儿（单纯呕吐），不应用 LR，因为乳酸会加重碱中毒。

胶体液如血液、5% 白蛋白，血浆，很少用于静脉推注。晶体液（NS 或 LR）是很好的选择，既减少了传染病的风险也降低了成本。有严重贫血或急性失血的患儿需要输血。血浆对凝血功能障碍的患儿有效。低蛋白血症患儿输注 5% 白蛋白有效，虽然有证据表明输注白蛋白会增加成年人的死亡率。与晶体液相比，胶体液的输注容量和输液速度一般会有改变(464 章)。

当患儿血容量恢复，最初的复苏和补液阶段完成。通常情况下，临床表现会有明显改善，包括心率下降、血压恢复正常、血流灌注改善、尿量恢复以及更多的影响。

有了充足的血容量，就要适时的计划下一个 24h 的输液治疗方案。常用的方法见表 54-2，需要提醒的是有很多不同的方法来纠正脱水。在钠离子正常或低钠性脱水中，所有的液体丢失量在 24h 后被纠正；较慢的方法适用于高钠性脱水（稍后讨论）。为确保血容量恢复，2h 后要给予患者额外的 20mL/kg 等渗液体。患儿的液体总量是相加的（维持量 + 缺失量）。已输入的等渗液体量要从总量中减去。剩余的液体量在 24h 后输入。钾离子浓度可能需要减少，或少见的会有增加，这取决于临床情况。钾离子通常不包括在

表 54-2 脱水的液体疗法

| |
|---|
| 恢复血容量： |
| 生理盐水：20 mL/kg 超过 20 min |
| 需要时可重复 |
| 血容量快速充盈：20mL/kg 生理盐水或乳酸林格氏液（最多 =1L）超过 2h |
| 计算 24h 液体需要量：维持量 + 丢失量 |
| 减去已在 24h 内输入的等渗液体 |
| 24h 后用 D5 1/2NS+ 20mEq/L KCl 补充剩余液量 |
| 如有继续丢失需替代治疗 |

静脉补液中除非患儿有缺乏。有明显继续丢失的患儿需要适当的替代液（见第 53 章）。

## 监控和调整治疗

制订纠正脱水的计划是仅是治疗的开始。所有液体疗法的计算都只是近似值。对于脱水百分比的评估尤其如此。在治疗过程中监测患者和根据临床情况调整治疗是同样重要的。监测患者的基本要点列于表 54-3。患者的生命体征是血容量状态的有效指标。血压下降和心率加快可能对静脉推注治疗有效。中心静脉压是评估休克危重儿液体状态的很好的指标。

液体出入量对于脱水患儿十分重要。治疗 8h 后、仍持续腹泻出量大于入量的患儿需要开始替代治疗。可见 53 章选择合适的替代液的指南。尿量对评估治疗是否成功是有用的。尿量好转表示补液成功。

有脱水体征表明需要继续补液。液体超负荷的迹象，如水肿和肺淤血可出现在（补充）水分过多的患儿中。每日准确的体重测量对于脱水的治疗是至关重要的。治疗成功时体重应有增加。

表 54-3 监控治疗

| |
|---|
| 生命体征 |
| 脉搏 |
| 血压 |
| 出入量 |
| 液体平衡 |
| 尿量 |
| 体检 |
| 体重 |
| 不足或过量的临床体征 |
| 电解质 |

每天至少检测血电解质水平对于静脉补液的任何患儿是适用的，这样的孩子会有钠、钾、和酸碱平衡紊乱的风险，查看电解质趋势始终是重要的。例如，144mEq/L 的钠离子浓度是正常的；但如果钠离子浓度在 12h 前是 136mEq/L，则可能在 12h 或 24h 内有高钠血症的风险。最好的做法是积极主动地调整液体疗法。

低钾血症和高钾血症都可能是严重的症状（见第 52 章）。因为脱水可与急性肾衰竭和高钾血症相关，钾离子不应该加入静脉输液中，除非患者有缺失（静脉补液的钾离子浓度不是硬性规定的）。相反，患者的血钾水平及潜在的肾功能可改变钾离子转运。肌酐值升高伴 5mEq/L 的血钾水平不需要补钾治疗除非血钾水平降低。相反，2.5mEq/L 的血钾水平可能需要额外补钾。

严重脱水的患儿可有严重的代谢性酸中毒。虽然正常的肾脏最终会修复这个问题，但肾功能障碍的患儿可能无法纠正代谢性酸中毒，因此部分患儿的静脉氯化钠可能不得不被替换为碳酸氢钠或乙酸钠。

血钾水平会随患者的酸碱状态而改变。酸中毒会促使钾离子从细胞内移至细胞外。因此，酸中毒纠正后，钾离子浓度会下降。所以最好能预见到这一问题，并监测血钾浓度，适当调整补钾。

## 低钠性脱水

低钠性脱水的发病机制通常包括钠和水的共同丢失，以及保水来补偿血容量不足。患者会有病理性的液体丢失增加，且此液体中包含钠离子。大部分丢失的液体中含有较低的钠离子浓度，所以仅有液体丢失的患者会有高钠血症。一般腹泻液的钠离子浓度为 50mEq/L。含水的腹泻替代液，几乎不含钠，会导致血钠浓度降低。容量不足会刺激抗利尿激素合成，从而减少肾排水。因此，为防止低钠血症、肾脏排水的人体正常机制被阻断。如果容量不足是由于含较高钠浓度的液体丢失，那么低钠血症的危险性会进一步增大，如肾性失盐、第三间隙丢失或高钠丢失的腹泻（霍乱）。

治疗低钠血症最初的目标是用等渗液体（NS 或 LR）纠正血容量不足。过快的（第一个 24h>12mEq/L）或过度的纠正血钠浓度（>135mEq/L），中心性脑桥髓鞘溶解的风险将增加（见第 52 章）。多数低钠性脱水可通过表 54-2 中的基本措施治疗。而钾离子的转移是根据患者的初始血钾水平和肾功能进行调整的。钾离子不需给予补充，除非患儿有缺失。

密切监测患者的钠离子浓度以确保适度的纠正，

并根据钠离子浓度进行调整。有持续丢失的患者需要适当的替代液（见第 53 章）。低钠血症可导致神经系统症状（癫痫发作），因此需要立即输入高渗盐水（3%）以迅速提高血钠浓度（见第 52 章）。

## 高钠性脱水

高钠性脱水由于其涉及的并发症及相关治疗，决定了它是最危险的一种脱水。高钠血症可引起严重的神经系统损害，包括中枢神经系统出血和血栓形成。这种损伤是继发于水从脑细胞进入高渗性细胞外液，从而引起脑细胞萎缩及脑血管撕裂（见第 52 章）。

高钠性脱水时水从细胞内移至细胞外空间可部分保护血容量。不幸的是，因为最初的表现是轻微的，高钠性脱水患儿来就诊时往往已有更严重的脱水。

高钠性脱水患儿常有嗜睡，当接触他们时，可能出现烦躁。高钠血症可引起发热、过度紧张和反射亢进。如果出现脑出血或血栓形成，会有更严重的神经系统症状。

过快治疗高钠性脱水可能导致显著的(并发症）发病率和死亡率。高钠血症时大脑会产生不可知的渗透物。这些渗透物会增加大脑细胞内的渗透压，可防止因水移出细胞进入高渗性外液而使脑细胞萎缩。他们会在高钠血症的纠正过程中慢慢消散。高钠血症纠正时过快降低细胞外液的渗透压，可形成渗透压梯度，导致水从细胞外间隙进入细胞内，出现脑水肿。由此产生脑水肿症状可从癫痫到脑疝而死亡。

为了尽量减少高钠性脱水纠正过程中的脑水肿风险，每 24h 血钠浓度不应下降 >12 mEq/L。严重高钠性脱水可能需要 2~4d 以上才能纠正（表 54–4）。

高钠性脱水的初始复苏需要用 NS 恢复血容量。不应使用 LR，因为它比 NS 更低渗，可能导致血钠浓度过快下降，特别是如果需要输入多种液体时。

为了避免纠正高钠性脱水过程中的脑水肿，液体丢失量应慢慢纠正。纠正的速率取决于最初的钠离子浓度（表 54–4）。对于纠正高钠性脱水的补液速度没有一致的意见。与液体的选择和输液速度相比，小心监测血钠浓度并根据结果调整治疗更为重要（表 54–4）。血钠浓度下降的速度与“游离水”的输入有关，但是患儿之间有很大的差异。游离水是无钠水。 NS 不含游离水，半张生理盐水是 50% 的游离水，而水是 100% 游离水。较小的患者，要使钠离子浓度有同等程度的下降，每公斤体重需要输入更多的游离水，因为其不显性丢失量很大。5% 的葡萄糖（D5）与通常适用于高钠性脱水患者的初始治疗。有些患者，尤其是有大量不显性失水的婴儿，可能需要 D5 0.2NS 治疗。有些需要比 D5 更高的钠离子浓度的液体治疗。单纯失水所致脱水的患儿，常见于尿崩症，与因腹泻所致水钠均有丢失的患儿相比通常需更低渗的液体。

**表 54–4 高钠性脱水的治疗**

| |
|---|
| 恢复血容量 |
| 生理盐水：20mL/kg 超过 20min |
| 根据最初的钠离子浓度决定纠正时间 |
| [Na] 145~157 mEq/L: 24 h |
| [Na] 158~170 mEq/L: 48 h |
| [Na] 171~183 mEq/L: 72 h |
| [Na] 184~196 mEq/L: 84 h |
| 以恒定的速度输液并随时间纠正 |
| 常用液体：D5 1/2NS（加 20mEq/L KCl，除非有禁忌证） |
| 常用速度：维持液的 1.25–1.5 倍 |
| 随访血钠浓度 |
| 根据临床表现及血钠浓度调整液体 |
| 血容量不足的征象：输入生理盐水（20 mL/kg） |
| 钠离子浓度降低过快；二选一 |
| 增加静脉液体的钠离子浓度 |
| 降低静脉输液速度 |
| 钠离子浓度降低过慢；二选一 |
| 减少静脉液体的钠离子浓度 |
| 提高静脉输液速度 |
| 如有继续丢失需替代治疗 |

调整静脉输液中的钠离子浓度是改变血清浓度下降速度最常用的方法（表 54–4）。对于严重的难治性高钠血症患者，床边要有 2 路静脉液体（D5 和 D5 NS，有相同的钾离子浓度），并可通过快速调整这 2 路液体的速度促进治疗。如果血钠浓度降低过快，可以提高 D5 NS 的速度，同时要降低相同量的 D5 速度。调整液体输入的总速率是另一种改变游离水输入的方法。例如，如果血钠浓度下降太慢，可提高静脉输液的速度，从而增加了游离水的输入。在调整输液速度时，因为一般应给予患者正常输液速度的 1.25~1.5 倍，其操作灵活性有一定限制，然而，在某些情况下却也有助于速度调整。

由于静脉输液的速度提高加快了血钠浓度的下降速度，血容量不足的迹象需要另外的等渗液体推注。血钾浓度和肾功能水平决定了静脉输液的钾离子浓度；钾是不需要额外补充的，除非患儿有缺失。高钠性脱水患者如果有持续性的过度丢失需要合适的替代液治疗（见第 53 章）。

抽搐发作是高钠性脱水纠正过程中血钠浓度过快下降引起脑水肿的最常见表现。立即输注 3% 的氯化钠来增加血钠浓度可以逆转脑水肿。每 1mL/kg 的 3% 氯化钠可增加约 1mEq/L 的血钠浓度。按 4mL/kg 输注常可缓解症状。此方法与治疗有症状的低钠血症相似（见第 52 章）。

对于严重高钠血症患者，口服液体必须谨慎使用。婴儿配方奶，由于钠离子浓度较低，会有较高的水含量，特别是在静脉输液治疗时口服，可能会促使血钠浓度迅速下降。更低渗的液体，如口服补液盐，可能在最初比较合适（见第 332 章）。如果允许口服，需要考虑其对游离水输入的作用，而调整静脉输液通常也是合理的。而准确地监测血钠浓度是关键。

本章更多相关内容请参见光盘。

（孙桦　叶孜清　译，黄瑛　审）

# 第 55 章 特定疾病的液体及电解质疗法

## 急性腹泻

见第 332 章。

## 幽门狭窄

见第 321.1。

## 手术期间的补液

见第 70 章。

（孙桦　叶孜清　译，黄瑛　审）

# 第 8 部分 儿童用药

## 第 56 章

## 儿科遗传药理学、药物基因组学和药物蛋白质组学

*Kathleen A. Neville, J. Steven Leeder*

给予相同剂量的药物，其反应存在个体差异是成人和儿童治疗中的普遍现象。遗传因素在药物处置和药物效应中的角色即遗传药理学，可在单个患者水平上研究人类基因的变异如何导致个体在药代动力学和药效学方面的差异，其例子不胜枚举。与成人类似，药物基因变异是造成任何年龄或发育阶段儿童的药物反应存在较大差异的原因。因此，人们可以预期到儿童将从个体化治疗的实施中获益，即在恰当的时间为合适的患者选择正确的药物（图 56-1 见光盘）。然而，儿科医生都非常清楚，儿童不是成人的缩小版。儿童从出生到青春期经历了不断发育成熟的过程，因此，应用来自人类基因工程信息以及采取相关举措前必须对儿童成长过程中基因表达模式的变化加以考虑，以促进儿童药物治疗学的发展。

补充内容请参见光盘。

（陈燕惠 魏敏吉 译，王丽 审）

## 第 57 章

## 药物治疗原则

*Jennifer A. Lowry, Bridgette L. Jones, Tracy Sandritter, Susanne Liewer, Gregory L. Kearns*

法规要求和经济因素促使儿科临床药物试验的受试者需入选儿科患者，但大部分用于儿童的药物尚没有完整的、获批准的药品说明书，以满足指导药物使用的需要。因此，超说明书（或超注册）用药在儿科普遍存在，而非特例。尽管如此，儿科学依然取得了重要的进步，因为更多的儿科医生不会在“缺乏认识”的基础上开具处方。而且，发表在医学文献上的科学与技术信息以及精编的儿科治疗学专著，为恰当、安全、有效的药物处方提供了依据。上述资讯大多来自于儿科临床药理学领域的研究，该学科研究了发育（多用年龄作为替代终点）与药物处置和药物作用之间的关系。

补充内容请参见光盘。

（陈燕惠 魏敏吉 译，王丽 审）

## 第 58 章

## 中 毒

*Katherine A. O'Donnell, Michele Burns Ewald*

每年都有 200 万以上接触有毒物质的病例上报美国毒物控制中心协会（AAPCC）的国家毒物数据系统。其中 50% 以上为 6 岁以下儿童。几乎所有的有毒物质接触都是意外，反映出幼儿喜欢将东西放入口中的特性。

90% 以上的儿童接触有毒物质的过程都发生在家中，其中大多数仅接触一种有毒物质。经口摄入是导致中毒的最常见途径，还有小部分是通过皮肤、眼睛和呼吸道吸入等途径。近 50% 的病例是非药物性物质所致，如：化妆品、个人护理用品、清洁用品、植物以及其他异物；导致中毒的药品，最常见的有镇痛药、外用药、感冒咳嗽药和维生素等。

大部分发生于小于 6 岁儿童的毒物接触不需要直接医疗干预，因为此年龄组患儿所接触的毒物一方面并非真正意义上的毒物，另一方面所接触的剂量往往不足以造成临床相关的中毒反应（表 58-1）。但是对幼儿来说，仍有许多物质在小剂量时即可产生剧毒（表 58-2）。近年来，一氧化碳、阿片类药物、抗抑郁药以及心血管药物成为小年龄儿童中毒死亡的常见物质。虽然多数中毒病例发生在小于 6 岁的儿童，但

**表 58–1　常见的元毒或微毒的物质 ***

| |
|---|
| 研磨材料 |
| 不含水杨酸盐的制酸剂 |
| 外用抗生素 |
| 外用抗真菌药物 |
| 圆珠笔墨水 |
| 浴缸漂浮玩具 |
| 沐浴油（非吸入性接触） |
| 护体用品 |
| 泡泡浴香皂 |
| 炉甘石洗剂 |
| 蜡（蜜蜡或石蜡） |
| 火帽（玩具手枪，含有氯化钾） |
| 粉笔（碳酸钙） |
| 儿童化妆品玩具 |
| 黏土（模型） |
| 不含铁的避孕药品（口服避孕药） |
| 外用糖皮质激素 |
| 彩妆用品 |
| 蜡笔 |
| 干燥包（如：硅） |
| 腋下除臭剂 |
| 织物柔软剂 |
| 肥料（不含杀虫剂或除草剂） |
| 清洁剂：洗手液或洗碗液 |
| 尿布疹霜或药膏 |
| 鱼缸添加剂 |
| 发光产品（荧光棒） |
| 胶水或糨糊 |
| 高尔夫球（球核可导致机械损伤） |
| 油脂 |
| 护手霜或乳液 |
| 3% 过氧化氢（医用 3% 过氧化氢） |
| 熏香 |
| 不褪色涂料 |
| 墨水（蓝或黑，非永久性） |
| 含碘消毒液（排除过敏的情况） |
| 导泻剂 |
| 唇膏 |
| 止咳糖浆（不含麻醉性镇咳药物） |
| 润滑油（非吸入性接触） |
| 杂志 |
| 多孔式标记笔 |
| 化妆品 |
| 火柴 |
| 矿物油（非吸入性接触） |
| 泥塑（培乐多彩泥） |
| 报纸（长期摄入可导致铅中毒） |
| 油漆，室内水性乳胶 |
| 水彩颜料 |
| 铅笔芯（着色石墨） |
| 凡士林 |
| 植物肥料（不含杀虫剂或除草剂） |
| 拍立得照片涂层液 |
| 油灰 |
| 橡胶胶水 |
| 洗发香波 |
| 剃须膏或乳液 |
| 硅胶 |
| 香皂或香皂产品（非腐蚀性） |
| 抹墙粉 |
| 糨糊 |
| 防晒霜 |
| 甜味剂（糖精或甜味素） |
| 牙膏（含或不含氟化物） |
| 含华法林灭鼠剂（浓度小于 0.5%） |
| 水彩颜料 |
| 氧化锌 |

（表 58–1（续））

* 这些物质的毒性程度取决于接触的范围和剂量。轻度到中度的接触是无毒的或微毒的。毒性反应的严重程度随着接触的剂量增加而增强

**表 58–2　小剂量即可能对小年龄儿童产生毒性的药物 ***

| 药物 | 毒性 |
|---|---|
| 抗疟药（氯喹、奎宁） | 惊厥、心律失常 |
| 苯佐卡因 | 高铁血红蛋白血症 |
| β–肾上腺素受体阻滞剂[脂溶性（如：普萘洛尔）较水溶性（如：阿替洛尔）毒性大] | 心动过缓、低血压、低血糖 |
| 钙通道阻滞剂 | 心动过缓、低血压、高血糖 |
| 樟脑 | 惊厥 |
| 可乐定 | 嗜睡、心动过缓、低血压 |
| 苯乙哌啶（地芬诺酯）和阿托品（复方苯乙哌啶片） | 中枢神经系统抑制、呼吸抑制 |
| 口服降糖药（磺脲类和美格替奈类） | 低血糖、惊厥 |
| 林丹 | 惊厥 |
| 单胺氧化酶抑制剂 | 高血压、继发性心血管功能衰竭 |
| 水杨酸甲酯 | 呼吸过快、代谢性酸中毒、惊厥 |
| 阿片类药物（尤其美沙酮、复方苯乙哌啶片和赛宝松） | 中枢神经系统抑制、呼吸抑制 |
| 吩噻嗪类药物（氯丙嗪、甲硫哒嗪） | 惊厥、心律失常 |
| 茶碱 | 惊厥、心律失常 |
| 三环类抗抑郁药 | 中枢神经系统抑制、惊厥、心律失常、低血压 |

* 小剂量特指 1~2 片或 5mL 药物

这个年龄组报道的毒物接触相关死亡率仅为 2%。小龄儿童经口摄入时存在试探性，另外因产品安全防护措施、预防中毒教育、早期识别有毒物质暴露以及随时可获得的地区毒物控制中心指导等都是年幼儿童很少发生中毒死亡的原因。

自儿童出生后 6 个月起，预防中毒教育就应该成为所有健康儿童访视中不可缺少的一个内容。向父母及其

他监护人说明潜在的中毒风险，告诉他们怎样为儿童创造一个安全无毒的环境，以及如果发生中毒应采取的应对措施，能降低中毒的发生率和死亡率。美国儿科医学会及地区毒物控制中心可提供预防中毒教育材料。毒物控制中心网络已在全美建立，任何人在任何时间发生的毒物接触事件均可通过免费电话 1-800-222-1222 联系到地区毒物控制中心。父母应该把这个电话号码告知儿童的祖父母、亲戚或其他监护人。

6~12 岁的儿童接触有毒物质比较罕见，仅占所有儿童病例的 6%。第二个儿童毒物接触事件发生的高峰年龄组为青少年。青少年接触有毒物质多为主观意愿，例如自杀、药物滥用或使用不当，往往造成较为严重的毒性反应（第 108 章）。应对各个家庭进行先期辅导，使之明白非处方药（OTC）、处方药甚至日用品（如吸入剂）均为导致青少年中毒的常见物质。2008 年国家毒物数据系统报道的 108 例中毒所致死亡病例中，就有 74 例为青少年（年龄在 13~19 岁）。儿科临床医生对这个群体的少年，应注意有无发生药物滥用或自杀征象并及时积极干预（见第 108 章）。

## 处理流程

明确或疑似中毒患儿的诊治接待与其他患儿无异，首先要稳定患儿的情绪，快速评估气道、呼吸、循环及意识状态（见第 62 章）。如果发现存在意识状态改变，应及早完成血清葡萄糖水平检测。有针对性的病史采集及体格检查是进行全面鉴别诊断的基础，可在实验室检查或其他诊断结果获得后对病史进一步提炼。

## 初步判断

### 病　史

以问题为导向获取精确的病史对诊断有至关重要的意义。蓄意中毒（如自杀企图、药物滥用或使用不当）造成的后果显然较无意中的毒物摄入要严重得多。对于无目击者的患者而言，病史特点包括患儿年龄（幼儿或青少年）、无先兆的急性发作症状、突然意识状态改变、多器官功能障碍或家属情绪高度紧张，均提示中毒可能这一诊断。

#### 暴露的描述

对于日用品和工作场所的产品，应从产品标签上了解产品名词（商品名、通用名或化学名称）和成分及其浓度。毒物控制中心的专家可协助确定可能的成分及相关毒性。对于可疑摄入有毒物质的病例，毒物控制中心的专家可根据药片的标识、形状及颜色帮助明确目标药片种类。如果患儿被送至医院评估，家属需携带可疑摄入的有毒物质、药片和（或）其容器，以辅助判断毒物及其剂量。如果发现患儿仍有不明药片于口中，需增加对患儿生活环境中可接触到的所有药物（包括祖父母及其他监护人的药物或来访者可能携带到家的药物）等信息的采集。如果不能明确所接触的有毒物质，那么患儿中毒后被发现的地点（如车库、厨房、洗衣房、浴室、后院或工作间等）也有助于罗列出可能接触的有毒物质。

下一步，评估有毒物质的摄入时间及大体数量也十分重要。一般来说，要高估摄入剂量以便对最坏的结果做足准备。计算剩余药片数量或估计剩余液体量有时是一种有效的摄入量评估方法。

对于吸入、眼接触和皮肤接触毒物的儿童来说，在允许的条件下需要明确该物质的浓度及接触时间。

### 症　状

通过对摄入有毒物质后患儿症状的描述，包括毒物接触时间、症状出现的时间以及症状的进展情况，有助于发现可疑毒物并预测严重程度。结合体格检查的结果，临床医生可识别某个或某一类特殊物质中毒所导致的特殊中毒综合征（表 58-3、58-4）。

### 既往史

基础疾病可使儿童对毒物的毒性效应更为敏感。同时进行的药物治疗也可通过与毒物的相互作用而增加患儿对毒物的易感性。妊娠是青少年自杀企图的一个常见因素，其可干扰对患者的评估及影响治疗计划。精神疾病病史提示患者存在物质滥用、使用不当或蓄意摄入的可能性大。发育史有助于判断病史提供者的描述是否与患儿的发育阶段相符（例如病史报告称一个 6 个月大的婴儿提起一个巨大的洗衣液容器并摄入其中的液体时，就需要判断这种病史的真伪）。

### 生活史

了解患儿成长的社会环境有助于明确可能的毒物暴露来源（来自监护人、访客、祖父母、近期聚会活动或联谊活动）以及环境压力源（家中有新的宝宝、父母的疾病或经济负担）等可能是导致毒物摄入的原因。不幸的是，有一些毒物接触与严重的家庭忽视和蓄意虐待相关。

### 体格检查

针对性的查体对确定毒物及中毒程度的评估均有重要意义。首先应着重评估气道、呼吸、循环及意识状态。在确定患儿气道通畅及心肺功能正常后，进一步的全面体格检查有助于明确何种毒物或毒物类别。

对于有明确毒物接触的患儿，生命体征、意识状态、瞳孔（大小、对光反射、眼球震颤）、皮肤、肠鸣音和呼吸气味等的查体至关重要。这些项目的结果很可能指向某一中毒综合征（表 58-3、58-4），有助于鉴别诊断和初步治疗。

## 实验室评估

对于某些毒物（水杨酸盐、部分抗惊厥药、对乙酰氨基酚、铁剂、地高辛、甲醇、锂化物、茶碱、乙二醇以及一氧化碳等）的定量血药浓度检测是明确诊断和制订治疗方案的重要部分。大部分毒物由于难于进行血中相关物质浓度的测定，导致无法据此进行针对性的治疗。全面毒物筛查在检测毒物的能力方面差异很大，以至于筛查所获得的信息对临床评估没有太大帮助，尤其是对于那些已明确中毒原因，并且临床表现与该毒物相关中毒综合征相符的病例。如果要进行毒物筛查，需明确在筛查所涉及的成分以及可检测的下限，因为这不同医院之间可出现不同的结果。另外需要注意的是，解读毒物筛查报告时很容易受到假阳性和假阴性的误导。摄入人工合成的阿片类物质，如美沙酮及纳洛酮后，绝大部分标准尿阿片筛查法

**表 58-3　中毒病史采集和体格检查**

| 症状和体征 | 毒物 |
|---|---|
| **气味** | |
| 苦杏仁 | 氰化物 |
| 丙酮 | 异丙醇、甲醇、三聚乙醛（副醛）、水杨酸盐 |
| 酒精 | 乙醇 |
| 冬青油 | 水杨酸甲酯 |
| 大蒜 | 砷化物、铊、有机磷酸酯类、硒化物 |
| **眼征** | |
| 瞳孔缩小 | 阿片类药物（除了丙氧酚、哌替啶和喷他佐辛）、有机磷酸酯类和其它胆碱能药物、可乐定、吩噻嗪类药物、镇静催眠药、奥氮平 |
| 瞳孔散大 | 阿托品、可卡因、安非他命、抗组胺药、三环类抗抑郁药、卡马西平、导致 5- 羟色胺综合征的药物、五氯苯酚、麦角酸二乙基酰胺、造成缺氧后脑病的毒物 |
| 眼球震颤 | 苯妥英、巴比妥类药物、镇静催眠药、酒精、卡马西平、五氯苯酚、氯胺酮、右美沙芬 |
| 过度流泪 | 有机磷酸酯类、刺激性气体或蒸汽 |
| 视网膜充血 | 甲醇 |
| **皮肤** | |
| 出汗 | 有机磷酸酯类、水杨酸盐、可卡因和其他拟交感作用药物、导致 5- 羟色胺综合征的药物、可产生戒断综合征的毒物 |
| 斑秃 | 铊、砷化物 |
| 红斑 | 硼酸、水银、氰化物、一氧化碳、戒酒硫、鲭亚目鱼类、抗胆碱能药物 |
| 发绀（吸氧无法纠正） | 导致高铁血红蛋白血症的毒物（如：苯佐卡因、氨苯砜、亚硝酸盐、非那吡啶）、胺碘酮、银 |
| **口腔** | |
| 唾液分泌增加 | 有机磷酸酯类、水杨酸盐、腐蚀品、氯胺酮、五氯苯酚、士的宁 |
| 烧灼感 | 腐蚀品、含有草酸的植物 |
| 牙龈线 | 铅、水银、砷化物、铋 |
| **胃肠道** | |
| 腹泻 | 抗生素、砷化物、铁、硼酸、胆碱能药物、秋水仙碱、产生戒断综合征的毒物 |
| 呕血 | 砷化物、铁、腐蚀剂、非甾体抗炎药、水杨酸盐 |
| **心脏** | |
| 心动过速 | 拟交感药物（如：安非他命、可卡因）、抗胆碱能药物、抗抑郁药、茶碱、咖啡因、抗精神病药、阿托品、水杨酸盐、导致细胞缺氧的毒物（氰化物、一氧化碳、硫化氢），产生戒断综合征的毒物 |
| 心动过缓 | β-肾上腺素受体阻滞剂、钙通道拮抗剂、地高辛、可乐定及其他中枢性 $\alpha_2$- 肾上腺素受体激动剂、有机磷酸酯类、阿片类药物、镇静催眠药 |
| 高血压 | 拟交感药物（安非他命、可卡因、麦角酸二乙基酰胺）、抗胆碱能药物、可乐定（早期）、单胺氧化酶抑制剂 |
| 低血压 | β-肾上腺素受体阻滞剂、钙通道拮抗剂、三环类抗抑郁药、铁剂、吩噻嗪类药物、巴比妥类药物、可乐定、茶碱、阿片类药物、砷化物、鹅膏毒素的菌类、导致细胞缺氧的毒物（氰化物、一氧化碳、硫化氢）、蛰入蛇毒 |
| **呼吸系统** | |
| 呼吸抑制 | 阿片类药物、镇静催眠药、酒精、可乐定、巴比妥类药物 |
| 呼吸急促 | 水杨酸盐、安非他命、咖啡因、代谢性酸中毒（乙二醇、甲醇、氰化物）、一氧化碳、碳氢化合物 |
| **中枢神经系统** | |
| 共济失调 | 酒精、抗惊厥药物、苯二氮草类药物、巴比妥类药物、锂剂、右美沙芬、一氧化碳、吸入剂 |
| 昏迷 | 阿片类药物、镇静催眠药、抗惊厥药物、三环类抗抑郁药、抗精神病药、乙醇、抗胆碱能药物、γ-羟基丁酸盐、酒精、水杨酸盐、巴比妥类药物 |
| 惊厥 | 拟交感药物、抗胆碱能药物、抗抑郁药（尤其是三环类、丁胺苯丙酮、文拉法辛）、异烟肼、樟脑、林丹、水杨酸盐、铅、有机磷酸酯类、卡马西平、曲马朵、锂剂、银杏种子、毒芹、戒断综合征 |
| 谵妄或精神症状 | 拟交感药物、抗胆碱能药物、麦角酸二乙基酰胺、五氯苯酚、致幻剂、锂剂、右美沙芬、类固醇、戒断综合征 |
| 外周神经病 | 铅、砷化物、水银、有机磷酸酯类 |

**表 58–4　可识别的中毒综合征**

| 中毒综合征 | 体征 | | | | | | 可能毒物 |
|---|---|---|---|---|---|---|---|
| | 生命征 | 精神状态 | 瞳孔 | 皮肤 | 肠鸣音 | 其他 | |
| 拟交感综合征 | 血压升高、心动过速、体温升高 | 易激惹、精神症状、谵妄 | 散大 | 出汗 | 正常或亢进 | | 安非他命、可卡因、迷幻剂、伪麻黄碱、咖啡因、茶碱 |
| 抗胆碱综合征 | 血压升高、心动过速、体温升高 | 易激惹、谵妄、言语含糊 | 散大 | 干燥 | 减弱 | | 抗组胺药、三环类抗抑郁药、阿托品、曼陀罗种子、吩噻嗪类药物 |
| 胆碱能综合征 | 心动过缓（也可能出现心动过速）、血压和体温通常正常 | 意识恍惚、昏迷 肌束震颤 | 缩小 | 出汗 | 亢进 | 腹泻、尿频、支气管分泌物增多、支气管痉挛、呕吐、流泪和流涎 | 有机磷酸酯类、神经性毒气，治疗阿尔兹海默氏症药物 |
| 阿片类药物中毒综合征 | 呼吸抑制（中毒特有标志）、心动过缓、低血压、低体温 | 中枢神经系统抑制、昏迷 | 针尖样瞳孔 | 正常 | 正常或减弱 | | 美沙酮、赛宝松、吗啡、羟考酮、海洛因等 |
| 镇静催眠药物中毒综合征 | 呼吸抑制、心律正常或下降、血压正常或下降、体温正常或降低 | 嗜睡、昏迷 | 缩小 | 正常 | 正常 | | 巴比妥类药物、苯二氮䓬类药物、乙醇 |
| 5- 羟色胺综合征 | 体温升高、心动过速、血压升高或血压降低（自律性失调） | 易激惹、精神恍惚、昏迷 | 扩大 | 出汗 | 亢进 | 神经肌肉兴奋性增高、阵挛、反射亢进（下肢较上肢显著） | SSRIs,、锂剂、MAOIs、利奈唑胺、曲马朵、哌替啶、右美沙芬 |
| 水杨酸盐药物中毒综合征 | 呼吸加快加深、心动过速、体温升高 | 易激惹、精神恍惚、昏迷 | 正常 | 出汗 | 正常 | 恶心、呕吐、耳鸣、动脉血气提示原发性呼吸性碱中毒及原发性代谢性酸中毒 | 阿司匹林、铋剂、次水杨酸盐（次水杨酸铋咀嚼片剂）、甲基水杨酸盐 |
| 戒断综合征 | 心动过速、呼吸频率加快、体温升高 | 嗜睡、精神恍惚、谵妄 | 扩大 | 出汗 | 亢进 | | 阿片类药物、镇静催眠药、酒精等物质的戒断 |

SSRI：selective serotonin reuptake inhibitor 选择性 5- 羟色胺再摄取抑制剂；MAOI：monoamine oxidase inhibitor 单胺氧化酶抑制剂

无法得到阳性结果。药物筛查所检测出的部分药物如大麻，虽然不存在临床治疗意义，但有助于识别摄入“诱导性毒品”的患儿及存在物质滥用问题的青少年。药物毒理学家可帮助临床医生正确解读药物筛查的结果，并进一步指导对某一特定药物或其代谢产物浓度水平的检测，这对制订治疗方案具有重要意义。

毒理筛查还可被应用于评估存在家庭忽视或可能存在家庭虐待的儿童。毒物筛查阳性是虐待或忽视的重要证据。这种情况或任何涉及法医的情况都需要利用气相色谱 / 质谱分析（GC/MS）进一步证实。气相色谱 / 质谱分析被认为是法律方面评估的金标准。

对乙酰氨基酚是广泛使用的药物，并且经常在毒物接触的严重病例中检测出阳性结果。患儿可能早期没有任何症状，而且同服对乙酰氨基酚时也很少被病史陈述者提及，因此需要对所有蓄意中毒或摄入药物的患者进行对乙酰氨基酚浓度的检测。并且，在处理任何可能涉及法医的病例时，所有阳性药物筛查结果均需要进一步通过敏感性和特异性良好的方法进行确认，如 GC/MS 法。

依据临床表现，适当增加实验室检查项目对诊断也十分有帮助，如电解质水平、肾功能（阴离子间隙增加提示摄入某些物质）、血清渗透压（酒精中毒）、全血细胞数目、肝功能、尿常规（结晶）、血氧饱和度以及血清肌酸激酶水平等（表 58–5）。

## 其他诊断性检查

心电图检查是一种快速、无创性床旁检查项目，对于诊断及预后评估均有重要意义。毒理学家对心电图各波时程最为关注（表 58–6）。QRS 期延长提示钠通道阻滞，常见于误食三环类抗抑郁药、苯海拉明、可卡因、丙氧酚及卡马西平等药物。校正 Q–T 间期延长提示毒物作用于钾通道，预示可能出现尖端扭转型室性心动过速。

胸片可提示肺炎（如碳氢化物的误食）、肺水肿（如水杨酸盐中毒）或异物等征象。腹部平片可能发现胃石症、显示不透射线的药片或其他药物剂型的形状。内镜检查有助于误服腐蚀性物质的诊断。进一步的诊断性检查建立在鉴别诊断及临床表现的基础上（表 58–7）。

## 治疗原则

治疗中毒患者的四个原则，包括祛除毒物、促进排泄、应用解毒药以及对症支持。虽然同时需要这四项干预的患者很少，但是临床医生应该熟记这

**表 58-5　中毒诊断中的实验室筛选线索**

| |
|---|
| 高阴离子间隙型代谢性酸中毒 |
| 　甲醇、二甲双胍 |
| 　尿毒症 |
| 　糖尿病酮症酸中毒 |
| 　三聚乙醛、苯乙双胍 |
| 　异烟肼、铁剂、大剂量布洛芬 |
| 　乙二醇、乙醇 |
| 　乳酸酸中毒（如：氰化物、一氧化碳） |
| 　水杨酸盐中毒 |
| 渗透间隙增宽 |
| 　醇类：乙醇、异丙醇、甲醇、乙二醇 |
| 低血糖症 |
| 　口服降糖药：磺脲类、　美格替奈类 |
| 　其他：奎宁、未成熟的阿奇果 |
| 　β-肾上腺素受体阻滞剂 |
| 　胰岛素 |
| 　乙醇 |
| 　水杨酸盐（迟发中毒反应） |
| 高血糖症 |
| 　水杨酸盐（早期中毒症状） |
| 　钙通道阻滞剂 |
| 　咖啡因 |
| 低钙血症 |
| 　乙二醇 |
| 　氟化物 |
| 横纹肌溶解症 |
| 　苯海拉明、多西拉敏 |
| 　神经阻滞剂恶性综合征 |
| 　他汀类药物 |
| 　蘑菇（油黄口蘑） |
| 　任何导致持续活动不能（阿片类）、肌肉过度活动或惊厥（拟交感活性药物）的物质 |
| 泌尿系平片上不透射线的物质 |
| 　水合氯醛、碳酸钙 |
| 　重金属（铅、锌、钡、砷化物、锂剂、次水杨酸铋咀嚼片　剂中的铋剂） |
| 　铁剂 |
| 　吩噻嗪类 |
| 　培乐多彩泥、氯化钾 |
| 　肠溶衣药物 |
| 　银汞合金 |

4 个原则，不要错过任何可能拯救患者生命的治疗措施。只有很小一部分毒物有针对性的解毒剂（表 58-8），因此强调细致的支持治疗以及密切临床监测的重要性。

**表 58-6　中毒后心电图的表现**

| |
|---|
| P-R 间期延长 |
| 　地高辛 |
| 　锂剂 |
| QRS 增宽 |
| 　三环类抗抑郁药 |
| 　苯海拉明 |
| 　卡马西平 |
| 　强心苷 |
| 　氯喹、羟氯喹 |
| 　可卡因 |
| 　拉莫三嗪 |
| 　奎尼丁、奎宁、普鲁卡因胺、丙吡胺 |
| 　吩噻嗪类 |
| 　丙氧酚 |
| 　普萘洛尔 |
| 　丁胺苯丙酮、文拉法辛（罕见） |
| QTc 间期延长* |
| 　胺碘酮 |
| 　抗精神病药（典型和非典型） |
| 　砷化物 |
| 　西沙必利 |
| 　西酞普兰和其他 SSRIs |
| 　克拉霉素、红霉素 |
| 　丙吡胺、多非利特、伊布利特 |
| 　氟康唑、酮康唑、伊曲康唑 |
| 　美沙酮 |
| 　戊烷脒（喷他脒） |
| 　吩噻嗪类 |
| 　心得怡 |

SSRI：selective serotonin reuptake inhibitor，5-羟色胺再摄取抑制剂

* 这个表格内只筛选了部分重要的毒物，其他物质也可能导致 QTc 间期延长

毒物控制中心有护士、药剂师以及经过专业培训、能为处理毒物接触患者提供专业意见的临床医生。所以，应该教育家长一旦发现任何可疑毒物接触事件时，就应当向毒物控制中心（1-800-222-1222）咨询。毒物专家能协助家长评估毒物的毒性和中毒的严重程度。通过咨询，家长就能判断什么情况可以在家里监测，什么情况需要送至急诊科做进一步的评估和监护。美国临床毒理协会对医院外常见摄入中毒物质，如对乙酰氨基酚、铁、选择性 5-羟色胺再摄取抑制剂等物质的处理已形成共识，并作为各毒物控制中心的指导建议。

**表 58-7　不同物质中毒的主要表现**

| 常见的可导致心律失常的物质 |
|---|
| 安非他命 |
| 抗心律失常药物 |
| 抗胆碱能药物 |
| 抗组胺药 |
| 砷化物 |
| 一氧化碳 |
| 水合氯醛 |
| 可卡因 |
| 氰化物 |
| 三环类抗抑郁药 |
| 洋地黄类药物 |
| 氟利昂 |
| 吩噻嗪类药物 |
| 毒扁豆碱 |
| 普萘洛尔 |
| 奎宁、奎尼丁 |
| 茶碱 |
| 造成昏迷的物质 |
| 酒精 |
| 抗胆碱药物 |
| 抗组胺药 |
| 巴比妥类药物 |
| 一氧化碳 |
| 可乐定 |
| 氰化物 |
| 三环类抗抑郁药 |
| 降糖药 |
| 铅 |
| 锂剂 |
| 高铁血红蛋白血症 * |
| 甲基多巴 |
| 麻醉剂 |
| 苯环己哌啶 |
| 吩噻嗪类药物 |
| 水杨酸盐药物 |
| 常见导致惊厥发作的物质 |
| 樟脑、卡　马西平、一氧化碳、可卡因、氰化物 |
| 氨茶碱、安非他命、抗胆碱药物、三环类抗抑郁药 |
| 铅和锂剂、杀虫剂（有机磷酸酯类）、　苯环己哌啶、苯酚、吩噻嗪类药物、丙氧酚 |
| 水杨酸盐药物、士的宁 |

* 导致高铁血红蛋白血症的物质：亚硝酸戊酯、苯胺染料、苯佐卡因、碱式硝酸铋、氨苯砜、伯氨喹、醌类、菠菜、磺胺类药物

摘自 Kliegman RM, Marcdante KJ, Jenson HB. Nelson essentials of pediatrics, ed 5. Philadelphia: Elsevier, 2006: 208t

## 祛除毒物

在儿童中，对大多数毒物的接触途径为摄入，其他途径还包括吸入、皮肤接触以及眼接触。祛除毒物的目标就是阻止有毒物质的吸收。需要根据接触毒物本身的特性以及接触途径采取针对性方法。无论使用什么方法，毒物祛除越迟，预防中毒的效果就越差。祛除毒物并非适用于所有毒物接触史的患者。需要综合考虑所接触毒物的毒理、药理特性、暴露途径、暴露时间以及祛除毒物方法的利弊来谨慎决定是否祛除毒物。

对于皮肤或眼睛接触毒物者，首先要去除任何受到有毒物质污染的衣物或其他悬浮微粒物质，然后用温水或生理盐水冲洗受污染的表面。冲洗前，接诊医生需穿着合适的防护外套。大多数情况下，冲洗时间至少在 10~20min，但是有些化学物质，如腐蚀性碱，需要冲洗更长的时间。皮肤污染有毒物质，特别是黏附性或亲脂性物质需要先后用肥皂水和清水彻底冲洗干净。接触高反应性物质，如钠、磷、氧化钙和四氯化钛等，则不可用水冲洗。对于吸入性毒物，应将患者转移到空气新鲜的地方，必要时应吸氧。

医学毒理专家对是否应清除胃肠道毒物仍存在争议，在推荐指南中收录的数个相关研究结论也存在巨大差异。一般来说，清除胃肠道毒物的相关措施需要在急性摄入后的 1h 内进行才有效。胃肠道吸收延迟可能与毒物导致的胃肠道蠕动减慢（如抗胆碱能药物、阿片类药物）、摄入大量药片、缓释制剂以及有药效作用的胃石形成（如肠溶型水杨酸盐类药物）等因素相关。因此，对于摄入毒物超过 1h 的病例，具有上述特点时，方考虑进行胃肠道毒物清除。所采用的措施包括催吐、洗胃、导泻、服用活性炭以及全肠道灌洗，其中只有活性炭和全肠道灌洗可能在中毒病例的处置中具有显著的临床效益。

### 吐根糖浆

吐根糖浆内含两种具有催吐作用的生物碱，能产生中枢性及外周性催吐作用。20 世纪 60 年代，美国儿科协会（AAP）曾经试图使吐根糖浆成为非处方药物；20 世纪 80 年代，AAP 建议在婴儿进行 6 个月龄的健康体检时，将吐根糖浆分发给家长，并进行有关中毒预防策略的健康宣教。但随后的研究并未证实吐根糖浆的临床疗效，反而发现并记录了多种相关不良事件。吐根糖浆催吐法禁用于摄入某些物质的病例，如腐蚀性物质（如酸和碱）、碳氢化物以及可能快速导致中枢神经系统或心血管系统症状的物质。有报道患暴食症的部分青少年存在吐根糖浆滥用，导致心脏毒性；也有儿童看护者使用吐根糖浆造成人患病的案例。

**表 58–8 常见解毒药**

| 毒物 | 解毒药 | 剂量 | 给药途径 | 不良反应、注意事项及建议 |
|---|---|---|---|---|
| 对乙酰氨基酚 | N– 乙酰半胱氨酸（Mucomyst） | 首剂给予负荷剂量 140 mg/kg，随后按 70 mg/kg，q4h，使用 17 剂 * | 口服 | 恶心、呕吐<br>* 根据不同患者可适当增减用药次数（见正文）<br>在误服后 8h 内使用最有效 |
|  | N– 乙酰半胱氨酸（Acetadote） | 首剂 150 mg/kg 输入时间 >1h，随后按 50 mg/kg 维持注射 >4h，再按 100 mg/kg 维持给药 >16h | 静脉注射 | 过敏反应（大多在首剂负荷量时出现） |
| 抗胆碱药物 | 毒扁豆碱 | 首剂 0.02 mg/kg 注射时间 >5min，每隔 5~10min 可重复给药至总量达 2mg。 | 静脉注射 / 肌肉注射 | 心动过缓、心脏停搏、惊厥发作、支气管痉挛、呕吐、头疼<br>注意：如果心电图检查见传导功能障碍时不适用该解毒药。 |
| 苯二氮草类药物 | 氟马西尼 | 首剂 0.2 mg 注射时间 >30s，如果效果不明显可每隔 1min 重复给药至总量达 1mg | 静脉注射 | 恶心、呕吐、面部潮红、易激惹、头痛、晕眩、惊厥发作<br>禁用于未知物质或抗抑郁药中毒患者 |
| β – 肾上腺素受体阻滞剂 | 胰高血糖素 | 首剂 0.15 mg/kg 静脉推注，随后以 0.05-0.15 mg/（kg.h）静脉输注 | 静脉注射 | 高糖血症、恶心、呕吐 |
| 钙通道阻滞剂 | 胰岛素 | 首剂 1 U/kg 静脉推注，随后按照 0.5~1 U/（kg.h）静脉输注 | 静脉注射 | 低糖血症密切监测血钾和葡糖糖水平 |
|  | 钙盐 | 剂量取决于钙盐类型 | 静脉注射 |  |
| 一氧化碳 | 氧气 | 设置吸入氧浓度为 100%，经非循环氧气面罩（或经气管插管气管内给氧） | 吸入 | 部分患者对高压氧治疗有反应（见正文） |
| 氰化物 | 氰化物中毒治疗组套 |  |  |  |
|  | 1. 硝酸戊酯 | 易折安瓿 1 支，吸入 30s/min | 吸入 | 高铁血红蛋白血症 |
|  | 2. 硝酸钠 | 如血红蛋白浓度不详，予 3% 硝酸钠溶液按 0.33 mL/kg；否则，根据药品说明给药 | 静脉注射 | 高铁血红蛋白血症、低血压 |
|  | 3. 硫代硫酸钠 | 25% 硫代硫酸钠溶液按 1.6 mL/kg，可以 q30-60min 重复给药至总量达 50 mL | 静脉注射 | 如果有诱发高铁血红蛋白血症的禁忌，可考虑只使用治疗组套中的硫代硫酸钠进行治疗。 |
|  | 羟钴胺素（氰化物中毒治疗组套） | 儿童：70 mg/kg；成人：5 g 维持输注 >5min | 静脉注射 | 潮红或红斑、恶心、皮疹、色素尿、高血压、头痛 |
| 洋地黄类药物 | 地高辛特异抗体 Fab 片段（Digibind; DigiFab） | 1 支可结合 0.6 mg 的强心苷；可根据地高辛血药浓度估计摄入量(详见药物说明书） | 静脉注射 | 过敏反应（罕见）、导致原来强心苷药物控制的症状反弹 |
| 乙二醇、甲醇 | 甲吡唑 | 首先给予 15 mg/kg 负荷量，随后按 10 mg/kg，q12h 使用 4 剂；接着 15 mg/kg，q12h，直到乙二醇血药浓度下降至 20 mg/dL 以下 | 静脉注射 | 缓慢输入，至少持续 30min；同时接受透析治疗的患者可增加至 q4h 给药；若甲吡唑无效，使用乙醇输注治疗 |
| 铁 | 去铁胺 | 按 5-15 mg/（kg · h）静脉输入，24h 最大量不超过 6gB$_6$ | 静脉注射 | 低血压（可通过减慢输入速度来减少不良反应） |
| 异烟肼 | 维生素 B$_6$ | 经验性剂量：70 mg/kg，最大量不超过 5g。如果明确摄入量，按摄入 1g 异烟肼使用 1g 维生素 B$_6$ 剂量使用 | 静脉注射 | 也可用于鹿花菌属蘑菇中毒 |
| 铅和其他重金属（如：砷化物、水银） | 二巯基丙醇 | 第一天：每次 3~5 mg/kg，q4h；后续剂量取决于摄入物质的毒性 | 深部肌肉注射 | 注射局部疼痛和无菌性脓肿的形成、恶心、呕吐、发热、流涎、肾毒性<br>注意：多由花生油配置而成，故花生过敏为使用禁忌证 |
|  | 依地酸钠钙 | 按 35~50 mg/（kg.d）连续使用 5d；可连续输入或一天 2 次给药。 | 静脉注射<br>肌肉注射 | 恶心、呕吐、发热、高血压、关节疼痛、过敏反应、局部炎症、肾毒性（保证充足水化、密切监测尿常规和肾功能）<br>首选静脉注射，肌肉注射可引起巨痛 |
|  | 二巯基琥珀酸（二巯琥珀酸、DMSA、Chemet） | 按每次 10 mg/kg，q8h × 5d，随后按 10 mg/kg，q12h 维持 14d | 口服 | 恶心和呕吐、中性粒细胞减少症、转氨酶增高、皮疹；可能需要多疗程治疗 |

表 58-8（续）

| 毒物 | 解毒药 | 剂量 | 给药途径 | 不良反应、注意事项及建议 |
|---|---|---|---|---|
| 高铁血红蛋白血症 | 1% 亚甲蓝溶液 | 按 0.1~0.2 mL/kg（1~2 mg/kg）注射时间 >5~10 min，可 q30~60 min 重复给药 | 静脉注射 | 恶心、呕吐、头痛、晕眩 |
| 阿片类药物 | 纳洛酮 | 儿童：0.01~0.1 mg/kg，成人：0.4~2 mg，可根据需要重复给药，可持续静脉输入 | 静脉注射 | 可能在成瘾患者中出现急性戒断综合征的表现，对可乐定中毒的患者也有效（尚未形成共识） |
| 有机磷酸酯类 | 阿托品 | 根据需要 0.05~0.1 mg/kg，q5~10min 重复给药 | 静脉注射 / 气管内给药 | 心动过速、口干、视物模糊、尿潴留 |
| | 解磷定 | 首剂 25~50 mg/kg 注射时间 >5~10 min，总剂量不超过 200 mg/min；可在 1-2h 后重复给药，以后根据需要 q10~12h 重复给药 | 静脉注射 / 肌肉注射 | 恶心、晕眩、头痛、心动过速、肌肉僵硬、支气管痉挛（快速注射） |
| 水杨酸盐 | 碳酸氢钠 | 首先按 1~2 mEq/kg 静脉推注，随后持续静脉输入 | 静脉注射 | 密切检测血钾水平，必要时予补钾<br>注意避免严重的碱中毒（血清 pH>7.55） |
| 磺脲类药物 | 奥曲肽 | 儿童：每次 1~2 μg/kg；成人：50~100 μg，q6~8 h | 静脉注射 / 皮下注射 | |
| 三环类抗抑郁药 | 碳酸氢钠 | 首先按 1~2 mEq/kg 静推，随后持续静脉输入 | 静脉注射 | 禁忌证：QRS 波群增宽，>100ms，血流动力学不稳定<br>注意避免严重的碱中毒（血清 pH>7.55）<br>监测血钾 |

在循证评价吐根临床应用的利弊后，AAP 不再推荐使用吐根糖浆。由美国临床毒理协会（AACT）和欧洲毒物控制中心及临床毒理协会（EAPCCT）在 2004 年联合颁布的意见书摒弃了吐根在催吐中的应用。美国毒物控制中心协会在 2005 年发表的一篇综述建议，门诊患者只有符合以下几个条件才能在医学毒理学家或毒物控制中心指导下使用吐根：

· 患儿无法在 1h 内到达医疗急诊部门，并且可在毒物摄入后 30~90min 内口服吐根糖浆治疗。

· 可能对患儿构成重大危险的毒物摄入。

· 不存在使用吐根的禁忌（详见上文）。

· 没有其他可选的终止胃肠道毒物吸收的可行措施。

· 使用吐根治疗不会对后续医院采取的更加决定性的治疗措施产生不良影响。

## 洗　胃

洗胃操作包括安插胃管，吸出胃内容物，然后用液体冲洗，通常为生理盐水。虽然洗胃术在临床应用已有多年，但还是没有客观数据证实其临床效用。尤其是对儿童患者来说，只能用小孔径的胃管。洗胃操作费时，并且可能因胃管放置诱发的迷走反射而造成心动过缓，从而延缓其他决定性治疗措施的实施，如活性炭，即使操作过程顺利，也只能清除一部分胃内容物。因此，使用洗胃方法在多数病例中已不作为推荐治疗措施。

通过向毒物控制中心或毒理专家咨询，洗胃可能在极少数情况下会用于在短时间内（30~60min）摄入剧毒性物质，并且解毒剂或支持治疗难以起效时。如果接诊的临床医生决定进行洗胃，需要注意保护呼吸道通畅，并采用合适的方法进行洗胃。

## 单剂活性炭

虽然尚缺乏足够的相关临床数据，但在多种终止胃肠道毒物吸收的措施中活性炭被认为是最有效的方法。炭通过极高温加热后，变成由大量小孔构成的网状结构，具有很大的可吸附面积，从而被“活化”成为活性炭。大多数但不包括全部毒物可被吸附到活性炭的表面，从而阻止胃肠道的进一步吸收。在毒物摄入后 1h 内使用活性炭最有效。有些毒素，包括重金属、铁、锂、碳氢化物、氰化物和低分子量酒精不能很好地与活性炭结合（表 58-9）。由于活性炭会影响内镜的检查结果，所以不能将其用于摄入腐蚀性物质的患儿。

活性炭的剂量为：儿童 1g/kg，青少年和成人 50~100g。应用活性炭之前需明确患儿的呼吸道通畅或有相关的保护措施，同时腹部查体未见明显异常。服用单剂活性炭后，约 20% 的患儿发生呕吐。所以确保呼吸道通畅至关重要。也因此，活性炭禁用于误吸后可导致严重毒性反应的毒物摄入病例，如碳氢化物。如果通过胃管给予活性炭，应在使用之前仔细放置胃

表 58-9　活性炭不吸收的物质

| |
|---|
| 酒精 |
| 腐蚀剂：碱和酸 |
| 氰化物 |
| 重金属（如：铅） |
| 碳氢化合物 |
| 铁剂 |
| 锂剂 |

管，因为活性炭直接进入肺部会造成非常严重的后果。便秘也是活性炭应用后常见的一种不良反应，极端的情况下甚至可导致肠穿孔。

小年龄的儿童使用活性炭时，医生往往会通过添加儿童喜欢的口味，如巧克力、樱桃糖浆等或者混入冰淇淋中来增强口感。曾有人将活性炭与泻药合用（如山梨醇、硫酸镁或枸橼酸镁），希望有助于避免便秘的发生，并促进吸附有毒物的活性炭的排出。但是近年来的研究尚无相关证据支持泻药的这些作用，反而报道了许多与泻药相关的不良反应。小年龄儿童使用泻药需要密切监护，并且禁止大剂量使用，以避免出现脱水和电解质紊乱。

## 全肠道灌洗

全肠道灌洗（Whole-Bowel Irrigation，WBI）是通过灌输大量聚乙二醇电解质溶液 [GoLYTELY，儿童：35mL/（kg·h）；青少年：1~2L/h] 来清洗整个胃肠道。该技术成功应用于吸收缓慢的毒性物质的清除，如缓释剂型的药物；无法被活性炭很好吸附的物质，如铁、锂；透皮贴剂或者被包被的药物等。如果情况允许，可联合使用全肠道灌洗和活性炭（如吞服包被的可卡因或海洛因）。

全肠道灌洗前需对呼吸道进行评估并进行仔细的腹部查体。考虑到灌洗的速度和液体量，一般采用鼻胃管。全肠道灌洗至直肠排除液体至清澈为止。最常见的并发症包括呕吐、腹痛以及腹胀。部分胃石通过全肠道灌洗可能排出，但绝大多数胃石还是需要内镜或手术治疗（表 58-10）。

**表 58-10　常见的可形成胃石的药物**

| |
|---|
| 制酸剂 |
| 　氢氧化铝 |
| 会形成大体积的导泻剂 |
| 　复方导泻剂（如 Perdiem） |
| 　车前草 |
| 缓释剂型药物 |
| 　硝苯地平 |
| 　普鲁卡因胺 |
| 　维拉帕米 |
| 离子交换树脂 |
| 　聚苯乙烯磺酸钠 |
| 　聚苯乙烯磺酸钙 |
| 维生素和天然物质制剂 |
| 　抗坏血酸 |
| 　硫酸亚铁 |
| 　卵磷脂 |
| 其他 |
| 　卡马西平 |
| 　消胆胺（考来烯胺） |
| 　肠溶型阿司匹林 |
| 　锂剂 |
| 　水杨酸 |
| 　硫糖铝 |

## 促进排泄

促进排泄仅对某些毒物有效。但对这些毒素接触的患儿来说，促进排泄可能成为存活的重要医疗措施，如甲醇中毒的血液透析。

### 多次给予活性炭

单次剂量活性炭可有效终止毒物的吸收，而重复给予活性炭则有助于促进某些毒素的排出，常按 0.5g/kg，每 4~6h（24h 内）使用一剂，并持续使用至出现显著临床疗效，如：血药浓度下降令人满意。活性炭多次使用可通过两种不同的机制促进排泄，即：阻断肠肝循环及“胃肠透析”—利用消化道黏膜作为透析生物膜，促进血液中的毒素转移到肠腔中，再被活性炭吸收。美国临床毒理协会和欧洲毒物控制中心及临床毒理协会联合颁布的意见书推荐在处理卡马西平、氨苯砜、苯巴比妥、奎宁和茶碱等物质超量摄入的患者中重复给予活性炭。许多毒理学家认为水杨酸类药物中毒时，活性炭多次使用如果导致血药浓度持续升高或者不能很有效地降低时，需提示活性炭可能与药物形成药物胃石。

和单剂活性炭相同，重复给予活性炭禁用于呼吸道未受保护的患儿和腹部查体存在如肠梗阻、肠扩张或腹膜刺激征等表现的患儿。因此，每剂活性炭使用前需评估呼吸和腹部检查。泻药可与第一剂活性炭合用，但避免多次合用，以防脱水和电解质紊乱。

### 碱化尿液

尿液碱化后可与某些弱酸的有毒物质形成带电微粒，从而使之“局限”于肾小管腔内，从体内排出。通过静脉持续输入含有碳酸氢钠的液体，使尿液 pH 达到 7.5~8 时就实现了尿液的碱化。尿液碱化对处理水杨酸类药物或甲氨蝶呤中毒十分有效。也可用于苯巴比妥中毒的患儿，虽然多次给予活性炭才是指南所推荐的促进排泄的方法。

碱化尿液是需要密切监测血清 pH 值，因为一旦血清 pH>7.55 就可能对细胞功能造成危害。碱化尿液导致的其他常见的不良反应还包括电解质紊乱，如低钾或低钙。尿液碱化禁用于无法耐受实现碱化所需要液体量的患者，如心力衰竭、肾衰竭、肺水肿或脑水肿。

### 透　析

鉴于很少的药物和毒素可以通过透析被有效清除，因此，选择透析时，要斟酌透析带来的风险和操作的困难。可以被透析的毒素具有下列特征：低分布容积（<1 L/kg）、低分子量、低蛋白结合率以及高度水溶性。通过透析可有效去除的毒素包括：甲醇、乙二醇、大量摄入的水杨酸类、茶碱类药物、溴化物和锂。除了能促进某些毒素排出，血液透析还有助于纠正中毒后所致的严重电解质及酸碱平衡紊乱，如二甲双胍相关的乳酸中毒。

### 解毒药

有效的解毒药很有限（表 58-11、58-8），但早期合理应用解毒药是处理中毒患儿的重要环节。相关治疗指南列举了一些重要的解毒药物，这些解毒药物储存在能提供急救治疗的相关机构中。

## 支持治疗

多数中毒患儿被送至医疗机构时，祛除毒物时机已过或者摄入的毒物对促进排泄的相关措施不敏感或是无相应的解毒药。对于这些患儿来说，有效的支持治疗以及密切的临床评估是治疗成功和改善预后的关键。支持治疗包括呼吸道支持、辅助通气、稳定血压以及对惊厥发作、心律失常和电解质或代谢紊乱等并发症时进行及时合理的治疗。治疗的目标是通过支持患者重要生命活动直至毒物完全排出体外。

## 与儿科中毒成分相关的其他章节

参见草药（见第 59 章），药物滥用（见第 108 章）以及环境健康危害（见第 699~706 章）。

## 药　物

### 镇痛剂

*对乙酰氨基酚*　是应用最广泛的镇痛药和退热剂，有多种剂型、规格和复方制剂。由于上述缘故，对乙酰氨基酚成为家庭常备药物，常有幼儿无意识摄入、青少年及成人蓄意中毒以及各年龄段都有摄入不恰当剂量的事件发生。在美国，对乙酰氨基酚中毒仍是急性肝衰竭最常见的病因。

*病理生理*　对乙酰氨基酚的毒性来源于一种高活性中间代谢产物—苯醌亚胺（N-acetyl-p-benzoquinone imine，NAPQI）。在治疗剂量下，只有很小一部分（约 5%）对乙酰氨基酚被肝细胞色素 P450 酶——CYP2E1 代谢为 NAPQI，后者立即与谷胱甘肽共轭形成无毒的硫醇尿酸共轭物。过量摄入对乙酰氨基酚造成体内贮存的谷胱甘肽耗竭，游离的 NAPQI 与肝内大分子物质结合，产生肝细胞毒性。对乙酰氨基酚的单次急性中毒剂量为：儿童 >200mg/kg，青少年或成人 >（7.5~10）g。多次超治疗剂量摄入［连续数日大于 75mg/（kg·d）摄入］可导致肝功能损害，甚至在部分患儿中出现肝衰竭，尤其在发热、脱水、营养不良及伴有其他可导致谷胱甘肽贮存减少的基础疾病时。

任何儿童短时间摄入剂量超过 200mg/kg 对乙酰氨基酚（一般罕见于 6 岁以下儿童）或蓄意摄入任何剂量对乙酰氨基酚的患儿均需被送至医疗机构进行临床评估并检测其血清对乙酰氨基酚水平。

*临床表现及实验室检查*　对乙酰氨基酚中毒过程有 4 个阶段（表 58-12）。早期症状并无特异性，可出现恶心、呕吐等，而且随后即进入无症状阶段。因此，临床医生不能单纯依据临床症状诊断对乙酰氨基酚中毒，而是需要综合考虑患儿病史、症状和实验室检查结果。

如果怀疑有对乙酰氨基酚中毒，应在摄入事件发生后 4h 进行血清对乙酰氨基酚浓度检测。如果患者送至医疗机构时距离摄入事件发生已经超过 4h，则需

**表 58-11　其他解毒药**

| 解毒药 | 毒素或毒物 |
|---|---|
| 蜘蛛抗毒血清 | 黑寡妇毒蛛 |
| 肉毒抗毒素 | 肉毒杆菌毒素 |
| 胰岛素和葡萄糖 | 钙通道阻滞剂 |
| 苯海拉明和（或）苯托品 | 肌张力障碍 |
| 钙盐 | 氟化物、钙通道阻滞剂 |
| 鱼精蛋白 | 肝素 |
| 亚叶酸 | 甲氨蝶呤、甲氧苄啶、乙胺嘧啶 |
| 响尾蛇毒素特异抗体 Fab 片段 | 响尾蛇毒液 |
| 碳酸氢钠 | 钠离子通道阻滞剂（三环类抗抑郁药、1 类抗心律失常药） |

**表 58-12　对乙酰氨基酚毒性反应临床表现的四个阶段**

| 阶段 | 摄入后出现症状的时间 | 特点 |
|---|---|---|
| Ⅰ | 0.5~24h | 厌食、恶心、呕吐、精神萎靡、苍白、多汗 |
| 实验室检查仅见对乙酰氨基酚血药浓度异常。 | | |
| Ⅱ | 24~48 h | 早期症状缓解，右上腹疼痛、压痛，少尿 |
| 胆红素、凝血酶时间及肝酶升高 | | |
| Ⅲ | 72~96h | 肝功能异常达峰、暴发型肝衰竭、多器官功能衰竭、死亡 |
| Ⅳ | 4d 至 2 周 | 肝功能恢复、临床症状改善较组织学恢复早 |

申请立刻检测血清对乙酰氨基酚浓度。对乙酰氨基酚摄入后4h内的检测结果往往不足以评估毒性严重程度。入院需要完善的重要实验室检查包括肝、肾功能检测以及凝血功能。

任何血清对乙酰氨基酚浓度落在Rumack-Matthew（R-M）诺曼图（图58-1）中的潜在肝毒性范围的患者必须使用N-乙酰半胱氨酸（N-acetylcysteine，NAC）治疗。此诺曼图只适用于明确摄入时间，并在摄入事件发生后24h内送诊至医疗机构的单次剂量对乙酰氨基酚摄入患者。第一次血药浓度检测位于非毒性浓度或者同时摄入有其他可减缓胃肠道蠕动的药物（如苯海拉明或阿片类药物）的患者需在摄入事件发生后6~8h完成第二次对乙酰氨基酚血药浓度检测，以确保由于胃肠道蠕动减缓而增加有毒物质吸收时间不会导致对乙酰氨基酚的血药浓度升高至肝毒性水平。

当患者无法明确摄入事件发生的确切时间或者存在慢性超治疗剂量摄入史时，临床评估会更为复杂。一种方法就是检测血对乙酰氨基酚浓度、肝酶水平以及凝血功能参数，如果患者对乙酰氨基酚血药浓度超过10μg/mL，即使检测提示肝功能正常，也需要考虑进行NAC治疗。因为在对乙酰氨基酚浓度摄入后20h，血药浓度10μg/mL时，即可能发生肝毒性。在无症状期治疗，可避免肝功能损害的发生。如果患者出现任何肝毒性征象（肝酶升高或凝血酶原时间INR值延长），此时，即使血对乙酰氨基酚浓度很低甚至无法检出，也需要予以解毒药的治疗。如果血对乙酰氨基酚浓度 <10μg/mL，并且转氨酶水平正常，则提示可能不会有严重的毒性反应发生。虽然这是一种保守的策略，但在绝大多数病例中，NAC治疗的益处远远超过治疗带来的风险，或避免肝毒性的发生。在接诊复杂病例的时候，可以致电毒物控制中心（1-800-222-1222）或者医学毒理专家咨询。

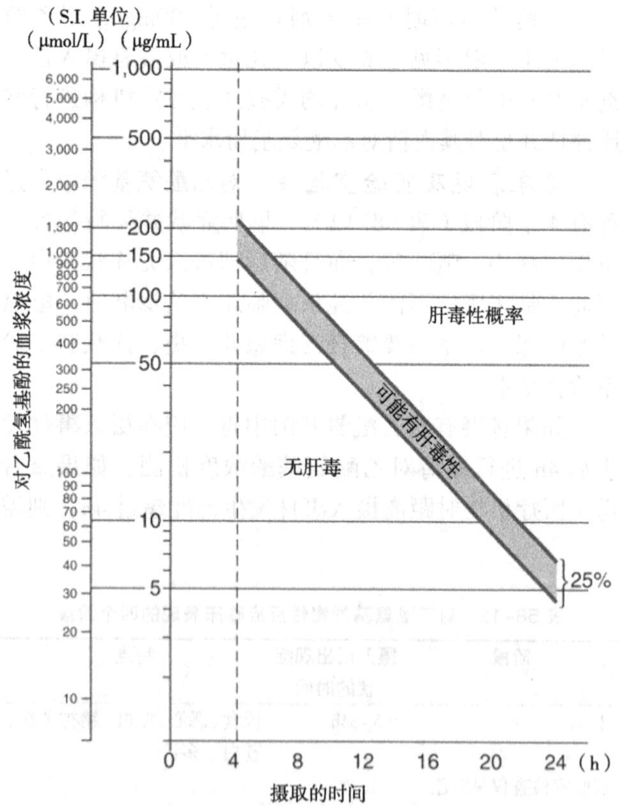


**图58-1** 对乙酰氨基酚中毒的Rumack-Matthew诺曼图，血中对乙酰氨基酚浓度与时间呈半对数关系。使用此表注意事项：1. 时间坐标指的是误服后的时间；2. 误服后4小时内的对乙酰氨基酚血药浓度无指导价值；3. 本图只适用于单次急性摄入明确剂量对乙酰氨基酚中毒的病例。慢性中毒或误服时间不明的病例不适用本图，并且还需要考虑到同时误服的物质是否会导致胃肠道蠕动减慢。下方的实线是美国用于界定中毒和确定需要治疗的标准，而上方的实线则为欧洲标准

摘自Rumack BH, Hess AJ. Poisindex, Denver. Micromedix, 1995. Rumack BH, Matthew H: Acetaminophen poisoning and toxicity. Pediatrics, 1975, 55: 871-876

*治疗* 首先需关注呼吸道是否通畅、呼吸和循环功能；对于摄入事件发生后1~2h内就诊的患者考虑使用活性炭祛除毒物。NAC是治疗对乙酰氨基酚中毒的解毒药，其通过补充肝脏谷胱甘肽贮备而发挥疗效。NAC在摄入事件发生后8h内使用疗效最佳，但也有证据表明NAC对已发生暴发性肝衰竭的患者也有一定疗效，这可能与其抗氧化特性相关。尚无相关研究证实摄入后4h内使用NAC有更好的疗效，所以接诊早期对乙酰氨基酚摄入患者，应取其4h的血样进行对乙酰氨基酚浓度检测，后再根据结果决定是否使用NAC治疗。在摄入事件发生大于8h后就诊的在可疑病例，可先予负荷剂量的NAC治疗，随后再根据紧急检测的血对乙酰氨基酚浓度和其他实验室检查结果决定是否继续NAC治疗。

NAC有口服和静脉用两种剂型，疗效相当（表58-8列有口服和静脉剂型的不同给药方案）。静脉给药较常使用，尤其对于存在顽固性呕吐、肝衰竭迹象以及妊娠的患者。NAC口味不佳，所以口服给药时将其混入软饮料、果汁或经鼻胃管给药可增加药物摄入的耐受性。经静脉给药（配置标准浓度为3%，避免输液过量，特别是使用5%葡萄糖溶液作为溶剂时），尤其是在初始负荷剂量时，可出现过敏反应（非IgE介导）。出现过敏反应时，可尝试停止输液，使用苯海拉明、沙丁胺醇或者肾上腺素治疗，在症状缓解后减缓输液速度，继续NAC治疗。经静脉的NAC治疗也可能导致轻度的凝血酶原时间INR值延长（1.2~1.5）。

NAC治疗的患者需要每日监测肝酶水平、合成功能和肾功能。有进行性肝功能损害或表现的患者，治

疗期间通过密切的实验室检查监测可获益。近年来的文献建议 NAC 治疗应采用个体化的治疗疗程，而不再是所有病例采用标准化的疗程。NAC 持续给药 21~24h 直至患者临床症状改善，如肝酶及合成功能恢复正常，血对乙酰氨基酚浓度降至低于 10μg/mL。如果 NAC 治疗无效，患者出现肝衰竭的表现，则需考虑肝脏移植手术。美国 King 学院制定的标准被用于决定患者是否需要进行肝脏移植。这些标准包括：恰当的液体复苏后仍无法纠正的酸中毒（pH <7.3）；凝血障碍（凝血酶原时间大于 100s）；肾功能障碍（肌酐大于 3.4mg/dL）以及Ⅲ或Ⅳ期肝性脑病（见第 356 章）。

*水杨酸盐* 近年来，由于对乙酰氨基酚和布洛芬替代阿司匹林成为儿科最常用的解热镇痛药，儿童水杨酸盐中毒的病例呈显著下降的趋势。但是水杨酸盐存在广泛，不只是含有阿司匹林的药物，在止泻剂、局部外用药物（如角质剥脱剂和运动伤外用软膏）、冬青油以及一些草药中都含有水杨酸盐。每一茶匙的冬青油（5mL）就含有 5g 的水杨酸盐，意味着很少量的冬青油摄入就可能导致严重的中毒反应。

*病理生理* 水杨酸盐通过干扰多种生理过程而产生毒性作用，包括对呼吸中枢的直接刺激作用、使氧化磷酸化解偶联、抑制三羧酸循环以及促进糖酵解和糖异生。水杨酸盐急性中毒剂量为 >150mg/kg。摄入超过 300mg/kg 时可出现更为严重的毒性反应，而超过 500mg/kg 时甚至可导致死亡。

*临床表现和实验室检查* 急性水杨酸盐中毒后的临床表现与慢性中毒完全不同。儿童多见为急性中毒，早期症状表现为恶心、呕吐、出汗以及耳鸣。中度水杨酸盐中毒可出现呼吸加深加快、心动过速以及精神状态的改变。心动过速主要与呕吐、急促呼吸和出汗后导致的大量液体丢失和氧化磷酸化的解偶联相关。因此处理水杨酸中毒的患儿需要密切关注液体出入量，对于中毒严重的患儿还需尽早静脉补充大量液体。重度水杨酸盐中毒的征象包括高热、昏迷以及惊厥。慢性水杨酸盐中毒的临床过程相对隐匿，与急性中毒相比，其在较低的血浓度时即可表现出较为明显的毒性反应。

水杨酸盐中毒时，血气分析结果的典型表现为原发性呼吸性碱中毒和原发性阴离子间隙增高性代谢性酸中毒。中毒早期和晚期还可分别出现高糖血症和低糖血症。因可导致凝血功能异常，而导致容易出血或淤血等临床表现。

应密切监测血清水杨酸盐浓度直到出现持续下降的趋势（最初每 2h 测定一次）。过量摄入水杨酸盐后，其吸收情况往往无法预测，血清水杨酸盐浓度可迅速升高到剧毒范围。Done 诺曼图的价值有限，不要使用。还需密切监测血清、尿液的 pH 值及电解质水平。鉴于人们常常混淆各种非处方镇痛剂，而导致对乙酰氨基酚常常与水杨酸盐类同时使用，因此，对任何过量摄入水杨酸盐的患者也应进行对乙酰氨基酚水平的检测。水杨酸盐的毒性作用可导致非心源性肺水肿，尤其在长期过量摄入的病例中，所以需要对任何存在肺水肿症状或体征的水杨酸盐中毒患者进行胸片检查。

*治疗* 对刚误服水杨酸盐的患儿来说，首先应用活性炭吸附胃内药物。有时水杨酸盐药片可在胃里形成胃石，所以需要注意血清水杨酸盐浓度是否在摄入后很长时间或合理治疗后仍持续升高。祛除胃内毒物的相关措施对慢性水杨酸盐中毒的患儿无效。

对出现中毒症状的患儿，初始治疗首先需专注于积极的补液和碳酸氢钠疗法，甚至可在血清水杨酸盐水平检测结果未获得前就开始治疗。水杨酸盐治疗有效血药浓度范围为 10~20mg/dL，一旦超过 30mg/dL 则提示需要治疗。

碱化尿液是治疗水杨酸盐中毒的重要环节。尿液碱化可促进水杨酸盐离子化，较少肾小管重吸收，从而促进其通过尿液排泄。同时，血液的碱化，可维持水杨酸盐处于离子状态，使之不易通过血脑屏障而进入中枢神经系统。可按 1.5 倍维持液的输入速度输入碳酸氢钠来实现碱化。治疗最终目标是使尿液 pH 达到 7.5~8，血清 pH 达到 7.45~7.55 并且血清水杨酸盐浓度下降。与此同时，密切监测血钾水平，低钾血症时会影响尿液碱化。在怀疑有水杨酸盐胃石形成的患儿中活性炭可多次重复给予。

对于出现严重毒性反应的患儿，可以考虑透析治疗。透析的指征包括：急性中毒，血清水杨酸盐浓度大于 90~100mg/dL 时，或慢性中毒，血清水杨酸盐浓度 >60mg/dL 时；精神状态改变、惊厥、肺水肿、脑水肿、肾衰竭以及适当碱化后临床症状仍持续恶化。

*布洛芬和其他非甾体类抗炎药* 布洛芬和其他非甾体类抗炎药（nonsteroidal anti-inflammatory drugs，NSAIDs）是非常常用的、容易获取的解热镇痛药物，常引起各种蓄意或无意药物中毒。幸运的是，NSAIDs 有效量和中毒量相差很大，安全性较大，所以过量摄入很少造成严重的副反应。

*病理生理* NSAIDs 通过可逆地抑制前列腺素生物合成的关键酶——环氧化酶（cyclo-oxygenase，COX）活性，减少前列腺素的合成。治疗剂量下，常见的不良反应包括胃肠道刺激、肾血流减少及血小板功能障碍。为了减少这些不良反应，人类研发出 NSAID 的类似物能选择性阻断诱导型环氧化酶

（COX-2），而不作用于结构型环氧化酶（COX-1）。然而，选择性 COX-2 抑制剂中毒（如：塞来昔布）与其他非选择性 COX 抑制剂（如：布洛芬）中毒的治疗并无差异，因为大剂量摄入时，选择性 COX-2 抑制剂对 COX 抑制已不具有选择性。

布洛芬是儿科最常用的 NSAID，甚至在较高剂量时，也具有较好的耐受性。若儿童急性摄入量 <200 mg/kg，基本不会造成任何毒性反应，但是剂量超过 400mg/kg 时则可出现包括精神状态的改变和代谢性酸中毒等较严重的不良反应。

*临床表现及实验室检查* 症状多在摄入后 4~6h 内出现，并在 24h 内消失。如果真的造成毒性反应，经典的表现是恶心、呕吐和腹痛。虽然长期使用布洛芬可出现消化道出血或溃疡，但在急性摄入时鲜有发生。大量摄入后，患儿可出现显著的中枢神经系统抑制、阴离子间隙增高性代谢性酸中毒、肾功能不全以及呼吸抑制（罕见）。惊厥发作也曾被报道，尤其是甲芬那酸过量摄入后。确切药物的血药浓度检测尚不能实现，并且也不能为治疗提供帮助。超大量摄入后需监测肾功能、酸碱平衡、全血细胞计数以及凝血功能。发现存在与其他药物，尤其是对乙酰氨基酚同时误服时，需要警惕是否为蓄意中毒。

*治疗* NSAIDs 中毒患者最基本的治疗包括止吐剂及抑酸剂在内的支持治疗。怀疑误服后 1~2h 内就诊的患者可服用活性炭吸附。这类药物没有特异的解毒剂。鉴于 NSAIDs 的高蛋白结合率以及排泄方式，尚无有效的方法可促进其排泄。与水杨酸盐中毒患者不同，尿液碱化对 NSAIDs 中毒无效。一旦出现严重中毒的临床征象，应该马上就诊，接受持续的支持治疗和密切监测。如果摄入事件发生 4~6h 后仍无中毒的临床表现，则可考虑该患者不需要医疗干预。

*口服阿片类药物* 无论是口服或静脉给药，阿片都是常见的滥用物质（见第 108 章）。有两种口服阿片类药物：赛宝松和美沙酮，1 片即可在儿童中产生致命的毒性反应而值得被提出探讨。赛宝松是丁丙诺啡和纳洛酮的复方制剂，而美沙酮主要用于阿片类依赖的治疗。但是美沙酮也被用于治疗慢性疼痛。这两种药物都易通过非法交易获得而易导致滥用。但与美沙酮不同，赛宝松在治疗阿片类物质成瘾时被允许开出多日处方，而成为家中可接触到的药物，增加儿童误食事件发生的概率。

*病理生理* 美沙酮是合成的亲脂阿片类药物，为 μ－阿片受体强激动剂，可产生需要的镇痛作用以及不需要的不良反应，如：镇静、呼吸抑制和胃肠道蠕动减弱。美沙酮被认为通过与人类 ether- à -go-go 相关基因编码的钾离子通道（human ether- à -go-go-related gene，hERG）相互作用，导致 QTc 间期延长。美沙酮的平均半衰期为 >25h，在过量摄入时其半衰期是可延长至 >50 h。

赛宝松是丁丙诺啡和纳洛酮的复方制剂，是强有效的阿片类药物，对 μ－阿片受体有部分激动，对 κ－阿片受体有弱拮抗作用。纳洛酮的口服生物利用度低，在赛宝松中，它的作用是使阿片物质注射成瘾者使用时产生不愉快反应，而避免被滥用。赛宝松是含服或舌下给药制剂，因此幼儿可能仅仅是因为舔食药片而吸收大量药物。丁丙诺啡的平均半衰期为 37h。

*临床表现和实验室检查* 儿童误食美沙酮和赛宝松均可出现典型的阿片类药物中毒综合征，包括：呼吸抑制、镇静和瞳孔缩小；更严重的中毒征象包括：心动过缓、低血压以及低体温；甚至美沙酮作为治疗药物时，也可出现 QTc 间期延长和尖端扭转性心律失常的风险。所以处理美沙酮或其他不明阿片类药物摄入的患者时，心电图是首要的检查项目之一。这两种药物均不能通过常规尿阿片筛查或尿美沙酮筛查检测出来。虽然这两种药物均可行血药浓度检测，但这对处理急性摄入患儿而言并没有多大帮助，因此很少进行检测。但一旦怀疑可能有疏于监护或虐待事件时，应进行尿液的气相色谱质 / 谱检测进行证实，并作为法律举证的金标准。

*治疗* 存在严重的呼吸抑制或中枢神经系统抑制的患者，应该使用纳洛酮—阿片类药物的解毒药（表 58-8）。儿科患者往往非长期使用阿片类药物，应按 0.1mg/kg（最大至 2mg/kg）足量使用。相反的，阿片类药物成瘾的患者则需要从小剂量开始（0.01mg/kg），重复给药至出现临床症状改善，避免突然撤药。因为美沙酮和赛宝松的半衰期远比纳洛酮长，所以纳洛酮需要重复多次给药。通过持续纳洛酮输注，这些患者可能得到临床症状的缓解，通常起始剂量为 2/3 的每小时拮抗剂量开始，持续滴定至维持合适的呼吸频率和意识状态。误服美沙酮的患者需要心电监护，连续监测心电图，注意是否出现 QT 间期延长。如果确定出现 QTc 间期延长，需要进行密切的心电监护、纠正电解质紊乱（钾、钙和镁），备好镁剂以备出现尖端扭转型心律失常时应用。

因为美沙酮可造成严重的临床症状和迟发的毒性反应，所以任何摄入美沙酮患儿即使无任何症状也需在医疗机构观察至少 24h 才离开。一些专家甚至认为对摄入美沙酮患者，即使是无症状患者，也采取同摄入赛宝松类似的治疗措施。随着我们对处理儿科赛宝松摄入病例相关经验的积累，有些患者无症状表现会持续 6~8h，有良好监护环境的患儿可以考虑提前离开医院。当然，在出院之前需要征得毒物控制中心或者医疗毒理专家的同意。

## 心血管药物

β－肾上腺素受体阻滞剂　β－肾上腺素受体阻滞剂竞争性抑制儿茶酚胺类药物对 β 肾上腺素受体的作用。作为药物，β 肾上腺素受体阻滞剂广泛用于高血压、冠状动脉疾病、快速性心律失常、焦虑障碍、偏头痛、特发性震颤和甲状腺功能亢进等疾病。因为普萘洛尔具有亲脂性，并且能阻断钠离子快通道，被认为是 β－肾上腺素受体阻滞剂中毒性最大的药物。相对而言，过量摄入水溶性 β－肾上腺素受体阻滞剂（如：阿替洛尔）则产生较轻的症状。

病理生理　β－肾上腺素受体阻滞剂过量摄入导致心脏的负性变时、变力和变传导作用（减慢房室结传导）。临床上，这些作用可表现为心动过缓、低血压和心传导阻滞。如果是发生在患有气道反应性疾病的患者则可因为阻断了 $β_2$－肾上腺素受体介导的支气管扩张作用而出现支气管痉挛。$β_2$－肾上腺素受体阻滞剂也可干扰糖原的分解和异生作用，从而导致低血糖，尤其是糖原贮存有限的患者（如：儿童）。

临床表现及实验室检查　通常毒性作用在摄入后 6h 内出现，但也可能因为摄入物为索他洛尔或其他缓释剂型而延迟发生。严重毒性反应的最常见特征是心动过缓和低血压。亲脂性药物，如：普萘洛尔，还可进入中枢神经系统，造成精神状态的改变，昏迷以及惊厥发作。摄入具有膜稳定特性的 β－受体阻滞剂，如：普萘洛尔，可导致 QRS 增宽和室性心律失常。

评估 β－受体阻滞剂摄入过量需包括心电图检查和密切的血流动力学评估。因为可能造成低血糖，尤其是儿童患者，故所有 β－受体阻滞剂过量摄入患者均需监测血糖。β－受体阻滞剂的血药浓度临床上尚无法常规检测，其对后续治疗也无显著帮助。

治疗　除了支持治疗和祛除胃肠道内毒物等措施，胰高血糖素是 β－受体阻滞剂中毒的解毒剂之一（表 58–8）。胰高血糖素可不通过激活 β－受体而激活腺苷酸环化酶，增加 cAMP 水平。可先予胰高血糖素静推，如果有效可继续静脉输入治疗。其他可能有效的药物还包括：阿托品、钙剂、升压药和高剂量胰岛素。出现惊厥发作时可使用苯二氮卓类药物，而 QRS 增宽则可通过碳酸氢钠纠正。摄入 1~2 粒水溶性 β－受体阻滞剂的患儿基本不会造成中毒反应，如果持续 6h 以上仍无症状即可出院。摄入缓释剂型、带有亲脂结构的 β－受体阻滞剂和索他洛尔的患儿则需要延长在医疗机构观察的时间。任何出现中毒症状的患儿均需要入院持续监护并在专业人员的指导下接受治疗。

钙通道阻滞剂　钙通道阻滞剂（calcium channel blockers，CCBs）具有广泛的治疗适应证，但即使是试探性剂量下，也可造成严重的毒性作用。代表药物包括：硝苯地平、地尔硫䓬、维拉帕米、氨氯地平和非洛地平，其中地尔硫䓬和维拉帕米在过量摄入时最为危险。

病理生理　CCBs 可拮抗 L 型钙通道，抑制钙离子内流到心肌细胞和血管平滑肌细胞内，抑制心肌收缩力和心脏传导，使外周血管扩张，从而导致继发低血压和缓慢性心律失常。虽然在大剂量摄入时，药物对受体的选择性会丧失，但有些 CCBs 摄入后更多地出现外周血管效应（如：硝苯地平），出现早期的反射性心动过速或正常心率。这种情况下，灌注不足可导致代谢性酸中毒。

临床表现和实验室检查　通常中毒症状在摄入事件发生后的短时间内出现，但可因摄入药物剂型为缓释剂型而延迟。CCBs 的过量摄入可导致低血压伴随心动过缓、正常心率或心动过速。CCB 过量摄入的一个特征是显著的低血压下，而没有意识障碍。

首先需进行心电图检查，密切监测血流动力学变化以及进行快速血糖水平检测。CCB 中毒的成年患者中，血糖升高的绝对值和百分比均与中毒严重程度相关。高糖血症可在血流动力学障碍发生前出现。CCBs 的血药浓度尚无法检测，对治疗也无指导意义。

治疗　在对症支持治疗开始的同时，即可用活性炭清除胃肠道内毒物，适当 WBI 也可能对摄入缓释剂型的患者有效。CCBs 可显著减少胃肠道的平滑肌活动，因此，采取任何形式的祛除胃肠道内毒物的方法应谨慎且应进行系列腹部查体以确保安全。大剂量胰岛素被认为是治疗 CCB 中毒的一种解毒方法。首剂 1 U/kg 普通胰岛素，随后按 0.5~1 U/（kg · h）静脉维持治疗（表 58–8）。密切监测血糖水平，额外补充的葡萄糖有助于维持正常血糖水平，虽然低糖血症只出现于极少数重度中毒的患者中。大剂量钙剂被作为解毒剂常规使用，虽然可能不会有明显疗效。其他的治疗如：补液、升压药和心脏起搏的使用。体外膜肺氧合（extracorporeal membrane oxygenation，ECMO）、心脏复苏以及脂肪乳剂治疗可能拯救极重度中毒患者的生命。鉴于有时幼儿误食 1~2 片 CCB 后也可能出现明显的迟发毒性反应，故建议住院接受 24h 监护。

可乐定　虽然最初可乐定被用作降压药，但近来由于其在儿童注意缺陷或多动障碍（attention-deficit/hyperactivity disorder，ADHD）、抽动障碍以及其他行为异常疾病的显著疗效，可乐定越来越多在儿科临床中得到应用，也因此可乐定相关的急性中毒和治疗意外事件的发生率大大增加。可乐定有口服药片和透皮贴剂等多种剂型。

*病理生理* 可乐定是中枢神经系统 $\alpha_2$- 肾上腺素受体激动剂，治疗适应证有限。中枢神经系统 $\alpha_2$- 肾上腺素受体激动后可降低交感神经兴奋性，出现嗜睡、心动过缓以及低血压等表现。即使摄入 1 片可乐定片剂，吮吸或咽下废弃的可乐定透皮贴剂也可产生毒性作用。

*临床表现和实验室检查* 可乐定中毒后最常见的临床表现是嗜睡、瞳孔缩小和心动过缓。其他严重中毒病例还可出现低血压、呼吸抑制和呼吸暂停。在摄入后短时间内，患者可能因为药物对外周 $\alpha_2$- 肾上腺素受体的激动作用使血管收缩而出现血压升高。摄入后早期即可出现中毒症状，这些症状通常在 24h 内消失。可乐定的血药浓度尚无法检测，在急症治疗时也不能对临床治疗提供帮助。虽然可乐定过量摄入后易出现中毒症状，但单纯因可乐定过量中毒所导致死亡的病例非常罕见。

*治疗* 可乐定过量可能造成严重的毒性反应，故应保证大部分误食可乐定的患儿被送至医疗机构进行评估。祛除胃肠道内药物的措施很有限，因为可乐定即使少量吸收入血，也可迅速造成严重症状。积极的支持治疗十分必要，是治疗的基石。大剂量纳洛酮在不同患者中的疗效各不相同。其他可能有效的治疗措施包括：阿托品，静脉补液水化以及升压药的使用。出现症状的儿童需要被送至医院进行进一步的心血管和神经功能的监护。

**地高辛** 地高辛是从洋地黄类植物中提取的强心苷类药物。其他存在强心苷的动植物有：毛花洋地黄（毛地黄）、夹竹桃（欧洲夹竹桃）、铃兰（幽谷百合）、刺五加以及海蟾蜍。临床上，地高辛被用于治疗心力衰竭和部分室上性心动过速。急性过量摄入可能与用药剂量错误（尤其在小年龄的儿童）、意外或蓄意药物摄入或与含有强心苷的植物接触有关。慢性中毒则多与更改药物剂量、肾功能不全或因药物相互作用导致地高辛清除率的改变相关。

*病理生理* 地高辛可抑制 $Na^+$、$K^+$-ATP 酶的活性，使细胞内 K+ 减少，$Na^+$ 和 $Ca^{++}$ 增加。细胞内 $Ca^{++}$ 增加有助于心肌的收缩，使心肌收缩力加强。地高辛可增加心肌自律性，导致起源于心房、房室结和心室等异位心律的出现。地高辛还可影响房室结的传导，导致不应期的延长，降低窦房结兴奋性，减慢房室结的传导。Na-K 泵功能障碍使血钾浓度达危机值。综上所述，地高辛过量可表现为传导减慢或传导阻滞和异位心律的增加。

地高辛的治疗指数窄。地高辛有效血清浓度为 0.5~2.0ng/mL，大于 2ng/mL 则考虑产生毒性，一旦大于 6ng/mL 就可能导致死亡。许多药物可与地高辛的相互作用而影响其血药浓度。已知的可增加地高辛血药浓度的药物包括：大环内酯类抗生素，如红霉素、克拉霉素、螺内酯、维拉帕米、胺碘酮和伊曲康唑。

*临床表现和实验室检查* 恶心和呕吐是急性地高辛中毒的常见首发症状，多在过量摄入后 6h 内出现。心血管系统的表现包括心动过缓、心传导阻滞以及各种类型心律失常。中枢神经系统的表现包括嗜睡、精神恍惚以及乏力。慢性地高辛中毒症状较为隐匿，可出现胃肠道反应、精神状态改变以及视觉障碍。

首先需完善心电图检查、地高辛血药浓度、血钾水平以及肾功能检测。地高辛血药浓度需要在摄入事件发生 6h 后检测，单纯凭借地高辛血药浓度不能全面反映中毒的严重程度，故需要依据临床表现慎重解释检测结果。在急性摄入病例中，血钾水平是评估地高辛中毒发病率和死亡率的独立因素，一旦血钾超过 5.5mEq/L 意味着预后不良。而慢性中毒时，血钾水平可能受到同时服用的利尿剂的影响，对评估预后无明显价值。

*治疗* 治疗上，首先全面妥当的对症支持治疗，若摄入时间较短，还需使用活性炭清楚胃肠内毒物。地高辛的解毒药为地高辛特异性结合抗体 Fab 片段（Digibind 或 DigiFab；表 58-8）。该抗体 Fab 片段可结合血管及细胞间隙中游离的地高辛，形成无药理活性的复合物，然后从肾脏排泄。使用抗体 Fab 片段的治疗指征包括致命的心律失常；急性摄入后血钾水平高于 5~5.5mEq/L；任何时间测得的地高辛血药浓度超过 15ng/mL 或摄入后 6h 检测超过 10ng/mL；摄入的高辛剂量：儿童大于 4mg，成人大于 10mg。如果缺乏 Digibind 或 DigiFab，可以应用苯妥英和利多卡因治疗室性心律失常。阿托品可能纠正症状性心动过缓。建议向心血管专家咨询长期使用地高辛治疗的患者如何应用抗体片段 Fab 治疗，因为 Fab 片段可导致患者原来已经被药物治疗控制的心律失常或心功能症状反复。

## 铁中毒

从历史上来看，铁是儿童中毒死亡常见的致病因素。随着预防措施的采用，如采用儿童安全包装等，使小年龄儿童严重铁中毒的发生率有显著的下降。含铁的物品分别广泛，最有可能导致中毒的事件是成人补铁药和产妇服用的维生素制剂。中毒的严重程度取决于摄入元素铁的量。硫酸亚铁含元素铁 20%，葡萄糖酸亚铁为 12%，而富马酸亚铁为 33%。多种维生素制剂和儿童维生素含铁量少，不足以造成严重毒性反应。

*病理生理*　铁可直接腐蚀胃肠道黏膜，出现呕血、黑便、溃疡、坏死甚至存在穿孔的可能。铁中毒早期的低血压与大量体液丢失、游离铁所致的毛细血管通透性增加以及静脉扩张相关。铁可蓄积在组织中，包括肝脏 Kupffer 细胞和心肌细胞，导致肝毒性、凝血功能障碍以及心功能不全。低血压、血容量不足和铁对氧化磷酸化及三羧酸循环的干扰可继发代谢性酸中毒。儿童误服超过 40mg/kg 的铁元素应立即送至医疗机构进行评估，虽然一般摄入量超过 60 mg/kg 时才会出现中度到重度的毒性反应。

*临床表现和实验室检查*　铁中毒有典型的 4 个相互重叠的阶段。第 1 个阶段：摄入后 30min 至 6h，出现剧烈的呕吐和腹泻（多为血性），腹痛和严重体液丢失可导致低血容量性休克。如果患者在摄入后 6h 没有出现胃肠道症状则基本不会出现严重的毒性反应。第 2 阶段：摄入后 6~24h，又叫静止期，此时胃肠道症状基本消失。但仔细的查体可以发现组织低灌注的征象，如：心动过速、面色苍白以及乏力。第 3 个阶段：摄入后 12~24h，患者可出现多器官系统衰竭、休克、肝衰竭、心力衰竭、急性肺损伤或急性呼吸窘迫综合征以及显著的代谢性酸中毒。死亡病例多发生在这个时期。幸存下来的患者进入第 4 个阶段（摄入后 4~6 周）：胃肠道疤痕狭窄形成并出现梗阻的征象。

有症状或有大量摄入史的患者均需在摄入后 4~6h 接受血清铁浓度检测。若摄入后 4~8h 测得的血清铁低于 500μg/dL 常表示出现严重毒性反应的危险性较低，若超过 500μg/dL 则提示很可能出现严重的毒性反应。其他实验室评估还需包括动脉血气分析、全血细胞计数、血糖水平、肝功能以及凝血功能。还需要持续密切关注患者的血流动力学状态。腹部平片可能发现含铁药片的存在，当然并不是所有含铁药物均不透射线。

*治疗*　处理铁中毒的患者最基本的是密切的临床监护，包括积极支持治疗和对症治疗。活性炭不能吸收铁，只能选择 WBI 作为清除胃肠道内毒物的措施。去铁胺是特异的铁螯合剂，是中度至重度铁中毒的解毒药（表 58–8）。使用去铁胺治疗的指征为：血清铁水平大于 500mg/dL 或无论任何水平的血清铁，只要出现中度至重度铁中毒症状。去铁胺应以 15mg/（kg·h）的速度持续静脉给药为佳。低血压是去铁胺治疗的一个常见的不良反应，可通过减慢输注速度、补液和（或）升压药纠正。长时间输注去铁胺（超过 24h）可能导致肺毒性（急性呼吸窘迫综合征）和耶尔森菌相关败血症。去铁胺和铁形成的复合物会使尿呈红色（玫瑰葡萄酒样），虽然这不是排铁的可靠证据。尚未明确何时停止使用去铁胺，通常都使用到临床症状消失为止。可向毒物控制中心或医学毒理专家咨询去铁胺的停药时机。

## 口服降糖药

用于控制 2 型糖尿病的口服药物包括磺脲类、双胍类（如：二甲双胍）、噻唑烷二酮类和美格替奈类，其中只有磺脲类和美格替奈类对糖尿病及非糖尿病患者均有导致严重低血糖的危险。这类药物的广泛使用使之成为各种意外或蓄意摄入的中毒物。在儿童中，一片磺脲类药物就足以产生严重毒性反应。

*病理生理*　磺脲类药物主要通过增加内源性胰岛素的释放而产生降糖作用。磺脲类药物与受体结合，导致钾通道关闭，细胞膜的去极化，进而引起电压依赖钙通道开放，促进钙内流，从而触发胰岛素的释放。即使在治疗剂量下，这种降糖作用也可持续 24h。

*临床表现和实验室检查*　低血糖症及相关临床表现是磺脲类药物中毒最主要的临床症状。这些症状和体征包括：出汗、心动过速、嗜睡、易激惹、昏迷、惊厥发作，甚至出现局灶性神经功能障碍。由于合并高胰岛素血症，磺脲类药物中毒以非酮症性低血糖为主。大部分病例中，低血糖可在摄入事件发生 6h 内出现，但也可延迟至 16~18h。由于一夜未进食，年幼儿童对低血糖尤其敏感。

*治疗*　出现症状性低血糖的患者需要积极使用葡萄糖治疗。如果症状较轻，口服葡萄糖即足以缓解症状。但是如果患者出现严重的症状或血糖水平显著下降就需要静脉推注一剂足量的葡萄糖。但需要避免持续葡萄糖输注以及反复大量的葡萄糖静脉注射，因为这可能刺激胰岛素的进一步释放造成持续低血糖和症状反复。磺脲类药物中毒首选的解毒药为奥曲肽（表 58–8）。奥曲肽是生长抑素类似物，有抑制胰岛素释放的作用。奥曲肽可静脉或皮下注射给药，一般选择 1~2μg/kg（成人：50~100μg）每 6~8h 一次。

鉴于磺脲类药物中毒可能造成严重的低血糖症，任何被目睹或可疑有磺脲类药物摄入史的幼儿均需住院进行至少一夜未进食状态下的监护和动态血糖水平监测。因为口服降糖药降糖作用持续时间长，故有低血糖症状的任何年龄患者均需要入院接受评估。不推荐预防性静脉葡萄糖糖输注，因为这样会掩盖潜在的毒性症状并刺激内源性胰岛素的进一步分泌。对接受葡萄糖静脉输注治疗和（或）奥曲肽治疗的患者需持续监护至撤药后血糖维持正常至少 8~12h 为止。

## 精神科药物：抗抑郁药

选择性5-羟色胺再摄取抑制剂（selective serotonin reuptake inhibitors，SSRIs）如：氟西汀、舍曲林、帕罗西汀和西酞普兰是最常见的处方抗抑郁药，与传统抗抑郁药，如：三环类（tricylic antidepressants，TCAs，阿米替林、氯米帕明、地昔帕明、多塞平、去甲替林和丙咪嗪）和单胺氧化酶抑制剂（monoamine oxidase inhibitors，MAOIs）相比较，该类药物治疗指数宽且不良反应少。新的药物包括5-羟色胺及去甲肾上腺素再摄取抑制剂（serotonin and norepinephine reuptake inhibitors，SNRIs）如：文拉法辛和其他非典型抗抑郁药，如：丁胺苯丙酮。

**三环类抗抑郁药**　虽然目前TCAs在抑郁症的治疗中使用较少，但仍被用于治疗其他多种疾病，如：慢性疼痛综合征、遗尿症、注意缺陷或多动障碍和强迫症。误服1~2片TCAs（相当于10~20 mg/kg），即可在儿童中造成严重中毒反应。

**病理生理**　TCAs抗抑郁的药理主要通过阻滞去甲肾上腺素和5-羟色胺的再摄取，其还可与其他多种受体产生复杂的相互作用。TCAs可拮抗毒蕈碱样乙酰胆碱受体，造成抗胆碱样毒性综合征的一些特征临床表现；也可拮抗外周α肾上腺素受体，导致低血压和晕厥。而造成TCAs毒性反应的关键是其对快钠通道的阻滞，导致继发的心脏传导功能受损和心律失常。

**临床表现和实验室检查**　心血管和中枢神经系统的症状为TCA中毒后主要的临床表现。症状多在摄入事件发生后1~2h内出现，严重的毒性反应则在摄入后6h内出现。患者可在短时间内从轻微的中毒症状进展为致命的心律失常。大部分患者可出现抗胆碱样毒性综合征的特征性临床表现，包括：谵妄、瞳孔放大、黏膜干燥、心动过速、高体温、轻度高血压、尿潴留以及胃肠蠕动减慢等。中枢神经系统中毒可导致嗜睡、昏迷、肌阵挛以及惊厥发作。窦性心动过速是TCAs中毒最常见的心血管系统表现。但患者也可出现QRS增宽、室性期前收缩和室性心律失常。难治性低血压提示预后不良，是TCA过量摄入后最主要的致死因素。

床边心电图检查有助于诊断TCA中毒并评估预后（表58-2）。QRS宽度大于100ms时提示患者可能出现惊厥发作和心律失常。aVR导联R波宽度大于3mm时也是预示TCA中毒的独立因素。心电图的这两个参数在评估是否存在严重TCA中毒风险时优于TCA血药浓度。而且对急性中毒的患者来说，TCA血药浓度检测对治疗无特殊帮助。

**治疗**　首先需维持生命功能，包括保证气道通畅，必要时予通气支持。部分情况可使用活性炭清除胃肠道内毒物。由于患者的精神状态可短时间突然恶化，所以需要仔细评估气道保护性反射是否存在，必要时在清除胃肠道内毒物前采取相关措施。接诊医生需尽快完善心电图检查，并进行动态心电图监测以评估毒性反应的进展情况。

碳酸氢钠是可用于TCA中毒的一种解毒剂，其可通过增加的钠负载对抗钠通道的阻滞作用，继发的碱中毒状态可减少TCA与钠通道的结合。碳酸氢钠治疗的指征包括QRS大于100ms，室性心律失常以及低血压。可先静推1~2 mEq/kg碳酸氢钠，然后再持续静脉滴注。如果QRS持续增宽可再静脉推注一次碳酸氢钠，使血pH

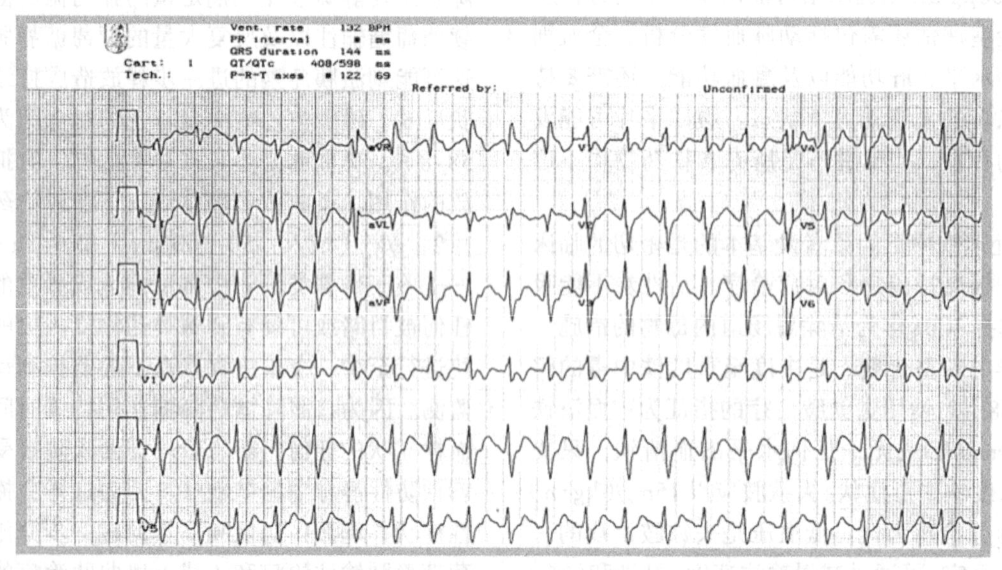


图58-2　三环类抗抑郁药中毒心电图表现。注意是否存在心动过速、QRS波群增宽（144ms）以及aVR导联上显著的R波。这些表现与快钠通道受阻相符

值达到 7.45~7.55，血流动力学平稳以及 QRS 波群变窄。其他治疗如：高渗盐溶液（3%）、利多卡因以及脂肪乳剂均可能对纠正难治性心律失常有帮助。在治疗这些患者时，建议向毒物控制中心或医学毒理专家咨询。由于 TCAs 可从组织再分布入血，所以碳酸氢钠疗法必须持续至少 12~24h，直至患者情况稳定。

低血压时可使用有直接作用的升压药，如：去甲肾上腺素治疗。毒扁豆碱曾被作为 TCA 中毒的“解毒药”，但因可诱发惊厥发作或心律失常（尤其在心传导功能已受损的患者中），故目前 TCA 中毒被认为是毒扁豆碱使用的相对禁忌证。但在很少的一部分患者中，没有伴随心传导功能受损或惊厥发作的征象却同时有显著的抗胆碱样症状时，可以在医学毒理学家的指导下使用毒扁豆碱治疗。TCA 中毒后的惊厥发作往往短暂，可使用苯二氮䓬类药物处理。

无症状的患儿需要持续心电监护和连续心电图检查至少 6h。一旦出现中毒症状，就必须转入监护病房。患儿持续无症状并且多次心电图检查未见异常在 6h 密切观察后可考虑出院。

*选择性 5- 羟色胺再摄取抑制剂* 过量摄入的情况下，SSRIs 相对 TCAs 的毒性较小，而试探性误食时几乎不造成严重的毒性反应。有研究认为使用 SSRI 方案治疗抑郁症可增加自杀企图和自杀行为的风险（见第 19 章）。

*病理生理* SSRIs 能选择性阻断中枢神经系统中 5- 羟色胺的再摄取。与 TCAs 及其他传统的抗抑郁药不同，SSRIs 并不直接与其他受体类型发生相互作用。

*临床表现和实验室检查* SSRIs 过量摄入最主要的毒性反应为过度镇静和心动过速。大量摄入，尤其是西酞普兰中毒时还曾出现过心传导障碍（多为 QTc 间期延长）和惊厥发作的相关报道。心电图检查是 SSRI 摄入后首要完成的评估项目之一。

**表 58-13 可导致 5- 羟色胺综合征的药物**

| 药物类型 | 药物 |
|---|---|
| 5 羟色胺再摄取抑制剂 | 舍曲林、氟西汀、氟伏沙明、帕罗西汀、西酞普兰 |
| 抗抑郁药 | 曲唑酮、萘法唑酮、丁螺环酮、氯米帕明、文拉法辛 |
| 单胺氧化酶抑制剂 | 苯乙肼、吗氯贝胺、氯吉兰、异卡波肼 |
| 抗惊厥药 | 丙戊酸 |
| 镇痛药 | 哌替啶、芬太尼、曲马朵、喷他佐辛 |
| 止吐剂 | 昂丹司琼、格雷司琼、甲氧氯普胺 |
| 抗偏头痛药物 | 舒马曲坦 |
| 肥胖症药物 | 西布曲明 |
| 抗生素 | 利奈唑胺（单胺氧化酶抑制剂的一种）、利托那韦（通过抑制细胞色素 P450 中的同型酶 3A4） |
| 非处方咳嗽感冒药 | 右美沙芬 |
| 可能滥用的药物 | 二亚甲基双氧苯丙胺、麦角酸二乙基酰胺、5-甲氧基二异丙基色胺、叙利亚芸香（含哈尔明和哈马林，均为单胺氧化酶抑制剂） |
| 膳食补充剂和草药 | 色氨酸、圣约翰草（St. John’s wort）、人参 |
| 其他 | 锂剂 |

摘自 Boyer EW, Shannon M. The serotonin syndrome. N Engl J Med, 2005, 352: 1112-1120

虽然 5- 羟色胺中毒综合征更多地发生在多种 5- 羟色胺能药物治疗或过量摄入的病例中，但也有单独摄入 SSRIs 后出现 5- 羟色胺中毒综合征的报道（表 58-13）。5- 羟色胺中毒综合征包括精神状态改变、自主神经功能不稳定以及神经肌肉兴奋性增高（反射亢进、震颤、阵挛，

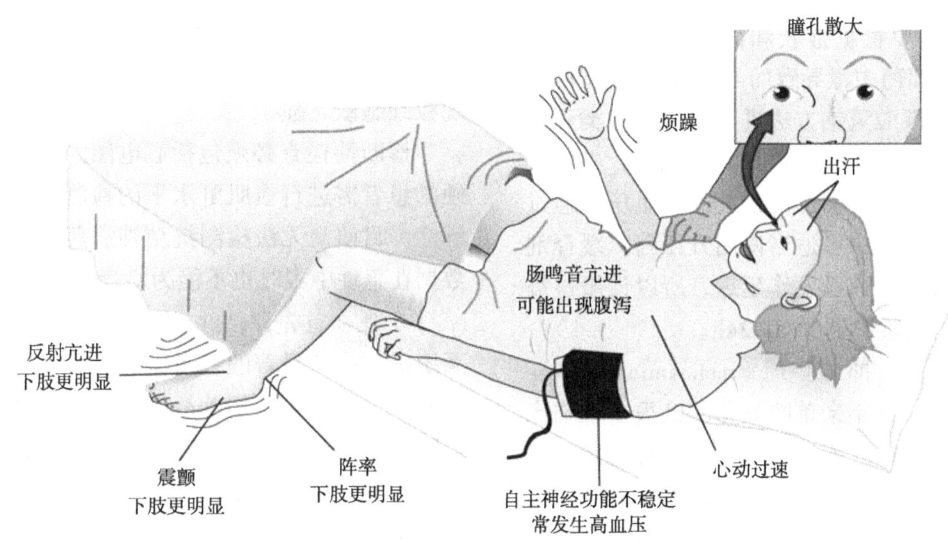


**图 58-3** 中度 5- 羟色胺综合征的表现。临床医生发现神经肌肉运动亢进的表现，如：震颤、阵挛和反射亢进等均需考虑 5- 羟色胺综合征这一诊断

摘自 Boyer EW, Shannon M. The serotonin syndrome. N Engl J Med, 2005, 352: 1112-1120

多见于下肢）在内的三联征（图 58-3）。

*治疗* 首先仔细的体格检查有助于发现 5- 羟色胺中毒综合征的症状和体征，并完善心电图检查。大部分患者只需要支持治疗至精神状态改善、心动过速纠正。根据症状的严重程度选择相应的治疗方案，可选择的措施包括：轻症患者只需要应用苯二氮䓬类药物治疗，重症患者（如出现显著体温升高）则可能需要气管插管，镇静以及解痉。5- 羟色胺中毒综合征主要与 5-HT2A 受体的活化相关，所以使用 5-HT2A 受体拮抗剂可能有一定疗效，赛庚啶是其中一个选择，但只有口服制剂。

*非典型抗抑郁药* 这类药物包括文拉法辛和度洛西汀（5- 羟色胺及去甲肾上腺素再摄取抑制剂），丁胺苯丙酮（多巴胺、去甲肾上腺素和部分 5- 羟色胺再摄取抑制剂）以及曲唑酮（5- 羟色胺再摄取抑制剂和外周 α - 肾上腺素受体拮抗剂）。这些药物对不同的受体有不同的亲和力，故中毒时可出现不同的临床表现，也需要不同的治疗方案。

*临床表现和实验室检查* 过量摄入文拉法辛和其他 SNRIs 可导致心脏传导功能障碍，出现 QRS 增宽，QTc 间期延长以及惊厥发作。在美国，丁胺苯丙酮是中毒相关的惊厥发作最常见的毒物之一。缓释剂型的丁胺苯丙酮导致的惊厥可出现在摄入后 18~20h。其他与丁胺苯丙酮相关的中毒症状包括心动过速、易激惹、QRS 波群增宽以及 QTc 间期延长。由于丁胺苯丙酮的结构含有安非他明的部分，所以这类患者在进行安非他明尿液筛查检测时可出现假阳性。除了镇静和 5- 羟色胺过量的相关症状外，因有阻滞外周 α - 肾上腺素受体的作用，故曲唑酮中毒时还可出现低血压。

*治疗* 治疗需要根据症状和体征制订方案。同 TCA，非典型抗抑郁药中毒导致的 QRS 波群增宽可通过前述的静脉输注碳酸氢钠方法进行纠正。这类药物中毒导致的惊厥发作往往短暂且具有自限性，必要时可用苯二氮䓬治疗。曲唑酮过量相关的低血压可通过补液纠正，在极端病例中可适当使用升压药。缓释剂型的丁胺苯丙酮可导致惊厥发作延迟，所以误服这类药物的患者需要入院监护至少 20~24h。

*单胺氧化酶抑制剂*（monoamine oxidase inhibitors，MAOIs） 近年来单胺氧化酶已很少在临床上使用，但由于它们摄入不当可导致严重且迟发的毒性反应，故仍受关注。儿童误服 1~2 片单胺氧化酶类药物（6 mg/kg）即可造成毒性反应。首先可出现高血压、发热、心动过速、肌肉僵硬以及惊厥发作，24h 后可出现血流动力学不稳定甚至心血管功能障碍。任何儿童误服 MAOI，无论是否出现症状，均需被送至医疗机构监护至少 24h。治疗措施包括控制血压、物理降温或苯二氮䓬类药物降温、动态监测肌酐水平和肾功能，如果出现血流动力学不稳定的表现可使用液体支持和升压药治疗。

## 精神科药物：抗精神病药

抗精神病药物被越来越多用于儿科患者。这类药物可分为典型和不典型两类。总体来说，典型抗精神病药物相对于不典型抗精神病药物有更多的不良反应。

*病理生理* 典型抗精神病药物，即传统抗精神病药物（如：氟哌啶醇、甲硫哒嗪和氟奋乃静）以拮抗多巴胺受体 $D_2$ 的作用为特征。临床应用时可出现锥体外系症状，迟发性运动障碍以及神经阻滞药恶性综合征（neuroleptic malignant syndrome，NMS）。而不典型抗精神病药物（如：阿立哌唑、氯氮平、喹硫平、利培酮以及齐拉西酮）对多巴胺受体 $D_2$ 的拮抗作用较弱，上述相关不良反应少并对精神分裂症中的阴性症状疗效更好。但它们可与多种受体产生复杂多变的相互作用，包括：α - 肾上腺素受体、5- 羟色胺受体、毒蕈碱型乙酰胆碱受体以及组胺受体。

*临床表现和实验室检查* 典型抗精神病药物毒性反应包括镇静、心动过速以及 QTc 间期延长，患者可表现为急性肌张力障碍、静坐不能以及 NMS，但这些多见于临床长期应用而非急性过量摄入病例。吩噻嗪类药物（如：甲硫哒嗪）可阻断快钠通道，使 QRS 波群增宽。

虽然非典型抗精神病药的毒性反应可根据其受体亲和力的不同而出现不同的症状，但均可出现镇静、心动过速及 QTc 间期延长。作用于毒蕈碱型乙酰胆碱受体的药物可导致抗胆碱综合征（表 58-4）。作用于外周 α - 肾上腺素受体的药物（如：奎硫平）可导致低血压。临床使用氯氮平治疗时还可出现粒细胞缺乏症。

诊断性检查必须包括心电图。出现高热或肌肉僵硬的患者需进行血肌酐水平的检测，以排除横纹肌溶解症。目前尚无法检测抗精神病药物血药浓度，且该数据在急性中毒时也不能为治疗提供帮助。

*处理* 首先评估并进行生命支持。有些中枢神经系统抑制症状显著的患者需要气管插管保证通气。急性肌张力障碍可使用苯海拉明、苯托品和苯二氮䓬类药物治疗。出现 NMS 时，需要进行细致的支持治疗、静脉输液、物理降温或苯二氮䓬类药物控制体温，严重的患者还需要使用溴隐亭或丹曲林治疗。QRS 波群增宽时可使用碳酸氢钠治疗，参见 TCA 中毒治疗。若存在 QTc 间期延长的患者，需要补充电解质（尤其是钙、镁和钾离子），进行动态心电监护，如果出现尖

端扭转型心律失常可静脉输入硫酸镁治疗。苯二氮䓬类药物能很好控制惊厥发作。静脉补液扩容对低血压有效，但有时需要联合应用升压药。

## 日用品

### 腐蚀剂

腐蚀剂包括酸、碱，以及一些常见的氧化剂（见第 319.2）。强酸和强碱即使少量摄入也可造成严重损伤。

*病理生理* 碱可造成组织液化性坏死，使毒物进一步深入组织甚至有造成穿孔的可能。酸则造成组织凝固性坏死，阻止了毒物进一步渗透，虽然后者也有造成穿孔的可能。腐蚀性损伤的严重程度取决于接触物品的 pH、浓度与接触时间。pH<2 或 >12 常会导致严重损伤。

*临床表现* 摄入腐蚀性物质可对口腔黏膜、食管和胃造成损伤。患者在无明显口腔烧灼感的情况下即可出现严重的食管损伤，可出现包括疼痛、流涎、呕吐、腹痛和吞咽困难或拒绝吞咽等症状。喉部损伤可表现为喘鸣和呼吸困难，甚至需要气管插管。大部分严重损伤患者可因空腔脏器穿孔出现休克。食管圆周状灼伤在愈合后可能造成狭窄，需要反复扩张或手术纠正以及长期随访预防成年后出现癌变（风第 319.2）。皮肤或眼睛直接接触腐蚀剂会造成严重的组织损伤。

*治疗* 误服腐蚀剂后首先要用清水冲去皮肤及眼睛上的腐蚀剂。禁忌催吐和洗胃。也不能用活性炭，因为活性炭不会与腐蚀剂结合，并可能导致呕吐和继发误吸。有症状或可疑病史的患者应在摄入后 12~24h 内接受内镜检查。在Ⅰ度和Ⅲ度损伤时，使用糖皮质激素并不能改善结局，在Ⅱ度损伤时是否使用糖皮质激素治疗仍存在争议。预防性使用抗生素并不能改善预后。

### 胆碱酯酶抑制剂类杀虫剂

最常用的两种杀虫剂为有机磷酸酯类和氨基甲酸酯类，均为胆碱酯酶抑制剂（乙酰胆碱酯酶、拟胆碱酯酶和红细胞乙酰胆碱酯酶）。大部分儿科病例都是在家里或农场附近偶然接触了杀虫剂。

*病理生理* 有机磷酸酯和氨基甲酸酯均可同乙酰胆碱酯酶结合并抑制后者的活性，阻止乙酰胆碱的分解，使之在神经突触蓄积而产生毒性。如果没有接受治疗，有机磷酸酯可不可逆地与乙酰胆碱酯酶结合，使之永久失活。这个过程称为乙酰胆碱酯酶老化，根据不同的有机磷酸酯的特点，可发生在摄入后的任何时间。而患者体内失活的酶需要数周到数月的时间方能恢复活性。相反，氨基甲酸酯与这些酶只是暂时性结合，乙酰胆碱酯酶可在 24h 内恢复活性。

*临床表现及实验室检查* 有机磷酸酯和氨基甲酸酯中毒后的临床表现与乙酰胆碱在外周和中枢神经系统中烟碱型、毒蕈碱型突触内的蓄积相关。氨基甲酸酯中毒的症状大多较有机磷酸酯轻。为便于记忆，将毒蕈碱型受体的过度激活所产生的临床症状可记为“DUMBBELS”，即：腹泻（diarrhea/defecation）、多尿（urination）、瞳孔缩小（miosis）、支气管分泌物增多或痉挛（bronchorrhea/bronchospasm）、心动过缓（bradycardia）、呕吐（emesis）、流泪（lacrimation）以及流涎（salivation）。烟碱型受体激活的症状包括：肌无力、肌束颤动、震颤、肺通气不足（膈肌麻痹）、高血压、心动过速以及心律不齐。严重是还可出现昏迷、惊厥、休克、心律失常以及呼吸衰竭。

诊断主要依靠病史和体格检查结果。实验室可检测红细胞胆碱酯酶和拟胆碱酯酶水平，但检测结果仅用于支持中毒的诊断，与患者急性暴露程度和症状严重程度无关，并且检测耗时长，不能指导治疗。

*治疗* 常用祛除毒物措施包括迅速脱去所有污染的衣物，使用肥皂水清洗皮肤。误服杀虫剂的患者是否使用活性炭治疗尚有争议，近年的文献认为活性炭作用甚微，至少在亚太的农村是这样。基础支持治疗应包括维持水电平衡，必要时行气管插管和机械通气。

两种解毒剂对胆碱酯酶抑制剂有效：阿托品和解磷定（表 58-8）。阿托品可拮抗毒蕈碱型乙酰胆碱受体，对有机磷酸酯类和氨基甲酸酯类物质中毒均有效。通常需要大剂量阿托品多次静推或持续静脉滴注给药才能缓解症状。给予阿托品的目的是改善呼吸道异常分泌和支气管痉挛的现象。由于阿托品导致烟碱样作用可使心动过速，因此心率加快不适合作为阿托品化的指标。解磷定可解除有机磷酸酯类与酶的结合，但只在乙酰胆碱酯酶老化和永久失活之前使用才能使之复活。氨基甲酸酯类中毒不需要使用解磷定治疗，因为其与乙酰胆碱酯酶的结合是可逆的。

需要持续支持治疗，如果未经治疗，有机磷酸酯的中毒症状可持续数周。即使在治疗后，部分患者仍可出现迟发性神经病以及一系列慢性精神神经症状。

### 碳氢化合物

碳氢化合物包括一大类化学物质，存在于数千种商业产品中。各种产品不同特征决定了暴露后是否造成毒性反应，以及这种毒性反应是系统性还是局部性还是二者兼而有之。但是，即使吸入少量碳氢化合物也可造成严重的、甚至威胁生命的毒性反应。

*病理生理* 碳氢化合物造成的最主要的毒性反应为吸入性肺炎，是由于损伤Ⅱ型肺泡细胞，造成

肺表面活性物质的缺乏所致（见第 389 章）。吸入通常发生在误食碳氢化合物时的咳嗽、反流或误食后的呕吐。碳氢化合物造成吸入性肺炎的可能性与其黏滞度成反比。低黏滞度的化合物如：矿物油、挥发油、煤油、汽油和灯油，吸入后可迅速在肺泡表面延伸，覆盖肺的大部分区域。只需要吸入极少量（<1mL）的低黏滞度碳氢化合物就足以造成严重损伤。皮肤接触或误服过程不发生误吸的病例不造成肺炎。石油和煤油基本不被吸收，但常对所接触的胃肠道黏膜产生刺激。

某些碳氢化合物独特的毒性反应可发生在摄入、吸入或皮肤接触后。几种氯化溶剂，尤其是四氯化碳具有肝毒性。脱漆剂中的二氯甲烷在体内可代谢成为一氧化碳。苯是致癌物，长期暴露可造成急性髓系白血病。硝基苯、苯胺及其相关化合物会造成高铁血红蛋白血症，呈典型“巧克力样棕色”的血液，通过血红蛋白测定仪（co-oximetry）可加以证实。高铁血红蛋白血症可使用亚甲蓝治疗（表 58-8）。

许多挥发性碳氢化合物，包括：甲苯、助燃剂、制冷剂以及挥发性亚硝酸盐，常通过误吸造成损害，其中，尤其是卤代烃类物质（含有氯、溴或氟）可增加心肌细胞对内源性儿茶酚胺的敏感性，从而导致心律失常和“吸气性猝死”。长期接触这类物质可导致脑萎缩、神经精神功能改变、外周神经病以及肾脏疾病（见第 108.4）。

*临床表现和实验室检查*　碳氢化合物摄入或吸入后常出现一过性轻度中枢神经系统抑制。吸入的最初表现为咳嗽。胸片检查早期可能正常，但常常在暴露后 6h 内出现异常表现。呼吸系统的症状可能很轻，但也可在短时间迅速进展为急性呼吸窘迫综合征（acute respiratory distress syndrome，ARDS）以及呼吸衰竭。出现吸入性肺炎时，可伴有发热和白细胞升高的表现，但多不提示细菌感染的可能。胸片的异常表现可持续至患者临床康复后很长一段时间。在误吸后 2~3 周可有肺囊肿形成。

吸入卤代烃类物质后，患者可出现室性心律失常，且用常规治疗常常难以奏效。

*治疗*　为了避免误吸，对此类患者禁忌催吐和洗胃。活性炭由于不能有效地与常见碳氢化合物结合，并可诱发呕吐，也不适用。一旦出现碳氢化合物相关肺炎，必须进行呼吸支持治疗（见第 389 章），糖皮质激素和预防性使用抗生素对预后并无改善作用。严重的吸入性肺炎时可出现呼吸衰竭或 ARDS，可使用标准机械通气、高频通气以及体外膜肺氧合（extracorporeal membrane oxygenation，ECMO）等技术治疗。

β-肾上腺素受体阻滞剂可阻断内源性儿茶酚胺在致敏的心肌细胞的作用，可用于吸入卤代烃化合物所致的心律失常治疗。

## 醇类中毒

甲醇常见于挡风玻璃洗涤剂、除冰器、脱漆剂、汽油添加剂、液体燃料以及工业溶剂中。乙二醇常见于防冻剂中。意外吸入为儿童醇类中毒最常见的途径。少量浓缩剂的摄入即可造成严重的毒性反应，其中的病理生理变化为酸碱平衡紊乱。虽然这两种物质造成损害的靶器官有所不同，但治疗方案相类似。两种物质的毒性反应都与摄入后母体化合物的代谢产物相关。

异丙醇（外用酒精、洗手液中）可产生与乙醇中毒相同的毒性反应。但在大量摄入时还可出现出血性胃炎和心肌抑制。与乙二醇、甲醇不同，异丙醇在体内可代谢生成一种酮体，不造成代谢性酸中毒。治疗与乙醇过量摄入相同（见第 108.1），此处不赘述。

甲醇　①病理生理。在肝脏，甲醇被乙醇脱氢酶代谢为甲醛，并进一步被醛脱氢酶代谢为甲酸。甲酸可抑制线粒体的呼吸作用，从而产生毒性作用。②临床表现和实验室检查。摄入早期可出现嗜睡、浅醉、恶心及呕吐，其他严重的临床表现，包括：严重代谢性酸中毒和视觉障碍，系由母体化合物被代谢成有毒的产物所致，故多在 12~24h 才出现。视觉障碍包括视物模糊或视物朦胧、视野缩小、视敏度下降以及“如在暴风雪中视物的感觉”。如果早期治疗，这些视觉障碍是可逆的，但如果不治疗，就可能进展为永久性失明。查体时可发现瞳孔扩大、视网膜水肿以及视盘充血。早期还可出现渗透间隙升高，随后母体化合物最终被代谢为甲酸而出现高阴离子间隙代谢性酸中毒。

小年龄患儿常难以通过病史询问判断摄入量。甲醇血浓度可在部分实验室中检测，故如果怀疑可能有甲醇摄入的情况要立即送检。在无法检测甲醇血浓度的地方，可选择检测渗透间隙作为替代。渗透压的测定可由冰点降低法求得，再与标准值对比。还可用得到的渗透间隙按以下公式计算得出血甲醇浓度③治疗详见乙二醇中毒章节。

乙二醇　①病理生理。在肝脏，乙二醇被乙醇脱氢酶代谢为羟乙醛，在进一步被醛脱氢酶代谢为羟基乙酸。羟基乙酸代谢为乙醛酸和草酸从而产生毒性作用。草酸可与血清和组织中的钙离子结合，导致低钙血症并形成草酸钙结晶。②临床表现和实验室检查。中毒早期可出现恶心、呕吐、中枢神经系统抑制以及酒醉反应。迟发的临床表现包括高阴离子间隙代谢性酸中毒、低钙血症以及肾衰竭（继发于草酸钙结晶在肾小管的沉积）。晚期患者还可出现脑神经麻痹。

血乙二醇浓度在一些实验室中可以检测。如果在无法检测血乙二醇浓度的地区，渗透间隙可作为评估乙二醇中毒的替代检查。血清渗透压通过冰点降低法求得，再与标准值对比。还可用得到的渗透间隙按以下公式计算得到血乙二醇浓度：

Osmolar gap × 6.2=estimated ethylene glycol concentration（mg/dL）

尿液中的乙二醇采用紫外线照射法检测不仅敏感度低而且无特异性。尿沉渣镜检可看到草酸钙结晶，但在误服早期多不明显。对于这类物质中毒的患者还需要密切监测其电解质水平（包括钙离子）、酸碱平衡情况、肾功能以及心电图。③治疗。因为甲醇和乙二醇吸收迅速，所以任何祛除胃肠道内毒物的措施都无法奏效。甲醇和乙二醇中毒的经典解毒药为乙醇，后者是乙醇脱氢酶最佳底物，从而阻断这两种母体化合物进一步转化为毒性代谢产物。甲吡唑（表 58-8）是乙醇脱氢酶的竞争性抑制剂，因为使用方便、无中枢神经系统抑制和代谢后的不良反应以及良好的耐受度，已经取代乙醇被广泛使用。甲吡唑治疗的指征包括：血乙二醇或甲醇浓度大于 20mg/dL，有误服相关物质的病史并出现渗透间隙增宽或酸中毒。有误服病史或实验室检查异常的患者中使用首剂甲吡唑几乎无不良反应发生，并且由于甲吡唑是间隔 12h 给药，这足以在给第二剂甲吡唑前让临床医生明确或排除诊断。其他辅助治疗包括叶酸（用于甲醇中毒）和维生素 $B_6$（用于乙二醇中毒）。

血液透析对清除体内的甲醇、乙二醇及其代谢产物及纠正酸碱平衡、电解质紊乱均十分有效。透析过程中也会把甲吡唑清除，所以甲吡唑在接受透析的患者中的使用间隔应改为 4h。透析治疗的指征为：甲醇浓度大于 50mg/dL、酸中毒、严重的电解质紊乱以及肾衰竭。如果未出现酸中毒和肾衰竭，即使大剂量乙二醇摄入也无须透析治疗。但甲醇完全不同，在乙醇脱氢酶被抑制的情况下，甲醇的清除十分缓慢，所以常常需要透析来清除这些母体化合物。各种治疗 [ 甲吡唑和（或）透析 ] 需要持续至乙二醇和甲醇浓度下降至低于 20mg/dL。在治疗这类患者时，可咨询毒物控制中心、医学毒理学家以及肾脏病专家。

## 植　物

室内、后院及户外都是儿童偶然接触植物发生中毒事件的常见地点。幸运的是大部分被误服的植物成分（叶子、种子和花）或无毒，或只会导致轻微、有限的毒性反应（表 58-14）。但某些植物误服（表 58-15，罗列了一些毒性最大的植物）可导致严重的毒性反应。

**表 58-14　无毒或微毒的植物 ***

| 非洲紫罗兰 | 凤仙花 |
|---|---|
| 花叶冷水花 | 景天树 |
| 伪刺楤木属 | 高凉菜属 |
| 紫菀属植物 | 木兰科 |
| 秋海棠属植物 | 金盏花 |
| 波士顿蕨 | 旱金莲属 |
| 康乃馨 | 小叶南洋杉 |
| 中国万年青 | 棕榈树 |
| 圣诞仙人掌 | 草胡椒属 |
| 锦紫苏属 | 矮牵牛属 |
| 玉米 | 圣诞红 |
| 蒲公英 | 火刺木属 |
| 黄花菜 | 玫瑰 |
| 山茱萸 | 橡胶植物 |
| 龙血树 | 鹅掌柴 |
| 蕨类植物（不包括文竹） | 虎尾兰 |
| 无花果 | 吊兰 |
| 栀子花 | 紫罗兰 |
| 天竺葵 | 白花紫露草 |
| 景天科多肉植物 | 丝兰属 |
| 金银花 | |

* 这些物质的毒性程度取决于接触的范围和剂。轻度到重度的接触，无毒或微毒。毒性反应的严重程度随着毒物剂量的增加而增强。许多植物含有能对粘膜（皮肤或口咽）产生刺激作用及（或）致敏的物质

某一植物的毒性因误服植物部分（花一般比根或种子毒性弱）、季节、生长状况以及暴露途径各不相同。中毒严重程度的评估因无法明确所接触的植物种类也变得很复杂。许多植物都有数种常用名，在不同的聚居地称谓各不相同。毒物控制中心有相关专家能较正确地识别所描述的植物，同时熟识所在地区常见的具有毒性的植物，并且知道这些植物通常见于哪个季节。所以，一旦发生误食植物事件，需要向当地的毒物控制中心寻求帮助。

面对可疑有毒植物摄入的患者，如果摄入事件发生小于 1~2h，可使用活性炭清除胃肠道内毒物；如果时间超过 2h，则支持对症治疗为主。有毒植物摄入后最常见的症状为胃肠道不适，可用止吐剂治疗，并予补充液体和电解质支持。其他一些少见的毒性反应的治疗方法见表 58-15。

## 有毒气体

### 一氧化碳

虽然自然和工业环境中有许多吸入后可能对健康造成威胁的气体，但儿童有毒气体中毒最常见的是一氧化碳（carbon monoxide，CO）。近年来，因便携式发电机故障和使用不当而释放的 CO 导致就诊、急救、住院、甚至死亡的病例大量增加，其中大部分为儿童。CO 无色无味，任何含碳的物质燃烧后均可产生 CO。

**表 58–15 常见的摄入后可造成严重毒性反应的植物**

| 植物 | 症状 | 处理 |
|---|---|---|
| 秋水仙 | 呕吐<br>腹泻<br>最初白细胞增多症，随后出现骨髓造血功能障碍<br>多系统器官功能衰竭 | 活性炭清除胃肠道内毒物，积极补液及支持治疗 |
| 颠茄碱、曼陀罗种子<br>颠茄，“毒茄” | 抗胆碱能毒性综合征<br>惊厥 | 支持治疗，苯二氮䓬类药物<br>考虑毒扁豆碱治疗：有自伤或伤人行为；心电图没有传导阻滞时方可使用。 |
| 含有强心苷的植物（洋地黄、山谷百合、夹竹桃、黄夹竹桃等） | 恶心<br>呕吐<br>心动过缓<br>心律失常（房室传导阻滞、室性异位心律）<br>高钾血症 | 地高辛特异抗体 Fab 片段 |
| 相思豆及其他含有相思豆毒素的物种（如鸡母珠等） | 口腔疼痛<br>呕吐<br>腹泻<br>休克<br>溶血<br>肾功能衰竭 | 支持治疗，包括扩容、纠正电解质紊乱 |
| 船形乌头（乌头属） | 唇 / 舌麻木及刺痛感<br>呕吐<br>心动过缓 | 应用阿托品纠正心动过缓<br>支持治疗 |
| 含草酸的植物：喜林芋 黛粉叶 | 局部组织损害<br>口腔疼痛<br>呕吐 | 支持治疗、缓解疼痛 |
| 毒芹（芹叶钩吻） | 呕吐<br>易激惹，随后出现中枢神经系统抑制<br>瘫痪<br>呼吸衰竭 | 支持治疗 |
| 美洲商陆 | 出血<br>胃肠炎<br>口腔及喉部烧灼感 | 支持治疗 |
| 杜鹃花 | 呕吐<br>腹泻<br>心动过缓 | 应用阿托品纠正症状性心动过缓<br>支持治疗 |
| 烟草 | 呕吐<br>易激惹<br>出汗<br>肌束震颤<br>惊厥 | 支持治疗 |
| 铁杉木（毒芹属） | 腹痛<br>呕吐<br>谵妄<br>惊厥 | 支持治疗，包括使用苯二氮䓬类药物控制惊厥发作 |
| 紫杉木（紫衫种） | 胃肠道症状<br>QRS 增宽<br>低血压<br>心血管系统功能衰竭 | 支持治疗<br>阿托品纠正心动过缓<br>碳酸氢钠无效 |

燃烧越不完全，CO 的产量越多。烧柴的灶、古老的壁炉以及汽车都是 CO 生成的潜在来源。

*病理生理*　CO 与血红蛋白的亲和力是氧气的 200 倍以上，二者结合后形成碳氧血红蛋白（carboxyhemoglobin，COHb），这样一来 CO 取代了氧气的位置，造成血红蛋白构型变化，影响了血红蛋白向组织释放氧的能力，最后造成组织缺氧。COHb 的水平并不能反应中毒的严重程度，可能因为 CO 与细胞色素氧化酶结合后干扰了细胞呼吸功能。CO 还可替代蛋白质中的一氧化氮（nitric oxide，NO），使游离出的 NO 与自由基结合，形成有毒的代谢物—过硝酸盐。NO 作为强血管扩张剂，中毒所致的头痛、晕厥和低血压等，有部分原因与其扩血管作用有关。

*临床表现和实验室检查*　中毒早期症状无特异性，可出现头痛、乏力、恶心和呕吐等，很容易被误诊为流感或食物中毒。接触高浓度 CO 后，患者可出现精神状态改变、定向障碍、共济失调、晕厥、心动过速以及呼吸加快。严重的毒性反应还包括昏迷、惊厥发作、心肌缺血、酸中毒、心血管功能衰竭甚至死亡。体格检查时可发现皮肤呈樱桃红色。在急诊科需要完成的检查包括 COHb 浓度（所有出现症状的患者）、动脉血气及肌酐（重度中毒患者）以及心电图（任何出现心脏相关症状的患者）。

*治疗*　除了基础支持治疗外，吸入 100% 纯氧以促进 CO 的排出。在正常环境空气中，COHb 的半衰期为 4~6h，如果通过非循环氧气面罩提供正常气压的纯氧，半衰期可显著缩短至 60~90min。严重中毒的患者还可采取高压氧（hyperbaric oxygen，HBO）治疗，这可使 COHb 的半衰期缩短至 20~30min。虽然 HBO 疗法可改善 CO 中毒的临床症状，并被指南推荐，但仍存在争议。目前共识认为 HBO 治疗的指征为：晕厥、昏迷、惊厥、精神状态改变，COHb 浓度 >25%、存在小脑功能障碍以及妊娠妇女。可向毒物控制中心、医学毒理学家以及高压氧工作人员咨询，合理选择 HBO 治疗患者。CO 中毒后遗症包括持续或迟发出现的认知功能影响。应该加强宣教并使用家庭 CO 探测器以预防 CO 中毒。

### 氰化氢

*病理生理*　氰化物可抑制电子传递链中的细胞色素氧化酶活性，干扰细胞呼吸，导致组织显著缺氧。患者可因在工作场所（人造纤维、腈类以及塑料工厂）或火灾现场吸入这种气体。

*临床表现和实验室检查*　中毒症状可在短时间内出现，包括头痛、易激惹、定向障碍，意识突然丧失或类似“击倒”状、心动过速、心律失常以及代谢性酸中毒。全血氰化物水平仅在少数机构可以检测，所以对处理急诊氰化物中毒的患者无意义。火灾幸存者出现严重的乳酸酸中毒（血乳酸 >10 mmol/L）时应该考虑可能存在氰化物吸入中毒。混合静脉氧饱和度升高提示组织获氧障碍，也是另一个提示氰化物中毒的实验室指标。

*治疗*　治疗包括脱离暴露源，迅速运用高浓度氧疗以及解毒剂治疗。氰化物中毒的解毒治疗组套包括亚硝酸盐（亚硝酸戊酯和亚硝酸钠）和硫代硫酸钠。亚硝酸盐可导致高铁血红蛋白的产生，后者与氰化物形成氰化高铁血红蛋白（表 58-8）。作为治疗组套的第 3 个部分，硫代硫酸钠有助于加快氰化高铁血红蛋白代谢为血红蛋白和毒性较弱的硫氰酸盐。诱导产生的高铁血红蛋白血症对部分患者可能是弊大于利，故在治疗组套也可只单用硫代硫酸钠。2006 年，FDA 批准通过了羟钴胺素（一种维生素 $B_{12}$）在可疑氰化物中毒患者中的使用。这种药物在欧洲已使用多年，羟钴胺素可与氰化物形成无毒的氰钴胺素，然后从尿液中排除。羟钴胺素的不良反应包括皮肤和尿液异色、一过性高血压，同时可干扰实验室比色分析。总体来说，羟钴胺素比氰化物解毒治疗组套的安全性高，因此在氰化物中毒治疗时，羟钴胺素成为较好的选择。

## 参考书目

参考书目请参见光盘。

（陈燕惠　魏敏吉　译，王丽　审）

# 第 59 章
# 草药、辅助治疗和综合治疗

*Paula Gardiner, Kathi J. Kemper*

综合性治疗旨在促进健康，即在一个健康社会综合医疗环境的背景下，达到生理、心理、情感、精神和社会的健康。综合性治疗的目的是促进健康的行为，其治疗方法包括营养优化、使用膳食补充剂以避免某些元素的缺乏、体格锻炼、充足的睡眠、健康的环境、压力管理以及支持性的社会关系。此外，一些综合治疗的推荐方法还包括草药、按摩和其他形式的体疗和针灸治疗等。尽管在辅助性治疗和综合性治疗中，有时也会用到祈祷、治疗性抚触和举行康复仪式，但这些内容在本章节中将不涉及。

## 膳食补充剂

对于儿童和青少年来说，草药和其他的膳食补充剂是最常用的辅助疗法。美国食品和药品管理局（FDA）将膳食补充剂定义为是一种口服制剂，其可包括维生素、矿物质、单一或混合成分的草药、氨基酸、必需脂肪酸、激素（例如褪黑素和 DHEA）和益生菌。在美国，每年有超过 40 亿美金用于这些产品上面，其中不乏一些用途是普遍常见并且推荐使用的，例如母乳喂养的婴儿需要补充维生素 D，然而，也有不少存有争议，例如使用紫锥花治疗上呼吸道感染。使用膳食补充剂的儿童大部分都来自父母收入高、接受高等教育背景的家庭，还有一些父母也使用膳食补充剂的家庭，而这些儿童主要又以那些年长和患有慢性病、无法治愈或反复发作性疾病的儿童为主。在使用膳食补充剂的患者当中，能与医生交流使用情况的患者不足一半。甚至是当医生直接问及时，仍然会有些患者会否认使用过草药（例如咖啡豆、蔓越橘、蛋白粉、益生菌或鱼肝油之类的），因为他们不认为这些草药是药用的，他们认为这些草药是“天然”的，因而是安全的。为了获得一个完整的病例记录，临床医生需要询问患者的日常活动，以及给患者提供所使用膳食补充剂的例子。

尽管膳食补充剂通常来说是安全的，但是有些天然的产品也会引起严重的毒副反应（表 59-1~59-5）。例如，即使是少量摄取鹅膏蘑菇都可带来急性中毒性肝炎和死亡。草麻黄，也称之为麻黄，在美国，因其毒性而禁止将其作为减肥或者运动的膳食补充剂。一个产品可以在正确使用时是安全的，但使用不当时，也可引起轻度或者严重的毒副反应。例如，薄荷，包括餐后薄荷糖，使用得很广泛，该物质具有温和的胃肠解痉作用，但是它也可加剧胃食管反流症状。益生菌口服通常是安全的，但是，对于 ICU 住院的免疫缺陷患者，益生菌可引起败血症。过量的维生素 C 或

**表 59-1　可能用于哮喘的草药**

| 草药或混合制剂 | 随机对照研究 | 优点 | 副作用和药物相互作用 | 假说 |
|---|---|---|---|---|
| 咖啡豆、茶 | 在儿童无最新研究 | 流行病学数据提示在喝咖啡的人中很少出现症状 | 心动过速、失眠、神经衰弱、食欲不振、与 β-受体激动剂可能有相互作用 | ·茶碱类<br>·增加细胞内 cAMP 水平<br>·支气管扩张剂 |
| 神秘汤（Shinpi-to） | 无在儿童方面的研究 | 以往数据显示存在优点 | 尚不明确；与白三烯受体阻滞剂可能存在相互作用 | 阻滞 5- 脂氧合酶和磷脂酶 $A_2$ |
| 柴汤（Saiboku-to） | 有在成人方面的研究 | 在成人可有类皮质类固醇效应 | 尚不明确；可能增加皮质类固醇副作用 | ·抑制 11β-羟化酶（阻碍类固醇分解）<br>·阻滞 5-脂氧合酶<br>·抑制血小板活化因子 |
| 麻黄（麻黄科） | 有 | 有 | 有心血管和中枢神经系统毒性，有死亡报告，可能与 β-受体激动剂有相互作用 | ·β-受体激动剂<br>·支气管扩张剂 |
| 甘草提取物（甘草） | 无 | 在案例使用中提示有类皮质类固醇效应 | 假性醛固酮增多症、高血压、外周水肿、可能增加皮质类固醇激素的副作用 | 抑制 11β-羟化酶和皮质醇降解 |
| 毛喉鞘蕊 | 无 | 有成人用药经验 | 尚不明确 | ·减少 cAMP 的代谢<br>·支气管扩张剂 |
| 印度娃儿藤 | 有在成人方面的研究 | 有 | 尚不明确 | 未知 |
| 银杏提取物 | 无 | 有，在一项实验研究中发现 | 尚不明确 | 血小板活化因子受体拮抗剂 |
| 洋葱（洋葱属） | 无 | 在体外和动物实验中的数据支持使用 | 罕见高敏反应 | ·抗氧化剂<br>·阻滞白三烯的合成 |
| 蜂花粉 | 无 | 无 | 过敏反应 | 未知 |

RCTs：随机对照试验；CNS：中枢神经系统；cAMP：环磷酸腺苷

摘自 Kemper KJ, Lester MR. Alternative asthma therapies: an evidence-based review. Contemp Pediatr, 1999, 16: 162–195

表 59-2 常用的有镇静作用的草药

| 副作用或相互作用 | 科学研究 | 可能的副作用或相互作用 | | | 成人剂量 |
|---|---|---|---|---|---|
| | | 副作用 | 孕妇及哺乳期 | 药物相互作用 | |
| 德国洋甘菊 | 在对照试验中，洋甘菊及其成分具有温和的镇静效应 | 过敏反应 | 在妊娠期，哺乳期和儿童期没有已知的不良影响 | 尚不明确 | 茶饮：每 150mL 沸水中可加入 3g 以上新鲜的头状花序，浸泡 5~10min，一天 3 次。 |
| 啤酒花（啤酒花） | ・在传统及习俗中都有使用<br>・对照试验显示啤酒花 / 缬草的混合制剂可改善睡眠。 | 过敏反应，皮肤刺激 | 无可用的数据 | 其镇静作用可延长苯巴比妥诱导的睡眠时间 | 茶饮：于睡前泡 0.5~1.0g 干啤酒花，通常与缬草一起使用。 |
| 卡瓦胡椒（胡椒科植物卡瓦） | 在成人的随机对照研究中提示其有抗焦虑作用 | 疲劳，嗜睡；反应迟钝；戒断综合征；长期使用会导致皮肤发黄、干燥和红眼 | 资料不足 | 可增加某些草药和药物的镇静和抗焦虑作用 | 胶囊：60–120mg/d 从干燥根块 / 粉末提取的卡瓦内酯，最大剂量 300mg；1.5~3.0 g /d，分次给药 |
| 薰衣草（薰衣草属） | 动物数据，成人案例，和对照研究提示有抗惊厥和镇静作用 | 与外用药合用可产生过敏反应敏；如果大量内服时可产生毒副作用 | 既往资料提示因其可能有活血通经的作用而在孕期禁止使用；无记录在案的副作用。 | 能增强其他药物的镇静和抗惊厥作用 | 香薰按摩治疗：可将 1~10mL 的精油添加到 25mL 的基础油中<br>盆浴：在热洗澡水中加入 1/4~1/2 杯的干薰衣草花 |
| 柠檬香蜂草（蜂蜜花） | 动物资料提示有镇静催眠作用<br>所有的随机对照试验曾研究过香蜂花 / 缬草的组合；大多数提示其可提高睡眠质量 | 可能发生过敏反应 | 相关资料不足；通常被认为是安全的 | 尚不确切 | 茶饮：将 2~3g 干的草药浸泡在水中；通常和缬草或薰衣草一起浸泡 |
| 西番莲（翅茎西番莲） | 有应用的案例报告和使用经验；大多数情况下是和其他草药，例如缬草，联合使用， | 可能发生过敏反应 | 相关资料不足 | 尚不确切 | 茶饮：0.25~1g（每杯水可放入约 1 茶匙干的碎花）<br>固态提取物：150~300mg/d（以胶囊形式出售） |
| 缬草（缬草属） | 成人随机、双盲、安慰剂对照研究表明，减少入睡时间，改善睡眠质量 | 头痛、失眠 | 相关资料不足 | 具有镇静作用，可延长苯巴比妥诱导的睡眠时间 | ・茶饮：每杯水加入 2~3g 新鲜或干燥根茎；每天 1~3 次<br>・胶囊：400mg，睡前服用 |

摘自 Gardiner P, Kemper KJ. Herbs for sleep problems. Contemp Pediatr , 2002，19（2）:69–87; Gardiner P, Kemper KJ. Herbs in pediatric and adolescent medicine. Pediatr Rev, 2000, 21: 44–57

镁会导致腹泻。

产品说明书往往不能准确体现药物成分的含量或浓度。已有报道，由于自然变异，几种常见草药存在的浓度差异可以高达 10~1000 倍，甚至在同一制造商的批次之间也存在很大差异。草药制剂可能会无意中沾染上杀虫剂、动物排泄物或者在收获时节混杂一些被错认的草药。一些 DHEA 补充剂已被发现含有违禁兴奋剂和类固醇。一些来自发展中国家的产品（例如来自南亚的按摩制剂）可能会含有超标的有毒物质，例如汞、镉、砷、铅，这些物质或是来自在制造过程中意外的污染所致，或者是由那些认为这些金属有治疗作用的生产者人为加入。30%~40% 的亚洲专利药品，包括强效药物，例如止痛药、抗生素、降糖药或激素类等产品的标签不以英文撰写，并且没有注明药物成分。即便是矿物质补充剂，例如钙剂，也可能存在铅污染或者产品质量不均一的严重问题。

表 59-3 用于皮肤问题的草药

| 作用 | 局部使用的草药或辅助药物 |
|---|---|
| 舒缓，润肤 | 芦荟，金盏花 |
| 抗炎 | 芦荟，洋甘菊，月见草油，柠檬香蜂草 |
| 抗病毒 | 芦荟汁，金盏花，洋甘菊，柠檬香蜂草 |
| 抗细菌 | 芦荟汁，金盏花，洋甘菊，薰衣草，柠檬香蜂草，茶树油 |
| 抗真菌 | 薰衣草、茶树油 |

摘自 Gardiner P, Coles D, Kemper KJ. The skinny on herbal remedies for dermatologic disorders. Contemp Pediatr, 2001, 18: 103–104, 107–110, 112–114

**表 59-4 潜在的有毒草药**

| 草药 | 有毒成分 | 典型应用 | 潜在严重副作用 | 如何治疗药物过量 |
|---|---|---|---|---|
| 乌头（附子、狼毒草） | 双酯型生物碱：次乌头碱和乌头碱（乌头碱可增加钠离子的渗透性并且减慢电位复极化，导致神经麻痹） | ·面神经痛和坐骨<br>·神经痛<br>·头痛和偏头痛<br>·风湿痛、关节炎、痛风 、干性心包炎 | ·恶心，呕吐，唾液分泌过多<br>·中枢神经系统：感觉异常、肌无力、头晕、共济失调、癫痫发作、昏迷<br>·心血管系统：心动过缓、低血压、心律失常 | ·支持治疗<br>·排除强心苷用药史后可用二噁英特异性抗体<br>·禁用催吐剂<br>·活性炭和洗胃或许有帮助<br>·避免使用 1 型抗心律失常药 |
| 艾属苦艾（艾草） | 侧柏酮和异侧柏酮：神经毒素 | ·食欲缺乏<br>·消化不良<br>·肝胆疾病 | ·精神状态改变：烦躁不安、眩晕、震颤、激动、癫痫发作、头痛<br>·呕吐、胃肠痉挛<br>·横纹肌溶解综合征和肾衰竭 | ·支持治疗<br>·苯二氮䓬类药物 |
| 颠茄属颠茄（致死性阿托品类茄属植物） | 生物碱：莨菪碱（左旋体） | ·胃肠道症状<br>·心力衰竭和心律失常<br>·哮喘 | 抗胆碱能反应：<br>·心动过速、高热、瞳孔散大、尿便潴留、焦虑<br>·神经系统和呼吸系统抑制 | ·洗胃<br>·与毒理学专家商讨使用毒扁豆碱<br>·如果体温 >102° F（39℃）可采用物理降温<br>·苯二氮䓬类药物<br>·水化治疗 |
| 草药辅助治疗 | 含有铅、汞、砷 | 应用于印度的传统医学；有许多用途 | 重金属中毒 | 金属螯合剂 |
| 洋地黄红毛菜（洋地黄） | ·强心苷：紫花洋地黄毒苷，洋地黄毒苷 | ·溃疡、疔疮、头痛、脓肿、麻痹、心功能不全 | ·恶心、呕吐、头痛、食欲不振<br>·心律失常<br>·中枢神经系统表现：昏迷、意识障碍、视觉障碍、抑郁、精神障碍、幻觉 | ·支持治疗<br>·洗胃<br>·活性炭<br>·对症治疗 |
| 草麻黄（麻黄属）俗名：矿工茶，土荆芥沙漠草 | ·生物碱：麻黄碱、伪麻黄碱（刺激拟交感神经受体和中枢神经系统） | ·缓解上呼吸道感染所致的黏膜充血<br>·哮喘<br>·体重减轻<br>·兴奋剂 | ·心脏：高血压、心肌病、心肌梗死、心律失常<br>·中枢神经系统：头晕、烦躁、头痛、焦虑、幻觉、震颤、癫痫发作、精神障碍、卒中<br>·恶心和呕吐<br>·糖尿病或高血压、闭角型青光眼、焦虑、前列腺腺瘤、甲状腺疾病、嗜铬细胞瘤禁忌使用 | ·活性炭<br>·止惊或需要镇静时使用苯二氮䓬类<br>·高血压时使用血管扩张剂<br>·心律失常时使用利多卡因和 β-受体阻滞剂<br>·如果体温 >102° F（39℃）可采用物理降温<br>·水化治疗 |
| 日本莽草（日本八角茴香茶） | 莽草毒素，大量 γ-氨基丁酸 | 在拉丁美洲和加勒比地区治疗肠绞痛 | 癫痫发作、强直姿势、肌阵挛、兴奋过度、易激惹 | 在 48h 内给予支持治疗 |
| 北美山梗菜（山梗菜） | 哌啶类生物碱:L 型山梗菜碱（烟碱类受体激动剂） | ·化痰<br>·导致哮喘<br>·解痉<br>·催吐<br>·使人神清气爽 | ·胃肠道症状：恶心、呕吐，腹痛，腹泻<br>·中枢神经系统：焦虑，头痛，眩晕，震颤、癫痫发作、感觉异常、欣快感<br>·心脏：心律失常、心动过缓、血压一过性增高、呼吸频率减慢<br>·过量时，山梗菜碱会导致低血压、出汗，肌束震颤和无力、震颤、呼吸抑制<br>·皮炎 | ·支持治疗<br>·促进胃排空<br>·活性炭<br>·苯二氮䓬类 |
| 龙胆泻肝丸 | 马兜铃酸 | 促进健康 | ·肾间质纤维化<br>·终末期肾衰竭<br>·肾细胞癌 | 支持治疗 |
| 薄荷属唇萼薄荷（薄荷类） | 薄荷油有肝毒性效应在特定性治疗中合理应用薄荷叶并未发现急性中毒；然而，由于这种药物有肝毒性作用故不推荐使用 | ·杀虫剂<br>·呼吸系统疾病<br>·消化不良<br>·调经<br>·堕胎<br>·清创<br>·痛风 | ·子宫收缩<br>·胃肠道：恶心、呕吐、腹痛、肝炎<br>·神经毒性：谵妄、眩晕、惊厥、癫痫发作、瘫痪、脑病、昏迷<br>·肾衰竭和高血压<br>·休克和弥散性血管内凝血<br>·孕期禁忌使用 | ·支持治疗<br>·N-乙酰半胱氨酸 |

表 59-4（续）

| 草药 | 有毒成分 | 典型应用 | 潜在严重副作用 | 如何治疗药物过量 |
|---|---|---|---|---|
| 育亨宾（育亨宾树） | ·吲哚生物碱<br>·育亨宾树：$\alpha_2$- 肾上腺素受体拮抗剂 | ·性功能障碍<br>·疲惫<br>·改善肌肉功能 | ·不良反应：头晕、头痛、焦虑、高血压、消化不良、皮疹、失眠、心动过速、震颤、呕吐、幻觉、紧张、感觉异常、低体温、流涎、瞳孔放大、腹泻、心悸<br>·禁忌在肾脏和肝脏疾病中使用 | ·促进胃排空<br>·活性炭<br>·抗心律失常药物<br>·水化治疗 |
| 商陆属美洲商陆(商陆，美洲茄属植物） | ·三萜皂苷（刺激粘膜）·凝集素（有毒） | ·抗炎<br>·关节炎<br>·癌症<br>·催吐和通便<br>·风湿病 | 头晕、嗜睡、恶心、呕吐、腹泻、心动过速、出血性胃炎、低血压、淋巴细胞增多症、头痛、呼吸抑制、癫痫发作 | ·水化治疗，纠正电解质紊乱，促进胃排空<br>·活性炭<br>·补充电解质<br>·若为过量症状则不应催吐 |
| 曼陀罗叶（曼陀罗） | 生物碱：莨菪碱（左旋阿托品） | 哮喘和咳嗽<br>自主神经系统疾病 | ·大剂量可导致焦虑不安、躁狂、幻觉、谵妄<br>·过量：心动过速、瞳孔散大、红脸、口干、出汗减少、排尿、便秘 | ·支持治疗<br>·洗胃<br>·降温<br>·毒扁豆碱<br>·苯二氮䓬类 |
| 白槲寄生（槲寄生） | ·生物碱类<br>·槲寄生毒素（白槲寄生)引起低血压、心动过缓、动脉血管收缩<br>·凝集素 | ·抗肿瘤辅助药物<br>·抗高血压<br>·神经衰弱：镇静剂<br>·风湿病<br>·解痉 | 发热、头痛、恶心、呕吐、腹泻、心动过缓、心绞痛、血压波动、癫痫发作、混乱、幻觉、过敏反应、瞳孔缩小、瞳孔放大、寒战、昏迷在过去 35 年有 2 例死亡报告，大多数因误食导致轻微的反应 | ·支持治疗<br>·无诱导呕吐的确切数据<br>·活性炭 |

摘自 Gardiner P, Kemper KJ. Herbs for sleep problems. Contemp Pediatr , 2007，2:69-87; Gardiner P, Kemper KJ. Herbs in pediatric and adolescent medicine. Pediatr Rev, 2000，21:44-57

表 59-5 西班牙语 - 英语植物学名翻译表 *

| 西班牙语 | 英语 | 植物学名 |
|---|---|---|
| Ajo | Garlic 大蒜 | Allium sativum 大蒜 |
| Azarcon | Lead tetraoxide 铅丹 | Not a plant 不是植物 |
| Azogue | Mercury 汞 | Not a plant 不是植物 |
| Cebolla | Onion 洋葱 | Allium cepa 洋葱 |
| Cenela | Cinnamon 肉桂 | Cinnamomum aromaticum 肉桂 |
| Clavo | Cloves 丁香 | Eugenia aromatica 丁香 |
| Comino | Cumin 孜然 | Cuminum cyminum 孜然 |
| Epasote or herba Sancti Mariae | Wormseed 土荆芥 | Chenopodium anthelminticum 美洲土荆芥 |
| Estafiate | Wormwood 苦艾 | Artemisia absinthium 苦艾 |
| Eucalipto | Eucalyptus 蓝桉 | Eucalyptus globulus 蓝桉 |
| Granada | Pomegranate 石榴 | Punica granatum 石榴 |
| Jengibre | Ginger 姜 | Zingiber officinale 生姜 |
| Limon | Lemon 柠檬 | Citrus limon 柠檬 |
| Manzanilla | Chamomile 洋甘菊 | Anthemis nobilis or Chamomilla recutita or Matricaria chamomilla 罗马洋甘菊或德国洋甘菊或洋甘菊 |
| Oregano | Oregano 牛至 | Origanum vulgare 牛至 |
| Pelos de elote | Corn silk 玉米 | Zea mays 玉米 |
| Savila | Aloe vera 芦荟 | Aloe vera 芦荟 |

**表 59-5（续）**

| 西班牙语 | 英语 | 植物学名 |
|---|---|---|
| Siete jarabes | Mixture of syrup of sweet almond, castor oil, balsam resin, wild cherry, licorice, cocillana bark, honey 甜杏仁，蓖麻油，凤仙花树脂，野樱桃，甘草，柯西拉那栋皮，蜂蜜的糖浆混合物 | |
| Tomillo | Thyme 百里香 | Thymus vulgaris 百里香 |
| Una de gato | Cat's claw 猫掌草 | Uncaria tomentosa 秘鲁猫掌草 |
| Valeriana | Valerian 缬草 | Valeriana officinalis 缬草 |
| Yerba buena | Spearmint 绿薄荷 | Mentha spicata 绿薄荷 |

* 在 Laura Howell, MD 的帮助下拟定

许多家庭会同时服用药物和膳食补充剂，此时也就面临着物质相互作用的风险。例如，圣约翰草可诱导细胞色素 P450 酶系统的 CYP3A4 活性，因此可以加速地高辛、环孢素、蛋白酶抑制剂、口服避孕药和许多抗生素的代谢，导致无法达到治疗所需的血药浓度。同时，它也可以增加正在服用抗抑郁药的患者出现血清素综合征的风险。

在美国，与处方药相比，膳食补充剂并没有严格的循证评估和上市后监管。尽管他们可能没有声称这些膳食补充剂可以起到预防或是治疗某些疾病的作用，但是，产品的说明书也许会出现“结构 - 功能”提示。一些说明书也许会宣称它的产品可“促进免疫系统的健全”，但是并不会说明其可治疗感冒。FDA 只有在收到不良反应报告后才会限制某种产品的销售。发生的不良反应应上报到 FDA 药品监察系统（Med Watch program），如果不能这么做，会限制 FDA 监管这些产品在临床和公共卫生中发生风险的能力。

依据所用的产品和所治疗的情况，膳食补充剂预防或治疗儿科疾病的有效性证据仍然不明确，这个领域的研究增长的很快。有些草药制剂对于儿童常见疾患可能会产生有效的辅助治疗。例如，已经证实一些草药对腹痛（茴香和由洋甘菊、茴香、马鞭草、甘草、薄荷组成的混合制剂），恶心（姜），肠易激综合征（薄荷）和腹泻（益生菌）是有帮助的（见第 332 章）

## 按摩和其他体疗

按摩普遍是由父母在家里和持有执照的按摩治疗师、护士在医疗场所内进行。在许多新生儿重症监护室内，一般会常规给予早产儿抚触以促进其生长发育。目前也证实了按摩对患哮喘、失眠、腹痛、囊性纤维化和幼年型类风湿关节炎患儿有一定的帮助。按摩治疗一般来说是安全的。

脊椎按摩疗法是最常见的一种专业辅助疗法。在美国，其拥有超过 50 000 位有执照的脊椎按摩治疗师，同时，接受脊椎按摩疗法的人中超过 14% 为儿科患者。有几个随机对照试验已经证明对于儿科患者的脊椎推拿疗法有显著的临床效果；但是家长仍应注意不应将脊椎推拿疗法作为一些严重疾病的主要治疗方法，例如癌症。虽然有传闻资料表明，对于婴儿和儿童行脊椎推拿疗法可能会伴有严重的并发症，但是这些副作用罕有发生。因此，需要更多的对照试验来确定脊椎推拿疗法的成本、效益和安全性。

## 针灸治疗

现代针灸治疗综合了中国、日本、韩国、法国和其他国家的传统治疗方法。这项疗法经历过了最科学的研究，其是将细而结实的金属针穿透皮肤，然后通过手动或电刺激进行治疗。在针灸疗法基础上发展起来的其他疗法，包括通过摩擦（指压按摩疗法）、热疗（艾灸）、激光、磁铁、按压（穴位按压）或导入电流等对针刺点进行刺激。

越来越多的儿科患者使用针灸疗法。尽管大多数的儿科患者对针灸很抵触，但是那些饱受严重慢性疼痛折磨的患儿或许愿意尝试针灸疗法并且经常反馈该疗法有效。超过 1/3 的针灸服务采用的是北美学院儿科疼痛治疗项目方案。尽管针灸疗法还需要在儿童方面进行更多的研究，但是在成人的研究显示其在复发性头痛、抑郁和恶心的治疗上具有显著疗效。正如与针有关的任何治疗一样，针灸疗法会预料到可发生感染和出血，但是罕见的并发症和更加严重的并发症的发生率，例如气胸，在每 30 000 次治疗中发生不足 1 次。

## 参考书目

参考书目请参见光盘。

（陈燕惠　魏敏吉　译，王丽　审）

# 第9部分　小儿急症

## 第60章
## 评估诊室中的患儿

Mary Saunders, Marc H. Gorelick

急症病儿给繁忙的儿科诊室带来了挑战。病种可以从简单的病毒感染跨越到危及生命的紧急情况。儿科医生需要区分哪些患者需要密切随访及哪些需要紧急处理稳定病情并转运至更高水平的医疗机构救护。虽然不同年龄段的患儿可呈现类似的症状，但病因可能因年龄而不同。首诊需着眼于总体评价并稳定重病婴儿和儿童。

### ■ 病　史

完整的病史对于正确的诊断十分重要。在年幼患儿中，家长需揣摩患儿的感受。年长儿童也可能无法完全准确定位或定义他们的不适症状。在主诉的基础上，儿科医生需通过询问问题来帮助区分常见症状及潜在危及生命的主要疾病。常见的来急诊的主诉包括精神状态改变、呕吐、呼吸困难、发热和腹痛。

对于患儿出现精神状态改变，儿科医生应询问其他伴随症状如发烧或头痛。筛查性问题包括喂养方面的变化，家中用药情况及可能出现的外伤情况等。家长往往描述患儿发热时“昏昏欲睡”，进一步询问及交流后可发现患儿退热后有疲倦表现。发热患儿需与脓毒症或脑膜炎患儿相鉴别。婴幼儿脑膜炎或脓毒症可有烦躁不安、嗜睡、食欲缺乏、呻吟、抽搐、尿量减少的病史。患儿中毒或先天性异常也可表现嗜睡、食欲缺乏、抽搐、呕吐等。对应嗜睡患儿应考虑非意外性创伤。年长儿童出现精神状态改变可能与脑膜炎/脑炎、外伤或误食相关。脑膜炎的儿童可能有发热及颈部疼痛病史，其他相关症状包括畏光及呕吐。儿童误食时可能出现腹部及神经系统异常症状如共济失调、言语不清、抽搐或特征性生命体征变化（中毒综合征）。

呕吐是肠道、腹部（胰腺，肝脏）或非胃肠（高氨血症、颅内压增高）原因的常见主诉。应注意呕吐是否含胆汁，胆汁性呕吐物提示肠梗阻。其他病史资料包括腹胀、体重变化、腹泻、顽固性便秘或便血、外伤史、头痛等。虽然呕吐的常见原因是胃食管反流和病毒性肠胃炎，但儿科医生需要注意鉴别其他严重的病因。在婴幼儿，胆汁性呕吐和腹胀或合并腹痛需警惕肠梗阻，因为可能出现肠旋转不良伴中肠扭转或先天性巨结肠。新生儿呕吐的一些腹腔外原因亦须慎重考虑，如脑积水、嵌顿疝、先天性代谢缺陷、与非意外性创伤。头围明显增加或囟门隆起提示可能存在先天性脑积水或因非意外性创伤引起的硬膜下血肿。年长的儿童中需鉴别以下诊断包括肠套叠、嵌顿疝、糖尿病酮症酸中毒、阑尾炎、中毒和外伤。肠套叠患儿可出现呕吐及腹部绞痛。呕吐伴随尿量增加的病史提示糖尿病。患儿出现头痛伴随呕吐应更加关注颅内压增高，并询问有关神经系统体征改变、脑膜炎及发烧。呕吐可能也是全身性疾病（中耳炎、鼻窦炎）的非特异性症状。

父母可以将不同的症状解释为呼吸窘迫。继发发烧的呼吸急促是相当令人头疼的。 新生儿的父母有时会因周期性呼吸的出现而受到惊吓。呼吸模式的正常变化必须与真正的呼吸窘迫区分开来。应询问家长相关症状，如发热、颈部运动受限、流口水、窒息及喘息。存在呼吸暂停或发绀病史的患儿需进一步检查。虽然喘息常继发于支气管痉挛，它也可以由心脏疾病或先天畸形所致，如血管环。婴幼儿先天性心脏缺陷可能出现呼吸急促，但由于存在休克或代谢性酸中毒代偿机制可能并无呼吸窘迫表现。年长儿在一阵咳嗽或呛咳发作后出现喘息需考虑异物吸入。引起喘鸣的最常见原因是喉炎。而解剖结构异常如喉蹼、喉软骨软化、声门下狭窄、声带麻痹也可引起喘鸣。中毒面容的患儿出现呼吸窘迫时，儿科医生应高度怀疑会厌炎、细菌性气管炎或迅速扩大的咽后壁脓肿的可能性。乙型流感嗜血杆菌疫苗的出现使会厌炎的发病率明显下降，但仍可能出现在未免疫或部分免疫的儿童身上。咽后壁脓肿患儿可能有流涎及颈部活动受限，特别是颈部过伸的表现。

发烧是患儿最常见就诊原因。大多数发烧源于自限性的病毒感染。但儿科医生需要注意不同年龄段可能出现的严重细菌感染（尿路感染、败血症、脑膜炎、痢疾、骨关节感染）。在生后前3个月，新生儿处于败血症的高风险期，其病原体异于年长儿童。这些病原体包括乙型链球菌、大肠杆菌、李斯特菌及单纯疱疹病毒。新生儿的病史应包括母亲孕史及出生史。败血症的高危因素包括产妇乙型链球菌定植、早产、绒毛膜羊膜炎及胎膜早破时间过长。若出现母亲孕史中存在孕期性传播疾病感染，鉴别诊断必须把考虑范围扩大到这些病原体。败血症婴儿可出现嗜睡、拒食、呻吟、灌注不良以及发热。婴幼儿出现发热、烦躁和囟门隆起应考虑脑膜炎。3 个月以后的婴幼儿败血症及脑膜炎的病原体常为肺炎链球菌、b 型嗜血流感杆菌（如果孩子是未免疫或仅部分免疫）和奈瑟脑膜炎双球菌。接种肺炎链球菌一些血清学亚群制备的疫苗能减少由此类细菌引起的隐匿性菌血症及严重感染的发生，同时对 b 型嗜血流感杆菌也有免疫作用。其他表现发热的疾病包括化脓性关节炎、骨髓炎、幼年型类风湿关节炎和川崎病。单关节炎的患儿常表现该关节疼痛及运动障碍。相反，幼年型类风湿关节炎患儿可能出现多个关节的疼痛、僵硬、肿胀及皮温升高表现。符合川崎病的相关诊断标准的患儿应考虑该疾病。（见第 160 章）

腹痛是另一种常见的主诉。该症状常见于轻微的疾病如便秘、功能性腹部疼痛、尿路感染或肠胃炎。应询问家长以下相关症状包括大便性状、腹胀、发热、泌尿系症状及呕吐等。在新生儿中，腹部触痛应考虑小肠梗阻，且该患儿往往表现不适。患儿可能有呕吐或大便减少甚至不解大便的病史。儿科医生也需要警惕出现腹部压痛及便血的新生儿，10% 的坏死性小肠结肠炎发生于足月儿。婴幼儿牛奶蛋白不耐受也可出现便血，但这些婴儿无腹部压痛。在年长儿中，腹痛鉴别诊断包括肠套叠和阑尾炎。肠套叠患儿临床表现不一，可有阵发性肠绞痛，期间可表现正常，也可出现休克状态。小于 3 岁的儿童由于腹痛定位不准确，导致阑尾炎诊断十分困难，确诊常是在阑尾穿孔后。

患儿的既往史也不可缺少。它对于发现可能导致患儿反复感染或严重急症的潜在慢性问题十分重要。患有镰状细胞贫血症的儿童存在菌血症及疼痛性血管闭塞的高风险。详细的系统回顾有助于识别急症的本质以及一些需要处理的并发症，如轻微病毒感染伴随脱水。

## ■ 体格检查

视诊对于重症患儿是重要的评价手段。儿科医生视诊时应重点评估患儿对于刺激的反应情况。哭吵的患儿对于父母的安慰是如何反应的？睡眠中的儿童对于刺激后的觉醒速度有多快？检查者与患儿互动时他/她笑了吗？在评估对刺激的反应时，检查者要了解不同年龄组小儿对刺激的正常反应和引出正常反应的方法，及反应受损的程度。因此，儿科医生需结合临床及患儿年龄特点进行诱导。

儿科医生应在体检过程中寻找疾病的证据。体检首先要求患儿能配合良好。最初时可让婴幼儿坐在家长的腿上，大孩子可坐在体检台上。在评价小儿病情时，检查者常忽略一些很有价值的生命体征。高热、心动过速与发热不成比例、呼吸困难和低血压均提示可能有严重感染。呼吸评估包括呼吸频率、有无吸气性及呼气性喘鸣、呻吟或咳嗽，寻找呼吸做功增加的证据——吸凹、鼻翼扇动、腹肌参与呼吸做功等。由于儿童的急性感染大多由于病毒感染引起，需注意有无鼻腔分泌物。此时是否有皮疹，病毒感染通常可出现渗出性红斑，多数红斑具有诊断意义（例如由微小病毒引起的网状皮疹、脸部手掌样皮疹；典型的手足口病是由柯萨奇病毒引起）。皮肤检查可找到严重感染的证据（例如细菌性蜂窝织炎或菌血症相关的瘀点、瘀斑）。皮肤灌注状况可以通过皮温及毛细血管再充盈时间进行评估。当患儿坐位、较安静时，可评估前囟张力，了解前囟是凹陷、平坦或隆起。此时对患儿的运动意愿及运动难易度评估也非常重要。比较放心的是看到患儿能在父母的腿上活动自如且无不适。

在体检初始部分，让小儿处于舒适体位，首先进行心脏及肺部听诊。在急性发热性疾病的儿童中，呼吸道疾病的发生率相对高，因此呼吸道的评估很重要：是否有足够的空气进入肺，双侧呼吸音是否对称，及异常呼吸音的证据，特别是喘息、啰音及干啰音。空气途径充血的鼻腔所产生的粗糙声音可传到肺部，检查者可将听诊器放在患儿鼻部，就能听到这种粗糙的声音，同时在胸部也能听到相同的声音。其次是心脏听诊，包括有无心包摩擦音、粗糙的杂音或心音遥远，这些提示感染累及心脏。眼部检查可提供某些感染的特征，如眼部病毒感染时，通常有水样分泌物及球结膜发红；浅表细菌感染时，可有脓性分泌物；深部细菌感染时，眼周围组织可有压痛、水肿、发红的表现，同时有眼球突出、视力下降及眼外肌运动异常等改变。对肢体的评估不仅包括其运动情况，还包括有无红、肿、热、痛，如有这些异常通常提示局部感染。

完成全部的体检可能患儿会厌烦不易接受，最好的办法是将患儿放在检查台上。首先检查颈部红肿或压痛的部位，阳性结果提示颈部淋巴结炎。然后屈曲颈部，若有颈抵抗提示脑膜炎，而此时克氏征、布氏征常阳性。小于 18 个月的患儿，脑膜炎时不一定有脑膜刺激征，若存在，诊断意义同年长儿。腹部体检时，应移去尿布，进行视触叩诊听了解有无腹胀及肠鸣音等情况。在听诊、触诊腹部时，患儿往往会烦躁，每次检查设法让小儿安静，若安抚不了，且在触诊腹部时小儿更加烦躁，尤其是反复检查有类似现象提示有腹痛。除了局部压痛外，触诊有肌卫及反跳痛，常提示腹膜刺激征，可见于阑尾炎。随后按顺序检查腹股沟及生殖器。然后将患儿放于俯卧位，检查背部有无异常。如果轻叩脊柱及肋脊角区域，引出肌紧张，常提示脊椎骨髓炎、椎间盘炎或肾盂肾炎。

最后行耳部及咽喉部的检查，这是小儿最不易配合的部分。家长可协助固定小儿的头部。口咽部检查重要的是观察有无渗出，在很多感染性疾病中有咽部渗出性改变，如柯萨奇病毒引起的手足口病。这部分体检另一重要的是观察有无扁桃体的渗出或炎症改变，其可以是病毒或细菌感染引起。

有时需要反复的评估及体检。如果最初临床评估时小儿持续性哭吵，检查者不能确定哭吵是高热、焦虑引起还是严重疾病的表现。且持续的哭吵使某些部位的体检如胸部听诊更加困难。在进行重复评估前，做一些处理，尽可能让小儿处于比较舒适的状态。

发热患儿可以表现很严重。高热时常伴有精神萎靡、心动过速及呼吸急促。这些患儿因予退热药并在热退后进行重新评估。这些患儿中大部分是无并发症的病毒感染，生命体征正常。持续性的异常生命体征提示临床医生应进一步查找发热源。持续性心动过速和灌注不足可继发于心肌炎。呼吸急促可能是肺炎患儿的唯一症状，尤其是在主诉为因下叶肺炎所引起的腹痛的儿童。持续的激惹暗示脑膜炎。

## ■ 高危因素

通过仔细的临床评估、观察、询问病史和体检，对严重疾病诊断的敏感性可达 90%。在观察、询问病史和体检中必须仔细收集资料，因为评估的每一项内容对识别疾病严重性都是有效的。同时寻找其他的临床依据以提高疾病诊断的敏感性。急性发热患儿重要的补充资料是年龄、体温、筛查性实验室检查。出生 3 月内的发热患儿免疫功能不成熟，获得严重感染的机会较 3 个月以上的小儿明显增加。发热患儿体温越高提示患严重疾病的风险越大，且患菌血症的风险越大。

筛查性的实验室检查可能有助于识别高热患儿疾病的严重程度。肺炎链球菌可引起不伴有局部软组织感染的隐性菌血症。白细胞总数 15 000/$mm^3$ 或更高，中性粒细胞绝对计数 10 000/$mm^3$ 或更高，且年龄 3~36 个月伴有高热或重症感染的外貌则很可能是肺炎链球菌感染所致的隐性菌血症。当发热原因不明时，应做尿常规和尿培养，特别是女性，或年龄小于 1 岁和未割包皮、年龄小于 2 岁的男孩。尿标本存在白细胞酯酶、离心后白细胞计数大于 5 个 / 高倍镜或未离心的标本革兰氏染色细菌阳性均提示尿路感染，但是这种检查的敏感性平均只有 75%~85%，尿培养是确诊检查。C 反应蛋白增高可区别是细菌还是病毒感染。

## ■ 处　理

就诊至儿科诊室的大多数患儿不需要复苏抢救。儿科医生需要准备好评估并开始复苏重症及病情不稳定的患儿。儿科诊室应配备合适的设备以备抢救之需。对于仪器设备的操作掌握及工作人员的培训是必不可少的（见第 61 章）。评估从 ABC 评估开始——气道、呼吸及血液循环。进行气道评估时，应评估胸廓起伏及呼吸做功增加的证据。检查者应确保气管居中。如果气道通畅且无梗阻迹象，患者可置于舒适的体位。如果患儿出现气道梗阻的迹象，重新调整患儿头部的位置并抬高下巴有助于解除梗阻。口咽或鼻咽气道对于那些不能维持呼吸道通畅的患儿是必需的。有意识的患儿对这些设备的耐受性较差，可能诱发恶心或呕吐。一旦建立通畅的气道，应对呼吸进行评估。听诊肺部评估空气进入情况，呼吸音是否对称，有无异常呼吸音，如干湿啰音或哮鸣音。脉搏血氧饱和度可评估氧合情况。支气管扩张剂治疗可以缓解支气管痉挛。应给所有重症患儿供氧，供氧方式包括鼻导管和面罩。发绀或缓慢的呼吸频率可能预示呼吸衰竭。如果气道是通畅的，而患儿呼吸力度不够的话，应启动面罩皮囊正压通气。一旦气道及呼吸问题解决，应评估循环状况。这涉及评估心脏的输出功能。休克的症状包括心动过速、四肢发凉、毛细血管再充盈时间延迟、皮肤花纹或皮肤苍白且呼吸急促。低血压是休克晚期表现。在循环异常的患儿中，进行容量复苏时血管通路是必不可少的。处理措施执行后临床医生需重新评估患儿。

如果发烧的患儿年龄超过 3 个月且一般情况良好，若病史或体检未提示严重疾病且不是高危年龄也没有体温的高危因素，该患儿可以只进行随访。如果有中耳炎应做相应治疗。这些原则适用于大多数的发热儿童。如果患儿看上去为病态或者病史、体检有严重疾病的表现，则有指征做一些确诊性的实验室检查（如有呻吟的孩子需摄胸片）。对一般情况良好、病史和体检无异常发现的发热小儿是否需要做实验室检查还存在很大争议，除非是 3 个月以下或高热者。大多数专家认为小于 1 个月的患儿提示败血症，而小于 3 个月的患儿发热可能存在败血症。越来越多专家认为大于 3 个月的高热儿童无局部发热源定位时应留取血、尿培养。

## ■ 部署安排

多数患儿可在急诊评估后再于门诊进行处理。这些患儿应进行全面体检、稳定生命征及后期随访。轻度脱水的患者可出院回家后口服补液。出现轻度呼吸窘迫的呼吸道疾病患儿可在家监护并预约第二天的再次检查。根据患儿的病情、父母的方便情况以及家庭成员与医生的关系，电话随访都是有必要的。

如果医生觉得对诊断不明确的患儿在门诊进行随访是可行的话，通常在后续的随访检查中能发现诊断。在急性病初诊或复诊期间，症状或体征的变化可能为疾病的诊断提供线索。对于已确诊的不需要住院的患儿，后续通过电话随访或门诊随访时应跟踪其疾病的进展过程，并对父母做进一步的宣教、给予支持。

然而，如果认为该儿童需要更高水平的救护，儿科医生应决定合适的转运方式。医生可能不愿意打电话，可能是误以为 911 服务只适用于复苏流程被激活的情况下。紧急医疗服务（EMS）应立即转运任何生理不稳定的患儿（即具有严重的呼吸困难、发绀、休克征象或精神状态改变）。若家属对急诊科评估后建议的依从性有问题时应由 EMS 转运患儿。一些医生和家属可能延迟呼叫 EMS，认为私家车可更快将患儿送至医院。虽然自行转运速度较快，但应考虑到转运途中的进一步干预及临床上失代偿的风险。最后应注意的是，在将患儿正式移交至另一医护人员前，患儿均由转诊医生负责。

## 参考书目

参考书目请参见光盘。

（杨雪　译，陆国平　审）

# 第 61 章

# 儿科急诊医疗服务

*Joseph L. Wright, Steven E. Krug*

目前在美国每年有 3000 万儿童需要紧急护理，且绝大多数在社区医院的急诊部完成。仅 11% 的患儿在儿童医院急诊部获得初步紧急救护。这种分布表明，基于人口资料来优化急症儿童救护的最大机会出现在建立符合各个儿童层面独特需求的急诊医疗系统中。

儿童急诊医疗服务（emergency medical services for children，EMSC）的概念体现为一个连续的医疗体（图 61-1 见光盘），该模式保障患者严格按照从初级家庭保健通过转运至医院进行专科救治的救护流程。它包括以下 5 主要部分：

①预防：一级预防及二级预防

②院外医疗：应急响应和院前转运

③医院为基础的救护：急诊部及住院

④院际转运：必要时转运至权威或亚专科医院（见第 61.1 节）

⑤康复治疗

补充内容请参见光盘。

## 61.1 危重症儿童院际转运

*Elizabeth A. Edgerton, Bruce L. Klein*

患者常就诊于缺乏足够的专业知识来处理他们疾病的医疗机构，因此需要转运到更合适的专科中心。这点在儿科尤为突出。急救中心救护人员或家长通常先把孩子送到当地急诊室进行基本状况评估，如此虽合理，但是儿童医院的急诊部门为更理想选择。儿童患者占所有急诊患者量的 27%，但 6% 的急诊部门配备有适合儿科紧急救护的条件。另外，一般的急诊部门不太可能配备有针对儿童救护的专家或政策。在儿科重症监护病房治疗的危重患儿比那些在成人重症病房治疗的效果更好。当需要儿科重症监护要求时应转运至当地的 PICU。此外，一些亚专科治疗（例如，小儿骨科）通常在儿科中心才有。

补充内容请参见光盘。

## 61.2 成效与风险校正

*Evaline A. Alessandrini*

国际移民组织的刊物报道“孰能无过：构建一个更安全的卫生系统”和“跨越质量鸿沟：21 世纪新型卫生系统”标志着公众和专业人士对提高医疗保健的质量日渐增高的迫切性。卫生服务研究中心显示若患者得到的优质、以循证医学为基础的保健医疗存在较大的变异性则会对儿童和青少年的健康产生负面影响。提供优质医疗服务的复杂程度在急诊更大。急诊部门往往拥挤，医患关系基于简单的互动及各种投诉，且病种较多。此外，在这个复杂的时代，医护人员、患者、消费者和政策制定者都要求医疗服务者有更高的透明度和完善的责任制度。

补充内容请参见光盘。

## 61.3　适用于发展中国家的相关原则

*Jennifer I. Chapman, David M. Walker*

国际儿科急诊医学（International pediatric emergency medicine，IPEM）是一个新兴的学术领域，其从业承诺旨在通过国际合作提高国界之外的儿童医疗保健服务（表 61-5 和 61-6 见光盘）。

补充内容请参见光盘。

（罗小丽　译，毛萌　审）

# 第 62 章

# 儿科急症及复苏

*Mary E. Hartman, Ira M. Cheifetz*

在美国，创伤是儿童、青年人的主要死亡原因，其导致的死亡人数相比其他原因导致的总人数要多（见第 5.1）。儿童特别容易受伤的原因很多：包括他们身体较小，肢体动作相对不协调，对危险的预测和认知能力有限。另外，儿童的骨骼、韧带和肌肉发育尚不成熟；身体单薄；相比身体的总表面积，儿童的头部较大，使得幼儿容易因跌倒和碰撞而导致严重或致命的损伤。

儿童的外伤大多数都是无意间造成的，且很多是可以预防的。在美国，每年因汽车相关损伤所致的儿童死亡数占了所有儿童死亡数的一半，其中很多都是与超速驾驶、没有使用适当的乘客约束设备、和（或）酒后驾驶有关。自行车被汽车撞击时，超过 80% 的死亡原因是头部外伤，坚持使用自行车头盔可以减轻头部受伤的严重程度。溺水是导致 5 岁以下儿童的意外死亡的第二大原因和青少年意外死亡的第三大原因，游泳池四周筑以围墙以及船上配备乘客漂浮设备可以大大减少的危险。

如果错过了医疗救治的合适时机，严重的伤害可以是致命的。

快速、有效的旁观者心肺复苏（CPR）与儿童的存活率密切相关，高达 70%，且通常神经系统的预后良好。然而，对院外发生心搏骤停的儿童，不到 50% 的儿童能够获得旁观者心肺复苏。这导致儿童的长期生存率 <20%，且多数幸存者常伴有较差的神经系统预后。

## ■ 儿童紧急评估方式

任何原因所致的儿童紧急事件的第一反应是对现场和患儿进行系统的、快速的总体评估，确认当下对患儿、医护人员、其他人的威胁。紧急事件一旦确认，应该立即激活应急响应系统（紧急医疗服务 [EMS]）。那么救护人员应该对患儿的病情、现场的安全和可用资源进行全面的一级、二级和三级评估。这种标准化的方法为救护人员提供有组织的思维过程，避免造成令人困惑的混乱局面。如果，在这些评估中的任何时刻，救护人员意识到危及儿童生命的问题，应该立即终止评估，实施紧急生命救援。进一步的评估和干预应推迟到其他医护人员在场或者威胁已成功解除。

### 总体评价

抵达儿童受伤地点后，救护人员的首要任务是对场景本身进行快速的调查。是否现场情况（火灾，高压电力）使得施救者或儿童岌岌可危？如果是这样，能否将孩子安全地转移到一个安全的位置进行评估和治疗？必要时孩子是否能有适当的防护措施（即颈椎保护）以安全地转移？只有在满足这些安全条件下营救人员才可以实施救助。

一旦医护人员和患者的安全得到保证，救护人员应对孩子进行迅速评估，评价孩子的整体外观和心肺功能。动作快速（仅需几秒），评估内容应包括：①一般外观（明确皮肤颜色、声音、警觉性和反应能力）的评估；②呼吸通气情况（区分正常、舒适的呼吸和呼吸困难或呼吸暂停之间的区别）；以及③循环状况（识别发绀、面色苍白或皮肤花纹）。当发现一个缺乏目击证人的无意识患儿时，应轻轻拍打他，并询问："你没事吧？"，如果没有应答，救护人员应立即呼救，并派人启动紧急响应系统（接洽 EMS），找到自动体外除颤仪（AED）（图 62-1）。救护人员应再次查看患儿是否呼吸通畅，如果呼吸不畅，给予 2 次人工呼吸，具体将在下文"呼吸窘迫和呼吸衰竭的识别与治疗"中介绍。如果患儿呼吸通气良好，接着应迅速评估循环状况。对于心跳 <60 次 / min 或无脉搏的患儿，应立即进行 CPR，具体将在"心脏骤停"中描述。如果目击患儿摔倒，救护人员应该立即高度怀疑患儿可能发生突发心脏事件。在这种情况下，快速进行自动体外除颤是最重要的。救护者应先离开患儿片刻，先启动 EMS 系统，并找到最近的 AED。

### 初级评估

一旦应急响应系统已被激活，而患儿却不需要心肺复苏术时，救护人员应进行初级评估，其中包括针对心肺和神经系统功能的快速的检查和患儿稳定性的评估。这个评估包括简单的体格检查，生命体征的评估，如果条件允许的话，还应评估患儿的脉搏血氧饱

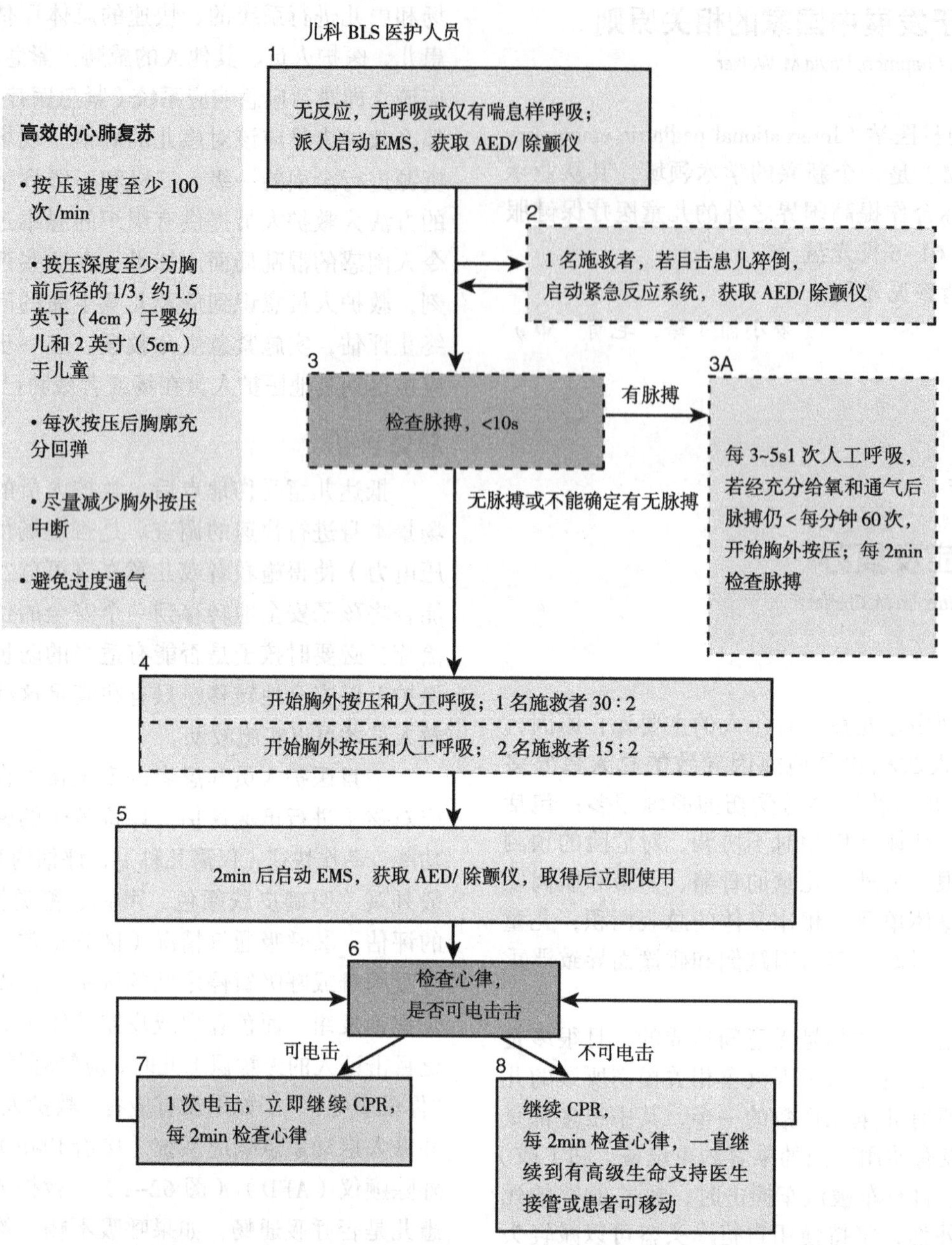


**图 62-1** 儿童基本生命支持流程。AED：自动体外除颤器；ALS：高级生命支持；CPR：心肺复苏术
摘自 Berg MD, Schexnayder SM, Chameides L, et al. 2010 American Heart Association guidelines for cardiopulmonary resuscitation and emergency cardiovascular care, part 13. Circulation, 2010, 122[suppl 3]: S862–S875, Fig 3, p S866

和度。再次强调一下，一个标准的救护方法是最有利的。美国心脏协会在儿科高级生命支持（PALS）课程中，支持规范的救护程序：气道、呼吸、循环、伤残以及暴露情况。初级评估的目的是对受伤或异常患儿进行重点的、系统的评估，从而使得救护资源能够分配到最需要的地方；如果救护人员识别到威胁患儿生命的异常情况，应在采取适当正确的救护措施后再进行进一步的评估。

只有当救护人员对所有正常值有透彻的理解，才能正确评估体检和生命体征的检查结果。在儿科，正常的呼吸频率，心率和血压都有特定年龄段的标准（表 62-1）。如果不经常用的话，这些范围很难被记住。然而，有几个标准原则：①儿童的呼吸频率不会持续 >60 次 / min；②正常的心率大约是相应年龄正常呼吸频率的 2~3 倍；③一个简单的指南就是新生儿收缩压的下限应 <60mmHg；1 个月 ~1 岁的婴儿应 <70mmHg；1~10 岁的儿童 <70 mmHg +（2 × 年龄）；10 岁以上的儿童应 <90mmHg。

## 气道及呼吸

婴幼儿最常见的心脏突发事件是呼吸功能不全。

**表 62-1　各年龄段生命体征参数**

| 年龄 | 心率（/min） | 血压（mm Hg） | 呼吸频率（/min） |
|---|---|---|---|
| 早产儿 | 120~170* | 55~75/35~45† | 40~70‡ |
| 0~3 月 | 100~150* | 65~85/45~55 | 35~55 |
| 3~6 月 | 90~120 | 70~90/50~65 | 30~45 |
| 6~12 月 | 80~120 | 80~100/55~65 | 25~40 |
| 1~3 岁 | 70~110 | 90~105/55~70 | 20~30 |
| 3~6 岁 | 65~110 | 95~110/60~75 | 20~25 |
| 6~12 岁 | 60~95 | 100~120/60~75 | 14~22 |
| 12 岁以上 | 55~85 | 110~135/65~85 | 12~18 |

* 婴儿睡眠时心率可明显下降，如灌注良好，无须做进一步干预

† 血压计袖带以 2/3 上臂宽度为宜；过窄导致测量值偏高，过宽则偏低

‡ 许多早产儿需要机械通气支持，与自主呼吸频率关联不大

因此，对患儿进行复苏的首要任务是对呼吸衰竭进行快速评估，并迅速通畅气道恢复供氧。采用系统的方法，护理人员应先评估患儿的气道是否通畅且可维持。健康的、通畅的气道是开放无阻的，呼吸不费力且无杂音。可维护的气道是指气道畅通或用简单动作就可恢复畅通。救护人员应观察患儿呼吸过程中的胸腹运动，听呼吸音，感觉口鼻部气流以评估患儿气道畅通情况。异常呼吸音（即打鼾和喘鸣），使呼吸功增加，且窒息通常有气道阻塞引起。如果有证据表明气道阻塞，那么护理人员在对患儿呼吸进行评估前应先解除气道阻塞（参见“最初管理：呼吸窘迫和呼吸衰竭的识别与治疗”）。

呼吸的评估包括评估患儿的呼吸频率、呼吸强度、异常声音和脉搏血氧饱和度。正常呼吸是平稳安静的，且呼吸频率适当。异常呼吸频率包括窒息和呼吸太慢或太快（呼吸急促）。应迫切关注呼吸缓慢或不规则，因为这往往是即将发生呼吸衰竭和呼吸暂停的迹象。呼吸困难的症状常包括鼻翼扇动、伴有杂音、吸凹、头部上下摆动呈“跷跷板”呼吸。用脉搏血氧仪可测得血红蛋白氧饱和度下降，常伴有实质性肺疾病所致的窒息或气道阻塞。然而，救护人员应牢记充足的灌注是维持血氧饱和度所必需的。血饱和度低的患儿是处于危险状态的。中央性发绀是严重缺氧的标志，提示需要紧急氧气和呼吸道支持。

## 循　环

心血管功能的评估主要包括皮肤颜色、温度、心率、心律、脉搏、毛细血管再充盈时间以及血压。在院外，大部分重要信息无须测量血压就可以获得。缺乏血压数据不应阻碍救护人员对患儿进行循环功能评估或实施抢救。皮肤出现花纹、面色苍白、毛细血管再充盈时间延长、发绀、脉搏微弱以及四肢发凉都是灌注及心输出量不足的表现。心动过速是休克最早且最可靠的迹象，但它不具有特异性，常伴随其他体征，如脉搏细弱、呈线状或无脉。采用年龄特异性的评估方法将获得最可靠的结果。

## 残　疾

按照儿科急诊室的设定，残疾是指患儿不同水平的意识和皮质功能缺陷所致的神经功能不全。评估患儿神经系统状况的标准方法是对患儿进行快速的瞳孔对光反射检查（如果可以的话），并采用儿科其他标准分数：警惕性、言语、疼痛、儿童反应迟钝量表（AVPU）以及格拉斯哥昏迷量表（GCS；表 62-2、62-3）。导致儿童意识水平下降的原因很多，诸如伴有不同程度缺氧或高碳酸血症的呼吸衰竭、低血糖、中毒或药物过量、创伤、抽搐、感染以及休克。最常见的是处于生病或者创伤状态的患儿常因呼吸和（或）循环抑制而出现意识水平改变。对任何意识水平低下的患儿都应立即评估心肺功能异常情况。

警觉、言语、疼痛、反应迟钝儿童反应评估量表　AVPU 评分系统是用来评估患儿意识水平和大脑皮层功能。不像 GCS（参见后述），AVPU 量表并不存在发育依赖——儿童无须理解口语或执行命令，而仅仅表现为对刺激的反应。根据叫醒患儿所需的刺激强度来做出评分：从清醒（无须外界刺激，患儿清醒、能互动）到无反应（患儿对任何刺激都无反应；表 62-2）。

格拉斯哥昏迷量表　虽然 GCS 能否如常规应用于成人中一样作为婴儿或儿童预后评估系统尚未被证实，儿科常将其用来评估患儿意识水平的改变。GCS 系统是最常用的儿童的神经功能评估方法，它包括 3 个组分。睁眼反应、言语反应和运动反应，三者加起来最高分 15 分（表 62-3）。GCS ≤ 8 的患者需要积极的管理，包括采用气管插管或机械通气分别稳定气道和呼吸，如果条件允许，应进行颅内压监测。

## 暴　露

暴露是小儿初级评估的最后一个组成部分。只有当患儿的气道、呼吸和循环评估完成且处于稳定状态或通过简单干预处于稳定状态之后才进行暴露评估。在这种背景下，暴露代表救护人员的双重责任，既暴露患儿以评估以前未知的伤害，并考量因长期暴露在寒冷环境下所致的低体温和心肺功能不稳定。救护人员应脱掉患儿的衣服（这是方便可行的），进行重点体格检查，评估烧伤、挫伤、出血、关节松弛和骨折情况。如果可以的话，救护人员应评估患儿体温。所有的救护措施应在保护好颈椎的情况下进行。

**表 62-2 AVPU 简单神经系统评估**

| | |
|---|---|
| A | 患儿清醒、警觉并可与家长及医护人员进行互动 |
| V | 患儿只在医护人员或家长呼其名字或大声说话时有回应 |
| P | 患儿只在疼痛刺激时有反应，如压其手指或脚趾甲床时 |
| U | 患儿对所有刺激无反应 |

摘自 Ralston M, Hazinski MF, Zaritsky AL, et al. Pediatric advanced life support course guide and PALS provider manual: provider manual , Dallas: American Heart Association, 2007.

**表 62-3 Glasgow 昏迷评分**

| 睁眼反应（总分 4 分） | | | |
|---|---|---|---|
| 自然睁眼 | 4 | | |
| 呼唤睁眼 | 3 | | |
| 疼痛睁眼 | 2 | | |
| 无反应 | 1 | | |
| 语言反应（总分 5 分） | | | |
| 年长儿 | | 婴儿和幼儿 | |
| 对答正确 | 5 | 适当的言语、微笑、凝视和目光的跟随 | 5 |
| 对答错题 | 4 | 啼哭但可安抚 | 4 |
| 言语不当 | 3 | 持久激惹 | 3 |
| 言语费解 | 2 | 躁动不安 | 2 |
| 无反应 | 1 | 无反应 | 1 |
| 运动反应（总分 6 分） | | | |
| 遵从指令 | 6 | | |
| 定位疼痛 | 5 | | |
| 对疼痛逃避 | 4 | | |
| 疼痛时躯体屈曲（去皮质强直） | 3 | | |
| 疼痛时躯体伸直（去大脑强直） | 2 | | |
| 无反应 | 1 | | |

改编和修改自 Teasdale G, Jennett B. Assessment of coma and impaired consciousness: a practical scale. Lancet, 1974, 2: 81–84

## 二次评估

对于在社区或门诊部的救护人员来说，如果可以的话，在对患儿进行全面的二级评估之前应先将患儿转移到急诊室或者医院。然而，在患儿脱离受伤场所或者与目击者和家人分开之后，接收单位的医护人员应简单采集患儿病史。二级评估的内容包括集中重点的病史采集和体格检查。

病史应该具有针对性，使其能够帮助解释心肺或神经功能障碍，并按 SAMPLE 格式采集病史（症状 / 体征、过敏史、药物应用史、既往史、末次用餐时间以及本事件的诱发因素）。未参与复苏救助的医务人员可以到目击者或患儿亲属那收集病史。二级评估中的体格检查是全面的从头到脚的体检，虽然患儿的病情或伤势可能导致部分体检不完全或者将非必需的检查推延到后面再进行。

## 三级评估

三级评估主要在医院进行，实验室配套设备和影像学检查有助于全面了解患儿的病情。基本的血生化检查、全血细胞计数、肝功能、凝血功能检测，动脉血气分析评估包括（但不具特异性）肾功能、酸碱平衡、心肺功能以及有无休克。胸部 X 线检查有助于评估患儿心脏和肺部情况，更详细的心脏功能和心输出量可以通过超声心动图检查获得。放置动脉和中心静脉导管以监测动脉血压和中心静脉压（参见“血管通路”）。

# ■ 呼吸窘迫及呼吸衰竭的识别与处理

呼吸困难或衰竭初期管理的目标是快速稳定孩子的气道和呼吸，并找出问题的原因，以便指导进一步治疗。

## 呼吸道阻塞

小于 5 岁的儿童首先怀疑异物吸入和窒息。液体是窒息婴儿的最常见原因，而小物体和食物（如葡萄、坚果、热狗、糖果）是幼儿和大龄儿童的呼吸道最常见的异物来源。有异物吸入史即可诊断。任何孩子突然出现窒息、喘鸣或喘息应排除异物吸入。

气道阻塞的一些处理手段，首先是压额抬颏法打开并维持呼吸道开放，然后可见到异物的话可用手指夹出或吸引出异物（图 62-2）。不推荐用嘴盲目吸痰或用手摸索。必要时鼻咽气道（NPA）或口咽通气道（OPA）可进行气道支持。对疑有异物部分梗阻但意识清醒的小儿，应鼓励其咳出异物。若患儿出现咳嗽无力、呼吸窘迫、吸气喘鸣加剧或意识丧失时，则采取压额抬颏法开放气道，尝试人工通气。

如果孩子出现意识障碍，应将患儿轻轻仰卧在地上，采用压额 - 抬颏法打开气道尝试嘴对嘴人工呼吸（图 62-3，62-4）。如果通气不成功，应重新定位气道并再次尝试吹气。若胸壁无抬高，提示应取出异物。小于 1 岁的婴儿予 5 次背部叩击和 5 次胸部按压（图 62-5）。背部叩击和胸部按压的每个周期后，应查看患儿口腔是否有异物。如果手指可够到应轻柔取出。若未见异物，应再次尝试通气。若不成功，应重新摆好头部位置，再次尝试通气。如果胸壁无抬举，可反复进行背部叩击和胸部按压动作。

对于 1 岁以上意识清醒的患儿，应予 5 次腹部推压（Heimlich 手法），可采取立位或坐位（图 62-6）。如果患儿意识不清，应置于卧位（图 62-7）。腹部推压后检查气道，取出所见异物。若未见异物，

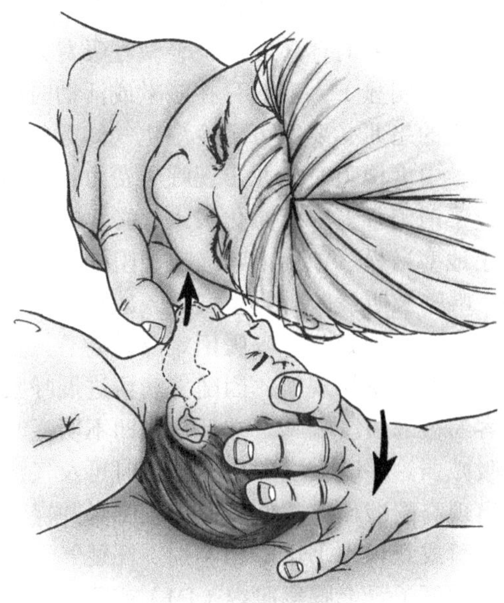

**图 62–2**　压额－抬颌方法。一手来维持头后仰，伸展颈部。另一手的食指抬高下巴使下颌骨向外上方抬起，若怀疑颈椎损伤则不可应用头后仰法
摘自 Guidelines for cardiopulmonary resuscitation and emergency cardiac care. Emergency Cardiac Care Committee and Subcommittees, American Heart Association. Part V. Pediatric basic life support. JAMA, 1992, 268: 225–2261

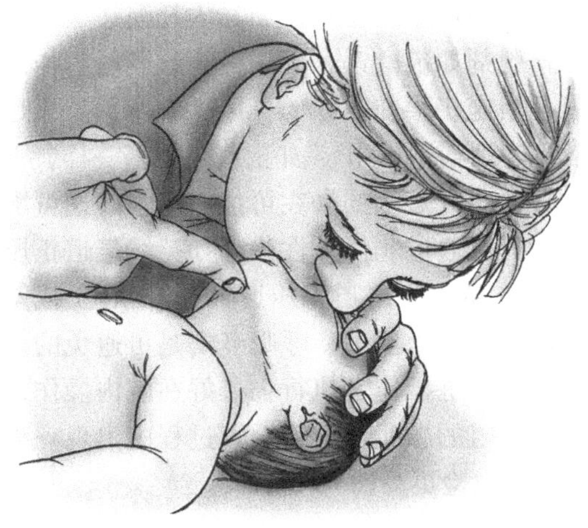

**图 62–3**　对婴儿实施人工呼吸。急救者的口应紧密覆盖婴儿的口鼻。一只手将患儿的头后仰，另一只手抬高下颌。怀疑有头、颈外伤时应避免头后仰
摘自 Guidelines for cardiopulmonary resuscitation and emergency cardiac care. Emergency Cardiac Care Committee and Subcommittees, American Heart Association. Part V. Pediatric basic life support. JAMA, 1992, 268: 2251–2261

应摆好头部位置进行人工呼吸。若不成功，调整头部位置，再次人工呼吸。如仍无效，则需重复 Heimlich 手法。

## 气道狭窄

气道阻塞也可由上、下气道狭窄引起。上气道阻塞是指胸腔外部分气道狭窄，包括口咽、喉、气管。在上气道，气道水肿（哮喘或过敏症）是引起狭窄的最常见原因。下气道疾病影响所有胸腔内气管，特别

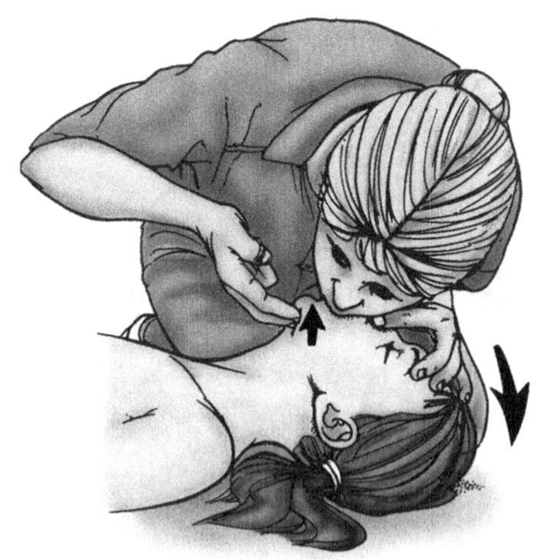

**图 62–4**　对患儿实施人工呼吸。急救者的口覆盖患儿的口形成口对口封闭。一手将患儿的头后仰，同时以大拇指及食指捏住患儿的鼻孔
摘自 Guidelines for cardiopulmonary resuscitation and emergency cardiac care. Emergency Cardiac Care Committee and Subcommittees, American Heart Association. Part V. Pediatric basic life support. JAMA, 1992, 268: 2251–2261

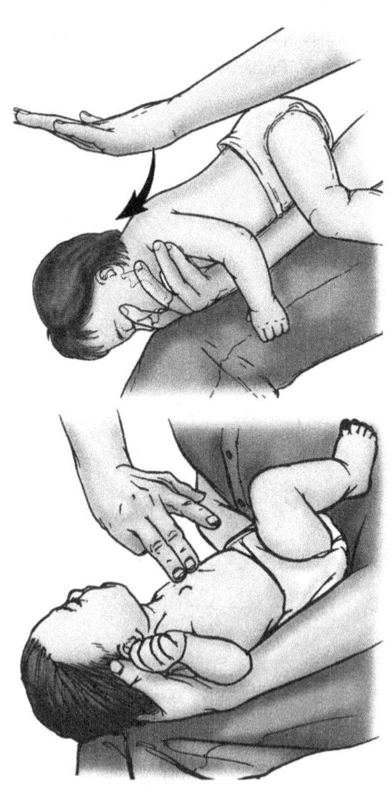

**图 62–5**　背部叩击（上）与胸部按压（下）以解除婴儿气道异物梗阻
摘自 Guidelines for cardiopulmonary resuscitation and emergency cardiac care. Emergency Cardiac Care Committee and Subcommittees, American Heart Association. Part V. Pediatric basic life support. JAMA, 1992, 268: 2251–2261

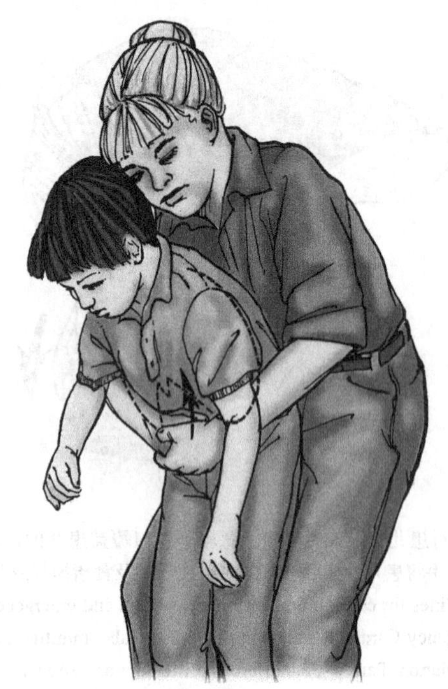

**图 62-6** 于患儿站立位或坐位时实施腹部推压法（意识清醒者）
摘自 Guidelines for cardiopulmonary resuscitation and emergency cardiac care. Emergency Cardiac Care Committee and Subcommittees, American Heart Association. Part V. Pediatric basic life support. JAMA, 1992, 268: 2251–2261

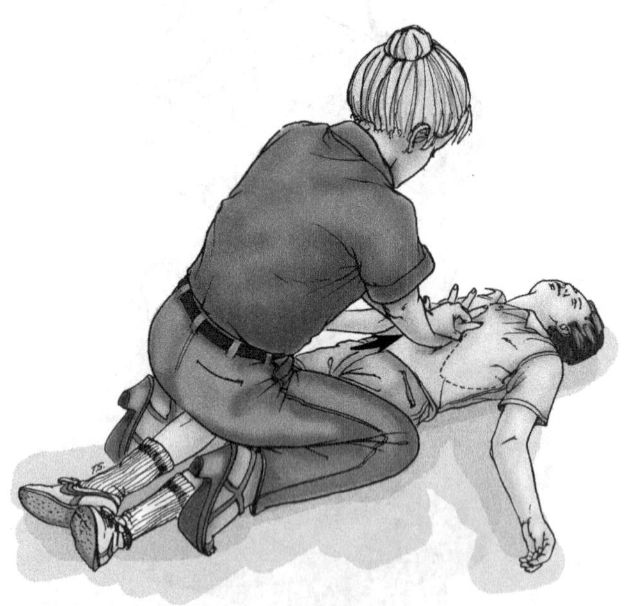

**图 62-7** 患儿平卧时实施腹部推压法（意识清醒或不清醒 者）
摘自 Guidelines for cardiopulmonary resuscitation and emergency cardiac care. Emergency Cardiac Care Committee and Subcommittees, American Heart Association. Part V. Pediatric basic life support. JAMA, 1992m 268: 2251–2261

是支气管和细支气管。下气道疾病中，支气管炎和哮喘急性发作引起气管壁肿胀、产生黏液及小气道的平滑肌收缩成为胸腔内气道阻塞的主要原因。

呼吸道处理由基础条件及临床的严重情况决定。轻度上呼吸道阻塞时，患儿出现轻微呼吸费力（出现气促而吸凹不明显），喘鸣只在咳嗽或活动时闻及。有以上表现的患儿必要时可予冷湿化气体雾化吸入及吸氧支持。中度梗阻时患儿出现呼吸费力，喘鸣更加明显，应予消旋肾上腺素雾化吸入，必要时可口服或静脉使用地塞米松。中度上呼吸道梗阻的患儿有明显的吸凹、喘鸣及听诊时肺野空气进入减少。大多数气道阻塞患儿常出现缺氧、呼吸困难及易激惹。重度呼吸抑制的患儿需密切观察，因随着病情进展呼吸衰竭的迹象容易被忽视。喘鸣音减低、吸凹不明显时提示患儿呼吸减弱。呼吸衰竭的患儿听诊时可及气流运动异常，出现高碳酸血症、低氧血症或二者并存时的表现需与嗜睡或意识水平下降相鉴别。怀疑气道水肿由过敏引起时可予肾上腺素肌内（IM）或静脉注射（见第 143 章）。无论任何病因，任何孩子在濒临呼吸衰竭时应做好气管插管和呼吸支持准备。

下呼吸道梗阻时，治疗的目的在于缓解梗阻及减少呼吸做功。吸入支气管扩张剂如沙丁胺醇及口服或静脉应用糖皮质激素仍是治疗轻中度急性下呼吸道梗阻引起的呼吸抑制的主要治疗手段。梗阻明显的患儿出现呼吸困难、气促、吸凹及显著的喘息。在这些情况下，应加用抗胆碱能剂，如异丙托溴铵雾化吸入或平滑肌松弛剂如硫酸镁，可进一步起到缓解作用，但这些处理措施仍存在争议（见第 138 章）。氧疗及静脉补液可起到辅助作用。 如上气道阻塞一样，下气道梗阻也存在呼吸衰竭的潜在可能。当学龄期可配合的患儿诊断时，通过非侵入性治疗如持续气道正压通气（CPAP）、双水平气道正压通气（BiPAP）或氦氧混合气（联合氦氧疗法），呼吸衰竭是可避免的。气管内插管应由熟练操作者执行，最好在院内操作，因为下呼吸道梗阻的患儿在气管插管过程中出现呼吸及心血管抑制的风险更高。

## 实质性肺疾病

实质性肺疾病包括肺炎、急性呼吸窘迫综合征、支气管肺发育不良、囊性纤维化和肺水肿等。这些疾病的共同点是累及肺泡，引起炎症反应及渗出，导致肺实变、气体交换减少及呼吸做功增加。临床处理包括必要的抗感染治疗（即抗生素治疗细菌性肺炎）和支持治疗如氧疗、无创呼吸支持（用 CPAP 或 BiPAP 呼吸机）或有创机械通气。

## 高级气道管理技术

### 球囊面罩加压通气

若气管插管经验不足，合理使用球囊面罩装置加压给氧同样安全有效。球囊面罩通气本身要求通过培训以确保操作者有能力选择正确尺寸，打开孩子的呼吸道，面罩和孩子脸部之间密封，提供有效的通气并评估通气效率。面罩大小刚好罩住患儿的嘴和鼻子，不延伸至下巴或眼睛（图 62-8 见光盘）。为了达到密闭可通过大拇指和食指形成字母“C”固定并下压面罩，余三个手指形成“E”固定下颌骨向前使头靠紧面罩，简称“C-E”手法。使用该方法时，操作者在用面罩罩住患儿脸部同时用另一手挤压气囊（图 62-9）。

通过改变头部及颈部最适合位置达到呼吸道通畅及最佳通气。在婴幼儿，在患儿头部处于正中“嗅物”位时可提供最佳通气（图 62-10 见光盘）。胸壁抬举欠佳或氧饱和度持续不升提示通气效果差。这种情况下应重新检查患儿的面罩，重新调整患儿头部位置，必要时行气道吸引。经以上操作仍不能恢复通气，应考虑气管插管。

### 气管插管

需要气管插管的患儿应至少符合以下一种情况：①无法保持呼吸道通畅或为防止误吸行气道保护（如神经系统抑制时）；②无法维持正常的氧合；③无法维持正常的血碳酸水平及酸碱平衡稳定；④因操作需要镇静或肌松剂治疗，以及⑤医生预计患儿病情可能出现恶化并终将导致前 4 个条件中的结果。气管插管绝对禁忌证较少，但专家普遍认为，已知气道完全性阻塞，应避免气管插管，并紧急进行环甲膜切开术。在颈部或脊髓损伤怀疑损伤时在气管插管过程中应注意保护颈椎。

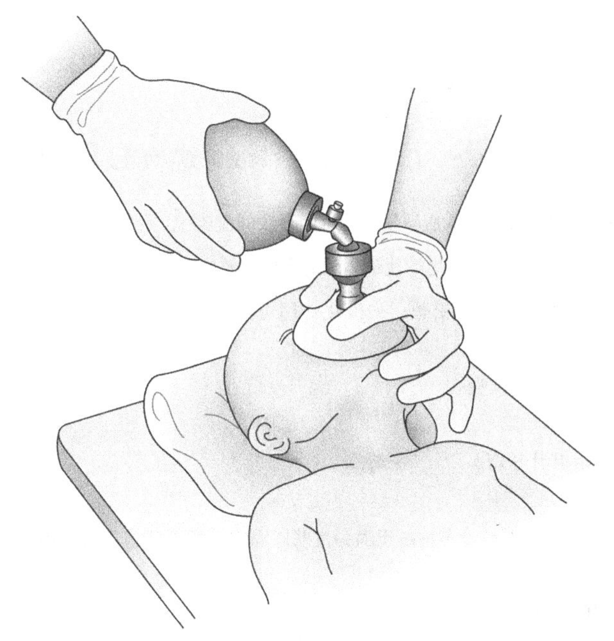

**图 62-9**　采用“C-E”手法确保面罩与患儿脸部间形成紧密接合

在插管过程中最重要的是前期准备，要确保插管所需物品及人员准备妥当。可根据 SOAP MM 来简单地记忆：吸引器（将 Yankauer 吸引管和墙上的真空接头相连墙）；氧气（给患者输送氧气所需的设备，如一个球囊面罩装置）；气道（适当大小的气管插管和喉镜）；人员（操作过程中及操作后所需，如呼吸治疗师和护士）；监护（监控患儿的血氧饱和度、心率和血压）；药物（镇静以及便于操作者更好控制气道）。选择气管插管时可使用以下简单的公式计算：

不带气囊的导管内径（mm）=（年龄 /4）+4

镇痛可减少插管时的代谢应激、不适和焦虑感。一般都建议给予镇静、镇痛、必要时还包括肌松剂的预处理。但如果情况十分紧急（如呼吸暂停、心跳停止、无意识）且上述药物的使用可能会延误抢救时，不必用药直接气管插管。

危重患者插管往往在紧急情况下进行，医护人员应做好快速诱导插管（RSI）准备（表 62-4；图 62-11）。RSI 的目标是诱导麻醉和肌肉麻痹，并快速完成气管插管。这样可减少对清醒或轻度镇静的患儿插管导致的颅内压和血压升高的作用。由于 RSI 前胃通常未排空，可用 Sellick 手法（后推环状软骨，将食管压向脊柱）防止误吸发生。

气管插管一旦完成，应确认气管插管位置。通过听诊呼吸音、胸壁对称性抬举及二氧化碳呼出来判断。将比色器置于呼吸管道近气管插管端或用二氧化碳直接测量仪（即二氧化碳描计图或二氧化碳分析仪）可测定呼出气中二氧化碳的含量。并有必要行胸片确认气管插管位置。

## ■ 休克的识别与处理

简单来说，休克是机体不能输送足够的氧气及营养成分至组织以满足代谢需要（见第 64 章）。虽然休克定义中不包括低血压，但医生应认识到休克不是在血压降低时才开始的，当血压不正常时休克更难救治。

早期代偿性休克，氧输送主要是通过代偿机制，血压正常。代偿机制失败时休克进展为失代偿期，出现低血压和器官功能障碍。不可逆性休克时，器官功能进一步衰竭并导致死亡。

休克也通过病理生理学层面进行描述，以指导了解正确的治疗反应。低血容量性休克是最常见的类型，通常与严重腹泻液体丢失相关。创伤或肠道出血也是低血容量性休克的原因。由于血管内液体到第三间隙导致血容量减少引起的休克，称为分布性休克。分布性休克的最常见原因是脓毒症和烧伤，其中炎性细胞因子的释放使大量液体及蛋白质毛细血管渗漏，导致低渗透压和低血容量。严重心功能不全时心源性休克可引起组织灌注不足。心源性休克的最常见的原因是先天性心脏疾病、心肌炎和心肌病。阻塞性休克发生于血流受阻引起心输出量减少，如导管依赖性心脏病患儿的动脉导管关闭，或心包填塞、张力性气胸、大面积肺栓塞。

休克的患儿应如前节所述进行初级、二级和三级评估。如果患儿在院内应行深静脉及动脉置管完成更全面的实验室检查以评估各脏器功能，包括肝肾功能、酸碱平衡和乳酸性酸中毒、低氧血症和（或）高碳酸血症、凝血功能或弥漫性血管内凝血（DIC）的证据。胸片和更复杂的评估，如超声心动图，可协助诊断。必要时进行呼吸及循环支持治疗。

休克的治疗重点在于调整供氧方案以减少氧气供给不平衡。需多管齐下，包括优化血液中的氧含量，提高心输出量和分布，纠正代谢紊乱，降低氧需求。血液中血红蛋白值正常且100%饱和时，氧含量达最大化。在出血性或分布性休克时可考虑输血，因为晶体液扩容复苏可导致血液稀释和贫血。提高氧饱和度可通过一些简单的给氧如鼻导管或面罩来实现，必要时可通过提供正压支持措施，如CPAP、BiPAP呼吸，甚至是机械通气。提高心输出量应基于病理生理学基础。对于低血容量性和分布性休克，应根据动脉血压和中心静脉压积极进行容量复苏。针对阻塞性休克，解除梗阻是至关重要的。动脉导管可予前列腺素促进重新开放，填塞症状可通过引流得到缓解，如非血管性急诊操作中所述。

## ■ 缓慢型心律失常和快速型心律失常的识别

在高级生命支持中，根据心率的快慢及其对灌注的影响（灌注充分/不佳）对心律失常进行分类是最有用的。在初步评估中，若医护人员发现孩子心率异常且灌注不佳和（或）精神状态改变，无论心率快慢都应考虑其节律异常。该情况下，患儿即诊断休克，立即暂停评估，开始适当的复苏治疗。

### 缓慢型心律失常

根据定义，患儿的心率低于该年龄心率的正常范

**表 62-4 快速连续气管插管**

| 步骤 | 操作 | 解说 |
|---|---|---|
| 1 | 简要的病史和评估 | 排除药物过敏，检查气道解剖有无异常（如：小颌面畸形，腭裂） |
| 2 | 准备器械和药物等 | 见后所列 |
| 3 | 预充氧 | 用球囊/面罩、鼻导管、头罩或持续输氧管吸氧 |
| 4 | 预先给药（利多卡因，阿托品） | 利多卡因降低由插管导致的颅内压升高，也可用于气道黏膜的局部麻醉<br>阿托品减轻由于气管插管导致心动过缓和减少气道分泌物 |
| 5 | 镇静和镇痛 | 镇静剂：<br>硫喷妥钠（2~5mg/kg）：起效快，可能引起低血压<br>地西泮（0.1mg/kg）：起效 2~5min，30~60min 以上消除<br>氯胺酮（2mg/kg）：起效 1~2min；在 30~40min 内消除。如果单独使用，可能会导致幻觉；导致颅内压升高、黏液分泌物增加，增加生命体征和支气管扩张<br>镇痛剂：<br>芬太尼（3~10μg/kg，可重复 3~4 次）：无有效的通气时，快速给药有“胸壁僵硬”风险。效果维持在 20~30min<br>吗啡（0.05~0.1 mg/kg 剂量）：药效持续 30~60min;低血容量患者可能导致低血压 |
| 6 | 非去极化肌松剂预处理 | 小剂量非去极化肌松剂（见下文），用以减少其后使用的琥珀胆碱的去极化效应 |
| 7 | 肌松剂 | 琥珀胆碱的剂量为 1~2 mg/kg；肌肉先出现收缩后松弛；去极化作用可升高 ICP 和血压。起效在 30~40s;持续时间为 5~10min |
| 8 | 实行 Sellick 手法 | 在环状软骨施加压力以堵住食道，防止反流和误吸 |
| 9 | 进行气管插管 | 管径：根据儿童的年龄和体重<br>喉镜片：Miller 叶片（直）和 Macintosh 叶片（弯）<br>患者仰卧位；颈部被适度延伸到“鼻嗅位” |
| 10 | 固定管，并摄片确认气管插管的位置 | 用胶带将气管插管固定于面颊和上唇间，或用小胶布粘贴于嘴旁皮肤以固定。插管管道用胶带固定在脸颊和上唇或适用于口部附近的皮肤贴剂 |
| 11 | 开始机械通气 | 正压通气前确定气管导管位置，若在单侧支气管，可能会发生气压伤 |

ET：气管插管；ICP：颅内压

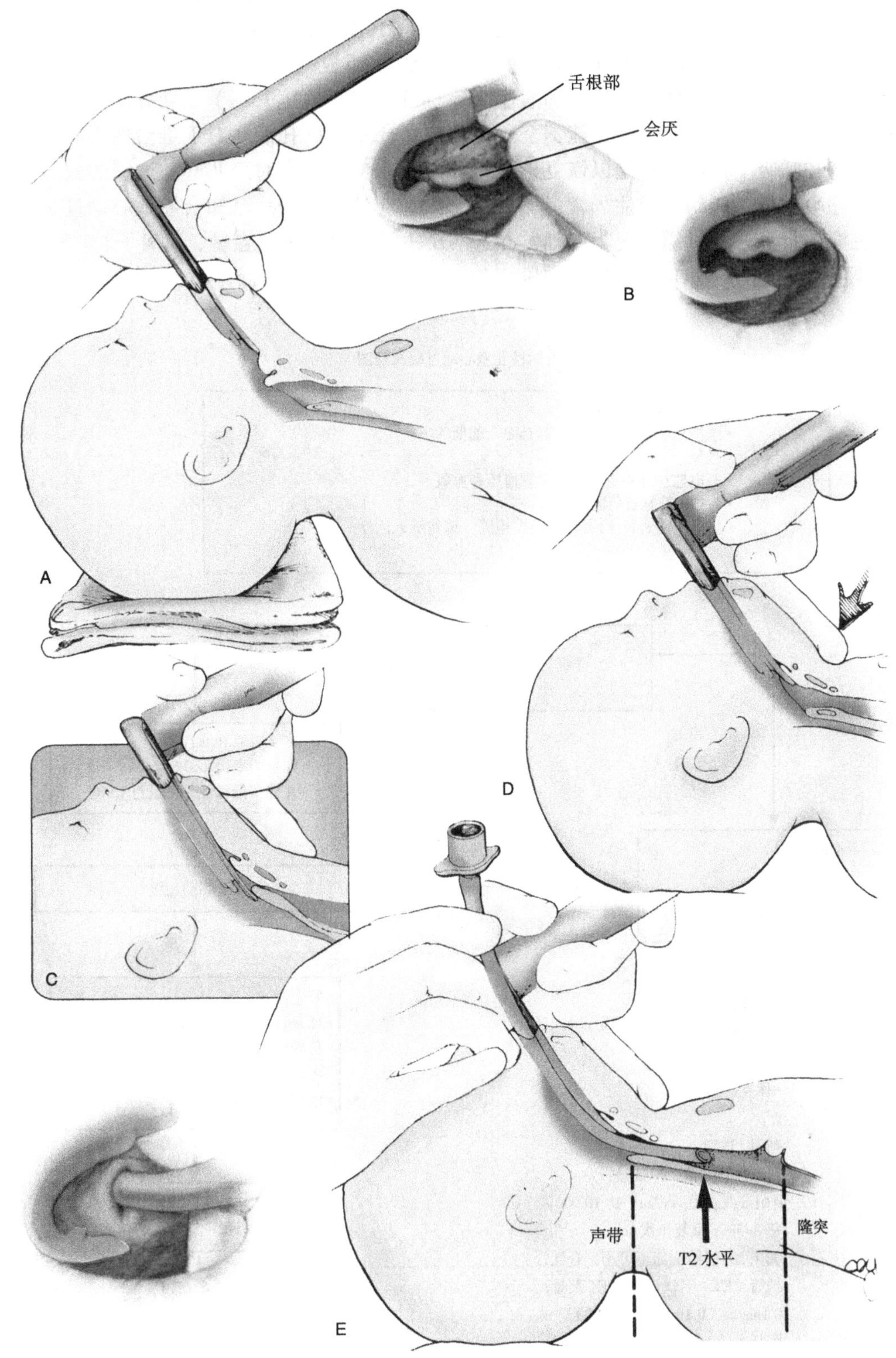


**图 62–11**　A~E，气管插管方法
摘自 Fleisher G, Ludwig S. Textbook of pediatric emergency medicine. Baltimore: Williams & Wilkins, 1983: p1250

围（表 62–1）即为心动过缓。窦性心动过缓可是生理性的，偶然发现于健康人身上，且通常与心脏抑制无关。心动过缓发生于心率过慢以至不能满足患儿运动或代谢。心率过慢并有全身灌注不足（即脸色苍白、精神状态改变、低血压、酸中毒）的迹象时，会发生心动过缓临床症状。症状性心动过缓最常发生在缺氧的环境，但也可以由低血糖、低血钙及其他电解质异常和颅高压引起。缓慢型心律失常常是小儿心脏骤停

前最常见的心律失常类型。

症状性心动过缓的初始管理包括支持或开放气道，并确认或建立充足的氧供和通气（图 62-12）。当患儿的呼吸得到保障后，应对它的心动过缓和灌注不足进行重新评估，如果心脏不适是呼吸功能不全所致，对患儿进行气道和呼吸支持可能已足以恢复正常血流动力学。如果呼吸支持不能纠正灌注异常，那进一步治疗应以心脏灌注量和心动过缓情况为基础。心率低于 60 次 /min 伴灌注不足时提示应开始胸外按压。如果患儿的心率超过 60 次 /min，应建立血管通路，并给予肾上腺素复苏，对持续性心动过缓患者应每 3~5min 重复一次。如果出现迷走神经张力增加（如头部外伤伴颅内压升高）或疑有原发性房室传导阻滞，应考虑给予阿托品。对于难治性心动过缓，心脏起搏应予以考虑。在对患儿心动过缓的救治过程中，救护人员应评估和治疗已知会导致心动过缓因素，统称为 6 Hs（缺氧、低血容量、氢离子 [ 中毒 ]、低血钾或高血钾症、低血糖、低体温），和 4Ts[ 毒素、心包填塞、

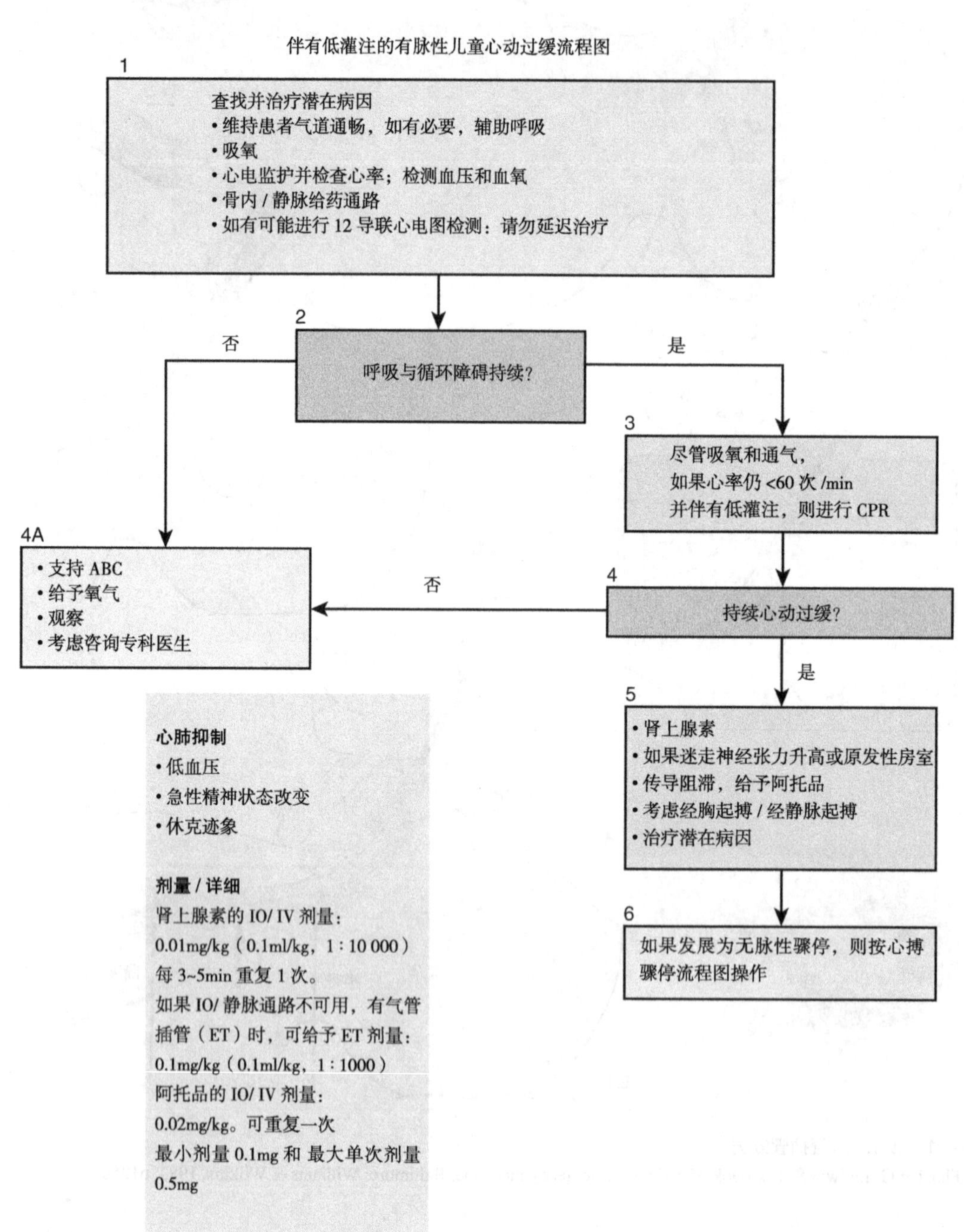


**图 62-12** 儿童心动过缓高级生命支持流程图。ABCs：气道、呼吸、循环；AV：房室（导体）；ECG：心电图；HR：心率

摘自 Kleinman ME, Chameides L, Schexnayder SM, et al. 2010 American Heart Association guidelines for cardiopulmonary resuscitation and emergency cardiovascular care, part 14. Circulation, 2010, 122 [suppl3]: S876–S908, Fig 2: p S887

张力性气胸和创伤（导致血容量减少、颅内压增高、心脏受损或心包填塞）]（表 62–5）。

## 快速性心律失常

快速性心律失常包括各种起源于心房和心室的心跳节律紊乱。窦性心动过速是机体为适应心输出量或氧输送的需求增加的正常生理反应，如发热、运动或应激时。它也可发生于很多病理状态，如血容量减少、贫血、疼痛、焦虑和代谢性应激。那些不是起源于窦房结的快速性心律失常可分为狭窄的波形（那些起源于心房，如心房扑动或室上性心动过速 [SVT]）和宽大的波形（心室起源的节奏，如室性心动过速）两大类。

与心动过缓同理，心动过速的初始管理包括确认孩子气道畅通并维持呼吸和循环（图 62–13）。对症状持续的患儿，进一步的治疗是根据心电图（ECG）的 QRS 波群是否狭窄（≤ 0.08s）或宽大（>0.08s）确定的。对于窄 QRS 的心动过速，救护人员须鉴别窦性心动过速和 SVT。窦性心动过速表现为：①患者具有能够引起心动过速的病史，如发热或脱水；② P 波始终存在，且形态正常，而速率有些变化。SVT 主要表现为：①起病往往突然无前驱症状；② P 波不存在或呈多态性，且当存在时，其速度往往是相当稳定，达到或超过 220/min。对灌注良好的 SVT 患儿，可以尝试刺激迷走神经。若 SVT 患儿灌注不足时，救护人员应立即将患儿的心律转复为窦性心律。如果患儿静脉通路已建立，可以经静脉快速推注腺苷。腺苷具有极短的半衰期，所以最好是利用近端静脉通路，且应采用三通阀以便将腺苷立即冲洗进入循环。如果患儿没有静脉通路或腺苷不能使患儿的心律成功转复为窦性心律，那么应采取同步电复律，能量为 0.5~1 J/kg。对于宽大 QRS 波形的心动过速，救护人员应立即启动电复律，如果不能奏效的，应增加至 2 J/kg。与心动过缓处理原则相似，救护人员应回顾 6 Hs 和 4 Ts，明确可能导致心动过速的因素（表 62–5）。

# 心脏骤停的识别与管理

心脏骤停发生于心脏衰竭不能将血液泵出，血流

**表 62–5　潜在可治疗的与 心跳停止相关的状态**

| 状态 | 常见的临床情况 | 纠正措施 |
|---|---|---|
| 酸中毒 | 先前存在的酸中毒、糖尿病、腹泻、药物和中毒、长时间复苏、肾疾病和休克 | 再评估复苏、氧合和通气状况；再次确认气管插管位置<br>过度通气；<br>采用上述步骤后若 PH<7.20，可考虑使用碳酸氢盐； |
| 心包填塞 | 出血素质、癌症、心包炎、外伤、心脏术后、心肌梗死后 | 输液，可行的话进行床旁心超检查；<br>行心包穿刺术，若确定或高度怀疑心包填塞而心包穿刺无效时应立即请外科介入 |
| 低体温 | 酗酒、烧伤、中枢神经系统疾病、过度疲劳、药物和毒素、内分泌疾病、过度暴露、无家可归、广泛皮肤疾病、脊髓病、外伤 | 低体温严重时（T<30℃），将室颤或无脉性室速除颤限制在 3 次以内；予以主动复温、心肺支持。继续给以更多的复苏药物或电击至核心温度 >30℃<br>低体温中度（T 30~34℃）时，继续复苏（延长给药间期），被动复温，躯干部位主动复温 |
| 低血容量、出血、贫血 | 重度烧伤、糖尿病、胃肠道丢失、出血、出血素质、癌症、怀孕、休克及创伤 | 输液；<br>出血或存在严重贫血时，输注浓缩红细胞；<br>当心脏骤停是由于穿透伤、心律失常引起时，应实施开胸术<br>术前心肺复苏时间宜在 10min 以内 |
| 缺氧 | 对心跳停止的所有患者均应考虑到。 | 再评估心肺复苏、氧合和通气的有效性；再次确认气管插管位置 |
| 低镁血症 | 酗酒、烧伤、糖尿病酮症酸中毒、严重腹泻、利尿剂和药物（如顺铂、环孢霉素 A、喷他脒） | 静脉输入 1~2g 硫酸镁，大于 2min |
| 心肌梗死 | 所有心跳停止的患者均应考虑到心肌梗死，尤其是具有冠状动脉疾病史或心跳停止前急性冠状动脉综合征的患者 | 考虑特定的治疗（如溶栓治疗、心导管或冠状动脉再灌注、辅助循环装置、急诊心肺转流术） |
| 中毒 | 酗酒，古怪、莫名其妙的行为代谢表现，典型的中毒综合征，职业性暴露或工业接触，精神疾病 | 请毒理学家会诊以在紧急情况下复苏，特定的治疗包括合适的解毒剂的选择等<br>复苏适当延长；可行的话进行紧急心肺转流术 |

* 成人剂量。调整儿童剂量。见 表 62–6

IV：指经静脉给药

摘自 Eisenbery MS, Mengert TJ. Cardiac resuscitation. N Engl J Med, 2001, 344:1304–1313

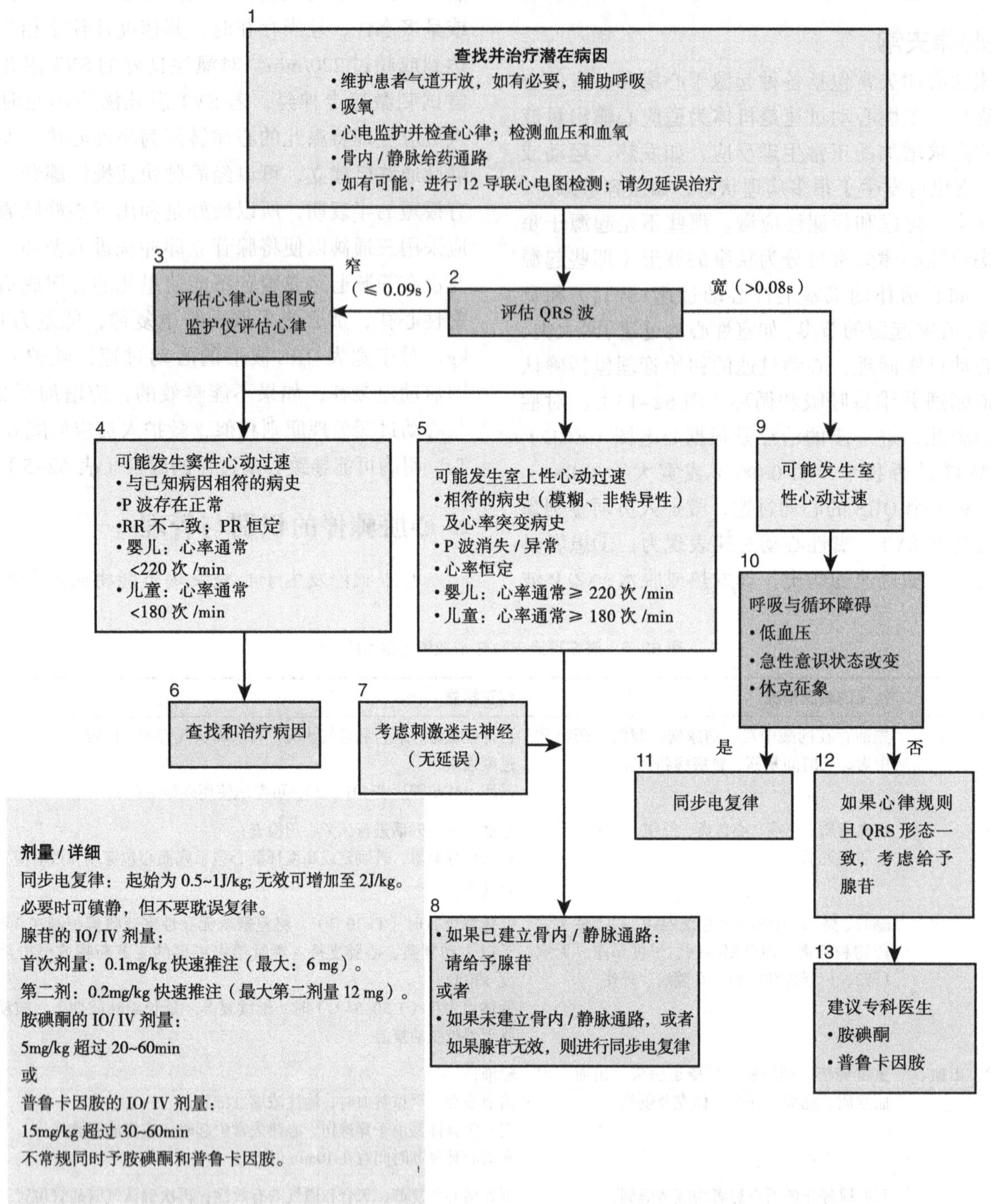


**图 62–13** 儿童心动过速高级生命支持流程。AV：房室（导体）；ECG：心电图；HR：心率
摘自 Kleinman ME, Chameides L, Schexnayder SM, et al. 2010 American Heart Association guidelines for cardiopulmonary resuscitation and emergency cardiovascular care, part 14. Circulation, 2010, 122 [suppl 3]: S876–S908, Fig 3: p S888

停止。从外观上看，心脏骤停患者表现为无反应、呼吸暂停与无脉。在机体内部，营养物质的运输停止导致进行性组织缺血和器官功能障碍。如果不迅速扭转，心脏骤停导致大脑和心脏功能的进行性恶化，使得复苏和恢复都不再可能。

小儿心脏骤停很少是因冠脉事件或心律不齐所致。相反，小儿心脏骤停通常因进行性窒息而致组织缺氧、酸中毒和营养枯竭所致，常发生于呼吸恶化，休克或心脏衰竭。因此，心脏骤停的最重要的治疗在于早期预防：当孩子出现呼吸困难或休克的早期表现时，及时进行干预可以防止病情进一步恶化至完全心搏骤停。当心脏骤停确实发生，它通常与心律失常相关，特别是心室颤动（VF）或无脉性室性心动过速（VT）。在这些突发事件，复苏成功的关键是早期识别心律失常以及进行高质量的心肺复苏和除颤。

高质量心肺复苏的原则是充分的胸外按压——足够的脉冲压力使得机体血液循环良好—这是心肺复苏最重要的组成部分。救护人员进行胸外按压应用力、快速，使胸壁完全回弹，最大限度地减少按压中断的时间。理想情况下，只有在为提供肺部通气、检查心律或进行电除颤时才停止胸外心脏按压。

心脏骤停可通过对患儿的一般初级检查来确认：患儿面色苍白或发绀，无反应、呼吸暂停、无脉搏。即使是有经验的救护人员，在对患儿脉搏的有无进行判定时仍具有相对较高的错误率。因此，任何孩子出现反应迟钝和呼吸暂停就可以被推定为心脏骤停，而救助者应当做出相应的反应。在门诊，单人施救者对于没有目击证人的小儿心脏骤停应按窒息性心脏骤停处理，立即开始心肺复苏。施救者应对患儿进行初始人工呼吸和 2 分钟的胸外按压和通气后方可离开患儿启动紧急响应系统。对住院发生心脏骤停的患儿，救护人员应呼救，并让别人来启动应急响应系统，同时开始心肺复苏。在门诊，如果单人施救者目击该患儿突然倒地出现心脏骤停，则考虑系心律失常所致的心脏骤停，应立即启动 EMS 系统，并取得 AED。回到患儿身边时，救助者应当确认患儿无脉，打开 AED，将电极对准患儿的胸部，并按照除颤器的语音命令进行操作。

对任何年龄的孩子进行心肺复苏的第一步是尽快恢复通气和氧合。确认患儿反应迟钝，呼吸暂停和无脉后，救护人员应采用压额 - 抬颏法开放气道（如果怀疑颈椎外伤时，应采用推颚法），并提供 2 次初始人工呼吸（图 62–14）。每次人工呼吸应深慢，每口气大约持续 1 秒。如果患儿的胸部出现抬动，且肤色好转，说明通气足够。如果出现呼吸不足，应对患儿体位进行调整，再次进行人工呼吸。如果呼吸仍然无效，救护人员应评估该患儿是否有异物吸入。经过 2 次有效的人工呼吸，对患儿的脉搏进行评估。如果患儿有脉搏，但仍呼吸暂停（或无效呼吸），则施救者应继续提供速度与年龄相适应的辅助通气。婴幼儿和≤ 8 岁儿童接受抢救的呼吸频率大约为 15~20 次 / min，或每 3~5 秒吹气一次。>8 岁儿童为 10~12 次 / min，或每 5~6 秒进行一次人工呼吸。

如果患儿仍然无脉，应启动胸外按压。<1 岁的婴儿进行胸外按压可以通过将 2 拇指放在胸骨体，用双手环抱胸部，或者将两个手指放在胸骨体进行按压（图 62–15，图 62–16）进行。>1 岁的儿童，救护人员应

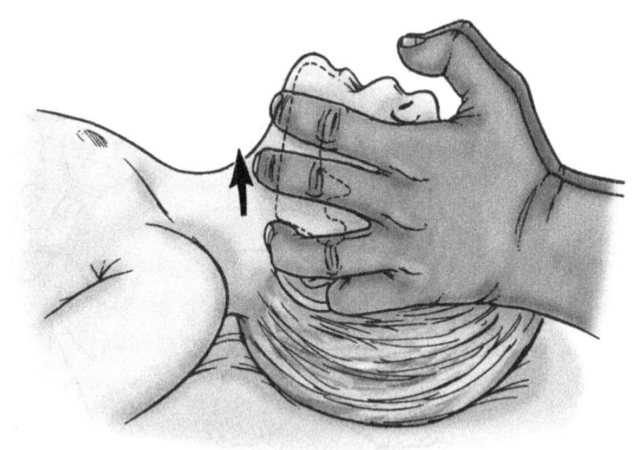

**图 62–14**　用于儿科创伤病人的推下颌法固定颈椎

摘自 Guidelines for cardiopulmonary resuscitation and emergency cardiac care. Emergency Cardiac Care Committee and Subcommittees. American Heart Association. Part V. Pediatric basic life support. JAMA, 1992, 268:2251–2261

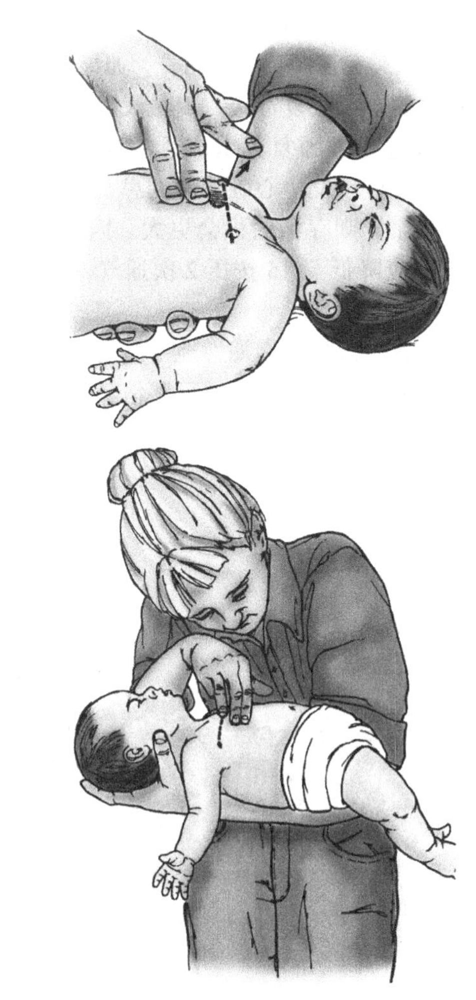

**图 62–15**　心脏按压。上图：婴儿仰卧于急救者的手掌上。下图：对婴幼儿进行 CPR。注意患儿的头与躯干维持在同一水平

摘自 Guidelines for cardiopulmonary resuscitation and emergency cardiac care. Emergency Cardiac Care Committee and Subcommittees. American Heart Association. Part V. Pediatric basic life support. JAMA, 1992, 268:2251–2261

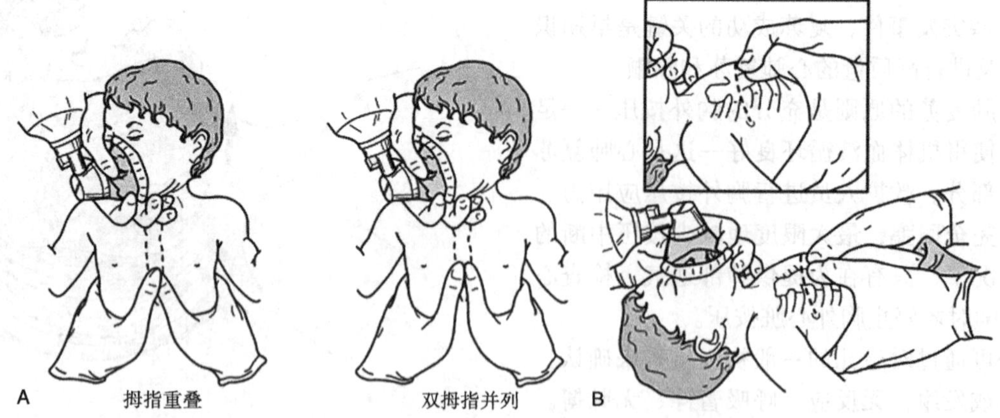


图 62–16 拇指法按压心脏。A. 双手环抱患儿按压于乳头连线下一拇指位置。B. 新生儿胸外按压手的位置，拇指并排在胸骨的下三分之一。在小的新生儿，拇指可叠加（插图）
摘自 Fleisher GR, Ludwig S. Textbook of pediatric emergency medicine. Philadelphia: Wolters Kluwer/Lippincott Williams & Wilkins Health, 2010 Fig. 2.2

该用手掌根部在患儿胸骨的下半部分进行胸外按压，或采用双手成人心肺复苏法（图 62–17）。在所有情况下，应小心以避免压断剑突和肋骨。如果情况允许，应在患儿背部放置心脏复苏板，以最大限度地提高按压效率。单人进行心肺复苏术，通常按 30 次按压 2 次通气的比例进行。发生心脏骤停的患儿童，如果辅助通气更加频繁，则存活的机会更大。因此，对≤ 8 岁儿童该比率应降低至 15 按压 2 次通气，直到第二个救护人员到达。

在门诊，救护人员应周期性地中断复苏操作，以便对患儿的心脏、脉搏、呼吸进行评估。CPR 的目标是重建患者血液循环，使其维持在一个与生存兼容的

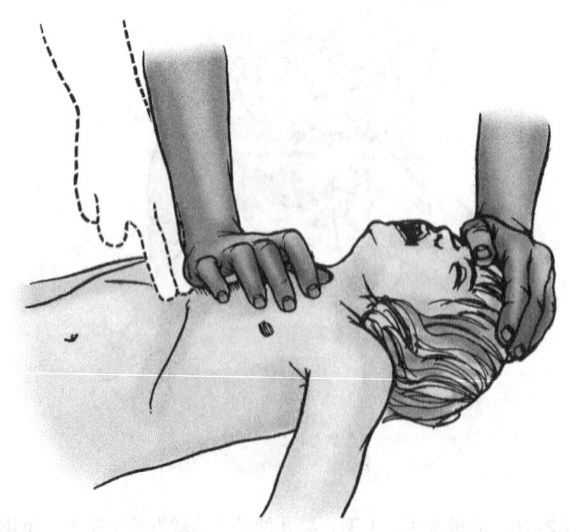

图 62–17 儿童胸外按压时手的位置。注意急救者的另一只手需维持头部适当位置以利于通气
摘自 Guidelines for cardiopulmonary resuscitation and emergency cardiac care. Emergency Cardiac Care Committee and Subcommittees, American Heart Association. Part V. Pediatric basic life support. JAMA, 1992, 268: 2251–2261

循环水平。如果复苏不能成功建立可以维持生命的呼吸和循环，医疗小组必须决定是否值得继续努力或复苏是否应就此停止。如果 EMS 救护设施在途中，应为进一步救援积极处理，如气管插管，建立血管通路，药物支持，心肺复苏的时间应尽可能长，或救援人员认为合理时应仍继续。

对住院患者，复苏应根据心电图所示结果进行。对于无脉、心脏停搏或电机械分离（无脉性电活动[PEA]）的患儿，救护人员应继续人工呼吸和心肺复苏术，建立血管通路，并紧急静脉给予肾上腺素（图 62–18）。对于持续心跳停止或 PEA，肾上腺素可以每 3~5min 重复一次。应结合患儿的病史，体检结果及实验室检查结果寻找引起心脏骤停的可纠正的原因（如 6 Hs 和 4 Ts）（表 62–5）。肾上腺素给药后应继续心肺复苏，以帮助药物在体内循环。经过 5 个周期 CPR 后，救护人员重新评估患儿有无脉搏或能引起不同反应的心电图节律的改变。

对于存在无脉性室速或室颤的患儿，应进行紧急除颤（图 62–18）。救护人员应将电极放在患儿裸露的胸部和背部，并遵循 AED 语音提示进行操作。对于年幼的孩子，除颤仪（如果有的话）的能量应设为 2 焦耳 / 千克。理想情况下，对≤ 8 岁患儿自动体外除颤器的能量应较成人剂量小或应使用儿童专用除颤器；如果没有可用的设备，应该使用标准的成人 AED。除颤后应立即重新启动心肺复苏。也可以给予紧急剂量的肾上腺素，并另外行 5 个周期 CPR，以确保药物在患儿体内有效循环。如果 ECG 继续显示室颤或室速，除颤与肾上腺素可交替使用。对于顽固性室颤或室速，可以静脉注射抗心律失常药物，如胺碘酮或利多卡因（表 62–6，62–7）。

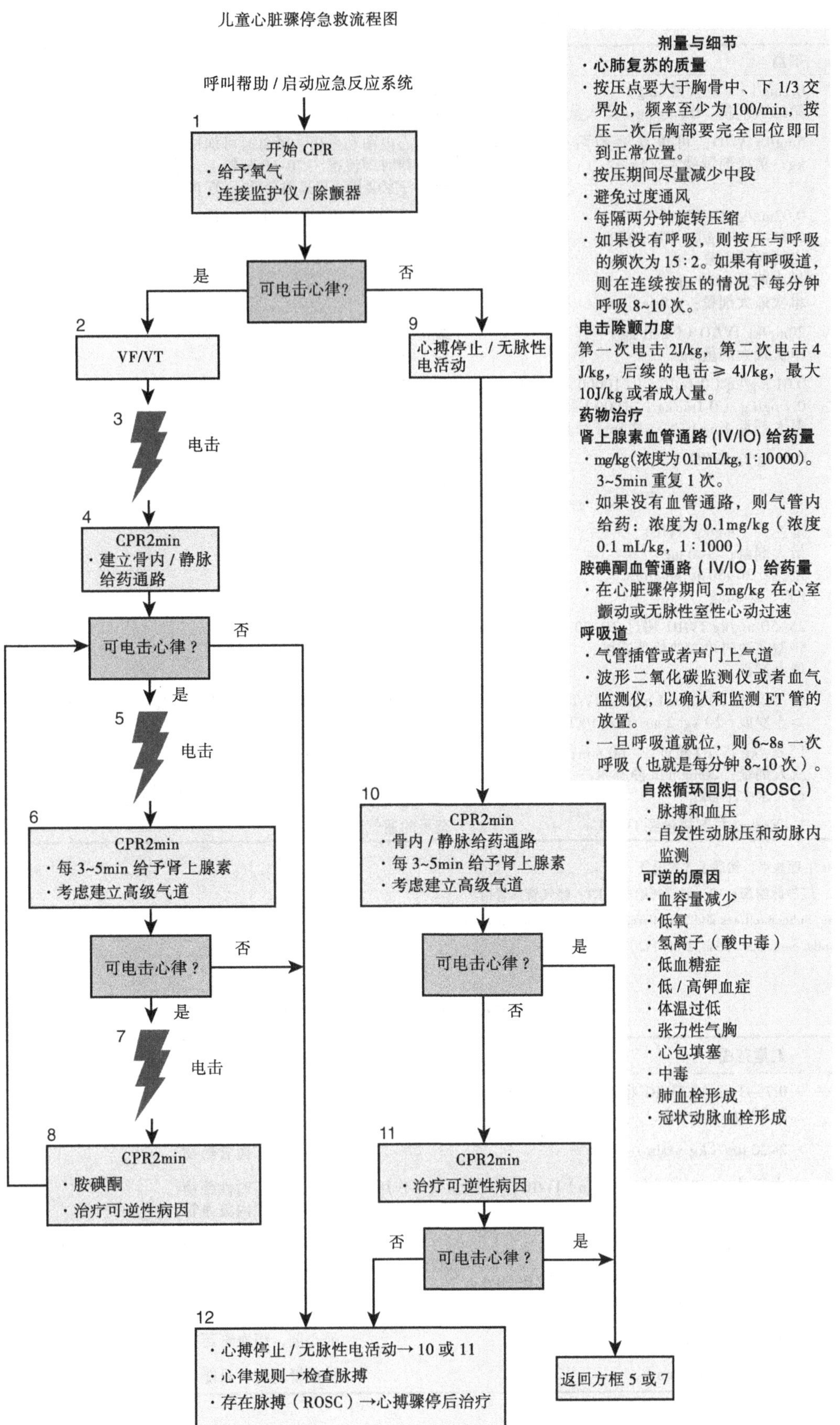


**图 62–18**　儿童心脏骤停高级生命支持流程

摘自 Kleinman ME, Chameides L, Schexnayder SM, et al. 2010 American Heart Association guidelines for cardiopulmonary resuscitation and emergency cardiovascular care, part 14, Circulation 122 [suppl 3], 2010: S876 – S908, Fig 1: p S885

表 62-6　儿科复苏及心律失常急救用药

| 药物 | 剂量 | 注意 |
|---|---|---|
| 腺苷 | 0.1mg/kg（最大量 6mg）<br>第二次剂量：0.2mg/kg（最大量 12mg） | 监测心电图<br>IV/IO 快速推注 |
| 胺碘酮 | 5mg/kgIV/IO；可重复给药两次，至 15mg/kg；单次剂量最大 300mg | 监测心电图和血压，紧急时可加快给药速度（心搏骤停时静脉推注，有灌注节律时缓慢推注 20~60 分钟），给有灌注节律的患者用药前强烈推荐先进行专家会诊。与其他会延长 QT 间期的药物合用时要小心（包括专家会诊） |
| 阿托品 | 0.02mg/kg IV/IO<br>0.04~0.06 mg/kg ET 给药 *<br>必要时可重复一次<br>最小剂量：0.1mg<br>单次最大剂量：0.5mg | 有机磷脂类中毒时可用更大剂量 |
| 氯化钙（10%） | 20mg/kg IV/IO（0.2ml/kg）<br>单次最大剂量 2g | 缓慢给药<br>成人剂量：5~10 mL |
| 肾上腺素 | 0.01 mg/kg（0.1ml/kg 1∶10000）IV/IO<br>0.1mg/kg（0.1ml/kg 1∶1000）经 ET*<br>最大剂量 1mg IV/IO；2.5mg 经 ET | 每 3~5min 可重复给药 |
| 葡萄糖 | 0.5~1g/kg IV/IO | 10% 葡萄糖 : 5~10 mL/kg<br>25% 葡萄糖 : 2~4 mL/kg<br>50% 葡萄糖 : 1~2 mL/kg |
| 利多卡因 | 推注：1 mg/kg IV/IO<br>最大剂量：100 mg<br>泵注：20~50 μ g/kg/min<br>ET* : 2~3 mg | |
| 硫酸镁 | 25~50 mg/kg IV/IO 超过 10~20 min；尖端扭转型室速时可加快给药速度；<br>最大剂量 2g | |
| 纳洛酮 | <5 岁或≤ 20 kg: 0.1 mg/kg IV/IO/ET *<br>≥ 5 岁或 >20 kg: 2 mg IV/IO/ET * | 小剂量用来逆转因使用阿片类药物引起的呼吸抑制（1~15 μ g/kg） |
| 普鲁卡因胺 | 15 mg/kg IV/IO 超过 30~60 min；<br>成人剂量：20mg/min 静脉泵注<br>最大量 17mg/kg | 监测心电图和血压；<br>30~60min 缓慢给药<br>和其他会延长 QT 间期的药物合用时需谨慎（包括请专家会诊） |
| 碳酸氢钠 | 1 mEq/kg/ 每剂缓慢经 IV/IO | 充足的通气后给药 |

* 处需快速推注 5ml 生理盐水，然后予 5 次通气

ECG：心电图；IV：经静脉给药；IO：经骨髓给药；ET：经气管插管给药

摘自 ECC Committee, Subcommittees and Task Forces of the American Heart Association: 2005 American Heart Association guidelines for cardiopulmonary resuscitation and emergency cardiovascular care. Circulation, 2005, 112:IV1–203

表 62-7　维持心输出量和复苏后稳定的药物

| 药物 | 剂量范围 | 说明 |
|---|---|---|
| 氨力农 | 0.75~1 mg/kg IV/IO 超过 5 min；可重复 2 次，然后维持：2~20 g/（kg · min） | 强心扩血管药 |
| 多巴酚丁胺 | 2~20 μg/（kg · min）IV/IO | 强心剂；扩血管药物 |
| 多巴胺 | 小剂量：2~20 μg/（kg · min）IV/IO；大剂量升压作用 | 强心剂；正时性药物；<br>扩张肾脏和内脏血管 |
| 肾上腺素 | 0.1~1 μg/（kg · min）IV/IO | 强心剂；正时性药物；小剂量扩张血管，大剂量收缩血管 |
| 米力农 | 负荷量：50~75 μg/kg IV/IO 超过 10~60 min<br>维持量：0.5~0.75 μg/（kg · min） | 强心扩血管药 |
| 去甲肾上腺素 | 0.1~2 μg/（kg · min） | 强心剂，缩血管药物 |
| 硝普钠 | 1~8 μg/（kg · min） | 扩血管药物；只能和 5% 葡萄糖液配伍 |

* 持续输注期间用下面公式来计算剂量：

注射速度（mL/h）=［体重（kg）× 剂量 μg/（kg · min）× 60（min/h）］/ 浓度（μg/mL）

IV: 经静脉给药；IV: 指经骨髓给药

摘自 ECC Committee, Subcommittees and Task Forces of the American Heart Association: 2005 American Heart Association guidelines for cardiopulmonary resuscitation and emergency cardiovascular care. Circulation, 2005, 112: IV1–203

## 儿童接受抢救的呼吸频率大约血管通路

### 静脉通路

适合置管的静脉虽多，但在诸多患者中有相当多的解剖变异。在上肢，位于肘窝的肘前静脉中部，通常是最大和最易于建立的静脉通路（图 62–19）。手背许多静脉也适于置管，因为它们往往很粗，位于手背的平坦表面，并且其置管的耐受性良好。头静脉置管通常是在手腕部，沿着前臂或肘部。前臂的正中静脉也是合适的，因为它位于沿前臂的一个平面上。下肢的大隐静脉，位于前内踝，大多数患者常用此通路。在足背的中线上通常有大静脉穿过踝关节，但导管很难在这停留，因为背屈时容易滑出。足部外侧的第二大静脉，水平走行于足背，距离足底 1–2 厘米处，通常更合适（图 62–20）。最明显的头皮静脉是颞浅静脉（位于耳前）和耳后静脉（位于耳后）。

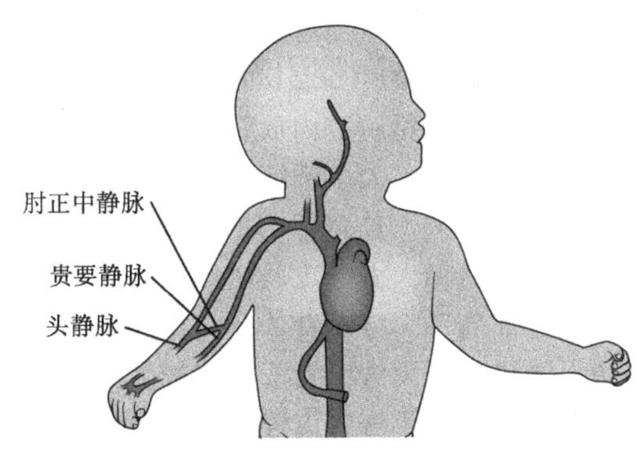


**图 62–19**　上肢静脉

摘自 Roberts JR, Hedges JR. Clinical procedures in emergency medicine. 4 ed. Philadelphia: Saunders, 2004

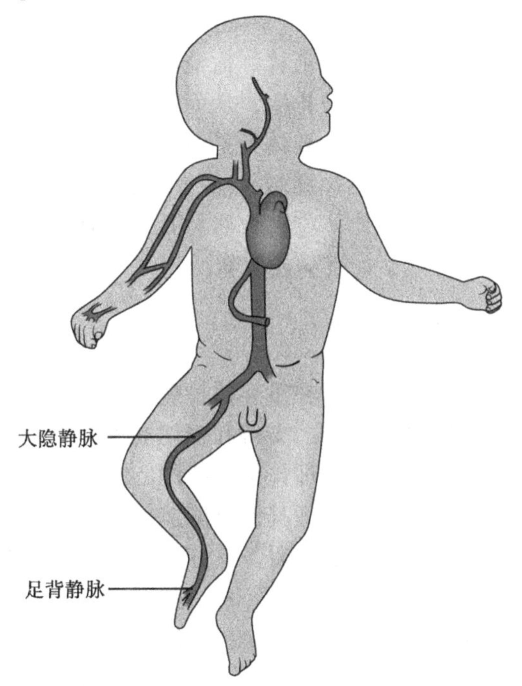


**图 62–20**　下肢静脉

摘自 Roberts JR, Hedges JR. Clinical procedures in emergency medicine. 4 ed. Philadelphia: Saunders, 2004

更深和更粗的中央静脉可提供比外周静脉更可靠、更大的通路以输注药物、营养并方便血液抽样。他们可通过经皮置管或手术建立。婴幼儿的股静脉通常是最容易置管的，颈内静脉和锁骨下静脉也可以使用（图 62–21，图 62–22）。由于肱静脉靠近正中神经，因此不是经常推荐在此置管。

### 骨髓通路

建立骨髓通路（IO）的针是一种特殊的坚硬的大孔针，类似于骨髓穿刺针。IO 置管适用于静脉通路难以建立或无法建立的患儿，即使是在年龄较大的儿童。对心跳呼吸骤停的患儿，如果不能在 1min 内建立静脉通路，那么应放置胫前 IO 针（小心注意避免穿越骺板）。针头应该穿透致密骨的前层中，并且其前端推进到骨的松质内（图 62–23）。所有的药物，包括那些紧急复苏的药物，血液制品和液体均可通过

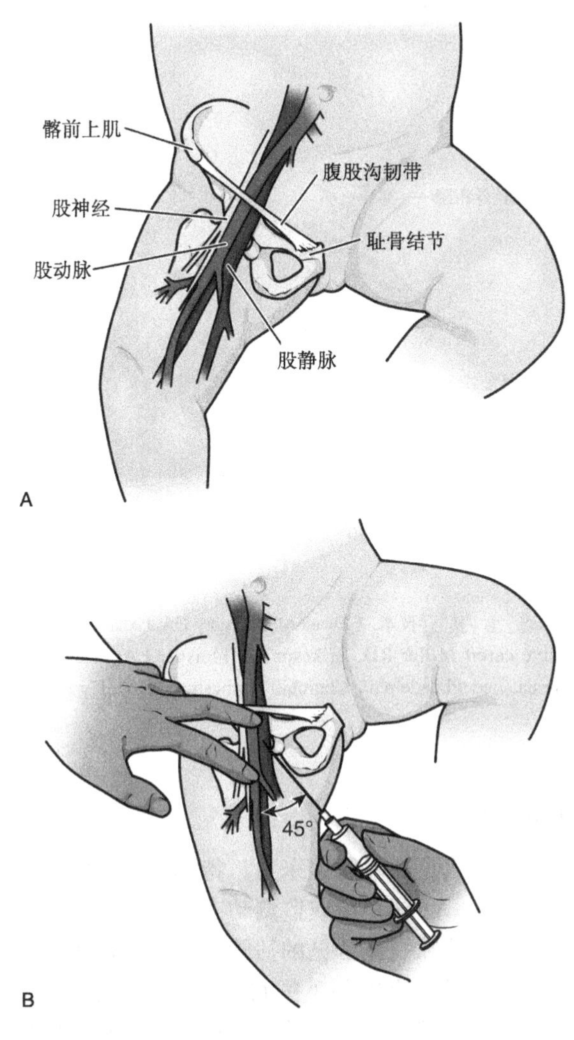


**图 62–21**　股静脉路径。记住 NAVEL 是神经、动脉、静脉、空位置、淋巴管的缩写

摘自 Putigna F, Solenberger R. Central venous access [2011-02-07] http://emedicine.medscape.com/article/940865-overview

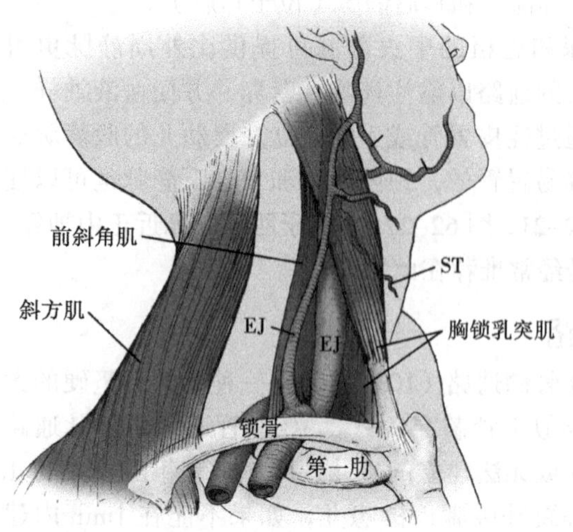


图 62–22　颈内和颈外静脉。RMV= 下颌后静脉；FV= 面静脉；ST= 甲状腺上静脉；IJ= 颈内静脉；EJ= 颈外静脉；SCM= 胸锁乳突肌。SCM 的两个头

摘自 Mathers LW, Smith DW, Frankel L: Anatomic considerations in placement of central venous catheters, Clin Anat 5:89, 1992. Reprinted by permission of Wiley-Liss

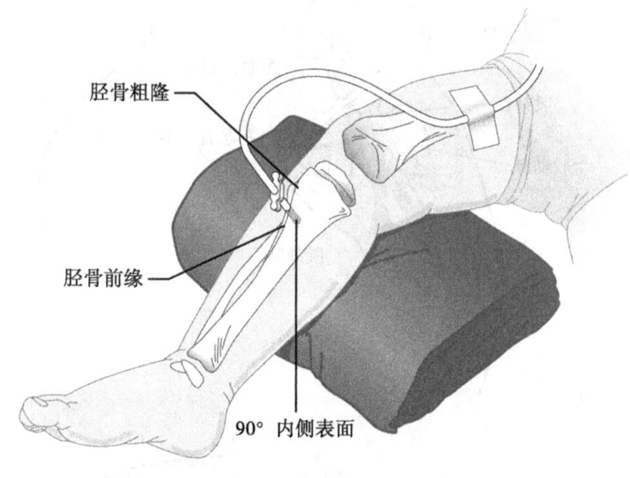


图 62–23　骨内插管技术（Zwass MS, Gregory GA. Pediatric and neonatal intensive care// Miller RD, Eriksson LI, Fleisher LA, et al. Miller's anesthesia. 7 ed. Philadelphia: Churchill Livingstone, 2009: Fig 84–1）

此途径给药。

## 动脉通路

当医护人员需要频繁采血，特别是评估氧合的充分性，通气，酸碱平衡或监测动态血压时，须建立动脉通路。桡动脉是最常见的插管动脉，其位于手腕的前侧面，桡骨茎突中部（图 62–24）。尺动脉，位于尺侧腕屈肌肌腱外侧，因其靠近尺神经而较少应用。下肢可用的动脉位点，特别是在新生儿和婴儿，是足背动脉和胫后动脉，前者位于胫骨前肌和伸拇长肌的肌腱之间的足背，后者位于内踝后方。动脉导管的置

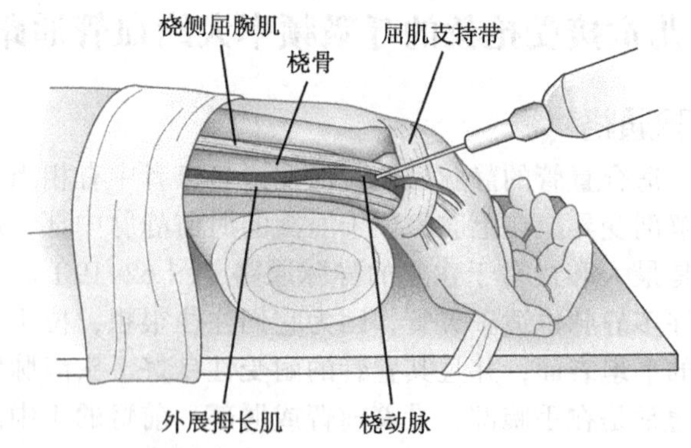


图 62–24　桡动脉解剖学和插管

入和随后的管理都需要特别小心，因为这会影响组织的血液供应，如果动脉导管被拔出可致大出血。

# 非血管性急诊操作

## 胸腔穿刺和放置胸腔引流管

胸腔穿刺是指胸腔内放置穿刺针或导管以引流液体，血液或气体。大多数情况下，选择腋中线第 4 到第 9 肋间隙穿刺。经过适当的全身和局部麻醉 / 镇静使临床指征达标，做一皮肤切口，并使用钝性分离技术逐层分离胸壁。穿刺针（及其之后的胸管）应沿下一肋上缘进针，因为肋骨下缘有较大的血管走行。理想情况下，胸腔引流管应置于胸膜腔前部的空气积聚处和胸膜腔后部的液体积聚处。拍摄 X 光片以确定胸管位置，了解引流情况。

## 心包穿刺

当心包内积聚液体、血液或气体时，可使心脏受压，不能正常充盈排空，从而导致心输出量下降。限制性心包积液的主要体征是心动过速、低血压、血氧饱和度降低。心包穿刺往往随后放置导管持续引流。由于胸腔内操作，应用胸部 X 片来确认导管位置以及评估并发症，如气胸或血胸。

# 复苏后护理

成功复苏后，在重症监护病房，患儿可以持续接受多器官系统评估、支持和密切观察，这是非常关键的。最佳复苏后护理包括持续的心血管和呼吸系统功能支持、识别和处理其他可能造成患儿心肺功能不稳定的器官系统功能障碍。良好的复苏后重症监护也包括对孩子的父母、兄弟姐妹、家人和朋友的服务支持。

亚低温治疗（32~33℃，持续约 24h）已用于成人及心肺复苏后的儿科幸存者，以减少心脏骤停（见第 63 章）复苏后的神经功能损害。缺氧缺血性脑病与后续出现惊厥、智力障碍、痉挛性瘫痪是心脏骤停复苏

后的严重和常见的并发症。另外，应该避免高血糖和低血糖。

复苏后的管理一般分为两个阶段，如早期紧急复苏治疗时一样。首先，医护人员必须评估孩子的呼吸道和呼吸，必要时提供充足氧供和通气。如果已予球囊面罩通气患儿仍出现持续性呼吸衰竭，则应进行气管插管。一旦完成气管插管进行机械通气，必须进行呼吸评估，如 X 线胸片和动脉血气体采样及分析。还需进行循环系统评估，必要时进行支持治疗。连续动脉血压监测可以帮助医护人员决定是否需要应用正性肌力和变时性药物（表 62–7）。一旦气道、呼吸及循环已经处理完成，医护人员应进行各器官系统的评估。采用一个完整的体检和实验室检查，以评估孩子的呼吸、心血管、神经系统、胃肠道、肾和血液系统功能。

与家人的沟通是复苏后护理的一个重要组成部分。家属应简要全面听取复苏过程的主要问题包括患儿情况、正在进行的治疗、不确定的问题或上级医生的意见。医护人员应明确回答家属的问题并提供安慰。如果家属有意愿，应联系其他辅助人员如社会工作者和牧师以提供额外的支持和安慰。美国儿科学会建议，若患儿生存概率很低，如果家属要求的话在复苏抢救时可让他们在床旁。

心肺复苏或其他紧急复苏的过程中如果家属在场，即使患儿死亡，也对家属具有更积极的意义如果患儿病情危重但情况相对稳定，应尽早将家属带到床边。

## 参考书目

参考书目请参见光盘。

（杨雪 译，陆国平 审）

# 第 63 章

# 神经系统急诊和稳定

Patrick M. Kochanek, Michael J. Bell

在过去的几十年中，由于危重症救治技术不断提高，危重患者的死亡率也随之下降。但是，严重神经系统损伤患者的合理治疗仍是临床所面临的挑战性工作。

## 神经系统危重症的救治原则

大脑代谢需求较高，在生长发育过程中尤为明显。因此，维持大脑营养供给是治疗脑损伤患儿关键措施。

颅内动力学 颅内有三种内容物：脑实质、血液和脑脊液（CSF）。其中脑实质约占颅腔的 85%，其余由脑脊液和血液填充。大脑是一个较为坚硬的腔隙，随着年龄增长颅骨骨化中心逐渐代替软骨，因而颅腔顺应性也随之下降。颅内压（ICP）由脑内容物和颅骨顺应性共同决定。在大多数情况下，脑灌注压（CPP）等于血液进入颅内的压力（平均动脉压 [MAP]）减去 ICP。

脑内组织水肿、占位或血流和 CSF 增多时可导致颅内容量增加。颅腔内容物体积增加时，机体可通过以下代偿机制降低 ICP：① CSF 容量减少（CSF 转移进入脊髓蛛网膜下腔或通过蛛网膜绒毛吸收）；②脑血流减少（静脉血回流增加）；③增加颅腔容量（颅缝病理性裂开或颅骨重塑）。一旦不能代偿（颅内容量太大）时，轻微的脑容量增多也可导致颅内压的显著增加（图 63–1）。若 ICP 持续增加，则导致脑水肿，CPP 亦随着降低。若 ICP 进一步增加，则挤压脑组织进入枕骨大孔—形成脑疝，此过程可在数分钟内发生，并可导致严重并发症，甚至死亡。

大脑需由脑血流（CBF）持续供给氧和葡萄糖才能维持正常生理功能。正常情况下，CBF 通过脑动脉的搏动使其血压波动在恒定范围（自身调节能力）。脑动脉可以最大限度扩张而降低血压，也可最大限度收缩而升高血压，因此，正常情况下，CBF 相对稳定（图 63–2）。CSF 酸碱平衡（常见于 $PaCO_2$ 急剧变化）、机体或大脑温度、葡萄糖利用、以及其他血管活性介质均能影响脑血管舒张。

了解这些知识可以防止发生继发性脑损伤。例如：过度通气时 CSF 的 pH 值增加可导致脑缺血；热疗可使脑代谢增加，可能对创伤后的脆弱脑组织造成损伤；

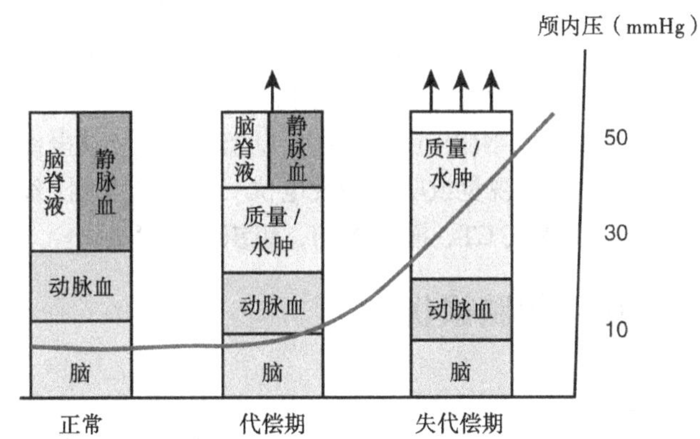


**图 63–1** Munro–Kellie 学说描述：随着肿块（出血、肿瘤）的增大，颅内也在不断变化。在正常情况下，脑实质、动脉血、脑脊液以及静脉血占据颅穹隆，产生 <10mmHg 的压力。随着颅内肿块病变范围扩大或脑水肿，最初代偿状态下会减少脑脊液的产生和静脉血容量，颅内压依旧是低的。随着病变范围进一步扩大而产生失代偿状态，导致代偿机制耗竭，且出现高颅压表现

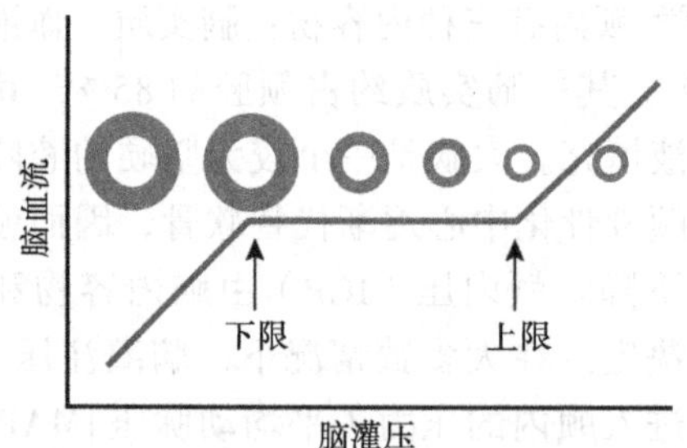


**图 63-2** 该图为脑血流量与脑灌注压关系图解。如图所示，在 Y 轴的中心代表着脑血管动脉直径，通过自身调节的作用，脑血流量与脑灌注压的关系。CPP 脑灌注压通常被定义为 脑平均动脉压减去颅内压。在颅内压正常时，脑灌注压代表着脑平均动脉压。因此，在正常情况下，通过自身调节，脑血流量在最低限 - 最高限之间保持着平衡状态。在成人中，脑血流量 50~150mmHg，最低限约 50mmHg，最高限约 150mmHg。在儿童，自身调节脑血流量的上限所占的比重比成人低。然而，根据 Vavilala 等人的研究认为，脑血流量下限值在婴儿和大儿童相近。因此，婴儿和青少年儿童对于足够的脑灌注压有较少的反转现象

若发生低血糖且 CBF 不能代偿时可引起神经细胞死亡；长时间惊厥发作，因气道管理失控导致机体缺氧，可产生持续性脑损伤。

细节管理和反复评估是管理严重神经系统损伤患儿的关键。在诸多对神经系统最有价值的客观评估工具中，格拉斯哥昏迷评分（GCS）较为常用（表 62-3）。GCS 产生于成人创伤性脑损伤，在儿科同样具有应用价值。改良的 GCS 适用于语言障碍以及婴幼儿（表 62-3）。其通过对神经系统一系列查体，可以对患者发生永久性脑损伤之前的神经损害进行预判。

临床上对脑损伤患者应用最多的监测设备是颅内压监测仪。此仪器监测颅内压时需要在脑室（脑室外引流）或脑实质（脑实质传感器）置管。ICP 导向治疗是 TBI 患者的诊治标准，同时也用于颅内出血、瑞氏（Reye）综合征、某些脑病、脑膜炎和脑炎。其他的监测装置还有脑组织氧分压监测（$PbtO_2$），利用近红光吸收原理的外置探头，无创监测脑氧代谢装置 [ 近红外线频谱法（NIRS）]，脑电活动监测 [ 连续脑电图（EEG），体感、视觉或听觉诱发电位 ]，脑血流监测（经颅多普勒、氙气 CT、灌注 MRI，组织探针等）。

## ■ 创伤性颅脑损伤

### 病　因

创伤性颅脑损伤（TBI）常见于车祸伤，坠跌伤，侵袭伤和受虐伤，且多数儿童系闭合性颅脑损伤。

### 流行病学

漏译：TBI 是最严重的儿科公共卫生问题之一，每年大约导致 7 000 美国儿童死亡。

### 病理学

TBI 可导致硬膜外、硬膜下和脑实质出血，对灰质及白质损伤也很常见，可造成局部脑挫裂伤、弥漫性脑水肿、弥漫性轴索损伤以及小脑或脑干损伤。重症 TBI 患者可导致多种严重后果，弥漫性和潜在的迟发性脑水肿较为常见。

### 发病机制

TBI 可导致原发性和继发性脑损伤。原发性脑损为创伤冲击对脑组织产生不可逆的破坏。继发性脑损伤的发生有两种机制。其一，脑损伤在数小时或数天内逐渐发生，这类患者的治疗应针对其发病机制（细胞水肿，凋亡，继发性轴索断裂）进行；其二，由于脑损伤后正常的自身调节防御机制破坏，对外在损伤非常敏感，在出现正常情况下能耐受的低血压时，因脑血流自身调节机制损失而不能代偿导致脑组织缺氧缺血损伤。

### 临床表现

严重 TBI 的典型临床特征为昏迷（GCS 评分 3~8）。常常为表现为创伤后立即发生的持续昏迷。例如一个创伤后清醒的硬膜外血肿患儿，数小时后病情可能恶化。同样，也有弥漫性脑水肿患儿，刚刚还能说话随即死亡的情况。因此，临床上对于存在显著脑挫伤且有潜在恶化可能的中度 TBI 患儿（GCS 评分 9~12），一定要提高警惕，这些患者可能会随着脑水肿加重而发生严重并发症。对于昏迷的严重 TBI 患儿，另外一个重要临床表现是颅高压的不断进展。压力增高可导致脑疝发生，若突然出现头痛或头痛加重、意识障碍、生命体征改变（血压增高，心率减慢，呼吸不规则），以及第 6 对脑神经压迫症状（表现为眼外直肌瘫痪）或第 3 对脑神经压迫症状（表现为双侧瞳孔不等大，上睑下垂）表现时，提示可能发生脑疝。临床上只有通过持续 ICP 监测才能对不断增高的 ICP 进行有效管理。颅脑肿胀的发生是一个渐进性过程。严重 TBI 早期即可发生明显 ICP 增高（>20mmHg），但高峰一般出现在 48~72h；而降颅压治疗往往需要一周以上。但有些弥漫性轴索损伤或脑干损伤患儿也可出现昏迷，而无 ICP 增高。

### 实验室检查

TBI 患儿若病情稳定应立即行头颅 CT 检查（图 63-3 至 63-11）。多数单纯 TBI 患儿实验室检查结果正常；少数并发凝血功能异常或抗利尿激素分泌异常综合征（SIADH），发生脑性耗盐者罕见。对于多发伤的 TBI 患者，可因其他部位损伤导致实验室检查结果异常，因此，严重 TBI 患者应行全面的创伤方面的

相关检查（见第 66 章）。

## 诊断和鉴别诊断

依据病史和临床表现，严重 TBI 不难诊断。但在同时存在酒精或药物中毒的患者，其严重程度可能会过高评估。在诸如淹溺、烟雾吸入等引起缺氧的情况下，诊断 TBI 可能会有疑问，此时不要勉强诊断。

## 治　疗

中重度的 TBI 患儿（GCS 评分 9~12 或 3~8）应收住重症监护室（ICU）进行监护。严重 TBI 治疗应按照公开发表的基于循证医学的管理指南进行（图 63-12）。在监测 ICP 情况下进行 ICP 目标靶向治疗是较为合理的。应由神经外科、重症医学科、普通外科、康复科等多学科组成团队对患者进行管理，同时防治继发性损伤和控制 ICP 增高。对于初始稳定的

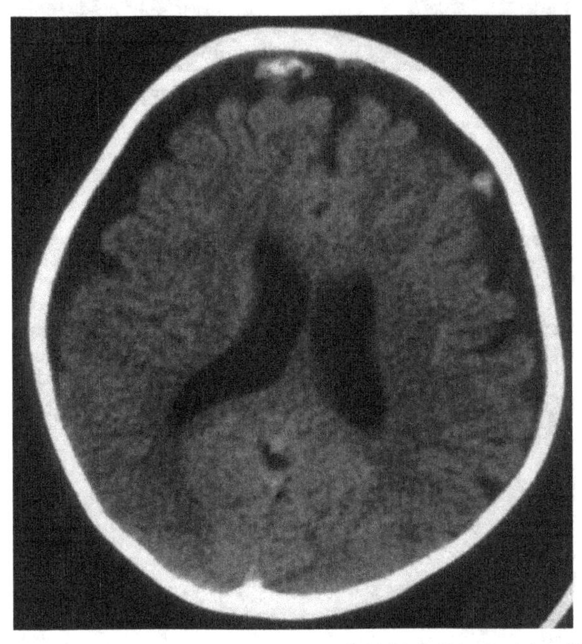

**图 63-3**　婴儿时期的头部创伤性脑损伤是硬膜下积液，脑室扩张和出血

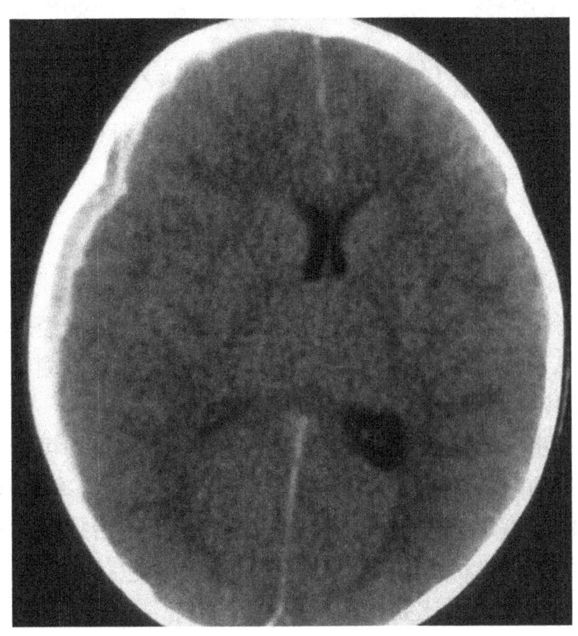

**图 63-4**　虐待性头部创伤，有一种硬膜下的积液和中线移位

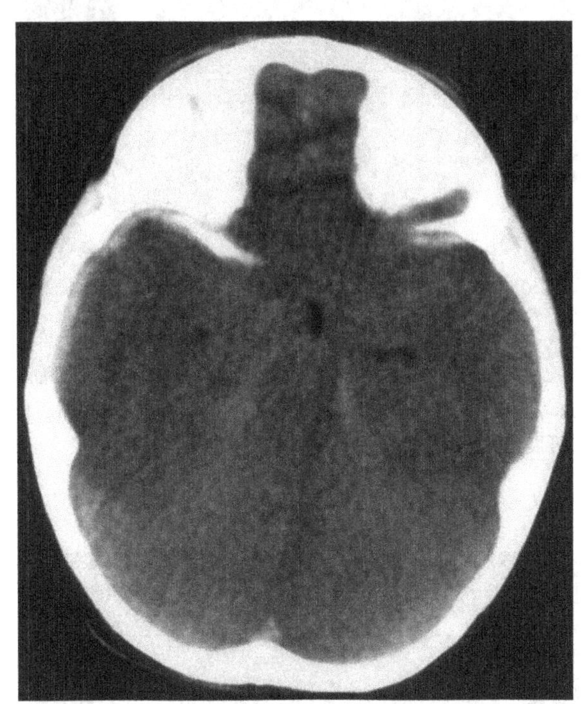

**图 63-5**　颅脑损伤伴大量脑水肿，失去灰质 - 白质分化，脑室系统丧失，脑干可能出现疝气

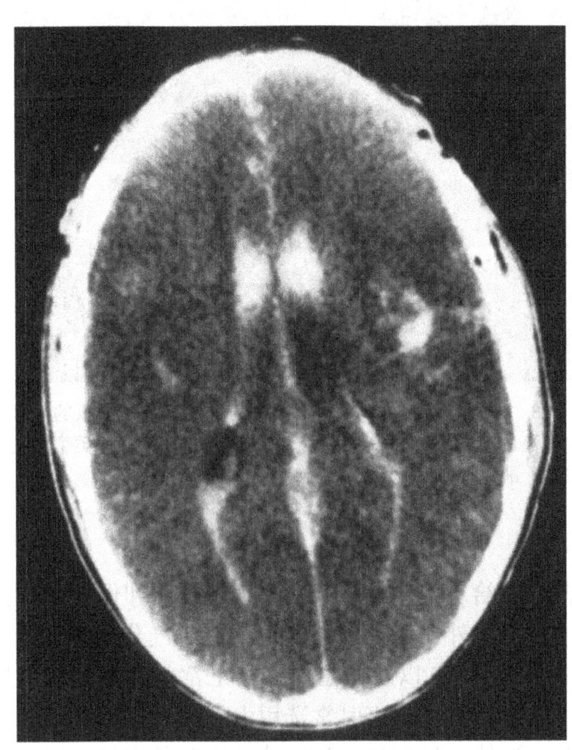

**图 63-6**　严重的颅内、脑内、硬膜下血肿，灰质白质分化，严重脑水肿

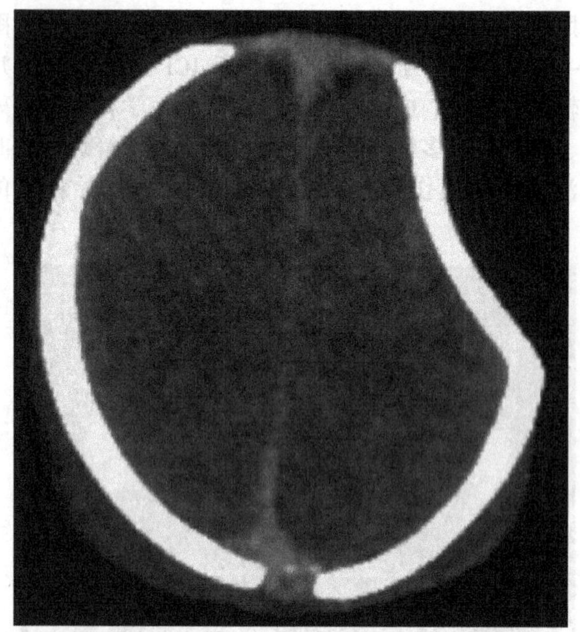

图 63-7　由于用助产钳造成的创伤性分娩，导致头骨骨折。脑肿胀是可以看到的

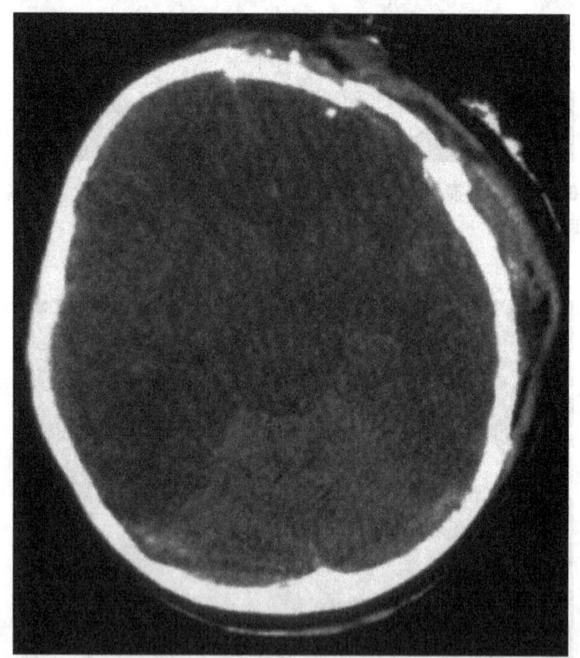

图 63-8　恶性脑水肿，严重头部损伤的常见模式与严重的继脑损伤和很高的死亡率有关。在 CT 扫描中没有脑室。这种类型的损伤与缺氧、缺血几低灌注有关

患者，应给予快速顺序气管插管，预防和保护脊髓损伤，维持脑外血流动力学稳定，使血气分析（$PaO_2$，$PaCO_2$）、MAP 以及体温保持在正常范围。有低血压者应静脉扩容。扩容时常选用生理盐水，尽量避免应用低渗液体，治疗目标为维持机体等量容量。可在监测中心静脉压（CVP）情况下使用升压药，避免液体

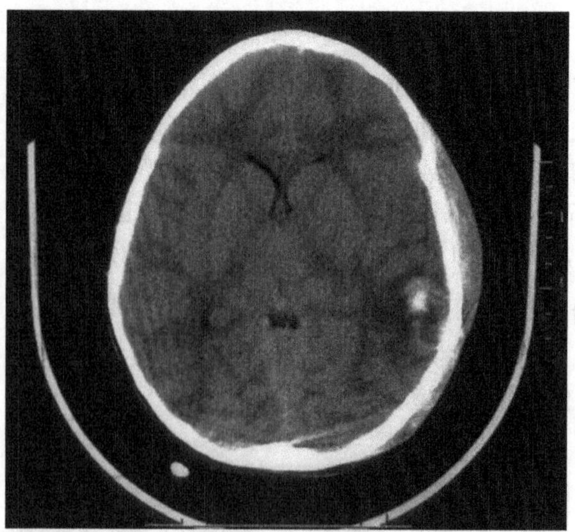

图 63-9　严重的颅内血肿、脑内出血和灰白质的损伤

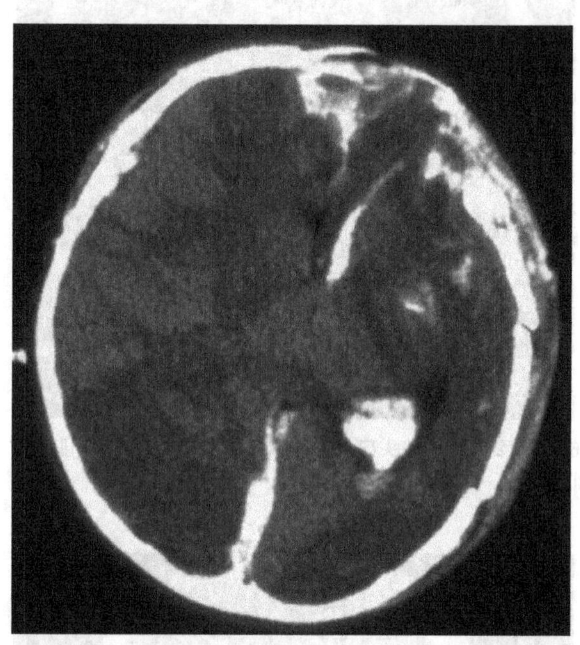

图 63-10　严重的创伤性脑损伤，严重的颅内骨折和内室出血

过多和脑水肿加重。患者应使用创伤观察量表。一旦患者病情稳定，应行 CT 扫描了解是否需要神经外科紧急干预。若不需外科手术，则应植入 ICP 检测仪以指导治疗颅高压。

患者在病情稳定或治疗过程的任何时候均可出现脑疝的症状和体征（瞳孔散大、血压增高、心率减慢、肢体强直）。发生脑疝后预后极差，但若治疗及时病情可逆转，因此应紧急处理；处理措施包括：使用硫苯妥钠或苯巴比妥镇静后行气管插管，过度通气，吸入 100% 氧气，应用甘露醇（0.25~1.00g/kg，IV）或

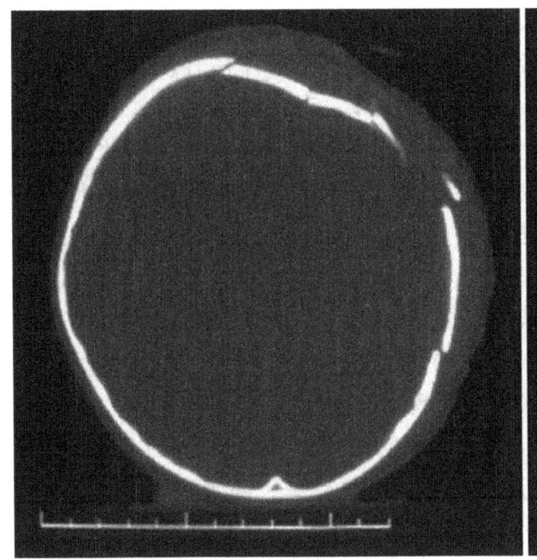
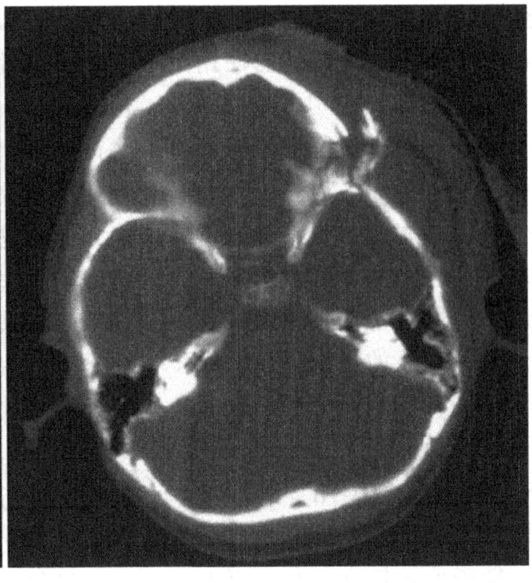

**图 63–11**　骨折导致严骨折重创伤性脑损伤相关的骨寡妇，显示多颅骨骨折

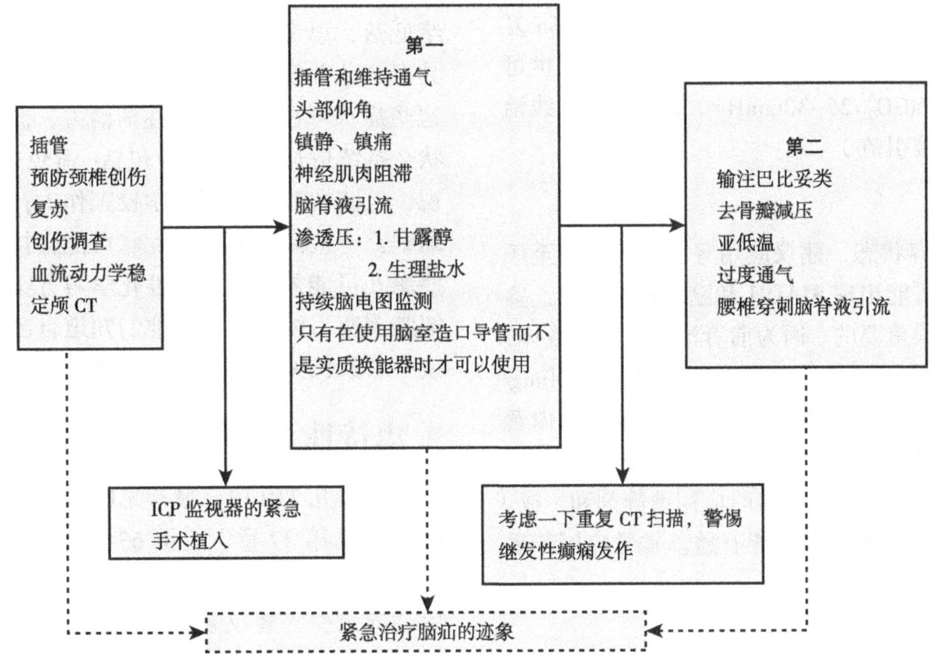


**图 63–12**　图解概述了一个患有严重创伤性脑损伤的儿童的管理方法，它是基于 2003 年对严重创伤性脑损伤管理的指导方针以及后来的文学作品的细微修改。文中讨论了颅内压和脑灌注压的目标。这个示意图特别针对严重的创伤性脑损伤，是对 ICP 直接治疗最好的经验，尽管如此，这里提供的一般方法与颅内高血压的管理有关在其他条件下，基于 ICP 监测和 ICP 指导治疗的数据是缺乏的，详情请参阅文本

高张盐水（3% 氯化钠，5~10mL/kg，IV）。

ICP 应维持在 20mmHg 以下。治疗目标是 2~6 岁儿童的脑灌注压维持在 50mmHg 左右，7~10 岁患儿为 55mmHg，11~16 岁患儿在 65mmHg。一线治疗包括：抬高床头，头部位于正中位，机械通气，镇静镇痛（如苯二氮䓬类和麻醉剂）；必要时应用肌松剂；连续脑电图监测了解有无癫痫持续状态，因该并发症和 ICP 增高与预后相关，且患者瘫痪时不宜发觉；脑室内监测 ICP 优于脑实质监测；依据 ICP 峰值采取持续或间断脑脊液引流，使其维持在 20 mmHg 以下。其他一线治疗还包括：ICP 大于 20mmHg 时应用高渗剂甘露醇（0.25~1.00g/kg，静脉注射，大于 20min）或

固定时间给予（4~6h 用药 1 次）；应用高张盐水（常用 3% 盐水以 0.1~1.0mL/kg/h 维持）。高渗剂的使用可依据当地病房的使用习惯，两种高渗剂均可应用，但不建议血清渗透压高于 320mOsm/L。应留置导尿管监测尿量。

若 ICP 较难控制，应仔细评估患者，观察有无以下情况：高碳酸血症、低氧血症、发热、低血压、低血糖、疼痛和惊厥；并重新进行影像学检查排除需要手术的病变。已有针对难治性颅高压的指南，但临床证据非常有限。有些中心实施去骨瓣减压治疗。也有应用苯巴比妥注射的报道，先以负荷量 5~10mg/kg 注射 30min 以上，后以每小时 5mg/kg 连续用 3 剂，再以 1mg/kg/h 维持；应用时需严密监测血压，因其可发生药物诱导的低血压，可能需要液体支持和（或）使用升压药。应用体表降温法使患者处于轻度低体温（32~34℃）对难治性颅高压也有帮助；同时应用镇静剂和肌松剂防止寒战；复温一定要慢，每 4~6h 复温不超过 1℃，且防止复温过程中发生低血压。也可选用过度通气（$PaCO_2$=25~30mmHg）或其他的二线治疗（如腰椎脑脊液引流）。

### 支持治疗

维持机体等容状态；建议应用等渗液体，直至颅高压缓解。患者可能出现 SIADH 和脑耗盐综合征，鉴别这两种情况是很重要的，因为前者治疗需限制液体，后者需补充钠离子。避免严重高血糖（血糖 >200mg/dL）并积极治疗，并定时监测血糖。主张早期肠内营养。如无肾上腺皮质功能不全不建议应用糖皮质激素。气管内吸引可增加颅内压，吸痰时应用镇静剂和（或）气管内或静脉应用利多卡因可能有益。常常应用苯妥英或卡马西平等预防惊厥。

### 预　后

PICU 内严重 TBI 患者的死亡率在 10%~30% 之间。能否存活的关键在于 ICP 的控制，而头颅和全身损伤的程度影响患者远期生活质量。积极康复治疗对运动和认知功能有帮助，并可减少长期伤残的发生。TBI 的恢复可能需要数月。病程中应用物理治疗能够帮助患者的运动和行为的恢复，也有一些中心应用哌甲酯进行康复治疗。

## ■ 轻度创伤性脑损伤

儿童颅脑闭合的钝器伤多数（90%）不会发生严重的乃至威胁生命颅脑并发症。儿童轻度脑创伤是指 GCS 评分在 13 和 15 之间，到达医院时伴或不伴以下急性症状：顺行性或逆行性遗忘的病史，伴有头痛，呕吐，恶心，头晕或定向力障碍。

临床上常以头颅 CT 平扫来评估轻度 TBI 患者，但多数情况下是阴性结果。考虑到患者可能发生急性颅内出血，需要神经外科急诊清除血肿，因此，需要判定患者是否存在满足发生该并发症风险的标准，以决定是否进行头颅 CT 平扫检查。以下标准虽然部分研究有一些出入，但却是进行 CT 平扫较合理的适应证：意识丧失或失忆 >5min；持续头晕；精神状态改变；癫痫发作；局灶性神经功能障碍；凹陷性颅骨骨折；有颅底骨折表现；有服用药物或酒精史；年龄 <2 岁。同样也需要了解损伤产生的机制，在以下情况时就需要进行 CT 检查：怀疑受虐；高于 3 米的坠落伤；高速抛射伤；汽车、自行车或行人 – 汽车撞击伤。

脑震荡后综合征是急性轻度 TBI 的较常见的后遗症，可出现躯体、认知和情感方面的症状，如：疲倦，头痛，记忆力减退，头晕，烦躁，注意力不集中，情绪低落，思考困难（集中），睡眠障碍和人格改变。具有高危并发症的 TBI 更容易发生脑震荡后综合征。这些症状可在 2~3 个月逐渐消失，但也有一些轻微症状会持续更长时间。治疗包括：避免过度脑力活动（电视，电脑游戏，家庭或学校工作）；给予充分休息和睡眠。一些高危儿童的症状可能会持续超过一年。这些患儿可能需要制定个性化学习方案。家长也需要了解脑震荡后综合征，使他们知道自己的孩子不是装病或寻求家长关注。

## ■ 虐待性头颅创伤

在婴儿 TBI 中，最常见的死亡原因是虐待性头颅创伤（见第 37 章）（图 63–3~63–6）。大多数虐待性头颅创伤发生在 2 岁内婴幼儿。儿童的虐待伤误诊后会导致受害者反复受到伤害，最终发生严重 TBI。患者初始 GCS 评分可正常，但病程中病情可能恶化。虐待性头颅创伤时，通过磁共振（MRI）及血清生物标志物检测可发现比非虐待性头颅损伤具有更多的缺氧缺血性脑损伤证据。并且惊厥、窒息和其他表现可能会延迟，病史常常会有矛盾，且受伤时间也不清楚。这类患儿的处理和非虐待性 TBI 基本类似，也应包括 ICP 的目标导向治疗。受虐导致的严重 TBI 预后较差。

## ■ 脑实质缺氧缺血性损伤和缺氧缺血性脑病

### 病　因

婴儿和儿童的脑实质缺氧缺血性损伤和缺氧缺血性脑病（HIE）的病因是窒息缺氧，诸如淹溺、气道堵塞、勒缢、感染和围产期窒息等。

## 流行病学

在美国儿童发生心脏骤停发病率约为 8/100 000–20/100 000（见第 62 章）。而足月活产新生儿围产期发生 HIE 比例为 1/1000–6/1000。

## 病理学

海马，小脑的浦肯野神经元，基底节区和脑干等易损伤部位更容易发生脑实质缺氧缺血性损伤。长时间的缺氧窒息可导致分水岭区的脑梗死，甚至脑死亡。足月新生儿缺氧缺血可引起脑白质边缘受损，但不如早产儿常见（见第 93 章）。

## 发病机制

目前对 HIE 的发病机制了解较少，且多数基于实验模型。窒息或心血管死亡事件可对大脑造成无氧灌注，达到一定阈值后将对脑组织产生损害。一段时间的无血流供应导致脑组织能量衰竭。再灌注可激活神经元死亡途径（如细胞凋亡和坏死）、产生氧化和硝基化应激以及线粒体损伤和炎症反应，最终致大脑继发性损伤，临床上可表现为过度兴奋和惊厥发作。

## 临床表现

经历心脏骤停后的患儿都要在 ICU 常规进行监护治疗，昏迷或急性 HIE 患者依据 GCS 评分和（或）惊厥发作情况进行神经重症监护。对于围产期窒息患者，根据胎儿酸中毒、5min Apgar 评分（0~3 分），神经功能障碍和（或）异常脑电图检查结果确定是否需要神经保护干预措施。

## 实验室检查

需动态监测血气分析、乳酸或电解质。这些患儿也可发生多器官损伤或衰竭，病程中应对心肌、肾和肝损伤 / 功能的生物标记物进行连续地评价。重点是急诊心脏超声和头颅 CT 检查。脑电图可识别脑病、癫痫发作、和亚临床性癫痫脑电持续状态，尤其适用于复苏后昏迷的儿童。如果需要神经肌肉阻滞剂，则需行持续脑电监护。而 MRI 对评估亚急性脑损伤的程度有帮助（图 63–13）。

## 诊断与鉴别诊断

诊断时常常可以通过询问病史而明确缺氧缺血性损伤的病因。若不能确定，需积极寻找窒息原因；中毒、高钾血症、不明创伤、虐待、心肌炎、心肌病、QT 间期延长综合征是儿童常见病因（见第 430 章）。围产期窒息的新生儿应了解产科病史。儿童的 HIE 也可能是继发于其他疾病（如脓毒症休克）。

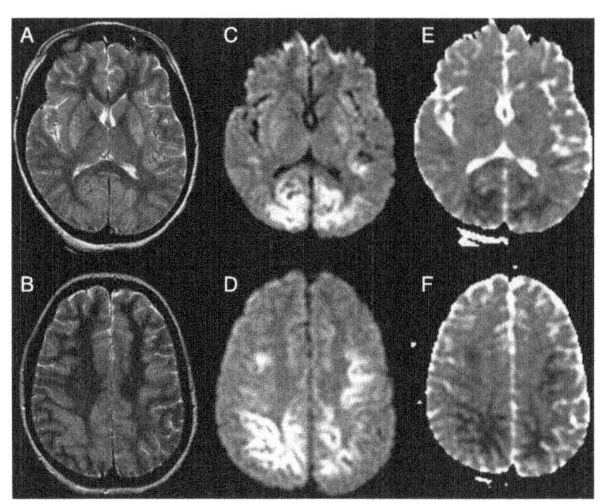


**图 63–13**　一名 1 岁的婴儿在因溺水而死后心脏停搏引起的低氧缺血性脑病的磁共振成像。A 和 B. 高信号强度在基底神经节和皮质上可见 $T_2$ 加权像，在枕叶、顶叶和额叶皮层的深层上，脑水肿是被限制扩散而著称的深层，枕，顶叶，额叶皮层扩散加权成像（C 和 D），以及表面扩散系数图像（E 和 F）

## 并发症

缺氧缺血性损伤可危及生命，其并发症包括死亡、持续性植物状态、严重残疾、全身炎症反应综合征和多器官功能障碍综合征。

## 治　疗

心脏骤停的复苏治疗参阅第 62 章。神经监护治疗之重点应关注患者在 PICU 的复苏后阶段。首要目标是保证足够的心输出量和脑灌注。机械通气时一定要维持正常氧分压和二氧化碳分压，避免氧分压波动或高碳酸血症。依据不同年龄维持最佳的平均动脉压、全身灌注和毛细血管再充盈、中心静脉血氧饱和度（>65%）和 pH 值以保持全身血流动力学稳定。应用等渗液体扩容纠正休克，并以尿量 [>1.0mL/（kg · h）] 和 CVP 指导液体治疗。可应用强心剂、升压药和（或）血管扩张剂以防再次窒息，并保证大脑和全身灌注。积极控制血糖；处理心律失常。如果常规的血流动力学支持还不够充分，可考虑应用体外膜氧合（ECMO）。

心脏骤停后昏迷的儿童，若血流动力学稳定且自主循环恢复（ROSC）可应用亚低温治疗。亚低温同样适用于存在围产期窒息、胎儿酸中毒、5min Apgar 评分 0~3 分、有神经系统功能损害和（或）异常 EEG 的足月新生儿。亚低温的禁忌证包括凝血功能障碍、出血和血流动力学不稳定的患者。根据美国心脏协会（AHA）指南（主要用于因心室颤动引起心脏骤停的成人），自主循环恢复后应尽快实施亚低温，即使延迟（4~6h）治疗仍然有效。实施时以降温毯包绕患者体表逐渐降温，同时可在腋下、腹股沟、颈部放置冰袋辅助降温，也可应用湿毛巾或通风处理。儿童患者给予 20mL/kg 冰盐水静脉推注，推注时间应大于 30 分钟，可以使中心体温降低 2℃左右。依据监护中心的诊疗习惯，32℃ ~34℃的亚低温应维持 12~72h。复温时每 4~6h 不应超过 1℃。围产期窒息患儿亚低温应维持 72h。若患者出现寒战可给予镇静剂和神经肌肉阻滞剂。在治疗期间应连续监测患者。亚低温治疗可增加发生中性粒细胞减少、脓毒症的风险；也有一些关于创伤性脑损伤的研究表明亚低温并不改善神经系统预后。

### 支持治疗

合理的支持治疗是应用晶体液使机体容量正常。积极防治高血糖、低血糖、体液渗透压过高和代谢性酸中毒。如果没有实施亚低温，在病初 72 小时一定要防止发热。复苏后治疗方案应包括潜在原发病的治疗。

### 预　后

HIE 患儿的预后取决于损伤发生的场所。在院外发生心脏骤停者，出院时生存率约 10%，且神经系统功能恢复较好者小于 50%。而院内发生心脏骤停的患儿，生存率达 30%，且多数预后良好。围产期窒息、中度脑病患儿的死亡率和伤残率分别为 10% 和 30%。重度脑病患儿的死亡率和伤残率则为 60% 和 100%。

### 治疗建议

AHA 已经发表了关于心脏骤停后的管理和缺氧缺血性脑病的治疗建议的指南。

## ■ 癫痫持续状态

### 病　因

癫痫持续状态是指一个持久的癫痫病灶导致的惊厥持续发作。具体而言，癫痫持续状态的特征是大脑持续、紊乱、不自主的活动超过了一定时限（从 1min 到 30min，常常 15~30min）。其病因繁多，癫痫、突然停用抗癫痫药物、高热惊厥、脑创伤、脑炎等中枢神经系统感染是儿童的主要病因（见第 586.8）。

### 流行病学

癫痫持续状态的发病率在 10/100 000–60/100 000 之间；5 岁以下最常见，该年龄段发病率大于 100/100 000。

### 病理学和发病机制

癫痫持续状态可造成脑损伤；并引起大脑耗氧耗能显著增加。在自限性惊厥发作中观察到机体可以通过脑血流的增加来防止能量耗竭。若癫痫发作持续存在，超过机体的代偿能力，相对脑缺血就可能发生。癫痫持续状态的发生与脑内兴奋性氨基酸（谷氨酸）水平增加相关，结合特定的受体（N– 甲基 –D– 天冬氨酸），导致神经元兴奋性增高，并激活细胞内旁路导致细胞死亡。

### 临床表现

在 ICU 中，如患者出现四肢强直 – 阵挛性运动等癫痫持续状态的表现，则容易发现；但对于昏迷患儿出现亚临床型的（非惊厥）脑电持续状态时，只能通过 EEG 来识别。

### 实验室检查

癫痫持续状态缺乏显著异常的实验室检查证据。应排除血电解质异常（如低钠血症、低钙血症、低血糖）因素。怀疑感染时行脑脊液检查。对于长期服用抗癫痫药物的患者，应检测抗癫痫药物浓度，了解有无潜在病因，并及时调整药物剂量，确保患者服药的依从性。确诊需 EEG 检查结果。

### 诊断和鉴别诊断

发作过程中 EEG 发现异常的癫痫放电即可确诊。诊断需要与运动障碍（舞蹈症、抽动）、寒战、刺激性阵挛以及去大脑或去皮层状态相鉴别。对于非惊厥性癫痫持续状态，应完善全面检查了解有无引起昏迷的其他病因。

### 并发症

未经控制的癫痫持续状态可导致脑缺氧和永久性脑损伤。发作过程中可造成身体伤害，因此，病程中可通过控制患者的周围环境进行预防。

### 治　疗

有一些药物可作为癫痫持续状态的一线用药，包括苯二氮䓬类（直肠应用安定，静脉给予咪达唑仑或劳拉西泮）、苯妥英（或磷苯妥英）、巴比妥类（苯巴比妥）。根据临床症状和发作时 EEG 表现调整药物。在 PICU 中的难治性病例，可以静脉应用巴比妥类和（或）苯二氮䓬类药物；可持续静脉输注咪达唑仑（以 0.1mg/kg/hr 起始），或戊巴比妥（负荷量 2~10mg/kg，并以 1mg/kg/hr 起始剂量维持）。而在该正常剂量范围内的低剂量推注可减少心血管事件的发生。对于病情进展到该水平的难治性患者，应给予呼吸支持和血流动力学监测和（或）支持。应在连续脑电图监护下增加治疗强度。难治性癫痫持续状态新的治疗方法包括：癫痫灶定位后手术治疗、静脉应用利多卡因或左乙拉西坦。

### 支持治疗

在惊厥发作或药物治疗过程中常常发生气道受损，有效的心肺复苏治疗是取得良好预后的关键。如果患儿出现反应迟钝、失去呼吸反射或有呼吸功能不全表现时，应积极气管插管。应用神经肌肉阻滞剂利于气管插管，也会掩盖癫痫的发作，却不能控制不正常的脑电活动，因此还应继续治疗潜在癫痫发作。重症或应用大剂量抗癫痫药物的患者可能会发生低血压或心输出量降低，可给予液体输注、血管活性药物应用以及血流动力学监测。长期顽固性癫痫持续状态患者应在 ICU 细心综合治疗，包括肺部灌洗、营养支持、防治感染等以将发病率降至最低。

### 预 后

癫痫持续状态患儿的死亡率为 2%~3%。30% 癫痫持续状态患儿发展为癫痫（不包括热性惊厥，热性惊厥约 1%~2% 发展癫痫）。

## 卒中和颅内出血

### 病 因

镰状细胞病和心脏疾病（包括获得性和先天性）是儿童缺血性卒中的主要病因，占新生儿以外卒中患儿的 50%（见第 594 章），颈动脉或椎动脉夹层、感染（脑膜炎，窦炎）、血液系统疾病（促血栓形成状态，红细胞增多症，慢性贫血）、创伤、自身免疫性疾病（系统性红斑狼疮，炎性肠病）和血管炎等也是高危因素。颅内出血常见于脑内血管发育异常而破裂所致，包括动静脉畸形、血管瘤或动脉瘤。脑静脉窦血栓形成往往是由严重脱水和血液高凝状态引起。

### 流行病学

美国儿童发病率为 2.3/100 000（缺血性卒中 1.2/100 000；颅内出血 1.1/100 000）。

### 病理学和发病机制

引起儿童缺血性卒中的病因是由于脑动脉内膜损伤后形成血栓病灶所致，不同于成人常见的动脉粥样硬化后斑块脱落之病因。镰状细胞病患儿缓慢紊乱的血流可造成血管损伤。颅内出血时血管壁完整性损害，血液外渗进入脑实质或硬膜外腔隙。儿童心脏疾病时心脏的病变瓣膜（或心内装置）上形成栓子，脱落后通过右向左分流进入脑血管而发生栓塞。

### 临床表现

突然出现局灶性神经功能障碍是儿童脑卒中的显著表现。颅内出血表现为昏迷（累及大面积皮质或脑干时）。而镰状细胞病患儿发生卒中时临床症状常常较难察觉，只有通过影像学检查才发现。

### 实验室检查

大面积出血性脑梗死后组织因子释放增加，引起凝血酶原时间（PT）延长，最终导致病情加重。也有患者表现为高凝状态，可发现凝血因子 V Leiden、蛋白 S、蛋白 C 等异常；而高胱氨酸尿症是引起高凝状态的另外一个原因。

### 诊断和鉴别诊断

详细询问病史和仔细体格检查常可发现定位病变。确诊需要头颅 CT 或 MRI 检查。鉴别诊断包括复杂的偏头痛、癫痫及其他器质性脑病综合征。

### 并发症

卒中的主要并发症包括血栓性病变发生出血和动脉瘤性蛛网膜下腔出血（SAH）后的血管痉挛。成人血栓后出血的发病率约为 3%，小儿的发病率目前不清楚。儿童患者血管痉挛的发病率尚不清楚，研究报道，可在 SAH 后的 14d 内发生。

### 治 疗

急性卒中或颅内出血患者应在PICU内密切监护。因为卒中患者病情可能会不断进展，尤其是卒中影响气道运动控制或发生脑水肿时更加明显。对于成人，若影像学发现主要脑动脉栓塞，重组的组织纤溶酶原激活剂（rtPA）是唯一批准的溶栓药物。rtPA 静脉给药应在 3 小时内，而直接注入动脉血栓给药可在 6 小时内进行。已有个案及小的系列研究在儿童中应用 rtPA 的报道。但该药的潜在危险剂量未见报道。另外，成人出血性转化的危险因素（CT 扫描的脑实质低密度程度，心脏衰竭病史，年龄的增加，收缩压基线）可能不适合儿童。有关卒中神经重症监护治疗的指南包括：①自发性颅内出血应给予 ICP 监测（建议等级：I，证据级别：C）；②镰状细胞病和急性卒中患儿可以应用红细胞置换或输注（Ⅱa 类，C 级）；③急性卒中患者在接受抗凝和（或）溶栓治疗时，不必进行 ICP 监测（Ⅱa 类，C 级和Ⅱb 类，C 级）；气管插管患者需行连续脑电图监测（Ⅱb 类，C 级）；儿童脑静脉窦血栓形成应考虑溶栓（Ⅱb 类，C 级）。

成人推荐外科手术栓塞或血管内栓塞治疗，控制高血压和高容量以防止血管痉挛，给予尼莫地平等钙通道阻滞剂；个别患者需要监测 ICP。目前没有儿童蛛网膜下腔出血的治疗指南，因此需要小儿神经外科和 ICU 之间合作以进行该领域的研究。

## 对症治疗

治疗关键是气道和呼吸管理，避免继发性损伤。应治疗低血压；然而，高血压更难控制。成人急性缺血性卒中指南推荐，仅在溶栓治疗时进行抗高血压治疗，因为在应用 rtPA 的患者中，若收缩压 >165mmHg 有 25% 发生出血性转化的风险。但临床上面临的困难是要区分引起高血压的原因，是 ICP 增高导致的库欣反应抑或与 ICP 无关。前者治疗的关键是降低 ICP，而后者则应使平均动脉压降至正常范围。如果血压超过了自身调节的上限，降压治疗时既要维持足够的脑灌注压，又要防止脑水肿。但儿童血压自身调节的上限没有明确的定义，可能低于成人的平均动脉压 150mmHg，且依据年龄而异。血压超过上限后，脑血流也会随着平均动脉压的升高而增加，进而可能导致脑水肿。2007 年美国心脏协会推荐对于收缩压大于 200 mm Hg 的颅内出血患者应积极降压治疗。而对于儿童患者，不同年龄的血压阈值目前还不清楚。如果要降低脑损伤患儿的平均动脉压，最好是给予连续输注药物（如：β–受体阻滞剂如艾司洛尔，或 α/β–受体阻滞剂如拉贝洛尔）以最大限度地减少对脑血管紧张度的影响。这些药物可减少血管扩张，使脑血容量增加，可能加剧 ICP。若存在应用这些药物的禁忌证（如心动过缓或反应性气道疾病），则可以静脉持续输注钙通道阻滞剂（尼卡地平或地尔硫卓）替代。

## 预 后

数据有限，总体上大面积的卒中，尤其是新生儿期发病的患者，与发育迟缓和癫痫相关。

## 治疗指南

卒中和颅内出血的指南已经发表，在 ICU 中的治疗可按照指南进行。

## 参考书目

参考书目请参见光盘。

## 63.1 脑死亡

K. Jane Lee

脑死亡包括脑干在内的全脑功能丧失的不可逆的状态，是确定死亡的神经系统标准。在美国，尽管脑死亡是合法的诊断，等同于因循环和呼吸功能不可逆停止的死亡，但因这一观念较难理解，仍没有被普遍接受。

补充内容请参见光盘。

（杨雪　译，陆国平　审）

# 第 64 章 休 克

David A. Turner, Ira M. Cheifetz

休克是指机体不能输送足够的氧气以满足重要组织器官代谢需要的一种急性综合征。机体没有足够的氧气以支持正常的细胞有氧代谢，则转为效率较低的无氧代谢。组织摄氧能力的增加若无法弥补氧气输送不足，则乳酸酸中毒逐渐加重及临床情况进一步恶化。若组织灌注水平不足持续存在，患儿可出现血管收缩不良、炎症等种不良反应，代谢、细胞、内分泌和全身生理状态不稳定性增加。

机体为代偿氧气输送不足而牺牲其他器官（如皮肤、胃肠道、肌肉），以维持重要器官（如脑、心脏、肾脏、肝脏）的供氧。重要的是，大脑无法进行无氧代谢，因此对缺氧特别敏感。在早期，休克可代偿良好，但可能快速恶化到失代偿期而需要积极的治疗手段以达到临床恢复或改善。如果休克启动因子持续存在，加上机体神经体液、炎症和细胞的过度代偿反应，则休克将进一步恶化。未经治疗的休克（不可逆休克）将导致不可逆性组织损伤，并最终导致死亡。休克的表现形式、病理生理过程、临床表现和治疗方法取决于特殊的病因（可能不明）、临床环境和患者对休克的反应。

## ■ 流行病学

在美国，休克约占所有住院的婴儿、儿童和成人的 2%（平均每年约 400 000 例），死亡率根据临床情况而定。多数患者并不是死于休克的急性低血压期，而是死于与休克相关的并发症。多器官功能不全综合征（MODS）合并休克死亡率上升明显。在儿科，由于休克相关教育普及并利用规范的指南，强调早期识别和干预，并通过转运系统迅速将危重患儿转运到重症监护室治疗，在很大程度上降低了休克的死亡率（图 64–1）。

## ■ 定 义

一般将休克分为 5 大类型：低血容量性、心源性、分布性、阻塞性和感染性（表 64–1）。低血容量性休克是儿童休克中最常见的类型，通常是由腹泻、呕吐或出血引起的。心源性休克多见于先天性心脏疾病（术前或术后，包括心脏移植）、先天或后天心肌病，包

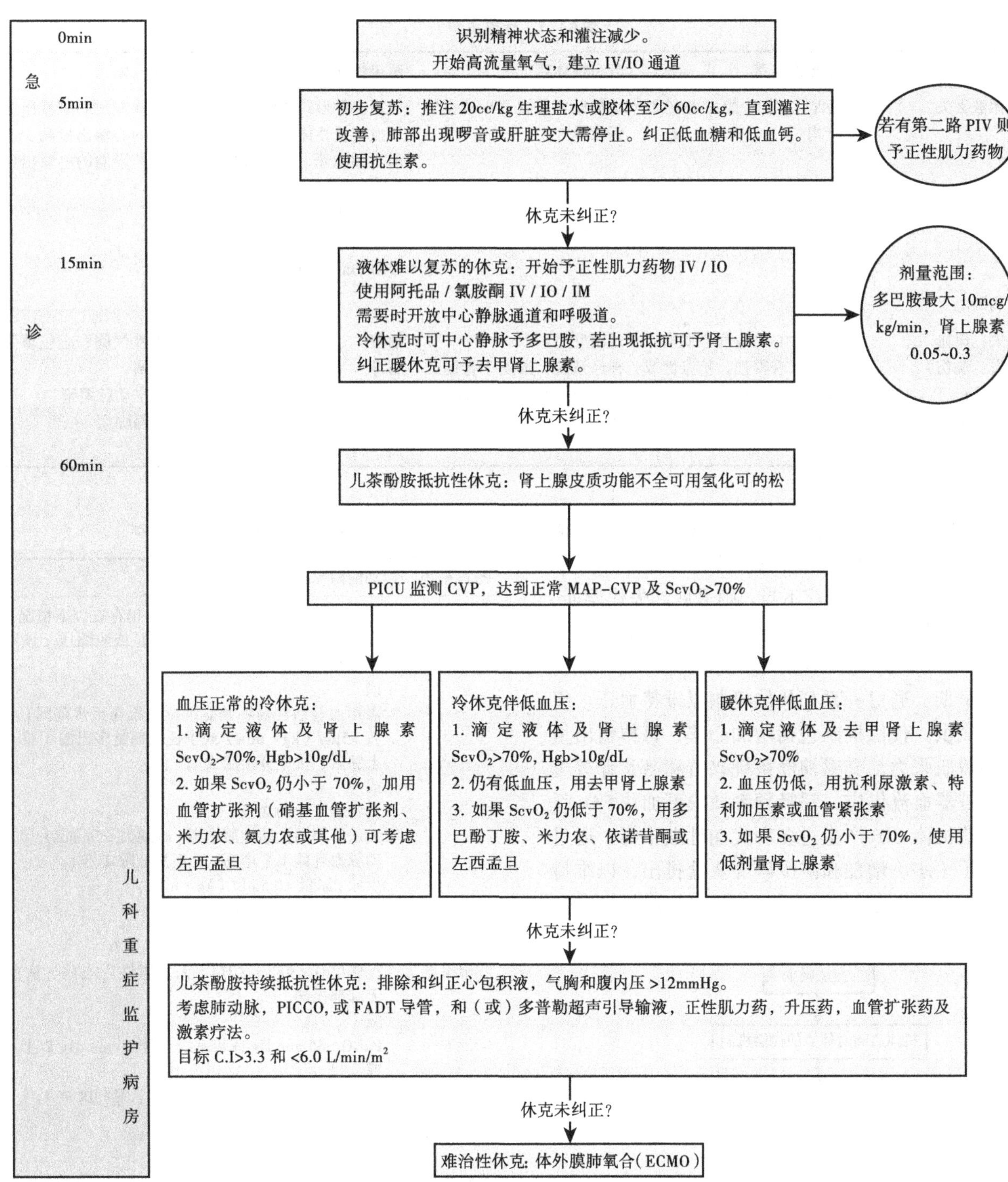


**图 64–1（见彩图）** 时间敏感、有目标、逐步的血流动力学支持在婴幼儿和儿童的管理方法。CI：心脏指数；CRRT 治疗：连续性肾脏替代治疗；CVP：中心静脉压；ECMO：体外膜肺；FATD：股动脉热稀释；Hgb：血红蛋白；IM：肌肉注射；IO：骨内注射；IV：静脉注射；MAP：平均动脉压；PICCO：脉冲计算心输出量

摘自 Brierly J, Carcillo JA, Choong K, et al. Clinical practice parameters for hemodynamic support of pediatric and neonatal septic shock: 2007 update from the American College of Critical Care Medicine. Crit Care Med, 2009, 37:666–688. Copyright 2009, Society of Critical Care Medicine and Lippincott Williams & Wilkins

括急性心肌炎。阻塞性休克源于因一些病变形成的机械屏障的阻隔作用致使心输出量不足，如心包填塞、张力性气胸、肺栓塞和动脉导管依赖性先天性心脏病因动脉导管闭合导致循环血量减少。分布性休克是由血管舒缩张力不全，从而导致毛细血管渗漏和液体进入间质分布不均引起的。感染性休克定义常与分布性休克相似，但感染性休克通常更复杂，可同时涉及分布性、低血容量性及心源性休克。

## 病理生理

休克的启动因子导致组织器官供氧不足。机体的代偿机制通过增加心输出量和全身血管阻力以维持

表 64–1　休克类型

| 低血容量性休克 | 心源性休克 | 分布性休克 | 感染性休克 | 阻塞性休克 |
|---|---|---|---|---|
| 继发性体液丢失 | 心脏功能差激发心脏泵衰竭 | 动静脉容量损害导致血管舒缩异常 | 包括多种形式的休克：<br>低血容量性休克：液体渗出至细胞外、第三间隙<br>分布性休克：后负荷减少的早期休克<br>心源性休克：内毒素引起心肌功能抑制 | 右边或左边心脏流出受阻所致的心输出量减少或所有心腔限制的心输出量减少 |
| 可能的病因 | | | | |
| 血液丢失：出血<br>体液丢失：烧伤，肾病综合征；<br>水 / 电解质丢失：呕吐，腹泻 | 先天性心脏疾病心肌病：感染或获得性，扩张性或限制性缺血心律失常 | 过敏反应<br>神经系统：继发于脊髓或脑干损伤的血管张力消失<br>药物 | 细菌<br>病毒<br>真菌（免疫功能低下的患者） | 张力性气胸、心包填塞、肺栓塞<br>严重主动脉缩窄<br>前纵隔肿瘤 |

血压。通过增加脑、心和肾的摄氧能力和血流分布（牺牲皮肤和胃肠道）来维持休克代偿期血压稳定。在此期如果没有采取治疗或治疗不当，则进展到失代偿期，产生低血压和组织损伤，可能导致多器官功能障碍并最终死亡（图 64–2；表 64–2，64–3）。

休克早期，通过一系列代偿机制以维持血压、组织灌注和氧供。代偿机制包括增加心率、每搏输出量和血管平滑肌张力，交感神经系统兴奋和激素释放可保证重要脏器血流供应。呼吸频率增快可加快 $CO_2$ 呼出，以代偿机体 $CO_2$ 产生过多和代谢性酸中毒。通过肾排氢离子（$H^+$）增加和减少碳酸氢盐排出，以维持机体正常的 pH（见第 52.7）。肾素 – 血管紧张素和

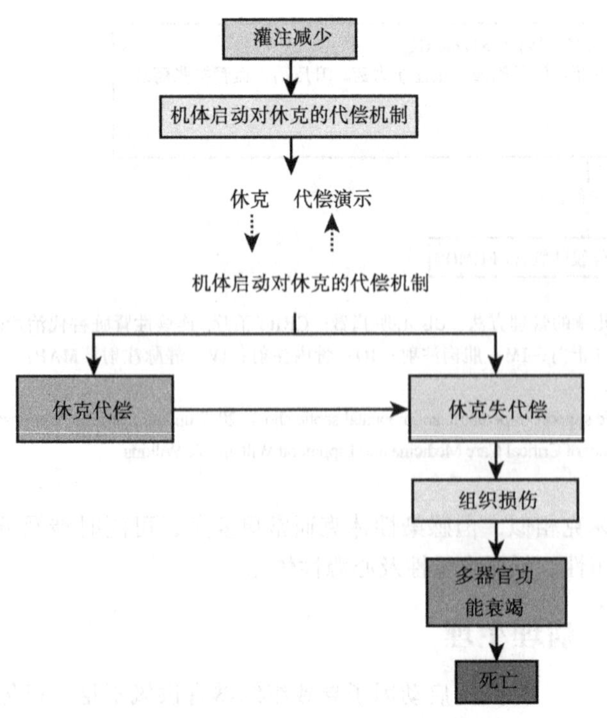


图 64–2　休克代偿演示

表 64–2　器官功能障碍标准

| 器官系统 | 功能障碍标准 |
|---|---|
| 心血管系统 | 在 lh 内输入等张液≥ 60mL/kg 仍存在以下情况：<br>血压下降 < 该年龄组第 5 百分位或收缩压 < 该年龄组正常值以下 2 个标准差；<br>或<br>需用血管活性药物始能维持血压在正常范围 [ 多巴胺 >5μg/（kg · min）或予任何剂量多巴酚丁胺、肾上腺素、去甲肾上腺素 ]；<br>或<br>具备以下中的 2 条：<br>无法解释的代谢性酸中毒：碱缺失 >5mmol/L<br>动脉血乳酸水平增高：> 正常上限 2 倍<br>少尿：尿量 <0.5mL/（kg · h）<br>毛细血管再充盈时间延长 >5S<br>中心体温和周围体温差 >3℃ |
| 呼吸系统 | $PaO_2/FiO_2$<300 mm Hg，无发绀性先心病、病前亦无肺部疾病<br>或<br>$PaCO_2$>65 mm Hg 或较基线上升 20 mm Hg 以上<br>或<br>需要高氧或 $FiO_2$>0.5 始能维持氧饱和度≥ 92%<br>或<br>需有创或无创机械通气。 |
| 神经系统 | Glasgow 昏迷评分≤ 11；<br>或<br>意识状态急剧恶化，在原有异常格拉斯哥昏迷评分基础上再降低≥ 3 分； |
| 血液系统 | 血小板计数 <80 000 /mm³ 或在过去 3 天内从最高值下降 50%（适用于慢性血液 / 肿瘤患儿）；<br>或<br>INR>2 |
| 肾脏 | 血清肌酐为各年龄组正常值上限的 2 倍及以上或较基线增加 2 倍； |
| 肝脏 | 总胆红素≥ 68.4μmoL/L（新生儿不适用）；<br>丙氨酸氨基转移酶（ALT）较该年龄组正常值上限增加 2 倍 |

GCS: 格拉斯哥昏迷评分；INR：国际标准化比值

**表 64-3　血流灌注不足表现**

| 器官 | 灌注轻度减少 | 灌注中度减少 | 灌注重度减少 |
|---|---|---|---|
| 中枢神经系统 | — | 烦躁不安、淡漠、焦虑 | 昏迷 |
| 呼吸系统 | — | 呼吸增快 | 呼吸明显增快 |
| 代谢 | — | 代偿性代谢性酸中毒 | 失代偿性代谢性酸中毒 |
| 内脏 | — | 运动减少 | 肠梗阻 |
| 肾脏 | 尿量减少<br>尿比重增高 | 少尿 [<0.5 mL/（kg・h）] | 少尿或无尿 |
| 皮肤 | 毛细血管再充盈时间延长 | 指趾端变冷 | 大理石花纹，发绀，四肢寒冷 |
| 心血管系统 | 心率增快 | 心率明显增快<br>脉搏减少 | 血压降低，脉搏消失 |

心钠素轴（通过钠的调节）、类固醇激素和儿茶酚胺的合成与释放、抗利尿激素的分泌可维持血容量。尽管存在上述代偿机制，但由于血管内皮细胞损伤，血管内液体仍可渗漏到血管外间质中。

休克通过一种或多种机制影响心输出量包括心率、前负荷、后负荷、心肌收缩力（表 64-4）。低血容量性休克的主要特点是液体丢失和前负荷降低。增加心率和全身血管阻力以维持心输出量和全身血压是初始代偿反应。如果没有补充足够的容量，低血压持续进展，进而组织缺血和临床情况进一步恶化。当机体血浆胶体渗透压降低时，如肾病综合征、营养不良、肝功能不全或急性重度烧伤等，由于血管内皮损伤和毛细血管渗漏严重，体液丢失增加，产生水肿，加剧休克。

异常的血管舒张状态可导致分布性休克，通常由脓毒症、缺氧、中毒、过敏、脊髓损伤或线粒体功能障碍引起（图 64-3）。全身血管阻力（SVR）的降低可致心脏搏出量增加、血流重新分布，使前负荷和后负荷明显下降。故治疗分布性休克必须同时解决这两个问题。

心源性休克多见于心脏病患者，如心肌炎、心肌病、先天性心脏疾病、心律失常或心脏手术后（见第 433 章）。由于心肌收缩力受影响，收缩和（或）舒张功能不全。各类休克的最后阶段常对心肌产生负面影响导致心源性休克。

感染性休克往往混合了分布性、低血容量性和心源性休克。毛细血管渗漏使血管内液体丢失，导致低血容量，败血症可引起心脏抑制而导致心源性休克，分布性休克是全身血管阻力降低的结果。不同的患者对这些反应的表现程度也不一样，但通常都表现有前负荷、后负荷和心肌收缩力的逐渐改变。

**表 64-4　休克的病理生理学**

| **循环液量丢失** |
|---|
| 低血容量性休克，由于出血或体液损失（腹泻，呕吐，烧伤，糖尿病或尿崩症，肾病）而直接丢失液体。 |
| **血浆渗透压降低** |
| 低血容量性休克也可能由低蛋白血症（肝损伤，或由于毛细血管通透性增加的并发症）导致 |
| **血管异常扩张** |
| 静脉、动脉或两者同时失去张力（如交感神经阻滞，血管周围渗透压的改变，酸中毒，药物作用，脊髓横断）会导致分布性休克（包括神经性，过敏性休克，或败血性休克）。 |
| **血管通透性增加** |
| 败血症可能改变毛细血管通透性而不改变毛细血管静水压（脓毒症释放内毒素，过敏反应释放过量的组胺） |
| **心功能障碍** |
| 影响心脏泵血功能的任何情况（如缺血，酸中毒，药物，缩窄性心包炎，胰腺炎，败血症）都可能导致周围灌注不足。 |

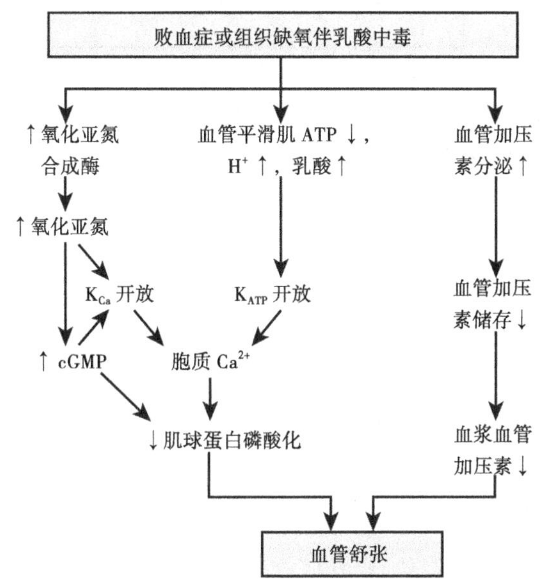


**图 64-3**　血管舒张性休克发病机制。感染性休克和休克持续状态造成组织缺氧、乳酸酸中毒，可促进一氧化氮合成增加、激活血管平滑肌 ATP 敏感和钙调节的钾通道（即 KATP 和 KCA）和血浆血管加压素耗竭
摘自 Landry DW, Oliver JA. The pathogenesis of vasodilatory shock. N Engl J Med, 2001, 345:588–595

感染性休克中，重要的是区分原发感染和宿主的炎症反应。通常情况下，宿主的免疫系统通过活化网状内皮系统防止败血症的发展。宿主的免疫反应产生炎性级联反应毒性介质，包括激素、细胞因子和酶。如果这种炎症级联反应得不到控制，微循环系统紊乱会导致器官和细胞功能障碍。

全身炎症反应综合征（SIRS）是机体由于感染性或非感染性因素触发的一种炎症级联反应（表 64–5）。当机体防御系统不能充分识别和（或）清除触发因素，就会触发炎症级联反应。休克引起的炎症级联反应可导致血容量减少、循环衰竭、急性呼吸窘迫综合征（ARDS）、胰岛素抵抗、细胞色素 P450（CYP450）活性降低（减少类固醇合成）、凝血功能障碍，引起原发或继发感染。肿瘤坏死因子（TNF）及其他炎性介质可增加血管通透性，导致弥漫性毛细血管渗漏，血管张力降低和组织的血流灌注与代谢需求之间的不平衡。TNF 和白细胞介素 –1（IL –1）刺激促炎性介质和抗炎性介质的释放，引起发热和血管舒张。花生四烯酸代谢产物会加重发热、气促、通气 – 血流灌注异常、乳酸性酸中毒等症状。内皮细胞或炎症细胞释放的一氧化氮是引起低血压最重要的因素。心脏抑制由心肌抑制因子、肿瘤坏死因子以及某些直接引起心肌损伤的白细胞介素所致。儿茶酚胺的减少、β – 内啡肽的增高和心肌内一氧化氮的产生等也可以引起心脏抑制。

**表 64–5 全身炎症反应综合征的鉴别诊断**

| 感染 |
|---|
| 菌血症或脑膜炎（肺炎链球菌、b 型嗜血流感菌、奈瑟脑膜炎双球菌） |
| 病毒疾病（流感、肠道病毒、HSV、RSV、CMV、EBV） |
| 脑炎（虫媒病毒、肠道病毒、HSV） |
| 立克次体（落基山斑点热、埃立次体、Q 热） |
| 梅毒 |
| 疫苗反应（百日咳、流感、麻疹） |
| 毒素介导反应（毒性休克、葡萄球菌烫伤样皮肤综合征） |
| **心肺** |
| 肺炎（细菌、病毒、分枝杆菌、真菌、过敏反应） |
| 肺栓塞 |
| 心力衰竭 |
| 心律失常 |
| 心包炎 |
| 心肌炎 |

表 64–5（续）

| 内分泌、代谢 |
|---|
| 肾上腺功能不全（肾上腺生殖器综合征、皮质激素停药） |
| 电解质紊乱（高钠或低钠、高钙或低钙） |
| 尿崩症 |
| 糖尿病 |
| 先天性代谢异常（有机酸酸中毒、尿素循环、肉毒减缺乏） |
| 低血糖症 |
| 瑞氏综合征 |
| **胃肠道** |
| 胃肠炎伴脱水 |
| 肠扭转 |
| 肠套叠 |
| 阑尾炎 |
| 腹膜炎（自发性，与穿孔或腹膜透析有关的） |
| 坏死性小肠结肠炎 |
| 肝炎 |
| 出血 |
| 胰腺炎 |
| **血液系统** |
| 贫血（镰状细胞病、失血、营养不良） |
| 高铁血红蛋白症 |
| 脾隔离危象 |
| 白血病或淋巴瘤 |
| **神经系统** |
| 中毒（药物、一氧化碳，故意或意外过量） |
| 颅内出血 |
| 婴儿肉毒中毒 |
| 创伤（儿童虐待、意外） |
| Guillain–Barré 综合征 |
| 重症肌无力 |
| **其他** |
| 过敏反应（食物、药物、虫咬） |
| 溶血尿毒综合征 |
| 川崎病 |
| 多形性红斑 |
| 出血休克脑病综合征 |
| 中毒 |
| 毒虫蜇伤 |
| 巨噬细胞活化综合征 |

毒素或超抗原通过巨噬细胞结合或淋巴细胞的活化启动炎症级联反应（图 64–4）。血管内皮细胞是触发因子损伤组织的靶点和介质，并导致进一步的伤害。生化反应包括产生花生四烯酸代谢物，心肌抑制因子与内源性阿片肽的释放，补体系统的激活以及促炎性或抗炎性介质的产生和释放。机体的这些生化反应之间的平衡影响疾病的进展及预后。

## 临床表现

休克的分类系统见表 64–1 。部分分类之间存在重叠，尤其是感染性休克和分布性休克。休克的临床表现部分取决于休克的原因，若不能早期识别或治疗休克，则进展后可出现相似的临床体征、病理生理学改变和最终发展到难治性休克，甚至死亡（图 64–2）。

休克最初可能只表现心动过速或呼吸急促，继而尿量减少、外周循环灌注不足、呼吸困难或衰竭、精神状态的改变以及血压下降（表 64–3）。“休克就是低血压”的说法是一种严重的错误概念。由于多种代偿机制，低血压通常发生在休克晚期，是失代偿性休克的表现，而不是休克的诊断标准。心动过速伴或不伴呼吸急促可能是休克早期最初或者唯一表现。低血压反映失代偿性休克并和死亡率升高相关。

低血容量性休克通常表现为体位性低血压与皮肤黏膜及腋下干燥、皮肤弹性差以及尿量减少。根据脱

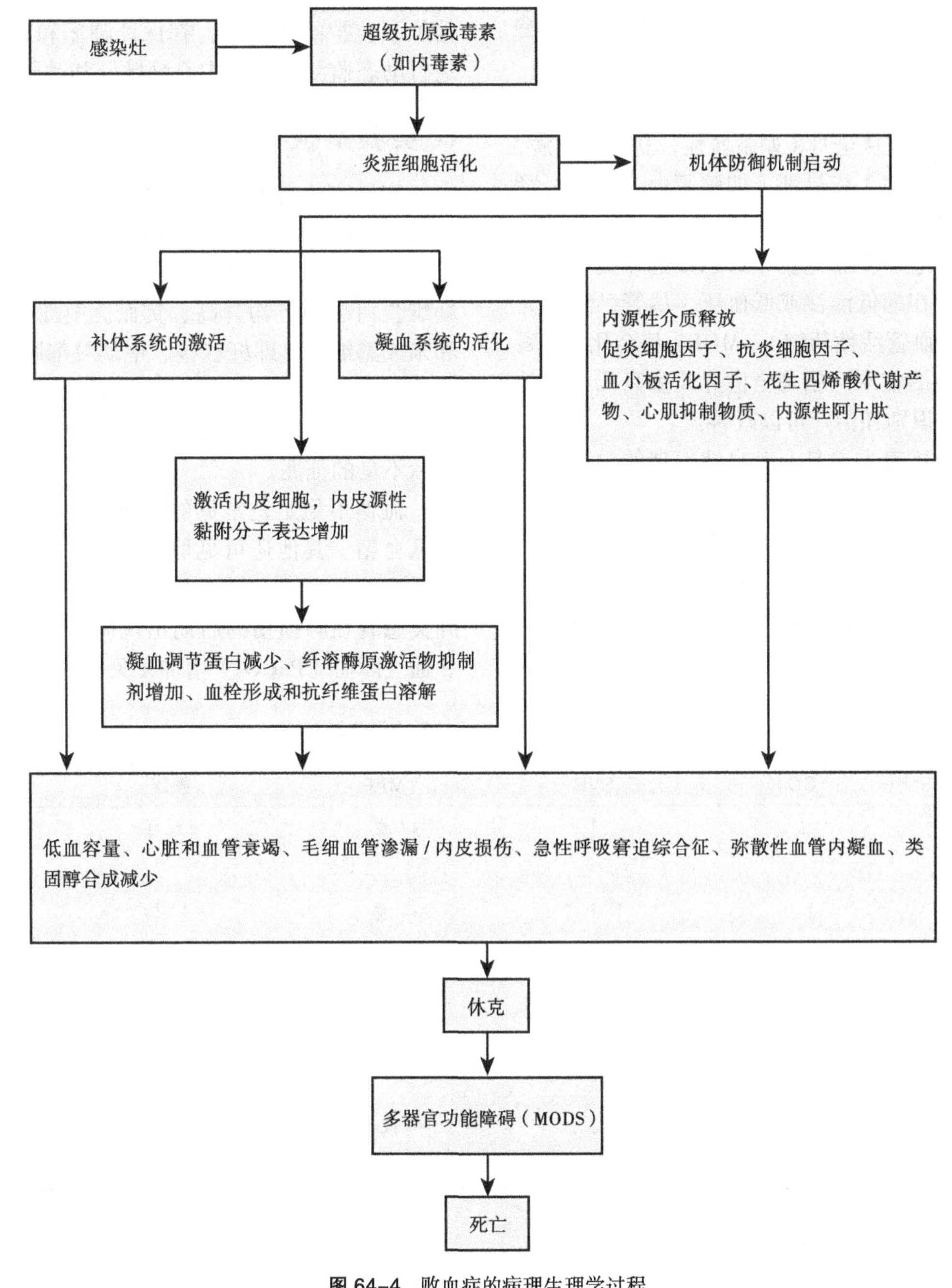


**图 64–4**　败血症的病理生理学过程

水程度，低血容量性休克的患者四肢远端循环可能正常或稍凉，大动脉搏动也可以表现为正常、减少或缺失。由于心输出量减少和代偿性外周血管收缩，心源性休克表现为呼吸急促、四肢发凉、毛细血管再充盈时间延长、外周动脉或大动脉搏动减少、精神萎靡以及尿量减少（见第436.1）。阻塞性休克由于血流流出受限制，往往也表现为心输出量不足；急性阻塞可迅速进展为心脏骤停。分布性休克最初表现为周围血管扩张，心输出量略有增加但仍然不足。

无论病因是什么，失代偿性休克都表现为低血压、高血管阻力、心输出量减少、呼吸衰竭，病情进展到后期还会出现少尿、反应迟钝。休克不同时期的血流动力学改变见表64-6。休克的其他表现还包括皮损如瘀点、广泛的红斑、瘀斑、皮肤坏疽。黄疸可以是感染的表现，也可能是MODS的结果。

脓毒症是由可疑的或已知的感染所引起的SIRS。脓毒症的临床谱可以从全身（如菌血症，立克次体病，真菌血症，病毒血症）或局部（如脑膜炎、肺炎、肾盂肾炎）的感染进展为严重的脓毒症（败血症合并器官功能障碍）。进一步恶化会导致感染性休克（严重脓毒症伴持续存在的低灌注或低血压，尽管已给予充足的液体复苏或血管活性药物）、MODS甚至死亡（表64-7）。这复杂的临床问题是全世界儿童高死亡率的首要原因。早期识别和治疗可以改善。

尽管感染性休克主要是一个自然发展的过程，病理生理学的其他多种元素表现在这个过程中。脓毒症的初始症状包括体温调节失常（高温或低温）、心动过速、呼吸急促。在早期阶段（高动力相或“暖”休克），心输出量增加保持充足的氧输送，以满足组织器官更大的代谢需求。随着感染性休克的进展，多种炎性介质使心输出量下降，导致全身血管阻力代偿性升高和“冷”休克进展。

## 诊 断

休克的临床诊断是基于详尽的病史和体格检查（表64-2，64-3）。值得注意的是，感染性休克都有一个特定的共识（表64-7）。如怀疑感染性休克，感染的病因需通过适当的标本检测病原的同时根据患者年龄、基础疾病和所处地域进行经验性抗菌治疗。细菌培养需要时间且其结果可能仍不能明确。用于识别引起SIRS感染原因的其他方法包括体格检查、影像学表现、正常无菌体液中存在白细胞并出现皮疹，如瘀斑和紫癜。感染患儿应被接收至重症监护病房或其他加强监护的环境中，在保证临床和医疗设施条件下进行动态监测，包括中心静脉压和动脉血压的监测。

## 实验室检查

实验室检查通常包括血液学异常及电解质紊乱的证据。血液学异常可能包括血小板减少、凝血酶原和部分凝血活酶时间延长、血清纤维蛋白原水平降低、纤维蛋白裂解产物升高、贫血。中性粒细胞计数增加和未成熟细胞（即杆状核、中幼粒细胞、早幼粒细胞）增多、中性粒细胞空泡、毒性颗粒和Döhle小体均提示感染。中性粒细胞减少或白细胞减少可能是脓毒症预后不良的征兆。

血糖不稳定是常见的应激反应，可表现为高血糖或低血糖。其他还可见低钙血症、低蛋白血症、代谢性酸中毒。肾和（或）肝功能也出现异常。ARDS或肺炎患者在肺损伤的后期出现氧合受损（$PaO_2$下降）和通气障碍（$PaCO_2$）增加（见第65章）。

**表64-6 各种休克血流动力学参数**

| 休克类型 | CO | SVR | MAP | 楔压 | CVP |
|---|---|---|---|---|---|
| 低血容量 | ↓ | ↑ | ↔或↓ | ↓↓↓ | ↓↓↓ |
| 心源性*： | | | | | |
| 收缩性 | ↓↓ | ↑↑↑ | ↔或↓ | ↑↑ | ↑↑ |
| 舒张性 | ↔ | ↑↑ | ↔ | ↑↑ | ↑ |
| 阻塞性 | ↓ | ↑ | ↔或↓ | ↑↑† | ↑↑† |
| 分布性 | ↑↑ | ↓↓↓ | ↔或↓ | ↔或↓ | ↔或↓ |
| 感染性 | | | | | |
| 早期 | ↑↑↑ | ↓↓↓ | ↔或↓‡ | ↓ | ↓ |
| 晚期 | ↓↓ | ↓↓ | ↓↓ | ↑ | ↑或↔ |

注：*收缩或舒张功能不全

†楔压、中心静脉压和肺动脉舒张压相等

‡宽脉压

表 64-7　儿科脓毒症的国际定义

| 感染 | 怀疑或证实感染或感染的可能性较高的相关临床综合征 |
|---|---|
| 全身炎症反综合征（SIRS） | 至少出现下列四项标准的两项，其中一项为体温或白细胞计数异常：<br>1. 中心温度 >38.5℃或 <36.0℃；<br>2. 心动过速<br>平均心率 > 同年龄组正常值 2 个标准差以上（无外界刺激、慢性药物或疼痛刺激）<br>或<br>不可解释的持续性增快超过 0.5~4h；<br>或<br>小于 1 岁出现心动过缓，平均心率 < 同年龄组值第 10 百分位以下（无外部迷走神经刺激及先天性心脏病，亦未使用 β 阻滞剂药物）<br>或<br>不可解释的持续性减慢超过 0.5h；<br>3. 平均呼吸频率 > 各年龄组正常值 2 个标准差以上，或因急性病程需机械通气（无神经肌肉疾病也与全身麻醉无关）；<br>4. 白细胞计数升高或减少（非继发于化疗的白细胞减少症），或未成熟嗜中性粒细胞 >10%； |
| 脓毒症 | 全身炎症反应综合征＋怀疑或已证实感染 |
| 严重脓毒症 | 脓毒症合并以下任一条：<br>1. 心血管功能障碍<br>・在 1h 内输入等张液≥ 40mL/kg 仍存在以下情况：<br>血压下降 < 该年龄组第 5 百分位或收缩压 < 该年龄组正常值以下 2 个标准差；<br>或<br>・需用血管活性药物始能维持血压在正常范围 [ 多巴胺 >5 μ g/（kg・min）或予任何剂量多巴酚丁胺、肾上腺素、去甲肾上腺素 ]；<br>或<br>・具备以下中的 2 条：<br>无法解释的代谢性酸中毒：碱缺失 >5mmol/L<br>动脉血乳酸水平增高：> 正常上限 2 倍<br>少尿：尿量 <0.5mL/（kg・h）<br>毛细血管再充盈时间延长 >5S<br>中心体温和周围体温差 >3℃<br>2. 呼吸窘迫综合征（ARDS）：$PaO_2/FiO_2$<300 mm Hg, 无青紫性先心病、病前亦无肺疾病<br>或<br>脓毒症加 2 个或以上器官功能障碍（呼吸，肾脏，神经系统，血液系统或肝） |
| 脓毒症休克 | 脓毒症合并如上定义的心血管功能障碍 |
| 多器官功能障碍综合征（MODS） | 器官功能障碍持续存在，必须药物介入才能维持功能 |

失代偿休克的特点是氧递呈（DO2）和氧消耗（VO2）之间的不平衡。为了代偿组织氧摄取增加所引起的低混合静脉血氧饱和度（$SvO_2$ 的）和无氧代谢，在临床上表现为乳酸产生增多（高阴离子间隙代谢性酸中毒）。测 $SvO_2$ 的金标准是用肺动脉导管测量肺动脉的 $SvO_2$，这在临床上往往是不可行的。经常用右心室、右心房、上腔静脉（$S_VCO_2$）或下腔静脉作为混合静脉血测量的替代。

正常情况下，氧输送通常是氧消耗的三倍。当氧提取率为 25%时，$SvO_2$ 约为 75%~80% $SvO_2$。由碳氧血红蛋白监测技术测得的 $SvO_2$ 下降值，反映氧提取率的增加和相对的供氧减少。终末器官增加摄氧能力保证细胞供氧充足。监测 $SvO_2$ 同时，血清乳酸可作为判断供氧及治疗效果的参考指标。

## 治　疗

### 早期治疗

早期识别和及时干预对各类型休克的治疗都是非常重要的（表 64-8）。儿科休克的基线死亡率远低于成人，早期干预可进一步降低死亡率（图 64-1）。美国心脏协会的儿科高级生命支持（PALS）和新生儿高级生命支持（NALS）指南指出小儿休克患者的初步评估和治疗应包括气道、呼吸、循环（即 ABC）（第 62 章）。根据休克的严重程度，必要时进行插管和机械通气的进一步气道干预，可减轻呼吸系统的负担，降低整体代谢需求。在新生儿和婴幼儿的休克中血糖不稳定表现尤其明显。病程中应早期监测血糖及处理。

由于脓毒症和低血容量休克是儿童休克中最常

表 64–8　休克时脏器功能不全的目标导向治疗

| 脏器或系统 | 功能紊乱 | 目标 | 治疗方法 |
|---|---|---|---|
| 呼吸 | ARDS | 预防 / 治疗：缺氧和呼吸性酸中毒 | 供氧 |
| | 呼吸肌疲劳 | 预防气压伤 | 早期气管内插管和机械通气 |
| | 中枢性呼吸暂停 | 减少呼吸做功 | PEEP<br>允许性高碳酸血症<br>高频通气<br>ECMO |
| 肾 | 肾前性肾衰<br>肾性肾衰 | 预防 / 治疗：低血容量、高血容量、高钾血症、代谢性酸中毒、高 / 低钠血症和高血压 | 适当液体复苏<br>监测血清电解质<br>小剂量多巴胺<br>呋塞米<br>透析、超滤或血液净化 |
| 血液系统 | DIC | 预防 / 治疗：出血 | 维生素 K<br>新鲜冰冻血浆<br>血小板 |
| | 血栓 | 预防 / 治疗：凝血异常 | 肝素化<br>激活蛋白 C<br>AT– Ⅲ |
| 胃肠道 | 应激性溃疡 | 预防 / 治疗：胃出血<br>避免误吸和腹胀 | $H_2$ 受体阻滞剂或质子泵抑制剂<br>鼻胃管 |
| | 肠梗阻细菌迁移 | 避免黏膜萎缩 | 早期肠道喂养 |
| 内分泌 | 肾上腺功能不全（原发性或继发于慢性激素治疗） | 预防 / 治疗：肾上腺危象 | 之前接受激素治疗的患儿应给予应激剂量的激素<br>如原发性则给予生理剂量激素 |
| 代谢 | 代谢性酸中毒 | 纠正原发病<br>纠酸 | 治疗低血容量（补充液体）和心功能不全（补充液体和正性肌力药物）<br>提高肾泌酸<br>如果治疗反应差，pH<7.1 且通气良好（$CO_2$ 排除好）可给予小剂量碳酸氢钠（0.5~2 mEq/kg） |

见的原因，大部分的治疗方案是建立在这两种休克的基础上。除非十分明确基础病理生理为心源性休克，否则在建立静脉通道或骨内通道后应进行积极治疗及开始早期目标导向性治疗（EGDT）。快速静脉输注 20ml/kg 等张盐水或胶体液（不常用）稳定休克。可快速重复输注并达到 60–80ml/kg。对于重症休克患者，一小时内输注该容量也并不少见。

如果以 60~80 ml/kg 容量复苏后休克仍未缓解，可以考虑使用正性肌力药物（多巴胺、去甲肾上腺素、肾上腺素），同时补充额外的液体。由于延迟使用正性肌力药物可增加死亡率，目前的指南建议可在外周静脉输入正性肌力药物并密切关注给药静脉同时开放中心静脉。

使用 60~80 ml/kg 或更大量快速液体复苏可提高生存率，而不增加肺水肿风险。以每次 20 ml/kg 的幅度逐渐增加液量进行复苏，直至心率（根据年龄）、尿量（1 mL/kg/hr）、毛细血管再充盈时间（<2s）和精神状态恢复正常。补液有时可能需要多达 200 ml/kg。但低血压往往后期才出现，且是预后不良的表现，所以血压正常并非评估复苏有效的可靠指标。在感染性休克中，虽然补液的类型（晶体与胶体）尚有争论，但在第一个小时内液体复苏无疑是必要的。

## 早期治疗的注意事项

广谱抗生素的早期使用可以降低死亡率，尤其是在感染性休克。抗生素的选择取决于可能的病因和临床表现，同时应考虑到社区和(或)医院的细菌耐药性。新生儿应选择氨苄西林加头孢噻肟和（或）庆大霉素。如果临床考虑单纯疱疹病毒感染应加阿昔洛韦。在婴儿和儿童，社区获得性感染与脑膜炎奈瑟氏菌可凭经验用第三代头孢菌素（头孢曲松或头孢噻肟）或大剂量青霉素治疗。流感嗜血杆菌感染可凭经验用第三代头孢菌素（头孢曲松或头孢噻肟）进行治疗。根据临床需要和耐药模式，耐药的肺炎链球菌和怀疑社区或医院获得性耐甲氧西林金黄色葡萄球菌感染可使用万古霉素。如果怀疑腹内感染，应包括抗厌氧菌的抗生素，如甲硝唑、克林霉素或哌拉西林 – 他唑巴坦。

院内感染一般需要第三或第四代头孢菌素和广谱抗革兰氏阴性菌的青霉素（例如，哌拉西林 – 他唑巴坦）。可根据临床情况必要时加用氨基糖苷类抗生素。以下情况应该使用万古霉素：患者体内有留置医疗装置（见第 172 章），证实革兰氏阳性球菌感染或怀疑耐甲氧西林金黄色葡萄球菌感染或者肺炎链球菌感染合并脑膜炎。在免疫功能低下的患者应考虑选择抗真菌药（见第 171 章）。应强调的是，必须针对临床情况个体化，同时应考虑社区和（或）医院的细菌耐药性。

分布性休克主要由于血管张力异常引起而不是继发于感染，患者的心输出量最初可能是正常，甚至超常。这在最初是一种保护机制，在这个时期使用血管收缩剂以提高 SVR 是很有必要的。脊髓损伤和脊髓休克患者可予去氧肾上腺素或抗利尿激素增加全身血管阻力。肾上腺素是治疗患者过敏反应的首选药（表 64–9）。肾上腺素具有外周 α – 肾上腺素能作用及心脏正性肌力作用，能够改善过敏反应及其相关的炎症反应引起的心脏抑制（见第 143 章）。

心源性休克继发于心肌收缩和（或）舒张受抑制引起的心输出量不足，常伴全身血管阻力的代偿性升高。患者可表现为对积极的液体复苏反应较差，甚至在液体复苏后很快出现失代偿性休克。所以对心源性休克患者液体应小剂量（5~10ml/kg）输入。在液体复苏后临床状况恶化的休克患者，需要考虑到心源性休克，进一步的补液应谨慎。早期开始用多巴胺或肾上腺素提高心输出量是很重要的，还应考虑用变力扩血管药物，如米力农。

在心源性休克中，尽管已用正性肌力药物支持足够的心输出量，较高的全身血管阻力与外周低灌注和酸中毒可能持续存在。因此，如果治疗尚未启动，可用米力农改善心脏收缩功能，减少全身血管阻力而不引起心率的显著增加。此外，该药还具有提高心脏舒张功能的作用。多巴酚丁胺或其他血管扩张剂，如硝普钠，也可以（表 64–10）考虑。根据临床情况的好转决定这些药物的用量，包括尿量增多、外周循环灌注改善、酸中毒缓解和精神状态正常。通过增加全身血管阻力以提高血压的药物，如去甲肾上腺素和血管加压素制剂，尽管这些药物在其他形式的休克中效果较好，一般应避免在心源性休克患者中使用。因为这类药物使心脏后负荷增加，并给心肌施加额外的工作量，其结果可能会导致进一步的失代偿和引发心脏骤

**表 64–9　治疗休克的心血管用药**

| 药物 | 作用 | 剂量 | 备注 |
|---|---|---|---|
| 多巴胺 | 增强心肌收缩力<br>>10ug/kg/min 剂量时显著增强血管收缩作用 | 3~20μg/（kg · min） | 高剂量可致心律失常 |
| 肾上腺素 | 增加心率、增强收缩力<br>有力的血管收缩作用 | 0.05~3.0μg/（kg · min） | 减低肾灌注压<br>增加心肌耗氧<br>高剂量有增加心律失常的风险 |
| 多巴酚丁胺 | 增强心肌收缩力<br>扩张外周血管 | 1~10μg/（kg · min） | — |
| 去甲肾上腺素 | 有力的血管收缩剂<br>对心肌收缩力作用弱 | 0.05~1.5μg/（kg · min） | 全身血管阻力增加使血压升高<br>增加左心室后负荷 |
| 去氧肾上腺素 | 强血管收缩剂 | 0.5~2.0μg/（kg · min） | 使血压骤升<br>增加耗氧 |

**表 64–10　血管扩张剂 / 减轻后负荷**

| 药物 | 作用 | 剂量 | 备注 |
|---|---|---|---|
| 硝普钠 | 血管扩张剂（主要作用于动脉） | 0.5~4.0μg/（kg · min） | 起效迅速，长时间应用（96h）可能导致氰化物中毒 |
| 硝酸甘油 | 血管扩张剂（主要作用于静脉） | 1.0~20μg/（kg · min） | 起效迅速，可增加颅内压 |
| 前列腺素 E1 | 血管扩张剂<br>维持新生儿动脉导管开放 | 0.01~0.2μg/（kg · min） | 致低血压<br>持续应用可能呼吸衰竭 |
| 米力农 | 增强心脏收缩<br>提高心脏舒张功能<br>外周血管舒张 | 负荷量 50μg/kg（大于 15min）<br>0.5~1μg/（kg · min） | 磷酸二酯酶抑制剂——降低循环中 AMP 的降解 |

停。影响肌力的药和血管活性药物的结合必须根据患者个体的病理生理学变化进行调整。并密切频繁的对患者的心血管状况重新评估。

对于阻塞性休克，补液虽可以暂时维持心输出量，但必须立即处理原发损伤，例如心包穿刺抽出心包积液，胸腔穿刺或放置胸腔引流管治疗气胸，血栓/溶栓治疗肺栓塞和输注前列腺素治疗导管依赖型心脏病变。经常有一些梗阻性病变相关联的“最后一滴血”或“最后一根稻草”的现象，如果阻塞病变未得到纠正，病情进一步发展至一定程度，少量血管内容量的减少就可能导致病情迅速恶化，包括心脏骤停。

无论休克的病因为何，都应稳定代谢状态（表64-8），应密切监测并纠正电解质紊乱，及时治疗低血糖。低钙血症可能导致心肌功能障碍，应保持钙离子浓度在正常范围。目前还没有任何证据表明超常钙含量有利于心肌，实际上高钙血症可能存在心肌毒性。

在儿童休克中用氢化可的松替代有较好的疗效。高达50%的重症患者可能有绝对或相对肾上腺皮质功能不全。有肾上腺皮质功能不全的患者，包括先天性肾上腺发育不全、下丘脑—垂体轴的异常和近期用皮质类固醇治疗（包括哮喘患者、风湿性疾病、恶性肿瘤和炎性肠病）。这些可能有肾上腺皮质功能减退的高危患者需要应激剂量的氢化可的松。对液体复苏和儿茶酚胺无反应或效果较差的患者也可以考虑类固醇类药物。尽管这种治疗仍有争议，但在使用类固醇药物之前测定皮质醇水平可能有利于指导治疗。

## 后期治疗的注意事项

经过第一小时的治疗和早期逆转休克的处理后，应继续密切监测患者是否已达到临床恢复标准（图64-1；表64-8）。这些标准包括作为器官灌注恢复和氧合的全球标准。实验室指标如 $SvO_2$（或 $ScvO_2$）、血清乳酸浓度、心脏指数和血红蛋白水平这些组织氧输送的辅助指标。根据2009年的指南，在休克的急性期，血红蛋白应维持 >10g/L 或 $ScvO_2$>70% 和心脏指数在 3.3~6L/min.m$^2$ 以优化氧气输送（值得注意的是，由于在婴儿和儿童患者，肺动脉导管较少放置，且缺乏准确的非侵入性心脏输出量的监测指标，因此较少应用心脏指数）。动脉血气血乳酸水平和碱缺失值是评价氧气输送是否充足的非常有用的指标。要注意，这些参数均是全身氧输送和利用的指标，目前尚缺乏可准确反映组织局部氧供情况的指标。

根据临床情况进行适宜的呼吸支持。休克导致的ARDS或急性肺损伤（ALI）需要机械通气，在成人患者中，肺保护性策略（包括气道峰压低于30cm $H_2O$ 及维持潮气量在6 mL/kg）已显示可降低死亡率（见第65章）。由于在这方面缺乏明确的儿科研究只能将这些数据外推到小儿患者。此外，在休克早期状态逆转后，肾脏替代疗法和液体排出对小儿无尿或少尿和由此产生的严重体液过多是有效的（见第529章）。某些情况下，静脉输注免疫球蛋白或血浆也可考虑作为休克的辅助治疗手段。其他干预包括必要时输注新鲜冰冻血浆、冷沉淀物和血小板纠正凝血功能，尤其是存在活动性出血时。

除了对症处理及治疗潜在感染性病因，一些治疗手段包括增强机体抵抗力、阻止触发事件、阻断白细胞-内皮细胞相互作用并抑制血管活性物质、细胞因子或脂质介质产生都在研究中。到目前为止，针对SIRS的介质药物临床试验的结果令人失望。试验已进行用抗内毒素抗体、抗氧化剂化合物、IL-1受体拮抗剂、IL-1抗体、血管舒缓激肽受体抗体、环氧合酶抑制剂、血栓素拮抗剂、血小板活化因子（PAF）拮抗剂、白细胞黏附分子抑制剂、一氧化氮拮抗剂、抗TNF抗体、杀菌通透性增强蛋白质以及重组人活化蛋白C（drotrecogin-α）。成人研究中使用drotrecogin-α可改善28天存活率，但儿科试验早期就被关闭，因为颅内出血的危险性及较低的风险/效益比，特别是在新生儿。休克的最佳治疗包括早期识别、早期抗生素治疗（疑似感染性休克）、积极的液体复苏（除心源性休克）和早期目标导向治疗。

若休克经过最大的干预后仍难以纠正，体外膜氧合（ECMO）或心室机械支撑辅助装置（VAD）可能有指征使用。在顽固性休克患儿，ECMO治疗有可能挽救生命。同样，VAD可用于心肌病或近期心脏手术引起的难治性心源性休克。接受机械支持的患者需要全身抗凝，这是比较困难的，因为在难治性休克中患者常出现显著的凝血障碍，特别是当潜在的病因是脓毒症时。在难治性休克中机械支持虽然带来相当大的风险，但可以提高一定数量的患者生存率。

## ■ 预　后

在感染性休克，死亡率在以往健康的儿童和患有慢性疾病儿童分别为3%和6%~9%（与成人25%~30%相比）。随着早期识别和治疗，小儿休克死亡率不断改善，但休克和MODS仍然是婴儿和儿童的主要死因之一。和死亡风险有关的复杂因素包括潜在的病因、合并慢性疾病、宿主免疫反应以及疾病的识别和治疗时机。

## 参考书目

参考书目请参见光盘。

（杨雪　译，陆国平　审）

# 第 65 章
# 呼吸窘迫和呼吸衰竭

Ashok P. Sarnaik, Jeff A. Clark

呼吸窘迫是指呼吸模式异常的症状和体征。呼吸窘迫的患儿常有鼻扇、气促、吸凹、喘鸣、呻吟、呼吸困难等表现。临床上可依据这些症状判断其严重程度。除了鼻扇是非特异性表现，其他症状可以帮助定位病变部位（见第 365 章）。呼吸衰竭是指肺部不能提供足够的氧气（低氧性呼吸衰竭）或排出二氧化碳（通气衰竭）以满足机体代谢的病理过程。所以呼吸窘迫是一个临床表现，而呼吸衰竭可通过机体具有氧合不足或通气不足或二者兼有等指标进行诊断。呼吸窘迫可发生于没有肺部疾病的患儿，呼吸衰竭也可发生于没有呼吸窘迫的患儿。

## ■ 呼吸窘迫

鼻翼扇动是呼吸窘迫非常重要的体征，对于婴儿尤为明显，它表示患者不适、疼痛、疲劳或呼吸困难。患者的反应状态是另外一个重要症状，昏睡、萎靡、哭声无力提示患儿疲惫、高碳酸血症，而且即将发生呼吸衰竭。肺部因素或肺外因素均可导致以呼吸速度和深度异常为表现的呼吸窘迫。诸如肺炎、肺水肿等肺顺应性降低的疾病，典型表现是呼吸浅快（潮气量降低）。而气道阻塞性疾病，如哮喘和喉气管炎等，则表现为呼吸加深（潮气量增加）但速度不快。如果患者仅表现出快而深的呼吸，但不伴有其他呼吸系统症状，应考虑非呼吸系统疾病导致的呼吸窘迫，如代谢性酸中毒（糖尿病酮症酸中毒、肾小管酸中毒等）或呼吸中枢受刺激（脑炎、摄入中枢神经系统 [CNS] 兴奋剂）。如果出现胸壁、胸骨上窝和肋下吸凹则表明患者吸气费力、胸壁薄弱或两者兼有。吸气性喘鸣表明气道阻塞在胸腔入口上方，而呼气哮鸣则表示胸廓入口下方的气道阻塞。在肺功能残气量减少（如肺炎，肺水肿）和外周气道阻塞性（如细支气管炎）疾病中最常听到呼吸时发出呻吟声。

### 表现为呼吸窘迫的呼吸系统疾病

体格检查对病变定位非常重要（见第 365 章）。胸廓外气道梗阻是指发生于胸腔入口上方的气道阻塞，临床上主要表现为吸气性喘鸣、三凹征、吸气时间延长；而胸廓内气道梗阻的主要临床表现为呼气延长和呼气性哮鸣。呼吸快而浅表伴胸壁凹陷和叹息是肺泡间质病变的典型临床表现。依据以上临床症状和体征可帮助医生判断病变部位和进行鉴别诊断（表 65–1，65–2）。

表 65–1　肺部病变定位体征

| 病变部位 | 呼吸频率 | 吸凹 | 啰音 |
|---|---|---|---|
| 胸廓外气道 | ↑ | ↑↑↑↑ | 喘鸣音 |
| 肺外胸廓内 | ↑ | ↑↑ | 哮鸣音 |
| 胸廓内肺内 | ↑↑ | ↑↑ | 哮鸣音 |
| 肺间质 | ↑↑↑ | ↑↑↑ | 呻吟 |

表 65–2

| 肺 | 呼吸泵 |
|---|---|
| 中心气道阻塞 | 胸廓异常 |
| 后鼻孔闭锁 | 脊柱后侧凸 |
| 腺样体肥大 | 膈疝 |
| 咽后壁 / 扁桃体周围脓肿 | 连枷胸 |
| 喉软骨软化症 | 膈突出 |
| 会厌炎 | 窒息性胸廓萎缩 |
| 声带麻痹 | Prune–belly 综合征 |
| 喉气管炎 | 皮肌炎 |
| 声门下狭窄 | 腹胀 |
| 血管环 / 肺动脉吊带 | |
| 纵隔肿瘤 | |
| 异物吸入 | |
| 阻塞性睡眠呼吸暂停 | |
| 外周气道阻塞 | 脑干 |
| 哮喘 | 扁颅底综合征 |
| 细支气管炎 | 中枢性低通气综合征 |
| 异物吸入 | 中枢神经系统抑制剂 |
| 吸入性肺炎 | 外伤 |
| 囊性纤维化 | 颅内压增高 |
| α–1– 抗胰蛋白酶缺乏 | 中枢神经系统感染 |
| 肺泡间质疾病 | 脊髓疾病 |
| 大叶性肺炎 | 外伤 |
| ARDS/ 肺透明膜病 | 横贯性脊髓炎 |
| 间质性肺炎 | 脊髓性肌萎缩 |
| 碳氢化合物吸入性肺炎 | 小儿麻痹症 |
| 肺出血 / 含铁血黄素沉着 | 肿瘤 / 脓肿 |
| | 神经肌肉疾病 |
| | 膈神经损伤 |
| | 产伤 |
| | 婴儿型肉毒中毒 |
| | 格林 – 巴利综合征 |
| | 肌营养不良 |
| | 重症肌无力 |
| | 有机磷中毒 |

ARDS：急性呼吸窘迫综合征；CNS：中枢神经系统

## 非呼吸系统疾病所致的呼吸窘迫

呼吸窘迫最常见病因是肺部、气道和胸壁疾病，但其他器官病变时也可表现出呼吸窘迫而临床上容易误诊误治（表 65-3）。心力衰竭或糖尿病酮症酸中毒时也可表现为呼吸窘迫，有时甚至误诊为哮喘而给予沙丁胺醇治疗，反而使病情恶化。

## 表现为呼吸窘迫的心血管疾病

儿童心血管疾病表现为呼吸窘迫的机制为：①肺顺应性降低；②心源性休克（表 65-4）。心血管疾病导致肺动脉血流量增加（如左向右分流）和肺静脉压力增加（如高血压引起的左室功能不全、心肌炎、梗阻性完全性肺静脉异位引流）、肺毛细血管压力增高和肺间质及肺泡内液体渗出增多。肺血流和肺水增多导致肺顺应性降低，最终表现为呼吸浅快。

肺间质水肿常导致小气道梗阻而表现为呼气性喘鸣。低心输出量的心脏病患者，如左心梗阻、先天性或获得性心肌病，常常因休克而出现组织灌注不良和代谢性酸中毒。代谢性酸中毒可刺激化学感受器而低血压刺激压力感受器，使机体出现呼吸窘迫。

### 表现为呼吸窘迫的神经系统疾病

中枢神经系统功能障碍可导致呼吸模式改变。颅内压（ICP）增高可表现为呼吸窘迫。ICP 增高的早期可刺激呼吸中枢，使呼吸加快（气促）加深（呼吸增强）。通过该代偿可使 $PaCO_2$ 和脑脊液中 pH 值下降，最终使颅内血管收缩，颅高压得以改善。大脑和中脑病变时常常表现为过度呼吸和气促。此时，血气分析呈现典型的呼吸性碱中毒不伴低氧血症。若病变在脑桥和延髓则表现为呼吸节律不规则，如长吸式呼吸（吸气时间延长而呼气时间短暂）、潮式呼吸（呼吸节律快慢交替）、呼吸不规则、无效呼吸或呼吸暂停。脑干功能紊乱导致的呼吸模式异常时通常伴有意识障碍。这些患者随着呼吸改变，中枢神经系统功能障碍和颅内压增高的表现也会逐渐出现，如局灶性神经系统体征，瞳孔变化，高血压，心动过缓（见第 63 章）。有时严重 CNS 障碍可导致神经源性肺水肿（NPE）和呼吸窘迫，可能是由于过度的交感神经冲动发放导致肺静脉的静水压和肺毛细血管通透性增加所致。在 Reye 综合征和脑炎等疾病时可观察到典型的中枢神经性过度换气。而服用中枢神经系统抑制药、中毒、长时间缺氧、创伤或感染（表 65-2）时可表现为心动过缓、呼吸暂停。

### 中毒引起的呼吸窘迫

水杨酸和茶碱等一些药物可直接刺激呼吸中枢导致呼吸性碱中毒。同样，中枢神经兴奋剂如可卡因和

**表 65-3　非肺部病变导致的呼吸窘迫**

| | 疾病 | 机制 |
|---|---|---|
| 心血管系统 | 左向右分流<br>充血性心力衰竭<br>心源性休克 | 肺血 / 水含量增加<br>代谢性酸中毒<br>刺激压力感受器 |
| 中枢神经系统 | 颅内压增加<br>脑炎<br>神经源性肺水肿<br>中毒性脑病 | 刺激脑干呼吸中枢 |
| 代谢 | 糖尿病酮症酸中毒<br>有机酸中毒<br>高氨血症 | 刺激中枢或外周化学感受器 |
| 肾脏 | 肾小管酸中毒 | 刺激中枢或外周化学感受器 |
| | 高血压 | 左心室功能不全 →肺血 / 水含量增加 |
| 脓毒症 | 中毒性休克综合征<br>脑膜炎球菌血症 | 细胞因子刺激呼吸中枢<br>休克刺激压力感受器<br>代谢性酸中毒 |

**表 65-4　表现为呼吸窘迫的心血管疾病**

Ⅰ. 肺顺应性降低

A. 左向右分流

1. 室间隔缺损，房间隔缺损，动脉导管未闭，房室管，永存动脉干
2. 脑或肝脏动静脉瘘

B. 心室衰竭

1. 左心脏梗阻性病变
   a）主动脉狭窄
   b）主动脉缩窄
   c）二尖瓣狭窄
   d）主动脉弓离断
   e）左心发育不全综合征
2. 心肌梗塞
   a）起源于肺动脉的异常左冠状动脉
3. 高血压
   a）急性肾小球肾炎
4. 炎症 / 感染
   a）心肌炎
   b）心包积液
5. 特发性疾病
   a）扩张型心肌病
   b）肥厚性梗阻型心肌病

C. 肺静脉阻塞

1. 完全性肺经异位引流伴梗阻
2. 三房心

Ⅱ. 休克导致的代谢性酸中毒

A. 左心梗阻性病变

B. 急性心力衰竭

1. 心肌炎，心肌梗死

安非他明中毒时也表现为呼吸增加。机体若存在内源性和外源性毒物，如有机酸血症、摄入甲醇和乙二醇、水杨酸中毒后期，也可导致代谢性酸中毒及代偿性过度通气而表现为呼吸窘迫；血气分析可表现为 pH 值降低、代偿性低碳酸血症而氧合正常。代谢紊乱引起的高氨血症可导致呼吸性碱中毒（pH 值升高而 $PaCO_2$ 降低），是由于氨直接刺激呼吸中枢所致。

### 其他非肺部疾病引起的呼吸窘迫

脓毒症或脓毒症休克患者发生呼吸窘迫综合征（ARDS），或者因低血容量刺激压力感受器、细胞因子和乳酸性酸中毒刺激呼吸中枢，也可出现呼吸窘迫。同样，肾脏疾病也可发生呼吸窘迫，是因发生代谢性酸中毒、高血压性左心衰和容量超负荷（如肾小管性酸中毒或肾衰）。

## 呼吸衰竭

呼吸衰竭是指肺部的氧合或通气不足不能满足机体代谢需求。引起呼吸衰竭的病变部位：①肺和气道；②胸壁和呼吸肌；③中枢和外周化学感受器（图 65-1）。临床表现主要取决于病变部位。经典的呼吸衰竭定义为在呼吸室内空气时，因呼吸功能障碍导致机体 $PaO_2<60mmHg$ 和 $PaCO_2>60mmHg$ 引起呼吸性酸中毒。而患者的一般情况、呼吸情况和可能发生耗竭的症状比血气分析结果对诊断帮助更大。

由肺炎、脓毒症、吸入性肺炎、淹溺、栓塞、创伤、烟雾吸入，或药物过量引起的急性肺损伤常可导致急性呼吸窘迫综合征（表 65-5；图 65-2）。

### 呼吸衰竭的病理生理

呼吸衰竭有两种类型：①缺氧性呼吸衰竭（氧合衰竭）；②高碳酸性呼吸衰竭（通气衰竭）。两种类型也可同时并存。呼吸系统主要功能是将外界空气送入肺泡毛细血管功能单位，同时将肺泡内气体排出体外。全身静脉血在肺泡经过动脉化后再经肺静脉回到心脏。动脉血气成分取决于大气中气体成分、肺泡通气能力、肺毛细血管灌注和肺泡毛细血管膜的扩散能力；其中任何一个环节出现异常均可导致呼吸衰竭。

### 吸入气体成分

通常情况下，吸入气体主要为氧气和氮气。海拔高度决定吸入空气的压力。海平面时大气压为 760mmHg。海拔越高，气压越低，比如，在丹佛气压约 630mmHg。吸入的空气到达肺泡后湿度达 100%。无论海拔多少，在 100% 的湿度和温度 37℃情况下，水蒸气压力为 47mmHg。吸入空气中的氧浓度（$FiO_2$）

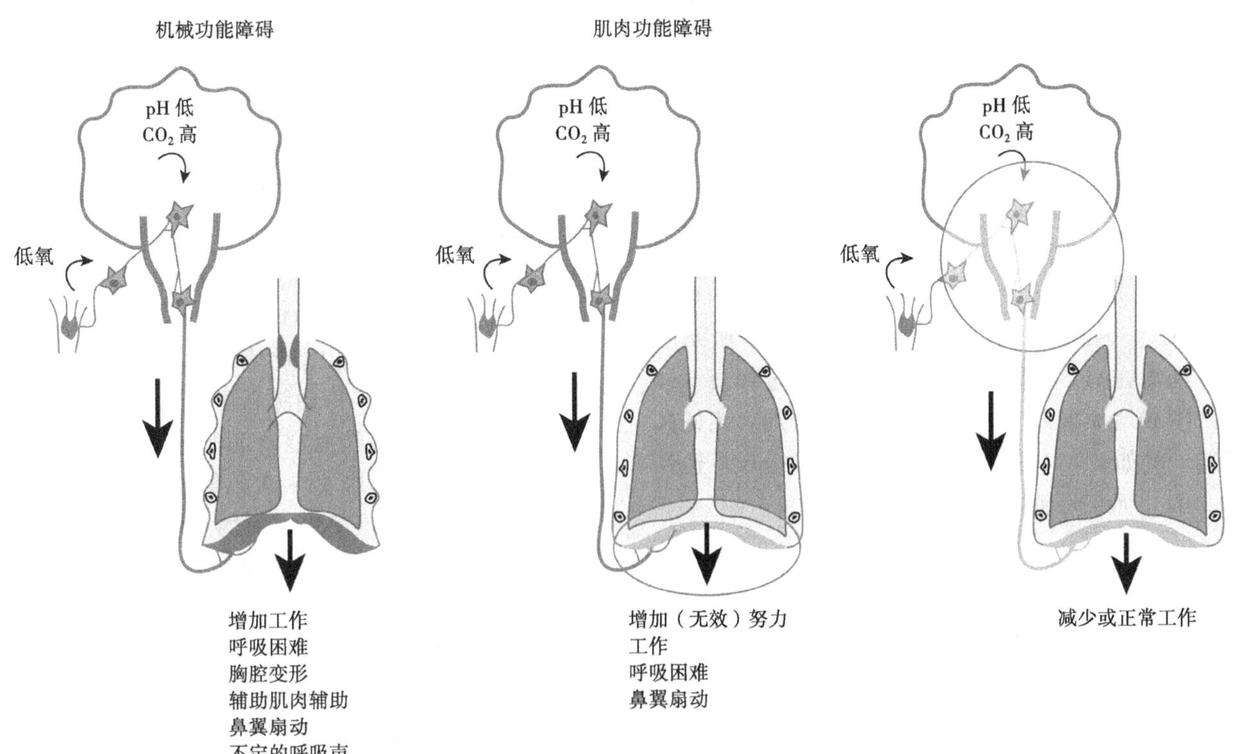


**图 65-1**　儿童呼吸衰竭的介绍。当存在机械功能障碍（到目前为止是最常见的情况）时，由外周（颈动脉体）和中央（髓质）化学感受器感测到动脉低氧血症和高碳酸血症（因此 pH）。在将感受到的信息与肺和胸壁的其他感觉信息结合后，化学感受器激活会增加神经输出到呼吸肌肉（或他们的神经支配），同样的神经输出也会增加（箭头），但是呼吸肌肉不能增加他们的作用。因此，呼吸窘迫的现象更为明显。最后，当呼吸的控制本身受到疾病的影响时，对低氧血症和高碳酸血症的神经反应是减弱的，气体交换异常不伴有呼吸窘迫

**表 65-5 急性肺损伤诊断共识**

| |
|---|
| ·急性发作（<7d） |
| ·严重低氧血症（$Pao_2/Fio_2$<300 为急性肺损伤，或<200 急性呼吸窘迫综合征） |
| ··胸片提示与肺水肿表现符合的两肺浸润性阴影（斑片状、不对称，有时可有胸腔积液表现） |
| ·无左心房高压表现（肺动脉楔压 <18 mmHg） |

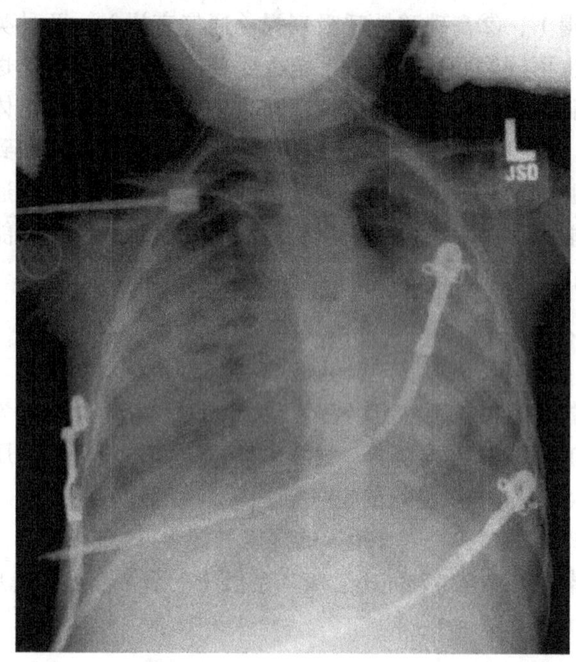


**图 65-2** 正面门静脉图像显示弥漫性双侧浸润与急性肺损伤一至摘自 Wheeler AP, Bernard GR. Acute lung injury and the acute respiratory distress syndrome: a clinical review. Lancet, 2007, 369: 1553-1564

是 0.209 3（接近 0.21），那么，在圣迭戈吸入气体氧分压（$PIO_2$）（760-47）×0.21= 150mmHg（海平面），而在丹佛吸入气氧分压是（630-47）×0.21 =122mmHg。因海拔较高造成的低氧分压对呼吸系统疾病存在潜在的不利影响。氧分压可以通过提高气体中氧浓度或增加吸入气体中氧的压力来增加，比如高压氧舱。例如吸入 40% 氧气，在圣迭戈氧分压可达到 285mmHg，而在丹佛则为 234mmHg。

## 肺泡气体成分

空气进入肺泡后氧气和二氧化碳将进行交换。由于机体平均氧消耗大于二氧化碳产生，所以该交换过程为非等量；可以呼吸商（R）表示，呼吸商等于机体二氧化碳释放量与氧消耗的比值。肺泡内气体成分可以通过以下方法进行粗略估计：$PAO_2$ 是肺泡内氧分压的预期值；正常代谢条件下，R 是约为 0.8；通过 $PAO_2$ 与动脉氧分压比较可以判断氧合障碍的程度，此为肺泡动脉氧梯度（肺泡 - 动脉氧）。

## 肺泡通气量和无效腔通气量

机体呼吸一分钟的空气量称为每分通气量，可通过潮气量（VT）乘以呼吸频率计算得到。部分位于传导气道（解剖无效腔）中不参与气体交换。空气进入肺泡后，若肺泡无灌注（如肺栓塞）或灌注差（如心输出量减少）时，也不利于气体交换（生理无效腔）。总无效腔为解剖无效腔与生理无效腔之和。因此，肺泡通气量可通过以下方法计算：

$V_A$=（$V_T$-$V_D$）呼吸率

若 $CO_2$ 生成恒定，$PaCO_2$ 与肺泡通气量成反比。若 $PaCO_2$ 从 40mmHg 增加到 80 mmHg，则表明肺泡通气量减少 50%；而若从 40mmHg 降到 20mmHg 则表明肺泡通气量增加一倍。$PaCO_2$ 增高表明肺泡通气不足，常见于气道阻塞、呼吸肌衰弱或中枢神经系统功能障碍（通气不足）。

## 通气 - 血流不匹配，静脉血掺杂，肺内分流

肺泡气体只有与肺部毛细血管内的血液充分接触才能进行气体交换。通气和血流分布在肺的重力依赖区均较高，而在肺的非重力依赖区降低。且血流（Q）方面的差异大于通气（V）差异。若通气相对不足时，可导致全身静脉（肺静脉）血动脉化不完全，称之为静脉血掺杂；血流经过不能通气的肺泡，因不能进行气体交换，使静脉血流入动脉血则称之为肺内分流。反之，血流相对不足时，有部分多余气体不参与气体交换，称之为无效腔通气。无效腔通气导致较多的肺泡内未交换气体（本不参与交换的气体和 $CO_2$ 可忽略不计）随呼气排出到空气中。最终结果是呼出的混合气体中二氧化碳分压（$PECO_2$）降低，而 $PaCO_2$-$PECO_2$ 梯度增加。无效腔量占潮气量的比值（VD/VT）可通过以下方法计算：

$V_D/V_T$=（$PaCO_2$-$PECO_2$）$PaCO_2$

正常情况下，$V_D/V_T$ 比值约为 0.33。比值增加表明肺血流较少，见于肺动脉高压、低血容量和心输出量降低等情况。静脉血混合和肺内分流主要影响机体的氧合，并引起肺泡 - 动脉氧分压差改变，而无 $PaCO_2$ 增高；导致该结果的原因是通气大于血流，因 $CO_2$ 和 $O_2$ 有各自不同的解离曲线（见第 365 章）；血红蛋白 -$CO_2$ 解离曲线相对呈直线，因此，$PaCO_2$ 是高通气和低通气的平均值。随着 $PaO_2$ 增加氧张力和血红蛋白饱和度达到平台期，低通气区域的血红蛋白氧饱和度降低不能通过通气良好区域来进行补偿，因为，该区域的血红蛋白氧饱和度已临近最大值。最终出现 $PaO_2$ 和 $SaO_2$ 下降。这种情况下，$PaCO_2$ 升高表明肺泡通气不足。临床上常见的分流包括哮喘和吸入性肺炎等疾病导致的静脉血掺杂，以及大叶性肺炎和

急性呼吸窘迫综合征引起的肺内分流。

### 气体弥散

尽管通气和血流比例匹配，气体交换还要通过肺泡和肺毛细血管之间的组织间隙进行弥散。正常情况下，肺毛细血管和肺泡内的气体有足够的时间在组织间隙进行等量交换。但是，如果组织间隙中有炎性细胞或液体时，气体弥散将会减少。$CO_2$ 弥散能力是 $O_2$ 的 20 倍，因此，在弥散障碍时低氧血症较高碳酸血症更常见。在海平面吸入 100% 氧气，肺泡氧分压可从 100mmHg 增加到 660mmHg，则弥散氧的浓度也仅仅增加 6.6 倍。因此，当气体在体内发生弥散障碍时，临床上致死的低氧血症往往出现在明显的 $CO_2$ 潴留之前。事实上，该情况下，因低氧血症导致过度通气，最终可产生 $PaCO_2$ 降低。出现高碳酸血症的疾病，往往存在弥散障碍，提示气道阻塞，全身衰竭或中枢神经系统抑制所致的肺泡低通气。引起弥散障碍的疾病有间质性肺炎、急性呼吸窘迫综合征、硬皮病和肺淋巴管扩张症。

## 儿童呼吸窘迫和呼吸衰竭的监测

### 临床检查

临床观察是监测的重要手段。临床异常症状或体征、病情进展情况及其治疗干预的时间关系，常常作为临床诊断和治疗指南（见第 365 章）。呼吸窘迫或衰竭儿童应在最舒适的体位和不受环境影响的情况下进行密切观察。

脉搏血氧仪是临床上最常用的氧合监测设备。该设备安全、无创，尤其可对在转运、镇静操作、外科手术过程中和危重患者进行床旁监测。该仪器应用氧合血红蛋白和还原血红蛋白具有不同的吸收光谱，前者吸收 660nm 波长的光（红光），后者吸收波长在 940nm 处（红外光）。若微循环存在血液流动则可以检测到进入毛细血管床的氧合血液。血液中氧合血红蛋白的百分比就是动脉血氧饱和度（$SaO_2$），不过脉搏血氧仪测定的氧饱和度准确定义应为脉搏氧饱和度（$SpO_2$）。因为，在一些情况下，$SpO_2$ 不能反映 $SaO_2$。熟悉血红蛋白氧解离曲线（见第 365 章）非常重要，因为一个氧合血红蛋白饱和度对应一个氧分压数值。根据血红蛋白氧解离曲线的形状，脉搏血氧仪不容易确定高于 70mmHg 的氧分压变化。而在相同的 $PaO_2$ 水平，$SpO_2$ 随血液 pH 值的不同也显著不同。大多数情况下，特别是紧急情况时，$SpO_2$ 大于 95% 是一个较为合理的目标。也有例外，如在治疗单心室心脏病变，这些患者的肺循环和体循环接收来自同一心室血流（如 Norwood 手术后的左心发育不良综合征患者），或较大流量的左向右分流（例如：室间隔缺损 [VSD] 和动脉导管未闭）。在这些类型的病理生理情况下，为了避免肺部血流过多和氧对肺血管扩张作用导致的肺水肿，患者需要较低的 $SpO_2$，这些单心室患者，血液分流的方向是离开体循环系统的。由于脉搏血氧仪把所有类型的血红蛋白都区分为为氧合血红蛋白或非氧合血红蛋白，所以，当存在碳氧血红蛋白或高铁血红蛋白时，就不能提供准确的信息。在一氧化碳中毒和高铁血红蛋白血症时氧合血红蛋白的百分比往往会被高估。同时应注意，呼吸衰竭患者得到供氧后 $SpO_2$ 可以达到较为理想的结果，但却可能存在非常危险的高碳酸血症。对于神经肌肉无力和中枢神经系统抑制等原发性呼吸衰竭患者，不应以脉搏血氧仪作为对其监测的唯一方法。脉搏血氧仪在低灌注和肢体脉搏微弱的患者也不可靠。尽管存在这些不足，但对临床大多数患者，脉搏血氧仪仍是一种无创、方便、有效的氧合监测方法。

二氧化碳描记（呼气末 $CO_2$ 测量）对肺通气和肺循环的评价很有帮助。且该方法尤为适用于气管插管患者通气能力的监测。应该注意的是，在肺无效腔增加或肺血流减少的疾病中，呼气末 $CO_2$ 降低，因此，通气能力可能被高估。

### 呼吸窘迫和呼吸衰竭患者的血气分析

（见第 52.7 和第 365 章）

### 氧合或通气不足的评估

可以通过以下指标对氧合和通气障碍患者的临床病情及预后进行评估：

肺泡－动脉氧分压梯度：肺泡氧分压（$PAO_2$）减去动脉氧分压（$PaO_2$）得到。需在相同吸氧浓度情况下进行比较。

$PaO_2/FIO_2$ 比值：动脉氧分压比吸氧浓度；对于缺氧性呼吸衰竭患者，比值 <300 为急性肺损伤，比值 <200 考虑急性呼吸窘迫综合征。其主要目的是检测通气血流是否匹配、肺内分流、气体弥散障碍，但肺泡低通气对 $PaO_2/FIO_2$ 比值有显著影响。

动脉氧分压与肺泡氧分压比值（$PaO_2/PAO_2$）：动脉氧分压比肺泡氧分压。通过肺泡通气量可计算动脉氧分压，因此，该比值反应通气血流比值和肺泡毛细血管的完整性。

氧合指数（OI）：是对平均气道压（MAP）和吸氧浓度等改善氧合的治疗干预进行标准化的氧合指标。提出该指标的原因是既往研究没有涉及正压通气支持对氧合的影响。OI 可通过下述公式计算得到：

$$OI=[(MAP\times FIO_2)\div PaO_2]\times 100$$

OI 的局限性是评估时未考虑通气水平。

通气指数（VI）：其目的是对直接降低 $PaCO_2$ 的治疗措施（如吸气压峰值 [PIP] 和通气频率）进行标准化后的肺泡通气指标。VI 可以通过下述公式计算得到：

VI=（PIP × 每分钟通气频率 × $PaCO_2$）÷ 1000

## ■ 处理措施

呼吸窘迫和呼吸衰竭管理的目标是确保气道通畅并提供机体所必需的足够氧合的血液和去除 $CO_2$。低氧血症较高碳酸血症更容易危及生命，因此，这类患者的初始治疗应旨在确保机体足够的氧合。

### 氧 疗

对于缺氧性呼吸衰竭患者，给氧是侵入性最小且最易耐受的治疗方式。鼻导管吸氧可以提供较低的氧气且操作简单。操作时氧气需通过泡沫加湿器加湿，以鼻塞置入鼻孔。因较高的氧流量对鼻黏膜的刺激较大，因此儿童的氧流量常常小于 5L/min。年长儿和成人应用鼻导管吸氧时，可通过以下公式计算吸氧浓度：

$FiO_2$=21%+[ 鼻导管流量（L/min）× 3]

鼻导管吸氧提供的氧浓度跟患者的体型、呼吸频率、潮气量均有关系，一般在 23%–40% 之间。对于年龄较小的患者，由于分钟通气量的比例相对较大，因此可以提供较高的氧浓度。吸氧面罩由一个开放的端口和一个无阀门的氧源组成。一定量的空气可通过侧边端口和面罩边缘进入其内，取决于其型号、大小和患者的分钟通气量。而氧流量在 5~10L/min 之间，可提供 30%~65% 的氧浓度。若需要提供较为精确的氧浓度，可选择其他面罩装置。

文丘里面罩由一个面罩和储气系统组成，能够提供精确的高流量氧气和空气进入储气装置。进入面罩的空气以及混合后的氧浓度由面罩末端的调节器调控。调节器可设置 30%~50% 的氧浓度。建议用 5~10L/min 的氧流量以达到所需氧浓度且防止重复呼吸。部分再呼吸和非再呼吸面罩连接一个储气袋可以提供更高浓度的氧气。部分再呼吸面罩有两个开放的呼气孔和一个无阀的氧气储存袋。尽管大部分气体是通过呼气孔呼出，仍有部分呼出气体在呼气时会混入储气袋内。由于呼气孔的存在，也可有部分空气在吸气时被吸入。只要氧气流量充足（通常 10~15L/min），能保持储气袋充盈，部分再呼吸面罩可提供 60% 的氧浓度。与鼻导管吸氧一样，年龄较小的患者因潮气量小而吸入的空气少，因而吸氧浓度相对更高一些。非再呼吸面罩有两个单向阀门，一个在储氧袋和面罩之间，另外一个位于两个呼出孔其中之一。这样设计可以最大程度减少呼出气和吸入的新鲜气体的混合，并减少吸气时空气的进入。而另一个呼吸孔是没有阀门的，这样一旦氧气源断开时就能保证还有空气可以进入面罩。非再呼吸面罩可以提供 95% 氧浓度。而非再呼吸面罩连接空氧混合仪时可提供 50%~95% 的氧浓度。当辅助供氧不能改善患者氧合，或同时存在通气问题时，则需要其他额外的治疗措施。

### 气道辅助系统

保持气道通畅是维持患者足够氧合和通气的关键。人工口咽气道有助于口咽或鼻咽气道阻塞患者，以及因胸外气道阻力导致呼吸衰竭、神经肌肉功能较弱的患者。口咽气道是一种由硬质塑料制成的人工气道，两边有凹槽，从口插入然后顺着舌头将其置入会厌谷上方，将舌头与口咽后壁分开而打开气道。因其前端要放置在患者的舌根部，清醒或咽反射较强的患者常不易耐受。鼻咽气道是一种软管，可从鼻腔开口沿硬腭、软腭插到咽腔下部。对因肿大的腺样体或软腭和咽喉部接触导致的气道阻塞有帮助。因鼻咽气道要通过腺样体，因此，有出血倾向的患者应慎用。

### 吸入气体

氦氧混合气（heliox）对克服气道阻塞和改善氧合有帮助。氦气密度比氮气低，而黏度稍高于氮气。以氦气代替氮气后，混合气体在阻塞气道内呈层流形式运动，从而降低气道阻力，改善通气。大气道阻塞性疾病，如急性喉气管支气管炎、声门下狭窄和血管环，气道内气体常以湍流形式流动，氦氧混合气对此种类型的疾病效果尤佳。同样，它也可以用来治疗重症哮喘持续状态。为了保证治疗效果，氦气浓度至少应达 60%，但由于低氧血症的患者吸氧浓度常常需要大于 40%，因此，可能会限制氦气的使用浓度。一氧化氮（NO）是一种较强的吸入性肺血管扩张剂。吸入 NO 可以改善肺部血流和通气 / 血流比值，如新生儿持续性肺动脉高压（PPHN），原发性肺动脉高压，因慢性肺血流量增多（如 VSD）或胶原血管疾病导致的继发性肺动脉高压均可应用。应用剂量范围在 5~20/ 百万。尽管没有气管插管的患者也可应用 NO，但因为在吸入时需要精确的浓度，所以更常用于气管插管机械通气的患者。

### 正压呼吸支持

无创正压呼吸支持对低氧性和低通气性呼吸衰竭均有帮助。正压通气对部分膨胀不良或充气的肺泡有益，可以防止呼气末的肺泡塌陷，增加功能残气量（FRC）。从而改善肺顺应性和低氧血症，降低肺内分流。另外，正压通气通过维持气道内正压而防止胸廓外气道塌陷；提高肺顺应性和减少气道阻力，因此可以增加潮气量，最终改善肺通气。高流量鼻导管可输送 4~16L/min 气流，而提供明显的持续气道正压（CPAP）。CPAP 的具体数值不宜量化，应因人而异，取决于患者从提供气流中所吸入气体的百分比、气道解剖、经口呼吸程度大小。与较年长儿比较，年龄较小患儿 CPAP 可获得相对较大的数值，并可提供显著的气道正压。吸氧浓度可通过氧气混合仪进行调节。在输送高流量空气或氧气时，需要通过加热加湿器充分湿化。CPAP 可以通过大小合适的鼻塞或面罩连接呼吸机或其他正压通气装置进行治疗，无创 CPAP 对诸如肺膨胀不全、肺炎等轻度肺顺应性降低或功能残气量降低患者最有效；胸腔外气道阻塞的患者，在吸气时可因负压导致气道狭窄（如喉气管炎，阻塞性睡眠呼吸暂停低通气综合征，拔管后气道水肿），此时应用 CPAP 也有效。

双相气道正压通气（BiPAP）呼吸机在呼气相和吸气相分别提供一个正压气流。BiPAP 呼吸机可设置呼气正压（EPAP）和吸气正压（IPAP）。肺顺应性降低和阻塞性肺部疾病的患者，吸气相正压能帮助增加潮气量而改善肺泡通气。可以据患者需要和舒适性对呼气相和吸气相的压力进行调节。BiPAP 在吸气相有额外的压力支持，所以对神经肌肉萎缩性疾病的患者帮助较大。

## 气管插管和机械通气

若临床上已经给予干预治疗，但仍然存在低氧血症和低通气的患者，则应实施气管插管和机械通气。其他需要气管插管的情况还包括，可能存在气道受损需要开放气道的患者，如已经发生或可能发生神经系统危重症以及血流动力学不稳定的患者。

适当的监测可确保安全成功进行气管插管。所有患者，除紧急插管以外，都必须进行脉搏氧、心率和血压监测。在插管前，一定要准备好所有必用的器械，包括：面罩、通气装置、喉镜、气管插管导丝、吸引设备。可以用以下公式估算气管插管内径（ID）大小：

ID=[ 年龄（岁）/4]+4

表 65-6 列出了依据年龄选择气管插管的内径大小和插入深度。插管前给予患者较高浓度的吸氧，这样可以延长患者的耐受时间，使低氧血症延迟发生。

虽然气管插管可以在不用镇静剂和肌松剂下完成，但应用这些药物对患者的益处远远超过其带来的风险。除非有禁忌证，否则应按照标准应用镇静剂和肌松剂。先镇静、镇痛再用肌松剂的流程可使气管插管操作更为顺利进行。药物类型和剂量取决于患者的基础疾病和临床医生的习惯。表 65-7 列出了常用的药物。另外一种代替这种插管前用药的方法是快速顺序插管，特别是在患者需紧急插管或怀疑胃内有较多食物防止误吸时较为实用（见第 62 章）。

**表 65-6 不同年龄插管深度的选择**

| 年龄 | 插管内径（mm） | 经口深度（cm） | 经鼻深度（cm） |
|---|---|---|---|
| 早产儿 | 2.0~3.0 | 8~9 | 9~10 |
| 足月儿 | 3.0~3.5 | 10 | 11 |
| 6 月 | 4.0 | 11 | 11 |
| 12~24 月 | 4.5 | 13~14 | 16~17 |
| 4 岁 | 5.0 | 15 | 17~18 |
| 6 岁 | 5.5 | 17 | 19~20 |
| 8 岁 | 6.0 | 19 | 21~22 |
| 10 岁 | 6.5 | 20 | 22~23 |
| 12 岁 | 7.0 | 21 | 23~24 |
| 14 岁 | 7.5 | 22 | 24~25 |
| 成人 | 8.0~9.0 | 23~25 | 25~28 |

一旦镇静和（或）肌松成功，需立即给予面罩辅助通气。达到最佳氧合状态后即可进行插管。操作者以优势手打开患者口腔，沿着舌根将喉镜叶片轻轻插入。沿喉镜手柄轴线向上远离操作者的方向提起即可打开气道。若是一个直的喉镜叶片（Miller），则由叶片尖端在会厌前方将其抬起而暴露声门；若是弯的叶片（Macintosh），叶片尖端需插入会厌谷后再挑起会厌暴露声门。若分泌物较多导致视野不清需进行吸引。一旦声门暴露清楚，即可将插管插入。插入后需快速确认插管位置是否正确，可通过以下方法进行：两肺及上腹部听诊呼吸音一致，胸廓运动良好，腹胀没有加剧。每次呼吸可见到双侧胸廓运动对称以及插管内有雾气提示插管位置合适。若下降的心率逐渐回升、脉搏氧饱和度数值逐渐上升或在正常范围内也表示插管成功。如果插管前给予了高浓度吸氧，则即使插管位置不正确，经皮氧饱和度也不会很快下降，因此通过氧饱和度的变化来判断具有一定的滞后性。呼出气体 $CO_2$ 的检测也是必要的，可通过一次性 $CO_2$ 比色仪或 $CO_2$ 描记图进行。但在肺部血流显著减少，如心脏骤停时，可能检测不到呼出的 $CO_2$。同时也需拍摄胸片以确认插管位置，正确位置应在声门到气管隆突的中点（第 62 章）。

## 气管插管前后短时间的人工通气

临床上有需要转运到监护病房重症患者，在转运前需通过气囊面罩或气囊气管插管建立人工通气。在给这些患者通气时应注意其潜在的病理生理变化。如功能残气量降低的疾病（肺炎、肺水肿、ARDS 等）在通气时应给予呼气末正压（PEEP），以防止肺泡萎

表 65-7　气管插管常用药物

| | 药物 | 剂量 | 起效时间（min） | 持续时间（min） | 不良反应 |
|---|---|---|---|---|---|
| 镇静剂 / 麻醉剂 | 咪达唑仑 | 0.1mg/kg IV | 3~5 | 60~120 | 遗忘<br>呼吸抑制 |
| | 劳拉西泮 | 0.1mg/kg IV | 3~5 | 120~240 | 遗忘<br>呼吸抑制 |
| | 氯胺酮 | 1~2mg/kg IV<br>4~6mg/kg IM | 2~3 | 10~15 | 心率增快，升高血压和颅内压<br>扩张支气管 |
| | 硫喷妥 | 4~7mg/kg IV | 0.5~1 | 5~10 | 血压降低<br>窒息 |
| | 丙泊酚 | 1~3mg/kg IV | 0.5~2 | 10~15 | 血压下降<br>窒息 |
| 镇痛剂 | 芬太尼 | 2~5ug/kg IV | 3~5 | 30~90 | 呼吸抑制<br>胸壁肌肉强直 |
| | 吗啡 | 0.1mg/kg IV | 5~15 | 120~240 | 血压下降<br>呼吸抑制 |
| 神经肌肉阻滞剂 | 维库溴铵 | 0.1mg/kg IV | 2~3 | 30~75 | 心率增加<br>肾脏清除 |
| | 罗库溴铵 | 0.6–1.2mg/kg IV<br>0.1mg/kg IV | 5~15 | 15~60 | 心率增快<br>肾脏清除 |
| | 顺－阿曲库铵 | 0.1mg/kg IV | 2~3 | 25~30 | 组胺释放<br>非肾脏清除 |

陷。PEEP 可通过在自动充气式气囊上安装一个 PEEP 阀或通过对麻醉气囊内气流的控制而得到。时间常数较短是这类疾病的特征（见第 70 章），因此在通气时应给予相对较小的潮气量和高频率。而气道阻塞性病变的特征是时间常数长，最佳的通气方法是给予相对较慢的频率和大的潮气量。

## 参考书目

参考书目请参见光盘。

## 65.1 机械通气

*Ashok P. Sarnaik, Christopher Mastropietro*

临床上实施机械通气与否主要取决于肺功能是否需要支持，支持左心功能和治疗颅高压也是其指征。气体交换障碍没有绝对的标准，临床上常用的实施机械通气的判断标准为：吸入氧浓度 >60% 而 $PaO_2$<60mmHg，$PaCO_2$>60 mmHg，pH<7.25。如果有呼吸疲劳和衰竭的表现，即使气体交换足够，也是应用呼吸机的指征。正压通气可以显著降低左心室后负荷，因此可用于左心功能衰竭导致的心源性休克。机械通气也用于存在潜在呼吸衰竭的患者（如意识丧失、神经肌肉功能障碍等疾病）。并可对颅高压患者实施过度通气。

机械通气没有使气体交换达到正常之目的，也非治愈疾病措施；其目的是使患者能够维持足够的氧合和通气，保证机体生存直到疾病恢复，并最低限度减少机械通气治疗本身带来的不可避免的并发症。机械通气时，应使 $PaO_2$、$PaCO_2$ 和 pH 值保持一定范围，为患者提供安全的体内环境；同时避免氧中毒、压力伤（气压伤）、潮气量过大（容量伤）、低容量损伤以及细胞因子释放（生化损伤）（图 65-3，图 65-4）。

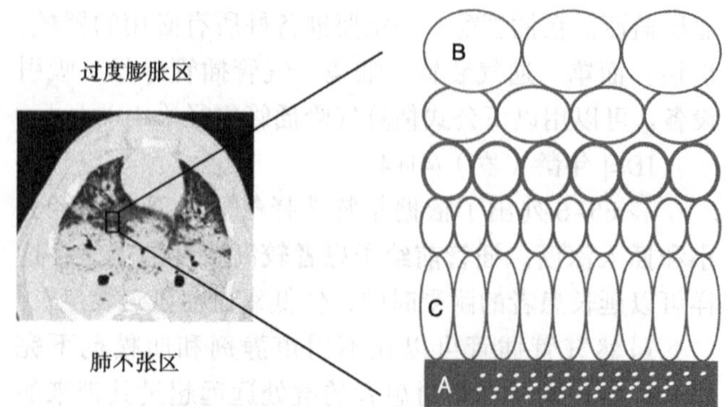


**图 65-3**　低容量损伤。肺不张（A）与过度膨胀肺的单核细胞（B）的交界面不均匀且不稳定。根据周围环境，该区域容易发生周期性的增多或减少，并且局部不对称的肺单位（C）很快适应于塌肺不张区

摘自 Pinhu L, Whitehead T, Evans T, et al. Ventilator-associated lung injury. Lancet, 2003, 361: 332–340

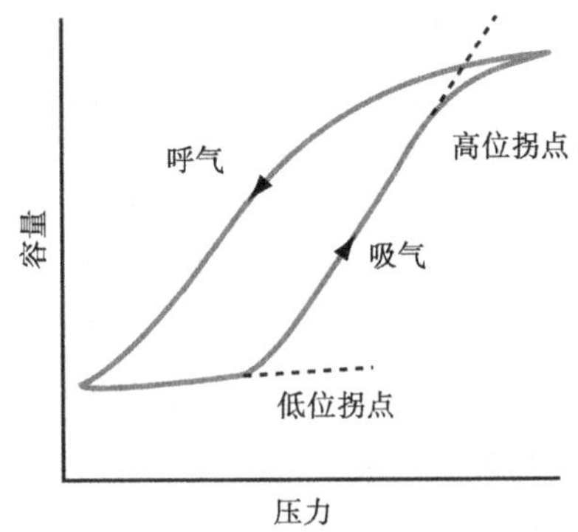


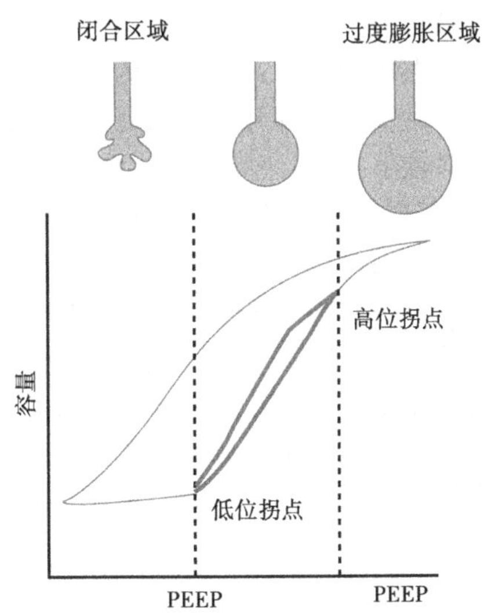


**图 65–4** 急性肺损伤患者肺压力容积关系。在顶部，低位拐点通常是 12~18cm$H_2O$，以及高位拐点 26~32$H_2O$。在底部，具体的保护通气方法要求积极呼气末压力设定在低拐点和压力极值之上（P max）刚好低于上限。因此，在肺不张区域和过度膨胀去之间的安全区域 cm 和过度区域的肺通气，避免了高容量和低容量的伤害

摘自 Pinhu L, Whitehead T, Evans T, et al. Ventilator-associated lung injury. Lancet, 2003, 361: 332–340

## 机械通气的基本概念

### 运动方程

空气流动的动力来自压力梯度（图 65–5）。平静正常自主呼吸，吸气时膈肌和肋间肌收缩产生胸膜腔负压，使空气从呼吸道进入肺泡。而在机械通气时，呼吸机压缩气体产生正压气体，推动空气通过呼吸道进入肺泡。无论自主呼吸还是机械通气，呼气的动力来自肺和胸壁的弹性回缩产生的肺泡压。因此，气体进入肺部的压力由两个因素决定：肺和胸壁的弹性阻力和气道阻力。压力梯度、肺的顺应性和弹性阻力之间的关系见图 65–5。弹性阻力是指物质对抗变形的能力，为压力变化（ΔP）除以容量变化（ΔV）。与其对应的是顺应性（ΔV ÷ ΔP），是指受到外力作用时弹性组织可扩张或延长的能力。因此顺应性（C）表

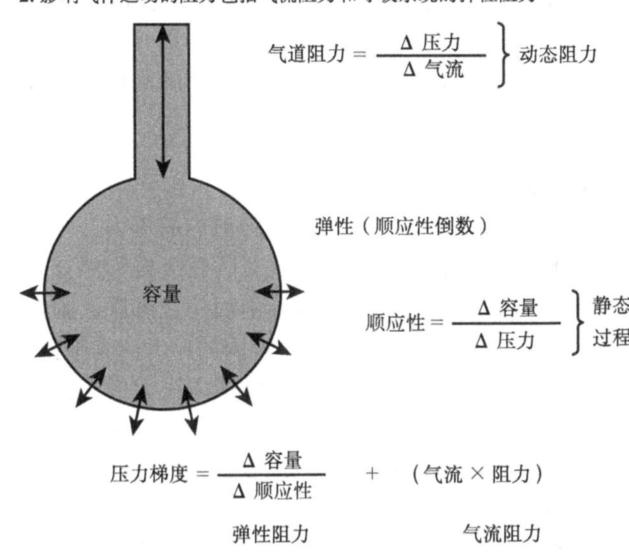


**图 65–5** 运动方程。将空气从一个地方移动到另一个地方需要一个压力梯度。在肺部，这个压力梯度必须克服肺部和胸壁顺应性（静态）和流阻性能（动态组件）。肺泡间质疾病和硬胸壁的静态成分增加，而气道阻塞则增加动态成分

示为 1 / 弹性。

肺部组织弹性阻力的测量应在阻断气流（在吸气末和呼气末）的情况下进行，它是肺在静态阻力的反映；并且受到潮气量和肺顺应性影响（P=ΔV ÷ C），与潮气量成正比，与顺应性成反比。弹性阻力用来计算呼吸系统的静态顺应性（CSTAT）。

阻力（R）是指气流生成过程中的产生的阻力。它是通过产生一个单位的气流需要的压力来计算（ΔP ÷ Δ 气流）。克服气道的阻力所需的压力等于气流流量乘以阻力。这个压力只有在气流通过气道时才能产生，故称为动态参数。气流阻力的测量需在动态条件下气流最大时进行，其与气道阻力和气流流速成正比。呼吸频率较快时，呼吸和吸气时间均会缩短，这样就需要较高的气流速度，因此也就需要相对较高的压力以克服气流阻力。肺通气所需动力应是肺的弹性阻力和动态阻力之和。计算该动力时还需考虑到呼吸系统的动态顺应性（Cdyn）。气道阻力的存在造成了静态阻力和动态阻力的不同。

### 功能残气量

请参阅第 365 章。

吸气时含氧丰富的气体进入肺泡，呼气时一部分氧气也将从肺毛细血管循环移出。功能残气量（FRC）是平静呼气末肺泡内残留的气体。它是在呼气末唯一可以继续进行气体交换的气体。一些 FRC 降低的疾病（如 ARDS、肺水肿等），在呼气时肺泡内氧浓度会

急剧下降而造成低氧血症。这种情况下，临床常采取两种策略进行干预：使用 PEEP 和增加吸气时间（TI）（图 65-6）。因为 PEEP 可增加 FRC，而延长吸气时间可增加在吸气时肺毛细血管内血液与肺泡内高浓度氧气接触的时间。

## 时间常数

吸气开始时，大气压力高于肺泡内的压力，空气顺压力梯度进入肺泡。机械通气时，呼吸机管路充当了连接患者的空气，气体进入肺泡而使之膨胀，肺泡内压力也随之升高，直到与呼吸机内的压力达到平衡，此时气流停止。呼气开始时，呼吸机内压力低于肺泡压。呼气相肺泡内压力持续降低直到与吸机内的压力达到平衡，此时肺泡内气体停止流出。如果在肺泡内压与呼吸机内压达到平衡前终止吸气或呼气，吸气相的肺泡膨胀或呼气相的肺泡排空就不能完成。若吸气不能完成则造成潮气量降低，而呼气不能完成会造成气体潴留，造成肺泡内压力高于呼吸机内压而形成自发性 PEEP。肺泡与大气压达到压力平衡需要一定时间，此为时间常数（TC）。使 95% 及 99% 肺充气而达到平衡的时间分别是 3 个 TC 和 5 个 TC。时间常数取决于顺应性和阻力，两者关系如图 65-7 所示。肺顺应性乘以阻力（C×R）即可得到 TC，其单位为秒。

弹性回缩力增高是肺顺应性降低疾病（弹性阻力增加）的特点，这就导致肺泡压很快与呼吸机内压达到平衡，使 TC 减少。而气道阻力增加疾病患者呼吸道内气流速度较慢，气流移动需要更长时间，从而使 TC 增加。由于气道在吸气时扩张，呼气时缩小（见第 365 章），因此呼气时间常数（TCE）大于吸气时间常数（TCI）。胸腔内气道阻塞疾病（哮喘，支气管炎，

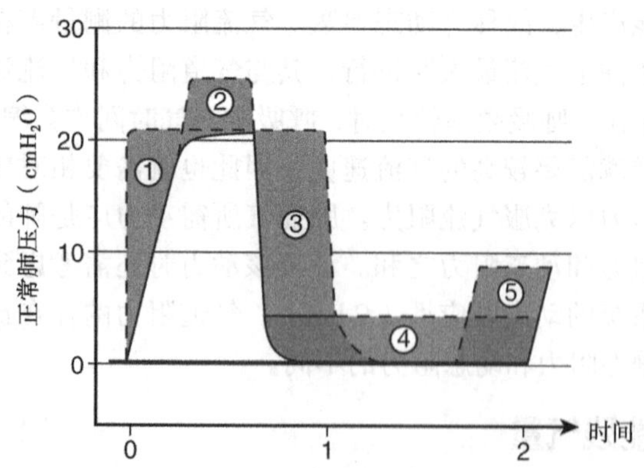


图 65-6　提高平均气道压力的五种不同方法：①增加呼吸流量，产生方波吸气模式；②增加吸气峰值压力；③改变吸气比或延长吸气时间，不改变速度；④增加呼气末正压；⑤通过减少呼气时间而不改变呼吸时间，增加通气率

摘自 Harris TR, Wood BR. Physiologic principles//Goldsmith JP, Karotkin EH, editors: Assisted ventilation of the neonate, ed 3. Philadelphia, 1996, WB Saunders

吸入综合征），气道狭窄较平常呼气时更明显。该类疾病的 TCE 和 TCI 均延长，但 TCE 较 TCI 延长更明显，因此最佳的机械通气策略是使用低流速、高潮气量和呼气时间长于吸气时间。肺顺应性降低的疾病，TCE 和 TCI 均缩短，由于肺泡变得僵硬而具有较大的弹性回缩力，TCE 较正常时更接近 TCI。该类疾病最佳的机械通气策略是给予小潮气量以防止呼吸机相关性肺损伤，并设置相对较长的吸气时间以改善氧合。

## 肺泡临界开放压力

若要打开萎缩或塌陷的肺泡需要较高的压力。而肺泡一旦开放后则需要相对较小的压力要就能使其继续膨胀。打开萎陷肺泡的过程称之为复张。正常情况下，呼气末时肺泡仍保持开放，因此，达到潮气量需要的压力相对较小。而对于呼气末肺泡萎陷的疾病（如 ARDS），吸气时需要相当大的压力才能使这些肺泡开放。这种压力通过两种机制引起呼吸机相关性肺损伤：①在终末气道肺泡连接处产生气压伤；②已经打开的肺泡因过度膨胀产生容量伤（图 65-3，图 65-4）。肺实质疾病极少是均质性病变，众多病变肺泡中的每一个都有各自的结构特征，但综合的容量压力关系可以理解为全肺病变（图 65-8）。

从呼吸压力 - 容量关系曲线图可看出，曲线的下方和上方相对较水平，而中间部分陡直。吸气开始时，需要较高的压力才能增加较小的容量。而当肺泡复张后，较低的压力就能增加较多的容量。能将大部分肺泡打开的压力称为肺泡临界开放压力，在压力曲线的这个点为低位拐点（低 PFLEX）。超过低位拐点后，以相对较小的压力就能增加较大的肺容量。这种能力一直持续到压力达到高位拐点，因为此时容量 - 压力曲线再次变得水平。机械通气的目的是提供低位拐点和高位拐点之间的潮气量，此谓通气的安全区域。若提供的压力变化范围包括了低位拐点，那么在每次呼吸时，肺泡都可能会开放和闭合，这一过程称潮气量复张，此可造成肺损伤，特别是终末气道 - 肺泡连接处损伤最明显。如果提供的压力变化范围包括了高位拐点，肺泡可能发生过度膨胀而产生容量伤和气压伤。若要将提供的压力保持在低位拐点和高位拐点之间的安全区域，可通过两种方法实施：给予一定的 PEEP 使肺泡在一个基线水平维持复张；应用较小的潮气量（6mL/kg）。此称为“开放肺策略”，研究证明这种方法对肺间质性病变（如 ARDS）有益。

## ■ 机械通气的时相

在实施机械通气时，需了解一个呼吸周期中的四个时相，同时应考虑患者的临床特征。四个时相分别

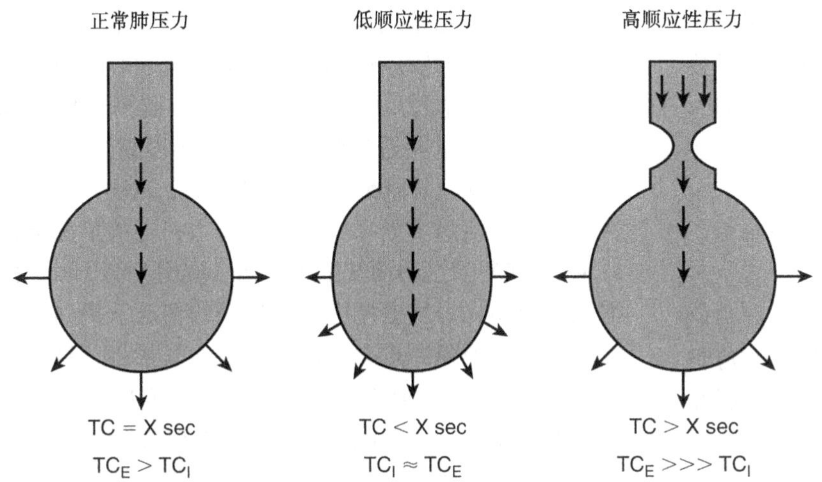


**图 65-7**　时间常数（TC）。在气道和肺泡之间压力平衡的发生（以及气体输送的完成）需要一定的时间。时间常数是压力平衡所需时间的反映，是顺应性和抵抗性的产物。在肺顺应性下降的疾病中，需要较少的时间来进行压力平衡，而在气道阻力增加的疾病中需要更多的时间。在阻塞性气道疾病中，由于气道狭窄在呼气时被扩大，呼气时时间常数的增加比吸入时间常数增加更多

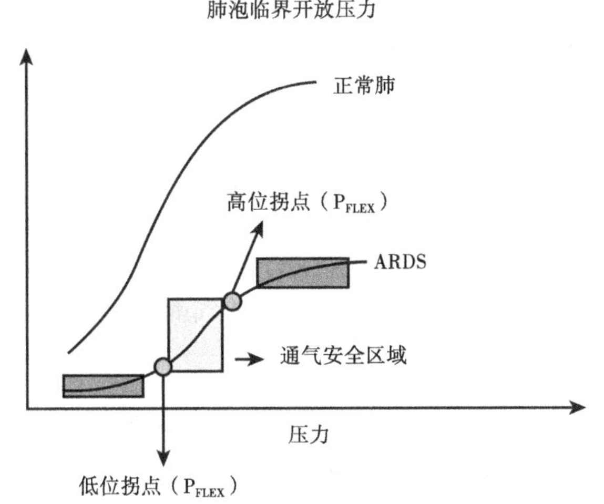


**图 65-8**　正常肺和急性呼吸窘迫综合征（ARDS）中的容积压力关系。急性呼吸窘迫综合征（ARDS）时，肺动脉肺泡需要相当大的压力才能开放。临界开放压力（也称为低 P FLEX）是气道压力，高于该气道压力时，相对较小的压力发生进一步的肺泡膨胀。上 P FLEX 是上方的气道压力，压力进一步增加导致较少的肺泡膨胀；这是肺泡过度区域。保持上部和下部 P FLEX 值之间的潮气量被认为对肺损伤较小

是：①开始送气，需了解呼吸机控制的变量也称为通气模式；②吸气相的特征，需了解吸气时间的决定因素以及输送压力或气体的方式；③吸气停止，即切换；④呼气相的特征。理想状态下，呼吸机不应完全替代患者呼吸，而应是辅助患者呼吸。如果患者表现为呼吸无力，若为呼吸肌功能障碍所致，则可能导致呼吸机撤离困难。

## 开始送气和呼吸机控制的变量（通气模式）

呼吸频率和时间间隔的设置有可能并未估计患儿的自主呼吸，但也可能是根据自主呼吸来设置的。呼吸机一旦开始送气，其通气模式有可能是完全控制性通气，也可能是根据患儿潮气量和压力目标进行的支持性通气。随着技术进步，呼吸机支持已达到尽可能与患者呼吸同步进行。呼吸机通过“触发”设置可以感知患者的呼吸运动，患者吸气时呼吸机管路内的压力（压力触发）或气流（流量触发）降低会触发呼吸机。如果患者无呼吸运动，呼吸机未接收到相关信号，则会以设置好的频率进行通气。

## 控制性通气模式

### 间歇指令通气模式

间歇指令通气模式（IMV）中，呼吸机按照设定的呼吸频率进行机械通气，和患儿的自主呼吸没有关系。在两次呼吸机通气之间，呼吸机提供新鲜气体供患儿自主呼吸。IMV 时可根据患者实际需要调节呼吸机支持力度，此对患者脱机有帮助。如果在机械通气过程中人机不能同步，会导致无效呼吸，且患儿感觉不舒服，特别是呼吸频率较快时。这种情况下，可给予患儿镇静剂和肌松剂以保证有效的潮气量输送。而同步间歇指令通气（SIMV）模式可以避免该问题，此模式下患儿的呼吸可触发呼吸机进行通气（图 65-9），在指令通气间隔期，呼吸机提供新鲜气源供患者自主呼吸。但即使是 SIMV 模式，因为潮气量、充气压力和吸气时间均由呼吸机单独决定，所以仍可能存在人机不同步。

### 辅助控制通气模式

辅助控制通气（A/C）模式时，每次呼吸均由患者自己的吸气所触发，呼吸机以预设的压力或容量进行“辅助”。呼吸频率由患者自己的呼吸决定。A/C 模式时，须为患者强制设置最小数值的后备呼吸频率（包括患者和呼吸机）。若设置的后备支持呼吸频率为 20 次 /min，患者实际触发呼吸机进行了 15 次 /

min，那么患者在这一分钟还将接受另外 5 次通气；如果患者呼吸频率为 25 次 /min，则这 25 次呼吸均由呼吸机辅助支持。尽管一部分患者可以在使用 A/C 模式时脱机，但是因脱机时呼吸机支持力度应逐渐减少，所以该模式不适合脱机时应用。

## 控制变量

机械通气时呼吸机输送潮气量或压力均可控制，可分为容量控制和压力控制（表 65-8）。

容量控制通气（VCV）模式中，呼吸机主要控制提供的气体量，而充气压力取决于呼吸系统的顺应性和阻力。通过观察充气压力的变化很容易监测呼吸系统的顺应性和阻力变化。压力控制通气（PCV）中，呼吸机主要控制基线以上压力变化，潮气量的大小取决于呼吸系统的顺应性和阻力。而顺应性和阻力的变化不影响充气压力，也不能通过压力监测顺应性和阻力的变化，只能通过监测呼出 VT 来实施。VCV 和 PCV 各有利弊（表 65-8）。一般来说，对于时间常数不恒定的疾病（如哮喘），在压力一定的情况下，PCV 比 VCV 输送的潮气量更有效。应用 VCV 模式时，需注意与相比，气道梗阻相对较轻的情况下得到的潮气量较气道梗阻严重者获得的机械通气量多，且时间常数更长（图 65-10A）。因为这种情况下 VCV 可能导致通气不均匀、PIP 升高和动态顺应性降低。应用 PCV 模式时，在通气过程中呼吸机提供持续气流，肺组织相对梗阻较小时更容易在较短时间就能达到压力均衡。这样，时间常数短者较容易在吸气时达到目标潮气量，而时间常数长者则需要增加额外的容量才能达到相同的目标潮气量（图 65-10B）。因此，在相同的压力下，与 VCV 比较，PCV 能够使气体分布更均匀，输送更多的气体，从而改善肺的动态顺应性。

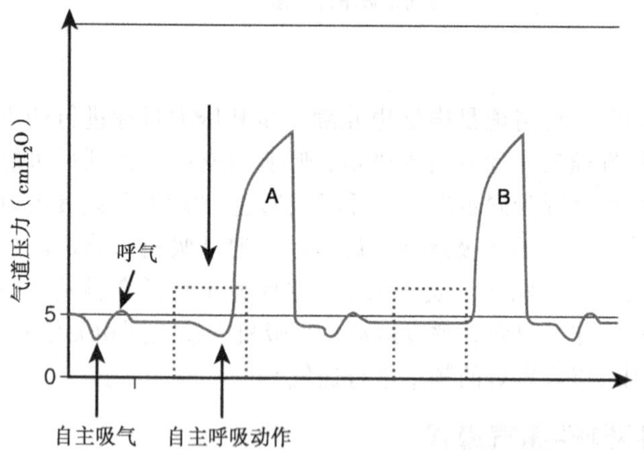


**图 65-9** 同步间歇性强迫换气。在设定的间隔时间，呼吸机的定时电路被激活，一个定时“窗口”出现（阴影区域）。如果患者在计时窗口中开始呼吸，呼吸机就会发出强制呼吸。如果没有自发的呼吸，呼吸机在定时窗口之后的固定时间发出强制呼吸

摘自 Banner MJ, Gallagher TJ. Respiratory failure in the adult: ventilatory support. In Kirby RR, Smith RA, Desautels DA, editors: Mechanical ventilation, New York, 1985, Churchill Livingstone

**表 65-8 压力控制和容量控制机械通气的特点**

| | 压力控制通气 | 容量控制通气 |
|---|---|---|
| 控制设置 | 通气压力<br>吸气时间<br>压力上升时间 | 潮气量<br>流速<br>吸气流速模式（恒定和递减） |
| 呼吸机输送潮气量 | 取决于呼吸系统顺应性和阻力 | 恒定 |
| 充气压力 | 恒定 | 取决于呼吸系统顺应性和阻力 |
| 气管插管漏气 | 有时可补偿 | 部分潮气量泄露 |
| 气体分布 | 随时间常数变换，分布较均匀 | 随时间常数变换，分布不太均匀 |
| 患者舒适度 | 可能不适 | 可能增加 |
| 撤机 | 通气压力依据潮气量进行调节 | 潮气量恒定，挺起通气压力可自动去除 |

压力调节容量控制通气（PRVC）结合了 VCV 和 PCV 的优点。该模式下，控制的主要变量是 VT 和吸气时间，但输送潮气量所需压力由呼吸机决定。充气压力根据设定的吸气时间内大道的潮气量自动进行调节。

## 支持通气模式

压力支持通气（PSV）和容量支持通气（VSV）都是对患者自主呼吸支持的通气模式。应用 PSV 时，每次呼吸由患者触发，呼吸机在吸气相给予预设的恒定压力水平的支持。吸气将持续到吸气流速降至预设水平（通常是最大气流速度的 25%），相当于患者肺部充气完成。而吸气时间由患者控制。PSV 可与 SIMV 联合，呼吸次数超出 SIMV 设定值的部分由 PSV 支持。PSV 模式可使患者尽可能控制呼吸频率、潮气量和吸气时间，而 SIMV 的潮气量和吸气时间均需要设定，因此与 SIMV 比较，PSV 是一种更加温和的机械通气模式。PSV 可能会存在支持力度不足，因此一般不单独将其应用于严重肺部病变的患者。然而，PSV 对于那些需要撤机锻炼、肺部病变相对较轻或神经肌肉障碍的患者效果较好。VSV 和 PSV 一样对所有的自主呼吸进行支持，只是支持自主呼吸的吸气压力是根据预设的潮气量来调节的。如果患儿的呼吸力学发生了改变，在触发呼吸后，支持自主呼吸的吸气压力会根据设置的潮气量进行自动调节。

## 吸气相特征

为适应患者的呼吸力学变化，在吸气相中吸气时

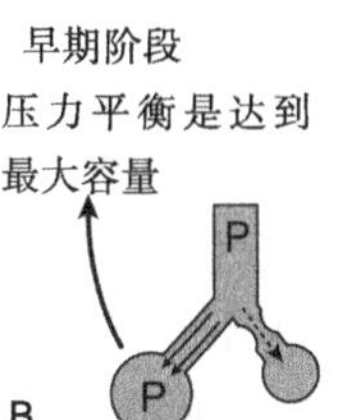


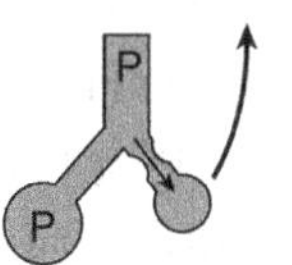


**图 65-10**　A. 在容积控制通气中，潮气量在吸气时被送到较少阻塞的区域。因此，阻塞区域的潮气量比例较低，导致通气量不均匀。B. 在压力控制的通风中，较少的阻塞区域与充气压力平衡，因此在吸气期间提早收到大部分潮气。更长的时间常数的阻塞区域需要较长的压力平衡时间，因此在吸气期间可以继续接收潮气量的一部分整个潮气量的分布比容积式循环通风更均匀

间、吸气气流波形和压力上升时间都可进行调节。

PCV 模式中吸气时间（TI）直接设置，单位是秒。VCV 模式中，吸气时间可通过吸气流量进行调节（容量 / 时间）。呼吸频率决定 TI 值和每次呼吸的总时间以及吸气和呼气时间常数。降低流速可增加 TI，反之亦然。TI 增加后，肺泡毛细血管暴露于高肺泡氧分压的时间延长。此对 FRC 降低的疾病（如 ARDS、肺水肿）有益。PCV 模式时，若呼气末仍存在吸气气流，TI 增加后 VT 也会增加，而充气压力不增加。需注意的是，在呼吸频率一定时，延长吸气时间，呼气时间（TE）就会缩短。因此，在一个呼吸周期中，如果增加吸气相的任何参数，一定要保证缩短后的 TE 仍能够进行完成呼气。

VCV 模式的吸气流量波形可以是恒定流量（方波）或减速流量（递减波），无论何种波形均可进行调节。吸气气流保持恒定时形成方波。递减波时，在开始吸气时流量最大，随后开始下降。何种波形用于何种疾病需仔细商榷。PCV 和 PSV 时，呼吸机输送气流达到预设的 PIP。而呼吸机达到 PIP 所需时间即为压力上升时间，此可通过吸气相的气流进行调节。调节压力上升时间时，应使清醒患者感觉舒适，同时避免气流快速上升以免造成气压伤。

### 吸气终止（切换）

时间切换和容量切换是控制模式中最常用的两种吸气终止方式。时间切换时，在达到预设的吸气时间后进行；而容量切换时，在呼吸机完成向呼吸机管路内输送预设的容量后进行。时间切换时均需设置压力限制，从而在吸气相内能够控制 PIP。容量切换模式中需设置安全的压力限制以防止气压伤。在支持模式中，吸气终止机制的设定是有所不同的。PSV 模式中，吸气结束是在吸气气流降低到吸气峰流速的某一百分比时（通常是 25%）进行，因为此时患者不需要额外的容量，也可称之为流量切换。在容量支持模式中，吸气终止时患者已得到所需的潮气量。

### 呼气相的操作设置

在呼气相最有用的设置是 PEEP，既可用于控制性通气也可用于辅助性通气。PEEP 最重要的作用是使萎陷的肺泡复张，增加肺间质病变患者的功能残气量，从而改善氧合。越来越多的学者认识到，即使短时间断开呼吸机，呼气末压力降到零，肺泡显著萎陷，患者氧合随即下降。梗阻性病变的患者因呼气不足导致空气潴留而形成自发性 PEEP，外源性 PEEP（通过机械设备提供）可在呼气中阻止气道闭合而改善通气。应用 PEEP 还能使血管外肺水重新分布而远离气体交换界面，最终改善通气血流比例，并稳定胸壁。PEEP 对肺顺应性的影响与 PEEP 水平和患者肺部病变情况相关。PEEP 的应用使患儿逐渐从潮气量通气移到压力 - 容量曲线的安全区域，从而使更多肺泡重新复张，延迟气道闭合，改善肺顺应性。但另一方面，PEEP 过高又可能会导致肺过度膨胀和顺应性降低。PEEP 还可能导致静脉回流减少、肺血管阻力增加、心输出量减少。

## ■ 其他通气模式

### 压力释放通气

压力释放通气（APRV）可改善因肺泡间质病变导

致的呼吸衰竭患者的严重低氧血症。该模式应用持续气道正压在呼吸机管路内产生高 CPAP（CPAPHIGH），而通过气体的间断短暂释放产生低 CPAP（CPAPLOW）使肺泡内气体排出。CPAPHIGH 类似传统机械通气中的 PIP，CPAPLOW 和设置的 PEEP 一样。与接受传统机械通气模式比较，使用 APRV 患者的主要通气发生在 CPAPHIGH 阶段，此阶段持续 3~5s，而 CPAPLOW 较短（0.3~0.5s）。并且患者可在 CPAPHIGH 时相进行吸气，也允许在 CPAPLOW 时相进行呼气；这样患者可以在整个周期内进行自主呼吸。较长的吸气时间可使肺泡复张，而自主呼吸可使气流进入膨胀不全的肺部。但儿科呼吸衰竭患者应用 APRV 的疗效尚不确定。

### 高频通气

高频通气（HFV）是指以明显高于生理呼吸次数的频率，极低的潮气量进行的通气；可能改变那些对传统机械通气模式无反应的患者的氧合。HFV 模式下的肺泡通气与传统模式显著不同，HFV 较少依赖潮气量，主要机制是吸入气体的非对称流速和对流弥散。HFV 对重度持续性缺氧性呼吸衰竭患者最有效，对支气管胸膜瘘和持续性气漏患者也有帮助。HFV 通过在呼吸过程中提供较高的 MAP 和较小的肺泡压力波动使肺组织复张，从而维持理想的功能残气量并降低对肺泡的牵拉。高频振荡通气（HFO）和高频喷射通气（HFJV）两种技术研究报道较多。

最常用的高频通气模式是高频振荡通气，高频振荡时可产生空气来回运动。在通气时，并联的管路通过文丘里效应可带入（夹带）额外的空气；空气在吸气时被推进，呼气时被呼出。决定氧合的因素是吸氧浓度（$FIO_2$）和平均气道压（MAP），而通气是通过设置 MAP 的变化（振幅）来调节的。成人和年长儿应用的频率是 5Hz（300/ min），幼儿为 6~8 Hz（360~480/ min），婴儿 8~10Hz（480~600/min），新生儿和早产儿 10~12Hz（600~720/min）。

高频喷射通气是将高频断流器置于高压气源和一个与气管插管（ET）相连的小管之间。该小管可以通过气管插管高速高频率喷射少量气体。与 HFO 不同的是，HFJT 模式时，由于肺和胸壁的弹性回缩力而被动呼气。通过并联的常频呼吸机设置 PEEP。呼吸频率一般在 420 次 /min。氧合主要由 $FIO_2$ 和 PEEP 决定，而通气主要由 PIP 决定。

## ■ 常频呼吸机参数设置

### $FiO_2$

血红蛋白氧解离曲线的形状决定了血氧含量与动脉血氧分压为非线性关系。多数情况下，使血红蛋白氧饱和度达到 95% 的动脉氧分压是理想的数值；因为更高的氧分压也只能少量增加动脉血氧含量，而氧分压适度下降（约 10mmHg），血氧饱和度也仅仅有较小变化。多数情况下，氧分压在 70~75 mmHg 是理想的目标水平。如果 $FiO_2$ 超过了使血氧饱和度达到 95% 所需的水平，患儿有可能暴露于不必要的高氧所致的氧毒性。若吸氧浓度过高，则可能造成氧中毒。只要血氧饱和度≥ 95%，应尽量将 $FiO_2$ 降到 40% 以下。

### 通气模式

呼吸机模式的选择取决于患者与呼吸机的相互依赖情况和疾病严重程度。SIMV 或 AC 模式均是控制性模式，以及 PCV、VCV 或 PRCV 也可作为控制性模式；而 PS 和 VS 为支持性模式。

### 潮气量和呼吸频率

动脉氧分压主要由肺泡通气量所决定，而肺泡通气量由潮气量、呼吸频率和无效腔通气量计算而得。潮气量变化会引起肺泡通气量变化，但无效腔通气量不变，而呼吸频率改变对肺泡通气量和无效腔通气量均有影响。潮气量和呼吸频率取决于时间常数。若患者的肺接近正常，初始设置应按照年龄设置合适的呼吸频率，潮气量为 7~10ml/kg。对于时间常数缩短的患者（肺静态顺应性下降，如 ARDS、肺炎、肺水肿），最好给予较小潮气量（6ml/kg）和相对较快的频率（25~40/min）。时间常数延长的疾病（气道阻力增加，如哮喘、支气管炎）最好给予相对较慢的频率和较大的潮气量（10~12ml/kg）。PCV 模式时，肺顺应性和呼吸系统阻力决定潮气量，需要进行监测以保证能够输送合适的气体量。大多数患者应用 15~25cm$H_2O$ 已经足够，但也应监测呼气末通气量变化及时进行调整。需要强调的是，机械通气时不需要达到正常的 $PaCO_2$，轻度高碳酸血症也可接受，尤其是在试图避免压力或潮气量所致的肺损伤时。

### 吸气时间和呼气时间

VCV 模式时可通过设置吸气流速来调节吸气时间和呼吸时间，而 PCV 模式时需精确设置吸气时间。延长吸气时间可增加平均气道压，可改善 FRC 降低患者的氧合，使阻塞性肺部疾病的潮气量更好分布。同时应设置足够的呼气时间以保证肺泡气体排出。

### 呼气末正压

PEEP 的最佳水平取决于疾病本身，同一患者也可能因病情不同而随时调整。设置 PEEP 应依据 $PaO_2$/$FIO_2$ 比值和肺动态顺应性。

## 人机对抗

人机对抗常发生在患者呼吸模式与呼吸机不匹配时，可发生在呼吸过程的任何阶段。人机对抗可造成无效做功、潮气量不足、胸腔压力过高，可导致气压伤及影响心输出量，增加呼吸做功，患者感觉不适。尽管应用一些方法可减少人机对抗，但在不给予镇静剂和肌松剂的情况下很难完全避免该情况的发生。

### 呼吸机触发

机械通气的患者应能够在无须额外做功的情况下触发呼吸机。触发方式有压力触发和流量触发。压力触发时，不论吸气相还是呼气相，只要患者在管路内形成负压即可触发，使吸气阀门开放，并输送气流。触发吸气所需压力水平取决于压力触发灵敏度。流量触发时，呼吸机在呼吸机管路内提供一个基础气流，呼气管路中有一个流量传感器，可以感知患者吸气时造成的流量降低而引起触发，使吸气阀开放并输送气体。触发吸气所需的流量改变的大小取决于流量触发灵敏度。与压力触发相比，流量触发在触发前患者已经接受一些气流，这样会使患者更舒服一些，而压力触发直到呼吸机被触发后才提供气流。增加触发灵敏度可减少患者呼吸做功。但是如果触发灵敏度过高，可能会导致意外触发、呼吸机管路内冷凝水的误触发、气管插管漏气和心脏振荡。

### 选择合适的吸气时间

患者的 TI 应与自己的吸气相特征相符合。若吸气时间太长，患者可能在机器切换前就已经开始呼气。这样患者呼气时需要对抗吸气气流，且此时呼吸机的呼气阀是关闭的，因此患者呼吸做功增加，并使胸腔压力增高，感觉不适。若 TI 太短，则患者在吸气相的最后时段因呼吸机已经切换而得不到支持。通常情况下，新生儿的 Ti 为 0.5~0.7s，年长儿为 0.8~1.0s，青春期和成人为 1~1.2s。Ti 应根据患者的临床表现和肺部疾病进行调整。若为严重的肺部疾病（包括阻塞性和限制性疾病），可能会选择非常规的 Ti 和 Te 数值；此时，应给予适当的镇静镇痛，甚至应用神经肌肉阻滞剂。

### 吸气气流模式的选择

对于 VCV 模式，不合适的气流可能导致人机对抗。开始吸气后，若设置的气流不能满足患者需求，则产生“流量饥渴”，而导致患者呼吸做功增加和不适。这种情况下，可能需要提供一个减速气流，开始吸气时提供较高流速的气流，随着肺部充气增加而逐渐减少。但是，对于那些要求肺泡充气逐渐增多的患者，会感觉这种模式不舒服。呼吸机气流模式的选择应基于每个患者的呼吸力学特点设置。对于 PCV 和 PSV 模式，吸气上升时间决定了气道压力上升和潮气量输送的方式。因此，PCV 和 PSV 模式时吸气气流上升时间的选择和 VCV 模式是一样的。

### 支持性通气模式

神志清楚的患者应尽可能使用 PSV 或 VSV 模式，允许患者进行自主呼吸。这种模式最大限度地减少了呼吸机的指令性通气。因此，在机械通气过程中，应该持续评估患者是否可进一步增加支持性通气的比重而减少控制性通气。

### 镇静剂和肌松剂的使用

机械通气时患者清醒而舒适是理想目标。自主呼吸存在、肌肉张力正常并保留咳嗽反射对于清除气道内分泌物非常重要。若患者有能力表达出窘迫，对识别和防治潜在的危险因素非常重要。人机对抗可导致气体交换障碍和呼吸机相关性肺损伤，此时处理人机对抗至关重要。无论肺组织病变还是气道阻塞性疾病都需要设置呼吸频率、Ti 和通气压力等让患者感到不舒服的非自然的参数。这种情况下，常常需要深度镇静。最常用的药物是苯二氮䓬类和阿片类药物。个别患者可能需要应用去极化肌松剂（如维库溴铵）来抑制自主呼吸。在应用肌松剂时，必须进行深度镇静以保证患者无疼痛和不适感觉。应用镇静和肌松药物可以确保呼吸机完全控制患者呼吸，从而在改善氧合的情况下降低通气压力而挽救患者生命。然而，这些药物长时间应用可能会造成不良后果并有较高的并发症率。可导致气道分泌物排出不充分和肺不张的风险增加；也可发生药物依赖和戒断症状；危重患者长期应用神经肌肉阻滞剂可导致神经肌肉病变。因此，镇静剂和肌松剂应用时应权衡利弊，用药期间定期评估确定是否继续使用。

## 呼吸机监护技术

### 呼气潮气量

呼气潮气量（VTE）由呼吸机管路中的气流计速器测量。VCV 模式时，机械通气过程中可能在吸气时出现漏气而导致仅部分气体进入，因此，对 VTE 测量更能准确反映肺泡通气量。PCV 模式时，VTE 取决于呼吸系统的顺应性和阻力，因此，通过监测 VTE 有诊断价值。PCV 模式若 VTE 降低则表示肺顺应性降低或阻力增加，可帮助我们进行积极干预和治疗；而 VTE 增加则表明肺部病变改善，可能需根据 VTE 对压力进行调整。

## 吸气峰压

VCV 和 PRVC 模式中，PIP 是辅助变量，由患者呼吸系统的顺应性和阻力决定；PIP 升高表明肺顺应性降低（如肺膨胀不全、肺水肿、气胸）或阻力增加（如支气管痉挛、气管插管阻塞）。VCV 和 PRVC 模式时，对于时间常数延长的患者，减少呼吸频率或延长 TI 可降低时间常数延长患者的 PIP，是由于有更长的时间对肺泡进行通气。对于这些患者，PIP 降低表示肺顺应性增加或阻力降低。

## 呼吸系统动态顺应性和静态顺应性

VCV 和 PRVC 中的 PIP 变化以及 PCV 中 $V_{TE}$ 的变化取决于呼吸系统的 CDYN（肺和胸廓）。肺动态顺应性可通过以下公式计算：

$C_{DYN}=V_{TE}\div(PIP-PEEP)$

该公式考虑了呼吸系统的气流阻力和弹性阻力。结合容量 – 压力曲线和肺动态顺应性的变化趋势可以评估不同水平 PEEP 的效果（图 65-8）。对于肺实质疾病（弹性阻力增加），PEEP 增加后 $C_{DYN}$ 也随着增加表明肺泡复张，若 $C_{DYN}$ 降低则表明肺泡过度膨胀。同样，对于气道阻塞性疾病（阻力增加），在呼气时监测 $C_{DYN}$ 而调整 PEEP 水平可改善气道塌陷。$C_{STAT}$ 仅用来评估肺的弹性阻力，需在终止气流情况下进行测量。测量时在患者给予神经肌肉阻滞剂后屏气方可进行，观察压力 – 时间和流速 – 时间波形得到（图 65-11）。在屏气过程中，吸气气流停止而呼气阀关闭，因而呼吸机管路与患者的肺部压力达到平衡。此时的压力反映肺泡压，称之为平台压（Pplat）。肺静态顺应性可通过以下公式计算：

$C_{STAT}=V_{TE}\div(Pplat-PEEP)$

$C_{DYN}$ 和 $C_{STAT}$ 区别在于气道阻力，而在肺实质性疾病时最小，气道阻塞性疾病时较大。

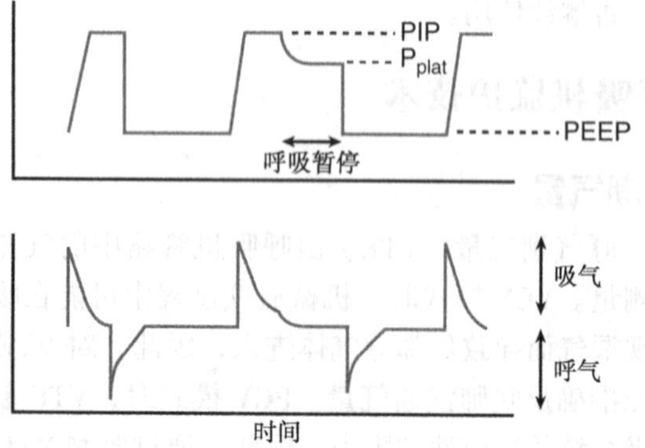


**图 65-11** 肺泡压力最好通过测量平台压力（P 图）来确定。在延长的时间内，吸气暂停，而肺泡气体压力被允许与呼吸机回路的压力相平衡吸气停止结束时的气道压力为 P 平台。峰吸气压力（PIP）和 P 图的区别在于克服了肺的低阻特性，而 P 图则选择了克服肺和胸壁弹性特性所需要的压力

## 自发性 PEEP 的评估

通过呼气暂停方法可评估自发性 PEEP，因为此时吸气停止，肺泡压等于气道压。气道阻塞性疾病，如果呼气时间不足使肺泡呼气不充分即可产生自发性 PEEP。用呼气暂停方法测量得到的肺泡压，其中超过设定的 PEEP 的压力称之为自发性 PEEP 或内源性 PEEP。自发性 PEEP 可对通气和血流动力学造成不利影响。可通过降低呼吸频率、缩短吸气时间和延长呼气时间等措施对其进行干预。同样，也可提高所设置的 PEEP（外源性 PEEP）来干预，因为 PEEP 提高后可延迟呼气时气道关闭，促进肺泡内气体排出。

## 无效腔通气量的评估

应用正压通气和 PEEP 可使静脉回流减少、心输出量下降和肺灌注降低。低灌注的肺泡导致无效腔通气量增加，不利于气体交换。无效腔 / 潮气量比值可通过以下公式进行计算：

$V_D/V_T=(PaCO_2-PECO_2)\div PaCO_2$

$V_D/V_T$ 正常值是 0.33，$V_D/V_T$ 增加表明肺泡低灌注。$V_D/V_T$ 比值降低的患者可能需要进行静脉输注液体或其他增加心输出量的方法来改善肺灌注。二氧化碳分析仪可通过持续监测气管内 $PCO_2$ 计算出 $V_D/V_T$ 比值。

# ■ 呼吸机相关性肺损伤

机械通气和其他医疗治疗措施一样，应用不当也可对机体产生损伤。过高和过低的肺容量都应避免。在实施肺泡复张和维持 FRC 时，应尽量避免肺泡过度通气。过高的 PIP 和 VT 均可引起肺泡壁张力增加。这种容量伤和气压伤可导致肺泡上皮细胞和毛细血管内皮细胞之间的紧密连接中断，造成肺泡液和蛋白漏出。同时也可导致炎症介质和细胞因子释放，加重损伤及促进渗出液形成。而肺泡表明活性物质产生减少和失活导致肺不张和加重气体交换障碍。有证据表明，对于急性严重低氧性呼吸衰竭患者，在避免应用 $V_T\geqslant 10ml/kg$ 和 Pplat ≥ $30cmH_2O$ 后可减少弥漫性肺泡损伤的发生。

引起呼吸机相关性肺损伤的另外一个重要机制是 PEEP 不足。肺泡在吸气过程中复张，还必须在呼气过程中保持开放，否则可导致肺不张发生；若在呼吸过程中肺泡反复闭合，则可对肺泡壁造成剪切力而引起损伤。因此，理想的 PEEP 应该是使肺泡最大程度开放而最小限度避免过度膨胀。认真调整 PEEP 也可使患者避免另外一种肺损伤，即因吸入高浓度的氧气而造成的氧损伤。多数患者在气管插管和刚开始机械通气时会接受 100% 氧浓度，之后应尽快制定改善氧合方案，增加 PEEP 使肺泡复张且无过度膨胀，避免

纯氧吸入。尽管目前对造成氧中毒的具体 $FIO_2$ 值不明确，但多数认为 <60% 是理想目标。

### 呼吸机相关性肺炎

呼吸机相关性肺炎（VAP）是多种病理生理因素所致；常见因素包括：口腔和（或）胃内分泌物吸入、气管插管内细菌定植、镇静药对咳嗽反射的抑制。机械通气患者病程中出现新近的发热、白细胞增多以及胸片提示两肺浸润性渗出，应考虑 VAP。该并发症可使气体交换障碍加重，延长机械通气时间，甚至导致死亡。机械通气患者头部的床头抬高 30°、制定有效的口腔卫生护理方案是减少 VAP 风险的常用方法。而最有效的策略是对患者定期评估拔管可能，尽早撤离呼吸机。

### 呼吸机的撤离

一旦患者的呼吸功能不全开始改善就应考虑撤离呼吸机。多数儿科医生习惯采用逐渐撤机方法。应用 SIMV 模式，逐渐减少机械通气频率，使患者的自主呼吸（通常是压力或容量支持）在分钟通气量中所占比例达到最大。当机械通气频率降到很低（<5 次 / min），机械通气所占分钟通气量达最小时，应行撤机可能的评估。另外一种撤机方法是更换为压力支持模式逐渐撤机。该模式下，不设置呼吸频率，所有呼吸均由患者触发而给予压力支持；随后慢慢降低支持力度直到一个较低数值（<5~10cm$H_2O$），此时应进行拔管可能的评估。无论何种撤机手段，一旦患者出现呼吸急促、呼吸费力、低氧血症、高碳酸血症、酸中毒、出汗、心动过速、低血压等表现，应停止撤机尝试。

评估拔管可能的最客观的方法是自主呼吸试验（SBT）。进行 SBT 前，患者应清醒、存在完整的气道反射、能够处理口咽部分泌物且血流动力学稳定。还包括气体交换良好，在 $FiO_2$<0.4 和 PEEP ≤ 5cm$H_2O$ 情况下患者 $PaO_2$>60mmHg。若患者达到上述标准，可尝试最小或无压力支持（≤ 5cm$H_2O$）的 CPAP。如果患者无呼吸系统或心血管系统失代偿表现，说明患者可接受 SBT，拔管有可能成功。一些新生儿和小婴儿因较难抚慰，完成 SBT 可能需要较长时间；这种情况下，应在低水平的呼吸机支持下进行拔管可能的评估。研究数据表明，如果患者呼吸机支持的通气量占分钟通气量的比例小于 20%，且感觉舒适，有足够的气体交换，血流动力学稳定，自主呼吸的 VT>6.5ml/kg，该状态下拔管失败的风险较小。而婴幼儿、机械通风 >7 天的儿童、慢性呼吸道或神经系统疾病的患者拔管失败风险较高。患者撤机后过渡至通过鼻导管或面罩进行的无创正压通气模式（如高流量鼻导管、CPAP、BiPAP）可增加拔管成功率。拔管后的上气道梗阻是导致拔管失败最常见原因，并且也不能通过床旁 SBT 和生理学指标预测该并发症。因插管刺激引起的气道损伤或声门下水肿是拔管后气道狭窄常见原因，尤其是那些机械通气时烦躁不安的患者更容易发生。静脉注射皮质类固醇药物（地塞米松 0.5 mg/kg，每 6h 一次，在拔管前共用 4 剂）可明显减少拔管后气道梗阻的发生。拔管后气道梗阻较重的患者则需要重新插管，并给予肾上腺素吸入和应用氦 - 氧混合进行处理。

### 参考书目

参考书目请参见光盘。

## 65.2　长期机械通气

*Ajit Ashok Sarnaik, Matthew J. Gelmini, Ashok P. Sarnaik*

随着技术进步，一些慢性病患者可在重症监护室以外场所继续接受机械通气，使得这些患者的生活更加充实，且有可能提高生存机会。短期机械通气使得很多危重患者能够存活，且有可能脱离这种支持生命的治疗；但是，那些需要长期依赖机械通气的慢性病患者数量也逐渐增多。

### 长期机械通气的目标

美国呼吸治疗学会（AARC）制定长期机械通气的目标：维持和延长生命，提高生活质量，降低并发症率，促进生长发育，降低治疗费用。家庭机械通气的限制因素包括：$FIO_2$>0.40，呼气末正压 >10cm $H_2O$，气道连接不充分（如气管切开或无创面罩），出院计划不完善，资金、设备、设备或家庭护理人员不足。

应切合患者病情制定乐观、现实的个性化目标。乐观的目标能使护理人员拥有希望和热情，而现实的目标可避免不合理的期望、不必要的治疗措施和疼痛，同时避免产生失望、愤怒和敌意的感觉。预期结果应使患者从长期病程中逐渐恢复直至脱离呼吸机，同时提高生活质量。长期机械通气应作为一些慢性病向完全康复过渡的桥梁，常见的疾病包括：可逆的神经系统疾病、支气管发育不良、肺动脉高压、气道异常、手术前后的先天性心脏病。而对于先天性肌病、神经病变，阻塞性睡眠呼吸暂停和进展性肺病患者，长期呼吸支持使用的目的是防治疾病复发，延长生命，提高生活质量。

## ■ 患者的选择和伦理问题

长期应用机械通气的慢性呼吸衰竭患者，实施家庭机械通气较住院治疗有以下优势：医疗花费显著减低；避免医院获得性感染；有利于身体和心理发育。这些患者可使家庭变得更加完整；有些甚至可以上学，参与社会活动，而接近正常生活。但是，这些患者存在慢性顽固性且威胁生命的呼吸衰竭，同时又存在病情随时恶化的风险。

### 适应证

患者能否实施家庭机械通气应慎重选择，要对慢性呼吸衰竭的病因进行鉴别，并清楚其治疗前景。许多致病条件随治疗、时间、生长或年龄会有所改善。有些患者适合手术矫正，可能通过适当的干预能够脱离呼吸机。常见的需要长期机械通气的疾病包括原发性肺实质疾病、气道病变、神经肌肉或肌肉骨骼疾病、中枢神经系统对呼吸系统控制失常。对于那些慢性缺氧性疾病（支气管肺发育不良，阻塞性睡眠呼吸暂停）可导致肺血管收缩的患者，应用家庭机械通气可预防肺动脉高压和肺心病发生。另外一些心肺或气道疾病的患者，应用家庭机械通气时，可以改善氧合和通气，但因呼吸做功增加而消耗过多会影响身体生长发育。呼吸急促对患儿口服喂养不利，甚至会影响身体所需热量，以支气管发育不良和先天性心脏病最常见。有些引起慢性呼吸衰竭的原发病会逐渐进展，甚至变得不可逆，但是仍有部分患者可作为家庭机械通气合适的选择对象。许多脊髓损伤、肌肉营养不良和II型脊髓性肌萎缩症患者长期应用机械通气，生活质量相当高，有些甚至已大学毕业，并为社会做出贡献。此种类型的呼吸支持应符合患者个人需要和资源。资源的可行性取决于当地条件。而治疗的理念和最终目标则应因人而异（表 65-9）。

### 不适合长期机械通气的情况

是否实施长期机械通气必须非常慎重，并充分权衡利弊。若患者系严重疾病，没有能力参与最低限度的社会活动（如植物人状态、18 三体综合征），给予这类患者实施该技术，仅能延长其痛苦而不能获益，因为这些患者有足够的基本脑功能，能够感觉疼痛和不适。同样，对于进展迅速的进行性神经退行性疾病（如 Werdnig–Hoffman 病）的患者，严重肌无力，不能运动，但却能感知每一个有害的刺激。长期机械通气对其也无好处可言；相反，富有同情心的姑息治疗可能是这类患者的治疗目标。在治疗过程中，尽管患者的利益最为重要，但也要考虑对家庭影响、稀缺医疗资源的分派、社会的经济成本等重要因素。

## ■ 住院管理和出院计划

慢性呼吸衰竭患者的初始治疗应住院治疗。当这些患者一旦确定要实施长期机械通气，就应和家属进行开放沟通。许多家庭可能需要较长时间才接受家庭长期机械通气这一事实。经历长时间住院治疗后，现在突然将需要治疗的患者带回家，对于一个家庭会产生巨大的影响，也会造成家庭成员产生情绪、引起家庭经济紧张。这些家庭往往需要时间进行筹备，如安排好工作和休假时间，如何照看和护理患者以及医疗花费问题。解决这些实际问题需要一定时间，因此我们的出院计划应尽早制定，并迅速有续地实施。理

**表 65-9**

| 适应证 | 护理原则 | 治疗目标 | 长期支持类型 |
|---|---|---|---|
| 中央气道梗阻（皮－罗综合征和面中部发育不良等原因，气道狭窄） | 预防缺氧发作，等待手术纠正 | 恢复后尽量无须外部支持 | 气管插管、CPAP、机械通气 |
| 可能恢复的原发性肺部疾病（BPD、ARDS） | 促进生长、防治肺动脉高压，保证营养 | 能耐受长期机械通气 | 机械通气 |
| 胸壁畸形、Pickwickian 综合征、阻塞性睡眠呼吸暂停 | 防治肺动脉高压、睡眠相关性低氧血症和高碳酸血症 | 长期支持、尽可能撤离呼吸机 | CPAP、机械通气 |
| 可逆性疾病（格林巴利综合征、重症神经疾病） | 支持通气，防治肺膨胀不全 | 长期通气直至恢复 | 机械通气 |
| 慢性进展性神经肌肉疾病（Ⅱ型脊髓肌萎缩症，肌营养不良，线粒体脑肌病） | 改善生活质量，促进身体和智力发育 | 长期机械通气直到病情严重恶化 | 机械通气 |
| 稳定性疾病（脊髓创伤，膈麻痹，脊髓脊膜膨出） | 改善生活质量，促进身体和智力发育 | 长期机械通气直到病情严重恶化 | 机械通气 |
| 中枢神经系统疾病：化学感受器损伤（Ondine's curse 综合征、扁颅底综合征） | 防治睡眠相关性低氧血症 | 长期机械通气 | 长期机械通气。尤其是睡眠时 |

想情况下，应首先对患者进行筛选。病情进展较慢的神经肌肉萎缩患者存在潜在呼吸衰竭，若等待发生急性呼吸衰竭再进行干预可能对病情不利。这些患者急性发病后会导致患者更加衰弱，最终延长住院时间和ICU时间以及更高的发病率。因此，临床医生对这些患者应有预见性，早期实施机械通气干预，使患者处于能量的正平衡，不宜等到患者衰竭后进行治疗，最终影响患儿生长发育。对于大多数神经肌肉疾病患者，因呼吸衰竭急性发作，初始的家庭机械通气治疗无法选择，也不可能先经过讨论而进行选择。因为这类患者常常会因呼吸衰竭急性发作而反复住院，医护人员较难有机会为患者家属做好充分准备。

如果患者进行机械通气时最佳连接方式是气管切开，应请小儿耳鼻喉医生会诊完成该手术。如果患者口服喂养不能满足生长发育所需热卡，应请小儿外科医生会诊实施胃肠造瘘术，以上两个手术可在同一时间进行。

## 家庭机械通气的团队组织

为了保证家庭机械通气的患者接受良好的治疗，应在三级医疗中心指定综合多学科的治疗团队（表65-10）。事实上这些患者是在ICU和医院外接受生命支持治疗。需对这些患者提供多学科共同参与护理保健措施，必须对家属严格培训以确保患者安全、生长、社会心理发育，尽可能改善临床症状。

团队医生欲在患儿出院后进行随访的，应在患者

**表 65-10　家庭机械通气项目的团队组成**

| 任务 | 参与人员 |
|---|---|
| 决定实施长期机械通气 | 患者家属，重症或新生儿医生；呼吸科医生 |
| 住院管理 | 重症或新生儿医生 |
| 负责长期护理工作 | 呼吸科医生或其他有资质医生 |
| 医疗：外科问题 | 五官科，普通外科，神经内科，神经外科及颅面外科医生 |
| 培训：吸痰，气管切开护理，呼吸及功能及故障排除 | 呼吸治疗师、护士、医疗设备公司职员、患者家属 |
| 筹集资金和护理资源 | 社会工作者 |
| 评估营养、喂养、语言 | 营养师，语言治疗师 |
| 基础护理：免疫和生长发育评估 | 初级保健医生或呼吸科医生 |
| 家庭用药指导 | 药师，护士，医生 |
| 呼吸机设置的随访 | 呼吸科医生 |
| 家庭适宜性评估 | 医疗设备公司 |
| 家庭护理 | 家庭健康护理公司 |

还在住院时就将其当成门诊患者开始观察。负责住院患儿的医生主要是重症监护医生和新生儿科医生。团队领导者（通常是呼吸科专家）一定要非常明确哪位医生能熟练管理这些患者并能合理利用社区资源，哪位医生将负责护理保健工作并和家属保持密切沟通。这种分工才有可能在患者出院前建立起家庭机械通气方案，并及时记录各种资料，最终这些门诊患者减少长期机械通气时间或撤离呼吸机。很多情况下，呼吸科专家也可担任初级护理医生，观察患者的免疫功能、生长发育和其他医疗问题。如果患者家庭距离三级医疗中心比较远，在出院前必须安排好有资质且愿意为患者提供卫生保健的初级护理医生，并与家属做好沟通。但患者仍然需要与呼吸科医生预约定期随访。

可以想象，一个在家接受生命支持治疗的患儿，如果其家属没有接受过全面的培训，后果会有多么危险；培训应包括呼吸机使用和所有机器故障的排除、识别病情恶化的表现和心肺复苏（CPR）。所有培训应在患者出院前开始。通常情况下，呼吸治疗师负责教授如何进行气道吸引，如何在常规和紧急情况下更换器官切口插管，以及呼吸机和供氧机的连接、使用和故障诊断。只有依靠人工气道才能存活的患者，其身边一定要保证有个知道如何更换插管的人员陪护。出院前需拟定饮食计划，保证患者有足够的营养供应以维持生长。还需要与相关专业的或语言治疗师咨询，评估经口喂养是否充分；与营养师咨询制定出院后随访计划，并及时对肠内营养进行调整。

患儿出院后，社会工作者也应尽早参与，可以帮助评估家庭的社会环境以及基础设施。家庭应非常熟悉患者每天、每周和每月进行家庭护理的时间安排。依据患者的需求的复杂性或家庭工作的时间安排选择家庭护理，有时可能每天需要。因此需要联系一个有能力担负起此项工作的家庭护理公司，有时候较难寻找。医疗保险问题也应同时尽快解决，避免影响出院。最后，一定要预定医疗设备。

患儿的随访方案以及本身的慢性病的管理问题必须在出院前制定好。较为理想的是，团队领导者和其他专科医生一起组成多学科诊所，对需要护理的患者进行管理。这样的组织对患者的护理有效，家属也非常方便，因为有些患者转运非常困难，有时需要救护车才能进行。解决患者对多学科医疗咨询的方法是短期住院，每隔6~12个月一次，尤其适用于远离三级医疗中心的患者。按照上述方案，我们就可以对患儿的呼吸机设备进行整夜的监测和调节，也可根据患者需要进行多学科评估，包括营养、生长发育。

所有患儿必须提前制定一个周全的应急方案。该方案应保证能够和当地的医疗急救服务部门相互联

系。许多长期机械通气患儿各自都有独特的疾病特征。例如，一个脊髓脊膜膨出的患者就诊时，可能需要对脑室－腹腔分流术急诊评估；然而，若是一个单心室病变患儿则需要其他特殊的方法进行干预，如限制液体扩容、吸氧、调节肺泡通气压力。家属若能够经常对患者的临床疾病特征进行记录，在就诊时及时向专科医生提供相关信息对复苏治疗非常有帮助。如果在患者生命临终阶段，家属准备放弃复苏治疗，应事先告知家属所拥有的权利或复苏治疗计划，可避免不恰当的复苏以及损害家属尊严。

## ■ 长期机械通气的方法

### 气管切开接口的连接

通过气管切开进行正压通气是家庭机械通气最常见的方式。气管切开后气道稳定可保证潮气量的输送，较好的进行肺部清洁和清除气道分泌物。但是气管插管的管道移位或阻塞，以及管路断开未及时发现则会引起猝死。为保证患者安全，吸引器和一个额外的气管插管应始终处于备用状态，且保证有人员对更换气管插管、设备故障的处理以及 CPR 能够熟练操作。

家庭呼吸机具有多种功能，使得其能够满足患者需要；主要功能包括恒流发生器、压力支持、流量触发、压力上升时间的可调节性。若患者能够耐受气管插管漏气，可不做处理，因为这有利于语言训练，且使气管刺激减少。若气管插管漏气时，漏气程度经常变化且与患者体位有关，因此传统的容量控制通气不能提供恒定的分钟通流量。而压力控制通气有漏气补偿，因此可以提供恒定的分钟通气量。理想的家庭呼吸机应轻巧、便携、用户界面友好。气道高压、低呼出量、患者管路连接断开等报警足以提醒护理者，且误报警最少。家庭呼吸机的主电源是交流电（AC）。多数机器内部有备用电池，在使用交流电时充电，而无交流电时可提供 4h 的电源。氧气的最大流速为 6L/min，通常以氧气压缩瓶提供氧源。

### 无创家庭通气

儿童呼吸衰竭患者进行无创通气的主要原因是避免气管切开，减少气道狭窄、呼吸机相关肺炎和社会歧视。有些患者在清醒时能够维持气道通畅、氧合正常和通气功能；但是，由于夜间睡眠时气道张力减低或呼吸肌活动下降，患者则需要正压通气。常见的疾病包括阻塞性睡眠呼吸暂停、肺囊性纤维化和神经肌肉疾病。

合适的气道接口连接非常重要，其可以减少漏气和患者不适。连接器包括鼻罩、面罩、口鼻罩、鼻枕。能够耐受短暂的脱离机械通气对患儿来说是非常重要的，可避免面部和鼻部损伤，同时排出胃内气体。气道接口方式的选择应在住院时确定，并在出院前确认患者能耐受。无创正压通气（NIPPV）可由呼吸机、CPAP 或 BiPAP 机器提供，这些设备与 ICU 病房中的设备和有创家庭呼吸机有所不同。CPAP 模式时，机器无论在吸气相还是呼气相均可提供一定压力水平的持续气流，使气道保持开放。适合于阻塞性睡眠呼吸暂停、下气道疾病（如气管或支气管软化）和轻度神经肌肉疾病。对于更为严重的神经肌肉疾病的患者，因吸气时呼吸肌收缩能力减弱，此时较高压力的支持对病情才有帮助，BiPAP 模式可能会更有效。自发 BiPAP 模式在吸气和呼气提供两个不同压力，类似于 ICU 内传统的呼吸机。BiPAP 也可以时间切换进行通气。NIPPV 主要缺点是影响气道分泌物清除。因为持续正压通气的患者咳嗽和清除气道分泌物很困难，体质虚弱者更明显。且气道内分泌物也有可能随压力进入支气管树。因此，辅助气道分泌物清除的治疗对这些患者的恢复有帮助，如辅助咳嗽设备、胸部振动器和间歇正压通气。

高流量经鼻导管通气系统可为患者输送 2~8L/min 的气流，并给予充分的加热和湿化，能减少呼吸道损伤。高流量鼻导管通气装置在过去的几十年中使用逐渐增加，并且在新生儿领域广泛研究。在新生儿中研究表明，该系统可提供 4~5cm$H_2O$ 的压力支持，可与鼻塞 CPAP 相媲美。该设备的主要缺点是提供压力的大小受诸多因素影响，如鼻塞是否合适、气体流速、口腔是否开放等。CPAP 应用密封的压力释放阀来限制压力，与其不同的是，高流量经鼻导管通气系统是通过在提供足够压力支持的情况下，选择最小的鼻导管来避免压力过大的风险。

### 膈肌起搏

先天性中枢性低通气综合征或高位颈脊髓损伤患者可以电刺激膈神经进行膈肌起搏。安装时需行外科手术在临近膈神经处置入接收器，通常是双侧，患者携带射频发射器。该模式通气的主要优点是发射器体积小、携带方便，使这些患者拥有较大的活动范围和自由空间。膈肌起搏的并发症包括：膈肌疲劳、反复刺激导致膈神经损伤和胸腔外气道阻塞。因此，大多数患者膈肌起搏治疗是间断性的，睡眠时需要 CPAP 和机械通气支持。

### 参考书目

参考书目请参见光盘。

（杨雪　译，陆国平　审）

# 第 66 章

# 多发伤的急救处理

*Cindy Ganis Roskind, Peter S. Dayan, Bruce L. Klein*

## 流行病学

创伤是导致全世界儿童死亡及致残的主要原因之一（见第 5.1）。世界卫生组织的调查显示，意外损伤是 20 岁以内及 10~20 岁儿童的主要死亡原因之一。交通事故、溺水、火灾及高坠伤是导致儿童死亡及伤残的最常见原因。亚洲国家中，损伤至少占 18 岁以内儿童死亡原因的 50%，其中溺水占 50%。在美国，每年有 12 000 余名儿童死于意外伤害，而车祸相关损伤居首。

死亡仅仅是创伤导致疾病负担的一小部分。在美国，每年约 920 万儿童因创伤至急诊科就诊，大部分就诊原因是高坠伤。一些存活者留有暂时或永久的功能障碍。车祸损伤及高坠伤均是世界范围内导致儿童伤残的 15 个重要原因之一。

创伤程度往往按照身体损伤部位的数目（1 处或者更多）、损伤的严重程度（轻微、中等、严重）或损伤的机制（钝性或穿透性）来分类。在儿童时期，钝性外伤占损伤的主导地位。在青少年时期，穿透性损伤居多，约占损伤的 15%，并且死亡率更高。

## 区域化及创伤团队

拥有系统化合作的创伤团队的区域，创伤患者的死亡率及致残率降低。在一些创伤治疗中心，创伤的合理治疗可降低死亡率。在创伤发生现场，医护人员应执行必要的高级生命支持及相应的分诊（图 66–1；表 66–1，表 66–2）。遇见一个严重创伤的患儿时，通常可越过当地医院而直接将患儿转运到儿科创伤诊治中心（或有儿科资质的创伤诊疗中心）。在儿科创伤诊治中心或者 PICU 住院诊治的严重钝挫伤患儿的死亡率会降低。

当医院急诊部门接到急救创伤患儿的通知时，创伤团队应当提前完成准备工作。每个成员都有自己的相应任务。高年资外科医生（手术协调员）、有时急诊内科医生会负责整个团队抢救工作。团队的组成各个医院不尽相同，儿童国家医疗中心（华盛顿）使用的模式见图 66–2。要有专科医生会诊，神经外科医生及骨科医生必须立即到场，同时通知手术室做好准备工作。现场检伤基于患儿生理状态、创伤的解剖位置及创伤的机制，分诊后决定是否启动创伤治疗团队（表 66–2）。应更关注患儿的生理状态异常，而非创伤机制。诸如简易创伤量表（AIS）、创伤严重程度评分（ISS）、儿科创伤评分以及修正创伤评分（表 66–3）等量表均可用于评估患儿病情及预测预后。

通常一起使用 AIS 量表和 ISS 量表。首先，AIS 量表通常用数字来评估损伤程度：1 代表轻度，2 代表中度，3 代表重度，4 代表严重，5 代表非常严重，6 代表可能致命；而 ISS 将身体分 6 个区域：头颈、面部、胸部、腹部、四肢及体表。ISS 是最高的 3 个 AIS 分区评分的平方和。

## 初步评估

在初步评估中，应迅速评估并处理危及生命的损伤。创伤后可迅速导致死亡的主要原因为：气道梗阻、呼吸功能不全、失血性休克及中枢神经系统损伤。初步评估分为 ABCDEs：气道、呼吸、循环、神经功能障碍，同时暴露患者和控制周围环境。

### 气道和颈椎

创伤患者在改善通气及氧合状态的同时，保护颈椎预防进一步损伤极为重要。多处钝挫伤患儿首先应考虑是否存在颈椎损伤。儿童头部相对较大而颈部应力增加，所以也增加了颈椎损伤的风险；另外儿童颈部肌肉相对较弱也使颈部韧带损伤的风险增加。为防止进一步脊柱损伤，目前的标准处理是将患儿置于硬板床，用硬衣领，头部条带或者衣服横放在患儿前额、躯体及大腿，以制动颈椎（胸椎及腰椎）使其保持在中立位置。

气道梗阻可表现为打鼾、发出哼哼声、声音嘶哑、喘鸣和（或）呼吸音减弱（甚至呼吸费力）。由于儿童的口腔及鼻腔小、舌体相对较大、扁桃体和腺样体组织较多，声门开口靠上靠前，且喉咙与气道较狭窄，因此他们比成人更容易发生呼吸道梗阻。在严重头部创伤患儿中，气道梗阻是常见症状，部分由于肌张力下降后舌体后坠阻塞气道。下颌骨或面骨的骨折、血液或呕吐物等分泌物、喉部和气管的挤压伤以及异物吸入等也可导致气道梗阻。

若需要打开气道，推荐将头位摆正使用双手托颌法。该体位使得脊柱的移动减至最低。若患儿处于无意识状态，可建立口咽气道以防止下颌组织向后移位导致的气道梗阻。半昏迷的患儿可能对口咽气道有抵抗反应，但可耐受鼻咽气道。怀疑筛骨骨折时应禁止使用鼻咽气道。若经上述措施处理及吸痰处理后仍然不能使气道保持通畅，应行经口气管插管。若气管插

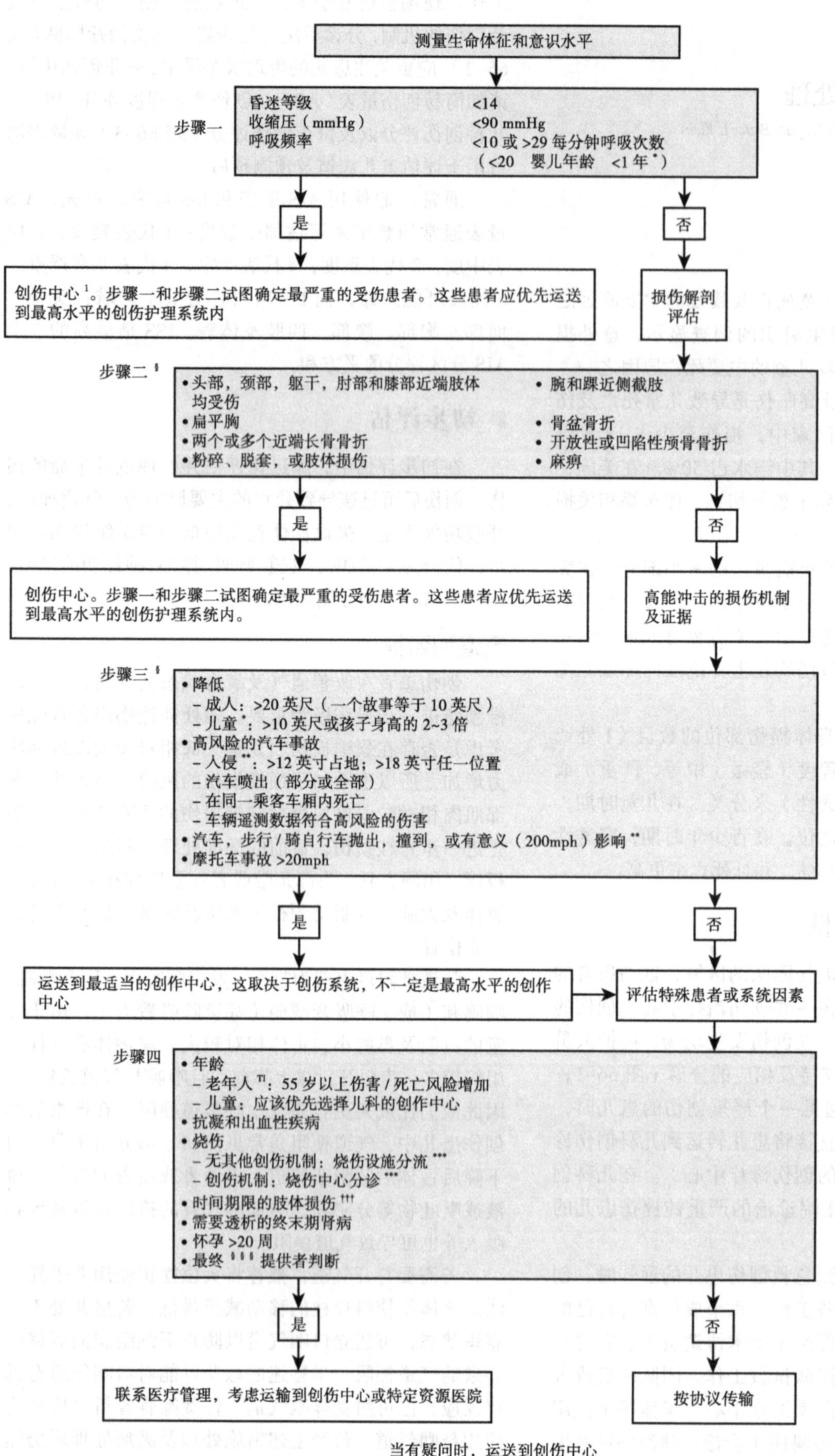


**图 66–1** 现场检伤流程图 – 美国，2006

摘自 American College of Surgeons. Resources for the optimal care of the injured patient. Chicago: American College of Surgeons, 2006

为了是场外人员理解而增加了标注：* 婴儿呼吸频率上限大于 29/min，以维持婴儿现场高一级评分过度分检水平；† 创创伤中心分 Ⅰ ~ Ⅳ级，Ⅰ级为创伤治疗最高级别；§ 第 2 和第 3 步的任何创伤均标记为"是"的反应；¶ 年龄<15 岁；** 侵入是指侵入内部车厢间隔，与外部损害的变形对应。†† 括步行者或自行车抛出或被摩托车碾压或被估计车速大于 20 英里 /h 的摩托车撞伤；§§ 局部或预案应用于确定最适合的创伤中心级别，合适的级别不一定是 Ⅰ 级；¶¶ 年龄大于 55 岁；*** 创伤合并烧伤患者，如果烧伤具有极高发生并发症和死亡风险者，应运送到烧伤中心；非烧伤性创伤具有更高即可死亡风险者，患者应首先在创伤中心稳定，然后再运送到烧伤中心。††† 开放性骨折或骨折合并血管神经损伤的患者。§§§ 急救医疗服务（EMS）。¶¶¶ 不符合第 1~4 步所有检伤标准的患者，应转运到当地 EMS 预案规定的最合适的医疗机构

**表 1　1999 年版与 2006 年版的现场检伤分类标准变化要点 ***

第一步：生理学标准

- 增加了婴儿（<1岁）呼吸频率下限值为<20 /min
- 除修正创伤评分<11

第二步：解剖标准

- 增加挤压伤、撕脱伤或肢体损毁伤
- 将“开放性和凹陷性颅骨骨折”更为“开放性或凹陷性颅骨骨折”
- 将创伤合并烧伤和极重烧伤放在第四步

第三步：损伤机制标准

- 增加机动车监控资料与高危损伤一致的内容
- 明确高坠伤标准：
  —成人：>20英尺（两层楼）
  —15岁以下儿童高坠伤高度>10英尺或本人身高的2-3倍
- 将“高速机动车碰撞”改为“高危机动车碰撞”，并对以下情况作了修改：
  —乘客位置侵入>12 英寸
  —其他位置侵入>18英寸
  —部分或完全从机动车抛出
  —同一客舱的另外乘客死亡
  —机动车监控资料和高危伤一致
- 将“汽车-步行者/汽车-自行车严重碰撞（车速>5英里/小时）损伤”更为“汽车对步行者/自行车抛出、碾压或严重碰撞（车速>20英里/小时）”
- 将“摩托车碰撞车速>20英里/小时导致驾驶者抛离车体”更为“摩托车碰撞车速>20英里/小时”
- 去除“初始速度>40英里/小时，严重车体变形>20英寸，解救时间>20分钟，以及翻转”等内容

第四步：特殊考虑

- 增加“时间敏感性肢体损伤、需要透析的终末期肾衰和EMS人员判断”
- 在第二步增加烧伤：
  —烧伤不伴其他创伤机制者运送到烧伤医疗机构
  —烧伤合并创伤机制者运送到创伤中心
- 明确年龄<5岁或>55岁：
  —老年人：55岁后创伤死亡风险增加
  —儿童：应送往有儿童诊治能力的创伤中心
- 将“有出血异常或在使用抗凝药的患者”更为“抗凝和出血障碍”
- 将“孕妇”更为“妊娠>20周”
- 去除“心脏病、呼吸系统疾病、胰岛素依赖型糖尿病、肝硬化、致命性肥胖和免疫抑制患者”

* 流程图见图 66-1

摘自 Sasser SM, Hunt RC, Sullivent EE, et al. Guidelines for field triage of injured patients: recommendations of the National Expert Panel on Field Triage. MMWR Recomm Rep, 2009, 58（RR-1）:1-35. http://www.cdc.gov/mmwr/PDF/rr/rr5801.pdf

管困难时，可用喉罩气道临时替代。喉罩气道由一个可充气的套囊组成，该管道可置于喉部上方，因此不需要插管。仅有 <1% 的创伤患儿需要紧急气管切开。

## 呼　吸

除观察患儿发绀及外周血氧饱和度外，医生通过计数呼吸频率、观察胸壁运动的对称性、深度及辅助呼吸肌的使用、听诊双侧腋下呼吸音来估计患儿呼吸情况。若通气不足，应立即使用 100% 纯氧进行面罩通气，然后再行气管插管。呼气末二氧化碳探测器可帮助核实插管是否在气管内。

颅脑损伤是呼吸功能不全的最常见原因，严重颅脑损伤的昏迷患儿可能存在多种呼吸异常表现，包括潮式呼吸、缓慢不规则呼吸及呼吸暂停。

虽然张力性气胸及大量血胸不像肺挫伤那么常见，但发生张力性气胸及大量血胸时可立即危及患儿生命（表 66-4，表 66-5）。当空气积聚于胸腔内产生压力即发生张力性气胸。相邻的肺被压缩，纵隔被推向对侧胸腔。心脏、大血管及对侧肺被压缩或挤压（见第 405 章）。通气及血流灌注均受影响。患儿可表现为发绀，呼吸暂停，胸廓不对称抬高，气管向对侧偏移，同侧呼吸音减弱（呼吸音低于对侧），以及休克的征象。胸腔穿刺及置管引流有助于诊治。血胸往往由于损伤肋间血管、肺、心脏或者大血管。当患者气体交换正常后，随着胸腔气体及血液的排空应及时补液，因为大量的血液通过胸引管流出，可能导致休克。

**表 66-2　需要送至儿科创伤中心的儿童标准**

具有 1 个或更多脏器或系统的严重损伤
具有 1 个系统损伤，需要到 ICU 监护或治疗者
具有休克症状，需要多于 1 次输血者
怀疑有神经血管或腔室损伤并发症的骨折患者
中轴骨骨折患者
两个长骨骨折患者
需要肢体再植可能者
疑似或确诊的脊髓或脊柱损伤
头颅损伤合并下列任何一项者：
　眶骨或面骨骨折
　脑脊液外漏
　意识状态改变
　神经系统症状改变
　开放性头部创伤
　凹陷性颅骨骨折
　需要颅内压监测的患者
考虑需要呼吸机支持

摘自 Krug SE. The acutely ill or injured child//Behrman RE, Kliegman RM. Nelson essentials of pediatrics, ed 4. Philadelphia: WB Saunders, 2002: p 96

## 循　环

创伤最容易导致的休克类型为出血性休克。休克的症状包括心动过速，脉细弱，毛细血管灌注延长，肢端冰冷，皮肤发花，皮肤苍白以及精神状态的改变（见第 64 章）。休克早期由于心率增加及外周血管阻力增加的代偿作用，血压可维持正常（表 66-6）。一些患儿直到丢失 30% 血容量后血压才开始下降。值得注意的是，25% 的血容量相当于 20mL/kg，一个

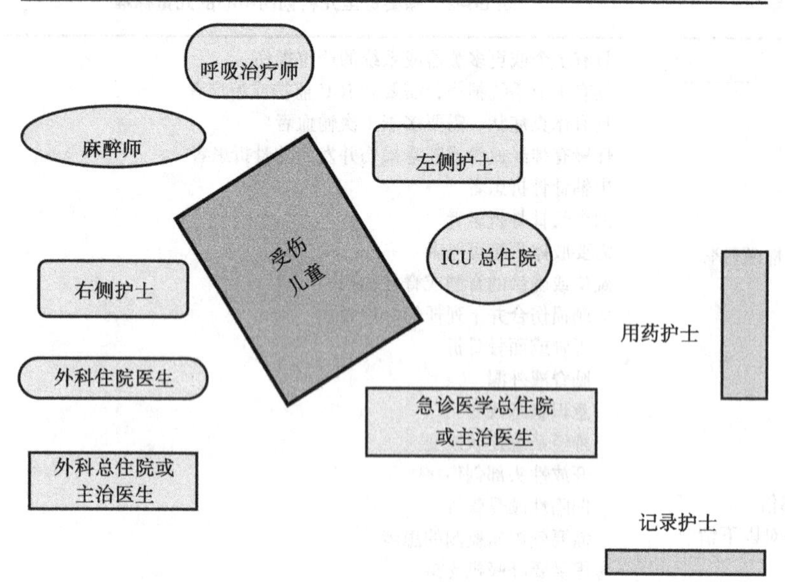


图 66–2 国家儿童医疗（华盛顿特区）中心创伤团队核心成员组成。核心外成员包括护理管理者、社会工作者、放射科技术员，转运技术员和一名安保人员。ICU：重症监护病房

**表 66–3 修订后的创伤评分 ***

| 修订后的创伤评分 | 格拉斯哥昏迷评分 | 收缩压（mm Hg） | 呼吸频率（次数 /min） |
|---|---|---|---|
| 4 | 13~15 | >89 | 10~20 |
| 3 | 9~12 | 76~89 | >29 |
| 2 | 6~8 | 50~75 | 6~9 |
| 1 | 4~5 | 1~49 | 1~5 |
| 0 | 3 | 0 | 0 |

* 每项为 0~4 分，评估后相加计算总分（1~12）。总分≤ 11 者有潜在重要损伤

摘自 Fitzmaurice LS. Approach to multiple trauma//Barkin RM. Pediatric emergency medicine, ed 2. St Louis: Mosby, 1997: p 224

10kg 的儿童仅失血 200mL。失血量 >40% 血容量可导致严重的低血压，若持续失血，则病情不可逆转。推荐体外按压止血来控制体表出血，不主张盲目夹闭出血血管，这样有可能会损伤邻近的组织及器官。

应尽快建立静脉通路，可在较大静脉（如肘前静脉）置管。静脉留置导管的直径越大、长度越短，输注液体时阻力就越小，可较快的进行液体输注。理想情况下，严重创伤患儿在复苏的最初几分钟内应建立两路静脉通路。若静脉通路对患者至关重要，但又不能迅速操作成功，应建立骨髓通路。所有的药物和液体可通过骨髓通路输注。其他建立中心静脉通路的方法还有 Seldinger 技术（如在股静脉留置导管），超声引导可帮助中心静脉置管。临床上很少实施静脉切开置管（如在大隐静脉）。

对休克患者尽早积极实施液体复苏可防治病情恶化。应快速注射等张晶体液（20mL/kg），如乳酸林格氏液或生理盐水等。目前还没有建议常规应用胶

**表 66–4 危及生命的胸部损伤**

| |
|---|
| 张力性气胸 |
| 由肺实质或气管支气管树形成单向活瓣所致<br>纵隔萎陷或气管向患侧移位<br>静脉回流障碍或肺部其他部位通气降低<br>临床上有呼吸窘迫、一侧肺呼吸音消失、气管移位、颈静脉充盈、患侧叩诊呈鼓音、发绀等表现<br>处理：先以针头穿刺缓解症状，后做胸腔引流 |
| 开放性气胸（胸部大面积伤口） |
| 对通气影响取决于伤口大小 |
| 严重连枷胸 |
| 常见于钝性创伤引起的多个肋骨骨折<br>胸廓稳定性丧失<br>对胸廓同步运动有重要影响<br>需要机械通气和呼气末正压 |
| 大量血胸 |
| 必须用大口径胸腔引流管<br>只有在血容量替代制品时才进行引流 |
| 心包填塞 |
| 贝克三体征：<br>1. 心音低钝<br>2. 静脉压力增高导致颈静脉充盈<br>3. 低血压伴奇脉（吸气时脉压降低）<br>必须引流 |

摘自 Krug SE. The acutely ill or injured child//Behrman RE, Kliegman RM. Nelson essentials of pediatrics, ed 4. Philadelphia: WB Saunders, 2002: p 97

体液或高张盐水（3%）的专家共识。必要时可反复推注晶体液。多数患儿单独应用晶体液复苏治疗后病情即可稳定。如果晶体液总量达 40~60 mL/kg 患儿仍存在休克表现，可给予经过交叉配血鉴定后的红细胞（10~15mL/kg）输注。若患儿仍未达到理想目标，可

表 66-5　危及生命心肺创伤的鉴别诊断

| | 张力性气胸 | 大量血胸 | 心包填塞 |
|---|---|---|---|
| 呼吸音 | 患侧呼吸音下降 | 患侧降低 | 正常 |
| 叩诊 | 过清音 | 浊音 | 正常 |
| 气管位置 | 移向健侧 | 居中或移位 | 居中 |
| 颈静脉 | 充盈 | 平坦 | 充盈 |
| 心音 | 正常 | 正常 | 低钝 |

摘自 Cooper A, Foltin GL. Thoracic trauma//Barkin RM. Pediatric emergency medicine, ed 2. St Louis Mosby, 1997: p 325

输注特殊类型或 O 型 Rh 阴性红细胞。如果经过上述处理后休克仍持续存在，应考虑外科手术干预内出血。

## 神经系统障碍

神经功能状态可通过对意识水平和瞳孔大小和对光反应进行简单评估。意识的水平使用帮助记忆的 AVPU 分类法：意识清醒（A），对语言指令有反应（V），对疼痛刺激有反应（P），对疼痛刺激无反应（U）。

儿童钝性外伤死亡中约 70% 为头部外伤。原发性脑损伤在短暂数秒内发生不可逆的直接脑损伤。继发性损伤是由后续的缺氧或缺血引起的。颅脑创伤处理目标是通过保证足够的氧合、通气和灌注，维持正常颅内压（ICP），尽量减少继发性损伤。严重神经损伤患儿，如 GCS 评分（表 62-3）小于或等于 8 分，应行气管插管。

若患者有神经系统症状进展和有小脑幕切迹疝表现等 ICP 增加症状应立即干预。过度通气降低 $PaCO_2$ 可使脑血管收缩，减少脑血流而降低颅内压。不建议预防应用、延长或使用重度的过度通气，因为脑血管收缩可导致脑组织的灌注和氧合降低。甘露醇可降低 ICP，可能改善患者生存率。甘露醇通过渗透性利尿降低颅内压，因此在应用时一定要警惕加重低血容量的可能。对于严重颅脑创伤患者，与甘露醇相比，高张盐水可有效控制 ICP 增加，降低病死率。必须请神经专科医生会诊。若 ICP 持续增加，应请神经外科医生会诊决定是否急诊手术。

## 暴露和环境控制

应剪掉患者身上的全部衣服以暴露所有损伤，且操作时动作迅速且尽量减少对患者不必要的移动。

由于儿童的体表面积相对较大，儿童创伤患者常会出现低体温。因此可应用辐射热、加热毯或静脉液体对患者进行保暖。

# 二次评估

在二次查体时，医生应进行从头到脚详细地体格检查。

## 头颅创伤

每位有明显头颅创伤的患儿都应给予 GCS 或儿童 GCS 评分（表 62-3）；该评分系统包括睁眼、运动及语言反应。儿童 GCS 评分表中语言反应根据年龄进行了修改。GCS 也可进行神经功能障碍评估，以及连续测量确定病情改善或恶化。受伤后 6~24h 评分较低患儿预后差。

头颅 CT 平扫已经成为判断急诊头颅损伤类型的标准检查。严重颅脑创伤患儿，头颅 CT 最常表现为弥漫性损伤和脑水肿。局部出血性病变（如硬膜外血肿）虽不常见，但常需要急诊神经外科干预（图 66-3）。

严重颅脑创伤患者，尤其是 GCS 评分低于 8 分或头颅 CT 平扫提示异常的患者，强烈建议给予颅内压监测（见第 63 章）。进行该操作时，可通过脑室内置管引流脑脊液治疗急性颅内压增高，故优于脑实质置管。必须积极控制缺氧、高碳酸血症、低血压，热疗等防止继发性脑损伤。脑灌注压应保持在 40mmHg 以上（有些专家建议低限应更高）。

临床上很难预测严重颅脑创伤患者的预后，因此对这些急诊患者应积极干预；与成人相比，同样损伤的儿童具有较好的预后。

## 颈椎创伤

颈椎损伤占儿童钝性创伤的 3%，而在 GCS 低

表 66-6　儿童失血的全身反应

| 系统 | 轻度失血（<30%） | 中度失血（30%~45%） | 严重失血（>45%） |
|---|---|---|---|
| 心血管 | 心率增加，脉搏细弱，收缩压正常，脉压正常 | 心率明显增加，中心脉搏细弱，外周脉搏消失收缩压降低 | 心率先快后慢，中心脉搏非常弱或消失，外周脉搏消失，低血压，舒张压测不到 |
| 中枢神经系统 | 焦虑，烦躁，意识模糊 | 嗜睡，对疼痛反应迟钝 | 昏迷 |
| 皮肤 | 湿冷、毛细血管再充盈时间（CRT）延长 | 发绀，CRT 显著延长 | 苍白，冰冷 |
| 尿量 | 少到很少 | 极少 | 无尿 |

摘自 American College of Surgeons Committee on Trauma: Advanced trauma life support for doctors: student course manual. Chicago American College of Surgeons: 2008, p 234

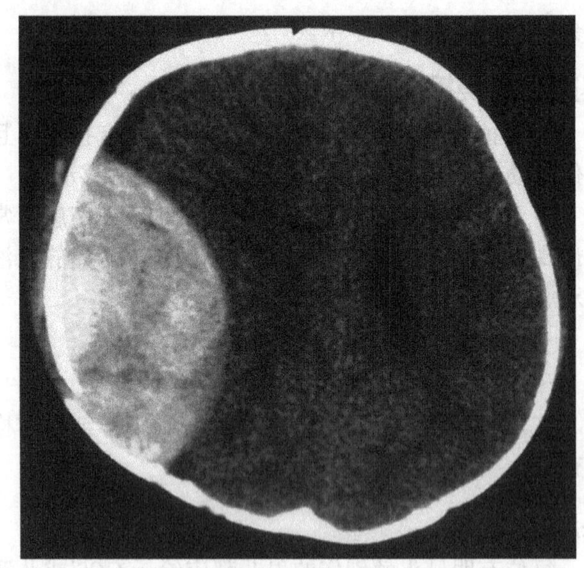

图 66–3　一个 7 个月女性患儿的头颅 CT 平扫。该患儿自从昨晚进食后一直不醒，早晨出现呕吐；母亲的男朋友叙述患儿前天从椅子坠落。CT 扫描显示右侧大量硬膜外血肿，中线明显左移。占位效应导致右侧侧脑室被压缩，左侧侧脑室稍增大。患儿急诊手术进行血肿清除后逐渐恢复

摘自 O'Neill JA Jr. Principles of pediatric surgery, ed 2. St Louis Mosby, 2003: p 191

于 8 分的患者中，颈椎损伤的风险显著增高，因此具有较高的病死率和发病率。8 岁以下的患者颈椎损伤主要发生在 C1 到 C4。而年长儿颈椎上段和下段发生损伤的概率均等。颈椎上段损伤的死亡率显著增高。可能会出现脊髓损伤而无放射影像（椎体）异常（SCIWORA）的表现。SCIWORA 患者有神经系统症状，且 MRI 可有脊髓异常表现。约 30% 的颈椎损伤患者留有永久性神经功能障碍。

应详细询问病史和仔细的神经系统查体对患者进行评估。明确创伤机制可以帮助了解有无颈椎损伤可能。应向患者和随行医务人员询问，来急诊室前是否有神经系统的症状和体征，如无力或感觉异常等表现。若患儿颈椎平片和 CT 平扫正常，而存在神经系统症状，须考虑 SCIWORA。

通过病史、体格检查或创伤机制提示患者为颈椎创伤，在初始复苏治疗后就应该进行影像学检查（表 66–4）。标准的颈椎平片包括侧位、前后位和张口位。一些中心以颈椎 CT 平扫作为基本的诊断工具，特别是对于那些 GCS 评分异常和（或）特别损伤机制的患者，CT 对骨损伤的检测比 X 线平片更敏感。若 CT 检查对怀疑有齿状突骨折的患者更有用，因为年幼儿在检查时不配合，很难得到“张口位”平片（齿状突）。值得注意的是，颈椎 CT 检查对甲状腺暴露的辐射剂量是平片的 90~200 倍。怀疑存在 SCIWORA 的患者应行 MRI 检查。

脊髓损伤必须尽快诊断；研究证明，在损伤后 8 小时内开始大剂量静脉注射甲泼尼龙可改善患者的运动功能，已列为标准治疗。

## 胸部创伤

肺挫伤常见于儿童钝性胸部创伤。儿童胸壁相对较柔软，外力作用胸廓时的缓冲也较少，因此更容易传递到肺部。损伤后 24h 内可表现为呼吸窘迫或进行性加重。

严重外力作用时可造成肋骨骨折；此多见于严重创伤患者，死亡率较高。儿童患者中由多处肋骨骨折引起的连枷胸较罕见。胸部创伤的手术治疗指征见表 66–7。表 66–5 列举了可立即威胁生命的心肺损伤的疾病的鉴别。

## 腹部创伤

钝性外伤导致的腹内脏器损伤以肝脾挫裂伤、血肿和撕裂伤等较常见。因肾脏、胰腺及十二指肠在腹膜后，损伤概率相对较小。但在自行车车把或腹部直接打击伤时胰腺和十二指肠创伤更常见（表 66–8）。

**表 66–7　胸部创伤的手术适应证**

| 损伤后需立即或尽快进行开胸手术 |
|---|
| 大量持续性气胸或气管支气管损伤漏气（肺不能膨胀或不通气） |
| 心包填塞 |
| 开放性气胸 |
| 食管损伤 |
| 主动脉或其他血管损伤 |
| 急性膈肌破裂 |
| 延迟开胸手术 |
| 慢性膈肌破裂 |
| 凝固性血胸 |
| 持续性乳糜胸 |
| 创伤性心内缺损 |
| 胸内存留较大异物 |
| 创伤性支气管狭窄导致肺膨胀不全 |

摘自 O'Neill JA Jr. Principles of pediatric surgery, ed 2. St Louis Mosby, 2003: p 157

**表 66–8　外伤导致腹部内各脏器损伤的概率**

| 钝性伤 | | 穿透伤 | |
|---|---|---|---|
| 器官 | % | 器官 | % |
| 脾脏 | 30 | 胃肠道 | 70 |
| 肝脏 | 28 | 肝脏 | 27 |
| 肾脏 | 28 | 血管 | 19 |
| 胃肠道 | 14 | 肾脏 | 10 |
| 膀胱 / 尿道 / 输尿管 | 4 | 脾脏 | 9 |
| 胰腺 | 3 | 膀胱 / 尿道 / 输尿管 | 8 |
| 血管 | 3 | 胰腺 | 6 |

摘自 O'Neill JA Jr. Principles of pediatric surgery, ed 2. St Louis Mosby, 2003: p 159

**表 66–9　临床预测规则对躯干钝性创伤后腹部脏器损伤的识别**

| |
|---|
| 低于年龄矫正后的收缩压 |
| 腹部压痛 |
| 股骨骨折 |
| 肝酶升高 * |
| 镜下血尿 † |
| 初始红细胞比容 <30% |

* 血清谷草转氨酶 >200 U/L 或谷丙转氨酶 >125 U/L

† >5 个红细胞 / 高倍镜

摘自 Holmes JF, Mao A, Awasthi S, et al. Validation of a prediction rule for the identification of children with intra-abdominal injuries after blunt torso trauma. Ann Emerg Med, 2009, 54:528-533

有时尽管对腹部进行详细的查体，但明确诊断也很困难。幼儿哭闹后导致胃扩张或查体不合作常可能会导致判断错误。体格检查时应使患儿安静、分散其注意力、动作轻柔，持续触诊。重要的证据包括：腹胀、青肿和触痛。特殊的症状和体征可帮助了解创伤的机制和潜在的损伤。左肩疼痛可能有脾损伤。围绕腹部的腰带征提示肠及肠系膜损伤。如果有腰椎骨折、股骨骨折等其他损伤，则腹内脏器损伤的可能性增加。其他风险见表 66–9。

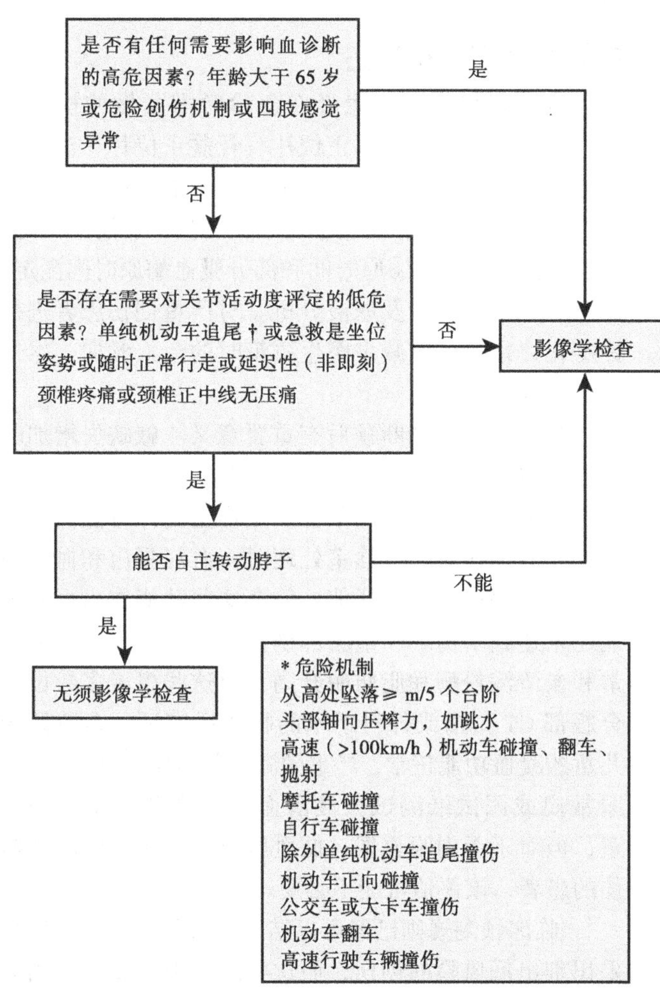


病情稳定的患儿应尽早检查增强 CT，以便快速了解腹部脏器结构和功能异常。它对脾（图 66–5）、肝（图 66–6）和肾损伤具有非常好的敏感性，而对膈肌、胰腺和肠道损伤敏感性差。少量的游离液体、气体或肠系膜血肿可能是肠道损伤的唯一标志。不推荐常规口服造影剂对全腹部 CT 扫描，但该方法有时对肠道损伤诊断有帮助，特别是十二指肠损伤。

虽然创伤超声重点评估（FAST）有助于检测腹腔积血，但在儿童领域该检查敏感性低，不建议用于排除高预发性创伤的腹内脏器损伤。而应该由操作熟练的超声技术员按时连续 FAST 检测除外那些需要干预的损伤。FAST 对于血流动力学不稳定的闭合性创伤患者、需要手术治疗的非腹部损伤患者非常有用，因为这些患者不能进行 CT 平扫检查。

非手术治疗是钝伤引起脾、肝、肾损伤且血流动力学稳定的患儿的标准治疗。这些患儿多数可保守治疗。这样可避免围手术期并发症，减少输血和缩短住院时间。若有剖腹探查指征，手术时脾修补术优于脾切除。

**图 66–4**　加拿大颈椎规则。用于成人清醒（GCS 评分 15 分）的创伤患者，且病情稳定，考虑存在颈椎损伤；以危险因素和体格检查指导是否进行颈椎影响学检查。MVC（motor vehicle collision）：机动车碰撞伤

摘自 McKnight RD, et al. The Canadian C-spine rule versus the NEXUS low-risk criteria in patients with trauma. N Engl J Med, 2003, 349:2510–2518

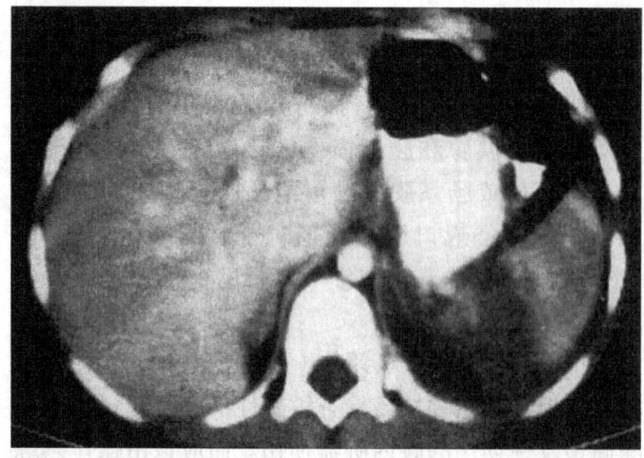

**图 66–5** 胃肠道的静脉增强 CT 显示由钝伤导致的单纯性脾破裂。此种创伤选择非保守治疗，因手术可加重损伤
摘自 O'Neill JA Jr: Principles of pediatric surgery, ed 2. St Louis Mosby, 2003: p 166

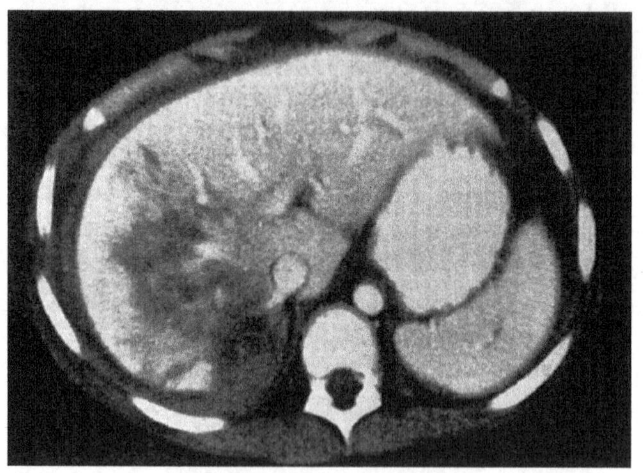

**图 66–6** 严重腹部钝性伤后的 CT 扫描提示肝破裂伤。患者病情稳定，无需手术治疗。是否进行手术干预应基于患者生理状态的稳定性
摘自 O' Neill JA Jr. Principles of pediatric surgery, ed 2. St Louis. Mosby, 2003: p 168

## 骨盆创伤

儿童骨盆骨折比成人少见的多；约占严重钝伤患者的 5%。骨盆骨折通常由强大的外力（高速机动车或行人）所致，常合并腹内脏器损伤和（或）血管损伤。骨盆自身形成圆环，而高冲击力可使骨盆环中断。当多处骨盆环中断时，如耻骨联合和骶髂关节，该环变得不稳定而发生移位，就可能造成骨盆大血管损伤而导致大量失血。若出血不止，可在放射科行导管引导栓塞治疗控制出血。

可通过挤压 – 分离试验判断骨盆骨折的稳定性。若不稳定，须直接给予骨盆外固定支架或床单进行固定，并请骨科会诊。大多数伤者需要在创伤室接受骨盆放射检查。骨盆稳定无压痛，无瘀斑、擦伤、流血，亦无尿道出血的患儿，存在骨盆骨折的风险较小。

## 下泌尿生殖系统创伤

下泌尿生殖系统创伤患者应检查会阴，并对盆骨的稳定性进行评估。男性尿道损伤较常见。阴囊或阴唇瘀斑、尿道口流血、肉眼血尿以及直肠肛诊对前列腺进行检查（适用于青少年男性）可帮助尿道损伤诊断。有些骨盆骨折也可增加泌尿生殖系统损伤的风险。有上述表现患者禁止留置导尿管，应及时请泌尿科医生会诊。逆行性尿道膀胱造影和骨盆和腹部 CT 扫描可帮助确定损伤程度。

## 四肢创伤

对于创伤患者，临床医生更关注危及生命的伤害，因此病初四肢骨折可能被漏诊。多发伤儿童必须对肢体进行全面的检查，因为这些患者的四肢骨折最常被遗漏。检查肢体是否有畸形、肿胀、擦伤、触痛压痛；评估主动和被动运动的范围以及感觉功能和灌注情况。

疑似骨折和脱位应给予固定和镇痛剂后再行影像学检查。股骨骨折行夹板固定有助于缓解疼痛，并可减少血液丧失。若患儿出现骨筋膜室综合征、神经血管障碍、开放性骨折和大部分外伤性截肢时，应立即请骨科医生会诊。

## 影像学及实验室评估

专家建议对创伤患者在急诊时需要做的检查包括：颈椎侧位片、胸部正位片、骨盆正位片、动脉血气分析、血乳酸测定、血细胞计数、电解质测定、血糖、血尿素氮测定、血清肌酐、淀粉酶和脂肪酶测定、肝功能试验、凝血酶原时间和部分凝血酶原时间测定、血型和交叉配血以及尿液分析。对严重创伤患者进行标准化评估，可以减少医生决策时的个人倾向，尽快对患者进行治疗。

一些检查对判断预后有重要意义。碱缺失增加时死亡率增高；乳酸水平升高预后较差。

标准检查也存在局限性。颈椎正侧片可能漏掉一些重要的损伤。在急诊室处理时，血红蛋白和血细胞比容值仅提供一个基线值，但在这些数值在出血后可能还未达到平衡。严重腹部创伤患者会出现肝功能异常和血清淀粉酶和脂肪酶升高，但这些患者多数也符合腹部 CT 扫描或外科手术的临床适应证。多数健康儿童的凝血功能正常，严重颅脑创伤后则会变得异常。尿常规或尿试纸测试尿液潜血已被推荐用于创伤儿童，但对于无肉眼血尿、低血压或其他相关的腹部损伤的患者，该评估可能不必要。

临床预测规则已经可以结合患者的病史和体检结果识别出低风险的创伤，而这些患儿没必要进行相关

的影像学和实验室检查。加拿大颈椎评估方法就是针对成人患者的临床预测规则（图 66-4）。已有对儿童钝伤导致腹内脏器损伤进行识别的临床预测规则，研究证明有效。对于任何风险患者，该预测规则对腹内脏器损伤的敏感性可达到 95%（表 66-9）。还有一些针对钝性颅脑创伤进行识别的临床预测规则。如果上述这些方法有效，则可使 CT 检查在儿童创伤应用中更加适宜，并可减少不必要的辐射暴露。

## 心理和社会支持

严重多系统创伤可能会对患者和家庭带来长期心理和社会问题，而重症头颅创伤尤为明显。和成人一样，创伤儿童也有发生抑郁症状和创伤后精神紧张性障碍的风险。面对持续的紧张和压力，照顾者已经注意到患儿有较多的心理症状。在复苏期间和之后心理和社会支持对这些患儿非常重要。而患儿父母更容易在复苏过程中接受所提供的选择。患儿在创伤室救治时，应由部分复苏小组成员负责回答家属疑问，并对他们给予支持。

## 参考书目

参考书目请参见光盘。

# 66.1　擦伤和轻微撕裂伤

*Joanna S. Cohen, Bruce L. Klein*

## 撕裂伤和切割伤

撕裂伤是钝性或剪切力将皮肤撕裂所致。而切割伤（或刺伤）则是由尖锐物体造成的伤害。两者区别对法医非常重要，但评估和治疗却类似。因此，本章节中撕裂伤包括切割伤和刺伤。

## 流行病学

美国每年有 12 000 000 例急诊伤员患者，其中一半多是撕裂伤；而将近 30% 是小于 18 岁的儿童。

### 评　估

采集病史时应包括损伤机制、受力的大小和发生时间。受伤机制可帮助确定是否可能有异物在伤口，异物会增加感染的风险。尤其对于儿童，应确定是否有故意伤害。如果怀疑是非意外损害，应通知国家或当地的儿童保护机构。引起撕裂伤的受力类型对感染发生的风险有影响；挤压伤的感染发生率比剪切伤显著增高。钝器伤（如头部撞伤）是儿童撕裂伤最常见原因，却较少发生感染。理论上讲，伤口上细菌数量与损伤修复时间呈指数增加；但受伤后具体多长时间可显著增加感染概率目前还不清楚。应告知患者或家属哪些特殊的宿主因素可能导致感染或迁延不愈，常见因素包括糖尿病，营养不良，肥胖和类固醇治疗可能是危险因素。

撕裂伤的部位会对患者发生感染的风险及容貌也会产生重要影响。与成人相比，儿童撕裂伤常发生于面部和头皮，上肢较少见。因头面部血管较丰富，很少发生感染。而关节表面的撕裂伤在愈合过程中容易形成疤痕造成局部张力增高。

### 治　疗

治疗目标是最大限度减少感染风险，恢复皮肤和皮下组织的完整性，尽可能恢复功能，最低程度影响容貌。成人中简单伤口的感染率为 3%~7%。

在对伤口进行彻底评估前必须控制明显的出血（通常以外部压迫止血）。在压迫前应将伤口处的皮瓣放回原位。脱去伤口部位的衣物以减少污染。应去除受伤肢体表面的饰物，防止肢体肿胀时饰品形成束带而加重损伤。

在仔细清创和探查伤口前，最好尽早实施局部麻醉。根据伤口部位和修复的复杂性可选择局部麻醉（如利多卡因，肾上腺素和丁卡因凝胶）、浸润局部或区域神经阻滞（如利多卡因或丁哌卡因）。对于不配合的年龄较小的儿童，有时需要给予程序性镇静镇痛。应在合适的灯光下检查伤口，能够更好地识别异物还是损伤的神经或肌腱。

许多撕裂伤，特别是严重污染的伤口，冲洗伤口可以减少发生感染的风险。在急诊处理外伤性撕裂伤患者，许多都是轻度污染伤口，细菌菌落计数小于 $10^2$。事实上，对人体外伤冲洗方面的研究很少，结果表明，该方法对受伤后 6 小时内到急诊的轻度污染的头面部的患者，冲洗不能降低感染发生的风险。值得注意的是，高压冲洗可能加重组织损伤，使伤口及邻近组织更容易受到感染，延迟愈合。尽管有并发症发生，冲洗对处理伤口仍有帮助。但具体操作时应用何种设备、多大的注射器、什么型号的针、那种液体、液体量需要多少，冲洗时压力是多少等这些问题目前都不确定。不同类型的撕裂伤其特征也不尽相同。重度污染的伤口，高压冲洗的收益高于对组织损伤的危害。建议用 35~60mL 注射器连接一个塑料防飞溅器，若无防飞溅器可以 19G 针头代替，并以 250~1000mL 生理盐水冲洗。对于相对清洁伤口，低压冲洗可减少组织损伤，这种情况下可能比清除细菌对预后影响更为重要。对于某些患者（如挤压伤），应用高压冲洗、彻底清创或手术切除坏死组织是必要的。

儿科急诊所遇到的撕裂伤大多数为一期愈合伤口。一期愈合的禁忌证（如某些咬伤）也的确存在（见第 705 章）。伤口从损伤开始到修复的时间越短，其发生感染的机会越低；但到底多长时间不能进行一期愈合，目前还没有确切的时间定义。并且，这个时间对于不同类型伤口也不尽相同。较为谨慎的建议是：对于发生感染概率高的伤口，应在 6 小时内进行关闭；而一些感染低风险的伤口（如清洁面部撕裂伤）可延迟到 12~24 小时。

许多伤口可以用 4–0、5–0 或 6–0 的不可吸收缝线进行单纯间断缝合。张力较低的伤口可用水平或垂直褥式外翻缝合，可增加缝合口的张力，使外翻边缘更美观。而美观要求严格部位的伤口，连续皮内缝合可能会使伤口不太明显，此种缝合形成的疤痕，美容效果比单纯缝合和加用枕垫缝合要美观。较深的伤口可能需要可吸收皮肤和（或）可吸收筋膜缝合。若为耳朵、鼻子、嘴唇、眼睑、舌、生殖器或指尖等部位的复杂撕裂伤，则需要更专业的技术及专业咨询进行处理。

依据撕裂伤的位置和医生的喜好，缝合器、局部皮肤黏合和外科胶带均可替代缝合线。头皮处的疤痕不是很重要，因此缝合器对头皮撕裂伤应用较多。对于较浅的线性伤口，尤其是不希望留缝合痕迹时，若皮肤边缘容易对合且无张力，局部皮肤黏合剂（如辛基氰基丙烯酸酯或丁基氰基丙烯酸酯）是理想的缝合材料。

保持伤口周围温暖、湿润可促进其愈合而不增加感染风险。外用抗生素软膏（如杆菌肽或杆菌肽，新霉素和多黏菌素 B 的组合）和常规纱布敷料提供这样一个环境，并能减少感染发生概率。与传统的敷料相比，封闭性敷料（如水胶体，水凝胶，聚氨酯薄膜）可以更好地促进伤口愈合，减少感染和疼痛，但价格较昂贵；但对于缝线突出的撕裂伤伤口不适合应用封闭性敷料（如水胶体或聚氨酯薄膜）。在关节表面或距离关节较近的伤口，应用夹板可限制关节活动，加速伤口愈合，减少开裂发生。

对大多数常规撕裂伤患者评估发现，若在急诊经过早期精心修补的处理后没必要全身应用抗生素，因其不降低感染发生概率。预防性应用抗生素指征包括：人类和多种动物咬伤，开放性骨折和关节，严重污染的伤口，免疫功能抑制患者以及有假体装置者。破伤风预防参照疾病控制和预防中心的指南（见第 203 章）。

## ■ 擦 伤

擦伤是表面粗糙的物体摩擦皮肤所致，可伤及表皮和真皮。皮肤与道路摩擦的挫伤俗称“道路皮疹”。儿童道路皮疹中以机动车和自行车相撞最常见。且损伤较广泛，可累计各个部位。这些擦伤也可很深，常包含异物碎片。“地毯灼伤”是指在地毯中持续滑动磨损所致。还有一种特殊的“印记擦伤”，是由线绳勒系在身体某一部位所导致的具有典型性的印痕。遇到这些损伤时临床医生应考虑非意外损伤可能（包括自身因素）。

### 治 疗

所有擦伤处理时应进行彻底清洗，去除任何碎片或异物。如果碎片未能去除，则可能发生较难治疗的皮肤色素异常，即外伤性文身。可应用非粘连的封闭敷贴或抗生素敷贴，并常规换药。必要时及时破伤风预防（见第 203 章）。若几周内仍不能愈合的大或较深伤口的患者，需要请整形外科医生会诊。

### 参考书目

参考书目请参见光盘。

（杨雪　译，陆国平　审）

# 第 67 章

# 溺水和淹没伤

*Elena Shephard, Linda Quan*

溺水是全世界儿童发病率和死亡率的首要原因。虽然说儿童溺水的危险因素正日益明确，但溺水的治疗还没有进展。预防是减少溺水伤害最重要的措施，其次是早期进行现场心肺复苏术（CPR）。

## ■ 病 因

当儿童暴露于有危险的水环境中时，他们就有溺水的危险。世界组织对溺水的定义是：“溺水是由于淹没 / 浸入液体产生的呼吸系统损害的过程。”溺水这个词本身并不意味着最终的结局：死亡或存活；所以结局表述上应表示为致命性或非致命性溺水。使用这个术语将提高报告和研究的一致性；应该抛弃之前使用的混乱的描述性词语，如“近”，“湿”，“干”，“二级”，“沉默”，“被动”和“主动”等。

## ■ 流行病学

2006 年，在美国 4248 人因意外溺水死亡。与其他类型相比，溺水是病死率最高的意外伤害之一。溺水死亡率在 1~4 岁和 15~19 岁的儿童最高（分别为 2.81/100 000 和 1.47/100 000）。在儿童意外伤害中，溺水是仅次于机动车伤害的主要原因。非致死性溺水的发生率更难确定。溺水入院生存率与死亡率的比值按年龄组别和州的不同从 1∶1 到 1∶4 不等。某些估计指出，每一个孩子因溺水死亡，按比例就有其他 6 个孩子出现在急诊室（ED）。美国疾病控制和预防中心（CDC）报道，2001 年，3372 人溺水致死，4174 人因非致命性溺水在急诊救治。目前还无法对溺水幸存者产生的永久性严重神经系统损害进行估计。

溺水的风险和环境诱因随年龄而异。其风险也涉及男性性别、涉水和监护。这些因素都与地理、气候、社会经济地位、文化背景密切相关。

## 1 岁以下儿童

一岁以下儿童落单或处于兄姐的“监督”时，溺水死亡大多数（71%）发生在浴缸里。使用婴儿浴室座椅或响铃易使照顾者错误认为儿童安全，这增加了溺水的风险。该年龄组第二个主要风险是大的（5 加仑）家用水桶，占溺水死亡案例的 16%。这些桶高约 30 厘米，当半满时水量就超过 9 公斤。9 个月左右的孩子往往是头重脚轻，所以可以很容易地头部先落在半满水桶里被卡住，并在几分钟内发生溺水。

## 儿童 1~4 岁

1~4 岁儿童溺水率一直很高，可能与他们好奇、却不能正确识别自身处境以及与他们的自身活动迅速增加有关。美国南部地区发生率最高，有些地区高达 7.62/100 000，接近发展中国家的水平。这里一个常见因素是缺少大人的监督。美国大多数溺水发生在家庭游泳池。通常情况下，孩子在自己的家里时家长没有想到孩子会在游泳池的附近。多数孩子离开家长视线不到 5 分钟就发生意外。

在农村，该年龄段的儿童意外溺水常发生在灌溉沟渠或池塘和河流附近。情况类似于前述，房子旁边有水域。溺水是儿童在农场发生意外伤害死亡的主要原因之一。

## 学龄儿童

学龄儿童溺水风险随着接触天然水域如湖泊，池塘，河流和运河的增加而增加。虽然该年龄组在泳池发生的溺水往往是非致命性的，但在开放性水域这个年龄组直到青春期都有很高的死亡率。与学龄前儿童不同，游泳或划船活动是学龄儿童溺水伤害的重要因素。

## 青少年

溺水死亡率的第二大高峰发生在 15~19 岁的年长少年。几乎 70% 发生在天然淡水。在这个年龄组溺水死亡在性别和种族上存在特别显著的差异。男性比女性青少年溺水率高出近 10 倍。性别差异可能与更多的冒险和酗酒行为有关。也有报道认为与男性对游泳的风险估计不足并坚信自己的游泳能力强于女性有关。2005 年，同往年一样，15~19 岁年龄黑人男性溺水率几乎是同年龄白人男性的两倍。种族差异部分是由于社会经济地位造成；也与其他文化因素有关。黑人儿童更多在无人看护的公共泳池发生意外，例如那些拥有游泳池的汽车旅馆，而白人儿童多在家庭泳池发生意外。西班牙裔和国外出生的美国孩子比白人有明显更高的溺水率。不同游泳课和涉水经历可能导致溺水风险增加。

## 基础条件

各年龄的一些基础疾病与发生溺水有关。大量的研究发现癫痫儿童的溺水风险增加 19 倍。癫痫发作儿童溺水高风险地方是浴缸和游泳池。变异型长 QT 综合征也是溺水的危险因素；室性心律失常，包括心肌炎等也发现与儿童水中猝死有关（见第 429 和 430 章）。

溺水也可能是一种故意伤害。事发现场不符或者发生在不该发生的年龄段是判断故意溺水的关键。在体检和其他身体伤害中检查时很少发现异常。儿童虐待常在浴缸中发生溺水。自杀通常发生于独自一人在开放水域时。

## 酒精使用

使用酒精和毒品会大大增加溺水的风险。30%~40% 溺水死亡的青少年和成人发现血液酒精含量异常。酒精会影响判断力，从而导致危险行为，并减少平衡性和协调性，在危险发生时使人反应迟钝。此外，醉酒的成年人也无法对涉水儿童进行有效的监督。

## 运动及娱乐

运动和休闲船艇活动在溺水中的重要性越来越被关注。虽然在体育运动中多数猝死是由于心脏病引起，但溺水是非心脏死亡的首要原因。调查证实，与使用个人漂浮装置（PFD）进行划船活动不同，水上游乐常使用含酒精饮料。溺水死亡率在度假者中显著增加，可能与前面的因素以及参加比日常生活更有风险的活动有关。

## 溺水的全球影响

世界卫生组织（WHO）估计，在 2004 年 388 000

人溺水死亡，其中175 000人年龄小于20岁。其中低收入和中等收入国家占绝大多数(98%)。在这些国家，溺水超过机动车伤害，是意外伤害致死的主要原因。鉴于儿童在许多国家人口中的比例，溺水是全球死亡的主要原因之一。这一数据不包括故意伤害、攻击、船只或水路运输事故引起的溺水，也不包括自然灾害或灾难性的风暴，这种情况下每个事件都会引起大量的死亡。

儿童溺水的一些模式在所有国家都类似。常见于男性和1~4岁的儿童。

而浴缸和娱乐场所（例如游泳池，温泉）在美国儿童溺水中有着显著的地位，这些几乎在发展中国家溺水中未有报道。相反，发展中国家的儿童溺水主要发生在家周围，涉及日常生活的水域。这些包括水收集系统，池塘，沟渠，小溪，水坑。在热带地区，死亡率增加发生在季风季节，此时沟和坑内雨水积留，而家长忙于日常事务，所以多发生在白天。

当暴雨和洪水等自然灾害发生时，世界所有地区的都会发生以溺水为主的意外伤害。在洪水中死亡的人数最多的是发展中国家，大多发生在风暴过程中。在美国和欧洲，完善的天气监测预警系统已经降低了该类死亡率。通过对包括卡特丽娜飓风在内的最大的和近期发生的洪水事件的分析，溺水造成人员伤亡最多，多数发生在人员被困在车辆中或救人时。

## ■ 病理生理学

溺水者不能发声或呼救。保持最大的肺容积或头部露出水面会影响发声呼救，误吸引起的喉痉挛也会影响发声。幼儿能在淹没前挣扎10~20s。遇险游泳者在水中直立，上下拍打。这种拍打飞溅或努力呼吸的行为在沉入水中前往往被附近的人误认为只是在水里“玩”。

一旦沉入水中，所有的器官和组织处于缺氧危险中。几分钟后，缺氧导致昏迷并心脏骤停，继发缺血性损伤。全球缺氧性损伤主要发生在溺水情况下，严重程度主要与持续时间相关。

### 缺氧缺血性脑损伤

经过淹溺实验，有意识的动物出现恐慌，努力浮出水面。在这个阶段中，少量的水进入咽喉引起喉痉挛。动脉血氧饱和度（$SaO_2$）进行性下降，动物很快因缺氧失去意识。严重低氧和延髓抑制引起呼吸暂停。同时，心血管受累导致心输出量和氧输送逐步减少。3~4min后，血流因心肌缺氧迅速中断。可短暂出现有电活动的无效心脏收缩，无有效灌注（无脉电活动）。一些变异型先天性QT间期延长综合征溺水者可出现原发性心脏骤停。通过尽早行心肺复苏术，有可能早期成功恢复自主循环。随着时间的延长，广泛的缺氧缺血性损伤会变得越来越明显。

随着现代重症监护的发展，被复苏溺水者的心肺功能可以得到有效维持，并且很少像不可逆的缺血性中枢神经系统(CNS)损伤那样引起死亡(见第63章)。中枢神经系统损伤是最常见的死亡原因并导致远期并发症。虽然缺氧引起不可逆的中枢神经系统损伤的时间尚不确定，但可能是3~5min。淹溺不到5分钟的患者通常能够存活并在出院时无明显后遗症。

虽然机制尚不完全清楚，但心跳呼吸骤停后几个小时，就可能出现脑水肿。严重的脑水肿可使颅内压（ICP）上升，进一步加重缺血；颅内压增高是严重中枢神经系统损伤的一个不祥预兆。

所有其他器官和组织都有可能出现缺氧缺血性损伤的迹象。在肺部，肺血管内皮损伤可导致急性呼吸窘迫综合征（ARDS；见第65章），也可伴有吸入肺性肺损伤能。心肌功能障碍（所谓的顿挫）、低血压、心输出量减少、心律失常，心肌梗死也可能发生。急性肾小管坏死、皮质坏死、肾衰竭是严重的缺血损害的常见并发症（见第529章）。血管内皮损伤可能引发弥散性血管内凝血（DIC）、溶血、血小板减少症。许多因素导致胃肠道损伤；常见血性腹泻伴黏膜脱落，往往提示损伤是致命的。血清转氨酶和胰腺酶水平往往急剧上升。正常黏膜的保护屏障受损，患者易发生菌血症和脓毒症。

### 肺损伤

大多数的溺水者都存在吸入性肺损伤（65章），但吸入量通常不多。吸入的水不会阻塞气道，很容易在正压通气时进入肺循环。它可以洗出肺泡表面活性物质和引起肺泡不稳定，甚至通气血流比例失调和肺内分流。在人类，少量吸入液体（1~3mL/kg）就可导致明显的低氧血症和肺顺应性降低（10%~40%）。吸入的成分可以影响临床病程：胃内容物、病原微生物、有毒化学品和其他异物能损害肺并导致气道阻塞。在盐水和淡水吸入的临床处理上没有明显的不同，因为大多数的受害者吸入量都不多，临床差异不明显。一些儿童可大量吸入，有严重肺功能障碍的可能。

### 低体温

低体温（见第69章）常出现在淹溺后。根据人体核心温度测量，常分类为轻度（34~36℃）、中度（30~34℃）、重度（<30℃）。溺水应该与冷水冻伤鉴别，后者受害者仍然漂浮并保持头部浮出水面没有呼吸障碍。冷水的定义范围为60~70 ℉。

如果水是冷的，又不能被人体的产热机制代偿（寒战和非颤抖产热：血管收缩，主动运动），通过传导和对流的方式，热在水中比在空气中丢失更快。儿童更容易发生低体温，因为他们体表面积相对较大、皮下脂肪少、产热能力差。面部以下长时间浸泡冷水或淹溺（包括吞咽或吸入大量的寒冷液体）都可发生低体温。在快速流动的水中由于增加了对流因素更容易发生低体温。

根据水和空气的温度，保温，体表面积，热容量，和身体状况的不同，热丢失可以导致核心温度显著降低。当核心温度下降到 35℃以下，认知，协调，和肌肉力量会逐渐减弱。这一点减少了自救的可能性。随着体温进一步下降，有可能意识丧失、误吸、心率和心输出量下降、无效呼吸、心搏骤停。

冷水浸泡直接影响呼吸和心血管系统。伤者在低于 60~70 ℉（1 ℉ =-17.22℃）水中发生溺亡，会经历冷水休克，出现一系列心肺的生理反应。在成人，冰水浸泡后会产生强烈的非自主反射过度换气，并且导致屏气能力减小10秒，容易误吸，加速发生严重低体温。成人可发生严重心动过缓，但很短暂，随后迅速发生室上性和异位性心动过速和高血压。没有证据表明潜水反射或心动过缓在儿童淹溺后可能有保护作用。

如果水足够冷，过程迅速，并且心输出量能够维持充分的热交换，快速冷却对大脑会产生神经保护作用在理论上是可能的。一旦淹溺引起缺氧、呼吸暂停，心血管系统损伤影响血液循环，低温的神经保护作用减弱。

当儿童从水中救出，冷空气、湿衣服、缺氧和转运都可以导致体温继续下降。低体温常见于溺水儿童，即使是在相对温暖的水中和温暖的气候下也经常见到。进行性体温下降如不能及时发现可导致进一步的失代偿。低温受害者，代偿机制通常发生在体温 >32℃时；在较低的温度下，体温调节可能会失败，无法自主复温。

中度至重度低体温时，进行性心动过缓，心肌收缩力受损，血管张力下降可能导致灌注不足，低血压和休克。当体温 <28℃，通常会发生极端心动过缓，并易出现自发心室颤动（VF）或心搏停止。中度至重度低体温时中枢性呼吸抑制会引起通气减低最终导致呼吸暂停。在非常低的体温（<25~29℃）下，深度昏迷患者会出现瞳孔固定和对光反射消失，表现为死亡的假象。

在理论上，低体温的好处、意义和后果都存在争议。低体温会发生一些已知的不良反应，而这些不良反应必须与在研究中观察到的有利因素相互权衡。应当注意区分：①控制性低体温，如在手术室用于发生缺氧或缺血之前，②低体温意外，如溺水，这是不可控制的，往往发生在病程中或缺氧缺血后不久，③亚低温治疗，包括目的性和在缺氧缺血性事件后一段时间内维持身体（或脑）在一个较低的温度。

有少数病例报告心肺骤停后（10~150min），溺水者在失控的低体温与冰水浸没时，远期神经功能恢复良好。几乎所有的这些罕见的幸存者都是在冰水（<5℃）和核心温度 <30℃的情况下，甚至更低。据推测，在不可逆的缺血性损伤的发生之前，这些幸运的幸存者都快速进入足够的深低温。

低体温常是预后不良的标志，其对神经保护作用还没有得到证实。在华盛顿国王县，那里的水很冷，但很少结冰，92% 的有良好的神经系统结局的溺水幸存者其初始体温≥ 34℃，而在死亡或有严重的神经损伤的患者中，61% 的人温度 <34℃。在另一项对入住儿科重症监护病房（PICUs）的昏迷溺水患者的研究中，65% 的低温（体温 <35℃）患者死亡，与非低体温组相比，死亡率只有 27%。同样，在芬兰（平均水温为 16℃），在儿童溺水患者中并没有发现低体温的保护作用；溺水时间 <10min 与良性结局的相关性最密切。

## 管　理

溺水者的病程和结局主要取决于溺水的状况、淹溺的时间、救援的速度和复苏的有效性。根据现场患者的反应可以划分为 2 类患儿。第一类儿童经过简单的现场复苏就能迅速恢复自主呼吸和意识。他们预后好，并发症少。此类患者应该转运到急诊部门进行进一步评价。

第二类包括需要积极或持续心肺复苏的儿童，多器官系统损伤、发生严重神经系统损害或死亡的风险都很高。与由其他原因引起的心脏骤停相比，溺水引起的心脏骤停有较高的生存率。

溺水者的初始治疗要求院前急救和急救复苏（见第 62 章）密切配合。虽然缺氧和循环已经恢复，但这些患儿往往持续昏迷，脑干反射消失。随后的急诊和监护病房往往需要进行高级生命支持并针对多器官功能障碍进行治疗。

### 初期评估和复苏

见第 62 章。

一旦发生淹溺事件，现场必须立即进行心肺复苏。目标是纠正淹溺后缺氧和预防继发性缺氧损伤。没有足够的呼吸和循环支持，时间每增加一分钟都大大降低良好预后的可能。当现场安全时，经过机构训练的救援人员可以对没有呼吸的溺水者进行水中救援，这样可以提高生存率。受害者通常需要从水中尽快脱离，这样可以进行更有效的心肺复苏术。恢复良好的溺水儿童一般溺水时间比较短而且在紧急医疗服务（EMS）到来之前，都尽快进行了有效的心肺复苏。

初始复苏的重点是迅速恢复氧供、通气及有效循环。应清除气道呕吐物和异物，否则可能会导致阻塞或异物吸入。不应该用腹部冲击方法清除液体，因为许多溺水者喝入大量的水而引起腹胀；腹部冲击可能会增加反流与误吸的风险。在可疑气道异物病例，优先进行胸外按压或背部叩击的手法。

如果怀疑颈部创伤，应注意颈椎保护（见第63章）。颈椎损伤是一种罕见的溺水伴随损伤；只有0.5%的溺水者有颈椎损伤。可以根据患者年龄和可疑病史进行判断。溺水者发生颈椎损伤通常发生在青春期前的孩子或青少年，溺水前进行潜水、发生摩托车碰撞、从高处坠落，进行水上运动，受虐待儿童，或临床上存在严重的外伤。此时，应保持颈部在中立位置并使用合适的颈托。当发生溺水的情况不确定时也可进行颈椎预防性保护。在低冲击溺水时，脊髓损伤是极其罕见的，无须常规进行脊柱固定。

如果溺水者存在无效呼吸或呼吸暂停，必须立即进行通气支持（见第62章）。经过训练的旁观者进行口对口或口对鼻人工呼吸经常可以恢复溺水者自主通气。条件一旦许可，所有溺水者都应给予吸氧。当患者呼吸功能不全时应进行纯氧正压面罩通气。如果有呼吸暂停、发绀、低通气或者持续呼吸费力，经过培训的人员应尽快进行气管插管（ET）。插管也用于中枢抑制或血流动力学不稳定时进行气道保护。迅速纠正缺氧有利于后期康复。

气道管理，供氧，通气这三者同时进行，必须对儿童的心血管状态进行评估并根据复苏指南和建议进行治疗。心率和节律、血压、温度和器官末梢灌注需要紧急评估。对于无脉性心动过缓，或严重低血压的溺水者应立即开始心肺复苏术。连续心电图（ECG）监测有利于心律失常诊断和治疗。毛细血管再充盈时间延长、四肢发凉、精神状态改变是休克的潜在指标（见第64章）。及时发现和治疗低体温是溺水复苏时的一个特点。必须监测核心体温，特别是儿童，因为中度到重度的低温可降低心肌功能并导致心律失常。

通常，应进行静脉输液并使用强心药物来改善循环灌注。尽快建立静脉通道给予输液和升压药。骨髓输液是有利救生的血管通路技术，它可以避免在抢救危重患儿时，因多次尝试建立静脉通道所致的时间延误。肾上腺素是心跳呼吸骤停受害者首选药物（静脉剂量：0.01mg/kg，1∶10 000稀释，需要是每3~5min重复给药）。在没有静脉通路时，肾上腺素可气管内给予（气管内用药剂量为0.1mg/kg，1∶1000原液）。静脉注射乳酸林格氏溶液或生理盐水（10~20mL/kg）通常用来增加血管张力；必要时可以重复给药。低渗或含葡萄糖溶液不宜用于溺水者的血管内容量管理。

## 医院内评估和治疗

即使溺水儿童送来时无症状，也可能要至少观察6到8小时。至少对所有溺水者进行一系列的生命体征（呼吸率、心率、血压和体温）及脉搏氧饱和度的连续监测，反复检查肺部、评估神经系统。其他的检查根据具体情况（如怀疑虐待或忽视、外伤或疑似中毒）而定。几乎一半的无症状或症状轻微的清醒孩子[包括不需要院前高级生命支持，或急诊初期格拉斯哥昏迷量表评分（GCS）≥13]通常在溺水后的4~8h内会经历不同程度的呼吸窘迫或低氧血症并发展为肺水肿。对于大多数存在早期呼吸道症状需要吸氧的清醒儿童，尽管初始胸片异常，一般症状在4~6h后消失，同时大气吸入下血氧和肺功能检查正常。这类患儿通常不会发生后期迟发性恶化。对于低风险的无症状清醒、体检和氧合检查正常的患者，只要能进行适当的随访，可考虑观察6~8h后出院。

## 心肺管理

对于没有心脏骤停的孩子，应该根据患者的情况进行呼吸支持，这也是院前管理的延续。反复评估患者，必须确保足够的氧供、通气和气道管理（见第65章）。对于可能存在大脑受损的儿童一般应尽量避免高碳酸血症。患者存在或者可能存在通气不足或呼吸费力时，应该给予机械通气以避免高碳酸血症并减少呼吸做功。

应继续采取措施稳定心血管状态。导致心肌供血不足的原因包括缺氧缺血性脑损伤、持续缺氧、低温、酸中毒、机械通气时高气道压、血管内容量的改变以及电解质紊乱。此时即可发生心脏衰竭、休克、心律失常、心脏骤停。必须进行连续心电图监护以及时发现并处理心律失常（见第429章）。

足够的氧供和通气是改善心肌功能的先决条件。通常需要液体复苏和使用正性肌力药物改善心脏功能，恢复组织灌注（见第62章）。静脉输液增加前负荷可能有利于改善心搏量和心输出量。过度补液，尤其在心肌功能受损时，可加重肺水肿。

对于急救中持续心肺停止的非冰水淹溺患者，可以通过病史回顾和其对治疗的反应来决定是否继续或终止复苏。当患者出现深度昏迷、呼吸暂停、缺少乳头状反应、持续低血糖、溺水时间>10min，心肺复苏超过了 25min 没有反应时，很有可能会死亡或留下严重的神经系统后遗症。在一系列不同病例中，100% 复苏持续时间 >25min 的儿童最终死亡或留下严重神经系统并发症，而所有溺水时间 >25min 儿童都死亡。因为有过在急诊经过持续复苏而有良好结局的报道，所以大多数的溺水者都应积极治疗。可是，不是冰水溺水的儿童如果没有对积极的心肺复苏很快发生反应，继续进行心肺复苏最终患儿仍会不可避免的死亡或者处于植物状态。因此，在大多数情况下，非冰水溺水的儿童在急诊进行积极的高级生命支持超过 25~30min 仍没有反应时，可以考虑终止心肺复苏。最终决定是否及何时停止复苏的决定必须因人而异，但要始终意识到心肺复苏时间越久预后越差。

## 神经系统的管理

溺水者在医院如果是清醒或者灵敏的，通常神经系统恢复良好。而昏迷的溺水者，很有可能发生不可逆的中枢神经系统损伤。溺水后最关键和最有效的神经重症监护措施是迅速恢复并维持足够的氧供，通气和灌注。核心体温和血糖也可能是缺氧缺血后神经损伤的重要的管理途径。

昏迷的溺水患者存在颅内高压的风险。虽然颅内压监测和治疗可降低颅内压而保持脑灌注并防止脑疝，但很少有证据表明这些措施能改善溺水者的预后。无论是否进行颅内压管理，颅内压升高患者通常预后不良 – 死亡或持续性植物状态。正常颅内压的孩子也可能预后不良，虽然并不多见。对于传统的神经重症监护治疗，如液体限制、过度换气、肌肉松弛剂、渗透性脱水剂、利尿剂、巴比妥类药物、类固醇，无论是单独或联合使用，目前还没有证据表明有效。确实，还是有一些证据表明，这些治疗可能降低总死亡率，但却导致存活病例中伴有严重神经系统并发症的机会增加。

脑电图监测在溺水者的管理中作用有限，除非用于检测癫痫或辅助诊断脑死亡，一般不推荐（见第 63 章）。虽然很难，但仍应尽可能控制癫痫发作。没有证据表明控制溺水后癫痫发作可以改善预后。可考虑使用抗惊厥药物如磷苯妥英或苯妥英钠（苯妥英钠负荷剂量 10~20mg/kg，维持量 5~8mg/kd/day, 分成 2~3 次；需监测药物浓度）可能有一定的神经保护作用，并可减轻神经源性肺水肿。苯二氮䓬类，巴比妥类药物，与其他抗惊厥药也可能有效。

经过良好的管理，许多最初昏迷的患儿可以出现令人印象深刻的神经功能改善，但通常发生在溺水后的第一个 24~72h。不幸的是，收入 ICU 的几乎一半的深度昏迷的溺水患儿死于缺氧性脑损伤或发生严重神经系统并发症。许多儿童出现脑死亡。深昏迷的患儿在溺水后 24~72h 仍未出现神经系统改善或者存在不能用其他原因解释的昏迷时，应该认真考虑是否仅给予一般支持治疗或者放弃治疗。

## 其他管理问题

一些溺水者可能合并外伤（见第 66 章），特别是参加如私人船艇、划船、潜水或冲浪等水上运动时。对于这样的水上运动引起的伤害需要提高警惕。当溺水者出现神志改变并怀疑有外伤时需进行脊髓的保护。明显贫血提示存在创伤及内出血。

缺氧缺血性损伤可以累及多个系统，但没有严重的中枢神经系统损伤的溺水者很少出现持续的器官功能障碍。高血糖与溺水儿童不良预后相关。其病因目前尚不清楚，但可能是一种应激反应。

缺氧缺血性损伤后可出现急性肾衰竭（见第 529 章）。偶尔需要使用利尿剂，限制液体和透析来治疗液体过剩或电解质紊乱；存活者肾功能通常正常。曾有报道溺水后出现横纹肌溶解症。

大量血性腹泻和黏膜脱落通常预示预后不良；可予肠道休息、胃肠减压和抑制胃酸等保守治疗。对于大多数的溺水者进行营养支持通常是不困难的，因为多数儿童要么死亡要么很快恢复，并在几天内恢复正常饮食；肠内或肠外营养有时也提示儿童恢复缓慢。

几乎一半的溺水者，在溺水 48h 后出现发烧。高热通常非感染因素引起，80% 的患者无须使用无抗生素。一般来说，不建议预防性使用抗生素。

精神和心理后遗症在有儿童溺水的家庭中常见。家庭成员往往表现为悲伤、内疚、愤怒，也发生在同胞兄弟中。曾有报道溺水损伤后的几年内离婚率高达 80%，父母经常发生就业困难或物质滥用。朋友和家人往往会归咎于父母。可考虑对溺水者和其家属进行专业的咨询、牧师心理治疗或社会工作咨询。

## 低温管理

应脱去溺水者潮湿的衣服。注意现场，转运过程和医院中的核心体温。我们的目标是预防或治疗中度或重度低体温。措施一般分为被动、外部主动或积极内部复温（见第 69 章）。在院前或院内可以进行被动复温措施，包括提供干毛毯，温暖的环境，防止进一步的热量损失。对没有心脏骤停的溺水者应尽快复温。

如果没有脉搏或者心电图上没有正常的窄 QRS 波形，应对低温溺水者进行全套 CPR 的胸部按压（见第 62 和第 69 章）。当核心温度 <30℃，应根据目前美国心脏协会指南尽力进行心肺复苏，但对中等低温的

患者应减少 IV 类药物的使用频率，因为此时药物清除率下降。当严重低温溺水者出现室颤时（核心温度 <30℃），应进行至少 3 次除颤，但进一步的除颤应在核心温度≥ 30℃后进行，此时更可能成功除颤。

对低温溺水者进行长期复苏存在显著的争议。在终止复苏时应考虑身体的温度。其他考虑因素包括是否冰水淹溺或身体是否在快速流动的冷水中迅速冷却。虽然罕见但深低温患者出现临床死亡，而事后完全恢复神经系统功能是可能的。除非溺水者明显死亡（根据尸斑或尸僵），否则不应该局限于最初的临床表现而放弃积极复苏。通常应复温到 32~34℃；如果溺水者仍无有效心脏搏动并对保持积极的 CPR 反应迟钝，那么可考虑停止复苏。

并不是所有心肺骤停的溺水者在停止复苏之前都要进行全面的复温。在非冰水溺水时如果复苏 30 分钟仍然心脏停搏可以考虑停止复苏。考虑到每个事件情况不一样，包括冷却的速度，医生应凭个人临床判断决定何时停止复苏。

一旦一个溺水者发生心脏骤停复苏成功后，应慎重考虑温度管理，应连续监测体温。如溺水者复苏时间短并很快苏醒，可尽量恢复和维持正常体温。可密切监测，以防低体温恶化，引起不良后果。

长时间复苏的溺水者更容易持续昏迷，对这些人进行温度管理尚存在争议。通常在溺水后 24~48h 出现发烧。目前的共识是对于心脏骤停复苏后的溺水昏迷者应在整个急性恢复期（至少最初 24~48h）防止发热或高热（体温 >37.5℃）。溺水或其他类型的脑损伤后高热可能会增加死亡风险，加重缺血性中枢神经系统损伤。

溺水的受害者复苏成功后若仍然昏迷，会面临更多有争议的问题，包括：①低温复温的利弊和②控制性亚低温治疗的应用。目前还没有人体研究表明，低温治疗可以提高溺水者的预后。

虽然没有统一的意见，许多研究人员现在谨慎推荐：对于恢复足够的自主循环后仍然存在缺氧缺血性脑病而无反应的溺水者，不应积极恢复到正常体温。主动复温主要限于受害者的核心体温 <32℃，但当体温在 32~37.5℃时，没有必要进一步复温。

对心脏骤停后在心肺复苏过程中由于缺氧缺血性脑病而处于昏迷状态的溺水者，其低温诱导更有争议。2002 世界溺水大会推荐复苏后尽快应用低温疗法（32~34℃）并维持 12~24h。这些患者应行气管插管、机械通气、给予镇静剂或镇痛药（可以加用神经肌肉阻断剂）作为必要的预防寒战和维持低温的措施。此后的复温应该非常缓慢。

具体的低温治疗建议，特别是针对儿童溺水者，还没有普遍被接受。高级生命支持项目国际联络委员会在复苏（2002）不推荐在儿童心肺骤停复苏后使用低温治疗，因为证据不足，并且既往在儿童溺水者的研究显示出潜在的不利影响。

## ■ 预　后

对于一个溺水者的预后表现为明显的两个极端：绝大部分的受害者要么是一个好的结局（正常或轻度神经损伤）要么是一个坏的结局（持续性植物状态或死亡），很少表现出介于两者之间的神经损伤。儿童溺水住院患者中，约 15% 死亡，20% 留有严重的永久性的神经损伤。

溺水时间 <5min 的溺水儿童有 91% 保留完整的神经功能或轻度神经功能受损，而复苏持续时间 <10 分钟的溺水儿童这一比例为 87%。复苏现场有正常窦性心律，瞳孔反射，或神经反应的儿童溺水者几乎全都结局良好（99%）。对于需要高级心肺复苏的病例，如果溺水时间 >10min 或者复苏 >25min 其死亡或严重神经系统并发症的发生率分别高达 93% 和 100%。在一项研究中，溺水时间 >25min 受害者全部死亡。同样，芬兰的一项关于儿童溺水的研究表明，最好的结局预测指标是溺水时间而不是水温。然而，也有少数非冰水淹溺或长时间复苏后完全康复的病例报告。有些研究分析了如救护车的响应时间、血钾水平、性别、复温比例，和初始心电节律对预后的影响。在少数患者中，这些因素与结局有相关性，但证据并不充分，说明根据院前或者院内某一独立因素研究其与不同预后的关联是非常困难的。

GCS 评分在预测康复上作用有限。一般得分≥ 6 分的入院儿童通常有一个好的结局，而得分≤ 5 分出现神经系统预后不良的概率较高。偶尔，也有 GCS 评分 3 分或 4 分的儿童完全康复。住院最初几个小时如果 GCS 评分有改善表明可能会有较好的预后。总的来说，早期的 GCS 评分不能完全区分哪些儿童会完全康复哪些会留有严重的神经损伤。

第一个 24~72h 的神经系统检查和进展是目前最好的中枢神经系统结局远期预测指标。在 48~72h 内恢复意识的儿童，即使经过长时间的复苏，也不太可能留有严重的神经系统后遗症。在一个小范围的非冰水淹溺的研究中，所有 24h 内有自主动作和正常脑干功能的溺水者恢复良好；所有在 24h 内存在脑干功能异常或没有自主动作的儿童，预后不良。另外一个小范围的溺水时间超过 24h 仍然意识不清的溺水研究中，一年后 73% 的患者持续性植物状态并伴有其他有严重的神经系统损害。这些受害者后期并发症多，病死率高，45% 在 1 年的随访中死亡。

在一项 274 名溺水儿童的较大的回顾性研究中也观察到住院最初 48~72h 的神经反应对预后的预测价值。在急诊最初的 GCS 评分 3 分的受害者，只有 14% 的人完好幸存。该研究总体而言，67.5% 的儿童存活完好。其中 95% 在 48h 内表现出自主神经运动。在最初 6 小时内记载到自主神经反应的患者都恢复完好。相反，在最初 48h 才记载到“有目的”的自主运动的溺水儿童中 5.6% 预后不良（持续性植物状态或死亡）。目前还没有证据表明实验室或其他技术手段对预后的预测优于神经系统检查。

一般很难早期判断出溺水的预后。心肺复苏后 48~72h 都应进行一系列神经系统评估，同时要考虑到对没有明显神经功能恢复的溺水者是给予继续或者有限的还是撤除生命支持，有的时候可能要一直评估到出现确切的后遗症时。

## ■ 预　防

预防是减少溺水伤害负担的最有效方法。溺水是一个多方面的问题，但一些预防策略是有效的。儿科医生有责任对有可能发生危险的家庭进行预防宣教。

一个以家庭为中心的水安全宣教是对每个家庭周围的水环境以及与水有关的活动进行探查，而且要与孩子的发展阶段相结合。随后儿科医生针对不同家庭最好的预防工具和策略进行讨论。确保在家附近或可能会频繁出现的其他地点的安全是非常重要的，包括假期时的度假地或亲戚家里。一些家庭的重点危险区域可能是浴缸和水桶；其他还有家庭游泳池或浴盆。如果家庭位于开阔水域附近，需要学习船只的驾驶和涉水安全。在农村，水收集系统和自然水体可能会带来很大的风险

父母必须在孩子与水之间设置保护措施。表 67-1 根据儿童溺水的最常见的原因提供了相关危害及预防策略。一个常用的预防策略是对各种类型的水源和不同年龄的儿童进行有效的监管。儿科医生应该为父母确立如何对不同发展水平的儿童进行适当的监督。许多父母都低估了监督的重要性，或根本不知道与水有关的风险。即使父母同意持续的监督的重要性，也承认常会让孩子与水短暂的单独接触。父母也高估了年长的兄弟姐妹的能力；许多浴缸溺水事件发生在婴幼儿和不到 5 岁的孩子在一起。

婴幼儿监督的责任是应时刻与孩子在一起。照顾者要保持警惕，不要食用酒精或其他药物，并必须集中注意力在孩子身上。有时一时疏忽，如接个电话，喝杯水，或说句话，都可能发生悲剧性的后果。如果孩子不会游泳，要进行“接触”监督，这意味着照顾者对孩子随时触手可及。许多家长相信学游泳可以教婴幼儿如何在水中保护自己。然而，父母必须知道，虽然这样有许多好处，但不等于当孩子涉水时就可以减少监督。此外，一个监督管理员应该知道从哪里以及如何获得帮助，也应该知道如何安全地解救一名危险中的孩子。因为只有训练有素的水上救生员才可以安全的施救，家庭成员应该在有救生员值班的指定区域游泳。

学习游泳可以提供另一层保护。大多数孩子发育到 4 岁时适合学习游泳。对于更早的年龄，应当根据孩子的发育水平，个人意愿和技能学习游泳课。目前尚不清楚通过幼儿游泳学习、安全教育或水的认知学习能提供多大程度的保护。与其他的水安全措施一样，父母需要知道不能仅仅依靠游泳课和游泳技能来防溺水。没有孩子可以“防溺水。”不管游泳能力多强，儿童和青少年都不应该单独去游泳。即使已经非常独立并可以参与没有父母的休闲活动，也应该被鼓励去有救生员的地方游泳。需要强调的是，即使孩子是一个健壮的游泳运动员的，具有在游泳池游泳的能力并不意味着在开放水域是安全的，因为水温、电流和水下障碍物都提供了不熟悉的额外挑战。对于游泳者，救生员能够减少溺水的危险，因为救生员会监控危险行为并训练过如何完成困难的和有潜在危险的救援任务。

特别要提到的是表 67-1 列出的两个预防策略。这是目前适用于游泳池溺水的最积极有效的评估干预。完全围绕游泳池的隔离栅栏加上安全自锁门，可以减少溺水的危险。美国消费者产品安全委员会提供了关于围栏的非常具体的适用指南，该指南通过测试好动的幼儿爬越不同材质和高度的障碍物的体能而得出。有游泳池的家庭，看护者经常错误地认为，如果一个孩子掉进水里会发出巨大的响声或飞溅。不幸的是，这些意外通常是没有声音的，这就延迟了孩子被发现的时间。这一发现增强了指南的重要性，用围栏把游泳池和房子单独隔开，而不只是环绕整个房子。

美国海岸警卫队批准使用的救生衣或个人漂浮装置（PFD）应考虑到在开放水域活动的所有家庭成员，而不只是给那些船员使用。这个问题对家中参加水上度假活动的人员特别重要。应根据孩子的体重和将要进行的活动选择 PFD。孩子们穿戴 PFD 应该保持头部上浮。父母也应该穿戴 PFD，因为他们的穿戴与孩子的穿戴是成正比的。玩具如水翅膀和“浮物”不是可信赖的溺水预防措施。

有效的预防措施必须考虑到不同的文化背景。不同的民族有特定的观点、信念、衣服或其他可能影响

表 67–1　溺水保护措施

| | 家庭 | 游乐场所 | 邻近区域 |
|---|---|---|---|
| 水危害 | 游泳池<br>池塘<br>浴缸<br>大水桶 | 开放水域游泳或其他活动<br>划船 | 灌溉渠<br>水坑<br>排水 |
| 常见的风险 | 监督失效<br>学步孩子意外暴露<br>没有及时发现<br>使用水翅膀或泳池玩具而无其他保障<br>由兄弟姐妹监督或使用浴座洗澡 | 监督失效<br>天气的变化<br>水环境改变或者不熟悉：<br>·陡坡<br>·水流 / 潮<br>·低温<br>酒精的使用<br>同伴的压力 | 监督失效，特别是当监护人员还要从事日常家务<br>与同伴危险的行为 |
| 保护措施 | 对危害和风险的家庭教育<br>确保婴儿和儿童的成人监督<br>安装游泳池隔离围栏<br>在池边安装救援设备和电话<br>学习游泳和水中生存技能<br>癫痫患者应淋浴而避免浴缸<br>学习急救和心肺复苏术 | 持续成人监督<br>在有救生员区域游泳<br>穿美国海岸警卫队批准的个人漂浮装置<br>避免酒精和其他药物<br>学习游泳和水生存技能<br>教孩子关于水安全的知识<br>认识到自身游泳能力的局限性<br>要注意当前的天气和水的条件<br>学习急救和心肺复苏术 | 持续成人监督<br>围栏，覆盖，或填平坑渠防止积水<br>为孩子玩要提供有保护的“安全区” |

CPR：心肺复苏

水安全的风俗。儿童溺水高风险民族需要通过以社区为基础的预防解决方案。

除了预防指导，儿科医生积极参与溺水预防，加大宣传立法力度，加高游泳池围栏，普及 PFD 使用，禁止酒后参加各种水上活动。在美国，澳大利亚和新西兰的几个县，已有游泳池隔离栏的立法，但由于缺乏有效的执行而受到限制。同样，所有的州都有涉及舟船的法律，但执行不力。此外，在社区层面要努力确保为低保障人群和救生游泳区开展游泳课程。

（杨雪　译，陆国平　审）

# 第 68 章 烧　伤

Alia Y. Antoon, Mary K. Donovan

烧伤是儿童意外死亡的主要原因，仅次于机动车事故。需要医疗处理的烧伤在过去的十年中呈下降趋势。该下降与以下方面有关：对烧伤预防和救治的重视，加强火灾和烧伤的预防教育，区域救治中心的功能加强，烟雾探测器的广泛使用，消费产品和职业安全规范和社会改变，例如吸烟和酒精滥用的减少。

## ■ 流行病学调查

在美国每年大约有 120 万人发生烧伤需要救治，其中 5.1 万人需要住院治疗。大约 30%–40% 的患者年龄超过 15 岁，平均年龄 32 个月。火灾是儿童死亡的主要原因，在年龄超过 16 岁的人群中达到 34%。4 岁以下儿童烧伤烫伤占儿童意外伤害的 85%，是最常见的意外伤害。虽然在新的立法规定热水器水温设定不超过 120 ℉后热水烫伤的发生率已经减少，但烧伤烫伤仍是住院的主要原因。因家庭药物治疗呼吸道感染引起的蒸汽吸入是烧伤的另一个潜在的原因。火焰烧伤占 13%；其余的为电气和化学烧伤。联邦易燃织物法规定睡衣必须具有阻燃性能，衣服着火事件逐渐下降；然而，美国消费者产品安全委员会投票决定放宽现行的儿童睡衣的易燃性标准。大约 18% 的烧伤是由于儿童虐待造成（通常是烫伤），因此评估损伤的部位及方式是否和病史一致是非常重要的（37 章）。跑步摩擦伤也是一个问题。手是最常见的受伤部位，深二度的摩擦伤有时会伴有手指骨折。窒息，而非烧伤，是房子发生火灾时引起发病和死亡的主要原因。

病史回顾会发现烧伤的一些共同模式：如液体从桌子或炉子泼下来会烫伤脸、肩、手臂；如果衣服被点燃则烧伤发生在裤腿区域；在烹饪中发生飞溅方式的烧伤以及当手掌接触热炉时的烧伤。然而，在年幼的孩子“手套或袜子”形状的手和脚的烧伤、躯干、臀部或背部单个面积深度烧伤和小的全层烧伤（烟头烫）应怀疑儿童虐待（见第 37 章）。

烧伤救治包括一系列活动：预防、急救和复苏、伤口管理、镇痛、重塑、康复、心理调整。大面积烧伤的儿童除了复苏外需要早期进行适当的心理和社会支持。应同时开展清创手术，伤口愈合和康复工作，以达到最佳康复。积极手术切除坏死组织，控制感染，并及时使用抗生素，以及早期营养和谨慎使用气管插管机械通气，是增加生存率的必要措施。由于烧伤毁容的孩子，需要支持其重新进入学校和社会，以及参加体育活动。

## 预　防

烧伤预防的目的是不断减少严重烧伤的数量（表 68–1）。有效的急救和分诊可以减少烧伤的范围（面积）和程度（深度）。阻燃服装和烟雾探测器的使用、热水温度控制（恒温器设定）以及禁止在建筑物内吸烟，可以成功减少部分烧伤。严重烧伤儿童通过专门的烧伤中心的治疗有利于提高疗效，增加生存率，并产生更多的成本效益。体表面积（BSA）90% 的烧伤患者达到 80% 以上的生存率是可能的；儿童不同形式的烧伤总的存活率为 99%。烧伤同时发生不可逆性缺氧性脑损伤的儿童死亡概率较高。

通过对家长和卫生保健的宣教，儿科医生在防止常见烧伤中扮演着重要的角色。简单、有效、高效和低成本的预防措施包括：合适的服装和烟雾探测器的使用，以及家庭紧急逃生路线。当病史和烧伤的分布不匹配时，须认真考虑是否发生儿童忽视和虐待。

**表 68–1　烧伤预防**

| 防火 |
|---|
| 安装和使用烟雾探测器 |
| 控制公共设施内的热水器，最大水温应是 120° F |
| 儿童避免触及火，火柴和打火机 |
| 避免吸烟，尤其是在床上 |
| 无人值守时不要点燃蜡烛 |
| 使用阻燃处理衣服 |
| 烹饪时注意防护，特别是油 |
| 保持衣物等远离加热器 |
| **防止伤害** |
| 如果衣服着火，在地上滚动而不要跑；用毯子包裹 |
| 演习逃生程序 |
| 如果室内发生火灾，在烟的下层爬行 |
| 使用培训教材 * |

* 全美消防协会小册子和视频

## 急性护理、复苏和评估

### 住院收治标准

超过体表面积 10%~15% 的烧伤、烟雾吸入烧伤、高压电烧伤（电压）、怀疑儿童虐待或忽视相关的烧伤应该被视为紧急情况，并收住院（表 68–2）。如果不能密切随访，手、脚、脸、会阴部位小的 Ⅰ ~ Ⅱ 度烧伤和关节表面烧伤也需要收住入院。在封闭空间内的火灾和面颈部烧伤的儿童应住院至少 24h 以排除因缺氧、一氧化碳中毒引发的中枢神经系统（CNS）症状，以及烟雾吸入性肺损伤。

### 现场急救措施

急救应包括下列措施：

1. 在地上滚动孩子灭火；给孩子盖上毯子、大衣或地毯。

2. 确定气道开放后，脱去易燃或浸透热液的衣物。特别应移除或剪去珠宝，戒指和手镯以防止烧伤后第一个 24~72h 水肿期压迫血管影响循环。

3. 在化学损伤的情况下，刷去任何剩余的化学品，如粉末或固体，然后用大量的水灌溉或冲洗。如为摄入中毒，咨询当地中毒控制中心有无中和药品的方法。

4. 用清洁干布覆盖烧伤面，对小损伤加用冷（不是冰）湿敷。严重大型烧伤（>15%~20% 的 BSA）会减低体温控制能力，应忌用冷敷。

5. 如果是热焦油引起的烧伤，可使用矿物油清除焦油。

6. 使用镇痛药。

### 急救护理

生命支持措施如下（表 68–3）：

1. 迅速检查心血管和肺并记录既往疾病或生理缺陷（如哮喘，先天性心脏病，肾或肝脏疾病）。

2. 确保并维持足够的通气，通过面罩或气管插管给予湿化氧气（图 68–1）。在密闭空间发生面部烧伤的儿童应通过气管插管给氧以防面部或喉部水肿加

**表 68–2　烧伤的住院指针**

| 大于 15% 体表面积的烧伤 |
|---|
| 三度烧伤 |
| 高压电线或雷击的电击烧伤 |
| 化学烧伤 |
| 吸入性损伤，无论烧伤的体表面积有多大 |
| 家庭或社会环境不良 |
| 怀疑儿童虐待或忽视 |
| 脸，手，脚，会阴，生殖器，或大关节的烧伤 |
| 烧伤患者合并基础疾病的烧伤，急性恢复期可能恶化 |
| 附带其他的损伤（骨折） |
| 妊娠 |

**表 68-3 烧伤紧急救护**

| |
|---|
| 急救，包括清洗和坏死组织清除 |
| 液体复苏 |
| 提供必需能量 |
| 镇痛 |
| 感染预防—早期切除和移植 |
| 预防额外能量消耗 |
| 伤口菌群控制 |
| 使用生物和合成敷料覆盖创面 |

重影响呼吸。如果怀疑缺氧或一氧化碳中毒，应使用100% 氧气（见第 62 章，第 65 章）。

3. 大于 15% BSA 烧伤的儿童需要静脉补液以维持足够的灌注。所有吸入性烧伤，无论 BSA 烧伤的程度，都需要静脉通路控制液体摄入。所有高压电伤害应该静脉碱化尿液以防肌肉损伤引起肌红蛋白尿性肾损害。首选乳酸林格氏液，10~20mL/kg/h（如果没有乳酸林格液也可以用生理盐水）直到需要使用其他替代液体。应请烧伤专科会诊，特别是如果想要转移到烧伤中心时，共同协商液体治疗方案、液体种类、首选计算公式，以及选择恰当的胶体液。

4. 通常高压电烧伤时，特别是如果从高处跌落，应评价儿童相关伤害。脊椎、骨骼，胸、腹腔内器官可能发生损伤（见第 66 章）。在排除脊髓损伤前应一直应用颈椎保护性措施。由高电压引起的心脏传导损伤高发，包括室性心动过速和室颤。应该在现场及时进行心肺复苏术，并在患者到达急诊科（ED）时立即开始心电监测（见第 62 章）。

5. 大于 15% BSA 烧伤的孩子不应该接受口服补液（最初），因为可能发生胃扩张。这些孩子需要在急诊室插入鼻饲管以防发生误吸。

6. 所有需要静脉补液的儿童应插导尿管监测尿量。

7. 在决定是否门诊治疗或将患者转运至烧伤中心前，所有的伤口应该用无菌巾覆盖。

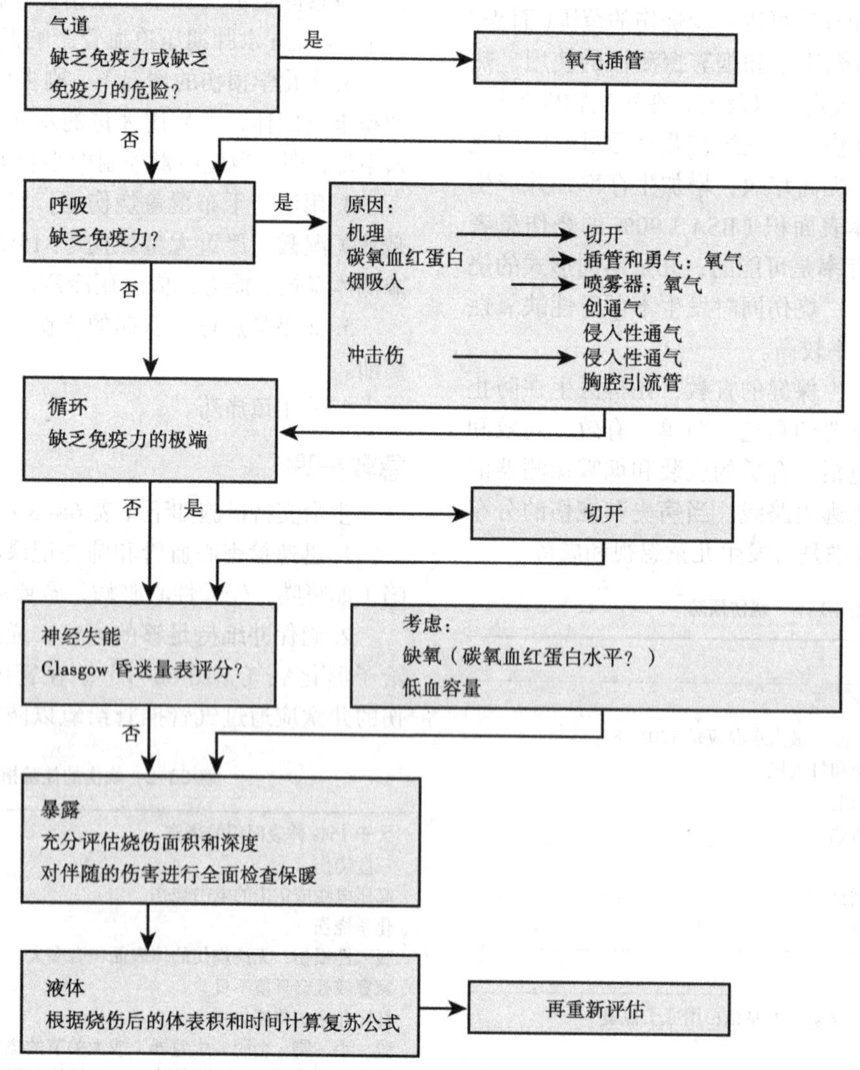


**图 68-1** 主要烧伤损伤初步调查算法。$O_2$，氧气

摘自 Hettiaratchy S, Papini R. Initial management of a major burn I: overview. BMJ, 2004, 328: 1555-1557

8. 在情况不明前，对火灾的受害者应进行一氧化碳监测（碳氧血红蛋白 [HbCO]）和 100% 的氧气吸入。

## 烧伤分级

正确的分诊和治疗意味着要对损伤程度和深度进行评估（表 68–4；图 68–2）。一度烧伤只涉及表皮，特点是肿胀、红斑、疼痛（类似轻微晒伤）。组织损伤通常最小，无水泡。在 48~72h 疼痛缓解；小部分患者发生受损的上皮细胞脱落，不留疤痕。

二度烧伤涉及整个表皮和真皮层各个部分（特点是囊泡和水疱形成）。因为剩余大量活的神经末梢暴露，浅二度烧伤会有非常明显的疼痛。没有感染时，浅二度烧伤在 7~14d 通过上皮再生愈合。如果保持清洁、无感染，中度到深二度烧伤创面也可自愈。较浅的烧伤由于暴露的神经末梢较少，疼痛也较轻。液体的丢失和烧伤（二度）引起的深层皮肤代谢在本质上同三度烧伤。

全层烧伤，或三度烧伤，涉及整个表皮和真皮的毁损，没有留下任何残存的表皮细胞来重新填充受损区域。伤口不能形成上皮，愈合只能通过伤口收缩或皮肤移植。没有痛觉和毛细血管充盈表明神经和毛细血管均毁损。

### 烧伤体表面积评估

可用针对不同年龄组儿童的烧伤图表来准确估计 BSA 烧伤程度。液体复苏量可以根据烧伤创面的广度和深度进行估算。发病率和死亡率也取决于烧伤的程度和深度。由于儿童头部和四肢不断生长变化，需要使用 BSA 图表评估，例如修改的 Lund and Brower 或波士顿儿童医院 Shriners 量图（图 68–3）。成人所用的九分法只适用于年龄超过 14 岁的儿童或作为在转运至烧伤中心前非常粗略的估算。在 <10% 的 BSA 烧伤，可以使用手掌算法，特别是在门诊中：从腕横纹到指横纹区（手掌部）在儿童等于 1% 的 BSA。

## 治　疗

### 轻微烧伤的门诊处理

除非家庭条件不足或存在儿童忽视或虐待的情况，一度和二度 <10%BSA 烧伤的患者可在门诊治疗。这些患者不需要注射破伤风（除非没有真正免疫）或预防性使用青霉素治疗。水泡应保持完整，覆盖杆菌肽或磺胺嘧啶银霜（磺胺嘧啶银）。敷料应每日更换一次，并用温水清洗伤口以除去任何前期留下的油脂。尤其是面部的很小的伤口，可用杆菌肽软膏治疗并开放伤口。如水泡破裂，需要对坏死的皮肤进行清创。可以使用不同的伤口敷料 / 缠绕膜（例如，AQUACEL 银敷料 [ConvaTec USA, Skillman, NJ] 一种银离子浸渍柔软的功能材料）可应用于二度烧伤并覆盖干燥的无菌敷料；仿生伤口薄膜可以缓解疼痛、预防创面干燥，并减少伤口细菌定植（表 68–5）。这些敷料通常保持 7~10d，一周检查两次。

手掌大小的水疱烧伤通常发生水泡下愈合；他们应该在门诊接受密切随访。绝大多数的浅度烧伤 10~20d 愈合。深二度烧伤需要的时间更长并可能需要每日使用酶清创软膏（胶原酶软膏），这有助于清除坏死组织。药膏不能使用于面部以免进入眼睛。

烫伤深度早期很难评估；一开始可以保守治疗，在进行移植前确定烫伤深度（图 68–4）。这样做可以避免麻醉的风险和不必要的移植。

### 液体复苏

对于大多数儿童来说，可以使用 Parkland 公式指导液体复苏（4mL 乳酸林格液 /kg/%BSA 烧伤）。从损伤的时间开始计算，第一个 8h 给一半的液体；剩余的液体在随后的 16h 内匀速输入。输注速度根据患

**表 68–4　烧伤深度的类别**

| | 一度烧伤 | 二度烧伤，或者 部分真皮层烧伤 | 三度烧伤，全真皮层烧伤 |
|---|---|---|---|
| 创面 | 干燥，不起泡<br>很少或没有水肿<br>红斑<br>变白，出血 | 潮湿的水泡，水泡<br>表皮下组织粉红色和白色交织，毛细血管再充盈基本正常。<br>出血 | 干痂，坚韧<br>白色，蜡质，卡其色，红褐色，烟灰色相交错<br>没有苍白或出血 |
| 疼痛 | 很痛 | 很痛 | 不明显 |
| 组织深度 | 仅表皮层 | 表皮，真皮网状层和乳头，可能包括皮下层圆顶 | 直达并可能包括脂肪，皮下组织，筋膜，肌肉，骨 |
| 愈合时间 | 2~5d，不留疤痕 | 表皮浅：5~21d 无须植皮<br>表皮深：没有感染 21~35d；如果合并感染，转换为全层烧伤 | 大面积需要植皮，但小面积可以通过边缘再生几周后愈合 |

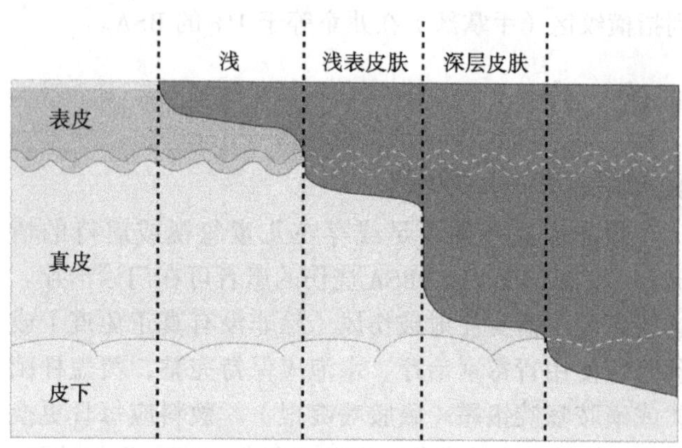


**图 68-2** 不同烧伤深度的图示
摘自 Hettiaratchy S, Papini R. Initial management of a major burn II: assessment and resuscitation. BMJ, 2004, 329: 101-103

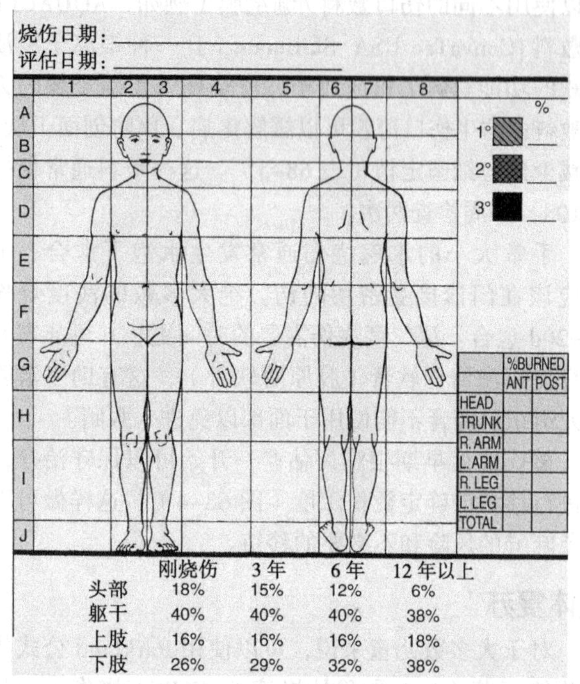


**图 68-3** 计算受烧伤影响体表面积的发育相关百分比图表。ANT，前；POST，后；R，右；L，左。（感谢 Courtesy of Shriners Hospital for Crippled Children, Burn Institute, Boston Unit 提供）

**表 68-5 一些常用的伤口敷料特征清单**

| 敷料 | 特征 |
|---|---|
| 猪异种移植 | 黏附促凝<br>良好的镇痛作用 |
| Biobrane（临时性皮肤替代品） | Bilaminate<br>血管内层生长 |
| 活性外层 | 非黏附含银敷料 |
| AQUACEL-Ag | 含银可吸收性水化纤维 |
| 各种半透膜 | 提供蒸汽和细菌屏障 |
| 各种水胶体敷料 | 提供蒸汽和细菌的屏障<br>吸收渗出物 |
| 不同浸渍的纱布 | 提供屏障，同时透气 |

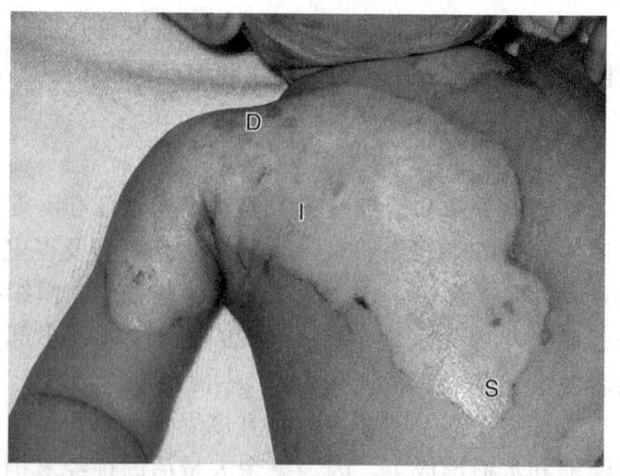


**图 68-4（见彩图）** 小孩的胸部和肩部的症状显示不同烧伤深度的特性。D，深层；I，中间；S 表面
摘自 Enoch S, Roshan A, Shah M. Emergency and early management of burns and scalds. BMJ, 2009, 338: 937-941

者对治疗的反应进行调整。应通过静脉输液使脉搏和血压恢复正常，并有足够的尿量（儿童大于 1mL/kg/h；青少年 0.5~10 mL/kg/h）。生命体征，酸碱平衡和精神状态可反映复苏的效果。由于间质水肿和肌肉细胞中的液体潴留，患者体重可比烧伤前增加 20%。超过 30%BSA 的烧伤患者第 1 个 24h 需要大的静脉通道（中心静脉导管）进行静脉输液。大于 60%BSA 的烧伤患者可能需要多腔中心静脉导管输液；这些患者最好收住烧伤专科。除液体复苏外，儿童应该进行标准的维持输液（见第 53 章）。

在烧伤后第 2 个 24h，患者开始吸收水肿液和进入多尿期。这时所需的液量大约前一天的一半，可用糖浓度为 5% 的乳酸林格氏液。在复苏的第一个 24h，小于 5 岁的儿童需要额外给予 5% 葡萄糖液。在烧伤复苏早期是否应用胶体仍存在争议。如果烧伤 BSA 大于 85% 应优先考虑同时使用胶体液。胶体液通常在烧伤后 8-24h 使用。年龄小于 12 个月的婴儿，钠的耐受量是有限的；如果尿钠水平上升，应降低复苏容量和钠浓度。应不断通过生命体征以及尿量、血气、红细胞比容和血清蛋白测定来评估复苏效果。一些患者，特别是进行多部位切除和移植的患者，如需要应建立动脉和中心静脉通路，以进行监测和补液。中心静脉压监测可以评估患者心肺循环的稳定性。特别对于婴儿与儿童的液体复苏，股静脉插管是安全的途径。需要频繁进行血气监测的烧伤患者可以行桡动脉或者股动脉插管。

烧伤后 48h 可以开始早期口服营养支持。可通过鼻胃管或者小肠营养管推注或持续滴入配方奶、人工喂养液、强化牛奶、豆奶等产品。如果能接受口服补液，应相应减少静脉补液以保持液体总入量的稳定，特别是存在肺功能障碍时。

可输注 5% 的白蛋白来维持血清白蛋白水平在 2g/dL 以上。可以通过下面的比例进行估算：30%~50%BSA，烧伤后 24h 静脉给予 5% 的白蛋白 0.3mL/kg/%BSA；50%~70%BSA，烧伤后 24h 静脉给予 5% 的白蛋白 0.4mL/kg/% BSA；100%BSA，烧伤后 24 小时 5% 的白蛋白 0.5mL/kg/%BSA。如果红细胞比容下降到小于 24%（血红蛋白 = 8g/dL）建议输注浓缩红细胞。一些专家建议对于全身感染、血红蛋白病、心肺疾病或因烧伤反复皮肤切除和移植的将要（或正在）失血的患者，红细胞比容 <30% 或血红蛋白低于 10g/dL 时就应治疗。如烧伤出血的儿童，临床和实验室检查发现凝血异常（凝血酶原大于正常对照的 1.5 倍，或部分凝血活酶时间正常对照的 1.2 倍），或者对于将要进行侵入性操作或移植手术，可能会导致一半以上血容量丢失的烧伤儿童，可以输注新鲜冰冻血浆。对于小于 2 岁、超过 20%BSA 的烧伤合并吸入性损伤的儿童，在烧伤 72h 内可以用新鲜冰冻血浆进行容量复苏。

烧伤面积超过 20% BSA 的儿童，如果使用 0.5% 硝酸银溶液作为局部抗菌敷料可能需要补充钠。硝酸银治疗下钠的丢失经常高达 350 mmol/$m^2$ 烧伤面积。口服补钠 4 g/（$m^2$ · 24h），通常耐受良好，可分 4~6 次给予以避免渗透性腹泻。其目的是维持血清钠水平大于 130 mEq/L 且尿钠浓度大于 30 mEq/L。静脉补钾应保持血清钾水平大于 3 mEq/L。当需要用 0.5% 硝酸银溶液作为局部抗菌剂或使用氨基糖苷类、利尿剂或两性霉素治疗时，钾的丢失可能会显著增加。

## 感染预防和烧伤手术伤口管理

对于所有急性烧伤的住院患者是否预防性使用青霉素和定期更换中心静脉导管预防感染尚存在争议。在有些医疗中心，严重烧伤患者应用标准剂量青霉素口服或静脉分 4 次给予治疗 5d。红霉素可作为青霉素过敏儿童的替代选择。在另一些中心已停止预防性使用青霉素治疗，并无感染率增加。同样，每隔 48~72h 更换静脉导管位置是否会增加或减少导管相关性脓毒症的发生率也存在争议。一些专家建议即使局部没有发炎而且也不考虑发生导管相关性脓毒症，也应每 5~7d 更换或重置中央静脉导管。

烧伤相关的死亡率与热损伤后皮肤的毒性效应无关，但与大的开放性伤口的代谢和细菌感染、宿主抵抗力下降和营养不良有关。这些异常可导致致命性创面细菌感染。伤口的处理和感染预防有利于早期愈合，改善外观和功能。烧伤创面外用 0.5% 硝酸银溶液或者磺胺嘧啶银霜或醋酸磺胺米隆（磺胺米隆）霜或溶液的目的是预防感染（表 68–6）。这 3 种药物具有组织穿透能力。无论局部是否选用抗菌剂，所有的三度烧伤组织在细菌定植发生前均应完全切除，需尽早皮肤移植预防深部创面脓毒症。烧伤面积大于 30% BSA 的儿童应该安置于细菌控制护理单元防止交叉感染，并提供一个温度和湿度可控的环境以减少代谢。

大于 10%BSA 的深二度烧伤应早期切除和移植。为改善预后，大面积三度和深二度烧伤儿童应序贯切除并皮肤移植。通过自体移植及时切除并关闭伤口，可以进行网状植皮来增加覆盖效率。闭合伤口的替代品，如移植、异种移植、整体移植（整体生命科学）和其他合成皮肤覆盖物（由多孔点阵交联 6– 硫酸软骨素生物降解诱导新生血管的双层膜），可以覆盖广泛烧伤伤口以限制液体、电解质和蛋白质的丢失，同时减少疼痛以及体温丢失。上皮培养的细胞（自体角质形成细胞）是一种昂贵的选择，并不总是成功。一个有经验的烧伤团队可以在烧伤仍在液体复苏时安全

**表 68–6　烧伤局部用药**

| 药剂 | 效果 | 使用方法 |
| --- | --- | --- |
| 磺胺嘧啶银 | 广谱 | 封闭敷料 |
| 磺胺嘧啶银膏 | 良好的渗透性 | 每日更换两次 |
| | | 每次换药必须洗尽残留 |
| 醋酸磺胺米隆 | 广泛，包括假单胞菌 | 封闭敷料<br>每日更换两次 |
| | 快速和深部伤口渗透 | 每次换药必须洗尽残留 |
| 0.5% 硝酸银溶液 | 抑菌 | 厚的封闭敷料每 2h 浸泡一次，每日更换一次 |
| | 广谱，包括一些真菌 | |
| | 表面渗透 | |
| 银敷料 | | 直接应用于二度烧伤；封闭敷料保持 10d |
| accuzyme 软膏 | 局部酶解清创 | 每日应用 |

地进行早期或全切除术手术。成功的关键是：①术前和术中烧伤深度的确定，②适当选择切除面积和时机，③术中出血控制，④专用设备，⑤围手术期抗菌药物的选择，⑥伤口覆盖物类型的选择。这个过程可以不使用含重组人生长激素敷料来完成。

## 营养支持

对烧伤患者高能耗的支持要优先考虑。烧伤高代谢反应的特征是蛋白质和脂肪的分解代谢。根据烧伤时间，40%BSA烧伤儿童需要的基础能量消耗（耗氧量）比根据年龄预测的值高约50%~100%。早期切除和植皮可以降低能源需求。疼痛、焦虑和制动时生理消耗增加。如果环境湿度和温度失控引起寒冷应激会增加额外的能量消耗，这点在婴幼儿更突出，因为相对较大的体表面积比青少年和成人的更容易散热。保持28~33℃的环境温度，转运时充分覆盖创面和使用止痛药、抗焦虑药在可以减少热卡消耗。对大面积烧伤的儿童应收入环境温度和湿度可控的特殊单元。治疗方案中还应包括适当的睡眠时间。脓毒症增加代谢消耗，应早期肠内营养支持，初始给予高碳水化合物，高蛋白热卡配方（1800 cal/$m^2$/24 hr维持量加上2200 cal/$m^2$/烧伤24 hr）支持以减少代谢应激。

能量补充方案的目的是保持体重，满足代谢需求减少体重的丢失。减少消瘦体重指数的丢失。热卡供应约为基础代谢率的1.5倍，3~4 g/kg /d的蛋白质。营养治疗的重点是支持和补足代谢需求。多种维生素，尤其是维生素B组、维生素C、维生素A和锌，也是必要的。

应尽快开始饮食治疗，肠内和肠外营养兼顾，以满足复苏阶段后所需热卡，保持胃肠道的功能和完整。对于大于40%BSA烧伤患者需使用鼻胃管或小肠营养管以方便热卡摄入且可避免误吸的危险。为减少并发感染，肠内热卡供应能满足需要后尽快停止肠外营养。即使营养供给受到影响，并需要到手术室处理并发症，在完全植皮前，持续胃肠喂养也必不可少。尽管β阻断剂可以减少代谢应激，使用合成代谢剂（生长激素、美雄诺龙、小剂量胰岛素）或抗代谢药物（普萘洛尔）仍然是有争议的。烧伤中心在治疗大面积烧伤（>50%GSA，三度）且怀疑有营养不良的患者时，可使用合成代谢类固醇氧雄龙，剂量为0.1~0.2 mg/kg/d口服，以便在鼻饲和静脉营养支持时更好地促进蛋白质合成。

## 局部治疗

局部治疗被广泛使用，也是最有效的对抗烧伤病原体的方法（见表68-6）。一些外用药物：0.5%硝酸银溶液、醋酸磺胺霜或溶液、磺胺嘧啶银霜和Accuzyme软膏或Aquacel银离子。Accuzyme是一种酶清创剂，可能在使用15min后引起刺痛。不同的烧伤中心偏好不同。各种局部外用制剂在应用中有各自的优缺点、舒适度和抑菌谱。磺胺醋酰酯是一种能扩散通过烧伤焦痂的非常有效的广谱制剂；它是治疗深达软骨面烧伤的选择，如耳部。如果大面积使用磺胺醋酰可能抑制碳酸酐酶活性引起酸碱平衡失调，且含硫药物可能会产生暂时性白细胞减少的不良反应。后者的不良反应常见于磺胺嘧啶银霜大面积用于小于5岁的儿童。此现象是暂时，自限并可逆。如果儿童有磺胺过敏史应使用不含磺胺的制剂。

## 吸入性损伤

吸入性损伤在婴幼儿比较严重，特别是如果存在基础疾病的情况下（见第65章）。死亡率由于诊断标准不同而变化，但成人达45%~60%；儿童没有确切的数字。注意气道吸入性损伤的早期识别。其可能发生的情况有：①直接热伤害（主要是蒸汽烫伤）；②急性窒息；③一氧化碳中毒；和④有毒气体吸入；包括可燃塑料氰化物。合成纤维织物燃烧过程中形成的硫和氮氧化物遇碱形成腐蚀性化学品，会腐蚀黏膜，引起严重的组织坏疽。暴露于烟雾可能会导致表面活性物质降解并且产生减少，引起肺不张。吸入性损伤和烧伤同时发生，其协同作用可以增加发病率和死亡率。

烧伤和吸入性肺损伤的并发症可分为3个具有不同的临床表现和时间模式的症候群：

①早期的一氧化碳中毒主要问题是气道梗阻，肺水肿。

②急性呼吸窘迫综合征通常在临床24~48h后明显，有时可以更晚发生（见第65章）。

③晚期并发症（数天至数周）包括肺炎和肺栓塞。

吸入性损伤应根据临床损伤表现（鼻道水肿或碳质残留）、喘息、啰音或吸气困难，与实验室测定（HbCO）和动脉血气进行评估。

初始治疗重点是通过早期快速经鼻或口气管插管并给予足够的通气和氧合来建立和维持气道开放。常发生喘息，可以使用β受体激动剂或吸入糖皮质激素。长期需要经鼻气管插管或罕见的气管切开患者可以积极进行肺泡灌洗和胸部理疗。气管插管可以保持几个月不需要气管切开。如果儿童需要进行气管切开，应该推迟到烧伤及附近组织已经痊愈，并选择在麻醉下，准确定位气管，保证在良好止血条件下进行气管切开。在吸入性损伤或脸和颈部烧伤的儿童，可能迅速进展为上气道梗阻；此时气管插管可以挽救生命。拔管应推迟到患者达到维持气道开放的公认标准。

一氧化碳中毒或缺氧窒息的中枢神经系统损伤症状可以表现出烦躁或抑制。一氧化碳中毒可分为轻度（<20% HbCO），轻度呼吸困难、头痛、恶心和视力下降及兴奋性增高；中度（20%~40% HbCO），烦躁、易激，恶心、视力模糊、判断力下降、容易疲劳；或重度（40%~60% HbCO），迷惑、幻觉、共济失调、酸中毒、昏迷。测量碳氧血红蛋白水平对诊断和治疗是非常重要的。动脉血氧分压值可能是正常的，而且常规血氧饱和度仪无法检测到碳氧血红蛋白氧饱和度而容易产生误导。在检查排除前都应考虑到一氧化碳中毒，并予 100% 氧疗。显著的一氧化碳中毒需要高压氧治疗（见第 58 章）。

重度吸入性损伤或存在其他导致呼吸恶化的因素、可能进展成为急性呼吸窘迫综合征时，传统的压力控制通气没有改善（进行性氧合衰竭，表现为吸入 $FiO_2$: 0.9~1.0 的氧气且呼气末正压大于 $12.5cmH_2O$ 下，氧饱和度仍 <90%）的患者可予高频通气、一氧化氮吸入治疗。一氧化氮可通过呼吸机给予，浓度从 5ppm 开始，可增加到 30 ppm。这种治疗方法可减少体外膜肺的应用。

## 镇痛和心理调整

见第 71 章

充分镇痛、抗焦虑和心理支持以减少早期代谢应激，减少潜在的创伤后应激综合征，使病情稳定促进及身体和心理康复是非常重要的。在这个负面的过程中患者及其家属需要团队的支持，接受在外观上的长期变化。

烧伤的孩子出现对疼痛强度的频繁、大幅波动。对痛苦的认识取决于烧伤深度、康复期，患者的年龄、情感发展与认知阶段，治疗团队的经验和效率、镇痛药和其他药物的使用，患者的疼痛阈值、人际关系和文化因素。从开始治疗起，首先要控制换药时的疼痛。在整个治疗期间都要考虑到如何使用各种非药物以及药物干预。在换药时适时给予足量阿片类药物，是舒适度管理的关键。专人负责，熟悉患者的个人资料，对烧伤患者的救治是有促进作用的。治疗不够是青少年最普遍的问题，由于害怕药物依赖而影响治疗。一个相关的问题是孩子的个别疼痛的经历可能会被误解；焦虑、困惑、孤独或者预先存在情感障碍的患者，即使很小的伤口也可引起剧烈疼痛。镇痛时添加抗焦虑药物通常是有效的并可产生协同效应。应该平等关注气管插管的患者以减少患者的压力。缓解疼痛和焦虑的其他方式（放松）可以降低生理应激反应。口服硫酸吗啡（快速释放）应规律持续，剂量 0.3~0.6 mg/kg，每 4~6h 一次，从开始直到伤口长好。硫酸吗啡静脉注射的剂量为 0.05mg/kg，最大 2~5mg，每 2h 给药一次。无法口服时可予硫酸吗啡直肠栓剂给药，剂量 0.3~0.6mg/kg，每 4h 一次。对于焦虑可予劳拉西泮定时给药，剂量 0.05~0.1mg/kg，每 6~8h 一次。临床手术（清创或换药）时疼痛控制，在开始前 1~2h 口服吗啡，剂量为 0.3~0.6mg/kg，同时手术前还应追加吗啡 0.05mg/kg 静脉注射。对于术前焦虑，必要时可予劳拉西泮口服或静脉注射，剂量为 0.04mg/kg。咪达唑仑也是非常有用的镇静药物，剂量为 0.01~0.02mg/kg（非插管的患者）和 0.05mg/kg（气管插管患者），可予静脉滴注或推注， 必要时 10min 后重复给药。在撤除镇痛药的过程中，口服阿片类药物的剂量每 1~3 天减量 25%，有时可加用对乙酰氨基酚以补充效果。苯二氮作为抗焦虑药物应逐渐减量：每 1~3 天减量 25%~50%。

对于机械通气患者，可使用硫酸吗啡间断静脉推注镇痛，剂量为 0.05mg/kg，每 2h 一次，剂量可逐渐增加。一些孩子可能需要维持输注；起始 0.05mg/kg / h 根据病情逐渐增加剂量。纳洛酮虽然很少使用，但如果需要立即对抗吗啡效应时应及时使用；如呼吸危象时，纳洛酮的剂量为 0.1mg/kg 直至总量 2mg，肌注或静脉注射。需要辅助呼吸的焦虑症患者，可间歇静脉注射咪达唑仑（0.04mg/kg，缓慢推注，每 4~6h 一次）或持续输注。对气管插管的患者，呼吸机撤机的过程中不需要停用阿片类药物。苯二氮䓬类在拔管前 24~72h 应减至半量，太快减量可导致癫痫发作。

在儿童烧伤治疗中还可能使用精神类药物，包括选择性 5- 羟色胺再摄取抑制剂（SSRIs）作为抗抑郁治疗，使用氟哌啶醇并与苯二氮䓬类药物联合使用治疗创伤后应激障碍（PTSD）。另外，大换药时可使用氯胺酮和异丙酚作为镇静药物。

## 重建和康复

为了确保最佳的外观和功能，入院当天必须开始专业的和物理的治疗，贯穿于整个住院期间，一些患者出院后仍须继续进行。身体康复包括身体和四肢的定位、夹板、练习（主动和被动运动）、日常生活的辅助，并逐渐下床活动。这些措施保证修复或重建后关节和肌肉尽可能在正常的运动范围内活动。压力疗法有利于降低增生性瘢痕的形成，在不同的身体部位使用各种预制、定制服装可用于防治增生性瘢痕的形成。这些定制的服装对创伤区持续加压，缩短瘢痕成熟时间、减少瘢痕的厚度以及红斑和瘙痒。疤痕重塑（瘢痕松解、嫁接、重排）和各种小美容外科手术对于优化长期功能和改善外观是有利的。随着组织扩张技术的应用已经可以替换脱发和疤痕区域。

## 复学和远期结果

儿童出院后应尽快复学。孩子有时可能只能参加半天的学习（因为需要康复治疗）。孩子回到自己的学校，跟同龄人一起正常上学是非常重要的。计划回到家里和学校常需要制定一个重返校园计划，根据每个儿童的需要因地制宜。对于一个学龄儿童，在计划出院时就应开始制定重返校园规划。医院教师联系当地的学校与学校教师、护士、社会工作者、日常生活治疗师、康复治疗师一起制定方案。这个团队应与学生和工作人员一起来缓解焦虑、回答问题，并提供信息。烧伤和疤痕会引起那些不熟悉这种类型的损伤的人产生恐惧并回避或拒绝被烧伤的孩子。返校方案应适合儿童的发展并改变教育的需要。

尽管有些烧伤孩子遗留下身体上的障碍，但科学进步已经使人们有可能挽救严重烧伤儿童的生命，大部分儿童生活质量较好。对烧伤救护的理解需要经验丰富的多学科合作在康复中发挥重要作用。烧伤的长期并发症在表 68-7 列出。

# ■ 特殊情况

## 电烧伤

有 3 种类型的电烧伤。轻度电烧伤通常发生于撕咬电线。可引起嘴部烧伤，通常发生在与电线接触的上下嘴唇部分。损伤也可能涉及嘴角。因为这些都是非导电性伤害（不超过损伤部位），没有必要收住入院和治疗的重点是损伤口部可见区域。在去看烧伤门诊或整形外科医生前外用抗生素药膏治疗就可以了。

较严重的一类电烧伤是高压电烧伤，无论表面烧伤有多大，患儿必须留院观察。典型的是深部肌肉损伤，开始时不易评估。这些伤害由高电压造成（>1000 V），特别容易出现在高压设备附近，如发电站或铁路；儿童出于好奇爬电线杆或触摸电箱，也有可能意外触及高压线。到医院治疗这类损伤的儿童死亡率达 3%~15%。幸存者中有较高的并发症率，主要是截肢。电流经过皮肤出入口处的特征与电流的强度和热量一致。主要伤口出现在电流传入的上肢，小的伤口出现在电流传出的下肢。电流以两点之间最短距离传入传出，并损伤途经的任何器官或组织。一些患者身上发现有多个电流传出时的伤口说明身体可能有多个电传导途径，实际上身体的任何结构都有发生损伤的危险（表 68-8）。应考虑到远离肢体原位损伤部位的腹腔内脏、胸腔结构和神经系统损伤，特别是存在多电流通路或那些从电线杆坠落的患者。有时产生电弧，引起火焰烧伤、衣服燃烧。常见的心脏异常表现为心室颤动或心脏停搏；在充分评估并稳定前，高压电损伤的患者需要进行心脏监测。心电图异常和曾意识丧失提示患者高风险。深层肌肉坏死和继发的肌红蛋白尿引起的肾损伤是另一种并发症，该类患者需要碱化尿液和利尿来减少肾损害。即使存在功能丧失的风险，积极清除所有坏死组织仍然是有效管理受损肢体的关键。早期清创术有利于伤口尽早闭合。损伤的大血管

**表 68-7 烧伤患者常见长期残疾**

| |
|---|
| **影响皮肤和软组织的残疾** |
| 增生性瘢痕 |
| 小创伤，化学品，或冷的防御力下降 |
| 干性皮肤 |
| 挛缩 |
| 瘙痒和疼痛 |
| 脱发 |
| 慢性开放性伤口 |
| 皮肤癌 |
| **骨科残疾** |
| 截肢 |
| 挛缩 |
| 异位骨化 |
| 骨质疏松症 |
| **代谢障碍** |
| 热耐受差 |
| 肥胖 |
| **精神病学和神经病学的障碍** |
| 睡眠障碍 |
| 适应障碍 |
| 创伤后压力综合征 |
| 抑郁症 |
| 神经病和神经性疼痛 |
| 一氧化碳中毒，长期的神经系统影响 |
| 缺氧性脑损伤 |
| **危重病的远期并发症** |
| 深静脉血栓形成，静脉功能不全，或静脉曲张 |
| 气管狭窄，声带疾病，或吞咽障碍 |
| 肾或肾上腺功能不全 |
| 肝胆胰疾病 |
| 心血管疾病 |
| 反应性气道疾病、支气管息肉 |
| **原有障碍协同造成的伤害** |
| 药品滥用 |
| 冒险行为 |
| 未经治疗或治疗不当的精神障碍 |

摘自 Sheridan RL, Schultz JT, Ryan CM, et al. Case records of the Massachusetts General Hospital: weekly clinicopathological exercises, case 6–2004: a 35–year-old woman with extensive, deep burns from a nightclub fire. N Engl J Med, 2004, 350: 810–821

**表 68-8　电击伤：临床须知**

| | 临床表现 | 处理 |
|---|---|---|
| 一般状况 | — | 解救患者；进行初步复苏；脊柱制动 |
| | | 病史：电压，电流类型 |
| | | 全血细胞计数，血小板，电解质，血尿素氮（BUN），肌酐，葡萄糖 |
| 心脏 | 心律失常：心脏停搏，室颤，窦性心动过速，窦性心动过缓，房性期前收缩（PACS），室性期前收缩（PVC），传导异常，心房颤动，ST-T 波改变 | 治疗心律失常，心脏监护，心电图，胸部创伤 X 线片和怀疑胸腔损伤 |
| | | 必要时肌酸磷酸激酶同工酶的检测 |
| 肺 | 呼吸停止，急性呼吸窘迫，吸入综合征 | 保护和维持气道 |
| | | 必要时机械通气，胸片，动脉血气 |
| 肾 | 急性肾衰竭，肌红蛋白尿 | 如果没有中枢神经系统损伤应给予积极的液体管理 |
| | | 保持足够的尿量，大于 1ml/kg/h |
| | | 考虑中心静脉或肺动脉压监测 |
| | | 测量尿肌红蛋白；查尿分析；尿素氮，肌酐 |
| 神经系统 | 原发：意识丧失，肢体瘫痪，视力障碍，健忘，躁动；颅内血肿 | 治疗癫痫发作<br>必要时液体限制 |
| | 继发：疼痛，半身不遂，臂丛神经损伤，抗利尿激素分泌异常综合征（SIADH），自主神经功能障碍，脑水肿 | 考虑脊柱 X 光片，尤其是颈椎 |
| | 远期：瘫痪，癫痫，头痛，周围神经病变 | 有症状时脑 CT 扫描 |
| 皮肤 / 口腔 | 口角烧伤，舌头和牙齿损伤；衣服燃烧引起皮肤烧伤，电流入口和出口处的烧伤，电弧烧伤 | 查找电流进入身体 / 流出处的伤<br>治疗皮肤烧伤；防止破伤风 |
| | | 必要时请耳，鼻和喉整形医生会诊， |
| 腹部 | 内脏穿孔和实体器官损伤；肠梗阻；无可见腹部灼伤的腹部损伤罕见 | 如患者气道受累或肠梗阻应放置胃管 |
| | | 检查血清谷草转氨酶 [ 血清谷氨酸草酰乙酸转氨酶、天冬氨酸转氨酶（SGPT），血清谷氨酸丙酮酸转氨酶，谷丙转氨酶 ]，淀粉酶，尿素氮，和肌酐，CT 扫描显示 |
| 肌肉骨骼 | 由皮下坏死肢体水肿和深部烧伤引起的骨筋膜室综合征 | 监护可能出现骨筋膜室综合征患者 |
| | 长骨骨折，脊柱损伤 | 如有迹象拍 X 片并请骨科，普通外科会诊 |
| 眼 | 视觉变化，视神经炎，白内障，眼外肌麻痹 | 如有迹象请眼科会诊 |

摘自 Hall ML, Sills RM, Electrical and lightning injuries//Barkin RM. Pediatric emergency medicine: St Louis Mosby, 1997: 484

应予隔离，并埋在存活的肌肉下以避免暴露。能否存活取决于是否立即进行重症监护治疗，而功能恢复取决于长期护理和后期重建手术。

闪电烧伤发生在高压电流直接击中人体（最危险）或当电流击中地面或相邻的（接触）物体的情况下。步行电压烧伤发生在当电流击中地面时从一条腿传入而从另一条退传出的情况下（阻力最小的路径）。闪电烧伤取决于电流途径、服装类型、有无金属，和皮肤的湿度。电流入口、出口和路径都可能的发生损害；头或腿的损害预后最差。电流经过的内部器官常发生损伤，且与皮肤烧伤严重程度无关。线性烧伤，通常发生于一度或二度烧伤，与局部汗水有关。羽状或树状烧伤是闪电损伤特征。闪电会点燃衣服或使衣服中的金属发热产生严重的皮肤灼伤。闪电烧伤体内并发症包括心脏停搏，短暂高血压，室性期前收缩，室颤，心肌缺血。如果患者得到心肺复苏支持，多数严重的心脏并发症可以恢复（见第 62 章）。中枢神经系统并发症，包括脑水肿、出血、癫痫、抑郁、情绪变化和下肢瘫痪。可发生横纹肌溶解症和肌红蛋白尿（可能会合并肾衰竭）。

## 参考书目

参考书目请参见光盘。

（杨雪　译，陆国平　审）

# 第 69 章

# 寒冷损伤

Alia Y. Antoon, Mary K. Donovan

儿童和青少年进行雪地摩托、登山、远足和冬天滑雪时，有寒冷损伤的风险。寒冷损伤可引起局部组织损伤，损伤的方式与暴露的形式有关：湿冷（冻结伤、浸泡足或战壕足），干冷（导致局部冻伤），或全身性的影响（低温）。

## ■ 病理生理学

可在细胞间或细胞内形成冰晶，干扰钠泵，并可导致细胞膜破裂。进一步的损害可导致红细胞或血小板聚集，微栓塞或血栓形成。寒冷损伤引起的继发血管神经反应可在受影响区域引起血液分流；这种分流经常进一步损害受伤部位同时提高其他组织灌注。损伤的程度从轻微到严重，同时反映了小血管，神经与皮肤结构和功能的紊乱。

## ■ 病　因

身体热量可因传导（湿衣服，金属或其他固体导热物接触）、对流（风冷）、蒸发或辐射丢失。脱水，酒精或药物的使用，药物滥用，意识障碍，疲劳，饥饿，贫血，心血管疾病导致的循环受损，以及脓毒症可增加寒冷损伤的易感性；这在幼童或老年人更明显。

当身体通过各种生理产热机制，如血管收缩、寒战、肌肉收缩和非寒战产热无法维持正常的核心温度时就会出现低体温。寒战停止后，身体无法保持其核心温度；当身体核心温度降至 35℃以下时，出现低温综合征。即使环境温度大于 17~20℃（50~60 ℉），冷风、潮湿和衣服单薄等因素都可引起局部损伤并有导致低温的危险。

## ■ 临床表现

### 冻结伤

冻结伤会在脸、耳朵或四肢出现冷、硬、苍白区域。24~72h 后发生起泡和剥脱，偶尔会产生几天或几周的轻度皮肤寒冷过敏。在病变未引起刺痛或疼痛和麻木前，可用未受影响的手或温暖的物体局部复温治疗。

### 浸泡足（战壕足）

浸泡足发生在天气寒冷时，仍脚穿潮湿、通风不良的靴子。脚变凉、麻木、苍白、水肿、湿冷。组织会发生软化并感染，并常见自主神经功能持续紊乱。这种自主神经紊乱，会引起出汗增多，疼痛，和对温度变化敏感，这可能会持续数年。治疗主要是预防性的，包括使用合身、绝缘、防水、非伸缩性鞋袜。一旦发生损伤，患者必须选择适当、干燥且合身的服装和鞋类。通过保持患处干燥，良好通风和防治感染来保持皮肤完整性。自主神经症状的控制可仅给予支持治疗。

### 冻　疮

皮肤由最初的刺痛或疼痛进展为冷、硬、苍白且没有知觉。经过复温，局部出现斑点，瘙痒，并常伴红，肿，痛。如果早期没有积极处理，损伤程度可以从完全正常到组织损伤，甚至坏疽。

治疗包括局部保温。需要注意的是不要试图用冰或雪摩擦患处以免造成进一步的损害，这种方法仅在冻疮早期可以尝试。转运时患处可以通过患者未受影响的手、腹部或腋下进行复温，转运后可予水浴迅速复温。如果皮肤出现疼痛、肿胀，可用消炎药，并应给予镇痛药。寒冷和复温的交替有可能造成永久性的损伤，如果患者需要靠伤肢走到医疗部门，可延迟复温而仅给予轻微处理。在医院里，患处应浸泡在温水（约 42℃）里，注意防止烫伤麻痹的皮肤。血管扩张剂，如哌唑嗪、酚苄明，可能是有帮助的。使用抗凝药（肝素，低分子葡萄糖酐）效果不确切；化学和交感神经切除手术的疗效也不确切。吸氧只在高海拔的地区有帮助。细致的局部护理、预防感染、保温、保持干燥、开放创面、消毒均有利于康复。完全康复是有可能的，所以在考虑进行任何组织切除或截肢前，延长观察期并保守治疗是合理的。延长观察期中应给予良好的镇痛和营养支持。

### 低体温

低体温可发生在冬季运动时受伤，设备故障，或过度疲劳，特别是忽视了在寒风中发生低体温的可能。浸泡在冰冷的水里和寒风中可迅速产生低体温。随着身体的核心温度下降，逐渐出现极度嗜睡、疲劳、行为失调和淡漠，随后出现精神错乱、迟钝、易怒、幻觉，最后，心动过缓。可能需要考虑的鉴别诊断：如心脏病，糖尿病，低血糖，脓毒症，β－受体阻滞剂过量、药物滥用。直肠温度降低到小于 34℃（93 ℉）是最有用的诊断依据。溺水伴发低体温在第 67 章介绍。

重在预防。对参加冬季运动的人来说最重要的是穿着暖和的衣服、手套、袜子和不影响循环的保温靴，以及温暖的头罩，并注意防水防风。婴儿百分之三十的热量由头部损失。运动中应提供充足的食物和液体。参加运动的人员应警惕身体部位是否出现低温或麻木，特别是鼻子，耳朵和四肢，他们应该了解局部变暖的方法并且知道如果出现局部冻伤如何寻求庇护。鼻子和耳朵处外用凡士林有一定的防止冻伤的作用。

现场处理主要是防止热量进一步损失并尽早转运到合适的场所。应尽可能提供干燥的衣服，如果患者有脉搏的话应尽早转运。如在初步体检中发现没有脉搏，应进行心肺复苏术（见第 62 章；图 69–1）。在转运过程中，应该避免震动和突发运动，因为这些情

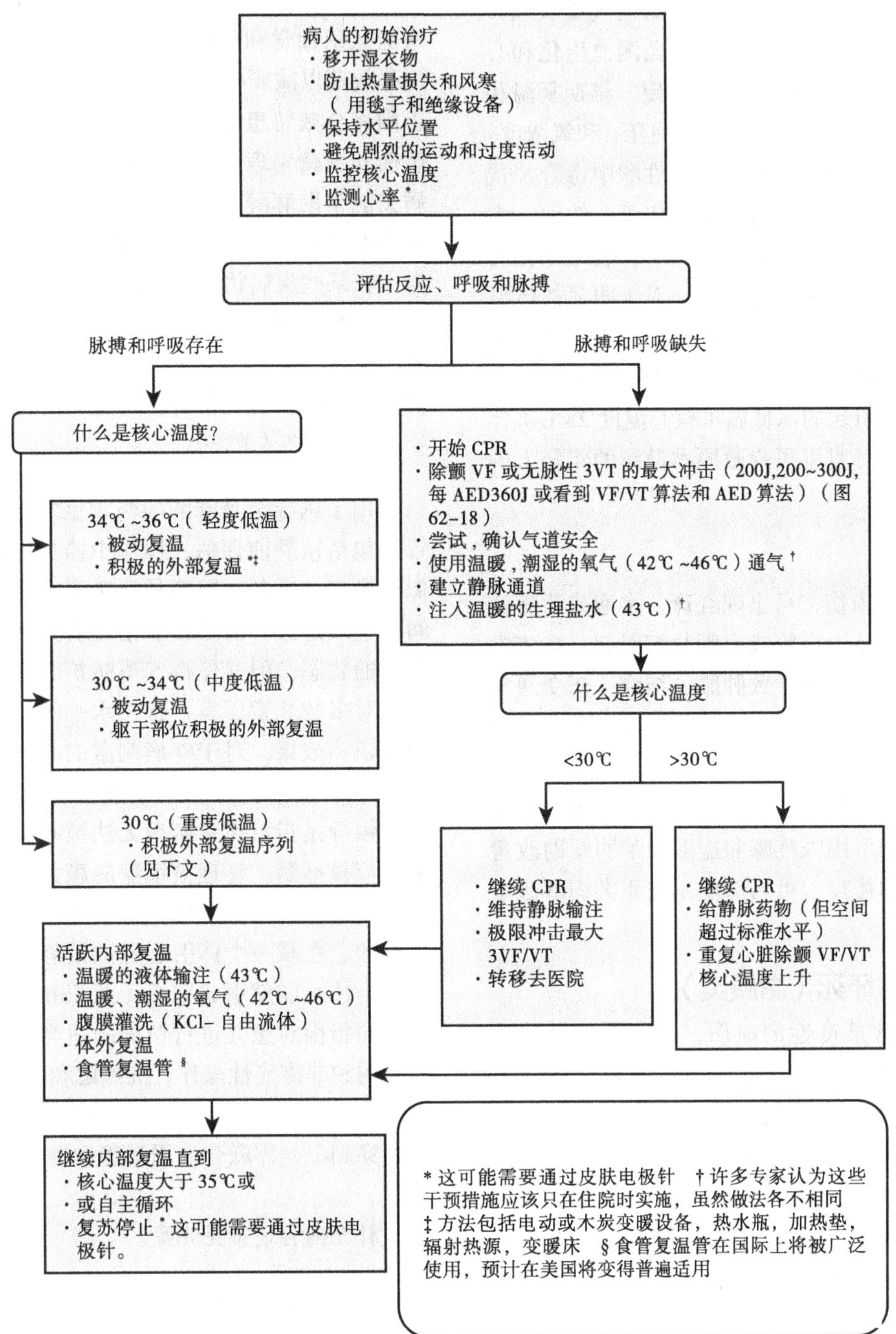


**图 69–1**　低体温症治疗成人儿童和青少年。除颤器 AED；心肺复苏术，自动体外除颤仪，静脉注射；VF、心室纤维性颤动；VT，室性心动过速

摘自 Guidelines 2000 for cardiopulmonary resuscitation and emergency cardiovascular care. Part 8: advanced challenges in resuscitation: section 3: special challenges in ECC. The American Heart Association in collaboration with the International Liaison Committee on Resuscitation, Circulation, 2000, 102:1229–1252

况可能导致室性心律失常。低体温时往往很难恢复正常的窦性心律。

如果患者是有意识的，应该鼓励轻微的肌肉活动，并提供温暖的饮料。如果患者是无意识的，应该用毯子和睡袋作初步保暖；在毯子或睡袋里让患者和温暖的同伴睡在一起可增加患者复温的效率。到达治疗中心时，应该已经准备好45~48℃（113~118 ℉）暖水浴设备，患者可通过吸入温暖，潮湿的空气或氧气，同时可加用热垫或热毯来复温。注意监测血生化和心电图直到核心温度超过35℃并保持稳定。早期复温和复苏过程中应控制体液平衡，pH值，血压，和氧浓度。在严重的低体温时，有可能存在呼吸性酸中毒合并代谢性酸中毒。低温可能错误地提高pH值；然而，大多数专家建议加温动脉血气标本至37℃并将结果作为一个正常体温患者的结果进行分析。对于明显的体温异常，可以考虑采用胃或结肠温盐水灌注或腹膜透析作为患者复温的措施，但是这些措施的有效性尚不确定。对于意外事故引起的深低温（核心温度28℃）伴循环停止，体外循环复温可挽救原本健康的年轻人的生命。

## 冻　疮

冻疮是一种冷损伤，可出现红斑，水泡或溃疡性病变。现认为病变是由血管或血管收缩引起。冻疮常常很痒，也可能疼痛，并导致肿胀、结痂。病变通常发生在耳朵、手指和脚趾尖、腿部暴露区。病变一般持续1~2周，但可能会更长。治疗方法包括预防：避免长时间的受冻并用帽子、手套、袜子保护潜在的敏感区。如反复发作可用哌唑嗪和盐酸酚苄明帮助改善循环。对于剧烈的瘙痒，可局部使用皮质类固醇激素制剂。

## 寒冷导致的脂肪坏死（脂膜炎）

较常见，通常是良性的损伤，寒冷导致的脂肪坏死发生在暴露于冷空气、冰和雪，暴露（少数为覆盖）的部位出现红（少数发紫色或蓝色）斑丘疹或结节性病变。可用非甾体抗炎药治疗。病变一般会持续10天到3周（见第652章）但可持续更长时间。还有一种可能是在一些严重冻伤的患者发生严重凝血功能障碍并产生不良后果，因此值得进行抗凝治疗。

## 参考书目

参考书目请参见光盘。

（杨雪　译，陆国平　审）

# 第70章 麻醉、围手期处理和镇静

*Randall C. Wetzel*

全身麻醉的首要目的是抑制伤害性刺激给患者带来的意识知觉和生理反应，并使患者无意识。通过使用强效药以减弱机体对创伤（外科手术）的生理反应，否则将会威胁患者生命。手术中，麻醉医生的职责为镇痛和维持生理及代谢的稳定。充分获取患者麻醉前病史能帮助麻醉医生更容易地完成他们的职责。围手术期发病率和死亡率的风险增高需引起最大限度的警觉。在某些疾病状态时风险甚至更高。

补充内容请参见光盘。

## 70.1　镇静和操作性疼痛

*Randall C. Wetzel*

用于诱导全身麻醉的药物也常用于镇静。镇静的管理包括镇静前评估，操作中监护和镇静后复苏，类似于麻醉的准备。镇静是介于完全清醒和全身麻醉之间的连续过渡。清醒镇静指患者处于嗜睡的、舒适且合作的状态，但又保持气道防护和通气反射。不幸的是，对多数儿童而言，这一水平的镇静仅提供很少甚至无镇痛效果，对于疼痛刺激的心理和生理反应持续存在。足以抑制疼痛反应的镇静多数可能为深度镇静。深度镇静是指对声音刺激无法被唤醒的状态，伴随反射反应被抑制。管理被镇静的患儿需要警觉心和专业知识以确保患儿的安全，其护理指南和麻醉的管理是一样的。在某一个体引起轻微镇静的镇静药物剂量对另一个体可能就引起完全无意识和呼吸暂停。必须谨慎依照指南对患儿进行镇静的适当监护和管理。对有危险的和非疼痛性操作，抗焦虑和轻度镇静常常足矣。对疼痛性操作（例如，骨髓穿刺，置入经皮静脉导管，腰椎穿刺），需联合应用镇静和镇痛药，以产生深度镇静。

补充内容请参见光盘。

## 70.2　麻醉剂神经毒性

*Randall C. Wetzel*

有强制性试验证据显示在新生动物中发生了麻醉–诱发的神经退行性变伴发育受损。儿科麻醉医生已深切关注麻醉－诱发的细胞凋亡和神经元死亡，中枢神经系统退变，及其对脑发育的影响。这些研究显示给予新生动物吸入麻醉和静脉麻醉剂，包括异氟烷、氯胺酮、苯二氮䓬类和丙泊酚，均可引起组织病理学改变和发育缺陷。联合用药可能会引起更多损害。现存的非临床数据显示新生儿细胞凋亡和细胞死亡可能并存 N－甲基天冬氨酸途径和 γ 氨基丁酸途径。

补充内容请参见光盘。

（杨雪　译，陆国平　审）

# 第 71 章

# 儿科疼痛管理

*Lonnie K. Zeltzer , Elliot J. Krane*

疼痛既是感觉又是情绪的体验，当其未被认识到、治疗不足时将引起显著的生理、生物化学和心理变化。儿科许多疾病过程和大多数侵入性操作都会伴随疼痛。

## ■ 疼痛的定义和分类

国际疼痛研究协会（IASP）将疼痛定义为"一种由于实际或潜在的组织损伤所致的或描述此类损伤所引起的不愉快的感觉和情绪体验。"这一定义强调的要素是：①疼痛同时包括外周生理和中枢认知 / 情绪构成；②疼痛可能与实际组织损伤有关，也可能无关，疼痛可以在缺乏可论证的躯体病理时存在。

表 71–1 详细说明了通常需要治疗的重要的疼痛类型（躯体的，内脏的和神经的）并定义了伤害感受的要素和特性，疼痛知觉的外周生理方面（图 71–1）。伤害感受指的是周围神经系统中专门的纤维（主要是 A delta 和 C 纤维，但也不仅于此）如何在脊髓背侧角通过突触传递动作电位（通常起源于周围机械感受器和化学感受器），通过（但并不完全通过）脊髓丘脑束传至脑部更高的核心区，在此伤害感受伴随其全部认知和情绪分支转换为疼痛。

## ■ 儿科疼痛的评估和测量

疼痛的评估比单纯将疼痛程度量化要复杂得多。无论是否可行，医生应当讯问患者疼痛的特征、部位、性质、持续时间、发作频率和强度。有些儿童可能因惧怕（常常是显而易见的）和陌生人说话、不想使他人失望或打扰他人、因陈述疼痛而将接受药物注射、因承认疼痛而被送回医院或其他负面强化物而不愿陈述疼痛。对于婴儿和不会说话的儿童，他们的父母，儿科医生，护士和其他医疗护理提供者要会识别小儿是否有表示疼痛、害怕、饥饿或其他感觉或情绪的痛苦表情。治疗性试验如安抚措施（拥抱、喂养）和镇痛药物有助于鉴别诊断。

行为表现和生理体征通常有助于鉴别，但也可能误导。如在做耳部检查时，学步儿童可因恐惧、非疼痛而表现出大声尖叫和痛苦貌。另一方面，如果因肿瘤、镰状细胞病、创伤或手术所引起的持续性疼痛未完全缓解时，患儿对周围环境表现为退缩，显得很安静，从而使观察者误认为此时患儿处于舒适或镇静状态。如果在这种情况下增加镇痛剂的剂量，反而使患儿变得活跃。同样，新生儿和婴幼儿对疼痛的反应常表现为紧闭双眼、紧皱双眉和紧握双拳。适度的镇痛反而使婴儿睁开双眼并关注周围的环境。有明显慢性疼痛的儿童可在对疼痛的注意力被转移后表现得很"正常"，反之注意力未被转移时，患儿对疼痛的表现有时反被误解为是在"伪装"疼痛。

### 年龄特异性和发育特异性测量

因婴儿、幼儿、不会说话的儿童不能表达他们所经历的疼痛的程度，为此有研究者设计了一些疼痛评估量表以尝试在这类人群中使用从而量化其疼痛（图 71–2；表 71–2）。

#### 新生儿和婴儿

研究者设计了一组针对婴儿及年幼儿童的痛苦行为量表，特别强调患儿的面部表情、哭闹和身体运动。面部表情测试在新生儿是最有用和最特异性的。自主神经功能和生命体征能提示疼痛存在，但往往是非特异性的，也可能反映的是其他情况，如发热、缺氧、心功能不全或肾功能不全。

#### 较大儿童

3~7 岁儿童逐渐能清楚地描述疼痛的强度、部位和性质，但偶尔也会将疼痛的部位指向临近区域。在此年龄段患儿将髋部疼痛描述为腿部或膝部疼痛的并不少见，此时可用一些绘画、面部表情图片或不同颜色强度来测试疼痛反应。8 岁或 8 岁以上儿童通常能精确地应用视觉疼痛量表（图 71–2）。倾向于应用言语数值评分测评法，且被认为是金标准；8 岁或 8 岁以上儿童才能进行确实和可靠地评分。数值评定量表（NRS）包含从 0 至 10 的数字，0 代表不痛，10 代表非常严重的疼痛。关于最高等级疼痛评分的符号仍有争论，但目前基本达成一致，即一般不使用

**表 71–1 疼痛的分类和特征**

| 疼痛分类 | 定义及示例 | 疼痛的特征 |
|---|---|---|
| 躯体性痛 | 组织损伤或者炎症引起的疼痛（皮肤，肌肉，肌腱，骨，关节，筋膜，脉管系统等）<br>示例：烧伤，撕裂，骨折，感染，发炎 | 皮肤和躯体表面：锐痛；搏动性疼痛；疼痛位置固定<br>躯体内部：钝痛；搏动性疼痛；疼痛位置不固定 |
| 内脏性痛 | 内脏损伤或炎症引起的疼痛<br>示例：心绞痛，肝膨胀，肠胀气或肠痉挛，胰腺炎 | 疼痛和绞痛；非搏动性痛；疼痛位置不固定（例如阑尾疼痛感觉在脐周围）或远处疼痛（例如心绞痛的痛感位于肩膀） |
| 神经性痛 | 周围或中枢神经系统损伤，炎症或功能障碍引起的疼痛<br>示例：复杂性局部痛综合征（CRPS），幻肢疼痛，吉兰－巴雷综合征，坐骨神经痛 | 自发性疼痛；灼痛；触痛或刺痛；感觉异常（针刺发麻、电击样疼痛）；痛觉放大（对疼痛刺激反映的放大反应）；痛觉过敏（对离散疼痛刺激的疼痛区域扩大反应）；痛觉超敏（对正常无痛刺激感觉疼痛）；疼痛感觉可能在损伤部位的远端或近端，通常对应于神经支配通路（如坐骨神经痛） |

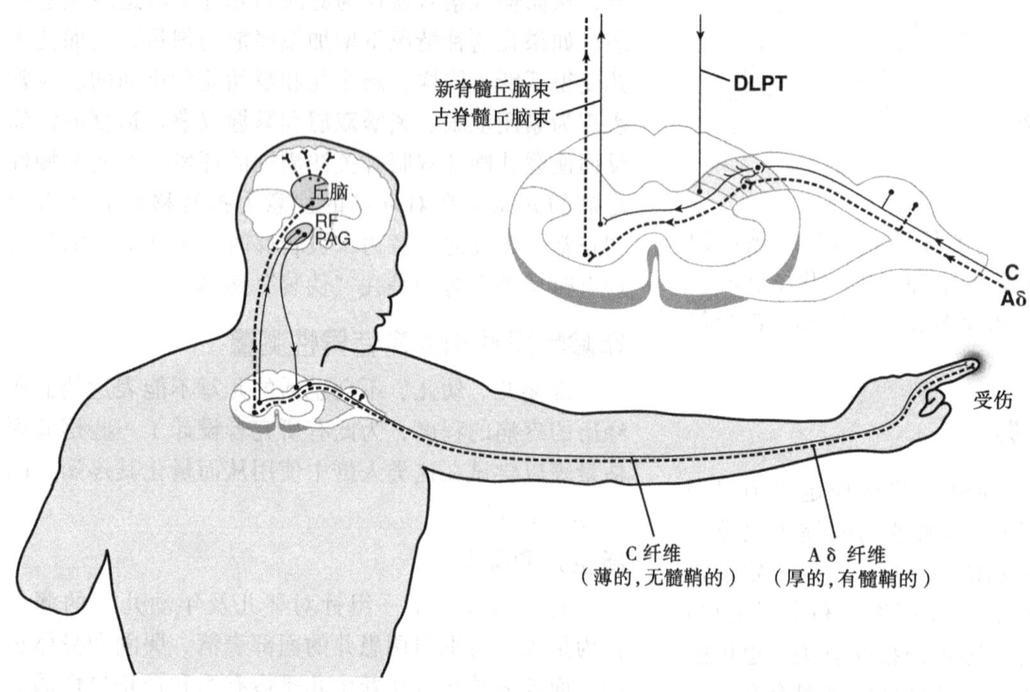


图 71–1 典型疼痛的神经通路，也表现出对皮层的更大痛感，其中疼痛的感觉转化为自觉意识和情感现象的痛苦。DLPT：背外侧脑桥；PAG：水管周灰质；RF：网状结构

最严重的疼痛等级，因为儿童总是会将疼痛想象得更甚。在美国，住院、门诊和急诊室的患儿都需要常规记录其疼痛评估情况。疼痛评分的结果并不总是和心率及血压的改变相关。

### 认知损伤的儿童

对存在认知损伤的儿童进行疼痛测量依然是一项挑战。由于认知损伤的儿童对于疼痛较之认知完整的儿童更迟钝，因而其行为可能被误解，因此理解这类人群的疼痛表达和经历很重要。唐氏综合征儿童与正常儿童相比，表达疼痛往往不精确，较为迟钝。孤独症儿童由于他们对于各种感觉刺激表现为不敏感或过度敏感，加上他们沟通能力有限，所以评估他们的疼痛也较为困难。虽然有些认识损伤的儿童也能引出疼痛自我报告，但对于这些儿童观察性评估的可信度更佳。推荐对小于 18 岁的儿童使用“无法交流儿童的疼痛清单——术后版本”。适应不良性行为和功能减退可能也提示疼痛。存在严重认知损伤的儿童经常会经历疼痛，大部分疼痛并不是来源于意外伤害。能力最低下的儿童所经历的疼痛最剧烈。

## ■ 疼痛治疗

所有疼痛的治疗方案均需考虑疼痛管理的药物治疗和非药物治疗两部分。许多可以促进患儿放松和自我控制的简单措施可以和治疗疼痛的药物产生协同作用，达到最理想的使疼痛和相关应激缓解的效果。心理性和生长发育性疾病并发症会影响患儿的疼痛经历及其忍受和应对疼痛的能力。因此，评价儿童是否存在情境性焦虑和（或）焦虑症是很重要的，例如广泛性焦虑症、创伤后应激障碍、社会焦虑、分离焦虑、惊恐障碍和强迫性障碍（见第 23 章）。抑郁

**行为指标**

面部表情：新生儿面部表情评分系统*使用可能为疼痛指标的几种面部表情。疼痛的特征是眉毛凸起，皱眉，双眼紧闭，鼻唇沟深陷，嘴角水平嘴唇张开，舌头或下巴颤抖

哭泣：可能是疼痛的指标

活动：肢体屈曲或僵直可能是疼痛的指标

对舒适措施的反应：喂养，摇晃，怀抱，并确保婴儿既未尿湿也未感冒可有助于区分疼痛和其他病症

生理指标：心率变化，血压，$SpO_2$，呼吸频率或呼吸模式改变可能是非特异性疼痛指标

**多维评估工具**

FLACC† 评分系统：可用于不会说话的患儿，机械通气或认知障碍患者；

FLACC 是五个指标的缩写，每个指标评分为 0,1 或 2，构成最高分 10 分的量表，范围从“0”（无疼痛）到“10”（极度疼痛）

FLACC：每个指标的评分为 0 分至 2 分。总分可以是从 0 到 10 的任何数字

| 评分 | 0 | 1 | 2 |
|---|---|---|---|
| 面部表情 | 无疼痛表情 | 偶尔有痛苦表情 | 经常性的痛苦表情 |
| 腿 | 正常放松体位 | 紧张，不安静 | 腿部踢动 |
| 活动 | 静卧或活动自如 | 不停动，紧张 | 身体屈曲，僵直或快速扭动 |
| 哭泣 | 无 | 呻吟，呜咽 | 持续啼哭，大声哭 |
| 安慰 | 无须安慰 | 轻拍可安慰 | 很难安慰 |

**疼痛自我报告**

分类描述：幼儿被要求说他们是否有“一点点”，一个“中间”数量“或”很严重的疼痛

面孔量表‡：针对不识数的孩子，基于不同的面部表情图作为疼痛指标，对疼痛进行评价

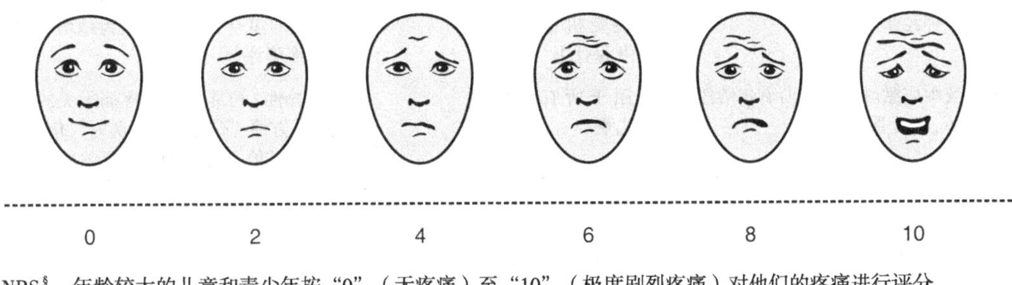


NRS§：年龄较大的儿童和青少年按“0”（无疼痛）至“10”（极度剧烈疼痛）对他们的疼痛进行评分

VAS§：儿童或青少年移动一条背面有 0 到 10 数字的 10 cm 视觉模拟评分尺，以描述其疼痛水平，医生能够立即在尺的背面看到数字并确定疼痛等级

**图 71-2**　临床上有用的疼痛测定工具

摘自 Burg FD, Ingelfinger JR, Polin RA, et al. Current pediatric therapy, ed 18. Philadelphia: Saunders/Elsevier, 2006: p 16

Hicks CL, von Baeyer CL, Spafford P, et al. The Faces Pain Scale—revised: toward a common metric in pediatric pain measurement: Pain, 2001, 93:173–183

评估需包括当前的自杀意念以及自杀姿态或既往尝试自杀的病史（见第 24，25 章）。发育性疾病的评估包括特异性学习障碍、Asperger 病以及综合性精神发育障碍，包括孤独症谱系疾病的证据（见第 28 章）。为了充分治疗存在疼痛的儿童或为了减少患儿手术、创伤以及侵入性医疗操作后发生持续性疼痛的风险，需识别并记录所有心理性和发育性并发症。

## 疼痛的药物治疗

### 发育药理学

镇痛药的药代动力学和药效学随年龄而变化，所以婴儿和年幼儿对药物的反应不同于年长儿和成人。由于新生儿和年幼儿的肝酶系统不成熟，故大多数镇痛药的半衰期都会相应延长。镇痛药的清除率在婴儿和儿童也有很大差异。新生儿的肾血流量、肾小球滤过率和肾小管分泌在生后第 1 周内会快速升高，在 3~5 个月时接近成人水平。在婴幼儿和学龄前儿童，镇痛剂的肾清除率比成人高，而早产儿往往降低。在身体构造和蛋白质结合率方面也存在年龄差异。新生儿体内水分含量占体重的比例较高，其脑和心脏是灌注量较高的组织，比肌肉和脂肪等组织占身体的比例更高。由于新生儿白蛋白和 α 1- 酸甘油蛋白含量低，所以对某些药物的蛋白结合率会降低，从而导致游离的、未结合的药物增多。婴儿及年幼儿的药物剂量往往是从成人和年长儿的研究中，按照体重推算出来的。

### 对乙酰氨基酚，阿司匹林和非甾体类抗炎药

对乙酰氨基酚（APAP）和非甾体类抗炎药（NSAIDs）已经替代阿司匹林成为最常用的解热药和口服非阿片类镇痛药（表 71-3）。

对乙酰氨基酚，是一种相当安全的非阿片类解热镇痛药。它可以经直肠给药，效果和口服一样。此外它没有阿司匹林和 NSAIDs 所具有的胃肠道反应和抗

**表 71-2 疼痛评估管理量表**

| 名称 | 特点 | 年龄范围 | 优点 | 用途 | 局限性 |
| --- | --- | --- | --- | --- | --- |
| 视觉模拟评分法（VAS） | 使用一条长约 10cm 的标尺，一端标示“无痛”，另一端标示“最剧烈的疼痛”，患者根据疼痛的强度标定相应的位置 | 6~8 岁或 8 岁以上 | 良好的疼痛心理测量能力；适用于临床研究工作 | 急性疼痛<br>手术疼痛<br>慢性疼痛 | 不能用于年龄较小的儿童或有认知限制的儿童<br>需要患者具备语言和数字功能；最上端的“最剧烈的疼痛”需要对比体验，而许多孩子未体验过最极端的疼痛 |
| 李克特量表（Likert） | 用 0~10 数字的刻度标示出不同程度的疼痛强度等级，“0”为无痛，“10”为最剧烈疼痛 | 6~8 岁或 8 岁以上 | 良好的疼痛心理测量能力；适用于临床研究工作 | 急性疼痛<br>手术疼痛<br>慢性疼痛 | 与 VAS 相同 |
| 面部表情量表（例如 FACES-R, Wong-Baker, 脸谱疼痛评估法 Oucher 疼痛评分法, Bieri 改良面部表情评分法, McGrath 量表） | 通过识别儿童面部表情或照片来评价疼痛 | 4 岁以上 | 降低了 VAS 和 Likert 的适用年龄 | 急性疼痛<br>手术疼痛 | 不同人针对“无痛”面部表情的判定不同会影响结果（无表情或微笑）；不具有文化普遍性 |
| 行为评分或行为生理量表 | 观察行为评分（例如面部表情，肢体运动）± 心率和血压 | 部分可以适用于所有年龄段，部分适用于特定年龄段，包括早产儿 | 可以用于新生儿和不会说话的儿童 | FLACC, N-PASS 评分：<br>急性疼痛<br>手术疼痛 | 非特异量表；可能高估幼儿和学龄前儿童的疼痛评分；低估持续疼痛；一些评价方法比较方便，但部分评价方法需要录像和复杂处理；可能发生与疼痛无关的生命体征变化，并可能由此影响总分 |
| 生理学评分（例如心率，血压，心率变异性等） | 测量心率，血压，或心率变异性（例如“迷走神经张力”） | 所有年龄段 | 适用于所有年龄，对接受机械通气的患者有用 | | 非特异量表；可能发生与疼痛无关的生命体征变化，并可能人为地增加或降低疼痛评分 |
| 激素代谢评分 | 测量血浆或唾液中应激激素水平（例如皮质醇，肾上腺素） | 所有年龄段 | 适用于所有年龄段儿童 | | 非特异性；可能发生与疼痛无关的变化；不方便；不能提供“实时”信息；标准正常值不适用于每个年龄段 |

血小板的副作用，这使之成为对肿瘤患者特别适合的药物。和阿司匹林及 NSAIDs 不同的是，对乙酰氨基酚几乎没有抗炎作用。单次剂量过大或连续数日给药过多使药物积蓄可出现中毒（参见第 58 章和第 355 章）。单次大剂量对乙酰氨基酚会扰乱肝脏中葡萄糖醛酸化和硫酸化代谢途径，而长期过量排出巯基的供体谷胱甘肽，导致替代细胞色素 P-450 催化的氧化代谢和产生肝毒性代谢物 N- 乙酰基对苯醌醌亚胺（NAPQI），引起婴儿及儿童的暴发性急性肝衰竭。药物生物转化过程在新生儿中不成熟，在幼儿中非常活跃，在成年人中较不活跃。由于新陈代谢的差异，幼儿对对乙酰氨基酚诱导的肝毒性更高：硫酸化在幼儿中占优于葡萄糖醛酸化，导致 NAPQI 产量下降。

阿司匹林（ASA）用于治疗某些风湿性疾病，因抑制血小板聚集，所以可用于川崎病。在过去的 20 年内，有关儿童使用阿司匹林引起瑞氏肝性脑病的发生率已大大降低（见第 349 章）。

非留体类抗炎药（NSAIDs）已广泛用于儿童镇痛、退热。治疗幼年性类风湿性关节炎患儿，布洛芬和阿司匹林具有一样的效果，但布洛芬副作用更少、依从性更好。NSAIDs 用于外科手术患者的辅助治疗，可以减少患者对阿片类药物的需求（及副作用）达 30%~40%。尽管 NSAIDs 术后应用有效，但对疼痛没有缓解的患儿，NSAIDs 可以与阿片类药物联合使用，而不能用 NSAIDs 替代阿片类药物。当患者无法吞咽药物时，静脉应用酮络酸（痛立克）可缓解中至重度的急性疼痛。在美国，静脉应用布洛芬已被批准用于疗程≤ 5 天的儿科疼痛和发热的治疗，尽管药物说明书上并未提及儿科适应证。在欧洲，静脉布洛芬 IV 也被用于儿科疼痛的治疗。

NSAIDs 的副作用很少见，但一旦出现，有可能是比较严重的。包括胃炎伴腹痛和胃出血，肾血流减少导致肾小球滤过下降和钠重吸收增加，在一些病例甚至造成肾小管坏死，肝功能不全和肝脏衰竭、抑制血小板功能。尽管出血的发生率很低，但是对于有出血危险或手术可能造成止血问题（如扁桃体摘除术）的儿童应避免使用 NSAIDs。血容量正常的儿童短期使用布洛芬引起肾功能损害相当罕见，当发生低血容量和心功能不全时，肾损害的风险就增加。短期使用布洛芬和阿司匹林还是很安全的（表 71-3）。

## 阿片类

阿片类药物是罂粟的衍生物（鸦片剂）或合成

表 71-3　常用非阿片类镇痛药

| 镇痛药 | 用法用量 | 药物说明 |
|---|---|---|
| 对乙酰氨基酚 | 10~15 mg/kg 口服 q4h<br>20~30 mg/kg，顿服 q4h<br>40 mg/kg/PR q6–8h<br>每日最大剂量：<br>90 mg/（kg·24h）(幼儿）<br>60 mg/（kg·24h）(婴儿）<br>30~45 mg/（kg·24h）(新生儿） | 抗炎作用弱；无抗血小板或胃不良反应；过量给药可产生急性肝衰竭 |
| 阿司匹林 | 10~15 mg/kg 口服 q4h<br>每日最大剂量：<br>120 mg/（kg·24h）(幼儿） | 抗炎；延长抗血小板作用；可引起胃炎；与 Reye 综合征有关 |
| 布洛芬 | 8~10 mg/kg 口服 q6h | 抗炎；暂时性抗血小板作用；可引起胃炎；<br>儿科使用安全性已被广泛验证 |
| 萘普生 | 5~7 mg/kg 口服 q8–12h | 抗炎；暂时性抗血小板作用；可引起胃炎；<br>比布洛芬药效持续时间长 |
| 酮咯酸 | 初始剂量 0.5 mg/kg, 之后 0.25~0.3 mg/kg IV q6h<br>最多使用 5d; 最大剂量 30 mg，初始剂量 15 mg q6h | 抗炎；可逆抗血小板作用；可引起胃炎；<br>可用于口服给药不可行的应急处理 |
| 塞来昔布 | 3~6 mg/kg 口服 q12~24h | 抗炎；无抗血小板作用或胃肠反应；与磺胺类过敏又交叉反应 |
| 胆碱水杨酸镁 | 10~20 mg/kg 口服 q8~12h | 抗炎作用弱；与常规 NSAID 相比，出血和胃炎的风险降低 |
| 去甲替林、阿米替林、地昔帕明 | 0.1~0.5 mg/kg 口服 qhs | 用于神经性疼痛；促进睡眠；可增强阿片类药物的作用；可用于镰状细胞性疼痛；延长 QTc 综合征的心律失常风险；过量可能引起致命性心律失常；FDA 表示，该类药物服用可能会增强自杀意向 |
| 加巴喷丁 | 100 mg 每天 2 次或 3 次滴注，最大剂量为 3600 mg/24h | 用于神经性疼痛；副作用可能为镇静睡眠，头晕，共济失调，头痛和行为变化 |
| 喹硫平，利培酮，氯丙嗪，氟哌啶醇 | 喹硫平：6.25 或 12.5 mg PO qd（hs）；急性疼痛必要时可 q6hr；必要时可加量至 25 mg/ 剂<br>利培酮：可用于 PDD（广泛性发育障碍）和儿童抽动障碍及慢性疼痛；0.25~1 mg（以 0.25mg 为增量）qd 或 bid；其他剂量见 PDR（内科医生案头参考） | 用于疼痛加剧时；患者首次开始使用 SSRI（选择性 5 羟色胺再吸收抑制剂）需至少 2 周后停药；服用前需检查 QTc（心电图校正 QT 间期）正常；副作用包括锥体外系反应（苯海拉明可治）和镇静睡眠状态；高剂量可以降低癫痫发作阈值 |
| 氟西汀 | 10~20 mg PO qd（常为晨服） | 焦虑障碍儿童的 SSRI（选择性 5- 羟色胺再摄取抑制剂），唤醒放大感觉信号；极低剂量时治疗 PDD（广泛性发育障碍）有效；最好与精神评估结合使用 |
| 蔗糖溶液（奶嘴或手指喂服） | 早产儿（孕龄）：<br>28 周：0.2mL 擦拭入口<br>28~32 周：0.2~2mL，吸入或吞咽<br>>32 周：2mL<br>足月儿：1.5~2mL PO 超过 2min | 开始手术前 2min 使用，可持续镇痛 8min; 剂量可以重复一次 |

FDA: 美国食品药品监督管理局；IV: 静脉注射：NSAIDs, 非甾体类抗炎药；PDD: 广泛性发育障碍；PDR: 内科医生案头参考；QTc: 心电图校正 QT 间期；SSRI: 选择性 5- 羟色胺再摄取抑制剂；PO: 口服

的具有类似化学结构和作用机制（阿片样物质）的止痛物质。较老的贬义的术语麻醉剂不应该用于这些药剂，因为它意味着犯罪行为，缺乏药理的特异性描述。阿片类是最常应用于中至重度疼痛的药物，如术后急性疼痛、镰刀状细胞危象性疼痛和肿瘤性疼痛。阿片类药物可以通过口服、直肠、舌下含服、皮肤、鼻腔黏膜、静脉、硬膜外、鞘内、皮下及肌肉注射等各种途径给药。由于担心呼吸方面的副作用，婴儿及年幼儿童往往使用较低的剂量。随着对阿片类药物药代动力学和药效学的理解日益加深，已知该药能有效缓解儿童疼痛，并有良好的安全性（表 71-4 至 71-7）。

阿片类药物是模仿内源性阿片肽与大脑、脑干、脊髓和外周神经系统相应受体相结合而起作用。阿片类药物具有与剂量相关的呼吸抑制作用并使低氧血症和高碳酸血症引起的通气反应变迟钝。同时联用其他镇静药物如苯二氮䓬类或巴比妥类可以使呼吸抑制作用加重。婴幼儿对阿片类药物的呼吸抑制作用特别敏感的原因是婴幼儿对阿片类药物的代谢清除能力较低，在常规剂量下，这些药物的血药浓度相

**表 71-4 阿片类镇痛药的儿科用药剂量指南**

| 药物 | 等效剂量 | | 肌肉注射剂量 | | 静脉注射：PO 剂量比 | 口服剂量 | | 药品特殊说明 |
|---|---|---|---|---|---|---|---|---|
| | IV | 口服 | <50 kg | >50 kg | | <50 kg | >50 kg | |
| 可待因 | N/A | 20 mg | N/A | N/A | 1 : 2 | 0.5~1 mg/kg<br>q3~4h | 30~60 mg<br>q3~4h | 弱阿片类药物；常与对乙酰氨基酚联合用药；不用于对剧烈疼痛；33%的患者对可待因不敏感 |
| 芬太尼 | 10 μg | 100 μg | 0.5~1 μg/kg<br>q1~2h<br>0.5~1.5 μg/（kg・h） | 0.5~1 μg/kg<br>q1~2h<br>0.5~1.5 μg/（kg・h） | 口服<br>经黏膜给药：1 : 10<br>经皮给药：1 : 1 | 口服经黏膜给药：10 μg/kg<br>经皮给药：12.5~50 μg/h | 可使用经皮贴剂；贴剂药量在 24h 达到稳定，更换时间为 q72h | 比吗啡镇痛效力高 70~100 倍，药效迅速，持续时间短<br>大剂量快速给药可引起胸壁僵硬<br>适用于短疗程镇痛；透皮给药形式只能用于对阿片类药物耐药的慢性疼痛患者 |
| 氢可酮 | N/A | 1.5 mg | N/A | N/A | N/A | 0.15 mg/kg | 10 mg | 弱阿片类药物，优于可待因，通常与对乙酰氨基酚联合用药 |
| 氢吗啡酮 | 0.2 mg | 0.6 mg | 0.01 mg<br>q2~4h<br>0.002 mg/（kg・h） | 0.01 mg<br>q2~4h<br>0.002 mg/kg/hr | 1 : 3 | 0.04~0.08 mg/kg<br>q3~4h | 2~4 mg<br>q3~4h | 5× 吗啡的药效；不释放组胺，不良反应比吗啡少 |
| 杜冷丁 | 10 mg | 30 mg | 0.5 mg/kg<br>q2~4h | 0.5 mg/kg<br>q2~4h | 1 : 4 | 2~3 mg/kg<br>q3~4h | 100~150 mg<br>q3~4h | 主要用于低剂量用于治疗麻醉后或使用两性霉素或血液制品后的僵直和颤抖。不适合重复给药。 |
| 美沙酮 | 1 mg | 2 mg | 0.1 mg/kg<br>q8~24h | 0.1 mg/kg<br>q8~24h | 1 : 2 | 0.2 mg/kg<br>q8~12h<br>PO；可以是液体或片剂 | 5~10 mg<br>q6~8h | 持续时间 12~24h；用于某些类型的慢性疼痛；用药需警惕，因为它会累积超过 72h，并产生延迟镇静作用<br>当对阿片类药物耐药的患者转用美沙酮时，会出现不完全交叉耐受和疗效改进 |
| 吗啡 | 1 mg | 3 mg | 0.05 mg/kg<br>q2~4h<br>0.01~0.03 mg/（kg・h） | 丸剂<br>5~8 mg<br>q2~4h | 1 : 3 | 快速释放药量：<br>0.3 mg/kg q3~4h<br>持续释放药量：<br>20~35kg:<br>10~15 mg<br>q8~12h<br>35~50kg:<br>15~30 mg<br>q8~12h | 快速释放药量：<br>15~20 mg<br>q3~4h<br>持续释放药量：<br>30~90 mg<br>q8~12h | 强阿片类药物，可用于中度中重度疼痛的镇痛；可能会导致组胺释放<br>需要整片吞服以保证药效持续释放；咀嚼服用会引发药效急速反应，导致急性用药过量 |
| 氧可酮 | N/A | 3 mg | N/A | N/A | N/A | 0.1~0.2 mg<br>q3~4h;<br>可为液体（1 mg/mL） | 快速释放药量：<br>5~10 mg q4h;<br>持续释放药量：<br>10~120 mg<br>q8~12h | 强阿片类药物，药效优于氢可酮。<br>需要整片吞服以保证药效持续释放；咀嚼服用会引发药效急速反应，导致急性用药过量 |

N/A：不适用

对较高。

正确应用阿片类药物应能够事先预期这些副作用，并准备好相应的应对措施（表 71-6）。其常见的副作用包括便秘、恶心、呕吐、尿潴留和皮肤瘙痒。最常见且可以治疗的副作用是便秘。应用阿片类药物几天后，应常规给予大便软化剂和刺激性泻剂。对于长期使用阿片类药物的患者，便秘也是个比较棘手的难题。特殊的肠道内阿片 μ 受体拮抗剂 – 甲基纳曲酮可有效缓解长期应用阿片类药物的患者的顽固性便秘。另一副作用恶心一般发生于长期治疗的患者，常需要止吐剂治疗，如吩噻嗪、丁酰苯、抗组胺药物和新型 5- 羟色胺受体拮抗剂。阿片类治疗过程中出现的皮肤瘙痒和其他并发症可以通过静脉应用小剂量静脉注射纳洛酮来有效缓解（表 71-6）。

利用阿片类药物及逆行疼痛管理的潜在障碍是出于对成瘾性的恐惧和担心，儿科医生和家长都不愿意应用这类药物。儿科医生要理解该类药物的耐药性、依赖性、戒断及成瘾性是非常重要的（表 71-5），也

**表 71–5 阿片类药物的实际使用规范**

| |
|---|
| 吗啡、氢吗啡酮和芬太尼是严重疼痛的首选镇痛药 |
| 剂量使用应注重个体化。没有对所有人都“完全适用”的剂量 |
| 合适的剂量既可以缓解疼痛又具有良好的安全性 |
| 婴幼儿用药量应加倍谨慎，对患有影响阿片类药物代谢、增加阿片类药物风险的共患病的患者及配合使用镇静剂的患者用药时也需要谨慎 |
| 对可能出现的副作用进行治疗，包括便秘，恶心和瘙痒 |
| 保证给药频率，以防止下次给药前出现剧烈疼痛 |
| 使用合适的给药方式，例如患者控制的麻醉或连续输注，以减少面对紧急状况时采取措施 |
| 使用阿片类药物给药 1 周以上后，应逐渐逐渐减少给药量以避免戒断综合征 |
| 在肌肉注射和口服阿片类药物的剂量转换时，应使用适当的剂量比（表 71–4） |
| 耐药性是指持续给予某种药物时，会降低药物效果。随着时间的推移，患者将需要更高的剂量以达到相同的临床效果；然而，镇静和呼吸抑制类药物的耐药性比镇痛药的耐药性更先发生。因此，随着剂量的增加，患者不会出现过度镇静或呼吸抑制 |
| 依赖性是指当药物突然停止或其剂量减少时，需要继续给药以预防戒断综合征。戒断综合征的特征是易怒，兴奋，不受控的激动，鼻充血，皮疹，腹泻和（或）抖动，以及打呵欠；使用阿片类药物 >5~7d 会产生戒断综合征 |
| 成瘾是一种精神疾病，是指对某种药物的特别的心理渴求，而忽略药物使用可能造成的医疗危害。成瘾有很强的遗传决定因素。阿片类药物用于治疗的剂量不会导致不易感个体成瘾，阿片类药物的滥用也不会阻止成瘾；但可以造成寻求痛苦慰藉的行为（例如看表），简称“假性成瘾” |

**表 71–6 阿片类药物不良反应的管理**

| | |
|---|---|
| 呼吸抑制 | 纳洛酮：0.01~0.02mg / kg，最大至 0.1mg / kg 的完全逆转剂量。可以给予 IV，IM，SC 或通过 ET 给药<br>完全逆转剂量首先用于非阿片类药物所致呼吸暂停的患者。在对阿片类药物耐药的患者中，应减少药量并缓慢滴定以治疗呼吸抑制的症状，但应注意避免药物急性戒断<br>对呼吸抑制的患者注意通风<br>药量每 2 分钟重复给药 1 次，总计最大药量为 10mg<br>成人最大剂量为每剂 2mg。对接受长期阿片类药物治疗的患者应慎用，因为可能导致急性戒断反应<br>效果持续时间为 1~4h; 因此，用药过程应注意密切观察 |
| 不伴呼吸抑制的过度镇静 | 哌甲酯 *：在早餐和午餐前，每剂 PO 0.3 mg / kg（一般青少年给药剂量为 10~20 mg / 剂）。接受可乐定治疗的患者禁用，因为可能会导致心律失常<br>右苯丙胺：晨起和午时用药 2.5~10 mg。不适用于幼儿或心血管疾病或高血压患者<br>莫达非尼：儿科用药剂量未定。可在某些特定患者中使用。一般成人剂量：50~200 mg /d<br>更换阿片类药物或减少剂量 |
| 恶心呕吐 | 甲氧氯普胺 †：0.15 mg / kg IV 至 10mg / 剂 q6~12h，24h<br>三苯甲酰胺：PO 或 PR 给药；若体重 <15kg，则 100mg q6h; 若体重 >15kg，则 200mg q6h。（N.B .: 栓剂含有 2%苯佐卡因）不适用于新生儿或早产儿<br>5–HT3 阻断剂：<br>昂丹司琼：0.15 mg / kg 至 8 mg IV q6~8h 不超过 32mg /d（可作为舌下含片）<br>格雷司琼：10~20 μ g/ kg IV q12~24h<br>丙氯拉嗪 *（康帕嗪）：>2 岁或 >20 kg，0.1 mg / kg 每剂 q8h IM 或 PO 至 10mg / 剂量<br>更换阿片类药物 |
| 瘙痒 | 苯海拉明：0.5mg / kg IV 或 PO q6h<br>羟嗪：0.5mg / kg PO q6h<br>纳布啡：针对轴索阿片类药物，尤其使芬太尼引起的瘙痒，0.1mg / kg IV q6h。15~20min 缓释。可能导致系统性 μ 阿片受体受体效应的急性逆转反应，并分离 κ – 激动受体<br>纳洛酮：0.003~0.1mg /（kg · h）IV 输注（滴定至减少瘙痒，如果疼痛增加则减少输注剂量）<br>赛庚啶 †：0.1~0.2mg / kg PO q8~12h。最大剂量 12 mg<br>更换阿片类药物 |
| 便秘 | 多饮水，高纤维饮食和蔬菜粗粮<br>容积性泻药：Metamucil 和 Maltsupex<br>润滑剂：矿物油 15~30 mL PO qd（因有吸入风险，禁止在婴儿中使用）<br>表面活性剂：多库酯钠（Colace）：<br><3 岁：10 mg PO q8h<br>3~6 岁：15 mg PO q8h<br>6~12 岁：50 mg PO q8h<br>>12 岁：100 mg PO q8h<br>兴奋剂：<br>比沙可啶栓（Dulcolax）：<br><2 岁，5 mg PR qh<br>>2 岁，10 mg PR qh<br>番泻叶糖浆（218mg / 5mL）：>3 岁，5mL qh<br>灌肠：Fleet’s 高渗磷酸盐灌肠（应用于年龄较大的儿童；应警惕高磷酸血症的风险）<br>电解 / 渗透：氧化镁牛奶；对于严重便秘：聚乙二醇（GoLYTELY，MiraLax） |
| 尿潴留 | 硬质导管，留置导管 |

* 避免在服用单胺氧化酶抑制剂的患者中使用

† 可能与锥体束外副作用相关，这在儿童中可能比成人更常见。IV：静脉注射；PO：口服；q8h：1/8h；8d：1/d；qh：每小时 1 次

摘自 Burg FD, Ingelfi nger JR, Polin RA, et al. Current pediatric therapy, ed 18. Philadelphia: Saunders/Elsevier, 2006: p 16

表 71–7　常用阿片类药物的等效剂量和半衰期

| 阿片类药物 | IM/IV 剂量（mg） | 口服剂量（mg） | $T_{1/2}\beta$（hr） |
|---|---|---|---|
| 吗啡 | 10 | 30 | 2~3 |
| 杜冷丁（哌替啶） | 100 | 400 | 3~4 |
| 氧可酮 | 15 | 20~30 | 2~3 |
| 可待因 | 130 | 200 | 2~4 |
| 芬太尼 | 0.15~0.2 | —— | 3~5 |
| 阿芬太尼 | 0.75~1.5 | —— | 1~2 |
| 舒芬太尼 | 0.02 | —— | 2~3 |
| 海洛因 | 5 | 60 | 0.5* |
| 美沙酮 | 10 | 10~15 | 15~40 |
| 氢吗啡酮 | 1.5 | 7.5 | 3~4 |
| 曲马朵† | 100 | 100 | 5~7 |
| 丁丙诺啡 | 0.4 | 0.8（舌下） | 3~5 |
| 喷他佐辛 | 60 | 150 | 3~5 |
| 纳布啡 | 10~20 | —— | 2~4 |
| 布托啡诺 | 2 | —— | 2~3 |

* 快速水解成吗啡

† 只有部分镇痛作用是由 μ 阿片受体的作用引起的

备注：

- 由于吗啡的等效剂量不同，各发表的研究报告之间对海洛因的推荐剂量不同。因此，需要个体化对待每位患者
- 推荐剂量是单次剂量研究的结果。因此，可能不合适使用上表数据来计算每日总剂量
- 药物之间可能存在不完全交叉耐药性。在长时间使用一种阿片类药物的患者中，若需要更换阿片类药物，需要使用低于预期平均剂量的药量，并进行滴定

摘自 Macintyre PE, Ready LB. Acute pain management: a practical guide. 2 ed. Philadelphia: WB Saunders, 2001: p 19

应该明白儿童不论短期或长期应用阿片类药物都不会造成成瘾，除非患儿具有特殊的基因或社会背景。儿科医生应认识到，即使患儿已被诊断为药物成瘾，还是应该给予有效的镇痛治疗，包括阿片类药物。当担心患儿存在成瘾的可能时，应由疼痛 / 药物戒断的专科医生来提供更安全、有效的阿片类药物治疗方案。

阿片类药物已经不再通过肌注给药。持续静脉注射阿片类药物是安全有效的，与间断性静脉推注给药相比，可以保持稳定的血浆浓度和更好的临床效果，同时又避免了肌注的疼痛。儿科中心最常用的方法是给患儿输注一个基础剂量，然后让患儿在此基础上通过自行控制镇痛的装置（PCA）自行调节药物剂量（见第 70 章，图 71–3）。与间断肌肉注射吗啡的儿童相比，使用 PCA 的儿童镇痛效果更满意。PCA 有以下优点：①是通过调节剂量来适应每个患者药代动力学

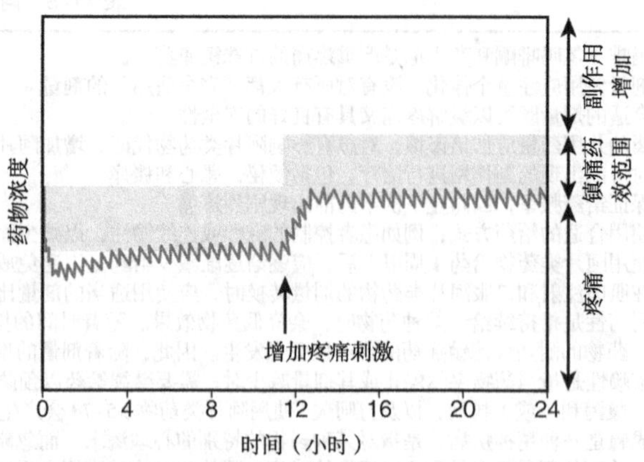


**图 71–3**　患者控制的止痛过程更有可能将阿片类药物的血液浓度保持在“镇痛效果浓度范围”内，并且可以在疼痛刺激加剧需要更高浓度的阿片样物质来维持镇痛时快速滴定

摘自 Burg FD, Ingelfi nger JR, Polin RA, et al. Current pediatric therapy, ed 18.Philadelphia: Saunders/Elsevier 2006: p 16

及药效学的个体差异和改变一天内疼痛强度的变化。②更能掌握患者心理，积极应对痛苦。③总体阿片样物质消耗量较低。④更少的副作用。⑤患者满意度更高。小于 5~6 岁的儿童可以有效地使用 PCA。家长或护士可以启动该设备——后一种方法称为 PCA-by-proxy（PCA–P）。PCA–P 以安全、有效的方式为无法激活 PCA 需求按钮的儿童提供镇痛作用，因为他们太年轻或者智力上或身体受损。曾有药物过量的报道，是因为未经正确培训的父母在复杂的医疗情况和有或无 PCA-P 的条件下，为了希望达到更好的止痛效果而盲目按压 PCA 按钮，从而导致过度 PCA，这种现象的发生强调了需要对患儿及其家长进行教育、按照操作流程培训并配备足够的护理监管。

## 局部麻醉药

局部麻醉药被广泛应用在儿童中，包括皮肤渗透、外周神经阻断、硬膜外注射和脊髓腔内穿刺等各种形式（见第 70 章；表 71–8）。局麻药是极其安全和有效的。体内药物浓度过量可引起惊厥、中枢神经系统抑制、心律失常或心肌抑制。与阿片类药物不同，局麻药有严格的最大剂量限制。儿科医生要注意计算累积使用量，并遵守用药指南。外用局麻药可用于各种情况以减少疼痛，如缝合伤口、外周静脉置管、腰穿和中心静脉置管等有创操作等。在缝合伤口时应用丁卡因、肾上腺素和可卡因（TAC）可以起到很好的麻醉效果。但 TAC 不能用于黏膜。丁卡因与去氧肾上腺素或利多卡因 – 肾上腺素 – 丁卡因合用和 TAC 一样有效。EMLA 是一种利多卡因和普鲁卡因组成的混合物，可用于未破损皮肤的麻醉，常用于静脉穿刺、腰穿和其他针刺的操作。EMLA 在新生儿应用也

**表 71–8 局部麻醉药分类**

| | |
|---|---|
| 酰胺：在肝脏中代谢，消除半衰期为 1.5 ~3.5 h | 利多卡因（lignocaine）<br>丁哌卡因<br>丙胺卡因<br>迪布卡因（cinchocaine）<br>甲哌卡因<br>依替卡因<br>罗哌卡因 |
| 酯类：通过假性胆碱酯酶在血浆（少部分通过肝脏）中代谢；因此他们在循环系统中的半衰期比酰胺的半衰期短 | 普鲁卡因<br>氯普鲁卡因<br>可卡因<br>丁卡因（amethocaine）<br>苯佐卡因 |

是安全的。在包皮环切时，EMLA 比安慰剂有效，但比阴茎环绕阻滞麻醉效果差。包皮环切时应用 EMLA 要慎重，因为一项 EMLA 和阴茎背部神经阻滞的对照研究显示，EMLA 有一些严重不良反应。对高度过敏者，在 EMLA 较大范围应用前，应先在局部小范围试验，以避免过敏反应发生。在很多儿科中心，常用 5% 的利多卡因软膏来代替 EMLA。利多卡因是最经常使用的皮肤渗透性局麻药，利多卡因最大安全剂量是 5mg/kg（不含肾上腺素）和 6mg/kg（含肾上腺素）。尽管很多医院的药房都提供利多卡因浓缩溶液（如 2%），但 0.25%~0.5% 的稀释溶液与 1%~2% 浓度的效果是一样的，稀释溶液对注射部位的烧灼不适感更轻微，且可以应用较大的溶液量也不会达到中毒剂量。在外科手术中，皮肤渗透性局麻药更经常采用的是 0.25% 丁哌卡因或 0.2% 罗哌卡因，因为这两种局麻药的药效更持久。这些长效酰胺局麻药的最大剂量为 2~3mg/kg。

神经性疼痛常常对于局部每天使用 12 小时利多卡因局部贴剂（Lidoderm）反应良好（表 71–9）。周围神经病性疼痛可能对静脉输注利多卡因也反应良好，这可用于院内治疗顽固性疼痛，复合性局部疼痛综合征，恶性肿瘤或其治疗相关性疼痛，例如治疗骨髓移植后的口腔黏膜炎。在这类病例中，需给予 1~2 mg/（kg · h）输注，并静脉滴定至利多卡因血药浓度达 2~5 μg/mL 范围，并且每日两次应用治疗性血液监测。中枢神经病性疼痛治疗方法参见表 71–10。

## 非传统药物用于治疗儿科疼痛

非传统的镇痛药物治疗指的是那些原本是为其他指征而开发的药物，但却发现它们还有镇痛的性质。这类药物包括一些抗抑郁药，抗癫痫药（AEDs）和嗜神经组织的药物。

非传统的镇痛药通常用于处理神经性疼痛的情

**表 71–9 神经性疼痛综合征的实例**

**外周神经系统关节和多器官功能障碍**

带状疱疹后遗神经痛
脑神经痛（如三叉神经痛，舌咽神经痛）
糖尿病性单一神经病
神经卡压综合征
恶性肿瘤或照射引起的神经丛病
幻肢痛
创伤后神经痛（如神经根压迫或开胸后）
缺血性神经病

**外周神经系统综合多发性脑病**

代谢 / 营养：糖尿病，皮炎，脚气病，多重营养缺乏，甲减
有毒药物：酒精，铂类或紫杉烷类化疗，异烟肼，抗反转录病毒药物
感染 / 自身免疫：HIV，急性炎症性多发性神经病（吉兰 – 巴雷综合征），螺旋体感染性疾病（Bannwarth 综合征）
遗传：法布里病
恶性肿瘤：癌症
其他：特发性小型神经病变

**中枢神经系统损伤**

脊髓损伤
腰椎间盘突出
中风（脑梗死，脊髓梗死）
多发性硬化症
手术损伤（如神经根切断术，脊髓索切开术）
复杂性神经病变
复杂的局部疼痛综合征 I 型和 II 型

摘自 Freynhagen R, Bennett MI. Diagnosis and management of neuropathic pain. BMJ, 2009, 339: b3002

**表 71–10 根据目前已有文献证据为基础的中枢神经痛的治疗建议**

| 药物类型 | 推荐治疗阶段 |
|---|---|
| 抗抑郁药 | |
| 三环抗抑郁剂（阿米替林） | 一线或二线 |
| 5– 羟色胺和去甲肾上腺素再摄取抑制剂（度洛西汀，文拉法辛） | 一线或二线 |
| 抗痉挛药 | |
| 普瑞巴林 | 一线或二线 |
| 加巴喷丁 | 一线或二线 |
| 拉莫三嗪 | 二线或三线（中风后疼痛） |
| 2– 丙戊酸钠 | 三线 |
| 阿片类 * | |
| 左啡诺 | |
| 其他杂类药 | |
| 大麻素类 | 二线（多发性硬化） |
| 美西律 | 三线 |

* 二线或三线（未明确划分）

摘自 Freynhagen R, Bennett MI. Diagnosis and management of neuropathic pain. BMJ, 2009, 339:b3002

况、偏头痛、纤维肌痛综合征和某些形式的功能性慢性腹痛综合征，但一般不用于处理外科的、躯体的或肌肉骨骼痛。图 71-4 展示了一棵决策制定树以帮助医生选择适当的镇痛药种类治疗不同类型的疼痛。

虽然美国食品和药物管理局（FDA）已批准一些非传统的镇痛药用于镇痛，但其中很少是明确批准用于青少年慢性疼痛的。因此，必须谨慎使用这类药物，并重点关注如何使儿童疼痛缓解，允许其有效参与治疗并尽快恢复正常活动。使用精神治疗药物也需要遵循任何症状或疾病的药理学治疗原则。需确定治疗的目标症状，监测药物副作用。为了明确药物的剂量，医生需考虑患儿的体重和疾病情况，以及其他药物对儿童的新陈代谢可能产生的效应，例如精神治疗药物。如有可能还需进行药物治疗血药浓度的监测。需向家属和患儿详细讲述药物的副作用，和应对可能发生的不良事件的指导。可能需要直接告知药物的成瘾性、依赖性和耐受性等问题，以减少治疗相关的焦虑并提高患儿的依从性。

抗抑郁药疗法抗抑郁药疗法对于慢性疼痛的成人患者有效，包括神经性疼痛、头痛和风湿性关节炎，独立于它们对抑郁性疾病的影响。抗抑郁药的镇痛性质使其抑制去甲肾上腺素在中枢神经系统的再摄取。对于儿童，因为临床试验受限制，行医者需谨慎地使

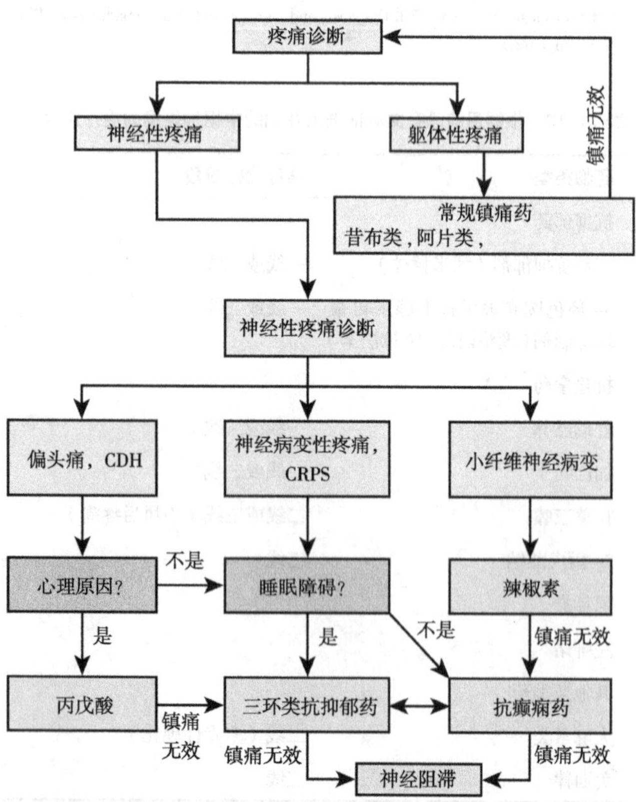


**图 71-4** 常规和非常规镇痛药选择决策树。APAP：对乙酰氨基酚；CDH：慢性日常头痛；CRPS：复杂的局部疼痛综合征；NSAIDs：非甾体抗炎药

用抗抑郁药以治疗慢性疼痛或伴随的抑郁或焦虑症状。FDA 发布了一项“黑盒警告”，这是等级最高的警告，以告知公众在服用抗抑郁药的儿童和青少年中，其自杀意念和企图出现显著的小幅增长。一项包括服用抗抑郁药的儿童和青少年的 meta 分析研究表明无一例自杀实施完成。儿科医生需向服用抗抑郁药的患者其家属讲明这一问题，并需制定与当前 FDA 推荐相一致的监测计划。

三环类抗抑郁药在慢性疼痛儿童中研究的大多数三环类抗抑郁药（TCAs）都有缓解疼痛症状的效用，包括神经性疼痛，功能性腹痛和偏头痛。TCAs 的效力可能是基于抑制去甲肾上腺素和血清素再摄取的相关神经化学物质通路，并抑制其与疼痛的感知觉或神经传导相关的其他神经化学物质间的相互作用。因为 TCAs 最常见的副作用是致患者镇静状态，这类药物用于治疗儿童疼痛的常见伴随症状睡眠障碍也是有效的。在健康儿童，TCAs 的生物转化是多方面的，因此初始剂量应从夜间剂量开始，之后逐渐增加至比夜间剂量更大的日间剂量分次给药。需注意的是，通常只需要比治疗情绪障碍时更小的剂量就可以使疼痛症状缓解。多数儿童和青少年只需睡前服用一次阿米替林或去甲替林，剂量不超过 0.25 mg/kg。需注意肝微粒体酶代谢，因为 CYP2D6 抑制剂，例如西咪替丁和奎尼丁，能增加 TCAs 水平。较之成人，在儿童中抗胆碱能药的副作用是非常少见的，且常随时间推移而缓解。需告知可能出现的便秘，体位性低血压和因口腔干燥而致龋齿的情况，并强调补水的重要性。其他副作用包括体重增长，轻度骨髓抑制和肝功能障碍。一些医生推荐监测基线全血细胞计数（CBC）和肝功能值，并在治疗期间定时检测。也可监测 TCA 血浓度。但治疗性的血液监测应个体化，尤其当服药过量或精神状态忽然发生改变之时。曾有报道服用 TCAs 的儿童发生心源性猝死，主要是地昔帕明，引起了人们对其心脏毒性作用的担心。在开始治疗前需仔细询问个人史和家族史，重点是有无心律不齐，心脏病和晕厥。如家族史中有以上任意一项情况，需对患者行基线心电图检查（ECG），以确保其 QTc 时间 <445ms。如阿米替林或去甲替林的剂量增加超过 0.5 mg/kg/d，我们推荐每次增加剂量前需行 ECG 检查。和其他抗抑郁药一样，服用 TCAs 可出现躯体依赖性和已知的戒断综合征。戒断综合征包括激惹、睡眠障碍、食欲改变和胃肠道症状。需缓慢减少这些药物剂量以区别患儿出现的症状是由于反跳、药物戒断还是需要继续给药。

5- 羟色胺和 5- 羟色胺 - 去甲肾上腺素再摄取抑制剂选择性 5- 羟色胺再摄取抑制剂（SSRIs）对成

人许多疼痛综合征的疗效极小。当出现抑郁或焦虑症状，并且不能使用非药物方法缓解时，SSRIs 很有用。虽然临床上许多 SSRIs 被用于儿童，但 FDA 只批准了氟西汀用于儿童和青少年。SSRIs 的副作用明显轻于 TCAs（大多数副作用是暂时的），且无抗胆碱能副作用。主要的副作用包括胃肠道症状，头痛，激惹，失眠症，性功能障碍和焦虑。少见的副作用为可能发生低钠血症或抗利尿素分泌异常。与其他药物相互作用也可能发生血清素能性效应（曲马朵，曲唑酮，色氨酸和曲坦类抗偏头痛药物）。当联合应用这类药物时，发生威胁生命的 5- 羟色胺能综合征的可能性增大，伴随肌阵挛、反射亢进、自主神经不稳定、肌肉僵硬和谵妄的相关症状。短效 SSRIs（帕罗西汀）同样也有相关的戒断综合征，包括眩晕、乏力、感觉异常、易激惹和多梦。用药剂量需在几周内逐渐减少。

选择性血清素 - 去甲肾上腺素再摄取抑制剂（SSNRIs）度洛西汀和文拉法辛因其同时抑制血清素和去甲肾上腺素再摄取，并可能直接阻断相关的疼痛感受器，故对慢性神经性和其他疼痛综合征都有显著疗效。文拉法辛标签上未标注其有疼痛适应证，但 FDA 批准度洛西汀用于神经性疼痛（糖尿病神经病变）和纤维肌痛综合征的治疗。

因 SSRIs 和 SSNRIs 两者的抗胆碱能药副作用均较 TCAs 少，其成瘾性较服用 TCAs 的精神患者少。两类药物的副作用均包括胃肠道症状、多汗、眩晕和激惹，但这些作用通常随时间推移而减轻。可能发生高血压和体位性低血压，需密切随访患者的血压，给予适当的水化补液治疗。请注意虽然所有 TCAs 均有相关的食欲增加和体重增长情况，但度洛西汀常与体重减轻的情况相关，这是一项令人满意的副作用，尤其对于很在意体重的青少年女性。

抗癫痫剂传统的抗癫痫药物，例如卡马西平和丙戊酸，被认为是通过阻断细胞神经元水平的钙通道而缓解慢性疼痛，因此可抑制自发电活性并使高灵敏度的疼痛感受器恢复至正常阈值以除极化，且不影响正常的神经传递。对于有情绪障碍和神经性疼痛的患者这类药物非常有效。成人方面，FDA 已批准用卡马西平治疗三叉神经痛，用丙戊酸预防偏头痛发作。除镇静、贫血、共济失调、皮疹和肝细胞毒性外，抗惊厥药普遍具有胃肠道副作用。卡马西平和奥卡西平可使 Stevens-Johnson 综合征发病率增高。在使用这两种药物开始治疗前（基线），需要测肝功能和全血细胞计数，并在之后进行监测。这类药物的治疗窗很窄，治疗性血药浓度存在较大的个体差异，且和多种药物发生相互作用；并且可能引起肝病和肾脏损伤。每次增加剂量均需检测药物浓度，此后也要定期检测。尤其卡马西平可引起肝微粒体酶自身诱导，这使血药浓度的测定变得更复杂。对于育龄期女性，经常行孕检是有必要的，因为丙戊酸可引起胎儿严重的神经管缺陷。

毒性较轻的抗癫痫药取代了丙戊酸盐和卡马西平用于治疗疼痛患者。这些较新的药物有其自身的副作用，而且有些副作用是比较麻烦的，但和以往的药物相比，毒性轻许多，且不需要监测肝功能、骨髓功能或治疗性血药浓度。发生意外的或蓄意的药物过量时这类药物的致命性更小。

加巴喷丁是医生最常处方用于疼痛性疾病的抗癫痫药，它用于治疗儿童慢性疼痛显示有效，尤其神经性疼痛。加巴喷丁用于治疗慢性头痛、反射性交感神经营养障碍和慢性区域性疼痛综合征很有效。该药记录在案的副作用相对较少，且药物相互作用也较少。其副作用包括嗜睡、眩晕和共济失调。偶尔有儿童出现未在成人中报道过的副作用——严重的冲动或对抗行为、激惹和偶尔出现抑郁。这些副作用似乎与剂量无关。

另一种抗癫痫药普瑞巴林，其作用机制与加巴喷丁相似，但其副作用记录较轻。普瑞巴林不经过肝脏代谢，因此无显著的药物相互作用，这是慢性疼痛的患者所关心的，因为这类患者时常服用多种药物——分别治疗疼痛和引起疼痛的基础疾病。

治疗成人三叉神经痛和预防偏头痛的托吡酯较之传统抗惊厥药更为有效。其药效增加可能与其复合作用机制有关。使用托吡酯治疗时常导致认知功能障碍和短期记忆丧失，这对于学龄儿童尤其是个问题。儿科医生还需注意到对于女性青少年，托吡酯可致体重减轻，而其他抗惊厥药通常可致体重显著增加。

苯二氮䓬类存在慢性疼痛的儿童和青少年可能有睡眠障碍和焦虑，包括广泛性焦虑症、分离焦虑、创伤后应激障碍和惊恐发作。综合性精神发育障碍在这些人群中也很常见。心理因素可负面影响年轻人应付疼痛的能力；对疼痛的条件性反应可能会觉得失去控制，导致焦虑和疼痛增加。相反，无助感能放大疼痛感受，使儿童难以忍受疼痛、思想悲观和感到绝望，导致疼痛经历增加和发展为抑郁障碍。

苯二氮䓬类是同时具有肌肉松弛效应的抗焦虑药物。该类药物尤其适用于医院内急诊情况下的疼痛控制，因其可抑制外科患者的疼痛性肌肉痉挛，更重要的是还能抑制每一位患儿住院期间都会经历的焦虑情绪，焦虑会干扰患儿的睡眠并放大其对疼痛的感知，不利于患儿恢复。苯二氮䓬类药物可用于缓解儿童焦虑以及在等待计划内的疼痛性操作时的焦虑情绪。

因长期用药可能发生药物依赖，耐受和戒断，苯二氮䓬类通常不推荐用于常规的慢性疼痛管理。与精神疗法协同作用，这类药物有助于控制放大了疼痛感知症状的焦虑症。罕见情况下，苯二氮䓬类可能引起行为去抑制、精神异常行为，大剂量时可导致呼吸抑制。在确定这类药物的剂量时，儿科医生需考虑到许多苯二氮䓬类药物是经细胞色素 P-450 微粒体酶系统代谢的。这一问题在劳拉西泮和奥沙西泮不太显著，因为它们首先通过肝脏结合进行代谢。苯二氮䓬类药物通常的副作用包括镇静、共济失调、贫血、支气管分泌物增多和情绪低落。如果连续给药超过数天，需用 2 周或更久时间慢慢减量；如治疗忽然中断，可能发生自主神经不稳定、谵妄、惊厥和严重失眠。

抗精神病药和主要的镇静剂低剂量抗精神病药物通常用于治疗慢性疼痛可能伴随更为严重的焦虑和激惹。这类药物的使用有争议，因为可能出现严重的不良事件。包括硫利达嗪（Mellaril）、氟哌啶醇和氯丙嗪在内的典型的抗精神病药物，与癫痫发作阈值降低、粒细胞缺乏症、体重增长、心脏传导阻滞、迟发性运动障碍、体位性低血压、肝功能障碍以及威胁生命的喉部张力障碍有关。这些副作用通常较非典型抗精神病药物的副作用轻。因有可能发生这些副作用，所以儿科医生用药前需行基线 ECG、肝功能和全血细胞计数检测。如果儿科医生正在使用典型的抗精神病药物，需完成详细的基线运动干扰测试记录，例如异常不自主运动量表（AIMS）测试，并在每次随访时再进行测试，因为忽然撤药时运动障碍可能变得更糟甚至不可逆。

非典型抗精神病药通常其严重副作用较少，尤其是运动失调和张力失调之类的副作用。奥氮平（再普乐）对于失眠和严重焦虑尤其有效，使用该药需评估和监测血糖、胆固醇和三酰甘油的血浓度；奥氮平的副作用可能包括糖尿病、高胆固醇血症或严重的体重增长。与喹硫平（思瑞康）相关的抗胆碱能药副作用导致需时常监测患者血压。利培酮剂量 >6 mg 时可能引起与传统抗精神病药物相似的副作用。氯氮平（氯氮平片剂）可致威胁生命的粒细胞缺乏症的发生率增加，故对于存在慢性疼痛的儿童和青少年通常应避免使用这一药物治疗。阿立哌唑（安律凡）用于治疗严重焦虑和（或）难治性抑郁症。所有抗精神病药物均与罕见但有潜在致命性的神经阻滞剂恶性综合征有关，包括自主运动不稳定、肌肉僵硬、体温过高、紧张症和精神状态改变。

## 疼痛的非药物治疗

许多心理和物理疗法可用于缓解疼痛、恐惧和焦虑，并改善功能，且十分安全有效。对儿童慢性头痛的研究得出比较可靠的结论：感知 - 行为治疗较药物治疗更有效。许多非药物方法治疗有效是因为儿童能适应新的情景，并在控制自己的病症中增强对感觉的控制能力。此外，分散儿童注意力、认知行为干预和催眠结合可以非常有效缓解儿童疼痛。心理干预对于肌肉骨骼疼痛和复发性腹痛的儿童也可能有效。肿瘤患儿如果学会自我催眠术以减少腰椎穿刺所带来的痛苦，那么也可成功地将这种技巧用于其他疼痛的情况。在决定是否使用非药物时治疗时，医生应该：①关注每个患儿（和家庭）的环境、最舒适的体位和生理状况、选择或支配的权利。②对有些儿童如果仅仅使用非药物性治疗不能起效，则不应找借口限制其应用适量的镇痛剂。③在疾病进程中，以适当的方式让患儿及家属了解他们所期待的医疗情况、手术和治疗方面的确切信息。④在决定如何控制疼痛时，医生应和患者及其家属共同讨论，以便使选择的镇痛方案是最恰当的、最佳的辅助治疗方案。⑤制定不同的治疗医生之间的沟通计划，尤其以儿科医生作为主导医生，以便确保患儿及家属所获得的信息一致，促进治疗模式的整体综合性运转。

放松疗法可促使肌肉松弛、减少焦虑，而焦虑往往伴随疼痛或加重疼痛。对学龄前及更年长的儿童，通常使用的放松疗法是调节呼吸和逐渐松弛肌肉。让患儿将精神集中于呼吸，模拟吹气球的过程，撅起嘴唇缓慢呼吸，这种方法可以调节呼吸。

分散注意力可帮助任何年龄的儿童将注意力从疼痛转移到其他方面。环境方法的注意力转移通常包括：电视剧、音乐、录像节目、电话、交谈、上学和做游戏等。让患儿讲故事或听父母讲故事，甚至互相讲故事，都可以有效分散患儿对疼痛的注意力。参与社会、学校、体育运动或者其他活动都可以帮助慢性疼痛患儿恢复功能。

催眠疗法是帮助儿童将注意力集中在一个幻想中，使其处于舒适、安全、有趣或引人入胜的情景中。催眠疗法的作用是吸引注意力、改变视觉、降低压力感、改善疼痛的感觉、使时间失真、帮助儿童远离疼痛、增强自我控制的感觉。可以对慢性疼痛患儿使用隐喻方式，例如将现实生活中的疼痛比喻成某种可怕的事情，让他们想象他们克服了这种恐惧。随着患儿对想象经验的掌握，他们会在实际的疼痛康复中强化疼痛控制能力。这个干预措施最适用于学龄儿童或更年长的儿童。

生物反馈疗法是通过一种机械装置向渴望活动的儿童提供视觉或听觉“反馈”，从而调节呼吸、放松或催眠。通常要达到的目标是：改变肌肉张力、扩张外周血管而改变皮肤温度，或通过直肠肌肉收缩、松弛而控制肛门。此反馈疗法也能增强儿童的感觉和控制能力。尤其适用于那些需要更多证据来证明自己有较好控制力的儿童。

艾扬格瑜伽可以达到患儿在心灵，身体和精神上的平衡。这种形式的治疗性瑜伽对于治疗慢性疼痛特别有效；可以改善情绪，体能和睡眠，并减少焦虑。艾扬格瑜伽注重人体针对特定身体状况或症状的一系列体位（身体姿势）。使用道具，如毯子，枕头，瑜伽砖和瑜伽带，以支撑患者身体，使患儿可以采取更多的身体修复姿势。瑜伽可以促进患者增强体能、放松身体、提升力量、获得平衡性和灵活度，并随着时间的推移，增强患儿对身体掌握和控制的感觉。在更高级的瑜伽中，患儿甚至可以学会某些类型的呼吸方法（控制呼吸法）。

按摩疗法是按摩师对患儿的肌肉进行触摸同时施加不同程度的压力。对缓解儿童慢性疼痛尤其是肌筋膜疼痛症有明显的效果。按摩疗法分为不同的类型，包括颅骶骨按摩。父母学会按摩疗法，并在幼儿上床入睡前进行简单的按摩可以有效缓解疼痛。

个体心理治疗有助于在认知、行为和心理上控制疼痛及疼痛所表现出的行为。通过对不能适应环境、焦虑、沮丧、学习困难、人际关系处理障碍、表达困难、交流障碍、无法缓解的悲伤或精神创伤、逃学及其他识别问题等的评估和治疗，可以减轻加中枢神经系统的急性痛苦和慢性压力，同时也能减少过多的激动和痛苦。

家庭教育和（或）心理疗法尤其是认知行为家庭疗法，有助于治疗儿童慢性疼痛。这可能有助于父母更好地应对自己和孩子所承受的压力。他们可以学习疼痛的机制和适当的治疗方法，改变可能无意中加剧疼痛的家庭生活方式。家庭教育疗法的关键的目标是为患儿制定一个最佳的自我控制症状和独立能力的计划。父母和老师可能需要对制定行为激励计划进行指导，帮助孩子回归学校，逐渐增加出勤率，并在由于疼痛导致缺席有关课程后对患儿进行辅导。

物理疗法是非常有用的，特别是对于患有慢性肌肉、骨髓疼痛和（或）由于疼痛而减少活动者更有效。锻炼不仅有助于改善肌肉的功能、循环和姿势，而且更多的是有助于改善身体的外形、身体机能、睡眠和心情。物理治疗师和患儿可以制定分级锻炼计划，以提高孩子的整体身体功能。

针灸是一种沿着经脉或脉络在特定穴位把针具刺入体内，通常在针灸师验证疼痛起因源于经脉能量过量或缺乏时，采取的一种治疗疼痛的方法。针灸是儿童慢性疼痛管理中可接受度高、受欢迎的治疗方法，可以减轻慢性恶心呕吐、疲劳和几种慢性疼痛症状，包括偏头痛和慢性日常头痛、腹痛和肌筋膜疼痛。针灸还可以有效治疗成人肌筋膜疼痛、原发性痛经、镰刀状细胞危象性疼痛和咽喉疼痛。针灸师必须保持与患儿的有效沟通，以便确定针灸未对患儿造成新的创伤，以免针灸带来的额外压力会抵消其对疼痛的缓解作用。

经皮电刺激神经疗法（TENS）是相当安全的，通过电池驱动的仪器将电脉冲以特定的频率传给身体内。可治疗多种形式的局部疼痛。TENS 对儿童常是有效的，但是目前缺乏有关 TENS 的随机临床试验。

音乐和艺术疗法对于年少和无法言语的儿童格外有用，然而这类儿童应用传统的谈话心理疗法治疗会有困难。并且许多有创造性的儿童更容易通过创造性的表达方式来表达他们的恐惧和负面情绪，在治疗师的帮助下，可以更了解他们自己。

舞蹈，活动，宠物疗法和芳香疗法也曾被运用，可能非常有效，但未在儿童的疼痛控制中进行研究。

## 疼痛治疗中的侵入性措施

涉及轴索和周围神经的阻滞可提供术中麻醉、术后麻醉（见第 70 章）、治疗急性疼痛（例如长骨骨折和急性胰腺炎疼痛）、处置慢性疼痛（例如头痛、腹痛、复合性局部疼痛综合征[CRPS]和肿瘤性疼痛）。

区域麻醉的一些益处：①它是基于阿片样物质的疼痛管理的替代疗法或强化治疗，因此能将阿片样物质的副作用包括恶心、呕吐、多寐、呼吸抑制、瘙痒和便秘最小化。②通常能提供更好的疼痛缓解效果，因其阻断疼痛的感觉通路且更深地抑制内分泌应激反应。③使外科患者在恢复过程中能早日下床活动。④它能帮助预防严重胸痛患者发生肺不张。⑤通常能使患者早日出院。

如由经过训练的医生运用适当的设备进行操作，区域麻醉被认为是安全和有效的。多数神经传导阻滞由麻醉医生或疼痛管理医生操作完成；少数简单病例可由经过适当训练的非麻醉科医生完成。

### 头和颈部阻滞

原发性头部疼痛综合征，例如三叉神经痛，在儿童人群中是非常罕见的，且头和颈部的外科操作很少进行区域麻醉。扁桃体切除术后的疼痛不进行神经阻滞，神经外科切开性疼痛通常经由外科医生在创伤边缘使用局部麻醉药进行局部浸润而得以缓解。在儿科年龄组中非常常见的头痛症，通常在对枕大神经或枕小神经进行阻滞后反应良好，枕神经涵盖由前发际线至颈部的大部分头皮的知觉。枕大神经可在枕动脉旁被阻滞，枕动脉通常可在位于枕骨隆凸和乳突之间的后头脊处触及。枕小神经起始于枕大神经和乳突之间的深层中间位置，在此行皮下浸润是有效的。

## 上肢阻滞

臂丛神经阻滞在外科操作或其他上肢损害时可控制疼痛。这种阻滞也保护肢体避免移动，减少动脉痉挛，并阻滞交感神经冲动传至上肢。臂丛，负责上肢皮肤觉和运动神经支配，是源于脊神经 C5 至 C8 和 T1 的神经纤维，自颈部延伸至腋窝、手臂和手。臂丛神经支配除斜方肌和腋窝附近一处皮肤外的整个上肢。如疼痛位于肘部近端，可在锁骨上（根和干）阻滞臂丛；如疼痛位于肘部远端，可在锁骨下（束）阻滞臂丛。可用一剂长效麻醉剂（丁哌卡因或罗哌卡因）注射以起到阻滞作用，以提供长达 12h 的麻醉，或经由导管（输入局部麻醉剂）连接输液泵以连续给麻醉药数天甚至数周。

麻醉医生时常使用局部麻醉药联合血管扩张剂诸如酚妥拉明和非甾体类抗炎药（典型代表为酮咯酸）进行静脉局部神经阻滞（IVRA 或 Bier 阻滞）以管理复杂性局部疼痛综合征。这一操作技术需放置一根静脉导管至患肢远端，抬高并使用有弹性的（Esmarch）绷带包裹患肢以减少血流，使用双充气止血带并使其膨胀。然后将局部麻醉药注射入静脉导管，灌注已驱血的脉管系统。止血带需维持膨胀至少 30 分钟以允许局部麻醉药进入组织，这将降低血药峰浓度并减少止血带放气后导致的药物毒性。虽然麻醉剂效应受限于止血带膨胀的时间，但其镇痛作用通常能在阻滞后持续数天、数周或数月。

## 躯干和腹部内脏阻滞

躯干阻滞提供躯体和内脏镇痛或胸腹部外科手术的麻醉。可能会进行交感神经、运动和感觉阻滞。常联合应用这些阻滞以提供最优的疼痛缓解。肋间和脊柱旁阻滞可能对那些禁忌行硬膜外注射或置管的患者有益——例如存在凝血障碍的患者。通常能很好维持呼吸功能，并消除了阿片类药物治疗的副作用。

肋间、脊柱旁、腹直肌鞘和腹部横断面（TAP）阻滞是控制儿童胸腹痛最有效的方法。内脏神经阻滞对由恶性肿瘤或胰腺炎引起的内脏痛最有效。儿科医生可容易地完成肋间阻滞，但其他阻滞最好由富有经验的麻醉医生或疼痛管理医生完成。

肋间阻滞用于阻断肋间神经、自 $T_1$~$T_{11}$ 胸神经的前支。这些神经位于每一根肋骨的下后方，通常在腋后线的后方，可于此将它们阻滞，周围是其对应的静脉和动脉。肋间神经超声成像可帮助避免损伤肋间血管或穿刺针刺穿胸膜导致气胸。

脊椎周围阻断是肋间神经阻滞或硬膜外镇痛的替代方案，其对于开胸术或诸如肾切除术、脾切除术等单一腹部外科手术相关的疼痛有效。本质上该阻滞通过单剂注射产生多个肋间阻滞。在脊椎外侧的胸廓脊柱旁间隙含有交感神经干、交通支以及背侧和腹侧脊神经根。因其是一个连续的间隙，注射局部麻醉药可提供感觉、运动和交感神经阻滞至数个生皮节。脊柱旁阻滞可能以单剂注射完成，或通过在脊柱旁间隙置入导管进行数天或数周的持续输注以产生较持久的效果。这一阻滞最好由麻醉医生或介入性疼痛管理医生来完成。

髂腹股沟和髂腹下神经阻滞用于治疗腹股沟疝修复术、鞘膜积液、睾丸固定修复术相关疼痛和接受此类操作后引发的慢性疼痛。第一腰神经分成髂腹下神经和髂腹股沟神经，起自腰大肌外侧缘。髂腹下神经支配耻骨上区域，它穿过腹横肌深入至腹内斜肌。髂腹股沟神经支配大腿上中侧和上腹股沟区域，它也穿过腹横肌和腹股沟管。在超声引导下行这一神经阻滞近乎总是成功。

内脏神经阻滞用于外科手术或胰腺疼痛以及上腹腔内脏痛。腹腔丛位于每侧 $L_1$ 椎体旁，包含 1~5 神经节。大动脉位于这些神经的后方，胰腺在其前方，下腔静脉在其外侧。腹腔丛自大、小和最小内脏神经接收交感神经纤维，并自迷走神经接收副交感神经纤维。肝脏、胆囊、胰腺、胃、脾、肾、肠和肾上腺的自主纤维源于腹腔丛。这一阻滞需 CT 引导或 X 线透视以提供适当标志的直接显影，并证实穿刺针的正确位置。其临近结构例如大动脉和腔静脉使得这一阻滞成为一项技术性操作，最好由麻醉医生、介入性疼痛治疗师或放射科医生完成。

## 下肢阻滞

腰丛和坐骨神经阻滞为非常疼痛的病情或下肢的外科操作提供疼痛控制，其益处为可仅为一条腿镇痛同时保存另一条腿的运动和感觉功能，不同于尾侧或腰硬膜外阻滞时受累的下肢仍需承受重量负荷。腰骶丛是源于脊神经 $L_2$~$L_4$ 和 $S_1$~$S_3$ 的神经纤维排列。腰丛起自 $L_2$~$L_4$ 并分成外侧股骨皮肤神经、股神经和闭孔神经。这些神经支配大腿肌肉和感觉，在膝盖下方股神经的一支感觉分支延伸至前脚中部、踝和足（隐神经）进行神经支配。骶丛起自 $L_4$~$S_3$ 并分成坐骨神经主要分支、胫神经和腓总神经。这些神经依次支配大腿后侧、小腿和足部。臂丛阻滞的目标是可及的，而腰骶部鞘是不可及的，因此整个下肢的组织需要多剂注射。后侧支（坐骨神经）和前侧支（腰丛）需进行单独的注射，为了临床方便，在神经走向中的任意若干水平完成注射。可在背部进行腰丛阻滞，致股神经、外侧股骨皮肤神经和闭孔神经镇痛。替代方法为，可依据疼痛部位分别麻醉这三条神经中的任意一条。类似的，因坐骨神经起自骨盆或大腿后侧更远端，可在其近端行麻醉，或单独麻醉其主要分支（胫骨神经和腓神经）。这些神经阻滞通常最好由麻醉医生、介入性疼痛治疗师或放射科医生完成。

### 交感神经阻滞

交感神经阻滞术在诊断和治疗交感介导的疼痛、复杂性局部疼痛综合征和其他神经性疼痛综合征病情时是有益的。外周交感干由胸部和腰部脊髓节段组成，由颅底延伸至尾骨。交感神经干由单独的神经节组成，神经节包含神经和伴随单独丛的自主纤维，可被分别阻滞。这些单独的神经丛包括位于颈下区和胸上区的星状神经节，腹部的腹腔丛，对应下肢的第二腰丛和对应骨盆的尾神经节。当阻滞这些神经丛时，可以行交感神经切除术而无须行运动或感觉麻醉。

星状神经节阻滞用于治疗面部或上肢以及复杂性局部疼痛综合征，幻肢痛，截肢残端痛或上肢循环功能不全。星状神经节起自脊神经 $C_7$–$T_1$，位于第一肋前面。它含有通往头部和上肢的神经节纤维。其临近结构包括锁骨下和椎动脉前部、喉返神经和膈神经。夏桑亚克结节，星状神经节上方的椎体 $C_6$ 横突，是进行阻滞的有用而易于触及的体表标志。

腰交感神经阻滞用于治疗下肢疼痛、复杂性局部疼痛综合征、幻肢痛、截肢残端痛和因循环功能不全所致的疼痛。腰交感神经干包含控制骨盆和下肢的神经节纤维。它位于腰椎椎体前外侧面，最常由 $L_2$~$L_4$ 椎体间进行注射阻滞。

由外周交感神经阻滞术产生的镇痛通常较局部麻醉药的时效久，常可维持数周或不定。如镇痛时间短暂，则可置入导管对交感神经干行持续数天或数周的局部麻醉以完成阻滞。为了安全和成功操作，需以精确的X射线引导穿刺针和（或）导管的放置，所以交感神经阻滞术通常最好由麻醉医生、介入性疼痛管理医生或介入性放射科医生来完成。

### 硬膜外麻醉（胸，腰，骶尾）

硬膜外麻醉和镇痛用于治疗锁骨下疼痛、处理复杂性局部痛综合征、对于系统性阿片类药物无效的肿瘤性疼痛和因阿片类药物副作用所限定的疼痛。

脊膜的3层——硬膜（外层）、蛛网膜（中层）和软脑脊膜（内层）——包裹住脊柱的神经组织。蛛网膜下腔位于蛛网膜和软脑脊膜之间，含有脑脊液。硬膜外腔由枕骨大孔延伸至骶骨裂孔。含有脂肪、淋巴、血管和脊神经的硬膜外腔离开脊髓时，将硬膜由周围的椎体分离开来。儿童硬膜外腔中的脂肪不如成人那样密集，易于使局部麻醉药由注射部位广泛弥散开来。

硬膜外局部麻醉剂可同时阻滞感觉和交感神经纤维，且如局部麻醉剂的浓度充足，还能阻滞运动纤维。可能发生轻度低血压，虽然这在8岁以内儿童不常见。高位胸椎里的硬膜外局部麻醉剂也可能麻醉心交感神经（心加速纤维），引起心动过缓。除了应用局部麻醉药之外，常规在硬膜外腔使用阿片类药物和α–激动剂。这些药物在脊髓中有其基本作用位点，经此由其硬膜外储存处弥散。硬膜外给予阿片类物质的副作用包括迟发的呼吸抑制，尤其在使用了诸如吗啡等亲水性阿片类物质时。这一效应的风险使得需要对在硬膜外间断或持续静脉点滴阿片类药物的儿童持续监测其脉搏血氧和进行护理观察，尤其在治疗最初的24h期间或在显著增加剂量后。在硬膜外给予阿片类物质的最初24h后发生呼吸抑制是十分罕见的。

可乐定是一种伴有显著镇痛性质的α2–激动剂，硬膜外给予可乐定的风险和副作用极少。虽然产品标签表明该药仅用于存在严重肿瘤性疼痛的儿童，但其常被用于治疗常规的手术后疼痛和诸如复杂性局部疼痛综合征之类的疼痛综合征。硬膜外给予可乐定最常见的副作用为轻度镇静，且与呼吸抑制无关。

由于执行硬膜外阻滞是技术性的且可能造成脊髓损伤，最好由熟练于此技术的麻醉医生或疼痛管理医生来操作。

### 鞘内镇痛

经由鞘内输注阿片类物质、可乐定、齐考诺肽和局部麻醉药偶尔可用于因肿瘤或其他病情而遭受顽固性疼痛的儿科患者。通常，鞘内导管与一个储存有数月剂量药物的植入电子泵连接。该操作是有技术性的，最好由一位富有经验的疼痛管理医生来完成。

### 神经切除和破坏

在一些罕见的儿科病例，尽管经过口服、静脉用药和神经阻滞，疼痛依然是顽固性的。在这些病例中，可能会暂时的（消融）或持久的（溶解）破坏一根或多根神经。这类病情在儿童是非常特别的，对一名还有几十年未来的成长中的儿童诱导持久的神经破坏，需仔细权衡考虑这一技术。另一方面，在生命有限的疾病过程中如疼痛严重，一般较少考虑远期的问题，因此需要与经验丰富的疼痛管理专家讨论这些技术。

## ■ 特殊儿科人群考量

### 新生儿和婴儿痛觉及疼痛影响

新生儿时期有许多疼痛来源。这些包括急性疼痛（诊断性和治疗性操作、小手术和监护）、持续性疼痛（热 / 化学性烧伤痛、手术后和炎性疼痛）以及慢性或疾病相关性疼痛（反复针刺足跟、留置导管、坏死性小肠结肠炎、神经损伤、慢性病和血栓性静脉炎）。对健康婴儿，最常见的疼痛来源是临床的操作，例如针刺足跟、手术和对男孩行包皮环切术。

在新生儿重症监护病房（NICU）的早产儿，接受更多操作。在生后第一周，大约 94% 小于 28 周胎龄的早产儿行机械通气。其他操作为针刺足跟（最常执行的操作）和吸引气道。这类操作前仅少数进行了任意形式的镇痛。反复操作和急性疼痛发作使新生儿变得敏感，导致其日后在新生儿期和儿童期接受其他操作时的活动和应激反应增加。典型的应激反应包括心率和呼吸率增快，血压和颅内压升高。心脏迷走神经张力、经皮氧饱和度、二氧化碳浓度和外周血流量减低。自主神经体征包括肤色改变、呕吐、恶心、呃逆、发汗、瞳孔放大以及手掌和额部出汗。

评估新生儿的疼痛，主要依赖于观察婴儿的面部表情、躯体运动、哭闹和其他的非典型功能行为。观察者必须思考新生儿的行为所表达的含义。婴儿的状态（激惹、警觉和熟睡）以及胎龄和出生后年龄也会影响其行为应激反应。

新生儿疼痛未得到治疗将产生严重的短期和长期后果。大多数 NICU 已趋向于更多地使用阿片类药物。但作为对急性疼痛镇痛的传统金标准，吗啡可能不是非常有效，且可能存在不利的长期后果。婴儿接受吗啡治疗与安慰剂组对比，严重脑室内出血的发病率或死亡率无区别。评估机械通气的婴儿进行气道内吸引时产生的疼痛，使用吗啡和安慰剂的两组间无差异。吗啡可能无法缓解机械通气早产儿的急性疼痛，虽然有少数数据显示吗啡和芬太尼对非机械通气新生儿有效。新生儿急性疼痛缺乏阿片样物质效应可能是由于其阿片样受体未成熟；急性疼痛可能引起前脑 μ 阿片样受体解偶联。反复发生的急性疼痛可在新生儿产生中枢神经改变，对于此后的疼痛易损性、认知效应和阿片样物质耐受性可能会有长期后果。多数新生儿学专家使用阿片类药物治疗患者疼痛病情。蔗糖和安慰奶嘴也被用于 NICU。研究者认为蔗糖（甜味剂）的效应是阿片样物质介导的，因其可被纳洛酮逆转；应激和疼痛缓解通过内源性阿片样系统整合。蔗糖加用或不加用安慰奶嘴，可能对急性疼痛和应激控制有效。其他对于应激和疼痛控制的非药物治疗策略包括由个体护师进行婴儿护理、触觉运动觉刺激（按摩），“袋鼠式护理”和感觉安抚。

## 伴有肿瘤性疼痛的儿童

世界卫生组织（WHO）推荐的一种针对肿瘤性疼痛的镇痛治疗模式，被称为镇痛阶梯方案（表 71-11）。旨在指导第三世界国家制定儿童疼痛治疗方案。该方案由一组口服止痛药物组成，用于治疗不断升级的疼痛。镇痛阶梯方案不考虑发达国家医生可以使用的非常规镇痛药和介入性疼痛治疗方式。此外，口服药物使用简便并且效果明确，特别适合居家治疗，该阶梯方案提供了一个在使用其他非口服止痛技术前合理而准确地应用口服止痛药的框架。

口服药是疼痛治疗的一线药物。由于 NSAIDs 抑制血小板聚集，因此并不作为常用药。阿片类药物用于中重度疼痛，非阿片类镇痛药可治疗轻度疼痛，对于中度疼痛应该合用弱阿片类药物，而重度疼痛应合用强力阿片类药物。可以加用辅助性镇痛药物，以积极治疗副作用和伴随症状。确定疼痛的类型和来源将有助于制定有效的疼痛治疗方案。某些治疗方法，如化疗药长春新碱可导致神经性疼痛，可予抗惊厥药或三环类抗抑郁药缓解此类疼痛。如果肿瘤对放疗敏感，在器官内由于肿瘤生长引起的疼痛可应用强阿片类药物和（或）放疗缓解。器官梗阻引起的疼痛，如肠梗阻等，应明确病因并缓解梗阻。

考虑同时使用药物和非药物治疗策略以治疗患有肿瘤的儿童其肿瘤性疼痛，这是很重要的。

## 伴有疾病终末期相关性疼痛的儿童

处于疾病终末期的患者（包括肿瘤、艾滋病、退行性神经病变和囊性纤维化病）需要合理的姑息治疗以达到最理想的生活质量。疼痛及其他不适症状的非药物和药物治疗是综合性姑息治疗的一部分。根据基础疾病预后、相应不适症状及常见的情绪反应的不同，采取不同的个体化治疗方案（见第 40 章）。根据 WHO 的方案，阿片类药物按标准逐级增量能使 90% 以上濒临死亡的患肿瘤的儿童和青少年感到舒适，少数人（5%）将需要超大剂量的阿片类药物，

**表 71-11　世界卫生组织肿瘤性疼痛镇痛阶梯方案**

| |
|---|
| **一阶梯** |
| 轻度至中度疼痛的患者应接受非阿片类药物治疗 |
| **二阶梯** |
| 中度至重度疼痛或一阶梯方案无效的患者应接受口服阿片类药物治疗，适用于与非阿片类镇痛药物联合使用的中度疼痛 |
| **三阶梯** |
| 非常严重疼痛的患者或二阶梯治疗方案无效的患者应使用用于严重疼痛的阿片类药物治疗，治疗时可同时或不同时使用非阿片类镇痛药 |

可能逐级加大到标准吗啡输注量的 100 倍。大多数情况下，实体肿瘤向脊髓，神经根或神经丛扩散，使神经性疼痛很显著。在姑息治疗中，往往采用口服美沙酮治疗疼痛。美沙酮的半衰期长，以阿片类和 N- 甲基 - 天冬氨酸（NMDA）受体作为药物靶标。患者所经历的疼痛种类不同（如神经性、肌筋膜性）将决定是否需要辅助性治疗。姑息治疗中也可考虑其他一些措施，如按摩、催眠或心理治疗等。首选口服阿片类药物，尤其是在家庭治疗具有可行性的时候，但对于某些不能口服的儿童，可以选择 PCA 静脉输注。小型手提式静脉泵可适用于家庭。如果静脉应用受到限制，则可改用阿片类药物（尤其是吗啡或盐酸氢吗啡酮，而不是美沙酮或哌替啶）皮下注射，可选择或不选择一次饱和量。可在皮下置入的管路（如比较小的 22 号管），固定于胸部、腹部和大腿部。根据需要每隔 3-7 天更换一次位置。在家庭治疗中，其他可选择给药的途径包括皮内注射和经口腔黏膜吸收。

## 慢性和复发性疼痛综合征举例

### 复杂性局部疼痛综合征

神经性疼痛是由损伤愈合或炎症消退后可能持续存在的周围或中枢神经系统异常刺激感受性所引起的。这种疼痛可以是急性或慢性的，常被描述为烧灼痛或刺痛，且可能与皮肤过敏性（异常性疼痛）有关。神经性疼痛病症可能导致慢性疼痛诊所的转诊率高达 35%，该病症通常包括创伤后和手术后周围神经损伤、截肢后幻肢痛、脊髓损伤后疼痛和代谢性神经病所致疼痛。神经性疼痛通常对阿片类药物反应不佳。在成人，有证据显示三环类抗抑郁药（去甲替林和阿米替林）以及抗惊厥药（加巴喷丁和普瑞巴林）治疗神经性疼痛有效（表 71-9，71-10）。

复杂性局部疼痛综合征 I 型，既往称作反射性交感神经营养障碍（RSD），在儿童人群中描述完善。复杂性局部疼痛综合征 I 型是一种神经性疼痛综合征，通常发生在此前肢体有轻度损伤但不伴有可识别的神经损伤的情况下。复杂性局部疼痛综合征 I 型包括严重的自发神经性疼痛、痛觉过度、痛觉过敏、对触碰和寒冷刺激产生严重的皮肤异常疼痛、血流量改变（通常为肢体发绀）和发汗。更严重的病例，症状包括毛发、指甲和皮肤营养障碍，肢体不动性和肌肉萎缩。最严重的病例，症状包括肢体关节僵硬。儿童和成人复杂性局部疼痛综合征 I 型的特异性偶然因素至今仍不清，虽然可能注意到有巧合性事件。复杂性局部疼痛综合征 II 型不常见，以前称作皮肤灼痛。

复杂性局部疼痛综合征 II 型和复杂性局部疼痛综合征 I 型事实上是相同的，只是 II 型与定义明确的周围神经损伤有关。儿童复杂性局部疼痛综合征的治疗延续了该病在成人的治疗，包括物理疗法，认知行为治疗，神经阻滞，三环类抗抑郁药，加巴喷丁和一些其他相关药物，但仅有低等级证据支持其有效。儿童疼痛管理的所有专家就侵入性物理治疗的价值取得了一致意见。有些医疗中心不使用药物或介入性神经阻滞来提供侵入性治疗；不幸的是，高达 50% 的患者可能会再次发作。物理治疗可能导致儿童难以忍受的剧痛；只有最禁欲和激励的患者才能忍受。如患儿忍受疼痛有困难，可先使用药物或再加用周围或中枢轴索神经阻滞使患者得到充分镇痛，从而可以忍受物理治疗。药物干预包括使用抗癫痫药例如加巴喷丁和（或）三环类抗抑郁药例如阿米替林（图 71-4）。虽然有证据清楚表明复杂性局部疼痛综合征的周围炎性成分，伴随细胞因子和其他炎症介质由患肢的周围神经系统释放，但使用抗炎药其结果是令人失望的。常用的神经阻滞技术包括自主神经传导阻滞、静脉区域麻醉、硬膜外镇痛和周围神经阻滞。对极端和难治性病例，有报道使用更为侵入性的治疗策略，包括外科交感神经切除术和脊髓刺激。虽然大量治疗方法有一些疗效，治疗的主要依据仍是物理疗法，强调脱敏作用、强化和功能改善。另外，药物和心理以及补充疗法是治疗计划的重要组成。虽然不具治病效力，侵入性技术如果能允许患者完成频繁而侵入性的物理疗法也是有价值的，否则无法耐受物理疗法。一些患有复杂性局部疼痛综合征的儿童变得很敏感，侵入性操作部位可能发生持续而惹人厌的疼痛。一项好的生物心理社会学评估能帮助医生决定治疗组成的定向。

### 肌筋膜痛病和纤维肌痛

肌筋膜疼痛与受累肌肉压痛点以及肌肉痉挛（肌肉紧绷）相关。其治疗旨在通过物理疗法、艾扬格瑜伽、按摩和（或）针灸放松受累肌肉。药理学的肌肉松弛剂很少有用，而且会在晚上睡眠时造成疲劳。提倡在压痛点行针刺法或注射局部麻醉药，但数据不支持将此作为标准疗法。同样，肉毒素注射剂可能有效，但无数据支持此项实践。通常不良体位、反复使用躯体既往不常移动的某一部位或背负沉重的背包会引发疼痛。当其变为多处压痛点广布时，可诊断青少年纤维肌痛，经纵向研究尚未证实该病以后会演变为成人纤维肌痛。可能存在不同亚型的广泛性疼痛综合征，物理疗法是治疗中的关键成分。如合并心理性疾病则进行心理干预是很重要的。任何疼痛恢复计划均需促进肌肉功能的完全恢复。表现为慢性疼痛病情的儿童其家长的慢性疼痛发生率高，尤其纤维肌痛，因此可能需要家庭疗法以便防止家长和子女的疼痛“合二为一”，表现为“你的疼痛就是我的疼痛”这种由于心理原因导致家长出现的疼痛。

### 红斑性肢痛病

儿童红斑性肢痛病通常是原发的，而在成人可以是原发的，也可以继发于恶性肿瘤。这种病患显现红色、温暖和过度灌注的远端肢体。此病通常是双侧的，可以同时累及手足或仅手受累或足部受累。患者感觉烧灼痛和典型的将受累肢体浸渍在冰水中以寻求缓解，时常这样做且维持长时间可能导致皮肤发生病理性结局。很容易鉴别红斑性肢痛病（或相关综合征）和复杂性局部痛综合征。复杂性局部痛综合征的受累肢体呈现典型的寒冷和发绀，典型的此病为单侧的，患此病的儿童有寒冷性异常疼痛，使得肢体浸在冷水中时有剧烈疼痛；而红斑性肢痛病患者肢体浸在冰水中是镇痛的。评估伴有烧灼痛的过度灌注肢体需包括法布里病（FD）基因测定和筛查血液恶性肿瘤，使得原发性红斑性肢痛病的诊断为一项排除性诊断。法布里病的确定性治疗包括酶替代作为疾病修改治疗以及给予抗神经性疼痛的药物，例如加巴喷丁，虽然运用抗神经性疼痛药物治疗细纤维神经病的成功并未给人深刻印象。治疗红斑性肢痛病很是棘手。通常医生会开抗神经性疼痛药物，例如抗癫痫药和三环类抗抑郁药，但很少有用（图 71-4）。区域麻醉性神经阻滞治疗这类疼痛很有效，但当神经阻滞失效后疼痛立即反复。与此相反，对其他神经病综合征，当神经阻滞的药效失效后镇痛通常（无法解释）持续得很好。有报道阿司匹林甚至是硝普钠输液对继发性红斑性肢痛病有效，但无报道这些药对于儿童原发性红斑性肢痛病有效。成人有病例报告，儿童有临床试验提示大剂量复方辣椒碱乳膏周期性治疗对减轻烧灼痛和红斑性肢痛病的失能有效。辣椒碱（辣椒胡椒的精华）乳膏是一种香草素受体（TRPV1），激发神经递质P的细纤维周围神经末梢的耗竭，神经递质P在感受伤害冲动的产生和传导中起重要作用。一旦耗竭，这些神经末梢不再能产生自发性疼痛，直至受体再生，这一过程需好几个月。

## 疼痛并非可识别或可诊断情况的结局

当推断一名患者的疼痛并非与特异性疾病相关，而更可能是由于神经信号失调所致，也许因焦虑和（或）抑郁刺激所致，对儿科医生来说很重要的是：①避免用药过度，因这会加剧相关的失能；②如临床表现发生变化，保持开放性心理并再次评估诊断；③理解并与家属沟通告知其疼痛有生物基础（可能与神经信号和神经递质失调有关），疼痛使患儿和家属痛苦是自然的。需向所有患者和家属简单解释疼痛生理学，这样能帮助他们理解以下几点的重要性：①功能恢复使疼痛信号逐渐趋于正常；②系统性功能恢复正常后引起进一步损伤的风险降低；③如为急性疼痛，其治疗的相关风险。因对大多数人而言，移动某部分疼痛的躯体是违反直觉的，许多存在慢性疼痛的患者有疼痛性肢体的失用性萎缩或挛缩。另外，疼痛伴随的苦恼和焦虑的增加可能会加剧疼痛，使得躯体更易受到进一步疾病、损伤和失能的影响。对于许多存在慢性疼痛的儿童，上课缺勤是一个重大问题。表明需具体评估患儿可能的家庭、认知、学习、社交和焦虑，或其他情绪问题，以确保能发起和完成一项成功的重返校园计划。对这些患者而言家居学习效果不佳，因此不推荐作为长期的解决方案。医生时常需要介入学校系统以促进其开展个体化教育计划（IEP）以帮助患儿重返学校系统，辅以适当的设施照顾患儿的疼痛和疼痛导致的失能。帮助家庭发展一项积极的行为激励计划以帮助他们的孩子逐渐可以更长时间地参与学校活动，并促进恢复。

## 参考书目

参考书目请参见光盘。

（杨雪　译，陆国平　审）

# 第 10 部分　人类遗传学

## 第 72 章

## 遗传学在儿科临床实践中的整合

Brendan Lee

遗传检测包括采用染色体（细胞遗传）分析（见第 76 章）或基于 DNA 的测试方法分析遗传物质以获得有关人体健康状态的信息。

### ■ 诊断检测

遗传诊断检测帮助诠释某种疾病一系列的症状和（或）体征。目前针对很多疾病都能够进行特定的遗传学检测，网站 www.genetests.org 提供了目前可行的遗传学检测的数据库。

单基因疾病至少可以通过三种不同的方法进行检测：连锁分析、微阵列比较基因组杂交技术（aCGH）和通常通过 DNA 测序进行的基于 DNA 序列的直接突变分析（表 72–1）。如果已经知道致病基因所在范围但没有被明确定位时，或是由于某些致病基因太大或有很多不同突变，在实际检测中很难明确突变位点时通常选用连锁分析。aCGH 能够发现大片段的多基因缺失或重复（拷贝数变异）。但是，随着检测分辨率的增加，单基因或小的基因内的缺失或重复也可以被检测到。人类全基因组序列的测定使得直接 DNA 突变分析成为可能和更经常使用的方法。

连锁分析利用紧密连锁的多态标记作为遗传性状的标志在家系中对该性状进行追踪（图 72–1）。连锁分析需要检测很大的家系，同时有一定的局限性，如因为遗传重组、遗传异质性和先证者诊断错误而导致出现错误结果。遗传重组可能发生在任何一对基因位点间，其发生频率与这对基因位点间的距离是成比例的。利用非常紧密连锁的标记，如果可能，利用位于特定基因两侧的标记来进行检测可以解决这个问题。如果存在许多不同的可以引起相同表型的基因组位点时，就存在检测到的位点可能不是该家系中疾病的致病位点的风险，此时，遗传异质性对于基于连锁的检测会造成影响。对先证者的错误诊断也会导致追踪到错误的基因。虽然连锁检测已经逐渐被日益兴起的直接 DNA 测序所取代，但对于某些遗传疾病依然是非常有用的。此外，非常重要的是应向被检测家庭提供遗传咨询，以解释对检测结果解读的复杂性。

aCGH 技术（见第 76 章）通过与标准 DNA 对比来检测患者 DNA 中的拷贝数变化。其分辨率介于直接 DNA 测序和染色体分析之间。相对于早期技术仅仅能够检测到可能包含多个基因的大片段缺失或重复，aCGH 技术可以分辨出一个基因内长度为几千个碱基的缺失或重复。从理论上讲，该技术可以检测到其他技术如染色体分析或直接突变检测所不能检测到的缺失及重复突变。然而，由于针对不同基因区域，不同 aCGH 平台特定的分辨率及检测深度可能显著不同，因此缺失及重复检测的灵敏度对于不同疾病和在不同实验室中会有所不同。

**表 72–1　基因检测方法**

| 突变检测类型 | 分辨率 | 优点 | 缺点 | 样本要求 |
|---|---|---|---|---|
| 连锁分析 | 取决于临近假定致病基因的多态标志的位置 | 当特定疾病的致病遗传突变尚未定位或找到时可以应用 | 只能给出基于假定 DNA 突变和多态标志间的遗传重组可能性而推断出的诊断概率 | 需要有记录的存在孟德尔式遗传的家庭中的多个家庭成员 |
| 微阵列比较基因组杂交 | 几 kb 到数百 kb | 能够检测到一个或多个基因中的小缺失或重复 | 基于所采用的微阵列的分辨率会丢失小的缺失或插入 | 一般单个患者的标本是足够的，但从生物学父母处得到的标本有助于阐释结果 |
| 直接基于 DNA 的检测（例如 DNA 测序） | 单碱基对改变 | 前期描述过的有害突变则特异度很高 | 会丢失基因片段的缺失或重复 | 一般单个患者的标本是足够的，但从生物学父母处得到的标本有助于阐释结果 |

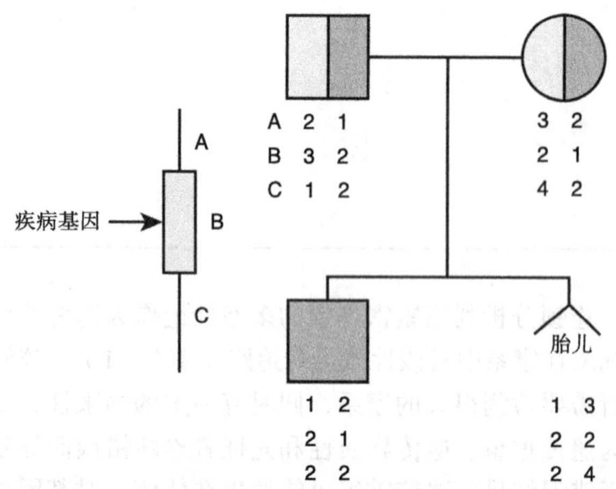


**图72–1** 应用连锁分析对一种常染色体隐性遗传病进行产前诊断。父母都是携带者，他们有一个患病的儿子。符号下面的数字表示在3个多态位点A、B、C上的等位基因。位点B位于致病基因中。患病男孩分别从其父母那里遗传到了1–2–2染色体和2–1–2染色体。而从父亲那里遗传到相同染色体但从母亲那里遗传到3–2–4染色体的胎儿很有可能是携带者

直接基于DNA的突变检测通过直接检测特定的基因突变（如序列变化）从而避免了连锁分析的不足。依据待测基因生物学特性的不同，该技术会采用特定的方法来进行突变检测。对于某些疾病，在所有患者中都会发现一个或几个独特的突变。例如镰状细胞性贫血，该疾病的每个患者中均携带着一个相同的单碱基替换。而在另外一些疾病中，不同的患者中可能有很多不同的致病突变。例如囊性纤维化，在患者的*CFTR*基因中发现了超过1000种不同的突变。由于没有一个单一的技术可以检测到所有可能的致病突变，因此突变分析也正受到挑战。但是，随着人类基因组序列测序的完成和高通量DNA测序技术的发展，常选用的方法是将从外周血白细胞中分离出来的DNA进行聚合酶链式反应（PCR）扩增后再进行直接DNA测序。该技术的局限在于只有被扩增的DNA序列才会被测序，而这些序列通常是基因的编码区或外显子区域。因为致病突变有时会发生在基因非编码的内含子区域，所以直接测序没有发现突变也不能排除诊断。尽管DNA测序技术的特异性很高，但由于市售产品的实践局限性，其并不是非常灵敏的。

对于遗传学检测的结果一般通过三个要素来进行诠释，分别是分析有效性、临床有效性和临床效用。分析有效性是指检测的准确性，即该检测是否能正确检测到突变的存在。大多数遗传学检测具有很高的分析有效性，除非发生人为错误，如样本混淆等。人为错误是有可能存在的，并且与多数医学检验不同的是，由于遗传学检测的结果被认为在很长一段时间内不会改变，该检测一般不会被重复。因此，人为错误可能存在并在很长一段时间内无法被发现。

临床有效性是指该检测能够正确预测疾病存在与否的程度。假阳性和假阴性结果都有可能出现。预测性检测相对于诊断性检测更容易出现假阳性结果。一个重要的影响因素是非显性，即携带着危险基因型的个体并没有表现出疾病。另一个因素是找到了一个意义不明的遗传变异。在一个患者的DNA中找到碱基序列变异并不能证明该变异是导致疾病的原因。明确致病性需要一系列证据，包括：该突变仅在患者中存在，推断该突变改变了基因产物的功能，明确该突变导致的氨基酸改变在进化上是否保守，以及在家族中该突变是否具有和疾病伴随发生的特点。在某些情况下，我们可以确定该突变是致病的还是偶然发生的，但即使通过这些方法来验证，依然不能认为该因果关系是百分之百准确的。

假阴性结果表现为无法在患者中检测到突变。一般这种情况会发生在遗传异质性起作用的疾病中。遗传异质性包括等位基因异质性及基因位点异质性，前者是指在一个致病基因中存在不同的突变，后者是指一个疾病中存在多个致病基因。由于突变的位置和类型都有所不同，所以同时检测到一个基因中的所有突变是非常困难的。直接测序的结果可能会无法发现一些基因缺失和重组，同时，一些突变可能会发生在非编码区域如内含子或启动子等中；因此，阴性的DNA检测结果并不能肯定排除诊断。

临床效用是指检测结果对临床实践的指导程度。对于遗传学检测来讲，临床效用包括建立一种诊断标准，以避免额外检查或指导监护及治疗。检测结果也可以用以作为遗传咨询的基础。对于某些疾病，遗传学检测是可行的但结果并不被作为临床评估的内容。如果诊断和遗传学特征是非常明显的，可以考虑不进行遗传学检测。

## ■ 预测性检测

预测性基因检测是对罹患遗传疾病的高危个体（症状前）进行检测，这类个体通常有家族史，但还未出现疾病症状和体征。对于某些表现为年龄依赖性外显率的疾病通常进行此类检测。随着年龄的增加，出现这些疾病症状和体征的可能性增大，如癌症和亨廷顿舞蹈症。

在做预测性基因检测的时候需要特别注意的是存在基因突变并不意味着一定会发生疾病。许多伴有年龄依赖性外显率的疾病表现为不完全外显。遗传了突变的个体有可能永远不会表现出疾病的症状。因此存在这样的顾虑，即阳性的DNA检测结果可能会导

致对患者的偏见而非为患者的医疗管理提供有用的信息。这些偏见可能是心理上的压力，也有可能包括歧视，如健康、生命、残疾保险申请被拒绝或工作申请被拒绝等（见第 73 章）。

目前一致认为，当检测结果有利于对儿童的医疗管理时，应该对其进行预测性遗传检测。否则，只有当儿童成长到可以明白该检测的风险和益处并能做到知情同意的时候，才可以进行预测性遗传检测。美国各州为基于遗传学检测可能产生的歧视提供了不同程度的保护。其中被视为里程碑的事件是在 2008 年通过了《反基因歧视法案》（Genetic Information Nondiscrimination Act，GINA），该法案从联邦法律的层面上禁止保险公司或雇主以某人具有对某种疾病的易感基因为由，对其在健康保险或雇佣方面存在歧视。

## ■ 易感性检测

人们期待着遗传学检测可以预测疾病风险性。常见疾病从病因学上讲都是多因素的，可能很多不同的基因都对某一特定疾病的发病风险起了作用（见第 77 章）。多数已发现与某种常见疾病有相关性的突变只对相对风险有很小的提高，多数情况下可能无法指导疾病的处理。有可能进一步发现与常见病相关的基因，而这些基因的突变表现出更为显著的风险水平。以后更推荐一次同时检测多个基因，这比单基因检测提供更多的关于致病风险的信息。易感性检测的基本原理是检测结果会带来以减少疾病风险为目的的临床策略，这是健康维护个性化方法的一部分。主要包括避免提高疾病风险的环境暴露、医疗监管或者在某些情况下的药物治疗。伴随着检测技术的发展，易感性研究的价值需要谨慎地通过结果研究来评价。

## ■ 药理遗传学检测

药物代谢基因的多态性可能会导致人体对药物吸收、代谢、排出及药物效力的不同(见第 56 章，77 章)。了解个体基因型可以指导药物治疗，允许个体化的药物选择和剂量选择。既达到治疗效果又避免药物中毒。一个例子是在治疗急性粒细胞白血病时，需要对甲基四氢叶酸还原酶的多态进行检测，目的是防止潜在的对甲氨蝶呤抗代谢治疗毒性的易感性。

# 72.1　遗传咨询

*Brendan Lee*

遗传咨询是一个交流的过程。在交流中，会说明遗传对健康的影响，还有性状传递的特别风险以及疾病的处理方式及其遗传特征（表 72-2）。在遗传咨询过程中，提供咨询者需要以中立的非指示性的方式提供信息，并且为患者和其家庭对关于疾病所做的决定提供支持。

遗传咨询是在产前诊断及儿科学的基础上逐渐演化、发展而来的一种护理模式（表 72-2）。产前诊断是评估一对夫妇生育罹患遗传疾病孩子的风险，以及为他们提供控制风险的建议，包括生殖方面的建议如人工授精和产前及胚胎移植前遗传诊断等。在儿科学方面，主要工作是为儿童做出诊断和提供长期关怀，为父母提供关于复发风险的建议及处理意见。

随着对成人期发病的遗传病或常见遗传病的认识的加深，遗传咨询的作用越来越大。遗传咨询在癌症

**表 72-2　遗传咨询的指征**

| |
|---|
| 高龄父母 |
| · 母亲年龄 ≥ 35 岁 |
| · 父亲年龄 ≥ 50 岁 |
| 当有生育过患有如下疾病的孩子或有如下疾病的家族史： |
| · 先天性畸形 |
| · 畸形 |
| · 精神发育迟滞 |
| · 单纯性出生缺陷 |
| · 代谢性疾病 |
| · 染色体异常 |
| · 单基因疾病 |
| 成年发作的遗传疾病（症状前检验） |
| · 肿瘤 |
| · 亨丁顿舞蹈症 |
| 血缘关系 |
| 致畸物暴露（职业暴露，药物滥用） |
| 重复性妊娠失败或不孕不育 |
| 以下孕期筛查异常 |
| · 母亲血清甲胎蛋白 |
| · 母亲三联或四联筛查或其相似的检查 |
| · 胎儿超声检查 |
| · 胎儿核型检查 |
| 基于人种风险的杂合子筛查 |
| · 镰状细胞性贫血 |
| · 泰萨二氏病，海绵状脑白质营养不良症（卡拿弯病），戈谢病 |
| · 地中海贫血 |
| 随访至异常新生儿遗传检测 |

风险评估方面有着巨大作用，尤其是对于乳腺癌、卵巢癌和结肠癌，已有很好的遗传检测方法来评估个体的风险。

## ■ 与家庭对话

为家庭提供信息的类型取决于情况的紧急程度、做决定的需要以及收集额外信息的需要。在以下三种情况下，遗传咨询尤为重要。

第一种是产前诊断为先天畸形或遗传疾病。对话信息对这些家庭是亟须的，因为这时往往需要决定是继续妊娠还是终止妊娠，而且还要考虑到孕妇的安全问题。第二种情形是患儿出生时就被发现罹患了有生命危险的先天畸形或遗传疾病。这时候，必须立刻决定需要给患儿提供多少支持以及是否需要尝试某些治疗措施。第三种情况通常出现在当诊断涉及遗传问题的相对靠后的生命时期。当一对情侣考虑建立家庭但其家族史中带有遗传问题，包括他们中的一位携带有基因转位或携带有常染色体隐性或 X 连锁疾病的异常基因；一个青年人或年轻人有成年期发病的疾病家族史（如亨廷顿舞蹈症和乳腺癌）；出现异常特征待诊或不能确切诊断；或是有接触毒物或致畸物的可能。在这第三种情况下，往往需要和这家人多次会面。最紧要的是确保让他们了解所有的信息和建议。

## ■ 遗传咨询

为需要的家庭提供以下准确信息

· 了解详细家族史并构建家系图，包括患者的所有三代以内的亲属（含流产、死产及死者）并明确他们的性别、年龄及健康状况。

· 从医院记录中收集被感染者的信息，在某些情况下，一并收集其家人的信息。

· 记录产前、孕期情况以及出生史。

· 了解最新的关于该疾病的医学、实验室及遗传学信息。

· 对患者以及家系中明确的未受影响的家庭成员进行仔细的体检（包括图片和检查）。

· 通过诊断检测进行诊断或确诊。

· 为家庭提供互助小组的信息。

· 为家庭提供已知的最新信息（需要建立更新机制）

咨询环节必须包括特定疾病，关于该疾病的诊断知识、疾病的自然史、疾病的遗传学特点及复发风险、产前诊断及干预、治疗和转诊、互助小组和非指导式咨询。

### 特定疾病

当诊断明确时，应该告知家属并提供手写信息。但是，通常情况下，疾病是属于一大类疾病谱中的（例如，许多关节痉挛中的一种）或者诊断是基于临床而非实验室证据的。在这些情况下，家属需要了解现有信息的局限性以及将来后续的研究可能会提供更好的信息。

### 特殊疾病诊断的知识

尽管很多时候并不能做出明确诊断，但做出尽量准确的诊断是十分重要的。因为准确的诊断是评估其他家庭成员疾病复发风险的依据。当无法明确诊断时（如伴有多种先天性畸形的情况下），应该与家属讨论鉴别诊断的多种可能性以及提供经验性信息。如果有特殊的诊断性检测，应告知家属。通常情况下，在缺乏特殊的实验室检测诊断时，也可以将经验性复发风险告知家属。同时，即使是阴性的实验室检测结果也可能有助于进一步明确这个风险。

### 疾病的自然史

探讨家族性特定遗传疾病的自然史是非常重要的。只有当了解疾病自然史后才能回答患者及其家属关于预后及潜在治疗方法的问题。如果还有其他可能的诊断，那么也要探讨这些可能疾病的自然史。如果该疾病有多种转归和并发症，需要明确最坏和最好的结果及治疗方式，同时转诊给合适的专家。

### 疾病的遗传学特征和复发风险

因为所有家庭成员需要明确他们的生育选择，因此，疾病的遗传学特征及复发风险是十分重要的。可以通过可视化证据辅助对疾病的遗传学进行解释（如染色体图谱），向包括未受影响的个体在内的所有家庭成员提供准确的疾病发生和复发风险是非常重要的。如果不能确诊，提供经验性复发风险也是十分必要的。遗传咨询需要为患者提供必要的信息，使他们知晓有不同选择并最终让他们对怀孕、流产、人工授精、产前诊断、产前筛查、携带者检测及终止妊娠等方式做出自己的知情决定。因此咨询往往不止一次。

### 产前诊断和预防

目前针对特定的遗传疾病，有很多不同的产前诊断方法（见第 90 章）。超声技术的应用可以对诸如先天性心脏病等解剖异常的疾病进行产前诊断。通过羊水穿刺和绒毛膜取样可以获得胎儿组织的标本，从而进行染色体畸形、生化异常和 DNA 的分析。母亲血液或血清的标本也可以用于某些类型的筛查。虽然母亲可能携带有以往所有妊娠的细胞，但从脐带血或母血分离出来的胎儿细胞（游离胎儿 DNA）也可以用来进行测试，

### 治疗和转诊

许多遗传疾病都需要专业医生的护理，如患有特纳综合征的女孩需要内分泌专科医生进行治疗和评估。首要进行的是防止已知并发症的发生。在家庭成员的心理调整方面往往需要特别的干预。决定何时与患者讨论其慢性疾病的诊断总是很困难的。其中，不仅要考虑父母的意见，还要评估患病儿童或青少年的成熟度和接受能力。

现在网络信息丰富，在大量网络搜索后患儿家长总会找到某些替代疗法或非传统疗法。对于这些方法不应该简单地否定或忽略，医生和咨询者应该作为重要的知识、信息传播者帮助家长在众多的非正规治疗面前保持清醒，坚持正确治疗。相反地，需要制定一套科学合理的治疗方案，要兼顾费用和疗效，参考来自于对照研究和（或）观察研究的证据、安慰剂效果、治疗的安全性以及我们现有科学知识基础的空白。

### 互助小组

许多社区支持小组为特定的遗传和非遗传疾病提供信息及研究经费。遗传咨询的一项重要内容是将这些组织的信息提供给患儿家长并为患儿家庭推荐联系人。许多组织有自己的官方网站，上面有很多非常有用的信息。应该向家属强调不同患者的病程是有自身特点的。

### 随　访

应该鼓励家属对特定疾病多问问题并持续跟踪相关领域的最新知识。疾病的新进展会影响其诊断和治疗。支持互助小组是获得新信息的重要渠道。

### 非指导式咨询

遗传咨询通常是非指导式的。关于生育方面的决定依赖于家庭成员决定什么是对他们有利的。提供咨询者（医生、遗传咨询员、护士、医学遗传学家）的作用是为他们提供易懂的信息和明确他们可以做的选择。

## 72.2　遗传疾病的管理和治疗

*Brendan Lee*

遗传疾病往往是慢性病，很少能获得很好的治疗效果。但是，存在很多对遗传疾病的管理选择。应该向所有患者及家属提供关于疾病、遗传咨询、先期辅导以及适当的医疗监管的信息。对许多与先天性畸形或癌症易感相关的疾病来讲，目前已有现成的手术管理。

患者可以利用的资源包括国家稀少疾病组织（the National Organization of Rare Disorders, *www.rarediseases.org*）、遗传联盟（the Genetic Alliance, *www.geneticalliance.org*）、国家医学图书馆（the National Library of Medicine, *www. nlm. nih. gov/medlineplus/geneticdisorders. html#specificconditions*）和很多特定疾病网站。在网站 ClinicalTrials.gov 上有关于当前的联邦和私人资助的临床试验目录，其中也包含了许多遗传疾病。

针对遗传疾病的特定治疗方法分为生理治疗和替代治疗。目前，关注的重点是发展基因和细胞治疗。

### ■ 生理治疗

生理治疗试图通过改变患者的生理状态来改善遗传疾病的症状，然而并未干预疾病本身。生理治疗被用于治疗遗传代谢性疾病（见第 78 章）。治疗方法包括饮食控制比如避免苯丙酮酸尿症的患者摄入苯丙氨酸；为一些患有甲基丙二酸血症和线粒体疾病的患者补充辅酶；为患有尿素循环障碍的患者刺激替代通路来排泄氨；对患有成骨不全症的患者进行双磷酸盐的补充以减少骨折的发生；避免患有 α1- 抗胰蛋白酶缺陷的患者吸烟。生理治疗可以非常有效但需要坚持一生的时间，因为这种疗法并不影响遗传疾病本身。大多数生理治疗在生命早期不可逆损伤还未发生的时候是最有效的。这是所有新生儿遗传代谢疾病筛查的理论基础。

许多生理治疗使用的是小分子药物（如在尿素循环疾病患者中排除氨）。药物治疗直接针对的是有缺陷的细胞通路，该通路由于基因表达产物的异常或是缺失某个基因的表达产物而致功能的异常。但是，这种治疗方法相对很少，其中一个例子就是伊马替尼。它是一个小分子酪氨酸激酶抑制剂，是针对慢性髓性白血病（CML）中改变的生物通路而研发的。CML 通常与 9 号和 22 号染色体转位（费城染色体）相关，这种转位使得 BCR 蛋白与 Abl 癌基因产生了融合。伊马替尼是一种可以阻断融合蛋白中三磷腺苷（ATP）结合的小分子，其在治疗 CML 和其他一些恶性肿瘤中非常有效。其他治疗方法包括大分子生物制剂如“人化”单克隆抗体等。

### ■ 替代治疗

替代治疗包括替代缺失的代谢物、酶、器官甚至特定的基因。

### ■ 酶替代

酶替代治疗（ERT）是治疗囊性纤维化的治疗措施之一，以控制小肠消化不良。胰酶容易口服，口服后到达胃肠道发挥作用。

酶替代策略对一些溶酶体贮积病有效。针对溶酶体的酶被修饰添加了可以结合到特定受体的甘露糖 -6- 磷酸。该受体也存在于细胞表面，因此，携带着甘露糖 -6- 磷酸残基的溶酶体酶可以通过被注入血液而带进细胞最终转运至溶酶体。现有的酶替代疗法可以治疗戈谢病和法布里病，某些型的黏多糖病（I，II，VI 型），C 型尼曼 - 匹克氏病和庞贝氏病。

ERT 的并发症之一是抗体对酶的反应。这种反应的强度比较难以预测，其严重程度与酶制剂的制备和疾病本身有关。大多数情况下，患者的抗体反应并不影响疗效（例如在戈谢病中），但在其他情况下，这可能成为治疗疾病巨大的障碍（例如在庞贝氏病中）。

## ■ 移 植

细胞和器官移植是替代有缺陷基因的潜在有效方法。除移植替代受损组织外，干细胞、肝及骨髓移植也常被用于几种疾病，主要是遗传代谢疾病、血液或免疫疾病。尽管会伴随有极大的风险和副作用（第 129~133 章），但成功的移植是非常有效的。细胞和组织移植在许多临床领域有作用，但总是在短期内有一定的发病，往往与外科手术（肝）或准备（骨髓）过程有关，长时发病与慢性免疫抑制及移植失败相关。干细胞治疗的最好例子是骨髓移植，但是大多数精力被用在确认、鉴定、扩展及利用其他组织干细胞进行再生治疗。

另外，从二十世纪九十年代开始的研究将重心放在替换有缺陷的基因（基因治疗）上。从理论上讲，如果我们可以靶向定位一个有着缺陷基因或基因产物的特定组织，这样可以为治疗遗传疾病提供一种较低侵入性治疗的方法。最终，基因治疗依赖于患者特异性的疾病病理生理学和基因运送载体之间的独特相互作用。

转运基因的载体包括病毒和非病毒方法。大多数人体临床试验用的是病毒载体，因为它们的组织转运的高效性。在一些疾病中，如 X 连锁合并腺苷脱氢酶缺陷重症联合免疫缺陷中，临床基因治疗已成为一种切实可行并且有效的选择（见第 120.1）。初步结果提示基因治疗（眼内缓释给药）可能对利伯氏黑矇有效。

## 参考书目

参考书目请参见光盘。

（谢亮　译，杨凡　审）

# 第 73 章

# 儿科医学中的遗传学策略

Daryl A. Scott, Brendan Lee

随着人类基因组序列测定和单倍型图谱构建完成，研究和诊断工具可以用来决定遗传学因素在罕见和常见疾病发病中所起的作用。关于所有儿科学疾病的遗传信息在大量网站和其他地方都很容易获得（表 73-1）。

## ■ 儿童遗传疾病的负担

遗传疾病可发生在任何年龄段，但某些最明显和

**表 73-1　有用的网络遗传学参考网站**

| 网址 | 数据库 |
|---|---|
| *www.ncbi.nlm.nih.gov* | 国家医药图书馆提供的概要性参考 |
| *www.ncbi.nlm.nih.gov/sites/entrez?db=omim* | 在线人类孟德尔遗传，临床工作者可用基因名称，症状或其他作为索引寻找 ~20 000 个遗传特征，非常实用。 |
| *www.ncbi.nlm.nih.gov/genemap* | 对目前人类基因组图谱绘制的努力提供大体参考 |
| *www.ncbi.nlm.nih.gov/Genbank/GenbankOverview.html* | 对所有 DNA 序列的搜索知识库 |
| *www.ncbi.nlm.nih.gov/ncicgap* | 癌症基因组解剖项目（国家癌症学院） |
| *www.genome.gov/* | 国家人类基因组研究学会；提供有关人类基因和伦理问题的有用信息 |
| *www.hgmd.cf.ac.uk/ac/index.php* | 人类基因突变数据库，提供针对人类基因表型的所有可描述性突变的搜索目录和参考 |
| *www.genetests.org* | 遗传疾病的临床和实验检测的分类目录<br>针对常见遗传病的内科医生导向性的基因回顾文章 |
| *http://projects.tcag.ca/variation/* | 相对于正常对照染色体变异的数据库 |
| *www.geneletter.com* | 健康，临床，法律，社会和伦理问题 |
| *www.ashg.org* | 美国人类基因学协会 |
| *www.acmg.net* | 美国医学遗传学学会 |
| *www.aap.org/VISIT/cmte18.htm* | 美国儿科学会遗传学法令：对常见遗传疾病的健康监督指南 |

严重的疾病可在儿童时期才发病。据估计53/1000的儿童和青年会由于重要的遗传因素而患病。如果同时考虑先天性畸形，患病率则将提高到79/1000。据统计在1978年超过一半患儿因为遗传性疾病到儿童医院就诊。到1996年止，由于健康医疗服务的推广和对许多疾病认识的提高，在美国的一家很大的儿童医院因遗传性疾病入院的比例提高到71%，导致入院的慢性疾病中96%有明显的遗传因素或者受到遗传易感性的影响。遗传性疾病的主要类别包括单基因性、基因组性、染色体性和多因素性条件。

就个体而言，单基因疾病非常罕见，但是整体上单基因疾病代表了儿童疾病的一个重要部分。单基因疾病的标志是其表型绝大部分由影响个体基因的改变所决定。由于影响基因的改变程度不同和由基因、环境和（或）随机因素导致的其他修饰，单基因疾病相关的表型在不同患者中可有不同的表现。遗传疾病的这种特征被称为表达多样性。常见单基因疾病包括镰刀细胞贫血和囊性纤维化。

当基因的改变对基因产物的功能产生重大影响时，更有可能发生单基因疾病。这种影响包括基因产物量不足（结构蛋白、酶、代谢产物），功能丧失或出现有害功能。对单基因疾病的检测通常包括对基因直接测序后寻找突变或者在某些情况下寻找有可能影响致病基因的小缺失或/和扩增片段。单基因疾病有可能为散发，有可能是在个体发育过程中发生原始突变（主要适用于显性遗传病），但也有可能是由于父母发生突变，个体遗传了这种突变造成。

后代发生单基因疾病的风险因人群而异。在某些情况下这是由于种系效应导致的，即影响致病基因的特定改变在源于少数亲代个体的人群中表现出相对高的发生率。由于这种人群与该人群以外的人进行交配受到限制，故该发生率能被维持。Tay-Sachs病在德裔犹太人和法裔加拿大人中的高发生率是典型的例子。在杂合子携带者条件下的其他改变可能发生正性选择，例如对疟疾获得相对抵抗性的血红蛋白突变。

基因组疾病是由基因组重组导致的一类疾病的总称，包括基因缺失（DNA拷贝的丢失）、扩增（新DNA拷贝的增加）和倒位（DNA排列改变）。当疾病的发生是由于重排影响到邻近基因，而该邻近基因能导致一种特定表型，这种情况被称为传染性基因疾病。常见的例子有位于染色体22q11的基因缺失导致的DiGeroge综合征。有些基因组疾病与临床上易识别的表型相关，其他产生一些非特征性的发育损害性基因表型，对智力产生影响，同时还对生长和身体特征产生不同影响。基因组疾病通常可以通过原位杂交（fluorescent in situ hybridization，FISH）或微阵列比较基因组杂交（array comparative genome hybridization，aCGH）的方法确定。较大的突变可用染色体分析检测。

缺失、扩增和倒位可影响到全染色体或者染色体的一大部分，这几种情况统称为染色体疾病。最为常见的染色体疾病是唐氏综合征，由于该病与第三条21号染色体的出现相关而被称为21三体综合征。整条或部分染色体的缺失被称为单倍体。在某些情况下，仅有部分组成个体的细胞携带有这种染色体缺陷，这种情况被成为镶嵌现象。易位是另一种常见的染色体畸形，易位发生时一条染色体的一段断裂后与另一条不同的非同源性染色体相连。易位可以是平衡或非平衡的。平衡易位是指没有遗传物质的缺失或增加。不平衡易位是指与正常染色体相比部分遗传物质（通常位于与另一条不同染色体的DNA相连的断裂点）缺失或扩增。染色体疾病通常可由染色体分析检测确定，但也可由FISH或aCGH检测发现。

多因素遗传疾病是由于多个基因/或基因环境影响的共同作用。脊柱裂和单纯性唇裂或下颌裂是具有多因素遗传特征的常见儿科疾病。这些特征具有家族聚集性，但是不具有孟德尔遗传特性（见第75章）。在大多数情况下，致病基因是未知的，遗传咨询往往基于经验性数据。多因素遗传的概念可以延伸到常见的儿科疾病中，例如哮喘和糖尿病。

## 医药领域中正在变迁的遗传学框架

虽然大多数基因疾病无特异性治疗，仍然有某些重要的例外。先天性代谢性疾病是首先被发现的遗传病，大多数通过饮食调节可以得到治疗（见第78章）。这些疾病是由遗传因素决定的特定酶的缺陷，进而导致有毒物质的蓄积和（或）关键终产物的缺乏。

单个个体发生代谢疾病非常罕见，但是对儿童人群累积的影响却非常显著。串联质谱分析因为相对便宜，适宜于对新生儿进行大部分代谢性疾病筛查。该技术的使用不仅极大地提高了代谢性疾病在人群中被查出的概率，而且能使治疗在发育的早期阶段得以启动（见第72，78章）。

在基因治疗相关领域取得最多进展的疾病是溶酶体贮积病。该疾病是以溶酶体功能缺陷为特征的一类代谢性疾病。溶酶体是包含特定消化酶的细胞器。此类疾病的某些类型是致命的或者与过去的某些难治性慢性疾病相关，而这些难治性慢性疾病现在可以采用静脉输注特殊修饰酶的方式治疗。这些酶可以被细胞摄入并整合进入溶酶体。例如Gaucher病和Fabry病常规采用酶替代疗法，并且类似的治疗在其他溶酶体性疾病中得到发展。

其他非代谢性遗传病也在治疗方面取得了进展。对先天性畸形如心脏缺陷的外科治疗的提高改善了患有出生缺陷或其他疾病例如唐氏综合征儿童的生存质量。囊性纤维化患者的生命期望值在稳定的延长，这在很大程度上是由于抗生素治疗以及对慢性肺部疾病和吸收不良处理方面取得的进步。这些进展的一个很大的结果是更多受影响患者能存活到成年期，因而也形成了从儿科医生的需求到为成人提供医疗服务的医生的转变。

长期以来大家对基因替代治疗寄予厚望。然而，很难找到一种安全有效的在疾病组织中插入基因的方法，从而能长时期的在生理有效水平维持基因表达。干细胞治疗策略为过去的难治性疾病提供了治疗的可能性。

携带者筛查项目对在特殊人群中筛查常见的 Tay-Sachs 病和很多其他罕见单基因疾病已经有很长的历史并且取得了很大的成功。通常夫妇在孕前要在家族史的基础上对各种疾病进行筛查（Tay-Sachs 病，血红蛋白疾病，囊性纤维化）。在遗传检测可以检测特定突变的基础上，存在风险的夫妇会被推荐做孕前或产前遗传检测。

产前检测也可以检测染色体疾病，例如唐氏综合征；通过非侵入性筛查检测，在怀孕前三个月或第二个三个月检测母亲的血清和胎儿超声使得越来越多受影响的人群被检测到。其他非侵入性产前诊断也在研发当中，例如对母亲血液中胎儿细胞或胎儿 DNA 样本进行检测。大多数情况下，产前诊断可以通过妊娠 10~12 周的绒膜绒毛样本或 16~18 周羊膜穿刺术确认。当一对夫妇有特定遗传缺陷风险时，有时候胚胎着床前遗传诊断（preimplantation genetic diagnosis，PGD）可以被用来在体外受精过程中选择并植入未受影响的早期胚胎。这些方法可以用来筛查有风险的怀孕，如 PGD 可以用来避免受影响的怀孕，但因其局限性而不能保证健康小孩的出生，受试的夫妇认识到这一点是很重要的。

对大量的罕见以及相对常见的基因疾病，遗传检测的应用性越来越高。当诊断不明确时，遗传检测在儿科医药领域被广泛应用，同时为遗传咨询提供基础。在某些情况下，遗传检测是特定治疗的开始。在将来，对遗传性疾病有倾向性的预测性遗传检测会变得越来越普遍。理论上在某种程度上这种检测的广泛应用取决于这种检测对预防疾病或改善预后的影响。（见第 72 章）

遗传检测将可能在所有医疗决策的基础中占有重要比例，并与常规医疗手段的无缝结合。其中的一个领域是遗传检测有可能对个体化药物治疗产生重要影响。长期以来与药物代谢相关酶的遗传变异性强调治疗效果和某些药物毒性的差异。随着突显这些差异的遗传改变被识别，新的遗传检测可以允许内科医生依据个体在药物代谢、反应性和对毒性反应的易感性的差异确定个体化的治疗方案。这方面的进展可能会开启个体化医疗治疗的新时代。

## 遗传和儿科实践

儿科医生在为受遗传疾病影响的家庭提供和协调医疗服务中扮演着重要角色。在这种角色下，儿科医生很大程度上需要与各种遗传学专家合作或由他们提供服务。不同的遗传学专家都会接受培训项目和与他们医疗角色一致的资格认证（表 73-2）。在大多数情况下，儿科医生会将假定患有遗传疾病的儿童转诊给临床遗传学家。临床遗传学家是在遗传学科室完成轮转并被美国医学遗传委员会认证的内科医生。他们能在正确诊断，家庭咨询方面提供专业医疗帮助，家庭咨询内容包括自然病史、疾病处理和复发风险等，并实行诊疗计划。

随着遗传疾病的数目和遗传检测范围的增加，越来越需要儿科医生和临床遗传学家能识别有相对罕见疾病或具有患某种遗传病风险却无症状的儿童。对于及早治疗很关键的某些疾病应该实行新生儿或儿童早期筛查手段。其他则应该遵循临床实践指南。儿科医

**表 73-2　遗传学专业类型**

| 专业 | 训练 | 资格 | 角色 |
|---|---|---|---|
| 临床遗传学家 | MD 或者 OD 和医学遗传学住院医 | 美国医学遗传学委员会 | 针对遗传疾病患者的诊断和处理 |
| 医学生化遗传学家 | 临床遗传学家，在生化遗传疾病的亚专业训练 | 美国医学遗传学委员会 | 针对生化（代谢性）疾病患者的医疗服务 |
| 遗传咨询师 | MS | 美国遗传咨询委员会 | 遗传咨询和协调 |
| 实验遗传学家 | MD，OD 或 PhD 和两年的专科培训 | 美国医学遗传学委员会 | 对细胞遗传学，生化遗传学或分子遗传学等实验室检测的监督 |
| 护理遗传学家 | 在遗传学（研究生学位）或遗传学临床护理（高中毕业）的高级护理实践 | 遗传学护士资格委员会 | 针对遗传疾病患者的护理 |

生在很大程度上将要依赖于技术的进步来帮助他们跟上步伐。这些技术进步包括能辅助罕见疾病诊断的电脑程序和能帮助识别遗传异质性疾病——由一种以上遗传学病因导致的遗传病病因的检测手段。但不应该低估简单常规的实践的作用，例如获得准确的家族史。

## 伦理问题

与所有的医疗服务一样，遗传检测、诊断和治疗都应该保证保密性。患者的遗传信息最具隐私性，医疗工作者应该尽最大努力避免患者产生耻辱感。很多人害怕遗传检测的结果会为自己或他们的孩子带来遗传歧视的风险。遗传歧视表现为人们因为他们表明有遗传疾病的 DNA 差异或具有发生特定疾病风险的情况下而受到不公平的治疗。在美国，2008 年颁布的遗传信息非歧视法令保护个体免受健康保险工作者和雇主的歧视但是未延伸到保护来自于人身保险，伤残保险和长期医疗保险提供者的歧视。

就像所有的医学决策制定，关于遗传学检测的决定应该建立在对潜在获益和风险的仔细评估的基础上。由于儿童不能直接参与到对检测的讨论而要求内科医生和家属一起做决定，因而决策制定在儿科学领域更为困难。分子学诊断检测常常用来诊断畸形综合征、精神发育迟滞和其他伤残，可为儿童带来显著获益。在其他情况下，可识别成人时期发病的疾病易感性的遗传检测，等到儿童或青少年成年后衡量益处和不足以及自己决定是否进行遗传检测更加合适。

美国人类遗传协会、美国医学遗传学学会（*Am J Hum Genet* 57, 1995: 1233–1241）和美国儿科学学会（American Academy of Pediatrics, AAP）（*Pediatr* 2001, 107: 1451–1455）联合颁布了有关儿童遗传学检测的政策。AAP 的推荐如下：

· 定期回顾和评估已进行的新生儿筛查检测，允许修改筛查项目或去除非有效成分。新的新生儿筛查检测的引入应该在通过对研究方案的密切监控的条件下实施。

· 如同为儿童做出大多数诊断性或治疗性努力一样，遗传检测要求家属的告知同意和大龄儿童的同意。新生儿筛查项目应该评估获得家属告知同意的协议。应该监测告知家属后被拒绝的频率。需要更多的研究提高在新生儿筛查项目中告知同意的效率和有效性。

· AAP 不支持对儿童或青少年携带者进行检测或筛查的广泛应用。关于对儿童或青少年携带者检测的必要性有待更多的研究证实。在儿科人群中对携带者进行筛查的风险和获益应该在密切监控下的临床试验中被评估后才能推广运用。对怀孕或者可能怀孕的青少年做携带者筛查可能是合适的。

· 对成年期发病疾病的遗传检测应该等到成年期或者在对检测感兴趣的青少年形成成熟的决策制定能力的条件下实施。AAP 认为在遗传信息还未证明在儿童时期实施干预可降低发病率和死亡率时，用于儿童和青少年人群的预测晚发疾病的遗传检测是不合适的。

· 由于对遗传筛查和检测的理解仍不充分，儿科医生需要向家属提供必要的信息及咨询服务，如有关遗传学认知和治疗能力局限性、获取特定遗传信息的过程可能造成的潜在伤害，包括心理伤害、耻辱感和歧视的可能性，及为有遗传疾病儿童提供的医疗条件、不利问题和潜在的治疗方案和服务。儿科医生可以在遗传筛查的过程中与遗传学家、遗传咨询师和产前医疗工作者合作，在如何处理大量复杂的问题上得到帮助。

· AAP 支持在医学生、住院医生和内科医生中推广和宣传人类遗传学，也支持为遗传专业工作者中推广训练项目。

## 参考书目

参考书目请参见光盘。

（杨凡　译，杨凡　审）

# 第 74 章
# 人类基因组

Daryl A. Scott, Brendan Lee

人类基因组计划、人类基因组测序的最终完成，使我们几乎能够研究人类的任何基因，并探讨基因在罕见疾病和常见疾病中的作用。当然，基因组远不仅仅是指生成蛋白质的编码信息库。

补充内容请参见光盘。

（唐梅　译，杨凡　审）

# 第 75 章
# 遗传传递模式

Daryl A. Scott, Brendan Lee

## ■ 家族史和家系表示法

家族史仍旧是儿科医生对于鉴定患者对于罹患

很多疾病的风险的最重要筛选工具。这些疾病包括多因素疾病如糖尿病和注意力缺陷，以及单基因疾病如成骨不全症和囊性纤维化。通过详细的家族史，医生可以明确疾病的遗传传递模式以及家庭成员的患病风险。由于并不是所有的疾病家族聚集性都是由于遗传因素，家族史还可以鉴定出常见的影响疾病发生的环境及行为因素。家族史的主要目的是鉴定遗传易感性，而家族史的核心是一个系统、标准的家系图。

家系图提供了关于家族结构和疾病史的图形描述。绘制家系图最重要的是系统性和使用标准符号及图形（图 75-1~75-4），以便所有人都可以读懂并理

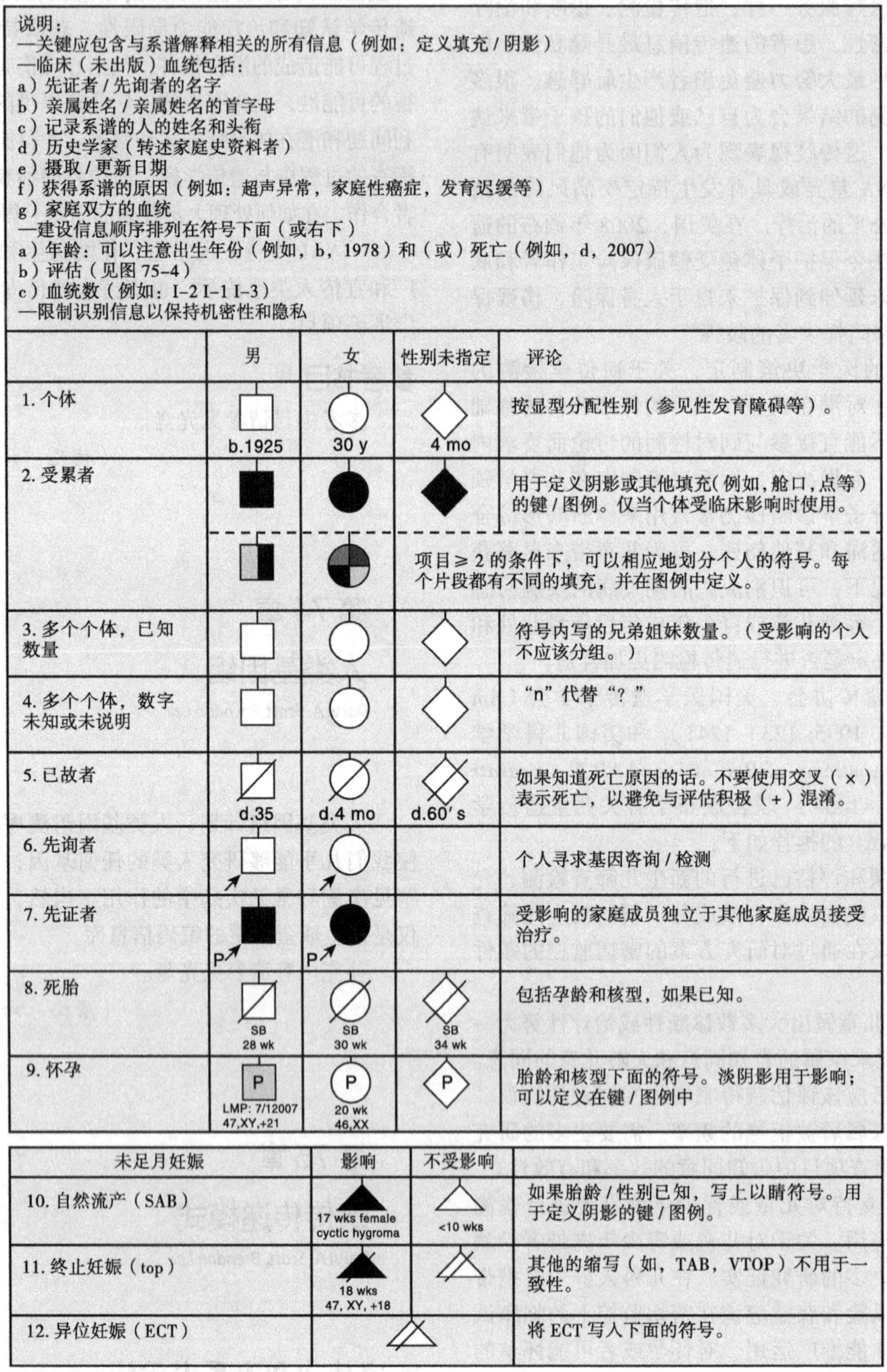

说明：
—关键应包含与系谱解释相关的所有信息（例如：定义填充 / 阴影）
—临床（未出版）血统包括：
a）先证者 / 先询者的名字
b）亲属姓名 / 亲属姓名的首字母
c）记录系谱的人的姓名和头衔
d）历史学家（转述家庭史资料者）
e）摄取 / 更新日期
f）获得系谱的原因（例如：超声异常，家庭性癌症，发育迟缓等）
g）家庭双方的血统
—建设信息顺序排列在符号下面（或右下）
a）年龄：可以注意出生年份（例如，b，1978）和（或）死亡（例如，d，2007）
b）评估（见图 75-4）
c）血统数（例如：I-2 I-1 I-3）
—限制识别信息以保持机密性和隐私

| | 男 | 女 | 性别未指定 | 评论 |
|---|---|---|---|---|
| 1. 个体 | b.1925 | 30 y | 4 mo | 按显型分配性别（参见性发育障碍等）。 |
| 2. 受累者 | | | | 用于定义阴影或其他填充(例如，舱口，点等）的键 / 图例。仅当个体受临床影响时使用。 |
| | | | | 项目≥ 2 的条件下，可以相应地划分个人的符号。每个片段都有不同的填充，并在图例中定义。 |
| 3. 多个个体，已知数量 | | | | 符号内写的兄弟姐妹数量。（受影响的个人不应该分组。） |
| 4. 多个个体，数字未知或未说明 | | | | “n”代替“？” |
| 5. 已故者 | d.35 | d.4 mo | d.60′s | 如果知道死亡原因的话。不要使用交叉（×）表示死亡，以避免与评估积极（+）混淆。 |
| 6. 先询者 | | | | 个人寻求基因咨询 / 检测 |
| 7. 先证者 | P | P | | 受影响的家庭成员独立于其他家庭成员接受治疗。 |
| 8. 死胎 | SB 28 wk | SB 30 wk | SB 34 wk | 包括孕龄和核型，如果已知。 |
| 9. 怀孕 | P LMP: 7/12007 47,XY,+21 | P 20 wk 46,XX | P | 胎龄和核型下面的符号。淡阴影用于影响；可以定义在键 / 图例中 |

| 未足月妊娠 | 影响 | 不受影响 | |
|---|---|---|---|
| 10. 自然流产（SAB） | 17 wks female cyctic hygroma | <10 wks | 如果胎龄 / 性别已知，写上以睛符号。用于定义阴影的键 / 图例。 |
| 11. 终止妊娠（top） | 18 wks 47, XY, +18 | | 其他的缩写（如，TAB，VTOP）不用于一致性。 |
| 12. 异位妊娠（ECT） | | | 将 ECT 写入下面的符号。 |

**图 75-1** 常用家系图符号、定义及简写。
摘自 Bennett RL, French KS, Resta RG, et al. Standardized human pedigree nomenclature: update and assessment of the recommendations of the National Society of Genetic Counselors. J Genet Counsel, 2008, 17: 424–433

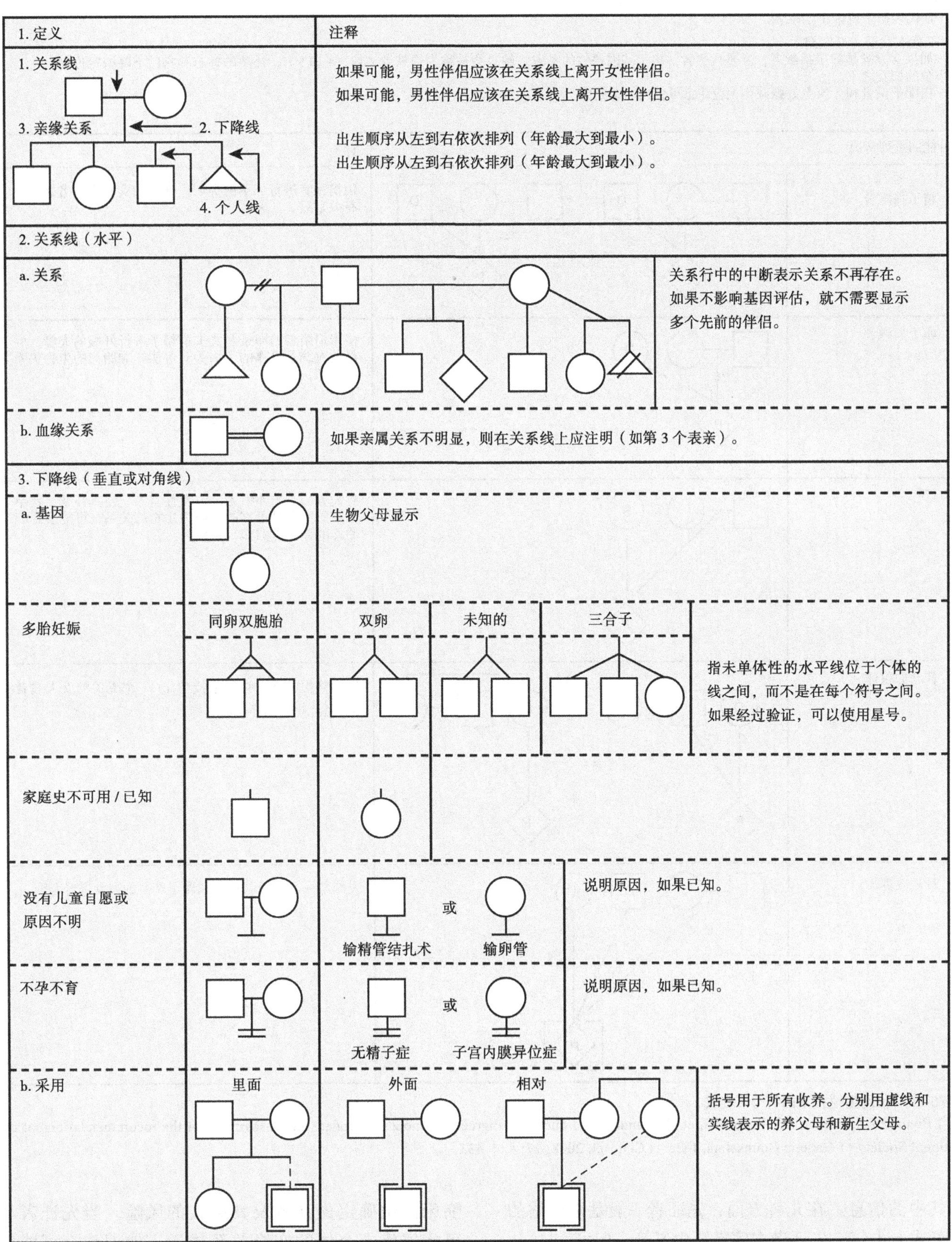


**图 75-2**　家系图中线条的定义。

摘自 Bennett RL, French KS, Resta RG, et al. Standardized human pedigree nomenclature: update and assessment of the recommendations of the National Society of Genetic Counselors. J Genet Counsel, 2008,17: 424–433

| 说明：<br>—D 代表卵子或精子捐献者。<br>—S 代表代孕（妊娠期）<br>—如果女方既是卵子捐献者，又是代孕者，出于基因评估的考虑，她只会被称为捐献者（如，4 和 5）；怀孕的标志和它的下降线定位在怀孕的妇女之下。<br>—在配子供者和（或）妊娠载体上应注意可使用的家庭史 | | |
|---|---|---|
| 可能的系列情况 | | 评论 |
| 1. 精子捐赠者 | 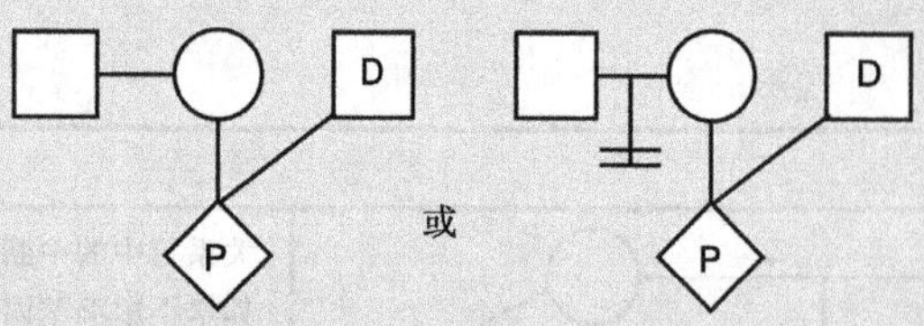 或 | 用捐精者进行怀孕的夫妇。怀孕妇女和捐精者之间没有关系线。 |
| 2. 卵子捐赠者 | 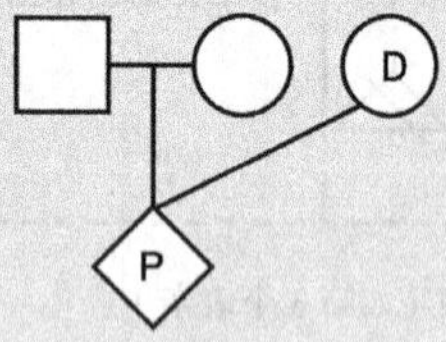 | 使用捐赠者的卵子和丈夫的精子进行妊娠的夫妻，生母的血统是可靠的，因为有可能影响胎儿的生物关系（例如，致畸。） |
| 3. 仅代孕 | 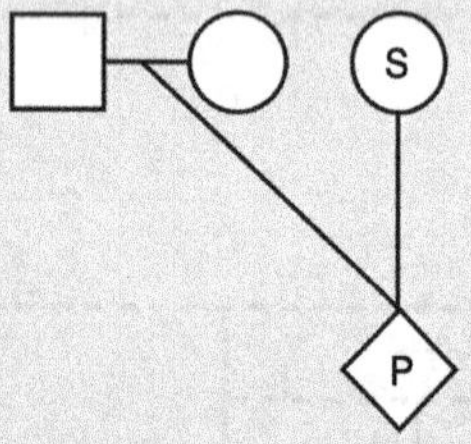 | 将夫妻的受精卵植入一位女性宫内，使其怀孕。代孕母亲的系谱是可靠的，因为生物的关系，可能会影响胎儿的存在（例如，致畸） |
| 4. 代孕卵供体 | 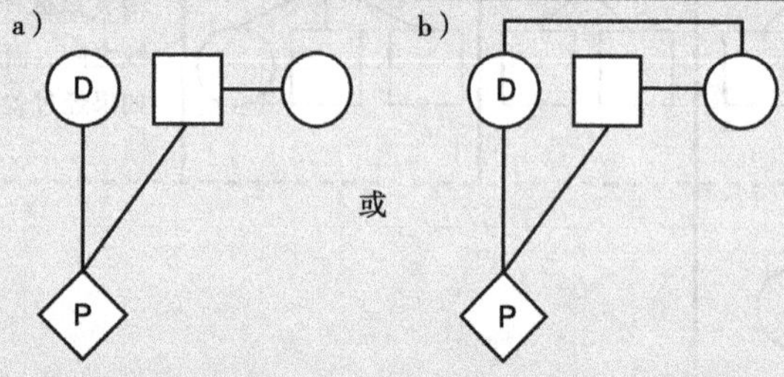 a） 或 b） | 男性伴侣的精子被用于授精 a）一个无关的女人或者 b）为这对夫妇怀孕的妹妹。 |
| 5. 计划收养 | 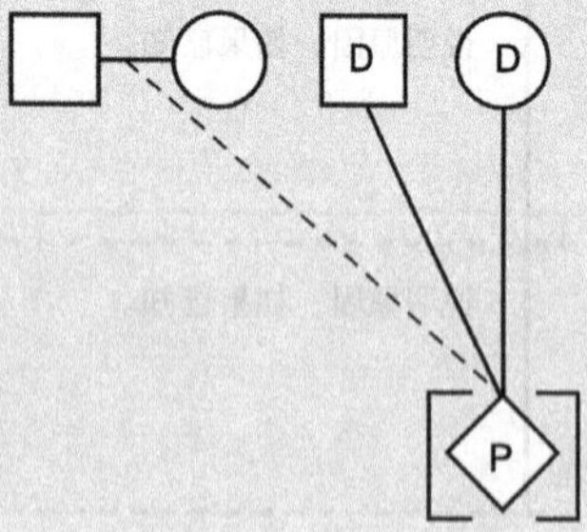 | 夫妇与一名用捐献精子和卵子怀孕的妇女进行合同。 |

图 75–3　辅助生殖技术的符号和定义。
摘自 Bennett RL, French KS, Resta RG, et al. Standardized human pedigree nomenclature: update and assessment of the recommendations of the National Society of Genetic Counselors. J Genet Counsel, 2008, 17: 424–433

解其中的信息。在儿科方面，先证者一般是被评估的儿童或青少年。先证者在家系图中以箭头标出。

作为对家系相关遗传疾病的初步筛查，需要绘制关于每一个新患者的 3~4 代家族成员的家系图。家系图可以为寻找疾病的遗传模式提供线索并帮助临床医生确定先证者及其家人的风险。当先证者与患病家族中个体的亲缘关系越近，他们越有可能共享了同样的遗传组份。一级亲属如父母、亲兄弟姐妹、子女，会有平均 1/2 的相同遗传信息，而一级表亲共享 1/8 的遗传信息。有时候，当患者提供家

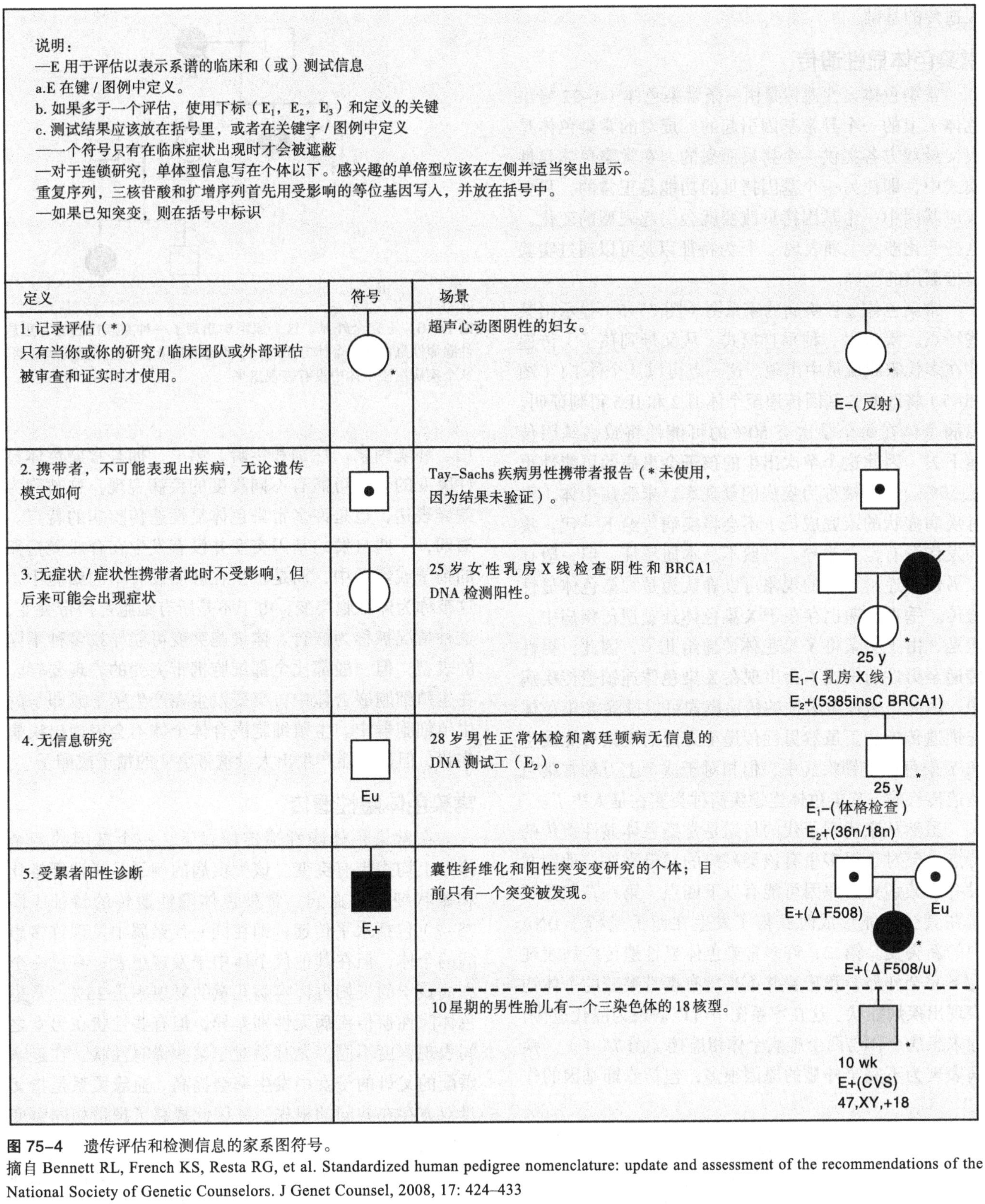

说明：
—E 用于评估以表示系谱的临床和（或）测试信息
a.E 在键 / 图例中定义。
b. 如果多于一个评估，使用下标（$E_1$，$E_2$，$E_3$）和定义的关键
c. 测试结果应该放在括号里，或者在关键字 / 图例中定义
——个符号只有在临床症状出现时才会被遮蔽
—对于连锁研究，单体型信息写在个体以下。感兴趣的单倍型应该在左侧并适当突出显示。
重复序列，三核苷酸和扩增序列首先用受影响的等位基因写入，并放在括号中。
—如果已知突变，则在括号中标识

| 定义 | 符号 | 场景 |
| --- | --- | --- |
| 1. 记录评估（*）<br>只有当你或你的研究 / 临床团队或外部评估被审查和证实时才使用。 | * | 超声心动图阴性的妇女。<br>E-（反射） |
| 2. 携带者，不可能表现出疾病，无论遗传模式如何 | | Tay-Sachs 疾病男性携带者报告（* 未使用，因为结果未验证）。 |
| 3. 无症状 / 症状性携带者此时不受影响，但后来可能会出现症状 | | 25 岁女性乳房 X 线检查阴性和 BRCA1 DNA 检测阳性。<br>*<br>25 y<br>$E_1$-（乳房 X 线）<br>$E_2$+(5385insC BRCA1) |
| 4. 无信息研究 | Eu | 28 岁男性正常体检和离廷顿病无信息的 DNA 测试工（$E_2$）。<br>*<br>25 y<br>$E_1$-（体格检查）<br>$E_2$+(36n/18n) |
| 5. 受累者阳性诊断 | E+ | 囊性纤维化和阳性突变变研究的个体；目前只有一个突变被发现。<br>E+(Δ F508)　Eu<br>*<br>E+(Δ F508/u) |
| | | 10 星期的男性胎儿有一个三染色体的 18 核型。<br>*<br>10 wk<br>E+(CVS)<br>47,XY,+18 |

**图 75-4**　遗传评估和检测信息的家系图符号。
摘自 Bennett RL, French KS, Resta RG, et al. Standardized human pedigree nomenclature: update and assessment of the recommendations of the National Society of Genetic Counselors. J Genet Counsel, 2008, 17: 424–433

族史时会提及其有一位患病的远亲。这种情况下，需要绘制更为详尽的家系图来对其他家庭成员的风险进行评估。例如，一位母系远房表亲的脆性 X 染色体综合征导致精神发育迟滞的病史会增加男性先证者患此病的风险。

## 孟德尔遗传

常染色体显性、常染色体隐性和 X 连锁是三种经典的基因遗传模式。这些被称为孟德尔遗传模式，是以 19 世纪的僧人乔治・孟德尔而命名的，他发现了性状分离、显性和自由组合定律。这些目前仍是单基因遗传的基础。

## 常染色体显性遗传

常染色体显性遗传是由一条常染色体（1~22号染色体）上的一个异常基因引起的。成对的常染色体是由父母双方各提供一个拷贝而来的。在常染色体显性模式中，即使另一个基因拷贝的功能是正常的，只要成对基因中一个基因拷贝改变就会引起表型的变化。这些变化涉及生理表现、行为特征以及可以通过实验室检测出的差异。

常染色体显性疾病的家系图（图75-5）显示出某些特点。疾病以一种垂直模式（从父母到孩子）传递并在多代家族成员中出现。这一点可以从个体I.1（图75-5）将改变的基因传递至个体II.2和II.5得到证明。患病个体在每个孕次有50%的可能性将致病基因传递下去，因此这个孕次出生的孩子会患病的可能性也是50%。这个被称为疾病的复现率。未患病个体（没有疾病症状的家庭成员）不会将疾病传给下一代。疾病发作没有性别差异。虽然不是本质特征，但一般存在男性传递给男性的现象可以确认为是常染色体显性遗传。垂直传递也存在于X染色体连锁遗传疾病中。但是，由于父亲将Y染色体传递给儿子，因此，男性传递至男性的模式不会出现在X染色体连锁遗传疾病中。因此，男性至男性的传递模式可以排除X染色体连锁遗传疾病。虽然男性传递至男性的模式可能发生在Y染色体连锁疾病中，但相对于成千上万种常染色体遗传疾病，Y染色体连锁疾病种类实在是太少了。

虽然从亲代到子代的传递是常染色体显性遗传的特点，但对于很多患有该类疾病的父母来讲，他们并没有家族病史。原因可能有以下四点。第一，父母可能在其受精卵形成时获得了发生在卵子或精子DNA中的新突变。第二，许多常染色体显性遗传疾病表现为不完全外显，意味着并不是所有携带突变的个体均表现出疾病症状。这在家系图中可以表现为隔代遗传，即未患病个体与两个患病个体相连接（图75-6）。疾病表现为不完全外显的原因很多，包括修饰基因的作用、环境因素、性别和年龄。第三，拥有常染色体显性突变的个体可能有不同程度的疾病表现，这被称为差异表达，也是许多常染色体显性遗传疾病的特点。第四，一些自发的基因突变并没有发生在合成受精卵的精子或卵子中，而是发生在胚胎发育中的细胞中，这被称为体细胞突变，由于不是所有细胞都携带突变，这种情况被称为嵌合。体细胞突变可能导致多种不同的表型，但一般都比全部细胞携带突变的表现要轻。在生殖细胞嵌合体中，突变发生在产生精子或卵子的生殖细胞群中。生殖细胞嵌合体个体不会表现出疾病症状，但其可能产生出大量携带突变的精子或卵子。

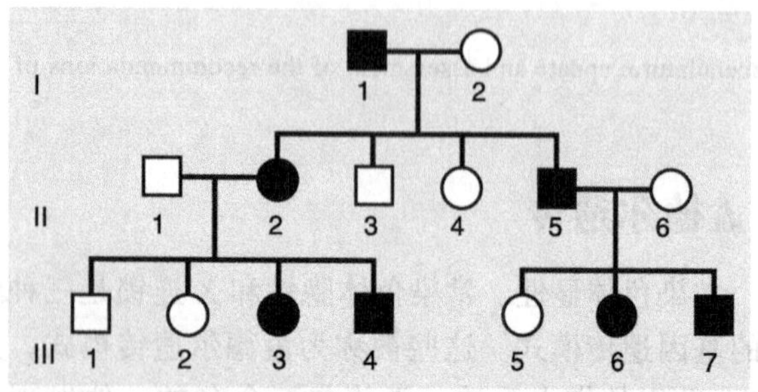


**图75-5** 常染色体显性家系。家系图显示这个典型的软骨发育不全（FGFR3）是以一种常染色体显性性状来遗传的。黑色表示患者

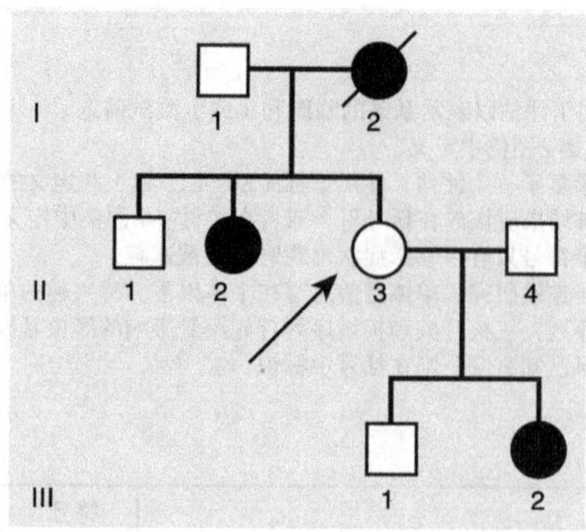


**图75-6** 不完全外显。这个家系中出现了一种家族性癌症－家族性腺瘤性息肉病。个体II.3是一个明确的携带者，但并无发病证据。这个疾病在该个体中没有表现出来

## 常染色体隐性遗传

在常染色体隐性遗传模式下，一个基因的两个拷贝上均携带有突变。该类疾病的例子是囊性纤维化和镰状细胞贫血病。常染色体隐性遗传的特征（图75-7）包括水平传递，即在同一代亲属中发现许多患病的个体，但在其他代个体中未发现患者；有过一个患病孩子的夫妇再怀疾病儿童的复现率是25%；常染色体隐性遗传疾病无性别差异，但有些性状在男女之间表现程度不同，尤其是对于某些稀有性状，在近亲婚配的父母的子女中发生率会提高。血缘关系是指父母双方存在共同的祖先，并因此提高了携带相同突变基因的可能性。一个患病儿童的父母为近亲结婚可以提示（但无法证明）该遗传疾病可能是常染色体隐性遗传。在西方社会近亲结婚并不常见，但在有些国家地区（印度南部、日本和中东）是很常见的。一级表亲的婚姻（6%~8%）可以使得子女患遗传疾病的风险比普通人群（3%~4%）提高1倍以上。

每个个体都可能携带几个稀有的有害的隐性突变。由于在普通人群中这样的突变发生概率很低，因此在普通人群中进行突变筛查是很不经济的。除非都

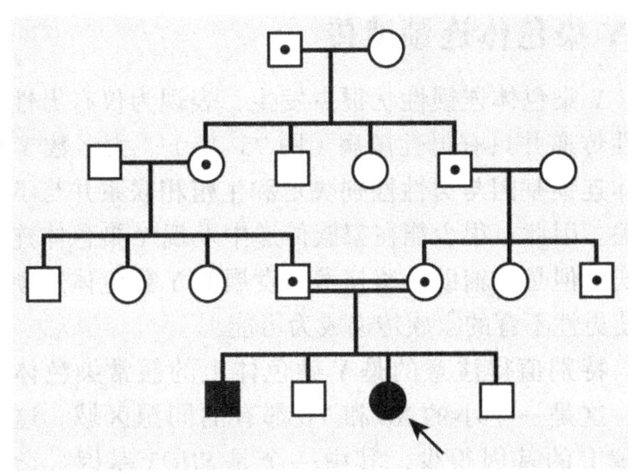

图 75-7 父母有血缘关系的常染色体隐性家系。中心点表示携带者，黑色表示患者

携带该隐性突变的夫妻生出了患病的孩子，这些突变才会被检测到。

但是，在一些遗传隔离群体（由于地理、宗教、文化或语言隔离的小群体）中，某些稀有隐性突变出现的概率远远大于在普通群体中的概率。即使不是已知的血缘关系，来自这些群体的夫妇有较大可能携带源于共同祖先的突变。在一些这样的群体中已经开展了筛查项目，从而检测出携带有致病突变基因的个体，进而防止有高患病风险的儿童出生。例如，很多隐性遗传病在 Ashkenazi 犹太人群体中的发生率远高于普通人群。有 Ashkenazi 犹太人血统的夫妻在孕前及产前需要对以下遗传疾病进行筛查：一型戈谢病（携带率 1∶14），囊性纤维化（1∶25），泰萨二氏病（1∶25），家族性自主神经功能异常（1∶30），卡拿弯病（1∶40），1A 型糖原贮积病（1∶71），枫糖尿病（1∶81），C 型范可尼贫血（1∶89），A 型尼曼匹克病（1∶90），布卢姆综合征（1∶100），IV 型黏多糖症（1∶120），以及可能的新生儿家族性高胰岛素低血糖综合征。

在有些大群体中，携带某些常染色体隐性基因的个体比例非常高。这种情况下，可能杂合子优势是主要原因。例如，非洲人群中携带镰状细胞贫血病突变及北欧人群中携带囊性纤维化疾病突变的个体比例远高于新突变发生的比例。杂合子携带者在生存和生殖方面可能比非携带者更有优势。在镰状细胞贫血病中，突变携带者对疟疾具有抗性；在囊性纤维化中，突变携带者对霍乱或致病性大肠杆菌感染具有抗性。基于群体的关于囊性纤维化的突变筛查被推荐给有北欧或 Ashkenazi 犹太人血统的个体，而镰状细胞贫血病的突变筛查被推荐给具有非洲血统的个体。

如果常染色体隐性遗传病的频率已知，那么我们可以通过哈迪 - 温伯格公式计算出杂合子的频率以及携带者的分布情况：

$$p^2+2pq+q^2=1$$

这里，p 和 q 分别是两种等位基因的频率。例如如果囊性纤维化在美国白人中的频率是 1/2500（$p^2$），那么杂合子（2pq）的频率可以被计算出来。如果 $p^2$=1/2500，那么 p=1/50，则 q=49/50；2pq=2×（1/50）×（49/50）=98/2500 或者 3.92%。

## 假显性遗传

假显性遗传是指一种已知的隐性遗传病表现为明显的显性（从父母到子女）传递（图 75-8）。这种情况发生在当纯合患病个体的配偶是杂合子携带者时，往往发生在相对常见的疾病中，如镰状细胞贫血病或编码 Connexin 26 的 GJB2 基因突变导致的非综合征型常染色体隐性听力损失。

## X 染色体连锁遗传

X 染色体连锁遗传（图 75-9）有如下特点：

· 男性比女性更容易患病且疾病症状更为严重

· 女性携带者一般不会患病，如果患病，病情也会比男性患者轻。

· 女性携带者有 25% 的风险生出一个患病的儿

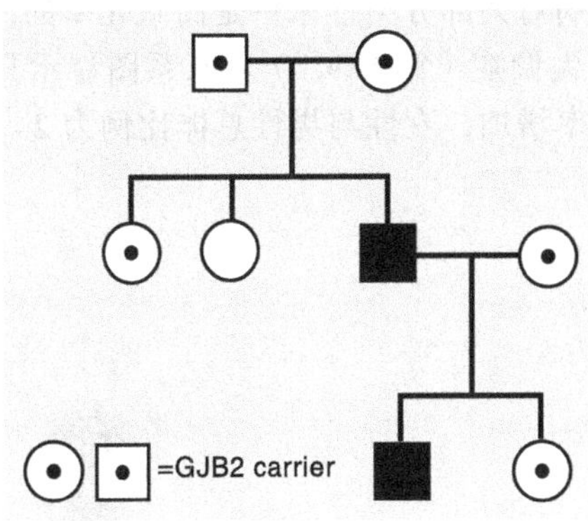


图 75-8 假显性遗传。黑色表示患者（耳聋），中心点表示无症状的携带者（未感染）

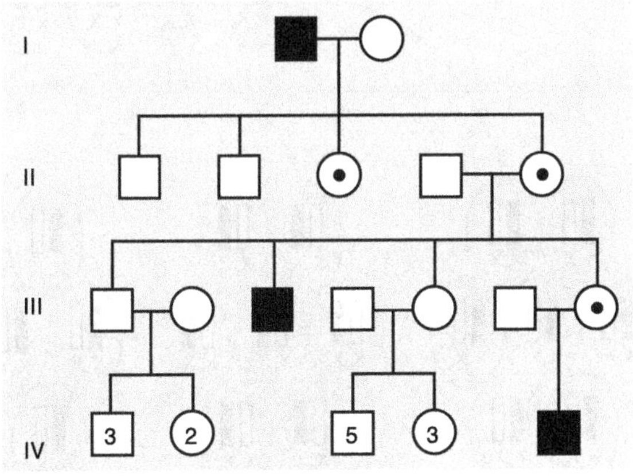


图 75-9 X 染色体连锁隐性遗传家系

子，25% 的风险生出一个携带该突变的女儿，而 50% 的机会生出没有携带 X 染色体连锁基因突变的孩子。

・患病男性只会有携带突变的女儿。他们不会有患病的儿子，是由于他们只把 Y 染色体传给儿子。男性到男性的传递方式可以排除 X 染色体连锁遗传但是会发生在常染色体显性遗传和 Y 染色体连锁遗传中。

有时候，女性会表现出和男性一样的 X 染色体连锁特征。这种情况很少发生，其发生原因可能是 X 染色体连锁性状的纯合子、性染色体异常（45，X 或 46，XY 女性）或偏移或非随机 X 染色体失活。X 染色体失活发生在发育初期，表现为在女性细胞中一条 X 染色体上的大多数基因发生随机不可逆的失活（图 75-10）。在一些情况下，大部分细胞所共有的一条 X 染色体都失活了，如果 X 染色体连锁的突变残基是在未失活的染色体上时，就会导致 X 染色体连锁突变的表型。这种情况的发生可能是由于随机偏差，对未失活携带正常基因的 X 染色体细胞的选择作用，或是 X 染色体畸形导致携带正常基因的 X 染色体失活。

一些 X 染色体连锁疾病以一种 X 染色体连锁显性方式遗传，即女性携带者表现出异常情况。患病男性只会有患病的女儿和正常的儿子，而一个患病女性的半数子女都会患病（图 75-11）。某些 X 染色体连锁显性疾病对大部分男性来讲是高致死率的。一个例子是色素失调症（第 589.7）。家系图显示只有女性患者流产率增加，女性与男性总体比例为 2∶1，（图 75-12）。

## ■ Y 染色体连锁遗传

Y 染色体连锁性状很少发生，表现为仅有男性到男性传递并只有男性患病（图 75-13）。大多数 Y 染色体连锁基因与男性性别决定和生殖相联系并与不育相关。因此，很少能在家族传递中发现 Y 染色体连锁疾病。但是，辅助生殖技术的发展使 Y 染色体连锁疾病使男性不育的家族传递成为可能。

特别值得注意的是 Y 染色体上的假常染色体区域，这是一个小的 Xp 和 Yp 都有的同源区域。这个区域上的基因很少，其中一个是 *SHOX* 基因。杂合 *SHOX* 基因突变会导致 Leri-Weil 软骨骨生成障碍综合征，这是一种很少见的骨发育不良，表现为双侧前臂弯曲，腕部尺骨错位及身材矮小。纯合突变则会导致更为严重的 Langer 肢中骨发育不良性侏儒。

## ■ 双基因遗传模式

双基因遗传模式解释了色素性视网膜炎（RP）的发生，患病儿童的父母各自携带了一个不同的 RP 相关基因上的突变。父母的视力均如预期般正常，但他们的孩子由于遗传了双杂合子从而患病。双基因遗传家系（图 75-14）有和常染色体显性（垂直传递）及常染色体隐性（1/4 复发率）遗传相同的特点。例如，一对各自携带一种 RP 相关基因突变的夫妇遵循双基因遗传方式，有 1/4 的风险生出一个患病儿童，这与常染色体隐性遗传特征相似。然而，其患病儿童及其后代患病个体，将有 1/4 的可能将这两个突变传递给

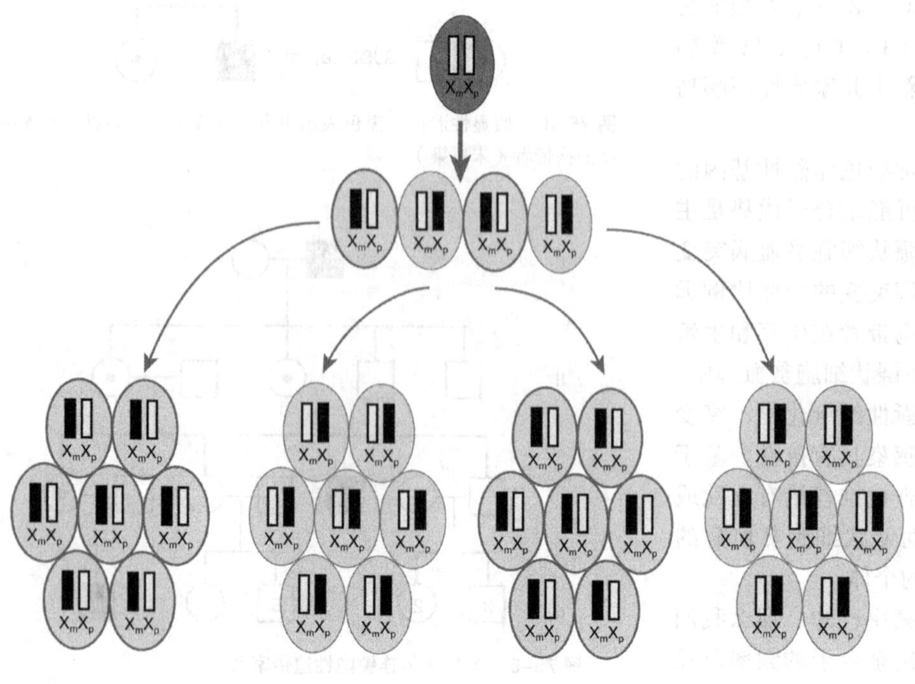


图 75-10　X 染色体失活。黑色标记了激活的 X 染色体。细胞的颜色代表其是否是父系来源的 X 染色体（在蓝色细胞里的 Xp 激活）或母系来源的 X 染色体（在红色细胞里的 Xm 激活）

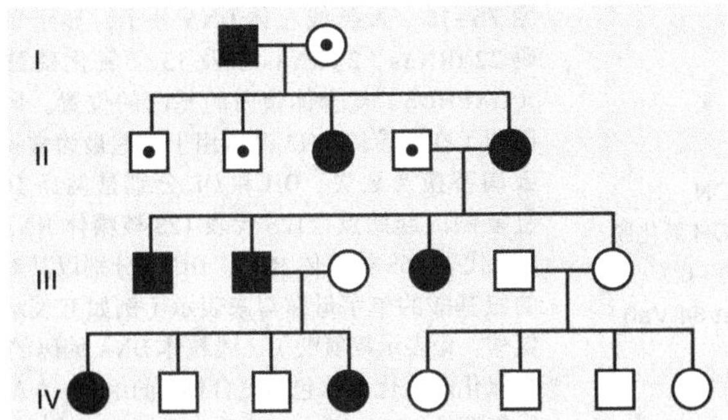


**图 75–11**　X 染色体连锁显性遗传的家系模式。注意在这种情况下没有父亲到儿子的传递。而且半合子（如男性中的 X 连锁基因）并不致死。在某些 X 染色体连锁显性的情况下，X 连锁男性的疾病症状更为剧烈，可能无法生存。在这种情况下，只有女性可以表现出症状（见图 75–12）

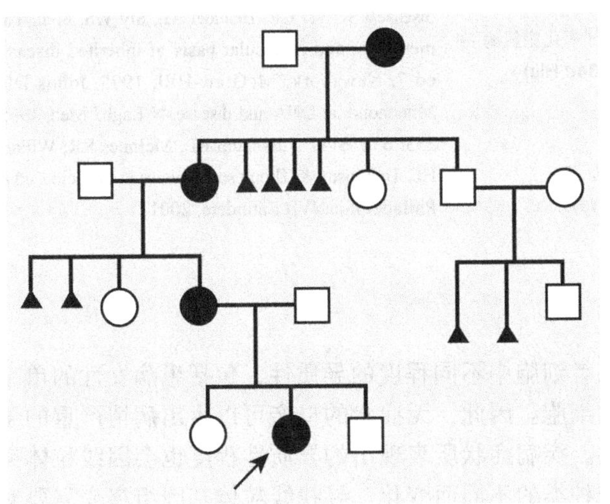

**图 75–12**　男性死亡的 X 染色体连锁显性疾病的家系图，例如色素失调症

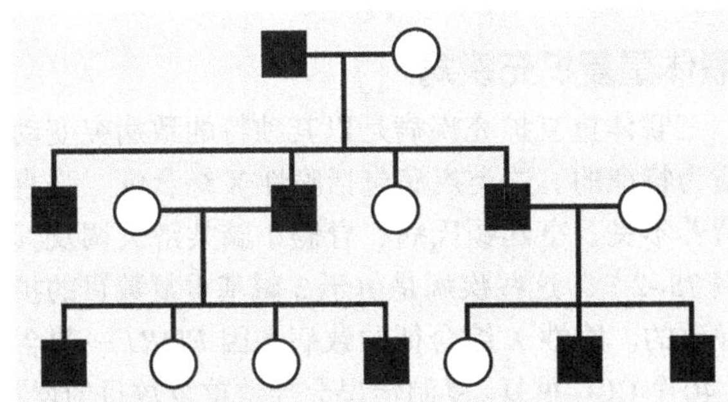

**图 75–13**　Y 染色体连锁遗传。黑色表示患者

子代患者（垂直传递）。

## ■ 假基因遗传和家系聚类

有时候，非遗传因素导致的同一家系中多个成员患某种疾病可以产生出与遗传传递相似的模式。这些非遗传因素包括已鉴定的环境因素、毒物暴露以及尚未明确 / 鉴定的其他因素。例如已明确的环境因素

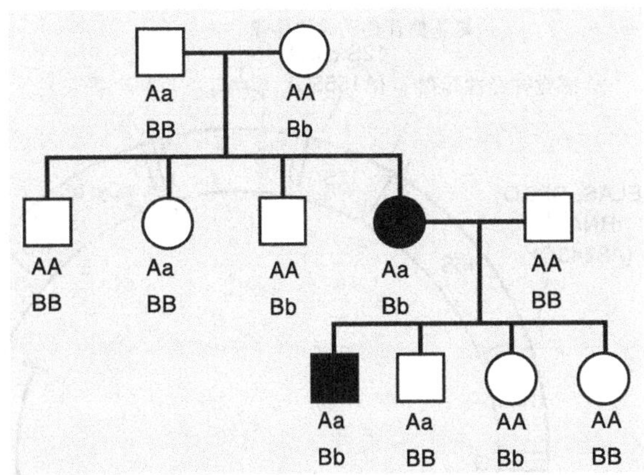


**图 75–14**　双基因遗传家系。在这里，致病等位基因为 a 和 b，他们位于不同的基因座位或基因中。一个个体发病必需两个基因的突变等位基因均为杂合子（A/a; B/b）

包括父母抽烟的暴露导致自一个家庭中多个兄弟姐妹患有哮喘或者由于孕期酒精暴露导致他们生长发育不良、发育停滞以及面部发育异常。

在某些情况下，在普通人群中常见的疾病在家系中聚集只是机会的偶然事件。乳腺癌影响了 11% 的女性，因此即使没有遗传易感性，在一个家系中有几位女性患乳腺癌也是可能的。但是，与 *BRCA1* 和 *BRCA2* 基因突变相关的遗传性乳腺癌在有以下个人史的个体中应该被怀疑，包括，在 50 岁以前患过乳腺癌、任何年龄出现早发性乳腺癌和卵巢癌、双侧或多处乳腺癌、符合常染色体显性遗传的乳腺癌或乳腺和卵巢癌家族史，和（或者）男性乳腺癌个人 / 家族史。

## ■ 非经典遗传模式

有些遗传疾病的遗传方式并不遵循经典的孟德尔遗传模式。非经典遗传模式包括线粒体疾病、三联体重复扩充疾病和印记缺陷。.

### 线粒体遗传

一个个体的线粒体基因组完全来自母亲，因为精子中基本不含线粒体，他们在受精时被清除掉了（图 75–15）。线粒体遗传病表现为母系遗传。患病的母亲会把疾病传给任何性别的子代，而患病的父亲则不会把疾病传递给孩子（图 75–16）。线粒体 DNA 突变多是缺失或点突变，总体说来，1/400 的人携带有母系遗传的致病性线粒体 DNA 突变。

在单个家系中，线粒体遗传很难与常染色体显性遗传或 X 染色体连锁遗传相区别，但在很多情况下密切注意疾病传递和非传递的父母性别可以提示线粒体遗传（表 75–1）。

线粒体是细胞的能量补给站，因此不难理解受线粒体异常影响最大的是那些高耗能的器官如大脑、肌

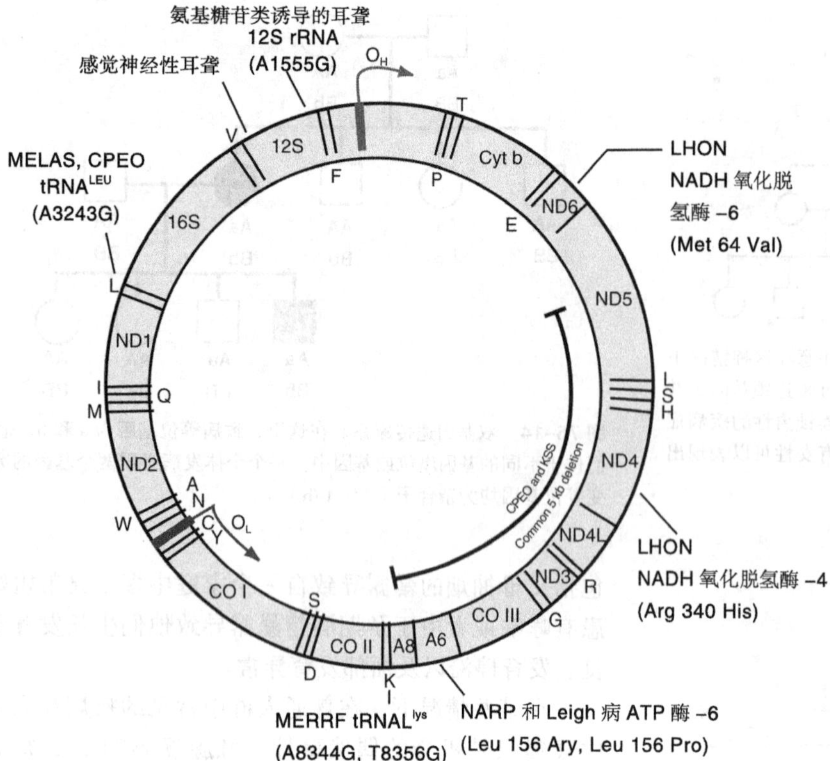


图 75–15 人类线粒体 DNA 分子，显示了编码 22 tRNAs、2 rRNAs 以及 13 个氧化磷酸化（OXPHOS）复合体蛋白的基因的位置。同时阐明了在线粒体 DNA 基因组上一些最为常见的致病替换及缺失。OH 和 OL 分别是两条 DNA 链复制的起始点；12S 代表 12S 核糖体 RNA；16S 代表 16S 核糖体 RNA。tRNA 分别以其对应的氨基酸的单字母缩写来表示（例如 L 表示亮氨酸，K 表示赖氨酸）。线粒体 DNA 编码的 13 个氧化磷酸化多肽包括复合体 I 的组分：NADH 脱氢酶（ND1、ND2、ND3、ND4、ND4L、ND5 和 ND6）；复合体 III 的组分：细胞色素 b（Cyt b）；复合物 IV 的组分：细胞色素 c 氧化酶 I，或者 Cyt c (COI, COII, COIII)；还有复合物 V 的组分：ATPase 6 (ATP–6, ATP–8)。代表性疾病见表 75–1

摘自 Shoffner JM, Wallace DC. Oxidative phosphorylation disease// Scriver CR, Beaudet AL, Sly WS, et al. The metabolic and molecular basis of inherited disease. ed 7. New York: McGraw-Hill, 1995; Johns DR. Mitochondrial DNA and disease. N Engl J Med, 1995. 333: 638–644// Nussbaum RL, McInnes RR, Willard HF. Thompson & Thompson genetics in medicine. ed 6. Philadelphia: WB Saunders, 2001

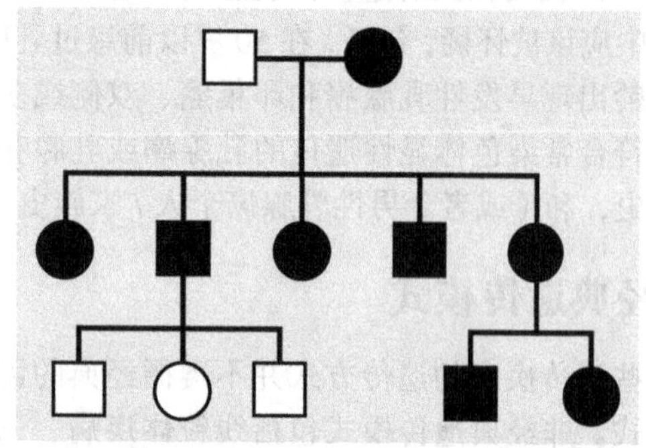

图 75–16 一种表现为母系遗传的线粒体疾病的家系图。黑色表示患者

肉、心脏和肝脏（见第 81.4，353 章和 591 章）。常见的临床表现包括发育迟缓、癫痫、心功能不全、肌肉力量和强度降低以及听力和视力问题。线粒体疾病的例子包括 MELAS（肌病变、脑病变、乳酸中毒、中风样发作），MERRF（伴有粗糙红色纤维的肌阵挛性癫痫）以及卡恩斯－塞尔综合征（眼肌麻痹、色素性视网膜病以及心肌病）（见第 591 章）。

线粒体疾病的临床表现差异很大。部分原因是细胞包含有许多线粒体，每一个都含有几个线粒体基因组的拷贝。因此，一个细胞中是含有正常和异常线粒体基因组的混合体，这被称为异质性。携带正常和异常基因组的线粒体不对等聚集以及复制优势可以导致患者细胞中不同程度的异质性，包括患病女性的单个卵细胞。因此，无症状的母亲可以生出病情严重的子女。疾病症状所表现出的异质性程度也会因线粒体突变种类的不同而变化。寻找线粒体基因组突变需要对患病组织进行取样用以 DNA 分析。在某些组织如血液中检测线粒体 DNA 的突变是不够的，原因是该突变可能原发于如肌肉等患病组织中。

## 三联体重复扩充疾病

三联体重复扩充疾病是以其独特的致病突变动态本质为特征的。这类疾病包括脆性 X 综合征、强直性肌营养不良、亨廷顿氏病、脊髓小脑共济失调及其他（表 75–2）。这些疾病是由于 3 碱基重复数目的扩增而导致的。脆性 X 综合征的致病基因 *FMR1* 一般含有 5 至 40 个 CGG 重复。复制错误会导致重复数目的增加，在灰色地带是 41–58 个重复，而 59–200 次重复则被称为准突变。携带有准突变的一些男性个体会在成年时患上脆性 X 相关震颤共济失调综合征（FXTAS），而女性携带者则有罹患 *FMR1* 相关卵巢早衰（POF）的风险。携带准突变的个体也有很大风险在减数分裂后使得基因的重复数更多，从而使其子代携带完全突变。对于脆性 X 综合征，临床诊断阈值为 200 次重复。在这种重复数目下，*FMR1* 基因会超甲基化并且不会产生蛋白产物。

表 75-1　线粒体 DNA 突变导致的代表性疾病及其遗传特征

| 疾病名称 | 表型 | 线粒体 DNA 分子上最频繁的突变 | 同质性或异质性 | 遗传特征 |
|---|---|---|---|---|
| 雷伯氏遗传性视神经萎缩症 | 视神经快速坏死，导致在青年时期出现失明 | 电子传递链复合体 I 的 ND1 基因上 Arg340His 替换，复合体 I 的其他错义突变 | 同质性（通常） | 母系遗传 |
| 色素性视网膜炎，利氏病 | 神经性病变，共济失调，色素性视网膜炎，发育迟缓，精神发育迟滞，乳酸血症 | ATPase6 号亚基上的点突变 | 异质性 | 母系遗传 |
| MELAS 综合征 | 线粒体脑肌病，乳酸酸中毒，中风样发作，可能仅表现为糖尿病 | $tRNA^{Leu}$ 上的点突变 | 异质性 | 母系遗传 |
| MERRF 综合征 | 肌肉阵挛性癫痫，肌肉中现粗糙红色纤维，共济失调，感音神经性耳聋 | $tRNA^{Lys}$ 上的点突变 | 异质性 | 母系遗传 |
| 耳聋 | 进行性感音神经性耳聋，通常由于氨基糖苷类抗生素所引起 | 12S rRNA 上 A1555G 突变 | 同质性 | 母系遗传 |
| | 非综合征型感音神经性耳聋 | 12S rRNA 上 A7445G 突变 | 同质性 | 母系遗传 |
| 慢性进行性眼外肌麻痹症 (CPEO) | 眼外肌肉进行性虚弱 | $tRNA^{Lys}$ 上的常见 MELAS 点突变；与 KSS 相似的大缺失 | 异质性 | 点突变时为母系遗传 |
| 皮尔逊综合征 | 胰功能不全，全血细胞减少症，乳酸酸中毒 | 大缺失 | 异质性 | 散发，体细胞突变 |
| 卡恩斯 - 塞尔综合征 (KSS) | 进行性眼外肌麻痹症合并早发性心脏传导阻滞及视网膜色素沉着 | 5kb 的大缺失 | 异质性 | 散发，体细胞突变 |

摘自 Nussbaum RL, McInnes RR, Willard HF. Thompson and Thompson genetics in medicine. ed 6. Philadelphia: WB Saunders, 2001, 246

表 75-2　重复扩充相关的疾病

| 疾病名称 | 描述 | 重复序列 | 正常范围 | 异常范围 | 易发生扩充的亲代 | 扩充的位置 |
|---|---|---|---|---|---|---|
| 第一类 | | | | | | |
| 亨丁顿舞蹈病 | 动作控制丧失，痴呆，情感障碍 | CAG | 6~34 | 36~100 或更多 | 更多的是通过父亲 | 外显子 |
| 脊髓延髓肌肉萎缩症 | 成年发作的合并雄性激素不敏感的动作神经元疾病 | CAG | 11~34 | 40~62 | 更多的是通过父亲 | 外显子 |
| 1 型脊髓小脑性共济失调 | 进行性共济失调，构音障碍，辨距障碍 | CAG | 6~39 | 41~81 | 更多的是通过父亲 | 外显子 |
| 2 型脊髓小脑性共济失调 | 进行性共济失调，构音障碍 | CAG | 15~29 | 35~59 | — | 外显子 |
| 3 型脊髓小脑性共济失调（马查多 - 约瑟夫病） | 肌张力不全，远端肌肉萎缩，共济失调，眼外肌麻痹 | CAG | 13~36 | 68~79 | 更多的是通过父亲 | 外显子 |
| 6 型脊髓小脑性共济失调 | 进行性共济失调，构音障碍，眼球震颤 | CAG | 4~16 | 21~27 | — | 外显子 |
| 7 型脊髓小脑性共济失调 | 进行性共济失调，构音障碍，视网膜变性 | CAG | 7~35 | 38~200 | 更多的是通过父亲 | — |
| 17 型脊髓小脑性共济失调 | 进行性运动失调，痴呆，动作迟缓，测距不准，进行性共济失调，痴呆，运动迟缓，辨距障碍 | CAG | 29~42 | 47~55 | — | 外显子 |
| 齿状红核苍白球吕伊斯体萎缩症 /Haw River 综合征 | 小脑萎缩，共济失调，肌肉阵挛性癫痫，舞蹈手足徐动症，痴呆 | CAG | 7~25 | 49~88 | 更多的是通过父亲 | 外显子 |

表 75-2（续）

| 疾病名称 | 描述 | 重复序列 | 正常范围 | 异常范围 | 易发生扩充的亲代 | 扩充的位置 |
| --- | --- | --- | --- | --- | --- | --- |
| 第二类 | | | | | | |
| 假性软骨发育不全，多发性骨骺发育不全 | 矮身材，关节松弛，退行性关节病 | GAC | 5 | 6~7 | — | 外显子 |
| 眼咽型肌营养不良 | 近侧肢无力，吞咽困难，上睑下垂 | GCG | 6 | 7~13 | — | 外显子 |
| 锁骨颅骨发育不良 | 矮身材，开放性颅骨缝合并颅顶膨出，锁骨发育不全，短指，牙齿异常 | GCG，GCT，GCA | 17 | 27（在一个家系中发现扩充） | — | 外显子 |
| 并指（趾）多指（趾） | 多指（趾）畸形，并指（趾）畸形 | GCG，GCT，GCA | 15 | 22~25 | — | 外显子 |
| 第三类 | | | | | | |
| 强直性肌营养不良(DMI；19号染色体) | 肌肉减少，心律失常，白内障，前额秃顶 | CTG | 5~37 | 100~数千 | 父母均可，但先天性形式的扩充是通过母亲 | 3′ 非翻译区 |
| 强直性肌营养不良(DM2；3号染色体) | 肌肉减少，心律失常，白内障，前额秃顶 | CCTG | <75 | 75~11 000 | — | 3′ 非翻译区 |
| 弗里德赖希共济失调 | 进行性肢体共济失调，构音障碍，肥厚性心肌病，腿部楔骨疲软 | GAA | 7~2 | 200~900 或更多 | 常染色体隐性遗传，疾病等位基因可以遗传自父母双方 | 内含子 |
| 脆性X综合征(FRAXA) | 精神发育迟滞，大耳朵和大颌，男性巨睾症 | CGG | 6~52 | 200~2 000 或更多 | 只通过母亲 | 5′ 非翻译区 |
| 脆性位点(FRAXE) | 轻度精神发育迟滞 | GCC | 6~35 | >200 | 更多的是通过母亲 | 5′ 非翻译区 |
| 8型脊髓小脑性共济失调 | 成年发作的共济失调，构音障碍，眼球震颤 | CTG | 16~37 | 107~127 | 更多的是通过母亲 | 3′ 非翻译区 |
| 10型脊髓小脑性共济失调 | 共济失调和癫痫 | ATTCT | 12~16 | 800~4 500 | 更多的是通过父亲 | 内含子 |
| 12型脊髓小脑性共济失调 | 共济失调，眼球运动障碍，发作年龄广泛 | CAG | 7~28 | 66~78 | — | 5′ 非翻译区 |
| 1型进行性肌肉阵挛性癫痫 | 青春期发作的惊厥，肌阵挛，痴呆 | 12-bp 重复序列 | 2~3 | 30~75 | 常染色体隐性遗传，所以通过父母双方传递 | 5′ 非翻译区 |

摘自 Jorde LB, Carey JC, Bamshad MJ, et al. *Medical genetics*. ed 3. Mosby: St Louis, 2006: 82

一些与其他基因相关的三联体扩充会通过不引起蛋白产物减少的其他机制致病。在亨廷顿氏病中，这种扩充会导致基因产物对基底核神经元产生一种新的毒害作用。对大多数三联体疾病来说，重复数的增加与临床表现存在相关性，重复数目越多，往往疾病越严重或发病年龄越小。这种在后代中疾病越来越严重且发病年龄越来越小的现象被称为遗传早现，这是许多三联体重复扩充疾病的界定特征（图 75-17）。

## 遗传印记

大多数常染色体基因的两个拷贝功能上是相同的。但有些时候，只有基因的一个拷贝被转录而另一个拷贝被沉默了。这种基因沉默一般与 DNA 的甲基化相关，DNA 甲基化是一种表观遗传学修饰，意味着这种修饰并不改变 DNA 的核酸序列（图 75-18）。在印记模式中，基因表达依赖于染色体的亲代来源（见第 76 章）。印记疾病源自特定基因激活拷贝的不平衡，其有几个发生原因。Prader-Willi 综合征及 Angelman 综合征，两种与发育障碍相关的不同疾病可以用来作为例子。两种疾病的病因都是染色体 15q11-12 上的微缺失。Prader-Willi 综合征中，微缺失总是发生在父系来源的 15 号染色体上，而在 Angelman 综合征中则发生在母系来源的染色体上。*UBE3A* 是 Angelman 综合征的致病基因。在大脑中，该基因的父系拷贝的转录被沉默，而仅有母系来源的拷贝被表达。如果一个个体携带母系拷贝基因缺失，在大脑中 *UBE3A* 蛋白表达会不足，从而导致 Angelman 综合征中的神经系统缺陷。

单亲二体（UPD）是一种少见的儿童从同一亲代中遗传了其两条染色体拷贝的现象，其也是 Prader-Willi 综合征及 Angelman 综合征的另一种发病遗传机制。从母系遗传两条 15 号染色体，从功能上讲和父系染色体 15q12 缺失是一样的，会导致 Prader–Willi 综合征。大约 30% 的 Prader-Willi 综合征患者是由于父系 UPD15 导致的。而母系 UPD15 仅导致了 3% 的 Angelman 综合征的发生。

另一种病因是印记基因上的突变。约 11% 的 Angelman 综合征是由 *UBE3A* 基因突变导致的，并且可以被家系传递。最不常见的病因是发生在印记中心的突变，会导致不能正确的为该基因做印记。在女性中，不能重置其父系来源的 15 号染色体的遗传印记，会导致 50% 的风险将一条错误甲基化的 UBE3A 基因拷贝传给其子代，而导致子代罹患 Angelman 综合征。

除了染色体 15q12，其他在临床上感兴趣的印记区域包括 Beckwith-Wiedemann 综合征及胰岛母细胞瘤致病基因定位的 11 号染色体短臂和伴有 7q 母系单亲二体的 7 号染色体长臂，这段区域与一些散发性矮身材及 Russell-Silver 综合征相关。

一个基因的印记可能发生在配子形成或胚胎发育早期（重编程）。基因可以被包括 DNA 甲基化 / 去甲基化、组蛋白乙酰化 / 去乙酰化以及双亲染色体可印记区域上的不同甲基化 / 去甲基化模式等机制引起沉默或被激活。一些基因表现为组织特异性印记（图 75–18）。一些研究提示，随着辅助生殖技术如体外受精和卵细胞胞质内单精子显微注射技术等的应用，印记疾病特别是 Beckwith-Wiedemann 综合征和 Angelman 综合征的发病率虽然很低，但较以往仍有了显著提高。但是，这些疾病在辅助生殖技术助孕的婴儿中的总体发病率低于 1%。

## 多因素和多基因遗传

多因素遗传是指性状的产生是由于遗传、环境和偶然因素共同作用导致的（图 75–19）。多因素性状

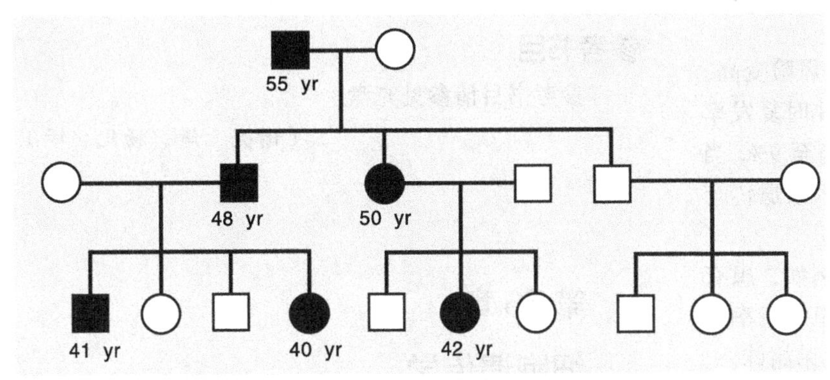


**图 75–17**　强直性肌营养不良家系说明了预期。在这个例子中，受常染色体显性疾病影响的家系成员的发病年龄在越近的世代越低。黑色表示病人

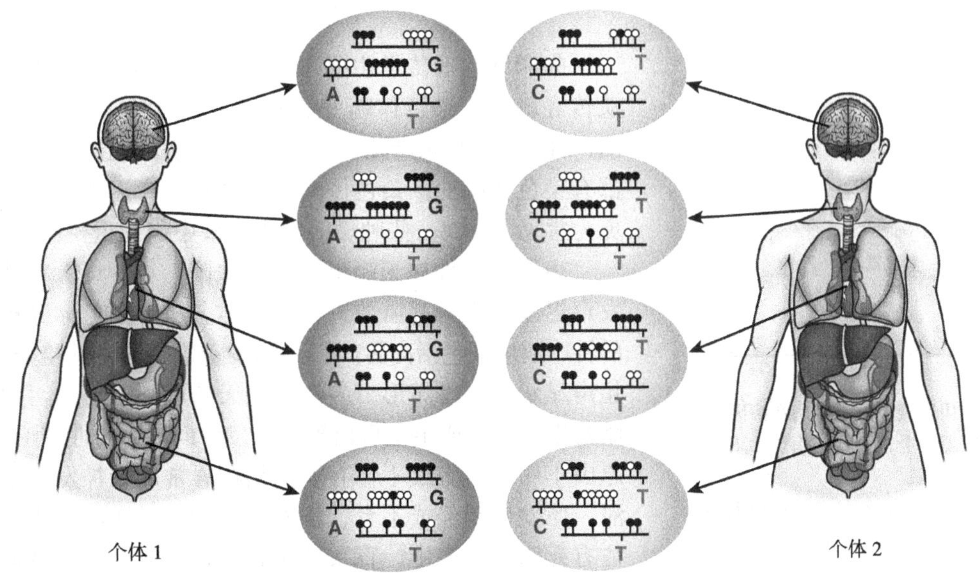


**图 75–18**　组织特异性的 DNA 甲基化和个体间的表观遗传学异质性。一个细胞中一组甲基化模式是这个细胞类型的特征。同一个个体中器官与器官间在成簇的甲基化 CpG 岛的不同阐明了细胞类型特异性和组织特异性 DNA 甲基化。虽然组织特异性 DNA 甲基化模式在整体上存在一致性，但是不同个体间存在模式的差异。实心圈表示甲基化的 CpG 岛，空心圈表示未甲基化的 CpG 岛。SNP 以相应的碱基来表示

摘自 Brena RM, Huang THM, Plass C. Toward a human epigenome. Nat Genet 38, 2006: 1359–1360

与多基因遗传是不同的，后者是指性状是由于多个基因的共同作用导致的。多因素性状在家系中会有隔离现象，但不会表现为稳定的或可识别的遗传模式。其有以下特征：

· 在所有一级亲属（患者的父母、同胞兄弟姐妹及子女）中有相似的复现率。很难在患者的二级以上亲属中发现发病风险的提高。

· 复现率的风险与疾病的发病率相关。

· 有些疾病具有性别偏好，表现为不均衡的男女发病率比。例如，幽门狭窄症主要常见于男性，而先天性髋关节脱位则常见于女性。伴随着性别比的改变，非易感性别的患者的亲属的患病风险比易感性别的患者的亲属要高。例如，患有婴儿期幽门狭窄的女性的儿子的患病风险为 18%，而患同样疾病的男性的儿子的患病风险仅为 5%. 患病女性可能有更高的遗传易感性，她将这种易感性传给了她的子代。

· 同卵双生子同时感染相同的遗传疾病的可能性不是 100%，但概率远远高于异卵双生子同时感染相同疾病。这与孟德尔遗传模式不同，在孟德尔遗传模式中，同卵双生子几乎总是感染相同的完全外显的遗传疾病。

· 当多名家庭成员患病的时候，复现的风险变高。例如，当一对夫妇生有一个单侧唇腭裂患儿时复发率为 4%，而当生有两个患儿时，复发率提高至 9%. 当一个家系中有多个患者时，有时很难将多因素遗传与孟德尔遗传区分开。

· 疾病越严重，复现率可能会更高。例如，患有长段先天性巨结肠的婴儿的同胞兄弟姐妹患病概率要高于患有短段先天性巨结肠的婴儿的同胞兄弟姐妹。

多因素性状分为两大类。一类表现出连续变化，

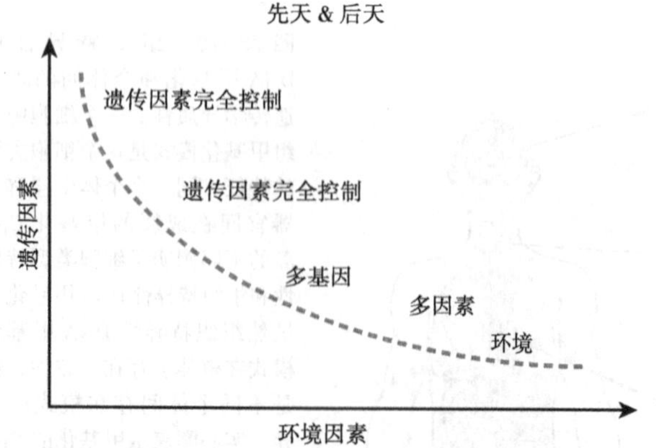


**图 75–19** 遗传负荷对疾病发展的作用递减造成了疾病在病因学图表上的分布出现一个平稳的过渡。在理论上，没有疾病能够不受到遗传和环境因子的作用影响

摘自 Bomprezzi R, Kovanen PE, Martin R. New approaches to investigating heterogeneity in complex traits. J Med Genet, 2003, 40: 553–559, 经 BMJ 出版集团允许进行转载

正常个体的性状落在统计学范围内部，即均值上下浮动两个标准差之间，而异常个体性状则在此范围之外，例如智力、血压、身高和头围等。对于许多这类性状，子代的数值可以通过基于修饰过的平均亲代数值估算得到，同时营养和环境因素也发挥了重要作用。

对于其他多因素性状来讲，区分正常和异常主要是通过一个特别性状的存在与否来决定。例如幽门狭窄、神经管畸形、先天性心脏病和唇腭裂等。这些性状遵循阈值模型（图 75–16）。在群体中假设了遗传和环境因素导致的危险性阈值分布。超过阈值的个体将会发病，而未超过的则不会。

遗传和环境因素的平衡可以通过神经管畸形来说明。生有患病儿童的父母的疾病复发率会提高，这提示有遗传因素的参与，然而，这复发率约为 3%，低于按照单基因完全外显情况下预测的数值。当母亲在怀孕之前三个月每天服用 4mg 叶酸时，复发率最多可以降低 87%，这意味着非遗传的环境因素在疾病中起到了作用。

很多成年发病的疾病表现出多因素遗传的特性。例如糖尿病、冠心病和精神分裂症。

## 参考书目

参考书目请参见光盘。

（谢亮　译，杨凡　审）

# 第 76 章 细胞遗传学

*Carlos A. Bacino, Brendan Lee*

临床细胞遗传学主要研究染色体的结构、功能、遗传和畸变。染色体畸变非常常见，大约 1%~2% 的活产儿、5% 的死产儿和 50% 的孕早期的流产胎儿中都有染色体畸变。染色体畸变在精神发育迟滞患儿中更为常见，并在一些肿瘤的发生发展中起到重要作用。

患有多发性先天畸形、生理缺陷，和（或）精神发育迟滞的患儿都需要进行染色体分析。染色体分析的特殊适应证包括高龄产妇（>35 岁）或胎儿（产前检查）超声显示多发性畸形，多发性先天畸形，原因不明的胎儿生长迟缓或出生后出现生长发育问题，两性畸形，原因不明的伴有或不伴有解剖结构异常的精神发育迟滞，原发性闭经或不育，复发性流产（≥ 3 次）或既往有死胎和死产史，直系亲属有已知的或疑似染色体

结构异常，临床表现与已知的异常、一些恶性肿瘤和染色体断裂综合征（Bloom 综合征，Fanconi 贫血）相符。

## 参考书目

参考书目请参见光盘。

## 76.1 染色体分析方法

*Carlos A. Bacino, Brendan Lee*

尽管培养的成纤维细胞可用于染色体分析，但细胞遗传学通常采用外周血淋巴细胞进行研究。产前用从羊水、绒毛组织和胎儿血液获得的细胞做胎儿染色体检查，或者如果需要在胚胎植入前诊断，则对胚叶细胞进行分析。骨髓的细胞遗传学检查在肿瘤监测中有重要意义，尤其是对白血病患者而言，这对决定了是否诱导缓解及治疗成功与否，在某些情况下，对监测复发的发生都有重要作用。

染色体异常包括数量和结构的异常，是细胞分裂发生错误的结果。有 2 种细胞分裂方式：有丝分裂和减数分裂，大多数体细胞的细胞分裂为有丝分裂，而减数分裂主要限于生殖细胞。在有丝分裂中，2 个遗传上完全相同的子细胞来源于同一个母细胞，DNA 复制发生在细胞周期 S 阶段的分裂间期（DNA 合成）。因此，在染色体有丝分裂初期，由 2 个 DNA 双链在着丝粒处联结在一起的染色体被称为姐妹染色单体。有丝分裂可分为 4 个阶段：前期、中期、后期、末期。前期的主要特点是 DNA 的凝集，而且在前期，核膜和核仁消失，有丝分裂纺锤体形成。在中期，染色体最大限度的压紧，不同的结构清晰可见。染色体在细胞的中心排列成一行，纺锤丝和每条染色体的着丝粒连接，并延伸到有丝分裂象两级的中心粒。在细胞分裂的后期，染色体沿其纵轴分裂形成 2 条姐妹染色体单体，接着其迁移到细胞相反的两极。细胞分裂的末期形成 2 个新的核膜和核仁，复制中心粒，细胞质分裂，从而形成 2 个子细胞。

在女性，胎儿期卵母细胞即开始减数分裂，持续几年到几十年后才结束。在男性，减数分裂开始于在青春期和成年期之间某一时间点上一个特定的精原细胞，几天内就可完成。减数分裂是以 DNA 复制为开始，以至于起初的 46 条染色体中每条染色体均由 2 条染色单体构成。在减数分裂中，含有 23 对染色体（2n=6 条染色体）的二倍体细胞分裂形成单倍体细胞（n=23 条染色体）。减数分裂由 2 次连续的细胞分裂组成。在减数分裂 I 中，每一条同源染色体精确配对，以便发生基因重组，基因重组包括 2 条 DNA 链交换（交叉）。这导致重组染色体上进行遗传信息的交换，并允许进一步的遗传多样性。每个子细胞都接受这套 23 条同源染色体中的一条。在卵子发生中，1 个子细胞能接受大部分细胞质而变成卵细胞，而其他小一点的子细胞变成第一极体。减数分裂 II 与有丝分裂相似，但没有前一阶段的 DNA 复制。23 条染色体中的每条染色体沿纵向分裂，同源染色单体迁移到细胞相反的两极。减数分裂可在男性中产生 4 个精原细胞，或在女性中产生 1 个卵细胞和第二极体，每一个都有单倍体组（n=23）的染色体。因此，减数分裂有 2 个重要的作用：一是为了使受精时达到二倍体，它减少了染色体的数量，从二倍体（46）减至单倍体（23）；二是它允许基因重组。

在减数分裂或有丝分裂的细胞分裂过程中常常发生两个错误，这些都可导致染色体的数目异常。第一个错误是不分离，在减数分裂过程中，2 条染色体不发生分离，从而同时迁移到 1 个新的细胞中，产生 1 个细胞中有 2 条染色体的拷贝，而另一个无拷贝。第二个错误是细胞分裂后期滞后，在有丝分裂时染色单体或染色体丢失，因为其不能在细胞分裂后期迅速移动而整合到 1 个新的子细胞中（图 76-1）。

为了进行染色体分析，需要进行有 / 无刺激的细胞培养（培养周期取决于细胞种类），人为控制在有丝分裂的中期（或前中期）进行细胞收集，接着给予低渗溶液处理使染色体正常的分散，以进行分析、固定、显带，最后染色。最常用的显带和染色的方法是 GTG 显带法（G 带胰蛋白酶染色法），也被称为 G 显带，其能产生一个独特的黑（G- 阳性）而亮（G- 阴性）的结合条带，能识别所有 23 对染色体并进行分析。

其他显带技术如用奎纳克林分析 Q 显带，用吖啶橙分析反带（R 显带），用氢氧化钡分析 C 显带（结构异染色质），这些显带技术在特定的条件下都可使用，但不如分子技术。第一个通过显微镜分析的是中期染色体，接着它们的图像被拍照或被摄像后存储在电脑中以备以后分析。人类有 46 条染色体或 23 对染色体，其被分为 1~22 号常染色体和性染色体。性染色体常作为性别的补充：女性为 XX，男性为 XY。细胞分裂中期的同源染色体可以根据明确的标准惯例，如人类细胞遗传学命名国际体系（ISCN）建立的标准进行配对和系统排列得到核型，1 号染色体最大，22 号染色体最小。根据其命名规则，核型的描述包括整个染色体的数量，紧随其后的是性染色体。女性的正常核型是 46，XX，男性的正常核型是 46，XY（图 76-2）。在性染色体后再注明异常情况。

虽然国际公认的人类染色体分类系统在很大程度上依赖于每个染色体的长度和条带，着丝粒相对于染

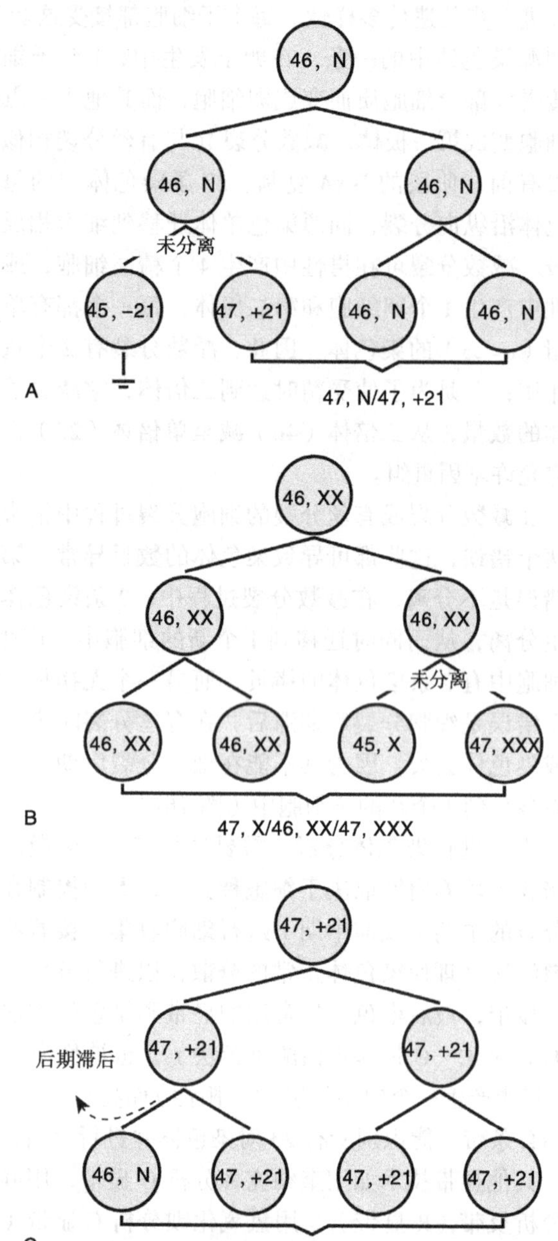


**图 76-1** 嵌合体形成。A，一个正常的胚胎初期发生合子不分离。在这个例子中，1 个细胞系（21 号染色单体）随后丢失，最后核型为 46，N/47，+21。B，46，XX 胚胎初期发生合子不分离，导致 45，X/46，XX/47，XXX 嵌合体。C，47，+21 胚胎初期发生合子分裂后期滞后

摘自 GGardner RJM, Sutherland GR. Chromosome abnormalities and genetic counseling, ed 3, New York: Oxford University Press, 2003: 33

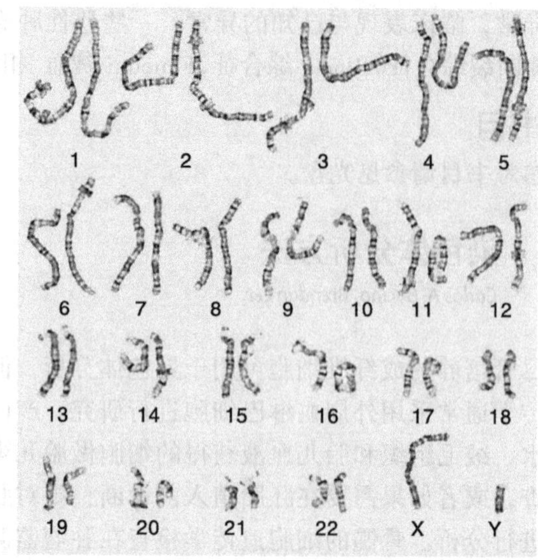


**图 76-2** 正常男性的核型为 550-600 条显带水平。在细胞分裂中期或有时在分裂前中期，被捕获的染色体越长，能观察到的条带越多

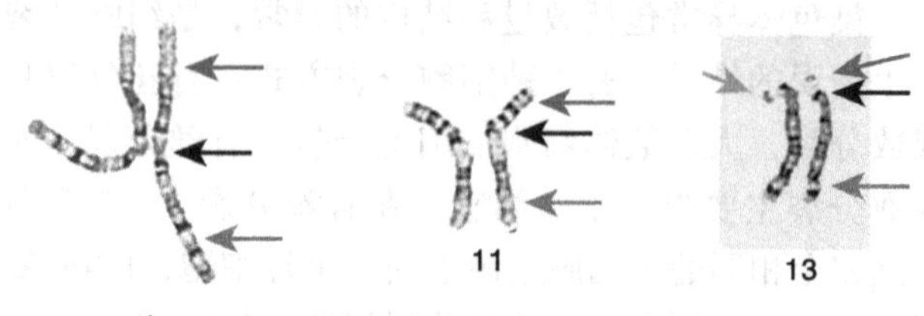


**图 76-3（见彩图）** 例：根据着丝粒的位置不同而染色体类型不同。左边是 1 号染色体，短臂和长臂离着丝粒等距（也称为中着丝粒）。中间是 11 号染色体，有近中着丝粒。右边是 13 号染色体，是近端着丝粒的代表。近端着丝粒有一个很短小的短臂，茎杆和卫星 DNA。黑色箭头表示着丝粒的位置。蓝色箭头表示染色体的长臂。红色箭头表示染色体的短臂。绿色箭头强调了由 DNA 复制组成的卫星区域，在短臂和卫星区域之间光亮的部位就是茎杆

色体两个末端的位置也是一个有效的区别特征（图 76-3）。着丝粒将染色体分成 2 个部分，短臂为 p 臂，长臂为 q 臂。在染色体的数量前有加号或减号分别意味着有增加或丢失的染色体。表 76-1 列出了一些用于描述染色体和其畸变的缩写。中期染色体常有 450~550 个条带。前期和前中期的染色体更长，压缩更少，常有 550~850 个条带。微小的染色体畸变需要用高分辨率的分析方法，否则容易漏诊异常情况。

分子技术，如荧光原位杂交（FISH）和微阵列比较基因组杂交研究（传统的比较基因杂交和微阵列比较基因杂交 [aCGH]）技术弥补了染色体畸变诊断上的重要空白。这些技术能识别细微异常，而这些异常通常不能被标准的细胞遗传学研究所分辨。FISH 法用基因或区域特异性 DNA 探针来识别特定 DNA 片段的存在、缺失或重排。一些 FISH 探针用于临床分析：如独特的序列或单拷贝探针、重复序列探针（近着丝粒区域的 α 卫星）和多拷贝探针（特定染色体或染色体着色）。FISH 技术应用已知的带有荧光的 DNA 片段或探针，与待研究疾病的区域进行互补。标记的探针在载玻片上暴露于 DNA，特别是中期或间期的染色体 DNA，它们在先前已被处理（变形）使 DNA 变成单链，因此可以进行杂交。当探针与其互补的 DNA 序列配对时，能够在荧光显微镜下被观察到（图 76-4）。在中

**表 76-1　染色体和染色体畸变的缩写**

| 缩写 | 意义 | 举例 | 情况说明 |
|---|---|---|---|
| XX | 女性 | 46，XX | 正常女性核型 |
| XY | 男性 | 46，XY | 正常男性核型 |
| [##] | 细胞数量 [#] | 46，XY[12]/47，XXY[10] | 通常在括号里表示每个克隆的细胞数量，镶嵌性在 Klinefelter 综合征嵌合体包括 12 个正常细胞和额外的 1 条含有 10 个细胞的 X 染色体 |
| cen | 着丝粒 | | |
| del | 缺失 | 46，XY，del(5p) | 男性，缺失 5 号染色体的短臂 |
| der | 衍生物 | 46，XX，der(2)，t(2p127q13) | 女性，有 2 号染色体的结构重组，导致 2 号和 7 号染色体之间发生易位 |
| dup | 重复 | 46，XY，dup(15)(q11–13) | 患普瑞德威利 / 安格尔曼综合征的男性，有 15 号染色体长臂的间断重复 |
| ins | 插入 | 46，XY，ins(3)(p13q21q26) | 男性，3 号染色体插入，q21q26 之间的片段再次插入到 p13 上 |
| inv | 倒位 | 46，XY，inv(2)(p21q31) | 男性，2 号染色体发生臂间倒位，臂间倒位点为 p21 和 q31 条带 |
| ish | 分裂中期 FISH | 46,XX.ish del(7)(q11.23q11.23) | 患 Williams 综合征的女性通过原位杂交技术发现有缺失 |
| nuc ish | 分裂间期 FISH | nuc ish(DXZ1 × 3) | 分裂间期原位杂交显示 X 染色体着丝粒区域有 3 个信号 |
| mar | 标记染色体 | 47，XY，+mar | 男性，有额外的未确定的染色体物质 |
| mos | 嵌合体 | mos 45，X[14]/46,XX[16] | Turner 综合征嵌合体（分析 30 个细胞发现，14 个细胞核型为 45，X，16 个细胞核型为 46，XX） |
| p | 短臂 | 46，XY，del(5)(p12) | 男性，5 号染色体短臂，1 区 2 号带上有缺失（短术语） |
| q | 长臂 | 46，XY，del(5)(q14) | 男性，5 号染色体长臂，1 区 4 号带上有缺失 |
| r | 环状染色体 | 46，X，r(X)(p21q27) | 女性，有 1 条正常的 X 染色体和 1 条环状 X 染色体 |
| t | 易位 | t(2；8)(q33；q24.1) | 2 号和 8 号染色体之间物质相互交换，发生区域为 2q33 和 8q24.1 |
| ter | 末端 | 46，XY，del(5)(p12–pter) | 男性，5 号染色体 p12 和短臂末端之间有缺失（长术语） |
| / | 描述嵌合体分开不同细胞系 | 45，X/46，XY | 分开细胞系或克隆<br>一个 X 单体和男性细胞系的嵌合体 |
| + | 多余 | 47，XX，+21 | 21 三体女性 |
| – | 丢失 | 45，XY，–21 | 21 单体男性 |

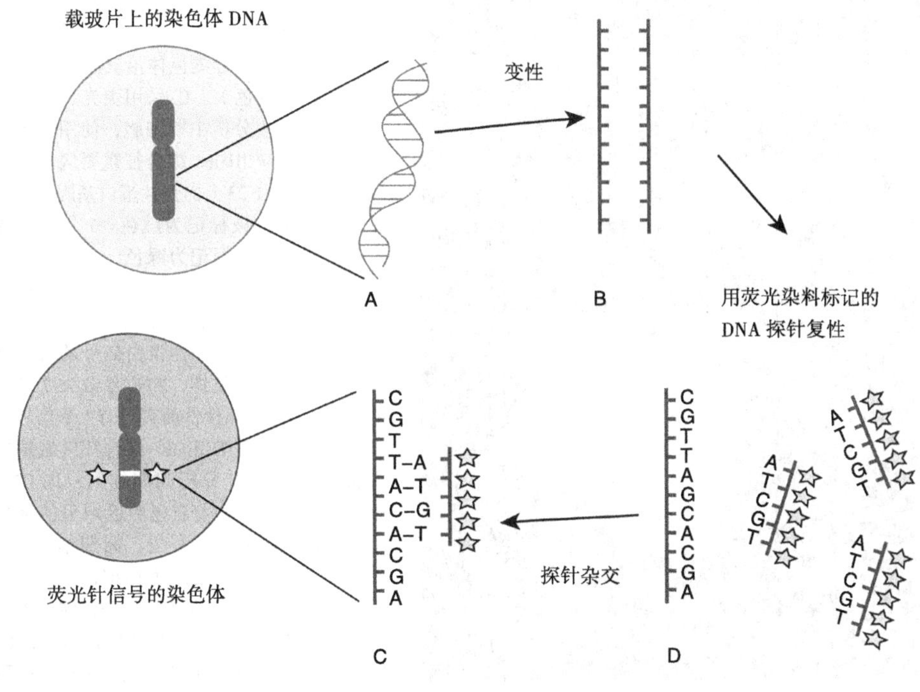


**图 76-4**　原位荧光杂交（FISH）包括在细胞遗传学技术准备中的中期染色体或间期细胞核双链 DNA 的变性（A）变成单链 DNA (B) 在单链、荧光标记碱基对序列或探针多余拷贝的情况下，原位 DNA 复性或再退火（C）探针退火或杂交到互补的 DNA 序列中(D)染色体基因组内，探针信号通过荧光显微镜技术可被观察到和成像在染色体上

摘自 Lin RL, Cherry AM, Bangs CD, et al. FISHing for answers: the use of molecular cytogenetic techniques in adolescent medicine practice//Hyme HE, Greydanus D. Genetic disorders in adolescents: state of the art reviews. Adolescent medicine, Philadelphia: Hanley and Belfus, 2002: 305–313

期染色体，通常可以记录每个探针探测的确切染色体位置，如果他们彼此不是太接近，也可以记录DNA序列的拷贝数，包括丢失和重复，而在间期细胞，只有特定的DNA片段的拷贝数量可以确定。当整合片段（如在基因组复制中）很接近，只有间期细胞可以准确地确定的2个或更多拷贝或信号的存在。在中期细胞，一些重复可能会错误地显示为一个信号。

中期和间期的FISH特别适用于检测很小的缺失，而G带分析可能漏掉这些缺失。大多数情况下将用于识别的探针和研究区域附近已知部位的对照探针结合来使用。这样能正确识别正常染色体的杂合化信号，并能在某些情况下识别染色体重排。用高分辨率的染色体分析很难识别 <5 Mb 的缺失，而FISH法能准确识别50~200kb大小DNA的缺失。这使得我们能够界定一些染色体微缺失症候群的临床特征。除了基因或位点特异的探针，来自染色体臂或整条染色体的DNA复杂混合物可用于大染色体片段或整条染色体的荧光染色。探针混合物被称为染色体染料（图76-5A，B）。另一些探针能够与位于着丝粒周围部位的重复序列杂交。这些探针可用于快速识别血涂片中间期细胞的特

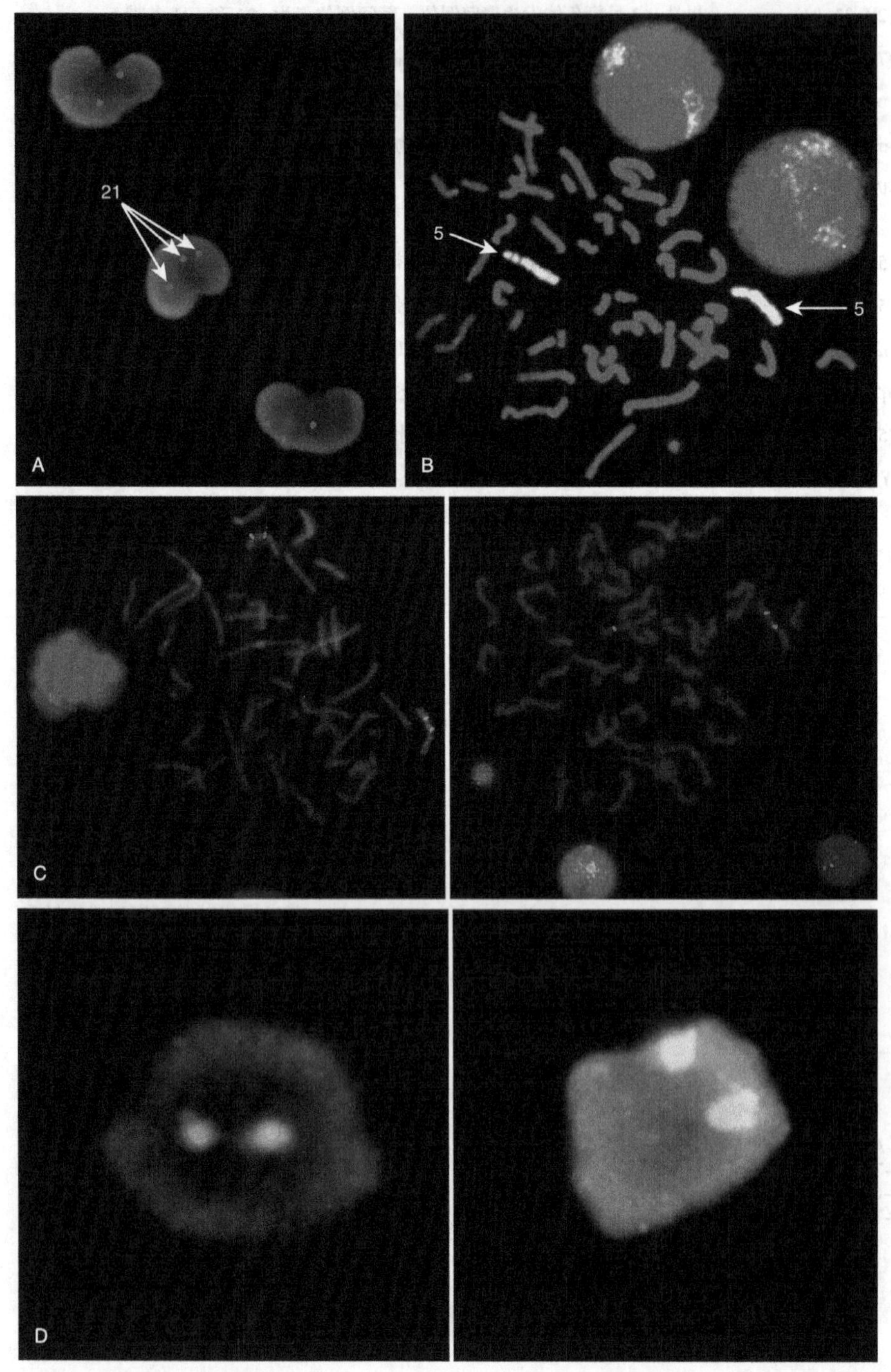


**图76-5（见彩图）** A.使用21号染色体特定探针用荧光原位杂交（FISH）法分析Down综合征患者外周血间期细胞。3个红色信号表明3条21号染色体的存在。B.使用特定针对5号染色体的整条染色体染料用FISH方法分析临床正常个体的中期染色体。两条5号染色体沿其整条长度完全被标记（黄色）。C.采用荧光原位杂交（FISH）方法分析中期细胞，使用独特的序列探针与Williams综合征重要区域内的7号染色体q11.23上的弹性蛋白基因杂交。弹性蛋白探针被标记为红色，7号染色体上的对照探针被标记为绿色。左边的图像显示与7号染色体正常杂交，弹性蛋白区域有2个信号，对照探针也有2个信号。右边的图像显示有弹性蛋白信号的对照的右边是正常的染色体，左边是缺失7号染色体，因为对对照探针而言只有1个信号。这幅图像对应于Williams综合征区域缺失的患者。D. FISH分析间期细胞，用DNA探针与性染色体的前着丝粒区域里的重复α-卫星序列杂交。左边，间期细胞有2个信号，X染色体用红色标记，Y染色体用绿色标记，符合正常的男性染色体核型。右边，间期细胞显示2个红色信号，意味2条X染色体，符合正常的女性染色体核型

定三倍体，甚至可以快速分析羊膜穿刺术中的产前细胞样本。目前市面有售的包括用于分析 13，18，21 号染色体和 X，Y 性染色体的此类探针（图 76-5 C，D）。

光谱核型分析（SKY）和多色荧光原位杂交（M-FISH）是相似的分子细胞遗传学技术，它们使用 24 种不同的染色体染料探针和 5 种荧光染料使每条染色体在中期可同时被观察到。24 种不同的染色体染料探针中，每种都利用 5 种荧光染料的不同组合进行标记，它们发出不同波长的激发光。22 条常染色体中的每一条染色体和 X、Y 染色体都有其自己独特的荧光光谱波长。每条染色体的确定都需要特殊的过滤器、照相机和图像处理软件。SKY 和 M-FISH 对识别某些肿瘤中复杂的染色体重排特别有用。这些技术需要非常特别的和昂贵的仪器，可被比较 aCGH 代替。

比较基因组杂交（CGH）是一个分子技术，标记患者的 DNA 用绿色的荧光染料，标记正常的参考 DNA 用其他荧光染料（红色）（图 76-6）。双色标记的 DNA 样本等量混合，被用做 FISH 的染料探针分

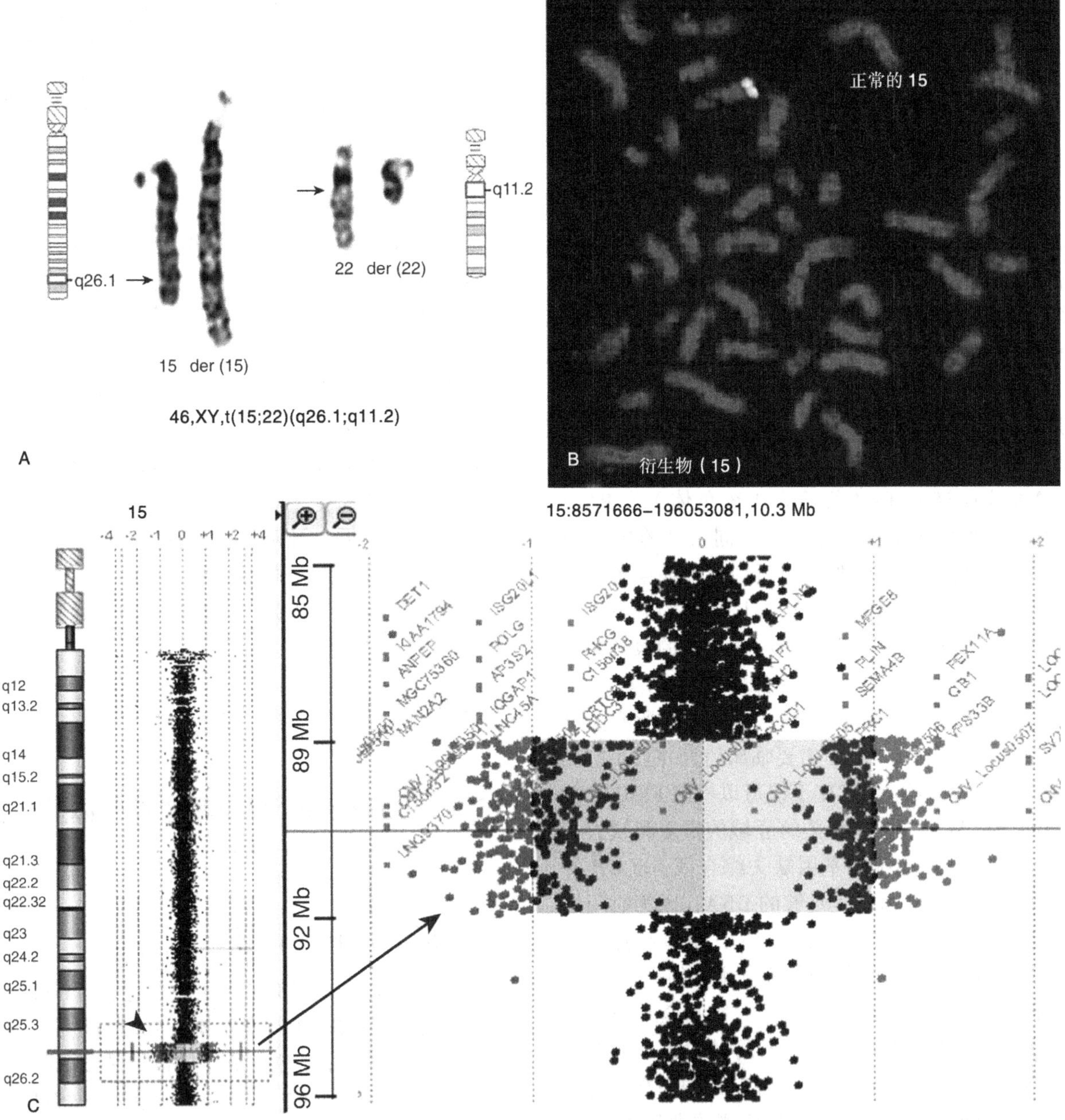


**图 76-6（见彩图）** 这是一个患有 DD 和生长缺陷的患者其平衡易位的易位断点有罕见的微缺失的例子（经过作者和出版商的同意）。A. 部分核型表现为 t(15; 22)(q26.1; q11.2)。B. 使用 2019 克隆（绿色）和 354M14（红色）在 15q26.1 部位用 FISH 方法，箭头表明信号只出现在正常的 15 号染色体上，意味着 15 号衍生物的缺失。C. 双色 aCGH 与 244K 益生元探针的染料交换，箭头表明 15 号染色体的 q26.1-q26.2 上有 3.3Mb 的缺失，箭头指向关于缺失的全貌图

摘自 Li MM, Andersson HC. Clinical application of microarray-based molecular cytogenetics: an emerging new era of genomic medicine. J Pediatr, 2009, 155: 311-317

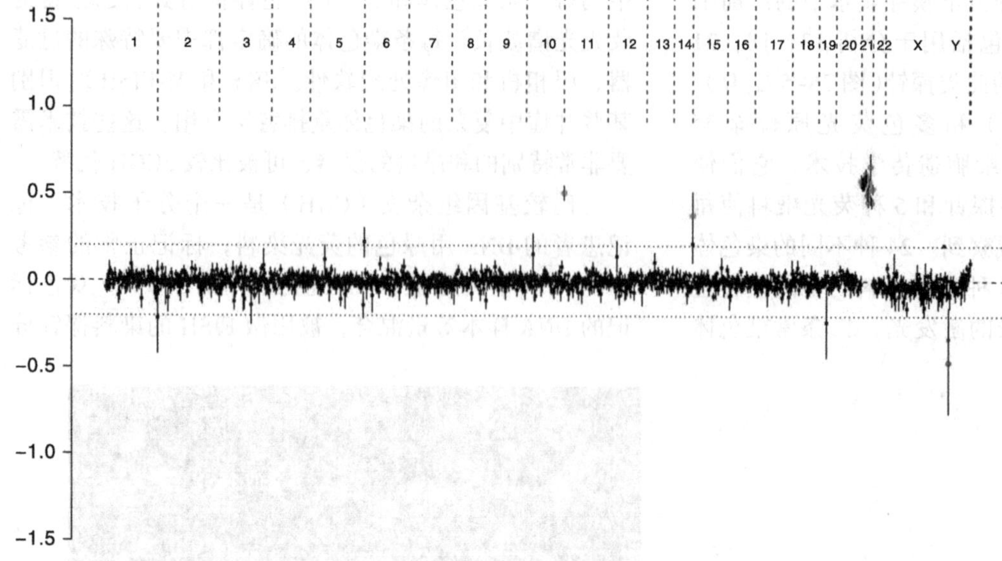


图 76–7 一个 Down 综合征女性患者的微阵列比较基因组杂交。每个黑点代表不同染色体位置上的一个特定的DNA 片段。大部分的黑点分布在轴的 0.0 和 0.2 之间被认为是在正常范围内。异常往往是由于多态性的变化。一群绿色标记的点聚集在 21 号染色体上，并超过 0.5. 这代表 21 号染色体上有 DNA 片段的拷贝数的聚集，这些能在 Down 综合征中见到，与 21 三体相符合

析正常中期染色体，检测每条染色体的绿色和红色荧光的比例。患者 DNA 区域扩增的部位表现出绿色荧光过多，缺失的部位表现出红色荧光过多。如果患者的 DNA 和对照 DNA 同样表现出绿色和红色的比例为 1∶1，则染色体显示黄色。

这种技术经过改进后出现了 aCGH，使用 DNA 散布到玻片或微阵列网格上。在这种情况下，中期染色体的 DNA 片段被 BACs（细菌人工染色体）和 PACs（P1 人工染色体）或寡核苷酸（不同大小的短 DNA 碎片）代替，分布在微阵列中，类似于中期染色体。这种检测能达到 BACs、PACs 和寡核苷酸的分辨率，大约为 50 到 200kb [ 如果使用质粒或更短的聚合酶链反应（PCR）产物如探针，可检测出更小的拷贝 ]。

aCGH 有很多优点。它们可以立即检测所有关键的疾病致病基因区域，FISH 需要临床信息并且 1 次测试只能检测 1 个区域。aCGH 不仅可以检测 FISH 法能检测到的那些与疾病发病相关的区域的重复和缺失，还可以检测单一和连续的基因缺失综合征。aCGH 并不总是需要细胞培养以产生足够的 DNA，因为时间的关系这点在产前检查中很重要。aCGH 也有缺点：它不能发现平衡易位，染色体倒位或低水平的嵌合。

有两种不同类型的 aCGH，针对性和全基因组微阵列。aCGH 相当于在单个样本上同时做成千上万的 FISH 试验。针对性的 aCGH 是一种有效的和高效的技术，可用于检测临床上已知的不易检测的染色体畸变，而染色体畸变通常与所知的疾病表型相关；这些微阵列可将检测范围扩大到敏感的区域，这些区域易受再发的缺失或重复影响。全基因组微阵列以整个基因组为目标。后一种技术的优点在于它能以等间距的方式更好的、更密集的覆盖整个基因组；它的缺点是如果它涉及的领域是以前疾病中未知的，则阐明缺失或重复很困难。

有很多拷贝数变异（CNVs）导致人类基因组缺失或重复。因此，大部分检测出的基因异常，除非与众所周知的临床表型有关，否则需要调查父母，因为发现遗传的拷贝数变异可能是一个偶然的多态性变异。一个新发现的畸变（即只在孩子身上存在而在父母身上不存在）如果与异常的表型有关，涉及有重要功能的基因，则这种发现非常重要。aCGH 单独或和 FISH 以及传统的染色体研究合用都是一种非常有价值的技术（图 76–7）。

## 参考书目

参考书目请参见光盘。

# 76.2 Down 综合征和其他染色体数目异常

*Karen Summar, Brendan Lee*

## ■ 非整倍体和多倍体

人类细胞包含 23 的倍数的染色体（n=23）。单倍体细胞（n）有 23 条染色体（典型的是在卵子或精子里）。如果一个细胞的染色体恰好是 23 的倍数（在人类中为 46、69、92），这些细胞则被称为整倍体。多倍体细胞是染色体比正常情况下的 46 条（2n）染色体的二倍体细胞多的整倍体细胞：3n、4n。多倍体的胎儿常常是不能存活的，但是带有正常染色体组型的嵌合体可以存活。嵌合体定义为同一个个体上存在 2 个或 2 个以上的细胞系。多倍体是孕早期流产的

常见异常原因。三倍体细胞含有3个单倍体染色体组（3n），只有嵌合体才可存活。三倍体婴儿能存活但存活时间不长。三倍体常常是2个精子和同一个卵子受精（双精受精）的结果。减数分裂中发生1次失败，可导致一个二倍体卵子或精子，也可导致三倍体。三倍体胎儿的表型取决于额外染色体组的来源。如果额外的染色体组来源于父亲，它会导致部分葡萄胎胚胎发育差，但是如果额外的染色体组来源于母亲，则会导致严重的胚胎发育迟滞，胎盘小而纤维化，通常发生自发流产。

不包含多个单倍体整数倍数量染色体的异常细胞被称为非整倍体细胞。非整倍体是最常见的和临床上重要的人类染色体畸变类型，至少占临床上所有明确怀孕的3%~4%。单体型出现在二倍体细胞中的只有1条特定的染色体，而不是正常的2条染色体。在人类，常染色体单体型出现在发育的早期阶段是致命的，以嵌合型的方式或通过染色体救援（通过复制单条单体型染色体以恢复正常数量）是可能存活的。这条规则的一个例外是Turner综合征中的X染色体单体型（45，X）；据估计，大多数45，X胎儿在怀孕早期流产，但至今原因不明。

非整倍体最常见的原因是不分离，即在减数分裂中染色体正常分离的失败（图76-1）。

不分离可以发生在减数分裂I或II期或有丝分裂期。减数分裂不分离后，产生的配子缺乏一条染色体或有2个拷贝而不是1个正常的拷贝，分别导致单体型或三倍体合子。

三体型的特点是对于某一特定的染色体，存在3条染色体而不是正常的2条染色体。三体型细胞是最常见的非整倍体形式。三体型细胞可以发生在所有细胞里或是嵌合型的。有三体型的大多数人表现出一致的和特定的表型，而这取决于所涉及的染色体。

FISH是可以在产前检查中用于快速诊断常见胎儿非整倍体的一种技术，包括13、18、21号染色体，还有性染色体（见图76-5C和D）。在活产儿童中最常见的染色体数目异常包括21-三体（Down综合征），18-三体（Edwards综合征），13-三体（Patau综合征）；性染色体非整倍体：Turner综合征（通常是45，X），Klinefelter综合征（47，XXY），47，XXX和47，XYY。到目前为止，活产婴儿中最常见的三体型类型是21-三体（47，XX，+21或47，XY，+21）。18-三体和13-三体相对少见，并与一系列特征性的先天异常和严重的精神发育迟滞相关（表76-2）。21-三体的发生和其他三体型的发生率随着母亲年龄的增加而增加（≥35岁）。由于这种风险增加，当母亲生产年龄≥35岁时，应该接受遗传咨询和产前诊断（包括血清筛查、超声波检查和羊膜穿刺术或绒毛膜绒毛检查；第90章）。

## ■ Down综合征

21-三体综合征是引起中度精神发育迟滞最常见的遗传原因。活产儿中Down综合征的发病率大约为1/733，而孕期的发病率是这个数字的两倍多，主要是由于大部分在孕早期就发生了流产。除了认知障碍，Down综合征还伴有先天畸形和典型异常形态的特点（图76-8和76-9；表76-3）。虽然临床特征有不同，但表型特征相当一致，使得通过临床就可识别21三体综合征。受累个体50%可发生先天性心脏病，如房室间隔缺损、室间隔缺损，单纯性继发孔型房间隔缺损，动脉导管未闭和法洛氏四联症。先天性和后天获得性的胃肠道异常和甲状腺功能减低症也很常见（表76-4）。其他异常还包括巨核细胞白血病、免疫功能紊乱、糖尿病和视力、听力问题（表76-4）。阿尔茨海默病样痴呆是一个已知的并发症，最早可发生于40岁，其发病率比散发性阿尔茨海默病高2~3倍。大多数Down综合征的男性患者是不育的，但一些女性患者可以生产，怀上21-三体综合征孩子的概率为50%。推测21号染色体关键区域上的两个基因（*DYRK1A*，*DSCR1*）可能是治疗的靶点。

发育迟缓是常见的（表76-5和76-6；图76-

**表76-2　染色体三体型及其临床表现**

| 综合征 | 发生率 | 临床表现 |
|---|---|---|
| 13-三体，Patau综合征 | 1/10 000出生儿童 | 唇裂常常位于中线；手指弯曲与多指畸形；眼距过窄，蒜头鼻；低位、畸形的耳朵；头小畸形；脑畸形，尤其是前脑无裂畸形；小眼，心脏畸形；头皮缺陷；肋骨发育不全或缺乏；内脏和生殖器异常<br>大部分早期死亡，平均存活时间为7天，91%在1岁时死亡 |
| 18-三体，Edwards综合征出生儿童 | 1/6 000 | 低出生体重，拳头紧闭，食指重叠在第三手指上，第五手指重叠在第四手指上，狭窄的臀部，外展有限，胸骨短，体小纤弱，头小畸形，突出枕骨部，小颌畸形、心脏和肾脏畸形和精神发育迟滞<br>95%的儿童在1岁死亡 |
| 8-三体嵌合型 | 1/20 000出生儿童 | 长脸，高而突出的前额，宽的朝天鼻，厚翻的下唇，小而后缩的下颌，耳位低，腭弓高，有时腭裂；骨关节的异常常见（第2-第5指屈曲，小膝盖骨）；足底和掌纹深；中度精神发育迟滞 |

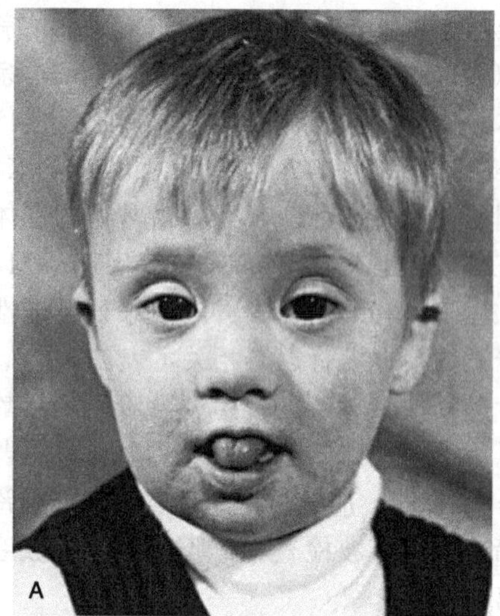

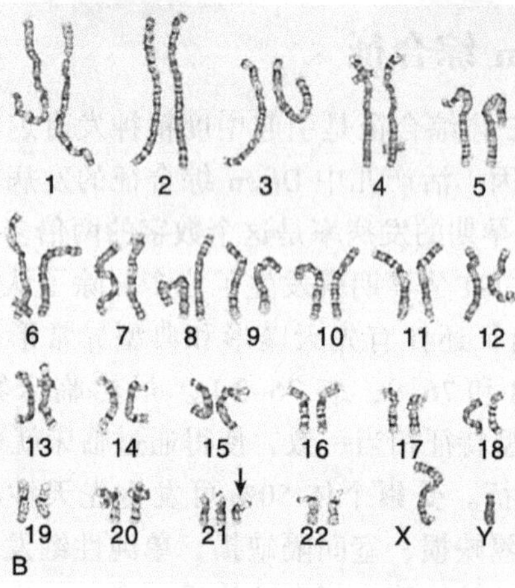


**图 76–8** A，Down 综合征患儿的面容 B，Down 综合征男性患儿 21 三体的表型。这个核型显示有 47 条染色体，而不是 46 条染色体，在一对 21 号染色体的基础上多出 1 条额外的染色体

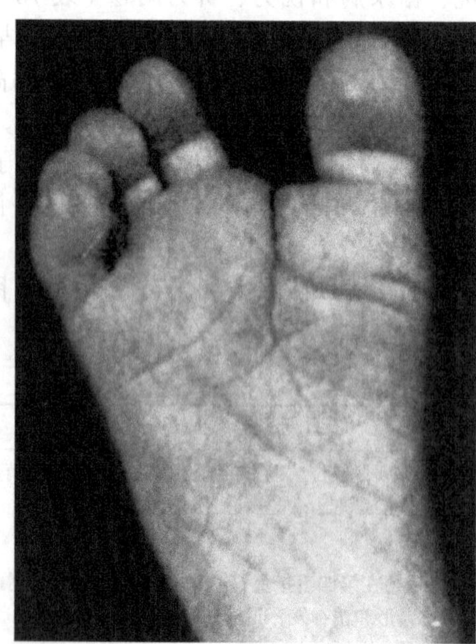

**图 76–9** 1 月龄儿童的草履足

摘自 Wiedemann HR, Kunze J, Dibbern H. Atlas of clinical syndromes: a visual guide to diagnosis. ed 3. St Louis: Mosby, 1989

**表 76–3 Down 综合征在新生儿期的临床表现**

| |
|---|
| 中枢神经系统 |
| 肌张力减退* |
| 发育迟缓 |
| 拥抱反射减弱* |
| 颅面部 |
| 头部小，枕部扁平 |
| 面部平坦* |
| 外眼角上斜* |
| 内眦赘皮 |
| 虹膜有斑点（布鲁什菲尔德斑） |
| 3 个囟门 |
| 囟门闭合延迟 |
| 额窦和面中部发育不全 |
| 轻度头小畸形 |
| 硬腭短小 |
| 鼻子小，鼻梁塌 |
| 舌常伸出口外，张口 |
| 耳朵发育不良，小* |
| 心血管 |
| 心内膜垫缺损 |
| 室间隔缺损 |
| 房间隔缺损 |
| 动脉导管未闭 |
| 迷走锁骨下动脉 |
| 肺动脉高压 |
| 肌肉骨骼 |
| 关节高度活动* |
| 颈部短，皮肤赘余* |
| 短掌骨和趾骨 |
| 第 5 手指短而弯曲* |
| 单一横贯全掌的掌纹* |
| 第 1 和第 2 脚趾之间距离宽 |
| 骨盆发育不良* |
| 胸骨短* |
| 2 个胸骨柄骨化中心 |
| 胃肠道 |
| 十二指肠闭锁 |
| 环状胰腺 |
| 气管食管瘘 |
| 巨结肠病 |
| 肛门闭锁 |
| 皮肤 |
| Cutis marmorta |

*Hall's 标准帮助诊断

**表 76–4　随着时间 Down 综合征可以发展或出现的附加症状**

| |
|---|
| 神经精神病学 |
| 　发育迟缓 |
| 　癫痫 |
| 　孤独症谱系障碍 |
| 　行为障碍（分裂性的） |
| 　沮丧 |
| 　老年痴呆症 |
| 感官的 |
| 　先天性的或获得性的听力损失 |
| 　分泌性中耳炎 |
| 　屈光不正（近视） |
| 　先天性或获得性白内障 |
| 　眼球震颤 |
| 　斜视 |
| 　青光眼 |
| 　泪腺阻塞 |
| 心血管 |
| 　获得性二尖瓣、三尖瓣、主动脉瓣反流 |
| 　心内膜炎 |
| 肌肉骨骼 |
| 　寰枢椎不稳定 |
| 　髋关节发育不良 |
| 　股骨头骨骺滑脱 |
| 　缺血性臀部坏死 |
| 　复发性关节错位（肩、膝、肘、拇指） |
| 内分泌 |
| 　先天性或获得性甲状腺功能减低症 |
| 　糖尿病 |
| 　不孕 |
| 　肥胖 |
| 　甲状腺功能亢进 |
| 血液系统 |
| 　暂时性的淋巴组织增生综合征 |
| 　急性淋巴细胞白血病 |
| 　急性髓性白血病 |
| 胃肠道 |
| 　乳糜泻 |
| 　出牙延迟 |
| 呼吸 |
| 　睡眠呼吸暂停综合征 |
| 　反复感染（鼻窦炎，咽炎，肺炎） |
| 皮肤 |
| 　角化过度 |
| 　皮脂溢 |
| 　干燥症 |
| 　生殖器毛囊炎 |

10）。认知障碍对所有发育领域的影响不一致。社会适应发育一般不受影响，但患有 Down 综合征的儿童在语言表达上有相当大的困难。理解这些个体发育特点可使 Down 综合征儿童的教育过程效果最大化。Down 综合征的患者经常受益于那些旨在刺激、发育和教育的项目计划。这些项目计划可以有效地处理社会技能问题，这些社会技能往往对于智力落后的个体来讲是比较高级的技能。Down 综合征儿童也受益于先期辅导，先期辅导主要是建立筛选、评估和照顾患有遗传综合征和慢性疾病患者的协议（表 76–7）。

大多数 Down 综合征儿童没有行为问题。这个人群中估计 18%~38% 有精神疾病。这一发病比例高于正常儿童，但低于其他原因导致同水平精神发育迟滞的儿童。患有 Down 综合征的患者其所有的不适应行为在本质上都被认为与认知障碍有关。Down 综合征儿童发生的常见行为包括注意力不集中、顽固和一种对常规和一致的刻板性需求。攻击和自我伤害行为并不常见。所有的行为都对教育或药物干预有反应。

Down 综合征儿童的平均预期寿命有所缩短，大约为 50 到 55 岁。很少有关于患有 Down 综合征的成人的二级医疗问题的前瞻性信息。回顾性研究表明患

**表 76–5　发育里程碑**

| 里程碑 | Down 综合征儿童 | | 正常儿童 | |
|---|---|---|---|---|
| | 平均年龄（月） | 范围（月） | 平均年龄（月） | 范围（月） |
| 微笑 | 2 | | 1 | |
| 翻身 | 6 | 2~12 | 5 | 2~10 |
| 坐 | 9 | 6~18 | 7 | 5~9 |
| 缓慢爬行 | 11 | 7~21 | 8 | 6~11 |
| 爬行 | 13 | 8~25 | 10 | 7~13 |
| 站 | 10 | 10~32 | 11 | 8~16 |
| 走 | 20 | 12~45 | 13 | 8~18 |
| 说单词 | 14 | 9~30 | 10 | 6~14 |
| 说句子 | 24 | 18~46 | 21 | 14~32 |

摘自 Levine MD, Carey WB, Crocker AC. *Developmental–behavioral pediatrics*. ed 2. Philadelphia, 1992, Saunders.

**表 76-6 自助技能**

| 技能 | Down 综合征儿童 | | 正常儿童 | |
|---|---|---|---|---|
| | 平均年龄(月) | 范围(月) | 平均年龄(月) | 范围(月) |
| 吃 | | | | |
| 手指喂食 | 12 | 8~28 | 8 | 6~16 |
| 用勺/叉 | 20 | 12~40 | 13 | 8~20 |
| 训练入厕 | | | | |
| 小便 | 48 | 20~95 | 32 | 18~60 |
| 大便 | 42 | 28~90 | 29 | 16~48 |
| 穿着 | | | | |
| 脱衣服 | 40 | 29~72 | 32 | 22~42 |
| 穿衣服 | 58 | 38~98 | 47 | 34~58 |

摘自 Levine MD, Carey WB, Crocker AC. *Developmental–behavioral pediatrics*. ed 2. Philadelphia: Saunders, 1992

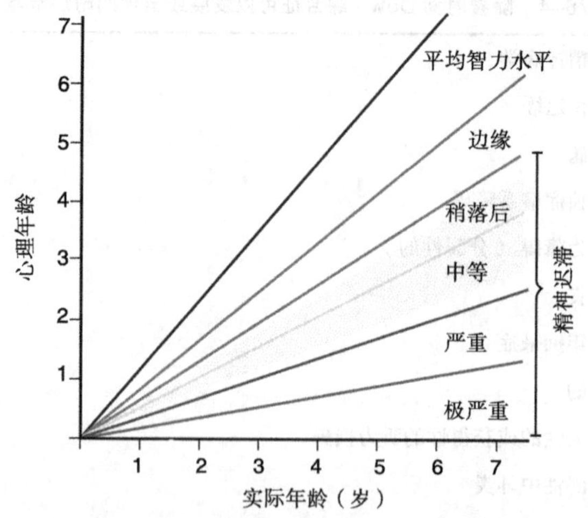


图 76-10 阴影区域表示大部分 Down 综合征儿童的智力功能范围
摘自 Levine MD, Carey WB, Crocker AC. Developmental-behavioral pediatrics. ed 2. Philadelphia: WB Saunders, 1992: 226

**表 76-7 Down 综合征儿童的健康管理**

| 情况 | 筛查时间 | 建议 |
|---|---|---|
| 先天性心脏病 | 出生时；由儿科心脏专业医师筛查<br>年轻人有获得性的瓣膜疾病 | 50% 有先天性心脏病的风险肺动脉高压的风险增加 |
| 斜视，白内障，眼球震颤 | 出生或 6 月龄；由儿科眼科专业医师筛查<br>每年检查视力 | 15% 发生白内障，50% 发生屈光不正 |
| 听力受损或丧失 | 出生或 3 月龄用听性脑干反应或耳声发射检查；如果未检查鼓膜则到 3 岁时每 6 个月检查听力；3 岁以后，每年检查 1 次 | 先天性听力丧失风险使严重分泌性中耳炎的风险增加 50%~70% |
| 便秘 | 出生 | 增加先天性巨结肠病的风险 |
| 乳糜泻 | 2 岁或有症状时 | 筛查 IgA 和组织中谷氨酰转移酶抗体 |
| 血液系统疾病 | 出生时和青少年或症状出现时 | 增加新生儿红细胞增多症的风险（18%），类白血病反应，白血病（<1%） |
| 甲状腺功能减低症 | 出生；在 6~12 个月时复查和每年 1 次 | 先天性（1%）和获得性（5%） |
| 生长和发育 | 每次保健随访时用 Down 综合征生长曲线图 | 讨论学校位置的选择；适当的饮食，避免肥胖 |
| 阻塞性睡眠呼吸暂停 | 在 1 岁时开始和每次随访时 | 监测打鼾、睡眠不安 |
| 寰枢椎半脱位或不稳定（发生率为 10%~30%） | 每次随访时根据病史和体格检查<br>3~5 岁时摄片或当准备参加接触性运动时<br>摄片提示中枢神经症状存在，即使症状是短暂的（颈部疼痛，步态异常，无力）<br>部分是无症状的 | 特殊的奥运会建议因为高风险的运动，如跳水、游泳、接触性运动，要求进行筛查 |
| 妇科护理 | 青少年女性 | 月经和避孕问题 |
| 反复感染 | 发生时 | 检测 IgG 亚纲 和 IgA 水平 |
| 精神病学的，行为障碍 | 每次随访时 | 10%~17% 的孤独症谱系障碍和 5%~10% 的老年痴呆症可见到早期沮丧，焦虑，强迫症，精神分裂症 |

有 Down 综合征的成人发生过早衰老和阿尔茨海默病的风险增加。这些研究还表明 Down 综合征和其他医疗并发症有意想不到的负面联系。患有 Down 综合征的人因实体肿瘤和缺血性心脏病导致的死亡比预期少。这个研究同时报告因先天性心脏病、癫痫和白血病引发的成人死亡风险增加。在一项大型的研究中，Down 综合征肿瘤患者中白血病的发生占 60%，而在 Down 综合征儿童肿瘤患者中白血病占 97%。在所有

的年龄组中，实体肿瘤发生的风险降低，如 Down 综合征儿童成神经细胞瘤和肾母细胞瘤发生的风险降低，Down 综合征成人上皮性肿瘤发生的风险降低。

大多数患有 Down 综合征的成人能够完成日常的活动。然而，大多数患有 Down 综合征的成年人在复杂的金融、法律或医疗决策上有困难。在大多数情况下，患有 Down 综合征的成人会被指派一位管理员。

当母亲怀孕年龄大于 35 岁时，21- 三体胎儿发生的风险最高。尽管年轻妇女发生 21- 三体的风险较低，但是由于整体的出生率较高，因此，她们基本占到怀有 Down 综合征儿童中母亲的一半。所有妇女应在孕中期接受 Down 综合征的筛查，主要通过 4 项母亲血清测试，游离的 β - 人绒毛膜促性腺激素（β -hCG）、非结合的雌三醇、抑制素、α - 甲胎蛋白，称为四联筛查，可以检测出 80% 的 Down 综合征。而使用三联筛查，可以检测出 70% 的 Down 综合征。这些测试有 5% 的假阳性率。还可以在孕早期单独使用胎儿半透明颈背厚度（NT）或结合母亲血清 β -hCG 和妊娠相关血浆蛋白 A（PAPP-A）进行筛查。在孕早期，单独使用 NT 可以检测出≤ 70% 的 Down 综合征，但是结合 β -hCG 和 PAPP-A，检出率可上升至 87%。如果在孕早期和孕中期结合 NT 和生化检测（整合筛查），检出率可上升至 95%。如果仅在孕早期做四联筛查，推荐在孕中期检测 α - 甲胎蛋白（MSAFP，在受累的怀孕中降低）做随访。检测母亲血浆中胎儿 DNA 也可诊断。尽管检出率与 Down 综合征不同，产前筛查对其他的三体型诊断也有用。

大约 95% 的 Down 综合征都有 21 号染色体的 3 份拷贝。多余的 21 号染色体 97% 都是因为孕妇在减数分裂中发生错误。90% 主要发生在母亲减数分裂 I 期。大约有 1% 患者的 21- 三体是嵌合体型的，其他 4% 有 21 号染色体易位。Down 综合征中大部分易位发生在 13、14、15、21 和 22 号染色体之间的着丝粒融合，称为罗伯逊易位。易位可以是新产生的或是遗传的。很少有 Down 综合征患者因为只有 21 号染色体长臂的一部分为三体型（部分三体型）被诊断。等臂染色体和环染色体是 21 三体的少见原因。Down 综合征患者没有明显的染色体异常是最少见的。不可能区分出有完全 21 三体和那些有易位的人的表型。表 76-8 列出 21 号染色体上的代表基因和其对发育的潜在影响。嵌合体型的患者倾向于有较轻的表型。

每个疑诊 Down 综合征的患者需要进行染色体分析。如果发现易位，则必须进行父母染色体检查以确定父母之一是否是易位携带者，易位携带者有很高的再发风险生出另一个患儿。父母的其他家庭成员也可能有风险。反式易位（21；21）携带者的孩子 100% 再发染色体异常，其他罗伯逊易位，如 t（14，21），当通过女性传递时有 5%~7% 的再发风险。基因通量的失衡通过直接和间接的途径对 Down 综合征表型及表型变异起作用。

**表 76-8　21 号染色体可能影响大脑发育，神经元损失和阿尔茨海默病神经病理学类型的基因定位**

| 符号 | 名字 | 在 Down 综合征中的可能效应 | 功能 |
|---|---|---|---|
| *SIM2* | 单一聚合物 2 | 大脑发育 | 需要同步的细胞分裂和建立正确的细胞谱系 |
| *DYRK1A* | 双重特异性络 氨酸 -(Y)- 磷酸化调节激酶 1A | 大脑发育 | 在成神经细胞增殖时表达<br>认为重要的同源物在细胞分裂期调控细胞循环动力 |
| *GART* | 磷酸核糖甘氨酰胺甲酰基转移酶<br>甘氨酰胺核苷酸合成酶<br>磷酸核糖酰氨基咪唑羧化酶合成酶 | 大脑发育 | 胚胎期小脑的发育过程中表达 |
| *PCP4* | 浦肯野细胞蛋白 4 | 大脑发育 | 功能不明确，但是只在大脑中发现，并主要在小脑部位聚集 |
| *DSCAM* | Down 综合征细胞黏附分子 | 大脑发育和先天性心脏病的可能候选基因 | 在大脑的所有分子区域表达，在神经系统的发育过程中对轴突的自然发展有作用 |
| *GRIK1* | 谷氨酸酯受体，钾盐镁矾离子通道 1 | 神经元丧失 | 功能不明确，发现存在胎儿和婴儿早期及成年灵长 类动物的大 脑皮层，大多数集中在皮质锥体细胞 |
| *APP* | β 淀粉样蛋白 (A4) 前体蛋白（蛋白酶微管连接蛋白 -II, 阿尔茨海默病） | 阿尔茨海默病神经病变 | 可能参与神经轴突的可塑性、生长和神经保护 |
| *S100B* | S100 钙结合蛋白 β （神经的） | 阿尔茨海默病神经病变 | 刺激胶质形成 |
| *SOD1* | 超氧化物歧化酶 1，可溶性（肌萎缩性脊髓侧索硬化症，成人） | 加速衰老? | 细胞里的自由过氧化物分子和可能加速老化产生过氧化氢和氧 |

表 76-9 和表 76-10 提供了更多关于部分常染色体非整倍体和其他非整倍体的信息（图 76-11~76-14）。

**表 76-9 罕见的非整倍体和部分常染色体非整倍体**

| 畸变 | 核型 | 临床特征 |
|---|---|---|
| 8- 三体 | 47,XX /XY,+8 | 生长障碍和智力缺陷是可变的<br>大部分患者是嵌合体型<br>特点是深手掌和足底沟 |
| 9- 三体 | 47,XX/XY,+9 | 大部分患者是嵌合体型<br>临床特点包括颅面畸形（高额头，小眼，耳位低，耳朵发育不良，蒜头鼻）和骨骼畸形（关节挛缩）和心脏缺陷（60%） |
| 16- 三体 | 47,XX/XY,+16 | 最常见的自发流产中的常染色体非整倍体，复发的风险可以忽略不计 |
| 12p- 四体 | 46,XX[12]/46,XX,+i(12p)[8]（12p 等臂染色体嵌合） | 已知的 Pallister-Killian 综合征。前部头发，眉毛，睫毛稀疏，前额突出，圆脸，长人中和薄上唇和嘴唇上翘，多指趾畸形，条色素沉着和色素减少的皱纹 |

**表 76-10 可能在 13- 三体和 18- 三体中出现的表现**

| 3- 三体 | 18- 三体 |
|---|---|
| **头面部** | |
| 头皮缺损（如皮肤缺损） | 早产，出生小 |
| 小眼，角膜异常 | 眼裂小 |
| 60%~80% 的患者有唇裂和腭裂 | 狭窄的鼻子和发育不全的鼻翼 |
| 小头畸形 | 前囟直径窄 |
| 小眼球 | 枕骨突出 |
| 前额倾斜 | 小颌畸形 |
| 前脑无裂畸形（无嗅脑） | 唇腭裂 |
| 毛细血管瘤 | 小头畸形 |
| 耳聋 | |
| **胸部** | |
| 80% 的患者有先天性心脏病（如 VSD，PDA 和 ASD） | 先天性心脏病（如 VSD，PDA 和 ASD） |
| 后肋骨薄（肋骨缺失） | 短胸骨，小乳头 |
| **四肢** | |
| 手指和脚趾重叠（指弯曲） | 髋关节外展受限 |
| 多指趾畸形 | 指弯曲和手指重叠，第 3 和第 5 手指重叠在第 4 指上，拳头攥紧 |
| 指甲发育不全，指甲凸 | 摇篮底足 |
| | 指甲发育不全 |
| **神经** | |
| 严重的发育迟缓和产前及产后生长迟缓 | 严重的发育迟缓和产前及产后生长迟缓 |
| 肾功能异常 | 早产，羊水过多 |
| 只有 5% 的人寿命 > 6 个月 | 腹股沟或腹壁疝 |
| | 只有 5% 的人寿命 > 1 年 |

VSD：室间隔缺损；PDA：动脉导管未闭；ASD：房间隔缺损

摘自 Behrman RE, Kliegman RM. Nelson essentials of pediatrics, 4 ed, Philadelphia: WB Saunders, 2002: 142

## 参考书目

参考书目请参见光盘。

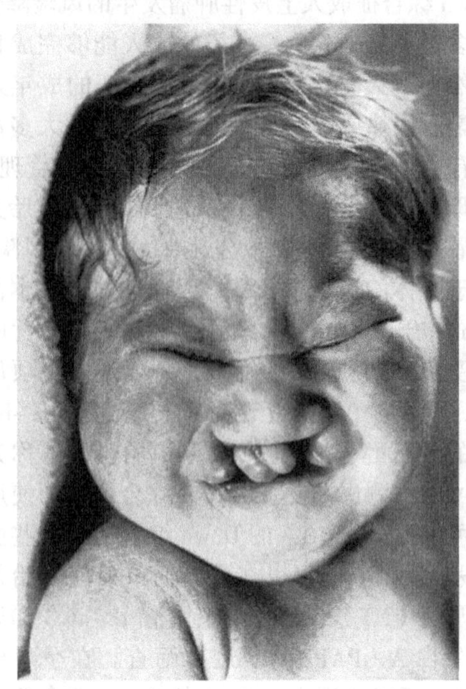

**图 76-11** 13 三体型儿童的面部表现

摘自 Wiedemann HR, Kunze J, Dibbern H. Atlas of clinical syndromes: a visual guide to diagnosis. ed 3. St Louis: Mosby, 1989

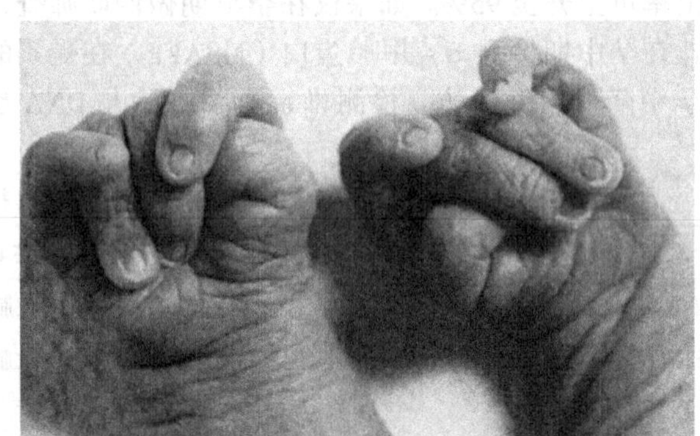

**图 76-12** 18- 三体型：手指重叠和指甲发育不良

摘自 Wiedemann HR, Kunze J, Dibbern H. Atlas of clinical syndromes: a visual guide to diagnosis. ed 3. St Louis: Mosby, 1989

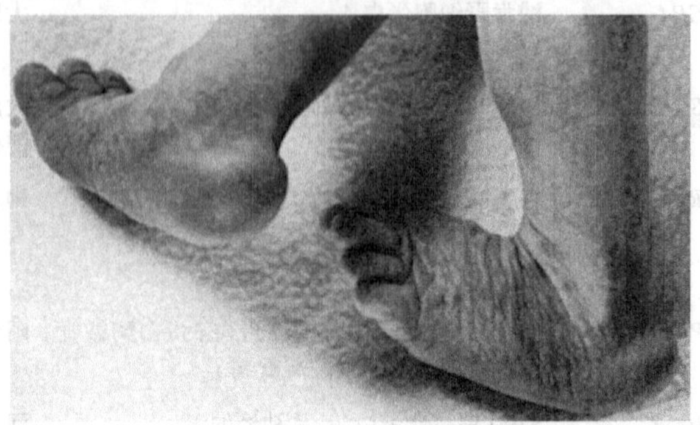

**图 76-13** 18- 三体型：摇篮底足（突出的跟骨）

摘自 WWiedemann HR, Kunze J, Dibbern H. Atlas of clinical syndromes: a visual guide to diagnosis. 3 ed. St Louis: Mosby, 1989

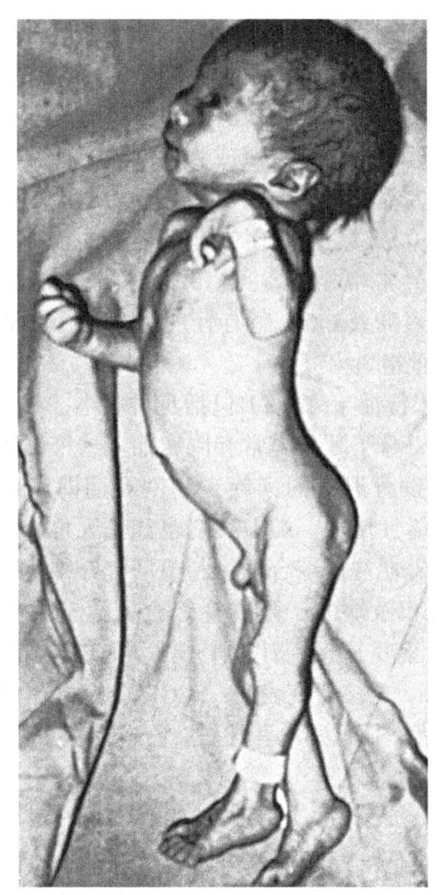

**图 76-14**　18- 三体男性婴儿，4d。枕骨突出，小颌畸形，耳位低，短胸骨，狭窄骨盆，突出的跟骨和手指屈曲畸形

## 76.3 染色体结构异常

*Carlos A. Bacino, Brendan Lee*

### ■ 易　位

易位，指物质从一个染色体转移到另一个染色体，活产的婴儿发生易位的频率为 1/500。它们可能是从父母携带者遗传而来，也可能是新发的，而其他家庭成员并没有受到影响的。易位常常和罗伯逊易位相互转换，涉及 2 个染色体（图 76-15）。

相互易位是非同源染色体断裂并相互交换断裂的片段的结果。相互易位携带者在表型上通常是正常的，但是由于不平衡相互易位的传递，所以导致的流产风险增加以及怀有染色体异常后代的风险增加。不平衡易位是易位携带者生殖细胞中染色体分离或交叉发生错误的结果。

罗伯逊易位涉及 2 条近端着丝染色体（13、14、15、21 和 22 号染色体），它们在近着丝粒区域融合后丢失短臂。因为所有 5 对近端着丝染色体的短臂存在多个 rRNA 基因的拷贝数，丢失 2 条近端着丝染色体的短臂没有有害影响。由此导致核型只有 45 条染色体，包括由 2 条融合的染色体长臂组成的易位染色体。罗伯逊易位携带者表型通常是正常的，但是其流产和不平衡异常后代发生的风险都增加。

在一些罕见的情况下，染色体易位在复杂的重组中可涉及 3 条或更多的染色体。此外，插入易位是并不常见的类型。插入易位是染色体物质的一部分断裂，然后插入同一条染色体的不同位置或插入其他染色体的结果。

### ■ 倒　位

染色体倒位是由于单条染色体上发生 2 次断裂，断裂产生的片段反转后插入同一条染色体。活产婴儿中倒位的发生率为 1/100。倒位有两种形式：臂间倒位和臂内倒位。在臂间倒位里，断裂发生在染色体的两条相反的臂上，并包含着丝粒。臂间倒位常常因为改变了着丝粒的部位而被发现。臂内倒位的断裂仅仅只发生在染色体的一条臂上。倒位携带者在表型上通常是正常的，但他们流产的风险增加，特别是臂内倒位者，臂间倒位生产染色体异常后代的风险也增加。

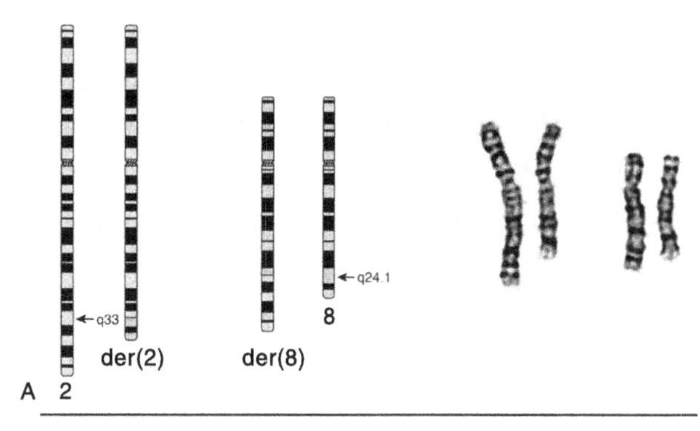


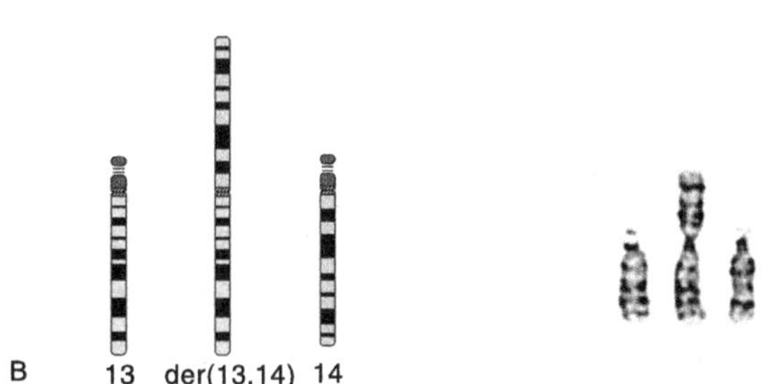


**图 76-15（见彩图）**　A，2 号染色体（蓝色）和 8 号染色体（粉红色）相互易位的图解（左边）和部分 G 带核型（右边）。断裂点在两条染色体的长臂（q）的 2q33 和 8q24.1，在 2 号和 8 号染色体之间相互交换物质。这种易位是平衡的，没有遗传物质的增加或减少。这种交换的命名为 t（2；8）（q33；q24.1）. B，13 号染色体（蓝色）和 14 号染色体（粉红色）之间罗伯逊易位的示意图（左边）和部分 G 带核型（右边）。断点在两条染色体的着丝粒（q10 带），长臂融合成 1 条衍生出来的染色体，短臂物质丢失。这种交换的命名为 der（13；14）（q10；q10）

## ■ 缺失和重复

缺失包括染色体物质的丢失，根据它们的位置，可分为末端缺失（在染色体的末端）或中间缺失（在染色体的臂上）。它们可独立发生或与其他的染色体片段重复同时发生。典型的中间缺失发生在不平衡的染色体易位里，继发于在易位或倒位携带者身上异常的交叉或分离。

缺失携带者是丢失的片段上遗传信息的单体。缺失通常和精神发育迟滞和畸形有关。最常见的能观察到的常染色体上的缺失包括 1p−、4p−、5p−、9p−、11p−、13q−、18p−、18q− 和 21q−（表 76–11，图 76–16），它们染色体短臂或长臂上所有的远端或近端的缺失。缺失可能在常规染色体检查时可观察到，缺失和易位超过 5~10Mb，则常常在显微镜下可观察到。

高分辨率显带技术 FISH 和 aCGH 的分子研究都可以显示由于太小而不能被传统或常规染色体分析方法所发现的缺失（见图 76–7）。微缺失包括染色体小片段的丢失，最大的微缺失只能用前期染色体研究和（或）分子方法检测。对于亚显微缺失，丢失的片段只能用分子方法如 FISH 或基于 DNA 的研究如 aCGH 检测。存在从同一染色体来源的额外的遗传物质称为重复。重复可以是散发的或来自于易位或倒位携带者的异常分离。

微缺失和微重复通常涉及包括多个基因的区域，因此受影响的个体根据涉及基因数目的不同有独特的表型。当一个缺失涉及一个以上的基因时，这种情况称为连续性基因缺失综合征（表 76–12）。随着临床上使用 aCGH，大量的重复被发现，其中大部分微重复也被发现。大多数微重复综合征是已知缺失或微缺失部位的相互重复，有独特的临床特征（表 76–13）

亚端粒区通常涉及染色体重组，用常规的细胞遗传学方法不能发现。端粒，在染色体的远端末端，是基因富集区。本质上所有染色体都有端粒的远端结构，但是近端的独特区域成为亚端粒区，常常涉及缺失和其余大部分染色体的重组。小的亚端粒缺失、重复或重组（易位、倒位）在非特异性的精神发育迟滞合并细微异常中相当常见。3%~7% 患有轻度至中度精神发育迟滞及 0.5% 患有轻度精神发育迟滞的儿童有亚端粒重组。

临床特征（>30%）包括身材矮小、小头畸形、眼距过宽、鼻子耳朵异常和隐睾症。这个群体也表现出有精神发育迟滞的家族史和围产期即表现出生长迟缓的可能性增加。端粒突变也和先天角化不良、其他再生障碍性贫血综合征、肺或肝脏纤维化有关。亚微粒重组和微缺失、微重复综合征通常用分子技术如 FISH、多重连接探针扩增技术（MLPA）和（或）aCGH 诊断。许多研究表明：aCGH 能检测出 14%~18% 的异常患者，而这些患者既往染色体检查正常。

## ■ 插　入

插入是指一段染色体断裂成在两个点断裂后合并到另一条染色体的断裂处。共需要 3 个断点，插入可以在 2 条或 1 条染色体中发生。作为非相互易位的形式的插入很罕见。插入携带者有生出带有插入片段缺失或重复的后代的风险。

## ■ 等臂染色体

等臂染色体是同一染色体的臂形成 2 个拷贝，通过单一的着丝粒连接而成，互为镜像。最常报道的常等臂染色体往往涉及含短臂的染色体。常见的形成等

**表 76–11　常见缺失和它们的临床表现**

| 缺失 | 临床表现 |
|---|---|
| 4p− | Wolf-Hirschhorn 综合征。主要的特点是典型的“希腊头盔”面容，其次是眼距过宽，眉间突出和前额突出；头小畸形，长头，眼眶发育不全，上睑下垂，斜视，眼球震颤，双边内眦赘皮的褶皱，唇腭裂，鹰钩鼻，鼻梁突出，尿道下裂，心脏畸形和精神发育迟滞。 |
| 5p− | Cri-du-chat 综合征。主要特点是张力减退，身材矮小，哭声在生命的最初几周的哭声有特点（像猫哭），头小畸形，凸缝，眼距过宽，双眼内眦赘皮的褶皱，高腭弓，鼻梁宽而扁平和精神发育迟滞。 |
| 9p− | 主要特点是颅面畸形，呈三角头，眼裂上斜，离散的眼球突出；其次是眼眶发育不全，拱形眉，鼻梁宽而扁平，短颈发际线较低、生殖器异常，手指长，脚趾有额外的弯曲褶皱，心脏畸形和精神发育迟滞。 |
| 13q− | 主要特点是低出生体重，生长发育缓慢，头小畸形和严重的精神发育迟滞。面部特征包括高鼻梁，，眼距过宽，上睑下垂，小颌畸形。眼部畸形常见（成视网膜细胞瘤）。手发育不全的或缺少拇指和并指。 |
| 18p− | 少数患者 (15%) 受到严重影响，有头部和眼部畸形：前脑无裂畸形、唇腭裂、上睑下垂，内眦赘皮，不同程度的精神发育迟滞。大多数 (80%) 只有轻微畸形和轻度精神发育迟滞。 |
| 18q− | 生长缺陷，张力减退与“蛙”形腿弯曲，极度外旋和过度外展。面部特点是颜面中部低平和下颌骨明显突出，眼睛深陷，短上唇，嘴唇下翻（“噘”嘴）；耳轮非常突出，不同程度的精神发育迟滞和好战的个性。中枢神经系统髓鞘形成异常。 |

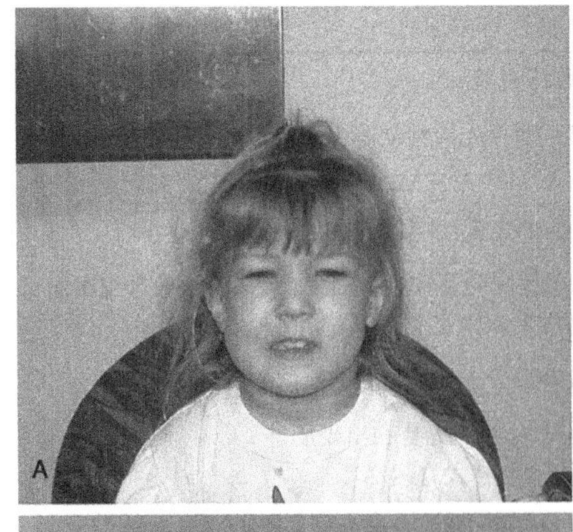


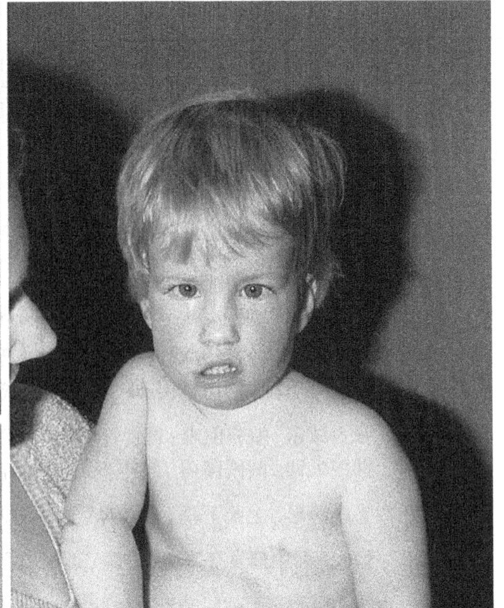


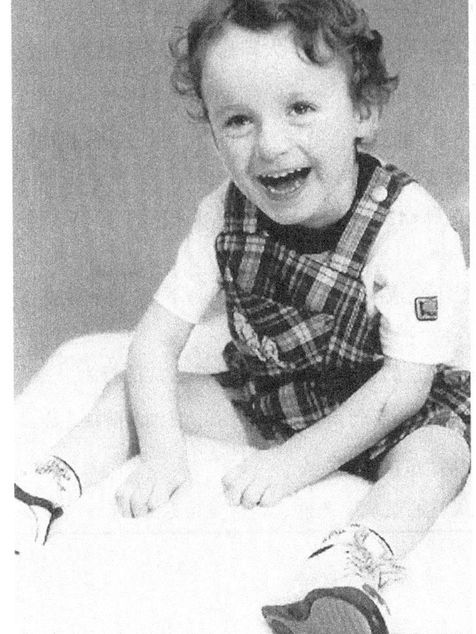


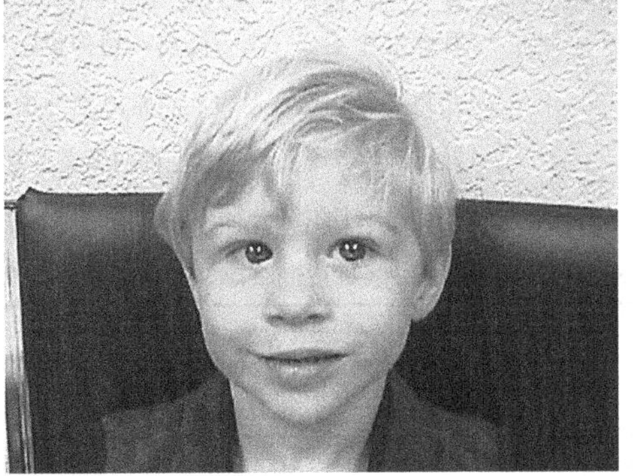

**图 76-16**　A，velocardiofacial 综合征儿童（缺失 22q11.2）B，Prader-Willi 综合征儿童（缺失 15q11-13）C，Angelman 综合征（缺失 15q11-13）D，Williams 综合征（缺失 7q11.23）
摘自 Lin RL, Cherry AM, Bangs CD, et al. FISHing for answers: the use of molecular cytogenetic techniques in adolescent medicine practice//Hyme HE, Greydanus D. Genetic disorders in adolescents: state of the art reviews. Adolescent medicine, Philadelphia: Hanley and Belfus, 2002: 305-313

**表 76-12　微缺失与邻近基因综合征和其临床表现**

| 缺失 | 综合征 | 临床表现 |
|---|---|---|
| 1p36 | 1p 缺失 | 生长迟缓，畸形包括颜面中部发育不全，细眉毛，尖下巴，感音神经性听力损失，进行性心肌病，甲状腺功能减退，癫痫，精神发育迟滞 |
| 5q35 | Sotos（亚洲人中 50% 缺失 NSD1 基因但是白种人中只有 6% 缺失） | 过度生长，巨头，前额突出，大脑成像时轴外流体空间，巨手和巨脚，肌张力减退、笨拙、智力残疾 |
| 6p25 | Axenfeld-Rieger | Axenfeld-Rieger 畸形，听力丧失，先天性心脏缺陷，牙齿异常，发育迟缓，面部畸形 |
| 7q11.23 | Williams | 圆脸，脸颊和嘴唇丰满，人中长，虹膜星状体，斜视，主动脉瓣狭窄和其他心脏畸形，不同程度的精神发育迟滞，友好的个性 |
| 8p11 | 8p11 | Kallman 综合征 2（性腺机能减退和嗅觉缺失），球形红细胞症（缺失锚蛋白 1），多种先天性畸形，精神发育迟滞 |
| 8q24.1-q24.13 | Langer-Giedion 或鼻炎毛囊型 II | 稀疏的头发，圆锥形骨骺，多发性软骨性外生骨疣，蒜头鼻，加厚的鼻翼软骨，人中显著，大而突出的耳朵，轻度精神发育迟滞 |
| 9q22 | Gorlin | 多个基底细胞癌，牙原性角化囊肿，掌跖坑，钙化大脑镰 |
| 9q34 | 9q34 缺失 | 连眉显著，鼻孔前倾，帐篷形的上唇，舌头外伸，颜面中部发育不全，先天性心脏缺陷，精神发育迟滞 |

表 76-12（续）

| 缺失 | 综合征 | 临床表现 |
|---|---|---|
| 10p12–p13 | DiGeorge 2 | 许多先天性胸腺发育不全 1 和心瓣面 1 特性（先天性缺陷、免疫缺陷，甲状腺功能减低症，生理缺陷） |
| 11p11.2 | Potocki-Shaffer | 多个外生骨疣，顶叶小孔、颅缝早闭、面部先天性畸形，并指，精神发育迟滞 |
| 11p13 | WAGR | 肾上腺样瘤（Wilms 肿瘤），无虹膜，不同程度的男性生殖器发育不全，性腺母细胞瘤，长脸，眼裂上斜，上睑下垂，鹰钩鼻，耳廓发育不良和低耳位，精神发育迟滞 |
| 11q24.1–11qter | Jacobsen | 精神发育迟滞和生长迟滞，心脏和指趾畸形，血小板减少症 |
| 15q11–q13 (pat) | 普瑞德威利 | 出生时严重的张力减退和喂养困难，婴儿期胃口贪婪和出现肥胖，身材矮小（对生长激素有反应），小手和小脚，性腺机能减退，精神发育迟滞 |
| 15q11–q13 (mat) | 安格尔曼 | 张力减退，喂养困难，胃食管反流，头发和皮肤，颜面中部发育不全，凸颌，癫痫，震颤，共济失调，睡眠障碍，笑声不正常，语言贫乏或缺乏，严重的精神发育迟滞 |
| 16p13.3 | Rubinstein-Taybi | 头小畸形，上睑下垂，鹰钩鼻，低洼的人中，明显的拇指、大脚趾，精神发育迟滞 |
| 17p11.2 | Smith-Magenis | 短头，面中部发育不全，凸颌，近视，腭裂，身材矮小，严重的行为问题，精神发育迟滞 |
| 17p13.3 | Miller-Dieker | 头小畸形、无脑回畸形，巨脑回，额头狭窄，男性外生殖器发育不全，生长迟缓，癫痫，严重的精神发育迟滞 |
| 20p12 | Alagille 综合征 | 胆管缺乏与胆汁淤积；心脏缺陷，尤其是肺动脉狭窄；眼部异常（后胚环）；骨骼缺陷如蝴蝶椎骨；长鼻子 |
| 22q11.2 | Velocardiofacial-DiGeorge 综合征 | 先天性心脏异常，腭裂，咽腭不良、发育不全或胸腺和甲状旁腺发育不全，低钙血症，耳廓发育不全、学习障碍、精神障碍 |
| 22q13.3 deletion | | 张力减退、发育迟缓、正常或加速增长，严重的表达性语言缺陷，孤独症的行为 |
| Xp21.2–p21.3 | | 杜氏肌营养不良、色素性视网膜炎、肾上腺发育不全，精神发育迟滞、甘油激酶缺乏症 |
| Xp22.2–p22.3 | | 鱼鳞癣，卡尔综合征、精神发育迟滞、软骨发育异常 |
| Xp22.3 | 眼球与线性缺陷（MLS） | 小眼，线性皮肤缺陷、皮肤异色病、先天性心脏病、癫痫、精神发育迟滞 |

表 76-13　微重复及其临床表现

| 染色体片段的重复 | 疾病 | 临床表现 |
|---|---|---|
| 1q21.1 | | 巨头畸形，发育迟缓，学习困难 |
| 3q29 | | 轻度到中度的精神发育迟滞，头小畸形 |
| 7q11.23 | Williams 综合征 | 发育迟缓和严重的语言表达障碍，孤独症特点，轻微的先天性畸形 |
| 15q13.3 | 普瑞德威利 / 安格尔曼综合征 | 发育迟缓，精神发育迟滞，孤独症特点复制母亲来源 |
| 15q24 | | 生长障碍，发育迟缓，头小畸形，指趾畸形，尿道下裂，结缔组织畸形 |
| 16p11.2 | | 很难存活，严重的发育迟缓，身材矮小，生长激素缺乏，生理缺陷 |
| 17p11.2 | Potocki–Lupski 综合征 | 张力减退，心血管畸形，很难存活，发育迟缓，词汇性失语症，孤独症，焦虑 |
| 17q21.31 | | 严重的发育迟缓，头小畸形，短而宽的手指，生理缺陷 |
| 22q11.2 | Velocardiofacial-DiGeorge 综合征 | 心血管缺陷，咽腭弓不良 |
| Xq28 | MECP2 基因区 （Rett 综合征） | 男性：婴儿期张力减退，免疫缺陷，生理缺陷，发育迟缓，睡眠障碍，孤独症行为，儿童期退化 |

臂染色体的染色体臂包括 5p、8p、9p、12p、18p、和 18q。常见的异常还可发生在 X 染色体长臂，与 Turner 综合征有关。46 条染色体中有 1 条等臂染色体的个体是丢失的臂中基因的单体型，是等臂染色体中基因的三体型。

## ■ 标记和环染色体

标记染色体罕见，常常是染色体的片段，但片段太小不能被传统的细胞遗传学方法所识别。它通常发生在正常的 46 条染色体外。大部分（70%）是散发的，因为标记染色体的不稳定性，嵌合体型（50%）常被注意到。新生儿的发病率为 1/3300，在精神发育迟滞患者中的发病率为 1/300。表型的严重程度取决于染色体物质的数量和与片段相关基因的数量。

在所有人类染色体中发现的环状染色体是非常罕见的。当染色体的两端丢失，融合形成一个环形时形成环状染色体。根据染色体物质的数量是缺失还是多余（如果环形是在正常染色体之外），带有环状染色体的患者可表现为正常，或接近正常，或有精神发育迟滞和多发先天畸形。

## 参考书目

参考书目请参见光盘。

## 76.4　性染色体非整倍体

*Carlos A. Bacino, Brendan Lee*

1/400 的男性和 1/650 的女性有某种形式的性染色体畸形。综合考虑，性染色体畸形是活产儿、儿童和成人最常见的染色体畸形。性染色体异常可以是结构或数量的异常，并可以存在于所有的细胞中或以嵌合的形式存在。这些异常可能对身体或发育有很小的影响或没有影响（表 76-14）。

### Turner 综合征

Turner 综合征是根据表型特征的组合来定义的，其 X 染色体完全或部分缺失形成单倍体，（表 76-15）。一半的 Turner 综合征患者的染色体组为 45，X。另一半表现出嵌合型和 X 或 Y 染色体的不同结构异常。母亲年龄不是 45，X 患儿的诱发因素。活产女婴中 Turner 综合征的发生率大约为 1/5000。在 75% 的患者中，丢失的性染色体是父系来源的（不管是 X 或 Y 染色体）。45，X 是最常见的与自然流产有关的染色体异常之一。据估计，95%~99% 的 45，X 在胎儿期都流产了。

尽管许多新生儿表型正常，但新生儿期的临床表现可包括小于胎龄儿、蹼颈、招风耳、手脚淋巴性水肿（图 76-17）。年长儿和成人有身材矮小和表现

表 76-14　性染色体畸形

| 综合征 | 核型 | 近似发病率 |
|---|---|---|
| Klinefelter 综合征 | 47,XXY | 1/575–1/1 000 男性 |
| | 48,XXXY | 1/50 000–1/80 000 男性初生儿童 |
| | 其 他 (48,XXYY; 49,XXXYY; 嵌合型) | |
| XYY 综合征 | 47,XYY | 1/800–1 000 男性 |
| 其他 X 或 Y 染色体畸形 | | 1/1 500 男性 |
| XX 男性 | 46,XX | 1/20 000 男性 |
| Turner 综合征 | 45,X | 1/2 500–1/5 000 女性 |
| | 变异型和嵌合型 | |
| 脆性 X | 47,XXX | 1/1 000 女性 |
| | 48,XXXX 和 49,XXXXX | 罕见 |
| 其他 X 染色体畸形 | | 1/3 000 女性 |
| XY females | 46,XY | 1/20 000 女性 |

表 76-15　Turner 综合征的有关表现

| |
|---|
| 身材矮小 |
| 先天淋巴水肿 |
| 马蹄肾 |
| 髌骨脱位 |
| 肘关节角度增大（肘外翻畸形） |
| 马德隆畸形（桡骨远端骨骺软骨发育不良） |
| 先天性髋关节脱位 |
| 脊柱侧凸 |
| 乳头平坦 |
| 盾状胸 |
| 多余的颈背皮肤（在子宫内淋巴水囊瘤） |
| 低后发际线 |
| 主动脉缩窄 |
| 二叶主动脉瓣 |
| 心脏传导异常 |
| 左心发育不良综合征和其他心脏异常 |
| 性腺发育不全（不孕症，原发性闭经） |
| 性腺母细胞瘤（如果 Y 染色体物质存在，风险增加） |
| 学习障碍（非言语感知运动和视觉空间技能）(70%) |
| 发育迟缓 (10%) |
| 社会尴尬 |
| 甲状腺功能减退 (15%~ 30% 为获得性） |
| 2 型糖尿病（胰岛素抵抗） |
| 斜视 |
| 白内障 |
| 红绿色盲症（男性） |
| 复发性中耳炎 |
| 感音神经性听力损失 |
| 炎症性肠病 |
| 乳糜泻（发病率增加） |

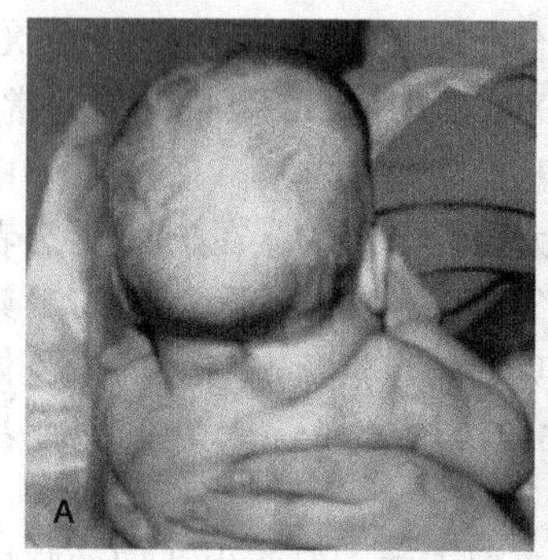

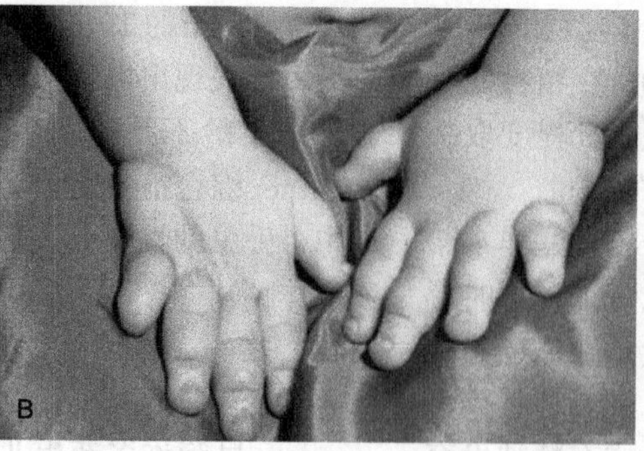

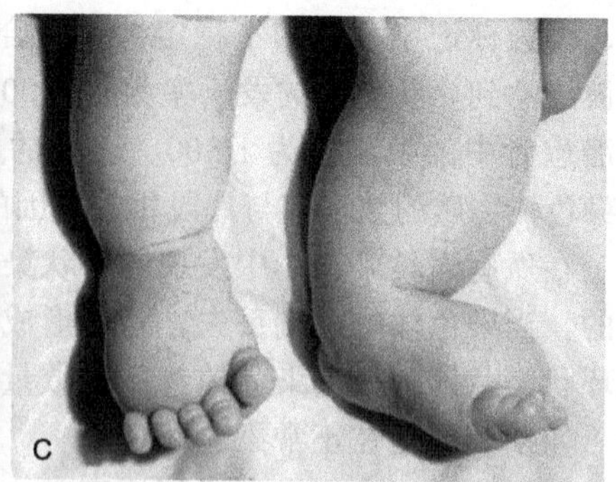


**图 76–17（见彩图）** 多余的颈项皮肤（A）和手浮肿（B）和脚（C）Turner 综合征
摘自 Sybert VP, McCauley E. Turner's syndrome. N Engl J Med, 2004, 351: 1227–1238. 

出不同的畸形特点。先天性心脏病（40%）和肾脏结构异常（60%）非常常见。最常见的心脏畸形是二叶主动脉瓣、主动脉缩窄、主动脉瓣狭窄和二尖瓣脱垂。性腺成纤维组织条索状（性腺发育不良）。患者原发性闭经和缺乏第二性征。这些儿童应定期接受内分泌检测（见第 580 章）。大部分患者智力正常，但是仍有 6% 的患者存在精神发育迟滞。他们出现行为问题的风险也增加，空间和运动知觉缺乏。美国儿科学会（AAP）发表了对Turner综合征儿童的监督管理指南。

45，X/46，XY 嵌合型的患者可以患有 Turner 综合征，尽管这种嵌合的形式也可以与男性假两性畸形有关，男性或女性外生殖器表现混合性性腺发育不全，或正常的男性表型。这种变化估计占到嵌合型 Turner 综合征患者的 6%。有 Turner 综合征表型的部分患者其 Y 细胞系表现出男性化。表型为女性的 45，X/46，XY 嵌合型患者有 15%~30% 的风险发展成性腺母细胞瘤。表型为男性和外部睾丸的患者发生肿瘤的风险并不高，但是仍推荐进行肿瘤监测。美国儿科学会推荐在所有的 45，X 患者中使用 FISH 方法寻找 Y 染色体的嵌合。如果明确 Y 染色体物质存在，推荐行腹腔镜性腺切除术。

虽然 Noonan 综合征是一种常染色体显性遗传疾病，主要是由于参与 RAS–MAPK（有丝分裂原激活蛋白激酶）途径的一些基因发生突变，但 Noonan 综合征很多临床特征与 Turner 综合征相似。最常见的突变基因是 *PTPN11*（发生率 50%），它能编码染色体 12q24.1 上的络氨酸激酶的非受体（SHP–2）。其他基因包括 *SOS1*（发生率 10%~15%），*RAF1*（发生率 3%~8%），和 *KRAS*（发生率 5%）。Noonan 综合征的常见临床特征包括身材矮小、后发际线低、盾状胸、先天性心脏病和短颈或蹼颈（表 76–16）。与 Turner 综合征不同，Noonan 综合征既影响性别，其先天性心脏病的型别也不同，常常涉及右侧损伤。

**表 76–16 Noonan 综合征的有关表现**

| |
|---|
| 身材矮小 |
| 发育停滞 |
| 内眦赘皮 |
| 上睑下垂 |
| 眼距过宽 |
| 鼻梁塌 |
| 睑裂下斜 |
| 近视 |
| 眼球震颤 |
| 耳位低 |
| 牙齿咬合不正 |
| 低后发际线 |
| 短蹼颈，囊状水瘤 |
| 盾状胸 |
| 漏斗胸 |
| 脊柱侧凸 |
| 肘外翻畸形 |
| 肺动脉瓣狭窄 |
| 肥厚性心肌病 |
| 房间隔缺损，室间隔缺损 |
| 淋巴水肿 |
| 隐睾症 |
| 小阴茎 |
| 出血性疾病，包括血小板减少 |

## Klinefelter 综合征

患有 Klinefelter 综合征的患者表型上是男性；这个综合征是引起男性性腺功能减退和不孕不育的最常见原因，也是最常见的人类性染色体非整倍体

（见第 577 章）。80% 患有 Klinefelter 综合征的儿童具有多一条额外染色体 X-47，XXY 的男性核型，余下的 20% 患儿为多个性染色体非整倍体（48，XXXY；48，XXYY；49，XXXXY），嵌合体型（46，XY/47，XXY），或结构异常的 X 染色体。非整倍体越大，智力损伤和先天畸形越严重。早期的研究表明出生患病率在男性中大约是 1/1000。目前 47，XXY 的发病率似乎已经增加到大约 1/580 活产男孩；原因仍然不明。减数分裂 I 期父亲染色体不分离发生错误占病例的一半。

患者在正常年龄出现青春期，但睾丸很小。患者出现第二性征时间晚，50% 发生女性型乳房。他们的身材较高，因为很多 Klinefelter 综合征患者到青春期时表型都正常，常常直到成人期，在临床上发现不孕不育，这个综合征才被诊断。核型为 46，XY/47，XXY 的患者睾丸功能有较好的预后。他们的智力水平范围从高于平均到低于平均。Klinefelter 综合征患者表现出行为问题、学习困难、语言障碍。自尊问题往往是青少年和成人出现的问题。已报道 Klinefelter 综合征青少年有药物滥用、抑郁和焦虑。那些有较多 X 染色体数量的患者有认知障碍。与患者正常的兄弟姐妹比较，据估计每条额外的 X 染色体降低智商 10~15 分。主要在语言能力和社会领域受到影响。

### 47，XYY

47，XYY 的发病率在男性中为 1/1 000~1/800，因为大部分受影响的个体有正常的外观和正常的生育能力，所以还有很多病例未诊断。额外的 Y 是父亲染色体在减数分裂 II 期不分离的结果患儿智力正常，但有发生学习障碍的风险。目前已有行为异常的报道，包括过度活跃行为、广泛性发育障碍和攻击行为。犯罪这一问题的早期报道还未得到长期证实。

### 参考书目

参考书目请参见光盘。

## 76.5　脆性染色体位点

*Carlos A. Bacino, Brendan Lee*

在特定生长环境下，染色体上有分离、断裂或衰弱趋势的区域被称为脆性位点。它们在染色中以缺口的形式存在。至少 120 个染色体位点已在人类基因组中被确认为脆性位点（表 75–1），其中大部分是可遗传的。

一个有临床意义的脆性位点位于 Xq27.3 染色体的长臂末端，与脆性 X 综合征有关。脆性 X 在患有精神发育迟滞的男性中占 3%。在 X 染色体上还有另一个脆性位点（Xq28 上的 FRAXE），与轻度精神发育迟滞有关。11q23.3 上的 FRA11B 断点与 Jacobsen 综合征有关（缺失 11 号染色体长臂末端所致）。脆性位点在肿瘤发生中也发挥作用。

脆性 X 综合征在受影响的男性中的主要临床表现为精神发育迟滞，孤独症行为，巨型睾丸伴功能减退和有特点的面部特征（表 76–17）。巨型睾丸伴功能减退可能直到青春期才明显。有特点的面部特征包括长脸、大耳朵和明显的方颌，随着年龄的增长，面部特征越来越明显。带有脆性 X 的女性表现出不同程度的精神发育迟滞和（或）学习困难。脆性 X 的诊断可能是通过 DNA 测试，DNA 测试能显示出 X 染色体上 FMR1 基因里三联 DNA 的重复。这种扩增包括含有三核苷酸（CGG）可变串联重复序列多态性的基因区域。三联体扩增越大，精神发育迟滞越明显。假如扩增大，女性也可表现出不同程度的精神发育迟滞。表 76–18 列举了脆性 X 综合征相关的不同神经精神表现的治疗。代谢性谷氨酸受体抑制剂（代谢性谷氨酸受体在脆性 X 上过度表达）正在进行临床试验。

### 参考书目

参考书目请参见光盘。

## 76.6　嵌合体

*Carlos A. Bacino, Brendan Lee*

嵌合指一个个体或组织包含≥ 2 个来源于同一合子的不同的细胞系，是有丝分裂发生不分离的结果（图 76–1）。对妊娠 10 周及更小孕周的绒毛膜绒毛胎盘组织的研究结果显示 2% 或更高比例的胎儿是异常的染色体嵌合体型。除了 13、18 和 21 号染色体，完全性的常染色体三体型常常是不能存活的；正常细胞系的存在可能允许其他三体型胎儿存活至足月。根据在早期胚胎发生的过程中新的细胞系出现的位置，嵌合可能出现在一些组织里而不出现在其他组织。生殖系嵌合体，指在性腺的生殖细胞中存在嵌合。不管生殖细胞是否受染色体异常或特定的基因突变影响，生殖系嵌合体可能与受影响胎儿的复发风险提高有关。

### Pallister-Killian 综合征

Pallister-Killian 综合征的特点是粗相（显著的脸颊饱满）、异常耳垂、局部脱发、皮肤色素异常、膈疝、心血管异常、多乳头、癫痫和显著的精神发育迟滞。这个综合征是由于等臂染色体 12p 存在嵌合造成的。细胞内等臂染色体 12p 的存在给受影响的细胞的染色体短臂 4 个功能拷贝。等臂染色体 12p 可以从成纤维细胞中培养，成纤维细胞可以方便地从皮肤活检中获得，等臂染色体 12p 很少出现在淋巴细胞中。受影响的患者中的染色体异常可能反映出早期胚胎发生中异

**表 76-17　完整和前突变 FMR1 等位基因的临床表现**

| 综合征 | 表型 | | 对象 | 外显率 |
|---|---|---|---|---|
| | 认知或行为 | 临床和影像学特点 | | |
| 全突变 | | | | |
| 脆性 X 综合征 | 发育延迟<br>男性平均 IQ=42<br>如果产生显著的 FMRP（如女性和嵌合型男性或未甲基化的全突变），IQ 要高一些<br>孤独症 20%~30%<br>ADHD 80%<br>焦虑 70%~100% | 下丘脑功能障碍：巨睾症，40%*<br>面部特征 60%*<br>杯状大耳朵，长脸，高腭弓<br>结缔组织异常：二尖瓣脱垂，脊柱侧弯，关节松弛，平足<br>其他：癫痫（20%），复发性中耳炎（60%），斜视（8%~30%） | 新生儿 | 男性 100% |
| 前突变 | | | | |
| 女性生殖综合征 | | 卵巢功能早衰（<40 岁） | 成人 | 女性 20% |
| | | 早期更年期（<45 岁） | >50 yr | 女性 30%† |
| FXTAS | 认知减退，痴呆，冷漠，抑制解除，易怒，抑郁 | 步态共济失调，意向震颤，帕金森症，神经病变，自主功能障碍 | 儿童 | 男性 33%‡<br>女性不明确 |
| 神经发育障碍 | 注意力缺陷多动障碍，孤独症或发育迟缓 | FXS 的温和特性 | | 8%（1/13）* |

* 青春前期男童这些特点的频率；1/3 的脆性 X 综合征男童没有典型的面部特征。90% 的男性患者有巨睾症

† 等位基因的最大外显率报道约 80~90 CGG 重复

‡ 外显率与年龄和重复大小有关

摘自 Jacquemont S, Hagerman RJ, Hagerman PJ, et al. Fragile-X syndrome and fragile X associated tremor/ataxia syndrome: two faces of FMRI. Lancet Neurol, 2007, 6:45–55（表 1）

**表 76-18　FMR1 相关综合征的治疗**

| 综合征 | 症状 | 治疗和干预 | 未来可能的治疗方向 |
|---|---|---|---|
| 全突变 | | | |
| 脆性 X 综合征* | 注意力缺陷多动障碍 | 刺激 | mGluR5 拮抗药 |
| | 焦虑，觉醒状态，侵略爆发 | 选择性 5－羟色胺再摄取抑制剂，非典型抗精神病药物、专业治疗、行为治疗、咨询 | mGluR5 拮抗药 |
| | 癫痫 | 卡马西平，丙戊酸 | mGluR5 拮抗药 |
| | 认知障碍 | 专业治疗，语言治疗，特殊教育支持 | mGluR5 拮抗药 |
| 前突变 | | | |
| 卵巢功能早衰 | 卵巢功能早衰 | 生殖咨询，捐赠卵子<br>激素替代疗法 | 冷冻保存卵巢组织 |
| 脆性 X 震颤、共济失调综合征† | 意向震颤 | β 受体阻滞剂 | |
| | 帕金森症 | 卡马西平 / 左旋多巴 | |
| | 认知功能减退，痴呆 | 乙酰胆碱酯酶抑制剂 | |
| | 焦虑，冷漠，抑制解除、易怒、抑郁 | 尼美舒利，选择性 5－羟色胺再摄取抑制剂 | |
| | 神经性疼痛 | 加巴喷丁 | |

* 这些数据是基于 2 个大型转诊中心的调查。治疗焦虑药物的处方比治疗神经系统症状的药物更频繁

† 目前没有对照研究评估治疗脆性 X 震颤、共济失调综合征的药物。这些数据通过一项问卷调查研究收集（n=56）

摘 自 Jacquemont S, Hagerman RJ, Hagerman PJ, et al. Fragile-X syndrome and fragile X associated tremor/ataxia syndrome: two faces of FMRI. Lancet Neurol, 2007, 2006:45–55（表 2）

常细胞的存在。

### Ito 色素减退症

Ito 色素减退症的特点是单侧或双侧的黄斑不足或色素沉着过度的螺纹、条纹和斑块（见第 645 章）。有时这些色素缺失沿 Blaschko 线分布。常见头发和牙齿异常。眼睛、肌肉骨骼系统（不匀称生长、并趾、多指趾畸形、指弯曲）和中枢神经系统（小头畸形、癫痫、精神发育迟滞）异常也可能存在。Ito 色素减退症患者可能有 2 个遗传学上截然不同的细胞系。已经在常染色体和性染色体中发现嵌合体型染色体异常，并已在 50% 的患者体内证实。在以淋巴细胞为基础的染色体研究中可能观察不到嵌合，但若用皮肤成纤维细胞分析染色体则更可能观察到。独特的细胞系并不总是归咎于可观察到的染色体异常，也可能来自单个基因突变或其他机制。

## 76.7　染色体不稳定综合征

*Carlos A. Bacino, Brendan Lee*

染色体不稳定综合征，原名染色体断裂综合征，特点是发生恶性肿瘤的风险增加和具有特定的表型。它们表现为常染色体隐性遗传，以及自发性的或诱发性的产生染色体断裂和（或）重组的频率增加。它们是由于 DNA 修复的特定缺陷、细胞周期控制和凋亡所导致的。由此产生染色体不稳定导致发生肿瘤的风险增加。经典的染色体不稳定综合征是 Fanconi 贫血、共济失调毛细血管扩张、Nijmegen 综合征、ICF 综合征（免疫缺陷、着丝粒不稳定和面部异常），Roberts 综合征，Werner 综合征和 Bloom 综合征。

## 76.8　单亲二倍体和印记

*Carlos A. Bacino, Brendan Lee*

### 单亲二倍体

当任何个体的一对染色体或来自 1 条染色体的区域是从单亲身上遗传的时候会发生单亲二倍体。单亲二倍体有两种类型：同源单亲二倍体或异源单亲二倍体。同源单亲二倍体意味着染色体和染色体区域是相同的（通常是复制单倍体解救的结果）。异源单亲二倍体意味着 2 条染色体是不同的一对染色体，它们都是从 1 个单亲那里遗传的。这是由于三体型减少至二体型，从 1 个单亲留下 2 个拷贝所导致的。单亲二倍体的表型结果根据涉及的染色体、提供染色体的父母以及是同源或异源而不同。单亲二倍体可见到三种表型效应：与印记基因有关（如：基因缺失，而这种基因只有当从一个特殊性别的单亲印记时才正常表达），与有关常染色体隐性遗传疾病的暴露有关，以及与残余的非整倍体产生嵌合体型有关（见第 75 章）。

在同源的单亲二倍体中，这一对染色体或区域（基因）都是相同的。当父母是常染色隐性遗传病的携带者时这一点特别重要。父母是携带者，如果其后代染色体为携带异常基因的同源单亲二倍体，这时异常基因有 2 个拷贝，表型为常染色体隐性遗传病。即使 1 个父母是隐性异常的携带者，儿童也可能发生一种常染色体隐性遗传病。据估计，人类携带大约 20 种异常常染色体隐性基因。一些常染色体隐性遗传疾病如脊髓性肌萎缩、囊性纤维症、软骨 – 毛发发育不全、α 和 β 地中海贫血和 Bloom 综合征已被报道是由于单亲二倍体而发作。当一个个体被 1 种以上的隐性遗传病影响时，应考虑到同源单亲二倍体的可能，因为这些隐性遗传疾病的异常基因可能在同一条同源二倍体的染色体上携带。同源单亲二倍体是隐性遗传疾病的罕见原因。

母系单亲二倍体涉及 2、7、14 和 15 号染色体，父系单亲二倍体涉及 6、11、15 和 20 号染色体，与生长和行为的表型异常有关。单亲二倍体母亲 7 号染色体的表型与 Russell-Silver 综合征相似，有宫内生长受限发生。这些表型效应可能与印记有关（见接下来的印记）。

15 号染色体单亲二倍体可以出现在部分的 Prader-Willi 综合征和 Angelman 综合征中。在 Prader-Willi 综合征中，大约 25%~29% 的病例有母系的单亲二倍体（父系 15 号染色体丢失）。在 Angelman 综合征中，父系的 15 号染色体单亲二倍体很罕见，只在 5% 的患者中观察到（丢失母系 15 号染色体）。Prader-Willi 综合征的表型（图 76–18）和 Angelman 综合征被认为是缺乏特定的亲代 15 号染色体的功能。在 Prader-Willi 综合征，父亲的贡献缺乏，而在 Angelman 综合征，母系的贡献缺乏。Prader – Willi 综合征可能是父系 HB11-85 snoRNAs（小核仁 RNAs）的缺乏。这些发现表明 15 号染色体特定区域功能不同，取决于是遗传于母亲或是父亲。

当妊娠是以三体型救援的方式作为三体型开始时，通常发生单亲二倍体。因为大多数三体型是致死性的，胎儿只有当细胞系丢失 1 条额外染色体变成二体型才能存活。三分之一的时间，二体型细胞系是单亲的。这是 Prader-Willi 综合征的典型发病机制，与高龄产妇有关。胚胎开始于母亲减数分裂 I 期不分离导致的 15 号染色体三体型，接着随机丢失父系染色体。

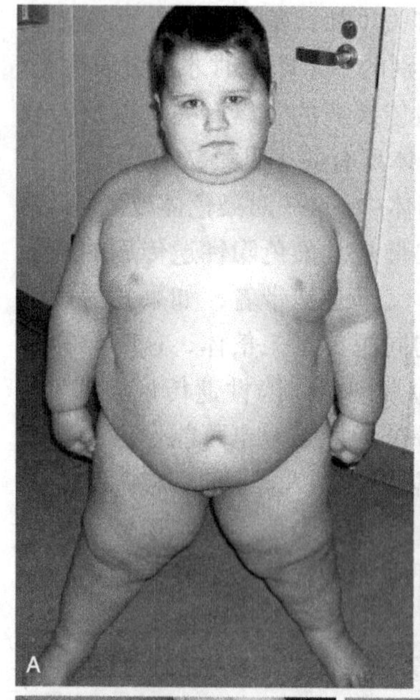

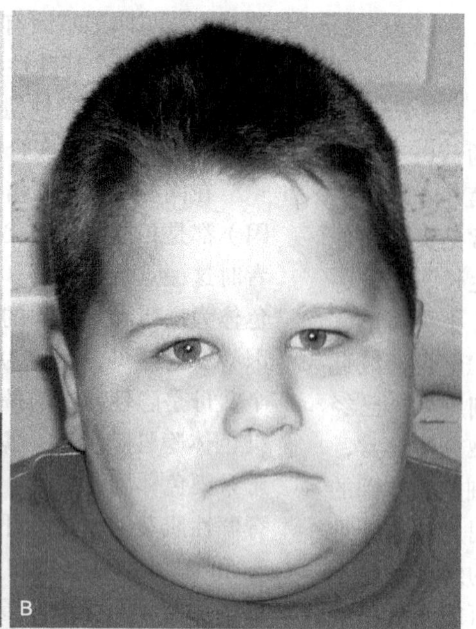

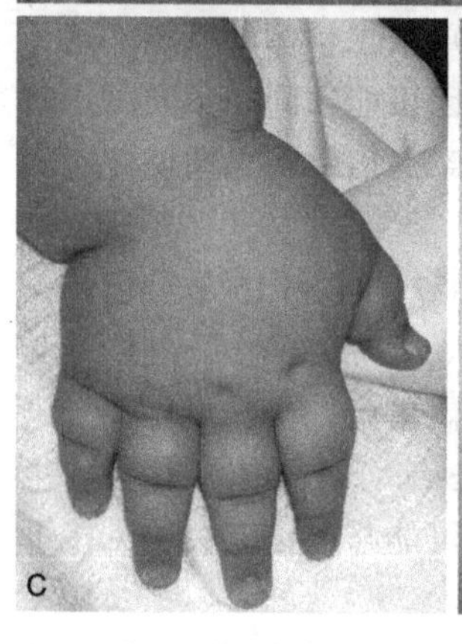

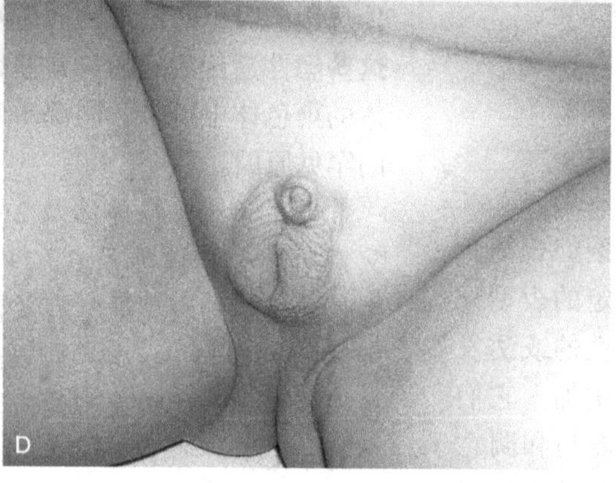

**图 76-18（见彩图）** A 和 B，个体表现出如图所示的病态肥胖和面部特征 C，与整个身体比例相比手小而注意到上肢 D，腹腔镜睾丸固定术 13 个月后的外生殖器。经过父母知情同意，得到贝勒医学院的审查委员会批准，允许照片出版

摘自 Sahoo T, del Gaudio D, German JR, et al. Prader-Willi phenotype caused by paternal deficiency for the HBII-85 C/D box small nucleolar RNA cluster. Nat Genet, 2008, 40:719-721

在这种情况下，二体型细胞系变得更加可以存活，比三体型细胞系生长更快。当在产前诊断时发现三体型嵌合，则应考虑是否导致单亲二倍体和是否涉及二体型中的已知的与表型异常有关的 1 条染色体。必须考虑一些残留细胞是三体型并存在于一些组织中，导致畸形或功能障碍。单亲二倍体患者中三体型细胞聚集的存在可能出现一系列畸形。

## ■印　记

多年的传统遗传学表明，大部分从母亲或父亲遗传的基因同等表达。与该规则唯一例外的是 X 染色体上的基因失活和免疫球蛋白基因等位排斥，这种现象导致特定免疫球蛋白链通过切换父母等位基因的表达而出现单等位基因表达。当基因的表型表达取决于特定基因或某些情况下整条染色体区域的亲代来源时，基因组印记发生。遗传物质是否表达取决于其来源的亲代的性别。在某些情况下根据家系图可以推断基因组印记。在这些家系中，疾病总是从 1 个性别传播和被相反的性别默默地传递几代（图 76-19，76-20）。印记可能发生在人类基因组的不同部位，被认为在与生长、发育、肿瘤甚至行为相关的基因表达中特别重要。

印记异常的典型病例为 Prader-Willi 综合征和 Angelman 综合征，2 个截然不同的临床疾病。这些症状与缺失了 15 号染色体长臂近端同一区域有关。父系起源的染色体缺失引起 Prader-Willi 综合征，在这个疾病中，母系起源的拷贝仍然完整，但是在这个区域的印记基因正常的保持沉默。相反的，同一区域母系起源的缺失引起 Angelman 综合征，留下完整的父系拷贝，在这种情况下这些基因也保持正常的沉默。在其他情况下，单亲二倍体可以造成相同的诊断。母系 15 号染色体单亲二倍体导致 Prader - Willi 综合征，因为缺乏父系 15 号染色体。相反的，在 Angelman 综合征中，单亲二倍体总是父系的，没有母系的。其他异常与这种类型的亲代起源效应有关，如某些情况下的 Beckwith-Wiedemann 综合征、Russell-Silver 综合征和新生儿糖尿病。

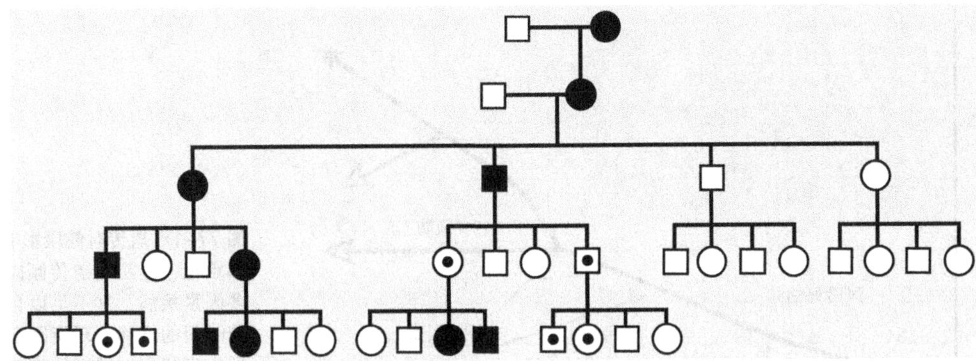

**图 76-19** 这个假设的背景意味着印记，只有当变异的基因从母亲来源传播而不是从父亲来源传播，如母系缺乏时才发生表型效应。相同数量的男性和女性都能受到影响但不是每一代的表型都受到影响。没有临床表现的传播者可以给传递基因信息表达的父母的性别提供线索，如母系缺乏障碍（也称为父系印记），可以“跳过”未表现的女性。这是理论上，因为在大多数母系缺乏的临床表现中，如 :Angelman 综合征，影响患者不孕

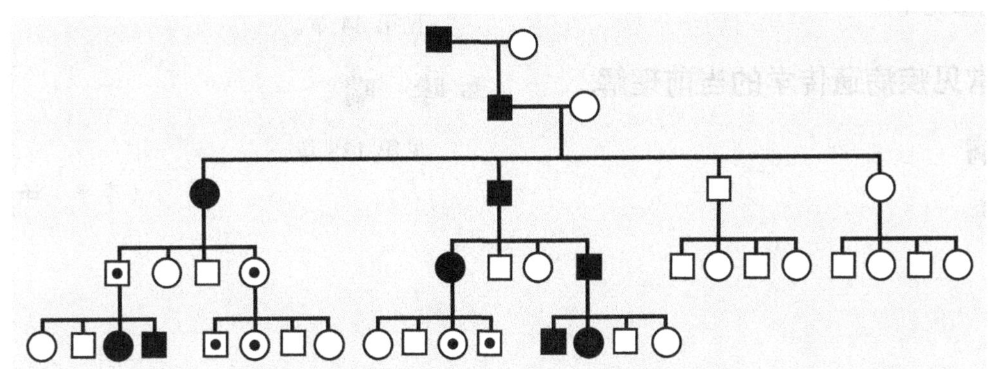

**图 76-20** 在理论的谱系里意味着父系缺乏（母系印记），只有当突变的基因从父亲来源传播而不是从母亲来源传播时才发生表型效应。相同数量的男性和女性都能受到影响但不是每一代的表型都受到影响。在理论上，没有临床表现的传播者可以给传递基因信息表达的父母的性别提供线索，如父系缺乏（也称为母系印记），可以“跳过”未表现的男性。在 Prader-Willi 综合征的现实临床特点中，受影响的患者是不孕不育的

（熊菲　译，杨凡　审）

# 第 77 章

# 常见疾病遗传学

John W. Belmont, Brendan Lee

基因研究在诊断和治疗罕见儿科疾病中非常有用，常在缓解疼痛、延长寿命，以及在新生儿代谢和症状发生前筛查，在症状加重前预防损伤方面发挥作用。基因研究还有助于更好的理解更多的常见病如哮喘和糖尿病。对复杂和潜在导致疾病的多条途径的理解对为高危儿童寻找新的预防、筛查和治疗措施非常重要。

补充内容请参见光盘。

## 77.1 儿科常见疾病研究的主要遗传学方法

John W. Belmont, Brendan Lee

遗传学健康贡献模型见图 77-1。可影响疾病易感性的遗传变异存在于每一个个体。有时单基因变异可引起如囊性纤维化病或者镰状细胞性贫血等疾病。但是其他遗传变异则可能对特定疾病的发生影响程度不大，这种影响需要依赖暴露于特定的环境因素。遗传医学的一个目标就是要鉴定可能导致疾病发生的基因，可以通过避免环境因子的刺激或者制定可降低患病风险的干预措施以达到预防疾病发生的目的。对于已发生疾病的人群，目标则是要更好地了解发病机制，希望能提出更好的治疗方法。常见的遗传变异还可以影响药物治疗的反应，以及不同药物治疗和环境毒物的毒性反应风险。

补充内容请参见光盘。

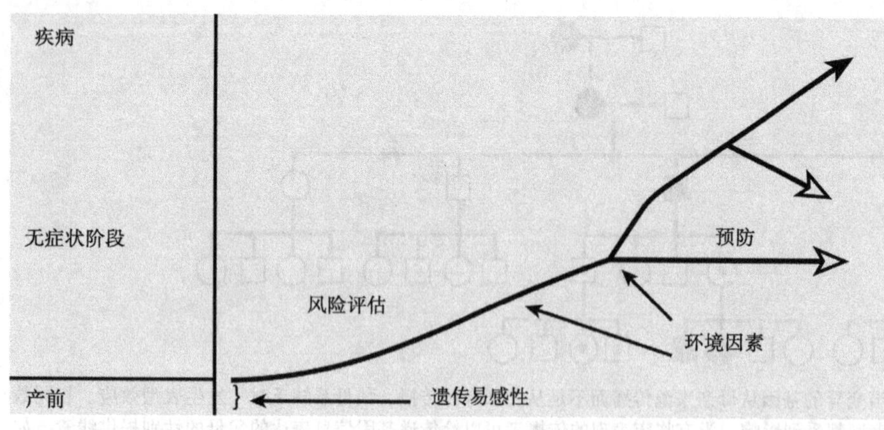


图 77–1　遗传对健康影响的模型，每个人都承担一些疾病遗传倾向的风险，但对于多因素疾病，这不足以自行产生疾病。随着时间的推移，环境因素导致从没有症状到疾病状态。识别风险基因可以帮助预防或治疗疾病

## 参考书目

参考书目请参见光盘。

## 77.2　儿科常见疾病遗传学的当前理解

### ■ 1 型糖尿病

见第 583 章。

### ■ 肥　胖

见第 44 章。

### ■ 哮　喘

见第 138 章。

（李平　译，杨凡　审）

# 第 11 部分　代谢性疾病

## 第 78 章
## 先天性遗传代谢缺陷病概述

Iraj Rezvani, Geoffrey Rezvani

许多儿科疾病是由于编码某种特定蛋白质的单一基因突变所致。这些基因突变改变了蛋白质原本的结构或蛋白质的合成数量；不管作为酶、受体、转运载体、膜还是结构成分，这些蛋白质的功能都相对或严重受损。这类遗传性生化疾病被命名为“先天性代谢缺陷”或“遗传代谢性疾病”。

绝大多数的突变在临床上无关紧要，仅仅表示多态性差异用以区分个体（基因多态性）。一些基因突变会导致疾病，程度可从轻度到致命。这些疾病的严重型通常在新生儿阶段或稍后即可显现。

### ■ 遗传代谢性疾病的共同特征

虽然遗传代谢性疾病的临床表现多种多样，但大多此类疾病都有以下一些特点。

1. 患儿在出生时正常，后来才出现症状。这可与一些在出生时因为产伤、宫内损害、染色体异常或其他遗传性疾病的婴儿相鉴别。

2. 在不同的家族中，导致基因功能异常的突变种类通常不同；这使得在不同家族中疾病表型的严重程度也各不相同。除非这种特异性的突变是由近亲繁殖所致，一直存在于种族内（始祖效应）。例如，美国传统门诺派教徒（主要在宾夕法尼亚州兰开斯特县）中，患枫糖尿病患儿通常有相同的突变并出现相同表型（见第 79.6）

3. 如果突变导致基因或其产物功能严重缺陷，出生后不久即可出现临床症状。通常临床症状出现越早，疾病越严重。

4. 绝大多数疾病以常染色体隐性方式遗传。因此，父母是近亲结婚或家族史中有新生儿发生不明原因死亡提示患儿可能患有遗传代谢性疾病。

5. 多数遗传代谢性疾病通过不同的治疗方式可以成功得到控制，少数疾病还可通过骨髓移植或肝移植获得治愈。如在出现不可逆的器官损害，尤其是脑损害发生之前能得到早期诊断和治疗，这些患者可正常生活。因此，我们强调早期诊断的重要性，可以通过对所有新生儿进行筛查实现这一目标。

### ■ 新生儿群体筛查

遗传代谢性疾病存在共同特征，这为所有新生儿筛查此类疾病提供了强有力的支持。过去的 50 年，人们已经建立了一些价廉、准确、快速的检测方法用于新生儿筛查。串联质谱（MS/MS）技术是该领域的最新技术。串联质谱技术仅需采几滴血放置到滤纸上，并寄到中心实验室进行检测分析。通过与数种同等高效的分析技术（用于其他特定疾病）相结合，串联质谱技术可检测出大量的遗传代谢性疾病（表 78-1，78-2）。一些疾病的严重型可能在新生儿筛查结果出来之前即可发病。同时，这些检测技术可检出一些轻型的遗传代谢性疾病，而部分轻型患者可能一生都不会出现临床症状。由于这些检测结果可能带来严重的潜在心理影响，因此需要认真严肃对待。例如，用串联质谱筛查时，3- 甲基巴豆酰 CoA 羧化酶缺乏症的检出率非常高，然而大部分患儿并无症状（见第 79.6）。

### ■ 遗传代谢性疾病的临床表现

由于一些疾病的严重型可在新生儿筛查结果出来之前产生症状，加之目前的筛查技术虽然相当广泛，但还是仅能检测一小部分遗传性代谢病，因此内科医生和其他儿科医务工作者应该熟悉遗传性代谢病的早期表现。在新生儿阶段，临床表现往往无特异性并与患败血症的婴儿有类似的临床表现。在对重症新生儿进行鉴别诊断时，应考虑遗传性代谢疾病，如高度怀疑时应进行一些特殊的检查（图 78-1）。

有一些症状和体征如昏睡、喂养困难、抽搐和呕吐可能在出生后几个小时内即出现。有时呕吐可严重到提示幽门梗阻的可能，虽然这种婴儿可同时患有遗传性代谢病和幽门梗阻，但事实上幽门梗阻可能性很小。昏睡、喂养困难、抽搐和昏迷还可见于低血糖症（见第 86、101 章）或低钙血症（见第 48、565 章）。检测血糖和血钙水平以及静脉注射糖和钙观察其反应即

**表 78-1 美国医学遗传学学院（ACMG）推荐的新生儿首要筛查疾病病种 ***

| |
|---|
| 有机酸代谢异常 |
| 异戊酸血症 |
| 戊二酸血症，I 型 |
| 3- 羟 -3 甲基戊二酸尿症 |
| 多发性羧化酶缺乏症 |
| 甲基丙二酸血症，变位酶缺乏型 |
| 3- 甲基巴豆酰 CoA 羧化酶缺乏症 |
| 甲基丙二酸血症，cblA 和 cblB 型 |
| 丙酸血症 |
| β - 酮硫解酶缺乏症 |
| 脂肪酸代谢异常 |
| 中链酰基辅酶 A 脱氢酶缺乏症（MCAD） |
| 极长链酰基辅酶 A 脱氢酶缺乏症（LCHAD） |
| 长链 3- 羟基酰基辅酶 A 脱氢酶缺乏症（LCHAD） |
| 三功能蛋白缺乏症 |
| 原发性肉碱缺乏症 |
| 氨基酸代谢异常 |
| 苯丙酮尿症 |
| 枫糖尿病 |
| 高胱氨酸尿症 |
| 瓜氨酸血症 |
| 精氨琥珀酸血症 |
| 酪氨酸血症，I 型 |
| 血红蛋白病 |
| 镰刀细胞贫血 |
| 血红蛋白 S- β 地中海贫血 |
| 血红蛋白 SC 病 |
| 其他异常 |
| 先天性甲状腺功能减低症 |
| 生物素酶缺乏症 |
| 先天性肾上腺增生症 |
| 半乳糖血症 |
| 听力障碍 |
| 囊性纤维化 |

cblA：钴胺素 A 缺乏；cblB：钴胺素 B 缺乏；CoA：辅酶 A

*：目前美国各个州新生儿筛查项目不同；每个州新生儿筛查项目可查看 http://genes-r-us.uthscsa.edu/

可鉴别这两种疾病。有一些疾病在特定的人群中发病率较高。酪氨酸血症 1 型在魁北克的法裔加拿大人中的发病率高于普通人群。因此了解疾病的种族背景将

**表 78-2 美国医学遗传学学院（ACMG）推荐的其他新生儿筛查疾病病种 ***

| |
|---|
| 有机酸代谢异常 |
| 甲基丙二酸血症，CblC 和 CblD 型 |
| 2- 甲基 3 羟丁酸尿症 |
| 异丁酰辅酶 A 脱氢酶缺乏症 |
| 2- 甲基丁酰辅酶 A 脱氢酶缺乏症 |
| 3 甲基戊二酸尿症 |
| 戊二酸血症 |
| 脂肪酸代谢异常 |
| 中链 / 短链 -3 羟酰基辅酶 A 脱氢酶缺乏症 |
| 短链酰基辅酶 A 脱氢酶缺乏症（SCAD） |
| 中链酮乙基辅酶 A 硫解酶缺乏症 |
| 戊二酸血症，2 型 |
| 肉碱棕榈酰转移酶 I 缺乏症 |
| 肉碱棕榈酰转移酶 II 缺乏症 |
| 肉碱酰基肉碱转位酶缺乏症 |
| 二烯酰辅酶 A 还原酶缺乏症 |
| 氨基酸代谢障碍 |
| 良性高苯丙氨酸血症（非苯丙酮尿症） |
| 酪氨酸血症，II 型 |
| 酪氨酸血症，III 型 |
| 生物蝶呤辅因子合成缺陷 |
| 生物蝶呤辅因子再生缺陷 |
| 精氨酸血症 |
| 高甲硫氨酸血 |
| 瓜氨酸血症，II 型 |
| 血红蛋白病 |
| 血红蛋白变异（包括血红蛋白 E） |
| 其他 |
| 半乳糖表异构酶缺乏症 |
| 半乳糖激酶缺乏症 |

*：美国医学遗传学学院（ACMG）推荐报告 25 种除首要筛查疾病外的可通过筛查的疾病（次要目标）

有助于诊断。体格检查结果往往没有特异性；大部分体征与中枢神经系统相关。肝大是遗传代谢性疾病的常见体征。有时，特殊的气味可有助于诊断（表 78-3）。医生在诊治患儿时，应该闻闻患儿及其分泌物。例如枫糖尿病患者的尿液及身体会散发一种明显的枫糖浆味。

有时，遗传代谢性疾病可在出生数月甚至数年后才发病。这些患儿通常因基因突变而失去基因的部分

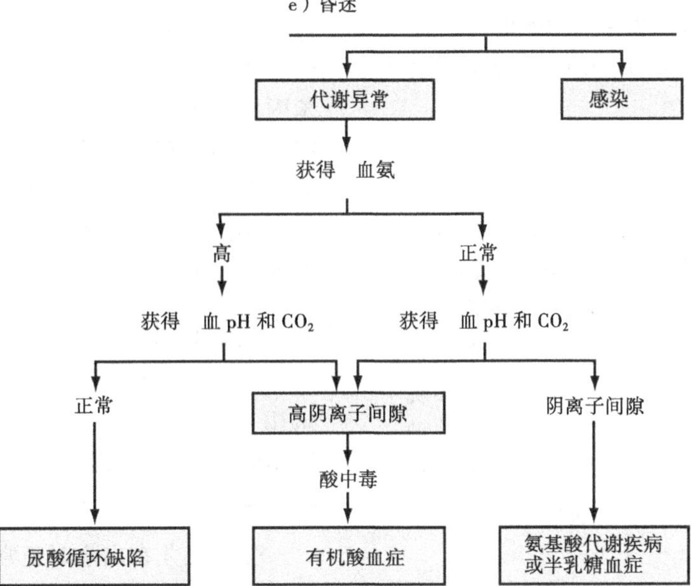


**图 78-1**　处理疑似遗传代谢疾病新生儿的临床路径。本图示是一关于新生婴儿一些遗传代谢疾病说明的指南。虽然还有一些例外存在，但本图示适合大多数病例

**表 78-3　伴有特殊气味的氨基酸代谢异常遗传病**

| 遗传代谢病 | 尿液气味 |
|---|---|
| 戊二酸血症（Ⅱ型） | 汗脚味、辛辣味 |
| 霍金素尿症 | 游泳池味 |
| 3- 羟 -3 甲基戊二酸尿症 | 猫尿味 |
| 异戊酸血症 | 汗脚味、辛辣味 |
| 枫糖尿症 | 枫糖浆味 |
| 高甲硫胺酸血症 | 煮过白菜味 |
| 多种羧化酶缺乏症 | 雄猫尿味 |
| 蛋氨酸吸收不良症 | 似啤酒花味 |
| 苯丙酮尿症 | 似老鼠味或霉味 |
| 三甲基胺尿症 | 烂鱼味 |
| 酪氨酸血症 | 煮过白菜味、变质黄油味 |

功能。非新生儿期的儿童如出现精神发育迟滞、运动障碍、发育倒退、抽搐、肌肉病变、反复呕吐和心肌病的临床表现，应高度怀疑遗传代谢性疾病的可能。临床表现可呈现发作性或间歇性，伴有在发作间期的急性临床发作。急性发作往往是由于应激或非特异的分解代谢损伤引起，如感染等。患儿可能因为急性发作而死亡。儿童如果出现以下一种或多种临床表现应考虑遗传代谢性疾病的可能：不明原因的精神发育迟滞、发育延迟或退化、运动障碍或抽搐；独特的气味，尤其是在急性发作期间；不明原因间歇性发作的呕吐、酸中毒、智力减退或昏迷；肝大，肾结石，肌无力或心肌病。

诊断通常需进行一系列特殊的实验室检查。血氨、碳酸盐、pH 检测通常首先在鉴别遗传代谢性疾病主要病因中发挥作用（图 78-1）。血氨上升往往因尿素循环酶缺陷所致。由于尿素循环缺陷导致血氨升高的患儿血 pH 和碳酸氢根离子水平常正常；如果不检测血氨水平，他们可能无法被诊断并死亡。血氨升高可在一些患有有机酸血症的婴儿中出现。这些婴儿的体液中堆积了大量的有机酸而产生严重的酸中毒。

当血氨、pH 和碳酸氢根离子水平都正常时，应考虑其他氨基酸代谢疾病（如高甘氨酸血症）或半乳糖血症；半乳糖血症的患儿可出现白内障、肝大、腹水和黄疸。

## 治　疗

大多数遗传代谢性疾病患儿对以下一种或所有治疗有效。

1. 特殊饮食在患儿治疗中发挥重要作用。需结合疾病的病理生理机制调整改变饮食，各种疾病的饮食要求各不相同。

2. 腹膜透析或血液透析可快速除去堆积在体内的有害物质，对疾病的急性期治疗非常有效。

3. 补充体内缺乏的代谢物。

4. 补充体内缺乏的酶。

5. 补充辅助因子或辅酶以提高残留酶的活性。

6. 激活替代途径以减少由于基因突变所致的有害物质堆积。

7. 骨髓移植。

8. 肝脏移植。

后两种方法可治愈一些代谢异常。用正常基因来替代突变基因的方法（基因治疗）依然处于实验阶段。

遗传代谢性疾病的治疗很复杂，需要医生和技术专家的共同协作。由于疾病存在大量的表型差异，即使在同一家族中也可不同，因此治疗方案需实现个体化。提供教育和家庭支持是长期治疗成功的关键。有效的治疗最好是由一个大医学中心的专家团队来完成，包括内科学专家、营养学家、遗传学家、神经学家和心理学家等。

## 参考书目

参考书目请参见光盘。

（杨莉丽　译，邹朝春　审）

# 第 79 章 氨基酸代谢障碍

## 79.1 苯丙氨酸

*Iraj Rezvani , Joseph John Melvin*

苯丙氨酸是一种必需氨基酸。食物来源的苯丙氨酸不参与蛋白合成，在正常情况下通过酪氨酸途径降解（图 79–1）。苯丙氨酸羟化酶（PAH）或其辅酶四氢生物蝶呤（$BH_4$）缺乏导致苯丙氨酸在体液和大脑内蓄积。高苯丙氨酸血症的严重程度取决于酶缺乏的程度：血中苯丙氨酸浓度 >200mg/L 或 >1 200μmol/L，即典型苯丙酮尿症（PKU），有的只是轻度增高（20~60mg/L 或 120~360 μ mol/L）。当血苯丙氨酸浓度超过 200mg/L 时，过多的苯丙氨酸转化为苯丙酮（苯丙酮酸和苯乙酸酯，图 79–1）从尿中排出，故称作“苯丙酮尿症”。这些代谢产物与 PKU 患者中枢神经受损机制无关，体液浓度仅反映了疾病的严重程度。高苯丙氨酸血症一词意味着相对低浓度的苯丙氨酸血浆水平（<200mg/L），此时患者是否需要进行饮食治疗取决于血苯丙氨酸水平。大脑是高苯丙氨酸血症受累的主要器官。中枢神经系统受损是因大脑组织中苯丙氨酸水平升高所致。PKU 时血中较高水平的苯丙氨酸使得通过血脑屏障的转运体系饱和，导致大脑摄取其他中性脂肪酸（如酪氨酸和色氨酸）受阻。脑内高水平苯丙氨酸损害大脑的确切机制还不明了。有一些典型 PKU 的成人患者虽未经过限制苯丙氨酸的饮食治疗，但仍保持正常的智力，磁共振波谱分析（MRS）及成像（MRI）技术检测这些个体大脑中的苯丙氨酸水平发现其与正常人接近。

### 典型苯丙酮尿症

严重的高苯丙氨酸血症（血苯丙氨酸水平 >200 mg/L），如未经治疗，必将发展出现典型的 PKU 症状和体征，罕见病例除外。

#### 临床表现

受累患儿在出生时正常。如不治疗将逐渐发展成显著的智力发育落后。最初几个月认知功能迟滞可能不明显。在未治疗病例中，50%~70% 的患儿智商低于 35，88%~90% 低于 65。只有 2%~5% 未治疗病例智力正常。许多未治疗患者需要专业机构护理。呕吐往往是该疾病的早期症状，有时严重到被误诊为幽门狭窄；一些未治疗的年长儿会变得过度活跃并伴有自闭行为，包括无目的的手部运动、节奏性摇摆及手足徐动症。

患儿肤色比其正常的兄弟姐妹要白皙。有些可出现脂溢性或湿疹样的皮疹，这种皮疹通常比较轻并随着年龄增长逐渐消失。患儿带有令人不快的苯乙酸臭味，类似于霉臭味或老鼠味。神经体征包括癫痫（约 25%）、强直状态、反射亢进和震颤，超过 50% 的患儿有脑电图异常。未治疗的患儿常有小头畸形、上颌骨突出伴牙齿间隙增宽、牙釉质发育不全和生长发育迟滞等异常表现。在一些已开展 PKU 新生儿筛查的国家，典型 PKU 的临床表现很少出现。

### 轻型高苯丙氨酸血症（非 PKU 型高苯丙氨酸血症）

在新生儿筛查中，发现一些婴儿的首次血苯丙氨酸检测浓度超过正常范围（20mg/L，120μmol/L），但低于 <200mg/L（1200μmol/L），这些婴儿不排泄苯丙酮酸。高苯丙氨酸血症是指血中苯丙氨酸水平较低，但这些患儿仍然需要基于治疗前血苯丙氨酸的水平进行饮食治疗。曾试图根据高苯丙氨酸的水平把这些患者分成不同亚型，然而这种分型对临床和治疗并无太大意义。所有患轻型高苯丙氨酸血症的患儿都应筛查

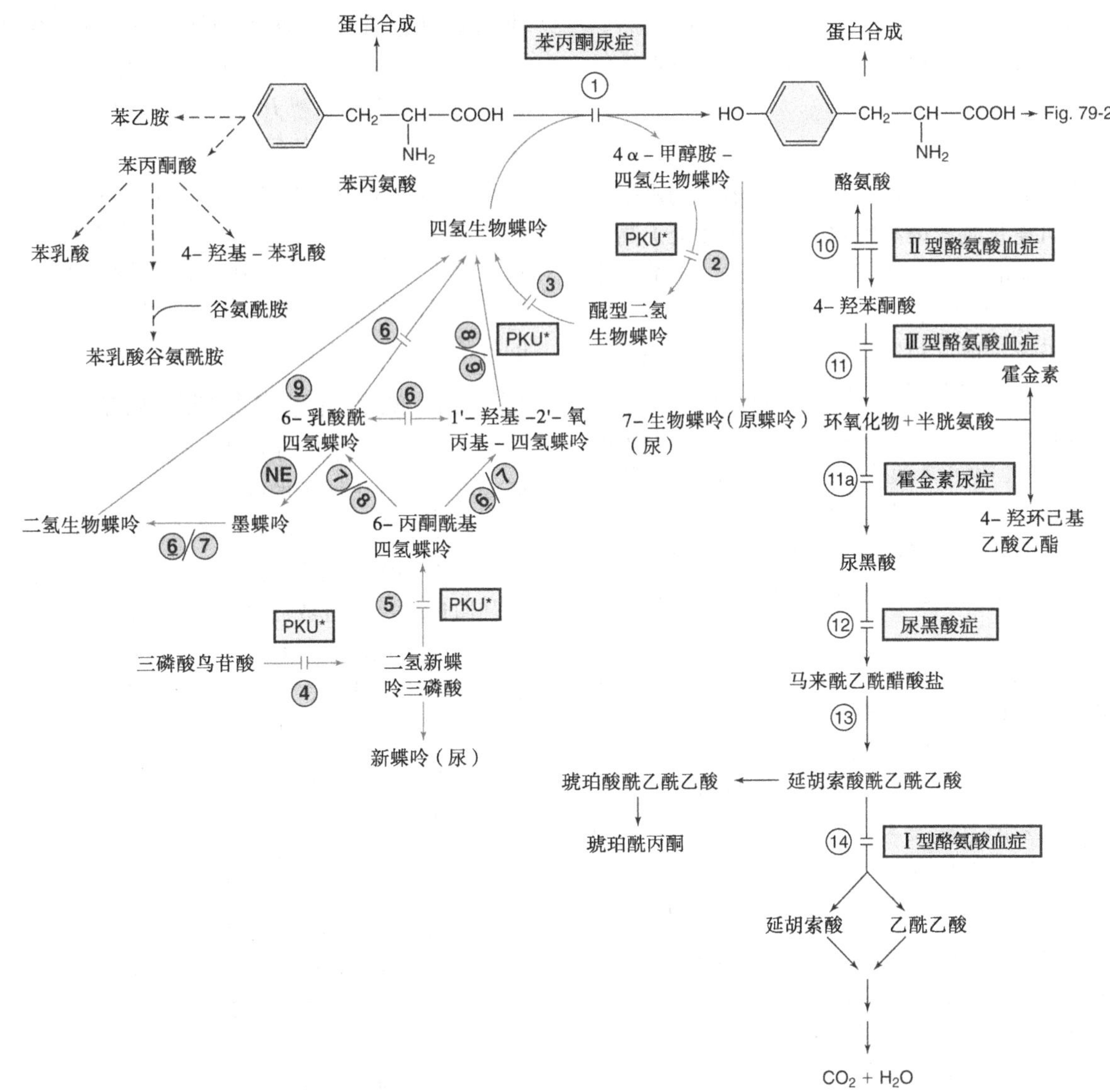


**图 79-1**　苯丙氨酸和酪氨酸代谢途径。导致遗传代谢病的酶缺陷用与反应箭头垂直的双水平线表示。辅酶 BH4 合成途径用紫色显示。PKU* 是指由于 BH4 代谢缺陷，影响了苯丙氨酸、酪氨酸、色氨酸羟化酶的活性（见图 79-2 和 79-5）。酶：（1）苯丙氨酸羟化酶（PAH）；（2）蝶呤－甲醇胺脱水酶（PCD）；（3）二氢蝶呤还原酶；（4）三磷酸酐（GTP）环化水解酶；（5）6-丙酮酰四氢蝶呤合成酶（6-PTS）；（6）墨蝶呤还原酶；（7）碳酰还原酶；（8）醛缩酶还原酶；（9）二氢叶酸还原酶；（10）酪氨酸氨基转移酶；（11a）分子内重排；（11）4-羟苯丙酮酸双加氧酶；（12）尿黑酸双加氧酶；（13）马来酰乙酰乙酸异构酶；（14）延胡索酰乙酰乙酸羟化酶；NE：非酶的

是否有 $BH_4$ 缺陷（见后文）。

## 诊　断

由于临床症状发展较缓慢，高苯丙氨酸血症常通过新生儿群体筛查得到诊断。筛查结果阳性的婴儿，应该通过血苯丙氨酸定量检测来确诊。在任何筛查程序中尿苯丙酮酸测定都不是重点。在一些还未开展新生儿筛查项目的国家和地区，利用氯化铁来检测尿苯丙酮酸可为有发育和神经异常患儿的诊断提供简单的诊断方法。一旦被诊断为高苯丙氨酸血症，应该进行其他生物蝶呤代谢检测以排除生物蝶呤缺乏导致的高苯丙氨酸血症（见后文）。

### 高苯丙氨酸血症的新生儿筛查

美国和其他一些国家已经建立并开展了有效并相对价廉的方法进行新生儿群体筛查。只需采集几滴血到滤纸上并寄送到中心实验室即可检测。第一代检测方法采用 Guthrie 细菌抑制法，该法已被更精密的定量方法替代（荧光检测和串联质谱）。串联质谱检测方法（MS/MS）可检测出各种类型的高苯丙氨酸血症，并具有假阳性率低、准确度和精密度高的优点。如果额外测定苯丙氨酸 / 酪氨酸摩尔比率，则可进一步减少假阳性结果。确诊本病需通过血苯丙氨酸浓度检测。患 PKU 新生儿在禁食蛋白质情况下，出生后 4 h 血苯丙氨酸浓度即可达到诊断水平。我们建议新生儿

筛查采血在出生后 24~48 h，并在喂食蛋白质后，以减少（尤其是）轻型高苯丙氨酸血症的假阴性结果可能。

## 治 疗

治疗的目的是降低血和大脑中苯丙氨酸的水平。一般认为，如婴儿血苯丙氨酸水平持续（数天）高于 >60mg/L（360 μ mol/L），应与典型 PKU 一样予以限制苯丙氨酸 de 饮食治疗。目前市场有售低或无苯丙氨酸的配方奶粉。饮食控制应该在诊断后及时进行。由于体内无法合成苯丙氨酸，因此在饮食中应该加入少量的苯丙氨酸以防苯丙氨酸缺乏。饮食中苯丙氨酸缺乏可导致嗜睡、生长不良、食欲缺乏、贫血、皮疹、腹泻，甚至死亡；此外，在这种患者中，酪氨酸作为一种必需氨基酸，应该保证其充分摄入。目前市场上可购买到一些低苯丙氨酸的特殊食物以用于患者的饮食治疗。

目前，不同国家，甚至美国的不同治疗中心对血苯丙氨酸应保持的最佳水平还未达成共识。2001 年美国国立卫生研究院共识开发小组（National Institutes of Health Consensus Development Panel）推荐：新生儿到 1 岁婴儿血苯丙氨酸水平应维持在 20~60mg/L，而年龄稍大患者应维持在 20~150mg/L。事实上，大脑发育持续到青少年时期甚至成人期，强烈建议 12 岁后仍应维持较低的血苯丙氨酸水平（20~100mg/L）。饮食治疗的疗程也存有争议。即使在成人期终止治疗，也可导致智力水平及认知功能受损。美国国立卫生研究院共识开发小组 2001 年推荐所有患者应终生坚持限制苯丙氨酸饮食。

由于保持低苯丙氨酸饮食很困难，目前正继续尝试寻找 PKU 的其他治疗方式。口服一种苯丙氨酸羧化酶（PAH）辅酶四氢叶酸（$BH_4$），可使一些苯丙氨酸羟化酶缺乏的患者血苯丙氨酸水平降低。当这些患者血苯丙氨酸下降到足够低的水平，可放宽饮食控制。一些极罕见的病例可停止低苯丙氨酸饮食，因为其血中苯丙氨酸水平可持续低于 60mg/L。患者对 $BH_4$ 的反应可通过其基因型进行预测，尤其对于一些基因型为复合杂合的患者。沙丙蝶呤（Sapropterin）是一种人工合成 $BH_4$，在一些还有少量苯丙氨酸羟化酶活性的患者中以辅酶形式发挥作用。目前已被美国食品药品监督管理局批准用于苯丙酮尿患者降低苯丙氨酸水平。在一半患者中，每日 10mg/kg 即可降低苯丙氨酸水平。

一个专业的区域性治疗中心可使患者得到长期较好的治疗，专家组应包括内科专家、营养专家、神经内科专家、遗传学家和心理医生。

### 高苯丙氨酸血症女性的受孕（母源性 PKU）

患高苯丙氨酸血症的孕妇，如未限制苯丙氨酸饮食，其子代出现智力障碍、小头畸形、生长发育迟缓和先天性心脏病的风险很高。这些并发症与母亲孕期血苯丙氨酸水平相关。已经接受饮食限制治疗的高苯丙氨酸血症母亲，孕前及孕期都应严格控制饮食；整个孕期应该保持血苯丙氨酸水平低于 60mg/L（360 μ mol/L）。应该告知所有患有高苯丙氨酸血症的育龄妇女，其子代可能出现以上一些先天性异常。

## 辅酶 $BH_4$ 缺乏导致的高苯丙氨酸血症

1%~3% 的高苯丙氨酸血症婴儿存在辅酶 $BH_4$ 合成或再生过程中所需的酶缺陷（图 79–2）。如果这些婴儿被误诊为 PKU，尽管血苯丙氨酸得到很好的控制，但他们的神经系统功能仍可能恶化。$BH_4$ 是从三磷酸鸟苷通过酶反应合成而来（图 79–1）。除了作为苯丙氨酸羟化酶的辅酶，$BH_4$ 同时作为酪氨酸羟化酶和色氨酸羟化酶的辅酶，分别参与多巴胺（图 79–2）和 5–羟色胺（图 79–5）的生物合成。因此，由于 $BH_4$ 缺乏导致的高苯丙氨酸血症会产生与神经递质多巴胺及 5– 羟色胺缺乏相关的神经系统症状。目前发现 4 种酶蛋白缺乏可致 $BH_4$ 合成受损，从而导致高苯丙氨酸血症及多巴胺和 5– 羟色胺缺乏，它们包括常染色体隐性遗传的三磷酸鸟苷环化水解酶缺乏、蝶呤 – 甲胺醇脱水酶（PCD）缺乏、二氢蝶啶还原酶（DHPR）缺乏，以及 6– 丙酮酰四氢合成酶（PTPS 或 6–PTS）缺乏。报道的病例中有一半以上是 6–PTS 缺乏。常染色体显性型三磷酸鸟苷缺乏和墨蝶呤还原酶缺乏可导致不伴有高苯丙氨酸血症的神经递质缺陷（第 79.11 章，图 79–1）。

### 临床表现

辅酶缺陷的婴儿由于高苯丙氨酸血症可在筛查 PKU 时被发现，其血苯丙氨酸水平可与典型 PKU 一样高，或有轻型高苯丙氨酸血症。然而，其神经递质异常的临床表现与 PKU 完全不同。神经递质异常所致的神经系统症状通常在出生头几个月出现，并可出现舞蹈样动作和肌张力减退等锥体外系体征、轴向和躯干的张力减退、运动功能减退、喂养困难和自主神经问题，还可出现智力障碍、癫痫、流涎和吞咽困难，通常是进行性的并有明显的日间波动。

### 诊 断

$BH_4$ 缺陷及相应的酶缺陷可通过以下研究来诊断。

1. 体液，尤其是尿液中新蝶呤（二氢新蝶呤三磷酸盐的氧化产物）和生物蝶呤（二氢生物蝶呤和四氢生物蝶呤的氧化产物）测定（图 79–1）。三磷酸鸟苷

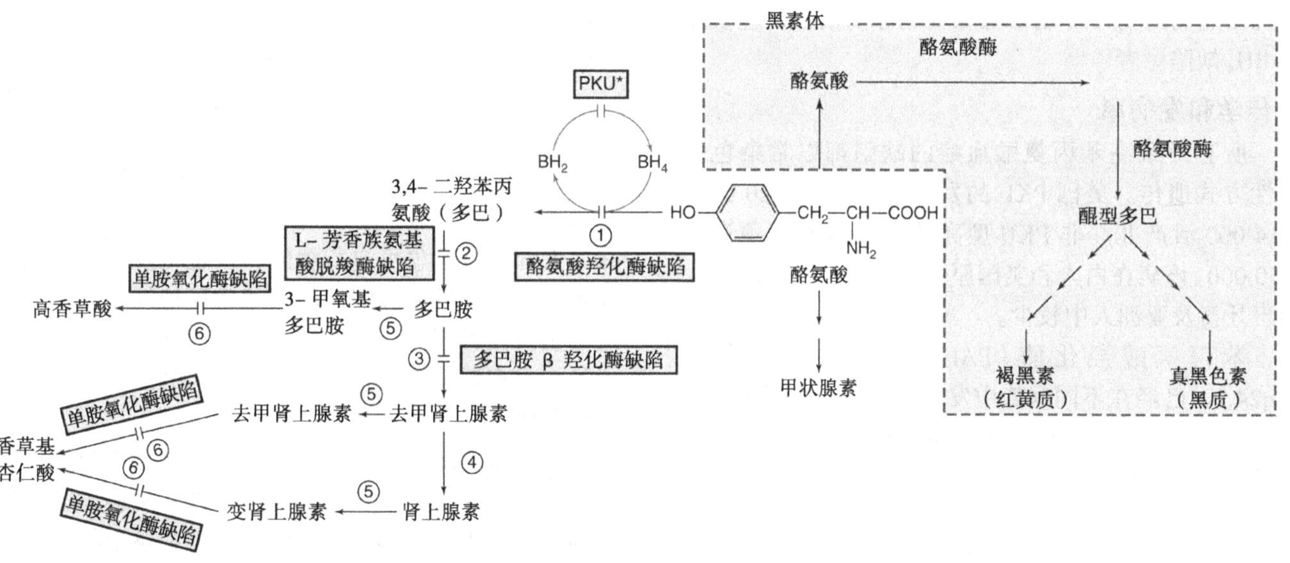


图 79-2　酪氨酸代谢的其他途径。PKU* 是指由于 BH4 代谢缺陷导致的高苯丙氨酸血症。HVA：高香草酸；VMA：香草扁桃酸。酶：①酪氨酸羟化酶（TH）；②芳香族 L- 氨基酸脱羧酶（AADC）；③ 多巴胺羟化酶；④ 苯乙醇胺 -N- 甲基转移酶（PNMT）；⑤儿茶酚 -O- 甲基转移酶（COMT）；⑥ 单胺氧化酶（MAO）

环化水解酶缺乏患者的尿新蝶呤和生物蝶呤均很低。6- 丙酮酰四氢蝶呤合成酶（6-PTS）缺乏的患者尿新蝶呤显著升高而尿生物蝶呤减低。二氢蝶啶还原酶缺陷的患者新蝶呤正常，生物蝶呤很高，由于醌型二氢生物蝶呤无法再生循环回到 $BH_4$，尿生物蝶呤也增高。蝶呤 - 甲胺醇脱水酶缺乏的患者尿中排泄 7- 生物蝶呤（生物蝶呤异常的同分异构体）。另外，$BH_4$ 缺陷患者，脑脊液中多巴胺、5- 羟色胺及其代谢物水平下降（见第 79.11）。

2.$BH_4$ 负荷试验。$BH_4$ 缺陷的患者口服 $BH_4$（20mg/kg）4~8h 内，血中苯丙氨酸水平恢复正常。此试验结果在血苯丙氨酸明显升高（>400μmol/L）时进行才有意义，因此在试验前常中断饮食治疗 2 d 或在试验前 3 h 口服负荷量的苯丙氨酸（100mg/kg）。在苯丙氨酸羟化酶缺乏所致的 $BH_4$ 反应型 PKU 中，$BH_4$ 负荷试验时苯丙氨酸水平会降低，但即使再补充 $BH_4$ 苯丙氨酸水平后期也会升高。饮食治疗中断至少超过 1 周苯丙氨酸水平正常的患者，可以继续把补充 $BH_4$ 作为治疗高苯丙氨酸血症的唯一手段。然而，监测血苯丙氨酸水平以使其维持在正常范围内非常重要。

3. 酶检测。二氢蝶啶还原酶的活性可用干滤纸片采几滴血来筛查检测。可检测肝脏、肾脏及红细胞 6- 丙酮酰四氢合成酶活性，以及检测肝和肾甲胺醇脱水酶活性。在肝脏和由细胞因子（γ - 干扰素）刺激的单核细胞或成纤维细胞中可检测三磷酸鸟苷环化水解酶活性（酶活性在未刺激细胞中处于正常的低水平）

## 治　疗

治疗的目标是纠正高苯丙氨酸血症及改变中枢神经系统神经递质缺乏状态。$BH_4$ 缺陷的患者控制苯丙氨酸水平很重要，因为高水平的苯丙氨酸可干扰神经递质（酪氨酸和色氨酸）前体转运至大脑。血苯丙氨酸需保持在接近正常水平（<60mg/L）。这个目标可通过结合低苯丙氨酸饮食和口服 $BH_4$ 实现。三磷酸鸟苷环化水解酶或 6- 丙酮酰四氢合成酶缺陷的婴儿对 $BH_4$ 治疗（每日 5~10mg/kg）的反应性比二氢蝶啶还原酶缺乏的婴儿更好。在二氢蝶啶还原酶缺乏的婴儿中，口服 $BH_4$ 的剂量需每天 20mg/kg。在市场上可购买到 $BH_4$，但价格昂贵。

大多数患者，即使通过口服 $BH_4$ 治疗后苯丙氨酸水平保持正常，还需终生补充神经递质前体如左旋多巴和 5- 羟色胺，以及联合甲基多巴肼防止左旋多巴在进入中枢神经系统前降解。$BH_4$ 本身并不能进入大脑而影响神经递质的产生。二氢蝶啶还原酶缺陷的患者还需补充叶酸。遗憾的是，由于大脑 $BH_4$ 水平无法达到正常，通过补充神经递质前体来纠正神经递质水平通常不能完全缓解神经系统症状。即使补充神经递质前体，患者通常还会表现为智力障碍、语调改变、眼运动异常、平衡和协调功能差、行动能力减弱和癫痫。

$BH_4$ 缺陷的患者常发生高泌乳素血症，可能是由于下丘脑多巴胺合成缺乏所致。血泌乳素水平检测是监测这类患者神经递质补充是否充分的有效途径。

有些药物如甲氧嘧啶磺胺甲恶唑、甲氨蝶呤和其他抗白血病药物可抑制二氢蝶啶还原酶活性，应慎用于 $BH_4$ 缺陷患者。

## 遗传学和发病率

所有导致高苯丙氨酸血症的缺陷都以常染色体隐性方式遗传。美国 PKU 的发病率大约为 1/20 000~1/14 000 活产儿。非 PKU 型高苯丙氨酸血症预计为 1/50 000。该病在白人和美国原住民中更常见，在黑人、西班牙裔及亚洲人中较少。

苯丙氨酸羟化酶（PAH）基因位于染色体 12q24.1。已经在不同家族中发现一些致病基因突变。大多数患者是两条等位基因产生两种不同突变复合杂合子。PTP 合成酶基因突变是 $BH_4$ 缺陷最常见的原因，其位于染色体 11q22.3-23.3；二氢蝶呤还原酶基因位于染色体 4p15.3，甲胺醇脱水酶和三磷酸鸟苷环化水解酶基因分别位于 10q22 及 14q22.1-22.2。目前已发现这些基因的许多致病突变。利用特定的基因探针检测绒毛膜活检细胞可进行产前诊断。

## 无高苯丙氨酸血症的四氢生物蝶呤缺陷

见第 79.11。

## 参考书目

参考书目请参见光盘。

# 79.2 酪氨酸

*Grant A. Mitchell, Iraj Rezvani*

酪氨酸来源于摄入的蛋白质或由苯丙氨酸内源性合成。其参与蛋白合成，是多巴胺、去甲肾上腺素、肾上腺素、黑色素及甲状腺素的前体物质。过多的酪氨酸可代谢成二氧化碳和水（图 79-1）。高酪氨酸血症遗传因素包括酪氨酸氨基转移酶、4- 羟基苯丙酮酸二氧化酶（4-HPPD）或延胡索酰乙酰乙酸水解酶（FAH）缺乏。获得性高酪氨酸血症可见于严重肝细胞功能障碍（肝衰竭）、坏血病（维生素 C 是 4-HPPD 的辅酶）及甲状腺功能亢进症。餐后不久采集的血样中常出现高酪氨酸血症。

## I 型酪氨酸血症（又称酪氨酸代谢病、遗传性酪氨酸血症或肝肾型酪氨酸血症）

这种肝、肾及外周神经的严重疾病是由于延胡索酰乙酰乙酸水解酶（FAH）缺乏所致。器官损伤是由于酪氨酸降解代谢物，尤其是琥珀酰丙酮蓄积所致

### 临床表现

未治疗的患儿刚出生时表现正常，一般在 2~6 月龄时出现症状；很少会在 1 月龄出现症状或大于 1 岁时还保持正常健康状态。症状出现越早预后越差。出生不到 2 个月即发病的患儿 1 岁死亡率约为 60%，而出生后 6 个月发病的患儿死亡率下降到 4%。

该疾病往往以急性肝危象为起病症状，常由其他疾病所导致的分解代谢状态所诱发。发热、激惹、呕吐、出血、肝大、黄疸、血转氨酶升高及低血糖常见。由于蛋氨酸代谢上升，患者身上有类似煮过的白菜的气味。大部分肝危象可自行缓解，但也可发展成肝衰竭和死亡。在肝危象缓解期间，通常可持续存在不同程度的生长发育停滞、肝大和凝血功能异常。随着年龄增长，出现肝硬化，最终发生肝癌。肝癌很少在 2 周岁前出现。

约 40% 的患儿可发生类似急性卟啉症的急性周围神经病变。这些危象发作通常由轻微感染诱发，表现为剧痛，常累及腿部，同时伴有头部和躯干的肌张力亢进姿态、呕吐、麻痹性肠梗阻、偶发的舌头和口腔黏膜自残性损伤。约 30% 的发作中，可出现明显的无力和麻痹导致呼吸衰竭而需要机械通气。危象发作通常持续 1~7 d，也可能持续更长的时间。

肾脏损害表现为范科尼（Fanconi）样综合征，表现为阴离子间隙正常的代谢性酸中毒、高磷酸盐尿症、低磷酸盐血症和维生素 D 抵抗性佝偻病。超声检查可见肾肿大和肾钙质沉着症。一些患儿还可见肥大型心肌病和高胰岛素症。

### 实验室检查

血、尿琥珀酰丙酮水平上升是诊断 I 型酪氨酸血症的诊断指标（图 79-1）。未治疗的患者常规检测有特异性发现。甲胎蛋白水平上升，多数非常明显；大多患者肝脏合成的凝血因子下降；血转氨酶常升高，在急性肝危象发作时尤明显。血胆红素水平通常正常但在肝衰竭时上升。患儿脐带血中甲胎蛋白水平上升，表明宫内已有肝损伤。诊断时血酪氨酸水平通常升高，但其具有非特异性并与饮食相关。其他氨基酸，尤其是蛋氨酸在肝脏受损的患者中可升高。可能有高磷酸盐尿症、低磷酸盐血症和氨基酸尿症。尿 5- 氨基乙酰丙酸的水平上升（由于 5- 氨基乙酰丙酸水解酶受琥珀酰丙酮抑制）。

血或尿琥珀酰丙酮水平上升通常可确诊该疾病。新生儿筛查高酪氨酸血症只能检测出少部分 I 型酪氨酸血症患者。琥珀酰丙酮比酪氨酸具有更高的敏感性和特异性，是用于筛查的较好代谢物，目前已经被纳入大多数筛查项目。I 型酪氨酸血症应与其他引起婴儿肝炎和肝衰竭的疾病，包括半乳糖血症、遗传性果糖不耐受、新生儿铁贮积病、巨细胞肝炎和 II 型瓜氨酸血症做鉴别诊断（见第 79.11）。

### 治疗和预后

低苯丙氨酸和酪氨酸饮食可减缓但不能停止疾病

的进展。治疗可选择尼替西农（NTBC），此药可抑制 4- 羟基苯丙酮酸二氧化酶（4-HPPD）减少酪氨酸分解（图 79-1）。该治疗可减少急性肝危象和神经危象发生。虽然尼替西农可阻止或极大程度减缓疾病进展，但一些治疗前已经出现的肝损伤无法逆转。因此，患者需随访以防止肝硬化或肝癌的发生。在影像学上，即使出现单个肝结节也通常提示有肝硬化。大多数酪氨酸血症患者的肝结节是良性的，但是目前的影像学技术还不能准确区分所有的恶性结节。肝移植是 I 型酪氨酸血症的有效治疗措施并可减少肝癌的风险。目前，尼替西农治疗对肝移植需要的影响还在研究中，但其在早期治疗的患者中可发挥最大疗效，例如通过新生儿筛查发现的、在治疗前还未出现临床症状的患儿。极少数尼替西农治疗患者出现角膜结晶体，可通过严格的饮食治疗来逆转。基于此和一些慢性酪氨酸水平升高患者，如 II 型酪氨酸血症有生长发育迟滞，说明在尼替西农治疗时仍需坚持低苯丙氨酸和酪氨酸饮食。

## 遗传学和发病率

I 型酪氨酸血症是常染色体隐性遗传疾病。FAH 基因位于 15 号染色体长臂，目前已发现大量突变。DNA 检测用于产前分子诊断或用于检测高危人群（如魁北克 Saguenay-Lac Saint-Jean 地区的法裔加拿大人）携带者的特异性突变。I 型酪氨酸血症是泛种族的，即使为非法裔加拿大人或斯堪的纳维亚血统也并不能排除诊断。在 Saguenay-Lac Saint-Jean 地区，本病的发病率约 1/1846 活产儿，而世界范围约为 1/10 万。产前诊断通常可检测羊水中的琥珀酰丙酮，如已知晓基因的家族突变，可利用羊水细胞或绒膜绒毛进行 DNA 分析。

## II 型酪氨酸血症（又称 Richner-Hanhart 综合征或眼皮肤酪氨酸血症）

这是由酪氨酸氨基转移酶缺陷所致的罕见常染色体隐性遗传病。临床表现为手掌和脚掌角化过度、疱疹样角膜损害和智力障碍（图 79-1）。眼部症状表现为流泪、发红、疼痛和畏光，常出现在皮肤损害发生之前。角膜损伤被认为是由于酪氨酸沉积所致。不同于疱疹性溃疡，II 型酪氨酸血症的角膜损伤常发生在双侧，并很难用荧光染色。皮肤损伤在年龄稍大时出现，表现为脚底、手掌和手指疼痛性、非瘙痒性的角化斑块。不到 50% 患者有智力障碍，常呈轻度到中度不等。

未治疗患者主要的实验室异常是高酪氨酸血症（200~500mg/L；1100~2750μmol/L）。奇怪的是，4-羟基苯丙酮酸（4-HPP）虽然处于代谢障碍的下游，尿中 4-HPP 及其代谢产物依然上升（图 79-1）。目前推测是在高酪氨酸水平下，其他氨基转移酶在一些细胞器，如线粒体中产生 4-HPP 而不再降解。不同于 I 型酪氨酸血症，该病肝脏和肾脏均正常，其他一些血氨基酸和琥珀酰丙酮浓度也是正常的。II 型酪氨酸血症是由于 TAT 基因突变导致肝脏中细胞溶质酪氨酸氨基转移酶活性缺陷所致。

II 型酪氨酸血症可通过检测疑似患者血酪氨酸水平来确诊。可进行分子诊断，而很少检测肝酪氨酸氨基转氨酶的活性。

低苯丙氨酸和酪氨酸饮食治疗可改善生化异常，并使眼睛和皮肤恢复正常。已有一些病例报道证实早期饮食治疗可预防智力障碍。TAT 基因位于染色体 16 号染色体长臂，目前已发现一些致病基因突变。报道的病例中有半数是意大利后裔。

## III 型酪氨酸血症（原发性 4-HPPD 缺乏症）

只有少数病例报道，其中大部分是通过对有各种神经症状的患者进行氨基酸色谱检测发现的。就诊年龄为 1~17 月龄。报道的临床表现有发育延迟、癫痫、间歇性共济失调和自毁行为。目前未正式发现与 4-HPP 缺陷的因果关联。患者无肝脏或肾脏异常。新生儿筛查高酪氨酸血症时发现了 4-HPPD 缺陷的无症状病例。

出现持续血酪氨酸水平中度升高（正常饮食下 350~700μmol/L）并伴有尿 4- 羟基苯丙酮酸及其代谢产物 4- 羟基苯乳酸和 4- 羟基苯乙酸阳性要考虑本病的可能。确诊可通过检测 12 号染色体长臂上 4-HPPD 基因突变，极少数通过肝活检证实 4-HPPD 酶活性低下。

由于本病可能与神经异常相关，通过饮食限制减低酪氨酸水平是明智的。由于维生素 C 治疗是 4-HPPD 的辅酶，因此可尝试使用维生素 C。本病属于常染色体隐性遗传。

## 新生儿暂时性酪氨酸血症

部分新生儿刚出生两周内血酪氨酸水平可升高到 600mg/L（3300μmol/L），他们大多数为接受高蛋白饮食治疗的早产儿。暂时性酪氨酸血症可能是由于 4-HPPD 成熟延迟所致（图 79-1）。一些患儿中可见昏睡、喂养困难以及活动力下降。多数患者没有症状，只是在新生儿筛查时因高血苯丙氨酸或酪氨酸水平而被发现。实验室发现包括血酪氨酸水平明显上升伴有血苯丙氨酸水平中度升高。高酪氨酸血症可用于鉴别本疾病与 PKU。尿中出现 4- 羟基苯丙酮酸及其代谢产物。高酪氨酸血症通常可在出生后 1 月内自行缓解。降低饮食中的蛋白含量至 2g/（kg·24h）以下并摄入维生素 C（200~400mg/24h）可迅速纠正。有一些婴儿有轻度智力障碍，但还不能确定其与高酪氨酸血症的因果关系。

## 霍金素尿症（Hawkinsiuria）

这是一种罕见的常染色体显性遗传疾病。该病由于 4-HPPD 酶发生突变后催化部分分解反应，产生一种中间产物，可用于诊断（图 79-1）。这个中间产物可减少 4- 羟基环己基乙酸（4-HCAA）形成或与谷胱甘肽反应生成特殊的有机酸，即霍金素（hawkinsin，2-L- 半胱氨酸 -S-yl-1-4- 二羟环已 -5-en-1-yl- 乙酸），可继发谷胱甘肽缺乏。

通常只在婴儿期出现症状。症状常在断奶添加高蛋白饮食后出现。可出现严重的代谢性酸中毒、酮症、生长不良、轻度肝大和异常气味（游泳池的味道）。智力发育通常正常。

患该病的儿童和成人在尿中排泄有机酸4-HCAA、4- 羟基苯丙酮酸及其代谢产物（4- 羟基苯乳酸和 4- 羟基苯乙酸）、5- 氧脯氨酸（由于继发性谷胱甘肽缺乏）和霍金素。血酪氨酸水平正常。

治疗包括婴儿期低蛋白饮食。鼓励母乳喂养。可用大剂量的维生素 C（最大 1000mg/24h）治疗。在散发的病例中，发现了 4-HPPD 基因位于 33 位点的丙氨酸密码子被苏氨酸替代的相同突变。

## 尿黑酸症

这种罕见（发病率约 1/25 万）的常染色体隐性遗传病是由尿黑酸氧化酶缺乏所致，导致尿黑酸在体内大量堆积自尿中排泄（图 79-1）。

尿黑酸症的临床表现包括成人期黄褐病和关节炎。儿童期唯一的体征是尿液静置后变黑，这种现象由于尿黑酸氧化和聚合作用所致。病史中灰色或黑色的尿布可提示诊断。由于这种现象可能从未被注意，导致成人期才诊断。黄褐病临床上表现为巩膜或耳软骨上的黑色斑点，其原因也是尿黑酸聚合物堆积所致。关节炎可能随着年龄增长使患者致残，主要是涉及大关节（脊椎、髋关节和膝关节），男性更严重。类似于类风湿性关节炎，关节炎可急性恶化，而影像学上表现为典型的骨关节炎，关节间隙缩窄及椎间盘钙化。也可见心脏病（二尖瓣和主动脉瓣炎、心脏瓣膜钙化和心肌梗死）高发。

该病可通过有机酸检测发现尿中大量尿黑酸而确诊。酪氨酸水平正常。尿黑酸氧化酶仅在肝脏和肾脏中表达。尿黑酸症的基因 HGD 位于 3 号染色体长臂，已经发现一些致病突变。尿黑酸症常见于多米尼加共和国和斯洛伐克等地。

关节炎治疗属于对症治疗。尼替西农可有效减少尿黑酸的生成。如果个体在出现症状前得到诊断，可进行苯丙氨酸和酪氨酸限制饮食治疗，但目前其长期疗效不明。

## 酪氨酸羟化酶缺乏症

见第 79.11。

## 白化病

白化病是由于黑色素缺乏所致，黑色素是皮肤和眼睛的主要色素（表 79-1）。黑色素由生黑色素细胞合成，即由黑素体（一种膜结合的胞内细胞器）中的酪氨酸形成。生黑色素细胞起源于胚胎神经嵴并移行至皮肤、眼睛（脉络膜和虹膜）、头发毛囊和内耳。眼中的黑色素局限于视网膜色素上皮，在皮肤和头发毛囊黑色素可分泌到表皮和发干。白化病的病因可包括黑色素合成缺陷、一些遗传性黑素体缺陷或者黑色素细胞迁移异常。虽然白化病是生化遗传性疾病的典型例子，但目前人们对黑色素的生物合成途径及黑色素细胞生理的很多方面还是没有完全了解（图 79-2）。终末产物是两种色素：褐黑素是一种黄红色色素，真黑素是一种棕黑色色素。

临床上原发性白化病可以是全身性或局限性的。原发性全身性白化病可表现为仅累及眼睛或者是眼皮肤。一些综合征表现为白化病伴血小板、免疫或神经功能障碍。

**表 79-1　白化病的分类**

| 类型 | 基因 | 染色体 |
|---|---|---|
| 眼皮肤白化病（OCA） | | |
| OCA1（酪氨酸酶缺乏） | TYR | 11q |
| OCA1A（严重缺乏） | TYR | 11q |
| OCA1B（轻度缺乏）* | TYR | 11q |
| OCA2（酪氨酸酶阳性）† | P（粉红色眼睛） | 15q |
| OCA3（红褐色，红色 OCA） | TYRP1‡ | 9p |
| OCA4 | MATP | 5p13.3 |
| Hermansky-Pudlak 综合征 | HPS1 | 10q |
| Chédiak-Higashi 综合征 | LYST | 1q |
| 眼白化病 | | |
| OA1（Nettleship-Falls 型） | OA | Xp |
| 局部白化病 | | |
| Piebaldism | KIT | 4q |
| Waardenburg 综合征 Ⅰ 和 Ⅲ | PAX3 | 2q |
| Waardenburg 综合征 Ⅱ | MITF | 3p |

* 包括阿米什人、极低小色素、黄色白化病、铂灰色和温度敏感性变异型

† 包括褐色 OCA

‡ 酪氨酸酶相关蛋白 1

在全身性的眼皮肤白化病中，出现完全或部分色素减少。完全白化病的个体不会有可见的皮肤色素沉着，不管是全身的（皮肤晒黑）或局部的（色素痣）。

白化病诊断通常是明确的，但对于一些色素较浅白人家族的儿童，要考虑正常肤色变异的可能。这种正常的白皮肤儿童会逐渐产生黑色素沉着，且不存在白化病所具有的眼部症状；这些家庭的其他成员也会有这个过程。临床诊断眼皮肤白化病与其他一些皮肤色素减退疾病相反，需要眼部存在典型症状才可确定。

白化病眼部症状包括色素减退、中央凹发育不良伴视力下降、屈光不正、眼球震颤、交替斜视及红反射（用检视镜或裂隙灯检查眼睛时虹膜产生分散的红色）。视交叉的光学纤维路径存在异常，与色素正常人群不同，白化病患者大多数来自视网膜颞侧的神经纤维交叉到对侧大脑半球。由于缺乏双眼（立体）视觉、深度知觉以及眼与眼反复切换视野导致交替斜视。这种异常也产生了特征性的视觉诱发电位模式。这些表现是白化病特有的，可用于正式的临床诊断。白化病患者需定期眼科随访。例如，纠正屈光不正可以加强视觉功能。交替斜视一般不会产生弱视，无须手术治疗。

白化病患者应避免紫外线照射，需要穿保护性长袖衣服，以及使用防晒系数（SPF）大于 30 的防晒霜。所有眼皮肤白化病是常染色体隐性遗传病。

黑色素也存在于耳蜗中。白化病患者对耳毒性制剂如庆大霉素更易感。

目前已发现许多白化病的临床亚型。有一些看上去完全不同的临床类型是同一基因的不同突变导致。由位于不同染色体上的多个基因参与黑色素生成（表 79-1）。很难通过遗传学、酪氨酸活性或色素减退程度来区分白化病的不同类别。以下的分类是基于白化病病变分布以及突变基因的类别。

目前临床上大多数白化病基因突变都可检测（表 79-1）。分子诊断对散发的白化病病例治疗无意义，但有助于精确的家族遗传咨询。

## 眼皮肤白化病（全身性，OCA）

此类患者皮肤、头发和眼睛都缺少色素。三种不同遗传亚型包括 $OCA_1$、$OCA_2$ 和 $OCA_3$。$OCA_1A$ 患者完全没有色素。其他两亚型间临床上无法区分。以上均属于常染色体隐性遗传。

### $OCA_1$（酪氨酸酶缺陷白化病）

这些患者的缺陷在于酪氨酸酶基因 *TYR*，位于 11 号染色体长臂，已经发现许多突变位点。大多数患者是带有两种不同等位基因突变的杂合体。$OCA_1$ 的临床诊断要点是出生时全身无色素。这种疾病基于酶活性和后来的临床表现分成亚型：$OCA_1A$ 和 $OCA_1B$。

$OCA_1A$（酪氨酸酶阴性 OCA）患者 TYR 等位基因突变导致酪氨酸酶完全失活。临床上皮肤（乳白色）、头发（白发）和眼睛（红灰色虹膜）均无色素。一出生就很明显，并且终生不改变。他们不会晒黑也不会长色素痣和雀斑。

$OCA_1B$ 患者 TYR 基因突变但还保持了一些酶活性。临床上出生时完全无色素，但随着年龄增长变成亚麻色眼睛呈淡蓝色或淡褐色。他们会长色素痣、雀斑，并会晒黑。$OCA_1B$ 患者，依照色素沉着程度，分成不同的亚组，其遗传学上不同。

### $OCA_2$（酪氨酸酶阳性 OCA）

这是全身性 OCA 最常见的类型，尤其是非裔黑人常见。临床上，患者出生时皮肤和眼睛就有些色素沉着，并在一生中不断加深。刚出生时头发是黄色的，随着年龄增长加深变黑。他们会长色素痣和雀斑，但不会晒黑。他们在临床上无法与 $OCA_1B$ 区别。这些个体头发毛囊有正常的酪氨酸酶活性。其缺陷基因 $OCA_2$ 位于 15 号染色体长臂，与鼠 p 基因（粉眼淡化）同源。这个基因产生 P 蛋白，是黑素体的一种膜蛋白。Prader-Willi 和 Angelman 综合征患者在染色体 15q12 微缺失导致 $OCA_2$ 基因缺少 1 个拷贝，也可出现轻度的色素淡化（见第 76 章）。

### $OCA_3$（红褐色白化病）

此型白化病仅在非洲人、非裔美国人和新几内亚土著人中可见。成年患者有微红的发色和红褐色的皮肤。此型白化病皮肤颜色很特别。年轻时颜色与 $OCA_2$ 类似。$OCA_3$ 患者可以合成褐黑素而不真黑素。突变位于酪氨酸酶相关蛋白 1（*TYRP1*）基因，其功能未知。

### $OCA_4$

$OCA_4$ 患者与 $OCA_2$ 有类似的临床表现（大多数来自日本），MATP 基因突变位于染色体 5p13.3.

## 眼白化病（OA）

白化病局限于眼睛。OA 患者具有所有白化病的眼睛表现（见前文）。大多数病例为 X- 连锁（$OA_1$）。在明显常染色体隐性遗传的 OA 家系，应该考虑为主要眼睛受累的 $OCA_2$ 型。

### 眼白化病 1 型（$OA_1$ Nettleship-Falls 型）

只有半合子男性出现所有临床表现。杂合子女性只出现阶段性视网膜色素沉着异常。X- 连锁的眼白化病中，有出现迟发性神经性耳聋的病例报道。眼部白化病且皮肤色素正常的男性可明确诊断为 $OA_1$；而且，家族史阳性表明是 X- 连锁隐性遗传。在家族中首位患者，皮肤活检或发根样本电镜检测其特征性巨大黑色素体将有助于诊断，也可以做 X 染色体短臂 $OA_1$ 基因突变检测。

## 全身性白化病的综合征型

Hermansky-Pudlak 综合征

这种常染色体隐性遗传疾病是由 HPS1 到 HPS8 八个基因之一突变所致。出血性体质的白化病患者应怀疑是 Hermansky-Pudlak 综合征。疾病分型依靠分子检测。

*HPS* 基因是保证溶酶体来源的细胞器——包括黑素体及血小板致密体——结构和功能正常的必要基因。酪氨酸酶阳性 OCA 患者不同程度伴有血小板功能异常（血小板致密体缺乏）。一种蜡质样物质在组织中堆积。Hermansky-Pudlak 综合征在波多黎各的两个地区最流行（1 和 3 型，基于不同的始祖效应）。患者具有白化病皮肤和眼部症状，还可出现鼻衄、术后出血或月经过多。出血时间延长，但血小板计数正常。主要并发症包括年轻人进行性的肺纤维化，以及青少年和年轻人克罗恩病样炎症性肠病。也有报道肾衰竭和心肌病等并发症。HPS2 可见中性粒细胞减少症。采取对症治疗。

Chédiak-Higashi 综合征

这种罕见常染色体隐性疾病患者（第 124 章）有不同程度的白化病，易于感染。皮肤细菌性感染和上呼吸道感染常见。血涂片粒细胞中可见巨大过氧化酶阳性溶酶体颗粒。患者黑素体数量减少、形状异常增大（巨大黑素体）。出血倾向较轻微。主要危及生命的并发症是伴有噬血细胞性淋巴组织细胞增生症的巨噬细胞活化，表现为发热、淋巴结病、肝脾大、血细胞减少和血浆铁蛋白水平升高。童年期幸存的患者可出现小脑萎缩、外周神经病变和认知障碍。1 号染色体长臂 LYST 基因突变是该综合征唯一的致病基因。

色素减退也可能是其他综合征的表现，一些溶酶体生成异常和黑素体生理异常的疾病，如 Griscelli 综合征（银灰色头发、淡肤色、黑素体聚集在黑色素细胞中央和发干，在不同亚型还伴有智力障碍或巨噬细胞活化并噬血细胞性淋巴组织细胞增生症），Vici 综合征（联合型免疫缺陷、智力障碍、胼胝体发育不全、白内障和唇腭裂），及 MAPBPIP 蛋白缺陷（矮小、反复性感染、中性粒细胞减少）。

## 局部性白化病

是指局部的皮肤和头发色素减少，其在出生时明显或随时间进展。这些疾病是由于色素细胞在发育过程中的异常迁移所致。

斑驳病

这种常染色体显性疾病的患者出生时伴有白额发，这部分皮肤无色素，缺少黑色素细胞。此外，在脸部、躯干和四肢也常有白斑出现。已在患者中发现有 KIT 基因突变。

Waardenburg 综合征

有此综合征的患者有白额发，伴内眦侧方移位、宽鼻梁、虹膜异色症和神经性耳聋。该病是常染色体显性遗传，已经发现 4 种主要类型。Ⅰ型患者有内眦侧方移位，由 *PAX3* 基因突变导致。Ⅱ型患者内眦距离正常，*MITF* 基因突变可见于部分患者。Ⅲ型患者除具有Ⅰ型所有的临床症状，还伴有上肢发育不良和挛缩，也是由 *PAX3* 基因异常引起。Ⅳ型患者伴有先天性巨结肠症，遗传上具有异质性，在不同患者中可见不同基因突变（*EDN3*、*EDNRB* 或 *SOX10*）。

局部白化病的其他病因，如体细胞嵌合的染色体异常在其他章节讨论，例如第 76 章 和 645 章无色性色素失禁症、第 645 章的白癜风。

补充内容请参见光盘。

# 79.3 蛋氨酸

*Iraj Rezvani, David S. Rosenblatt*

蛋氨酸是一种必需氨基酸，正常分解代谢可产生 S- 腺苷蛋氨酸。S- 腺苷蛋氨酸为体内一系列化合物甲基化提供甲基，还通过一系列转 - 硫基反应形成半胱氨酸（图 79-3）。

## 高胱氨酸尿症（同型胱氨酸血症）

在正常情况下，同型半胱氨酸作为蛋氨酸降解的中间产物，大多可再甲基化形成蛋氨酸。这种蛋氨酸 - 节约反应（methionine-sparing reaction）通过蛋氨酸合成酶催化，这种酶需要叶酸的代谢物（5- 甲基四氢叶酸）作为甲基供体及维生素 $B_{12}$ 的代谢物（甲基钴胺素）作为辅酶（图 79-3）。正常人血浆中仅 20%~30% 的总同型半胱氨酸（及其同型半胱氨酸二聚物）处于游离状态；其余的与蛋白结合成混合二硫化物。目前已确认三种主要的同型胱氨酸尿症和同型胱氨酸血症类型。

### 胱硫醚 β 合成酶缺乏引起的同型胱氨酸尿症（典型同型胱氨酸尿症）

这是一种最常见的蛋氨酸代谢性疾病。约 40% 的患者对大剂量维生素 $B_6$ 有效，且比维生素 $B_6$ 治疗无效者临床症状更轻，因为这些患者还残存有一些酶的活性。

患儿出生时正常。婴儿期的临床症状无特异性，可出现生长不良和发育落后。往往在 3 岁后出现晶状体半脱位（晶体异位）得到诊断。晶状体异位可导致

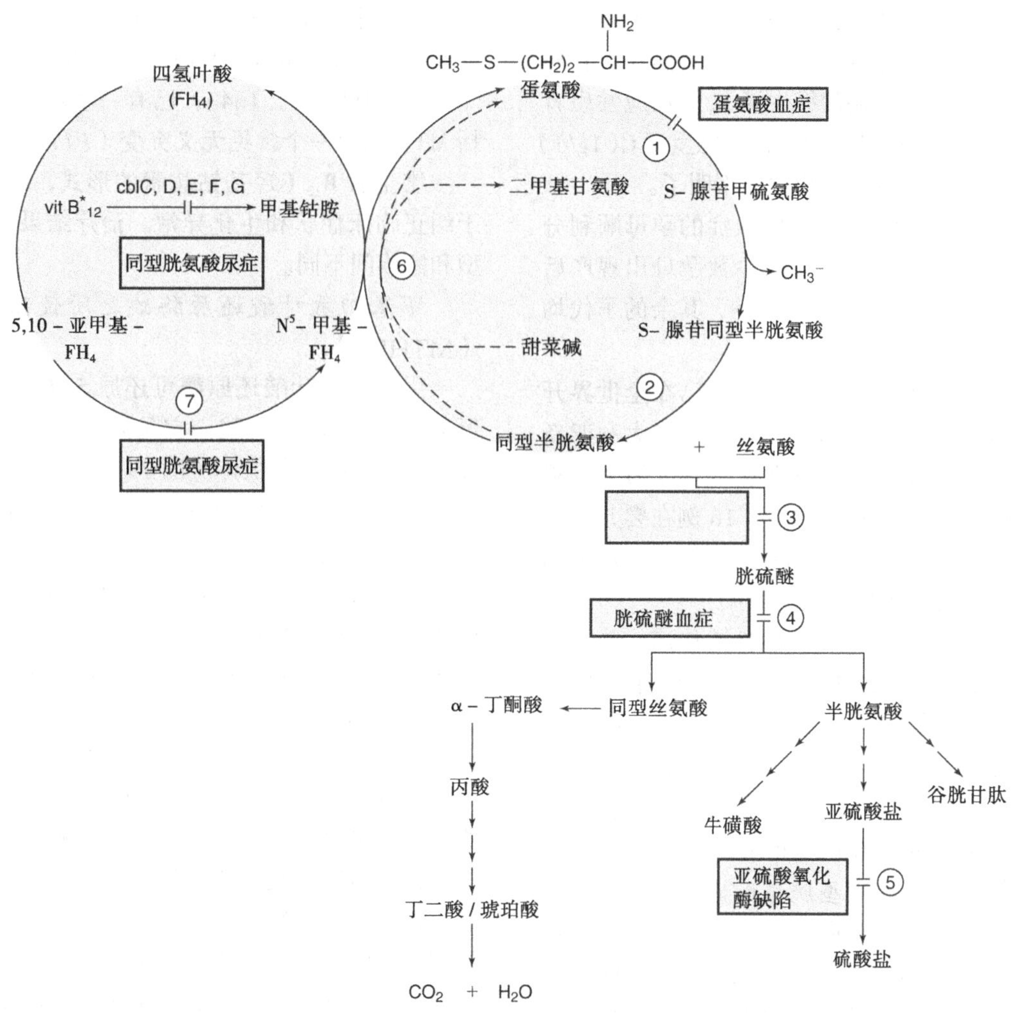


**图 79–3**　含硫氨基酸代谢途径。酶：①蛋氨酸腺苷基转移酶（MAT Ⅰ/Ⅲ）；②腺苷高半胱氨酸水解酶；③胱硫醚合酶；④胱硫醚酶；⑤亚硫酸盐氧化酶；⑥甜菜碱同型半胱氨酸甲基转移酶；⑦亚甲基四氢叶酸还原酶。

严重的近视和虹膜震颤。以后可发展成散光、青光眼、葡萄肿、白内障、视网膜剥离和视神经萎缩。进行性精神发育迟缓常见，也有报道智力正常的患儿。一项针对超过 600 个病例的国际性调查，发现患者智商在 10~135，维生素 $B_6$ 有效的患者智商较高，超过 50% 的病例出现精神和行为异常，约 20% 的病例有抽搐。同型胱氨酸尿症患者的骨骼异常与马方综合征相似（见第 693 章）；他们通常体型瘦长、细长四肢和蜘蛛脚样指。脊柱侧弯、漏斗胸或鸡胸、膝外翻、弓形足、高腭弓和齿列拥挤常见。这些儿童通常有皮肤白皙、蓝眼和独特的面颊潮红。X 线主要发现全身尤其是脊柱骨质疏松。大小血管，尤其是脑血管常发生血栓栓塞，并可发生于任何年龄。血栓可导致严重并发症，如视神经萎缩、瘫痪、肺心病和重症高血压（由肾梗死所致）。血栓形成的主要原因是胱氨酸水平升高而引起的血管壁改变和的血小板黏附增强。外科手术可加大血栓风险。自发性气胸和急性胰腺炎是比较罕见的并发症。

实验室诊断依据是体液中蛋氨酸和同型半胱氨酸水平升高。由于半胱氨酸在尿液中不稳定，存储过程中易消失，所以应该用新鲜尿液来检测。血浆胱氨酸较低或无胱氨酸。确诊应该基于对肝活检样本、培养的成纤维细胞或植物凝集素刺激的淋巴细胞中的酶进行检测，或进行 DNA 分析。

用大剂量维生素 $B_6$ 治疗（200~1000mg/24h）对大多数维生素 $B_6$ 反应性患者疗效显著。不同家族患者对维生素 $B_6$ 反应不同。叶酸缺乏患者对此治疗无效，因此，在添加叶酸（1~5mg/24h）前，不应考虑维生素 $B_6$ 无反应。维生素 $B_6$ 无反应患者应限制蛋氨酸摄入，并补充胱氨酸。维生素 $B_6$ 反应性患者是否需要进行饮食限制和限制的程度还存在争议。在一些患者中补充甜菜碱可无须饮食限制。甜菜碱（3－甲基苷氨酸，成人：6~9g/24h；儿童：每天 200~250mg/kg）可使半胱氨酸再甲基化成蛋氨酸，从而降低体液中半胱氨酸水平（图 79–3），这使血蛋氨酸水平更高。这种治疗可改善维生素 $B_6$ 无反应性患者的临床症状（防止血管病变）。一位未遵循饮食限制的维生素 $B_6$ 无反应性患者在甜菜碱治疗时出现脑水肿。大量摄入维生素 C（1g/d）可提高内皮细胞功能，其长期疗效还不明了。

超过 100 例患典型同型胱氨酸血症的孕母顺利分娩。大多数婴儿是正常足月儿。仅少数孕母出现产后血栓。38 例男性患者中，除了 1 例外，其余的子代均正常。

典型同型胱氨酸尿症的新生儿筛查已在全世界开展，其发病率为 1/35 万 ~1/20 万。该病在澳大利亚新南威尔士（1/6 万）和爱尔兰更常见。通过筛查，接受早期治疗的患者都有很好的预后。16 例在婴儿早期获得治疗的维生素 $B_6$ 无反应性患儿，平均智商为 94（$s$=4）。一些患者未出现晶状体移位。

同型胱氨酸尿症是常染色体隐性遗传病。胱硫醚 β – 合成酶基因位于 21q22.3。通过培养的羊膜细胞或绒膜绒毛酶检测，或 DNA 分析可进行产前诊断。已在不同家族检测到许多致病突变。大多数患者是两种不同等位基因的杂合体。杂合子携带者无症状，但他们血栓事件和冠心病的发生高于正常人。

*甲钴胺素缺乏所致同型胱氨酸尿症*

甲钴胺素是蛋氨酸合成酶的辅助因子，可催化同型半胱氨酸再甲基化成蛋氨酸。在细胞内钴胺素代谢中，至少有 5 种不同的缺陷干扰甲钴胺素形成。如需更好地了解钴胺素代谢，请参考甲基丙二酸血症（图 79–4 ，79–3；见第 79.6 章）。这 5 种缺陷包括 *cblC*、*cblD*（包括 *cblC* 变体 1）、*cblE*（蛋氨酸合成酶还原酶）、*cblG*（蛋氨酸合成酶）和 *cblF*。*cblC*、*cblD*（不包括 *cblD* 变体 2）和 cblF 缺乏患者由于腺苷钴胺和甲基钴胺形成受损，除有同型胱氨酸尿症外，还会出现甲基丙二酸血症（见第 79.6）。

*cblE* 和 *cblG* 缺乏患者不能生成甲钴胺素而发展成高胱氨酸尿症，但不伴有甲基丙二酸血症（图 79–4）。目前每种疾病发现病例均不超过 40 例。

所有患者临床表现类似。出生后最初几个月可出现呕吐、喂养困难、嗜睡、肌张力低下和发育落后。曾有 1 例 *cblG* 缺乏患者 21 岁前未出现任何症状（除了轻度的发育落后），而 21 岁后出现行走困难和双手麻木。实验室检查发现巨幼红细胞性贫血、高胱氨酸尿症和低蛋氨酸血症。存在巨幼红细胞性贫血可区分上述缺陷与甲基四氢叶酸还原酶缺陷所致的高胱氨酸尿症（见后文）。低蛋氨酸血症可区分这些疾病与胱硫醚 β – 合成酶缺陷所致异常（见后文）。

确诊还应做成纤维细胞培养相关检测。产前诊断应加做羊水细胞培养。所有这些疾病均是常染色体隐性遗传。cblE（*MTRR*）基因位于 5p15.3–p15.2；cblG（*MTR*）基因位于 1q43；已有一些基因致病突变，包括 MTR 基因一个常见无义突变（*P1173L*）的报道。

维生素 $B_{12}$（羟基钴胺素的形式，1~2mg/24h）用于纠正临床症状和生化异常。治疗结果在不同疾病类型和家族间不同。

*甲基四氢叶酸还原酶缺乏所致高胱氨酸尿症（MTHFR）*

甲基四氢叶酸还原酶可还原 5,10– 甲基四氢叶酸形成 5– 甲基四氢叶酸，它是同型半胱氨酸再甲基化形成蛋氨酸的甲基供体（图 79–3）。

酶缺陷的程度和临床表现在不同家族有很大差别。临床症状包括窒息、抽搐、小头畸形、昏迷和死亡，也可出现发育迟缓、共济失调和运动异常，甚至精神症状。在一些病例中，仅表现为早发血管病或外周神经病变。严重酶缺陷的成年人也可完全无症状。麻醉用氧化亚氮（抑制蛋氨酸合成酶）暴露可使 MTHFR 缺陷的患者发生神经功能恶化和死亡。

实验室检查包括中度同型胱氨酸血症和高胱氨酸尿症。蛋氨酸浓度较低或正常。根据蛋氨酸浓度可鉴别其与由胱硫醚合成酶缺乏引起的典型高胱氨酸尿症。缺乏巨幼红细胞贫血可与甲钴胺素合成异常导致的高胱氨酸尿症相鉴别（见前文）。这些患者也可有血管栓塞。确诊可行成纤维细胞或白细胞中的酶检测或寻找 MTHR 的致病突变。

MTHR 基因具有大量多态性。两种基因多态性（677C → T 和 1298A → C）可影响血总半胱氨酸的水平，研究认为其可能是一系列临床疾病的高危因素，包括出生缺陷、血管疾病，甚至肿瘤、阿尔茨海默病以及白血病导致的死亡。目前，最有数据支持的是 677C → T 多态性是神经管缺陷的高危因素。虽然临床上多可检测这个基因多态性，但是对个体的预测意义还不得而知。

严重的 MTHFR 缺陷可联合应用叶酸、维生素 $B_6$、维生素 $B_{12}$ 和蛋氨酸治疗，补充甜菜碱也已试用。这些治疗措施中，早期补充甜菜碱似乎最有效。

该病是常染色体隐性遗传病，基因位于 1p36.3，已经报道很多致病突变。产前诊断可通过检测绒毛细胞或羊水细胞的 MTHFR 酶活性，也可通过有详尽资料的家族进行连锁分析或 DNA 突变检测。

## 高蛋氨酸血症

继发性高蛋氨酸血症可继发于肝病、I 型酪氨酸血症和典型高胱氨酸尿症。高蛋氨酸血症也可见于早产儿或部分高蛋白饮食的足月儿。这些患儿有蛋氨酸

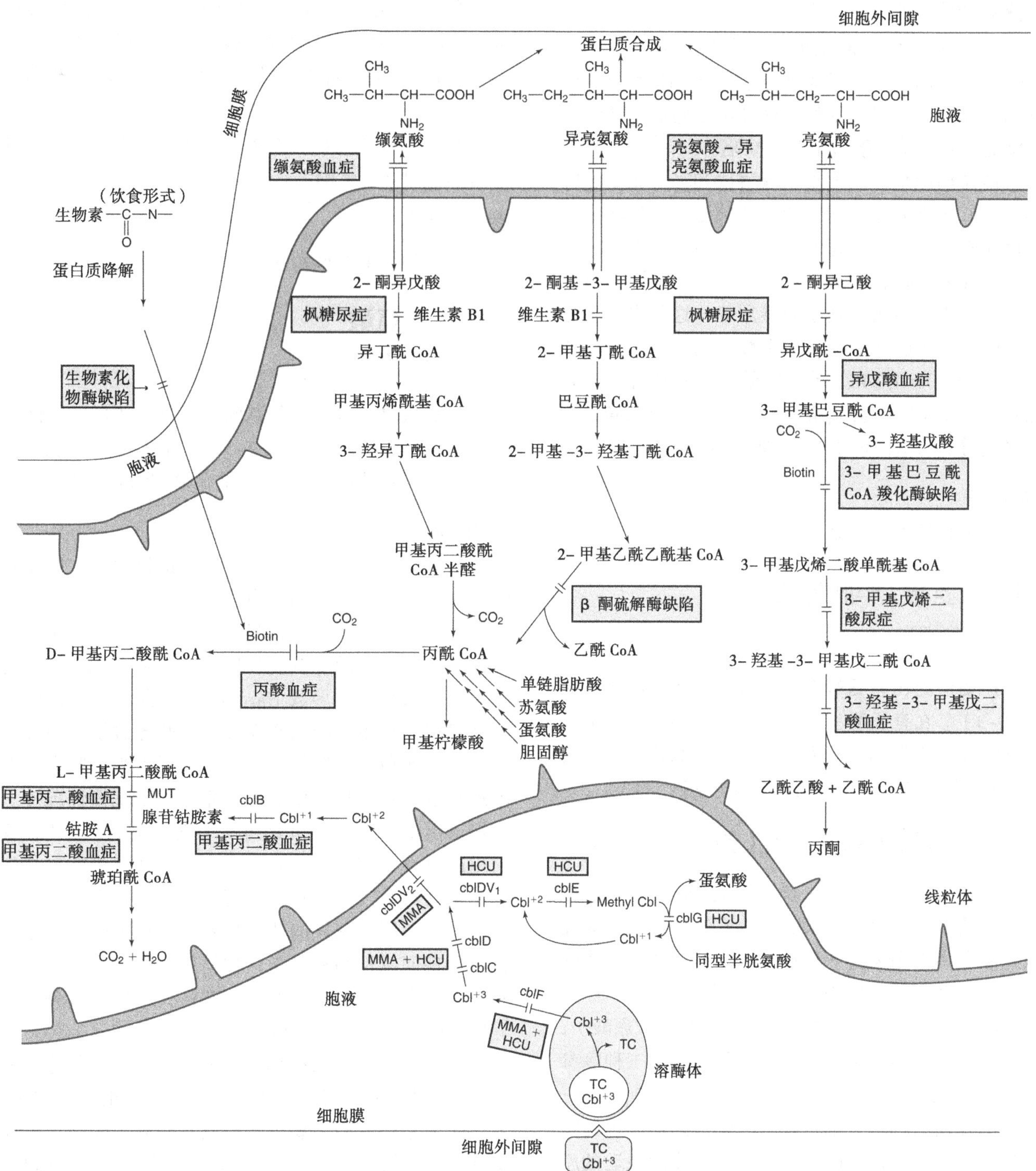


**图 79–4**　支链氨基酸、生物素、维生素 $B_{12}$（钴胺素）的代谢途径。MMA：甲基丙二酸血症；HCU：高半胱氨酸尿症；Cbl：钴胺素；OHCbl：羟钴胺素；cblD：钴胺素代谢缺陷；cblDV₁：cblD 变异 1 型；cblDV2：cblD 变异 2 型；TC：钴胺素传递蛋白

腺苷转移酶成熟延迟，减少蛋白摄入通常可恢复正常。原发性高蛋氨酸血症通常由于缺乏肝蛋氨酸腺苷转移酶导致（MAT I/ Ⅲ，MAT II 通常也存在于其他组织而不受影响，图 79–3），目前已报道大约 60 例患者。这些患者大多通过高胱氨酸尿症筛查在新生儿期诊断。患者如保留有残余酶的活性，即使持续性高蛋氨酸血症，也可终生无症状。部分患者会呼出特殊的气味（煮过的白菜味）。少数酶完全缺乏患者出现与脱髓鞘相关的神经异常（智力障碍、肌张力低下和运动协调障碍）。有报道蛋氨酸腺苷转移酶缺乏的母亲怀孕及子代正常。该疾病为常染色体隐性遗传病。肝蛋氨酸腺苷转移酶基因位于 10q22，已经发现一些致病突变。最新发现的甘氨酸 N－甲基转移酶缺陷可导致单纯性高蛋氨酸血症。

### 胱硫醚血症（胱硫醚尿症）

继发性胱硫醚尿症可继发于维生素 $B_6$ 或维生素 $B_{12}$ 缺乏、肝病（尤其是半乳糖血症导致的损伤）、甲状腺功能亢进、肝母细胞瘤、神经母细胞瘤、神经节母细胞瘤或同型胱氨酸再甲基化缺陷。

胱硫醚酶缺陷导致大量胱硫醚尿和轻度到中度胱硫醚血症，正常人血不能检测到胱硫醚。该酶缺陷是常染色体隐性遗传，发病率约为 1/14 000 活产儿。患者可出现许多不同的临床表现。没有一致的临床表现，加之很多正常人也可出现胱硫醚尿症，这些提示胱硫醚酶缺陷可能无临床意义。大多数病例口服大剂量维生素 $B_6$（≥ 100mg/24h）治疗有效。如发现胱硫醚尿症患者，应使用维生素 $B_6$ 治疗，但其效果尚未确定。编码胱硫醚酶的基因位于 16 号染色体。

### 参考书目

参考书目请参见光盘。

## 79.4 胱氨酸 / 半胱氨酸

*Iraj Rezvani*

半胱氨酸是由蛋氨酸合成的含硫基非必需氨基酸（图 79–3）。在有氧条件下，2 分子半胱氨酸氧化形成一个胱氨酸。最常见的胱氨酸 / 半胱氨酸代谢紊乱是胱氨酸尿症（见第 541 章）和胱氨酸病（见第 523.3）。

### ■ 亚硫酸盐氧化酶缺乏症（钼辅酶缺乏症）

在胱氨酸代谢的最后一步，亚硫酸被亚硫酸氧化酶氧化成硫酸盐，然后从尿中排出（图 79–3）。亚硫酸氧化酶发挥作用需要一种被称为钼辅酶的钼 – 喋呤化合物。该辅酶同时也为人类其他两种酶所需：一种是黄嘌呤脱氢酶（氧化黄嘌呤和次黄嘌呤生成尿酸），另一种是醛氧化酶。由三种不同基因编码的三种酶参与钼辅酶合成，分别位于 14q24、6p21.3 和 5q11。三种酶中的任何一种缺乏都可导致辅酶缺陷而出现独特的表型。很多原来被诊断为亚硫酸盐氧化酶缺乏的患者后来被证实是钼辅酶缺乏。这两种情况都属于常染色体隐性遗传。亚硫酸盐氧化酶基因位于12号染色体。

酶和辅酶缺陷产生相同的临床表现。拒食、呕吐、严重难治性抽搐（强直性、阵挛性和肌阵挛性），出生后几周即可出现严重的发育落后。新生儿期存活者常出现双眼晶状体异位。

患儿尿中排出大量亚硫酸盐、硫代硫酸盐、S– 磺酸半胱氨酸、黄嘌呤和次黄嘌呤。血、尿中尿酸和硫酸盐水平下降。因为室温下氧化作用可产生假阴性结果，所以做筛查和亚硫酸盐定量检测应使用新鲜尿液。分别在成纤维细胞和肝活检组织中检测亚硫酸盐氧化酶和钼辅酶可确诊该病。产前诊断可通过检测经培养的羊水细胞和绒膜绒毛细胞的亚硫酸盐氧化酶活性。

目前无有效治疗。大多数儿童在 2 岁内死亡。在普通人群中这些缺陷的发病率未知。

### 参考书目

参考书目请参见光盘。

## 79.5 色氨酸

*Iraj Rezvani*

色氨酸是一种必需氨基酸，是尼古丁酸（烟酸）和 5– 羟色胺的前体（图 79–5）。作为主要神经递质之一的 5– 羟色胺遗传代谢异常在第 79.11 章节讨论。

### Hartnup 病

这个常染色体隐性疾病是以首例报道的家庭命名的。它是由于肠黏膜和肾小管单氨基 – 单羧基氨基酸（中性氨基酸，包括色氨酸）转运缺陷所致。小肠吸收色氨酸减少伴随肾脏丢失增加，导致合成烟酸所需的色氨酸减少。大多数 Hartnup 病患儿无症状。极少有症状患者最主要的临床表现为皮肤光过敏，中等程度的阳光照射后皮肤发红、变粗糙；阳光暴露多，可出现糙皮病样皮疹。皮疹可有瘙痒并出现慢性湿疹。有报道出生 10 d 的婴儿即可出现皮肤改变。有些患者出现间歇性共济失调，表现为不稳的宽基步态。共济失调可持续数天并常自行缓解。智力发育常正常。曾有报道来自同一家族的两位患者出现智力障碍。也有报道出现间歇性精神异常，如易怒、情绪不稳、抑郁和自杀倾向，这些变化通常与共济失调发作有关。部分患者中出现身材矮小和萎缩性舌炎。

大多经新生儿筛查诊断的 Hartnup 病患儿持续无症状。这表明有其他一些因子参与该疾病的临床发病。

实验室检查的主要发现是氨基酸尿，局限于中性氨基酸（丙氨酸、丝氨酸、苏氨酸、缬氨酸、亮氨酸、异亮氨酸、苯丙氨酸、酪氨酸、色氨酸和组氨酸）。尿脯氨酸、羟脯氨酸和精氨酸均正常。这是鉴别其他原因所致的全氨基酸尿症的要点，如 Fanconi 综合征。血浆中性氨基酸水平常正常；这看似意外的结果与氨基酸以二肽形式吸收及 Hartnup 病的小分子肽转运依然正常有关。有些患者中会发现大量吲哚衍生物（尤其吲哚苷），是由于细菌对肠道无法吸收的色氨酸分解所致。

诊断依赖于突出的间歇性发作症状和前面所述的尿液检查。

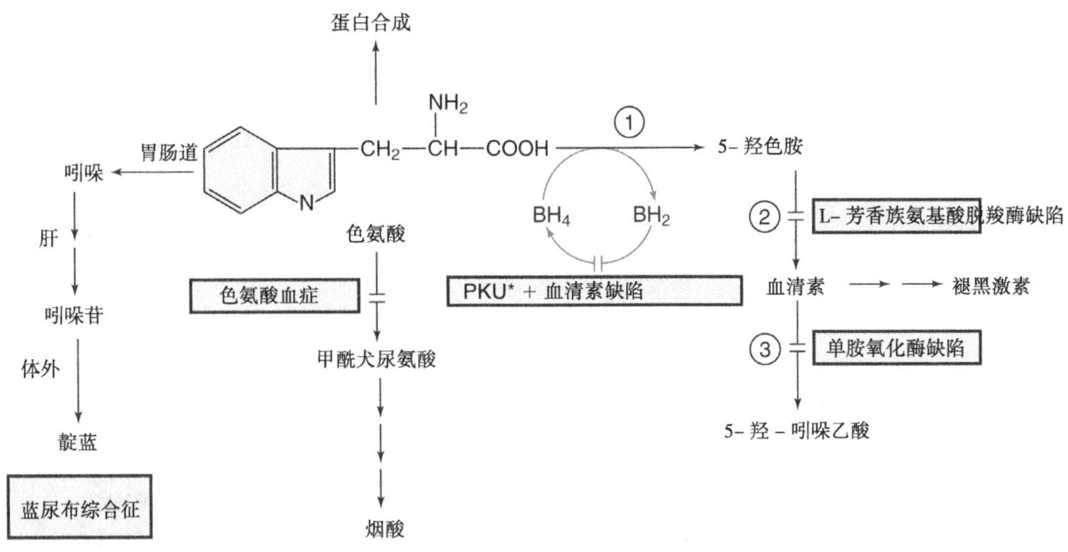


**图 79-5**　色氨酸代谢途径。PKU* 是指由于 $BH_4$ 代谢缺陷导致的高苯丙氨酸血症。酶：①色氨酸羟化酶；②芳香族 L-氨基酸脱羧酶（AADC）；③单胺氧化酶（MAO）

烟酸或烟酰胺（50~300mg/24h）和高蛋白饮食对一些有症状患者有较好疗效。由于临床症状呈间断性，疗效很难评估。发病率大约在 1/3 万 ~1/2 万 。患病的孕妇对母体和胎儿均不产生不良影响。该病的基因（*SLC6A19*）位于 5p15.33。

## 参考书目

参考书目请参见光盘。

## 79.6　缬氨酸、亮氨酸、异亮氨酸和相关的有机酸血症

*Iraj Rezvani, David S. Rosenblatt**

这三种必需氨基酸的早期降解步骤与支链氨基酸类似（图 79-4）。中间代谢物都是有机酸，任何一种降解酶（除了转氨酶）的缺乏都会引起酸中毒；这种情况下，在酶阻断前的有机酸在体液中堆积，并从尿中排泄。这些疾病通常导致代谢性酸中毒，常在出生后数日内出现。临床症状是非特异的，有些临床表现可为酶缺陷提供重要线索。图 79-6 描述了疑似酸血症婴儿的诊疗流程。通过体液中（血、尿）发现并检测特殊氨基酸、酶测定及鉴定突变基因可确诊。

有机酸血症并不仅限于支链氨基酸的分解代谢通路。可导致其他有机酸堆积的异常包括来源于赖氨酸（第 79.14）、与乳酸相关（见第 81 章），以及与脂肪酸降解相关的二羧基酸血症（见第 80.1）。

### 枫糖尿病（MSUD）

亮氨酸、异亮氨酸和缬氨酸的脱羧基化过程是通过一个复杂的酶系统来完成（支链 α 酮酸脱氢酶），利用硫胺素焦磷酸（维生素 $B_1$）作为辅酶。这种线粒体酶包含 4 个亚单位：$E_{1\alpha}$、$E_{1\beta}$、$E_2$ 和 $E_3$。$E_3$ 亚单位在体内与其他两种脱氢酶（丙酮酸脱氢酶和 α - 酮戊二酸脱氢酶）共用。该酶系统缺陷导致 MSUD（图 79-4），该病命名源自体液尤其尿液中散发的枫糖甜味。依照临床表现以及硫胺素治疗是否有效，MSUD 被分成 5 种表型。

典型 MSUD

该型临床症状最严重。患儿出生时正常，生后第 1 周出现喂养困难和呕吐，几天内出现嗜睡和昏迷。体格检查显示肌张力亢进、肌肉强直伴严重角弓反张。肌张力亢进和松弛可交替出现。神经系统症状往往被误认为败血症和脑膜炎。可出现脑水肿，大多数婴儿出现抽搐。常见低血糖，但与一般低血糖状态不同，纠正血糖浓度并不能改善临床症状。常规实验室检查除发现代谢性酸中毒外，通常无其他明显异常。如不治疗，出生几周或几个月即可死亡。

往往由于尿、汗液和耵聍中出现特殊的枫糖气味而怀疑本病（图 79-6）。确诊通常需要氨基酸分析，血中亮氨酸、异亮氨酸、缬氨酸和别异亮氨酸（正常血中不存在的一种异亮氨酸立体异构体）水平明显上升。亮氨酸水平通常高于其他三种氨基酸。尿中含有高浓度的亮氨酸、异亮氨酸和缬氨酸，以及他们各自的酮酸。这些酮酸可通过加入几滴 2,4- 二硝基苯肼试剂（0.1% 的 0.1N HCl）定量测定，产生 2,4- 二硝基苯肼黄色沉淀物即为阳性。急性期神经影像学检测发现脑水肿，以小脑、背侧脑干、大脑脚和内囊处更明显。

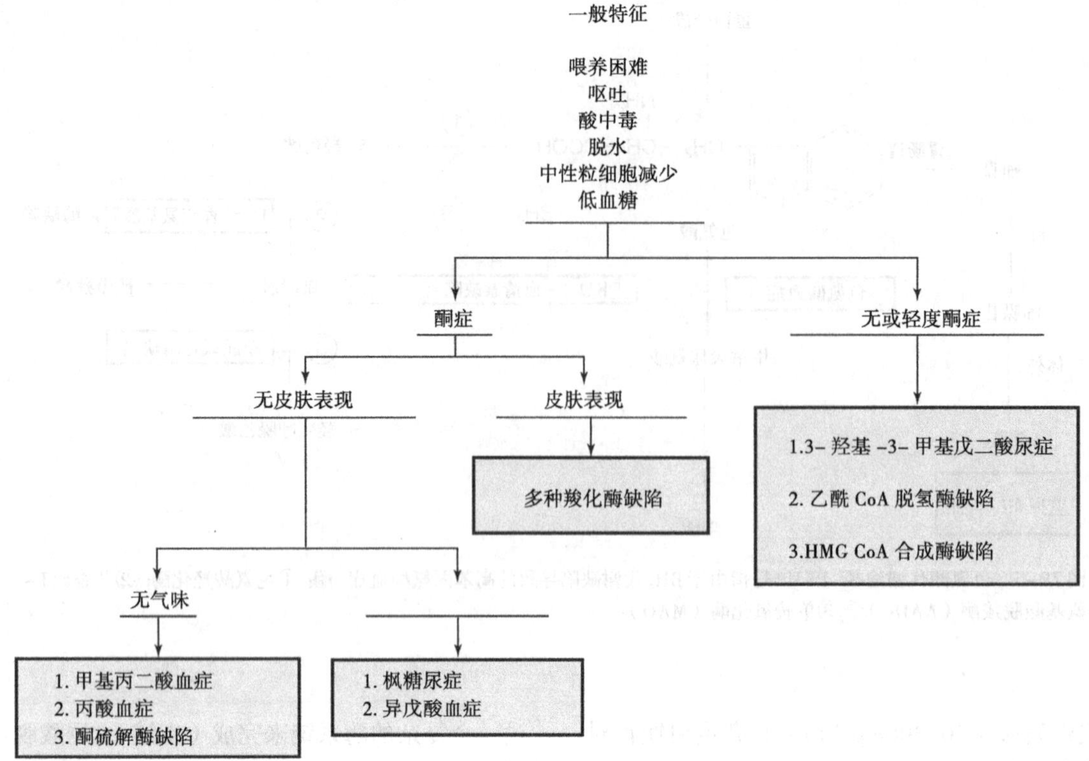


**图 79–6** 婴儿有机酸血症的临床诊断途径。星号表示那些临床出现特殊气味的疾病（参见原文及表 79–2）。MSUD：枫糖尿病

急性期恢复后，随着年龄增长，大脑影像检查可出现髓鞘形成减少和大脑萎缩。可检测白细胞和成纤维细胞的酶活性。

急性期治疗旨在补液和快速清除体内的支链氨基酸及其代谢物。由于肾脏清除能力较弱，单纯补液不能快速改善临床症状。腹膜透析或血液透析才是重症患儿最有效的治疗措施，且需立即施行，可在治疗 24 h 内明显降低血中亮氨酸、异亮氨酸、缬氨酸水平。同时应静脉或口服补充足够的能量以改变患者的分解代谢状态。脑水肿需甘露醇、利尿剂（如呋塞米）或高渗生理盐水治疗。

急性期恢复后，需饮食补充少量支链氨基酸。无亮氨酸、异亮氨酸和缬氨酸的合成配方奶粉市场有售。但这些氨基酸并不能内源性合成，因此还需通过饮食补充少量，补充的量需仔细计算，并不断监测血中氨基酸的水平。血异亮氨酸水平极低的患儿可出现类似于肠病性肢端皮炎的疾病，饮食补充异亮氨酸可迅速恢复正常。MSUD 患者需终生控制饮食。一些 MSUD 患者进行肝移植后取得不错的疗效，这些儿童可耐受正常饮食。

患儿的长期预后仍需警惕。感染和手术等任何应激情况下，尤其在儿童中期，可发生严重的酮症酸中毒、脑水肿和死亡。精神和神经受损是常见后遗症。

### 间歇型 MSUD

这一型 MSUD 平时看似正常，但在感染、手术等应激或分解代谢状态下会出现呕吐、枫糖气味、共济失调、嗜睡和昏迷。发作期间实验室检查与典型 MSUD 无区别，甚至可以发生死亡。治疗间歇型 MSUD 的急性发作与典型 MSUD 类似。治愈后即使可以耐受正常饮食，还是建议低支链氨基酸饮食。间歇型 MSUD 患者脱氢酶活性较典型高，可达到正常活性的 5%~20%。

### 轻型（中间型）MSUD

这型患儿在新生儿期后出现轻度症状，临床表现不明显且只局限于中枢神经系统。患者有轻度到中度的精神发育迟滞（通常 5 月龄后），伴或不伴有抽搐。他们有枫糖浆味，尿中排出中量的支链氨基酸及其酮酸衍生物。血亮氨酸、异亮氨酸和缬氨酸水平中度升高，然而乳酸和丙酮酸正常。这些儿童常在间断发病出现典型 MSUD 症状时被确诊。脱氢酶的活性是正常的 3%~30%。由于临床表现与硫胺素反应型 MSUD 类似，建议尝试用硫胺素治疗。需要类似于典型 MSUD 的饮食治疗。

### 硫胺素反应型 MSUD

一些儿童有轻型或中间型 MSUD，用高剂量硫胺

素治疗后临床和生化表现明显改善。有一些硫胺素使用剂量达到 10mg/24h 有效，有一些需要 200mg/24h 治疗 3 周才起效。这些患者需进行无支链氨基酸饮食治疗。酶活性是正常人的 2%~40%。

### $E_3$ 亚单位缺乏（二氢硫辛酸脱氢酶）型 MSUD

这是极罕见的疾病。除了具有中间型 MSUD 的症状和体征，患者还出现乳酸血症，因为 E3 亚单位是丙酮酸脱氢酶和 α－酮戊二酸脱氢酶的一个成分。进行性神经功能障碍表现为 2 月龄后发生张力减退及发育迟滞，运动异常进展到共济失调。童年早期即可死亡。

实验室检查包括持续性的乳酸酸中毒，伴血乳酸、丙酮酸和丙氨酸升高。血浆支链氨基酸水平中度上升。患者尿中排泄大量乳酸、丙酮酸和 α－戊二酸以及三种支链酮酸。

目前无有效治疗。通过饮食限制支链氨基酸，以及大剂量硫胺素、生物素和硫辛酸治疗均无效。

### MSUD 的遗传和发病率

所有类型 MSUD 为常染色体隐性遗传。不同亚单位的基因位于不同染色体。E1α 基因位于 19q13.1–q13.2，E1β 位于 q14、E2 基因位于 1p31，E3 位于 7q31–q32。不同类型 MSUD 患者中发现了很多不同的致病突变。一种特定的表型可源自不同的基因型，来自不同家系的典型 MSUD 患者有 E1α、E1β 或 E2 基因突变。大多数患者是两种不同突变等位基因的杂合子。70% 的病例是由于 E1β（38%）和 E1α（33%）基因突变。

患病率估计在 1/18.5 万。典型 MSUD 在美国的旧秩序门诺派教徒中更常见，估计患病率为 1/358，该人群中的患者在 E1α 亚单位基因带有一种特殊的纯合子突变（Y393N）。

MSUD 早期检测可通过新生儿群体筛查实现。产前诊断可通过培养绒毛膜细胞和羊水细胞进行酶检测或利用绒毛膜样本直接检测突变基因。

各种类型的 MSUD 患者均有成功怀孕的报道，这些患者的子代正常。有母亲在怀孕时和产后阶段曾出现代谢失调发作的情况。

## 异戊酸血症

这是由异戊酰辅酶 A 脱氢酶缺乏引起的罕见疾病（图 79–5）。

急性型临床表现为出生后几天出现呕吐和严重酸中毒。如未进行适当治疗，可出现嗜睡、抽搐、昏迷，甚至死亡。呕吐可严重到被认为是幽门梗阻。可出现独特的“脚臭味”（图 79–6）。急性发作期存活婴儿还可继续出现慢性间歇性发作。也存在轻型病例（慢性间歇型），这些病例可能要出生数月或数年后才首次出现临床症状（呕吐、嗜睡、酸中毒或昏迷）。这两种疾病类型，可在分解代谢状态如感染时发生急性代谢失调发作。较敏感的新生儿筛查方法已经检测出一种更轻型和无症状病例；有一些患病新生儿的无临床症状兄弟姐妹与新生儿有相同的基因型和生化异常。

急性期时实验室检查发现酮症酸中毒、中性粒细胞减少、血小板减少，偶见全血细胞减少。部分患儿可出现低钙血症、高血糖、中度或重度高氨血症。血氨升高可能提示尿素循环受损，而尿素循环受损的患儿并不会出现酸中毒（图 79–6）。

实验室检查发现体液中尤其尿液中，出现高浓度的异戊酸及其代谢产物（异戊酰基甘氨酸和 3– 羟基异戊酸）确诊该疾病。血浆中主要物质是异戊酰肉碱，可用血滤纸片检测。通过检测培养的皮肤成纤维细胞中的酶可确诊该疾病。

急性发作治疗的目的是补液、纠正分解代谢状态（静脉或口服补充足够的能量）、纠正代谢性酸中毒（输入碳酸氢钠）及清除过剩的异戊酸。异戊酰基甘氨酸有很高的尿液清除率，建议输注甘氨酸 [250mg/（kg·24h）] 以增加异戊酰基甘氨酸合成。口服左旋肉碱 [100mg/（kg·24h）] 也可通过形成异戊酰基肉碱在尿中排泄从而加快异戊酸清除。高氨血症患者（血氨 >200μmol/L）应采取降低血氨措施（见第 79.12）。如以上措施未能促进患者临床和生化的明显改善，可进行血浆置换或腹膜透析治疗。急性发作期恢复后，患者应该保持低蛋白饮食 [1.0~1.5g/（kg·24h）]，补充甘氨酸和肉碱。存活患者中可伴有急性或复发性胰腺炎。早期适当治疗可保持正常生长发育。

可通过检测羊水中的异戊酰基甘氨酸水平、培养羊水细胞的酶活性或突变基因来进行产前筛查。有报道怀孕后母婴正常的病例报道。美国和一些国家进行该疾病的新生儿群体筛查。该病是常染色体隐性遗传病。基因位于 15q14–q15，已发现多种致病基因突变。该病的发病率估计为 1/25 万（美国），1/6.25 万（德国部分地区）。

## 多羧化酶缺乏症（生物素利用缺乏症）

生物素是一种水溶性维生素，是人类所有 4 种羧激酶的辅酶：丙酮酸羧激酶、乙酰辅酶 A 羧激酶、丙酰辅酶 A 羧激酶和 3– 甲基巴豆酰辅酶 A 羧激酶。后两种羧激酶参与亮氨酸、异亮氨酸及缬氨酸的代谢通路（图 79–4）。

食物中生物素与蛋白结合；游离生物素在肠道消

化酶和细菌作用下生成，也可能通过生物素酶作用生成。生物素酶存在于血液和大多数组织中，是生物素再循环的必要物质，可使生物素从脱辅酶（羧酶，图79-4）中释放出来。游离生物素必须形成一个共价肽键与4种羧酶的脱辅基蛋白结合激活羧酶(羧化全酶)。这种结合由羧化全酶合成酶催化。缺乏这种酶或生物素酶会引起所有羧酶功能异常，导致有机酸血症。

### 全羧化酶合成酶缺乏症（婴儿或早期型多羧化酶缺乏症）

这是种少见常染色体隐性遗传病，婴儿在出生头几周即可出现症状。症状出现可发生在出生几个小时内到21月龄。临床上，出生时看似正常但很快出现呼吸困难（呼吸加快和暂停）。常出现喂养问题、呕吐和肌张力减退。如不治疗，可产生全身红斑疹、脱皮和秃头（部分或全部）、生长不良、易怒、抽搐、嗜睡，甚至昏迷。发育落后常见。免疫缺陷表现为易感染。尿中有类似于雄猫尿的特殊气味。如存在皮疹可与其他有机酸血症鉴别（图79-6）。

实验室检查包括代谢性酸中毒、酮症酸中毒、高氨基酸血症，以及体内堆积大量有机酸，包括乳酸、丙酸、3-甲基巴豆酸、3-甲基巴豆酰甘氨酸和3-羟基异戊酸。淋巴细胞或培养成纤维细胞酶检测可确诊该病。变异的酶催化生物素时Km值常升高；补充大剂量生物素可恢复酶的活性。

口服生物素（10mg/d）可改善临床症状和生化异常。早期诊断和对防止不可逆的神经受损很重要。但部分患者，即使应用大剂量的生物素（高至80mg/d）治疗也无法完全缓解。

全羧化酶合成酶的基因位于21q22.1，已在不同家族发现一些致病基因突变。产前诊断可通过检测培养羊水细胞的酶活性及检测羊水中的中间代谢物（3-羟基异戊酸和枸橼酸甲酯）来确定。之前子代患全羧化酶合成酶缺乏症的孕妇应该在孕晚期给予生物素治疗。患儿出生时正常，但疗效对预后的影响还不清楚。

#### 生物素酶缺乏症（幼年型或迟发型多羧激酶缺乏症）

生物素酶缺乏导致生物素缺乏。患儿临床表现与全羧化酶合成酶缺乏类似，不同的是其症状出现较晚，直到数个月或几岁时才出现。症状也可早在出生1周内出现。因此，“迟发型”这个词并不是指所有患者，容易误导。迟发的原因可能是从母体或食物中获得足够的游离生物素。可出现特应性皮炎或脂溢性皮炎、发育迟缓、共济失调、肌肉痉挛性抽搐、肌张力下降、发育落后、听力丧失和免疫缺陷（T细胞异常）。有报道少部分病例伴有顽固性脂溢性皮炎，为部分酶缺乏（15%~30%活性），经生物素治疗后皮炎消失。筛查可发现一些无症状的有酶缺陷儿童和成人，这些病例大多是部分酶活性缺失。

实验室发现体液中有机酸的种类，与全羧化酶合成酶缺乏患者类似（见前文）。检测血清酶活性可确诊该病。美国和世界各地正采用简单的方法进行新生儿群体筛查。

生物素（5~20mg/24h）可改善临床表现和生化指标。部分酶活性缺陷的患者同样应采用生物素治疗。

这种常染色体隐性遗传病发病率估计为1/6万。生物素酶基因位于3p25，目前已发现很多致病突变基因。产前诊断可基于检测羊水细胞的酶活性或寻找突变基因。

#### 食物中生物素缺乏引起的多羧化酶缺陷

继发性生物素缺乏可发生在以下情况：婴儿全消化道外营养未添加生物素、长期抗惊厥药物治疗（苯妥英、普里米酮或卡巴咪嗪）、短肠综合征或因慢性腹泻接受低剂量生物素配方奶。过量食用生鸡蛋，由于蛋清中的抗生物素蛋白与生物素结合导致生物素缺乏。生物素缺乏婴儿可出现皮炎、秃发和念珠菌皮肤感染。

### 单纯型3-甲基巴豆酰辅酶A羧激酶缺乏症

这种酶是4种需生物素作为辅酶的羧激酶之一(图79-4)。单纯型此酶缺乏应与所有羧激酶缺乏的生物素代谢异常（多种羧激酶缺乏）相区别。3-甲基巴豆酰辅酶A羧激酶是一种杂聚肽酶，由α亚单位（含生物素）和β亚单位组成。

临床表现各异，可出现婴儿期致命的酸中毒、严重肌张力降低和抽搐，也可表现为完全无症状。严重型患儿，看似正常，但轻度感染即可出现急性发作性呕吐、肌张力下降、嗜睡和抽搐。急性发作时可发生死亡。

急性发作期实验室检查包括轻度到中度的酸中毒、酮症、严重低血糖、高氨血症和肝转氨酶血清水平上升。尿中可见大量的3-羟基异戊酸和3-甲基巴豆酰甘氨酸。尿中3-甲基丁烯酸不会升高，因为堆积的3-甲基丁烯酸辅酶A转化为3-羟基异戊酸。可出现严重的继发性肉碱缺乏。这种疾病应该与多羧化酶缺乏进行鉴别（见上文），多羧化酶缺乏体液中除了3-羟基异戊酸，还存在乳酸和丙酸代谢物。检测培养的成纤维细胞的酶可诊断该疾病，需证实其他羧化酶活性正常才能确诊本病。

急性发作期应积极治疗，补液、输注葡萄糖和碱。这些患者对生物素治疗无效。之前报道生物素治疗有效的病例可能是生物素缺乏导致的多羧化酶缺乏症（见前文）。长期治疗包括饮食控制亮氨酸摄入，同时口服左旋肉碱[75~100mg/（kg·24h）]防止分解代谢状态。这些患者生长发育可正常。

该病为常染色体隐性遗传病。编码α亚单位的基因（MCC1）位于3q25-27；β亚单位基因（MCC2）位于5q12-13。任一基因突变均可导致蛋白活性缺陷。不同基因型可产生同一表型。在不同家系中发现了多种基因的致病突变。用串联质谱进行新生儿筛查意外发现了大量病例（1∶50 000），仅少部分病例（<10%）有症状，目前报道的症状中，还没有明确与酶缺陷相关的症状。这些发现使人们对将此项目纳入常规新生儿筛查的必要性产生了质疑，因为精神和经济支出超过了其潜在的收益。

## 3-甲基戊烯二酸尿症

目前至少有三种遗传性疾病与尿中过量排泄3-甲基戊烯二酸相关。只证实1种疾病（I型）缺乏3-甲基戊烯二酸辅酶A水合酶（图79-4）；而其他2种疾病，虽然有中度3-甲基戊烯二酸尿，但酶活性正常。

### I型3-甲基戊烯二酸尿症（3-甲基戊烯二酰辅酶A水解酶缺乏症）（图79-4）

这是一种极少见的常染色体隐性遗传疾病，表现为语言功能迟滞、舞蹈病、视神经萎缩、轻度精神运动延迟和应激状态下代谢性酸中毒。患者尿中排泄大量3-甲基戊烯二酸和中量的3-羟基异戊酸和3-甲基戊二酸。培养的成纤维细胞和淋巴细胞中缺乏3-甲基戊烯二酰辅酶A水解酶。建议低蛋白饮食治疗。疗效对临床进程的作用存在争议。曾报道在一患者补充左旋肉碱治疗有效。酶基因位于（AUH）9号染色体。

### II型3-甲基戊烯二酸尿症（X-连锁心肌病、中性粒细胞减少症、生长迟滞和3-甲基戊烯二酸尿症伴3-甲基戊烯二酰辅酶A水解酶正常，巴氏综合征）

临床表现往往出现在刚出生不久的男婴上，包括扩张型心肌病（表现为呼吸窘迫和心力衰竭）、肌张力低下、生长迟滞、轻到中度的中性粒细胞减少。在一些病例中出现轻度乳酸尿症和（或）低血糖。如果患者能度过婴儿期，随着年龄增长症状会相对改善。除了运动功能落后外，认知发育一般正常。

实验室检查发现尿中排泄3-甲基戊烯二酸、3甲基戊二酸和2-乙基羟基丙酸轻到中度增加。常见中性粒细胞减少。有些患者中发现乳酸血症、低血糖和线粒体超微结构异常。与I型3-甲基戊烯二酸尿症不同，尿3-羟基异戊酸排泄并不增加。这些患者培养的皮肤成纤维细胞总心磷脂和心磷脂亚类水平很低，这有助于临床诊断。

本病为X-连锁隐性遗传。基因位于X染色体q28，已发现一些致病突变。3-甲基戊烯二酰辅酶A水解酶活性正常。上述有机酸排泄为何增加仍不明了。目前尚无有效治疗方法。

### Ⅲ型3-甲基戊烯二酸尿症（Costeff视神经萎缩综合征）

临床表现包括早发的视神经萎缩和迟发的舞蹈病、强直、共济失调、发音困难和轻度发育迟滞。报道的病例中除1例外，其余均为居住在以色列的伊拉克犹太人。这些患者尿中排泄中量的3-甲基戊烯二酸和3甲基戊二酸。如同II型3-甲基戊烯二酸尿症，这些有机酸排泄增加的原因不明确。3-甲基戊烯二酰辅酶A水解酶活性正常。本病为常染色体隐性遗传，致病基因（OPA3）位于19q13.2-q13.3。目前无有效治疗。

## β酮硫解酶缺乏症（线粒体乙酰乙酸辅酶A硫解酶缺乏症）

这种可逆的线粒体酶可同向裂解2-甲基乙酰乙酸辅酶A（图79-4）或乙酰乙酸辅酶A，也可反向合成这些复合物（图79-7）。

临床表现各异，既可在成年人中保持无症状，也可在出生1年内出现严重的酸中毒发作。患儿出现不明原因的酮症和酸中毒间歇性发作，通常出现在感染后，静脉补液和碳酸氢盐治疗后迅速好转。发作间期可出现轻到中度的高氨血症。个别患者有低血糖和高血糖。患儿在发作间歇期完全无症状并可耐受正常饮食。大多数患儿智力正常。发作时可被误诊为水杨酸盐中毒，因其临床表现类似，而且血乙酰乙酸水平上升干扰水杨酸比色测定。

急性发作期的实验室检查包括酸中毒、酮症和高血氨症。尿中含大量2-甲基乙酰乙胺及其脱羧代谢物2-甲基-3羟丁酸和甲基巴豆酰甘氨酸。在看似健康期，这些尿代谢产物浓度很低。存在轻度高血糖。临床和生化表现上应与丙酸血症和甲基丙二酸血症相鉴别（见后文）。测定培养的成纤维细胞和白细胞的酶或突变基因鉴别可诊断该病。

急性发作期的治疗包括补液和输注碳酸氢盐纠正酸中毒；含适量电解质的10%葡萄糖溶液和静脉输注脂肪乳治疗可用以减轻分解代谢状态。建议长期限制蛋白摄入[1~2g/（kg·24h）]。建议口服左旋肉碱[50~100mg/（kg·24h）]防止继发性肉碱缺乏。长期预后良好。有3例患者已高中毕业，1例已上大学。所有患者体液仍有异常的代谢物。有成功怀孕和分娩

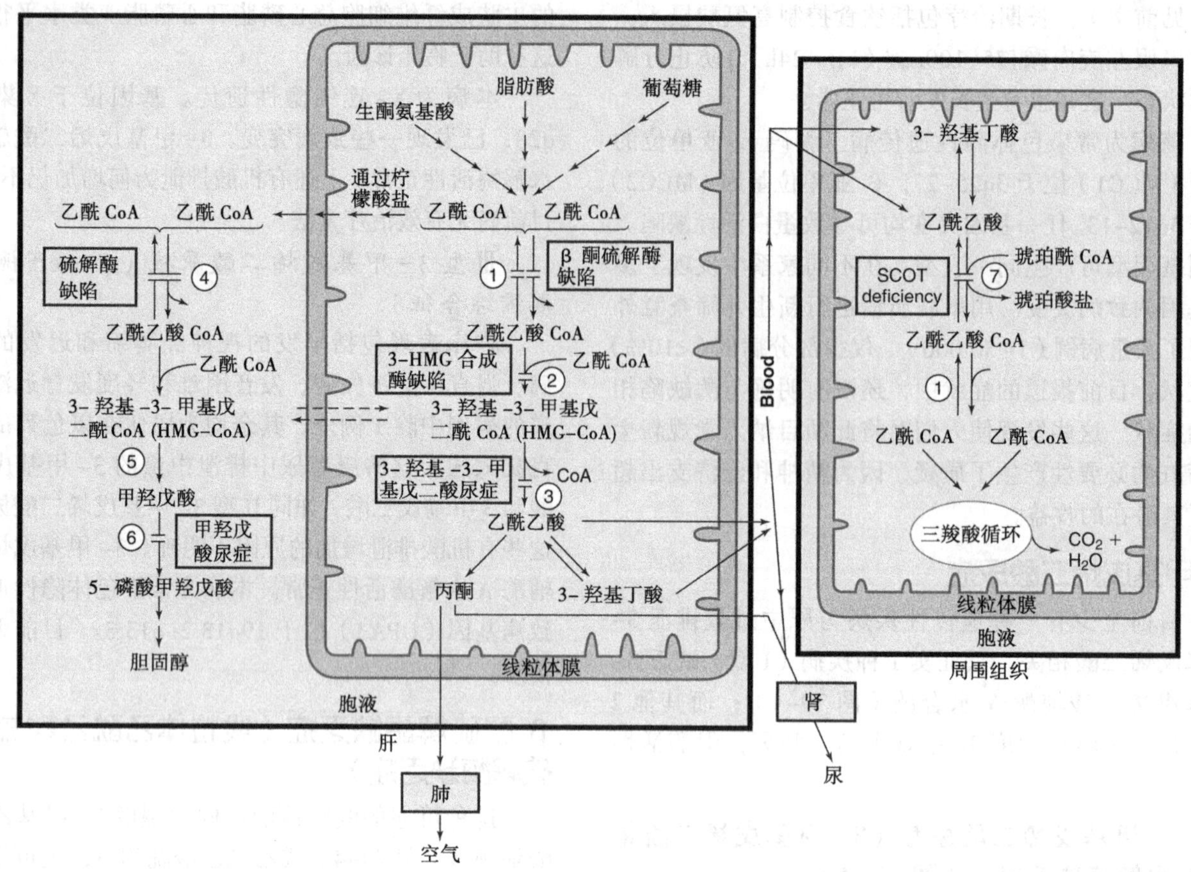


**图 79-7** 肝脏酮体生成和外周组织代谢，以及胆固醇合成代谢途径。酶：①线粒体乙酰乙酸 CoA 硫解酶；② HMG-CoA 合成酶；③ HMG-CoA 裂解酶；④细胞质乙酰乙酸 CoA 硫解酶；⑤ HMG-CoA 还原酶；⑥甲羟戊酸激酶；⑦琥珀酰 CoA:3- 酮酸 CoA 转移酶（SCOT）

病例，母婴均正常。

出现酮症的机制不清，而按照常理这种疾病可使酮体形成受损（图 79-7），推测可能过量的乙酰乙酸辅酶 A 可用作肝脏中合成 3- 羟基 -3 甲基戊二酰辅酶 A 的底物。

此病为常染色体隐性遗传，发病率可能高于估计。突尼斯此病常见。酶（T2）基因（*ACAT1*）位于 11q22.3–q23.1。

## 胞液内乙酰乙酸辅酶 A 硫解酶缺乏症（ACAT2）

这种酶催化胞液中 2mol 乙酰辅酶 A 生成 1mol 乙酰乙酸辅酶 A（图 79-7）。胞液内乙酰乙酸辅酶 A 硫解酶是肝内胆固醇合成的前体。胞液内乙酰乙酸辅酶 A 硫解酶是一种与线粒体酶完全不同的酶（见前文和图 79-4）。这种罕见的酶缺乏疾病的临床表现与甲羟戊酸血症相似（见后文）。生后数月出现内出现严重的进行性发育落后、肌张力减退和舞蹈样手足徐动症。实验室检查无特异型；血和尿中乳酸、丙酮酸、乙酰乙酸和 3- 羟基丁酸水平升高。肝活检或培养的成纤维细胞的胞液硫解酶缺乏或 DNA 检测可诊断该病。尚无有效治疗。本病致病基因位于 6q25.3–q26。

## 线粒体 3- 羟基 3- 甲基戊二酰（HMG）辅酶 A 合成酶缺乏症

该酶在线粒体内催化乙酰乙酸辅酶 A 合成 HMG 辅酶 A，这是肝脏酮体合成的关键步骤（图 79-7）。目前仅有数例报道，所有病例有相似的表现和预后。急性病（胃肠炎）后出现急性低血糖症状和体征。发病年龄为 18 个月到 6 岁。所有患儿在发作前无症状，恢复后保持正常（除了 1 例有轻度肝大伴脂肪浸润）。所有病例无二次发作，可能与此后有诱发疾病时采取了预防措施避免长时间空腹有关。所有患者体格检查均发现肝大。实验室检查包括低血糖，伴轻度或不伴有酮症酸中毒、肝功能指标上升及大量的双羧酸尿。临床和实验室检查可与脂肪酸代谢异常疾病相混淆（见第 80.1）。与脂肪酸代谢异常疾病不同，本病血中酰基肉碱轭合物水平正常。这些患者禁食可产生上述临床和生化表现。

治疗包括提供足够的热量和避免长时间空腹。无须限制蛋白饮食。

本病为常染色体隐性遗传，基因位于 1p13–p12，已发现多个致病突变。对于任何有空腹性低血糖发生的儿童应考虑本病；实际发病率可能高于我们的预计。

## 3- 羟基 -3 甲基戊二酸尿症

本病由于 HMG- 辅酶 A 裂解酶缺乏所致（图 79-4）。HMG 辅酶 A 在此酶催化下转化成乙酰乙酸，该酶还是酮体生成的限速酶（图 79-7）。临床上超过 60% 的患者在出生后 3~11 月龄间出现症状，约 30% 在出生头几天出现症状。1 例患儿直到 15 岁才出现症状。可出现呕吐、严重低血糖、肌张力下降、伴轻度或不伴酮症的酸中毒和脱水，可迅速导致嗜睡、共济失调和昏迷。通常在分解代谢应激状态如禁食和感染期间发作。这些表现可被误诊为 Reye 综合征或中链酰辅酶 A 脱氢酶（MCAD）缺乏症。发作间歇期一般无症状。有报道 1 例患儿在 7 月龄发热期间死于急性心肌病。发育一般正常，但长期低血糖发作的患者可出现智力障碍和癫痫发作，并伴有脑白质异常（MRI 检测）。

实验室检查可见低血糖、轻到中度高血氨和酸中毒，轻度或不伴酮症（图 79-7）。尿中排泄 3- 羟基 -3 甲基戊二酸和亮氨酸代谢中的其他近端代谢产物（3- 甲基戊烯二酸和 3- 羟基异戊酸）明显增加，导致尿液有猫尿味。这些有机酸以肉碱结合物形式在尿中排泄，导致继发性肉碱缺乏。尿中戊二酸和己二酸在急性发作时上升。通过检测培养的成纤维细胞、白细胞或肝组织中的酶，或检测突变基因来确诊。可经培养羊水细胞或绒毛膜活检标本酶测定或 DNA 分析来进行产前诊断。

急性发作时的治疗包括补液、输注葡萄糖液控制低血糖、给予足够的能量和输注碳酸氢盐纠正酸中毒。高氨血症应及时治疗（见第 79.12），重度高氨血症患者应进行血浆置换换和腹膜透析。建议长期限制蛋白和脂肪摄入。口服左旋肉碱 [50~100mg/（kg・24h）] 防止继发性肉碱缺乏。避免长时间空腹。曾有 1 例患儿在常规疫苗接种后死亡。本病是常染色体隐性遗传。HMG-CoA 裂解酶基因位于 1pter-p33，已经有数个致病突变在不同家族中发现。该基因缺陷多见于阿拉伯人群中，尤其是沙特阿拉伯国家。

## 琥珀酰辅酶 A:3- 酮酸辅酶 A 转移酶（SCOT）缺乏

此酶为外周组织酮体（乙酰乙酸和 3- 羟基丁酸）代谢所必需（图 79-7）。该酶缺乏导致酮体利用不足和堆积、酮症酸中毒。目前只报道了少数 SCOT 缺陷的病例，但本病可能并不少见，因为许多病例未被诊断。

临床表现为原本生长发育正常的婴儿突然出现不明原因的酮症酸中毒急性发作。大半数患儿在出生第 1 周发病，所有病例均在 2 岁前发病。急性发作常发生在感染或分解代谢状态。症状发作时可发生死亡。在发作间歇期存在慢性亚临床的酮症酸中毒。发育一般正常。

急性发作期的实验室检查无特异性。可出现代谢性酸中毒、酮尿伴有血、尿乙酰乙酸和 3- 羟基丁酸升高。血、尿中未发现其他有机酸。血糖水平通常正常，但 2 例有严重酮症酸中毒的新生儿出现低血糖。血氨基酸水平往往正常。通过测定培养的成纤维细胞显示酶活性缺乏或通过 DNA 分析可诊断本病。

急性发作期的治疗包括补液、纠正酸中毒和通过饮食补充足热量。建议高碳水化合物饮食治疗和避免发生分解代谢状态。对于任何不明原因酮症酸中毒发作的婴儿，应怀疑本病。本病为常染色体隐性遗传。致病基因位于 5p13, 目前在不同家族已发现多种致病基因突变。

## 甲羟戊酸尿症

甲羟戊酸是胆固醇合成过程的中间代谢产物，它在甲羟戊酸激酶（MVK）的作用下转化为 5- 磷酸甲羟戊酸（图 79-7）。根据临床表现可分为两型。

### 重型甲羟戊酸尿症

临床表现包括智力障碍、生长不良、生长迟缓、肌张力下降、共济失调、肝脾大、白内障和面部畸形（长头、额突、低位耳、眼下斜及长睫毛）。所有患者可出现反复发作的危象，表现为发热、呕吐、腹泻、关节痛、水肿、淋巴结肿大、肝脾大和麻疹样皮疹。每次发作持续 4~5 d，每年发作可达 25 次。危象发作期时可出现死亡。

实验室检查发现尿甲羟戊酸明显升高，其浓度可达到 56 000 μ mol/moL 肌酐（正常：<0.3）。血浆甲羟戊酸水平同样明显上升（高达 540μmol/L；正常：<0.004），这是本病唯一的有机酸异常。甲羟戊酸水平与疾病严重程度相关，并在危象发作期间上升。血胆固醇水平正常或轻度上升。血肌酸激酶（CK）明显升高。血沉和血清白三烯 -4 水平在危象期间上升。脑 MRI 连续监测发现进行性小脑萎缩。

检测淋巴细胞或培养的成纤维细胞中 MVK 活性可诊断该病。目前无有效治疗。大剂量泼尼松 [2mg/（kg・24h）] 可改善急性危象。本病为常染色体隐性遗传。产前诊断可通过检测羊水甲羟戊酸水平、培养的羊水细胞或绒膜绒毛样本中酶的活性或突变基因。致病基因位于 12q24。

### 伴高免疫球蛋白 D 血症的周期热（轻型甲羟戊酸尿症）

一些 MVK 基因突变可导致酶的轻度缺陷并产生

伴高免疫球蛋白D血症的周期热（见第157章）。这些患者出现周期性发热伴腹痛、呕吐、腹泻、关节痛、关节炎、肝脾大、淋巴结肿大和麻疹样皮疹（甚至出现瘀斑和紫癜），症状通常在1岁前出现。疫苗接种、轻度创伤或应急状态可诱发。发作通常持续2~7 d，每1~2月发作一次。实验室诊断依据为免疫球蛋白D升高。80%的患者的IgA也升高。急性发作期间，出现白细胞增多、C反应蛋白升高、轻度甲羟戊酸尿症。高浓度的血IgD可鉴别该病和遗传性地中海热。

急性发作期治疗为对症治疗，包括使用激素。重症患儿可能需要使用阿那白滞素（anakinra）或依那西普（etanercept），或最终进行骨髓移植。本病为常染色体隐性遗传，大多数患者来自欧洲国家（60%来自荷兰或意大利）。酶活性为正常的5%~15%。发病机制不明。已发现几种致病基因（位于12q24）突变，50%~80%的患者存在*V377I*基因突变。本病长期预后良好，少数患者出现淀粉样变性。

## 丙酸血症（丙酰辅酶A羧化酶缺乏症）

丙酸是异亮氨酸、缬氨酸、苏氨酸、蛋氨酸、奇数链脂肪酸和胆固醇代谢的中间产物。通常情况下，丙酸在线粒体酶丙酰辅酶A羧化酶的作用下羧化为甲基丙二酸，该酶需生物素作为辅酶（图79-4）。丙酰辅酶A羧化酶由两个不同的亚单位——α和β——组成。生物素结合在α亚单位上。

临床表现无特异性。重型患者在出生后数天或数周内发病。喂养困难、呕吐、肌张力下降、嗜睡、脱水和严重的酮症酸中毒，可迅速昏迷和死亡。30%的患儿有癫痫发作。如果婴儿能在第一次发作中存活，此后的感染、便秘或摄入高蛋白饮食后，可再次出现类似的发作。中重度智力障碍、神经系统体征如锥体外束（肌张力障碍、舞蹈样手足徐动症、震颤）和锥体束（截瘫）功能异常是年长幸存者的常见后遗症。这些异常通常出现在代谢失调后，神经影像学显示通常是由于基底神经节，尤其是苍白球受损所致。这种现象在文献中被称为代谢性中风。在较轻型患者中，年龄稍大的婴儿可发生智力障碍而无酮中毒急性发作。部分患儿出现不明原因的严重酮症酸中毒急性发作，而发作间期看似正常。新生儿群体筛查已经检出该疾病的较轻型患者，少数患儿诊断时完全无症状。同一家庭患者临床表现严重程度可有较大各异，在一个家族中，1例男孩在5岁时被诊断为该病，而其13岁的姐姐虽然酶缺乏水平相当，却没有临床症状。

急性发作期的实验室检查包括阴离子间隙增大的急性代谢性酸中毒、酮症、中性粒细胞减少、血小板减少和低血糖。常见中到重度高氨血症，血氨浓度与疾病严重程度相关。在明确诊断患者的急性发作期，检测血氨有助于治疗决策。高血氨的机制不明。高甘氨酸是常见表现。血、尿中甘氨酸水平上升还可见于甲基丙二酸血症的患者。在特殊的酶缺陷被发现之前，这些异常通常统称为酮性高甘氨酸血症。患儿血、尿中丙酸和甲基柠檬酸（可能由丙酰辅酶A与草酰乙酸缩合而成）上升。3-羟基丙酸、丙酰甘氨酸和其他异亮氨酸的代谢中间产物如α-甲基巴豆酸、α-甲基巴豆酰甘氨酸和2-甲基乙酰乙酸也可出现在尿中。血氨、甘氨酸和之前提到的有机酸通常在急性发作期间中度升高。脑CT和MRI检测发现大脑萎缩、脱髓鞘和苍白球和基底神经节异常等代谢性中风表现（见前文）。

该病诊断需与多种羧化酶缺陷相鉴别（见前文和图79-6），后者可有皮肤表现，除了排泄大量丙酸外还排出大量乳酸、3-甲基巴豆酸和3-羟基异戊酸。高血氨存在可能提示尿素循环酶缺陷，但尿素循环缺陷的患儿一般无酸中毒（图79-1）。检测白细胞和经培养的成纤维细胞的酶活性可确诊。

急性发作期的治疗包括补液、纠正酸中毒及肠外高营养补充足够的能量以防止分解代谢状态。在治疗早期，静脉补液时应给予少量的蛋白[0.25g/(kg·24h)]，最好为不含丙酸前体的蛋白。为减少肠道细菌合成丙酸，应给予抗生素治疗以消灭肠道菌群（口服新霉素或甲硝唑）。应及时治疗便秘。丙酸血症患者易发展为肉碱缺乏，可能是由于堆积的有机酸与肉碱形成丙酰肉碱而从尿液丢失。左旋肉碱口服[50~100mg/（kg·24h）]或静脉给药[10mg/（kg·24h）]可使脂肪酸氧化正常，改善酸中毒。伴高血氨患者应该采取措施降低血氨水平（见第79.12）。对于伴有严重酸中毒和高血氨的重症病例，应该行腹膜透析或血液透析以有效去除氨和其他有害物质。虽然丙酸血症患儿很少对生物素有反应，但在第一次发作时，应对所有患儿给予生物素（口服10mg/24h）治疗，直到确诊。

长期治疗应包括低蛋白饮食[1.0~1.5g/（kg·24h）]和摄入左旋肉碱[口服50~100mg/（kg·24h）]。摄入含丙酸前体（异亮氨酸、缬氨酸、蛋氨酸和苏氨酸）的蛋白质可增加蛋白摄入总量[达到1.5~2.0g/（kg·24h）]，可使丙酸生成量的变化最小。过量补充蛋白可导致必需氨基酸缺乏。为了避免这种情况，饮食蛋白应以天然蛋白质为主（50%~75%）。一些患者需长期给予碱治疗以纠正慢性酸中毒。在两次发作期间，血氨水平往往正常，无须针对高血氨长期治疗。分解代谢状态（感染、便秘）可刺激急性发作，应及时予以积极的治疗。为保证饮食平衡和治疗的成功，应密切监测血pH、氨基酸、尿丙酸及其代谢物和生长指标。

长期预后需谨慎。急性发作期可发生死亡。精神运动发育可能正常，尤其是经新生儿筛查发现的轻型病例。大多数患儿即使通过治疗，仍可以在临床上表现出一定程度的永久性神经发育缺陷，如震颤、张力障碍、舞蹈病和锥体束征。这些神经症状是急性发作期间代谢性中风的后遗症（见前文）。

可以通过检测培养羊水细胞和未培养的绒膜绒毛中酶的活性、羊水中柠檬酸甲酯水平或突变基因进行产前诊断。

本病为常染色体隐性遗传，可通过新生儿群体筛查发现。沙特阿拉伯地区较常见（1∶2 000–1∶5 000）。α 亚单位的基因（*PCCA*）位于 13q32，β 亚单位基因（*PCCB*）位于 3q21–q22，不同患者中已检测到同一基因的不同突变。有报道怀孕并正常分娩的患病女性病例。

## 甲基丙二酸血症

甲基丙二酸是琥珀酸的一种结构异构体，正常情况下来源于丙酸，并为异亮氨酸、缬氨酸、苏氨酸、蛋氨酸、胆固醇和奇数链脂肪酸的分解代谢途径中的一部分。两种酶参与 D- 甲基丙二酸转化为琥珀酸：甲基丙二酸辅酶 A 消旋酶形成左旋异构体，甲基丙二酰辅酶 A 变位酶使 L- 甲基丙二酸转化为琥珀酸。后一种酶需要腺苷钴胺素（维生素 $B_{12}$ 的代谢物）做辅酶。此变位酶及其辅酶缺乏均可导致甲基丙二酸及其前体在体液中堆积。消旋酶的缺乏与甲基丙二酸轻度上升有关，但其对临床的影响结果不明确。

目前至少已证实两种类型的变位酶酶蛋白缺乏，分别命名为 $mut^0$（未检测到酶活性）和 $mut^-$（检测到残留酶活性，活性不正常）。大多数报道的病例由于缺乏变位酶酶蛋白（$mut^0$ 或 $mut^-$）引起，维生素 B12 治疗无效。其他病例由于腺苷钴胺素缺陷所致。

## 维生素 $B_{12}$ 代谢缺陷（钴胺素，CBL）

食物中的维生素 $B_{12}$ 在回肠末端吸收需要一种内因子（IF），即胃壁细胞分泌的一种糖蛋白。它在血液中由钴胺素结合蛋白（TCI）和转钴胺素Ⅱ（TC）运送；转钴胺素Ⅱ - 钴胺素复合物（TC–Cbl）被细胞膜上的特殊受体识别，通过胞吞作用进入细胞内。TC–Cbl 复合物在溶酶体内水解，游离钴胺素从胞液中释放（图 79–4）。分子中的钴元素在胞液中从三价（钴胺素Ⅲ）被还原成二价（钴胺素Ⅱ），进入线粒体后再还原成一价（钴胺素Ⅰ）。钴胺素Ⅰ与腺苷反应生成腺苷钴胺素（甲基丙二酰辅酶 A 变位酶的辅酶）。胞液中游离钴胺素也可产生一系列目前还不明了的酶反应而形成甲基钴胺素，它是蛋氨酸合成酶的辅酶（图 79–3）。

目前已发现 7 种钴胺素胞内代谢缺陷症。分别被命名为 cblA 到 cblG（cbl 代表钴胺素代谢的任一步骤缺陷）。cblA、cblB 和 cblD 变体 2 仅导致甲基丙二酸血症；cblB 导致腺苷钴胺转移酶缺陷；cblC、典型 cblD 和 cblF 缺陷导致腺苷钴胺素和甲基钴胺素合成受损，可引起高胱氨酸尿症和甲基丙二酸血症。cblD 变体 1、cblE 和 cblG 缺乏仅导致甲基钴胺素合成有关，可导致高胱氨酸尿症而无甲基丙二酸血症，通常伴有巨幼细胞性贫血。

$mut^0$、$mut^-$、*cblA*、*cblB* 和 *cblD* 变体 2 引起的甲基丙二酸血症临床表现相似。临床表现个体差异较大，可有危重患儿，也可为无症状成年人，与酶缺陷或生化异常无关。在严重型的患者中，嗜睡、喂养困难、呕吐、呼吸急促（由于酸中毒）及肌张力下降可在出生后几天内出现，如未治疗并可进展成昏迷和死亡。第一次发作中存活的婴儿，可在分解代谢状态时（如感染）或摄入高蛋白后继续发生类似的急性代谢发作。在两次急性发作之间，患者通常表现出肌张力下降，喂养困难以及生长不良。轻型患者很晚才会出现肌张力下降、生长不良和发育迟缓。也有无症状患者具有典型甲基丙二酸血症生化异常的报道。应该注意的是甲基丙二酸血症患者，即使反复急性发作和酶缺陷，智力发育和智商仍可正常。在一组涵盖不同类型患者的研究中，仅有 47% 的患者智力发育落后。一位青年女性 $mut^-$ 缺乏者，其智商达到 129。

本病的发作性质及生化异常与误食乙二醇（防冻剂）症状相混淆。如果使用气相色谱检测，而非串联质谱，血样中的丙酸高峰也会被误认为乙二醇。

实验室检查发现包括酮中毒、酸中毒、贫血、中性粒细胞减少、血小板减少、高甘氨酸血症、高血氨和体液中存在大量甲基丙二酸（图 79–6）。尿中存在丙酸及其代谢物 3- 羟基丙酸和柠檬酸甲酯。高血氨提示尿素循环酶缺陷可能，但尿素循环酶缺陷患者不会出现酸中毒（图 79–12）。产生高血氨的原因未知。

经培养的成纤维细胞的丙酸掺入和互补分析、活检组织或细胞抽提物的变位酶的特殊活性检测，以及致病基因突变检测可确诊该病。

急性发作期的治疗与丙酸血症患者治疗类似（见前文），除大剂量使用维生素 $B_{12}$（1mg/24h）替代生物素外。长期治疗包括低蛋白饮食［1.0~1.5g/（kg·24h）］、补充左旋肉碱［口服 50~100mg/（kg·24h）］和维生素 $B_{12}$（1mg/24h 用于维生素 $B_{12}$ 代谢缺陷的患者，剂量依照临床反应可适当减少）。饮食中蛋白组成与丙酸血症类似。建议长期碱治疗以纠正慢性酸中毒，尤其在婴儿期和幼儿期。血氨水平在两次发作间期正常，因此无须长期治疗高血氨。应激状态（如感染）

可刺激急性发作，应积极给予治疗。

本病在长期治疗中，出现继发于食欲下降的摄入不足是一种常见且棘手的并发症；因此，在治疗中应尽早考虑经肠道喂养（通过鼻胃管或胃造瘘术）。为确保饮食的合理均衡和治疗成功，必须严密监测血pH、氨基酸水平、血和尿甲基丙二酸浓度及生长指标。曾有报道大剂量抗坏血酸治疗对谷胱甘肽缺乏症有效。肝移植、肾移植和联合肝肾移植均有过尝试。肝移植可减少代谢异常，但不能消除也不能防止代谢性休克的发生。肾移植可恢复肾脏功能，但对甲基丙二酸血症作用很小。

预后取决于症状的严重程度和并发症情况（见后文）。一般情况下，患者变位酶酶蛋白完全缺乏者（$mut^0$）预后欠佳；那些$mut^-$和*cblA*缺陷的预后好于*cblB*缺陷。

存活患者已发现有并发症。已有数例急性代谢失衡期间发生代谢性休克的报道（见前文），这些存活患者伴有严重的锥体外系（震颤、肌张力障碍）和锥体系（截瘫）后遗症，发生并发症的机制还未知。

已报道很多老年患者患慢性肾衰竭需要肾移植，这种并发症见于本病所有的遗传类型；肾小管间质性肾炎在一些患者中已得到证实，并被认为是慢性肾衰竭的主要病因。发病机制仍不清楚。

有报道急性反复发作性胰腺炎患者，最小年龄为13个月。这一并发症可导致患儿反复住院。

本病总患病率估计为1/4.8万。引起甲基丙二酸血症的所有缺陷均为常染色体隐性遗传。串联质谱技术实现了新生儿群体筛查。变位酶基因位于6p，至少已发现150种不同的突变，包括一些种族特异性突变。有新生儿甲基丙二酸血症同时伴有β细胞缺乏所致重度糖尿病的病例报道，其父亲第6号染色体为单亲二倍体。已在患者中发现*cblA*（MMAA，位于染色体4q31-q31.2）、*cblB*（MMAB，位于12q24）和所有类型的*cblD*（MMADHC，位于2q23.2）的基因突变。之前报道的*cblH*组与*cblD*变体2相似。

曾有报道本病女性患者成功怀孕，且孕母及子代皆正常。

## 甲基丙二酸尿症联合高胱氨酸尿症（*cblC*、*cblD*和*cblF*缺陷）

已有超过300例*cblC*缺陷病例的报道。随着新生儿筛查的推广，*cblC*缺陷也可能如变位酶缺陷一样常见。*cblD*和*cblF*缺陷较少见，每种疾病所发现的病例还不到12例（图79-3和79-4）。*cblC*和*cbld*缺陷患者有明显的神经症状。大多数cblC缺陷患者在出生后1年内出现生长不良、嗜睡、喂养困难、精神发育迟滞和癫痫发作；但也有迟发型突发痴呆与脊髓病的报道，甚至可在成人期出现。巨幼细胞性贫血常见于*cblC*缺陷患者。体液中可见轻至中度的甲基丙二酸和同型半胱氨酸浓度增高；但与典型高胱氨酸尿症不同的是，此类缺陷病的血浆蛋氨酸水平降低或正常。无高氨血症和高甘氨酸血症。*cblF*缺陷的临床表现相当不同；最初报道的2例患儿在出生后3周内出现喂养困难、生长发育迟缓和持续性口炎；其中1例患儿直到10岁时才获诊断，有风湿性关节炎、皮肤色素沉着症和脑病的表现。维生素$B_{12}$吸收障碍可见于*cblF*缺陷。

对*cblC*、*cblD*和*cblF*缺陷患者的治疗经验有限，联合使用大剂量羟基钴胺素（OHCbl，1~2mg/24h）和甜菜碱（6~9g/24h）可使生化指标改善，但临床疗效不明显。原因不明的重度溶血性贫血、脑积水和充血性心力衰竭是*cblC*缺陷患者的主要并发症。*cblC*缺陷是由位于1p34.1的-基因突变导致，已发现大量常见的突变，且在一些特定的种族人群中更常见。cblD缺陷是由位于2q23.2的-基因突变所致，突变导致变体1（高胱氨酸尿症）影响了基因C末端的基因产物，而导致变体2（甲基丙二酸尿症）影响N末端。伴有高胱氨酸尿症和甲基丙二酸尿症的典型*cblD*具有导致蛋白表达降低的突变。*cblF*缺陷是由位于6p13的*LMBRD1*基因突变所致，该基因编码溶酶体钴胺素转运体。

*cblD*变体1、*cblE*和*cblG*缺陷患者无甲基丙二酸血症（见第79.3）。

## 参考书目

参考书目请参见光盘。

## 79.7 甘氨酸

*Iraj Rezvani*

甘氨酸是一种非必需氨基酸，主要由丝氨酸和苏氨酸合成，是结构上最简单的氨基酸。甘氨酸参与体内大量反应，尤其是作为神经递质参与神经系统反应（兴奋皮质、抑制脑干和脊髓，见第79.11）。其主要分解途径需甘氨酸裂解酶复合体，该酶裂解甘氨酸的第一个碳并将之转化为二氧化碳（图79-8）。甘氨酸裂解蛋白是一种线粒体复合酶，分别由4个基因编码的4种蛋白组成：P蛋白（谷氨酸脱羧酶）、H蛋白、T蛋白和L蛋白。

### 低甘氨酸血症

丝氨酸生物合成途径缺陷（见第79.8）导致体液尤其是脑脊液中甘氨酸和丝氨酸缺乏。单纯原发性甘氨酸缺乏未见报道。

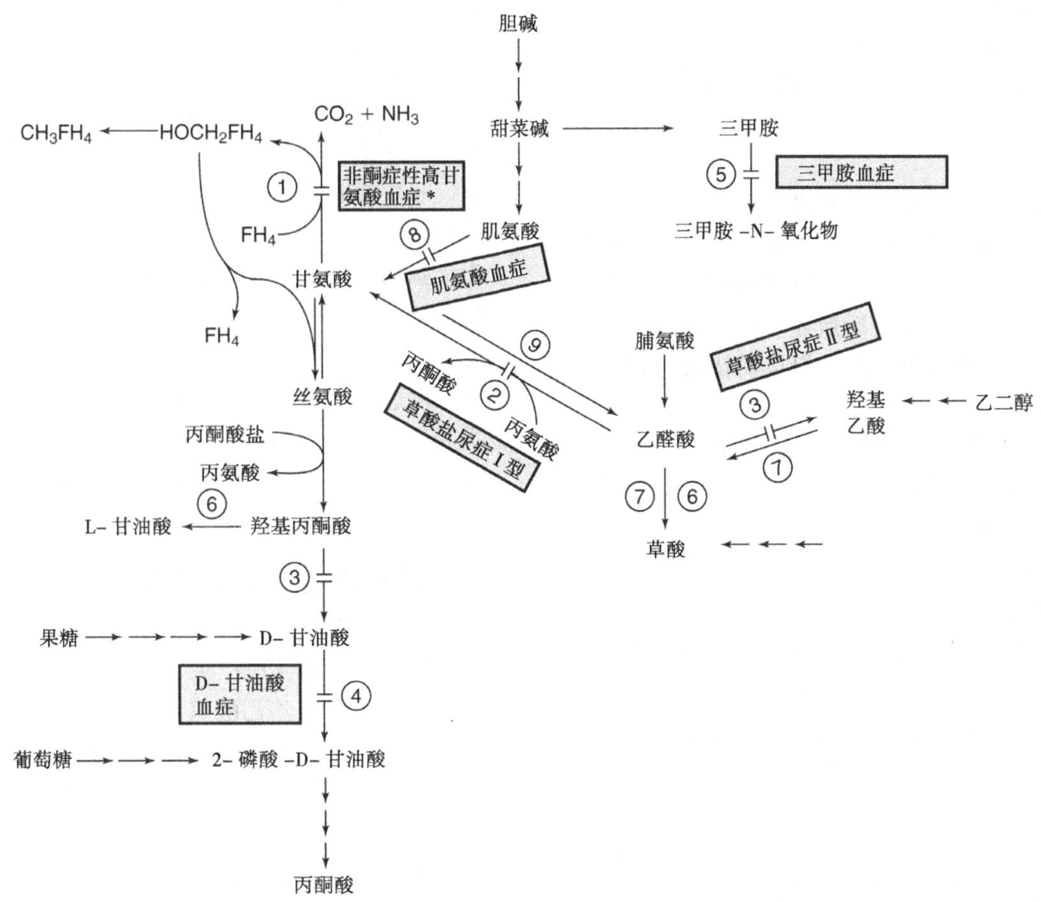


**图 79-8** 甘氨酸和乙醛酸代谢途径。酶：①甘氨酸裂解酶；②丙氨酸：乙醛酸氨基转移酶；③ D- 甘油酸脱氢酶；④甘油激酶；⑤三甲胺氧化酶；⑥乳酸脱氢酶；⑦葡糖酸氧化酶；⑧肌氨酸脱氢酶；⑨甘氨酸氧化酶。FH4：四氢叶酸；NkH*：非酮性高甘氨酸血症

## 高甘氨酸血症

体液中的甘氨酸水平升高发生于丙酸血症和甲基丙二酸血症。由于这两种疾病均发生严重的酸中毒和酮中毒，故将此两者统称为酮性高甘氨酸血症。其产生高甘氨酸血症的机制不完全明了，但在一些患者中发现甘氨酸裂解酶系统被各种有机酸所抑制。非酮性高甘氨酸血症（nonketotic hyperglycinemia，NKH）是指由于遗传性甘氨酸裂解酶系统缺乏（图 79-8）所致的临床状态，有高甘氨酸血症，但无酮中毒。

## 非酮性高甘氨酸血症（NKH）（甘氨酸脑病）

已确认有 4 种类型 NKH：新生儿型、婴儿型、迟发型及暂时型。

新生儿型 NKH

此型最为常见。出生后最初几天内（出生后 6 h 至 8 d）逐渐出现临床表现，表现为喂养困难、拒乳、嗜睡及严重肌张力减退，并迅速发展为深昏迷、呼吸暂停及死亡。惊厥，尤其是肌阵挛性发作及呃逆症状最常见。

实验室检查可见中度至重度高甘氨酸血症（可高至正常 8 倍）及高甘氨酸尿症。脑脊液甘氨酸浓度显著增高（高于正常 15~30 倍），脑脊液与血浆甘氨酸浓度比值增大（>0.08），据此可以诊断 NKH。血清 pH 正常，血浆丝氨酸水平常降低。

即使经支持治疗，仍有约 30% 患儿死亡；而幸存者可逐渐出现严重的精神运动发育迟缓和难治性癫痫发作 [ 肌阵挛性发作和（或）大发作 ]。在一些幸存者中出现需引流的脑积水，以及肺动脉高压。

婴儿型 NKH

原先正常的婴儿在出生 6 个月后逐步出现新生儿型 NKH（见前文）的症状和体征，癫痫发作常见。本病类似轻型的新生儿高血糖。患儿一般能存活，精神发育迟滞不如新生儿型严重。

本病实验室检查所见同新生儿型。

迟发型 NKH（轻型）

主要临床表现为进行性的痉挛性双瘫、视神经萎缩及舞蹈手足徐动症。发病年龄在 2~33 岁。一些患者在感染期间可出现间歇性精神错乱、舞蹈病和垂直

凝视麻痹。智力发育一般正常，但也有轻度迟缓的报道，癫痫发作仅见于 1 例报道。

实验室检查与新生儿型相似，但所见不如后者典型。

暂时性 NKH

大多数临床表现及实验室检查所见与新生儿型难以鉴别。但本型患儿至出生后 2~8 周时，血浆及脑脊液甘氨酸水平可降至正常，并出现临床痊愈。多数患者发育正常，无神经系统后遗症。但部分患者可见轻度智力障碍。本病病因不清，但目前认为是因酶系统不成熟所致。

各型 NKH 均应与酮性高甘氨酸血症（见第 74.6）、D- 甘油酸尿症（见后文）及摄入丙戊酸鉴别。丙戊酸可引起血、尿甘氨酸浓度中度增高，但停药后复查应可鉴别。

肝或脑组织的酶测定或基因突变检测可以确诊。新生儿型的酶活性近似于零，而其他各型尚留有残余酶活性。大多数新生儿型患者酶缺陷位于 P 蛋白，其余基本位于 T 蛋白。曾对 3 例婴儿型或迟发型患者进行酶测定，结果 2 例酶缺陷存于 T 蛋白，另 1 例位于 H 蛋白。

尚无有效治疗。换血、限制甘氨酸饮食，以及补充苯甲酸钠或叶酸治疗并不能逆转神经系统受损。拮抗甘氨酸对脑细胞效应的药物，如的士宁、安定及右美沙芬仅在轻型病例中有某些疗效。

NKH 为常染色体隐性遗传。发病率不清，在芬兰北部常见（1/1.2 万）。串联质谱新生儿筛查不能检出该病患儿。P 蛋白基因位于染色体 9p22，H 蛋白基因位于 16q24，L 蛋白基因位于 7q31–q32，已发现一些致病突变。绒毛膜活检标本的酶活性测定或突变检测可作为产前诊断。

## 肌氨酸血症

血和尿中均可见肌氨酸（N- 甲基甘氨酸）浓度增高，但其临床表现不一。本病是一种与肌氨酸脱氢酶缺陷有关的隐性遗传病，该酶可将肌氨酸转化为甘氨酸（图 79–8）。该酶的基因位于 9q33–q34。

## D- 甘油酸尿症

D- 甘油酸是丝氨酸及果糖代谢的中间产物（图 79–8）。这种罕见病临床表现为严重脑病（肌张力减退、癫痫发作和精神运动缺陷）。实验室检查所见血和尿中的高甘氨酸，类似非酮性高甘氨酸血症。这些患者排泄大量 D- 甘油酸，这种物质在正常尿液中不存在。酶学研究 1 例患儿存在甘油酸激酶缺乏，而另 1 例有 D- 甘油酸脱氢酶活性降低。

目前无有效治疗。有报道限制果糖摄入曾对 1 例患儿的癫痫发作有改善。致病基因位于染色体 3p21。

## 三甲胺尿症

正常情况下，三甲胺由细菌分解肠道内的食物胆碱及三甲胺氧化物而产生。胆碱主要来源于蛋黄和肝脏，三甲胺氧化物则主要来源于鱼类。三甲胺被吸收后在肝内由三甲胺氧化酶（含核黄素的甲氧酶）氧化为无味的三甲胺氧化物，并由尿排出（图 79–8）；该酶缺陷可导致三甲胺在尿中大量排泄。曾有报道数例无症状的三甲胺尿症病例，患者散发出类似烂鱼的体臭，可造成一定的社会和心理影响。限制饮食中的鱼、蛋和肝及其他胆碱来源（如坚果和谷物）能显著减轻这种臭味。短期口服甲硝唑、新霉素或乳果糖可暂时减少体臭。三甲胺氧化酶基因位于 1q23–q25。

## 高草酸盐尿症和草酸盐沉积症

正常情况下，草酸主要来源于乙醛酸氧化，少部分由维生素 C 氧化所产生（图 79–8）；乙醛酸在过氧化物酶体中由羟基乙酸氧化和甘氨酸的脱氨基作用产生。羟基乙酸的来源不清楚。含有草酸的食物，如菠菜和大黄，则是草酸的体外来源。草酸在体内不能被进一步代谢，而主要以草酸盐形式由尿排泄；如其在体内浓度增高，草酸钙在水中相对不溶而沉积于组织（肾和关节）中。

继发性高草酸盐尿症见于如下情况：吡哆醛（为丙氨酸乙醛酸转氨酶的辅酶，图 79–8）缺乏、摄入乙二醇或大剂量维生素 C、使用麻醉剂甲氧氟烷（该药可直接氧化为草酸）、炎症性肠病或广泛肠切除术（肠性高草酸盐尿症）。摄入含大量草酸的植物（如野菠菜）后可发生急性、致命的高草酸盐尿症。草酸钙沉积于组织中可引起低钙血症、肝坏死、肾衰竭、心律失常和死亡。草酸的致死剂量估计为 5~30g。

原发性高草酸盐尿症是一种罕见遗传病，该病有大量草酸盐蓄积于体内，已发现两型。草酸盐沉积症是指草酸钙在实质组织中的沉积。

### Ⅰ型原发性高草酸盐尿症

本罕见病是原发性高草酸盐尿症的最常见类型。本病是由过氧化物酶丙氨酸 - 乙醛酸转氨酶的缺乏所致，该酶仅表达于肝内过氧化物酶体中，并需吡哆醛（维生素 $B_6$）作为辅酶。该酶缺乏时，乙醛酸不能转化为甘氨酸，而被转移至胞液中氧化为草酸（图 79–8）。

本病发病年龄各异，大多数患儿于 5 岁前出现症状，约 10% 的患儿在 1 岁前出现症状（新生儿草酸尿症）。最初的临床表现与肾结石及肾钙质沉着有关。肾绞痛及无症状性血尿可导致肾功能逐渐恶化，表现为生长迟缓和尿毒症；如未经治疗，大多数患者于

20 岁前死于肾衰竭。急性关节炎是一罕见临床表现，可被误诊为痛风，因 I 型高草酸盐尿症的尿酸通常增高。也有过报道成年期发病的迟发型病例。在一些病例中，可出现结晶状视网膜变性和视神经病变而导致失明。

实验室检查最重要的发现是草酸盐尿排泄量显著增加（正常为 10~50mg/24h）。尿沉渣发现草酸盐结晶对诊断很少有帮助，因为此种结晶也常见于正常人。尿羟基乙酸和乙醛酸的排泄量增加。肝标本的酶测定或突变基因检测可进一步证实诊断。

治疗多无效。在一些病例，尤其是那些因为线粒体酶异常致病的患者（见后文），使用大剂量的吡哆醛可减少尿草酸盐排泄量。大多数病例肾移植后肾衰竭并未改善，因为草酸盐沉积会再现于移植肾中。联合肝肾移植可使少数病例的血浆、尿草酸盐显著降低，因此肝肾联合移植可能为本病的最有效的治疗方法。

本病为常染色体隐性遗传，酶基因位于 2q36-q37，数种突变可见于本病患者。最常见的突变致使线粒体酶异常，而非过氧化物酶体异常；此类病例的体外酶活性可达杂合子的水平，但其在体内的功能仍有缺陷。估计约 30% 的本病患儿存在此种缺陷。

检测穿刺活检胚胎组织肝酶活性及绒毛膜标本 DNA 分析可作为产前诊断。

### Ⅱ型原发性高草酸盐尿症（L- 甘油酸尿症）

此种罕见病是由 D- 甘油酸脱氢酶（羟基丙酮酸还原酶）/ 乙醛酸盐还原酶复合酶缺陷所致（图 79-8）。此酶活性缺陷导致羟基丙酮酸（丝氨酸产生的酮酸）和乙醛酸这两种中间代产物蓄积；这两种化合物再由乳酸脱氢酶（LDH）分别进一步代谢为 L- 甘油酸与草酸。报道的病例中约 30% 为加拿大（中南部）马尼托巴地区的 Saulteaux-Ojibway 印第安人。

这些患者与 I 型高草酸盐尿症难以鉴别。肾结石可在 2 岁前出现，表现为肾绞痛和血尿；与 I 型相比，此型发生肾衰竭较少。尿中除含高浓度草酸盐外，尚有大量 L- 甘油酸，正常尿中无 L- 甘油酸存在；尿羟基乙酸和乙醛酸排泄量无增加，此种尿检查所见可使本型与 I 型相鉴别。致病基因存在于染色体 9cen。

尚无特效治疗。目前关于肝移植治疗的临床经验有限。

## 肌酸缺乏症

肌酸在肝、胰及肾脏内由精氨酸和甘氨酸合成（图 79-9），并转运至含高活性肌酸激酶的肌肉和脑；在这些器官中，肌酸与分别二磷酸腺苷及三磷酸腺苷（ADP/ATP）相耦联发生磷酸化和脱磷酸反应，完成这些器官间高能磷酸盐的传递。无酶参与下，肌酸每天以恒定的比率代谢为肌酐，并由尿排出。目前已知有 3 种遗传性疾病可导致组织肌酸缺乏。两种是由于参与肌酸生物合成的酶缺陷，分别是精氨酸 - 甘氨酸脒基转移酶（AGAT）和胍基乙酸甲基转移酶（GAMT）（图 79-9），这两种疾病对肌酸反应较好。另外一种是由于肌酸转运载体（CRTR）缺陷所致，补充肌酸治疗无效。

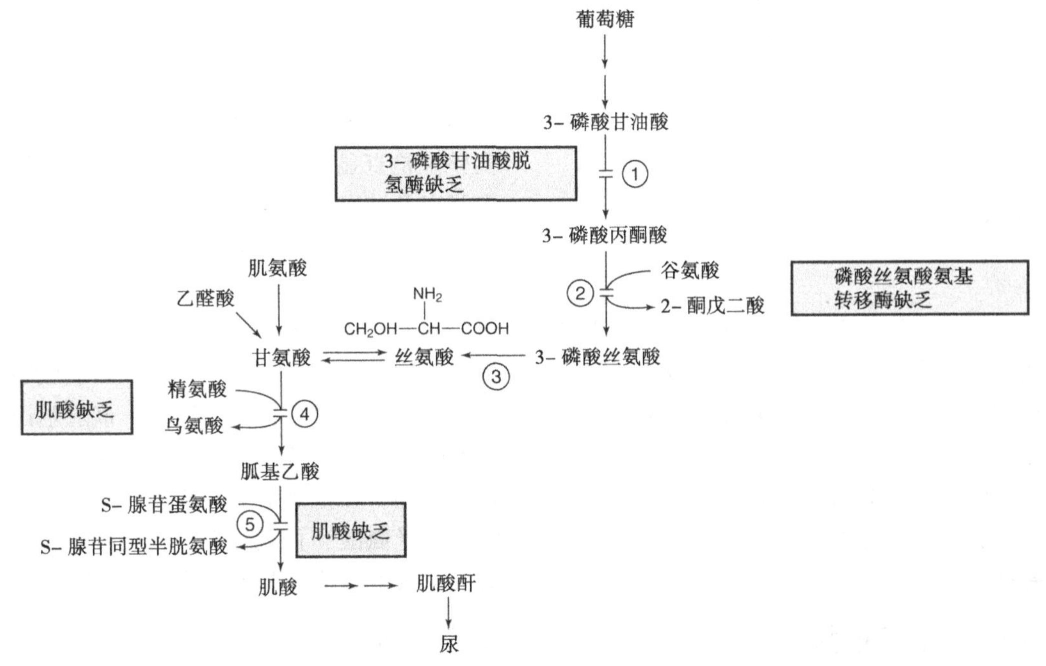


**图 79-9**　丝氨酸和肌酸代谢途径。酶：①3- 磷酸甘油酸脱氢酶；②磷酸丝氨酸脒基转移酶；③磷酸丝氨酸磷酸化酶；④精氨酸：甘氨酸脒基转移酶（AGAT）；⑤胍乙酸盐甲基转移酶（GAMT）

这 3 种遗传缺陷临床表现类似，与脑和肌肉相关，可在出生后数周或和数月出现。发育落后、智力障碍、语言落后、肌张力低下、共济失调和抽搐很常见。张力障碍性过度运动可见于严重的 GAMT 缺陷。

AGAT 和 GAMT 缺陷患者中，实验室检查可见血、尿肌酸及肌酐降低；CRTR 患者尿肌酸 / 肌酐比值上升。血、尿胍基乙酸水平显著升高，尤其是脑脊液中的升高可以诊断 GAMT 缺乏。AGAT 缺乏可见低水平胍基乙酸。磁共振光谱检查（MRS）显示脑内肌酸、磷酸肌酸的缺乏（在 3 种疾病中）和高水平胍基乙酸（GAMT 缺乏）。大脑 MRI 显示苍白球信号高强度。在肝、经培养的成纤维细胞或刺激过的白细胞中检测酶活性，或分析基因 DNA 可确诊 AGAT 或 GAMT 缺乏。CRTR 缺乏的确诊可基于遗传学分析或成纤维细胞的肌酸摄入测定。

口服肌酸水化物 [350mg~2g/（kg・24h）] 可显著改善肌紧张度、全面促进智力发育，并能使 AGAT 和 GAMT 缺乏患者 MRI 及脑电图检查结果转为正常。尽早治疗可确保正常生长发育。目前无 CRTR 缺乏的有效治疗。

AGAT 和 GAMT 缺乏是常染色体隐性遗传病。AGAT 基因位于 15q15.3，*GAMT* 基因位于 19q13.3。CRTR 是 X- 连锁遗传病（Xq28）。这些酶缺乏的患病率还不清楚；有报道在 180 例严重智力障碍患者中发现 4 例 GAMT 缺乏病例。在另一项关于 1880 例智力障碍患者的研究中，发现 4 例 CRTR 缺乏男性病例，1 例 GAMT 缺乏。对任何伴有大脑和肌肉功能异常的患者，均应考虑本病；治疗会产生显著疗效。

## 参考书目

参考书目请参见光盘。

## 79.8 丝氨酸

*Iraj Rezvani*

丝氨酸是一种由食物中获得，或主要从葡萄糖和甘氨酸内源性合成的非必需氨基酸（图 79-9）。丝氨酸的内源性产物在氨基酸日常需要中占重要地位，特别是在突触连接处行使神经递质功能（见第 79.11）。丝氨酸合成相关酶缺乏可导致神经病学缺陷。患者极早口服丝氨酸和甘氨酸治疗即可获得良好疗效。丝氨酸分解代谢通路见图 79-8。

### 3- 磷酸甘油酸脱氢酶缺乏症

该酶缺乏导致体内丝氨酸及甘氨酸缺乏。患者一般在出生后数月内即有临床表现，包括小头畸形、重度精神运动发育迟滞和难治性癫痫。还可出现生长不良、痉挛性四肢瘫痪、眼球震颤、白内障、性腺功能减退，以及巨幼红细胞性贫血。

实验室检查可见血浆丝氨酸、甘氨酸低水平及脑脊液丝氨酸、甘氨酸极低水平。尿中无异常有机酸。头部 MRI 可显示大脑白质严重萎缩及髓鞘形成障碍。

经培养的成纤维细胞的酶活性检测及 DNA 分析可进一步证实诊断。

单独应用丝氨酸治疗 [口服，200-600mg/（kg・24h）]，或同时应用甘氨酸 [200-300mg/（kg・24h）] 可使血浆和脑脊液丝氨酸水平恢复正常。除精神运动发育迟滞外，治疗效果良好；癫痫发作在治疗 1 周后得到控制，并有可能长期控制发作。对于小龄的小头畸形婴儿患者经治疗可以改善。有证据显示如果出生几天内即开始治疗可预防精神运动发育迟滞。

本病可能为常染色体隐性遗传。3- 磷酸甘油酸脱氢酶的基因位于染色体 1q12，在不同家系中发现一些致病突变。已经可以开展对之前出生过该病患儿的家庭进行 DNA 分析的产前诊断，并可给予在怀孕期间超声发现胎儿小头畸形的孕妇丝氨酸治疗。因本病经简单治疗即有良好疗效，故对任何伴有小头畸形和神经病学缺陷如精神运动迟滞或癫痫发作的患儿，均需考虑本病可能。

### 磷酸丝氨酸转氨酶缺乏症

该酶催化 3- 磷酸羟基丙酮酸转化为 3- 磷酸丝氨酸（图 79-9）。曾有报道在一个英国家庭的两个孩子中该酶缺乏。第一个患儿出生不久即出现喂养困难、发绀发作及抽动性动作，并在出生后第 9 周发展为难治性癫痫。该患儿有小头畸形。脑电图提示有多灶性癫痫发作。神经影像学表现为广泛的大脑和小脑萎缩。实验室检查显示仅可见血浆丝氨酸和甘氨酸水平轻度下降以及脑脊液丝氨酸和甘氨酸水平显著下降。从 11 周龄起给予丝氨酸 [500mg/（kg・d）] 和甘氨酸 [200mg/（kg・d）]，仅有轻微临床症状改善；该患儿于 7 月龄时死亡。另一较年幼的患儿，在出生后几小时内即接受丝氨酸和甘氨酸治疗，在 3 岁时仍无明显症状。

该病为常染色体隐性遗传，该酶基因位于染色体 9q21.31。根据该个例报道推测这是一种可以治疗的遗传性疾病，在生命早期开始治疗可获得良好效果。脑脊液中丝氨酸和甘氨酸水平测定对诊断至关重要，因为在血浆中氨基酸水平的轻度降低极容易被忽视。

## 参考书目

参考书目请参见光盘。

（杨莉丽　译，邹朝春　审）

## 79.9　脯氨酸

*Iraj Rezvani*

脯氨酸是一种由谷氨酸、鸟氨酸和精氨酸内源性合成的非必需氨基酸（图 79-10）。在胶原中可见高浓度的脯氨酸和羟脯氨酸。除在婴儿早期，正常情况下尿中不存在这两种氨基酸的游离型。脯氨酸和羟脯氨酸以亚氨基肽（含有脯氨酸或羟脯氨酸的二肽和三肽）的形式排泄，反映了胶原的代谢更新，且此种排泄的增加见于胶原更新加速的某些疾病，如佝偻病或甲状旁腺功能亢进。脯氨酸也在突触连接处行使神经递质功能（见第 79.11）。

### 高脯氨酸血症

高脯氨酸血症主要有两种类型。

#### I 型高脯氨酸血症

这是一种由于脯氨酸氧化酶（脯氨酸脱氢酶，图 79-10）缺乏所致的罕见常染色体隐性遗传疾病。临床症状多样：一些患者可无明显症状，但也有报道精神运动迟滞和癫痫发作的重症患者；精神分裂症表现也常见。脯氨酸氧化酶的基因位于染色体 22q11.2，且几个致病突变也已确定。22 号染色体微缺失可导致 Velocardiofacial（DiGeorge、Shprintzen）综合征，约 50%此综合征患者已被报道有 I 型高脯氨酸血症。因此所有高脯氨酸血症 I 型患者需进行 DiGeorge 综合征的筛查（通过 FISH 分析）。

实验室检查发现血浆、尿和脑脊液中脯氨酸浓度增高。约 30% 杂合子个体（父母、兄弟姐妹）也有高脯氨酸血症。由于大量脯氨酸尿致使肾小管重吸收饱和，故羟脯氨酸和甘氨酸的经尿排泄也增加。

本病尚无有效治疗。饮食限制脯氨酸并未改善血浆脯氨酸水平及临床表现。

#### II 型高脯氨酸血症

这是一种由于吡咯啉羧酸脱氢酶（醛脱氢酶 4，*ALDH4*）缺乏所致的罕见常染色体隐性遗传疾病（图 79-10）。在大多数患儿中可见精神运动发育迟滞（轻度到重度）和癫痫发作（通常在间断的感染时出现），但有部分患儿无明显症状。

实验室检查可见血浆、尿和脑脊液中脯氨酸浓度增高，并可见 Δ1- 吡咯啉 -5- 羧酸（P5C）。还有黄尿酸排泄增加。本病 P5C 的检出可与高脯氨酸血症 I 型（见前述）相鉴别。体液，特别是在中枢神经系统中 P5C 增加，导致维生素 $B_6$ 失活并产生维生素 $B_6$ 依赖（见第 79.14）。维生素 $B_6$ 缺乏可能是此病神经系统表现的主要原因，可以解释不同患者的临床表现变异。治疗建议给予大剂量维生素 $B_6$ 及低脯氨酸饮食，但因为患者数量少目前治疗经验有限。P5C 脱氢酶（*ALDH4*）基因定位于染色体 1p36。

### 脯氨酸酶缺乏症

在胶原降解过程中，亚氨基二肽（含脯氨酸的二肽，如甘氨酰脯氨酸）被释放，正常情况下由组织中脯氨酸肽酶裂解。该酶需锰参与才能获得较好活性。脯氨酸肽酶缺乏为常染色体隐性遗传，最终可导致亚氨基二肽在体液中蓄积。

本罕见病的临床表现和发病年龄变化很大（19 个月至 19 岁），包括反复疼痛性皮肤溃疡，以手和腿部多见。先于溃疡数年出现的其他皮损可包括鳞屑红斑性斑丘疹、紫癜及毛细血管扩张症。多数溃疡继发感染。溃疡痊愈可能需 4~7 个月。多数患者亦可有轻

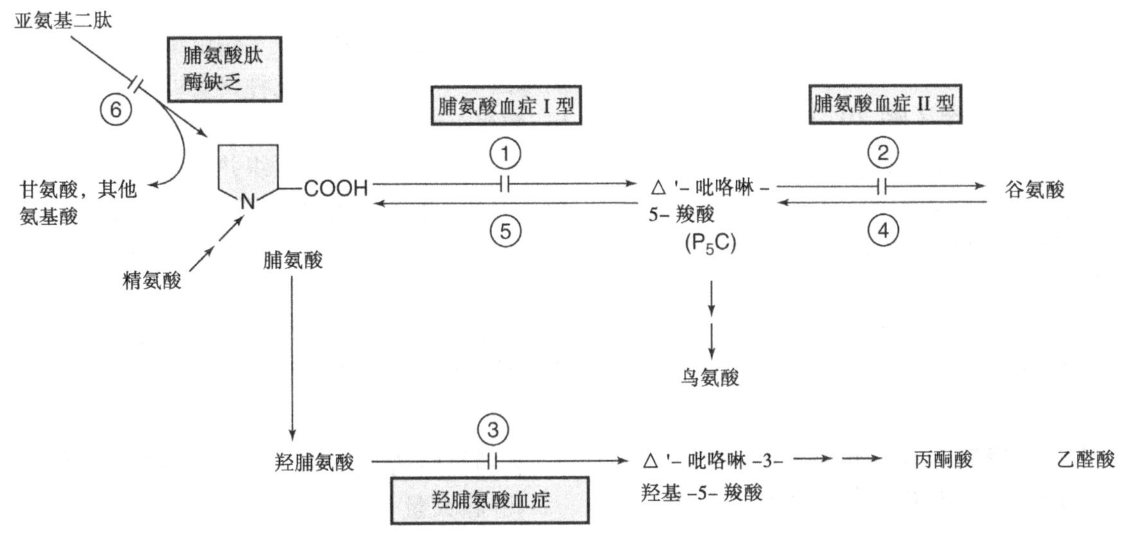


**图 79-10**　脯氨酸合成途径。酶：①脯氨酸氧化酶（脱氢酶）；② Δ1- 吡咯啉 -5- 羧酸（P5C）脱氢酶；③ 羟脯氨酸氧化酶；④ Δ1- 吡咯啉 -5- 羧酸（P5C）合成酶；⑤ Δ1- 吡咯啉 -5- 羧酸（P5C）还原酶；⑥ 脯氨酰氨基酸酶

至重度精神和运动缺陷、易感染（复发性中耳炎、鼻窦炎、呼吸道感染及脾大）。感染为本病患者死因。一些患者可伴有某些颅面部异常，如上睑下垂、突眼及颅缝突起。无症状的病例也有报道。有一个家庭的患儿均出现系统性红斑狼疮，提示年幼的系统性红斑狼疮患者应进行脯氨酸肽酶缺乏症的筛查。尿排泄中检测出高水平的亚氨基二肽可诊断本病。可对红细胞或经培养的皮肤成纤维细胞进行酶测定。

口服补充脯氨酸、维生素 C 和锰及局部使用脯氨酸和甘氨酸能改善腿部溃疡。但治疗并非对所有患者有效。

脯氨酸酶的基因位于染色体 19cen–q13.11，且数个致病性突变已在不同家族中被证实。

## 参考书目

参考书目请参见光盘。

（吴蔚　张黎　译，邹朝春　审）

## 79.10　谷氨酸

*Iraj Rezvani*

谷氨酸及其胺化衍生物谷氨酰胺在体内具有广泛的功能。谷氨酸的主要产物之一是谷胱甘肽（γ–谷氨酰半胱氨酰甘氨酸）。这种普遍存在的三肽在体内的主要功能为抗氧化，通过一种称为 γ–谷氨酰循环（图 79–11）的复杂循环进行合成和降解。由于谷胱甘肽具有游离巯基（–SH），且在细胞内含量丰富，故可使其他含巯基的化合物(如酶和辅酶A)免遭氧化。它也参与对过氧化物（包括过氧化氢）的解毒，并使细胞内环境保持一种还原状态。谷胱甘肽缺乏的常见后果是溶血性贫血。谷胱甘肽也可经 γ–谷氨酰循环穿过细胞膜，从而参与氨基酸的转运。谷氨酸也是神经系统一个主要的神经递质 γ–氨基丁酸（GABA）的前体（见第 79.11）。

### 谷胱甘肽合成酶缺乏症（图 79–11）

本病已报道有 3 型。重型为该酶的全身性缺乏所致，突出表现为严重酸中毒和大量 5–氧脯氨酸尿。轻型的酶缺乏仅造成红细胞内谷胱甘肽缺乏，而未见到酸中毒和大量 5–氧脯氨酸尿。中间型可见与不同程度的酸中毒和 5–氧脯氨酸尿相关的溶血性贫血。在各型中，患者均有继发于谷胱甘肽缺乏的溶血性贫血。各型均罕见，目前仅有 65 例报道。

#### 重型谷胱甘肽合成酶缺乏症（焦谷氨酸血症、重度 5–氧脯氨酸尿症）和中间型谷胱甘肽合成酶缺乏症

本罕见病的临床表现见于出生后最初几天，包括代谢性酸中毒、黄疸及轻度至中度溶血性贫血。病情恢复后仍有慢性酸中毒存在。胃肠炎、感染期间或外科术后均可出现类似的酸中毒发作，并可危及生命。随年龄发展可出现进行性神经损害表现，如精神发育迟滞、强直性四肢轻瘫、共济失调、震颤、构音障碍及癫痫发作。少数患儿易感染，可能是由于粒细胞功能障碍所致。与重型相比，中型患者酸中毒较轻、5–氧脯氨酸尿较少见，通常无明显神经系统临床表现。

实验室检查可见代谢性酸中毒，轻、中度溶血性贫血及 5–氧脯氨酸尿。血中亦可见高浓度 5–氧脯氨酸。红细胞内谷胱甘肽含量显著降低。5–氧脯氨酸合成增加，被认为是由于 γ–谷氨酰半胱氨酸被 γ–谷氨酰环化转移酶转化为 5–氧脯氨酸增加所致（图 79–11）。由于谷胱甘肽对 γ–谷氨酰半胱氨酸合成酶的正常抑制被消除，故使 γ–谷氨酰半胱氨酸的生成大大增加。在包括红细胞在内的多种细胞已证实有谷胱甘肽合成酶的缺乏。

急性发作时的治疗包括补液、纠正酸中毒（输注碳酸氢钠），及采取措施纠正贫血和高胆红素血症。长期的碱治疗通常是必需的。建议使用大剂量维生素 C 和 E。已知某些药物与氧化剂可引起溶血及应激性分解代谢状态，应尽量避免。口服谷胱甘肽类似物已在使用，但疗效不确定。

羊水 5–氧脯氨酸检测、经培养的羊水细胞或绒膜绒毛标本的酶测定或基因 DNA 分析可作为产前诊断。曾有报道一女性患者（中间型）成功妊娠，且孕母及子代皆预后良好。

#### 轻型谷胱甘肽合成酶缺乏症

此型仅有少数患者报道。临床表现仅为轻、中度溶血性贫血，部分患者有脾大。精神发育正常，无代谢性酸中毒，5–氧脯氨酸浓度无增高。与其他型谷胱甘肽合成酶缺乏症相同，本病由编码谷胱甘肽合成酶的基因发生突变所致。此种突变可能使酶的半衰期缩短、酶蛋白更新加速，但其催化功能正常。酶更新加速，对于蛋白质合成正常的组织并无影响。然而，成熟红细胞因其不能合成蛋白质，随着时间的推移酶降解更加迅速，导致谷胱甘肽严重缺乏。治疗包括溶血性贫血的治疗及避免可引发溶血的药物与氧化剂。

本病的各型均为常染色体隐性遗传。酶基因位于染色体 20q11.2。数个致病性突变已在不同家族中被证实。

### 5–氧脯氨酸酶缺乏症（5–氧脯氨酸尿症）

引起大量 5–氧脯氨酸尿的主要原因是谷胱甘肽合成酶的缺乏（见前述）。而中等量的 5–氧脯氨酸尿见于多种代谢性及后天性疾病，如严重烧伤、

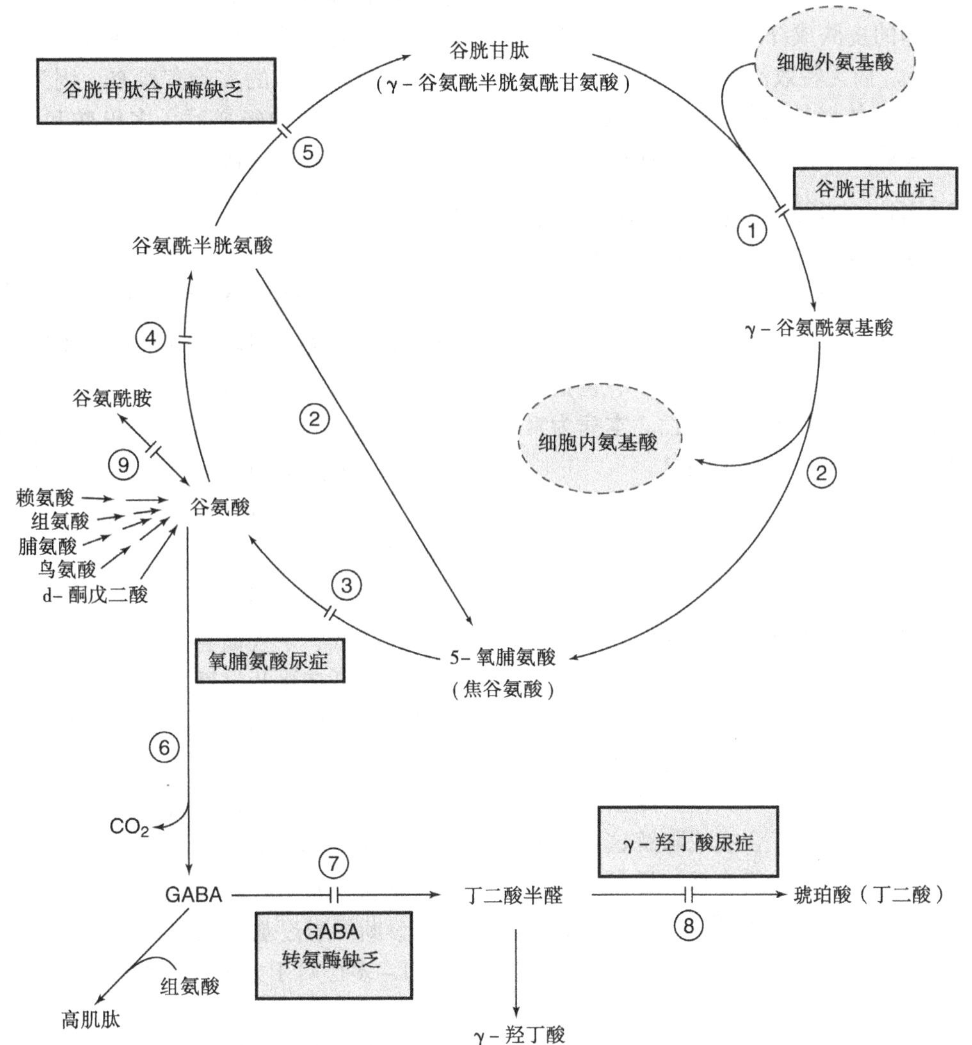


**图 79-11**　γ－谷氨酰循环。谷氨酸合成和降解缺陷见图所示。酶：① γ－谷氨酰转肽酶；② γ－谷氨酰环丙基转移酶；③ 5－氧脯氨酸酶；④ γ－谷氨酰半胱氨酸合成酶；⑤谷胱甘肽合成酶；⑥谷氨酸脱羧酶；⑦ GABA 转氨酶；⑧琥珀酸半醛脱氢酶；⑨谷氨酰胺合成酶

Stevens-Johnson 综合征、高胱氨酸尿症、尿素循环障碍和酪氨酸血症 I 型。

已证实少数中等量 5－氧脯氨酸尿（4~10g/d）患者系由于氧脯氨酸酶缺乏所致。迄今并未发现有特异性临床表现。有 2 例中度至重度精神发育迟滞的报道，也有无症状的个例。因此，尚不清楚 5－氧脯氨酸缺乏症是否有任何临床意义。尚无治疗建议。

### γ－谷氨酰半胱氨酸合成酶缺乏症

只有少数该酶缺乏患者的报道。最常见的临床表现为轻度慢性溶血性贫血。暴露于磺胺类药物后可出现溶血急性发作。曾见于 2 例成年同胞患者有周围神经病变及进行性脊髓小脑变性。所有患者均有慢性溶血性贫血的实验室发现。存在广泛的氨基酸尿，这是由于 γ－谷氨酰循环参与氨基酸转运（图 79-11）所致。治疗包括溶血性贫血的治疗，以及避免可引发溶血的药物与氧化剂。本病可能为常染色体隐性遗传。

### 谷胱甘肽血症（γ－谷氨酰转肽酶缺乏症）

γ－谷氨酰转肽酶（GGT）存在于所有有分泌或吸收功能的细胞中，其含量在肾脏、胰腺、肠和肝脏特别丰富，在胆汁中亦有发现。检测此酶在血液中的含量常用于肝及胆管疾病评估。

该酶缺乏造成谷胱甘肽在体液中浓度增高，但在细胞内水平保持正常。因为仅有少量该酶缺乏患者的报道，所以难以界定其临床表现。曾见 3 例患儿有轻至中度精神发育迟滞及严重行为问题。有 2 例同胞姐妹患者，其中一例直至成年智力仍正常，另一例则为 Prader-Willi 综合征。

实验室检查可见尿中谷胱甘肽（可达 1g/d）、γ－谷氨酰半胱氨酸及半胱氨酸浓度显著增高。与该酶缺乏的估计结果相反，所报道患者均未见广泛的氨基酸

尿（图 79-11）。

白细胞与经培养的皮肤成纤维细胞中的酶活性测定可进一步证实诊断。尚无特效治疗。

本病可能为常染色体隐性遗传。γ- 谷氨酰转肽酶是一种复杂的蛋白质，至少由 7 种基因编码。

### γ- 氨基丁酸代谢相关的遗传性疾病（见第 79.11）

先天性谷氨酰胺缺乏　这是一种是由于谷氨酰胺合成酶缺乏所致的罕见疾病。血浆、尿液、脑脊液中谷氨酰胺缺乏，但血浆谷氨酸水平保持正常。临床表现有颅脑畸形（大脑沟回异常、白质病变）、包括呼吸衰竭的多脏器功能衰竭和新生儿期死亡。本病为常染色体遗传，致病基因定位于染色体 1q31。

### 参考书目

参考书目请参见光盘。

## 79.11　神经递质相关遗传性疾病

*Iraj Rezvani, K. Michael Gibson*

突触连接处兴奋神经元的轴突末端释放神经递质，并传递放大或抑制的神经冲动。许多氨基酸及其代谢物构成大部分的神经递质。合成或降解这些递质的基因突变可引起表现为神经功能或精神异常的疾病（表 79-2）。此前，这些患儿常被诊断为脑瘫、癫痫、

表 79-2　儿童神经递质的遗传性疾病

| 递质 | 合成缺陷 | 降解缺陷 |
|---|---|---|
| **单胺类** | | |
| 多巴胺 | TH 缺乏 | MAO 缺乏 |
| 5- 羟色胺和多巴胺 | AADC 缺乏 | MAO 缺乏 |
| | BH4 缺乏 | |
| | 伴高苯丙氨酸血症 | |
| | 不伴高苯丙氨酸血症 | |
| 去甲肾上腺素 | DβH 缺乏 | MAO 缺乏 |
| GABA | GAD 缺乏? | GABA 转氨酶缺乏 |
| GHB 酸尿 | | |
| 组胺 | HDC 缺乏 | ? |
| **氨基酸类** | | |
| 脯氨酸 | ? | 高脯胺酸血症 |
| 丝氨酸 | 3-PGD、PSAT 缺乏 | ? |
| 甘氨酸 | 3-PDG、PSAT 缺乏 | NKH |

TH：酪氨酸羟化酶；MAO：单胺氧化酶；AADC：芳香族 L- 氨基酸脱羧酶；BH4：四氢蝶呤；DβH：多巴胺 β- 羟化酶；GABA：γ- 氨基丁酸；GAD：谷氨酸脱羧酶；GHB：γ- 羟基丁酸；HDC：组氨酸脱羧酶；3-PGD：3-磷酸甘油酸脱氢酶；PSAT：磷酸丝氨酸氨基转移酶；NKH：非酮性高甘氨酸血症

帕金森病或肌张力异常。正确的诊断极为重要，因为这类疾病对治疗反应良好。在大多数情况下确诊需要对脑脊液做特殊的实验室检查，因为一些在中枢神经系统所产生的神经递质（多巴胺和 5- 羟色胺）不能通过血 - 脑屏障，因此不会在血清或尿液中检测到。被诊断为此类疾病的患者不断增多，曾经被认为是非常罕见的疾病现在得到确诊的频率越来越高。

### 酪氨酸羟化酶缺乏症（婴儿型帕金森综合征、常染色体隐性多巴反应性肌张力障碍）

酪氨酸羟化酶催化酪氨酸合成 L- 多巴（图 79-2）。该酶的缺陷可引起儿童期肌张力障碍和帕金森综合征。临床表现类似于三磷酸鸟苷环化水解酶缺乏引起的常染色体显性肌张力障碍（见下文）。对于本病的了解尚不充分。

临床表现包括肢体不自主运动伴痉挛和肌强直、肌张力减低、呆板面容、眼睑下垂、流涎、动眼神经危象，并可在婴儿早期发生帕金森综合征。一些患者还可出现精神运动性迟滞。尚未发现以上症状的昼夜变化。

实验室检查可见脑脊液中多巴胺及其代谢产物——高香草酸（HVA）水平下降，而脑脊液中四氢生物蝶呤和新蝶呤浓度正常。血清泌乳素水平通常升高。

诊断可通过基因检测。

L- 多巴对于大多数患者有明显的治疗效果。本病虽然是缓慢进展性疾病，但持续未治疗可导致死亡。本病属常染色体隐性遗传。酪氨酸羟化酶的基因定位于 11p。

### 芳香族 L- 氨基酸脱羧酶缺乏症

芳香族 L- 氨基酸脱羧酶（AADC）可催化 5 - 羟色氨酸脱羧形成 5- 羟色胺（图 79-5），以及 L- 多巴脱羧形成多巴胺（图 79-2）。这种相对罕见的酶缺乏，其临床表现都与多巴胺和 5- 羟色胺产生不足相关。新生儿患者可见拒食、嗜睡、低血压、低体温、眼动（动眼神经危象），及上睑下垂。婴儿和年长儿临床表现可见发育迟缓、躯干肌张力低下伴四肢肌张力增高、动眼神经危象、锥体外系表现（手足舞蹈徐动、肌张力异常和肌阵挛），以及自主神经功能异常（多汗、流涎、烦躁不安、体温不稳定和低血压）。实验室检查结果显示体液，特别是在脑脊液中，多巴胺和 5- 羟色胺及其代谢物（高香草酸、5- 羟基吲哚乙酸、香草扁桃酸和去甲肾上腺素）的浓度降低，5- 羟色氨酸、L- 多巴及其代谢产物（3-O- 甲基多巴）水平增加。血清催乳素（由于多巴胺缺乏）浓度也可见增高。脑电图和脑影像学检查大多正常，但老年患者可以出现

渐进性脑萎缩。芳香族L-氨基酸脱羧酶缺乏患者可误诊为脑瘫、癫痫、线粒体病、重症肌无力或肌张力障碍。该病也应与其他神经递质异常相鉴别，如酪氨酸羟化酶缺陷和Segawa病。神经递质前体治疗可有限地改善临床症状。多巴胺和5-羟色胺因无法通过血脑屏障，因此治疗是无效的。多巴胺受体激动剂（L-多巴/卡比多巴，溴隐亭）、单胺氧化酶（MAO）抑制剂（反苯环丙胺）、5-羟色胺制剂和高剂量的维生素$B_6$（芳香族L-氨基酸脱羧酶酶的辅助因子）等治疗方法都在尝试。因病例数稀少，尚无首选的治疗建议。该病为常染色体隐性遗传，几个疾病相关基因突变已在不同的家庭中被确定。此病女性患者更为严重。该酶基因定位于染色体7p11。

## 四氢生物蝶呤（$BH_4$）缺乏症（见第79.1）

四氢生物蝶呤是苯丙氨酸羟化酶（图79-1）、酪氨酸羟化酶（见图79-2）、色氨酸羟化酶（图79-5）和氧化亚氮合酶的辅助因子（辅酶）。在身体的许多组织中由三磷酸鸟苷合成（图79-1）。该酶缺乏影响$BH_4$的生物合成，使该辅助因子生成不足，从而导致神经递质5-羟色胺和多巴胺缺乏，伴或不伴高苯丙氨酸血症。

### $BH_4$缺乏症合并苯丙氨酸血症

见第79.1。

### $BH_4$缺乏症无高苯丙氨酸血症

遗传性进行性肌张力不全，常染色体显性多巴反应性肌张力不全，Segawa病（见第590.3）。

这种肌张力不全疾病在日本首次报道，是由三磷酸鸟苷环化水解酶I缺乏引起的。本病为常染色体显性遗传，女性多于男性（4∶1）。

通常于儿童早期开始出现临床表现，首先出现下肢震颤和肌张力不全（足尖步态），在数年内可发展至全部肢体。对于部分患者，斜颈、手臂肌张力不全和共济协调障碍可能先于下肢肌张力不全出现。早期发育一般正常。临床症状通常伴有明显的昼夜变化，日间逐渐加重，睡眠时改善。常可见自主神经功能紊乱。帕金森征象可随年龄增加而出现。成年期后期发病者也有报道。

实验室结果显示无高苯丙氨酸血症，但脑脊液$BH_4$和新蝶呤水平可见下降。脑脊液中多巴胺及其代谢物（高香草酸）水平下降。5-羟色胺能通路较少受该酶缺乏影响，因此5-羟色胺及其代谢物浓度通常是正常的。血浆苯丙氨酸是正常的，但口服苯丙氨酸负荷试验（100mg/kg）导致的血浆苯丙氨酸水平及苯丙氨酸/酪氨酸比值异常增高。目前认为在本病中的三磷酸鸟苷环化水解酶I缺乏程度比常染色体隐性三磷酸鸟苷环化水解酶I缺乏症轻，后者伴高苯丙氨酸血症（见第79.1）。有无症状携带者存在，表明其他因素或基因可能在表型的发病机制中发挥作用。无症状携带者可以由苯丙氨酸负荷试验来诊断（见前文）。

诊断还可通过脑脊液中$BH_4$和新蝶呤水平降低、酶活性测定，以及基因缺陷的测定（见第79.1）。临床上，本病应与其他原因引起肌张力不全和儿童帕金森病相鉴别，尤其与酪氨酸羟化酶、墨蝶呤还原酶和芳香氨基酸脱羧酶等缺乏相鉴别。

给予L-多巴/卡比多巴治疗通常有显著疗效。$BH_4$口服治疗也有一定疗效，但很少使用。三磷酸鸟苷环化水解酶I的基因位于染色体14q22.1-22.2。

## 墨蝶呤还原酶缺乏症

墨蝶呤还原酶是一个参与催化6-丙酮酰-四氢蝶呤转化为四氢生物蝶呤（$BH_4$）的酶。它还参与四氢生物蝶呤合成的补救途径（图79-1）。该酶缺乏导致6-乳酰基-四氢蝶呤积累，通过非酶方法转化为墨蝶呤。大部分墨蝶呤在外周组织中通过补救途径被代谢为四氢生物蝶呤（图79-1），但由于在人脑中二氢叶酸还原酶（DHFR）活性低，$BH_4$的量仍然不足以在中枢神经系统中合成足够的多巴胺和5-羟色胺。因此本病多无高苯丙氨酸血症表现。目前该病确诊例数不足40例，但因为确诊需要脑脊液的高特异性检查，部分患者可能未被诊断。

在出生后几月内可出现临床表现，其表现类似于Segawa病和酪氨酸羟化酶缺乏症。临床常见进行性的精神运动迟滞、躯干肌张力低下伴四肢肌张力增高、肌张力障碍、异常眼球运动（也可误诊为癫痫发作），以及反射亢进。临床症状通常伴有明显的昼夜变化，日间逐渐加重，睡眠时改善。生长发育通常正常。

诊断主要通过测定脑脊液中神经递质与蝶呤代谢物，包括高香草酸和5-羟基吲哚乙酸的浓度下降，墨蝶呤和二氢生物蝶呤（$BH_2$）水平的显著升高。血清5-羟色胺浓度降低，催乳素浓度升高。苯丙氨酸的血浆浓度和苯丙氨酸/酪氨酸比例多为正常，但苯丙氨酸负荷试验（见前述）后两者均有异常上升。脑电图和颅脑影像学通常是正常的。经培养的成纤维细胞的酶活性检测及DNA分析可进一步证实诊断。

通过缓慢增加剂量的L-多巴/卡比多巴和5-羟基色氨酸治疗通常有显著疗效。

本病为常染色体隐性遗传，杂合子携带者通常不发病。该酶基因位于染色体2p12-14，且数个致病性突变已在不同家族中被证实。

## 多巴胺 β－羟化酶缺乏症（图 79–2）

本病仅有少数成年患者的报道，其临床表现为体位性低血压。这些患者既往有新生儿期的上睑下垂、低血压、低体温和低血糖病史。患者母亲多有自然流产或死胎史。目前认为该酶的大多数突变是致命的，幸存的成年患者多为该病的轻型患者。实验室检查包括血浆、脑脊液和尿中去甲肾上腺素和肾上腺素及其代谢物的缺乏，而多巴胺及其代谢产物水平升高。二羟苯基丝氨酸在体内由芳香族 L– 氨基酸脱羧酶（AADC）作用转化为去甲肾上腺素，二羟苯基丝氨酸用于治疗可显著改善体位性低血压，使体内去甲肾上腺素及其代谢物水平正常。该病为常染色体隐性遗传，该酶基因定位于染色体 9q34。

## 单胺氧化酶（MAO）缺乏症

单胺氧化酶有 MAOA 和 MAOB 两种同工酶。两种酶在体内都对大多数生物胺有氧化脱氨基作用，包括 5– 羟色胺（图 79–5）、去甲肾上腺素、肾上腺素和多巴胺（图 79–2）。两种同工酶的基因均位于 Xp11.23，因此该酶缺乏临床上主要见于半合子男性。MAOA 缺乏曾在一个荷兰大家系中被报道。所有男性患者表现为轻度精神发育迟滞和好斗、暴力行为。MAOB 缺乏症曾在 Norrie 病（见第 614 章）患者中发现，此病发病机制中酶缺陷的重要性尚不清楚。孤立的 MAOB 缺乏症尚未见报道。这些酶缺乏已被认为是精神疾病的病因，但尚无临床研究支持。通过测定发现体液中去甲肾上腺素、多巴胺和 5– 羟色胺水平升高，结合其代谢产物低水平可诊断本病。尚无有效治疗方法。

## γ－氨基丁酸（GABA）

GABA 是主要的抑制性神经递质，它在突触中通过谷氨酸脱羧酶（GAD）将谷氨酸脱羧形成。其他器官产生 GABA 的途径是相同的，包括肾脏和胰脏 β 细胞。GABA 通过 γ－氨基丁酸转氨酶和琥珀酸半醛脱氢酶（SSADH）两种酶代谢成琥珀酸（图 79–11）。

## 谷氨酸脱羧酶（GAD）缺乏症（图 79–11）

GAD 酶需要吡哆醇（维生素 $B_6$）作为辅助因子。已发现有两种 GAD 酶（$GAD_{65}$ 和 $GAD_{67}$）。$GAD_{67}$ 主要分布在大脑，$GAD_{65}$ 主要在 β 细胞。抗 $GAD_{65}$ 和 $GAD_{67}$ 的抗体分别为 1 型糖尿病和僵人综合征（stiff-man syndrome）的主要指标。尚未见人类缺乏该酶的报道。一项研究表明人类 $GAD_{67}$ 基因的一个相关突变可导致唇裂，伴或不伴腭裂。$GAD_{65}$ 基因位于染色体 10p11.23，$GAD_{67}$ 基因位于染色体 2q31。

## GABA 转氨酶缺乏症（图 79–11）

这是一种非常罕见的常染色体隐性遗传疾病，曾有报道在某单一家庭中发现两个婴儿患者。临床表现为严重的精神运动发育迟滞、肌张力低下、反射亢进、嗜睡、难治性癫痫和线性生长加速。脊髓液中 GABA 和 β－丙氨酸的浓度增加。脑组织的尸检发现存在脑白质营养不良。大脑和淋巴细胞中有明确的 γ－氨基丁酸转氨酶缺乏。尚无特效治疗，维生素 B6 治疗无效。该酶基因位于染色体 16p13.3。

## γ－羟丁酸尿症（琥珀酸半醛脱氢酶缺乏症）

这是一种常见的神经递质遗传性疾病，已发现超过 350 例患者（图 79–11）。临床表现通常开始于婴儿早期，包括轻度至中度智力低下、语言发育迟缓、严重肌张力低下、精神神经症状（睡眠障碍、焦虑、注意力不集中和多动）、非进行性共济失调和癫痫发作。其他相关发现有自闭症表现、幻觉和攻击行为。

实验室检查包括血液（高达 200 倍）、脑脊液（高达 1200 倍）和尿中（高达 800 倍）γ－羟丁酸浓度显著升高。一般无酸中毒。γ－羟丁酸尿排泄随着年龄增长而下降。约有一半患者有脑电图异常。脑部 MRI 检查可见苍白球 T2 信号增加，大脑和小脑萎缩。

淋巴细胞中的酶活性测定可进一步证实诊断。可通过测定羊水中的 γ－羟丁酸，以及羊水细胞或绒毛膜活检标本中的酶活性来实现产前诊断。

治疗大多无效，氨己烯酸可改善部分患者共济失调和精神症状。

本病可能为常染色体隐性遗传。琥珀酸半醛脱氢酶的基因位于染色体 6p22，且数个致病性突变已在不同家族中被证实。

γ－羟丁酸在本病发病机制中的作用仍不清楚，因为给予人类和动物该物质后产生了易变的相互矛盾的作用。γ－羟丁酸钠被非法用作一种有麻醉作用的消遣性毒品和约会强奸药（见第 108 章）。

## 组氨酸脱羧酶缺陷

组氨酸经组氨酸脱羧酶脱羧后生成组胺，其功能为大脑中的神经递质。该酶（主要表达于下丘脑后部）缺乏导致中枢神经系统中的组胺缺乏，曾报道导致一家系出现常染色体显性遗传的抽动秽语综合征。

## 高脯氨酸血症

大多数 I 型和 II 型高脯氨酸血症患者有精神运动发育迟滞和癫痫发作。I 型患者患精神分裂症的风险显著增加。脯氨酸的浓度增加在本病发病机制中的作用仍不清楚。II 型的神经系统异常现被认为主要是由于本病的维生素 $B_6$ 依赖性（见第 79.9）。

## 3- 磷酸甘油酸脱氢酶缺乏症

见第 79.8。

## 磷酸丝氨酸转氨酶缺乏症

见第 79.8 章。

## 非酮症高甘氨酸血症

见第 79.7。

## 参考书目

参考书目请参见光盘。

# 79.12 尿素循环和高氨血症（精氨酸、瓜氨酸、鸟氨酸）

*Iraj Rezvani, Marc Yudkoff*

氨基酸分解代谢产生游离氨，它在高浓度时对中枢神经系统有很强的毒性作用。在哺乳动物，氨通过尿素循环转化为尿素而解毒（图 79–12）。尿素合成需 5 种酶：氨甲酰磷酸合成酶（CPS）、鸟氨酸 – 氨甲酰基转移酶（OTC）、精氨琥珀酸合成酶（AS）、精氨琥珀酸分解酶（AL）和精氨酸酶。第 6 种酶——N- 乙酰谷氨酸合成酶，则为合成 N- 乙酰谷氨酸所必需，该化合物是 CPS 的活化剂。上述酶系中的任意一种酶的缺乏均已被发现，估计总的患病率约为 1/3 万活产儿，为婴儿高氨血症最常见的遗传学病因。

## 高氨血症的遗传学病因

除尿素循环酶缺乏外，其他一些先天性代谢病也可见氨血浆浓度显著增高（表 79–3），其中一些导致高氨血症的疾病的病因尚未明确。

## 高氨血症的临床表现

在新生儿期，不论何种原因所致，其症状和体征大致相同，均主要与脑功能障碍有关。出生时正常，但在喂食含蛋白质饮食后数日即出现拒乳、呕吐、呼吸急促、嗜睡，并很快进展为深昏迷，惊厥常见。体格检查可发现肝大及深昏迷的神经病学体征。高氨血症还可导致颅内压增高，表现为前囟隆起和瞳孔散大。

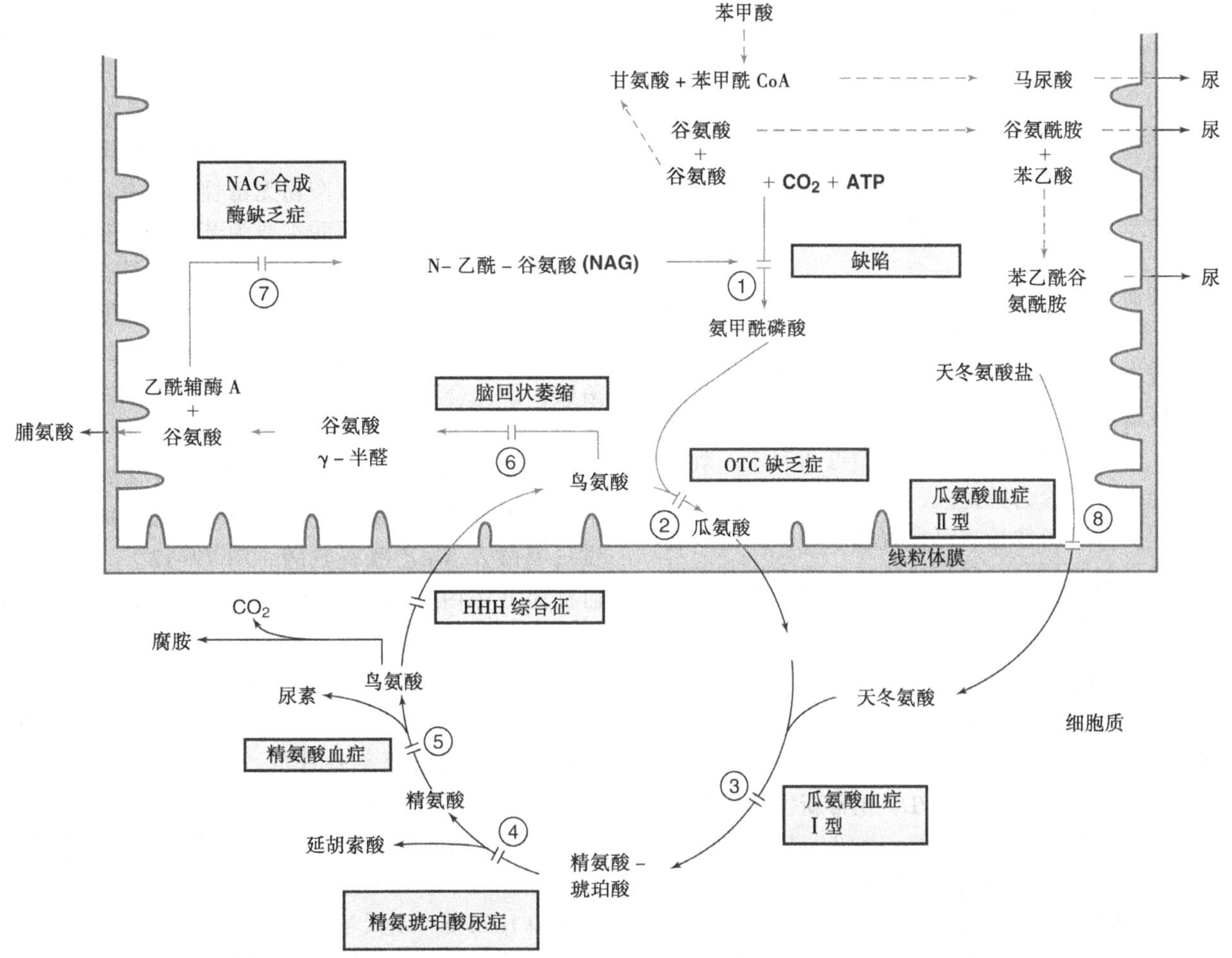


图 79–12 尿素循环：氨处理和鸟氨酸代谢途径。发生在线粒体的反应用紫色显示。虚线箭头表示氨处理的旁路途径。酶：①氨甲酰磷酸合成酶（CPS）；②鸟氨酸转氨甲酰酶（OCT）；③精氨酸琥珀酸合成酶（AS）；④精氨酸琥珀酸裂解酶（AL）；⑤精氨酸酶；⑥鸟氨酸 5- 氨基转移酶；⑦ N- 乙酰谷氨酸（NAG）合成酶；⑧维生素 P。HHH 综合征：高氨血症 – 高鸟氨酸血症 – 高瓜氨酸血症

表 79-3 引起高氨血症的先天性代谢缺陷病

| |
|---|
| 尿素循环酶缺乏 |
| 氨甲酰磷酸合成酶（CPS） |
| 鸟氨酸转氨甲酰酶（OTC） |
| 精氨酸琥珀酸合成酶（AS） |
| 精氨酸琥珀酸裂解酶（AL） |
| 精氨酸酶 |
| N- 乙酰谷氨酸合成酶 |
| 有机酸血症 |
| 丙酸血症 |
| 甲基苯二酸血症 |
| 异戊酸血症 |
| β - 酮硫解酶缺乏症 |
| 多发性羧化酶缺乏症 |
| 中链脂肪酰辅酶 A 脱氢酶缺乏症 |
| 戊二酸血症 II 型 |
| 3- 羟 -3- 甲基戊二酸血症 |
| 赖氨酸尿性蛋白不耐症 |
| 高氨血症 - 高鸟氨酸血症 - 高瓜氨酸血症 |
| 新生儿暂时性高氨血症 |
| 伴高血氨的先天性高胰岛素血症 |

在婴儿及年长儿，急性高血氨症表现为呕吐和神经病学异常，如共济失调、意识模糊、烦躁、易激惹和好斗，这些临床表现可与嗜睡状态交替出现，最后进入昏迷。

如果高血氨症是尿素循环酶缺乏所致，则常规实验室检查无特异性发现。血尿素氮通常降低，血清 pH 一般正常或轻度升高。由于氨可导致肝细胞线粒体肿胀，血转氨酶（ALT 和 AST）可轻度增高。在有机酸血症患儿，其高氨血症常伴严重酸中毒和酮尿。新生儿高氨血症常被误诊为败血症，患儿可在无正确诊断下发生死亡。神经影像检查可发现脑水肿，尸检一般无特异发现。因此，对于任何其临床表现不能由明显感染所解释的患儿，则必须要检测其血浆氨浓度。

## 高氨血症的诊断

主要诊断标准为高氨血症。每个实验室应确立各自的血氨正常浓度，通常可有一些变异。在年长儿和成人，血氨浓度一般 <35 μ mol/L。正常新生儿的血氨浓度可偏高，足月儿可高至 100 μ mol/L，早产儿可高至 150 μ mol/L。新生儿高氨血症的鉴别诊断方法见图 79-13。血氨基酸异常可帮助诊断。在 CPS、OTC 或 N- 乙酰谷氨酸合成酶缺乏患儿常可见血浆谷氨酰胺和丙氨酸升高，并同时有瓜氨酸和精氨酸浓度降低。单凭血氨基酸水平，不能把这些异常相互区分开来。OTC 缺乏患儿尿乳清酸显著增高，此可与 CPS 缺乏相鉴别。CPS 和 N- 乙酰谷氨酸合成酶缺乏的鉴别则需要相应的酶学检测。但如口服氨甲酰谷氨酸后出现临床改善，则可提示为 N －乙酰谷氨酸合成酶缺乏。AS、AL 及精氨酸酶缺乏患儿，则分别可见血浆瓜氨酸、精氨琥珀酸及精氨酸显著增高。在这些疾病中，高氨血症和显著的高瓜氨酸血症或高精氨琥珀酸血症一起出现确实为其特征性改变。

## 急性高氨血症的治疗

高氨血症的预后主要取决于其严重性和持续时间。严重的神经系统后遗症常发生在血氨严重升高（>300 μ mol/L）并持续超过 12h 的新生儿。因此，急性高氨血症应予及时有力的治疗。治疗目标为降低体内血氨浓度，可以通过以下两个途径实现：①以非尿素形式清除体内游离氨；②补充足够热量及必需氨基酸，以阻止内源性蛋白质的进一步分解和促进蛋白合成（表 79-4）。应静脉补充液体、电解质、葡萄糖（5%~15%）和脂质 [1-2g/（kg・24h）]，同时予以最低剂量的蛋白质，最好以必需氨基酸形式给予 [0.25g/（kg・24h）]。一旦患者临床情况允许，就应开始鼻饲管的低蛋白奶粉 [0.5~1.0g/（kg・24h）] 喂养。

在高氨血症治疗上的一个重大进展为酰化疗法的出现。通过给予外源性有机酸和内源性非必需氨基酸结合成酰化产物，该产物无毒性并具有高肾脏清除率。用于该目的的有机酸主要为苯甲酸钠盐和苯乙酸钠盐。苯甲酸盐在肝脏和内源性甘氨酸结合成马尿酸（图 79-12），每摩尔苯甲酸盐可以甘氨酸的形式清除 1mol 氨。苯乙酸盐结合谷氨酰胺生成苯乙酰谷氨酰胺，该化合物易于从尿液排泄。每摩尔苯乙酸盐在体内可以谷氨酰胺的形式清除 2mol 氨（图 79-12）。

在大部分尿素循环酶缺乏所致高氨血症的治疗中，使用精氨酸有效，这是由于精氨酸为尿素循环提供鸟氨酸及 N- 乙酰谷氨酸（图 79-12）。在瓜氨酸血症患儿体内，1mol 精氨酸可与 1mol 氨（以氨甲酰磷酸盐形式）反应生成瓜氨酸；在精氨琥珀酸血症患儿体内，1mol 精氨酸可与 2mol 氨（以氨甲酰磷酸盐和天冬氨酸形式）反应生成精氨琥珀酸。瓜氨酸和精氨琥珀酸远较游离氨毒性低，且更易经肾脏排泄。CPS 或 OTC 缺乏症患者应给予精氨酸治疗，因为精氨酸成为这些疾病中的必需氨基酸。补充瓜氨酸 [200mg/（kg・24h）] 对 OTC 缺乏症有益，因为 lmol 瓜氨酸可以和 1mol 氨（以天冬氨酸形式）生成精氨酸。显然，对精氨酸酶缺乏症应禁忌使用精氨酸或瓜氨酸，精氨酸酶缺乏症是一种罕见病，临床主要表现为痉挛性双瘫而非高氨血症（见后述）。同时，对继发于有机酸

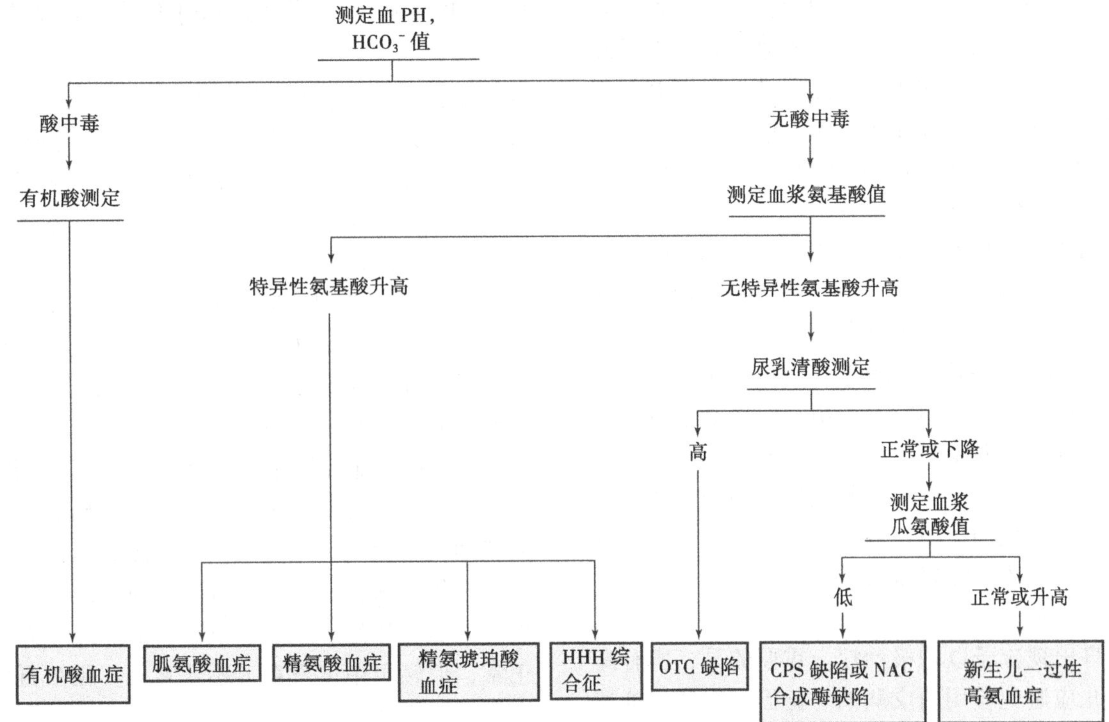


**图 79–13**　新生儿有症状的高氨血症临床诊断流程。CPS：氨甲酰磷酸合成酶；HHH 综合征：高氨血症 – 高鸟氨酸血症 – 高瓜氨酸血症；NAG：N- 乙酰谷氨酸；OTC：鸟氨酸转氨甲酰酶

**表 79–4 急性高氨血症患儿的治疗**

1. 静脉补充足量的热量、液体和电解质（10% 葡萄糖、氯化钠 * 和静脉脂肪 1g/（kg · 24h）。在治疗的第一个 24h 内补充最低限量的蛋白质，以必需氨基酸混合制剂为佳 [0.25g/（kg · 24h）]
2. 给予以下药物的首剂量：
   - 在 1~2h 内以 20mL/kg 的速度输入 10% 葡萄糖
   - 苯甲酸钠 250mg/kg（5.5g/nm²）†
   - 苯乙酸钠 250mg/kg（5.5g/nm²）†
   - 10% 盐酸精氨酸溶液 200–600mg/kg（4.0~12.0g/nm²）
3. 在首剂量后继续输入苯甲酸钠 †[250~500mg/（kg · 24h）]、苯乙酸钠 †[250~500mg/（kg · 24h）] 和精氨酸 [200~600mg/（kg/24h）]‡。这些药物应加入每日静脉输液中
4. 如果上述治疗不能有效降低血氨，应立即开始腹膜透析或血液透析

血症的高氨血症，也不提倡精氨酸治疗，因为此种治疗并不能取得效果。但对于高氨血症首次发作的新生儿，则应以精氨酸治疗直至诊断明确。

苯甲酸盐、苯乙酸盐及精氨酸合用可取得最佳疗效。此类药物的首剂后应持续静脉输注直至急症缓解（表 79–4）。苯甲酸盐与苯乙酸盐均为浓缩液，需稀释至适当浓度（1%~2%）后方能用于静脉输注，此两种药物的推荐治疗量均可为患者带来相当数量的钠，此应计算入患者的钠每日需要量中。现有用于静脉输注的苯甲酸盐和苯乙酸盐混合商品制剂（Ammonul 公司；www.ammonul.com）。苯甲酸盐与苯乙酸盐在伴高胆红素血症的新生儿时应慎用，因为两者能将胆红素从白蛋白中置换出来。然而，尽管存在此种理论风险，但在接受这种治疗的高氨血症新生儿中并未有发生核黄疸的报道（见第 96.4）。

如果上述治疗未能在数小时内有效降低血氨水平，则应当行腹膜透析或血液透析。换血疗法对降低体内总氨水平收效甚微，故其仅用于未能立即行透析治疗或新生儿高胆红素血症时。血液透析是最有效的除氨措施，但如果血液透析不能进行或在技术操作上有难度，腹膜透析可在数小时内降低血氨水平。在有机酸血症所致的高氨血症中，腹膜透析对体内的有害有机酸及氨均能有效清除。

口服新霉素可限制产氨的肠道菌的生长，乳果糖则能够酸化肠道内腔，从而减少氨经小肠上皮的弥散。但这些均未在高氨血症的新生儿中广泛使用。患儿神经病学改善有可能大大滞后于血氨水平的恢复，患儿的神志完全恢复可能需要数日。

## 高氨血症的长期治疗

一旦患儿神志清楚，应针对引起高氨血症的基础病因调整治疗。一般情况下，不论何种酶缺乏患儿，均需一定程度地限制蛋白质 [1~2g/（kg · 24h）]。对尿素循环酶缺乏症患儿，长期予苯甲酸盐 [250~500mg/（kg · 24h）]、苯乙酸盐 [250~500mg/（kg · 24h）] 及精氨酸 [200~400mg/（kg · 24h）] 或瓜氨酸 [OTC 缺乏症患儿，200~400mg/（kg·24h）]治疗可有效维持其血氨在正常范围。因苯乙酸盐气味极难闻，使得患儿及家庭难以接受，故可用苯丁酸盐代替。目前有可供口服的商品化制剂（Buphenyl; www.buphenyl.com）。

上述制剂都曾经应用于妊娠期而无明显致畸效应，但经验仍十分有限。

补充肉碱也被推荐用于该病治疗，因苯甲酸盐与苯乙酸盐均可引起肉碱缺乏，但其临床获益仍有待证实。生长指标，尤其是头围和营养指标（血白蛋白、前白蛋白、pH、电解质、氨基酸、锌、硒），应密切随访。这些患者的长期治疗最好由一组经验丰富的专家（内科专家、营养学家、神经学家和遗传学家）来实现。少数具有不同类型的尿素循环缺陷的患者有类似肠病性肢端皮炎的皮损，可能是由于过分严格的低蛋白饮食导致人体必需氨基酸，尤其是精氨酸缺乏所致。应避免分解代谢状态（感染和空腹）诱发的高氨血症，一旦出现应予以积极治疗。重要的是，所有高氨血症患儿应避免应用丙戊酸钠（德巴金）作为抗惊厥药或情绪稳定剂，因为此药即使在健康者中也易引起血氨升高。对于部分患者，如果前期没有发生严重的高血氨危象，肝移植是有益的。

## 氨甲酰基磷酸合成酶（CPS）和N-乙酰谷氨酸合成酶（NAG）缺乏症（图79-12）

这两种酶缺乏症有相似的临床及生化表现。症状的严重程度及发病年龄变异较大。在酶活性近乎完全缺乏的患儿，在出生后数日甚至数小时即可出现高氨血症的症状和体征（拒食、呕吐、嗜睡、抽搐及昏迷），颅内压增高常见。迟发型（可迟至32岁）可表现为看似正常的个体突发急性高氨血症（嗜睡、头痛、癫痫发作、精神异常），甚至出现昏迷及死亡（一例26岁既往无症状女性分娩时死于高氨血症），诊断常可与偏头痛混淆。伴有精神发育异常与慢性亚临床性高氨血症（时有急性高氨血症发作）的中间型也曾有出现。

实验室检查可见高血氨，血浆氨基酸谱见谷氨酰胺与丙氨酸浓度增高，瓜氨酸和精氨酸浓度相对降低，尿乳清酸低或测不到（图79-13）。

急性高氨血症发作和长期治疗前文已概述（表79-4）。口服氨甲酰谷氨酸对NAG合成酶缺乏症有效。因此，通过肝活检标本的酶活性分析以鉴别CPS和NAG合成酶缺乏症很重要。NAG合成酶缺乏症在北美罕见。

CPS缺乏症为常染色体隐性遗传，此酶在正常情况下见于肝和肠中，其基因位于染色体2q35。在不同家族中已发现数种致病性突变。发病率未知。

## 鸟氨酸-氨甲酰基转移酶（OTC）缺乏症（图79-12）

本病为X-连锁不完全显性遗传。男性半合子患者较女性杂合子患者症状严重。女性杂合子可为轻型，但大多数（约75%）患者并无症状，无明显高氨血症史的女性患者可有轻微神经功能缺陷。本病为最常见的尿素循环酶疾病，占总病例的40%。

男性新生儿的临床表现一般为发生于出生后数天内的严重高氨血症（见前述）。此类患儿预后差。轻型常见于女性杂合子和一些男性患儿。轻型的病症特点为间断性发病，并可发生于任何年龄（一般为婴儿期后）。高氨血症发作（表现为呕吐，以及共济失调、意识模糊、烦躁及攻击性行为等神经病学异常）与无症状期交替出现，此种发作常紧随高蛋白饮食后出现或感染等分解代谢状态所致。任何一次发作中都有发生高血氨性昏迷、脑水肿或死亡的可能。智力发育可正常，但轻至中度发育迟缓较常见。胆结石可见于幸存者，其机制不清。

急性发病中的实验室检查主要可见血氨、谷氨酰胺与丙氨酸浓度显著增高，而瓜氨酸和精氨酸浓度降低。血尿素常常降低。尿乳清酸排泄显著增加，此可与CPS缺乏症相鉴别（图79-13）。乳清酸盐可在尿中沉积形成粉红色结晶。在轻型患者中，这些异常的实验室检查结果在发作间期可转为正常，此型应与童年期所有发作性疾病鉴别。赖氨酸尿性蛋白不耐受症（见第74.13）可表现出部分与OTC缺乏症相似的特征，但前者可通过赖氨酸、鸟氨酸、精氨酸的尿排泄增加及血瓜氨酸的升高来鉴别。

该酶正常情况下仅存在于肝中，酶活性测定可进一步证实诊断，或可行基因突变诊断。有些商业化实验室可提供OTC基因的测序，但有20%的患者可为正常序列，可能由于突变存在于内含子或前导序列中。胎肝活检及绒毛膜标本DNA分析可作为产前诊断。给予负荷量蛋白口服后，如出现血浆氨及尿乳清酸水平升高，则可证实无症状的杂合子女性携带者。而在别嘌呤醇负荷试验后，如出现尿乳清酸排泄量显著增加，则可检测出非致病的女性携带者。需强调获得详细家族史的重要性。先证者母系的女性亲属中常有偏头痛或蛋白质厌恶病史。实际上，细察家族史还可发现母亲谱系中不明原因的男性新生儿死亡。

高氨血症急性发作的治疗和长期治疗前文已概述。在OTC缺乏症患者中，瓜氨酸用来代替精氨酸。肝移植治疗可获成功疗效，效果明确，甚至在婴儿身上都已有应用。

OTC的基因定位于Xp21.1。在不同患者身上已确定许多致病突变（>300）。在大多数情况下，酶缺乏的程度决定了表型的严重程度。患儿的母亲是突变基因的携带者，除非发生新生的突变基因。一位生下 2 个男性患儿的母亲却查出有正常的基因型，表明在母亲体内存在性腺嵌合。

## 精氨琥珀酸合成酶（AS）缺乏症（瓜氨酸血症）（图 79–12）

已经确定有两种在临床和遗传上不同形式的瓜氨酸血症。经典型（Ⅰ型）是由于 AS 酶的缺乏所致。成人型（Ⅱ型）是由于名为维生素 P（citrin）的线粒体转运蛋白的缺乏引起。

Ⅰ型瓜氨酸血症（经典型瓜氨酸血症，CTLN1）是由于 AS 酶的缺乏所致（图 79–12）。由于酶缺乏程度的不同，其引发的临床表现也有很大差异，有两种主要形式。重型或称新生儿型最为常见，在出生后数日即出现高氨血症的症状和体征（见前述）。亚急性型或轻型可由 1 岁以后的生长不良、频繁呕吐、发育迟滞及毛发干脆易断逐渐起病。因分解代谢状态诱导的急性高氨血症突然发作有助于诊断。

本病的实验室检查所见与 OTC 缺乏症相似，除了Ⅰ型患者血浆瓜氨酸浓度显著增高（正常的 50~100 倍）外（图 79–13）。尿乳清酸排泄中度增加，乳清酸盐沉积所致结晶尿也可出现。经培养的成纤维细胞的酶活性测定或 DNA 分析可进一步证实诊断。产前诊断可通过经培养的羊膜细胞的酶活性测定或绒毛膜绒毛活检的 DNA 分析完成。

高氨血症急性发作的治疗和长期治疗前文已概述。血瓜氨酸浓度全程增高，精氨酸注射后可能会进一步增加。有症状的新生儿型预后差，而轻型患者在限制蛋白质饮食联合苯甲酸盐治疗后，健康状况常良好。即使获得良好治疗，患儿也常有轻度至中度智力低下。

瓜氨酸血症以常染色体隐性方式遗传。该基因位于染色体 9q34.1。数种致病性突变已被发现于不同家族中。大多数患者是有两个不同等位基因的复合杂合子。本病患病率未知。近年来开展的尿素循环缺陷新生儿筛查已发现了即便是正常饮食下也看似无症状的受累者。需要通过长期随访来确定这些人没有神经系统后遗症。

## 维生素 P 缺陷导致的瓜氨酸血症（Ⅱ型瓜氨酸血症，CLTN2）

维生素 P（天冬氨酸 – 谷氨酸载体，AGC2）是由位于染色体 7q21.3 的 SLC25A13 基因编码的线粒体转运蛋白。 其主要功能是把天冬氨酸从线粒体运输到细胞质，天冬氨酸对于将瓜氨酸转化成精氨琥珀酸必不可缺（图 79–12）。如果尿素循环在细胞质中得不到天冬氨酸，尿素将不能以正常速度形成而瓜氨酸会在体内蓄积。这些患者的肝脏有 AS 活性缺陷，但没有发现 AS 基因突变。据推测，维生素 P 缺乏或其突变基因在肝脏干扰 AS 酶 mRNA 的翻译。此病最早在日本人中被报道，但也已发现一些非日本患者。目前已发现两种形式的维生素 P 缺乏症。

新生儿肝内胆汁淤积症（新生儿型Ⅱ型瓜氨酸血症） 临床和实验室表现往往在 1 岁之前就开始出现，包括胆汁淤积性黄疸合并轻到中度的直接（结合）高胆红素血症、显著的低蛋白血症、凝血功能障碍（凝血酶原时间及部分凝血活酶时间延长）、血清 γ – 谷氨酰转肽酶（GGTP）浓度和碱性磷酸酶活性增加，肝转氨酶通常正常。血氨和瓜氨酸的浓度通常正常，但也有中度升高的报道。可能有蛋氨酸、酪氨酸、丙氨酸和苏氨酸的血浆浓度增加。可能会出现血清半乳糖水平升高，但参与半乳糖代谢的所有酶均正常。高半乳糖血症的原因不明。同时存在血 α – 甲胎蛋白水平显著升高。这些结果类似Ⅰ型酪氨酸血症，但不同于后者的是，尿琥珀酰丙酮排泄不升高（见第 79.2）。肝活检可见脂肪浸润、胆汁淤积与小管扩张，以及中等程度纤维化。这种状况通常是自限性的，多数婴儿到 1 岁时即使仅给予支持及对症治疗也能自发好转。如果存在高氨血症和高瓜氨酸血症，应予低蛋白饮食及其他适当措施（见前述）。部分病例发生肝衰竭则需要肝移植。在原因不明的新生儿肝炎合并胆汁淤积的情况下需考虑该诊断。有关长期预后和自然病程的数据有限，经过数年貌似无症状的间歇期可转变为成人型。

成人型Ⅱ型瓜氨酸血症（成人发病型瓜氨酸血症，温和型Ⅱ型瓜氨酸血症） 此型可在既往正常的个体中突然发生，表现为神经精神症状，如定向障碍、谵妄、幻觉、行为异常、震颤和严重精神失常。存在中等程度的高氨血症和高瓜氨酸血症。发病年龄通常在 20~40 岁（范围 11~79 岁）。从第一次发病中恢复的患者可有反复发作，大多数会在诊断后数年内死亡，多因为脑水肿。胰腺炎、高脂血症和肝癌是幸存者中的主要并发症。急性发作的治疗主要是支持和对症治疗。给予大量的葡萄糖和限制膳食中的蛋白质看似有益处，但可能加剧细胞质中的天冬氨酸缺乏而使病情恶化。肝移植是最有效的治疗，从第一次发作恢复后不久即应予以考虑。

该基因的几种致病突变也已确定。Ⅱ型瓜氨酸血症（新生儿和成年型）的发病机制仍然不明。虽然致病基因的频率在日本人群中相当高（纯合子达 1∶20 000），但临床状况的发生频率只有 1∶100 000，这表明实际上大量纯合子个体并无症状。

## 精氨琥珀酸分解酶（AL）缺乏症（精氨琥珀酸尿症）（图 79-12）

临床及生化表现的严重程度很不一致。在新生儿型中，重度高氨血症于出生后数日内逐渐出现，死亡率高。亚急性型或迟发型可存活，主要临床表现为智力落后、生长不良和肝大。以干、脆为特征的毛发异常有特殊诊断价值（结节性脆发病）。一些幸存者可见胆结石。重度高氨血症急性发作常发生于分解代谢状态中。

实验室检查可见高血氨、肝酶中度升高、血浆谷氨酰胺及丙氨酸非特异性升高、血浆瓜氨酸中度升高（但较瓜氨酸血症为低）及血浆精氨琥珀酸水平显著增高（图 79-13）。在大多数的氨基酸分析检测中，精氨琥珀酸以一系列酸酐类形式显示于异亮氨酸或蛋氨酸区域，这可能会对诊断造成干扰。尿和脑脊液中也可见大量精氨琥珀酸，脑脊液中精氨琥珀酸的水平一般高于其在血浆中的水平。该酶在正常情况下存在于红细胞、肝及经培养的成纤维细胞中。产前诊断可通过经培养的羊膜细胞的酶活性测定或突变基因的测定完成。本病胎儿的羊水中精氨琥珀酸也增加。

急性高氨血症发作的治疗和长期治疗前文已概述。本病常见的后遗症为智力低下、持续性肝大伴肝酶轻度升高，以及由异常凝血因子所致的出血倾向。本病为常染色体隐性遗传。其发病率约为 1/7 万活产儿。基因位于染色体 7cen-q11.2。

## 精氨酸酶缺乏症（高精氨酸血症）（图 79-12）

本病为常染色体隐性遗传。人类有两种不同的精氨酸酶：一种存在于肝及红细胞的细胞质内（A1），另一种（A2）见于肾和脑的线粒体中。细胞质酶的缺乏可引起一种精氨酸酶缺乏症，其基因位于 6q23。线粒体酶的作用目前仍不清楚，在精氨酸血症患者中，其线粒体酶活性增高，但并无保护作用。数种致病性突变已在不同家系中被证实。

此种罕见病的临床表现与其他尿素酶缺乏症截然不同。起病隐匿，患儿在出生后数月甚至数年内无症状。原先正常的婴幼儿出现进行性痉挛性双瘫合并下肢剪刀样步态、舞蹈手足徐动症及生长停滞，这往往提示一种中枢神经系统退行性变。曾有 2 例初诊为脑瘫患儿，数年后才被证实为精氨酸酶缺乏症。精神发育迟缓呈进行性，癫痫发作常见，但严重高氨血症发作并不常见。可有肝大。顽固性癫痫发作、脑水肿，甚至死亡的急性新生儿型也有报道。

实验室检查可见血浆及脑脊液中精氨酸水平显著升高（图 79-13），尿乳清酸水平中度升高，血浆氨水平正常或轻度升高；尿精氨酸、赖氨酸、胱氨酸及鸟氨酸排泄量常增加，但也可正常。因此，血浆氨基酸测定是诊断本病的关键。尿中胍基化合物（α-酮-胍基戊酸、精氨酸）水平显著升高。红细胞内精氨酸酶活性测定可进一步证实诊断。

治疗包括不含精氨酸的低蛋白饮食，使用由必需氨基酸组成的合成蛋白质可显著降低血浆精氨酸浓度，并能改善神经异常。应经常测定血浆氨基酸，以监控调整饮食结构及蛋白质每日摄入量。如果有高氨血症出现，苯甲酸盐 [250-375mg/（kg·24h）] 治疗也有效，同时也可降低血浆精氨酸浓度。曾有 1 例患儿，在精氨酸血症获得良好控制的情况下，却于 9 岁时发生 1 型糖尿病。

### 新生儿暂时性高氨血症

某些健康足月儿的血氨水平可高至 100 μmol/L，或为成人或年长儿的 2~3 倍。对于早产儿，血氨的正常上限可高至 150 μmol/L。生后数周血氨水平可接近成人正常水平。这些患儿常无症状，即使随访研究至 1 岁半，也未显示出任何有意义的神经病学缺陷。

在新生儿中已发现有重度暂时性高氨血症的情况，大多数患儿为早产并有轻度呼吸窘迫综合征。高血氨性昏迷在出生后 2~3d 内出现，如不及时治疗可发生死亡。实验室检查可见严重高血氨（血氨可高达 4000 μmol/L），同时有血浆谷氨酰胺和丙氨酸水平中度升高。血浆尿素循环中间代谢氨基酸的浓度一般正常。本病病因不明，尿素循环酶活性均为正常。高氨血症治疗应尽早开始且持续有力（见下文），一般均能痊愈而无后遗症，即使予正常蛋白质饮食后也无再发。

## 鸟氨酸

鸟氨酸是尿素循环的中间代谢产物之一，在天然蛋白质中并无存在。其在胞液中由精氨酸所产生，并被转运至线粒体中作为 OTC 的底物以生成瓜氨酸。过剩的鸟氨酸被两种酶分解：其一为鸟氨酸 5- 转氨酶，它是一种线粒体酶，可将鸟氨酸转化为一种脯氨酸前体；另一为鸟氨酸脱羧酶，它存在于胞液中并将鸟氨酸转化为腐胺（图 79-12）。高鸟氨酸血症可由下列两种遗传病所致：脑回状视网膜脉络膜萎缩、高氨血症 - 高鸟氨酸血症 - 高瓜氨酸血症综合征。

### 脑回状视网膜脉络膜萎缩

这是一种罕见的常染色体隐性遗传病，由鸟氨酸 5- 转氨酶缺乏所致（图 79-12），约 30% 的病例报道来自芬兰。临床表现局限于眼部，包括夜盲、近视、周边视觉丧失及后囊下白内障。这些眼部异常始于 5~10 岁，至 40 岁后发展为完全失明；视网膜的萎缩性损害类似于脑回样。本病患者智力一般正常。血浆鸟氨酸水平升高 10~20 倍（达 400~1400 μ mol/L），无高氨血症及其他任何氨基酸增加。血浆谷氨酸、谷氨酰胺、赖氨酸、肌酸和肌酐水平中度降低。一些患者对大剂量维生素 $B_6$（500~1000mg/24h）治疗部分有效。低精氨酸饮食，同时补充赖氨酸、脯氨酸和肌酸，可有效降低鸟氨酸血浆浓度，并可取得一些临床改善。鸟氨酸 5- 转氨酶基因位于 10q26，一些（至少 60 种）致病性突变已在不同家系中被证实。

### 高氨血症 – 高鸟氨酸血症 – 高瓜氨酸血症综合征（HHH 综合征）

该病为罕见的常染色体隐性遗传病。由于将鸟氨酸从胞液运至线粒体的转运系统存在缺陷，造成鸟氨酸在胞液中蓄积而在线粒体内缺乏，前者引起高鸟氨酸血症，而后者引起尿素循环破坏和高氨血症（图 79-12）。高瓜氨酸可能由线粒体内氨甲酰磷酸盐与赖氨酸发生反应所致，而此反应由线粒体内鸟氨酸缺乏引起。高氨血症的临床表现在出生后即可出现或延迟至成年期。高氨血症急性发作时表现为拒食、呕吐及嗜睡；昏迷可发生于婴儿期。如未获诊断，可逐渐出现进行性神经体征，例如下肢无力、深部腱反射亢进、痉挛、阵挛、癫痫发作及程度不一的精神运动性迟缓。无眼部临床表现。

实验室检查可见除了高氨血症外，血浆鸟氨酸和高瓜氨酸水平显著升高。限制蛋白质摄入可改善高氨血症，补充鸟氨酸对一些患者可有临床改善。本病基因（SLC25A15）位于 13q14。

### 参考书目

参考书目请参见光盘。

## 79.13　组氨酸

*Iraj Rezvani*

组氨酸仅在婴儿期才作为一种必需氨基酸，其在年长儿和成人中的生理合成途径尚不清楚。组氨酸通过尿刊酸途径降解为谷氨酸。多种遗传性生化异常被报道与组氨酸降解途径有关，但无任何临床意义。

组氨酸在组氨酸脱羧酶催化下生成组胺。此类酶的缺失是导致家族型抽动秽语综合征（Tourette 综合征）的病因（见第 79.11）。

### 参考书目

参考书目请参见光盘。

## 79.14　赖氨酸

*Iraj Rezvani*

赖氨酸经两种途径降解。第一种途径，赖氨酸先与 α – 酮戊二酸缩合成酵母氨酸，再分解为 α – 氨基己二酸半醛和戊二酸。这两个反应步骤由 α – 氨基己二酸半醛合成酶催化，该酶有两种活性型，即赖氨酸酮戊二酸还原酶与酵母氨酸脱氢酶（图 79-14）。第二种途径，赖氨酸先经转氨基作用，再缩合成环形的哌可酸和哌啶 -6- 羧酸。哌啶 -6- 羧酸及其线性形式，即 α – 氨基己二酸半醛，在遗蛋白（antiquitin）酶的催化下氧化生成 α – 氨基己二酸。此为体内 D- 赖氨酸及脑中 L- 赖氨酸的主要降解途径（图 79-14）。

高赖氨酸血症、α – 氨基己二酸血症及 α – 酮己二酸血症是赖氨酸代谢先天性缺陷所致的三种生化异常状况，一般均无症状。

### 吡哆醇（维生素 $B_6$）依赖性癫痫

作为吡哆醇的活性形式，5’ – 磷酸吡哆醛是许多酶的辅酶，包括参与神经递质代谢的酶。脑组织细胞内 5’ – 磷酸吡哆醛缺失可导致癫痫发作，而高剂量的吡哆醇能有控制此类癫痫发作。吡哆醇依赖性癫痫（PDE）见于以下几种遗传代谢性疾病：

遗蛋白（α – 氨基己二酸半醛脱氢酶）缺乏症　这是吡哆醇依赖性癫痫最常见的病因。遗蛋白（因其从豌豆到人类的结构保守性而得名）缺乏，导致 Δ1- 哌啶 -6- 羧酸（P6C）在脑内积聚（图 79-14），P6C 与 5’ – 磷酸吡哆醛反应，并使其失活。因此，需大剂量的吡哆醇来克服这种失活反应。

II 型高脯氨酸血症　本病患者脑组织内 $\Delta^1$- 吡咯啉 -5- 羧酸（P5C）堆积，可导致 5’ – 磷酸吡哆醛失活，引起吡哆醇依赖性癫痫（见第 79.9，图 79-10）。

低磷酸酯酶症　5’ – 磷酸吡哆醛是吡哆醇的主要循环形式，其去磷酸化需要磷酸酯酶的参与。生成的游离吡哆醇，是吡哆醇透过血脑屏障进入脑细胞的唯一形式。吡哆醇在胞内再磷酸化形成 5’ – 磷酸吡哆醛。在婴儿型低磷酸酯酶症中，非组织特异性的磷酸酯酶显著缺乏，导致细胞内吡哆醇缺乏，从而发生吡哆醇依赖性癫痫（见第 696 章）。

遗蛋白缺乏所致的吡哆醇依赖性癫痫，其主要临床表现为癫痫发作，多发生在出生后数小时内，且常规抗惊厥治疗无效。有些患病胎儿在母亲子宫内时即有异常震颤运动。癫痫发作通常为强直 – 痉挛型，但也可以是其他任何类型。此外，还可表现为肌张力障碍、呼吸窘迫、腹胀、呕吐、肝大和体温过低等。目前也有关于迟发型吡哆醇依赖性癫痫的报道，最迟可

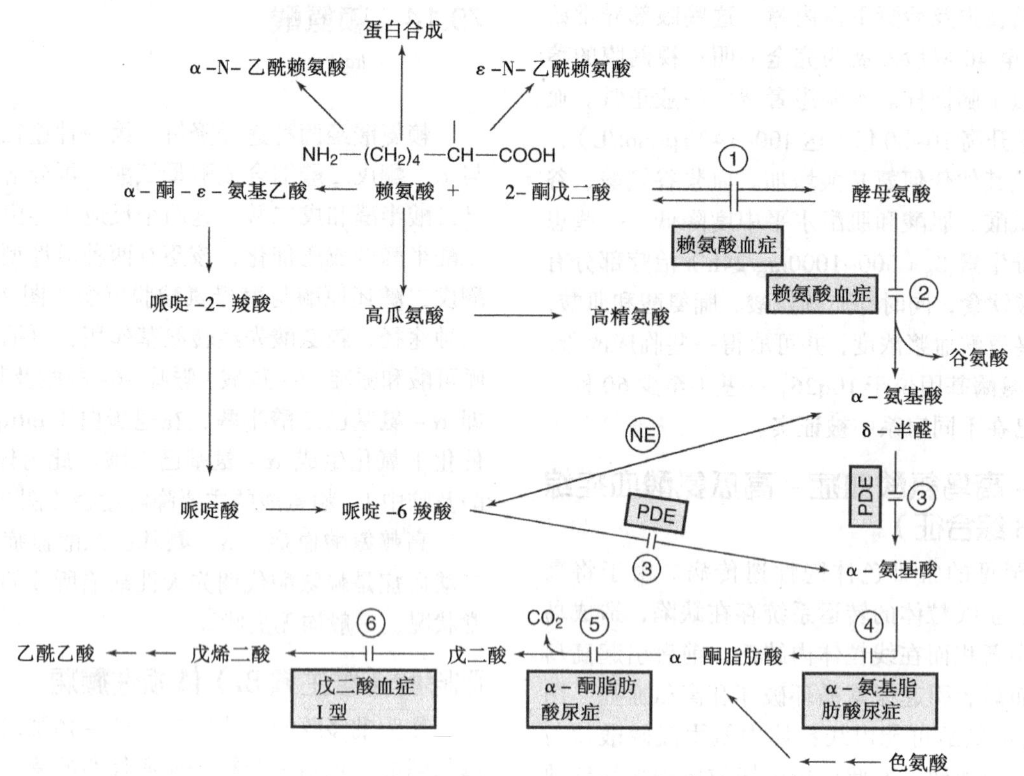


**图 79-14** 赖氨酸代谢途径。酶：①赖氨酸酮戊二酸还原酶；②酵母氨酸脱氢酶；③ α-氨基己二酸半醛/哌啶-6-羧酸（P6C）脱氢酶（遗蛋白）；④ α-氨基己二酸转移酶；⑤ α-酮己二酸脱氢酶；⑥戊二酰 CoA 脱氢酶。NE：非酶的；PDE：吡哆醇依赖性癫痫

发生在出生后5年。因此，对任何有顽固性惊厥的婴儿，我们推荐使用维生素 $B_6$。

实验室检测发现，脑脊液、血浆和尿液中 α-氨基己二酸半醛和哌可酸浓度升高。脑电图可检测到与癫痫发作一致的异常信号。这些变化在治疗后通常可恢复正常。神经影像学检查可以是正常，也可发现部分小脑和大脑萎缩、脑室周围高信号、脑出血和脑积水等征象。

大剂量的维生素 $B_6$（5~100mg/kg）治疗，可显著缓解癫痫发作和脑电图异常信号，但吡哆醇依赖性癫痫患者需终生服药。学习困难和语言发育滞后是常见的后遗症。吡哆醇依赖性癫痫为常染色体隐性遗传病，编码遗蛋白的基因（ALDH7A1）位于 5q31。

## I 型戊二酸尿症

戊二酸是赖氨酸、羟赖氨酸和色氨酸降解过程中的一种中间产物（图 79-14）。I 型戊二酸尿症是由戊二酸辅酶 A 脱氢酶缺乏所致的一种疾病。它应与 II 型戊二酸尿症相鉴别，后者系由电子传递系统缺陷引起，其临床及生化表现与前者完全不同（见第 80.1）。

### 临床表现

本病患儿可正常生长发育至2岁。巨头畸形较常见。一些看似正常的婴儿在轻微感染后，可突然出现张力减退、头部随意运动丧失、舞蹈手足徐动症、癫痫发作、全身性僵硬、角弓反张及肌张力障碍的症状。首次发病后患儿可缓慢恢复，但残留一些神经病学异常，特别是肌张力障碍和锥体束外运动可持续存在。常在再次感染中出现与首次发病相似的再次急性发作。另一些患儿，这些病症在出生后数年逐渐出现，肌张力低下和舞蹈手足徐动症逐渐进展为僵硬与肌张力障碍。在感染或其他分解代谢状态下，患者出现急性代谢性失代偿，表现为呕吐、酮中毒、癫痫发作和昏迷。多数患儿在10岁以内，因某次疾病发作而死亡。大部分患者智力相对正常。

### 实验室检查

急性发病时，可发生轻度至中度的代谢性酸中毒及酮中毒，部分患者出现低血糖、高血氨和血清转氨酶升高。尿液、血液及脑脊液中可检测到高浓度的戊二酸，尿液中还可测得 3-羟基戊二酸，而血浆氨基酸浓度基本处于正常范围。发病间歇期实验室检查可无异常。已有报道不伴戊二酸尿症的重型患者，部分此类患者，戊二酸水平升高仅见于脑脊液中。因此，对于任何伴有进行性肌张力障碍与随意运动障碍的患儿，均应进行白细胞或成纤维细胞的戊二酸辅酶 A 脱

氢酶活性测定。脑部神经影像学检查可发现巨头畸形、脑组织外积液（特别是额叶）增加、纹状体病变、侧脑室增大、脑皮质萎缩和纤维化等。

### 治 疗

低蛋白饮食（特别是限制赖氨酸和色氨酸的摄入），结合大剂量（200~300mg/24h）核黄素（戊二酰辅酶A脱氢酶的辅酶）和肉碱[50~100mg/(kg·24h)]，可显著降低体液中戊二酸水平，但其临床疗效不一。早期诊断（新生儿筛查）、预防和积极治疗发病时的分解代谢状态（如感染），已被证实能有效减少对纹状体的损伤，确保更好的预后。加用 γ-氨基丁酸类似物（巴氯芬）和丙戊酸治疗，可改善一些患儿的病情。

本病为常染色体隐性遗传，其患病率尚不清楚，但更多见于瑞典和美国阿米什人群。致病基因位于19p13.2，已有许多关于不同家系的致病基因突变的报道，单基因突变（A421V）为兰卡斯特郡阿米什人所有患者的致病突变。

可通过羊水穿刺发现戊二酸浓度增高、检测羊水细胞及绒毛膜标本的酶活性，以及突变基因鉴定等来进行产前诊断。

## 赖氨酸尿性蛋白不耐受症（家族性蛋白不耐受症）

赖氨酸尿性蛋白不耐受症属常染色体隐性遗传病，是肾脏和肠道内阳离子氨基酸如赖氨酸、瓜氨酸及精氨酸的转运缺陷所致。与胱氨酸尿症不同，本病患者尿中胱氨酸的排泄并不增加。约半数病例报道来自芬兰，估计其患病率估计为 1/6 万。

### 临床表现

临床表现有拒食、恶心、食欲缺乏蛋白、呕吐和轻度腹泻，结果导致生长停滞、消瘦及肌张力减退。母乳喂养的婴儿在断奶前通常无症状，这可能与母乳中蛋白质含量较低有关。高氨血症发生在高蛋白饮食后。未确诊的患者进行体格检查，常可发现轻到中度的肝脾大、骨质疏松、毛发稀疏易断、四肢消瘦伴向心性肥胖和生长迟缓。精神发育一般正常，但 20% 的患者可见中度精神发育迟缓。间质性肺炎可急性发作，亦可呈慢性进行性病程，表现为发热、疲乏、咳嗽和呼吸困难。许多患者直到出现肺部临床表现才获诊断。在无肺部受累临床表现的患者中，高达 65% 的患者有肺纤维化的 X 线影像证据。急性肺蛋白沉积症多见于年长儿，其肾脏受累与肾小球肾炎相似，可导致患者死亡。

### 实验室检查

可发现高氨血症和尿乳清酸浓度增高，但仅出现在蛋白质饮食后。空腹时血氨及尿乳清酸通常正常。血浆赖氨酸、精氨酸和鸟氨酸浓度一般轻度增高，但这些氨基酸特别是赖氨酸，在尿液中显著升高。产生高血氨的确切机制尚不清楚，参与尿素循环的所有酶均正常，高血氨被认为与继发于精氨酸和鸟氨酸缺乏的尿素循环紊乱有关。然而，胱氨酸尿症患者，其肠道和肾脏中的赖氨酸、精氨酸和鸟氨酸的转运也有缺陷，却未见高血氨。血浆中丙氨酸、谷氨酰胺、丝氨酸、甘氨酸、脯氨酸及瓜氨酸的浓度也通常增高，这可能继发于高血氨，对本病无特异性。

轻度贫血以及血清铁蛋白、乳酸脱氢酶和甲状腺素结合球蛋白水平升高也可见于本病。本病应与尿素循环酶缺乏症（见第 79.11），特别是女性杂合子 OTC 缺乏症所致高血氨症相鉴别。OTC 缺乏症患者，其赖氨酸、鸟氨酸和精氨酸的尿排泄并不增加，且血液中瓜氨酸水平也不升高。

本病的转运缺陷存在于肠上皮和肾小管上皮的基底外侧膜（腔外侧膜），这就解释了为何阳离子氨基酸即便以二肽形式，也不能穿越这些细胞。赖氨酸以二肽形式穿过肠上皮细胞的腔侧膜，随后在细胞质中水解为游离的赖氨酸分子，而游离赖氨酸分子不能穿过肠上皮细胞的基底外侧膜，故最终被扩散回肠腔内。

### 治 疗

低蛋白饮食 [1.0–1.5g/（kg·24h）]，并补充瓜氨酸（3~8g/d），可有生化及临床改善。高血氨发作应及时治疗（见第 79.12）。因赖氨酸难以吸收且易引起腹痛腹泻，直接补充赖氨酸是无效的。大剂量泼尼松和支气管肺泡灌洗，可有效治疗急性肺部并发症。

编码赖氨酸尿性蛋白不耐受症的基因（SLC7A7）位于 14q11.2，已经在不同家系中发现了数种致病基因突变。本病孕母在妊娠期经常并发贫血、血小板减少、毒血症和出血，但子代正常。

## 参考书目

参考书目请参见光盘。

# 79.15 天冬氨酸（Canavan 病）

*Amanda A. Trott, Kimberlee M. Matalon, Marie Michelle Grino, Reuben K. Matalon*

N- 乙酰天冬氨酸是在脑中合成的一种天冬氨酸衍生物，与谷氨酸相似，在脑中浓度高。其功能尚不清楚，但它是合成鞘磷脂的乙酰来源。尿中 N- 乙酰天冬氨酸过量和裂解 N- 乙酰天冬氨酸中 N- 乙酰基的天冬氨酸酰基转移酶缺乏，与 Canavan 病有关。

## Canavan 病

本病是一种以脑白质海绵状变性为特征的常染色体隐性遗传病，并导致重度脑白质营养不良。相比其他人种，本病在德系犹太人后代中最多见。

### 病因与发病机制

天冬氨酸酰基转移酶缺乏导致脑内蓄积 N- 乙酰天冬氨酸，特别是脑白质内，并通过尿液大量排泄此化合物。过量的 N- 乙酰天冬氨酸也可见于血液和脑脊液。脑白质可见显著的空泡形成及星形细胞肿胀。电镜显示变形的线粒体。随着疾病进展，因大脑萎缩导致脑室扩大。

### 临床表现

Canavan 病的严重程度很不一致。出生时一般正常，直到出生后 3~6 月才出现症状，表现为进行性巨头畸形、重度肌张力低下和持续性精神迟滞。随着年龄增长，出现生长发育指标落后。患儿反射亢进和肌张力增加，逐渐出现脑瘫儿常见的关节僵硬和挛缩。随着年龄增长，出现癫痫发作及视神经萎缩。喂养困难、体重增加不良和胃食管反流发生于生后 1 年内，2~3 岁时吞咽功能恶化，此时可能需要经鼻饲或行永久性胃造瘘术。多数患儿在 10 岁内死亡；但随着护理条件改善，也有患儿活到 20 岁以后。

### 非典型 Canavan 病

轻症 Canavan 病患者的基因突变对生化指标影响较小，包括半胱氨酸替代酪氨酸的突变（Y288C）、组氨酸替代精氨酸的突变（R71H）等。这类患者仅有轻度发育迟滞，常不被怀疑患有本病。只有当尿液检测发现 N- 乙酰天冬氨酸水平中度升高时，医生才会怀疑 Canavan 病。脑部 MRI 发现基底神经节出现高信号影，而非全脑白质病变，这易与线粒体病混淆。在年幼的典型 Canavan 病患者中，同样可无脑白质严重病变表现，因而会被怀疑线粒体病。然而，测定尿液中的 N- 乙酰天冬氨酸水平，或进行大脑磁共振波谱分析（MRS）可以明确诊断。

### 诊　断

对于典型 Canavan 病患者，CT 和 MRI 可显示弥漫性脑白质变性，其主要发生于大脑半球，较少累及小脑和脑干（图 79-15），对此需反复评估。在 MRI 检测同时行磁共振波谱分析，可显示 N- 乙酰天冬氨酸高峰，可提示 Canavan 病。本病应与 Alexander 病鉴别，后者是又一种伴有巨头畸形的脑白质营养不良病。但 Alexander 病进展较慢，肌张力低下不如 Canavan 病明显。Canavan 病脑组织活检显示髓鞘纤维海绵状变性、星形细胞肿胀和细长的线粒体。尿液或血液中 N- 乙酰天冬氨酸含量增加可确诊本病。经培养的皮肤成纤维细胞中可发现天冬氨酸酰基转移酶缺乏。生化方法对于诊断更为可靠。正常尿液中 N- 乙酰天冬氨酸水平极低［（24 ± 16）μmol/mmol 肌酐］，但在 Canavan 病患儿中，其浓度高达（1440 ± 873）μmol/mmol 肌酐。血浆、脑脊液和脑组织中可测得高浓度的 N- 乙酰天冬氨酸。携带者的成纤维细胞天冬氨酸酰基转移酶活性约为正常人的一半或略低。

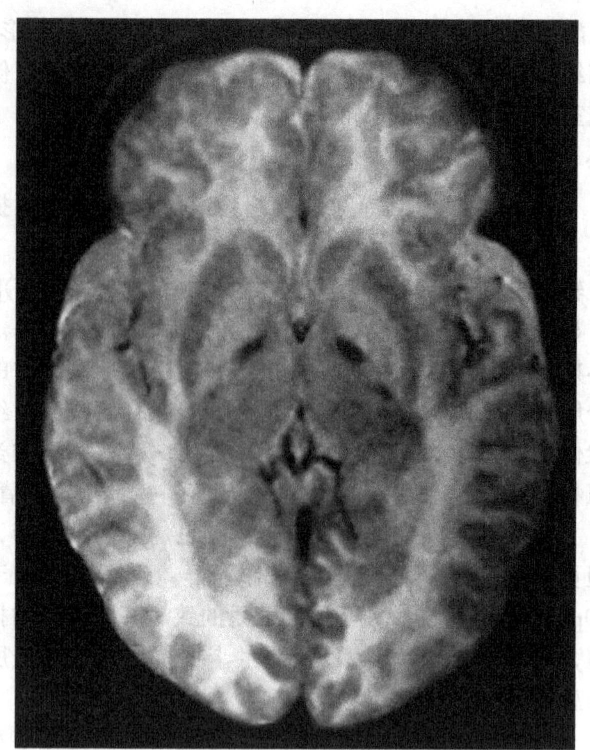

**图 79-15**　一例 2 岁 Canavan 病患儿的轴向 T 加权 MRI 图像，显示脑白质广泛变厚

天冬氨酸酰基转移酶的基因已被克隆，致病基因突变也已被证实。在德系犹太人中，有两种突变占优势。第一种为丙氨酸被谷氨酸替代（E285A）。此种突变最为常见，在德系犹太人 100 个突变等位基因中占 83%。第二种为酪氨酸发生无义突变，并导致编码序列（Y231X）终止，在 100 个突变等位基因中占 13%。在非犹太人群中，基因突变更加多样化，但上述两种突变罕见。一种完全不同的突变，即谷氨酸被丙氨酸替代（A305E），在非犹太人患者 62 个突变等位基因占 40%。在非犹太人人群中已发现有超过 50 种基因突变类型。获得 Canavan 病的分子学诊断很重要，这可为家庭提供精确的咨询和产前诊断。如果突变情况不明，产前诊断则有赖于羊水中 N- 乙酰天冬氨酸水平测定。在德系犹太人群中，基因突变携带者频率高达 1/36，近似于 Tay-Sachs 病。因此目前已经开展对德系犹太人 Canavan 病的筛查工作。

### 治疗与预防

本病尚无特异性治疗。喂养问题和癫痫发作的处理因人而异。遗传咨询、携带者检测及产前诊断是目前可行的预防措施。曾尝试过 Canavan 病的基因治疗，但还未获得成功。目前正在进行的以甘油三醋酸酯来补充乙酰缺乏的临床试验，但尚无结果。也有研究试图提供可透过血脑屏障的天冬氨酸系氨基转移酶。这些实验结果已在 Canavan 病小鼠模型中得到证实，但仍需在 Canavan 病患者中进行验证。

## 参考书目

参考书目请参见光盘。

# 第 80 章 脂质代谢缺陷

## 80.1　线粒体脂肪酸 β－氧化循环代谢缺陷

*Charles A. Stanley, Michael J. Bennett*

线粒体脂肪酸氧化是体内能量产生过程中的重要途径。在长期饥饿状态下或由于胃肠道疾病导致能量摄入减少时，以及在发热性疾病引起能量消耗增加时，脂肪酸氧化就变得尤其重要。在上述情况下，机体从以碳水化合物为主要能量来源转变为以脂肪为主要能量来源。脂肪酸是体育锻炼时运动骨骼肌的主要能量来源，也是心肌的主要能量来源。在这些组织中，脂肪酸被完全氧化成二氧化碳和水，肝脏脂肪酸氧化的终末产物是酮体、β－羟丁酸和乙酰乙酸。这些不能在肝脏氧化的终末产物在周围组织中，特别是在脑组织中却被作为重要能源而被利用。

几乎所有的脂肪酸氧化过程中均发现有遗传缺陷，且均为隐性遗传（表 80–1）。

典型的临床表现集中在高 β 氧化的组织，如肝脏、骨骼肌和心肌。最常见的表现是一段时间空腹后，由于肝脏酮体生成缺陷而诱发的急性、致命性的昏迷和低血糖。其他临床症状包括慢性心肌病和肌无力，以及运动诱发的急性横纹肌溶解症。这些疾病在非空腹应激期可无症状，而急性临床表现常被误诊为瑞氏综合征（Reye 综合征）；如果该类疾病临床出现致死性状况，则易被误诊为婴儿猝死综合征。由于其仅有的特异性诊断线索为低血糖合并与之不匹配的低尿酮，婴儿脂肪酸氧化紊乱易被漏诊。同样在空腹性低血糖发生时，酮症是一种常被想到的并发症，故遗传性的酮体利用缺陷也易被忽略。在某些情况下，临床表现是由于脂肪酸代谢紊乱的中间产物的毒性效果引起，并非能量生成障碍引起。这些疾病包括 LCHAD、CPT-IA 和 TFP，这些纯合子胎儿的母亲多为杂合子，该杂合子母亲患威胁生命的疾病风险增加，如导致母体出现脂肪肝和子痫，且常伴有 HELLP 综合征 [ 溶血（hemolysis），肝酶升高（elevated liver enzymes），血小板低（low platelets），HELLP] 的症状。严重的电子转移黄素蛋白（electron transfer flavo protein，ETF），ETF 脱氢酶（ETF dehydrogenase，ETF-DH）和肉碱棕榈酰转移酶（carnitine palmitoyltransferase–2，CPT- Ⅱ）缺陷患儿，在宫内由于脂肪酸异常代谢产物的作用，可出现脑部和肾脏畸形。进行性视网膜变性、周围神经病变和慢性进行性肝脏疾病也可出现在 LCHAD 和 TFP 缺陷时。利用串联质谱技术（MS/MS）进行新生儿代谢物筛查能够容易地检测到许多这类疾病的异常代谢产物，做到症状前诊断。新生儿筛查显示脂肪酸氧化异常是这类疾病最常见的先天性遗传代谢病之一。

图 80–1 和 80–2 列出了典型的长链脂肪酸在线粒体中氧化的步骤。通过肉碱循环，脂肪酸与肉碱结合，被携带穿过线粒体内膜。在线粒体内，β 氧化循环经过依次的四步将辅酶 A（CoA）活化脂肪酸转化为乙酰 CoA 单位。对不同长度的 CoA 活化脂肪酸每一步 β 氧化的调节，都需要 2~3 种针对不同长度脂肪酸的特定同工酶。电子转移通路携带 β 氧化第一步（酰基 CoA 脱氢酶）产生的电子到达电子传递链，合成三磷酸腺苷（ATP）。β 氧化第三步（3- 羟酰 CoA 脱氢酶）产生的电子，在复合物 1 水平到达电子传递链。肝脏内脂肪酸 β 氧化产生的乙酰 CoA，大部分通过生酮途径产生 β－羟丁酸和乙酰乙酸。

### β－氧化循环代谢缺陷

#### 中链酰基 CoA 脱氢酶（medium-chain acyl CoA dehydrogenase，MCAD）缺乏症

MCAD 缺乏症是最常见的一种脂肪酸氧化缺陷病。这种疾病有很强的始祖效应（founder effect），大多数患者是西欧、北欧洲人的后裔，绝大多数患者是单个共同错义突变的纯合子，在 cDNA 的 985 位置上 A 突变为 G，导致 329 位赖氨酸转变为谷氨酸（K329E）。

临床表现：患儿发病年龄多为 3 个月至 5 岁，常由于超过 12~16h 的长期空腹诱发急性发作。症状和体征包括呕吐和嗜睡，很快发展到昏迷、抽搐或心肺衰竭，可发生突发的无法预料的婴儿死亡。由于脂肪沉积，肝脏可轻度增大。本病在生后数月内很少发作，

**表 80-1 线粒体脂肪酸氧化紊乱：临床和生化特点**

| 酶缺乏 | 基因 | 临床表型 | 检验特点 |
|---|---|---|---|
| 肉碱转运蛋白 | *OCTN2* | 心肌病、骨骼肌病、肝病、猝死、心内膜弹力纤维增生症，有产前和 NB 筛查诊断报道 | 总肉碱和游离肉碱↓<br>酰基肉碱、酰基甘氨酸和有机酸正常 |
| 长链脂肪酸转运蛋白 | *FATP1-6* | 罕见，儿童期需要肝移植的急性肝衰竭 | 细胞内 $C_{14}$~$C_{18}$ 脂肪酸下降，脂肪酸氧化下降 |
| 肉碱棕榈酰转移酶 - Ⅰ | *CPT-IA* | 肝衰竭、肾小管病变和猝死。有产前和 NB 筛查诊断报道。少数患者有孕母先兆子痫，HELLP 综合征相关描述 | 游离肉碱正常或↑<br>酰基肉碱、酰基甘氨酸和有机酸正常 |
| 左旋肉碱 - 酰基肉碱移位 | *CACT* | 慢性进行性肝衰竭，<br>$NH_3$ 持续性↑，肥厚型心肌病。有 NB 筛查诊断的报道 | 游离肉碱正常或↓<br>酰基肉碱谱异常 |
| 肉碱棕榈酰转移酶 - Ⅱ | *CPT-II* | 早发和迟发型。肝衰竭、肝性脑病、骨骼肌病、心肌病、肾脏囊性改变。有 NB 筛查诊断的报道 | 游离肉碱正常或↓<br>酰基肉碱谱异常 |
| 短链酰基辅酶 A 脱氢酶 | *SCAD* | 临床表型不明确。许多患者表现正常，其他有各种各样的症状和体征 | 游离肉碱正常或↓；尿乙基丙二酸升高，与之不一致的酰基肉碱谱异常 |
| 中链酰基辅酶 A 脱氢酶 | *MCAD* | 低血糖症，肝性脑病，猝死。NB 筛查诊断有可能性；产妇先兆子痫、HELLP 综合征相关描述罕见 | 游离肉碱正常或↓<br>血浆酰基甘氨酸↑，血浆 $C_6$~$C_{10}$ 游离脂肪酸↑，$C_8$~$C_{10}$ 酰基肉碱↑ |
| 极长链酰基辅酶 A 脱氢酶 | *VLCAD* | 扩张型心肌病、心律失常、低血糖、肝脂肪变性。<br>迟发型，应激诱导的横纹肌溶解症、发作性肌病。产前和 NB 筛查诊断有可能性 | 游离肉碱正常或↓，血浆 $C_{14:1}$、$C_{14}$ 酰基肉碱↑，血浆 $C_{10}$~$C_{16}$ 游离脂肪酸↑ |
| ETF 脱氢酶 * | *ETF-DH* | 非酮症性低血糖、先天性异常、轻度肝病、心肌病和骨骼肌病 | 游离肉碱正常或↓，酰化 / 游离肉碱比例升高，酰基肉碱、尿有机酸和酰甘氨酸↑ |
| 电子传递的黄素蛋白 - α * | *α-ETF* | 非酮症性空腹低血糖、先天性异常、肝病、心肌病和骨骼肌病均有描述 | 游离肉碱正常或↓，酰化 / 游离肉碱比例升高，酰基肉碱、尿有机酸和酰甘氨酸↑ |
| 电子传递的黄素蛋白 - β * | *β-ETF* | 空腹低血糖、先天性异常、肝病、心肌病和骨骼肌病均有描述 | 游离肉碱正常或↓，酰化 / 游离肉碱比例升高，酰基肉碱、尿有机酸和酰甘氨酸↑ |
| 短链 L-3- 羟酰辅酶 A 脱氢酶 | *SCHAD* | 高胰岛素血症、低血糖、心肌病和肌病。NB 筛查诊断有可能性 | 游离肉碱正常或↓，游离脂肪酸升高，尿有机酸异常和血浆酰基肉碱水平不一致 |
| 长链 L-3- 羟酰辅酶 A 脱氢酶 | *LCHAD* | NB 筛查诊断有可能性；常有产妇先兆子痫、HELLP 综合征和 AFLP 相关描述。对临床症状而言也可见 MTP | 游离肉碱正常或↓，酰化 / 游离肉碱比例升高，游离脂肪酸↑，$C_{16}$-OH 和 $C_{18}$-OH 肉碱↑ |
| 线粒体三功能蛋白 | *MTP* | 严重的心脏和骨骼肌病、低血糖、代谢性酸中毒、高 NH3，猝死、肝酶升高和视网膜病变。产妇先兆子痫、HELLP 综合征 和 AFLP 相关症状 | 游离肉碱正常或↓，酰化 / 游离肉碱比例升高，游离脂肪酸↑，$C_{16}$-OH 和 $C_{18}$-OH 肉碱↑ |
| 长链 3- 酮酯酰 -CoA 硫解酶 | *LKAT* | 严重的新生儿期症状，低血糖、酸中毒、肌酸激酶↑、心肌病、神经病变和早期夭折 | 游离肉碱正常或↓，酰化 / 游离肉碱比例升高，游离脂肪酸↑，反 -2- 顺 -4- 癸二烯酰肉毒碱↑ |
| 2,4- 双烯酰辅酶 A 还原酶 | *DECR1* | 仅有 1 例报道，新生儿肌张力低下，主要是严重骨骼肌病和呼吸衰竭，低血糖极少见 | 游离肉碱正常或↓，酰化 / 游离肉碱比例升高，尿有机酸和酰甘氨酸正常 |
| HMG CoA 合成酶 | *HMGCS2* | 低酮血症和低血糖，肌病很少 | 血浆总脂肪酸升高，活检肝酶测定可能有诊断意义，遗传检查优先考虑 |
| HMG CoA 裂解酶 | *HMGCL* | 低酮血症和低血糖，肌病很少 | 游离肉碱正常，$C_5$-OH 和甲基戊二酰肉碱↑，成纤维细胞中酶测定可以诊断 |

HELLP：溶血、肝酶升高、低血小板；NB：新生儿

* 也称为Ⅱ型戊二酸血症或多种乙酰 CoA 脱氢酶缺乏症（MADD）

摘自 Shekhawat PS, Matern D, Strauss AW. Fetal fatty oxidation disorders, their effect on maternal health and neonatal outcome: impact of expanded newborn screening on their diagnosis and management. Pediatr Res , 2005, 57:78R–84R

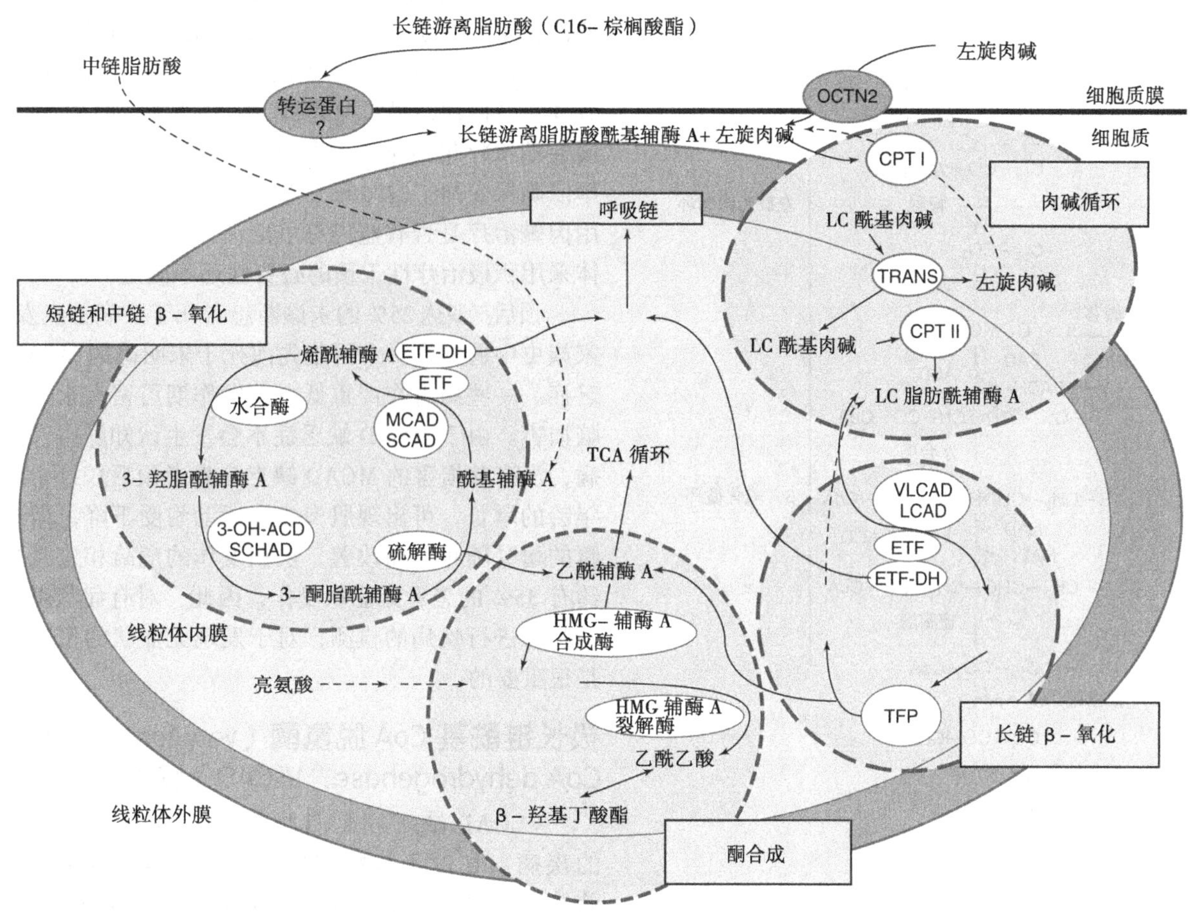


**图 80–1**　线粒体脂肪酸氧化。肉碱通过有机阳离子或肉碱转运体（OCTN2）的作用进入细胞内。棕榈酸是一种典型的 16 碳长链脂肪酸，转运穿过细胞膜，生成长链脂酰 CoA，然后进入肉碱循环，在肉碱棕榈酰转移酶– Ⅰ（CPT–I）的作用下进行酯交换生成脂酰肉碱，在肉碱或酰基肉碱移位酶（TRANS）作用下，穿过线粒体内膜进入线粒体，然后在肉碱棕榈酰转移酶 – Ⅱ（CPT– Ⅱ）的作用下，再恢复成长链脂酰 CoA，进入 β 氧化循环。极长链脂酰 CoA 脱氢酶（VLCAD/LCAD），可使长链脂酰 CoA 产生（C16–10）2,3 烯酰 CoA。三功能蛋白（TFP）具有烯酰 CoA 水解酶、3- 羟酰基辅酶 A 脱氢酶（3–OH–ACD）和 β 酮硫解酶的活性。长链脂肪酸 β 氧化后产生大量乙酰 CoA、FADH 和 NADH。中链和短链脂肪酸（C8–4）不依赖肉碱循环进入线粒体，需要中链脂酰 CoA 脱氢酶（MCAD）、短链脂酰 CoA 脱氢酶（SCAD）和短链羟脂酰 CoA 脱氢酶（SCHAD）。乙酰 CoA 进入 Krebs（TCA）循环。产生的电子由 FADH 通过电子传递黄素蛋白（ETF）和电子传递黄素蛋白脱氢酶（ETF–DH）进入呼吸链。NADH 通过复合体 I 进入电子传递链。乙酰 CoA 通过 β – 羟 – β – 甲基戊二酰 CoA 合成酶（HMG–CoA 合成酶）生成羟甲基戊二酰 CoA（HMG–CoA），然后在 β – 羟 – β – 甲基戊二酰 CoA 裂解酶（HMG–CoA 裂解酶）的作用下生成酮体的乙酰乙酸酯

可能是由于生后早期喂养频率较高。对较大的婴儿而言，开始经历夜间持久空腹或因其他疾病而禁食是发生症状的高危因素。曾有报道在生后第 1 天由于疏忽导致患儿空腹，出现低血糖表现。有时在“健康”的青少年和成人中偶然诊断 MCAD，这些患者平时无症状，但若禁食时间较长会出现代谢物质失代偿。无症状的患者数量还不确定。

实验室检查：在疾病的急性发作期，通常存在低血糖。血浆或尿中酮体的浓度异常降低（低酮性低血糖）。由于相对的低酮血症，而不出现或仅有轻微的酸中毒。肝功能异常伴肝酶升高（ALT 和 AST）、血氨升高、凝血酶原（PT）和部分凝血激酶时间（PTT）延长。急性期肝活检显示三酰甘油沉积增加导致的大泡和小泡性脂肪变性。在空腹应激或急性发作时，尿气相色谱 / 质谱（GC/MS）有机酸谱检测显示酮体浓度降低，中链二羧酸（己二酸、辛二酸和癸二酸）浓度升高。这些中链二羧酸是脂肪酸在微粒体和过氧化氢体中 ω – 氧化而来。血浆中和组织中总的肉碱水平可下降到正常的 25% ~50%，血浆中总酰基肉碱增加。这种类型的继发性肉碱缺乏，几乎见于所有的脂肪酸氧化缺陷，并反映出酰基肉碱水平的增加和游离肉碱在胞浆膜转运之间的竞争关系。但这种关系并不存在于肉毒碱转运蛋白、CPT–IA 和 β – 羟基 – β – 甲基戊二酰 CoA（HMG CoA）合成酶缺乏症。

诊断有赖于血浆辛酰（$C_{8:0}$）、癸酸（$C_{10:0}$）和 $C_{10:1}$ 肉碱类增加，以及尿酰基肉碱，包括中酰基化、

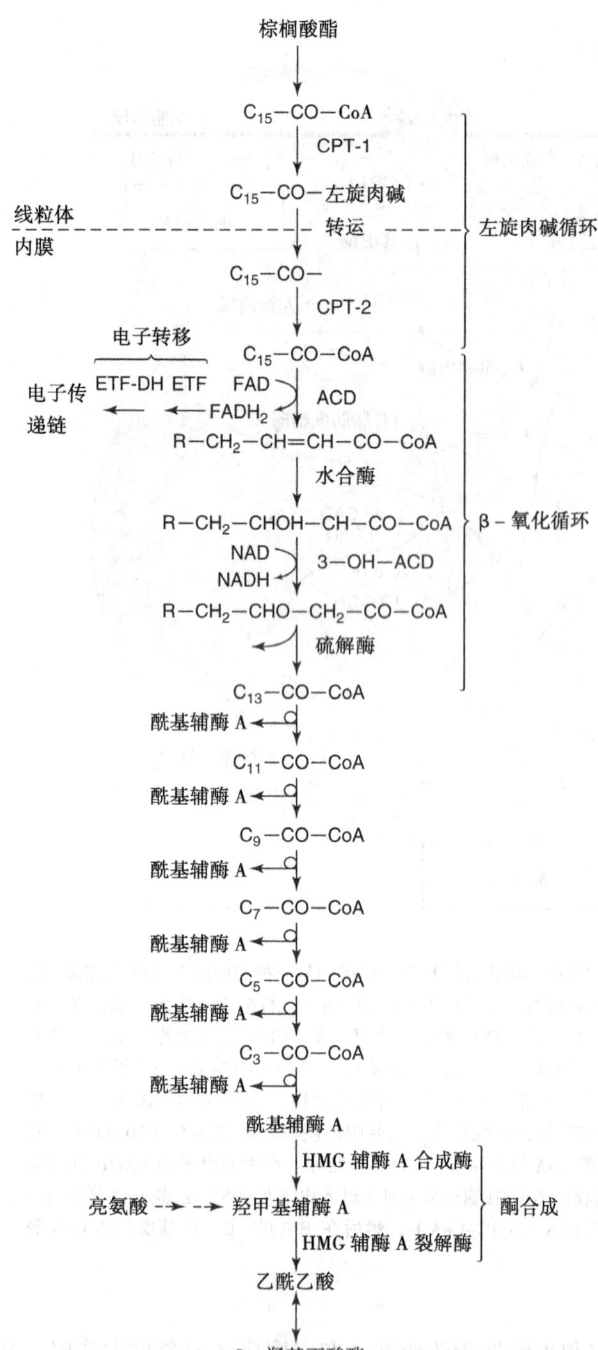


图 80-2 棕榈酸酯，一种16碳长链脂肪酸在线粒体内的氧化途径。每一步所需要的酶包括：肉碱棕榈酰转移酶（CPT）1和2、肉碱酰基肉碱转位酶（TR-NAS）、电子转移黄素蛋白（ETF）、ETF脱氢酶（ETF-DH）、酰基CoA脱氢酶（ACD）、烯酰辅酶A水解酶（水解酶）、3-羟酰基CoA脱氢酶（3-OH-ACD）、β-羟基-β-甲基戊二酰CoA（HMG-CoA）合成酶和裂解酶

己酰化、环庚基化和3-苯丙酰化结合的甘氨酸的增加。新生儿串联质谱筛查几乎应用到所有出生在美国的婴儿，通过检测干血滤纸片中酰基肉碱的浓度，可在患儿出现症状之前诊断出MCAD酶活性缺乏。许多病例可通过发现常见的A985G突变而诊断，第2常见的基因变异是T199C，通过新生儿筛查可发现婴儿有特征性的酰基化肉碱。有意思的是，这种等位基因型迄今还没在MCAD患儿中发现，因此可能是一种轻微突变。

治疗：急性发作期应迅速输入10%的葡萄糖治疗或预防低血糖，尽快抑制脂肪酸分解（见第86章）。慢性期治疗包括避免患者空腹。通常要求调整饮食频率以确保夜间空腹时间小于10~12h。限制脂肪饮食和用肉碱治疗是否有益仍有争论。针对T199C变异的个体采用积极治疗性干预的必要性还不确定。

预后：多达25%的未诊断患者死于疾病首次发作，家族史中通常有一个同胞先前死于未明确的MCAD缺乏症。一些患者在严重低血糖发作期可留有永久性的脑损害。由于MCAD缺乏症不会发生认知障碍和心肌病，没有脑损害的MCAD缺乏症患者预后较好。随着年龄的增长，可出现肌肉痛和运动耐受下降，但对空腹的耐受随年龄而改善，疾病发作的危险相应减少。约有35%的患者无症状发作，因此，对有症状患者的同胞中进行疾病的检测，对于发现无症状的家庭成员是很重要的。

## 极长链酰基CoA脱氢酶（very long chain acyl CoA dehydrogenase，VLCAD）缺乏症

VLCAD缺乏症是脂肪酸氧化障碍中第二常见的疾病。在位于线粒体内膜结合的VLCAD发现之前，VLCAD缺乏症也曾被称为长链酰基CoA脱氢酶（LCAD）缺乏症。原先所有诊断为LCAD缺乏症的患者均有VLCAD酶缺乏。通常VLCAD缺乏症患者病情较MCAD缺乏症病情重、在婴儿早期就可发病，表现出较多的慢性症状，如肌无力、肌痛和横纹肌溶解症发作。因空腹引起疾病急性发作时可出现心肌病，左心室可表现为肥大或扩大，在超声心动图上表现为收缩性能差。重症患者可发生猝死，但在首次发作存活的患者，以后的症状会有所改善，包括心功能可正常化。其他体征和常规实验室检查与MCAD缺乏症相似，包括继发性肉碱缺乏。尿有机酸谱检测显示无酮性二羧酸尿。尿中$C_{12-14}$二羧酸水平明显增加。异常的酰基肉碱，血浆或滤纸血片有$C_{14:1}$，$C_{14:0}$酰基化肉碱类对诊断有提示作用，但特异诊断还需要测定培养的成纤维细胞中VLCAD活性或者直接检测证实存在VLCAD基因突变。治疗方法主要是避免长时间的空腹，建议空腹时间不要超过10~12h。对一些患者持续的鼻饲喂养是有用的。

## 短链酰基CoA脱氢酶（short chain acyl CoA dehydrogenase，SCAD）缺乏症

据报道少数有SCAD双等位基因无效突变的患者具有不同的表现型。大多数被诊断为SCAD缺乏症的患者表现出SCAD基因DNA多态性的变化。两个常见

的基因多态性是 G185S 和 R147W，约出现在 7% 的患者群体中。有些研究者认为这些多态性仅仅是易感性的变化，还需要目前仍旧未知的第二种突变的参与才会出现临床症状。然而，另外一些学者认为 SCAD 缺乏仅仅是一种无害的生化状态。这类常染色体隐性疾患表现为新生儿低血糖，但其酮体水平可正常。滤纸血片上或血浆中丁酰基肉碱增高，与尿中乙基丙二酸和丁酰基肉碱增加对诊断有提示作用。这些代谢异常在 SCAD 基因无效突变患者中尤其显著，但在多态性纯合子患者中变化差异较大。

对 SCAD 缺乏治疗的必要性仍旧不确定。有研究者建议，应该对无症状患者进行长期评估以鉴定其是否真的是一种疾病。

### 长链 -3- 羟酰基 CoA 脱氢酶（long-chain 3-hydroxyacyl CoA dehydrogenase, LCHAD）/ 线粒体三功能蛋白酶（mitochondrial trifunctional protein, TFP）缺乏症

LCHAD 是 TFP 的一部分，这种蛋白还含有 β 氧化中另外两步所需的酶：长链烯酰 CoA 水合酶和长链 β 酮硫解酶。它是一种含 4 个 α 和 4 个 β 链杂合八聚体蛋白，由来自拥有共同启动子区域的相邻基因编码。部分患者中仅 TFP 的 LCHAD 功能异常（LCHAD 缺乏症），而其他患者所有 3 种功能蛋白活性都缺乏（TFP 缺乏症）。

临床表现包括类似于 MCAD 缺乏症的急性低酮性低血糖发作，患者常表现出较严重的疾病，如心肌病、肌肉痉挛、肌无力和肝功能异常（胆汁淤积等）。脂肪酸代谢产物毒性作用可导致色素性视网膜病、进行性肝衰竭、外周神经病和横纹肌溶解症。杂合子母亲在怀孕 LCHAD/TFP 缺乏症胎儿时，妊娠期常出现危及生命的并发症和 HELLP 综合征（急性脂肪肝、溶血、肝酶升高、血小板下降等）。有些患病婴儿会出现无法预料的猝死。滤纸片或血浆中长度为 C16~C18 的 3- 羟基二羧酰肉碱水平升高对诊断有提示作用。尿有机酸谱分析显示长度为 $C_6$~$C_{14}$ 的 3- 羟基二羧酸水平升高。继发性肉碱缺乏也较常见。超过 60% 的 LCHAD 缺乏患者中存在 α 亚单位上的一种常见突变——E474Q，携带这种突变的胎儿与某些产科并发症显著相关；但在其他亚单位的不同突变也与孕母疾病有相关性。

治疗方法类似于 MCAD 或 VLCAD 缺乏症，主要是避免空腹应激。有研究者认为，对某些患者食物中补充中链三酰甘油以限制长链脂肪酸氧化过程，或者补充二十二碳六烯酸（docosahexaenoic acid，DHA）以预防视网膜病的进展，可能有一定作用。肝移植对代谢物异常无改善作用。

### 短链 -3- 羟基 CoA 脱氢酶（short-chain 3-hydroxyacyl CoA dehydrogenase, SCHAD）缺乏症

SCHAD 缺乏症患者极少见。目前报道有明确 SCHAD 突变的患者只有 5 例，虽然也有已经明确而没报道的病例。来自 3 个家庭的 4 个病例携带 SCHAD 隐性突变，其表现为由高胰岛素血症引起的低酮性低血糖发作。与其他脂肪酸氧化异常的患者不同，SCHAD 缺乏症患者需要二氮嗪特殊治疗高胰岛素血症来防止低血糖反复发作。第 5 例患儿携带 2 个 SCHAD 基因的复合杂合突变，该患儿在 10 个月时出现暴发性肝衰竭。其他还有没有证实存在 SCHAD 基因突变的病例报道中，包括 1 例报道空腹性低血糖发作和肌红蛋白尿患者，发现其肌肉中 SCHAD 缺乏，但培养的成纤维细胞中不缺乏；3 例患儿出现致死性肝脏疾病；1 例婴儿突发死亡。SCHAD 缺乏症的特异性代谢标志包括 C4- 羟基酰基肉碱和尿 3- 羟基戊二酸升高。

治疗合并有高胰岛素血症的 SCHAD 缺乏症的药物为二氮嗪。

## ■ 肉碱循环缺陷

### 胞浆膜肉碱转运缺陷（原发性肉碱缺乏症）

原发性肉碱缺乏症是唯一一种肉碱缺乏作为导致脂肪酸氧化功能损害病因、而不是结果的遗传性缺陷。最常见的表现是在 1~4 岁时出现进行性心肌病，伴有或不伴有骨骼肌无力。少数患者在 1 岁内心肌病症状出现之前，表现为空腹性低酮性低血糖。主要因为位于心脏、肌肉和肾脏浆膜钠离子梯度依赖的肉碱转运子存在潜在缺陷。这种转运子的功能是维持细胞内肉碱浓度比血浆中高出 20~50 倍，以及维持肾脏保留肉碱的功能。

血浆和肌肉中肉碱水平显著下降（正常的 1% ~2%）有助于肉碱转运缺陷的诊断。杂合子父母的血浆肉碱水平约为正常的 50%。由于肝脏肉碱转运正常，所以空腹时酮体生成可以正常。但如饮食中肉碱摄入受阻，则空腹时酮体生成可能减少。如肝脏脂肪酸氧化受到影响，空腹时尿有机酸谱分析显示低酮性二酸尿，否则变化并不显著。肉碱转运缺陷临床上可利用肾脏肉碱阈值严重下降，或可经体外培养的纤维母细胞或淋巴母细胞测定肉碱的摄取率证实。这种疾病的基因突变存在于有机阳离子 / 肉碱转运子（organic cation/ carnitine transporter，*OCTN2*）基因上。采用肉碱药理剂量口服 [100~200mg/（kg · d）] 在改善这种疾病的心肌病、肌无力以及空腹性生酮方面疗效显著。治疗

后肌肉总肉碱浓度仍低于正常值的5%。

### 肉碱棕榈酰转移酶-I（carnitine palmitoyltransferase-IA，CPT-IA）缺乏症

已有几十例婴儿和儿童肝脏和肾脏CPT-IA同工酶缺乏症的报道，其临床表现包括空腹性低酮性低血糖，偶尔出现肝功能明显异常，极少数出现肾小管性酸中毒。由于心脏和肌肉的同工酶不受影响，心脏和骨骼肌并不受累。空腹时尿有机酸谱分析显示低酮性$C_6$~$C_{12}$二羧酸尿，但也可能正常。血浆酰基肉碱分析显示以游离肉碱为主，伴有少量酰肉碱。上述结果已经被应用于串联质谱技术进行新生儿筛查时诊断CPT-IA。CPT-IA是唯一血浆总肉碱水平升高到正常值150%~200%的脂肪酸氧化异常疾病。这可用CPT-IA缺乏症中缺乏长链酰基肉碱对肾小管肉碱转运子抑制这一事实解释。CPT-IA缺乏可在培养的纤维母细胞或淋巴母细胞中证实。曾有1例报道CPT-IA缺陷的胎儿与其母亲孕期急性脂肪肝有关。已经在美国具有因纽特人家族背景和加拿大第一民族部落背景的个体上发现*CPT-IA*基因一个常见变异。这种变异导致新生儿筛查阳性结果和20%酶活性残留。目前还不能确定这是一种病理性的DNA变异，还是古代因纽特人和加拿大第一民族部落对生活方式的一个适应过程。严重CPT-IA缺乏症的治疗方法类似于MCAD缺乏症，主要是避免出现空腹性酮体生成的状态。

### 肉碱－酰基肉碱易位酶（carnitine-acylcarnitine translocase，CACT）缺乏症

这种存在于线粒体内膜上转运脂肪酰肉碱的载体蛋白缺乏，导致长链脂肪酸不能进入线粒体进行氧化。该病的临床表型以严重且广泛的脂肪酸氧化障碍为特征。大多数新生儿期患儿表现为空腹引起的低血糖发作、高血氨症和心肺衰竭。所有有症状的新生儿患儿都有心肌病和肌无力。也有报道几例部分性易位酶缺乏症患者以及轻症患者心脏并不受累。虽然血中长链酰基肉碱升高，但尿和血浆中有机酸并无明显升高，可发生继发性肉碱缺乏。诊断依靠培养的成纤维细胞和淋巴母细胞。人*CACT*基因已经被克隆，且在患者中已经发现其突变位点。治疗方法与其他长链脂肪酸氧化异常的疾病类似。

### 肉碱棕榈酰转移酶-II（carnitine palmitoyltransferase-II,CPT-II）缺乏症

已有3型CPT-Ⅱ缺乏症报道。这种疾病出生前的表现与严重的酶缺乏有关；已报道儿例伴有肾发育不全、脑部异常和轻度面部畸形的新生儿期死亡病例。酶活性的严重缺乏与婴儿期发病型有关。这型患者的临床表现和实验室特征与前面描述的肉碱－酰基肉碱易位酶（CACT）缺乏症相似。酶活性轻度缺陷者与成人发作性横纹肌溶解症有关。首次发作常出现在童年后期和成年早期。长时间的体育锻炼可诱发。可有肌肉疼痛和肌红蛋白尿症，严重者可引起肾衰竭。血清肌酸激酶水平升高到5000~100 000U/L。未发现空腹性低血糖，但空腹可诱发肌红蛋白尿。肌肉活检显示中性脂肪沉积。CPT-Ⅱ缺乏症的肌病性表现与其常见基因突变——S113L突变有关，该突变产生的一种热依赖蛋白，运动引起的肌肉温度增加可导致该蛋白不稳定，从而出现肌病性相关表现。CPT-Ⅱ缺乏症的中间型表现为婴儿期/儿童早期出现空腹诱发的肝脏衰竭、心肌病、骨骼肌病伴发低酮性低血糖，但在新生儿期没有严重的发育改变。这型的临床表现与VLCAD缺乏症类似，其治疗也一样。该型患者通常为杂合子，含有一个较严重的突变和一个较轻的突变。

所有类型的CPT-Ⅱ缺乏症的诊断都依据肌肉或其他组织，以及培养的成纤维细胞中证实酶的缺乏。基因突变分析也是可行的。

## ■ 电子转移通路缺陷

### 电子转移黄素蛋白（electron transfer flavoprotein, ETF）和电子转移黄素蛋白脱氢酶（electron transfer flavoprotein dehydrogenase,ETF-DH）的缺乏症（2型戊二酸尿症、多种酰基CoA脱氢酶缺乏症）

ETF和ETF-DH的功能是将VLCAD、MCAD、SCAD、戊二酰CoA脱氢酶和参与支链氨基酸氧化至少4种酶的脱氢化反应中产生的电子转运到线粒体电子传递链。缺乏ETF或ETF-DH可引起脂肪酸和多种氨基酸氧化障碍并存的疾病。这二种酶中任何一种酶完全缺乏，可导致新生儿期的严重疾病，其特征表现为酸中毒、低血糖、昏迷、肌张力降低和心肌病，以及由于异戊酰-CoA脱氢酶抑制导致的汗脚异味。部分新生儿患者可有类似严重CPT-II缺乏症的症状，出现面部畸形和多囊肾，提示累积代谢产物的毒性作用在宫内即可发生。

诊断可依据尿有机酸谱分析，显示由于脂肪酸（乙基丙二酸盐和$C_6$~$C_{10}$二羧酸）、赖氨酸（戊二酸）和支链氨酸（异戊酰－、异丁酰－和α－甲基丁酰甘氨酸）氧化受阻导致的相应异常代谢物增加。大部分严重患儿在新生儿期即死亡。

部分性ETF和ETF-DH缺乏症，与MCAD缺乏症或其他类型轻度脂肪酸氧化缺陷的临床表现相似。这些患者有空腹性低酮性昏迷发作。尿中有机酸谱分

析显示主要是来自短链脂肪酸代谢的中间产物二羧酸和乙基丙二酸盐的增加。存在继发性肉碱缺乏。核黄素为电子转运通路的辅因子，大剂量的核黄素治疗对有些轻型 ETF/ETF-DH 缺乏的患者有益。

## 酮体生成通路的缺陷

### β-羟基-β-甲基戊二酰 CoA（β-hydroxy-β-methylglutaryl CoA，HMG CoA）合成酶缺乏症（见第 79.6）

HMG-CoA 合成酶是肝脏中来自脂肪酸 β 氧化产生的乙酰 CoA 转化为酮体的限速酶。该类疾病已有数例报道。患者的临床表现之一是空腹性低酮性低血糖，但不伴有心脏和骨骼肌功能受累。尿中有机酸谱分析显示仅有低酮性二羧酸尿。与所有其他脂肪酸氧化紊乱相反，血浆和组织中肉碱水平正常。但另一种存在于胞浆中用于胆固醇合成的 HMG-CoA 合成酶不受影响。HMG-CoA 合成酶缺陷仅在肝脏发现，在培养的成纤维细胞中未证实。基因已经被克隆，患者的突变位点已有被发现。避免空腹是一种有效的治疗方法。

### β-羟基-β-甲基戊二酰裂解酶缺乏症

见第 79.6。

## 酮体利用障碍

酮体如 β-羟基丁酸和乙酸乙酸是肝内脂肪酸氧化的最终产物，是在空腹状态下为脑组织代谢提供重要能源。在脑和其他周围组织中酮体利用的 2 种缺陷，可导致“高酮性”昏迷发作，伴有或不伴有低血糖。

### 琥珀酰 CoA：3-酮酸 CoA 转移酶（succinyl-CoA:3-ketoacid CoA transferase,SCOT）缺乏症（见第 79.6）

已有数例 SCOT 缺乏症患者的报道。特征性表现是 1 例婴儿空腹后出现反复的严重酮症酸中毒。血浆酰基肉碱和尿有机酸异常与其他原因导致的酮症酸中毒无区别。发作性酮症酸中毒的治疗措施为输注葡萄糖和大量的碳酸氢钠直至代谢稳定。所有的患者即使在分解代谢发作的间期，仍均有不成比例的高酮血症。SCOT 的作用是在外周组织以琥珀酰 CoA 作供体来活化乙酰乙酸盐，生成乙酸乙酰 CoA。可从患者的脑、肌肉和成纤维细胞中证实酶活性的缺乏。该酶的基因已经被克隆，许多突变位点已经被定位。

### β-酮硫解酶缺乏症

见 第 79.6。

## 参考书目

参考书目请参见光盘。

# 80.2　极长链脂肪酸代谢异常

*Hugo W. Moser**

## 过氧化物酶体病

过氧化物酶体病是由于不能形成或维持过氧化物酶体，或由于过氧化物酶体内某种酶功能缺乏引起一类遗传性疾病。这类疾病在儿童期便造成严重的功能障碍，其发生率较我们以往认识的要高，表型也比我们以往所认识的要多。

### 病　因

过氧化物酶体病主要分为 2 类（表 80-2）。

A 类是过氧化物酶体生成的障碍（peroxisomal biogenesis disorders，PBD），基本病变是一种或多种蛋白质无法转运入细胞器。B 类则仅影响单种蛋白质。过氧化物酶体正常存在于除成熟红细胞以外的所有细胞中，是由单层膜包绕的亚细胞器，至今已发现 50 多种过氧化物酶。这些酶中一部分参与过氧化氢的生成和分解，另一部分参与脂肪酸和氨基酸的代谢。大多数过氧化物酶的第一步合成是在成熟的游离

表 80-2　过氧化物酶体病分类

| |
|---|
| A：过氧化物酶体摄入障碍 |
| A1：脑肝肾综合征 |
| A2：新生儿肾上腺脑白质营养不良 |
| A3：婴儿植烷酸贮积症 |
| A4：肢近端型斑点状软骨发育不良 |
| B：单个过氧化物酶体内某种酶功能缺乏症 |
| B1：X-链锁肾上腺脑白质营养不良 |
| B2：酰基 CoA 氧化酶缺乏症 |
| B3：双功能酶缺乏症 |
| B4：过氧化物硫解酶缺乏症 |
| B5：经典植烷酸贮积症 |
| B6：2-甲基酰基 CoA 消旋酶缺乏症 |
| B7：DHAP 酰基转移酶缺乏症 |
| B8：碱性 DHAP 合成酶缺乏症 |
| B9：甲羟戊酸尿症 |
| B10：Ⅲ型戊二酸血症 |
| B11：Ⅰ型高草酸尿症 |
| B12：无过氧化酶血症 |

的多核糖体内，然后进入胞浆。蛋白质（酶）通过其特异的过氧化物酶体定向序列（peroxisome targeting sequences，PTS）定向于过氧化物酶体。大部分过氧化物酶体基质蛋白包含 PTS1，一个位于羧基端的 3 个氨基酸序列。PTS2 是另一个氨基末端的序列，在缩醛磷脂和支链脂肪酸代谢有关酶转入过氧化物酶体中发挥重要作用。蛋白质的转入包括一系列复杂的反应，涉及至少 23 种蛋白质。这些蛋白质被称为过氧化酶体生成蛋白质（peroxins），由 PEX 基因编码。表 80-3 总结了与 PEX 基因缺陷有关的人类疾病。

## 流行病学

除 X- 连锁肾上腺脑白质营养不良（X-ALD）外，所有列入表 80-2 的过氧化物酶体病都是常染色体隐性遗传。X- 链锁肾上腺脑白质营养不良是最常见的过氧化物酶体病，估计发病率为 1∶17 000，其他过氧化物酶体病的总体发病率为 1∶50 000。

## 病理学

过氧化物酶体数目的减少或缺乏是过氧化物酶体生成障碍疾病的病理特点。这些疾病中的大部分过氧化物酶存在着膜囊和含过氧化物酶的完整膜蛋白，但缺乏基质蛋白的补充，这些基质蛋白是过氧化物酶体的核心。在很多器官中可观察到其病理改变，包括显著特征性的神经元迁移缺陷、小结节状肝硬化、肾囊肿、斑点状软骨发育不良、角膜混浊、先天性白内障、青光眼、视网膜病、先天性心脏病和畸形表现。

## 发病机制

所有的病理改变都继发于过氧化物酶体的缺陷。

表 80-3 过氧化物酶体生物合成因子（PEX）及其在人类过氧化物酶体生物合成异常的变异

| 编号 | 特征 | 研究机构 | | | KKI 研究的例数 | 表型 | 染色体 |
|---|---|---|---|---|---|---|---|
| | | KKI | 日本 | Ams | KKI | | |
| 1 | 143kD AAA ATP 酶 | 1 | E | 2 | 99 | ZS、NALD、IRD | 7q21~22 |
| 2 | 35~52kD C3HC4 锌结合整体过氧化物体膜蛋白 | 10 | F | 5 | 2 | ZS | |
| 3 | 51~52kD 整体过氧化物体膜蛋白 | | | | | | |
| 4 | 21~24kD 过氧化物体相关的泛素缀合酶 | | | | | | |
| 5 | PTS-1 受体 | 2 | | 4 | 2 | ZS、NALD | 12p13.3 |
| 6 | 12~127kD AAA ATP 酶 | 4 | C | 3 | 16 | ZS、NALD | 6p21.1 |
| 7 | PTS-2 受体 | 11 | | 1 | 43 | RCDP | 6q22~24 |
| 8 | 71~81kD 过氧化物体相关蛋白 | | | | | | |
| 9 | 42kD 整体过氧化物体膜蛋白 | | | | | | |
| 10 | C3HC4 锌结合整体过氧化物体膜蛋白 | 7 | B | | 5 | ZS、NALSD | 8q21.1 |
| 11 | 27~32kD 与过氧化物体增殖有关的过氧化物体膜蛋白 | | | | | | |
| 12 | 48kD C3HC4 锌结合整体过氧化物体膜蛋白 | 3 | | | 6 | ZS、IRD、NALSD | |
| 13 | 含有 SH-3 的 40~43kD 整体过氧化物体膜蛋白 | | H | | 2 | ZS、NALSD | |
| 14 | 41kD 整体膜蛋白 | | | | | | |
| 15 | 48kD 胞浆蛋白 | | | | | | |
| 16 | 39kD 外周过氧化物体膜蛋白 | 9 | D | | 1 | ZS | |
| 17 | 27~30kD 过氧化物体或内生膜蛋白 | | | | | | |
| 18 | 35~39kD 过氧化物体膜蛋白锌指结构 | | | | | | |
| 19 | 异戊烯过氧化物体膜蛋白 | | J | | | ZS | |
| | | 8 | A | | 7 | ZS、NALSD、IRD | |
| | | | G | | | ZS | |
| 26 | ? Pex1p 和 Pex6p 对接因子 | | | | | | |

Ams：阿姆斯特丹；KKI：肯尼迪 Krieger 学院（Kennedy Krieger Institute）

摘自 Moser HW. Genotype-phenotype correlations in disorders of peroxisome biogenesis. Mol Genet Metab, 1999, 68: 316

在 PBD 中，多种过氧化物酶体酶功能缺乏（表 80-4）。很多酶数量减少或缺乏，但仍可以合成，可能由于没有过氧化物酶体的保护，其降解异常加速。目前还不清楚过氧化物酶体缺乏是如何导致广泛的病理表现。

PBD 与由遗传因素决定的蛋白质转入过氧化物酶体的机制缺乏有关，分为 12 个蛋白亚型组，其中 10 个亚型的分子缺乏已经明确（表 80-3）。这些亚型的特征和严重程度与转入缺陷的类型和严重程度有关。这些基因缺陷导致的疾病，在证实其与过氧化物酶有关之前就已命名，包括 Zellweger 综合征（ZS）、新生儿肾上腺脑白质营养不良（NALD）、婴儿 Refsum 病（IRD）和肢近端型斑点状软骨发育不良（RCDP）。前 3 种疾病现在被认为是同一种疾病的 3 个临床过程；ZS 是最严重的，IRD 最轻，NALD 中等。他们由 11 种不同的基因缺陷导致，主要涉及含 PTS1 序列靶向信号的蛋白质的转入。依靠临床症状无法区分不同的基因缺陷。根据蛋白质进入受损的程度，临床表现差异很大。导致蛋白质完全不能转入的突变多与 ZS 表型有关，错义突变的个体尚保留一部分的蛋白质转入功能引起的表型较轻。PEX7 基因突变涉及利用 PTS2 的蛋白进入，与 RCDP 表型有关。引起部分转入功能丧失的 PEX7 基因突变与轻微临床表型有关，有些表现与典型的 Refsum 病相似。

由单个过氧化酶体酶异常导致的遗传病，其临床表现通常较局限，多在新生儿期后发病，少见于青少年期和成年期。临床表现多与生化缺陷有关，XALD 的原发性肾上腺功能障碍，是由于极长链脂肪酸（VLCFA）在肾上腺皮质内的积聚引起。Refsum 病的周围神经病变则是由于雪旺（Schwann）细胞和髓鞘的植烷酸过度积聚所致。

## 轻度和非典型 PBD 患者的临床表现

新生儿 Zellweger 综合征临床表现有明显的、一致的、易辨认的异常。重要的诊断依据是典型面容[高额头、非倾斜性睑裂、眶上嵴发育不良和内眦赘皮（图 80-3）]，严重的肌无力和肌张力低下、新生儿惊厥、眼睛异常[白内障、青光眼、角膜混浊、布鲁什菲尔德斑（Brushfield spots）、视网膜色素病和视神经发育不良]。因为这些婴儿有肌张力低下和先天愚型样面容，这些婴儿常被怀疑为先天愚型（Down 综合征）。Zellweger 综合征患儿存活时间很少超过数月，90% 的病例出现生后生长障碍。表 80-5 所列为其主要临床异常表现。

新生儿 ALD 患儿临床表现较少，偶尔甚至没有特征性面容。频发新生儿惊厥。有些出现一定程度的精神运动发育障碍，各项功能严重或明显滞后。3~5 岁后缓慢出现严重而又显著的功能退化，可能是由于进行性的脑白质萎缩所致。有数例患者在 30~40 岁时仍处于严重功能障碍但比较稳定的状态。肝大、肝功能损害、视网膜变性、严重的听力丧失常不可避免地出现。肾上腺皮质功能通常受损，但明显的爱迪森氏病少见，无斑点状软骨发育不良和肾囊肿。

Refsum 病婴儿可存活到 20 岁或更长。虽存在步态共济失调和宽基步态，但可以行走；存在认知功能严重迟钝。所有病例都有感音神经性耳聋和视网膜色素变性。也存在中度畸形特征性面容，包括内眦赘皮、鼻梁扁平和低位耳。早期常有肌张力低下、肝大和肝功能损害，血浆胆固醇以及高、低密度脂蛋白中度下

**表 80-4　常见的过氧化物酶体生物合成障碍的实验室检查结果异常**

| |
|---|
| 过氧化物酶体数量减少 |
| 胞浆过氧化氢酶 |
| 缩醛磷脂合成缺乏和组织水平下降 |
| 极长链脂肪酸氧化缺陷和异常堆积 |
| 植烷酸氧化缺陷和年龄依赖性堆积 |
| 胆汁酸形成某些步骤缺陷和胆汁酸中间体积累 |
| L- 哌啶酸氧化缺陷和积累 |
| 尿二羧酸排泄量增加 |

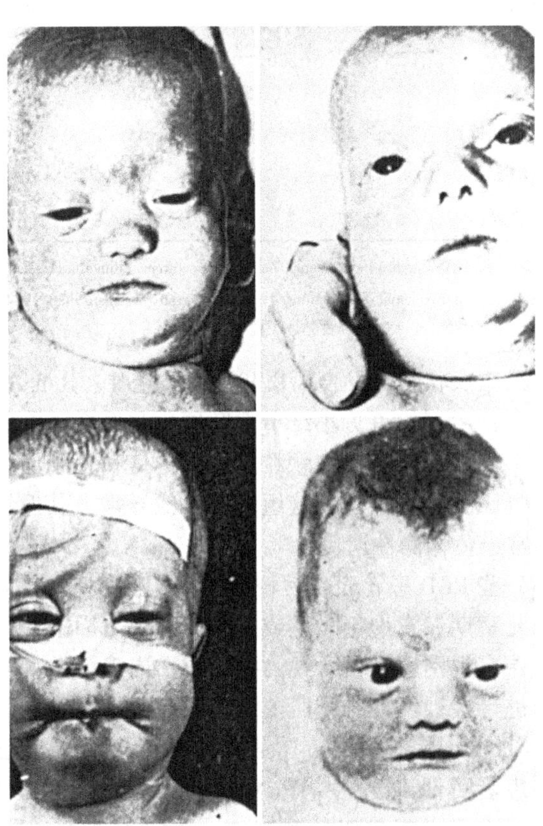

图 80-3　4 例 Zellweger 脑肝肾综合征。前额凸出、内眦赘皮、眶上嵴和面中部发育不全（由 Hans Zellweger, MD. 提供）

表 80-5 Zellweger 综合征的主要临床表现

| 异常表现 | 有相关表现信息的患者 | | 有异常表现的患者 | |
|---|---|---|---|---|
| | 例数 | 百分比(%) | 例数 | 百分比(%) |
| 高额头 | 60 | 53 | 58 | 97 |
| 枕骨扁平 | 16 | 14 | 13 | 81 |
| 大囟门、颅缝宽 | 57 | 50 | 55 | 96 |
| 浅眶嵴 | 33 | 29 | 33 | 100 |
| 低或宽鼻梁 | 23 | 20 | 23 | 100 |
| 内眦赘皮 | 36 | 32 | 33 | 92 |
| 高腭弓 | 37 | 32 | 35 | 95 |
| 外耳畸形 | 40 | 35 | 39 | 97 |
| 小下颌畸形 | 18 | 16 | 18 | 100 |
| 颈部皮肤赘皮 | 13 | 11 | 13 | 100 |
| Brushfield 斑 | 6 | 5 | 5 | 83 |
| 白内障或角膜混浊 | 35 | 31 | 30 | 86 |
| 青光眼 | 12 | 11 | 7 | 58 |
| 视网膜色素异常 | 15 | 13 | 6 | 40 |
| 视神经乳头苍白 | 23 | 20 | 17 | 74 |
| 严重肌张力低下 | 95 | 83 | 94 | 99 |
| 拥抱反射异常 | 26 | 23 | 26 | 100 |
| 反射低或无反射 | 57 | 50 | 56 | 98 |
| 吸吮困难 | 77 | 68 | 74 | 96 |
| 管饲喂养 | 26 | 23 | 26 | 100 |
| 癫痫样抽搐 | 61 | 54 | 56 | 92 |
| 精神运动迟缓 | 45 | 39 | 45 | 100 |
| 听力损害 | 21 | 18 | 9 | 40 |
| 眼球震颤 | 37 | 32 | 30 | 81 |

摘自 Heymans HAS.Cerebro-hepato-renal (Zellweger) syndrome: clinical and biochemical consequences of peroxisomal dysfunctions. Thesis, University of Amsterdam, 1984

降。无斑点状软骨发育不良和肾皮质囊肿。Refsum 病患儿死亡后尸检可见小结节性肝硬化和发育不良的小肾上腺；除严重的小脑颗粒层发育不良和分子层中的浦肯野氏细胞异位外，脑组织无其他异常。其遗传方式属常染色体隐性遗传。

一些 PBD 患者表现为轻度或不典型表型。他们可能在儿童期、青少年时期或成年期表现出周围神经病变或伴有视网膜病变、视力损害或白内障，并且被诊断为进行性神经性腓骨肌萎缩症（夏科 - 马里 - 图思病，Charcot-Marie-Tooth disease）或 Usher 综合征，一些患者可活到 50 岁。PEX7 缺乏，最常导致 RCDP 表型，也可引起类似典型 Refsum 病（植烷酸 CoA 羟化酶缺乏，phytanoyl CoA hydroxylase deficiency）的轻微临床表现。

## 肢近端型软骨点状发育不良（rhizomelic chondrodysplasia punctata, RCDP）

RCDP 是以在透明软骨上有斑点状钙化为特征，与侏儒、白内障（72%）和由于挛缩引起的多发畸形有关。椎体的冠状裂被软骨充填，其结果导致胚胎发育停滞。患儿出现不成比例矮身材，近端肢体受影响（图 80-4A）。放射科检查异常包括近端肱骨缩短、干骺段呈杯状和骨化障碍（图 80-4B）。身高、体重和头围低于正常第 3 百分位。患儿智能发育严重迟缓。约有 25% 的患者存在皮肤改变，如严重的鱼鳞病样红斑。

## 单纯过氧化物酶体脂肪酸氧化酶缺陷

单纯型过氧化物酶体脂肪酸氧化酶缺乏病，在分类中属于 B1~B3（表 80-2），每一种疾病都与参与过氧化体脂肪酸氧化的 3 种酶中的某一种酶有关。这类疾病的临床表现与 Zellweger 综合征 / 新生儿 ALD/ 婴儿 Refsum 病的系列症状相似。可以通过实验室检查与过氧化物酶体生物合成性疾病进行鉴别。其中双功能酶缺乏最常见，约占 ZS/NALD/ 婴儿 Refsum 病表型患者的 15%。单纯酰基辅酶 A 氧化酶缺乏患者较轻，临床表现类似于 NALD。

## 单纯缩醛磷脂合成缺乏

缩醛磷脂是一类脂肪，其甘油的第一个羧基连接的不是脂肪酸而是乙醇，经过一系列复杂的反应而生成。最初的两个步骤是经过氧化物酶二氢丙酮磷酸盐烷基转移酶和合成酶的作用合成。这 2 种酶中的任意一个缺乏（表 80-2 中 B4 和 B5）即可导致疾病的临床表现，易与肢根部软骨斑点状发育不良（RCDP）的混淆。后者是由 PEX 基因缺陷导致，该基因编码过氧化物酶体靶序列 2 的受体。与表 80-1 中 B4 和 B5 疾病类似，但伴有脂质的严重缺乏；除此之外，还有植烷酸氧化缺陷。事实上，B4 和 B5 中所列疾病与肢根部软骨斑点状发育不良（RCDP）的所有表型都相关，提示脂质缺乏可导致这些表现。

## 典型 Refsum 病

典型 Refsum 病缺乏的酶（植烷酰 COA 氧化酶）位于过氧化物酶体上。典型的 Refsum 病临床表现包括鱼鳞癣、周围神经病变、视网膜色素变性所致的视力受损、共济失调，以及偶有心律失常。与婴儿 Refsum 病相反，典型 Refsum 病认知功能正常，无先天畸形。典型 Refsum 病直到成年早期才表现出来，但是视力异常如夜盲症、鱼鳞癣、周围神经病变，可能在儿童和青少年时期就表现出来。早期诊断很重要，因为限制植烷酸的饮食，可以逆转周围神经病变，并可预防视力和中枢神经系统异常进展。典型 Refsum

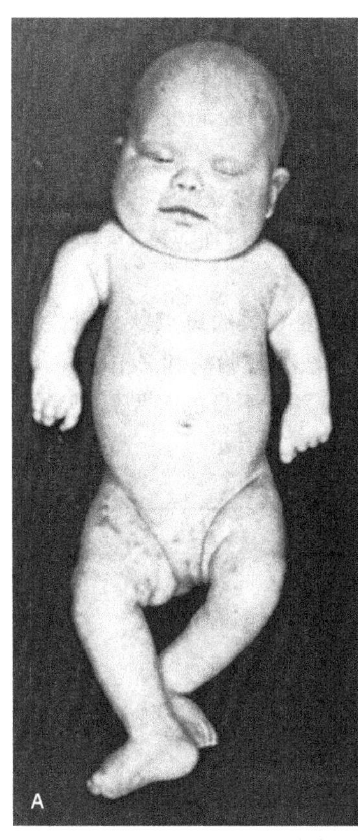


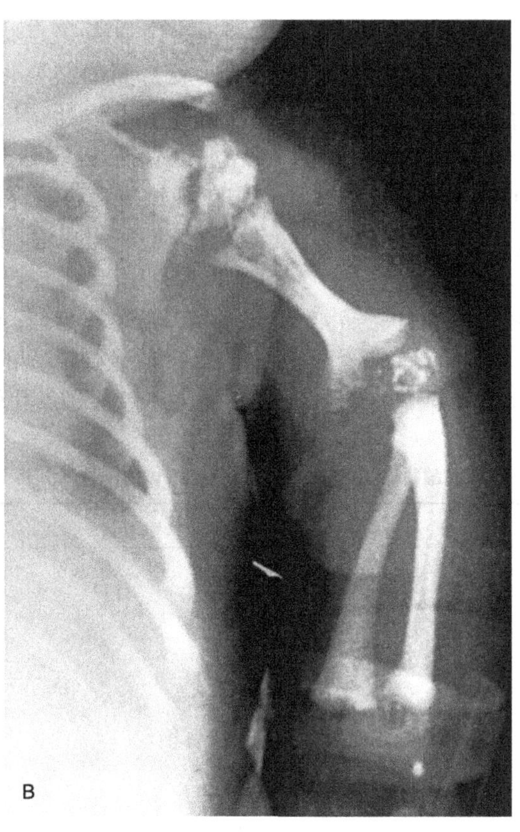


**图 80–4**　A. 一例 RCDP 新生儿上臂严重缩短、鼻梁低、眼距宽、广泛鱼鳞样皮肤。B. 肱骨显著缩短、肩肘关节呈斑点状（由 John P.Dorst, MD. 提供）

病表现型可能也是由 PEX7 基因缺陷所致。

*2– 甲基酰 COA 消旋酶缺乏*

这种病是由于一种酶的缺陷，导致支链脂肪酸（植烷酸和降植烷酸）和胆汁酸的积聚。表现为成人型周围神经病变及视网膜色素退行性病变。

## 实验室检查

过氧化物酶体病实验室检查包括3个复杂的层次：

*层次 1：患者是否有过氧化物酶体病？*

可通过几种非侵入性检查，初步诊断是否患有过氧化物酶体病（表 80–6），其中检测血浆极长链脂肪酸（very long chain fatty acid，VLCFA）水平是最常见的检查。尽管许多过氧化物酶体病患者的VLCFA升高，但也有例外。RCDP 就是例外，其血浆 VLCFA 水平正常，血浆植烷酸水平增高，红细胞缩醛磷脂水平下降。其他过氧化物酶体异常疾病中，生化异常的界定更严格。因此，需进行一系列的检查，包括血浆 VLCFA、植烷酸，降值烷酸、吡哌酸以及缩醛磷脂。串联质谱检测同样能够定量尿和血中的胆汁酸，这一系列检查只需 2mL 的静脉血即可，可以诊断绝大多数的过氧化物酶体病。而且，如检测结果正常，则基本可排除过氧化物酶体病。

*层次 2：过氧化物酶体病特异精确的标志物是什么？*

表 80–6列举了过氧化物酶体病的主要生化异常。这些系列检测（见前述）结合临床表现常足以做出特定缺陷的诊断。在男性患者中血浆 VLCFA 升高可以明确诊断 X-ALD；红细胞缩醛磷脂显著降低，结合血浆植烷酸升高可以准确诊断 RCDP；血浆植烷酸升高，结合降植烷酸正常或降低可诊断经典 Refsum 病；而 D– 双功能酶缺乏症和 2– 甲基酰基辅酶的降植烷酸与植烷酸均升高。准确诊断某些过氧化物酶体病需要皮肤成纤维细胞培养，如鉴别 PBD 和 D– 双功能酶缺乏症。

PBD 患者过氧化物酶体缺乏，过氧化氢酶成为可溶解的碎片形式。双功能酶缺乏症过氧化物酶体存在，过氧化氢酶以颗粒形式存在。证实 PBD 的分子缺陷需进行成纤维细胞培养，但这种诊断是否有效，尚需依据个体临床情况。先证者的准确诊断有助于高危孕妇的产前诊断及携带者的检出，并有助于判断预后。准确诊断 *PEX1* 基因缺乏患者有助于其预后。这种基因缺乏存在于 60% 的 PBD 患者中，且超过一半的 *PEX1* 缺乏患者具有 *G843D* 等位基因，其导致的表型较其他突变轻。

*层次 3：分子缺陷是什么？*

表 80–3 列出了大多数已经确定的 PBD 分子缺陷。明确先证者的基因突变位点（美国已有部分实验室提供这种检测），有助于加快产前诊断的速度及携带者的检测。

## 诊 断

目前有几种非侵入性的实验，足以早期诊断过氧化物酶体病（表 80-6）。PBD 诊断的挑战是与其他大量能够引起肌张力低下、抽搐、生长障碍和畸形的疾病相鉴别。经验丰富的医生可通过典型临床表现，对脑肝肾综合征进行诊断，但 PBD 患者临床表现常不典型，只能依靠实验室检查进行诊断。临床上如遇一种或多种合并存在的、严重的精神运动迟缓、肌无力和肌张力低下、畸形、新生儿抽搐、视网膜病、青光眼或白内障、听力损害、肝大和肝功能损害，以及斑点状软骨发育不良时，提示有作这类实验诊断的必要，若出现一项或多项实验室异常，更有助于诊断。出现外周神经病变得不典型轻微表现也有描述。

单纯过氧化物酶体脂肪酸氧化缺损（B 组）患者的诊断，与 A 组患者相似，可通过血 VLCFA 异常增高加以鉴别。

RCDP 患者需与其他原因导致的斑点状软骨发育不良相鉴别。这些疾病除华法林胚胎病和 Zeliweger 综合征外，还包括斑点状软骨发育不良的轻型常染色体

**表 80-6　与脂肪酸氧化障碍有关的过氧化物酶体病：诊断分析**

| 疾病 | 分析 | | 结果 |
|---|---|---|---|
| 脑肝肾综合征 | 血浆 | VLCFA | 升高 |
| 新生儿肾上腺脑白质营养不良 | | 植烷酸 | 年龄依赖性升高 |
| 婴儿植烷酸贮积症 | | 降值烷酸 | 年龄依赖性升高 |
| | | 六氢哌啶羧酸 | 升高 |
| | | 胆汁酸 | 升高或正常 |
| | RBCs | 缩醛磷脂 | 下降 |
| | 成纤维细胞 | VLCFA | 升高 |
| | | VLCFA 氧化 | 下降 |
| | | 缩醛磷脂合成 | 下降 |
| | | 植烷酸，降值烷酸氧化 | 下降 |
| | | 过氧化氢酶定位 | 胞浆 |
| | | 免疫细胞化学 | 过氧化物酶体缺失 |
| | | 补体 | 表 80-1 |
| | | DNA | 表 80-1 |
| 肢近端型斑点状软骨发育不良 | 血浆 | 植烷酸 | 升高 |
| | | VLCFA | 正常 |
| | RBCs | 缩醛磷脂 | 下降 |
| | 成纤维细胞 | 缩醛磷脂合成 | 下降 |
| | | 降值烷酸氧化 | 下降 |
| | | DNA | PEX7 缺陷 |
| X 连锁 ALD 半合子 | 血浆 | VLCFA | 升高 |
| | 成纤维细胞 | VLCFA | 升高 |
| | | VLCFA 氧化 | 下降 |
| | | ALDP 免疫活性 | 缺乏 70% |
| | | DNA | ABCD1 突变 |
| X- 连锁 ALD 杂合子 | 血浆 | VLCFA | 可变增加 85% |
| | 成纤维细胞 | VLCFA | 可变增加 90% |
| | | ALDP 免疫反应 | 可变下降 |
| | | DNA | ABCD1 突变 |
| 双功能酶缺乏症 | 血浆 | VLCFA | 升高 |

表 80-6（续）

| 疾病 | 分析 | | 结果 |
|---|---|---|---|
| | | 植烷酸 | 升高 |
| | | 降值烷酸 | 升高 |
| | | 胆汁酸 | 升高或异常模式 |
| | 成纤维细胞 | VLCFA | 升高 |
| | | 降值烷酸氧化 | 下降 |
| | | 过氧化氢酶定位 | 过氧化物酶体 |
| | | 酶 | D- 双功能蛋白缺乏 |
| 酰基 CoA 氧化酶缺乏症 | 血浆 | | |
| 成纤维细胞 | VLCFA | 升高 | |
| | | VLCFA | 升高 |
| | | VLCFA 氧化 | 下降 |
| | | 酶 | 酰基 CoA 氧化酶缺乏 |
| 2- 甲基酰基 CoA 消旋酶缺乏症 | 血浆 | 降值烷酸 | 升高 |
| | | 胆汁酸 | 升高或异常模式 |
| | 成纤维细胞 | 降值烷酸氧化 | 下降 |
| | | 酶 | 2- 甲基酰基 CoA 氧化酶缺乏 |
| 经典植烷酸贮积症 | 血浆 | 植烷酸 | 升高 |
| | | 降值烷酸 | 下降 |
| | 成纤维细胞 | 酶 | 植烷酰 CoA 缺乏 |

ALD：肾上腺脑白质营养不良；VLCFA：极长链脂肪酸

显性型（Conradi-Hunerermann 综合征），其特征是可较长期存活、肢体缩短不严重、智力正常，X- 连锁显性遗传型或 X- 连锁隐性遗传型与 X 染色体短臂末端缺失有关。临床表现为短肢体、精神运动迟缓和鱼鳞癣应怀疑是 RCDP。最有特异性的实验检查是红细胞中缩醛磷脂异常低下和培养的皮肤成纤维细胞中缩醛磷脂合成能力下降。这些生化缺乏不存在于其他类型的斑点状软骨发育不全。斑点状软骨发育不全还与参与胆固醇合成的 3β 羟类固醇 – $\Delta^8$, $\Delta^7$- 异构酶缺陷有关。

## 并发症

Zellweger 脑、肝、肾综合征患者有肌张力、吞咽、心脏、肝病和抽搐等多种异常，只能行对症治疗，且预后不良，大多死于生后数月。RCDP 患者可出现由脑萎缩导致的四肢轻度瘫痪。

## 治　疗

Refsum 病的最有效治疗是限制植烷酸饮食治疗。

对于过氧化物酶体转入障碍性疾病轻型患者，通过多种学科的早期干预，包括身体锻炼、职业疗法、助听、适当交流、营养和对其父母支持等，可达到很好的治疗效果。尽管大多数患者的许多功能仍较迟缓，但部分患者已学会自理能力，数例患者到了十几岁或二十多岁时，病情仍较稳定。

目前研究试用下列方法以减轻继发性生化异常，包括口服以乙基酯或三酰甘油形式（其中的一种脂肪酸被二十二碳六烯酸替代）的二十二碳六烯酸，剂量为 50~100mg/24h。由于合成二十二碳六烯酸的最后一步是在过氧化物酶体内完成，所以过氧化物酶体合成障碍患者二十二碳六烯酸水平下降。二十二碳六烯酸是维持视网膜和大脑生理功能的重要物质，这种治疗使血浆和红细胞内二十二碳六烯酸达到正常浓度。有少量研究提示口服二十二碳六烯酸，可使临床症状得到改善。另外，可口服胆酸和鹅去氧胆酸，剂量为 100~250mg/24h，目的是减少胆酸的中间代谢产物的毒性，可能也有效。

## 遗传咨询

除 I 型高草酸尿症外，所有的过氧化物酶体病，都可在怀孕后 3 个月内或 6 个月内做产前诊断。检测方法与生后检测相似（表 80-6），是利用绒毛膜标本和羊水细胞。已有 300 余例孕妇进行监测，60 余例患病胎儿被检出，至今无 1 例误诊。因为再孕胎儿患病的概率为 25%，所以，对既往曾生育过此类疾病患儿的夫妇，必须劝告进行有关产前检查。对于分子缺陷已得到证实的 X- 连锁肾上腺白质萎缩症的外杂合子也可作产前诊断（表 80-3）。

## ■ 肾上腺脑白质营养不良（X- 连锁）

X- 连锁肾上腺脑白质营养不良（X-ALD）是一种与极长链饱和脂肪酸（VLCFA）累积有关的遗传性疾病，伴有进行性肾上腺皮质功能障碍和中枢及周围神经系统的白质功能障碍。

### 病 因

X-ALD 的关键性生物化学异常是组织中无支链的 VLCFA 累积，这是一种含有二十四碳或更长的脂肪酸。过多的二十六碳烷酸（C26：0）是其最显著的特征。遗传性过氧化物酶体对脂肪酸的降解功能受损导致该种脂肪酸的累积，最重要的生化缺陷与过氧化物酶体 24- 酰 -CoA 连接酶功能受损有关。这种酶可裂解来源于 VLCFA 的 CoA，其分子基础为编码过氧化物酶体膜（ALDP）的 *ABCD1* 基因缺陷。已检测到 400 余个基因突变位点，而且大多数的家系仅有一个突变（其更新见网站：www.x-ald.nl.），该基因定位于 Xq28。ALDP 缺陷导致 VLCFA 积聚和 X-ALD 的病理机制尚不清楚。

### 流行病学

男性 X-ALD 最低患病率为 1/21 000，人群中男性 X-ALD 和女性杂合子的总患病率为 1/17 000。所有种族均有患病者，在同一家族中表型可以不同。

### 病理学

病理特征是在电镜下发现肾上腺皮质细胞、睾丸 Leydig 细胞和神经系统的巨噬细胞中含有片状胞浆包涵体，这些包涵体可能由胆醇酯化 VLCFA 所组成，在肾上腺皮质束带细胞中最常见，初期时因脂肪的聚集而膨胀，尔后萎缩。

神经系统主要表现为 2 种损伤类型。严重的儿童期脑型损伤和快速渐进性成人期损伤，主要出现脱髓鞘作用伴炎症反应，表现为血管周围淋巴细胞聚积，尤其在顶枕部。在慢性进展性成人型患者，主要出现肾上腺髓鞘神经病变（adrenomyeloneuropathy，AMN），为一种远端轴突病变，影响脊髓的长束，炎症反应较轻或无。

### 发病机制

肾上腺功能障碍可能是 VLCFA 累积的后果，束状带细胞内膨胀伴脂肪异常，胆固醇化 VLCFA 对 ACTH 激发的胆固醇脂水解酶相对抵抗，从而抑制胆固醇转化为有活性的类固醇。另外 26 碳烷酸过多增加了质膜的黏度，进而干扰受体和细胞的其他功能。

神经系统损害的严重程度与基因突变的类型、血浆 VLCFA 水平为标记的生化异常的程度无关，肾上腺受累程度与神经系统受累程度间也无显著相关。病情的严重程度及预后与炎症反应的强烈程度有关。这种炎症反应可能由细胞因子介导，或是由过多的 VLCFA 通过未知方式激发的自身免疫反应。CD1 脂质抗原被认为与该炎症反应有关，线粒体损伤和氧化应激也参与其中。但也约有 50% 的患者无炎症反应，推测可能存在一种调节基因，设定了针对这种炎症反应的“调节器”。

### 临床表现

有 5 种相对独立的表型，其中 3 型在儿童期出现症状和异常体征。所有的表型中，在 3~4 岁前通常发育正常。

儿童脑型 ALD 首发症状多出现在 4~8 岁之间（报道最早可出现于 21 个月），最常见的首发症状为多动，这种现象常被误诊为注意缺陷障碍，曾是较好的学生其在学校表现越来越差。尽管对声调感知能力得以保存，但听觉分辨能力受到损害，出现明显的打电话困难，智力测试表现为语言能区受损，空间定向常受损。其他初发症状有视觉障碍、共济失调、书写不能、抽搐和斜视。视觉障碍常由于大脑皮质受影响引起，以至出现视力多变、不稳定。几乎所有的患者都有抽搐，并可为首发症状。部分患者存在颅内压增高和单侧脑半球的大损害。85% 的患者 ACTH 激发可的松反应试验受损，皮肤轻度色素沉着。然而本型的大多数患者，其肾上腺功能障碍的表现，仅在因脑部症状被确诊后才被认识。儿童脑病型 ALD 表现为快速进展的痉挛、瘫痪、视觉和听力丧失、语言和吞咽能力下降。首次神经症状出现至呈植物人状态的间期约 1.9 年，植物人状态有时可持续 10 年或更长。

青少年型 ALD 指神经症状出现在 10~21 岁的患者，其表现除进展速度较缓慢外，其他类似于儿童期 ALD，约 10%的患者表现出急性症状，如为癫痫持续状态、肾上腺危象、急性脑病和昏迷。

肾上腺神经脊髓病 首次发病是在青少年后期或成年，由于脊髓长束的退行性变导致进行性截瘫，约有半数患者累及脑白质。

“单纯阿狄森病”型”单纯阿狄森病型”是一种

重要的极易漏诊的表型。约25%的男性阿狄森病患者存在ALD生化缺乏，这些患者中很多神经系统正常，部分有神经系统体征，其中许多患者到成年发展成“肾上腺脊髓病”。

“无症状ALD” 指有ALD的生化缺陷，但没有神经系统或内分泌异常，但几乎所有伴基因缺陷患者最终均会出现神经性症状，仅少数患者甚至到60~70岁都无症状。

约50%的女性杂合子可发展为类似肾上腺脊髓病综合征，但病情较轻，发病较晚。很少见肾上腺功能障碍。

## 实验室和影像学检查

最特异和最重要的实验室检查是血浆、红细胞和培养的皮肤成纤维细胞中VLCFA的异常升高。这种特殊检查应当由专门的有经验的实验室进行。这项检查在男性X-ALD患者均为阳性，约85%女性X-ALD携带者为阳性。基因突变分析是检测X-ALD携带者最可靠的方法。

### CT和MRI

儿童脑型或青少年期ALD患者，头颅MRI可显示特异性脑白质损害并可以显示位置及衰减的密度，80%的患者损害呈对称性，涉及后顶部、枕叶及脑室旁白质，约50%患者低密度阴影的周围和前部表现为花环样强化（图80-5A）。这一区域对应的血－脑屏障破坏区域有明显的血管周围淋巴细胞浸润。12%患者首发损害开始于额叶，单侧损害引起的大片变化往往被认为脑瘤可能。MRI比CT可提供更清晰的脑白质正常或异常，并可发现被CT遗漏的异常（图80-5B）。

### 肾上腺功能损害

超过85%的儿童脑型ALD患者血浆ACTH升高，静脉注射250μg ACTH（Cortrosyn，一种合成促皮质素）后皮质醇轻度升高。

## 诊断和鉴别诊断

儿童脑型ALD的早期表现不易与较常见的注意缺陷和学习困难鉴别。病情进展迅速、痴呆的表现或听觉分辨困难提示ALD。即使在疾病早期，CT和MRI也可显示出明显的异常变化。不过，这些放射影像学改变与其他白质萎缩症（见第592章和第605.10）和多发性硬化（见第593.1）的表现相似，确诊依赖VLCFA升高，因为VLCFA升高仅出现在X-ALD和其他过氧化物酶体病中，后者和X-ALD的区别在于后者的临床表现在新生儿期已出现。

脑型ALD可有颅内压升高，单侧大面积损害，即往曾被误诊为胶质瘤，甚至在脑活检仍被误诊，还有患者在确诊前还曾接受过放疗。测定血浆或脑活检标

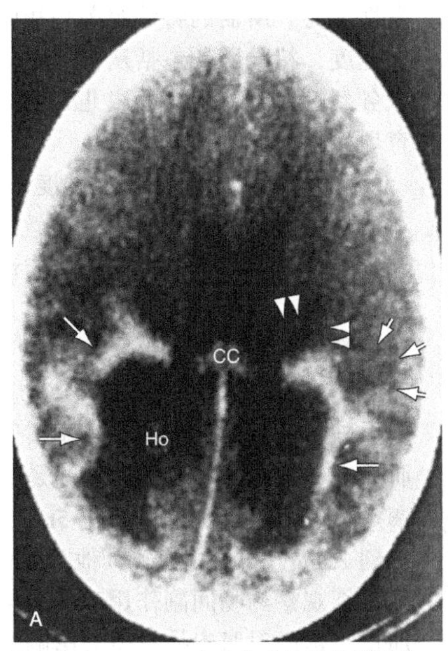


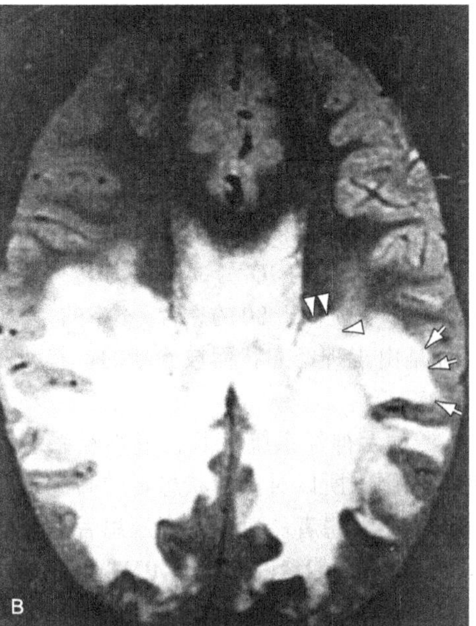


**图80-5** A. ALD患者典型的顶枕部增强CT片，显示典型的两侧对称的非活动性的低密度区（Ho），箭头所指为周围增强活动区，低密度区前方区域在图B中MRI对应的剪头指示区域。CC表胼胝体。B. 为同一患者的MRI图像，T2加权显示顶枕部白质异常的高信号，MRI可清楚地显示脑皮质的情况。CT可区分活动与非活动区域，而在MRI上活动与非活动区域均表现为高信号。如果能利用IV增强（顺磁增强）MRI，这种CT上区分明显的活动与非活动区域，也可通过MRI获得。注意CT的低密度（A中箭头和箭头）与B中MRI易分辨病变

摘自Kumar AJ, Rosenbaum WE, Naidu S, et al. Adrenoleukodystrophy: corresponding MR imaging with CT. Radiology, 1987, 165: 497–504

本中 VLCFA 是最可靠的鉴别试验。

青少年期或成年脑型 ALD 易与精神疾病、痴呆和癫痫相混淆。诊断 ALD 的第一线索是 CT 或 MRI 发现脑白质损害，如果检测发现 VLCFA 升高则可以确诊。

临床上 ALD 不能与其他类型的阿狄森病相鉴别。因此，所有男性阿狄森病均应检测 VLCFA 水平，在 ALD 患者的血浆中往往检测不出肾上腺组织抗体。

## 并发症

患者可避免的并发症是肾上腺功能障碍，最为困难的是那些只能卧床休息、伴有挛缩、昏迷和吞咽障碍有关的神经系统异常。其他并发症包括行为障碍，以及空间定向缺损、视觉和听觉障碍及惊厥相关的损伤。

## 治 疗

类固醇替代治疗是治疗肾上腺功能不足或肾上腺皮质功能减退最有效的方法（见第 569 章），有助于挽救生命及增强生活能力，但对神经系统异常无效。

骨髓移植（Bone marrow transplantation，BMT）

BMT 主要适用于早期轻度炎性脱髓鞘的患者，其主要特征是男性儿童和青少年脑型 X-ALD 表型患者出现快速进行性神经系统功能丧失。BMT 是一个高度危险的过程，患者必须慎重选择，其作用机制尚不完全明了。骨髓分化细胞能够表达 ALDP，这是一种 X-ALD 缺乏的蛋白质，大约 50% 的微神经胶质细胞都是骨髓分化而来。其机制可能用含正常基因的细胞替代异常细胞，使脑代谢恢复正常，另外可能由于改善炎症反应所至。伴早期脑损伤的男性和青春期患者，BMT 后经 5~10 年随访病情仍稳定，部分患者病情好转。另一方面，BMT 对已有严重脑部病变的患者没有作用，且可能加速疾病进展。非语言 IQ 测试被认为具有预见性，移植不适用于IQ明显低于80的患者。不幸的是，超过一半的患者都是由于神经症状而被诊断的，其状况已不适合进行 BMT。

由于 BMT 主要对无神经系统症状，或神经系统症状较轻的患者起作用，所以对有症状患者的高危亲属筛查经常能发现这类新患者。对阿狄森病患者进行血浆 VLCFA 水平筛查常常能诊断出适合 BMT 的候选者。由于 BMT 的高风险（10%~20%的死亡率），且高达 50%未经医治的 X-ALD 患者并不出现脑脱髓鞘炎症，因此对无脑受累的患者不提倡 BMT。MRI 也是决定是否实行 BMT 的重要依据，MRI 异常常在临床症状表露之前就出现。无脑受累的男孩和青少年患者，在 3~15 岁应每隔 6 个月至 1 年，应进行一次脑 MRI 检查。如果 MRI 正常，则不支持进行 BMT，如果 MRI 异常，患者应每隔 3 个月复查一次 MRI，结合神经系统和神经心理的检查，确定病情是否进展、恶化。如果早期证实脑部病变进行性加重，应考虑进行 BMT。磁共振光谱技术提高了监测脑部病变是否进行性加重的能力。目前 BMT 对成人无炎症性脊髓受累的肾上腺髓鞘神经病是否积极作用尚不能确定

罗伦佐油治疗（Lorenzo's oil Therapy）

罗伦佐油（三油酸甘油酯与三芥子酸三酰甘油的 4：1 比例的混合物）治疗无症状男童可作为降低其进展为儿童期脑病表型。罗伦佐油联合饮食控制建议用于无神经症状且脑部 MRI 正常的 8 岁以下男童患者，但必须严密监测，尤其是肾上腺功能和脑 MRI。出现进展性 MRI 异常者，如果仍处于早期阶段，可评估其是否进行造血干细胞移植。已有脑部受累的患者，给予罗伦佐油并不能改变疾病的进展。

支持治疗

对于患儿的家庭而言，最困难的是儿童性 ALD 出现进行性行为和神经障碍，需建立综合治疗计划以及家庭、医生、巡视护理员、学校管理人员和咨询人员之间的良好协作关系。另外，父母支持小组（United Leukodystrophy Foundation, 2304 Highland Drive, Sycamore, IL 60178）是很有帮助的。与学校管理人员的沟通也很重要，因为在公共法律（Public Law）94~142 条中规定，ALD 患儿与其他“健康损害”和“多发性障碍”所需的特殊服务是相同的。根据疾病的进展速度，特殊服务包括从常规学校项目的相对低水平服务到针对不能移动的患儿开展的以医院为基础的教育项目。

疾病的不同阶段治疗难度和重点不同。早期患者以情感、行为和注意力的细微改变为特点，因此，经常与学校管理人员进行咨询交流了解患儿情况很重要。睡眠 - 觉醒循环有改变的患儿，可在夜间使用水合氨醛（10~15mg/kg）、戊巴比妥（5mg）或苯海拉明（2~3mg/kg）等镇静剂进行治疗。

随着脑白质萎缩进展，调节肌肉张力和支持延髓肌功能功能成为重点。巴氯酚是最有效的治疗肌肉痉挛疼痛发作的药物，剂量由 5mg，每天 2 次，逐渐增加到 25mg，每天 1 次。其他对症药物也可应用，但必须仔细观察药物间副作用和相互影响。当脑白质萎缩加重，延髓对肌肉控制丧失影响吞咽时，最初可通过软食、流质饮食，但大多数患者需要用鼻饲或胃造口术进行喂养。至少有 30% 患者出现局部或全身抽搐，可用常规止痉药物进行治疗。

## 遗传咨询和预防

遗传咨询，以及一级和二级预防对预防 X-ALD 非

常重要。对出现症状患者的所有高危亲属应进行筛查，曾有一项研究项目筛查出 250 例无症状的男性 X-ALD 患者和 1200 个女性 X-ALD 杂合子。血浆检测有助于发现那些在出生时 VLCFA 即异常增高的男性 X-ALD 患者。监测无症状患者，有助于及早使用类固醇替代治疗，以避免出现致命性的肾上腺危象。脑部 MRI 的随访监测同样有助于发现适用 BMT 治疗的患者，使治疗成功的机会更大。建议对所有男性阿狄森病患者进行血浆 VLCFA 检测。超过 25% 的原因不明的阿狄森病男童患者是由 X-ALD 引起。对女性杂合子的诊断较对男性患者诊断更难。15% ~20%的女性杂合子血中 VLCFA 正常，无法发现这些杂合子很可能在遗传咨询时造成严重失误。若血浆和培养的成纤维细胞中 VLCFA 水平都正常，则假阴性的风险可明显下降，但尚不能完全排除。对有先证者的家庭成员进行 DNA 基因突变分析，能够发现携带者；该分析对杂合子女性也同样适用。

通过检测培养的羊水细胞或绒毛膜细胞中的 VLCFA 水平或基因突变分析，可对受累的男性胎儿进行产前诊断。一旦发现新的 X-ALD 患者，就要对其家系进行详细的调查和搜寻，尽力确定所有的有风险的女性携带者和男性患者。在调查中对调查对象应表现出无微不至的同情和关怀。

## 参考书目

参考书目请参见光盘。

# 80.3 脂蛋白代谢和转运异常

*William A. Neal*

## 血脂和心血管疾病的流行病学

食物脂肪含量和血胆固醇水平之间的关系在 100 年前已经被证实。世界范围内关于冠心病（coronary heart disease，CHD）的地理、社会阶层和种族差异的 7 国研究（the Seven Countries Study）发现：饮食中摄入的饱和脂肪酸量、血浆胆固醇水平与 CHD 死亡率有很强的相关性。在所有常见的慢性疾病中，没有一个疾病像 CHD 这样，明确地受到环境和遗传因素影响。虽然，越来越多证据表明低估了女性心脏疾病的发病增长情况，这种多因素导致的 CHD 与年龄增长和男性有强相关。吸烟导致终生 CHD 风险增加 2 倍以上。久坐不动和摄入较多饱和脂肪酸导致体脂增加，通过影响粥样硬化形成相关脂蛋白的变化增加了 CHD 风险。CHD 家族史反映了早期心脏病的遗传倾向和生活方式联合影响。有提前出现心脏病的风险以及阳性家族史者，其 CHD 风险较没有类似病史者增加 1.7 倍。

动脉粥样硬化的病理变化起始于儿童时期。霍普金斯大学先前的研究（Johns Hopkins Precursors Study）显示：白人男性医学生中，若其血胆固醇水平在最低的 25% 百分位内，30 年后其 CHD 的发生率只有 10%；然而，若其血胆固醇水平在最高的 25% 百分位内，30 年后其 CHD 的发生率则高达 40%。青年动脉粥样硬化病理学决定因素的研究（the Pathobiological Determinants of Atherosclerosis in Youth Study，PDAY）显示：在 15~34 岁的死亡尸检病理中，腹部脂肪含量与动脉粥样硬化程度有显著相关性。博加卢萨心脏研究（Bogalusa Heart Study）纳入了超过 3 000 例黑人和白人儿童以及青少年，提供了关于 CHD 风险因子的出现和严重度与动脉粥样硬化半定量严重程度的最全面的纵向研究资料。

“胎源性假说”是根据针对低出生体重婴儿（low birth weight，LBW）的观察提出的，研究发现 LBW 者到成年时其心脏疾病的发生率增高。流行病学研究支持出生前和生后早期的状况影响成年期的健康状态。出生时大于胎龄儿，以及孕期糖尿病或肥胖母亲的儿童，其最终发展为代谢综合征（胰岛素抵抗、II 型糖尿病、肥胖、CHD）的风险增加。早产的婴儿给予母乳喂养在 13~16 年后对心脏保护仍有长期的益处。与配方奶喂养者比较，婴儿期接受母乳喂养的青少年 C 反应蛋白浓度较低，其 LDL/HDL 的比值也要低 14%。

另外，高血脂的第二个原因可能是药物（环孢霉素、类固醇、异维甲酸、蛋白酶抑制剂、酒精、利尿剂、β – 阻断剂、丙戊酸）或各种疾病（肾病综合征、甲状腺功能减退症、库欣综合征、神经性食欲缺乏症、阻塞性黄疸）。

## 血脂和动脉粥样硬化

大量的流行病学研究证实高胆固醇血症（特指血总胆固醇升高）与动脉粥样硬化性疾病相关。随着各组脂质颗粒的亚组分以及炎症标志物检测技术的成熟，动脉粥样硬化和斑块破裂导致急性冠状动脉综合征的过程也进一步阐明。动脉粥样硬化主要影响冠状动脉，但也经常涉及主动脉、下肢动脉和颈动脉。

动脉粥样硬化发展的早期阶段开始于血管内皮功能障碍与颈动脉内膜中层厚度增加，这已被证明发生在青春期前有危险因素的儿童如肥胖和家族性高胆固醇血症。血管内皮内膜渗透的复杂过程可能是源于各种损伤，包括存在高毒性氧化 LDL 颗粒。淋巴细胞和单核细胞渗入损伤的内皮内膜，在那里变成充满 LDL

脂类的巨噬细胞，然后成为泡沫细胞。这样的积累能被可以清除血管壁上的脂质沉积的 HDL 颗粒所抵消。斑块的形成，基本是一种涉及巨噬细胞和血管壁的炎症过程（C- 反应蛋白升高）。动脉壁的内皮内膜内脂质沉积主要表现为脂肪条纹，这在一定程度上也是可逆的。斑块发展阶段的后期涉及组织细胞因子和生长因子释放刺激所致的动脉平滑肌细胞破坏。粥样斑是一个由从胶原及平滑肌腔分离的脂肪物质的核心组成（图 80-6）。动脉粥样硬化斑块的增长可能会导致由动脉供血的组织缺血。可能由感染性病原体如肺炎衣原体引起的粥样斑块内的慢性炎症在，可引起在斑块不稳定，并继之破裂。血小板黏附引起破裂部位血凝块形成，导致心肌梗死或脑血管事件。

## ■ 血浆脂蛋白代谢和转运

脂蛋白代谢异常与糖尿病和早期动脉粥样硬化有关。脂蛋白是由脂肪和蛋白质组成的可溶性复合物，影响从食物中吸收的、肝脏和脂肪组织合成的脂肪的运输、利用和贮存。来自小肠的食物脂肪以乳糜微粒的形式运输，由肝脏合成的极低密度脂蛋白（VLDL）被分解为中密度脂蛋白（IDL）及低密度脂蛋白（LDL）。高密度脂蛋白（HDL）是参与 VLDL 和乳糜微粒代谢和胆固醇运输的重要物质。非酯化游离脂肪酸（FFA）是具有代谢活性的脂质，来源于三酰甘油的分解，储存于脂肪组织中，与白蛋白结合后进入血浆循环（图 80-7）。

脂蛋白是由一个由三酰甘油和胆固醇酯（CE）组成的核心，外由磷脂、胆固醇和蛋白质包裹（图 80-8）。几类脂蛋白的密度与脂 / 蛋白比值成反比（图 80-9）。

载脂蛋白（Apo）是蛋白质的结构（表 80-7）。除了组成结构框架之外，载脂蛋白还具有一系列代谢功能，包括酶途径的辅助因子或抑制剂，作为与脂蛋白结合到细胞表面的受体介质等。ApoA 是 HDL 的主要载脂蛋白。ApoB 存在于 LDL、VLDL、IDL 和乳糜微粒。ApoB-100 来源于肝，而 ApoB-48 来自小肠。ApoC- Ⅰ、C- Ⅱ和 C- Ⅲ是三酰甘油代谢的重要小分子肽。同样，ApoE 存在于 VLDL、HLD、乳糜微粒和乳糜微粒残体，对三酰甘油有清除作用。

### 外源性（饮食）脂蛋白的转运

饮食脂肪中，除中链三酰甘油外，均通过淋巴引流从肠黏膜有效地转运入循环系统。三酰甘油和胆固醇酯与 ApoA 和 apoB-48 在肠黏膜结合在一起形成乳糜微粒，然后通过淋巴系统进入外周循环。HDL 颗粒作用于 ApoC- Ⅱ，形成的乳糜微粒，为脂肪、心脏和骨骼肌组织内的毛细血管内皮细胞内脂蛋白脂肪酶（LPL）活化所需要。游离脂肪酸氧化，转为三酰甘油存储，或释放到循环中，与白蛋白结合，运输到肝脏。来自乳糜微粒的胆固醇酯核心水解后，ApoC 颗粒重新循环至 HDL。从 HDL 来的 ApoE 有助于乳糜微粒残体与肝 LDL 受体（LDLRR）结合。在肝细胞，乳糜微粒残体可能被纳入细胞膜，作为脂蛋白重新分泌，回到循环，或作为胆汁酸分泌。通常情况下，所有的膳食脂肪均在进食后 8h 内被处理；仅乳糜微粒代谢障碍的个体例外。餐后高脂血症是动脉粥样硬化的危险因素。乳糜微粒及其残体运输异常可导致其被血管壁泡沫细胞吸收，泡沫细胞由巨噬细胞摄入胆固醇酯形成，是脂肪条纹的最早阶段。

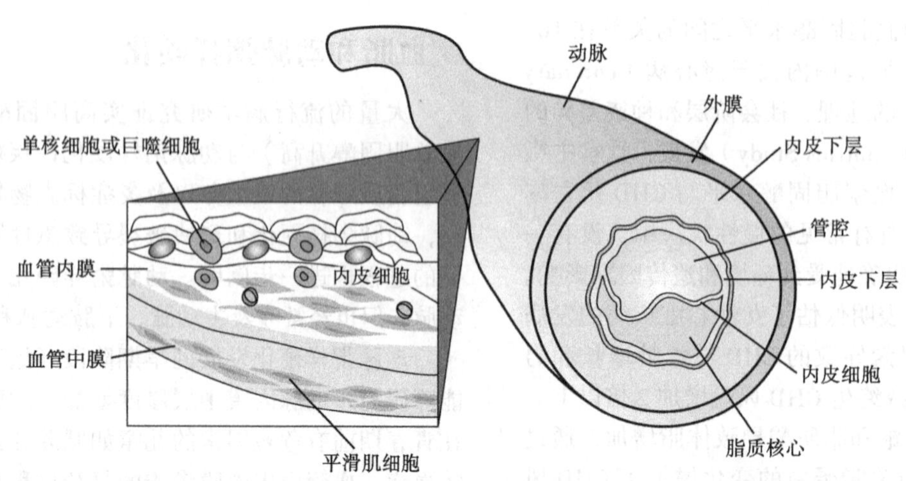


图 80-6　动脉粥样硬化发展的早期阶段开始于炎症细胞浸润血管内膜。脂质积于动脉壁的内皮下层内，最终导致平滑肌细胞破坏，形成侵犯血管腔的粥样脂质核心。慢性炎症导致斑块的不稳定、促使斑块破裂，以及血栓形成导致血管腔完全闭塞

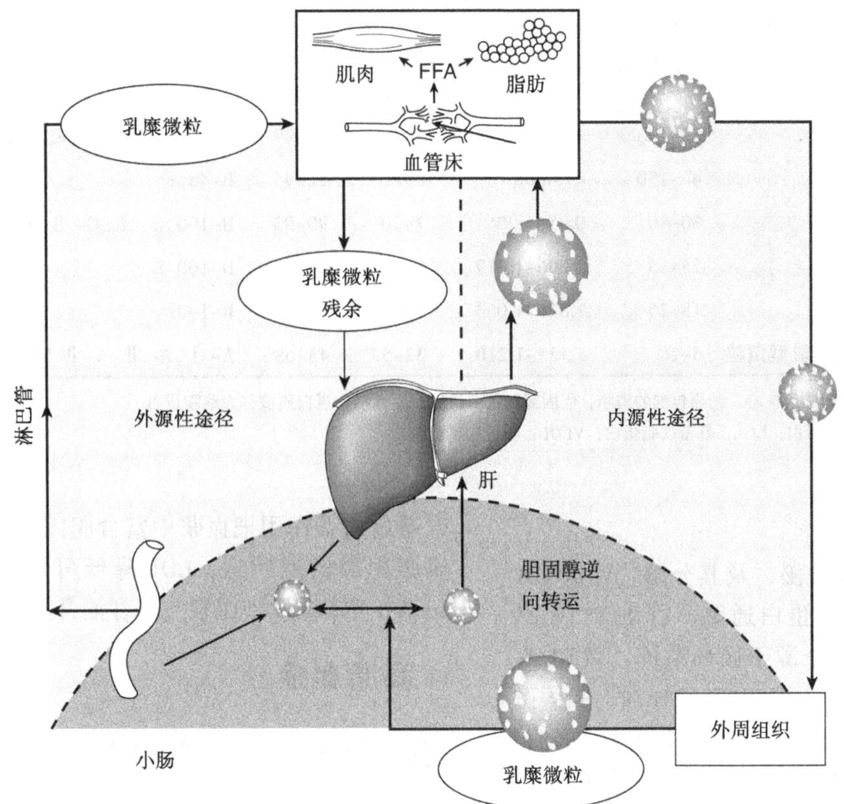


**图 80-7**　内源性、外源性与逆向胆固醇途径。外源性途径把食物中脂肪从小肠以乳糜微粒的形式运输到外周组织和肝脏。内源性途径代表极低密度脂蛋白（VLDL）从肝脏分泌和其分解代谢为中间密度脂蛋白（IDL）和低密度脂蛋白（LDL）。VLDL 颗粒通过脂蛋白脂肪酶（LPL）的作用在血管床水解为三酰甘油，产生游离脂肪酸（FFA），在肌肉和脂肪组织被利用和储存。高密度脂蛋白（HDL）代谢是负责把外周组织过剩的胆固醇运输到肝脏并通过胆汁排泄。来源于肝脏和小肠的新生 HDL-3 颗粒通过酶介导乳糜微粒和 VLDL 运动进入 HDL 的核心，被酯化为更成熟的 HDL-2 颗粒，通过内吞作用从循环中清除

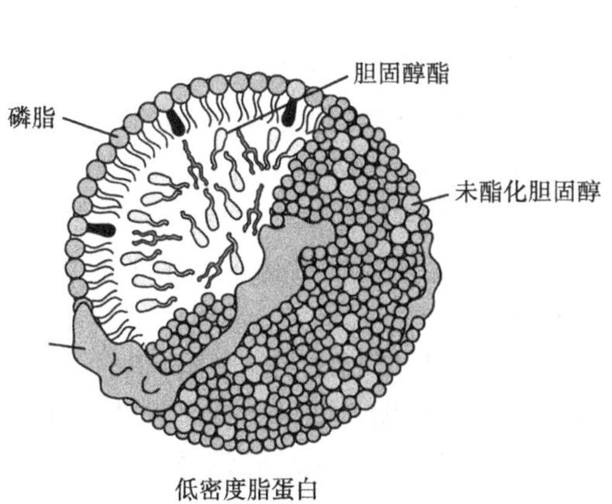


**图 80-8**　低密度脂蛋白（LDL）示意模型。脂蛋白由的一个胆固醇酯核心组成，周围由磷脂、胆固醇和蛋白质包围

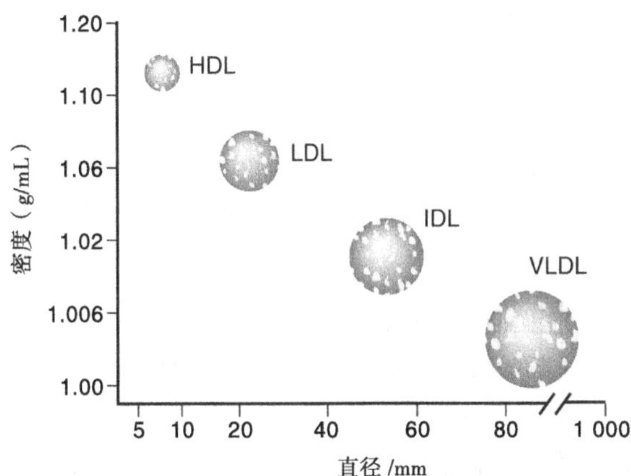


**图 80-9**　几类的脂蛋白的密度与脂 / 蛋白比值成反比。由于脂质密度比蛋白低，脂质含量越大，则颗粒体积越大，其密度越低。HDL：高密度脂蛋白；LDL：低密度脂蛋白；IDL：中间密度脂蛋白；VLDL：极低密度脂蛋白

表 80-7 主要脂蛋白的特征

| 脂蛋白 * | 来源 | 大小( nm ) | 密度（g/mL） | 构成（%） | | |
|---|---|---|---|---|---|---|
| | | | | 蛋白 | 脂 | 载脂蛋白 * |
| 乳糜微粒 | 肠 | 80~1 200 | <0.95 | 1~2 | 98~99 | C－Ⅰ, C－Ⅱ, C－Ⅲ, E, A－Ⅰ, A－Ⅱ, A－Ⅳ, B–48 |
| 乳糜微粒残体 | 乳糜微粒 | 40~150 | <1.0006 | 6~8 | 92~94 | B–48, E |
| VLDL | 肝、肠 | 30~80 | 0.95~1.006 | 7~10 | 90~93 | B–100, C－Ⅰ, C－Ⅱ, C－Ⅲ |
| IDL | VLDL | 25~35 | 1.006~1.019 | 11 | 89 | B–100, E |
| LDL | VLDL | 18~25 | 1.019~1.063 | 21 | 79 | B–100 |
| HDL | 肝、肠、VLDL、乳糜微粒 | 5~20 | 1.125~1.210 | 32~57 | 43~68 | A－Ⅰ, A－Ⅱ, A－Ⅳ C－Ⅰ, C－Ⅱ, C－Ⅲ D, E |

* 脂蛋白是一个由以三酰甘油和胆固醇酯为核心、外周包围的磷脂，胆固醇和蛋白质组成，其结构蛋白质被称为载脂蛋白

HDL：高密度脂蛋白；IDL：中密度脂蛋白；LDL：低密度脂蛋白；VLDL：极低密度脂蛋白

### 肝内源性脂肪的转运

肝脏 VLDL 的形成和分泌，及其分解代谢成 IDL 和 LDL 颗粒属于内源性脂蛋白通路。肝脏 VLDL 的形成所使用的脂肪酸主要来源于循环系统。VLDL 在肝脏合成即被迅速转运，VLDL 由三酰甘油、胆固醇酯、磷脂和 ApoB–100 组成。新生的 VLDL 颗粒分泌与 ApoCs 和 E 结合，分泌入循环。VLDL 颗粒的大小取决于三酰甘油的量。在 LPL 作用下，三酰甘油被水解，VLDL 颗粒逐渐缩小，所产生的游离脂肪酸被脂肪组织和肌肉利用或储存。VLDL 颗粒中，约 80% 的三酰甘油水解产生 IDL 颗粒，该 IDL 颗粒中含有等量的胆固醇和三酰甘油。剩余的 IDL 残体转换为 LDL，转移到周围组织或肝脏。ApoE 结合到剩余 IDL 颗粒，可以结合到细胞，随后被纳入溶酶体。缺乏 ApoE2 或肝脏三酰甘油脂肪酶（HTGL）的个体血浆中常有 IDL 堆积。

在正常人中，LDL 颗粒约占 70% 的血浆胆固醇。LDL 受体存在于几乎所有细胞表面。大多数 LDL 由肝脏摄取，其余的被运输到周围组织中，如肾上腺和性腺用于类固醇的合成。血脂异常主要受 LDL–R 活动影响。 VLDL 转化成 LDL 的效率在脂质代谢稳态中也起重要作用。

### HDL 和胆固醇的逆转运

脂质颗粒经肝分泌到胆汁是胆固醇从体内清除的唯一机制。从外周细胞中运输过多的胆固醇是 HDL 的重要功能。高密度脂蛋白载有大量包含脂蛋白的 ApoA-I，与脂蛋白 B 相比，ApoA-I 没有致动脉粥样硬化样作用。小肠和肝脏分泌的胆固醇含量较少的新生 HDL 颗粒，在卵磷脂胆固醇酰基转移酶作用下，被酯化为较成熟的 HDL–2 颗粒，使乳糜颗粒和 LDL 易于运动形成 HDL 的核心。在胆固醇酯转移蛋白（CETP）介导下，HDL–2 可把胆固醇酯转运回 ApoB 脂蛋白，或通过内吞作用把血浆中富含胆固醇的颗粒清除，完成胆固醇的逆转运。LDL 降低可能由于遗传（缺乏 apoA-I）或继发于血浆三酰甘油升高。

## ■ 高脂血症

### 高胆固醇血症（表 80–8）

#### 家族性高胆固醇血症（familial hypercholesterolemia, FH）

FH 是单基因的常染色体共显性异常，由 LDL 受体突变所致。其特征为异常增高的 LDL 胆固醇（LDL-C）、早发的心血管疾病（CVD）和腱黄瘤。有 5 种突变影响 LDL–C 与 LDL 受体的结合能力。LDL 受体突变已经报道近 800 种，有些影响 LDL 受体合成（受体阴性），其他则缺陷影响脂蛋白 – 受体表面的结合或释放。受体缺乏突变的表型比受体缺陷更严重。

纯合子 FH

纯合子 FH 由两个 LDL 受体等位基因突变所致，导致血浆胆固醇水平明显上升，可高达 5~12g/L。血三酰甘油正常或轻度升高，而 HDL 水平可能轻微下降。纯合子 FH 全球发病率将近 1/1 000 000，“受体阴性”患者其 LDL 受体活性低于正常水平的 2%，而“受体缺陷” LDL 受体活性可达正常水平的 25%，其预后也相对较好。

无论何种程度 LDL 受体缺陷，其预后都相对较差。在儿童早期或中期，即可出现严重的动脉粥样硬化，包括主动脉根部和冠状动脉粥样硬化，经常表现为黄色瘤，导致跟腱和手伸肌腱增厚，手、肘、膝或臀部皮肤增厚（图 80–10 至 80–12）。角膜环可以在某种程度上出现。家族史有提示意义，因为早期心脏病在父母双方的亲属中都比较普遍。经常根据 LDL–C 水平和他们皮肤成纤维中 LDL 受体活性进行诊断。也可

表 80-8　高脂血症

| 疾病 | 脂蛋白升高 | 临床表现 | 遗传 | 估计发病率 |
|---|---|---|---|---|
| 家族性高胆固醇血症 | LDL | 肌腱黄色瘤、CHD | AD | 1/500 |
| 家族性 ApoB-100 缺陷 | LDL | 肌腱黄色瘤、CHD | AD | 1/1000 |
| 常染色体隐性高胆固醇血症 | LDL | 肌腱黄色瘤、CHD | AR | <1/1 000 000 |
| 谷甾醇血症 | LDL | 腱黄色瘤、CHD | AR | <1/1 000 000 |
| 多基因高胆固醇血症 | LDL | CHD | | 1/30? |
| 家族性混合型高脂血症（FCHL） | LDL, TG | CHD | AD | 1/200 |
| 家族性高脂蛋白血症 | LDL, TG | 肌腱黄色瘤、周围血管疾病 | AD | 1/10 000 |
| 家族性乳糜粒血症（Ⅰ型高脂血症） | TG ↑↑ | 发疹性黄色瘤、肝脾增大、胰腺炎 | AR | 1/1 000 000 |
| 家族性高三酰甘油血症（Ⅳ型高脂血症） | TG ↑ | ± CHD | AD | 1/500 |
| 家族性高三酰甘油血症（Ⅴ型高脂血症） | TG ↑↑ | 肌腱黄色瘤 ± CHD | AD | |
| 家族性肝脂酶缺乏 | VLDL | CHD | AR | <1/1 000 000 |

AD：常染色体显性遗传；AR：常染色体隐性遗传；CHD：冠状动脉粥样硬化性心脏病；LDL：低密度脂蛋白；TG：三酰甘油；VLDL：极低密度脂蛋白

通过细胞分选技术测量淋巴细胞表面受体活性来评估疾病的表型。

未经治疗的纯合子患者很少生存到成年。可发生冠状动脉供血不足的症状，常发生猝死。利用 LDL 单采术以选择性地从循环清除 LDL 颗粒已被推荐应用于许多患儿，且已被证明可减缓动脉粥样硬化的进展。肝移植也可成功降低 LDL-C 水平，但较常见免疫抑制相关并发症。HMG-CoA 还原酶抑制剂对特定类型 LDL 受体缺陷患者通常是有效，联合选择性地阻断肠道胆固醇吸收的依折麦布（ezetimibe）治疗常常能使 LDL 水平中度下降，目前该治疗方法已经取代了大部分的胆汁酸螯合剂的应用。

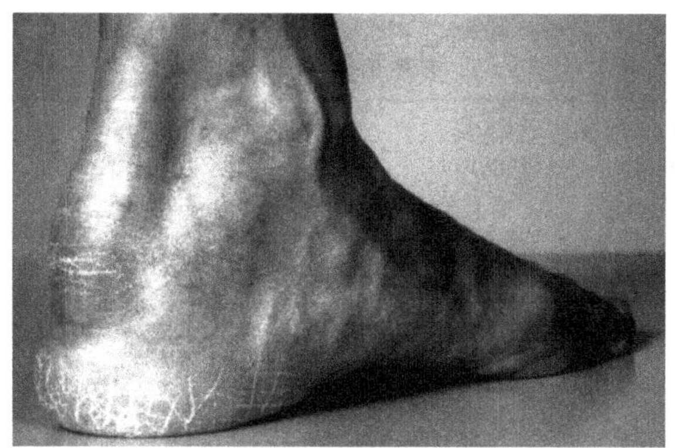

**图 80-10（见彩图）**　跟腱黄色瘤（家族性高胆固醇血症杂合子患者）
摘自 Durrington P. Dyslipidaemia. Lancet, 2003, 362:717-731

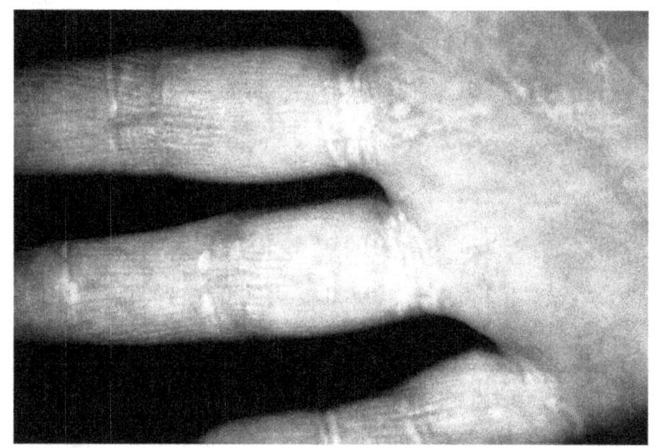

**图 80-11（见彩图）**　纹掌腱黄色瘤
摘自 Durrington P. Dyslipidaemia. Lancet, 2003, 362:717-731

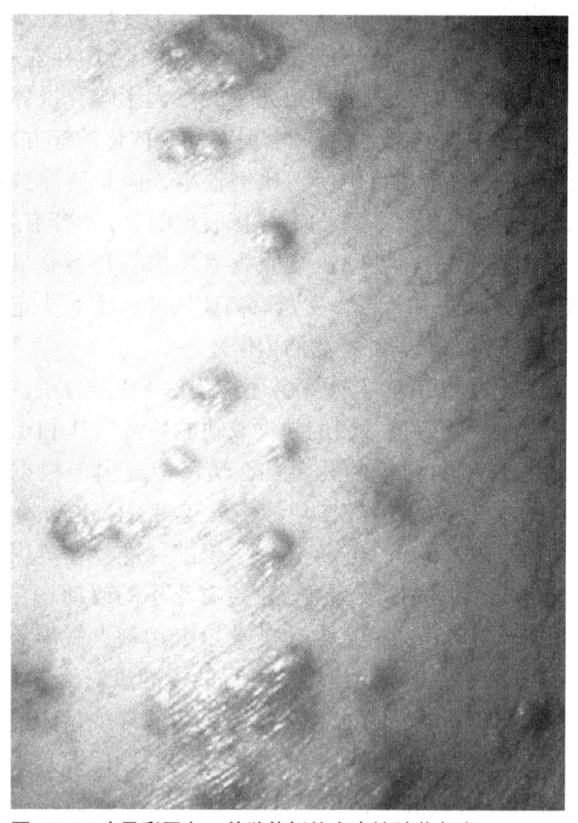

**图 80-12（见彩图）**　前臂伸侧的出疹性腱黄色瘤
摘自 Durrington P. Dyslipidaemia. Lancet, 2003, 362:717-731

杂合子 FH

杂合子FH是最常见的一种与成人急性冠脉综合征和动脉粥样硬化性冠心病相关的单基因遗传病，全球患病率约1/500，由于其独特新突变的始祖效应（founder effect），在特定人群中可高达1/250，如法裔加拿大人、南非白人和基督教黎巴嫩人。

心脏病所致死亡在西方社会中的死亡占一半以上。冠心病的病因包括遗传和环境两种因素，其临床表型取决于上述两因素之间复杂的相互作用。居住在中国的杂合子FH汉族人群其胆固醇均值为168mg/dL，而移居到加拿大的杂合子FH汉族人群其胆固醇均值为288mg/dL。不同地域之间脂蛋白水平的巨大差异可能是由于中国的饮食和活动方式与西方不同而已。

杂合子FH是一种共显性状态，患者一级亲属约50%完全外显而患病，其二级亲属约25%患病。世界范围内估计有1 000 000人患FH。男性FH患者冠心病的症状多在45~48岁出现，比女性患者晚10年左右。

鉴于FH对致残率和致死率的巨大影响，世界卫生组织(WHO)已经致力于制订FH的个体化治疗方案。FH人群在世界人口中所占比例较小，但其所导致的心血管疾病负担却很重。FH临床表现明显，治疗有效。

对怀疑FH的患者，要重视家族史。是否有早发CHD的家族史和（或）父母有高胆固醇血症是决定孩子是否进行血胆固醇检测的依据之一。

仅凭血浆LDL-C水平并不能确诊FH杂合子，但由于其中一条等位基因的缺失或功能异常，其LDL-C水平可升高到同年龄儿童的2倍。（美国）根据犹他州的U.S. MED-PED项目（make early diagnosis-prevent early death）已经建立了诊断标准，在英国和荷兰也有类似的诊断标准，不过有小小的改动。在已经明确诊断FH的家庭内，根据LDL切割点做出的诊断是预测性的。需要建立更可行的标准以对无FH先证者的家庭进行诊断，这还需要更多的常染色体遗传模式的证据以及更高的LDL切割点。总胆固醇水平在310mg/dL的人群中，仅有4%为FH患者；而在一级亲属有FH患者的人群中，若总胆固醇水平在310mg/dL，则有95%的人符合FH的诊断标准。来源于美国人群队列的、由分子遗传学验证的FH数学概率模型还不适合在其他国家应用。

如果儿童胆固醇水平极高，应及时对其一级和二级亲属进行筛查（“逆向”胆固醇筛查）。年龄小于18岁的儿童，若其血浆胆固醇达到270mg/dL和（或）LDL-C达到200mg/dL，患FH的概率高达88%；如果一级亲属有FH先证者，则该儿童基本可确诊为FH（表80-9）。相反，如果一级亲属有FH先证者，诊断该儿童为FH可疑患者，其标准为总胆固醇中度升高，达220mg/dL（LDL-C 155mg/dL）即可。

治疗儿童FH需要非常严格的低脂饮食（见后述）。但仅仅饮食控制很少能把血胆固醇降低到可接受的范围（LDL-C<130mg/dL）。儿童青少年血胆固醇水平专家小组（the Expert Panel on Blood Cholesterol Levels in Children and Adolescents，属于美国国家胆固醇教育项目）已经公布了针对10岁以上儿童降低胆固醇的治疗指南。如果LDL-C>160mg/dL且有早发心脏病的家族史，或没有阳性家族史（如领养儿且无法获得家族史）但LDL-C>190mg/dL可考虑降低胆固醇的治疗。

依折麦布（ezetimibe）可阻止胆固醇在胃肠道吸收，且副作用的风险较低。初步数据显示能降低胆固醇20~30mg/dL。但这种药物还没有在儿童中进行对照研究。HMG CoA还原酶抑制剂因其疗效显著且风险可控也已经成为治疗FH可选择的药物之一。这类药物应用于儿童临床已经有足够的经验，与用在成人一样有效，其发生肌炎和肝酶升高的风险也并不比成人高。

**表80-9 根据胆固醇水平和近亲患FH亲属资料预测小于18岁青年患FH的百分比**

| 总胆固醇（mg/dL） | LDL-C（mg/dL） | 在该水平患FH的百分比（%） | | | |
|---|---|---|---|---|---|
| | | 亲属 | | | |
| | | 一级 | 二级 | 三级 | 普通人群 |
| 180 | 122 | 7.2 | 2.4 | 0.9 | 0.01 |
| 190 | 130 | 13.5 | 5.0 | 2.2 | 0.03 |
| 200 | 138 | 26.4 | 10.7 | 4.9 | 0.07 |
| 210 | 147 | 48.1 | 23.6 | 11.7 | 0.19 |
| 220 | 155 | 73.1 | 47.5 | 27.9 | 0.54 |
| 230 | 164 | 90.0 | 75.0 | 56.2 | 1.8 |
| 240 | 172 | 97.1 | 93.7 | 82.8 | 6.3 |
| 250 | 181 | 99.3 | 97.6 | 95.3 | 22.2 |
| 260 | 190 | 99.9 | 99.5 | 99.0 | 57.6 |
| 270 | 200 | 100.0 | 99.9 | 99.8 | 88.0 |
| 280 | 210 | 100.0 | 100.0 | 100.0 | 97.8 |
| 290 | 220 | 100.0 | 100.0 | 100.0 | 99.6 |
| 300 | 230 | 100.0 | 100.0 | 100.0 | 99.9 |
| 310 | 210 | 100.0 | 100.0 | 100.0 | 100.0 |

FH：家族性高胆固醇血症；LDL-C：低密度脂蛋白胆固醇

摘自 Williams RR, Hunt SC, Schumacher MC, et al: Diagnosing heterozygous familial hypercholesterolemia using new practical criteria validated by molecular genetics, Am J Cardiol 72:171–176, 1993

家族性 ApoB-100（familial defective ApoB-100，FDB）缺陷

FDB 是一种常染色体显性遗传病，特征为 LDL-C 升高、三酰甘油正常、可出现肌腱黄色瘤以及早发动脉粥样硬化性心血管疾病，临床上类似杂合子 FH。FDB 是由于 ApoB-100（LDL 受体的配体）受体结合域突变所致，其在西方国家的发病率是 1/700。导致 FDB 最常见的突变是 ApoB-100 的第 3 500 位点上的精氨酸被谷氨酰胺所取代，降低 LDL 受体与 LDL-C 的结合能力，延迟血浆 LDL-C 的清除。其他报道的突变对 ApoB 结合 LDL 受体的影响相似。专门的实验室检测可鉴别 FDB 和 FH，但除非研究需要，一般没有必要，因为临床对 FDB 患者与杂合子 FH 处理是相同的。

常染色体隐性高胆固醇血症（autosomal recessive hypercholesterolemia，ARH）

本病极少见，是肝脏介导内吞作用的 LDL 受体缺陷引起。临床主要表现为严重的高胆固醇血症，程度介于纯合子 FH 和杂合子 FH 之间。ARH 在撒丁岛人中的发生率不成比例的升高。对 HMG CoA 还原酶抑制剂呈中度反应。

谷固醇血症（sitosterolemia）

谷固醇血症是罕见的常染色体隐性遗传病，与植物性固醇类（如谷固醇和胆固醇）肠过量吸收有关。谷固醇血症由于 ATP 结合盒蛋白转运系统突变引起，这系统负责限制植物固醇类在小肠的吸收、促进其胆道分泌。谷固醇血症可表现为严重的高胆固醇血症、肌腱黄色瘤和早发动脉粥样硬化。测定血谷固醇水平可做出诊断。但用 HMG-CoA 还原酶抑制剂常无效，但胆固醇吸收抑制剂如依折麦布和胆汁酸螯合剂能有效治疗此类患者。

多基因型高胆固醇血症

儿童和成人原发性 LDL-C 升高往往是多基因病，是多种基因的微小效应与环境因素（饮食）叠加作用的结果。血浆胆固醇水平中度升高，三酰甘油水平正常。多基因型高胆固醇血症呈家族集聚性，因为他们有共同的生活方式，但并不遵循其他单基因脂蛋白异常的遗传模式。治疗儿童多基因型高胆固醇血症主要是健康的生活方式：减少总脂肪摄入量以及饱和脂肪摄入量、每天至少运动 1h。极少需要降低胆固醇的药物。

## 高胆固醇血症合并高三酰甘油血症

家族性结合性高脂血症（familial combined hyperlipidemia, FCHL）

为常染色体显性遗传病，其特征为血 LDL-C 和三酰甘油中度升高，而血浆 HDL-C 下降。FCHL 是常见的原发性脂质紊乱，发病率 1/200。目前还没有发现某个单一代谢异常能把 FCHL 与动脉粥样硬化确定关联，但有报道，约 20% 年龄低于 60 岁的 CHD 患者为 FCHL。常有早发性心脏病的阳性家族史，正规诊断需要患者至少有 2 个一级亲属有下列 3 个血脂异常证据中的一条：①血浆 LDL-C> 第 90 百分位；②血浆 LDL-C 和三酰甘油 > 第 90 百分位；③三酰甘油 > 第 90 百分位。个体有表型变异。腱色瘤不是 FCHL 的特征。血浆 ApoB 水平升高伴随小而密 LDL（sdLDL）颗粒升高可支持该诊断。

FCHL 成人和儿童都会出现肥胖、高血压和高胰岛素血症，提示存在代谢综合征。美国国家胆固醇教育计划成人治疗专家组Ⅲ（NCEP's Adult Treatment Panel Ⅲ，ATP Ⅲ）对这个多样的综合征的诊断包括 6 个主要组分：腹型肥胖、致动脉粥样硬化性血脂异常、高血压、胰岛素抵抗伴 / 不伴糖耐量受损、血管炎症损伤的证据和血栓前状态。据估计约 30% 的超重成人符合这个代谢综合征的诊断标准，包括 65% FCHL 患者。西班牙人和来自印度次大陆的南亚人特别易感。

腹型肥胖合并代谢综合征和 II 型糖尿病的机制还未充分明确。一个有说服力但尚未统一的理论是肥胖导致内质网应激，引起胰岛素受体信号体系抑制，从而出现胰岛素抵抗，进而使炎症反应增强。但这如何引起动脉粥样硬化发生还不明确，推测高胆固醇血症，以及少部分合并的高三酰甘油血症，共同增加了 FCHL 患者的 CVD 风险。各种代谢综合征 Logistic 统计学模型分析使病因学特征越来越明显，如内脏脂肪增加。内脏脂肪随年龄增大而增加，但由于资料相对缺乏，其在儿童中作为心脏病和糖尿病的风险因子的预测作用有限。尽管纵向动态测量腰围和通过 MRI 检测腹内脂肪已经在各项研究中实施，体块指数（BMI）仍旧是儿科临床评估肥胖的重要参数。

代谢综合征是遗传和环境相互作用的最好证明。对 FCHL 患者，遗传易感性是解释其早发心脏病的关键。不健康的生活方式、不良饮食和活动较少等共同对肥胖和代谢综合征的各组分起作用。

治疗的关键是调整生活方式，包括低饱和脂肪、反式脂肪和胆固醇饮食，以及减少糖摄入。增加饮食中水果和蔬菜摄入，以及每天 1h 中等强度体育锻炼也很重要。儿童和父母的依从性也是一个问题，但较低、可行的目标往往比强烈的减肥计划容易成功，儿童监护人要参与其中非常重要。血浆三酰甘油通常对饮食限制特别是限制甜饮料敏感，下降较迅速。上述干预可使血胆固醇下降 10%~15%，但如果 LDL-C 仍 >160mg/dL，要考虑药物治疗。

家族性血β脂蛋白异常症（familial dysbetalipoproteinemia, FDBL）/Ⅲ型高脂血症（type Ⅲ hyperlipoproteinemia）

FDBL是由*ApoE*基因突变引起的。当患者暴露于高脂高热量饮食或摄入过多酒精，则可导致混合型高脂血症。患者常有血浆胆固醇和三酰甘油升高的程度类似。与其他原因导致的高三酰甘油血症合并低HDL不同，FDBL患者HDL通常正常。FDBL发病率约1/10 000。ApoE通过在肝细胞表面受体结合介导乳糜微粒和VLDL残体从血循环中清除。ApoE基因多态性表达3中同源异构体：ApoE3、ApoE2和ApoE4。ApoE4是绝大多数人群中的"正常"等位基因。ApoE2异构体与LDL受体亲和性低，其发生率7%。约1%人群为ApoE2/E2纯合子，是最常见的FDBL突变，但仅极少数发病。发病常有诱发疾病存在，如糖尿病、肥胖、肾脏疾病或甲状腺功能低下。ApoE4/E4纯合子个体出现迟发阿尔茨海默病（alzheimer病）的风险增加。

大部分FDBL患者成年期出现显著的肌腱黄色瘤。结节出疹性肌腱黄色瘤像小葡萄样成簇出现在肘、臀和膝部出现；手皱褶处橙黄色突出病变（掌部黄色瘤）也较常见。常表现为周围血管性疾病的动脉粥样硬化，多在40~60岁出现。儿童可表现为不典型的皮疹，且通常有诱发疾病。

FDBL诊断建立在脂蛋白电泳的基础上，其表现为含脂蛋白残体的宽β带。在专门的试验室通过高速离心分离脂蛋白直接测定VLDL也有助诊断。VLDL/总三酰甘油比值大于0.3支持该诊断。对ApoE2纯合子进行*ApoE2*基因分型，如出现特征性发现，可证实FDBL诊断。但如果基因检测阴性，也不能排除FDBL，因为其他不典型突变也可能导致更严重的临床症状。

药物治疗减少FDBL成年症状性动脉粥样硬化是必要的，HMG-CoA还原酶抑制剂治疗、烟酸和贝特类药物都证实有效；FDBL对严格的饮食限制疗法有较好的反应。

## 高三酰甘油血症

该富含三酰甘油脂蛋白的家族性疾病包括Frederickson分类中常见和少见的类型，包括乳糜微粒血症（I型）、家族性高三酰甘油血症（IV型）以及更严重的联合高三酰甘油血症和乳糜微粒血症（V型）。肝脂酶（HL）缺乏也可导致类似联合高脂血症的症状。

家族性乳糜微粒血症/I型高脂血症

为少见的单基因缺陷，类似家族性高胆固醇血症，由于突变影响了含ApoB脂蛋白的清除。脂蛋白脂酶或其辅因子ApoC-Ⅱ（促进LPL的脂肪分解）缺乏或缺失，导致富含三酰甘油血浆乳糜微粒重度升高。HDL-C下降。这些微粒的清除严重受阻，即使在长期的空腹后，血浆仍外观混浊（图80-13）。由LPL缺乏导致的乳糜微粒血症常有三酰甘油中度升高，但ApoC-Ⅱ缺乏或缺失却无此种表现。以上两种均为常染色体隐性遗传，发病率约1/1 000 000。本病在儿童期表现为急性胰腺炎。手臂、臀部和膝盖可能会出现发疹性腱黄色瘤，也可出现肝脾大。三酰甘油的脂解活性测定作为诊断依据。乳糜微粒血症的治疗是通过严格限制饮食中的脂肪，并补充脂溶性维生素。门静脉系统吸收的中链三酰甘油可能会增加总的脂肪摄入量，摄入鱼油也可能有益。

家族性高三酰甘油血症（familial hypertriglyceridemia, FHTG）/IV型高脂血症

FHTG是一种病因未明的常染色体显性遗传病，发病率约1/500。其特征为血浆三酰甘油升高>第90百分位（正常范围250~1000mg/dL），常伴血浆胆固醇轻度升高和HDL降低。FHTG通常到成年才出现症状，仅约20%在儿童期出现症状。与FCHL不同，一般认为FHTG没有较高的致动脉粥样硬化倾向。其极可能有VLDL分解缺陷所致，少部分是由VLDL过量生成导致。

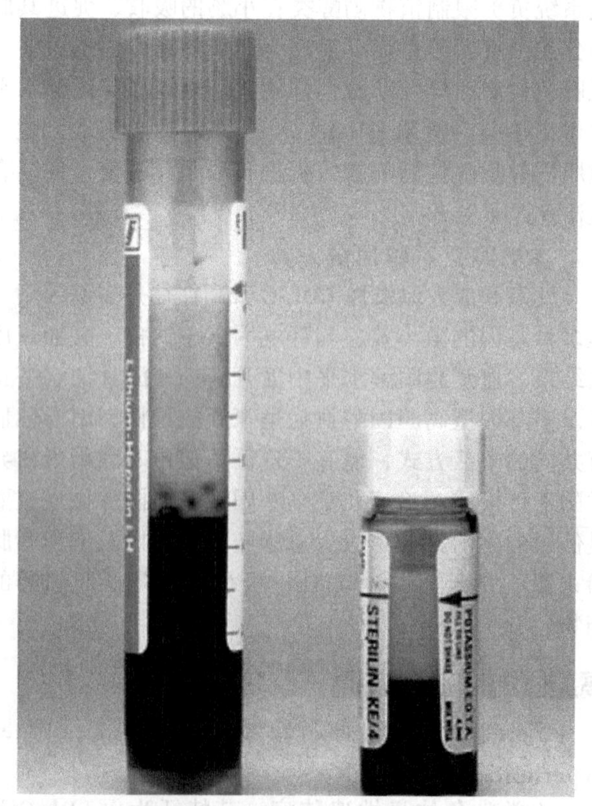


**图80-13（见彩图）** 急性腹痛患者的奶汁样血浆

摘自 Durrington P. Dyslipidaemia. Lancet, 2003, 362:717-731

诊断FHTG应包括至少1位一级亲属患高三酰甘油血症。FHTG需与FCHL和FDBL鉴别。后两者需要严格的治疗以预防冠状动脉和周围血管疾病。鉴别诊断常常根据临床证据，较低的LDL-C常出现在FHTG，ApoB水平正常有助于在鉴别困难时对FHTG诊断。

偶尔会遇到较严重的高三酰甘油血症，其特征是乳糜微粒和VLDL颗粒增多（Frederickson分类V型），三酰甘油水平常>1000mg/dL。儿童极少见。与乳糜血症（Frederickson分类Ⅰ型）相比，其不存在LPL或ApoC-Ⅱ缺乏。这些患者常在成年期出现出疹性腱色瘤，而Frederickson分类Ⅳ型高三酰甘油血症患者没有类似症状。患者也可出现急性胰腺炎。与其他原因导致高三酰甘油血症类似，过多的酒精摄入和雌激素治疗可使疾病恶化。

在诊断FHTG之前，必须排除继发因素导致的暂时性高三酰甘油血症。饮食中糖或碳水化合物较多、过多的酒精摄入，以及雌激素治疗可使高三酰甘油血症加重。青少年和成人应询问是否摄入过多的苏打和其他甜饮料，这在饮用超大杯饮料或每日喝多个12盎司易拉罐饮料的人群中经常遇到。停止这种行为不仅可使三酰甘油显著下降，还可使原本肥胖的体重下降。当BMI稳定后，HDL-C水平趋向升高。

伴随高脂血症的儿科疾病包括甲状腺功能减退症、肾病综合征、胆道闭锁、糖原累积病、尼曼匹克病（Niemann-Pick disease）、泰－萨克斯病（Tay-Sachs disease）、系统性红斑狼疮、肝炎和神经性食欲缺乏症（表80-10）。有些药物也会加重高脂血症，如异维甲酸（accutane）、噻嗪类利尿药、口服避孕药、类固醇激素、β－受体阻滞剂、免疫抑制剂和用于治疗HIV的蛋白酶抑制剂。

儿童高三酰甘油血症的治疗很少需要使用药物，除非在饮食严格控制脂肪、碳水化合物和糖类且增加运动量后，三酰甘油仍>1000mg/dL。在这种情况下，控制目标是要防止胰腺炎爆发。成人高三酰甘油血症常用的贝特类药物（非诺贝特酸）和烟酸不推荐给儿童应用。HMG CoA还原酶抑制剂对降低高三酰甘油血症有效，而且有较多的经验性文献报道证明这类降血脂药物在儿童中安全有效。

*肝脂肪酶（Hepatic lipase，HL）缺乏症*

本病为非常罕见的常染色体隐性遗传病，可导致血浆胆固醇和三酰甘油都升高。HL水解VLDL残体和IDL中的三酰甘油和磷脂，防止它们转化成LDL。HDL-C水平升高而不是下降则提示HL缺乏症诊断。实验室确诊依靠测量肝素化血浆中肝脂肪酶活性。

**表80-10　高脂血症的继发因素**

| |
|---|
| 高胆固醇血症 |
| 甲状腺功能减退症 |
| 肾病综合征 |
| 胆汁淤积 |
| 神经性食欲缺乏症 |
| 药物：孕酮、噻嗪类利尿剂、卡马西平、环孢素 |
| 高三酰甘油血症 |
| 肥胖 |
| Ⅱ型糖尿病 |
| 酒精 |
| 肾衰竭 |
| 败血症 |
| 应激 |
| 库兴综合征 |
| 怀孕 |
| 肝炎 |
| AIDS、蛋白酶抑制 |
| 药物：类固醇、雌激素、β受体阻滞剂、噻嗪类利尿剂 |
| 高密度脂蛋白降低 |
| 吸烟 |
| 肥胖 |
| Ⅱ型糖尿病 |
| 营养不良 |
| 药物：β阻断剂、合成代谢类固醇 |

## HDL代谢异常

*原发性低α脂蛋白血症（primary hypoalphalipoproteimia）*

孤立的低HDL-C是一种家族性状态，常遵循常染色体显性遗传的模式，但也可散发。原发性低α脂蛋白血症是最常见的HDL代谢异常，其定义为HDL-C<第10百分位（同年龄同性别）且血浆三酰甘油和LDL-C正常。目前还不清楚其是否伴随快速动脉粥样硬化。该病与ApoA-I合成下降和HDL分解增加有关。诊断须排除代谢综合征以及有些少见疾病，如LCAT缺乏症和丹吉尔病（Tangier disease）。

*家族性高α脂蛋白血症*

较少见，提示家族成员CHD风险下降，血浆HDL-C常超过80mg/dL。

*家族性Apoa-I缺乏症*

ApoA-I基因突变可导致血浆HDL完全缺乏。新HDL在肝脏和小肠生成。来自外周细胞的游离胆固醇被 LCAT 酯化，促进成熟 HDL 颗粒形成。ApoA-I 是 LCAT 酶功能正常所必需的。血液循环中游离胆固醇的积累最终导致角膜混浊、平坦的黄色瘤和早发动脉粥样硬化。然而，有些患者可能携带其他 ApoA-I 突变，该突变导致蛋白快速分解，尽管 HDL-C 在 15~30mg/dL 范围，也不伴发动脉粥样硬化。

丹吉尔病（Tangier Disease）

该病为常染色体共显性遗传病，HDL-C 常 <5mg/dL。由 *ABCA1* 突变所致，该蛋白可使细胞内胆固醇易于和 ApoA-I 结合。这导致游离胆固醇在网状上皮系统堆积，临床表现为独特的橙色肥大的扁桃体和肝脾大。间歇性的周围神经病变可能由雪旺细胞内胆固醇堆积所致。儿童出现增大橙色扁桃体和 HDL-C 极度低下应怀疑 Tangier 病。

家族性卵磷脂胆固醇酰基转移酶（familial-lecithin-cholesterol acyltransferase, LCAT）缺乏症

影响 LCAT 的突变干扰了胆固醇酯化，从而阻遏了成熟 HDL 颗粒的形成 。其发病与 ApoA-I 的快速分解代谢有关。血浆循环游离胆固醇大大增加，从而导致角膜混浊和 HDL-C<10mg/dL。部分性 LCAT 缺乏症也被称为“鱼眼（fish-eye）”病。LCAT 完全缺乏症引起的成年早期溶血性贫血和肾功能障碍。一般不认为本病会导致早发动脉粥样硬化。实验室确诊依据血浆胆固醇酯化降低。

胆固醇酯转移蛋白（cholesteryl ester transfer protein, CETP）缺乏症

CETP 基因突变定位于染色体 16y21（译者注：16q21）。CETP 促进自成熟 HDL 与 VLDL 和乳糜微粒颗粒间的脂蛋白运输，从而最终调节胆固醇转运到肝脏速率以便从胆汁排泄。大约一半的成熟 HDL2 颗粒通过肝脏表面的 HDL 受体直接从循环中清除。另一半在 HDL 核心的胆固醇酯与 ApoB 脂蛋白（VLDL、IDL 和 LDL）核心的三酰甘油交换，运输到肝脏。纯合子 CETP 缺乏症已经在日本人中发现，其 HDL-C 水平非常高（>150mg/dL）。

## 与低胆固醇相关的状态

含 ApoB 的脂蛋白和细胞内胆固醇代谢异常的疾病与低血浆胆固醇有关。

无 β 脂蛋白血症（abetalipoproteinemia）

为罕见常染色体隐性遗传病，由编码微粒体三酰甘油转移蛋白（microsomal triglyceride transfer protein）基因突变所致，该蛋白为脂质转移到肝脏 VLDL 和小肠新生乳糜微粒所必需。该突变导致乳糜微粒 VLDL、LDL 和 ApoB 缺乏，以及血浆胆固醇和三酰甘油水平极低。儿童时期的早期出现脂肪吸收不良、腹泻和生长不良。继发于维生素 E 缺乏的脊髓小脑变性，表现出深腱反射损失、进展为成年期共济失调和下肢痉挛。无 β 脂蛋白血症患者也可出现渐进的色素性视网膜病变伴随夜间视觉以及色觉减少、最终失明。神经系统症状与视网膜病变可能会被误认为是弗里德赖希（Friedreich）共济失调。与弗里德赖希共济失调的鉴别点是无 β 脂蛋白血症存在吸收不良和外周血涂片棘红细胞增多症。β 脂蛋白缺乏症很多的临床表现是由脂溶性维生素，如维生素 E、A 和 K 吸收障碍所致。早期补充维生素治疗，特别是维生素 E，可以大大延缓神经系统后遗症的发生。维生素 E 通常是通过乳糜微粒从小肠运输到肝脏，并依赖内源性 VLDL 途径运输到循环和外周组织。无 β 脂蛋白血症患儿的父母血脂和 ApoB 水平正常。

家族性低 β 脂蛋白血症

纯合子家族性低 β 脂蛋白血症的症状与无 β 脂蛋白血症相似，但其为常染色体共显性遗传。本病由编码 ApoB-100 合成的基因突变所致。与无 β 脂蛋白血症的显著区别是，家族性低 β 脂蛋白血症先证者的杂合子父母血浆 LDL 和 apoB 低于正常水平的一半。杂合子携带者没有症状或后遗症。

来自小肠选择性不能分泌 ApoB-48，导致与无 β 脂蛋白血症和纯合子低 β 脂蛋白血症症状类似的状态。有时也被称为安德森（Anderson）病，乳糜微粒吸收障碍导致脂肪泻和脂溶性维生素缺乏。肝细胞分泌 ApoB-100 正常，在这种情况下血液 ApoB-100 水平正常。

史 - 伦 - 奥三氏综合征（Smith-Lemli-Opitz syndrome, SLOS）

SLOS 患者由于低血浆胆固醇极其前体累积常有多发先天性异常和发育迟滞（表 80-11、80-12）。家系分析显示其为常染色体隐性遗传模式。DHCR7（7- 脱氢胆固醇 - Δ7 还原酶）基因突变引起微粒体酶 DHCR7 缺乏，该酶是完成胆固醇合成最后步骤所必需。目前尚未知道为何胆固醇合成缺陷会导致先天性畸形。但胆固醇是髓鞘的主要成分，在神经系统发育信号转导中起作用，缺乏者神经发育严重受损。估计 SLOS 在白人中的发病率为 1/（20 000~60 000）活产婴儿；在西班牙人发病率稍高，在非洲血统的人发病率较低。

SLOS 胎儿可出现自发性流产。II 型 SLOS 经常导致患儿在新生儿末期死亡。当血浆胆固醇 <20mg/dL 时几乎没有能存活者。实验室测量应通过气相色谱进行，其作为脂蛋白测定的标准技术还包括了胆固醇前体测定，虽然该检测还是有假阳性结果。轻症患者可能在儿童晚期才出现症状。表型变异较大，包括小头

**表 80-11　史－莱－奥综合症主要的临床特征：常见异常（>50% 患者）**

| |
|---|
| 头面部 |
| 　小头畸形 |
| 　睑下垂 |
| 　鼻孔前倾 |
| 　后位小颌 |
| 　低位、后旋耳 |
| 　正中腭裂 |
| 　宽上颌骨牙槽残嵴 |
| 　白内障（<50%） |
| 骨骼异常 |
| 　Ⅱ、Ⅲ脚趾并趾 |
| 　轴后性多指症（<50%） |
| 　马蹄内翻足（<50%） |
| 生殖器发育异常 |
| 　尿道下裂 |
| 　隐睾症 |
| 　性别模糊（<50%） |
| 发育 |
| 　出生前或出生后生长迟缓 |
| 　喂养困难 |
| 　精神迟缓 |
| 　动作、行为异常 |

摘自 Haas D, Kelley RI, Hoffmann GF. Inherited disorders of cholesterol biosynthesis. Neuropediatrics, 2001, 32: 113-122

畸形、心和脑畸形、多器官功能衰竭；也可只出现轻微的畸形以及轻度发育迟缓。治疗包括饮食补充胆固醇（蛋黄）和 HMG CoA 还原酶抑制剂以防止酶合成阻滞后有毒的前体物质堆积。

## 细胞内胆固醇代谢紊乱

*脑腱黄瘤病*

为常染色体隐性遗传病，常在青少年晚期出现腱黄色瘤、白内障和渐进的神经退行性疾病。该病由固醇 27－羟化酶基因突变所致，引起胆汁酸中间体更多合成胆甾烷醇，并在组织积累。此酶是正常的肝线粒体胆汁酸生物合成所必需。早期用鹅去氧胆酸治疗可以降低胆固醇并防止症状的发展。

*沃尔曼病和胆固醇酯储存病（WOLMAN disease and cholesterol ester storge disease, CESD）（酸性脂肪酶缺乏所致溶酶体贮积病）*

CESD 是由溶酶体酸性脂肪酶（lysosomal acid lipase）基因突变导致常染色体隐性遗传病。在 LDL-C

**表 80-12　史－莱－奥综合症严重患者内脏的特征性畸形**

| |
|---|
| 中枢神经系统 |
| 　前叶发育不良 |
| 　脑室扩大 |
| 　胼胝体发育不全 |
| 　小脑发育不良 |
| 　前脑无裂畸形 |
| 心血管 |
| 　管状房室 |
| 　第二房间膈缺损 |
| 　动脉导管未闭 |
| 　室膜间隔缺损 |
| 尿道 |
| 　尿道发育不良或不发育 |
| 　肾皮质囊肿 |
| 　肾盂积水 |
| 　输尿管重复畸形 |
| 胃肠道 |
| 　先天性巨结肠 |
| 　幽门狭窄 |
| 　难治性运动障碍 |
| 　胆汁淤积和非胆汁淤积的进展性肝病 |
| 肺部 |
| 　肺发育不良 |
| 　异常肺叶 |
| 内分泌 |
| 　肾上腺功能不足 |

摘自 Haas D, Kelley RI, Hoffmann GF. Inherited disorders of cholesterol biosynthesis. Neuropediatrics, 2001, 32: 113-122

通过内吞作用进入细胞，再运输到溶酶体，在此处被溶酶体酶水解。因为该酶完全缺乏，导致不能水解，引起细胞内胆固醇酯积累。在婴儿早期出现肝脾大、脂肪泻、生长迟缓，常导致患儿 1 岁以内死亡。还有一种类型 CESD 比沃尔曼病轻，其酸脂酶活性虽低，但仍能检测到。

*C 型尼曼－匹克病*

此病为细胞内胆固醇转运紊乱，特点是胆固醇和鞘磷脂累积在肝网状内皮系统和中枢神经系统。此病分子已经被确定，为常染色体隐性遗传神经性疾病，常在青少年期死亡。

## 儿童和青少年的脂蛋白模式

表 80-13 主要来源于脂质研究临床人群项目（Lipid

Research Clinics Population Studies），显示了在美国不同年龄青少年脂蛋白水平的分布。血浆总胆固醇含量从出生时的平均 68mg/dL 迅速上升，到新生儿末期大约上升到出生时的 2 倍。总胆固醇水平逐渐上升，直到青春期，平均值达到 160mg/dL。青春期总胆固醇短暂下降，男性是由于 HDL-C 略有下降，女性则继发于 LDL-C 略有下降。血液中的胆固醇水平随年龄合理变化。高血胆固醇有家族聚集性，反映了遗传和环境的影响。

在儿童和青少年可接受的总胆固醇水平是 <170mg/dL；警戒值是 170~199mg/dL；>200mg/dL 则为过高。可接受 LDL-C 是 <110mg/dL；警戒值是 110~129mg/dL；>130mg/dL 则为过高。HDL-C 则应 >40mg/dL。

## 血胆固醇筛查

儿童胆固醇测量指南 2008 年由美国儿科研究院（American Academy of Pediatricians）更新。采用有针对性的方法来对儿童胆固醇筛查仍有效果：

· 建议对父母或祖父母已经证实在 55 岁前患冠状动脉疾病的儿童和青少年进行筛查；

· 建议父母已被发现有高血胆固醇（>240mg/dL）的后代进行筛查；

· 对无法获得家族史的儿童和青少年建议进行筛查，特别是那些有风险因子者，如肥胖、高血压或糖尿病。

然而，参照原始国家胆固醇教育计划（NCEP）指南的脂质研究临床资料（Lipid Research Clinics data）预示着选择性儿童胆固醇筛查将应用于 1/4 的美国青少年，最近更多以人群为基础的研究，如全美健康和营养检查调查（National Health and Nutrition Examination Surveys，NHANES）则提示近一半的孩子符合筛选标准。符合率的增加可能是由于令人担忧的青少年肥胖发病增长。

超重赋予 CVD 特殊风险，因为超重与胰岛素抵抗综合征（代谢综合征）强相关。尽管青少年代谢综合征没有单一的定义，但严重肥胖儿童中有一半存在胰岛素抵抗。阿巴拉契亚社区五年级儿童中开展大队列 CVD 危险因素综合筛查（Coronary Artery Risk Detection in Appalachian Communities，CARDIAC）项目，其中 49% 有色素沉着，即黑棘皮病者，有 3 个或以上代谢综合征危险因素，包括胰岛素抵抗、高血压、和血脂异常（三酰甘油 >150mg/dL；HDL-C<40mg/dL）（见第 44 章）。

某些学者认为依赖于早发心脏病家族史或已知父母高胆固醇血症（>240mg/dL）进行筛查不够敏感，难以应用到临床。事实上，采用上述方法来筛选将有超过一半的高胆固醇血症儿童被遗漏。据预测，那些有严重的早发心脏病遗传易感性者，如家族性高胆固醇血症（FH），可以通过应用选择性的筛选标准来诊

**表 80–13 儿童和青少年期血浆胆固醇与三酰甘油水平：均值和百分位数**

| | 总三酰甘油（mg/dL） | | | | | 总胆固醇（mg/dL） | | | | | 低密度脂蛋白胆固醇（mg/dL） | | | | | 高密度脂蛋白胆固醇（mg/dL）* | | | | |
|---|---|---|---|---|---|---|---|---|---|---|---|---|---|---|---|---|---|---|---|---|
| | 5th | 均数 | 75th | 90th | 95th | 5th | 均数 | 75th | 90th | 95th | 5th | 均数 | 75th | 90th | 95th | 5th | 10th | 25th | 均数 | 95th |
| 脐血 | 14 | 34 | — | — | 84 | 42 | 68 | — | — | 103 | 17 | 29 | — | — | 50 | 13 | — | — | 35 | 60 |
| 1~4 岁 | | | | | | | | | | | | | | | | | | | | |
| 男 | 29 | 56 | 68 | 85 | 99 | 114 | 155 | 170 | 190 | 203 | — | — | — | — | — | — | — | — | — | — |
| 女 | 34 | 64 | 74 | 95 | 112 | 112 | 156 | 173 | 188 | 200 | — | — | — | — | — | — | — | — | — | — |
| 5~9 岁 | | | | | | | | | | | | | | | | | | | | |
| 男 | 28 | 52 | 58 | 70 | 85 | 125 | 155 | 168 | 183 | 189 | 63 | 93 | 103 | 117 | 129 | 38 | 42 | 49 | 56 | 74 |
| 女 | 32 | 64 | 74 | 103 | 126 | 131 | 164 | 176 | 190 | 197 | 68 | 100 | 115 | 125 | 140 | 36 | 38 | 47 | 53 | 73 |
| 10~14 岁 | | | | | | | | | | | | | | | | | | | | |
| 男 | 33 | 63 | 74 | 94 | 111 | 124 | 160 | 173 | 188 | 202 | 64 | 97 | 109 | 122 | 132 | 37 | 40 | 46 | 55 | 74 |
| 女 | 39 | 72 | 85 | 104 | 120 | 125 | 160 | 171 | 191 | 205 | 68 | 97 | 110 | 126 | 136 | 37 | 40 | 45 | 52 | 70 |
| 15~19 岁 | | | | | | | | | | | | | | | | | | | | |
| 男 | 38 | 78 | 88 | 125 | 143 | 118 | 153 | 168 | 183 | 191 | 62 | 94 | 109 | 123 | 130 | 30 | 34 | 39 | 46 | 63 |
| 女 | 36 | 73 | 85 | 112 | 126 | 118 | 159 | 176 | 198 | 207 | 59 | 96 | 111 | 29 | 137 | 35 | 38 | 43 | 52 | 74 |

* HDL：胆固醇不同百分位数

脐血资料选自 Strong W. Atherosclerosis: its pediatric roots// Kaplan N, Stamler J, editors: Prevention of coronary heart disease, Philadelphia, 1983, WB Saunders. 1~4 岁儿童资料选自 Tables 6, 7, 20 and 21, and all other data from Tables 24, 25, 32, 33, 36, and 37 in Lipid research clinics population studies data book, Vol. 1, The prevalence study, NIH publication No. 80–1527. Washington, DC, 1980, National Institutes of Health

断。然而，从 CARDIAC 项目的数据显示，全体青少年筛查发现不符合筛选标准的儿童中出现严重血脂异常的比例与符合筛选标准的儿童是同样的。

在未来，由于新的信息和变化的环境，儿童血胆固醇筛查指南可能进一步扩大到所有儿童。据报道许多父母都不知道自己的胆固醇水平，使筛查标准存在问题。儿童胆固醇筛查可能对孩子造成心理上的伤害低于关注水平，其被关注是因为普遍筛查可能导致从业人员滥用降胆固醇的药物。最后，儿童肥胖症的流行，在一些存在不利因素的高危人群接近 50%，支持进行更广泛的筛选以确诊那些有代谢综合征者。推荐检查空腹血脂谱以发现高三酰甘油血症和（或）低 HDL-C，这经常会出现在糖尿病前期状态。美国儿科学会（AAP）指南推荐胆固醇检测应在 2 岁之后，但应不迟于 10 岁之前。

### 高脂血症的风险评估和治疗

国家胆固醇教育计划（NCEP）建议对所有儿童进行以人群为基础的健康生活方式教育引导，对那些高风险儿童采用个体化的方法（图 80–14）。AAP 推荐重要的焦点是保持健康的生活方式，而不是激进的减轻体重。

美国心脏协会（AHA）步骤 I 的饮食，基于美国农业部（U.S. Department of Agriculture）新的饮食建议，仍然是适用于大多数年龄超过 2 岁的儿童：

①每天脂肪消耗的热卡不超过总热卡的 30%。

②每天饱和脂肪消耗的热卡不超过总热卡的 10%。

③每天总胆固醇的摄入量应少于 300mg/dL。

④反式脂肪酸的摄入量应限制在小于总热量的 1%。

LDL-C 持久升高 >130mg/dL 提示需要更全面的评估和改变生活方式。应进行病史、体格检查和额外的实验室检查以排除继发性高脂血症（表 80–10）。其他家庭成员应该行血胆固醇筛查。如果 LDL 没有达到 <130mg/dL 的最低目标，则应该推荐开始 AHA 步骤 II 的饮食。这种饮食同样是允许平均脂肪消耗不超过总热卡的 30%，但限制饱和脂肪 < 总热卡的 7%~8% 和胆固醇摄入量 <200mg/d。应每间隔 3~6 个月随访饮食史和实验室检查，并测量身高、体重用于计算身体质量指数（BMI）。

国家胆固醇教育计划成人治疗专家组Ⅲ（NCEP Adult Treatment Panel Ⅲ）2004 修订版提高了 HDL-C 的最低可接受水平，从 35mg/dL 提高到 40mg/dL。如果存在低 HDL-C，应提供直接针对体重管理、避免烟草和日常体力活动的咨询。

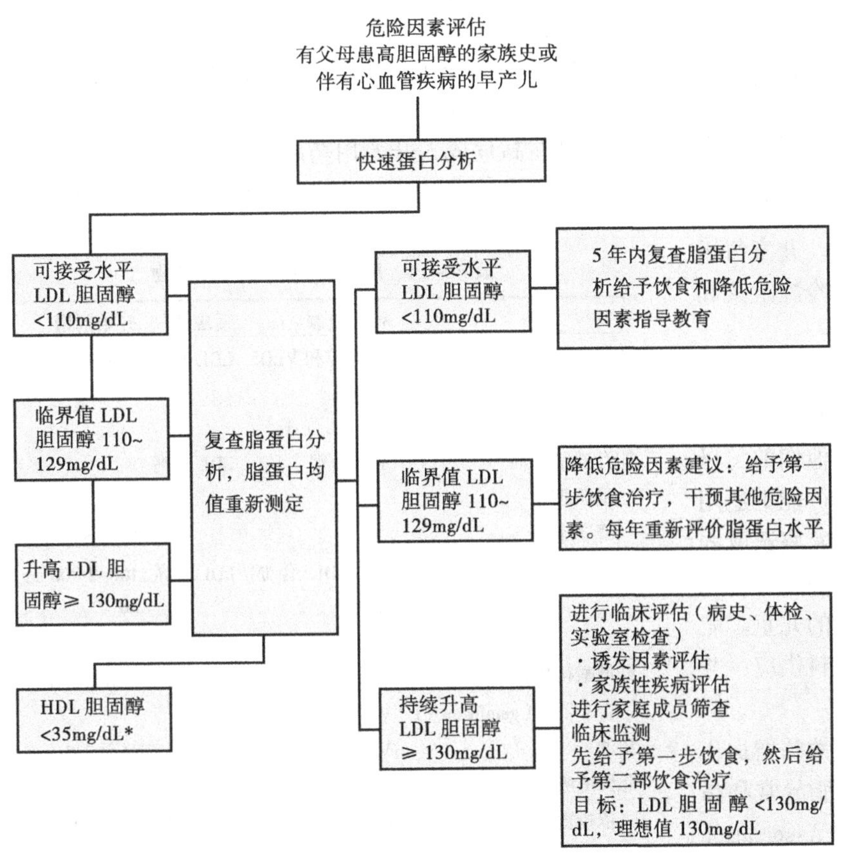


* 若出现低 HDL 胆固醇血症应考虑是由于吸烟、低脂饮食、运动和减肥

† 指 LDL 胆固醇 >190mg/dL 的 10 岁及以上患者（或 LDL 胆固醇 >160mg/dL 伴有其他危险因素者）

**图 80–14** 基于低密度脂蛋白胆固醇（LDL-C）的儿童分类、教育和随访流程图。CVD：心血管疾病；HDL：高密度脂蛋白

摘自 Williams CL, Hagman LL, Daniels SR, et al. Cardiovascular health in childhood. Circulation, 2002, 106:143-160

由于快速的生长发育，特别是涉及中枢神经系统，年龄小于2岁的婴儿不推荐限制脂肪或胆固醇。因越来越多的婴幼儿超过美国疾病控制和预防中心（CDC）发布的体重和身高标准，故不应鼓励过度喂养。然而，“更大的婴儿是更健康的宝宝”的神话依然存在。

国家健康和营养检查调查（NHANES Ⅲ）已确定了3~19岁儿童有利心脏健康饮食的安全性。尽管从第二次调查起，平均脂肪的摄入水平下降，但没有证据表明出现生长不良或营养状况受损。前瞻性对照儿童饮食干预研究（Dietary Intervention Study in Children，DISC）比较了步骤I低脂饮食和采用“正常饮食”的儿童，“正常饮食”脂肪占含热卡的33%~34%且和13%为饱和脂肪。结果显示两组儿童在身高、重量、微量营养素或心理健康上没有显著差异。在低脂饮食组儿童LDL-C水平较低。

在美国儿科学会营养委员会（Committee on Nutrition of the AAP）建议，超过2岁儿童消耗的热量应更少来自脂肪，他们应该吃更多的谷类产品、水果、蔬菜、低脂奶制品、豆类、瘦肉、家禽、鱼和其他富含蛋白质的食物。低碳水化合物、高脂肪饮食作为减肥一种手段，在过去的10年中已经流行。应强烈劝阻无限制的脂肪、糖和碳水化合物的摄入。碳水化合物应大约占总热卡的55%，通过食用复合碳水化合物获得，如面食、一些蔬菜、土豆、豆类、谷类和面包。

蛋白质应该提供约15%~20%的热卡，且应包含所有必需脂肪酸。对于无肉或鱼的饮食，需要植物蛋白的健康混合摄入以达到营养平衡。因此推荐摄入高纤维的食物，如水果、蔬菜和全谷物类，由于其优良的养分含量是低饱和脂肪的饮食模式组分。儿童每天应该吃5个或更多的水果和蔬菜。罐头、冷冻蔬菜和汤应选择低钠含量的。

如果遵循这些饮食建议，则可为最佳生长发育提供足够热量且不会促进肥胖的发生。儿童和他们的照顾者的依从性是当今社会的挑战。儿童从他们的父母学习饮食习惯。一个健康饮食的成功采用可能更适用于整个家庭而不是单用于某个儿童。一个家庭选取固定的时间一起吃饭是可取的。有时需要提醒祖父母和其他非父母照顾者不要放纵正在限制饮食的儿童。肥胖率的上升，促使一些学区限制含糖的饮料供应，并提供更多可选择的营养丰富的自助餐厅。

年轻人久坐的上升导致肥胖呈现全美性的增加，进而又增加了其他危险因素的流行，如血脂异常和高血压。国家运动和体育教育协会（National Association for Sport and Physical Education，NASPE）建议：在一周的大多数日子里，儿童应该进行与年龄适当的体力活动，累积至少达60min，应该避免白天长时间（2h以上）不活动，因为这意味着看电视和其他形式的屏幕时间超过2h。

药物治疗（表80-14、80-15）

AAP 1992年NCEP指南进行稍微修改，考虑对8岁以上且一个适当的饮食限制期内没有达到治疗目标的儿童采用药物治疗高脂血症。出现以下情况要考虑药物治疗：

· LDL-C持续>190mg/dL；

· LDL-C持续>160mg/dL并有其他危险因子，包括肥胖、高血压、吸烟或早发CVD的阳性家族史；

· 糖尿病儿童LDL>130mg/dL。

这些武断但明智的指南建立在对儿童有遗传性异常，如杂合子家族性高胆固醇血症（FH）概率统计的基础上。对年龄小于8岁的儿童，药物治疗应保守，仅仅针对罕见纯合子FH且其LDL-C含量超过500mg/dL的儿童进行治疗。

过去15年，在儿童和青少年高脂血症的药物治疗积累了相当多的经验，治疗方案增多，依从性和疗效也有所提高。过去药物治疗主要是胆汁酸螯合剂，如消胆胺和考来替泊，因为其不会被体内吸收。阻断胆汁酸的肠肝循环可促进肝脏合成来源于胆固醇的新胆汁酸。虽然有多个可行的方案，胃肠道副作用和口味导致其依从性不理想。

HMG-CoA还原酶抑制剂，也被称为“他汀类”，在降低LDL-C水平和降低斑块的炎症方面效果显著，从而可在高危成人开始用药后的几周内减少突发冠状动脉事件的可能性。他汀类药物的作用是通过抑制

**表80-14 用于治疗高脂血症的药物**

| 药物 | 作用机制 | 适应证 | 开始剂量 |
|---|---|---|---|
| HMG-CoA还原酶抑制剂（他汀类药物） | 胆固醇和VLDL合成↓ | LDL升高 | 5~80mg qhs |
| | 肝LDL受体↑ | | |
| 胆汁酸螯合剂： | 胆汁排泄↑ | LDL升高 | |
| 消胆胺 | | | 每天4~32g |
| 降脂宁 | | | 每天5~40g |
| 烟酸 | 肝VLDL合成↓ | LDL升高 | 100~2 000 mg，tid |
| | | TG升高 | |
| 纤维酸衍生物： | LPL↑ | TG升高 | 600mg，bid |
| 吉非罗齐(gemfibrozil) | VLDL↓ | | |
| 鱼油 | VLDL产生↓ | TG升高 | 每天3~10g |
| 胆固醇吸收抑制剂 | | | |
| 依折麦布（ezetimibe） | 肠道吸收胆固醇↓ | LDL升高 | 每天10mg |

LDL：低密度脂蛋白；LPL：脂蛋白脂酶；TG：三酰甘油；VLDL：极低密度脂蛋白

**表 80–15　降脂药物的副作用**

| 药物与作用位点或影响的类型 | 副作用 |
|---|---|
| **他汀类药物** | |
| 皮肤 | 皮疹 |
| 神经系统 | 注意力下降、睡眠障碍、头痛、周围神经病变 |
| 肝脏 | 肝炎、食欲不振、体重减轻和血清转氨酶增加到正常范围的上限 2~3 倍 |
| 胃肠道 | 腹痛、恶心、腹泻 |
| 肌肉 | 肌肉疼痛或无力、肌炎（常伴血清肌酸激酶 > 1000U/L），横纹肌溶解伴肾衰竭 |
| 免疫系统 | 狼疮样综合征（洛伐他汀、辛伐他汀和氟伐他汀） |
| 蛋白结合 | 减少华法林的结合（洛伐他汀、辛伐他汀和氟伐他汀） |
| **胆汁酸结合树脂** | |
| 胃肠道 | 腹胀、恶心、嗳气、便秘、痔疮、肛裂、激活憩室炎、维生素 D 的吸收减少 |
| 肝脏 | 轻度的血清转氨酶升高，与他汀类药物联合治疗可加剧 |
| 代谢系统 | 血清三酰甘油增加约 10%（高三酰甘油血症患者增加更多） |
| 电解质 | 儿童和肾衰竭患者高氯性酸中毒（消胆胺） |
| 药物相互作用 | 与华法林、地高辛、利尿剂、甲状腺素、他汀类药物结合 |
| **烟酸** | |
| 皮肤 | 充血、皮肤干燥、瘙痒、鱼鳞病、黑棘皮病 |
| 眼睛 | 结膜炎、黄斑囊样水肿、视网膜剥离 |
| 呼吸道 | 鼻塞 |
| 心脏 | 室上性心律失常 |
| 胃肠道 | 胃灼热、大便松散或腹泻 |
| 肝脏 | 血清转氨酶轻度升高、恶心和疲劳性肝炎 |
| 肌肉 | 肌炎 |
| 代谢系统 | 高血糖（发病率约为 5%，糖尿病患者中较高），血尿酸增加 10% |
| **贝特类药物** | |
| 皮肤 | 皮疹 |
| 胃肠道 | 胃部不适、腹痛（主要是吉非罗齐）、胆固醇饱和胆汁、胆囊结石发病率增加 1%~2% |
| 泌尿生殖道 | 勃起功能障碍（主要是氯贝丁酯） |
| 肌肉 | 肌炎伴肾功能受损 |
| 血浆蛋白 | 结合华法林受干扰，需要减少华法林剂量约 30% |
| 肝脏 | 增加血清转氨酶 |

摘自 Knopp RH.Drug treatment of lipid disorders, N Engl J Med, 1999, 341: 498-512

肝内胆固醇的生物合成，从而刺激细胞表面产生更多的 LDL 受体。NCEP 成人治疗专家组现在提倡，对已有冠心病的患者宜快速把 LDL 水平降低至小于 70mg/dL。这个信息关联上是因为符合上述标准考虑降胆固醇药物治疗的儿童几乎总是会从其父母获得的遗传因素。在对患儿处理的同时，常需对其父母或祖父母进行筛查和治疗。他汀类药物在儿童同样有效，必要时可降低一半的 LDL-C 水平。他汀类药物也可适度地降低三酰甘油，并不一致的增加 HDL-C。在开出药物处方之前，应考虑到其副作用，主要是肝功能障碍和很少见的横纹肌溶解及继发性肾衰竭。然而，到目前为止，没有证据表明该药应用于儿童所致的任何并发症比成年人更频繁，且骨骼肌肉不适几乎不构成问题。活动性肝病患者、妊娠期和哺乳期禁忌应用他汀类药物。儿童应定期监测肝酶，如果肌肉酸痛或无力时应检测肌酸磷酸激酶（CPK）。肝酶增长 3 倍以上需要停药。应该再次强调的是，由于他汀类的副作用，因此其一般不适用在胆固醇中度升高的儿童，如多基因遗传性高胆固醇血症。

与胆汁酸螯合剂和他汀类相比，其他降低胆固醇药物，如烟酸和贝特类药物已很少用于儿童。虽然限制复合糖和碳水化合物的饮食通常会导致三酰甘油水平显著降低，烟酸选择性地使用于明显高三酰甘油血症且有急性胰腺炎的风险儿童。

因为依折麦布疗效明显和较低的副作用，其在儿童中已被证明特别有用。依折麦布可阻断肠甾醇吸收，降低血浆 LDL-C。该药物作为他汀类药物一种辅助药物销售，当成人单用他汀类药物无法把血脂降到较好的水平时使用。不足为奇的是，因为在儿科的潜在市场太小，在儿童尚未进行依折麦布作为单药治疗的大型临床试验。然而，有足够的文献报告记录了这种药物的令人印象深刻的疗效，且没有令人担忧的副作用，当遇到中度高胆固醇血症患儿时，人们可以推荐依折麦布相对安全地代替他汀类药物，剂量是 10mg，每天一次。由于关注他汀类药物需要终身使用的可能性，父母通常更容易接受应用依折麦布。对于那些需要药物治疗的儿童或青少年，无论选择哪种药物，我们的目标是将 LDL-C 降低到 <130mg/dL，或更理想的状态，即 <110mg/dL。没有依据需要把儿童 LDL-C 水平也降低到高风险成年人所推荐的 LDL 水平。

## 参考书目

参考书目请参见光盘。

## 80.4 脂质沉积症（Lipidoses）或溶酶体贮积症（lysosomal storage disorders）

Margaret M. McGovern, Robert J. Desnick

溶酶体脂肪贮积性疾病可分类为多种疾病，每一种疾病均由溶酶体水解酶遗传性缺陷，引起其特异性底物在溶酶体内积累所致（表 80–16，表 80–17 见光盘）。除沃尔曼病（Wolman disease）和胆固醇酯贮积病外，脂肪底物共享一个含有神经酰胺主链（2－N－酰基鞘氨醇）的共同底物，通过己糖、磷酸胆碱、一个或多个唾液酸残基取代神经酰胺末端上的羟基可派生出多种神经鞘脂。神经组织（图 80–15）和内脏血管（图 80–16）神经鞘脂的代谢途径已经明确。除了乳糖神经酰胺分解之外，每一个分解代谢步骤在遗传上有确定的代谢缺陷，从而导致不同的疾病。由于神经鞘脂是所有细胞膜必需的组分，这些物质不能降解及其随后在体内累积将导致生理学和形态学的改变，以及脂质贮积紊乱特征性的临床表现（表 80–16）。中枢神经系统内进行性溶酶体鞘糖脂累积，将导致神经变性，而内脏细胞累积可导致器官增大、骨骼畸形、肺部渗出和其他表现。这些底物贮积的组织特异性取决于正常时这些底物的组织分布。

受累患者诊断依赖于分离的白细胞、培养的成纤维细胞或淋巴细胞特异性酶活性的测定，这些疾病的鉴别方法见图 80–17（见光盘）。目前大多数疾病均能进行携带者诊断和产前诊断，特异性诊断是遗传咨询所必需的。识别编码神经鞘脂代谢特异性酶的基因有利于治疗方式的开发，如基因重组酶替代治疗和可能的细胞或基因治疗。识别特异致病性基因突变提高了诊断、产前诊断和携带者识别的能力。对于某些疾病（如戈谢病、Fabry 病和尼曼－匹克病），已发现基因型－表型之间的关联，并可预测疾病的严重性和允许更精确的遗传咨询。除 X– 性联遗传的 Fabry 病外，均为常染色体隐性遗传。

**表 80–16　酶体贮积病的临床研究**

| 命名 | 酶缺陷 | 胎儿水肿 | 粗糙五官、骨发育不良 | 肝脾肿大 | 心脏受累、心衰 | 精神恶化 | 肌阵挛 | 痉挛 | 周围神经病变 | 樱桃红点 | 角膜混浊 | 血管角质瘤 |
|---|---|---|---|---|---|---|---|---|---|---|---|---|
| 粘脂贮积病 | | | | | | | | | | | | |
| 粘脂贮积病Ⅱ型，Ⅰ－细胞病 | N– 乙酰葡糖氨基磷酸转移酶 | （+） | ++ | + | ++ | ++ | – | – | – | – | （+） | – |
| 粘脂贮积病Ⅲ型，假－Hurler | N– 乙酰葡糖氨基磷酸转移酶 | – | + | （+） | – | （+） | – | – | – | – | + | – |
| 粘脂贮积病 IV 型 | 未知 | – | – | + | – | （+） | – | – | – | – | – | – |
| 鞘脂类代谢障碍 | | | | | | | | | | | | |
| 法布里病 | α－半乳糖苷酶 | – | – | – | + | – | – | – | – | – | + | ++ |
| Farber 病 | 神经酰胺酶 | – | – | （+） | ++ | + | – | – | + | （+） | – | – |
| 半乳糖涎酸贮积症 | β－半乳糖苷酶和唾液酸酶 | （+） | ++ | ++ | + | ++ | （+） | + | – | + | + | + |
| GM1 神经节苷脂沉积症 | β－半乳糖苷酶 | （+） | ++ | + | （+） | ++ | – | （+） | – | （+） | + | + |
| GM2 神经节苷脂沉积症（Tay-Sachs 病，Sandhoffc 病） | β－已糖胺酶 A 和 B | – | – | （+） | – | ++ | + | + | – | ++ | – | – |
| 戈谢病Ⅰ型 | 葡糖脑苷脂酶 | – | – | ++ | – | – | – | – | – | – | – | – |
| 戈谢病Ⅱ型 | 葡糖脑苷脂酶 | （+） | – | ++ | – | ++ | + | + | – | – | – | – |
| 戈谢病Ⅲ型 | 葡糖脑苷脂酶 | （+） | – | + | – | + | （+） | （+） | – | – | – | – |
| 尼曼－匹克病 A 型 | 鞘磷脂酶 | （+） | – | ++ | – | + | （+） | – | （+） | （++） | – | – |
| 尼曼－匹克病 B 型 | 鞘磷脂酶 | – | – | ++ | – | – | – | – | （+） | （+） | – | – |
| 异染性脑白质营养不良 | 芳基硫酸酯酶 A | – | – | – | – | ++ | – | + | ++ | （+） | – | – |
| 克拉伯病 | β－半乳糖脑苷脂酶 | – | – | – | – | ++ | – | + | ++ | （+） | – | – |
| 脂质贮积病 | | | | | | | | | | | | |
| 尼曼－匹克病 C 型 | 细胞内胆固醇转运 | – | – | （+） | – | + | – | – | – | （+） | – | – |

表 80-16（续）

| 命名 | 酶缺陷 | 胎儿水肿 | 粗糙五官、骨发育不良 | 肝脾肿大 | 心脏受累、心衰 | 精神恶化 | 肌阵挛 | 痉挛 | 周围神经病变 | 樱桃红点 | 角膜混浊 | 血管角质瘤 |
|---|---|---|---|---|---|---|---|---|---|---|---|---|
| Wolman 病 | 酸性脂肪酶 | (+) | - | + | (+) | - | - | - | - | (+) | - | - |
| 婴儿型蜡样质脂褐质沉积症（Santavuori-Hantia） | 棕榈酰蛋白硫酯酶（CLN1） | - | - | - | - | + | + | + | - | - | - | - |
| 迟发婴儿型蜡样质脂褐质沉积症（Jansky-Bielschowsky） | 胃酶素不敏感肽酶（CLN2）。芬兰变异体（CLN5）、土耳其（CLN7）、意大利（CLN6） | - | - | - | - | + | + | + | - | - | - | - |
| 青少年型蜡样质脂褐质沉积症（Spielmeyer-Vogt） | 膜蛋白 CLN3 | - | - | - | - | + | - | (+) | - | - | - | - |
| 成人型蜡样质脂褐质沉积病（Kufs, Parry） | CLN4, 可能是异构体 | (+) | - | - | - | + | - | - | - | - | - | - |
| 寡糖贮积病 | | | | | | | | | | | | |
| 天冬氨酰基葡萄糖胺尿 | 天冬氨酰氨基葡萄糖苷酶 | - | + | (+) | (+) | + | - | - | - | - | (+) | (+) |
| 岩藻糖苷贮积病 | α-岩藻糖苷酶 | - | ++ | (+) | + | ++ | + | + | - | - | - | (+) |
| α-甘露糖苷贮积症 | α-甘露糖苷酶 | - | ++ | + | - | ++ | - | (+) | - | - | ++ | (+) |
| β-甘露糖苷贮积症 | β-甘露糖苷酶 | - | + | (+) | - | + | - | + | + | - | - | (+) |
| Schindler 病 | α-N-乙酰氨基半乳糖苷酶 | - | - | - | - | + | + | + | - | - | - | - |
| 唾液酸贮积症 I 型 | 唾液酸酶 | (+) | - | - | - | - | ++ | + | + | ++ | (+) | - |
| 唾液酸贮积症 II 型 | 唾液酸酶 | (+) | ++ | + | + | ++ | (+) | - | - | ++ | - | + |

++, 显著 +, 常出现，(+)，在疾病过程中间断或后期出现；-，不出现。GAG, 糖胺聚糖

修改并选自 Hoffmann GF, Nyhan WL, Zschoke J, et al.Storage disorders in inherited metabolic diseases. Philadelphia: Lippincott Williams & Wilkins, 2002: 346-351

## GM1 神经节苷脂病

GM1 神经节苷脂病最常见于婴儿早期（即 1 型），但也有青少年患本病亚型的报道。常染色体隐性遗传模式，每型都由不同的基因突变所致，突变导致 β 半乳糖苷酶活性不足。β 半乳糖苷酶为溶酶体酶，编码基因位于 3 号染色体上（3p21.33）。虽然本病特征是在神经和内脏组织的细胞溶酶体中 GM1 神经节苷脂病理性累积，但是 GM1 神经节苷脂最显著的表现是累积在大脑。另外，GM1 神经节苷脂病患者粘多糖类中的硫酸角质素在肝内累积和从尿中排泄。β 半乳糖苷酶基因已经被分离和测序，并已识别导致该病不同亚型的突变。

婴儿型 GM1 神经节苷脂病（1 型）的临床表现在出生时就可能很明显，如有肝脾大、水肿和皮疹（血管角化瘤）。6 个月内最常见是发育迟缓、不久出现进行性的精神运动迟缓和强直阵挛发作型癫痫。典型的面部特征是低位耳、额部隆起、塌鼻梁和异常的长人中。高达 50% 的患者视网膜黄斑部有樱桃红点（macular cherry red spot）。肝脾大和骨骼异常与黏多糖贮积病相似：包括锥体前喙突、蝶鞍扩大和颅盖增厚。到 1 岁时，大多数患者又盲又聋，伴有去大脑强直为特征的严重神经系统损伤，通常 3~4 岁时死亡。青少年发作型 GM1 神经节苷脂病（2 型）临床表现则不同于婴儿型 GM1 神经节苷脂病（1 型），其发病年龄不同，主要表现为神经系统方面的症状，如共济失调、构音障碍、精神发育迟缓和痉挛状态。病情恶化缓慢，患者可活到 40 岁，且往往没有 1 型患者的内脏受累、面部粗陋面容和多发性骨发育不良等表现。成年发作型 GM1 神经节苷脂病也有报道，患者出现步态和语言异常、肌张力障碍和轻度骨骼畸形。所有类型的 GM1 神经节苷脂病均无特异性治疗方法。

婴儿有典型的临床特征和外周白细胞证实 β 半乳糖苷酶活性不足应该怀疑 GM1 神经节苷脂病。其他与 GM1 神经节苷脂病某些表现类似的疾病，包括 Huler 病（I 型黏多糖增多症）、I- 细胞病和 A 型尼曼 - 匹克病，可通过检测其特异性酶缺乏鉴别。对 GM1 神经节苷脂病的携带者，可检测其外周血白细胞酶的活性或特异性的基因突变来确定。产前诊断则要通过检测培养的羊水细胞或绒毛膜细胞特异性酶的活性。目前对 GM1 神经节苷脂病患者还只能予支持治疗。

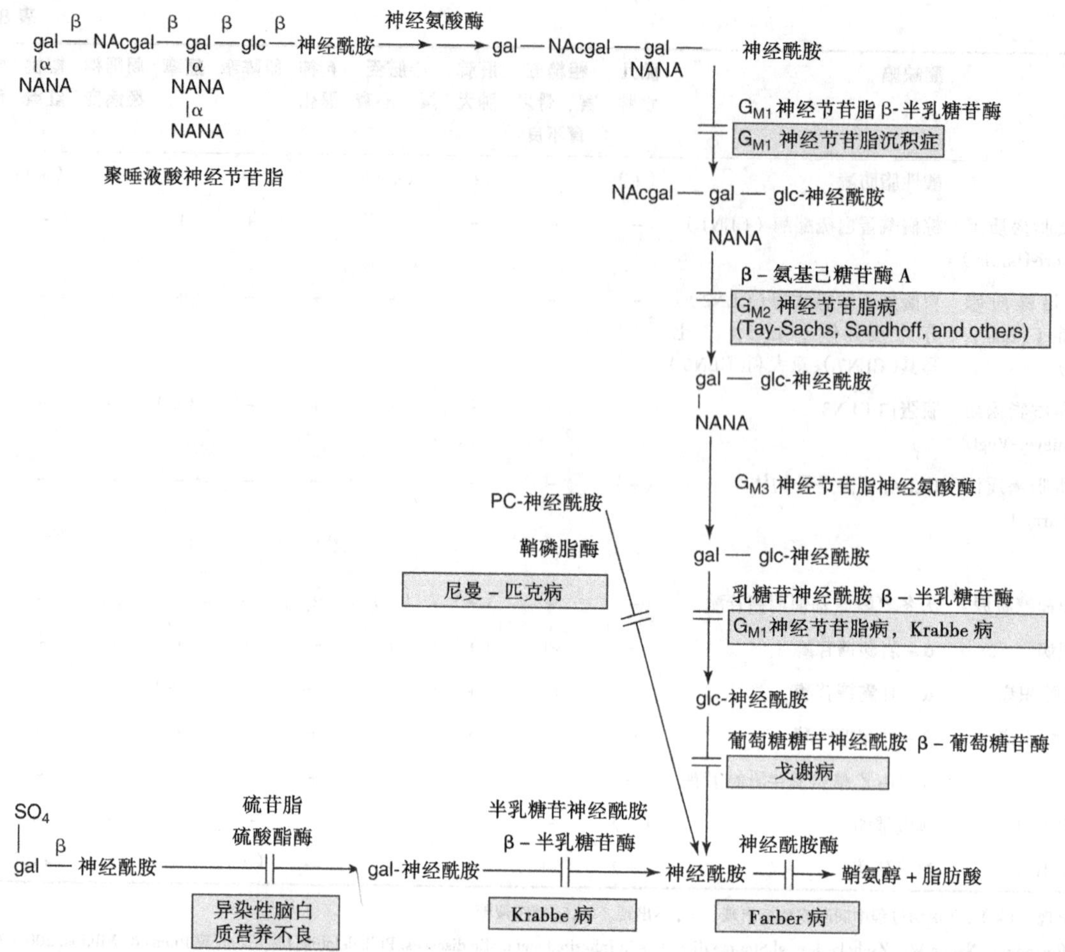


**图 80–15** 在神经组织中的鞘脂代谢途径。裂解每个反应的酶名称与其作用的底物名字称都已给出。先天缺陷用横条（bars）表示与箭头表示的反应相交，相关的缺陷用方框表示。神经节苷脂是根据西恩纳霍尔姆（Svennerholm）命名法来命名的。异头构型仅给出最大的起始时化合物。Gal：半乳糖；glc：葡萄糖；NAcgal：N- 乙酰半乳糖胺；NANA：N- 乙酰神经氨酸；PC：磷脂酰胆碱

## GM2 神经节苷脂病

本病包括 Tay-Sachs 病和 Sandhoff 病两种类型，均为 β 已糖胺酶缺乏导致 GM2 神经节糖苷累积在溶酶体，尤其是中枢神经系统溶酶体所致。这两种疾病根据发病年龄和临床表现分为婴儿、青少年和成人发病型三型。β 已糖胺酶有两种同工酶：即由一个 α 亚基和一个 β 亚基组成的 β 已糖胺酶 A 和由两个 β 亚基组成的 β 已糖胺酶 B。α 亚基突变所致的 β 已糖胺酶 A 缺乏为 Tay-Sachs 病，而 β 亚基突变所致的 β 已糖胺酶 A 和 B 均缺乏为 Sandhoff 病。二者均为常染色体隐性遗传。Tay-Sachs 病在 Ashkenazi 犹太人种比较常见，其携带者频率将近 1/25。

与本病有关的突变已发现有 50 多种，大多数与婴儿型有关。德裔犹太人 Tay-Sachs 病的携带者中，3 种等位基因突变占 98%以上，其中一个等位基因突变与成人发病型有关。引起亚急性或慢性发病的突变可导致酶蛋白残留部分活性，其水平与疾病的严重程度相关。

婴儿型 Tay-Sachs 病临床表现为婴儿期运动技能丧失、受惊反应增强、黄斑苍白和视网膜樱桃红点（表 80–16）。患儿开始发育正常，一般到 4~5 个月才出现目光交流下降、对声音过度反应（听觉过敏），可出现与脑水肿无关的大头畸形。在生命第二年时出现对抗惊厥治疗不敏感的抽搐。神经退行性变性迅猛无情，可在 4~5 岁前死亡。青少年发病型和迟发型最初表现为共济失调和构音障碍，可无视网膜樱桃红点。

Sandhoff 病临床表现与 Tay-Sachs 病相似。Sandhoff 病婴儿有肝脾大、心肌受累和轻度骨骼异常。青少年发病型患者有共济失调、构音障碍和精神发育迟缓，但没有内脏增大或黄斑樱桃红点。Sandhoff 病和 Tay-Sachs 病都没有可行性的治疗方法，虽然实验性疗法已在评估中。

有神经系统特征和视网膜樱桃红斑的婴儿通常应该怀疑 Sandhoff 病和 Tay-Sachs 病。确诊应该检测外

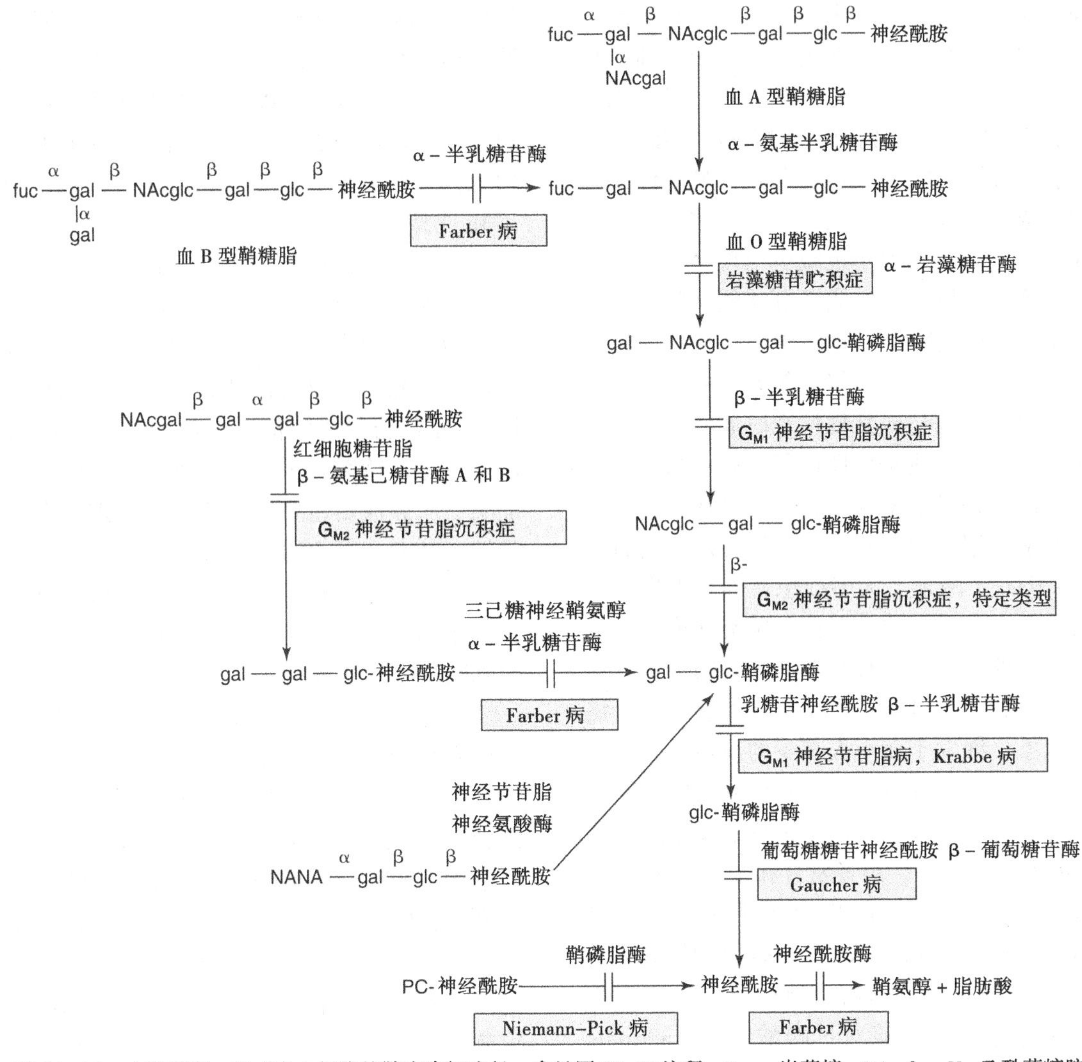


**图 80-16**　内脏器官、红或白血细胞的鞘脂降解途径。参见图 80-15 注释。Fuc：岩藻糖；NAcglc：N-乙酰葡糖胺

周血白细胞的 β 己糖胺酶 A 和 B 的活性。这两种疾病酶活性检测明显不同，因为 Tay-Sachs 病仅只有 β 己糖胺酶 A 同工酶缺乏，而 Sandhoff 病 β 己糖胺酶 A 和 B 同工酶都缺乏。孕期患两种疾病对胎儿影响的风险评估预测，可通过羊水穿刺或绒毛膜绒毛取样获得的胎儿细胞的酶活性检测做出产前诊断，也可以通过检测 β 己糖胺酶 A 和 B 的活性确定家系成员中的携带者。实际上，对于 Tay-Sachs 病，准备怀孕时，配偶之中只要有一人为德裔犹太人血统，均推荐进行携带者筛查，以确定其患病危险。可通过测定外周血中白细胞或血浆中的 β 己糖胺酶 A 的活性进行这方面的研究。对那些酶学上已经确定的携带者，应该鉴定有关确切分子缺陷的研究，使家系中携带者能更特异被识别，并使高危夫妇能通过酶活性和基因型测定进行产前诊断。自从进行德裔犹太人血统携带者筛查计划以来，Tay-Sachs 病的患病率已经显著下降。在干血滤纸片上检测己糖胺酶的特异性标志或相关酶活性可进行新生儿筛查。

## 戈谢病（Gaucher 病）

本病为多系统脂质沉积症，以血液异常、脏器肿大和骨骼受累为特点，后者常表现为骨痛和病理性骨折（表 80-16）。在德系犹太人中，本病是最常见的溶酶体储积病和流行最广的遗传缺陷病。根据有无神经系的表现及其进展，临床上分为 3 型：1 型（成人型）无神经病理改变；2 型为婴儿型或急性神经系统病变型；3 型为青少年型或亚急性神经系统病变型，均为常染色体隐性遗传。1 型占 99%，德系犹太人血统好发，其患病率约 1/1000，携带者约为 1/18。

戈谢病由于溶酶体水解酶（酸性 β-葡萄糖苷酶）活性缺陷所致，编码此酶的基因位于 1 号染色体（1q21~q31）上。酶缺乏导致未降解的糖脂底物，尤其是葡萄糖苷脂酰鞘氨醇在网状内皮系统的细胞内累积。进行性沉积则出现骨髓浸润、进行性肝脾大和骨骼并发症。N370S、L444P、84insG 和 IVS2 四种突变等位基因占德裔犹太人的 95%，可用于在这种人

群中的筛查戈谢病。基因型－表型之间的关联已被认识，为1型戈谢病的临床异质性提供了分子基础。与N370S杂合子以及其他常见的等位基因的患者相比，N370S纯合子患者发病年龄偏晚，病情进展缓慢。

1型戈谢病的临床表现　患者发病年龄变化大，从儿童早期到成人晚期均可发病，但大多数在青少年之前出现症状。患者可因血小板减少出现瘀斑、继发于贫血的慢性疲劳、肝大（有或无肝功能异常）、脾大和骨痛，发病时偶见肺部受累。10岁内发病的患者不常见于犹太人，常有生长迟缓和较恶性的病程。其他患者可在其他情况评估或常规检查时偶然被发现，这些患者病情可能更轻或是良性过程。有症状的患者脾大是进行性的，并可能变为巨脾。大多数患者有骨骼受累的放射学依据，包括股骨远端埃伦迈尔烧瓶样（Erlenmeyer flask）畸形。大多数患者临床上出现骨骼明显受累，可表现为骨痛、假性骨髓炎样模式或病理性骨折。溶骨性病变可在长骨即股骨、肋骨和骨盆中出现，骨硬化病早年可很明显，也可伴有严重骨痛和肿胀的骨危象。继发于血小板减少的出血可表现为鼻衄或瘀斑，且常易被忽略，直到其他症状明显时才注意到。除严重生长迟缓儿童外（也可继发于其他慢性疾病导致的发育迟缓），患者发育和智力正常。

戈谢病的病理特点是网状内皮系统，尤其是骨髓内有戈谢细胞（图80-18）。这些细胞直径为20~100μm，其特征是胞浆含有底物包涵物所致的皱纸样表现。戈谢细胞的胞浆对过碘酸希夫（periodic acid-Schiff）染色呈强阳性，虽然也可在粒细胞白血病和骨髓瘤患者发现有这种细胞，但如在骨髓和组织标本发现这种细胞则高度提示戈谢病。

2型戈谢病非常少见，且无人种发病倾向，特点是快速神经退行性变，并有广泛的内脏受累和在生后最初几年内死亡。婴儿期表现为高音调、斜视和脏器肿大。生长不良和由喉痉挛所致的喘鸣是其典型的特征。在精神运动退行性变数年后，往往死于呼吸衰竭。

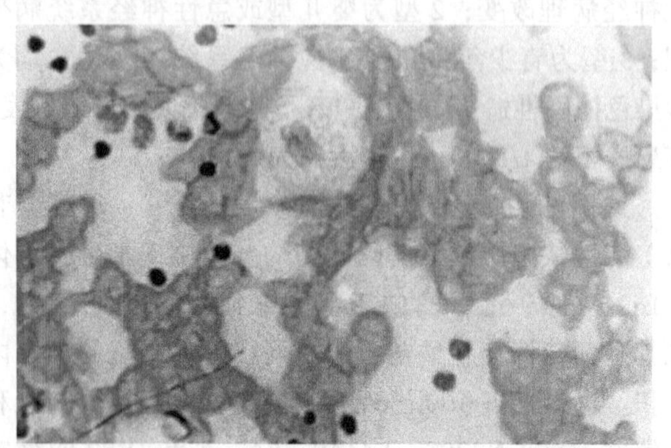

**图 80-18**　来自一个戈谢病患者的脾细胞。一个特征性增大并充满葡糖脑苷脂的脾细胞

3型戈谢病临床表现介于1型和2型之间，在儿童时期发病，在10~15岁死亡。好发于瑞典Norrbottnian人，其发病率约为1/50 000。可出现神经系统受累。根据神经受累的程度此病分为3a和3b两亚型：有进行性的肌强直和痴呆（3a亚型）或单独的核上型凝视麻痹（3b亚型）。

对不明原因的肝脾大、瘀斑、骨痛，或有这些中几种表现的患者进行鉴别诊断时，应该考虑到戈谢病。骨髓检查可通常证实戈谢细胞的存在，所有的疑似病例均应该测定分离的白细胞或培养的成纤维细胞的酸性β葡萄糖苷酶的活性。携带者可通过测定酶活性进行鉴定，德系犹太人个体可通过分子检测常见突变证实，家族成员也应同时检测。特别注意存在遗传异质性，甚至在同血缘家族成员中也是如此，无症状的患者或许可通过检测被诊断。产前诊断可用绒毛膜细胞或培养的羊水细胞的酶活性检测和（或）家族特定的基因突变检测确定。

1型戈谢病治疗包括用重组酸性β葡萄糖苷酶（伊米苷酶，imiglucerase）进行酶替代治疗。每两周一次静脉输入酶60IU/kg可逆转大多数骨骼外症状（脏器肿大、血液指标）。每月酶维持替代治疗可改善骨骼结构、减轻骨痛和诱导患儿出现补偿性生长。少数患者用骨髓移植治疗有效，但移植过程中发病率和死亡率非常高，导致合适候选者的选择受限。尽管酶替代治疗不能戈谢病2型和3型神经系统损害的进展，酶替代治疗已选择性应用于某些患者作为姑息治疗的措施，特别是出现严重内脏受累症状的3型戈谢病患者。其他治疗，包括通过化学抑制葡糖神经酰胺合成酶降低葡糖神经酰胺合成的化学药剂，可试用于不能接受酶替代治疗的患者。

## 尼曼－匹克病（Neimann-Pick disease, NPD）

原先描述的NPD是现在知道的A型NPD，为婴儿期致死性疾病，特点是生长不良、肝脾大和可致2~3岁前死亡的快速进展的神经退行性变。B型NPD在儿童和成人观察到是一种非神经系统病变。C型是由胆固醇转运缺陷所致神经系统的病变。所有这些型均为常染色体隐性遗传，临床表现变异大（表80-16）。

A型和B型NPD由酸性鞘磷脂酶活性缺陷所致，此酶为溶酶体酶，其编码基因位于11号染色体（11p15.1–p15.4）。酶缺陷导致病理性神经鞘磷脂（一种神经酰胺）和其他脂质原发地累积在单核－巨噬细胞系统。中枢神经系统神经鞘磷脂进行性沉积，导致见于A型的神经系统退行性变，累积在非神经组织则导致B型的临床表现，包括一些患者进行性的肺部病变。许多导致A型和B型的酸性鞘磷脂酶基因突变已经明确。

A 型临床表现和疾病过程是一致的，特点为出生时正常，6 个月左右时有明显的肝脾大、中度的淋巴结肿大、精神运动迟缓，接着出现神经发育退化，3 岁之前死亡。随着年龄的增长，运动功能丧失和智力衰退使患者进行性衰弱，到晚期，僵直状态和强直显著。患儿与周围环境失去接触。与传刻板的 A 型相比，B 型的临床表现和疾病过程更多变，大多数 B 型患儿在婴儿或儿童时常规体检发现肝和（或）脾增大时，才被诊断。在诊断时，B 型患者通常有轻度肺部受累的证据，X 线胸片常常呈弥漫性的网状或细小的结节状，成人患者常见肺部症状。大多数患者儿童期肝脾大非常突出，但随着线性生长，腹部隆凸减低，可变得不太明显。轻症患者，直到成人期脾大才明显，临床表现也比较轻微。

部分 B 型患者，在儿童晚期和成年早期，因肺泡浸润降低肺部弥散功能出现明显表现，并随着年龄而进展。严重患者可能在 15~20 岁出现明显肺部损害。一些患者出现 $PO_2$ 值低和劳力性呼吸困难。可出现致命性支气管肺炎，也有报道出现肺源性心脏病。严重患者可能会出现肝脏受累，导致致命性肝硬化、门脉高压和腹水。临床上出现继发于脾功能亢进的严重的全血细胞减少症，可能需要部分或全部脾切除，但尽可能避免这样做，因为脾切除经常会导致肺部疾病进展，威胁生命。一般来说，B 型患者无神经系统受累，IQ 正常；某些 B 型患者可有眼底樱桃红斑或晕轮，以及轻微的神经系统症状（外周神经病）。

C 型 NPD 患者通常出现新生儿期黄疸延长；1~2 岁内正常。之后出现缓慢进展、多样性的神经退行性变。与 A 和 B 型相比，肝脾大严重度较轻，可存活到成人期。C 型患者的基础生化缺陷是胆固醇转运异常，可导致神经鞘磷脂和胆固醇累积在溶酶体内以及继发性酸性鞘磷脂酶活性部分下降（见第 80.3）。

B 型 NPD 患者，脾大通常是可检测到的首发体征。脾大可在儿童早期被注意到，但在非常轻症患者中，脾大很轻微，可能要延迟到青少年期或成人期才会被发现。骨髓抽出物有特征性的 NPD 细胞存在，则支持 B 型 NPD 诊断。C 型患者也有骨髓广泛的 NPD 浸润，因此，所有疑似病例应该从酶学方面进行评估，通过检测外周白细胞、培养的成纤维细胞或淋巴母细胞或联合检测以上 3 种细胞中酸性鞘磷脂酶活性确定临床诊断。A 型和 B 型患者酶活性显著下降（1%~10%），而 C 型患者酸性鞘磷脂酶活性可正常或仅有某种程度下降。NPD 携带者酶活性的检测比较麻烦，但在特异性分子损害已经被识别的家族内，可通过 DNA 分析对家族成员进行杂合子的精确检测。可依赖于培养的羊水细胞或绒毛膜细胞酸性鞘磷脂酶活性的检测，对 A 型和 B 型 NPD 患者做出可靠的产前诊断。胎儿细胞分子生物学分析能提供特异性诊断或作为一种确诊试验。培养成纤维细胞中非律平（filipin）染色阳性和（或）发现 NPC 基因特异性突变支持 C 型 NPD 的临床诊断。

目前 NPD 没有特异性治疗，已尝试婴儿 A 型患者的正常肝移植和几例 B 型患者羊水细胞移植，但极少或几乎没有成功过。少数 B 型 NPD 患者进行骨髓移植较成功，其移植后地脾和肝的体积缩小，肝内神经鞘磷脂含量、骨髓 NPD 细胞数量和放射学上肺部浸润减少。有一例患者在移植 33 个月后进行肝活检，发现肝鞘磷脂存储仅中度下降。尽管有经过全肺灌洗有不同效果的 2 例报道，但目前肺移植在还没有任何一例有严重肺部危害的 B 型 NPD 患者中试行。B 型 NPD 患者酶替代治疗的 I 期试验已经完成，已计划评估其应用于临床的有效性。由瑞士巴塞尔 Acetelion 公司（Acetelion, Basel, Switzerland）生产的美格鲁特（miglustat）已经应用于临床，在欧洲已获准应用于 C 型 NPD 患者的治疗。可能由于严重神经受累，骨髓移植治疗 A 型 NPD 患者还未成功。

## Fabry 病

本病为 X- 连锁的鞘糖脂代谢先天性缺陷病，特点是血管角质瘤（毛细血管扩张性皮肤病损）、少汗、角膜和晶状体浑浊、肢端感觉异常，以及肾、心脏和（或）脑的血管疾病（表 80-16）。经典表型是由 α－半乳糖苷酶 A 活性缺乏引起，发病率约 1/50 000 个男性。迟发型男性患者可残留部分 α－半乳糖苷酶 A 活性，可表现为心脏和（或）肾脏疾病包括肥厚性心肌病和肾衰竭，其发病率较经典型高。由于 X 染色体失活的随机性，经典型杂合子女性可无症状或重者如男性患者的临床表现。本病由 α－半乳糖苷酶 A 基因突变所致，导致酶活性不足，此酶为溶酶体酶，编码基因位于 X 染色体长臂上（Xq22），该酶缺陷导致中性糖鞘脂，主要为三己糖基神经酰胺在全身累积，特别是血浆和血管内皮及平滑肌细胞的溶酶体内。经典型男性患儿中血管内鞘糖脂进行性累积产生局部缺血和梗死，导致主要临床症状。已发现 α－半乳糖苷酶基因的 cDNA 和基因组致病突变超过 500 种，包括氨基酸置换、基因重组和 mRNA 剪接缺陷。

经典表型的男性患者出现皮肤病变、肢端感觉异常、少汗和眼部症状，而迟发型男性则缺少上述表现，只表现为成年期心脏和（或）肾脏疾病。典型的血管角质瘤常在儿童期出现，可做早期诊断（图 80-19）。血管角质瘤的体积和数量随年龄而增加，直径从几乎看不见到数毫米大小。皮损处为小斑点状，暗红到深蓝色，平坦或轻微突出皮肤表面，受压不会变白或褪色，稍大的可能有轻微的角化过度。比较有特征性的是皮损在脐和膝（躯干下部区域）之间大多数密集，但也可出现在包括口腔黏膜在内的任何地方。常见位点为臀部，大腿、脐、下腹部、阴囊和龟头，倾向于对称分布。没有皮损的变异情况也有报道。出汗通常减少或没有。裂隙灯检查，男性患者和90%的杂合子可发现角膜混浊和特征性的晶状体损伤。常见有结膜和视网膜血管扭曲，为全身血管受累所致。

疼痛是最使儿童和青少年衰弱的症状，Fabry危象可持续数min到数天，包括手脚和近端肢体灼痛，痛苦难忍，通常与运动、疲劳、发烧或多种这些因素有关。这些异常痛苦的肢端异常感觉，通常在二三十岁以后很少发作，但在有些男性患者也可更频繁更严重。腹部发作或胁痛可能类似阑尾炎或肾绞痛。

主要的病征是由于血管系统进行性受累导致。在病程早期，尿沉渣可见管型、红细胞和具有双折射“马耳他十字（Maltese crosses）”特征性的脂质包涵物。蛋白尿、等渗尿、逐渐恶化的肾功能及氮质血症一般在20~50岁出现。心血管受累包括高血压、左心室肥大、心绞痛和胸痛、心肌缺血或梗死，以及心力衰竭表现。二尖瓣关闭不全是最常见的瓣膜损伤；异常心电图和超声心动图很常见。脑血管表现是由于多病灶小血管受累所致。其他特征可包括慢性支气管炎、呼吸困难、无低蛋白血症的腿部淋巴水肿、发作性腹泻、骨质疏松症、生长迟缓和青春期延迟，常因尿毒症或心脑血管疾病而死亡。在能进行血液透析或肾移植之前，男性患者死亡的平均年龄是40岁。迟发型患者仍有部分α半乳糖苷酶A活性，可出现可表现为心脏和（或）

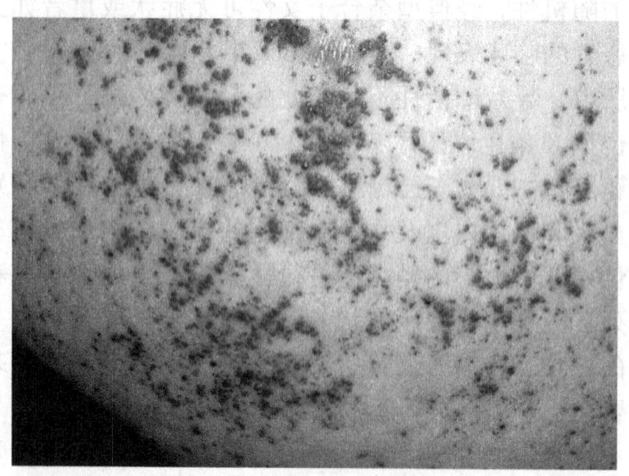

**图 80-19（见彩图）** 典型的血管角质瘤。血管角质瘤相当大、容易辨认，但是如果只存在少数病变或是仅限于生殖器或脐区，则很容易被漏诊

摘自 Zarate VA, Hopkin RJ. Fabray's disease. Lancet, 2008, 372: 1427

肾脏疾病。心脏疾病表现为左室壁和室间隔肥厚以及与心肌病变一致的心电图异常。其他形式包括肥厚性心肌病和（或）心肌梗死。

经典型男性患者临床诊断大多数很容易从病史中获得，即异常痛苦的肢端感觉、少汗、特征性皮肤病损，以及检查发现的角膜浑浊和晶状体损伤。本病经常误诊为风湿热、红斑性肢痛病和神经官能症。皮损应该与阴囊良性的血管角质瘤（Fordyce病）或局限性血管角质瘤相鉴别。与Fabry病相同的血管角质瘤也见于岩藻糖苷贮积病、天冬氨酰基葡萄糖胺尿、迟发型GM1神经节苷脂沉积症、半乳糖唾液酸沉积症、α-N-乙酰基半乳糖苷酶缺乏症和唾液酸沉积症。在血液透析患者、肥厚型心肌病患者或不明原因中风患者中也发现有迟发型Fabry病。迟发型患者缺乏早期经典的表现，如肢端感觉异常、血管角质瘤、少汗、角膜混浊。经典型和迟发型Fabry病的确诊通过血浆、分离的白细胞、培养的成纤维细胞或淋巴母细胞内α-半乳糖苷酶A活性显著下降，就可以做出诊断。

杂合子女性可有角膜浑浊、孤立的皮损、血浆或细胞α-半乳糖苷酶A活性中度下降。罕见有女性杂合子临床表现的严重性与男性患者相似。但是在Fabry病家族中，应该通过直接分析家系中特异的突变，对无症状的女性高风险者做出最适诊断。男性胎儿的产前诊断，可通过妊娠早期获取绒毛膜细胞或妊娠中期行羊膜穿刺获得的羊水细胞培养，进行α-半乳糖苷酶A活性或家系中的特异性基因突变检测证实本病。在意大利和中国台湾地区，通过新生儿筛查和先期研究已可诊断Fabry病。

Fabry病治疗包括使用苯妥英和（或）酰胺咪嗪降低周期性Fabry危象的频率和严重性。肾移植和长期血液透析也可作为肾衰患者挽救生命的一种手段。

目前重组α-半乳糖苷酶（商品名Fabrazyme, Genzyme公司, Cambridge, Mass; Replagal, Shire, UK）是Fabry病安全有效的酶替代治疗药物，剂量为1mg/kg，每2周一次，其作用为清除肾、心和皮肤微血管内皮内三聚己糖神经酰胺的沉积，使Fabry病患者肾疾病稳定、肥厚性心肌病减轻、疼痛下降从而改善生活质量。

## 岩藻糖苷贮积病

本病是罕见常染色体隐性遗传病，病因是α-岩藻糖苷酶缺乏，导致含岩藻糖的糖鞘脂、糖蛋白和低聚糖在肝、脑和其他器官的溶酶体内累积（表80-16）。α-岩藻糖苷酶基因位于1号染色体上（lp24），已知道其特异性基因突变。虽然本病为泛族裔发病，但大多数患者来自意大利和美国。临床表型变异大，大多数严重患者在 1 岁内表现出发育延迟和类似于黏多糖增多症患者的表现，这些特征包括额部隆起、肝脾大、丑陋面容和巨舌，中枢神经系统贮积导致严重的神经退行性变，常死于儿童期。轻度患者有血管角质瘤，生存期较长。本病没有特异性治疗，确诊依赖于证实外周白细胞和培养的成纤维细胞中 α－岩藻糖苷酶活性缺乏，酶活性的检测和家族特异性基因突变检测可用于携带者检测和产前诊断。

## Schindler 病

本病为常染色体隐性神经系统退行性变，由 α－N－乙酰基半乳糖苷酶活性缺乏、唾液酸化和无唾液酸的糖蛋白以及低聚糖累积所致（表 80–16）。该酶基因定位于 22 号染色体上（2q13.1–13.2）。此病临床上为杂合子，且已识别两个重要的表型。I 型为婴儿发病的神经轴突营养不良，患病婴儿 9~15 个月内可正常发育，随后出现快速进展的神经退行性变，导致严重精神运动迟缓、皮质性盲和经常性的肌阵挛性癫痫发作。Ⅱ型特点是发病年龄变异大、轻度精神运动迟缓和血管角质瘤。此两种类型均没有特异性的治疗，诊断依赖于白细胞或培养的皮肤成纤维细胞酶活性的检测或者发现特异性基因突变。

## 异染性脑白质营养不良（metachromatic leukodystrophy, MLD）

MLD 为常染色体隐性遗传的脑白质病，由芳基硫酸酯酶 A（arylsulfatase A，ASA）缺乏所致，硫酸化的糖鞘脂水解时需要此酶。MLD 另外一种类型是由于鞘脂激活蛋白（sphingolipid activator protein，SAP1）缺乏所致，该蛋白是底物—酶复合物形成所必需。此酶活性缺乏，导致脑白质内硫酸化糖鞘脂贮积，导致脱髓鞘作用和神经退行性变。ASA 基因位于 22 号染色体上（22q13.31qter），已知特异性基因突变可根据与疾病严重性的关系将其分成两组。

晚发婴儿型 MLD 的临床表现最常见，通常在 12~18 个月之间出现临床表现，如易激惹、不能行走和膝伸展过度，导致膝反屈。本病的临床进展与中枢和外周神经系统病变受累有关，上、下运动神经元以及认知和精神症状可混合出现。深腱反射减少或消失，进行性肌肉萎缩、虚弱和张力减退很明显，常常导致表现虚弱的状态。随着疾病进展，出现眼球震颤、肌阵挛性癫痫发作、视神经萎缩和四肢轻瘫，在 10 岁内死亡（表 80–16）。青少年型发病较慢，可迟至 20 岁发病。表现为步态障碍、精神恶化、尿失禁和情感障碍。成人型在 20 岁以后发病，虽然情感障碍和精神病比较突出，但其临床表现与青少年发病类型相似。痴呆、癫痫发作、反射减退和视神经萎缩均可见于青少年型和成人型。MLD 病理特征是大脑白质内对希夫过碘酸（periodic acid-Schiff）和阿辛蓝（Alcian blue）呈强阳性反应的异染体沉积。中脑、脑桥、髓质、视网膜和脊索可见神经元包涵体，外周神经系统可见脱髓鞘病变。MLD 患者骨髓移植可使外周血的酶水平恢复正常，但对神经系统的病程无明显的临床效果，支持治疗仍然是主要的干预手段。

临床有脑白质营养不良特征的患者，应怀疑 MLD 可能，神经传导速率降低、脑脊液蛋白质增多、腓肠神经标本有异染沉积物和尿沉渣有异染颗粒均提示 MLD 可能。确诊依赖于证实白细胞和培养的成纤维细胞中的 ASA 活性下降。神经鞘脂激活蛋白缺乏，可通过该蛋白特异性抗体检测培养的成纤维细胞 SAPl 的浓度诊断，本病各型都可行携带者检测和产前诊断。

## 多硫酸脂酶缺乏症

本病为常染色体隐性遗传，由至少 9 种硫酸酯酶缺乏所致，其中包括芳香硫酸酯酶 A、B 和 C 以及艾杜糖 2－硫酸酯酶（iduronate–2–sulfatase，IDS）。已证明特异性缺陷是 C－α－甲酰甘氨酸生成系统的一种酶（其基因位于 3p26）。该缺陷引起所有受影响的硫酸酯酶出现一种常见的翻译后修饰，从而可以解释何以会出现多种酶缺陷的发生。由于这些酶缺乏，硫脂类、黏多糖、硫酸类固醇和神经节糖苷在大脑皮质和内脏组织累积，导致脑白质营养不良和黏多糖增多症等特征性的临床表现；也可出现严重的鱼鳞病。可进行酶活性的检测来做携带者筛选和产前诊断，本病除了支持治疗外没有特异性的治疗手段。

## Krabbe 病

本病也称作球样细胞脑白质营养不良，为常染色体隐性遗传，是婴儿期致死性疾病。由半乳糖脑苷脂酶活性（galactocerebrosidase，GALC）缺乏、脑白质半乳糖酰基鞘氨醇累积所致。正常情况下，半乳糖酰基鞘氨醇主要在髓鞘可见。外周和中枢髓鞘均可受累，导致痉挛和认知功能障碍，同时深腱反射可正常或深腱反射消失。半乳糖脑苷脂酶的基因位于 14 号染色体上（14q31），已明确其特异的致病性突变。婴儿型 Krabbe 病病情进展迅速，患者在婴儿早期出现易激惹、癫痫和肌张力亢进（表 80–16）。1 岁内可见明显的视神经萎缩，精神发育严重受损。随着疾病的进展，出现很明显的视神经萎缩和严重的发育迟缓，患儿表现出角弓反张，通常 3 岁前死亡。晚期婴儿型 Krabbe 病在 2 岁后发病，病程与早期婴儿型相似。

本病诊断依赖于白细胞和培养的皮肤成纤维细胞

中证实特异性酶缺乏，已经发现其特异性致病基因突变。可进行携带者检测和产前诊断。在干血滤纸片上检测 GALC 活性的方法使 Krabbe 病筛查列入了美国某些州的新生儿筛查项目中。用脐带血细胞移植治疗在婴儿期治疗产前确诊无症状的新生儿和有症状的婴儿患者已有报道。脐带血细胞移植的长期结果正在评估中，接收移植婴儿神经病学表现出现较慢，但最终还是死于神经性原因。

### Farber 病

本病为常染色体隐性遗传病，由溶酶体酶类的神经酰胺酶缺乏、神经酰胺沉积在各种组织，特别是关节处所致。在 1 岁内即可出现症状，如关节肿痛和小结节形成（图 80–20），常被诊断为类风湿性关节炎。随着疾病的进展，声带上结节或肉芽肿形成可以导致声音嘶哑和呼吸困难；生长迟缓常见。在一些患者中，存在中度中枢神经系统功能障碍（表 80–16）。可在十几岁死于反复发作的肺炎，目前没有特异性治疗。患者关节处有小结节形成但没有类风湿性关节炎的其他表现时应该怀疑本病。这类疾病患者，应该检测白细胞和培养的皮肤成纤维细胞的神经酰胺酶的活性。各种酸性神经酰胺酶基因的致病突变已明确。可进行携带者检测和产前诊断。

### Wolman 病和胆固醇酯贮积病（Cholesterol Ester Storage Disease，CESD）

本病为常染色体隐性遗传溶酶体贮积病，因酸性脂肪酶缺陷，胆固醇酯和三酰甘油累积在大多数内脏器官的组织泡沫细胞内所致。此酶的基因位于 10 号染色体上（10q24–q25）。Wolman 病临床表型较严重，

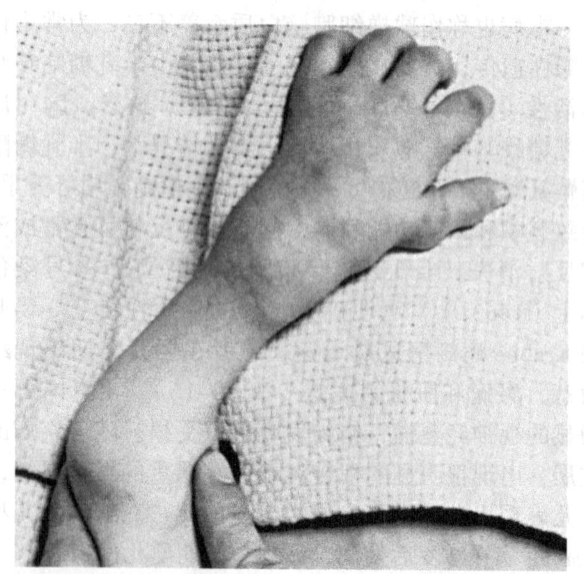

图 80–20 一个患 Farber 病的 18 个月女孩的前臂。注意疼痛的关节肿胀和瘤的形成。这婴儿被怀疑是类风湿性关节炎

是一种婴儿期致死性的疾病。临床表现在生后第 1 周即出现，包括生长受限、剧烈呕吐、腹部膨胀、脂肪痢和肝脾大（表 80–16）。通常有高脂血症，也可出现肝功能异常和纤维化。肾上腺钙化是本病特异性病征，通常在 6 个月内死亡。

胆固醇脂沉积病病情相对较轻，可能直到成人时期才被诊断。肝大可能是唯一可发现的异常，但患者为过早动脉粥样硬化的风险显著。肾上腺钙化不是其特征。

诊断和携带者鉴定可行外周白细胞或培养的成纤维细胞酸性脂肪酶活性的检测。酸性脂肪酶基因的致病突变已经明确；产前诊断依赖于检测培养的绒毛膜绒毛和羊水细胞酶的活性或证实存在特异性基因突变。虽然对于胆固醇酯沉积病患者，可用药物消胆胺联合饮食控制，来抑制胆固醇合成，但此两种类型的疾病均没有特异性治疗（见第 80.3）。

### 参考书目

参考书目请参见光盘。

## 80.5 黏脂贮积病

*Margaret M. McGovern, Robert J. Desnick*

I– 细胞病［黏脂贮积症 II 型（ML– Ⅱ）］和假性 –Hurler 多种营养不良症［黏脂贮积症 Ⅲ 型（ML– Ⅲ）］该病为是少见的常染色体隐性遗传病，与 Hurler 综合征（见第 82 章）有某些共同的临床特征。这些疾病是新合成溶酶体酶类的异常运输所致，这些酶通过甘露糖 –6– 磷酸残基，由特异性的溶酶体膜受体识别，定向进入溶酶体。甘露糖 –6– 磷酸识别标志在高尔基体内由 2 种酶活性介导 2 步合成。催化第一步反应的酶为 UDP–N– 乙酰氨基葡萄糖：溶酶体酶 N–a 乙酰氨基葡萄糖 –1– 磷酸转移酶。其缺陷可存在于 ML–II 和 ML– Ⅲ两种疾病中，是由 GlcNAc– 磷酸转移酶 alpha/beta– 亚单位前体基因（*GNPTAB*）突变所致，该种酶缺乏导致通常分泌到细胞外基质的溶酶体酶作用于异常靶点。由于溶酶体酶需要溶酶体的酸性介质来行使功能，这一缺陷患者由于所有细胞内的溶酶体酶缺乏导致各种不同的基质积累。

ML–II 和 ML– Ⅲ可通过测定血清溶酶体酶活性来做出诊断，通常血清溶酶体酶的活性是升高的。也可通过培养皮肤成纤维细胞中酶活性的下降来诊断。同时也直接测量磷酸转移酶活性来诊断。由于这两种疾病都可测定在羊水或绒毛细胞的溶酶体酶的活性，因而产前诊断是可行的。用培养皮肤成纤维细胞也可对 ML–II 和 ML– Ⅲ携带者进行鉴定。通过串联质谱进行

新生儿筛查可检测 I- 细胞病。

## I- 细胞病

该病与 Hurler 综合征（见第 82 章）有很多共同的临床表现，但症状出现早且没有黏多糖尿（表 80-16）。有些患者刚出生就有明显临床特征，包括粗糙的面容、颅面畸形、关节活动受限和肌张力低下。胎儿可有非免疫性积水。其他患者在第一年可表现出重度精神运动发育迟滞、粗糙面容和骨骼表现包括脊柱后侧凸和腰驼背。患者也可有先天性髋脱位、腹股沟疝、牙龈肥大。进行性、严重的精神运动迟缓导致患者在儿童早期死亡。还没有有效的治疗方法。

## 假性 -Hurler 多种营养不良症

假性 -Hurler 多种营养不良症比 I- 细胞病严重程度略轻，有迟发和存活到成年的报道。患儿可能在 4 岁或 5 岁出现关节僵硬和矮小，并有明显髋关节进行性破坏和多重中度发育不良。低髂骨翼、股骨近端骨骺扁平伴股骨头外翻畸形以及第三腰椎前部发育不良等的影像学证据是特征性发现。眼科检查发现角膜混浊、视网膜病变和散光；眼科并发症罕见（表 80-16）。有些患者有学习障碍或精神发育迟滞。包括骨科护理等治疗均为对症治疗。

## 参考书目

参考书目请参见光盘。

（王秀敏　译，邹朝春　审）

# 第 81 章 碳水化合物代谢障碍

*Priya S. Kishnani, Yuan-Tsong Chen*

碳水化合物的合成和降解为大多数的代谢过程提供能量。重要的碳水化合物包括 3 种单糖（葡萄糖、半乳糖、果糖）和 1 种多糖，即糖原。碳水化合物相关的生化代谢通路如图 81-1 所示。葡萄糖是人类能量代谢的主要底物。通过源源不断地从饮食中摄取葡萄糖，葡萄糖异生和糖原降解以维持体内血糖正常水平。葡萄糖通过糖原降解（葡萄糖或糖原转化成丙酮酸）和线粒体氧化磷酸化（丙酮酸转化为二氧化碳和水）产生腺苷三磷酸。饮食中葡萄糖来源于多糖、主要是由淀粉和双糖消化而来，双糖包括乳糖、麦芽糖、蔗糖。口服葡萄糖以维持体内血糖水平是间断性的而不能长期依靠。葡萄糖异生有助于维持血糖正常水平，但葡萄糖异生需要时间激活，发挥作用较慢。肝糖原降解能快速提供肌体所需葡萄糖，将血糖水平维持在正常范围。糖原也是肌肉组织贮存的首要能量来源，为肌肉活动提供葡萄糖。半乳糖和果糖为单糖，它们为细胞代谢提供能量，它们的重要性不如葡萄糖。半乳糖来自乳糖（半乳糖 + 葡萄糖成），乳糖存在于乳和乳制品中。半乳糖是婴儿的重要能量来源，在体内它首先代谢为葡萄糖。外源性和内源性（即体内由葡萄糖合成的）半乳糖也是某些糖脂、糖蛋白和糖氨多糖的组成成分。饮食中果糖来源于水果、蔬菜和蜂蜜中的蔗糖（由果糖和葡萄糖，山梨醇）和果糖。

糖原代谢障碍主要引起糖原在组织中累积，因此得名糖原累积病（表 81-1）。糖原异生和糖酵解代谢通路障碍，包括半乳糖和果糖代谢，不会引起糖原累积（表 81-1）。如果丙酮酸通过线粒体氧化磷酸化代谢为二氧化碳和水的过程中发生障碍，多表现为乳酸酸中毒和某些组织糖原累积。

## 参考书目

参考书目请参见光盘。

## 81.1 糖原累积病

*Priya S. Kishnani, Yuan-Tsong Chen*

糖原累积病是影响糖原代谢的一类遗传性疾病。所有参与糖原合成或降解的酶缺陷都可引起某型糖原累积病（图 81-1）。累积的糖原可能是量异常，也可能是质异常，也可能两者兼有。糖原累积病的分型是根据导致该病的缺陷酶发现时间的次序来确定的。这种数字分型在临床上广泛使用，至少到数字Ⅶ。糖原累积病也可根据临床表现和累积器官分为肝糖原累积病和肌糖原累积病（表 81-1）。

目前发现的糖原累积病至少有 12 型，其中Ⅰ型葡萄糖 -6- 磷酸酶缺陷、Ⅱ型溶酶体酸性 α- 糖苷酶缺陷、Ⅲ型脱支酶缺陷、Ⅳ型肝磷酸酶激酶缺陷是儿童早期最常见的类型；Ⅴ型肌磷酸化酶缺陷（McARdle 病）是青少年和成人最常见类型。所有糖原累积病的总体发病率约为活产婴的 1/20 000。

### ■ 肝糖原累积病

主要影响肝的糖原累积病有：Ⅰ型葡萄糖 -6- 磷酸酶缺陷、Ⅲ型脱支酶缺陷、Ⅳ型分支酶缺陷、Ⅵ型肝磷酸化酶缺陷、Ⅸ型肝磷酸化酶激酶、0 型糖原合成酶缺陷和葡萄糖转运子 -2 缺陷。由于肝碳水化合物代谢的主要功能是维持血浆葡萄糖稳定，这类疾

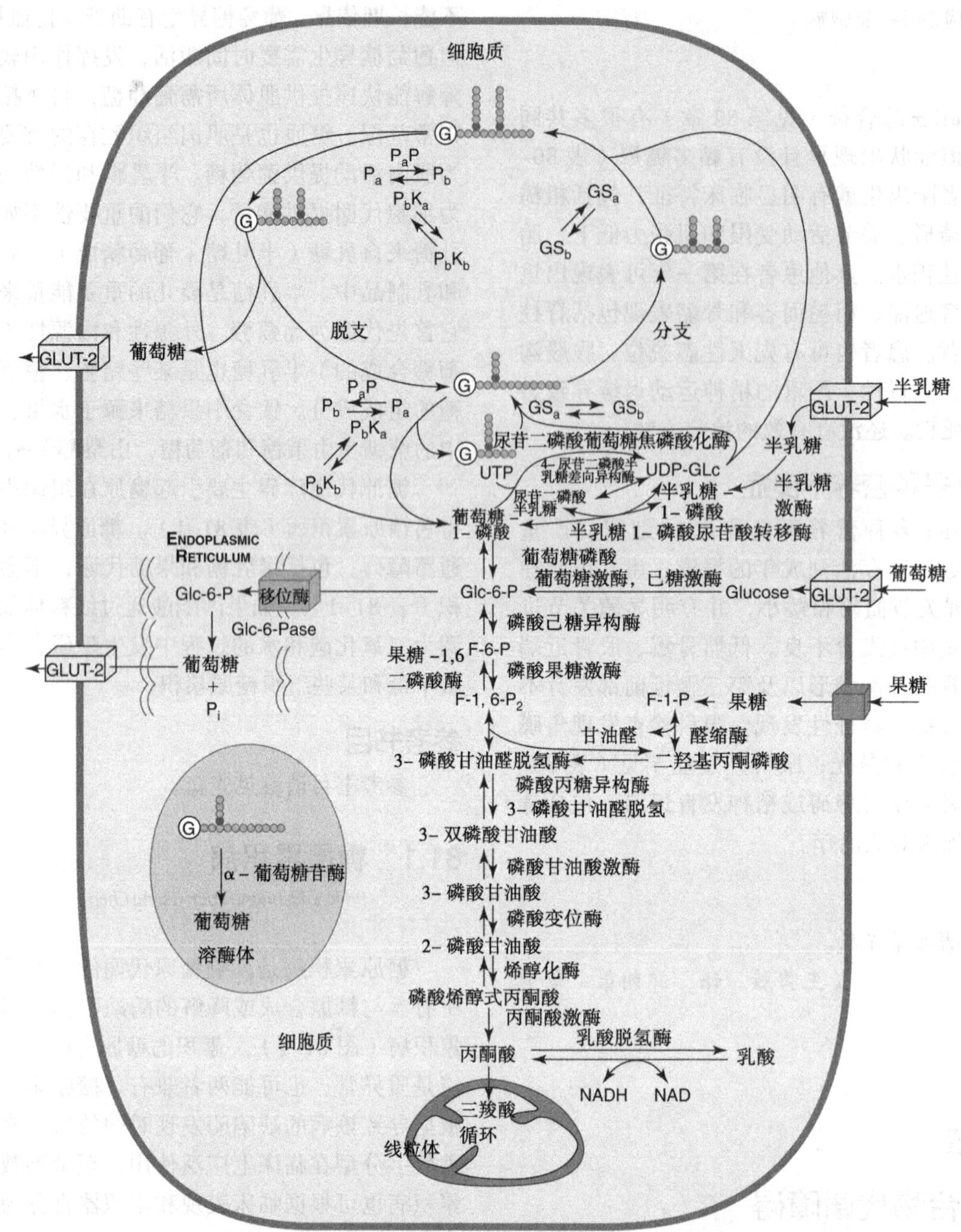


**图 81-1** 糖原累积病和半乳糖、果糖代谢障碍相关的通路。GSa：活化糖原合成酶；GSb：非活化糖原合成酶；Pa：活化磷酸化酶；Pb：非活化磷酸化酶；PaP：磷酸化酶 a 激酶；PbKa：活化磷酸化酶 b 激酶；PaKb：非活化磷酸化酶 b 激酶；G：糖原，糖原合成的前蛋白体；UDP：尿苷二磷酸；GLUT-2：葡萄糖转运蛋白 -2；NAD/NADH：烟酰胺腺嘌呤二核苷酸。

摘自 Beaudet AR. Glycogen storage disease//Harrison TR, Isselbacher KJ, editors. Harrison's principles of internal medicine, 13 ed. New York, McGraw-Hill, 1994　经过 McGraw-Hill 公司同意复制

病临床上主要表现为空腹低血糖和肝脏肿大。Ⅲ型和Ⅳ型可能伴发肝硬化。其他器官也可能受累积，如Ⅰ型可能表现为肾功能障碍，Ⅲ型、Ⅳ型和一些少见的磷酸化酶激酶缺陷可能表现为肌病（骨骼受累或心肌病），Ⅱ型可能累及神经系统（主要是大脑和前角细胞），Ⅲ型可能表现为外周神经相关病变，Ⅳ型患者可能出现中枢和外周神经系统的功能障碍。

## Ⅰ型糖原累积病（葡萄糖 -6- 磷酸酶或者转位酶缺陷，Von Gierke 病）

Ⅰ型糖原累积病是由于分布在肝、肾和小肠黏膜的葡萄糖 -6- 磷酸酶活性完全或者部分缺失引起的。它可分为 2 亚型：Ⅰa 亚型和Ⅰb 亚型，Ⅰa 亚型是由于葡萄糖 -6- 磷酸酶缺陷，Ⅰb 亚型是由于将葡萄糖 -6- 磷酸转运通过微粒体膜的转位酶缺陷。Ⅰa 亚

表 81-1　碳水化合物代谢障碍特征

| 病名 | 缺陷酶 | 临床表现 | 简介 |
| --- | --- | --- | --- |
| **肝糖原累积病型 / 常用名称** | | | |
| Ⅰa/Von Gierke | 葡萄糖 -6- 磷酸酶 | 生长迟缓，肝大，低血糖，血乳酸、胆固醇、三酰甘油、尿酸水平升高 | 常见，严重低血糖 |
| Ⅰb | 葡萄糖 -6- 磷酸转位酶 | 与Ⅰa 型相同，并且有中性粒细胞减少及功能障碍 | 为Ⅰa 型的 10% |
| Ⅲa/Cori 或 Forbes | 肝和肌肉脱支酶（淀粉 -1,6- 糖苷酶） | 儿童期：肝大，生长迟缓，肌无力，低血糖，高脂血症，转氨酶升高，后可进展为肝衰竭 | 常见，中度低血糖 |
| Ⅲb | 肝脱支酶缺陷，肌肉酶活性正常 | 肝症状同Ⅲ a 型，无肌肉累及症状 | 占Ⅲ型的 15% |
| Ⅳ /Andersen | 分支酶 | 发育停滞，张力低下，肝大，脾大，进行性肝硬化（一般 5 岁前死亡），肝转氨酶升高 | 存在罕见的神经肌肉变异型 |
| Ⅵ /Hers | 肝磷酸化酶 | 肝大，一般轻度低血糖，高脂血症，酮症 | 罕见，一般是良性糖原累积病，也有重症 |
| 磷酸化酶激酶缺陷病 | 磷酸化酶激酶 | 肝大，轻度低血糖，高脂血症，酮症 | 常见，一般是良性糖原累积病，也有严重的进展型 |
| 糖原合成酶缺陷病 | 糖原合成酶 | 清晨嗜睡和倦乏，高脂血症，空腹低血糖，酮症 | 肝糖原储存减少 |
| Fanconi-Bickel 综合征 | 葡萄糖转运蛋白 2（GLUT-2） | 发育停滞，佝偻病，肝肾增大，近端肾小管功能障碍，葡萄糖和半乳糖利用障碍 | GLUT-2 在肝、肾、脾和小肠表达 |
| **肌糖原累积病型 / 常用名称** | | | |
| Ⅱ /Pompe 病婴儿型 | 酸性 α - 糖苷酶（酸性麦芽糖酶） | 心脏增大、张力低下、肝大，出生 6 个月内发病 | 常见，在 2 岁内死于心肺功能衰竭，无酶活性或极低 |
| 青少年型 | 酸性 α - 糖苷酶（酸性麦芽糖酶） | 肌病，不同程度的心肌病，儿童期发病 | 残留部分酶活性 |
| 成年型 | 酸性 α - 糖苷酶（酸性麦芽糖酶） | 肌病，呼吸功能不全，成人期发病 | 残留部分酶活性 |
| Danon 病 | 溶酶体相关膜蛋白 -2（LAMP2） | 肥厚型心肌病 | 罕见，X 连锁 |
| PRKAG2 缺乏症 | AMP 激活的蛋白激酶 γ | 肥厚型心肌病 | 常染色体显性遗传 |
| Ⅴ /McArdle | 肌磷酸化酶 | 运动不耐受，肌痉挛，易疲劳 | 常见，多见于男性 |
| Ⅶ /Tarui | 磷酸果糖激酶 | 运动不耐受，肌痉挛，溶血性贫血，肌红蛋白血症 | 在日本和德系犹太人群流行 |
| 磷酸甘油激酶缺乏症 | 磷酸甘油激酶 | 同Ⅴ型 | 罕见，X 连锁 |
| 磷酸甘油变位酶缺乏症 | 磷酸甘油变位酶 M 亚单位 | 同Ⅴ型 | 罕见，多为非裔美国人 |
| 乳酸脱氢酶缺乏症 | 乳酸脱氢酶 M 亚单位 | 同Ⅴ型 | 罕见 |
| **半乳糖代谢障碍** | | | |
| 转位酶缺陷致半乳糖血症 | 半乳糖 -1- 磷酸尿苷转位酶 | 呕吐，肝大，白内障，氨基酸尿症，发育停滞 | 非裔美国患者症状较轻 |
| 半乳糖激酶缺乏症 | 半乳糖激酶 | 白内障 | 良性 |
| 广泛性尿苷二磷酸半乳糖 -4- 表位酶缺乏症 | 尿苷二磷酸半乳糖 -4- 表位酶 | 与转位酶缺乏症相似，另有低张力和神经性耳聋 | 也存在一种良性变异体 |
| **果糖代谢障碍** | | | |
| 原发性果糖尿症 | 果糖激酶 | 尿中存在还原性物质 | 良性 |
| 遗传性果糖不耐症 | 果糖 -1- 磷酸醛缩酶 | 急性：呕吐，出汗，无力；<br>慢性：发育停滞，肝衰竭 | 果糖限制预后好 |

表 81–1（续）

| 病名 | 缺陷酶 | 临床表现 | 简介 |
|---|---|---|---|
| **糖异生障碍** | | | |
| 果糖 –1,6– 二磷酸酶缺乏症 | 果糖 1,6– 二磷酸酶 | 间歇性低血糖，呼吸暂停，酸中毒 | 预后好，避免饥饿 |
| 磷酸烯醇丙酮酸羧激酶缺乏症 | 磷酸烯醇丙酮酸羧激酶 | 低血糖，肝大，张力低下，发育停滞 | 罕见 |
| **丙酮酸代谢障碍** | | | |
| 丙酮酸脱氢酶复合体缺陷 | 丙酮酸脱氢酶 | 新生儿期严重致命发作到晚发轻度发作不等，乳酸酸中毒，精神性运动发育迟缓，发育停滞 | 最常见是 E1α – 亚单位缺陷，X 连锁 |
| 丙酮酸羧化酶缺乏症 | 丙酮酸羧化酶 | 同上 | 罕见，常染色体隐性遗传 |
| 呼吸链缺陷（氧化磷酸化缺陷病） | 复合体Ⅰ至Ⅴ，有许多线粒体 DNA 突变 | 不同系统累及症状不同 | 线粒体遗传 |
| **戊糖代谢障碍** | | | |
| 戊糖尿症 | L– 木酮糖还原酶 | 尿中出现还原性物质 | 良性 |
| 转醛醇酶缺乏症 | 转醛醇酶 | 肝硬化和肝衰竭、心肌病 | 常染色体隐性遗传 |
| 核糖 –5– 磷酸异构酶缺乏症 | 核糖 –5– 磷酸异构酶 | 渐进性脑白质病变和周围神经病变 | |

型和Ⅰb 亚型都可导致肝内由葡萄糖 –6– 磷酸转化生成的葡萄糖不足，使患儿易发生空腹低血糖。

Ⅰ型糖原累积病是一种常染色体隐性遗传性疾病。葡萄糖 –6– 磷酸酶基因定位于 17q21，转位酶基因定位于 11q23。目前已明确该病的常见突变，可以用 DNA 为基础的方法检出杂合子和进行产前诊断。

## 临床表现

Ⅰ型糖原累积病患儿可以表现为新生儿期低血糖和乳酸酸中毒；但他们更多在 3~4 个月表现为肝脏肿大和（或）低血糖性惊厥。这类患儿多有一张玩具娃娃样双颊肥胖的脸庞，而四肢相对瘦弱、身材矮小、由于肝大导致腹部膨隆。患儿肾也增大，而脾和心脏为正常大小。

该病的特征性是低血糖、乳酸酸中毒、高尿酸血症和高脂血症。低血糖和乳酸酸中毒在短期饥饿后即可发生。高尿酸血症一般发生在较大儿童，痛风极少在青春期前发生。虽然肝大，但肝转氨酶水平一般正常或者稍微升高。GSDI 可发生间歇性腹泻。Ⅰb 亚型患者有中性粒细胞功能紊乱，以此引起的炎症可以导致黏膜屏障功能破坏，可能是腹泻的主要原因。瘀斑和鼻衄常见，由于血小板聚集和黏附功能缺陷，出血时间较长。

由于血浆三酰甘油水平显著升高，患儿血浆水平在外观上似“乳”状。胆固醇和磷脂也升高，但没有三酰甘油升高显著。血脂异常类似Ⅳ型高脂血症，其特征是极低密度脂蛋白和低密度脂蛋白升高，载脂蛋白 apo B、C 和 E 升高，而 apo A 和 D 相对正常或者降低。肝组织学特征为肝细胞普遍由于糖原和脂肪累积而膨胀，脂质空泡特别大和明显。与肝纤维化相关性小。

Ⅰa 亚型和Ⅰb 亚型均有以上特征，但Ⅰb 亚型还有其他特征：由于白细胞减少和功能障碍而导致反复细菌感染、口腔和肠道黏膜溃疡和肠道炎性疾病常见。Ⅰb 亚型不伴发白细胞减少，而Ⅰa 亚型伴发白细胞减少的特殊病例已有报道。

虽然Ⅰ型糖原累积病主要影响肝脏，其他多脏器系统也被累及。常有青春期发育延迟，几乎所有女性患儿超声发现符合多囊卵巢，然而没有卵巢囊肿综合征的其他特征，如痤疮、多毛。从多例Ⅰ型糖原累积病女性患者成功妊娠来看此类患者生育能力正常。月经周期出血量增加，甚至可危及生命，这可能与血小板聚集能力受损密切相关。经过长时间的高尿酸血症，一般至青春期痛风症状开始出现。高脂血症患者患胰腺炎的风险明显增加。高脂血症和红细胞聚集性升高预示可能发生动脉粥样硬化。但仅极少有患者出现早发的动脉粥样硬化。降低血小板聚集和增强抗氧化功能预防脂质抗氧化，减少动脉粥样硬化风险，发挥保护作用。频发骨折和放射片显示骨质疏松并不少见，青春期前即可有骨密度下降。

大部分患者在 20 及 30 多岁时出现肝腺瘤，可能出血，其中部分有恶性化。在一些长期生存患者中可出现肺动脉高压。

肾脏病变是另一并发症。大部分Ⅰ型糖原累积病患者 20 岁后出现蛋白尿。许多还有高血压、肾结石、肾钙沉着症和肌酐清除率的改变。肾小球高滤过、肾血流量升高和微量蛋白尿常在肾功能不全早期出现，且这些变化通常会出现在蛋白尿之前。在年轻患者，肾小球高滤过和高灌注可能是肾功能异常仅有的症状。随着病情的进展，局灶性节段性肾小球硬化和间质纤维增生逐渐明显。部分患者肾功能恶化、发展到肾衰竭，需要肾透析和移植。其他肾功能异常包括淀粉样变形、范可尼综合征、低枸橼酸盐尿症、高钙尿症和远端肾小管酸化缺陷。

## 诊　断

当临床表现相符，实验室检查显示低血糖、乳酸性酸中毒、高尿酸血症和高脂血症时，需考虑Ⅰ型糖原累积病。Ⅰb 型糖原累积症患者经常出现中性粒细胞的减少，尤其在 2~3 岁以后。胰高血糖素和肾上腺素试验，患者血糖几乎不上升，而乳酸明显升高。在葡萄糖 -6- 磷酸酶和易位酶基因被克隆前，仍需进行肝组织活检进行确诊。分析葡萄糖 -6- 磷酸酶和易位酶基因的突变为大多数Ⅰa 和Ⅰb 型患者提供了非侵入性的诊断方法。

## 治　疗

通常用鼻胃管持续给予葡萄糖或者口服生玉米淀粉以维持血糖正常水平。婴儿早期明确诊断后即可用鼻胃管滴饲，配方为基础肠道营养配方或者仅葡萄糖（或葡萄糖聚合物）以维持患者夜间血糖正常。白天可给予患者多次的高碳水化合物饮食。

生玉米淀粉能缓慢释放葡萄糖，2 岁以内患儿剂量为每 4h 1.6g/kg。患儿对生玉米淀粉的反应不一。随着年龄增大，剂量为每 6h 1.75~2.5g/kg。目前正在研发新型淀粉类产品，希望更长效、易耐受和可口的。短期双盲交叉试验研究显示，相比传统玉米粉，经物理改良后的生玉米粉具有更好的短期代谢控制和长期的血糖控制，然而尚需更广泛的实验来验证。因为果糖和半乳糖不能直接转化为葡萄糖，Ⅰ型糖原累积症患者饮食中需要限制果糖和半乳糖含量。应避免摄入蔗糖（调味糖、甘蔗糖、其他含糖成分）、果糖（水果、果汁、高果糖玉米糖浆）、乳糖（乳制品）和山梨糖醇。因为饮食限制，维生素和矿物质类如钙和维生素 D 可能会缺乏，因此需要补充以防止营养缺失。饮食治疗能改善患者的高尿酸血症、高脂血症、肾功能，并延缓肾衰竭的发展速度。然而，饮食治疗虽能很好控制代谢，但部分患者的血尿酸、血脂、肾功能并不能完全恢复，尤其已过青春期的患者。别嘌呤醇是一种黄嘌呤氧化酶抑制剂，能协同控制血尿酸。HMG-CoA 还原酶抑制剂和氯贝特能降低血脂（见第 80 章）。Ⅰ型糖原累积病的早期症状微量蛋白尿可用血管紧张素转化酶抑制剂（ACE）治疗。补充枸橼酸可以预防和减轻肾钙质沉着和泌尿系结石。生长激素的应用应小心谨慎，仅限于生长激素缺乏患儿，即使这些患儿中应用也应密切监测代谢状况及腺瘤的发生。

Ⅰb 型糖原累积病患者用粒细胞集落刺激因子和粒细胞 - 巨噬细胞集落刺激因子可纠正中性粒细胞减少，降低细菌性感染的次数和严重程度，改善慢性炎症性肠病。

原位性肝移植是Ⅰ型糖原累积病潜在的有效治疗方法。由于它固有的短期和长期并发症使之成为最后选择的方法，主要应用于肝恶性病变、多发性肝腺瘤、难治性代谢紊乱综合征和（或）肝衰竭患者。大腺瘤（>2cm）的大小和数目在短期内迅速增长常需要肝脏部分切除术。小腺瘤（<2cm）可经皮酒精注射或肝动脉栓塞进行治疗。一个挑战是肝腺瘤的复发常常有恶变可能，需要进行肝移植。目前已有多例报道进行骨髓移植用于纠正Ⅰb 型糖原累积病患者中性粒细胞的减少。

外科手术前要检测患者的出血状态，并维持良好的代谢水平。若出血时间延长，可在外科手术前集中静脉注射葡萄糖 24~48h 予以纠正。1- 脱氧 -8-D- 精氨酸加压素（DDAVP）可减少出血并发症。要尽可能避免含乳酸的林格溶液，因为它含有乳酸而没有葡萄糖。整个手术过程中需用 10% 右旋糖酐维持血糖水平正常。

## 预　后

以前，Ⅰ型糖原累积病患者多在年轻时死亡，存活者的预后欠佳。现在，远期并发症多发生在儿童期未进行有效治疗的成人患者中。早期诊断和有效治疗显著改善了患者预后。但是肾脏病变和肝腺瘤仍是严重的并发症。

# Ⅲ型糖原累积病（脱支酶缺陷病，限制性糖原累积病）

Ⅲ型糖原累积病是由于糖原脱支酶（GBE）缺陷引起。脱支酶和磷酸化酶使糖原完全降解。当脱支酶缺陷时，糖原降解不完全，形成短外支链的异常糖原，类似部分降解的葡聚糖积累。糖原脱支酶缺陷时可引起肝大、低血糖、身材矮小、骨骼肌病和心肌病。同时累及肝脏和肌肉的通常是Ⅲa 型糖原累积病。15% 患者通常仅累及肝脏，被分为Ⅲb 型的糖原累积病。

Ⅲ型是一种常染色体隐性遗传性疾病，在不同种族人群均有报道，北非的非德裔犹太人发病率相对较高。编码脱支酶的基因定位于染色体1p21，已经发现了30多种突变，其中外显子3上的2种突变，17delAG和Q6X特异地与无肌肉组织累积的Ⅲb型相关。使用DNA为基础的连锁或突变分析能进行杂合子检测和产前诊断。

## 临床表现

婴儿期和儿童期，该病和Ⅰ型糖原累积病不易区分，都常表现为肝大、低血糖、高脂血症、生长迟缓（图81-2）。可能有脾大，但肾脏不增大。特别是大部分Ⅲ型患者肝大和肝脏症状随着年龄增大逐渐改善，一般在青春期后症状可消失。进行性肝硬化和肝衰竭会逐渐出现。肝细胞癌也有相关报道，尤其在进行性肝硬化患者中。与Ⅰ型相比，Ⅲ型患者的腺瘤发生率较低，但目前Ⅲ型糖原累积病患者肝腺瘤与恶性病变的关系尚不明确。已有一个腺瘤部位发生恶变病例报告患者。在肌肉受累Ⅲa型患者，患者儿童期肌肉无力症状较轻，到30和40岁才加重，表现为慢性进行性肌无力和消瘦。Ⅲ型糖原累积症患者骨密度明显降低，增加了骨折的风险。肌病的发病不遵循任何特定模式，远端和近端肌均可受累。肌电图改变符合广泛性肌病表现，神经传导异常。心室肌肥大常见，明显的心肌功能受损少见。目前有文献报道Ⅲ型糖原累积症出现危及生命的心律失常，需要进行心脏移植手术。有些患者的肝症状和体征非常轻微，以致要到成年期表现出神经肌肉病变的症状和体征时才能得到诊断，最初可能误诊为腓骨肌萎缩症。多囊卵巢综合征是较常见的，一些患者会出现多毛，不规则的月经周期以及其他多囊卵巢综合征的症状。Ⅲ型糖原累积症患者生育能力没有影响，已有多例成功怀孕的患者报道。

低血糖和高脂血症常见。与Ⅰ型糖原累积病不同的是肝转氨酶升高和饥饿引起的酮症明显，但血乳酸和尿酸水平正常。血清肌酸激酶水平可以用来判断患者是否累及肌肉，但肌酸激酶水平正常不能完全排除肌肉该酶缺陷。碳水化合物餐后2h给予胰高血糖素出现血糖正常升高正常；但空腹过夜后，给予胰高血糖素血糖无变化。

## 诊　断

特征性的肝脏病理表现为糖原积累导致的普遍性肝细胞扩张和纤维间隔，肝纤维化和缺乏脂肪可与Ⅰ型相鉴别，肝纤维化程度不一，可以是微小的门脉区纤维化，也可是小结节型肝硬化。大多数情况下，肝纤维化是非进展性的。已在一些Ⅲ型糖原累积症的患者中发现明显的肝硬化。

同时有肌病和肝症状的Ⅲa型患者有广泛的酶缺陷，酶活性缺陷不仅分布在肝和肌肉，还包括心肌、红细胞、培养的成纤维细胞等其他组织。Ⅲb型患者仅有肝受累，而无肌病的临床和实验室表现，分支酶缺陷局限于肝。确诊需要肝和肌肉酶活性测定。突变分析能为大多数患者提供一种非侵入性诊断和亚型分类。由于涉及基因大、突变位点分散在整个基因中，

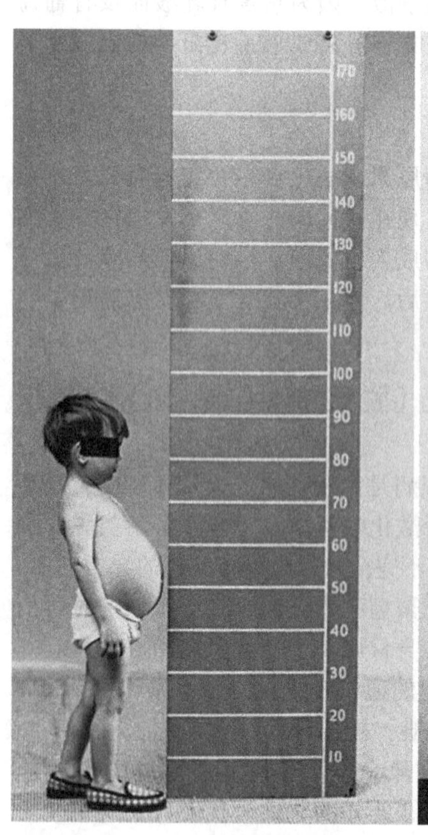


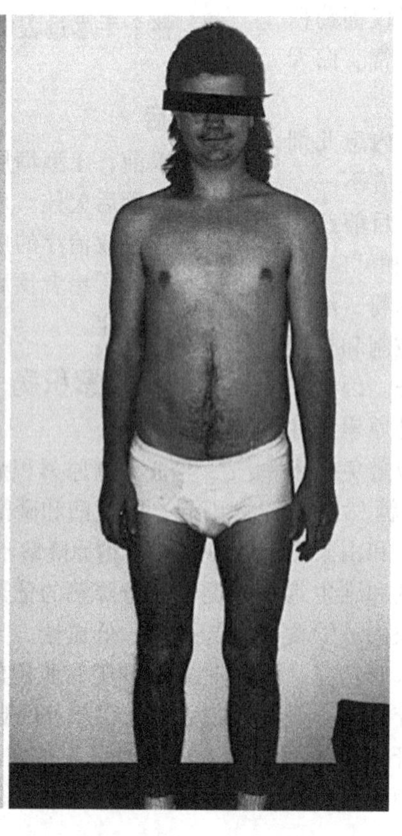

图81-2　Ⅲb型糖原累积症患者的生长发育。患者肝脏脱支酶缺乏而在肌肉组织该酶活性正常。儿童时期患者表现为肝大、低血糖和生长迟缓。青春期后，肝大和低血糖消失，终身高正常，无肌无力和肌萎缩，这一点与Ⅲa型患者成人表现为进行性肌病不同

所以突变分析是一个巨大的挑战。

### 治 疗

Ⅲ型糖原累积病的饮食治疗不如Ⅰ型严格。患者不需要限制果糖和半乳糖的摄入。如果出现低血糖，频繁给予高碳水化合物和玉米淀粉饮食或者夜间鼻饲有效。由于Ⅲ型糖原累积病由蛋白质经糖异生产生葡萄糖的通路是正常的，白天高蛋白饮食和夜间肠道蛋白输注对于预防低血糖和内源性蛋白质分解也有效。对于进行性肌营养不良的患者，除了建议高蛋白饮食和长期锻炼外，还没有满意的治疗方法治疗进行性肌病。肝移植已应用于晚期的肝硬化和（或）肝癌患者。

## Ⅳ型糖原累积病（分支酶缺陷病、支链淀粉病或安徒生病）

分支酶活性缺陷导致可溶性差的异常糖原累积。该病又称Ⅳ型糖原累积病，或支链淀粉病，因为异常糖原分支点少，而以 α1-4 键连接的葡萄糖单位较多，外链较长，形成的结构类似于支链淀粉。

Ⅳ型糖原累积病是一种常染色体隐性遗传性疾病。糖原分支酶基因定位于 3p21。导致Ⅳ型糖原累积病的突变已确定，根据患儿的突变类型（基因型）可以预测他的临床症状（表型）。一些突变与疾病良好预后和不会发展为肝病有关。

### 临床表现

患儿临床表现差别很大。最常见和经典型的特征为肝硬化，表现为 18 个月内即出现肝脾大，生长迟缓。肝硬化发展为门脉高压、腹水、食管静脉曲张、肝衰竭，一般 5 岁左右死亡。

神经肌肉型已有报道，依据年龄主要有 4 种不同表现：围产期表现为胎儿运动丧失变形序列征（FADS）和围产期的死亡。先天性表现为出生时严重低张力、肌肉萎缩和神经元受累，新生儿期死亡；部分患者有心肌病。儿童期主要表现为肌病或心肌病。成年期广泛性中枢和外周神经功能异常，伴随葡聚糖在神经系统的累积（也叫成人葡聚糖体病）。诊断成人葡聚糖体病需要测定白细胞分支酶活性或者神经活检，因为仅有白细胞和神经组织的分支酶活性缺陷。

### 诊 断

支链淀粉样物质沉积在肝、心脏、肌肉、皮肤、肠道、脑、脊索和外周神经。肝脏病理特征为小结节型肝硬化和肝细胞内轻度嗜碱性包涵体。这些包涵体由粗糙的沉积物质聚集起来，过碘酸－雪夫染色（PAS）阳性，能部分抵抗淀粉酶消化。电镜显示除了 α 和 β 糖原颗粒外，还有典型的支链淀粉样纤维聚集。肝细胞胞浆内包涵体特异性染色和电镜下特征有诊断价值。但是多糖病可能有与Ⅳ型糖原累积病类似的组织学特征，但无酶学改变。确切的诊断需要确定肝、肌肉、培养的皮肤成纤维细胞或白细胞分支酶活性缺陷，或确定分支酶基因上致病性突变。可以通过测定培养的羊水细胞或绒毛膜分支酶活性，或者基因突变进行产前诊断。

### 治 疗

Ⅳ型糖原累积病无特异治疗。与糖原累积病其他类型（Ⅰ，Ⅲ，Ⅵ，Ⅸ）不同的是，Ⅳ型糖原累积病患者不出现低血糖，一般仅有明显的肝硬化。进行性肝衰竭可以肝移植治疗，但由于患者有多器官衰竭，肝移植的长期效果不确定。对存在非进行性肝脏疾病和肝外表现的Ⅳ型糖原累积病患者在选择肝移植时需慎重。

## Ⅵ型糖原累积病（肝磷酸化酶缺陷，Hers 病）

肝磷酸化酶缺陷病例报道较少。该病病程常呈良性过程，儿童早期发现肝大和生长迟缓。然而，也有部分病例表现更严重。不同程度的低血糖、高脂血症和酮症。乳酸和尿酸水平正常。心肌和骨骼肌不受累。肝大和生长迟缓随着年龄增长而改善，一般在青春期症状消失。但最近也有严重肝大、反复严重低血糖、酮症和餐后高乳酸血症的病例报道。一般采取对症治疗。高碳水化合物饮食和少食多餐能预防低血糖。大部分患者不需要特殊治疗。Ⅵ型糖原累积病是一种常染色体隐性遗传病，其确诊有赖于肝活检进行酶的分析。肝磷酸化酶（PYGL）基因定于与 14q21-22，有 20 个外显子，已确定该基因的很多突变，门诺派教徒人群中发现内含子 13 的一个剪接位点突变。

## Ⅸ型糖原累积病（磷酸化酶激酶缺陷）

该病代表一组异质的糖原累积病。磷酸化酶是肝糖原分解的限速酶，它被一个级联反应酶激活，包括腺苷酸环化酶、环磷酸腺苷（cAMP）－依赖性蛋白激酶（蛋白激酶 A）和磷酸化酶激酶。磷酸化酶激酶含有 4 个亚单位（α、β、γ 和 ε），每一个亚单位由定位于不同染色体上的基因编码，在不同组织表达量不同。这个级联反应最初被胰高血糖素激发。这种糖原累积病可能由级联反应中任一种酶缺乏引起，但常见的是磷酸化酶激酶的缺陷。各个亚型的表型变异可以通过可用的分子学手段发现。

将磷酸化酶激酶缺陷按照数字分类容易引起混淆，它包括Ⅵa、Ⅷ和Ⅸ型。建议按照累及的器官和遗传方式分类。

### X 连锁的肝磷酸化酶激酶缺陷

该病是肝糖原累积病的最常见形式。除了肝脏外，红细胞、白细胞和成纤维细胞该酶的活性也可能缺乏，肌肉中酶活性正常。典型病例是 1~5 岁儿童以生长迟缓，偶尔伴有肝大及轻微的运动发育迟缓。胆固醇、三酰甘油和肝酶轻度增高，禁食后可出现酮症。乳酸和尿酸水平正常。低血糖一般较轻微。血浆葡萄糖对胰高血糖素反应正常。肝大和异常血液生化指标随着年龄增大逐渐正常。大多数成年人身高正常，没有其他症状，虽然肝磷酸化酶缺陷仍持续性存在。肝组织切片显示肝细胞由于糖原累积而膨胀，累积的糖原 β 颗粒像玫瑰花样，类似裂解或爆炸样子，与Ⅰ型和Ⅲ型糖原累积病相比颗粒不够紧凑，可能有纤维隔形成和轻度炎症反应。

导致该病的磷酸化酶激酶是肝脏常见异构体的结构基因，肝 α 亚单位定位于 Xp22.2，已明确该基因的数个错义、无义和剪接位点的突变。

### 常染色体肝和肌肉磷酸化酶激酶缺陷

已有几例关于肝脏和血细胞磷酸化酶激酶缺陷的病例报道，且为常染色体遗传模式。类似 X 连锁遗传，儿童早期肝大和生长迟缓是最明显症状，部分患者伴有肌张力低下。少数患者进行肌肉酶活性检测显示肌肉酶活性降低。导致常染色体遗传的肝和肌肉磷酸化酶缺陷的突变在常染色体编码 β 亚单位的 PK 基因（染色体 16q12~q13）。已发现一些无义突变、单碱基插入、剪接突变和大量的基因内突变。此外，在一例血细胞磷酸化酶激酶活性正常的非典型患者中发现了一个无义突变。

### 常染色体肝磷酸化酶激酶缺陷

该型磷酸化酶激酶缺陷是由于睾丸和肝异构体中的编码 γ 亚单位的 *PHKG2* 基因突变引起。与 X 连锁的肝磷酸化酶激酶缺陷相比，*PHKG2* 基因突变的患者有更严重的表型，通常出现复发性低血糖和进行性肝硬化。*PHKG2* 基因定位于 16p12.1 染色体上，已发现很多致病的突变。

### 肌肉特异性磷酸化酶激酶缺陷

少数病例报道磷酸化酶激酶缺陷仅限于肌肉。男女均可发病，患者均表现为运动性肌肉痉挛和肌红蛋白尿，或者表现为进行性肌无力和肌肉萎缩。肌肉磷酸化酶激酶活性降低，但肝脏和血细胞中活性正常。无肝脏肿大和心脏肥大。肌肉特异型磷酸化酶激酶 α 亚单位的基因定位于 Xq12，男性患者的基因突变也已被发现。肌肉 γ 亚单位基因（*PHKG1*）位于 7p12 染色体上的 *PHKG1* 基因编码，但目前未发现该基因的突变。

### 心肌磷酸化酶激酶缺陷

这类患者在婴儿期即表现为心肌病，很快发展到心力衰竭和死亡。心肌磷酸化酶活性缺乏，而骨骼肌和肝脏活性正常。有研究质疑心肌特异性磷酸化酶激酶缺陷的存在，因为在目前已知的编码磷酸激酶亚单位的 8 个基因中未发现任何突变。

### 诊　断

明确诊断需要受累组织酶活性检测。白细胞和红细胞也含有磷酸化酶激酶，但由于该酶有很多异构体，如果不检测肝、肌肉和心肌该酶活性会漏诊。很多情况下需要进行基因突变分析以决定疾病亚型。

编码 α 亚单位的 *PHKA2* 基因是最常受累的，其次是编码 β 亚单位的 *PHKB* 基因，不论是否有红细胞缺陷的存在。引起 γ 亚单位缺陷的 *PHKG2* 基因的突变常与严重肝病相关，伴有复发性低血糖和肝纤维化。

### 治　疗

肝磷酸化酶激酶缺乏的治疗包括高碳水化合物饮食和多餐饮食以预防低血糖。大多数患者不需要特异治疗。X 连锁和一些常染色体疾病的预后良好。编码 γ 亚单位基因突变的患者有较严重的进行性肝脏疾病。对于有生命危险的单纯心肌磷酸化酶激酶缺陷患者，心脏移植是唯一的方法。

## 糖原合成酶缺陷（GSD 0）

肝糖原合成酶（GYS2）缺陷导致肝贮存的糖原显著减少。本病在人类中非常罕见，真正意义上不是糖原累积病，而是酶的缺陷引起糖原储备不足。

患儿婴儿期即表现为早餐前低血糖和高血酮引起的嗜睡、苍白、呕吐、疲乏，偶有惊厥。血乳酸和丙氨酸水平低，没有高脂血症和肝大。进食或给予葡萄糖后高血糖水平持续时间延长、乳酸水平升高、胰岛素水平正常，这些提示可能为肝糖原合成酶缺陷。确诊需要肝活检以检测酶的活性或明确位于 12p12.2 染色体上肝糖原合成酶基因的突变。治疗包括多餐进食、高蛋白饮食、晚间服用生玉米淀粉。大多数糖原累积症 0 型的患者认知和发育是正常的。身材矮小和骨质疏松是常见的特征。除了怀孕期间易出现低血糖外。大多数能存活到成年期的患者预后较好。

### 肌糖原合成酶缺陷

这类糖原累积症患者来源于肌糖原合成酶（糖原合酶Ⅰ，GYS1）缺陷。

这类疾病极为少见，目前只报道了 3 例有血缘关系的叙利亚儿童。肌肉活检显示肌糖原缺乏，主要表现为氧化纤维和线粒体的增生。糖耐量正常。分子诊断显示肌糖原合成酶存在纯合终止突变（R462→ter）。这 3 位兄弟姐妹的表型是多样的，从心脏骤停、肌肉疲劳、肥厚性心肌病、心率异常、运动时的低血压到休息时轻微的心功能下降。

## 肝糖原累积病伴肾范可尼综合征（Fanconi-Bickel 综合征）

这种罕见的常染色体隐性遗传性疾病是由于葡萄糖转运子 -2（GLUT-2）缺陷引起的，葡萄糖转运子 -2 的功能是将葡萄糖转运进出肝细胞、胰腺 β 细胞、肠道基底膜细胞和肾上皮细胞。该病的特征为近端肾小管功能障碍、葡萄糖和半乳糖利用障碍、糖原在肝和肾聚积。

患儿典型的表现是在 1 岁左右出现临床症状，包括生长迟缓、佝偻病和由于肝肾肿大而导致的腹部膨隆。本病易与 I 型糖原累积症混淆，因为 I 型糖原累积症中也会出现肾范可尼综合征。

实验室检查包括糖尿、磷酸盐尿、全氨基酸尿、碳酸氢盐消耗、低磷酸血症、血清碱性磷酸酶水平升高和佝偻病的 X 线片表现。可能有轻度饥饿后低血糖和高脂血症，肝转氨酶、血浆乳酸和尿酸水平一般正常。口服半乳糖或葡萄糖耐量试验显示不耐受，这是因为葡萄糖转运子 -2 功能障碍，肝细胞不能摄取半乳糖和葡萄糖。

组织活检显示肝细胞和近端肾小管细胞大量糖原聚集，可能是由于葡萄糖不能被转运出这些器官。类似 I a 型糖原累积症和糖尿病的弥漫性肾小球系膜扩张伴随肾小球高滤过率和微量蛋白尿已有报道

该病非常罕见。70%GLUT-2 基因突变者的父母有血缘关系。大多数患者是系基因纯合突变所致，少部分是复合杂合体。大部分突变是源于过早的翻译终止。GLUT-2 蛋白 C 末端的缺失，将引起底物结合位点变化，丧失葡萄糖转运的功能。

无特异治疗。生长迟缓持续到成年。可采取对症治疗，如补水、电解质和维生素 D，限制半乳糖摄入。与糖尿病饮食相似，即少食多餐和足量碳水化合物摄入可能对促进生长有利。

# 肌糖原累积病

肌糖原的功能是提供产生肌肉收缩所需 ATP 的底物。肌糖原累积病可分为两组，第一组的特征为肥厚性心肌病、进行性肌无力和肌萎缩或两者兼而有之。包括一种溶酶体糖原降解酶——α-糖苷酶（Ⅱ型糖原累积病）、溶酶体相关膜蛋白 2（LAMP2）和 AMP- 活化蛋白激酶 γ2（PRKAG2）的缺陷。第二组的特征为肌痛、运动不耐受、肌红蛋白尿症和易疲劳。包括肌磷酸化酶（McArdle 病，V 型糖原累积病）、磷酸果糖激酶（Ⅶ型糖原累积病）、磷酸甘油激酶、磷酸甘油酸变位酶和乳酸脱氢酶缺陷。后几种酶缺陷可能伴随代偿性溶血，提示更广泛的葡萄糖代谢性障碍。

## Ⅱ型糖原累积病（溶酶体酸性 α-1,4- 糖苷酶缺陷，Pompe 病）

Ⅱ型糖原累积病由溶酶体酸性 α-1,4- 糖苷酶（酸性麦芽糖酶）活性缺陷引起，该酶能降解溶酶体内的糖原。这种酶缺陷导致溶酶体糖原在多种类型组织和细胞中的沉积，以心脏、骨骼肌和平滑肌细胞最易受累及。与其他糖原累积病中糖原在胞浆内聚集不同，该病的特征为糖原在溶酶体内累积。

Pompe 病是一种常染色体隐性遗传性疾病，发病率为 1/40 000 活产婴儿，无种族易感性。编码酸性 α-1,4- 糖苷酶的基因定位于 17q25.2。许多致病突变已被发现，并有助于判断表型，如一剪切位点突变 IVS1-13T→G 常见于白种人的迟发型患者。

### 临床表现

该病临床表现差异很大，虽然患者均有肌病表现，但发病年龄、累及器官和临床严重程度不相同。婴儿型均是致命性的，无酶替代疗法。患儿常在出生数月内发病，表现为肌张力低下、广泛肌无力而呈现“松软儿”貌、神经性延髓无力、喂养困难、巨舌、肝大和肥厚性心肌病，通常在 1 岁时因心力衰竭或者吸入性肺炎而死亡。青少年和成人型（迟发型 Pompe 病）通常不累及心脏或无严重心脏病变，短期预后也不是非常严重。可在任意年龄段起病，表现为进行性骨骼肌功能障碍。临床特征为慢性进行性近端及躯干肌无力，下肢肌受累较上肢肌受累严重。骨盆肌、脊柱旁肌和膈肌是受累最严重的肌群。随着病情进展，患者可能需要依靠轮椅或者人工通气。最初表现为呼吸功能不全的症状：嗜睡、晨起头痛、端坐呼吸、劳累性呼吸困难，最终导致睡眠呼吸障碍和呼吸衰竭。在这一型中，呼吸衰竭是发病率和死亡率高的原因，视病情恶化速度和累积呼吸肌的广泛性而定，死亡年龄从儿童期的早期至成年期的晚期。

### 实验室检查

血清肌酸激酶、天冬氨酸氨基转移酶和乳酸脱氢酶升高。中胸片提示心脏扩大常是婴儿型中首先被发现的症状，心电图通常显示高电压 QRS 波和 PR 间期缩短。超声心动图显示两个心室壁增厚和（或）室间隔增厚和（或）左心室流出道梗阻。肌活检显示糖原染色阳性液泡，酸性磷酸酶活性增强，可能是溶酶体

酶代偿性增高有关。电镜显示膜囊泡和胞浆糖原聚集。肌电图显示肌病特征：肌纤维的电激惹过强和假性肌强直性放电。成人患者肌酸激酶活性不一定升高。由于肌肉组织样本和方法不同，肌肉组织学表现和肌电图也不一定异常。应该仔细选择受累肌肉进行检查。

有些婴儿型患者在外周神经活检后发现神经元和雪旺氏细胞也有糖原累积。婴儿型 Pompe 疾病可同时有肌病和神经病学的临床症状。通常前者占主导地位。

## 诊 断

Pompe 病确诊依靠酶检查显示酸性 α－葡萄糖苷酶的缺陷或基因测序显示 GAA 基因的 2 个致病性突变。酶的测定通常是通过肌肉、培养的皮肤成纤维细胞、干血斑、白细胞或者单核细胞，用麦芽糖、糖原或 4－甲基－α－D－吡喃葡糖苷（4MUG）作为底物。通常婴儿型酶活性缺陷较青少年型和成人型更严重。皮肤成纤维细胞通常优于肌肉活检，因为这是一种微创的操作，且保留了一类细胞系可供进一步使用，同时能提供残余酶活性的信息。血样检测，尤其干血斑的采集有快速周转的优势。肌活检也能有较快的结果，同时可以额外提供糖原含量和糖原在肌细胞溶酶体内外储存位置的信息。迟发型患者肌活检的一个重要局限是病理表现的多样性、不同肌肉和肌纤维内糖原累积变化大，肌组织学和糖原含量依赖于肌肉活检的部位。还有麻醉的风险。心电图可以帮助诊断婴儿型疑似患者，在疑似有 Pompe 病的患者中在予需要麻醉操作（包括肌肉活检）前必须先进行心电图检查。

## 治 疗

其治疗方案曾一度被局限于支持或姑息治疗。重组 α－糖苷酶的特异性酶替代治疗（ERT）已应用于治疗 Pompe 病。它能预防心肌和骨骼肌功能的恶化，或恢复心肌和骨骼肌功能（图 81-3）。酶替代治疗应尽早开始，最好早于 6 月龄，剂量为每两周 20mg/kg。高蛋白饮食和运动疗法也可能有效。夜间辅助通气在有需要时应该使用，它已经被证实可以改善生活质量，尤其在呼吸失代偿期间。

## 类似肥厚型心肌病的糖原累积病

溶酶体相关膜蛋白 -2（LAMP2，也称为 Danon 病）和 AMP 激活蛋白激酶 γ2（PPKAG2）缺陷造成糖原在心脏和骨骼肌累积。这些患者的临床表现主要是肥厚性心肌病，但与普通肥厚性心肌病的区别在于由于肌节蛋白基因的缺陷导致其电生理表现异常，特别是心室预激和传导缺陷。心脏主要表现有胸痛、心悸、晕厥和心脏骤停，LAMP2 缺陷患者其发作年龄一般在 8~15 岁，通常早于 PRKAG2 缺陷患者平均的 33 岁。Danon 疾病是 X 连锁遗传病，PRKAG2 突变是显性遗传。

LAMP2 缺陷患者通常其预后较差，在成年早期即出现进行性终末期心衰。PPKAG2 突变引起的心肌病可长期存活，有些患者可能需要心脏起搏器的植入用于控制心律不齐。婴儿早期发病的先天性肥厚性心肌病通常严重，且很快致死。

治疗前

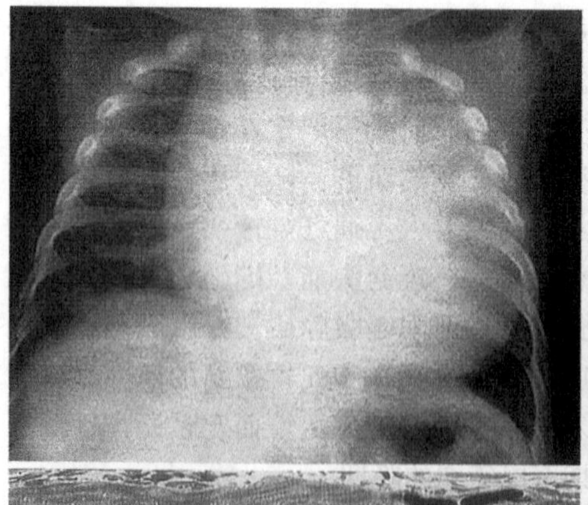

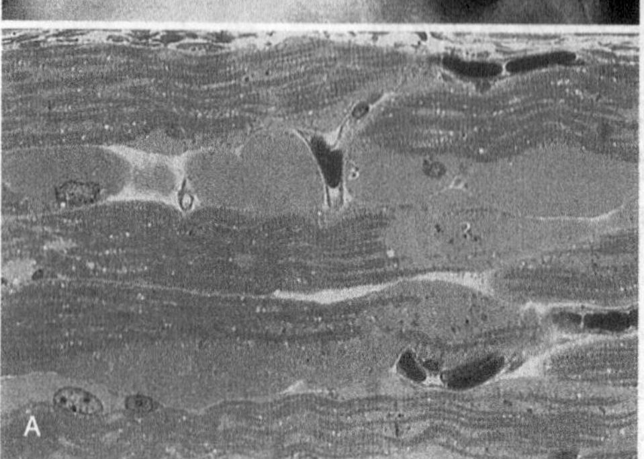


治疗后

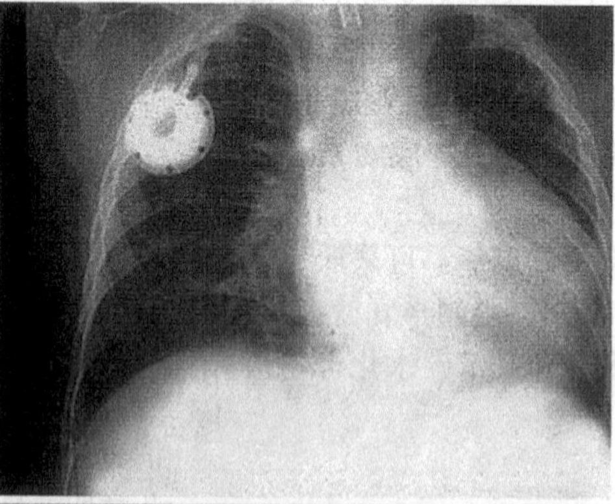

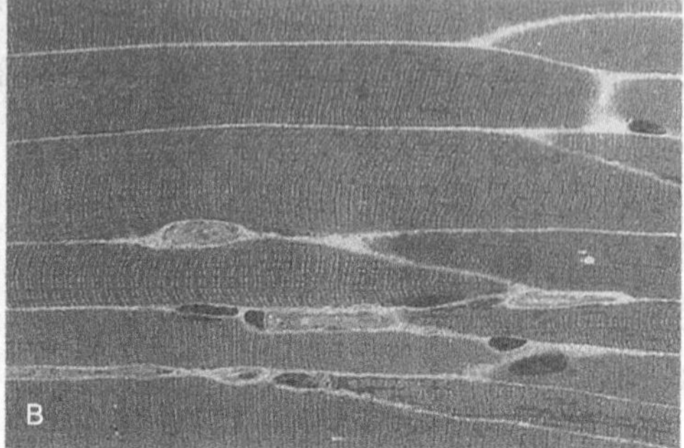


**图 81-3（见彩图）** 婴儿 Pompe 病胸部 X 片及肌肉组织学发现。酶替代疗法之前（A）和之后（B）。注意替代治疗后心脏缩小和肌糖原沉积减少

摘自 Amalfitano A, Bengur AR, Morse RP, et al. Recombinant human acid alpha-glucosidase enzyme therapy for infantile glycogen storage disease type II: results of a phase I/II clinical trial. Genet Med, 2001, 3:132-138

## Ⅴ型糖原累积病（肌磷酸化酶缺乏，McArdle病）

该型由于肌磷酸化酶活性缺陷，肌肉通过糖原分解产生的ATP减少，导致肌肉糖原聚集，是肌肉能量代谢疾病的原型。肌磷酸化酶缺陷减弱了葡萄糖分子从糖原直链上的断裂下来的能力。

### 临床表现

一般在儿童晚期和成人期发病，表现为运动不耐受伴肌痉挛和肌痛。两种类型的运动可引起症状：高强度的短暂运动，如弹跳和提重物；低强度持续性运动，如登楼梯和爬上坡。一般患者能进行长时间的中等强度活动，如平地走路。许多患者都有类似“第二阵风”的经历，如果他们在第一次出现肌痛时降低运动速度或者稍做停顿，他们在恢复活动时就更容易。由于肌病的存在，这些患者可能出现他汀类药物诱发的肌病和横纹肌溶解。患者典型经历是运动后肌肉疼痛和痉挛，35% McArdle病患者会出现持续性的疼痛，对睡眠及活动造成严重的影响。

约一半患者出现运动后红葡萄酒样尿，这是由于横纹肌溶解后导致的肌红蛋白尿。激烈运动后的严重肌红蛋白尿可引起急性肾衰竭。少数患者，肌电图显示炎症性肌病表现，可能与多发性肌炎相混淆。

静息时血清肌酸激酶水平升高，运动后更高。运动也会增加血氨、肌苷、次黄嘌呤和尿酸。后三者增高是由于ATP产生不足，肌肉嘌呤核苷酸循环加速导致。Ⅴ型糖原累积病是一种常染色体隐性遗传疾病。肌肉磷酸化酶基因（*PYGM*）定位于染色体11q13上。

Ⅴ型糖原累积病临床表现比较一致。但也有报道迟发患者可能到70多岁才开始出现症状，而早发患者有严重的肌张力低下、全身肌无力、进行性呼吸功能不全。

### 诊　断

缺血运动试验可以快速诊断性代谢性肌病的筛查。血乳酸水平不升高、血氨急剧升高说明肌糖原或葡萄糖向乳酸转化障碍，提示肌糖原累积病可能。缺血运动试验异常不只限于Ⅴ型糖原累积病，其他糖原分解和糖酵解缺陷（如肌肉磷酸果糖激酶、磷酸甘油激酶、磷酸甘油变位酶或乳酸脱氢酶缺陷）缺血运动试验也有类似异常。

放射性核素磷核磁共振（31P MRI）为肌肉代谢提供了一种非侵入性评价方法。Ⅴ型糖原累积病患者运动时细胞内pH不降低，磷酸肌酸急剧减少。确诊需要测定肌肉组织的酶活性。90%白种人患者在外显子1上有一无义突变R49X，61%日本患者在外显子17上有一缺失。西班牙患者中55%是R49X突变，14%是W797R突变，9%是G204S突变。

### 治　疗

避免剧烈运动能预防患者出现症状。建议患者采取规律的中等强度运动以提高运动能力。口服葡萄糖、蔗糖或者肌注胰高血糖素也能提高患者的运动耐量。高蛋白饮食可提高肌肉运动的持久能力。部分患者补充肌酐能改善肌肉功能。补充维生素$B_6$可以减少运动不耐受和肌肉痉挛。寿命一般不受影响。

## Ⅶ型糖原累积病（肌磷酸果糖激酶缺陷，Tarui病）

Ⅶ型糖原累积病是由于肌肉磷酸果糖激酶缺陷引起，它催化依赖ATP的果糖-6-磷酸转化为果糖-1,6-二磷酸，是糖酵解过程的一个关键酶。磷酸果糖激酶由三种同工酶亚基组成：肌型（M）、肝型（L）、血小板型（P），这三种酶由不同基因编码，在不同组织中表达量不同。骨骼肌只含有肌型亚基，红细胞含有肌型和肝型。Ⅶ型糖原累积病是由于肌型亚基缺陷，导致肌肉磷酸果糖激酶完全缺乏和红细胞中部分缺陷。

Ⅶ型糖原累积病是一种常染色体隐形遗传性疾病，日本人和德裔犹太人发病率较高。肌肉磷酸果糖激酶基因定位于染色体12q13.3。该基因的一种剪切异常和一个单核苷酸缺失突变占德裔犹太人突变等位基因的95%，可以在该人群进行分子诊断。

### 临床表现

Ⅶ型糖原累积病有6个特征性变化：①运动不耐受：儿童期即明显，比Ⅴ型更加严重，可能伴有恶心、呕吐和严重肌痛。剧烈运动可导致严重的肌痉挛和肌红蛋白尿；②代偿性溶血表现：血清胆红素升高，网织红细胞计数升高；③高尿酸血症常见，运动时较Ⅴ型和Ⅲ型糖原累积病发作更严重；④肌纤维出现异常的多糖，PAS染色阳性，淀粉酶不能使之降解；⑤运动不耐受，尤其进食富含高碳水化合物饮食后出现急性运动不耐受，这是因为肌肉中葡萄糖不能被利用，且葡萄糖抑制了脂肪降解使肌肉不能获得能量代谢的底物——脂肪酸和酮体，相反的，Ⅴ型糖原累积病能利用血液来源的葡萄糖，无论是肝糖原分解生成还是外源性摄取的，事实上，葡萄糖注射能改善Ⅴ型糖原累积病患者运动不耐受症状；⑥通常患者因为无法代谢血糖而没有类似“第二阵风”的经历。

有其他几种Ⅶ型糖原累积病变异型的报道。第一种为婴儿期发病，初为张力低下和四肢无力，快速发展为进行性肌病，4岁左右死亡。第二种表现为先天性肌病和关节挛缩，是致命性的变异。第三种也在婴儿期发病，表现为张力减退、轻度发育迟缓和抽搐发作。额外的表现是遗传性非球形红细胞贫血。虽然这些患者不出现肌肉症状，目前还不清楚这些症状是否会在以后的生活中发生。另一种变异型为成人期发病，特点是缓慢进展，非进展性肌肉无力，没有肌肉痉挛和肌红蛋白尿症。

### 诊　断

诊断需要生化或者组织学证明肌肉的酶缺陷。也可在红细胞和成纤维细胞中证明肌型磷酸果糖激酶缺陷。

### 治　疗

无特异性治疗。避免高强度运动以预防肌肉痉挛和肌红蛋白尿症急性发作。

## 其他伴有肌肉能量代谢障碍的肌糖原累积病

6 种其他的酶缺陷，即磷酸甘油激酶、磷酸甘油变位酶、乳酸脱氢酶、果糖 -1,6- 二磷酸醛缩酶 A、肌肉丙酮酸激酶和参与糖酵解的末端反应 -β- 烯醇酶，可引起与Ⅴ型和Ⅶ型相似的肌肉能量代谢障碍。运动后血乳酸水平不升高是一个有价值的诊断试验，可用来区分脂质代谢障碍疾病与肌糖原累积病。脂质代谢障碍病，如肉碱棕榈酰Ⅱ型转移酶缺陷和极长链脂肪酸酰基辅酶 A 缺陷，同样引起肌肉痉挛和肌红蛋白尿。影响糖酵解末端反应的疾病其肌肉糖原水平可能正常，确切的诊断需要分析肌肉中特异酶的活性水平。这些疾病均无特异治疗。需避免高强度运动以预防肌肉痉挛和肌红蛋白急性发作。注意避免他汀类等药物，对于接受麻醉的患者应谨慎恶性高热的发生。

## 参考书目

参考书目请参见光盘。

# 81.2　半乳糖代谢障碍

*Priya S. Kishnani, Yuan-Tsong Chen*

奶和乳制品所含的乳糖是饮食中半乳糖的主要来源。半乳糖通过转化为葡萄糖 -1- 磷酸为细胞代谢提供能量。半乳糖能合成半乳糖苷，包括糖蛋白、糖脂、黏多糖。半乳糖血症是指血液中半乳糖水平升高，3 种不同的酶缺陷导致的半乳糖代谢障碍均伴乳糖血症，包括半乳糖 -1- 磷酸尿苷转移酶、半乳糖激酶、尿苷二磷酸半乳糖 -4- 表异构酶。半乳糖血症可指 3 种酶缺陷中的任一种，但通常是指半乳糖 -1- 磷酸尿转移酶缺陷。

## 半乳糖 -1- 磷酸尿苷转移酶缺陷导致的半乳糖血症

主要有两种存在形式：婴儿型完全或接近完全的酶缺乏症（典型的半乳糖血症）和部分转移酶缺乏症。典型的半乳糖血症病情严重，通常在出生第一周的后几天发病，发病率为 1/60 000。新生儿摄取大量乳糖，母乳和一些配方奶粉乳糖可高达 40%，乳糖分解为等量的半乳糖和葡萄糖。若半乳糖 -1- 磷酸尿苷转移酶缺陷，婴儿不能代谢半乳糖 -1- 磷酸，其累积导致了肾、肝和脑功能损伤。患儿可在出生前已受到损伤，杂合子母亲摄取的半乳糖通过胎盘传输到胎儿或者胎儿自身内源性产生的果糖。

### 临床表现

如果新生儿或小婴儿出现以下任何症状或体征，需要考虑半乳糖 -1- 磷酸尿苷转移酶缺陷可能：黄疸、肝大、呕吐、低血糖、惊厥、萎靡不振、易激惹、喂养困难、体重增加缓慢或难以恢复到出生体重、氨基酸尿症、核心性白内障、玻璃体出血、肝衰竭、肝硬化、腹水、脾大或者精神发育迟缓。通常在暂时停奶、用静脉注射或者不含乳糖的营养物质代替时，症状会减轻或改善。半乳糖血症患者易伴发埃希大肠杆菌新生儿败血症；一般在诊断出半乳糖血症之前已有败血症。可出现假性脑瘤导致囟门隆起。可在数天内因肝肾衰竭或败血症死亡。如果没在出生时得到确诊，肝损害（肝硬化）脑损害（精神发育迟缓）会逐渐严重，且不可逆转。

部分转移酶缺乏一般没有症状，其发生频率较典型高，因其血半乳糖轻度升高和（或）转移酶活性下降，通常易在新生儿筛查时发现。新生儿或小婴儿如果没有正常成长或出现任一上述发现均应考虑半乳糖血症。肝组织光镜和电镜观察发现脂肪浸润、假液泡结构，最终形成大结节性肝硬化。这些改变类似代谢性疾病，但不能精确表明是哪一种酶缺陷。

### 诊　断

当患儿以人乳、牛奶或者含乳糖的配方奶粉喂养时，若几次尿检均显示有还原性物质时，可初步诊断为半乳糖血症。Clinitest（葡萄糖、半乳糖和其他物质）发现的尿还原性物质可通过色谱法或酶法来特异性检测半乳糖。如果最后喂奶的时间不超过几小时，患儿又未出现剧烈呕吐，通常可以检测到半乳糖尿。Clinistix（尿糖）试纸不能检测出半乳糖，是因为测试物质依赖葡萄糖氧化酶的活性，后者特异性针对葡萄糖，与半乳糖不发生反应。由于近端肾小管综合征，急性发病患儿也可排泄葡萄糖与氨基酸。因为半乳糖对患者有害，不应该用口服或者静脉注射半乳糖的负荷试验来诊断。直接采用红细胞酶测定可确定诊断。在血样采集时需确定该患者未进行输血，否则可造成漏诊。患者红细胞溶解产物半乳糖 -1- 磷酸增多也提示半乳糖 -1- 磷酸尿苷转移酶缺陷。

## 遗　传

半乳糖 -1- 磷酸尿苷转移酶缺陷所致的半乳糖血症是一种常染色体隐性遗传性疾病，它有好多种酶变异。Duaete 变异是一种单氨基酸取代（N314D），它降低红细胞酶活性（正常活性的 50%），通常无临床症状。这种变异是最常见的，基因携带者在普通人群中为 12%。部分非洲裔美国患者有轻微症状，尽管红细胞中测不到该酶活性，但肝和小肠黏膜保留有 10% 酶活性；而大部分白人患者肝、小肠黏膜和红细胞均无酶活性。非洲裔美国患者 62% 等位基因为 S135L 突变，它导致的症状轻微；白种人患者 70% 等位基因为 Q188R 和 K285N 错义突变，它导致的症状严重。可以直接测定羊水细胞和绒毛膜的酶活性来检出杂合子和进行产前诊断；也可进行以 DNA 为基础的检测。

## 治疗和预后

由于新生儿筛查可以筛查半乳糖血症，患者可以得到及时的诊断和治疗。各种无乳糖牛奶的替代品可供选择（酪蛋白水解物、大豆为基础的配方）。无半乳糖饮食能逆转生长迟缓和肝肾衰竭。白内障逐渐消失，大部分患者无视力损伤。早期诊断和治疗已明显改善患者的预后，但是长期随访显示患者仍出现卵巢衰竭伴原发性和继发性闭经、骨密度下降、发育迟缓、学习障碍，并随着年龄增大而加重。 高促性腺激素性性腺功能减退发生在 80% 至 90% 经典型半乳糖血症女性患者中。尽管大多数经典型半乳糖血症女性患者是不育的，但当她们达到生育年龄时仍有少部分患者可以生育。大部分有语言障碍，少数患者有生长迟缓、运动和平衡功能障碍(伴或不伴共济失调)。半乳糖 -1- 磷酸的控制水平不一定与患者的长期预后相关，目前认为另外一些因素也可能影响预后，如半乳糖醇升高、尿苷二磷酸半乳糖（UDP- 半乳糖，半乳糖脂和半乳糖蛋白的一个半乳糖供体）降低、内源性半乳糖产生。

## 半乳糖激酶缺陷

该病缺陷的酶是半乳糖激酶，其催化半乳糖磷酸化。主要累积的代谢产物是半乳糖和半乳糖醇。编码半乳糖激酶的两个基因分别是位于 17q24 染色体上的 *GK1* 基因和 15 号染色体上的 *GK2* 基因。与半乳糖 -1- 磷酸尿苷转移酶缺陷所致的半乳糖血症多器官受累不同，白内障是该病唯一的症状，大脑假性肿瘤是罕见伴发症。患儿也可能没有症状。杂合子携带者可能有早老性白内障。这些患者予含乳糖配方喂养时，血液中半乳糖水平明显升高。红细胞或成纤维细胞中出现半乳糖激酶活性缺乏时可做出诊断。治疗应控制饮食中半乳糖摄入。

## 尿苷二磷酸半乳糖 -4- 表异构酶缺陷

该病累积的代谢产物类似半乳糖 -1- 磷酸尿苷转移酶缺陷病，但细胞内尿苷二磷酸半乳糖也增加。表异构酶缺陷病有两种完全不同的表现。一种是轻型，它是新生儿疾病筛查时偶然发现的，患者健康，无不适，酶缺陷局限于白细胞和红细胞，不需治疗；另一种是重型，临床表现除了与半乳糖 -1- 磷酸尿苷转移酶缺陷病类似的外，还有张力低下和神经性耳聋。酶缺陷是全身性的，限制饮食中半乳糖含量患者症状好转。虽然这型半乳糖血症非常少见，但是如果有半乳糖血症症状而半乳糖 -1- 磷酸尿苷转移酶活性正常的患者，需考虑此病。红细胞检测表异构酶可以确诊。

尿苷二磷酸半乳糖 -4- 表异构酶缺陷严重患者不能由葡萄糖生成半乳糖，是半乳糖摄入依赖性的。半乳糖是许多神经系统结构蛋白的重要组成成分，因此需限制患者饮食中半乳糖，而不是完全无乳糖饮食。

婴儿轻型表异构酶缺陷是无需治疗的，当婴儿仍用含乳糖配方喂养时，在诊断最初数周可以对尿液标本进行追踪，检测还原性物质以排除氨基酸尿。

编码尿苷二磷酸半乳糖 -4- 表异构酶的基因定位于 1p36。测定红细胞中表异构酶的活性可检出携带者。检测培养的羊水细胞的酶活性，可为严重型尿苷二磷酸半乳糖 -4- 表异构酶缺陷病提供产前诊断。

## 参考书目

参考书目请参见光盘。

# 81.3　果糖代谢障碍

*Priya S. Kishnani, Yuan-Tsong Chen*

果糖代谢中有两条天生缺陷的通路：良性或原发性果糖尿和遗传性果糖不耐受（HFI）。果糖 -1,6- 二磷酸酶缺乏症，严格来说不是专门的果糖途径缺陷，在第 81.4 章节进行了讨论。

## 果糖激酶缺乏症（良性或原发性果糖尿症）

果糖激酶缺陷病无任何临床表现。该病常因无意中发现无临床症状患者尿中还原性物质而被发现，该病不需要任何治疗。遗传方式为常染色体隐性遗传，发病率为 1/120 000。编码果糖激酶基因定位于染色体 2p23.3。

果糖激酶催化饮食来源果糖代谢的第一步反应：将果糖转化为果糖 -1- 磷酸（图 81-1）。若没有果糖激酶，吸收的果糖不能在体内代谢，血果糖水平升高，并从尿液排泄，肾排泄果糖没有阈值。Clinitest 结果显示尿中还原性物质存在，可通过色谱法可分析出是果糖。

### 果糖 –1,6– 二磷酸醛缩酶缺乏症（醛缩酶 B，遗传性果糖不耐受）

果糖 –1,6– 二磷酸醛缩酶缺乏症是婴儿开始摄入含果糖饮食时即出现的一种严重疾病，它由于肝、肾、小肠中醛缩酶 B 活性缺乏所致。果糖 –1,6– 二磷酸醛缩酶催化果糖 –1,6– 二磷酸水解生成磷酸丙糖和磷酸甘油醛，它还水解果糖 –1– 磷酸。此酶活性缺乏导致患者摄入果糖后，体内果糖 –1– 磷酸迅速累积，引起严重的中毒症状。

#### 流行病学和遗传学

遗传性果糖不耐症确切的发病率不清，可能高于 1/26 000。编码醛缩酶 B 的基因定位于 9q22.3，已发现引起该病的几种突变。北欧最常见的一种突变是外显子 5 上的 G → C 的错义突变，导致 149 位的丙氨酸被脯氨酸替代。在欧洲和美国这种突变和其他两种突变（A174D 和 N334K）占整个突变等位基因的 80%~85%。可通过直接的 DNA 分析诊断遗传性果糖不耐症。

#### 临床表现

遗传性果糖不耐症患者在摄入果糖或者蔗糖（通常从水果、果汁或者糖化的谷类摄取）前无任何临床症状。若新生儿出生后即食用含这些糖类的食物或者配方奶粉，患儿会很快出现症状。一些患者对果糖非常敏感，而有些患者对果糖可以有中度耐受（最高可达每天 250mg/kg）。在西方社会平均果糖摄入量在每天 1~2g/kg。早期临床表现类似半乳糖血症，包括黄疸、肝大、呕吐、萎靡、易激惹和惊厥。遗传性果糖不耐症患者乳糜泻的发生率（>10%）较正常人群明显增高（1%~3%）。实验室检测包括凝血时间延长、低白蛋白血症、胆红素和转氨酶升高，以及低端肾小管功能障碍。急性果糖摄入导致患者出现低血糖症状，摄入越多，症状越重。长期摄入果糖会出现生长不良和肝病变。若持续摄入果糖，低血糖症状反复发作、肝肾衰竭恶化，最终导致患者死亡。

#### 诊　断

在发作期间尿液中出现还原性物质时，要高度怀疑遗传性果糖不耐症。

果糖负荷试验（静脉注射果糖）是诊断的有效方法，将首先引起血清磷酸盐快速下降，接着血糖快速下降，随后血尿酸和血镁升高。由于口服果糖时可引发患者急性病症，不应该对疑似患者进行口服葡萄糖耐量试验。确诊依赖肝组织醛缩酶 B 活性检测。大多数患者可经基因检测明确诊断，常见的基因突变是 149 号位丙氨酸被脯氨酸替代，约占所有患者的 53%。

#### 治　疗

患者饮食中要完全去除蔗糖、果糖和山梨糖醇。由于这些糖类经常作为添加剂，甚至大部分药物也存在，可能很难做到完全去除。开始治疗后，患者常有肝肾功能好转，出现追赶生长。智力发育一般不受影响。进入成年期，即使患者摄入了果糖，症状也较轻微。患者的长期预后是好的。由于饮食中避免了蔗糖，患者几乎没有龋齿。

### 参考书目

参考书目请参见光盘。

## 81.4　与乳酸酸中毒相关的碳水化合物中间代谢缺陷

*Priya S. Kishnani, Yuan-Tsong Chen*

干扰糖异生通路阻止丙酮酸转化为葡萄糖或干扰三羧酸循环中线粒体酶阻止丙酮酸转化为二氧化碳和水，这两类碳水化合物代谢障碍均伴有乳酸酸中毒。图 81–4 描述了相关代谢通路。Ⅰ型糖原累积病、果糖 –1,6– 二磷酸酶缺陷和磷酸烯醇丙酮酸羧基酶缺陷是产生乳酸酸中毒的糖异生缺陷疾病。丙酮酸脱氢酶复合体缺陷、呼吸链缺陷和丙酮酸羧化酶缺陷是产生乳酸酸中毒的丙酮酸代谢缺陷疾病。脂肪酸氧化缺陷、有机酸尿症（见第 79.6、79.10、80.1）、生物素利用缺陷等均产生乳酸酸中毒。这些疾病很容易根据血液中的异常肉碱谱、血氨基酸和尿液中异常有机酸而鉴别。当患者出现不能解释的酸中毒，特别是伴有阴离子间隙增高时，要测定患者血乳酸、丙酮酸、酰肉碱谱和尿液有机酸。

低氧血症时发生的乳酸酸中毒与酶缺陷无关，与呼吸链酶缺陷一样，这种患者的血丙酮酸水平正常（<1.0mg/dL，而乳酸 / 丙酮酸比值升高），而糖异生酶缺陷和丙酮酸脱氢酶缺陷时血丙酮酸一般升高（乳酸和丙酮酸均升高，而乳酸 / 丙酮酸比值正常）。乳酸和丙酮酸应该用相同的样品检测，由于乳酸酸中毒可以是间歇性的，要在患者急性发作期多次检测。乳酸酸中毒的鉴别诊断流程图如图 81–5。

### ■ 糖异生缺陷病

#### 葡萄糖 –6– 磷酸酶缺陷病（Ⅰ型糖原累积病）

Ⅰ型糖原累积病是唯一引起严重乳酸酸中毒的糖原累积病。慢性代谢性酸中毒使患者易发骨质疏松症。

*该酶是指 a )丙酮酸脱氢酶复合物中 E1 组分，或 b) 丙酮酸脱氢酶复合物中丙酮酸脱羧酶；他与二氢硫辛酸转乙酰基酶( E2 )和二氢硫辛酸脱氢酶( E3 )，或与含硫辛酸的蛋白和 P.d 磷酸酶共同组成丙酮酸脱氢酶复合物。
失活丙酮酸
脱氢酶
p.d 磷酸酶
p.d 激酶
E1 活化丙酮酸
脱氢酶
NADH
硫辛酰胺
羟乙基硫胺
焦磷酸
CO2
焦磷酸硫胺素
碳负离子
E3
二氢硫辛
酸脱氢酶
E2
二氢硫辛酸
转乙酰基酶
乙酰硫辛酰胺
辅酶 A
NAD
二氢硫辛
乙酰辅酶 A
柠檬酸循环
二氧化碳，
水
丙酮酸
丙酮酸羧化酶
生物素乙酰辅酶
草酰乙酸
磷酸烯醇
丙酮酸羧
磷酸烯醇式丙酮酸
(5 steps)
果糖 1，6- 二磷酸
果糖 -1,6-
二磷酸酶
果糖 -6- 磷酸
葡萄糖 -6- 磷酸
葡萄糖 -6- 磷酸酶
葡萄糖
乳酸脱氢酶
NADH
NAD
乳酸


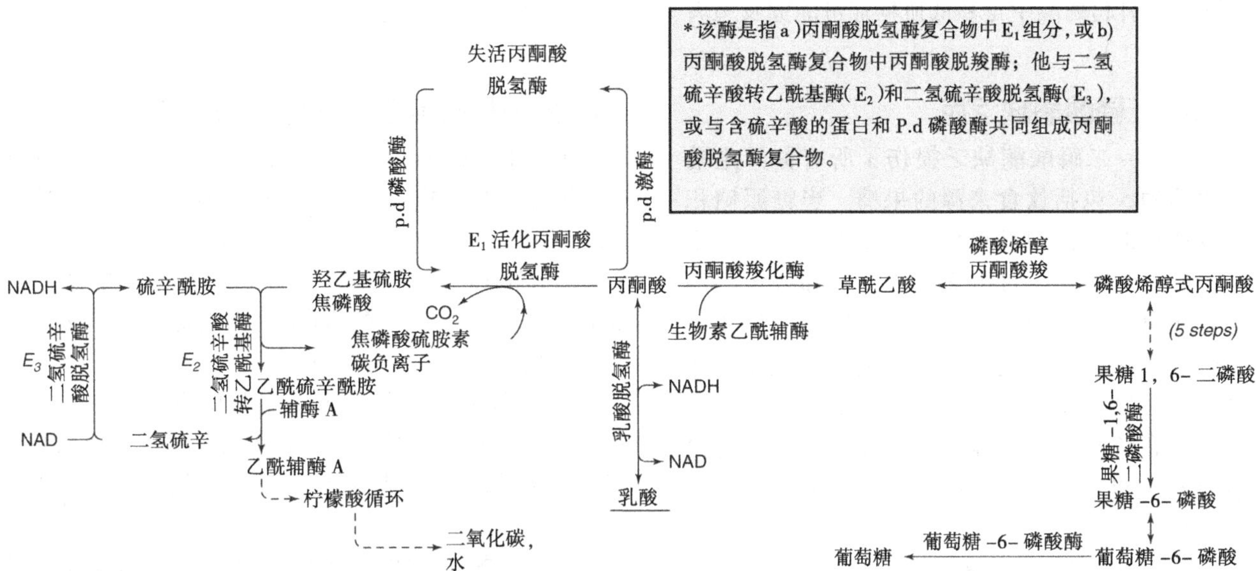

**图 81-4**　碳水化合物代谢的酶反应，其缺陷引起乳酸酸中毒、丙酮酸升高或低血糖。丙酮酸脱氢酶复合体包括 $E_1$、$E_2$、$E_3$ 以及含硫辛酸的蛋白 X 和丙酮酸脱氢酶磷酸酶

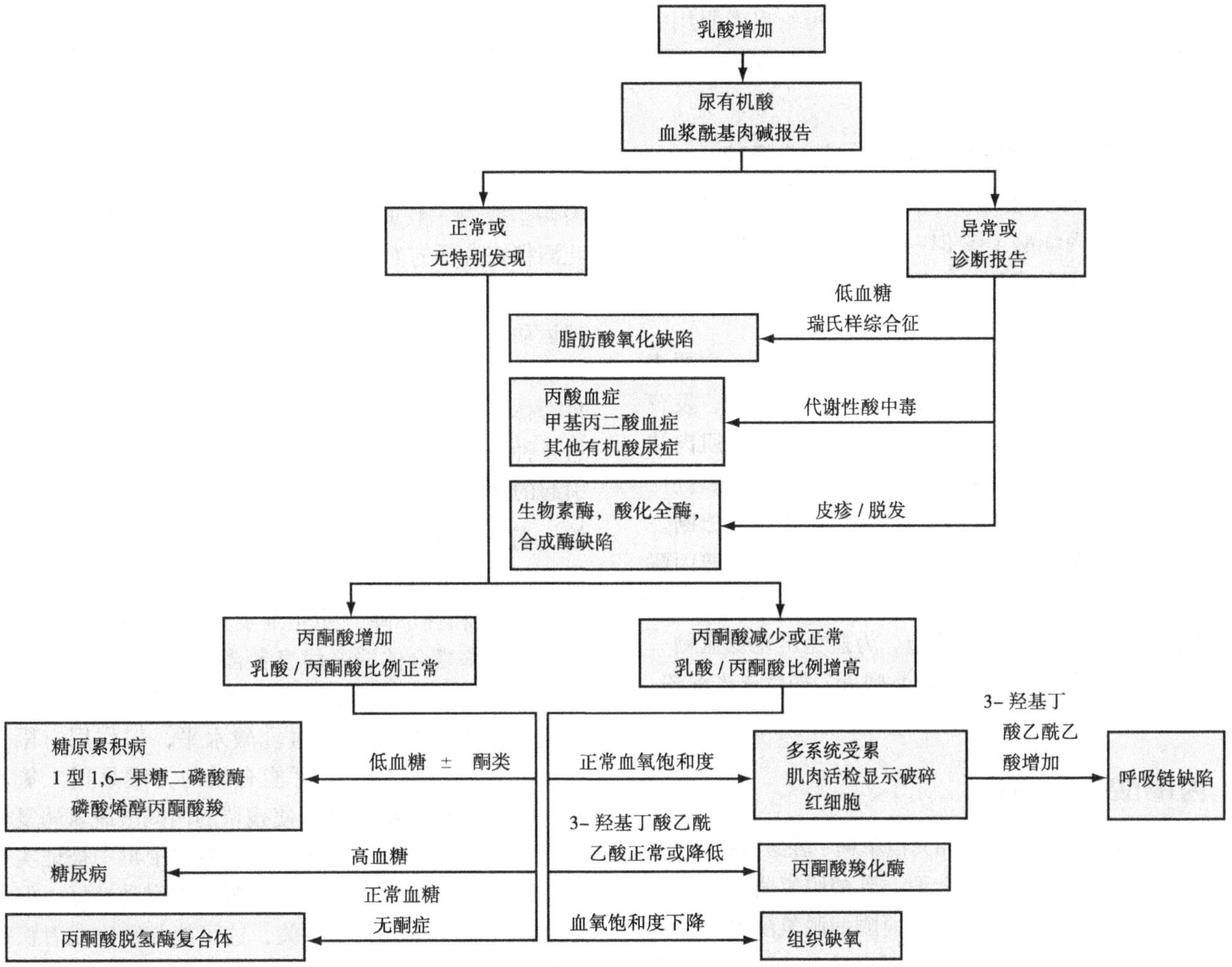

乳酸增加
尿有机酸
血浆酰基肉碱报告
正常或
无特别发现
异常或
诊断报告
低血糖
瑞氏样综合征
脂肪酸氧化缺陷
代谢性酸中毒
丙酸血症
甲基丙二酸血症
其他有机酸尿症
皮疹 / 脱发
生物素酶，酸化全酶，
合成酶缺陷
丙酮酸增加
乳酸 / 丙酮酸比例正常
丙酮酸减少或正常
乳酸 / 丙酮酸比例增高
低血糖 ± 酮类
糖原累积病
1 型 1,6- 果糖二磷酸酶
磷酸烯醇丙酮酸羧
高血糖
糖尿病
正常血糖
无酮症
丙酮酸脱氢酶复合体
正常血氧饱和度
多系统受累
肌肉活检显示破碎
红细胞
3- 羟基丁
酸乙酰乙
酸增加
呼吸链缺陷
3- 羟基丁酸乙酰
乙酸正常或降低
丙酮酸羧化酶
血氧饱和度下降
组织缺氧


**图 81-5**　乳酸酸中毒的鉴别诊断流程图

长时间饥饿后引起的酸中毒和低血糖症可能危及患者生命（见第 81.1）。

## 果糖 -1,6- 二磷酸酶缺乏症

果糖 -1,6- 二磷酸酶缺乏损伤了所有糖异生前体生成葡萄糖，包括饮食来源的果糖。当糖原储积量有限或耗尽时会出现低血糖。临床表现为危及生命的酸中毒、低血糖、过度通气、惊厥和昏迷。约一半患者在出生一周内出现症状。婴幼儿一般在进食减少后由发热性感染或肠胃炎诱发急性发作。随着年龄增加，发作频率呈下降趋势。实验室检查有低血糖、高乳酸和尿酸血症、代谢性酸中毒。与遗传性果糖不耐症不同的是，患者不讨厌糖果，肾小管和肝功能正常。

肝或者小肠活检显示果糖 -1,6- 二磷酸酶缺陷即可诊断该病。部分患者白细胞该酶活性也缺乏。编码果糖 -1,6- 二磷酸酶基因定位于 9q22。该基因突变特性使携带者和产前诊断成为可能。急性期治疗包括静脉注射葡萄糖纠正低血糖和酸中毒，患者迅速好转。避免饥饿、积极控制感染和限制饮食中果糖和蔗糖能预防再次发作。为长期预防低血糖，可给患者服用碳水化合物释放比较缓慢的食物，如生玉米淀粉。度过儿童期后，患者能正常发育。

## 磷酸烯醇丙酮酸羧基酶（PEPCK）缺乏症

PEPCK 是糖异生的一个关键酶，它催化草酰乙酸生成磷酸烯醇丙酮酸（图 81–4）。磷酸烯醇丙酮酸羧基酶缺陷病有两种类型，一型为线粒体型，另一型为胞浆型，由 2 个不同的基因编码。

至今仅有数例患者报道。临床表现不一，主要表现为低血糖、乳酸酸中毒、肝大、肌张力减退、发育迟缓、生长停滞。也有可能多系统受累，神经肌肉缺陷、肝细胞损害、肾功能不全和心肌病。依据患者肝、成纤维细胞或淋巴细胞 PEPCK 活性降低即可诊断。因为成纤维细胞和淋巴细胞胞浆内不含磷酸烯醇丙酮酸羧激酶，仅线粒体中含有此酶，因此成纤维细胞和淋巴细胞不能用来诊断胞浆型。为避免出现低血糖，患者应以碳水化合物缓释的食物喂养，如生玉米淀粉，并避免饥饿。

# ■ 丙酮酸代谢障碍

丙酮酸来源于葡萄糖和其他单糖、乳酸和丙氨酸。丙酮酸通过 4 个主要的酶代谢：乳酸脱氢酶、丙氨酸氨基转移酶、丙酮酸羧化酶、丙酮酸脱氢酶复合体，M 型乳酸脱氢酶缺陷引起运动不耐受和肌红蛋白尿症（见第 81.1）。人类遗传性丙氨酸氨基转移酶还未见报道。

## 丙酮酸脱氢酶复合体缺陷（PDHC）

丙酮酸脱氢酶复合体催化丙酮酸氧化为乙酰辅酶 A，接着乙酰辅酶 A 进入三羧酸循环产生 ATP。丙酮酸脱氢酶复合体由 5 个成分组成：E1，α – 酮酸脱羧酶；E2，二氢硫辛酰胺转乙酰酶；E3，二氢硫辛酰胺脱氢酶；蛋白 X，外源性含硫辛酸蛋白；丙酮酸脱氢酶磷酸化酶。最常见的是 E1 缺乏（图 81–4）。

任一种成分缺陷都可引起酸中毒和中枢神经系统障碍。中枢神经系统障碍是因为脑组织主要从葡萄糖氧化获取能量。大脑乙酰辅酶 A 几乎完全由丙酮酸合成。

α – 酮酸脱羧酶 E1 缺陷是由于编码 E1α 亚基的基因突变，为 X 连锁。虽然是 X 连锁，男性和女性均可发病，即使女性仅携带 1 个 E1α 亚基的基因突变。

### 临床表现

临床表现多样，有新生儿期发病的严重型，也有晚期发作的轻型。新生儿期发病者一般有致死性酸中毒、白质囊性变、胼胝体发育不良，该型酶缺陷最严重。婴儿期发病也可致命，可有精神运动发育迟缓、慢性乳酸酸中毒、脑干和基底节囊性变、类似 Leigh 病的病理变化。大龄发病的患者，一般是男孩，酸中毒较轻，残留酶活性较高，高碳水化合物饮食会引起患者共济失调。智力一般正常。所有年龄的患者可能有类似胎儿酒精综合征的面部畸形。

E2 和硫辛酸蛋白 X 缺陷少见，会引起严重的精神运动发育迟缓。E3 缺陷不仅引起丙酮酸脱氢酶复合体缺陷，而且还引起 α – 酮戊二酸和支链酮酸脱氢酶复合体缺陷。丙酮酸脱氢酶磷酸化酶缺陷也有报道。这 4 种酶缺陷的临床症状与 α – 酮酸脱羧酶 E1 缺陷引起的症状类似。

### 治 疗

除了少数病例突变引起丙酮酸脱氢酶复合体与维生素 $B_1$ 亲和性下降，补充维生素 $B_1$ 病情好转外，丙酮酸脱氢酶复合体缺陷病患者普遍预后差。因为碳水化合物会加重乳酸酸中毒，患者要补充生酮性食物。虽然生酮性食物能降低血乳酸水平，但作用有限，且远期效果不明。一个可能有效的方案是用二氯乙酸——E1 激酶的抑制剂，使残留的丙酮酸脱氢酶复合体维持在活性状态。控制餐后乳酸酸中毒中被证实有益。幼儿先天性酸中毒一般二氯乙酸耐受性好，但持续暴露与周围神经病变相关，这可能与药物或者疾病本身有关。

## 丙酮酸羧化酶缺乏症

丙酮酸羧化酶是含生物素的线粒体酶，糖异生过程所必需，催化丙酮酸转化为草酰乙酸。该酶是为三羧酸循环提供草酰乙酸的重要酶，参与脂肪和非必需氨基酸的形成。临床表现不一致，B 型为早发型，新生儿严重乳酸酸中毒，伴高氨血症、瓜氨酸血症和高赖氨酸血症；A 型为晚发型，轻度或中度酸中毒、生长迟缓。这两型患者均有严重的精神运动发育迟缓、惊厥、痉挛和小头。部分患者脑干和基底结类似 Leigh 病变化。临床表现的严重程度与残留酶活性有关。已报道一种表现为反复的乳酸酸中毒和轻度神经功能缺损的“良性”丙酮酸羧化酶缺乏症。实验室检查血乳酸、丙酮酸和丙氨酸升高，酮尿。B 型患者还有血氨、瓜氨酸和赖氨酸增高，这提示尿素循环的原发性缺陷。导致此现象的原因可能是由于草酰乙酸减少，天冬氨酸也随着减少，而天冬氨酸又是尿素循环精氨酰琥珀酸合成酶的底物（见第 79.12）。

治疗主要包括避免禁食，在睡前予碳水化合物饮食。在乳酸酸中毒急性发作时，患者应接受持续静脉注射葡萄糖。补充天门冬氨酸和柠檬酸能逆转代谢异常，但是否能阻止神经缺陷还无定论。肝移植已在尝试过程中，但其好处仍然不明。检测肝或者皮肤成纤维细胞丙酮酸羧化酶降低即可诊断该病，但必须与全羧化酶合成酶缺陷或生物素酶缺乏症相鉴别。

## 继发于全羧化酶合成酶缺陷或生物素酶缺陷的丙酮酸羧化酶缺陷

全羧化酶合成酶（HCS）和生物素酶是生物素代谢所需的酶，全羧化酶合成酶或生物素酶缺陷都可引起多种羧化酶缺陷，包括丙酮酸羧化酶、其他需要生物素的羧化酶和代谢反应缺陷。临床表现与各自缺陷的酶相关，一般有皮疹、乳酸酸中毒和秃发（见第 79.6）。全羧化酶合成酶缺陷病和生物素酶缺陷病病程一般很长，慢性乳酸酸中毒间歇性加重、生长停滞、惊厥和肌张力减低，也可发展为痉挛、萎靡、昏迷，甚至死亡。也有迟发的轻型患者报道。实验室检查包括代谢性酸中毒和尿液有机酸异常。检测皮肤成纤维细胞或者淋巴细胞的全羧酶活性和用筛查纸片检测血清中生物素酶的活性即可诊断这类病。

该病用生物素替代治疗，每天 5~20mg，若在脑损伤前开始生物素治疗，常常效果很好。有报道经新生儿筛查出的病例，用生物素治疗而没有发生任何临床症状。

两种酶缺陷均是常染色体隐性遗传，全羧化酶合成酶和生物素酶分别定位于 21q22 和 3p25。全羧化酶合成酶突变有种族特异性。生物素酶两个常见的突变（del7/ins3 和 *R538C*）占生物素酶缺陷病有症状患者全部突变等位基因的 52%。

## 线粒体呼吸链缺陷（氧化磷酸化病）

线粒体催化能量分子氧化，将电子传递给氧分子，同时将能量转移到腺苷三磷酸（ATP），即氧化磷酸化。呼吸链从烟酰胺 - 腺嘌呤二核苷酸（NADH）或者 FADH2 产生 ATP，这其中包括 5 种特异的酶复合物。Ⅰ：NADH 辅酶 Q 还原酶；Ⅱ：琥珀酰辅酶 Q 还原酶；Ⅲ：辅酶 QH2 细胞色素 C 还原酶；Ⅳ：细胞色素 C 氧化酶；Ⅴ：ATP 合成酶。每一个复合酶由 4-35 种蛋白组成；除了第Ⅱ种酶复合物（由核基因单独编码），其余均由核或者线粒体 DNA 编码（仅从母亲的线粒体遗传）。任一酶缺陷或组装系统缺陷均产生乳酸酸中毒，这可能是由于 NADH 升高导致氧化还原状态改变。与丙酮酸脱氢酶缺陷病和丙酮酸羧化酶缺陷病不同的是，该病经常累积于骨骼肌和心肌；肌肉活检显示“粗糙的红纤维”结构（提示线粒体增值；图 81-5）。由于氧化磷酸化全身普遍存在，线粒体呼吸链缺陷病症状很多；无论何种年龄的患者若表现多器官累积病状，都要考虑是否为线粒体呼吸链缺陷病。部分患者表现类似 Leigh 病，另一些表现为婴儿期肌病，如 MELAS（线粒体肌病、脑病、乳酸酸中毒和中风样发作）、MERRF（肌阵挛性癫痫、粗糙的红纤维）、Kearns-Sayre 综合征（眼外肌麻痹、酸中毒、视网膜变性、心脏传导阻滞、肌病、脑脊液蛋白升高）（表 81-2；见第 591.2，第 603.4）。氧化磷酸化病的患者发生精神障碍的概率明显高于普通人群。诊断需要确定氧化磷酸化酶复合物的活性、线粒体的 DNA（mtDNA）或编码线粒体功能的核基因异常（图 81-6）。最敏感的测定线粒体紊乱的方法是从新鲜分离的骨骼肌线粒体中分析五种氧化磷酸化复合酶。具体的标准可以协助诊断（表 81-3 见光盘）。线粒体疾病的诊断方法见表 81-4。

治疗主要是对症治疗，并不能明显地改善预后。一些患者对补充剂有效，典型的是辅酶 Q10 在药理学的剂量基础上加上左旋肉碱。额外增加法肌酸和 α - 硫辛酸可能会有效。

## Leigh 病（亚急性坏死性脑脊髓病）

Leigh 病是一个神经异质性疾病，其病理学特点为特异脑区脱髓鞘变、神经胶质细胞增生、坏死、神经元相对稀疏和毛细血管增生。损伤脑区按照受损严重程度，依次为基底结、脑干、小脑和大脑皮层（见第 591 章）。经典的表现是患儿中枢性肌张力低下、

**表 81-2 线粒体疾病的临床和遗传特征 ***

| 症状、体征及检查结果 | 线粒体 DNA 大缺失 | | | 转移 RNA 突变 | | 核糖体 RNA 突变 | 信使 RNA 突变 | | |
|---|---|---|---|---|---|---|---|---|---|
| | KSS | PEO | PS | MERRF | MELAS | AID | NARP | MILS | LHON |
| **中枢神经系统** | | | | | | | | | |
| 抽搐 | − | − | − | [+++] | + | − | − | + | − |
| 共济失调 | + | − | − | + | + | ⊞ | + | ± | − |
| 肌阵挛 | − | − | − | + | ± | − | − | − | − |
| 精神运动发育迟滞 | − | − | − | − | − | − | − | + | − |
| 精神运动退缩 | + | − | − | ± | + | − | − | − | − |
| 偏瘫及偏盲 | − | − | − | − | [+++] | − | − | − | − |
| 皮质盲 | − | − | − | − | + | − | − | − | − |
| 偏头痛样头痛 | − | − | − | − | + | − | − | − | − |
| 张力障碍 | − | − | − | − | + | − | − | + | ± |
| **周围神经系统** | | | | | | | | | |
| 周围神经病变 | ± | − | − | ± | ± | − | ⊞ | − | − |
| **肌肉** | | | | | | | | | |
| 无力和运动不耐受 | + | [+++] | − | + | + | − | + | + | − |
| 眼肌麻痹 | + | + | ± | − | − | − | − | − | − |
| 上睑下垂 | ⊞ | + | − | − | − | − | − | − | − |
| **眼** | | | | | | | | | |
| 色素性视网膜病变 | ⊞ | − | − | − | − | − | ⊞ | ± | − |
| 视神经萎缩 | − | − | − | − | − | − | ± | ± | ⊞ |
| **血** | | | | | | | | | |
| 铁粒幼细胞性贫血 | ± | − | ⊞ | − | − | − | − | − | − |
| **内分泌系统** | | | | | | | | | |
| 糖尿病 | ± | − | − | − | ± | − | − | − | − |
| 身材矮小 | + | − | − | + | + | − | − | − | − |
| 甲状旁腺功能减退 | ± | − | − | − | − | − | − | − | − |
| **心脏** | | | | | | | | | |
| 传导障碍 | ⊞ | ⊞ | − | − | ± | − | − | − | ± |
| 心肌病 | ± | − | − | − | ± | ⊞ | − | ± | − |
| **胃肠道系统** | | | | | | | | | |
| 胰腺外分泌功能不全 | ± | − | ⊞ | − | − | − | − | − | − |
| 假性肠梗阻 | − | − | − | − | + | − | − | − | − |
| **耳、鼻、喉** | | | | | | | | | |
| 感音神经性耳聋 | ± | − | − | + | + | ⊞ | ± | − | − |
| **肾脏** | | | | | | | | | |
| Fanconi 综合征 | ⊞ | − | ⊞ | − | ⊞ | − | − | − | − |
| **实验室检查** | | | | | | | | | |
| 乳酸性酸中毒 | + | ± | + | + | + | − | − | ± | − |
| 肌肉活检破碎红纤维 | + | + | ± | + | + | − | − | − | − |

**表 81-2（续）**

| 症状、体征及检查结果 | 线粒体 DNA 大缺失 | | | 转移 RNA 突变 | | 核糖体 RNA 突变 | 信使 RNA 突变 | | |
|---|---|---|---|---|---|---|---|---|---|
| | KSS | PEO | PS | MERRF | MELAS | AID | NARP | MILS | LHON |
| **遗传方式** | | | | | | | | | |
| 母系遗传 | − | − | − | + | + | − | + | + | + |
| 散发性 | + | + | + | − | − | − | − | − | − |

* 用方框表示的是特征性的症状和体征

+：症状、体征或实验室发现存在；−：症状、体征或实验室发现不存在；±：症状可能存在；AID：氨基糖甙类致聋（aminoglycoside-induced deafness）；KSS：凯塞（Kearns-Sayre）综合征；LHON：Leber 遗传性视神经病（Leber's hereditary optic neuropathy）；MELAS：线粒体脑肌病伴高乳酸血症和卒中样发作；MERRE：肌阵挛性癫痫伴破碎红纤维；MILS：母系遗传 Leigh 综合征；NARP：神经病变、共济失调和视网膜色素变性；PEO：进行性眼外肌麻痹；PS：Pearson 综合征

摘自 DiMauro S, Schon EA. Mitochondrial respiratory-chain diseases. N Engl J Med, 2003, 348: 2656–2668

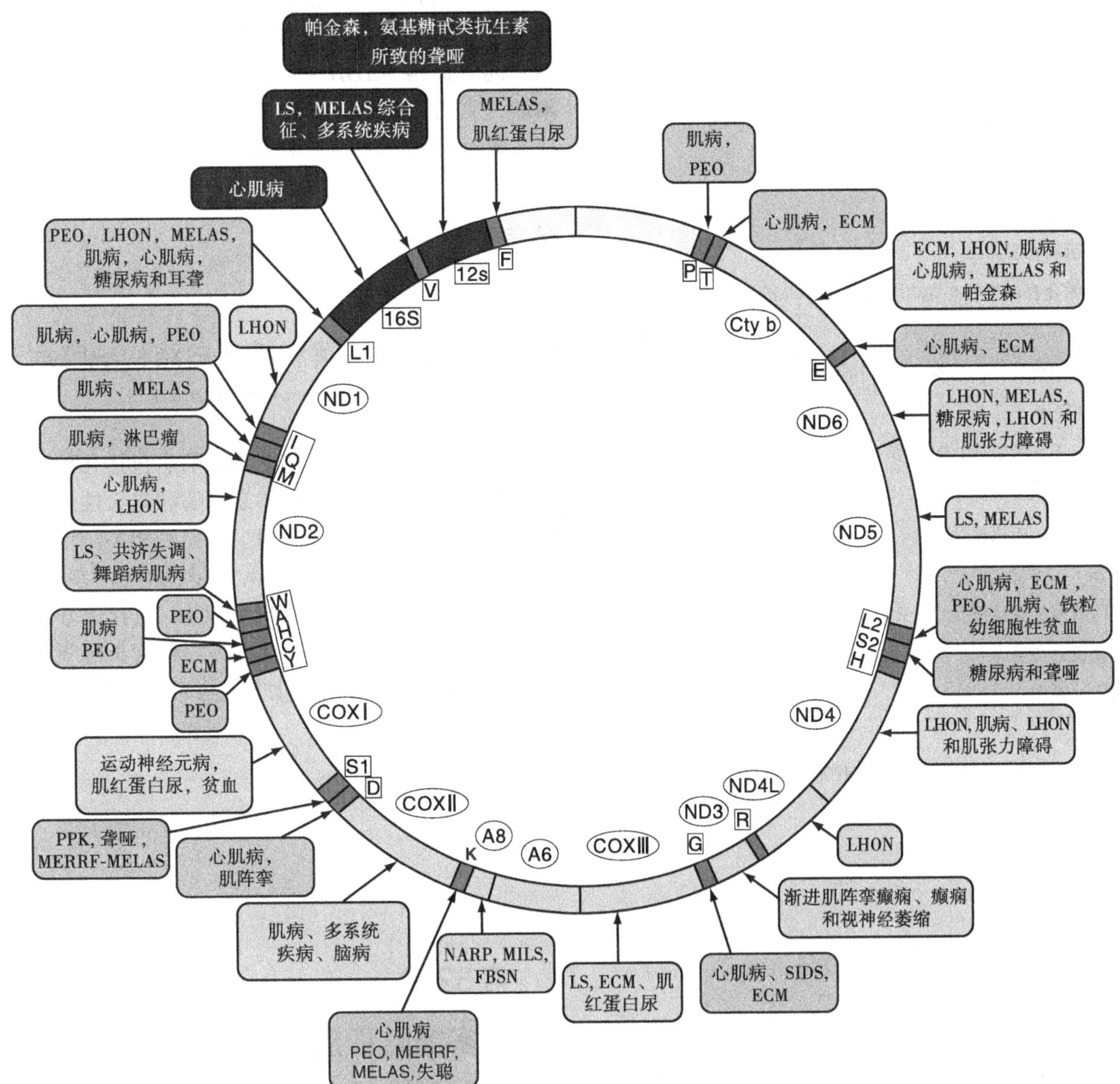


**图 81-6**　已知人类线粒体基因的突变会导致疾病与某一特定基因突变密切相关的疾病用黑体字表示。突变造成线粒体蛋白合成受阻的疾病用方框展示。编码蛋白质的基因突变引起的疾病用椭圆表示。ECM：脑肌病；FBSN：家族性双侧纹状体坏死；LHON：Leber 遗传性视神经病变；LS：Leigh 综合征；MELAS：线粒体脑肌病、乳酸酸中毒和中风样发作；MERRF：肌阵挛性癫痫伴破碎红纤维；MILS：母系遗传 Leigh 综合征；NARP：神经病变、共济失调和视网膜色素变性；PEO：进行性外眼肌麻痹；PPK：掌跖角化症；SIDS：婴儿猝死综合征

摘自 DiMauro S, Schon EA. Mitochondrial respiratory-chain diseases. N Engl J Med, 2003, 348:2656–2668. 

表 81-4　线粒体疾病的诊断线索

| |
|---|
| 神经系统 |
| 非血管性脑卒中样病变 |
| 基底神经节病变 |
| 脑病：复发性或用低 / 中剂量丙戊酸钠 |
| 神经退行性病变 |
| 部分性癫痫持续状态 |
| 肌阵挛 |
| 共济失调 |
| MRI 表现与 Leigh 疾病表现一致 |
| 特征性的 MRS 峰 |
| 乳酸峰值在 1.3ppm，长回波时间（TE）为 35 和 135 |
| 琥珀峰值在 2.4ppm |
| 心血管系统 |
| 肥厚型心肌病伴节律紊乱 |
| 儿童不明原因心脏传导阻滞 |
| 心肌病伴乳酸性酸中毒（>5mM） |
| 扩张性心肌病伴肌无力 |
| 沃尔夫 – 帕金森 – 怀特（Wolff-Parkinson-White）心律失常 |
| 视觉系统 |
| 视网膜变性伴夜盲症、色弱、视力下降或色素性视网膜病 |
| 眼肌麻痹 / 轻瘫 |
| 有波动的、不良的眼球共轭运动 |
| 上睑下垂 |
| 突发或隐匿起病的视神经病变 / 萎缩 |
| 胃肠道系统 |
| 不明原因或丙戊酸盐诱导的肝衰竭 |
| 严重消化道运动障碍 |
| 假性梗阻性发作 |
| 其他 |
| 新生儿、婴儿和幼童不明原因的肌张力低下、无力、生长停滞、代谢性酸中毒（尤其是乳酸性酸中毒） |
| 运动不耐受与肌无力不成比例 |
| 全身麻醉高敏 |
| 急性横纹肌溶解发作 |

摘自 Haas RH, Parikh S, Falk MJ, et al. Mitochondrial disease: a practical approach for primary care physicians, Pediatrics, 2007, 120: 1326–1333

发育倒退或停滞，脑干和基底结受累征象。临床表现高度可变。诊断通常靠影像学或病理学显示基底节区、脑干、丘脑底核的病变。Leigh 病患者有多种酶复合体缺陷。最常见的缺陷是细胞色素酶 C 氧化酶（复合酶Ⅳ），接着是 NADH 辅酶 Q 还原酶（复合酶Ⅰ）、PDHC 和丙酮酸羧化酶。核基因 SURF1（编码蛋白参与细胞色素 C 氧化酶合成）和线粒体 DNA 的 ATPase6 基因编码区突变是 Leigh 病的常见突变类型。Leigh 病的患者经常出现发育迟缓、抽搐、意识改变、生长停滞、心包积液和扩张性心肌病。Leigh 病的预后较差。在一研究中，在 14 例患者中有 7 人在 1.5 岁前死亡。

## 参考书目

参考书目请参见光盘。

## 81.5　戊糖代谢缺陷

*Priya S. Kishnani, Yuan-Tsong Chen*

90% 的葡萄糖代谢是通过糖酵解途径，剩下 10% 是通过磷酸戊糖途径代谢。磷酸己糖旁路可以形成戊糖，同时提供 NADH。其中一个代谢产物是核糖 -5- 磷酸，它用于核糖核苷酸和脱氧核桃核苷酸的生物合成。通过转酮酶和转醛酶反应，戊糖磷酸可以重新转变成为果糖 -6- 磷酸和葡萄糖 -6- 磷酸。

## 参考书目

参考书目请参见光盘。

## 81.6　糖蛋白降解和糖蛋白结构缺陷病

*Margaret M. Mcgovern, Robert J. Desnick*

糖蛋白降解和糖蛋白结构缺陷病包括几种由于糖蛋白降解缺陷而致的溶酶体累积病和先天性蛋白糖基化缺陷病，这两种疾病病理生理上不相关。糖蛋白是由肽支架连接寡聚糖组成的大分子，由两种方式合成：第一种经糖基转移酶，寡聚糖以 O- 糖苷化方式与丝氨酸或者苏氨酸残基相连接；另一种为长醇脂质连接方式，寡聚糖以 N- 糖苷化方式与天冬氨酸相连接。

## 参考书目

参考书目请参见光盘。

（朱伟芬　译，邹朝春　审）

# 第 82 章

# 黏多糖贮积症

*Jürgen Spranger*

黏多糖贮积症（MPS）是因为能降解黏多糖类（酸性黏多糖）的溶酶体酶基因发生突变引起的一种遗传性、渐进性疾病。黏多糖（GAG）是由糖醛酸、氨基糖类和中性糖组成的长链复合碳水化合物。GAGs 主要包括 4- 硫酸软骨素、6- 硫酸软骨素、硫酸乙酰肝素、硫酸皮肤素、硫酸角质素和透明质酸。这些物质除了透明质酸，合成后都会与蛋白质结合形成蛋白聚糖，这些蛋白聚糖是构成结缔组织基质、细胞核膜和细胞膜的主要成分。蛋白聚糖的降解，首先通过蛋白水解除去蛋白质核心，再逐步降解 GAG 部分。溶酶体酶突变后，酶活性缺乏或明显降低会导致 GAG 片段在溶酶体内大量积蓄（图 82–1）。肿胀的溶酶体酶积累在细胞中，影响细胞的功能并导致某些特定的临床特征、影像学和生化检查异常的特征（表 82–1，图 82–2）。在这些特征模式中，具体的疾病可以通过细胞内不同降解产物的积累来鉴别（表 82–2）。一般来说，硫酸乙酰肝素的降解受损与智力缺陷密切相关；硫酸皮肤素、硫酸软骨素和硫酸角质素降解异常则与间充质异常有关。个体中存在各种各样的表现

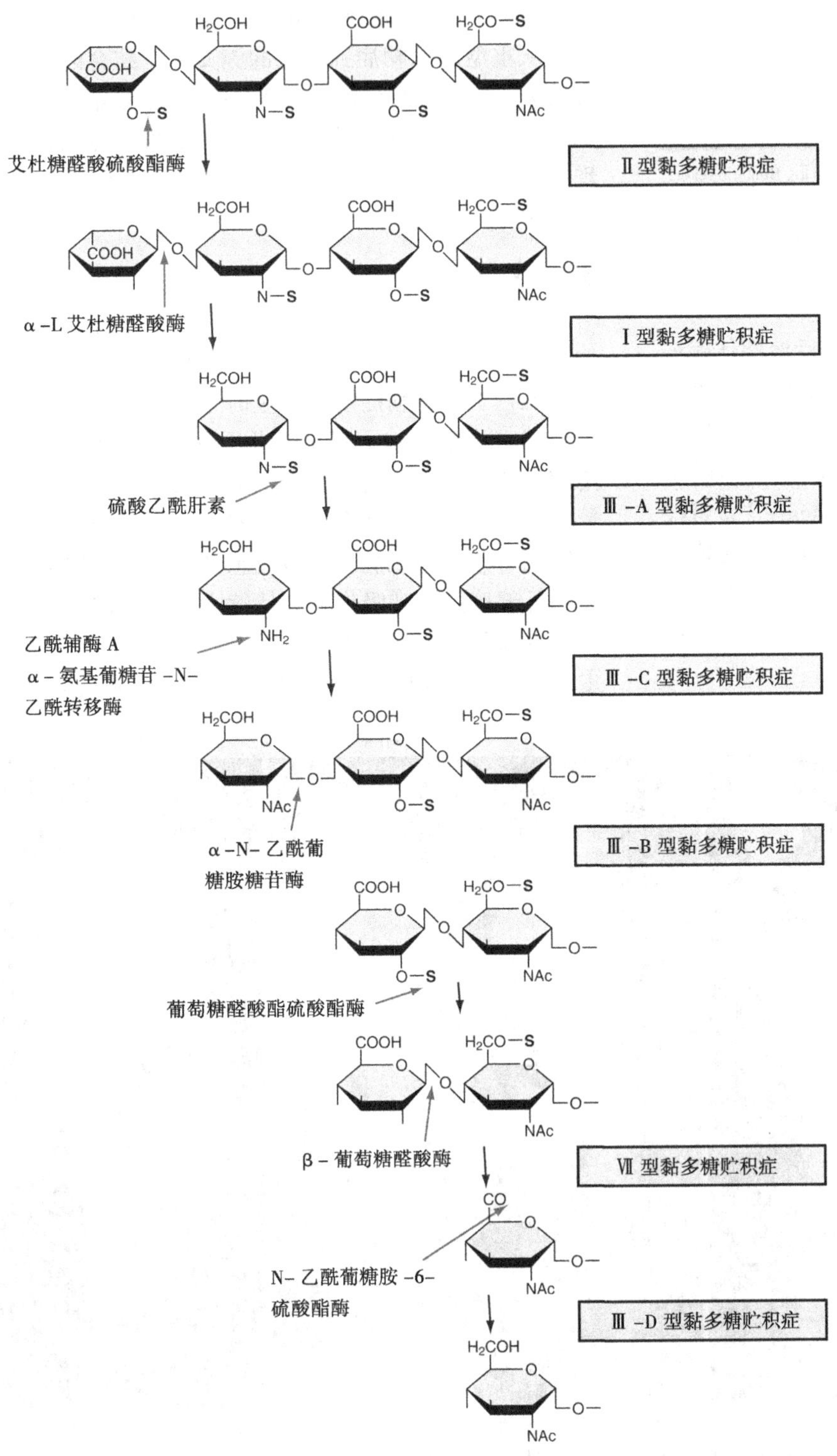


**图 82–1**　硫酸乙酰肝素的降解和黏多糖贮积症是由个别酶类缺乏造成。而这些酶类中有些参与其他黏多糖的降解（未显示）

表 82-1 黏多糖贮积症的鉴别方法

| 表现 | 黏多糖贮积症型 | | | | | | |
|---|---|---|---|---|---|---|---|
| | I-H | I-S | II | III | IV | VI | VII |
| 智力缺陷 | + | − | ± | + | − | − | ± |
| 粗糙的面部特征 | + | (+) | + | + | − | + | ± |
| 角膜混浊 | + | + | − | − | (+) | + | ± |
| 内脏肥大 | + | (+) | + | (+) | − | + | + |
| 身材矮小 | + | (+) | + | − | + | + | + |
| 关节挛缩 | + | + | + | − | − | + | + |
| 多发性骨发育障碍 | + | (+) | + | (+) | + | + | + |
| 白细胞包涵体 | + | (+) | + | + | − | + | + |
| 黏多糖尿 | + | + | + | + | + | + | + |

I-H, Hurler disease：贺勒症；I-S, Scheie disease：施艾症；Ⅱ, Hunter disease：亨特症；Ⅲ, Sanfilippo disease：圣菲利波症；Ⅳ, Morquio disease：莫奎欧症；Ⅵ, Maroteaux-Lamy disease：马罗托－拉米症；Ⅶ, Sly disease：斯莱症

是因为溶酶体酶的等位基因突变及突变后溶酶体酶残余活性的不同。编码 L- 艾杜糖醛酸酶的等位基因突变可能会导致严重的贺勒症（Hurler disease）致早期死亡，或者表现为关节活动受限、轻微骨骼畸形和角膜混浊的轻型施艾症（Scheie disease）。MPS 中除亨特症（Hunter disease）是 X 连锁隐性遗传病外，其他均是常染色体隐性遗传病。他们的总发病率 3.5/10 万 ~4.5/10 万。最常见的亚型是 MPS- Ⅲ，其次是 MPS- Ⅰ和 MPS- Ⅱ。

## ■ 临床表现

### Ⅰ型黏多糖病（MPS Ⅰ）

MPS Ⅰ是位于 4p16.3 编码 α-L- 艾杜糖醛酸酶的 IUA 基因突变引起的。W402X 和 Q70X 两种等位基因的突变在白种人 MPS Ⅰ中占 1/2 以上。突变引起提前出现终止密码子导致酶功能缺失（无效等位基因突变），纯合子或复合杂合性突变则会导致贺勒症。其他的突变类型仅出现在一个或几个个体中。

α-L- 艾杜糖醛酸酶的缺乏会导致广泛的临床表现，从重型的贺勒症到轻型的施艾症。纯合的或双杂合的无义突变会导致严重的 MPS Ⅰ，但是错义突变可能保持酶的一些残留的活性，而这很可能与较轻型表现有关。而 GAG 合成效率的不同也可能会影响疾病的预后。

### 贺勒症

MPS Ⅰ（MPS Ⅰ -H）是一种多种器官、组织参与的严重的进行性疾病，会导致过早死亡（常在 10 岁前死亡）。贺勒症婴儿出生时正常，但也常会有腹股沟疝。通常 6~24 月龄的婴儿因肝脾大、粗糙面容、角膜混浊、巨舌、前额突出、关节僵直、身材矮小及骨骼发育不良而做出诊断（图 82-2）。部分小于 1 岁的婴儿有急性心肌病。大多数患者会经常出现上呼吸道和耳部感染、呼吸作响和持续大量的鼻涕。常会发生心脏瓣膜病伴功能不全，尤以二尖瓣和主动脉瓣为主；冠状动脉狭窄也常会发生。会发生阻塞气道疾病，

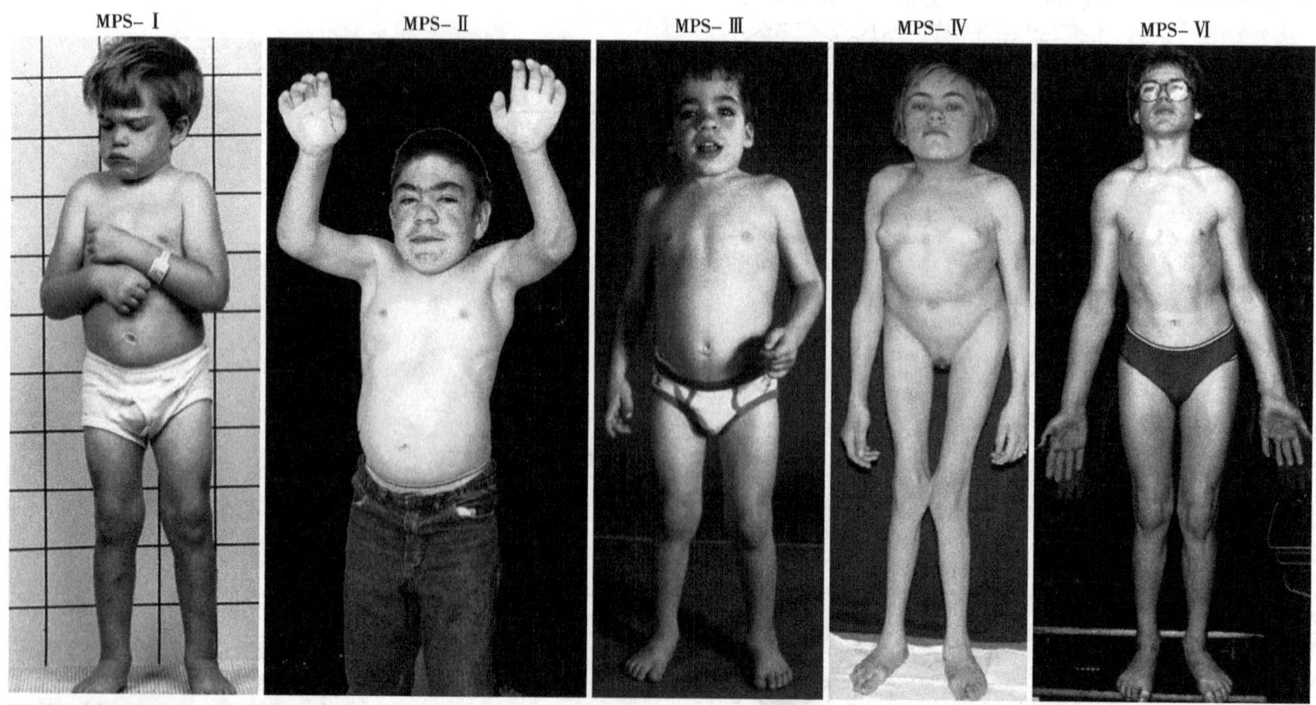


图 82-2（见彩图） 各种类型的黏多糖贮积症患者。Ⅰ，Hurler disease：贺勒症，3 岁；Ⅱ，Hunter disease：亨特症，12 岁；Ⅲ，Sanfilippo disease：圣菲利波症，4 岁；Ⅳ，Morquio disease：莫奎欧症，10 岁；Ⅵ，Maroteaux-Lamy disease：马罗托－拉米症，15 岁

表 82-2　黏多糖贮积症：临床表现、分子机制和生物学特性

| MPS 型 | 人名命名 | 基因 | | 主要表现 | 缺陷酶 | 酶测定 | MIM 序号 |
|---|---|---|---|---|---|---|---|
| | | 遗传 | 染色体 | | | | |
| Ⅰ-H | Pfaundler-Hurler | AR | IDA 4p16.3 | 严重的贺勒症表现，智力缺陷、角膜混浊、通常 14 岁前死亡 | α-L-艾杜糖醛酸硫酸酯酶 | L，F，Ac，Cv | 252800<br>607014 |
| Ⅰ-S | Scheie | AR | IDA 4p16.4 | 关节僵硬、角膜混浊、主动脉瓣疾病、智力正常、可以生存至成人期 | α-L-艾杜糖醛酸硫酸酯酶 | L，F，Ac，Cv | 607016 |
| Ⅰ-HS | Hurler-Scheie | AR | IDA 4p16.4 | 介于 I-H 和 I-S 间的表型 | α-L-艾杜糖醛酸硫酸酯酶 | L，F，Ac，Cv | 607015 |
| Ⅱ | Hunter | XLR | IDS Xq27.3-28 | 严重的临床表现同 I-H 相似，但角膜正常。轻微的临床表现：不明显的特征，晚期表现明显，能生存至成人期，轻度或没有智力缺陷 | 硫酸艾杜糖醛酸硫酸酯酶 | S，F，Af，Ac，Cv | 309900 |
| Ⅲ-A | Sanfilippo A | AR | HSS 17q25.3 | 行为问题睡眠障碍，渐进性加重的老年痴呆，轻度的先天畸形，粗毛，角膜正常，可能生存至成人期 | 胰腺肝素硫酸胺酶 | L，F，Ac，Cv | 252900<br>605270 |
| Ⅱ-IB | Sanfilippo B | AR | NAGLU 17q21 | | N-Ac-α-氨基葡糖苷酶 | S，F，Ac，Cv | 252920 |
| Ⅲ-C | Sanfilippo C | AR | HGSNAT 8p11-q13 | | Ac-CoA-氨基葡糖苷-N-乙酰转移酶 | F，Ac | 252930 |
| Ⅲ-D | Sanfilippo D | AR | GNS 12q14 | | N-Ac-半乳糖胺-α-4-硫酸硫酸酯酶（芳香基硫酸酯酶 B） | F，Ac | 252940<br>607664 |
| Ⅳ-A | Morquio A | AR | GALNS 16q24.3 | 短躯干侏儒症，轻度角膜混浊，特征性的骨发育不良；终身高 <125 cm | N-Ac-半乳糖胺-α-6-硫酸硫酸酯酶 | L，F，Ac | 253000 |
| Ⅳ-B | Morquio B | AR | GLB1 3p21.33 | 同 IV-A 相同，但是症状更加轻微；成人身高 >120 cm | β-葡萄糖醛酸酶 | L，F，Ac，Cv | 253010<br>230500 |
| Ⅵ | Maroteaux-Lamy | AR | ARSB 5q11-q13 | 贺勒症有明显的角膜混浊，但智力正常；不同家族中疾病严重程度从轻到重各不相同 | N-Ac-半乳糖胺-α-4-硫酸硫酸酯酶（芳香基硫酸酯酶 B） | L，F，Ac | 253200 |
| Ⅶ | Sly | AR | GUSB 7q21.11 | 从胎儿水肿到轻度的先天畸形间各种临床表现都有，白细胞中可见浓稠的包涵体 | β-葡萄糖醛酸酶 | S，F，Ac，Cv | 253220 |
| Ⅸ | 透明质酸酶缺乏症 | AR | HYAL1 3p21.3 | 关节周围肿块，没有贺勒症表现 | 透明质酸酶 1 | S | 601492 |

Ac：培养的羊膜细胞；Af：羊水；Cv：绒毛膜绒毛；F：培养的成纤维细胞；L：白细胞；MIM：人类孟德尔遗传目录；S：血清

尤其在睡眠时，可能需要进行气管切开术。阻塞性气道疾病、呼吸道感染和心脏并发症是常见的死因。

多数贺勒症的患儿由于发育迟缓、伴传导性和神经性耳聋和巨舌，仅获得有限的语言能力，更需要社会的关注。由交通性脑积水造成的进行性脑室扩张伴颅内压增高，可能是头痛和睡眠障碍的主要原因。角膜混浊、青光眼和视网膜变性较常见。影像学结果显示特征性的骨骼发育不良，即多发性骨发育不良（图 82-3、82-4）。最早的影像学标志包括肋骨增厚和卵圆形的椎体。除此之外，骨骼异常还包括长骨的增大、粗糙的骨小梁和不规则干骺端和骨骺。随着疾病的进展，颅骨增厚、人字缝和矢状缝的提前闭合、浅眼眶、扩大的 J 形蝶胺和伴有齿源性囊肿的牙缝异常，进而形成巨头畸形。

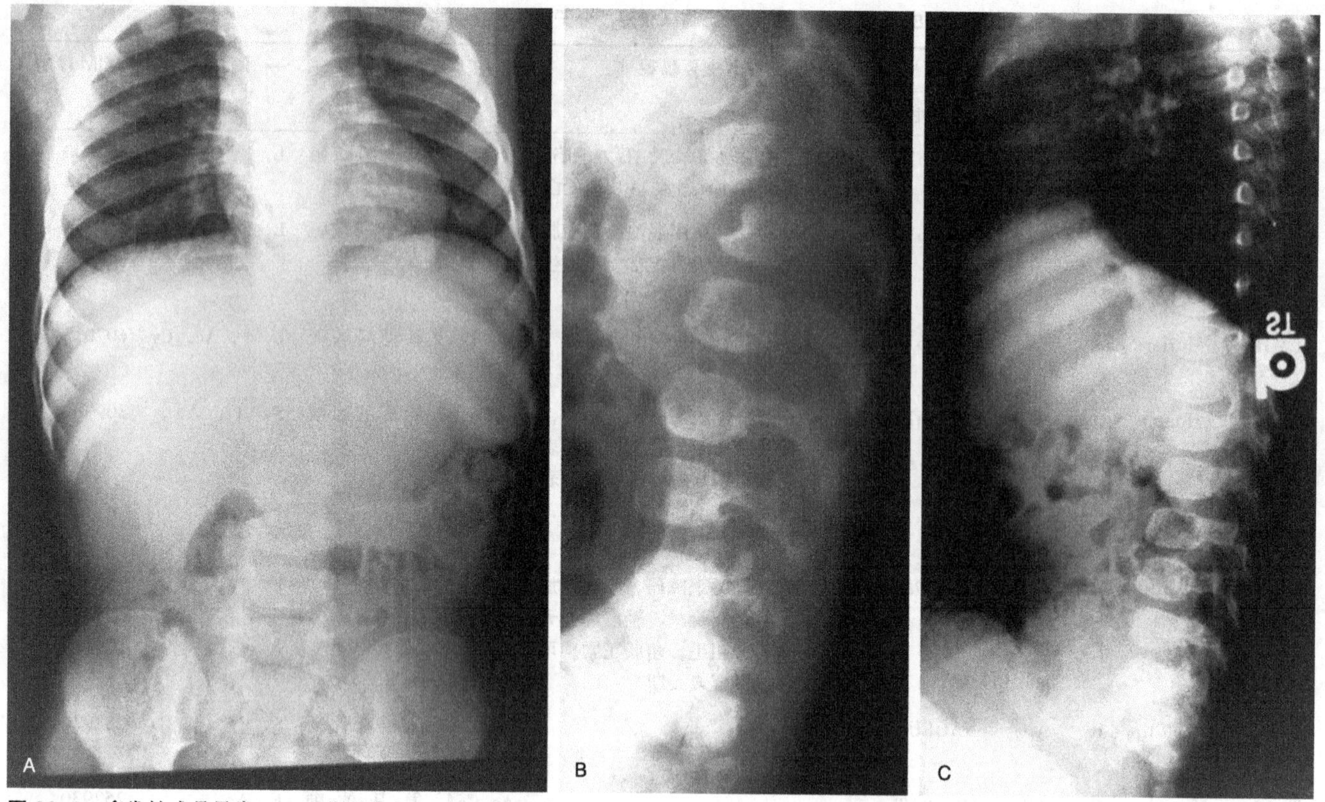

图 82-3 多发性成骨异常。A. 圣菲利波症，4 岁：肋骨增宽。B. 圣菲利波症，4 岁：不成熟的卵圆形的椎体。C. 贺勒症，18 个月：前上的骨骼发育不良导致构型外观

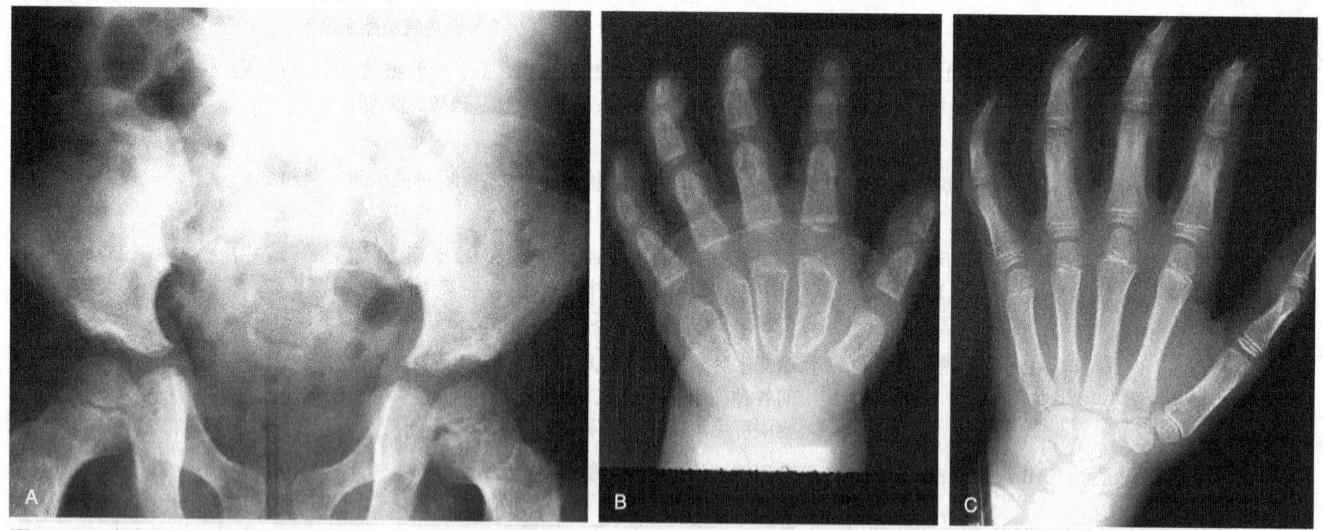

图 82-4 多发性成骨异常。A. MPS Ⅰ-H，10 岁。髂骨前面发育不良导致髂骨外倾和髋臼窝变浅。股骨颈成外翻位。B. MPS Ⅰ-H，4 岁。掌骨和指骨异常短粗，掌骨近端畸形和指骨子弹型畸形。骨小梁粗糙，骨皮质变薄。C. MPS Ⅰ-S，13 岁。腕骨小导致手指的 V 形改变。短管状骨正常。中、远节指骨的Ⅱ - Ⅴ由于关节挛缩而呈弯曲状态

## 贺勒 – 施艾症

MPS Ⅰ-H/S是介于贺勒症和施艾症之间的疾病，特征是渐进性的躯体损害，包括多发性成骨异常，伴或不伴轻微智力缺陷。通常在 3~8 岁的儿童中首次出现症状，但一般都能存活至成年。可出现心脏损害和上呼吸道阻塞。部分患者会脊椎前移，进而可能造导致脊髓受压。

## 施艾症

MPS Ⅰ-S是一种比较轻微的疾病，以关节僵硬、主动脉瓣疾病、角膜混浊和轻微的多发性骨发育异常为主要特征。一般在 5 岁后才会出现明显的临床特征，而在 10~20 岁可以做出诊断。施艾症患者智力和身材

正常，但关节和眼睛有病变，此外，腕管综合征也常见。眼部病变包括角膜混浊、青光眼和视网膜变性。引起睡眠呼吸暂停的阻塞性气道疾病有些需要进行气管切开术。主动脉瓣疾病也很常见，且有时需要瓣膜置换来进行治疗。

## Ⅱ型黏多糖病（MPS Ⅱ），亨特症

亨特症（MPS Ⅱ）是一种艾杜糖醛酸 -2- 硫酸酯酶（IDS）缺陷引起的 X 连锁遗传病。编码 IDS 的基因位于 Xq28。约 80%MPS Ⅱ患者有 IDS 基因的点突变，其余患者主要是缺失和重排，这些可能与更加严重的临床表现有关（图 82-2）。MPS Ⅱ型几乎全部发生在男性患者；也有少数女性患者报道，可能为带正常基因的 X 染色体错误失活引起。

显著的分子异质性解释了亨特症临床表现的多样性。严重的 MPS Ⅱ患者除了无角膜混浊、躯体损害和中枢神经系统疾病（CNS）恶化相对较慢外，其他与贺勒症的临床特征相似。2~4 岁患儿出现面部粗糙、身材矮小、多发性成骨异常、关节僵直和精神发育迟缓。有些患者会出现成片的皮肤丘疹。非洲和亚洲患儿出生后身体上有大量的胎记，这些可能是本病的早期标志。若有黏多糖积蓄于胃肠道细胞，则可能会引起慢性腹泻。而交通性脑积水和痉挛性截瘫的原因可能是脑脊膜增厚。通常 10~15 岁的患者在死亡前会逐渐出现大量的、严重影响患者的神经损害。

轻型患者生存年限较长、少累及 CNS、躯体损害发展缓慢，成年期智力仍可正常。有患者生存到 65 岁和 87 岁，一些患者还可以生育子女。躯体损害与贺勒症相似，但疾病恶化速率大大降低。成人身高可超过 150cm。气道损害、心脏瓣膜疾病、听力损伤、腕管综合征和关节僵硬都是 MPS Ⅱ常见的体征，可能会导致轻症型和重症型患者严重功能障碍。

## Ⅲ型黏多糖病（MPS Ⅲ），圣菲利波症（Sanfilippo disease）

MPS Ⅲ由遗传异质性、临床表现相似的 4 型组成。每种类型分别是硫酸乙酰肝素降解过程中不同的酶缺乏引起（图 82-1）。所有 MPS Ⅲ患者均发现已被分离的致病基因突变。

MPS Ⅲ患者中表型变异的程度比其他类型 MPS 小。MPS Ⅲ的特征是病程进展缓慢、CNS 严重受累和轻微的躯体损害。这种 CNS 不成比例的损害是 MPS Ⅲ患者所特有的。MPS Ⅲ患者临床症状始于 2~6 岁（此前并无异常）。MPS Ⅲ患者的临床症状包括发育迟缓、多动症伴攻击性行为、粗毛、多毛症、睡眠障碍和轻度肝脾大（图 82-2）。因为体征轻和多动症、神经系统病变缓慢进展，常常导致 MPS Ⅲ患者延误诊断。大多数在 6~10 岁发生神经系统病变严重恶化，同时伴有社会能力和适应能力的迅速恶化。睡眠障碍、不能控制的多动症、发脾气、破坏性行为和身体攻击这些严重的行为问题也较常见。极重度精神发育迟滞和行为问题经常发生在拥有正常体力的患者身上，使得管理尤为困难。

## Ⅳ型黏多糖病（MPS Ⅳ），莫奎欧症（Morquio disease）

MPS Ⅳ是由 N- 乙酰半乳糖胺 -6- 硫酸酯酶（MPS Ⅳ -A）或者 β - 半乳糖苷酶（MPS Ⅳ -B）的缺乏造成。这些酶缺乏都会导致硫酸角质素的降解受限。编码 N- 乙酰半乳糖胺 -6- 硫酸酯酶的基因位于 16q24.3，编码 β - 半乳糖苷酶的 GLB1 基因位于 3p21.33。β - 半乳糖苷酶可以催化硫酸角质素和 GM1 神经节苷脂，大多数 GLB1 基因突变会导致神经节苷脂贮积症（一种和多发性成骨异常相关的一系列神经退行性疾病）。GLB1 基因 W273L 突变的纯合子，或部分复合杂合子通常会导致 MPS Ⅳ -B 型。

MPS Ⅳ两种亚型患者的特征是躯干短小的侏儒症、微量的角膜沉积、与其他黏多糖贮积症有明显区别的骨骼发育不良和正常的智力。MPS Ⅳ -A 通常比 MPS Ⅳ -B 更为严重，前者身高一般低于 125cm，而后者身高至少有 150cm。但是这两种亚型的具体特征有相当大的可变性。膝外翻、脊柱后凸、躯干和颈部短小的生长迟缓，以及容易摔倒的鸭步态都是 MPS Ⅳ的早期症状（图 82-2）。其他的临床表现包括轻微的角膜混浊、伴牙釉质薄的小牙齿、频繁出现龋齿及偶尔的肝大和心脏瓣膜病。常有枢椎齿突不稳定性和韧带松弛，这些将导致威胁生命的寰枢椎错位。上部颈椎的稳定术，通常在脊髓型颈椎病形成以前行后路颈椎融合，有可能挽救生命。

## Ⅵ型黏多糖病（MPS Ⅵ），马罗托 - 拉米症（Maroteaux-Lamy disease）

MPS Ⅵ是位于 5q11-13 编码 N- 乙酰氨基半乳糖 -4- 硫酸酯酶（芳香硫酸酯酶 B）的 ARSB 基因突变引起的。患者有类似 MPS Ⅰ一样从重到轻的躯体损害，但智力正常。重型 MPS Ⅵ的躯体损害表现有角膜混浊、面部粗糙、关节僵硬、心脏瓣膜病、交通性脑积水，及多发性成骨障碍（图 82-2）。重型患者，第一年的生长可以正常，但 6~8 岁后，生长会基本停滞。轻型患者很容易同施艾症混淆。而上部颈椎管的硬脊膜增厚使得脊髓受压导致的脊髓病变也经常出现

于 MPS Ⅵ患者。

### Ⅶ型黏多糖病（MPS Ⅶ），斯莱综合征（Sly syndrome）

MPS Ⅶ是位于 7q21.11 的 GUSB 基因突变造成的。突变后导致 β－葡糖糖醛酸酶缺陷、细胞内 GAG 片段积累和非常广泛的临床症状。最严重的症状是致命的非免疫性胎儿水肿，这可以在产前超声检查中发现。重症新生儿仅生存几个月，出生即有或出生后出现溶酶体贮积的临床表现，包括皮肤增厚、内脏肥大和多发性成骨障碍。较轻型 MPS Ⅶ患儿在一岁以内的临床表现与 MPS－Ⅰ型患儿类似，但病程较缓慢。角膜混浊程度不一。大于 4 岁患儿的表现为多发性成骨障碍，但是智力发育和角膜通常正常。患者血涂片中偶然可以发现粗颗粒细胞包涵体。

### Ⅸ型黏多糖病（MPS Ⅸ）

MPS Ⅸ是由于位于 3p21.2-21.2 的 HYAL1 基因突变导致，他编码 3 种透明质酸酶中的一种。目前，唯一一例确诊为 MPS Ⅸ的是一位 14 岁女童，其临床表现包括关节周围双边结节性软组织肿块、组织细胞内溶酶体的 GAGs 贮积、轻微的颅面部畸形、身材矮小、正常的关节运动和智力发育。双侧髋臼部的小侵蚀是唯一的影像学异常。

## ■ 诊断和鉴别诊断

通过胸部、脊柱、骨盆和手部的 X 线检查可以发现多发性成骨障碍的早期表现（图 82-3、82-4）。尿 GAG 的半定量斑点检测具有快速和廉价的优势，有利于疾病的初步评估，但假阳性和假阴性较高。尿含糖醛酸－物质的化学定量分析用来评估尿总 GAG 排泄。通过各种方法定量分析单一 GAG 或用串联质谱检测低聚糖，可以明确疾病的具体类型。尿检试验常会漏诊莫奎欧症，但是检验血清硫酸角质素单克隆抗体，可以确诊莫奎欧症。任何临床特征、影像学结果或尿 GAG 筛选试验结果支持 MPS 的患者，均应该通过检测酶活性来确诊。血清、白细胞或培养的成纤维细胞均可作为检测溶酶体酶的组织来源（表 82-2）。目前，所有类型 MPS 均可利用羊水或绒毛膜绒毛活检组织来源的培养细胞进行的产前诊断。羊水 GAGs 检测是不可靠的。X 连锁的亨特症，一旦家系中 IDS 基因发生突变或染色体重排已经明确，其携带者也需要进行 IDS 基因分析。其他型 MPS 患者或已知携带者的分子检测需要具体的理由。目前，正在尝试建立常规新生儿筛查的方法。

黏脂贮积症和低聚糖贮积症同 MPS 有着相似的临床和影像学表现（见第 80.4、80.5）。但在这些疾病中，尿 GAGs 水平并没有提高。贺勒症样的面部特征、关节挛缩、多发性成骨异常和尿 GAG 分泌的增多可以将 MPS 和其他的神经性疾病和侏儒症区别开来。

## ■ 治 疗

造血干细胞移植可以很大程度的改善 MPS Ⅰ、MPS Ⅱ和 MPS Ⅵ躯体临床表现，包括延长预期寿命，解决或改善生长停滞、上气道梗阻、肝脾大、关节僵硬、面部特征、MPS Ⅱ患者的多卵石样皮肤改变、阻塞性睡眠呼吸暂停、心脏疾病、交通性脑积水和听力丧失。血清酶活性和尿 GAG 分泌均可正常。移植可以阻止神经认知的退化，但不会改变已存在的脑损伤。因此，造血干细胞移植治疗的主要群体是预期会有神经退行性变的严重 MPS Ⅰ婴儿，宜在 1 岁以内、基线智力发展指数 >70 时进行移植。对预期神经发育正常的患儿进行移植，需要谨慎权衡移植的益处和移植可能并发症，包括约 30% 患者可能出现的移植相关死亡或移植失败。

干细胞移植并不会改善骨骼及眼部疾病，这些疾病需要合适的外科和眼部手术才能得到治疗。

用重组酶进行酶替代治疗已批准用于 MPS Ⅰ、MPS Ⅱ、MPS Ⅵ患者，这可以减轻器官肿大、改善生长速率、关节活动和身体耐力，还可以降低睡眠呼吸暂停的发作频率和尿 GAG 分泌。但替代酶不能穿过血脑屏障，所以不能阻止神经认知的退化。因此，这种治疗方法仅适用于轻度中枢神经系统的病变。为了稳定非神经系统病变，建议年轻患者进行干细胞移植前行酶替代疗法。酶替代疗法和早期干细胞移植术的结合可能是更好的治疗方案。重组的艾杜糖－2-硫酸酯酶的替代疗法可以改善亨特症的非神经病学表现，重组 N-Ac-gal4- 硫酸酯酶已成功治疗 MPS Ⅵ患者。

通过基因咨询进行一级预防和通过避免或治疗并发症的三级预防仍然是儿科预防的主要方法。多学科关注呼吸道和心血管并发症、听力丧失、腕管综合征、脊髓压迫、脑积水和其他问题能很大程度的提高患者和其家人的生存质量（表 82-3）。鉴于 MPS 患者临床症状渐进性进展的特点，需要对他们进行专业性的全面评估（表 82-4 见光盘）。

表 82-3　黏多糖病管理

| 问题 | 主要发生的型 | 管理 |
|---|---|---|
| **神经系统** | | |
| 脑积水 | Ⅰ，Ⅱ，Ⅵ，Ⅶ | 眼底检查、CT 扫描、脑室 - 腹腔分流术 |
| 慢性头痛 | 所有型 | 见"行为障碍" |
| 行为障碍 | Ⅲ | 行为和药物治疗，有时需 CT 扫描、脑室 - 腹腔分流术 |
| 睡眠障碍 | Ⅲ | 褪黑激素 |
| 抽搐 | Ⅰ，Ⅱ，Ⅲ | 脑电图，抗惊厥药 |
| 齿突发育不全 | Ⅳ | 颈椎 MRI，上颈椎融合 |
| 脊髓压缩 | 所有型 | 椎板切除术，硬膜切除 |
| **眼科** | | |
| 角膜混浊 | Ⅰ，Ⅵ，Ⅶ | 角膜移植 |
| 青光眼 | Ⅰ，Ⅵ，Ⅶ | 药物、手术治疗 |
| 视网膜变性 | Ⅰ，Ⅱ | 夜灯 |
| **耳朵、气道** | | |
| 复发性中耳炎 | Ⅰ，Ⅱ，Ⅵ，Ⅶ | 管道通气 |
| 受损的听力 | 除Ⅳ外所有型 | 听力测试，助听器 |
| 梗阻 | 除 Ⅲ外所有型 | 腺样体切除术、扁桃体切除术、支气管扩张剂治疗、夜间持续气道正压通气、气管病变激光切除、气管切开 |
| **心脏** | | |
| 心脏瓣膜疾病 | Ⅰ，Ⅱ，Ⅵ，Ⅶ | 感染性心内膜炎的预防、瓣膜置换术 |
| 冠状动脉功能不全 | Ⅰ，Ⅱ，Ⅵ，Ⅶ | 药物治疗 |
| 心律失常 | Ⅰ，Ⅱ，Ⅵ，Ⅶ | 抗心律失常药物治疗、起搏器 |
| **口、胃肠道** | | |
| 牙龈肥厚、牙差 | Ⅰ，Ⅱ，Ⅵ，Ⅶ | 牙科护理 |
| 慢性腹泻 | Ⅱ | 改变饮食习惯、洛哌丁胺 |
| **肌肉骨骼** | | |
| 关节僵直 | 除Ⅳ外所有型 | 理疗 |
| 乏力 | 所有型 | 理疗、轮椅 |
| 大长骨畸形 | 所有型 | 矫正截骨术 |
| 腕管综合征 | Ⅰ，Ⅱ，Ⅵ，Ⅶ | 肌电描记术、手术减压 |
| **麻醉** | 所有型 | 避免寰枢椎脱位，使用成角可视喉镜和小气管内管 |

CPAP: 持续正压通气

## 参考书目

参考书目请参见光盘。

（姜仔彦　译，邹朝春　审）

# 第 83 章 嘌呤和嘧啶代谢异常疾病

*James C. Harris*

嘌呤和嘧啶代谢紊乱引起的遗传性疾病涵盖广泛、临床表现多样。包括高尿酸血症、急性肾衰竭、肾结石、痛风、不明原因的神经缺陷（癫痫、肌无力、舞蹈病手足徐动症和张力障碍性运动）、发育性残疾、智力障碍、强迫性自残和攻击性行为、孤独样行为、无法解释的贫血、生长停滞、易反复感染（免疫系统缺陷）和耳聋。患者一旦确诊，所有的家庭成员都应该进行筛查。

补充内容请参见光盘。

（姜仔彦　译，邹朝春　审）

# 第 84 章 早老症

*Michael J. Painter*

又称 Hutchinson-Gilford 早老综合征（HGPS），是一种罕见的、致命的、散发的常染色体显性遗传疾病，其发病率大约为 1/400 万，HGPS 被认为是最典型的老年样外观综合征。患者性发育不成熟、不能生育，故未见母子传递。HGPS 最明显的特征是加速的老化，识别这种变化才能建立诊断。基因诊断是可行的，HGPS 主要是由于 LMNA 基因的单碱基突变引起的，这种突变产生了一种突变的核纤层蛋白 A：形成早老素蛋白。与年轻人相比，正常年长者成纤维细胞中形成早老素蛋白的浓度有所增加，这表明该蛋白在正常衰老中起作用。HGPS 患儿的寿命为 5 至 20 岁，平均为 13 岁，因此，全世界在任何时间点大约有 40 例 HGPS 患者。一项 15 例患者（约占全世界 40% 患者）的研究，发现所有患者均为 *LMNA* 基因 *G608G* 突变杂合子。

补充内容请参见光盘。

（沈征　译，邹朝春　审）

# 第 85 章

# 卟啉病

Karl E. Anderson, Chul Lee, Manisha Balwani, Robert J. Desnick

卟啉病是血红素生物合成途径中特异性酶的活性改变造成的代谢性疾病。这些酶在骨髓和肝脏中活性最强。红细胞生成性卟啉病，主要是骨髓红细胞系血红素途径的中间体生产过剩，通常在出生时或童年早期表现为皮肤对光过敏。先天性红细胞生成性卟啉病甚至在宫内起病，表现为非免疫性胎儿水肿。大多数卟啉病是肝性的，即肝脏中首先发生卟啉前体或卟啉生产过剩和蓄积。肝脏血红素生物合成的调节机制与骨髓鲜明不同，这似乎更能解释成人肝卟啉病的发病，而不是儿童发病。纯合子形式的肝卟啉病可能在青春期前有临床表现，无症状的杂合子可能表现为非特异性和无关的症状。家长往往希望得到关于长期预后的建议和治疗这些紊乱的信息，以及其他状况的安全用药。

补充内容请参见光盘。

（吴小慧　译，邹朝春　审）

# 第 86 章

# 低血糖

Mark A. Sperling

葡萄糖在机体能量利用中起着中心作用，是以糖原、脂肪和蛋白质（见第 81 章）形式来储存能量的来源。葡萄糖是直接供能物质，每 mol 葡萄糖氧化提供 38mol 三磷酸腺苷（ATP）。它在大脑能量代谢必不可少，因为它通常是最适底物，几乎占用大脑中全部耗氧量。大脑葡萄糖的吸收是通过葡萄糖转运体，或者不由胰岛素调节的葡萄糖转运分子完成。大脑对葡萄糖运输是一个载体介导的易化扩散过程，依赖于血液中葡萄糖浓度。大脑葡萄糖转运体缺乏可导致抽搐，原因在于尽管血糖水平正常，但脑和脑脊液（CSF）的葡萄糖浓度低（脑脊液糖分过少）。为了维持血糖浓度，并防止其急剧下降损害大脑功能水平，进化出了一个精细的调节系统。

对低血糖的防御是自主神经系统和激素作用整合的结果，共同通过调节糖原分解和糖异生的酶提高葡萄糖的生产，同时限制了外周组织对葡萄糖的利用。低血糖代表进食和禁食期间整合葡萄糖稳态的一个或几个复杂的相互作用的缺陷。这个过程对从依赖胎盘葡萄糖供应的宫内生活突然转变到以自主能力维持血糖正常的宫外的生活的新生儿特别重要。因为早产或胎盘功能不全可能会限制组织营养储备，以及酶或激素的遗传异常可能在新生儿期变得明显，所以低血糖常见于新生儿期。

## ■ 定　义

在新生儿中，血糖浓度和低血糖的典型临床表现之间不总是存在明显的相关性。没有症状并不表明葡萄糖浓度正常，不代表葡萄糖维持在大脑代谢的最佳水平以上。有证据表明低氧血症和缺血可增强低血糖造成的永久性脑损伤。因此，已患脑代谢损害疾病新生儿的正常血糖水平下限尚未确定（见第 101 章）。出于对以后可能的神经系统、智力或心理后遗症的考虑，多数权威建议血糖值 <50mg/dL 的新生儿应视为可疑，需要积极进行治疗。这特别适用于最初 2~3h 的生活，这时葡萄糖通常已达到其最低点；随后血糖水平开始上升，在出生 12~24h 后达到 50mg/dL 或者更高。大婴儿和儿童，全血葡萄糖浓度 <50mg/dL（血清或血浆高 10%~15%）代表低血糖。

## ■ 意义和后遗症

成人大脑代谢占葡萄糖基础产量的大部分。婴幼儿大部分内源性肝葡萄糖生产供脑代谢。

因为 1 岁内脑生长最迅速，以及葡萄糖生产的大部分用于脑代谢，持续或反复低血糖可延缓婴幼儿大脑的发育和功能。短期暂时的、无症状性低血糖似乎与这些严重的后遗症无关。在迅速生长的脑中，葡萄糖也可以是膜脂质来源，它与蛋白质合成一起，提供结构蛋白和髓鞘形成，这对于脑正常发育非常重要。在严重和持续低血糖的情况下，这些脑结构的基质可以被降解为能量代谢可用的中间体，如乳酸、丙酮酸、氨基酸和酮酸，以大脑生长为代价支持脑代谢。新生儿大脑吸收和氧化酮体的能力约是成人脑的 5 倍。新生儿肝脏产生酮体的能力是有限的，尤其是在高胰岛素血症时，高胰岛素血症明显抑制肝脏葡萄糖输出、脂肪分解和生酮作用，从而使大脑丧失任何替代的能量来源。虽然大脑可代谢酮，这些替代能源不能完全代替葡萄糖作为中枢神经系统（CNS）一个基本能量来源。低血糖时大脑丧失主要能量来源和高胰岛素血症导致替代能量来源受限，对脑代谢和生长带来可预测的不良后果：降低脑耗氧量、内源性结构元件降解、功能膜完整性破坏。

严重的长时间低血糖的主要远期后遗症包括智力低下、反复抽搐发作，或两者兼而有之。对性格可能也有轻微的影响，但还不明确。严重的反复低血糖发作小于6月龄的患者，25%~50%存在永久性神经系统后遗症。这些后遗症可反映在其脑回萎缩、脑白质髓鞘形成减少和大脑皮质萎缩的特征性病理变化。当替代能量来源受限（如高胰岛素血症）、低血糖症状反复或延长或合并低氧血症时，后遗症更易发生。目前还没有精确方法能通过低血糖持续时间或严重程度来预测患儿的神经发育。虽然不太常见，但年长儿低血糖也可以部分通过低血糖时释放大脑兴奋性毒素造成神经元坏死，产生长期的神经系统缺陷。

## ■ 底物、酶和激素对葡萄糖平衡的调节

### 新生儿（见第101章）

在非应激状态下，胎儿葡萄糖完全通过胎盘从母体转运获得。因此，胎儿血糖浓度通常反映母亲血糖的水平，但比母体血糖水平略低。在胎儿应激时，如低氧，儿茶酚胺释放，通过β-肾上腺素能机制动员胎儿葡萄糖和游离脂肪酸（FFAs），这反映了在胎儿肝脏和脂肪组织的β-肾上腺素能活动。儿茶酚胺可能也会抑制胎儿的胰岛素分泌和刺激胰高血糖素释放。

母体葡萄糖供应在分娩时急性中断，胎儿立即调动内源性葡萄糖。3个相关活动促进这一转变：激素、它们的受体和关键酶活性的改变。出生后数分钟到数小时内，婴儿胰高血糖素浓度突然增加3~5倍。胰岛素水平通常首先降低和保持在基础范围数天，不表现对葡萄糖等生理刺激的活跃反应。自发的儿茶酚胺分泌急剧飙升也是特色。肾上腺素也可通过α-肾上腺素能机制增强生长激素的分泌，出生时生长激素水平升高。这些激素的一致作用下，出生时通过糖原分解和糖异生动员葡萄糖、激活脂肪分解、促进生酮作用。结果是出生后，血糖浓度在瞬间降低后立即趋于稳定，肝脏糖原储存出生后数小时内迅速耗竭，丙氨酸糖异生。丙氨酸是一个主要的糖异生氨基酸。新生儿出生后几个小时内约10%葡萄糖由丙氨酸异生而来。胰高血糖素和肾上腺素激增，游离脂肪酸的浓度也相应地骤然上升，紧接着酮体水平升高。因此葡萄糖就被节省下来供脑利用，游离脂肪酸和酮体作为肌肉替代能量来源的同时也提供了必要的糖异生因子，如从肝脏脂肪酸氧化生成的乙酰辅酶A（CoA）和还原形烟酰胺腺嘌呤二核苷酸（NADH）对驱动糖异生是必需的。

在出生后早期，胰腺分泌胰高血糖素，使血糖浓度得以维持。在激素分泌适应性变化的同时，激素受体也发生适应性变化。参与葡萄糖生成的关键酶也在围产期发生巨大的变化。因此，出生后糖原合成酶活性快速下降，磷酸化酶活性急剧上升。类似地，糖异生限速酶——磷酸烯醇丙酮酸羧激酶量在出生后急剧上升，该酶被升高的胰高血糖素和降低的胰岛素激活。这个框架可以解释激素分泌变化不当、底物肝糖原储备不足、肌肉作为糖异生氨基酸的来源和释放脂肪酸的脂质储备异常等几个原因造成的新生儿低血糖。此外，控制葡萄糖稳态的关键酶的适当活性是必需的（图81-1）。

### 较大婴儿和儿童

较大婴儿和儿童的低血糖类似于成年人，这些儿童的葡萄糖稳态是由进餐后的糖原分解和餐后几个小时的糖异生维持。10kg儿童的肝脏中含有20~25g糖原，这可满足维持4~6mg/kg/min正常血糖6~12h。超出这一时间，肝脏糖异生必须被激活。糖原分解和糖原异生都依赖于图81-1总结的代谢途径。糖原分解或糖异生缺陷可在每隔3~4h一次的频繁喂养终止及婴幼儿整夜间睡眠时才表现出来，婴儿多已长至3~6个月。糖异生的前体主要来源于肌肉蛋白质，婴儿和小儿童的肌肉体积比成人小得多，但单位体重的葡萄糖需求更大，所以婴幼儿在葡萄糖丧失时通过糖异生代偿的能力有限，承受长期禁食的能力也有限。肌肉生成丙氨酸的能力也可能受到限制，丙氨酸是主要糖异生氨基酸。因此，正常幼儿，禁食24h后血糖水平下降，胰岛素浓度下降到适当的<5~10μU / mL的水平，脂肪分解和生酮作用被激活，酮类可能会出现在尿中。

激素支配就餐时和餐后糖原合成到糖原分解、再到糖异生的转换，胰岛素起着至关重要作用。进餐后血浆胰岛素浓度升高到50~100μU/mL峰值水平，通过激活糖原合成，增强外周葡萄糖摄取和抑制葡萄糖生成，从而降低血液中的葡萄糖浓度。此外，脂肪合成受到刺激，而脂肪分解和生酮作用被削弱。空腹时，血浆胰岛素浓度下降到≤5~10μU/mL时，连同其他激素的变化，激活糖异生途径（图81-1）。空腹血糖浓度是通过糖原分解和糖原异生、抑制糖原合成，并激活脂解作用和生酮作用来维持。应当强调的是血浆胰岛素浓度>5μU/mL，而血糖浓度≤40mg/dL（2.2mmol）

是异常的，提示高胰岛素状态，空腹血糖或低血糖时抑制胰岛素分泌的机制失效。

胰岛素降低血糖的作用受几种激素拮抗，血糖水平降低时血浆中这些激素浓度升高。这些拮抗调节激素是胰高血糖素、生长激素、皮质醇和肾上腺素，通过下列途径一致增加血糖浓度：激活糖原分解酶（胰高血糖素和肾上腺素）；诱导糖异生酶（胰高血糖素和皮质醇）；抑制肌肉（肾上腺素、生长激素和皮质醇）葡萄糖的摄取；动员肌肉来源的氨基酸糖原异生（皮质醇）；激活脂解作用，为糖异生提供甘油和生酮作用提供脂肪酸（肾上腺素、皮质醇、生长激素和胰高血糖素）；并抑制胰岛素的释放，促进生长激素和胰高血糖素的分泌（肾上腺素）。

这些激素中的先天或后天缺陷是少见的，但任何一个缺陷能导致低血糖，这种低血糖出现在内源性葡萄糖生成不能被动员起来以满足吸收后状态的能源需求，也就是进食后 8~12h 或空腹时。几种激素联合缺乏（垂体功能低下）可能导致低血糖比较严重或比单个激素缺乏更早出现空腹低血糖。在婴儿期和儿童期的低血糖的大部分原因反映了机体对禁食的不适当调节。

## ■ 临床表现（见第 101 章）

临床表现一般分为 2 类。第一类包括与自主神经系统的激活和肾上腺素释放有关的症状，通常出现在血糖浓度迅速下降时（表 86-1）。第二类包括大脑对葡萄糖的利用减少的伴随症状，通常与血糖水平缓慢下降或长期低血糖（表 86-1）有关。虽然这些典型症状发生在年长儿，婴儿的低血糖症状可能更复杂，包括发绀、呼吸暂停、低体温、肌张力低下、纳差、嗜睡和抽搐。有些症状很轻微，以至于常被忽视。偶尔，新生儿刚出生时低血糖可没有症状。新生儿高胰岛素血症往往见于大于胎龄儿，高胰岛素血症大婴儿由于慢性低血糖而饮食过度，造成肥胖。童年期，低血糖可表现为行为问题、注意力不集中、食欲强或抽搐。它可被误诊为癫痫、酒醉、人格障碍、癔症和迟钝。应对所有患病新生儿进行血糖测定，浓度 <50 mg/dL 应该积极治疗。在任何年龄患者，惊厥的首次发作或心理行为功能突然恶化，均应考虑低血糖可能。

许多新生儿有无症状（化学性）低血糖。症状性低血糖在小于胎龄儿中发生率最高（图 86-1）。因为许多新生儿的低血糖症状同其他状况一起出现，如感染，尤其是败血症和脑膜炎；中枢神经系统异常，如出血或水肿；低钙血症和低镁血症；窒息；停药；早产儿呼吸暂停；先天性心脏疾病或红细胞增多症，所以一直难以确定低血糖的确切发病率。

**表 86-1　儿童低血糖的临床表现和鉴别诊断**

| |
|---|
| **自主神经系统激活和肾上腺素释放的有关特征 *** |
| 焦虑 † |
| 出汗 † |
| 心悸（心动过速）† |
| 苍白 |
| 发抖 |
| 虚弱 |
| 饥饿 |
| 恶心 |
| 呕吐 |
| 心绞痛（冠状动脉造影正常） |
| **大脑低血糖的有关特征** |
| 头痛 † |
| 精神错乱 † |
| 视觉障碍（视力↓、复视）† |
| 器质性人格改变 † |
| 注意力不集中 † |
| 构音障碍 |
| 凝视 |
| 感觉异常 |
| 头晕 |
| 健忘症 |
| 走路不稳、共济失调 |
| 嗜睡、昏睡 |
| 抽搐发作 |
| 昏迷 |
| 中风、偏瘫、失语 |
| 去大脑或去皮质姿势 |

* 如果患者正接受 β－受体阻断剂，则肾上腺素释放和自主神经系统激活症状可能会减轻

† 常见

新生儿发病从出生后从几个小时到一个周。按频率的大致排序，症状包括神经过敏或震颤、情感淡漠、发绀发作、抽搐、间歇性呼吸暂停或呼吸急促、虚弱或高亢的哭声、疲倦或嗜睡、喂养困难和眼转动。出汗、突然脸色苍白、体温降低、心搏骤停和心力衰竭也会发生。通常情况下，可以发现一系列症状。因为这些临床表现可由各种原因引起，关键是要测血糖，并确定注射足量葡萄糖使血糖水平正常后它们是否消失；如果不是，必须考虑其他诊断。

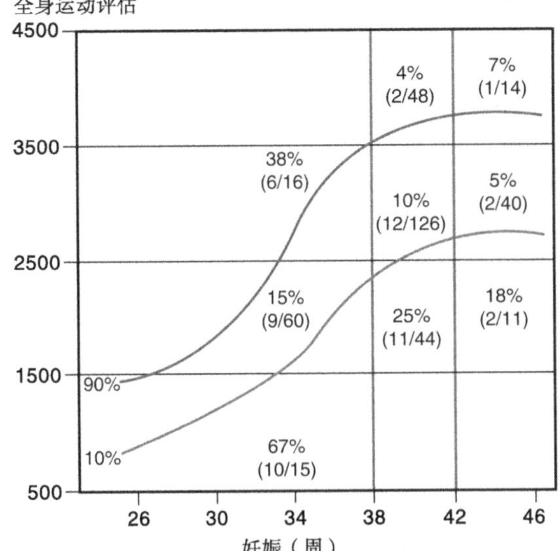


**图 86–1**　不同出生体重、胎龄及胎儿宫内发育的低血糖发病率

摘自 Lubchenco LO, Bard H. Incidence of hypoglycemia in newborn infants classified by birthweight and gestational age. Pediatrics, 1971, 47:831–838

## 婴儿和儿童低血糖的分类

分类是根据婴儿和儿童（表 86–2）控制葡萄糖稳态的知识。

### 新生的小于胎龄儿和早产儿暂时性低血糖（见第 101 章）

新生儿症状性低血糖的发病率估计为（1~3）/1000 名活产婴儿。这个发病率在某些高风险新生儿组数倍增加（表 86–2，图 86–1）。早产儿和小于胎龄儿（SGA）的婴幼儿很容易发生低血糖。导致这一组及其他组低血糖高发因素如表 86–2 中所列，都涉及用以维持供能底物水平的肝糖原、肌蛋白、脂肪的储备不足。这些婴儿由于早产或胎盘营养转移受损，所以比较小。糖异生的酶系统可能无法得到充分的发育。有报道二氮嗪导致的暂时性高胰岛素血症可引起窒息、SGA 和早产新生儿的低血糖。这种暂时性高胰岛素血症与围生期窒息、胎儿宫内发育迟缓（IUGR）、产妇毒血症和其他围产期应激相关，可能是新生儿高胰岛素低血糖最常见的原因，可以相当严重。在大多数情况下，病情很快恢复，但也可能会持续 7 个月或更久。这种胰岛素分泌失调的遗传因素尚未确定。

与底物或酶缺乏相反，大多数低风险的新生儿出生时内分泌系统似乎功能正常。尽管低血糖，血浆丙氨酸、乳酸盐和丙酮酸盐浓度升高，意味着在糖异生底物的利用率降低。输注丙氨酸引发进一步的胰高血糖素的分泌，但不会导致血糖显著上升。出生 24h 内，SGA 血乙酰乙酸和 β – 羟基丁酸酯浓度比足月新生儿

**表 86–2　婴儿和儿童低血糖的分类**

| |
|---|
| **新生儿一过性低血糖** |
| 伴有底物不足或酶功能不成熟，而其他方面正常的新生儿 |
| 　早产儿 |
| 　足月小样儿 |
| 　正常新生儿 |
| **新生儿暂时性高胰岛素血症也存在于** |
| 　糖尿病母亲的婴儿 |
| 　足月小样儿 |
| 　不对等的双胞胎 |
| 　出生窒息 |
| 　毒血症母亲的婴儿 |
| **新生儿、婴幼儿或儿童持久性低血糖** |
| 激素失调 |
| 　高胰岛素血症（HI） |
| 　隐性 KATP 通道 HI |
| 　隐性 HADH（羟酰辅酶 A 脱氢酶）基因突变 HI |
| 　隐性 UCP2（线粒体解偶联蛋白 2）基因突变 HI |
| 　局部 KATP 通道 HI |
| 　显性 KATP 通道 HI |
| 　显性葡萄糖激酶 HI |
| 　显性谷氨酸脱氢酶 HI（高胰岛素血症 / 高氨血症综合征） |
| 　HNF4A（肝细胞核因子 4α）显性突变的 HI 和迟发 MODY |
| 　SLC16A1 显性突变（丙酮酸转运），运动诱发的低血糖 |
| 　获得性胰岛腺瘤 |
| 　贝克威思 – 威德曼综合征 |
| 　胰岛素（孟乔森代理综合征） |
| 　口服磺脲类降糖药 |
| 　先天性糖基化异常 |
| **反调节激素缺乏症** |
| 　全垂体机能减退症 |
| 　孤立的生长激素缺乏症 |
| 　促肾上腺皮质激素缺乏症 |
| 　Addison 病 |
| 　肾上腺素不足 |
| 糖原分解和糖异生障碍 |
| 　葡萄糖 -6- 磷酸酶缺乏（GSD1A） |
| 　葡萄糖 -6- 磷酸转移酶缺乏（GSD1b） |
| 　淀粉 -1,6- 葡糖苷酶（脱支酶）缺陷（GSD3） |
| 　肝磷酸化酶缺乏（GSD6） |
| 　磷酸化酶激酶缺乏（GSD9） |
| 　糖原合成酶缺乏（GSD0） |

表 86-2（续）

| |
|---|
| 果糖 -1,6- 二磷酸酶缺乏症 |
| 丙酮酸羧化酶缺乏症 |
| 半乳糖血症 |
| 遗传性果糖不耐受 |
| 脂肪分解障碍 |
| **脂肪酸氧化障碍** |
| 肉碱转运体缺乏症（原发性肉碱缺乏症） |
| 肉碱棕榈酰转移酶 -1 缺乏症 |
| 肉碱转位酶缺乏症 |
| 肉碱棕榈酰转移酶 - 缺乏症 |
| 继发性肉毒碱缺陷 |
| 超长、长、中、短链酰基辅酶 A 脱氢酶缺乏症 |
| **其他病因** |
| 底物受限 |
| 酮症性低血糖药物中毒 |
| 水杨酸盐 |
| 酒精 |
| 口服降糖药 |
| 胰岛素 |
| 普萘洛尔 |
| 喷他脒 |
| 奎宁 |
| 丙吡胺 |
| 西非荔枝果（未成熟）-- 次甘氨酸 |
| 灭鼠优 |
| 甲氧苄啶 - 磺胺甲基异恶唑（肾衰竭） |
| 肝病 |
| Reye 综合征 |
| 肝炎 |
| 硬化 |
| 肝癌 |
| 氨基酸和有机酸障碍 |
| 枫糖尿症 |
| 丙酸血症 |
| 甲基丙二酸血症 |
| 酪氨酸病 |
| 戊二酸尿症 |
| 3- 羟基 -3- 甲基戊二酸尿症 |
| 全身性疾患 |
| **脓血症** |
| 癌 / 肉瘤（分泌类胰岛素生长因子 Ⅱ） |

表 86-2（续）

| |
|---|
| 心力衰竭 |
| 营养不良 |
| 吸收不良 |
| 抗胰岛素受体抗体 |
| 抗胰岛素抗体 |
| 新生儿高黏滞血症 |
| 肾衰竭 |
| 腹泻 |
| 烧伤 |
| 休克 |
| 手术后 |
| 假性低血糖（白细胞增多，红细胞增多症） |
| 胰岛素依赖型糖尿病过多的胰岛素治疗 |
| 人为 |
| 尼森胃底折叠术（倾倒综合征） |
| 恶性疟疾 |

GSD：糖原贮积病；HI：高胰岛素血症；KATP：ATP 敏感性钾通道

低，这意味着有脂质存储减少、脂肪酸动员减少、酮体生成障碍或有数种上述缺陷。脂肪储存减少是最有可能的，因为一旦新生儿进食脂肪（三酰甘油），就会出现葡萄糖的血浆水平、游离脂肪酸和酮体的上升。对于那些出现暂时性高胰岛素血症的围产期窒息儿和 SGA 新生儿，低血糖和游离脂肪酸浓度减少是高胰岛素血症的标志。

游离脂肪酸和它们的氧化对于刺激新生儿糖异生的作用是必不可少的。配方奶或人乳中三酰甘油饮食提供的游离脂肪酸，同糖异生的前体一起，可防止新生儿禁食后立刻出现低血糖。根据这些和其他原因，建议产后尽早母乳喂养（出生时或出生 2~4h）。在住院期间，由于呼吸窘迫妨碍喂养或当单独喂养不能维持血糖浓度水平 >50mg/dL，应以 4~8mg/kg/min 速率静脉注射葡萄糖。暂时性新生儿低血糖的婴儿出生 2~3d 通常可以自发维持血糖水平，但有些需要支持更长的时间。在后一种婴儿，如果低血糖时胰岛素值 >5μU/ml，应予二氮嗪治疗。

## 糖尿病母亲所生的婴儿（见第 101 章）

暂时高胰岛素状态在糖尿病母亲所生婴儿是最常见的。约 2% 孕妇有妊娠糖尿病和约 1/1000 的孕妇患有胰岛素依赖型糖尿病。这些母亲所生新生儿可能较大，且有多血症，体内糖原、蛋白质和脂肪储存丰富。

糖尿病母亲所生婴儿的低血糖大多与高胰岛素血症有关，部分是因为胰高血糖素分泌减少。胰岛增生和肥大，胰岛素对葡萄糖反应速度快、呈双相、典型且成熟，这种胰岛素反应不存在于正常婴儿。糖尿病母亲所生婴儿出生后血浆胰高血糖素激增低于正常，对刺激的反应，胰高血糖素分泌低于正常，最初过多的交感神经活动可能会导致肾上腺髓质衰竭，表现为尿中肾上腺素的排泄降低。正常血浆激素类型是低胰岛素、高胰高血糖素和高儿茶酚胺的水平，但这类婴儿是相反的高胰岛素、低胰高血糖素和低肾上腺素。这种不正常的激素水平的后果是内源性葡萄糖生成显著比正常婴儿受抑制，从而诱发他们低血糖。

若母亲的糖尿病在孕期和分娩过程中得到很好的控制，分娩婴儿一般都接近正常大小，不太会发生新生儿低血糖等以前被认为此类婴儿的典型并发症（见第 101 章）。供给外源葡萄糖给这些低血糖的婴儿时，应避免高血糖，否则会引起旺盛胰岛素的释放，从而导致低血糖复发。当需要时，应以 4~8mg/kg/min 速率连续输注葡萄糖，但每个患者的合适剂量应该个别调整。在孕期和分娩期间应该避免产妇高血糖，否则会导致胎儿高血糖，一旦出生时葡萄糖供应阻断则容易诱发低血糖。持续低血糖或出生后 1 周发生的低血糖，需要按照表 86–2 列出的原因进行评估。

胎儿成红细胞增多症婴儿也可有高胰岛素血症，与糖尿病母亲所生的婴儿有许多共同的体征，如体积大。尚不清楚胎儿成红细胞增多症婴幼儿的高胰岛素血症的病因。

## 婴儿和儿童持续性或反复性低血糖

### 高胰岛素血症

大多数儿童能造成低血糖的高胰岛素血症可见于新生儿期或婴儿期，高胰岛素血症是婴儿早期持续性低血糖最常见的原因。高胰岛素血症婴儿出生时可能是巨大儿，反映胰岛素在子宫内的合成代谢作用。不过他们的母亲既无糖尿病史，也无生化证据。发病年龄可以从出生到生后 18 个月，但是偶尔亦可在较大年龄儿童发病。当有明确低血糖存在时，胰岛素浓度不适当升高；在非高胰岛素低血糖，血浆胰岛素浓度应 <5μU/mL，不会高于 10μU/mL。受累婴儿发生低血糖时，血浆胰岛素浓度通常是 >5~10μU/ mL。一些权威机构制定更严格的标准，认为低血糖时胰岛素 >2μU/mL 都是异常。胰岛素（μU/mL）/ 葡萄糖（mg/dL）比一般 >0.4；高胰岛素血症的血浆类胰岛素生长因子结合蛋白 –1（IGFBP– 1）、酮体和 FFA 水平低。巨大儿可能从生命的第一天就存在低血糖。程度较轻的高胰岛素血症婴儿需在出生后数周或数月才表现出来，这时喂养次数减少到允许婴儿整夜睡眠，高胰岛素血症阻止内源性葡萄糖动员。食欲增加、要求进食、虚弱、神经过敏和明显的抽搐是最常见的症状。其他线索包括：禁食 4~8h 内迅速引起低血糖，相比其他原因造成的低血糖（表 86–3、86–4）发展得更快；为了防止低血糖经常需要以 >10~15mg/kg/min 速率快速输注外源性葡萄糖；无酮血症或酸中毒；低血糖时 C– 肽或胰岛素原水平升高。虐待儿童一种形式（孟乔森代理综合征），即注入外源性胰岛素引起的人为低血糖是没有后一种与胰岛素相关的产物（见第 37.2）。低血糖总在禁食数小时后触发，临床表现低血糖时，在同一样本中可同时测定葡萄糖、胰岛素、酮类和游离脂肪酸。这被称为“关键的样本”。低血糖时，在胰高血糖素作用下，血糖浓度迅速升高至少 40mg/dL，这意味着葡萄糖动员已被胰岛素抑制，但糖原分解的机制是完好的（表 86–5、86–6、86–7）。

血清 IGFBP–1 浓度测定可以帮助诊断高胰岛素血症。IGFBP–1 的分泌可被胰岛素急性抑制；在高胰岛素介导的低血糖中 IGFBP–1 浓度低。患者自发的或禁食诱导的低血糖中胰岛素水平（酮症性低血糖，正常空腹）低，IGFBP–1 浓度明显增高。

内源性高胰岛素血症的鉴别诊断包括弥漫性胰岛 β 细胞增生或局灶 β 细胞微腺瘤。

这两种疾病间的鉴别很重要，因为前者如果对药物治疗没有反应需要进行全胰切除术，尽管那样低血糖仍可持续或一段时间后发生糖尿病。相比之下，术前或术中诊断局灶腺瘤允许局部的根治性切除，术后糖代谢正常。约 50% 的常染色体隐性遗传或散发的新生儿 / 婴儿高胰岛素血症是由于局灶微腺瘤，可以通过选择性在一胰腺供血动脉注入促胰岛素分泌剂，再在肝静脉采集血样观察胰岛素的反应模式来鉴别弥漫性。这些侵入性和高难度检查已经基本被放弃，现在更倾向于使用 18– 氟 – 左旋 – 多巴正电子发射断层扫描（PET 扫描）。这种技术区分局灶形式（18– 氟 –L–

**表 86–3　婴儿和儿童低血糖：临床及实验室特征**

| | 诊断时年龄（月） | 葡萄糖（mg/dL） | 胰岛素（μU/mL） | 禁食到低血糖时间（h） |
|---|---|---|---|---|
| 高胰岛素血症（*N*=12） | | | | |
| 均数 | 7.4 | 23.1 | 22.4 | 2.1 |
| 标准误 | 2.0 | 2.7 | 3.2 | 0.6 |
| 非高胰岛素血症（*N*=16） | | | | |
| 均数 | 41.8 | 36.1 | 5.8 | 18.2 |
| 标准误 | 7.3 | 2.4 | 0.9 | 2.9 |

摘自 Antunes JD, Geffner ME, Lippe BM, et al. Childhood hypoglycemia: differentiating hyperinsulinemic from nonhyperinsulinemic causes. J Pediatr, 1990, 116:105–108

**表 86-4　婴儿持续性低血糖的临床特征与分子缺陷间的关系**

| 类型 | 巨大儿 | 低血糖/高胰岛素血症 | 家族史 | 分子缺陷 | 临床、生化或分子特点 | 对药物的反应 | 推荐的手术方法 | 预后 |
|---|---|---|---|---|---|---|---|---|
| 散发型 | 出生时即有 | 中度/重度，出生后第1天至数周 | 阴性 | ？SUR1/KIR6.2突变并不仅仅在弥漫性增生型中发现 | 在微腺瘤组织中有杂合性缺失 | 一般情况差，可能对生长抑素的反应比二氮嗪更好 | 如果冰冻切片显示胰岛β细胞核小拥挤，表明微腺瘤，应部分胰腺切除术；如果冰冻切片显示巨核β细胞弥漫性增生，应>95%次全胰腺切除术 | 如果局灶性腺瘤被切除，预后极佳，可治愈低血糖血症并保留足够的胰腺组织避免糖尿病；如果次全切除（>95%），预后欠佳，有1/2患者出现糖尿病，1/3仍持续低血糖血症 |
| 常染色体隐性遗传 | 出生时即有 | 重度，出生后第一天至数周 | 阳性 | SUR/KIR6.2 | 在某些人群中有近亲特征 | 差 | 胰腺次全切除术 | 欠佳 |
| 常染色体显性遗传 | 不常见 | 中度，常在6月龄后 | 阳性 | 葡萄糖激酶（激活突变），部分基因未知 | 无 | 非常好 |  | 通常不需要手术，只有当药物治疗失败时性部分胰腺切除术 |
| 常染色体显性遗传 | 不常见 | 中度，常在6月龄后 | 阳性 | 谷氨酸脱氢酶（激活突变） | 中度高氨血症 | 非常好 | 通常不需要手术 | 非常好 |
| 贝克威思-威德曼综合征 | 出生时即有 | 中度，6月龄后自发缓解 | 阴性 | 染色体11p15.1的重复/印记 | 巨舌症、脐膨出、偏身肥大 | 好 | 不建议手术 | 低血糖预后很好，易发胚胎性肿瘤（肾母细胞瘤、肝母细胞瘤） |
| 先天性糖基化异常 | 不常见 | 中度，3月龄后起病 | 阴性 | 磷酸甘露糖异构酶缺乏 | 肝大、呕吐，顽固性腹泻 | 甘露糖补充剂的效果良好 | 不建议手术 | 尚可 |

**表 86-5　低血糖发作时和注射胰高血糖素 *30min 后的血样分析**

| |
|---|
| 底物 |
| 　葡萄糖 |
| 　游离脂肪酸 |
| 　酮类 |
| 　乳酸 |
| 　尿酸 |
| 　氨 |
| 激素 |
| 　胰岛素 |
| 　皮质醇 |
| 　生长激素 |
| 　甲状腺素、促甲状腺激素 |
| 　IGFBP-1† |

IGFBP-1，胰岛素样生长因子结合蛋白 -1

* 胰高血糖素 50μg/kg，最高 1mg 肌注或静注

† 胰高血糖素仅给药前或给药后测量一次。低血糖时在给予高血糖素后血糖上升≥ 40mg/dL 强烈提示高胰岛素状态，有足够的肝糖原储存和完整糖原分解酶。如果氨升高到 100-200μM，考虑谷氨酸脱氢酶的基因激活突变

多巴的局灶摄取和局限荧光）与弥漫形式（在整个胰腺均一荧光）具有极高的可靠性、成功性、特异性和灵敏性。

**表 86-6　根据“关键”样品（空腹血糖 <50mg/dL 时）高胰岛素血症的诊断标准**

1. 高胰岛素血症（血浆胰岛素 >2μU/mL）*
2. 低脂肪酸血症（血浆游离脂肪酸 <1.5mmol/L）
3. 低酮血症（血浆 β-羟基丁酸酯 <2.0mmol/L）
4. 血糖对胰高血糖素不适当的反应，1 mg 静脉（δ 葡萄糖 >40 mg/dL）

* 取决于胰岛素测定的灵敏度

摘自 Stanley CA, Thomson PS, Finegold DN, et al. Hypoglycemia in infants and neonates// Sperling MA. Pediatric endocrinology, ed 2. Philadelphia, 2002: pp 135-159

胰岛素分泌腺瘤罕见于童年时期，可通过 CT 或 MRI 术前诊断。但是单独的血浆胰岛素水平不能区分上述疾病。弥漫型或微腺瘤型胰岛细胞增生表示存在导致内分泌胰腺异常的各种基因突变，其特点是当血糖自发下降时或者空腹等应激时胰岛素的自主分泌不当减少（异常的遗传缺陷见表 86-4，86-7，86-8 和图 86-2）。临床、生化和分子遗传学方法进展允许将先天性高胰岛素血症进行分类，先天性高胰岛素血症原来称为胰岛细胞增殖症。婴儿期持续性高胰岛素低血糖（PHHI）可能是遗传的或散发的，病情严重，是由参与胰腺 β 细胞胰岛素分泌调节（图 86-2）的钾离子通道突变引起。正常情况下，葡萄糖由非胰岛素

**表 86-7　婴儿和儿童急性低血糖的诊断**

| 急性症状存在 |
|---|
| 1. 胰高血糖素给药之前和给药 30min 后取得血液样本 |
| 2. 尽快获取尿液。请检查酮体；如果不存在，且证实低血糖，应怀疑高胰岛素血症或脂肪酸氧化缺陷；如果阳性，怀疑酮症、生长激素缺乏症、先天性糖原代谢异常或糖异生缺陷 |
| 3. 检测原来血液样本中葡萄糖。如果确认低血糖，则继续底物 – 激素测定，如表 86-5 |
| 4. 如胰高血糖素后血糖值超过基础水平 40mg/dL 以上，应怀疑高胰岛素血症 |
| 5. 如果在确诊低血糖时胰岛素水平 >5μU/mL，要怀疑内源性高胰岛素血症；如果 >100μU/mL，应怀疑人为高胰岛素血症（注射胰岛素）。尽快收治入院监控病情 |
| 6. 如皮质醇 <10μg/dL，或生长激素 <5ng/mL，或两者兼而有之，怀疑肾上腺皮质功能不全或垂体疾病，或两者兼而有之。收治入院进行激素和神经影像学检测 |
| 病史提示：无急性症状 |
| 1. 详细询问症状与食物摄入量类型、时间的关系，牢记患者年龄。排除酒精或药物摄入的可能性。评估胰岛素注射、嗜盐、生长速度和颅内病变的可能性 |
| 2. 仔细检查肝脏肿大（糖原贮积症，糖异生缺陷）、色素沉着（肾上腺衰竭）、体型和神经系统的状态（垂体疾病） |
| 3. 入院进行药物激发试验： |
| a. 在密切观察下空腹 24h；当症状被激发，继续急性症状存在时的 1-4 步骤 |
| b. 如果有相关临床表现提示，用精氨酸 – 胰岛素刺激试验检查垂体 – 肾上腺皮质功能 |
| 4. 如果有指征，进行肝组织学活检和酶的测定 |
| 5. 如果怀疑反应性低血糖（倾倒综合征等），进行口服葡萄糖耐量试验（1.75g/kg，最大 75g） |

敏感的葡萄糖转运体 GLUT-2 转运进入 β 细胞。进入细胞时，葡萄糖被葡萄糖激酶磷酸化为葡萄糖 -6- 磷酸，使葡萄糖代谢产生 ATP。ATP 与腺苷二磷酸（ADP）的相对摩尔比上升关闭细胞膜上的 ATP 敏感性钾通道（KATP 通道）。该通道是由两个亚基组成，一个是 KIR6.2 通道，内向整流钾通道家族的一部分，另一个是与 KIR6.2 紧密联系的被称为磺脲类受体（SUR）的调节组件。总之，KIR6.2 和 SUR 构成钾敏感的钾敏感性 ATP 通道 KATP。通常情况下，KATP 通道是开放的，但随着 ATP 增加和通道关闭，钾蓄积在细胞内，引起膜去极化，电压 – 门控钙通道的开发，钙内流的进入细胞质和通过胞吐作用分泌胰岛素。*SUR* 和 *KIR6.2* 基因紧密靠近在 11 号染色体短臂上胰岛素基因位点。*SUR* 基因的失活突变或较少见的 *KIR6.2* 基因失活突变阻止钾通道打开。它在恒定的去极化时基本上保持关闭，因此，钙恒定内流，胰岛素连续分泌。也有这些缺陷的病情轻微的常染色体显性遗传的病例报道。同样，葡萄糖激酶或谷氨酸脱氢酶活化突变通过 ATP 过度生成和高胰岛素血症导致钾通道的关闭。近日，脂肪酸代谢、胰岛素转录因子 HNF4α、线粒体基因复合体的解偶联蛋白 UCP-2 的遗传缺陷也介入高胰岛素低血糖。葡萄糖激酶基因的失活突变或 ATP 调节的钾通道的激活突变，阻止或限制通道的关闭，导致胰岛素分泌不足，形成某些青春晚期糖尿病（MODY）和新生儿糖尿病的发病基础（见第 583 章）。

家族性 PHHI 多见于某些人群，尤其是阿拉伯语和德系犹太人社区，那里发生率可达约 1/2 500，普通人群散发的发生率约为 1/50 000。常染色体隐性遗传 PHHI 的典型表现为出生体重 >4.0 kg 的巨大儿，出生后最初几小时或几天严重的反复或持续性低血糖。葡萄糖输注高达 15~20mg/kg/min，频繁的喂食无法维持正常血糖。二氮嗪通过开放 KATP 通道（图 86-2）也不能充分控制血糖。生长抑素也可打开 KATP 并抑制钙通量，对约 50% 患者部分有效（图 86-2）。钙通道阻断剂的作用不稳定。当受累患者对这些措施反应迟钝，强烈建议胰腺切除术，以避免低血糖的远期神经系统后遗症。如果手术进行，术前 CT 或 MRI 很少显示一个孤立的腺瘤，如果有则应局部切除。术中超声可识别小的摸不着腺瘤，允许局部切除。腺瘤常出现在婴儿晚期或幼儿期。

已尝试了许多方法区分持续性高胰岛素血症的局灶和弥漫性病例。术前经肝门静脉置管和选择性胰腺静脉采血测胰岛素可以从特定部位的胰岛素浓度增高来定位病灶。供给胰腺的动脉分支选择性置管，随后注入促胰岛素分泌剂，如钙，再门静脉取样测定胰岛素浓度（动脉刺激 – 静脉取样）可定位病变。这两种方法都是高度侵袭性，仅限于专业机构，并不一定都能成功区分局部和弥漫形式病变，因此不推荐这些方式。18F- 标记左旋 – 多巴结合 PET 扫描是一种极有希望的方法，用来鉴别对药物治疗反应迟钝的高胰岛素血症是局部还是弥漫性病变（图 86-3）。“金标准”仍然是手术组织学诊断。

弥漫性高胰岛素血症的特点是有异常大细胞核的大 β 细胞，而腺瘤性局灶性病变的 β 细胞以小和正常的细胞核为主。虽然这两种类型都存在 *SUR1* 基因突变，局灶病变是由一个染色体 11p 上一个母系印迹生长抑制基因的随机失活引起，该基因与父本染色体 11p 的 *SUR1* 或 *KIR 6.2* 突变的父系遗传相关。因此，局灶性病变表示母系阻遏和父本基因突变的遗传双重损失打击。局灶性腺瘤性胰岛细胞增生症局部切除可

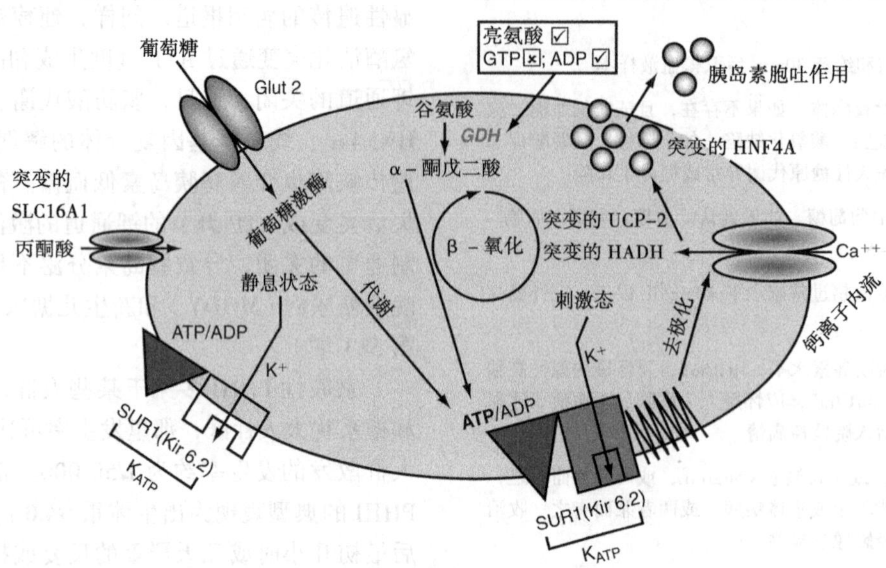


**图 86-2** 胰腺细胞胰岛素分泌的一些重要步骤的示意图。跨膜的三磷酸腺苷（ATP）敏感性钾离子（$K^+$）通道（$K_{ATP}$）由 2 个亚基组成：磺酰脲受体（SUR）和内向整流钾通道（$K_{IR}6.2$）。在静息状态下，ATP 与二磷酸腺苷（ADP）比值保持 $K_{ATP}$ 在打开状态时，允许细胞内 $K_+$ 流出。当血糖浓度升高时，葡萄糖通过 GLUT-2 不依赖胰岛素调控转运进入 β 细胞。β 细胞内，葡萄糖在葡糖激酶作用下转化为葡萄糖 -6- 磷酸，然后代谢产生能量。结果 ATP 与 ADP 比值增加，$K_{ATP}$ 通道关闭，防止 $K^+$ 流出，细胞内 $K^+$ 浓度升高使细胞膜去极化，钙（$Ca^{2+}$）通道打开。细胞内增加的 $Ca^{2+}$ 触发胰岛素胞吐分泌。磺脲类药物与受体（SUR）反应引起胰岛素分泌，关闭 ATP 敏感钾通道；二氮嗪抑制这一过程，而促生长素抑制素或其类似物奥曲肽，通过干扰钙离子内流抑制胰岛素分泌。*SUR* 或 KIR6.2 基因突变，阻止 $K_{ATP}$ 打开，持续维持胰岛素高强度分泌，并引起婴儿持续性高胰岛素血症性低血糖（PHHI），这是一种常染色体隐性遗传。常染色体显性遗传的 PHHI，是由于葡萄糖激酶活化突变。亮氨酸通过关闭 $K_{ATP}$ 触发胰岛素的分泌。亮氨酸代谢由谷氨酸脱氢酶（GDH）推动，胰腺中该酶的活性过高导致高胰岛素血症伴低血糖，与肝脏 GDH 过度活性引起了高氨血症有关。丙酮酸通道 SLC16A1 基因突变可引起异位 β 细胞中的表达，允许运动过程中积累的丙酮酸诱导胰岛素分泌，从而出现锻炼诱发的低血糖。线粒体解偶联蛋白 2（UCP2）和羟酰基辅酶 A 脱氢酶（HADH）突变也与高胰岛素血症有关，机制尚未明确。转录因子肝细胞核因子 4α（HNF4A）突变可能与新生儿巨大儿和高胰岛素血症相关，但以后进展为青年型单基因糖尿病（MODY）。√：刺激；GTP：三磷酸鸟苷；X：抑制作用

治愈，很少或根本没有复发。对于弥漫型，建议近全切除 85%~90%胰腺。然而，弥漫性增生性病变的近全胰切除术往往与持续性低血糖有关，进而发展为高血糖或者胰岛素依赖性糖尿病。

如果低血糖复发且生长抑素或二氮嗪等药物无法控制，进一步切除剩余的胰偶尔可能是必要的。

在能提供必要的术前和术后护理、诊断评估，以及管理的医疗中心，由经验丰富的小儿外科医生应该进行手术。那些能被药物控制的患者，高胰岛素血症和低血糖数月后病情减退。这类似于贝克威思－威德曼综合征的高胰岛素性低血糖儿童。

生后 3~6 个月或之后以低血糖为首要表现，可以试用二氮嗪、生长抑素和频繁进食 2~4 周。如果维持正常血糖的过程不能摆脱药物不良副作用，可能提示手术的需要。已有报道使用长效生长抑素类似物奥曲肽抑制胰岛素释放、纠正 PHHI 患者低血糖的一些成功例子。大多数新生儿 PHHI 属于散发性，家族性 PHHI 的遗传咨询主要是以预期常染色体隐性遗传为基础。

第 2 种形式的家族性 PHHI 显示常染色体显性遗传。其临床症状往往不太严重，并且低血糖发作最有可能发生在新生儿期以后，通常是在平均 1 岁，即开始的断奶以后，但不是绝对的。出生时，很少有巨大儿，对二氮嗪的反应几乎是一致的（有效）。除非被禁食激发，早期症状可能会延迟，极少有到 30 岁的情况。这种常染色体显性遗传形式的遗传基础尚未划定，它并不总是与 KIR 6.2/SUR1 有关。葡萄糖激酶的活化突变通过常染色体显性遗传方式传递。如果有家族史，未来后代有 50%的发病率。

第 3 种形式的 PHHI 与轻度和无症状高氨血症有

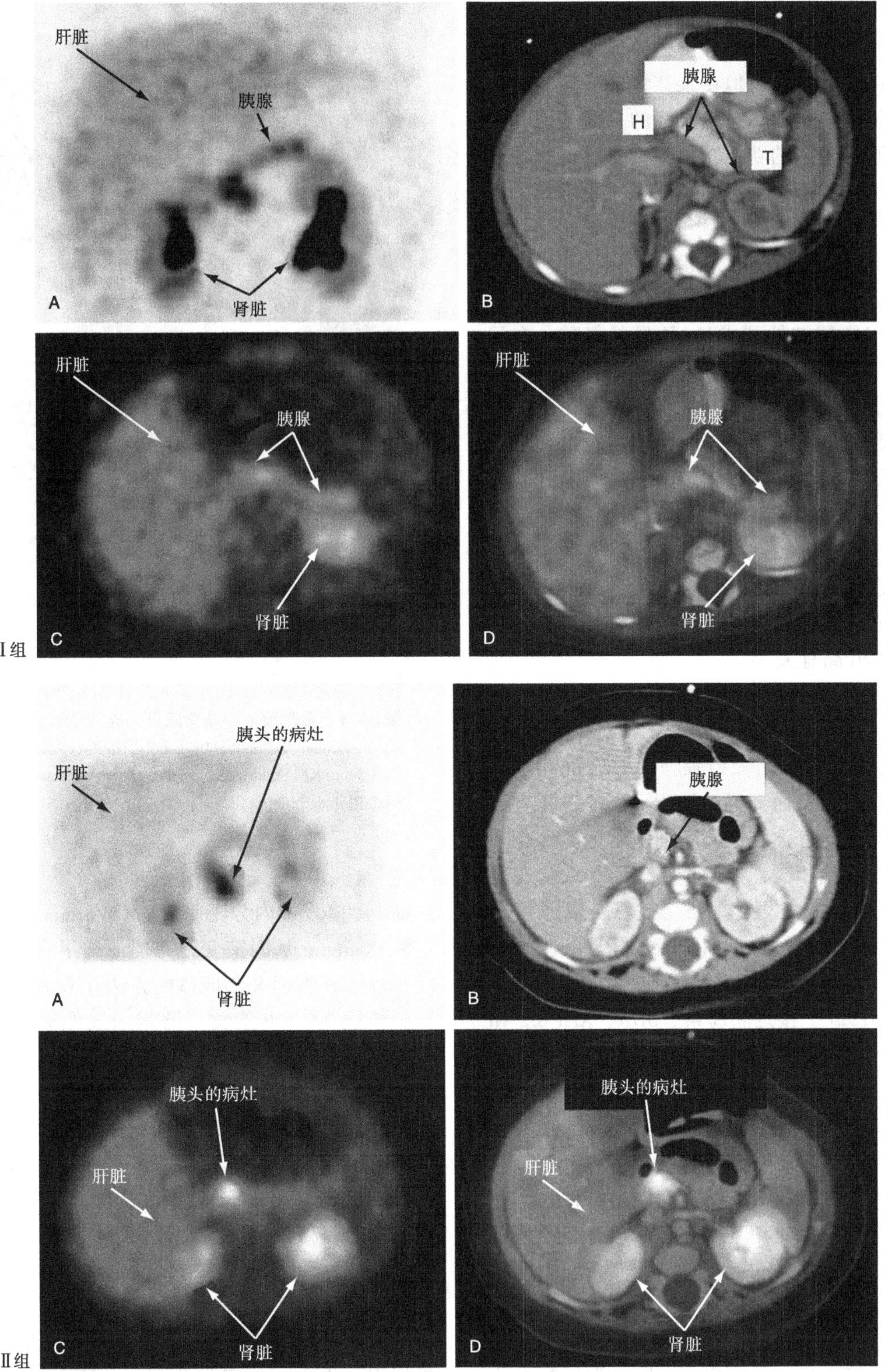


**图 86-3（见彩图）** 先天性高胰岛素血症。Ⅰ组（弥漫型）：弥漫型先天性高胰岛素血症患者的 [18F] - DOPA PET。A. 整个胰腺可见 [18F]-DOPA 的弥漫性摄取；B. 腹部 CT 横断面显示正常胰腺组织；C. [18F]-DOPA 在胰腺弥漫性摄取；D. 通过配准确认胰腺摄取 [18F] - DOPA。H. 胰头；T. 胰尾。Ⅱ组（局灶性）：先天性局灶性高胰岛素血症的 [18F]-DOPA PET。A. 胰腺头区域的 [18F]-DOPA 摄取增加。这个区域的强度大于肝脏和邻近正常胰腺组织。B. 腹部 CT 横断面显示正常胰腺组织；C. [18F]-DOPA 在胰头的局灶性摄取；D. 通过配准确认胰头 [18F]-DOPA 摄取（感谢费城儿童医院 Olga Hardy 博士）

关，通常为散发，虽然显性遗传也有报道。相对于常染色体隐性遗传，症状更像是常染色体显性遗传。饮食和二氮嗪可以控制症状，但在某些情况下可能需要胰腺切除。高胰岛素血症和高氨血症的关联是由于遗传性或谷氨酸脱氢酶新的功能获得性突变。此酶的变异使胰腺 β 细胞谷氨酸氧化增加，ATP 浓度升高，因此 ATP/ADP 比也上升，从而关闭 KATP 通道，导致膜去极化，钙离子内流和胰岛素分泌（图 86-2）。在肝脏中，谷氨酸盐过量氧化生成 β-酮戊二酸的过程可能会生成氨，谷氨酸被处理成 N-乙酰谷氨酸，在尿素循环中通过激活氨甲酰磷酸合成酶清除氨的一个重要辅助因子。高氨血症是轻微的，浓度 100~200 μM/L，不会产生其他高血氨状况中出现的中枢神经系统症状或后遗症。亮氨酸是一种有效的刺激胰岛素分泌的氨基酸，与亮氨酸敏感性低血糖有关，通过异构调节谷氨酸脱氢酶发挥作用。因此，亮氨酸敏感性低血糖可能是高胰岛素血症-高氨血症综合征的一种形式，或具有 KATP 通道轻度异常的增强作用，它并不一定总是与轻度血清氨升高有关。

高胰岛素血症相关性低血糖可见于约 50% 贝克威思-威德曼综合征患者。这种综合征的特点是脐膨出、巨大儿、巨舌、小头畸形，及内脏肿大（图 86-4）。可有独特的侧耳垂裂及面部鲜红斑痣，许多患儿有偏身肥大。低血糖患儿有弥漫性胰岛细胞增生。诊断和治疗方法与上述讨论相同，虽然小头畸形和大脑发育延缓可以独立于低血糖发生。贝克威思-威德曼综合征患者易患肿瘤，包括肾母细胞瘤、肝母细胞瘤、肾上腺癌、性腺和横纹肌肉瘤。这个过度生长综合征是由染色体 11p15.5 上接近胰岛素、*SUR*、*KIR 6.2* 和 IGF-2 基因的区域突变引起。这个区域的重复和母系来源基因的缺陷的或缺失的遗传印记都跟多变的临床特征和遗传模式相关。低血糖需要经数周或数月的药物治疗才可以控制，部分可能需要胰腺切除。

有报道认为婴儿高胰岛素性低血糖是一种先天性糖基化作用异常。蛋白质糖基化异常通常有神经系统症状存在，可能还包括肝功能异常与肝大、顽固性腹泻、蛋白丢失性肠病和低血糖（见第 81.6）。这些异常往往被漏诊。一种由磷酸甘露糖异构酶缺乏引起的高胰岛素性低血糖血症相关疾病，口服甘露糖补充治疗每天 6 次，每次 0.17g/kg，临床症状可以获得改善。

1 岁以后高胰岛素状态是罕见的，至几周岁胰岛细胞腺瘤再次出现引起高胰岛素血症。任何 5 岁以上儿童或老年人呈现低血糖，都应考虑由于胰岛细胞腺瘤导致的高胰岛素血症。胰岛细胞腺瘤在氟-18 标记左旋-多巴扫描时不“亮”。儿童患胰岛细胞腺瘤应

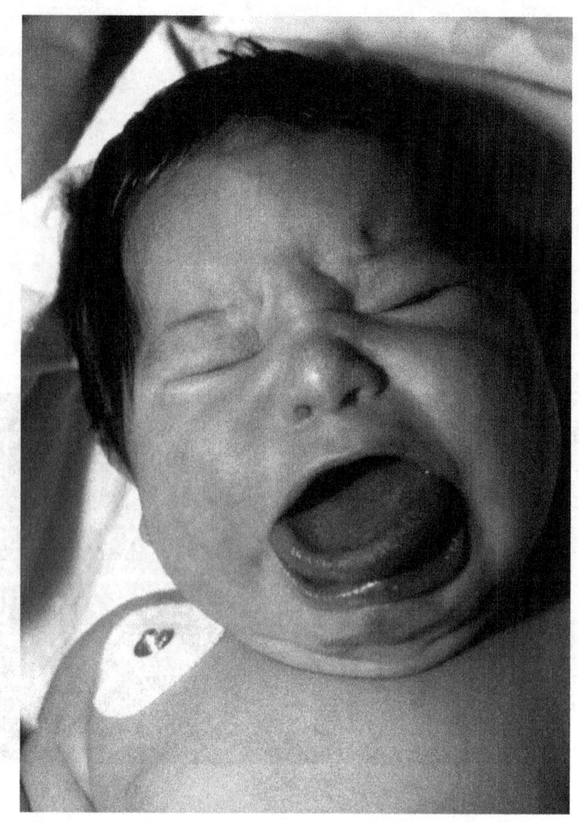

**图 86-4（见彩图）** 贝克威思-威德曼综合征（感谢 Dr. Michael Cohen, Dalhousie University, Halifax, Nova Scotia）摘自 Jones KL. Smith's recognizable patterns of human malformation. 6 ed. Philadelphia, 2006

怀疑 1 型多发性内分泌腺瘤病（Wermer 综合征）可能，这涉及 menin 基因突变，可能还与甲状旁腺功能亢进症和垂体肿瘤相关。该诊断方法在表 86-7 和 86-8 概括。长达 24~36h 禁食，通常引发低血糖，如果排除了父母人为给孩子注射胰岛素（一种孟乔森代理综合征），且并存高胰岛素血症则可确诊。偶尔可能需要药物激发试验。外源给予的胰岛素可通过同时测定 C 肽浓度来与内源性胰岛素区分。如果 C-肽水平升高，是内源性胰岛素的分泌导致低血糖；如果 C 肽水平较低，但胰岛素值很高，证明有注射外源性胰岛素，可能是一种虐待儿童的方式。这个年龄段的胰岛细胞腺瘤一般需要手术切除治疗。胰岛素抗体或胰岛素受体（胰岛素类似物作用）抗体很少与低血糖有关。一些肿瘤产生类胰岛素生长因子（IGF），通过与胰岛素受体相互作用引起低糖血症。经验丰富的临床医生还必须考虑蓄意或意外摄入能刺激胰岛素分泌的药物的可能，如磺脲类或相关化合物等。在这种情况下，胰岛素和 C 肽在血液中的浓度将升高。使用药物的患者如发展了低血糖，应考虑将药物发错为有促胰岛素分泌药物的可能。曾有报道一种罕见的运动后高胰

表 86-8　儿童低血糖的临床表现和鉴别诊断

| 状态 | 低血糖血症 | 尿液里有酮体或还原型糖 | 肝大 | 血清 | | 空腹 24~36h 后对血浆的影响 | | | | | 血糖对胰高血糖素的反应 | | 血糖对于以下输液的反应 | |
|---|---|---|---|---|---|---|---|---|---|---|---|---|---|---|
| | | | | 脂类 | 尿酸 | 葡萄糖 | 胰岛素 | 酮体 | 丙氨酸 | 乳酸 | 进食后 | 空腹 | 丙氨酸 | 甘油 |
| 正常 | 0 | 0 | 0 | 正常 | 正常 | ↓ | ↓ | ↑ | ↓ | 正常 | ↑ | ↓ | | 不提示 |
| 高胰岛素血症 | 反复，重度 | 0 | 0 | 正常↑ | 正常 | ↓↓ | ↑↑ | ↓↓ | 正常 | 正常 | ↑ | ↑ | | 不提示 |
| 酮症性低血糖 | 未进食时重度 | 酮尿 +++ | 0 | 正常 | 正常 | ↓↓ | ↓ | ↑↑ | ↓↓ | 正常 | ↑ | ↓↓ | | 不提示 |
| 脂肪酸氧化病症 | 未进食时重度 | 无 | 0–+，肝功能异常 | 异常 | ↑ | | 禁忌 | | | | ↑ | ↓ | | 不提示 |
| 垂体功能低下 | 未进食时中度 | 酮尿 ++ | | 正常 | 正常 | ↓↓ | ↓ | ↑↑ | ↓↓ | 正常 | ↑ | ↓↓ | ↑ | ↑ |
| 肾上腺皮质功能不全 | 未进食时重度 | 酮尿 ++ | 0 | 正常 | 正常 | ↓↓ | ↓ | ↑↑ | ↓↓ | 正常 | ↑ | ↓↓ | ↑ | ↑ |
| 酶缺乏 | 严重、持续 | 酮尿 +++ | +++ | ↑↑ | ↑↑ | ↓↓ | ↓ | ↑↑ | ↑↑ | ↑↑ | 0 | 0–↓↓ | 0 | 0 |
| 葡萄糖 -6- 磷酸酶脱支酶 | 空腹时中度 | ++ | ++ | 正常 | 正常 | ↓↓ | ↓ | ↑↑ | ↓↓ | 正常 | ↑ | 0–↓↓ | ↑ | ↑ |
| 磷酸化酶 | 轻度 – 中度 | 酮尿 ++ | + | 正常 | 正常 | ↓ | ↓ | ↑↑ | ↓↓ | 正常 | 0–↑ | 0–↓↓ | ↑ | ↑ |
| 果糖 -1,6- 二磷酸酶 | 空腹时重度 | 酮尿 +++ | +++ | ↑↑ | ↑↑ | ↓↓ | ↓ | ↑↑ | ↑↑ | ↑↑ | ↑ | 0–↓↓ | ↓ | ↓ |
| 半乳糖血症 | 进食牛奶或者乳制品后 | 无酮体，还原性糖 + | +++ | 正常 | 正常 | ↓ | ↓ | ↑ | ↓ | 正常 | ↑ | 0–↓↓ | ↑ | ↑ |
| 果糖不耐受 | 进食果糖后 | 无酮体，还原性糖 + | +++ | 正常 | 正常 | ↓ | ↓ | ↑ | ↓ | 正常 | ↑ | 0–↓↓ | ↑ | ↑ |

每种状况的详情在正文有讨论。0 表示无；↑或↓分别表示较小的增加或减少；↑↑或↓↓分别表示较大的增加或减少

岛素低血糖。大多数人在适度和短时间运动后，血糖和胰岛素保持不变，而极少数患者在相同强度运动后15~50min出现严重的高胰岛素低血糖。这种运动性高胰岛素血症是胰岛β细胞对运动中产生的丙酮酸做出应答，而导致胰岛素异常释放所致。引起此综合征的*SLC16A1*基因突变，其蛋白质调控转运体MCT1R，该转运体控制丙酮酸进入细胞。*SLC16A1*显性突变使胰腺β细胞MCTR1转运体的异位表达增加，结果丙酮酸过度进入β细胞，运动时胰岛素的分泌增加，产生低血糖。

已有少数肥胖减肥手术后的伴胰岛细胞增殖症的低血糖与。这种形式高胰岛素低血糖的机制还有待进一步研究。

婴儿和儿童尼森（Nissen）胃底折叠术是用于缓解胃食管反流一种比较常见的方法，常有伴低血糖的“倾倒”综合征。其特点是餐后30min血糖高达500 mg/dL和1.5~3.0h后严重的低血糖（一个研究平均32mg/dL）。早期阶段的高血糖与胰岛素快速和过度的释放有关，最后导致低血糖复发。有些人胰高血糖素的反应相对过低。虽然还不清楚生理机制，并且相关处理并不总是有效，但是对一部分人的研究表明葡萄糖吸收的抑制剂阿卡波糖疗效极佳。

## 内分泌缺陷

与内分泌缺陷相关的低血糖通常归因于肾上腺皮质功能不全，伴或不伴生长激素缺乏症（第551，569章）。单独肾上腺皮质激素（ACTH）或生长激素缺乏症、ACTH合并生长激素缺乏症或全垂体功能减退者，低血糖发生率更是高达20%。在新生儿期，低血糖可能是垂体功能减退的特征；在男性，小阴茎可以提示同时存在促性腺激素不足。新生儿垂体功能减退往往有胆汁淤积性黄疸性“肝炎”和低血糖。当儿童低血糖合并胆汁淤积性黄疸时需要排除垂体功能减退的原因，因为黄疸必须需要生长激素、皮质醇和甲状腺激素替代治疗。新生儿垂体功能减退常有视中隔发育不良综合征。当肾上腺疾病如皮质醇合成酶缺陷引起的先天性肾上腺皮质增生严重时，肾上腺出血或先天性无肾上腺，低钠血症和高钾血症血电解质紊乱或两性外生殖器畸形可提供诊断线索（见第570章）。在年龄较大的儿童，生长停滞提示生长激素缺乏症。ACTH水平增加的阿狄森病或肾上腺ACTH受体缺陷导致肾上腺对ACTH反应迟钝，色素沉着可以为其提供线索。儿童阿狄森病常与甲状旁腺功能减退症（低钙血症）、慢性皮肤黏膜念珠菌病，以及其他内分泌疾病有关。年长男性儿童中，肾上腺脑白质萎缩症也应在原发性阿狄森病的（见第80.2）鉴别诊断中考虑。

皮质醇和生长激素联合缺乏症中的低血糖可能由于皮质醇降低引起糖异生酶缺乏，生长激素对胰岛素作用的拮抗作用缺乏，或葡萄糖的利用增加而未能提供内源性糖异生底物丙氨酸和乳酸，脂肪代偿性降解并生成酮。缺乏这些激素能减少糖异生底物，它类似于酮症性低血糖的症状。因此儿童低血糖的诊断，需要排除促肾上腺皮质激素、皮质醇和生长激素缺乏症，如果被确诊，就应适当补充可的松或生长激素。

肾上腺素缺乏理论上可以导致低血糖。部分患者自发地或胰岛素引起的低血糖，虽没有面色苍白和心动过速，但有尿中肾上腺素排泄减少，提示下丘脑–自主神经–肾上腺髓质轴任一位置的缺陷引起儿茶酚胺释放障碍可导致低血糖的发生。这种可能性已受到了挑战，因为双侧肾上腺切除，而又接受足够的糖皮质激素替代治疗的患者中罕有低血糖，而且反复使用胰岛素诱发低血糖的正常人也发现肾上腺素分泌减少。许多肾上腺分泌衰竭合并低血糖患者符合酮症性低血糖的标准。此外，反复的低血糖会导致皮质醇减少和肾上腺素反应，这在胰岛素治疗的糖尿病和无症状低血糖中最常见。

婴儿或儿童的胰高血糖素缺乏理论上可以与低血糖有关，但从来没有被充分证明。

## 底物受限

### 酮症性低血糖

酮症性低血糖是儿童低血糖最常见的形式，常见于是18个月到5岁，常8~9岁自发缓解。低血糖发作通常发生在患病期间食物摄入受限时。典型的病史是一个孩子进食不足或者完全不吃晚餐，清晨睡眠唤醒困难又吃不好，可在上午发生抽搐发作或昏睡。另一种常见的病史是由于父母起床迟，受影响的儿童不能吃早餐，从而延长空腹时间。

明确低血糖时，还有与之有关的酮尿症和酮血症；血浆胰岛素浓度≤5~10μU/mL，从而排除了高胰岛素血症。生酮饮食曾一度作为一个诊断测试，不再用以确诊，因为易感个体空腹12~18h就可引起伴酮血症和酮尿症的低血糖发作。年龄相仿的正常孩子在同一时期能忍受饥饿，不发展为低血糖，但如果空腹36h，即使正常的孩子也会出现这些症状。

酮症性低血糖儿童在一夜禁食后基础状态下，血浆丙氨酸浓度明显降低，延长禁食时间还会进一步下降。丙氨酸在肌肉产生，是一个主要的糖异生的前体。丙氨酸是在这些孩子中唯一显著降低的氨基酸，输注丙氨酸（250mg/kg）可使血浆葡萄糖迅速上升，而不会导致在血液中的乳酸或丙酮酸水平的显著变化，这表明从整个糖异生途径在丙酮酸的层次上是完整的，但有底物的缺陷。糖原分解途径是完整的，因为受影响儿童在进食状态下，胰高血糖素诱导正常的升血糖反应。拮抗低血糖的激素水平适当升高，而胰岛素相应地降低。

酮症性低血糖的病因可以是任何涉及蛋白质分解代谢、氨基酸氧化脱氨、氨基转移、丙氨酸合成或丙氨酸从肌肉中转出复杂步骤的缺陷。酮症性低血糖患儿童常较同龄儿身材小，往往有暂时性新生儿低血糖病史。当每单位体重的葡萄糖需求已经相对较高时，任何肌肉质量减少可能会影响糖异生底物的供应，从而诱发患者低血糖的迅速发展，酮症代表机体试图切换到另一种能量供应。儿童酮症性低血糖可能表示儿童忍受空腹的能力已达到最低限度。类似的对空腹相对不耐受也发生于正常儿童，与成人长时间的禁食的能力相比，儿童禁食 30~36h 后不能维持血糖。虽然该缺陷出生时即存在，但直到儿童被长时间的热量限制在应激下才表现出来。此外，在 8~9 岁儿童中观察到的自发缓解可能是由于肌肉体积增加导致其产生的内源性底物供应增加，同时随着年龄的增加，每单位体重的糖需求相对减少。从自主神经支配的不成熟引起去甲肾上腺素的分泌减少也可导致酮症性低血糖。

预期本综合征可自发缓解，治疗酮症性低血糖应包括高蛋白和高碳水化合物频繁进食。当合并疾病时，家长应该测试孩子的尿液是否存在酮体，并注意低血糖出现几个小时前的表现。如果存在酮尿，应给孩子提供高碳水化合物含量的液体；如果不能耐受，患儿应该住院治疗给予静脉注射葡萄糖。

### 支链酮尿症（枫糖尿症）（见第 79.6）

低血糖发作曾被归因于高亮氨酸，但是有证据表明在热量剥夺的过程中，丙氨酸的生产被干扰和它作为糖异生底物与低血糖的发生有关。

## 糖原贮积病

见第 81.1。

### 葡萄糖 -6 - 磷酸酶缺乏症（I 型糖原贮积病）

受影响的儿童通常会表现出对慢性低血糖的非凡耐受性。血糖值在 20~50mg/dL 范围内时，不发生低血糖的典型症状，这可能反映中枢神经系统对酮体作为替代燃料的适应。

### 淀粉 -1,6- 二葡萄糖苷酶缺乏症（脱支酶缺乏症，Ⅲ型糖原贮积病）

见第 81 章。

### 肝磷酸化酶缺乏症(Ⅵ型糖原贮积病)(见第81章)

肝磷酸化酶活性降低可能源于任何一个活化步骤的缺陷，各种缺陷已有描述。该病表现为肝大、肝糖原过度沉积、发育迟缓，以及偶尔有症状的低血糖。高蛋白质和低碳水化合物饮食通常可以防止低血糖。

### 糖原合成酶缺陷（见第 81 章）

糖原合成能力丧失是罕见的。禁食后，由于糖原储备明显减弱或消失出现低血糖和高血酮。但是进食后，由于不能将部分葡萄糖转变为糖原，出现高血糖与糖尿。在空腹低血糖时，儿茶酚胺等反调节激素水平适当升高或正常，而胰岛素水平相应降低。肝脏不肿大。频繁进食富含蛋白质饮食可引起临床上显著地改善，包括生长速度。这种情况极似酮症性低血糖综合征，并应在鉴别诊断时加以考虑。

## 糖异生的疾病

### 果糖 -1,6- 二磷酸酯缺陷（见第 81.3）

该酶缺乏阻断果糖 -1,6 - 二磷酸水平以下的所有糖异生前体进行糖异生。输注这些糖异生前体没有升高血糖反而导致乳酸性酸中毒；急性低血糖可能由抑制糖原分解引起。糖原分解仍正常，进食状态下胰高血糖素可以引起的正常升血糖反应，禁食时则不能。因此，这种患者只有在热量缺乏时出现低血糖，如空腹或合并其他疾病时。只要糖原储备保持正常，就不产生低血糖。受累家族，可能有肝大同胞在婴儿期死于无法解释的代谢性酸中毒病史。

### 脂肪酸氧化缺陷（见第 80 章）

脂肪酸氧化在维持糖异生中具有重要作用。例如先天性或药物引起的脂肪酸代谢缺陷可能与空腹低血糖有关。

各种先天性酶缺乏造成肉碱或脂肪酸代谢缺陷。较常见的严重的空腹低血糖伴随肝大、心肌病、肌张力低下发生在长链和中链脂肪酸辅酶 -A 脱氢酶缺乏症（LCAD 和 MCAD）。血浆肉碱水平低，尿中无酮类，但有二元酸尿症。临床上，酰基辅酶 A 脱氢酶缺乏症患者表现为一个瑞氏样综合征（Reye-like syndrome）（见第 353 章），反复发作的严重空腹低血糖昏迷、心跳呼吸骤停（类婴儿猝死综合征的事件）。严重的低血糖和无酮症的代谢性酸中毒也可发生于多酰基辅酶 A 脱氢酶障碍患者，其他临床线索包括肌张力低下、抽搐和刺鼻气味。能否生存取决于缺陷的严重程度。肝脏活检组织患者培养成纤维细胞的酶活性分析可确诊。串联质谱法可以利用于血标本（即使是滤纸上血滴）进行先天性出生缺陷筛选。这种疾病的发生率至少是 1/（10 000~15 000）出生人数。这些常在婴儿期发病的患者，避免空腹和补充肉碱可能能挽救生命。

干扰脂肪酸代谢亦可引起与牙买加呕吐病、苍术苷和丙戊酸钠相关的空腹低血糖。牙买加呕吐病，由于未成熟西非荔枝果果实中水溶性毒素次甘氨酸引起呕吐、中枢神经系统抑制和严重的低血糖。由于次甘氨酸能干扰长链脂肪酸的氧化必不可少的酰基辅酶 A 和肉毒碱代谢，抑制糖异生，所以具有降糖活性。本病几乎完全局限于牙买加，在那里西非荔枝果是穷人的主食。成熟的果实西非荔枝果不再包含这种毒素。苍术苷通过阻止腺嘌呤核苷酸（如 ATP）跨线粒体膜的转运，抑制线粒体的氧化磷酸化。苍术苷是从苍术属植物得来的全氢化非糖苷。这种植物生长在地中海盆地，这个“蓟”摄入与低血糖和类似牙买加呕吐病综合征相关。抗惊厥药物丙戊酸钠相关副作用包括瑞氏样综合征、低血清肉碱水平和空腹低血糖，主要发生在婴幼儿。所有这些情况下，低血糖均无酮尿。

### 急性酒精中毒

肝脏代谢以酒精作为优选的燃料，乙醇的氧化过程中产生的还原当量改变了 NADH：NAD 比，这种比例对糖异生的某些步骤是必不可少的。因此，如果糖原储备由于饥饿或糖原代谢原先存在异常而耗尽，糖异生受损和低血糖可能会接踵而至。幼儿在禁食一段时间后，即使食用少量酒精就可能诱发这些症状。低血糖患儿对静脉注射葡萄糖反应敏感，一个最初呈现昏迷或惊厥的孩子，在采取血液样本确定葡萄糖浓度后都应考虑静脉注射葡萄糖。如果之前有一个成人晚会，也必须考虑孩子摄入酒精饮料的可能性。详细的病史可以确立诊断，并可能避免不必要的、昂贵的住院检查和治疗。

### 水杨酸盐中毒（见第 58 章）

水杨酸盐中毒儿童可发生高血糖和低血糖。水杨酸可引起胰岛素分泌增强导致葡萄糖利用加速，还可能干扰糖异生，导致低血糖。婴幼儿比大孩子更容易受到影响。低血糖事件时，输注葡萄糖和监测血糖水平应成为儿童水杨酸盐中毒治疗方法的一部分。可发生酮症。

### 磷酸烯醇式丙酮酸羧激酶缺乏症

这个糖异生限速酶缺乏症与出生后严重的空腹低血糖相关，发病时间变异较大。可在出生 24h 内发生在低血糖，已有体内证据表明从丙氨酸糖异生有缺陷。该病表现为肝、肾和心肌脂肪浸润，并可出现视神经和视皮层萎缩。低血糖可能非常严重。血浆乳酸和丙酮酸水平一直正常，但可能存在轻度代谢性酸中毒。各器官的脂肪浸润是由于参与脂肪酸合成的乙酰辅酶 A 合成增加引起。这种罕见病的诊断只能通过在肝活检组织中进行适当的酶测定。因为糖原的合成与分解都完好无损，频繁喂食富含碳水化合物避免空腹会有所帮助。

## ■ 丙酮酸羧化酶缺乏症

见第 81 章。

### 其他酶缺陷

#### 半乳糖（半乳糖 -1- 磷酸尿苷酰转移酶缺乏症）

见第 81 章。

#### 果糖不耐受（果糖 -1- 磷酸醛缩酶缺乏症）（见第 81 章）

急性低血糖是由于果糖 -1- 磷酸分别通过磷酸化酶系统抑制糖原分解，及在果糖 -1,6- 二磷酸醛缩酶的水平抑制糖异生。患者通常自发地学会从他们的饮食去除果糖。

### 葡萄糖转运体缺陷

#### GLUT- 1 缺乏症

两个有癫痫婴儿尽管血浆葡萄糖正常，但发现脑脊液（CSF）的葡萄糖浓度很低。脑脊液乳酸浓度也低，这表明糖酵解降低，而不是细菌感染，因为细菌感染时脑脊液中葡萄糖浓度降低的同时乳酸浓度升高。红细胞葡萄糖转运蛋白有缺陷表明在脑中的葡萄糖转运缺陷导致了这些临床症状。生酮饮食通过提供大脑燃料的替代来源，绕过有缺陷的葡萄糖转运，减轻癫痫发作的严重程度。

#### GLUT- 2 缺乏症

已有肝大、半乳糖不耐症和肾小管功能障碍（范可尼 - 比克尔综合征）患儿童被证明有细胞膜的 GLUT- 2 葡萄糖转运蛋白缺乏。除了肝脏和肾小管外，GLUT-2 也在胰腺 β 细胞表达。因此，临床表现反映肝葡萄糖释放受损和肾小管重吸收葡萄糖缺陷，磷酸盐尿和氨基酸尿。

### 全身性疾患

几个全身性疾病都与婴儿和儿童低血糖有关。新生儿败血症通常与低血糖有关，可能是热量摄入减少与糖异生受损的结果。类似的机制可能适用于严重营养不良的婴儿或严重吸收不良儿童中发现的低血糖。中央血细胞比容 >65% 的高黏滞血症，至少与 10%~15% 受累婴儿的低血糖有关。恶性疟与高胰岛素血症和低血糖有关。心脏和肾衰竭也与低血糖有关，但机制不清楚。

## ■ 诊断及鉴别诊断

表 86-8 和图 86-5 列出了儿童低血糖相关常见疾病的生化和临床发现。详细病史对每一可疑或已确诊的低血糖病例都很重要（表 86-7）。具体的注意点包

括发病年龄、与进食或者热量缺乏的关系、既往有低血糖婴儿或不明原因的婴儿死亡的家族史。在生后第一周，多数婴儿有暂时新生儿低血糖状态，可以是早产 / 宫内生长受限的结果，或者由糖尿病母亲所生。如母亲没有糖尿病病史，却是巨大儿，并有“糖尿病母亲婴儿”多血症外观的特征，应该怀疑高胰岛素低血糖，可能是由于家族性（常染色体隐性遗传）或散发性 ATP 敏感性钾通道缺陷引起，低血糖时血浆胰岛素浓度 >5~10μU/mL 可证实这一诊断。肝大应怀疑酶缺乏，如果尿中存在非葡萄糖的还原性糖，最有可能的是半乳糖血症。男性小阴茎表明垂体功能减退，该病也与男女两性的黄疸有关。

新生儿期后持续或反复低血糖的原因可以通过仔细询问病史、体格检查和初步化验结果来分析。低血糖与食物摄入量的时间关系表明，如果症状出现在饭后 6h 或者以上提示糖异生中的某种缺陷。如果低血糖发生在饭后不久，最有可能是半乳糖或果糖不耐受；如果尿中存在还原物质，可迅速区分这些可能性。高胰岛素性低血糖需要考虑常染色体显性遗传形式，应对任何年龄的其他受累家庭成员测定葡萄糖、胰岛素和氨水平，并仔细询问病史。IGFBP- 1 检测可能是有用的，它在高胰岛素血症状态下是降低，而在其他形式的低血糖下升高。肝大表明糖原分解或糖异生中某种酶缺陷，如表 86-8 列出。疾病初期没有酮血症或酮尿强烈提示高胰岛素血症或脂肪酸氧化缺陷。除半乳糖和果糖不耐受外，低血糖的大多数其他原因在空腹低血糖时总伴有酮血症和酮尿症。在低血糖时，应抽取血清测定底物和激素，然后，在肌肉或静脉内注射胰高血糖素后复测，如表 86-7 列出。检查结果解释总结于表 86-8。在 18 个月和 5 岁之间的低血糖与酮尿症最可能是酮症性低血糖，尤其是无肝大时。酒精或水杨酸盐等有毒物质的摄入，通常可以迅速地通过病史排除。有意或无意的药物摄入和配发药物错误也应考虑。

当病史提示有低血糖但无急性期症状时，监护下禁食空腹 24~36h 通常可以激发低血糖，并解决高胰岛素血症或其他的诊断问题（表 86-8）。如果怀疑脂肪酸氧化缺陷，要禁止这样的空腹检查，应考虑其他方法如质谱串联质谱或分子诊断，或两者兼而有之。由于肾上腺皮质功能不全可能极似酮症性低血糖，低血糖时应测定血浆皮质醇水平，口腔或皮肤色素沉着增加可为 ACTH 活性升高（促黑激素）的原发性肾上腺功能不全提供线索。身材矮小或生长速率下降提示垂体功能不全，涉及生长激素和 ACTH。垂体 - 肾上腺皮质功能诊断测试是必要的，如生长激素、IGF - 1 和 IGFBP-1 的精氨酸 - 胰岛素刺激试验，皮质醇释放试验。

肝大和低血糖存在时，通常可以通过临床表现、高脂血症、酸中毒、高尿酸血症、进食和禁食状态对胰高血糖素的反应、对输注各种适当前体的反应（表 86-7、86-8）来推定酶缺陷的诊断。这些临床发现和检测方法总结在表 86-8。糖原贮积病的明确诊断可能需要一个开放的肝活检（见第 81 章）。偶有患者有糖原贮积病的全部症状，但检查酶活性却正常。这些明确诊断的检查需要特殊的技术只能在一些专门机构才有。

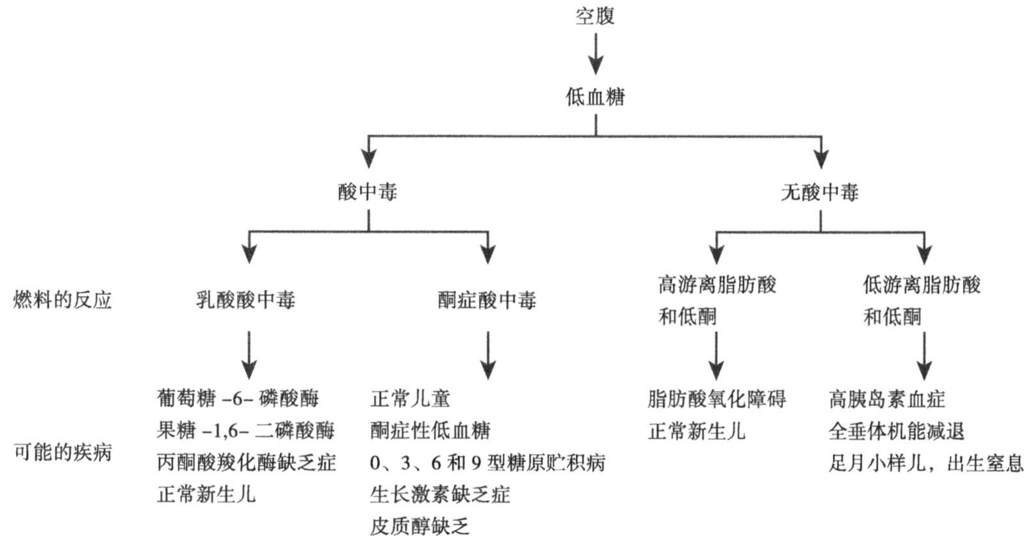


**图 86-5** 依据空腹燃料反应诊断低血糖的示意图。F1,6-Dispase：果糖 -1,6- 二磷酸酶；FFA：游离脂肪酸；G-6Pase：葡萄糖 -6- 磷酸酶；GH：生长激素；GSD：糖原贮积病；SGA：足月小样儿

摘自 Kliegman RM, Greenbaum LA, Lye PS. Practical strategies in pediatric diagnosis and therapy. ed 2. Philadelphia, 2004

## ■ 治　疗

预防新生儿低血糖及其对中枢神经系统发育产生的影响是重要的。与母体糖尿病无关的新生儿高胰岛素血症，可能需要大部或局灶性胰腺切除术，除非低血糖可容易地通过长期二氮嗪或生长抑素类似物控制。

急性症状性新生儿或婴儿低血糖治疗包括静脉注射 2mL/kg 的 D10 W，紧接着以 6~8 mg/（kg · min）的速度连续输注葡萄糖，调整速度以保持血糖水平在正常范围内的。如果低血糖抽搐发作，有些人推荐 4 mL/kg 的 D10 W 丸剂。

持续性新生儿或婴儿低血糖的处理包括提高静脉输注葡萄糖的速度，如果病情需要，可以达 10~15mg/kg/min 或以上。这可能需要一个中心静脉或脐静脉导管给予 15% ~25%的高渗葡萄糖溶液。如果高胰岛素血症存在，应该首先给二氮嗪，然后生长抑素类似物。如果低血糖对静脉注射葡萄糖加二氮嗪（最大剂量可达每天 20mL/kg）和生长抑素类似物反应迟钝，应考虑局部或近全胰切除术。

口服二氮嗪，每天 5~15 mg/kg 分两次口服，可逆转高胰岛素血症性低血糖，但也可能产生多毛症、水肿、恶心、高尿酸血症、电解质紊乱、骨龄提前和 IgG 抗体不足，极少数情况下，长期使用还会引起低血压。长效生长抑素类似物（奥曲肽，以前的 SMS 201-995）有时能有效地控制非基因突变 KATP 通道和胰岛细胞腺瘤导致的胰岛细胞异常引起的高胰岛素性低血糖。新生儿和小婴儿每 6~12h 皮下注射奥曲肽 20~50 μg。潜在但不常见的并发症包括由于抑制生长激素释放导致的生长不良、注射部位疼痛、呕吐、腹泻和肝功能障碍（肝炎和胆石症）。奥曲肽通常作为一个缓解症状的药物，在 KATP 通道异常次全胰切除术之前各个时期使用。他尤其对胰腺次全切除后仍难治性低血糖有效。由于存在手术风险、永久性糖尿病和胰腺外分泌功能不全的风险，全胰切除术不是最佳的治疗。如果低血糖是可控的，提倡持续长时间的药物治疗，无需胰腺切除，因为有些孩子的高胰岛素低血糖的自发恢复。应该权衡低血糖引起的中枢神经系统损伤的风险和药物的毒性的利弊。

## ■ 预　后

无症状新生儿短暂的低血糖预后良好。经过适当治疗的婴儿低血糖复发率为 10% ~15%。如果静脉输液外渗或在不能耐受口服药物之前过快停止静脉输液，复发更加常见。有迟发的酮症性低血糖患儿，其新生儿低血糖的发生率增加。应该尽量保护正常的智能，因为长期、反复发作、严重低血糖与神经系统后遗症有关。有症状的婴儿低血糖，特别是低出生体重儿，患有持续性高胰岛素性低血糖，以及糖尿病控制不佳母亲的严重低血糖的婴儿，对以后智能发育比无症状婴儿预后较差。

## 参考书目

参考书目请参见光盘。

（吴小慧　译，邹朝春　审）

# 第 12 部分　胎儿与新生儿

## 第 87 章

## 发病率和死亡率

Waldemar A. Carlo

胎儿和新生儿在出生前后一段时期内死亡的风险最高。围生期一般定义为从妊娠 28 周到出生后第 7 天。新生儿期定义为生后 28d 以内，可进一步分为极早期：出生至生后 24h；早期：出生至生后 7d；晚期：生后 7~28d。婴儿期的定义是生后 1 年内。

补充内容请参见光盘。

（刘茜　译，马晓路　审）

## 第 88 章

## 新生儿（见第 7 章）

Waldemar A. Carlo

新生儿期是婴儿一个很脆弱的时期，在这一时期中，他们要完成宫外生存所需的许多生理调整。新生儿较高的发病率和死亡率证实了这一时期生命的脆弱；在美国所有死于出生后第 1 年的婴儿中 2/3 死于新生儿期。出生后第 1 年的年死亡率比 70 岁以前其他任何时间段的死亡率都要高。

婴儿从宫内环境转变到宫外生活需要许多生化和生理上的改变。新生儿许多特有的问题都与窒息、早产、致命的先天性畸形或分娩的不良影响等所致的宫外适应不良有关。

### 88.1　新生儿的病史

Waldemar A. Carlo

围生期病史应包括以下几方面。

· 统计学和社会学数据：社会经济状况、年龄、种族。

· 母亲和家族的既往病史（包括新生儿的同胞哥哥或姐姐）：心肺疾病、感染性疾病、遗传病、贫血、黄疸、糖尿病等。

· 母亲既往生产中的问题：死胎、早产、血型致敏。

· 本次妊娠的情况：早产发动、胎儿评估、阴道出血、服用的药物、急性疾病、胎膜破裂的时间。

· 临产情况（产程、胎先露、胎儿窘迫、发热）及分娩情况（剖宫产、麻醉或镇静药、产钳的使用、Apgar 评分、是否需要复苏）。

### 88.2　新生儿的体格检查

Waldemar A. Carlo

正常新生儿的许多体格和行为特征在第 9 章和第 584 章描述。

新生儿出生后要尽快进行最初的体格检查。婴儿出生后应监测体温、脉搏、呼吸频率、肤色、呼吸类型、肌张力、反应性、意识水平，一直到生命体征稳定为止。对于高危儿的检查应该在产房进行，重点放在先天畸形、成熟度和生长状况的检查，以及一些可能干扰出生后宫外生活适应的病理生理学问题。3%~5% 的婴儿可能存在不同程度的先天畸形。新生儿在产房里度过平稳期后，应在 24h 内对新生儿进行第 2 次更为仔细的体格检查。如果婴儿的住院时间超过 48h，在离院前 24h 内还要做一次出院检查。健康的婴儿进行检查时母亲应该在场；即使是很小的看似不重要的解剖学变异也可能让父母感到担忧，应当对其做出解释。解释必须要仔细且有技巧，使婴儿家庭不会过分惊慌。没有做最后检查的婴儿不能够出院，因为某些身体异常，尤其是心脏杂音，在新生儿刚出生时不一定表现，出院前检查有可能发现一些新的获得性疾病的证据。脉搏（正常 120~160/min）、呼吸（正常 30~60/min）、体温、体重、身长、头围及其他看到的或可以触及的结构异常都需要进行评估。如果新生儿看起来不舒服或有心脏杂音时则必须要测量血压。一些临床医生使用脉搏血氧仪来筛查严重的动脉导管依赖型先天性心脏病。

对新生儿进行检查时必须耐心、轻柔，检查步骤可以灵活机动。如果开始检查时婴儿比较安静和放松，应先进行腹部触诊和心脏听诊，而后进行其他可能引起婴儿烦躁哭闹的操作。

## ■ 外 观

在正常睡眠状态下，婴儿可没有身体活动，在疾病或药物的作用下其身体活动也可以减少。婴儿在呼吸困难时为了保存能量常四肢一动不动地躺着，而在剧烈哭吵时常伴随手臂和腿部的活动。应特别注意新生儿的主动和被动肌张力及任何异常的姿势。大的震颤样运动伴随踝部或下颌肌肉阵挛在新生儿期比其他年龄儿童常见，但临床意义较少。这些动作较多出现于婴儿活动时，而惊厥性抽动常出现在安静状态。水肿可能造成营养良好的表象。指压后皮肤不一定出现凹陷，但指趾皮肤缺乏正常的细纹。眼睑水肿通常是由于硝酸银滴眼液刺激引起的。全身性水肿可发生于早产儿，继发于严重新生儿溶血症的低蛋白血症，非免疫性水肿胎儿，先天性肾病，Hurler 综合征及其他不明原因疾病的胎儿。局部水肿提示有先天性淋巴系统畸形；当水肿局限于女婴一个或多个肢体时，这可能是特纳综合征的最初体征（见第 76 章和第 580 章）。

## ■ 皮 肤

由于血管收缩不稳定和末梢循环血流缓慢，婴儿哭吵时皮肤颜色可成深红色或发绀，剧烈哭吵时由于声门关闭，发绀会显著加重，寒冷时手脚可呈良性发绀（手足发绀）。皮肤花斑是全身循环不稳定的另一表现，可在严重疾病时出现或与暂时性皮肤温度波动有关。婴儿从前额到耻骨的躯体可呈现一种特别的半苍白半发红的情况，称之为花斑蛇颜色变化，这是一种暂时性的良性情况。严重发绀在循环衰竭或贫血时可被苍白所掩盖；此外，小儿出生后头几天血红蛋白含量相对较高，加之皮肤较薄，在氧分压较高的情况下比年长儿更易出现皮肤发绀的表现。通过指压后看皮肤颜色是否由紫变白可鉴别局部发绀与瘀斑。用同样手法也有助于发现黄疸。苍白可反映窒息、贫血、休克或水肿。早期识别贫血可诊断新生儿溶血症、肝脾包膜下血肿、硬膜下出血及胎 - 母输血或双胎输血症。没有贫血的过期产儿与足月儿或早产儿相比，皮肤更白且更厚。多血症的红润皮肤外观可见于红细胞增多症。

眼睑和颈部的胎痣，以及常见的暂时性斑状毛细血管瘤将在第 637 章中介绍。海绵状血管瘤是一种深蓝色的包块，如果包块较大，就可能聚集血小板造成弥散性血管内凝血或干扰局部器官的功能。难产后，先露部位（多见于头面部）可见到散在的瘀点。超过 50% 的黑人、美国土著和亚裔婴儿的臀部、背部或身体其他部位可见到蓝灰色界限分明的色素沉着区，这种色素区称为蒙古斑，也偶见于白人婴儿，在第 1 年内趋于消失。如果在出生前或出生时羊水被胎粪污染，则胎脂、皮肤，特别是脐带可被污染而呈棕黄色。

早产儿皮肤薄，娇嫩脆弱，呈深红色；极不成熟早产儿的皮肤甚至呈胶冻状。细软不成熟的毛发（毳毛）常常覆盖未成熟儿的头皮、眉毛和面部。足月儿的毳毛通常消失或被毫毛取代。如果小儿脊柱的腰骶部有毛发丛则提示有潜在的畸形，如隐性脊柱裂、窦道或肿瘤。极不成熟早产儿的指甲发育不成熟。但过期产儿的指甲可以超出指尖，过期产儿的皮肤可蜕皮呈羊皮纸样（图 88–1），如果程度严重则提示有先天性鱼鳞病（见第 650 章）。

许多新生儿出生后 1~3d 在红斑的基础上会长出小的白色的丘疹。这种良性皮疹称为“毒性红斑”，可以持续一周，其中含有嗜酸性粒细胞，通常分布于面部、躯干和四肢（见第 639 章）。“脓疱性黑病变”是一种多见于黑人新生儿的良性皮损，它含嗜中性粒细胞，并在新生儿出生时有水疱、脓疱疹的暴发生长，常分布于颊、颈、背、四肢、手掌和足底周围，可持续 2~3d。这

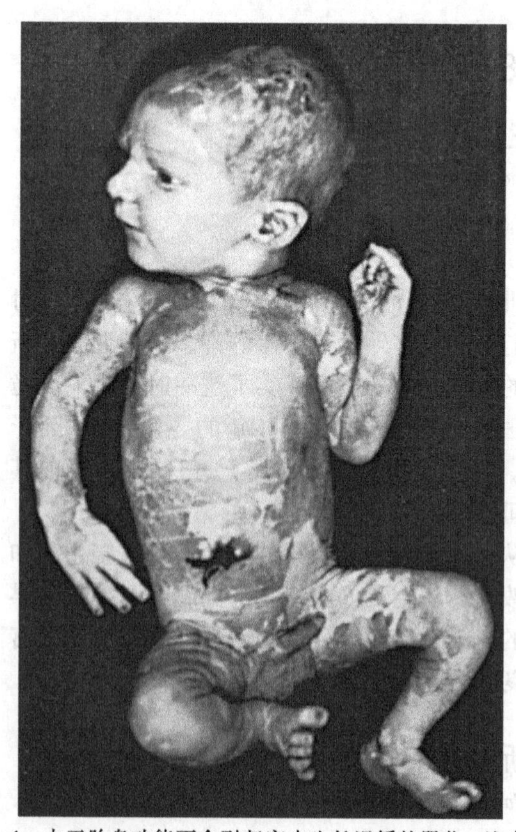

图 88–1 由于胎盘功能不全引起宫内生长迟缓的婴儿。注意其瘦长的外观、脱屑、羊皮纸样干燥的皮肤、警觉的表情、皮肤胎粪污染和长指甲

摘自 Clifford S. Advances in pediatrics, Chicago:Year Book ,1962, vol 9

两种皮损都需要与比较危险的疱疹相鉴别，如单纯疱疹（见第 244 章）和皮肤的葡萄球菌感染（见 174.1）。

羊膜带可能会损坏皮肤、四肢（断肢、环形压迫、并指畸形）、面部（裂开）、躯干（胸、腹壁缺损），其形成机制尚不清楚，可能与羊膜破裂或伴随纤维带形成的血管损伤有关。皮肤过于脆弱和关节过度伸展提示患有埃勒斯－当洛斯综合征、马方综合征、先天挛缩性蜘蛛指（趾）或其他胶原合成病。

## 颅　骨

所有婴儿病史中都应该记录其头围。颅骨可以发生塑形，尤其当婴儿是第一胎，胎头在产道挤压较长的时间后，顶骨易与枕骨和额骨重叠；剖宫产和臀位产婴儿头部特征呈圆形。颅缝和前后囟的大小及张力都应通过触诊详细记录。颅缝过早闭合（颅骨骨性结合）可以通过在颅缝上摸到一个坚硬的不能活动的嵴及颅骨形状异常来加以识别。新生儿出生时囟门大小存在着很大差异；如果出生时前囟小，通常在出生后头几个月有增大的趋势。如果前后囟持续过大（正常前囟大小为 20mm ± 10mm），可能与一些疾病有关（表 88–1）。持续性的小囟门提示有小头畸形、颅缝早闭、先天性甲状腺功能亢进、缝间骨；出现第 3 囟门提示唐氏综合征，但在早产儿可见第 3 囟门。软化区（颅骨软化）偶可见于顶骨接近矢状缝的顶部；在早产儿和宫内受到压迫的婴儿中较为常见。虽然这种改变通常没有病理意义，但持续存在时应当探查可能存在的病理原因。如果软化区出现在枕骨，则提示有不规则的颅骨钙化和缝间骨的形成，可能伴有成骨不全、锁骨－颅骨骨化不良、颅骨陷窝症、克汀病和偶发的唐氏综合征等疾病。对异常颅骨进行暗室透光试验，并结合超声或 CT 检查可排除积水性无脑畸形和脑积水（见第 585 章）。头过大（巨脑）提示脑积水、贮积病、软骨发育不良、脑性巨人症、神经皮肤综合征、先天性代谢缺陷，也可能是家族性的大头围。早产儿由于大脑发育比其他器官快，所以颅骨较大，看起来跟脑积水相似。颅骨凹陷（切迹、骨折、乒乓球畸形）通常开始于产前，是由于受到骨盆骨性突起的长期局部压迫所致。头皮萎缩或不长毛发提示有先天性皮肤发育不全，该病可散发，也可为常染色体显性遗传或与 13 三体综合征、4 号染色体缺失、Johanson–Blizzard 综合征有关。斜头畸形可由于宫内胎位压迫颅骨造成，表现为头面部不对称，两耳位置不在同一水平线上，通常与斜颈和顶先露的位置有关。任何重要的、持续存在的颅骨形状或大小的异常都需要通过头颅 CT 来进行评估。

**表 88–1　与前囟增大有关的疾病**

| |
|---|
| 软骨发育不良 |
| 阿佩尔综合征 |
| 无甲状腺的甲状腺功能低下 |
| 锁骨颅骨发育不良 |
| 先天性风疹综合征 |
| 哈勒曼－斯特雷夫综合征 |
| 脑积水 |
| 低磷酸酶血症 |
| 宫内生长迟缓 |
| Kenny 综合征 |
| 成骨不全 |
| 早产 |
| 致密性骨发育不全 |
| 拉塞尔－西尔弗综合征 |
| 13，18，21 三体综合征 |
| 维生素 D 缺乏性佝偻病 |

## 面　部

面部的大体外观应注意相关的畸形特征，例如：内眦赘皮、眼距过宽或过窄、小眼裂、面部不对称、长人中、低位耳，这些体征常与先天性综合征有关。面部不对称可能是第Ⅶ脑神经麻痹、口角降肌发育不良或胎儿体位异常的后果（见第 102 章）；当胎儿在宫内下颌靠着肩膀或肢体时，下颌骨可明显偏离中线。对称性的面部瘫痪提示第Ⅶ神经核的缺失或发育不良（Möbius 综合征）。

## 眼

如果抱起婴儿并轻轻地使其前倾、后倾，婴儿的眼睛常自动睁开，这是前庭反射和颈反射的结果。这种操作在检查眼睛时比强行分开眼睑更有效。结膜和视网膜出血通常是良性的，视网膜出血多见于头吸助产（75%），较少见于剖宫产（7%），约 85% 的婴儿会在出生后 2 周消退，所有婴儿在 4 周时均应消退。胎龄 28~30 周以后可出现瞳孔反射。虹膜应该检查有无缺损和异常色素。足月儿角膜直径大于 1cm（有畏光和流泪）提示有先天性青光眼，需要立即请眼科会诊。双侧眼睛均有红光反射提示没有白内障和眼内病变（见第 611、619~625 章）。白瞳症（白色瞳孔反射）提示有白内障、肿瘤、脉络膜视网膜炎、早产儿视网膜病，或持续性原发性玻璃体增生，应立即请眼科会诊。

## ■ 耳

耳郭畸形比较少见。单侧或双侧的耳前皮肤赘生物较常见；如果赘生物有蒂，可在根部紧紧扎住使其坏疽后脱落。新生儿的外耳道较短且直，用耳镜很容易观察到鼓膜，正常呈暗灰色。

## ■ 鼻

鼻子可由于黏液积聚在狭窄的鼻孔内有轻度阻塞。鼻孔应该对称、通畅。鼻软骨从犁骨沟处脱位可造成鼻孔的不对称。继发于单侧或双侧后鼻孔闭锁的解剖性鼻腔阻塞会导致呼吸窘迫的发生。

## ■ 口 腔

正常婴儿口腔很少有早熟齿、出生齿（出生时就有）或新生齿（出生后长出）位于下切牙部位或无固定位置；这些牙齿常在乳牙萌出前脱落（见 299 章）。此外，这样的牙齿可以出现在Ellis-van Creveld综合征、哈勒曼－斯特雷夫综合征或其他综合征中，通常不主张拔除。未成熟儿萌发牙齿更为罕见。软腭和硬腭应该充分检查并触诊以查看有无完全性腭裂或黏膜下腭裂，以及外形上是否有腭弓过高或悬雍垂分叉。在硬腭两边都可能暂时积聚一些上皮细胞，称为爱泼斯坦小结，牙龈上也可见到类似外观的小囊泡。两者通常在出生后数周内自行消失。在扁桃腺陷窝前面可看到成簇的小的白色或黄色滤泡或溃疡位于红斑上，常见于出生后 2~3d，2~4d 后未经治疗可自行消退，原因不明。

新生儿没有主动的唾液分泌。舌相对较大，系带可能较短，但很少因为舌系带短而需要手术的。如果因为舌系带过短而导致喂养（母乳或奶瓶）困难，则可行系带切除术。舌下黏膜偶尔可形成突起的皱褶。脂肪堆积形成的吸吮垫可使两颊和外观显得饱满。这些吸吮垫和上唇结节（吸吮胼胝）在断奶后即可消失。玻璃弹珠大小的颊部团块通常是由于良性特发性脂肪坏死引起的。

新生儿咽部视诊困难是由于腭弓低引起的，但仍应该仔细检查，因为后部腭裂或悬雍垂裂很容易被漏诊。新生儿的扁桃体很小。

## ■ 颈 部

颈部相对较短。异常并不多见，可包括甲状腺肿大、囊性水瘤、鳃裂、畸胎瘤、血管瘤和胸锁乳突肌损伤，是由于外伤或宫内固定体位造成的血肿或纤维化引起的。先天性斜颈使头偏向该损伤推测可能受累侧而面部朝向健侧。如果不治疗就可能发展成斜头、面部不对称和半边发育不良（见第 672.1）。女婴颈部有多余皮肤或蹼颈提示宫内淋巴水肿或特纳综合征（见第 76 章和 580 章）。两侧锁骨应进行触诊以排除骨折。

## ■ 胸 部

乳房肥大较为常见，可有泌乳（但不可挤压）。乳房不对称、有红斑、硬结和触痛提示有乳腺炎或乳房脓肿。应留意有无多余的乳头、乳头内陷，如果乳距增宽伴盾形胸廓提示特纳综合征。

## ■ 肺

通过观察呼吸可以掌握很多情况。呼吸频率和节律的变化是特征性的，可随婴儿的身体活动、清醒状态或哭闹而波动。因为呼吸波动很快，所以应在安静状态计算，最好是睡眠时数呼吸频率，并且应计数 1min。在这样的条件下，正常足月儿通常的呼吸频率是 30~40/min；早产儿呼吸频率更快，波动更大。在规律呼吸期间呼吸频率持续超过 60/min 通常提示肺、心或代谢性疾病（酸中毒）。早产儿呼吸可以呈潮式节律，称为周期性呼吸或完全不规则呼吸。不规则的喘息样呼吸有时伴有口和下颏的痉挛样运动，高度提示呼吸中枢有严重损害。

新生儿呼吸几乎完全依靠膈肌，因此吸气时胸廓前面柔软部分往往向内凹陷，而腹部向外凸起。如果婴儿安静、放松、皮肤颜色良好，这种“矛盾运动”并不一定表示有通气不足。另一方面，呼吸费力伴吸气性凹陷是呼吸窘迫综合征、肺炎、发育畸形或肺机械性损伤的重要证据。呼气时伴有微弱的持续性或间歇性的哼哼、细微的哭声或呼气性呻吟，提示可能有严重的心肺疾病或败血症，应立即引起重视。非病理性的呻吟可在出生后 30~60min 内消失。鼻翼扇动，肋间肌和胸骨凹陷是肺部病变的常见体征。

正常的呼吸音应该是支气管肺泡呼吸音。如果出现呼吸音减弱、啰音或叩诊浊音应怀疑存在肺部病变，并进行胸部 X 线检查。

## ■ 心 脏

由于正常新生儿胸廓大小和形状存在个体差异，这使得对新生儿心脏大小的估计有一定的困难。心脏的位置应确定，以明确有无右位心。一过性心脏杂音通常表示动脉导管已趋于闭合。尽管先天性心脏病最初并不一定会有杂音，但是在常规体格检查中发现持续性心脏杂音的婴儿有相当部分存在先天性心脏畸形。当可能存在严重的心脏问题时，超声心动图检查对心脏评估是必需的。血氧饱和度测定可以用来筛查严重的先天性心脏病，出生 24h 的血氧饱和度 <96%，可以作为筛查的临界值。

新生儿脉搏的正常变化可以从放松睡眠时的 90/min 到活动时的 174/min。要确诊心率更快的室上性心动过速（>220/min），心电监护或心电图比听诊更准确。早产儿安静时心率通常在 140~150/min，并可能会突然有窦性心动过缓发作。给婴儿进行出入院体检的时候都要触诊婴儿上下肢的脉搏以发现有无主动脉缩窄。

血压测量对于患病婴儿是一种很有价值的诊断方法（见第 419 章）。最容易最准确的非侵入性测量方法是示波法。用脐动脉插管可进行连续或间歇的直接测压，它适用于特殊情况下在对患儿进行重症监护（图 88–2）。

## 腹　部

肝脏通常可以触到，有时可达肋缘下 2cm。少数情况下脾尖也可触及。深部触诊通常能够确定每个肾脏大概的大小和位置。一生中其他任何时期胃肠道内气体量的变化都不如新生儿期明显，在正常情况下胃肠道内气体也没有新生儿期这么多。一般在出生后 24h 的 X 线片上可以看到直肠充气。新生儿的腹壁通常较薄弱（尤其是早产儿），常有腹直肌分离和脐疝，特别多见于黑人婴儿。

发现异常包块应立即行超声检查。大多数新生儿腹部包块都是由于肾脏病变引起的。腹部囊性包块包括肾盂积水、多囊性肾发育不良、肾上腺出血、子宫阴道积水、肠重复畸形和胆总管、卵巢、网膜、胰腺囊肿。实性包块包括神经母细胞瘤、先天性中胚层肾瘤、肝母细胞瘤和畸胎瘤。腰侧的实性包块可能由肾静脉栓塞引起，其临床表现为血尿、高血压、血小板减少症。婴儿肾静脉栓塞与红细胞增多症、脱水、母亲糖尿病、窒息、败血症或高凝状态，如抗凝血酶Ⅲ或 C 蛋白缺乏有关。

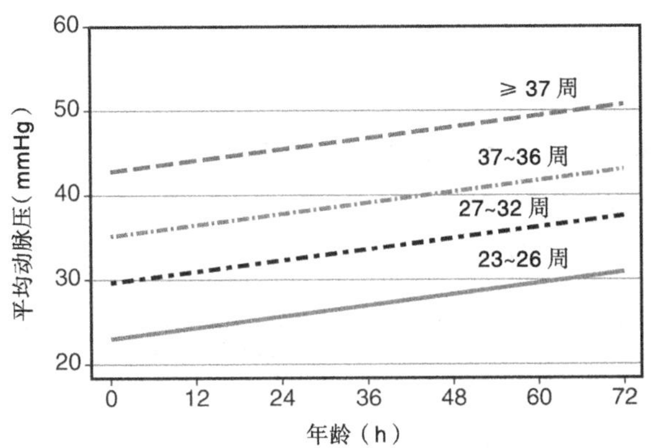


**图 88–2**　从新生儿重症监护室选取 103 例胎龄在 23~43 周的新生儿，进行持续动脉血压监测得出的平均血压列线图。这张图显示了不同胎龄的新生儿在出生后 72h 内平均血压的预测值。每一条线代表每个胎龄组平均血压的 80%CI 的低限；预计每个胎龄组中有 90% 的婴儿平均血压值等于或高于相应曲线所指示的数值，即 CI 的低限

摘自 Nuntnarumit P，Yang W，Bada-Ellzey SB. Blood pressure measurements in the newborn. Clin Perinatol ,1999,26:981-996

出生时或出生后不久发现腹胀提示胃肠道梗阻或穿孔，常常由胎粪性肠梗阻引起；后期腹胀提示有低位肠梗阻、败血症或腹膜炎。新生儿舟状腹提示膈疝。腹壁缺损发生于脐部引起脐膨出（见第 99 章），发生于中线两侧则形成腹裂。脐膨出常伴有其他畸形及综合征，如 Backwith -Wiededmann 综合征、联体双胎、18 三体综合征、脑脊膜膨出、肛门闭锁。脐炎是脐部周围组织的急性局部发炎，它可以延伸到腹壁、腹膜、脐静脉、门静脉或肝脏，后期可能产生门静脉高压。脐带中包含 2 条脐动脉和 1 条脐静脉，仅有 1 条脐动脉的婴儿肾脏畸形的发生率增加。

## 生殖器

正常新生儿无论男女，由于胎盘从母体获得的母体激素的作用，可引起乳房增大及乳腺分泌，女性生殖器增大，常有大量的非脓性分泌物。这些暂时性的表现需要观察，但无须干预。

无孔处女膜可引起阴道子宫积水和下腹部肿块。正常新生儿的阴囊相对较大；臀位产时的外伤或暂时性的阴囊积液可致阴囊增大，可通过触诊和透照试验与疝进行鉴别。睾丸应在阴囊内或在腹股沟触及。黑人男婴在身体其他部位皮肤呈现永久性的黑色以前，阴囊通常已有黑色素沉着。

新生儿包皮常较紧，有粘连。严重的尿道下裂或上裂应怀疑存在染色体异常（见第 76 章）。若婴儿实际上是有阴蒂增大表现的男性化女婴，应怀疑先天性肾上腺性腺综合征（见第 570 章）。阴茎勃起较常见，没有实际意义。新生儿在出生时或出生后不久即可排尿；出生后一段时间内没有排尿也可为正常现象。大多数新生儿在出生后 12h 即可排尿，大约 95% 的早产儿和足月儿出生后 24h 内排尿。

## 肛　门

通常在出生后 12h 内排出胎粪；99% 的足月儿和 95% 的早产儿在出生后 48h 内排胎粪。肛门闭锁有时并不明显，需要轻轻地插入小指或肛管来证实，X 线检查也是必需的。即使有胎粪排出也不能排除肛门闭

锁，因为可能存在直肠－阴道瘘。正常新生儿如果骶尾部正中有陷窝和不规则的皮肤皱褶，需鉴别是否存在神经皮肤窦道。

## ■ 四 肢

检查四肢时应注意胎儿体位的影响(见第664章)，并向母亲解释这些现象发生的原因并且说明这通常是暂时性的，在臀位产时这样的解释尤其必要。与分娩有关的骨折和神经损伤可以通过自然状态或刺激后的肢体活动情况来观察。应该检查手、足，明确有无多指（趾）、并指（趾）、异常皮纹如猿纹等。

所有婴儿的髋部应该用特殊的方法检查以排除先天性髋关节脱位（见第670.1）。

## ■ 神经学检查（见第 7、584 章）

神经肌肉疾病导致的胎动受限是这一类疾病的特殊表现。宫内严重的姿势变形和挛缩可以造成关节弯曲。胎儿神经肌肉疾病的其他表现包括臀位产、羊水过多、出生时不能呼吸、肺发育不良、髋关节脱位、睾丸未降、细肋骨和畸形足。许多先天性疾病表现为肌张力减低、肌张力增高或惊厥。

## 参考书目

参考书目请参见光盘。

# 88.3 产房的护理常规

*Waldemar A. Carlo*

低危婴儿出生后应立即采取头低位以便通过重力作用清除口腔、咽和鼻腔中的液体、黏液、血和羊水碎屑；用纱布擦干净口腔，如果口腔和鼻孔内有较多液体时可用洗耳球或柔软的导管轻柔地吸引干净。大多数情况良好的健康婴儿应直接交给母亲，让母婴立即在一起并让母亲进行护理。如果考虑有呼吸窘迫，则应该将婴儿安置在辐射台上。

Apgar 评分是出生后立即系统评估新生儿状况的一种实用方法（表 88-2）。评分较低可能是由于胎儿窘迫引起，但也有可能是因为其他因素，包括早产和产前母亲用药的影响（表 88-3）。Apgar 评分的设计并不是用来预测神经发育的预后。事实上，很多评分正常的患儿将来发生脑瘫，而有些 5min Apgar 评分 0~3 分的婴儿脑瘫的发生率却并不高（但比 Apgar 评分 7~10 的婴儿高）。Apgar 评分和脐动脉血 pH 两者都可预测新生儿的死亡。5min Apgar 评分为 0~3 分的较少见，但与脐动脉血 pH ≤ 7.0 相比，它能更好地预测新生儿死亡（无论是足月儿还是早产儿）；不论足月儿还是早产儿，这两种情况同时存在时新生儿死亡的相对危险度增加（表 88-4）。出生时没有呼吸的婴儿应立即进行复苏和严密的观察（见第 94 章）。

**表 88-2 新生儿 Apgar 评分 ***

| 体征 | 0 | 1 | 2 |
|---|---|---|---|
| 心率 | 无 | < 100 | > 100 |
| 呼吸 | 无 | 慢，不规则 | 好，哭声响 |
| 肌张力 | 松软 | 四肢屈曲 | 主动活动 |
| 对导管插鼻的反应（测试前先清理口咽部） | 无反应 | 皱眉 | 咳嗽或喷嚏 |
| 肤色 | 发绀，苍白 | 四肢发绀，躯干红润 | 全身红润 |

* 婴儿完全娩出后 60s(不管脐带和胎盘)就应评估以上 5 个客观体征，每项给 0，1，2 分。总分 10 分说明婴儿情况最好。评分 0~3 分的婴儿需要立即复苏

摘自 Apgar V. A proposal for a new method of evaluation of the newborn infant. Res Anesth Analg, 1953,32:260-267

**表 88-3 影响 Apgar 评分的因素 ***

| |
|---|
| **假阳性（胎儿没有酸中毒或缺氧；低 Apgar 评分）** |
| 早产 |
| 镇痛药、麻醉剂、镇静药 |
| 硫酸镁 |
| 急性脑外伤 |
| 急产 |
| 先天性肌病 |
| 先天性神经系统疾病 |
| 脊柱外伤 |
| 中枢神经系统异常 |
| 肺发育异常（膈疝） |
| 气道梗阻（后鼻孔闭锁） |
| 先天性肺炎和败血症 |
| 曾经胎儿窒息（已恢复） |
| 出血－低血容量 |
| **假阴性（有酸中毒；正常的 Apgar 评分）** |
| 母亲酸中毒 |
| 胎儿儿茶酚胺水平高 |
| 某些足月儿 |

* 无论何种病因，由于胎儿窒息、不成熟、中枢神经抑制或气道梗阻引起的低 Apgar 评分婴儿都需要立即复苏

## ■ 体温的维持

导致新生儿热量丢失和体温过低的高风险原因

有很多。新生儿体表面积相对于体重的比例大约是成人的 3 倍。机体产热的多少大部分与体重相关，而热量丢失则与皮肤表面积相关。低体重儿和早产儿皮下脂肪的保温层较薄。新生儿热量的丢失率大约是成人的 4 倍。在产房的常规条件下（20℃ ~25℃），婴儿刚出生的一段时间内体表温度以约 0.3℃ /min 的速度下降，而深部体温的下降速度大约为 0.1℃ /min；这样的体温下降速度一般会导致深部体温累计丢失 2℃ ~3℃（相当于热量丢失大约 200kcal/kg）。热量通过以下 4 种机制丢失：①热能与周围冷空气的对流；②通过接触婴儿皮肤的较冷的物体传导热量；③热量从婴儿向周围较冷的物体辐射；④皮肤和肺的蒸发散热。

足月儿出生后暴露在冷空气中，由于要努力代偿热量的丢失，可发生代谢性酸中毒、低氧血症、低血糖、肾排泄水份和溶质增多。在这些情况下，机体通过增加代谢率和氧耗及释放去甲肾上腺素来增加产热。去甲肾上腺素通过脂肪（尤其是棕色脂肪）氧化，可引起非寒战性产热。另外，肌肉活动也会增加。低血糖或缺氧的婴儿在寒冷环境中无法进一步增加氧耗，因此他们的中心温度会下降。许多经阴道分娩的新生儿可能会有轻度到中度的代谢性酸中毒，对此他们可通过过度通气予以代偿。而对于中枢神经系统抑制（窒息、药物等）的婴儿和那些在产房中受到寒冷刺激的婴儿，这种代偿反应就比较困难。因此，为了减少热量的丢失，需要将婴儿皮肤擦干，并用毯子包裹或放置在暖箱中。对于状况稳定的新生儿，与母亲皮肤与皮肤的接触是最佳的保温方法。由于对被包裹的或放置于暖箱内的婴儿进行复苏比较困难，因此在复苏时可以使用开放式辐射台进行保暖。

## 皮肤的消毒和脐带的护理

出生后立即仔细地把污血从皮肤上除去，可减少血源性致病因子感染的危险。当健康的婴儿体温稳定时，应该用温水或温和的非药性皂液清洁全身的皮肤和脐带，并用水冲洗以减少皮肤和脐周病原菌的定植，以及随之引起的感染并发症。为了避免热量的丢失，婴儿随后应被擦干并包裹在干净的毯子中。为了减少金黄色葡萄球菌和其他病原菌的定植，脐带应每天用杀菌或抗菌药物，如三联消毒剂或杆菌肽进行处理。与干燥护理（只在污染后用肥皂和水清洗）相比，三联消毒剂后接着每天两次的酒精擦拭（直到脐带脱落）能够减少细菌的定植、渗出和脐部的臭味。另外也可选用氯己定冲洗，在少数金黄色葡萄球菌流行的情况下可单独使用六氯酚液浸浴。外用软膏不应用于新生儿重症监护室内的早产儿，因其可能会增加细菌性败血症的风险。常规或反复的全身接触六氯酚可能有神经毒性，尤其低体重儿不应使用。婴儿室工作人员在护理每个婴儿前应常规用氯己定或含有碘附的消毒皂洗手。所有工作人员和进入婴儿室的参观者都必须严格洗手，第 1 遍冲洗 2min，第 2 遍冲洗 15~30s，并要求一直清洗到手肘部位。在护理每个婴儿前也要求同样的彻底冲洗。

**表 88-4　132 228 例足月新生儿（胎龄≥ 37 周）的死亡率与 5 分钟 Apgar 评分的关系 ***

| 5min Apgar 评分 | 活产数 | 新生儿死亡数（每 1000 例活产儿的死亡数） | 相对风险（95% CI） |
|---|---|---|---|
| 0~3 | 86 | 21（244） | 1460 (835~2555) |
| 4~6 | 561 | 5（9） | 53（20~140） |
| 7~10 | 131581 | 22（0.2） | 1 |

*5min Apgar 评分为 7~10 的婴儿作为参照组

摘自 Casey BM, Mclntire DD, Leveno KJ. The continuing value of the Apgar score for the assessment of newborn infants. N Engl J Med ,2001,344:467-471

## 其他措施

所有婴儿（包括剖宫产出生）都必须用 1% 的硝酸银滴眼液滴眼，用来保护眼睛以避免淋球菌的感染，也可选择使用 0.5% 红霉素和 1.0% 四环素眼药膏。在出生后最初的觉醒期为了让母亲能亲近婴儿可以暂时推迟这一操作，但一旦滴入药物后就不必再冲洗掉（见 185 章和第 218.3）。

尽管新生儿出血可以由维生素 K 缺乏以外的其他因素引起，但是仍推荐所有婴儿在出生后立即肌注 1mg 水溶性维生素 K 以预防新生儿出血性疾病（见 97.4 章）。较大剂量多次口服维生素 K 也可能有用，但效果尚未确定。母亲分娩过程中不推荐使用维生素 K，因其胎盘的药物转运率无法预计。

无论母亲是否携带乙肝病毒，体重大于 2kg 的婴儿出院前均应进行乙肝疫苗的预防接种。

新生儿筛查用于发现一些遗传、代谢、血液和内分泌疾病。美国的所有州都有新生儿筛查项目，但内容有所不同（见 78 章）。扩展范围后的新生儿筛查包括了大约 29 种疾病，预计能使患儿的发现率提高 32%。最常见的筛查疾病包括甲状腺功能减退（52/100 000 出生儿）、囊性纤维化（30/100 000）、血红蛋白病（26/100 000）、中链乙酰辅酶脱氢酶 A 缺乏（6/100 000）、半乳糖血症（5/100 000）、苯丙酮尿症（5/100 000）及肾上腺皮质增生症（5/100 000）。为了及时有效地识别和尽早治疗这些可治疗的疾病，新生儿筛查不仅需要高度精确的实验室检查还必须包括对测试结果异常的婴儿进行随访、教育、咨询及对家庭的心理支持；对新生儿进行迅速准确的诊断和治疗。

听力损伤是一种影响语言发育的严重疾病状态，严重听力损伤的发病率为2‰，总的发病率为5‰。因此提倡婴儿普查以确保早期发现听力损伤，并给予及时、适当的干预治疗。

当不存在高危因素时，常规的血液学和血糖检测并非必需的。所有婴儿都必须筛查高胆红素血症，测量血清和经皮胆红素的水平，并进行风险评估。

## 参考书目

参考书目请参见光盘。

## 88.4 婴儿室的护理

Waldemar A. Carlo

非高危婴儿可安置在常规的婴儿室，如果医院有母－婴同室的话，可以放在母亲房间内。

摇篮车最好是透明塑料材质以便于观察和护理，并应经常清洗。所有的专业护理应该在摇篮车内进行，包括体格检查、更换衣服、测量体温、清洗皮肤和其他操作。如果在别处进行这些操作，就会造成一个公共接触区域，为交叉感染提供了渠道。衣服和床上用品应尽量少，仅需要保证婴儿舒适的物品；婴儿室的温度应保持在22℃~26℃。婴儿可测量腋温，虽然测量体温的间隔时间取决于很多情况，但前2~3d不应少于每4h一次，以后可每8h测量一次。腋温在36.4℃~37.0℃属于正常范围。出生时测1次体重，之后每天测1次。健康的婴儿应取仰卧位，以减少猝死的危险。

胎脂在2~3d内会自行脱落，大部分胎脂会粘在衣物上，此时应该每天更换所有的衣物。进食前后和婴儿哭闹时应检查尿布；如果湿了或弄脏了应及时更换。会阴部应当用婴儿湿巾或温和的肥皂与温水擦拭。排胎粪或大便后应用消毒棉浸渍无菌水清洗臀部。不应把男性婴儿的包皮往上拉。包皮环切术是一个选择性的手术，能降低包茎、婴儿尿路感染、阴茎癌及一些性传播疾病的感染，包括HIV。父母应根据医院提供的建议决定是否行包皮环切术。

早期出院（<48h）或极早期出院（<24h）的婴儿会由于高胆红素血症、败血症、体重不增、脱水以及未发现的先天畸形等增加再入院的机会。早期出院的婴儿应要求有关人员进行仔细的家庭随访（由探访护士进行）或48h内到医院接受随访。美国儿科学会和美国妇产科学院已经提出了关于足月儿早期出院的附加标准（表88-5）。

## 参考书目

参考书目请参见光盘。

**表 88-5 正常新生儿室早期出院指南***

| |
|---|
| 产前、产时、产后均无异常 |
| 阴道分娩 |
| 38~42周的单胎：适于胎龄儿 |
| 正常的生命体征：呼吸<60/min；在开放式的婴儿床上，腋温为36.1℃~37℃ |
| 体格检查未发现需要继续住院治疗的异常 |
| 已排尿；至少排便1次 |
| 至少有两次成功的喂养 |
| 包皮环切术2h后，出血不多 |
| 生后24h内无黄疸；如有黄疸，相关的治疗和随访已就绪 |
| 表明父母具备在家抚育婴儿的知识、能力和自信的依据 |
| 　喂养 |
| 　脐带、皮肤、生殖器的护理 |
| 　常见疾病的识别（黄疸、喂养不佳、嗜睡、发热等） |
| 　婴儿的安全（车辆座椅、仰卧位的睡姿等） |
| 家庭和医生的支持（医生随访） |
| 完成下列实验室评估 |
| 　梅毒 |
| 　乙肝表面抗原和疫苗或预约疫苗接种 |
| 　Coombs试验和血型检测（根据临床需要） |
| 　必要的代谢性疾病筛查（例如：苯丙酮尿症、甲状腺、半乳糖血症、镰状红细胞增多症） |
| 　听力筛查 |
| 无社会因素风险 |
| 　物质滥用 |
| 　虐待儿童史 |
| 　家庭暴力 |
| 　心理疾病 |
| 　青少年母亲 |
| 　无家可归 |
| 　随访困难 |
| 确保拥有持续的优质护理来源 |

*48h内要符合以上所有标准是不太可能的

摘自 American Academy of Pediatrics, American College of Obstetricians and Gynecologists. Guidelines for perinatal care. 5 ed. American. Elk Grove Village: IL, 2002, Academy of Pediatrics

## 88.5 父母－婴儿的联系（也见第7章）

Waldemar A. Carlo

婴儿的正常发育部分取决于母婴间情感的交流，这些交流使母婴在生理上和心理上联系在一起。这种联系通过充满爱的家庭情感支持得以推动和强化。这个接触过程可能对有些母亲在新生儿期和以后的童年期对婴儿提供关爱是至关重要的。这种联系拥有巨大的力量使父母能够为日夜的照料、24h的喂养、哭闹时的哄逗等做出不寻常的牺牲。

在婴儿出生前，随着对生育的计划和妊娠的确定，父母－婴儿的联系已经开始。紧接着，从标志性的胎动开始，胎儿作为一个个体逐渐被接受。在分娩后及随后的数周内，母－婴间的各种感觉（视觉、听觉、嗅觉）和接触可以触发各种互惠、愉悦的相互影响，比如母亲用指尖触摸婴儿的四肢和面部，用手环抱和轻柔按摩婴儿的躯干。触摸婴儿的面颊可使婴儿反应性地转向母亲脸部和乳房，并用鼻子触碰或用嘴舔母亲的乳头，这是促进催乳素分泌的强有力的刺激。婴儿最初的安静清醒状态可给母－婴提供眼对眼接触的机会，这些接触对于激起许多父母对自己孩子的爱和拥有感显得尤为重要。婴儿哭闹会让母亲反应性地触摸婴儿，并用温柔、抚慰和高音调的语气对孩子说话。母－婴最初接触应在产房进行，出生后1h内也应当尽力创造母亲与婴儿的亲密接触和乳房喂养的机会。因早产、婴儿或母亲患病、出生缺陷或家庭情况而造成母婴不能及时建立正常的联系，可能会损害婴儿的发育和母亲的照看能力。医院应常规鼓励父母与婴儿的接触，开放式护理、母婴同室、由父母照料，以及以家庭为中心的护理方式能增加机会使父母与婴儿有更好的互动。

## 哺乳和母乳喂养

母乳和人工喂养的全面讨论见第41章。医院鼓励成功的母乳喂养的做法包括产前教育和鼓励、产后立即进行母婴接触吸吮乳头、母婴同室、按需喂养、将父亲纳入产前母乳喂养教育中，以及从有经验母亲处获得支持。最初每侧乳房至少哺乳5min，这样可使婴儿获得最大量的乳汁并为增加泌乳提供有效的刺激。以后哺乳时间根据母婴的舒适度和需求加以延长。在家庭的鼓励和医院环境的支持下，一个自信和放松的母亲可很好地进行哺乳。爱婴医院在全球推广母乳喂养（由世界卫生组织和联合国儿童基金会发起），它提出成功的母乳喂养需要10个步骤（表88-6）。一些医院的做法造成母乳喂养困难，如强调每隔4h喂养的时间表、限定哺乳时间、一次只用一侧乳房喂养、用化学试剂而不是水清洗乳头、推迟首次喂养的时间、补充配方奶和产时大量使用镇静剂等。

**表88-6　成功母乳喂养的十个步骤**

每个提供孕期服务和新生儿护理的机构都应遵守以下步骤：

1. 书写一份母乳喂养的计划书，并常规与所有卫生保健人员进行交流
2. 对所有卫生保健人员进行技术上的培训，这些技术对于完成计划是必需的
3. 告知所有孕妇母乳喂养的益处和方法
4. 帮助母亲在产后半小时内开始母乳喂养
5. 指导母亲如何进行母乳喂养以及当她们与婴儿分开时如何维持泌乳
6. 除非有医学上的指征，否则不要喂给新生儿除母乳外的任何食物和饮料
7. 实行每天24h的母－婴同室（允许母亲和婴儿在一起）
8. 鼓励按需喂养
9. 不要给母乳喂养的婴儿用人造奶头或橡皮奶头（也称为仿制奶嘴或安抚奶嘴）
10. 鼓励成立支持母乳喂养的团体，并在母亲出院或离开诊所时介绍给她们

摘自 Protecting. promoting and supporting breastfeeding: the special role of maternity services. A joint WHO/UNICEF statement. Geneva: World Health Organization, 1989

## 药物和母乳喂养

母亲用药会影响母乳的分泌量和安全性（表88-7）。尽管大多数常用药物是安全的，进行母乳喂养的母亲在首次使用新的药物和（或）在继续母乳喂养之前，仍必须明确该药物是否安全。母亲使用镇静药时也可能对婴儿产生镇静作用。若母亲所用药物是弱酸性的、由大分子组成、能与血浆结合、在母亲或新生儿的肠道很少吸收，那么影响新生儿的可能性就不大。

在美国，母乳喂养的医学禁忌证包括HIV、人类T-细胞白血病病毒1型和2型、巨细胞病毒感染（早产儿）、活动性肺结核（直到治疗时间超过2周且无传染性）和乙型肝炎病毒感染（直到婴儿接受乙肝免疫球蛋白和乙肝疫苗；表88-8）。

## 参考书目

参考书目请参见光盘。

（刘茜　译，马晓路　审）

表 88-7　药物和母乳喂养

| 禁忌使用 | 避免或谨慎用药 | 可能安全但亦应谨慎 |
|---|---|---|
| 苯丙胺 | 酒精 | 对乙酰氨基酚 |
| 抗肿瘤药物 | 胺碘酮 | 阿昔洛韦 |
| 溴隐亭 | 蒽醌类（缓泻剂） | 甲基多巴 |
| 氯霉素 | 阿托品 | 麻醉剂 |
| 氯氮平 | β－肾上腺素阻滞剂 | 抗生素（氯霉素除外） |
| 可卡因 | 避孕药 | 抗癫痫药 |
| 环磷酰胺 | 溴剂 | 抗组胺药* |
| 乙烯雌酚 | 钙化醇 | 抗甲状腺素药（甲巯咪唑除外） |
| 阿霉素 | 鼠李皮 | 双香豆素 |
| 麦角碱 | 环丙沙星 | 氯丙嗪* |
| 金盐 | 二羟蒽醌 | 可待因* |
| 海洛因 | 二氢速甾醇 | 环孢素 |
| 免疫抑制剂 | 多潘立酮 | 乙酸甲羟孕酮 |
| 碘剂 | 雌激素 | 地高辛 |
| 锂剂 | 甲氧氯普胺 | 大仑丁（苯妥英钠） |
| 甲巯咪唑 | 甲硝唑 | 利尿剂 |
| 甲基苯丙胺 | 哌替啶 | 氟西汀 |
| 苯环己哌啶（PCP） | 苯巴比妥* | 呋塞米 |
| 放射性药物 | 普里米酮 | 氟哌啶醇* |
| 硫脲嘧啶 | 抗精神病药 | 肼屈嗪 |
| | 利舍平 | 吲哚美辛，其他非甾体抗炎药 |
| | 水杨酰偶氮磺胺吡啶（柳氮磺胺吡啶） | 低分子肝素 |
| | | 二甲双胍 |
| | | 美沙酮* |
| | | 吗啡 |
| | | 肌肉松弛剂 |
| | | 帕罗西汀 |
| | | 泼尼松 |
| | | 普萘洛尔 |
| | | 丙硫氧嘧啶 |
| | | 镇静剂* |
| | | 舍曲林 |
| | | 氨茶碱 |
| | | 维生素 |
| | | 华法林 |

* 注意镇静作用

表 88-8　乳汁中检测到的感染因子和新生儿疾病

| 感染因子 | 是否在母乳中检出 | 母乳是否导致新生儿疾病 | 母亲感染是否是母乳喂养的禁忌证 |
|---|---|---|---|
| **细菌** | | | |
| 乳腺炎 / 金黄色葡萄球菌 | 是 | 否 | 否，除非有乳房脓肿 |
| 结核分枝杆菌： | | | |
| 活动期 | 是 | 否 | 是，由于气雾传播或结核性乳腺炎 |
| PPD+/CXR- | 否 | 否 | 否 |
| 大肠埃希菌，其他革兰氏阴性杆菌 | 是，储存 | 是，储存 | — |
| B 族链球菌 | 是 | 是 | 否 * |
| 单核细胞增多性李斯特菌 | 是 | 是 | 否 * |
| 伯氏考克斯体 | 是 | 是 | 否 * |
| 梅毒 | 否 | 否 | 否 † |
| **病毒** | | | |
| HIV | 是 | 是 | 是，发达国家 |
| 巨细胞病毒： | | | |
| 足月儿 | 是 | 是 | 否 |
| 早产儿 | 是 | 是 | 根据个人情况评估 |
| 乙型肝炎病毒 | 是，表面抗原 | 否 | 否，发达国家 ‡ |
| 丙型肝炎病毒 | 是 | 否 | 否 § |
| 戊型肝炎病毒 | 是 | 否 | 否 |
| HTLV-1 | 是 | 是 | 是，发达国家 |
| HTLV-2 | 是 | ? | 是，发达国家 |
| 单纯疱疹病毒 | 是 | 否 /? 是 | 否，除非有乳房脓肿 |
| 风疹 | | | |
| 野生型 | 是 | 是，较少 | 否 |
| 疫苗 | 是 | 否 | 否 |
| 水痘 - 带状疱疹病毒 | 是 | 否 | 否，掩盖活动性的损伤 ¶ |
| EB 病毒 | 是 | 否 | 否 |
| HHV-6 | 否 | 否 | 否 |
| HHV-7 | 是 | 否 | 否 |
| 西尼罗河病毒 | 可能 | 可能 | 未知 |
| **寄生虫** | | | |
| 刚地弓形虫 | 是 | 是，1 例 | 否 |

* 母亲和婴儿均需使用适当的抗生素

† 活动期母亲和婴儿均需治疗

‡ 出生时注射疫苗或免疫球蛋白

§ 如果母亲的血清 HIV 反应为阴性。应当告知其尽管还没有证据表明丙肝能通过母乳传播，但理论上是可能的。

¶ 向新生儿提供合适的抗水痘治疗或预防措施

PPD= 结核菌素试验；CXR= 胸部 X 线检查；HTLV= 人 T 细胞白血病病毒；HHV= 人疱疹病毒

摘自 Jones CA. Maternal transmission of infectious pathogens in breast milk.J Paediatr Child Health , 2001,37:576 - 582

# 第 89 章 高危妊娠

*Waldemar A. Carlo*

妊娠过程中若发生任何可能增加流产、死胎、早产、宫内生长发育迟缓、出生后心肺或代谢过渡障碍、胎儿或新生儿疾病、先天畸形、智能发育迟缓或其他疾病的情况，这种妊娠即称为高危妊娠（见第 90 章；表 89–1 参见光盘）。某些高危因素，如在怀孕前 3 个月服用致畸药物，可能增加高危妊娠的风险；此外，如果发现羊水过多时应引起医生的警惕，分析其产生的原因，避免羊水过多所引起的相关风险。根据病史，10%~20% 的孕妇可被确诊为高危妊娠。几乎一半的围生期死亡率和发病率与这些高危妊娠有关。虽然评估产前高危因素对减少围生期的死亡率和发病率很重要，但是有些产妇直到临产或分娩时才出现高危情况，因此在整个分娩过程中都应进行严密的监护。

补充内容请参见光盘。

（刘茜　译，马晓路　审）

# 第 90 章 胎　儿

*Waldemar A. Carlo*

胎儿医学的主要内容包括：①评估胎儿的生长和成熟度；②评估胎儿是健康的还是窘迫；③评估母体疾病对胎儿的影响；④评估母体用药对胎儿的影响；⑤识别和治疗胎儿疾病或畸形。提高关于胎儿生理知识的理解，为有效的胎儿治疗、胎儿窘迫的干预、新生儿对宫外环境适应性的改善铺平了道路，尤其是早产儿。人类胎儿生长发育的某些方面总结于第 6 章。

## 90.1 胎儿的生长和成熟度

*Waldemar A. Carlo*

胎儿超声检查作为产科检查的普通项目是安全且准确的。产前超声检查的适应证包括估计胎龄（日期不明、子宫大小与日期不符或怀疑生长迟缓）、评估羊水量、估计胎儿体重、确定胎盘位置和胎儿数及胎位，识别先天性畸形。

胎儿的生长早在 6~8 周就能通过超声检查评估。最准确的胎龄评估方法是在妊娠早期（前 3 个月）通过超声测量胎儿顶臀长度。从妊娠中期开始可通过测量顶骨间径（双顶径）来评估胎龄。30 周时由双顶径评估胎龄的准确性可以控制在 10d 以内。到妊娠晚期准确性就下降到 3 周左右。评估足月胎龄所用的方法包括测量腹围和胎儿股骨长度。如果孕期只进行单次超声检查，则在 18~20 周检查可以获得最多信息，此时，对胎龄和胎儿的解剖结构都能进行评估。动态的系列超声检查可能有助于评估胎儿的生长。目前已明确了两种胎儿生长迟缓的模式：胎儿生长持续在胎龄均值的 2 个标准差（SD）以下，或原本正常的生长曲线在妊娠晚期突然减速或变平（图 90–1）。

胎儿的成熟度和预产期通常由病史（末次月经日期）、体格检查、胎心音的听诊（16~18 周）、首次胎动时间（18~20 周）、宫高，以及超声检查（生长）来进行评估。肺成熟度可通过测定羊水中表面活性物质的含量来评估（见第 95.3）。

### 参考书目

参考书目请参见光盘。

## 90.2 胎儿窘迫

*Waldemar A. Carlo*

胎儿受损可以发生在分娩前或分娩时；在胎儿期可能无症状。产前胎儿监护对于较高胎儿死亡风险的孕妇来说是必要的，包括既往有过死胎、宫内生长迟缓（IUGR）、羊水过少或过多、多胎妊娠、Rh 血型不合、高血压疾病、糖尿病或其他慢性母体疾病、胎动减少和过期妊娠者。产前胎儿窘迫的主要原因是子宫胎盘功能不全，临床上可表现为 IUGR、胎儿缺氧、胎儿血管阻力增加（图 90–2 和图 90–3）和严重的呼吸性合并代谢性（乳酸）的混合型酸中毒。产前胎儿监护的目的是预防宫内死胎、防止缺氧性脑损伤、在安全的前提下尽量延长具有早产风险孕妇的妊娠或在情况危急时及时娩出胎儿。评估胎儿健康的方法列于表 90–1。

最常用的无创性试验是无应激试验（NST）、经修订的完整的生物物理指标（BPP），以及较少用的宫缩应激试验（CST）。NST 监测胎动后胎心率是否出现加速。反应性（正常）NST 结果显示两次胎心率加速达到至少 15/min 并持续 15s。无反应性 NST 结果提示胎儿受损，需要进行 CST 或 BPP 进一步评估。CST 观察胎心率对自发性乳头刺激或催产素所诱发的

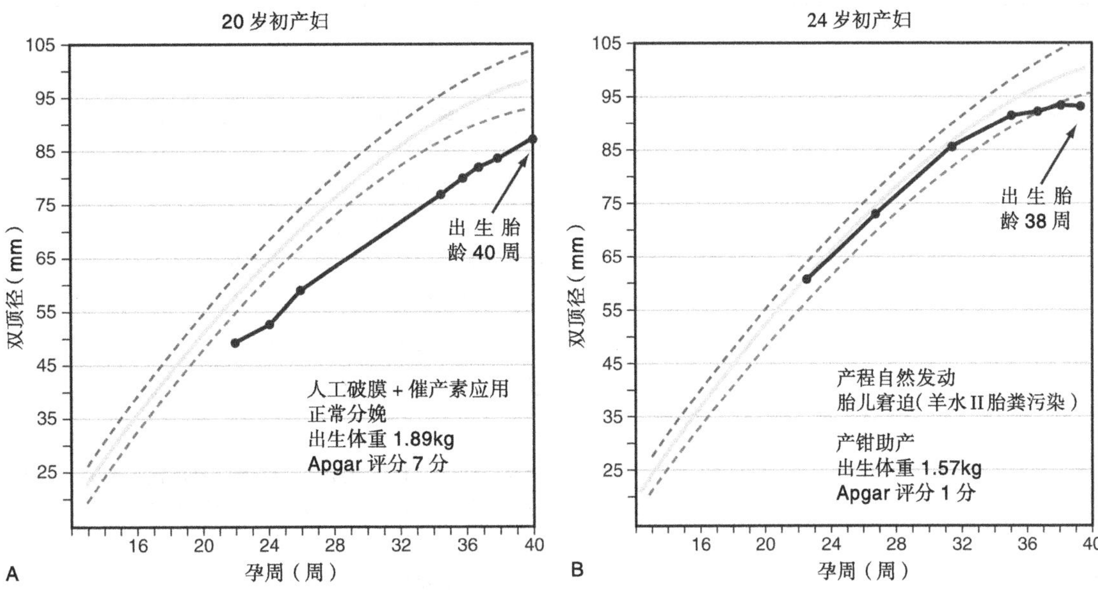


**图 90-1**　A. 妊娠和临产期间均无并发生长迟缓的例子。婴儿在 1min 内有哭声且没有出现低血糖症。出生体重在同胎龄儿的第五百分位以下。B. "晚期平坦型" 生长迟缓的例子。母亲有典型的子痫前期病史，婴儿有产时胎儿窘迫、低 Apgar 评分、生后低血糖症。出生体重在同胎龄儿的第五百分位以下

摘自 Campbell S. Fetal growth. Clin Obstet Gynecol，1974 1:41–65

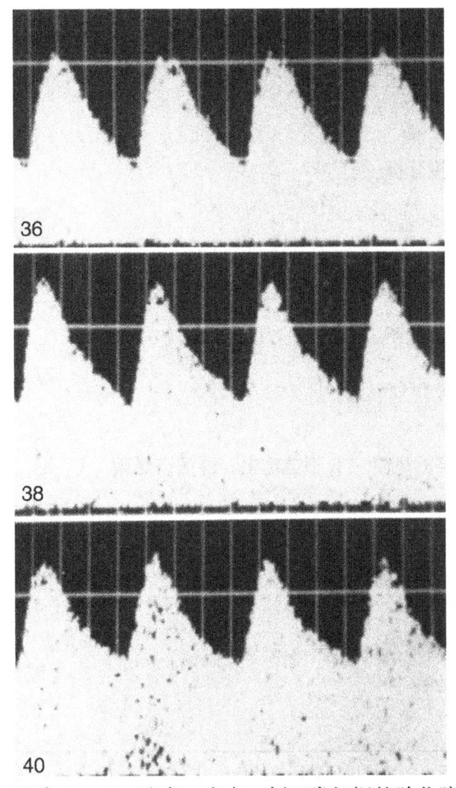


**图 90-2**　正常 Doppler 速率：来自一例正常妊娠的胎儿脐动脉流速波形的连续研究。注意心脏收缩期峰流速及较低而恒定的心脏舒张期流速。在正常妊娠孕 30 周以后收缩期和舒张期流速比值小于 3。图中的数字表示孕周

摘自 Trudinger B. Doppler ultrasound assessment of blood flow//Creasy RK, Resnik R.Maternal-fetal medicine: principles and practice. ed 5.Philadelphia:WB Saunders, 2004

子宫收缩的反应。若 10min 内大多数收缩后都出现晚期减速，提示存在胎儿受损。CST 的相对禁忌证是未足月胎膜早破、经典剖宫产术后的瘢痕子宫、多胎妊娠、子宫颈内口松弛和前置胎盘。胎儿监测的目的是避免宫内死胎和缺氧性脑损伤。尽管 CST 和 NST 的假阴性率很低，但两者都有较高的假阳性率。完整的 BPP 评估包括胎儿的呼吸、肢体运动、心音、心率和羊水量，可进一步提高判断胎儿是否受损的准确性和安全性（表 90–2）。每一项观察到的体征得 2 分。总分 8~10 为安全的；6 分为可疑的，需在 12~24h 内重复评估；4 分或以下则需立即进一步评估并可能终止妊娠。BPP 具有良好的阴性预测价值。经修订的 BPP 包括超声估计羊水量（羊水指数）和 NST 两部分。若两部分的结果都正常，胎儿受损的可能性不大。Doppler 超声检查提示胎儿进行性受损的征象包括胎儿主动脉或脐动脉舒张期波形速度下降、消失或反向（见图 90–3 和表 90–1）。高危胎儿通常合并多种异常，如羊水过少、舒张期 Doppler 脐动脉血流速度反向和低 BPP 值。

产程中胎儿受损可由胎心率、子宫收缩力和胎儿头皮血 pH 的监测来发现（图 90–4）。持续胎心率监测是通过仪器从胎儿心电图信号计算胎心率以发现异常的心脏问题。信号来自附着于胎儿先露部的电极，通过母体腹壁上的超声传感器检测连续的超声波来反映胎儿的心脏收缩，也可通过放置于母亲腹部的心音换能器来获得监测信息。子宫收缩能同时被插入羊水的导管和压力传感器或与子宫对应的母亲腹壁上

**表 90-1 胎儿诊断和评估**

| 方法 | 注释及说明 |
|---|---|
| 影像 | |
| 超声（实时成像） | 生物测量学（生长）、发现异常（形态学）<br>生物物理学指标<br>羊水量、胎儿水肿 |
| 超声（Doppler） | 速度测量学（血流速度）<br>发现继发于胎儿缺氧的血管阻力增加 |
| 胚胎镜 | 肢体异常的早期诊断 |
| 胎儿镜 | 发现面部、肢体、皮肤的异常 |
| MRI | 胎儿手术前的病灶定位 |
| 液体分析 | |
| 羊膜穿刺术 | 胎儿成熟度（L∶S 比值）、核型（细胞遗传学）、生化酶学分析、分子遗传学 DNA 诊断、胆红素或甲胎蛋白的测定<br>细菌培养、病原体或基因组检测 |
| 胎儿尿液 | 梗阻性尿道病变的预后 |
| 脐带穿刺术（经皮脐带采血） | 检测血型、贫血、血红蛋白病、血小板减少症、酸中毒、缺氧、红细胞增多症、感染后产生的 IgM 抗体<br>快速核型分析和 DNA 分子遗传诊断<br>胎儿治疗（见 表 90-5） |
| 胎儿组织分析 | |
| 绒毛膜羊膜活检 | 核型、DNA 分子遗传分析、酶活性测定 |
| 皮肤活检 | 遗传性皮肤病* |
| 肝脏活检 | 酶活性测定* |
| 母体血液或胎盘中循环的胎儿细胞或 DNA | DNA 分子遗传分析 |
| 母体血清甲胎蛋白浓度 | |
| 升高 | 双胎、神经管畸形（先天无脑畸形、脊柱裂）、肠道闭锁、肝炎、肾病、胎儿死亡、胎龄不准确 |
| 降低 | 三倍体、非整倍体 |
| 母亲子宫颈 | |
| 胎儿纤连蛋白 | 提示早产风险 |
| 细菌培养 | 识别胎儿感染的风险（B 型链球菌，淋病奈瑟菌） |
| 羊水 | 诊断胎膜早破 |
| 分娩前生物物理学监测 | |
| 无应激试验 | 胎儿窘迫；缺氧 |
| 宫缩应激试验 | 胎儿窘迫；缺氧 |
| 生物物理学指标及修订后的生物物理学指标 | 胎儿窘迫；缺氧 |
| 产时胎心率监测 | 见图 90-4 |

* 对绒毛样本、羊膜穿刺来源的羊水细胞或从母体循环中重新获得的胎儿细胞进行 DNA 遗传分析，如果可以用基因或遗传标志（如对于 Duchenne 肌营养不良症的基因）则可以避免直接胎儿组织活检的必要

表 90-2　生物物理学指标评分：技术和说明

| 生物物理学变量 | 正常评分（2） | 异常评分（0） |
| --- | --- | --- |
| 胎儿呼吸运动（FBMs） | 30min 的观察时间内至少出现 1 次 FBM 且至少持续 30s | 不存在 FBM 或 30min 内无一次≥ 30s |
| 大幅度的身体运动 | 30min 内至少出现 3 次不连续的身体或肢体运动（一系列连续的主动运动视为单次运动） | 30min 内出现 2 次或以下的一系列身体或肢体运动 |
| 胎儿肌张力 | 胎儿肢体或躯干出现至少 1 次主动伸展随后恢复到屈曲状态<br>手张开和闭拢的动作认为是肌张力正常的证据 | 以下任意一项：缓慢伸展随后恢复到部分屈曲；或肢体完全伸展运动；或不存在胎儿运动；或手完全握紧或部分握拢 |
| 反应性胎心率（FHR） | 30min 内出现至少 2 次与胎儿运动有关的 FHR 加速≥ 15/min 且持续至少 15s | 30min 内出现 FHR 加速少于 2 次或加速 <15/min |
| 羊水（AF）定量* | 在 2 个垂直面内至少1个 AF 池测量深度不低于 2cm | 在 2 个垂直面内无 AF 池或池深度 <2cm |

* 羊水过少的诊断标准从 <lcm 修订为 <2cm 似乎更合理。超声用于胎儿的生物物理学评估

摘自 Creasy RK, Resnik R, Iams JD.Maternal-fetal medicine: principles and practice. ed 5.Philadelphia:WB Saunders,2004

表 90-3　胎心率减速的特征

晚期减速

- 明显可见的、通常为对称性与子宫收缩相关的胎心率（FHR）逐渐下降和恢复
- 逐渐的 FHR 下降定义为从开始到 FHR 最低点持续时间≥ 30s
- FHR 的下降从开始算起至减速的最低点
- 出现减速的时间延迟，且减速最低点发生在宫缩高峰之后
- 在多数情况下，减速的开始、最低点和恢复分别在宫缩开始、峰值和结束之后出现

早期减速

- 明显可见的、通常为对称性与子宫收缩相关的 FHR 逐渐下降与恢复
- 逐渐的 FHR 下降定义为从开始到 FHR 最低点持续时间≥ 30s
- FHR 的下降从开始算起至减速的最低点
- 减速的最低点与宫缩高峰同时出现
- 在多数情况下，减速的开始、最低点和恢复分别与宫缩的开始、峰值和结束一致

变异减速

- 明显可见的 FHR 突然下降。
- FHR 突然下降定义为从开始到 FHR 最低点持续时间 < 30s
- FHR 的下降从开始算起至减速的最低点
- FHR 的下降 ≥ 15/min, 维持≥ 15s 且持续时间 <2min
- 当变异减速与子宫收缩相关，其开始、深度和持续时间通常随持续性子宫收缩而变化

摘自 Macones GA, Hankins GDV, Spong CY, et al. The 2008 National Institute of Child Health and Human Development workshop report on electronic fetal monitoring: update on definitions, interpretation, and research guidelines.Obstet Gynecol,2008,112:661-666

的传感器所记录。胎心率的图形表现出各种特征，其中一些提示胎儿受损。胎心率基线为子宫收缩间期的平均胎心率，从妊娠早期约 155/min 逐渐下降到足月时的 135/min 左右；足月时胎心率基线的正常范围是 110~160/min。胎心过速（>160/min）与早期胎儿缺氧、母亲发热、甲状腺功能亢进、母亲应用 β 拟交感神经药物或阿托品、胎儿贫血、感染及一些胎儿心律失常有关。后者通常不伴先天性心脏病且可能在出生时自愈。胎心过缓（<110/min）可能是正常的（如 105-110/min），但也可能伴有胎儿缺氧、局部麻醉剂和 β 肾上腺能阻滞剂通过胎盘转运至胎儿体内，以及偶尔存在心脏传导阻滞（伴或不伴先天性心脏病）。

正常情况下，胎心率基线是可变的。变异的分类如下：变异消失指不能检测到振幅改变；轻度变异指振幅波动范围在≤ 5/min；中度变异指振幅波动范围在 6~25/min；显著变异指振幅波动范围 > 25/min。在胎儿低氧血症或阿托品、地西泮、异丙嗪、硫酸镁和

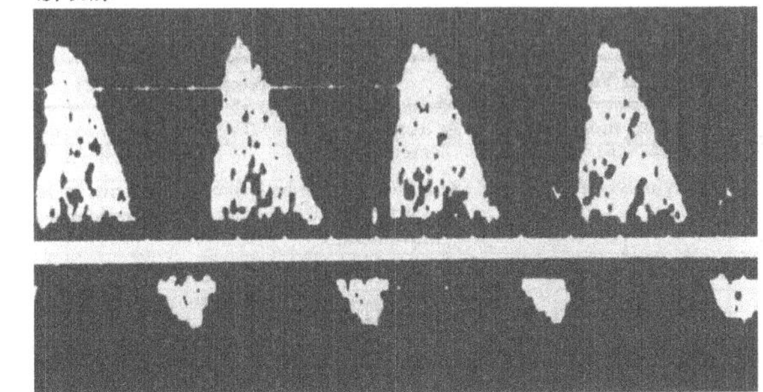


图 90-3　异常的脐动脉 Doppler：心脏舒张期出现逆向血流。这一现象可见于严重的宫内缺氧和宫内生长迟缓

摘自 Trudinger C. Doppler ultrasound assessment of blood flow// Creasy RK, Resnik R.Maternal-fetal medicine: principles and practice. 5 ed. Philadelphia:WB Saunders,2004

大多数镇静及麻醉剂通过胎盘转运至胎儿时变异可能缩小或消失。早产、睡眠状态和胎儿心动过速也可使胎心率的变异缩小。

胎心率对子宫收缩的周期性加速或减速反应也应进行监测（见图 90–4）。加速是指胎心率突然增加 ≥ 15/min，持续时间 ≥ 15s。出现加速或中等变异时能可靠地预测胎儿不存在代谢性酸中毒。但不出现这些现象并不能准确地预测胎儿存在代谢性酸中毒或缺氧。早期减速与胎头受压有关，是一种与子宫收缩相一致的胎心率逐渐减慢和恢复的重复变化模式（表 90–3）。变异减速（与脐带受压迫有关）以波形变异为特征，突然发生并随着宫缩重复出现，而后恢复到基线。晚期减速与胎儿缺氧有关，在子宫收缩开始一段时间后才出现并持续到宫缩结束后宫缩间歇期。晚期减速模式常与孕妇的低血压或子宫过度活跃有关，但也可能是对导致胎儿有效氧合受限的各种母亲、胎盘、脐带或胎儿因素的一种反应。反射性晚期减速伴随正常的胎心率变异与胎儿的慢性代偿性缺氧有关，出现于子宫收缩期胎儿心脏供氧暂时性中断时。非反射性的晚期减速更加不利，提示严重的缺氧性心肌功能抑制。

如果晚期减速对供氧、补液、中止临产刺激和改变体位无反应，则需立即分娩。专家小组用一个三级分类系统对胎心率图形进行解释（表 90–4）。Ⅰ类图形是正常的且强烈预示胎儿在监测时的酸碱状态是正常的。Ⅱ类图形不能预测胎儿异常状态，只是没有足够的证据将其分为Ⅰ类或Ⅲ类；需要进一步评估、监测和再评估。Ⅲ类图形是异常的，且可以预测胎儿在监测时的酸碱状态是异常的。Ⅲ类图形要求立即评估且尽快解决胎心率的异常。

如果根据胎心率的变异情况或羊水胎粪污染怀疑胎儿存在窘迫，可在临产后通过轻微扩张的宫口检查胎儿头皮血气来进行明确。合理运用这项技术可以使窘迫的胎儿提前分娩，从而更好地赢得成功复苏的机会、增加存活率、降低发病率。另一方面，当持续胎心监测或常规的临床评估提示胎儿可能有风险时，正常的胎儿头皮血气结果有助于产科判断，以避免不必要的干预。

正常临产后的胎儿头皮血 pH 从临产早期的 7.33 下降至阴道分娩时 7.25 左右；碱剩余约为 4~6mEq/L。缓冲碱的变化尤其有助于评估胎儿状态，因为它们相当于胎儿乳酸的积累。pH<7.25 提示胎儿窘迫，pH<7.20 是进一步评估及干预的指征。测定胎儿头皮

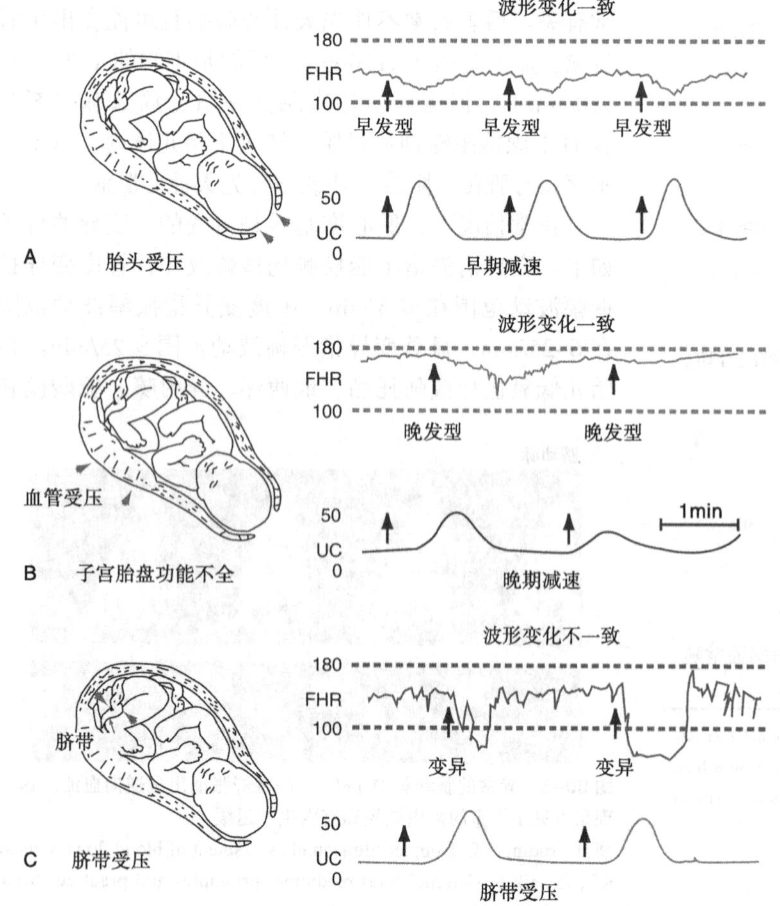


**图 90–4** 胎心率（FHR）周期性减速的图形。A. 子宫收缩高峰期时因胎头受压而出现的早期减速；B. 由于子宫胎盘功能不全所致的晚期减速；C. 由于脐带受压所致的变异减速。箭头所指提示 FHR 开始变化与子宫收缩之间的时间关系

摘自 Hon EH. An atlas of fetal heart rate patterns. CT. New Haven: Harty Press. 1968

血乳酸水平是监测胎儿状态的另一种手段。

分娩时得到的脐带血标本有助于证实胎儿的酸 - 碱状态。目前还没有确切的脐带血 pH 来定义显著的胎儿酸血症。尽管很多新生儿即使测到低 pH，神经系统也仍然是正常的，但脐动脉 pH<7.0 与需要进一步复苏及呼吸、消化、心血管和神经系统并发症的发生率升高有关。

产时胎儿脉搏氧饱和度测定是另一种胎儿状态的监测方法。虽然原始数据提示产时胎儿脉搏氧饱和度监测有助于识别胎儿的高危状态，但大样本随机对照试验显示产时该方法并不能使剖宫产率下降或新生儿出生状况改善。

## 参考书目

参考书目请参见光盘。

# 90.3　母亲疾病与胎儿

*Waldemar A. Carlo*

## ■ 感染性疾病　（表 89-3）

几乎所有出现全身性临床表现的母亲感染都能导致流产、死产或早产，发病原因是胎儿感染还是继发于母亲疾病尚不明确。母亲体温过高可能与先天畸形发病率增加有关，包括神经管缺陷（NTDs）。不论母亲感染的严重程度如何，某些病原体常会感染胎儿并出现严重的后遗症。被这些病原体感染的母亲的胎儿常常是小于胎龄儿并有小头畸形。一些感染，比如风疹，如果发生在器官形成期也可能造成先天畸形。宫内感染或绒毛膜羊膜炎可能是大脑白质损伤和继发脑性瘫痪的重要危险因素。影响母体营养的感染（如钩虫）也可以引起宫内生长迟缓（IUGR）。

## ■ 非感染性疾病　（表 89-2）

母体糖尿病增加了新生儿低血糖、低血钙、呼吸窘迫综合征和其他呼吸道疾病、红细胞增多症、巨大儿、心肌功能障碍、黄疸以及先天畸形（见第 101.1 章）的风险。在糖尿病控制不佳的母亲中子宫胎盘功能不全、羊水过多及胎儿宫内死亡的风险增加。妊娠期子痫 - 子痫前期、慢性高血压和慢性肾脏疾病能引起 IUGR、早产和宫内死亡，原因都归结于子宫胎盘灌注减少。未控制的孕妇甲状腺功能减退症（甲减）或甲状腺功能亢进症（甲亢）则是引起相对不孕、自然流产、早产和死胎的原因。孕妇的甲减（即使是轻度或无症状的）也会对孩子的神经系统发育产生不良影响。孕妇的免疫性疾病，如特发性血小板减少性紫癜、系统性红斑狼疮、重症肌无力和 Graves 病，都是由能通过胎盘的免疫球蛋白 IgG 自身抗体介导的，常引起新生儿的暂时性疾病。母亲体内叶酸受体的自身抗体与 NTDs 有关，而父亲来源的抗原对母亲的免疫致敏作用可导致新生儿溶血症。未经治疗的母亲苯丙酮尿症可引起流产、先天性心血管畸形和非苯丙酮尿症的杂合子胎儿的脑损伤。

**表 90-4　胎心率三级分类系统解释**

| |
|---|
| **Ⅰ类** |
| Ⅰ类胎心率（FHR）图形包括以下所有项： |
| ・基线率：110~160 /min |
| ・基线 FHR 变异：中度 |
| ・晚期或变异减速：无 |
| ・早期减速：有或无 |
| ・加速：有或无 |
| **Ⅱ类** |
| Ⅱ 类 FHR 图形包括所有不能被划分为 Ⅰ 类或Ⅲ类的 FHR 图形 Ⅱ类图形可能代表在临床护理中常遇到的很大部分。Ⅱ类 FHR 图形的例子包括以下任意一项： |
| 基线率 |
| ・心动过缓不伴有基线变异消失 |
| ・心动过速 |
| ・基线 FHR 变异 |
| ・轻度的基线变异 |
| ・不伴周期性减速的基线变异消失 |
| ・显著的基线变异 |
| 加速 |
| ・刺激胎儿后没有诱发加速 |
| 周期性或间歇性减速 |
| ・周期性变异减速伴轻度或中度基线变异 |
| ・延长减速，≥ 2min 而 < 10min |
| ・伴中度基线变异的周期性晚期减速 |
| ・变异减速伴有其他特征，比如缓慢恢复到基线，“尖峰型”和“双肩型” |
| **Ⅲ类** |
| Ⅲ类 FHR 图形包括任意一项： |
| ・基线 FHR 变异消失且存在以下任意一项： |
| ・周期性晚期减速 |
| ・周期性变异减速 |
| ・心动过缓 |
| ・正弦曲线图形 |

摘自 Macones GA, Hankins GDV, Spong CY.The 2008 National Institute of Child Health and Human Development workshop report on electronic fetal monitoring: update on definitions, interpretation, and research guidelines. Obstet Gynecol, 2008,112:661-666

**表 90-5 应用于孕妇可能对胎儿及新生儿结构和功能产生不良影响的药物**

| 药物 | 对胎儿的影响 |
|---|---|
| 异维甲酸（异维 A 酸） | 面－耳异常、心脏疾病、CNS 异常 |
| 酒精 | 先天性心脏、CNS、肢体异常；IUGR；发育迟缓；注意力缺陷；孤独症 |
| 氨蝶呤 | 流产、畸形 |
| 安非他命 | 先天性心脏病、IUGR、戒断反应 |
| 硫唑嘌呤 | 流产 |
| 白消安（马利兰） | 生长停滞；角膜混浊；腭裂；卵巢、甲状腺、甲状旁腺发育不全 |
| 卡马西平 | 脊柱裂、可能有神经发育延迟 |
| 卡比马唑 | 头皮缺如、后鼻孔闭锁、食管闭锁、发育迟缓 |
| 一氧化碳 | 大脑萎缩、小头畸形、癫痫 |
| 氯喹 | 耳聋 |
| 绒毛膜绒毛取样 | 可能没有影响、可能短肢畸形 |
| 吸烟 | 出生体重低于同胎龄儿 |
| 可卡因 / 快克 | 小头畸形、LBW、IUGR、行为障碍 |
| 环磷酰胺 | 多发畸形 |
| 达那唑 | 男性化 |
| 17 α－炔孕酮（妊娠素） | 女胎男性化 |
| 高热 | 脊柱裂 |
| 锂盐 | Ebstein 畸形、巨大胎儿 |
| 6- 巯基嘌呤 | 流产 |
| 甲基汞 | 水俣病（Minamata 病）、小头畸形、耳聋、失明、智力障碍 |
| 甲基睾酮 | 女胎男性化 |
| 米索前列醇 | 关节挛缩、脑神经病变（Möbius 综合征）、马蹄内翻足 |
| 吗替麦考酚酯 | 颅面部、肢体、心血管、CNS 畸形 |
| 炔诺酮 | 女胎男性化 |
| 青霉胺 | 皮肤松弛综合征 |
| 苯妥英钠 | 先天性畸形、IUGR、神经母细胞瘤、出血（维生素 K 缺乏） |
| 多氯联苯 | 皮肤色素减退—增厚、脱屑；LBW、痤疮、发育迟缓 |
| 泼尼松 | 唇腭裂 |
| 黄体酮 | 女胎男性化 |
| 奎宁 | 流产、血小板减少症、耳聋 |
| 选择性 5- 羟色胺再摄取抑制剂 | 轻度增加先天性畸形的风险 |
| 他汀类 | IUGR、肢体缺陷、VACTERAL 综合征 |
| 已烯雌酚（二乙基已烯雌酚 [DES]） | 青春期阴道腺癌 |
| 链霉素 | 耳聋 |
| 四环素 | 骨骼生长迟缓、牙齿色斑、牙釉质发育不全、白内障、肢体畸形 |
| 反应停 | 海豹样短肢畸形、耳聋及其他畸形 |
| 甲苯（滥用溶剂） | 头面部畸形、早产、戒断综合征、肌张力亢进 |
| 三甲双酮和乙甲双酮 | 流产、多发畸形、智力障碍 |
| 丙戊酸钠 | CNS（脊柱裂）、面部及心脏畸形、肢体缺陷、神经功能受损 |
| 维生素 D | 主动脉瓣狭窄、高钙血症 |
| 华法林（香豆素） | 胎儿出血和死亡、鼻腔结构发育不全 |

CNS：中枢神经系统；IUGR：宫内生长迟缓；LBW 儿：低出生体重。VACTERAL 综合征，脊柱、肛门、心脏、气管食管瘘、肾脏、动脉、四肢畸形

## 参考书目

参考书目请参见光盘。

## 90.4　母体用药及毒物接触与胎儿

*Waldemar A. Carlo*

孕期服用药物或者草药对胎儿有潜在危害。大多数妊娠都有过用药史。母亲孕期除维生素或铁剂外平均使用 4 种药物。几乎有 40% 的孕妇接受过一种对孕期安全性不确定的药物（C 类妊娠风险）。此外，许多妇女接触过具有潜在生殖毒性的物质，如职业的、环境的或家用化学品，包括溶剂、杀虫剂及护发产品。母亲用药对胎儿的影响差异很大，尤其与孕期的用药时间及胎儿药物代谢酶的基因型有关。母亲在器官形成期摄入致畸药物可导致流产或先天畸形。孕晚期用药，特别在妊娠期最后几周或分娩时，容易影响特定器官或酶系统的功能，对新生儿具有不利影响（表 90-5 及 90-6）。

药物的影响可能在产房就立即有所表现，也可能在新生儿期，或更迟才出现。例如：孕期接触己烯雌酚可导致女性后代在二十几岁或三十几岁发生阴道腺癌。

已有证据证实遗传因素与某些药物或环境毒素的易感性之间存在着相互作用。例如：苯妥英钠的致畸作用可能与环氧化物代谢的酶学产物的遗传学差异有关；特异性基因可能会影响孕期接触苯引起的不良反应。代谢香烟烟雾所含多环芳香烃的酶的编码基因的多态性能影响吸烟所致的胎儿生长受限。

通常控制母亲疾病的风险必须与胎儿可能出现的并发症相权衡。大多数患有癫痫的妇女其胎儿是正常的。但是，一些常用的抗癫痫药物与先天畸形有关。接触丙戊酸钠的婴儿可能有多发畸形，包括 NTDs、尿道下裂、面部畸形、心脏畸形和肢体缺陷。此外，他们的发育指数得分比未接触或接触其他抗癫痫药物的婴儿更低。

甲氨蝶呤被用于终止妊娠；幸存的暴露婴儿可能有更高的先天畸形、IUGR、低肌张力和发育迟缓的风险。

中等或大量酒精摄入（每周≥ 7 杯或单次≥ 3 杯）是胎儿酒精综合征的危险因素。酒精暴露的胎儿有生长障碍、中枢神经系统系统畸形、认知缺陷及行为障碍的危险。孕期吸烟与 IUGR 及唇腭裂有关。

鉴于目前对于母亲用药对胎儿影响的认识局限性，未经权衡母亲需要与胎儿损害的风险时，孕期不应开具任何药物和中草药处方。特别忠告所有的妇女孕期应避免摄入酒精、烟草和毒品。

## 参考书目

参考书目请参见光盘。

**表 90-6　应用于孕妇对新生儿可能产生不良影响的药物**

| |
|---|
| 醋丁洛尔—IUGR、低血压、心动过缓 |
| 乙酰唑胺—代谢性酸中毒 |
| 胺碘酮—心动过缓、甲状腺功能减退症 |
| 麻醉剂（挥发性）—CNS 抑制 |
| 肾上腺皮质激素—肾上腺皮质功能衰竭（罕见） |
| 氯化铵—酸中毒（临床上不明显） |
| 阿司匹林—新生儿出血、妊娠期延长 |
| 阿替洛尔—IUGR、低血糖症 |
| 巴氯芬—戒断综合征 |
| 蓝升麻花草茶—新生儿心力衰竭 |
| 溴化物—皮疹、CNS 抑制、IUGR |
| 卡托普利、依那普利—暂时性无尿肾衰竭、羊水过少 |
| 甲哌卡因行骶尾部 - 宫颈旁麻醉（意外刺入胎儿头皮）—呼吸过缓、呼吸暂停、心动过缓、惊厥 |
| 胆碱能药物（依酚氯胺、溴吡斯的明）—暂时性肌无力 |
| 分娩中使用 CNS 抑制剂（麻醉剂、巴比妥类药物、苯二氮卓类药物）—CNS 抑制、张力减退 |
| 先锋霉素—直接 Coombs 试验阳性 |
| 地塞米松—脑室周围白质软化 |
| 氟西汀和其他 SSRIs—暂时性新生儿戒断综合征、高肌张力、微小畸形、早产、QT 间期延长 |
| 氟哌啶醇—戒断综合征 |
| 溴化六甲铵—麻痹性肠梗阻 |
| 布洛芬—羊水过少、肺动脉高压 |
| 丙咪嗪—戒断综合征 |
| 吲哚美辛—少尿、羊水过少、肠穿孔、肺动脉高压 |
| 分娩中静脉补液（例如，无盐溶液）—电解质紊乱、低钠血症、低血糖症 |
| 碘化物（放射性）—甲状腺肿 |
| 碘剂—甲状腺肿 |
| 铅—智力功能下降 |
| 硫酸镁—呼吸抑制、胎粪栓、肌张力减退 |
| 甲巯咪唑—甲状腺肿、甲状腺功能减退症 |
| 吗啡及其衍生物（成瘾性）—戒断症状（进食差、呕吐、腹泻、不安、打哈欠及伸懒腰、呼吸困难及发绀、发热及出汗、苍白、震颤、惊厥） |
| 萘—溶血性贫血（在 G6PD 缺乏的婴儿） |
| 呋喃妥英—溶血性贫血（在 G6PD 缺乏的婴儿） |
| 催产素—高胆红素血症、低钠血症 |
| 镇静安眠剂—出血倾向（维生素 K 缺乏）、IQ 可能长期降低、镇静作用 |
| 伯氨喹—溶血性贫血（在 G6PD- 缺乏的婴儿中） |
| 普萘洛尔—低血糖症、心动过缓、呼吸暂停 |
| 丙硫氧嘧啶—甲状腺肿、甲状腺功能减退症 |

表 90–6（续）

| |
|---|
| 维生素 B6—癫痫 |
| 利舍平—困倦、鼻塞、体温稳定性差 |
| 磺胺类药物—干扰胆红素结合蛋白；低血清胆红素水平的核黄疸；G6PD 缺乏症发生溶血 |
| 磺酰脲类药物—难治性低血糖症 |
| 拟交感神经药（抗分娩 β－激动剂）—心动过速 |
| 噻嗪类—新生儿血小板减少症（罕见） |
| 丙戊酸钠—发育迟缓 |
| 唑吡坦（安必恩）—低出生体重 |

CNS：中枢神经系统；G6PD：葡萄糖 –6– 磷酸脱氢酶；IUGR：宫内生长迟缓；SSRI：选择性 5– 羟色胺再摄取抑制药

## 90.5 致畸剂

*Waldemar A. Carlo*

当婴幼儿或儿童出现畸形或智力发育迟缓时，父母常错误地责备自己并把孩子的问题归咎于怀孕期间发生的意外事件。因为许多妇女孕期会发生良性感染并常服用一些非致畸药物，儿科医生必须估计孕期可能的病毒感染和药物摄入对胎儿的影响，并向父母解释孩子的出生缺陷。大约有 40% 的先天畸形至今原因不明。尽管目前公认的对人类有致畸作用的药物相对较少（见表 90–5 和 90–6），但新的致畸物继续被发现。而总共只有 10% 的畸形是由已认识的致畸物所致（见 102 章）。暴露时间通常在妊娠 60d 内的器官形成期。一些特定的药物引起的病变是可预测的。一些药物存在剂量阈值效应，低于阈值时胎儿无生长、功能和结构的改变。基因的变异，比如某些特殊的酶可以将良性的药物代谢为具有致畸作用的毒性成分（如苯妥英钠转化为环氧化物）。在许多情况下，相同的药物和剂量可能会产生不同的病变。

叶酸甲基化通路的酶活性降低，特别是形成 5–甲基四氢叶酸，可能导致神经管或其他出生缺陷。常见的 5,10– 亚甲基四氢叶酸还原酶的不耐热突变，可能是其中起主要作用的酶。在器官生成期所有孕妇补充叶酸（在美国为强制性，直接在谷物中添加叶酸）或口服叶酸片也许能解决这种遗传性酶缺陷，从而减少神经管和其他可能的出生缺陷的发生率。

美国食品药品管理局（FDA）将药物分为五种妊娠风险类型：A 类药物，人类对照试验证据表明不造成危险；B 类药物，动物研究提示没有危险但没有足够的人类研究，或者动物研究中存在一些危险但这些结果没有在人类研究中得以证实；C 类药物，动物研究提示有明确的危险性但缺乏足够的人类研究，或者动物或人类研究都没有可用的数据；D 类包括有一定的危险性但在治疗威胁生命的疾病时益处超过危害的药物，比如治疗肺结核的链霉素；X 类，根据动物和人类研究证据禁止用于妊娠期的药物，其危害超过益处。

只有很少的致畸物其具体作用机制已经被认识或得到假设。华法林（一种抗凝剂）是维生素 K 的拮抗剂，能阻止 γ－羧基谷氨酸的羧化作用，γ－羧基谷氨酸是骨钙蛋白和其他维生素 K 依赖的骨蛋白的组成成分。华法林可影响软骨发育，特别是鼻软骨，只要在妊娠 6~12 周将孕妇的抗凝治疗从华法林换成肝素即可避免该药物的致畸作用。胎儿的甲状腺功能减退症可能由于母亲摄入过量的碘剂或丙硫氧嘧啶所致，两者均干扰无机碘转化为有机碘。苯妥英钠的致畸作用可能是由于缺乏环氧化物酶而引起代谢产物堆积。

对致畸物的认识为预防相应的出生缺陷提供了机会。例如：如果孕妇被告知酒精对未出生的胎儿有潜在的不良影响，她可能会主动避免孕期饮酒。有胰岛素依赖性糖尿病的妇女通过实现孕前自身疾病的良好控制能显著降低出生先天缺陷儿的风险。

### 参考书目

参考书目请参见光盘。

## 90.6 辐射（见第 699 章）

*Waldemar A. Carlo*

孕妇意外受到放射物辐射时常担忧胎儿是否会发生遗传异常或出生缺陷。诊断剂量的放射线暴露是不可能引起基因突变的；曾暴露于 1945 年日本原子弹爆炸的胎儿，出生后基因异常的发生率并没有增加。

现实中人们更为关注的是被暴露的人类胎儿是否会出现出生缺陷或更高的恶性肿瘤发生率。大多数 X 线片的辐射剂量低于 0.1rad，大多数 CT 扫描的辐射剂量低于 5rad。可以通过对辐射剂量较高的影像学检查（如 CT 扫描）的改良来尽量降低其辐射剂量。因此，单次诊断性检查的辐射剂量并不至于影响胚胎或胎儿。因为暴露于高剂量辐射的可能性很小，因此不推荐治疗性流产。大部分证据表明普通的胎儿射线暴露并不会增加儿童期白血病和其他癌症的风险。关于人类胎儿的有限数据显示大剂量的辐射（20~50 rad）可能引起死胎（最敏感期是孕 3~4 周）或小头畸形、严重智力落后以及生长迟缓（最敏感期是孕 4~15 周）。现有数据显示诊断性 MRI 或超声检查对胎儿无危害。

### 参考书目

参考书目请参见光盘。

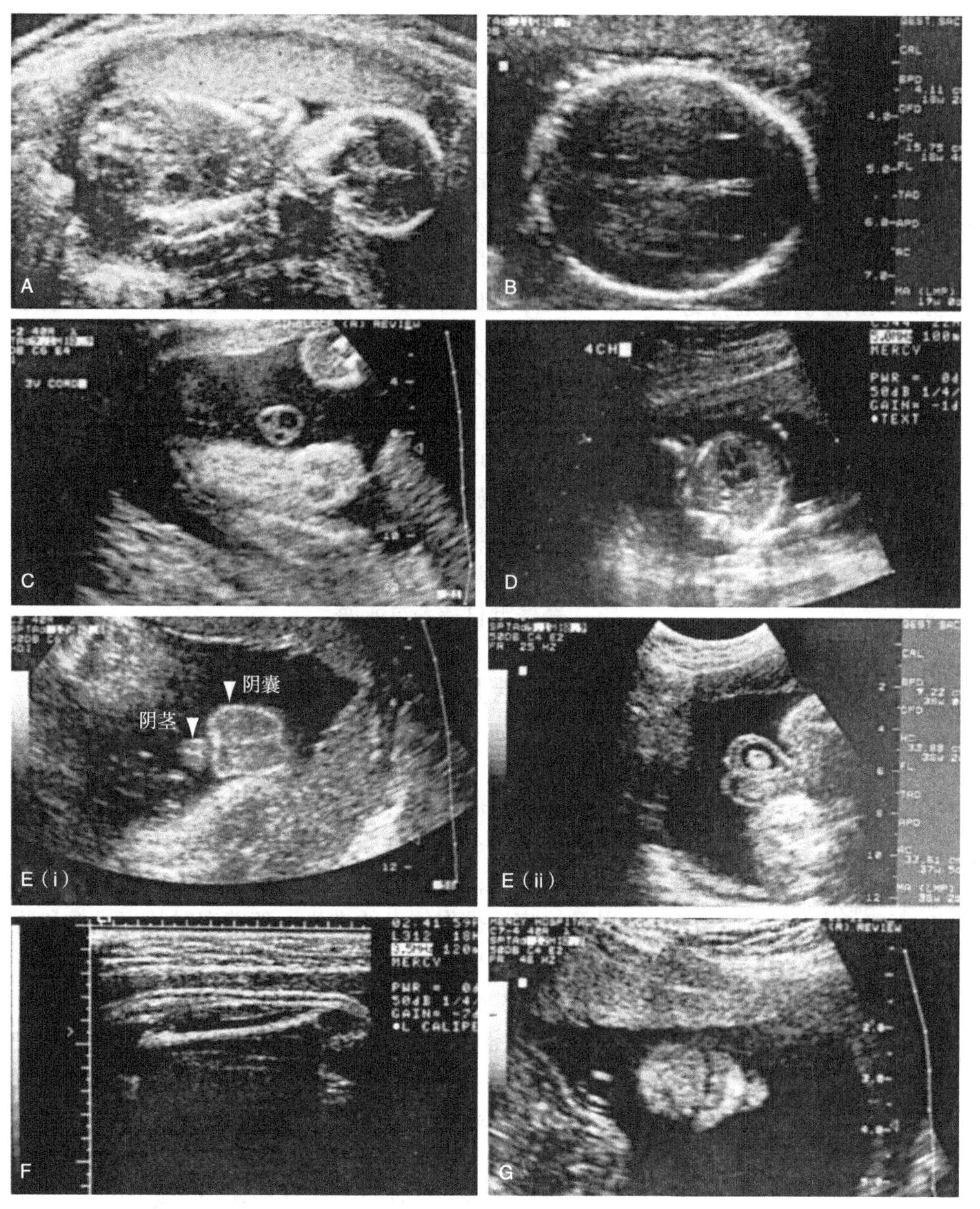


**图 90–5**　胎儿的解剖学评估。

A. 妊娠第 24 周的子宫视图示胎儿纵切面及胎盘前部。B. 妊娠第 18 周侧脑室水平横切面示(右侧)镰刀形回声中线的任意一侧可见突出的侧脑室前角。C. 脐带横截面显示脐静脉管腔远比两条脐动脉管腔宽。D. 妊娠第 18 周的心脏四腔切面视图显示相同大小的心房。E（i）. 近足月的正常男性生殖器。E（ii）. 妊娠第 38 周正常大小的羊水暗区中阴囊积水显示出阴囊内一个睾丸的轮廓。约 2% 的男婴在出生后会出现阴囊积水（常为双侧）的临床表现，勿与发生于经阴道臀位分娩后的皮下水肿相混淆。F. 近足月胎儿的大腿截面显示巨大儿的股骨上方有很厚的皮下组织（标记之间厚度为 4.6mm）；G. 妊娠第 20 周自下方所见的胎儿面部（从右到左）依次为鼻、牙槽缘和下颏

摘自 Special investigative procedures //Beischer NA, Mackay EV, Colditz PB.Obstetrics and the newborn. 3 ed. Philadelphia:WB Saunders,1997

## 90.7　胎儿疾病的宫内诊断（表 90–1；见第 90.2）

*Waldemar A. Carlo*

当医生考虑是否人工流产、施行直接胎儿治疗或考虑是否分娩一个能存活的早产儿来避免胎儿宫内死亡时，应先利用诊断技术来明确胎儿的疾病。而当家族史、用药史及母亲的生育史提示存在高危妊娠或高危胎儿时（见第 89 章和第 90.3），也需要进行广义上的胎儿评估。

鉴别胎儿疾病的方法有多种（见表 90–1）。胎儿超声检查可以发现胎儿生长异常（测量双顶径、股骨长度、头围或腹围）或胎儿畸形（图 90–5）。尽管在妊娠 37 周，89% 的胎儿双顶径已达到 9.5cm 或以上，但这些胎儿的肺可能还不成熟。动态测定胎儿生长速度和头 / 腹围比值有助于发现 IUGR。实时超声检查可以鉴别胎盘异常（胎盘早剥、前置胎盘）和胎儿畸形，如脑积水、NTDs、十二指肠闭锁、膈疝、肾缺如、膀胱出口梗阻、先天性心脏病、肢体畸形、骶尾部畸胎瘤、囊性淋巴水瘤、脐膨出、腹裂和水肿胎儿（表 90–7）。

实时超声检查也可辅助脐带穿刺术的进行，并通过胎儿呼吸、胎儿运动、心音和羊水量成像来评价 BPP（见表 90–2）。多普勒技术可以评估胎儿动脉血流（血管阻力；见图 90–2 和 90–3）。胎儿的 X 线影像检查已经被实时超声成像、MRI 和胎儿镜检查所取代。

羊膜穿刺术，妊娠期以诊断为目的经腹穿刺抽取

羊水（见表 90–1），常用于判断溶血症胎儿的娩出时间或胎儿输血的必要性。在妊娠第 15~16 周时也用于遗传学诊断，1~2 周内可获得结果。高龄孕妇是最常见的通过羊膜穿刺术进行遗传学诊断的指征（染色体异常的风险在 21 岁时为 1∶526，而 49 岁时为 1∶8）。羊水可直接用于分析氨基酸、酶、激素和异常代谢产物，可以通过羊水细胞培养进行详细的细胞学分析来筛查染色体异常，通过 DNA 基因或酶学分析进行遗传代谢疾病的产前筛查。羊水分析有助于鉴别 NTDs（α－胎儿蛋白升高），先天性肾上腺皮质增生症（17-酮类固醇和孕三醇升高）和甲状腺功能不全。在前三个月进行绒毛活检（经阴道或经腹）能提供胎儿细胞，但可轻微增加流产和胎儿肢体缺陷的风险。循环于孕妇外周血中的胎儿细胞和孕妇血浆中的胎儿 DNA 是潜在的无创性产前诊断的材料来源。这种技术可以避免羊膜穿刺术或绒毛膜绒毛取样。

衡量胎儿成熟度最有效的化学指标是羊水肌酐和卵磷脂水平的测定，两者分别反映了胎儿肾和肺的成熟度。卵磷脂在肺内由Ⅱ型肺泡细胞产生，通过气道外流作用最终到达羊水；直到妊娠后三个月中期，其浓度几乎等于鞘磷脂浓度；此后，羊水中鞘磷脂浓度保持不变而卵磷脂浓度增加。到第 35 周，卵磷脂：鞘磷脂（L∶S）比值平均约为 2∶1，提示肺成熟。

肺提前成熟可以出现在严重的胎盘早剥、胎膜早破、麻醉药成瘾或母体高血压和肾血管疾病时。肺成熟延迟可见于胎儿水肿或不伴有血管病变的母亲糖尿病。L∶S 一旦≥ 2∶1，发生肺透明膜病的可能性就大幅下降。但在合并缺氧、酸中毒、低体温时，尽管 L∶S 比值已经达到“成熟”水平，肺透明膜病的风险仍增加。母亲与胎儿血液的 L∶S 比值约为 1∶4；因此，母血污染不会改变 L∶S ≥ 2∶1 的意义。胎粪污染、样品贮存较长时间和样品离心分离可能会降低 L∶S 比值的可靠性。

羊水中的饱和磷脂酰胆碱或磷脂酰甘油浓度可能是肺成熟度的增加特异性和敏感性的预测因子，尤其在高危妊娠，如糖尿病孕妇（见第 89 和第 101.1）。

羊水穿刺术很少引起母亲不适，但即使是熟练的操作者，操作时也要承担一定风险，如对胎儿的直接损伤、胎盘穿刺损伤和出血继发的胎儿损伤、刺激子宫收缩导致早产、羊膜炎，以及胎儿血使母亲致敏。妊娠期越早进行羊膜穿刺，对胎儿的危险性越大。用超声对胎盘和胎儿定位能降低并发症的风险。该操作仅限于在一些经过权衡操作的潜在益处超过潜在风险的病例中进行。

脐带穿刺术，或经皮脐带采血，用于诊断胎儿血液系统异常、家族遗传性疾病、感染和胎儿酸中毒（见表 90–1）。在超声直视下，将长针刺入脐静脉在胎盘或胎儿腹壁的连接处进行采血。采集的脐带血用来测定胎儿血红蛋白、血小板浓度、淋巴细胞 DNA、是否存在感染或动脉血氧分压（$PaO_2$）、pH、二氧化碳分压（$PCO_2$）和乳酸水平。

输血或用药也可通过脐静脉进行（表 90–8）。妊娠中期通过血清筛查来评估唐氏综合征和已知能引起各种标志物升高的先天畸形（包括腹壁疝和 NTDs）的风险。结合这些生化标志物（包括甲胎蛋白、抑制素 A、雌三醇、妊娠相关血浆蛋白 A，以及 β-HCG）和超声检查可以提高这些筛查试验的阳性预测价值。此外，若家族中存在已知的遗传综合征患者可通过羊膜穿刺术或绒毛膜绒毛取样得到羊水或羊水细胞进行产前基因诊断。

参考书目请参见光盘。

## 90.8 胎儿疾病的治疗和预防

*Waldemar A. Carlo*

胎儿疾病的处理依赖于诊断准确性和对疾病认识的共同进步；胎儿营养学、药理学、免疫学和病理生理学的发展；能穿过胎盘的特异性活性药物的发明；以及治疗性操作技术的进步。随着实时超声成像和脐带穿刺术的出现，为已确诊疾病提供特异性治疗就有了进一步发展的基础（表 90–1 和 90–8）。

Rh 阴性妇女被 Rh 阳性胎儿致敏的发生率随着在妊娠早期和每次分娩或流产后对母亲预防性应用 Rh（D）免疫球蛋白而降低，从而减少了其后代发生溶血症的机会。胎儿溶血症（见第 92 章）可以通过羊水分析来确诊，并通过宫内、腹膜内或更为常见的脐静脉内输注 Rh 阴性浓缩红细胞来治疗，以维持妊娠至胎儿足够成熟，争取生存机会。

胎儿缺氧或窘迫，现在已经可以较成功地得以诊断。然而治疗仍局限于为母亲提供高浓度的氧气、改变体位以避免血管受压，以及在胎儿受到严重的损伤之前就手术分娩，终止妊娠。

药理学方法可以成功地促进胎儿成熟［例如给母亲应用皮质激素以加速胎肺成熟、降低早产儿呼吸窘迫综合征 （见第 95.3）的发生率］。但是通过抗分娩药抑制宫缩以避免早产在大多数情况下都没有成功。对确诊的胎儿遗传病或先天畸形的处理包括对双亲提供产前咨询或人工流产终止妊娠；极少情况下，有指征应用大剂量的维生素来治疗某些遗传代谢疾病（如生物素依赖性疾病）或者进行胎儿输血（用红细胞或血小板）。胎儿手术（表 90–8）仍是一种试验性的治

表 90-7　胎儿超声检查的解剖学发现的意义

| 产前监测 | 定义 | 鉴别诊断 | 意义 | 产后评估 |
|---|---|---|---|---|
| 脑室扩大 | 脑室扩大≥ 10mm | 脑积水<br>无脑畸形<br>Dandy-Walker 囊肿<br>胼胝体发育不全 | 暂时性孤立的脑室扩大常见且一般为良性<br>持续或渐进性的脑室扩大更为严重<br>识别相关的脑及脑外异常<br>双侧脑室扩大增加发育迟缓的危险性<br>单侧脑室扩大可能是正常的变异 | 动态头部 US 或 CT<br>评估有无脑外畸形 |
| 脉络丛囊肿 | 大小 10mm：单侧或双侧<br>发病率为 1%~3% | 核型异常（18, 21 三体）<br>孤立的非整倍体危险性 1∶100 伴其他畸形则危险性↑（1∶3）若为巨大、复杂或双侧囊肿或孕妇高龄则危险性 ↑ | 常为孤立、良性的；妊娠 24~28 周可消失<br>应先检查胎儿有无其他器官畸形；之后应行羊膜穿刺术进行核型分析 | 头部 US 或 CT<br>检查有无脑外畸形；必要时进行核型分析 |
| 颈背部组织垫增厚 | 妊娠 15–20 周≥ 6 mm | 囊性淋巴管瘤<br>21, 18 三体<br>Turner 综合征（XO）<br>非染色体遗传综合征<br>正常 （25%） | 约 50% 受累胎儿存在染色体异常<br>有必要行羊膜穿刺术作核型分析 | 评估是否有多器官畸形；必要时进行核型分析 |
| 肾盂扩张 | 肾盂扩张≥ 5~10 mm<br>发病率为 0.6%~1% | 子宫骨盆的交界处梗阻<br>膀胱输尿管反流<br>后尿道瓣膜症<br>正位输尿管膨出<br>大体积的非梗阻性病变 | 常为“生理性”和暂时性的常存在反流<br>若扩张 >10 mm 或伴肾盏扩张，应考虑为病理性<br>若膀胱增大，应考虑后尿道瓣膜症和巨囊 - 巨十二指肠综合征 | 产后第 5 天和满月时复查超声；排泄性膀胱尿道造影、预防性应用抗生素 |
| 肠管回声增强 | 发病率为 0.6% | CF、胎粪性腹膜炎、21 或 18 三体、 其他染色体畸形、巨细胞病毒感染、弓形体病、GI 梗阻 | 常为正常（65%）<br>10% 受累胎儿存在 CF；1.5% 存在非整倍体 | 汗液中氯化物含量和 DNA 检测<br>核型分析<br>若梗阻则进行手术<br>评估 TORCH （弓形虫、其他病原体、风疹病毒、CMV, 单纯疱疹病毒） 综合征 |
| 胃 | 小或无或双胃泡 | 高位 GI 梗阻（食道闭锁）<br>双胃泡提示十二指肠闭锁<br>核型异常<br>羊水过多<br>胸部胃型提示膈疝 | 必须同时考虑吞咽减少的神经系统疾病<br>超过 30% 出现双胃泡者有 21 三体综合征 | 染色体检测、必要时行肾脏、输尿管和膀胱 X 线检查、高位 GI、 神经系统疾病评估 |

CF：囊性纤维化；GI：胃肠道

表 90-8 胎儿的治疗

| 异常 | 合理的治疗方法 |
|---|---|
| **血液系统** | |
| 贫血伴水肿（胎儿溶血症） | 脐静脉输注浓缩红细胞 |
| 地中海贫血 | 胎儿干细胞移植 |
| 同族免疫性血小板减少症 | 脐静脉输注血小板、母亲输注 IVIG |
| 自身免疫性血小板减少症（ITP） | 母亲应用皮质激素及 IVIG |
| 慢性肉芽肿性疾病 | 胎儿干细胞移植 |
| **代谢 - 内分泌系统** | |
| 母亲苯丙酮尿症（PKU） | 限制苯丙氨酸的摄入 |
| 胎儿半乳糖血症 | 不含半乳糖的饮食（?） |
| 多发性羧化酶缺乏症 | 若有反应可用生物素 |
| 甲基苯二酸血症 | 若有反应可用维生素 $B_{12}$ |
| 21- 羟化酶缺乏 | 地塞米松 |
| 母亲糖尿病 | 妊娠、临产和分娩期用胰岛素严格控制血糖 |
| 胎儿甲状腺肿 | 母亲甲亢—服用丙硫氧嘧啶<br>胎儿甲减—羊膜内注入甲状腺素 |
| Bartter 综合征 | 母亲服用吲哚美辛可以预防肾钙质沉着症和产后钠丢失 |
| **胎儿窘迫** | |
| 缺氧 | 母亲吸氧、改变体位 |
| 宫内生长迟缓 | 母亲吸氧、改变体位、如果存在营养素摄入不足则予以补充 |
| 羊水过少、胎膜早破伴有变异减速 | 羊膜腔输液（分娩前和分娩时） |
| 羊水过多 | 羊水抽取（连续）、必要时用吲哚美辛（若由尿量过多引起） |
| 室上性心动过速 | 母亲用地高辛*、氟卡尼、普鲁卡因胺、胺碘酮、奎宁定 |
| 狼疮抗凝因子 | 母亲可以阿司匹林、泼尼松 |
| 羊水胎粪污染 | 羊膜腔输液 |
| 先天性心脏传导阻滞 | 地塞米松、起搏器（伴胎儿水肿者） |
| 早产 | 硫酸镁、拟交感神经药、吲哚美辛 |
| **呼吸系统** | |
| 肺不成熟 | 倍他米松 |
| 双侧乳糜胸 - 胸腔积液 | 胸腔穿刺术、羊膜囊分流术 |
| **先天畸形** | |
| 神经管缺陷 | 叶酸、维生素（预防性）；胎儿手术 |
| 梗阻性肾病（伴羊水过少但不伴肾发育不良） | 胎龄 24~32 周可予羊膜囊分流术加羊膜腔输液 |
| 囊性腺瘤样畸形（伴胎儿水肿） | 羊膜囊分流术或切除术 |
| 胎儿颈部肿块 | 启动 EXIT 程序保持气道开放 |
| **感染性疾病** | |
| B 族链球菌定植 | 氨苄西林、青霉素 |
| 绒毛膜羊膜炎 | 抗生素 |
| 弓形体病 | 螺旋霉素、乙胺嘧啶、磺胺嘧啶和叶酸 |
| 梅毒 | 青霉素 |
| 肺结核 | 抗结核药物 |

表 90-8（续）

| 异常 | 合理的治疗方法 |
|---|---|
| 莱姆（Lyme）病 | 青霉素、头孢曲松钠 |
| 小 DNA 病毒 | 对于水肿、严重贫血者行宫内红细胞输注 |
| 沙眼衣原体 | 红霉素 |
| HIV-AIDS | 齐多夫定（AZT）加蛋白酶抑制剂 |
| 巨细胞病毒 | 脐静脉注入更昔洛韦 |
| **其他** | |
| 非免疫性水肿（贫血） | 脐静脉输注浓缩红细胞 |
| 麻醉剂戒除（戒断综合征） | 母亲用低剂量美沙酮 |
| 重症联合性免疫缺陷病 | 胎儿干细胞移植 |
| 骶尾部畸胎瘤（伴胎儿水肿） | 宫内切除术或经导管血管栓塞术 |
| 双胎输血综合征 | 反复行羊膜穿刺术、交通性血管 YAG 激光凝固术 |
| 双胎反向动脉灌注（TRAP）综合征 | 地高辛、消炎痛、结扎闭塞 |
| 多胎妊娠 | 选择性减胎 |
| 新生儿血色沉着病 | 母体 IVIG |

EXIT：宫外分娩期治疗；IVIG：静脉注射免疫球蛋白；（?）表示可能但不能证明有效

* 药物的选择（如果出现胎儿水肿可能需要经皮脐带采血和脐静脉给药）。大多数药物治疗是针对母亲的，之后通过胎盘传递给胎儿。

† 需要进行详细的胎儿超声检查以发现其他异常；核型分析也是有必要的。

‡EXIT 允许手术和其他手段

疗方法，只有一些高度专业化的围生中心可以进行。缺陷的性质及其后果，以及胎儿和双亲的一些伦理性问题也必须考虑在内。

补充叶酸可以降低 NTDs 的发病率与再发率。因为神经管在妊娠的 28d 内闭合，孕前补充叶酸对预防 NTDs 是必需的。推荐无 NTD 既往史的妇女在其整个生育期内每天摄入叶酸 400μg。之前曾有 NTD 妊娠史或一级亲属有 NTD 的妇女应进行孕前咨询且应从妊娠前至少 1 个月开始每天摄入 4mg 的叶酸。谷物面粉进行叶酸强化是美国和其他一些国家的一项政策。对于谷物中强化多少叶酸才是合适的还存在争议。自从实施这一公共卫生方案，美国和其他国家的 NTD 发病率明显下降。妊娠期一些抗癫痫药物（丙戊酸钠、卡马西平）的使用与 NTD 风险的增加有关。服用这些药物的妇女孕前应每天摄入 1~5mg 的叶酸。

## 参考书目

参考书目请参见光盘。

（何琪 译，马晓路 审）

# 第 91 章 高危儿

Waldemar A. Carlo

应尽早识别出高危新生儿以降低新生儿的发病率及死亡率（见第 87 章）。高危儿指需要具备丰富经验的医护人员进行密切监护的婴儿。高危儿的相关危险因素见表 91-1。在所有新生儿中约 9% 需专门护理或重症监护，通常只需数天，但也有短则数小时，长则数月的情况。一些机构在产房为高危儿设立专门的过渡性护理单元，并在医疗设备和人员配备上参照新生儿重症监护病区，发现这样的做法具有一定优势。

对新鲜胎盘、脐带和胎膜的检查有助于临床高危儿的识别及确诊。胎盘苍白、胎盘后血肿和脐带撕裂，或者绒毛膜血管为副叶供血，提示有胎儿失血。胎盘水肿和继发的 IgG 缺乏，常与胎 - 胎输血综合征、水肿胎儿、先天性肾病或肝病相关。羊膜结节（羊膜颗粒）和羊水过少与肺发育不良、肾缺如相关。脐带上有白

表 91-1　高危儿

| |
|---|
| **人口学的社会因素** |
| 母亲年龄 <16 岁或 >40 岁 |
| 应用违禁药物，酗酒，吸烟 |
| 贫穷、未婚、情绪和心理压力 |
| **既往史** |
| 遗传病 |
| 糖尿病 |
| 高血压 |
| 无症状性菌尿 |
| 风湿病（全身性红斑狼疮） |
| 长期用药（见表 90-5 及 90-6） |
| **既往妊娠史** |
| 胎死宫内 |
| 新生儿死亡 |
| 早产 |
| 宫内生长迟缓 |
| 先天畸形 |
| 宫颈功能不全 |
| 血型致敏，新生儿黄疸 |
| 新生儿血小板减少 |
| 水肿胎儿 |
| 先天性代谢性疾病 |
| **现在妊娠史** |
| 阴道出血（胎盘破裂，前置胎盘） |
| 性传播性疾病（定植性：单纯疱疹，B 族链球菌，衣原体，梅毒，乙肝，HIV） |
| 多胎妊娠 |
| 先兆子痫 |
| 胎膜早破 |
| 和前次妊娠间隔过短 |
| 羊水过多或过少 |
| 急性内外科疾病 |
| 产前保健不当 |
| 家族性或获得性高凝状态 |
| 胎儿超声检查异常 |
| 接受不孕症的治疗 |
| **生产和分娩** |
| 早产 <（37 周） |
| 过期产 （>42 周） |
| 胎儿窘迫 |
| 不成熟的卵磷脂 / 鞘磷脂 （L/S） 比例，缺乏磷脂酰甘油 |
| 臀位 |
| 胎粪污染羊水 |
| 脐带绕颈 |
| 剖宫产 |
| 产钳分娩 |
| 1min Apgar 评分 <4 分 |
| **新生儿** |
| 出生体重 <2500g 或 >4000g |
| 胎龄 37 周前或 42 周后出生 |
| 小于胎龄儿 （SGA），大于胎龄儿 （1βA） |
| 气促，发绀 |
| 先天畸形 |
| 苍白，多血貌，皮肤瘀点 |

色小结节则提示有念珠菌感染。短的非螺旋形的脐带可见于染色体异常和脐膨出的婴儿。在约 1% 的新生儿中可见到真正的脐带打结，与脐带较长、胎儿体型较小、羊水过多、单卵双胎、死胎及低 Apgar 评分有关。

绒毛膜血管瘤与早产、胎盘剥离、羊水过多以及宫内生长迟缓（IUGR）有关。胎粪污染提示宫内窘迫；胎盘胎儿面不透明提示胎儿感染。单脐动脉则可增加先天肾脏畸形及某些综合征的发病率。

许多早产儿为小于胎龄儿（SGA），常有明显的围生期窒息史，臀位产，或者出生时伴有威胁生命的先天畸形，这些情况不一定能找到明确的危险因素。一般来讲，如果同样的胎龄，新生儿出生体重愈低，其死亡率愈高；如果同样的出生体重，则新生儿胎龄愈小，其死亡率愈高（图 91-1）。出生体重低于 1000g、胎龄小于 28 周的新生儿死亡率最高；而出生体重 3000~4000g、胎龄为 38~42 周的新生儿死亡率最低。当出生体重从 500~3000g 时，其新生儿死亡率呈指数式下降。胎龄从 25~37 周每增加 1 周，新生儿死亡率则以近一半的幅度递降。但在所有围生期死亡中，约有 40% 的死亡发生于胎龄 37 周、出生体重 2500g 以上；这些死亡很多就发生于出生前，相较于更小、更不成熟的早产儿死亡更容易预防。此外，出生体重大于 4000g、胎龄为 42 周或更大时，新生儿死亡率明显上升。因为新生儿死亡率主要取决于体重和胎龄，图 91-1 可有助于快速识别高危儿，但该图主要基于对所有活产儿的分析，而且仅限于描述出生时的死亡危险。因为大多数新生儿的死亡发生在出生后

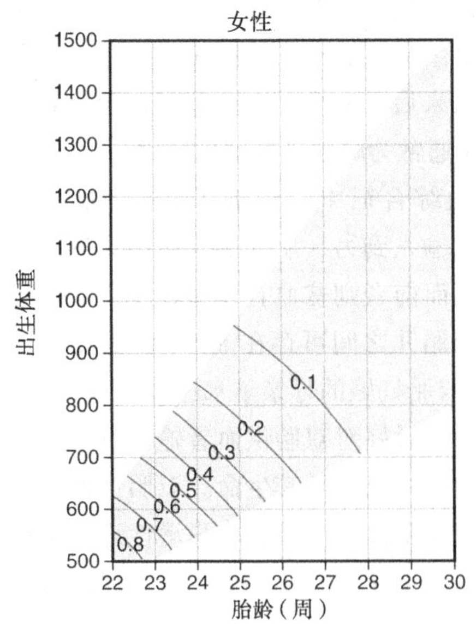


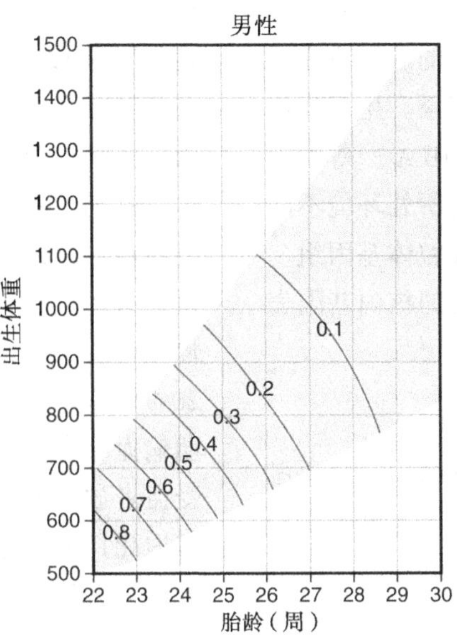


**图 91–1**　根据出生体重和胎龄预测某新生儿死亡的概率，基于 NICHD 新生儿研究网络中心 1995 年 1 月至 1996 年 12 月 31 日的单胎儿的资料
摘 自 Lemons JA, Bauers CR, OH W, et al.Very low birthweight outcomes of the National Institute of Child Health and Human Development Neonatal Research Network,January 1995 through December 1996. Pedimrics ,2001:107

1h 和数天内，所以该图看起来使新生儿的死亡率较实际显著下降了。

## 参考书目

参考书目请参见光盘。

## 91.1　多胎妊娠

*Waldemar A. Carlo*

### ■ 发病率

据报道，黑人和东印第安人的自然双胎发生率最高，其次为北欧白人，亚洲人则最低。具体发生率如下：比利时人 1/56，美国黑人 1/70，意大利 1/86，美国白人 1/88，希腊人 1/130，日本人 1/150，中国人 1/300。双胎发生率的差异主要由于异卵双生（多个卵子）所致。在美国，三胎的发生率估计为 1/ 862 ，四胎的发生率估计为 1/863 。单卵双胎的发生率不受种族和家庭因素影响（3/1000~51/1000）。在妊娠 12 周由超声波发现的双胎发生率（3%~5%），远高于妊娠后期；双胎消失综合征导致最终出生的是单胎。虽然自然多胎妊娠的发生率过去这些年一直稳定，但由于用卵巢刺激剂（克罗米酚、促性腺激素）治疗不孕症及体外受精，使总的多胎妊娠发生率有所增加。双胎约占出生总数的 2.5%，但在极低体重（VLBW）儿中大约占到 20%。

### ■ 病　因

单卵双胎的发生不受遗传因素影响。多卵妊娠更多见于第二胎以上妊娠、年长妇女及有多卵双胎史的家族中。可能由于多个卵泡同时成熟所致。但如果是一个卵泡中含有两个卵子所致的双胎妊娠则认为和遗传因素有关。有双胎妊娠倾向的妇女其促性腺激素水平较高。许多治疗不孕症的妇女常发生多卵妊娠。

联体双胎（暹罗双胎 – 发生率 1/50 000）的产生可能是由于单卵分离相对较迟发生所致，也可能是由于在同一个羊膜囊内有两个分离的胚胎。后一种情况因容易出现脐带缠绕导致循环阻断，其死亡率极高。而联体双胎的预后取决于手术分离的可能性，即重要器官的联合程度。联体种类有胸 – 腹联体（28%）、胸部联体（18%），腹部联体（10%），颅部联体（6%）和不完全性重复（10%）。偶尔有难以分离的连体双胎存活至成年期。大多数联体双胎是女性。

同期复孕，即一个卵子受精后再次受精。异期复孕则指当胎儿已经存在于子宫时，卵子再次受精并发育。上述观点可解释一些双胎在出生时的外观和大小均有差别的现象。

双胎的产前诊断依据有子宫大小（大于正常孕龄预期值）、听诊有两个胎心音、母体的甲胎蛋白或人类绒毛膜促性腺激素（HCG）水平升高等，但确诊仍依赖超声诊断。90% 双胎可在产前被诊断。

### ■ 单卵双胎和双卵双胎

识别双胎是单卵或双卵非常重要，因为可通过研究单卵双胎了解遗传和环境因素对人类发育和疾病的影响。个体大小差异较大的双胎通常是单绒毛膜双胎。不同性别的双胎属双卵双胎。同一性别的双胎应在出生时通过对胎盘的仔细检查来确定并记录。生后详细的血液分型、基因检查或者组织分型（HLA）等检查也可以用来判断。单卵双胎可能因宫内所处环境不同在体格发育和认知方面也有差异，在线粒体基因组、翻译后基因产物修饰以及环境因素引起的核内基因表观遗传修饰等方面都可能存在差别。

## 胎盘的检查

如果双胎的胎盘是独立的，通常为双绒毛膜囊（占75%），但双胎并不一定是双卵双胎，因为单卵双胎在首次细胞分裂或桑葚胚胎形成的初期就可产生两个羊膜囊、两个绒毛膜囊、甚至两个胎盘。有1/3的单卵双胎为双绒毛膜和双羊膜囊。

单卵或双卵双胎都可以表现为单个胎盘，通常可观察到双卵双胎的胎盘内每个胎儿有各自的绒毛膜囊，在两个羊膜囊和附着的脐带之间横越胎盘。分离或融合的双绒毛膜胎盘其大小可以不成比例。附着于较小胎盘或附着胎盘较小部分的胎儿通常比双胎的另一个要小或呈畸形。单绒毛膜双胎可以推断为单卵，常为双羊膜囊，几乎总在同一个胎盘内。

双胎妊娠的问题包括羊水过多、妊娠剧烈呕吐、子痫前期、胎膜早破、血管前置、脐带帆状植入、胎位异常（臀位）及早产等。与双胎中第一个出生的胎儿比较，第二个出生的胎儿发生呼吸窘迫综合征和窒息的危险性增加。双胎尤其是单卵双胎易发生IUGR、胎－胎输血和先天性畸形等。这些先天畸形形成的原因包括：子宫内过度拥挤使胎儿受压所致（如髋关节脱位）；血管交通出现栓塞（回肠闭锁、孔洞脑、皮肤发育不良）或不伴栓塞的血管交通（无心双胎）；以及不明原因引起的（联体双胎、无脑儿、脑脊膜膨出）。

胎盘血管吻合仅在单绒毛双胎中有较高发生率。在单绒毛膜胎盘中双胎的血管通常相连，有时吻合类型较复杂，可以是动脉－动脉、静脉－静脉或动脉－静脉。通常血管分布平衡以保证任一方都能得到充足血供。动脉－动脉交通越过胎盘静脉，若有吻合，血液能稳定地从一个胎儿的血管床流入到另一个胎儿。静脉－静脉交通的情况与动脉－动脉交通方式相似，但较少见。同时存在动脉－动脉和静脉－静脉吻合的情况与无心畸形有关。这种罕见的致命性畸形（1/35 000）继发于TRAP综合征（双胎逆向动脉灌注）。可在宫内对吻合血管施行 Nd:YAG 激光消融术或脐带血管凝固术以治疗存活双胎的心力衰竭。罕见情况下，一条脐带从胎盘出来后再分出另一条脐带，而附着于第二条脐带的胎儿通常为畸形或在宫内死亡。

在胎－胎输血综合征中，双胎其中一个胎儿的动脉血急性或慢性输入到另一胎儿的静脉中，使后者多血且体型较大，而前者则贫血且体型较小。通常在慢性情况下，两个胎儿之间可存在 5g/dL 血红蛋白和20%体重的差别。双胎妊娠的母亲羊水过多提示有胎－胎输血综合征。提前做好对双胎供血者输血及对双胎受血者放血的准备，可以挽救其生命。双胎供血者在宫内死亡可引起双胎受血者小动脉内弥漫性纤维蛋白血栓，这种现象是由于受血胎儿接受了富含促凝血酶原激酶的供血胎儿的血液所致，因而存活的双胎受血者可发生弥散性血管内凝血（DIC）。表 91–2 中罗列了双胎的胎盘发生失代偿性的大量动静脉分流时供血胎儿和受血胎儿容易发生的情况。对这种高度致命性问题的治疗方法包括给母亲用地高辛，应用侵入性羊膜缩小术治疗羊水过多，选择性终止双胎妊娠或用 Nd:YAG 激光、胎儿镜来阻断双胎间的血管吻合等。

## 生后鉴别

下列体格检查的特征可用于判断是否系单卵双

**表 91–2 伴有未代偿性胎盘动静脉分流的单绒毛膜双胎的特征性变化**

| 双胎 | |
|---|---|
| 动脉侧－供者 | 静脉侧－受者 |
| 早产 | 早产 |
| 羊水过少 | 羊水过多 |
| 小早产儿 | 水肿胎儿 |
| 营养不良 | 大早产儿 |
| 苍白 | 营养良好 |
| 贫血貌 | 多血貌 |
| 低血容量 | 红细胞增多症 |
| 低血糖 | 高血容量 |
| 小心脏 | 心脏肥大 |
| 肾小球较小或正常 | 心肌功能不良 |
| 动脉壁薄 | 三尖瓣反流 |
| | 右室流出道梗阻 |
| | 肾小球较大 |
| | 动脉壁厚 |

胎：①两者必须是同性；②胎儿外表特征包括耳朵、牙齿必须明显相像；③头发的颜色、密度、自然卷曲和分布必须为相同类型；④瞳孔颜色和形状必须相同；⑤皮肤的颜色和纹理必须相同（痣的分布和比例可有差异）；⑥手脚必须形态相同、大小相似；⑦身体测量值呈现严密的一致性。

## 预　后

大多数双胎儿早产出生，母亲妊娠并发症比单胎多见。双胎儿并发症的高危因素多与胎－胎输血综合征、辅助生殖技术及早期就出现的双胎发育不平衡相关。尽管单绒毛膜双胎的围生期死亡率较高，但矫正体重及孕周因素后，单胎和双胎的新生儿死亡率无显著差异（图 91-2）。由于多数双胎都是早产出生，其总体死亡率高于单胎。双胎的围生期死亡率约为单胎的 4 倍。单羊膜双胎发生脐带缠绕的可能性较大，可导致窒息。理论上双胎中第二个出生的胎儿比第一个胎儿更易受到缺氧的影响，因为在第一胎娩出后，胎盘可能分离，而此时第二胎尚未娩出。此外，第二胎容易导致难产，因为在第一胎娩出后，宫颈口可能开始关闭，子宫张力降低，而未娩出的胎儿可能还存在臀位等异常先露或脐带缠绕等。4 个及以上胎儿的多胎妊娠中，每个胎儿都有极高的死亡率，因此施行选择性减胎术（经腹对胎儿胸腔注射氯化钾），将胎儿减少至 2~3 个，有望改善多胎妊娠的不良预后。在单卵双胎妊娠中，双胎之一在宫内死亡的危险性明显增加，而存活胎儿发生脑瘫和其他神经系统后遗症的风险也较高。

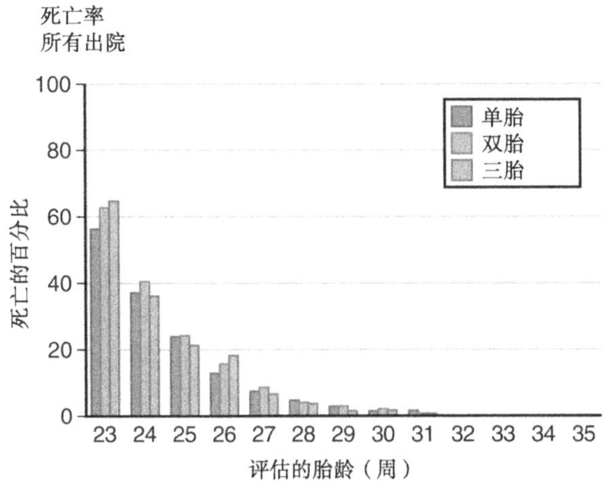


**图 91-2**　不同胎龄新生儿出生住院期间即发生死亡的死亡率。左柱代表单胎新生儿，中柱代表双胎新生儿，右柱代表三胎新生儿。这三组之间没有显著差异。EGA: 估计胎龄

摘自 Garite TJ, Clark RH, Elliott JP, et al.Twins and triplets: the effect of plurality and growth on neonatal outcome compared with singleton infants. Am J Obstet Gynecol,2004,191:700-707

## 治　疗

产前诊断有助于产科和儿科医生提前预料双胎儿出生时可能发生的风险。在产程中及胎儿娩出后都应该密切监护，以迅速应对出生后发生的新生儿窒息或胎－胎输血综合征。根据临床综合判断以决定是否对双胎中严重贫血的“供血者”立即输血，或对双胎中多血的“受血者”进行部分换血。

### 参考书目

参考书目请参见光盘。

# 91.2　早产和宫内生长迟缓

*Waldemar A. Carlo*

## 定　义

WHO 把从末次月经第 1 天起直至 37 周以前分娩的活产婴儿定义为早产儿。低体重（LBW，出生体重为 2500g 或更低）儿常因早产、宫内生长迟缓（IUGR），又称小于胎龄儿（SGA）或两方面因素共同造成。早产和 IUGR 使新生儿发病率和死亡率增加。理想情况是人群中对低体重儿的界定应尽可能以遗传和环境背景相似的资料作为依据。图 91-1 显示以出生体重、胎龄、性别为基准的新生儿死亡率的变化。

## 发生率

新生儿期死亡占 5 岁以下死亡儿童的比例有所上升，研究发现 5 岁以下儿童死亡中约 57% 发生于出生后 1 个月内，而其中约 36% 死因归于早产。2008 年美国 8.2% 的活产儿出生体重低于 2500g，其中黑人是白人的近 2 倍。过去 20 多年以来，低体重儿的发生率在增加，其主要原因与早产儿数目的增加有关。第一胎早产的妇女，其再次发生早产的危险性明显增加。在美国大约有 30% 的低体重儿是 IUGR ，并在 37 周后出生。当低体重儿的发生比例大于 10% 时，其中 IUGR 所占比重增加，而早产的比重降低。在发展中国家，约 70% 的低体重儿是 IUGR。IUGR 婴儿较适

于胎龄儿具有更高的发病率和死亡率（图 91–1）。尽管美国的婴儿死亡率自 1971 年以来一直持续降低，但黑人、白人或西班牙裔婴儿死亡率的种族差异并没有变化，黑人的新生儿死亡率较高，低体重儿所占比例更大。

美国早产儿发生率持续上升（图 91–3 见光盘），部分是由于多胎妊娠。单胎妊娠的早产儿出生率较稳定，但因医疗手段干预的非自然分娩方式造成的早产儿发生率增高，而自然因素或胎膜破裂造成的早产儿发生率有所下降（图 91–4）。

## ■ 极低出生体重儿

极低体重 （very low birth-weight，VLBW）儿的出生体重小于 1500g，绝大部分为早产儿。2008 年美国 VLBW 儿的发生率约为 1.46%，其中黑人为 3.01%，白人为 1.18%。VLBW 儿的比例是一个能准确预测婴儿死亡率的指标。VLBW 儿约占死亡新生儿的 50% 以上以及残疾儿的 50%；他们的存活率与出生体重直接相关，出生体重在 500~600g 的存活率约为 20% ，1250~1500g 的存活率超过 90%。美国黑人中 VLBW 儿的比例保持不变，而白人有所增加，这可能与白人的多胎妊娠增加有关。围生期保健改善了 VLBW 儿的存活率。与足月儿相比， VLBW 儿在生后第一年有更高的再住院率，其住院原因主要为早产后遗症、感染、神经系统并发症以及社会心理方面的障碍等。

## ■ 与早产和低体重相关的因素

要把引起早产和 IUGR 的因素完全分开比较困难（见第 88、89 章）。在早产、IUGR 和较差的社会经济状况者之间有明显的正相关关系。社会经济状况较

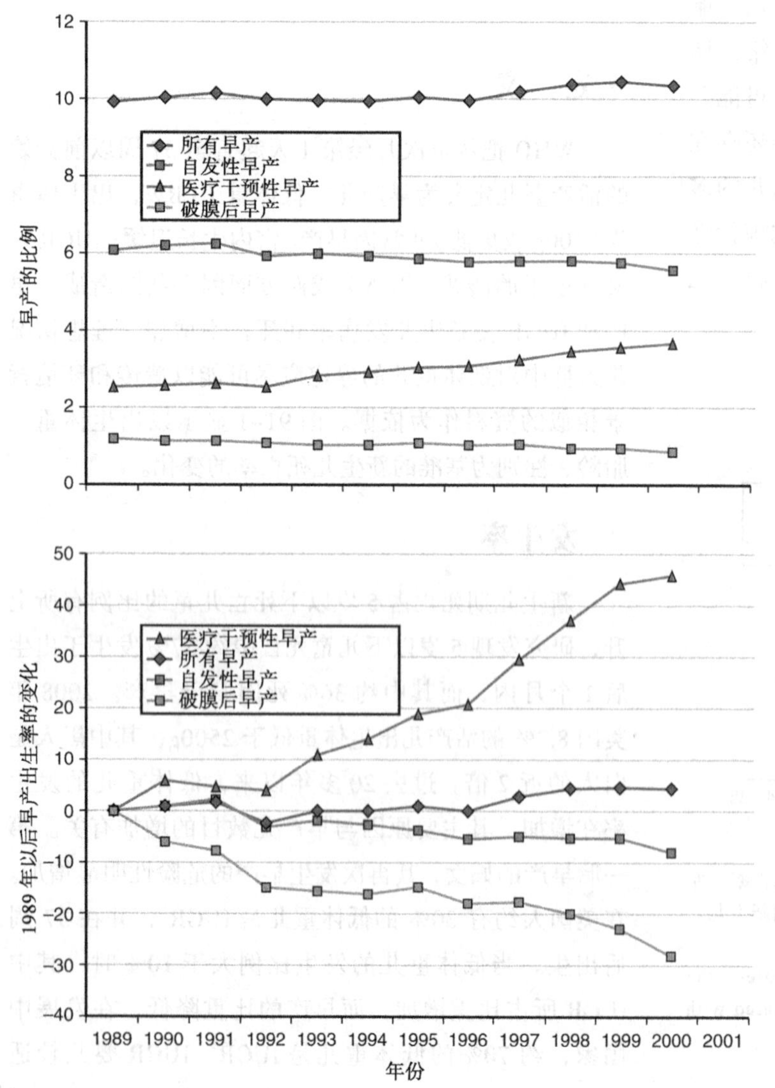


图 91–4　美国 1989—2000 年单胎早产的总体发生率的变化及因胎膜破裂而早产、医疗干预性早产或自发性早产的发生率的变化。A. 每组不同年份的比例。B. 相对于 1989 年数据所占百分比

摘　自 Ananth CV, Joseph KS, Oyelese Y, et al. Trends in preterm birth and perinatal mortality among singletons: United States, 1989 through 2000. Obstet Gynecol，2005，105:1084-1091

差的家庭，母亲营养不良、贫血和疾病的发生率较高；往往缺乏系统的围生期保健、滥用药物、产科并发症较多以及常有不良生产史（如流产、死产、早产或分娩LBW儿）。其他相关因素包括单亲家庭、青少年怀孕、妊娠间隔过短以及母亲已有 4 个以上的孩子等。胎儿在发育方面的问题也可与母亲的身材、产次、同胞的体重、社会阶层、母亲吸烟及其他因素有关。要断定是环境因素还是遗传因素导致不同人群中出生体重的差异往往比较困难。

引起早产的病因是多因素的，在胎儿、胎盘、子宫和母体间存在着复杂的交互作用（表 91-3）。

与胎龄相符的低体重儿其早产原因主要与一些医疗状况有关，如子宫不能在继续保留胎儿、妊娠过程受到干扰、胎膜早破或胎盘早剥、多胎妊娠或一些不明刺激造成子宫的有效收缩等。

症状性或无症状性羊水细菌感染（B 族链球菌、单核细胞增多性李斯特菌、解脲支原体、支原体、衣原体、阴道毛滴虫、阴道加德纳菌）和绒毛膜羊膜炎可以启动早产。细菌产物可以刺激局部炎症介质（白细胞介素 -6、前列腺素）的产生，导致子宫过早收缩或伴有羊膜破裂部位的局部炎症反应。适当应用抗生素可降低胎儿感染的危险并可延长孕期。

IUGR 主要与一些干扰胎盘循环和功能、干扰胎儿生长发育或干扰母亲健康和营养的因素有关（表 91-4）。造成早产和 IUGR 的低体重儿的许多因素是共同的。IUGR 和胰岛素生成减少或胰岛素 [ 或胰岛素样生长因子（IGF）] 与受体作用的能力降低相关。IGF-1 受体缺陷、胰腺发育不良及新生儿暂时性糖尿病易致 IUGR 。基因突变可导致胰岛细胞对葡萄糖水平的感应机制受损（即葡萄糖激酶的基因功能丧失），使胰岛素的释放减少，最终引起 IUGR。

IUGR 是胎儿对营养和氧供不足的一种反应，因而 IUGR 患儿的问题重点不在 IUGR 本身，而在于营养不良和缺氧可能对胎儿所带来的危险。与其类似，早产也意味着胎儿本身需要提早脱离宫内不良环境。IUGR 可分为匀称型（头围、身长、体重受累程度相同）和非匀称型（头部生长受累较轻）（图 90-1）。匀称型 IUGR 的生长受限通常始于妊娠早期，与一些严重影响胎儿细胞数目发育的疾病有关，如染色体、基因、畸形、感染或母亲严重高血压等问题。对于可能发育为匀称型 IUGR 的胎儿需要精确计算其胎龄以免因胎龄评估失误而导致误诊。非匀称型 IUGR 的生长受限常始于妊娠晚期，通过颈动脉多普勒彩超声波形可判断，常与母亲营养不良、晚发的或恶化的血管性疾病（先兆子痫、慢性高血压）等因素有关。IUGR 婴儿的常见问题见表 91-5。

**表 91-3 可证实的早产原因**

| |
|---|
| 胎儿 |
| · 胎儿窘迫 |
| · 多胎妊娠 |
| · 成红血细胞增多症 |
| · 非免疫性水肿胎儿 |
| 胎盘 |
| · 胎盘功能障碍 |
| · 前置胎盘 |
| · 胎盘早剥 |
| 子宫 |
| · 双角子宫 |
| · 宫颈机能不全（过早扩张） |
| 母亲 |
| · 先兆子痫 |
| · 慢性疾病（发绀型心脏病，肾脏疾病） |
| · 感染（单核细胞增多性李斯特菌、B 族链球菌、泌尿道感染、细菌性阴道病、绒毛膜羊膜炎） |
| · 药品成瘾（可卡因） |
| 其他 |
| · 胎膜早破 |
| · 羊水过多 |
| · 医源性 |
| · 外伤 |

## 出生时的胎龄评估

和与胎龄相符的早产儿相比，IUGR 婴儿的出生体重更低，头部占全身比例相对较大，与身材明显不对称，但两者均缺乏皮下脂肪。在没有窒息的前提下，IUGR 婴儿虽体重较轻，但其神经系统成熟度（如神经传导速率）与胎龄相关，而非体重。出生时的体格检查对胎龄评估非常有用。常用的 Ballard 评分系统可以将胎龄误差范围缩小到 2 周（图 91-5 至 91-7）。如体检得出的评估胎龄与通过母亲末次月经计算得到的胎龄及胎儿超声评估的胎龄出现偏差，则可推断婴

表 91–4 宫内生长迟缓的常见因素

| |
|---|
| 胎儿 |
| ·染色体异常（如常染色体三体异常） |
| ·慢性胎儿感染（如巨细胞病毒感染、先天性风疹、梅毒） |
| ·先天畸形 – 复杂的综合征 |
| ·辐射 |
| ·多胎妊娠 |
| ·胰腺发育不良 |
| ·胰岛素缺乏（胰岛素生成或作用途径异常） |
| ·胰岛素样生长因子 –I 缺乏 |
| 胎盘 |
| ·胎盘重量减轻或细胞数减少，或二者皆有 |
| ·胎盘表面积减少 |
| ·胎盘绒毛膜炎（细菌、病毒、寄生虫） |
| ·胎盘梗死 |
| ·肿瘤（绒毛膜血管瘤、葡萄胎） |
| ·胎盘剥离 |
| ·双胎输血综合征 |
| 母亲 |
| ·毒血症 |
| ·高血压或肾脏疾病，或二者皆有 |
| ·低氧血症（高海拔地区、发绀型心脏病或肺部疾病） |
| ·营养不良 |
| ·慢性疾病 |
| ·镰状细胞性贫血 |
| ·药物（麻醉药、酒精、吸烟、可卡因、抗代谢物） |

儿存在疾病和死亡的高风险。

## ■ 低出生体重儿的疾病谱

早产增加了新生儿疾病的严重性，但也导致大部分新生儿疾病的临床表现不典型。不成熟的器官功能，并发症治疗，以及引起早产的特殊疾病，均可增加早产儿和低体重儿的发病率及死亡率（表 91–6）。在 VLBW 儿中，死亡率与出生体重负相关。资料显示，呼吸窘迫综合征的发生率在出生体重为 501~750g、751~1000g、1001~1250g、1251~1500g 的婴儿中分别约为 80%、65%、45% 和 25%。重度脑室内出血（IVH）的发生率在出生体重为 501~750g、751~1000g、1001~1250g、1251~1500g 的婴儿中分别约为 25%、12%、8% 和 3%。总体来说，以下疾病在 VLBW 儿中都有着较高的发生率：晚发性败血症（24%），支气管肺发育不良（23%），重度 IVH（11%），坏死性小肠结肠炎（7%）。且 VLBW 儿通常需更长的住院时间（45~125d）。表 91–6 为 IUGR 低出生体重儿的常见问题。若 IUGR 合并早产将出现其他更多问题，见表 91–6。出生后若生长状况不佳对于早产儿和 IUGR 儿都是一个棘手的问题。

## ■ 护　理

早产儿娩出后的处理与足月儿的常规处理相似，包括清理气道、刺激呼吸、注意脐部和眼睛护理以及注射维生素 K 等（见第 88 章）。但更需要一些特殊的处理来保持气道开放。其他还需考虑的有：①控制合适的体温，监测心率和呼吸；②氧疗；③特别关注补液与营养的细节。防止感染环节决不能松懈。一些常规的护理措施都可能对婴儿造成干扰而导致低氧血症。除此之外还需考虑其他一些问题，包括如何让父母有规律、积极地参与婴儿的护理；指导母亲如何在家里照料孩子以及如何关注孩子之后的生长发育等。

### 体温调节

将低体重儿或高危儿置于接近中性温度的环境中，其存活率将大为提高。中性温度环境通过设定空气和辐射表面温度、相对湿度及气流，使婴儿在该环境下产热（以测定耗氧量作为衡量指标）最少，而核

表 91–5 IUGR（SGA）婴儿的常见问题*

| 问题 | 发病机制 |
|---|---|
| 胎死宫内 | 低氧、酸中毒、感染、致命的畸形 |
| 围生期窒息 | 分娩期间胎盘灌注减少，± 慢性胎儿缺氧 – 酸中毒；胎粪吸入综合征 |
| 低血糖 | 组织糖原储存减少，糖异生减弱，高胰岛素血症，缺氧增加了葡萄糖需要量，低体温，脑的重量较大 |
| 红细胞增多 – 血黏滞度增高 | 胎儿缺氧刺激红细胞生成素产生增加 |
| 氧耗减少 / 低体温 | 低氧、低血糖，饥饿效应、皮下脂肪储备过少 |
| 畸形 | 综合征所致畸形，染色体 – 基因病，羊水过少所致畸形．TORCH 综合征（弓形虫、风疹病毒、巨细胞病毒、单纯疱疹病毒）感染 |

*若出生胎龄小于 37 周，还包括肺出血和早产相关的其他问题

**表 91–6　与早产有关的常见新生儿问题**

| |
|---|
| **呼吸系统** |
| 呼吸窘迫综合征（肺透明膜病）* |
| 支气管肺发育不良 |
| 气胸，纵隔和气，间质性气肿 |
| 先天性肺炎 |
| 呼吸暂停 * |
| **心血管系统** |
| 动脉导管未闭（常见）* |
| 低血压 |
| 心动过缓（伴呼吸暂停）* |
| **血液系统** |
| 贫血（早发或晚发性） |
| **胃肠道** |
| 胃肠道功能较差—动力较弱 * |
| 坏死性小肠结肠炎 |
| 高胆红素血症（间接和直接）* |
| 自发性孤立性胃肠道穿孔 |
| **内分泌 – 代谢** |
| 低血钙 * |
| 低血糖 * |
| 高血糖 * |
| 晚发性代谢性酸中毒 |
| 低体温 * |
| 甲状腺功能正常，甲状腺素水平低 |
| **中枢神经系统** |
| 脑室内出血 * |
| 脑室周围白质软化 |
| 惊厥 |
| 早产儿视网膜病 |
| 耳聋 |
| 肌张力低 * |
| **肾** |
| 低钠血症 * |
| 高钠血症 * |
| 高钾血症 |
| 肾小管酸中毒 |
| 肾性糖尿 |
| 水肿 |
| **其他** |
| 感染 *（先天性，围生期，医院内：细菌性，病毒性，真菌性及原虫等感染） |

* 常见

**表 91–7　早产儿用药的潜在不良反应**

| 药物 | 不良反应 |
|---|---|
| 氧 | 早产儿视网膜病、支气管肺发育不良 |
| 磺胺甲基异噁唑 | 核黄疸 |
| 氯霉素 | 灰婴综合征—休克、骨髓抑制 |
| 维生素 K 及类似物 | 黄疸 |
| 新生霉素 | 黄疸 |
| 六氯酚 | 脑病 |
| 苯甲基乙醇 | 酸中毒、虚脱、脑室内出血 |
| 静脉维生素 E | 腹水、休克 |
| 酚类去污剂 | 黄疸 |
| 碳酸氢钠 | 脑室内出血 |
| 二性霉素 | 无尿 / 肾衰竭、低钾血症、低镁血症 |
| 利舍平 | 鼻塞 |
| 吲哚美辛 | 尿少、低血钠、肠穿孔 |
| 西沙比利 | Q–T 间期延长 |
| 四环素 | 牙釉质发育不良 |
| 妥拉唑啉 | 低血压、胃肠道出血 |
| 钙剂 | 皮下坏死 |
| 氨基糖苷类 | 耳聋、肾毒性 |
| 肠道给庆大霉素 | 细菌耐药 |
| 前列腺素 | 抽搐、腹泻、呼吸暂停、骨质肥厚、幽门狭窄 |
| 苯巴比妥 | 状态改变、嗜睡 |
| 吗啡 | 低血压、尿潴留、戒断综合征 |
| 泮库溴铵 | 水肿、低血容量、低血压、心动过速、肌肉收缩、长时间低肌张力 |
| 碘消毒剂 | 甲状腺功能低下、甲状腺肿 |
| 芬太尼 | 抽搐、胸壁强直、戒断综合征 |
| 地塞米松 | 胃肠出血、高血压、感染、高血糖、心肌病、抑制生长 |
| 呋塞米 | 耳聋、低血钠、低血钾、低血氯、肾结石、胆结石 |
| 肝素（非小剂量预防性应用） | 出血、脑室内出血、血小板减少 |
| 红霉素 | 幽门狭窄 |

体格的成熟度

| | -1 | 0 | 1 | 2 | 3 | 4 | 5 |
|---|---|---|---|---|---|---|---|
| 皮肤 | 很薄，发黏，透明的 | 凝胶状，红色，半透明 | 光滑，粉红色，可见静脉 | 表皮脱屑和(或)皮疹，静脉很少 | 开裂，局部苍白，静脉罕见 | 羊皮纸样，深的裂纹，没有静脉 | 皮革样，皴裂，细纹 |
| 胎毛 | 无 | 稀疏的 | 大量的 | 稀疏的 | 局部无胎毛 | 大部分区域无胎毛 | |
| 足面 | 足跟－脚趾 40~50mm:-1，<40mm:-2 | <50mm，无皱褶 | 浅的红色痕迹 | 仅前半部分可见横纹 | 前 2/3 足底可见皱褶 | 整个足底可见皱褶 | |
| 乳房 | 无法触及 | 隐约可及 | 平的乳晕，无突起 | 乳晕清晰，1-2mm 的突起 | 乳晕略高于皮肤，3-4mm 的突起 | 完整的乳晕，5-10mm 的突起 | |
| 眼 / 耳 | 眼睑融合，松的 -1，紧的 -2 | 眼睑分开，耳廓平，皱褶状 | 耳廓轻度卷曲，软，缓慢复 | 位 / 耳廓卷曲，软，容易复位 | 耳廓已成型，较硬，很快复位 | 软骨厚，耳廓硬 | |
| 生殖器，男性 | 阴囊平，光滑 | 阴囊空虚，隐约有皱褶 | 睾丸未降，罕见皱褶 | 睾丸渐下降，少量皱褶 | 睾丸已降，皱褶多 | 阴囊下垂，皱褶深 | |
| 生殖器，女性 | 阴蒂明显，阴唇平 | 阴蒂明显，小阴唇很小 | 阴蒂明显，小阴唇变大 | 大小阴唇同样明显 | 大阴唇变大，小阴唇变小 | 大阴唇覆盖阴蒂和小阴唇 | |

**图 91-5** 体格成熟度标准。扩展后的新的 Ballard Score（巴氏评分表）包括了极早早产儿，对较成熟儿的评估也更加精确

摘自 Ballard JL, Khoury JC, Wedig K, et al.New Ballard score, expanded to include extremely premature infants. J Pediatr，1991，119:417–423

神经肌肉成熟度

| | -1 | 0 | 1 | 2 | 3 | 4 | 5 |
|---|---|---|---|---|---|---|---|
| 姿势 | | | | | | | |
| 方窗（手腕） | <90° | 90° | 60° | 45° | 30° | 0° | |
| 手臂回弹 | | 180° | 140°~180° | 110°~140° | 90°~110° | <90° | |
| 腘窝角 | 180° | 160° | 140° | 120° | 100° | 90° | <90° |
| 围巾征 | | | | | | | |
| 足跟到耳 | | | | | | | |

**图 91-6** 神经肌肉成熟度标准。扩展的后的新的 Ballard Score（巴氏评分表）包括了极早早产儿，对较成熟儿的评估也更加精确。摘自 Ballard JL, Khoury JC, Wedig K, et al. New Ballard score, expanded to include extremely premature infants. J Pediatr，1991，119:417–423

心体温又能保持在正常范围。中性温度与婴儿的体型及日龄相关，体型和日龄较大的婴儿比体型和日龄较小的婴儿所需环境温度要低。可用暖箱或辐射床来维持体温。通过提供温暖的环境和标准湿度可以使身体的温度得以保存。使一个全裸的早产儿维持最低能耗和氧耗水平的最适环境温度，就是能将其核心体温维持在 36.5℃ ~37.0℃的温度。最适环境温度取决于婴儿的体型和胎龄，体重越小、成熟度越低的早产儿，所需环境温度越高。额外的有机玻璃（树脂玻璃）隔热罩或保暖帽、衣服等对于保持极低出生体重儿的体温也许是必要的。维持婴儿体温还可通过加热室内空气或者通过暖箱的伺服系统将环境温度控制在适宜温度上来实现。应连续监测婴儿体温，以便随时调节环

成熟度

| 评分 | 周数 |
|---|---|
| －10 | 20 |
| －5 | 22 |
| 0 | 24 |
| 5 | 26 |
| 10 | 28 |
| 15 | 30 |
| 20 | 32 |
| 25 | 34 |
| 30 | 36 |
| 35 | 38 |
| 40 | 40 |
| 45 | 42 |
| 50 | 44 |

**图 91-7** 成熟度评分。将体格和神经系统评分相加估计胎龄

摘自 Ballard JL, Khoury JC, Wedig K, et al.New Ballard score, expanded to include extremely premature infants. J Pediat，1991，119:417–423

境温度，维持早产儿的合适体温。在没有暖箱的条件下，或父母迫切要见到孩子，而婴儿情况较稳定的情况下，通过直接体表接触或用帽毯遮盖婴儿保暖的袋鼠式护理是目前推荐的一种安全性措施，但仍需要密切监测体温以免出现严重低体温。

维持 40%~60% 的相对湿度可减少早产儿在较低环境温度下的热量丧失，可防止呼吸道黏膜的干燥和刺激，尤其在氧疗和气管插管期间（通常湿度为 100%）；可稀释呼吸道的黏性分泌物，并减少肺部的不显性失水，有助于稳定早产儿的体温。当婴儿室环境温度逐步改变不会引起婴儿的体温、肤色、反应或生命体征的明显变化时，方可考虑将婴儿移出暖箱或辐射床。

用氧疗降低缺氧和血液循环不足所致的机体损伤的同时，应注意高氧对眼睛（早产儿视网膜病）和肺部的损伤。氧疗时可通过头罩、鼻导管、持续气道正压装置或气管插管等途经来维持恒定、安全的吸入氧浓度。虽然发绀需立即处理，但考虑到氧气是一种药物，必须谨慎给氧，以便最大限度地发挥其益处，尽可能减少其潜在的危害。吸入氧浓度应根据动脉血氧分压（$PaO_2$）或无创方法如持续脉搏血氧仪、经皮氧分压测定等随时进行调节。末梢血的血气分析不能准确评估动脉血氧的水平。

## 液体需要量

液体需要量根据胎龄、环境条件和疾病状况的不同而变化。假设未经口喂养的婴儿，不计其大便失水量，其所需液量相当于不显性失水、肾脏排泄、生长所需以及所有其他异常丢失水量的总和。不显性失水与胎龄间接相关。由于 <1000g 的极不成熟早产儿其皮肤不成熟、缺乏皮下组织及体表面积较大，不显性失水可多达 2~3mL/（kg · h）。使用辐射床、光疗以及发热时婴儿的不显性失水量明显增加。较高的环境湿度有助于减少不显性失水。有衣被包裹、使用有机玻璃隔热罩、吸入气经过充分湿化的婴儿，以及随着日龄逐渐增加，其不显性失水量减少。在暖箱内的较大早产儿（2000~2500g），其不显性失水约为 0.6~0.7mL/（kg · h）。

充足的液体摄入量对排泄尿溶质负荷（如尿素、电解质、磷酸盐）是至关重要的。所需的液体摄入量随饮食和营养成分的合成、分解代谢的情况而有所变化。配方奶因为其高溶质负荷、高蛋白含量，摄入后经过分解代谢产生更多需要经尿液排泄的终产物，因此对水分的需求量也相应增加。尿溶质负荷为 7.5~30 mOsm/kg 不等。新生儿尤其是 VLBW 儿，尿液浓缩功能较差，因此需要摄入更多液体才能将溶质负荷排出体外。

足月儿液体摄入量通常第 1 天从 60~70mL/kg 开始，2~3d 逐步增加到 100~120mL/kg。胎龄较小的早产儿第 1 天从 70~80mL/kg 开始，之后逐步增加到 150mL/（kg · d）。虽然早产儿的液体摄入量很少会超过 150ml/（kg · h），仍应根据个体具体情况来调节。生后第 1 周的体重小于 750g 的婴儿，由于其皮肤尚未成熟，体表面积较大，经皮肤丢失的液体量较多，因而静脉补液量需增多。应每天监测体重、尿量、血清尿素氮和电解质，以评估液体平衡的情况。通过临床观察和体检一般难以评价早产儿的水代谢状况。常见水分丢失增加的情况包括：糖尿、急性肾小管坏死的多尿期以及腹泻等，这些情况增加了肾的额外负担，又由于肾脏尚未具备足够能力来保留水分和电解质，故可导致严重脱水。另一方面，液体摄入过多则可导致水肿、心力衰竭、动脉导管开放和支气管肺发育不良。

## 全肠外营养

在肠道喂养尚未完全建立之前或较长时间不能经肠道喂养时，全肠外营养可提供足够的液体、热量、氨基酸、电解质和维生素，以维持危重儿的生长之需。这项技术拯救了许多 VLBW 儿、早产儿、难治性腹泻综合征及广泛肠切除患儿的生命。营养液可通过经皮中心静脉导管、外周静脉，或通过外科手术置入的中心静脉导管（这种情况相对少见）输入，也可短期应用脐静脉输入，但不应超过 2 周。

肠外营养的目的是从葡萄糖、蛋白质和脂肪中获得足够的热卡以促进最佳生长。营养液中应含有 2.5~3.5g/dL 的合成氨基酸和 10~ 15g/dL 的葡萄糖，此外还应加入适量的电解质、微量元素和维生素。如果营养液经外周静脉输入，要注意控制葡萄糖浓度低于 12.5g/dL。若采用中心静脉，葡萄糖浓度可以高达 25g/dL（极少用）。脂肪乳剂如 20% 英脱利匹特（2.2kcal/mL）的静脉输入可提供足够热卡而无增加渗透负荷之虞，因而可减少通过中心或外周静脉输入的较高浓度的葡萄糖，还可以防止必需脂肪酸的缺乏。20% 的脂肪乳剂用量最初从 0.5g/（kg · 24h）开始，如果三酰甘油水平保持正常，可逐步加到 3g/（kg · 24h）。输入 0.5g/（kg · 24h）已可有效防止必需脂肪酸的缺乏。营养液中还应含有生理所需的电解质、微量元素和维生素。每天需仔细评估婴儿的临床和生化状况来确定静脉营养各成分的用量，要注意应缓慢、持续地滴入营养液。各种溶液的混合配制应由训练有素的药剂师在层流罩下完成。

当全肠外营养提供的热卡超过 100kcal/（kg · 24h）后，婴儿若不伴有败血症、外科手术或其他严重应激状况，其体重增长可望达到 15g/（kg · 24h），并保持 150~200mg/（kg · 24h） 的正氮平衡。当外周静脉输注的营养液中含有 2.5~3.5g/（kg · 24h）氨基酸、10g/dL 葡萄糖和 2~3g/（kg · 24h）的脂肪乳剂时，通常可以达到这个目标（生后第 1 周呈分解代谢趋势，但随后体重逐步增长）。

静脉营养的并发症与导管和营养液的代谢有关。经中心静脉输入营养液所导致的败血症是最重要的问题，只有精心做好导管护理和制备无菌性营养液，才能使并发症的发生率降到最低，万古霉素、肝素的联合应用也能够降低导管败血症的发病风险。凝固酶阴性的葡萄球菌是最常见的致病菌，治疗应选用适当的抗生素。若感染持续存在（选用合适抗生素后，多次血培养仍呈阳性），则必须拔除输液导管。血栓形成、液体外渗和导管移位等情况也可能发生。虽然经外周静脉输液较少发生败血症，但可出现静脉炎、皮肤腐烂和浅表皮肤感染

等并发症。肠外营养在代谢方面的并发症包括：因输注高浓度葡萄糖引起高血糖而导致的渗透性利尿和脱水；氮质血症；可能增加肾钙质沉着的危险；因突然停止输液引起低血糖；因静脉输注脂肪乳剂引起高脂血症和可能发生的低氧血症，以及因输入高浓度的某些氨基酸引起高氨血症等。一些不能接受肠内营养需长期静脉营养的婴儿可发生代谢性骨病和（或）胆汁淤积性黄疸和肝病。由于并发症常见且严重，应对静脉营养婴儿进行生化和生理指标监测。

## 喂 养

对每一个低出生体重儿或早产儿的喂养方案应个体化制订。避免吸吮疲劳和因反流或喂养过程所引起的乳汁吸入很重要。除了让喂养者接受良好的训练，尚无更好的方法来避免这些喂养问题。若婴儿存在呼吸窘迫、缺氧、循环功能不全、分泌物过多、恶心、败血症、中枢抑制、非常不成熟或严重疾病时，不能开始经口（奶嘴）喂养，已经经口喂养者则应停止。这些高危儿需要静脉营养或鼻饲喂养来提供能量、液体和电解质。经口喂养除了需要强有力的吸吮力外，还需依靠吞咽的协调，用会厌和软腭关闭喉、鼻通道，以及具备正常的食管运动，这些同步过程往往在胎龄 34 周前还未成熟。

34 周或更大的早产儿可由奶瓶或母乳喂养。由于吸吮能力有限，直接母乳喂养在早产儿常较难成功。可将母乳挤出后暂用奶瓶喂养。奶瓶喂养时选用一种专门的有大孔的小而软的奶头，可以减少患儿吸吮所需的力量。较小或不太健壮的早产儿应予鼻饲喂养，可选用软的 5 号塑料（硅胶）喂养管，其内径为 0.05cm。将导管通过鼻腔送入胃中，直到下端送入胃内大约 2.5cm（1 英寸）。导管的游离端可通过接口和注射器相连，通过输液泵或重力作用将注射器内一定量的奶液送入患儿胃内。一根导管在胃内可放置 3~7d，之后可从另一侧鼻孔替换相同类型导管。内置喂养管偶可引起局部刺激，婴儿可表现恶心，或鼻咽部有多量分泌物。对这类患儿可请有经验的护士将导管经口腔进入，每次喂养结束后再将导管拔除。

患儿可以定时间断喂奶也可持续喂奶。偶有喂养不耐受的婴儿，也可通过鼻空肠喂养，但有引起肠穿孔的危险。当婴儿有能力吸吮且不会疲乏时，可逐步改为奶瓶或母乳喂养。

胃造口喂养仅适合于一些患有特殊胃肠问题，需要手术处理作为辅助治疗及因中枢神经永久性受损不能正常吸吮和吞咽的早产儿。一般不提倡对早产儿或低出生体重儿实施胃造口喂养。

### 喂养的开始

患病的早产儿或低出生体重儿胃肠喂养的最佳开始时间目前尚有争议。营养性喂养指给 VLBW 儿喂哺极少量的肠内营养物以刺激未成熟胃肠道的发育。许多研究已证实营养性喂养的好处，包括增强肠蠕动，促进生长，降低静脉营养的需求，降低败血症风险以及缩短住院天数。一旦婴儿稳定后，除了静脉营养 / 液体外，可以给予少量胃肠喂养。喂哺量可逐渐增加，静脉营养量逐步减少，这样可减少坏死性小肠结肠炎

的发生率。早产儿喂养的主要原则是谨慎和循序渐进，早期仔细地进行母乳或配方奶喂养可减少低血糖、脱水和高胆红素血症的机会，且不增加误吸的危险。即使存在呼吸窘迫或其他疾患，也并不是长时间禁食的指征。

虽然大多数体重小于 1500g 的早产儿不能很好协调呼吸、吸吮和吞咽功能，需要胃管喂养，但如果婴儿总体情况不错，有吸吮动作，没有应激，可以尝试开始经口喂养。活跃的肠鸣音、排出胎粪、无腹胀、无呕吐、胃内抽出液中不含胆汁等均提示肠道已准备好接受喂养。体重低于 1000g 的早产儿，初始的营养性喂养可从鼻胃管中持续滴入（或每 2~3h 一次）10~20mL/（kg・24h），持续 5~10d。如果耐受良好，奶量可以 20~30mL/（kg・24h）的速度增加。当奶量达到 150mL/（kg・24h）时，配方奶的热卡含量可增加到 24~27kcal/oz。但是应用高热卡含量的配方奶时，可能引起婴儿脱水、水肿、乳糖不耐受、腹泻、肠胀气、胃排空延迟并伴呕吐等。当喂养量达到约 120mL/（kg・24h）时，可停用静脉补液。对于体重大于 1500g 的早产儿，奶量可以从 20~30mL/(kg・24h)开始，每天增加 20~30mL/（kg・24h）。不同出生体重早产儿的预期体重增加速度见图 91-8（见光盘）。IUGR 婴儿可能不会出现早产儿那样的初期体重减轻。

若出现反流、呕吐、腹胀或胃潴留，应怀疑败血症、坏死性小肠结肠炎或肠梗阻。这些情况是停止喂养，至少是暂时性停止喂养的指征，然后待婴儿耐受后再缓慢增加奶量，或改为静脉营养，并进一步检查是否有更严重的问题（见第 96.2）。婴儿在 10~12d 内可能都没有体重增长，但如果喂养的热卡和奶量增加顺利，其体重往往在几天内就出现增长。

鼻饲喂养时，每次喂奶前应抽取胃内容物，如果仅抽出空气或少量黏液，喂养可按原方案进行。如果抽出前次喂养量的全部或大部分，应暂停此次喂养，或将喂养量减少，并根据体检结果及其他喂养不耐受的证据来决定后续奶量是否增加。

婴儿的消化酶系统在胎龄 28 周以后已经成熟，足可胜任对蛋白质和碳水化合物的消化吸收。但对脂肪的吸收较差，主要原因是胆盐量的不足。人乳中的脂肪和不饱和脂肪较牛乳中的更易吸收。对出生体重 2000g 以下的早产儿不论用母乳还是母乳化早产儿配方奶（40% 酪蛋白和 60% 乳清蛋白）喂养，只要蛋白质摄入量在 2.25~2.75g/（kg・24h），其体重应得到预期增长。这两种喂养方法都可以给早产儿提供所有的必需氨基酸，包括酪氨酸、胱氨酸和组氨酸。较高的蛋白质摄入一般能够很好耐受且安全，尤其在生长迅速的较大婴儿中。但如果摄入蛋白质 >4~5g/（kg・24h），就可能有害。高蛋白质配方尽管可促进婴儿的线性生长，但可能引起血浆氨基酸谱异常，血尿素氮、氨和钠浓度增高，代谢性酸中毒（牛乳配方）以及神经发育不良。而且高蛋白、高热卡、高矿物质的配方乳对肾构成过高的溶质负荷，这对于维持婴儿的水平衡来说是很重要的因素，特别是在婴儿有发热或腹泻时。

来源于自己母亲的母乳对所有婴儿包括极低体重儿都是适合的，除了其营养价值外，母乳的优点包括防止各种感染（通过母乳中特异性和非特异性抗感染因子和肠道益生菌）、降低早产儿发生坏死性小肠结肠炎和婴儿猝死综合征的危险，以及一些可能的长期效应，如减少儿童期和青少年期肥胖的发生、促进神经系统的发育。一旦早产儿摄入的奶量达到 120mL/猝死，可添加母乳强化剂以补充蛋白质、钙和磷。如果母乳匮乏，应使用专门的早产儿配方奶。

喂养情况良好的早产儿每日可排半成形的粪便 1~8 次，若突然出现排便次数改变，大便隐血或肉眼血便，不成形水样便等情况需特别注意。

## 维生素

虽然当婴儿摄入足量配方奶时，其中所含的维生素已经可以满足生长所需，但由于生后最初几周往往达不到足够的奶量摄入，因此低出生体重儿及早产儿还是应该额外补充维生素。因为早产儿的维生素需求量尚未精确建立，每天推荐的维生素需要量可参考足月儿（见第 41 章）。此外，患儿对某些维生素可能有特殊需求，如苯丙氨酸和酪氨酸的中间代谢部分性地依赖维生素 C。未成熟儿粪便中脂肪丢失增加而脂肪吸收减少，可引起维生素 D、其他脂溶性维生素以及钙吸收的减少。VLBW 儿易患佝偻病，但他们维生素 D 的总摄入量不宜超过 1500IU/24h。叶酸对于 DNA 的形成和新细胞的产生是必需的，早产儿在生后第一周的血清和红细胞内叶酸水平较低并持续 2~3 个月都处于低水平，因此推荐对早产儿补充叶酸，尽管它并不一定改善生长或增加血红蛋白浓度。维生素 E 的缺乏并不常见，但与溶血的增加有关，溶血严重者可引起早产儿贫血及水肿。维生素 E 是一种抗氧化剂，防止红细胞膜上过量的多不饱和脂肪酸过氧化。如果喂哺的配方奶中多不饱和脂肪酸含量较高，可导致红细胞膜上这些脂肪酸含量增加，因而对维生素 E 的需求也应相应增加。补充维生素 A 可降低 ELBW 儿支气管肺发育不良的发生。有关维生素 K 的缺乏将在第 97.4 讨论。

低出生体重儿及早产儿的生理性贫血是由于出生后红细胞的生成受到抑制。和足月儿相比，早产儿胎儿期储存铁更少，生长更迅速，导致血容量大幅度增加，因此生理性贫血出现更早，并可达到更低的极限水平。如有胎儿或新生儿失血，贫血问题就更为严重。新生儿，即使 VLBW 儿，出生时的储存铁通常是充足的，当婴儿的体重达到出生体重 2 倍时，或接受促红细胞生成素治疗时，应开始补铁 2mg/（kg・24h）。

### 感染的预防

早产儿对感染的易感性增加，因而要非常重视对感染的控制。预防措施包括严格遵守洗手及全身防护的规定，尽可能降低导管污染的风险以及置管持续时间，对皮肤仔细护理，鼓励早期、适当地经肠道喂养，对医护人员加强教育和经常检查以及对婴儿室院内感染率进行监测等。虽然原则上感染者不允许进入婴儿室，但应权衡完全隔离患儿与父母和感染者入婴儿室两者间的利弊大小。只要婴儿室预防措施得当，父母早期和频繁地参与婴儿护理并不一定增加感染的风险。

由于足月儿或早产儿在感染早期常缺乏明显的临床症状，预防婴儿与婴儿之间感染的传播较困难。当感染在婴儿室流行时，应采取隔离和对婴儿分类护理等措施。最常规的预防措施是接触所有的婴儿都必须戴手套。因早产儿免疫功能尚不成熟，即使做好了所有防护措施

有时也不能避免院内感染的发生。

应按照常规程序给予标准剂量的预防免疫接种（见第 165 章）。

## ■ 药物代谢的不成熟

新生儿肾脏对几乎所有通过尿液排泄的物质的廓清能力都是降低的，早产儿更是如此。因为肾小球滤过率随着胎龄的增加而增加，药物的推荐剂量也因年龄而不同。当给予主要由肾脏排泄的药物时，用药剂量的间隔时间应适当延长。很多药物应用于早产儿时，给药间隔都应延长。在肝脏解毒或需要经过需要化学结合再由肾排泄的药物也应慎用，所用剂量应比常用剂量更小。

可能的话，对有潜在毒性的药物应测定其血浓度，特别在肝肾功能不全时。抗生素的选择、剂量、给药途径都应该个体化，而非根据常规应用，因为可能出现下列危险：①可能是耐药菌的感染；②抑制了生产必需维生素（如维生素 K 和维生素 B）的肠道细菌；③可能干扰重要的代谢过程。

许多在毒理研究上对成人明显安全的药物，对新生儿尤其早产儿则可能是有害的。氧和许多药物被证实对足月儿无害但对早产儿却有毒性（表 91–7）。因而，在没有早产儿药理学实验数据的情况下，对早产儿应用任何药物、特别是大剂量药物时应权衡利弊，谨慎应用。

## ■ 预　后

目前出生体重 1501~2500g 的低出生体重儿 95% 以上可存活，但体重较轻的早产儿仍有较高的死亡率（图 91–1）。重症监护技术使得 VLBW 儿因为支气管发育不良，坏死性小肠结肠炎以及院内感染等的并发症而死亡的时间窗拉长了（表 91–8）。在出院后的头两年，低出生体重儿的死亡率高于足月儿。许多死亡原因与感染有关（如呼吸道合胞病毒），而这些感染至少在理论上是可以预防的。此外，在早产儿中生长不良、婴儿猝死综合征、受虐以及母婴关系不良等发生率亦较高。早产或围生期疾病的并发症所致的心肺调节功能不良等生物学因素和贫穷等社会学因素都与低出生体重儿的高发病率和死亡率有关。在低出生体重儿中约有 3%~7% 伴有先天畸形。

如果不存在先天畸形、中枢神经系统损害、极低出生体重和明显 IUGR 等情况，低出生体重儿的体格生长大约在 2 岁时可赶上足月儿，出生时体重较大的早产儿甚至更早。VLBW 儿则不一定能实现追赶生长，尤其那些患有严重的慢性后遗症、营养摄入不足或缺乏良好照顾的 VLBW 儿（表 91–8）。相对少见的是 IUGR 儿生后生长缓慢，未出现追赶生长，对于这些婴儿从 4 岁起给予重组人类生长激素治疗也许是有益的。

早产本身就不利于其远期发育。一般而言，出生体重越低、越不成熟的婴儿，其后发生智力和神经缺陷的可能性就越大。出生体重 500~750g 的早产儿 50% 有明显的神经发育障碍（智能发育迟缓、脑瘫、盲、聋）。出生时头围过小也与其后神经行为发育不良相关。许多存活的低出生体重儿在校正年龄 8 个月以前肌张力低下，但在 8 个月至 1 岁左右多可改善。这种暂时性肌张力低下并不是预后不良的一种迹象。30%~50% 的 VLBW 儿在 7 岁时尽管 IQ 正常，但学习能力较差（留级、特殊班级、学习困难、语言能力差）。与学习困难有关的因素包括：出生体重低于 750g，严重脑室内出血，脑室周围白质软化，支气管肺发育不良，脑萎缩，出血后脑积水，宫内发育迟缓，社会经济状况较差，另外较低的甲状腺素水平也是可能的因素。产前暴露于硫酸镁可能具有神经保护效应，可降低高危新生儿脑瘫的发病率。极低出生体重儿在青少年期的健康状况良好，94% 在正规学校学习，尽管其中 24% 存在神经感觉的异常（听力、视力、脑瘫和认知）。

早产儿与 IUGR 儿在成年期发生明显代谢性疾病

**表 91-8　低出生体重儿的后遗症**

| 即刻 | 后期 |
|---|---|
| 缺氧、缺血 | 智力发育迟缓、痉挛性双瘫、小头畸形、抽搐、学习成绩差 |
| 脑室内出血 | 智力发育迟缓、痉挛、抽搐、脑积水 |
| 感觉神经损害 | 听觉、视觉损害，早产儿视网膜病，斜视，近视 |
| 呼吸衰竭 | 支气管肺发育不良、肺心病、支气管痉挛、营养不良、会厌下狭窄 |
| 坏死性小肠结肠炎 | 短肠综合征、吸收不良、营养不良、感染性腹泻 |
| 胆汁淤积性肝病 | 肝硬化、肝功能衰竭、营养不良 |
| 营养缺乏 | 骨质减少、骨折、贫血、生长不良 |
| 社会压力 | 儿童虐待或忽视、生长发育不良、离婚 |
| 其他 | 婴儿猝死综合征、感染、腹股沟疝、皮肤瘢痕（胸腔引流管、动脉导管未闭结扎、静脉渗出）、胃食管反流、高血压、颅缝早闭、胆结石、肾钙化、皮肤血管瘤 |

（肥胖，Ⅱ型糖尿病）及心血管疾病（缺血性心脏病，高血压）的风险增加。这便是胎儿起源的成人疾病假说，可能涉及胰岛素抵抗，并且在儿童期早期就有显著表现。

## 新生儿死亡率的预测

出生体重和胎龄习惯上被用作新生儿死亡风险的强有力指标。实际上，胎龄 22 周，尤其是在产房就需要积极复苏的早产儿，存活率是很低的。随着胎龄增加，新生儿存活率也相应增加，23 周约为 15%，24 周为 56% 及 25 周为 79%。胎龄小于 24 周、体重低于 750g 且 1min Apgar 评分低于 3 分的早产儿存活率约为 30%。产前使用皮质激素促进肺成熟、女性、单胎妊娠可使存活率进一步增加。然而，存活的极早产儿神经发育不良结局的风险也很高。

此外，与出生体重相关的新生儿疾病如脑室内出血，B 族链球菌败血症 / 肺炎以及肺发育不良等，也和不良预后相关。有两个危险评分系统可用来预测新生儿死亡率，其一为新生儿急性生理学评分（SNAP），用来评估新生儿的生理学异常（如低血压 – 高血压、酸中毒、缺氧、高碳酸血症、贫血和中性粒细胞减少），包括在生后最初 24h 内收集的 26 个变量；其二为婴儿临床危险指数（CRIB），用来评估新生儿的临床参数异常（胎龄、出生体重、异常、酸中毒、$FiO_2$），包括在生后最初 12h 内收的 6 个参数。预测模型可用于出生前，但整个住院过程中获得的额外数据有助于识别死亡或神经发育障碍高风险的高危儿。将医生的判断和评分系统相结合，可对新生儿死亡率做出更精确的评估。

## 出　院

早产儿在出院前应已完全能经口喂养，可奶瓶喂养，也可母乳喂养（表 91-9）。一些病情较重的婴儿在父母经过充分教育培训，学会鼻饲后可以出院回家，继续接受鼻饲。出院时婴儿体重应能以近 30g/d 的速度稳定增长。在开放式小床里体温应保持稳定。近期内应无呼吸暂停或心动过缓发作；肠道外给药应已停止或已过渡到口服给药。临床已稳定、仅需通过鼻导管供氧的支气管肺发育不良患儿可考虑出院，但需要安排经皮氧饱和度监测和门诊随访。所有出生体重低于 1500g 的婴儿，体重 1500~2000g、住院期间因临床

**表 91-9 高危低出生体重儿的出院建议**

急性的危及生命的疾病已经缓解

对稳定的慢性疾病继续随访：

- 支气管肺发育不良
- 脑室内出血
- 坏死性小肠结肠炎术后或恢复期
- 室间隔缺损，其他心脏缺损
- 贫血
- 早产儿视网膜病
- 听力问题
- 呼吸暂停
- 胆汁淤积

体温调节恒定

经口喂养下体重增加：

- 母乳喂养
- 人工喂养
- 胃管喂养

无明显呼吸暂停；必要时可进行家庭监测

恰当的免疫接种计划，必要时进行呼吸道合胞病毒感染的预防

听力筛查

眼科检查（如胎龄 <27 周或出生体重 <1250 g）

母亲在婴儿住院期间学习有关信息及照顾婴儿的技能，建立对婴儿康复的信心：

- 有关婴儿所用药物（利尿剂、甲基黄嘌呤、喷雾剂等）
- 有关婴儿用氧、呼吸暂停监测及脉搏血氧仪的使用情况
- 有关营养支持的情况：
    - 喂养时间
    - 喂养量
    - 喂养特殊强化配方奶的情况
- 了解婴儿的疾病及其严重度
- 基本心肺复苏的技能训练
- 婴儿安全的知识（表 91-1）

对婴儿出院后的转诊安排：

- 联系基础保健医生
- 新生儿随访门诊
- 专业治疗 / 物理治疗
- 影像检查（头颅超声）

社会危险因素的评估和解决（表 91-1）

摘自 American Academy of Pediatrics, American College of Obstetricians. Guidelines for perinatal care. 5 ed. Elk Grove Village. IL, 2002. American Academy of Pediatrics

情况不稳定而接受氧疗的婴儿，均需眼科筛查早产儿视网膜病。所有婴儿出院前均应进行听力检查。曾经脐动脉插管者应测量血压以检查是否存在肾血管性高血压。应测定血红蛋白和血细胞比容以估计贫血的可能性。如果所有的医学问题都已解决且家庭条件合适，早产儿在体重达到 1800~2100g 时可以出院。安排好早产儿出院后的随访计划是提早出院的关键。如果医疗或社会环境不理想，对转院至新生儿重症监护室的恢复期婴儿，可以返回其出生医院再住院一段时期。出院后应给予足量的标准化免疫接种。如果仍然住在医院，所接种的疫苗应不含活病毒。有关呼吸道合胞病毒的预防参见 252 章。

## ■ 家庭护理

婴儿住院期间，应教会其母亲出院后如何护理婴儿，并鼓励母亲参与住院期间的护理。理想的方案应包括至少一次专人的家访，评估家庭环境并提出需要改进的建议。早期发育干预计划侧重于父母与孩子的关系和（或）婴儿出院后的发育情况以改善中短期（学龄前）的认知发育，但并不改善其运动能力。这一干预计划的益处到了学龄期就不明显了。

## 参考书目

参考书目请参见光盘。

## 91.3 过期产儿

*Waldemar A. Carlo*

过期产儿是指忽略出生体重、从母亲末次月经算起孕 42 周以后出生的婴儿。过去，约 12% 的妊娠在孕 294d 后中止。因为目前产科的提前干预，过期产的发生率较前下降。过期产或过熟儿的原因尚不清楚。

补充内容请参见光盘。

## 91.4 大于胎龄儿

*Waldemar A. Carlo*

也可参见第 101.1。

补充内容请参见光盘。

## 91.5　婴儿的转运

*Waldemar A. Carlo*

随着高危儿区域化集中管理理念的发展，将高危儿转运到非出生医院的新生儿重症监护中心（NICU）的数量明显增加。新生儿转运前应就患儿的临床问题和救治情况进行咨询，转运通道要快捷方便，转运前应使临床情况得以稳定。转运前，根据医嘱保持气道通畅、供氧、辅助呼吸、开始抗菌药物治疗、维持循环、提供温暖环境、开放静脉或动脉通路或留置胸腔引流管等。同时应提供母婴病史、实验室报告。出发前，应短暂安慰母亲并容许探视其已稳定的婴儿。父亲则应跟随转运车同去监护中心。运送负责人和护士也应提前电话通知接收单位，介绍患儿的病情。

补充内容请参见光盘。

（唐莉莉　译，马晓路　审）

# 第 92 章 新生儿期疾病的临床表现

*Waldemar A. Carlo*

影响新生儿的各种疾病可以起源于宫内、产时或产后即刻。这些疾病的病因可能为早产、基因突变、染色体畸变、获得性疾病或损伤。识别这些新生儿疾病主要有赖于对相关疾病的认知，以及对疾病非常有限且非特异性的临床症状和体征的评估。

补充内容请参见光盘。

（唐莉莉　译，马晓路　审）

# 第 93 章 神经系统疾病

*Waldemar A. Carlo*

中枢神经系统疾病是造成新生儿死亡及近期、远期发病的重要因素。缺氧、窒息、脑出血、脑外伤、低血糖，以及直接的细胞毒性都可能对中枢神经系统造成损伤。中枢神经系统疾病的病因是多方面的，包括急性围生期并发症，出生后血流动力学的不稳定性，以及基因和（或）环境造成的发育异常。母亲的一些急慢性疾病可能导致胎盘功能异常、宫内感染、巨大儿或难产、胎位异常、早产、宫内生长迟缓，也是新生儿脑损伤的诱因。在分娩过程中的一些急性和不可避免的紧急情况也常常会引起新生儿的机械性和（或）缺氧缺血性脑损伤。

## 93.1　头　颅

*Waldemar A. Carlo*

顺产、用产钳或胎头吸引器辅助分娩后，在新生儿的面部或头皮软组织可能会观察到红斑、擦伤、瘀斑和皮下脂肪坏死。他们分布的位置取决于头部与母亲骨盆或产钳的接触部位。外伤性出血可能发生在头皮的任何一层，包括颅内组织（图 93–1）。

先锋头是一种弥漫性的头皮软组织水肿，有时是瘀斑，发生在头部分娩时的头顶先露部位（图 93–1），可延伸超过中线和骨缝。水肿在生后几天可消失。先锋头经常引起头部变形和顶骨骨缝重叠，头部水肿消退后表现更为明显，直至生后几周才消失。罕见的情况下，头部出血会导致休克，并需要输血。面先露时也可出现类似的水肿、变色和面部畸形，一般无须特殊治疗。但如果瘀斑面积较大，则可能出现高胆红素血症。

头颅血肿（图 93–2）是一种骨膜下出血，因此出血总是局限于某一颅骨表面。1%~2% 的活产儿会发生头颅血肿。局部头皮不变色，由于骨膜下出血是一个缓慢的过程，因此在生后数小时内未见头皮肿胀。血肿局限于颅骨的某一区域，呈较硬的张力性肿块，界限明显。根据血肿大小的不同，大多数头颅血肿可在 2 周至 3 个月内吸收。出血 2 周左右，血肿开始钙化。个别的骨性突起可持续几年，透视可见颅骨板障间隙增宽，囊状缺损可持续数月至数年。在 10%~25% 的病例中可能有颅骨骨折，常呈线性骨折，无明显凹陷。触诊头颅血肿边缘，常常会有中央凹陷的感觉，提示

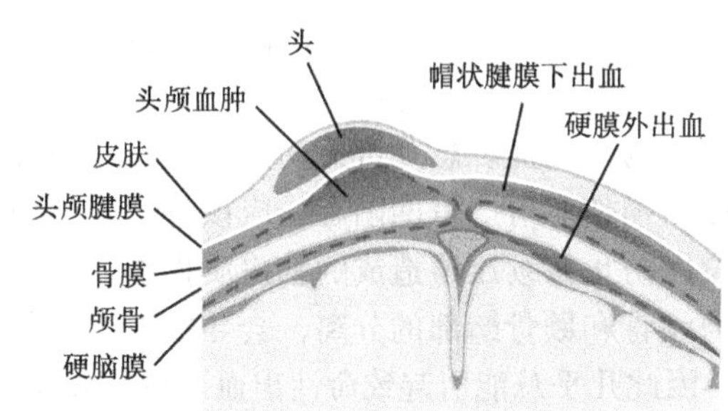


**图 93–1**　新生儿颅外（和硬膜外）出血的部位。从头皮到硬脑膜的重要组织界面图解

摘自 Volpe JJ. Neurology of the newborn.ed 4.Philadelphia：WB Saunders, 2001

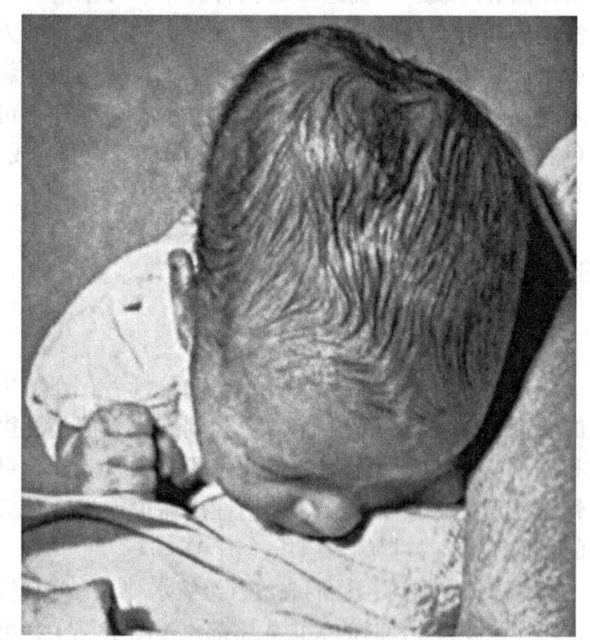

图 93-2　右侧顶骨的头颅血肿

可能有潜在的颅骨骨折或颅骨缺损。头颅血肿无须治疗，但光疗对于高胆红素血症则是必需的治疗措施，血肿感染是其非常严重的并发症。

帽状腱膜下出血指的是连接枕额肌覆盖整个头皮的腱膜下的出血。这个大的潜在空间内的出血非常容易扩散，甚至侵入颈部的皮下组织。这种出血常常和分娩中胎头吸引器的使用有关。损伤常常继发于线性颅骨骨折，骨缝分离或顶骨上缘破裂，和（或）导静脉破裂。大量的帽状腱膜下出血有时也继发于遗传性凝血障碍（血友病）。帽状腱膜下出血表现为出生后逐渐增大的较硬的略有波动感的肿块。由于大量失血，许多患者会出现消耗性凝血障碍。要警惕低血压的发生，以及高胆红素血症的发展。通常出血会在 2~3 周后吸收。

颅骨骨折可能是由于产钳的使用或者母亲耻骨联合、骶骨岬或坐骨棘的压迫导致的。最常见的是线性骨折，不引起症状，无须治疗。凹陷性骨折通常是颅盖骨的凹陷，类似于乒乓球的凹陷，一般是产钳助产或胎头受压的并发症。患儿可无明显症状，除非存在相关的颅内损伤。对严重凹陷者，应该将凹陷部位的颅骨复位以防止持续压迫造成的脑皮质损伤。枕骨骨折伴有与颅骨和颞骨鳞部的分离，会导致下方的静脉窦破裂，因此几乎总能引起致命性出血。臀位分娩时，当胎儿头部仍然在母亲骨盆内时，牵拉胎儿导致脊柱过度伸展，即可发生这种骨折。

结膜下和视网膜出血是很常见的，头颈部皮肤出血点也很常见。这些可能都继发于胎儿通过产道时胸膜腔内压的突然增加。应告知家长这种出血是暂时性，而且是分娩的正常现象。淤血会在生后两周内很快吸收。

## 93.2　创伤性硬膜外、硬膜下和蛛网膜下腔出血

*Waldemar A. Carlo*

当胎儿头部相对于母亲骨盆的比例过大，产程延长，臀位分娩，急产，或者是分娩中机械辅助的使用，都可能造成创伤性硬膜外、硬膜下或蛛网膜下出血。大量硬膜下出血常伴随小脑幕的撕裂，或者相对少见的大脑镰的撕裂，尽管很少发生，但相对多见于足月儿，而非早产儿。因小脑幕或大脑镰撕裂造成严重硬膜下出血的患儿病情会迅速恶化并在出生后快速死亡。大多数的硬膜下和硬膜外出血不经治疗即可吸收，但是建议请神经外科医生会诊。硬膜下出血的诊断可能会被延误，直到出现明显症状如慢性硬膜下积液增多，出现头围过大，前额隆起，囟门膨出，贫血，有时出现惊厥等才做出诊断。CT 和 MRI 是确诊这些出血的有效手段。大的足月儿发生症状性硬膜下出血应该给予治疗，可以从前囟侧缘进行穿刺抽液。除了分娩创伤外，其他较晚发生的硬膜下出血都应怀疑被虐待后受伤的可能。

蛛网膜下腔出血（SAH）少见，典型的蛛网膜下腔出血没有临床症状。软脑膜穿通动脉间或桥静脉间的吻合支是最容易发生出血的部位。大部分患儿没有临床症状，但是腰椎穿刺标本中红细胞数量的升高可能提示蛛网膜下腔出血。一些新生儿会在生后第 2 天发生良性癫痫。新生儿发生致命性的出血并死亡是非常少见的。在发病的急性期和后续过程中往往不出现异常的神经系统症状。若出现严重的神经系统表现，则提示有动静脉畸形。出血通过 CT 或 MRI 很容易发现，超声则相对敏感性不高。

## 93.3　颅内 – 脑室内出血和脑室周围白质软化

*Waldemar A. Carlo*

### ■ 病　因

颅内出血常常是自发的，也可由创伤或窒息所致，由原发的出血性疾病或先天性血管畸形引起的是非常罕见的。早产儿的颅内出血常常累及脑室，引起脑室内出血（IVH），尽管这些早产儿多为自然分娩，且

并没有明显产伤。原发的出血性疾病和血管畸形较少见，常常引起蛛网膜下腔出血或脑实质内出血。与母亲特发性或胎儿同族免疫性血小板减少症相关的宫内胎儿出血，可表现为严重的颅内出血或皮层出血吸收后的脑穿通性囊肿。颅内出血还可能与弥散性血管内凝血、同族免疫性血小板减少以及新生儿维生素 K 缺乏（尤其是婴儿母亲在产前使用过苯巴比妥或苯妥英）相关。

## ■ 流行病学

过去的数十年间，随着围生医学的发展，产前皮质激素的广泛使用，表面活性物质治疗呼吸窘迫综合征，以及预防性使用吲哚美辛，IVH 的总发生率已经明显降低，但依然是造成早产儿并发症的重要原因。体重小于 1500g 的早产儿大约 30% 会发生 IVH。胎龄和出生体重与 IVH 发病率呈负相关，新生儿体重越小越不成熟，发生 IVH 的危险性越高。严重 IVH（Ⅲ ~ Ⅳ度）在体重 1001~1500g 的新生儿中发生率为 7%，而体重 751~1000g 的发生率为 14%，体重小于 750g 的发生率为 24%。体重小于 1000g 的新生儿中 3% 会发生脑室周围白质软化（PVL）。

## ■ 发病机制

发生于极低出生体重儿的主要神经病理损伤是脑室内出血（IVH）和脑室周围白质软化（PVL）。早产儿 IVH 主要发生在室管膜下胚胎生发层基质部位。该脑室周围区域是将来迁移到皮质的胚胎神经元和胎儿胶质细胞的发源地。由于正处于发育过程的大脑中，该区域血管非常丰富，却很不成熟，缺乏结缔组织支持，导致早产儿更易发生 IVH。接近足月，胚胎生发层基质逐步减少，血管支持组织增多，因此 IVH 较少发生于足月儿。脑室周围出血后梗死常由于Ⅳ度 IVH 后静脉充血所引起。IVH 的诱发因素包括早产，呼吸窘迫综合征，缺氧缺血或低血压损伤，血管损伤后再灌注，脑血流的增加或减少，血管完整性减弱，静脉压增加，气胸，血小板减少，血容量过高和高血压。

对 PVL 发病机制的了解在不断进展，涉及宫内和产后的多种因素。在脑血管发育和脑血流调节（两者都与胎龄相关），髓鞘形成所需的少突胶质细胞前体的紊乱，以及母亲或胎儿感染和（或）炎症等因素之间存在复杂的相互作用关系。类似的损伤因素（缺氧－缺血），IVH 后的静脉阻塞，或未被发现的胎儿窘迫都可能造成脑灌注的减少，从而引起脑室周围出血和坏死。PVL 的特征是脑室周围白质的局部坏死和（或）更弥漫的白质损伤。严重 IVH 和（或）脑室扩大的婴儿患 PVL 的风险增加。由于皮质脊髓束穿过脑室周围白质，因此脑白质损伤或 PVL 和运动异常（包括脑瘫）之间存在相关性。

## ■ 临床表现

大部分 IVH 患儿，包括部分中重度出血，都没有临床症状。一些有严重 IVH 的早产儿病情可能会在生后第 2、3 天突然恶化。低血压、呼吸暂停、苍白或青紫、吸吮无力、异常眼征、尖声哭叫、抽搐、肌张力降低、代谢性酸中毒、休克、血细胞比容降低或输血后仍不能上升，这些都可能是 IVH 的首发症状。IVH 很少在出生时就有表现，50% 的病例在生后 1d 内得到诊断，75% 的病例在生后 3d 内得到诊断。小部分婴儿在生后 14~30d 发生迟发性出血。出生一个月后罕见新发的 IVH。

PVL 通常无症状，直到婴儿后期出现明显的脑白质损伤后的神经系统后遗症，如痉挛性运动缺陷。PVL 可以在出生时就存在，但一般出生后 3~10d 处于超声强回声期，出生后 14~20d 是典型的超声囊性透声期。

通过 CT 扫描显示脑室扩张的位置和程度可以判断出血的严重程度。Ⅰ度出血，出血局限于室管膜下区域。Ⅱ度出血，脑室内有出血，但是没有脑室扩张的证据。Ⅲ度出血，伴有脑室扩张的 IVH。Ⅳ度出血，脑室内及脑实质均有出血。另一种分度方法根据超声将 IVH 分为 3 度：Ⅰ度，出血局限在室管膜下胚胎生发层基质，或少于脑室的 10%（约占 IVH 患儿的 35%）；Ⅱ度，指脑室内出血，出血量达到脑室的 10%~50%（约占 IVH 患儿的 40%）；Ⅲ度，出血量达到脑室的 50% 以上，并伴有脑室扩大（图 93-3）。脑室扩大分为 3 度：轻度（0.5~1cm），中度（1.0~1.5cm），重度（>1.5cm）。

## ■ 诊　断

颅内出血的诊断基于病史、临床表现以及与出生体重相关的 IVH 危险因素。IVH 通常没有特异的临床症状或无临床表现，因此推荐胎龄小于 32 周的早产儿常规行经前囟的实时头颅超声检查以筛查 IVH。出生体重 <1000g 的早产儿有发生 IVH 的高风险，应在生后 3~7d 内行首次头颅超声检查，75% 的出血可以在这个时间内被发现。头颅影像检查中，超声因其无创、便携、可重复性以及对 IVH 诊断的敏感性和特异性而成为首选检查（表 93-1）。因为围生期相关损伤所致的囊性改变可能在最初 2~4 周内尚不可见，所有高危婴儿应在纠正胎龄 36~40 周时再复查超声以评估

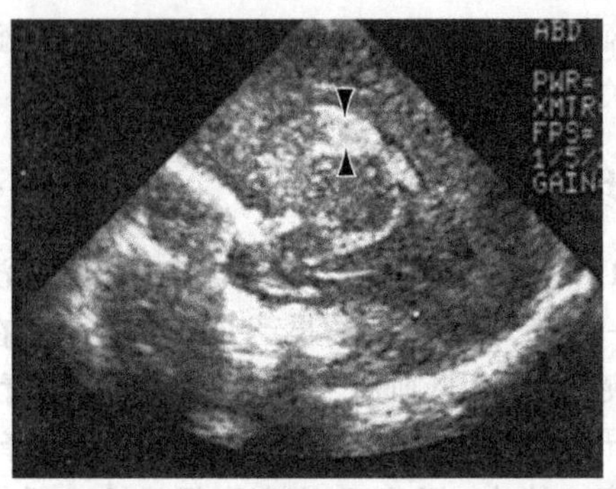


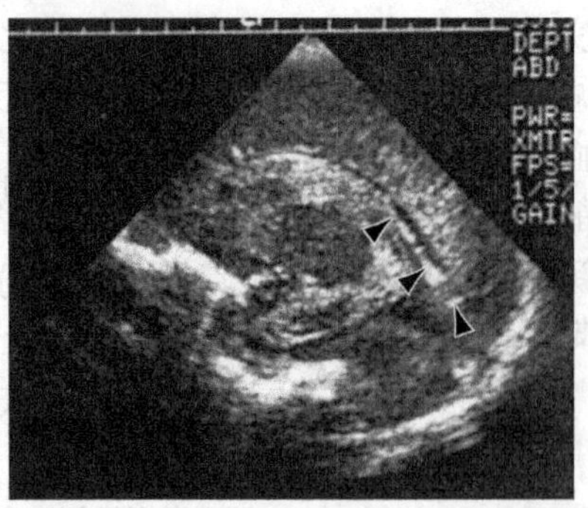


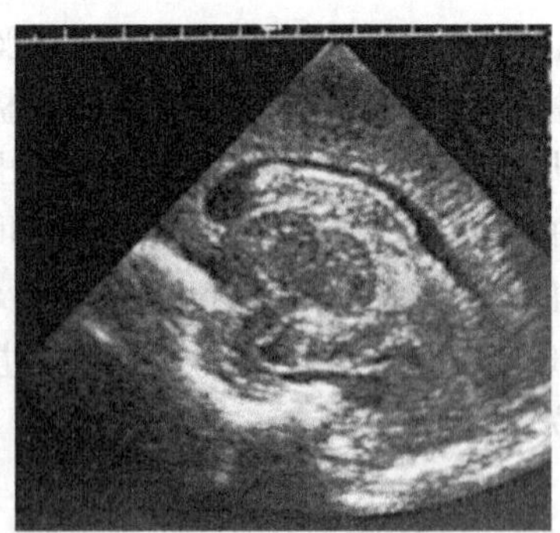

**图 93–3** 旁矢状面 B 超显示胚胎生发层基质脑室内出血严重度分度。A. Ⅰ度：位于脉络丛前的胚胎生发层基质（箭头）呈强回声性出血，胚胎生发层基质正常情况下亦可见回声。B. Ⅱ度：呈强回声的出血量小于脑室面积的 50%。C. Ⅲ度：大的血凝块几乎完全充满侧脑室，伴有侧脑室扩张

摘自 Intracranial hemorrhage. germinal matrix-intraventricular hemorrhage of the premature infant//Volpe JJ. Neurology of the newborn. ed 4. Philadelphia: WB Saunders, 2001

**表 93–1 不同头颅超声表现的患儿在纠正年龄 18~22 个月时不同神经发育结局所占百分比**

| 头颅超声表现 | NDI（n= 929） | MDI >70（n = 174） | PDI <70（n = 478） | 脑瘫（n= 478） | 失明（n= 66） | 耳聋（n= 42） | 非独立行走（n= 260） | 非独立进食（n= 318） |
|---|---|---|---|---|---|---|---|---|
| 正常（n=1308） | 39.4 | 31.9 | 18.8 | 10.1 | 1.6 | 1.5 | 7.7 | 12.8 |
| 颅内出血： | | | | | | | | |
| 1度（n=244） | 40.6 | 31.5 | 18.0 | 17.2 | 2.9 | 1.2 | 10.7 | 13.9 |
| 2度（n= 151） | 51.0 | 36.9 | 22.3 | 17.2 | 4.0 | 3.3 | 9.3 | 13.9 |
| 3度（n= 215） | 55.4 | 43.3 | 36.7 | 31.3 | 7.0 | 2.8 | 25.1 | 23.4 |
| 4度（n= 145） | 69.7 | 52.6 | 55.5 | 51.4 | 11.2 | 4.9 | 42.4 | 28.5 |
| 脑室周围白质软化 (n = 134) | 72.4 | 60.3 | 52.8 | 50.0 | 10.5 | 3.7 | 44.0 | 29.1 |
| 囊性脑室周围白质软化 (n = 50) | 76.0 | 60.4 | 64.6 | 64.0 | 18.0 | 6.3 | 50.0 | 32.0 |

* 所有患儿都只计数一次，被分配至头颅超声表现的最严重级别。有数据缺失的不纳入统计。

MDI：精神发育评分。NDI：神经发育损伤。PDI：精神运动发育评分。

摘自 Broitman E, Ambalavanan N, Higgins RD, et al.Clinical data predict neurodevelopmental outcome better than head ultrasound in extremely low birth weight infants.J Pediatr, 2007，151:500–505

PVL 的情况。一项研究表明，29% 的后期发生脑瘫的低体重儿在生 28d 后才出现 PVL 的影像学表现。超声可以探查 PVL 囊腔形成前和囊腔形成后的双侧对称性损伤，以及皮质出血后梗死的非对称性脑实质内强回声损伤。此外，系列连续的超声检查还可诊断迟发性皮质萎缩，孔洞脑，以及出血后脑积水的严重程度、进展和消退情况。

大约 3%~5% 的极低出生体重儿患有出血后脑积水，需要行脑室腹腔分流术。如果一开始超声检查已显示异常，那么需要定期复查以监测脑积水的进展情况。

IVH 只是足月儿或早产儿脑损伤的一个方面。MRI 在诊断严重脑室周围损伤时具有更好的敏感性，对损伤的远期影响具有一定预测性。由于超声检查不能很好地显示脑水肿或脑实质内出血及脑梗死的情况，因此对足月儿怀疑有脑损伤或脑卒中时可采用 CT 或更可靠的弥散加权 MRI。

## ■ 预 后

IVH 的分度及是否发生 PVL 与远期神经发育损伤密切相关。出生体重小于 1000g 的 IVH 患儿中，Ⅱ度，Ⅲ度，Ⅳ度 IVH 发生严重神经系统损伤（智力发育指数 <70, 心理运动发育指数 <70，脑瘫，失明，耳聋）的概率分别为 50%，55%，70%。而不发生 IVH 及 I

度 IVH 患儿发生神经发育损伤的概率大约只有 40%。PVL, 囊性 PVL，以及需要行脑室腹腔分流术的进行性脑积水这三者的预后则更差。

大多数患有 IVH 及急性脑室扩张的患儿不发生出血后脑积水（PHH），但有 10%~15% 的 IVH 低体重儿可出现脑积水，这些患儿一开始可能并不出现头围增大、嗜睡、前囟隆起或骨缝增宽、窒息、心动过缓等临床症状。有症状的脑积水患儿，尽管脑室进行性扩张，脑皮质受到压迫变薄，但其临床症状的出现要延迟 2~4 周。许多出血后脑积水患儿可自行好转。3%~5% 发生 PHH 的极低出生体重儿需要行分流术。行分流术的 PHH 患儿在 18~22 个月时认知及心理运动表现均较差。

## 预 防

提高围生期医疗水平可减少产伤性脑损伤及早产的风险。正确处理头盆不称和器械性助产术（产钳，胎头吸引），可以降低产伤性颅内出血的发生率。给母亲应用皮质激素、静脉输注免疫球蛋白、给胎儿输入血小板以及剖宫产等治疗和预防措施可以减少由母亲特发性血小板减少性紫癜或同族免疫性血小板减少症所引起的胎儿或新生儿颅内出血。对 LBW 儿的呼吸状态及水和电解质管理进行严密监护，有利于降低 IVH 和 PVL 进展的风险。这些监护措施包括避免酸中毒、低碳酸血症、缺氧、低血压、新生儿血压或 $PCO_2$ 大幅度波动以及气胸。

对孕期在 24~34 周有早产风险的孕妇，建议产前应用单疗程的皮质激素，以降低新生儿死亡，发生Ⅲ度、Ⅳ度 IVH 以及 PVL 的风险。对 VLBW 儿预防性应用小剂量吲哚美辛［0.1 mg/（kg·d），连用 3d］可降低严重 IVH 的发生率。

## 治 疗

尽管对 IVH 尚无有效治疗，但需治疗与其相关的并发症，如应用抗惊厥药物治疗惊厥，输注浓缩红细胞或新鲜冰冻血浆治疗贫血和凝血障碍，通过谨慎、缓慢输注碳酸氢钠和扩容来纠正酸中毒和休克。

脑室腹腔分流术是治疗渐进性和症状性出血后脑积水的较好手段。一些患儿在安全放置永久性脑室腹腔分流管之前需要先行暂时性的脑脊液分流术。利尿剂和乙酰唑胺对出血后脑积水没有治疗作用。连续腰穿、脑室穿刺以及脑室外引流是可能的暂时性处理方法，但都有发生感染及因周围脑实质损伤而导致穿刺性脑穿通伤的危险。脑室帽状腱膜下分流术将脑脊液从脑室分流至手术形成的帽状腱膜下口袋，从而提供了一个可以使脑室恒定减压的封闭系统，并且不会引起上述的额外风险。可以通过脑室和帽状腱膜下口袋的压力梯度的调节来控制颅内压力。

## 参考书目

参考书目请参见光盘。

# 93.4 炎症、感染和药物导致的脑损伤

Waldemar A. Carlo

严重的 IVH 和 PVL 是 VLBW 儿发生不良结局的常见相关危险因素。其他一些危险因素也和围生期脑损伤有关。细胞因子、产前产后感染或炎症可能会导致脑损伤。母亲、胎儿或新生儿的全身炎症反应综合征可能导致多种炎症因子的产生，从而引起直接细胞毒性或导致中枢神经系统低灌注（图 93-4）。有宫内或生后感染证据（通常是亚临床证据）的早产儿或母亲患有绒毛膜羊膜炎的新生儿比未感染的新生儿更容易发生神经发育的不良结局，包括脑瘫。

宫内感染可能涉及发育中的中枢神经系统，直接抑制细胞生长或引起细胞坏死，导致小头畸形、发育迟缓、智力低下或脑瘫。这些特异的先天性或围生期获得性感染包括巨细胞病毒（见第 247 章），弓形虫（见第 282 章），单纯疱疹病毒（见第 244 章），梅毒（见第 210 章），风疹病毒（见第 239 章），以及 HIV 病毒（见第 268 章）的感染。生后 1 年内的获得性细菌性脑膜炎（特别是生后 1 个月内）是中枢神经

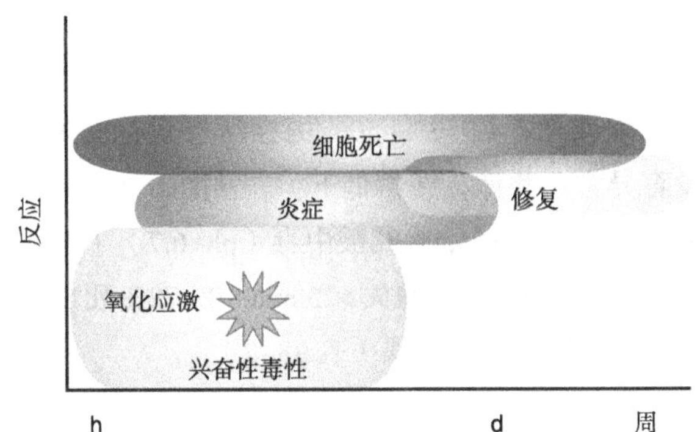


**图 93-4** 足月儿脑损伤发生机制。氧化应激和兴奋性神经毒性通过下游细胞内信号传导，产生炎症和损伤。细胞死亡立即出现，并持续数天至数周。细胞死亡的表型从早期坏死的形态向病理性凋亡变化。这种演化被称为坏死－凋亡延续

摘自 Ferriero DM. Neonatal brain injury.N Engl J Med，2004，351:1985–1995 .Copyright © 2004 Massachusetts Medical Society

系统损伤和神经发育相关不良结局的另一个重要危险因素（见第595章）。

远期神经发育的不良结局与VLBW儿生后应用大剂量皮质激素也有关。生后1周内使用地塞米松可导致代谢紊乱，生长迟缓，发生败血症和自发性肠穿孔风险增加。出生1周后应用皮质激素会增加脑瘫和发育迟缓的风险。随着皮质激素使用疗程的延长（>6周），相应的风险也增加。在8岁时，经地塞米松治疗的儿童和正常儿童相比，体型小、头围小、运动和协调能力低，视动配合障碍，语言能力和行为能力评分全面低下。美国儿科学会（AAP）建议严格控制VLBW儿生后皮质激素的使用，根据病情必须应用皮质激素的患儿，应告知家长用药后潜在的不良反应，包括发育迟缓，脑瘫，生长受限等风险的增加。

坏死性小肠结肠炎（NEC）大约发生于9%~14%的LBW儿，具有较高发病率和死亡率（见第96.2）。需要手术治疗的NEC患儿更容易出现精神发育评分<70，精神运动发育评分<70，以及总体神经发育受损的情况。有证据表明严重NEC患儿发生PVL、生后感染和生长迟缓的风险增高。

## 参考书目

参考书目请参见光盘。

## 93.5 缺氧缺血性脑病

*Namasivayam Ambalavanan, Waldemar A. Carlo*

缺氧这一术语指的是由于多种原发因素导致的氧供应完全缺乏所造成的结果。低氧血症指的是动脉血氧浓度降低。低氧指的是细胞或器官的氧合减少。缺血指的是流向细胞或器官的血液不足以维持正常功能。缺氧缺血性脑病（HIE）是导致中枢神经系统永久性损伤的重要原因，可能会导致新生儿死亡或其后发生脑瘫或发育迟缓。大约20%~30%的HIE患儿在新生儿期死亡，约33%~50%的存活患儿有永久性神经发育异常（脑瘫，智力低下）。发生不良结局的最大的危险因素是严重胎儿酸中毒（ph<6.7）（90%死亡或有后遗症）以及碱缺失>25 mmol/L（72%死亡率）。可能发生多脏器功能衰竭（表93-2）。

**表93-2 窒息的多器官系统影响**

| 系统 | 影响 |
|---|---|
| 中枢神经系统 | 缺氧－缺血性脑病，梗死，颅内出血，惊厥，脑水肿，肌张力降低或增高 |
| 心血管系统 | 心肌缺血，收缩力下降，心源性晕厥，三尖瓣关闭不全，低血压 |
| 肺 | 肺动脉高压，肺出血，呼吸窘迫综合征 |
| 肾脏 | 急性肾小管或皮质坏死 |
| 肾上腺 | 肾上腺出血 |
| 胃肠道 | 穿孔，溃疡出血，坏死 |
| 代谢 | 抗利尿激素异常分泌，低血钠，高血糖，低血钙，肌红蛋白尿 |
| 皮肤 | 皮下脂肪坏死 |
| 血液 | 弥散性血管内凝血 |

### ■ 病　因

大多数不伴有严重畸形或综合征的新生儿脑病或癫痫都可能是由围生期事件所导致的。头颅MRI或尸检结果显示足月的脑病患儿约80%为急性损伤，<1%为产前损伤，3%为非缺氧缺血性损害。胎儿缺氧可能是由于各种母体异常导致的，包括：①麻醉引起的低通气、发绀型心脏病、呼吸衰竭或一氧化碳中毒所导致的母体血液氧合不足；②急性大出血、脊髓麻醉或妊娠子宫压迫腔静脉和主动脉所致的母亲低血压；③过量滴注催产素致子宫痉挛而影响胎盘灌注；④胎盘早剥；⑤因脐带受压或打结导致脐带血供减少；⑥毒血症或过期产导致的胎盘功能不全。

胎盘功能不全在临床上往往不易察觉。慢性缺氧但没有典型的宫内窘迫征象的胎儿可宫内生长受限。多普勒脐带波形速度测定（提示胎儿血管阻力增高）和脐带穿刺（提示胎儿缺氧和乳酸酸中毒）可以识别慢性缺氧的胎儿（见第90章）。子宫收缩进一步降低脐血管的氧合，从而抑制胎儿心血管系统和中枢神经系统，导致出生时的低Apgar评分和呼吸抑制。

出生后的缺氧可由下列因素导致：①严重的发绀型先天性心脏病或严重肺部疾病导致的血液氧合不足；②重度贫血（严重出血，溶血性疾病）；③因重症败血症，大量失血，颅内或肾上腺出血导致的严重休克，以致重要器官的氧供不足。

### ■ 病理生理和病理

缺氧缺血损伤的区域主要与脑血流降低的区域有关。缺氧缺血发生后，开始无氧代谢，产生大量的乳

表 93-3 足月儿缺氧 - 缺血性脑病的脑损伤区域及临床相关性

| 损伤区域 | 损伤定位 | 临床相关性 | 远期后遗症 |
|---|---|---|---|
| 选择性神经元坏死 | 全神经轴，深部皮质区，脑干 | 昏睡或昏迷<br>惊厥<br>肌张力降低<br>眼球运动异常<br>吮吸 / 吞咽异常 | 认知滞后<br>脑瘫<br>肌张力障碍<br>癫痫<br>共济失调<br>真性和假性延髓麻痹 |
| 旁矢状区损伤 | 皮质及皮质下白质<br>旁矢状区，尤其后侧 | 近端肢体无力<br>上肢比下肢受损严重 | 四肢痉挛性瘫痪<br>认知滞后<br>视觉和听觉困难 |
| 局灶性缺血坏死 | 皮质及皮质下白质<br>血管损伤（往往是大脑中动脉分布区域） | 单侧发病<br>常见惊厥，以局灶性为典型 | 轻偏瘫<br>惊厥<br>认知滞后 |
| 脑室周围损伤 | 运动神经束损伤，尤其是下肢 | 下肢双侧对称性无力<br>早产儿更常见 | 痉挛性双瘫 |

摘自 Volpe JJ.Neurology of the newborn. 4 ed.Philadelphia：WB Saunders，2001

酸和无机磷酸盐。兴奋性和毒性氨基酸，尤其是谷氨酸，在受损组织内积累。细胞内钠和钙的增加会导致组织肿胀和脑水肿。受损组织内自由基和一氧化氮生成也会增加。胎儿循环系统最先的反应是通过增加静脉导管、动脉导管和卵圆孔水平的分流，得以暂时优先保证脑、心脏和肾上腺的血液灌注，而肺、肝、肾和肠的血供则次之。

缺氧缺血的病理学取决于受累器官和损伤的严重程度。病变早期因毛细血管渗透性增加引起液体渗漏、充血以及内皮细胞肿胀，然后导致凝固性坏死和细胞死亡。在心包、胸膜、胸腺、心脏、肾上腺和脑膜上可见充血和瘀点。长期宫内缺氧可导致脑室周围白质血流灌注不足，从而发生 PVL。肺小动脉平滑肌可能过度增生，使婴儿更易患肺动脉高压（见第 95.7）。如果胎儿窘迫产生喘息，羊水中的胎粪、鳞屑、胎毛可被吸入胎儿的气管或肺。

慢性胎儿缺氧和产时的急性缺氧缺血性损伤共同作用下可导致与胎龄相关的神经病理改变（表 93-3）。足月儿表现为皮质神经元坏死（随后出现皮质萎缩）和矢状旁区缺血性损伤。早产儿表现为 PVL（随后出现痉挛性双瘫），基底核大理石样变和 IVH。足月儿比早产儿更易发生局灶或多灶性皮质梗死，从而出现局灶性癫痫和偏瘫的临床症状。

## ■ 临床症状

因血管阻力增加导致的宫内生长迟缓可能是胎儿缺氧的最先迹象。分娩期间，胎儿心率减慢，呈变异性减速，持续胎心记录可显示变异性减速或晚期减速（图 90-4）。尤其当胎儿接近足月时出现这些征象，应给予母亲高浓度吸氧并考虑立即分娩，以避免胎儿死亡和中枢神经系统损伤。

分娩时，出现胎粪污染的羊水证明已发生胎儿窘迫。出生时，这些婴儿可能反应低下，无自主呼吸。在随后的几小时内，他们可能持续表现肌张力低下，或由低肌张力转变为高肌张力状态，或肌张力正常（表 93-4 见光盘和表 93-5）。苍白、发绀、呼吸暂停、心率减慢以及对刺激无反应均为 HIE 的表现。在随后的 24h 内可进展为脑水肿，导致严重的脑干抑制。在这期间可能发生严重的难治性惊厥，用常规抗惊厥药物往往无效。虽然惊厥通常都是 HIE 导致的，但窒息后的惊厥也可由低钙、低血糖或感染所致。

除了中枢神经系统功能障碍，因围生期窒息导致的脏器血流灌注不足也会引起心力衰竭和心源性休克、持续性肺动脉高压、呼吸窘迫综合征、胃肠道穿孔、血尿和急性肾小管坏死（表 93-2）。

新生儿脑病的严重程度取决于损伤的发生时间和持续时间。几天内症状会不断进展，因此进行一系列的神经系统检查非常重要（表 93-4 和表 93-5）。在损伤发生的最初几个小时，婴儿的意识水平受到抑制。出现周期性呼吸、呼吸暂停或心动过缓，但是脑神经功能往往未受损，有正常的瞳孔反应和眼球运动。广泛的损伤常常出现惊厥。肌张力减低也是常见的早期症状。

## ■ 诊　断

对于 HIE 患儿，弥散加权 MRI 是比较合适的影像检查技术，因为它在发病早期就有很好的灵敏度和特异性，并且可以发现损伤的大致区域（图 93–5 至 93–8）。CT 在识别局灶性出血损伤、弥散性皮质损伤以及基底核损伤中很有帮助，但在生后最初几天内 CT 对皮质损伤的识别能力有限。超声对足月儿缺氧性损伤的评估能力有限，较适合早产儿的评估。

振幅整合脑电图（aEEG）有助于判断患儿是否有远期脑损伤的高风险。置于两侧顶部的 2 个电极生成单通道波形，用滤波器滤过并削减 2~15Hz 的信号。这项技术操作非常简单，和标准脑电图一致。它具有很好的可靠性，对远期神经发育不良结局的患儿的阳性预测率为 85%，阴性预测率为 91%~96%。这项技术可以在干预最有效的窗口期内快速提供诊断信息，而且 aEEG 可以发现 HIE 患者中常见的惊厥活动。持续性 aEEG 监测可以发现亚急性期的亚临床惊厥活动。

## ■ 治　疗

对足月和近足月的 HIE 患儿，选择性头部或全身（系统性）低体温治疗可以降低死亡率或严重的神经发育损伤。低体温可以减慢细胞凋亡的速率，抑制具有神经毒性的介质的产生，包括细胞外谷氨酸、自由基、一氧化氮和乳酸，其神经保护作用的机制被认为是因为下调了脑水肿，细胞因子的积累和惊厥等导致的神经毒性介质所产生的损伤。动物实验提示，在窒息发生后的最初 6h 内进行干预最有效。

若干临床试验和荟萃分析显示，生后 6h 内不论单独采用头部低温还是全身低温（将核心温度将至 33.5℃），都可以降低 18 月龄时的死亡率和严重神经发育损伤。全身低温可以使大脑和深部中枢神经系统结构更均匀降温。MRI 显示接受全身低温治疗的患儿皮质神经元损伤的发生率更低。

苯巴比妥是治疗惊厥的首选药物，给予静脉负荷量 20mg/kg, 并可根据需要另予 5~10mg/kg（直至总量达 40~50mg/kg）。对难治性惊厥可以给予苯妥英（负荷量 20mg/kg）或劳拉西泮（0.1mg/kg）。在给予苯巴比妥负荷剂量 24h 后开始维持治疗 [5mg/(kg · 24h)]，并监测苯巴比妥的血药浓度。有效治疗浓度为 20~40 μg/mL。有临床证据表明预防性给予高剂量苯巴比妥可以降低 HIE 患儿的神经发育损伤。

其他针对 HIE 患儿的治疗措施包括对器官功能障碍的支持治疗。体温过高被认为与神经发育受损相关，因此在低温治疗开始前谨防体温过高是非常重要的。密切关注通气状况，充足的氧合、血压、血流动力学状态、酸碱平衡以及感染的可能是非常重要的。要避免继发于 HIE 并发症的缺氧或低血压。积极治疗惊厥非常重要，必要时可持续监测脑电图。

## ■ 预　后

HIE 的结局与损伤发生的时间和严重程度相关，可以完全恢复也可导致死亡。预后根据损伤的严重程度和治疗情况而不同。出生时脐血或血液 pH<6.7 的患儿在 18 月龄时死亡或严重神经发育受损的机会高达 90%。此外，生后 5min　Apgar 评分 0~3，严重碱缺失（>20~25 mmol/L），去大脑强直姿势及缺乏自主运动的患儿死亡或神经发育受损的风险增加。结合这些预测因子的变化，可以给出一个评分以帮助判断预后（表 93–4）。风险最高的患儿即使经过积极的干预，包括低温治疗，仍然可能发生死亡或严重的残疾。评分居中的患儿可能会从治疗中受益。总的来说，以弛缓性昏迷、呼吸暂停、头眼反射缺失以及难治性惊厥为特征的严重脑病，预后较差（表 93–5）。生后 20min 的低 Apgar 评分、生后 20min 仍无自主呼吸以及异常的神经系统体征持续至生后 2 周，预示着死亡或严重的认知和运动缺陷。早期联合使用 EEG 和 MRI，对预测 HIE 足月患儿的预后很有用。MRI 和 EEG 检查结果正常，提示可以较好恢复，反之则预后较差。小头围和出生后 1 年内头部生长缓慢与基底核、脑白质损伤以及 12 月龄时不良发育结局相关。所有存活的中重度脑病患儿都需要接受发育随访。早期发现神经发育方面的问题，可以及时进行发育、康复、神经病学治疗以及早期干预，以获得最佳预后。

HIE 患儿出现以下临床表现可诊断为脑死亡：对疼痛、声光刺激无反应的昏迷；在没有呼吸支持的情况下，$PCO_2$ 从 40mm Hg 上升到 60mm Hg 以上仍不出现自主呼吸；脑干反射消失（瞳孔反射、头眼反射、眼前庭反射、角膜反射、咽反射和吮吸反射见第 63.1）。但必须先排除低体温、低血压以及应用镇静

表 93-5　足月儿缺氧 – 缺血性脑病

| 体征 | 1 期 | 2 期 | 3 期 |
|---|---|---|---|
| 意识水平 | 高度警觉 | 嗜睡 | 木僵，昏迷 |
| 肌张力 | 正常 | 降低 | 弛缓 |
| 姿势 | 正常 | 屈曲 | 去大脑强直 |
| 腱反射 / 阵挛 | 亢进 | 亢进 | 缺如 |
| 肌阵挛 | 存在 | 存在 | 缺如 |
| 莫罗反射 | 强 | 弱 | 缺如 |
| 瞳孔 | 散大 | 缩小 | 不等，对光反射弱 |
| 惊厥 | 无 | 常见 | 去大脑强直 |
| 脑电图 | 正常 | 低电压，逐渐转变为惊厥活动 | 爆发抑制到等电位 |
| 持续时间 | 病情进展 <24h，或恢复正常 | 24h 至 14d | 数天或数周 |
| 结局 | 好 | 不定 | 死亡或严重缺陷 |

摘 自 Sarnat HB, Sarnat MS.Neonatal encephalopathy following fetal distress: a clinical and electroencephalographic study.Arch Neurol , 1976：33:696 – 705.Copyright 1976,American Medical Association

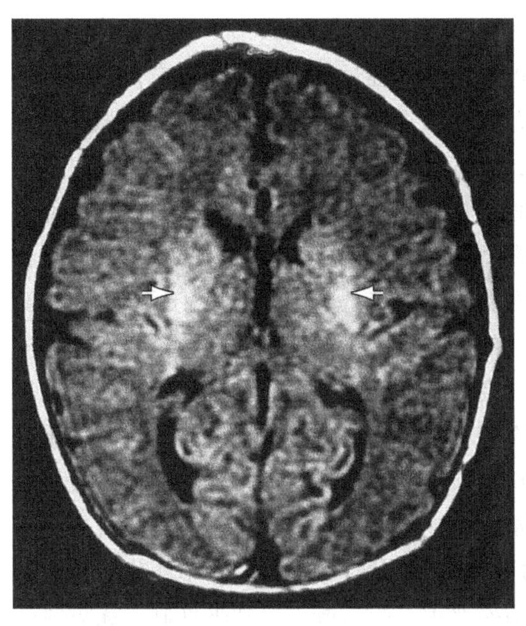

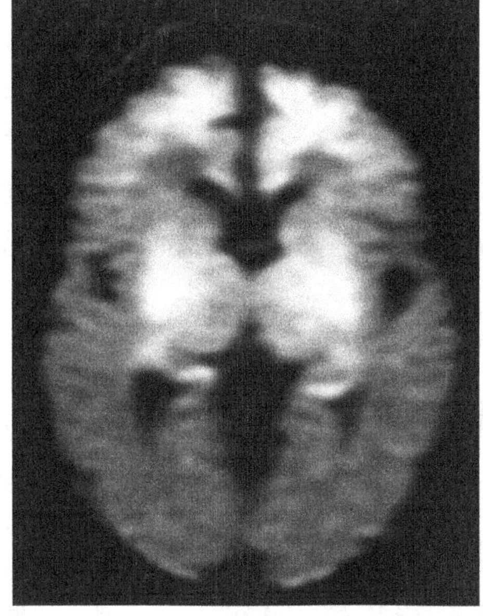

**图 93-5**　选择性神经元损伤的磁共振成像。患儿有分娩期窒息以及生后 1d 内发生惊厥。生后第 5 天行 MRI 检查。A. 轴向液体衰减翻转复原图显示硬膜两侧信号增强（箭头），但大脑皮质无明显异常。B. 相对的，弥散加权图像显示除了有基底核的显著异常外，前额叶信号强度显著增强（即弥散减弱）

摘 自 Volpe JJ.Neurology of the newborn.ed 5.Philadelphia：Saunders/Elsevier, 2008：420

药物（苯巴比妥）的情况。放射性核素扫描显示的无脑血流和 EEG 显示的无电活动（脑电静止），与临床观察到的新生儿脑死亡可不一致。在大多数窒息患儿中，如上述临床标准在足月儿中持续 2d、早产儿中持续 3d，预示着脑死亡的发生。然而，有关新生儿脑死亡的定义尚未得到普遍认同。若要考虑撤除对患儿的生命支持，应与患儿家属、治疗团队讨论。如果有异议，则还需要与伦理委员会进行讨论。权衡继续治疗的利弊或避免继续无用治疗是关键。

## 参考书目

参考书目请参见光盘。

## 93.6　脊柱和脊髓

*Waldemar A. Carlo*

出生时的脊柱或脊髓损伤非常罕见，但是一旦发

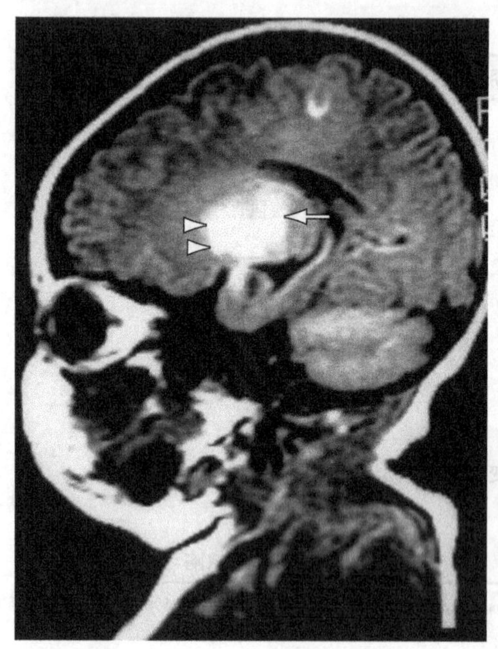

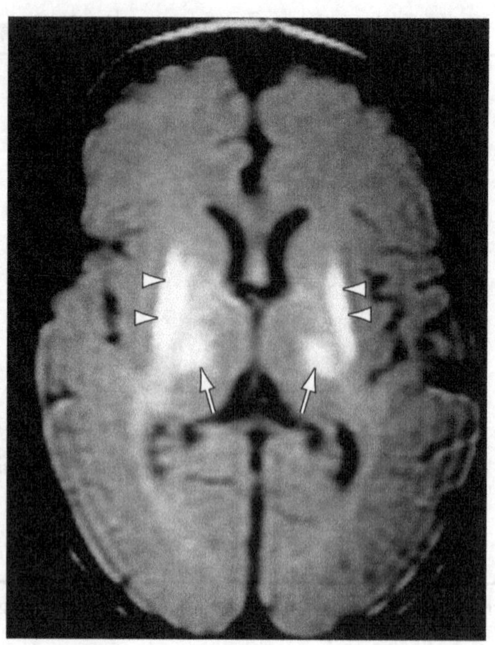

**图 93–6** 基底核及丘脑缺氧缺血损伤后的磁共振成像。该图像来自于一个患有严重围生期窒息的生后 5d 的新生儿。A. 在旁矢状面的 T1 加权图像中，基底神经节信号强度显著增高，尤其是壳核（三角）和丘脑（箭头）。B. 轴向的质子密度成像也能在相同的分布区域中很好地显示损伤

摘 自 Volpe JJ. Neurology of the newborn. 5 ed. Philadelphia：Saunders/Elsevier, 2008：420

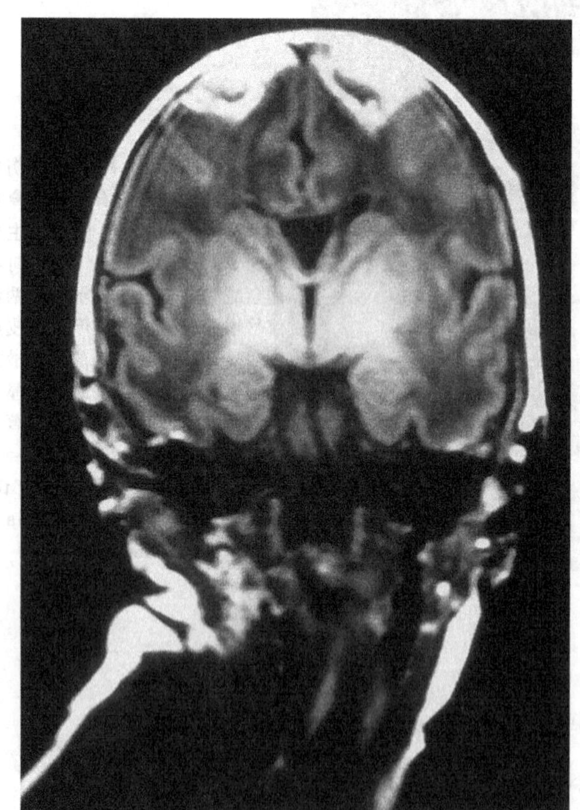

**图 93–7** 脑损伤的旁矢状面磁共振成像。发生窒息的足月新生儿在生后第 5 天的冠状面 T1 加权成像显示旁矢状面两侧显著的三角形损伤，双侧基底核和丘脑也有明显的信号密度增高

摘 自 Volpe JJ.Neurology of the newborn.ed 5.Philadelphia：Saunders/Elsevier, 2008：421

生则后果严重。当脊柱过度伸展时强力牵拉，或侧向牵拉躯干，或在胎头仍固定在母亲骨盆中时强力纵向牵拉躯干，尤其是同时伴有纵轴的屈曲和扭曲时，可能导致椎骨的骨折和分离。这些损伤在头先露肩部娩出困难或在臀先露头部娩出困难时最容易发生。损伤最常发生在头先露分娩的新生儿的第 4 颈椎和臀先露分娩新生儿的低位颈椎 – 高位胸椎。不论是否有椎骨骨折，都可发生脊髓横断。出血和水肿导致的神经系统体征与脊髓横断没有区别，但前者的损伤是非永久性的。损伤平面以下呈现无反射、感觉消失以及自主运动能力丧失的完全麻痹状态。尽管损伤区域远端脊髓中枢的回缩反射仍然存在，但它并不能代表自主运动。如果损伤严重，生后就出现呼吸抑制、休克或低体温等的危重儿，病情可能在出现明显的神经系统体征以前的数小时内迅速恶化而死亡。也有部分患儿病程可延长，症状和体征在出生时或生后一周内逐渐出现。不能活动、软弱无力以及伴随的臂丛神经损伤可能在最初几天内不容易被察觉，有可能出现便秘。一些患儿可存活较长时间，他们最初表现的软弱无力、不能活动和反射消失，在数周或数月后被肢体僵硬性屈曲，肌张力增高以及痉挛所代替。生后第 1 天就出现呼吸暂停及经过 3 个月运动功能仍恢复不佳是预后不良的表现。

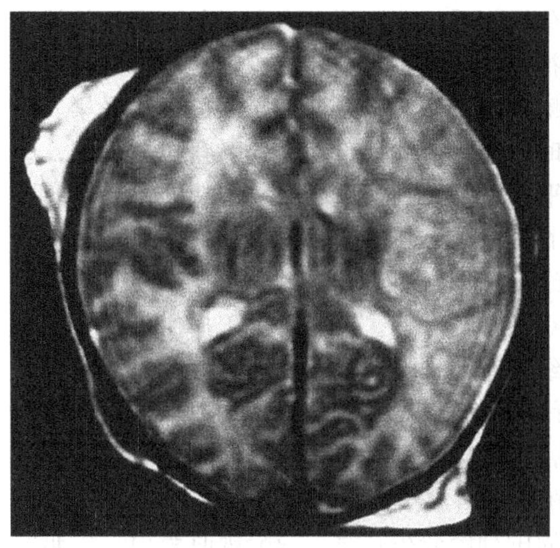
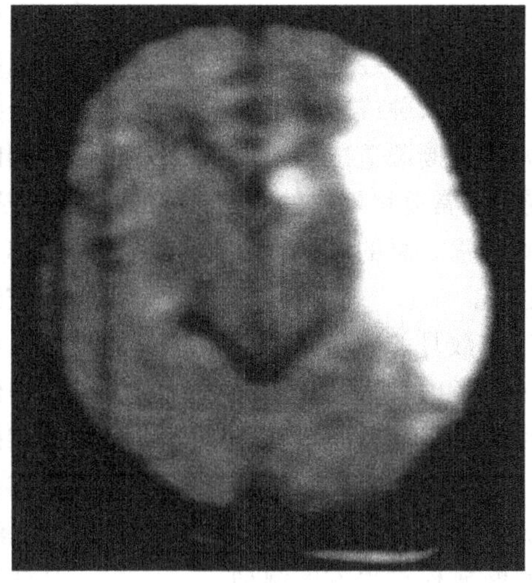

**图 93-8**　局部缺血脑损伤的磁共振成像，拍摄于生后第 3 天。A. 轴向的 T2 加权成像显示在左侧大脑中动脉的主要分支分布区域的损伤。B. 弥散加权成像对损伤的成像更明显

摘自 Volpe JJ.Neurology of the newborn.ed 5.Philadelphia：Saunders/Elsevier, 2008：422

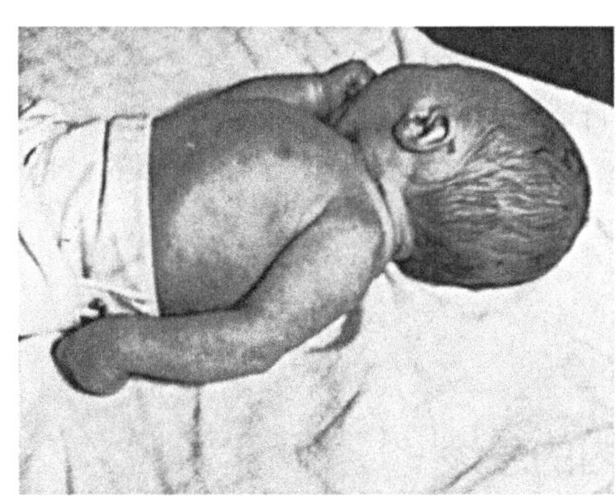
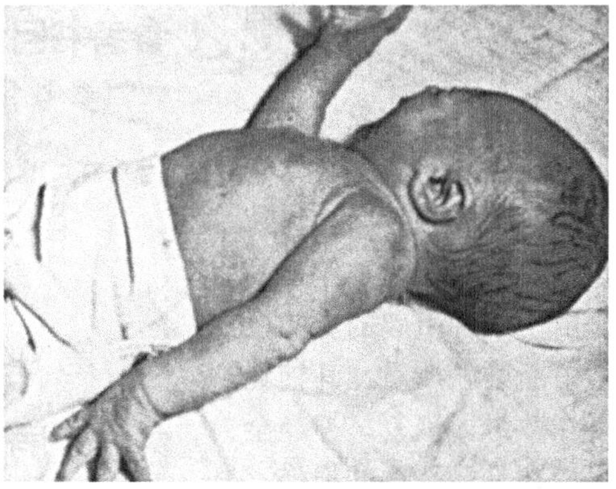

**图 93-9**　左上臂瘫痪（Moro 反射不对称）

脊柱或脊柱损伤的鉴别诊断包括先天性肌迟缓症和隐性脊柱裂相关的脊髓发育不良。超声和 MRI 可确诊，后者更常用。对存活患儿的治疗主要以支持治疗为主，包括在家进行机械通气。患儿往往会遗留永久性损伤。当有骨折或脱位引起脊髓压迫时，预后与压迫得到解除的时间早晚相关。

## 参考书目

参考书目请参见光盘。

## 93.7　周围神经损伤

*Waldemar A. Carlo*

### ■ 臂丛麻痹

臂丛神经损伤是一常见问题，在活产儿中的发生率为 0.6‰ ~4.6‰，它可引起上臂瘫痪，不一定伴有前臂及手的瘫痪，但全臂瘫痪更为常见。这些损伤多发生于巨大儿，一般由肩部娩出时强力侧向牵拉头和颈部，或在臀位分娩时手臂伸展超过头部，或分娩时过度牵拉肩部所致。大约 45% 的臂丛神经损伤和肩部难产相关。在 Erb-Duchenne 瘫痪中，损伤局限于第 5 和第 6 颈神经，婴儿丧失了手臂从肩部外展、手臂外旋以及前臂后旋的能力，其体位特征为手臂内收和内旋伴有前臂旋前。前臂的伸展力量得到保留，但肱二头肌反射缺失。受影响侧的莫罗反射缺失（图 93-9）。手臂外侧可有感觉障碍。前臂和手的握力可以保留，除非臂丛神经的下部也受损。手握力的保留是预后良好的表现。当损伤涉及膈神经时，超声或 X 线检查可发现膈肌运动的改变。Klumpke 瘫痪是臂丛损伤的罕见瘫痪形式，损伤位于第 7,8 颈椎和第 1 胸椎，导致手的瘫痪。如果 T1 神经根的交感神经受累，则可出现同侧眼睑下垂和瞳孔缩小（Horner 综合征）。轻症病例可能不会在生后马上被发现。需要与脑损伤、肱骨骨折、脱臼或骨骺分离以及锁骨骨折相鉴别。

MRI 可以发现神经根断裂或撕脱。

大部分患者可痊愈，预后取决于神经是仅仅损伤还是完全撕裂。如果因神经纤维的水肿或出血引起的瘫痪，数月内可恢复功能。如果是撕裂造成的瘫痪，则是永久性的损伤。三角肌受累通常是最严重的问题，可能导致三角肌萎缩，继发肩下垂。总的来说，手臂的上部瘫痪比下部瘫痪预后更好。

治疗包括最初的保守治疗和数月的随访，如果保守治疗后 3 个月功能没有改善应考虑手术治疗。局部制动和适当体位可以防止肌肉挛缩。上臂瘫痪时，应将手臂外展 90°，肩部外旋，前臂完全旋后，腕轻度伸展，手掌面向脸，可用布带或夹板固定手臂 1~2 周。可以在婴儿睡眠或哺乳间期间断放松对手臂的制动。下臂或手瘫痪时，可在手腕正中位置用夹板固定，手部握拳，拳内放置垫料。当全臂瘫痪时，处理原则同上。生后 7~10d，可开始对手臂轻柔按摩和适度运动，其后应经常进行主动和被动的矫正训练。如果瘫痪在 3 个月后仍无改善，可进行神经成形术、神经松解术、神经端端吻合术和移植术，有望功能部分恢复。

治疗方法和预后取决于损伤机制和受损神经根的数目。周围神经损伤最轻的是由于水肿引起的功能性麻痹，几周内即可自愈。轴索中断则较严重，其神经纤维断裂但髓鞘完整，功能可在数月内恢复。神经全部断裂（神经中断）或神经根撕裂是最严重的损伤，尤其是累及 C5~T1 时，需要显微外科手术修复。幸运的是，大多数（75%）的损伤位于神经根 C5~C6 水平，引起功能性麻痹和轴索中断，可以自愈。可试用肉毒杆菌毒素治疗二头肌 – 三头肌挛缩。

## ■ 膈神经麻痹

当临床出现发绀、呼吸不规则及呼吸困难时，应考虑膈神经损伤（第 3、4、5 颈神经）。损伤常为单侧，与同侧臂丛麻痹相关。由于呈胸式呼吸，因而吸气时腹部不凸起。患侧呼吸音减弱。在健侧的肋缘下常可感觉到膈肌运动，患侧则缺失。超声或 X 线检查可确诊，表现为瘫痪侧膈肌抬高，以及呼吸时两侧膈肌呈交替起伏运动。

本病无特殊治疗。应将患儿置于患侧卧位，必要时吸氧。初始时给予静脉内营养，以后依据患儿的情况逐步给予鼻饲或经口喂养。肺部感染是严重的并发症。一般 1~3 个月可自愈，不能自愈的需要进行膈肌折叠术。

## ■ 面神经麻痹

面瘫通常是一种周围神经性麻痹，可因宫内面神经受压、分娩时受压或产钳助产所引起。罕见的情况下可由面神经核发育不良引起。周围性瘫痪是弛缓性的，完全瘫痪时，患侧整个面部包括前额均受累。当婴儿哭闹时，仅见健侧面部运动，嘴角拉向健侧，患侧的前额平滑，眼睛不能闭合，鼻唇沟缺失，口角下垂。如为中枢性瘫痪，仅累及面部下 2/3，可观察到患侧前额的皱纹。患儿常有其他的颅内损伤表现，最常见的是第 6 对脑神经麻痹。预后取决于损伤是由神经受压还是神经纤维撕裂造成的，前者可在几周内改善。患儿不能闭眼时，应对暴露的眼球加以保护。若面瘫持续存在，可考虑行神经成形术。面瘫可与口部降肌缺失相混淆，后者属于良性病变。

其他周围神经较少在宫内或分娩时受损，除非发生骨折或出血。

## 参考书目

参考书目请参见光盘。

（傅琳琛　译，马晓路　审）

# 第 94 章

# 产房内的急诊

Waldemar A. Carlo

大部分新生儿都可以毫无困难地完成从宫内到宫外环境的过渡，但是有小部分新生儿出生后需要复苏。产房内最常见的新生儿紧急状况就是出生后不能开始并维持有效的呼吸。比较少见，但非常重要的情况包括：休克（见第 92 章），严重贫血（见第 97.1），红细胞增多症（见第 97.3），抽搐（见第 586.7），以及一些危及生命的先天畸形的处理（见第 92 章）。随着围生医学和胎儿畸形产前诊断技术的发展，使得更多高危孕妇在产前就得到恰当的转运。

## ■ 呼吸窘迫和呼吸衰竭

新生儿的呼吸疾病可以分为中枢神经系统（CNS）衰竭，即呼吸中枢的抑制或衰竭，或外周性的呼吸困难，表现为肺泡水平氧和二氧化碳的交换障碍。这两种情况都可以出现发绀（表 92–1）。在产房内发生的呼吸问题最常见的是由于气道梗阻和 CNS 抑制（母亲用某些药物，窒息）后缺乏足够的呼吸运动。呼吸窘迫则是呼吸运动良好的表现，提示肺部基础病变并立即进行胸部影像学检查。

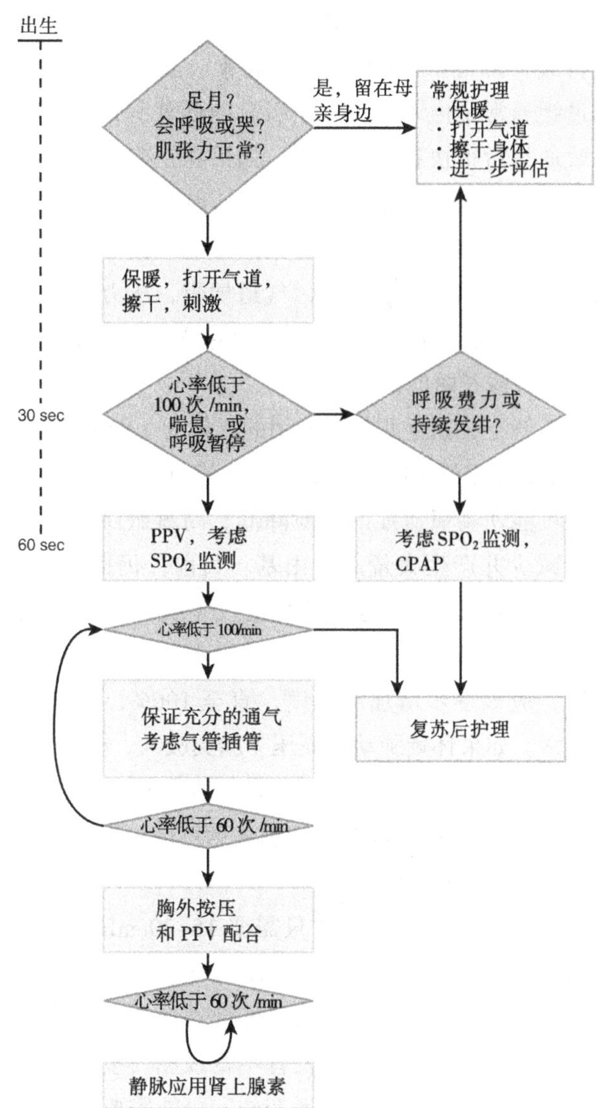


**图 94-1**　新生儿复苏流程图。CPAP：持续气道正压；PPV：正压通气

摘自 Perlman JM, Wyllie J, Kattwinkel J, et al.Part 11: Neonatal resuscitation: 2010 International Consensus on Cardiopulmonary Resuscitation and Emergency Cardiovascular Care Science with Treatment Recommendations.Circulation, 2010：122:S517

如果新生儿闭着嘴巴时可见呼吸运动但没有气体进出肺部，应考虑双侧后鼻孔闭锁（见第 368 章）或其他上呼吸道梗阻。应该把嘴巴张开，并通过轻柔的吸引将口腔内和咽后方的分泌物清理干净。插入口咽气道，并积极探索气道狭窄的原因。如果把新生儿嘴巴张开并清理气道后仍然不能有效地通气，则需要进行喉镜检查。如果存在下颌、会厌、喉或气管的畸形所致的气道梗阻，应行气管插管，而且这种情况下可能需要长时间的气管插管或气管切开。由 CNS 抑制或损伤所致的呼吸衰竭可能需要持续的机械通气。

下颌发育不良（Pierre Robin, DiGeorge, 和其他综合征；见第 300 和 303 章）伴有舌后坠可以导致与后鼻孔闭锁类似的症状，把舌或下颌往前牵拉或让患儿俯卧位可能使症状得到暂时的缓解。舟状腹提示横膈疝或膈膨升，同时可表现为胸廓外形或运动不对称，心尖冲动移位。这些症状同时还应该和张力性气胸相鉴别。肺发育不良、肾脏畸形的患儿可以表现为气胸。

肺部疾病所致的呼吸困难详见第 95 章。

## 启动或维持呼吸失败

出生时不能成功启动或维持呼吸是比较常见的。原发性呼吸暂停的新生儿通过刺激即可建立正常的呼吸。继发性呼吸暂停则需要辅助通气。继发性呼吸暂停通常由窒息等 CNS 原因或神经肌肉疾病等外周性原因所致。早产很少是引起呼吸失败的单纯因素，除非是出生体重 <1500g 的早产儿。肺部疾病，如呼吸窘迫综合征，Potter 综合征，羊水过少引起的肺发育不良，或神经肌肉疾病，双侧胸腔积液（水肿胎儿），气胸，严重宫内肺炎等，尽管呼吸运动存在但仍可导致肺通气不良。患儿的肺可能顺应性降低，最初可能因为缺乏足够的呼吸驱动力而无法建立充分的通气。

如果母亲在产前短时间内或第二产程麻醉时曾经使用吗啡、哌替啶、芬太尼、巴比妥类或其他镇静剂，将会对新生儿产生麻醉作用。应通过正确合理的镇痛或麻醉措施来避免这种情况。对于新生儿的治疗包括物理刺激和保持气道通畅。如果不能建立有效的通气，必须用面罩皮囊进行人工通气。同时，如果是阿片类药物引起的呼吸抑制，可以用纳洛酮（Narcan）0.1mg/kg 肌注或静脉内给药。但如果是阿片类药物成瘾的母亲所生婴儿，禁忌用纳洛酮，因为可以引起急性戒断综合征，导致严重惊厥。如果是其他麻醉或镇痛药物所致的呼吸抑制，需要人工呼吸，直至患儿自主呼吸恢复。不应该使用中枢兴奋性药物，因为是无效的，而且可能是有害的。对于严重窒息的患儿，除了维持通气以外，胸外心脏按压，纠酸药物、循环支持性药物的使用都是很重要的治疗。

## 新生儿复苏

尽管大部分新生儿出生后都能平稳地完成生理上的过渡，建立有效的呼吸，但仍有 5%~10% 需要积极干预才能建立正常的循环呼吸功能。新生儿复苏的目标是降低缺氧缺血性组织（脑、心、肾）损伤所致的

表 94-1 气管插管管径和插入深度的选择

| 插管大小（内径，mm） | 从上唇至管尖的深度（cm） | 体重（g） | 胎龄（wk） |
|---|---|---|---|
| 2.5 | 6.5~7 | <1,000 | <28 |
| 3 | 7~8 | 1000~2000 | 28~34 |
| 3/3.5 | 8~9 | 2000~3000 | 34~38 |
| 3.5/4.0 | ≥ 9 | >3000 | >38 |

摘自 Kattwinkel J, Niermeyer S, Nadkarni V, et al.ILCOR advisory statement: resuscitation of the newly born infant: an advisory statement from the Pediatric Working Group of the International Liaison Committee on Resuscitation.Circulation, 1999：99:1927－1938. By permission of the American Heart Association, Inc

发病率和死亡率，重建有效的自主呼吸和充足的心输出量。从母亲的孕产史、分娩史和宫内窘迫的征象来判断是否存在一些高危的情况。新生儿如果出生后肌张力低下、发绀、呼吸暂停、没有脉搏，需要立即开始复苏，而不应该等待 1min Apgar 评分。快速和正确的复苏可以防止脑损伤，改善预后。

新生儿复苏指南将评估和反应整合在一起，新生儿的最初评估包括同时对肤色、大体表现和危险因素的整体评估，其基本原则包括对气道的评估、建立有效的呼吸和充足的循环，指南还强调对新生儿的心率进行评估并做出反应，以及对羊水胎粪污染的正确处理。

生后即刻，如果新生儿需要复苏，应立即将他放置在辐射台上，擦干全身（避免低体温），摆好“鼻吸位”，吸引清理气道，给予轻柔的触觉刺激（轻拍足底或摩擦背部）。同时评估新生儿的肤色、心率、和呼吸运动（图 94-1）。

新生儿复苏的步骤遵循 ABC 的顺序 :A. 吸引清理气道，保持气道通畅，必要时气管插管；B. 通过触觉刺激或面罩皮囊、气管插管下的正压通气来建立呼吸；C. 通过胸外按压和必要的药物来维持循环。新生儿的评估和复苏步骤详见图 94-1（见第 62 章）。

如果没有呼吸或心率 <100 /min，用合适的面罩皮囊正压通气 15~30s。如果新生儿严重呼吸抑制，对皮囊正压通气没有反应，应该进行气管插管。对于超低出生体重（ELBW）儿，很多学者推荐早期气管插管。不同出生体重新生儿气管插管管径的选择及插入深度见表 94-1。如果皮囊（或气管插管）正压通气 30s 后心率没有改善，仍低于 100/min，应继续通气并开始在胸骨下 1/3 处以 120/min 的频率进行胸外按压。按压和通气之比为 3:1。如果在有效的按压和通气下心率持续 <60/min，应给予肾上腺素。新生儿持续的心动过缓通常是由于呼吸停止引起的低氧所致，一般在有效通气后很快就得以改善。如果在正确的复苏后仍持续心动过缓，则提示更严重的心脏受损或通气仍不够充分。对通气没有反应的原因可能是面罩没有紧贴面部，气管插管误入食道，气道梗阻，压力不足，胸腔积液，气胸，胃内气体过多，心搏骤停，低血容量，横膈疝，或长时间的宫内窒息。

传统上，新生儿复苏所用的气体为 100% 的纯氧。事实上，用空气（或 30% 的氧气）进行复苏同样有效，甚至可能使高氧血症的风险降低。高氧血症会导致脑血流减少并产生大量氧自由基。目前，仍推荐 100% 的氧，但未来可能更倾向于用空气（或 30% 的氧气）进行复苏。如果新生儿在 90s 内没有达到正常的氧饱和度，应该逐步增加氧浓度，直至 100%，使氧饱和度正常。如果怀疑肺动脉高压（胎粪吸入，横膈疝），应考虑用 100% 的氧气开始复苏。在对极低出生体重（VLBW）儿进行复苏时应特别注意氧饱和度的监测，以尽量减少高氧血症的风险。

尽管第 1 次呼吸通常只需要 15~20cm$H_2O$，但有时需要更高，甚至达 30~40cm$H_2O$。随后以 40~60/min 的频率用 15~20cm$H_2O$ 的压力进行通气。出现呼吸窘迫综合征，先天肺炎，肺发育不良或胎粪吸入等疾病时，肺的顺应性下降，质地变硬，可能需要更高的压力进行通气。有效的通气表现为胸廓抬动良好，呼吸音对称，肤色转红，心率 >100/min，自主呼吸，呼出气中检测到 $CO_2$，肌张力改善。目前有不同的装置用以监测呼出气体中的 $CO_2$，已明确气管插管是否正确置入气管内。当面罩皮囊通气无效或不能成功进行气管插管时，喉罩气道是建立气道的有效工具。

如果新生儿呼吸抑制而母亲在产前 4h 内才用过镇痛麻醉药物，在建立充分的通气后可给予纳洛酮（0.1mg/kg）。呼吸抑制的新生儿应该一直给予呼吸支持，直到纳洛酮起效。持续观察新生儿很重要，因为纳洛酮的半衰期很短，有的新生儿即使在转运到病房后仍有可能需要纳洛酮重复给药。

复苏过程中很少用到药物，但如果正压通气和胸外按压 30s 后心率仍 <60/min 或出现心搏骤停，则需要给药。复苏过程中，脐静脉置管可用以紧急情况下的给药途径（图 94-2）。如果不能建立静脉通路，

肾上腺素和（或）纳洛酮也可以通过气管插管给药。心搏骤停或正压通气和胸外按压联合复苏 30s 仍无反应的新生儿应给予肾上腺素（1:10 000 的肾上腺素 0.1~0.3mL/kg，静脉或气管内给药）。每 3~5min 可以重复给药。当常规剂量无效时，新生儿的资料尚不足以推荐更大的剂量。等张晶体液 10~20mL/kg 或 Rh 阴性 O 型红细胞（急性出血时）可用于紧急的扩容。在 VLBW 新生儿的复苏中扩容应谨慎。当长时间复苏，存在代谢性酸中毒时，常用碳酸氢钠（2mEq/kg，4.2% 的碳酸氢钠溶液 0.5mEq/mL），但应缓慢输注 [1mEq/（kg·min）]。只有在建立有效的通气后才能给碳酸氢钠，因为可能提高血液的 $CO_2$ 浓度而产生呼吸性酸中毒。治疗窒息所致的代谢性酸中毒的主要目的是恢复氧合和组织灌注。

严重窒息后即使心率、呼吸恢复，也可能抑制心肌功能，引起心源性休克。如果新生儿外周组织灌注不良，脉搏微弱，低血压，心动过速，尿量少，则在完成初步复苏后应给予多巴胺或多巴酚丁胺 [5~20 μg/（kg·min）] 持续泵注和补液。如果严重休克对多巴胺和多巴酚丁胺没有反应，可考虑应用肾上腺素 0.1~1.0μg/（kg·min），见第 62 章。

产房里相对程度较轻的心肺功能过渡障碍通常只需较短时间的面罩皮囊通气即可。出生时轻中度抑制的新生儿大部分都不需要胸外按压和药物。不论新生儿窒息程度如何及对复苏的反应如何，所有窒息新生儿都应该密切监测缺氧缺血所致的多脏器组织损伤（表 93-1）。

## 胎　粪

羊水胎粪污染可能提示胎儿窘迫，因此分娩时应该有气管插管和复苏技术娴熟的医护人员在场。以前的观点认为出生后新生儿是否需要气管插管取决于羊水中胎粪的含量及黏稠度，目前的证据已经不再支持这一观点。只要羊水被胎粪污染，产科医生都应该在抬头娩出而胎肩尚未娩出之前立即吸引口、鼻、喉。如果新生儿出生后是有活力的，呼吸运动良好，心率 >100/min，则无须气管插管下吸引胎粪，只需用洗耳球或吸痰管吸净口鼻即可。如果新生儿存在肌张力低下和（或）心率 <100/min 的抑制表现，应进行气管插管下的胎粪吸引。将气管插管连接至胎粪吸引管进行吸引，整个过程中应该提供低流量的氧气。

## 休　克

孕期、分娩、出生过程中的严重窒息和出血可以导致出生时的循环障碍。失血的原因包括溶血、胎盘早剥或撕脱，前置胎盘、脐带或体内脏器的产伤性损伤、颅内出血。临床表现包括呼吸窘迫、发绀、苍白、瘫软、皮肤冷且有花斑、心动过速或过缓、肝脾大以及较少见的惊厥。水肿和肝脾大提示水肿胎儿或不伴休克的心力衰竭。严重感染所致的休克可能在产后立即就出现症状。

在出血或低血容量时，可分别根据指征选用 Rh 阴性 O 型血或生理盐水支持治疗。应给予氧疗并用碳酸氢钠纠正代谢性酸中毒。另外还可能需要拟交感类药物，如多巴胺或多巴酚丁胺来支持心输出量和血压。胎儿成红细胞增多症的诊断和治疗将在第 97.2 章节进行讨论。如果存在感染，必须尽早开始合理的抗生素应用。

当新生儿的情况在支持治疗下得以稳定后再进行特异性的诊断，以及下一步的持续治疗。

## 气　胸

新生儿可能在产房里就出现气胸，可并发于呼吸窘迫和低氧。大约 1%~2% 的新生儿出生后有气胸，但仅 0.05%~0.07% 出现症状（见第 95.12）。需要正压通气或羊水胎粪污染的新生儿出现气胸的风险更高。较少见的情况还有，先天畸形，如横膈疝或肾发育不全所致的肺发育不良容易出现气胸。临床上，气胸患儿表现为呼吸窘迫、患侧呼吸音减低。胸壁透光试验有助于确诊，特别是在低出生体重儿。如果新生儿对复苏反应不佳，双侧呼吸音不对称，心动过缓且发绀，即使还没有通过胸片确诊气胸，也可以先进行急诊穿刺。将连接了三通和注射器的 23 号蝴蝶针或静脉置管针从乳头连线第 4 肋间处沿肋骨上缘的胸壁垂直进针（图 94-3），抽吸气体。然后可以将胸腔引流管置入胸腔，并持续负压吸引。

## 气道梗阻

严重的胎儿和新生儿气道梗阻意味着产房的急诊情况。对于已知存在不同原因所致气道梗阻的新生儿，包括喉闭锁或狭窄、畸胎瘤、淋巴水瘤、口腔肿瘤，在胎盘剥离之前对新生儿施行产时宫外治疗技术

（EXIT procedure）可以为其及时建立气道。在该操作的整个过程中，一直维持子宫胎盘气体交换。高位妊娠的围生期保健使更多可以导致严重高位气道梗阻综合征（CHAOS）的疾病在产前得以诊断（图 94–4）。

## ■ 腹壁缺损

对腹壁缺损（脐膨出、腹裂）的新生儿进行正确的产房管理可以避免过多的液体丢失，并尽量减少对暴露脏器的损伤。腹裂的发生率较高，通常表现为暴露于体外的肠管表面没有膜的覆盖。出生后应将暴露的肠管轻柔地放进无菌的清洁塑料袋中。脐膨出表面常有膜覆盖，护理过程中应避免膜的破裂。这样的新生儿应该转运到三级医疗中心接受手术的评估并进一步检查是否合并其他相关的畸形（见第 99 章）。

## ■ 产时损伤

### 中枢神经系统

见第 93 章。

### 内　脏

在出生过程中，肝脏是除了脑以外最容易受伤的内部器官。损伤主要由臀位产在娩出胎头时施加于肝脏上的压力所导致。较大的新生儿、宫内窒息、凝血性疾病、极不成熟的早产儿、肝大等都是相关危险因素。不正确的胸外按压是相对少见的原因。肝包膜下血肿的形成可以导致破裂，但也可能因为包膜腔的填塞而阻止进一步出血。受累患儿在生后最初 1~3d 可能表现正常。血肿引起血容量丢失的非特异性表现可能出现较早，包括喂养不良、精神萎靡、皮肤苍白、黄疸、呼吸增快和心动过速。右上腹也许能摸到包块，腹壁颜色可能发青。血肿足够大的话会引起贫血。如果血肿破入腹膜腔，随着血肿内压力的降低，可以出现新鲜的出血从而可能引起休克和死亡。早期怀疑、超声确诊、及时的支持治疗可以降低相关死亡率。可能需要手术修补肝脏撕裂伤。脾破裂可以单独发生也可以和肝破裂并存。脾破裂的原因、并发症、治疗和预防都和肝破裂相似。

肾上腺出血有时也会发生，特别是在臀位产儿、大于胎龄儿或糖尿病母亲的新生儿，其发生原因常常不明确，可能是由于创伤，缺氧，或严重的应激，感染。90% 的肾上腺出血是单侧的，而且 75% 发生于右侧。较大婴儿或儿童通过在 X 线片或尸检中发现伴有钙化的中央性肾上腺血肿，提示并不是所有的肾上腺出血都是立即致命的。一些严重的病例常在尸检时才得以诊断。症状表现为严重休克和发绀。体侧可能触及肿块并伴有表面皮肤颜色的改变，黄疸也可能出现。如果怀疑肾上腺出血，腹部超声检查有助于诊断，还应根据指征治疗急性肾上腺功能衰竭（见第 569 章）。

### 骨　折

#### 锁　骨

锁骨是分娩过程中最容易骨折的骨骼。在头位肩难产和臀位手臂娩出困难时，锁骨特别容易被折断。锁骨骨折新生儿的特征性表现为患侧上肢不能活动，可触及骨擦感，锁骨形态不规则，骨折部位皮肤颜色改变。患侧拥抱反射消失，胸锁乳突肌痉挛，骨折处的锁骨上凹消失。新生儿锁骨的青枝骨折可能没有任何活动限制，拥抱反射也仍然存在。锁骨骨折的预后很好。治疗主要是对患侧手臂和肩膀的制动。一周内骨折处即可有明显的骨痂形成，这也可能成为骨折的最初证据。肱骨骨折和臂丛神经麻痹也可能是患侧手臂活动受限及拥抱反射消失的原因。

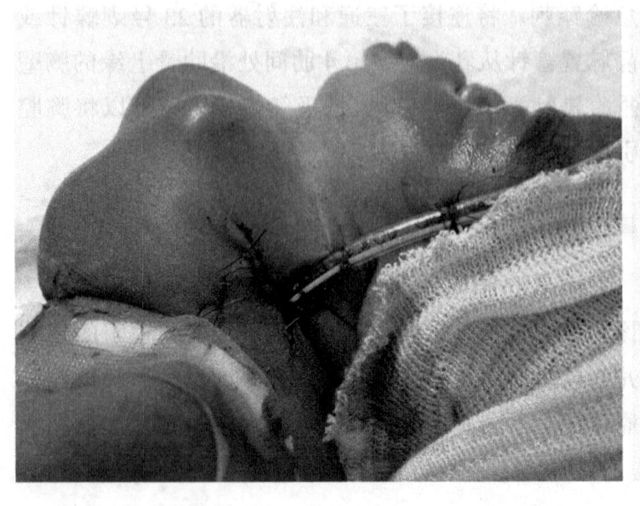

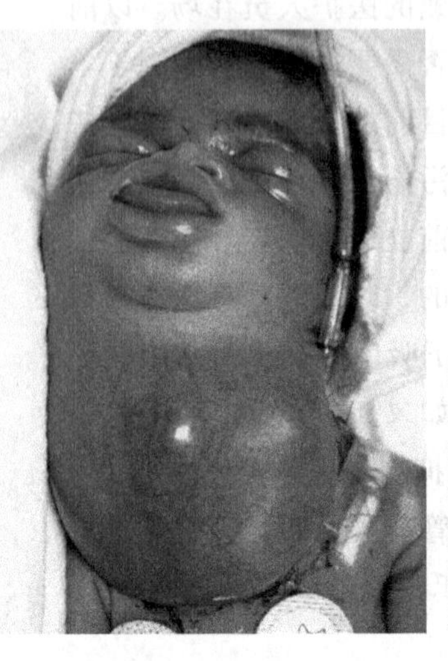

**图 94–4（见彩图）** EXIT 技术畸胎瘤导致严重高位气道梗阻综合征（CHAOS）的新生儿。将气管移位到侧颈部

摘自 Photograph compliments of Dr. Mark Wulkan, pediatric surgeon at Emory University

## 肢　体

长骨骨折后，肢体的自主活动通常消失（假性麻痹），受累侧的拥抱反射通常消失，相关的神经也可能被累及。用三角夹板和 Velpeau 绷带将手臂固定在胸前，制动 2~4 周，肱骨骨折可以取得满意的疗效。对于股骨骨折，即使是单侧的骨折，也应该将双下肢牵引悬吊，并将双腿通过人字形石膏制动，以取得良好的预后。夹板可以有效地治疗前臂或腿的骨折。骨折的愈合常伴有骨痂的过度形成。肢体的骨折通常预后良好。VLBW 儿的骨折可能和骨质减少有关（见 100 章）。

产伤很少会导致关节脱位和骺分离。在对新生儿的腿部用力的操作，如臀位产或宫内倒转术后，股骨上端可能发生骺分离。受累的腿表现为肿胀，轻微缩短，主动运动限制，被动运动疼痛，肢体外旋。X 线检查可以明确诊断。轻症的损伤预后良好，但如果损伤严重，可导致髋内翻。

## 鼻

鼻部最常见的损伤是鼻中隔的软骨部分发生移位。受累的新生儿可能出现吃奶困难，鼻腔通气功能障碍。体检可见两侧鼻孔不对称，鼻子变平。很少需要使用口咽气道。需要请外科会诊以决定下一步治疗。

## 参考书目

参考书目请参见光盘。

（马晓路　译，马晓路　审）

# 第 95 章
# 呼吸道疾病

*Waldemar A. Carlo*

呼吸系统疾病是足月儿和早产儿收住新生儿重症监护室最常见的原因。呼吸窘迫的体征和症状包括发绀、呻吟、鼻翼扇动、三凹征、呼吸急促，呼吸音减弱，可能出现干、湿啰音，苍白。多种病理改变可以引起呼吸紊乱，包括肺、气道、心血管、中枢神经系统及其他疾病（图 95–1）。

仅以临床体征作为诊断基础，有时难以在呼吸系统和非呼吸系统病因中做出判断。呼吸窘迫的任何迹象都是进行体格检查和诊断评估的指针征，包括血气或血氧饱和度测定以及胸部 X 线片。为了防止进行性

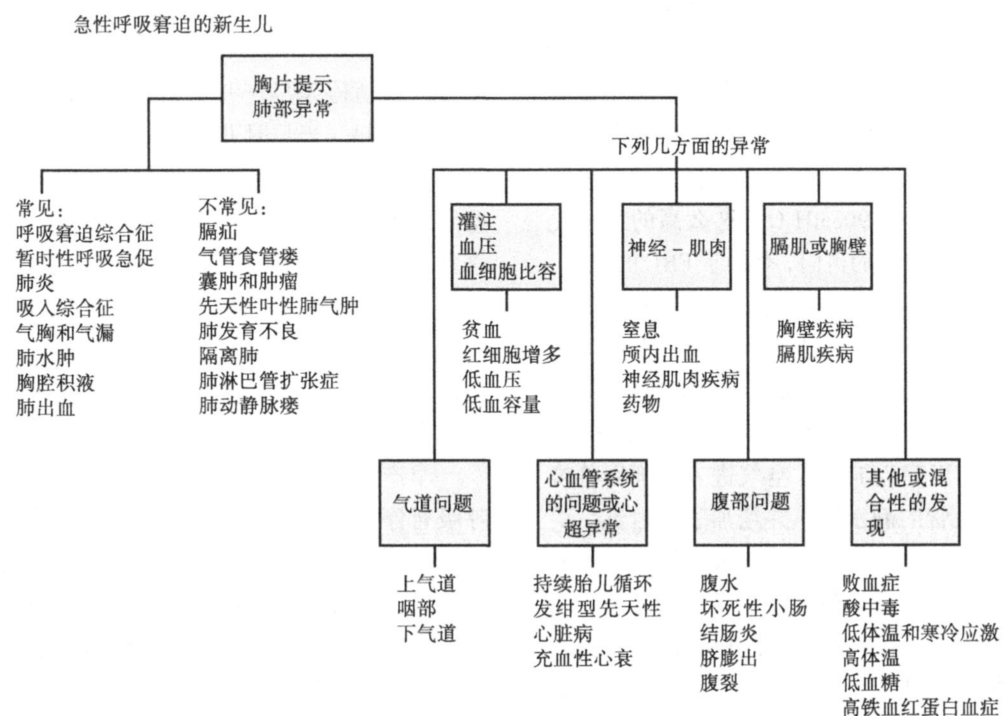


**图 95–1**　新生儿急性呼吸窘迫。BP：血压；CVS：心血管系统；HCT：血细胞比容

摘 自 Battista MA, Carlo WA.Differential diagnosis of acute respiratory distress in the neonate//Frantz ID.Tufts University of School of Medicine and Floating Hospital for Children reports on neonatal respiratory diseases.Newtown. PA：Associates in Medical Marketing Co，1992, 2（3）

损伤并改善预后，及时和适当的治疗是必不可少的。由于呼吸系统疾病的治疗，及对其病理生理的理解均取得了重大进展，早期呼吸系统疾病导致的新生儿和婴儿死亡率已明显下降。目前面临的挑战是，不仅要继续提高生存率，还要减少与早期肺部疾病相关的近期和远期并发症。

## 95.1 肺部呼吸的转变

*Waldemar A. Carlo*

出生时肺功能的成功建立有赖于通畅的气道、肺功能的发育和呼吸控制的成熟。充斥在胎儿肺中的液体必须被移除，并由气体取代。这个过程在胎儿诞生前就开始了，整个肺泡上皮细胞间钠的主动运输，驱使液体从肺腔进入间隙，随之吸收进入血管。循环中儿茶酚胺、血管加压素、泌乳素和糖皮质激素水平的升高，促进了肺液的吸收，同时引发了肺上皮细胞从分泌氯化物到重吸收钠离子的模式的变化。必须建立并维持功能残气量（FRC），使通气－灌注达到平衡，以提供肺泡和血液间氧气和二氧化碳的最佳交换（见 415 章）。

### ■ 首次呼吸

在阴道分娩时，间歇性的压迫胸腔有利于清除肺部的液体。分布在肺泡表面的表面活性物质可以降低表面张力，促进肺泡的充气，从而降低了肺泡开放所需的压力。尽管自主呼吸的婴儿不需要开肺压来产生气流，然而出生时需要正压通气的婴儿往往需要 13~32cm$H_2O$ 的开肺压。新生婴儿更容易通过自主的负压呼吸来建立 FRC。足月儿最初几次自主呼吸的呼气相食道压力波动于 45~90cm$H_2O$。这么高的压力是为了对抗呼气时部分闭合的声门，有助于FRC的建立，但在使用人工通气时难以保证其安全性。最初开始呼吸时可能需要更高的压力来克服表面张力的对抗力量（特别是小气道）和气道中液体所产生的黏滞力。如果首次呼吸吸入肺内 50mL/kg 的空气，其中 20~30mL/kg 的空气将保留在肺内以建立 FRC。空气进入肺部后替换液体，降低了肺血管的静水压，并增加了肺血流。更多的肺血流进一步增加了可用于液体吸收的有效的血管表面积。剩余的液体通过肺淋巴管、上呼吸道、纵隔和胸膜间隙被清除。剖宫产后或表面活性物质缺乏、血管内皮细胞损伤、低蛋白血症、高肺静脉压，或新生儿使用镇静剂会影响肺液清除。

新生儿首次呼吸的启动主要是由于脐带结扎后胎盘循环中断，使 $PaO_2$ 和 pH 降低，$PaCO_2$ 升高，心输出量发生再分布，体温下降，以及各种触觉、感官刺激所致。这些刺激因素对呼吸启动的相对重要性尚不确定。

与足月儿相比，低体重（LBW）儿的胸壁顺应性很大，这对于建立 FRC 是不利的。大多数未成熟儿的 FRC 较小，因为他们的肺泡数量不足。肺不张、肺内分流、低通气、气体潴留等因素引起的异常通气－血流比 LBW 儿较为明显，且持续较长时间，可导致低氧血症和高碳酸血症。越不成熟的早产儿该问题越显著，这种障碍类似于呼吸窘迫综合征（RDS）。然而，即使在健康足月儿，氧合功能在生后不久也是受损的，约 5min 后氧饱和度才逐渐超过 90%。

### ■ 新生儿的呼吸模式

在生后最初几个月内，正常足月儿在睡眠中会出现规则呼吸被短暂的呼吸停顿打断的现象。这种“周期性呼吸”模式，即从规则的节律性呼吸到呼吸暂停短暂的间歇性周期性发作，更常见于早产儿，他们可以在呼吸暂停 5~10s 后呼吸频率又迅速上升至 50~60/min，并持续 10~15s。很少会出现面色或心率改变，这种情况常在无明显原因下自发停止。周期性呼吸属于新生儿正常的呼吸特征，无其他临床意义。

## 95.2 呼吸暂停

*Waldemar A. Carlo*

呼吸暂停是早产儿常见的问题，可能因早产或相关疾病引起。当足月儿发生呼吸暂停时需要立即进行诊断评估。周期性呼吸必须与较长时间的呼吸暂停相鉴别，因为后者多与严重的疾病有关。呼吸暂停可由许多原发性疾病所致（表 95-1）。这些疾病可以直接抑制控制呼吸的呼吸中枢（如低血糖、脑膜炎、药物、出血、惊厥），或者使供氧发生障碍（如休克、脓毒血症、贫血），或通气障碍（如气道阻塞、肺炎、肌肉无力）。

早产儿特发性呼吸暂停并没有明显的原发疾病。呼吸暂停是呼吸控制障碍的表现，可能是阻塞性、中枢性或混合性。阻塞性呼吸暂停（咽部的不稳定性、颈部屈曲）以缺乏气流但有持续的胸壁运动为其特征。咽部塌陷可由于吸气时产生的气道负压所致，或是舌和其他维持上气道开放肌肉不协调的结果。中枢性呼吸暂停，因中枢神经系统（CNS）对呼吸肌刺激的减少而引起，同时缺乏气流和胸壁运动。胎龄是呼吸控制中最重要的决定性因素，往往与呼吸暂停的发生频

表 95-1　新生儿呼吸暂停和心动过缓的潜在原因

| | |
|---|---|
| 中枢神经系统 | 颅内出血、药物、抽搐、缺氧损害、脑疝、神经肌肉疾病、Leigh 综合征、脑干梗死或畸形（例如橄榄脑桥小脑萎缩）、全身麻醉后 |
| 呼吸 | 肺炎、气道梗阻性病变、上气道塌陷、肺不张，极不成熟儿、喉反射、膈神经麻痹、气胸、缺氧 |
| 感染 | 败血症、脑膜炎（细菌、真菌、病毒）、呼吸道合胞病毒、百日咳 |
| 胃肠道 | 经口喂养、肠管运动、坏死性小肠结肠炎、肠穿孔 |
| 代谢 | ↓葡萄糖、↓血钙、↓/↑血钠、↑血氨、↑有机酸、↑环境温度、低体温 |
| 心血管 | 低血压、高血压、心力衰竭、贫血、低血容量、迷走神经兴奋 |
| 特发性 | 呼吸中枢不成熟、睡眠状态 |

率成反比。这种脑干呼吸中枢的不成熟表现为机体对 $CO_2$ 刺激的反应性减弱及对缺氧的矛盾反应。在早产儿中最常见的特发性呼吸暂停是混合性呼吸暂停（占 50%~75%），之前可能先有阻塞性呼吸暂停（常见）或随后出现中枢性呼吸暂停。短暂的呼吸暂停通常是中枢性的，长时间的呼吸暂停则通常是混合性的。呼吸暂停也和睡眠状态有关，在主动睡眠期间（快动眼睡眠期）呼吸暂停的发作频率增加。

## 临床表现

早产儿特发性呼吸暂停的发病率与胎龄成反比。特发性呼吸暂停常于生后 1~2 周内开始出现，但如果有 RDS 或其他呼吸窘迫病因时会延迟出现。在没有呼吸系统疾病的早产儿，生后第 1 天和此后 1 周内呼吸暂停的发作频率几乎一样。早产儿严重的呼吸暂停是指呼吸停止超过 20s 或不论呼吸停止时间的长短但伴有发绀和心动过缓。心动过缓的发生率随呼吸暂停时间的延长而增加，且与缺氧的严重程度相关。短暂呼吸暂停（10s）很少出现心动过缓，反之，较长的的呼吸暂停（>20s），心动过缓的发生率就提高。超过 95% 的病例在呼吸暂停 1~2s 后出现心动过缓，且大多数是窦性的，有时也可以是结节性的。在没有呼吸暂停时出现的心动过缓可能是迷走神经反应，少数是心脏阻滞所致。新生儿氧饱和度监测仪检测到短暂的氧饱和度下降是正常现象，没有必要治疗。

## 治　疗

所有具有呼吸暂停风险的高危婴儿都应接受心肺监护。新生儿轻度或间歇性的呼吸暂停作用轻柔的触觉刺激通常就已足够。原本情况良好的早产儿出生 2 周后开始出现呼吸暂停或足月儿任何时期发生呼吸暂停都是值得警惕的，应立即进行相关检查。早产儿反复呼吸暂停可用茶碱或咖啡因治疗。甲基黄嘌呤可以通过中枢机制降低高碳酸血症的反应阈值或改善膈肌收缩力防止膈肌疲劳来加强呼吸中枢的驱动。茶碱和咖啡因同样有效，但咖啡因的副作用（心动过速、喂养不耐受）更少。茶碱（口服）或氨茶碱（静脉注射）的负荷剂量是 5~7mg/kg，以后每 6~12h 通过口服或静脉途径给予 1~2mg/kg。枸橼酸咖啡因的负荷剂量为 20mg/kg，24h 后给予维持剂量 5mg/kg，每天 1 次，口服或静脉注射均可。用药过程应监测生命体征、临床效果。可选择性监测血清药物水平（治疗水平：茶碱 6~10ug/mL；咖啡因 8~20mg/mL），因为这些药物很少出现严重副作用。较高剂量的甲基黄嘌呤更有效，不会出现常见的副作用，并且有降低严重神经发育障碍的倾向。RDS 患儿如果不用呼吸兴奋性药物可能导致呼吸机依赖，支气管肺发育不良（BPD）的发生率增加，甚至死亡。多沙普仑，一种有效的呼吸兴奋剂，主要作用于外周化学感受器，能有效治疗对甲基黄嘌呤不敏感的早产儿呼吸暂停。严重贫血婴儿输入浓缩红细胞也可减少特发性呼吸暂停的发生率。胃食管反流在新生儿中常见，但资料并不支持胃食管反流和呼吸暂停发生的因果关系，使用抗反流的药物也并不能减少早产儿呼吸暂停的频率。

经鼻持续气道正压（CPAP 2~5 $cmH_2O$）和高流量鼻导管湿化吸氧（1~2.5L/min）对混合性或阻塞性呼吸暂停是有效的治疗，但更推荐 CPAP，它可以支撑上气道防止梗阻，有更确切的临床疗效和安全性。

## 预　后

早产儿呼吸暂停一般不影响预后，除非是反复发作的严重的顽固性的呼吸暂停。是否合并脑室出血（IVH）、支气管发育不良（BPD）和早产儿视网膜病变是决定呼吸暂停婴儿预后的关键。早产儿呼吸暂停通常在纠正胎龄 36 周后可自行缓解，但它并不能预测今后是否发生婴儿猝死综合征（SIDS）。部分持续发生呼吸暂停的婴儿可以在家里进行心电监护。在没有重大意外发生的情况下，可以在纠正胎龄达到 44

周后撤除监测。

呼吸暂停和婴儿猝死综合征

尽管早产儿发生婴儿猝死综合征（SIDS）的风险更高，但呼吸暂停并不是SIDS发生的一个危险因素。流行病学证据表明，婴儿采用仰卧位睡姿能降低50%的SIDS发生率，提示睡姿是导致SIDS的首要原因，而不是早产。避免婴儿被动吸烟和过度保暖也是预防SIDS的重要措施。

## 参考书目

参考书目请参见光盘。

## 95.3 呼吸窘迫综合征（肺透明膜病）

Waldemar A. Carlo, Namasivayam Ambalavanan

### ■ 发病率

呼吸窘迫综合征（RDS）主要出现在早产儿，其发生率与胎龄和出生体重呈反比。其中60%~80%的患儿胎龄<28周，15%~30%胎龄为32~36周龄，>37周的很少见。母亲患糖尿病、多胎妊娠、剖腹产、急产、窒息、寒冷应激和同胞兄姐曾患该病都会导致RDS风险增加。发病率最高的是未成熟的男婴和白人婴儿。孕妇合并慢性高血压或妊娠高血压综合征、使用海洛因、长时间破膜和产前预防性使用皮质激素能降低RDS的风险。

### ■ 病因和病理生理

表面活性物质缺乏（产生和分泌均减少）是RDS的首要原因。缺乏表面活性物质使得肺泡表面张力居高不下，不能建立足够的FRC，容易导致肺不张。表面活性物质的主要成分是2-棕榈酰磷脂酰胆碱（卵磷脂）、磷脂酰甘油、载脂蛋白（表面活性物质蛋白，SP-A，SP-B，SP-C和SP-D）和胆固醇（图95-2）。随着胎龄的进展，在肺泡Ⅱ型细胞合成和贮存的磷脂数量增加（图95-3）。这些表面活性物质释放入肺泡能降低肺的表面张力并帮助维持肺泡的稳定性从而防止呼气末小气腔的萎陷。然而，早产儿因为这些细胞功能不成熟导致这些物质的生成和释放量不能满足生后需求。在孕20周胎儿的肺匀浆中就已经存在高浓度的肺表面活性物质，但并不能到达肺的表面；在孕28~32周的羊水中存在肺表面活性物质。但肺表面活性物质要到孕35周后才达到成熟水平。遗传性疾病也可能导致呼吸窘迫的发生，但很罕见。表面活性物质蛋白B和C的基因以及负责表面活性物质跨膜运输的基因，ABC转运蛋白3[ABCA3]，异常可导致严重的致命性的家族性呼吸系统疾病。新生儿呼吸窘迫（非RDS）的其他致病因素包括肺泡毛细血管发育不良、腺泡发育不良、肺淋巴管扩张症和黏多糖症。

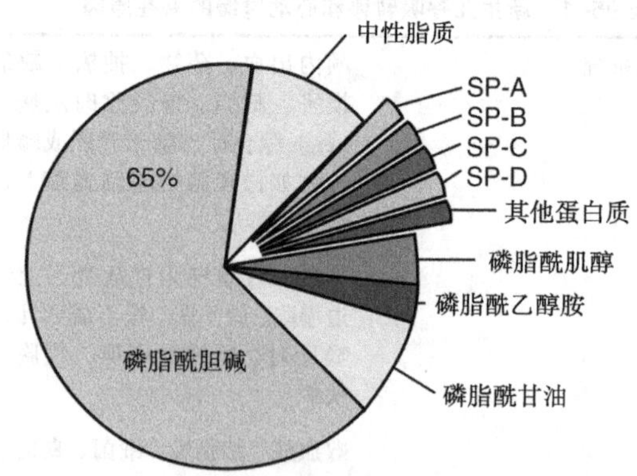


图95-2 肺泡灌洗液中的表面活性物质的成分。不同成分的含量与哺乳动物成熟肺的表面活性物质相类似。SP：表面活性物质蛋白
摘自 Jobe AH. Fetal lung development, tests for maturation, induction of maturation, and treatment// Creasy RK, Resnick R.Maternal-fetal medicine: principles and practice. ed 3. Philadelphia: WB Saunders,1994

表面活性物质的合成部分取决于正常的pH、体温和灌注。窒息、低氧血症、肺缺血，特别是出现低血容量、低血压、寒冷应激等情况可以抑制表面活性物质的合成。肺泡上皮细胞也可被高浓度的氧和机械通气所损害，进一步减少表面活性物质的生成。

肺泡膨胀不全、透明膜形成和间质水肿造成肺的顺应性降低，从而需要更大的压力去扩张小肺泡和小气道。在受累婴儿，胸壁的下半部分在膈肌的牵拉下往里回缩，使胸腔内变成负压，从而限制了胸腔内压的进一步增加，结果造成肺不张。未成熟儿的胸壁顺应性很高，因此可用以克服肺萎陷的自然趋势的阻力比成熟儿更小，因此呼气末胸腔和肺的容量趋向于接近残气量，容易导致肺不张。

表面活性物质合成和释放不足，加之较小的呼吸单元和较高的胸壁顺应性造成了肺不张，结果就使肺泡仍有灌注但缺乏通气，从而引起缺氧。肺顺应性降低、小潮气量、生理无效腔增加、肺泡通气不足，最终导致高碳酸血症。缺氧、酸中毒、高碳酸血症综合在一起造成肺小动脉收缩，通过卵圆孔、动脉导管水平的右向左分流增加，肺内分流也增加。肺部血流减少和缺血可以损伤制造表面活性物质的肺泡上皮细胞，也使血管床受损，使许多含蛋白的液体渗出并进入肺泡内（图95-4）。

### ■ 临床表现

RDS的症状在生后几分钟内即可出现，但有时在

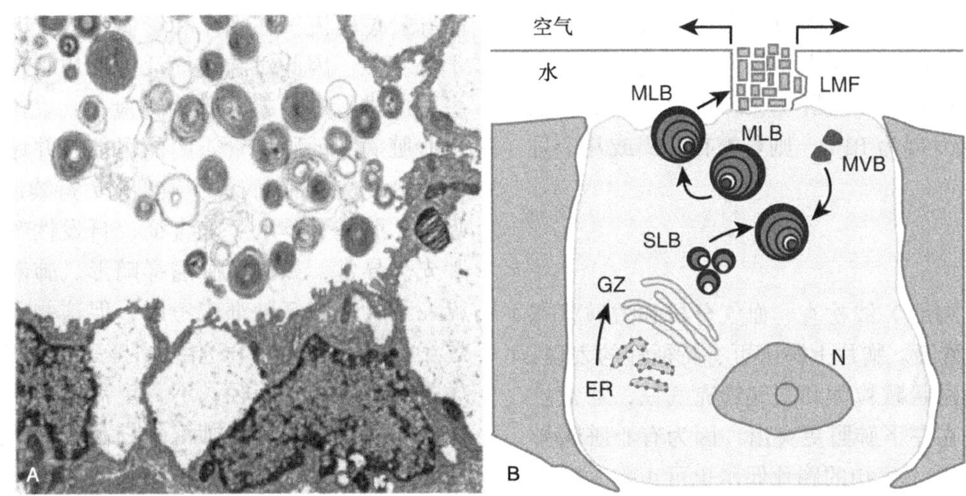


图 95-3　A. 胎鼠的肺（低倍镜放大），20d（成熟，22d），显示正在发育的Ⅱ型细胞，储存的糖原（白色区域），分泌的板层小体和髓磷脂小管。（Courtesy of Mary Williams, MD, University of California, San Francisco.）B. 表面活性物质转运、分泌、再摄取的可能途径。ER: 内质网；GZ: 高尔基体区；LMF: 网状（小管）髓磷脂；MLB: 成熟板层小体；MVB: 多囊小体；N: 核仁；SLB: 小板层小体

摘自 Hansen T, Corbet A. Lung development and function //Taeusch HW, Ballard RA, Avery MA.Schaffer and Avery's diseases of the newborn. 6 ed.Philadelphia: WB Saunders,1991

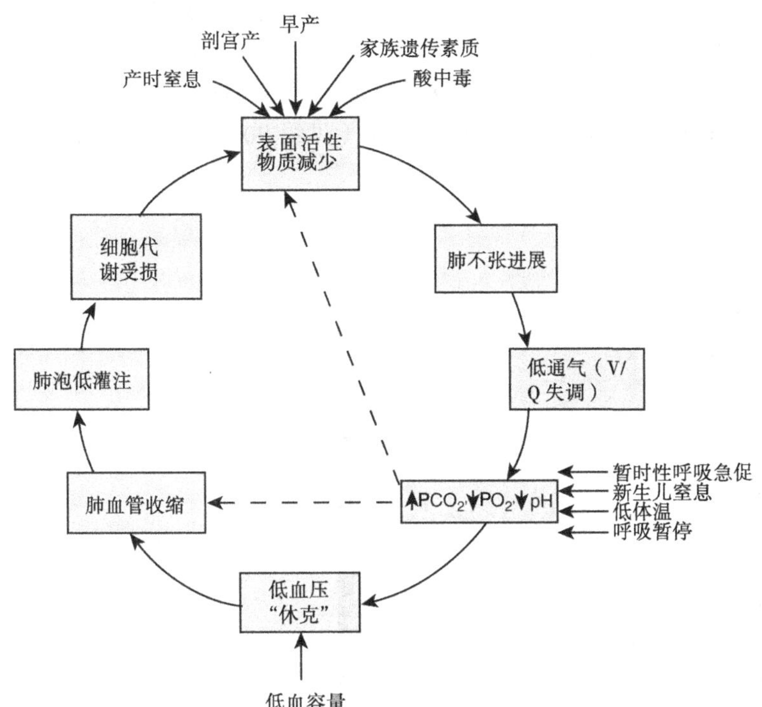


图95-4　参与呼吸窘迫综合征发病机制的因素，潜在的"恶性循环"导致缺氧和肺功能不全

摘自 Farrell P, Zachman R.Pulmonary surfactant and the respiratory distress syndrome//Quilligan EJ, Kretchmer N. Fetal and maternal medicine, New York:Wiley.Reprinted by permission of John Wiley and Sons, Inc,1980

较大的早产儿，得等到几小时后呼吸变快、变浅，呼吸频率增至≥ 60/min 才被医护人员得以认识。较迟才出现的呼吸急促应考虑其他情况。因为产时窒息或严重的呼吸窘迫（特别是出生体重 <1000g 时），一些患儿出生时就需要复苏。特征性的表现包括呼吸急促、常可听到明显的呻吟、肋间和肋缘下凹陷、鼻翼扇动和发绀。呼吸音可正常或减弱，出现粗糙的管状呼吸音，深吸气时可有细湿啰音。未经治疗的 RDS 自然病程表现为进行性恶化的呼吸困难和发绀。如果未给予充分治疗，随病情恶化将出现血压下降，发绀、苍白加重，呻吟减轻或消失。呼吸暂停与不规则呼吸是不祥之兆，需要立即干预。患儿也可有混合性酸中毒、水肿、肠麻痹和少尿。当疾病迅速进展可出现呼吸衰竭。大多数的病例症状和体征在 3d 内达到高峰，之

后逐渐好转。病情好转的征兆包括自发性利尿及在较低的吸氧水平和（或）较低的通气支持下血气结果的逐渐改善。引起死亡的原因主要是严重的气体交换障碍、气漏（气胸和肺间质气肿）、肺出血或 IVH。如果严重 RDS 患儿发展为 BPD，则可能在几周或几个月后才发生死亡。

## ■ 诊　断

临床过程、胸部 X 线检查、血气分析和酸碱状态有助于建立临床诊断。胸片上肺部可有特征性的表现，包括肺实质的细网状颗粒影和支气管充气征，通常疾病早期这些征象在左下肺野更突出，因为有心脏阴影的重叠（图 95-5）。病初的胸片偶尔也可正常，随后在发病 6~12h 内出现典型改变。胸片的表现也可有很大的变异，取决于拍摄时的呼吸时相（吸气相或呼气相）以及是否应用 CPAP 或呼气末正压（PEEP），从而使临床过程与胸片表现不相符合。实验室检查的特征开始是缺氧，以后出现进行性的低氧血症、高碳酸血症和程度不定的代谢性酸中毒。

在鉴别诊断中，早发型败血症可能难以与 RDS 相区别。刚出生就出现症状的肺炎，其胸片改变可能与 RDS 相同。产妇 B 组链球菌定植，在胃或气管内吸出物的革兰氏染色找到病原，和（或）明显的中性粒细胞减少均提示早发型败血症。发绀型心脏病（如全肺静脉异位引流）在临床和影像学检查上都可能与 RDS 十分相似。因此对肺表面活性物质替代治疗无反应的患儿应进行彩色超声心动图检查，以排除发绀型先天性心脏病和动脉导管未闭的可能，并评估肺血管阻力（PVR）。在临床病程不典型时，持续性肺动脉高压、吸入（胎粪、羊水）综合征、自发性气胸、胸腔积液和先天异常，如囊性腺瘤样畸形、肺淋巴管扩张症、膈疝和叶性肺气肿都应考虑，但这些疾病通常可以通过影像学检查和 RDS 相鉴别。暂时性呼吸急促一般病程较短，症状较轻，不一定需要氧疗，据此不难和 RDS 相鉴别。先天性肺泡蛋白沉积症（先天性表面活性蛋白 B 缺乏症）是一种少见的家族性疾病，临床上与严重的致死性 RDS 相似，主要发生在足月儿或近足月儿（见第 399 章）。对于 RDS 的非典型病例，将气管吸出物进行肺成熟度的测定（卵磷脂 / 鞘磷脂的比值和磷脂测定）有助于诊断表面活性物质缺乏。

## ■ 预　防

最重要的是防止早产，包括避免不必要的或时机不成熟的剖宫产。对高危妊娠和分娩进行恰当的干预，考虑到肺不成熟的可能性并尽可能在宫内促进胎肺成熟是重要的预防手段（见第 90 章）。在剖宫产或引

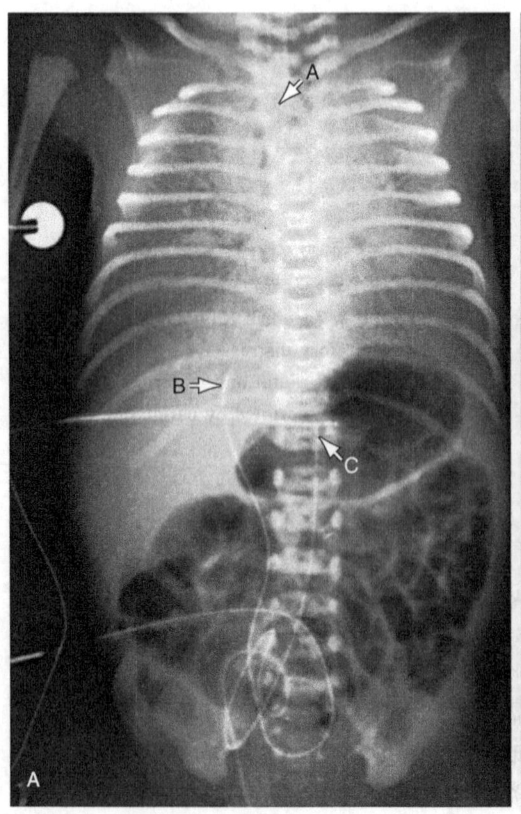


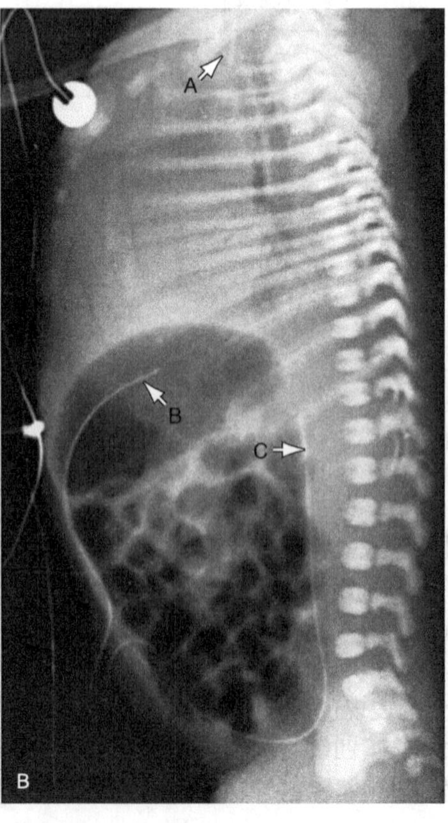


**图 95-5**　呼吸窘迫综合征患儿。注意：颗粒状肺，支气管充气征和充气的食管。正位片（A）和侧位片（B）用以区别脐动脉与脐静脉导管的位置以及置入深度是否恰当。侧位片清楚地显示导管置入脐静脉，并留在肝脏的门脉系统内。A. 表示气管插管；B. 表示脐静脉导管位于脐静脉、静脉导管和门静脉的连接处；C 表示脐动脉导管到达 T12 水平的主动脉
摘自 Courtesy of Walter E. Berdon, Babies Hospital, New York City

产时用超声估计胎儿头围，羊水测定卵磷脂浓度，和卵磷脂与鞘磷脂的比值（糖尿病妊娠时特别有用）以减少早产儿出生的可能性。产前和产时宫内监测可以减少胎儿窒息的危险。窒息可以增加 RDS 的风险及严重程度。

对孕 24~34 周的孕妇产前给予皮质激素可显著减少 RDS 的发病率和总体死亡率。产前使用皮质激素还可以减少：①入住 NICU 和机械通气的机会，以及机械通气的持续时间；②重度 IVH、坏死性小肠结肠炎、早发型败血症和发育迟缓的发生率，但不影响新生儿的生长。产前皮质激素的使用不会增加孕母死亡、绒毛膜羊膜炎，或产后败血症的风险。对孕 24~34 周需提前分娩或有早产迹象的孕妇，推荐使用皮质激素。每周重复使用倍他米松，直至 32 周，可降低新生儿的发病率和机械通气的持续时间。产前糖皮质激素可与产后外源性肺表面活性物质起协同作用。倍他米松和地塞米松都可以在产前使用。地塞米松导致颅内出血的发生率低于倍他米松，但还需要进一步研究，以确定这些皮质激素中是否有一种更适用于产前治疗。

在刚出生后（预防性）或生后几小时内（早期救援）给早产儿气管内应用肺表面活性物质可降低 RDS 的发病率，但不能改变 BPD 的发病率。

## 治 疗

主要是针对肺部氧和二氧化碳的交换不足以及继发的代谢性酸中毒和循环功能不全进行治疗。早产儿早期的支持性治疗，尤其是治疗酸中毒、缺氧、低血压（见第 92 章）以及低体温，可使 RDS 的严重程度减轻。治疗过程中需要反复监测心率、呼吸频率，血氧饱和度，$PO_2$、$PaCO_2$、pH、碳酸氢钠、电解质、血糖、血细胞比容、血压和体温。经常需要留置动脉导管。因为大多数 RDS 属于自限性，治疗的目的是尽可能纠正病理生理的改变及继发的一些医源性问题。RDS 患儿最好在 NICU 内接受治疗。

应遵循早产儿支持护理的一般原则，包括发展性支持护理和有计划的集束性护理。为避免寒冷并尽量降低氧耗，婴儿应该放入保温箱或辐射台上，保持中心体温在 36.5℃ ~ 37℃（见第 91 和 92 章）。对于极低体重（VLBW）儿，最好使用保温箱，因为在热辐射下不显性失水大量增加。应该静脉输液提供热卡和液体。第 1 个 24h 通过外周静脉输入 10% 的葡萄糖 65~75mL/（kg·24h）。然后在第 2 天（对于大多数成熟儿）或者第 3~7 天（对于大多数未成熟儿）加入电解质。在第 1 周内液体量会逐渐增加。过量的液体［>140mL/（kg·d）］会导致动脉导管开放（PDA）和 BPD 的发生。

应该提供加温湿化的氧气，调整吸入氧浓度以维持动脉血氧分压在 40~70mmHg 水平（氧饱和度 85%~95%），保证正常的组织氧合并将潜在的氧毒性减至最小。如果吸入 40%70% 或以上的氧仍不能维持氧饱和度在 85% 以上就应该用鼻塞 CPAP 并将压力维持在 5~10 $cmH_2O$，这样往往能明显提高氧合水平。CPAP 能防止肺表面活性物质缺乏所引起的肺泡萎陷，改善 FRC 和通气 / 血流比。对高风险的 VLBW 儿在产房早期使用 CPAP 可以减少机械通气的应用。另一种策略是给 VLBW 儿气管插管，注入表面活性物质后拔除气管插管，再开始使用 CPAP。大部分婴儿在 72h 后所需的 CPAP 支持逐渐下降，并可在短期内撤离。婴儿在 CPAP 下吸入 40%70% 氧仍不能维持血氧饱和度在 85% 以上是应用机械通气和肺表面活性物质的指征。

有呼吸衰竭或持续呼吸暂停的患儿需要机械通气。对呼吸衰竭患儿应用机械通气的指征包括：①动脉血 pH<7.20；②动脉血 $PaCO_2 \geq 60mmHg$；③吸入氧浓度 40%70%，5~10$cmH_2O$ 的 CPAP 压力支持下，氧饱和度 <85%。持续呼吸暂停的患儿也需要机械通气。通过时间切换、压力限制、持续气流的呼吸机进行间歇正压通气是新生儿常用的常频通气模式。其他常用的通气模式包括同步间歇指令通气（设定的呼吸频率和压力与患者同步）、压力支持（由患儿触发每一次呼吸并以设定的压力进行通气），定容通气模式（设定特定的潮气量，所给压力是可变的），以及它们的组合。RDS 患儿的通气总是需要呼气末正压（PEEP）（见第 65.1）。较高通气频率（60/ min）不易导致气漏。在设置较高通气频率时，应该给予充足的呼气时间以避免产生过高的 PEEP。

机械通气的目标是改善氧合并排出 $CO_2$，同时避免肺损伤或氧中毒。平衡缺氧、酸中毒和机械通气本身的危害后，可接受的血气值范围是 $PaO_2$ 40~70 mmHg，$PaCO_2$ 45~65mmHg，pH 7.20~7.35。在机械通气中，氧合可以通过 FiO2 或平均气道压的提高来得到改善。而平均气道压可以通过增加吸气峰压、PEEP 或吸呼比来提高。压力的变化通常最有效。但过高的 PEEP 可能阻碍静脉回流，从而减少心输出量，导致组织的氧供反而减少。PEEP 在 4~6$cmH_2O$ 通常是安全有效的。$CO_2$ 的排出通常由增加吸气峰压（潮气量）或者呼吸机的频率所完成。

用 CPAP 替代气管插管下的机械通气是减少呼吸机相关性肺损伤的一项有效策略。使用 CPAP 可以保持肺膨胀，同时又避免了因过度膨胀和（或）肺不张导致的容量性损伤。然而，对照试验并未报道早期使用CPAP的益处。有趣的是，小样本研究发现经鼻间歇指令通气（与经鼻CPAP相比）可以降低拔管失败的发生率，该呼吸支持模式也许能避免气管插管。

常频机械通气模式中评估最多的通气策略是通过高频率和小潮气量的通气，使 $PaCO_2$ 水平保持在相对范围内的策略。随机对照试验的荟萃分析比较了高频率（> 60/min）和低频率（通常为30~40/min）（并假定分别为低潮气量和高潮气量），发现高频率通气更少导致气漏并有增加存活率的趋势。

如果需要机械通气，可采用小潮气量通气和允许性高碳酸血症的通气策略。允许性高碳酸血症是一种保护性策略，即允许接受机械通气的患儿 $PaCO_2$ 维持在相对较高的水平，以避免为了把 $PaCO_2$ 降至正常水平而带来的肺损伤。一项关于出生体重≤ 1000g 的早产儿的多中心临床试验结果显示，出生后10d内采用允许性高碳酸血症（目标 $PaCO_2$>50mmHg）进行通气可以减少纠正胎龄36周时的BPD发生率和死亡率。此外，允许性高碳酸血症策略使纠正胎龄36周时需要接受机械通气的比例从16%将至1%，说明BPD的严重程度得以减轻。一项关于CPAP同时采用允许性高碳酸血症策略的大样本多中心随机试验表明，对于RDS早产儿，该策略是有效的，而且可能优于气管插管下给予肺表面活性物质的常规策略。目标容量型通气模式使临床医生可以通过设定潮气量来避免容量性损伤的发生，从而可能降低气胸和BPD的发生率。但该通气模式的资料很有限。

高氧也可能导致早产儿肺损伤。因此，允许性低氧血症可能是降低BPD发生率的另一策略。在早产儿视网膜病或BPD的治疗中，设定不同的目标氧饱和度水平，结果显示较低的氧饱和度（分别为89%~94%和91%~94%）的人群较少需要氧疗，BPD的发生率较低，严重度减轻。一项大样本的多中心随机对照试验显示，尽管较低的目标氧饱和度（85%~89%）能显著减少早产儿视网膜病的发生率，且BPD的发生率也有减少的倾向，但死亡率增加。因此，尽管最佳的目标氧饱和度值尚未确定，但限制性地用氧是有益的。

许多机械通气的新生儿同时接受苯二氮卓类或阿片类（吗啡、芬太尼）镇静剂、止痛剂。咪达唑仑已被批准用于新生儿并具有镇静作用，但可以对血流动力学产生不良作用及引起肌阵挛。为避免咪达唑仑的这些风险，建议连续输注或单次剂量推注时间至少在10min以上。尚未有足够的证据显示劳拉西泮在新生儿应用的有效性和安全性。不推荐使用地西泮，因为它的半衰期长，会生成长效的代谢物，并且注射液中含有苯甲醇。给机械通气的VLBW儿持续使用吗啡并不能降低死亡率、严重IVH或脑室周围白质软化(PVL)的发生率。使用额外剂量的吗啡会有不良预后。

高频通气（HFV）通过小潮气量和更高频率（300~1200/min或5~20Hz）的通气策略来得到所需的肺泡通气量。HFV可以改善 $CO_2$ 排出，改善常频通气无效患儿，以及重症RDS、间质性肺气肿、反复气胸或胎粪吸入性肺炎患儿的氧合。高频振荡通气（HFOV）和高频喷射通气（HFJV）是最常用的HFV模式。HFOV降低BPD的发生率但增加了气漏，并且可以引发IVH和PVL的风险。HFOV能促进肺复张，联合表面活性物质的治疗，可以改善气体交换。HFJV可以解决气漏问题。在治疗RDS患儿时，选择上述任一模式作为初始治疗与常规通气模式相比并没有特别的优势。

表面活性物质缺乏是RDS的主要病理生理机制。表面活性物质替代治疗的直接效果包括改善肺泡-动脉氧梯度、减少通气支持、增加肺顺应性和改善胸片表现。应该在出生后数小时内尽快治疗。根据不同的制剂，经气管插管给予，每6~12h可重复给药，共2~4剂。外源性表面活性物质的给药应由具有新生儿复苏和呼吸管理经验的医生来实施，且给药后医生应该至少监护患儿1h以上，直至患儿稳定。其他有经验的护士和有呼吸机应用经验的呼吸治疗师负责协助工作。还必须有合适的监测设备（拍片机、血气室和脉搏氧饱和度仪）。表面活性物质治疗时的并发症包括暂时性低氧、高碳酸血症、心动过缓、低血压、气管插管堵塞和肺出血（见第95.13）。

市场上有多种表面活性物质制剂，包括人工合成制剂和动物来源的天然制剂。Exosurf是人工合成的表面活性物质。天然制剂有Survanta（牛）、Infasurf（小牛）、和固尔苏（猪）。表面活性物质替代治疗是早产儿管理的重要进展之一。预防性和治疗性使用合成的或天然的表面活性物质制剂均能减少不良结局的发生，包括死亡率。另外，和治疗性应用相比，预防性应用这两种类型的表面活性物质的早产儿具有更低的死亡率，且气胸和肺间质气肿的风险更低。但表面活性物质替代治疗不能有效降低BPD的发生率，其部分原因可归结为应用表面活性物质后，一些原本要死亡的重症RDS患儿得以存活。

在较成熟的早产儿中，预防性给予表面活性物质并非必要，并且早期治疗性给药可能更有效。但是在不同的试验中，治疗性给药的给药时间差别很大。早期（<2h）给药能降低新生儿死亡率，减少气胸（从14%降到12%）和肺间质气肿的发生率（从15%降

至 10%）。早期给予表面活性物质是为了使患儿在需要机械通气前就得以治疗。给 CPAP 支持的患儿临时气管插管，注入表面活性物质，可以减少后续需要机械通气的机会，并可能降低死亡率和（或）BPD 的发生率。

天然的表面活性物质比人工合成的更有优势。使用天然的（与人工合成的相比较）表面活性物质更少引起气胸（12% *vs* 7%），死亡率也更低（18% *vs* 16%）。天然制剂因为有更高含量的表面活性物质相关蛋白，因此起效更快，发生气胸和死亡的风险更低。Surfaxin，原名 KL4 表面活性物质，是一种新型的合成制剂，含有磷脂、工程肽和西那普肽，用于模拟 SP-B 的作用。Surfaxin 不管预防性应用还是治疗性应用其效果都和天然制剂 Survanta 和固尔苏相同。最初的治疗方案中通常建议单剂量给药。但是和单剂量治疗策略相比，符合指征的多剂量给药能降低气胸的发生率（18% vs 9%）和死亡率。目前所有的证据显示，在患儿需要 CPAP 支持时就应尽早预防性或早期治疗性给予表面活性物质天然制剂。根据指征的多剂量给药可以使表面活性物质替代治疗更有效。

出生 1 周以后仍需机械通气的新生儿可能因反复感染和呼吸系统症状恶化而导致 SP-B 和 SP-C 缺乏相关的暂时性表面活性物质功能不全。

NO 吸入（iNO）能减少患有缺氧性呼吸衰竭或持续肺动脉高压的足月儿和近足月儿对体外膜氧合（ECMO）的需要。在足月或近足月的低氧性呼吸衰竭患儿，iNO 和 HFOV 具有同样的效果。两者联合治疗的效果更佳，表明 HFOV 能募集更多的肺泡，使吸入的 NO 气体能够到达肺部阻力性血管。在一项研究中观察到 iNO 能降低 1000g ELBW 儿的死亡率和 BPD 发生率，但其他研究并没有得出相同结论。

不同的患者撤离机械通气的策略可以有较大差别，取决于肺部呼吸力学的状况以及呼吸机是否有某些特殊的通气模式（如压力支持模式）。拔除气管插管后，许多患儿可以先用经鼻 CPAP 过渡以避免拔管后的肺不张，减少重新插管的可能。经鼻同步间歇性通气可以减少重新插管的机会。在足月儿和近足月儿拔管后及早产儿撤离经鼻 CPAP 后，可以用高流量（1~2 L/min）或加温湿化的高流量（2~8 L/min）鼻导管吸氧过渡。在拔管前先给予负荷量的甲基黄嘌呤可以提高拔管成功率。

## 药物治疗

对于 RDS 的治疗和并发症的预防，临床医生有多种药物可供选择。

大剂量维生素 A 主要用于 <1000g 的婴儿，它能减少死亡率和（或）纠正胎龄 36 周的 BPD 发生率（从 66%降到 60%），还能减少院内败血症和早产儿视网膜病变的发生率。

全身性皮质激素已被用于 RDS 患儿，并选择性用于需要持续呼吸支持和发展为 BPD 的婴儿。中期给予皮质激素（7~14d）能降低死亡率和（或）36 周的 BPD 发生率（从 72%降至 45%）。关于早期（<96h）和晚期（>2~3 周）给予全身性皮质激素的荟萃分析显示两者结果也相似。但是也有短期的不良作用，包括高血糖、高血压、消化道出血、消化道穿孔、梗阻性肥厚型心肌病、体重不增、头部生长不良，并有 PVL 发生率增加的可能。此外，数据显示，神经发育迟滞和脑瘫的发生率增加可能是使用全身性皮质激素的远期不良后果。因此，美国儿科学会和加拿大儿科协会都不建议常规使用全身糖皮质激素来预防或治疗 BPD。机械通气的早产儿，生后 2 周内使用吸入性皮质激素可能减少全身性皮质激素的应用（从 45%减至 35%），也降低了死亡率和（或）36 周 BPD 的发生率，且副作用没有增加。

吸入 NO 对治疗有低氧性呼吸衰竭的足月儿或近足月儿有效。在早产儿中，尽管一项大型随机对照试验的结果持乐观态度，但其他研究中吸入 NO 对早产儿 BPD、死亡率和其他重要结局的影响结果并不一致。因此最新的数据并不支持低氧性呼吸衰竭的早产儿常规吸入 NO。

人们尝试了多种药物来应对拔管失败的情况。甲基黄嘌呤对降低拔管失败率（从 51%降至 25%）效果明显。同样地，拔管前使用全身性皮质激素能减少重新插管的机会（从 10%降至 1%）。与此相反，拔管后使用外消旋肾上腺素不能改善肺功能及拔管失败率。

RDS 患儿合并围生期窒息、低血压，特别是需要复苏时，常会出现代谢性酸中毒（见第 94 章）。可用碳酸氢钠 1~2mEq/ kg，通过外周或脐静脉 15~20min 内输注来纠正，给药后 30min 复查血气分析判断酸碱平衡状态，有可能随后几个小时都需要应用碳酸氢钠。通常在紧急情况下，碳酸氢钠通过脐静脉置管给药。碱性液体治疗过程中液体渗出可引起皮肤腐蚀，可导致血清渗透压增加、高钠血症、低血钙、低血钾。如果脐静脉给药时，导管不慎置入肝脏，还有可能引起肝脏损害。

在生后最初 1h、窒息后的、患有严重 RDS 的早产儿可能出现休克样状态，这时通过脐动脉、外周动脉置管、示波技术监测主动脉血压是十分有用的（见图 94 -2）。脐动脉导管置入后应通过 X 线检查来确定导管位置（见图 95-5）。脐动脉导管的顶端应该恰好位于腹主动脉分叉以上（L3~L5）或腹腔横膈面以上（T6~T10）。外周置管首选桡动脉或胫后动脉。这些操作应该由技术熟练的专业人员进行。一旦患儿已经没有继续需要这些置管的指征——通常患儿稳定且 $FiO_2$ <40%，就应及时拔除导管。低血压和上腔静脉低血流量有增加中枢神经系统发病率和死亡率的危险，应谨慎地予以容量补充（晶体液）和升压药。多巴胺比多巴酚丁胺能更有效地提高血压。顽固的低血压可能对升压药没有反应，但对糖皮质激素反应良好，尤其是<1000g 的 ELBW 儿。这可能是与早产儿暂时性肾上腺皮质功能不全有关。此时应静脉给予氢化可的松 1~2mg/kg，每 6~12h 一次进行治疗（见第 92 章）。

对于机械通气的患儿，定期监测 $PaO_2$、$PaCO_2$ 及 pH 是十分重要的。氧合情况可以通过经皮电极或脉搏氧饱和度仪进行评估。毛细血管标本对判定 $PaO_2$ 价值有限，但可用于评估 $PaCO_2$ 和 pH。

因为难以区别 RDS 与 B 组链球菌或其他细菌感染，在获得血培养结果以前建议常规给予经验性抗生素治疗。青霉素或氨苄西林联用氨基糖苷类是一般推荐的组合方式，但仍要结合医院近期培养的常见细菌及药敏情况进行调整（见第 103 章）。

## ■ RDS 和重症监护的并发症

气管插管严重的并发症包括气胸和气漏，管腔阻塞或移位引起的窒息，插管或吸痰过程中心动过缓，以及声门下狭窄。插管的其他并发症包括插管中创伤造成的出血、咽后壁假憩室、需要气管切开，由于插管压迫引起的鼻翼溃疡，因插管周围刺激和感染所致组织损伤、疤痕形成引起的永久性鼻孔狭窄、硬腭腐蚀、声带撕裂、喉部溃疡、声带乳头瘤、永久性声嘶、喘息和喉水肿。

减少这些意外并发症的措施包括熟练插管技术，恰当固定插管，用聚乙烯材质的插管。在保证有效通气的前提下尽量选择最小号的插管，以减少局部压迫、缺血坏死的机会。避免屡次更换插管；避免插管位置的移动；避免过于频繁或粗暴的吸引。需仔细清洁、消毒所有附件和进入气管插管的器材以避免感染。插管的操作者和护理人员应有熟练的技术和经验。

脐动脉置管的危险包括血管栓塞、血栓形成、痉挛、穿孔、腹部脏器缺血性或化学性坏死、感染、意外出血、高血压和腿部循环损害导致坏疽。主动脉造影显示，95% 的脐动脉置管内部或头端有血凝块形成。主动脉超声检查也有助于发现栓塞。脐血管置管术引起严重临床并发症的风险大约在 2%5%。

在脐动脉置管过程中可以发生暂时性的腿部皮肤颜色变白。通常是由于反射性的动脉痉挛所致；采用最小号的导管，特别是在很小的早产儿，可以减少其发生率。如果出现上述现象导管应该立即拔除，可尝试另一根脐动脉进行置管。拔除导管后如果血管痉挛持续存在，局部涂抹硝酸甘油软膏可能缓解，另外，可尝试对另一侧下肢进行加温。从桡动脉采集血标本也可以产生类似痉挛和栓塞，治疗方法相同。谨慎的局部使用硝酸甘油软膏可能对间歇的严重血管痉挛或不能解除的痉挛有效。对治疗无反应的痉挛或栓塞可能导致相关器官或血供区域的坏疽。

拔除导管引起的严重出血是少见的。栓子可以在动脉中也可以在导管中形成；选用顶部平滑仅有一个开口的导管、用少量含肝素的生理盐水冲洗导管或导管内持续输注含 1~10U/mL 肝素的液体可以减少栓子的形成。一旦出现血栓形成的早期征象，如脉压变窄，重搏切迹消失，迅速拔除导管可以降低血栓形成与潜在血管堵塞的风险。如果从脐动脉采集血标本，则在两次采血之间导管内应保留肝素化的生理盐水。一小部分新生儿在脐动脉置管后几天到几周可出现肾血管性高血压。

脐静脉置管可以发生许多与脐动脉置管相同的风险。如果导管被错误地置入右心房，还可能发生心脏穿孔和心包填塞，另外也可以发生与门静脉栓塞有关的门静脉高压，特别是有脐炎存在时。

气漏是 RDS 常见的并发症（见第 95.12）。

在一些 RDS 患儿可有显著的动脉导管水平的分流。PDA 的延迟关闭与缺氧、酸中毒、继发于肺血管收缩的肺动脉高压、全身性低血压、发育不成熟和局部释放前列腺素扩张动脉导管有关。动脉导管水平的分流最初可能是双向的或右向左的。当 RDS 缓解，肺血管阻力降低，从而引起左向右分流，左室容量过负荷和肺水肿。PDA 的表现包括：①心前区搏动明显，周围动脉搏动宏大，脉压增宽，连续性或收缩期杂音及舒张期心尖部杂音；② X 线片提示心脏增大和肺纹理增多；③肝脏肿大；④对氧的需求增加；⑤二氧化碳潴留。超声心动图观察到开放的动脉导管，多普勒血流显像证实由左向右或双向分流可以确诊。PDA 的治疗策略包括：在 PDA 出现症状或体征以前的预防性治疗，临床已经确诊的无症状性 PDA 的治疗以及症状性 PDA 的治疗。干预措施包括限制液体，使用环氧化酶抑制剂（吲哚美辛或布洛芬）和手术。干预的短期益处必须和不良反应相权衡，譬如吲哚美辛可引起暂时性肾功能不全和肠穿孔。目前尚未有处理 PDA 的最佳方案。大多数婴儿对限制液体这样的一般支持治疗有反应。早产儿有大的 PDA，临床情况一直不能改善或最初的 RDS 缓解后又出现恶化是药物或手术关闭动脉导管的适应证。可以静脉内给予吲哚美辛（每次 0.1~0.2mg/kg），每隔 12~24h 给药，共 3 剂；在一些症状性 PDA 患儿，可能需要重复一个疗程。如果动脉导管仍不能关闭，下一步需要手术处理。对于大多数未成熟儿，出生后不久预防性给予小剂量吲哚美辛能降低 IVH 和 PDA 的发生率，还能增加动脉导管关闭的概率。吲哚美辛的禁忌证包括：血小板减少（<50 000/$mm^3$）、出血性疾病、少尿 [ 尿量 <1mL/（kg · h）]、坏死性小肠结肠炎、孤立性肠穿孔和血浆肌酐水平升高（>1.8mg /dL）。手术的适应证是吲哚美辛治疗失败或因禁忌证无法用吲哚美辛治疗的症状性 PDA 患儿。即使在 ELBW 儿，手术的死亡率也是非常低的。手术的并发症包括霍纳综合征、喉返神经损伤、乳糜胸、暂时性高血压、气胸和手术部位出血。曾有意外结扎左肺动脉或主动脉弓的报道。

静脉布洛芬给药也许可以替代吲哚美辛；它可以有效关闭 PDA，并且不影响脑血管、肠系膜血管和肾血管的血流速度。与吲哚美辛相比，布洛芬引起少尿的风险更低。

BPD 是由机械通气和氧疗所导致的早产儿肺损伤。经典型 BPD 于 1967 年首次提出，在那个产前皮质激素和产后肺表面活性物质还没有广泛应用的年代，BPD 是发生于需要机械通气和氧疗的较大胎龄的 RDS 早产患儿的疾病。新型 BPD 则发生于出生体重 <1000g、胎龄 <28 周的早产儿，刚出生时没有或仅有轻度呼吸系统疾病，但在生后几周内出现进行性的呼吸衰竭。

目前在新型 BPD 中发现的形态特征包括肺泡发育不全、不通程度的囊壁纤维化以及较轻微的气道病变，肺小血管的发育也有所减少。BPD 的病理组织学显示，正常肺组织解剖结构的成熟收到干扰，从而影响肺部的生长发育。BPD 的发病是多因素的，并同时影响肺和心脏。RDS 表现为渐进性的肺泡萎陷。表面活性物质缺乏的肺泡萎陷（不张性损伤）联合呼吸机介导的肺周期性过度膨胀（容量性损伤）进一步促进肺的损伤。VLBW 儿的抗氧化系统不成熟，体内无法代谢的氧自由基也会引发肺损伤。机械通气和氧气通过对肺泡和肺血管发育的影响而损伤肺。炎症（循环中的中性粒细胞、肺泡液中的中性粒细胞、巨噬细胞和炎症性细胞因子提示炎症的存在）可加重肺损伤的进展。其他临床因素，包括发育不成熟、绒毛膜羊膜炎、感染、症状性 PDA 和营养不良都可促进 BPD 的发展。

BPD 的发生与胎龄成负相关。另外与 BPD 相关的因素还包括肺间质气肿、男性、RDS 治疗期间维持较低的 $PaCO_2$ 水平、PDA、所用吸气峰压较高、出生 1 周内高气道阻力、肺动脉压增高；还可能与过敏症或哮喘家族史有关。遗传多态性可增加 BPD 的风险。当一些没有 RDS 的 VLBW 儿随后因呼吸暂停或呼吸功能不全而需要机械通气，则可能逐渐发展为非经典型的 BPD。生后最初几天给予过多液体也可能导致 BPD 发生。VLBW 儿补充维生素 A（5000 U 肌内注射，每周 3 次，共计 4 周）能降低 BPD 的风险（治疗 14~15 例可以减少 1 例 BPD）。尽早使用经鼻 CPAP 和早期拔管后过渡至经鼻 CPAP 也可降低 BPD 的风险。

根据 RDS 的自然病程，生后 3~4d 应该逐渐好转，但有些患儿反而对氧的需求增加，或需要通气支持。呼吸窘迫症状持续或恶化，表现为缺氧、高碳酸血症、氧依赖，甚至情况严重时出现右心衰竭。胸部 X 线片可表现为间质性肺气肿、肺不张和过度膨胀相间，或形成囊性病变（图 95-6）。经典型 BPD 可分为四种不同的病理阶段：急性肺损伤，渗出性细支气管炎，增生性细支气管炎和闭塞性纤维增生性细支气管炎。组织学在此阶段（10~20d）发现残存的透明膜形成，进行性肺泡合并伴周围肺泡不张，间质水肿，局部基底膜增厚，以及支气管和细支气管黏膜上皮广泛化生和增生。这些病变导致肺部严重的通气不均。死亡的 BPD 患儿病理检查显示心脏增大，局灶性的肺气肿、细支气管周围平滑肌肥厚，黏膜周围纤维组织增生和广泛的毛细支气管黏膜化生、基底膜增厚、毛细血管和肺泡上皮细胞分离。

根据氧疗需要程度对 BPD 进行分类（表 95-2）。在纠正胎龄 36 周或出院时（以先到的为准）需要机械通气或 $FiO_2 \geq 30\%$ 的患儿诊断重度 BPD；$FiO_2$ 为 22~29% 的患儿诊断中度 BPD；虽用氧 >28d，但纠正胎龄 36 周或出院时不需用氧的患儿诊断轻度 BPD。对于 $FiO_2<30\%$ 的患儿应逐步降低 $FiO_2$，每次降低 2% 直至空气，并持续观察和监测血氧饱和度，以评估患儿能否撤离氧疗。这个测试高度可靠，而且与出院后的家庭氧疗、住院时间和一岁内再次住院率相关。

严重的 BPD 需要长时间机械通气，尽管 $PaCO_2$ 水平可能有所升高，还是应该尝试逐步撤离呼吸机。因为高碳酸血症可能是由于气体潴留，而不是分钟通气量不足所致。pH>7.2 的高碳酸血症、$PaO_2$ 50~70mmHg、氧饱和度 88%95% 在 BPD 患儿是可以接受的血气指标。更低的 $PaO_2$ 水平可使肺动脉高压恶化形成肺心病，因此 BPD 患儿目标氧合水平的低限应高于 RDS 患儿。BPD 的气道阻塞可归咎于黏液、水肿、支气管痉挛和获得性气管软化引起的气道塌陷。

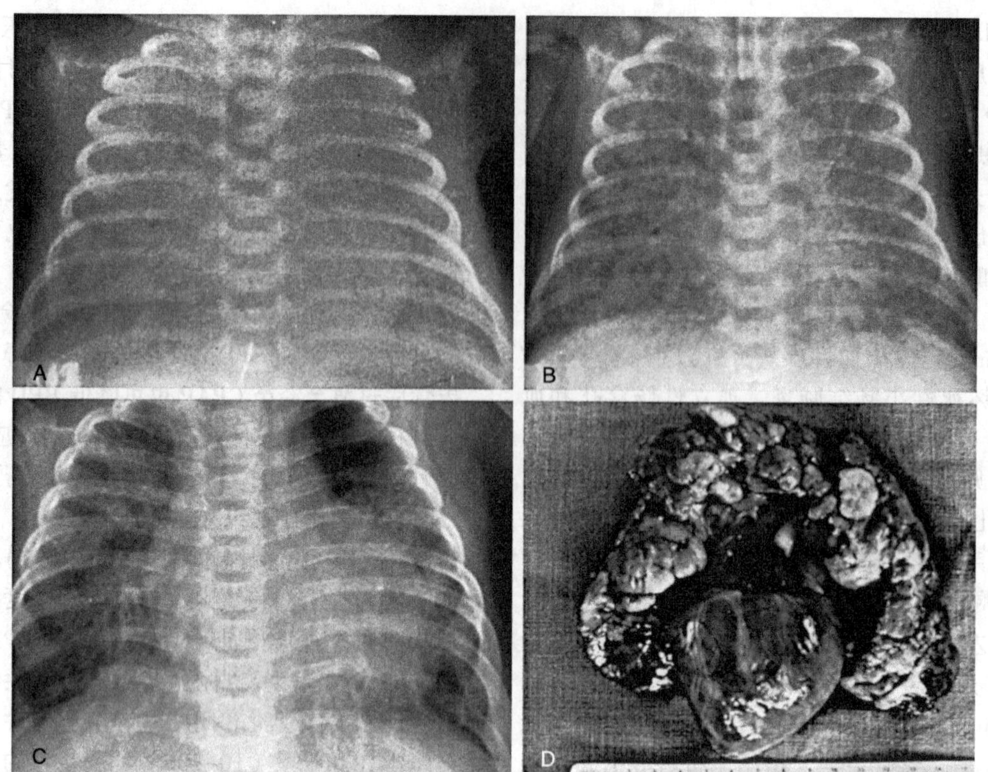

**图 95-6** 呼吸窘迫综合征患儿出生后立即接受长时间间歇正压通气并吸入 80%~100% 的氧气后的肺部改变。A. 一例出生 5d 的婴儿，肺部几乎完全变白。B. 一例出生 13d 的婴儿，呈现出“水泡”样肺部改变，同时 X 片上出现 Wilson-Mikity 综合征的表现。C. 一例出生 7 个月婴儿，双肺呈不规则的致密带，过度充气和心脏增大，提示慢性肺部疾病。D. 一例 11 个月死亡的婴儿，出现增大的右心室，肺呈鹅卵石样不规则充气，该患儿也有动脉导管未闭

摘自 Goodwin SR, Grave SA, Haberkern CM. Aspiration in intubated premature infants.Pediatrics , 1985,75:85–88

这些情况都可引起“发作性青紫”。另外可以引起发作性青紫的原因还包括急性肺血管痉挛或右心室功能不全。

BPD 的治疗包括营养支持、限制液体、药物治疗、维持充足的氧合和及时治疗感染。应该密切监测患儿的生长情况，因为 BPD 的恢复取决于肺组织的生长和肺血管床的重构。营养供应需提供生长所需的额外的热卡（24~30cal/ 30mL 的配方奶）、蛋白质 [3~3.5g/（kg・24h）] 和脂肪 [（3g/（kg・24h）]。利尿剂能在短期内改善肺部情况并减少氧疗和通气的需求。呋塞米（静脉注射每次 1mg/kg，每天 2 次或口服每次 2mg/kg，每天 2 次）是 BPD 患儿急性容量过负荷的首选治疗。袢利尿药能减少肺间质气肿（PIE），降低肺血管阻力，改善肺功能，并有利于撤离机械通气和氧疗。长期使用利尿剂治疗的不良反应常见，包括低钠血症、低钾血症、碱中毒、氮质血症、低钙血症、高尿钙症、胆石症、肾结石、肾钙化、肾毒性和耳毒性。通常需要补充氯化钾。限制液体和减少呋塞米的剂量及使用频率可以纠正低钠血症，应避免补充氯化钠。噻嗪类利尿剂与醛固酮抑制剂已被用于治疗 BPD。一些噻嗪类利尿剂联合螺内酯治疗 BPD 的试验显示治疗能增加尿量，但不一定改善肺部情况，其副作用包括电解质失衡。

吸入型支气管扩张剂通过降低气道阻力改善肺部情况。沙丁胺醇是一种用于治疗支气管痉挛的 β2-受体激动剂。沙丁胺醇通过松弛平滑肌细胞，使气道阻力降低，最终改善肺的顺应性。用药后肺部力学改变可持续 4~6h。副作用包括高血压和心动过速。异丙托溴铵是一种与阿托品相关的毒蕈碱拮抗剂，具有更强的支气管扩张作用。BPD 患儿吸入异丙托溴铵可改善呼吸力学。联合使用沙丁胺醇和异丙托溴铵比单一用药更有效。副作用很少。目前尚不清楚通过气雾剂给药，到底有多少药物能输送到 BPD 患儿，特别是呼吸机依赖患儿的气道和肺部。由于生后最初几周常不会出现明显的平滑肌松弛，因此早期 BPD 并不建议用气雾剂治疗。使用甲基黄嘌呤能增加呼吸驱动力、减少呼吸暂停，并改善膈肌收缩力，还可能通过直接松弛平滑肌而降低 PVR 并增加肺顺应性，而且还有利尿作用。这些作用有助于撤离呼吸机。茶碱和利尿剂具有协同作用。茶碱的半衰期是 30~40h，主要在肝脏中

代谢为茶碱，可能有副作用，包括心动过速、胃食管反流、激惹和惊厥。咖啡因比茶碱的半衰期更长。两种均可由静脉或肠道给药。

产后使用地塞米松的 BPD 预防性治疗可提前撤机并减少 BPD 的风险，但具有潜在的近期和远期不良反应，如高血压、高血糖症、胃肠道出血、穿孔、肥厚性心肌病、败血症和体重、头围增长不佳。使用地塞米松不但不能改善存活率，还会增加婴儿神经发育迟滞和脑瘫的危险性。因此不推荐使用地塞米松预防 BPD 发生，除非该患儿有严重的呼吸系统疾病，如生后 1~2 周仍然依赖机械通气。采用快速减量的疗程，开始剂量 0.25mg/（kg·d），持续 5~7d 可能就足够了。吸入型倍氯米松不能预防 BPD 但能减少全身性皮质激素的使用。吸入糖皮质激素有助于 BPD 患儿早期拔管。

BPD 患儿肺循环的异常包括 PVR 增加和异常的血管反应性。伴有肺高压的 BPD 患儿如果暴露于急性低氧，即使只是中度低氧，也会造成肺动脉压力显著升高。较高的氧饱和度能有效地降低肺动脉压力。目前推荐 BPD 和肺动脉高压患儿治疗过程中应避免氧饱和度 <88%，尽量维持在 90%~95%。

低剂量 NO 吸入对于 BPD 患儿的肺功能、心功能和氧合作用没有即时效应，但可能改善部分重症 BPD 患儿的氧合，降低 $FiO_2$ 和呼吸机支持。

## 预 后

早期对高危儿加强观察和护理，能够显著降低与 RDS 和其他急性新生儿疾病相关的发病率和死亡率。产前皮质激素和产后肺表面活性物质的应用，以及机械通气模式的改进已经显著降低 RDS 相关的死亡率（≈ 10%）。死亡率随着胎龄的减低而增加。良好的预后取决于专业人员的经验和技术，医院的特殊规划和组织，良好的设备，且患儿没有严重窒息、颅内出血及难以治愈的先天畸形等并发症。表面活性物质的治疗使 RDS 死亡率降低约 40%，但并不影响 BPD 发病率。

曾经接受呼吸机辅助通气的 RDS 患儿存活后 85% ~90%都是正常的，尤其是体重 >1500g 的患儿。大多数 RDS 存活儿的远期肺功能预后良好。然而从严重的新生儿呼吸衰竭存活下来的婴儿仍可能有不同程度的肺和神经发育损害。

长时间机械通气，IVH，肺高压，肺心病和 1 岁以后仍然氧依赖是预后不良的征象。BPD 患儿的死亡率在 10%~25%，那些持续机械通气超过 6 个月以上的患儿是死亡率最高的。肺心病和获得性感染（呼吸道合孢病毒）所致的心肺功能衰竭是导致死亡的最常见原因。存活的 BPD 患儿出院后常需要继续氧疗及利尿剂和气管扩张剂治疗。

BPD 的非心肺并发症包括生长迟缓，精神运动发育迟缓，父母思想紧张和一些治疗后遗症如肾结石、骨质减少和电解质紊乱，呼吸道问题如扁桃体和腺样体肥大，声带麻痹，声门下狭窄和气管软化也很常见，而且可以引起或加剧肺高压。声门下狭窄可能需要气管切开或分离前环状软骨以解除上呼吸道阻塞。心脏并发症包括肺动脉高压，肺源性心脏病、高血压、左

表 95-2 BPD 的定义：诊断标准*

| | 胎龄 | |
|---|---|---|
| | <32 周 | ≥ 32 周 |
| 评估的时间点 | 纠正胎龄 36 周或出院时（以先到的为准），至少用氧 28d 以上 | 生后 28d 但 <56 d 或出院时（以先到的为准），至少用氧 28d 以上 |
| 轻度 BPD | 在纠正胎龄 36 周或出院时（以先到的为准）吸入空气 | 在生后 28d 但 <56d 或出院时（以先到的为准）吸入空气 |
| 中度 BPD | 在纠正胎龄 36 周或出院时（以先到的为准）需吸入 <30% 的氧气 | 在生后 28d 但 <56 d 或出院时（以先到的为准）需吸入 <30% 的氧气 |
| 重度 BPD | 在纠正胎龄 36 周或出院时（以先到的为准）需吸入 ≥ 30% 的氧气和（或）正压通气（PPV 或 NCPAP） | 在生后 28d 但 <56d 或出院时（以先到的为准）需吸入 ≥ 30% 的氧气和（或）正压通气（PPV or NCPAP） |

BPD：支气管肺发育不良；NCPAP：经鼻持续气道正压通气；PPV：正压通气

* BPD 通常发生因呼吸衰竭而需要氧疗和 PPV 支持的新生儿，其中 RDS 是最常见。呼吸系统疾病的临床特征（呼吸急促、呻吟、啰音）持续存在被用于描述 BPD，但没有被列入 BPD 严重度的诊断标准。因非呼吸系统疾病（如中枢性呼吸暂停或膈肌麻痹）接受氧疗和（或）PPV 支持的患儿并没有 BPD，除非出现实质性肺部疾病并表现呼吸窘迫的临床特点。接受氧疗 1d 的定义是该患儿在 1d 内持续用氧超过 12h。在纠正胎龄 36 周时 / 生后 56d 时 / 出院时需要用氧并不是指患儿因某次“急性事件”临时用氧，而应反映该患儿近几天的日常治疗情况

† 在某一时间点用以评估患儿对氧气的需求的生理测试仍有待确定。这样的评估可能包括脉搏血氧饱和度范围

摘自 Jobe AH, Bancalari E.Bronchopulmonary dysplasia. Am J Respir Crit Care Med. 2001,163:1723–1729

心室肥大、主－肺动脉侧支血管形成；侧支血管较大的话可以引起心衰。随着肺和气道的逐渐发育与修复，大部分存活儿的肺功能逐渐缓慢地恢复。但2岁内很可能因为肺功能受损而重复住院。6~9岁时出现症状的频率会比1~2岁时逐渐减少。也有部分存活患儿在7~10岁仍持续出现呼吸道症状和异常的肺功能检查结果。一些BPD患儿到了青春期或成年后仍出现气道阻塞、气道高反应性和过度充气。有BPD病史的儿童和成人高分辨胸部CT扫描或MRI检查显示的肺部异常与肺功能异常程度直接相关。

## 参考书目

参考书目请参见光盘。

## 95.4 新生儿暂时性呼吸急促

*Namasivayam Ambalavanan, Waldemar A. Carlo*

没有并发症的早产儿和足月儿，阴道分娩或剖宫产都可以发生暂时性呼吸急促，以早期出现的呼吸急促为特征，有时兼有三凹征和呼气性呻吟，偶可表现发绀但低浓度的氧疗（<40%）即可缓解。大多数患儿在3d内迅速好转。肺部听诊通常无干、湿啰音。胸部X线显示肺纹理增粗、叶间裂积液、肺过度充气、膈面变平，偶尔有少量胸腔积液。高碳酸血症和酸中毒不常见。该病有时难以与RDS和其他呼吸系统疾病（如肺炎）鉴别，常常需要排除性诊断。暂时性呼吸急促具有鉴别意义的特征是快速痊愈和缺乏RDS的典型X线表现（低通气、弥漫性网状颗粒影、支气管充气征）。该综合征被认为是继发于肺液延迟吸收所致的肺顺应性减低、潮气量缩小和无效腔增加。在严重病例，肺内潴留的液体会影响出生后的PVR下降，从而导致持续性肺动脉高压。治疗以支持为主，尚没有证据支持呋塞米口服。

有报道选择性剖宫产出生的婴儿一开始表现为暂时性呼吸急促随后出现严重肺部疾病甚至死亡。这些患儿因肺动脉高压引发顽固性低氧血症，并需要ECMO支持。这种情况被称之为"恶性新生儿暂时性呼吸急促"。

## 参考书目

参考书目请参见光盘。

## 95.5 异物吸入（胎儿吸入综合征，吸入性肺炎）

*Waldemar A. Carlo*

在产程延长或难产时，因为胎盘的氧供受到影响，使胎儿在宫内出现剧烈的呼吸运动。在这种情况下胎儿可吸入含有胎脂、上皮细胞、胎粪的羊水或产道内物质，阻塞小气道，干扰肺泡进行氧与二氧化碳的交换。病原菌也可以随着吸入的物质一起引入肺内，引起肺炎。但即使在未感染的病例，也可以出现呼吸窘迫和胸片显示吸入的证据（图95-7）。

新生儿出生后的肺部吸入也可以发生于早产儿、气管食管瘘、食管和十二指肠梗阻、胃食道反流、喂养方法不当和使用镇静性药物者。为了避免误吸入胃内容物，应该在手术或进行需要麻醉或镇静的操作前置入柔软的胃管吸出胃内容物。吸入性肺炎采用对症治疗，包括呼吸支持和应用抗生素（见第103.8和第389章）。一般在3~4d症状逐步改善。

## 95.6 胎粪吸入

*Namasivayam Ambalavanan, Waldemar A. Carlo*

10%~15%的新生儿出生时可有羊水胎粪污染，通常发生在成熟儿或过期产儿。其中5%的婴儿发展为胎粪吸入综合征（MAS），30%需要机械通气，3%~5%死亡。通常在胎粪进入羊水以前胎儿会有宫内

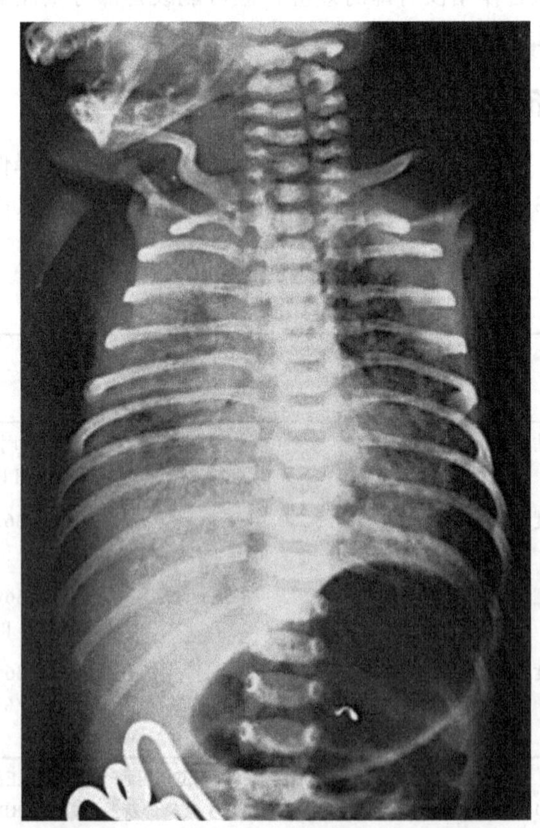

**图95-7** 胎儿吸入综合征（吸入性肺炎）。注意粗的颗粒状阴影和不规则的充气模式，提示因胎儿窘迫所致的羊水中的胎脂、上皮细胞和胎粪等物质吸入

摘自 Goodwin SR, Grave SA, Haberkern CM. Aspiration in intubated premature infants. Pediatrics, 1985, 75:85–88

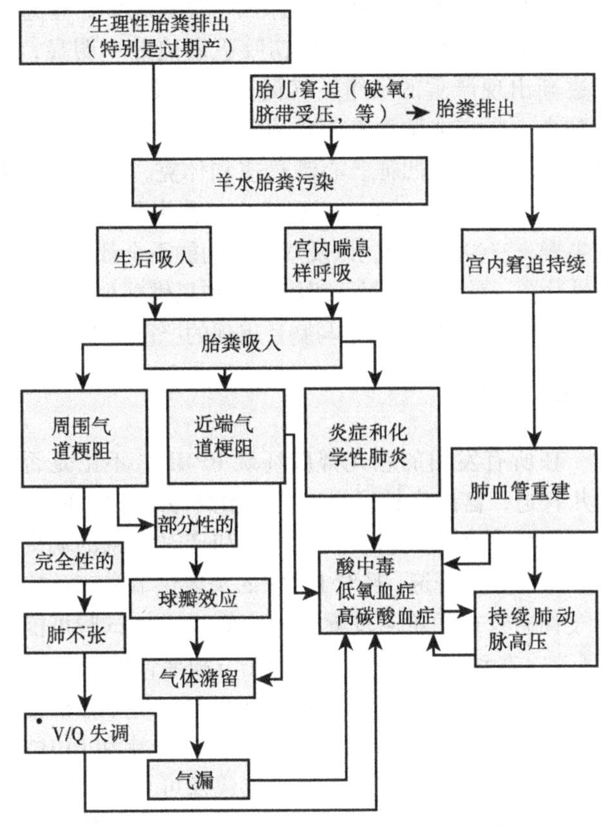


**图 95-8** 胎儿排除胎粪及胎粪吸入综合征的病理生理
摘自 Wiswell TE, Bent RC.Meconium staining and the meconium aspiration syndrome: unresolved issues. Pediatr Clin North Am, 1993,40:955–981

窘迫和缺氧的表现，但也有一些例外。这些胎粪污染的婴儿出生时常处于抑制状态，需要复苏。病理生理如图 95–8。MAS 患儿发生持续性肺动脉高压的风险增加（见 95.7）。

## 临床表现

在宫内或出生后首次呼吸时，黏稠的胎粪就被吸入肺内。结果引起小气道阻塞，生后几个小时便发生呼吸窘迫，严重的患儿出现呼吸急促、三凹征、呻吟和发绀。气道的部分阻塞可导致纵隔气肿、气胸或两者兼之。胸部可明显过度扩张。以上情况通常在 72h 内改善，但病情严重需要辅助通气时则死亡率增高。呼吸急促可以持续数天甚至数周。典型的胸片上可有特征性片状渗出和两肺野纹理粗乱，胸廓前后径增加，膈面平坦。有严重低氧血症但没有心脏畸形的患儿若胸片正常，则提示肺动脉高压（见第 95.7）。

## 预　防

快速识别胎儿窘迫，在出现胎心晚期减速、胎心率变异减少的情况下尽快分娩可以降低胎粪吸入的风险。羊膜腔灌注并不能降低 MAS、剖宫产和其他并发症的发生率。在胎粪污染时，胎头娩出后立即进行口咽部吸引曾被认为是可以减少胎粪吸入的风险，然而常规在产程中对羊水胎粪污染的胎儿进行口咽部吸引并不降低 MAS 的发生率。

## 治疗

出生时羊水胎粪污染，但活力良好的婴儿出生后常规进行气道吸引并不能降低 MAS 和其他不良结局的发生率。出生时抑制的婴儿（肌张力低下、心动过缓，或呼吸暂停）具有 MAS 的高风险，出生后首次呼吸以前气管插管，从气道中吸引胎粪是有益的。对于胎粪污染且出生时抑制的婴儿，喉镜下气管插管的相关危险（心动过缓、喉痉挛、缺氧）小于 MAS 的风险。

MAS 的治疗包括支持治疗以及呼吸窘迫的规范化处理。提高平均气道压对于氧合的改善作用必须与发生气胸的风险相权衡。合并低氧性呼吸衰竭、肺动脉高压的 MAS 需要机械通气的患儿给予外源性表面活性物质和（或）NO 吸入后可以减少对 ECMO 的需要。只有那些最严重的且对其他治疗没有反应的胎粪吸入患儿需要 ECMO。严重的胎粪吸入可能并发持续性肺动脉高压。对常用通气模式无效的 MAS 患儿可以用 HFV 或 ECMO（见第 95.7 章）。

## 预　后

胎粪污染的婴儿比没有胎粪污染的死亡率要高得多。近几十年来 MAS 所致死亡率的下降归功于产科和新生儿护理的改善。肺的遗留问题少见，但在 5~10 岁之前可出现包括咳嗽、喘息和持续性过度充气等症状。最终的预后取决于窒息所致的中枢神经系统损害程度和肺动脉高压等相关问题的存在。

## 参考书目

参考目录见光盘。

# 95.7 新生儿持续性肺动脉高压（持续性胎儿循环）

*Namasivayam Ambalavanan, Waldemar A. Carlo*

新生儿持续性肺动脉高压（PPHN）是继发于成熟儿或过期产儿的产时窒息、MAS、早发型败血症、RDS、低血糖症、红细胞增多症、孕妇服用非甾体抗炎药导致宫内动脉导管收缩、孕晚期使用选择性 5-羟色胺再摄取抑制剂，以及由于膈疝、羊水渗漏、羊水过少或胸腔积液所致的肺发育不良。PPHN 通常是特发性的。有些 PPHN 患儿的血浆精氨酸和一氧化氮代谢物浓度较低，存在氨甲酰磷酸合成酶的基因多态性。发病率差异较大，为1/1500~1/500。

## ■ 病理生理

持续性肺动脉高压是由于过高的PVR引起的生后通过开放的动脉导管和卵圆孔水平的右向左分流。胎儿的PVR通常高于胎儿的体循环压力或生后的肺血管阻力。胎儿的这种情况就容许高氧合的脐静脉血通过卵圆孔分流到左心房（和脑），通过动脉导管旁路（绕过肺）分流到降主动脉。出生后由于肺充气后肺血管扩张、$PaO_2$升高、$PaCO_2$降低、pH增加、血管活性物质释放，正常情况下，PVR迅速降低。新生儿PVR增加可能由于：①对某一急性损伤不能适应（即出生后对高氧和其他变化不能表现出正常的血管扩张性反应）；②慢性宫内缺氧导致肺动脉中层肌肉增厚，在一些通常非肌性的外周小动脉壁上也出现平滑肌层；③肺发育不良（膈疝、Potter综合征）；④由于红细胞增多症或完全性肺静脉异位回流所致的血流梗阻，或肺泡毛细血管发育不良。这是一种致死性的常染色体隐性遗传病，表现为肺泡隔增厚、肺小动脉肌化和毛细血管数量减少以及肺内静脉错位。无论哪种病因，都会因右向左分流而产生明显的低氧血症，$PaCO_2$可以升高或正常（图95-9）。

## ■ 临床表现

PPHN患儿通常在产房或生后12h内出现症状。

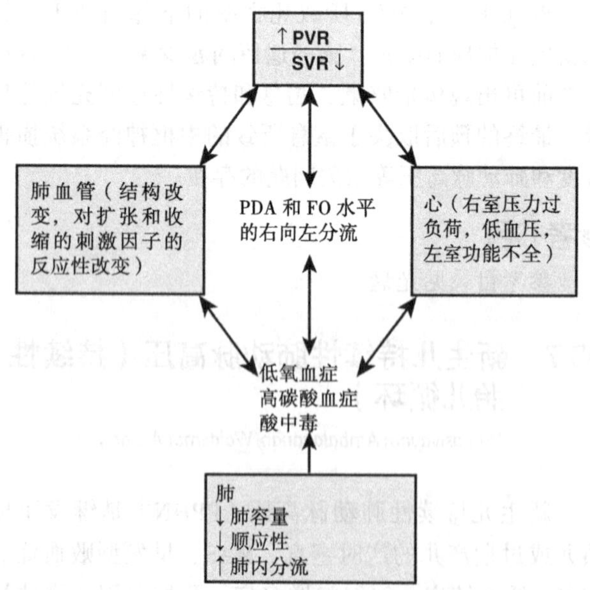


图95-9 新生儿持续肺动脉高压时的心肺相互作用。FO: 卵圆孔；LV: 左心室；PDA: 动脉导管未闭；PVR: 肺血管阻力；RV: 右心室；SVR: 全身血管阻力

摘自Kinsella JP, Abman SH. Recent developments in the pathophysiology and treatment of persistent pulmonary hypertension of the newborn.J Pediatr, 1995,126:853–864

由于红细胞增多症、特发性原因、低血糖症、窒息等原因引起的PPHN，即便最初呼吸窘迫并不明显，也可逐渐出现严重的发绀、气促。胎粪吸入、B组链球菌肺炎、膈疝或肺发育不良所致的PPHN通常表现有发绀、呻吟、三凹征、心动过速和休克，也可出现多器官受累（表92–1）。心肌缺血、乳头肌功能不全伴二尖瓣、三尖瓣反流，以及双心室功能不全都可导致心源性休克，使肺血流量、组织灌注和氧供减少。低氧血症是相当不稳定的，且常与胸片表现的严重度不成比例。

## ■ 诊　断

在所有发绀的患儿都应怀疑PPHN，不论是否有胎儿窘迫，宫内生长迟缓，羊水胎粪污染、低血糖症、红细胞增多症、膈疝、胸腔积液和产时窒息的病史。低氧血症非常普遍，且对100%的头罩供氧没有反应，但气管插管或面罩－皮囊下的高氧高通气试验可能暂时有效。在动脉导管前（右桡动脉）和导管后（脐动脉）采集的血标本氧分压梯度 > 20mmHg或氧饱和度差异 >5% 就提示动脉导管水平的右向左分流和PPHN。实时超声心动图结合多普勒血流成像可见卵圆孔和动脉导管水平的右至左分流或双向分流。严重病例可见房间隔向左心房突出。三尖瓣或二尖瓣功能不全时可听到全收缩期杂音，当PPHN合并心肌缺血时，心超上显示心肌收缩力减低。可通过三尖瓣反流的程度来估计肺动脉压力。第二心音亢进但不分裂。窒息后或特发性的PPHN，胸片是正常的，而肺炎和膈疝所致的PPHN患儿胸片上则分别表现为肺实质阴影，和肠/肝出现在胸腔中。PPHN的鉴别诊断包括发绀性心脏病（特别是完全性肺静脉异位引流）和可以诱发PPHN的相关疾病（低血糖症、红细胞增多症、败血症）。

## ■ 治　疗

治疗首先是直接纠正任何诱发PPHN的疾病（低血糖、红细胞增多症）和改善组织氧合状况。治疗效果常难以预料，且常出现药物不良作用或机械通气引起的并发症。最初的治疗包括供氧和纠正酸中毒、低血压和高碳酸血症，持续低氧血症应该插管和机械通气。

机械通气的最佳策略是有争议的。在具备iNO以前，严重PPHN的治疗包括机械通气，不一定使用肌松剂；调整呼吸机参数以达到$PaO_2$ 50~70mmHg和$PaCO_2$ 50~60mmHg。妥拉唑啉（1mg/kg）是一种非选择性α－肾上腺素能拮抗剂，有时被用来作为非选择性肺动脉扩张剂，但常会导致全身性低血压，而需要扩容和多巴胺应用。另一种方法是通过过度通气，降低$PaCO_2$（≈25mmHg）和增加pH（7.50~7.55），以缓解肺血管收缩。这种策略需要高吸气峰压力和快速的呼吸频率，因此常需要肌弛剂以控制通气。需设置呼吸机参数以达到 $PaO_2$ 90~100mmHg。有时还需要碳酸氢钠碱化血液，提升血清 pH。

用碳酸氢钠和过度通气造成碱中毒是常用的疗法，因为能很快扩张肺血管，提高 $PaO_2$。但是低碳酸血症能收缩脑血管，减少脑血流。碱中毒和低碳酸血症与远期神经发育缺陷有关，包括脑性瘫痪及感觉神经性听力丧失。过度通气的其他并发症包括气体潴留、静脉回流减少所致的心输出量下降、气压伤、气胸、液体需求量增加和水肿。另一方面，碳酸氢钠和三羟甲基氨基甲烷输入时需要仔细监测血清电解质和血气，以确保足够的通气能排出 $CO_2$。碱性液体输注和 ECMO 的需求增加相关，也增加慢性肺部疾病的发生率。目前，PPHN 已经不太采用过度通气和碱化治疗。维持正常二氧化碳水平或允许性高碳酸血症的温和的机械通气策略可以取得很好的结局，并降低慢性肺部疾病的发生率。

因为 PPHN 患儿病情很不稳定且容易对抗通气支持，通常需要使用镇静剂。芬太尼可以降低应激时的交感神经张力，维持稳定的肺血管床。肌松剂的使用尚有争议，仅用于单用镇静剂不能奏效的病例。肌松剂可改善肺不张和通气 – 灌注比例失调。肌松可能增加死亡风险。在先天性膈疝的存活者（CDH），发现长时间应用泮库溴铵可以导致神经性听力损失以及急性肌病。

常需要正性肌力药物来支持血压和灌注。多巴胺常作为一线用药，其他药物如多巴酚丁胺、肾上腺素和米力农常用于心肌收缩无力时。有些重症患儿会出现升压药无效的顽固性低血压。这可能是由于心血管系统对儿茶酚胺的敏感性下降和相对的肾上腺皮质功能不全。在这种情况下，氢化可的松能迅速上调心血管肾上腺素能受体的表达，并作为肾上腺皮质功能不全时的激素替代治疗。

NO 气体是一种内皮衍生的信号分子，吸入后能松弛血管平滑肌达到扩张肺血管的作用。NO 吸入使 ECMO 的使用能减少约 40% 的 ECMO。最合适的起始剂量为 20ppm。更高的剂量并不能增加效应，反而会产生副作用，包括高铁血红蛋白血症和二氧化氮水平升高。大部分新生儿需要 NO 吸入的时间 <5d。尽管在原发性肺动脉高压的儿童和成人患者，NO 被作为长期治疗，但在新生儿长期 NO 依赖很少见，意味着肺发育不良、先天性心脏病、肺泡毛细血管发育不良的可能。目前尚不清楚 NO 吸入治疗的最长安全时间。治疗 6~24h 后剂量可减至 5ppm。然后可以患慢减少剂量，直到 FiO2<0.6，吸入 NO 剂量为 1ppm 时可以停止使用。应避免突然停用，以免导致反跳性肺动脉高压。吸入 NO 应在能够提供 ECMO 支持的机构，或者有能力将患儿转诊至 ECMO 治疗的机构中使用。也有些 PPHN 病例对 NO 吸入没有反应。持续吸入或静脉注射前列环素（前列腺素 I2）能改善患者的氧合和预后。持续静脉注入前列环素对儿童的原发性肺动脉高压也有效。口服西地那非（5 型磷酸二酯酶抑制剂）可以改善成人中重度肺动脉高压的运动耐受力。静脉注射西地那非治疗新生儿 PPHN 的安全性和有效性仍在研究中，但初步结果是肯定的。

## 体外膜氧合（ECMO）

约 5%10% 的 PPHN 患儿（大约 1/4000 出生婴儿）对 100% 供氧、机械通气和药物治疗的效果很差。在这些患儿，有两个指标可用以预测死亡率：肺泡动脉氧分压差，粗略估计在海平面就是 760–47；以及氧合指标（OI），其计算公式为：氧合指标 =（平均气道 $\times FiO_2 \times 100$）/$PaO_2$。肺泡动脉氧分压差 >620 持续 8~12h 和 OI>40 并对吸入 NO 无效就预示很高的死亡率，是进行 ECMO 的适应证。ECMO 用于治疗经过仔细选择的非常严重的由 RDS、胎粪吸入性肺炎、先天性膈疝、PPHN 或败血症引起的低氧性呼吸衰竭。

ECMO 是一种心肺旁路，用以提供气体交换和增加全身灌注。具有较多经验的是动脉 – 静脉回路，这就需要在右颈内静脉和颈动脉内置入粗的导管并结扎颈动脉。静脉 – 静脉旁路可以避免结扎颈动脉，可以提供气体交换，但并不支持心输出量。血液开始被泵入 ECMO 回路内，以大约 80% 心输出量 [150~200mL/（kg · min）] 的速度进行循环；静脉血流经膜氧合器，加温后回到主动脉弓（动脉 – 静脉旁路）或右心房（静脉 – 静脉旁路）。用静脉氧饱和度来监测实施动脉 – 静脉 ECMO 患儿的组织氧供情况，用动脉氧饱和度来监测实施静脉 – 静脉 ECMO 患儿的组织氧合。在动脉 – 静脉 ECMO 患儿，应调整 ECMO 血流速度以达到满意的静脉氧饱和度（>65%）并维持心血管稳定；在静脉 – 静脉 ECMO 患儿，则要求维持动脉氧饱和度 85%~90%。当患儿开始进行 ECMO，应将 $FiO_2$ 逐渐降低至大气，并尽量减低呼吸机的设置，以避免氧毒性和气压伤，从而使肺得以休息和恢复。

因为 ECMO 过程需要完全肝素化以防止回路内形成血凝块，因此已经发生或具有 IVH 风险的患儿（体重 <2kg，胎龄 <34 周）不能实施。另外，接受 ECMO 的患儿其肺部疾病应该是可以逆转的，没有全身出血迹象，没有严重窒息或致死性畸形，机械通气时间 <10d。ECMO 的并发症包括血栓栓塞、空气栓塞、出血、卒中、

惊厥、肺不张、胆汁淤积性黄疸、血小板减少、中性粒细胞减少、溶血、输血感染、水肿和全身性高血压。

新生儿使用 ECMO 治疗的病例数从 1992 年的 1500 例 / 年逐渐下降至 2004 年的 750 例 / 年，下降的原因归功于围生期管理和新生儿监护技术的进步，包括使用肺保护性通气策略和吸入 NO。

## ■ 预 后

PPHN 的存活和不同的原发疾病密切相关。PPHN 的远期预后取决于缺氧缺血性脑病以及 PVR 下降的能力。用过度通气治疗后的存活的 PPHN 患儿其远期预后与那些原发疾病严重程度相当的患儿（如出生窒息、低血糖、红细胞增多症）的预后相似。PPHN 患儿用 ECMO 治疗的效果也是好的；70%80% 可以存活，存活者 60%75% 在 1~3.5 岁内可完全正常。先天性膈疝的存活率在过去 10 年内提高到了 67%，有些机构甚至高达 80% 以上。与其他使用 ECMO 的患儿相比，因先天性膈疝接受 ECMO 治疗的患儿存活率仍较低。

### 参考书目

参考书目请参见光盘。

## 95.8 膈 疝

*Akhil Maheshwari, Waldemar A. Carlo*

膈疝是指腹腔和胸腔之间存在交通，无论是否有腹腔内容物进入胸腔（图 95-10）。其病因可能是先天性的或是创伤性的。症状和预后取决于缺陷的部位及相关的畸形。缺陷可发生在膈肌的食管裂孔（裂孔疝）、食管周围、胸骨后（Morgagni 疝）或后外侧胸腹裂孔（Bochdalek 疝）。先天性膈疝（CDH）通常指 Bochdalek 疝。在新生儿期，这些损害常表现出严重的呼吸困难，同时又可以有其他脏器的畸形，死亡率高且预后不良。CDH 的总体存活率为 67%。Bochdalek 疝占了新生儿期所见膈疝的 90%，且 80%90% 发生在左侧。Morgagni 疝占 2%6%。缺陷部位的大小有很大的差异，有的是小孔，有的是整个横膈的区域性缺损。

## ■ 先天性膈疝（Bochdalek）

### 病理与病因

CDH 虽然以膜肌的结构缺陷为特征，但主要影响存活率的因素是肺发育不良。肺发育不良最初被认为是由于进入胸腔的腹腔内容物压迫所致。然而，新的证据表明，至少在某些病例，肺发育不良可以促进膈肌缺损的发展。

肺发育不良的特点是肺的质量减少，支气管分支、

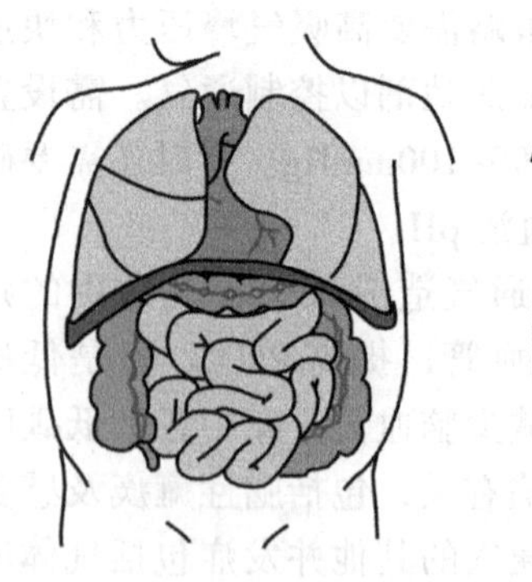


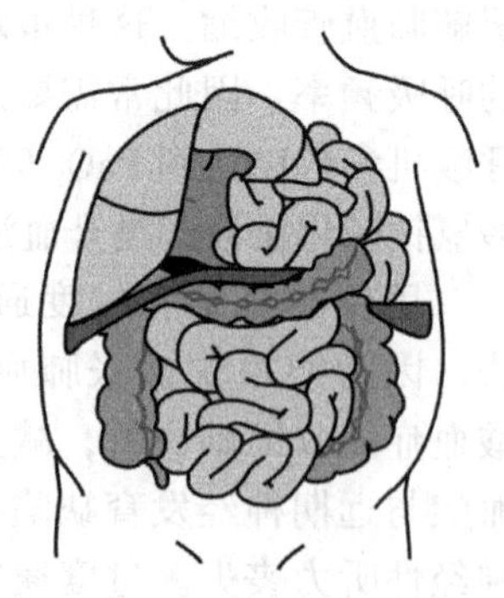


**图 95-10** A. 正常的膈肌将胸腹腔分开。B. 膈疝时胸腔内除了很小的肺还有腹腔内容物

呼吸性细支气管及肺泡的数目减少。肺发育不良和 CDH 的病理变化包括终末囊泡分隔异常、肺泡壁和肺小动脉壁增厚。生化异常包括表面活性物质相对缺乏、肺泡糖原增加、磷脂酰胆碱和总 DNA 以及总肺蛋白的水平降低，所有这些变化会导致气体交换受限。

### 流行病学

CDH 的发病率 1/5000~1/2000，女性是男性的两倍。膈肌缺损常在左侧（85%），偶尔双侧（<5%）。肺发育不良和肠旋转不良是该疾病的一部分，而不是相关的畸形。大多数情况下，CDH 是散发的，但也有家族性发病的报道。在一例膈肌完全不发育的病例中，发现常染色体隐性的遗传方式。约 30% 的病例合并相关的畸形，包括中枢神经系统畸形、食管闭锁、脐膨出和心血管病变，也可以是一些已知染色体综合征的表型之一，如 21 三体综合征、13 三体综合征、18 三体综合征、Fryns、Brachmann-de Lange、Pallister-Killian 和 Turner 综合征。

### 诊断和临床表现

出生前通过超声检查（孕 16~24 周）可以对 > 50% 的病例做出诊断。高速胎儿 MRI 可进一步确定病变。超声检查的异常发现包括羊水过多、胸部肿块、纵隔移位、胸腔中有胃泡或肝脏，胎儿水肿。某些影像学特征可以预测后果，如肺和头的大小之比（LHR），但没有一个预测的特征是完全可靠的。出生后进行胸部 X 线检查能明确诊断（图 95-11）。有些婴儿超声提示胸部有回声性包块，需要进一步进行影像学检查。鉴别诊断包括囊性肺部病变（肺隔离症、囊性腺瘤样畸形），需要进行 CT 扫描或上消化道 X 线检查以明确诊断。

产前早期诊断有助于进行产前咨询、实施可能的胎儿干预措施和制定产后护理计划。应建议将孕妇转

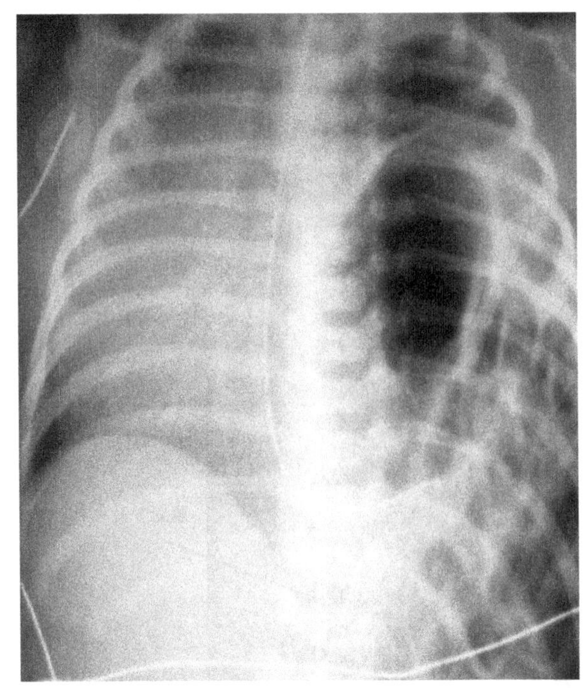

**图 95-11** 这张胸片显示了胸腔内含有胃、鼻胃管和小肠，和先天性膈疝（CDH）相符

诊至有能力提供高危妊娠监护、儿科手术、拥有三级新生儿监护中心的医疗机构。同时应仔细评估其他畸形，包括心超和羊膜腔穿刺。为了避免不必要的终止妊娠又要让家长了解可能出现的不良结局，必须对产前诊断膈疝的父母进行多学科的专家咨询。

呼吸窘迫是膈疝患儿的主要症状。呼吸窘迫可以再出生后立即出现，也可以迟至 48h 内才逐渐出现症状，而之前这段相对稳定的时间称为"蜜月期"。生后 6h 内出现呼吸窘迫被认为是预后不良的征象。呼吸窘迫临床上以呼吸急促、呻吟、呼吸费力和发绀为特征。CDH 患儿还会出现舟状腹，胸廓直径增大，双肺呼吸音减弱并可听到肠鸣音。如果有纵隔移位，心尖冲动最明显的部位可以发生偏移。拍胸片观察鼻胃管的走向常可明确诊断。

小部分 CDH 患儿在新生儿期后才出现症状。迟发型膈疝患儿可因肠梗阻而表现为呕吐，或出现轻度的呼吸系统症状。在 B 族链球菌败血症后出现迟发性膈疝（常为右侧）早有记录。偶尔，肠管嵌顿、缺血可引起败血症和休克样表现。未被发现的膈疝有可能成为婴儿和幼儿突然死亡的少见原因。

## 治 疗

### 初始管理

通常需要积极的呼吸支持，包括尽快气管插管、镇静，并可能应用肌松剂。动脉、中心静脉（脐静脉）置管，并置入导尿管和胃管。导管前动脉血氧饱和度（$SaO_2$）的最低目标应维持≥ 85%。必须避免长时间面罩正压通气，因为会引起胃和小肠的扩张，不利于氧合。气压伤容易发生，因此必须仔细监测峰值吸气压力（PIP）并保持在 <25cm$H_2O$ 的水平。允许性高碳酸血症（45~60mmHg）是有利的，但 pH 不应 >7.3。温和的机械通气和允许性高碳酸血症能减少肺损伤和死亡率。应该避免能导致肺动脉高压的因素（低氧血症、酸中毒和低体温）。超声心动图是重要的影像学检查，可以评估 PVR 和体循环压力，以及心功能状况，从而指导治疗方案。存在左心功能不全时建议常规使用正性肌力药物。CDH 患儿可能缺乏表面活性物质。尽管常常使用表面活性物质，但尚没有研究证实其对于治疗 CDH 的益处。

### 通气策略

常频机械通气、HFOV 和 ECMO 是 CDH 患儿三种主要的通气模式。目标是维持氧合而不发生气压伤。首选的是常频机械通气。压力限制性通气，设置频率为 30~60/min 以及 PIP ≤ 25 cm$H_2O$ 能降低肺损伤的危险。过度通气诱发碱中毒以减少导管分流并未证实是有效的方法，应该避免。多项研究表明允许性高碳酸血症能降低肺损伤和死亡率。起初人们试图用 HFOV 模式下较高的压力来募集更多肺泡，但由于导致了气压伤而没有成功，因为 CDH 患儿的肺是发育不良的肺。最合理 HFOV 使用策略是早期使用，从而在较低的平均气道压水平下进行通气。

NO 是一种选择性肺血管扩张剂，能减少导管分流并降低肺动脉压力，改善氧合。尽管 NO 对 PPHN 有效，但随机临床试验并没有表明 CDH 患儿使用 NO 能改善存活率和减少 ECMO 的需要。尽管如此，还是会在 ECMO 开始之前给 CDH 患儿尝试 NO 吸入（见第 95.7）。

### 体外膜氧合（ECMO）

ECMO 技术和术前稳定的实施大大提高了 CDH 患者的存活率。ECMO 联合肌松、胃管减压可以显著缩小疝入胸腔的内容物的体积。对于常频通气和 HFOV 治疗失败的 CDH 患儿，可选择 ECMO 治疗。ECMO 通常应用于膈肌修补以前。纳入 ECMO 的客观标准已经制定（见第 95.7）。

出生体重和 5minApgar 评分是接受 ECMO 治疗的患儿预后的最佳预测指标。接受 ECMO 的出生体重低限为 2000g。ECMO 的模式有静脉 – 动脉（VA）或静脉 – 静脉（VV），其中 VA 模式使用更普遍（85%）。

因新生儿膈疝接受 ECMO 治疗的持续时间（7~14d），一般比因 PPHN 或胎粪吸入而接受 ECMO

的患儿要长得多，有些可持续 2~4 周。应用 ECMO 期间修复膈肌缺损的时机仍是有争论的。有些治疗中心倾向于早期修复，修复后继续 ECMO 支持较长时间，而许多治疗中心倾向于推迟修复时间，直到患儿能耐受 ECMO 撤离时才进行修复。肺动脉高压反复会带来很高的死亡率，因此撤离 ECMO 支持时应谨慎。如果患儿在膈肌修补后仍不能撤离 ECMO，可以选择中断治疗，或者在很罕见的情况下进行肺移植。

### 新的策略

目前没有可靠的产前检查结果能预测 CDH 儿童的预后。研究最广泛的是胎儿超声检查。一项前瞻性研究比较孕 24~26 周胎儿超声下的 LHR 值。LHR <1 者无 1 例存活，而 LHR >1.4 的所有患儿全部存活。另一个不良预后指征是发现肝脏在胸腔内。目前尚无研究表明宫内修补是有帮助的。

宫内胎儿气管闭塞是基于在宫内，胎儿肺液对肺的生长和成熟起着极其重要的作用。肺液缺乏会导致肺发育不全。最初的研究并未成功，但后来欧洲的试验显示出一些效果。部分液体通气（PLV）是一项实验性治疗，用于患有重症呼吸衰竭的成人和儿童。PLV 能通过募集萎陷的肺泡增加 FRC，从而改善肺顺应性和通气 – 灌注不匹配。PLV 也可以减少肺损伤，增加表面活性物质的产生。关于 PLV 在 CDH 新生儿中的作用正在研究中。

### 手术修复

理想的修复膈肌缺损的时间尚有争论。大多数治疗中心会等到 48h，当患者逐渐稳定，肺动脉高压得以解决后再进行手术。患儿稳定的指征是仅需要常频通气，较低 PIP 水平和 $FiO_2$<50。如果患儿需要 HFOV，应该推迟手术，直到转成常频通气。如果患儿正在接受 ECMO 治疗，应考虑患儿是否能够撤离 ECMO。有些治疗中心，手术后留置胸腔引流管；其他治疗中心，手术后不留引流管。最常用的手术是肋下途径（图 95–12）。这使得术者能有良好的手术视野，并且当腹腔不能容纳疝内容物时可以放置硅胶补片。无论是腹腔镜及胸腔镜修复均有报道，但应该只适用于情况稳定的婴儿。

膈肌缺损的大小个体差异很大。应尽量用健康的膈肌进行修补，但如果缺损过大，则需要 GORE-TEX 补片进行修补。

用补片修补的患儿复发率高于用天然组织修补的患儿（补片不能随儿童生长而增大）。为减少复发率可以使用合适大小的补片修补，不宜过紧。必须密切监测肺动脉高压，有些病例术后需要 ECMO 支持。其他已知的并发症包括出血、乳糜胸和肠梗阻。

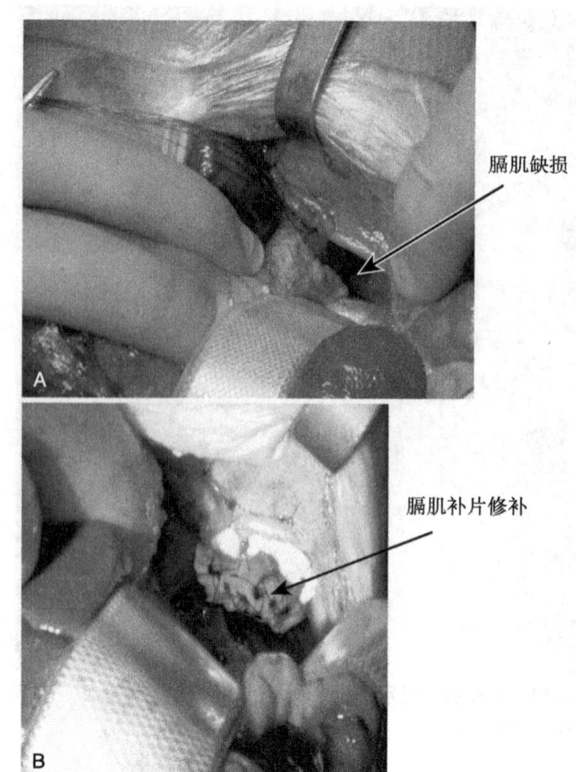


**图 95–12** A. 术中照片示先天性膈疝（CDH）修补前。B. 术中照片示 CDH 的补片修补

## 预 后

CDH 活产儿的生存率是 67%。出现自发性胎儿死亡的发生率是 7%~10%。预后不佳的因素包括相关的严重畸形，生后 24h 内出现症状，严重肺发育不良，肠管疝入胸腔后压迫对侧肺，需要 ECMO 治疗。

肺部问题也是 CDH 手术后存活患儿远期的问题之一。CDH 手术后的患儿在 6~11 岁时用力呼气量显著下降，仅为肺活量的 50%，呼气峰流速也下降。阻塞性和限制性气道问题都可以发生。那些没有严重肺动脉高压和气压伤的患儿则表现良好。需要 ECMO 和补片修补的儿童肺部情况更差，但即使不需要 ECMO 治疗的 CDH 存活儿也应密切关注肺部情况。在出院时，高达 20% 的患儿需要氧疗，但只有 1%2% 在 1 岁后仍需要用氧。很多患儿影像学提示 BPD，但会随着肺泡的发育和年龄的增长而逐步改善。

胃食管反流病（GERD）出现在 50% 以上的 CDH 儿童。在食管裂孔疝的患儿更为常见。大约 25% 的 GERD 患儿是药物难以控制而需要抗反流手术的。肠梗阻的发生率为 20%。这种情况是由于肠扭转、肠粘连，或膈疝复发行成嵌顿所致。膈疝的复发率是 5%~20%。补片修复的儿童复发风险最大。

CDH 存活儿在 2 岁内有生长迟缓。影响因素包括摄入不足、GERD，以及因呼吸费力需要消耗更多热卡。许多患儿在 2 岁时能“追赶”至正常。

神经认知缺陷是常见的，可能由于疾病或治疗措施引起。需要 ECMO 的 CDH 儿童神经系统异常的发病率更高（67% *vs* 24%）。这些异常与因其他疾病应用 ECMO 治疗的新生儿中出现的异常类似，包括发育迟缓、听力或视力异常和癫痫发作。需要 ECMO 的儿童发生严重听力损失高达 28%。大部分神经异常为轻、中度异常。

在膈疝存活患儿存在的其他长期问题包括漏斗胸和脊柱侧弯。CDH 手术后的存活者，尤其是需要 ECMO 支持的，有许多远期问题，随着时间推移能得到改善，但需要密切观察和多学科的支持。

## 参考书目

参考书目请参见光盘。

## 95.9　疝

*Akhil Maheshwari, Waldemar A. Carlo*

穿过 Morgagni 孔的前正中膈肌缺损，占膈疝的 2%~6%。构成膈肌肋骨部分的肌肉在胚胎发育时形成的薄弱区导致了这种缺损。这些缺损通常较小，且横径大于前后径。多见于右侧（90%），也可以是双侧（图 95-13）。疝内容物是横结肠、小肠或肝脏。大部分患儿是无症状的，且在新生儿期以后才诊断。常常是患儿因为其他原因拍摄胸片时得到诊断。胸部正位片显示心脏后面有异常结构，侧位片则显示胸骨后有疝入的组织。胸部 CT 将明确诊断。当症状出现时，可以是反复呼吸道感染、咳嗽、呕吐，或反流；在极少数情况下会发生嵌顿。考虑到肠绞窄的危险，所有患者均推荐手术修复，可通过腹腔镜或剖腹术完成。很少需要补片材料。

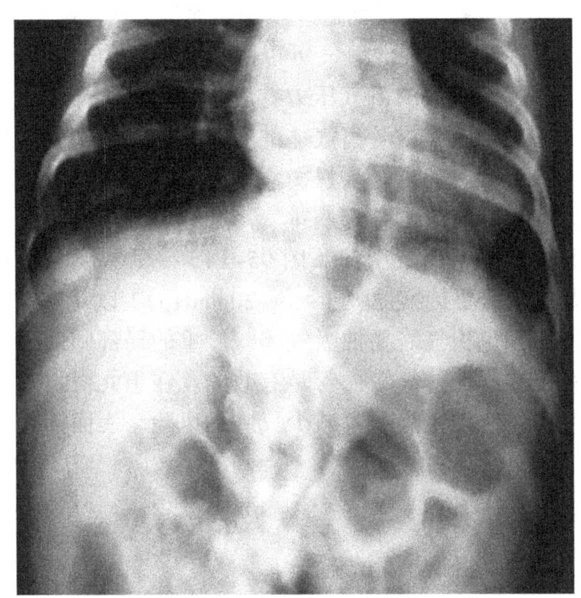

图 95-13　胸片显示先天性胸骨后膈疝

## 95.10　食管旁疝

*Akhil Maheshwari, Waldemar A. Carlo*

食管旁疝不同于食管裂孔疝，其胃食管连接部位仍留在原位。邻近胃食管连接处的那部分胃可以发生嵌顿、绞窄和穿孔。之前曾进行尼森胃底折叠术或其他膈肌手术是放声食管旁疝的危险因素。这种少见的膈疝在诊断后应迅速修复。

## 95.11　膈膨升

*Akhil Maheshwari, Waldemar A. Carlo*

膈膨升是由于膈肌变薄后一侧膈肌异常抬高，较常见的是一侧膈肌的前半部分抬高。膈肌抬高后使受累侧膈肌产生矛盾运动。大多数膈膨升是无症的，不需要修复。由于膈肌肌肉组织发育不完全或膈神经发育异常可以造成先天性膈肌异常抬高。先天性膈膨升可能会影响肺的发育，但与肺发育不良无关。鉴别诊断包括膈肌麻痹、膈疝、牵拉损伤和心脏手术后医源性损伤。膈膨升也与肺隔离症、先天性心脏病和染色体三体疾病有关。手术适应证包括需要持续机械通气、反复感染和生长发育迟滞。大的或有症状的膈膨升，可以经腹或开胸作膈肌折叠术进行修复。

## 参考书目

参考书目请参见光盘。

## 95.12　气漏（气胸、纵隔气肿、肺间质气肿、心包积气）

*Waldemar A. Carlo*

无症状性气胸，通常是单侧的，估计在所有新生儿中的发生率为 1%~2%。症状性气胸和纵隔气肿不常见（见第 94 章）。在有肺部疾患的婴儿中气胸发病率增加，如胎粪吸入、RDS；那些经过复苏或接受机械通气，特别是用较高呼吸机条件的；有泌尿系异常或羊水过少的患儿气胸发病率也增加。

### ■ 病因与病理生理

气胸最常见的原因是过度充气引起的肺泡破裂。它可以是“自发的”，也可以继发于某些疾病，如肺叶气肿、先天性肺囊肿破裂；创伤或因吸入物阻塞支气管或支气管后引起的“球瓣”效应也可引起肺泡破裂。肺发育不良常合并气胸，通常出现于生后几个小时，是由于肺泡表面积缩小和肺顺应性减低引起的。它也与羊水量减少的疾病（Potter综合征、肾发育不全或发育不良、慢性羊水渗漏）、胎儿呼吸运动减少（羊水过少、神经肌肉性疾病），肺腔占位性病变（膈疝、胸腔积液、乳糜胸），和胸部畸形（窒息性胸廓发育不良）有关。

从破裂肺泡中的空气逸出至肺间质引起肺间质气肿，也可以沿着支气管周围血管的结缔组织鞘到达肺根部。如果逸出的气体量足够大，它就可以沿着血管鞘引起纵隔气肿，或者破裂进入胸膜腔（气胸）、皮下组织（皮下气肿）、腹腔（气腹）和心包（心包积气）。少数情况下因纵隔的压力增加可以压迫肺静脉和肺门，干扰静脉的心脏回流和心输出量。偶尔空气可以进入循环（肺部空气栓塞）造成皮肤苍白，血管内置管中出现气体，X线片上可见心肺充气，甚至死亡。

如果胸膜腔内积聚的气体足够多，使胸腔内压力高于大气压，就产生张力性气胸。因为纵隔被推移到对侧，单侧张力性气胸不仅影响患侧，而且影响对侧的气体换气。腔静脉受压和大血管扭转可以干扰静脉回流。

## ■ 临床表现

无症状气胸的生理体征是受累侧胸部呼吸音降低，不一定有呼吸急促。

症状性气胸以呼吸窘迫为特点，程度不一，可以仅有呼吸频率增快，也可以严重呼吸困难、气促和发绀。烦躁不安或呼吸暂停可以是最早的体征。发病常常是突然的，但也可以逐渐出现症状；婴儿的病情可迅速恶化。胸部可不对称，患侧胸廓前后径增加，肋间饱满，呼吸音减弱或消失。心脏向健侧移位，导致心脏的心尖和最强搏动点（PMI）移位。右侧气胸时，膈肌下移，将肝脏往下推，可引起腹胀。约10%的患儿为双侧气胸，所以两侧检查对称并不能排除气胸的存在。张力性气胸还可以有休克样表现。

纵隔气肿出现在至少25%的气胸患者，通常无症状。呼吸窘迫的程度取决于潴留的气体量。如果大量气体潴留，就会出现胸廓中部膨出、颈静脉怒张和血压下降。后二项体征是因为体静脉和肺静脉受压后回流受阻所致。尽管大多数情况是无症状的，但新生儿皮下气肿几乎是纵隔气肿的特异性表现。

肺间质气肿可以先于气胸发生，也可以独立出现。肺间质气肿降低了肺的顺应性，引起高碳酸血症和缺氧，因此呼吸窘迫加剧。造成缺氧的原因是肺泡－动脉氧分压差和肺内分流的增加。肺间质内潴留的气体进行性增加可以形成囊性扩张，导致呼吸症状恶化，类似于气胸。在严重病例中可提前发生BPD。避免过高的吸气峰压和平均气道压可以预防肺间质气肿。治疗措施包括：在有黏液栓证据的患儿可用支气管镜；对受累支气管做出选择性插管、供氧；一般呼吸护理和HFV。

## ■ 诊　断

任何出现呼吸窘迫体征或烦躁不安或情况突然变化的新生儿都应怀疑气胸和其他气漏。诊断有赖于影像学，肺萎陷（压迫）的边界与气胸之间形成非常清楚的轮廓（图95-14）。纵隔气肿时心影边缘可见高透亮区，或心缘与胸骨间出现高透亮区（图95-15）。胸部透照试验常有助于气胸的紧急诊断，患侧可透过更多光线。与气胸相关的肾脏畸形可通过超声检查来识别。子宫内受压的征象（肢体挛缩）、胸片上显示小胸廓，严重低氧和高碳酸血及原发病的体征（肌张力低下、膈疝、Potter综合征）等均提示肺发育不良。

心包积气可以没有症状，仅需一般支持治疗，但如有突然休克和心动过速、心音低钝和脉搏无力就提示心包填塞。机械通气时气体从膈肌裂孔进入腹腔形成腹腔积气，易与腹腔器官穿孔混淆，腹腔穿刺有助于区分。肠内容物的革兰氏染色发现病原提示是后者。偶尔，气腹可以导致腹腔筋膜室综合征，需要减压。

## ■ 治　疗

没有持续气漏，无症状或仅有轻度症状的少量气胸仅需密切观察。即便是需要机械通气的患儿，保守治疗也是有效的。少量多次喂养可以预防胃扩张和减少哭闹，避免因哭闹而进一步影响通气，使气胸恶化。足月儿吸入100%的氧气可以降低氮的张力，从而造成从胸腔到血液的氮气压力梯度，以促进气体进入血液，加速胸膜腔内游离气体的吸收，但其临床有效性尚未得到证实，且必须权衡氧中毒的利弊。严重呼吸和循环衰竭时应紧急穿刺排气。在穿刺抽气后再置入胸腔引流管行闭式引流（图95-14）。如果仍然存在气漏，则需要持续抽吸（$-5\sim-20mmH_2O$）以完全排空气胸。心包积气需要抽吸气体。严重的局部肺间质气肿对于选择性的气管插管是有效的。在患儿对抗呼吸机时谨慎使用镇静剂可减少气胸的风险。表面活性物质可以减少气胸的发病率。

## 参考书目

参考书目请参见光盘。

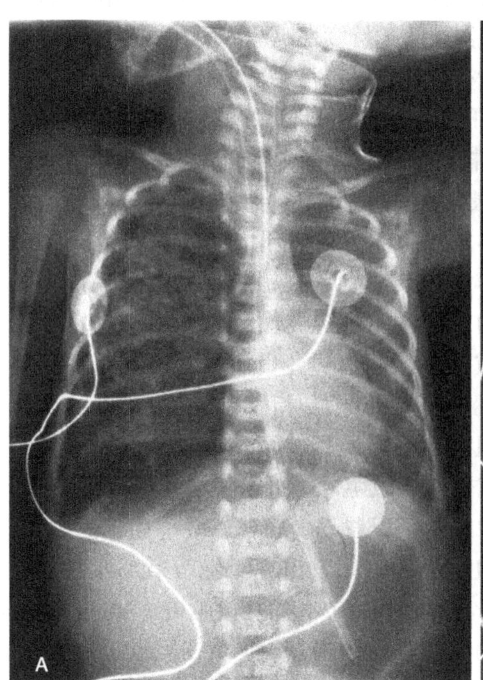


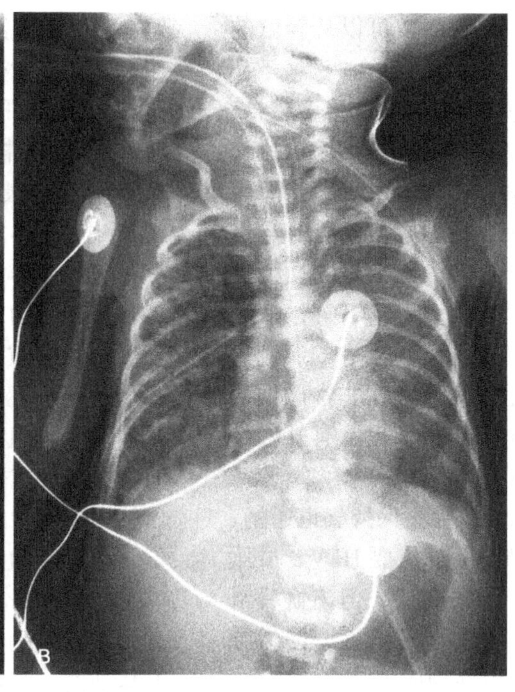


**图 95-14**　A. 重症监护早产儿的右侧张力性气胸和广泛的右肺间质气肿。B. 放置胸腔引流管以解除气胸。肺间质气肿（PIE）仍然存在
摘自 Meerstadt PWD, Gyll C.Manual of neonatal emergency x-ray interpretation.Philadelphia: WB Saunders, 1994, 73

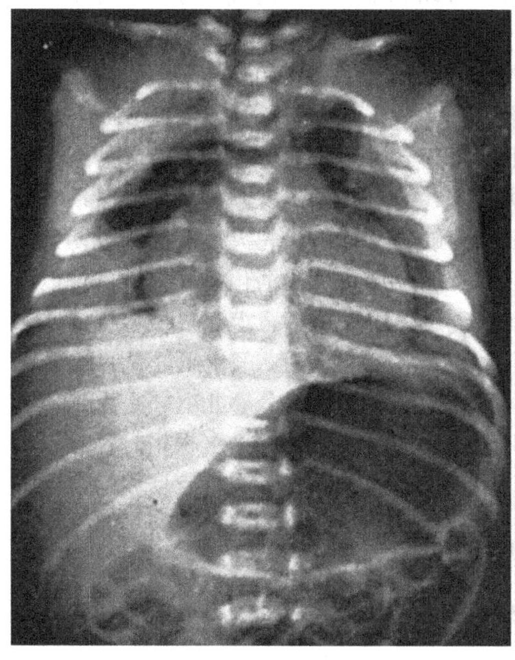

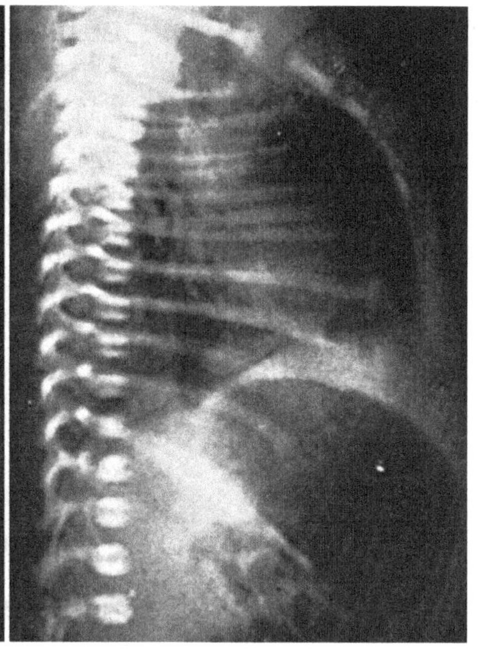

**图 95-15**　新生儿纵隔气肿。正位（左）显示肺被压迫，侧位（右）显示胸骨膨隆，都是由于纵隔内气体潴留所致

## 95.13　肺出血

*Namasivayam Ambalavanan, Waldemar A. Carlo*

大量肺出血的原因尚不清楚，但这种并发症的发病率和死亡率都很高。约 10% 的极早产儿发生不同程度的肺出血。大量肺出血较少见，但可以是致命的。生后 2 周内死亡的新生儿，约 15% 尸检发现大量肺出血。据报道，新生儿尸检中肺出血的发病率为 1/1000~4/1000 活产儿。约 75% 的患儿出生体重 <2500g。预防性使用吲哚美辛能减少 VLBW 儿肺出血的发生率。

大多数肺出血患儿曾有呼吸窘迫的症状，这些症状与 RDS 难以区分。发病时间可以是出生时也可延迟几天。出血性肺水肿与导管分流、高肺血流量或严重缺氧引起左心衰竭有关。在严重的情况下，可能存在

心血管功能衰竭、肺顺应性差、严重发绀和高碳酸血症。X 线表现是多样的和非特异性的，可以从轻微的纹理增多、渗出到大片的实变。

肺出血的发病率增加与急性肺部感染、重度窒息、RDS、辅助通气、PDA、先天性心脏病、新生儿溶血症、新生儿出血性疾病、血小板减少、先天性氨代谢障碍和寒冷损伤有关。肺出血是表面活性物质治疗时唯一发病率增加的严重并发症。所有的表面活性物质剂型都可能发生肺出血，其发生率在 1%~5% 不等，且天然来源的表面活性物质发生率更高。约 65% 的病例出血主要发生于肺泡，其余发生于间质。在非常严重的病例，尸检时可以其他脏器也有出血，提示有其他出血性疾病的可能，如弥漫性血管内凝血。

肺出血的治疗包括血液置换、吸引保持气道通畅、肾上腺素气管内给药，某些情况下还需要 HFV。虽然表面活性物质治疗与肺出血的发展有关，但出血后给予外源性表面活性物质可以改善肺的顺应性，因为肺泡内的血液和蛋白可以使表面活性物质失活。

急性肺出血很少的情况下也可发生于原本健康的足月儿，病因不明。表现为咯血，或从鼻咽、气道中溢出血液，但没有上呼吸道或胃肠道出血。患者表现为急性的严重呼吸衰竭并需要机械通气。胸片表现为双侧肺泡浸润，通常对支持性治疗效果良好（第 401 章）。

## 参考书目

参考书目请参见光盘。

（钟颖 译，马晓路 审）

# 第 96 章

# 消化系统疾病

*Akhil Maheshwari, Waldemar A. Carlo*

## ■ 呕 吐

呕吐或反流是新生儿期较常见的消化系统症状，其中反流更为多见。生后数小时内，婴儿可能呕吐黏液，呕吐物中偶见血丝；多由于分娩时咽下的物质对胃黏膜产生了刺激，但很少持续到数次喂奶之后。如果呕吐持续存在，可采用生理盐水洗胃缓解症状。

如果呕吐在出生后立即出现且持续存在，须考虑消化道梗阻、代谢性疾病和颅内压增高等可能。母亲孕期羊水过多，提示上消化道（食管、十二指肠、回肠）闭锁可能；呕吐物含胆汁则提示十二指肠以下部位梗阻，但也可以是特发性的。持续性呕吐或胆汁样呕吐有行腹部 X 线检查指征，以发现气液平面、肠管扩张、特征性梗阻（如双泡征提示十二指肠闭锁）和气腹（提示肠穿孔）等征象。胆汁样呕吐还有行上消化道造影指征。

梗阻是最常见的胃肠道畸形（见第 311、321、322 和 324 章）。食管梗阻引起的呕吐（和流涎）通常在首次喂养时出现。食管闭锁表现为流涎、胃管插入时遇到阻力，应及时在患儿出现喂养困难或发生吸入性肺炎之前明确诊断。婴儿贲门失弛缓症（贲门痉挛）是新生儿期呕吐的罕见原因，X 线检查显示食管近心端梗阻但不伴有器质性狭窄。食管 - 胃括约肌松弛引起的反流也可导致呕吐，可以将婴儿保持半卧位，哺以稠厚食物或给予促胃动力药物以缓解症状。

小肠梗阻引起的呕吐常出现于生后第 1 天，呕吐频繁、持续，通常为大量非喷射性呕吐；Vater 壶腹部以下梗阻的呕吐物可含有胆汁；患儿可出现腹胀、胃蠕动波，肠蠕动减少或消失。肠旋转不良伴中肠扭转引起的梗阻被视为急症，需立即行上消化道造影。腹部 X 线检查可以观察肠腔内的气体分布，有助于确定梗阻的部位，上消化道造影是发现肠旋转不良的唯一方法。正常新生儿出生后 15~60min 空肠内可见气体，2~3h 到达回肠，约 3h 到达结肠，若生后 24h 直肠内未见气体则被视为异常。先天性膈疝可引起持续性呕吐。幽门狭窄引起的呕吐可出现于生后任何时期，但在生后 2~3 周内缺乏特征性。先天性巨结肠早期常见症状为呕吐伴顽固性便秘。非消化系统疾病也可以引起呕吐，如牛乳过敏、失盐型肾上腺皮质增生症、半乳糖血症、高血氨、有机酸血症、颅内压增高、败血症、脑膜炎和尿路感染等。相当部分婴儿呕吐是由于单纯喂养过多引起的反流，或未及时排出吃奶时吞咽下的空气所致（见 315 章关于胃排空和胃食管反流的讨论）。

## ■ 腹 泻

参见 332 和 333 章。

## ■ 便 秘

超过 90% 的足月儿于生后 24h 内排出胎粪。若胎粪排泄延迟至出生 24~36h 以后，需考虑肠梗阻可能。肠道闭锁、梗阻或狭窄、先天性巨结肠、乳凝块、胎粪梗阻或胎粪栓都可以引起便秘，且往往是顽固的便秘。约 20% 的极低体重儿在生后 24h 内不排胎粪。若刚出生时没有便秘，但生后 1 个月内逐渐出现便秘，应考虑以下疾病可能：节段性结肠无神经节细胞症，甲状腺功能减退症，坏死性小肠结肠炎（NEC）引起

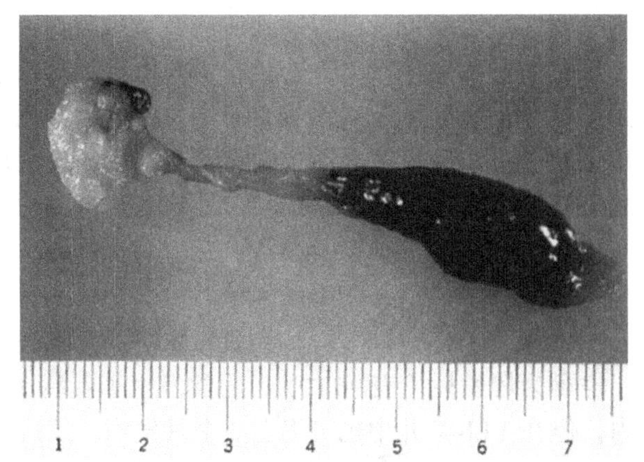


**图 96-1**　此胎粪黏液栓（刻度：cm）造成一例早产儿肠梗阻。患儿生后 30h 腹部 X 线片显示肠道明显扩张伴有多个液平面。灌肠后栓子排出，症状得到明显改善

摘自 The abnormal fetus//Belscher NA, Mackay EV, Colditz PB.Obstetrics and the Newborn. 3 ed. Philadelphia:WB Saunders, 1997

的肠狭窄，肛门狭窄等。需注意，肠道蠕动减少并不一定意味着便秘。母乳喂养儿肠蠕动较多，反之，人工喂养儿每天 1~2 次或隔天才有排便。

## ■ 胎粪栓

低位结肠胎粪栓或肛门直肠胎粪栓（图 96-1），以及含水量较少的胎粪可导致肠道梗阻。在极少情况下，肠道其他部位形成坚实粪块引起胎儿宫内肠梗阻和胎粪性腹膜炎，这与囊性纤维化病（CF）无关。肛门直肠胎粪栓可导致肠黏膜溃疡和肠穿孔。胎粪栓形成与下列情况有关：糖尿病母亲婴儿和囊性纤维化病可伴发小左结肠综合征、直肠无神经节细胞症、母亲阿片类药物应用以及母亲子痫前期接受硫酸镁治疗等。用甘油栓剂塞肛或等张生理盐水灌肠可排出胎粪栓。碘造影剂（泛影葡胺）灌肠通常也可促使栓子排出，机制可能是高渗性（1900 mOsm/L）造影剂迅速吸收水分进入肠腔，使粪栓软化而易于排出。但需要注意的是，高渗性药物吸收水分引起体液快速丢失，可能导致急性脱水甚至休克，因此建议用等量的生理盐水稀释造影剂，在操作中或操作后的数小时内静脉补充液体以纠正脱水。去除粪栓后，应继续密切观察，判断婴儿是否患有先天性巨结肠。

# 96.1　囊性纤维化病相关性胎粪性肠梗阻

*Akhil Maheshwari,Waldemar A. Carlo*

新生儿胎粪性肠梗阻可能与 CF 有关。CF 胎儿缺乏胰酶，肠道不能正常消化食物，胎粪容易形成黏稠的胶冻样，附着在肠壁上很难去除，坚硬的胎粪会堵塞肠腔，尤其在回肠下段。临床上表现为先天性肠梗阻，不一定伴有肠穿孔。患儿通常呈持续性呕吐，腹胀非常明显。偶有患儿能在生后不久即排出稠厚坚硬的粪块。

鉴别诊断包括其他能导致肠梗阻的疾病，如假性肠梗阻、腺胰功能不足（见 341 章）。根据患儿同胞哥姊的 CF 病史，腹部扪及面团样或绳索状包块，结合腹部 X 光表现，可做出初步诊断。与肠道闭锁患儿肠袢均匀扩张不同，CF 患儿的肠袢宽度不一，肠腔充气不均匀。在胎粪浓缩最严重的部位，气体混合其中，呈多泡状（图 96-2、96-3）。汗液实验有助于诊断 CF，但在新生儿中实施存在技术难度，常需采用基因检测证实 CF。

治疗可采用高渗性的泛影葡胺灌肠，如前文所述。如果治疗失败，或怀疑肠穿孔，应立即行剖腹探查，在回肠梗阻的最大直径处切开肠腔，用等渗的温热生理盐水或乙酰半胱氨酸（乙酰半胱氨酸）溶液通过细导管灌肠冲洗，可帮助排出胎粪。这些患儿中约 50% 存在肠道闭锁、狭窄或扭转，需手术治疗。大部分胎粪性肠梗阻婴儿可在新生儿期存活；如果梗阻与 CF 有关，其远期预后取决于基础疾病 CF 的严重性（见第

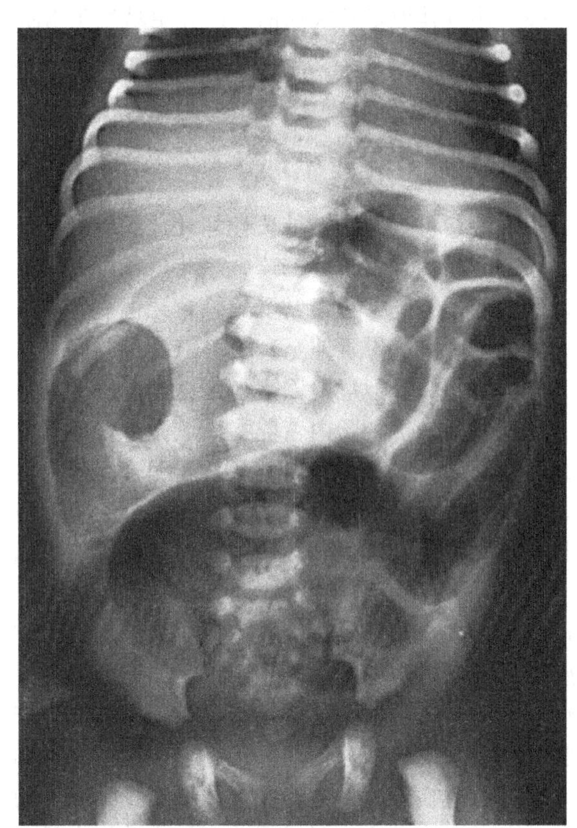

**图 96-2**　胎粪性肠梗阻。右腹部可见紧实的胎粪所形成的环状肠袢影，伴有少量气体通过。受累部位以上的肠腔极度扩张

395章）。

## ■ 胎粪性腹膜炎

肠穿孔可发生在宫内或生后短时间内。通常肠道破口可自然封闭，仅有少量的胎粪溢出；但也有一些病例，穿孔时间较长，引起严重的胎粪性腹膜炎。这种穿孔常见于CF患儿胎粪栓塞的并发症，偶尔可由单纯胎粪栓或其他原因导致的宫内肠梗阻引起。特别严重的肠穿孔在产前就有所表现，如超声显示羊水过多、胎儿腹水、肠管扩张、胎儿腹腔内钙化以及胎儿水肿。较轻的肠穿孔只有少量胎粪漏出，穿孔可自行封闭，一般不易察觉，以后在X线片上可发现一些钙化灶。典型病例临床表现为显著的肠梗阻或化学性腹膜炎，特征性表现包括腹胀、呕吐、便秘等，治疗主要包括解除梗阻、腹腔引流等。

# 96.2 新生儿坏死性小肠结肠炎

*Akhil Maheshwari, Waldemar A. Carlo*

NEC是新生儿期最常见的危及生命的消化道急症，以不同程度的肠黏膜坏死和透壁性肠坏死为主要特点。一般多因素起病。NICU住院患儿中NEC发病率为1%~5%。发病率和死亡率与胎龄和出生体重呈负相关。伴有其他基础疾病的早产儿更易发生NEC。近几年NEC发病率上升，从侧面反映高危儿的存活率提高。

## ■ 发病机制和病理生理

多种因素可导致肠壁节段性坏死、肠壁黏膜下积气、坏死后穿孔、腹膜炎、败血症甚至死亡。NEC以远端回肠和近结肠部位最常受累。致死性病例中，坏死肠段甚至可以从胃延伸至直肠。NEC虽与肠道功能不成熟密切相关，但危险因素尚未完全明确。肠道缺血（肠黏膜损伤）、肠内营养物质刺激（代谢底物）和细菌移位是NEC三大经典病因，但早产是最大的危险因素。NEC还可能是各种原因（缺血、感染、炎症）引起的肠黏膜完整性的破坏和宿主对各种损伤（循环性、免疫性、炎症性）的反应两者相互作用的结果。病理上主要表现为肠段凝固性坏死。大量病例研究提示感染在发病过程中起主导作用，病原培养曾发现多种细菌和病毒，包括大肠埃希菌、克雷白杆菌、产气荚膜杆菌、表皮葡萄球菌、星状病毒、诺如病毒和轮状病毒等，但临床大多数情况下并不能找到明确的致病原。NEC很少发生在肠道喂养开始之前，在母乳喂养的婴儿中发病率也较低。积极过度的肠道喂养被认为可导致NEC的发生。

虽然将近90%的NEC发生于早产儿，但偶尔也可见于足月儿。足月儿NEC通常是继发性的，常见于有出生窒息史、唐氏综合征、先天性心脏病、轮状病毒感染或先天性巨结肠等的患儿。

## ■ 临床表现

NEC患儿临床表现多样，症状和体征可为隐匿起病，也可为爆发性（表96-1），通常发生于生后2~3周内，但在VLBW儿中也可迟至3个月发病。发病日龄与胎龄呈负相关。NEC早期表现非特异性，如嗜睡、体温不稳定、腹胀、胃潴留等，25%的患儿出现明显血便。由于缺乏特征性体征，临床上容易先诊断为败血症。根据病情轻重，NEC的临床表现多样，轻者仅粪便潜血试验阳性，重者导致肠穿孔、腹膜炎、全身炎症反应综合征（SIRS）、休克甚至死亡。NEC病情进展较快，但很少在起病72h以后才从轻症发展为重症。

## ■ 诊　断

在治疗高危早产儿时应高度警惕本病。腹部平片是必要的诊断性检查，如显示有肠壁囊样积气就可确诊为NEC；肠壁积气可见于50%~75%的NEC患儿（图96-4）。门静脉积气提示病情严重，气腹提示肠穿孔（图96-4、96-5）。腹部摄片正常的情况下也可能通过肝脏超声发现门静脉积气。

NEC的鉴别诊断包括：全身或肠道的特异性病原的感染、肠梗阻、肠扭转和孤立性肠穿孔。孤立性肠

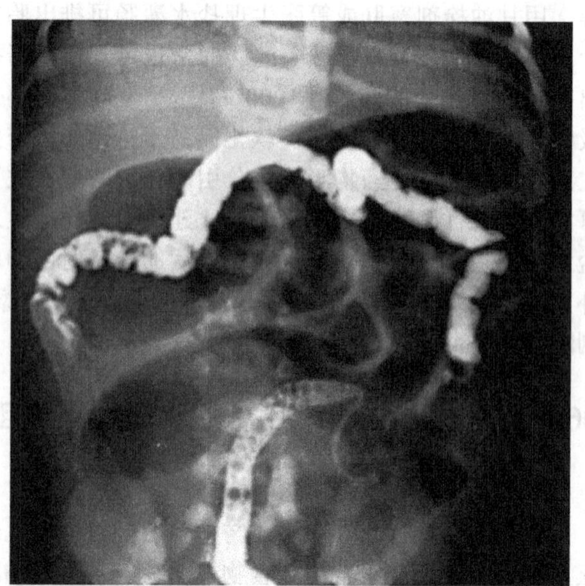

**图96-3** 胎粪性肠梗阻。由于胎粪未能到达结肠，因此造影显示结肠很小

穿孔可以是自发的，也可能由出生后早期使用皮质激素和吲哚美辛所诱发。这些肠穿孔患儿随后出现气腹，但其病情比 NEC 患儿轻。

## 治　疗

对疑似和确诊 NEC 的病例都应立即开始治疗。针对 NEC 尚没有特效的治疗药物和方法，目前治疗措施主要包括支持治疗、禁食、胃肠减压、静脉输液等，维持呼吸、凝血功能及酸碱、电解质平衡。抽取血培养后立即给予全身应用抗生素（在 NICU 病房中，尤其要选用对革兰氏阳性菌、革兰氏阴性菌和厌氧菌都敏感的广谱抗生素）。拔除脐血管导管，但需建立并保留良好的静脉输液通路。如果腹胀引起的呼吸暂停导致了低氧和高碳酸血症，应予辅助通气。用晶体或血制品补充血管内容量，快速推注液体和（或）正性肌力药以维持心血管功能，纠正血流动力学、代谢和电解质异常非常重要。

通过频繁的体格检查对病程的进展进行密切的观察，动态拍摄腹部前后位片、仰卧侧位片观察有无肠穿孔，动态监测血流动力学、电解质和酸碱水平。医务人员穿白大衣、佩戴手套并勤更换，将可能有相似病原感染风险的患儿与其他患儿隔离，防止院内交叉感染。

尽早请外科会诊。外科手术指征包括 :X 线片提示肠穿孔（气腹），腹腔穿刺结果阳性（穿刺有粪便，或腹水中检测到病原菌）。对于内科治疗失败、X 线片上单个固定肠袢、腹壁发红以及腹部扪及包块者，有相对剖腹探查指征。最佳外科手术时机是在肠坏死发生之后，但尚未发生肠穿孔和腹膜炎。在非常不稳定的发生肠穿孔的 NEC 早产患儿，尽管最佳手术方式仍未明确，但可以谨慎地用腹腔引流术替代剖腹探查术。一项多中心研究显示，不同的手术方式对患儿的存活率和重要的早期临床结局并没有显著影响。但另一项大样本随机临床试验结果显示大部分接受腹腔引流术的患儿日后仍需要第二次剖腹手术。目前还有其他研究，旨在观察腹腔引流术对 NEC 患儿远期的影响，例如死亡率和神经系统发育等。

孤立性肠穿孔多见于出生体重更低的早产儿，通常尚未开始经口喂养，肠穿孔的发生日龄小于 NEC 患儿。许多孤立性肠穿孔的患儿经腹腔引流后无须进一步的外科手术，小部分患儿日后需要手术修补肠瘘或肠狭窄。

**表 96-1　坏死性小肠结肠炎的症状和体征**

| |
|---|
| **胃肠道** |
| 腹胀 |
| 腹部压痛 |
| 喂养不耐受 |
| 胃排空延迟 |
| 呕吐 |
| 隐匿的或肉眼可见的便血 |
| 粪便性状改变 / 腹泻 |
| 腹部包块 |
| 腹壁发红 |
| **全身性** |
| 嗜睡 |
| 呼吸暂停 / 呼吸窘迫 |
| 体温波动 |
| 状态不良 |
| 酸中毒 [ 代谢性和（或）呼吸性 ] |
| 血糖波动 |
| 灌注不良 / 休克 |
| 弥散性血管内凝血 |
| 血培养阳性 |

摘自 Kanto WP Jr, Hunter JE, Stoll BJ.Recognition and medical management of necrotizing enterocolitis. Clin Perinatol, 1994,21: 335-346

## 预　后

约 20% 伴有肠壁积气的 NEC 确诊患儿内科治疗失败，其中 10%~30% 死亡。术后早期并发症包括 : 切口感染、裂开和造瘘口肠管脱出、坏死；远期并发症有 : 肠狭窄，约 10% 的外科或内科治疗患儿出现坏死部位的肠段狭窄，需手术切除狭窄部位；短肠综合征，主要发生于肠段广泛切除的 NEC 患儿，表现为吸收不良、生长迟缓、营养不良；此外，还有中心静脉置管相关并发症（败血症、血栓形成）和胆汁淤积性黄疸等。患有 NEC 早产儿中需要手术治疗或伴发败血症者，生长发育迟缓和神经系统发育不良预后的风险更高。

## 预　防

单纯母乳喂养的新生儿 NEC 发病率较低。早期过度喂养可能增加 VLBW 儿发生 NEC 的风险，但目前尚未建立安全有效的喂养制度。一些小样本队列研究显示早期少量喂养继以谨慎增加奶量的肠道刺激策略可以减少 NEC 发病率，但对所有这些研究的 meta 分析并没有发现该策略的显著益处。预防性肠道内抗生素应用可以降低 NEC 发病率，尽管也可能导致抗生素

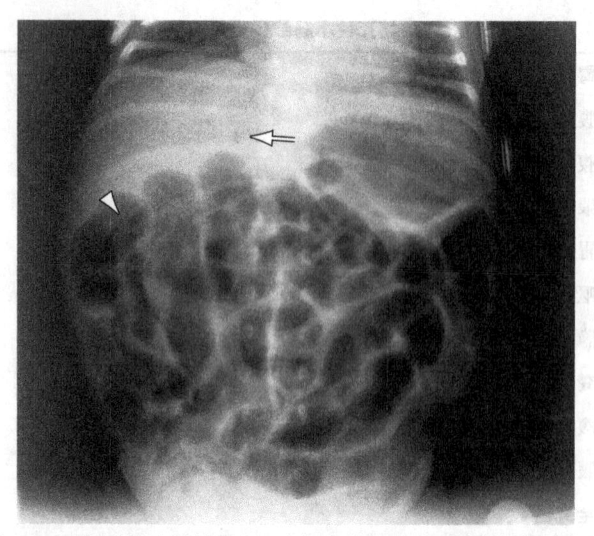

图 96-4　坏死性小肠结肠炎。腹部 X 线片显示腹胀、肝门静脉积气（箭头所指）和肠壁囊样积气（箭头所指，右下象限）。后两种征象可用于诊断 NEC

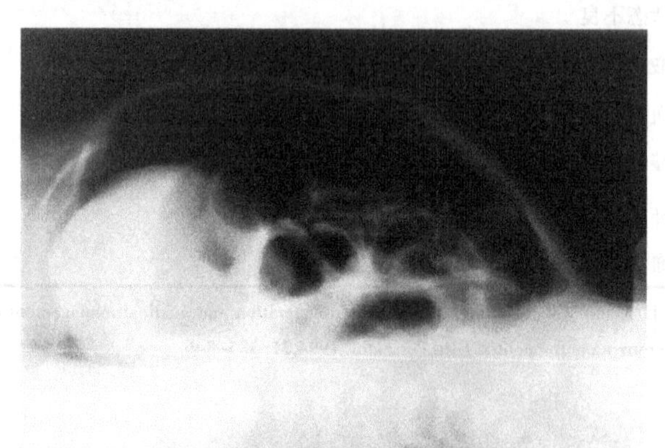

图 96-5　肠穿孔。一例 NEC 患儿腹部仰卧侧位片显示：腹胀明显和大量气腹（前腹壁下见游离气体）

耐药等不良结果。肠道益生菌也可降低 NEC，尤其是可以降低早产儿发生重症 NEC（II 期或更重）的风险和死亡率。但对于出生体重小于 1000g 的超低出生低重儿，肠道补充益生菌的安全性和有效性尚有待评估。

## 参考书目

参考书目请参见光盘。

## 96.3　新生儿黄疸和高胆红素血症

*Namasivayam Ambalavanan，Waldemar A. Carlo*

新生儿高胆红素血症非常多见，大部分预后良好。约 60% 的足月儿和 80% 的早产儿在生后一周内出现黄疸。皮肤黄染是由未结合的无极性的脂溶性胆红素在皮肤上积聚所引起的。未结合（间接）胆红素具有与凡登白试剂间接反应的特质，是血红蛋白经过血红素氧化酶、胆绿素还原酶及网状内皮细胞中的非酶性还原作用而产生的代谢终产物。皮肤黄染也有部分是由结合胆红素色素沉积引起。未结合胆红素进入肝脏细胞，在微粒体内经过尿苷二磷酸葡萄糖醛酸基转移酶（UDPGT）的催化，产成具有极性的水溶性的葡萄糖醛酸酯胆红素（直接反应），即为结合胆红素。尽管胆红素具有一定的抗氧化的生理作用，但高水平的非结合（间接）胆红素具有潜在的神经毒性。虽然结合胆红素没有神经毒性，但结合胆红素升高，也提示可能存在严重的肝脏或全身性疾病。

### 病　因

新生儿胆红素代谢是一个由胎儿代谢向成人代谢过渡的过程，胎儿阶段脂溶性未结合胆红素主要从胎盘途径排泄，到了成人，水溶性结合胆红素从肝细胞排入胆道，并从肠道排泄。下列因素会引起或加重未结合胆红素增高：①需要肝脏代谢的胆红素负荷增加（溶血性贫血、红细胞增多症、皮肤瘀斑或内出血、由于细胞不成熟或输血造成的红细胞寿命缩短、肠肝循环增加、感染等）；②转移酶或其他相关酶的活性降低或受损（遗传性缺乏、低氧、感染、甲状腺功能减退症等）；③转移酶的竞争或阻断（药物、与葡萄糖醛酸结合的物质）；④酶的数量减少或缺乏，肝细胞摄取胆红素的能力降低（遗传性缺乏或早产）。如果未结合胆红素在循环中以复合物形式的存在减少，会导致血清未结合胆红素浓度增高，从而增加其毒性作用，见于以下情况：低蛋白血症、酸中毒、继发于低血糖、饥饿和低体温导致的游离脂肪酸增加、胆红素与白蛋白的结合位点被药物（如磺胺异恶唑、拉氧头孢等）竞争性结合。非结合胆红素的神经毒性不仅与血脑屏障或神经细胞膜对胆红素的渗透性直接相关，而且和神经细胞对毒性损伤的易感性有关，早产、窒息、高渗透压和感染等情况均增加神经损伤的风险。早期频繁喂养可降低血清胆红素水平，而母乳喂养和脱水可引起胆红素水平升高。每 dL 胎粪中约含胆红素 1mg，若胎粪延迟排出，胆红素在肠道内的葡萄糖醛酸酶的作用下成为未结合胆红素，经肠肝循环重吸收，从而引起黄疸（图 96-6）。母亲应用催产素和护理中使用的酚类去污剂也可造成高间接胆红素血症。高间接胆红素血症的危险因素详见表 96-2。其他危险因素包括红细胞增多症、感染、早产以及糖尿病母亲。

### ■ 临床表现

黄疸可在出生时或新生儿期的任何时期出现，取决于引起黄疸的原因。黄疸的出现一般呈从上至下发展的规律，通常先出现于面部，随着血清胆红素水平的增加向腹部和足部蔓延。通过指压皮肤可以观察黄疸分布区域的进展（面部≈ 5 mg/dL；中腹部≈ 15 mg/dL；足底≈ 20 mg/dL），但不能据此来估计血清水平。如黄疸到达中腹部或出现症状、体征时就提示非生理性黄疸，应进一步评估可能引起黄疸的高危因素及是否溶血（表 96-2、96-3）。经皮胆红素测定（TcB）与血清总胆红素水平相关性好，可用于筛查；但对那些 TcB 水平超过生理性水平、黄疸进行性加深、有溶血或败血症等高危因素的患儿应测定血清胆红素水平。间接胆红素沉积的皮肤呈亮黄色或橙黄色；阻塞性黄疸（直接胆红素）的皮肤呈黄绿色或土黄色。严重的高胆红素血症会导致婴儿嗜睡、食欲缺乏，如不及时治疗，容易发展为急性胆红素脑病（核黄疸）（见 96.4）。

## 鉴别诊断

不论间接还是直接胆红素升高引起黄疸，如果于生后 24h 内出现，应予密切关注，这可能是由于新生儿溶血症、隐匿的出血、败血症、先天性宫内感染如梅毒、巨细胞病毒、风疹病毒或先天性弓形虫病等引

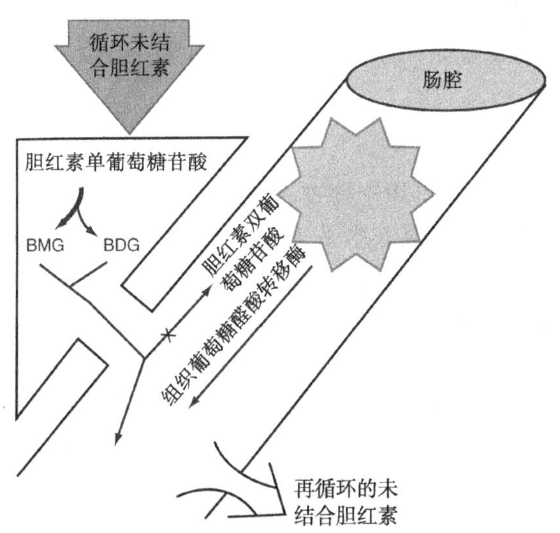


图 96-6 新生儿胆红素产生的速度为 6~8 mg/（kg · 24h），成年人为 3~4 mg/（kg · 24h）。非水溶性胆红素与白蛋白结合为复合物。在血浆 - 肝细胞接触面存在一种肝细胞膜载体（胆红素转运酶），它将胆红素转运给胞质结合蛋白（配体素或 Y 蛋白，现已知为谷胱甘肽 S 转移酶），后者可防止胆红素重吸收至血浆。通过多种胆红素葡萄糖醛酸转移酶的作用，胆红素进一步转变成单葡萄糖醛酸胆红素（BMG）或双葡萄糖醛酸胆红素（BDG）。新生儿分泌 BMG 较成年人多。胎儿的结合性非脂溶性 BMG 和 BDG 必须通过组织 β - 葡萄糖醛酸糖苷酶去结合并获得脂溶性之后才能经胎盘转运。出生后，肠道内或乳汁中的葡萄糖醛酸糖苷酶参与胆红素肠肝循环，并可能引起高胆红素血症

起。血清胆红素水平升高速度 >0.5 mg/（dL · h），同时有贫血、网织红细胞增高、肝脾大，结合阳性家族史提示溶血可能。若直接胆红素的比例异常增高提示患儿曾因溶血症接受宫内输血。于生后第 2~3 天才出现的黄疸一般为生理性，但也可能提示其他严重情况。家族性非溶血性黄疸（Crigler-Najjar 综合征）和早发的母乳喂养性黄疸可始于生后第 2~3 天。生后 3d 至 1 周内出现的黄疸可由细菌性败血症、尿路感染或其他病原如梅毒、巨细胞病毒、弓形虫或肠道病毒等引起。继发于严重瘀斑和出血的黄疸可出现于出生第 1 天或更迟，尤其早产儿。红细胞增多症也能引起早期黄疸。

出生 1 周后出现的黄疸需要鉴别多种病因，包括母乳性黄疸、败血症、先天性胆道闭锁或胆管缺如、肝炎、半乳糖血症、甲状腺功能减退症、CF 以及红细胞形态异常和酶缺乏所致的先天性溶血性贫血等（图 96-7）。出生 1 个月仍持续存在的黄疸需考虑以下鉴别诊断：静脉营养相关的胆汁淤积、肝炎、巨细胞病素感染、梅毒、弓形虫病、家族性非溶血性黄疸、先天性胆道闭锁、半乳糖血症以及新生儿溶血症之后发生的胆汁黏稠综合征。在很数情况下，如新生儿伴随甲状腺功能减退症或幽门狭窄时，生理性黄疸可持续数周。

对于足月、无症状的低危黄疸婴儿可通过检测血清总胆红素水平进行评估。如果显著的高胆红素血症或伴有相关症状和体征，则不管胎龄和黄疸出现的时间，患儿都需要全面的诊断性评估，包括测定直接和间接胆红素的比值、血红蛋白、网织红细胞、血型、Coombs 试验和外周血涂片。高间接胆红素血症、网织红细胞增多、血涂片证实有红细胞破坏，提示溶血（表 96-3）。在缺乏血型不合的依据时就应该考虑非免疫性溶血。如果网织红细胞计数、Coombs 试验和直接胆红素水平均正常，则考虑存在生理性或病理性高间接胆红素血症（图 96-7）。如为高直接胆红素血症，则应考虑肝炎、先天性胆道疾病（胆道闭锁、胆道缺如、Byler 病）、胆汁淤积、先天遗传代谢性疾病、CF 和败血症等诊断。

## 生理性黄疸（新生儿黄疸）

在正常情况下，脐血的血清间接胆红素水平为 1~3 mg/dL，上升速度 <5mg/（dL · 24h）；如黄疸在生后 2~3d 出现，则第 2~4 天达高峰时的胆红素峰值水平为 5~6 mg/dL，在第 5~7 天时又下降至 2 mg/dL 以下，符合上述变化特点的黄疸被称作“生理性黄疸”，其原因是由于出生后胎儿型红细胞破坏和肝脏对胆红素的结合能力暂时不成熟引起的胆红素生成增加所致。

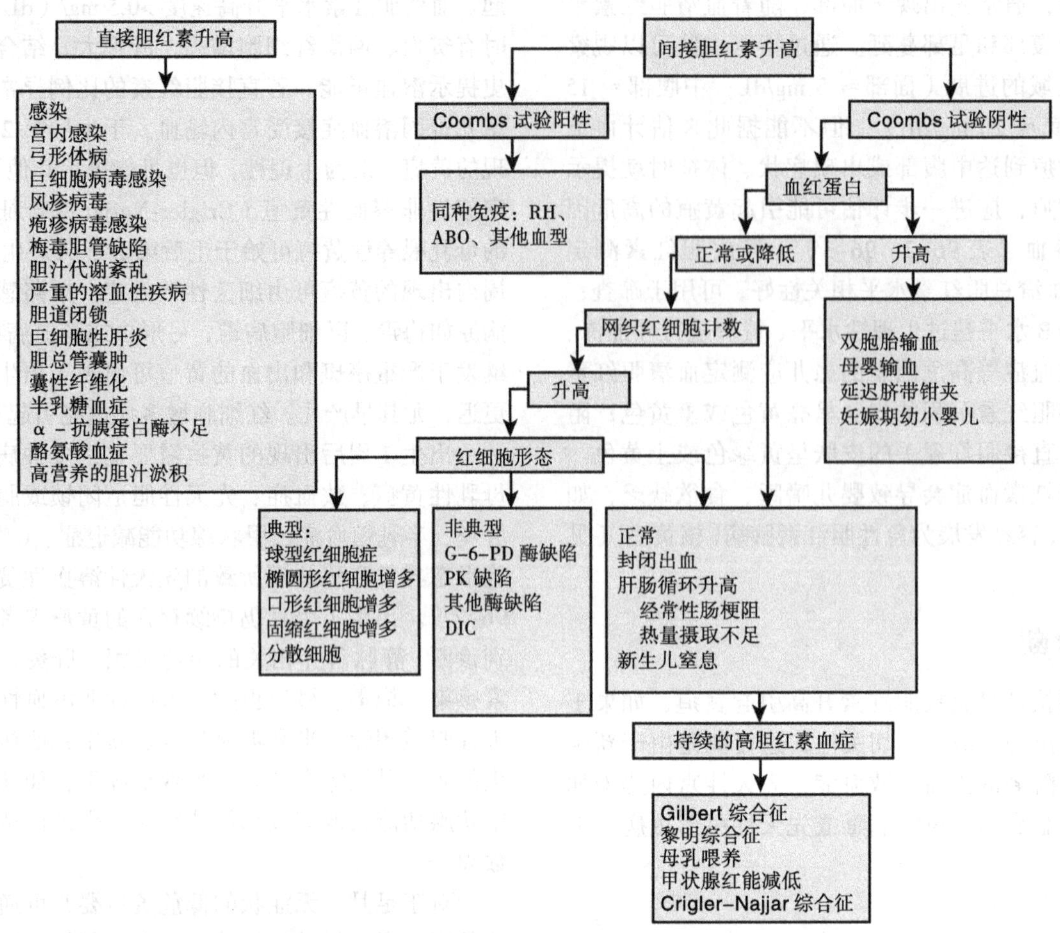


**图 96-7** 新生儿黄疸诊断示意图。G6PD: 葡萄糖 -6- 磷酸脱氢酶；PK: 丙酮酸激酶

摘自 Oski FA. Differential diagnosis of jaundice//Taeusch HW, Ballard RA, Avery MA.Schaffer and Avery's diseases of the newborn. 6 ed. Philadelphia：WB Saunders, 1991

总体而言，约 6%~7% 的足月儿间接胆红素水平超过 13 mg/dL，不到 3% 的足月儿会超过 15mg/ dL。高间接胆红素血症的危险因素包括：母亲年龄、种族（中国、日本、朝鲜 / 韩国、美国土著人）、糖尿病母亲、早产、药物（维生素 K、新生霉素）、海拔、红细胞增多症、男性、21 三体综合征、皮肤瘀斑、血管外出血（头颅血肿）、催产素引产、母乳喂养、体重丢失（脱水或热量摄入不足）、胎粪排泄延迟和同胞哥姊有生理性黄疸等（表 96-2 见光盘）。没有这些因素的婴儿胆红素水平很少超过 12mg/ dL，而有多种危险因素的则胆红素水平明显增高。在有新生儿黄疸家族史、纯母乳喂养、创伤、头颅血肿、亚裔、母亲年龄大于 25 岁的新生儿中，约 60% 出现高胆红素血症。母乳喂养、尿苷二磷酸葡萄糖醛酸转移酶 1A1（UGT1A1）基因多态性、有机阴离子转运因子 2 基因突变增加亚洲婴儿黄疸风险。生后 24~72h 内监测婴儿小时胆红素水平的动态变化可预测会发生过高生理性黄疸的新生儿（图 96-8）。经皮胆红素测定与血清胆红素水平成线性相关，可用于筛查。足月儿间接胆红素在生后 10~14d 可降至成人水平（1mg/ dL）。持续性高胆红素血症超过 2 周则提示有溶血、遗传性葡萄糖醛酸转移酶缺乏、母乳性黄疸、甲状腺功能减退症或肠道梗阻等可能。幽门狭窄引起黄疸的原因可能是热量摄入不足、肝脏 UDP- 葡萄糖醛酸转移酶缺乏或肠梗阻使胆红素肠肝循环增加。早产儿血清胆红素水平的上升趋势与足月儿相比基本相似或略缓，但持续时间长，一般直到生后 4~7d 才达到胆红素峰值 8~12 mg/dL；随着胆红素代谢和排泄机制逐渐成熟，出生 10d 以后黄疸就不常见了。

足月儿或早产儿生理性黄疸的诊断需根据病史、临床表现和实验室检查排除病理性黄疸后诊断（表 96-4）。出现以下情况，应寻找黄疸原因：①黄疸于生后 24~36h 内出现；②血清胆红素上升速度 >5 mg/（dL · 24h）；③足月儿血清胆红素 >12 mg/dL（特别是没有危险因素时）或早产儿 >10~14 mg/dL；④黄疸持续至生后 10~14d；⑤任何时候直接胆红素大于 2

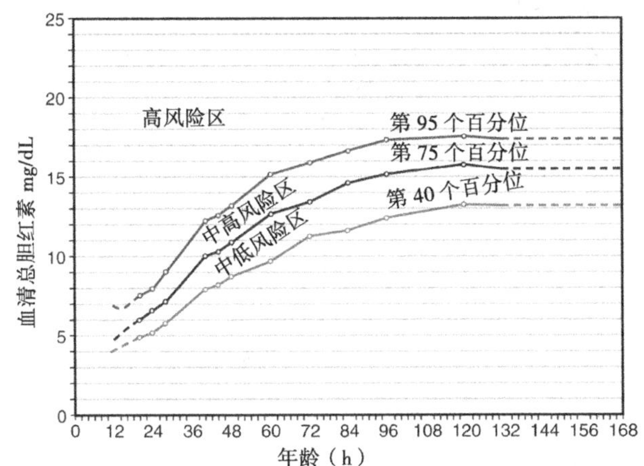


**图 96–8** 足月和近足月健康新生儿血清胆红素值的危险分区列线图。第 95 百分位为高危险区的临界线。中等危险区由第 75 百分位分割为高 – 中危险区和中 – 低危险区两部分。第 40 百分位以下定义为低危险区

摘 自 Bhutani VK, Johnson L, Sivieri EM.Predictive ability of a predischarge hour-specific serum bilirubin for subsequent significant hyperbilirubinemia in healthy term and near-term newborns. Pediatrics, 1999，103:6–14

mg/dL。其他提示非生理性黄疸的因素有：溶血性疾病阳性家族史、苍白、肝脾大、光疗不能使胆红素水平下降、呕吐、嗜睡、食欲缺乏、体重下降过多、呼吸暂停、心动过缓、生命体征异常（包括低体温）、大便颜色浅、尿色深、尿胆红素阳性和核黄疸体征等（见第 96.4）。

## ■ 病理性高胆红素血症

病理性高胆红素血症时黄疸的出现时间、持续时间或表现形式明显不同于一般生理性黄疸，或虽然表现与生理性黄疸类似但患儿存在胆红素神经毒性的高危因素。间接胆红素病理性升高的病因往往是多因素的，如种族为亚裔、早产、母乳喂养或体重丢失过多，有时很难准确判断究竟是哪一个或多个因素。因而我们把主要由胆红素葡萄糖醛酸转移酶缺乏或失活（Gilbert 综合征），而非胆红素负荷过多引起的黄疸，称之为“生理性黄疸加重”或“新生儿高胆红素血症”（表 96–2 见光盘）。G6PD 酶的缺乏伴随 UDP– 葡萄糖醛酸转移酶 1 启动子区域的突变可造成高间接胆红素血症，但无溶血的表现。病理性高胆红素血症也可由胆红素 UDP– 葡萄糖醛酸转移酶基因突变所致。

高胆红素血症最危险的并发症是神经系统损害，通常与间接胆红素升高有关（见第 96.4）。核黄疸（胆红素脑病）的发生取决于间接胆红素水平、暴露于胆红素升高的持续时间、黄疸的病因以及患儿基础状态。早产儿在较低的胆红素水平就有可能发生神经系统损害，伴有窒息、脑室内出血、溶血或应用能和胆红素竞争白蛋白结合位点的药物等情况更容易导致中枢损害。对 VLBW 儿有害的确切胆红素水平尚不明确。

## ■ 母乳喂养相关的黄疸

约 2% 母乳喂养的足月婴儿在出生 7d 后间接胆红素水平会明显升高（母乳性黄疸），于 2~3 周可达到最高浓度 10~30 mg/dL。如继续母乳喂养，胆红素水平会逐渐下降，但会持续 3~10 周都维持在较低水平。如停止母乳喂养，血清胆红素会迅速下降，通常几天内就恢复正常。停母乳 1~2d，代之以配方乳，血清胆红素可迅速降低，即使恢复母乳后胆红素也不会回升至原先的高水平。光疗有一定益处（见第 96.4）。母乳性黄疸患儿也有极少数发生核黄疸。其病因尚不明确，可能因为部分母亲乳汁中 β – 葡糖醛酸酐酶升高增加胆红素肠肝循环所致。

而母乳喂养相关的黄疸，是一种早发性的、相对较重的黄疸，出现在生后一周之内，胆红素水平通常较人工喂养儿高（图 96–9）。约 13% 的母乳喂养儿生后一周内胆红素水平 >12 mg/dL，可能是由于生后数天内热量和液体摄入不足，患儿脱水等。有些家庭给母乳喂养儿补充部分糖水，也会导致胆红素水平升高，这是由于喂了糖水以后，就减少了含有更多热量的母乳的摄入。鼓励多次喂养（每天 >10 次）、母婴同室增加夜间喂哺次数、对母亲提供母乳喂养的技术支持均有利于减少早发性母乳喂养性黄疸的发生。即使发生黄疸，仍应尽可能鼓励继续母乳喂养。也可以选择暂时中止喂养 1~2d，代之以配方奶喂养。如果奶水不足或婴儿体重丢失过多，或表现出脱水症状，建议增加喂养次数、辅以配方奶或吸奶器吸出母乳继续喂养。

## ■ 新生儿肝炎

见第 348.1。

## ■ 先天性胆道闭锁

见第 337.1。黄疸持续 2 周以上、粪便无胆汁、尿色深则提示有胆道闭锁。所有婴儿应立即予以诊断性评估，包括测定直接胆红素值。

## ■ 胆汁黏滞综合征

见第 97.3 晚期并发症一节。

## 参考书目

参考书目请参见光盘。

表 96-4　新生儿黄疸不同类型的鉴别诊断

| 诊断 | 凡登白试验 | 黄疸 | | 胆红素高峰 | | 胆红素上升速度 [mg/(dL·d)] | 特点 |
|---|---|---|---|---|---|---|---|
| | | 出现 | 消失 | mg/dL | 日龄 | | |
| 生理性黄疸 | | | | | | | 通常与成熟程度相关 |
| 足月儿 | 间接 | 2~3d | 4~5d | 10~12 | 2~3 | <5 | |
| 早产儿 | 间接 | 3~4d | 7~9d | 15 | 6~8 | <5 | |
| 由代谢因素引起的高胆红素血症 | | | | | | | 代谢因素：低氧、呼吸窘迫、缺乏碳水化合物 |
| 足月儿 | 间接 | 2~3d | 可变 | >12 | 第 1 周 | <5 | 激素影响：克汀病、激素、Gilbert 综合征 |
| 早产儿 | 间接 | 3~4d | 可变 | >15 | 第 1 周 | <5 | 遗传因素：Crigler-Najjar 综合征、Gilbert 综合征<br>药物：维生素 K，新生霉素 |
| 溶血和血肿 | 间接 | 可出现在生后头 24h | 可变 | 不封顶 | 可变 | 通常 >5 | 新生儿溶血症：Rh，ABO，Kell<br>先天性溶血：球形和非球形红细胞增多症<br>婴儿固缩红细胞症<br>药物：维生素 K<br>血管外出血——血肿 |
| 溶血和肝细胞受损因素并存 | 间接和直接 | 可出现在生后头 24h | 可变 | 不封顶 | 可变 | 通常 >5 | 感染：败血症、肾盂肾炎、肝炎、巨细胞病毒感染、风疹病毒、弓形虫病、梅毒<br>药物：维生素 K |
| 肝细胞受损 | 间接和直接 | 通常 2~3d；也可出现于 2 周内 | 可变 | 不封顶 | 可变 | 可变，有时 >5 | 胆道闭锁；胆管发育缺如、家族性胆汁淤积症、半乳糖血症、肝炎和感染 |

摘自 Brown AK. Neonatal jaundice.Pediatr Clin North Am, 1962，9:575-603

## 96.4　核黄疸

*Namasivayam Ambalavanan，Waldemar A. Carlo*

核黄疸或胆红素脑病是未结合胆红素在基底节和脑干神经核沉积的一种神经系统综合征。多因素发病，涉及未结合胆红素水平、与白蛋白结合的能力、游离胆红素水平、血脑屏障通透性以及神经系统对胆红素毒性的敏感性等因素。血脑屏障完整性被破坏、窒息、血脑屏障通透性的成熟度发生改变等都会都会影响其发病风险。

未结合胆红素或游离胆红素在血中高于多少才会对婴儿造成神经毒性的精确值目前尚不能确定，但大多数情况下，核黄疸只出现在血清胆红素水平 >20 mg/dL 的婴儿中。核黄疸患儿中，90% 发病前是母乳喂养为主的健康足月儿或近足月儿。高胆红素血症持续多久才会导致神经毒性也尚无定论。越不成熟的婴儿，越容易发生核黄疸。促进胆红素透过血脑屏障作用于神经细胞的潜在危险因素参见 96.3 讨论。

### ■ 临床表现

通常情况下，核黄疸若发生在足月儿，症状和体征在生后 2~5d 出现，早产儿可延迟至 7d 左右；但高胆红素血症也可以在新生儿的任何阶段导致核黄疸的发生。核黄疸早期症状较轻微，不易与败血症、窒息、低血糖、颅内出血以及其他急性全身性疾病相鉴别。初期常见症状多表现为嗜睡、食欲缺乏和拥抱反射消失。随后病情逐渐加重，患儿反应差、腱反射消失、呼吸窘迫、角弓反张、前囟饱满、面部和肢体抽搐、尖叫等。病情进展可出现痉挛和惊厥，双臂伸直内旋、双拳紧握（表 96-5），很少出现强直。

病情进展出现严重神经系统症状体征的患儿很多

表 96-5 核黄疸临床表现

| 急性期 |
|---|
| 阶段 1（第 1~2 天）：吸吮差、木僵、肌张力低、抽搐 |
| 阶段 2（第 1 周的中间时段）：伸肌肌张力高、角弓反张、颈后仰、发热 |
| 阶段 3（第 1 周后）：肌张力增高 |
| **慢性期** |
| 第 1 年：肌张力低下、深腱反射活跃、紧张性颈反射、运动技能发育延迟 |
| 第 1 年后：运动障碍（手足徐动症、舞蹈病、震颤）、双眼向上凝视、感觉神经性听力丧失 |

摘自 Dennery PA, Seidman DS, Stevenson DK.Neonatal hyperbilirubinemia.N Engl J Med , 2001, 344:581-590

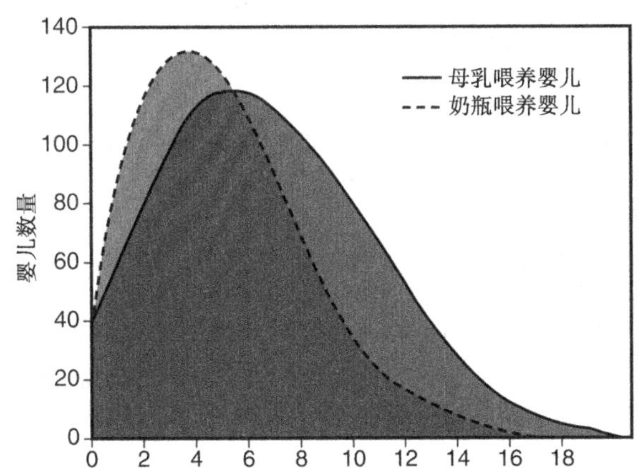


**图 96-9** 出生体重大于 2500g，母乳或配方乳喂养的白人婴儿，在生后第一周内最高血清胆红素水平的分布
摘自 Maisels MJ, Gifford K.Normal serum bilirubin levels in the newborn and the effect of breast-feeding. Pediatrics, 1986 , 78:837-843

死亡；存活者通常严重受损，但最初 2~3 个月内病情一度好转，仅有轻度异常；接近 1 岁时出现角弓反张、肌肉强直、不规则运动以及反复惊厥；2 岁时角弓反张和抽搐减轻，但不规则的不自主运动、肌肉强直等继续加重，部分患儿肌张力低下；3 岁时常表现为典型的神经系统综合征，出现双侧舞蹈症样手足徐动与随意肌的痉挛、锥体外系征、抽搐发作、智力缺陷、构音障碍、高频听力丧失、斜视和眼球向上转动障碍等；有的儿童会出现锥体征、肌张力低下、共济失调。少数轻症儿童仅有轻至中度的神经肌肉不协调，部分性耳聋，或“轻微脑功能障碍”，以上体征可单一或联合出现，且可能在孩子入学后症状才变得明显（表 96-5）。

## 发病率和预后

采用病理学标准，未经治疗的溶血症和胆红素超过 25~30 mg/dL 的所有胎龄的新生儿中，约 30% 发展成核黄疸。高胆红素血症的早产儿尸检发现核黄疸的发病率为 2%~16%，并与 96.3 章提及的危险因素有关。由于核黄疸的临床表现多种多样，因此未能得到其发病率的可靠数据。神经系统体征明显者预后差，这些婴儿中死亡率超过 75%，存活者中 80% 有随意肌痉挛和双侧舞蹈症样手足徐动，智能发育迟缓、耳聋以及痉挛性四肢瘫也很常见。

## 预 防

虽然核黄疸被认为是过去才会发生的疾病，目前仍有报道少数出院时健康的足月儿或近足月儿发生胆红素脑病。一些专家建议对生后 24~48h 内出现高胆红素血症的婴儿进行统一筛查，以筛选出那些有发生严重黄疸和神经系统损害高危因素的婴儿。

核黄疸的预防包括密切监护，建立一套系统的诊疗方案，以区分普通新生儿黄疸和具有潜在风险的黄疸。参考图 96-8 的时龄 - 血清胆红素水平列线图，结合体格检查以及临床危险因素评估，能够发现具有高胆红素血症风险的新生儿，并进行相应干预。美国儿科协会（AAP）列出的可预防性的核黄疸病因，包括：①早期出院（<48 h）而没有早期随访（出院后 48 h 内），这种现象在近足月儿（胎龄 35~37 周）中较突出；②生后 24 h 内出现黄疸但没有检测胆红素水平；③没有认识到发生高胆红素血症的危险因素；④仅凭经验（视觉）评估而低估了黄疸的严重性；⑤对黄疸没有引起足够的重视；⑥黄疸明显但没有及时测定血清胆红素水平、黄疸进行性加重但没有及时给予光疗；⑦漠视家长关于孩子黄疸、食欲缺乏、嗜睡等异常表现的主诉。图 96-10（见光盘）列出了基于循证医学证据的黄疸婴儿管理步骤。在每一个婴儿出院前，根据临床指南对其发生黄疸的高危因素进行评估是值得推荐的做法（表 96-2 见光盘）。

AAP 建议：①任何在生后 24h 内出现黄疸的婴儿应测定血清胆红素值，如升高，则应明确有无溶血性疾病的存在；②所有生后 48h 内出院的新生儿，应安排其在出院后 2~3d 内接受随访。早期随访对胎龄小于 38 周的婴儿尤为重要。随访时间取决于出院时的日龄和有无高危因素的存在。必要时，有的婴儿出院后 24h 内就应接受随访。出院后随访有利于及时发现高胆红素血症相关的问题和进展情况。随访中，应当尽早并且多次询问父母关于婴儿皮肤颜色、行为活动方面的问题，对父母进行黄疸潜在危险及神经毒性相关知识的宣教。整个新生儿阶段，都应对母亲提供哺乳指导和黄疸知识宣教，提供社会支持和随访服务。建议母亲每隔 2~3h 哺乳 1 次，应教育母亲避免常规补充开水或糖水，以确保婴儿摄入足够的水分和热量。

## ■ 治 疗

不管病因如何，高胆红素血症的治疗目标是防止未结合胆红素引起的神经毒性。光疗以及光疗失败时采用的换血疗法是两种基本的治疗方法，可以将血清总胆红素水平维持在病理状态以下（图 96-11，96-12 见光盘；表 96-6）。应权衡胆红素引起中枢神经损害的风险与治疗本身的副作用。开始光疗的具体胆红素水平没有统一标准，由于光疗需 6~12h 才会见效，因此实施光疗的胆红素水平应低于换血标准。应及时治疗导致胆红素水平升高的基础临床疾病，以及可以增加对胆红素神经毒性易感性的各种病理生理因素，如用抗生素治疗败血症，纠正酸中毒等（表 96-7）。

### 光 疗

可见光谱的高强度光可以减轻黄疸和高间接胆红素血症。胆红素吸收的最大光波在蓝色范围（420~720nm）。但光谱较宽的白光、蓝光和特殊的窄谱（超）蓝光也可有效降低胆红素水平。皮肤内的胆红素吸收光能，产生光化学反应。一方面，光疗可以通过可逆的光异构化反应，将有毒性的非结合 4Z，15Z- 胆红素转化为非结合的构象异构体 4Z，15E- 胆红素，后者可不经肝脏处理，直接经胆汁排出；另一方面，光疗也能通过不可逆反应，将胆红素转化为其异构体光红素，以非结合形式从肾脏排出。

影响光疗疗效的因素有：有效波长范围内发射的光能、光源与婴儿的距离、暴露在光疗下的体表面积以及溶血速度、体内胆红素代谢与排泄的速度。市场上的光疗设备在光谱输出、辐照强度的参数上存在差别；但是可以通过患儿体表测量得到精确的光强度。

**表 96-6 早产儿安全的血清间接胆红素最高水平（mg/dL）**

| 出生体重（g） | 无并发症* | 有并发症* |
|---|---|---|
| <1000 | 12~13 | 10~12 |
| 1000~1250 | 12~14 | 10~12 |
| 1251~1499 | 14~16 | 12~14 |
| 1500~1999 | 16~20 | 15~17 |
| 2000~2500 | 20~22 | 18~20 |

* 并发症包括围生期窒息、酸中毒、低氧、低体温、低白蛋白血症、脑膜炎、脑室内出血、溶血、低血糖或核黄疸相关表现。胆红素值通常达到最大值 50%~70% 时开始光疗，如胆红素值远远超过最大值，或光疗无效，或出现核黄疸表现，需换血

**表 96-7 再次入院的新生儿光疗或换血治疗的临床路径**

| |
|---|
| **治疗** |
| 根据图 96-11 和 96-12 进行强光疗和 / 或换血 |
| **实验室检查** |
| TSB 和直接胆红素水平 |
| 血型（ABO，Rh） |
| 直接抗体试验（Coombs） |
| 血清白蛋白 |
| 全血细胞计数、红细胞形态涂片<br>网织红细胞计数 |
| 呼气末一氧化碳浓度（如条件允许） |
| 根据患儿种族或地域特点，或光疗效果不理想，检测 G6PD |
| 尿还原物检测 |
| 若有败血症病史或表现，行血培养，尿培养，脑脊液蛋白、葡萄糖含量、细胞计数和培养检查 |
| **干预** |
| 若 TSB ≥ 25mg/dL（428μmol/L）或≥ 20mg/dL（342μmol/L）且患有基础疾病或胎龄 <38 周，测血型或血交叉试验，申请血制品以备换血。 |
| 同族免疫性溶血患儿，强光疗后 TSB 水平仍升高，或 TSB 水平与换血值仅差 2~3mg/dL（34~51μmol/L）（图 96-12），予静脉用免疫球蛋白 0.5~1g/kg，2h 内输注，必要时 12h 后重复一次。 |
| 若出生后体重丢失超过 12%，或临床 / 生化指标提示脱水，建议配方奶或吸出母乳喂养。若经口喂养困难，可给予静脉补液。 |
| **强光疗下的婴儿** |
| 每隔 2~3h 进行母乳喂养或人工喂养（配方奶或吸出的母乳） |
| 如 TSB ≥ 25mg/dL（428μmol/L），2~3h 内复查 |
| 如 TSB 20~25mg/dL（342~428μmol/L），3~4h 内复查；如 TSB<20mg/dL（342μmol/L），4~6h 内复查；如 TSB 继续降低，8~12h 内复查 |
| 如 TSB 不降或反而接近换血值，或 TSB/ 白蛋白比值超过图 96-12 所示，建议换血（图 96-12 换血治疗的方案） |
| 当 TSB<13~14mg/dL（239μmol/L），停止光疗 |
| 根据高胆红素血症病因，可选择出院后 24h 复查 TSB 看是否反弹 |

TSB：血清总胆红素

摘自 AAP Subcommittee on Hyperbilirubinemia: Management of hyperbilirubinemia in the newborn infant 35 or more weeks of gestation.Pediatrics，2004，114:297-316

深色肤色并不会减弱光疗的疗效。当间接胆红素达到图 96-11 见光盘和表 96-7 中所述的水平时，需采用最大强度光疗，例如采用“特殊蓝色”荧光灯管，将灯管置于距离患儿皮肤 15~20cm 处，在婴儿背部放置纤维光疗毯以增加光疗面积。积极的光疗可以改善出生体重 <1000 g 的早产儿的神经系统预后。

光疗降低了溶血和非溶血性黄疸的婴儿需要换血

的概率。但是，当患儿确实存在换血指征时，不应采用光疗替代。此外，光疗可以减少溶血患儿反复换血的机会。常规的光疗是连续性的，光疗中需定期翻动婴儿身体以达到最大限度的皮肤暴露。一旦间接胆红素水平下降到与婴儿年龄相应的安全水平，就应停止光疗。对溶血症患儿或胆红素水平接近神经毒性范围的婴儿应每 4~8h 检测一次血清胆红素值和血细胞比容。其他患儿，特别是年长儿可适当延长监测间隔。光疗停止后，对有溶血的患儿应继续监测至少 24 h，因为有时血清胆红素仍会再次升高而需要进一步治疗。不能单纯通过皮肤颜色来评估光疗的效果，因为有些婴儿虽有明显的高胆红素血症，但其暴露于光照下的皮肤可能几乎看不出黄染。光疗时，部分患儿存在脱水或胆红素水平接近换血指征，经口喂养之余适当静脉补液可能有益。

光疗的并发症包括腹泻、红色斑疹、一过性卟啉症相关紫癜、发热，脱水（不显性丢失增加，腹泻）、寒冷和青铜症（多见于高直接胆红素血症，见后文）。卟啉症患儿应禁止光疗。光疗时患儿双眼用黑色眼罩保护，防止暴露于强光引起角膜损伤。监测体温，同时设置防止灯泡破碎的防护罩。如有条件应直接测量辐照强度。有溶血症的婴儿应监测是否存在贫血，必要时需输血。即使胆红素水平下降，贫血仍有可能发生。临床经验认为光疗的长期副作用很小或几乎没有，或是未被认知。

青铜症是指光疗后婴儿皮肤呈灰棕色改变。几乎所有青铜症婴儿都存在直接胆红素明显升高，或有其他阻塞性肝病的表现。这种皮肤颜色的变化可能是由于光照引起卟啉改变，常存在于胆汁淤积性黄疸中，并可持续数月。青铜症出现之后，如有必要，光疗仍可继续。

### 静脉用免疫球蛋白

静脉用免疫球蛋白是同族免疫性溶血引起高胆红素血症的辅助治疗方法。当血清胆红素水平接近换血指征且光疗无效时，推荐使用该方法。用法为每次 0.5~1.0 g/kg，于 12h 重复 1 次，抑制溶血进展，减少 ABO 溶血与 Rh 溶血患儿换血概率。

### 金属卟啉类

金属卟啉类可被选择性用于治疗高胆红素血症，如锡 – 原卟啉或锡 – 中卟啉。它可竞争性抑制血红素加氧酶作为限速酶将血红素转换为胆绿素（间接胆红素的一种中间代谢物）的过程。 生后第 1 天单次肌注可减少光疗的使用。如过预计患儿会发生黄疸，尤其是 ABO 血型不合、G6PD 缺乏或某些特殊宗教信徒拒绝接受血制品治疗时，这一方法可能有效。金属卟啉类治疗的并发症包括暂时性红斑（见于正在光疗的患儿）。锡 – 中卟啉可降低胆红素水平，减少光疗的需要，缩短住院时间；但金属卟啉类治疗高间接胆红素血症是否可以减少核黄疸或远期神经系统损害，目前还不清楚。关于该类药物的疗效、毒性以及长期作用的评估正在进行中。

### 换 血

双倍容量换血的指征是强光疗后胆红素水平未能降至安全范围，且发生核黄疸的风险超过换血本身的风险。换血潜在的并发症不应忽视，包括酸中毒、电解质紊乱、低血糖、低血钙、血小板减少、容量过负荷、心律失常、NEC、感染、宿主免疫排斥反应和死亡。换血是已经被广泛接受的治疗手段，如有必要可重复换血以保持间接胆红素水平在安全范围内（图 96–12 见光盘和表 96–7）。换血见第 97 章。

就个体而言，决定是否换血的因素很多。不管血清胆红素水平如何，只要有核黄疸的表现就应换血。健康足月儿生理性或母乳性黄疸可耐受略高于 25mg/dL 的胆红素而没有任何中枢损害；反之患病的早产儿即使胆红素水平较低也可发生核黄疸。个别婴儿在生后 1~2d 胆红素值已接近换血标准，如估计胆红素水平会进一步上升的话也可换血，但如果是足月儿生后的 4d 左右和早产儿生后 7d 左右，则可以暂缓换血，因为往往在这个时候随着肝脏结合胆红素的能力逐渐增强，黄疸会很快下降。

### 参考书目

参考书目请参见光盘。

（胡琼瑶 译，马晓路 审）

# 第 97 章 血液系统疾病

## 97.1 新生儿贫血

*Akhil Maheshwari, Waldemar A. Carlo*

随着胎龄增加，血红蛋白量逐渐升高：足月儿脐带血的血红蛋白含量为 16.8 g/dL （14~20g/dL）；极低出生体重儿血红蛋白的水平比足月儿低 1~2 g/dL（图 97–1）。低于相对应出生体重和出生后日龄的血红蛋白正常范围就被定义为贫血（表 97–1）。足月儿

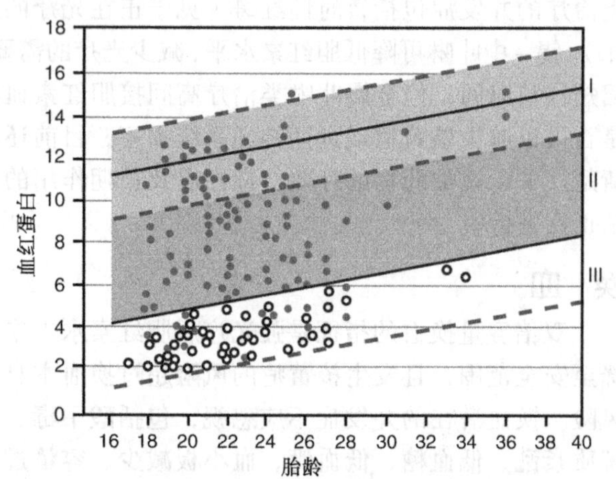


**图 97-1** 经脐穿刺（皮下脐血标本）获得胎龄 10~40 周的正常胎儿的血红蛋白范围（平均值和 95%CI）（I 区）。实心圆圈代表母亲红细胞同族免疫；空心圆圈代表超声显示为水肿胎儿的血红蛋白水平（Ⅲ区）

摘自 Soothill P.Cordocentesis: role in assessment of fetal condition. Clin Perinatol, 1989，16:755–770

生后 8~12 周（11g/dL），早产儿生后约 6 周（7~10 g/dL）可出现血红蛋白含量的“生理性”降低。

剖宫产出生婴儿的血细胞比容（Hct）可能较阴道分娩的婴儿低。出生时的贫血可表现为苍白、心力衰竭或休克（图 97–2），可由胎儿的急、慢性失血，溶血或红细胞增生低下所引起。可能的特殊原因包括新生儿溶血病，分娩中脐带的撕裂和离断，脐带异常植入，胎盘血管交通，前置胎盘或胎盘早剥，脐带绕颈，胎盘被切开，内出血（肝、脾或颅内），α–地中海贫血，先天性微小病毒感染或其他再生不良性贫血以及在单卵双胎中由胎盘动–静脉交通所引起的胎–胎输血（见第 92 章）。

从胎儿进入母体循环的经胎盘出血据报道占全体妊娠的 5%~15%，但通常在出生时不会引起明显的症状，除非严重失血。分娩当天可通过 Kleihauer-Betke 试验或流式细胞仪方法在母血中检测到明显增加的胎儿血红蛋白和红细胞总量来证实。如果患儿有严重贫血并伴心力衰竭，需要通过急诊换血来恢复血细胞比容和血液的携氧能力。

急性失血通常在出生时引起严重的窘迫，开始时血红蛋白可以正常，没有肝脾大和早期休克。相反地，宫内慢性失血可以造成明显的苍白但较少发生窘迫，血红蛋白降低伴小细胞贫血。如果贫血严重可出现心力衰竭。

生后头几天的贫血，最多见于新生儿溶血症。其他原因还有新生儿出血性疾病，包括脐带结扎不当引起的出血、大的头皮血肿、颅内出血、肝、脾、肾上

**表 97-1 妊娠 18 周到出生后 14 周的正常红细胞值**

| 年龄 | 血红蛋白（g/dL） | 血细胞比容（%） | 平均细胞容积（μ3） | 网织红细胞（%） |
|---|---|---|---|---|
| 妊娠（周数） | | | | |
| 18~20* | 11.5 ± 0.8 | 36 ± 3 | 134 ± 8.8 | N/A |
| 21~22* | 12.3 ± 0.9 | 39 ± 3 | 130 ± 6.2 | N/A |
| 23~25* | 12.4 ± 0.8 | 39 ± 2 | 126 ± 6.2 | N/A |
| 26~27 | 19.0 ± 2.5 | 62 ± 8 | 132 ± 14.4 | 9.6 ± 3.2 |
| 28~29 | 19.3 ± 1.8 | 60 ± 7 | 131 ± 13.5 | 7.5 ± 2.5 |
| 30~31 | 19.1 ± 2.2 | 60 ± 8 | 127 ± 12.7 | 5.8 ± 2.0 |
| 32~33 | 18.5 ± 2.0 | 60 ± 8 | 123 ± 15.7 | 5.0 ± 1.9 |
| 34~35 | 19.6 ± 2.1 | 61 ± 7 | 122 ± 10.0 | 3.9 ± 1.6 |
| 36~37 | 19.2 ± 1.7 | 64 ± 7 | 121 ± 12.5 | 4.2 ± 1.8 |
| 38~40 | 19.3 ± 2.2 | 61 ± 7 | 119 ± 9.4 | 3.2 ± 1.4 |
| 出生后（d） | | | | |
| 1 | 19.0 ± 2.2 | 61 ± 7 | 119 ± 9.4 | 3.2 ± 1.4 |
| 2 | 19.0 ± 1.9 | 60 ± 6 | 115 ± 7.0 | 3.2 ± 1.3 |
| 3 | 18.7 ± 3.4 | 62 ± 9 | 116 ± 5.3 | 2.8 ± 1.7 |
| 4 | 18.6 ± 2.1 | 57 ± 8 | 114 ± 7.5 | 1.8 ± 1.1 |
| 5 | 17.6 ± 1.1 | 57 ± 7 | 114 ± 8.9 | 1.2 ± 0.2 |
| 6 | 17.4 ± 2.2 | 54 ± 7 | 113 ± 10.0 | 0.6 ± 0.2 |
| 7 | 17.9 ± 2.5 | 56 ± 9 | 118 ± 11.2 | 0.5 ± 0.4 |
| 出生后（周） | | | | |
| 1~2 | 17.3 ± 2.3 | 54 ± 8 | 112 ± 19.0 | 0.5 ± 0.3 |
| 2~3 | 15.6 ± 2.6 | 46 ± 7 | 111 ± 8.2 | 0.8 ± 0.6 |
| 3~4 | 14.2 ± 2.1 | 43 ± 6 | 105 ± 7.5 | 0.6 ± 0.3 |
| 4~5 | 12.7 ± 1.6 | 36 ± 5 | 101 ± 8.1 | 0.9 ± 0.8 |
| 5~6 | 11.9 ± 1.5 | 36 ± 6 | 102 ± 10.2 | 1.0 ± 0.7 |
| 6~7 | 12.0 ± 1.5 | 36 ± 5 | 105 ± 12.0 | 1.2 ± 0.7 |
| 7~8 | 11.1 ± 1.1 | 33 ± 4 | 100 ± 13.0 | 1.5 ± 0.7 |
| 8~9 | 10.7 ± 0.9 | 31 ± 3 | 93 ± 12.0 | 1.8 ± 1.0 |
| 9~10 | 11.2 ± 0.9 | 32 ± 3 | 91 ± 9.3 | 1.2 ± 0.6 |
| 10~11 | 11.4 ± 0.9 | 34 ± 2 | 91 ± 7.7 | 1.2 ± 0.7 |
| 11~12 | 11.3 ± 0.9 | 33 ± 3 | 88 ± 7.9 | 0.7 ± 0.3 |
| 12~14 | 11.9 | 37 | 86.8 | 0.9 |

* 在子宫内收集的样品。除了产后 12~14 周只给出平均值，其余结果均为平均值 ± 1 标准差

摘自 Bizzarro MJ, Colson E, Ehrenkranz RA. Differential diagnosis and management of anemia in the newborn. Pediatr Clin North Am , 2004,51:1087–1107

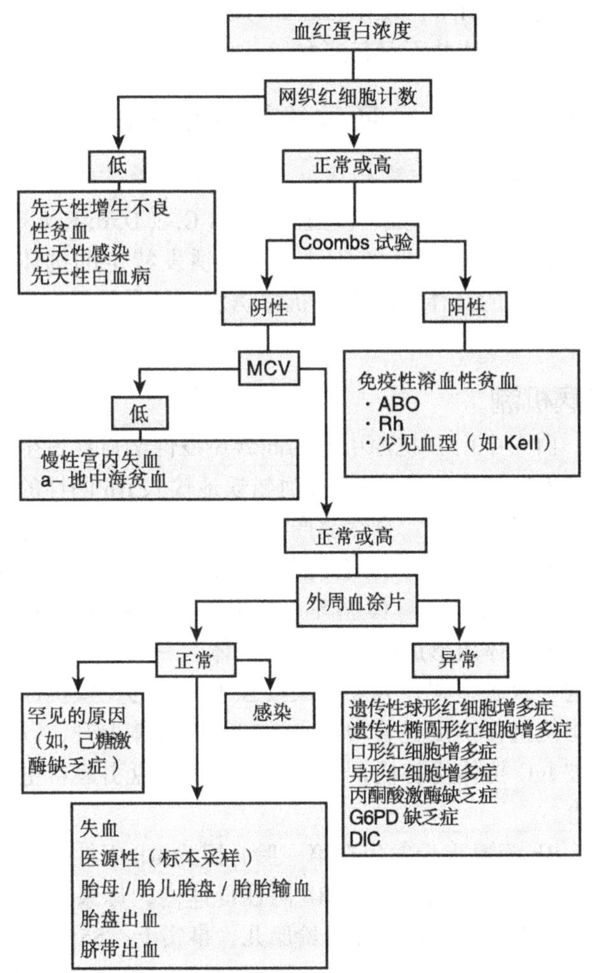


**图 97-2** 新生儿的贫血诊断。DIC：弥散性血管内凝血；G6PD：葡萄糖 -6- 磷酸脱氢酶；MCV：平均红细胞容积

摘自 Modified from Blanchette VS, Zipursky A. Assessment of anemia in newborn infants.Clin Perinatol, 1984，11:489–510

腺、肾脏破裂后的包膜下出血。生后头几天血红蛋白或 Hct 的迅速降低有可能是上述各种情况的初期表现。

新生儿后期出现的迟发性贫血可能是溶血性疾病所致，不管是否经过换血或光疗。先天性溶血性贫血（球形红细胞增多症）偶尔可在生后第一个月出现。继发于 G6PD 和丙酮酸激酶缺陷的遗传性非球形红细胞性溶血性贫血在新生儿期曾有报道。上消化道血管瘤、梅克尔憩室中异位胃黏膜溃疡或消化道重复畸形引起的出血在新生儿是很罕见的。多次重复采血监测血气和血生化指标是长时间住院新生儿发生贫血的常见原因。矿物质（铜）缺乏可在长期接受肠外营养的婴儿中引起贫血。

早产儿贫血是指低出生体重早产儿生后 1~3 月时血红蛋白水平在 7~10 g/dL 以下，其临床表现包括皮肤苍白、体重不增、活动减少、呼吸急促、心动过速和喂养问题。由于化验而重复的静脉采血，红细胞寿命缩短，生长迅速和胎儿向新生儿的生理过渡（低 $PaO_2$ 和氧饱和度→高 $PaO_2$ 和氧饱和度）是早产儿贫血的原因。新生儿组织获得氧气的能力低于成人，对应于相同贫血程度，新生儿促红细胞生成素的反应较弱，因此其血红蛋白和网织红细胞水平均较低。在极低出生体重儿延迟结扎脐带并让胎儿位置低于胎盘水平，可促进胎盘向新生儿输血，减少出生后输血的需要。但这种方法不应延缓复苏并可能导致血液高黏状态。

对于其他方面都健康的足月新生儿，延迟结扎脐带（约 1~2 min 或等到脐带搏动停止以后）对预防贫血可能是有益的，并且这种效应可以持续至新生儿期之后。延迟脐带结扎的益处可以持续 2~6 个月，表现为 Hct 较高，铁蛋白和贮存铁的测定提示铁储备状况良好，并且临床上婴儿期贫血的风险显著降低。分娩时延迟结扎脐带可以向新生儿额外输送 20~40 mL 血液和 30~35 mg 铁。这样做的风险是出现红细胞增多症，但通常是无症状性的。

新生儿贫血的输血治疗取决于症状的严重程度、血红蛋白水平和是否伴有干扰组织氧供的疾病（支气管肺发育不良、青紫型先心病、肺透明膜病）。输血治疗应权衡输血风险，包括溶血性输血反应，血制品中的防腐剂和其他潜在毒素的暴露，容量过负荷、可能增加的早产儿视网膜病和坏死性小肠结肠炎风险、移植物抗宿主反应和输血获得性的感染（CMV、HIV、甲型和乙型肝炎）（见 468 章）。应用去除了白细胞血液可以消除 CMV 感染的危险。 小于 1 500 g 的婴儿输血必须使用 CMV 抗体阴性的去除白细胞的血液。对供体血进行抗体筛选可以减少但不能消除 HIV 和甲型、乙型肝炎的获得性感染。应该鼓励提高血库技术以限制对多个血源供体的暴露。

虽然已经有了早产儿输血指南（表 97–2），但这些指南并未得到临床研究的证实。但无论如何，这些指南可以减少不必要的输血。两项随机试验，一项由爱荷华大学主持，另一项多中心试验为 PINT 试验比较了严格输血指南和自由输血指南的临床效应。两个试验里的严格输血指南基本相似。爱荷华试验中，气管插管辅助通气的新生儿，自由输血组和严格输血组的 Hct 输血阈值分别为 46% 和 34%；经鼻持续气道正压通气或吸氧新生儿两组的输血阈值分别为 <38% 和 <28%，不吸氧新生儿两组的输血阈值分别为 <30% 和 <22%。爱荷华试验中，自由输血组的输血阈值高于 PINT 试验。两个试验中，严格输血组输血次数明显减少，未输血的例数明显增加。但是在爱荷华试验中

（PINT 试验中并没有这个现象）也观察到严格输血组头颅超声异常率和呼吸暂停发作频率增加。这些发现需要临床试验的进一步评估，何为早产儿合适的输血标准这一问题仍未解决。

血红蛋白 10g/dL 的无症状的足月儿可以继续监测，而出生时有胎盘早剥或严重溶血症的新生儿并伴有症状性贫血就需要立即输血。早产儿尽管接受了茶碱治疗但仍反复发作呼吸暂停、心动过缓，且血红蛋白≤ 8g/dL，输注红细胞是有益的。另外，呼吸窘迫综合征和严重支气管肺发育不良的患儿可能需要将血红蛋白提高到 12~14g/dL 以改善氧供。对于因化验抽血导致的失血和轻度的无症状性贫血则不需要输血。血红蛋白水平≤ 7g/dL 但网织红细胞减少的新生儿尽管没有症状也可能需要输血，如果不予输血，必须密切观察。以 2~3mL/kg/hr 的速度输入浓缩红细胞 10~20mL/kg 来提高血红蛋白浓度；2mL/kg 可提高血红蛋白水平 0.5~1g/dL。如有可能，出血时应输注全血；若没有全血，可以先进行液体复苏，紧接着输入浓缩红细胞。

当有些家庭出于宗教考虑，要求尽可能减少或避免输血时，可以考虑用重组人红细胞生成素（r-HuEPO）来治疗慢性或可预期的贫血。用 r-HuEPO 治疗的同时必须口服铁剂。剂量和应用方法各异。早产儿贫血用 r-HuEPO 治疗并不能减少输血次数或减少供体的暴露，因此不推荐在极低出生体重儿中常规使用 r-HuEPO。早期启动 r-HuEPO 治疗可以使每个婴儿总输血容量小幅下降。但 r-HuEPO 治疗组早产儿发生严重视网膜病变的风险增加。较迟启动 r-HuEPO 治疗（≥ 8 d）也小幅降低每个婴儿的总输血容量和输血次数。

## 参考书目

参考书目请参见光盘。

## 97.2 新生儿溶血症（胎儿成红细胞增多症）

*Akhil Maheshwari, Waldemar A. Carlo*

新生儿溶血症是通过胎盘途径发生的母亲对抗婴儿的红细胞抗原 – 抗体反应，致使红细胞的破坏增加。尽管 Rh 抗原引起的同族免疫我们已经可以预防，但溶血症仍是新生儿贫血和黄疸的主要原因。虽然已经识别出 60 多种能够引起抗体反应的不同红细胞抗原，但导致溶血症的主要还是 Rh 血型的 D 抗原和 ABO 血型系统。少数溶血症可由 Rh 血型的 C 或 E 抗原或其他红细胞抗原引起，如 CW, CX, DU, K （Kell）, M, Duffy, S, P, MNS, Xg, Lutheran, Diego, and Kidd 抗原。抗 Lewis 抗体并不引起溶血症。

## ■ Rh 血型不合所致的新生儿溶血症

Rh 抗原决定簇是从每一对父母中遗传来的，决定了 Rh 血型并形成一些血型因子（C, c, D, d, E, e）。每一种因子在合适的条件下都可诱发特定的抗体反应；90% 的抗体反应由 D 抗原诱发，其余的是 C 或 E 抗原。

### 发病机制

白人中由 D 抗原引起的同族免疫性溶血症发生率是黑人的 3 倍。当 Rh 阳性血错误地输入 Rh 阴性的母体，或者在孕期、自然流产、人工流产或者分娩时有少量的（通常 >1mL）含有从父亲遗传的 D 抗原的 Rh 阳性胎儿血进入母体循环，就可以诱导未致敏的 Rh 阴性母亲体内形成抗 D 抗原的抗体。一旦母亲体内完成这一致敏过程，只要再次接触小剂量的免疫抗原，就能使抗体滴度显著增加。最初 IgM 抗体上升，以后就被 IgG 抗体所替代，后者可以通过胎盘引起新生儿溶血。

Rh 溶血很少发生在第一胎，因为 Rh 阳性的胎儿血在接近临产时才进入 Rh 阴性母体内，母亲来不及致敏且在产前将抗体输送给胎儿。事实上，55%Rh 阳性的父亲是杂合子（D/d），他可以有 Rh 阴性的后代，而且仅有 50% 的妊娠发生胎母输血，降低了致敏的风险。再加现在的家庭规模一般较小，生育次数减少，因此 Rh 溶血出现的机会就更少了。造成 Rh 血型不合和发生同族免疫性溶血数量不一致的原因还包括：胎母输血的阈值效应（需要一定量的红细胞抗原来激活母体免疫系统），抗体反应类型（IgG 抗体更容易通过胎盘到达胎儿），不同血型抗原的免疫原性不同，以及母体免疫反应存在差异，因为不同的主要组织相容性位点的抗原呈递效率存在差异。因此，Rh 阴性母亲同族免疫的总体发胜率是比较低的，虽然 D 抗原的抗体检出率 >10%，但即使在生育第 5 胎或更多胎以后也只有大约 5% 的婴儿发生溶血症。

当母亲 – 胎儿血型除了 Rh 还有 A 或 B 血型不合时，母亲因为之前血液中已经存在抗 A 或抗 B 抗体，可以将 Rh 阳性细胞迅速清除出血液循环，从而受到部分保护。其中的抗 A 或抗 B 抗体是 IgM 抗体，不能通过胎盘传递给胎儿。一旦母亲曾被致敏，所生婴儿就可能患溶血症。Rh 疾病的严重程度随着怀孕次数的增加而恶化。母亲致敏后第一个受累婴儿的出生就表示有可能要终止母亲再怀 Rh 阳性婴儿。在每次 Rh 阳性婴儿出生后立即给母亲注射抗 -D γ – 球蛋白

表 97-2 输血指南

| 血细胞比容（%） | 血红蛋白（g/dL） | 呼吸支持和（或）症状 | 输血量 |
|---|---|---|---|
| ≤ 35 | ≤ 11 | 婴儿需要中度或显著的机械通气支持（平均气道压 > 8cm $H_2O$, $FiO_2$> 0.4） | 15mL/kg PRBCs * 于 2~4h 输入 |
| ≤ 30 | ≤ 10 | 婴儿需要最少的呼吸支持（任何机械通气或经气管插管 / 经鼻持续气道正压通气 >6 cm $H_2O$ and $FiO_2$ ≤ 0.4） | 15 mL/kg PRBCs 于 2~4h 输入 |
| ≤ 25 | ≤ 8 | 婴儿不需要机械通气，但需供 $O_2$ 或 $FiO_2$ ≤ 0.4 的持续正压通气，并伴有以下 1 项或更多的症状：<br>· 心动过速（心率 >180/min）或呼吸急促（呼吸速率 > 80/min），持续≤ 24h<br>· 氧气需求较 48h 前增加，即鼻导管流量增加≥ 4 倍（如从 0.25 到 1 L/min）或 CPAP ≥ 20%（如从 5cm$H_2O$ 到 6cm$H_2O$）<br>· 持续 4d，热卡 ≥ 100 kcal/（kg · d）但体重增长 <10 g/（kg · d）<br>· 甲基黄嘌呤治疗的同时，呼吸暂停和心动过缓的发作有所增加（24h 内发作 > 9 次或需要面罩 - 皮囊加压通气的发作≥ 2 次），<br>· 正接受手术 | 20 mL/kg PRBCs 在 2~4h 输入（如果婴儿对液量敏感，则分为每次 10mL/kg，输 2 次） |
| ≤ 20 | ≤ 7 | · 无症状和网织红细胞绝对计数 < 100 000 细胞 /μL | 20 mL/kg PRBCs 在 2~4h 内输入（可分为每次 10mL /kg，输 2 次） |

$FiO_2$：吸入氧分数；PRBC：血细胞比容

* 输血前浓缩红细胞必须经过射线照射

摘自 Ohls RK, Ehrenkranz RA, Wright LL, et al. Effects of early erythropoietin therapy on the transfusion requirements of preterm infants below 1250 grams birth weight: a multicenter, randomized, controlled trial.Pediatrics, 2001,108:934-942

（RhoGAM）可以成功预防 Rh 溶血症的发生（见下文）。

## 临床表现

致敏母亲所生的婴儿发生溶血症时的临床表现有很大差异，主要取决于不同个体的免疫反应。病情较轻的可以仅从实验室检查提示轻度溶血（占 15%），严重的则表现为重度贫血和造血组织代偿性增生而引起的肝、脾大。当超过了造血组织的代偿能力，就会引起严重的贫血、皮肤苍白、心脏失代偿体征（心脏扩大，呼吸窘迫）、全身水肿和循环衰竭。这种在胎儿两个及两个以上部位（皮肤、胸膜、心包、胎盘、腹膜腔、羊水）出现异常增多的液体的现象被称为“水肿胎儿”，可导致胎儿在宫内或产后不久死亡。使用抗 -D γ - 球蛋白预防 Rh 致敏后，水肿胎儿更多是由于非免疫性（非溶血性）原因所致（表 97-3）。水肿的严重程度与贫血和血清白蛋白（胶体渗透压）降低的严重程度相关。引起低白蛋白血症的部分原因是肝功能不全。心力衰竭可以增加右心压力并发展成水肿和腹水。出生后因为肺水肿或双侧胸腔积液而不能建立有效的自主呼气从而导致窒息；虽经成功复苏，随后可以出现严重的呼吸窘迫。严重病例也可因为血小板生成减少或同时存在 DIC 而出现瘀点、紫斑和血小板减少症。

因为胎盘有清除脂溶性非结合胆红素的能力，通常刚出生时并没有黄疸，但是在严重的病例可以看到胆红素将羊水、脐带和胎脂染成黄色。黄疸一般在生后第一天开始出现，因为胎儿的胆红素结合和排泄能力无法应付溶血产生的大量胆红素负荷。出生后间接胆红素大量积累并迅速达到极高的水平，发生胆红素脑病的风险极大。尽管发生核黄疸的风险和伴发的并发症（缺氧、酸中毒）有关，溶血症患儿还是比非溶血性高胆红素症患儿更容易发展成核黄疸。在严重的同族免疫性溶血症患儿中低血糖是很常见的，这可能与患儿的胰岛细胞肥大和高胰岛素血症有关。

产前已经诊断并接受宫内输血的患儿出生后病情往往非常严重，因为需要宫内输血的患儿说明在宫内就已经严重受累（胎儿水肿、贫血）。这些患儿通常脐血胆红素水平很高（变化很大），说明溶血严重且肝功能受累。经脐静脉宫内输血治疗后如果贫血和水肿在出生前能够得以缓解，则患儿出生后可能情况良好。出生后继续溶血所致的贫血可被之前的宫内输血所掩盖。骨髓造血活跃的临床表现可以和不同原因所致的早产及不成熟叠加在一起。

表 97–3 水肿胎儿的病因*

| 分类 | 疾病（S） |
| --- | --- |
| 贫血 | 免疫性溶血（Rh, Kell） |
| | α－地中海贫血 |
| | 红细胞酶缺陷（葡萄糖 -6- 磷酸脱氢酶） |
| | 胎母输血综合征 |
| | 双胎输血综合征的供血儿 |
| | 先天性纯红细胞再生障碍性贫血 |
| 心律失常 | 室上性心动过速 |
| | 心房扑动 |
| | 先天性心脏传导阻滞 |
| 心脏结构性病变 | 卵圆孔过早闭合 |
| | 三尖瓣关闭不全 |
| | 左心发育不良 |
| | 心内膜垫缺损 |
| | 原发性心肌病 |
| | 心内膜纤维弹性组织增生 |
| | 结节性硬化症伴有心脏横纹肌瘤 |
| | 心包畸胎瘤 |
| 血管 | 胎盘绒毛膜血管瘤，绒膜血管或脐血管瘤 |
| | 脐动脉瘤 |
| | 脐带血管黏液瘤 |
| | 脐带真结 |
| | 肝脏血管瘤 |
| | 脑内动静脉畸形（Galen 静脉动脉瘤） |
| | 血管骨肥大综合征（Klippel-Trénaunay 综合征） |
| | 肾静脉、脐静脉或下腔静脉血栓形成 |
| | 双胎输血综合征中的受血儿 |
| 淋巴、淋巴管 | 淋巴管扩张症 |
| | 先天性囊状水瘤 |
| | 乳糜胸，乳糜性腹水 |
| | Noonan 综合征 |
| | 多发性翼状胬肉综合征 |
| 中枢神经系统 | 胼胝体缺失 |
| | 脑膨出 |
| | 颅内出血 |
| | 前脑无裂畸形 |
| 胸部病变 | 肺囊性腺瘤样畸形 |
| | 纵隔畸胎瘤 |
| | 膈疝 |
| | 隔离肺 |

表 97-3（续）

| 分类 | 疾病（S） |
|---|---|
| 畸胎瘤 | 绒膜癌 |
| | 骶尾部畸胎瘤 |
| 肿瘤和贮积病 | 神经母细胞瘤 |
| | 肝母细胞癌 |
| | 戈谢病 |
| | 尼曼—匹克病 |
| | 黏多糖症 |
| | GM1 神经节苷脂贮积病 |
| | 黏多糖病 |
| 染色体异常 | 13, 15, 16, 18, 21 三体综合征 |
| | XX/XY, Turner 综合征 |
| | 11, 15, 17, 18 部分染色体重复 |
| | 13, 18 部分染色体丢失 |
| | 三倍体 |
| | 四倍体 |
| 骨疾病 | 成骨不全症 |
| | 窒息性胸廓发育不良 |
| | 骨骼发育不良 |
| 先天性感染 | 巨细胞病毒 |
| | 微小病毒 |
| | 风疹 |
| | 弓形虫病 |
| | 梅毒 |
| | 钩端螺旋体病 |
| | 美洲锥虫病 |
| 其他 | 肠穿孔和胎粪性腹膜炎引起的肠梗阻、肠扭转 |
| | 肝纤维化 |
| | 贝－维综合征 |
| | Prune-belly 综合征 |
| | 先天性肾病 |
| | 糖尿病母亲 |
| | 肌强直性营养不良 |
| | Neu-Laxova 综合征 |
| | 孕期使用吲哚美辛 |
| | 胎儿运动不能 |
| 特发性 | 多种先天畸形综合征 |

* 非免疫性（非溶血性）水肿胎儿的发病率占 1/2 000~1/3 500

摘自 Phibbs R//Polin N, Fox W.Fetal and neonatal physiology. 2 ed. Philadelphia:WB Saunders, 1998

## 实验室资料

治疗前，直接 Coombs 试验通常呈阳性，一般都有贫血。脐血血红蛋白水平差别较大，通常与疾病的严重程度呈正比；水胎胎儿可低至 3~4g/dL。此外，尽管溶血，由于骨髓和髓外造血的代偿，血红蛋白水平也可在正常范围内。血涂片的典型表现为出现多染色性细胞和有核红细胞显著增加。网织红细胞计数增加。白细胞数通常正常但也可增高；严重病例出现血小板减少。脐血胆红素水平通常在 3~5mg/dL；部分病例，特别是有宫内输血史的，其直接胆红素水平也升高。在出生 6h 内间接胆红素水平即迅速上升至很高值。

接受宫内输血的患儿，脐血检查可显示正常血红蛋白浓度，直接 Coombs 反应呈阴性，O 型 Rh 阳性的成人红细胞占优势，血涂片相对正常。

## 诊　断

新生儿溶血症的确诊需要证实血型不合和婴儿红细胞上结合了相应的抗体。

### 产前诊断

Rh 阴性妇女以前有输血、流产或妊娠史就提示存在致敏的可能性。为了发现潜在血型不合，需要测定父母血型，并在孕 12~16 周，28~32 周和 36 周测定母亲体内抗 D 抗原的 IgG 抗体滴度。从母体循环里分离出的胎儿细胞或胎儿 DNA（质粒）可明确胎儿的 Rh 血型。在妊娠初期如果可以测出母亲体内的抗 D 抗体滴度，随后迅速上升或滴度≥ 1∶64 就提示显著的溶血，但确切的滴度值并不能反映疾病的严重程度。如果在以后妊娠的任何阶段发现母亲体内抗 D 抗体的滴度≥ 1∶16（欧洲为 15U/mL），应通过大脑中动脉多普勒超声检查或经皮脐血标本（PUBS）来监测胎儿溶血的严重度（第 90 章）。如果孕妇之前有过死产或分娩受累患儿的病史，则这一胎的 Rh 阳性婴儿病情会跟前一胎一样严重或更重，必须对胎儿进行密切监测。

需根据超声多普勒和 PUBS 的结果对胎儿进行评估。超声实时成像被用于观察疾病严重度的进展，和皮肤、头皮水肿、胸腔或心包积液、腹水等胎儿水肿的征象。胎儿水肿早期在超声下的表现包括器官增大（肝、脾、心）、肠管双壁征（肠壁水肿）和胎盘增厚。然后可以进展到羊水过多，腹水，胸腔或心包积液，皮肤或头皮水肿。如果胸腔积液的出现明显早于腹水和其他胎儿水肿的表现，则应怀疑胎儿贫血以外的其他原因（表 97-4）。较少见地，髓外造血使肝脏充血并压迫肝内血管造成静脉淤滞，门脉高压，肝细胞功能受损，导致白蛋白合成减少。

当胎儿血红蛋白 <5 g/dL 时总是出现胎儿水肿，低于 7 g/dL 常出现胎儿水肿，7~ 9 g/dL 则不一定。实时超声检查结合胎儿生物学检查可估计胎儿的健康状况（表 90-2），而多普勒超声测得大脑中动脉血流阻力增加则提示胎儿窘迫。如果超声检查提示溶血（肝脾大）、早期或后期出现胎儿水肿、胎儿窘迫就应该进行更多胎儿溶血的检查。

可通过羊水穿刺来估计胎儿溶血。胎儿红细胞溶血破坏后形成的高胆红素血症在发生严重贫血前就已经出现。胆红素虽能被胎盘清除，但仍有相当部分进入羊水，可通过分光光度仪进行测定。超声引导下经腹羊膜腔穿刺最早在孕 18~20 周即可进行。分光光度仪测定羊水在波长 450nm 处的吸光度值（OD）与参考液体的差值可提示羊水中的胆红素含量。羊膜穿刺和脐带穿刺都是有创检查，无论对胎儿和母亲都有一定的危险性，包括胎儿死亡，出血或心动过缓，使同族免疫溶血加剧，胎膜早破，早产，绒毛膜羊膜炎。胎儿贫血的无创性检查是可取的。在没有水肿的胎儿，超声多普勒发现大脑中动脉收缩期血流的峰流速增加即提示中重度贫血。

如果多普勒和实时超声检查提示胎儿有溶血症，那么 PUBS 就是常规的检查方法。PUBS 可以检测胎儿血红蛋白水平，对于那些严重贫血的胎儿（血细胞比容 25%~30%）则需要输注浓缩红细胞。

### 产后诊断

任何 Rh 阴性孕妇生下的婴儿都要立即采集脐血或婴儿血检查其 ABO 血型、Rh 血型、Hct 和直接 Coombs 试验。如果 Coombs 试验呈阳性，应测定基础血清胆红素水平。还需同时检测存在于母亲血清中的红细胞抗体，这两种试验不仅为了明确诊断而且也是为换血治疗时选择合适的血源做准备。临床症状显著的患儿其直接 Coombs 试验结果一般呈强阳性，且可维持几天到几个月。

## 治　疗

治疗的主要目的是：①预防严重贫血、缺氧引起的宫内和宫外死亡；②避免高胆红素血症引起的神经毒性。

### 未出生婴儿的治疗

通过超声检查识别需要宫内输血的胎儿使严重受累胎儿的存活率得以提高。直接血管内（脐静脉）输入浓缩红细胞已经取代胎儿腹膜腔输血而成为治疗胎儿贫血的手段。水肿胎儿或胎儿贫血（Hct<30%）且肺发育不成熟是脐静脉输血的指征（图 97-1）。用地西泮给母亲镇静，并用泮库溴铵使胎儿麻痹后即可进

行胎儿血管内输血。经过与母亲血清交叉配型的浓缩红细胞慢慢输入胎儿体内。血源要求来自 CMV 阴性的供体，并经辐射去除淋巴细胞以免宿主移植排斥反应（GVH）。未经辐射，仅通过去白细胞处理并不能预防 GVH。输血后胎儿 Hct 应达到 45%~55%，可每隔 3~5 周重复输血。分娩的指征包括肺发育成熟、胎儿窘迫、出现 PUBS 并发症、孕周已经 35~37 周。宫内胎儿输血存活率为 89%，并发症发生率 3%。并发症包括胎膜破裂、早产、胎儿窘迫需要紧急剖宫产、感染以及围生期死亡。

## 活产婴儿的治疗

应当由熟练掌握新生儿复苏技术的医生参与接生。立即准备新鲜的、低抗体滴度、经辐射去白细胞处理的 O 型 Rh 阴性血，并与母亲血清进行交叉配血以备用。如果出生时有严重贫血征象（苍白、肝脾大、水肿、瘀点或腹水），在换血治疗前立即予以复苏和支持治疗，稳定体温并加强监护可挽救一些严重受累患儿的生命。支持治疗应包括给予碳酸氢钠 1~2 mEq/kg 纠正酸中毒，少量输注浓缩红细胞纠正贫血，扩容纠正低血压，特别是那些水肿儿，提供辅助通气以纠正呼吸衰竭。

## 换血治疗

如果患儿出生当时的临床情况尚不需要马上进行全部或部分换血治疗时，是否进行换血则取决于患儿是否具有迅速发展成严重贫血或重度高胆红素血症的风险。脐血血红蛋白≤ 10 g/dL，胆红素≥ 5 mg/dL 提示严重溶血，但并不预示立即需要换血。一些医生认为如果之前的同胞有核黄疸或严重溶血症病史、网织红细胞计数大于 15% 和早产则支持早期换血治疗。（见第 96.3 和 96.4）

生后一开始，血红蛋白、Hct 和血清胆红素水平应每隔 4~6h 监测 1 次。如果变化速度下降，以上指标监测的时间间隔可以延长。将不同小时年龄测得的胆红素水平进行记录，根据其变化趋势预测是否会达到图 96-12 和表 96-7 的水平，并据此来决定是否进行换血治疗。足月儿胆红素水平≥ 20 mg/dL 时核黄疸风险增加。在 6~8 周龄之前的任何阶段，如果患儿存在贫血，都需要输入经过配型的经辐射去白细胞处理的 Rh 阴性红细胞，6~8 周之后患儿自身的造血功能趋于成熟。每周都应测定血红蛋白或 Hct 值，直到这些参数自发上升。

必须仔细监测血清胆红素水平直到不进行光疗胆红素水平也呈下降趋势（见第 96.3）。但是即使这样，偶尔也有新生儿尤其早产儿，即使在生后 7d 还可能出现预料之外的胆红素水平的显著升高。试图根据胆红素水平在生后 6h 超过 6 mg/dL、12h 超过 10 mg/dL 或上升速度超过 0.5~1.0 mg/（dL・h）的规律来预测血清胆红素是否会达到高危区域显然是靠不住的。测定游离胆红素水平可能是高胆红素血症更为敏感的预测指标。

换血的血源应尽量新鲜。可能用肝素或腺苷 – 枸橼酸钠 – 磷酸钠 – 右旋糖（CPD）作为抗凝剂。如果是产前就准备好的血源，应选择与母亲血清相合的低抗 A、抗 B 抗体滴度的 O 型 Rh 阴性血。如果是产后准备的血源，应选择与母亲和婴儿血清都相合的 Rh 阴性供体。一般选用 O 型红细胞，但如果婴儿的 ABO 血型和母亲相同时，也可选用其他 ABO 血型的红细胞。在第 2 次输血和以后的每次输血前都应进行包括间接 Coombs 试验的完整的交叉配血试验。逐渐将血液复温，在整个换血过程中都保持在 35℃ ~37℃。轻柔的挤压或晃动血袋以便更好的混合而避免沉积，否则，在换血快结束时用的红细胞含量较少的上层血清会导致婴儿贫血。换血可用全血或者将经过辐射去白细胞处理的浓缩红细胞和新鲜冻干血浆相混合使 Hct 达到 40%。在换血前婴儿应排空胃内容物以防吸入，注意维持体温，监测生命体征。需要一名有经验的助手在场进行生命体征监测、换血量的记录和紧急情况的处理。

通过严格的无菌技术进行脐静脉置管，置管深度在足月儿不超过 7cm，有通畅的回血时导管通常位于大的肝静脉或下腔静脉内。另外也可以通过外周动脉（抽取）或静脉置管（注入）进行换血。全部换血时间大约 45~60min，每次从婴儿体内抽出 20mL，同时输入 20 mL 供体血。早产儿或危重患儿每次换血量可较小（5~10mL ）。总体目标是等容量地完成婴儿 2 倍血容量（2 × 85 mL/kg ）的换血。

婴儿呼吸窘迫、败血症或休克引起的酸中毒和低氧血症在输入含有枸橼酸钠的血液后因为酸负荷的显著增加而进一步加剧，使 pH 在 7~7.2。随后血液中的枸橼酸经过代谢可引起晚期的代谢性碱中毒。新鲜的肝素抗凝血可避免这些问题。换血过程中应监测血 pH 和 $PaO_2$，因为换血常会引起缺氧、酸中毒。中、重度受累的患儿在换血前或换血中可发生症状性低血糖，也可发生于换血后 1~3h 内。急性并发症的发生率约 5%~10%，包括暂时性心动过缓（不论是否输注钙剂）、发绀、暂时性血管痉挛、血栓、需要复苏的呼吸暂停与心动过缓以及死亡。可能的感染包括 CMV、HIV 和肝炎。坏死性小肠结肠炎是换血的少见并发症。

一般由经验丰富的医生执行的换血导致的死亡率

表 97–4　新生儿溶血症

| | Rh | ABO | KELL |
|---|---|---|---|
| **血型** | | | |
| 母亲 | Rh 阴性 | O（有时 B） | K1 阴性 |
| 婴儿 | 阳性（D, 有时 C） | A（有时 B） | K1 阳性 |
| **新生儿溶血病的临床特征** | | | |
| 第一胎发病 | 5% | 40%~50% | 罕见 |
| 以后妊娠的严重程度 | 可预测的 | 很难预测 | 某种程度上可以预测 |
| 死胎 / 水肿胎儿 | 常见 | 罕见 | 10% |
| 严重贫血 | 常见 | 罕见 | 常见 |
| 黄疸 | 重度 | 中度 | 轻度 |
| **实验室检查** | | | |
| 直接 Coombs’试验结果（婴儿） | 阳性 | 阳性或阴性 | 阳性或阴性 |
| 网织红细胞计数 | 高 | 高 | 可能不高 |
| 母亲抗体 | 通常可测得<br>母亲的抗体滴度可以帮助预测胎儿的疾病严重度 | 通常不可测得，且滴度与胎儿的疾病无相关性 | 通常可测得，但滴度与胎儿的疾病严重度无相关性。受累胎儿的滴度比 Rh 溶血要低 |

是 0.3%。然而，由于光疗的普遍推广和对母体致敏的预防，需要换血的机会大幅减少，使得普通医生对此项技术的应用经验也相应减少，因此换血最好是在有经验的新生儿治疗中心进行。

换血后必须每隔 4~8h 测定血清胆红素水平，因为在数小时内可能反跳 40%~50%。若早产儿的间接间接胆红素水平超过表 96–7 的数值或足月儿超过 20 mg/dL，必须再次换血。任何时候只要有核黄疸的症状出现都必须换血。

## 静脉用免疫球蛋白

早期给予静脉用免疫球蛋白（IVIG）可以减轻溶血，降低血清胆红素峰值水平，减少换血需求。IVIG 的使用可以缩短光疗的疗程和住院时间，剂量为 0.5~1 g/kg。

## 后期并发症

溶血症患儿、曾接受换血或宫内输血的婴儿必须严密观察，因为容易出现贫血和胆汁淤积。后期贫血可以是溶血或再生低下所致。治疗包括补充铁剂、输血、红细胞生成素。轻度的宿主排斥反应可表现为腹泻、皮疹、肝炎或嗜酸性粒细胞增多。

胆汁淤积综合征与少数溶血症患儿的黄疸持续不退、直接和间接胆红素显著升高有关。原因还不清楚，但在几周或几个月后黄疸可自行消退。

那些在新生儿期进行过换血的儿童可发生门静脉血栓和门脉高压，这可能与长时间创伤性的脐静脉置管或感染有关。

## RH 致敏的预防

Rh 阴性母亲在分娩 Rh 阳性婴儿、宫外孕、孕期腹部外伤、羊水穿刺、绒毛活检或流产后 72h 内肌注 300μg 人抗 D 球蛋白（1mL 的 RhoGAM）可使母亲初次致敏的危险降至 1% 以下。这一剂量足以从母体循环中清除约 10mL 具有抗原性的胎儿红细胞。大量胎母输血需要相应加大抗 D 丙球蛋白的剂量。抗 D 球蛋白 RhoGAM 分别在孕 28~32 周和出生时（孕 40 周）各给予 1 剂，比单剂给药更有效。应用该技术的同时，进一步改善母体致敏的检出方法和胎母输血的定量检测，并且产科尽量减少可能导致母亲出血风险的操作（转位术、胎盘人工剥离等），可进一步降低溶血症的发病率。

# ■ ABO 血型不合的新生儿溶血症

ABO 血型不合是新生儿溶血的最常见原因。几乎 15% 的活产儿有这个风险，但是真正发展成疾病的只有 0.3%~2.2%，且疾病程度轻于 Rh 不合。如果母亲是 A 型，体内可形成抗 B 抗体，如果母亲是 B 型，体内可形成抗 A 抗体。通常情况下，母亲是 O 型，而孩子是 A 型或 B 型。虽然，有 20%~25% 的孕妇发生母婴 ABO 血型不合，但他们的子女中溶血症的发病率仅为 10%，且患儿通常是 A1 型，A1 型比 A2 型更具有抗原性。相对于母婴血型不合的发病率，严重的 ABO 溶血病的发病率是很低的，这可能和胎儿、新生儿体内 ABO 因子的抗原性较弱有关。虽然抗 A 和抗 B 抗体可以在没有提前免疫的基础上出现（“自然”抗体），这些抗体一般是不能通过胎盘的 IgM 抗体。尽管如此，还是会有抗 A 的 IgG 抗体出现并通过胎盘，以至于第一胎的婴儿就可见到“A–O ”血型不合同族免疫溶血病。母亲从以前血型不合的妊娠中得到的抗 A 或抗 B 免疫也可以形成 IgG 抗体。这些免疫抗体是 ABO 同族免疫性溶血症的主要介质。

### 临床表现

大多病例程度较轻，黄疸是唯一的临床表现。婴儿出生时一般并不受影响。不存在苍白，极少有胎儿水肿。肝脾不大，黄疸通常在头 24h 出现。极少数会很严重并迅速出现核黄疸的症状。

### 诊　断

初步诊断的依据包括 ABO 血型不合、直接 Coombs 试验轻到中度阳性、血涂片出现球形红细胞，实验室有可能提示“遗传性球形红细胞增多症”。高胆红素血症常是除此以外唯一的实验室异常。血红蛋白水平通常正常但也可低至 10~12 g/dL。网织红细胞可增加至 10%~15%，有核红细胞数量增加。如果不采用光疗，10%~20% 的患儿血清中非结合胆红素水平可达 20 mg/dL，甚至更高。

### 治　疗

光疗可有效降低血清胆红素（见第 91.4）。在严重的病例，IVIG 的使用可以减轻溶血程度，减少换血的机会。在严重贫血或高胆红素血症患儿可用与婴儿相同 Rh 血型的 O 型血进行换血。换血的指征和前述的 Rh 溶血相似。一些 ABO 溶血症患儿在出生后头几周因慢性进展的贫血而需要输注浓缩红细胞。所有 ABO 溶血患儿在出院后都应该监测血红蛋白和 Hct 的水平。

## ■ 其他类型的溶血病

新生儿 Rh 或 ABO 以外血型不合的溶血性疾病，在新生儿溶血症中占 <5%。直接 Coombs 试验一般均阳性。严重贫血和高胆红素血症可能需要换血。而抗 Kell 抗体引起的溶血病、贫血和水肿胎儿并不能通过产科病史、羊水胆红素水平或母亲抗体滴度来预测。造血抑制也可能是贫血的原因。PUBS 可用于胎儿 Hct 值的准确测定。Kell 同族免疫患儿血液中的网织红细胞数量较其他溶血症更低，这不利于实验室诊断溶血症。Rh、ABO 和 Kell 同族免疫溶血症的临床特征详见表 97-4。

### 参考书目

参考书目请参见光盘。

## 97.3　新生儿红细胞增多症（同时见 461 章）

*Akhil Maheshwari, Waldemar A. Carlo*

新生儿呈多血貌、肤色红润，深红，甚至紫色大多与高的 Hct 有关，即红细胞增多症。其定义为中心血液标本 Hct 为 65% 或更高，末梢血（足跟穿刺）Hct 则高于中心值。而由 Coulter 计数法比微离心法所测定的 Hct 要低。高海拔地区新生儿红细胞增多症的发病率增加（丹佛 5%，德克萨斯 1.6%），过期产儿（3%）的发病率高于一般足月儿（1%~2%），在 SGA、LGA 和 AGA 中的发病率分别为 8%、3% 和 1%~2%，另外，在生后第 1 天（高峰 2~3h）、胎 – 胎输血的受血者、脐带结扎延迟、糖尿病母亲的婴儿、13、18 或 21 三体综合征、肾上腺生殖器综合征、新生儿 Graves 病、甲状腺功能低下、高血压或用普萘洛尔治疗的母亲的婴儿、和 Beckwith-Wiedemann 综合征患儿中发病率都可增加。高血压、糖尿病母亲的婴儿和那些生长迟缓的婴儿处于慢性缺氧状态，刺激红细胞生成素的产生，从而促进红细胞的生成。

临床表现包括激惹，嗜睡，呼吸急促，呼吸窘迫，喂养不耐受，高胆红素血症、低血糖和血小板减少。严重的并发症包括抽搐，脑卒中、肺动脉高压，新生儿坏死性小肠结肠炎，肾静脉血栓、肾衰竭。许多患儿并没有症状。当中心 Hct ≥ 65% 时，患儿出现高黏滞度，从而表现症状。高黏滞度的诊断是全血黏度 >18cps（切变率 11.5s–1）。新生儿红细胞的变形性和可滤过性较差，易在微循环中停滞，更进一步加剧高黏滞度。

对于出现症状的红细胞增多症患儿可采取部分换血（生理盐水置换）来进行治疗。当 Hct ≥ 75% 或未达 75% 但出现症状，应进行部分换血。换血量根据以下公式计算：

换血量（mL）= 血量 ×（实际 Hct– 目标 Hct）/ 实际 Hct

红细胞增多症患儿的远期预后尚不清楚。据报道有患儿发生语言功能障碍，精细运动异常，IQ 降低，学业问题和其他神经系统异常。潜在的病因（例如慢性宫内缺氧）和高黏滞度可能与这些不良后果的发生有关。部分换血是否改善红细胞增多症患儿的预后尚

表 97-5 新生儿出血性疾病

| | 早发疾病 | 经典疾病 | 晚发疾病 |
|---|---|---|---|
| 年龄 | 0~24 h | 2~7d | 1~6 个月 |
| 出血部位 | 头皮血肿<br>帽状腱膜下<br>颅内<br>胃肠道<br>脐部<br>腹内 | 胃肠道<br>耳鼻喉黏膜<br>颅内<br>包皮环切处<br>皮肤<br>消化道<br>注射部位 | 颅内<br>胃肠道<br>皮肤<br>耳鼻喉黏膜<br>注射部位<br>胸部 |
| 病因 / 风险 | 产妇使用过干扰维生素 K 合成的药物（苯巴比妥、苯妥英、华法林、利福平、异烟肼）<br>遗传性凝血障碍性疾病 | 维生素 K 缺乏<br>母乳喂养 | 胆汁淤积 – 维生素 K 吸收障碍（胆道闭锁、囊性纤维化、肝炎）<br>无 β 脂蛋白血症<br>特发性母乳喂养的亚洲婴儿<br>华法林摄入 |
| 预防 | 可在婴儿出生时或出生前给母亲（20mg）补充维生素 K 避免高风险药物 | 出生时维生素 K 肠外给药预防出血<br>如果口服维生素 K，需要重复给药 | 在维生素 K 吸收不良或胆汁淤积期间，肠外给予或口服大剂量维生素 K 进行预防 |
| 发生率 | 非常罕见 | 如果不给予维生素 K，约 2% 的发病率 | 取决于原发病 |

不清楚。

## 参考书目

参考书目请参见光盘。

## 97.4 新生儿出血

*Akhil Maheshwari, Waldemar A. Carlo*

### ■ 新生儿出血性疾病

新生儿出生后的 48~72h Ⅱ、Ⅶ、Ⅸ和Ⅹ因子水平都会有中等程度的下降，这是正常的，在生后 7~10d 会逐渐回升至出生时的水平。这些维生素 K 依赖性因子的短暂缺乏与母体缺少游离的维生素 K 及新生儿体内与维生素 K 合成相关的肠道菌群缺失有关。在生后的第 2 天到第 7 天，严重的或持续的凝血因子缺乏会导致自发的和长时间的出血，多见于早产儿，足月儿很少发生。母乳中维生素 K 的含量很低，与人工喂养的新生儿相比，母乳喂养儿发生出血的概率较高。此类新生儿出血性疾病，可用维生素 K 治疗或预防。临床上需与弥散性血管内凝血及其他罕见的先天性的非维生素 K 依赖因子（第 470 章）缺乏相鉴别。母亲如果分娩前曾经接受某些影响维生素 K 功能的药物治疗（苯巴比妥、苯妥英钠），可以导致早发性的（发生在生后 24h 内）严重危及生命的维生素 K 缺乏性出血。迟发性出血（>2 周）通常与维生素 K 吸收障碍有关，见于新生儿肝炎、胆道闭锁等（表 97-5）。

由于严重的暂时性维生素 K 依赖因子缺乏所致的新生儿出血有一定特征，出血常发生在胃肠道、鼻腔、帽状腱膜下、颅内或包皮环切术后。在严重的颅内出血之前常有前驱症状或预警表现（轻微出血）。凝血酶原时间（PT），出血时间，部分凝血活酶时间（PTT）延长，Ⅱ、Ⅶ、Ⅸ、Ⅹ因子水平明显降低。维生素 K 能促进Ⅱ、Ⅶ、Ⅸ、Ⅹ因子转录后的羧化。缺乏羧化时，上述因子形成 PIVKA（维生素 K 缺乏时诱导生成的蛋白质），这是维生素 K 状态的一种敏感的指标。出血时间，纤维蛋白原，Ⅴ、Ⅷ因子，血小板，毛细血管脆性，血块收缩这些指标都是正常的。

对于足月新生儿，在出生时给予 1mg 维生素 K 肌注能预防维生素 K 依赖性凝血因子的减低，但对于新生儿的出血性疾病，特别是母乳喂养儿和早产儿，这一方法并不完全奏效。当存在出血时，应缓慢静脉推注 1~5mg 维生素 K1 来治疗。随着凝血因子缺乏得到改善，出血在数小时内停止。当出血严重时，尤其是早产儿或患有肝病的新生儿，常常需要输注新鲜冰冻血浆或全血。如能得到及时治疗，此类患儿的死亡率很低。

如果母亲孕期曾经接受抗惊厥药物（苯巴比妥、苯妥英钠）治疗，其婴儿可以出现严重的维生素 K 依赖性凝血因子缺乏。此类患儿在生后 24h 内就可以发生严重的出血，通常维生素 K 治疗有效，但也有部分患儿对维生素 K 的反应不佳。应测定脐血的 PT，并从静脉注射维生素 K 1~2mg。如果 PT 显著延长，应用维生素 K 后没有改善，应给予 10ml/kg 的新鲜冰冻血浆。

在美国婴儿出生时常规予以维生素 K 肌注，这很安全，并不会因此增加小儿肿瘤或白血病的风险。尽管口服维生素 K（出生时和 3~4 周时分别口服 1~2mg）也被作为一种可选择的方法，但是其效果尚未被证实，所以不推荐作为常规。

其他出血性疾病在临床上很难与维生素 K 依赖性出血性疾病相鉴别。但前者既不能被维生素 K 预防也不能用维生素 K 治疗。此类疾病是由于先天性的某些凝血因子缺乏所致（见第 470、471 章）。患儿会发生血肿，黑便，包皮环切术后出血，脐部出血。在新生儿期Ⅷ、Ⅸ因子缺乏症的患儿仅有 5%~35% 出现明显的临床症状。对于先天性凝血因子缺乏的患儿，治疗上采用新鲜冰冻血浆输注或特异性凝血因子替代疗法。

新生儿弥散性血管内凝血可导致凝血因子的消耗和出血。此病常发生于早产儿，临床过程以缺氧、酸中毒、休克、血管瘤或感染为特点。治疗上主要为纠正原发病，如控制感染，并中断凝血因子的消耗和补充凝血因子（见第 474 章）。

当新生儿发生中枢神经系统出血或其他威胁生命的出血时，应立即采集标本检测凝血功能，包括血小板计数，然后尽快输注新鲜冰冻血浆、给予维生素 K 和输血治疗。

当发生母血咽下综合征时，生后 2~3d 会有血或血便排出，此时易与消化道出血相混淆。血大多是在分娩过程中咽下或来源于母亲皲裂的乳头。新生儿的血液由胎儿血红蛋白组成，是耐碱的，而咽下的母血含成人血红蛋白，遇碱后会变成碱性的正铁血红素。因此可通过 Apt 试验来区分两者：①用适量的水冲洗被血污染的尿布或血样便，得到粉红色的红细胞混悬液；②将混悬液离心后，把上清液倒入另一容器中；③每 5 份上清液中加入 1 分 0.25N（1%）的氢氧化钠。1~2min 内就会发生颜色反应：变成黄棕色表示血液来自于母亲，若一直为粉红色则血液来自于婴儿。可用已知成人和婴儿的血液作对照试验。

早产儿在出生后发生大面积皮下瘀斑大多是由于表层皮肤血管较脆所致，而不是由于凝血因子缺乏。在分娩过程中给母亲注射维生素 K1 并不能降低瘀斑的发生率。有些新生儿出生时头面、颈部出现瘀点或瘀斑，这是由于脐带绕颈使静脉回流受阻或分娩过程中胸腔内压力突然升高所致，一般 2~3 周即可消退。

## ■ 新生儿血小板减少性紫癜

见第 478 章。

## 参考书目

参考书目请参见光盘。

（吕颖　译，马晓路　审）

# 第 98 章
# 泌尿生殖系统（见第 24 部分）

Waldemar A.Carlo

泌尿系异常（肾盂积水，发育不良，不发育，多囊肾或孤立肾）可以通过产前超声识别（表 90-1）。出生后，这些异常及其严重程度还需要进一步确认和详细的评估，并予适当的处理。多囊肾和多房性肾囊性变具有较高的死亡率和发病率。相反，在许多情况下，绝大多数没有临床后果的轻微泌尿道扩张，却引发了不必要的焦虑。

补充内容请参见光盘。

（吕颖　译，马晓路　审）

# 第 99 章
# 脐

Waldemar A. Carlo

## ■ 脐　带

脐带由两根脐动脉、一根脐静脉、退化的尿膜、残余的脐肠系膜管道和脐带胶质所组成。包绕脐带的鞘膜起源于羊膜。肌化的脐动脉很容易发生收缩，脐静脉则不会收缩。正常足月儿的脐带长度约 55cm。

过短的脐带和产前的一些异常情况相关，包括胎儿肌张力低下，羊水过少，子宫空间约束，使分娩过程中母婴的并发症发生率均增加。过长的脐带（>70 cm）增加脐带真结、脐带缠绕胎儿（颈、手臂）和（或）脱垂的风险。直的没有捻转的脐带和胎儿窘迫、畸形、胎儿宫内死亡相关。

补充内容请参见光盘。

（马晓路　译，杜立中　审）

# 第 100 章 代谢性疾病

Waldemar A. Carlo

## ■ 新生儿体温过高

一般情况良好的新生儿生后第 2~3d 偶尔可以出现体温上升 [38~39℃（100~103°F）]。容易发生于下列情况的新生儿：母乳喂养摄入奶量又特别少、包被过多、暴露于过高的环境温度，不论是在暖箱内、靠近辐射热源的摇篮内，还是在日光照射下。

新生儿可能体重下降。但发热和体重下降的程度或液体摄入不足之间不一定存在恒定的关系。尿量和排尿频率减少。前囟可能凹陷。新生儿喜欢喝水或奶，看起来有活力，这一点可以和那些因为感染而处于疾病状态的新生儿相鉴别。体温的上升还可能导致蛋白质血清浓度、钠离子水平和红细胞比容上升。对于发热的新生儿，应评估是否存在局部或全身感染的可能。降低环境温度后，新生儿的体温很快下降，且症状缓解。应该增加母乳或配方奶的喂养次数及摄入量来纠正脱水，而不能仅补充纯水，因为有引起低钠血症的风险。

不论新生儿还是小婴儿，过度包被保暖都可能引起更为严重的高热，因为这一人群出汗的能力低下。 将过多包被的婴儿留在火炉或取暖器旁边、开了暖气的密闭汽车内、门窗紧闭且强烈阳光直射下的房间或车内都有可能发生严重的高热。体温可以上升至41~44℃（106~111°F），皮肤发烫而且很干。最初婴儿看起来满脸通红，对外界反应较差，肢体是温暖的，还可能表现为呼吸增快、激惹。随后出现木僵、肤色苍灰、昏迷、惊厥。惊厥可能由高钠血症所致。死亡率和发病率（脑损伤）很高。体温过高还和婴儿猝死综合征、出血性休克、脑病综合征相关（见 64 章）。根据不同环境温度给婴儿恰当的包被保暖是预防体温过高的关键。在新生儿，将身体暴露于正常的室温或浸泡于温水中就足以让体温恢复正常。 较大的婴儿可以需要反复浸浴才能将体温降至正常。必须注意是否存在水电解质紊乱。

生后几天出现的发热可由感染，特别是疱疹性败血症所致。感染的患儿表现为病态，肢端发凉，这一点和由于环境温度过高引起发热的新生儿不同。

## ■ 新生儿寒冷损伤

新生儿寒冷损伤通常发生于弃婴、寒冷季节家里没有保暖措施或早产儿（见第 69 章）。最初表现为神情淡漠、拒乳、少尿、摸起来很冷。体温常介于29.5℃ ~ 35℃（85~95° F），可以观察到自主活动减少、水肿、脸和肢端，特别是手、脚的皮肤发红。还可能有心动过缓和呼吸暂停。面部皮肤发红容易给人造成患儿健康的错觉从而延误病情的早期判断。水肿皮肤局部发硬容易和硬肿相混淆。低血糖和代谢性酸中毒很常见。出血也很常见，尸检常可发现大量肺出血。用特殊的塑料袋包裹早产儿可以有效地减少因为蒸发而导致的热量丧失，从而避免低体温。因为早产儿体表面积和体重的比值较大，很容易蒸发散热。胎龄 <28~30 周的早产儿出生后在擦干身体前就应该将身体放置在干净的聚乙烯袋中。发展中国家的早产儿寒冷损伤可以通过母婴皮肤 - 皮肤接触的袋鼠式护理来避免。治疗包括保暖、纠正低血压和代谢紊乱，特别是低血糖。保证合适的环境温度可以避免寒冷损伤。死亡率大约 10%，存活儿中约 10% 出现脑损伤。

## ■ 水　肿

全身水肿发生于水肿胎儿（见第 97.2）和糖尿病母亲的孩子。早产儿的水肿常常是由于不能将过多的水钠排出体外所致，但也有一些找不到确切的原因。呼吸窘迫综合征患儿可以出现水肿但不伴有心衰。头皮和面部的水肿可能是因为脐带绕颈使头面部压力增高所致，手、足暂时性的局限性的水肿同样也可能因为在宫内局部压力增加所致。水肿也可能由心衰所致。短时间内摄入大量电解质，特别是高浓度的配方奶，可能因为肾脏无法及时排出过多的水和电解质而导致水肿。高蛋白质含量的配方奶因为使肾脏溶质负荷增加也可能导致水肿，特别是在早产儿。另外比较少见的在一些足月儿可以因特发性低蛋白血症而出现水肿，持续数周或数月，其原因不明，预后良好。一个或多个肢体持续水肿有可能是先天性淋巴水肿（Milroy 病），如果女性患儿，也可能是 Turner 综合征。全身水肿伴低蛋白血症也可能是先天性肾病、罕见的

Hurler 综合征、胰腺囊性纤维化患儿摄入低敏配方奶以后。硬肿症详见第 639 章。

## 低钙血症（手足搐搦）（见第 48 章）

### 代谢性骨病

代谢性骨病是 VLBW 儿常见的并发症。体重越小，病情越重的早产儿发生率越高。表现为进行性的骨质减少、骨骼软化、偶尔还有病理性骨折。主要原因为钙、磷摄入不足，不能满足生长需要。维生素 D 摄入更增加了发病风险。其他危险因素还包括长期胃肠外营养、维生素 D 和钙吸收不良、未经强化的母乳喂养、长期应用利尿剂所致的尿钙丢失。可以通过血清碱性磷酸酶水平来监测代谢性骨病，在严重的病例，其水平 > 1000 U/L。经过强化的母乳或配方奶可以为早产儿提供较多的钙、磷和维生素 D，促进骨骼钙化，预防代谢性骨病。很多 ELBW 儿还需要口服补充额外的钙磷。骨折的治疗包括肢体制动、提供钙、磷，必要时还需要补充维生素 D，但一般不超过 1000 U/d，除非患儿有严重的胆汁淤积或维生素 D 抵抗。具体可见第 48 和 564 章。

## 低镁血症

不明原因的低镁血症可以罕见地发生于新生儿，且通常都合并低钙血症。骨骼内镁储备不足可导致低镁血症。储备不足的原因包括：胎盘转运不足、肠道吸收减少、新生儿甲状旁腺功能低下、高磷血症、肾丢失增加（原发性或继发于某些药物，如二性霉素 B）、钙镁稳态的缺陷、医源性镁缺乏，如换血时镁丢失过多或全静脉营养时补充的镁不足。糖尿病母亲的婴儿血清镁水平可能低于正常。低镁血症的临床表现和低钙血症及手足搐搦难以区分，而且事实上两者常同时存在。

血清镁水平低于 1.5 mg/dL（0.62 mmol/L）即发生低镁血症，而临床症状则通常在血镁水平低于 1.2 mg/dL 时才出现。在用库血进行换血时，因为枸橼酸会与镁结合降低镁的浓度，换血后血清镁水平可能降低 0.5 mg/dL（0.2 mmol/L），需要 10d 左右才能恢复到正常。在非医源性的低镁血症，血清镁水平可能 <0.5 mg/dL。而且低镁血症时，血钙水平也通常和低钙搐搦时的水平一致，但血磷水平是正常或升高的。因为低钙血症合并低镁血症时，仅补充钙是不足以纠正的，因此当手足搐搦的新生儿用钙剂治疗效果不佳时应考虑低镁血症的可能。

可以立即肌注硫酸镁来治疗。I 新生儿剂量为每剂 25~50mg/kg，每 8h 1 次，持续 3~4 次。当低镁血症纠正以后，往往伴随的低钙血症也自行得以纠正。随后可以每天给一次同样剂量的硫酸镁口服作为维持治疗。如果存在吸收不良的情况，可能需要 4~5 倍的剂量。在大多数病例，代谢缺陷是暂时性的，治疗持续 1~2 周后可以终止。一些患者表现为永久性的疾病，需要长期口服补充镁剂以避免反复的低镁血症。及时治疗不会导致神经系统的后遗症。

## 高镁血症

产程中曾接受硫酸镁治疗的母亲所生的新生儿会发生高镁血症。血镁浓度很高时会出现中枢神经系统抑制，呼吸抑制的新生儿可能需要机械通气。稍高的血镁水平可导致低通气、嗜睡、松软、反射减弱、吸吮困难。高镁血症还会导致胎粪排出困难。正常血镁水平的高限为 2.8 mg/dL（1.15 mmol/L），但在血镁水平 < 5 mg/dL（2.1 mmol/L）时很少出现严重症状。在大多数病例，都不需要特殊治疗，只需维持正常的呼吸功能并给予适当的支持治疗。静脉应用钙剂和利尿可以降低血镁水平。在一些罕见的情况下，可以通过换血来快速移除血液中的镁离子。

## 物质滥用和新生儿戒断

孕期的物质滥用对于母亲和新生儿都是一个严重的问题。母亲会遭遇成瘾所带来的不良后果，包括孕期的药物戒断发作和与高危行为相关的疾病。对胎儿和新生儿的影响包括慢性或间歇性的药物暴露，母亲营养不良，生后短时间出现急性撤药症状，远期主要是对体格生长和神经发育的影响。因为有宫内药物暴露史的新生儿常伴有社会、环境的高危因素，而且可能有多种物质的暴露，因此可能难以评估某种特定药物宫内暴露对远期神经发育的影响。

滥用非法药物或酒精的妇女一旦怀孕都是高危妊娠。这些孕妇常常没有足够的产前保健，性传播性疾病的发生率较高，包括梅毒、HIV、肝炎。此外，早产、宫内生长迟缓、胎膜早破的发生率及围生期死亡率、发病率均较高。滥用物质成瘾的母亲所生新生儿大部分都会出现生理性成瘾，因为阿片类可以通过胎盘。戒断症状甚至在产前就可以出现，表现为在母亲出现用药需求或戒断症状时胎动增加。海洛因和美沙酮是最常出现戒断综合征的药物，但酒精、尼古丁、苯巴比妥、喷他佐辛、可待因、丙氧芬、苯丙胺类、抗精神病药、抗抑郁药、苯二氮草类药物均可引起戒断症状。

海洛因成瘾的母亲所生婴儿中 LBW 发生率达 50%，其中一半是小于胎龄儿。可能的原因包括慢性感染，母亲营养不良，以及对胎儿生长的直接抑制。死产率增加，但先天畸形的发生率并不高。约50%~75%的新生儿出现戒断的临床表现，通常症状始于生后48h内，且和母亲每天所用的剂量（<6 mg/d没有或仅有轻微症状）、上瘾持续的时间（＞1年则70%以上出现戒断症状）、母亲最近一次所用的时间（出生前24h内所用则发生率较高）均有关。比较罕见地，症状也可以延迟至生后4~6周才出现。海洛因成瘾的母亲所生早产儿中，呼吸窘迫综合征和高胆红素血症的发生率可能降低，这可能是由于肺表面活性物质的生成增加和肝脏内葡萄糖醛酸转移酶的活性得到促进所致。

震颤和易激惹是最突出的症状。震颤可以是细小的动作，也可以是大的抖动，和低血糖时的震颤难以区别，但表现得更粗大一些，常常是双侧的，“拍打”样动作。肢体常变僵硬，反射亢进，伸展和屈曲运动都有阻力。激惹和过度活跃是典型的症状，可导致皮肤擦伤。其他症状包括觉醒、听觉过敏、肌张力增高、呼吸增快、腹泻、呕吐、高调的哭声、吸吮自己拳头、喂养不佳伴体重下降（吸吮不协调）、发热。喷嚏、哈欠、呃逆、肌阵挛、惊厥、睡眠周期异常、鼻塞、呼吸暂停、皮肤发红和苍白交替、流泪等症状相对少见。新生儿重症监护室协作网神经行为评分（NNNS）是评估阿片类或其他药物暴露的新生儿的有用的工具（表100-1见光盘）。这些新生儿猝死综合征的发生率较高。常结合病史和临床表现来诊断。在戒断期间，检查尿液中的阿片类成分可能浓度较低，但奎宁（常和海洛因混合在一起）的浓度可能是较高的。胎粪中药物浓度的检测比尿液检测更为精确。需排除低血糖和低血钙。

美沙酮成瘾可导致严重的戒断症状，其发生率为20%~90%。和海洛因成瘾的母亲相比，服用美沙酮的母亲一般拥有更好的产前保健，这些母亲常伴有多种物质滥用，包括酒精、巴比妥类、镇静剂，而且一般也是重度吸烟者。先天畸形的发生率并不增加。服用美沙酮的母亲所生新生儿的平均体重比海洛因成瘾的母亲所生的新生儿更大，临床表现相似，但服用美沙酮的母亲所生新生儿惊厥发生率高（10%~20%），戒断症状出现迟（2~6周）。持续滥用海洛因的妇女，即使接受美沙酮治疗，出生早产儿和低体重儿的概率也比已经停用海洛因的妇女高，而且更容易出现戒断症状，新生儿死亡率更高。

酒精戒断比较少见。产前不久刚喝过酒的母亲所生的新生儿生后数小时可能呼吸中带有酒精，因为酒精可以很快通过胎盘。新生儿体内酒精血浓度和母亲体内相似。低血糖和代谢性酸中毒也可能出现。出现戒断症状的新生儿常表现为易激惹，过度活跃，前72h出现明显的震颤，随后48h嗜睡，然后恢复正常。有可能惊厥。

苯巴比妥类戒断通常发生于该类药物成瘾的母亲所生新生儿。出现症状的平均日龄是7d（2~14 d）。新生儿可表现为一个短暂的急性期，包括激惹、持续哭闹、无眠、呃逆、奇怪的面部活动，随后进入亚急性期，包括贪食、频繁的反胃恶心、发作性的激惹、听觉过敏、出汗、睡眠模式紊乱。所有这些症状将持续2~4个月。

可卡因滥用在孕妇中是比较常见的，但她们的新生儿一般不出现戒断症状。可能并发早产、胎盘早剥、胎儿窒息等妊娠结局。新生儿可能合并宫内生长受限、以状态调节功能受损、听觉信息处理障碍、发育迟缓、学习障碍等为特征的神经行为异常。生后24个月，这些孩子Bayley发育量表的精神部分评分较低，发育迟缓的发生率是正常人群的2倍。家庭解体、多种物质滥用、性传播性疾病、虐待和忽视儿童等社会问题也可能存在。4岁时，产前有可卡因暴露史的儿童表现出特殊的认知障碍（视觉空间和数学技能、一般常识），IQ常低于正常水平。如果家庭成长环境较好，可卡因暴露的儿童的IQ也可以和未暴露儿童一样。

## 治 疗

新生儿药物戒断是否需要药物治疗取决于戒断症状。有明确药物暴露但没有戒断症状的新生儿无需药物治疗。药物戒断是个自限性过程。但镇静催眠药或麻醉药的戒断可以危及生命。药物治疗的指征包括惊厥、喂养不佳、腹泻、频繁呕吐、不能入睡、发热。有几种方法可用以评估戒断的严重程度。

阿片类戒断的新生儿需要一个安静的环境，用襁褓包裹，尽量减少外部刺激。海洛因和美沙酮戒断可以用美沙酮进行治疗。美沙酮戒断可能需要比海洛因戒断更大剂量和更长时间的治疗来控制临床症状。止痛剂的初始剂量0.05~0.1 mL/kg，每3~4h给药1次。根据新生儿的体重和对药物的反应，若有必要可以每隔4h增加0.05 mL。止痛剂可以消除大部分戒断症状，特别是腹泻。鸦片樟脑酊（10 mg/mL）稀释25倍就形成和吗啡相等的止痛剂。经稀释的鸦片樟脑酊的推荐剂量是0.1 mL/kg（≈每kg2滴）喂奶时给药，每4h一次。如有必要，可将剂量每隔4h增加2滴。剂量和疗程可以根据新生儿对治疗的反应进行调整。阿片类和苯巴比妥类联用可能是对阿片类戒断最有效的方法。在症状得到控制以前，静脉补液预防脱水可能是有必要的。丁丙诺啡，而不是美沙酮，用于孕期治疗可以减轻戒断的程度和持续时间。

戒断所致的死亡率<5%，而且如果能够早期认识

并早期治疗是可以避免的。神经发育的预后受高危妊娠和分娩，以及患儿恢复后回归的成长环境的影响。同时某些特殊的药物也会影响胎儿和新生儿后续的发育。

## 参考书目

参考书目请参见光盘。

## 100.1 母亲选择性 5- 羟色胺再摄取抑制剂应用和新生儿行为综合征

*Waldemar A. Carlo*

育龄妇女抑郁和焦虑的总发病率大约 19%。选择性 5- 羟色胺再摄取抑制剂（SSRIs，氟西汀、帕罗西汀、舍曲林、西酞普兰、氟伏沙明） 和较少用的 5 - 羟色胺去甲肾上腺素再摄取抑制剂（SNRIs，文拉法辛、度洛西汀）都可以用来治疗孕妇的抑郁和焦虑症。孕期暴露于这些药物有可能会引起先天畸形 （见第 90 章）。此外，这一类药物很多都发现可以使新生儿从宫内到宫外的转换过程中发生问题，其中以帕罗西汀和氟西汀最常见。

目前尚不清楚新生儿出生后不能很好适应宫外环境是否和 5- 羟色胺过度刺激有关（5- 羟色胺综合征）或存在 5- 羟色胺戒断（5- 羟色胺中断综合征）。事实上不同的药物都可能出现上述情况。帕罗西汀的半衰期较短，几乎没有积极的代谢物，还是强力的毒蕈碱阻断剂。出生后帕罗西汀的血清浓度很快下降。孕晚期暴露于帕罗西汀引起的新生儿不能适应宫外环境可能和胆碱能超速驱动导致的戒断症状有关。症状也可能延迟出现。相反，氟西汀和其活性代谢物（诺氟西汀）的半衰期较长，可以因其急性毒性作用而导致 5- 羟色胺综合征。症状可以于出生时或出生后 24h 内出现。氟西汀的脐血水平和母亲的血清水平相等。所有药物都可以通过胎盘和血脑屏障。

5- 羟色胺毒性作用和胆碱能超速驱动所致戒断症状引起的新生儿行为综合征见图 100-1（见光盘），其临床特征包括中枢神经系统（激惹、过多睡眠、睡眠不安）、运动（躁动、震颤、反射亢进、强直、肌张力过高或过低）、呼吸系统（鼻充血、呼吸窘迫、呼吸急促）、胃肠道（腹泻、呕吐、喂养不良）、全身症状（体温过高或过低、低血糖）。大部分新生儿仅有轻微症状且 2 周内缓解。约 1% 为重症，可表现为惊厥、脱水、体重丢失、体温过高、呼吸衰竭。未见死亡病例报道。

治疗需根据个人临床表现，并辅以支持治疗。在母亲孕晚期逐步撤离 SSRI 是预防新生儿 SSRI 戒断的策略。但是必须权衡该策略对于胎儿的益处和母亲撤药后孕晚期及产后出现精神疾患复发的风险。

## 参考书目

参考书目请参见光盘。

## 100.2 胎儿酒精综合征

*Waldemar A. Carlo*

孕期高浓度的酒精摄入可以损害胚胎和胎儿的发育，引起一系列特殊的畸形，被命名为胎儿酒精综合征。该综合征表现轻重不一，其总体发生率大约 1/1000~2 /1000 （表 100-2）。孕早期中重度酒精摄入可引起胎儿生长和形态发生学上的改变，摄入酒精越多，症状越严重。严重嗜酒母亲所生新生儿畸形的发生率是中度嗜酒者的两倍。在一项研究中，严重嗜酒母亲所生新生儿 32% 有先天畸形，而该比例在控制饮酒的母亲和中度嗜酒的母亲所生新生儿中分别为 9% 和 14%。和胎儿酒精综合征相关的其他母亲方面的高危因素包括高龄孕妇、较低的社会经济地位、精神状态不良、酗酒。

胎儿酒精综合征的临床特征包括：① 产前就出现体重、身长、头围的生长迟缓，并持续存在；② 面部畸形，包括眼裂较短、内眦赘皮、上颌发育不全、小下颌、浅人中、薄而光滑的上唇（图 100-2）；③心脏缺损，主要是间隔缺损；④小关节和肢体的畸形，包括运动受限、掌纹改变；⑤ 从临界状态至重度的不同程度的智力发育迟滞 （表 100-2）。胎儿酒精综合征是智力发育迟滞的常见原因。该综合征的严重程度差别很大，重症可表现上述所有症状，轻症则仅有其中一些症状。

胎儿酒精综合征发病机制可能和酒精本身或其代谢产物的毒性作用有关。一些证据支持酒精可以阻碍必需氨基酸和锌在胎盘的转运，而这些物质是蛋白质合成所必需的，其合成受阻可能是引起宫内生长迟缓的原因。

胎儿酒精综合征的治疗是很困难的，因为并没有特别的治疗。这些患儿可能在镇静后仍持续存在肌张力低下和震颤，预后是比较差的。开展咨询对于避免再一次出生这样的婴儿是很重要的。怀孕后戒酒可以预防胎儿酒精综合征。

## 参考书目

参考书目请参见光盘。

（马晓路 译，杜立中 审）

表 100-2　胎儿酒精综合征监测协作网的病例诊断分类

| 病例诊断分类 | 阳性表现型 | | |
|---|---|---|---|
| | 面部 | 中枢神经系统 | 生长 |
| 不论母亲是否有酒精暴露史都可以确诊 FAS 的表现型* | 医生发现 FAS 特征性的面部异常表现 | 出生时或任何年龄头围 ≤第 10 百分位 | 宫内的体重或身长 ≤该胎龄的第 10 百分位 |
| | 或 | 或 | 或 |
| | 至少符合下列两项： | | |
| 短眼裂，人中异常，上唇薄 | 标准化智力测定结果低于正常均值 1SD 以上 | 生后体重或身长 ≤第 10 百分位 | |
| | | 或 | 或 |
| | | 标准化发育量表测评结果落后于正常均值 1SD 以上 | 生后的身高别体重 ≤第 10 百分位 |
| | | 或 | |
| | | 由专业人员（如精神科医生）诊断为发育迟缓或智能落后 | |
| | | 或 | |
| | | 由专业人员诊断为注意力缺陷性疾病 | |
| 不论母亲是否有酒精暴露史都应考虑 FAS 的表现型* | 符合上述面部特点 | 至少符合上述中枢神经系统或生长发育的标准之一 | |

* 病历中记录的母亲孕期酒精摄入状况

FAS: 胎儿酒精综合征；SD: 标准差

摘自 Fetal alcohol syndrome—Alaska, Arizona, Colorado and New York, 1995-1997. MMWR Morb Mortal Wkly Rep , 2002,51:433 - 435

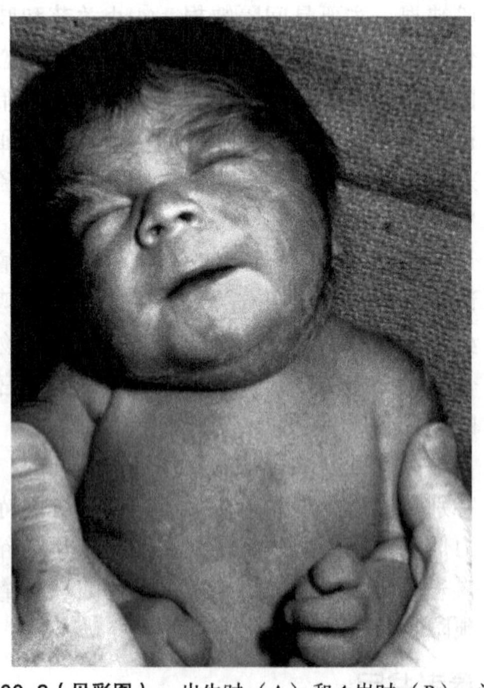

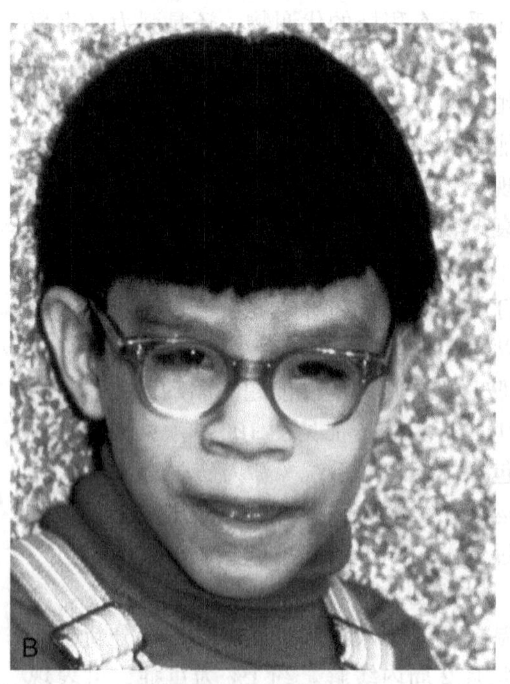


图 100-2（见彩图）　出生时（A）和 4 岁时（B）。注意短眼裂、长而光滑的人中伴朱红色的边界，多毛

摘自 Jones KL, Smith DW. Recognition of the fetal alcohol syndrome in early infancy.Lancet , 1973,2:999-1001

# 第 101 章 内分泌系统

Waldemar A. Carlo

内分泌疾病在第ⅩⅩⅥ部分详细讨论。

垂体性侏儒症通常在出生时症状并不明显，尽管全垂体功能低下的男婴可以出现低血糖、高胆红素血症、小阴茎。相反地，体格性侏儒症则表现为尽管足月出生但体重和身长看起来是早产儿，除此之外，其他体格检查都是正常的。

原发性甲状腺功能减低症的发生率大约 1/4 000（见第 559 章）。因为大部分患有这一严重的可治性疾病的婴儿在刚出生时都是没有症状的，所以需要进行筛查。但如果是由基因决定的克汀病、母亲孕期接受抗甲状腺药物治疗、孕期母亲并发甲状腺功能亢进症的婴儿在出生是就可以表现为明显的甲状腺功能缺陷。便秘、黄疸延迟消退、甲状腺肿大、嗜睡、皮肤持续花斑或肢端发凉等外周循环不佳的表现时应考虑克汀病。早期诊断并治疗甲状腺激素缺乏可以改善远期智能发育。对所有新生儿进行筛查有助于这一目标的实现。

暂时性甲状腺功能减低症在病情危重并且很不成熟的早产儿是很常见的。这些婴儿血清促甲状腺素的水平和其他垂体 – 下丘脑轴的检查是正常的，提示正常的甲状腺功能。由于低甲状腺水平和神经发育的结局之间的关系尚不清楚，因此对于早产儿暂时性甲状腺功能减低是否需要补充甲状腺素治疗仍无定论。

暂时性甲状旁腺功能减低症也可发生于患有甲状腺功能亢进症或接受甲状腺药物治疗的母亲所生的新生儿。

暂时性甲状旁腺功能减低症可以表现为新生儿手足搐搦（见 565 章）。

肾上腺功能和很多疾病相关，可以在新生儿期引起严重的症状，甚至危及生命。急性肾上腺出血和功能衰竭可继发于臀位产或其他产伤，或与严重的感染相关。可出现肾上腺皮质功能不全和休克。呕吐、腹泻、脱水、高钾血症、低钠血症、休克、两性畸形或阴蒂增大时应考虑先天性肾上腺皮质增生症。有些患儿同时表现两性畸形和高血压。因为该疾病是遗传性疾病，当失盐型肾上腺皮质增生症患儿的母亲再次生育时，应密切观察该新生儿是否存在肾上腺皮质功能不全的表现。该疾病的新生儿筛查和早期诊断、治疗可以预防严重的失盐症状和不良结局。先天性肾上腺发育不全也可以在生后几周内出现肾上腺功能不全的表现。

女婴伴有蹼状颈、淋巴管扩张性水肿、乳头发育不良、皮肤松弛、颈部发际线较低、低位耳、高颚弓、指甲畸形、肘外翻及其他的一些畸形应考虑特纳综合征。

暂时性糖尿病（第 583 章）很罕见，仅发生于新生儿。常表现为脱水，体重丢失，或小于胎龄儿伴有酸中毒。

## 参考书目

参考书目请参见光盘。

## 101.1　糖尿病母亲婴儿

Waldemar A. Carlo

孕期有糖尿病（1 型，2 型，妊娠期糖尿病）的孕妇不良妊娠结局的风险增加。孕前和孕期控制好血糖对于改善妊娠结局十分关键。

和非糖尿病母亲相比，糖尿病母亲羊水过多、先兆子痫、肾盂肾炎、早产、慢性高血压的发生率增加，胎儿死亡率也较高，特别是在孕 32 周以后。孕期流产和母亲糖尿病控制不佳（特别是酮症酸中毒）及先天畸形有关。大部分糖尿病母亲所生婴儿都是大于胎龄儿。如果糖尿病合并血管并发症，新生儿可出现生长受限，特别是那些孕 37 周以后出生的。和非糖尿病母亲所生婴儿相比，这些婴儿的死亡率增加 5 倍以上，且任何胎龄和出生体重的死亡率都是增加的。

### ■ 病理生理

其可能的病理学机制是母亲高血糖导致胎儿高血糖，胎儿胰腺反应性分泌胰岛素，导致胎儿高胰岛素血症。胎儿高胰岛素血症和高血糖症可以导致肝脏摄取葡萄糖和糖原合成增加，加速脂肪生成，促进蛋白合成（图 101–1）。相关的病理学改变是胰岛 β 细胞肥大和增生，胎盘重量增加，婴儿除大脑外各器官重量增加，心肌肥厚，肝细胞细胞质含量增加，髓外造血。高胰岛素血症和高血糖可以导致胎儿酸中毒，使死胎机会增加。出生时胎盘结扎使新生儿的葡萄糖供应突然中断，但高胰岛素血症仍然存在，因此生后最初几个小时容易出现低血糖和脂肪分解减慢。

患有妊娠期糖尿病和不伴有胰岛素抗体的胰岛素抵抗型糖尿病的母亲所生婴儿都伴有高胰岛素血症。妊娠期糖尿病母亲的婴儿在血糖水平和正常新生儿相近时，其空腹血浆胰岛素水平也显著增高，而且他们

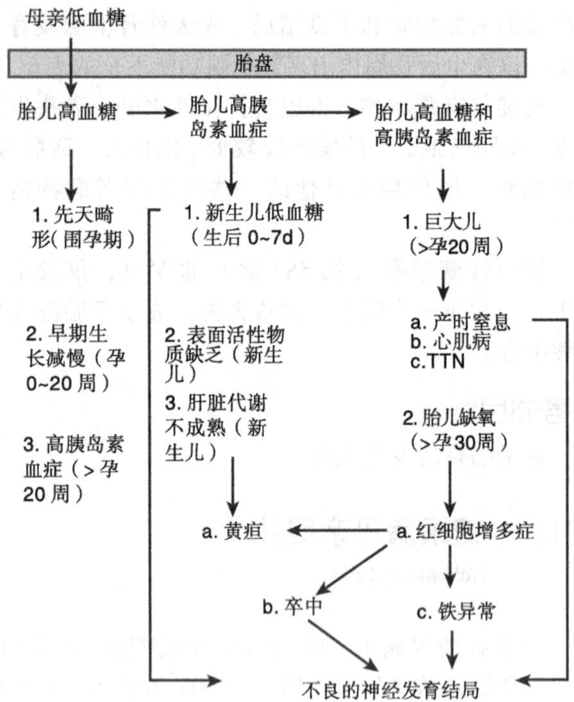


图 101-1　和胎儿高血糖（列 1），胎儿高胰岛素血症（列 2），或两者协同（列 3）有关的胎儿和新生儿事件。括号内提示相关事件发生的时间段。RVT：肾静脉血栓；TTN：新生儿暂时性呼吸增快
摘自 Nold JL, Georgieff MK.Infants of diabetic mothers. Pediatr Clin North Am , 2004，51:619–637

对葡萄糖的反应表现为血浆胰岛素水平异常地快速上升，可以更快地使葡萄糖负荷稳定。给予精氨酸后，他们对胰岛素的反应性较正常新生儿强，对葡萄糖的清除率也增加。相反地，妊娠期糖尿病母亲婴儿的空腹葡萄糖生成和利用率下降。胰岛素抵抗型糖尿病母亲的婴儿游离脂肪酸水平较低，也反映了体内较高的胰岛素水平。若产前孕母糖尿病控制良好，巨大儿和低血糖的发生率下降。

尽管高胰岛素血症是低血糖的主要原因，对肾上腺素和胰高血糖素的反应性降低可能也是一定的原因。在受精和器官形成时期糖尿病控制不佳可导致胎儿的先天畸形，这可能也是高血糖诱发的。羊水内红细胞生成素水平上升提示慢性胎儿缺氧，可能导致胎儿和新生儿死亡率上升。

## ■ 临床表现

糖尿病母亲和妊娠期糖尿病母亲所生婴儿具有惊人的相似之处（图 101-2）。他们通常体重较大，体形丰满，体脂含量高，内脏增大，面部呈多血貌，好似接受皮质激素治疗的满月脸。但也有部分新生儿体重正常甚至低出生体重，特别是早产儿或母亲已经并发糖尿病的血管病变。

低血糖在糖尿病母亲婴儿和妊娠期糖尿病母亲婴儿中的发生率分别为 25%~50% 和 15%~25%，但其中只有很小部分出现低血糖症状。这些婴儿发生低血糖的可能性增加，而且脐血或母亲空腹血糖水平较高的婴儿血糖水平更低。通常在出生后 1~3h 血糖浓度达到最低值，然后从 4~6h 开始自行恢复至正常。

这些婴儿在生后最初 3d 可能出现四肢抖动、震颤、过度兴奋，也有些出现肌张力减低、嗜睡、吸吮无力等症状。他们可能出现低血糖各种症状中的任何表现。这些症状如果在生后早期出现，最可能的原因就是低血糖，如果出现较迟，则可能是低钙血症，当然这两种情况也可以同时发生。围生期窒息也可以出现相似的表现。低镁血症可能和低钙血症相关。在没有低血糖、低血钙和窒息时这些症状也可能出现。

出生后头 2d，糖尿病母亲婴儿常出现气促，这可能是低血糖、低体温、红细胞增多症、心力衰竭、湿肺、产伤或窒息所致脑水肿的表现。糖尿病母亲婴儿呼吸窘迫综合征的发病率增加，这可能是由于胰岛素拮抗了皮质醇促进表面活性物质合成的作用。

心脏增大是常见的（30%），5%~10% 的糖尿病母亲婴儿出现心力衰竭。可出现非对称性的室间隔肥厚，可以表现为暂时性特发性肥厚性主动脉瓣下狭窄。正性肌力药物可以使情况恶化，禁忌使用。糖尿病母

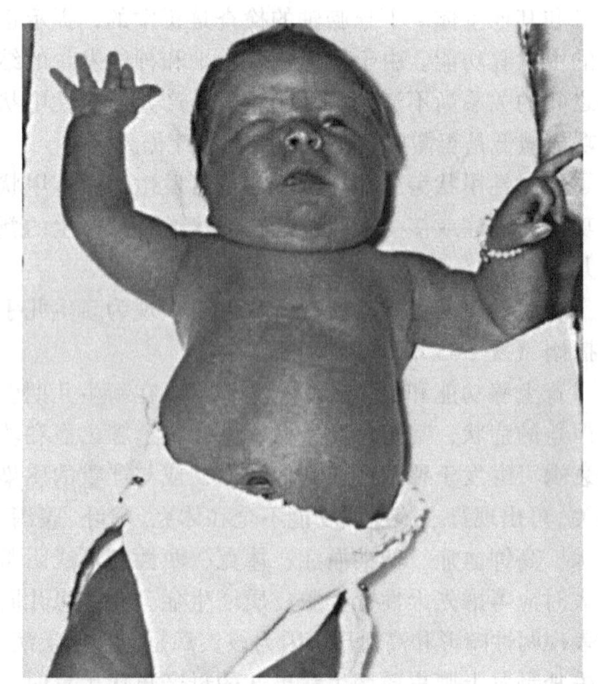

图 101-2　糖尿病母亲婴儿，体形较大而丰满，多血貌。出生于 38 周，体重 4408 g。除了外貌特征以外，轻度呼吸窘迫是仅有的症状

亲婴儿先天性心脏病的发生率也增高。产伤也是巨大儿的常见并发症。

这些婴儿的神经发育和骨化中心倾向于不成熟，其成熟度应该通过脑的大小和胎龄而不是出生体重来进行校正。另外这些婴儿高胆红素血症、红细胞增多症、肾静脉血栓的发生率增加。若婴儿出现腹侧包块、血尿、血小板减少应怀疑肾静脉血栓。

糖尿病母亲婴儿的先天畸形发生率增加 3 倍，心脏畸形（室间隔或房间隔缺损，大血管转位，永存动脉干，右室双出口，三尖瓣闭锁，主动脉弓缩窄）和腰骶部发育不全是最常见的。其他的畸形包括神经管缺陷、肾积水、肾发育不全、十二指肠或直肠肛门闭锁、内脏反位、双输尿管、前脑无裂畸形。这些婴儿也可以因为左半结肠暂时性的发育延迟而出现腹胀。

## 预　后

糖尿病母亲婴儿以后糖尿病的发生率高于整体人群。体格发育是正常的，但体格过大的婴儿到了儿童期容易出现肥胖，甚至延续至成年期。症状性低血糖和母亲酮尿会导致婴儿远期智力发育受损的机会增加。至于是否存在和低血糖无关的智力发育受损则仍是意见不统一。

## 治　疗

对于糖尿病母亲婴儿的治疗应该始于产前，即对糖尿病和妊娠期糖尿病孕妇进行频繁的产前检查，评估胎儿成熟度、胎儿生理活动、多普勒血流速度，并有计划地让这些孕妇在有经验的医院分娩，以得到专业的产儿科处理。孕期的血糖控制可以降低畸形和其他不良结局的发生率，产时的血糖控制可以降低新生儿低血糖的发生率。患有 1 型糖尿病的妇女如果孕期严格控制血糖（平均每天的血糖水平 < 95mg/dL），分娩的婴儿出生体重和外貌特征都接近非糖尿病母亲的婴儿。对妊娠期糖尿病的治疗也可以减少并发症。饮食建议、血糖监测、二甲双胍、胰岛素等治疗是降低严重围生期不良结局（死亡、肩难产、骨折、神经麻痹）所需要的。妊娠期糖尿病的孕母也可以用格列本脲成功治疗，该药物不通过胎盘。这些孕母分娩的婴儿为巨大儿和发生低血糖的机会与接受胰岛素治疗的妊娠期糖尿病孕母相似。

不管出生体重多大，糖尿病母亲的婴儿出生后都应该接受严密的监护。没有症状的婴儿生后 1h 内应检测血糖，随后 6~8h 内每小时复测 1 次。如果婴儿临床情况良好且血糖正常，应尽早开始用母乳或配方奶喂养或管饲，并每隔 3h 喂奶 1 次。如果婴儿不能耐受经口喂养，应以 4~8 mg/（kg · min）的进糖速度给予外周静脉输液。低血糖，即使没有症状，也应该及时治疗，可以给予频繁的喂奶和（或）静脉输注葡萄糖液。应避免高张性葡萄糖液的推注，因为可能引起随后的胰岛素水平上升，从而导致反跳性的低血糖。

危重的和症状性的低血糖患儿的处理将在下一章节讨论。低钙血症和低镁血症的治疗见第 100 章。呼吸窘迫综合征的治疗见第 95.3，红细胞增多症的治疗见第 97.3。

## 参考书目

参考书目请参见光盘。

（马晓路　译，杜立中　审）

# 第 102 章
# 畸形学

*Anthony Wynshaw-Boris, Leslie G. Biesecker*

畸形学是一门研究人类形态异常及其形成机制的学科。每 40 个新生儿中估计有 1 个（即 2.5%）在出生时患一种或多种可识别的先天畸形。他们中的一半患有单一畸形，另一半则同时患有多种畸形。据估计儿科住院人数中 10% 患有已知的遗传疾病，18% 患有病因不明的先天性缺陷，40% 的外科住院患儿有先天性畸形。婴儿死亡总数中的 20%~30% 和新生儿期后死亡总数的 30%~50% 都是由先天性畸形导致（http://www.marchofdimes.com/peristats/）。2001 年，美国婴儿死亡数的 1/5 是由出生缺陷导致，大约 100 000 个活产儿中就有 137.6 例死亡，这一概率远远高于其他原因所致的婴儿死亡，如早产和低体重（109.5/100 000）、婴儿猝死综合征（55.5/100 000）、产妇妊娠并发症（37.3/100 000）和呼吸窘迫综合征（25.3/100 000）。

补充内容请参见光盘。

（劳林江　译，杜立中　审）

# 第 103 章 新生儿感染

## 103.1 发病机制和流行病学

Barbara J. Stoll

感染是新生儿期常见的、重要的致病和致死原因。2% 的胎儿在宫内受到感染，而多达 10% 的婴儿在生后第 1 个月内发生感染。新生儿感染的独特性体现在以下几个方面：

1. 感染源能通过多种途径从母体传播至胎儿或新生婴儿。

2. 新生儿期由于一种或多种免疫功能缺陷使他们对感染的应答能力较差。

3. 新生儿感染时的伴随情况常使诊断和治疗变得比较复杂。

4. 新生儿感染的临床表现多种多样，包括亚临床型感染、局部或全身的轻度至重度感染，以及较少见的、由宫内感染所致的先天性综合征。接触病原体的时间、病原体数量、机体免疫状态和病原体的致病力都影响着胎儿或新生儿疾病的相关临床表现。

5. 母体感染是胎儿经胎盘感染的来源，但在母孕期常不能被诊断，这是因为母亲在急性感染期可以没有症状或无特征性的症状和体征。

6. 许多病原体能引起新生儿感染，包括细菌、病毒、真菌、原虫和支原体。

7. 随着新生儿重症监护技术的不断提高，越来越多的未成熟儿、极低出生体重（VLBW）儿经抢救存活，同时，他们的住院时间比较长，院内的特殊环境使得他们成为感染的高危人群。

### 参考书目

参考书目请参见光盘。

## 103.2 病原体传播方式和发病机制

Barbara J. Stoll

### ■ 宫内感染的发病机制

宫内感染是由母亲的临床或亚临床感染经胎盘血源性传播引起的胎儿感染，病原体多样，比如巨细胞病毒（CMV）、梅毒螺旋体、刚地弓形体、风疹病毒、水痘病毒、微小病毒 B19。经胎盘的感染可发生在孕期任何阶段，而症状和体征可能在出生时或延迟至数月或数年出现（图 103-1）。感染可能造成孕早期的自然流产、胎儿先天畸形、宫内发育迟缓、早产、死胎、新生儿期的急性发病或延迟发病、持续无症状性感染所致的后遗症。在某些情况下，感染对新生婴儿不产生明显的影响。

孕期发生感染的时间会影响临床结果。妊娠头 3 个月的感染可能影响胚胎发生，造成先

天畸形（如先天性风疹；见第 239 章）。孕晚期的感染常引起分娩时的活动性感染（如弓形体、梅毒）（见第 282 章和 210 章）。妊娠末期感染的临床表现可能在出生后要延迟一段时间才出现（如梅毒）。

母体感染是经胎盘感染的必要的先决条件。对一些病原体（如风疹）来说，母体免疫是有效的，其抗体能够保护胎儿。而对于另一些病原体（如 CMV），母体抗体只能减轻感染甚至没有作用（见第 247 章）。即使没有母体的抗体，感染经胎盘传播的情况也各不相同，因为胎盘可以起到有效屏障的作用。

### ■ 上行性细菌感染的发病机制

许多情况下，胎儿或新生儿直到胎膜破裂，从产道娩出和（或）进入宫外环境时才接触到潜在的病

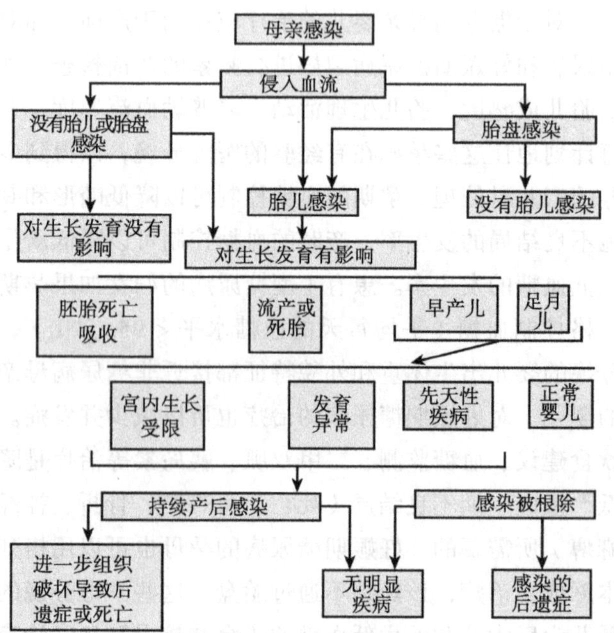


图 103-1　经胎盘的血源性感染发病机制

摘自 Klein JO, Remington JS.Current concepts of infections of the fetus and newborn infant//Remington JS, Klein JO.Infectious diseases of the fetus and newborn infant. 5 ed.Philadelphia：WB Saunders, 2002

原体。人类的产道内寄居的需氧和厌氧生物，可引起上行性的羊膜感染和（或）新生儿体内的定植。感染羊水和（或）阴道的细菌病原体可在宫内或更多是在产程和（或）分娩过程发生垂直传播（图 103-2）。由微生物侵入羊水所致的绒毛膜羊膜炎，通常是绒毛膜羊膜长时间破裂的结果。有时，羊膜感染也发生在羊膜确实完整或破膜时间相对较短的情况下。绒毛膜羊膜炎一词专指宫内感染的临床综合征，包括孕母发热，伴或不伴局部或全身的绒毛膜羊膜炎症状 [ 子宫压痛、阴道分泌物 / 羊水异味、母体白细胞增高、母体和（或）胎儿心动过速 ]。绒毛膜羊膜炎也可以是无症状的，只有通过羊水检查或胎盘病理检查才能诊断。组织学绒毛膜羊膜炎的发生率与出生时胎龄呈负相关（图 103-3），并和胎膜破裂的持续时间直接相关。以前认为胎膜破裂超过 24h 即为长时间破膜，其依据是当破膜超过 24h，显微镜下可观察到羊膜炎症表现。然而破膜超过 18h，由 B 族链球菌（GBS）引起的早发型感染的发生率就已经明显增高。因此，目前认为破膜时间超过 18h 新生儿的感染风险就显著增加。

很多时候，细菌定植并不引起疾病。造成细菌定植婴儿发病的影响因素尚不十分清楚，但包括早产、基础疾病、侵入性操作、定植病原数量、病原体的侵袭力、遗传易感性、先天免疫系统、宿主反应和能通过胎盘的母体抗体（图 103-4）等。吸入或咽下羊水中的细菌可能导致先天性肺炎或全身性感染，临床表现可出现于产前（胎儿窘迫、胎心过速）、产时（窒息、呼吸窘迫、休克）或产后数小时的潜伏期以后（呼吸窘迫、休克）。产程中吸入或咽下的细菌可以在生后 1~2d 才导致感染。

产时复苏，尤其进行气管插管术、脐血管置管术或两者均进行时，会增加细菌感染的风险。其原因包括产时存在感染或与复苏相关的侵入性操作导致的获得性感染。

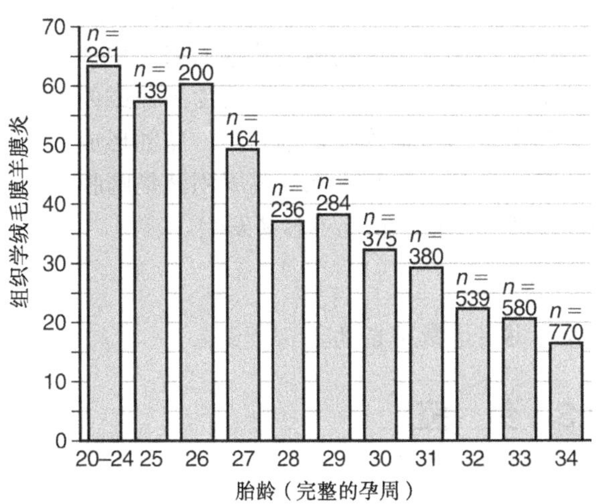


**图 103-3**　组织学绒毛膜羊膜炎发生率与活产早产儿胎龄的关系（3928 例婴儿）

摘自 Lahra MM, Jeffery HE.A fetal response to chorioamnionitis is associated with early survival after preterm birth.Am J Obstet Gynecol, 2004，190:147-151

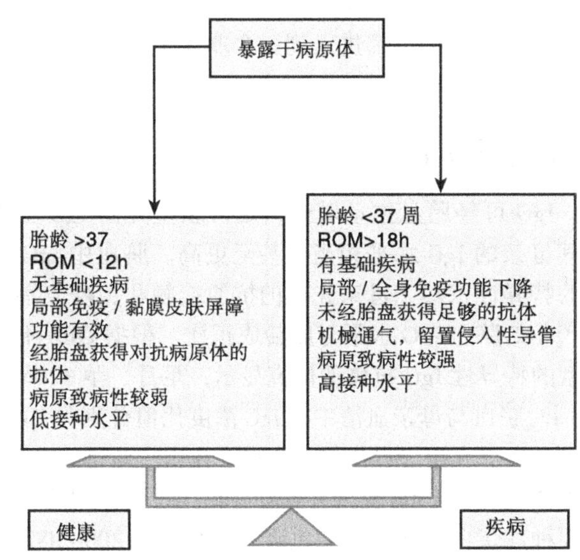


**图 103-4**　接触潜在的病原体后新生儿是否患病的影响因素

摘自 Baker C. Group B streptococcal infections. Clin Perinatol, 1997,24:59–70

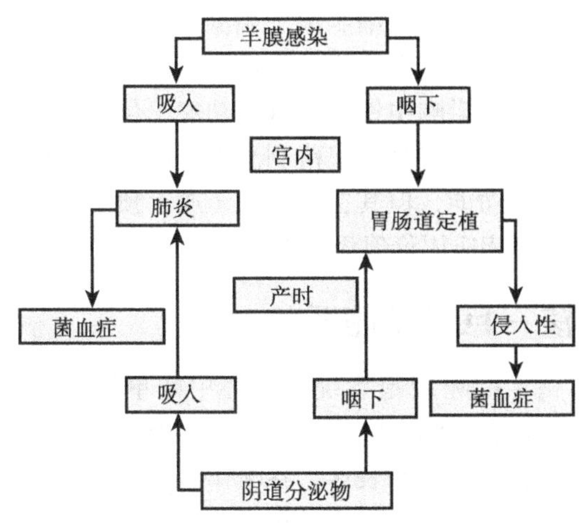


**图 103-2**　上行性或产时感染的途径

## 出生后晚发性感染的发病机制

出生后，新生儿暴露于婴儿室或社区的感染病原中。生后感染的传播途径可能通过与医院工作人员、母亲或其他家庭成员的直接接触；通过母乳（如 HIV、CMV）；或者通过非生命体来源，如被污染的设备等。住院新生儿生后感染的最常见来源是医护人员的手污染。

大部分脑膜炎都由感染的血源性播散引起。其次，脑膜炎也可由相邻组织的感染传播而来，如神经管开放性缺陷、先天性窦道或因胎儿头皮采样或内置式胎心监护仪造成的贯通伤伤口的污染。脓肿形成、脑室炎、脓毒性梗死、脑积水和硬膜下积液是脑膜炎的并发症，且新生儿较年长儿更容易发生。

## 参考书目

参考书目请参见光盘。

# 103.3 免 疫

Barbara J. Stoll

已经证实，足月儿和早产儿的中性粒细胞及其他参与感染免疫应答的细胞功能都较弱。早产儿可能还存在免疫球蛋白水平较低的情况。足月儿和早产儿的补体系统在数量和质量上都存在缺陷。但尽管存在这些免疫功能的不足，新生儿全身感染的发生率仍较低。所有新生儿出生后都进入到一个非无菌的环境，但只有少数人发生感染。

## ■ 免疫球蛋白

IgG 可经胎盘主动转运，足月新生儿的 IgG 水平与其母亲的 IgG 水平相当，甚至更高。脐血中 IgG 抗体的特异性依赖于母亲先前的抗原接触和免疫应答。早产儿的脐血 IgG 水平与胎龄成正比。根据 GBS 不同分型的特异性 IgG 抗体的研究显示，足月、孕 32 周、28 周时脐血与母亲血清中的 IgG 浓度比值分别为 1.0、0.5 和 0.3。来源于母体的 IgG 水平在出生后迅速下降。出生体重低于 1500 克的婴儿在生后第 1 周出现明显的低丙种球蛋白血症，平均血浆 IgG 浓度为 200~300mg/dL。其他种类的免疫球蛋白不能经胎盘转运，但在宫内感染时胎儿能够反应性地合成 IgA 和 IgM。

孕期足够浓度的特异性 IgG 抗体通过胎盘被动转运至胎儿，可以保护新生儿免受这些病原的感染（如破伤风、GBS 等有荚膜的细菌）。由于对革兰氏阴性肠杆菌具有特异性杀菌和调理素作用的抗体主要是 IgM，因此一般而言，新生婴儿缺乏针对大肠埃希菌和其他肠杆菌感染的抗体保护。

## ■ 补 体

补体系统能够介导针对特定生物体（如大肠埃希杆菌）的杀菌功能，同时它又是调理素，协同抗体完成对细菌（如 GBS）的吞噬作用。母体循环中的补体不能通过胎盘。胎儿早在孕期前 3 个月就开始合成补体成分。足月新生儿补体活性的经典途径轻度减弱，而旁路途径则中度减弱。补体成分的水平和活性都有相当大的个体差异性。早产儿补体成分的水平和补体活性均不如足月儿。这些缺陷使得补体诱导的趋化活动减弱，也使得抗体缺乏时对特定生物体起调理素作用的能力降低。大体上，新生儿期的血清成分对金黄色葡萄球菌的调理作用是正常的，但对 GBS 和大肠埃希菌的作用有不同程度的缺陷。

## ■ 中性粒细胞

吞噬细胞系统数量和质量上的不足是新生儿对感染易感性增加的一个重要原因。足月儿和早产儿出生时，中性粒细胞的迁移（趋化）能力都是异常的。此外，新生儿中性粒细胞的黏附、聚集和变形能力均较差，对感染的反应较迟钝。细胞膜黏附分子（β2 整联蛋白和选择蛋白）的异常表达和新生儿中性粒细胞的异常细胞骨架造成趋化作用的异常。如有足够的调理素作用，新生儿中性粒细胞的吞噬和杀伤能力与成人相当。但是，新生儿中性粒细胞吞噬革兰氏阴性（而非阳性）菌的能力较弱。新生儿，特别是早产儿，中性粒细胞的氧化呼吸爆发功能受损是败血症风险上升的原因之一。

足月儿和早产儿循环中的中性粒细胞数量在出生后增加，生后 12h 达到峰值，到 22h 回复至正常水平。正常新生儿杆状核中性粒细胞所占的比例小于 15%，在发生感染和其他应激反应（比如窒息）时所占比例上升。

中性粒细胞减少症常见于早产儿和宫内生长迟缓儿，它会增加败血症的发生风险。新生儿中性粒细胞贮存池是成人的 20%~30%，而且在面临感染时易被耗竭。当败血症伴有严重中性粒细胞减少症和骨髓衰竭时，病死率升高。粒细胞集落刺激因子（G-CSF）和粒 - 巨噬细胞集落刺激因子（GM-CSF）都是在增殖、分化、功能活化和保全吞噬细胞的过程中发挥重要作用的细胞因子。这些细胞因子刺激骨髓祖细胞，使骨髓的中性粒细胞贮存池增加，诱导外周血的中性粒细胞增多，并且影响中性粒细胞的功能，包括促进其杀菌活性。尽管这些骨髓集落刺激因子影响着中性粒细胞的数量和功能，但其在治疗和（或）预防新生儿败血症上的临床应用价值仍未确定。

## ■ 单核 - 巨噬细胞系统

单核 - 巨噬细胞系统由循环中的单核细胞和组织（尤其在肝、脾和肺）中的巨噬细胞组成。被激活的巨噬细胞参与抗原表达、吞噬作用和免疫调节。新生儿循环中的单核细胞数量正常，但网状内皮系统中巨噬细胞的质量或功能较差，特别是早产儿。足月儿和早产儿单核细胞的趋化作用都有损伤，这一损伤影响着组织中的炎症反应并导致迟发的皮肤试验超敏反应。不过，新生儿单核细胞摄取和杀伤微生物的能力与成人单核细胞相同。

## ■ 自然杀伤细胞

自然杀伤（natural killer, NK）细胞是淋巴细胞的一个亚群，对感染病毒的细胞有溶解作用。在抗体依赖细胞介导的细胞毒作用（ADCC）过程中，NK 细胞也能溶解表面有抗体结合的细胞。NK 细胞在胎儿早期即已出现，且脐带血中的数量与成人的相同。但是，与成人相比，新生儿 NK 细胞的细胞毒活性和 ADCC 降低。由于新生儿对感染单纯疱疹病毒（HSV）的细胞的细胞毒作用降低，因此较易造成 HSV 感染在新生儿的播散（见第 249 章）。

## ■ 细胞因子 / 炎症介质

患者对感染的反应和临床结果涉及促炎症反应和抗炎症反应细胞因子之间的平衡。一些新生儿感染的不良后果，如脑损伤、坏死性小肠结肠炎（NEC）和支气管肺发育不良（BPD），可能是母亲、胎儿或新生儿对感染应答时产生的细胞因子介导的结果。迄今，已被研究证实的新生儿炎症介质很多，包括肿瘤坏死因子 -α（TNF-α）、白介素 1（IL-1）、IL-4、IL-6、IL-8、IL-10、IL-12、血小板活化因子和白三烯。感染反应中各种炎症介质的释放为早期诊断感染提供了机会。细菌性败血症、肺炎和坏死性小肠结肠炎的潜在标记物包括 TNF-α 、IL-6 和 IL-8。

先天免疫包含对先前未接触过的感染源的非特异性细胞和体液免疫应答。病原体的识别由血浆中的可溶性成分激活（包括甘露糖结合凝集素），由单核细胞和其他细胞的受体识别。Toll 样受体在识别病原体过程中起到重要的作用。免疫应答过程中各种蛋白的基因多态性（突变）增加了新生儿感染的风险和严重程度。中性粒细胞是先天免疫中的另一种重要细胞成分。中性粒细胞的颗粒含有许多酶和一种称为杀菌 / 渗透性增高蛋白（BPI）的物质，后者可连接革兰氏阴性细菌细胞壁上的内毒素。这种蛋白有利于调理作用，并防止内毒素引起的炎症反应。BPI 的活性在新生儿期可能是降低的。

## 参考书目

参考书目请参见光盘。

# 103.4　胎儿和新生儿感染的病原学

*Barbara J. Stoll*

许多病原体可能在宫内、产时或产后感染新生儿（表 103-1 和表 103-2）。胎儿和（或）新生儿经胎盘发生的宫内感染主要有梅毒、风疹、CMV、刚地弓形体、微小病毒组 B19 和水痘。尽管 HSV、HIV、乙型肝炎病毒（hepatitis B virus, HBV）、丙型肝炎病毒和结核杆菌（TB）均可通过胎盘引起感染，但是它们最常见的传播方式是产程中胎儿经过被感染的产道时发生感染（HSV、HIV、HBV）或生后接触被感染的母亲或看护人员（TB）或经母乳感染（HIV）。

任何寄居在泌尿生殖道或下消化道的微生物都可能引起产时和产后感染。最常见的细菌是 GBS、肠道微生物、淋球菌和衣原体。较常见的病毒是 CMV、HSV、肠道病毒和 HIV。

引起医院内感染的常见病原是凝固酶阴性的葡萄球菌、革兰氏阴性杆菌（大肠埃希杆菌、肺炎克雷伯杆菌、沙门菌、肠杆菌、柠檬酸菌属、铜绿假单胞菌和沙雷菌属）、肠球菌、金黄色葡萄球菌和假丝酵母菌。造成医院内新生儿感染的病毒包括肠道病毒、CMV、甲型肝炎病毒、腺病毒、流感病毒、呼吸道合胞病毒（RSV）、鼻病毒、副流感病毒、HSV 和轮状病毒。社区获得性病原体，如肺炎链球菌，可以使出院后的新生儿发生感染。

先天性肺炎可能由 CMV、风疹病毒和梅毒螺旋体以及不太常见的其他可经胎盘的感染源引起（表 103-3）。在产程和分娩时感染的可引起肺炎的微生物包括 GBS、革兰氏阴性肠道需氧菌、单核细胞增多性李斯特菌、支原体、沙眼衣原体、CMV、HSV 和假丝酵母菌属。

具有代表性的、引起医院内获得性肺炎的细菌有葡萄球菌属和革兰氏阴性肠道需氧菌，偶尔还有假单胞菌。长期住院的早产儿中全身感染病例增加，真菌是其中一个重要的病原。呼吸道病毒可引起散发的或暴发性的医院内获得性肺炎。这些病毒通常在冬季流行，多来自被感染的医院工作人员或婴儿室的来访者，包括呼吸道合胞病毒、副流感病毒、流感病毒和腺病毒。呼吸道病毒是最重要的社区获得性肺炎的病原体，常因接触被感染的家庭成员而传播。

新生儿脑膜炎最常见的病原菌是 GBS、大肠埃希菌和单核细胞增多性李斯特菌。肺炎链球菌及其他链球菌、非典型性流感嗜血杆菌、凝固酶阳性或阴性的葡萄球菌、克雷伯杆菌属、肠杆菌属、假单胞菌属、梅毒螺旋体和结核分枝杆菌也可引起脑膜炎。

**表 103-1 引起新生儿全身感染的病原菌**

| 细菌 | 早发型 | 迟发型 | | |
|---|---|---|---|---|
| | | 母亲来源 | 医院内感染 | 社区获得性感染 |
| **革兰氏染色阳性** | | | | |
| 梭菌属 | + | | + | * |
| 肠球菌 | + | | ++ | |
| GBS | +++ | + | + | + |
| 单核细胞增多性李斯特菌 | + | + | | |
| 其他链球菌 | ++ | | | + |
| 金黄色葡萄球菌 | + | | ++ | + |
| 凝固酶阴性的葡萄球菌 | + | | +++ | |
| 肺炎链球菌 | + | | | ++ |
| 草绿色链球菌 | + | | ++ | |
| **革兰氏染色阴性** | | | | |
| 类杆菌属 | + | | + | |
| 弯曲杆菌 | + | | | |
| 柠檬酸细菌 | | | + | + |
| 肠杆菌 | | | + | |
| 大肠埃希杆菌 | +++ | | + | ++ |
| 流感嗜血杆菌 | + | | | + |
| 克雷伯杆菌 | | | + | |
| 淋病奈瑟球菌（淋球菌） | + | | | |
| 脑膜炎奈瑟菌（脑膜炎双球菌） | + | | + | |
| 变形菌 | | | + | |
| 假单胞菌 | | | + | |
| 沙门菌 | | + | | + |
| 黏质沙雷菌 | | | + | |
| **其他** | | | | |
| 梅毒螺旋体 | + | + | | |
| 结核分枝杆菌 | | + | | |

+：相对频数

* 破伤风杆菌可见于一些发展中国家

**表 103-2 引起新生儿全身感染的非细菌性病原体**

| |
|---|
| **病毒** |
| 腺病毒 |
| CMV |
| 肠道病毒 |
| 埃可病毒属 |
| 乙型肝炎病毒 |
| HSV |
| HIV |
| 微小病毒 |
| 风疹病毒 |
| VZV |
| **支原体** |
| 人型支原体 |
| 解脲支原体 |
| **真菌** |
| 假丝酵母菌属 |
| 马拉色霉菌属 |
| **原生动物** |
| 疟原虫 |
| 鼠弓形虫 |
| 克氏锥虫 |

## 参考书目

参考书目请参见光盘。

## 103.5 早发型和晚发型新生儿感染的流行病学

*Barbara J. Stoll*

所谓早发型感染和晚发型感染是参照新生儿期感染发生的时间来定义的（表 103-4）。尽管最初其分界点被武断地定为生后一周内和一周后，但是根据围生期的发病机制来区分早发型感染和晚发型感染更具临床价值。早发型感染是分娩前或分娩中获得（母－婴垂直传播）。晚发型感染是分娩后在医院或社区中感染微生物所致。感染发生的时间取决于暴露时间和病原体的致病力。极晚发型感染（发生于出生1个月后）也有可能发生，尤其是在极低出生体重儿或长期进行重症监护的足月儿。

新生儿细菌性败血症的发生率在发达国家中为1/1000~4/1000活产儿，但数据随时间波动相当大，且有地域差异性。研究显示足月男婴的败血症发生率

**表 103-3 根据感染获得时间分类的新生儿肺炎病原体**

| |
|---|
| **经胎盘感染** |
| CMV |
| HSV |
| 结核分枝杆菌 |
| 风疹病毒 |
| 梅毒螺旋体 |
| VZV |
| **围生期感染** |
| 厌氧菌 |
| 衣原体 |
| CMV |
| 肠道细菌 |
| GBS |
| 流感嗜血杆菌 |
| HSV |
| 单核细胞增生性李斯特菌 |
| 支原体 |
| **生后感染** |
| 腺病毒 |
| 假丝酵母菌属* |
| 凝固酶阴性的葡萄球菌 |
| CMV |
| 肠道细菌* |
| 肠道病毒 |
| 流感病毒 A，B |
| 副流感病毒 |
| 假单胞菌* |
| 呼吸道合胞病毒 |
| 金黄色葡萄球菌 |
| 结核分枝杆菌 |

* 更易在接受机械通气、留置导管或腹部手术后获得

高于足月女婴。这种性别差异在早产低出生体重儿中不太明显。如果伴有母亲绒毛膜羊膜炎、先天性免疫缺陷、涉及先天免疫系统的基因突变、无脾综合征、半乳糖血症（大肠埃希 菌）以及导致细菌高接种状态的畸形（梗阻性尿路病变），则低出生体重儿的败血症发生率明显上升。

美国儿童健康和人类发展机构（National Institute of Child Health and Human Development, NICHD） 新生儿研究网络进行的一项研究，记录了当地约 20 万活产儿中早发型败血症的发病率，发现总发病率约为 1.2/1000 活产儿，且发病率与出生体重呈负相关（401~1500g 为 12.33/1000；1501~2500g 为 1.96/1000；>2500g 为 0.71/1000），见表 103-5。

产时抗生素的应用能减少 GBS 的垂直传播，也能降低胎膜早破引起的新生儿感染的发病率。从美国疾病控制预防中心（CDC）的监控数据来看，为预防围生期 GBS 传播而进行产时抗生素的选择性预防性应用之后，美国早发型新生儿 GBS 感染的发病率从 1.7/1000 活产儿下降至 0.32/1000 活产儿。而产时抗生素预防性应用并没有减少晚发型 GBS 感染，也不影响非 GBS 病原体感染的发生率。值得注意的是，尽管产时抗生素的预防性应用减少了早发型 GBS 败血症的发生，但是在 VLBW（也可能是足月儿）当中，革兰氏阴性菌（尤其是大肠埃希杆菌）引起的感染可能增加。

新生儿脑膜炎的发生率为 0.2/1000~0.4/1000 活产儿，其中在早产儿中更高。细菌性脑膜炎可能与败血症有关，也可能来源于局灶性感染。目前，晚发型脑膜炎的 VLBW 患儿中有三分之一血培养结果是阴性的。血和脑脊液培养结果的不一致性说明脑膜炎在 VLBW 儿中可能被漏诊。这就强调，当 VLBW 儿怀疑晚发型败血症时以及所有血培养阳性的婴儿，都必须进行脑脊液培养来确诊。

## 早 产

新生儿感染最重要的易感因素是早产或低出生体重。早产低出生体重儿感染的发生率比足月正常出生体重儿高 3~10 倍。对此有许多可能的解释：①母亲的生殖系统感染是一个重要的引起早产的原因，可造成新生儿的垂直传播风险升高（图 103-5 和 103-6）。②羊膜内感染的发生率与胎龄呈负相关（图 103-3）。③早产儿免疫功能异常。④早产儿常需要较长时间的静脉通路、气管内插管或其他侵入性操作，为感染源提供了入侵途径或损害了机体的屏障和清除机制。

## 医院内感染

医院内感染或称医院内获得性感染，会增加住院新生儿的发病率和晚期病死率。许多专家将新生儿医院内感染界定为出生 3d 后发生的、不是直接从母体的生殖道获得的感染。出于监测的目的，美国 CDC 的国家医疗安全网络（NHSN）定义新生儿医疗相关感染包括分娩时经产道获得的感染和由外源性（如医护人员、来访者和医疗环境中的仪器设备）因素导致的感染。这个监测用的定义包含了收治入新生儿重症监护病房（NICU）后发生的、不经胎盘获得的所有感

表 103-4 新生儿感染根据发病年龄的分类

| 特征 | 早发型 | 晚发型 | 极晚发（医院内感染） |
|---|---|---|---|
| 发病年龄 | 出生至 7d，通常 < 72 h | 7~30 d | >30 d |
| 母亲产科合并症 | 常见 | 不常见 | 不一定 |
| 早产儿 | 很常见 | 不一定 | 常见 |
| 病原生物体来源 | 母亲生殖道 | 母亲生殖道 / 环境 | 环境 / 社区 |
| 表现 | 多系统 | 多系统或局灶性 | 多系统或局灶性 |
| 发生场所 | 正常婴儿室，NICU，社区 | NICU，社区 | NICU，社区 |

NICU：新生儿重症监护病房

表 103-5 每 1000 活产婴儿中发生早发型败血症的比例：NICHD/CDC 对早发型败血症的监测研究

| | 出生体重（g） | | | |
|---|---|---|---|---|
| | 401~1500 | 1501~2500 | > 2500 | 总计 |
| 总计 | 10.96 | 1.38 | 0.57 | 0.98 |
| GBS | 2.08 | 0.38 | 0.35 | 0.41 |
| 大肠埃希杆菌 | 5.09 | 0.54 | 0.07 | 0.28 |

摘自 Stoll BJ, Hansen NI, Sanchez PJ, et al.Early onset neonatal sepsis: the burden of group B streptococcal and E. coli disease continues. Pediatrics, 2011, 127（5）:817 - 826

染。待在母婴同室或普通婴儿室内的足月健康新生儿的医院内感染发生率很低（不超过 1%）。多数医院内感染发生于需要重症监护的早产儿或足月儿。医院内感染的高危因素包括早产、低出生体重、侵入性操作、血管内留置导管、应用含脂肪乳剂的肠外营养液、气管内插管、脑室分流术、皮肤和（或）黏膜屏障受损、频繁应用广谱抗生素和住院时间延长。常见的医院内感染是由血管内置管引起的血源性感染和肺炎，特别是呼吸机相关性肺炎。但没有血管内置管或呼吸机支持的情况下也可能发生医院内败血症。除此之外，NICU 内的患儿在流行季节（轮状病毒、呼吸道合胞病毒、流感病毒）也会获得相应的社区或医院相关感染。

几乎 1/4 的 VLBW 儿会发生医院内感染。胎龄和出生体重越小，医院内感染发生率越高。据 NICHD 新生儿研究网络报道，出生体重为 401~750g 的新生儿医院内感染的发生率为 43%，751~1000g 为 28%，1001~1250g 为 15%，而 1251~1500g 为 7%。CDC 的 NHSN 监测了与医疗器械相关的医院内感染发生率，发现其发生率与出生体重呈负相关。在Ⅲ级 NICU 中，出生体重低于 750g 的新生儿，医院内感染的发生率为 3.7/1000 个中心静脉置管日；而出生体重超过 2500g 的为 2.0/1000 个中心静脉置管日。因为对败血症疑似病例是否进行腰椎穿刺的观点在不同 NICU 存在很大差异，这使得我们很难明确晚发型脑膜炎的发病率。

不同的细菌和真菌病原体可定植于住院婴儿、医疗工作人员和访视者身上。病原体可经直接接触传播，也可经被污染的设备、静脉液体、药物、血制品或肠

表 103-6 极低出生体重儿第一次晚发型败血症的病原体分布情况 *

| 病原体 † | 例数 | 百分比 |
|---|---|---|
| **革兰氏阳性：** | 922 | 70.2% |
| 葡萄球菌 - 凝固酶阴性 | 629 | 47.9% |
| 金黄色葡萄球菌 | 103 | 7.8% |
| 肠球菌 | 43 | 3.3% |
| GBS | 30 | 2.3% |
| 其他 | 117 | 8.9% |
| **革兰氏阴性：** | 231 | 17.6% |
| 大肠埃希杆菌 | 64 | 4.9% |
| 克雷伯杆菌 | 52 | 4.0% |
| 假单胞菌 | 35 | 2.7% |
| 肠杆菌 | 33 | 2.5% |
| 黏质沙雷菌 | 29 | 2.2% |
| 其他 | 18 | 1.4% |
| **真菌：** | 160 | 12.2% |
| 白色假丝酵母菌 | 76 | 5.8% |
| 近平滑假丝酵母菌 | 54 | 4.1% |
| 其他 | 30 | 2.3% |
| **合计** | 1313 | 100% |

* NICHD 新生儿研究网，1988 年 9 月 1 日至 2000 年 8 月 31 日。

† 排除二重感染和假定凝固酶阴性葡萄球菌（CONS）污染的病例。根据正文定义，276（44%）CONS 明确为感染，353（56%）为可能感染。

摘自 Stoll BJ, Hansen N, Fanaroff AA, et al.Late-onset sepsis in very low birthweight neonates: the experience of the NICHD Neonatal Research Network. Pediatrics , 2002,110:285 - 291

道喉养间接传播。通常在感染发生前，婴儿的皮肤、脐部以及呼吸道或胃肠道已经有病原体定植。抗生素的应用妨碍了正常菌群的定植，同时促进更多的致病病原体在该部位繁殖。

凝固酶阴性的葡萄球菌是新生儿医院内感染最常见的病原体。一项 NICHD 新生儿研究网络中关于 6215 例 VLBW 儿的队列研究显示，晚发型败血症的病原中，革兰氏阳性菌占 70%，革兰氏阴性菌占 18%，真菌占 12%（表 103-6）。其中 48% 的感染病例分离出凝固酶阴性的葡萄球菌，它是最常见的病原微生物。医院内感染的病原菌对多种抗生素的抗药性正越来越受到关注。在 NICU 的患者中，耐甲氧西林的金黄色葡萄球菌、耐万古霉素的肠球菌和耐多种药物的革兰氏阴性菌的出现尤其值得警惕。引起各种新生儿败血症和脑膜炎的病原菌将随着时间的推移而发生改变(表 103-7）。

病毒也可能造成 NICU 中的医院内感染，包括呼吸道合胞病毒、水痘、流感、轮状病毒和肠病毒。和细菌一样，病毒除可引起个体发病外，也可造成婴儿室内暴发流行。制订医院感染控制政策

是预防和（或）控制婴儿室内感染暴发流行的必要手段。

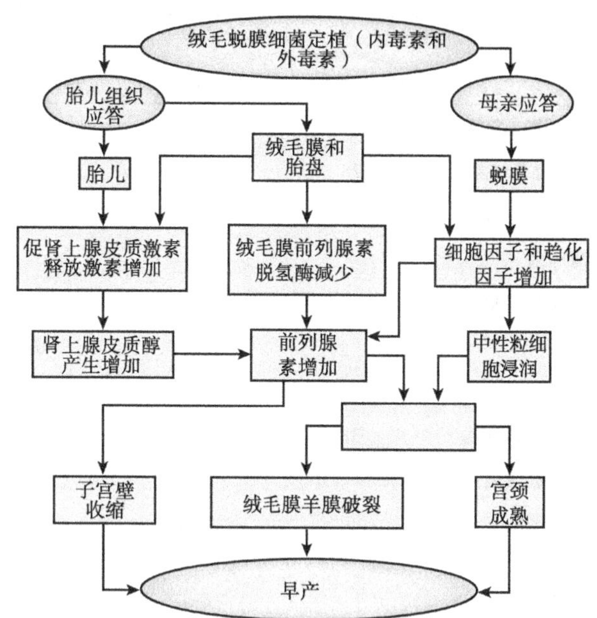


**图 103-5**　从绒毛膜细菌定植到发生早产的可能途径
摘自 Goldenberg RL, Hauth JA, Andrews WW.Intrauterine infection and preterm delivery. Massachusetts Medical Society.N Engl J Med,2000,342:1500–1507

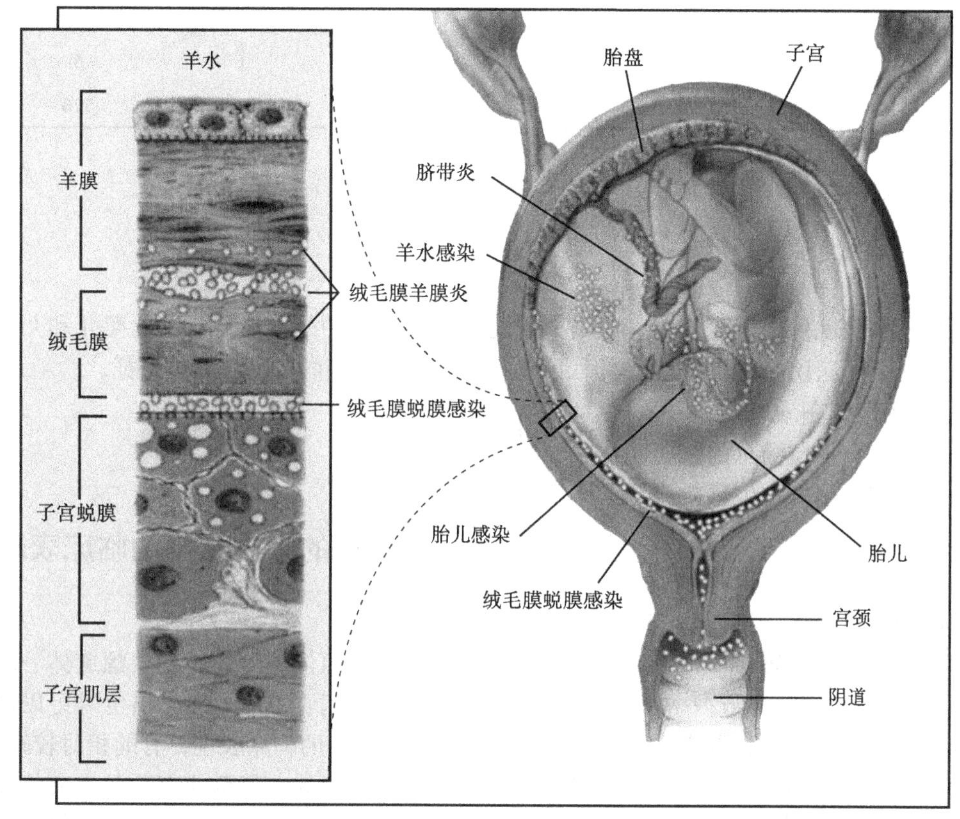


**图 103-6(见彩图)**　子宫内细菌感染的潜在位点
摘自 Goldenberg RL, Hauth JA, Andrews WW. Intrauterine infection and preterm delivery. Massachusetts Medical Society.N Engl J Med,2000,342:1500–1507

**表 103-7 新生儿先天败血症，1928~2003**

| | 每一项研究中的 %* | | | | | | |
|---|---|---|---|---|---|---|---|
| | 1928–1932 | 1933–1943 | 1944–1957 | 1958–1965 | 1966–1978 | 1979–1988 | 1989–2003 |
| **革兰氏阳性需氧菌** | | | | | | | |
| 金黄色葡萄球菌 | 28 | 9 | 13 | 3 | 5 | 3 | 8 |
| 凝固酶阴性 | | | | | | | |
| 葡萄球菌 | | | | 1 | 1 | 8 | 29 |
| β 溶血性链球菌 | | | | | | | |
| B 族 | | 5 | 6 | 1 | 32 | 37 | 12 |
| D 族 | | | 2 | 10 | 4 | 8 | 9 |
| 未分族的和其他 | 38 | 36 | 10 | | | | |
| 草绿色链球菌 | | 2 | | 3 | 1 | 3 | 1 |
| 肺炎链球菌 | 5 | 11 | 5 | 3 | 1 | 1 | |
| 单核细胞增生性 | | | | | | | |
| 李斯特菌 | | 2 | 2 | | 1 | 1 | <1 |
| **革兰氏阴性需氧菌** | | | | | | | |
| 大肠埃希杆菌 | 26 | 25 | 37 | 45 | 32 | 20 | 11 |
| 克雷伯肠杆菌 | | | | 11 | 12 | 3 | 11 |
| 假单胞菌 | 3 | | 21 | 15 | 2 | 3 | 3 |
| 嗜血杆菌属 | | | | 1 | 4 | 5 | 1 |
| 沙门菌 | | | 2 | | 1 | 1 | |
| 革兰氏阴性厌氧菌 | | | | | 1 | 3 | |
| 真菌 | | | | | 2 | 1 | 8 |
| **其他** | | 9 | 3 | 5 | 5 | 1 | 6 |
| 例数 | 39 | 44 | 62 | 73 | 239 | 147 | 520 |

* 由于四舍五入，百分比总和未必等于 100%

摘自 Bizzarro MJ, Raskind C, Baltimore RS, et al. Seventy-five years of neonatal sepsis at Yale: 1928–2003. Pediatrics , 2005, 116:595 - 602

无论是什么病原体引起的迟发型医院内败血症，其第一次发生时的平均年龄是 2~3 周。医院内感染造成的不良后果包括住院时间延长和死亡率升高。

有效监控医院内感染十分重要，包括监测总的感染发生率、特殊病原体感染的发生率和确定抗生素敏感谱，以及识别个体发病还是感染暴发。监控应基于医院内感染的持续性回顾和实验室微生物学的报告资料开展，不主张常规检查病原菌的定植情况。培养结果应包括分离出的具体细菌和抗菌药物的敏感谱。在疾病流行时，评估其他的病原标记物（生物型、血清型、DNA 指纹图）也可起到一定作用。对于传染病，调查可能的传染源、传播方式和危险因素是必须的。识别有病原体定植的婴儿和婴儿室工作人员也有帮助。

出院新生儿的获得性感染多为社区获得性。除了没有来自母体抗体的保护外，他们与其他婴儿和儿童的社区获得性感染有着相同的流行病学特征。

## 参考书目

参考书目请参见光盘。

## 103.6 经胎盘传播的宫内感染的临床表现

*Barbara J. Stoll*

经由胎盘传播的病原体（CMV、梅毒螺旋体、刚地弓形体、风疹、微小病毒 B19）感染出生时可以没有症状，也可有程度不等的临床表现，有的相对较轻，有的累及多系统的、严重的，甚至伴有危及生命的并发症。有一些病原体引起的疾病表现为慢性、复发性或两者兼而有之，并且可能造成进行性的损伤。临床症状和体征对明确病原学诊断没有帮助，但有助于觉察出宫内感染并区别这些感染是否来源于分娩过程中的急性细菌感染。以下症状和体征常见于多种病原体引起的感染中（表 103–8）：宫内生长迟缓、小头畸形或脑积水、颅内钙化、脉络膜视网膜炎、白内障、心肌炎、肺炎、肝脾大、高直接胆红素血症、贫血、血小板减少症、胎儿水肿以及皮肤表现。这些患儿，即使出生时无症状，也有很多会出现晚期后遗症。这些不良结局包括感觉神经性耳聋、视觉障碍（包括失明）、癫痫发作和神经发育异常。

## 细菌性败血症

新生儿细菌性败血症既可无特异性症状和体征，也可有局灶性感染的征象（表 103–9 和 103–10），如体温不稳定、低血压、灌注不足引起的苍白和皮肤花斑、代谢性酸中毒、心动过速或心动过缓、呼吸暂停、呼吸窘迫、呻吟、发绀、易激惹、嗜睡、抽搐、喂养不耐受、腹胀、黄疸、瘀点、紫癜和出血。细菌性败血症的国际诊断标准可见表 103–11。感染初期可能只有有限的症状且仅累及单个系统，比如只有呼吸暂停或伴有吸凹的呼吸急促或心动过速，也可以呈急性暴发性的多系统功能障碍。故应随病情进展对患儿进行再评估以明确感染症状是否由轻变重。败血症晚期并发症包括呼吸衰竭、肺动脉高压、心力衰竭，休克、肾衰竭、肝功能障碍、脑水肿或栓塞、肾上腺出血和（或）功能不全、骨髓功能不良（中性粒细胞减少症、血小板减少症、贫血）以及弥散性血管内凝血（DIC）。

新生儿的许多非感染性情况可与感染同时发生，这使得诊断感染更加困难。例如，继发于表面活性物质缺乏的呼吸窘迫综合征（RDS）可与细菌性肺炎共存。由于细菌性败血症进展迅速，医生必须警惕可能的感染症状和体征，及时开始诊断评估和经验性治疗。许多提示感染的症状和体征的鉴别诊断范围非常广，在感染的诊断评估过程中也必须考虑到这些非感染性疾病（表 103–12）。

## 全身炎症反应综合征

感染的临床表现取决于病原微生物的致病力和机体的炎症反应。名词全身炎症反应综合征（SIRS）是最常用来描述感染的独特进程及其并发的全身反应（见第 64 章）。除了感染之外，SIRS 也可能因创伤、出血性休克、其他原因造成的缺血、坏死性小肠结肠炎和胰腺炎引起。

SIRS 患者会有一系列代表病理进展分期的临床症状。在成人，符合以下两条或两条以上就可以诊断

**表 103–8　经胎盘感染的临床表现**

| 表现 | 病原体 |
|---|---|
| 宫内生长迟缓 | CMV、疟原虫、风疹、弓形体病、梅毒螺旋体、克氏锥虫、VZV |
| 先天缺陷： | |
| 白内障 | 风疹 |
| 心脏缺陷 | 风疹 |
| 脑积水 | HSV、淋巴细胞性脉络丛脑膜炎病毒、风疹、弓形虫病 |
| 颅内钙化 | CMV、HIV、弓形体病、克氏锥虫 |
| 四肢发育不全 | VZV |
| 小头畸形 | CMV、HSV、风疹、弓形体病 |
| 小眼畸形 | CMV、风疹、弓形体病 |
| 新生儿受累脏器： | |
| 贫血 | CMV、细小病毒属、疟原虫、风疹、弓形体病、克氏锥虫、梅毒螺旋体 |
| 心肌炎 | 柯萨奇病毒、风疹、克氏锥虫 |
| 脑炎 | CMV、肠道病毒、HSV、风疹、弓形体病、克氏锥虫、梅毒螺旋体 |
| 肝炎 | CMV、肠道病毒、HSV |
| 肝脾肿大 | CMV、肠道病毒、HIV、HSV、疟原虫、风疹、弓形体病、梅毒螺旋体 |
| 水肿胎儿 | 细小病毒组、梅毒螺旋体、弓形体病 |
| 淋巴结病 | CMV、HIV、风疹、弓形体病、梅毒螺旋体 |
| 骨炎 | 风疹、梅毒螺旋体 |
| 瘀点、紫癜 | CMV、肠道病毒、风疹、克氏锥虫 |
| 肺炎 | CMV、肠道病毒、HSV、麻疹、风疹、弓形体病、梅毒螺旋体、VZV |
| 视网膜炎 | CMV、HSV、淋巴细胞性脉络丛脑膜炎病毒、风疹、弓形体病、梅毒螺旋体、西尼罗病毒 |
| 鼻炎 | 肠道病毒、梅毒螺旋体 |
| 皮肤病损 | 肠道病毒、HSV、麻疹、风疹、梅毒螺旋体、VZV |
| 血小板减少 | CMV、肠道病毒、HIV、HSV、风疹、弓形体病、梅毒螺旋体 |
| 晚期后遗症： | |
| 惊厥 | CMV、肠道病毒、风疹、弓形体病 |
| 耳聋 | CMV、风疹、弓形体病 |
| 牙齿 / 骨骼问题 | 风疹、梅毒螺旋体 |
| 内分泌疾病 | 风疹、弓形体病 |
| 眼病 | HSV、风疹、弓形体病、克氏锥虫、梅毒螺旋体、VZV |
| 肝炎 | 乙型肝炎病毒 |
| 精神发育迟滞 | CMV、HIV、HSV、风疹、弓形体病、克氏锥虫、VZV |
| 肾病综合征 | 疟原虫、梅毒螺旋体 |

CMV：巨细胞病毒；HSV：单纯性疱疹病毒；VZV：水痘带状疱疹病毒

**表 103-9　新生儿感染的初期症状和体征**

| |
|---|
| **一般情况** |
| 发热、体温不稳定 |
| “反应欠佳” |
| 喂养不良 |
| 水肿 |
| **胃肠系统** |
| 腹胀 |
| 呕吐 |
| 腹泻 |
| 肝大 |
| **呼吸系统** |
| 呼吸暂停、呼吸困难 |
| 呼吸急促、吸凹征 |
| 鼻扇、呻吟 |
| 发绀 |
| **肾脏系统** |
| 少尿 |
| **心血管系统** |
| 苍白、皮肤花斑、皮肤湿冷 |
| 心动过速 |
| 低血压 |
| 心动过缓 |
| **中枢神经系统** |
| 易激惹、嗜睡 |
| 震颤、癫痫发作 |
| 反射减弱、张力过低 |
| Moro 反射异常 |
| 呼吸不规则 |
| 囟门饱满 |
| 哭声尖 |
| **血液系统** |
| 黄疸 |
| 脾脏大 |
| 苍白 |
| 瘀点、紫癜 |
| 出血 |

SIRS: ①发热或低体温；②心动过速；③呼吸急促；④白细胞计数异常或幼稚白细胞比例增加。新生儿和儿科患者 SIRS 的表现为体温不稳定、呼吸功能障碍（气体交换功能改变、低氧血症、急性呼吸窘迫综合

**表 103-10　新生儿细菌感染的表现**

| | 发病时间 | | 发生机会 | |
|---|---|---|---|---|
| | 早发型 | 晚发型 | 常见 | 少见 |
| **腹部** | | | | |
| 腹膜炎 | + | + | + | |
| 肝炎 | + | + | | + |
| 肾上腺脓肿 | + | + | | + |
| 胆囊水肿 | + | + | | + |
| **脑** | | | | |
| 脑膜炎 | + | + | + | |
| 脓肿 | | + | + | |
| 硬脑膜下积脓 | | + | + | |
| 大脑炎 | + | + | + | |
| 脑室炎 | | + | + | |
| **心血管** | | | | |
| 血管内感染 | | + | + | |
| 心内膜炎 | + | + | | + |
| 心包炎 | + | + | | + |
| 心肌炎 | + | + | | + |
| **眼部** | | | | |
| 结膜炎 | + | + | + | |
| 眼内炎 | + | + | | + |
| 脉络膜视网膜炎 | | + | | + |
| **骨关节** | | | | |
| 关节炎 | + | + | | + |
| 骨髓炎 | | + | | + |
| 指（趾）炎 | | + | | + |
| **呼吸道** | | | | |
| 肺炎 | + | + | + | |
| 筛窦炎 | + | + | | + |
| 中耳炎 | | + | | + |
| 乳突炎 | | + | | + |
| 唾液腺受累 | | + | | + |
| 咽后壁蜂窝织炎 | | + | | + |
| 胸腔积脓 | + | + | + | |
| **皮肤、软组织** | | | | |
| 乳腺脓肿 | + | + | + | |
| 面部蜂窝织炎 | + | + | | + |
| 淋巴结炎 | | + | | + |
| 筋膜炎 | + | + | | + |
| 脓疱病 | | + | + | |
| 爆发性紫癜 | + | + | | + |
| 脐炎 | + | + | | + |
| 头皮脓肿 | + | + | | + |
| 淋巴瘤性乳头状囊腺瘤 | | + | | + |
| 尿路感染 | + | + | + | |
| **非局灶性** | | | | |
| 菌血症 | + | + | + | |
| 败血症 | + | + | + | |

表 103-11 败血症诊断的临床标准

| | 严重细菌性败血症的 IMCI 标准* | WHO 婴儿研究组† |
|---|---|---|
| 惊厥 | X | X |
| 呼吸频率 >60 次 /min | X | X（根据年龄分组） |
| 严重胸廓凹陷 | X | X |
| 鼻翼扇动 | X | |
| 呻吟 | X | |
| 囟门膨隆 | X | |
| 外耳流脓 | X | |
| 脐部及周围皮肤红肿 | X | |
| 体温 >37.7℃（或感觉发热）或 <35.5℃（或感觉发冷） | X | X |
| 嗜睡或无意识 | X | X（最小刺激无法唤醒） |
| 活动减少 | X | X（活动改变） |
| 不能喂养 | X | X（不能维持） |
| 不主动寻找乳房 | X | |
| 根本不吸吮 | X | |
| 水泡音 | | X |
| 发绀 | | X |
| 毛细血管再充盈时间减少 | | X |

IMCI：儿童疾病综合管理；

WHO：世界卫生组织

* 所有所列症状暗示高度怀疑严重细菌性败血症。

† 每个症状和体征与分数相关。分数表示疾病的可能性

摘自 Vergnano S, Sharland M, Kazembe P, et al. Neonatal sepsis: an international perspective. Arch Dis Child Fetal Neonatal Ed，2005，90:F220-F224

表 103-12 新生儿严重的全身性疾病：新生儿败血症的鉴别诊断

| |
|---|
| **心脏** |
| 先天性：左心发育不良综合征、其他结构性病变、新生儿持续性肺动脉高压 |
| 获得性：心肌炎、低血容量性或心源性休克、新生儿持续性肺动脉高压 |
| **胃肠道** |
| 坏死性小肠结肠炎 |
| 自发性胃肠道穿孔 |
| 结构畸形 |
| **血液系统** |
| 新生儿爆发性紫癜 |
| 免疫介导的血小板减少症 |
| 免疫介导的中性粒细胞减少症 |
| 严重贫血 |
| 恶性肿瘤（先天性白血病） |
| 遗传性凝血功能障碍 |
| **代谢性** |
| 低血糖 |
| 肾上腺功能紊乱：肾上腺出血、肾上腺皮质功能不全、先天性肾上腺增生症 |
| 遗传代谢型疾病：有机酸尿症、乳酸性酸中毒、尿素循环障碍、半乳糖血症 |
| **神经系统** |
| 颅内出血：自发性、儿童受虐 |
| 缺氧缺血性脑病 |
| 新生儿癫痫 |
| 婴儿型肉毒中毒 |
| **呼吸系统** |
| 呼吸窘迫综合征 |
| 吸入性肺炎：羊水、胎粪或胃内容物 |
| 肺发育不良 |
| 气管食管瘘 |
| 新生儿暂时性呼吸急促 |

征（ARDS）、心功能障碍（心动过速、毛细血管再充盈时间延长、低血压）和灌注异常（少尿，代谢性酸中毒；表 103-13）。血管渗透性增高导致毛细血管内液体漏出到周围组织和肺部，造成外周组织水肿和肺水肿。更为严重的病例可出现 DIC。级联放大式的组织损害可引起多脏器功能衰竭和死亡。

## 发 热

只有 50% 的新生儿感染病例体温升高超过 37.8°C（腋下），见第 100 章。发热在新生儿中不一定表示有感染存在，它也可能是因为环境温度升高、暖箱或暖床的故障、脱水、中枢神经系统功能紊乱、甲状腺功能亢进、家族性自主神经功能障碍或外胚层发育不良。单纯的体温升高通常与感染无关，但发热持续 1h 以上的很可能由感染引起。即使没有明显的局部感染病灶，绝大部分发热的感染患儿会伴有其他的感染征象。晚期新生儿的急性发热除了败血症外，还有可能因尿路感染、脑膜炎、肺炎、骨髓炎或胃肠炎引起，所以医生要重视诊断评估的重要性，应做血培养、尿培养、腰椎穿刺和其他的检查。许多病原体可能引起迟发的感染，包括 HSV、肠病毒、呼吸道合胞病毒和细菌性病原体。早产儿如出现低体温或体温不稳定需要升高环境温度时，很可能已合并感染。

**表 103-13 儿科病人全身炎症反应综合征和败血症的定义**

| |
|---|
| 全身炎症反应综合征：对不同的临床损伤产生全身炎症反应，可有 2 个或 2 个以上的下列情况： |
| 体温不稳定 <35°C 或 >38.5°C |
| 呼吸功能障碍 |
| 呼吸急促（超过年龄相关均值的 2 个标准差以上） |
| 低氧血症（吸入空气下 $PaO_2$<70mmHg） |
| 心脏功能障碍 |
| 心动过速（超过年龄相关均值的 2 个标准差以上） |
| 毛细血管再充盈时间延长 >3s |
| 低血压（低于年龄相关均值的 2 个标准差以上） |
| 灌注异常 |
| 少尿［尿量 <0.5 mL/（kg・h）］ |
| 乳酸性酸中毒（血浆乳酸水平升高和（或）动脉血 pH< 7.25） |
| 精神状态改变 |
| 败血症：对某一感染过程的全身炎症反应 |

摘自 Adams-Chapman I, Stoll BJ.Systemic inflammatory response syndrome.Semin Pediatr Infect Dis , 2001,12:5-16

## 皮 疹

感染的皮肤表现包括脓疱病、蜂窝组织炎、乳腺炎、脐炎和皮下脓肿。坏疽性脓疱病提示为假单胞菌属引起的感染；粉红色小丘疹提示有单核细胞增多性李斯特菌感染；水泡疹符合疱疹病毒感染；白色假丝酵母菌造成的黏膜皮肤损害详见 226.1 章。瘀点和紫癜也可能由感染引起。紫色的丘疹结节样皮损被描述为“蓝莓松饼”皮疹，表示真皮红细胞生成；其病因包括先天性病毒感染（CMV、风疹和微小病毒）、先天性肿瘤性疾病和 Rh 溶血症。

## 脐 炎

脐炎是新生儿特有的感染性疾病，由不恰当的脐部护理引起，在发展中国家中仍是常见问题。脐部残端有来自于母亲生殖道和环境中的细菌定植（见第 99 章）。脐带的坏死组织是细菌生长的优质培养基。脐炎可仅为局灶性感染，但也可播散到腹壁、腹膜、脐血管、门静脉以及肝脏。脐炎可能会导致腹壁蜂窝组织炎或坏死性筋膜炎合并败血症，死亡率很高，必须及时诊断和治疗来避免此类并发症。

## 破伤风（见第 203 章）

在一些发展中国家，新生儿破伤风是重要的新生儿感染性疾病。母亲未接种破伤风，其婴儿在出生时因不洁分娩和不卫生的脐带处理会导致破伤风感染。新生儿破伤风的疾病定义为新生儿生后头几天有吸吮能力，接下来在生后 3~10d 开始不能吸吮、吞咽困难、痉挛、四肢强直、癫痫甚至死亡。由吸入引起的支气管肺炎是新生儿破伤风的常见并发症和死因。新生儿破伤风是可以预防的疾病，可通过孕前或孕期母亲的被动免疫，并确保洁净的分娩操作、用消毒器具切断脐带以及生后恰当的脐部护理来实现。

## 肺 炎

肺炎早期的体征和症状可能是非特异性的，包括喂养困难、嗜睡、易激惹、发绀、体温不稳定和婴儿总体状况不佳。呼吸道症状有呻吟、呼吸急促、吸凹征、鼻翼扇动、发绀、呼吸暂停和进行性呼吸衰竭。早产儿中，进行性呼吸衰竭的征象也可能由 RDS 或支气管肺发育不良（BPD）引起。机械通气的患儿如果对通气支持的需求进一步增加，提示可能出现感染。

肺炎体征，诸如叩诊浊音、呼吸音改变和干湿啰音，这些都很难在新生儿体格检查中发现。胸部 X 线摄片可显示新的浸润或渗出病灶，但是新生儿如有 RDS 或 BPD 等基础疾病，就很难判定 X 线改变是由于新的病变还是基础疾病的恶化。

新生儿肺炎的病程进展变化较多。暴发性感染最常见的病原为化脓菌如 GBS（见第 177 章）。新生儿肺炎可在生后几小时或几天内起病，常表现为快速进展的循环和呼吸系统衰竭。早发型肺炎的临床病程和胸部 X 线检查可能与重症 RDS 较难鉴别。

与化脓菌感染引起的快速进展的肺炎相反，非细菌性感染的肺炎病程可能会比较缓慢，常由上呼吸道症状或结膜炎起病，继而可能出现干咳，并且个体间呼吸道受累程度各不相同。常无发热，且胸部 X 线片检查显示局部或弥漫的间质性肺炎。感染病原常为沙眼衣原体、CMV、解脲支原体或某种呼吸道病毒。尽管以前还提及卡氏肺囊虫，但除了 HIV 感染的新生儿以外，它的病原学作用现在值得商榷。

## 参考书目

参考书目请参见光盘。

# 103.7 诊 断

*Barbara J. Stoll*

母亲病史的重要信息包括母亲感染接触史、母体免疫（自然或获得性）、母体病原体定植情况和产科高危因素（早产、破膜时间延长、母亲绒毛膜羊膜炎）；表 89-2 和 89-3。

患有性传播疾病（STDs）的孕妇在宫内或围生期可能会将病原传播给胎儿和新生儿，这样的患者需要进行特殊诊断和治疗。医生应向孕妇和其伴侣询问STDs病史，还应告之及时诊断和孕期抗感染治疗的必要性。CDC推荐的筛选试验和被感染母亲的治疗方案如下：

1. 所有孕妇都应在第一次产前检查时自愿和保密地接受HIV测试。对于孕期有感染高危因素的妇女（多个性伴侣或孕期罹患STDs、有静脉毒品注射史），建议在妊娠7~9个月时重复该测试。

2. 每个孕妇都应在第1次产前检查时完成梅毒血清学检查。对于孕期前3个月检查结果为阳性和孕期有感染高危因素的孕妇，应在妊娠7~9个月时再重复该检查。

3. 乙型肝炎表面抗原（HBsAg）血清学检查应在第1次产前检查时进行，如首次结果为阴性但有感染危险因素的孕妇，应在孕晚期再查1次。

4. 应在第1次产前检查时行母亲生殖道的沙眼衣原体培养。年轻妇女（25岁以下）和有较高感染风险的妇女（孕期有新的或多个伴侣）应在妊娠7~9个月再查1次。

5. 对于生活在淋病高发地区的妇女，应在第一次产前检查时行母亲生殖道淋球菌培养，并在妊娠7~9个月对那些有持续感染风险的孕妇重复检查一次。

6. 对有早产高危因素，但无感染症状的妇女，应在第一次产前检查时评估细菌性阴道炎的情况。

7.CDC建议所有孕妇应在35~37孕周时接受直肠阴道GBS定植的筛查，并基于筛查结果进行选择性的产时抗生素预防性治疗[表103-14、图103-7和103-8（图103-8见光盘），另见第177章]。产时抗生素预防性使用的方法见图103-9。

**表 103-14　产时使用抗生素预防早发型 GBS 败血症的指征**

| 产时使用抗生素的指征 | 产时不使用抗生素的指征 |
|---|---|
| 前一胎婴儿患有GBS感染所致疾病 | 前一胎发现有GBS定植（除非此次怀孕有一种GBS预防性用药的指征） |
| 此次妊娠任何阶段发现GBS菌尿症 | 前一胎怀孕期间有GBS菌尿症（除非此次怀孕有另一种GBS预防性用药的指征） |
| 该次孕期GBS培养筛查结果阳性（除非在临产或羊膜破裂前就进行剖腹产） | 在临产或羊膜破裂前就进行剖腹产，不论母亲孕周及有无GBS定植 |
| 分娩时GBS状况不明（培养未做、不完整或结果不详）及任意如下情况：<br>分娩时胎龄 <37 孕周<br>破膜时间 ≥ 18 h<br>产时体温 ≥ 38.0°C（≥ 100.4 °F）†<br>产时GBS NAAT‡ 阳性 | 孕晚期阴道和直肠GBS培养筛查结果阴性，不论产时有无高危因素 |

GBS：B族链球菌（group B streptococcus）；NAAT：核酸扩增试验（nucleic acid amplification test）

* 早产情况下，产时使用抗生素预防早发型GBS疾病的推荐指南详见图103-7和103-8

† 如果怀疑羊膜炎，广谱抗生素治疗应选用能积极抗GBS感染的药物替代GBS预防性治疗

‡ 如果产时GBS的NAAT结果阴性，但有其他产时危险因素（< 37孕周分娩、破膜时间≥ 18 h或体温≥ 38.0°C），也建议预防性使用抗生素

摘自 Verani J, McGee L, Schrag S.Prevention of perinatal group B streptococcal disease—revised guidelines from CDC. MMWR Recomm Rep，2010，59（RR-10）:1 - 36

## 疑似宫内感染

TORCH指弓形体、其他病原体（梅毒、水痘、微小病毒B19等）、风疹、CMV和HSV，它是由上述英文首字母组成的缩略词。虽然此术语有助于记忆一些宫内感染的病原体，但TORCH血清学试验的诊断意义非常有限，应根据需要针对每一个病原体选择适当的诊断方法。CMV和HSV需要培养或聚合酶链式反应（PCR）检测，而梅毒和风疹可通过血清学方法诊断（表103-15）。

在大部分疑似胎儿感染的病例，都是孕妇生病几个星期后才得以考虑，或是分娩后的回顾性诊断。这时，母体针对可疑病原体的免疫应答可能已不再反映急性感染的情况。因为此时已无法检测到特异性的IgM抗体，而IgG抗体已处于稳定水平。许多病原体特异性IgM的血清学分析需要相当娴熟的技术操作，而且并没有IgG分析方法那么可靠。因此，IgM检查结果可能存在假阴性或假阳性。

新生儿抗体滴度的结果常常很难解释，因为IgG可以经胎盘途径从母体获得，再者检测病原体特异性IgM抗体滴度的技术难度较大，并未得到普及。病原体特异性IgM抗体虽然具有高度特异性，但只有中度敏感性，不宜用来排除感染。检测母亲与新生儿（胎儿）的配对IgG抗体滴度时，如果新生儿IgG水平较高或婴儿期IgG滴度不断上升，就可用来诊断一些先天性感染（如梅毒）。脐血总IgM或IgA（两者都不经胎盘主动转运至胎儿）以及新生儿血清中IgM-类风湿因子都是宫内感染的非特异性检查。

如果已知某致畸因子引起母体感染的可能性很大，推荐行胎儿超声检查。如果超声检查提示胎儿畸形或者生长迟缓，则应进行胎儿血样的检查。脐带穿刺术能获得足够的标本来进行总IgM和病原体特异性IgM分析、PCR检测或培养。总IgM水平的意义重大，这是因为正常胎儿的IgM水平小于5mg/dL。一旦总IgM水平升高，就提示潜在的胎儿感染。特异性

**表 103-15　有关新生儿感染或败血症的评估**

| |
|---|
| **病史（特殊的危险因素）** |
| 母亲妊娠或分娩时感染（抗菌治疗的用药类型和疗程） |
| 尿路感染 |
| 绒毛膜羊膜炎 |
| 母体内 GBS、淋球菌、单纯疱疹病毒的定植 |
| 胎龄 / 出生体重 |
| 多胎妊娠 |
| 破膜持续时间 |
| 高危分娩史 |
| 胎儿心动过速（胎儿窘迫） |
| 发病年龄（宫内、出生时、生后早期、后期） |
| 发病场所（医院、社区） |
| 介入性医疗操作 |
| 血管内导管 |
| 气管插管术 |
| 胃肠外营养 |
| 手术 |
| **其他疾病的证据 *** |
| 先天畸形（心脏病、神经管缺陷） |
| 呼吸道疾病（呼吸窘迫综合征、吸入） |
| 坏死性小肠结肠炎 |
| 代谢性疾病，例如半乳糖血症 |
| **局灶或全身性疾病的证据** |
| 一般情况、精神状态 |
| 异常生命体征 |
| 脏器疾病 |
| 喂养、大便、尿量、肢体活动 |
| **实验室检查** |
| 感染的依据 |
| 对正常情况下无菌部位标本的培养（血、脑脊液和其他） |
| 组织或体液中存在某一微生物的证据 |
| 分子检查（血、尿、脑脊液） |
| 母亲或新生儿血清学检查（梅毒、弓形体病） |
| 尸检 |
| **炎症的证据** |
| 白细胞增多、幼稚或总中性粒细胞计数比例增加 |
| 急性期反应物：C 反应蛋白、红细胞沉降率 |
| 细胞因子：白介素 6、白介素 8、肿瘤坏死因子 |
| 脑脊液、滑膜液或胸水中细胞数增多 |
| DIC：纤维蛋白裂解产物，D- 二聚体 |
| **多脏器受累的证据** |
| 代谢性酸中毒：pH，$PCO_2$ |
| 肺功能：$PO_2$，$PCO_2$ |
| 肾功能：血尿素氮，肌酐 |
| 肝损伤 / 功能：胆红素，ALT，AST，血氨，PT，PTT |
| 骨髓功能：中性粒细胞减少症、贫血、血小板减少症 |

GBS：B 族链球菌；CSF：脑脊液；ALT：丙氨酸氨基转移酶；AST：天冬氨酸氨基转移酶；PT：凝血酶原时间；PT：部分凝血活酶时间
* 增加感染的风险或可能与败血症征象重叠的疾病

IgM 抗体检查能有效检验 CMV、梅毒螺旋体、微小病毒 B19 和弓形体感染。但是，IgM 试验只在其结果为强阳性时才有助于诊断。病原体特异性 IgM 为阴性时，也不能排除该病原体引起的胎儿感染。

如果母亲血清学检查怀疑某特殊病原体，就有可能在羊水、胎儿血样中（培养，PCR 方法）检出该病原体，应行羊膜穿刺并将穿刺液送检分析。羊水中出现 CMV、弓形体或微小病毒则表明胎儿被感染并处于高危风险中，但这并不意味着胎儿一定会有严重的后遗症。相比之下，HSV 和水痘带状疱疹病毒（VZV）很少能从羊水样本中分离到。另外，CMV、弓形体和微小病毒也能从脐带穿刺样本中发现。

微小病毒不会在病毒学实验室常用的细胞培养中生长。此外，妇女原发感染后不一定能检测到 IgM 反应。当怀疑胎儿微小病毒感染时，建议除了测试胎儿特异性 IgM 反应外，还应做胎儿血或羊水的 PCR 检测。PCR 也有助于诊断弓形体病、CMV、HSV、风疹和梅毒。

CMV、弓形体病、风疹、HSV 和梅毒引起的新生儿感染，其诊断较困难。这是由于：①它们的临床特征重叠，并且在病初难以分辨；②疾病表现不明显；③母体感染多无症状；④需行特殊的实验室检查；⑤对弓形体病、梅毒、CMV 和 HSV 感染的恰当治疗可以降低远期发病率，但这取决于精确的诊断。对宫内感染的诊断有提示作用的常见临床特征包括：宫内生长迟缓、血液系统受累（贫血、中性粒细胞减少症、血小板减少症、瘀点、紫癜）、眼部征象（脉络膜视网膜炎、白内障、角膜结膜炎、青光眼、小眼症）、中枢神经系统征象（小头畸形、脑积水、颅内钙化）、其他器官系统受累（肺炎、心肌炎、肾炎、肝炎伴肝脾大、黄疸）和非免疫性胎儿水肿。新生儿慢性宫内感染疑似病例的诊断性检查应针对每个需要鉴别的病原进行特异性试验。CMV、HSV 和肠病毒造成的全身性感染往往累及肝脏，一旦怀疑，应行肝功能检查。新生儿 HSV 所致的 CNS 病变需行脑脊液病毒培养或 PCR 鉴定。尽管约 50% 的婴儿感染 HSV 后没有中枢神经系统受累，但疑似 HSV 感染病例仍都需进行皮肤、眼睛、口腔分泌物的培养。

## ■ 疑似细菌或真菌感染

正常情况下无菌的身体部位（血液、脑脊液、尿、关节液）中分离出病原体即可诊断细菌或真菌感染。自不同的部位穿刺抽取两个血标本进行培养可以避免皮肤污染造成的混淆，同时增加阳性结果的可能性。只有在刚刚置入脐血管导管时才能从脐血管导管取样。如果从中心静脉置管中抽取血培养标本，则应

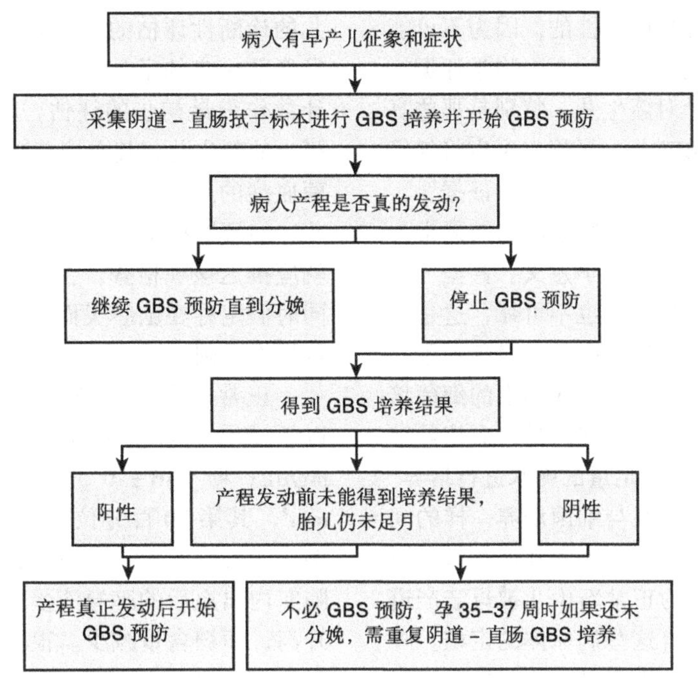


**图 103-7**　早产孕妇产时 GBS 感染预防指南

摘自 Verani J, McGee L, Schrag S.Prevention of perinatal group B streptococcal disease—revised guidelines from CDC. MMWR Recomm Rep, 2010, 59（RR-10）:1-36

同时从外周静脉采血。尽管血培养是诊断细菌感染的基础，但也可能因采血时间不当或样本血量不足而错过疾病的菌血症期。从一些刚出生到 2 月龄的婴儿中，可能会发现培养阳性的低水平菌血症（< 10 菌落形成单位 /mL）。自动血培养系统不间断地隔几分钟监测一次每个培养瓶，能早期检测出细菌生长。在自动化系统检出阳性结果后，可通过生化试验检测出特异的病原体。PCR 技术有助于更快更准确的鉴定出许多病毒和细菌。

阳性的血培养结果是败血症的第一诊断标准（表 103-15）。然而，需要注意的是，一些细菌感染的患儿也可能是阴性的血培养结果（“临床感染”），那就需要其他方法来确诊。有许多感染的诊断性标记物可以利用。尽管总白细胞计数、白细胞分类、幼稚粒细胞占总中性粒细胞比值的敏感性和特异性有限，但如果幼稚粒细胞占总中性粒细胞比值≥ 0.2 时，提示细菌感染。严重新生儿败血症中，中性粒细胞减少比中性粒白细胞增多更常见，但中性粒细胞减少也可与妊娠高血压、先兆子痫和宫内生长迟缓有关。血小板减少是感染的非特异性表现。提示炎症反应的检查包括 C 反应蛋白、降钙素原、结合珠蛋白、纤维蛋白原、羊水中的蛋白质组学标志、各种炎症性细胞因子（包括 IL-6、IL-8 和 TNF-α）和细胞表面标记物。目前尚不清楚在缺乏阳性培养结果的情况下，哪个感染标记物对诊断最有帮助。

当临床提示有急性感染但病灶不明时，就应做血培养、腰椎穿刺、尿液检查和胸部 X 线等其他实验室检查。尿液标本应通过导尿术或耻骨上膀胱穿刺术收集。如为早发型感染疑似病例，尿细菌培养可以不做，因为此时感染经血源性播散至泌尿道很罕见。经革兰或亚甲蓝染色出现淡黄色外壳提示可能存在细胞内病原体。在生后第 1 天胃液革兰氏染色后找到细菌或炎症细胞提示母亲羊膜炎，后者是早发型感染的危险因素。早发型肺炎患儿的气管内分泌物标本染色可能会发现细胞内细菌，培养结果可能为病原体或上呼吸道正常菌丛。仔细检查胎盘对慢性和急性宫内感染的诊断都有帮助。

对于绒毛膜羊膜炎产妇所生的无症状婴儿也应进行感染的诊断性评估（包括血培养）。新生儿发生感染的可能性与早产程度和羊水细菌污染程度相关。一些专家建议给予这类患儿抗生素治疗。而所有有症状的患儿应该在送检血培养后立即开始抗生素治疗。对于疑似早发型败血症的足月儿是否都必须进行腰椎穿刺是有争议的。但如果血培养阳性或者婴儿出现感染症状，腰椎穿刺是必须要做的。如果母亲曾应用抗生素治疗绒毛膜羊膜炎，新生儿的血培养结果可能为阴性，则临床医生必须依赖细致的临床观察和其他实验室检查来协助诊断（图 103-9）。

新生儿肺炎的诊断常常是假定性的，因为不可能取肺组织进行培养，故而缺乏感染的微生物学证据。CDC 关于肺炎的定义并不针对新生儿，特别是那些高风险的接受机械通气的 VLBW 儿。尽管有医生将气管内标本的细菌培养结果作为肺炎的病原学“证据”，但这些培养结果容易让人误解。这些培养的结果常为上呼吸道的共生微生物，并无病原学意义。甚至，新生儿支气管肺泡灌洗液的培养结果也不可靠，这是由于支气管镜在进入末梢气道的过程中无法避免污染。因为无法通过活检得到肺组织，血液或胸水的细菌培养就成了唯一可靠的途径。令人遗憾的是，血培养结果常为阴性，同时又很少能得到足量的胸水进行培养。

对真菌培养结果的理解存在与细菌培养一样的问题。用呼吸道分泌物进行解脲支原体和其他产道支原体属的培养意义并不大，因为正常新生儿被母亲产道内的分泌物污染后，经常会有这些病原体的定植。呼吸道病毒和沙眼衣原体的培养也许是有价值的，因为这些并非共生的微生物，阳性结果提示其病原学意义。

评估新生儿感染性肺炎的其他具有潜在价值的试验在感染诊断章节中有所讨论（164 章）。新生儿肺炎的鉴别诊断范围很广，包括呼吸窘迫综合征、胎粪吸入综合征、持续肺动脉高压、膈疝、新生儿暂时性呼吸急促、先天性心脏病和支气管肺发育不良。

确诊脑膜炎有赖于脑脊液检查，并通过培养、抗原检查或 PCR 方法来鉴定出细菌、病毒或真菌。临床情况多种多样，是否应将腰椎穿刺作为疑似败血症患儿的诊断性评估的一部分仍是有争议的。对于疑似早发型败血症的足月儿，许多医生将血培养和全血细胞计数作为最初步的评估，因为 70%~85% 患细菌性脑膜炎的新生儿，其血培养结果为阳性。有症状和（或）菌血症的足月儿应行脑脊液检查和培养。对于重症患儿，如腰椎穿刺可能危害其呼吸和（或）心血管状况，就应推迟该项检查。在此情形下，应先检查血培养，同时假定存在脑膜炎而给予恰当治疗直到能安全地进行腰椎穿刺。

正常、没有感染的婴儿，生后 0~4 周脑脊液中以下成分的含量可以升高：蛋白质水平（84 ± 45）mg/dL；糖（46 ± 10）mg/dL；白细胞计数为 11 ± 10 $mm^3$，其第 90 百分位为 22 $mm^3$；多形核白细胞的比例为（2.2 ± 3.8）%，其第 90 百分位为 6%。早产儿脑室内出血后的脑脊液蛋白质水平和白细胞计数也会升高，而糖含量减少。很多非化脓性先天性感染（弓形体病、CMV、HSV、梅毒）可导致无菌脑膜炎，也能使脑脊液蛋白质和白细胞发生变化。

许多细菌性脑膜炎患儿的脑脊液革兰氏染色检查为阳性。白细胞计数常升高，且中性粒细胞占绝大多数（> 70%~90%），计数常大于 1000，但在疾病早期或婴儿患中性粒细胞减少症时，也可能小于 100。大多数之前未用过抗生素的患儿也能将微生物去除，但也可能在细胞数正常（< 25）或蛋白质水平正常（<

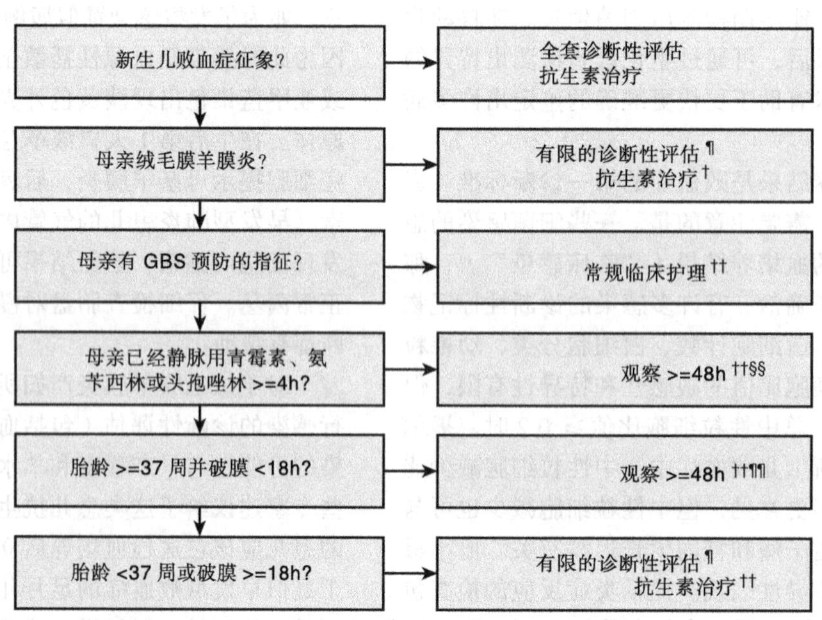


**图 103-9** 新生儿早发型 GBS 感染的再次预防指南

摘自 Verani J, McGee L, Schrag S. Prevention of perinatal group B streptococcal disease—revised guidelines from CDC. MMWR Recomm Rep, 2010, 59（RR-10）:1–36

**表 103-16　新生儿抗生素疗程剂量推荐表**

| 抗生素 | 途径 | 药物剂量（mg/kg）和给药间隔 | | | | |
|---|---|---|---|---|---|---|
| | | 体重 < 1200 g* | 体重 1200~2000 g | | 体重 > 2000 g | |
| | | 0~4 周 | 0~7d | > 7d | 0~7d | > 7d |
| 阿米卡星[†] | | | | | | |
| SDD | IV, IM | 7.5 q12h | 7.5 q12h | 7.5 q8h | 10 q12h | 10 q8h |
| ODD | IV, IM | 18 q48h | 16 q36h | 15 q24h | 15 q24h | 15 q24h |
| 氨苄西林 | IV, IM | | | | | |
| 脑膜炎 | | 50 q12h | 50 q12h | 50 q8h | 50 q8h | 50 q6h |
| 其他感染 | | 25 q12h | 25 q12h | 25 q8h | 25 q8h | 25 q6h |
| 氨曲南 | IV, IM | 30 q12h | 30 q12h | 30 q8h | 30 q8h | 30 q6h |
| 头孢唑啉 | IV, IM | 20 q12h | 20 q12h | 20 q12h | 20 q12h | 20 q8h |
| 头孢吡肟 | IV, IM | 50 q12h | 50 q12h | 50 q8h | 50 q12h | 50 q8h |
| 头孢噻肟 | IV, IM | 50 q12h | 50 q12h | 50 q8h | 50 q12h | 50 q8h |
| 头孢他啶 | IV, IM | 50 q12h | 50 q12h | 50 q8h | 50 q8h | 50 q8h |
| 头孢曲松 | IV, IM | 50 q24h | 50 q24h | 50 q24h | 50 q24h | 75 q24h |
| 头孢噻吩 | IV | 20 q12h | 20 q12h | 20 q8h | 20 q8h | 20 q6h |
| 氯霉素[†] | IV, PO | 25 q24h | 25 q24h | 25 q24h | 25 q24h | 25 q12h |
| 环丙沙星[‡] | IV | — | — | 10~20 q24h | — | 20~30 q12h |
| 克林霉素 | IV, IM, PO | 5 q12h | 5 q12h | 5 q8h | 5 q8h | 5 q6h |
| 红霉素 | PO | 10 q12h | 10 q12h | 10 q8h | 10 q12h | 10 q8h |
| 庆大霉素[†] | | | | | | |
| SDD | IV, IM | 2.5 q18h | 2.5 q12h | 2.5 q8h | 2.5 q12h | 2.5 q8h |
| ODD | IV, IM | 5 q48h | 4 q36h | 4 q24h | 4 q24h | 4 q24h |
| 亚胺培南 | IV, IM | — | 20 q12h | 20 q12h | 20 q12h | 20 q8h |
| 利奈唑胺 | IV | — | 10 q12h | 10 q8h | 10 q12h | 10 q8h |
| 甲氧西林 | | | | | | |
| 脑膜炎 | IV, IM | 50 q12h | 50 q12h | 50 q8h | 50 q8h | 50 q6h |
| 其他感染 | IV, IM | 25 q12h | 25 q12h | 25 q8h | 25 q8h | 25 q6h |
| 甲硝唑[§] | IV, PO | 7.5 q48h | 7.5 q24h | 7.5 q12h | 7.5 q12h | 15 q12h |
| 美洛西林 | IV, IM | 75 q12h | 75 q12h | 75 q8h | 75 q12h | 75 q8h |
| 美罗培南[¶] | IV, IM | — | 20 q12h | 20 q12h | 20 q12h | 20 q8h |
| 萘夫西林 | IV | 25 q12h | 25 q12h | 25 q8h | 25 q8h | 37.5 q6h |
| 奈替米星 | | | | | | |
| SDD[†] | IV, IM | 2.5 q18h | 2.5 q12h | 2.5 q8h | 2.5 q12h | 2.5 q8h |
| ODD | IV, IM | 与庆大霉素相同 | | | | |
| 苯唑西林 | IV, IM | 25 q12h | 25 q12h | 25 q8h | 25 q8h | 37.5 q6h |
| 青霉素 G（U） | | | | | | |
| 脑膜炎 | IV | 50 000 q12h | 50 000 q12h | 50 000 q8h | 50 000 q8h | 50 000 q6h |
| 其他感染 | IV | 25 000 q12h | 25 000 q12h | 25 000 q8h | 25 000 q8h | 25 000 q6h |
| 苄星青霉素（U） | IM | — | 50 000（单剂） | 50 000（单剂） | 50 000（单剂） | 50 000（单剂） |
| 普鲁卡因青霉素（U） | IM | | 50 000 q24h | 50 000 q24h | 50 000 q24h | 50 000 q24h |

表 103-16（续）

| 抗生素 | 途径 | 药物剂量（mg/kg）和给药间隔 | | | | |
|---|---|---|---|---|---|---|
| | | 体重 < 1200 g* | 体重 1200~2000 g | | 体重 > 2000 g | |
| | | 0~4 周 | 0~7d | > 7 d | 0~7d | > 7 d |
| 利福平 | PO, IV | — | 10 q24h | 10 q24h | 10 q24h | 10 q24h |
| 替卡西林 | IV, IM | 75 q12h | 75 q12h | 75 q8h | 75 q8h | 75 q6h |
| 克拉维酸 - 替卡西林 | 与替卡西林相同 | | | | | |
| 妥布霉素 | | | | | | |
| SDD† | IV, IM | 2.5 q18h | 2 q12h | 2 q8h | 2 q12h | 2 q8h |
| ODD | IV, IM | 与庆大霉素相同 | | | | |
| 万古霉素 † | IV | 15 q24h | 10 q12h | 10 q12h | 10 q8h | 10 q8h |

IM：肌内；IV：静脉内；ODD：每日一次剂量；PO：口服；SDD：标准每日剂量；q6h：每 6h 1 次；98h：每 8h 1 次；q12h：每 12h 1 次；q24h：每 24h 1 次。

* 数据源于 Prober CG, Stevenson DK, Benitz WE.The use of antibiotics in neonates weighing less than 1200 grams.Pediatr Infect Dis J , 1990,9:111

† 应基于药物的血清峰谷浓度测定，计算氨基糖苷类的半衰期，来进一步调整用药剂量间隔

‡ 建议剂量基于无对照的临床经验

§ 其他研究者推荐：首剂静脉输注负荷量 15mg/kg，足月儿 24h 后或早产儿 48h 后予以 7.5mg/kg，每 12h 使用 1 剂

¶ 美罗培南的推荐剂量与亚胺培南相同。

摘自 S á ez-Llorens X, McCraken GH Jr.Clinical pharmacology of antibacterial agents//Remington JS, Klein JO, Wilson CB, et al. Infectious diseases of the fetus and newborn infant. 6 ed. Philadelphia:Elsevier,2005

200mg/dL）的脑脊液标本中分离出细菌。因此应重视对所有脑脊液标本进行培养和革兰氏染色检查。损伤性腰椎穿刺引起的脑脊液污染非常少见。培养阴性的脑膜炎可见于抗生素预先治疗过的病例、脑脓肿或人型分枝杆菌、解脲支原体、脆弱杆菌、肠病毒或 HSV 引起的感染。PCR 技术可以提高脑脊液中病毒的检出率。头颅超声检查或计算机断层扫描（CT）增强技术可能有助于对脑室炎和脑脓肿的诊断。

## 参考书目

参考书目请参见光盘。

## 103.8 治 疗

*Barbara J. Stoll*

可疑细菌感染的治疗应由疾病形式、患儿特定年龄的常见病原以及婴儿室的常见病原决定。一旦合适的培养标本已经采集完成，应立刻开始静脉内或肌内（较少使用）应用抗生素。早发型细菌感染的初始经验性治疗应包括氨苄西林和氨基糖苷类（通常为庆大霉素）。NICU 中获得的医院内感染多由葡萄球菌、各种肠杆菌、假单胞菌属或假丝酵母菌属引起。因此，用抗葡萄球菌的药物（如针对金黄色葡萄球菌的苯唑西林或萘夫西林、针对凝固酶阴性葡萄球菌或耐甲氧西林的金黄色葡萄球菌的万古霉素）取代氨苄西林。抗生素治疗的发展史或 NICU 内耐药菌感染的出现提醒我们需要选用不同的药物。如患儿曾经出现或目前出现坏死性皮肤病损则提示假单胞菌属感染，初始治疗应选用哌拉西林、替卡西林或头孢他啶联合一种氨基糖苷类抗生素。一些专家建议特别高风险的新生儿（超低出生体重 :<1000g 和胎龄 <27 周）可使用氟康唑预防真菌感染。常用抗生素的剂量见表 103-16。如用药超过 2~3d，庆大霉素的峰谷浓度（峰浓度 :5~10 μg/mL；谷浓度 :< 2μg/mL）以及万古霉素的峰谷浓度（峰浓度 :25~40μg/m；谷浓度 :< 10μg/mL）的监测有利于确定治疗浓度，并使药物毒性降到最低。先前经过抗生素治疗的 VLBW 儿可能会有白色假丝酵母菌定植于黏膜，发展为侵袭性疾病风险较高，应该考虑进行抗真菌治疗（226.1）。

一旦病原体和抗生素敏感性得以明确，就应选择最恰当的一种或几种药物。对于绝大多数革兰氏阴性的肠道细菌，应选用氨苄西林联合一种氨基糖苷类抗生素或一种 3 代头孢菌素（头孢噻肟或头孢他啶）。对肠球菌的治疗应选用一种青霉素（氨苄西林或哌拉西林）联合一种氨基糖苷类抗生素，因为需要利用这两种药物的协同作用。单用氨苄西林足以治疗单核细胞增多性李斯特菌的感染，而青霉素足以应对 GBS 引起的感染。克林霉素或甲硝唑适用于厌氧菌感染。

第 3 代头孢菌素，如头孢噻肟，在治疗新生儿败血症和脑膜炎中具有较高价值。这是由于：①此药治疗革兰氏阴性肠杆菌所需的最低抑菌浓度远比氨基糖

表 103-17　极低出生体重儿晚发型败血症的病原体和死亡率*

| 病原体† | 例数 | 死亡例数‡ |
|---|---|---|
| 革兰氏阳性 | 905 | 101（11.2%） |
| 葡萄球菌 - 凝固酶阴性 | 606 | 55（9.1%） |
| 金黄色葡萄球菌 | 99 | 17（17.2%） |
| B 族链球菌 | 32 | 7（21.9%） |
| 所有其他链球菌 | 65 | 7（10.8%） |
| 革兰氏阴性 | 257 | 93（36.2%） |
| 大肠埃希杆菌 | 53 | 18（34.0%） |
| 克雷伯杆菌 | 62 | 14（22.6%） |
| 假单胞菌 | 43 | 32（74.4%） |
| 肠杆菌 | 41 | 11（26.8%） |
| 黏质沙雷菌 | 39 | 14（35.9%） |
| 真菌 | 151 | 48（31.8%） |
| 白色假丝酵母菌 | 82 | 36（43.9%） |
| 近平滑假丝酵母菌 | 44 | 7（15.9%） |

* 资料源于 NICHD 新生儿研究网（1988 年 9 月 1 日至 2000 年 8 月 31 日）的晚发型败血症的回顾性资料

† 在死亡或出院前的最后一次血培养中发现的病原体

‡ 控制胎龄、不同研究中心、人种和性别因素所得死亡优势比如下：革兰氏阳性菌 *vs* 其他感染，0.26（0.19~0.35），$P < 0.001$；革兰氏阴性菌 *vs* 其他感染，3.5（2.5~4.9），$P < 0.001$；真菌 *vs* 其他感染，2.0（1.3~3.0），$P < 0.01$

摘自 Stoll BJ, Hansen N, Fanaroff AA, et al.Late-onset sepsis in very low birthweight neonates: the experience of the NICHD Neonatal Research Network, Pediatrics, 2002 ,110:285 - 291

苷类药物低；②脑膜炎症时，该药进入脑脊液的穿透力很强；③可以大剂量给药，最终在血清和脑脊液中得到比氨苄西林 - 氨基糖苷类联合用药更高的杀菌效价。然而，NICU 中败血症疑似病例常规选用第 3 代头孢菌素仍是不恰当的，因为这样会使耐药菌迅速出现，也可能引起假丝酵母菌败血症。

引起新生儿感染的各种病原体的抗生素耐药性是个值得关注的问题。耐万古霉素肠球菌和万古霉素不敏感的金黄色葡萄球菌尤其令人担忧。我们必须遵照指南限制万古霉素的应用。尽管在新生儿病房流行耐甲氧西林金黄色葡萄球菌时万古霉素的应用是无法避免的，但我们可以通过减少怀疑凝固酶阴性葡萄球菌感染的重症患儿（如留置血管内导管的病重新生儿）的万古霉素经验性治疗，以及治疗 2~3d 后得到阴性血培养结果即终止治疗的做法来减少万古霉素的应用。新生儿抗生素的合理用药原则包括尽可能选用窄谱抗生素、治疗感染而非定植、尽量缩短疗程。抗生素应用的管理工作旨在促进抗生素的合理使用（药物的选择、剂量、疗程、给药途径），提高临床疗效和减少抗生素耐药性的出现。

大多数血流感染的治疗应持续 7~10d 或在临床效应出现后至少再用药 5~7d。在开始治疗 24~48h 后抽取的血培养应是阴性结果。如培养结果仍为阳性，应考虑到留置导管引起的感染、心内膜炎、感染性血栓、隐匿的脓肿、抗生素水平低于治疗剂量或耐药菌感染的可能性。此时，可能需要更换抗生素、延长治疗时间或拔除导管。

若母亲产时接受过抗生素治疗，新生儿的治疗方案应该个体化。如果考虑是早发型败血症，该患儿的治疗应持续到没有感染迹象（持续 24~72h 无症状）或临床和实验室证据提示治愈。另外，鉴于产时母亲使用了抗生素，因此导致患儿感染的病原菌可能对母亲使用的抗生素耐药，在患儿的抗生素选择上应对此有所考虑。

对于生后 7~10d 内发病的肺炎，应选用氨苄西林联合一种氨基糖苷类药物或头孢噻肟。一般来说，医院获得性肺炎常在该时间段之后出现症状，可使用甲氧西林或万古霉素联合一种氨基糖苷类药物或一种 3 代头孢菌素进行经验性治疗。假单胞菌肺炎可以氨基糖甙类联合替卡西林或头孢他啶治疗。沙眼衣原体肺炎可用红霉素，也可用甲氧苄啶 - 磺胺甲恶唑治疗；解脲支原体感染可用红霉素治疗。

细菌性脑膜炎的经验性治疗应包括脑膜炎治疗剂量的氨苄西林和头孢噻肟或庆大霉素，如果怀疑葡萄球菌性脑膜炎，则考虑万古霉素。革兰氏阴性肠道细菌的药敏试验很重要，因为其对头孢菌素类和氨基糖苷类的耐药是很常见的。许多氨基糖苷类药物肠道外给药不能在腰椎的脑脊液或脑室内达到足够高的药物浓度来抑制革兰氏阴性杆菌的生长。因此，一些专家建议给予氨苄西林和一种 3 代头孢菌素联合静脉用药治疗革兰氏阴性菌引起的新生儿脑膜炎。不应将头孢菌素作为经验性治疗的单一药物，因为单核细胞增多性李斯特菌和肠球菌对头孢菌素耐药。

GBS 引起的脑膜炎通常在 24~48h 内对治疗产生反应，并且疗程应持续 14~21d。复查脑脊液标本可以发现尽管选用了合适的抗生素，革兰氏阴性杆菌在治疗开始后的 72~96h 内仍继续生长。治疗革兰氏阴性菌引起的脑膜炎应持续 21d 或脑脊液无菌后至少 14d，任选时间较长的一种。铜绿假单胞菌脑膜炎应使用头孢他啶治疗。脆弱杆菌引起的感染可以选用甲硝唑。不管是否因诊断或治疗目的进行引流，如果需要持续长时间的抗生素用药，都应考虑新生儿脑脓肿的可能。怀疑脑室炎、脑积水或脑脓肿（起病时和追踪评估）以及病程比预料的更为复杂（长时间昏迷、局灶性神经性病变、持续或反复发热）的患儿均推荐CT扫描。新生儿疱疹性脑膜脑炎的治疗应使用阿昔洛韦，脑脊液单核细胞增多且有症状婴儿应给予经验性治疗。普来可那立可用于严重的肠病毒感染，例如脑膜脑炎、心肌炎或肝炎。假丝酵母菌性脑膜炎的治疗见226章。

败血症和脑膜炎的治疗包括针对可疑或已知病原体的抗菌治疗和支持治疗两部分。必须密切注意呼吸系统和心血管系统的状态。应维持组织充分的氧合；败血症、肺炎、肺动脉高压或急性呼吸窘迫综合征导致呼吸衰竭时需要通气支持。难治性低氧血症和休克时可能需要体外膜氧合，后者能减少足月儿呼吸衰竭引起的死亡。应确认有无休克和代谢性酸中毒发生，必要是进行液体复苏和正性肌力药治疗。皮质激素仅应用于肾上腺皮质功能不全的患儿。仔细监测液体、电解质和葡萄糖浓度，及时纠正血容量不足、低钠血症、低钙血症和低血糖 / 高血糖症。应监测高胆红素血症并积极予以光疗和（或）换血疗法，因为在败血症和脑膜炎时核黄疸的危险增加。抽搐发作时应给予抗惊厥治疗。所有不能进行肠道喂养的婴儿都需要胃肠外营养。

新生儿败血症可能合并弥散性血管内凝血（DIC）。应检查血小板计数、血红蛋白和凝血功能。DIC的处理包括对基础感染的治疗，但如果已经发生出血，可能需要输注新鲜冰冻血浆、血小板或全血。

由于中性粒细胞储存池耗竭和疾病的不良预后相关，因此开展了许多提高粒细胞数量和质量的临床试验，包括粒细胞输注、粒细胞集落刺激因子（G-CSF）和粒 - 巨噬细胞集落刺激因子（GM-CSF）的应用，虽然应用G-CSF或GM-CSF降低了败血症所致中性粒细胞减少症的发生率，但仍无法证明其可以降低败血症相关的死亡率。现代的白细胞分离技术和通过G-CSF动员健康供体的多形核细胞技术使得未来有望进行粒细胞输注，但仍有待进一步研究。静脉输注免疫球蛋白（IVIG）可降低败血症患儿的死亡率；一项对若干临床试验的荟萃分析推荐单次剂量500~750 mg/kg作为辅助治疗。其他潜在的免疫功能调节剂还有己酮可可碱、益生菌和母乳。

我们要记住非细菌性病原体也能造成新生儿败血症症候群，这一点很重要。HSV感染同全身性假丝酵母菌感染一样，需要立即开展特异性治疗。各种非细菌性感染的治疗和其他方面内容在下列章节中有具体讨论：结核杆菌（见第207章）、梅毒（见第210章）、阴部支原体（见第216章）、沙眼衣原体（见第218章）、假丝酵母菌（见第221章）、风疹（见第239章）、肠病毒（见第242章）、细小病毒B19（见第243章）、HSV（见第244章）、VZV（见第245章）和CMV（见第247章）。

## 参考书目

参考书目请参见光盘。

## 103.9 并发症和预后

*Barbara J. Stoll*

一般而言，细菌或真菌感染的并发症分为急性炎症过程本身相关的问题和潜在的新生儿问题，诸如呼吸窘迫、液体和电解质紊乱。

细菌感染的并发症包括心内膜炎、脓毒栓子、脓肿形成、败血症性关节残疾以及骨髓炎和骨组织破坏。复发性菌血症较少见（< 5% 的患儿）。假丝酵母菌菌血症可导致血管炎、心内膜炎和眼内炎，还有肾、肝、肺和脑内的脓肿。败血症的后遗症可由感染性休克、DIC或器官功能衰竭引起。

败血症综合征的死亡率和败血症的定义密切相关。成人的死亡率接近50%，在新生儿也很可能至少50%。所报道的新生儿败血症死亡率之所以低至10%，是由于所有的菌血症病例都纳入了统计。一些研究证明，革兰氏阴性菌和真菌感染引起的败血症病死率最高（表103-17）。

新生儿细菌性脑膜炎的病死率在20%~25%。这些病例有许多合并败血症。发生死亡或中、重度残疾的危险因素包括抽搐持续时间超过72h、昏迷、需要使用正性肌力药物和白细胞减少。脑膜炎的近期并发症有脑室炎、大脑炎和脑脓肿。脑膜炎的远期后遗症出现在40%~50%存活儿中，包括听力丧失、行为异常、发育迟缓、脑性瘫痪、局部运动性残疾、癫痫发作和脑积水。进一步的CT/MRI检查显示新生儿脑膜炎存活儿很多存在大脑炎、脑脓肿、梗死灶、硬脑膜下积液、皮层萎缩和弥漫性脑软化。部分后遗症也发生于没有脑膜炎的败血症患儿，由大脑炎或感染性休克引起。超低出生体重的败血症患儿（< 1000 g）在儿童期早期神经发育和体格生长的不良风险增加。

## 参考书目

参考书目请参见光盘。

## 103.10 预　防

*Barbara J. Stoll*

许多宫内感染可通过母亲的免疫接种来预防，包括风疹、乙型肝炎病毒和VZV，同样还能通过母亲保护性抗体的被动转运来预防破伤风感染。CMV 疫苗正在研制。弓形体病可通过适当的饮食和避免接触猫的粪便来预防。妊娠期疟疾可采取化学药物预防法和使用杀虫剂处理的蚊帐将危害减小到最低程度。先天性梅毒可运用适时诊断和对被感染的孕妇进行恰当的早期治疗来预防。

母亲疑有绒毛膜羊膜炎时，应在产程中给予抗生素治疗，并尽快娩出婴儿可以减少早发型新生儿败血症的风险。选择性的产时药物预防可显著减少 GBS 的垂直传播（见第 177 章）。新生儿衣原体感染的预防主要是识别被感染孕妇并进行治疗（见第 218 章）。母亲在孕期、临产和分娩时接受抗反转录病毒的治疗，在羊膜破裂前即剖腹产，同时对婴儿生后进行抗反转录病毒治疗，可以明显减少 HIV 的母婴传播（见第 268 章）。

## 医院内感染的预防

预防医院内感染的原则包括接触所有患者时都遵循常规预防措施、避免婴儿室过渡拥挤和限制护士－患儿比例、严格洗手、细致的新生儿皮肤护理、尽可能降低导管污染风险、减少静脉穿刺和足跟采血的次数、缩短导管留置时间和机械通气的天数、鼓励恰当的肠内喂养、给婴儿室全体人员提供相关教育并及时反馈以及在 NICU 中进行医院内感染发生率的监控和督察（表 103-18）。

许多 NICU 中的医院内感染与血管内导管的血源性感染有关。应用于新生儿中的导管有外周静脉置管、脐血管导管、经皮中心静脉导管和手术留置的中心静脉导管。减少导管相关感染的方法包括置管前正确的皮肤消毒处理、置管术中的消毒措施、置入导管的无菌操作原则、尽量减少导管内采血次数、输注液体的无菌配制以及尽量缩短置管天数。

皮肤是抵御感染的一个重要的机械屏障。极低出生体重儿出生时的表皮无屏障功能，使得皮肤的水分丢失增加，感染风险上升。努力减少对于此类皮肤的创伤性损害很重要，包括减少足跟部的采血次数。

洗手一直是最重要和最有效地降低医院内感染发生率的方法。有几个专家组已经拟订了有效洗手的指南。推荐使用抗菌皂或含酒精为主的制剂。在进入 NICU 前和接触每一个患者前，恰当地洗手是必须的。不利于正确洗手的原因包括环境过于拥挤、患儿－护士比例过高、洗手池和相关供给不足、缺乏床边方便使用的酒精产品、工作人员担心皮肤刺激以及认识不够，包括误以为戴手套就可以不用洗手。对医务人员进行有关操作实践的教育能够减少医院内感染，同时

**表 103-18 新生儿重症监护病房中预防医院内感染的原则**

| |
|---|
| 接触所有病人时的普遍预防措施： |
| 戴手套 |
| 必要时穿隔离衣、口罩和其他隔离措施 |
| 合理的婴儿室设计工程： |
| 恰当的护士：病人比 |
| 避免床位过密和工作负荷过大 |
| 使用方便的洗涤槽、消毒溶液、肥皂和擦手纸 |
| 洗手： |
| 提高工作人员对洗手的认识，并提供必须的条件 |
| 接触每个病人前后都要洗手 |
| 适当使用肥皂、含酒精的制剂或消毒溶液 |
| 每个病人床边放置含酒精的消毒溶液 |
| 给婴儿室工作人员提供润肤品 |
| 对婴儿室工作人员进行洗手的教育，并注意反馈 |
| 将 CVC 被污染的可能性减小到最低程度： |
| 置入 CVC 时遵守最高标准的无菌操作原则 |
| 用葡萄糖酸氯己定进行局部消毒 |
| 尽量减少从 CVC 中抽取血标本的次数 |
| 从 CVC 中抽血时应无菌操作 |
| 尽量缩短 CVC 天数 |
| 所有经 CVC 给药的液体均无菌配制 |
| 细致的皮肤护理 |
| 鼓励早期肠内喂养并逐步增加喂养量 |
| 对婴儿室全体人员进行感染预防的教育，并注意反馈 |
| 持续监测和监督 NICU 的医院内感染发生率 |

CVC：中心静脉导管 NICU：新生儿重症监护病房

摘自 Adams-Chapman I, Stoll BJ. Prevention of nosocomial infections in the neonatal intensive care unit. Curr Opin Pediatr, 2002, 14:157-164

积极地监察医院内感染的发生率是医院内感染控制的重要工作组成部分。

在美国，新生儿通常接种乙肝疫苗，在其他国家通常接种结核疫苗。对于预防一系列生后感染，新生儿接种是一项非常有效的策略，并值得进一步研究。

低出生体重儿口服牛乳铁蛋白，或联合益生菌（鼠李糖乳酸杆菌）服用 30d 证明可以减少晚发型细菌性和真菌性败血症的发生率；另外，益生菌还能减少 NEC 的发病率（见第 96.2 章）。

## 参考书目

参考书目请参见光盘。

（劳林江 译，杜立中 审）

# 第 13 部分　青春期医学

## 第 104 章
## 青春期发育

见第 12 部分，见第 555 章和第 556 章。

### 104.1 青少年的身体和社会发展

*Barbara Cromer*

在 9~20 岁，青少年身体的结构、生理、心理及社会功能方面都发生着急剧的变化。

青春期包括青春早期、青春中期和青春晚期三个阶段，各阶段都有其特定的生物学特征及心理、社会的相关问题（表 104-1）。激素的增长带来了青春期的发育，青春期发育又与社会性转变相承接，共同参与儿童期到成人期的过渡。尽管青少年在躯体改变发生的时间及社会经历上个体间存在很大差异，但青春期的发展仍有规律可循。性别、文化与生理、社会压力一样，对青春期发育的影响具有深远的意义。

#### ■ 青春早期

##### 身体发育

青春期（又称青少年期）是儿童期至成年期的过渡时期，其特征为第二性征达到成人水平、具有生殖能力。早在 6 岁时，肾上腺皮质即可产生雄激素，主要为脱氢异雄酮硫酸盐（DHEAS），此时会出现腋下气味和阴毛（肾上腺皮质功能初现）。儿童中期黄体

**表 104-1　青春期发育过程**

| 变化 | 青春早期 | 青春中期 | 青春晚期 |
|---|---|---|---|
| * 成熟分级 | 1~2 | 3~5 | 5 |
| 躯体 | 第二性征<br>快速增长<br>对外观变化感到尴尬 | 身高快速增长<br>体型和组成变化<br>粉刺和气味<br>初潮 | 生理成熟<br>增长放缓 |
| 认知和道德 | 具体运算思维<br>无法感知当前决策的长期结果<br>传统道德 | 抽象思维的出现（形式运算思维）<br>可感知未来的影响，但并不擅长决策<br>探询道德观念 | 面向未来的方向感<br>理想主义；绝对主义<br>能够独立思考 |
| 自我概念 / 身份的形成 | 专注于改变身体<br>对外观和吸引的自我意识<br>幻想与目标 | 关注吸引力 t<br>自我反省的增加<br>"典型的青少年" | 更稳定的自我形象<br>依然关注吸引力<br>完全独立<br>身份的认定 |
| 家庭 | 隐私需求增加<br>更要求独立 | 受控制和独立需求的矛盾<br>争取获得更大的自主权 | 家庭中情感和身体分离<br>增加自主权 |
| 同伴 | 寻求同性同伴关系对抗不稳定 | 同辈群体的密切影响<br>关注同辈文化<br>同辈提供行为的模范 | 同龄群体的重要性和价值的减弱<br>性行为 / 可能拘留 |
| 性 | 对性解剖学的兴趣的增加<br>对生殖器变化及大小焦虑和疑虑<br>约会和性行为的限制 | 测试吸引伙伴的能力<br>性关系和性活动的开始<br>性取向问题 | 性身份的巩固<br>关注于性行为和稳定的关系<br>规划未来和承担义务 |
| 社会的关系 | 中学生活的适应 | 技能和机会的估计 | 职业生涯的选择（如大学、工作） |

* 见 104-1 及 104-2 的文本及图片

生成素（LH）和卵泡刺激素（FSH）的水平持续增长，但对机体功能无显著影响。青春期的快速改变始于脑垂体对促性腺激素释放激素（GnRH）的敏感性增加，在睡眠时 GnRH、LH 和 FSH 呈现脉冲式分泌，雄激素或雌激素的分泌亦相应增加。这些变化的始动因子尚不明确，可能与儿童中期和青春期神经元的发育有关。

数据显示，女童青春期的出现时间尚存在争议（表104-2）。1948—1981 年的数项研究显示乳房发育的平均年龄在 10.6~11.2 岁。然而，1997 年以来多个报告显示乳房发育年龄显著提前，如非洲裔美国女童为 8.9~9.5 岁，白人女童为 10.0~10.4 岁。同时，阴毛出现年龄和月经初潮的年龄也呈现提早趋势。乳房发育年龄明显提前的可能原因为儿童肥胖的流行以及环境中的雌激素样毒素，如某些杀虫剂、塑料、植物雌激素、工业化合物以及含有用激素催肥的牛肉等。

目前尚不清楚男童青春期是否也出现低龄化（表104-3）。与 40 年前相比，生殖器和阴毛发育的平均年龄大约提前了 1 年。非洲裔美国男童进入青春期的时间较白人男童至少早 6 个月。

性成熟分级（SMR）或 Tanner 分期是在青春期开始后，以一系列躯体和生理变化为基础，评估性成熟的程度。图 104-1 和图 104-2 描绘了使用 SMR 分级的儿童躯体的变化，表 104-4 和表 104-5 用文字描述了这些改变。图 104-3 和图 104-4 分别描绘了男孩和女孩青春期典型的生理变化，各个阶段性成熟过程的正常范围是很大的。

就女孩而言，进入青春期的第一个可见生理改变和 SMR 2 期特征是乳房出现硬结，正常出现年龄在 8~12 岁。通常乳房硬结出现 2~2.5 年以后，月经开始出现，此为 SMR3~4 期（平均年龄 12 岁，正常范围 9~16 岁）（图 104-4）。此期较隐性的改变包括卵巢、子宫、阴唇和阴蒂的增大，子宫内膜和阴道黏膜增厚。

对于男孩而言，青春期的第一个可见变化和 SMR 2 期的表现是睾丸的增大，最早在 9.5 岁开始出现。随后在 SMR 3 期出现阴茎增大。当 SMR 4 期睾丸增大到 9~10cm$^3$ 时，男孩的身高增长出现高峰。在孕酮和睾酮的影响下，曲细精管、附睾、精囊和前列腺出

**表 104-2 英国和美国女性性成熟的平均年龄 ± 标准差（年）**

| | 数量（年，年龄段） | TANNER2 阶段乳房发育 | 初潮 | TANNER 2 阶段阴毛 |
|---|---|---|---|---|
| Marshall, Tanner（英国）(1969) | 192 (8) | 11.15 ± 1.10 | 13.47 ± 1.02 | — |
| Reynolds, Wines（美国）(1948) | 49 (8~18) | 10.8 ± 1.1 | 12.9 ± 1.4 | 11.0 ± 1.1 |
| Nicolson, Hanley（美国）(1953) | 252 | 10.6 | 12.8 | 11.6 |
| Lee（美国）(1980) | 18 (8.6~17.8) | 11.2 ± 1.6 | 13.3 ± 1.3 | 11.9 ± 1.5 |
| Billewicz et al（英国）(1981) | 788 (9~17) | 10.8 ± 1.6 | 13.4 ± 1.1 | |
| Roche et al（美国）(1995) | 67 (9.5~17) | 11.2 ± 0.7<br>8.87 ± 1.93<br>白人 9.96 ± 1.82 | 非裔美国人 12.16 ± 1.21<br>白人 12.88 ± 1.20 | 非裔美国人 8.78 ± 2.0<br>白人 10.51 ± 1.67 |
| Sun et al（美国）(2002) | 1215 (8~19) | 非裔美国人 9.48<br>白人 10.38 | — | 非裔美国人 9.43<br>白人 10.57 |
| Wu et al（美国）(2002) | 1623~1168 (8~16) | 非裔美国人 9.5<br>白人 10.3 | 非裔美国人 12.2<br>白人 12.6 | 非裔美国人 9.5<br>白人 10.6 |
| Freedman et al（美国）(2002) | | | | |
| 1973—1974 数据<br>1992—1994 数据 | 1398 (7~16)<br>1230 (7~16) | —<br>— | 非裔美国人 12.9<br>白人 12.7<br>非裔美国人 12.1<br>白人 12.5 | —<br>— |
| Chumlea et al（美国）(2003) | 2510 (8~20) | — | 非裔美国人 12.06<br>白人 12.55 | — |
| Anderson et al（美国）(2003) | | | | |
| 1963—1970 数据<br>1988—1994 数据 | 3272 (10~15)<br>1326 (10~15) | —<br>— | 非裔美国人 12.48<br>白人 12.8<br>非裔美国人 12.14<br>白人 12.60 | —<br>— |

表 104-3　英国和美国男性性成熟的平均年龄（年）

| | 数量（年，年龄段） | TANNER2 阶段外生殖器 | TANNER2 阶段阴毛 |
|---|---|---|---|
| Marshall and Tanner（英国，1970） | 228 | 11.64 ± 1.07 | 13.44 ± 1.09 |
| Lee（美国，(1980) | 36 (9~17.5) | 11.9 ± 1.1 | 12.3 ± 0.8 |
| Roche，等（美国，1995） | 78 (9.5~17) | 11.2 ± 0.7 | 11.2 ± 0.8 |
| Biro，等（美国，1995） | 515 (10~15) | 12.2 | — |
| Herman-Giddens 等（美国，2001） | 2114 (8~19) | 非裔美国人 9.<br>白人 10.1 | 非裔美国人 11.2<br>白人 12.0 |
| Sun，等（美国，2002） | 500 (8~19) | 非裔美国人 9.20<br>白人 10.03 | 非裔美国人 11.16<br>白人 11.98 |

表 104-4　女孩性成熟特征

| 性成熟分级 | 阴毛 | 乳房 |
|---|---|---|
| 1 | 青春期前 | 青春期前 |
| 2 | 稀疏，轻微的色素，直，阴唇的内侧边界 | 乳房和乳头像小丘一样升高，乳晕直径增加 |
| 3 | 变深，开始卷曲，数量增加 | 乳房和乳晕增大，没有轮廓分界 |
| 4 | 粗糙、卷曲的、丰富的，但少于成年人 | 乳晕和乳头二次发育 |
| 5 | 成年女性形成三角形，蔓延到大腿的内侧表面 | 成熟，乳房的乳头乳晕分化 |

SMR: 性成熟分级

摘自 Tanner JM. Growth at adolescence. 2nd ed. Oxford: Blackwell Scientific, 1962.

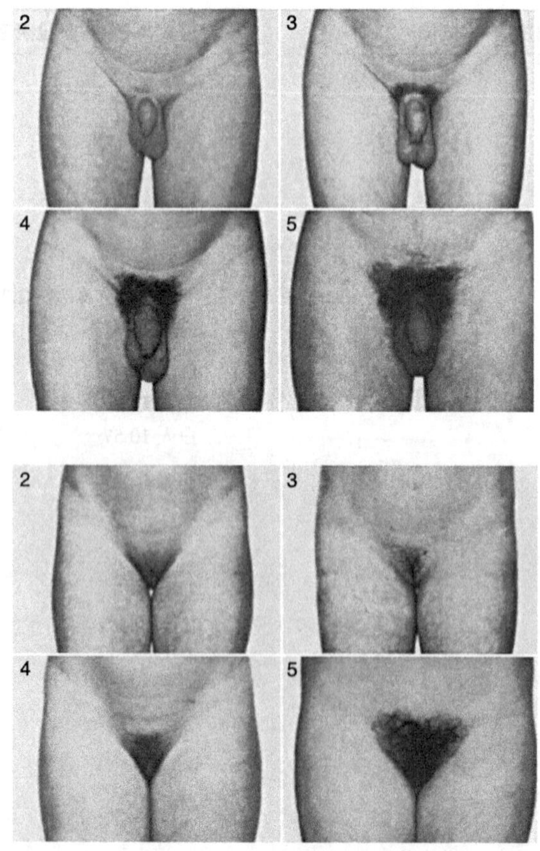


**图 104-1**　青春期男孩（A）和女孩（B）阴毛变化的性成熟评级（2~5）（表 104-4，104-5）。由英国伦敦大学儿童生长发育健康研究所的 J.M. Tanner 医学博士提供

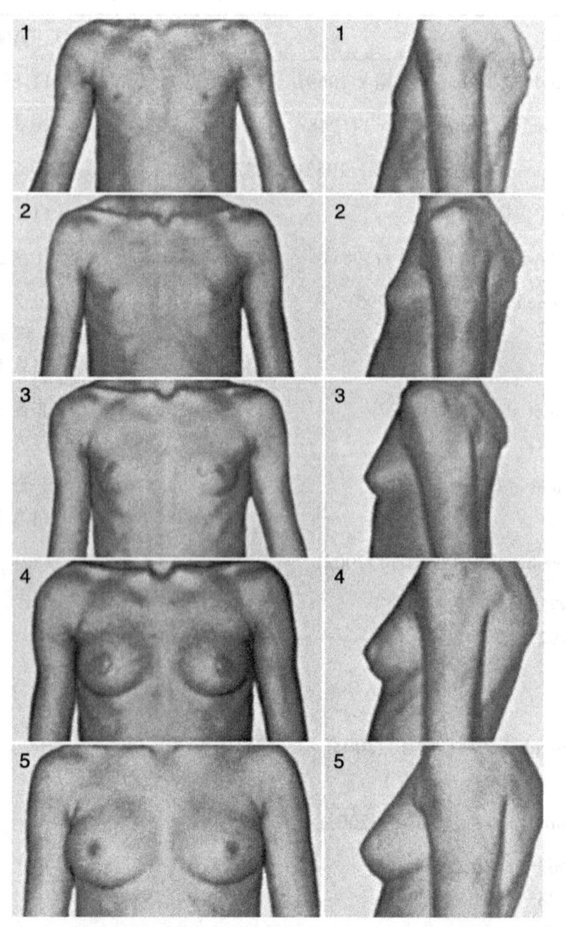


**图 104-2**　少女乳房变化的性成熟分级 (1~5)。由英国伦敦大学儿童生长发育健康研究所的 J.M. Tanner 医学博士提供

**表 104-5　男孩性成熟特征**

| 性成熟分级 | 阴毛 | 阴茎 | 睾丸 |
|---|---|---|---|
| 1 | 无 | 青春期前 | 青春期前 |
| 2 | 稀疏的，轻微的色素 | 微小变化 / 变大 | 阴囊肿大、粉红、结构改变 |
| 3 | 变深，开始卷曲，少量 | 变长 | 变大 |
| 4 | 成人型但数量较少，粗糙，卷曲的 | 变大，龟头和宽度增加 | 增大，阴囊变深 |
| 5 | 成人分布，扩散到大腿的内侧表面 | 成人大小 | 成人大小 |

SMR: 性成熟分级

摘自 Tanner JM. *Growth at adolescence*. 2nd ed. Oxford：Blackwell Scientific, 1962

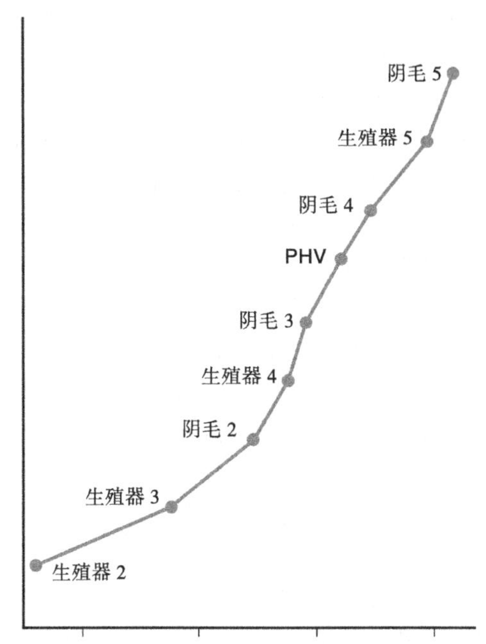


**图 104-3**　男性的青春期事件序列。生长速度高峰（PHV）
摘自 Root AW. Endocrinology of puberty. J Pediatr, 1973, 83:1

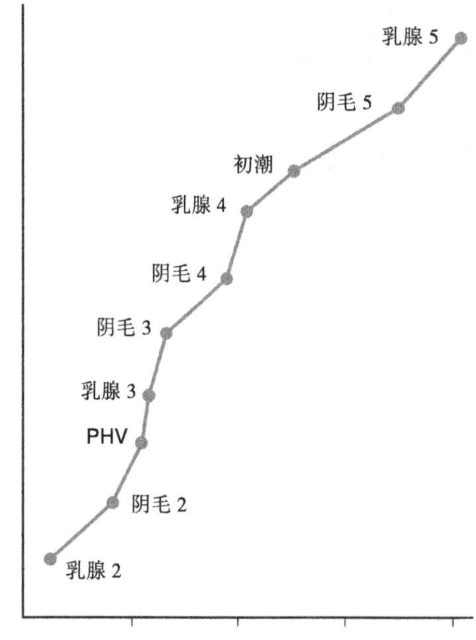


**图 104-4**　女性的青春期事件序列。生长速度高峰（PHV）
摘自 Root AW: Endocrinology of puberty. J Pediatr, 1973, 83:1

现增大。左侧的睾丸通常低于右侧。40%~65% 处于 SMR2~3 期的青春期男孩，由于体内雌激素过多而出现双侧乳房增大。

无论男性还是女性，青春早期生长开始加速，直到 SMR3~4 期，生长速度才达到顶峰。男孩的生长高峰期出现时间约比女孩晚 2~3 年，且当女孩停止生长时，男孩仍可以在 SMR 后期（图 104-5）继续呈线性生长 2~3 年。机体的生长从远端开始，先是手和脚的增长，然后是手臂和腿，最后是躯干和胸部，这种不均匀的生长使得青春期儿童的样子显得笨拙。咽、喉和肺等发声器官的快速发育使得儿童的音质发生变化，起初表现为发声不稳定（破音）。眼球前后径的增长常常导致青少年近视。口腔的变化包括下颌的生长、最后一颗乳牙的脱落，尖牙、前磨牙到最后一颗磨牙的长齐（见第 299 章）。为防止儿童再次出现咬合不正，此期儿童可能需要口腔正畸矫正器表 104-6 见光盘。

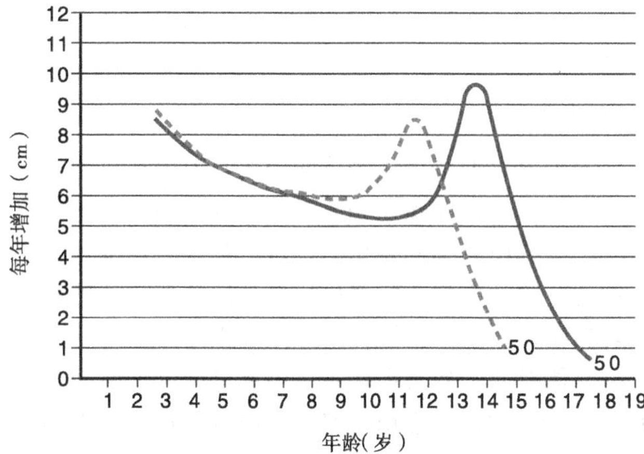


**图 104-5**　美国男孩（实线）和女孩（虚线）的平均年龄的峰高速度（即平均增长速度）
摘自 Tanner JM, Davies PSW. Clinical longitudinal standards for height and height velocity for North American children. J Pediatr, 1985,107:317

## 认知和道德发育（也见第 6 章）

青春期通常被描述为从具体运算思维过渡到形式运算思维（抽象思维）的时期，这个过程中也包括了重要且显著的推理能力（认知能力）和判断能力（通过一系列的决策或行动进行的思考过程）的形成。由于这些过程的发展有很大的差别，青少年抽象思维的运用可能只出现在学业中，而不是个人困境中。当情绪反应强烈时，青少年可能会退回到具体运算思维和（或）想象性思维，从而干扰高级认知并最终影响感知当前决策的长期后果的能力。道德观的发展与认知发展大致同步。然而，小年龄儿童将其与成人的关系看成是权力和惩罚的恐惧，青春前期儿童开始认为对与错是绝对的、不容置疑的。在青春期中期，很多青少年的思维变得多样化，他们会思考不同假设情况和不同行为、决定所带来的不同后果。尽管青少年做出复杂决定的能力在增强，但他们在做决定时特别容易情绪化。

神经影像学检测脑发育过程有助于解释决策能力多样化的原因。一些专家认为从具体运筹到形式运筹期的过渡只是随着知识的增长、经验的积累、认知效率的提高而自然进行的量变过程，并没有发生质变的认知思维重组。与该观点一致的是，从儿童晚期到成年早期认知加工速度的平稳增长，并伴随着突触数目的减少（去除了不经常使用的神经通路）和脑电波形的不断成熟。青少年的背外侧前额叶皮层和颞上回仍在发育，这些脑区负责高级神经中枢的关联，包括抑制冲动、权衡后果、规划和决策的能力。青春期激素水平的变化是否直接影响认知发展目前尚不清楚。与神经行为成熟相关的是，青少年可能会经历高强度的情感和（或）更倾向于寻求制造高强度情感的经验。不同的性别，认知水平的发展也是不同的，女孩早于男孩。

## 自我意识

随着青春期青少年身体的变化，青少年自我意识明显增强。与青春晚期普遍存在的内省相比，青春早期的自我意识具有外在化的特点。此期的青少年常关注自己身体的变化、反复检视自己的外表，总感到每个人都在盯着他看（艾尔金德的假想观众）。

媒体对性、暴力和药物滥用的过度宣传对文化规范和青少年的自我意识有着深远影响。青少年平均每天花在媒体上（包括电视、网络）的时间大约有 7h。超过半数的高中生的卧室里有电视机，70% 的高中生有个人电脑，其中 75% 的电脑可以上网。无处不在的手机短信功能和社交网站的出现显著增加了各年龄段青少年之间的交流。

这些信息可能使女孩扭曲对自我形象的认知，她们可能觉得自己超重，从而导致进食障碍甚至抑郁（见第 26 章）。男孩也同样会出现对自我形象正确认知的问题，混淆男子气概的形象，导致自我怀疑、不安全感并且对男性行为概念认知不清等。较同龄人发育更早的青少年，尤其是女孩，更容易产生学业问题以及对身体的不满和沮丧。这些看起来像成年人的青少年被寄予成年人的期望，但他们的认知和心理还不够成熟。

## 与家庭、同伴和社会的关系

在青春早期，青少年与父母的活动会越来越少，但与同伴尤其是同性别同伴的活动越来越多。青春早期的儿童经常忽视父母的一些建议，譬如安全、形象、礼仪，举止行为并表现出不同的价值观、品味和兴趣爱好等。这些表面的分歧可引发儿童与家长之间的冲突，而实际是家长对孩子仍抱有控制和难以接受分离的想法。其他核心个人特征，如性别身份，可能成为一种潜在的破坏性冲突并持续影响整个家庭。青少年还会要求更多的隐私，这也可能导致家庭不和。

青少年与家庭分离的趋势增加，往往会选择家庭之外的某个成年人作为自己的偶像，或者与某位教师、其他孩子的父母关系密切。一些诸如童子军活动、运动队等小团体的组织，给青少年提供了重要的家庭之外的归属感。

青春早期的儿童通常参与同性伙伴群体的社交活动，加深与同龄人的关系非常有助于他们逐渐个性化并从家庭中独立出来。他们通过一些不合适的言论及行为，如讲黄色笑话、戏谑异性、同性恋言论和行为、讨论性关系等，来掩饰自我的不安全感和寻求社交的认同。归属感对任何青少年都很重要。在一对一的友谊关系里，男孩和女孩大不相同。女孩的友谊以获得亲密的情感为中心，男孩的友谊则更多地在于分享活动。

青春早期与社会的关系主要是在学校里，从小学到中学或更高年级的转变使他们必须要从单一班级环境中走出来，接受更多地从一个班级转到另一个班级所带来的刺激和责任。学校环境的转变也折射和加重了与家庭的分离。

## 性发育

发育早期，青少年对性和性器官的焦虑及兴趣增加。在这个时期青少年经常会与其他人比较，这很正常。通常男孩的第一次射精发生在手淫过程中，以后可能发生在睡梦中，焦虑可能是其发生的一个原因。青春早期的青少年可能会在一起手淫，这属于同性之间互相的性探究，并不一定是同性恋的表现。除了手淫，其他不同的自慰方式在青春早期比较少见。

### 给父母和儿科医生的启示

父母可能会担心孩子们不愿沟通。家长可以单独与孩子交谈，以免影响孩子对家长的信任。保健工作者与青少年进行访谈或检查时，应注意被检查者的生理成熟与性成熟相关，而其心理发展水平与实际年龄联系更为紧密。青春早期儿童需要知道他们正在经历的躯体变化是正常的。

儿科医生需要帮助父母鉴别究竟是该阶段的正常现象还是真正的行为问题。要求自主，例如逃避家庭活动、要求隐私、变得爱顶嘴是正常的；而极度内向、反抗心极强就可能是社会功能不良的表现。初中时期孩子出现认知上的困惑和声音变得难听是正常的；如果出现几周、几个月都适应不了新环境的情况，往往提示存在更严重的问题。有限的冒险在青春早期是正常的，过度的冒险行为是有问题的。家长必须调整措施使孩子拥有思考、评估、解决问题的能力，因此沟通的方法至关重要。与那些在抚育中更为严厉或纵容的父母相比，与孩子协商沟通的父母能获得更好的结果。

## 青春中期

### 身体发育

青春中期的孩子生长速度大大超过了青春期前的速度，达到 6~7cm（3 英寸）/ 年（1 英寸 ≈ 0.025 米）。女孩一般在 11.5 岁时达到一个生长的高峰，每年长高 8.3cm，然后生长速度渐降，到 16 岁时停止长高（图 104-5）。男孩的生长高峰要晚一些，在 13.5 岁，为每年长高 9cm，以后速度也渐降，到 18 岁时停止长高。体重的增长与身高的增长几乎是平行的，但前者要晚几个月，所以青少年看起来总是先纵向发展再横向发展。肌肉质量同时也在增长，大约 6 个月后出现力量的增加，这些在男孩的肌肉发育中更为明显。瘦体重在青春期前大概占体重的 80%，在此期男孩增至 90%，女孩因为皮下脂肪的积聚而降至 75%。

具有 SMR3 期阴毛和 SMR4 期生殖器的男孩往往在此之后才会出现生长高峰，而处于同一 SMR 期的女孩往往已经过了生长高峰期（图 104-3，图 104-4）。男孩的肩膀变宽，女孩的臀围变大都是性激素导致的。其他生理改变还包括心脏和肺活量大小都比青春期前增长 1 倍，血压、血容量、血细胞比容也在增加（特别是男孩）。雄性激素刺激皮脂腺和顶泌腺（大汗腺）使青少年产生粉刺和身体的特殊气味。睡眠的生理性增加常被认为是懒惰，青少年出现入睡困难和苏醒困难，尤其是在需要对抗生物钟早上及时赶到学校的时候。

青春中期性成熟的改变是巨大的，30% 的女孩在 SMR3 期、90% 的女孩在 SMR4 期出现月经初潮（10.5~14.5 岁 95% 的女孩有了初潮）。月经常常出现在生长发育高峰的 1 年以后，排卵时间通常出现在初潮后的第一个 2 年之内出现无排卵周期是常见的。什么时间月经初潮出现不是很清楚，但受遗传和多种因素影响，比如：肥胖、慢性疾病、营养状态、体育锻炼和情绪状态等。在初潮形成之前，子宫就已经形成了成熟的构造，阴道更加润滑，并出现明显的阴道分泌物（生理性白带）。SMR3 期男孩阴茎增长增粗，精液中出现精子。

### 认知和道德发展

随着思维向形式运算期转变，青春中期的儿童常常对事物进行广泛的质疑和思考。青少年开始对自己生活的社会有了更复杂的认识，学会自我反省，了解与自己不同的一面，开始明白自己在法律和道德环境下应该做什么行为。青少年在质疑传统道德过程中发展起自己的道德规范，这些可能和父母的一样也可能不同于父母的道德规范。青少年思维的灵活性对他与人相处方面有着极大的影响。

### 自我意识

青春期的青少年更加能接受他们身体的变化，开始理想化地专注于探索未来的发展。依附于同伴来认同自己的个性和自我形象是重要的一个步骤。他们体验不同的角色，不断变换着装、朋友群和兴趣在这个年龄是正常的。有着许多有关人生意义和疑问哲理化的思考，“我是谁？”“为什么我会在这里？”强烈地感觉内心的混乱和痛苦是十分常见的。女孩倾向于把自己的角色定位在人际关系中（“我是有亲密朋友的女孩”），男孩则倾向于把自己定位在能力上（“我擅长运动”）。所有的青少年，尤其是男孩，若出现自我意识发展较同龄人延迟，将会体验到糟糕的自我形象，也会在学校里遭遇到许多困难的问题。

### 与家庭、同伴和社会的关系

青春中期又称为“典型的青春期”。青少年与父母之间的关系会变得紧张，他们会选择躲避父母，转向伙伴中寻求情绪的宣泄。青春期男女约会将成为父母与孩子战争的导火线，其中真正的原因是父母不能接受孩子与他们之间的分离，而不是什么“和谁约会？”“回家怎么这么晚”之类的问题。大部分的青少年是经历一点点小事成长起来的，而不是经历“暴风骤雨”获得的发展。少数（20%~30%）的青少年是通过压力和竞争成长起来的，在这个过程中这些青少年需要支持。有着与同龄儿明显差异的青少年在成长中会面临更多风险，比如社会交往能力和自信的发展不足、建立满意的人际关系更困难。

作为青少年对未来发展探索的一部分，他们会很认真地思考未来的职业，这一过程牵涉到自我评价和探索可得到的机会。是否有一个现实的偶像存在（与早年理想化的偶像角色不同）对青少年来说是十分关键的。

### 性发育

对于青春中期的儿童而言，男女约会已成为十分正常的活动。性生活的发生及其程度在不同的种族、民族和国家中各不相同。在美国，17 岁青少年中，约 30% 的亚洲人（28% 的女性，33% 的男性），约 50% 的白人（58% 的女性，53% 的男性），西班牙裔女性（59%），约 75% 的美国黑人（74% 的女性，82% 的男性）和西班牙裔男性（69%）已经发生过性行为。非洲农村地区的青少年首次性行为的平均年龄，女性为 18.5 岁，男性为 19.2 岁；卢旺达青少年初次性行为的平均年龄，男性和女性都是 20 岁。男同性恋、女同性恋、双性恋和变性人常常在这一时期认识到自己的性取向。

除了性取向的形成外，青春中期儿童也开始对与性身份有关的其他重要方面确立了基本的态度，如爱情、忠诚和得体的表现等。这一年龄阶段男女之间的约会建立的关系是肤浅的，看中的是外表的吸引力和肉体上性的探索，并非志趣相投的亲密感。不同青少年各倾向于选择以下三种性解决途径之一：独身、单一性伴侣、多性伴侣。多数青少年都知道随便性交会引起怀孕、患艾滋病和其他性传播疾病的危险，但懂得这些知识并不能代表他们能一贯地控制冲动行为。许多性活跃的青少年使用避孕套或其他避孕措施，多达 70% 的青少年都会在第一次性交时使用某种形式的避孕措施或预防措施以防性传播感染。

### 给父母和儿科医生的启示

青春中期的青少年非常需要有一位见多识广的成人与他推心置腹地谈心，这样对他认识自身的生理和心理的巨大变化都有很大帮助。

青少年在体格和社会能力的进步上会有很大的个体差异，对他们来说，最大的事情就是如何取得自主和自尊。儿科医生询问他们一些关于家庭和同伴关系的问题可以了解青少年的发育水平，并可以为下一步个体化的咨询做准备。早熟，晚熟的青少年都会有发生心理问题的风险。父母或监护人对这些青少年的预见性指导和恰当地转诊到心理卫生专科都是必要的。

当询问他们有关约会和性的问题时，千万不要先入为主地认为孩子就是异性恋，因为这样很可能使孩子不愿与医生再去谈他们原本关心的性取向问题。对性有兴趣和有性活跃的亲密朋友，都表示这个青少年可能不久就会开始性生活。父母与孩子的沟通和对他群体活动的密切关注，都可以预防早期性行为及其他危险性行为的发生，并且可以促进青年向积极的方向发展。父母也应该在孩子从青春期到成年期的过渡中发挥积极作用，确保他们接受适当的预防性健康服务。

## ■ 青春晚期

### 身体发育

此期躯体的改变相对以前来说不大，到 17~18 岁时，95% 的男孩和女孩进入乳房、阴茎、阴毛发育的最后阶段。对男孩来说，身体毛发分布的变化还要继续几年，包括胡须和胸毛的生长，少数男性还会出现秃发。大多数会长痤疮，特别是男性。

### 心理 – 社会发育

躯体变化的减慢使得青少年有了一个更加稳定的身体形象。认识上的自我中心也逐渐减少，更多地开始思考一些抽象的概念，如正义、爱国主义、历史等。年长的青少年对未来有更明确的发展方向，能够制定长期计划，不轻易自满，学会妥协、克制和独立思考。年长的青少年往往是理想主义者，但也可能是绝对论者，不能忍受不同的观点。那些承诺可以回答复杂问题的宗教或政治团体对他们可能有着巨大的吸引力。随着思维的解放，年长青少年在工作和人际关系中开始经历向成人角色的转变。

他们也更加重视自己的情感。同龄人和同伴的价值逐渐降低。亲密关系是青春晚期青少年对自己身份识别的重要组成部分。与青春中期肤浅的约会关系不同，此期男女青少年之间的关系越来越注重爱情与承诺。由于此期青少年的自我意识越来越与将来的社会角色密切相关，所以职业的决定变得越来越紧迫。

### 给父母和儿科医生的启示

艾里克森认为青春期的关键任务是建立稳定的自我身份认同感，其中包括从自己的家庭中分离，开始有性行为，切合实际地计划经济独立。原本儿童与父母之间的关系转变为成人与成人之间的关系。存在非正常恋爱关系的青少年在法律面前无法取得平等的待遇，如在部队、部分工作场所、宗教场所中会受到排挤和歧视，同性婚姻被禁止，没有法律上的被选举资格，无法获得卫生保健和保险、工人的赔偿、家庭医疗休假、抚养或收养权、异性恋家庭的消费福利。当没有这些障碍存在时，如果青少年在向成人过渡的过程中难以进步可能提示需要专业的咨询。青少年在成为父母之前需要在成长的历程中多经历些困难，才能承担起成年人的责任。

## 参考书目

参考书目请参见光盘。

# 104.2　性身份发展

*Walter Bockting*

## 术语和定义

### 性别和性身份

性别是多方面的，至少包含 9 部分：染色体的性别、性腺的性别、胎儿激素的性别（出生前性腺产生的激素）、内部形态的性别（内生殖器）、外部形态的性别（外生殖器）、下丘脑的性别（大脑的性别）、委派任务的性别和养育的性别、青春期荷尔蒙的性别、性身份和角色。性身份是一种自我认知，性别可以从多方面进行区别，至少包含 4 部分： 出生性别、性身份、社会性别角色和性取向。

### 出生性别

新生儿的性别可以在出生前通过超声波、出生时通过外生殖器进行确定。但如果性发育出现障碍，生殖器就可能出现模棱两可的情况，这时候性别就需要通过其他方法（如染色体、性腺、性激素）进行确定。父母向专家进行咨询决定孩子的性别，这个性别是他们认为最有可能获得性别认同的，以避免孩子在以后的人生中无法认同自己的性别（见第 582 章）。

### 性别身份、性别角色和社会性别角色

性别身份是指人对作为男孩 / 男人、女孩 / 女人或其他性别（如变性人）的基本认知。性别角色是指人在社会中所扮演的角色，通常为男性或女性角色。性别身份需要与社会性别角色（也称为性别角色行为）相区别。社会性别角色指的是在现有的文化和时期内，人的性格、外貌及行为特点，即此人是阳刚型还是阴柔型。性别角色是人作为男孩 / 男士、女孩 / 女士的存在，而社会性别角色是在现有的性别角色基础上所展现出来的阳刚和（或）阴柔特点。男孩 / 男人、女孩 / 女人和变性人都可以呈现出不同程度的阳刚和（或）阴柔特点。因此，性别身份同和社会性角色未必完全一致，儿童或青少年可能出现性别角色错位，即男孩女性化或者女孩男性化。

### 性取向和行为

性取向是指异性或同性之间的吸引、行为、幻想和情感。性行为是指通过性愉悦自己或他人的任何感官活动。

### 性别混乱和跨性别者

性别混乱是指性别身份或性别角色与出生时被确认的性别不同。“性别认同混乱”这个术语有时习惯上是指在性别认同的变异，在这种情况下它是跨性别者的同义的。变性人是融合或超越文化对性别定义的一群人。包括换性人（他们通常通过调节激素水平和（或）手术干预措施改变主要或次要性特征以改变性别角色），变装者或者异服癖者（通过穿衣服与其他相关的性行为得到情感或性满足，扮演跨性别的角色），变装皇后和国王（男女扮演者）；和双性人（既是男人又是女人）或性别怪异（性别变体）。个别的跨性别者可以吸引男人、女人或其他变性人。

## 影响性身份发展的因素

在出生前的性发育过程中，位于 Y 染色体的基因引起睾丸的发育。睾丸激素使性别分化为男性，于是男性内外生殖器得以发育。具有 XX 染色体的女性缺乏这种基因，性别向女性分化，出现卵巢发育，女性内部和外部生殖器发育。这些激素也可能在大脑的性分化中发挥作用。性发育障碍时，染色体和胎儿激素的性别会因典型的发育模式改变而改变，导致出生时生殖器不明确（第 582 章）。

在生命的早期，通常在 2~3 岁就开始了性身份的发展。孩子首先学会识别自己和他人的性别（性别标识），然后认识到性别是稳定的（性别恒定性），最后懂得性别是永久的（性别一致性）。性身份的决定因素仍不明了，一般认为是生物、环境和社会文化因素相互作用的结果。

一些研究发现社会性别角色和性别角色行为受生物和环境因素的影响，但影响机制仍不明确。动物研究表明出生前的激素对大脑的性分化有影响。对于人类来说，出生前接触异常高水平的雄激素会促进女孩先天性肾上腺增生（CAH），CAH 与更多的男性性别角色行为、性别混乱身份及同性性取向有关，但这不能解释所有的现象（见第 570 章）。对环境因素的研究都集中在对性别角色社会化的影响。生命早期即出现社会性别角色的发育。直到青春晚期，男孩和女孩出现明显的社会性别区分，性别角色特征得到强化，如男孩关注打斗游戏和确立主导地位，女孩则关注言语交际和营造关系。父母、其他成人、老师、同辈人

及媒体通过区别对待男孩和女孩而成为社会性别角色的代言者。

关于性取向发展的信息可见第 104.3。

## ■ 儿童和青少年非常规性别 / 性别角色错位

### 流行病学

非常规性别和性别角色错位需要与性别混乱或者跨性别者区别。前者是基于社会性别角色，而后者是关于核心性别身份的变化。女孩性别角色错位（5%）比男孩（7%）更常见，但性别身份和性别角色偏差的男孩比女孩受到更多的关注。这可能是因为父母、老师和同龄人更难接受男孩的性别变异行为。

非常规性别是一个人探索性别身份的一部分，也是正常性别角色发展中的一部分。儿童时期的非常规性别可能会持续到青春期，也可能不会；而青春期非常规性别经常持续到成年。只有少数儿童性别混乱发展到成人期时成为变性身份；大多数发展为同性恋和异性恋者的身份。

### 性别混乱行为的病因

出生前激素在性别角色错位的发展中起重要作用，但不能引起所有的变异。此外，遗传因素可能影响性别变异，但是孪生子的研究表明，遗传因素也不能解释所有的变异。家庭因素在性别变异发育中的重要性缺乏实证支持。母亲患精神疾病和父亲情感缺失是目前肯定的唯一与性别变异有关的因素，但尚不清楚这些因素是导致性别变异的原因还是结果。

### 污名，污名管理及倡导

存在非常规性别的儿童容易受到伙伴们的排斥，这可能会对他们的心理造成负面影响，导致社会孤立、孤独、自卑和行为问题。可以通过个人污名管理及干预环境来帮助儿童和家庭。健康专家可以给予污名管理支持和教育，规范非常规性别行为，在鼓励儿童和培养儿童长处和兴趣的基础上树立自尊。它还可涉及某些特殊爱好的选择（如一个男孩喜欢戴头带），限制变异行为发生的次数与地点。大多数专家认为，过分阻止性别转变行为的发生会增加儿童的羞愧感并削弱儿童的自尊。

健康专家和家庭也可以协助儿童或青少年找到具有相同兴趣的人（与性别有关或超越性别的兴趣），加强积极的同伴支持。对学校和社会的干预也同样重要，应提高社会的认识、促进接受和积极的态度、反对欺凌和虐待、实施反欺凌政策和计划。成立男同性恋、女同性恋、双性恋、变性和同志的团体，有助于为性别混乱青年提供一个避风港，使他们认识到自己也是校园中被尊重与呵护的一员。

## ■ 儿童和青少年的性别身份混乱 / 跨性别

### 流行病学

来自于父母的报告显示：4~5 岁及 12~13 岁男孩希望是异性的比例分别占 1.3% 和 0%；4~5 岁及 12~13 岁女孩希望是异性的比例分别占 5% 和 2.7%，

照料者提及男孩比女孩更关心性别身份问题。只有少数儿童对性别身份关心会持续至青春期（某研究显示男孩占 20%），而从青春期持续到成年期的比例则较高，大多数跨性别者在成年期可能会寻求变性。荷兰的国家变性计划研究显示，成人易性癖的患病率中，男性转女性约 1:11 900、女性转男性约 1:30 400。

### 性别身份混乱的病因

性别混乱和跨性别者的病因仍然不明。环境和生物因素可能在性别混乱的发展过程中起着作用。与其他孩子相比，性别混乱儿童在认识性别的基本概念上存在困难。他们在感情上可能有过与父亲不够亲密的经历。然而尚不明了这些因素是性别混乱的原因还是结果。另一个被验证的假说是性别混乱男童在外表上更有吸引力，因此他们希望得到与父辈不同的性别识别标志。

出生前和围生期激素水平可能影响大脑的性分化。少数患有先天性肾上腺皮质增生症（CAH）的女孩会出现男性性别特征。两性异形的控制中心位于下丘脑终纹（BSTc）红核，在男性女性化的大脑中，它的体积较男性小而在正常女性的范围内，在女性男性化的大脑中则正好相反。动物实验中已经证实这种结构变化受激素的影响，但在人体内尚未有明确证据证实产前和产后的激素水平与该结构的变化相关。

### 临床表现

性别混乱儿童可能会经历两种不同的压力：一种来自于出生时被确认的性别与性别认同的不一致（性别焦虑）造成的痛苦，另一种则与社会歧视有关。前者来自于第一、第二性征的发育及出生性别所引起的不适感。后者来源于感受到不同、不合群、同行排斥和社会孤立，并可能导致羞愧、自卑、焦虑或抑郁。

性别混乱的男童在早期就可能将自己的性别定义为女孩，希望长大后成为女性或表达成为女性的意愿。他们对自己拥有男性的身体或成为男孩感到痛苦，他们更喜欢坐着小便，对男性生殖器有特殊的厌恶，甚至想切掉自己的生殖器。在玩装扮游戏时或私下里他们会穿上女孩的衣服。当女孩性别身份识别为一个男孩时，她期望长大后变成男性。她们对自己是女性、拥有女性的身体表示痛苦，期待能长出一个阴茎，或假装有一个。她们对女性的服装和发型表示厌恶。在幼儿期，儿童可能会自发地表达这些想法，然而随着周围环境的应答，他们的感觉可能会转为“地下”和更隐秘。青春期的来临会增加这种痛苦，青春期的生理变化被许多变性青少年和成年人视为创伤。

性别身份混乱的儿童和青少年可能伴有一系列行为问题。无论男女都有显著的内化（焦虑和抑郁）与外化行为问题。与正常儿童相比，性别混乱的男童更容易焦虑、存在更多的消极情绪和更高的压力反应，而且自我价值感、社交能力和心理健康都处于较低水平。性别混乱的儿童较正常同龄儿有更多的同伴交往困难。具有女性特性的男童和男子气概的女童都会受到社会指责，且前者似乎会承担更多的羞辱。男童比女童受到的嘲笑更多，随着男童年龄的增长这种嘲笑还会增多。在性别混乱的男童女童中，不良的同伴关系是预测他们行为问题的重要指标。

性别混乱青少年常由于社会歧视和缺乏有关变性的特定医疗保健而需要从内心调节很多问题。性别混乱青少年，尤其是那些有色人种，更容易受到言语和身体的伤害，诸如辱骂、体罚、学业困难、辍学、非法的激素和硅胶制品的滥用、吸毒、就业困难、无家可归、被迫从事性工作、受监禁、患艾滋病或性病以及自杀。父母的支持可以缓解青少年的心理压力，尽管母亲比父亲更愿意支持孩子，但许多父母仍然对孩子的性别混乱持消极反应。

## 性别认同障碍的诊断：标准和鉴别诊断

性别认同障碍在《精神障碍的诊断与统计手册》（DSM）和国际疾病分类中被归类为精神障碍，对于儿童，这样的诊断仍存在争议。这种诊断标准合并了性别身份混乱和性别混乱行为两个概念。在DSM的5个等级诊断标准中，只要满足4个等级就可以诊断为性别认同障碍（表104-6）。因此，患儿不需要“反复认为自己是另一种性别”。持反对意见的人认为，儿童的痛苦体验主要来自于社会歧视，而不是“个体行为、心理或生理功能障碍的体现”，因此不应被诊断为心理障碍。批评者还表示，给性角色正常变化的儿童贴上精神障碍标签会使这些儿童持续遭受社会的歧视。但目前临床的趋势是对易性癖和性别焦虑青少年的漏诊而非过度诊断。对这些儿童进行诊断可以让他们在早期干预中获益，干预的方法包括支持、教育、倡导等。而且如果发生严重而持久的性别焦虑，延迟青春期的激素疗法可以对激素水平异性化进行逆转。

## 跨性别认同的发展

了解“出柜”的整个变化阶段有助于理解变性青少年可能面对的经历和潜在的挑战。在“前出柜”阶段，青少年意识到本身的性别身份与大多数男孩、女孩不同。除了性别认同与出生时性别分配不同外，一些孩子还出现性别错位。那些意识到自己的性别问题但又不擅长隐瞒自己变性身份的青少年可能面临戏弄、嘲笑、虐待和排斥。他们必须在早期学会应对这些挑战，并且通常很快进入“出柜”的下一阶段。而那些没有明显性别角色转变的儿童，可通过隐藏自己的变性身份避免被羞辱和被排斥。他们经常在私下的性别身份和梦幻世界之间游走，并且塑造“虚假的自我”以满足外在对自身性别的期望。这些人通常在以后也会“出柜”。

“出柜”是指向自己和周围人（包括父母、监护人、信赖的医生和同伴）承认自己性别的转变。对他们而言，开放和接受的态度是至关重要的，拒绝承认可导致持久的羞耻心和消极情绪。通过获得跨性别者社交圈的资源，包括同伴的支持（在线或离线），跨性别青年人可进入探索阶段。此时是他们尽可能多地了解变性人的时机，可以了解类似的其他人，并尝试性别表达的多种选择。性别角色的变化需要经过慎重考虑，医疗干预可以缓解男子化或女性化的身体的不适。成功完成这一阶段的过渡后，变性人会感到自豪和得到性别角色的舒适感。

一旦性别焦虑得到缓解，跨性别者可以继续其他的人类发展任务，包括亲密阶段的约会和恋爱。由于社会的歧视和排斥，跨性别者很难有被爱的感觉。性别和生殖器问题通常会影响他们的性发育，由于性别身份和角色得到了适应，约会和性行为就有了更大的成功机会。最后，在整合阶段，跨性别者身份不再是最重要的身份记号，而只是身份的几个重要组成部分之一。

## 干预和治疗

卫生服务者可以利用他们的资源来帮助性别混乱的儿童、青少年和他们的家人，帮助他们对性别角色的变化做出明智的决策，通过有效的医疗干预措施减少强烈而持久的性别焦虑。缓解社会给予的压力，重点管理并降低污名。合理限制引起嘲弄和嘲笑的性别混乱的表达方式，对这些儿童益处最大。这些干预措施的主要目的不是要改变儿童的性别混乱行为，而是帮助家庭、学校和广阔的社区创造一个有利的环境，使儿童能茁壮成长，安全地探索他（她）的性别认同和表达。决定改变性别角色时绝不能掉以轻心，尤其是对在校期间的儿童，最好谨慎预期和计划，并与参与青少年的护理者，如父母、儿童、老师、学校辅导员和其他卫生服务者共同协商。医疗措施最早可以在性成熟第二阶段（Tanner 2 期）开始干预。这种治疗的标准是由世界变性专业协会提出的。虽然对早期医疗干预是否恰当仍然存在一些争议，但通过随访依照这些措施进行治疗的青少年发现干预可以有效减轻强烈持久的性别焦虑。需要注意的是不要阻止儿童对性别身份的探索。

儿科医生在实际工作中遇到跨性别青年人时，应该注意不要对其性别和性取向做出猜测，而是需要问青年如何描述自己。这包括询问他们喜欢男孩还是女孩、是否对这种喜欢表示质疑、是否希望出生时即是另一种性别、是否有一个喜欢的昵称或称呼（他或她；如果不确定，避免代词）；以及他们如何看待自己成熟的身体和性征；如果可以，他们愿意做哪些改变。给跨性别青年检查身体和生殖器时应该格外小心谨慎，因为他们对自己的身体可能感到特别不舒服。对于女性转变为男性者，采用雌激素替代进行避孕值得研究。在性别转换的医疗干预中，变性青年性别焦虑的治疗应转诊给相应专家（见世界变性卫生专业协会，www.wpath.org）。至于其他健康问题，尤其是就性别隔离治疗机构而言，应确保将其转介至对男同性恋、女同性恋、双性恋、跨性别者（GLBT）友好的医疗服务机构。一些组织和机构也可为跨性别青年人及其家庭提供很好的支持资源，如 Advocates for Youth（www.advocatesforyouth.org）和 Parents，Families and Friends of Lesbians and Gays （www.pflag.org）。

## 参考书目

参考书目请参见光盘。

# 104.3 青春期同性恋

*Gary Remafedi*

性取向是指对同性或异性产生的一个持久的身体和（或）情感的吸引。它包含性的不同方面：性幻想、情感吸引力、性行为、自我认同和文化信仰。这些不同方面的异性或同性取向可能会不一致，并不能简单地将个体分为异性恋、同性恋或双性恋。性取向可以视为绝对异性恋和同性恋之间的连续区。同性恋是指持久的同性吸引模式，并伴随着异性吸引的薄弱或缺如；而双性恋是指两种性别对个人皆有吸引力。大多数同性恋人认为自己是男同性恋和女同性恋，许多年轻人称自己为“怪人”、“古怪”和“问题人”。“同性恋”通用于男性和女性，而“gay”特指男同性恋，“lesbian”特指女同性恋。

## 流行病学

同性恋一直存在于所有的社会和文化中。患病率根据时间、地点和定义而变化。许多青春期儿童开始时不确定自己的性取向，随着年龄增长和性体验而确定了性取向。同性恋的患病率高于估计值，女孩（3.1%）较男孩（2.2%）更常见。整体而言，1.1% 的学生认为自己是同性恋或双性恋。据报道，女性同性恋的比例仍维持在 0.9%，而 12~18 岁男孩同性恋比例从 0.4% 增长到 2.8%。只有 30% 的青少年表示自己有同性恋经历或幻想自己是同性恋或双性恋。

## 病 因

男性和女性采用极为不同的方式发展和经历性取向。生物学在某种程度上影响性取向发展，并且对男性和女性的影响程度不同。这些尚待明确的因素可以在生命早期重组和激活大脑关键区域对性形成的反应。与男性与女性性取向相关的神经解剖、神经生理与功能性差异与中枢介导生物效应相关。

然而，研究者更关注的是其内部激活机制。“兄弟出生顺序效应”（拥有很多的哥哥）与男同性恋的发生有密切的相关性（但在女性中无相关）。在女性中，子宫内暴露于雄激素的水平与同性恋的发生有明显的联系。同性恋在同卵双生中的相对一致性高于异卵双生和非双胞兄弟姊妹，强调基因遗传的重要性，特别是在男性基因的作用中更为凸显。目前正在研究男性同性恋的位于 X 染色体的候选基因。

还有很多不确定的生物学因素可能与环境相互作用影响性身份。目前有假设认为，环境可以通过影响社会准则和对同性恋人群的关注度，进而影响人的基本生物倾向。同性恋和异性恋男女在家庭和社会背景上并无差异，也无证据表明同性恋与异常抚养、性虐待或其他创伤性事件相关。

## 同性恋身份的发展

性取向的发展时间和速度存在个体差异，取决于人口、文化、社会、历史和性成熟等众多因素。性取向的发展过程通常包括以下阶段：首先是在 10 岁以前出现同性的吸引；然后是性取向的识别，首次性交；最后是青春期和成年早期性取向的暴露。性吸引是确定最终性身份的最早和最佳指标。

对性吸引的认识是一种良好认可和公开性取向的必要前兆。但是自我认同可以发生在性行为之前或之后，这个发展过程很少是直接和容易的。误解和污名会导致显著的内部混乱和焦虑。同性恋倾向的青少年通常先将该想法告诉亲密的朋友，然后再告诉父母，通常又选择先告诉母亲。但有时会过早或无意泄露该想法，从而陷入极度痛苦的局面。成功地度过同性恋身份的发展历程后，表现为个人接纳和健康的恋爱关系，这取决于多种因素，如成熟度、准确信息的获得、积极的榜样和社会支持。许多青少年向成人期过渡时没有重大事件发生，而另一些青少年则在过渡期经历更多的挑战。

## 对健康的影响

### 恐同症

同性恋青年之间的最常见心理问题是恐同症。恐同症是一种对同性恋非理性的恐惧、仇恨或扭曲的看法，表现为个人的不适、刻板印象、偏见和暴力。当同伴在个人和社会发展中扮演重要的角色时时，被孤立和耻辱可以带来极大的痛苦。同性恋学生与其同学相比更担心自己的安全受到攻击和伤害。反复暴露在这些环境中，同性恋的年轻人可能出现负面刻板印象和自我挫败的行为。

### 社会问题

校园暴力的常见不良后果主要有学习成绩不良、逃学、辍学。有些家长无法积极对待同性恋倾向的孩子，导致他们逃跑或被驱逐情况的发生。在美国，同性恋在无家可归者和失控的人群中占到一定比例。在大街上生活使他们更多地接触药物滥用和性虐待，并促使他们出现违法行为。

### 精神卫生问题

药物滥用、焦虑、抑郁、自杀倾向和饮食失调行为普遍存在。与异性恋的同伴相比，同性恋青少年开始吸烟的年龄偏小，更有可能形成吸烟的习惯。研究表明，在 13~21 岁男同性恋和双性恋男性青少年中，24.5% 频繁饮酒（>40 次 / 年），8.4% 使用大麻，2.4% 使用可卡因。仅在去年他们中间就有超过 4% 的人使用静脉注射药物。甲基苯丙胺和其他“俱乐部”药物的使用可能引起艾滋病的感染和传播。

同性恋青少年的自杀未遂率，尤其是男性，一直高于普通青少年，其比例为 20%~42%。危险因素包括性别错位、早期的同性恋意识、同性恋压力、暴力牺牲品、缺乏社会支持、退学、家庭问题、朋友或亲戚的自杀企图、无家可归等。

有关饮食行为失调的数据较少且存在争议。与同性别年轻的异性恋者相比，女同性恋者通常有更好的身体意象，更有可能超重，而年轻的男同性恋者有较差的身体意象，且更有可能出现节食或减肥。

## 对健康的威胁

同性恋青年通常面临与异性恋相同的医疗问题。不论何种性取向，危险的性行为都会危及健康。其中无保护措施的肛交最为常见。直肠黏膜上皮很容易受损并引起病原体的传播。肛交已被证明是最易引起乙型肝炎（见第 350 章）、巨细胞病毒（见第 247 章）和 HIV（见第 268 章）等疾病的感染途径。口腔 – 肛门或手指 – 肛门的接触，可以增加肠道病原体如甲肝病毒的传播。无保护的口交会导致性伙伴接受插入方的口腔疾病和插入方的淋菌性及非淋菌性尿道炎。某些性传播感染，特别是溃疡性疾病，如梅毒和单纯疱疹病毒感染，可以促进艾滋病病毒的传播。

在美国的青少年和年轻人中，年轻男性之间的性交（YMSM）一直是易感染 HIV 或患艾滋病的最大来源，这与以下多种因素有关：包括误解、未与性伙伴进行有关降低风险的沟通、潜意识里对性伙伴感染状态的错误认定、药物滥用、推理判断能力的下降。而女性之间的性传播艾滋病的概率较低，只和女性进行性交的女同性恋与其他年轻人相比，患性传播疾病也少。

### 医疗建议

美国儿科学会提出，医生的责任是为同性恋青少年和性取向不明的人提供全面、无偏见的医疗保健和指导。关心同性恋青少年的目的是促进青少年的正常发展、社会 – 心理健康、身体健康。

当临床医生无法为患者提供无偏见的医疗保健和信息时，应向患者提供其他更好的资源。等候区放置的有关性取向、支持团体以及社区资源的书面材料，暗示工作人员对讨论性向持开放态度。使用设计良好、全面的健康咨询表，比如美国医学联合会青少年预防服务问卷调查，可以引发性身份和相关问题的讨论。隐私、隐密性、敏感性和耐心是有效沟通的基石。

## 评　估

医疗人员应该意识到同性恋青少年医疗和心理健康的潜在风险，需要一个可以遮挡的屏障。没有必要对青少年的性取向进行准确分类，但对情感、社会和身体健康等状况的准确评估可以了解风险并为进一步评估和治疗提供参考。询问性经历史时应避免异性恋的假设，可以询问一些浪漫的兴趣爱好和伴侣的事。除一些特殊情况外，对同性恋青少年进行的体检和实验室检查都应与其他青少年相同。

预防、治疗和建议

在对同性恋青少年的预防保健中特别强调防止艾滋病和其他性传播疾病的健康教育和咨询，包括限制性伴侣的人数、避免肛交、在发生性行为时需保持冷静和持续使用避孕套。与面对面接触的性伴侣相反，有些年轻人喜欢上网寻找虚拟的伙伴，可能会有更多的伴侣，但他们不一定有更高风险的性行为。推荐使用牙套、乳胶避孕套，或者保鲜膜口交，女同性恋者可以考虑使用乳胶避孕套。鉴于一些同性恋青少年也会与异性做爱，因此需要注意意外怀孕。

根据疾病控制和预防中心（CDC）的建议，所有存在性交史的男性（男性之间性交者，MSM）均推荐接种甲型和乙型肝炎疫苗，尤其是对既往感染者或无接种记录的男性。前期免疫接种血清学检查可减少已有对这些疾病免疫力的男同性恋者接种疫苗的花费，但不可以推迟接种疫苗。CDC 建议性生活频繁的男同性恋者，无论是否使用避孕套，每年检查一次以下项目：

· 艾滋病毒血清学检测（如果之前 HIV 检测是阴性或未知）；

· 梅毒血清学检测；

· 对性交插入一方，进行尿道的淋球菌和沙眼衣原体检查；

· 对接受插入的肛交一方，建议直肠的淋球菌和沙眼衣原体检查或培养；

· 对接受插入的口交一方，建议咽部的淋球菌检查或培养，而不推荐沙眼衣原体检查；

此外，尽管未有确切的理论支持，但一些专家仍建议常规进行 2 型单纯疱疹病毒的特异血清学检测，并为男同性恋和其他男性之间性交者注射人类乳头瘤病毒重组疫苗。性传播感染疾病的治疗详见第 114 章。复杂的性传播感染和艾滋病毒感染应向专科医生进行转诊。

许多轻度的心理问题可以求助于社会支持团体，有时是一些同性恋联盟。在某些地区有专业的社会服务机构可以帮助同性恋者解决社会、教育、职业、住房和其他需求。有严重精神症状的青少年，如自杀意念、抑郁和药物依赖者，应该转诊给经验丰富的心理卫生专家。个人或家庭疗法针对的是个人、家庭或环境的适应问题。所谓的修复疗法旨在改变性取向，它可能加剧青少年内疚和焦虑，因此该疗法是禁忌且无效的。

富有经验的专业人员可以帮助青少年及其父母探索他们内心的感受，学习同性恋相关的知识，了解同性恋的病因、心理状态、精神文化、性伙伴信息、预防保健和社区资源。从家庭、学校和社区中获得支持的同性恋年轻人，与其他人一样可以过上开心、健康和充实的生活。

## 参考书目

参考书目请参见光盘。

（童梅玲　译，刘瀚旻　审）

# 第 105 章
# 青少年健康问题流行病学

*Gale R. Burstein*

世界各地影响青少年生活的环境各有不同。在战乱国家，青少年可能被迫成为士兵。在艾滋病高发国家，由于父母死亡，青年人可能就是主要人口，他们也是弟弟妹妹的主要抚养者。在低收入国家，青年长时间在农村劳作，或成为流动人口到远方的城市工作。而在中、高收入国家，他们基本在学校里学习。在对全球 29 个国家的 11、13 和 15 岁青少年进行调查时发现，青少年的健康促进行为也各不相同：54% 的美国女孩和 74% 的美国男孩每周锻炼至少 2 次；其余 28 个国家中，90% 的北爱尔兰男孩和 60% 的格陵兰岛男孩、66% 的德国和捷克共和国女孩以及 37% 的北爱尔兰女孩，锻炼的频率达到每周 2 次。29 个国家的女孩中，该比例随年龄增长而下降，而在男性中相对稳定。

青少年的健康状况也各不相同。每年大约有 1600 万 15~19 岁女性青少年产下婴儿，占全球出生比例的 10%。低收入国家的青春期平均生育率是高收入国家的 5 倍。在发展中国家，妊娠和分娩并发症是青少年死亡的主要原因，而妊娠导致的死亡在发达国家极为罕见。此外，青少年对健康的认知在不同国家间差异显著（图 105- 1），且随着年龄的增长越来越多的人认为自己不够健康。

尽管存在地理区域和经济发展水平的差异，但青少年健康问题存在许多相似之处。在所有国家，青春期都是一个重要的生理 – 心理 – 社会转变时期（见第 104 章）。许多心理变化的生理学基础都基于中枢神经系统的发育成熟，尤其是负责执行功能的额叶区域的发育成熟（图 105–2）。除了认知发展外，影响青少年健康行为的危险因素和保护性因素都与社会环境及青少年的心理健康有关（表 105–1）。

许多青少年的健康发展结局反映出地域的相似性。自杀是全球青少年死亡的第三大原因。在美国，大约有 13.8% 的高中生认真考虑过自杀，而高达 6.3% 的高中生在调查的 1 年前试图真正的自杀。在美国的青少年中猎奇行为会导致危险行为的比例增加，全球亦是如此（图 105–3）。1999 年由世界卫生组织（WHO）发起的全球青少年吸烟调查指出，吸烟是全球 6 个地区（非洲、美洲、东地中海、欧洲、东南亚和西太平洋）13~15 岁青少年的主要问题，全球平均比例为 17%，最低为西太平洋地区（11%），最高为美洲地

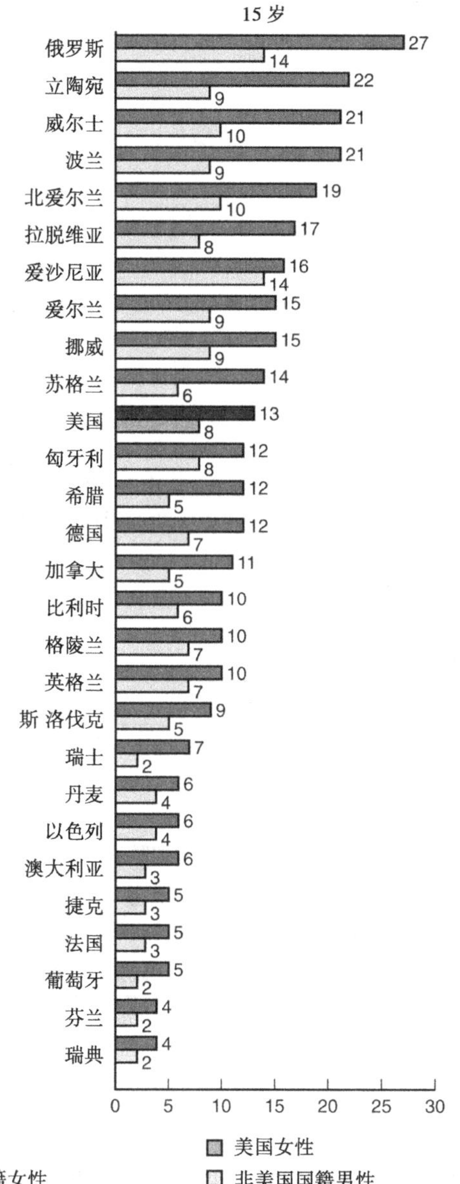


**图 105-1**　28 个国家的 15 岁青少年认为自己身体不健康的比例
摘自 Health Resources and Services Administration, Maternal and Child Health Bureau: U.S. teens in our world. Understanding the health of U.S. youth in comparison to youth in other countries (website). www.mchb.hrsa.gov/mchirc/_pubs/us_teens/main_pages/ch_1.htm

区（22%）。酒精和毒品是高收入国家重点关注的问题。根据 WHO 推断，低 – 中收入国家青少年及年轻人 4% 的疾病负担亦归因于酒精和毒品。青少年和年轻人性传播疾病在全世界发病率较高。其中，美国的所有性传染疾病接近一半发生在青少年和年轻成年人，虽然他们只占了性行为活跃人群的 25%。一项研究发现，在以下 9 个发达国家中性传播疾病存在类似的模式：在罗马尼亚和俄罗斯联邦，15~24 岁青年中梅毒患病率超过 50%；在罗马尼亚、俄罗斯联邦、斯洛伐克共和国、加拿大、英格兰和威尔士及美国，15~24 岁青年淋病患病率超过 50%，同时该年龄段每年衣原体检出率超过 50%。

在美国，青少年伤害导致的死亡是自然死亡的两倍多。其中交通事故和火灾是导致 10~19 岁青少年死亡的两个主要原因（见第 5 章）。尽管传染病仍是一些低收入国家青少年的重要死亡原因，但全球青少年都越来越多地暴露于包括暴力在内的危险行为中。在世界范围内，机动车事故是导致 15~19 岁男性青年残疾和死亡的最主要原因。在导致青少年和青年死亡的所有意外伤害中，除了机动车事故外，死亡率与人均收入成反比；与此相同的是，与高收入国家相比，低收入国家青少年和青年的死亡率更高。尽管高收入国家青少年因机动车事故导致的死亡率在减少，但在低收入国家该比例正逐年在增加。

## 获得医疗保健服务

无论居住于哪个国家，青少年获得医疗保健的机会都比较有限。低收入国家与高收入国家相比，青少年获得医疗保健的机会更少，其中涉及如设施缺乏、医疗机构距离较远、交通困难和去医疗机构的时间不足等一系列原因。同时也存在一些文化的禁忌，如性别、教育水平低和经济水平落后。在国家内部，医疗保健的获得通常与社会经济地位成反比（见第 1 章）。

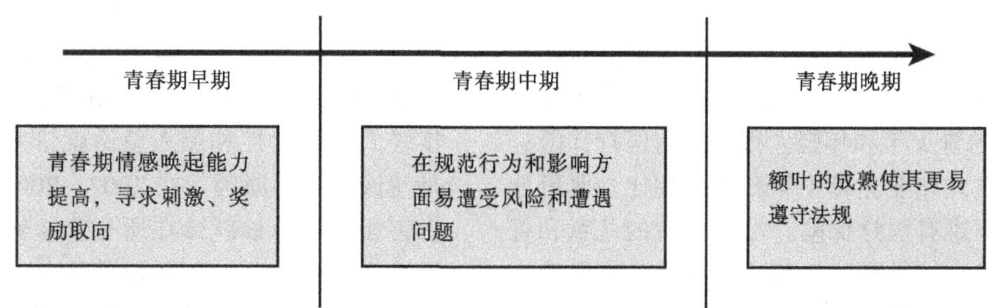


**图 105-2**　据推测，早在额叶发育成熟之前已出现了青春期对觉醒和动机产生的影响。这种差距可能会造成一段时间里容易出现情感调节和行为方面的问题，这可能有助于解释青春期潜在风险、鲁莽、情绪和行为问题发生比例的增加

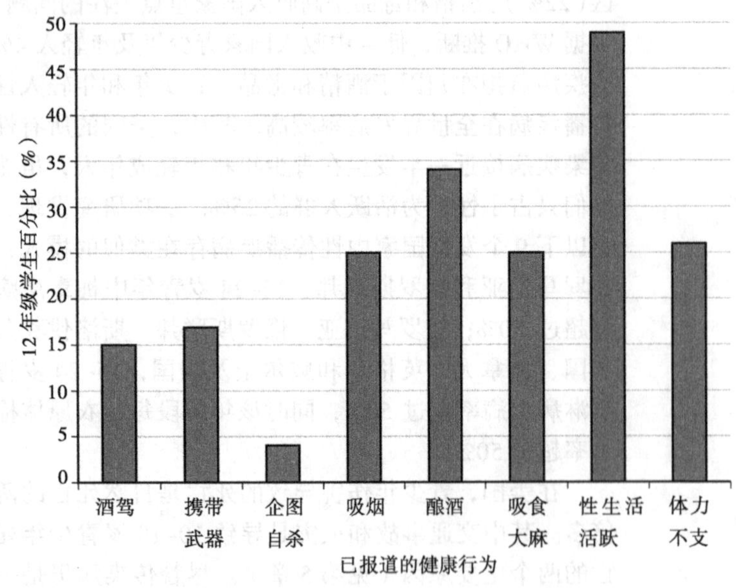


图105-3　在12年级的高中生中筛选出的健康风险行为；数据来自于2011年2月20日通过的2004年疾控中心的青少年风险监测系统

**表105-1　识别青少年健康行为的风险和保护因素**

| 行为 | 风险因素 | 保护因素 |
|---|---|---|
| 吸烟 | 抑郁症和其他精神健康问题、酗酒、学校与家庭的分离、和父母沟通困难、少数民族、学业成绩低、同伴吸烟 | 家庭和睦、健康观念、父母期望值高、校内吸烟率低 |
| 酒精和药物滥用 | 抑郁症和其他精神健康问题、不自信、易接触酒精的家庭环境、校外工作，与父母沟通困难、从偶尔使用过渡到药物滥用（吸烟、容易获得、同伴使用、其他危险行为） | 学校和家庭的联系，宗教力量 |
| 未成年怀孕 | 剥夺、城市住宅、低教育期望，不能得到性健康服务、药物和酒精的滥用 | 学校和家庭的联系，宗教力量 |
| 性传播疾病 | 心理健康问题、滥用药物 | 学校和家庭的联系，宗教力量 |

摘自 Mclntosh N, Helms P, Smyth R. Forfar and Arneils textbook of paediatrics. 6th ed. Edinburgh: Churchill Livingstone, 2003: 1757-1768.

摘自 Viner R, Macfarlane A. Health promotion. Br Med J, 2005, 330: 527-529.

在中－高收入国家，青少年与其他年龄组相比获得医疗保健的机会较少。在美国，青少年较其他年龄人群更少到门诊就诊；学龄儿童、青少年与幼儿相比，医疗卫生需求常被推迟或无法得到满足。青少年和年轻人与其他年龄组相比不大可能获得保险。由于2010年通过的美国医疗费用法案，使得许多人不再有资格受益于父母的健康保险或公共保险计划，导致18~24岁的年轻人脱保风险进一步增加。此外，医疗保险状态因收入和种族的差异而不同。与高收入家庭相比，接近贫困100%~199%联邦贫困线（FPL）和贫穷（低于100%FPL）的青少年和年轻人很难获得医疗保险；与非西班牙裔白人和亚洲青少年和青年相比，西班牙裔和黑色人种很难有医疗保险。没有保险的儿童和青少年几乎没有机会接受预防性随访和享受与有保险人相同的常规医疗保健资源，且有可能无法治疗疾病。

实际上，可以获得医疗保健的青少年可能也缺少与医务人员独处的时间或无法讨论重要且隐私的健康问题，如性传播感染、艾滋病或避孕。仅有不到半数（40%）的青少年在医疗保健门诊中可以与他们的医生独处。有过性经历的青少年与医生进行性健康讨论通常多于无性经历的青少年，但该比例仍较低，男性为64%，女性为33.5%。

2002—2004年，美国每年约有1300万10~19岁的青少年到急诊科（ED）就诊。男、女青少年急诊就诊率都随着年龄增加而增长。女孩的急诊就诊率在18~19岁是10~13岁的2倍，妊娠和性行为相关问题是就诊的部分原因。在2005年，15~24岁的青少年和年轻人中，女性和黑人急诊就诊率高于同龄人。伤害是就诊的主要原因。在2002—2004年，10~19岁首次伤害相关的急诊就诊在所有急诊就诊中占42%，其中男性高于女性。该年龄段其他急诊诊断主要有哮喘、上呼吸道问题和腹部或胃肠道问题。女性青少年中，急诊就诊时主要症状为性传播感染、尿路感染及妊娠相关症状等，这些症状的比例随着年龄增长而大幅增加。

青少年是所有年龄段中最不可能住院治疗的人群。2004 年，分娩是 12~24 岁青少年和年轻人住院的主要原因，其次是精神疾病和创伤相关疾病，如伤口、骨折（图 105-4）。

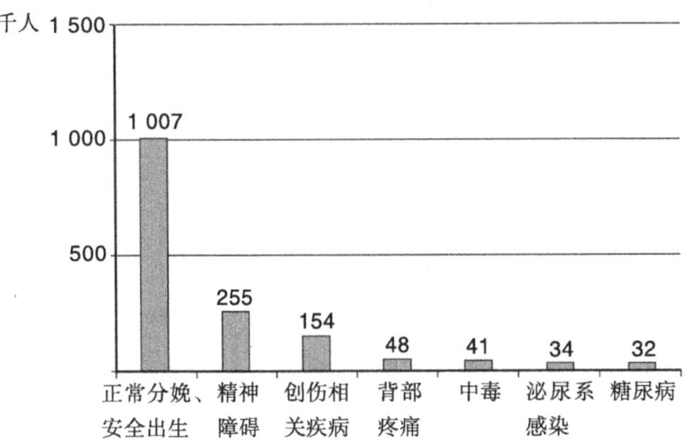


**图 105-4**　2004 年住院病人数量不变，年龄范围 12~24 岁
根据 2008 年国家青少年健康信息中心和加利福尼亚大学旧金山分校的青少年和青年成年人卫生保健信息；2007 年医疗费用委员会调查的小样本调查

在 2010 年"国家促进青少年健康计划"倡议书中，为改善青少年和青年的健康水平、提高社区卫生资源和卫生专业人员水平，以改进美国所有年轻人的健康水平，已明确 21 项医疗改革目标（表 105-2）。目前的进展包括明显改善了青少年妊娠比例、减少了烟草使用，在某些领域（如身体搏斗、携带武器、安全带使用）也有小小进步，但也有一些还在恶化的情况，如机动车事故、衣原体感染和肥胖。这些健康目标适用于全世界青少年。

## 参考书目

参考书目请参见光盘。

（童梅玲　译，刘瀚旻　审）

# 第 106 章
# 青少年医疗保健服务

*Gale R. Burstein, Barbara Cromer*

青春期是一个独特的时间窗，可以预防在生命第 2 个 10 年形成的不良健康状况和行为，而这些不良健康状况和行为可以导致一些高发病率和死亡率的疾病，如创伤、心血管和肺部疾病、2 型糖尿病、生殖系统疾病和癌症等。因为导致青春期死亡和残疾的一些重要危险因素是可以预防的，所以医疗保健工作者在培养青春期健康行为方面起着重要作用。青少年在青春期获得与其发展相适应、经济条件允许、高质量的医疗保健，是其健康的基础。

美国青少年医学会制定了 10 条项目和政策标准以保证为青少年提供全面高质量的青春期医疗保健服务。对于还没有私人保险的所有青少年和年轻人都应该能享有经济上能承受、持续且不受现有条件排斥的医疗保险。可为青少年提供满足其发展所需的综合配套福利措施，特别是在生殖健康、心理健康、牙科和药物滥用等方面。为青少年提供安全服务的机构，如以学校为基础的校内医疗中心、社区卫生服务中心、计划生育服务以及为青少年提供治疗性传播感染疾病的诊所，并应得到切实持续的资金保障。通过收集各服务机构的服务质量资料，并依据被服务青少年的年龄进行数据整理和分析，能及时了解不同年龄段青少年对健康服务的需求。能否承担费用也是影响青少年享受医疗保健服务的重要因素。应当鼓励家庭参与青少年健康服务，但是同时应特别注意隐私保护和征得青少年本人同意。应对青少年健康计划和服务机构提供适当的补偿，从而保证其能为青少年提供发展和健

**表 105-2　21 项青少年和年轻人的重点健康目标**

| 目标 # | 目标 | 基线（年） | 2010 目标 |
|---|---|---|---|
| 16-03. (a、b、c) | 减少青少年和年轻人的死亡率 | | （每 100 000） |
| | 10~14 岁 | 21.5/100 000 (1998) | 16.8 |
| | 15~19 岁 | 69.5/100 000 (1998) | 39.8 |
| | 20~24 岁 | 92.7/100 000 (1998) | 49.0 |
| 意外事故 | | | |
| 15-15. (a) | 降低 15~24 岁因机动车事故导致的死亡 | 25.6/100 000 (1999) | * |
| 26-01. (a) | 降低 15 ~24 岁因酒精、毒品相关的机动车事故引起的死亡和伤害 | 13.5/100 000 (1998) | * |
| 15-19. | 增加 9 ~12 年级学生安全带使用率。 | 84.0% (1999) | 92.0% |

**表 105-2（续）**

| 目标 # | 目标 | 基线（年） | 2010 目标 |
|---|---|---|---|
| 26-06. | 降低上个月 9~12 年级学生驾车时饮酒的比例 | 33.0% (1999) | 30.0% |
| 暴力 | | | |
| 18-01. | 降低自杀率 | | |
| | 10~14 岁 | 1.2/100 000 (1999) | * |
| | 15~19 岁 | 8.0/100 000 (1999) | * |
| 18-02. | 降低在就医的 9~12 年级学生的试图自杀率 | 2.6% (1999) | 1.0% |
| 15-32. | 降低杀人案件 | | |
| | 10~14 岁 | 1.2/100 000 (1999) | * |
| | 15~19 岁 | 10.4/100 000 (1999) | * |
| 15-38. | 减少 9~12 年级学生打架斗殴 | 36.0% (1999) | 32.0% |
| 15-39. | 减少 9 ~12 年级学生在校携带武器 | 6.9% (1999) | 4.9% |
| 物质滥用和精神健康 | | | |
| 26-11. (d) | 减少 12~17 岁酗酒比例 | 7.7% (1998) | 2.0% |
| 26-10. (b) | 减少 12~17 岁学生在过去几个月使用违禁物质（大麻）的比例 | 8.3% (1998) | 0.7% |
| 06-02. | 减少 4~17 岁残疾儿童和青少年难过、不开心或沮丧的报道比例 | † | † |
| 18-07. | 增加患有精神健康问题的儿童接受治疗的比例 | 59.0% (2001) | 66.0% |
| 生殖健康 | | | |
| 09-07. | 减少 15~17 岁青少年女性的怀孕比例 | 68.0/1000 女性 (1996) | 43.0/1000 |
| 13-05. | 减少 13~24 岁新增确诊艾滋病毒 / 艾滋病在青少年和成年人比例 | 16 479 (1998)‡ | § |
| 25-01. (a、b、c) | 减少 15~24 岁青少年和年轻人患沙眼衣原体感染比例 | | |
| | 女性就诊计划生育诊所 | 5.0% (1997) | 3.0% |
| | 女性就诊性病诊所 | 12.2% (1997) | 3.0% |
| | 男性就诊性病诊所 | 15.7% (1997) | 3.0% |
| 25-11. (a、b、c) | 增加以下青少年的比例（9~12 年级学生）: | | |
| | 从来没有性交 | 50.0% (1999) | 56.0% |
| | 有性经验，但生活不频繁 | 27.0% (1999) | 30.0% |
| | 如果目前性生活频繁，上一次性交使用避孕套 | 58.0% (1999) | 65.0% |
| 慢性病 | | | |
| 27-02. (a) | 减少 9~12 年级学生使用烟草的比例 | 40.0% (1999) | 21.0% |
| 19-03. (b) | 减少 12~19 岁儿童和青少年超重或肥胖的比例 | 11.0% (1988—1994) | 5.0% |
| 22-07. | 增加 9~12 年级学生从事剧烈体育活动可促进心肺健康的比例，每周≥ 3d，每次≥ 20min | 65.0% (1999) | 85.0% |

21 项关键健康目标主要是针对 10~24 岁青少年和年轻人的最重要健康和安全问题，如死亡、意外伤害、暴力、物质滥用和精神健康、生殖健康及成年期慢性病的预防。备注：关键的健康结果用斜体字表示，极有助于健康结果的行为是普通字体。*2010 年目标不包含青少年 / 年轻成人年龄。†基线和目标包括青少年 / 年轻、成年人参数以外的年龄组。计划基线已提出但尚未获 2010 年全民健康委员会批准。§ 发展目标 :2010 年基线和基于 2005 年提出的目标

摘自 U.S. Department of Health and Human Services. Healthy People 2010, 1 and 2. Washington DC: Government Printing Office, November 2000. This information can also be accessed at http://wonder.cdc.gov/data2010/

康所需要的一定范围和强度的服务。所有的社区都应该配有训练有素且经验丰富的青少年医疗保健工作者。针对保健工作者进行青少年预防保健指南宣教，已被证实可提高推荐的医疗保健服务内涵（表 106-1）。如果能够轻松地识别青少年的需求，那么就能提供一系列相关的灵活方便的服务内容和站点。服务人员应该亲切，善于交流，并具有一定的人文素养。依据青少年健康发展目标，国家、州和地方不同层面

的卫生服务应当相互协调和补充。并且需要依照一定的模式进行，从而减少不同地区间的差距。

相对于其他年龄段的人群，青少年每年就诊于私人医生的比例是最低的。相比 10 岁以下的儿童，近期接受健康保健的 10~19 岁青少年要少得多。在 2005 年，83% 的青少年与保健医生进行一次及以上的联系，而同期 10 岁以下的儿童则为 91%。没有保险的青少年最难得到保健服务。2005 年，过去一年中一次没有拜访过卫生保健工作者的青少年中，没有保险的青少年是有保险的 3 倍多。没有保险更多的是大龄青少年和年轻成年人（图 106–1）。2006 年，86% 的 11~12 岁青少年享有公共或私人保险，然而只有 67% 的 19~20 岁青年和 56.5% 的 23~24 岁青年享有保险。即使是投保的青少年和年轻成年人，保健的开支也存在障碍。在 2004 年，大约 80% 的 10~21 岁青少年承担过自费的医疗保健费用，平均每年 1514 美元。有医疗保险的青少年相比没有医疗保健的青少年更多地承担了自费医疗保健费用，并且平均每年的花费也更高。

**表 106–1 《光明未来》/ 美国儿科学会关于 11~21 岁青少年的预防保健建议**

| | 保健周期和指征 |
|---|---|
| 病史 | 每年 |
| 测量指标 | |
| 身体质量指数 | 每年 |
| 血压 | 每年 |
| 感知觉检查 | |
| 视力 | 在 11 、15 和 18 岁或者风险评估阳性时检查 |
| 听力 | 风险评估阳性时检查 |
| 发育 / 行为评估 | |
| 发育监测 | 每年 |
| 心理 / 行为评估 | 每年 |
| 酒精和药物使用评估 | 风险评估阳性时检查 |
| 体格检查 | 每年 |
| 程序 | |
| 预防接种 * | 每年 |
| 血细胞比容或血红蛋白检查 | 风险评估阳性时检查 |
| 结核菌素试验 | 风险评估阳性时检查 |
| 血脂筛查 | 风险评估阳性时检查 |
| 性病筛查 | 性行为活跃时 |
| 宫颈不典型增生筛查 † | 自 21 岁开始每年筛查 |
| 口腔健康 | 每年以家庭口腔医生或口腔健康风险评估为准 |
| 预期指导 | 每年 ‡ |

* 接种明细来自按照美国儿科协会传染病委员会在每年 1 月出版的《儿科学》

†American College of Obstetrics and Gynecology. Cervical cytology screening. ACOG Practice Bulletin No. 109.Obstet Gynecol,2009,114:1409–1420.

‡摘自 American Academy of Pediatrics and Bright Futures Periodicity Schedule//Hagan JF, Shaw JS, Duncan PM. Bright futures: guidelines for health supervision of infants, children, and adolescents.3rd ed. Elk Grove Village, IL, 2008[2010–04–16]. American Academy of Pediatrics. brightfutures.aap.org/pdfs/Guidelines_PDF/20–Appendices_PeriodicitySchedule.pdf. Accessed April 16, 2010

从事青春期保健的医生应具有高度的职业敏感性和专业技能，才能应对青春期青少年复杂性的生理、认知和社会心理发育过程和之间的交互作用（见第 104 章）。在每次诊疗过程中，除了疾病预防外，还需同样重视健康教育和促进。2008 年，美国儿科学会、美国卫生及公共服务部、卫生资源和服务管理、孕产妇和儿童卫生局共同出版了第 3 版《光明未来：婴幼儿、儿童和青少年卫生监督指南》，指南为保健工作者提供了早、中、晚期青少年预防保健服务中筛查和建议的策略（表 106–2）。《光明未来》来源于预防保健理念并体现了“医疗之家”关爱儿童的概念。这些指南强调父母和社区之间的有效合作以促进青少年的健康和发展。

疾病控制和预防中心的免疫工作咨询委员会（ACIP）目前建议 3 种常规青春期接种的疫苗：百白破三联疫苗（Tdap）、脑膜炎球菌结合疫苗（MCV4）和人乳头状瘤病毒（HPV）疫苗，开始在 11~12 岁全部要接种且最好尽可能早地接种（见第 165 章）。ACIP 建议在一些已进行甲型肝炎疫苗常规接种的州和地区、游客、男同性恋、药物注射者，以及慢性肝病或凝血因子疾病患者应进行第 2 次的水痘疫苗接种、

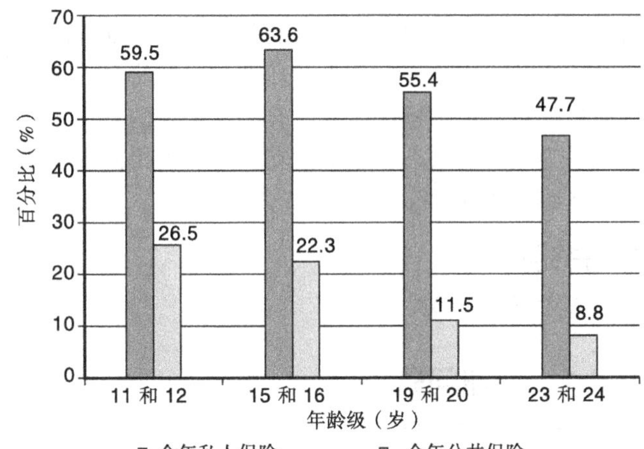


**图 106–1** 2016 年私人和公共医疗保险的年龄分组（摘自公共政策分析与教育中心的中年儿童、青少年和年轻成人健康。2006 年国民健康访谈调查

摘自 Mulye TP, Park MJ, Nelson CD, et al. 45: 8-242009

**表 106-2 《光明未来》推荐的青少年筛查方案建议**

| | | 11~14 岁 | 15~17 岁 | 19~21 岁 |
|---|---|---|---|---|
| 全面检查 | | 进行 | 进行 | 进行 |
| 视力（每年龄组各检查一次） | | 视力测试 | 视力测试 | 视力测试 |
| 血脂筛查（青春期后期） | | 不建议 | 不建议 | 测查空腹血脂水平 |
| 选择性检测 | 风险评估 | 如果风险评估阳性 | 如果风险评估阳性 | 如果风险评估阳性 |
| 其他年龄的视力 | + 风险筛查的阳性 | 视力测试（Snellen test） | 视力测试（Snellen test） | 视力测试（Snellen test） |
| 听力 | + 风险筛查的阳性 | 听力测试 | 听力测试 | 听力测试 |
| 贫血 | + 风险筛查的阳性 | 血红蛋白和血细胞比容 | 血红蛋白和血细胞比容 | 血红蛋白和血细胞比容 |
| 结核 | + 风险筛查的问题阳性 | 结核菌素皮肤试验 | 结核菌素皮肤试验 | 结核菌素皮肤试验 |
| 血脂异常 | + 风险筛查的问题阳性而之前检查结果异常 | 血脂检查 | 血脂检查 | 20 岁以后<br>风险筛查的问题阳性而之前检查异常 |
| 性病 | 性行为活跃 | 衣原体和淋病检查（根据人群和临床症状选择适当的检测方法） | 衣原体和淋病检查（根据人群和临床症状选择适当的检测方法） | 衣原体和淋病检查（根据人群和临床症状选择适当的检测方法） |
| | 性行为活跃并且风险筛查的问题阳性 | 梅毒血清试验<br>HIV 检查* | 梅毒血清试验<br>HIV 检查* | 梅毒血清试验<br>HIV 检查* |
| 妊娠 | 性行为活跃、未避孕、月经后期或停经 | 尿 HCG 测试 | 尿 HCG 测试 | 尿 HCG 测试 |
| 宫颈不典型增生† | 不建议 | 不建议 | 不建议 | 21 岁时宫颈涂片检查，切片或液体常规 |
| 酗酒或物质滥用 | 风险筛查的问题阳性 | 应用酒精和药物筛查工具 | 应用酒精和药物筛查工具 | 应用酒精和药物筛查工具 |

RA: 风险评估; NA: 不适用; hCG: 人绒毛膜促性腺激素。*疾病预防控制中心(CDC)最近建议从13岁起，所有性行为活跃的人应自愿接受艾滋病病毒筛查。本标准出版时，美国儿科协会和其他团体对疾病预防控制中心的建议做出评论，也没有推荐筛查标准或技术。筛查的自愿性质吸引了医疗保健专业人士的关注，疾病预防控制中心允许艾滋病病毒率 < 0.1% 的社区可以自愿放弃此项筛查。检查之前就必须考虑到阳性和假阳性的管理。†American College of Obstetrics and Gynecology. Cervical cytology screening. ACOG Practice Bulletin No. 109. Obstet Gynecol,2009,114:1409–1420. 摘自 American Academy of Pediatrics.Bright futures guidelines priorities and screening tables (PowerPoint presentation). brightfutures. [2016–04–16] aap.org/Presentations/Bright%20Futures%20Priority%20and%20Screening%20Tables%200308.ppt. Accessed April 16, 2010

每年的流感疫苗接种和肝炎疫苗接种(表106-3见光盘)。

医生应根据在检查过程中发现的不同问题，再针对不同因素进行进一步的评估。对于男女同性恋者(见第 104.3)，他们的情绪和心理问题与其经历有关，由于担心性取向被揭露所带来的创伤，因此临床医生需花更多的时间来评估其生活环境中的情绪和心理支持因素。对于患有慢性疾病或有特殊需要的青少年，不能因为假设其缺乏“正常”青少年的困扰而忽略或特别强调对其风险行为的评估。

## 参考书目

参考书目请参见光盘。

## 106.1 法律问题

*Gale R. Burstein*

不同国家的公民包括青少年的权利存在明显差别。在美国，各州对未成年人在父母不知晓的情况下同意接受治疗的权利有不同规定。一些未成年知情同意法为以下一些状况，如已脱离父母管束、已做父母、已婚、妊娠、服兵役或者未成年人已经发育足够成熟，可以在未经父母许可下接受治疗。当未成年人曾服兵役或正在服役，或与父母分居或有收入而经济独立，他们可被认为已脱离父母管束。成熟的未成年人是指未成年人的情感和智力上成熟到可在一方父母或监护人的监护下给出知情同意。法律规定如果一个未成年人是成熟的，则医生无需因对未成年人实施了有益治疗而负法律责任。如何判断未成年人是否成熟目前尚没有统一的规定，由医疗保健人员自己判断。

补充内容请参见光盘。

## 106.2 检查程序

*Gale R. Burstein*

### ■ 与青少年访视

与青少年患者之间成功访视所做的准备工作需要根据医疗保健人员既往与患者的关系进行适当地调

整。如果患者（及其父母）从青春前期到青春期一直在同一个医生处就诊的话，必须对其进行过渡期引导以适应新的医患关系。尽管保密原则对于新老患者是一致的，但在青少年就诊过程中允许其拥有更多个人隐私及医疗的自主权，这种医患关系的变化，有可能会威胁家长和青少年的利益。对于新患者，在访视初期快速地与其建立融洽的关系来以达到访视目的更具挑战性。应明确声明的是，在生命或安全受到威胁的情况下，保密性和隐私的问题可能需要调整。对于新患者，青少年最好在父母陪同下就诊，或者在就诊前确认他知道其隐私是受到保护的。临床医生能够花时间倾听，并避免使用评判的语句和专业术语，对青少年显示出的成熟表示尊重，就容易建立良好的沟通。开放式问题比封闭式问题能够使医生更好地进行病史采集（封闭式问题如"你和你的父亲相处得好么？"答案只能为"好"或"不好"，而开放性问题"在与你母亲的关系中，你觉得哪些是需要改变的呢？"这个问题的答案可以是"我希望她不要老为我担心"）。

访视和临床就诊的目的在于收集信息资料，从患者角度明确问题，并从医生角度，根据健康知识及其他青春期相关问题来明确问题。就诊过程中应给予青少年机会表达其所担忧问题和寻求医疗帮助的原因。在沟通过程中，不仅需要交流存在的问题，同时也应给予家长和青少年表达青少年优势和成功之处的机会。

在诊室里医生被其他人或事打扰，医生或患者某一方时间明显极其有限或者患者和医生表现出不适时，都会影响交流的效果。当患者有听力障碍或患者和医生使用不同语言时需要一个翻译者，这种情况大多不会造成障碍，只是增加了挑战性而已（见第4章）。访视过程中的观察有助于对患者的成熟度、是否存在抑郁症、亲子关系进行总体把握。鉴于在筛查过程中，访视成功与否非常关键，因此从事青少年患者诊疗的临床医生需要经过充分的培训和累积足够的经验。

### 心理评估

一些提问可以帮助医生洞察青少年在某些方面存在的问题：交友困难（"你有可以分享个人隐私的好朋友吗？"）自我形象（"你有想改变自己的地方吗？"）抑郁（"今后的5年你会做什么？"）学业（"和去年相比今年的学习成绩如何？"）个人决定（"当你在没有准备好的情况下做某些事情的时候会不会觉得有压力？"）和进食障碍（"你会不会觉得与其说你控制食物，不如说是食物在控制你？"）《光明未来》材料提供的就诊时的提问以及结构化的评估可以在其网站上获得（brightfutures.aap.org / index.html）。若无表格可用，可使用HEADS/SF/FIRST表格指导访谈进行（表106-4）。在评估的基础上，为了深入探讨或者进行深度访谈，可建议其进一步咨询的咨询或者转诊。

## 体格检查

### 听力测定

许多青少年听音乐的时候喜欢把声音放的很大，这可能会损害听力（见第629章）。《光明未来》指南中建议对长期暴露于噪音中、曾有耳部感染或其他相关主诉的青少年应进行听力筛查。

### 视力检查

青春期的快速生长可能会影响眼球的发育，导致具有遗传易感性的个体眼球前后径增长而出现近视。

**表106-4　HEADS/SF/FIRST**

| |
|---|
| 家庭。空间、隐私、频繁搬家，邻里关系 |
| 教育或学校。频繁转学、留级/科目重修、教师的报告、职业目标、课外补习班（语言、演讲、数学等）、学习障碍 |
| 虐待身体、性、情感、语言暴力；父母惩戒 |
| 药物。烟草、酒精、大麻、吸入剂、"俱乐部药物"、"狂欢派对"等等。药物选择，开始服用的年龄，频率，用药方式，仪式，独自或同伴，戒除方式和尝试次数 |
| 安全。安全带、头盔、运动的安全措施、危险活动、酒后驾车 |
| 性生活或性取向。生殖健康（避孕药的服用、性传播疾病的感染、情感、妊娠） |
| 家庭和朋友。家庭：家族，家系图，单身、已婚、分居、离婚、重组家庭，家庭职责和其变化；一级和二级亲属的酒精和毒品成瘾既往史，父母对烟酒的态度以及父母制定的规则、父母患有慢性身体疾病或者精神状况不良。朋友：同伴派系/构成（"嬉皮士"、"运动型"、"书呆子"，"电脑爱好者"，拉拉队员），帮派或小的教派团体 |
| 形象。身高和体重比例、肌肉和体魄，外貌（包括衣服、珠宝、文身，追逐时尚潮流的身体打孔或其他） |
| 娱乐。睡眠、运动、有组织的或非系统性的体育训练，休闲活动[看电视、电子游戏、电脑游戏、上网和聊天、教堂或社区青年团体活动（如男、女童子军；兄姐会，校园团体）]。每天、每周参与多少个小时？ |
| 精神和联络。使用HOPE*或FICA†的缩写；忠诚信奉、仪式、不良行为为神秘活动、社区服务或参加社区活动 |
| 威胁和暴力。自残或伤害他人、离家出走、虐待动物、枪支、斗殴，逮捕、偷窃、纵火、在学校与人冲突 |

*HOPE：未来的希望和安全；有组织的宗教；个人精神和活动；医疗和临终问题的影响

†FICA：†FICA：信仰信念；信仰的重要性和影响力；社区支持

摘自Dias PJ. Adolescent substance abuse. Assessment in the office. Pediatr Clin North Am, 2002,49:269-300

因此，视力测查应该在视力问题尚未影响其在学校的表现之前进行。

## 血压测定

高血压诊断标准是随年龄变化的，随着青春期年龄的增长而升高（见第 439 章）。不论绝对读数多少，只要血压超过同龄人的第 95 百分位即怀疑高血压。血压在第 90 到 95 百分位之间的青少年应根据其体重状况接受适当指导并在 6 个月内随访检查。血压高于第 90 百分位者应在 3 个不同时候测量血压来明确血压高值的稳定性，以便决定是否采取干预措施。血压测定技术非常重要，如果袖带覆盖少于上臂的 2/3 可能会导致假阳性结果。患者应坐下，取第 2 次和第 3 次连续读数的均值，取听诊音改变的值而不是消失的值作为舒张压。大多数青少年血压升高呈不稳定的高血压。如果血压低于同龄人 2 个标准差，应考虑神经性食欲缺乏症和艾迪生病的可能。

## 脊柱侧弯（见第 671 章）

约 5 % 的青少年男性和 10%~14% 青少年女性有脊柱轻度弯曲，发生率是年幼儿童的 2~4 倍。脊柱侧弯是出现在身高生长速度曲线高峰期的典型表现，女性约为 12 岁，男性约为 14 岁。曲线测量大于 10 度的青少年应由整形外科医生监测直到生长发育完成。

## 乳房检查（见第 109，545 章）

对青少年女性进行乳房检查可检测乳腺肿块，评估其性成熟度，保证其正常发育，并教授青少年自我检查的方法，希望这种做法能持续到发病风险较高的成年。由于恶性乳腺肿块在这个年龄段很罕见，所以是否常规做乳房检查还有争议。

## 阴囊检查

青春期晚期和成年早期是睾丸生殖细胞肿瘤的发病高峰期。睾丸触诊的检出效率高，应作为一种自我检查的方法加以推广。因为精索静脉曲张在青春期常常出现，该检查可为这类患者解释病情和消除顾虑（见第 539 章）。

## 盆腔检查

见第 542 章。

## 实验室检查

年轻女性月经初潮之后，缺铁性贫血的发病率增高，所以月经量中等或多的女性应每年检查血细胞比容。该检查的参考标准随着青春期的发展而不同，比如雌激素会抑制促红细胞生成素的合成（见第 440 章）。有营养风险的人群也应该进行血细胞比容监测。在男性青春期，雄激素则产生相反的效果，促进血细胞比容上升；性成熟度 1 级的男性（见第 104 章）平均血细胞比容为 39%，青春期结束的男性（性成熟度 5 级，见第 104 章）其平均值为 43%。每年的结核病筛查对存在高危因素的青少年来说很重要，如感染 HIV 的青少年、家庭成员中有人感染 HIV、被监禁的青少年或有其他危险因素者，因为那些以前没有接受结核治疗的人在青春期容易被触发。对于存在以下危险因素的青少年应接受丙型肝炎病毒的筛查：注射毒品、1992 年以前接受输血或器官捐献、长期血液透析或在高发机构（比如惩治机构或性病门诊）出入。

性行为活跃的青少年不论有无症状均应接受性病筛查（见第 114 章）。≤ 25 岁有明显衣原体和淋病感染迹象的女性应接受筛查，但还没有充分的理由来支持男性做相关常规筛查。筛查年轻男性是一个临床选择，筛查采用更新的非侵犯性检查。性行为活跃的青年，尤其是同性恋注射吸毒者应接受艾滋病筛查。建议妊娠少女和高感染风险的人群接受梅毒筛查。对于性行为活跃的女性，根据巴氏涂片进行宫颈癌筛查的指南建议，从性生活开始 3 年后或者 21 岁（以较早的时间为准）开始每年例行检查；≤ 29 岁的女性不用常规进行 HPV 的基因检查，因为结果不会影响处理。

## 参考书目

参考书目请参见光盘。

# 106.3 健康促进

*Gale R. Burstein*

作为人生的关键时期，青春期发展形成的行为模式将为其一生健康奠定基础。保健工作者通过运用预防原则和先行的指南指导青少年培养健康的行为习惯显得非常重要。由于青少年可能不进行常规的预防保健，所以要将这些服务融入其“因病就医”的过程中，从而全面优化青少年健康保健服务。为所有青少年提供必要的免疫接种将最大限度预防那些可用疫苗预防的感染性疾病。预防性病和避孕是男性和女性青少年共同的重要议题，应包括所有前来就诊的性行为活跃的青少年。应注意违法药物和酒精的使用造成的潜在影响。对于一些可导致高发病率和死亡率，如交通事故、暴力和吸烟等行为的预防也应一并讨论。不管是在基层保健站还是专业的转诊机构，所有青少年都需要进行心理健康保健的筛查。为促进青少年的健康，还应支持他们协调好与学校、工作、家庭的关系。

## 参考书目

参考书目请参见光盘。

## 106.4 向成人保健的过渡

*Barbara Cromer*

从青少年过渡到成人保健也是青少年健康的一个重要方面。对那些患有慢性疾病的年轻人来说尤为重要。保健过渡的延迟或给予不恰当的成人医疗保健服务，可能会导致保健的中断，治疗依从性差，从而造成不利的后果。随着医疗技术的发展和药品的改善，越来越多存在严重医疗问题的儿童存活到成年期，更需要设计行之有效的方案优化成人过渡期的保健。

补充内容请参见光盘。

（童梅玲 译，刘瀚旻 审）

# 第 107 章 暴力行为

*Margaret M. Stager*

世界卫生组织（WHO）将暴力行为视为一个全球范围的公共健康问题，并将其定义为："对自己、他人、某一群体或社区故意使用暴力或滥用权力，导致或有很大可能性导致受伤、死亡、心理伤害、发育不良或遗弃的威胁或暴力行为"（见第 36 章）。无论青少年是暴力行为的实施者、还是受害者或是目击者，都会对个人、家庭乃至更大范围带来不同程度的影响。已确定许多危险因素可增加青少年涉及暴力的风险，如贫困、药物滥用、精神健康问题以及家庭环境不良。

## ■ 流行病学

2006 年，凶杀是美国 10~24 岁青少年 5958 件死亡案例的第二大主因，其中大部分男性（87%）在与帮派有关的枪击（84%）事件中丧生（表 107-1）。据世界卫生组织报告，除了美国青少年和年轻人凶杀案的发生率为 11 /100 000 外，大多数凶案发生率超过 10 /100 000 的都为发展中国家或是社会经济变化迅速的国家。无论如何，与其他发达国家相比，美国青少年暴力行为的死亡率较高，且死亡率还在不断升高；而在伊朗、法国以及挪威，枪支案件是造成 15~24 岁人群死亡的第二大原因。虽然 1991—2007 年暴力行为的发生率已经开始下降，但斗殴和携带武器在美国青少年中依然盛行（表 107-2）。2007 年，美国的急诊室收治了约 668 000 例暴力致伤的青少年，如刀伤、枪伤、骨折和割伤。由手枪引起的凶杀案发生率明显高于其他武器类型，这表明拥有枪支可能是导致青少年受伤和死亡的重要因素（图 107-1）。一份横跨多国的具有代表性的调查，研究了 5 个国家（包括爱尔兰、以色列、葡萄牙、瑞典和美国）共 21 000 例年龄分别在 11.5 岁、13.5 岁和 15.5 岁青少年的暴力行为，结果显示尽管斗殴、携带武器以及斗殴所致伤害在这些国家的发生都很相似，但是恐吓的发生率却相差较大，从瑞典的 15% 到以色列的 43%（表 107-3）。

**表 107-1 与年龄相关的凶杀案类型（1976—2005 年）**

| | 受害者年龄（岁） | | 犯罪者年龄（岁） | |
|---|---|---|---|---|
| | 18 以下 | 18~34 岁 | 18 以下 | 18~34 岁 |
| 所有凶杀案 | 9.8% | 52.7% | 10.9% | 65.0% |
| 受害者与犯罪者的关系 | | | | |
| 亲密 | 1.5% | 46.7% | 1.0% | 46.2% |
| 家人 | 19.6% | 31.9% | 6.0% | 49.1% |
| 具体情况 | | | | |
| 谋杀 | 7.6% | 46.9% | 14.8% | 72.9% |
| 性侵害 | 19.6% | 45.1% | 10.7% | 73.6% |
| 物质相关 | 5.4% | 71.4% | 10.6% | 76.9% |
| 枪支相关 | 24.2% | 68.4% | 28.9% | 69.2% |
| 争吵 | 5.5% | 56.1% | 6.9% | 60.2% |

摘自 Federal Bureau of Investigation: Supplementary homicide reports, 1976—2005. www.ojp.usdoj.gov/homicide

在美国，学校和其他地方发生的暴力行为仍然是一个很严重的问题，有调查显示，在接受调查的前 30 天内有 12.4% 的学生涉及校园争斗。青少年危险行为监督机构 2007 年的报告显示，在接受调查前的 30 天内有 18% 的青少年携带了枪、刀或木棍类的武器；6% 的青少年把武器带到学校；还有 8% 的青少年在学校里受到武器的威胁或因其受伤。男性携带枪或武器的可能性比女性大得多，因此需要提高家庭和学校对他们的监督。学校仍普遍存在打架斗殴情况，在过去的一年里有 12.4% 的学生参与过斗殴事件。这些发生在学校的暴力行为影响了学生们的安全感。5% 的学生在接受调查的前 30d 内因感觉学校不安全而有一天或几天没去上学。据报道，有 9.9% 的学生在约会时遭受暴力（被男朋友或女朋友殴打、扇耳光或故意进行人身伤害），且这种情况在非裔美国学生（14.2%）和高年级学生（11 年级学生为 10.6%，12 年级学生为 12.1%）中发生率最高。从小学即开展以学校为基

**表 107-2 1991-2007 年间青少年与暴力相关的行为变化趋势**

| 1991 | 1993 | 1995 | 1997 | 1999 | 2001 | 2003 | 2005 | 2007 | 1991—2007 年的变化 * |
|---|---|---|---|---|---|---|---|---|---|
| 携带武器（在调查的 30d 内携带诸如枪、刀或木棍的武器至少 1d） | | | | | | | | | |
| 26.1<br>(23.7~28.5)† | 22.1<br>(19.8~24.6) | 20.0<br>(18.8~21.4) | 18.3<br>(16.5~20.2) | 17.3<br>(15.4~19.3) | 17.4<br>(15.5~19.5) | 17.1<br>(15.4~19.0) | 18.5<br>(16.9~20.2) | 18.0<br>(16.3~19.8) | 1991—1999 年下降<br>1999—2007 年无变化 |
| 携带枪支（在调查的 30d 内至少有 1d） | | | | | | | | | |
| NA‡ | 7.9<br>(6.9~9.3) | 7.6<br>(6.5~8.7) | 5.9<br>(5.1~6.8) | 4.9<br>(3.8~6.3) | 5.7<br>(4.8~6.8) | 6.1<br>(5.1~7.2) | 5.4<br>(4.6~6.3) | 5.2<br>(4.4~6.0) | 1993—1999 年下降<br>1999—2007 年无变化 |
| 参与打架斗殴（在调查的 12 个月内 1 次或多次发生） | | | | | | | | | |
| 42.5<br>(40.0~45.0) | 41.8<br>(39.8~43.8) | 38.7<br>(36.5~40.9) | 36.6<br>(34.7~38.7) | 35.7<br>(33.4~38.1) | 33.2<br>(31.8~34.7) | 33.0<br>(31.1~35.1) | 35.9<br>(34.3~37.4) | 35.5<br>(34.0~37.1) | 1991—2003 年下降<br>2003—2007 年上升 |
| 在打架中受伤并需要医生或护士的治疗（在调查的 12 个月内 1 次或多次发生） | | | | | | | | | |
| 4.4<br>(3.6~5.3) | 4.0<br>(3.2~5.0) | 4.2<br>(3.6~4.8) | 3.5<br>(3.0~4.1) | 4.0<br>(3.3~4.8) | 4.0<br>(3.6~4.5) | 4.2<br>(3.4~5.3) | 3.6<br>(3.2~4.0) | 4.2<br>(3.7~4.7) | 1991—2007 年无变化 |

* 控制性别、种族 / 民族和级别因素，采用 logistic 回归模型分析变化趋势。†：95%CI；‡：不可用

摘自 Eaton DK, Kann L, Kinchen S, et al. Youth risk behavior surveillance—United States, 2007. *MMWR Surveill Summ*, 2008, 57(SS-4):1-131

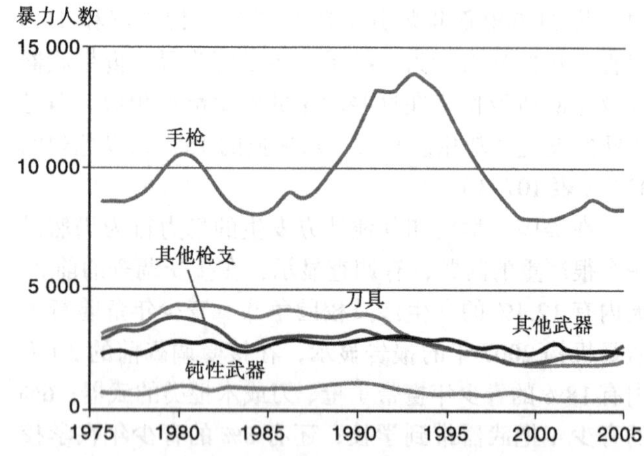


**图 107-1** 1976—2005 年不同武器类型凶杀案的受害者数目

摘自 U.S.Department of Justice, Office of Justice Programs, Bureau of Justice Statistics. Homicide trends in the U.S. [2009-06]. www.ojp.usdoj.gov/bjs/homicide/teens.htm

础的暴力行为预防方案能够有效地减少学生的暴力行为。有必要加强对学生的监控从而增强校内和学校周围学生的安全。

有些青少年们利用先进的科学技术进行另一种不同性质的暴力侵略。疾病控制和预防中心（CDC）将电子信息攻击定义为：使用电子邮件、聊天室、即时信息、博客、在网页上公布或由手机发送的短信、视频或照片等形式进行的骚扰或欺凌（包括捉弄、欺骗、取笑他人、辱骂他人、散布谣言、使用威胁性或攻击性语言，见第 36.1）。调查显示，2005 年有 9% 的青少年在上网过程中受到即时通讯（67%）、电子邮件（24%）和短消息（15%）等形式的骚扰。在被调查的青少年中，有 7%~14% 的人既是受害者也是犯罪者，提示这两个角色之间有一定的行为关联。

家长们可利用家用电脑的防火墙进行初级预防，加强对青少年使用电子通讯工具的监督，并在短信和即时信息上设置权限。很多学校都提出了有关网络欺凌的政策，并积极教育青少年如何进行适宜的在线交流，同时加强对网络欺凌问题的监管。约有 12 个州已立法，不论学生是在校内还是校外遭受到电子信息攻击或网络欺凌时，学校都可以采取相应措施。

## ■ 病 因

世界卫生组织为青少年暴力分析提供了一个模型，该模型将青少年暴力粗分为三类，即自身、人与人之间和集体的暴力。人与人之间的暴力细分为家庭成员之间或伙伴之间的暴力，也包括虐待儿童。社区暴力则发生在各自不相关的个体中。集体暴力

表107-3 不同国家的暴力指标分布(%)

| 暴力指标 | 以色列 | 爱尔兰 | 美国 | 瑞典 | 葡萄牙 | 总计 |
|---|---|---|---|---|---|---|
| 每年发生打架的次数 | | | | | | |
| 0 | 54.6 | 55.5 | 60.2 | 61.2 | 68.8 | 59.7 |
| 1 | 1.5 | 19.9 | 17.1 | 14.2 | 15.8 | 13.6 |
| 2 | 26.9 | 9.9 | 9.4 | 9.3 | 7.4 | 12.8 |
| 3 | 6.4 | 4.8 | 4.8 | 5.6 | 3.2 | 5.0 |
| ≥4 | 10.7 | 9.8 | 8.5 | 9.7 | 4.8 | 8.9 |
| 每个月携带武器的天数 | | | | | | |
| 0 | 84.0 | 89.6 | 89.6 | NA | 94.4 | 89.2 |
| 1 | 1.0 | 3.7 | 3.3 | | 2.0 | 2.6 |
| 2–3 | 8.7 | 2.3 | 2.4 | | 1.1 | 3.6 |
| 4–5 | 2.0 | 0.8 | 0.9 | | 0.5 | 1.0 |
| ≥6 | 4.3 | 3.3 | 3.8 | | 1.9 | 3.5 |
| 每年在打架中受伤的次数 | | | | | | |
| 0 | 82.1 | 82.4 | 84.5 | NA | 87.8 | 84.2 |
| 1 | 10.6 | 14.2 | 12.5 | | 10.6 | 11.9 |
| 2 | 3.5 | 1.4 | 1.4 | | 0.8 | 1.8 |
| 3 | 1.6 | 0.6 | 0.5 | | 0.2 | 0.8 |
| ≥4 | 2.2 | 1.3 | 1.1 | | 0.5 | 1.3 |
| 每学期被欺负的次数 | | | | | | |
| 无 | 57.0 | 75.5 | 60.8 | 85.2 | 63.8 | 66.2 |
| 1或2次 | 24.1 | 18.7 | 24.3 | 10.9 | 24.5 | 21.6 |
| 有时 | 12.3 | 3.8 | 8.8 | 2.4 | 9.2 | 8.0 |
| 每周1次 | 3.0 | 0.8 | 2.5 | 0.6 | 1.0 | 1.8 |
| 每周多次 | 3.5 | 1.2 | 3.6 | 0.9 | 1.5 | 2.3 |

NA：不适用。摘自表2, Smith-Khuri E, Iachan R , Scheidt PC, et al. A cross-national study of violence-related behaviors in adolescents. Arch Pediatr Adolesc Med, 2004,158(6):539–544

是发生于带有社会、政治或经济动机的特定群体与另一个特定群体之间的暴力行为。在这个模型中的不同暴力类型具有行为关联性，在童年被虐待过的儿童，进入青少年和成人期时更容易出现暴力或侵略性的行为。这些暴力类型中还存在共同的危险因素，如使用枪支、酗酒以及社会经济不平等。了解不同暴力类型之间的共同危险因素，可使我们采取预防工作对暴力行为进行干预，并能在多种类型的暴力行为中获得积极结果。该模型从4个方面进一步探讨了暴力行为的潜在本质：人身攻击、性侵害、心理创伤和恶意剥夺。

反社会青年有两种类型：一类为持续反社会型，另一类只在特定时间段才表现出反社会倾向。反社会行为局限于青少年期的在儿童期没有异常的行为，而是更倾向于有破坏性行为、出走或其他一些向父母表明他们要独立的象征性行为。与之相反的持续反社会型者则在儿童期就有异常的行为，诸如脾气暴躁、行为发育异常和认知障碍，在青春期则更多地参与暴力型犯罪。公共健康模式强调了环境和其他外界的影响。第三种理论模式通过调查家庭内外的暴力行为，提出了暴力循环论。该假说认为在儿童早期受虐待和受忽略、目击暴力行为、青少年期受到性和躯体虐待以及青少年期遭受暴力和易受暴力伤害的经历，可导致青少年暴力行为、暴力犯罪、行为不良、暴力伤害、自杀或早逝的严重后果。另外一种常见的关于高危暴力行为的理论模式表明危险因素和保护因素在个体、家庭和社区水平存在一种平衡。这些理论都不能很好地解释人与人之间或针对自身的暴力行为。虽然媒体通过一定方式对暴力行为产生影响，但对暴力行为产生的原因仍存在许多困惑。

## ■ 临床表现

青少年暴力行为存在一些已确定的高危因素，包括贫穷、接触行为不良的同龄人、学习成绩差/低教育程度、缺乏成人榜样或指导者、先前有过暴力行为或受迫害的经历、家庭环境不良、童年虐待、滥用药物和某些精神健康障碍(如注意缺陷多动、情绪问题)。在青少年中和攻击性行为有关的最常见障碍有精神发育迟缓、学习困难、中重度的语言障碍，以及精神疾患诸如注意缺陷/多动、情绪障碍。值得注意的是，严重的精神疾病和暴力行为往往与酗酒、药物滥用、依赖紧密联系在一起。

建立和维持良好家庭和朋友关系等社会技能的缺乏，解决冲突能力的不足，会使这些障碍青少年处于遭受躯体暴力和其他危险行为的高危状态。品行障碍和对立违抗障碍有明确的精神病学诊断，两者的定义涉及暴力行为（表 107-4）。两者常和注意缺陷/多动障碍等发育障碍存在共病，并增加青少年犯罪、药物使用或滥用、性混乱、成人犯罪行为、监禁以及反社会人格障碍的易感性。其他青少年暴力行为共存的危险因素包括使用合成代谢类固醇、帮派文身、信仰丧失、青春期前饮酒和曾被拘留。

## ■ 诊 断

所有青少年的健康随访都应包括对青少年是否存在暴力危险、是否曾有暴力行为的评估。而对最近是否参与过打架斗殴、携带过武器或家中是否有枪支等问题的回答，以及青少年对自己安全的关心都提示我们应做更进一步的评估。FISTS 为结构化的评估提供了指导方案（表 107-5）。另外一些因素诸如躯体或性虐待、在学校有严重问题、学业差和逃学、多次发生伤害事故、物质滥用，以及和精神障碍相关的症状则提示应由精神健康专家来进行评估。在创伤的急性期，由于害怕被报复或是有警察介入，受害者并不愿意经常谈论受伤时情况。在性侵害事件中，稳定伤势和证据采集为首要任务，但是一旦完成上述流程，则需要适时解决性侵相关的一系列问题。

## ■ 治 疗

在暴力伤害所致急性损伤的第二阶段治疗中，治疗方案应遵守美国儿科协会建立的模式，即包括但不局限于创伤的稳定、创伤的评估和治疗、伤害事件的评估、受害者的心理评估和支持、袭击事件周围环境的社会服务评估，还应有门诊治疗计划保护青少年远离后续伤害事件并把心理障碍减少到最低程度。受害人和暴力的目击者都存在创伤后应激障碍的高危因素，并可能导致在将来出现攻击或暴力行为。

对于持续受到暴力和攻击行为的青少年，需多种治疗方法同时使用，包括涉及个人和家庭的认知行为治疗、特定的家庭干预（家长管理培训和多系统治疗）和药物治疗。针对其他共病如注意缺陷/多动障碍、抑郁和药物滥用的治疗可减少攻击行为。

## ■ 预 防

世界卫生组织的报告中公布了一个多途径的预防方法：个人途径、关系途径、社区途径和社会途径（表 107-6）。个人途径的关键在于改变态度和行为以避免攻击性和暴力行为，教会孩子们和那些已经有暴力倾向的青少年解决问题的策略及如何以非暴力形式解决冲突。关系途径更注重的是受害者、家庭和同伴关系，尤其是对于那些潜在的会引起攻击或暴力行为的青少年。方案包括提升应对或解决问题的技巧与能力以处理好近期遇到的危机、人际冲突和亲密关系。以家庭为基础的项目还为家长们提供了一系列的培训，包括如何进行有效沟通、关注孩子的成长，以及用非暴力的方式解决问题。社区途径则通过提高公众的意识，鼓励社区成员采取行动以减少暴力和保护弱势的社区成员。普通校园为基础的暴力预防方案已被证实能有效地减少攻击和暴力行为。学龄前尽可能早地进

表 107-4 对立违抗障碍、品行障碍和青少年犯罪

| 精神障碍标志 | | 法律标志 |
|---|---|---|
| **对立违抗障碍** | **品行障碍** | **青少年犯罪** |
| 反复出现的针对权威因素的消极的、挑衅的、不服从的、敌对的行为，并且造成了明显的不利影响（如对社会、学习和职业） | 反复和持续出现的侵犯他人基本权利的行为或违反与年龄相当的社会规范 | 依据人的生理年龄所划分的犯罪行为 |
| 举例：发脾气、和成人争吵、违抗或拒绝服从成人的要求或规则、令人讨厌的行为、指责他人，以及表现出急躁、有恶意或怨恨 | 举例：打架、欺诈、偷窃、破坏财物、对人或动物造成威胁或躯体伤害、无证驾驶、卖淫、强奸（即便还没有进行法律审判） | 举例：因以下原因而被一次或多次关押或审判：盗窃、破坏财物、对人或动物造成威胁或躯体伤害、无证驾驶、卖淫、强奸 |
| 由精神科医生诊断 | 由精神健康从业者诊断 | 由法律系统裁决 |

摘自 Greydanus DE, Pratt HD, Patel DR, et al. The rebellious adolescent. Pediatr Clin North Am, 1997, 44:1460

**表 107-5 用 FISTS 来评估青少年的暴力风险**

| |
|---|
| **F：打架**（过去一年你参与过几次斗殴？最后一次是什么时候？） |
| **I：受伤**（你曾经受过伤吗？你曾经伤害过他人吗？） |
| **S：性暴力**（你的伴侣打过你吗？你打过你的伴侣吗？你曾经被强迫过发生性行为吗？） |
| **T：威胁**（曾有人用武器威胁过你吗？情况如何？有没有什么事可以让你感觉更安全？） |
| **S：自卫**（当有人想挑起斗殴时你怎么做？你曾用武器进行自卫吗？） |

摘自 Knox L.Connecting the dots to prevent youth violence: a training and outreach guide for physicians and other health professionals. Chicago: American Medical Association, 2002

**表 107-6 预防青少年暴力的公共健康促进模式的例子**

| | 受害人（宿主） | 犯罪者（媒介） | 枪支（因素） | 社会环境 | 自然环境 |
|---|---|---|---|---|---|
| 一级预防 | 解决冲突、预见暴力的指南 | 治疗药物滥用、对初为父母和单亲的家庭进行家访 | 手枪和会引起伤害的武器禁令、枪支登记 | 工作机会、成人指导行为 | 较好的照明、分区执行限制售酒许可 |
| 二级预防 | 医疗服务、心理支持 | 职业训练、社会心理康复 | 枪支上锁、对拥有枪支危险性的公众教育 | 学校事故的听取、安全的避难所 | 增加警察、消除乱涂乱画 |
| 三级预防 | 生理康复、社会心理支持 | 监禁、教育－社会心理的康复 | 枪支监督 | 抚育照顾、转学 | 都市计划等、减少公共场所人口密度以及模糊收入水平 |

摘自 Calhoun AD, Clark-Jones F.Theoretical frameworks: developmental psychopathology, the public health approach to violence, and the cycle of violence. Pediatr Clin North Am,1998, 45:287

行预防可以在多年后能得到积极的效果。社会途径不仅改变暴力行为文化模式，还包括广泛的宣传和立法活动。具体的预防策略可以结合多种方法，比如手枪 / 火器武器预防建议包括手枪安全锁、公众教育宣传和立法宣传。同时建立全美数据库跟踪并确认青少年暴力问题。国家暴力死亡报告系统（NVDRS）收集和分析了来自 17 个州的暴力死亡数据，旨在改善对当前趋势的监测，实现州际之间信息共享，建立州与社区组织之间的伙伴关系，制定和实施预防干预方案。最终 NVDRS 将进一步扩大，包括所有 50 个州。疾病预防控制中心在其网站上总结了成功干预方案的特征并汇总了方案的内容（www.cdc.gov）。

## 参考书目

参考书目请参见光盘。

（童梅玲 译，刘瀚旻 审）

# 第 108 章

# 物质滥用

Margaret M. Stager

青少年受生物和心理发育二者相互作用的复杂影响，也受环境信息及社会对酒精、烟草、大麻等物质使用的态度的影响。鉴于多数青少年声称自己曾有过使用上述物质的经历，所以有些青少年偶尔或因环境因素服用酒精之类的物质，可能会被一些人认为是“合乎规范的”。但另一些人则认为在不成熟的青少年中即使是偶尔使用也会造成潜在的不良后果，例如导致车祸和其他的意外伤害，已有充分的理由认为在低年龄的青少年中使用任何药物都存在风险。在小年龄段就开始药物使用的那些人要比在成年早期使用药物的人成瘾的风险更大。年幼、缺乏阅历的青少年会滥用药物来代替发展与其年龄相符的应对策略，更易做出错误决策。许多人在 18 岁以前就有第一次使用常用药物的经历，88% 首次饮酒的年龄小于美国法定饮酒的年龄——21 岁。

对于 8 年级的青少年而言，吸入剂已被确认为是最流行的最先使用的药物。当药物使用开始对青少年在学校和家中的功能行为产生消极影响，以及出现一些冒险行为时，必须进行干预。严重的药物使用不是一个孤立现象，它遍布人们生活的每一个部分，是社会面临的最具挑战性的公共卫生问题。临床医生面临的挑战是识别青少年是否有物质滥用的危险和提供早期干预。社区和社会面临的挑战则是创建一个能降低青少年负性健康结局的模式，促进和推动青少年选择更健康和更安全的生活方式。无论是否戒药，控制青少年滥用药物的一个重要方法是让其认识到危害性最大的药物，有时需要将减少危害作为重点（图 108-1，

图 108–2）。

## 病 因

物质滥用是由生物 – 心理 – 社会因素决定的（图 108–2）。包括遗传倾向在内的生物学因素目前已得到证实。叛逆、学校表现不佳、违法、犯罪行为，以及某些人格特质如自卑、焦虑、缺乏自控能力等方面的行为经常与药物使用有关，或行为的出现早于药物使用。精神性疾病通常与青少年期的物质使用有关。行为紊乱和反社会人格障碍的诊断通常与物质滥用共病，尤其是男性。罹患抑郁症（见 24 章），注意缺陷障碍（见 30 章），及进食障碍（见 26 章）的青少年物质使用的比例很高。已经有很多理论模式解释了青少年物质使用和滥用的决定因素，大多数的模式包括了在个体水平、和其他人有重要关联的水平以及社区或其他环境因素水平的因素。模式还包括了如何在高危因素和保护因素之间保持平衡，或在有相同危险因素存在的情况下，为什么有的青少年避免了不良的后果。

青少年药物使用的危险因素可能不同于青少年药物滥用的相关危险因素。青少年的物质使用常常和社会、同伴因素有关，而青少年的物质滥用常常和心理学、生物学因素有关。决定正常青少年尝试使用药物的可能因素有：青少年获得药物的难易程度；对青少年积极的感知或其他的功能性价值；由青少年文化或其他重要价值系统决定的存在或不存在的阻止因素。

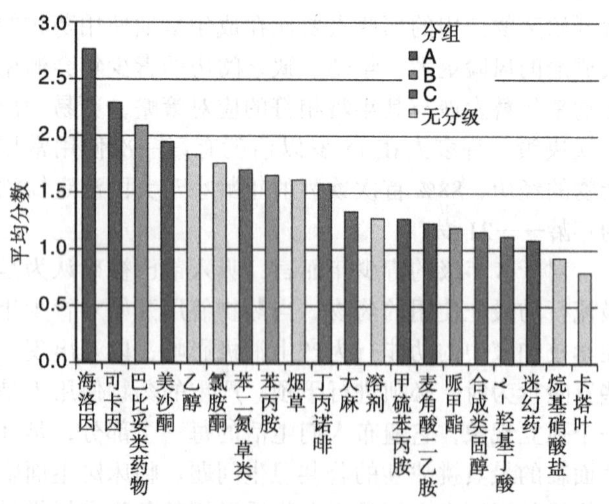


**图 108–1** 几种物质的损害得分情况，这是由一个专家小组根据身体伤害，潜在的依赖和对家庭社区和社会的影响等三方面标准做出的评分。按照药物滥用行为分类，用颜色来表示，A 类药物为最高危险的，C 类药物为最低危险的

摘自 Nutt D, King LA, Saulsbury W, et al. Development of a rational scale to access the harm of drugs of potential misuse. Lancet,2007, 369:1047–1053

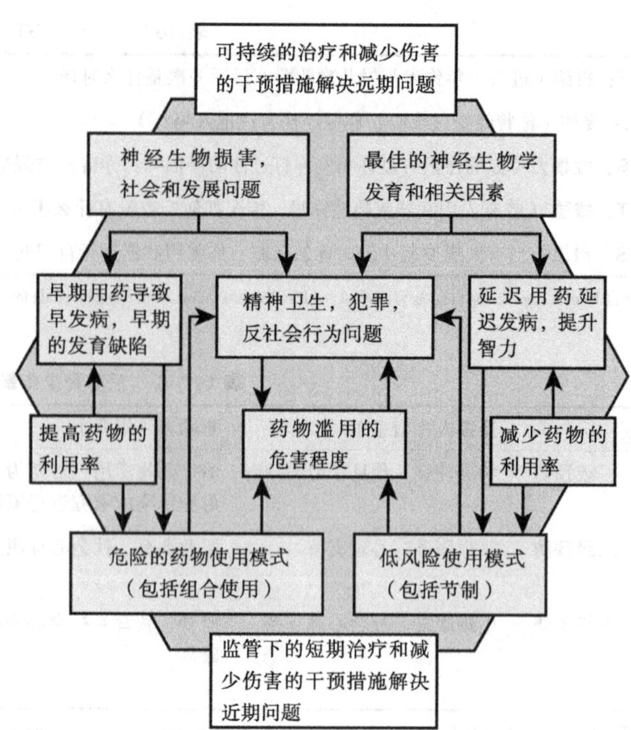


**图 108–2** 针对风险物质使用和相关危害的远端和近端决定因素的保护和风险模型

摘自 Toumbourou JW, Stockwell T, Neighbors C, et al. Interventions to reduce harm associated with adolescent substance use, Lancet, 2007, 369: 1391–1401

相反，一个物质滥用的青少年可能有遗传或生物因素，并常依赖一种特殊药物来应对每天的活动。

表 108–1 中采用等级的方式询问特定的病史，有助于我们判断药物使用的严重程度。在评价一个滥用药物的青少年时，应考虑多种因素：药物使用类型（例如大麻还是海洛因）、使用情境（例如单独还是集体使用）、使用时间和频率（例如在每天上学前，还是偶尔在周末）、用药前的心理健康状态（抑郁还是愉快的）以及青少年全面的功能状态。从表 108–2 中可看出，使用 / 滥用药物的阶段也应该予以考虑。青少年可能会花几个月或几年在初始阶段尝试各种非法物质，包括最常见的毒品、香烟、酒精和大麻。青少年直到经常使用毒品导致了负性后果（问题使用），才被父母、老师或者医生确认为出了问题。有一些保护性因素能缓冲危险因素并有益于获得较好的长期效果，这些重要的保护因素有：父母开放的交流方式和情感上的支持、参与有组织的学校活动、在家庭之外的地方有良师益友或榜样、意识到学业成功的重要性等。

## 流行病学

国家对毒品使用和健康的调查是一项年度人群的

**108-1　对青少年药物滥用严重程度的评估**

| 可变因素 | 0 | +1 | +2 |
|---|---|---|---|
| 年龄（岁） | >15 岁 | <15 岁 | |
| 性别 | 男 | 女 | |
| 药物滥用的家族史 | | 是 | |
| 药物使用的背景 | 集体 | | 单独 |
| 药物使用前的情绪 | 高兴的 | 总是较差 | 悲伤的 |
| 在校表现 | 好，有改进 | | 最近较差 |
| 驾车前是否使用 | 没有 | | 有 |
| 事故史 | 没有 | | 有 |
| 每周使用时间 | 周末 | 平时 | |
| 每天使用时间 | | 放学后 | 上学前 |
| 药物的种类 | 大麻、啤酒、葡萄酒 | 迷幻药、苯丙胺 | 威士忌、鸦片制剂、可卡因、巴比妥类 |

总分：0~3 分，不太严重；3~8 分，严重；8~18 分，非常严重

**表 108-2　青少年物质滥用的等级**

| 等级 | 描述 |
|---|---|
| 1 | 滥用的潜在因素<br>· 冲动不易控制<br>· 需要必须马上得到满足<br>· 能得到药物、酒精、吸入剂<br>· 需要同伴接受 |
| 2 | 尝试：学习陶醉感<br>· 和朋友一起使用吸入剂、香烟、大麻和酒精<br>· 很少有什么后果，也可以是一点点后果<br>· 周末可能会经常使用的可能性增加<br>· 行为上几乎没有什么改变 |
| 3 | 经常使用：寻求陶醉感<br>· 使用另外一些药物，如兴奋剂、LSD、镇静剂<br>· 行为改变和有一些后果<br>· 使用频率增加；单独使用<br>· 买或偷药物 |
| 4 | 经常使用：高度入神<br>· 白天使用药物<br>· 失去控制<br>· 多种后果和高危摄入<br>· 疏远家人和“真诚”的朋友 |
| 5 | 上瘾：对药物的使用感到正常<br>· 多种物质使用或交叉上瘾<br>· 罪恶感、戒断反应、羞耻感、悔恨、抑郁<br>· 体格和精神损伤<br>· 高危摄入增加、自我伤害、自杀 |

调查，调查对象来自随机选择的美国家庭，但不能获取拒绝参与此项调查的人员的信息数据。以学校为基础的调查（如“监测将来的学习”项目和“年轻人危险行为监测”项目）仅以在校学生为研究对象，并未将退学的、看守所的青少年纳入调查。采用横断面调查得到的毒品使用率没有显著差异，且一些观察资料结果也是一致的。

在美国，酒精、香烟和大麻是青少年最多见的物质滥用（表 108-3）。物质使用的患病率和相关危险行为随年龄、性别、种族和其他社会人口因素而变化。据报道，除了吸入性毒品的使用外（2008 年的数据是：8 年级学生使用率为 15.7%、10 年级学生使用率为 12.8%、12 年级学生使用率为 9.9%），年幼青少年毒品使用率较年长青少年低。男性在合法和非法药物的使用率方面均高于女性，尤其是无烟烟草、雪茄及人工合成代谢类固醇具有很高的使用率。学校中的调查表明：除了 12 年级的西班牙裔在可卡因、海洛因（注射）和冰毒的使用率上最高外，西班牙裔毒品使用率介于白人学生和黑人学生之间。据报道，非洲裔美国人所有类型毒品的使用率都是最低的，且与白人学生相比，吸烟率也明显较低。

对药物使用趋势的研究发现，与过去的 5 年相比，学生使用烟草、酒精和兴奋剂的比例明显下降。大麻

**表 108-3　30d 内应用酒精、香烟、大麻和吸入剂的 8 年级学生、10 年级学生和 12 年级学生**

| | 8 年级 (%) | 10 年级 (%) | 12 年级 (%) |
|---|---|---|---|
| 酒精 | | | |
| 2005 | 17.1 | 33.2 | 47.0 |
| 2008 | 15.9 | 28.8* | 43.1 |
| 香烟（任何使用） | | | |
| 2005 | 9.3 | 14.9 | 23.2 |
| 2008 | 6.8 | 12.3 | 20.4 |
| 香烟 | | | |
| 2005 | 3.3 | 5.6 | 7.6 |
| 2008 | 3.5 | 5.0 | 6.5 |
| 大麻 | | | |
| 2005 | 6.6 | 15.2 | 19.8 |
| 2008 | 5.8 | 13.8 | 19.4 |
| 吸入剂 | | | |
| 2005 | 4.2 | 2.2 | 2.0 |
| 2008 | 4.1 | 2.1 | 1.4 |
| 类固醇 | | | |
| 2005 | 0.5 | 0.6 | 0.9 |
| 2008 | 0.5 | 0.5 | 1.0 |

* 显示与前一年相比有显著的变化。国家药物滥用研究所：2008 Monitoring the Future Study, NIDA InfoFacts. www.drugabuse.gov.

使用率在普遍下降后趋于平缓，2008 年大麻的使用：8 年级学生为 10.9%，10 年级学生为 23.9%，12 年级学生为 32.4%。处方药物滥用的发生率日益增加，报告显示：15.4% 的高中高年级学生在过去 1 年中无医学指征的情况下滥用处方药（表 108-4）。对于许多青少年和年轻的成年人而言，处方药物滥用最为常见，这些药物包括阿片类药物、治疗多动症的药物、抗焦虑药、抗组胺药、镇静药和镇静剂等。这些药物中许多都能在父母家中找到，一些是非处方药，而另一些可以从学校和大学的毒贩那里购买到。许多使用者认为这些药物都是良性的，因为他们可以通过处方或者在药店购买到。常用于通宵舞会的俱乐部的毒品，在年长的青少年和年轻成年人中越来越受欢迎（表 108-5）。这些毒品都有明显的副作用，尤其是在与酒精或其他药物一起服用时。顺行性遗忘、学习能力受损、分裂和呼吸困难都有可能发生。重复使用可能会导致对毒品的耐受性、产生对毒品的渴求，以及焦虑、颤抖、出汗等戒断反应。

欧洲学校针对酒精和其他药物的使用进行了研究，在欧洲学生中开展的长达 12 年的 4 项调查结果显示，所调查的大部分国家的学生吸烟率下降；目前“过去 30d 内吸烟”这一项的总体平均发生率为 29%，较 1995 年下跌 4%。在过去的 12 个月饮用酒精的平均发生率（82%）基本上保持稳定，但酗酒似乎有所增

**表 108-4　所选择滥用的处方药**

表 108-4　部分处方药物有潜在的滥用风险

## 部分处方药物有潜在的滥用风险

网址：www.drugabuse.gov

NIDA NATIONAL INSTITUTE ON DRUG ABUSE

美国卫生与人类服务部 国立卫生研究所

| 药物：类别和名称 | 举例：药物的商品名及通用名 | DEA 计划 */ 如何管理 ** | 中毒效应 / 潜在的健康影响 |
|---|---|---|---|
| **抑制剂** | | | |
| 巴比妥类药物 | 异戊巴比妥，戊巴比妥，司可巴比妥，苯巴比妥；巴比妥酸盐，红胶丸，苯巴比妥，tooies，黄胶囊（戊巴比妥钠） | Ⅱ，Ⅲ，Ⅴ/注射，吞咽 | 减轻疼痛和焦虑；幸福感；降低抑制作用；减慢脉搏和呼吸；降低血压；集中注意力 / 混乱，疲劳；协调障碍，记忆力、判断力下降；呼吸抑制和依赖，成瘾<br>此外，巴比妥类镇痛药：嗜睡 / 抑郁，异常兴奋，发烧，易怒，判断不良，言语不清，眩晕<br>苯二氮卓类镇静药：嗜睡 / 眩晕<br>氟硝西泮：视觉和胃肠道紊乱，尿潴留，在药物的作用下记忆丧失 |
| 苯二氮卓（氟硝西泮除外） | 劳拉西泮，酣乐欣，氯氮平，安定，阿普唑仑；毒品，镇静剂，安眠药，安定药 | Ⅳ/吞咽 | |
| 氟硝西泮 ***+ | 氟硑安定，忘我药，氟地西泮，R2，罗氏，玫红醇，rope, rophies | Ⅳ/吞咽，吸入 | |
| **麻醉剂** | | | |
| 氯胺酮 | Ketalar SV；猫安定，K，克他命，维生素 K | Ⅲ/注射，吸入，抽烟 | 增加心率和血压，运动功能受损 / 记忆丧失；麻木；恶心，呕吐<br>此外，高剂量的氯胺酮：谵妄，抑郁，呼吸抑制 |
| **阿片样物质和吗啡衍生物** | | | |
| 可待因 | 含可待因的阿司匹林，Fiorinal with Codeine，惠菲宁 A-C，含可待因的泰诺，科迪，schoolboy；格鲁米特，loads，pancakes，糖浆 | Ⅱ，Ⅲ，Ⅳ/注射，吞咽 | 疼痛缓解，欣快，嗜睡 / 呼吸抑制，恶心，思维混乱，便秘，镇静，无意识，昏迷，耐受，成瘾<br>此外，对于吗啡，无可待因的镇痛，镇静和呼吸抑制 |
| 芬太尼 | Actiq，多瑞吉，芬太尼；阿帕奇 l，China girl，热舞，登革热，friend，好家伙，头奖，murder8，TNT，探戈与金钱 | Ⅲ/注射，抽烟，吸入 | |
| 吗啡 | 吗啡，硫酸吗啡；M，艾玛，毒品，鸦片剂 | Ⅱ，Ⅲ/注射，吞咽，抽烟 | |
| 鸦片 | 鸦片酒，止痛剂；鸦片烟，鸦片，布洛克，口香糖，hop | Ⅱ，Ⅲ，Ⅴ/吞咽，抽烟 | |
| 其他阿片类疼痛缓解剂（羟考酮，哌替啶，氢吗啡酮，氢可酮，丙氧芬） | Tylox，OxyContin，Percodan，扑热息痛；oxy 80s，oxycotton，oxycet，海洛因，percsDemerol，哌替啶氢氯化物；demmies，止痛药维柯丁，Lortab，Lorcet；达尔丰，丙氧酚维柯丁，Lortab，Lorcet；达尔丰，丙氧酚 | Ⅱ，Ⅲ，Ⅳ/吞咽，注射，栓剂，咀嚼，粉碎，吸入 | |
| **兴奋剂** | | | |
| 安非他明 | Biphetamine，右旋丙胺；本尼，黑美人，十字架，hearts，LA turnaround，speed，truck drivers，uppers | Ⅱ/注射，吞咽，抽烟吸入 | 增加心率，血压，新陈代谢；心情愉悦，精力充沛，智力提高 / 快速或不规则心跳；食欲降低，体重减轻，心力衰竭<br>另外，安非他明：呼吸迅速；幻觉 / 震颤，协调紊乱；烦躁，焦虑，烦躁，谵妄，恐慌，偏执狂，冲动行为，侵略性，耐受，成瘾<br>可卡因：升高体温 / 胸痛，呼吸衰竭，恶心，腹痛，中风，癫痫发作，头痛，营养不良<br>甲基苯丙胺：侵袭，暴力，精神病行为 / 记忆丧失，心脏和神经损伤；记忆障碍和学习下降，耐受，成瘾<br>哌甲酯：血压升高或降低，精神病发作 / 消化问题，食欲不振，体重减轻 |
| 可卡因 | 盐酸可卡因；blow，bump，C，candy，Charlie，coke，crack，flake，rock，snow，toot | Ⅱ注射，抽烟，吸入 | |
| 甲基苯丙胺 | Desoxyn；chalk，crank，crystal，fire，glass，go fast，ice，meth，冰毒，speed | Ⅱ/注射，吞咽，抽烟，吸入 | |
| 哌甲酯 | 哌甲酯；JIF，MPH，R-ball，Skippy，the smart drug，维生素 R | Ⅱ/注射，吞咽，吸入 | |
| **其他化合物** | | | |
| 合成代谢类固醇 | 羟甲烯龙 l，Oxandrin，Durabolin，Depo-Testosterone，Equipoise；合成类固醇，juice | III/注射，吞咽，外用 | 没有中毒效应 / 高血压，血液凝固和胆固醇变化，肝囊肿和癌症，肾癌，疾病侵略，痤疮；青春期提前，过早地停止增长；在男性，前列腺癌，减少精子产生，缩小睾丸，乳房肿大；在女性中，雄性激素分泌紊乱，出现胡须等男性特征 |

*附表 1 和 2：药物滥用的潜在风险很大。它们需要更大的存储安全性，并且在制造上有其他限制。附表一药物只可用于研究，没有批准的医疗用途；附表 II 药物只能通过处方（不可重复）才能使用，并需要订

购表格。附表Ⅲ和Ⅳ药物可通过处方提供，可在 6 个月内补充 5 次，并可订购。大多数附表Ⅴ药物都可以在柜台上买到

** 通过注射使用药物会增加通过针头污染葡萄球菌，艾滋病毒，肝炎和其他生物体感染的风险

**表 108-4（续）**

表 108-4　部分处方药存在滥用风险

## 关于处方药滥用的事实

药物正常使用时是有效的，但滥用药物时可能会上瘾和导致危险。这张图表简要介绍了一些处方药，当以不正常方式使用时，可能会被滥用甚至成瘾。

幸运的是，大多数美国人负责任地服用这些药物。对处方药的成瘾是罕见的。然而，2003 年，约有 15 000 000 美国人在 1 年中至少被报告了 1 次非医疗用途使用处方药。

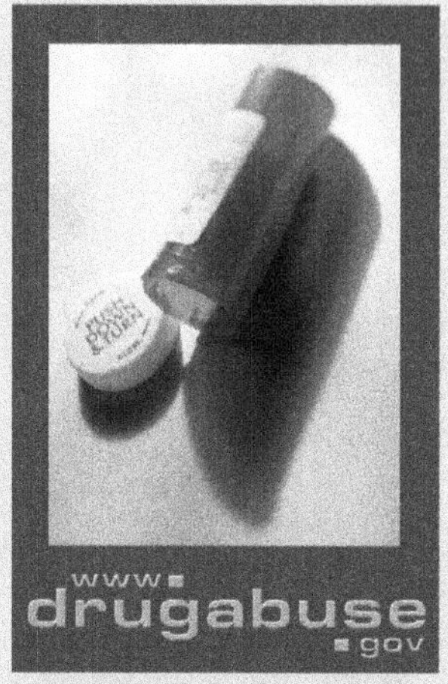


订购 NIDA 出版物：
NCADI: 1-800-729-6686
or TDD, 1-800-487-4889

什么类型的处方药被误用或滥用？

三种药物最常被误用或滥用：

阿片类药物 - 用于缓解疼痛

中枢神经系统抑制剂 - 治疗焦虑或睡眠问题的巴比妥类和苯二氮卓类（通常称为镇静剂或镇静剂）

兴奋剂 - 针对注意缺陷多动障碍（ADHD），发作性睡病或肥胖症。

你如何帮助防止处方药误用或滥用？

让您的医生了解您正在服用的所有药物，包括非处方药。

按照医嘱服用药物。

在开始服用药物之前阅读您的药剂师提供的信息。

询问您的医生或药剂师，特别是当您不确定它的作果。

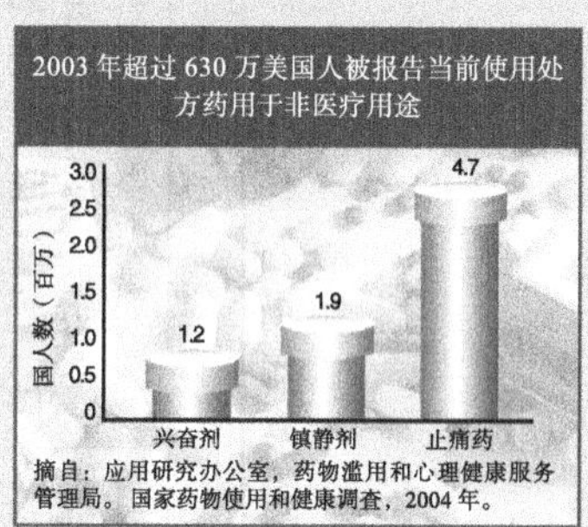


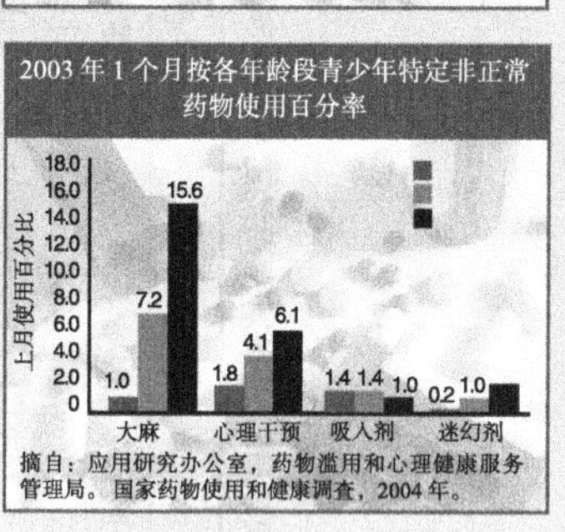


Courtesy of the National Institute on Drug Abuse, U.S. Department of Health and Human Services, National Institutes of Health, www.drugabuse.gov, 2005.

加。不同国家之间在饮用酒精方面有明显的差异。大麻仍然是主要的非法使用毒品，报告显示在 2007 年有 19% 的青年人曾使用大麻，而使用其他非法毒品的比例是 7%。

## 临床表现

虽然特定物质滥用的表现各不相同，但是使用毒品的青少年在诊所的检查时可以没有任何明显的症状。一旦在青少年遭遇机动车事故、自行车伤害和暴力后，毒品使用的问题通常才会显现出来。建议在急诊室进行血液中酒精和尿液中毒品的筛查之后，要问出有关物质使用一些病史。此外，急诊室收治的伴有感觉中枢损伤的青少年必须进行物质滥用的排查，以此作为鉴别诊断（表 108-6）。建议对有心理和行为问题的患者进行物质滥用的筛查。物质使用的另外一些表现与使用途径有关，静脉使用毒品的常常可见静脉“轨迹”和针眼，鼻腔黏膜的损伤与毒品经鼻吸入有关。可卡因和安非他明等毒品会产生癫痫样发作的直接效应，巴比妥类或镇静剂的戒断反应也会出现癫痫发作。

## 物质滥用障碍的筛查

在初级保健机构中，每年的健康体检为发现青少年物质使用和滥用提供了机会。就滥用问题直接提问，并评估青少年的学校表现、家庭关系和同伴活动。在此过程中，如发现有困难迹象，则可能需要进一步更深层次的谈话。再者，可以利用一些自我评估的筛查量表，这些量表的标准化程度、时间的长短和可靠性都不一样。CRAFFT 记忆量表被专门设计用于初级保健机构中，对青少年物质使用的情况进行评估（表

表 108-5 俱乐部消遣娱乐常用的毒品名称和主要特点

| | 摇头丸 | 麻黄素 | γ-羟基丁酸酯 | γ-丁内酯 | 1,4-丁二醇 | 氯胺酮 | 氟硝西泮 | 亚硝酸盐 |
|---|---|---|---|---|---|---|---|---|
| 常用名 | 迷魂药，摇头丸，E，X，亚当丸，拥抱药 | 中药迷魂药，草药燃料，热情 | 液体迷魂药，笨蛋肥皂，格鲁吉亚老乡，严重身体伤害 | 蓝硝基，长寿，revivarant，GH 乳霜，γG，硝基，insom-X，remforce，烈酒，使经历充沛 | 雷花蜜，宁静，松针提取物，禅，enliven，重振，柠檬滴 | K、特殊 K，维生素 K，尿酮体，阿拉伯茶 | Roofies，药圈，rophies，肋骨，罗氏，蟑螂，忘记丸，R2，墨西哥安定，roopies ruffies | 樽，公羊，rock hard，推力，TNT |
| 反应时间 | 4~6h | 4~6h | 1.5~3.5h | 1.5~3.5h | 1.5~3.5h | 1~3h | 6~12h | 数分钟 |
| 半衰期 | 8~9h | 5~7h | 27min | 无 | 无 | 2h | 9~25h | 无 |
| 血浆浓度峰值 | 1~3h | 2~3th | 20~60min* | 15~45min | 15~45min | 20min | 1h | 数秒 |
| 生理依赖性 | 无 | 无 | 有 | 有 | 有 | 无 | 有 | 无 |
| 解毒剂 | 无 | 无 | 无 | 无 | 无 | 无 | 有 | 无 |
| DEA 时间表 | Ⅰ | 无 | Ⅲ | 无 | 无 | Ⅲ | Ⅳ | 无 |
| 常规药物筛查 | 有 | 有 | 无 | 无 | 无 | 无 | 无 | 无 |
| 最佳检测方法（时间） | GC/MS (4h~2d) | GC/MS (4h~2d) | GC/MS (1~12h) | GC/MS (1~12h) | GC/MS (1~12h) | GC/MS (1d) | GC/MS (1~12h) | GC/MS (1~2h) |

美国毒品管制机构（DEA，U.S. Drug Enforcement Agency）已将氟硝西泮审查的可能性提上日程。可控制的物质行为、GC/MS、气相色谱－光谱、非线性动力学。由于等离子体、ND 等在人类中的不确定性，持续时间、半衰期可能不同于峰高或连续的剂量

* 耐受剂量：

1. 由于交叉反应，浓度足够高的安非他命可以产生积极效果
2. 氟硝西泮能对苯二氮卓类产生积极作用，氯胺酮可以对苯环己哌啶产生积极作用

摘自 Ricaurte GA, McCann UD. Recognition and management of complications of new recreational drug use. Lancet, 2005, 365:2137–2145

108-7）。在询问青少年关于物质尝试和物质使用的细节时，需要充分考虑隐私和知情同意权。与父母会谈可以从另外一个角度获知被青少年忽视或隐匿的早期警示信号。青少年物质使用的早期警示信号有：情绪、食欲或睡眠模式的变化；在校学习或学校表现的兴趣下降；体重减轻；有关社交计划的神秘行为；或家里丢失金钱、珠宝等贵重物品。以下的情况需要进行尿液筛查：①精神症状，排除共病或双重的诊断；②在学校的表现或其他日常行为有明显的改变；③经常发生意外事故；④经常出现呼吸道的问题；⑤严重的机动车或其他伤害的评估；⑥作为康复计划的一个监测步骤。表108-8中根据物质的不同种类罗列了常用的检测方法，以及服用物质后在尿液中检出所用物质间隔的大致时间。大多数筛查采用的是免疫分析的方法，诸如应用高度敏感的、高特异的气相色谱分光计进行的酶聚合免疫分析技术。当体格检查与尿液药物筛查结果相悖时，必须考虑到某些物质会引起假阳性结果。在2007年美国儿科学会发布的指南中，强烈反对以家庭或学校为单位的测试。

## 诊　断

物质滥用的特点是指尽管有严重的后果和躯体伤害仍持续使用的一种不良使用模式。化学依赖可以被定义为一种慢性、进行性疾病过程，以失控的过量

**表108-6　最常见的中毒症状**

| | |
|---|---|
| **抗胆碱能样症状** | |
| 共同的表现 | 极度兴奋地喃喃自语，心动过速、皮肤发红，发干，瞳孔放大，肌阵挛，轻度的体温升高，尿潴留和肠鸣音亢进。在严重的病例中可能发生抽搐和节律障碍。 |
| 可能的原因 | 抗组胺药，抗帕金森病药，阿托品，东莨菪碱，金刚烷胺，抗精神活动药，抗抑郁药，解痉药，扩瞳药，骨骼肌松弛药和许多植物（特别是jimson草和捕蝇蕈毒菌）。 |
| **拟交感样症状** | |
| 共同的表现 | 幻觉，妄想，心动过速（如果药物是单纯的α－肾上腺素能竞争剂则出现心动过缓），高血压，高热，大量出汗，竖毛，瞳孔散大，反射亢进。在严重的病例中可能发生抽搐、低血压和节律障碍。 |
| 可能的原因 | 可卡因，安非他明，脱氧麻黄碱（和它的衍生物3,4-亚甲基二氧安非他明，3,4亚甲基二氧脱氧麻黄碱，3,4亚甲基二氧麻黄碱（和它的衍生物3,4-亚甲基二氧安非他明，3,4亚甲基二氧脱氧麻黄碱，3,4亚甲基二氧麻黄碱和2,5二甲氧基-4-甲基苯异丙胺）和减充血剂的过量（盐酸苯丙醇胺、麻黄素和假麻黄碱）。在咖啡因和茶碱过量中，儿茶酚胺的释放会导致除了器官的精神征象外相同的症状。 |
| **鸦片、镇静药或乙醇中毒** | |
| 共同的表现 | 昏迷，呼吸抑制，瞳孔缩小，低血压，心动过缓，低温过低，肺水肿，肠鸣音减弱，反射低下和针孔。抽搐可能在一些麻醉剂、明显丙氧酚的使用过量后出现。 |
| 可能的原因 | 麻醉剂，巴比妥类，氯乙基戊烯炔醇，格鲁米特，甲普里隆，甲喹酮，眠而通，乙醇，可乐亭和胍那苄 |
| **胆碱能样症状** | |
| 共同的表现 | 思维混乱，中枢神经系统抑制，虚弱，流涎，流泪，尿和粪失禁，胃肠道痉挛，呕吐，多汗，肌肉自发性收缩，肺水肿，瞳孔缩小，心动过缓或心动过速，以及抽搐。 |
| 可能的原因 | 器官磷酸酯和氨基甲酸酯的杀虫剂，毒扁豆碱，氯化腾西隆和一些蘑菇。 |

摘自 Kulig K. Initial management of ingestions of toxic substances. N Engl J Med, 1992,326:1678



**表108-7　CRAFFT记忆工具**

- 你坐过由饮酒或服药的人（包括你自己）开的车吗?
- 你是否有通过饮酒或服药来放松自己，使自己感觉好点或适应环境？
- 你自己一个人的时候（孤独时）是否饮酒或使用药物？
- 当饮酒或使用药物时你是否会忘记事情？
- 你的家人或朋友是否告诉你应该戒酒或停止使用药物？
- 当你饮酒或使用药物时是否会有麻烦？

摘自 Anglin TM. Evaluation by interview and questionnaire//Schydlower M. Substance abuse: a guide for health professionals. 2nd ed. Elk Grove Village, IL, 2002, American Academy of Pediatrics, 69

使用、强迫以及建立一种改变状态（为了感觉良好或避免感觉不好需要持续服用一种作用于精神的药物）为特征。物质滥用的诊断有赖于要认识到所有儿童和青少年都有风险的，而他们中有一部分人较其他人更具具有风险。物质滥用和物质依赖的诊断代码如表108-9所示（表108-9见光盘）。这些标准被用于成人，使用模式的差别、发育的指征及其他与年龄相关的结果使得青少年在使用这些标准时有一定的局限性；然而专门用于青少年的敏感诊断标准还没有建立。符合诊断标准的青少年必须转诊给物质滥用的治疗项目，除非初级保健医生接受过另外的成瘾医学培训。

## ■ 并发症

青少年期的物质滥用可能会合并其他病症和青少年犯罪行为。为了有资金购买毒品或酒精，青少年可能进行抢劫、盗窃、贩卖毒品或卖淫。任何毒品经常使用的话都会最终导致判断力的下降，以及无保护性的性行为，而这一性行为会导致怀孕和包括HIV在内的性传播疾病，以及躯体暴力和外伤。在青少年人群中，药物和酒精的滥用和外伤的关系十分密切。一些关于青少年外伤受害者的研究显示，除了最常见的酒精外，在大多数的受害者（40%）血液和尿液样本中均发现了大麻和可卡因成分。任何一种注射物质的使用都会增加乙型肝炎、丙型肝炎以及HIV的感染风险。

## ■ 治 疗

青少年药物滥用是一个复杂的问题，需要多学科的方法满足不同的需求，而不是仅仅解决毒品使用的问题。近30年有关药物滥用有效治疗的研究产生了13个治疗的基本原则。总体而言，这些原则包括治疗易获得、利用多学科的方法、采用个人或团体咨询、提供心理健康服务、治疗时监控毒品使用情况，以及了解药物滥用或成瘾的康复过程中会出现毒瘾复发。对大多数患者而言，在接受为期3个月最短疗程的治疗后，会有明显改善。

## ■ 预 后

对于转诊至毒品治疗项目的青少年物质滥用者，定期参加治疗后的小组活动能产生积极的效果。有学习或行为问题的男性，他们的预后比没有上述问题的同龄人要差。同伴及父母滥用药物对男性最终结果有重要影响。对女性而言，诸如自尊和焦虑是影响预后的重要因素。应牢记长期的物质滥用者容易复发，在治疗后的管理中应予以适宜、专业、高质量的健康支持。

**表 108-8 青少年药物滥用的尿液筛查**

| 药物 | 主要代谢产物 | 初试验 | 第1次确认 | 第2次确认 | 保留的大致时间 |
|---|---|---|---|---|---|
| 酒精（血） | 乙醛 | GC | IA | | 7~10h |
| 酒精（尿） | 乙醛 | GC | IA | | 10~13h |
| 安非他明 | | TLC | IA | GC, GC/MS | 48h |
| 巴比妥类 | | IA | TLC | GC, GC/MS | 短效 (24h); 长效 (2~3 周) |
| 巴比妥类 | | IA | TLC | GC, GC/MS | 3d |
| 大麻类 | 羧基和羟基代谢物 | IA | TLC | GC/MS | 3~10d（偶尔使用）; 1~2 个月（长期使用） |
| 可卡因 | 苯甲酰基爱冈宁 | IA | TLC | GC/MS | 2~4d |
| 安眠酮 | 羟基类代谢产物 | TLC | IA | GC/MS | 2 周 |
| 鸦片 | | | | | |
| 海洛因 | 吗啡<br>葡糖苷酸 | IA | TLC | GC, GC/MS | 2d |
| 吗啡 | 吗啡<br>葡糖苷酸 | IA | TLC | GC, GC/MS | 2d |
| 可待因 | 吗啡<br>葡糖苷酸 | IA | TLC | GC, GC/MS | 2d |
| 苯环己哌啶 | | TLC | IA | GC, GC/MS | 8d |

GC：气象色谱；IA：免疫分析；MS：聚分光剂；TLC：薄层色谱法。摘自 Drugs of abuse—urine screening [physician information sheet]. Los Angeles, Pacific Toxicology. 摘自 MacKenzie RG, Kipke MD. Substance use and abuse//Friedman SB, Fisher M, Schonberg SK. Comprehensive adolescent health care. St Louis：Mosby, 1998

## 预　防

在儿童和青少年人群中预防药物使用需要一些针对个体、家庭、学校和社区层面开展的预防措施。国家药物滥用研究所（NIDA）已经发布成功预防项目的基本原则。有效的预防措施应能提升保护性因素（父母的支持）和降低危险因素（自我控制差）、应能解决所有形式的药物滥用（合法的和非法的）、应能在一个已确定的社区内处理特殊的药物滥用类型、为了提高有效性，项目应与文化相适应。表 108-10 中列举了这些领域的危险因素和保护因素。儿童和青少年物质使用风险最高的时期通常处在生活过渡时期，诸如从小学到中学，或从初中到高中。为了能充分地预计潜在的物质使用或滥用，预防措施必须针对青少年的这些情感和社会紧张时期。基于药物滥用预防项目研究的有效策略在 NIDA 的官网（www.drugabuse.gov）和物质滥用预防中心网站的官网（www.prevention.samhsa.gov）上已有罗列。

## 参考书目

参考书目请参见光盘。

# 108.1　酒　精

*Margaret M. Stager*

酒精是最受青少年欢迎的物质。报告显示，接近 75% 的美国 12 年级高中生曾经有饮酒的经历，他们中 24% 第一次饮酒的年龄不满 13 岁，这个发生率在欧洲的青少年中更高。年轻人在低年龄段就形成酗酒问题的风险受到多种因素影响（表 108-11）。此外，30% 高年级高中生承认饮酒行为的同时还并存一些其他的风险行为，例如驾驶或服用其他物质。对年长的青少年和年轻的成年人来说，酗酒仍然是最突出的问题。36% 的高年级高中生在过去的 30d 内，饮酒天数连续超过 5d 甚至更多。具有酗酒习惯的青少年较他人更容易受到攻击、进行高危险的性行为、出现学业问题且更容易受到伤害。

**表 108-10　物质滥用预防的相关危险因素和保护因素**

| 危险因素 | 范围 | 保护因素 |
|---|---|---|
| 早期的攻击性行为 | 个体 | 自我控制 |
| 缺乏父母的监督 | 家庭 | 父母的监督 |
| 物质滥用 | 同伴 | 学术能力 |
| 药物可用性 | 学校 | 反毒品使用政策 |
| 贫困 | 社区 | 亲密的邻里关系 |

摘　自 National Institute on Drug Abuse. Preventing drug use among children and adolescents. A research based guide for parents, educators, and community leaders. NIH publication No. 04-4212(B). 2nd ed.Bethesda, MD, 2003, National Institute on Drug Abuse

酒精导致年轻个体死亡的人数超过所有非法毒品的总和。对青少年创伤受害的研究显示，住院青少年中 32%~45% 具有饮酒史。车祸是最常见的与饮酒有关的事故，但也造成包括自残在内的其他类型的伤害。

## 药理和病理生理学

酒精（乙醇）在胃里迅速吸收并转运到肝，通过两条途径进行代谢。主要的代谢途径会导致三酰甘油过度合成，即便是在营养良好者中，这种现象也会引起脂肪肝。肝细胞充满脂肪会导致肝坏死，触发炎症过程（酒精性肝炎），然后发生纤维化，即造成肝硬化。早期肝脏受累即可引起 γ-谷胺酰转肽酶和血清谷氨酸-丙酮酸转氨酶的升高。第二种代谢途径在血清乙醇水平高时才发挥作用，该过程涉及微粒体酶系统；在此过程中上述辅助因子被还原为烟酰胺腺嘌呤二核苷酸。这一代谢途径激活的明确效应是拮抗类似药物的代谢，造成蓄积，增强药物效果或导致毒性。

## 临床表现

酒精的作用主要是抑制中枢神经系统，产生欣快、眩晕、多语和短期记忆障碍，增加疼痛阈。酒精引起血管扩张和低体温的作用也与中枢调节有关。血清乙醇水平很高时可出现呼吸抑制。乙醇抑制垂体抗利尿激素的释放，从而引起利尿。胃肠道的症状可发生在单次大量饮酒后。最常见的并发症是急性糜烂性胃炎，表现为上腹部疼痛、食欲不振、呕吐和大便潜血试验

**表 108-11　青少年饮酒问题的危险因素**

家庭危险因素
- 缺乏父母监管
- 父母和青少年之间缺乏沟通
- 家庭冲突
- 严格或不一致的家庭纪律
- 父母有饮酒或服药史

个人危险因素
- 自我控制差
- 情绪不稳
- 寻求刺激行为
- 行为问题
- 认为饮酒的风险很低
- 14 岁前饮酒史

阳性。由于急性酒精中毒性胰腺炎引起的中腹部疼痛和呕吐不太常见，诊断要通过血清淀粉酶和脂肪酶活性增高来确定。

## ■诊 断

初级保健为青少年饮酒或问题行为的筛查提供了机会。与识别精神障碍的诊断与统计手册第四版（DSM-Ⅳ）中对青少年酒精使用障碍的诊断（表108-13）一样，简易饮酒筛查工具[CRAFFT（表108-7）或AUDIT（酒精使用障碍的筛查量表，表108-12）]在临床上得到很好的使用。如果AUDIT表中得分≥8，则意味着此人饮酒过多，通过减少或戒酒可以获益（表108-13）。青少年饮酒的早期阶段常会表现出躯体症状。近期饮酒可能会使γ-谷氨酰转移酶（GGT）和氨基转移酶（AST）升高。

在急救时，对出现定向力障碍、嗜睡或昏迷的任何青少年均应怀疑酒精过量综合征。虽然酒精独特的气味可以帮助诊断，但是仍建议进行血液分析以确诊。青少年血液中酒精浓度超过200mg/dL就有死亡风险；超过500mg/dL（半数致死量）常常会导致严重的后果。当酒精抑制程度高于血液乙醇报告水平时，应考虑有头部创伤、低血糖或摄入其他药物等混淆因素。

## ■治 疗

酒精过量综合征造成死亡的机制是呼吸抑制，因此必须进行人工通气直至肝脏能清除足够量的酒精。如果不是一个酒精成瘾的患者，酒精浓度从400mg/dL降到0需要20h。当血中酒精浓度高于400mg/dL时应考虑透析。作为紧急治疗后的随访，必须进行酒精滥用的转诊治疗。对于青少年而言，团体咨询、个性化咨询和家庭教育干预是非常有效的干预措施。

## 参考书目

参考书目请参见光盘。

# 108.2 烟 草

*Margaret M. Stager*

## ■香 烟

全球每年有近500万人死于吸烟，死亡的人数在发展中国家和发达国家大致相等。与其他物质和枪支相比，导致美国居民死亡的最多见原因是烟草，比所有其他原因导致的死亡的总和都多。在美国，吸烟者开始吸烟的平均年龄是12岁，且大多数在14岁就已成为经常吸烟者。超过90%的青少年吸烟者最终成为成年吸烟者。导致青少年使用烟草的相关因素有：接触吸烟者（朋友、父母）、烟草的易获得性、社会经济地位低、学校表现不佳、自卑、缺乏对烟草使用风险性的认知，以及缺乏抵制烟草使用的技巧。

高中学生吸烟率在过去的十年呈下降趋势，终身吸烟从20.0%下降到12.4%，当前频繁吸烟从16.8%下降到8.1%。据报道，总体而言，白人当前的吸烟率（29.9%）要高于西班牙人（20.1%）或黑人（16.0%）。丁香香烟（kreteks）和风味香烟（比迪烟，bidis）受到年轻学生的欢迎。这两种带香味的香烟包含烟草和其他添加剂，在未经充分过滤的情况下会释放更多的

**表108-12 酒精使用障碍的筛查量表（AUDIT）**

| | 得分（0~4）* |
|---|---|
| 1. 你多久会喝一次酒？ | 没有为0分；每周≥4次为4分 |
| 2. 你一天会喝多少酒？ | 1或2为0分；≥10次为4分 |
| 3. 你多久一次喝6杯或更多的饮料？ | 没有为0分；每天或者几乎每天为4分 |
| 4. 在过去一年，你有多少次发现一旦开始，你就不能停止饮酒？ | 没有为0分；每天或者几乎每天为4分 |
| 5. 在过去一年，你有多少次发现由于饮酒而不能完成正常预期的事情？ | 没有为0分；每天或者几乎每天为4分 |
| 6. 在过去一年，你有多少次发现你原本只需要早上喝一杯，但在一次大量饮酒聚会后越喝越多？ | 没有为0分；每天或者几乎每天为4分 |
| 7. 在过去一年，你有多少次在喝酒后有后悔的感觉？ | 没有为0分；每天或者几乎每天为4分 |
| 8. 在过去一年，你有多少次不记得喝酒的前一晚发生什么？ | 没有为0分；每天或者几乎每天为4分 |
| 9. 你自己或者其他人是否有因为你饮酒而受伤？ | 没有为0分；在过去一年有为4分 |
| 10. 是否有亲戚、朋友、医生及其他医疗工作者开始关注你的饮酒问题，或者建议你应当减少饮酒？ | 没有为0分；在过去一年有为4分 |

*得分≥8为有饮酒问题

摘自 Schuckit MA. Alcohol-use disorders. Lancet，2009，373:492-500

**表 108-13　DSM-Ⅳ诊断与统计手册和 ICD-10 国际疾病分类对酒精依赖的诊断标准**

| |
|---|
| DSM-Ⅳ诊断与统计手册 |
| ·酒精耐受 |
| ·戒断综合征 |
| ·比预期更多的酒精使用* |
| ·使用酒精的欲望及无能力控制使用 |
| ·花费大量时间来获取和使用酒精，并从酒精使用中恢复过来 |
| ·对社会、工作及娱乐活动的忽视 |
| ·尽管躯体或者心理问题，仍持续酒精使用 |
| ICD-10 国际疾病分类 |
| ·强烈愿望或强迫使用酒精 |
| ·没有能力控制使用 |
| ·戒断综合征 |
| ·酒精耐受 |
| ·兴趣下降 |
| ·尽管躯体或者心理问题，仍持续酒精使用 |
| 酒精依赖被定义为在 12 个月内符合这些标准中的 3 个或者更多 |

尼古丁和其他有害物质。据报道，年长男学生雪茄或小雪茄（迷你雪茄）的使用率最高（26.2%）。吸烟与其他高风险的行为相关，与不吸烟者相比，青少年吸烟者更倾向于饮酒和进行无保护的性活动，使用大麻的风险是不吸烟者的 8 倍，吸食可卡因的风险是不吸烟者的 22 倍。

虽然烟草使用的形式不同，但是烟草仍被世界所有地区的青少年所使用。在美国和欧洲，虽然雪茄和无烟烟草也在使用，但香烟的流行率高于其他烟草；在地中海东部，水烟（通过水烟筒吸食有味道的烟草）很普遍；在东南亚使用的是无烟烟草产品；在西太平洋，槟榔与烟草一同咀嚼使用；而在非洲会使用烟管、鼻吸和卷烟叶。

## 药理学

尼古丁作为香烟的主要活性成分，会使人上瘾。尼古丁可在身体很多部位吸收，包括肺、皮肤、胃肠道、口腔和鼻黏膜。尼古丁的活性通过烟碱样乙酰胆碱受体介导，可以导致多巴胺的水平增高，介导的受体位于大脑的非胆碱能突触前和突触后部位。尼古丁还会刺激肾上腺释放肾上腺素，导致血压、呼吸和心率立即升高。一支香烟的尼古丁平均含量为 10mg，吸一支烟平均摄入尼古丁约 1.0~3mg。香烟释放的尼古丁半衰期是 2h。尼古丁通过 C- 氧化（C-oxidation）的主要代谢产物是可替宁，它的生物活性半衰期为 19~24h，可以在尿液、血清和唾液中检测到。

## 临床表现

吸烟对健康的不良反应包括慢性咳嗽、黏痰和喘鸣。妊娠时吸烟可使胎儿体重平均减少 200g；体重的减轻，再加上青少年本身分娩的婴儿偏小，这些因素都会使得青少年围生期的发病率和死亡率进一步升高。吸烟可激活肝脏滑面内质网的多种酶类，从而影响非那西汀、茶碱和丙咪嗪这些药物的代谢。青少年尝试戒烟的时候会出现戒断症状，以易怒、注意力涣散、食欲增加及对烟草的强烈渴望最为常见。尼古丁依赖的定义见表 108-14。

## 治　疗

青少年戒烟的方法包括 5A 法（询问 Ask、建议 Advise、评估 Assess、援助 Assist 和安排 Arrange）和尼古丁替代疗法，这两种方法均可用于已经成瘾但主观要求戒烟和不再使用无烟烟草（SLT）的青少年。尽管在青少年干预方面，目前的证据仍很有限，但专

**表 108-14　DSM-IV 诊断与统计手册和 ICD-10 国际疾病分类修订对尼古丁依赖的特点**

| |
|---|
| DSM-IV 标准 |
| 在过去 12 个月内，在任何时点，存在以下 3 个或者更多情况： |
| ·耐受—吸烟者需要大量尼古丁来获得欲望的效果，或者随着同样数量尼古丁的持续使用却会降低效果。 |
| ·戒断综合征 |
| ·尼古丁通常比预期要花费更大量或更长的时间 |
| ·为减少或者控制使用而进行着持久或者不成功的努力 |
| ·为了获得尼古丁或者从尼古丁的影响中恢复过来，需要花费大量的时间 |
| ·由于尼古丁的使用，重要的社会、职业或娱乐活动不得不放弃或者减少 |
| ·尽管尼古丁的持续使用可能会产生或者加剧持续或复发性生理、心理问题 |
| ICD-10 标准 |
| 在重复性使用后，会出现一系列行为、认知及心理问题： |
| ·耐受性日益增加 |
| ·有时出现躯体戒断症状 |
| ·对吸食尼古丁有强烈的欲望 |
| ·在控制使用方面有困难 |
| ·尼古丁的使用要比其他活动和义务优先级别高 |
| ·尽管有不利影响却仍坚持使用 |

摘自 American Psychiatric Association. Diagnostic and statistical manual of mental disorders.4th ed. Washington, DC: American Psychiatric Association, 2000

业委员会依然推荐5A法。目前有关青少年尼古丁贴片的研究提示，贴片在减少戒断症状方面能起到积极作用，为了达到更高的戒烟率和降低复吸率，必须结合药物和行为治疗。尼古丁也可以存在于口香糖、吸入器、鼻喷剂、止咳糖或含片中。诸如安非他酮等药物治疗尚未获得批准在18岁以下的青少年中应用；一些青少年戒烟疗效的初步研究显示，每天服用150mg或者300mg的安非他酮是有效的。瓦伦尼克林已成功用于成人治疗，但可能有导致自杀的风险。社区机构提供的正规戒烟计划可作为戒烟的补充选择。

## ■ 无烟烟草（SLT）

20世纪80年代末和90年代的调查表明SLT使用的增加，促使国家癌症协会（NCI）督促美国联邦政府努力阻止SLT的使用，特别是在青少年中的使用。现有研究显示从20世纪90年代早中期开始到2008年，SLT的长期使用率在8、10、12年级中存在持续下降的趋势。与女生（2.3%）相比，SLT在男生中（13.4%）更受欢迎。虽然SLT致死性较低，但是SLT依然伴有成瘾的风险，并可引起牙龈萎缩/牙龈炎和癌前黏膜白斑病等口腔问题。

## 参考书目

参考书目请参见光盘。

# 108.3 大 麻

*Margaret M. Stager*

大麻（THC）来自于植物大麻株，是最常滥用的违禁毒品。其最主要的化学活性成分四氢大麻酚（THC）有致幻作用。鼻腔和口腔能迅速吸收THC，分别在10min和1h主观效力达到顶峰。大麻通常以香烟或烟管的形式吸入。虽然成分的差别很大，但是每支烟都含8%~10%THC。另外一种常见的吸食方法叫作"blunt"，是在一根掏空的小雪茄中填满大麻。印度大麻是一种高度浓缩的THC松脂，以黏稠的黑色液体或油状形式存在。在过去10年中青少年使用大麻有所下降，32.4%的美国高年级高中生承认在过去1年中吸食过大麻；19%的欧洲学生承认自己在其一生中至少使用过一次大麻。世界范围内，包括撒哈拉以南非洲地区和亚洲地区都存在青少年使用非法毒品的情况。

## ■ 临床表现

除了能产生吸食者想要的兴奋和欣快作用外，大麻可能引起短期记忆损害、在需要分配性注意的任务中（如驾车）表现差、丧失判断能力、协调能力下降和时间概念混乱（表108-15）。很少发生视幻觉和躯体感觉障碍，但在大麻的影响下可能出现"闪回"或回想起恐怖的幻觉，这些情况常常发生在紧张或高度兴奋时。

每周吸食大麻4d以上，持续6个月可造成与剂量有关的血浆中睾酮水平下降和精子生成抑制，这种情况促使人们关注青春发育结束前吸食大麻产生的潜在危害。口服THC或吸食大麻通常在刺激食欲之后有止吐的效果，这也是接受化疗的癌症患者使用毒品的依据。虽然在动物中发现有致畸性，但是在人类中还没有发现这种影响。长期使用大麻的人会丧失和他年龄相适应的行为的兴趣，称之为"失动机综合征"，引起的原因还不是十分清楚。长期使用大麻会增加焦虑和抑郁、学习问题、工作表现差以及诸如咽炎、鼻窦炎、支气管炎和哮喘等呼吸系统问题（表108-15）。

与1970年相比，1990年大麻的THC成分增长了5~15倍，THC成分的增长与戒断综合征的出现（出现在毒品停用后的24~48h）相关。大剂量使用者的戒断症状有身体不适、易怒、易激惹、失眠、药物渴求、颤抖、出汗、盗汗和胃肠道功能紊乱。症状在停药第4天时达到顶峰，在10~14d时逐渐消除。有些药物可能会与大麻相互作用增强镇静作用（如酒精、安定），或加强兴奋作用（可卡因、安非他命），或造成拮抗作用（普萘洛尔、苯妥英）。

包括认知行为治疗和动机激励在内的行为干预在治疗大麻依赖方面卓有成效。

## 参考书目

参考书目请参见光盘。

**表108-15 急性和慢性吸食大麻的不利影响**

严重副作用

· 焦虑和恐慌，尤其对那些未服用过麻醉毒品的使用者

· 精神病症状（高剂量）

· 如果一个人醉酒驾驶可能会有交通事故

长期副作用

· 大麻依赖综合征（大概1/10的服用者）

· 在规律吸烟者中，会有慢性支气管炎和呼吸功能受损

· 在一些重度使用者中具有精神性症状和障碍，尤其是对那些具有精神病症状病史或者具有精神病障碍家族史

· 在青少年规律使用者中，受教育程度有损害

· 在那些具有10年或者更久的日常用户中，具有轻微的认知障碍

摘自 Hall W, Degenhardt L. Adverse health effects of non-medical cannabis use. Lancet, 2009, 374:1383–1390

## 108.4 吸入剂

*Margaret M. Stager*

吸入剂，作为常见的家用产品，由一系列挥发性物质组成，吸入这些挥发性物质的蒸汽会有精神活性的效果。在年轻青少年中，吸入的做法很流行，而且会随着年龄的增加而减少。青少年喜欢这些物质是由于其能快速奏效、容易获得和成本低。滥用的吸入剂产品包括挥发性溶剂（涂料稀释剂、胶水），气溶胶（喷漆、头发喷雾），气体（丙烷罐、打火机液），以及亚硝酸盐。最受青少年欢迎的吸入剂有胶水、鞋油和喷漆。各种各样的产品都含有对健康会产生严重不良影响的众多化学物质（表 108-16）。深呼吸，是一种吸入烟雾的操作，将被化学溶液浸泡过的衣物放入纸袋，向口鼻直接喷洒气雾剂，或使用充满了烟雾的气球，塑料袋，或苏打水瓶。青少年使用吸入剂的比例持续下降，2008 年的数据指出，3.9% 的高中生表示在近 30d 内使用过吸入剂；9% 的欧洲年轻人承认自己曾使用过吸入剂。美国原住民的年轻人中，吸入剂使用频率高，这可能是由于与世隔绝和教育水平偏低所导致的；生活在白令海峡 14 个独立村庄的因纽特人中，有 48% 的青少年一生都在使用吸入剂。

### 临床表现

吸入剂的主要作用是影响心理状态（表 108-17）。由于作用仅持续数分钟，所以一个熟练的使用者为了保持亢奋的状态，会重复吸入很长时间（数小时）。吸入剂的即时效果与酒精相似：兴奋、口齿不清、协调性下降、头晕。甲苯，作为模型飞机黏合剂和某些橡胶胶水的主要成分，会引起长达 2h 的放松和愉快的幻觉。长时间或快速吸入会产生欣快感，随之而来的是强烈的兴奋或昏迷。挥发性的亚硝酸盐，如戊基亚硝酸、丁基亚硝酸盐及相关的化合物在市面上以房间除臭剂的形式销售，在年长青少年和年轻成年人中，也可作为欣快剂以提升音乐欣赏和性生活的乐趣。它们可能会引起头痛、眩晕及昏厥；极度低血压和皮肤发红后出现血管收缩和心动过速；心电图示短暂的 T 波倒置及 ST 段压低；高铁血红蛋白血症；支气管炎；眼内压增高。

表 108-16　常见滥用吸入剂等化学物质的危害

| |
|---|
| **亚硝酸戊酯、丁基亚硝酸盐**（“poppers”，“video head cleaner”）：吸气性猝死综合征，抑制免疫功能，损伤红细胞（干扰氧气供应至重要组织） |
| **苯**（存在汽油中）：骨髓损伤，免疫功能受损，增加白血病的风险，生殖系统毒性 |
| **丁烷、丙烷**（存在打火机液、头发和油漆喷雾中）：由于心脏的影响产生吸气性猝死综合征，严重烧伤（因为可燃性） |
| **氟利昂**（用作制冷剂、气雾剂推进剂）：吸气性猝死综合征，呼吸道阻塞和死亡（突然的冷 / 寒冷损伤气道），肝损伤 |
| **二氯甲烷**（油漆稀释剂、脱脂剂）：血液携氧的减少，以及心脏肌肉和心跳的变化 |
| **一氧化二氮**（“笑气”）**己烷**：死于大脑缺氧，感知和运动协调的改变，感觉丧失，四肢痉挛，停电引起的血压改变，心肌功能减退 |
| **甲苯**（汽油、油漆稀释剂、消毒剂及修正液）：脑损伤（脑组织损失质量、认知障碍、步态障碍、运动的协调性丧失、失去平衡、四肢痉挛、听力和视力丧失），肝脏和肾脏损害 |
| **三氯乙烯**（除斑、脱脂剂）：吸气性猝死综合征，肝硬化，生殖并发症，视力和听力损伤 |

### 并发症

模型飞机用黏合剂能够引起许多并发症，这与其化学毒性、使用方式（如塑料包，结果是导致窒息）及经常处于危险的吸入环境中（市中心贫民区）有关。据报告，在慢性吸入剂滥用者中，常见的神经肌肉变化包括运动协调困难、步态异常、肌肉震颤、痉挛，尤其是在腿部（表 108-18）。此外，长期使用可引起肺高压、限制性肺缺陷或弥散能力的减弱、外周神经变性、急性横纹肌溶解、血尿，肾小管酸中毒及可能发生的大脑和小脑萎缩。慢性吸入剂滥用一直与广泛的脑损害和认知异常有关联，影响程度从轻度损害（记忆力下降，学习能力下降）到严重痴呆症。急性期死亡可能是由于大脑、肺水肿、心肌受累（表 108-18）。

### 诊　断

吸入剂产品无处不在的特点和父母对吸入剂危险意识的不足，造成吸入剂使用的诊断很困难。在初级保健机构中，保健人员应询问家长：是否见到青少年

表 108-17　临床症状进展分期

| 分期 | 临床症状 |
|---|---|
| 1. 兴奋期 | 欣快、兴奋、愉快、头晕、幻觉、打喷嚏、咳嗽、过量唾液、畏光、恶心、呕吐，皮肤潮红和行为异常 |
| 2. 抑制期（早期） | 思维混乱、定向障碍、反应迟钝、缺乏自信、幻听、幻视或视物重影、震颤、头痛、痛觉过敏、面色苍白或发青 |
| 3. 抑制期（中期） | 嗜睡、肢体不协调、言语混乱、反射减弱、眼震及眼球运动障碍 |
| 4. 抑制器（晚期） | 可能伴有怪异梦境的无意识状态、抽搐、脑电图异常 |

摘自 Dan, Harris. Volatile substance abuse. Archives of Disease in Childhood- Education and Practice, 2006, 91(4): ep93–ep100

表 108-18 急性和慢性挥发性物质滥用的临床表现 (VSA)

| | |
|---|---|
| 心室纤维性颤动 | 肌肉无力 |
| 心搏停止，心脏骤停 | 腹痛 |
| 心肌梗死 | 咳嗽 |
| 共济失调 | 吸入性肺炎 |
| 焦虑 | 化学性肺炎 |
| 肢体不协调 | 昏迷 |
| 震颤 | 视觉和听觉的幻觉 |
| 视觉损失 | 急性妄想 |
| 耳鸣 | 恶心呕吐 |
| 构音障碍 | 肺水肿 |
| 眩晕 | 畏光 |
| 反射亢进 | 皮疹 |
| 急性混乱状态 | 黄疸 |
| 结膜炎 | 神经性厌食症 |
| 严重的偏执 | 口齿不清 |
| 抑郁 | 腹泻 |
| 口腔和鼻腔黏膜溃疡 | 体重减轻 |
| 口臭 | 鼻出血 |
| 抽搐、阵挛 | 鼻炎 |
| 头痛 | 脑水肿 |
| 周围神经病变 | 视力丧失 |
| 高铁血红蛋白症 | 灼伤 |
| 急性创伤 | 肾小管性酸中毒 |

摘自 Harris D. Volatile substance abuse, Arch Dis Child Edu Pract Ed,2006, 91:93–100

的一些不寻常行为？是否在青少年的卧室中注意到高危的物品？是否看到在青少年的手、鼻、嘴上有油漆？或者发现涂有油漆或化学物质的破布？全血细胞计数、凝血功能检查以及肝肾功能检查可以协助诊断并发症。重度中毒时，吸入剂使用者可出现坐立不安、全身肌无力、发音困难、眼球震颤、破坏性行为以及偶尔产生幻觉的症状。甲苯以马尿酸的形式快速通过尿液排泄，通过气相色谱法可以在其血清中检出残留物。

## ■ 治 疗

治疗通常为支持疗法及控制心律失常及稳定呼吸系统及循环系统。一般不会发生戒断反应。

## 参考书目

参考书目请参见光盘。

# 108.5 致幻剂

Margaret M. Stager

青少年会因为许多天然及合成的物质具有致幻作用而使用它们。这些物质的化学结构和神经递质（如5- 羟色胺）相类似，然而这些物质确切的作用机制仍不清楚。最普遍的几种致幻剂是麦角酸二乙基酰胺（LSD）、亚甲双氧甲基苯丙胺（MDMA）或摇头丸。

## ■ 麦角酸酰二乙基酰胺

LSD（酸、大 d、吸墨纸）作为一种非常强有力的迷幻剂，是由麦角中的麦角酸制成的，麦角是生长于黑麦和其他谷类上的一种真菌。由于它的药物效能高，所以可直接将有效剂量置于吸水纸上，或以液体或药片的形式服用。起效时间为 30~60min，于 2~4h 达到顶峰。10~12h 后，服用者回到服药前的状态。美国 4% 的 12 年级学生至少尝试过一次 LSD。

## ■ 临床表现

LSD 的作用可以分为 3 类：躯体（生理作用）、知觉（听力及视力的改变）、精神作用（意识改变）。常见的躯体症状为头晕眼花、瞳孔扩大、恶心、面部潮红、体温升高及心动过速。据报道，过量使用 LSD 后会产生联觉，即“看见”味道，“听到”颜色，以及对时间和自我概念的扭曲。妄想的心理作用、躯体变形以及多疑达到中毒性精神病的程度是更为严重的精神心理症状。LSD 并不被认为是一种会成瘾的药物，因为它通常不产生主动寻求药物的行为。

## ■ 治 疗

当使用 LSD 所产生的感觉经历引起使用者的惊恐后，就可以认为这是一个“糟糕的经历”。必须对这种情况进行治疗，将服药者从恼人的环境中带离，并将他置于一个安静环境中由一位同伴陪同。如果吸食者出现极度激动或惊厥，可使用苯二氮。停药后的幻觉重现，或药物作用消失后 LSD 引发的状态，以及对 LSD 耐药也是其并发症。

## ■ 亚甲双氧甲基苯丙胺

MDMA（“X”，摇头丸）是一种苯丙胺致幻剂，它是一种类似于麦斯卡林致幻剂和冰毒兴奋剂的合成物。与其他致幻剂一样，这种药物也是与中枢神经系统（CNS）的血清素能神经元相作用的。它是锐舞和通宵狂舞聚会的首选，而且它与 γ- 羟丁酸（GHB）和氯胺酮共同称为“俱乐部药品”（表 108–5）。

2005—2008 年，10 和 12 年级学生过去 1 年 MDMA 的使用增加。12 年级学生中有 6% 至少尝试过一次摇头丸。相似的增长也出现在欧洲年轻人中；2007 年欧洲对酒精和其他药物的学校调查项目结果显示，3% 的欧洲学生承认在他们的一生中尝试过摇头丸，5 个国家报告的曾经使用率为 6%~7%。

## 临床表现

快速起效的症状为欣快感，这是一种性快感的提升，是精神和情绪能量的激增。与其他迷幻剂相比，MDMA 较少引起情绪不稳定、人格解体及思维扰乱。躯体症状包括恶心、牙关紧咬、磨牙及视物模糊，精神症状包括焦虑、惊恐及精神错乱。有一些服用该药物后死亡的报道。高剂量服用 MDMA 可以干扰躯体调节体温的能力。体温过高和锐舞派对中的劲舞，会引起严重的肝、肾、心血管系统衰竭及死亡。对急性中毒尚无特异的治疗方法。长期使用 MDMA 可导致大脑功能的改变，影响认知任务和记忆。上述症状可能出现的原因为，MDMA 对神经元的作用是将 5- 羟色胺作为一种神经递质。5- 羟色胺在调节情绪、攻击行为、性行为、睡眠及疼痛敏感度等方面起着重要的作用。MDMA 使用者的药物依赖性很高。服用 MDMA 可能会引起长期的神经毒性和对含有 5- 羟色胺的神经元造成损害。在灵长类动物中，服用 MDMA 仅 4d 会对 5 - 羟色胺神经末梢造成明显损害，损伤在 6~7 年之后仍可见到。目前还没有针对 MDMA 成瘾的特异的药物治疗，药物滥用康复小组值得推荐。

## 苯环己哌啶（PCP）

PCP（即“sternly”，“angel dust”天使粉，“hog”，“peace pill”，“sheets”）是一种芳香环已烷野芝麻碱，它之所以流行，部分原因是在家庭作坊就可以较容易地合成。家庭合成 PCP 副产品的一种可引起痉挛、腹泻及吐血。它是一种“游离的药物”，因为它能使吸食者产生与周围环境甚至与自己分离的一种感觉。有人认为，该种药物是通过抑制儿茶酚胺的神经元再摄取来增强肾上腺素的效能。PCP 有片剂、液体或粉末几种，可以单独使用或洒在香烟上（“联合用法”）使用。粉末及片剂一般含 2~6mg 的 PCP，而联合用法中平均每 150mg 烟叶含 1mg PCP，约等于每支香烟含 30~50mg PCP。

## 临床表现

临床表现和剂量相关，并且能产生感知、行为和自主功能的改变。2~3min 内吸入 1~5mg PCP 即可产生欣快、眼球震颤、运动性共济失调以及情绪不稳定性等症状，并持续 4~6h。在这种低剂量下，吸食者可能会出现呼吸浅弱、面部发红、广泛性四肢麻木以及运动性共济失调。产生的幻觉可能有关于体像的荒诞离奇的扭曲，这种扭曲通常会引起惊恐反应。如果剂量增至 5~15mg，有可能产生中毒性精神病，症状为持续 1h 多的定向障碍、唾液分泌过多和辱骂。当血浆浓度达到 40~200mg/dL，通常可发生低血压、全身性癫痫发作及心律失常。据报道在精神错乱时经常发生死亡，多由高血压、低血压、体温过低、急性发作及精神创伤引起。由 PCP 引起的昏迷与阿片引起的昏迷区别在于前者没有呼吸衰竭而有肌肉僵硬、反射亢进、眼球震颤及对纳洛酮无反应。PCP 精神毒性与精神分裂症之间很难区分。如缺乏使用过的病史，诊断必须依赖尿样分析。

## 治　疗

对于 PCP 引起的极其兴奋患者的处理包括将其安排在一间黑暗、安静、有垫子的空房间中，以防其受伤。急性酒精中毒的患者可置于同样的环境中。不久前口服的 PCP 患者的胃肠道吸收较弱，引发呕吐和洗胃很有效。如果患者易激惹且不昏睡，可口服安定 5~10mg 或静脉给药 2~5mg。酸化尿液可加快药物的排除。为昏睡患者提供支持治疗，应尤其关注水合作用，因为水合作用可能会被 PCP 引起的多尿所抵消。住院和（或）行为治疗会对慢性 PCP 患者有所帮助。

## 参考书目

参考书目请参见光盘。

# 108.6　可卡因

*Margaret M. Stager*

可卡因是从南美一种古柯叶中提取的生物碱，它以盐酸盐结晶物形式存在。“鼻吸”通过鼻黏膜迅速入血，经过肝解毒，在尿液中以苯甲酰胺芽子碱的形式代谢。吸食可卡因生物碱（“纯化可卡因”）包括使用烟管吸入可卡因蒸汽，或者混有烟草或大麻的香烟。意外烧伤是这种操作的潜在并发症。霹雳可卡因是一种结晶石的形式，吸食者可在 10s 内体验到极致的快感。使用这种方法比吸入可卡因成瘾的可能性更高且进展更快。随着耐受性不断增加，为了达到相同的效果，吸食者必须增加剂量或改变吸入方式，或改变两者。为了维持极致的快感，可卡因吸食者在短期内重复使用可卡因，被称作“狂欢”。贩毒者通常将可卡因放置在塑料袋或避孕套中，运输过程中为了躲避警察的拘捕，他们会吞下这些物体。物体的破裂会引起拟交感危象（表108-6）。在过去10年中，高中生人群中可卡因的使用仍然没有发生改变，12年级学生中有7.2%至少尝试过药物1次（任何途径）。欧洲学生平均使用率偏低。

## ■ 临床表现

可卡因是一种强效的中枢神经系统兴奋剂，通过阻断再摄取增强多巴胺的水平。可卡因引起欣快感，增加运动神经活动性，减少疲劳和精神上的警觉性。其拟交感神经的特性会引起瞳孔放大、心动过速、高血压及体温过高。长期鼻吸可卡因会导致嗅觉损失、流鼻血、慢性鼻漏。注射可卡因会增加艾滋病毒感染的风险。长期滥用者会经历焦虑、易怒以及间歇的偏执性精神病。有时会出现致死的情况，尤其在可卡因与其他药物合用的情况下，如海洛因，它是一种药物的可注射形式，以“快速球 speedball”的命名为大家所熟知。可卡因与酒精一起服用时，会经肝脏代谢产生可卡乙碱，可卡乙碱这种物质可以提高欣快感，并且可卡因与酒精的联合使用要比单独使用可卡因发生猝死的危险性更大。怀孕的青少年使用可卡因会出现早产、低出生体重以及潜在的发育障碍。

## ■ 治　疗

目前尚没有FDA批准的可用于治疗可卡因成瘾的药物。联合其他服务、社会支持的认知行为疗法已被证明是有效的。

## 参考书目

参考书目请参见光盘。

# 108.7　安非他明

Margaret M. Stager

兴奋剂，尤其是安非他明，是高年级高中生中除了大麻之外，使用最为频繁的违禁药品。甲基苯丙胺俗称“冰毒”，在兴奋剂使用中的比例占25%。甲基苯丙胺，是一种神经系统兴奋剂和Ⅱ类药物（美国监控物质法案），其滥用的可能性很高。目前大部分滥用的甲基苯丙胺是由非法实验室生产的。冰毒是一种白色、无味、味道稍苦的粉末，因为它的效力和易于吸食得到青少年及年轻人的青睐。口服、抽吸、注射或通过黏膜都是冰毒的常见吸食方式。安非他明具有多重中枢神经效果，其中包括神经递质的释放及具有间接儿茶酚胺激动剂的作用。近年来，高中学生中冰毒的使用已经普遍下降。2008年，一项名为“展望未来”的研究指出，有2.8%的12年级学生有至少一次使用冰毒的经历。2007年，据欧洲学校对酒精和其他药物的调查项目报告显示，3%的欧洲学生在一生中有安非他明使用的经历。

## ■ 临床表现

甲基苯丙胺能迅速增加多巴胺的释放和阻断其再摄取，是一种强有效的“感觉良好”的神经递质（表108-19）。安非他明的作用与剂量有关。少量使用安非他命的效果和其他兴奋剂相类似：增加身体活力、快速和（或）不规则的心率、血压升高及食欲下降。心室过度兴奋状态下，大剂量使用会导致心脏传导速度减慢。高血压及高热会像癫痫发作样突然发生（表108-6）。纵情欢愉的效果会导致产生潜在的、突发

**表 108-19　中毒和戒断的症状和体征**

| | 鸦片剂 | 安非他明或可卡因 | 苯二氮草类药物 |
|---|---|---|---|
| | | 中毒 | |
| 行为 | 冷漠而镇静；去抑制；精神发育迟滞；注意力和判断力受损 | 兴奋和精力充沛的感觉；高度警觉；自大、攻击行为、好争辩；情绪不稳定；重复刻板性行为；幻觉、通常方向感不受影响；偏执意念；个人能力受到干扰 | 兴奋；情感淡漠和镇静状态；谩骂和攻击行为；情绪不稳定；注意力缺陷；顺行性遗忘；执行功能受损；个人能力受到干扰 |
| 症状 | 嗜睡；口齿不清、瞳孔收缩（严重中毒造成缺氧时为扩大）；意识水平下降 | 瞳孔放大，心动过速（偶尔心动过缓，心律失常）；高血压；恶心/呕吐；多汗和发冷；体重下降；胸痛；抽搐 | 步态蹒跚，站立困难；口齿不清，眼球震颤，意识水平下降；红斑样皮肤损伤或水泡 |
| 中毒剂量 | 呼吸衰竭；体温降低 | | 低血压；高热；呕吐反射下降；昏迷 |
| 戒断 | 渴望使用；流泪；打哈欠；流鼻涕、打喷嚏；肌肉疼痛或痉挛；腹部绞痛；恶心、呕吐、腹泻；多汗；瞳孔放大；食欲下降；易怒；震颤；立毛、t发冷；不安；干扰睡眠 | 烦躁不安的情绪（悲伤、快感缺乏）；嗜睡和疲劳；精神运动发育迟滞或激动不安；渴望；食欲增加；失眠或嗜睡；奇异的或不愉快的梦 | 舌、眼睑或手的震颤；恶心或呕吐；心动过速；姿势性低血压；精神运动性激动；头痛；失眠；不适或虚弱；瞬态视觉、触觉、听觉方面的幻觉或错觉；偏执意念；癫痫大发作抽搐 |

摘自 Haber PS, Demirkol A, Lange K, et al. Management of injecting drug users admitted to hospital. Lancet, 2009,374:1284 - 1292

暴力的精神想法。慢性长期使用可引起脑血管损伤、精神病、蛀牙引起的严重牙龈萎缩、感染艾滋病毒及肝炎。使用安非他明会出现戒断症状，有早、中、晚 3 个阶段。早期被描述为“冲击”阶段，其特点为抑郁、焦虑、疲乏并希望得到更多的毒品。精神力量及体能缺失、对于环境的兴趣降低及快感缺乏是中期的特点。在最后阶段，常常由于特别的情境或对象的刺激，使得对毒品的渴望重新回归。

## 治 疗

焦虑、激惹及幻想行为可以用氟哌啶醇治疗或氟哌利多治疗。吩噻嗪是禁忌，会引起血压快速下降或癫痫样发作。其他的支持疗法包括使用冷却毯治疗高热、对症治疗高血压及心律失常，劳拉西泮或安定的镇静作用对此有作用。对于长期使用者，综合认知行为干预措施已被证明是有效的治疗方案。

### 参考书目

参考书目请参见光盘。

## 108.8 鸦片剂

*Margaret M. Stager*

海洛因是一种高度成瘾的鸦片类药物，是由罂粟植物中一种天然物质（吗啡）合成制成的。海洛因是一种白色或棕色粉末，可以注射（静脉或皮下）、经鼻吸入或抽吸。鼻吸时需要将近 30min 起效；如果是皮下给药，数分钟起效；静脉注射则立刻起效。海洛因注射后，通过血脑屏障被转换为吗啡，与阿片受体结合。耐受性随欣快感的增强而增加，长期使用者必须使用更多的海洛因来达到相同的强烈效果。青少年人群中海洛因的使用于 20 世纪 90 年代曾达到顶峰，但随着处方阿片类药物在家中的使用，一些郊区社区中海洛因的使用有死灰复燃的迹象。约 1.5% 的高年级高中生承认自己至少尝试过一次海洛因，这个发生率和欧洲学生的报道相近。

## 临床表现

临床表现和海洛因及其混合物的纯度有关，同时还和给药方式有关。即时效应包括欣快感、疼痛减轻，皮肤发红、针尖样瞳孔（表 108-19）。对于下丘脑的作用表现为体温的降低。最常见的皮肤损伤是“轨迹”，沿着大血管出现的增殖性线性疤痕。小的、不连续的外周疤痕，看起来像是处于愈合阶段的虫咬痕迹，很容易被忽略。皮下注射海洛因的青少年易发生脂肪坏疽、脂肪代谢不良及四肢某些部分的萎缩。为了遮盖这些红斑，吸食者可能会在一些不常见的地方文身。由于吸毒时消毒不彻底引起的皮肤脓疮也是很常见的。可导致性欲丧失，造成这种结果的机制未知。长期吸食海洛因者为了继续吸毒而卖淫，这就增加了性病（包括艾滋病）感染、怀孕及其他传染病的危险。便秘是因为平滑肌收缩的推进力量减弱，而肛门括约肌增强所致。注射时不消毒可以引起大脑的微小脓肿或心内膜炎，这通常是由葡萄球菌引起的。同时，异常的血清学反应也非常常见，包括性病研究实验室和乳胶结合试验的假阳性。

## 戒 断

成瘾者能够忍受 8h 或更长时间不服用海洛因，在 24~36h 这段时间里，开始出现一系列的生理干扰也就是戒断反应或戒断综合征（表 108-19）。最早的症状是打呵欠，接着是流泪、瞳孔放大、不安、失眠、起鸡皮疙瘩、不自觉的肌肉抽搐、骨头疼痛、腹泻和肠鸣音亢进、心动过速以及收缩压升高。美沙酮是最常用的解毒方法，而丁丙诺啡，作为鸦片拮抗剂，也可以用来海洛因和其他鸦片的解毒和维持治疗。这种药物的优点，是它在成瘾、中毒及戒断反应等方面的风险较低，并且在私人诊所就可以配药。结合行为干预，戒毒的成功率较高。一种合成的药物，丁丙诺啡/烯丙羟吗啡酮可用于在解毒期间减少滥用的发生率。

## 过量综合征

过量综合征是使用一种鸦片类物质过量后的急性反应。这是导致使用者死亡的首要原因。临床症状包括意识障碍或昏迷、癫痫样发作、针尖样瞳孔（除非出现严重缺氧）、呼吸抑制、青紫以及肺水肿。鉴别诊断包括中枢神经系统损伤、糖尿病昏迷、肝性（和其他）脑病、Reye 综合征，以及酒精、巴比妥类、PCP 或美沙酮过量。静脉注射鸦片拮抗剂纳洛酮 0.01mg/kg（对青少年来说一般的起始剂量是 2mg）可以帮助进行鸦片中毒的诊断，0.01mg/kg 的纳洛酮可以扩大鸦片类药物所致的缩小瞳孔。在血清中发现吗啡可以明确诊断。

## 治 疗

治疗急性海洛因过量应保证足够的氧气供给，并持续给予纯阿片拮抗剂纳洛酮。纳洛酮通过静脉注射、肌肉注射、皮下注射或者气管导管等方式给药。纳洛酮会在 1min 内立刻起反应，并持续作用 20~60min。如果没有反应，就必须寻找其他引起呼吸抑制的原因。如果服用的是美沙酮而不是短效的海洛因，则应持续使用纳洛酮 24h。需要持续输注纳洛酮（昏迷复现，呼吸抑制）和伴有危及生命的心律失常、休克及惊厥的患者，必须收治入重症监护病房。

## 参考书目

参考书目请参见光盘。

## 108.9 人工合成的代谢类固醇

详见第683章。

（童梅玲 译，刘瀚旻 审）

# 第109章 乳 腺

Barbara Cromer

青春期女性最明显的首发表现之一就是乳腺发育。在临床上需要区分乳腺是正常发育、是发育中的一些变异，或者就是一种紊乱。随着乳腺日趋成熟，青春期正常的乳腺发育可以用1~5级的性成熟等级来描述（见第104章）。

补充内容请参见光盘。

（童梅玲 译，刘瀚旻 审）

# 第110章 月经问题

Barbara Cromer

见第544章。

大约50%的青春期女性都会在某一时期出现月经不调。尽管大部分问题都很轻微，但严重的痛经或者经期出血延长会令人虚弱并心生恐惧。有轻度功能紊乱的青少年不需要医疗干预，但应向她们解释清楚自身的情况并使她们对自己的生殖健康放心。

## ■ 正常月经

2008年，由美国环境保护署（EPA）召集的一个专家陪审团中的大部分专家确信，美国女性的月经初潮时间出现提早的长期趋势：在过去的25年中，月经初潮的年龄提前了2.5到4个月。正常初潮或第一次月经年龄因人种而不同，可能还受社会经济地位的影响。一项从2000年开始的调查显示，在美国，非拉丁裔白种人的初潮年龄是12.52岁，非拉丁裔黑人的初潮年龄是12.06岁，墨西哥美国人初潮年龄是12.09岁；在中国，城市少女的初潮年龄平均为12.8岁，乡村的则为13.2岁。莫桑比克的一项研究显示：居住在富裕地区的女性初潮年龄平均为13.35岁，然而贫困地区的初潮年龄平均为14.51岁。妈妈和女儿的月经初潮年龄非常一致，说明与个体因素（如饮食、体脂含量）及环境因素（如压力）一样，基因也对月经初潮起决定作用。

初潮通常发生在青春期开始后约2.3年，时间跨度为1~3年，月经周期变得规律一般需2~2.5年。月经周期（即月经第1天到下次月经第1天的时间）通常为21~45d，平均周期为28d。无排卵的周期一般更长一些。平均月经量通常为40mL，出血量波动在25~70mL。初潮时间越晚，建立正常排卵周期的时间也越长。

正常月经周期的开始和继续依赖于以下几个器官的功能和解剖学的完整：①包括松果体在内的下丘脑和高级神经中枢；②垂体前叶；③卵巢；④子宫。这是一个相对不太稳定的轴，容易受到许多个体和外部因素的影响。

## ■ 月经失调

根据月经频率的改变、月经量的变化以及两者都出现变化，对月经失调有不同的区分和描述（表110-1）。大部分月经周期失调都是由于下丘脑—垂体—卵巢轴的不成熟导致的，但需要考虑器质性病变，并在综合考虑诊断标准和成本的基础上予以排除。月经失调患者需要采集的完整病史包括与青春期及月经方式相关的特异性问题、妇科疾病家族史、母亲月经初潮发生情况、过去住院治疗史、慢性疾病史、药物或其他物质使用史及感染情况。在考虑鉴别诊断时，询问相关的体重变化、营养状况、锻炼及运动的参与情况是十分必要的。不管青少年年龄多大，都应当询问任何形式的性行为史；当有发现提示年幼的青少年发生了性行为时，儿科医生必须意识到有必要排除性虐待。

除一些基本的生长指标（体重、身高、血压、心率、体重指数）外，还必须注意雄性激素过多的征象，如多毛和痤疮。为了排除解剖学缺陷并获得用以评估的其他样本，有时需要进行仔细的盆腔内外部检查。对于年轻的青少年，应当由熟悉这个年龄群的专家选用合适大小的器具进行检查。

心理因素也会引起闭经。区分心理因素和营养因素常常很困难，因为体重下降可以在很多情况下发生，

**表 110-1 月经不调的相关名词**

| |
|---|
| 周期的变化 |
| 多次月经：频繁的规则或不规则出血，时间间隔 <21d |
| 月经稀少：稀少而不规则的出血，时间间隔 >45d |
| 原发性闭经：至 16 岁还没有月经 |
| 继发性闭经：超过 3 个月没有月经 |
| 不规则月经：出血间隔变化，间隔时间≥ 21d，但 <45d |
| 量的变化 |
| 月经量过少：月经周期规则，而月经量减少 |
| 月经量过多：月经周期规则，正常经期中的月经量增多 |
| 量与经期的变化 |
| 子宫出血：月经周期规则，在月经中期的不规则出血 |
| 月经过多：月经量增多和定期出现的子宫出血时间延长 |
| 月经过多：频繁的不规则、量多、经期延长 |
| 功能异常的子宫出血：月经初潮最初 2 年内由于青少年性腺轴发育不成熟导致的月经经量过多、经期延长、经期不规则 |

摘自 Blythe MI. Common menstrual problems of adolescence. Adolesc Med, 1997, 8: 87-109

如抑郁（见第 24 章）、神经食欲缺乏症（见第 26 章）或压力，从而混淆病因。

## 参考书目

参考书目请参见光盘。

## 110.1 闭 经

*Barbara Cromer*

### 鉴别诊断

原发性闭经即一直没有月经来潮，除了要鉴别引起继发性闭经的病因外，还要考虑染色体或先天性异常，如性腺发育不全、X 三体综合征、等臂染色体异常、睾丸女性化综合征及少数真两性畸形（表 110-2）。促卵泡激素（FSH）和黄体生成素（LH）水平的升高提示原发性性腺衰竭，染色体检查可以明确病因。当原发性闭经出现在青春期发育的正常进程中时，应怀疑副中肾管系统结构发育异常（第 548 章）。处女膜闭锁是其中最常见的障碍，常伴有反复发作的腹痛（1 次 / 月），一段时间后，下腹部中线出现包块，此为充满血液的阴道，亦称阴道积血。诊断需进行阴道检查，可观察到凸出的浅蓝色样改变的处女膜。如果阻塞发生在子宫颈水平，则可在双合诊或者超声波检查时清楚检测到充血的子宫（子宫积血）。子宫或子宫颈发育不良很少见，但与骶骨发育不全有关。

原发或继发性闭经也可由慢性疾病引起，尤其是那些与营养不良、组织缺氧相关的疾病，如糖尿病、小肠炎性病变、囊性纤维化或者发绀性先天性心脏病。在大多数情况下，上述疾病已被诊断，但偶尔闭经是首发临床表现。妊娠通常是继发性闭经的病因，偶尔也是原发性闭经的病因。多囊卵巢综合征（PCOS）（见第 580.2）是最常见的内分泌原因，其发生率在绝经前妇女达到 4%~6%，表现为闭经、功能障碍性子宫出血等月经异常。多囊卵巢综合征的诊断标准为月经不规则，并伴有雄激素过多相关的多毛、痤疮，或血清雄性激素增多。如果雄激素过多伴随胰岛素抵抗和黑棘皮症，那么则是黑棘皮病综合征（HAIR-AN syndrome）。中枢神经系统（CNS）肿瘤可引起闭经，其中颅咽管瘤最常见。催乳素瘤尽管少见，却是青少年最常见的垂体瘤。如有性成熟推迟或闭经，即使无其他症状和体征，也应首先怀疑是甲状腺异常，典型的是甲状腺功能亢进。甲状腺机能减退可以引起青春期发育过早，但也可能和青春期延迟或异常子宫出血有关。神经性食欲缺乏症既可存在于原发性闭经，也可存在于继发性闭经，该病偶尔与甲状腺功能亢进相混淆，因为它也能引起体重下降、活动亢进、性格改变。闭经和饮食不规律、骨含量低构成了女运动员三联征。芭蕾舞女演员、体操运动员及赛跑运动员是该病症的高发人群。合法或不合法的药物摄入都可造成闭经，吩噻嗪类药物甚至可以引起妊娠测试假阳性。有些药物，如吩噻嗪类和某些抗高血压药物可引起泌乳，更似妊娠。体格检查的相关发现包括雄激素过多的体征，如肥胖，痤疮，多毛，阴蒂增大，以及过度消瘦、泌乳和甲状腺肿。对于节食的闭经青少年，无论节食是否已达到神经性食欲缺乏症的诊断标准，他们都面临着骨密度降低的风险。

### 实验室检查

临床上对于闭经的评估是通过病史和体格检查的逐步深入进行的。妊娠试验，即尿绒毛膜促性腺激素的定性检测，是除患者提供的病史或性行为外诊断闭经的关键实验室检查（图 110-1）。接下来的实验室检查根据促性腺激素水平而制定。卵泡刺激素（FSH）的检测能确定是染色体异常（FSH >25mU/mL）还是其他内分泌疾病或中枢神经系统肿瘤（FSH <5mU/mL）。即使孕酮水平正常，对于不明原因的持续闭经（>6 个月）或者月经次数过少（过去 1 年少于 6 次）都应该进行促甲状腺激素（TSH）、FSH、黄体生成素（LH）和催乳素水平的检测。即使没有出现明显的男性化，LH 升高而 FSH 正常时提示需要进行雄激素过剩试验。在多囊卵巢综合征的青少年中常常可以发现 LH : FSH 比

**表 110-2 乳房正常发育的原发性闭经的先天性组织学因素***

| 诊断 | 中肾旁管发育不全 | 雄激素不敏感（AI） | 阴道横隔 | 处女膜闭锁 |
|---|---|---|---|---|
| 原发性闭经患者† | 15% | 1% | 3% | 1% |
| 原发性闭经患者及明显的阴道阻塞及缺损† | 75% | 5% | 15% | 5% |
| 染色体‡ | 46,XX | 46,XY | 46,XX | 46,XX |
| 性腺 | 卵巢 | 睾丸 | 卵巢 | 卵巢 |
| 血睾酮‡ | 正常女性水平 | 正常男性水平（高水平） | 正常女性水平 | 正常女性水平 |
| 阴道 | 缺失或狭窄 | 缺失或狭窄 | 横膈或厚或薄，或高或低 | 隔膜薄，由于阴道出血呈蓝色 |
| 腋下 / 阴部毛发 | + | 缺失，除外不全性雄激素不敏感 | + | + |
| 周期痛 | ± | — | + | + |
| 子宫 | 缺失或退化 | — | + | + |
| 包块 | — | — | +<br>阴道积血包括阻塞尿道导致畸形尿潴留 | +<br>表现为急性尿潴留 |
| 口隆起鸣音 | — | — | — | + |
| 相关异常 | 尿路和骨骼 | 腹股沟疝<br>成年性腺恶性肿瘤 | 15% 主要尿路异常 | 增加尿路异常的可能 |
| 治疗 | 阴道扩张或阴道成形术 | 16~18 岁后进行性腺切除术<br>阴道扩张或阴道成形术 | 外科手术方法取决于横隔的范围和位置<br>若范围较大，则需尽快手术 | 尽快进行处女膜切除<br>禁用诊断性针吸，因为感染的风险 |
| 生育能力 | 需要先进生殖技术<br>代理子宫体外受精 | 不能生育 | 不一定，低横膈预后比高横膈好 | 一般可以生育 |

+：有；–：无；±：可有可无

* 盆腔检查时看不到宫颈、阴道短、可能缺失或阻塞。† 数据摘自 Reindollar RH, Byrd JR, McDonough PG. Delayed sexual development: a study of 252 patients. Am J Obstet Gynecol, 1981,140:371. ‡ 有时在鉴别中肾旁管发育不全和雄激素不敏感时有用。摘自 Kliegman RM, Greenbaum LA, Lye PS. Practical strategies in pediatric diagnosis and therapy.2nd ed. Philadelphia: Elsevier, 2004

值 >3，并有游离睾酮和 DHEAS（脱氢表雄酮类物质）水平的升高。高胰岛素血症是多囊卵巢综合征的一个典型特征，并增加患者 2 型糖尿病的风险。DHEAS 水平升高可能表明雄激素过多的根源在肾上腺疾病。催乳素水平升高或有提示中枢神经系统肿瘤的其他临床特征时，应进行头颅 CT 扫描或 MRI 检查。

当其他内分泌指标正常时，子宫内膜状态可作为评估的一部分，进行孕激素实验（口服乙酸甲羟孕酮 5mg 或 10mg，连续 5~10d），撤药后出血应当发生在 2~7d 后，随后子宫内膜恢复正常。如果没有出血，应当考虑子宫内膜对雌激素无应答、子宫异常或流出道的阻塞。

## 治 疗

确定闭经的原因后则可进行干预。当治疗不能改变这一紊乱时，应考虑建立规律的人工月经周期，以使青少年女性与她的同伴有同样的感受（表 110-3）。告知青少年女性无法怀孕的诊断结果极具挑战性，所以提供进一步的帮助和随访非常重要。如果阴道涂片的结果表明对雌激素作用呈阳性反应，则至少每隔一个月口服甲羟孕酮 10mg 10~12d，就可以建立规律的月经周期。PCOS 患者联合口服含有诺孕酯或屈螺酮的避孕药也可以达到这个目的。对性腺发育不良的患者，必须先给予雌激素（从口服 0.3mg 剂量开始逐渐增加到 1.25mg）来促进女性化进程，然后在月经周期的 10~21d 口服 10mg 甲羟孕酮。生活方式的改变（尤其是体重减低）和胰岛素敏感剂（特别是二甲双胍），已经使有些患者重建了月经和排卵，但是用药一停止症状又会出现。

## 参考书目

参考书目请参见光盘。

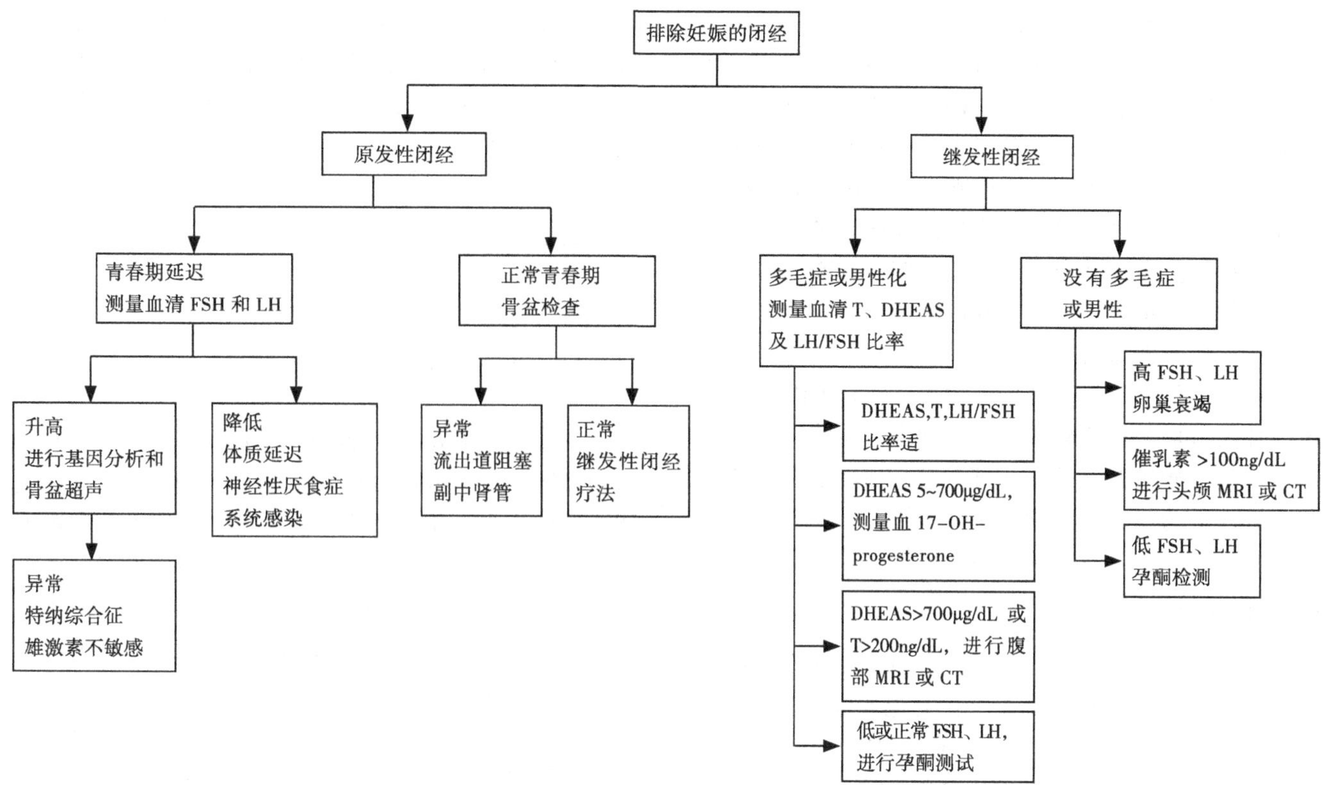


**图 110-1** 青春期闭经治疗方法。DHEAS：硫酸脱氢表雄酮；FSH：促卵泡激素；GnRH：促性腺激素释放激素；LH：促黄体激素；PCOS：多囊卵巢综合征；T：睾酮

摘自 Slap GB. Menstrual disorders in adolescence. Best Pract Res Clin Obstet Gynaecol,2003,17:75-92

**表 110-3 闭经的荷尔蒙替代治疗***

| | 激素替代 | 治疗优点 | 治疗风险 |
|---|---|---|---|
| 慢性停止排卵（雌激素正常） | 孕酮和醋酸甲羟孕酮治疗，每天口服 5~10mg/d 或 5mg 醋酸炔诺酮，每月 12d，1~3 个月 | 减少突发月经过多，晚年子宫内膜增生或癌症的风险；创建可测的正常月经 | 患者服用黄体酮时可能出现一些经前症状；不提供避孕或指出闭经的起因；不抑制雄激素治疗多毛症 |
| | 低剂量口服避孕药片 (20~35μg 雌激素) 或避孕贴片 | 与孕酮药物治疗相同；提供避孕通过抑制卵巢雄激素；改善多毛症 | 没有指出闭经的起因；有些家长反对女儿服用口服避孕药；副作用包括恶心、头痛和突破性出血 |
| 性腺功能减退（低刺激素状态）† | 口服醋酸甲羟孕酮 5~10mg/d，或按日历每月 1~12d 口服 2.5~5mg 醋酸炔诺酮，加上 0.625mg/d 雌激素 | 如果能消除潮热，则可防止低骨量‡、心脏病和阴道萎缩性变化 | 没有指出闭经的起因；不能避孕（若有能排卵的诊断）；患者服用雌激素时可能出现经前症状；一些青少年更喜欢口服避孕药 |
| | 低剂量口服避孕药片（20~30μg 雌激素） | 与荷尔蒙替代疗法一样，在自发排卵时提供避孕的（如果这是可能的），许多青少年更喜欢采取口服避孕药 | 与口服避孕药一样，有慢性停止排卵的风险 |

HRT：荷尔蒙替代疗法。* 这些选项可能需要根据个人反应进行修改。† 见第 580 章青春期延迟的治疗。‡ 雌激素治疗不能防止闭经的女孩骨质流失和低体重

摘自 Kliegman RM, Greenbaum LA, Lye PS. Practical strategies in pediatric diagnosis and therapy.2nd ed. Philadelphia：Elsevier, 2004

## 110.2 异常子宫出血

*Barbara Cromer*

### 鉴别诊断

青少年中大部分异常子宫出血都源于无排卵月经周期，这就是功能失调性子宫出血，即指没有明显器质性病变可以解释的异常流血。功能性失调性子宫出血发生在月经初潮的头两年，通常反应下丘脑—垂体—卵巢轴的不成熟，尤其是月经中期 LH 波峰不出现可导致无排卵，从而出现不规则出血。

在美国，青少年因月经过多而收治入院的最常见原因为无排卵（46%），其次分别为血液疾病（33%）、

感染（11%）和化疗（11%）。在瑞典，一项对1000例青少年的调查显示73%存在≥1次的出血问题，其中1/3是月经过多。大约9% 10~20岁的年轻女性存在器质性病变，其中以异位妊娠、先兆流产和子宫内膜炎 / 输卵管炎最常见。无排卵子宫出血和上述有器质性病变的主要区别是后者有疼痛，而无排卵出血通常是无痛的。表110-4列出了很多鉴别诊断；需要收治入院的严重情况中以凝血功能障碍（特发性血小板减少症、血管性血友病、血小板无力症、白血病），甲状腺功能低下，重型地中海贫血，范科尼综合征及风湿性关节炎等疾病较多见。药物也会导致异常子宫出血，包括雌激素、孕酮、雄激素、催乳素及促进催乳素分泌的药物（雌激素、吩噻嗪类、三环类抗抑郁药等）和抗凝药（肝素、阿司匹林及非甾体抗炎药等）。

## 实验室检查

首要检查中最重要的是血红蛋白和红细胞比容。它们是评估出血严重性的指标：血色素低于9g/dL或红细胞比容低于27%考虑是出血是重度，血色素在9~11g/dL之间及红细胞比容在27%~33%考虑中度，血色素高于11g/dL及红细胞比容高于33%考虑轻度。如果青少年的血色素低于7g/dL，或者血色素低于10g/dL同时伴有明显的体位性血压变化或大量出血时，通常建议住院治疗。对于性行为活跃的青少年，应做淋病、衣原体和妊娠检查。下一步应进行包括肝功能、甲状腺功能、血小板计数、凝血酶原时间、部分促凝血酶原时间、血管性血友病的相关检查。如果第一次就诊时没有做上述检查，那么在进行雌激素治疗之前必须进行这些检查以免影响结果的解释。

## 治 疗

对轻度异常的患者，推荐补充铁剂，并应通过月经日记来跟踪后续的月经情况。中度异常的患者在排除禁忌证后，给予口服避孕药以形成月经周期，并考虑同时检测铁的情况和给予口服铁剂治疗。对于尚不需要住院治疗的重度出血患者，通常可以通过激素治疗来止血，每天服用乙酸甲羟孕酮（甲羟孕酮）10mg，连续10~14d，或每天联合口服避孕药2~4片直到出血停止，然后在剩下的月经周期中每天1片。患者一旦住院治疗，应该每4h静脉注射25mg普力马林直至2~3倍剂量。同时，可以开始联合口服避孕药或乙酸甲羟孕酮（DMPA），用法为每隔12周肌注150mg，以维持月经周期。这些雌激素剂量很大，会有引起血栓栓塞的风险，但短期使用还没有引起并发症的报道。严重病例可能还需要输血红细胞。

有些罕见的病例，上述任何一种方法都无法控制患者出血，这时可以考虑子宫内膜刮除术。虽然这种方法常用于月经过多的成年女性，但在青少年中由于子宫内膜癌罕见且激素治疗常常有效，一般没有必要进行这种侵入性治疗。

## 参考书目

参考书目请参见光盘。

# 110.3 痛 经

*Barbara Cromer*

在美国，近65%的青少年女性在月经初潮后有痛经的经历。其中超过10%的患者痛苦到无法上学，这使痛经成为青少年女性短期缺课的主要原因。痛经可为原发性或继发性的。原发性痛经更加常见，其特点是没有特殊的盆腔病理性病变（表110-5），由子宫内膜产生的前列腺素$F_2$和$E_2$刺激局部血管和子宫肌层的收缩而导致疼痛。继发性痛经可由以下原因引起：子宫颈或子宫潜在结构异常、异物如宫内节育器、子宫内膜异位症、子宫内膜炎。子宫内膜异位症是一种子宫内膜组织异常植入腹腔其他部位的疾病，其特点是月经期的剧烈疼痛，疼痛部位取决于植入部位。

由于原发性痛经的发生率很高，因此在痛经时首先考虑原发性痛经。因为痛经青少年的前列腺素含量都比较高，因此给予前列腺素合成酶抑制剂时痛经症状能得到缓解（表110-6）。如果在月经前（或月经来潮后不久）给予快速吸收的前列腺素合成酶抑制剂，如萘普生钠，就可以在前列腺素产生疼痛之前有效地进行阻断，服用方法为月经开始时服2片（每片275mg），之后的24h内每6~8h服用一片。这种药物很少需要服用1d以上。对于需要避孕的青少年痛经者，应建议联合激素治疗并口服避孕药或应用避孕贴片、阴道环。目前还不清楚，该疗法的疗效是由于口服避孕药抑制排卵进而消除黄体产生的孕酮，还是限制子宫内膜增殖进而限制前列腺素产生的。

对于患子宫内膜异位症的青少年很少推荐使用达那唑（一种抗促性腺激素），因为它能产生让人难以接受的副作用，如体重增加、月经不规则、水肿、痤疮、油性皮肤、多毛症以及声音低沉等。促性腺激素释放激素（GnRH）受体激动剂，如那法瑞林和亮丙瑞林，常用于低雌激素情况下建立非周期性的药物。这类药物可以阻止异位种植的内膜出血并阻止经血倒流过程中内膜在盆腔中的进一步种植。GnRH受体激动剂可以每3个月用喷雾或肌内注射一次。长效性亮丙瑞林可以每三个月给予11.25mg的剂量。GnRH类似药物的治疗有骨密度下降这一长期副作用，为了降低此风

**表 110-4　青少年异常阴道出血鉴别诊断**

| | 出血模式 | | | 评估 | 治疗 |
|---|---|---|---|---|---|
| | MR | MMR | IB | 提示及诊断发现 | |
| 来源：子宫 | | | | 常见病因 | |
| 无排卵 | + | + | | 检查发现无子宫外的出血 | 见文中 |
| | | | | 对治疗出现相应反应 | |
| 凝血病 | + | | | 如果在月经初潮时出现，则严重出血更常见；检查中发现有家族史，ROS 凝血障碍，瘀斑、瘀点 | 治疗凝血障碍；口服避孕药可能对月经过多有效；有时需要完成月经抑制 |
| | | | | 异常 PT、PTT、血小板计数、血管性血友病试验 | 见第 470~478 章 |
| 妊娠合并症 | | + | | 后期症状史；怀孕症状（恶心、乳房疼痛） | 见第 112 章 |
| | | | | 尿或血妊娠试验阳性 | |
| 来源：阴道罕见病因 | | | | 罕见病因 | |
| 外伤 | | | + | 病史<br>可见的撕裂伤 | 手术或局部止血，缝合或允许二次愈合 |
| 异物（如卫生棉条或避孕海绵遗留） | | | + | 病史，白带可见的异物 | 清除 |
| 肿瘤 | | | + | 可见病变，± 细胞检查异常 | 专科治疗，按肿瘤的类型和阶段选择治疗 |
| | | | + | 活检 | |
| 来源：宫颈 | | | | 少见病因 | |
| 赘生物 | | | | | |
| 异常增生或癌 | | | + | 宫颈出血点，细胞检查异常 | LEEP、激光、冷冻疗法或锥活检 |
| | | | | 阴道镜与定点活检 | |
| 宫颈息肉 | | | + | 息肉可见 | 用夹子或环钳旋转去除息肉；标本送病理 |
| 血管瘤 | | | + | 可见机体损害 | 保守治疗加切除或切除 |
| 感染（宫颈炎）（见第 114 章） | | | | | |
| 单纯性疱疹（见第 244 章） | | | + | 宫颈囊泡 ± 溃疡，± 骨盆疼痛，压痛；宫颈抹片检查显示巨细胞 | 如果是原发性感染，可以考虑口服伐昔洛韦，250mg，每天两次，连用 7~10d |
| | | | | 疱疹病毒培养阳性 | |
| 人乳头瘤病毒（HPV）（见第 258 章） | | | + | 宫颈部可见平坦或凸起的疣 | 激光、LEEP、冷冻疗法、子宫颈抹片检查和阴道镜后三氯乙酸或 5 氟尿嘧啶；发育不良或症状的治疗 |
| | | | | 区分发育不良需要子宫颈抹片检查 + 阴道镜；人乳头状瘤病毒类型可能决定患癌症的风险 | |
| 衣原体（见第 276 章） | | | + | 子宫颈脆性发炎、阴道分泌物黄绿色，pH7~8 | 甲硝唑，患者和性伴侣每次口服 2g |
| | | | | 盐水准备：能动的严惩 | |
| 来源：子宫 | | | | 少见病因 | |
| 赘生物 | | | | | |
| 子宫肌瘤 | ± | | ± | ± 检查发现子宫扩大；明显的平滑肌瘤<br>超声波和（或）子宫镜检查发现异常 | 非甾体类抗炎药有时对月经过多有效，可能需要通过子宫镜、腹腔镜或剖腹手术行肌瘤切除术 |
| 子宫内膜息肉 | | | + | 发现有正常的月经周期叠加史 | D&C 或宫腔镜切除 |
| | | | | 子宫镜检查、超音波和（或）D&C | |

**表 110-4（续）**

| | 出血模式 | | | 评估 | 治疗 |
|---|---|---|---|---|---|
| 子宫恶性肿瘤 | | ± | ± | 子宫颈抹片检查异常，增大的子宫，宫颈组织活检 | 手术由肿瘤的类型和级别决定 |
| 产雌激素卵巢肿瘤（出血是来自子宫） | | + | | 体检或超声检查附件包块<br>外科诊断和分期 | 手术 |
| 异物 | | | | | |
| IUD | + | | + | 没有出血的其他原 因（患者排卵的，没有怀孕，没有 PID）IUD 在子宫；对治疗有反应 | 非甾体类抗炎药有时对月经过多有效；如果 PID 共存或者有必要控制出血则摘除 |
| 感染 | | | | | |
| 盆腔炎 | + | | + | 子宫和附件柔软；化脓性宫颈分泌物 ± ↑白细胞计数，ESR，或发烧<br>临床诊断，淋病、衣原体感染测试阳性 | 疾病控制与预防中心指南（第 114 章） |
| 产后或流产后子宫内膜炎 ± 滞留 | | | + | 白细胞计数 ± ↑、ESR、发热<br>最近怀孕；子宫柔软 | 如果超音波发现组织残留 D&C；广谱抗生素，甲基麦角新碱 |
| 先天性部分阻塞的半阴道或子宫角 | | | + | 月经后淤塞，黑血<br>异常的盆腔检查和 / 或盆腔超声 | t 参考外科治疗 |

CDC：疾病控制及预防中心；D&G：刮宫术；ESR：红细胞沉降率；IB：经间期出血；IUD：避孕环；LEEP：宫颈环形电切术；MMR：月经过多；MR：经量过多；NSAID：非甾体抗炎药；Pap：巴氏；PID：盆腔炎；PT：前凝血酶时间；PTT：部分促凝血酶原激酶时间；ROS：系统回顾；WBC：血白细胞。摘自 Kliegman RM, Greenbaum LA, Lye PS. Practical strategies in pediatric diagnosis and therapy.2nd ed. Philadelphia：Elsevier, 2004

**表 110-5　痛经鉴别诊断**

| | 疼痛描述 | 无排卵周期痛经 | 诊断 | 治疗 |
|---|---|---|---|---|
| 原发性 | 下腹部痉挛或低背部疼痛 ± 辐射到大腿 ± 恶心、呕吐、腹泻、头痛；在月经开始时出现，持续 1 ~ 3d | 无 | 腹部和盆腔检查正常，性活跃女孩和年长的青少年可以保留内部盆腔检查；直肠腹部检查评估盆腔病理 | 非甾体类抗炎药和（或）口服避孕药，见表 110 – 6 |
| 继发性 | | | | |
| 先天性部分流出障碍（如残留子宫角，阻塞的半阴道） | 疼痛在初潮时或开始不久出现，同时出血 | 是 | 盆腔检查 ± 超声 ± 腹腔镜检查，腹腔镜检查发现 8% 的青少年有疼痛 | 手术缓解阻塞 |
| 子宫内膜异位症 | 日益严重的痛经 ± 月经期间慢性骨盆疼痛加剧 | 无 | 腹腔镜发现 16%~ 70% 青少年有盆腔痛；盆腔检查发现可能正常或轻度的宫骶韧带和（或）卵巢包块；虽然先天性梗阻增加子宫内膜异位的机会，大多数子宫内膜异位青少年解剖结构政策；通过腹腔镜检查诊断 | 外科手术和（或）激素治疗；后口服避孕药预防 |
| 非典型继发性痛经 | | | | |
| 盆腔炎 | 在月经时或月经后立即疼痛 | 是 | 盆腔检查：子宫和附件柔软，± 宫颈炎，± 白细胞计数↑，± ESR ↑，± 发烧 | 参考疾病控制及预防中心的指南（见第 114 章） |
| 妊娠并发症 | 疼痛和出血可能并发，也可能是被患者解释为一个痛苦的月经期 | N/A | UCG，或血清 HCG | 见表 112-2 |

CDC：疾病控制及预防中心；ESR：红细胞沉降率；hCG：人体绒毛膜促性腺激素；N/A：不适用；NSAIDs：非甾体抗炎药；UCG：尿绒毛膜促性腺激素；WBC：白细胞。摘自 Kliegman RM, Greenbaum LA, Lye PS. Practical strategies in pediatric diagnosis and therapy. 2 ed. Philadelphia: Elsevier, 2004: 509.

险，不推荐连续进行 6 个月以上的治疗。使用炔诺酮或结合雌激素的“反向添加”激素疗法已经被证明能减少骨骼和脂类代谢的副作用。尽管尚无足够的证据支持针灸在这个疾病中的作用，但中草药对于原发性痛经的治疗作用已得到证据支持。

## 参考书目

参考书目请参见光盘。

表 110-6　原发性痛经治疗

| | 药物治疗 | 方案 | 注释 |
|---|---|---|---|
| 非类固醇类抗炎药 | 布洛芬 200mg | 每 4~6h 口服 2 片 | 非处方药 |
| | 萘普生钠 275mg | q6h 开始每 6h 口服 2 片，后 1 片 | 非处方药 |
| | 萘普生钠 550mg | 每 12h 口服 1 片 | 12h 疗法很吸引患者 |
| | 甲芬那酸 250mg | 开始每 6h 口服 2 片，后 1 片 | 某些研究推荐作为最有效的药物 |
| 口服避孕药和避孕贴片 | 任何低剂量避孕药（≤ 35μg 雌激素）或欧梭依罗 | 循环周期服用 | 如果需要，避孕特别有用；达到最大的效果可能需要几周期 |

原发性痛经治疗中，阿司匹林与安慰剂相比没有更好的作用。在出血开始时，NSAID 治疗是有效的。NSAID：非甾体抗炎药；PO：口服。摘自 Kliegman RM, Greenbaum LA, Lye PS. Practical strategies in pediatric diagnosis and therapy.2nd ed. Philadelphia：Elsevier, 2004

## 110.4　经前期综合征

*Barbara Cromer*

经前期综合征（PMS）或称黄体后期综合征，是在月经周期后半段出现的生理和行为症状的综合征，往往在月经来潮时得到缓解。临床症状包括乳房肿胀和疼痛，腹胀，疲劳，头痛，食欲增加，特喜甜食和咸食，易怒及情绪波动，抑郁，注意力不集中，哭泣和暴力倾向。大约有 30% 的育龄妇女和超过 20% 的青少年有经前期综合征（PMS），但该疾病缺乏客观指标，难以确诊。经前期综合征与痛经无关，后者在青少年中要常见得多。使用特殊日历记录 2~3 个月的症状，显示其月经规律，可用于经前综合征的诊断。非类固醇抗炎药（NSAIDs），特别是甲芬那酸、利尿剂和穗花杜荆果实提取物在一些小型试验中已显示出它们的治疗效果。经前焦虑障碍是一种更严重的经前综合征，在青少年中不常见，而在育龄妇女中的发生率为 3%~8%（表 110-7），需要更多的强化治疗（表 110-8）。

表 110 - 7　经前焦虑障碍诊断标准 *

| |
|---|
| 过去的 1 年里，大多数月经周期的黄体期最后一周出现≥ 5 项以下症状，卵泡期开始后几天内缓解和在月经来潮后 1 周无症状；包含≥ 1 个前 4 个症状： |
| 明显抑郁情绪、绝望的感觉或自嘲的想法 |
| 明显焦虑，紧张，感觉“紧张”或“边缘” |
| 明显情绪不稳定性（如突然感觉悲伤或流泪或对拒绝的敏感性的增加） |
| 持久而明显愤怒或易怒或增加人际冲突 |
| 减少平时活动的兴趣（如工作、学校、朋友和爱好） |
| 自我感觉很难集中注意力 |
| 嗜睡，容易易疲劳性，或明显缺乏活力 |
| 明显的食欲变化，暴饮暴食，或渴望特定的食物 |
| 嗜睡或失眠 |
| 主观的感觉不知所措或失控 |
| 其他身体上的症状，比如乳房疼痛或肿胀、头痛、关节或肌肉疼痛，感觉腹胀，体重增加 |
| 明显干扰工作或学校或正常的社会活动和或与他人的关系（如避免社交活动或减少工作或学习的生产力和效率） |
| 干扰不只是另一个障碍症状的恶化，如重度抑郁症，恐慌症，情绪障碍，人格障碍（尽管可能与这些障碍叠加） |
| 通过每日评级，连续至少 2 症状月经周期，确认以上的 3 个标准（可以在确认前暂时诊断） |

* 诊断标准来自 Diagnostic and Statistical Manual of Mental Disorders. Fourth Edition, Text Revision. 在经期妇女，黄体期对应于爆发排卵和月经期之间的时期，卵泡期随月经开始。在月经不来潮的女性（如行过子宫切除术的女性），测定黄体和卵泡阶段的时间是可变的

摘自 Grady-Weliky TA. Premenstrual dysphoric disorder. N Engl J Med，2003 348:433 - 438. 

表 110 – 8　经前焦虑障碍的推荐治疗方法 *

| 药物 | 开始剂量（MG） | 治疗剂量 | 常见副作用 |
|---|---|---|---|
| 一线：选择性 5 – 羟色胺再摄取抑制剂 | | | |
| 盐酸氟西汀 | 10~20 | 20 | 性功能障碍（性冷淡和性欲减退），睡眠改变（失眠、镇静、嗜睡）和肠胃不适（恶心和腹泻） |
| 舍曲林 | 25~50 | 50~150 | 与氟西汀一样 |
| 帕罗西汀 | 10~20 | 20~30 | 与氟西汀一样 |
| 西酞普兰 | 10~20 | 20~30 | 与氟西汀一样 |
| 二线 | | | |
| 氯丙咪嗪 | 25 | 50~75 | 口干、疲劳、头晕、出汗、头痛、恶心 |
| 阿普唑仑 | 0.50~0.75 | 1.25~2.25 | 嗜睡，镇静 |
| 三线 | | | |
| 亮丙瑞林 | 3.75 | 3.75 | 潮热、盗汗、头痛、恶心 |

* 选择性 5 – 羟色胺再摄取抑制剂和氯丙咪嗪，开始和治疗剂量都是每天服用 1 次，黄体期一样。黄体期用药需要在排卵一开始（通常接近预期月经发生的前两周），并且在月经第一天终止。选择性 5 – 羟色胺再摄取抑制剂的治疗剂量是根据随机临床试验报道给出的。然而，临床经验显示少部分经前期综合征的患者需要稍高一点的剂量（高达 60mg 的盐酸氟西汀；150mg 的舍曲林；40mg 的帕罗西汀及 40mg 的西酞普兰）如果一例患者服用了一种选择性 5- 羟色胺再摄取抑制剂效果很好，但有列出来的副作用，最好在换药之前提高所用药物的剂量。阿普唑仑建议每天 3 次，开始剂量 0.25mg，每天 3 次。亮丙瑞林临床测试使用的是库存模式：每月静脉注射 1 次

摘自 Grady-Weliky TA. Premenstrual dysphoric disorder. N Engl J Med,2003, 384:433 – 438. 

## 参考书目

参考书目请参见光盘。

（童梅玲　译，刘瀚旻　审）

# 第 111 章

# 避　孕

Barara Cromer

青少年要承受性行为不良后果的风险，如性传播疾病（STIs）（见第 114 章），及过早的意外怀孕（见第 112 章）。青少年通常在第一次性行为后的 6 到 12 个月内并不寻求生殖健康保健；而在这期间，许多已经怀孕和（或）染上 STI。75% 的年轻人愿意在第一次性经历时使用避孕措施。早期的青少年思维方式特点决定了他们的计划能力还不成熟，而避孕需要计划。对青少年进行适宜的教育干预，包括保健工作者教授一些预防措施能降低他们性行为的风险。

## ■ 流行病学

### 性行为

全球范围内，发生第一次性行为的平均年龄差别很大。根据来自 26 个中等收入和高收入国家、不同教育程度、16 至 65 岁的受访者统计显示，女性第一次性行为发生年龄为 18.9 岁，男性为 19.5 岁，年龄跨度从奥地利的 17.3 岁（美国为 18.0 岁）到马来西亚的 23.0 岁（图 111–1）。发展中国家的差别更显著：73% 的利比亚女性在 15~19 岁时已有过性经历，这种情况在尼日利亚女性中占 49%，乌干达女性中占 49%，博兹瓦纳女性中占 32%；只有 7% 的中国大学生称其有过性经历。2007 年在对美国高中生的调查中，7% 的学生称自己在 13 岁以前有过第一次性行为，这部分数字包括 16% 的非洲裔美国人，8% 的拉丁裔，4% 的白人；48% 的高中生有过性经历，其中非洲裔美国人达 67%，拉丁裔达 52%，白人达 44%。

世界各国范围内，早期性行为和很多因素有关，这些因素包括：对教育的期望程度低，选择生活的认知能力差，低年级，以及其他一些高危行为。对于那些从未有过性经历的人而言，违背宗教和道德、避免妊娠或性传播疾病、等待合适的人出现是他们不愿发生性行为的常见理由。

尽管在美国，从 20 世纪末到 21 世纪初的这 10 年间，青少年性行为的不良后果在降低，但这种趋势可能正在逆转。有报道指出，15~19 岁被诊断为患有艾滋病（AIDS）的男性的患病率从 1997 年的 1.3/10 万增长到 2006 年的 2.5/10 万；淋病和梅毒的患病率

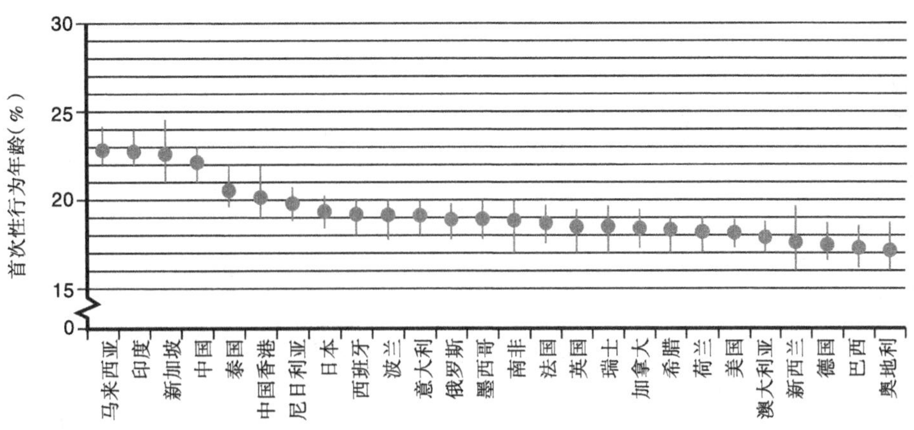


**图 111–1**　不同国家青少年首次性行为平均年龄

摘自 Durex Network. The face of global sex 2007. First sex: opportunity of a lifetime, Cambridge: SSL International, 2007: 13 [2010-04-22]. www.durexnetwork.org/en-GB/research/faceofglobalsex/Pages/Home. aspx.

也在增长。1991—2005 年，15~19 岁青少年的分娩率逐年递减，但活产女婴从 2005 年每 1 000 名为 41.5 增至 2007 年的 42.5。美国是西方工业世界中青少年怀孕率最高的国家。每年有超过 750 000 名的怀孕女性年龄在 15~19 岁，80% 为意外怀孕（其中 30% 终止妊娠）。与上述递减和增加的不良后果相一致，疾病预防控制中心“青少年危险行为调查”显示高中生“从未有过性行为”的比例从 1991 年的 54.1% 降至 2005 年的 46.7%，在 2005—2007 年，这个数字没有进一步的减少。尽管统计学差异不明显，但性行为的 3 个类别（有过性行为，性伴侣的数量，近期性生活）却提示有增长趋势，而据报告两种避孕措施（使用避孕套，使用节育措施）的使用呈下降趋势（表 111–1）。

## 避孕用具的使用

过去半个世纪中第一次性行为时避孕用具的使用有所增加。图 111–2 中列举的 26 个中等和高收入国家中，年龄 >65 岁的居民在过去第一次性行为时没有使用避孕用具的人数是现在 16~19 岁年轻人（75% 的人使用避孕用具）人数的 8 倍。第一次性行为时，女性使用某种形式的避孕用具的可能性比男性高 25%。增加初次性行为使用避孕用具的因素包括：年龄≥ 17 岁的青少年；在大学待过一段时间；有计划的第一次性行为（比无计划第一次性行为使用避孕用具的可能性增加 75%）。来自国家健康统计中心的数据显示，美国 15~44 岁的男性中有 48% 的人在第一次性交时使用了避孕套，与此同时，71% 有过性经历的 15~19 岁男性在第一次性交时使用避孕套。在性交最后阶段使用避孕套的从 1991 年 46% 增长至 2003 年 63%；2007 年的报道中指出，有 61.5% 使用避孕套；1991 年避孕药的使用率为 20.8%，2007 年为 16%（表 111–1）。避孕套是最常使用的避孕方法，在 1995—2002 年，非拉丁裔白人女性（40.8%~60.8%）和非拉丁裔黑人男性（71%~86.1%）的使用率均有急剧增加。不同种族间激素方法类型的选择也存在很大差异，非拉丁裔白人女性更倾向于选择药片（40.7%）；黑人女性也将药片作为她们的第一选择，但使用注射方法的是白人女性的 2 倍。

在最近一次性交方法的调查中，与其他地区相比，美国青少年更少使用医学方法；使用医学方法避孕的美国青少年为 52%，18~19 岁的瑞典人为 56%，15~19 岁的法国人为 67%，16~19 岁的英国人为 72%，15~19 岁的加拿大人为 73%。在女性中使用避孕用具可能性较大，这与初次性交年龄偏大、期望有更好的学业表现、自身的性别认同、对待避孕的积极态度等因素密切相关。

## 避孕咨询

对青少年预防性拜访时进行健康筛查性的访谈，可以提供机会支持那些无性行为青少年继续保持下去，并有助于发现那些已经有不安全性行为的青少年（见第 106 章）。在健康维护的访问中如果疏忽了上述问题，那么伴有慢性疾病的青少年会变得特别易感。对于患有慢性疾病的青少年，尤其要注意其目前使用的药物；同时还要注意性欲和避孕问题。青少年咨询干预的目标是了解青少年对于避孕的认知程度和错误感知，帮助他 / 她了解无保护性行为的危险性，并教育青少年正视存在的危险情况以及不同避孕方法的禁忌证。

青少年避孕的意愿与以下因素有关：青少年发育水平，生产史，涉及其他高危行为以及避孕用具使用

表 111-1　性行为的流行趋势：国家青少年危险行为调查表（1991—2007）

| 1991 | 1993 | 1995 | 1997 | 1999 | 2001 | 2003 | 2005 | 2007 | 1991-2007* 的变化 | 2005-2007† 的变化 |
|---|---|---|---|---|---|---|---|---|---|---|
| 曾有过性行为 | | | | | | | | | | |
| 54.1<br>(50.5~57.8)‡ | 53.0<br>(50.2~55.8) | 53.1<br>(48.4~57.7) | 48.4<br>(45.2~51.6) | 49.9<br>(46.1~53.7) | 45.6<br>(43.2~48.1) | 46.7<br>(44.0~49.4) | 46.8<br>(43.4~50.2) | 47.8<br>(45.1~50.6) | 下降，1991—2007 | 无变化 |
| 在一生中有过 4 个或以上的性伴侣 | | | | | | | | | | |
| 18.7<br>(16.6~21.0) | 18.7<br>(16.8~20.9) | 17.8<br>(15.2~20.7) | 16.0<br>(14.6~17.5) | 16.2<br>(13.7~19.0) | 14.2<br>(13.0~15.6) | 14.4<br>(12.9~16.1) | 14.3<br>(12.8~15.8) | 14.9<br>(13.4~16.5) | 下降，1991—2007 | 无变化 |
| 目前性生活活跃（调查前 3 个月至少与 1 个人发生过性行为） | | | | | | | | | | |
| 37.5<br>(34.3~40.7) | 37.5<br>(35.4~39.7) | 37.9<br>(34.4~41.5) | 34.8<br>(32.6~37.2) | 36.3<br>(32.7~40.0) | 33.4<br>(31.3~35.5) | 34.3<br>(32.1~36.5) | 33.9<br>(31.4~36.6) | 35.0<br>(32.8~37.2) | 下降，1991—2007 | 无变化 |
| 在最后一次性交时使用避孕套（在目前性生活活跃的学生人群中） | | | | | | | | | | |
| 46.2<br>(42.8~49.6) | 52.8<br>(50.0~55.6) | 54.4<br>(50.7~58.0) | 56.8<br>(55.2~58.4) | 58.0<br>(53.6~62.3) | 57.9<br>(55.6~60.1) | 63.0<br>(60.5~65.5) | 62.8<br>(60.6~64.9) | 61.5<br>(59.4~63.6) | 增长，1991—2003<br>无变化 2003—2007 | 无变化 |
| 在最后一次性交前服用避孕药（预防怀孕，在目前性生活活跃的学生人群中） | | | | | | | | | | |
| 20.8<br>(18.5~23.2) | 18.4<br>(16.3~20.7) | 17.4<br>(15.2~19.8) | 16.6<br>(14.7~18.8) | 16.2<br>(13.6~19.0) | 18.2<br>(16.5~20.0) | 17.0<br>(14.7~19.4) | 17.6<br>(15.1~20.5) | 16.0<br>(14.2~17.9) | 无变化，1991—2007 | 无变化 |
| 在最后一次性交前喝酒或服药（在目前性生活活跃的学生人群中） | | | | | | | | | | |
| 21.6<br>(18.7~24.8) | 21.3<br>(19.3~23.5) | 24.8<br>(22.1~27.8) | 24.7<br>(22.9~26.7) | 24.8<br>(21.8~28.0) | 25.6<br>(23.8~27.4) | 25.4<br>(23.2~27.8) | 23.3<br>(21.1~25.6) | 22.5<br>(20.7~24.5) | 增长，1991—2001<br>下降，2001—2007 | 无变化 |
| 曾在学校接受过关于 AIDS 或 HIV 感染的教育 | | | | | | | | | | |
| 83.3<br>(80.1~86.0) | 86.1<br>(83.4~88.4) | 86.3<br>(79.0~91.3) | 91.5<br>(90.3~92.5) | 90.6<br>(89.1~91.9) | 89.0<br>(87.6~90.3) | 87.9<br>(85.8~89.7) | 87.9<br>(85.8~89.7) | 89.5<br>(88.1~90.7) | 增长，1991—1997<br>下降，1997—2007 | 无变化 |

* 使用逻辑回归进行趋势分析，对性别、种族或民族和年级进行数据控制

† 基于 $t$ 检验，$P>0.05$

‡95%CI，数据来源 http://www.cdc.gov/HealthyYouth/yrbs/pdf/yrbs07_us_sexual_Behaviors_trend.pdf

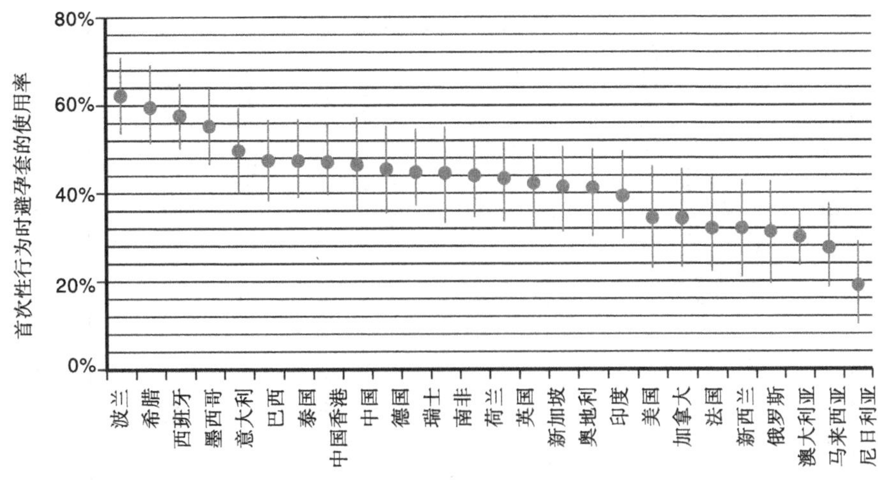


**图 111-2** 不同国家青少年首次性行为避孕套的使用率

摘 自 Durex Network. The face of global sex 2007. First sex: opportunity of a lifetime. Cambridge: SSL International,2007[2010-04-22]. www.durexnetwork.org/en-GB/research/faceofglobalsex/Pages/Home.aspx Accessed April 22, 2010.

的愿意程度。使用避孕用具愿意程度的进程，从①未曾考虑，从未考虑过使用避孕用具；②考虑阶段，曾考虑过，但当下无计划；③准备阶段，在不久的将来希望尝试一种方法；到④积极阶段，使用避孕用具。青少年也应该认识到完美地使用避孕方法的失败率和常规使用避孕方法的失败率都基于正确并坚持避孕方法（表 111-2）。青少年往往会低估体外排精的怀孕风险，对于低龄的青少年，尤其要强调这种方法有效率很低。一旦当青少年选择了某种方法，避孕方法提供者必须和青少年讨论常见副作用的识别，明确管理计划、沟通实际存在的避孕失败的预期、避孕失败的应急方案以及密切随访的策略。提供避孕用具时无须做盆腔检查。美国妇产科学会指南规定盆腔检查和子宫颈涂片的常规检查在第一次性行为 3 年后开始进行。常规检查启动后，建议每年进行 STI 尿液筛查。第 106 章中讨论了和避孕措施有关的机密性和知情同意问题。

## 参考书目

参考书目请参见光盘。

## 111.1 屏障法

*Barbara Cromer*

### 避孕套

使用避孕套可阻止精子进入阴道，用避孕套没有大的副作用。害怕得艾滋病可能是青少年避孕套使用率增高的原因，高中生最近一次性交避孕套的使用率从 1991 年的 46.2% 上升到 2007 的 61.5%。不同国家间避孕套的使用率差别显著，许多国家初次性交避孕套的使用率都比美国高（图 111-2）。避孕套的优点主要是价格低廉、不需处方即可得到、几乎不需要提前计划，对于这个年龄段而言最重要的在于能有效预防包括艾滋病在内的性病和人类乳头瘤病毒（HPV）传染。乳胶避孕套被推荐用以防止性传播疾病（STIs），对青少年而言它是所有非屏障药物法中可以单独使用的一种避孕方法。目前，独立包装一次性的通用尺寸女性避孕套已经上柜。由于女性避孕套正确使用复杂、使用有效率较低以及尚缺乏其预防性病成功率的研究，所以与男性乳胶避孕套相比女性避孕套的使用仍为次选。大多数青少年需要进一步教育和亲身实践才能有效使用它。

### 隔膜和宫颈帽

这些方法几乎没有什么副作用，但在青少年中使用的可能性很小。原因有：青少年抗拒胶状物造成的麻烦，或者抗拒在插入隔膜后会破坏自主性交，或者他们觉得隔膜接触外阴会不舒服。

## 111.2 杀精子剂

*Babara Cromer*

目前市面上出售的含有壬苯聚醇 -9 的杀精子剂有泡沫、胶冻、霜剂、薄膜、泡腾阴道栓剂等形式。它们必须在性交前短时间内置入阴道并在每次射精前再次使用才能达到效果。杀精子剂罕见的副作用包括阴道炎，有一些研究指出壬苯聚醇 -9 对阴道和宫颈黏液有伤害，对 HIV 传播的影响尚不清楚。壬苯聚醇 -9 有促进杀死淋球菌和螺旋体的效果还没有得到随机临床试验的证实。杀精子剂应与避孕套联合使用。

## 111.3 联合避孕方法

*Babara Cromer*

男性青少年使用避孕套，女性青少年使用杀精子剂这两种方法结合是非常有效的，在正确使用时失败

**表 111-2　避孕方法**

| 方法 | 失败率 (%) | | 剂量 | 作用机制 | 潜在副作用 | 优点 |
|---|---|---|---|---|---|---|
| | 正确运用 | 标准使用 | | | | |
| **激素类避孕** | | | | | | |
| 经皮贴片 | 0.7 | 0.9 | 每周一次持续 3 周（第 4 周停药）每天释放 20μg 炔雌醇 150μg 甲基黄体酮 | 激素合并的方法：宫颈黏液增厚，抑制排卵，抑制精子授精活性，减缓输卵管移动，干扰卵子运输，引起子宫内膜萎缩 | 穿透性出血，恶心，头痛，乳房疼痛，贴片处皮肤反应，病人体重 >90kg 效果不显著（198lb） | 与 OCP 相同但是用药频率较少 |
| 联合型口服避孕药（药片） | 0.1 | 5 | 每天不等 20~50μg 雌激素 | 激素合并的方法：（同上）不等 0.15~1μg 孕激素 | 穿透性出血，恶心，头痛，乳房疼痛 | 降低：PID 患病风险，异位妊娠风险，月经失血，痛经，痤疮 |
| 单独使用黄体酮 | 0.5 | 5 | 每天（3h 周期内）0.35mg 炔诺酮或 0.075mg 炔诺孕醇 | 单独黄体酮激素的方法：抑制排卵，增厚和减少宫颈黏液，子宫内膜萎缩 | 不规则出血，乳房疼痛，抑郁 | 无雌激素 |
| 避孕药物注射<br>单独黄体酮注射剂（Depo-Provera） | 0.3 | 0.3 | 3 个月<br>每一剂含有 150mg 长效甲羟黄体酮 | 单独黄体酮激素的方法：（同上） | 不规则出血或闭经，体重增加，乳房疼痛，痤疮，抑郁，可能引起骨密度减低 | 无雌激素，降低：月经失血，痛经，PID 患病风险 |
| 释放黄体酮 IUD（Mirena） | 0.1 | 0.1 | 5 年<br>每天释放 20μg 左炔诺黄体酮 | 单独黄体酮激素的方法和阻止精子授精 IUD 的作用 | 最初 3~6 个月有穿透性出血，然后闭经或月经量减少 | 无雌激素，方便使用，长效<br>降低：月经失血，月经不调，（可能）PID 患病风险 |
| 阴道环（Nuva 环） | 0.65 | N/A | 每月（每月放置 3 周）炔雌醇 15μg 血清水平<br>每天释放 150μg 甲基黄体酮 | 激素合并的方法：（同上） | 阴道刺激，阴道分泌物，头痛 | 与 OC 相同但是用药频率较少 |
| 植入物 | 0 | N/A | 每 3 年放置一次植入物 | 抑制排卵；增厚宫颈黏液 | 极少的放置综合征，可能引起体重增加，子宫出血变化 | 高效，谨慎，没有月经不调的担忧，降低异位妊娠的风险，可回复，接受率和续用率高 |
| 非激素类避孕 | | | | | | |
| 男性避孕套 | 3 | 14 | 每次性交时使用 | 屏障的方法：阻断精子的通路 | 橡胶过敏 | 推荐与其他避孕方法联合使用；降低 STD，HIV 风险的唯一方法 |
| 女用避孕套 | 5 | 21 | 每次性交时使用 | 屏障的方法：完全阻断阴道，部分阻断回音 | 阴道不舒适，伴侣阴茎刺激 | 为对抗 STD，HIV 提供一些保护 |
| 含铜 IUD（ParaGard） | 0.6 | 0.8 | 10 年<br>36mm × 22mm，铜线垂直包绕主干 T | IUD：阻止精子授精 | 月经量增多 | 使用方便，长效非激素类 |
| 杀精子剂 | 18 | 29 | 每次性交时壬苯醇醚 -9（美国）组成不同而剂量不同，如凝胶，栓剂，剂量为 52.5~150mg | 破坏精子细胞膜达到杀死精子的目的 | 成分过敏，复发性尿道感染 | 推荐与其他屏障避孕法联合使用 |

IUD：子宫内避孕器；OCPs：口服避孕药；PID：盆腔感染疾病；STD：性传播疾病

摘自 As~Sanie S, Gantt A, Rosenthal MS. Pregnancy prevention in adolescents, Am Fam Physician, 2004, 70:1517–1524.Hatcher RA, Trussell J, et al. Contraceptive technology. New York: Ardent Media, 2007

率只有 2%，和其他避孕形式比较没有任何潜在副作用和并发症。这种联合方法也能预防包括人免疫缺陷病毒（HIV）和人乳头瘤病毒（HPV）感染在内的性病。

## 参考书目

参考书目请参见光盘。

## 111.4　激素方法

*Babara Cromer*

激素避孕采用的是雌激素物质结合孕激素的方法，或单独使用孕激素。雌孕激素联合使用和单独使用孕激素的主要机制是抑制黄体素分泌从而抑制排卵。同时激素对生殖道也有影响，这可能会增加避孕的有效性，包括通过使宫颈黏液增厚以阻止精子的穿透。

### 复方口服避孕药

口服避孕药（OCs）常常被称为“避孕丸”，目前的制剂含有 35μg、30μg 或 20μg 雌激素物质，典型的是乙炔基雌二醇和孕激素。避孕丸是最可靠的避孕方法之一，常规服用时 15~19 岁女性中避孕失败率最高为 18.1%。使用外源性雌激素较严重的并发症有血栓性静脉炎、肝腺瘤、心肌梗死和糖耐量下降。上述异常在青少年人群中极为少见。虽然抽烟的青少年服用避孕药时罹患心肌梗死的相对危险性会增加 2 倍，但实际发生的可能性却非常小，这和怀孕相关并发症导致的死亡相比微不足道。使用雌激素的一些长期好处包括，减少乳房良性疾患、卵巢疾病和贫血风险。

口服避孕药的短期副作用，如恶心和体重增加常常会影响青少年服药的依从性。但这些副作用通常持续时间短暂，且由于避孕药可缩短月经时间并缓解痛经而使药物使用的依从性提高。口服避孕药能抑制排卵或抑制子宫内膜产生前列腺素，可以有效防止月经不调（见第 110 章）。最初对于雌激素对低龄青少年骨骺生长有潜在不良影响的疑虑已经被打消。一些避孕药会加重痤疮，改用其他药物后即可改观。不含雄激素的孕激素片剂能有效减少痤疮和多毛的副作用。屈螺酮是一种具有抗盐皮质激素作用的孕激素，能减轻经前期症状，但此类药物有引起高血钾的潜在副作用，这使得有肾脏、肝脏和肾上腺疾病以及服用某些药物的病人不能服用。含雌激素的口服避孕药还有一个额外保护作用是心血管方面的，这些青少年比对照者含有较高水平的高密度脂蛋白。虽然 35 岁以下吸烟女性本身发生心血管并发症的可能性很低，但是我们还是建议服用口服避孕药的青少年戒烟。

延长月经周期的避孕药对于青少年而言还有其他的预期效果：可以加强对卵巢活动的抑制作用，并能使患者在服用某些降低避孕效果的药物后依然能保持避孕效果。美国食品药品管理局在 2003 年 9 月批准了 Seasonale（左炔诺孕酮 0.15mg/ 炔雌醇 30μg）的使用，包括 84 粒活性药片和 7 粒安慰剂，为期 91d 的周期。该药最常见的副作用为：服用 Seasonale 的研究对象和 28d 经期周期的研究对象第 1 年治疗中出血量和（或）出血总天数相似。不定期的流血会随着时间推移而减少。其他优点，如减少激素撤退（月经来潮前）副作用的出现频率，这些副作用包括头痛和偏头痛、情绪变化和月经量多。

口服避孕药延长月经周期的作用能持续 1 年，Lybrel（90μg 左炔诺孕酮和 20μg 炔雌醇）能引起一整年的停经。

含雌激素避孕药的使用禁忌证包括肝细胞疾病、偏头痛、乳房疾病、由第Ⅷ因子水平升高和抗凝血酶Ⅲ产生减少导致的任何有高凝问题的疾病（如心脏瓣膜置换后、血栓性静脉炎、镰刀状红细胞贫血），以及已知或怀疑怀孕（表 111-3）。患有诸如糖尿病、癫痫和镰刀状红细胞贫血等慢性疾病的病人必须兼顾怀孕的风险和避孕的可靠性。最初开始使用这些处方药时应该特别强调这些风险。世界卫生组织将激素类避孕药的使用安全性进行了医学标准分级，级别从 4 避免使用，到 1 放心使用，并列出了一份详细的使用参考说明。

### 漏服避孕药

口服避孕药的有效性依赖于依从性，但不幸的是，女性青少年可能会忘记每日服药。如果药片的服用时间迟于其指定时间后 12h，可以认为发生了药片漏服。如果漏服了 3 颗药片，则需启用后备避孕，如果有性交发生，必须进行紧急避孕（EC，表 111-3）。有关漏服避孕药的处理原则在表 111-4 中已给出。

### 其他联合方法

经皮贴片（Ortho Evra）每日可释放 20μg 乙炔雌二醇和 150μg 甲基孕酮，可以贴在下腹部、臀部或上身。应持续贴 1 周，每周更换 1 次，连续 3 周，随后取走使月经来临（表 111-2）。经皮贴片不能贴在乳房上。有限的研究结果显示，此避孕方法成年人满意度较高，使用后 3~18 个月内有 50%~83% 的续用率，与成人相比，青少年出现部分或全部脱落的频率更高。

阴道避孕环（Nuva 环）是一种可弯曲、透明无色的阴道环，直径约 2.1 英寸，可以由使用者自己放入阴道。它每天能释放 15μg 乙炔雌二醇和 120μg 依托孕烯，放置后可以在位 3 周，这期间激素会被吸收。如果环被意外排出，必须重新置入；但是，如果环脱

表 111-3 联合使用口服避孕药的禁忌证

| 绝对禁忌证（WHO 分级为 4） |
|---|
| 怀孕 |
| 未明确诊断的生殖器出血 |
| 乳腺癌 |
| 既往或现有循环疾病（例如动脉或静脉血栓，缺血性心脏病和脑出血） |
| 血栓形成倾向 |
| 药物引起的高血压 |
| 先兆偏头痛 |
| 活动性肝脏疾病，胆汁淤积性黄疸，Dubin-Johnson 综合征，急性卟啉症 |
| 全身性红斑狼疮 |
| 溶血性尿毒症综合征 |
| 血栓性血小板减少性紫癜 |
| 相对禁忌证（WHO 分级为 2 或 3） |
| 大于 35 岁的吸烟者 |
| 高血压（血压高于 140/90mmHg） |
| 糖尿病 |
| 高泌乳素血症 |
| 胆囊疾病 |
| 先兆偏头痛 |
| 耳硬化症 |
| 镰状细胞疾病 |

摘自 Amy JJ, Tripathi V. Contraception for women: an evidence based overview, BMJ, 2009, 339:563–568

表 111-4 漏服药片时的处理原则

| |
|---|
| · 当妇女意识到自己漏服药片时，最主要的建议是“还是继续服用吧”。她会马上服用药片，然后重启她平时的服药模式 |
| · 与此同时，如果漏服的药片在 3 周内，她必须跳过不用服药的间。 |
| · 同样地，如果以下列举数量的药片漏服的话，必须采用后备方案（通常是避孕套）或禁欲 7d |
| · 2/20（如果两粒或超过 20μg 炔雌酮药片漏服） |
| · 3/30（如果 3 粒或超过 30~35μg 的炔雌酮药片漏服） |

摘自 Faculty of Family Planning and Reproductive Health Care Clinical Effectiveness Unit.Missed pills: new recommendations, April 2005[2010-04-23]. www.ffprhc.org.uk/admin/uploads/MissedPillRules%20.pdf.

落超过 3h，应该使用后备避孕方法。

所有这些方法的禁忌证和口服避孕药相同（表 111-3）。

## 完全孕激素避孕

单纯使用孕激素口服避孕适用于那些用雌激素避孕有潜在危害的青少年：如那些有肝脏疾病、心脏瓣膜置换的或血液呈高凝状态者。这些制剂（“迷你药片”）抑制排卵的可靠性欠佳，如果正确使用每年有 0.5% 怀孕的可能。由于需要每天服用，青少年接受的可能性有限，而且贫血发生率高，出血量增加。

甲羟孕酮（Depo-Provera，DMPA）是一种可注射的孕激素，避孕效率很高，150mg 剂量进行深部肌肉注射，失败率仅 0.3%~0.4%（表 111-2）。DMPA 对于那些依从性欠佳、智力缺陷、存在慢性疾病或对雌激素有相对禁忌证的青少年很有吸引力。虽然其使用有直接引起青少年骨密度丢失的可能、从而增加今后骨质疏松的潜在发生率，但是近期的研究指出骨密度会在停止用药后恢复。保健人员可能需要慎重考虑在已有低骨密度高危因素的青少年中使用含有雌激素的避孕药，这些高危因素包括慢性肾脏疾病、轮椅代步、饮食紊乱、慢性闭经（见第 698 章）。

长效避孕制剂—左旋炔诺孕酮（Norplant）在美国没有销售。硅胶囊管皮下埋植剂可保留 3 年，包含依托孕烯（Implanon），每天释放 60μg，该药物已由美国食品及药品管理局在 2006 年通过。与单独孕激素注射类避孕药相似，皮下埋植避孕能保证很高程度的避孕效果而它的主要机制是抑制排卵。同样地，与注射类避孕药相似，皮下埋植避孕不需要每日甚至每周重复用药。此法的潜在的特殊并发症包括埋植后的感染及其他严重副作用，但这些情况都很少见，发生概率低于 1%。擦伤或皮肤刺激这些轻微的副作用则更常见，但是这些不良反应不经过治疗也能恢复。在埋植后的第 3 年年末可通过外科小手术将埋植物移除。

## 参考书目

参考书目请参见光盘。

## 111.5 紧急避孕

*Barbara Cromer*

在月经中期无保护性交导致怀孕的危险性是 20%~30%。非月经中期的性交，怀孕的危险度降至 2%~4%。在无保护性交后 120h 以内的窗口期给予干预，怀孕的危险性可进一步减少或消除。紧急避孕适应证列在表 111-5 中。2006 年，FDA 同意将紧急避孕所用的药物作为替补方案，供≥ 18 岁的女性进行非处方药的选择。女性青少年的经验显示，如果提前准备使用紧急避孕会更有效，且效果与较高频次无保护性交、避孕套或避孕丸使用减少无关。

美国常用 Yuzpe 方法，此类药物是含 200μg 乙炔雌二醇和 2.0mg 炔诺孕酮或 1.0mg 左炔诺孕酮的复合药片。表 111-6 列出了这种方法可使用的药片。高剂量复合口服避孕药破坏黄体期激素的作用，形成了一个不稳定、不适合受精卵着床的子宫内环境。如果在发生排卵的月经中期使用，高剂量雌激素和孕激素会

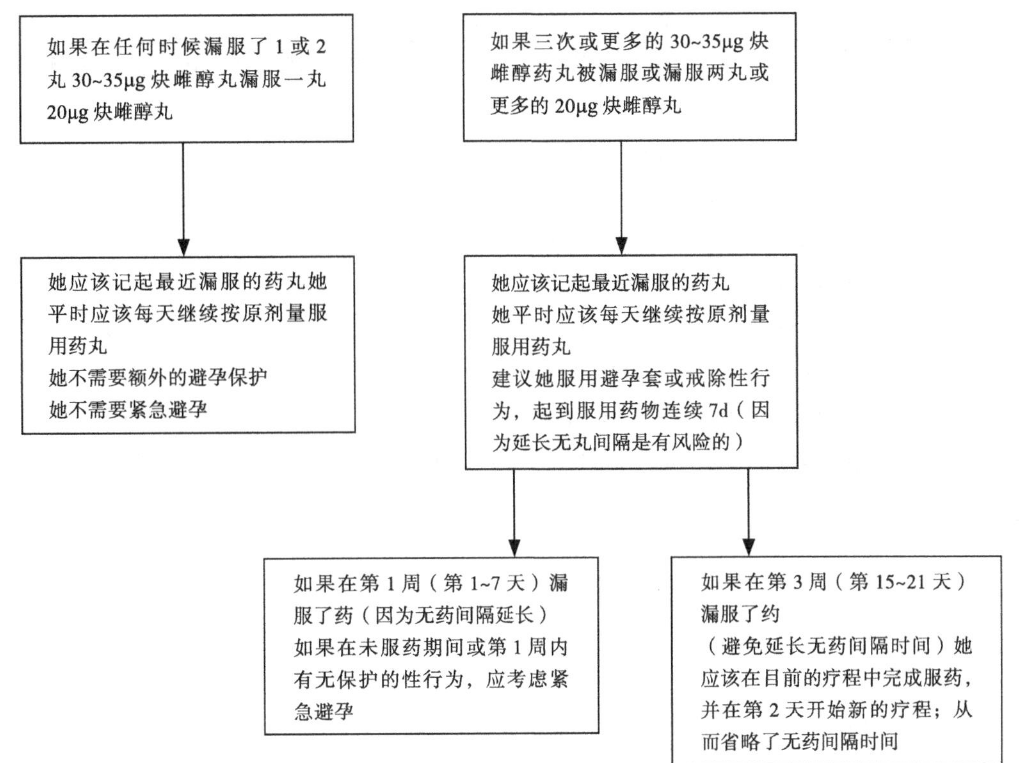


**图111-3** 漏服联合避孕药（30~35μg和20μg乙炔雌二醇制剂）妇女的建议。* 根据什么时候记得她漏服药丸，她可能会在同一天服用两粒药物（一次是记忆中漏服的，另一次在正常时间），甚至在同一时间［摘自计划生育和生殖保健部门单位：FFPRHC Guidance（2006年7月）联合口服避孕药物的第一处方，完整的声明可从www.ffprhc.org.uk获得］

**表111-5 紧急避孕措施**

| |
|---|
| · 性交时未使用避孕措施 |
| · 男性避孕套的机械损坏（破损、滑移或泄露） |
| · 隔膜、宫颈帽或女用避孕套移位、破损或使用不当 |
| · 杀精剂药片无效或在性交前薄膜融化 |
| · 体外射精操作不当（体外排精） |
| · 漏服联合型口服避孕药（任何2片接连服用的药片） |
| · 漏服单独孕酮口服避孕药（1片或更多） |
| · IUD移位或部分移位 |
| · 暴露于潜在的致畸原（在未使用有效避孕时，使用例如异维甲酸或反应停） |
| · 注射型避孕药使用延迟（延迟>2周的单独孕酮配方，如长效醋酸甲氢孕酮）* |
| · 阴道环或贴片周期比预定时间晚了超过2d |
| · 强奸 |

* 常规使用长效醋酸甲氢孕酮的间隔时间为12周

摘自 Allen RH, Goldberg AB. Emergency contraception: a clinical review. Clin Obstet Gynecol, 2007, 50: 927-936.

使黄体期激素反应减弱并减少排卵。这种方法减少怀孕危险度的有效率达到75%。最常见的副作用是恶心（50%）和呕吐（20%），因此一些临床医生会开具或推荐一些止吐药和口服避孕药合用。在给予药片时通常要做尿妊娠试验以排除已经怀孕。目前对是否需要这样做存在争议，因为没有证据表明如此使用口服避孕药会影响早期胎儿发育，而且处方所用剂量还不至于破坏未曾发现的怀孕。为这种方法预先包装好的紧急避孕套装在2004年就已退出市场。1999年FDA统一使用一种只含孕激素的制剂，它含有2片药，每片含0.75mg左炔诺孕酮。恶心和呕吐不是其最常见的副作用，且最近对照研究发现左炔诺孕酮预防怀孕比Yuzpe方法更有效。

米非司酮（RU-486）作为一种抗孕酮制剂，能阻断孕酮与其受体的结合。它能抑制排卵或干扰月经周期的黄体期，并且可作为紧急避孕有效的备选方案。

青少年可通过拨打热线电话1-888-NOT-2-LATE获得有关紧急避孕方面的信息。使用任何一种方法都要进行2周后的随访以明确治疗有效，同时应及时诊断可能存在的早孕。这次随访还向青少年提供了咨询、讨论导致无保护性交的情况和性传播疾病的检查，适时开始继续避孕。子宫颈涂片筛查到21岁后才开始进行。

## 参考书目

参考书目请参见光盘。

表 111-6　美国的 23 种紧急避孕药

| 品牌 | 公司 | 单剂量药片数† | 单剂量乙炔雌二醇含量（μg） | 单剂量左炔诺孕酮含量（mg）‡ |
|---|---|---|---|---|
| 单独孕酮药片：单剂量† | | | | |
| Plan B | Barr/Duramed | 2 片白药片 | 0 | 1.5 |
| 孕酮和雌激素联合型药片：每隔 12h 服 2 个剂量 | | | | |
| Alesse | Wyeth-Ayerst | 5 片粉红色药片 | 100 | 0.50 |
| Aviane | Barr/Duramed | 5 片橘色药片 | 100 | 0.50 |
| Cryselle | Barr/Duramed | 4 片白药片 | 120 | 0.60 |
| Enpresse | Barr/Duramed | 4 片橘色药片 | 120 | 0.50 |
| Jolessa | Barr/Duramed | 4 片粉红色药片 | 120 | 0.60 |
| Lessina | Barr/Duramed | 5 片粉红色药片 | 100 | 0.50 |
| Levlen | Berlex | 4 片淡橘色药片 | 120 | 0.60 |
| Levlite | Berlex | 5 片粉红色药片 | 100 | 0.50 |
| Levora | Watson | 4 片白色药片 | 120 | 0.60 |
| Lo/Ovral | Wyeth-Ayerst | 4 片白色药片 | 120 | 0.60 |
| Low-Ogestrel | Watson | 4 片白色药片 | 120 | 0.60 |
| Lutera | Watson | 5 片白色药片 | 100 | 0.50 |
| Nordette | Wyeth-Ayerst | 4 片淡橘色药片 | 120 | 0.60 |
| Ogestrel | Watson | 2 片白色药片 | 100 | 0.50 |
| Ovral | Wyeth-Ayerst | 2 片白色药片 | 100 | 0.50 |
| Portia | Barr/Duramed | 4 片粉红色药片 | 120 | 0.60 |
| Quasense | Watson | 4 片白色药片 | 120 | 0.60 |
| Seasonale | Barr/Duramed | 4 片粉红色药片 | 120 | 0.60 |
| Seasonique | Barr/Duramed | 4 片淡蓝绿色药片 | 120 | 0.60 |
| Tri-Levlen | Berlex | 4 片黄色药片 | 120 | 0.50 |
| Triphasil | Wyeth-Ayerst | 4 片黄色药片 | 120 | 0.50 |
| Trivora | Watson | 4 片粉红色药片 | 120 | 0.50 |

*Plan B 是唯一一款针对紧急避孕的产品。Alesse, Aviane, Cryselle, Enpresse, Jolessa, Lessina, Levlen, Levora, Lo/Ovral, Low-Ogestrel, Lutera, Nordette, Ogestrel, Ovral, Portia, Quasense, Seasonale, Seasonique, Tri-Levlen, Triphasil 和 Trivora 作为紧急避孕药（ECPs）安全且有效，通过美国 FDA 认证。全球范围内，大约有 50 种 ECP 进行了特定的包装，注册和贩售。例如，Gedeon Richter 和 HRA Pharma 公司在许多国家都贩售单纯左炔诺孕酮产品，产品分别为 Postinor-2 和 Norlevo，每种药物都是 2 片装，每篇含有 0.75mg 的左炔诺孕酮。在 43 个国家，单纯左炔诺孕酮类 ECP 既可以作为非处方药，又可以在不经临床医生看诊直接从药剂师处购得

†Plan B 的产品说明写道，在无保护性交后 72h 服用 1 片，12h 过后服用另一片。但是，近期的研究表明，Plan B 的两粒药片可同时服用。同时，研究也显示，上述罗列的所有品牌药物在无保护性交后 120h 内服用都是有效的

‡Crysell，Lo/Ovral，Low-Ogestrel 和 Ovral 中的孕酮是炔诺孕酮，它包含两个同分异构体，只有其中的一种（左炔诺孕酮）具有生物活性；每粒药片中炔诺孕酮的含量是左炔诺孕酮的 2 倍

## 111.6　宫内避孕器

*Barbara Cromer*

宫内避孕器（IUDs）是一种小的有弹性的塑料物质，通过子宫颈放入宫腔。它们有大小、形状和有（无）药物活性物质（铜或孕酮）的差异。尽管 TCu380A 宫内避孕器植入宫内可引起局部分叶核粒细胞反应，产生前列腺素，但其作用机制尚不清楚。左炔诺孕酮宫内避孕器同样可能有许多避孕作用，如增厚宫颈黏液，抑制子宫内膜从而阻止精子存活等。以上两种宫内避孕器的避孕效果可达到 97%~99%。虽然早期有报道指出子宫颈异物在理论上会增加上生殖道的感染风险，但是近期的研究已打消了早期的这些疑虑。正因为如此，尽管宫内避孕器有相对较高的性传播疾病的流行率，但临床医生正重新考虑在青少年人群中使用它们。

## 参考书目

参考书目请参见光盘。

（童梅玲　译，刘瀚旻　审）

# 第 112 章 青春期怀孕

Dianne S. Elfenbein, Marianne E. Felice

## 流行病学

2006 年，美国 20 岁以下的年轻女性分娩出大约 442 000 个新生婴儿。这个数字提示 15~19 岁年轻女性的新生儿出生率为 41.9/1000，比 2005 年（40.5/1000）的出生率增长了 3% 以上。这是在过去 15 年中，美国青少年生育率第一次出现增长。

在 2006 年之前，美国自 20 世纪 90 年代初起所有年龄、种族和民族（表 112-1）的青少年生育率一直在稳步下降，尤以非洲裔美国青少年最为明显。尽管从 2005—2006 年增长了 3%，但 2006 年 15~19 岁青少年的生育率仍大大低于 1991 年 61.8/1000。妊娠率，包括出生率、流产率、死产率及人工流产率，在这段时期内也有下降，这表明生育率的下降并不是由于终止妊娠的增多。美国青少年生育率的改善归因于以下 3 个因素：更多的青少年延迟了性交开始的年龄，更多的青少年在他们开始有性行为时使用了某种避孕方式，新型、长效激素类避孕药的使用增多。

尽管在过去的 10 年里青少年生育率有所下降，但在所有工业化国家中，美国的青少年生育率仍是最高的。美国的青少年生育率是英国和加拿大的两倍，将近法国和瑞典的 4 倍。2/3 的青少年分娩年龄在 18、19 岁，严格意义上这一年龄已达到法定年龄。

## 病　因

在有政策支持预防怀孕和性传播疾病（STIs）的工业化国家，年长的青少年更可能使用激素类避孕药和避孕套，以降低意外怀孕的风险。年幼的青少年可能会对他们的性决策缺少深思熟虑和理性思考，他们的性行为可能会是突发的甚至是强迫的，从而导致避孕措施使用的不连贯和意外怀孕的高风险。对就业和高学历教育目标的追求与生育率的降低可能相关。在一些非工业化的国家，法律允许青春早期和中期的青少年结婚，贫困和女性的教育受限都与青少年生育率增加有关。

## 临床表现

青少年可能会经历典型的孕期症状：妊娠初期的反应（可能发生于一天任何时间的恶心、呕吐），乳房肿胀柔软，体重增加和停经。通常表现是不典型的。头痛、疲劳、腹痛、头晕，月经减少或月经不调是常见的症状。

在儿科诊室，一些青少年不愿透露有关怀孕的事。如果有其他的临床和病史信息，即便青少年否认性行为和月经不规律都不应排除妊娠诊断。青少年如出乎意料地要求作全面检查或为避孕的事来访要怀疑可能是怀孕。当青少年出现继发性闭经时，妊娠仍然是最常见的诊断。

## 诊　断（表 112-2）

子宫增大，宫颈紫色（查德威克征），子宫柔软（黑加征）或宫颈柔软（古德尔征）的体格检查结果都高度提示宫内妊娠。通常推荐进行验证性孕检，无论是定性的还是定量的。无论在家里还是在诊间进行，现代定性尿检方法在检测妊娠方面是有效的。这些测试是基于对人绒毛膜促性腺激素（HCG）β 亚单位的检测。有人指出非处方性的家庭怀孕测试能在月经周期过了的第一天检出 98%，灵敏度和精确度有很大的变化。诊间或快速测试增加了标准化程度，并且在总体上增加了敏感性，能在着床后 3~4d 检测出怀孕。然而，在任一月经周期中排卵都有可能延迟；在任一妊娠中，受精卵着床的时间和 HCG 的产生都可能千差万别。这些变化，以及尿浓度的变化，都可能会影响测试的敏感性。因此，若高度怀疑怀孕，即便测试结果为阴

**表 112-1　美国青少年生育率（/1000 名女性）**

| 年龄（岁） | 1940 | 1950 | 1960 | 1970 | 1980 | 1990 | 2000 | 2001 | 2002 | 2003 | 2004 | 2005 | 2006 |
|---|---|---|---|---|---|---|---|---|---|---|---|---|---|
| 15~19 | 54.1% | 81.6% | 89.1% | 68.3% | 53.0% | 59.9% | 47.7% | 45.9% | 43.0% | 41.7% | 41.2% | 40.5% | 41.9% |
| 15~17 | — | — | 43.9% | 38.8% | 32.5% | 37.5% | 26.9% | 25.3% | 23.2% | 22.4% | 22.1% | 21.4% | 22.0% |
| 18~19 | — | — | 166.7% | 114.7% | 82.1% | 88.6% | 78.1% | 75.8% | 72.8% | 70.8% | 70.8% | 70.8% | 73.0% |

摘自 Facts at a glance. Washington DC: Child Trends, 2008

**表 112-2 从末次月经周期的第 1 天诊断怀孕日期**

| |
|---|
| 典型症状 |
| 闭经，乳房变软，乳头变敏感，恶心，呕吐，疲乏，腹部和背部疼痛，体重增加，尿频 |
| 青少年可能出现无关的症状，这使他们能够去看医生并保密 |
| 实验室诊断 |
| 尿或血人绒毛膜促性腺激素试验可在受精后 7~10d 内呈阳性，取决于灵敏度 |
| 月经不调使排卵期或受精期很难预测。家用怀孕测试有很高的错误率。 |
| 生理变化 |
| 着床后 2~3 周：宫颈柔软、发绀 |
| 8 周：子宫橘子样大小 |
| 12 周：子宫西柚样大小，耻骨弓上可及 |
| 20 周：子宫平脐 |
| 如果体检结果与孕周不一致，超声检查可确认 |

性都必须在 1~4 周内进行重复测试。最敏感的妊娠检测试验是定量检测血清 β-HCG 的放射免疫测定法，其结果在受精 7d 内即可靠。这种相对比较昂贵的测试主要用于评估宫外孕、检测终止妊娠后的胎盘滞留或葡萄胎的处理。它通常用于在临床诊疗中有必要进行连续性监测时。

虽然盆腔或阴道超声一般不用于妊娠早期的诊断，但其可用来检测和确定孕周。阴道超声在 4.5~5 周，盆腔超声在第 5~6 周可以检测到孕囊（从最后一次月经周期算起）。这个方法同样也可用于诊断宫内妊娠和异位妊娠。

## ■ 孕期咨询和早期管理

在做出怀孕诊断后，着手解决社会心理以及医疗、怀孕相关事宜变得尤为重要。应评估孕妇对怀孕的反应以及她的情绪问题。不应把怀孕认定为意外怀孕。必须进行病人选择权的讨论。这些选择包括①将孩子托付给收养家庭，②择期终止妊娠，或③在家庭、孩子父亲、朋友和/或其他社会资源的帮助下抚养孩子。这些选择要以一种支持的、内容丰富的、客观的方式呈现；对于一些年轻女性可能要经过多次的随访与讨论。如果医务人员觉得在为这些年轻患者提供选择的时候感到不舒适，则应将他们转诊给能立即提供服务的医务人员。在妊娠早期实施终止妊娠通常比那些后来终止的风险低、花费少。其他可能需要讨论的事情包括如何告知孕妇的父母及孩子的父亲；实施保证年轻母亲继续受教育的策略；停止吸烟、酗酒和吸毒；中止和避免服用被认为可能致畸的药物；开始补充叶酸、钙和铁；适当营养和检测性传播疾病。虽然大多数怀孕不是强暴造成的，但是尤其对青少年应考虑强暴的（见第 113 章）可能性，一旦发生虐待必须提供合适的社会帮助 / 法律帮助。选择继续妊娠的孕妇必须尽快转诊至对青少年友好的产科诊所。

## ■ 青少年父母的特点

成了年轻父母的青少年女性往往来自于经济困难的家庭。尽管在过去的十年中，黑人和西班牙裔青少年的生育率有所下降，但他们的生育率仍是非西班牙裔白人的两倍以上。在怀孕之前，这些青少年在学校的成绩就不佳，他们往往来自教育程度较低的家庭。学习障碍也很常见。这些青少年母亲经常来自于自己的母亲就是青春期生育的单亲家庭。大部分（84%）的青少年母亲在非结婚状态生下孩子。他们可能认为怀孕是积极社会价值的体现，并不会影响其长期目标。

成为父亲的青少年与同龄人相比，学业成绩较差。他们比同龄人更容易卷进一些非法活动和非法药品的滥用。尽管任何年龄差距的组合都可能存在，但那些青少年母亲所生孩子的父亲是成年男子的话，他们往往要比那些婚姻年龄匹配只比对方大 2~3 岁的成年男子明显贫穷且教育程度明显偏低。较年轻的青少年母亲很可能和孩子父亲之间有一个很大的年龄差距，有可能存在强暴或奸幼罪（见第 113 章）。

男性伴侣对年轻女性决定 / 希望怀孕和共同抚养孩子有显著的影响。在进行生育计划、避孕和怀孕选择的讨论时，谨慎而适当地邀请男性伴侣参加，可能是改善所有人结局的一个很好的策略。

## ■ 母亲和婴儿的医学并发症

虽然青少年怀孕患妊娠并发症的风险高于平均值，但大多数青少年怀孕并无重大并发症，能生出健康婴儿。对青少年流产 / 死产的风险估计在 15%，而终止妊娠率自 1995 以来一直稳定在约 33%。正如预期的那样，一些年龄相关的慢性病（糖尿病或高血压）在青少年母亲中发病率低，这些疾病可能影响妊娠的结局。青少年也较年长女性双胎妊娠率更低。青少年能顺利分娩，极少需要手术干预。然而，与 20~39 岁的母亲相比，青少年在低出生体重儿、早产儿、新生儿死亡、分娩过程中至重度胎粪污染及出生 1 年后婴儿死亡方面均有较高的发生率。在年纪最小、经济最困难的母亲中，这些不良后果的发生率最高。腹裂，虽然很罕见，但在青少年母亲的婴儿中发病率明显增高，而其原因尚不明确。青少年母亲贫血、妊娠相关性高血压、子痫的发病率偏高，年幼青少年的妊娠相关性高血压发生率比 20 多岁和 30 多岁的妇女高 40%。年幼青少年在孕期体重增长不足（＜ 16 磅）的发生率较高，而体重增长不足与新生儿低出生体重相关。母亲体重增长不足的原因与青少年进入产前保健较晚及产前保健利用不充分密切相关。性生活活跃的青少年性传播疾病的患病率比性活跃的年长妇女高。

许多已怀孕的年轻女性，在她们的生活中可能会受到某种形式的暴力或虐待。有证据表明，在怀孕期间青少年女性比任何其他年龄组的人暴力发生率都要高。暴力与伤害和死亡相关，也与早产、低出生体重、出血、物质滥用及较晚进行产前保健相关。一项来自妊娠死亡率监测系统的分析表明，1991 年至 1999 年间，凶杀是导致孕妇和产妇死亡相关性损伤的第二大原因，而 19 岁以下女性的妊娠相关性凶杀率最高（见第 107 章）。

早产和低出生体重增加了青少年母产婴儿的围产期发病率和死亡率。这些婴儿发生婴儿猝死综合征的可能性也比平均水平高（见第 367 章），这可能是因为他们较少采用仰卧的睡眠姿势，以及受到有意和无意伤害的风险更高（见第 37 章）。有一项研究表明，如果一个出生于青少年母亲的孩子不是这个母亲的第一胎，其被杀害的风险是年龄在 25 岁或以上女性的第一胎孩子的 9~10 倍。罪犯往往是其父亲、继父或母亲的男朋友。

分娩后，40%~50% 的青少年母亲可能出现抑郁症状。社会应激事件的增加和社会支持的剥夺都会导致抑郁更加严重。来自婴儿父亲和青少年产妇母亲的支持似乎对预防抑郁症特别重要。照顾青少年父母的儿科医生必须特别关注他们的抑郁情绪及其对母亲或孩子造成的伤害；予以恰当的诊断、治疗并转诊到其他心理健康或社会机构。

## 社会心理后果 / 母亲和儿童的风险

### 教育方面

青少年母亲通常在校表现不佳并且在怀孕前就已辍学。分娩后许多人选择推迟一段时间完成她们的学业。最终大多能高中毕业或取得同等学力。至少在她们人生的 20~30 岁，已生育的青少年母亲的正规教育程度普遍落后于同龄人 2 年。母亲教育程度低也限制了许多年轻家庭的收入水平（见第 1 章）。

### 物质滥用

滥用毒品、酒精和烟草的青少年怀孕率比同龄人高。大多数物质滥用的母亲似乎在怀孕时减少或停止使用了这些物质。约在产后 6 个月物质滥用又开始增加，这会导致养育过程和母亲重回学校变得复杂。

### 再次妊娠

青少年母亲（15~19 岁）所生的儿童中大约 20% 是二胎或更高的胎次。再次怀孕的产前保健开始得更晚，而且第二胎婴儿不良结局的风险比第一胎更高。导致母亲再次妊娠的因素有：没有在产后立即服用长效避孕药，产后 6 个月内未返校，已婚或与婴儿父亲同居的，有了新男友且想再要一个孩子的。为了降低这些青少年的再次妊娠率，必须制定顺应这部分人群的相关措施，最好是为年轻的母亲和她的孩子提供全面的卫生保健（表 112-3）。

### 婴儿的行为、教育及社会后果

许多青少年母亲产下的儿童早在学龄前期就有行为问题。许多早期辍学的(33%)成为青少年父母(25%)，或者，若是男性则被监禁（16%）。导致这些不好后果的原因包括贫困、父母学习困难、青少年父母消极的教养方式、母亲抑郁、父母不成熟、不良的父母榜样、社会压力、暴露于周围的暴力环境中、与祖父母尤其是祖母的冲突。贯穿整个儿童期的、持久而积极的父母参与在某种程度上可以避免负性的后果。许多这些不良后果的出现是由怀孕青少年所处的社会经济 / 人口状况决定的，而不单单是母亲的年龄。但即使控制社会经济状况和人口分布的因素，青少年母亲生下的婴儿学业成绩仍偏低、高中毕业率偏低、自己成为青少年父母的可能性增加，在伊利诺伊州（该地区的记录包括有生母的年龄）虐待和忽视率的可能性偏高。

综合性的干预措施主要集中于通过生活技巧训练、提供医疗保健和社会心理支持为青少年母亲和婴儿提供帮助，至少在短期内使青少年能获得更高的就业率、更高的收入以及对福利更少的依赖。这有可能帮助改善婴儿的结局。

### 青少年怀孕的预防

青春期妊娠是一个多层面的问题，需要多方面的解决措施。由初级保健医生提供的有关避孕和生育风险的教育是很重要的，但这不足以充分解决问题。还需要家庭和社区的参与。初级预防策略（预防第一胎）不同于二级预防策略（预防第二胎或多胎）。

禁欲教育旨在教导青少年等到婚后再开始性行为，但不幸的是没有提到避孕。禁欲教育有时会附带“贞洁宣誓”，即青少年承诺禁欲直到结婚。其他教育项目强调艾滋病和性传播疾病的预防和预防怀孕，而其他的课程包括禁欲和避孕。性教育和避孕的宣教不会导致性活动的增加。参与这些项目的青少年可以接受全面的性教育，通常比那些只接触禁欲项目或完

表 112-3　2001 美国儿科学会关于青少年父母和他们孩子的照顾建议

| | |
|---|---|
| 为青少年父母和他们的孩子创建一个医学之家 | 包括青少年母亲和孩子的父亲 |
| 强调先期辅导、养育和基本的儿童照顾技巧 | |
| 提供全面的、多学科的照顾 | 提供社区资源，例如专门的女性、婴幼儿和儿童补充营养项目 |
| | 为低收入的父母和儿童提供医疗和发展服务 |
| | 促进服务间的协调 |
| 避孕咨询 | 强调避孕套的使用 |
| | 鼓励长效的避孕方法 |
| 鼓励母乳喂养 | 支持在家、工作场所及学校的母乳喂养 |
| 鼓励完成高中学业 | |
| 评估家庭暴力的风险 | |
| 鼓励青少年养育 | 与祖父母这样的其他成年人一起来鼓励青少年父母的发展，以及优化小儿的发展结局 |
| 将咨询调整至符合青少年的发育水平 | 利用以学校、家庭和办公室为基础的干预措施 |
| | 考虑使用支持小组 |
| 婴幼儿和青少年父母发展进程的认识和监测 | 支持为青少年提供高质量的社区资源，包括发展资源，儿童照顾和养育课堂 |
| | 使小儿能加入 Head Start 项目和促进残疾人群获取教育资源 |
| 提供对成功的正面强化 | 教育成就 |
| | 育儿成就，例如很好的遵循儿童保健和免疫接种 |
| | 避免接触毒品、酒精或是尼古丁 |
| | 保持母乳喂养和其他的健康行为 |

摘自 Beers LAS, Hollo RE. Approaching the adolescent-headed family: a review of teen parenting. Curr Probl Pediatr Adolesc Health Care, 2009,39:215-234

全没有接受性教育的青少年怀孕率要低。

许多社区开展了青少年参与的社区服务项目，结合性教育与青少年发展内容在预防怀孕方面也获得了成功。项目服务的地点也不断在变化，从学校到社会机构、健康诊所、青少年组织、教堂。其他国家采取了不同的方法。在瑞典，自 20 世纪 50 年代以来就在学校教授家庭生活与性教育，自 1975 年以来按需求进行免费流产。避孕咨询和性病的筛查都是免费的，在家庭计划和青少年健康门诊中都可以获取相关服务。

二级预防项目的数量还较少。在美国，一些社区试图“付钱”给年轻的母亲让她们不要再次怀孕，但这些努力并不总有成效。护士家访已在一些地区取得成功，许多社区已经设立了青少年妈妈诊所（“Teen Tot” Clinics）来给青少年母亲和婴儿在同一地点同一时间提供“一站式购物模式”的卫生保健。据报道，上述两个项目都取得了一定的成功。

在实践中，通过私密的临床会谈识别性活跃的青少年是预防怀孕的第一步。初级保健医生应该以客观的态度给青少年提供真实的信息，然后引导他或她选择并决定避孕措施。此外，诊所也是用以支持青少年维持禁欲的一个理想的地方。

## 参考书目

参考书目请参见光盘。

（童梅玲　译，刘瀚旻　审）

# 第 113 章

# 青春期强奸

Christine E. Barron, Marian E.Felice

强奸是指通过对男性或女性肢体施暴或心理操控强迫其进行性交。施暴者使用身体或任意物体的一部分侵入受害者生殖器、口腔或肛门都为强奸行为。强奸是一种暴力行为，而非性行为。

## ■ 流行病学

由于很多强奸案并未上报，所以没有精确的强奸案发案率。强奸案的女性受害者人数远超男性受害者，比例将近 10∶1，但男性受害者犯罪举报率可能更低。美国司法部 2008 年的全美犯罪受害者调查中显示，每年每千人的性侵受害率为：12~15 岁为 1.6，16~19 岁为 2.2，20~24 岁为 2.1。16~19 岁年龄段的青少年持续成为受性侵犯比率最高的人群。强奸在全世界都有发生，在战争时期尤为盛行。1994 年卢旺达大屠杀中，估计有 25 万 ~50 万青少年和老年妇女被强奸。巴尔干冲突期间，青春期的女孩成为目标受害群体，至少有 20 000 名女孩和妇女被强奸。1999 年东帝汶武装冲突期间，据报有 23% 的青少年及成年妇女曾受性侵，在后危机时代降至 10%。2005—2007 年 3 年时间内，刚果民主共和国的战争中有 20 517 名女性强奸幸存者。

与任何其他年龄组相比，强奸案受害率最高的群体为青春期及年轻群体。之所以成为易受害群体，跟青少年生长发育有关：①青少年开始有独立于家长的意识，并在家庭外与人建立联系，这可能使青少年暴露在不熟悉的环境下，需要面对一些让其措手不及的状况。②约会或性意识产生后，可能会引起对方一些举动，青少年本身并不想要这些行为，但由于缺乏经验而无法进行阻止。③青少年可能过于天真，太过信任他人。许多青少年能够使用电脑，这增加了性犯罪者接近这些无戒心而又易受伤害人群的机会，犯罪者之前无法触及这一群体。聊天室对青少年来说是有很大的风险。聊天室中，青少年和自己或家人都不了解的人进行交流，且由于是远程电子沟通，给青少年带来错误的安全感。有目的的犯罪者，可以获取特定信息来识别青少年，并安排会面，从而达到实施性侵的目的。

表 113-1 中列举了成为强奸受害者风险较高的青少年群体。

## 强奸的类型

熟人强奸（被熟悉受害者的人强奸）是 16~24 岁强奸案受害者最常见的一种受害形式。熟人可能是邻居，同学，或是家人的朋友。受害人与侵犯者的这种关系可能导致家庭内部情感冲突，家人可能会不信任和（或）怀疑青少年上报的强奸。青春期的熟人强奸不同于成人的熟人强奸，因为较少使用武器，受害者身体伤害也没那么明显。熟人强奸的受害者更可能推迟医疗救助，也可能永远不会报案（男性更甚），即便是在报案后也不太愿意进行进一步的刑事起诉。

约会强奸（被约会的对象强奸）往往在毒品药物的驱使下发生，且在青少年人群中较普遍。约会强奸的药物在潜在受害者不知情的情况下被秘密使用。γ-羟基丁酸（GHB）、氟硝西泮（罗眠乐）和盐酸氯胺酮是用于这些非法目的的（见第 108 章）主要药物。这些药物具有给药方式简单、容易藏匿（无色、无气味、无味道）、起效快速、引起顺行性遗忘、半衰期短、清除速率快等特性，从而导致这些药物很适合于这种非法用途。应在 8~12h 内检测这些药物，由于常规毒性筛查并不足够，最好进行特异性测试。

约会强奸的受害者往往是刚到一个特定环境的新人（大一新生，刚到小镇的人），他们缺乏强有力的社会支持。受害者可能没有与约会对象建立明确的界限，罪案发生时受害人可能已经被下药。约会强奸的攻击者可能比其他同龄人有更多的性行为，且常有对女性的攻击行为。犯罪人可能将受害人的被动解读为同意，从而否认自己强迫受害人或动用武力；性侵过程中有可能自身也处于药力影响下。

约会强奸的受害者往往经历长时间的信任、自责和内疚问题。受害人可能很难再信任男性。她几乎始终对这件事感到羞耻并可能不上报强奸。她不愿意与家人、朋友或心理咨询师谈论强奸，可能永远不能治愈案件带来的心灵创伤。

男性强奸一般是指其他男性对男性青少年的同性强奸。某些特定类型的年轻男性被强奸的风险很高（表 113-1）。男性强奸在特定组织或团队中是最常见。发生在特定组织或团队以外的男性强奸通常是由一个被认定为权威人物的男性或女性胁迫青少年男性。男性强奸案受害者常常对自身性身份的体验有冲突，不知自己是否是同性恋。因为受到无法掌控生活及无力感的困扰，受害者普遍存在焦虑、抑郁、睡眠障碍的症状和自杀的念头。与女性相比，男性更不太可能报案和寻求专业人士的帮助。

轮奸通常为一群年轻男性强奸一个单独女性受害者的情况，此类强奸可能是一些男性团体（帮派、大学生联谊会）仪式活动或准入仪式的一部分，或为性侵者发泄怒火的一种方式。

因害怕与袭击者对峙，被轮奸的女性受害者可能

**表 113-1　遭受强奸侵害的高风险青少年人群**

| |
|---|
| 青春期男性和女性 |
| 毒品和饮酒 |
| 离家出走 |
| 智力残疾或发展迟缓 |
| 街头少年 |
| 被父母性虐待的青少年 |
| 主要为女性 |
| 先前性侵害的幸存者 |
| 小镇新来者或大一新生 |
| 主要为男性 |
| 机构组织（看守所，监狱） |
| 年轻的男同性恋者 |

难以回到事情发生的环境中（大学校区或工作场所），往往会坚持彻底远离这个场所。

强奸幼女罪指一名成人与未达法定年龄的青少年之间的性行为，此法定年龄由不同国家法律界定。强奸幼女罪的法律基于这样的认识，即在小于某个年龄时，个体不具备做出发生性行为的法律能力。在美国的一些州，强奸幼女罪的法律适用于未成年人和另一个有着特定年龄差的个体，甚至两个都是未成年人且声称性行为是自愿的（一个 18 岁的男性与一个 14 岁的女性有了性行为）性接触或性交。这些法律的目的是保护年轻人免受其害，但他们可能会无意中导致青少年因担心他们的性伙伴被法律告发而不将相关的信息告诉临床医生。临床医生在进行医疗操作时，必须熟悉他们所在州或省的法律。

陌生人强奸在青少年群体中发生的很少，这是和成人强奸最相似的。这种强奸经常伴有绑架、武器的使用，以及人身伤害的风险增加。这些强奸更可能被报告和起诉。

## 临床表现

被强奸后的青少年的急性表现可能有相当大的不同，从歇斯底里到沉默寡言。即使看上去并不害怕，但大多数受害者对于强奸本身、报案、检查以及包括潜在影响在内的整个流程都极其担心、忧虑。因为青少年处于童年期和成年期发展的交界线上，对强奸的反应可能既有儿童又有成人的行为。许多青少年，特别是年幼青少年，可能会经历一些认知水平的混乱。

青少年不愿意报告强奸可能有各种原因，包括自责、恐惧、尴尬或在使用药物的强奸案中，自身对事件细节不清楚。不像儿童受害者能得到同情和支持，青少年受害者则通常要面对外界对其可信度的质疑，并可能需要承担不合理的社会责任。受到这种质疑是毫无根据的，不应该在任何青少年受害者的评价中采用，包括熟人强奸。

当青少年不报告强奸时，他们可能会在将来的某天出现创伤后应激障碍的症状，例如睡眠障碍、做噩梦、情绪波动和记忆闪回。其他的青少年可能出现身心症状或家庭作业完成困难；在几乎所有的健康检查访视中，所有的青少年必须进行性虐待可能性的筛查。

## 访谈和体格检查

虽然许多青少年推迟寻求医疗帮助，但是一部分在遭强奸 72h 内会去医疗机构，法医必须在这段时间内完成证据的收集。应尽可能由接受过专业培训、熟知法庭证据采集及医疗法律流程的临床医生完成强奸诊断，或监管整个诊断流程。

临床医生的职责是提供支持、以客观的方式获得病史、在不使受害者再受损伤的前提下，进行全面检查并收集法医证据。临床医生必须完成实验室检测，进行性传播疾病和紧急避孕的预防治疗，安排咨询服务并向有关当局提交报告。判断是否发生了强奸不是临床医生的责任，那是司法机关的职责。

理想情况下，受过司法问讯培训的临床医生能够获取受害人病史。如果这不可能达成，就应该通过开放式问答来获取信息，有关的问题包括：①发生了什么事？②在哪里发生的？③什么时候发生的？④谁干的？在获得包括受害者与攻击者之间身体接触细节的精确病史后，临床医生应该进行详细、全面的体格检查并记录所有的伤害。因为青少年受害者已经历了一场重大的创伤，在评估过程中很容易再次受创，因此需要临床医生细致、不带个人偏见的支持。必须向受害者详细解释评估的每一个部分，让其拥有尽可能多的主动权，包括可以拒绝法医证据采集过程中的任何一部分或全部过程。若青少年认可，评估过程中有值得信任且能提供支持的人士在场将很有帮助，如家庭成员、朋友或强奸危机干预志愿者。

在开始检查前，进行检查的临床医生必须熟悉法医证据所要采集的项目。在美国，每个州的法医证据采集项目组合不同，但大部分包括以下内容：通过近 490nm 波长的荧光灯（许多 Woods 灯不具有该波长）检测精液残留，用棉签收集咬痕或性侵部位带有基因标记物（DNA，ABO 血型）的体液。使用身体图表和（或）可视标准化测量的照片记录急性皮肤损伤。必须仔细检查可能被控制部位的伤害情况，包括四肢、颈部和口腔黏膜的内面，可通过牙印看到。

女性强奸受害者的生殖器检查应让患者取截石位。男性强奸受害者的生殖器检查应让患者取仰卧位，应仔细检查整个盆腔、生殖器和肛周区域。临床医生应记录水肿、红斑、瘀斑、出血或撕裂等急性损伤。黏附有核细胞的甲苯胺蓝溶液（1%），可用于急性检查以提高肛周区域微小创伤的可视化。此外，阴道镜可用于损伤的放大和成像。

## 实验室数据

如患者在性侵的 72h 内接受评估，且有临床指征时，应当完成取证。表 113-2 中列出了初次评估时，所需的额外实验室检查。后续评估应定期重复这些实验室检查。

## 治 疗

医学治疗包括性传播疾病的预防性治疗（见第 114 章）和紧急避孕（见第 111.5）。疾病控制和预防中心估计成人被性侵犯后感染淋病奈瑟菌的风险是6%~12%、感染沙眼衣原体的风险为 4%~17 %，感染梅毒的风险为 0.5%~3.0 %。青春期强奸的受害者有感染性传播疾病及盆腔炎的风险（表 113-3），所以推荐预防性使用抗菌药物。如果确定存在 HIV 传染的危险（如获知侵犯者为 HIV 阳性，受害者有明显的黏膜损伤），应考虑进行 HIV 暴露后的预防，需咨询传染病专家开立三联抗反转录病毒方案的处方。临床医生应当审查患者医疗及心理治疗是否与其情况相符，并进行随访。

在讲解的时候，临床医生应该强调包括心理咨询在内的随访保健的必要性。青少年受害者的创伤后应激障碍、抑郁、自虐行为、自杀意念、违法犯罪、物质滥用、饮食失调和再次性伤害的风险增加。对青少年受害者和他们的父母来说，理解及时咨询服务的价值在于减少潜在的长期后遗症是十分重要的。初次评估时就必须安排咨询服务，后续随访由基层医疗人员跟进，以提高治疗的依从性。为受害者家庭成员提供的咨询服务可能会提高他们对青少年受害者提供适当支持的能力。告诫父母不可使用暴力来作为父母权威的象征，因为这只会让青少年受害者受到不恰当的责备。

## 预　防

一级预防可能通过对青春期前的儿童和青少年进行教育来实现，教育内容涵盖强奸问题、健康的人际关系、网络的潜在危险和迷奸中药物的危害性。预防信息应针对高中和大学的男性和女性。强烈建议在大学迎新大会上即对大学新生进行预防教育。会增加性侵犯可能的高风险情况（使用药物或酒精）不应该被提倡。二级预防包括告知青少年遭遇强奸时及时进行医学评估的益处。临床医生应该询问青少年既往有无被强迫及不想要的性行为经历，并为处理那些经历提供帮助。因为强奸对青少年造成的影响巨大而且特别容易带来长期的不良后果，所以需反复强调预防的重要性。

**表 113-2　对强奸受害者评估的实验室数据**

| |
|---|
| 8~12h 内（如果提示有强奸史） |
| 约会强奸药物（羟基丁酸、罗眠乐和氯胺酮）的尿和血 |
| 72h 内 |
| 法医证据采集项目组合 |
| 尿液分析 |
| 孕检 |
| 乙肝筛查 |
| 梅毒（RPR, VDRL） |
| 单纯疱疹病毒滴度（Ⅰ & Ⅱ） |
| HIV |
| 精子、阴道毛滴虫和细菌性阴道病检测的湿涂片 |
| 基于生理接触史进行的培养： |
| 口咽部：淋病奈瑟菌 |
| 直肠：淋球菌和衣原体 |
| 尿道（男性）：淋球菌和衣原体 |
| 宫颈内（女性）：淋球菌和衣原体 |

GHB：γ-羟基丁酸；RPR：快速血浆反应素试验；VDRL：性病研究实验室

**表 113-3　强奸受害者的预防性治疗**

| | |
|---|---|
| 淋病奈瑟菌 * | 头孢曲松钠 250mg 静脉滴注 ×1 剂或头孢克圬 400mg 口服 ×1 剂 用于肛门与生殖器暴露但不用于口腔 |
| 沙眼衣原体 * | 阿奇霉素 1g 口服 ×1 剂<br>或多西环素 100mg 口服 每天 2 次 ×7d |
| 阴道毛滴虫和细菌性阴道炎 * | 甲硝唑 2g 口服 ×1 剂 |
| 艾滋病病毒 † | 双汰芝 1 片 口服 每天 2 次 ×28d |
| 乙肝 | 完全免疫接种 |
| 人乳头瘤病毒 | 完全免疫接种 |
| 紧急避孕药 ‡ | 炔诺孕酮 2 片（0.05mg 炔雌醇，0.50mg 炔诺黄体酮）并在 12h 内服第 2 剂 |
| | B 计划 1 片（0.75mg 左炔诺孕酮）并在 12h 内服第 2 剂，或两者一起作为一剂药 |

*3 种性传播疾病建议预防治疗。

† 患者伴有侵入性损伤，已知攻击者是 HIV 阳性或有监禁史、静脉注射毒品或有多个性伴侣的高风险时需提供 HIV 暴露后预防措施。一旦提供了预防措施，必须安排好随访。

‡ 提供给尿液孕检阴性的患者。此外，除了 B 计划还为接受紧急事后避孕药物的患者提供止吐剂（丙氯拉嗪，昂丹司琼）

## 参考书目

参考书目请参见光盘。

（童梅玲　译，刘瀚旻　审）

# 第 114 章 性传播感染

Gale R. Burstein

当控制性行为这个独立危险因素后，比较许多性传播感染在不同年龄段中的发生率，以有性经历的青少年最高。一些性传播感染（STI）病原体可表现出特征性，但是大多数 STI 疾病无临床症状，只能通过实验室方法检测出。预防和控制这些感染的方法依赖于教育，筛查，早期诊断和治疗。

## ■ 病 因

有过口交、阴道或肛门性交的青少年都有感染STI的危险。生理、行为和社会因素都会导致青少年感染的危险性更高（表114-1）。青少年初次性交的年龄越小，STIs的风险越高，此外长期驻留在拘留所、出入性传播疾病（STD）诊所、与同性发生关系的年轻男性（YMSM）及使用注射类药物（IDUs）的年轻人罹患STIs的风险更高。青少年STI风险的增加在某种程度上可归因于以下风险行为，例如同时与多个伴侣性交或有限时间内连续与多个伴侣发生性关系、不能坚持和正确使用防护措施，以及对感染的生物敏感性增加。虽然全美国50个州和哥伦比亚特区明确允许未成年人获得他们自己的性健康服务，但是许多青少年在寻求这项服务时还是会遇到多重的阻碍。受到性侵犯的青少年可能不会把这不幸的遭遇视作为发生“性行为”，如果一旦发现这些情况，需要给他们提供安抚、保护和适宜的干预。

## ■ 流行病学

在美国，不同年龄、性别和种族STI的患病率不一。

**表114-1 青少年性传播疾病易感因素**

| 青少年性传播疾病易感因素 |
|---|
| 生理因素 |
| 青春期来得较早 |
| 宫颈糜烂 |
| 阴道口偏小导致性交创伤 |
| 性传播疾病无症状 |
| 未行包皮环切术 |
| 发育、认知水平因素 |
| 青春期早期：还没具备抽象思维的能力 |
| 青春期中期：独一无二和刀枪不入的信念 |
| 社会因素 |
| 贫穷 |
| 不能得到针对青少年的健康照顾服务机构的机会 |
| 青少年寻求健康的行为（因为保密的顾虑或规避自身有健康问题而放弃照顾） |
| 性虐待和暴力 |
| 无家可归 |
| 年幼女性青少年的男性伴侣年龄较大 |

摘自 Shafii T, Burstein G. An overview of sexually transmitted infections among adolescents. Adolesc Med Clin, 2004, 15: 207

据报道，青少年和年龄小于25岁的年轻人是患淋病（见185章）和衣原体（见218章）感染最高的人群；女性人群中，15~19岁年龄组的患病率最高，男性人群中，20~24岁年龄组的患病率最高。2008年的报道指出，15~19岁女性的衣原体患病率最高（3275.8/10万），其次是20~24岁年龄组的女性（3179.9/10万）（图114-1）。2008年报道的15~19岁女性衣原体患病率差不多是男性同年龄段患病率的5倍。衣原体感染在各种族和民族中都很常见；不过，非洲裔美国人、印第安人/阿拉斯加原住民和西班牙裔女性感染程度不相称。2008年的数据显示，衣原体患病率最高的是15~19岁的黑人女性（10513.4/10万），其次是20~24岁的黑人女性（9373.9/10万）。1999—2002年全美健康及营养状况调查数据分析，非洲裔美国人衣原体的患病率在所有年龄组中都是最高的，包括青少年组（图114-2）。

有报道指出，青少年人群中其他细菌性STIs的发病率也很高。2008年的数据显示，与其他年龄/性别

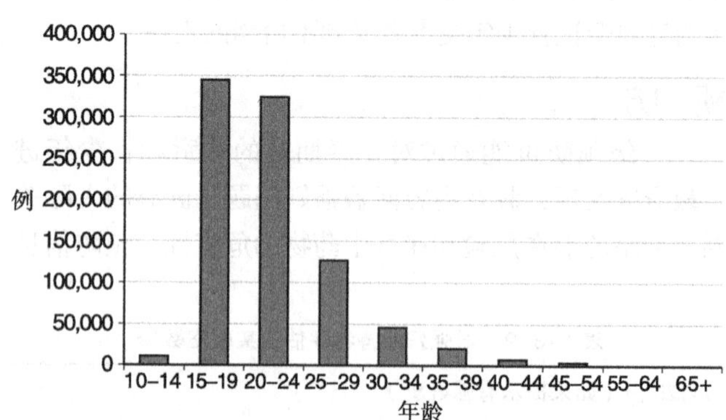


**图114-1** 据报道，2008年沙眼衣原体在美国女性各年龄段中的发病例数

摘自 the Centers for Disease Control and Prevention: Sexually transmitted diseases in the United States, 2008 (website; 2010-06-22). www.cdc.gov/std/stats08/trends.htm.

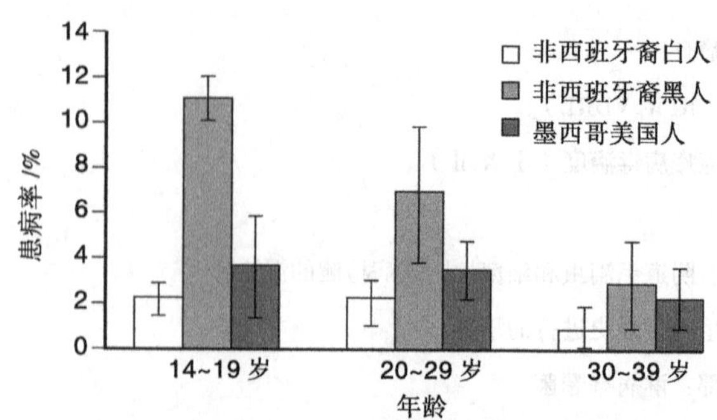


**图114-2** 1999-2002年全国调查中各年龄组和种族的沙眼衣原体患病率。误差条表示95%置信区间

摘自 Centers for Disease Control and Prevention: Chlamydia. Sexually transmitted disease surveillance 2008 (slide presentation)[2010-06-22]. www.cdc.gov/std/stats08/slides/chlamydia.ppt.

组相比，15~19岁和20~24岁年龄组女性淋病的发生率分别位列第1（636.8/10万）和第2（608.6/10万）（见185章）。在过去5年时间里，15~24岁女性淋病的发生率还在增加。15~19岁女性1期和2期梅毒的患病率自2004年起每年都在增长，已从2004年的1.5/10万增加至2008年的3/10万（见210章），而20~24岁女性在每年都维持最高的梅毒患病率（2008年的患病率为5.1/10万）。15~19岁年龄组男性1期和2期梅毒的患病率虽比年长男性低很多，但患病率在增加，已从2002年的1.3/10万增至2008年的5.3/10万。与年长女性相比，15~24岁女性盆腔感染性疾病的发生率是最高的。

青少年同样也会遭受大量病毒性STIs的侵袭。美国的年轻人一直受到HIV感染的威胁（见268章），这种威胁在少数民族和种族的年轻人中尤其突出。2004年在35个地区进行的一项长期、匿名的HIV调查指出，大约有4883名13~24岁的年轻人被诊断为HIV感染或艾滋病，这一比例占到当年诊断为AIDS总人数的13%。2008年4月，全美50个州、哥伦比亚特区和5个非独立地区使用了相同方式收集了HIV感染和AIDS患病的数据。比起单独的AIDS数据，HIV感染的监控数据提供了更加完整的HIV/AIDS流行情况的全貌，并能反映对预防和保健机构的需求。

在美国，估计发病率最高的STI为人乳头瘤病毒感染（HPV）。2003—2004年的国家健康和营养监控调查（NHANES）发现有1/3 14~24岁的女性处于HPV感染活跃期。HPV感染率最高的年龄段在20~24岁（44.8%；95%CI，36.3%~55.3%）（见第258章）。在性生活活跃的女性中，有一半的20~24岁女性感染了HPV。虽然HPV感染很常见，但研究显示约90%的感染会在2年内清除。

单纯疱疹病毒-2（HSV-2）是最常见的病毒性STI（见第244章）。HSV-2在美国青少年和年轻成年人中的流行率正逐渐减少。2005—2008年的国家健康和营养监控调查（NHANES）估计1.4%（95%CI 1.9%~2.0%）14~19岁的青少年感染了HSV-2，这一数据比1988—1994年NHANES的报道下降了76%；此外有10.5%（95%CI 9.0%~12.3%）20~29岁的年轻人HSV-2血清反应呈阳性，这比1988—1994年的NHANES数据下降了39%（图114-3）。

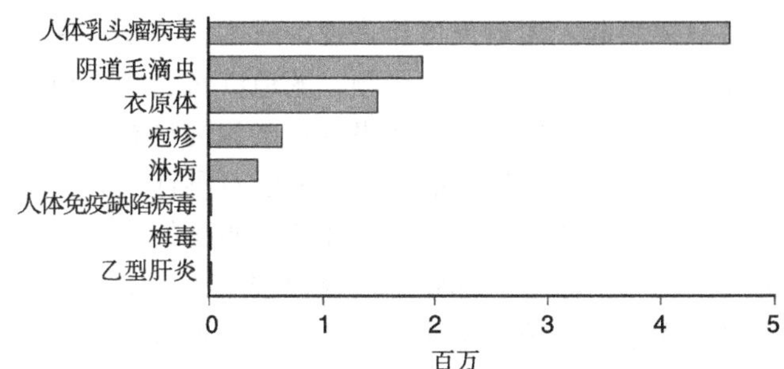


**图114-3** 2000年15至24岁的美国青少年性传播疾病的发病率估计。摘自Weinstock H, Berman S, Cates W: Sexually transmitted diseases among American youth: incidence and prevalence timates, 2000, Perspect Sex Reprod Health, 2004, 6: 6-10

## 病理学

在青春期，随着雌激素水平增高，阴道上皮逐渐增厚成熟，细胞的糖原亦增加，随之导致阴道pH下降。这种变化增加了阴道上皮抵御一些微生物侵袭（包括淋球菌）的能力，但也增加了对其他一些微生物的易感性（如白色念珠菌和滴虫）。阴道上皮的转变使宫颈阴道部留有柱状上皮细胞，因此宫颈阴道部边界处形成了两种细胞，这就是所说的鳞柱交界。这种反应称为异位。随着发育成熟，这些组织不断退化。在退化前，它会使青少年女性特别容易受感染。一个15岁有子宫颈内化生的性活跃的女孩发展成为PID的可能是1/8，而24岁女性是1/80。由于这些生理性变化，淋病成为主要疾病，且在月经期当pH为6.8~7.0时更易感染。较早发生首次性行为及妇科疾病年龄偏小会增加性传播感染风险，此相关性进一步支持了青少年感染病理的相关解释。

## STI筛查

早期发现和治疗是控制STI的主要手段。一些在青少年中最常见的STI，包括HPV、HSV、衣原体和淋病，通常都是无症状的，如果没有及时检出，会被已感染的宿主无意识地四处传播。衣原体感染筛查项目的积极开展使PID病例减少了40%。虽然政府和专业的医疗机构建议小于等于24岁性生活活跃的女性每年进行衣原体筛查，但2007年，只有不足一半的（42%）性生活活跃女性参加了商业和美国政府医疗补助的筛查。由于缺乏有关STIs的咨询交流及每年有关预防STIs的服务随访，导致了有性经历的青少年错失了STIs筛查和教育的机会。应向所有有性经历的青少年提供全面、保密的，包括STI筛查在内的生殖健康服务。

## 定义、病因和临床表现

性病综合征一般以一种有定位的临床表现（阴道炎）或一种特定的损害（生殖器溃疡）为特征。此外，在鉴别诊断中一些症状出现的特定部位也可以提示是某种性病。

### 尿道炎

尿道炎是一种性病症状，以尿道感染为特征，通常由感染引起。尿道炎可能表现为尿道分泌物、尿道瘙痒、排尿困难。尿急、尿频、尿道红斑、阴囊痛这些临床表现不太常见。许多患者在确诊前没有任何症状。尿道炎检查中典型的症状是尿道有黏性或脓性渗出物（图 114-5）。如果检查时没有明显的渗出物，医务人员可从尿道根部到远端轻轻按压 3-4 次。沙眼衣原体和奈氏淋球菌是尿道炎最常见的致病菌。当不能确认衣原体感染时，应考虑脲原体和支原体是非淋球菌性尿道炎（NGU）的致病菌。由上述病原体引起的非淋球菌性尿道炎，可能对常规的尿道炎治疗不敏感。阴道毛滴虫和单纯疱疹病毒（HSV）同样也应考虑为 NGU 的鉴别诊断。暂时还没有针对上述病原体敏感的诊断性检测，但如果当尿道炎对治疗无反应时应考虑上述病原。尿道炎的非传染性病因包括尿道创伤或异物。与女性不同的是，无既往泌尿生殖器病史的男性，尿道发病率极低。在正常的性生活活跃的青少年男性中，除非其他诊断被证实，否则一旦出现排尿困难和尿道有渗出物则提示有 STI。实验室检查对于明确病原以确定治疗方案、告知伴侣和疾病控制是非常重要的。

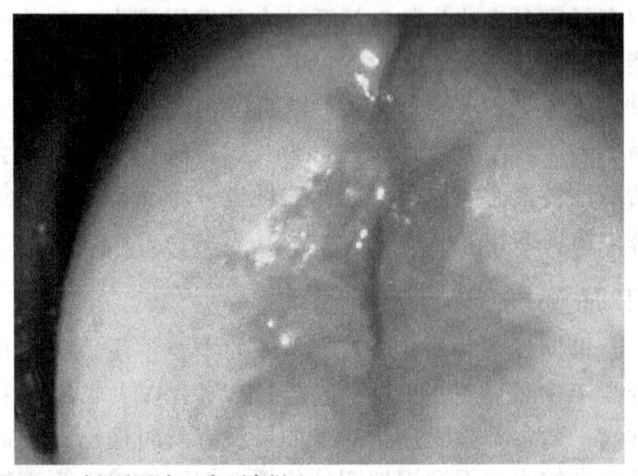

**图 114-4（见彩图）** 宫颈糜烂

摘自 the Seattle STD/HIV Prevention Training Center at the University of Washington: Claire E. Stevens.

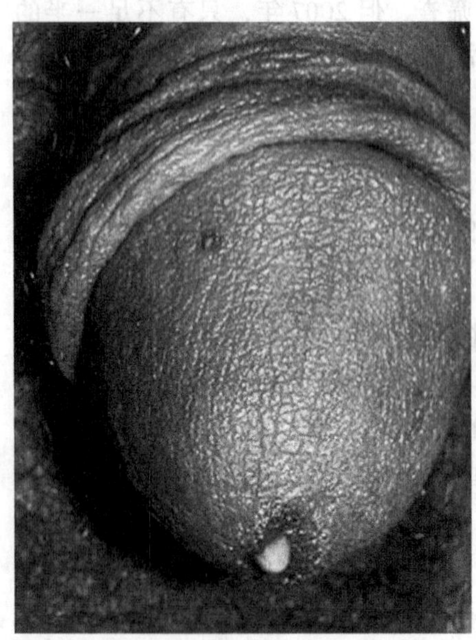

**图 114-5（见彩图）** 淋球菌尿道排出物

摘自 the Seattle STD/HIV Prevention Training Center at the University of Washington: Connie Celum and Walter Stamm.

**表 114-2 筛查性生活活跃的青少年性传播感染的常规实验室检查**

| |
|---|
| 沙眼衣原体和淋病奈瑟氏菌 |
| · 建议所有年龄≤ 25 岁的性生活活跃女性每年常规进行沙眼衣原体和淋病奈瑟氏菌的筛查 |
| · 因为目前研究尚不能证实在男性中进行沙眼衣原体感染的筛查能降低女性患病率或预防疾病，所以不推荐进行年轻男性无症状的沙眼衣原体感染的常规筛查。对于某些沙眼衣原体高发病率的机构，建议考虑对性生活活跃的年轻男性进行筛查（如青少年或学校诊所，教养所，就业工作团和 STD 诊所） |
| HIV |
| · 进行 HIV 筛查时必须与青少年详细讨论，鼓励性生活活跃和注射毒品的年轻人进行该项筛查 |
| 梅毒 |
| · 对性生活活跃合并有风险的青少年，必须为其提供梅毒筛查 |
| · 美国大多数梅毒病例发生在 YMSM，许多早期的梅毒病例发生在教养所 |
| · 鉴于地方梅毒的流行率和获得梅毒的相关危险因素，医务人员必须与当地健康部门取得联系 |
| 丙型肝炎病毒 |
| · 为存在高危因素的青少年进行丙型肝炎病毒筛查，如毒品注射，男男同性性交，在 1992 年前注射过血液制品或器官移植，在 1987 年前输注过凝血因子浓缩物，长期血液透析或在高发病率的机构，如教养院或 STD 诊所 |
| 不推荐的情况 |
| · 虽然在青少年人群中很普遍，但是目前仍不建议对无症状的青少年进行常规筛查，如毛滴虫病、细菌性阴道炎、生殖器疱疹感染、HPV、HAV 或 HBV |
| · 年轻的 MSM 和青少年孕妇可能需要更细致的评估 |

STD：性传播疾病；HIV：人类免疫缺陷病毒；YMSM：年轻男性与男性性交；HPV：人乳头状瘤病毒；HAV：甲型肝炎病毒；HBV：乙型肝炎病毒

摘自 Centers for Disease Control and Prevention. Sexually transmitted diseases treatment guidelines. MMWR, 2010, 59(No. RR-12):1-110

## 附睾炎

青少年的附睾炎通常与性病有关，最常见的致病菌为沙眼衣原体和奈氏淋球菌。与尿道渗出物病史相关的单侧阴囊肿胀和疼痛，并通常合并阴囊积水和可触及的附睾肿胀，共同构成了附睾炎的初步诊断。精索扭转是一种外科急症，表现为突发的睾丸剧痛，需将其作为鉴别诊断（见第 539 章）。肛交的男性容易感染大肠杆菌。

## 阴道炎

阴道炎是一种阴道表面黏膜感染，可伴或不伴外阴炎症（见 543 章）。细菌性阴道炎、外阴阴道念珠菌病（VVC）和阴道毛滴虫病是与阴道渗出物有关的最主要的感染。细菌性阴道炎是因为厌氧微生物、阴道加德纳菌、脲原体和支原体的过度增长取代了阴道菌群乳酸杆菌属产生的正常过氧化氢。虽然细菌性阴道炎不能归类于性病，但是性行为与阴道炎发生率增高有关。外阴阴道念珠菌病（VVC），通常由白色念珠菌所致，能引起外阴瘙痒、疼痛、红肿和排尿困难。阴道检查发现的结果包括外阴水肿、裂伤、表皮脱落或稠厚的凝乳状阴道分泌物。阴道毛滴虫病由原生动物阴道毛滴虫所致，感染此病的女性可能出现以稀释、恶臭、黄绿色阴道排出物并伴有外阴刺激感为特征的症状，或可能在筛查无症状患者时被诊断出来。宫颈炎有时会引起阴道排液。因为临床表现多样，且患者可能不止 1 种病原感染，所以建议进行实验室检查确诊。

## 宫颈炎

宫颈炎症包括宫颈黏膜深层结构改变。如果宫颈分泌物很多的话，阴道分泌物可以是宫颈炎的表现。宫颈炎不典型的临床表现是不规则的出血或性交后出血、有脓性分泌物、宫颈易出血。宫颈炎的宫颈改变必须与青少年的宫颈异位相鉴别，避免将后者误诊为炎症。宫颈炎最常见的致病菌是淋球菌和沙眼衣原体。单纯疱疹病毒（HSV）是较少见的致病菌，通常在宫颈溃疡和坏死时才发生。

## 盆腔炎（PID）

女性生殖道上段炎症都可以诊断盆腔炎，包括子宫内膜炎、输卵管炎、输卵管卵巢脓肿、盆腔腹膜炎，通常上述炎症同时发生而不是单独发病。虽然应该将盆腔炎作为多重病原体感染来解决，致病菌包括厌氧菌，G. 阴道毛滴虫，流感嗜血杆菌，肠道革兰氏阴性杆菌和无乳链球菌，但是在青少年中致病菌常常是淋球菌和沙眼衣原体。此外，巨细胞病毒（CMV，见第 247 章），支原体，U. 脲原体和生殖支原体（见 216 章）都可能与盆腔炎有关。

因为症状和体征多样，盆腔炎的诊断有难度。许多患有盆腔炎的女性症状不明显或仅有轻微症状，这就会使许多病例未能诊断。年轻性活跃女性主诉有阴道分泌物和（或）腹部疼痛时，医务人员应当考虑其罹患盆腔炎的可能性。

盆腔炎的临床诊断只需基于最低诊断标准中的 1 条即可，下腹部疼痛，附件痛，或宫颈举痛，这样可以增加诊断的敏感性并降低漏诊或延迟诊断。此外，大多数患有盆腔炎的女性要么有宫颈黏性渗出物，要么进行阴道分泌物盐水准备时镜下可见白细胞。如果宫颈分泌物正常并且阴道分泌物冲洗未

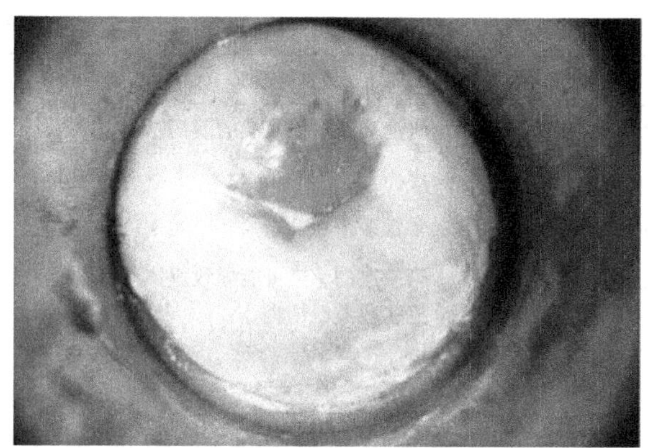

**图 114–6（见彩图）**　由于淋球菌性子宫颈炎引起的发炎子宫颈
摘自 Centers for Disease Control and Prevention: STD clinical slides (website). www.cdc.gov/std/training/clinicalslides/slides-dl.htm[2009-06-12]

发现白细胞，那么就不大可能做出盆腔炎的诊断，疼痛引起的原因需进一步探究。有特征性的盆腔炎诊断标准包括活检发现子宫内膜炎，阴道超声或 MRI 提示输卵管增厚、有积液，多普勒查找到输卵管充血，腹腔镜检查确诊盆腔炎，但这些标准在临床并不总是可行的。

## 生殖器溃疡综合征

这种综合征的一致表现是在性接触的暴露部位出现黏膜溃疡。这些损害最常见部位是阴茎和外阴，但也因青少年性行为方式不同可出现在口腔和直肠。生殖器溃疡可合并 HSV、梅毒和软下疳。

生殖器疱疹，是青少年中最常见的溃疡性性病，是一种慢性的、持续终身的病毒感染。目前已知两种性传播 HSV，HSV–1 和 HSV–2。大部分复发性生殖道疱疹是由 HSV–2 引起的。大部分感染 HSV–2 的人因为症状很轻或没有症状而没有意识到自己的感染，但是生殖道内会不间断地散播病毒。所以，大多数生殖道疱疹感染是被无症状的患者在没有意识到自己患病情况下传染的。

虽然最初的疱疹性损伤是一个水疱，但是随着时间的推移，患者显现临床症状，大多数水疱会自行破裂，留下一个表浅、疼痛的溃疡。多达 50% 的第一次生殖道疱疹感染是由 HSV–1 引起的，但是复发和亚临床散播更常见于 HSV–2。

比起成年人，青少年由淋病和软下疳引起的生殖道溃疡较少见。虽然在男同性恋中淋病肉芽肿存在爆发，但是由沙眼衣原体血清变型 L1–L3 引起的淋病肉芽肿以及腹股沟肉芽肿在美国和其他工业化国家是很少见的感染。在这种情况下，生殖道溃疡伴发腹股沟淋巴结炎并不常见；直肠炎或直肠结肠炎则是最常见的表现。HIV 会出现在被感染的男性中。

表 114–3 中列举了与生殖道溃疡有关的最常见

**表 114-3 生殖器溃疡的体征、症状以及初步和最终诊断**

| 体征或症状 | 单纯性疱疹 | 梅毒（初期） | 软下疳 |
|---|---|---|---|
| 溃疡 | 水泡破裂形成表浅的溃疡 | 边界清晰、坚硬，底部干净（硬下疳）的溃疡 | 边界不清、软，底部为脓性 |
| 疼痛 | 疼痛 | 无疼痛 * | 疼痛 |
| 损害的数量 | 常常多个 | 常常单个 | 多个 |
| 腹股沟淋巴结炎 | 第一次的感染可能导致躯体症状和淋巴结炎 | 常常是中度或轻度疼痛 | 50% 以上有单侧或双侧疼痛的淋巴结肿大<br>形成腹股沟淋巴结炎并可能发生脓肿 |
| 初步诊断 | 典型损害；HSV-2 抗体特异性测试阳性 | 早期梅毒：典型的硬下疳加上快速血浆反应素环状卡片试验（RPR，VDRL）阳性且没有梅毒病史或有梅毒病史的病人中快速血浆反应速度试验 1:4 滴度阳性；快速血浆反应素环状卡片试验（RPR，VDRL）密螺旋体 EIA 阳性且之前并无梅毒治疗史 | 排除了其他原因引起的溃疡并存在：①典型的溃疡和淋巴结炎；②典型的革兰图片并有高危接触史的病人或生活在流行地区 |
| 确定性诊断 | 从溃疡刮片或囊液中以培养或聚合酶链反应发现 HSV | 从硬下疳或淋巴结的渗出物通过显微镜暗视野检查或 DFA 发现梅毒螺旋体 | 培养找到软下疳嗜血杆菌 |

* 如果合并细菌或任何一种与生殖器溃疡有关的微生物感染，初期梅毒溃疡可能伴有疼痛。DFA：直接荧光抗体；HSV：单纯疱疹病毒；EIA：酶免疫测定；RPR：快速血浆反应素；VDRL：性病研究实验室

摘自 Centers for Disease Control and Prevention. Sexually transmitted diseases treatment guidelines.MMWR,2010, 59(No. RR-12):1-110

感染的临床特点以及准确查找病原体所需的实验室诊断。鉴别诊断包括 Behçet 病（见第 115 章），克罗恩病（见第 328 章）和 Epstein-Barr 病毒引起的急性生殖道溃疡（AGU；见第 246 章）。AGU 通常发生在感冒或类似单核细胞增多症之后，见于免疫功能正常女性，与性生活无关。损伤大小为 0.5~2.5cm，双侧对称多发，伴疼痛和坏死，与腹股沟淋巴结病有关，多数还有发热和身体不适。诊断需要通过 EBV 滴度或 PCR 检查。治疗采取支持疗法，包括疼痛管理。

## 生殖器损害和生殖器寄生虫病

这类综合征包括好发于上皮表面和另一些局限于表皮的损害。人类乳头瘤病毒（HPV）会引起生殖器疣和生殖器宫颈异常并引起癌症。生殖器人类乳头瘤病毒 HPV 分型是根据它们与宫颈癌的关系进行划分的。低风险感染的类型，如 HPV6 型和 11 型，会导致良性或宫颈细胞低度分化、生殖器疣和复发性呼吸道乳头状瘤。高风险 HPV 型会引起宫颈、肛门、外阴、阴道和头颈癌症。约有 70% 的宫颈癌可检出高风险 HPV16 型和 18 型。持续 HPV 感染增加了患宫颈癌的风险。传染性软疣和二期梅毒湿疣也属于生殖器损害综合征的分类。由于性接触时的亲密身体接触，会阴部常见的外寄生虫感染有阴虱病或疥疮丘疹皮损（见第 660 章）。

## 人类免疫缺陷病毒感染和乙肝

HIV 和乙肝在大多数感染的青少年中是无症状的。在这个年龄段，鉴别病史中的高危因素、产前保健时的常规筛查都可有助于怀疑有无感染，通过适宜的实验室检查进一步确诊比临床表现更能说明问题（见第 268 章）。

## 诊 断

大多数感染病毒和细菌 STI 病原的青少年都不能准确主诉提示有感染的症状。随着敏感的、无创的、核酸扩增试验（NAAT）的使用增多，医务人员发现绝大多数的男女生殖道感染是无症状的。所以，为了确定哪些青少年必须接受 STIs 的筛查，哪些青少年需要接受 STD 综合征的实验室诊断，医务人员必须采集一份详细的性行为既往史。

在采集性行为既往史时，最好根据患者的发育程度进行讨论。除了询问女性一些关于阴道或尿道分泌物、生殖器损伤和下腹疼痛的问题，还需询问一些既往 STI 症状的治疗方案，包括使用非处方药进行自我治疗的情况。性交困难是患有 PID 的青少年持续的症状。医务人员必须询问是否有口交或肛交，以完成样本的采集。

尿道炎，但凡出现以下一种情况就必须客观记录：①黏性或脓性尿道分泌物；②尿道分泌物革兰氏染色显微镜每高倍视野下白细胞计数≥ 5 个；③首次尿（FVU）样本显微镜每高倍视野下白细胞计数≥ 10 个；④ FVU 白细胞酯酶活性检测法阳性。显微镜下出现革兰氏阴性细胞内双球菌可确诊淋球菌性尿道炎。如果没有客观的临床或实验室检查证据，单凭患者的主诉不能做出诊断。所有有主诉的患者，不论是否符合诊

断标准，都必须进行淋病和衣原体的检测。

阴道、宫颈或尿道分泌物NAAT是诊断衣原体和淋球菌的必要检查。NAAT是目前最敏感的衣原体检测手段，除了能检测宫颈内和尿道分泌物外，还可通过尿道和自我收集的阴道棉签进行无创的STI检测（表114-4）。淋球菌和衣原体NAAT对直肠和口咽样本也很敏感，许多商业性实验室都可进行这项检查。

患有阴道炎的青少年女性的评估包括实验室检查数据。通常情况下，阴道症状的成因可以通过分泌物pH和显微镜检查确定。使用pH试纸测定pH，BV或毛滴虫病常伴有pH值升高（如>4.5）。显微镜检查时，一张载玻片可用1~2滴0.9%生理盐水对分泌物进行稀释，另一张玻片可用10%氢氧化钾（KOH）进行稀释。在显微镜下检查生理盐水载玻片样本时发现活动或已死亡的T.阴道毛滴虫或线索细胞（小细菌造成上皮细胞的模糊边界），是细菌性阴道炎的显著特征。有白细胞反应，而无毛滴虫或酵母菌的证据通常提示宫颈炎。念珠菌样本中的酵母菌或假菌丝通常会在KOH样本中见到（图114-7）。显微镜检查的敏感性为60%~70%，为了取得最佳结果必须对载玻片进行即时分析。所以，即便没有发现也不能排除感染的可能。T.阴道毛滴虫培养比显微镜检查更敏感。具有外阴炎症的体征而没有阴道炎的致病原，同时伴随有少量分泌物，则提示外阴可能有机械性、化学性、过敏或其他非感染性刺激。

如果一些机构没有显微镜检查，可使用替代测试以诊断阴道炎。OSOM毛滴虫快速测试是一项免疫层析毛细管流试纸技术，获临床实验室改进法案修正案（CLIA）通过，10min就可取结果。Affirm VPIII是一种核酸探针法，可用于检测T.阴道毛滴虫、G.阴道毛滴虫和白色念珠菌，这是一种中等复杂的实验室检查，45min出结果。上述两种测试的灵敏度>83%，特异性>97%，可用于医疗点诊断。

仅基于临床表现对PID做出最终诊断是非常困难的。诊断急性PID时，临床诊断并不精确，而且缺乏既敏感又特异的既往史、生理或实验室证据。与腹腔镜检查相比，临床诊断标准只有65%~90%的阳性预测值。虽然医务人员在诊断PID时，必须维持一个低阈值，但是诊断时还需增加一些标准以提升特异性，比如可以考虑阴道超声（表114-6）。

对于生殖器溃疡，应优先选择分离细胞培养单纯疱疹病毒（HSV），但是培养的敏感性低，而且由于病毒传播的间断性会产生假阴性。HSV的PCR检测更敏感，可取代病毒培养。Tzanck测试不敏感，且无特异性，测试结果不可靠。

准确的HSV定型血清学检测基于HSV特异性糖蛋白G2（HSV-2）和糖蛋白G1（HSV-1）。这两项检查既可以在实验室完成也可以通过快速测试完成。基本上所有的HSV-2是通过性途径获得的，HSV-2特异性抗体的出现提示肛门和生殖器的感染。因为儿童期口腔HSV有一定的感染率，因此HSV-1抗体的单独出现很难去解读。HSV血清特异性定型检测在以

**表114-4 淋病和衣原体扩增测试和可用的测试样本 ***

| 测试技术和技术名（生产厂家） | 可用的测试样本 |
|---|---|
| **聚合酶链反应** | |
| COBAS AMPLICOR (CT/NG) 测试 (Roche Diagnostics, Indianapolis, IN) | 女性：宫颈，尿液（未获准进行女性尿液淋病奈瑟球菌测试）<br>男性：尿道（未获准进行男性无症状淋病奈瑟球菌尿道拭子测试），尿液 |
| Abbott RealTime CT/NG 试验 (Abbott Laboratories, Abbott Park, IL) | 女性：宫颈，尿液，阴道（包括在医疗机构自我收集的）<br>男性：尿道，尿液 |
| **转录介导的扩增技术** | |
| APTIMA COMBO 2 试验 (GenProbe, San Diego, CA) | 女性：宫颈，尿液，阴道（包括在医疗机构自我收集的），液体、半流体样本<br>男性：尿道，尿液 |
| **链替代扩增反应** | |
| BDProbeTec ET 沙眼衣原体和淋病奈瑟球菌扩增DNA试验 | 女性：宫颈，尿液<br>男性：尿道，尿液 |
| BDProbeTec CT/GC $Q^x$ 扩增DNA试验 (Becton Dickinson, Sparks, MD) | 女性：宫颈，尿液，阴道（包括在医疗机构自我收集的）<br>男性：尿道，尿液 |
| **核酸杂交信号扩增** | |
| *digene* HC2 CT/GC DNA 测试 (QIAGEN, Gaithersburg, MD) | 女性：拭子，细胞刷 |

* 可用测试样本于2010年6月22日获准

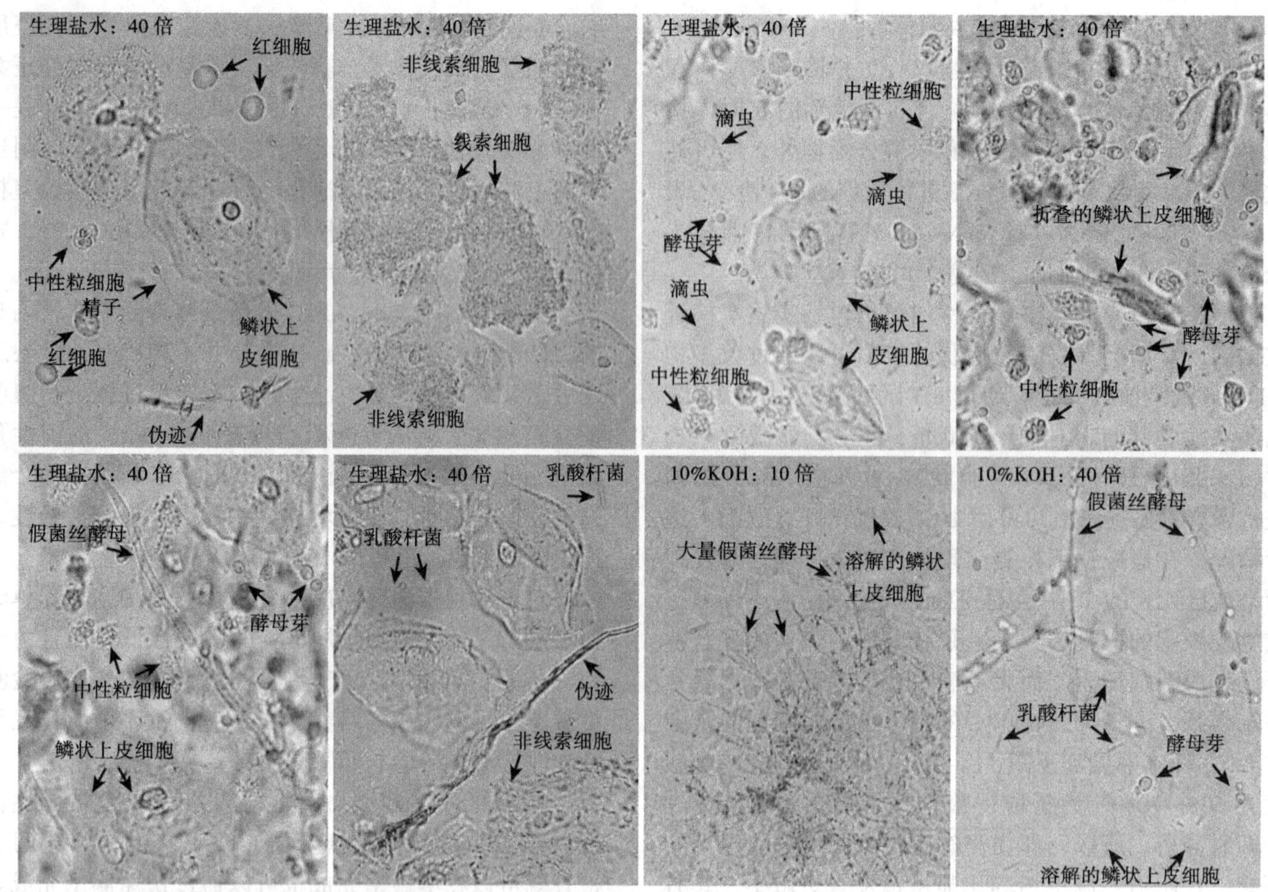


**图 114-7** 阴道液检查中常见的正常和异常显微镜检查。KOH：氢氧化钾溶液；PMN：中性粒细胞；RBC：红细胞
摘自 Adolescent medicine: state of the art reviews. Philadelphia: Hanley & Belfus, 2003, vol 4, no 2: 350-351

**表 114-5 病理性阴道分泌物**

| 感染性分泌物 | 分泌物的其他原因 |
|---|---|
| 常见病因 | 常见病因 |
| 微生物 | 卫生棉条或避孕套滞留 |
| | 化学刺激 |
| 白色念珠菌 | 过敏反应 |
| 阴道毛滴虫 | 外翻 |
| 沙眼衣原体 | 宫颈息肉 |
| 淋病奈瑟球菌 | 子宫内器具 |
| | 萎缩性变化 |
| 情况 | 不常见病因 |
| 细菌性阴道炎 | 物理损伤 |
| 急性盆腔感染疾病 | 穹窿肉芽组织 |
| 术后盆腔感染 | 膀胱阴道瘘 |
| 流产后感染 | 直肠阴道瘘 |
| 产后感染 | 瘤形成 |
| | 宫颈炎 |
| 不常见病因 | |
| 生殖支原体 | |
| 解脲支原体 | |
| 梅毒 | |
| 大肠杆菌 | |

摘自 Mitchell H. Vaginal discharge—causes, diagnosis, and treatment. Br Med J, 2004, 328:1306-1308

下情况中可能会很有意义：①生殖器症状的复发或非典型症状伴有 HSV 培养阴性；②生殖器疱疹存在临床诊断但没有实验室结果佐证；③伴侣有生殖器疱疹，尤其是考虑到为了预防传播使用抗病毒抑制疗法。

对于梅毒的筛查，现在许多实验室都选用梅毒螺旋体酶免疫测定（EIA）。梅毒螺旋体 EIA 测试结果阳性表示之前治疗或未治疗过梅毒，或未能完全治愈梅毒。EIA 会出现假阳性结果，尤其在梅毒流行率低的人群中。为了确定患者治疗措施，梅毒筛查阳性的人必须接受标准非螺旋体滴度测定检查，如 RPR 或 VDRL。

患有 STI 的青少年必须予以 HIV 检测。快速 HIV 检测在 10~20min 内就能拿到结果，在那些随访率较低的机构尤其适用。CLIA 许可的快速测试包括全血手指检查和口腔分泌物样本检测。临床研究证实快速 HIV 检测的效果与酶联免疫测试（EIA）相似。因为一些测试结果可能呈现假阳性，所以每个快速测试必须通过进一步特异性测试进行确认，如蛋白印迹试验。

## 治 疗

特殊微生物治疗参见本节第 17 部分和表 114-7

**表 114-6　盆腔感染性疾病的评估**

| 2010 年美国疾病控制和预防中心的诊断标准 |
|---|
| 最低标准 |
| 用以提高最低标准特异度的额外标准 |
| ・口腔温度 >101°F (>38.3℃) |
| ・异常的宫颈或阴道黏液性分泌物* |
| ・生理盐水镜检阴道分泌物发现大量白细胞* |
| ・ESR 或 C 反应蛋白升高 |
| ・实验室检查发现宫颈淋病奈瑟球菌或沙眼衣原体感染 |
| 用以提高最低标准特异度的最特异标准 |
| ・阴道超声或 MRI 示增厚，充满液体的阴道，合并或不合并散在的盆腔积液或输卵管卵巢综合征，或 Doppler 研究提示盆腔感染（如，输卵管充血） |
| ・子宫内膜活检发现子宫内膜炎组字病理学证据 |
| ・腹腔镜检查异常与 PID 一致 |
| 鉴别诊断（部分疾病） |
| GI: 阑尾炎，便秘，憩室炎，肠胃炎，肠炎病，肠激惹 |
| GYN: 卵巢囊肿（完整、破裂或扭转），子宫内膜异位症，痛经，异位妊娠，经间痛，滤泡破裂，感染性或先兆流产，输卵管卵巢囊肿 |
| 尿道：膀胱炎，肾盂肾炎，尿道炎，肾石病 |

* 如果宫颈分泌物看起来正常，并且阴道排液未发现白细胞，不倾向于做出 PID 诊断，必须对引起疼痛的原因进行深入研究。SR: 血沉率; GI: 胃肠的; GYN: 妇科的; WBC：白细胞

摘自 Centers for Disease Control and Prevention. Sexually transmitted diseases treatment guidelines. MMWR, 2010, 59(No. RR-12):1–110

**表 114-7　青少年和成年人无并发症的细菌性 STI 的管理指南**

| 病原体 | 推荐治疗方案 | 替代治疗方案和特殊考虑 |
|---|---|---|
| 沙眼衣原体 | 阿奇霉素一次 1g 口服或多西环素 100mg 每天 2 次，连续 7d | 怀孕妇女：阿奇霉素一次 1g 口服或 |
| 阿莫西林 500mg，每天 3 次，连续 7d | | |
| 淋病奈瑟球菌（宫颈、尿道和直肠） | 头孢曲松钠单剂量 250mg 肌内注射或，如果条件不允许，头孢克肟单剂量 400mg 口服或单剂量注射用头孢菌素（如，头孢唑肟 500mg 肌内注射，头孢西丁 2g 肌注和丙磺舒 1g 口服，头孢噻肟 500mg 肌内注射）加上衣原体感染治疗，如果 NAAT 没有排除该感染 | 替代方案：头孢泊肟单剂量 400mg 口服<br>头孢菌素过敏：阿奇霉素单剂量 2g 口服 |
| 淋病奈瑟球菌（咽） | 头孢曲松钠单剂量 250mg 肌内注射加上衣原体感染治疗，如果 NAAT 没有排除该感染 | |
| 淋菌性结膜炎 | 头孢曲松钠单剂量 250mg 肌内注射 | |
| 梅毒螺旋体（一期梅毒和二期梅毒或潜伏性早期梅毒，也就是，感染 <12 个月） | 苄星青霉素 G 单剂量 240 万 U 肌内注射 | 青霉素过敏：多西环素 100mg 口服，每天 2 次，连续 14d 或四环素 500mg 每天 4 次，连续 14d。一些专家建议头孢曲松钠每天 1g，连续 8~10d，肌注或静脉注射或单剂量阿奇霉素 2g 口服 |
| 梅毒螺旋体（潜伏性晚期梅毒或不知持续时间的梅毒） | 苄星青霉素 G 共 720 万 U，每隔 1 周肌内注射 240 万 U，共 3 次 | 青霉素过敏：多西环素 100mg 口服，每天 2 次，或四环素 500mg 每天 4 次，两种药物都必须服用 28d 并随时进行血清学和临床的随访。 |

表 114-7（续）

| 病原体 | 推荐治疗方案 | 替代治疗方案和特殊考虑 |
|---|---|---|
| 软下疳嗜血杆菌（软下疳：生殖器溃疡，淋巴结病） | 阿奇霉素单剂量 1g 口服或头孢曲松钠单剂量 250mg 肌内注射或环丙沙星 500mg，每天 2 次连续 3 天或红霉素碱 500 mg 口服，每天 3 次连续 7d | |
| 沙眼衣原体血清型 L1，L2 或 L3（性病淋巴肉芽肿 | 强力霉素 100mg 口服，每天 2 次连续 21d | 替代方案：红霉素碱 500mg 口服，第每天 4 次连续 21d 或阿奇霉素 1g 口服，每周一次，连续 3 周 |
| 肉芽肿荚膜杆菌（第五性病或腹股沟肉芽肿） | 强力霉素 100mg 口服，每天 2 次，至少服用 3 周直到所有损伤愈合 | 替代方案至少要到所有损伤完全愈合后才能采用：阿奇霉素每周口服 1 次，每次 1g，至少维持 3 周或环丙沙星 750g 口服，每天 2 次至少服用 3 周或红霉素碱 500g 口服，每天 4 次至少服用 3 周或<br>复方新诺明 1 粒双倍剂量（160mg/800mg）药片口服，每天 2 次，至少服用 3 周 |

IM：肌内注射；IV：静脉注射；NAAT：核酸扩增实验。摘自 Centers for Disease Control and Prevention. 2010 Sexually transmitted diseases treatment guidelines. MMWR,2010,59(No. RR-12):1-110

表 114-8　青少年和成年人无合并症的其他性传播感染的管理指南

| 病原体 | 推荐治疗方案 | 替代治疗方案 |
|---|---|---|
| 阴道毛滴虫 | 甲硝唑单剂量 2g 口服或替硝唑单剂量 2g 口服 | 甲硝唑 500mg 口服，每天 2 次连续 7d |
| 阴虱 | 1% 苄氯菊酯乳液洗剂涂抹于患处，10min 后洗净或含有增效醚的除虫菊酯涂抹于患处，10min 后洗净，洗净衣物和寝具 | 0.5% 马拉硫磷洗液涂抹于患处 8~12h，后洗净或伊佛霉素 250μg/kg 口服，2 周内重复 |
| 疥螨（疥疮） | 5% 苄氯菊酯乳霜涂抹于颈部及以下所有区域，8~14h 洗净或伊佛霉素 200μg/kg 口服，2 周内重复洗净衣物和寝具 | 六氯环己烷（1%）洗液 1oz 或 30g 乳液从颈部及以下涂抹全身皮肤薄层，8h 后洗净 |

摘自 Centers for Disease Control and Prevention. 2010 Sexually transmitted diseases treatment guidelines. MMWR, 59(No. RR-12):1-110, 201

表 114-9　青少年和成年人无合并症的生殖器疣和生殖器疱疹的管理指南

| 病原体 | 推荐治疗方案 | 替代治疗方案 |
|---|---|---|
| 人乳头状瘤病毒外生殖器疣 | 患者使用：0.5% 的普达非洛溶液或凝胶，自己涂抹于疣处，每天 2 次，每周连续 3d，其余 4d 没有任何治疗。可能需要重复 4 个周期或者 5% 咪喹莫特乳霜自己涂抹于疣处，每天临睡前 1 次，每周 3 次持续 16 周，6~10h 后洗净或者 15% 茶多酚软膏每天涂抹 3 次持续 16 周，不需洗净。<br>医务人员提供：液氮或冷冻针进行冷冻疗法。每 1~2 周重复一次操作。或者溶于安息香酊内的 10~25% 足草叶酯松香混合物。涂抹少量于每个疣并风干。如果必要的话，可每周重复。为了减少皮肤刺激可予 1~4h 后洗净。或者 80%~90% 的三氯乙酸（TCA）或二氯乙酸（BVA）。少量仅能涂抹于疣处，待干，直到出现白色"结霜"。如果必要的话，可每周重复。或者手术去除：包括浅表剪除、浅表切除、刮除，和电刀 | 病灶内干扰素或者光动力疗法和局部阿昔洛韦<br>普达洛非，咪喹莫特，茶多酚或足草叶酯松香在怀孕期间的安全性尚不得而知 |
| 人类乳头瘤病毒宫颈疣 | 向专家寻求肿瘤评估的帮助 | |
| 人类乳头瘤阴道疣 | 液氮冷冻疗法。避免使用冷冻针。或者 80%~90% 的 TCA 或 BCA 用于疣处。少量仅能涂抹于疣处，待干，直到出现白色"结霜"。如果有需要，可每周重复。 | |
| 人类乳头瘤病毒尿道口疣 | 液氮冷冻疗法或者溶于安息香酊内的 10%~25% 足草叶酯松香混合物。在与正常黏膜接触前，治疗区域必须保持干燥。如果有需要，可每周重复。 | |

表 114-9（续）

| 病原体 | 推荐治疗方案 | 替代治疗方案 |
| --- | --- | --- |
| 人类乳头瘤病毒肛门疣 | 液氮冷冻疗法或者 80%~90% 的 TCA 或 BCA 用于疣处。少量仅能涂抹于疣处，待干，直到出现白色“结霜”。如果有需要，可每周重复。或者手术切除 | 直肠黏膜上的疣必须咨询相关专家。有肛门疣的患者直肠黏膜必须进行直肠指诊或肛门镜检查 |
| 单纯疱疹病毒(生殖器疱疹)：第一临床阶段 | 用以下的一种治疗 7~10d：阿昔洛韦 400mg 口服每天 3 次或者阿昔洛韦 200mg 口服每天 5 次或者泛昔洛韦 250mg 口服每天 3 次或者伐昔洛韦口服 1g 每天 2 次 | 如果治疗 10d 后创面仍不能完全愈合必须扩大治疗 |
| 单纯疱疹病毒(生殖器疱疹)：复发的阶段式治疗 | 阿昔洛韦 400 mg 口服每天 3 次连续 5d 或者阿昔洛韦 800mg 口服每天 2 次连续 5d 或者阿昔洛韦 800mg 口服每天 3 次，连续 2d 或者泛昔洛韦 125mg 口服每天 2 次连续 5d 或者泛昔洛韦 1000mg 口服每天 2 次，服用 1d 或者泛昔洛韦 500mg 口服一次，然后 250mg 每天 2 次连续 2d 或者伐昔洛韦 500mg 口服每天 2 次，连续 3d 或者伐昔洛韦 1000mg 口服每天 1 次连续 5d | 有效的复发性阶段治疗需要在创面形成 1 天内或发作前存在前驱症状时开始治疗。一发现症状立即启动治疗，所以必须为病人提供补给或开立并指导用药 |
| 单纯疱疹病毒(生殖器疱疹)：复发的抑制疗法 | 阿昔洛韦 400mg 口服每天 2 次或者泛昔洛韦 250mg 口服每天 2 次或者伐昔洛韦 500mg 口服每天 1 次或 1g 每天口服一次 | 不考虑每年爆发数，鉴于抑制治疗的可获得性，所有的病人接受咨询。因为在许多病人中，复发的发生率随着时间的推移正在减少，所以医务人员必须周期性地与患者讨论继续治疗的必要性 |

摘自 Centers for Disease Control and Prevention. STD Treatment Guidelines 2010. MMWR, 2010: 59(No. RR-12):1-110

至 114-9。治疗白色念珠菌和阴虱病时，可使用非处方药作为治疗方案，这能减轻青少年的经济负担并为快速治疗提供便利，但是在使用此方法之前应考虑到不恰当的自我治疗存在潜在风险、并可能由于未治愈而出现更严重的感染并发症。提高治疗的依从性、寻找并治疗性伴侣、强调预防和避孕、提供疫苗预防 STI 以及尽力保护生育功能也是临床医生的附加职责。对于沙眼衣原体和淋球菌感染的患者建议 3~4 个月复测一次。一些专家建议毛滴虫属感染同样也需进行复测。一旦确定感染，建议进行性伴侣评估、测试和治疗，需要干预的人群包括：60d 以内与存在症状的伴侣有性接触，或性伴侣虽无任何症状、近期的性接触时间超过 60d 但性伴侣已诊断 PID 的。在患者和伴侣接受治疗后至少禁欲 7d。所有可疑 PID 的妇女都需进行妊娠试验，因为该项测试结果会影响疾病管理。

诊断和治疗常常建立在医生和患者相互信任的基础上。因此，在诊疗开始就应该向患者说明需要向卫生部门报告性病，卫生部门都遵循健康保险携带和责任法案（HIPPA），不会破坏保密原则。卫生部门的职责在于确保治疗和查找病例，并告知性伴侣他们暴露于 STI 感染中。快速同伴治疗（EPT）是指在不需要进行临床评估的情况下，患者可以给其伴侣提供药物或药物处方，这种方法能减少感染的进一步传播，由于男性更不易接受 STI 暴露后的治疗，所以这种方法对于患有淋病和 / 或沙眼衣原体感染女性的男伴尤其适用。随机试验结果显示，EPT 减少了持续或复发性淋球菌和沙眼衣原体的感染率。推荐的沙眼衣原体和淋球菌感染治疗方案极少出现严重的不良反应，治疗方案如多西环素，阿奇霉素和头孢克肟。短暂的胃肠道副反应更常见，但是极少引起严重的情况。许多州明确允许 EPT 或可能允许该治疗。有关 EPT 的信息资源和州立法都可以通过查阅疾病预防和控制中心官网获得（www.cdc.gov/std/ept/）。

## 预　防

医疗保健人员需将性教育整合于日常临床实践中，服务对象从儿童早期至青春期。医疗保健人员还需接受青少年关于与 STI 获得相关的性行为咨询，必须为他们提供循证的预防措施，包括禁欲和其他降低风险方法的讨论，例如长期和正确使用避孕套。美国预防工作小组建议对所有性生活活跃的青少年进行高强度的行为咨询以预防 STI 的发生。虽然 HPV 疫苗可以在 9 岁时就注射，但还是常规推荐 11 和 12 岁女性进行二价（HPV 16 和 18 型）或四价（HPV 16、18、11 和 6 型）HPV 疫苗的接种。加强型疫苗则推荐给那些 13~26 岁从未接种过或尚未完成系列疫苗接种的女性。HPV 四价可同样接种于 9~26 岁的男性以减少他们患生殖器疣的可能性。

## 参考书目

请参见光盘。

（童梅玲　译，刘瀚旻　审）

# 第 115 章
# 慢性疲劳综合征

James F. Jones, Hal B. Jenson

## ■ 概述

慢性疲劳综合征（慢性单核细胞增多症、慢性EB病毒感染、肌痛性脑脊髓炎及免疫功能紊乱综合征［意思不明确：是包含这些疾病引起的后果还是其他？］）是指与轻度至衰弱程度的躯体症状相关的异常易疲劳性综合征。由于持久的不明原因的疲劳被看作是首要的和固定的身体症状，所以在1988年疾病控制和预防中心（CDC）正式把这种综合征定义为慢性疲劳综合征（CFS）。它导致了日常功能的严重受损，并与许多身体症状相关。这种疲劳既不是由于患者用力而产生，也不能通过休息来缓解。当前的定义创建于2003年，用以排除精神病病例。CFS是一个复杂多样的疾病，诊断需靠疲劳、功能损伤和特定的症状。尽管鉴别诊断包括很多感染和炎症性疾病，但该疾病并不是由一种明确的可辨别的感染所导致的。它不是一个有固定生理或病理异常的单一疾病，而是由多种临床状况如躯体因素，心理学因素和混杂因素一起发生的症状的可测量的体验。对于这种情况的了解大部分来源于对成人和青少年的调查，对于年幼儿童的慢性疲劳性疾病的描述还十分有限。

补充内容请参见光盘。

（童梅玲　译，刘瀚旻　审）

# 第14部分　免疫医学

## 第1篇　免疫系统的评估

### 第116章
### 疑诊免疫缺陷的评估

*Rebecca H. Buckley*

儿童反复感染或发热是初级保健医生面临的最常见的临床难题之一。疑似有原发性或继发性免疫缺陷病患儿的数量远远超过实际病例数，因为大多数反复感染的患者没有可识别的免疫缺陷病。儿童反复感染发生率高的主要原因是在儿童保健机构及其他地方反复暴露于常见的并且通常是良性的传染源。

初级保健医生必须对免疫系统缺陷性疾病有高度警惕，以便准确诊断，及早接受合适治疗，避免不可逆损伤。原发性免疫缺陷病的诊断困难，因为并不是随时都接受相关筛查，而且某些患者并没有异常的体格特征。严重联合免疫缺陷病（SCID）的筛查（T淋巴细胞减少）已在少数几个州注册成为新生儿筛查的一部分。大量使用抗生素可能会掩盖诸多原发性免疫缺陷病的典型表现。应在具有特定免疫性疾病临床表现和所有具有以下不常见的、慢性的或反复感染的婴儿或儿童启动免疫功能评估：①1次或多次全身性细菌感染（败血症，脑膜炎）；②1年内有2次或更多严重呼吸道或被记录的细菌感染（蜂窝织炎，脓肿，分泌性中耳炎，肺炎，淋巴结炎）；③不常见部位的严重感染（肝，脑脓肿）；④不常见病原体的感染（耶氏肺孢子虫，曲霉菌，黏质沙雷菌，诺卡菌，洋葱伯克霍尔德菌）；⑤感染病原常见，但感染程度异常严重（表116-1）。其他提示免疫缺陷的线索包括：发育停滞伴有或无慢性腹泻，接受活疫苗后持续感染，慢性口腔或皮肤念珠菌病。某些提示免疫缺陷综合征的临床特征（表116-2，表116-3）。

抗体产生、吞噬细胞或补体蛋白缺陷的患儿易患反复荚膜细菌感染，尽管反复感染但其生长发育可能正常，除非由于反复下呼吸道细菌感染导致了支气管扩张或中枢神经系统持续性肠道病毒感染。仅有反复良性病毒感染的患者（除外持续性肠道病毒感染）几乎不可能有免疫缺陷。相反，有T细胞功能缺陷的患者通常在生命早期即有机会性感染或常见病原体所致的异常严重的疾病，且生长发育停滞（表116-4）。

免疫能力的初步评估包括全面完整的病史，体格检查和家族史（表116-5）。大多数免疫缺陷可以通过选择适当的筛查性检查用最低成本被排除，而这些筛查性检查应当是有效的、可靠的，合算的（表116-6，图116-1）。全血细胞计数，手工分类计数和红细胞沉降率（ESR）是其中最合算的筛查性检查。如果ESR正常，慢性细菌或真菌感染的可能性不大。如果一个婴儿的中性粒细胞计数持续升高而没有任何感染的征象，应高度怀疑白细胞黏附缺陷症。如果中性粒细胞计数正常，则可排除先天性和获得性中性粒细胞减少及白细胞黏附缺陷。如果淋巴细胞绝对计数正常，患者不太可能有严重的T细胞缺陷，因为70%的循环淋巴细胞通常由T细胞构成，其缺乏可导致显著的淋巴细胞减少。正常的淋巴细胞计数在婴儿期和幼儿期较生命后期要高（图116-2）。掌握婴儿及儿童不同年龄段淋巴细胞绝对计数的正常值（见第708章）对于检测T细胞缺陷至关重要。9月龄，为婴儿可能患严重T细胞缺陷的年龄，此时淋巴细胞的正常下限值为4500/$mm^3$。红细胞显微镜检查缺乏Howell-Jolly小体或痘痕红细胞提示无先天性无脾症。血小板大小及数量正常可排除Wiskott-Aldrich综合征。如果在所有婴儿脐带血进行全血细胞计数和手工分类检查，则严重联合免疫缺陷可在出生时通过识别淋巴细胞减少而检测到，继而患儿可在生后短时间内、感染前接受免疫重建治疗。

任一筛查试验异常的患儿在开始免疫治疗前均应进行全面的检查，除非是有危及生命的病症（表116-7）。某些“异常”可能是试验假象，相反，很简单直接的诊断事实上可能是一种更为复杂的疾病。对于反复感染及不常见的细菌感染的患儿，即使初步筛查包括全血细胞计数和手工分类、免疫球蛋白水平、CH50结果正常，也应评估T细胞和吞噬细胞功能。

由于缺乏筛查，原发性免疫缺陷病的真实发病率

**表 116-1 人类对特定感染的易感性**

| 病原 | 表现 | 受影响的基因 / 染色体区域 | 功能缺陷 | 备注 |
|---|---|---|---|---|
| **细菌** | | | | |
| 肺炎链球菌 | 侵袭性疾病 | *IRAK-4, MyD88* | TLR 刺激炎性细胞因子产生受损 | 对其他化脓菌如金黄色葡萄球菌也易感 |
| 奈瑟氏菌 | 侵袭性疾病 | MAC 组分（C5, C6, C7, C8A, C8B, C8G, C9） | MAC 缺陷 | |
| | 侵袭性疾病，预后差 | *PFC* | 备解素缺陷 | |
| 分枝杆菌 | MSMD | *IL12B, IL12RB1, IKBKG* | IFN-γ 对 IL-12/23 的应答受损 | 对沙门菌易感 |
| | | *IFNGR1, IFNGR2, STAT1* | 对 IFN-γ 的细胞应答受损 | |
| 麻风分枝杆菌 | 麻风病 | *PARK2* | 未知 | 可能为 E3- 泛素连接酶功能障碍 |
| | | *LTA* | 未知 | |
| **病毒** | | | | |
| 单纯疱疹病毒（1 型） | 单纯疱疹病毒性脑炎 | *UNC93B1, TLR3* | 1 型 IFNs 产生受损 | STAT1 和 NEMO 缺陷也易患 HSV 感染 |
| EB 病毒 | XLP | *SH2DIA* | SAP 缺陷 | 暴发性传染性单核细胞增多症，恶性及非恶性淋巴增生性疾病，丙种球蛋白异常血症，自身免疫 |
| | | *XIAP/BIRC4* | XIAP 缺陷 | |
| 人乳头瘤病毒 | 疣状表皮发育不良 | *EVER1/TMC6* | EVER1 缺陷 | 中性粒细胞移动改变，T 淋巴细胞减少，反复细菌性呼吸道感染，慢性皮肤 / 外阴乳头状瘤病毒病 |
| | WHIM | *EVER2/TMC8* | EVER2 缺陷 | |
| | | *CXCR4* | 截短的 CXCR4 | |
| **寄生虫** | | | | |
| 恶性疟原虫 | 疟疾阵发性发热 | 10p15 | 未知 | 连锁研究 |
| | 重症疟疾 | *GNAS* | 未知 | SNP 的关联研究 |
| | 重症疟疾 | *IFNR1* | 未知 | SNP 的关联研究 |
| 曼氏血吸虫 | 感染强度 | 5q311-q33 | 未知 | |
| | 肝脏纤维化 | 6q22-q23, *IFNR1* | 未知 | |
| 杜氏利什曼原虫 | 内脏利什曼病（黑热病） | 22q12, 2q35（*NRAMP1*） | 未知 | |
| **酵母菌** | | | | |
| 念珠菌 | APECED, 慢性念珠菌病 | Aire | 未知 | APS-1 慢性念珠菌病，慢性甲亢，阿狄森病 |

APECED：自身免疫，多内分泌腺病，念珠菌病，外胚层营养不良；IFN：干扰素；MAC：膜攻击复合物；MSMD：孟德尔遗传易感性分枝杆菌病；NEMO：核转录因子 kappa B 基本调节分子；SAP：SLAM 相关蛋白；SNP：单核苷酸多态性；TLR：Toll 样受体；WHIM：疣，低丙种球蛋白血症，感染，先天性骨髓粒细胞缺乏综合征；XIAP：X 连锁细胞凋亡抑制因子；XLP：X- 连锁淋巴增生性疾病

摘自 Pessach I, Walter J, Notarangelo LD. Recent advances in primary immunodeficiencies: identification of novel genetic defects and unanticipated phenotypes, Pediatr Res, 2009, 65:3R-12R

和患病率目前尚不清楚，尽管发病率约为 1 ∶ 10 000 活产婴（表 116-8）。如果是真实的，那么发病率高于新生儿代谢疾病筛查项目包括的某些疾病 [ 苯丙酮尿症（PKU）发病率为 1 ∶ 16 000]（见第 79.1）。目前已明确，约 80% 的基因突变导致 150 余种已知的原发性免疫缺陷病，这些信息对于遗传咨询至关重要而且可最终应用于新生儿筛查。新生儿或幼儿早期筛查极其有价值，可以在感染发展前及时启动相应的治疗。目前，诸多原发性免疫缺陷病（PID）患者在确诊前已死亡。

## ■ B 细胞

B 细胞抗体产生可通过测定血清抗体水平以及针对蛋白和多糖抗原的抗体滴度来评估。

表 116-2 某些原发性免疫缺陷病的特征性临床表型

| 特点 | 诊断 |
|---|---|
| **新生儿和小婴儿（0~6 个月）** | |
| 低钙血症，面容及耳朵异常，心脏疾病 | 胸腺缺陷（DiGeorge anomaly） |
| 脐带脱落延迟，白细胞增多，反复感染 | 白细胞黏附缺陷 |
| 持续性鹅口疮，发育停滞，肺炎，腹泻 | 重症联合免疫缺陷 |
| 血便，分泌性中耳炎，特应性湿疹 | Wiskott-Aldrich 综合征 |
| 卡氏肺囊虫肺炎，中性粒细胞减少，反复感染 | X- 连锁高 IgM 综合征 |
| **婴儿和幼儿（6 个月至 5 岁）** | |
| 严重的进行性传染性单核细胞增多症 | X- 连锁淋巴组织增生综合征 |
| 复发性葡萄球菌脓肿，金黄色葡萄球菌肺炎伴肺大泡形成，面容粗糙，瘙痒性皮炎 | 高 IgE 综合征 |
| 持续性鹅口疮，指甲营养不良，内分泌疾病 | 慢性皮肤黏膜念珠菌病 |
| 身材矮小，毛发短稀，严重水痘 | 软骨毛发发育不良并短肢侏儒 |
| 眼皮肤白化病，反复感染 | Ch é diak-Higashi 综合征 |
| 脓肿，化脓性淋巴结肿大，窦口阻塞，肺炎，骨髓炎 | 慢性肉芽肿病 |
| **大龄儿童（年龄大于 5 岁）及成人** | |
| 进行性皮炎，伴慢性肠道病毒脑炎 | X- 连锁无丙种球蛋白血症 |
| 窦肺感染，神经功能恶化，毛细血管扩张 | 共济失调毛细血管扩张症 |
| 反复奈瑟球菌性脑膜炎 | 补体 C6、C7 或 C8 缺陷 |
| 窦肺感染，脾大，自身免疫反应，吸收不良 | 常见变异型免疫缺陷病 |

摘自 Stiehm ER, Ochs HD, Winkelstein JA.Immunologic disorders in infants and children.5th ed. Philadelphia; Elsevier/Saunders, 2004

表 116-3 免疫缺陷病常见临床特征

| | |
|---|---|
| 通常存在 | 反复上呼吸道感染 |
| | 严重细菌感染 |
| | 对治疗无反应的持续性感染 |
| | 淋巴结和扁桃体缺如 |
| 经常存在 | 持续性鼻窦炎或乳突炎（肺炎链球菌，流感嗜血杆菌，肺囊虫，金黄色葡萄球菌，假单胞菌属） |
| | 反复支气管炎或肺炎 |
| | 婴儿或儿童生长发育停滞，成人体重减轻 |
| | 间歇性发热 |
| | 不常见病原感染 |
| | 皮肤损害：皮疹，脂溢性皮炎，脓皮病，坏死性脓肿，脱发，湿疹，毛细血管扩张 |
| | 顽固性鹅口疮 |
| | 腹泻、吸收不良 |
| | 慢性中耳炎导致听力丧失 |
| | 慢性结膜炎 |
| | 关节痛或关节炎 |
| | 支气管扩张 |
| | 自身免疫性疾病证据，特别是自身免疫性血小板减少症或溶血性贫血 |
| | 血液学异常：再生障碍性贫血，溶血性贫血，粒细胞减少，血小板减少 |
| | 既往手术史，活检 |
| 偶尔存在 | 淋巴结病变 |
| | 肝脾大 |
| | 严重病毒感染性疾病（如 EBV，CMV，腺病毒，水痘病毒，单纯疱疹病毒） |
| | 慢性脑炎 |
| | 复发性脑膜炎 |
| | 深部感染：蜂窝织炎，骨髓炎，器官脓肿 |
| | 慢性胃肠道疾病，感染，淋巴组织增生，sprue 综合征，非典型炎症性肠病 |
| | 自身免疫性疾病如自身免疫性血小板减少，溶血性贫血，风湿性疾病，脱发，甲状腺炎，恶性贫血 |
| | 坏疽性脓皮病 |
| | 对疫苗的不良反应 |
| | 脐带脱落延迟 |
| | 慢性口腔炎或腹膜炎 |

EBV：Epstein-Barr 病毒；CMV：巨细胞病毒

摘自 Goldman L, Ausiello D. Cecil textbook of medicine.22th ed.Philadelphia：Saunders, 2004,1598

表 116-4 原发性免疫缺陷病的特征

| 特征 | T 细胞缺陷为主 | B 细胞缺陷为主 | 粒细胞缺陷 | 补体缺陷 |
|---|---|---|---|---|
| 感染发病年龄 | 发病早，通常是2~6月龄 | 母源性抗体减少后发病，一般在5~7月龄后，儿童后期至成年 | 发病早 | 任何年龄均可发病 |
| 感染的具体病原 | 细菌：普通的革兰氏阳性菌和革兰氏阴性菌，分枝杆菌 | 细菌：肺炎球菌，链球菌，葡萄球菌，流感嗜血杆菌，弯曲杆菌，支原体 | 细菌：金黄色葡萄球菌，绿脓杆菌，沙雷菌属，克雷伯菌属，沙门菌 | 细菌：肺炎链球菌，奈瑟菌属 |
| | 病毒：CMV，EBV，腺病毒，副流感病毒3，水痘，肠道病毒 | 病毒：肠道病毒 * | | |
| | 真菌：念珠菌和肺囊虫（PCP） | 真菌和寄生虫：蓝氏贾第鞭毛虫，隐孢子虫 | 真菌和寄生虫：念珠菌属，诺卡菌，曲霉菌 | |
| 受影响的器官 | 广泛皮肤黏膜念珠菌病，肺，生长迟缓，长期腹泻 | 反复窦肺感染，慢性胃肠道症状，吸收不良，关节炎，肠道病毒性脑膜脑炎 * | 皮肤：脓肿，脓疱病，蜂窝组织炎<br>淋巴结：化脓性淋巴结炎<br>口腔：齿龈炎，口腔溃疡<br>内脏器官：脓肿，骨髓炎 | 感染：脑膜炎，关节炎，败血症，反复窦肺感染 |
| 特殊特征 | 母源性植入或输入未经辐照的血液引起的移植物抗宿主病，疫苗接种后播散性BCG病或水痘，婴儿期低钙抽搐 † | 自身免疫病，淋巴网状系统恶性肿瘤：淋巴瘤，胸腺瘤；疫苗接种后麻痹性脊髓灰质炎 | 脐带脱落延迟，伤口愈合不良 | 自身免疫性疾病：SLE，血管炎，皮肌炎，硬皮病，肾小球肾炎，血管神经性水肿 |

BCG：卡介苗；CMV：巨细胞病毒；EBV：Epstein–Barr 病毒；PCP：肺囊虫；SLE：系统性红斑狼疮。*X- 连锁无丙种球蛋白血症。† 胸腺缺陷

摘自 Woroniecka M, Ballow M. Office evaluation of children with recurrent infection. Pediatr Clin North Am,2000, 47:1211–1224

表 116-5 免疫缺陷病相关的特殊体格特征

| 临床特点 | 疾病 |
|---|---|
| **皮肤** | |
| 湿疹 | Wiskott–Aldrich 综合征，IPEX |
| 稀疏和（或）色素减退性毛发 | 软骨毛发发育不良，Chédiak-Higashi 综合征，Griscelli 综合征 |
| 眼部毛细血管扩张 | 共济失调毛细血管扩张症 |
| 眼皮肤白化病 | Chédiak-Higashi 综合征 |
| 严重皮炎 | Omenn 综合征 |
| 反复脓肿并肺大泡 | 高 IgE 综合征 |
| 反复器官脓肿，特别是肝脏和直肠 | 慢性肉芽肿病 |
| 复发性脓肿或蜂窝织炎 | 慢性肉芽肿病，高 IgE 综合征，白细胞黏附缺陷 |
| 口腔溃疡 | 慢性肉芽肿病，重症联合免疫缺陷，先天性中性粒细胞减少 |
| 牙周炎，牙龈炎，口腔炎 | 中性粒细胞缺陷 |
| 口腔或指甲念珠菌病 | T 细胞免疫缺陷，联合免疫缺陷，皮肤黏膜念珠菌病，高 IgE 综合征 |
| 白癜风 | B 细胞缺陷，皮肤黏膜念珠菌病 |
| 脱发 | B 细胞缺陷，皮肤黏膜念珠菌病 |
| 慢性结膜炎 | B 细胞缺陷 |
| **四肢** | |
| 杵状指 | 抗体缺陷导致的慢性肺部疾病 |
| 关节炎 | 抗体缺陷，Wiskott-Aldrich 综合征，高 IgM 综合征 |
| **内分泌** | |
| 甲状旁腺功能减退症 | DiGeorge 综合征，皮肤黏膜念珠菌病 |
| 内分泌疾病（自身免疫性） | 皮肤黏膜念珠菌病 |
| 生长激素缺乏 | X- 连锁无丙种球蛋白血症 |
| 性腺发育不良 | 皮肤黏膜念珠菌病 |
| **血液学** | |
| 溶血性贫血 | B 细胞和 T 细胞免疫缺陷，ALPS |
| 血小板减少，小血小板 | Wiskott-Aldrich 综合征 |
| 中性粒细胞减少 | 高 IgM 综合征，Wiskott-Aldrich 变异 |
| 免疫性血小板减少症 | B 细胞免疫缺陷，ALPS |
| **骨骼** | |
| 短肢侏儒症 | 短肢性侏儒症伴 T 和（或）B 细胞免疫缺陷 |
| 骨发育不良 | ADA 缺陷，软骨毛发发育不良 |

ADA：腺苷脱氨酶缺陷；AID：活化诱导的胞嘧啶核苷脱氨酶；ALPS：自身免疫性淋巴细胞增生综合征；GVHD：移植物抗宿主病；Ig：免疫球蛋白；IPEX：X- 连锁免疫失调、多内分泌腺病和肠病综合征；SCID：重症联合免疫缺陷。

摘自 Goldman L, Ausiello D.Cecil textbook of medicine. 22th ed. Philadelphia：Saunders, 2004, 1599

**表 116-6 反复感染儿童的免疫学初筛检查**

| |
|---|
| 全血细胞计数，手工分类，红细胞沉降率 |
| 淋巴细胞绝对计数 [ 正常值（见第 709 章）可排除 T 细胞缺陷 ] |
| 中性粒细胞绝对计数 [ 正常值（见第 709 章）可排除先天性或获得性中性粒细胞减少，以及（通常）所有类型的白细胞黏附缺陷，该病中性粒细胞绝对计数即使在感染间隙也升高 ) |
| 血小板计数（结果正常可排除 Wiskott-Aldrich 综合征） |
| Howell-Jolly 小体（该小体缺乏可排除无脾症） |
| 红细胞沉降率 （结果正常提示不太可能是慢性细菌或真菌感染） |
| **B 细胞缺陷的初筛检查** |
| IgA 水平；如果异常，检查 IgG 和 IgM 水平 |
| 同族血细胞凝集素 |
| 针对血型物质、破伤风、白喉、流感嗜血杆菌和肺炎球菌的抗体滴度 |
| **T 细胞缺陷的初筛检查** |
| 淋巴细胞绝对计数（结果正常提示不太可能是 T 细胞缺陷） |
| 白色念珠菌皮内试验：≥ 6 岁患儿，0.1mL 浓度为 1∶1 000 稀释液；<6 岁患儿，0.1mL 浓度为 1∶100 稀释液 |
| **吞噬细胞缺陷的初筛试验** |
| 中性粒细胞绝对计数 |
| 呼吸爆发实验 |
| **补体缺陷的初筛试验** |
| $CH_{50}$ |

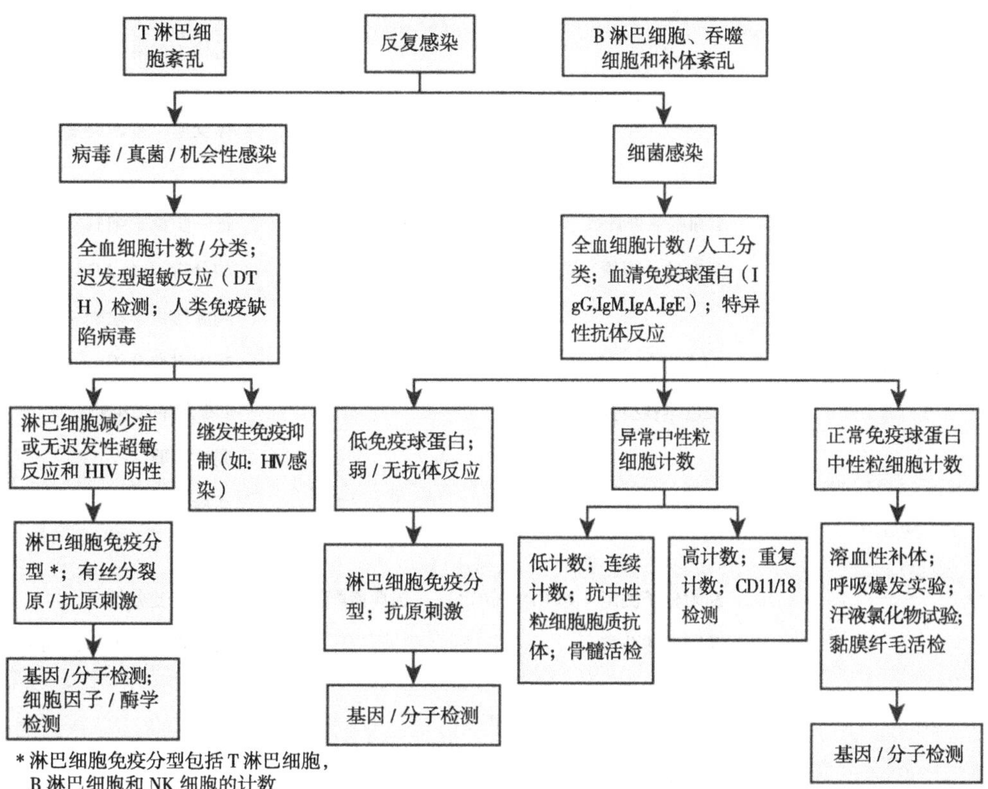


**图 116-1** 原发性免疫缺陷病的实验诊断流程图。

DTH: 迟发型超敏反应。引自文献 Lindegrn ML,Kobrynski L, Rasmussen SA. Applying piblic health strategies to primary immunodeficiency diseases:a potential approach to genetic disorders. MMWR RECOMM Rep, 2004, 53[RR-1]:1-29,2004

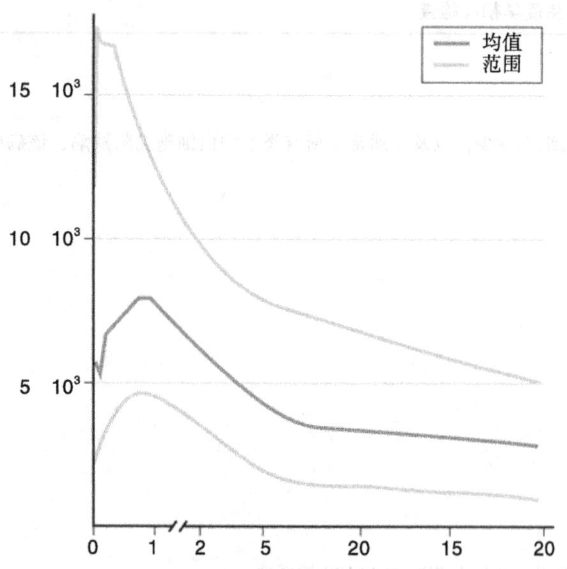


**图 116-2 正常个体成熟过程中的淋巴细胞绝对计数**
数据摘自 Altman PL.Blood and other body fluids.Prepared under the auspices of the Committee on Biological Handbooks. Washington, DC, Federation of American Societies for Experimental Biology, 1961

B 细胞缺陷的一项简单筛查试验为测定血清 IgA。如果 IgA 水平正常，那么选择性 IgA 缺陷，这一最为常见的 B 细胞缺陷则可以被排除，同样也可排除永久性低丙种球蛋白血症，因为在这类疾病中 IgA 水平通常很低或缺乏。如果 IgA 降低，应检测 IgG 和 IgM。接受糖皮质激素治疗或蛋白丢失状态（肾病，蛋白丢失性肠病）的患者通常血清 IgG 浓度低但抗体产生正常。因此，如果免疫球蛋白低，在开始静脉注射免疫球蛋白（IVIG）治疗前应当检测针对特定抗原的抗体滴度，以明确抗体水平降低原因是抗体合成不足还是蛋白丢失。在患者接受输血或 IVIG 后抗体滴度已不能反映真实情况，此时已包含了至少来自 60 000 例正常人的抗体。

检测 B 细胞功能的最有用的试验之一是确定同族血细胞凝集素的存在及滴度，或者针对 A 型和 B 型红细胞多糖抗原的抗体。该试验主要是检测 IgM 抗体。同族血细胞凝集素在 2 岁内可能是缺失的，此外，如

**表 116-7 免疫缺陷病的实验室检查**

| 初筛试验 | 进一步检查 | 特殊 / 研究性实验 |
|---|---|---|
| **B 细胞缺陷** | | |
| IgG、IgM、IgA 及 IgE 水平 | B 细胞计数（CD19 或 CD20） | 进一步 B 细胞表型分析 |
| 同族血细胞凝集素滴度 | | 活检（如淋巴结） |
| 针对疫苗抗原（如破伤风、白喉、肺炎双球菌、流感嗜血杆菌）的抗体应答反应 | 对加强针或新疫苗的抗体反应 | 针对特殊抗原（如噬菌体 ϕX174）的抗体反应，基因突变分析 |
| **T 细胞缺陷** | | |
| 淋巴细胞计数 | T 细胞亚群计数（CD3, CD4, CD8） | 进一步流式细胞术 |
| 胸部 X 线片胸腺影 * | 对有丝分裂原、抗原、同种异体细胞的增殖反应 | 酶分析（如 ADA、PNP） |
| | | 胸腺影像学检查 |
| 迟发型皮肤试验（如念珠菌、破伤风类毒素） | HLA 分型 | 基因突变分析 |
| | 染色体核型分析 | T 细胞活化实验 |
| | | 凋亡实验 |
| | | 活检 |
| **吞噬细胞缺陷** | | |
| WBC 计数及形态学 | 黏附分子测定（如 CD11b/CD18，选择素配体） | 基因突变分析 |
| 呼吸爆发实验 | 基因突变分析 | 酶测定（如 MPO、G6PD、NADPH 氧化酶） |
| **补体缺陷** | | |
| $CH_{50}$ 活性 | AH50, 活性 | |
| C3 水平 | 各补体成分测定 | |
| C4 水平 | 补体活化成分测定（如 C3a、C4a、C4d、C5a） | |

ADA，Ab：抗体；ADA：腺苷脱氨酶；C：补体；CH：溶血补体；G6PD：葡萄糖 -6- 磷酸脱氢酶；HLA：人类白细胞抗原；Ig：免疫球蛋白；MPO：髓过氧化物酶；NADPH：烟酰胺腺苷 2 核苷磷酸；PNP：嘌呤核苷磷酸化酶；WBC：白细胞；ϕX：噬菌体抗原。* 仅在婴儿

摘自 Stiehm ER, Ochs HD, Winkelstein JA.Immunologic disorders in infants and children. 5th ed.Philadelphia: Elsevier/Saunders, 2004

表 116-8　2003 IUIS 对原发及继发性免疫缺陷病的分类更新

| 分类和疾病 | 遗传方式 | 分类和疾病 | 遗传方式 |
|---|---|---|---|
| **A. 以抗体为主的缺陷** | | a.XL | XL |
| XL 无丙种球蛋白血症 | XL | b.AR | AR |
| AR 无丙种球蛋白血症 | AR | 1.p22 phox 缺陷 | |
| 高 IgM 综合征 | XL | 2.p47 phox 缺陷 | |
| a.XL | XL | 3.p67 phox 缺陷 | |
| b.AID 缺陷 | AR | 1 型白细胞黏附分子缺陷 | AR |
| c.CD40 缺陷 | AR | 2 型白细胞黏附分子缺陷 | AR |
| d.UNG 缺陷 | AR | 中性粒细胞 G6PD 缺陷 | XL |
| e. 其他 AR 缺陷 | AR | 髓过氧化物酶缺乏症 | AR |
| Ig 重链基因缺失 | AR | 继发性颗粒缺陷 | AR |
| K 轻链缺陷突变 | AR | Shwachman 综合征 | AR |
| 选择性 IgA 缺陷 | AD | 严重先天性中性粒细胞减少症（Kostmann） | AR |
| 常见变异型免疫缺陷病 | AD | 周期性中性粒细胞减少症（弹性蛋白酶缺陷） | AR |
| **B. 重症联合免疫缺陷** | | 白细胞分枝杆菌缺陷 | AR |
| $T^-B^+NK^-$ SCID | | IFN-γ 受体 1 或受体 2 缺陷 | AR |
| a.X- 连锁（γc 缺陷） | XL | IFN-γ 受体 1 缺陷 | AD |
| b. 常染色体隐性遗传（Jak3 缺陷） | AR | IL-12 受体 β1 缺陷 | AR |
| $T^-B^+NK^+$ SCID | | IL-12p40 缺陷 | AR |
| a.IL-7 Rα 缺陷 | AR | STAT1 缺陷 | AD |
| b.CD3δ, CD3ε, 或 CD3ζ 缺陷 | AR | **E. 淋巴组织增殖性疾病相关免疫缺陷病** | |
| c.CD45 缺陷 | AR | Fas 缺陷 | AD |
| $T^-B^-NK^+$ SCID | | Fas 配体缺陷 | |
| a.RAG-1/2 缺陷 | AR | FLICE 或 caspase 8 缺陷 | |
| b.Artemis 缺陷 | AR | 未知（caspase 3 缺陷） | |
| Omenn 综合征 | | **F. 补体缺陷** | |
| a.RAG-1/2 缺陷 | AR | C1q 缺陷 | AR |
| b.IL-2Rα 缺陷 | AR | C1r 缺陷 | AR |
| c.γc 缺陷 | XL | C4 缺陷 | AR |
| 联合免疫缺陷 | | C2 缺陷 | AR |
| a. 嘌呤核苷磷酸化酶（PNP）缺陷 | AR | C3 缺陷 | AR |
| b. CD8 缺陷（ZAP-70 缺陷） | AR | C5 缺陷 | AR |
| c. 主要组织相容性复合物（MHC）Ⅱ类分子缺陷 | AR | C6 缺陷 | AR |
| d.TAP-1/2 突变导致的 MHC Ⅰ类分子缺陷 | AR | C7 缺陷 | AR |
| 网状系统发育不良 | AR | C8α 缺陷 | AR |
| **C. 其他细胞免疫缺陷** | | C8β 缺陷 | AR |
| Wiskott-Aldrich 综合征 | XL | C9 缺陷 | AR |
| 共济失调毛细血管扩张症 | AR | C1 抑制物缺陷 | AD |
| 胸腺缺陷（DiGeorge anomaly） | ? | I 因子缺陷 | AR |
| **D. 吞噬细胞功能缺陷** | | H 因子缺陷 | AR |
| 慢性肉芽肿病 | | D 因子缺陷 | AR |

**表 116-8（续）**

| 分类和疾病 | 遗传方式 | 分类和疾病 | 遗传方式 |
|---|---|---|---|
| 备解素缺陷 | XL | 先天性角化不良 | |
| **G. 伴有或继发于其他疾病的免疫缺陷病** | | Netherton 综合征 | |
| 染色体不稳定或修复缺陷 | | 肠源性肢端皮炎 | |
| 布洛姆综合征 | | 无汗性外胚层发育不良 | |
| 范康尼氏贫血症 | | Papillon-Lefèvre 综合征 | |
| ICF 综合征 | | **遗传性代谢缺陷** | |
| Nijmegen 断裂综合征 | | 传递蛋白 2 缺陷 | |
| Seckel 综合征 | | 甲基丙二酸血症 | |
| 着色性干皮病 | | 1 型遗传性乳清酸尿症 | |
| **染色体缺陷** | | 生物素依赖性羧化酶缺乏症 | |
| 唐氏综合征 | | 甘露糖苷贮积症 | |
| Turner 综合征 | | 糖原累积病，1b 型 | |
| 18 号染色体环状或缺失 | | Chèdiak-Higashi 综合征 | |
| **骨骼异常** | | **免疫球蛋白分解代谢过度** | |
| 短肢性骨骼发育不良 | | 家族性分解代谢过度 | |
| 软骨 - 毛发发育不良 | | 小肠淋巴管扩张症 | |
| **伴生长迟缓的免疫缺陷** | | **H. 其他免疫缺陷病** | |
| Schimke 综合征 | | 高 IgE 综合征 | AD 和 AR |
| 伴有拇指缺失的免疫缺陷 | | 慢性皮肤黏膜念珠菌病 | |
| Dubowitz 综合征 | | 慢性皮肤黏膜念珠菌病伴多内分泌腺病（APECED） | AR |
| 生长发育迟缓，面部畸形和免疫缺陷 | | 遗传性或先天性无脾症 | |
| 早衰症（Hutchinson-Gilford 综合征） | | Ivemark 综合征 | |
| **伴有皮肤疾病的免疫缺陷病** | | IPEX 综合征 | XL |
| 局部白化病 | | 外胚层发育不良（NEMO 缺陷） | XL |

AD：常染色体显性遗传；ADA：腺苷脱氨酶；AID：活化诱导的胞嘧啶核苷脱氨酶；APECED：自身免疫，多内分泌腺病，念珠菌病，外胚层发育不良；AR：常染色体隐性遗传；caspase：半胱氨酸天冬氨酸特异性蛋白酶；FLICE：具有死亡域样 IL-1 转化酶的 Fas 相关蛋白；G6PD：葡萄糖 -6- 磷酸脱氢酶；ICF：免疫缺陷，着丝粒不稳定，面部畸形；IFN：干扰素；Ig：免疫球蛋白；IL：白细胞介素；IPEX：免疫失调，多内分泌腺病，肠病；MHC：主要组织相容性复合体；NEMO：核因子 B 必须调节分子；SCID：重症联合免疫缺陷；TAP-2：抗原提呈相关转运子；XL：X- 连锁

摘自（no authors listed）Primary immunodeficiency diseases. Report of an International Union of Immunological Studies Scientific Committee, Clin Exp Immunol，1999，118:1-28. Chapel H, Geha R, Rosen F. IUIS PID（Primary Immunodeficiencies）Classification committee: Primary immunodeficiency diseases: an update, Clin Exp Immunol，2003，132:9-15. Stiehm ER, Ochs HD, Winkelstein JA.Immunologic disorders in infants and children. 5th ed.Philadelphia：Elsevier/Saunders, 2004

果患者血型为 AB 型，则其总是缺失的。

因为大部分婴儿和儿童都接种白喉 - 破伤风 - 百日咳（DTaP）疫苗，b 型结合流感嗜血杆菌疫苗（Hib）和肺炎球菌结合疫苗（PCV7），检测针对白喉、破伤风、流感嗜血杆菌聚核糖磷酸酯和肺炎球菌的特定抗体通常是有效的。如果抗体滴度低，在注射 DTaP 或 DT 加强针前和 2 周后分别检测针对白喉和破伤风的抗体有助于评估针对蛋白抗原产生 IgG 抗体的能力。为评估患者对多糖抗原的反应能力，应在大于 2~3 岁的患儿接种肺炎球菌多糖疫苗（PPV23）前以及接种 3 周后检测抗肺炎球菌抗体。在这些试验中检测到的抗体为 IgG 型。这些抗体研究可在不同的实验室进行，但选择可靠的实验室及在免疫接种前后同一实验室检测十分重要。对于小于 2 岁抗肺炎球菌抗体滴度低的患儿，用肺炎球菌结合疫苗加强 2 次（间隔 1 个月）是有用的，1 个月后，给予多糖肺炎球菌疫苗，并在 3 周后测定抗体滴度。具有显著的或永久性的 B 细胞缺陷患者不能正常的产生 IgG 或 IgM 抗体。如果这些试验结果正常，而免疫球蛋白水平低，应评估免疫球蛋白是否通过泌尿道或胃肠道（肾病综合征，蛋白丢失性肠病，小肠淋巴管扩张症）丢失。一种或多种免疫球蛋白血清浓度极高提示 HIV 感染、

慢性肉芽肿性疾病、慢性炎症或自身免疫性淋巴细胞增生综合征（ALPS）。

IgG 亚类检测对于评估反复感染患儿免疫功能少有帮助。很难知道从轻度到中度的各种程度的 IgG 亚类缺陷的生物学意义，尤其是在完全无症状的个体，由于免疫球蛋白重链基因缺失导致其 IgG1、IgG2、IgG4 和（或）IgA1 完全缺乏。很多健康儿童 IgG2 水平低，但接受多糖抗原疫苗后免疫应答正常。当患儿 IgG2 亚类水平低，且深入研究发现其有反复感染史，有广泛的免疫功能障碍，包括对蛋白抗原免疫应答不佳，提示其可能正在发展成为常见变异型免疫缺陷病（CVID）。只有当免疫球蛋白水平正常，但有明确抗体缺陷时 IgG 亚类检测才偶尔会有帮助。IgG2 完全缺乏的儿童通常不能产生针对多糖抗原的抗体，尽管这在 IgG2 正常的个体也可发生。因此，特异性抗体检测远比 IgG 亚类检测具有成本效益。

对于无丙种球蛋白血症的患者，应当用染料标记的针对 B 细胞特异的 CD 抗原（通常是 CD19 或 CD20）的单克隆抗体通过流式细胞术检测其血 B 细胞。正常情况下，8%~10% 的循环淋巴细胞为 B 细胞。B 细胞在 X 连锁无丙种球蛋白血症（XLA）是缺失的，在常见 CVID，IgA 缺陷，高 IgM 综合征是存在的。这个区别很重要，因为 XLA 和 CVID 患儿有不同的临床表现，且具有不同的遗传方式。XLA 患者对持续性肠道病毒感染具有高度易感性，而 CVID 患者更多的是有自身免疫性疾病和淋巴组织增生。对于没有家族史的 XLA（见第 118.1）患者，特异性分子诊断试验对于辅助遗传咨询是必不可少的。分子诊断在其他 B 细胞缺陷中也有指征。

## T 细胞

念珠菌皮肤试验是检测 T 细胞功能最具成本效益的试验。成人和年龄大于 6 岁的儿童应通过皮内注射 0.1mL 浓度为 1 ∶ 1000 已知有效的白色念珠菌提取物来进行检测。如果检测结果在 24h、48h 和 72h 均为阴性，应用 1 ∶ 100 的稀释物进行测试，该浓度的提取物也可在最初的检测中用于年龄小于 6 岁的儿童。如果念珠菌皮肤试验结果为阳性，定义为在 48h 时红斑及硬结直径≥ 10mm，且比 24h 时要大，则所有原发性 T 细胞缺陷都可被排除，这就可避免更昂贵的体外试验如淋巴细胞分类或评估对有丝分裂原的免疫应答。

T 细胞及 T 细胞亚群可应用识别 T 细胞 CD 抗原（CD2、CD3、CD4、CD8）的染料标记单克隆抗体通过流式细胞术而检测。对于淋巴细胞减少的婴儿，这是一项特别重要的检查，因为 CD3+T 细胞通常构成 70% 的外周淋巴细胞。SCID 婴儿不能产生 T 细胞，因此出生时即有淋巴细胞减少。SCID 是儿科急症，如果在严重、不可治疗的感染发生前确诊，超过 94% 的患者可通过骨髓干细胞移植成功治疗。通常情况下，CD4+（helper）T 细胞数量为 CD8+（细胞毒性）T 细胞数量的两倍。在某些严重免疫缺陷患者，表型正常的 T 细胞是存在的，T 细胞功能检测则远比通过流式细胞术检测 T 细胞数量更有效。T 细胞通常由 T 细胞受体（TCR）通过在主要组织相容性复合物（MHC）分子凹槽内抗原提呈而刺激。TCR 也可直接由有丝分裂原如植物血凝素（PHA），刀豆蛋白 A（ConA），或美洲商陆有丝分裂原（PWM）刺激。用有丝分裂原孵育 3~5d 后，通过放射性标记的胸苷渗入 DNA 而检测 T 细胞增殖。其他可用同类检测评估 T 细胞功能的刺激剂包括抗原（念珠菌属，破伤风类毒素）和同种异体细胞（表 116-6）。

## NK 细胞

自然杀伤（NK）细胞可应用针对 NK 特异性的 CD 抗原（CD16 和 CD56）的单克隆抗体通过流式细胞术而计数。NK 细胞功能可应用容易被 NK 细胞杀死的 K562 细胞系通过放射性标记的铬释放测定法进行评估。

## 吞噬细胞

如果患者有反复的葡萄球菌脓肿或革兰氏阴性菌感染，则应怀疑有吞噬细胞缺陷，可通过佛波酯刺激后测定嗜中性粒细胞呼吸爆发初筛试验进行评估。此类最可靠和最有效的检测是用罗丹明染料进行流式细胞术评估呼吸爆发，其已经取代了四唑氮蓝染色试验，后者由于重复性的技术问题而困扰。白细胞黏附缺陷可应用针对 CD18、CD11（LAD1）或 CD15（LAD2）的单克隆抗体通过流式细胞术检测血淋巴细胞或中性粒细胞而诊断。

吞噬细胞缺陷可根据其分子病因进一步诊断。已发现在各种慢性肉芽肿病（CGD）患者有编码电子传递链的 4 种不同组分的基因突变。识别 CGD 的特定分子类型对于提供适当的遗传咨询至关重要，因为 1 型为 X 连锁而其他 3 型为常染色体隐性遗传。早期确诊白细胞黏附缺陷（LAD）至关重要，因为干细胞移植可以挽救生命。

## 补　体

补体缺陷最有效的筛查试验是 CH50 测定，是一种可测定整个补体系统完整性的生物检测方法，如果标本中的补体因任何原因消耗，那么该测定结果将是异常的。补体系统的遗传缺陷病通常特征是CH50值极低。引起异常CH50值的最常见原因是标本运输至实验室时有延误或运输不当。针对补体C3和C4的特定免疫学检测目前已商业化，但进一步识别其他补体成分缺陷通常仅能在研究性实验室完成。然而，这对于识别何种组分缺失极为重要，因为不同的疾病易感性取决于是早期还是晚期组分缺陷（见第128章）。确定遗传方式对于遗传咨询极为重要。备解素缺陷为X连锁，但是其他补体缺陷为常染色体遗传。补体C4的测定有助于评估疑似的遗传性血管性水肿。

## 参考书目

参考书目请参见光盘。

（唐文静　译，赵晓东　审）

# 第2篇　T细胞、B细胞及NK-细胞系统

## 第117章

## T淋巴细胞、B淋巴细胞和NK细胞

*Rebecca H. Buckley*

机体抵御感染原的防线由解剖生理屏障，包括皮肤、黏膜、黏液毯及纤毛上皮细胞，

和多种多样的免疫系统组分联合构成。脊椎动物的免疫系统有两种基本的反应机制。固有（天然）免疫系统对感染的应答与之前有无该感染原的暴露无关，包括多形核白细胞、树突状细胞和单核巨噬细胞，各种识别常见病原体抗原的受体（Toll样受体）及补体系统。获得性（适应性）免疫系统的应答具有高度特异性，包括T淋巴细胞、B淋巴细胞自然杀伤细胞（natural killer cell，NK细胞）。免疫系统也保护机体免于发生恶性肿瘤和自身免疫性疾病。

### 参考书目

补充内容请参见光盘。

（杜洪强　译，赵晓东　审）

## 第118章

## 原发性抗体产生缺陷

*Rebecca H. Buckley*

原发性免疫缺陷病中最常见的是影响抗体产生的疾病。选择性血清和分泌型IgA缺失是其中最常见的，不同种族人群的患病率从1/333到1/18 000不等。相比之下，据估计，无丙种球蛋白血症患病率只有1/10 000至1/50 000。抗体缺陷的患者较容易识别，因为他们会反复感染有荚膜细菌，且感染多位于上、下呼吸道；有选择性IgA缺陷的患者或有一过性低丙种球蛋白血症的婴儿可能很少或根本没有感染（表116-4）。许多原发性抗体缺陷病的致病基因及其产物已经确定（表118-1）并定位（图118-1）。有时发生缺陷的不是B细胞本身，而是对B细胞发挥功能有重要作用的T细胞。

### ■ X连锁无丙种球蛋白血症（XLA）

X连锁无丙种球蛋白血症（XLA），或布鲁顿无丙种球蛋白血症的患者，有严重的B细胞发育障碍，最终导致了严重的低丙球蛋白血症、循环B细胞缺如、小或无扁桃体和不能扪及的淋巴结。

#### 遗传学与发病机制

导致XLA的基因定位于X染色体的长臂2区2带（Xq22），编码B细胞蛋白酪氨酸激酶Btk（布鲁顿酪氨酸激酶）。Btk是胞浆蛋白酪氨酸激酶Tec家族的成员，高表达于所有B细胞系，包括前B细胞。它对前-B-细胞扩增和成熟成表面表达免疫球蛋白的B细胞有一定作用，但更可能在B细胞发育的所有阶段起重要作用；髓系细胞中也有表达。人的Btk基因已有超过500个不同的突变被确认；它们大部分位于编码区。突变位置和临床表型之间尚无明显的相关性（图118-2）。突变分析可检出携带者，如果家族史明确，可以行产前诊断。

Btk在髓系细胞中的表达是很有趣的，因为XLA

**表 118-1　原发性抗体缺陷病的遗传基础**

| 染色体和位置 | 基因产物 | 疾病 | 功能缺陷 |
|---|---|---|---|
| 2p11 | κ 链 | κ 链缺陷 | 包含 κ 链的免疫球蛋白缺失 |
| 2q33 | ICOS | ICOS- 缺陷的 CVID | 各类 Ig 低或无 |
| 6p21.3 | 未知 | 选择性 IgA 缺陷；CVID | IgA 低或无；各类 Ig 低或无 |
| 12p13 | AICDA* | HIGM2 | 不能产生 IgG, IgA, IgE 抗体 |
| 12q23-q24.1 | UNG | HIGM5 | 不能产生 IgG, IgA, IgE 抗体 |
| 14q32.3 | Ig 重链 * | B 细胞阴性无丙种球蛋白血症；选择性抗体缺陷 | 无 B 细胞和抗体；某些亚型存在，无 B 细胞 |
| 16p11.2 | CD19 | CD19 缺陷的 CVID | 各类 Ig 低或无 |
| 17p11.2 | TACI* | TACI 缺陷的 CVID | 各类 Ig 低或无 |
| 20 | CD40* | HIGM3 | 不能产生 IgG、IgA、IgE 抗体 |
| 22q13.1-q13.31 | BAFF-R | BAFF-R 缺陷的 CVID | 各类 Ig 低或无 |
| Xq22 | Btk* | XLA | 无 B 细胞和抗体 |
| Xq25 | SH2D1A* | XLP | 抗 EBNA 抗体和长期 T 细胞免疫缺乏；低 Ig |
| Xq26 | CD154 * | HIGM1 | 不能产生 IgG、IgA、IgE 抗体 |
| Xq28 | NEMO* | 无汗性外胚层发育不全伴免疫缺陷 | 高 IgM 或 IgG 亚类，抗多糖抗原抗体缺陷 |

* 已被克隆测序的基因

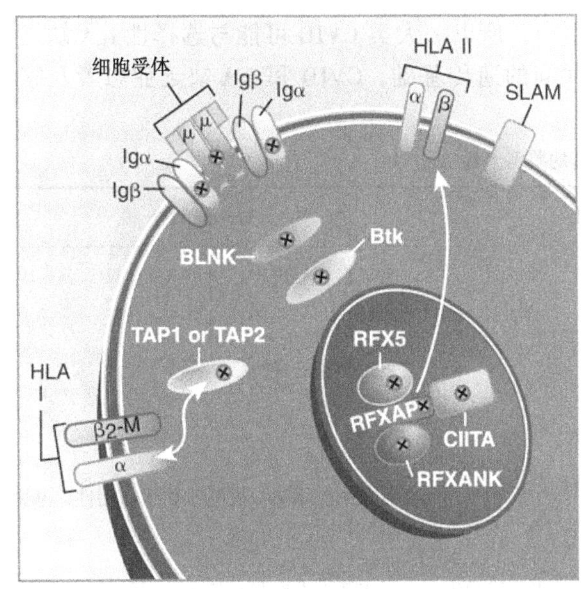


**图 118-1**　原发免疫缺陷病 B 细胞中突变蛋白（X）的定位。β2m：β2 微球蛋白；BLNK：B 细胞接头衔接蛋白；BTK：布鲁顿酪氨酸激酶；HLA：人类白细胞抗原；Ig：免疫球蛋白；RFX：RFXAP 和 CIITA 转录因子；SLAM：淋巴细胞活化信号分子；TAP1 和 TAP2：抗原处理相关转运体蛋白 1 和 2

摘自 Buckley RH. Primary immunodeficiency diseases due to defects in lymphocytes. N Engl J Med, 2000，343:1313-1324

的男性患儿常常有类急性感染的中性粒细胞减少。因为 Btk 只是参与髓系细胞成熟的信号分子之一，XLA 的中性粒细胞减少仅在中性粒细胞需求量大时才出现。一些前 B 细胞存在于骨髓中；外周血 B 淋巴细胞的百分比为 <1%。T 细胞的百分比增加，T 细胞亚群的比例是正常的，并且 T 细胞的功能是完整的。胸腺是正常的。

6 种常染色体隐性遗传缺陷也可导致无丙种球蛋白血症和循环 B 细胞缺失（图 118-2），包括编码：① μ 重链；② Igα 和 Igβ 的信号分子；③ B 细胞接头衔接蛋白（BLNK）；④替代轻链，λ5/14.1；⑤富亮氨酸重复的含 8（LRRC8）的基因突变。

## 临床表现

大多数患 XLA 的男孩凭借母体传输的 IgG 抗体，在生后 6-9 个月状态良好。此后，除非给予预防性抗

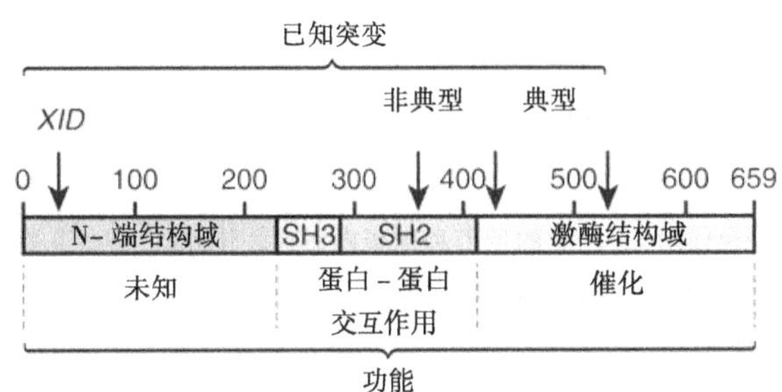


**图 118-2**　布鲁顿酪氨酸激酶（BTK）功能结构域中的突变分布。许多典型 XLA 患者 Btk 基因的缺失和点突变发生在激酶结构域，而 B 细胞缺陷不太严重的 CBA / N XID 小鼠在 N- 端结构域的 28 位点出发生了点突变。然而最近有报道发现也有典型 XLA 患者的突变发生在 XID 突变部位和 SH2 结构域

摘自 Buckley RH. Breakthroughs in the understanding and therapy of primary immunodeficiency.Pediatr Clin North Am，1994，41:665-690

生素或免疫球蛋白治疗，他们开始感染胞外化脓性病原，如肺炎链球菌和流感嗜血杆菌。感染包括鼻窦炎，中耳炎，肺炎，及较少见的败血症或脑膜炎。感染支原体也是非常麻烦的。慢性真菌感染可见；肺囊虫肺炎很少发生。除了肝炎病毒和肠道病毒，其他病毒感染通常较易处理。有若干接种脊灰活疫苗后瘫痪的病例，这些患者中有相当部分的中枢神经系统随后会有各种埃可病毒和柯萨奇病毒慢性、最终致命的感染。类似皮肌炎的埃可病毒相关性肌炎也可见。这些观察提示抗体，尤其是分泌型 IgA 在宿主对肠道病毒的免疫防御中起重要作用。也有报道称生长激素缺陷与 XLA 有关。

## 诊 断

体检发现淋巴组织发育不全（很少或没有扁桃体组织及未扪及淋巴结），及血浆 IgG, IgA, IgM, and IgE 浓度在同年龄同种族健康对照 95% 的 CI 以下时应警惕该病可能（见第 708 章），通常总免疫球蛋白 <100mg/dL。A、B 红细胞多糖抗原（同型血细胞凝集素）的天然抗体非常低，在婴儿一过性低丙种球蛋白血症中却是正常的。流式细胞术是检测有无循环 B 细胞缺失的重要手段，可以用于鉴别常见变异型免疫缺陷、高 IgM 综合征和婴儿期一过性低丙球蛋白血症。

# ■ 常见变异型免疫缺陷病

常见变异型免疫缺陷（CVID）综合征的特点是低丙球蛋白血症与表型正常的 B 细胞。它也因为感染发病年龄较晚被称为“获得性低丙球蛋白血症”。CVID 患者有类似 XLA 的感染特点，不同的是埃可病毒性脑膜脑炎在 CVID 患者中较少见（表 118-2）。与 XLA 不同，CVID 的性别分布均匀，发病年龄稍晚（尽管它有时也于婴儿期发病），感染可能也不太重。

## 遗传与发病机制

大数患者没有确定的分子诊断。CVID 是一类原发免疫缺陷疾病，可能包括几种不同的常染色体隐性和显性遗传缺陷。已知可导致 CVID 表型的基因包括 ICOS（可诱导共刺激）缺陷，SH2DIA[X- 连锁淋巴组织增生性疾病（XLP）致病基因]，CD19，BAFF-R（TNF 家族受体的 B 细胞活化因子）和 TACI（跨膜激活剂，钙调节剂，和亲环蛋白配体相互作用因子）。这些突变共占 CVID 的不足 10%。

因为 CVID 发生在选择性 IgA 缺乏症患者的 1 级亲属，部分选择性 IgA 缺乏症患者后来成为泛低丙种球蛋白，所以一大类 CVID 可能与选择性 IgA 缺乏症有共同的遗传基础。CVID 和 IgA 缺乏症患者及家属

**表 118-2 疑诊 CVID 患者的鉴别诊断**

| | 实验室检查 | 临床表现 | 进一步检查 |
|---|---|---|---|
| 选择性 IgA 缺陷 | 低或无 IgA，IgG 和 IgM 正常 | 常无症状 | 表现症状后进行 |
| 选择性 IgG 亚类缺陷 | 一个或多个 IgG 亚类水平低（G1、G2、G3、G4）；总 IgG 水平正常，除非 IgG1 受影响 | 常无症状 | 表现症状后进行 |
| XLA | 中到重度低丙种球蛋白血症，伴外周 B 细胞低或无 | 反复感染 | 流式细胞术 Btk 检测†；如蛋白阴性，基因测序† |
| XLP | 低丙种球蛋白血症，常由 EBV 感染诱发 | 抗 EBV 免疫反应缺陷，淋巴组织增生 | 流式细胞术检测 SH2D1A,† 基因测序确诊† |
| 常染色体隐性无丙种球蛋白血症 | 严重的低丙种球蛋白血症，伴外周 B 细胞低或无 | 婴幼儿期发病，反复严重感染 | 6 个已知基因的筛查（Igμ 重链，IgVκA2, CD79A, CD79B, λ5 轻链，BLNK）‡ |
| 高 IgM 综合征 | 正常或高 IgM 水平，低水平 IgG 和 IgA，低或无类别转换后的记忆 B 细胞 | 反复的机会性窦肺感染，NEMO 缺陷患者有少汗性外胚层发育不全，分枝杆菌感染反复易感 | 流式细胞术检测活化 T 细胞上的 CD40L 和 B 细胞上的 CD40，5 个已知基因的筛查（CD40L, NEMO, CD40, AID, UNG）† |

Btk：布鲁顿酪氨酸激酶；EBV：EB 病毒；CD40L：CD40 配体；NEMO：核因子 κB（NF-κB）基本调节分子；AID：活化诱导的胞嘧啶核苷脱氨酶；UNG：尿嘧啶 DNA 糖基化酶。* 药物，血液系统恶性肿瘤，以及其他可以引起继发性低丙球蛋白血症的临床情况已在正文中描述。† 相关临床机构可开展的检查。‡ 学术机构才能开展的检查

摘自 Park MA, Li JT, Hagan JB, et al. Common variable immunodeficiency: a new look at an old disease. Lancet,2008,372:489-502

中频繁出现的异常免疫球蛋白浓度，自身抗体，自身免疫性疾病和恶性肿瘤表明两者有共同的遗传特点。IgA 缺乏患者和 CVID 患者中频见的 C4-A 基因缺失和第三类主要组织相容性复合体（MHC）区域中 C2 基因少见等位基因支持这一说法，并表明两者有共同的易感基因位于 6 号染色体上。只有少数人类白细胞抗原（HLA）单倍型为两者共有，且有一半的单倍型出现在 77% 的患者中。在一个有 13 个成员的大家族中，2 例 IgA 缺乏症，3 例 CVID。该家族的所有的免疫缺陷患者至少有一个拷贝的异常 MHC 单倍型：HLA-DQB1 * 0201，HLA-DR3，C4B-SF，C4A- 删 除，G11-15，BF -0.4，C2A，HSP70-7.5，肿瘤坏死因子 -5，HLA-B8，和 HLA-A1。在一项 83 个家系研究中发现有个位点共有程度较高（6p21），该位点位于一个叫 IGAD1 的易感基因。在一个灵敏度更高的 101 例多家庭和 110 例单家庭的遗传分析研究中进一步将致病位点定位于 HLADQ / DR。环境因素，特别是药物，如苯妥英，D- 青霉胺，柳氮磺胺吡啶，被怀疑是出发这些遗传易感者发病的原因。

大多数情况下，CVID 是散发的或呈常染色体显性遗传。缺乏可诱导共刺激分子（ICOS）的患者为常染色体隐性遗传。在来自德国黑森林 6 个家庭的 9 例此类患者中发现有 ICOS 基因的纯合的大片段缺失，提示奠基者效应。XLP 的患者是 X 染色体连锁遗传，常染色体遗传性缺陷 TACI 的患者可能有杂合或纯合突变。

尽管循环 B 淋巴细胞的数目正常，淋巴组织皮质卵泡也存在，CVID 患者的血 B 淋巴细胞在体外受 PWM 刺激后不能分化成产生免疫球蛋白的正常细胞，即使与正常 T 细胞共培养。一些 CVID 患者 B 细胞经抗 CD40 和 IL-4 或 IL-10 抗体刺激后可行类别转换，并能合成和分泌一些免疫球蛋白。 T 细胞和 T 细胞亚群的比例通常正常，尽管一些患者的 T- 细胞功能有降低。

### 临床表现

CVID 的血清免疫球蛋白和抗体缺陷可能与 XLA 一样严重。CVID 的患者往往有自身抗体的形成和正常大小或肿大的扁桃体和淋巴结，约 25% 的患者有脾大。CVID 也与口炎性腹泻综合征相关，表现为有或没有肠结节性滤泡性淋巴组织增生，胸腺瘤，斑秃，溶血性贫血，胃萎缩，胃酸缺乏，血小板减少及恶性贫血。淋巴样间质性肺炎，假性淋巴瘤，B 细胞淋巴瘤，淀粉样变性，及肺、脾、皮肤和肝脏的非干酪结节状肉芽肿也可发生。患病妇女在五六十岁时患淋巴瘤的可能提高了 438 倍。 有报道称感染 HIV 后 CVID 可以暂时或永久地缓解。

反复的或慢性的感染包括肺炎，鼻窦炎，中耳炎及腹泻（细菌，贾第虫病）。反复的肺部感染可能会导致支气管扩张，接种脊髓灰质炎活疫苗可能会导致瘫痪。荚膜细菌导致的败血症和脑膜炎发生率高于一般人群。在第一发生感染和确诊之间常有 5~10 年的诊断延迟。

## 选择性 IgA 缺陷

单独的血清和分泌型 IgA 缺失或接近缺失（<10mg/dL），是最常见的了解较多的免疫缺陷病，其患病率在某些人群中高达 0.33%。该病也偶与健康状况不佳有关。

导致 IgA 缺陷的根本原因尚未可知。血液 B 细胞表型正常。 该病偶尔会自发或在苯妥英钠治疗中止时缓解。 男女均可发病，在家族中连续几代成员也均可发病，这提示该病为常染色体显性遗传并有各种各样的表现。此缺陷也常发生在有 CVID 患者的家系。确实，IgA 缺陷可能演变成 CVID，稀有等位基因及 MHC Ⅲ类基因删除突变在两者中都可出现，提示其共同易感基因可能位于 6 号染色体上的 MHC III 类基因区。用一些可能导致 CVID 的药物（苯妥英，D- 青霉胺，金，柳氮磺吡啶）治疗后某些患者会发生 IgA 缺陷，这表明环境因素可能触发遗传易感的个体发病。

### 临床表现

感染主要发生在呼吸道，胃肠道和泌尿生殖道。致病病原和其他抗体缺陷综合征类似。肠贾第虫病是常见的。IgA 缺陷患儿用脊髓灰质炎灭活病毒疫苗滴鼻后可产生局部 IgM 和 IgG 抗体。其他免疫球蛋白的血清浓度通常是正常的，虽然 IgG2 的（和其他）亚类缺陷已有报道，IgM（通常升高）可能是单体。

该病患者往往有针对牛奶和反刍动物血清蛋白的 IgG 抗体。这些抗反刍动物血清蛋白的抗体可能使采用山羊（但不是兔）抗血清免疫测定法测 IgA 产生假阳性结果。 IgA 缺乏症与口炎性腹泻综合征相关，这可能会也可能不会对无麸质饮食有反应。自身抗体，自身免疫性疾病和恶性肿瘤的发病率有增高。多达 44% 的选择性 IgA 缺陷患者血浆中有抗 IgA 抗体。如果这些抗体是 IgE 类抗体，静脉输注包含 IgA 的血液制品后可引起严重的或致命的过敏反应。正常供者的红细胞（冻存的血液应常规这样操作），或其他 IgA 缺陷患者的血液制品要经过 5 次洗涤（在 200mL 的体积中）才可输给患者。静脉丙球输注（IVIG）（> 99% 的 IgG）并无必要，因为大部分的 IgA 缺陷患者 IgG 水平是正常的。IVIG 多含有大量的 IgA，会引起过敏反应。

### IgG 亚类缺陷

一些患者会发生一类或多类 IgG 亚类缺陷，尽管其血浆总 IgG 水平是正常或升高的。没有或有非常低浓度的 IgG2 的患者有时也有 IgA 缺陷。其他有 IgG2 缺陷的患者会继续发展，最终成为 CVID，这表明 IgG 亚类缺陷的存在可能是更广泛的免疫功能异常的标志。已报道的各种各样 IgG 亚类中度缺陷的生物学意义很难评估，特别是因为商业实验室对 IgG 亚类的测量是有问题的。在反复感染的儿童中通过测量 IgG 亚型评估其免疫功能经济上不划算。更有意义的问题是患者有无针对蛋白和多糖抗原产生特异性抗体的能力，因为尽管 IgG2 浓度正常，抗多糖抗原抗体也被发现有明显的缺陷。 IVIG 一般不用于 IgG 亚类缺陷的患者，除非其对很多抗原不能产生抗体。

## ■ 免疫球蛋白重链和轻链缺失

人们在一些完全无症状的个体中发现了由于基因删除导致的 IgG1，IgG2，IgG4，和（或）血清 IgA1 的完全缺失。这些异常是偶然地在 16 个人中发现的，其中 15 人无感染易患倾向，并且这 15 个人其他亚型的抗体水平同正常人一样。这个例子说明在 IVIG 治疗前，对 IgG 亚类缺陷者的特异性抗体形成能力进行评估是非常重要的。

## ■ 高 IgM 综合征

高 IgM 综合征是遗传异质性疾病，其特征为血清 IgM 水平正常或升高，而血清 IgG，IgA 和 IgE 水平降低或缺如，提示类别转换重组（CSR）过程存在缺陷。2 个致病基因位于 X 染色体上，分别是编码 CD40 配体（高 IgM 综合征 1 型，*HIGM*1）和 NEMO[ 核因子 κB（NF-κB）基本调节分子，XHM-ED] 的基因；常染色体上有 3 个致病基因，分别是 12 号染色体上的 AICDA 基因（高 IgM 综合征 2 型，*HIGM*2）和尿嘧啶 DNA 糖基化酶基因（UNG，高 IgM 型 5，*HIGM*5），以及 20 号染色体上的 *CD*40 基因（高 IgM 综合征 3 型，*HIGM*3）。独特的临床特征使得这些患者的基因诊断较容易，有助于选择适当的治疗方案。所有患者都应进行基因分析，以确定致病基因，便于遗传咨询，携带者检测和治疗方案的选择。

### X 连锁 CD40 配体突变所致高 IgM 综合征：1 型高 IgM（HIGM1）

HIGM1 致病基因是编码 CD40 配体（CD154，CD40L）的基因，CD40L 主要表达于活化的辅助性 T 细胞。患病的男孩血清 IgG 和 IgA 水平很低，多克隆 IgM 抗体通常正常或升高，可能有也可能没有小的扁桃体，通常无可扪及的淋巴结，多有严重的中性粒细胞减少。

#### 遗传与发病机制

该病患者的 B 细胞与正常辅助 T 细胞共培养时不仅可以合成 IgM 抗体，也可以产生 IgA 和 IgG 抗体，表明该病中 B 细胞实际上是正常的，存在缺陷的是 T 细胞。该基因位于 Xq26，基因产物 CD154（CD40L），CD40 的配体，表达于 B 细胞和单核细胞。活化的 T 细胞表面 CD154 上调。CD154 的突变导致 B 细胞无法接收信号，进行类别转换，因而 B 细胞只产生 IgM。这一结合的缺陷导致 B 细胞和单核细胞表面的 CD80 和 CD86 不能上调，而两者可以和 T 细胞表面的 CD28/CTLA4 相互作用，因此这种缺陷最终导致免疫细胞间的相互作用障碍。这种相互作用障碍导致 T 耐受倾向和肿瘤细胞识别障碍。超过 73 个不同的点突变和缺失突变在 87 个无关家系中被发现，这些突变导致了移码，提前终止密码子和单氨基酸替换，这些氨基酸变化多位于羧基末端与 TNF 同源结构域。

#### 临床表现

类似于 XLA 患者，该病患儿生后 1 到 2 岁发病，表现为反复的化脓性感染，包括中耳炎，鼻窦炎，肺炎，扁桃体炎。淋巴结组织学检查可见非常不完整的生发中心和表型异常的滤泡树突状细胞。这些患者有正常数量的循环 B 淋巴细胞，卡氏肺囊虫肺炎易感，多见严重的中性粒细胞减少。循环 T 细胞数量也正常，体外对丝裂原的反应也正常，但抗原特异性 T 细胞的功能有下降。在一项研究中，23.3% 的 CD40L 缺陷患者平均死亡年龄为 11.7 岁。除了机会性感染如卡氏肺囊虫，寻常疣病，隐孢子虫肠炎，及以后的肝脏疾病和恶性肿瘤的发病率都有升高。由于预后较差，治疗主要选择早期行 HLA 相合的干细胞移植。替代治疗是每月输注免疫球蛋白。重度中性粒细胞减少的患者，使用 G-CSF（粒细胞集落刺激因子）是有效果的。

### 核因子 κB（NF-κB）基本调节分子（NEMO，或 IKKγ）编码基因突变导致的 X 连锁高 IgM 综合征（XHM-ED）

该病患者的临床特点是无汗型外胚层发育不全，并有相关的免疫缺陷（EDA-ID）。该病是由位于 X 染色体 28q 编码核因子 κB（NF-κB）基本调节分子（NEMO）的基因 IKBKG 的错义突变引起。配子来源的失功能基因突变在女性引起 X 连锁显性色素失调症，并可致男性死胎。IKBKG 编码区发生的突变与 EDA-ID 相关。免疫缺陷表现多样，大多数患者对多糖抗原的抗体应答存在缺陷。有些 EDA-ID 患者亦患有高 IgM 综合征。NF-κB 活化的药理学抑制剂可下调 CD154 mRNA 和蛋白水平，这表明该病可导致高 IgM 综合征。患该病的高 IgM 综合征患者的诊断较容易，因为有外胚层发育不良的表现，尽管已有不伴外胚层发育不良表现的案例报道。

### 活化诱导的胞嘧啶核苷脱氨酶（AICDA）基因突变导致的常染色体隐性遗传的高 IgM 综合征：2 型高 IgM 综合征（HIGM2）

一种常染色体隐性遗传的高 IgM 综合征，是由于活化诱导的胞苷脱氨酶（AICDA）基因的突变引起的。

#### 遗传与发病机制

常染色体高 IgM 综合征患者通常有正常数量的循环 B 细胞，但是，与 CD40L 缺陷的患者不同，这些患者的 B 细胞产生的抗体不能从 IgM 转换到 IgG，IgA 或 IgE，即使与 CD40 单抗和多种细胞因子共培养。他们的 B 细胞在体外培养时会自发地分泌大量的 IgM，但加入 IL-4 或抗 -CD40 与 IL-4 或其他细胞因子不能进一步促进分泌。因此，这些患者确实存在 B 细胞自身缺陷。已发现，许多类似表现的患者的致病基因是 AICDA 编码基因。 AICDA 是一种单链（SS）DNA 脱氨酶，在免疫球蛋白基因的体细胞高频突变（SHM）和 CSR 过程中起重要作用。肿大的淋巴结的组织学检查显示有巨大的生发中心（大于正常的 5~10 倍），里面聚集了大量的强烈增殖的 B 细胞。这些增殖的 B 细胞表达 IgM、IgD 和 CD38，这种表型被认为是生发中心（GC）的起始 B 细胞的表型。这些细胞被认为是滤泡套 B 细胞和 GC B 细胞之间的过渡阶段，免疫球蛋白可变区基因的体细胞突变和抗原驱动选择过程在此阶段开始。AICDA 缺陷导致 B 细胞终末分化缺陷，CSR 过程不能进行，以及免疫球蛋白基因的 SHM 亦不能进行。

#### 临床表现

血浆 IgG，IgA 和 IgE 的浓度都很低。与 CD40 配体缺陷不同，AICDA 缺陷患者的血浆 IgM 的水平常明显升高且呈多克隆的。患者可有淋巴组织增生，发病年龄一般较晚，卡氏肺囊虫肺炎不易感，常有同型血细胞凝集素，不太可能有中性粒细胞减少，除非有自身免疫的基础。该病患者有一种自身免疫和炎性疾病的倾向，包括糖尿病，关节炎，自身免疫性肝炎，溶血性贫血，免疫性血小板减少症，克罗恩病，慢性葡萄膜炎。若能早期诊断和每月输注免疫球蛋白，以及对感染的有效的抗生素治疗，AICDA 突变患者常比 CD40 配体缺陷的患者预后好。

### 尿嘧啶 DNA 糖基化酶（UNG）编码基因突变导致的常染色体隐性遗传的高 IgM 综合征；5 型高 IgM 综合征（HIGM5）

高 IgM 综合征的另一个原因是尿嘧啶 DNA 糖基化酶缺乏。

#### 遗传与发病机制

AICDA 使靶 DNA 上的胞嘧啶脱氨形成尿嘧啶，随后是 UNG 将尿嘧啶去除。据报道，3 例 UNG 缺陷导致的高 IgM 患者其类别转换重组存在严重缺陷。其临床表现与 AICDA 缺陷相似，包括细菌感染的易感和淋巴组织增生。患者有显著升高的血浆 IgM 和明显降低的血浆 IgG 和 IgA。他们的 B 细胞被 CD40 单抗和 IL-4 刺激后表现出了明显的 CSR 缺陷，并组成性的产生大量的 IgM。但是其 SHM 只是部分缺陷。

### CD40 基因突变导致的常染色体隐性遗传的高 IgM 综合征：3 型高 IgM 综合征（HIGM3）

人们发现 CD40 基因突变后 B 细胞无 CD40 表达可导致一种常染色体隐性遗传的高 IgM 综合征。

#### 遗传与发病机制

CD40 是 I 型整合膜糖蛋白，由 20 号染色体上的一个基因编码，且属于肿瘤坏死因子和神经生长因子受体超家族。它表达于 B 细胞，巨噬细胞，树突细胞，以及一些其他类型的细胞。CD40 基因突变可引起高 IgM 综合征，并且与 CD40L 缺陷导致的 HIGM1 在临床上难以区分。与 CD40 配体缺陷不同，该病患者的 B 细胞存在自身缺陷，不能进行类别转换。 T 细胞基本正常，但不能上调 B 细胞和巨噬细胞上的 CD80 和 CD86 以及与 T 细胞上的 CD28/CTLA4 结合。

### 4 型高 IgM 综合征（HIGM4）

第 4 类常染色体隐性遗传的高 IgM 综合征的致病基因尚未明确，但似乎是 AICDA 下游的基因。这些患者都有类别转换缺陷和基本正常的 SHM。

## X- 连锁淋巴组织增生性疾病

X- 连锁淋巴组织增生性疾病（XLP），也因最初发现的疾病家族被称为邓肯病，是 X- 连锁隐性遗传疾病，特征表现是对 EB 病毒感染的免疫应答缺陷。

#### 遗传与发病机制

致病基因位于 Xq25，其基因产物最初被命名为 SAP（SLAM 相关蛋白），但现在正式名称为 SH2D1A。 SLAM（淋巴细胞激活信号分子）是一种黏附分子，在 T 和 B 细胞受感染或其他刺激后上调。SH2D1A 高度表达于胸腺细胞和外周血 T 细胞和 NK

细胞，其中Th1细胞普遍表达该蛋白。B细胞上有无表达尚不清楚。因此，尽管抗体缺陷是个常见症状，但这确实是种T细胞和NK细胞缺陷导致的疾病。SH2D1A与SHP-2竞争性结合SLAM，因此是一种调节性分子（图119-1）。XLP患者中，SH2D1A的缺乏可导致不受控制的细胞毒性T细胞对EBV的免疫应答。SH2D1A蛋白质与NK细胞上的2B4自由结合；因此，2B4介导的NK细胞活化的选择性缺陷也参与了XLP的免疫病理学。

XLP 2型较少见，由XIAP（X连锁凋亡抑制蛋白）突变导致；疾病表现与XLP相似。

## 临床表现

受影响的男性通常是健康的，直到他们发生EB病毒感染。发病平均年龄小于5岁。有3个主要的临床表型：①暴发性，往往是致死性的，传染性单核细胞增多（占50%）；②淋巴瘤，主要涉及B细胞谱系细胞（25%）；③获得性低丙球蛋白血症（25%）。EB病毒核抗原（EBNA）抗体产生明显障碍，病毒衣壳抗原（VCA）抗体滴度介于无到显著升高间。XLP预后不良，70%患者死于10岁。已知的只有2例XLP患者存活超过40岁。除非有XLP家族病史，在并发症发生前做出诊断是很困难的，因为起初患者是无症状的。采用突变分析可以在EBV感染发生前找出家系中其他致病基因携带者。大约有一半的XLP患者接受了HLA相合相关或不相关的干细胞移植，且目前无病生存。

有两个家系被报道一侧男性被确诊为CVID，而另一侧男性均患暴发性传染性单核细胞增多。患CVID的成员从未患过传染性单核细胞增多。每个家系所有受影响的成员有相同的SH2D1A基因突变，但有不同的临床表型。因为SH2D1A突变是相同的，诊断为CVID的男性中都应考虑XLP的可能，尤其是当有一个以上的男性家族成员有相关临床表现时。

## 参考书目

参考书目请参见光盘。

## 118.1　B细胞缺陷的治疗

*Rebecca H. Buckley*

除CD40配体缺陷和XLP建议干细胞移植外，合理地使用抗生素治疗感染和常规定期静脉注射免疫球蛋白是治疗原发B细胞缺陷病的唯一有效手段。最常见的替代治疗是静脉内或皮下注射免疫球蛋白（IVIG或一种SCIg）。在此治疗前应对各种抗体缺陷详细记录。使用IVIG或SCIg的理由是提供缺少的抗体，而不是提高血浆IgG或IgG亚类水平。安全有效的免疫球蛋白制剂的开发是严重抗体缺陷患者治疗发展中的一大进步，尽管它很昂贵并且已经出现了全美性的短缺。几乎所有的商业制剂都是用科恩醇分馏方法或这种方法的改进从正常血浆中分离丙种球蛋白。科恩组分II进一步处理以去除聚集的IgG。附加的稳定剂，例如糖，甘氨酸和白蛋白被添加，以防止IgG分子再凝集并对冻干过程中的IgG予以保护。免疫球蛋白制备所用的乙醇可灭活艾滋病病毒；有机溶剂/去污剂一步可灭活乙肝和丙肝病毒。其他制备生产步骤也会纳滤去除传染性病原体。大多数商业制品都是从超过60 000捐助者的血浆库中制备的，因此其抗体具有广谱性。每个库都必须包含适当水平的对各种疫苗抗原的抗体，如破伤风和麻疹。然而，对临床常见病原，如肺炎链球菌和流感嗜血杆菌b型，的特异性抗体水平并无统一标准。

美国生产的IVIG和SCIg制剂有类似的疗效和安全性。既往有少量丙型肝炎病毒的输液传播发生，但C型肝炎病毒的潜在传输已经通过添加有机溶剂/去污剂混合物阻断了。尚无艾滋病病毒输液传播的报道。IVIG或SCIg以每月400mg/kg的剂量可将IgG水平升至接近正常。全身反应可能会发生，但很少是真正的过敏反应。CVID患者或IgA缺陷患者的IgE抗体对制品中的IgA反应可引起过敏反应。新诊CVID患者应该通过美国红十字会进行抗IgA抗体筛查。如果检测到抗-IgA抗体，IVIG治疗应使用几乎不含有IgA的一种制品（Gammagard S/D, Baxter）。

## 参考书目

参考书目请参见光盘。

（杜洪强　译，赵晓东　审）

# 第119章
# 原发性细胞免疫缺陷

*Rebecca H. Buckley*

一般情况下，T细胞功能缺陷患者出现感染或其他临床问题比抗体缺陷患者更为严重（表116-4）。一些原发性T细胞疾病的缺陷基因产物已被确定（表119-1）。这些患者很少活过婴儿期或童年。胸腺组织，或主要组织相容性相容复合体（MHC）全相合的同胞或单倍同一性（半相合）父母的造血干细胞移植，是原发性T细胞缺陷的治疗选择（见第129章）。

**表 119-1 原发性细胞免疫缺陷病的遗传基础**

| 染色体；位置 | 基因产物 | 疾病 | 功能缺陷 |
|---|---|---|---|
| 1p35-p34.3 | Lck* | T 细胞活化缺陷 | T 细胞功能受损 |
| 2p12 | CD8 α * | CD8 缺陷 | 细胞毒性 T 细胞缺陷 |
| 2q12 | ZAP-70* | CD8 缺陷 | CD4 + T 细胞信号应答缺陷 |
| 10p13 | 未知 | 胸腺发育不全（DiGeorge 综合征） | T 细胞数量减少，功能缺陷 |
| 11q23 | CD3* | CD3 缺陷 | T 细胞对丝裂原应答受损；缺乏细胞毒性 T 细胞；IgG 亚类缺乏 |
| 21q22.3 | 自身免疫调控因子（AIRE） | APECED，慢性皮肤黏膜念珠菌病，甲状旁腺或肾上腺自身免疫病 | 对念珠菌抗原应答受损；自身免疫反应 |
| 22q11.22 | ?TBX1 | 胸腺发育不全（DiGeorge 综合征，腭-心-面综合征） | T 细胞数量降低，功能受损 |

APECED：自身免疫多内分泌腺病－念珠菌病伴外胚层发育不良；ZAP-70: zeta- 相关蛋白 70

* 基因已被克隆和测序

## 胸腺发育不全（DIgeorge 综合征）

胸腺发育不全是由于早期胚胎发育过程中的第 3 和第 4 咽囊发生畸形所致，引起胸腺和甲状旁腺发育不全。在同时期形成的其他结构也常常受到影响，导致大血管（右侧主动脉弓）发育异常，食管闭锁，悬雍垂裂，先天性心脏疾病（圆锥动脉干，心房和心室间隔缺损），上唇人中缩短，眼距增宽，与先天愚型患者方向相反的斜眼表现，下颌发育不良和有切迹的低耳畸形（见第 76 章和第 102 章）。往往是首先由新生儿期低钙惊厥确立诊断。

### 遗传学与发病机制

DiGeorge 综合征在男性和女性中均可发生。在大多数病例中观察到染色体 22q11.2，即 DiGeorge 染色体区域（DGCR），特定 DNA 序列的微小缺失。这一区域的几个候选基因已被确定。一个 T -box 转录家族成员，TBX1，已被证实可作为大部分 DGS（DiGeorge 综合征）的主要病变的病因。研究还表明有过量的母体来源的 22q11.2 缺失。应用位于常见缺失区域内的微卫星 DNA 标记以聚合酶链反应（PCR）为基础的基因分型可快速检测这样的微小缺失。心脏圆锥动脉干畸形和 22q 缺失可在 DiGeorge 综合征、腭－心－面综合征（VCFS）和圆锥动脉干－异常面容综合征（CTAFS）被观察到。CATCH 22 综合征（心脏，异常面容，胸腺发育不全，腭裂，低钙血症）包括与 22q11.2 缺失相关的广泛临床谱。与 DiGeorge 综合征和 velocardiofacial 综合征相关的其他缺失在染色体 10p13 上也有发现（见第 76 章）。

胸腺和甲状旁腺不同程度发育不良定义为部分型 DiGeorge 综合征，较完全发育不良更为多见；<1% 的 DiGeorge 综合征患者出现完全发育不良，定义完全型 DiGeorge 综合征。略低于半数的完全型 DiGeorge 综合征患者有染色体 22q11 半合子。约 15% 为糖尿病母亲所生。另有 15% 婴儿没有明确的危险因素。约 1/3 完全型 DiGeorge 综合征的婴儿有 CHARGE 联合畸形（虹膜缺损，心脏缺陷，后鼻孔闭锁，生长发育迟缓，生殖器发育不良，以及耳朵畸形，包括耳聋）。位于染色体 8q12.2 的染色质解旋酶 DNA 结合蛋白 7（CHD7）的基因突变在约 60%～65% 的 CHARGE 综合征个体中被观察到。在 DiGeorge 综合征中，血清免疫球蛋白的浓度通常正常，但 IgA 可能减少，IgE 可能升高。其他实验室检查结果的变化取决于胸腺功能障碍的程度。

淋巴细胞绝对计数通常只有轻度下降。CD3 T 细胞数量不同程度降低，与胸腺发育不全程度相对应，并导致 B 细胞的百分比增加。丝裂原刺激下，淋巴细胞无反应，反应减少，或反应正常，这取决于胸腺缺乏的程度。胸腺组织包含 Hassall 小体，正常密度的胸腺细胞，皮髓质分界。淋巴滤泡通常存在，但淋巴结副皮质区及脾脏胸腺依赖区均显示出不同程度的缺损。

### 临床表现

部分型胸腺发育不全患儿可有程度较轻的感染，生长正常。完全型 DiGeorge 综合征患儿与重症联合免疫缺陷病（SCID）患儿情况相似，对于低易感性及条件致病性病原的易感性，包括真菌，病毒和肺囊虫，以及输注未辐照的血液制品导致的移植物抗宿主病（GVHD）。完全型 DiGeorge 综合征患者可以进展为一种非典型表型，即血液中存在寡克隆T细胞群、皮疹和淋巴结肿大。这些不典型患者出现的表型与Omenn综合征患者或母体淋巴细胞植入患者相似。

及时确定完全型DiGeorge综合征诊断非常关键，因为这种疾病如果未经治疗是致命的。应在出生时对出现原发性甲状旁腺功能减退，CHARGE综合征，共同动脉干和主动脉弓离断类型B的所有婴儿进行T细胞计数。如果患者有与DiGeorge综合征一致的结果，同时有皮疹和淋巴结病变，应将其转诊给免疫学家进行评估。

## 治 疗

完全型DiGeorge综合征的免疫缺陷是可以治疗的，主要由培养无关胸腺组织移植或来自HLA相合同胞的未经辐照的未分级分离的骨髓或外周血移植进行（见第129章）。

## ■ T细胞受体CD3复合物的表达缺陷（Ti-CD3）

该病的第一种类型在一个西班牙家庭的两兄弟中被发现。先证者出现严重的感染，并于31月龄死于自身免疫性溶血性贫血和病毒性肺炎。他的淋巴细胞对丝裂原和抗-CD3抗体反应不佳，并不能被刺激分化为细胞毒性T细胞。其对蛋白质抗原的抗体应答正常，表明辅助T细胞的功能正常。其12岁的哥哥健康，但几乎没有CD3阳性T细胞，并有类似的IgG2缺陷。该家族中的缺陷是由于编码CD3 γ 链的基因突变所致（图119-1）。

该病的第二种类型在一个4岁的法国男孩身上被诊断出，他早期曾反复出现流感嗜血杆菌肺炎和中耳炎，但目前健康。他有Ti- CD3表达的部分缺陷，从而CD3细胞的百分比为约为正常量的1/2，但表达水平显著降低。该缺陷被证明是由于两个独立的CD3 ε 基因突变，导致有缺陷的CD3 ε 链的合成。有一个等位基因的剪接位点突变，但未完全废除正常的内含子7剪接，从而有T细胞上的CD3的部分表达。其T细胞对于抗-CD3或抗-CD2的刺激不能产生正常的增殖反应，但并合用抗-CD28或抗原，如破伤风类毒素刺激后，反应正常。因此，这种突变并没有导致T细胞发育缺陷，而在编码CD3 ε 细胞外成分的基因突变可导致循环中成熟CD3 T细胞的严重（见第120章）。

## ■ 细胞因子生产缺陷

IL-12，由活化的抗原提呈细胞产生，促进Th1应答的进行，是T细胞和自然杀伤（NK）细胞产生

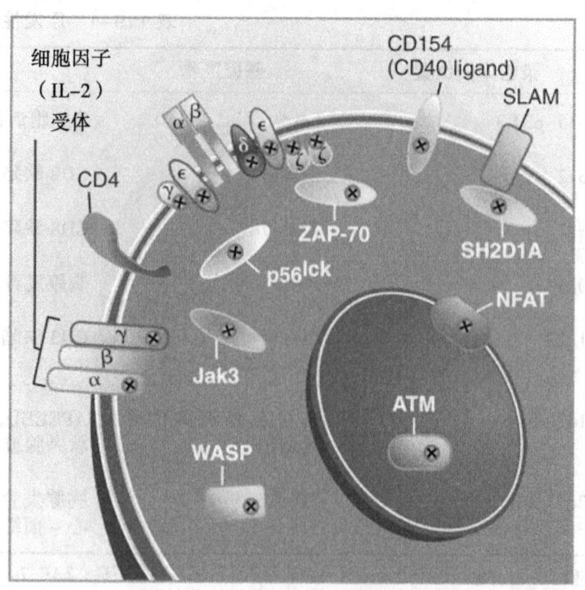


图119-1 原发性免疫缺陷病活化的CD4 T细胞中突变蛋白（X）的定位。ZAP-70：zeta-相关蛋白70；SLAM：信息传递淋巴细胞活化分子；SH2D1A：SLAM-相关蛋白；ATM：共济失调毛细血管突变；NFAT：活化T细胞的核因子；Jak3：Janus激酶3；WASP：Wiskott-Aldrich综合征蛋白

摘自Buckley RH. Primary immunodeficiency diseases due to defects in lymphocytes. N Engl J Med, 2000,343:1313-1324

IFN-γ 的有力诱导剂。一个卡介苗（BCG）和肠炎沙门氏菌感染的患儿有IL-12p40亚单位基因的大范围纯合子缺失，阻碍了活化的树突状细胞和吞噬细胞产生IL-12 p70细胞因子的功能性表达。患儿的淋巴细胞产生IFN-γ 因此明显受损。IL-12可能是对抗细胞内细菌如结核分枝杆菌和沙门氏菌必不可少的保护性免疫物质。

## ■ T细胞活化缺陷

T细胞活化缺陷的特征为存在数量正常或增多的血T细胞，这些T细胞表型正常，但对于有丝分裂原、抗原或传递到T细胞抗原受体（TCR）的其他信号不能产生正常的增殖反应，也不能产生细胞因子，这是由于从TCR到细胞内代谢途径的信号传导通路存在缺陷。这些患者具有类似于其他T细胞缺陷个体的表现，一些严重的T细胞活化缺陷可能在临床上类似于SCID患者。

## ■ 编码Zeta相关蛋白（ZAP-70）基因突变导致的CD8淋巴细胞减少症

具有这种T细胞活化缺陷的患儿在婴儿期即有严重的，反复的，并常常是致命的感染。大多数病例为门诺派教徒。这些患者血B细胞数量正常或增多，血清免疫球蛋白浓度可能升高、正常或降低。其血中

淋巴细胞 T 细胞表面抗原 CD3 和 CD4 表达正常，但 CD8 几乎完全不表达。这些细胞对体外促细胞分裂原或同种异体细胞的刺激不能做出反应，并且不能产生细胞毒性 T 淋巴细胞。NK 细胞活性正常。一个患者的胸腺表现为正常结构与正常数量的 CD4：CD8 双阳性胸腺细胞，但缺乏 CD8 单阳性胸腺细胞。这种情况是由于编码 Zeta 相关蛋白 70（ZAP-70）的基因突变所致，ZAP-70 为非 Src 蛋白家族的酪氨酸激酶，定位于染色体 2q12（图 119-1），对于 T- 细胞信号传导具有重要作用。正常数量的 CD4：CD8 双阳性 T 细胞的产生是因为胸腺细胞可以使用相同的酪氨酸激酶家族中另一成员，Syk，来促进阳性选择。胸腺细胞中 Syk 水平比外周血 T 细胞高 4 倍，可能说明血中 CD4 T 细胞缺乏正常反应。

导致 CD8 缺陷的另一种情况是编码 CD8α 的基因突变。这种情况下，细胞毒性 T 细胞缺乏，但相较于 ZAP- 70 缺陷，功能性免疫缺陷程度较轻。

## P56 Lck 缺陷

1 例 2 个月大，患有细菌、病毒及真菌感染的男婴，被发现有淋巴细胞减少和血丙种球蛋白减少。B 细胞和 NK 细胞存在，但 CD4 + T 细胞的数量较少。有丝分裂原的反应多变。T 细胞通过 T 细胞受体刺激不能表达活化标志 CD69，但当用佛波醇肉豆蔻酸乙酸酯和钙离子载体刺激时，可表达 CD69，提示近端信号缺陷。分子研究发现缺乏激酶结构域的 p56 lck 的一种选择性剪接转录。。

## 自身免疫性多内分泌腺病 - 念珠菌病和外胚层发育不良（Apeced）

患有这种综合征的患者表现为慢性黏膜皮肤念珠菌病和自身免疫性多内分泌腺病，通常产生甲状旁腺功能减退和艾迪生病。其他特征包括性腺功能减退、慢性活动性肝炎、脱发、白癜风、恶性贫血和干燥综合征。APECED，或自身免疫性多内分泌腺病综合征 I 型（APS1），是由于自身免疫调节因子（AIRE）基因突变所导致。基因产物，即 AIRE，在纯化的人胸腺髓质间质细胞上高水平表达，被认为是调节组织特异性蛋白质，如胰岛素和甲状腺球蛋白的细胞表面表达。这些自身蛋白的表达使得自身反应性 T 细胞在其发育过程中的阴性选择。阴性选择的失败导致器官特异性自身免疫损伤。AIRE 在 T 细胞自身耐受的建立和维护的整体意义目前尚不完全清楚。

大多数儿童患者是通过皮肤黏膜念珠菌病和甲状旁腺功能减退的存在以及之后发展 Addison 病（见第 565 章）的危险征象来确定诊断的。

## 参考书目

参考书目请参见光盘。

（高丛　译，赵晓东　审）

# 第 120 章

# 原发性联合免疫缺陷

*Rebecca H. Buckley*

T 和 B 细胞联合缺陷的患者通常有严重的、频繁的机会性感染，若在生命早期未接受干细胞移植，患儿将在婴幼儿期死亡。这是一种罕见的免疫缺陷，目前尚无针对这些缺陷的新生儿筛查，因此实际发病率仍然未知。并且可能很多患儿在诊断前就已夭折。导致诸多联合免疫缺陷的致病基因见表 120-1。因为致死感染可能会发生在婴儿期，因此美国卫生及公共服务部部长一直致力于推进将 SCID 的初筛检查纳入新生儿筛查项目。活疫苗可使患者发生严重感染，加深对 SCID 的认识可避免这些感染。此外，在致死感染和器官损伤发生前早期诊断并接受骨髓移植是治疗本病最有效的手段。

## 120.1　严重联合免疫缺陷病（SCID）

*Rebecca H. Buckley*

严重联合免疫缺陷病是由多种基因突变导致的适应性免疫功能缺失，其中一些缺乏自然杀伤（NK）细胞。该病患者通常有严重的免疫缺陷。

### 发病机制

SCID 由 13 个已知的编码淋巴细胞发育免疫系统组分中的任意一个基因突变导致（表 120-2）。几乎所有 SCID 患者有胸腺发育不良（< 1g），通常导致胸腺不下移甚至无胸腺细胞，缺乏皮质延髓或 Hassal 小体。胸腺上皮在组织学上正常。脾脏的滤泡和副皮质区缺乏淋巴细胞。淋巴结、扁桃体、腺样增殖体和派氏集合淋巴结通常缺失或发育不良。

### 临床表现

患儿在新生儿期即表现出反复或持续性腹泻、肺炎、中耳炎、脓毒症、皮肤感染。生长最初可能正常，

表 120-1 联合免疫缺陷的遗传学基础

| 染色体；位置 | 基因产物 | 疾病 | 功能缺陷 |
|---|---|---|---|
| 1q | RFX5* | MHC 2 类抗原缺陷 | 低免疫球蛋白，T 细胞抗原应答缺乏，CD4 缺陷 |
| 1q31-q32 | CD45* | $T^-B^+NK^+$ SCID | T、B 细胞功能缺失 |
| 5p13 | IL-7Rα* | $T^-B^+NK^+$ SCID | T、B 细胞功能缺失 |
| 6p21.3 | TAP1,* TAP2* | MHC I 类抗原缺陷 | 显著的 CD8 T 细胞缺陷；T、B 细胞联合缺陷 |
| 6q22-q23 | IFN-γR1*<br>IFN-γR2*<br>IL-12Rβ1* | 播散型分枝杆菌感染 | 巨噬细胞和其他细胞对 IFN 反应产生 TNF-α 能力缺陷 |
| 9p21-p13 | 内切核糖核酸酶 RNase MRP* | 软骨毛发发育不全 | 严重 T、B 细胞联合缺陷 |
| 10p13 | Artemis* | $T^-B^-NK^+$ SCID | T、B 细胞联合缺陷 |
| 10p14-p15 | IL-2Rα* | 淋巴组织增生综合征 | T 细胞应答低下；凋亡能力受损；bcl-2 增加；自身免疫 |
| 11p13 | RAG1* 或 RAG2* | $T^-B^-NK^+$ SCID | T、B 细胞功能联合缺陷 |
| 11q22.3 | DNA 依赖酶 * | 共济失调性毛细血管扩张症 | 选择性 IgA 缺乏；T 细胞缺陷 |
| 11q23 | CD3δ or CD3ζ* | $T^-B^+NK^+$ SCID | T,B 细胞功能缺陷 |
| 13q | RFXAP* | II 型 MHC 抗原缺陷 | 免疫球蛋白降低，T 细胞抗原反应降低，CD4 缺陷 |
| 14q13.1 | 嘌呤核苷酶 * | PNP 缺陷 | 严重 T 细胞缺陷；可检测到免疫球蛋白 |
| 16p13 | CIITA* | II 型 MHC 抗原缺陷 | 低免疫球蛋白，T 细胞抗原反应低下，CD4 缺陷 |
| 19p13.1 | Jak3* | $T^-B^+NK^-$ SCID | T、B、NK 细胞功能缺陷 |
| 20q13.11 | ADA* | $T^-B^-NK^-$ SCID | T、B 细胞功能缺陷 |
| Xp11.23 | WASP* | Wiskott-Aldrich 综合征 | 血小板减少；针对多糖抗原的抗体生成减少；T 细胞缺陷 |
| Xq13.1 | 几个因子受体的共同 γ 链（包括 IL-2, IL-4, IL-7, IL-9, IL-15, and IL-21）* | $T^-B^+NK^-$ SCID | T、B、NK 细胞功能缺陷 |

ADA：腺苷脱氨酶；CIITA：二级反式激活因子；IFN-γR1：干扰素受体链 1；IL-2Rα：白细胞介素 2 受体 α 链；IL-7Rα：白细胞介素 7 受体 α 链；IL-12Rβ1：白细胞介素 12 受体 β1 链；Jak3：Janus 激酶 3；MHC：主要组织相容性复合体；PNP：嘌呤核苷磷酸化酶；RAG1 和 RAG2：重组活化基因 1 和 2；SCID：重症联合免疫缺陷；TAP：抗原处理相关转运体蛋白；TH1：1 型辅助细胞；TH2：2 型辅助细胞；WAS：Wiskott-Aldrich 综合征蛋白

*基因已被克隆和测序

但随后因腹泻和感染导致严重体质消耗。机会性致病微生物包括白色念珠菌、耶氏肺孢子菌、副流感病毒 3、腺病毒、呼吸道合胞病毒、轮状病毒疫苗病毒、巨细胞病毒（CMV）、EB 病毒（EBV）、水痘-带状疱疹病毒、麻疹病毒、卡介苗（BCG）疫苗病毒引起的持续感染可能导致死亡。患儿亦缺乏抵抗外来组织的能力，未经辐照的血液制品中或同种异体干细胞移植的T淋巴细胞会造成严重的移植物抗宿主病（GVHD），而婴儿在子宫内时穿过胎盘的母体免疫活性 T 细胞可引起程度较轻的 GVHD。

因为所有突变类型的 SCID 均缺乏 T 细胞，SCID 患儿通常在出生时即有淋巴细胞减少症（$<2500/mm^3$），提示如果进行常规脐带血白细胞手工分类计数及计算淋巴细胞绝对计数，则所有 SCID 患儿均可得以诊断。这些患儿也缺乏针对丝裂原、抗原和体外同种异体细胞的淋巴细胞增殖反应。腺苷脱氨酶（ADA）缺乏症患者有极低的淋巴细胞绝对数，通常少于 $500/mm^3$。血清免疫球蛋白浓度低或无，免疫后无抗体形成。淋巴细胞及亚群分析可提示各种基因型SCID的不同表型（表 120-2）。T 细胞在所有类型 SCID 中均为极低或无；能检测到的大多数是通过胎盘来自母体的 T 细胞。

## 治 疗

SCID 确是儿科急重症。除非通过干细胞移植进行

表 120-2　严重联合免疫缺陷病（SCID）的病理生理机制

| 病理机制 | 基因缺陷 |
|---|---|
| 细胞凋亡增加 | |
| ·由于线粒体能量衰竭 | AK2 |
| ·由于有毒代谢产物堆积 | ADA |
| ·由于异常肌动蛋白聚集 | CORO1A |
| 细胞因子调节信号受损 | |
| ·由于共同 γ 链缺陷 | IG2RG（X- 连锁 SCID） |
| ·由于 IL-7R α 链缺陷 | IL7R |
| ·由于 JAK3 缺陷 | JAK3 |
| 前 T 细胞受体信号受损 | |
| ·由于 V,D,J 重排缺陷 | RAG1, RAG2, DCLRE1C, LIG4,*PRKDC |
| ·由于 CD3 亚单位表达受损 | CD3D, CD3E, CD3Z |
| 外周信号受损 | ORA1 |
| 机制未知 | RMRP* |

* 这些基因缺陷导致的临床症状通常比 SCID 轻

摘自 Pessach I, Walter J, Notarangelo LD. Recent advances in primary immunodeficiencies: identification of novel genetic defects and unanticipated phenotypes. Pediatr Res, 2009, 65: 3R-12R

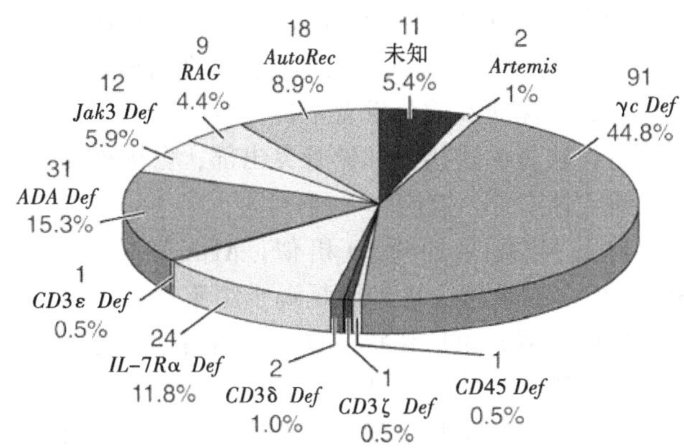


**图 120-1**　连续 40 年内 203 例重症联合免疫缺陷患者不同基因突变类型的相对频率。RAG：重组活化基因；Jak3：Janus 激酶；ADA：腺苷脱氨酶；IL-7Rα：白细胞介素 7 受体 α 链。

免疫重建，患儿几乎都会在 1 岁左右两岁以前死亡。如果能在出生时或生后三个半月做出诊断，>94% 的病例可以通过 HLA 相合或 T- 细胞耗竭的单倍同一性（半相合）的父母的造血干细胞进行移植，且不需要做移植前预处理或移植后预防移植物抗宿主病。ADA 缺陷的 SCID 和 X-SCID 已有体细胞基因治疗；尽管在 X-SCID 患者发生过严重不良症状。但这些成功的病例依然为基因治疗最终成为各种形式的 SCID 首选的治疗方案提供了希望。ADA 缺陷 SCID 也可通过反复注射聚乙二醇修饰的牛腺苷脱氨酶（PEG-ADA）进行治疗。

## 编码细胞因子受体共同 γ 链（γC）基因突变导致的 X 连锁联合免疫缺陷（SCIDX1）

X 连锁 SCID（X-SCD）是美国最常见的一类 SCID，占全部病例的 47%（图 120-1）。其中 Jak3 基因突变所致 SCID 在临床、免疫和组织病理学上的表现都与其他形式的 SCID 类似，除了 T 细胞和 NK 细胞百分比降低而 B 细胞百分比升高（$T^-$、$B^+$、$NK^-$），这是该病特有的。X-SCID 致病基因定位于 Xq13，并编码几个细胞因子受体的共同 γ 链（γc），包括 IL-2、IL-4、IL-7、IL-9、IL-15 和 IL-21。共同 γc 可增加各种细胞因子与其受体的亲和力，并能使受体介导胞内信号。γc 基因突变导致这些关键细胞因子受体的功能丧失，为 SCIDX1 免疫缺陷的严重程度提供了解释。在最初的 136 名患者中，IL2RG 的 8 个外显子上 95 种不同的突变被发现，其中大部分是在 1 到几个核苷酸水平上的微小突变。这些突变导致 2/3 的患者 γc 链异常，其余患者缺乏 γc 蛋白。可以通过证实 x 染色体失活或定位检测 T,B, 或 NK 淋巴细胞上的基因突变诊断出携带者。除非供者的 B 和 NK 细胞能发育，患者骨髓移植后仍会缺乏 B - 和 NK- 细胞功能，因为这些宿主细胞的异常 γc 仍持续存在，尽管供者诱导的 T 细胞功能已重建。

## 常染色体隐性遗传重症联合免疫缺陷

该遗传方式的 SCID 在美国较欧洲相对少见。已发现 12 种类型的 SCID 突变基因位于常染色体：ADA 缺陷；Jak3 缺陷；IL-7 受体 α 链（IL-7Rα）缺陷；RAG1 或 RAG2 缺陷；Artemis 缺陷；连接酶 4 缺陷；DNA 蛋白激酶催化亚单位（DNA-PKcs）缺陷；CD3δ,CD3ε,CD3ζ 缺陷和 CD45 缺陷（图 120-1）。

### ADA 缺陷

腺苷脱氨酶（ADA）缺陷约在 15% 患者中可观察到，是第二种最常见的 SICD，由位于染色体 20 q13-ter 上 ADA 基因不同位点的点突变及缺失突变引起。大量腺苷、2' - 脱氧腺苷、2' -O- 甲基腺苷的聚集，直接或间接引起 T 细胞凋亡，导致免疫缺陷。ADA 缺陷患者比其他类型的 SCID 患儿通常有更严重的淋巴细胞减少，绝对淋巴细胞计数 < 500/mm³；T 细胞、B 细胞和 NK 细胞的绝对计数也非常低。但 NK 细胞功能正常。T 细胞功能在造血干细胞移植后可恢复正常，且无须移植前化疗，尽管 B 细胞也是宿主来源的，但通常 B 细胞功能正常。这是因为 ADA 缺陷主要影响 T 细胞功能。轻型的 ADA 缺陷容易导致

延误诊断，甚至到成年才得以诊断。其他 ADA 缺陷 SCID 的特有表现还包括骨软骨发育不良畸形，类似于佝偻病的串珠肋和软骨发育不良的骨骼畸形，主要发生在肋骨软骨的连接处和髂骨突出部，脊椎椎体中可观察到“骨中骨”效应。

与其他类型的 SCID 相似，ADA 缺陷可通过 HLA- 相合或半相合 T 细胞耗竭干细胞移植治愈，且无须移植前或移植后化疗；这仍然是治疗首选方式。酶替代疗法在可能进行造血干细胞移植前不应启动，因为其可引起移植物排异。酶替代治疗可提供保护性免疫但随着时间推移淋巴细胞计数及丝裂原增殖反应降低。15 例 ADA 缺陷患者通过基因治疗得到免疫重建；在所有病例中，均可停止 PEG-ADA。ADA 基因发生自发性回复突变也有报道。

## Jak3 缺陷

该类常染色体隐性遗传缺陷的患者与其他所有类型 SCID 患者临床表现相似。患者淋巴细胞表型与 X-SCID 相似，即 B 细胞百分比升高，T 细胞和 NK 细胞极低或缺如。因为 Jak3 是唯一已知的与 γc 有关的信号分子，因此成为导致常染色体隐性遗传 SCID 的候选基因。Jak3 缺陷占 SCID 病例的 6%。由于 γc 链相关细胞因子受体异常导致的宿主细胞的功能缺陷，即使经单倍同一性干细胞的 T 细胞成功移植重建，Jak3 缺陷的 SCID 患者也不具备正常的 NK 细胞发育及 B 细胞功能。

## IL-7Rα 缺陷

IL-7Rα 缺陷 SCID 患者有其特殊的淋巴细胞表型，尽管缺乏 T 细胞，但其 B 细胞和 NK 细胞的数量正常或升高（$T^-$、$B^+$、$NK^+$）。这是第三类最常见的 SCID，在美国约占全部病例的 12%（图 120-1）。与 γc- 和 Jak3 缺陷 SCID 患者相比，由于患者的 B 细胞和 NK 细胞几乎是正常的，其免疫缺陷可经骨髓干细胞移植治愈。

## RAG1 或 RAG2 缺陷

该型 SCID 患儿与由于 γc、Jak3、IL-7Rα 或 ADA 缺陷引起的 SCID 相比有不同的淋巴细胞表型，主要缺乏 B 和 T 淋巴细胞，NK 细胞正常（$B^-$,$T^-$,$NK^+$）。这提示抗原受体基因异常，从而发现重组活化基因，即 RAG1、RAG2 突变。这类突变导致通过基因重组形成抗原受体的功能缺失。Omenn 综合征是一种常染色体隐性遗传的致死性疾病，特征为严重易感克隆 T 细胞浸润皮肤、肠道、肝脏、脾脏，导致表皮剥脱性红皮病，淋巴结病，肝脾大，重度腹泻。该病患者可检测到重组活化基因 RAG1 和 RAG2 突变。患者有持续白细胞增多，显著的嗜酸性粒细胞和淋巴细胞增多；IgE 升高；IgG、IgA 和 IgM 降低；B 细胞极低或缺乏。由于宿主 T 细胞组库存在限制性异质性，TH-2 样细胞克隆为主并伴 T 细胞功能严重受损。

## Artemis 缺陷

SCID 的另一病因是缺乏一种属于金属 -β- 内酰胺酶超家族的新型 V（D）J 重组 / DNA 修复因子，其编码基因位于 10 号染色体，被命名为 Artemis。这一因子缺乏导致无法修复 RAG1 或 RAG2 在重组抗原受体过程中形成的双链断裂 DNA。类似于 RAG1 或 RAG2 缺陷型 SCID，此型 SCID 同样有 T 细胞和 B 细胞发育不良，因此表型为 $T^-$，$B^-$，$NK^+$SCID，也称为 Athabascan SCID。该型 SCID 患者与 DNA-PKcs 缺乏症一样，其皮肤成纤维细胞和骨髓细胞对辐射敏感性增强。

## CD45 缺陷

另外一类 SICD 为编码白细胞表面蛋白 CD45 的基因突变导致的 SCID。该造血细胞特异性跨膜蛋白酪氨酸磷酸酶功能为调节 T 细胞和 B 细胞抗原受体信号转导所需的 src 激酶。首例 CD45 缺陷的 SCID 患儿为 2 月大男婴，其临床表现为 T 细胞数量极低，B 细胞的数量正常。T 细胞对丝裂原刺激无反应，血清免疫球蛋白随时间减少。基因检测显示该患儿 CD45 一条等位基因上有大片段缺失，而另一条等位基因上有点突变引起剪切位点插入了 13 个 bp 碱基。第二例 CD45 缺陷的 SCID 患儿已有报道，笔者正在对第 3 例患者进行评估和治疗。

## CD3δ、CD3ε 和 CD3ς 缺陷

T 细胞受体（CD3δ、CD3ε 和 CD3ζ 链）合成缺陷也是常染色体隐性 SCID 的一类原因。编码蛋白胞外组分的基因缺陷将导致 CD3 T 细胞循环成熟严重障碍。因此 CD3δ、CD3ε CD3ζ 对胸腺内 T 细胞的发育是必要的。此型患者只有 T 细胞发育受到影响，B 和 NK 细胞均正常。此类 SCID 患者淋巴细胞表型与 IL-7Rα 链缺陷型 SCID 相似（$T^-B^+NK^+$）。

# ■ 网状发育不全

已报到的首例网状发育不全是一对同卵双胞胎男孩，其表现为外周血和骨髓中淋巴细胞和粒细胞缺乏。随后又有几例患儿被诊断为该病，其中 7 例分别于 3~119d 死于致死性感染；另有 7 例患儿已经通过骨髓移植痊愈。他们的胸腺腺体均小于 1 克，且没有 Hassall 小体，胸腺细胞有很少或缺如。网状发育不全被认为是 SCID 的一种变异体。最近发现这种常染色体隐性疾病的分子基础是由于编码腺苷酸激酶 2 的基因突变。

## 120.2　联合免疫缺陷（CID）

*Rebecca H. Buckley*

CID 与 SCID 的区别在于 T 细胞功能低下但并不缺乏。与 SCID 相同，CID 也是由各种遗传原因导致的。CID 患者通常有复发性或慢性肺部感染，生长发育迟缓，口腔或皮肤念珠菌病，慢性腹泻，反复皮肤感染，革兰氏阴性细菌败血症、尿路感染，婴儿期严重水痘。尽管其存活时间通常较 SCID 患儿长，但生长发育低下，可能在生命早期死亡。中性粒细胞减少和嗜酸性粒细胞常见。血清免疫球蛋白水平正常或升高，但选择性 IgA 缺乏，IgE 显著升高，某些病例中 IgD 水平升高。尽管大多数患者抗体形成能力受损，但并不完全缺乏。

细胞免疫功能研究显示淋巴细胞减少，严重的 T 细胞缺陷，针对丝裂原、抗原和同种异体细胞的淋巴细胞增殖反应极度降低。外周淋巴组织证实副皮质淋巴细胞耗竭。胸腺很小并缺乏胸腺细胞，通常没有 Hassall 小体。常见遗传方式为常染色体隐性遗传。

### 嘌呤核苷磷酸化酶缺陷

已有超过 40 例 CID 患者被确诊为嘌呤核苷磷酸化酶（PNP）缺陷。该病由位于染色体 14q13.1 的 PNP 基因点突变引起。与 ADA 缺陷相比，该病没有典型的体征或骨骼异常，但血清和尿液中尿酸明显降低。常由于痘苗病毒、水痘、淋巴肉瘤或由未辐照血液或骨髓同种异体 T 细胞造成的 GVHD 而导致死亡。2/3 的患者有神经系统异常，1/3 的患者有自身免疫性疾病。主要因为 T 细胞缺乏，淋巴细胞数量极低；T 细胞功能不同程度降低。循环中 NK 细胞比例增加。该病可以做到产前诊断。骨髓移植是该病唯一根治方式。

### 白介素 2 受体 α 链 [IL-2Rα（CD25）] 突变

男性婴儿通常出生时伴有巨细胞病毒性肺炎，持续的念珠菌病，腺病毒胃肠炎，生长发育受限，淋巴结病变，肝脾大，肺部和下颌慢性炎症。其肺、肝脏、肠和骨活检标本提示大量淋巴细胞浸润。IgA 水平极低。该类患者有 T 细胞淋巴细胞减少，并且 T 细胞对 anti-CD3、植物凝集素（PHA） 及其他丝裂原，IL-2 的反应不佳。该病病因为编码 IL-2 受体 α 链 [IL-2Rα（CD25）] 的基因突变，导致蛋白截断。该病患者胸腺缺乏 CD1，抗凋亡蛋白 bcl-2 升高。该缺陷提示细胞因子受体的某些组分通常发挥负性调节作用。这些组分的突变可导致免疫缺陷以外异常的淋巴组织增生和自身免疫疾病。

### 软骨毛发发育不全

软骨毛发发育不全（CHH）是一种不常见的短肢侏儒症，伴发频繁和严重的感染。主要在宾夕法尼亚州的阿米什人群中发病，但还没有相关报道。

#### 遗传学和发病机制

CHH 是一种常染色体隐性遗传疾病。大多数突变基因为未翻译的核糖核酸酶 MRP 基因，该基因位于染色体 9 p21-p13，主要在阿米什和芬兰人群中分布（表 120-1）。核糖核酸酶 MRP 内切核糖核酸酶由结合若干蛋白的 RNA 分子组成，它有至少两个功能：解离线粒体 DNA 合成中的 RNA 和裂解 pre-RNA 的核仁。RMRP 突变干扰核糖核酸酶 MRP RNA 的功能导致 CHH，会影响多个器官系统。体外研究显示 G1 期 T 细胞减少数量和 T 细胞增殖缺陷是由于一种内在的缺陷，导致单个细胞的细胞周期延长。NK 细胞数量和功能均增加。

#### 临床表现

该病临床特征包括手短而粗；皮肤过多；手指、足关节过度伸展，但又无法完全伸展肘部；头发和眉毛稀疏、色淡。常伴有严重致死的水痘感染，进行性的牛痘和疫苗相关脊髓灰质炎。相关伴随症状包括红细胞缺乏，巨结肠，以及恶性肿瘤风险增加。骨 X 片提示干骺端和肋骨软骨连接处扇形僵化或囊性改变。免疫功能紊乱以三种形式出现：抗体介导免疫缺陷，CID（最常见）和 SCID。免疫缺陷的严重程度不同，77 例患者中有 11 例在 20 岁之前死亡，但有 2 例 76 岁依然存活。某些伴随 SCID 表现的 CHH 患者干细胞移植可产生免疫重建。

### 主要组织相容性复合体抗原表达缺陷

主要组织相容性复合体（MHC）免疫缺陷和异常表达的主要方式是 MHCI 类（HLA-A, -B, and -C）抗原缺陷和 MHCII 类 （HLA-DR、-DQ、-DP）抗原缺陷。相关的缺陷包括 T、B 细胞联合免疫缺陷和有效的免疫细胞合作中 HLA 占决定因素的生物作用中 HLA 表达缺陷。

#### MHC Ⅰ类抗原缺陷

MHC Ⅰ类（HLA-A，-B，-C）抗原缺陷，即无淋巴细胞综合征，是一种是罕见的疾病。该病免疫缺陷的症状比在 SCID 轻，且发病较晚。患儿血清检测提示含有正常数量的 MHC Ⅰ类抗原和 β2- 微球蛋白，但在任何体细胞中都不能检测到 MHC Ⅰ类抗原。CD8 T 细胞缺陷而 CD4 T 细胞正常。其致病基因位于 6 号染色体 MHC 位点，编码多肽转运蛋白 TAP1 和 TAP2（图 118-1）。TAP 转运抗原多肽功能是从胞质跨过高尔基体膜连接 MHC Ⅰ类抗原和 β2- 微球蛋白 α 链。

所有这些组成MHC Ⅰ类复合物然后转移到细胞表面。如果因为没有抗原肽而无法完成该复合物的合成，那么MHC Ⅰ类复合物将在细胞质中被破坏。

### MHC Ⅱ类抗原缺陷

MHC Ⅱ类（HLA-DR、-DQ -DP）缺陷主要发生在北非人群。患者在婴儿早期阶段即有持续腹泻，常伴有隐孢子虫病和肠道病毒感染（如脊髓灰质炎病毒、柯萨奇病毒）。患者感染疱疹病毒和其他病毒，口腔念珠菌病、细菌性肺炎、卡氏肺囊虫肺炎和败血症的概率也增加。该病免疫缺陷症状比SCID较轻，有证据表明患者接种BCG后不会发生播散性感染或输注未辐照的血液移植后不会出现GVHD。

已证明有四种不同的分子缺陷导致MHC Ⅱ类抗原的表达受损（表120-1，图118-1）。其中一种突变类型的基因定位于染色体1q，编码名为RFX5的蛋白，RFX5是RFX的亚群，RFX为连接MHC-II启动子区X盒状序列的多蛋白复合物。第二种突变基因位于13号染色体，编码另一个36-kD的RFX亚群，名为RFX-相关蛋白（RFXAP）。MHC Ⅱ类缺陷最常见原因是RFXANK突变，该基因编码第三类RFX亚群。第四种突变类型的基因位于染色体16 p13，编码MHC Ⅱ类反式激活因子（CIITA），是一个调节细胞表型特异性和诱导MHC Ⅱ表达的无DNA结合的联合刺激因子。这四种缺陷均会破坏MHC Ⅱ类分子在B细胞和巨噬细胞表面上的协调表达。

MHC Ⅱ类缺陷患者CD4 T细胞数量降低但CD8 T细胞的数量正常或升高。轻度淋巴细胞减少。尽管B细胞的数量正常，MHC Ⅱ类抗原HLA-DP、DQ和DR也未能在血液B细胞和单核细胞中检测出。患者血丙种球蛋白减少主要是由于缺乏抗原呈递分子引起的抗原特异性效应。此外，在混合白细胞培养中，MHC抗原缺陷B细胞无法刺激同种异体细胞生长。淋巴细胞增殖研究显示丝裂原刺激后反应正常但抗原刺激后无反应。该病患者胸腺和其他淋巴器官严重发育不全，Ⅱ类分子缺乏将导致胸腺选择异常并有CD4 T细胞循环异常，由此改变CDR3组成。

## ■ 湿疹、血小板减少伴免疫缺陷综合征（Wiskott-Aldrich综合征）

Wiskott-Aldrich综合征，是一类X连锁隐性遗传综合征，其特征为特应性皮炎，血小板减少性紫癜，巨噬细胞正常，血小板缺陷，对感染过度易感。

### 遗传学和发病机制

致病基因位于X染色体短臂着丝粒附近的Xp11.22 - 11.23，编码501个氨基酸，编码蛋白为富含脯氨酸的细胞质蛋白，限制性地表达于造血细胞系。Wiskott-Aldrich综合征蛋白（WASP）结合CDC42H2和rac，后两者是鸟苷酸三磷酸酶Rho家族成员（图119-1）。WASP调控蛋白激酶C和酪氨酸激酶信号下游的微泡形成所需的肌动蛋白微丝的组成。携带者可通过在造血细胞系检测到非随机的X染色体失活和致病基因突变而确定。

### 临床表现

患者在婴儿期通常由于包皮环切手术或血性腹泻长期出血。在初期，抗血小板抗体不会导致血小板减少症。患者一岁以内常出现特应性皮炎和反复感染肺炎链球菌和其他多聚糖细菌感染可导致中耳炎、肺炎、脑膜炎和败血症。后期，卡氏肺囊虫和疱疹病毒更加频繁。存活年限超过青少年期者非常罕见；感染、出血和EBV相关恶性肿瘤是主要死因。

该病患者均有针对多糖抗原的体液免疫受损，表现为血细胞凝集素缺失或明显降低，以及多糖疫苗免疫抗体应答反应微弱或缺失。IgG2亚类比例却意外的正常。针对蛋白抗原的记忆效应也是微弱或缺失的。即使在同一患者，由于白蛋白、免疫球蛋白IgG、IgA、IgM合成加速以及过度分解代谢，都会导致不同的免疫球蛋白水平。主要的免疫球蛋白表现是IgM水平降低，IgA及IgE水平升高，IgG水平正常或略低。由于患者严重的抗体缺陷，不管其免疫球蛋白表型如何，均应每月静脉注射免疫球蛋白（IVIG）。患者T细胞比例轻度减少，针对丝裂原的淋巴细胞反应不同程度降低。

### 治 疗

良好的支持治疗包括适当营养，正规IVIG，接种灭活疫苗，积极治疗湿疹及相关皮肤感染，发生严重出血时输注血小板，必要时行脾切除术，发生自身免疫并发症时采用大剂量IVIG和全身性类固醇治疗。骨髓或脐带血移植是根治的有效手段。

## ■ 共济失调性毛细血管扩张症

共济失调性毛细血管扩张症是一组免疫系统，神经系统，内分泌系统，肝脏和皮肤异常的复杂性综合征。

### 遗传学和发病机制

该病致病基因为共济失调毛细血管扩张（ATM），定位于11号染色体长臂（11q22-23），已经过克隆（图119-1）。基因编码的DNA依赖蛋白激酶大多数位于细胞核，参与促有丝分裂的信号转导，减数分裂重组，和细胞周期的调控。来源于患者和杂合子携带者的细胞对电离辐射的敏感性均增加，且有 DNA 修复缺陷，和频繁染色体异常。

体外淋巴细胞功能实验通常提示患者针对 T 细胞及 B 细胞丝裂原的增殖效应严重降低。CD3，CD4 T 细胞比例轻度降低，CD8 百分比正常或增高，Tiγ/δT 细胞数量增多。免疫球蛋白合成实验提示 T 细胞辅助细胞和内在 B 细胞缺陷。患者胸腺发育不全，胸腺组织减小，并缺乏 Hassal 小体。

### 临床表现

该病最突出的临床表现是进行性小脑性共济失调，眼睑毛细血管扩张症，慢性窦肺疾病，恶性肿瘤的发生率高，不同程度的体液和细胞免疫缺陷。通常当患者开始走路后共济失调变得明显，该病一直会进展直到患者 10~12 岁时只能坐在轮椅上活动。毛细管扩张在 3~6 岁开始发病。最常见的体液免疫异常是选择性 IgA 缺陷，发生率为 50%~80%。患者也会出现 IgA 分解代谢过度。IgE 浓度通常降低，也有不同程度的 IgM 降低。IgG2 或总 IgG 水平可能会下降，特异性抗体浓度可能降低或正常。约 80% 患者发生反复窦肺感染。虽然常见病毒感染通常不会导致后遗症，但仍有致死的水痘发生。与共济失调性毛细血管扩张症相关的恶性肿瘤通常是淋巴网状内皮型，但也有腺癌发生。患者亲属恶性肿瘤发病率亦增加。

## 120.3 天然免疫缺陷

*Rebecca H. Buckley*

许多非抗原特异性免疫缺陷（天然免疫）会影响抗原特异性免疫反应，因为适应性免疫系统和天然免疫系统间有相互作用。

### IFN-γ 受体 1,2 和 IL-12 受体 β1 突变

播散性 BCG 和其他严重的非肺结核分枝杆菌感染（如败血症、骨髓炎）会发生严重 T 细胞缺陷患者；然而，接近半数的患者没有特异性的宿主缺陷。该病首次报道是 1 例 2.5 月大的突尼斯女孩，有致死的特发性播散性 BCG 感染；随后又有 4 例马耳他患者有播散感染非结核性分枝杆菌感染，但他们不存在目前已知的免疫缺陷。在与患者有血缘关系的亲属中，血中巨噬细胞在 γ-干扰素（IFN-γ）刺激后肿瘤坏死因子 α（TNF-α）上调功能存在。所有患者均有 6 号染色体上 q22-q23 编码 IFN-γ 受体 1（IFN-γR1）的基因突变。IFN-γR1 缺陷通常以常染色体隐性方式遗传（早期发病约在 3 岁，发病频率更高，病情更严重，死亡率更高）或不完全显性遗传（发病年龄约为 10 年）。现也已确定 IFN-γR2 突变会导致疾病发生。在另一些患者中又发现了第三种类型的缺陷，这些患者有播散性分枝杆菌感染，IL-12 受体 β1 链（IL-12Rβ1）存在突变。IL-12 是一个强效的 IFN-γ 诱导剂，主要针对 T 细胞和 NK 细胞，受体链基因突变会导致患者对 IL-12 刺激反应缺陷和 IFN-γ 产生不足。患者缺乏 IFN-γR1、IFN-γR2 或 IL-12Rβ1 时，除分枝杆菌（沙门氏菌、李斯特菌、组织胞浆菌属）外，对其他病原体（偶尔是沙门菌，李斯特菌，组织胞浆菌）敏感性不高。这些患者 TH1 反应基本正常，对分枝杆菌明显易感是由于应对这些特殊细胞内病原体的 IFN-γ 途径内在受损，表明 IFN-γ 对巨噬细胞抗分枝杆菌有效活性是必需的。

### 生殖细胞系 Stat 1 突变

干扰素诱导形成 2 种转录活化因子：γ 活化因子（GAF）和干扰素刺激 γ 因子 3（ISGF3）。生殖细胞杂合显性遗传的 STAT-1 突变与分枝杆菌易感相关而与病毒感染关系不大，这一情况在 2 个无血缘关系的不明原因的分枝杆菌感染患者被证实。这种突变引起了 GAF 和 ISGF3 活化能力缺失，但主要为显性的 1 类细胞表型，其他细胞表型为隐性。基因突变损伤干扰素刺激的 GAF 核内聚集，而不是细胞内 ISGF3，提示干扰素抗分枝杆菌而非抗病毒效应由 GAF 介导。最近，2 例患者已确诊为 STAT-1 纯合子突变，2 例患者均都发展为 BCG 接种后播散性疾病和致死的病毒感染。这些患者中的突变引发 STAT-1 完全缺乏，导致 GAF 和 ISGF3 形成缺乏。

### IL-1 受体相关激酶 4（IRAK4）缺陷

白细胞介素 -1 受体（IL-1R）成员和 Toll 样受体（TLR）超家族共享一个胞浆内 Toll-IL-1 受体（TIR）结构域，它通过 TIR 类适应性分子介导白细胞介素 -1 受体相关激酶（IRAK）复合物的募集。3 例无血缘关系的儿童，无其他明显症状，但有反复化脓性肺炎双球菌和葡萄球菌感染，经标准免疫功能评估提示免疫功能正常。经检测，其肺炎球菌抗体滴度正常。患者的血细胞和成纤维细胞不能活化核因子 κB（NF-κB）和增殖活化蛋白激酶（MAPK），并且不能诱导下游细胞因子对任何已知的 TIR- 受体的配体产生应答。所有患者均检测出 IRAK-4 缺陷。TIR-IRAK 信号通路对特定细菌保护性免疫至关重要，但对大多数其他微生物是多余的。

### 高 IgE 综合征

高 IgE 综合征是一种相对少见的原发性免疫缺陷

综合征，其特征为严重的反复皮肤、肺部和其他脏器的葡萄球菌脓肿和鼻窦炎、乳突炎，以及血清 IgE 水平明显升高（表 120-3）。白色念珠菌是该病第二常见的病原体。目前已有超过 200 例高 IgE 综合征被报道。现已知，编码 STAT-3 的基因突变是导致该病发生的最常见病因（常染色体显性遗传）。较之于非突变基因，突变基因占主导地位，导致 STAT-3 不表达。常染色体隐性遗传高 IgE 综合征很少有报道，主要在土耳其有相关报告，在 1 例患者发现编码 Tyk2 的基因突变但还未在其他患者中发现。

## ■ 临床表现

常染色体显性遗传高 IgE 综合征的临床特征为葡萄球菌脓肿，肺大泡，骨质疏松，特殊面容。通常从婴儿期开始有反复葡萄球菌脓肿，累及皮肤、肺部、关节和其他部位。反复肺炎会导致持续性肺大泡。瘙痒性皮炎不是典型的特应性湿疹，也并不一直存在。通常没有过敏性呼吸道症状。首次报道的 2 例患者被描述为面容粗糙，包括前额突出，眼距增宽，鼻梁肥厚，轻微凸颌，面部不对称，偏身肥大。在大年龄儿童，会有乳牙脱落延迟，反复骨折，脊柱侧凸发生。

这些患者血清 IgE 浓度明显增高，血清 IgD 浓度也有升高，IgG、IgA、IgM 浓度通常正常；血液和痰里嗜酸性粒细胞明显增多；记忆抗体反应异常降低，

**表 120-3　常染色体显性遗传高 IgE 综合征（AD-HIES）的临床特征**

| 免疫系统（发生率，%） |
|---|
| IgE 峰值 >2000U/mL（97） |
| 反复肺炎（87） |
| 肺组织畸形（支气管扩张 / 肺膨出）（70） |
| 疥疮（87） |
| 中重度湿疹（95） |
| 新生儿皮疹（80） |
| 皮肤黏膜念珠菌感染（83） |
| 反复鼻炎或鼻窦炎（80） |
| 嗜酸性粒细胞增多（90） |
| 淋巴瘤（5） |
| **躯体（发生率 %）** |
| 特殊面容（85） |
| 过度伸展（70） |
| 乳牙保留（70） |
| 轻微创伤性骨折（65） |
| 脊柱侧凸 >10 度（60） |
| 冠状动脉异常（60） |
| I 类 Arnold-Chiari 畸形（40） |
| 脑部 MRI 局灶增强（75） |

摘自 Freeman AF, Holland SM. Clinical manifestations, etiology, and pathogenesis of the hyper-IgE syndromes. Pediatr Res, 2009, 65:32R-37R

抗体和细胞对外来抗原的反应能力低下。体外研究提示血液 T，B 和 NK 淋巴细胞比例正常，但记忆 T 细胞（CD45RO）比例下降。最近，已有一些实验室报道，TH17 T 细胞缺乏或者不足。后者细胞产生 IL-17，该细胞因子作用于单核细胞诱导分泌促炎介质如 IL-8、TNF 和 GM-CSF。目前尚不清楚 STAT3 基因突变如何导致该综合征的所有症状，但有研究认为 IL-17 不足可能导致易感性增加。大多数患者 T 淋巴细胞增殖反应正常，但针对抗原或来自家庭成员的同种异体细胞反应能力降低或缺陷。患者血液、痰和淋巴结，脾，肺囊泡组织切片显示显著的嗜酸性粒细胞。Hassall 小体和胸腺结构正常。吞噬细胞摄取、代谢、杀伤和总溶血性补体活性均正常，所有患者的趋化性研究结果基本正常。

常染色体隐性遗传高 IgE 综合征表现为反复病毒感染如传染性软疣，带状疱疹，单纯疱疹病毒感染，但没有葡萄球菌皮肤感染。其他与常染色体显性遗传高 IgE 综合征不同的特征包括频繁的中枢神经系统异常，血管炎、高死亡率、缺少肺大泡形成倾向，乳牙脱落延迟或骨量减少。实验室特征包括 T 细胞增殖反应低下和缺乏抗原应答反应。

高 IgE 综合征最有效的治疗是长期使用治疗剂量的抗葡萄球菌长效青霉素抗生素，同时根据特定的感染加用其他抗生素。抗体缺陷患者应 IVIG 治疗，多种肺部感染或感染时间持续超出 6 个月的患者应行胸外科手术治疗。本病的骨髓移植治疗还未成功。

## 120.4 细胞免疫缺陷或联合免疫缺陷的治疗

*Rebecca H. Buckley*

在患者等待更多有效治疗时，良好的支持性治疗包括感染的预防和治疗至关重要（表 120-4）。掌握病原体引起免疫缺陷的特定疾病相关知识也非常有用（表 120-4）。

MHC 相合的同胞或单倍同一性（半相合）父母的造血干细胞移植是致死性 T 细胞缺陷或联合 T、B 细胞缺陷患者的首选治疗。骨髓或外周血造血干细胞移植的主要风险是 GVHD。随着技术发展，可以耗竭来源于供者骨髓的所有胸腺外 T 细胞，使得单倍同一性干细胞移植可成功治疗 SCID 和其他致死的免疫缺陷综合征并保证安全。某些病情较轻的细胞免疫缺陷患者，包括某些类型的 CID，Wiskott-Aldrich 综合征，细胞因子缺陷，和 MHC 抗原缺陷，在没有进行移植前化疗的情况下不能行 HLA 相合的骨髓移植。一些这

表 120-4　T 细胞和 B 细胞免疫缺陷患者感染情况

| 免疫缺陷综合征 | 常见的机会性致病病原体 | 感染治疗方式 | 感染预防 |
|---|---|---|---|
| B 细胞免疫缺陷 | 荚膜细菌（肺炎链球菌，金黄色葡萄球菌，流感嗜血杆菌，脑膜炎奈瑟菌），铜绿假单胞菌、弯曲杆菌，肠道病毒、轮状病毒，兰氏贾第虫，隐孢子虫，卡氏肺囊虫，解脲支原体，肺炎支原体 | 1.IVIG 200~800mg/kg<br>2. 抗生素治疗前尽量采集样本并进行培养<br>3. 脓肿切开引流<br>4. 根据药敏实验选择相应抗生素 | 1.IgG 代谢定量及定性缺陷的患者持续 IVIG 治疗（400~800mg/kg，每周 3~5 次）<br>2. 慢性反复呼吸道疾病，积极注意引流位置<br>3. 在特殊情况下（反复或慢性肺炎或中耳炎），通过氨苄西林、青霉素、复方新诺明预防控制 |
| T 细胞免疫缺陷 | 荚膜细菌（肺炎链球菌、流感嗜血杆菌、金黄色葡萄球菌）；兼性胞内菌（结核分枝杆菌，其他分枝杆菌和单核细胞增多性李斯特菌）；大肠杆菌；铜绿假单胞菌；肠杆菌属；克雷伯菌；黏质沙雷菌；沙门菌；诺卡菌属。病毒（巨细胞病毒、单纯疱疹病毒、水痘－带状疱疹病毒、EB 病毒、轮状病毒、腺病毒、肠道病毒、呼吸道合胞病毒、麻疹病毒、牛痘病毒，副流感病毒）；原生动物（刚地弓形虫和隐孢子虫）；真菌（念珠菌、新型隐球菌，荚膜组织胞浆菌，卡氏肺孢子虫） | 1. 抗菌治疗前注意采集样本<br>2. 脓肿切开引流<br>3. 根据药敏实验选择抗生素<br>4. 单纯疱疹、巨细胞病毒、水痘－带状疱疹病毒感染的早期抗病毒治疗<br>5. 局部和非吸附型抗菌药通常有效 | 1. 预防性服用复方新诺明，预防卡氏肺囊虫肺炎<br>2. 口服非吸附型抗生素降低肠道菌群比例<br>3. 不接种活病毒疫苗或卡介苗疫苗<br>4. 肺结核筛查 |

IVIG: 静脉注射免疫球蛋白

摘自 Stiehm ER, Ochs HD, Winkelstein JA. Immunologic disorders in infants and children. 5 ed. Philadelphia. Elsevier/Saunders, 2004

些疾病的患者经过预处理后已成功进行 HLA 相合干细胞移植治疗。

超过 90% 的原发性免疫缺陷患者通过移植 HLA 相合骨髓可以重建免疫并存活。接受耗竭 T 细胞的单倍同一性骨髓移植的原发性免疫缺陷患者在全球范围内存活率为 55%。SCID 患者成功率最高，因为 SCID 患者不需要移植前预处理或预防 GVHD，80%~95% 的 SCID 患者在没有进行移植前化疗或预防移植后 GVHD 的情况下移植入清除 T 细胞的父母的骨髓后依然能存活，当然这取决于移植是在出生不久健康状态时或几个月后存在严重感染时进行。在体细胞基因治疗得到更充分发展前，骨髓移植仍是先天性免疫缺陷病的最重要和有效的治疗手段。已有 9 例 X-SCID 患者通过基因治疗获得显著的疗效，但不幸的是，有 4 例患者出现了类似白血病的克隆 T 细胞或淋巴瘤。LMO-2 基因附近反转录病毒 IL2RG cDNA 的插入引起的插入突变导致了一系列基因治疗的严重并发症。研究者一直致力于研究防止这个问题的方法，但目前除了 ADA 缺陷型 SCID，其余疾病的基因治疗仍处于暂停状态，ADA 缺陷型 SCID 经基因治疗后没有肿瘤形成，目前仍是成功的。

## 120.5　免疫失调性疾病伴自身免疫或淋巴细胞增生

*Rebecca H. Buckley*

### 自身免疫性淋巴细胞增生综合征（ALPS）

ALPS，也称为 Canale-Smith 综合征，是淋巴细胞凋亡异常导致 T 细胞多克隆群（双阴 T 细胞）失调性疾病，双阴 T 细胞表达在 CD3 和 CD3 + α/β 抗原受体但没有 CD4 和 CD8 共受体 （CD3+T 细胞受体 $\alpha/\beta^{+}CD4^{-}CD8^{-}$）。这些 T 细胞对抗原或丝裂原反应欠佳，且不能产生生长和生存因子（白细胞介素 2）。大多数患者是 FAS 基因的生殖细胞突变或体细胞突变导致的，FAS 基因编码肿瘤坏死因子受体超家族（TNFRSF6）的细胞表面受体，当其受到配体刺激时，会启动凋亡程序（表 120-5）。这些淋巴细胞持续存在会导致免疫失调和自身免疫的发生。

### 临床表现

ALPS 特征为自身免疫，慢性持续或反复淋巴结肿大，脾脏肿大，肝脏肿大（50% 患者）和高丙种球蛋白血症（IgG，IgA）。许多患者在 1 岁以内起病，大部分会在 5 岁内出现症状。淋巴结可极度肿大（图 120-2）。脾大可能导致脾功能亢进伴随血细胞减少。自身免疫也会产生贫血（Coombs 阳性溶血性贫血）或血小板减少症或轻度中性粒细胞减少。淋巴细胞增生（淋巴结肿大、脾大）可能随着时间减少，但自身免疫不会消退，且表现为频繁恶化和复发。其他自身免疫特征包括荨麻疹、葡萄膜炎、肝炎、血管炎、肾小球肾炎、脂膜炎、关节炎和中枢神经系统异常（癫痫、头痛、脑病）。

恶性肿瘤在 ALPS 患者常见，包括霍奇金和非霍奇金淋巴瘤，以及实体组织肿瘤如甲状腺、皮肤、心脏或肺部肿瘤。

## 诊 断

实验室检查异常主要取决于淋巴组织器官增生（如脾功能亢进）反应或自身免疫（如贫血、血小板减少症）的程度。可能有淋巴细胞增多或淋巴细胞减少。诊断标准见表 120 - 5。流式细胞术有助于鉴别淋巴细胞类型（图 120-2）。TNFRSF6 基因功能分析往往提示基因杂合突变。

## 治 疗

淋巴组织增生表现可应用糖皮质激素和免疫抑制剂（如环磷酰胺、甲氨蝶呤、硫唑嘌呤）控制；

**表 120-5 ALPS 诊断标准和分类**

| |
|---|
| **必需标准** |
| 1. 慢性非恶性淋巴组织增生 |
| 2. 体外淋巴细胞凋亡缺陷 |
| 3. 外周血和（或）淋巴组织中 DNT 存在≥ 1% TCR α/β⁺CD4⁻CD8⁻ T 细胞（α/β+-DNT 细胞） |
| **支持标准** |
| 4. 自体免疫 / 自身抗体 |
| 5. *TNFRSF6*、FasL 或半胱天冬酶 10 基因突变 |
| ALPS Ia = 由于 *TNFRSF6* 缺陷 |
| ALPS Ib = 由于 Fas 配体基因突变 |
| ALPS II = 半胱天冬酶 10 基因突变 |
| ALPS III = 未确定基因缺陷类型的 ALPS |

摘自 Straus SE, Sneller M, Lenardo MJ, et al. An inherited disorder of lymphocyte apoptosis: the autoimmune lymphoproliferative syndrome, Ann Intern Med, 1999, 130:591-601. Bleesing JJH, Straus SE, Fleisher TA. Autoimmune lymphoproliferative syndrome: a human disorder of abnormal lymphocyte survival. Pediatr Clin North Am, 2000, 47: 1291-1310

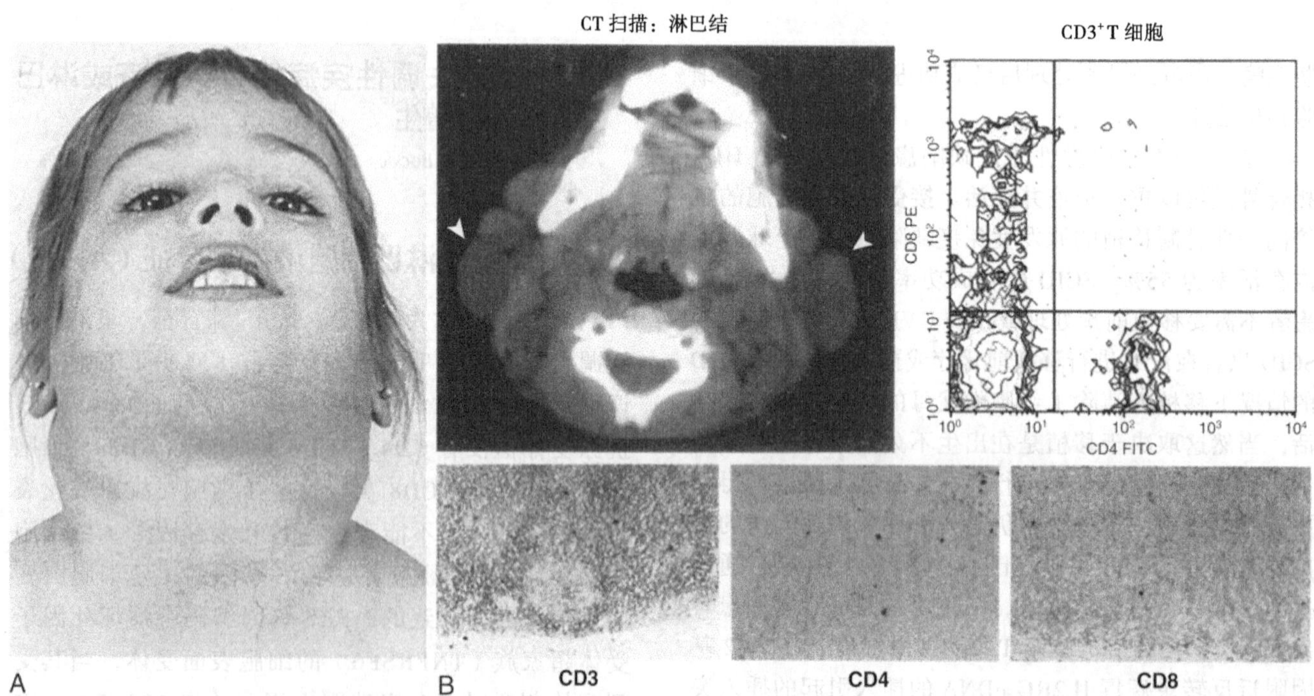


图 120-2 自身免疫性淋巴细胞增生综合征的临床、影像学、免疫学和组织学特征。A. 美国国立卫生研究院关于患者的前期研究。B. 上中部，颈部 CT 扫描显示耳前、颈部、枕部淋巴结肿大。箭头表示最突出的淋巴结。右上方图片显示自身免疫性淋巴细胞增生综合征（ALPS）患者外周血 T 细胞流式细胞分析，纵轴为 CD8 表达，水平轴为 CD4。左下象限表示 CD4-CD8（双阴性）T 细胞，通常 <1%T 细胞表达 α β TCR。底部图片显示 ALPS 患者淋巴结活检标本 CD3、CD4、CD8 连续染色同时显示淋巴结滤泡间区域大量 DN CD3 + CD4-CD8（双阴性）T 细胞

摘自 Siegel RM, Fleisher TA. The role of Fas and related death receptors in autoimmune and other disease states. J Allergy Clin Immunol, 1999 103: 729-738

一旦停药，病情将反复。脾功能亢进可能需行脾切除术。恶性肿瘤可与其他非 ALPS 相关恶性肿瘤一样常规治疗。干细胞移植是治疗自身免疫性 ALPS 的另一手段。

## X 连锁免疫失调、多内分泌腺病和肠病综合征（IPEX）

免疫失调综合征特征为生后 1 周或数月内出现水样腹泻、湿疹样皮疹、胰岛素依赖型糖尿病、甲状腺功能亢进或者甲状腺功能减退，以及其他自身免疫性疾病（Coombs 阳性溶血性贫血、血小板减少、中性粒细胞减少、脱发）。

IPEX 由 FOXP3 基因突变导致，该基因编码叉头状螺旋转录因子（scurfin）参与 CD4 + CD25 + 调节性 T 细胞的发育和功能。调节性细胞的缺乏可能导致效应 T 细胞活化异常。

### 临床表现

水样腹泻伴肠道绒毛萎缩导致大多数患者生长发育迟滞。皮肤病变（通常是湿疹）和胰岛素依赖型糖尿病通常起病于婴儿期。淋巴结肿大和脾大也常存在。严重的细菌感染（脑膜炎、败血症、肺炎、骨髓炎）可能导致中性粒细胞减少，营养不良或免疫失调。实验室检查特征反映相关的自身免疫性疾病，脱水和营养不良。此外，血清 IgE 水平升高，IgM、IgG、IgA 水平正常。诊断该病需要临床分析和 FOXP3 基因突变分析。

### 治 疗

应用环孢霉素、他克莫司或西罗莫司联合类固醇可抑制 T 细胞活化，同时需针对内分泌病和其他自身免疫表现采取特殊治疗。干细胞移植是可能治愈的唯一手段。总之，未处理的严重细菌感染和免疫抑制的风险使 IPEX 患者骨髓移植预后不良。而未采取治疗的患者，大多数死于 2 岁左右。

### 参考书目

参考书目请参见光盘。

（戴荣欣 译，赵晓东 审）

# 第 3 篇 吞噬细胞系统

# 第 121 章

# 中性粒细胞

Peter E. Newburger, Laurence A. Boxer

## 吞噬细胞参与的炎症反应

吞噬细胞系统包括粒细胞（中性粒细胞、嗜酸性粒细胞和嗜碱性粒细胞）和单核吞噬细胞（单核细胞和组织巨噬细胞）。中性粒细胞和单核吞噬细胞的主要功能相似，包括特征性的大颗粒摄入和微生物杀伤功能。吞噬细胞主要参与固有免疫反应，但也辅助启动获得性免疫反应。单核吞噬细胞，包括组织巨噬细胞和循环单核细胞将在第 122 章讨论。

### 参考书目

补充内容请参见光盘。

（杜洪强 译，赵晓东 审）

# 第 122 章

# 单核细胞、巨噬细胞和树突状细胞

Richard B. Johnston, Jr.

单核吞噬细胞（单核细胞，巨噬细胞）遍布全身组织，在维持稳态中发挥重要作用。它们对感染的固有免疫防御、组织修复和重塑，以及抗原特异性适应性免疫反应是必不可少的。人群中没有发现先天缺乏这种细胞系的个体，可能是因为胎儿发育过程中需要巨噬细胞清除原始组织以便为新的组织提供空间。各种形式的单核细胞和组织巨噬细胞（表 122–1 请参见光盘）构成了单核吞噬细胞系统。这些细胞是一个系统，因为其位置，共同的起源，相似的形态，共同的表面标志，和共同的功能，特别是吞噬功能。传统的树突状细胞来源于这个系统，由单核细胞 – 树突状细胞前体细胞发育而来。

### 参考书目

补充内容请参见光盘。

（杜洪强 译，赵晓东 审）

# 第 123 章 嗜酸性粒细胞

Laurence A. Boxer, Peter E. Newburger

嗜酸性粒细胞因其形态和组成以及与特定疾病的相关性而异于其他白细胞。嗜酸性粒细胞是不分裂的完全分化的细胞，直径为约 8 微米，双叶核。它们在 T 细胞来源的 IL-3、GM-CSF 以及更重要的 IL-5 的调控下从骨髓中的干细胞前体细胞分化而来。其特征性的与膜结合的特殊颗粒用伊红染色呈红棕色，这些颗粒体有一个主要碱性蛋白（MBP）构成的核，其周围有嗜酸性粒细胞阳离子蛋白（ECP）、嗜酸性粒细胞过氧化物酶（EPO）以及嗜酸性粒细胞衍生的神经毒素（EDN）组成的基质。这些碱性蛋白质对蠕虫寄生虫如血吸虫的幼虫阶段有细胞毒性，也是哮喘相关炎症的主要参与者，引起上皮细胞脱落和临床功能障碍（见第 138 章）。

嗜酸性粒细胞的 MBP 和 ECP 也大量存在于死于哮喘的患者的呼吸道，被认为造成上皮细胞损伤，导致气道高反应性。嗜酸性粒细胞的颗粒内容物也有参与洛弗勒心内膜炎相关的嗜酸性细胞增多综合征。MBP 可以激活其他促炎细胞，包括肥大细胞，嗜碱性粒细胞，嗜中性粒细胞和血小板。嗜酸性粒细胞能产生大量的脂质介质血小板活化因子和白三烯 -C4，两者都可以引起血管收缩，平滑肌收缩，黏液分泌亢进。嗜酸性粒细胞是一些促炎细胞因子，包括 IL-1、IL-3、IL-4、IL-5、IL-9、L-13 和 GM-CSF 的来源；它们也可以作为抗原提呈细胞。因此，嗜酸性粒细胞有相当大的潜力，启动和维持固有免疫和获得性免疫系统的炎症反应。

嗜酸性粒细胞从血管迁移至组织是通过白细胞黏附受体和毛细血管内皮细胞上的配体的结合实现的。类似于中性粒细胞（图 121-2），跨血管的迁移开始于嗜酸性粒细胞选择素受体与内皮细胞上的碳水化合物配体松散的结合，使得嗜酸性粒细胞沿内皮表面滚动，直到遇到一个活化刺激，如趋化介质。嗜酸性粒细胞随后会建立整联蛋白受体和它们相应的免疫球蛋白样配体之间的高亲和力结合。不同于中性粒细胞，在跨血管迁移前会变扁平，嗜酸性细胞可以使用独特的整合素，如 VLA-4，结合到血管细胞黏附分子（VCAM）-1 上，这增强了嗜酸性粒细胞的黏附和跨膜迁移。嗜酸性粒细胞通过趋化因子嗜酸细胞活化趋化因子（eotaxin）被招募至炎症部位。这些独特的途径导致了嗜酸性粒细胞在过敏性和炎性疾病中的选择性累积。嗜酸性粒细胞，通常主要停留在组织中，尤其是与环境有接触的上皮组织，包括呼吸道，胃肠道和下泌尿生殖道。组织中的嗜酸性粒细胞可存活数周。

IL-5 可选择性增加嗜酸性粒细胞的产生，增强其对内皮细胞的黏附和增强其功能。相当多的证据表明，IL-5 对促进嗜酸性粒细胞累积有重要作用。它是过敏原诱导的肺迟发过敏反应中的主要细胞因子，在变应原致敏后表现出气道高反应性的动物模型中。抗 IL-5 的抗体可阻断嗜酸性粒细胞在肺部的浸润。嗜酸性粒细胞也表达一些独特的趋化因子受体，包括 RANTES，eotaxin，单核细胞趋化蛋白（MCP）-3，和 MCP-4。这些趋化因子似乎在组织嗜酸性粒细胞的诱导中起关键作用。

血液中嗜酸性粒细胞的数量并不总能反映嗜酸性粒细胞参与疾病的程度。服用皮质类固醇或发生某些细菌和病毒感染时嗜酸性粒细胞减少会发生。

## 嗜酸性粒细胞相关疾病

嗜酸性粒细胞绝对计数被用于定量嗜酸粒细胞。计算公式为白细胞（WBC）数量 /μL × 嗜酸性粒细胞百分比，通常是 <450/μL 并且有昼夜变化，清晨较高，随内源性糖皮质激素水平升高而降低。

许多疾病都与中度（1500~5000/μL）或重度（> 5000/μL）的嗜酸粒细胞增多有关（表 123-1）。有持续的嗜酸性粒细胞增多血症的患者可发生器官损伤，尤其是如在特发性嗜酸性细胞增多综合征时的心脏损伤，因此应该对其心肌损伤进行监测。许多中度嗜酸粒细胞增多并无明确病因。

### 过敏性疾病

在美国儿童中，过敏是嗜酸粒细胞增多最常见的原因。急性过敏反应可能会导致嗜酸性类白血病反应（嗜酸性粒细胞绝对计数 > 20 000/μL）；慢性过敏很少有绝对嗜酸性粒细胞 > 2 000/μL。过敏性药物反应可引起嗜酸性粒细胞增多，伴或不伴药物热或器官功能障碍。很多皮肤病也与嗜酸粒细胞增多有关，包括特应性皮炎，湿疹，寻常型天疱疮，荨麻疹，和中毒性表皮坏死松解症。

### 感染性疾病

嗜酸性粒细胞增多症常与多细胞寄生虫感染相关，这是在发展中国家最常见的原因。儿童重症嗜酸粒细胞增多最常见的原因是内脏幼虫移行症。嗜酸性粒细胞的水平似乎与组织浸润的程度和范围相关，特

表 123-1 嗜酸性粒细胞增多的原因

| **过敏性疾病** |
| --- |
| 过敏性鼻炎 |
| 哮喘 |
| 急性和慢性荨麻疹 |
| 类天疱疮 |
| 药物过敏反应 |
| **感染性疾病** |
| 组织侵入的蠕虫感染 |
| 旋毛虫病 |
| 弓蛔虫病 |
| 类圆线虫病 |
| 蛔虫病 |
| 丝虫病 |
| 血吸虫病 |
| 棘球蚴病 |
| 卡氏肺包子虫病 |
| 弓形体病 |
| 猩红热 |
| 阿米巴病 |
| 疟疾 |
| 支气管肺曲霉菌病 |
| 球孢子菌病 |
| 疥疮 |
| **恶性疾病** |
| 脑肿瘤 |
| 霍奇金病和 T 细胞淋巴瘤 |
| 急性髓细胞性白血病 |
| 骨髓增生性疾病 |
| 嗜酸性粒细胞性白血病 |
| **胃肠道疾病** |
| 炎症性肠病 |
| 腹膜透析 |
| 嗜酸细胞性胃肠炎 |
| 牛奶沉淀疾病 |
| 慢性活动性肝炎 |
| **风湿性疾病** |
| 类风湿性关节炎 |
| 嗜酸细胞性筋膜炎 |
| 硬皮病 |
| **免疫缺陷病** |
| 高 IgE 综合征 |
| 威斯科特－奥尔德里奇综合征 |
| 移植物抗宿主病 |
| Omenn 综合征 |
| 重症先天性中性粒细胞减少 |
| 过敏性肺炎 |
| **其他疾病** |
| 血小板减少－桡骨缺失综合征 |
| 血管炎 |
| 腹部辐照后 |
| 组织细胞增生症伴皮肤侵犯 |

别是幼虫的浸润。嗜酸粒细胞增多往往不会发生在已经被局限于某一组织或组织某一部位的寄生虫感染，如贾第鞭毛虫和蛲虫感染。

在评估不明原因的嗜酸粒细胞增多时，饮食情况和生活环境的地理特点或旅游史可能会提示潜在的寄生虫感染可能。经常需要检查大便。找虫卵和幼虫的至少 3 次。此外，许多引起嗜酸粒细胞增多的寄生虫感染在诊断时不会出现在粪便中。因此，大便检查正常并不绝对排除嗜酸粒细胞增多的蠕虫原因；可能还需要血液学检查或组织活检。弓首蛔虫通常在有异食癖的幼儿中引起内脏幼虫移行症（见第 290 章）。多数儿童无典型症状，有些可能出现发热，肺炎，肝大，以及高球蛋白血症，同时伴有严重的嗜酸粒细胞增多。同族血凝素也经常升高。血清学检查可确立诊断。

两种真菌疾病可能与嗜酸性粒细胞增多相关：继发感染，或是并发结节性红斑，表现为过敏性支气管肺曲霉病的曲霉菌感染（见第 229.1）和球孢子菌病（见第 232 章）。

## 高嗜酸性粒细胞综合征

特发性高嗜酸粒细胞综合征是一组异质性疾病，主要表现为持续的嗜酸性粒细胞产生过剩。对这种疾病的 3 个诊断标准是：①嗜酸性粒细胞增多，> 1500/μL，持续时间 ≥ 6 个月，②不存能解释嗜酸粒细胞增多的另外的诊断，③器官受累症状和体征。嗜酸性细胞增多综合征的临床表现可因潜在的受累器官多样性（肺、皮肤、神经系统、浆膜、胃肠道）有较大变异。洛弗勒心内膜炎，最严重的可危及生命的并发症之一，可由心内膜血栓形成和纤维化引起心脏衰竭。嗜酸性粒细胞性白血病，骨髓增生性疾病的一种，其与特发性嗜酸性细胞增多综合征的鉴别可通过检测染色体 4q12 处有无删除，这个删除会使血小板来源的生长因子受体 α（PDGFRA）和 FIP1 样 -1（FIP1L1）基因融合；这种疾病的治疗是用甲磺酸伊马替尼，这有助于靶定融合癌蛋白。

治疗的目的是抑制嗜酸粒细胞增多，开始时是用皮质类固醇。甲磺酸伊马替尼是一种酪氨酸激酶抑制剂，对 F1P1L1-PDGFRA 阴性的患者有效。羟基脲可能对皮质类固醇无反应的患者有效。特异性抗 IL-5 单克隆抗体（美泊利单抗）靶定细胞因子 IL-5，因为它在嗜酸性粒细胞分化，动员和活化中起核心作用。治疗中嗜酸性粒细胞计数会下降，此时皮质类固醇的剂量可以减少。对于有明显器官受累的治疗反应差的患者，3 年后的病死率约为 75%。

## 其他疾病

嗜酸性粒细胞增多也常见于多种原发性免疫缺陷综合征，尤其是高 IgE 综合征（见第 116 章），Wiskott-Aldrich 综合征和 Omenn 综合征。嗜酸性粒细胞增多也频频出现在血小板减少 - 桡骨缺失综合征和家族性网状内皮增生病伴嗜酸细胞增多中。轻度的嗜酸性粒细胞增多可见于 20% 的霍奇金病中，也见于胃肠道疾病，如溃疡性结肠炎，有症状阶段的克罗恩病，牛奶沉淀素相关的胃肠炎以及慢性肝炎。原发性嗜酸细胞性胃肠炎通常累及食道和胃。

## 参考书目

参考书目请参见光盘。

（杜洪强　译，赵晓东　审）

# 第 124 章 吞噬细胞功能障碍相关疾病

*Laurence A. Boxer, Peter E. Newburger*

中性粒细胞在保护皮肤，呼吸道和胃肠道的内表面以及其他抵御微生物入侵第一道防线的黏膜方面尤为重要。在微生物侵袭后关键的 2~4h 内，这些吞噬细胞到达炎症部位，抑制感染并防止血源性播散。

如果疑诊免疫缺陷病（见第 116 章）患者有反复或不常见细菌感染（图 124-1），对其免疫学评估应着重于吞噬细胞功能方面（表 124-1）。

趋化性，即细胞到感染部位的直接迁移，涉及一系列复杂的事件过程（见第 121 章）。对于各种临床疾病患儿中性粒细胞体外趋化功能的研究目前尚未证实频繁的感染源于原发性趋化功能异常还是作为潜在疾病的继发性并发症而出现。例如，中性粒细胞活力的多变或严重异常可伴有高 IgE 综合征，后者的特征为 IgE 水平显著升高，慢性皮炎，反复窦肺感染，面容粗糙，乳牙保留，以及反复骨折倾向（见第 123 章）。

## ■ 白细胞黏附分子缺陷

1 型白细胞黏附分子缺陷（LAD-1），2 型白细胞黏附分子缺陷（LAD-2），3 型白细胞黏附分子缺陷（LAD-3），是罕见的白细胞功能障碍性疾病，为常染色体隐性遗传。LAD-1 发病率约为 1/10 万，其特征为反复细菌和真菌感染，尽管外周血中性粒细胞增多，但炎症反应受抑。

### 遗传与发病机制

LAD-1 由位于染色体 21q22.3 编码 CD18 的基因突变所致，CD18 为 95-kD 的 β2 白细胞整联蛋白亚单位。正常中性粒细胞表达 4 种异二聚体黏附分子：LFA-1（CD11a/CD18），Mac-1（CD11b/CD18，也被称为 CR3 或 iC3b 受体），p150,95（CD11c/CD18），以及 αdβ2（CD11d/CD18）。这 4 种跨膜黏附分子分别由 185 kD, 190 kD, 150 kD, 和 160 kD 的 α1 亚基组成，编码基因位于 16 号染色体，并拥有共同的 β2 亚基。这些白细胞整联蛋白主要负责中性粒细胞与血管内皮细胞的紧密黏附，定向移动以及黏附到 iC3b 包被的微生物，后者可促进吞噬作用以及吞噬细胞 NADPH 氧化酶的微粒活化。CD18 基因突变或引起基因表达缺陷，或影响 CD18 肽链的结构，导致 CD11/CD18 功能异常。某些 CD11/CD18 突变引起整合素水平及活性降低。这些患儿有一定的中性粒细胞整合黏附功能，具有较轻的表型。没有 β2 整合素的中性粒细胞无法向血管外的炎症部位迁移，因为它们不能牢固地黏附于表面并进行跨内皮迁移。CD11/CD18 缺陷的中性粒细胞不能进行跨内皮迁移的原因在于 β2 整合素可结合表达在炎性内皮细胞的黏附分子 1（ICAM-1）和 2（ICAM-2）（见第 121 章）。通过 CD11/CD18 非依赖途径到达炎症部位的中性粒细胞无法识别补体片段 iC3b 调理的微生物，iC3b 为补体 C3b 裂解形成的重要的稳定的调理素。因此，其他通常由 iC3b 触发的中性粒细胞功能例如细胞脱颗粒和氧化代谢在 LAD-1 中性粒细胞也存在缺陷，导致吞噬细胞功能受损，发生严重反复细菌感染的风险增加。

单核细胞功能也受损，其纤维蛋白原结合功能差，后者为 CD11/CD18 复合体促进的活动。因此，这样的细胞不能有效的参与伤口愈合。

LAD-2 患儿与 LAD-1 患者临床表现相似，但 CD11/CD18 整合素正常。LAD-2 独有的临床特征包括神经系统缺陷，颅面畸形，缺乏红细胞 ABO 血型抗原（Bombay 表型）。LAD-2（也被称为先天性糖基化作用Ⅱc 异常）由编码 GDP-L 岩藻糖转运蛋白的基因突变所致。此种异常导致岩藻糖不能与多种细胞表面的糖蛋白结合。包括红细胞碳水化合物血型标记，中性粒细胞碳水化合物结构唾液酸化 Lewis X。这种选择素配体缺陷，导致白细胞不能滚动黏附到活化的内皮细胞，这是后续整合素介导的活化、扩散和跨内皮转移所需的初始步骤。LAD-2 患者的感染较 LAD-1 轻微。

LAD-3 特征为类似血小板无力症的出血性疾病，脐带脱落延迟，类似 LAD-1 的严重的皮肤和软组织

**表 124-1　中性粒细胞功能障碍性疾病**

| 病名 | 病因 | 功能缺陷 | 临床表现 |
|---|---|---|---|
| **脱颗粒异常** | | | |
| Chédiak-Higashi 综合征 | 常染色体隐性遗传；溶酶体颗粒凝结紊乱；致病基因为 *CHSI/LYST*，编码调节颗粒融合的蛋白 | 中性粒细胞趋化、脱颗粒、杀菌活性受损；血小板贮存池缺陷，NK 细胞功能受损，不能分散黑色素 | 中性粒细胞减少；反复化脓性感染，容易发展为显著的肝脾肿大，为噬血综合征的表现之一 |
| 特异性颗粒缺乏 | 常染色体隐性遗传；突变或 *Gfi-1* 或 *C/EBP* 表达减少，导致粒细胞转录因子功能缺失，其调节特异性颗粒形成 | 趋化性和杀菌活性障碍；双叶核中性粒细胞；防御素，明胶酶，胶原酶，维生素 B12- 结合蛋白，乳铁蛋白 | 反复深部脓肿 |
| **黏附异常** | | | |
| Ⅰ型白细胞黏附分子缺陷 | 常染色体隐性遗传；白细胞膜表面黏附糖蛋白（β2 整合素）CD11/CD18 缺失，通常由于不能表达 CD18 mRNA 导致 | 补体 C3bi 与中性粒细胞结合减少，与 ICAM1 和 ICAM2 黏附受损 | 中性粒细胞减少；反复细菌感染，无脓液形成 |
| Ⅱ型白细胞黏附分子缺陷 | 常染色体隐性遗传；编码 GDP 岩藻糖转运蛋白的基因突变，导致选择素及其他糖结合物的配体岩藻糖受损 | 黏附到表达 ELAM 的活化内皮细胞能力降低 | 中性粒细胞减少；反复细菌感染，无脓液形成 |
| Ⅲ型白细胞黏附分子缺陷（LAD-1 变异综合征） | 常染色体隐性遗传；编码造血细胞 kindlin-3 的 FERMT3 基因突变，导致整合素功能受损；kindlin-3 与 β- 整合素结合从而介导整合素激活 | 中性粒细胞黏附和血小板活化受损 | 反复感染，中性粒细胞减少，出血倾向 |
| **细胞移动障碍性疾病** | | | |
| 移动反应增强；FMF | 常染色体隐性遗传，FMF 致病基因位于 16 号染色体，编码 pyrin 蛋白；pyrin 调节半胱天冬酶 -1 和 IL-1β 分泌；突变的 pyrin 可导致对内毒素的高度敏感性，过量 IL-1β 产生，单核细胞凋亡受损 | 炎症部位中性粒细胞过度聚集，可能是过量 IL-1β 产生的结果 | 反复发热，腹膜炎，胸膜炎，类风湿关节炎，淀粉样变性 |
| **移动反应减弱** | | | |
| 趋化信号生成缺陷 | IgG 缺陷；遗传性或获得性异常导致补体 C3 和备解素缺陷；甘露糖结合蛋白缺陷主要发生于新生儿 | 血清趋化性和调理活性缺陷 | 反复化脓性感染 |
| 中性粒细胞内在缺陷，如白细胞黏附缺陷，Chédiak-Higashi 综合征，特异性颗粒缺陷，中性粒细胞肌动蛋白功能不全，新生儿中性粒细胞 | 新生儿中性粒细胞表达 $\beta_2$ 整合素能力降低，且 $\beta_2$ 整合素功能存在缺陷 | 趋化性减弱 | 易患化脓性感染 |
| 中性粒细胞移动性的直接抑制，例如药物 | 乙醇，糖皮质激素，环 AMP | 运动和摄取功能受损；黏附功能受损 | 为频繁感染的可能原因；内皮细胞释放环磷酸腺苷，产生肾上腺素伴中性粒细胞增多 |
| 免疫复合物 | 在类风湿性关节炎、系统性红斑狼疮以及其他炎症状态患者中结合中性粒细胞 Fc 受体 | 趋化功能受损 | 反复化脓性感染 |
| 高 IgE 综合征 | 常染色体显性遗传；致病基因为 *Stat3* | 某些时候趋化功能受损；细胞因子产生的调节功能受损 | 反复皮肤和窦肺感染，湿疹，皮肤黏膜念珠菌病，嗜酸性粒细胞，乳牙保留，轻微创伤导致骨折，脊柱侧弯，特殊面容 |
| 高 IgE 综合征 -AR | 常染色体隐性遗传；致病基因不止一个 | IgE 水平增高；针对金黄色葡萄球菌抗原的淋巴细胞活化功能受损 | 反复肺炎，不伴肺囊肿，脓毒症，皮肤黏膜念珠菌病，神经系统症状，嗜酸性粒细胞 |

**表 124-1（续）**

| 病名 | 病因 | 功能缺陷 | 临床表现 |
|---|---|---|---|
| **杀菌活性** | | | |
| 慢性肉芽肿病 | X-连锁和常染色体隐性遗传；在吞噬细胞膜不能表达功能性的 gp91$^{phox}$，p22$^{phox}$（常染色体隐性遗传）。其他常染色体隐性遗传的 CGD 由编码 p47$^{phox}$ 蛋白或 p67$^{phox}$ 蛋白的基因突变所致。 | 不能激活中性粒细胞呼吸爆发，导致不能杀死过氧化氢酶阳性细菌 | 过氧化氢酶阳性菌导致的反复化脓性感染 |
| G6PD 缺陷 | G6PD 活性低于正常值的 5% | 不能活化 NADPH- 依赖性氧化酶，溶血性贫血 | 过氧化氢酶阳性菌导致的感染 |
| 髓过氧化物酶缺陷 | 常染色体隐性遗传；错义突变导致不能处理前体蛋白 | 髓过氧化物酶不能增强 $H_2O_2^-$ 依赖的抗菌活性 | 无 |
| Rac-2 缺陷 | 常染色体显性遗传；Rac-2 介导的功能蛋白突变导致的显著负性抑制 | 膜受体介导的 $O_2^-$ 生成和趋化功能障碍 | 中性粒细胞减少，反复细菌感染 |
| 谷胱甘肽还原酶和谷胱甘肽合成酶缺陷 | 常染色体隐性遗传；$H_2O_2$ 解毒功能受损 | $H_2O_2$ 形成过多 | 反复化脓菌感染导致的轻微问题 |

AMP：一磷酸腺苷；AR：常染色体隐性遗传；C：补体；CD：分化簇；CGD：慢性肉芽肿病；FMF：家族性地中海热；G6PD：葡萄糖 -6- 磷酸脱氢酶；ICAM：细胞间黏附分子；IL-1：白细胞介素 -1；LAD：白细胞黏附分子缺陷；NADPH：烟酰胺腺嘌呤二核苷酸磷酸；NK：自然杀伤

摘自 Curnutte JT, Boxer LA. Clinically significant phagocytic cell defects//Remington JS, Swartz MN. Current clinical topics in infectious disease.6th ed. New York：McGraw-Hill,1985,144

感染，白细胞不能接受 β2 和 β1 整合素介导的黏附和迁移。KINDLIN3 突变影响整合素活化。

## 临床表现

临床表型严重的 LAD-1 患者其 β2 整合素分子表达量不足正常人的 0.3%，而中度缺陷者为正常人的 2-7%。病情严重的患儿在婴儿期即出现皮肤，口腔，呼吸道，下消化道，生殖器黏膜的反复、无痛性细菌感染。这些患者可能有脐带脱落延迟的病史，通常伴有脐带残端感染（脐炎）。然而，10% 的正常患儿也有可能在 3 周龄后才出现脐带脱落，所以单独的脐带脱落延迟不足以怀疑 LAD-1。皮肤感染可能进展为多种微生物感染的大的慢性溃疡，包括厌氧微生物。溃疡愈合慢，需要数月的抗生素治疗，而且通常需要整形外科移植。严重牙龈炎会导致乳牙和恒牙早期缺如。

LAD-1 患者的感染病原与严重中性粒细胞减少（见第 125 章）患者相似，包括金黄色葡萄球菌和肠道革兰氏阴性菌如大肠杆菌。这些患者也易患真菌例如念珠菌和曲霉菌所致的机会性感染。炎症的典型体征如肿胀，红斑，发热可能缺如。感染组织活检无脓液形成，显微镜检仅有很少的中性粒细胞。尽管受影响的组织缺乏中性粒细胞，感染期间循环中中性粒细胞通常超过 30 000/μL，且能超过 100 000/μL。感染间歇期，外周血中性粒细胞数目可能长期超过 12 000/μL。与重症患儿相比，如果 LAD-1 基因型在中性粒细胞表面可产生中等量的有功能的整合素时，可显著减少感染的程度和频率。

相似的临床症状在内皮细胞 E- 选择素缺陷患者也有报道，该病表现为脐带脱落延迟，脐炎，在其中一个患者有常染色体显性遗传的 Rac2（一种调节肌动蛋白组织和超氧产生的 Rho GTP 酶）突变。Rac2 缺陷特征为脐带脱落延迟，白细胞增多，感染部位无脓液形成。

## 实验室检查

LAD-1 的确诊主要通过流式细胞术检测刺激以及未刺激的中性粒细胞表面 CD11b/CD18。中性粒细胞和单核细胞的黏附，聚集，趋化以及 iC-3b 介导的吞噬作用的评估通常提示显著异常，为分子缺陷的直接反应。迟发型超敏反应结果正常，且大多数患者特异性抗体合成正常。然而，部分患者 T 细胞依赖性抗体应答受损，可通过对破伤风类毒素，白喉类毒素，脊髓灰质炎病毒疫苗复种不理想的反应证实。LAD-2 的确诊主要通过流式细胞术检测中性粒细胞唾液酸化 Lewis X（CD15）表达。

## 治 疗

LAD-1 的治疗依赖于由功能性 CD11/CD18 整合素表达水平决定的表型。早期同种异体造血干细胞移植（HSCT）是 CD11/CD18 整合素完全缺失的严重 LAD-1（和 LAD-3）患者的选择。其他治疗大部分是支持性治疗。患者应预防性服用复方新诺明，严密监

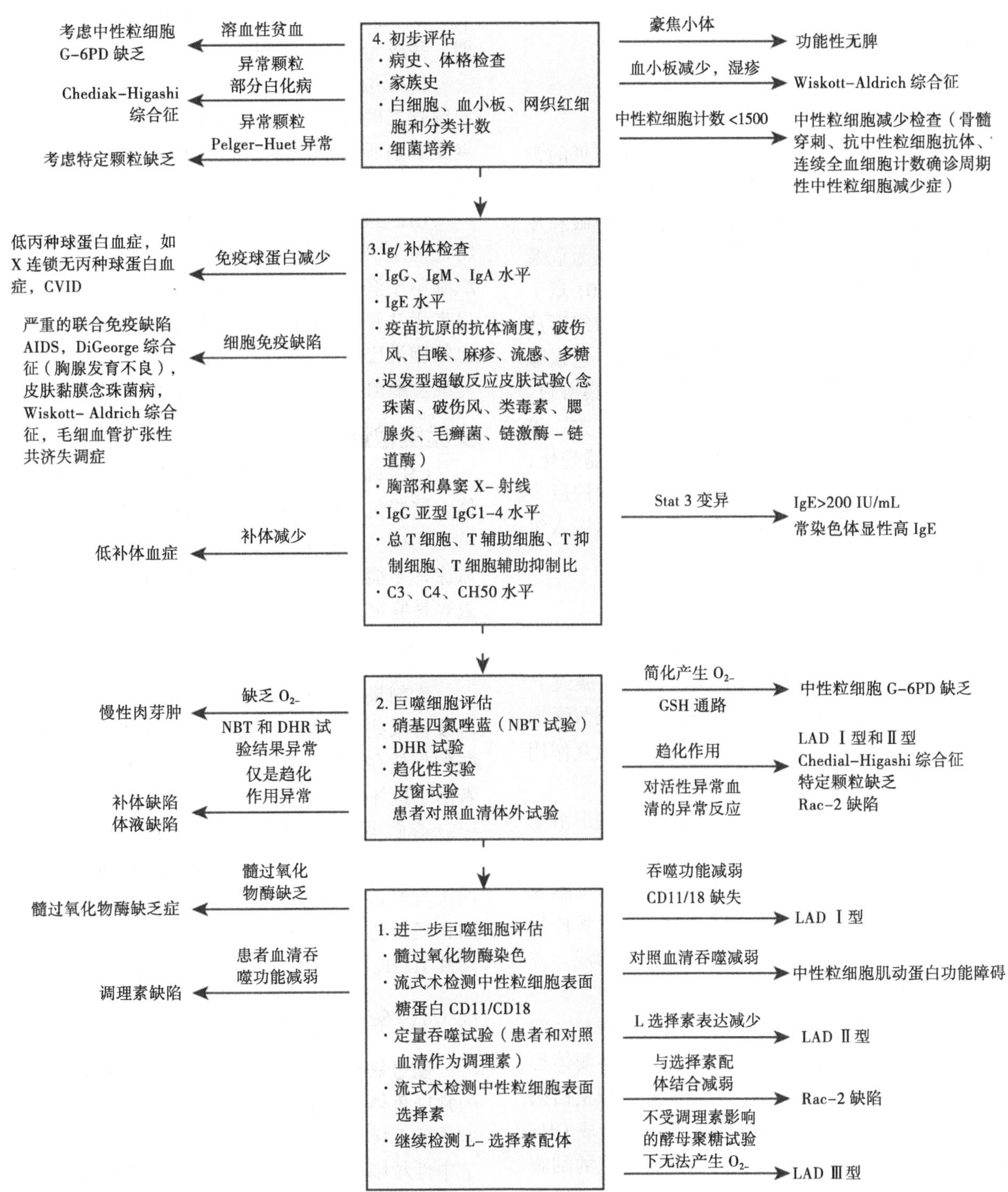


**图 124-1** 反复感染患者的临床评估流程。AD：常染色体显性；AR：常染色体隐性；C：补体；CBC：全血细胞计数；CD：分化簇；CVID：普通变异性免疫缺陷病；DHR：二氢罗丹明；G-6PD：葡萄糖 -6- 磷酸脱氢酶；Ig：免疫球蛋白；LAD：白细胞黏附分子缺陷；NK：自然杀伤；X：X- 连锁

摘自 Curnutte JT, Boxer LA. Clinically significant phagocyte cell defects// Remington JS, Swartz MN. Current clinical topics in infectious diseases.6th ed. New York：McGraw-Hill, 1985: 144

视早期感染，并及时启动广谱抗生素经验性治疗。通过培养或活检识别具体病原体非常重要，因为在中性粒细胞功能缺失的情况下需要长期抗生素治疗。

某些 LAD-2 患者对岩藻糖替代治疗具有反应，后者可诱导循环白细胞数量迅速减少及唾液酸化 Lewis X 分子出现，并可显著改善白细胞黏附功能。

## 预 后

感染并发症严重程度与 β2- 整合素缺陷程度有关。严重缺陷的患者在婴儿期即可死亡，幸存者易患严重的危及生命的全身性感染。中度缺乏患者罕见危及生命的感染，具有较长的生存期。

## ■ Chédiak-Higashi 综合征

Chédiak-Higashi 综合征（CHS）是一种罕见的常染色体隐性遗传疾病，其特征为中性粒细胞脱颗粒缺陷引起感染易感性增加，轻度出血倾向，局部眼和皮肤白化病，进行性周围神经病变，并具有进展为危及生命的噬血细胞性淋巴组织细胞增生症（见 501 章）的倾向。CHS 是由颗粒形态形成缺陷导致多组织形成异常大颗粒引起的广泛细胞功能障碍性疾病。色素减退累及毛发，皮肤，眼底，由病理性黑素体聚集所致。神经系统障碍与视神经和听觉神经交叉受损有关。患者对感染的易感性增加，部分可通过中性粒细胞趋化，脱颗粒，杀菌活性缺陷来解释。中性粒细胞内的巨大颗粒可能干扰细胞穿过内皮细胞间的狭窄通道进入组织的能力。

### 遗传与发病机制

*LYST*（溶酶体运输调节分子），CHS 的致病基因，位于染色体 1q2–q44。LYST/CHS 蛋白被认为通过介导蛋白 – 蛋白相互作用和蛋白 – 膜相关联来调节囊泡运输。其功能丧失可能导致溶酶体表面蛋白相互作用紊乱，溶酶体不受控制的融合形成巨大颗粒。

CHS 患者的几乎所有细胞呈现出超大及畸形溶酶体，存储颗粒或相关的囊泡结构。黑素体超大，因为不能适当地分散巨大黑素体，转运到角质形成细胞及毛囊的能力受损，导致毛干缺乏色素颗粒。黑素体异常导致的宏观表现是毛发及皮肤颜色较父母的浅。并可导致光敏感相关的部分眼部白化病。

开始于中性粒细胞发育早期，巨大初级颗粒之间或与细胞膜组分的自发性融合导致巨大次级溶酶体形成伴水解酶，包括蛋白酶，弹性蛋白酶和组织蛋白酶 G 等内容减少。蛋白水解酶的这种缺陷可能造成 CHS 中性粒细胞杀灭微生物能力受损。CHS 白细胞的细胞膜比正常的具有更多液体，可能导致调节细胞膜活化缺陷。胞膜流动性的改变可能通过改变膜受体影响细胞功能，后者可以反过来促进中性粒细胞苯胺蓝颗粒之间的融合。

### 临床表现

CHS 患者有浅色皮肤和银色头发，光敏感，畏光，与旋转性眼震有关。其他症状和体征多变，但常有频繁感染和神经病变。感染累及黏膜，皮肤和呼吸道。受影响的儿童对革兰氏阳性菌，革兰氏阴性菌，真菌，金黄色葡萄球菌易感。神经病变可能为感觉或运动型，共济失调为突出特点。神经病变往往开始于青少年时期，并成为最突出的问题。

CHS 患者出血时间延长，血小板数量正常，因含有腺苷二磷酸和五羟色胺的致密颗粒缺陷引起血小板聚集缺陷所致。大颗粒淋巴细胞的自然杀伤细胞功能也受损。

CHS 最危及生命的并发症是加速阶段的进展，其特征为全血细胞减少，高热，肝、脾和淋巴结淋巴组织细胞浸润。加速期可发生于任何年龄，可能与这些患者无法控制 EB 病毒及其他病毒感染相关，出现噬血细胞淋巴组织细胞增生症（HLH）的特征。加速期与继发细菌和病毒感染有关，并可导致死亡。

### 实验室检查

CHS 确诊有赖于在所有有核血细胞发现巨大包涵体。这些包涵体可通过瑞氏染色辨认，过氧化酶染色可更明确。因为从骨髓中的迁移功能受损，可能外周血涂片不能发现含巨大包涵体的细胞，但通过骨髓检查容易鉴定。

### 治 疗

大剂量的抗坏血酸（婴儿 200mg/d，成人 2000mg/d）可改善某些儿童稳定阶段的临床症状。尽管对抗坏血酸的疗效存在争议，但鉴于维生素的安全性，所有患者给予抗坏血酸是合理的。

造血干细胞移植（HSCT）是防止加速期的唯一根治性治疗方式。正常干细胞重建造血和免疫功能，纠正自然杀伤细胞缺陷，防止转换到加速期，但不能纠正或预防周围神经病变。若患者处于加速期并有活动性 HLH，HSCT 通常不能避免死亡。

## ■ 髓过氧化物酶缺陷

髓过氧化物酶（MPO）缺陷是一种氧化代谢异常的常染色体隐性遗传疾病，并且是吞噬细胞最常见的遗传性疾病之一，发病率约为 1/2000。MPO 是一种位于中性粒细胞和单核细胞内嗜苯胺蓝溶酶体的绿色血红素蛋白，是感染部位脓液聚集绿色色调的基础。大多数具有该特征的个体没有感染发生率增加或其他疾病的临床表现。

### 遗传和发病机制

MPO 基因突变导致这种颗粒蛋白翻译后加工过程缺陷。MPO mRNA 在粒细胞的早幼粒细胞阶段完全转录。MPO 缺陷由 MPO 基因突变引起不结合血红素的 MPO 前体所导致。尽管该突变是 MPO 缺陷最常见的原因，诸多患者为复合杂合子，一个等位基因包含常见突变，另外一个等位基因的突变尚未明确。如果一个等位基因正常则只有部分缺陷。

部分或完全 MPO 缺陷导致次氯酸（HOCl）和次氯酸衍生氯胺产生减少。HOCl 缺乏导致早期杀灭革兰氏阳性菌和革兰氏阴性菌的能力受抑制，可在体外孵育 1h 后恢复正常。这些数据表明应用 MPO 独立杀菌系统的缺陷细胞杀菌活力较应用 MPO-H2O2 卤化物体系的正常中性粒细胞慢。

### 临床表现

MPO 缺乏症通常无临床症状，患者可能有播散性念珠菌感染，尤其是合并糖尿病时。获得性部分 MPO 缺乏症可由急性髓系白血病和骨髓增生异常综合征进展而来。

### 实验室检查

中性粒细胞和单核细胞 MPO 缺陷可通过组化分析鉴定。

### 治　疗

该病无特异性治疗。念珠菌感染时，应予抗真菌药物积极治疗。预后通常很好。

## 慢性肉芽肿病

慢性肉芽肿病（CGD）特征为中性粒细胞和单核细胞趋化，摄取和脱颗粒功能正常，但由于杀菌剂氧代谢产生缺陷不能杀死过氧化氢酶阳性的微生物。CGD 是一种罕见病，发病率为 4~5/100 万，由 4 种基因突变引起，其中一种为 X 连锁遗传，另外 3 种为常染色体隐性遗传。

### 遗传与发病机制

吞噬细胞 NADPH 氧化酶活化需要中性粒细胞的刺激作用，并涉及从胞质到膜整合的蛋白亚基（图 121-3）。氧化酶活化由一种阳离子胞浆蛋白，p47phox（47kD 的吞噬细胞氧化酶蛋白）的磷酸化启动。磷酸化的 p47phox，与氧化酶的其他两种细胞质组分，p67phox 和低分子量 GTP 酶 Rac-2，转位到细胞膜上，并结合跨膜黄素细胞色素 b558 的胞质结构域形成活化的氧化酶复合体（图 121-3）。黄素细胞色素是由 p22phox 和高度糖基化的 gp91phox 组成的异源二聚体。目前的模型预测，黄素细胞色素 N 末端的 3 个跨膜结构域包含协调血红素结合的组氨酸。p22phox 组分对于维持 gp91phox 的稳定性是必需的，并提供细胞质亚基的对接部位。gp91phox 糖蛋白通过其 NADPH 结合域，黄素结合域和血红素结合域催化电子传递。细胞质 p47phox，p67phox 和 Rac-2 组分为活化细胞色素 b558 的调控元件。另一蛋白，p40phox 维持细胞质 p67phox 和 p47phox 复合体的预活化状态，并防止 p67phox 降解。任何一种以上 NADPH 氧化酶缺陷均可导致 CGD。

约 65% 的 CGD 患者为男性，由 CYBB 基因突变所致；CYBB 基因位于 X 染色体，编码 gp91phox。约 35% 的 CGD 患者为常染色体隐性遗传，由位于 7 号染色体，由编码 p47phox 的 NCF1 基因突变所致。编码 p67phox（NCF2，位于 1 号染色体）和 p22phox（CYBA，位于 16 号染色体）的基因缺陷为常染色体隐性遗传，约占所有 CGD 病例的 5%。

CGD 患者中性粒细胞的代谢障碍使宿主易患感染。CGD 吞噬泡缺乏杀菌活性氧，并为酸性，因此细菌不能被杀灭或正常消化（图 124-2）。患者组织的苏木精 - 伊红染色切片显示多个肉芽肿，因此 CGD 为其描述性名称；吞噬细胞可能含有金黄色色素沉着，反映了摄入物质的异常聚集，并有助于肉芽肿形成。CGD 中性粒细胞的代谢障碍导致中性粒细胞凋亡以及后续吞噬细胞清除退化的中性粒细胞延迟，后者可反过来导致蛋白酶及其他颗粒蛋白引起持续的局部组织损伤。

### 临床表现

尽管临床表现多变，但某些特征提示 CGD 的诊

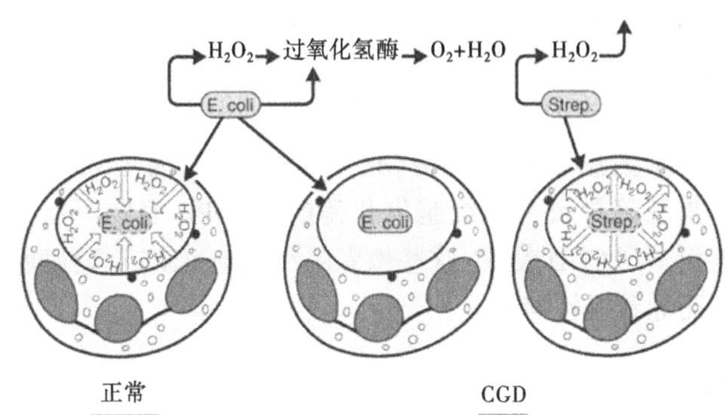


**图 124-2**　慢性肉芽肿病（CGD）的发病机制。CGD 中性粒细胞代谢障碍导致患者易患感染的方式示意图。正常中性粒细胞刺激包含消化大肠杆菌的吞噬体的过氧化氢。髓过氧化物酶通过脱颗粒方式被传递到吞噬体，实心圆圈表示。在该过程中，过氧化氢作为髓过氧化物酶的底物氧化卤化物成为次氯酸、氯胺以杀灭微生物。正常中性粒细胞产生的过氧化氢的量远远超过过氧化氢酶，许多需氧微生物的一种过氧化氢分解代谢酶，包括金黄色葡萄球菌，大多数革兰氏阴性肠道菌，白色念珠菌和曲霉菌。当微生物例如大肠杆菌进入 CGD 中性粒细胞，由于中性粒细胞不能产生过氧化氢，这些微生物并不暴露于过氧化氢，且微生物自身产生的过氧化氢由其自身过氧化氢酶而破坏。当 CGD 中性粒细胞摄取链球菌，由于缺乏过氧化氢酶，微生物产生足量过氧化氢导致杀菌效果。如图所示（中间），过氧化氢酶阳性微生物例如大肠杆菌可在 CGD 中性粒细胞的吞噬体中生存

摘自 Boxer LA. Quantitative abnormalities of granulocytes//Beutler E, Lichtman MA, Coller BS, et al. Williams hematology.6th ed. New York：McGraw-Hill, 2001: 845

断。任何有反复肺炎，淋巴结炎，肝脓肿或其他脓肿，多位点骨髓炎，反复感染的家族史，或任何不常见的过氧化氢酶阳性微生物感染均需进行评估。残留的NADPH氧化酶可能减轻CGD病情。

临床症状和体征可在婴儿早期出现，也可在成年期才出现。感染的发生率和严重程度多变。最常见的致病菌是金黄色葡萄球菌，但任何过氧化氢酶阳性的微生物均有可能。其他经常引起感染的微生物包括黏质沙雷氏菌，洋葱伯克霍尔德菌，曲霉菌，白色念珠菌，诺卡氏菌和沙门氏菌。对结核分枝杆菌包括BCG疫苗的易感性亦增加。肺炎，淋巴结炎，骨髓炎，皮肤感染为最常见的感染。菌血症或真菌血症也可发生，但较局部感染少见。患者可能有慢性感染的后遗症，包括慢性疾病性贫血，生长不良，淋巴结肿大，肝脾大，慢性化脓性皮炎，限制性肺病，齿龈炎，肾盂积水，以及幽门出口狭窄。直肠周围脓肿和反复皮肤感染，包括毛囊炎，皮肤肉芽肿和盘状红斑狼疮亦可提示CGD可能。肉芽肿形成和炎症过程是CGD的标志，并且可能是提示CGD相关检查的症状，如果引起幽门梗阻，膀胱出口或输尿管梗阻，或直肠瘘和类似克罗恩病的肉芽肿性结肠炎。

## 实验室检查

诊断一般通过流式细胞术进行，二氢罗丹明（DHR）被H2O2氧化时荧光强度增加，

由此检测氧化剂的产生。四唑氮蓝染色试验（NBT）虽然在文献中被频繁提及，但目前很少用于临床。

少数患者由于葡萄糖-6-磷酸脱氢酶（G6PD）严重缺陷导致吞噬细胞氧化酶的NADPH底物不足，进而出现CGD表现。这些患者的红细胞也缺乏这种酶，从而导致慢性溶血。

## 治　疗

目前HSCT是CGD唯一的根治方式。关于支持治疗，CGD患者应每日给予口服复方新诺明和抗真菌药物，如伊曲康唑（见下文），以预防感染。一旦怀疑感染，应进行培养。多数脓肿需手术引流以达到治疗和诊断目的。通常需要长期使用抗生素。曲霉菌或念珠菌感染需要静脉输注抗真菌药治疗。如果抗生素无效，需输注粒细胞。如果在没有明显表面感染灶的情况下出现发热，建议考虑胸部和骨骼X线检查以及肝脏CT扫描，以确定是否存在肺炎，骨髓炎，或肝脓肿。发热原因通常不能确定，需要静脉用广谱抗生素经验性治疗。红细胞沉降率（ESR）可能有助于确定抗生素治疗的持续时间。

糖皮质激素也可用于治疗儿童尿道梗阻或严重肉芽肿性结肠炎。肉芽肿对低剂量泼尼松[0.5mg/(kg·d)]敏感；治疗应逐渐减量维持数周。应尽量避免肿瘤坏死因子α通路抑制剂，例如英夫利昔单抗，由于其引起侵袭性真菌感染的风险非常高。

干扰素-γ（IFN-γ）50μg/m$^2$，3次/周可减少住院和严重感染的次数。IFN-γ治疗CGD的机制目前尚不清楚。预防性应用伊曲康唑（>50kg，200mg/d；<50kg，≤5岁，100mg/d）可减少真菌感染的频率。

## 遗传咨询

识别患者具体的遗传类型主要有助于遗传咨询和产前诊断。疑诊X-连锁CGD的患者，如果胎儿最初已经确定为46，XX的女性，则不需要进一步的分析。胎儿血标本和中性粒细胞氧化酶功能分析可用于CGD的产前诊断。羊水细胞DNA分析或绒毛膜绒毛活检有助于已知基因突变的家庭中早期产前诊断。

## 预　后

CGD的总体死亡率约为每年2/100例患者，在幼儿中的死亡率最高。有效的感染预防方案，感染征象的严密监视，积极的手术和医疗干预的发展有利于改善预后。

## 参考书目

参考书目请参见光盘。

（唐文静　译，赵晓东　审）

# 第125章 白细胞减少症

Peter E. Newburger, Laurence A. Boxer

总的白细胞（WBC）计数正常值发生明显变化是在儿童时期（见第708章）。出生时平均WBC计数高，生后12h便开始快速下降直到生后第1周末。此后直到1岁，白细胞计数值是稳定的。白细胞计数缓慢而稳定下降持续整个童年，直到青春期达到成人水平。白细胞减少症在青少年和成年人被定义为WBC总数<4000/μL。白细胞减少、中性粒细胞减少或淋巴细胞减少患者的评估需要完整的病史、体格检查、家族史以及实验室筛查检查（表125-1）。

## ■ 中性粒细胞减少

中性粒细胞减少是指中性粒细胞绝对计数（ANC），

表 125-1　白细胞减少症患者的诊断方法

| 评估 | 相关临床诊断 |
|---|---|
| **初步评估** | |
| · 急性起病或慢性白细胞减少病史 | |
| · 一般临床病史<br>· 体检：口腔炎、齿龈炎、牙齿缺陷、先天性异常现象 | 先天性综合征（Shwachman-Diamond 综合征、威斯科特－奥尔德里奇综合征、范科尼贫血、先天性角化不良、糖原贮积症 Ib 型、膜泡运输障碍） |
| · 脾脏大小 | 脾功能亢进 |
| · 用药史 | 药物相关性中性粒细胞减少症 |
| · 全血细胞分类计数及网织红细胞计数 | 中性粒细胞减少、再生障碍性贫血、自身免疫性全血细胞减少 |
| **如果 ANC<1000/μL** | |
| **急性起病中性粒细胞减少的评估** | |
| · 3~4 周反复血细胞计数 | 一过性骨髓抑制（如病毒感染） |
| · 血清学检查及感染病原体培养 | 活动性或慢性病毒感染（如 EBV、巨细胞病毒）、细菌、支原体、立克次体 |
| · 停用中性粒细胞减少相关药物 | 药物相关性中性粒细胞减少 |
| · 抗中性粒细胞抗体检测 | 自身免疫性中性粒细胞减少 |
| · 免疫球蛋白定量（IgG、IgA 和 IgM），淋巴细胞分类 | 免疫功能异常相关的中性粒细胞减少 |
| **如果 3 次检测均 ANC<500/μL** | |
| · 骨髓穿刺行活检和细胞遗传学检查 | 严重先天性中性粒细胞减少症，Shwachman-Diamond 综合征，无效生成性慢性粒细胞缺乏症，慢性良性或特发性中性粒细胞减少症 |
| · 连续全血细胞计数（每周 3 次，连续 6 周） | 周期性中性粒细胞减少症 |
| · 胰腺外分泌功能 | Shwachman-Diamond 综合征 |
| · 骨骼 X 线片 | Shwachman-Diamond 综合征，软骨毛发发育不全，范可尼贫血 |
| **如果淋巴细胞绝对计数（ALC）<1000/μL** | |
| · 3~4 周内多次血细胞计数 | 一过性白细胞减少症，如病毒感染 |
| **3 次均 ALC<1000/μL** | |
| · HIV-1 抗体检测 | HIV-1 感染，艾滋病 |
| · 免疫球蛋白定量（IgG、IgA 和 IgM），淋巴细胞分类 | 先天性或获得性免疫缺陷 |
| **如果全血细胞减少** | |
| · 骨髓穿刺活检 | 骨髓恶性肿瘤、纤维变性、肉芽瘤、储存池细胞占位性病变 |
| · 骨髓细胞遗传学检查 | 骨髓增生异常，白血病 |
| · 维生素 $B_{12}$ 及叶酸水平 | 维生素缺乏症 |

ANC：性粒细胞绝对计数；CBC：全血细胞计数；CMV：巨细胞病毒；EBV：Epstein-Barr 病毒

即 WBC 计数乘以中性粒细胞和杆状核细胞在白细胞中所占百分比（%），低于正常平均值的 2 个标准差。中性粒细胞计数正常值具有年龄和种族差异。例如，12 月龄以上的白人，中性粒细胞计数正常值的下限是 1, 500/μL，而黑人是 1200/μL。黑人相对较低的正常值下限可能反映了中性粒细胞在骨髓的储存相对较少。中性粒细胞减少可分为轻度，ANC 为 1000~1500/μL；中度，ANC 为 500~1000/μL；重度，ANC < 500/μL。这种分度有助于预测化脓性感染的风险；只有重度中性粒细胞减少者患危及生命的感染的易感性才显著增加。

## 病　因

急性中性粒细胞减少病程为数天，通常发生在中性粒细胞快速消耗和生成受损的情况下。慢性中性粒细胞减少可持续数月或数年，可发生于中性粒细胞生成减少、破坏增加或被脾脏过度隔离。中性粒细胞减少的分类可依据是否继发于骨髓髓系细胞以外的因素（表 125-2），该类常见；或继发于髓系祖细胞障碍的中性粒细胞减少（表 125-3），该类型相对少见；或者，更为少见的是，影响髓系祖细胞增殖和成熟的固有缺陷引发的中性粒细胞减少（表 125-4）。

表 125-2 中性粒细胞减少骨髓髓系细胞以外的病因

| 病因 | 致病因素 / 病原 | 相关表现 |
|---|---|---|
| 感染 | 病毒、细菌、原生生物、立克次体、真菌 | 从血循环重新分布到边缘池，生成受损、破坏加速 |
| 药物相关 | 吩噻嗪类、磺胺类、抗惊厥类、青霉素、氨基比林 | 过敏性反应（发热、淋巴结肿大、皮疹、肝炎、肾炎、肺炎、再生障碍性贫血）、抗中性粒细胞抗体 |
| 免疫性中性粒细胞减少症 | 同种异体免疫、自身免疫反应 | 多种骨髓晚幼粒细胞向分叶核粒细胞分化停滞 |
| 网状内皮隔离 | 脾脏功能亢进 | 贫血、血小板减少症、中性粒细胞减少症 |
| 骨髓占位 | 恶性疾病（淋巴瘤、实体瘤骨髓转移等） | 外周血存在未成熟的髓系和红系前体细胞 |
| 针对骨髓的抗癌化疗或放疗 | 髓系细胞生成受抑 | 骨髓发育不全、贫血、血小板增多症 |

表 125-3 骨髓细胞获得性障碍

| 病因 | 致病因素 / 病原 | 相关表现 |
|---|---|---|
| 再生障碍性贫血 | 干细胞破坏和耗损 | 全血细胞减少 |
| 维生素 $B_{12}$ 或叶酸缺乏 | 营养不良，先天性维生素 $B_{12}$ 缺乏，包括吸收障碍、转移障碍和储备障碍，维生素免除 | 巨红细胞性贫血、中性粒细胞分叶核增多 |
| 急性白血病，慢性髓系白血病 | 恶性肿瘤细胞骨髓占位 | 全血细胞减少、白细胞增多症 |
| 骨髓增生异常 | 干细胞成熟障碍 | 骨髓发育不良伴巨幼红细胞前体细胞，血小板减少症 |
| 出生体重小于 2kg 的早产儿 | 髓系增生调节受损，后分裂池体积减小 | 母亲子痫前期 |
| 慢性异质性中性粒细胞减少症 | 髓系增生和（或）成熟障碍 | 无 |
| 阵发性睡眠性血红蛋白尿 | *PIG-A* 基因缺陷导致的获得性干细胞缺陷 | 全血细胞减少症，血栓形成 |

## 感染性原因

一过性中性粒细胞减少经常伴随或继发于病毒感染（表 125-5）。常见的儿童病毒感染性疾病相关的中性粒细胞减少发生在疾病开始的 1~2d，可能持续 3~8d。它通常对应于一段时间的急性病毒血症，且与病毒诱导的中性粒细胞从循环池到边缘池的重新分布有关。中性粒细胞隔离可能在病毒诱导组织损伤后发生。中度到重度中性粒细胞减少也可能伴随着各种各样的其他感染性原因。细菌性败血症是一个特别严重的导致中性粒细胞减少的病因，新生儿由于缺乏骨髓储备中性粒细胞特别容易发生中性粒细胞减少。

慢性中性粒细胞常伴随着 EB 病毒、巨细胞病毒或人类免疫缺陷病毒（HIV）感染。与艾滋病相关的中性粒细胞减少可能同时存在中性粒细胞生成受损和抗中性粒细胞抗体介导的中性粒细胞破坏加速，有时还有抗反转录病毒或其他药物的影响。

## 药物引起的中性粒细胞减少

药物引起的中性粒细胞减少是其最常见的原因之一（表 125-6）。药物引起的中性粒细胞减少发生率随年龄增加而急剧增加，只有 10% 的病例发生在儿童和年轻人，而大多数成年患者年龄超过 65 岁。药物引起的中性粒细胞减少有若干潜在机制（免疫介导，药物毒性，异质性，过敏反应），不同于癌症药物或放疗后重度中性粒细胞减少。

免疫机制参与的药物性中性粒细胞减少通常发病突然，伴有发热，持续至停药后 1 周左右。免疫过程可能来自药物影响，如丙硫氧嘧啶或青霉素作为半抗原刺激抗体形成，奎宁等药物诱导免疫复合物的形成。其他药物，包括抗精神病药物吩噻嗪类等，中毒剂量可导致中性粒细胞减少，但一些人，比如那些本身存在中性粒细胞减少的个体，可能常规治疗浓度的上限水平便可引发致病。美罗华治疗可发生迟发性的中性粒细胞减少。异质性反应，例如氯霉素，使用剂量和持续时间不可预测。过敏反应罕见，可能涉及抗惊厥药物的芳烃氧化代谢产物。过敏反应相关的中性粒细胞减少往往伴有发热、皮疹、淋巴结肿大、肝炎、肾炎、肺炎，再生障碍性贫血。苯妥英或苯巴比妥引发的急性过敏反应一旦停止服用诱发药物仅持续数天。慢性过敏可能会持续数月到数年。药物引起的中性粒细胞减少偶尔可能无症状，尽管中性粒细胞数目

表 125-4　髓系前体细胞内在障碍

| 综合征 | 遗传方式（基因） | 临床表现（包括静态中性粒细胞减少症除非另有说明） |
|---|---|---|
| **原发性骨髓细胞生成障碍** | | |
| 周期性中性粒细胞减少症 | AD（*ELA2*） | ANC 周期性波动（周期为 21d） |
| 严重先天性中性粒细胞减少症 | AD（*ELA2*，等） | MDS 和 AML 风险 |
| | X 连锁遗传（*WAS*） | 威斯科特－奥尔德里奇综合征中性粒细胞减少程度各异 |
| Kostmann 综合征 | AR（*HAX1*） | 神经异常，有 MDS 和 AML 的风险 |
| **核糖体功能异常** | | |
| Shwachman-Diamond 综合征 | AR（*LYST*） | 胰腺功能不全，中性粒细胞减少程度各异，其他全血细胞减少症，骨骼形态发育异常 |
| 先天性角化不全 | 端粒酶缺陷：XL（*DKC1*），AD（*TERC*），AR（*TERT*） | 甲营养不良，黏膜白斑病，皮肤网状着色过度；30%~60% 发展成骨髓衰竭 |
| **粒细胞分化障碍** | | |
| Chédiak-Higashi 综合征 | AR（*LYST*） | 部分白化病，大颗粒髓细胞，血小板储备池缺陷，NK 细胞功能受损，噬血细胞淋巴组织细胞增生症 |
| Griscelli 综合征Ⅱ型 | AR（*RAB27a*） | 部分白化病，NK 细胞功能受损，噬血细胞性淋巴组织细胞增生症 |
| 科恩（Cohen）综合征 | AR（*COH1*） | 局部白化病 |
| 赫曼斯基－普德拉克综合征Ⅱ型 | AR（*AP3P1*） | 周期性中性粒细胞减少症，部分白化病 |
| p14 缺陷 | 可能 AR（*MAPBPIP*） | 局部白化病，B 和 T 淋巴细胞减少 |
| **代谢障碍** | | |
| 糖原贮积症，1b 型 | AR（*G6PT1*） | 肝大，生长迟滞，中性粒细胞迁移障碍 |
| 葡萄糖 6 磷酸酶（G6P）催化亚单位 3 缺陷 | AR（*G6PC3*） | 心脏结构缺损，泌尿生殖系统畸形，静脉血管扩张 |
| Barth 综合征 | XL（*TAZ1*） | 间歇性中性粒细胞减少，心肌扩张，3- 甲基戊烯二酸尿 |
| 皮尔逊综合征 | 线粒体损伤（DNA 缺失） | 间歇性中性粒细胞减少，全血细胞减少，胰腺外分泌受损，肝损害，肾损害 |
| **免疫功能障碍伴发的中性粒细胞减少** | | |
| 普通变异型免疫缺陷病 | 家族性，散发性（*TNFRSF13B*） | 低丙种球蛋白血症，其他免疫系统缺陷 |
| IgA 缺陷 | 不明原因或 TNFRSF13B | IgA 下降 |
| 重症联合免疫缺陷 | AR，XL（多基因位点） | 体液免疫和细胞免疫均功能缺失 |
| 高 IgM 综合征 | XL（*HIGM1*） | IgG 缺失，IgM 升高，自身免疫性血细胞减少 |
| WHIM 综合征 | AD（*CXCR4*） | 疣、低丙种球蛋白血症、感染、无效生成性慢性粒细胞缺乏 |
| 软骨毛发发育不全 | AR（*RMKP*） | 淋巴细胞减少，短肢型侏儒，软骨形态发育异常，头发细而稀疏 |
| Schimke 免疫－骨发育不良 | 可能 AR（*SMARCAL1*） | 淋巴细胞减少，全血细胞减少，脊椎骨骺发育不良，生长迟滞，肾衰竭 |

AD：常染色体显性遗传；AML：急性髓系白血病；ANC：中性粒细胞绝对计数；AR：常染色体隐性遗传；MDS：骨髓增生异常；XL：X 连锁遗传

减少程度严重，仅当药物治疗期间常规监测白细胞计数才被发现。

抗癌药物或放疗往往不可避免地导致中性粒细胞减少，尤其是针对骨盆和椎骨的放射治疗，继发于作用于髓前祖细胞快速复制的药物的毒性效应。白细胞计数下降一般发生在抗癌药物治疗的 7~10d 后，可能持续 1~2 周。恶性肿瘤或癌症化疗引发的中性粒细胞减少通常伴有细胞免疫受损，从而导致患者的感染风险比孤立的中性粒细胞减少患者更大（见第 171 章）。

## 骨髓替换

各种获得性骨髓疾病导致中性粒细胞减少，通常伴有贫血和血小板减少。血液系统恶性疾病（如白血

表 125-5 感染相关的中性粒细胞减少

| |
|---|
| **病毒** |
| 呼吸道合胞病毒 |
| 登革热 |
| 科罗拉多壁虱热 |
| 流行性腮腺炎 |
| 病毒性肝炎 |
| 传染性单核细胞增多症（EB 病毒） |
| 流行性感冒 |
| 麻疹 |
| 风疹 |
| 水痘 |
| 巨细胞病毒 |
| 人类免疫缺陷病毒 |
| 糠蚊热 |
| **细菌** |
| 百日咳 |
| 伤寒 |
| 副伤寒 |
| 结核病（播散性） |
| 普鲁士杆菌 |
| 野兔热 |
| 革兰阴性菌脓毒症 |
| 鹦鹉热 |
| **真菌** |
| 组织胞浆菌病（播散性） |
| **原生生物** |
| 疟疾 |
| 利什曼病（黑热病） |
| **立克次体属** |
| 落基山斑疹热 |
| 斑疹伤寒热 |
| 立克次体痘 |

摘自 Boxer LA，Blackwood RA. Leukocyte disorders: quantitative and qualitative disorders of the neutrophil,part 1.Pediatr Rev，1996，17:19–28

病和淋巴瘤）和转移性实体肿瘤（如神经母细胞瘤，横纹肌肉瘤和 Ewing 肉瘤）侵入骨髓抑制骨髓细胞生成。中性粒细胞减少也见于骨髓增生异常综合征或白血病前综合征，特点是外周血细胞减少和巨大血细胞，与骨髓前体细胞生成受损相关。损伤引起的再生障碍性贫血（一般免疫介导）和干细胞耗损可发生在全血细胞减少症，包括中性粒细胞减少。

## 网状内皮组织的隔离

脾脏疾病（如贮积病）、门脉高压、全身性疾病导致的脾增生（如炎症、肿瘤）造成的脾大可导致中性粒细胞减少。通常为轻度至中度，伴随着相应程度的血小板减少和贫血，并可随诱发疾病被治疗而被纠正。中性粒细胞存活时间缩短程度与脾脏体积一致，中性粒细胞减少的程度与骨髓补偿机制成反比。在某些情况下，脾切除术对恢复正常的中性白细胞数量是必要的，但是原先隔离在脾脏的细菌微生物感染的风险增加。

## 免疫性中性粒细胞减少

免疫性中性粒细胞减少通常与循环中抗中性粒细胞抗体的存在有关。抗体可能通过补体介导的溶解作用或脾脏吞噬被调理的中性粒细胞导致中性粒细胞受损，或加速成熟中性粒细胞或髓系前体细胞凋亡。

## 新生儿同种免疫导致的中性粒细胞减少

这种形式的新生儿中性粒细胞减少发生于母体直接抗胎儿中性粒细胞抗原的同种异体抗体经胎盘输入给胎儿，类似于 Rh 溶血性疾病。产前致敏引起母体产生抗胎儿中性白细胞抗原的免疫球蛋白 IgG 类抗体。这些抗体通常是完全激活的，经常指向中性粒细胞特异性抗原。有症状的婴儿在生后 2 周可能会出现脐带延迟脱落、轻度皮肤感染、发热和肺炎。这种中性粒细胞减少通常为重度，伴有发热和常见的致新生儿疾病的微生物感染。到 7 周龄，通常中性粒细胞计数恢复正常，提示婴儿血液循环中母体抗体衰退。治疗包括支持性护理和适当的抗生素治疗临床感染。

## 新生儿被动自身免疫性中性粒细胞减少

患自身免疫性疾病的母亲生育的婴儿可能发生一过性中性粒细胞减少。中性粒细胞减少的持续时间取决于婴儿清除母体经胎盘传输到其血循环中 IgG 抗体所需的时间。大多数情况下，持续数周到数月。新生儿几乎总是无症状。

## 自身免疫性中性粒细胞减少

自身免疫性中性粒细胞减少类似于自身免疫性溶血性贫血和血小板减少。导致中性粒细胞减少的抗体可见于无其他自身免疫疾病征象的患者，也可见于同时有抗红细胞和（或）血小板抗体的患者，或者合并结缔组织疾病的患者。自身免疫性中性粒细胞减少区别于其他形式的中性粒细胞减少的唯一表现是可检测到抗中性粒细胞抗体和骨髓检查见骨髓增生。抗中性粒细胞抗体分析很容易出现假阴性和假阳性结果。自身免疫性中性粒细胞减少可能发生在先天性或获得性免疫缺陷的儿童，包括普通变异型免疫缺陷，丙种球蛋白异常血症，或系统性红斑狼疮或自身免疫性淋巴组织增生综合征。

**表 125-6　药物相关性中性粒细胞减少症特征**

| 特征 | 免疫型 | 毒性型 | 过敏型 |
|---|---|---|---|
| 药物举例 | 氨基比林、丙硫氧嘧啶、青霉素 | 吩噻嗪类 | 苯妥英、苯巴比妥 |
| 起病时间 | 数天到数周 | 数周到数月 | 数周到数月 |
| 临床表现 | 急性，常常爆发起病 | 常常无症状或隐匿起病 | 可能合并发热、皮疹、肾炎、肺炎或再生障碍性贫血 |
| 激发试验 | 小剂量试验剂量可诱发 | 潜伏期；需要高剂量 | 潜伏期；需要高剂量 |
| 实验室检查 | 抗体阳性 | 直接的细胞毒性的证据 | 代谢介导的细胞损伤证据 |

摘自 Boxer LA. Approach to the patient with leucopenia//Humes H. Kelley’s textbook of internal medicine.4th ed. Philadelphia: Lippincott Williams & Wilkins,2000,1579

重组人粒细胞集落刺激因子 [rhG-CSF，非格司亭（优保津）] 治疗通常可有效地提高 ANC 和预防感染。通常，低剂量 [< 1~2 μg/（kg·d）] 是有效的，而使用“标准”剂量可导致骨髓扩张引起严重的骨骼疼痛。

### 婴幼儿自身免疫性中性粒细胞减少（ANI）

这种良性状况更频繁地被诊断出来得益于抗中性粒细胞抗体的检测技术越来越实用。ANI 的确切发病率仍然未知，但因为它是良性的，这种疾病可能会比目前诊断的更普遍。一项研究表明，在 1~10 岁儿童中，ANI 年发病率约为 1/10 万。所有 ANI 患者表现为重度中性粒细胞减少，通常 ANC<500/μL，但白细胞总数通常在正常范围内。单核细胞增多症或嗜酸性粒细胞增多症可能发生，但不影响感染的低发生率。诊断年龄通常是 5-15 个月，男女比例为 4 ∶ 6。所有 ANI 儿童均没有其他自身免疫性疾病的证据。ANI 患儿表现为轻度感染，如中耳炎、齿龈炎、呼吸道感染、胃肠炎和蜂窝组织炎。通常只有血常规提示中性粒细胞减少时才考虑诊断。ANI 患儿偶尔会出现更严重的感染，包括肺炎、败血症或脓肿。纵向研究发现婴儿 ANI 平均持续时间约为 7~24 个月。确诊依据是血浆中检测到抗中性粒细胞抗体。

治疗通常没有必要，但 rhG-CSF 可能使严重感染或需要手术干预的 ANI 患儿得到有效的暂时缓解。

## 无效的骨髓形成

### 骨髓以外的疾病

无效的骨髓形成可能来源于先天性或获得性维生素 $B_{12}$ 或叶酸缺乏症。巨红细胞性全血细胞减少症也可来源于抗生素的长期使用，如抑制叶酸代谢的甲氧苄啶 - 磺胺甲恶唑，也可来源于可能影响叶酸小肠内吸收的苯妥英。中性粒细胞减少也发生于婴儿饥饿和消瘦，神经性食欲缺乏，偶尔见于长期肠外营养而未补充维生素的患者。

### 髓系前体细胞的内在障碍

孤立的骨髓前体细胞增殖和成熟障碍罕见。表 125-4 显示的是基于遗传学和分子机制的一种分类；其中的一些疾病将在下一节中讨论。

### 原发性粒细胞生成障碍

周期性粒细胞减少症是一种常染色体显性遗传疾病，特点是外周血中性粒细胞的数量定期、周期性波动，从正常到中性粒细胞减少，平均波动周期为 21 ± 3d。在中性粒细胞减少阶段，大多数患者有发热、口腔炎或咽炎，偶有淋巴结肿大。ANC 最低时可发生严重感染，包括肺炎、牙周炎和反复口腔、阴道和直肠黏膜溃疡，导致危及生命的艰难梭菌败血症。周期性粒细胞减少症来自于早期造血前体细胞调节异常，与中性粒细胞弹性蛋白酶 ELA2 缺陷有关，导致异常蛋白质折叠加速细胞凋亡。随着年龄的增长许多患者症状减轻。年长患者的周期往往变得不那么明显，而血液学表现通常开始类似于慢性中性粒细胞减少。rhG-CSF 治疗可提升中性粒细胞计数，改善预后。

严重先天性中性粒细胞减少症的特点是骨髓髓系成熟障碍，停滞在早幼粒细胞阶段，导致持续性 ANCs < 200 /μL。遗传方式为散发或常染色体显性遗传或常染色体隐性遗传。常染色体显性遗传最常见的病因是 *ELA2* 突变，而常染色体隐性遗传（Kostmann 病）的病因为 *HAX1* 突变，*HAX1* 保护细胞对抗细胞凋亡。患者通常表现为单核细胞增多症和嗜酸性粒细胞增多症，有反复的严重的化脓性感染，尤其是皮肤、口腔和直肠。常常出现慢性炎症性贫血。大约有 20% 的患者出现急性粒细胞白血病或骨髓发育不良，与 7 号染色体有关，有时是 G-CSF 受体表达基因突变所致。于 rhG-CSF 治疗出现之前，大多数患者在青春期前死于致命感染。

### 核糖体功能障碍

Shwachman-Diamond 综合征是一种常染色体隐性

疾病，特点是胰腺功能不全并中性粒细胞减少。病因是SBDS基因促凋亡突变，SBDS基因编码的蛋白质可能参与核糖体生物合成或RNA加工。最初症状通常是腹泻和吸收不良致发育不良，这几乎在所有的4月龄患儿发生。有些患者有呼吸系统疾病如肺炎和频繁的中耳炎，以及湿疹。几乎所有Shwachman-Diamond综合征患者患有中性粒细胞减少，中性粒细胞绝对计数（ANC）周期性小于1000/μL，与骨髓形成发育不良有关。有些患儿被报道有趋化缺陷，可能导致化脓性感染的易感性增加。Shwachman-Diamond综合征可发生骨髓发育不良，从而并发中度血小板减少症和贫血。7号染色体相关的脊髓发育不良和急性髓系白血病也曾有过报道。rhG-CSF治疗中性粒细胞减少有效。

## 颗粒分化障碍性疾病

这是一组非常罕见的常染色体隐性遗传疾病，合并中性粒细胞减少，表现为眼周皮肤部分白化、免疫缺陷和其他特性，均来自于溶酶体相关细胞器形成或转运障碍（表125-4）。治疗通常包括造血干细胞移植。

Chédiak-Higashi综合征，最典型的表现是中性粒细胞、单核细胞和淋巴细胞胞质中出现巨大的颗粒，病因是LYST基因突变导致胞浆囊泡功能障碍，使得所有颗粒细胞中胞浆颗粒融合障碍。患者更易感染、轻度出血素质，进行性周围神经病变，易患危及生命的噬血细胞综合征。唯一的根治性治疗仍然是同种异体干细胞移植治疗。

Griscelli综合征Ⅱ型也可表现有中性粒细胞减少、白化病和高噬血细胞综合征风险，但外周血粒细胞没有巨大的颗粒。遗传方式是常染色体隐性遗传。病因是编码颗粒分泌调节的小GTP酶的RAB27a突变。

## 代谢紊乱

反复感染伴中性粒细胞减少是糖原贮积症（GSD）Ⅰb型的一个独特特征。经典的Von Gierke糖原贮积症（GSDIa）和GSDIb均引起肝脏广泛性扩大和严重的生长迟缓（见第81.1）。与GSDIa相比，GSD Ib葡萄糖-6-磷酸酶（G6P酶）酶活性是正常的，但由于G6P转运体1（G6PT1）突变，葡萄糖运输收到抑制，中性粒细胞活性缺陷和细胞凋亡增加，从而中性粒细胞减少和复发性细菌感染。rhG-CSF治疗可以纠正中性粒细胞减少。

代谢相关的葡萄糖-6-磷酸酶催化亚单位3的编码基因G6PC3突变，表型迥异，表现为中性粒细胞减少症，伴心脏缺陷、泌尿生殖异常和静脉血管扩张，没有葡萄糖运输中断所致症状。

## ■ 免疫功能紊乱伴发的中性粒细胞减少症

以严重的中性粒细胞减少为临床表现的先天性免疫紊乱包括普通变异型免疫缺陷、重症联合免疫缺陷、高IgM综合征、WHIM综合征，以及许多罕见的免疫缺陷综合征（表125-4）。

## 未分类的疾病

获得性特发性慢性中性粒细胞减少症的特点是2岁后起病。患者ANC维持<500/μL,反复化脓性感染，累及皮肤、黏膜、肺和淋巴结。骨髓检查显示各种髓细胞，骨髓发育停滞一般发生在中幼粒细胞和杆状核细胞之间（表125-3）。诊断上，慢性良性或自身免疫性中性粒细胞减少症经常有重叠。

儿童期慢性良性中性粒细胞减少症是一组表现为轻度到中度中性粒细胞减少，化脓性感染的风险不会增加的疾病。自发缓解经常报道，尽管婴儿慢性良性中性粒细胞减少可能是自身免疫性中性粒细胞减少的误诊（后者一般在童年期缓解）。慢性良性中性粒细胞减少症可能是孟德尔显性或隐性遗传。一种隐性遗传的良性中性粒细胞减少见于也门的犹太人。由于严重感染的风险相对较低，患者不应进行潜在有毒的治疗。

## 中性粒细胞减少症的临床表现

患者中性粒细胞计数<500/μL潜在感染的风险增加，主要是源于体内菌群和医院微生物。一些孤立的慢性中性粒细胞减少症患者ANC<200/μL，可能并不会经历许多严重的感染，可能是因为免疫系统的其余部分保持不变。相比之下，继发于其他疾病并发症如细胞毒性治疗、免疫抑制剂、放疗等的中性粒细胞减少症患儿，可能罹患严重的细菌感染，因为免疫系统的许多体系明显受损。

合并白细胞减少症的中性粒细胞减少，即并发单核细胞减少症或淋巴细胞减少症，比单纯的中性粒细胞减少症罹患严重感染的风险高很多。皮肤和黏膜的完整性、组织血管供应和营养状况也影响感染的风险。

重度中性粒细胞减少的最常见的临床表现包括发热>38℃、口疮性口炎和齿龈炎，蜂窝织炎、疖病、直肠旁炎症、结肠炎、鼻窦炎、中耳炎在儿童重度中性粒细胞减少症也经常出现。其他临床表现包括肝脓肿、复发性肺炎和败血症。孤立的中性粒细胞减少并不增加患者易感寄生虫或病毒感染或细菌性脑膜炎的风险。

中性粒细胞减少症患者最常感染的病原体是金黄

色葡萄球菌和革兰氏阴性细菌。感染和炎症局部常见的症状和体征是渗出、波动感和局部淋巴结肿大，通常是缺乏中性粒细胞的典型表现，因为中性粒细胞缺乏无法形成脓液。粒细胞完全缺乏的患者还会有炎症部位的发热和疼痛。

## 实验室结果

孤立的完全的中性粒细胞减少症病因有限（表 125-1，表 125-4）。中性粒细胞减少的持续时间和严重程度极大地影响实验室检查的结果。婴儿期起病、反复发热和慢性牙龈炎的慢性中性粒细胞减少的患者，应该每周 3 次，持续 6 周进行白细胞计数以评估周期性，诊断是否有周期性中性粒细胞减少症。骨髓穿刺和活检在某些患者应进行以评估细胞结构。例外的骨髓检查如细胞遗传学分析和特殊染色以检测白血病和其他恶性疾病应该在疑似髓系祖细胞内在缺陷患者和疑似恶性肿瘤患者进行。选择进一步的实验室检查应参照中性粒细胞减少的持续时间和严重程度及相关的体格检查风险（表 125-1）。

## 治　疗

恶性肿瘤相关的一过性中性粒细胞减少症的治疗使用骨髓抑制性化疗或免疫抑制性化疗，这不同于先天性或慢性中性粒细胞减少。在前者，感染有时只表现为发热，并且脓毒症是其最主要的死亡原因。早期识别和治疗感染可挽救生命（见第 171 章）。

严重的慢性中性粒细胞减少症治疗取决于临床症状。良性中性粒细胞减少症，没有反复的细菌感染或慢性牙龈炎的证据不需要特定的治疗。儿童轻度至中度中性粒细胞减少症的表浅感染可用适当的口服抗生素治疗。在侵袭性或危及生命的感染患者，一旦发现立即静脉注射广谱抗生素。

皮下注射 rhG-CSF 可有效治疗严重的慢性中性粒细胞减少症，包括严重的先天性中性粒细胞减少症，慢性特发性中性粒细胞减少症和周期性中性粒细胞减少症。剂量范围从（2~100）μg/（kg·d），可显著提升中性粒细胞数量，减少感染和炎症。免疫缺陷或药物相关性中性粒细胞减少症患者，即便是使用非常低剂量的 rhG-CSF 也可获益。rhG-CSF 治疗的长期效果未知，但包括倾向于发生中度脾大、血小板减少症和偶尔的血管炎。自身免疫性中性粒细胞减少症可能对间歇性的糖皮质激素敏感，尤其是潜在疾病（如系统性红斑狼疮）的伴发表现时。

严重先天性中性粒细胞减少症或 Shwachman-Diamond 综合征患者，若发生脊髓发育不良或急性髓系白血病只能进行同种异体干细胞移植。化疗无效。造血干细胞移植也是治疗再生障碍性贫血或噬血淋巴组织细胞综合征并发症的选择。

## 淋巴细胞减少症

淋巴细胞减少症本身通常不引起临床症状，往往在其他疾病的评估中被发现，特别是反复病毒、真菌或寄生虫感染。多参数流式细胞术可检测淋巴细胞亚群，利用抗原表达模式对淋巴细胞进行分群。

## 淋巴细胞减少症的遗传病因

遗传性免疫缺陷疾病可能有定量或定性干细胞

**表 125-7　淋巴细胞减少症的病因**

| |
|---|
| **获得性病因** |
| **感染性疾病** |
| 获得性免疫缺陷综合征 |
| 病毒性肝炎 |
| 流行性感冒 |
| 结核病 |
| 伤寒热 |
| 败血症 |
| **医源性** |
| 免疫抑制剂 |
| 皮质类固醇 |
| 高剂量 PUVA 治疗 |
| 细胞毒性化疗 |
| 放疗 |
| 胸导管淋巴液引流术 |
| **全身性及其他疾病** |
| 系统性红斑狼疮 |
| 重症肌无力 |
| 霍奇金病 |
| 蛋白丢失性肠病 |
| 肾衰竭 |
| 结节病 |
| 热损伤 |
| 再生障碍性贫血 |
| **饮食缺乏营养不良** |
| 酗酒相关饮食缺乏营养不良 |
| **先天性病因** |
| 淋巴干细胞发育不良 |
| 重症联合免疫缺陷 |
| 共济失调毛细血管扩张症 |
| Wiskott-Aldrich 综合征 |
| 伴胸腺瘤的免疫缺陷 |
| 软骨毛发发育不全 |
| 特发性 CD4 T 淋巴细胞减少症 |

ADA：腺苷脱氨酶；IL-2：白细胞介素 2；PNP：嘌呤核苷磷酸化酶；PUVA：补骨酯素和紫外线 A 照射

摘自 Boxer LA. Approach to the patient with leucopenia//Humes HD. Kelley's textbook of internal medicine.4th ed. Philadelphia:Lippincott Williams & Wilkins,2000,1580

异常导致淋巴细胞生成无能（表125-7）。其他疾病如Wiskott-Aldrich综合征可能由于T细胞破坏加速造成淋巴细胞减少症。类似的机制存在于腺苷脱氨酶缺乏症和嘌呤核苷磷酸化酶缺乏症。在某些遗传性骨髓衰竭疾病淋巴细胞计数可能减少，如网状发育不全、GFI1突变导致的严重先天性中性粒细胞减少症，或先天性角化不良。

### 获得性淋巴细胞减少症

艾滋病是最常见的淋巴细胞减少症相关的传染病，病因是HIV-1和HIV-2病毒感染破坏CD4 T淋巴细胞。其他病毒性和细菌性疾病可能导致淋巴细胞减少症。在某些情况下，其他病毒感染的急性病毒血症，淋巴细胞可能因细胞内病毒复制破坏加快，被脾脏和淋巴结捕获，或迁移到呼吸道。

系统性自身免疫性疾病，如系统性红斑狼疮与淋巴细胞减少症有关。其他情况如蛋白丢失性肠病，异常的或外科胸导管引流与淋巴细胞耗竭相关。医源性淋巴细胞减少症可能是由于细胞毒性化疗、放疗、抗淋巴细胞免疫球蛋白。长期治疗牛皮癣的补骨脂素和紫外线照射也可能摧毁T淋巴细胞。糖皮质激素可通过增加细胞的破坏引起淋巴细胞减少。

### 参考书目

参考书目请参见光盘。

（白晓明　译，赵晓东　审）

## 第126章 白细胞增多症

Laurence A. Boxer, Peter E. Newburger

白细胞增多症是指外周血总的白细胞(WBC)增多，绝对计数超过其年龄段外周血白细胞平均数的2个标准差（见第708章）。原因多样，依据升高的白细胞亚群或病程（急性、慢性或终生性）分类。判断升高的白细胞亚群对于评估病情至关重要，病程及升高程度也非常重要。每次外周血细胞计数都必须进行绝对计数（/μL）并参考患者年龄段的正常范围。

### 参考书目

补充内容请参见光盘。

（白晓明　译，赵晓东　审）

# 第4篇　补体系统

## 第127章 补体系统

Richard B. Johnston, Jr.

补体最初被定义为针对细菌溶解特异性抗体所需的非特异性，不耐热的补充性物质。最初的4种组分根据其被发现的顺序编号，被归为经典途径。但这4种组分固定到免疫复合物的顺序不同，为C1423。除外这个容易混淆的开始，补体是一个合乎逻辑的，非常平衡，并极具影响力的系统，在宿主防御和炎症的临床表现中具有基础作用。

### 参考书目

补充内容请参见光盘。

（高丛　译，赵晓东　审）

## 第128章 补体缺陷病

### 128.1　补体系统的评估

Richard B. Johnston, Jr.

总补体溶血活性（CH50）检测能有效地对大多数补体系统疾病进行筛查。该实验的正常结果依赖于经典途径的全部11个组分与膜攻击复合物之间互相作用并溶解抗体包被的绵羊红细胞的能力。以50%的细胞溶血时的最小稀释血清用量作为判定终点。从C1至C8的先天性缺陷，导致CH50值为0或接近0；在C9不足时，其值约为正常值的一半。在获得性缺陷中，其值随相关病症的类型和严重程度而不同。此法未检测到甘露糖结合凝集素（MBL）的缺乏，旁路途径中 B 因子和 D 因子以及备解素的缺乏。I 或 H 因子缺乏仍会出现 C3 消耗，从而导致 CH50 值部分降低。当凝结的血液或血清处于室温或温暖环境中，CH50 活性开始下降，从而导致假阳性。所以抽血后 1h 内分离血清并于－70℃冻存非常重要。

在遗传性血管性水肿中，形成攻击过程中 C4 和 C2 的抑制会显著降低 CH50。通常情况下，C4 较低，C3 正常或略有下降。15％的病例中，C1 抑制蛋白的浓度正常；但 C1 起酯酶作用，可通过患者出现血清水解合成酯能力的增加来确立诊断。

血清中 C4 和 C3 浓度同时降低表明经典途径由免疫复合物活化。降低的 C3 和正常的 C4 水平提示旁路途径激活。这种差异可用来区别继发于免疫复合物沉积所导致的肾炎和 NEF（肾炎因子）所导致的肾炎。在后一种情况以及 I 或 H 因子缺乏时，B 因子被消耗，血清 C3 浓度降低。旁路途径的活性可以通过一种相对简单且可重复的溶血实验进行测定，该实验依赖于兔红细胞同时作为活化（容许）表面和旁路途径靶标的能力。此测定法（AP50）检测备解素，D 因子和 B 因子的缺乏。免疫化学方法可用于定量检测 3 个途径所有的组分，在筛查性溶血试验结果指导下进行。它可以分析编码多种组分的基因。

患有反复血管性水肿，自身免疫性疾病，慢性肾炎，溶血性尿毒症综合征（HUS），或局部脂肪代谢障碍，或反复化脓性感染，弥漫性脑膜炎球菌或淋球菌感染，或任何年龄的第二次菌血症发作的患者，均应考虑补体功能缺陷。之前已被诊断由于罕见血清型（非 A，B 或 C）导致的流行性脑脊髓膜炎的青少年或年轻成人患者均应通过 CH50 和 AP50 试验来筛查是否具有后期组分或旁路途径的不足。

## 参考书目

参考书目请参见光盘。

## 128.2　遗传性补体成分缺陷

*Richard B. Johnston, Jr.*

经典膜攻击通路的所有 11 个组分以及旁路途径的 D 因子和备解素的先天性缺陷已被描述（表 128-1）。所有经典和旁路途径的组分除备解素外的缺乏均为常染色体隐性共显性遗传。每个亲代传递可编码合成血清组分一半水平的基因。每个亲代遗传一个致病基因将导致缺陷；在半合子亲代中 CH50 通常较正常水平低。备解素缺乏为 X 连锁。

大多数原发性补体 C1q 缺陷患者有系统性红斑狼疮（SLE），没有典型的 SLE 血清学表现的 SLE 样综合征，活检显示潜在血管炎的慢性皮疹，或膜增生性肾小球肾炎（MPGN）。某些补体 C1q 缺乏的儿童有严重感染，包括败血症和脑膜炎。C1R，C1s，C1r/C1s 结合物，C4，C2 或 C3 缺乏的患儿自身免疫综合征的发病率高（表 128-1），尤其是 SLE 或 SLE 样综合征，但抗核抗体水平不升高。

补体 C4 由 2 个基因编码，即 C4A 和 C4B。 C4 缺乏表示两种基因产物同时缺乏。只有 C4A 的完全缺陷，目前仅在约 1％的人群中出现，也更易出现 SLE，虽然 C4 水平只有部分降低。仅有 C4B 缺乏的患者可能易患感染。补体 C5，C6，C7 或 C8 缺乏的少数患者有 SLE，但反复脑膜炎双球菌感染可能是主要的问题。

补体组分缺乏同时出现的原因，特别是 C1，C4，C2 或 C3 缺乏，以及自身免疫性免疫复合物疾病的病因不完全清楚，但 C3 在自身免疫性复合物上的沉积，再通过结合红细胞的补体受体 1（CR1），运输到脾脏和肝脏，有利于将 C3 从循环中除去。早期组分，尤其是补体 C1q 和 C3，促进坏死和凋亡细胞的清除，这是自身抗原的来源。这些过程的任一个或两者结合的低效率可能解释自身免疫疾病和补体缺陷同时出现。

补体 C2 缺乏患者易患危及生命的败血症疾病，最常见的原因为肺炎。大多数没有感染易感性增加的患者，可能是由于旁路途径的保护作用。编码 C2，B 因子和 C4 的基因均位于 6 号染色体上且彼此靠近，而 B 因子水平的部分缺乏可与 C2 缺乏同时发生。这两种蛋白同时缺乏的患者可能危险极大。

因为补体 C3 可以由 C142 或由旁路途径激活，至少在一定程度上，这两种途径中任一途径功能的缺陷可以得到补偿。然而没有 C3，对于细菌的调理作用是低效的，并且无法形成由 C5（C5a）产生的趋化片段。一些生物体必须被很好地调理，以被清除，遗传性 C3 缺陷与肺炎球菌和脑膜炎球菌导致的反复、严重化脓性感染有关。

有报道认为，半数以上患有先天性 C5，C6，C7，或 C8 缺乏的个体有流行性脑脊髓膜炎或宫外淋球菌感染。C9 缺乏患者 CH50 滴度约为正常的 1/3；其中一些患者有奈瑟氏菌病。研究≥ 10 岁全身性脑膜炎球菌病患者，3-15％有 C5，C6，C7，C8，C9，或备解素的遗传缺陷。由不常见的脑膜炎奈瑟菌血清型（X，Y，Z，W135，29E，或未分组的，非 A，B 或 C）导致感染的患者中，33％~45％有潜在的补体缺陷。目前尚不清楚为什么后期补体组分缺乏患者更易出现奈瑟菌感染。这可能是血清溶菌作用是抵御这种生物的唯一重要作用。诸多有该类缺陷的患者亦可无

**表 128-1 血浆补体成分的遗传缺陷和相关临床表现**

| 缺陷补体 | 感染 * | | | 自身免疫 / 免疫复合物疾病 * | | |
|---|---|---|---|---|---|---|
| | 非常常见 | 常见 | 偶尔 | 非常常见 | 常见 | 偶尔 |
| **经典途径** | | | | | | |
| C1q | | | 肺炎球菌性 B/M，其他化脓 | SLE | GN | DV/DLE |
| C1r, C1s, C1rs | | 其他化脓 | 肺炎球菌 B/M, DGI | SLE | 其他 AD | GN |
| C4 | | 其他化脓 | | SLE | GN, 其他 AD | |
| C2 | | 其他化脓，肺炎球菌 B/M, 脑膜炎球菌 M | | | SLE，GN，DV/DLE, 其他 AD | |
| C3 | 其他化脓菌 | 肺炎球菌 B/M, 脑膜炎球菌 M | | | GN, DV/DLE | SLE, 其他 AD |
| C5 | 脑膜炎球菌 M | DGI | 其他化脓 | | | SLE, GN |
| C6 | 脑膜炎球菌 M | DGI | 其他化脓 | | | SLE, GN, 其他 AD |
| C7 | 脑膜炎球菌 M | | DGI，其他化脓 | | SLE, 其他 AD | |
| C8 | 脑膜炎球菌 M | DGI | 其他化脓 | | | SLE, GN |
| C9 | | 脑膜炎球菌 M | | | | |
| **凝集素途径** | | | | | | |
| MBL | | | 其他化脓，真菌，HIV | | | SLE |
| MASP-2 | | | 肺炎球菌肺炎 | | | SLE |
| Ficolin-3 | | | 其他化脓 | | | |
| **旁路途径** | | | | | | |
| D 因子 | DGI, 脑膜炎球菌 M, 其他化脓 | | | | | |
| **调控蛋白** | | | | | | |
| C1 INH | 遗传性血管性水肿† | | | | | SLE |
| I 因子 | 其他化脓，脑膜炎球菌 M | 肺炎球菌 B/M | | | | |
| H 因子 | | 脑膜炎球菌 B/M | 其他化脓 | | GN, aHUS | SLE |
| 备解素 | | 脑膜炎球菌 M | 肺炎球菌 B/M，其他化脓 | | DV/DLE | |
| C4- 结合蛋白 | | | | | | 其他 AD |

aHUS：非典型溶血尿毒综合征；B/M：菌血症和（或）脑膜炎；DGI：播散性淋球菌感染；DV/DLE：皮肤血管炎或典型的盘状红斑狼疮；GN：各种形式的肾小球肾炎，通常是膜性肾小球肾炎；HIV：人类免疫缺陷病毒；M：脑膜炎；MASP：MBL- 相关丝氨酸蛋白酶；MBL：甘露糖结合凝集素；AD：自身免疫性疾病（几乎所有可能的诊断已报道）；其他化脓，严重的深部或全身性感染，通常由一种化脓性细菌感染（脓肿，骨髓炎，肺炎，除外肺炎球菌外的菌血症，除外脑膜炎球菌或肺炎球菌外的脑膜炎，蜂窝织炎，心包炎，腹膜炎）所致；SLE，典型系统性红斑狼疮或是系统性红斑狼疮样综合征，但无相关血清学特征

* 一个现象如果在报道病例数的 50% 以上发生，被定为“非常常见”，发生于 5%~50% 的病例，为“常见”，如果发生 1 个或 2 个或 <5% 的病例，为“偶尔”。遗传性血管性水肿通常不伴感染或自身免疫

† 摘自 Figueroa JE, Densen P. Infectious diseases associated with complement deficiencies. Clin Microbiol Rev, 1991,4:359–395. Ross SC, Densen P. Complement deficiency states and infection: epidemiology, pathogenesis and consequences of neisserial and other infections in an immune deficiency. Medicine,1984, 63:243–273

显著病症。

有少数个体已被确定为旁路途径 D 因子缺乏，这些患者都出现反复感染，最常见的是奈瑟氏球菌感染。其血清补体溶血活性和 C3 水平正常，但旁路途径活性明显不足或缺如。完全 B 因子缺乏症还没有被描述。

编码 MBL 结构基因的突变或该基因启动子区域的多态性均会导致循环中 MBL 水平显著的个体差异。90％以上的 MBL 缺乏个体不表现出感染易感性。如果宿主防御存在另外的潜在缺陷，那些 MBL 水平非常低的个体在婴儿期易患反复呼吸道感染及严重的化脓性和真菌感染。MASP-2 缺乏症患者已被报道出现 SLE 样症状和反复肺炎球菌性肺炎。纯合 ficolin-3 缺乏与儿童早期出现反复肺炎、脑脓肿、支气管扩张有关。

## 参考书目

参考书目请参见光盘。

## 128.3　血浆、细胞膜、浆膜补体调控蛋白的缺乏

*Richard B. Johnston, Jr.*

5 种血浆补体调控的先天性缺陷已被描述（表 128-1）。I 因子缺乏最初被报道为分解代谢过度造成的 C3 缺乏。第一个被描述的患者有一系列严重的化脓性感染，与无丙种球蛋白血症或先天性 C3 缺乏相似。I 因子是这两个途径的重要调节因子。其缺陷会导致出现旁路途径 C3 转化酶 C3bBb 中 C3b 的长时间存在，继而导致旁路途径的持续活化以及更多的 C3 裂解为 C3b。静脉输注血浆或纯化的 I 因子引起患者血清 C3 浓度的迅速升高，体外 C3 依赖性功能如调理作用可恢复至正常。

H 因子缺乏的影响与 I 因子缺乏类似，因为 H 因子协助分解旁路途径 C3 转化酶。在这些患者中，C3 水平，B 因子水平，总溶血活性，旁路途径活性一直很低或检测不到。患者可持续出现由于化脓菌，尤其是脑膜炎双球菌的所引起的全身性感染。许多患者曾患肾小球肾炎或非典型溶血尿毒综合征（aHUS）（见第 512 章）。编码膜辅助因子蛋白（MCP）的基因突变，I 或 B 因子，C3，或内皮抗炎蛋白血栓调节蛋白，或针对 H 因子的自身抗体，也与 aHUS 有关。迄今为止报道的 C4- 结合蛋白缺乏症的少数患者蛋白水平约为正常的 25%，无典型的疾病表现，尽管其中一位患者有血管神经性水肿和白塞病。

备解素缺乏的个体具有易患脑膜炎双球菌脑膜炎的显著倾向。所有报道的病例均为男性患者。这些患者的感染易感性清楚地表明了抵御细菌感染需要旁路途径。这些患者的血清补体溶血活性正常，并且如果患者具有特异性抗菌抗体，对于旁路途径和备解素的需要大大降低。其中几个患者有皮肤血管炎或盘状红斑狼疮。

遗传性血管性水肿发生于不能合成正常水平的具有活性的 C1 抑制物（C1 INH）的个体。在 85％的受影响家庭，患者抑制物浓度明显降低，约为正常的 30％；其他 15％有正常或浓度升高的免疫交叉反应，但无功能的蛋白质。这两种形式的疾病均为常染色体显性遗传。 C1 INH 抑制补体蛋白酶 C1rs 和 MASP-2 以及活化的接触和纤维蛋白溶解系统。在这些过程中，C1 INH 被当作“自杀抑制剂”消耗。因此，在没有充足 C1 INH 功能时，激活任何这些蛋白酶将使平衡向蛋白酶倾斜。该活化导致不受控制的 C1 和激肽释放酶的活性，同时伴 C4 和 C2 的分解和缓激肽释放，缓激肽与血管内皮细胞相互作用引起血管扩张和局部的非凹陷性水肿。在这些患者中，诱发血管性水肿出现的生化触发器还不明确。

患部的肿胀进展迅速，不伴荨麻疹，瘙痒，肤色改变，或发红，常无剧烈疼痛。然而，肿胀的肠壁可以导致剧烈腹部绞痛，有时伴有呕吐或腹泻。往往没有伴随出现的皮下水肿，在真正确立诊断前，患者已进行了腹部手术或精神检查。喉头水肿可能是致命的。症状持续 2~3d，然后逐渐消退。它们可能发生在创伤部位，尤其是牙齿，剧烈运动后，或与月经，发热，情绪紧张有关。第一次发作可于生后 2 年内出现，但通常并不严重，直到童年期或青春期。获得性 C1 INH 缺乏可与 B 细胞癌症或 C1 INH 的自身抗体相关。已报道先天性 C1 INH 缺乏患者有 SLE 和肾小球肾炎。

3 种膜补体调控蛋白 -CR1，膜辅助因子蛋白（CD46），以及衰变加速因子（DAF）阻止完整 C3-裂解酶 C3bBb 的形成，由 C3b 的沉积触发。CD59（溶解反应膜抑制剂）可以防止膜攻击复合物全面充分发展及形成“洞”。阵发性睡眠性血红蛋白尿（PNH）是 DAF 和 CD59 不表达于红细胞表面所引起的一种溶血性贫血。X 染色体上的 PIG-A 基因造血干细胞体细胞突变导致 PNH。基因编码产物是合成正常糖基化磷脂酰肌醇分子所需的，糖基化磷脂酰肌醇分子锚定大约 20 种蛋白于细胞膜，包括 DAF 和 CD59。1 例遗传性孤立性 CD59 缺陷的患者有轻度 PNH 样疾病，尽管膜 DAF 表达正常。相比之下，遗传性孤立性 DAF 缺陷并不会导致溶血性贫血。

## 参考书目

参考书目请参见光盘。

## 128.4 继发性补体缺陷病

*Richard B. Johnston, Jr.*

C1q 部分缺陷出现在患有重症联合免疫缺陷病或低丙种球蛋白血症患者中，显然是继发于 IgG 的缺陷，IgG 通常可逆地结合 C1q，防止其迅速分解代谢。

慢性膜增生性肾小球肾炎（MPGN）可能是由于肾炎因子（NeF）导致，NeF 是针对旁路途径 C3 裂解酶，C3bBb 的 IgG 自身抗体，它可以保护酶免于失活并促进旁路途径的过度活化。其结果是促进 C3 的消耗，降低血清 C3 浓度。如果血清 C3 水平下降到 < 正常值的 10% 时，可能会出现化脓性感染，包括脑膜炎。这种疾病已经在患有部分脂肪代谢障碍的儿童和成人中被发现。脂肪细胞是 D 因子，C3 合成和 B 因子的主要来源；暴露于 NeF 诱导其溶解。一种 IgG 肾病因子结合并保护经典途径 C3 转化酶 C42，这种 IgG 肾病因子已经在急性感染后肾炎及 SLE 中进行了描述。出现于链球菌感染后肾炎及 SLE 特征性的 C3 消耗可能是由于这个因素，通过免疫复合物激活补体，或直接作用于两者。

新生儿所有血浆补体系统成分有轻度至中度的降低。足月儿血清中，通过经典或旁路途径产生的调理作用和趋化活性降低。补体活性在早产儿中甚至更低。严重的慢性肝硬化，肝衰竭，营养不良，或神经性食欲缺乏症患者可以有补体成分及功能性活动的显著不足。在这些病例中，组分的合成被抑制，从一些营养不良患者中提取的血清还含有免疫复合物，这可能会加速耗竭。

镰状细胞病患者经典途径活性正常，但一些对于肺炎球菌的调理作用，沙门氏菌的溶菌和调理作用，及溶解兔红细胞的旁路途径功能方面存在缺陷。镰状细胞病患者脱氧红细胞改变它们的膜，以增加磷脂的暴露，从而激活旁路途径和消耗其组分。在疼痛危象中，这种激活被加剧。旁路途径的缺陷已经在约 10% 的行脾切除术的个体中被描述，特别是部分 β－地中海贫血患者。最后的这两种情况下，这一缺陷的基础机制未知。肾病综合征患儿可能出现血清 B 和 D 因子水平降低，血清调理活性下降。

由微生物或其产物触发形成的免疫复合物可诱导补体消耗。激活首先通过 C1 固定和经典途径的启动。免疫复合物的形成和补体消耗已被证明出现在瘤型麻风病，细菌性心内膜炎，脑室－颈静脉分流器感染，疟疾，传染性单核细胞增多症，登革出血热，和急性乙型肝炎。免疫复合物沉积和在这些感染中补体激活可导致肾炎或关节炎。在 SLE，免疫复合物激活 C142，C3 沉积于组织损伤部位，包括肾和皮肤；C3 合成的抑制同时也被观察到。复发性荨麻疹，血管性水肿，嗜酸粒细胞增多，和继发于活化的经典途径的低补体血症症状的出现可能是由于针对 C1q 的自身抗体和循环免疫复合物产生所致。有报道称，在部分有疱疹样皮炎，腹腔疾病，原发性胆汁性肝硬化和 Reye 综合征患者中，循环免疫复合物和 C3 下降。

脓毒血症中的循环细菌产物和严重创伤后释放的组织因子可以启动经典途径和旁路途径的激活，导致呼吸窘迫综合征和多器官功能衰竭。静脉注射碘化的 X 线片造影剂可以触发旁路途径的快速和显著激活，这可以解释在接受该方法时，患者偶尔出现的反应。

烧伤在损伤后数小时内，可诱导补体系统，特别是旁路途径的大规模活化。产生 C3a 和 C5a，刺激中性粒细胞，并诱导其封存在肺部，导致休克肺。体外循环，ECMO 治疗，血浆置换，或用玻璃纸薄膜的血液透析可以与类似的综合征相关联，这些综合征由于血浆补体活化，以及 C3a 和 C5a 的释放所致。红细胞生成性原卟啉或卟啉迟发性皮肤病患者中，皮肤暴露于某些特定波长的光会激活补体，产生趋化活性。此趋化活性导致毛细血管内皮细胞溶解，肥大细胞脱颗粒，和中性粒细胞在真皮中出现。

一些肿瘤细胞可通过过表达 DAF，MCP，CD59，CR1，或 H 因子或通过分泌溶解该肿瘤结合的 C3b 的蛋白酶来避免补体介导的细胞溶解。微生物已经进化出类似的逃逸机制；例如，HIV-1 颗粒从感染细胞出芽获得的膜蛋白 DAF 和 CD59。

## 参考书目

参考书目请参见光盘。

## 128.5 补体缺陷病的治疗

*Richard B. Johnston, Jr.*

除遗传性血管性水肿外，对于遗传性补体缺陷疾病还没有特定的治疗方法，但可以采取很多措施，以保护患者免于这些疾病的严重并发症。遗传性血管性水肿的治疗开始于避免促发因素，通常是创伤。C1 INH 浓缩物或激肽释放酶抑制剂输注已在美国获得批准，用于青少年和成年人长期预防，外科手术或牙科手术准备或治疗急性发作。人工合成的雄激素氧甲氢龙成倍增加功能性 C1 INH 的水平，并已被批准谨慎用于儿童。抗组胺要，肾上腺素，和糖皮质激素没有作用。

缓激肽受体阻断剂或激肽释放酶抑制剂正在研发中。

有效的支持治疗可用于补体系统的其他主要疾病，确定补体系统的特定缺陷对治疗具有重要影响。关注相关的并发症，如自身免疫性疾病和感染，应鼓励积极诊断和及早进行治疗。与那些没有补体缺陷的个体相比，患有 SLE 和补体缺陷个体通常对于治疗的反应同样敏感。不明原因发热者应进行体液培养，及时应用抗生素治疗，而无须像正常儿童严格遵循抗生素应用指征。家长或患者应被告知由于患者的病症，易患全身性细菌感染或自身抗体病，并推荐可由学校、夏令营或急诊室医生使用的干预措施。患者和密切的家庭接触者，应接种流感嗜血杆菌，肺炎链球菌和脑膜炎奈瑟菌疫苗。高滴度的特异性抗体可在补体系统不完全的情况下有效发挥调理作用，家庭成员免疫可减少患者对这些特定的危及生命的病原体的暴露风险。患者重复免疫接种是可取的，因为补体缺陷者与正常人相比，其接种后产生的抗体反应寿命较短。

考虑到补体为疾病关键介质的诸多因素，治疗性补体抑制剂正在积极研发中。包括可溶性 CR1，C5 转化酶抑制剂，以及 C3a 和 C5a 的结合物。肝素，同时抑制经典和旁路途径，已被用来防止“后泵综合征”。

（高丛　译，赵晓东　审）

# 第 5 篇　造血干细胞移植

## 第 129 章 造血干细胞移植原则和临床适应证

*Andrea Velardi, Franco Locatelli*

目前，成千上万的儿童通过同种异体或自体（本人）造血干细胞移植成功治愈了恶性和非恶性疾病。对于患血液系统恶性肿瘤或实体肿瘤的患儿，自体移植被视为一种患儿出生后自救的方式，否则他们将接受放化疗，而这些治疗都可能致其死亡。同种异体移植常被用作治疗患有血液系统遗传病的患儿，例如地中海贫血和原发性免疫缺陷病，还有如白血病和淋巴瘤等血液系统恶性肿瘤。传统意义上，造血祖细胞来源于骨髓。但目前生长因子（G-CSF）动员的外周血造血干细胞和脐带血造血祖细胞均已被用于临床造血干细胞移植（HSCT）。

此外，在过去，只有人类白细胞抗原（HLA）相匹配的亲缘才能成为供者。而当前，相匹配的非亲缘志愿者，半相合的家庭成员，非亲缘的脐带血供者都可以作为缺乏 HLA- 匹配的亲缘供者的选择。

同种异体 HSCT 移植分两部分：移植前的预处理和移植。在移植预处理方案中，化疗，常结合放疗，用于摧毁患儿的造血系统并抑制免疫系统，特别是 T 细胞，从而预防移植物排斥反应的发生。预处理方案可显著降低恶性肿瘤患儿的肿瘤负荷。之后患者静脉输注来自供者的造血干细胞。在骨内注射脐带血细胞可率先使干细胞归巢于骨髓龛。

造血干细胞移植的免疫学机制不同于其他类型的移植，因为移植物除了干细胞之外，还包含有供体来源的成熟血细胞，其中包括 T 细胞，自然杀伤（NK）细胞和树突状细胞。这些细胞重新修复受者的淋巴造血系统并产生一个新的免疫系统，这有助于消除预处理后残留的白血病细胞生存。这种效应被称为移植物抗白血病（GVL）效应。

供者的免疫系统通过同种异体反应来发挥其 T 细胞介导 GVL 效应，此反应主要针对的是受者的白血病细胞没有共享受者组织相容性抗原这一现象。一些组织相容性抗原还可以出现在组织上，然而 T 细胞介导的同种异体反应仍可能发生。具体来讲，供者的同种异体细胞毒性 CD8＋效应 T 细胞可能攻击受者组织，特别是皮肤，胃肠道和肝脏，不同程度的导致急性移植物抗宿主病（GVHD），甚至在某些情况下可危及生命（见第 131 章）。

异基因 HSCT 的成功与否取决于供者和受者在主要和次要组织相容性抗原的差异。主要组织相容性复合体（MHC），HLA-A，HLA-B 和 HLA-C MHC Ⅰ类分子向 CD8＋T 细胞提呈抗原片段，而 HLA-DR、HLA-DQ 和 HLA-DP MHC Ⅱ类分子则向 CD4＋T 细胞提呈抗原片段。Ⅰ类和Ⅱ类分子的变异形式多种多样，甚至很小的差异也可以引起同种异体的 T 细胞反应，后者又能介导移植物排斥反应和（或）GVHD。供者和受者不同的 HLA-A，HLA-B，HLA-C 或 DRB1 等位基因都可能成为导致急性和慢性 GVHD 的独立危险因素。

次要组织相容性抗原是由 HLA 匹配的受体和供体之间的其他差异所产生。它们的产生源于非 HLA 蛋白的多态性，表现为蛋白质的表达水平的差异，或性别之间的基因组差异。例如男性 Y 染色体上有编码次要组织相容性抗原的基因，称为 H–Y 基因，女性受者可针对与其 HLA 匹配的男性供者的 H–Y 抗原产生 GVHD。因此，即使当供体和受体的 HLA 相配，也可能发生 GVHD。

对于需进行 HSCT 的患者，最佳供体是 HLA 匹配的同胞。因为多态性的 HLA 基因联系密切，通常会构成一个单一的基因位点，任何一对兄妹 HLA 匹配的可能性只有 25%。因此，再加上发达国家的家庭规模有限，约 25%~30% 的患者才有机会获得来自 HLA 相匹配的同胞的造血干细胞移植。

**表 129–1　同种异体造血干细胞移植在儿科疾病的适应证**

- 急性淋巴细胞白血病
  - 首次完全缓解但复发风险高的患者
    - t（9;22）或 t（4;11）易位
    - 进行 1 周皮质类固醇治疗后无反应及
      - T– 免疫表型 或
      - 诊断时细胞数量 >100 000 / μL
    - 诱导末期无缓解
    - 诱导治疗疾病末期高水平的微小残留病变
  - 再次完全缓解
  - 3 次或之后完全缓解
- 急性髓系白血病的首次完全缓解期或疾病晚期
- 费城染色体阳性的慢性粒细胞白血病
- 骨髓增生异常综合征
- 霍奇金或非霍奇金淋巴瘤
- 选择性实体瘤
  - 转移性神经母细胞瘤
  - 传统治疗方法效果较差的横纹肌肉瘤
  - 高风险 Ewing 肉瘤
- 重症再生障碍性贫血
- 范可尼贫血
- 先天性角化病
- Diamond–Blackfan 贫血
- 重型地中海贫血
- 镰状细胞性贫血
- 各种重症联合免疫缺陷病
- 高 lgM 综合征
- 白细胞黏附分子缺陷
- Omenn 综合征
- Wiskott–Aldrich 综合征
- Chédiak–Higashi 综合征
- Kostmann 综合征（婴儿恶性粒细胞缺乏症）、慢性肉芽肿，和其他重型中性粒细胞缺陷
- X 连锁的淋巴细胞增生疾病（Duncan 综合征）
- 噬血细胞综合征
- 各种选择性重型血小板功能障碍（如血小板无力症、慢性细胞性血小板减少症或 Bernard–Soulier 综合征）
- 黏多糖疾病（Hurler 病）或其他脂质体 / 过氧化物酶功能障碍（Krabbe 疾病，肾上腺脑白质营养不良）
- 婴儿恶性骨硬化病
- 常规治疗方法无效的致死性血细胞减少疾病

## HLA 匹配的同胞造血干细胞移植

接受 HLA 匹配的同胞造血干细胞移植是治疗儿童血液肿瘤和先天性疾病的首选方法（表 129–1）。先天性或获得性恶性疾病的治疗效果最好，因为该疾病复发的风险较低，移植死亡率比恶性血液肿瘤低。

### 急性淋巴细胞白血病（ALL）

同种异基因 HSCT 可用于治疗小儿急性淋巴细胞白血病（ALL），适用于一期完全缓解但具备白血病复发的高危因素（例如 Ph + ALL 或高水平的微小残留病），或在疾病复发后的二期或远期完全缓解阶段的患儿。ALL 是儿童期造血干细胞移植最常见的适应证（见第 489 章）。受者，供者，疾病，和移植相关的变异因素可能会影响接受异基因 HSCT 的患者预后。在一期或二期完全缓解阶段进行 ALL 移植的患者长期无事件生存率分别为 60%~70% 和 50%。患者在疾病晚期阶段移植效果更差。与单用细胞毒性药物方案（图 129–1 见光盘）相比，采用全身照射放疗（TBI）的预处理方案的无事件生存率更高。低强度 GVHD 预防方案效果较好。骨髓现在仍然是被用于移植的干细胞优选来源。

### 急性髓系白血病（AML）

接受 HLA 匹配同胞的异基因造血干细胞移植可以治疗处于急性髓系白血病（AML）缓解后期的患儿（见第 489 章）。许多研究表明，AML 患者在一期完全缓解阶段接受异体造血干细胞移植作为巩固治疗，与单独化疗或自体移植治疗相比无事件生存率更高。无论是 TBI 还是化疗为基础的预处理方案，患者接受 HLA 匹配的同胞造血干细胞移植后结果类似，无事件生存率为 60%~70%。急性早幼粒细胞白血病患者在化疗和全反式维 A 酸治疗末期，易位 t（8；21）或 16 号染色体倒位（inv.16）这几类情况由于其替代治疗预后较好，不再需要进行同种异体造血干细胞移植。约 40% 的小儿白血病患者在二期缓解阶段接受 HLA 匹配同胞移植。

### 慢性粒细胞白血病（CML）

异基因造血干细胞移植是目前治疗费城阳性（Ph+）慢性粒细胞白血病唯一行之有效的根治性治疗手段。慢性粒细胞白血病患者的移植后无白血病存活率为 45%~80%，疾病的阶段（慢性期、加速期、急变期），受者年龄，供者（无论是亲缘或非亲缘），以及诊断与 HSCT 之间的时间间隔是影响预后的主要因素。患者最好在疾病确诊 1 年内的慢性期接受 HLA 匹配同胞的 HSCT。运用特异的 Bcr– Abl 酪氨酸蛋白激酶抑制剂（甲磺酸伊马替尼，达沙替尼，尼罗替尼）

可以改善疾病的自然病程，该药可以靶向 BCR-ABL 融合蛋白的酶活性。因此，为移植适应证。在大部分白血病复发的患者，供者白细胞输注可再次诱导处于完全缓解状态。

## 幼年慢性粒单核细胞白血病（JMML）

这是一种儿童早期较为罕见的造血系统恶性肿瘤，占小儿白血病的 2% ~3%。JMML 的特点是肝脾大和器官浸润，以及单核细胞和粒系细胞的过度增殖。该病的病理生理学机制主要包括粒细胞 - 巨噬细胞集落刺激因子（GM-CSF）致敏和 RAS-RAF-MAP（促分裂原活化蛋白）激酶的活化信号传导通路作用。JMML 病情进展快，自诊断后未经治疗的儿童的生存期均小于 12 个月。造血干细胞移植能够治愈约 50% 的 JMML 患者。患者接受亲缘供者或非亲缘供者的 HSCT 的结果类似。白血病复发是治疗失败的主要原因，JMML 患儿接受 HSCT 后的复发率可高达 40% ~50%。由于 JMML 患儿经常会出现脾脏肿大，会在移植前行脾切除术。行 HSCT 时脾脏大小和移植之前的脾切除术似乎并没有影响到移植后的效果。输注供者的淋巴细胞对抢救疾病复发患者并没有效果，对于 1 次 HSCT 后复发的患者，二次异体移植可以诱导约 1/3 的患儿持续缓解。

## 骨髓增生异常综合征（除外 JMML）

骨髓增生异常综合征是一组异质性克隆性疾病综合征，其特征是无效造血，导致外周血细胞减少并演变为白血病。造血干细胞移植是治疗儿童难治性贫血伴原始细胞过多（RAEB）疾病及 RAEB 的衍生疾病（RAEB-T）的首选方法。如果供者是 HLA 相合的同胞，无疾病诊断依据的受者生存率是 50% ~60%，而患者接受非亲缘供者移植则生存率略有将低。目前还不清楚幼稚细胞超过 20% 的骨髓增生异常综合征患儿是否能从移植前化疗中获益。接受 HLA 相合同胞的造血干细胞移植也是治疗儿童难治性血细胞减少症的首选方法。接受备用供者移植也适用于难治性血细胞减少的患儿童，这些患儿可能为 7 号染色体单倍综合征，复杂核型，患有危及生命的感染，或有输血依赖性。对于难治性血细胞减少的患儿，造血干细胞移植后的无事件生存概率可能高达 80%，疾病复发概率较小。此项研究为该种患儿降低预处理方案强度提供了理论依据（图 129-1 见光盘）。

## 非霍奇金淋巴瘤和霍奇金病

儿童非霍奇金淋巴瘤（NHL）和霍奇金病（HD）对常规放化疗相当敏感，但复发率较高。造血干细胞移植可以治愈部分复发的 NHL 和 HD 患者，且应在复发后尽快移植，因为此时患者仍对治疗敏感。如果有 HLA 相合的同胞，可通过异体移植充分发挥 GVL 效应。对治疗敏感和肿瘤负荷较小的患者有良好的效果，无事件生存率可达 50% ~60%。

## 获得性再生障碍性贫血

接受 HLA 相合同胞的造血干细胞移植是治疗儿童重症获得性再生障碍性贫血首选方法，定义为：血小板计数 < 20 000 /mm$^3$，中性粒细胞绝对计数 < 500/mm$^3$ 或网织红细胞计数 < 1% 合并贫血及与骨髓发育不良（< 20% 的总细胞数，见第 463 章）。该病患者的移植后存活率 > 80%，患者年龄愈小效果愈好。确诊为重症再生障碍性贫血的患儿都应该尽早进行 HLA 分型，以确定合适的 HLA 匹配供者。移植物排斥是治疗失败的最主要的原因。由于血液制品中的致敏物质会增加移植物排斥的可能，所以应尽可能避免输血。联合使用环孢素和短程甲氨蝶呤比单独使用环孢霉素预防 GVHD 的效果更好（图 129-2）。已有研究表明，在经典的预处理方案环磷酰胺（200mg/kg）中增加使用抗胸腺细胞球蛋白可减少移植物排斥的风险，尤其是对血液输注产生过严重过敏反应的患者。与骨髓细胞移植相比，使用 G-CSF 的动员外周血祖细胞的效果较差。

## 全身再生障碍性贫血

范可尼贫血和先天性角化不良是全血细胞持续减少（见第 462 章）的高风险遗传性疾病。Fanconi 贫血是一种常染色体隐性遗传疾病，其特征为自发性染色体脆性增加，由外周血淋巴细胞暴露于 DNA 交联剂所致，包括使染色体断裂的化合物，如二环氧丁烷，丝裂霉素 C 和美法仑。除了全血细胞减少的风险，范可尼贫血的患者也很可能发展成造血克隆性疾病，如骨髓增生异常综合征和急性髓细胞性白血病。造血干细胞移植能治疗再生障碍性贫血，防止克隆性造血功能障碍的发生。鉴于其 DNA 修复机制的缺陷会导致染色体脆弱的现象，Fanconi 贫血患者对烷化剂相当敏感。因此，必须在同种异体移植之前使用低剂量的环磷酰胺。许多患者在接受低剂量环磷酰胺和胸腹放疗后移植成功。然而，使用该方案的患者移植后头颈部癌症的发病率增加。目前，无论是单独使用低剂量环磷酰胺，还是联合使用低剂量环磷酰胺和氟达拉滨，均可用于预处理即将进行同种异体移植的范可尼贫血患者。采用上述方案的患者在接受 HLA 相合同胞的 HSCT 后的成功率高达 70% ~80%。

异基因造血干细胞移植仍然是唯一可能治愈重症骨髓功能不全的方法，例如先天性角化不良，一种罕见的先天性综合征，特点是皮肤萎缩和网状色素沉着，指甲营养不良和黏膜白斑。同种异体移植的患者由于

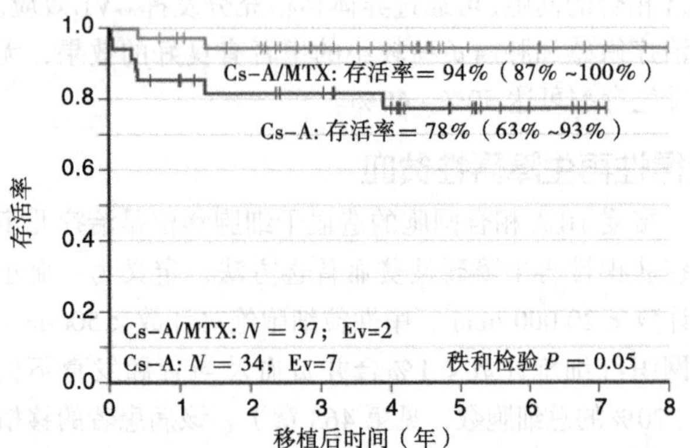


**图 129－2** 再生障碍性贫血患者接受 HLA 匹配亲缘的 HSCT 后的生存率，预防移植物抗宿主反应（GVHD）的方法分为：单独使用环孢素（虚线），联合使用环孢素与氨甲蝶呤（实线）。预防移植物抗宿主反应的方法中联合使用环孢素和短期氨甲蝶呤比单独使用环孢菌素效果好。EV 为每组发生 GVHD 的患者数量；N 为在每组患者数量

数据摘自 Locatelli F, Bruno B, Zecca M, et al. Cyclosporin A and short-term methotrexate versus cyclosporin A as graft versus host disease prophylaxis I patients with severe aplastic anemia given allogeneic bone marrow transplantation from an HLA-identical sibling: results of a GITMO/EMBT randomized trial. Blood, 2000,96:1690–1697

早期和晚期并发症导致治疗效果不佳，反映了患者内皮细胞对放疗和烷化剂的敏感性的不断增加。

## 地中海贫血

常规治疗方法（输血和铁螯合剂治疗）已极大地改善了地中海贫血患者的生活质量，使该病从早期死亡的极端现象转变成缓慢进展的慢性疾病，患者普遍生存周期延长（见第 456.9）。造血干细胞移植仍然是地中海贫血的唯一根治方法。这些患者出现移植相关并发症而导致死亡主要与下列因素有关，包括患者年龄，铁量超负荷，并伴肝脏病毒的感染。特别是患有慢性活动性肝炎的成年人比孩子的效果更差。在儿童中，由以下 3 项因素划分为 3 级风险，即定期摄入铁，肝脏肿大和门静脉纤维化。在儿科病患中无肝病但定期摄入铁的患者（1 级患者），移植后存活率 >90%，而摄入铁过多且具有严重肝损伤的患者（3 级患者），移植后存活率为 60%（图 129-3）。正如在其他非恶性疾病中使用的最佳药物组合（如环孢素 A 和氨甲蝶呤），也应该用于预防 GVHD 的发生。

## 镰状细胞贫血病

镰状细胞贫血（SCD）患者的疾病严重程度差别很大，5%~20% 的患者有血管闭塞风险和肺，肾和神经系统的功能损害（见第 456.1）。尽管羟基脲有利于 HbF 的合成，已被证明可以降低血管闭塞的频率和严重程度，提高镰状细胞病患者的生活质量，但是异基因造血干细胞移植仍然是唯一可以根治该病的治疗方法。虽然造血干细胞移植可以治愈纯合突变的 HbS 的疾病，选择合适的供者进行移植还是比较困难的。SCD 患者可以存活数十年，但有些患者由于血管闭塞的和中枢神经系统梗死而反复入院，生活质量较差。SCD 患者行 HSCT 的主要适应证有中风史，磁共振成像显示神经心理功能受损所致的中枢神经系统病变，羟基脲治疗无效而引起的反复发作的急性胸部综合征和（或）复发性血管闭塞性和（或）严重的贫血和（或）坏死。造血干细胞移植的效果最佳，患儿接受 HLA 相合同胞的 HSCT 有 80%～90% 的治愈率。已有证据显示在预处理方案中使用抗胸腺细胞球蛋白可以改善患者的治疗效果，并预防移植失败。

## 免疫缺陷病

HSCT 是首选的治疗儿童重症联合免疫缺陷（SCID）和其他免疫缺陷遗传病（表 129-1）方法。接受 HLA 匹配亲缘的 HSCT, 其存活率接近 100%，而接受非亲缘或 HLA 部分匹配亲缘则效果欠佳。SCID 患儿在移植前可不进行预处理，特别是那些 NK 不活跃或无母系 T 细胞植入的患儿。而患有 Omenn 综合征、噬血综合征和白细胞黏附缺乏症的患儿则难以进行持续的移植治疗。致死的机会性真菌和病毒感染同样会影响同种异体 HSCT 的效果。患有重症免疫缺陷病的患儿必须尽早移植。

## 参考书目

参考书目请参见光盘。

（秦涛　译，赵晓东　审）

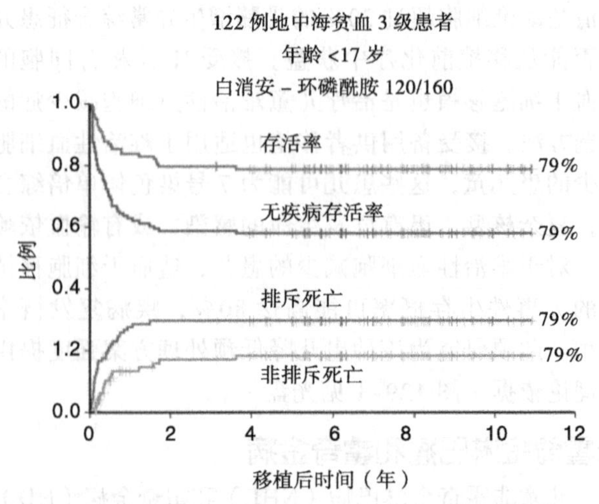


**图 129-3** 122 例地中海贫血患者行 HSCT 分别出现排斥和非排斥死亡率的 Kaplan-Meier 分析。患者年龄小于 17 岁，预处理方案为联合使用白消安和环磷酰胺

数据摘自 Emanuele Angelucci 博士

# 第 130 章
# 造血干细胞移植的替代来源和供者

*Andrea Velardi, Franco Locatelli*

目前，在需要同种异体造血干细胞移植（HSCT）的患者中，约 2/3 的患者没有 HLA 匹配的亲缘供者。越来越多的造血干细胞被作为代替来源使用，包括 HLA 匹配的非亲缘供者（MUDs），非亲缘脐血供者（UCB）和 HLA 半相合亲缘供者。这些供者都分别有其优点和局限性，所以应该根据患者的不同情况来选择不同的候选方案，评估其风险及益处，而不是单纯考虑方案的优缺点。供者的选择取决于移植的紧迫性、移植平台的经验以及与移植相关的患者、疾病类型等因素。

## 参考书目

补充内容请参见光盘。

（秦涛　译，赵晓东　审）

# 第 131 章
# 移植物抗宿主病（GVHD）和排斥反应

*Andrea Velardi, Franco Locatelli*

同种异体造血干细胞移植（HSCT）后发病和死亡的主要原因是移植物抗宿主病（GVHD），这是由于免疫受损宿主与供者之间存在组织相容性差异。供者和宿主之间的差异可能会导致供者 T 细胞活化以抵抗受者主要组织相容性复合体（MHC）抗原或次要组织相容性抗原。GVHD 通常分为两种形式：急性 GVHD，发生在移植后 3 个月内；慢性 GVHD，虽然与急性 GVHD 相关但却完全不同，且发生在 3 个月之后，其某些临床和病理特征类似某些自身免疫性疾病（系统性硬皮病、干燥综合征等）。

## ■ 急性 GVHD

急性 GVHD 是由于同种异体反应引起的，在移植物中包含的供者衍生的 T 细胞会针对目标组织攻击受者抗原。该临床综合征由 3 个步骤形成。首先，条件诱导的组织损伤可激活受者的抗原递呈细胞（APC），APC 提呈受者的同种异体抗原给来自移植物的供者 T 细胞，并分泌细胞因子，如白介素 12，有助于 1 型 T 细胞极化。第二阶段，为应答受者抗原，供者 T 细胞活化，增殖，扩大数量，并产生细胞因子，如肿瘤坏死因子 -α（TNF-α）、白介素 -2（IL-2），γ- 干扰素（IFN-γ）。第三阶段，这些细胞因子引起组织损伤，并促进细胞毒性 CD8 + T 细胞的分化，后者联合巨噬细胞杀死受者细胞，进一步破坏组织。

急性 GVHD 通常发生于移植后 2~5 周。主要表现是红色斑丘疹，长期食欲缺乏、呕吐和（或）腹泻，肝脏疾病伴有血清胆红素、丙氨酸转氨酶、天冬氨酸转氨酶和碱性磷酸酶的水平升高（表 131-1）。可由皮肤、肝脏或内镜活检确认诊断。在所有受影响的器官均可发现内皮损伤和淋巴细胞浸润。患者会出现皮肤的表皮和毛囊受损，肝小胆管节段性破坏，隐窝受损和胃肠道黏膜溃疡。Ⅰ级 GVHD（仅皮疹）预后良好，通常不需要治疗（图 131-1）。Ⅱ级 GVHD 是一种需要治疗的中度重型多器官功能衰竭疾病。Ⅲ级 GVHD 是一种严重多器官疾病，和Ⅳ级 GVHD 一样是致死的。预防 GVHD 主要依赖于移植后服用免疫抑制药物，如环孢霉素或他克莫司，通常联合使用氨甲蝶呤、泼尼松、抗 T 细胞抗体、霉酚酸酯或其他免疫抑制药物。另一种预防方法已广泛应用于临床实践，即去除移植物中的 T 淋巴细胞（T 细胞耗竭）。任何形式的预防 GVHD 的方法本身都可能影响移植后免疫重建，增加感染致死的风险。移植物的 T 细胞耗竭也增加了接受 HLA 匹配的亲缘或非亲缘供者的 HSCT 患者的白血病复发率。

尽管有多重预防方案、接受 HLA 匹配的亲缘 HSCT 受者中约 30% 会产生显著的急性 GVHD，接受非亲缘供者则多达 60%。引起急性 GVHD 的

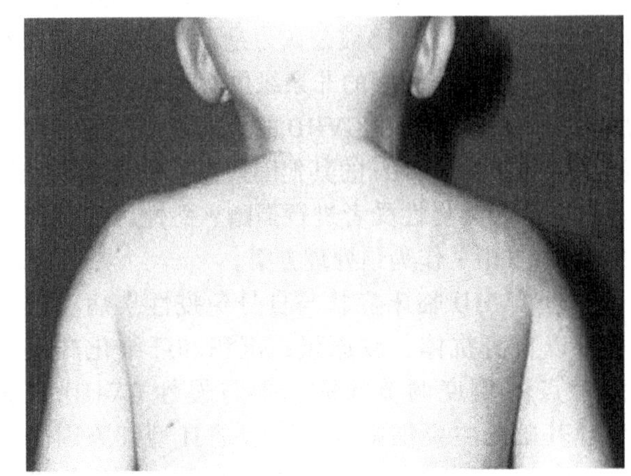

**图 131-1（见彩图）**　急性移植物抗宿主疾病的皮肤、耳朵、手臂、肩膀、躯干表现。图片来源于 Evan Farmer, MD

表 131-1　移植物抗宿主疾病的临床分期和分级（GVHD）

| 分级 | 皮肤 | 肝脏 | 肠道 | |
|---|---|---|---|---|
| + | < 25% 的身体表面出现斑丘疹 | 胆红素 2-3 mg/dL | 腹泻 >500 mL /d | |
| ++ | 25%-50% 身体表面出现斑丘疹 | 胆红素 3-6 mg/dL | 腹泻 >1 000 mL /d | |
| +++ | 广泛红皮病 | 胆红素 6-15 mg/dL | 腹泻 >1 500 mL /d | |
| ++++ | 广泛红皮病伴大泡形成及脱皮 | 胆红素 >15 mg/dL | 严重腹痛和（或）肠梗阻 | |
| GVHD 等级 | 皮肤状态 | 肝脏状态 | 肠道状态 | 临床表现减少 |
| I | +~++ | 0 | 0 | 无 |
| II | +~+++ | + | + | 轻微 |
| III | ++~+++ | ++~++++ | ++~++++ | 显著 |
| IV | ++~++++ | ++~++++ | ++~++++ | 极端 |

摘自 Thomas ED, Storb R, Clift RA, et al. Bone marrow transplantation. N Engl J Med，1975，292:832-843, 895-902

风险增加的因素有：恶性疾病，供者和受者的年龄较大，给予未处理移植的患者和仅用一种药物预防 GVHD。然而，急性 GVHD 最重要的危险因素是供体 / 受体之间的 HLA 分子差异。急性 GVHD 通常用糖皮质激素治疗，约 40%~50% 的患者会对类固醇产生完全反应。类固醇无效的患者的移植相关死亡率的风险比疗效好的患者要高很多。鉴于 GVHD 的病理生理学基础，抗胸腺细胞球蛋白、霉酚酸酯、喷司他丁，体外光分离置换法，或在炎症级联反应中表达在 T 细胞的单克隆抗体靶向分子或细胞因子已经被用于治疗类固醇耐药的急性 GVHD 患者。现阶段没有明确的数据能证明这些方法的优越性。目前，类固醇耐药的急性 GVHD 患儿使用间充质干细胞（MSCs）疗效较好。

## ■ 慢性 GVHD

慢性 GVHD 在移植后产生或持续超过 3 个月，是异基因 HSCT 最常见的晚期并发症，儿科患者的发病率约为 25%，是 HSCT 幸存者非复发致死和发病的主要原因。急性 GVHD 已被公认为是预测慢性疾病的发展的最重要因素。匹配的非亲缘供者和外周血作为干细胞来源，增加了慢性 GVHD 的发病率和严重程度。预测发生的慢性 GVHD 的其他因素包括供受者年龄较大、女性供者为男性受者进行捐赠、恶性肿瘤和使用全身辐照（TBI）作为预处理方案。

慢性 GVHD 临床症状与自身免疫性疾病类似，是一种以自身抗体，胶原蛋白沉积和纤维化产生增加为特点的免疫调节疾病。参与慢性 GVHD 的病理生理基础的主要细胞因子通常是 II 型细胞因子，如 IL-4、IL-5、IL-13。IL-4 和 IL-5 引起嗜酸性粒细胞和 B 细胞过度活跃，导致 IgM、IgG 及 IgE 滴度升高。球蛋白增多症多与克隆失调有关。慢性 GVHD 依赖于受者不耐受供者 T 细胞的发育和维持。这些 T 细胞很可能来源于原始供者的移植物和（或）受者因急性 GVHD 导致胸腺受损。在受损胸腺中的成熟的移植干细胞可能导致错误的阴性选择和产出不耐受受者抗原的细胞，因此产生了自体反应性，或者更准确地说，是受者的不良反应。持续的免疫反应导致的临床特征与系统性自身免疫性疾病类似，青苔状硬皮病皮肤损伤、颧骨皮疹、干燥综合征、关节炎、关节挛缩、闭塞性毛细支气管及胆汁阻塞胆管变性。

仅累及皮肤和肝脏的慢性 GVHD 患者病程较为有利（图 131-2）。广泛的多器官疾病可能与生活质量差，因预防 GVHD 而长期进行免疫抑制治疗导致的反复感染和高死亡率相关。由急性 GVHD 进展而来的慢性 GVHD 患者的发病率和死亡率最高，急性 GVHD 缓解后静息期起病的慢性 GVHD 死亡率中等，在没有急性 GVHD 情况下原发的慢性 GVHD 死亡率最低。尽管已有证据表明体外光分离置换法，霉酚酸酯，抗 CD20 单克隆抗体和喷司他丁等可以治疗 GVHD，但单独使用泼尼松仍然是目前的标准治疗方案。甲磺酸伊马替尼可抑制胶原蛋白的合成，对慢性 GVHD 和巩膜病变的患者有效。由于长时间的免疫抑制，慢性 GVHD 患者应该使用抗生素预防感染，包括复方新诺明。大多数患有慢性 GVHD 患者在没有疾病复发的情况下需要 1~3 年免疫抑制治疗。慢性 GVHD 也会促进二次肿瘤的发展。

移植失败是一种严重的并发症，会使患者产生致命感染的风险升高。首次移植失败定义为在移植后第 21 天的中性粒细胞计数 $<0.2 \times 10^9/L$。二次移植失败为供体细胞在初期移植后外周血细胞数量缺

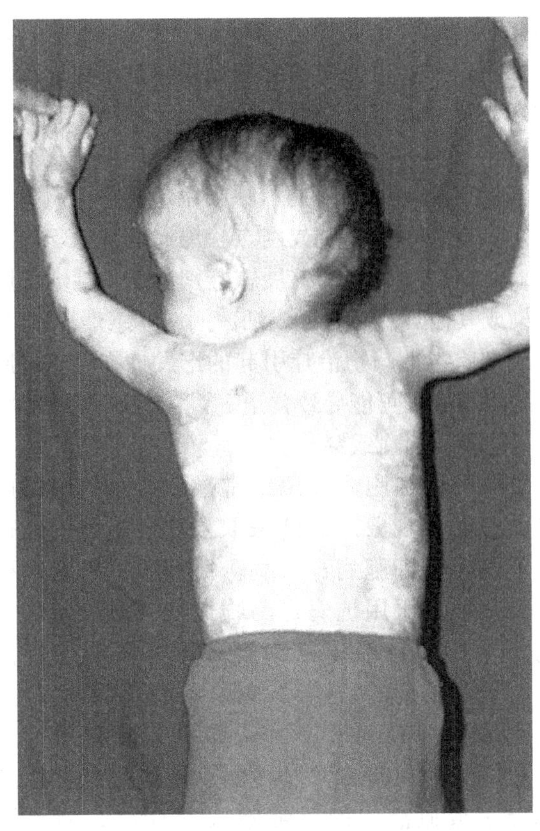

**图 131-2（见彩图）** 慢性移植物抗宿主疾病的皮肤硬皮病样皮损
图片源自 Evan Farmer, MD

失。自体和同种异体移植后移植失败的原因包括移植的干细胞剂量不足（此现象在患儿接受脐带血移植中较为常见），病毒感染如巨细胞病毒（CMV）或人类疱疹病毒 6 型（HHV6），通常与受者巨噬细胞的激活有关。然而，同种异体移植后失败的主要原因是由免疫介导的排斥反应，该排斥反应是由预处理方案后残余的受者 T 细胞产生的。移植失败的诊断有赖于其免疫学机制，基于外周血和骨髓活检，以及嵌合状态的分子分析。移植失败的同种异体移植受者来源的淋巴细胞的持续表达说明产生了免疫排斥反应。下列患者产生免疫介导的移植排斥的风险较高，即存在 HLA 差异，T 细胞耗竭移植物，低强度的预处理方案，低数量的干细胞移植，对 HLA 抗原或次要组织相容性抗原敏感的受者。同种致敏作用是由血液产品输注导致，可在特别是再生障碍性贫血、镰状细胞病和地中海贫血的受者中观察到。非恶性疾病患者接受 HSCT 后，如黏多醣症，由于缺乏细胞毒性和免疫抑制药物治疗很可能产生移植物排斥反应。而地中海贫血患者移植失败多是由于造血细胞的扩张引起的。使用氨甲蝶呤和抗代谢物药物预防 GVHD，及复方新诺明或更昔洛韦抗感染也可导致移植延迟。

治疗移植失败通常需要消除所有可能导致骨髓毒性的介质，并尝试短期使用造血生长因子，如 G-CSF。二次移植时，通常会接受高强度的免疫抑制预处理方案，此方案常被用来治疗移植失败患者。在首次移植的 100 天之内由于累积毒性会导致患者对高强度预处理方案耐受能力较差。

## 参考书目

参考书目请参见光盘。

（秦涛 译，赵晓东 审）

# 第 132 章 造血干细胞移植（HSCT）的感染并发症

*Andrea Velardi, Franco Locatelli*

造血干细胞移植（HSCT）会经历一段短暂但影响深远的免疫功能缺陷状态。移植后的患者由于中性粒细胞的缺乏，特别容易受到细菌和真菌感染。因此，大多数治疗中心在预处理阶段时就会开始预防性的使用抗生素或抗真菌的治疗。尽管有这些预防措施，大多数患者还是会出现发热和移植后早期感染的征象。常见的病原体包括肠道细菌和真菌，如念珠菌和曲霉菌。中心静脉留置针是细菌和真菌感染的重要危险因素，葡萄球菌种和假丝酵母在导管相关感染中是最常见的病原体（见第 172 章）。

HSCT 受者在中性粒细胞数量正常的情况下仍然有增加患严重感染的风险，这是因为在移植后数月内 T 细胞数量和功能仍低于正常。接受非亲缘供者移植的受者出现 GVHD 的风险增加，这对于真菌和病毒机会性感染是又一附加的危险因素。脐带血移植后，由于中性粒细胞移植和供者的初始 T 细胞发挥作用较为缓慢而导致感染。在半相合移植后，由于移植物 T 细胞的耗竭，在初期 4~6 个月出现感染的概率的增加。

侵袭性曲霉菌感染、巨细胞病毒（CMV）感染，EB 病毒（EBV）相关的淋巴增生性疾病，是威胁 HSCT 患者生命的并发症，会严重影响患者的预后。

侵袭性曲霉病仍然是 HSCT 受者患传染病死亡的一个重要原因。尽管使用了积极有效的抗真菌剂，曲霉病仍难以治疗的情况下有 80%~90% 的致死率。由于使用了干细胞替代来源，每年的侵袭性曲霉菌感染的发病率不断增加。有报道显示，接受人类白细胞抗原（HLA）匹配的亲缘供者移植的患者发病率为 7.3%，而接受 HLA 不匹配亲缘供者或非亲缘供者同种异体移植的患者发病率为 10.5%。大多数曲霉病是在 HSCT 后 40~180d 被诊断，40d 之内的诊断率为 30%，6 个月之后的诊断率为 17%。曲霉病发病的主要影响因素有：中性粒细胞减少的持续时间、GVHD 发生率、皮质类固醇治疗、移植后巨细胞病毒感染、呼吸道病毒感染、年龄大，移植物 T 细胞耗竭。有侵袭性曲霉菌感染病史的患者风险更高。

曲霉菌感染通常于上呼吸道黏膜发病。在中性粒细胞缺乏的患者有发热和小量的鼻出血时应该积极发现早期鼻部病变。病变会快速扩展到邻近的鼻旁窦、鼻道或面部，伴或不伴肺部病变。肺部侵袭性曲霉菌感染，一般表现为急性的进展迅速的高密度肺实质浸润。感染可以直接播散至组织，经过血液系统播散至大脑和其他器官。肺部小结节位 CT 扫描的最早期发现。结节增大，梗死组织核心致密，出现周围水肿或出血，形成模糊的边缘，如一圈光环。此边缘会在致密核心扩大数日内消失。中性粒细胞减少的患者骨髓功能恢复时，梗死的中央核心会形成空泡，产生新月征。抗真菌治疗包括把患者隔离至层流间或正压室。脂质体两性霉素 B、唑化合物（伊曲康唑、伏立康唑）和棘白菌素（卡泊芬净、米卡芬净、阿尼芬净）可用于预防和治疗真菌感染。伏立康唑可用于治疗侵袭性曲霉菌病患者。然而，曲霉病对抗真菌制剂治疗效果不佳，患者会一直处于感染的风险中，直到 T 细胞数量和功能恢复。该结果为加快病原特异性的免疫反应功能的恢复提供了有力证据。

巨细胞病毒（CMV）感染仍然是异基因 HSCT 患者潜在的最常见的严重病毒感染并发症。不管患者接受的是匹配亲缘供者还是非亲缘供者的移植术，CMV 血清阳性是致患者死亡的独立危险因素。巨细胞病毒本身会导致免疫抑制，因为它会损伤树突细胞和 T 淋巴细胞功能。此外，最常用的抗 CMV 的药物更昔洛韦，可能会引起白细胞减少症和 T 细胞免疫抑制。

巨细胞病毒在移植后的 1 – 4 月感染风险最大。移植后数月会出现 CMV 特异性的 T 细胞反应。CMV 感染可能会导致各种各样的症状，包括发热、白细胞减少、血小板减少症、肝炎、肺炎、食管炎、胃炎和结肠炎。巨细胞病毒性肺炎是相关病毒感染疾病中最致命的并发症，据报道 15%~20% 的骨髓移植受者会感染此病，病死率为 85%。移植后 5 至 13 周风险最大。危险因素包括移植物中 T 细胞耗竭，供者血清反应阴性状态，受者血清反应阳性状态，急性 GVHD 和患者年龄。

气促、缺氧和干咳提示呼吸系统感染。胸部 x 光片通常表现为双侧间质或网点状浸润，起源于肺下叶边缘，并向中间和上部扩展。鉴别诊断包括卡氏肺囊虫感染或其他真菌、病毒或细菌病原体感染，肺出血，辐照或细胞毒性药物治疗引起的继发性损伤。胃肠道巨细胞病毒感染可能导致食道、胃、小肠和结肠溃疡，最终可能导致出血或穿孔。

致命的巨细胞病毒感染常导致持续的病毒血症和多器官受累现象。提前采取预防措施可以在很大程度上避免巨细胞病毒疾病。所有移植患者在移植后 3 个月均要服用抗病毒药物进行预防。预防（发病前）治疗旨在治疗巨细胞病毒再激活患者，因此，由于其疾病的风险较高，所以不管用何种方式检测到血中的 CMV，就应立刻开始预防治疗。使用的最广泛的化验方法是检测巨细胞病毒抗原血症（pp65）或血液中的巨细胞病毒 DNA，检查结果出现阳性或达到检测阈值时，就应该开始治疗。在过去，化验结果出现阳性时就应开始治疗，而现在，当病毒滴度达到阈值时就应开始治疗。此外，量化血液中巨细胞病毒 DNA 可以为何时停止治疗提供可靠依据。该策略的主要缺点是在 CMV 发病高危期需要连续监测。目前已有证据显示病毒特异性的免疫功能恢复。更昔洛韦或膦甲酸常用于预防巨细胞病毒感染。

EB 病毒（EBV）– 相关的淋巴增生性疾病（EBV-LPD）是 HSCT 和实体器官移植的主要并发症。在接受 HSCT 的患者中，选择性的 T 细胞耗竭，过剩的 B 淋巴细胞和 HLA 部分匹配亲缘供者和非亲缘供者是发生 EBV-LPD 的危险因素。这些疾病通常会在初次移植后 4~6 个月出现，例如高分级弥漫型大细胞的 B 细胞淋巴瘤，表现为表达 EBV 抗原的寡克隆或单克隆，或者是供者来源的。血液中高滴度的 EBV–DNA 和体外自发增长的 EBV– 类淋巴母细胞株都预示着 EBV–LPD 的发生。

在免疫功能低下的宿主中，EBV–LPD 是由于病毒特异细胞毒性 T 淋巴细胞（CTL）的缺陷产生，CTL 可以控制 EBV 感染的 B 细胞。这一发现为过继细胞疗法可以用来恢复 EBV 特异性的免疫能力这一治疗策略提供了理论依据。非选择性的输注供者白细胞（DLI），是首次在人体中尝试直接针对 EBV 的过继免疫治疗方法，可以诱导 EBV–LPD 缓解，但患者患临床相关的 GVHD 的风险会增高，也会导致患者不再适合接受 HLA 不匹配供者的移植。更安全的方法是输注体外供者来源的 EBV 特异性 CTL，包含 CD8+ 及 CD4+T 淋巴细胞。CTL 可预防高风险患者患淋巴增生性疾病，例如接受 HLA 差异供者的 T 细胞耗尽的 HSCT 受者和，治疗临床表现明显的 LPD。近年来，应用针对 B 细胞的抗 CD20 的单克隆抗体，有助于降低 EBV 相关 LPD 的发病率和严重程度，尽管它与 CD19 阳性 CD20 阴性细胞的肿瘤发生有关，导致此类患者对单克隆抗体治疗不敏感。

## 参考书目

参考书目请参见光盘。

（秦涛 译，赵晓东 审）

# 第 133 章

# 造血干细胞移植的远期效果

*Andrea Velardi, Franco Locatelli*

许多患儿在接受造血干细胞（HSCT）移植后能够长期存活。除外伴有慢性移植物抗宿主病（GVHD）及远期并发症者，包括生长发育障碍、神经内分泌功能障碍、性发育延迟、不孕、继发性恶性肿瘤、白内障等眼部疾病，以及脑白质病变、心肺功能障碍（表 133-1 见光盘）。

补充内容请参见光盘。

（秦涛 译，赵晓东 审）

# 第 15 部分　变态反应性疾病

## 第 134 章

## 特应性疾病的过敏和免疫学基础

Donald Y.M. Leung, Cezmi A. Akdis

过敏或特应质患者对一般环境和食物变应原表现出异样的反应状态，而这些在大多数人不会引起临床反应。临床过敏的患者通常是由于对导致疾病的变应原刺激产生了 IgE 抗体。过敏（变态反应）这个词代表了 IgE 介导的过敏性反应的临床表现，这些患者对变态反应性疾病有家族易感性，而使靶器官（如肺、皮肤、胃肠道、鼻）产生高反应性。在过去的几十年里，过敏性疾病的患病率有显著增长。这种增长是因为环境因素的变化（接触烟草、烟雾、空气污染、室内和室外变应原、呼吸道病毒、肥胖等）。

补充内容请参见光盘。

（何亚芳　译，包军　审）

## 第 135 章

## 特应性疾病的诊断

Dan Atkins, Donald Y.M. Leung

特应性疾病是指机体通过吸入、摄入、接触和注射等途径，短时间内或持续暴露于特定变应原而导致的一种疾病。症状大多涉及鼻、眼、肺、皮肤、胃肠道等单个或多个脏器。详细询问病史，包括环境暴露因素、适宜的实验室检查或抗原激发试验等，对准确诊断至关重要。

### ■ 过敏史

特应性疾病的详细病史应包括所有症状及其出现和持续时间、常见变应原暴露情况和既往治疗情况。特应性疾病常常合并存在，因此需明确是否伴有其他特应性疾病，如过敏性鼻炎、过敏性结膜炎、哮喘、食物过敏和特应性皮炎。家族过敏史阳性对过敏性患者来说比较常见，并且是预测儿童是否发展为特应性疾病的重要因素。研究表明父母一方有特应性疾病者，则子代患病概率为 50%，若父母双方均有特应性疾病，则子代患病概率上升到 66%。

特应性疾病患儿通常有一些特征性的动作。因为鼻痒和流涕，过敏性鼻炎患儿常常用手掌向上揉擦鼻子，被称为变应性行礼动作。这种动作可引起鼻部皱褶，即鼻梁上方的水平皱褶。过敏性结膜炎的患儿常有用拇指或拳头一侧用力揉娑眼睛的动作。舌头紧贴口顶舌根部快速移动摩擦上颚，发出过敏性咯咯声。若有其他症状存在，如发热、单侧鼻塞、脓性鼻腔分泌物，提示需考虑其他诊断。

症状出现的时间和症状进展是相关的。如反复发作或持续存在的鼻部症状与置于日托中心时间一致，提示反复感染而非过敏的可能性大。若患儿表现为间断性的急性症状，需回顾症状出现的环境和症状出现前的暴露因素及活动，分析是否相关。若症状与割草有关，提示花粉或真菌过敏。若症状经常发生在有宠物的房间，需考虑动物皮屑过敏的可能性。进食特定食物后反复出现的症状，提示该食物过敏的可能性。当症状反反复复且逐渐进展，表现为慢性持续过程，应考虑到症状出现和进展是否与季节性气传性变应原有关。

气传性变应原，如花粉或真菌孢子，其在室外空气中的浓度呈现季节性的变化，是特应性疾病的主要原因。将症状与本土植物的季节性授粉类型联系起来，同时结合当地空气花粉计数，有助于明确患者的致敏原。在美国的大部分地区，树木授粉在初春。草授粉在春末和初夏，而杂草授粉从夏末开始，持续整个秋季。在美国的北部，空气中的真菌孢子浓度呈现季节性的变化，天气变暖时空气中真菌孢子的数目开始增多，到夏末浓度达到高峰，从秋末至冬季寒冷的季节，空气中真菌孢子数目减少。在美国南方温暖地区，真菌孢子和花粉终年四季引起过敏性症状。

有些患者的过敏性症状终年持续而非季节性的。这些患者的变应原常常为室内变应原，如尘螨、动物皮屑、蟑螂和真菌等。某些特定类型的真菌，如曲霉菌属和青霉菌属存在于室内，而链格孢子属既存在于室内也存在于室外。在城市密集区，蟑螂常常是比较棘手的变应原。对非季节性变应原过敏的患者常会对季节性变应原过敏，表现为春秋花粉季节终年持续的过敏症状季节性加重。

年龄对于明确变应原是一个重要因素。婴儿和较小儿童的变应原首先考虑为持续接触的环境变应原，如尘螨、动物皮屑和真菌。对季节性变应原过敏而出现临床症状常常需要几个季节的暴露过程。食物过敏在婴儿和较小儿童比较常见，主要表现为皮肤、胃肠道和较少见的呼吸道症状。

应收集特应性疾病患者既往评估和治疗的详细病史，包括各种药物的疗效和抗原免疫治疗的效果及持续时间。抗过敏治疗有效也有助于特应性疾病的诊断。

应对患者所处环境进行详细观察，尤其注意是否存在潜在的变应原和（或）刺激物的暴露。住所的类型和年份、供热和供冷的方式、加湿器或空气过滤器的使用（中央型或便携式），以及洪水灾害的历史记录均需注意。强制热风加热会反复扬起尘螨、真菌和动物性变应原。燃烧木材的火炉、壁炉和煤油加热器所产生的刺激性作用会使过敏性患者出现呼吸道症状。房屋湿气增加或遭受过水灾提示暴露于尘螨和真菌的可能性增加。地毯可吸附螨虫、真菌和动物皮屑，成为其收容所。应明确家养宠物的数目和它们在房屋内的活动范围，包括它们睡觉的地方。卧室是一个需要特别注意的地方，因为孩子每天会花大量的时间在卧室。被褥的类型和使用时间，家养宠物的数目、窗户的布置及宠物是否随意进去卧室均需明确。家庭成员吸烟人数和吸烟地点亦是有用信息。某些爱好亦可使患者暴露于某些变应原，或者呼吸道刺激物，如油漆、清洁剂、锯屑、乳胶和胶水。对于孩子经常出入的亲戚家、学校和日托中心，相关信息亦需获得。

## 体格检查

应对哮喘患者进行峰流速或肺呼吸量检测以评估气道阻塞情况。若观察到呼吸窘迫，应进行脉搏血氧饱和度测定。若患儿有鼻炎或鼻结膜炎的主诉，应观察是否存在用口呼吸、发作性流涕和打喷嚏、摩擦鼻或眼。婴幼儿喂养时应观察鼻塞是否严重到影响正常喂养，以致出现误吸或胃食管反流。就诊时应注意咳嗽的频率和性质，以及咳喘是否会因某个体位而增多。哮喘患儿应观察是否存在充血性咳嗽、休息时呼吸急促和可闻及的喘息。特应性皮炎患者应注意到反复的皮肤抓痕并记录受累皮肤的范围。

接受皮质类固醇激素治疗的重症哮喘患儿可能出现生长抑制，应定期监测身高。体重增长欠佳，伴有慢性胸部症状的患儿应考虑囊性纤维化的可能。为警惕皮质类固醇引起的高血压应进行血压监测。哮喘急性发作的患儿可出现奇脉，即吸气时收缩压下降超过 10mmHg。中到重度的气道阻塞下降幅度可超过 20mmHg。心率增快可能是哮喘急性发作、β 受体激动剂或解充血剂应用的结果。发热不仅仅是变态反应引起，还应充分考虑感染的可能，感染可加重哮喘。

过敏性疾病患儿的父母通常注意到患儿下眼睑下方一条因静脉淤滞导致的蓝灰或紫色的变色带，被称为过敏性黑眼圈。在过敏性疾病患者中这种情况可达 60%，但是有此症者中 40% 无过敏性疾病。此外还可看到 Dennie 线（Dennie-Morgan 皱褶），即由内眦下方弧形延伸出的平行于下眼睑的对称性皮肤皱褶。

大多数过敏性结膜炎患者累及双侧眼结膜。眼结膜检查显示程度不同的充血和水肿。重症患者可观察到眼眶周围水肿，主要累及下眼睑。过敏性结膜炎分泌物常被描述为“黏稠的”或“成丝状的”。春季结膜炎患儿，眼睑检查可发现鹅卵石样改变。为控制病情，重症哮喘患者反复接受大剂量口服皮质类固醇激素，则存在出现后囊白内障的危险。圆锥形角膜，即角膜突出，可见于特应性皮炎患儿，原因为持续擦眼造成的重复创伤。

特应性皮炎患儿应检查外耳是否有湿疹样改变。过敏性鼻炎患儿常出现分泌性中耳炎，故应进行充气性耳镜检查以明确中耳是否存在分泌物并排除感染。

特应性疾病患儿进行鼻部检查常可见在鼻顶部鼻梁软骨及骨性连接处的横行鼻褶痕，这是经常揉擦鼻子造成的。应评估鼻腔是否通畅和鼻部外形是否畸形以影响鼻部气流，如鼻中隔偏离、鼻甲肥大、鼻中隔突出或鼻息肉。囊性纤维化的一个特征是嗅觉减退或缺失，并伴有鼻息肉的出现。与非过敏性鼻炎患儿鼻黏膜的牛肉样红色相比，过敏性鼻炎的鼻黏膜典型表现为苍白色至紫色。过敏性鼻炎的分泌物为清薄的。脓性分泌物提示其他原因引起的鼻炎。应触诊额窦和上颌窦明确是否存在压痛，以鉴别是否合并鼻窦炎。

唇部检查可明确是否有唇炎，即由于持续性用口呼吸和反复舔舐嘴唇保持湿润以缓解不适进而引起的嘴唇干燥。扁桃体和腺样体肥大伴明显打鼾提示阻塞性睡眠呼吸暂停的可能。应检查咽后部是否存在鼻后滴流和淋巴滤泡增生。

哮喘患儿的胸部体检结果取决于疾病病程、严重度和是否为急性发作期。轻度或控制良好的哮喘患儿，急性发作间期胸部体检可完全正常。若患儿处于急性发作期则会出现肺部过度充气、气急、发绀、辅助呼吸肌参与呼吸、喘息和气体交换减少伴呼气时间延长。

心动过速可能由于哮喘急性发作或伴神经过敏和应用β2-受体激动剂导致。在肺部黏液阻塞和右肺中叶不张的患儿可注意到右胸部气流减少或干啰音和哮鸣音。若小年龄儿童呛咳后出现单侧肺部哮鸣音且既往无呼吸道疾病史提示异物吸入。喘息仅限于喉部且伴有吸气性喘鸣，常见于声带功能异常的年长儿和青少年。慢性哮喘患儿胸部前后径增大提示显著气体滞留。在婴儿和较小儿童的患者可见沿横膈附着点的肋骨下缘有一条凹槽。无并发症的哮喘患者很少有杵状指，若有杵状指应考虑是否伴有其他潜在的慢性病。

应检查过敏性患者的皮肤，为荨麻疹或血管性水肿或特应性皮炎的诊断提供依据。干燥病（干皮病）是过敏性疾病儿童最常见的皮肤异常。毛发角化病常见于上臂和大腿的伸侧皮肤表面，特征性表现为角蛋白阻塞毛囊开口引起皮肤粗糙。手掌和足的皮肤检查可见一些特应性疾病患儿中有夸大的掌褶和跖褶。

## ■ 诊断性检验

怀疑患有特应性疾病的患儿进行实验室评估时，应着重获得客观的证据来支持诊断，通过询问病史了解患儿对变应原的过敏性，同时排除其他诊断。

### 体外试验

特应性疾病常伴有外周血和累及组织嗜酸性粒细胞的升高，并有靶器官的分泌。嗜酸性粒细胞增多症被定义为外周血嗜酸性粒细胞超过450μL，是过敏性疾病血液检查最常见的异常情况。对于敏感的过敏性疾病患儿，暴露于树木、草，以及野草花粉等变应原时，循环中嗜酸性粒细胞的数目可能呈现季节性的增多。循环中嗜酸性粒细胞的数目可能因某些感染和全身应用皮质类固醇激素而降低。在某些病理情况下，如药物反应或嗜酸性粒细胞性肺炎，靶器官中可表现出嗜酸性粒细胞增多而外周血嗜酸性粒细胞无增多。嗜酸性粒细胞数目升高除了过敏性疾病外，也见于其他疾病（表135-1）。

常常检查鼻腔和支气管分泌物中是否有嗜酸性粒细胞。哮喘患儿痰液中发现嗜酸性粒细胞是典型发现。鼻腔黏液涂片使用Hansel染色发现嗜酸性粒细胞增多，提示鼻部过敏性反应，较外周血嗜酸性粒细胞增多更敏感，并有助于将过敏性鼻炎与其他原因的鼻炎鉴别出来。对较小年龄的儿童，鼻部的嗜酸性粒细胞增多症定义为鼻腔黏液涂片中出现超过4%的嗜酸性粒细胞，然而对青少年和成人来说需发现超过10%的嗜酸性粒细胞。鼻腔黏液嗜酸性粒细胞增多症提示局部鼻腔皮质类固醇激素喷雾治疗有效。

IgE是特应性疾病相关的主要抗体，所以在变应

**表135-1 儿童嗜酸性粒细胞增多症的鉴别诊断**

| |
|---|
| **生理性** |
| 早产 |
| 婴儿营养过度 |
| 家族性 |
| **感染性** |
| 寄生虫（伴组织侵入的蠕虫，如旋毛虫病、类圆线虫病、肺包子虫病、丝虫病、囊虫病、皮肤和内脏幼虫移行症、棘球蚴病） |
| 细菌（布鲁菌病、土拉菌病、猫抓病、衣原体感染） |
| 真菌（组织包浆菌病、芽生菌病、球孢子菌病、变应性支气管肺曲霉菌病） |
| 分歧杆菌（结核病、麻风病） |
| 病毒（甲型肝炎、乙型肝炎、丙型肝炎、EB病毒感染） |
| **肺部疾病** |
| 过敏性（鼻炎、哮喘） |
| Loeffler综合征 |
| 过敏性肺炎 |
| 嗜酸性粒细胞性肺炎 |
| 肺间质嗜酸性粒细胞增多症 |
| **皮肤病** |
| 特应性皮炎 |
| 天疱疮 |
| 疱疹样皮炎 |
| 婴儿嗜酸性粒细胞性脓疱性毛囊炎 |
| 发作性血管神经性水肿和荨麻疹 |
| 嗜酸细胞性筋膜炎（Schulman综合征） |
| 嗜酸细胞性蜂窝织炎（Well综合征） |
| 木树病（软组织嗜酸细胞肉芽肿） |
| **肿瘤性疾病** |
| 肿瘤（肺、胃肠道、子宫） |
| 霍奇金病 |
| 白血病 |
| 骨髓纤维化 |
| **免疫性疾病** |
| T细胞免疫缺陷病 |
| 高IgE（Job）综合征 |
| Wiskott-Aldrich综合征 |
| 移植物抗宿主病 |
| 药物高敏感性 |
| 辐射后 |
| 脾切除术后 |
| **内分泌性疾病** |
| 肾上腺切除术后 |
| 艾迪生病（肾上腺皮质功能减退） |
| 全垂体功能减退症 |
| **心血管疾病** |
| Loeffler病（纤维增生性心内膜炎） |
| 先天性心脏病 |
| 过敏性血管炎 |
| **胃肠道疾病** |
| 牛奶蛋白过敏 |
| 炎症性肠病 |
| 嗜酸细胞性食管炎 |
| 嗜酸细胞性胃肠炎 |

性疾病患者血清中常可见到 IgE 水平升高。IgE 水平国际单位为 IU，1IU 相当于 2.4ng IgE。母体内的 IgE 不能通过胎盘。虽然胎儿在胎龄 11 周时就可产生自体 IgE，但由于缺乏变应原的刺激，发达国家的婴儿在宫内只产生少量的 IgE。血清 IgE 水平在生后第一年逐渐升高，到青春期达到高峰，之后稳定下降。除年龄外，诸如遗传因素、种族、性别、某种疾病、主动或被动吸烟及变应原等均可影响血清 IgE 水平。在授粉季节和授粉季节刚结束后，特应性疾病患儿血清 IgE 水平可升高 2~4 倍，之后逐渐下降至下一个授粉季节开始。比较各种变应性疾病血清总 IgE 水平，特应性皮炎患儿 IgE 水平最高，过敏性哮喘患儿次之，过敏性鼻炎患儿最低。虽然特应性疾病患者总 IgE 水平平均较非特应性疾病患者高，但两种人群 IgE 水平存在交叉，故血清总 IgE 水平诊断价值不高。大约一半的特应性疾病患儿血清总 IgE 水平在正常范围之内。然而，当怀疑为支气管肺曲霉菌病时，应测定血清总 IgE；血清总 IgE 水平大于 1000ng/mL 是该疾病的一项诊断标准（见第 229.1）。应连续监测支气管肺曲霉菌病患者血清总 IgE 水平，因为有效治疗时 IgE 水平下降，病情恶化时再次升高。血清总 IgE 水平升高还可见于一些非特应性疾病（表 135-2）。

体内皮肤试验和体外血清抗原特异性 IgE 水平测定可检测到抗原特异性 IgE（表 135-3）。最初检测抗原特异性 IgE 的试验被称为放射变应原吸附试验（RAST），在这个试验中用到了放射标记的抗 IgE 抗体。RAST 试验已经被改良的特异性 IgE 检测试验取代，新的检测方法选用酶标记的抗 IgE 抗体。这些检测方法利用固相载体吸附特异性抗原提取物。取患者少许血清，与抗原包被的载体温育进而使血清中特异性 IgE 与载体上的特异性抗原结合。接下来将结合了特异性 IgE 的固相载体与酶标记的抗人 IgE 抗体温育使抗人 IgE 抗体与特异性 IgE 结合，最后将反应复合物与标记酶的荧光底物温育产生荧光，荧光强度与血清 IgE 水平相一致。最终结合标准品曲线得到血清特异性 IgE 浓度（定量单位为 kUa/L，即每个单位体积的样本有多少 kIU 单位的抗原特异性抗体）。

与变应原皮肤试验相比，上述检测方法具有安全和不受皮肤病及药物治疗的影响等优点。再者，上述检测方法的结果与皮肤试验及激发试验结果有良好的相关性。特异性 IgE 检测敏感性不如皮肤试验。因此，对于一些对食物过敏、昆虫蜇伤、药物或乳胶有过致死性过敏反应病史的患者，即使特异性 IgE 检测结果阴性，仍需进行皮肤试验，因为其有更高的敏感性。

**表 135-2　血清 IgE 水平升高相关的非过敏性疾病**

| |
|---|
| **寄生虫感染性疾病** |
| 蛔虫病 |
| 毛细线虫病 |
| 包虫病 |
| 片吸虫病 |
| 丝虫病 |
| 钩虫病 |
| 盘尾丝虫病 |
| 肺吸虫病 |
| 类圆线虫病 |
| 旋毛虫病 |
| 内脏幼虫移行症 |
| **感染性疾病** |
| 变应性支气管肺曲霉菌病 |
| 念珠菌病，全身性 |
| 球孢子菌病 |
| 巨细胞病毒性单核细胞增多症 |
| 感染性单核细胞增多症（EB 病毒引起） |
| 麻风病 |
| 免疫缺陷病 |
| 高 IgE（Job）综合征 |
| IgA 缺陷，选择性 |
| 内兹罗夫综合征（胸腺发育异常综合征） |
| 胸腺发育不良（DiGeorge 异常） |
| Wiskott-Aldrich 综合征 |
| **肿瘤性疾病** |
| 霍奇金病 |
| IgE 骨髓瘤 |
| **其他疾病** |
| 烧伤 |
| 囊性纤维化 |
| 慢性肢体末端皮炎 |
| 链球菌性结节性红斑 |
| 格林 - 巴利综合征 |
| 含铁血黄素沉着症，主要是肺部 |
| 肠道肾炎，药物诱导 |
| 川崎病 |
| 肝脏疾病 |
| 天疱疮，大疱性 |
| 结节性多发性动脉炎，婴儿型 |
| 类风湿性关节炎 |

Ig：免疫球蛋白

表 135-3　皮肤试验和体外试验检测特异性 IgE 的比较

| 变量 | 皮肤试验[1] | 抗原特异性 IgE 测定 |
|---|---|---|
| 过敏反应的风险 | 是 | 否 |
| 相对敏感度[2] | 高 | 低 |
| 抗组胺药物的影响 | 是 | 否 |
| 皮质类固醇激素的影响 | 通常不 | 否 |
| 广泛性皮炎或皮肤划痕症的影响 | 是 | 否 |
| 方便，较少引起焦虑 | 否 | 是 |
| 较多的抗原选择 | 是 | 否 |
| 立即出结果 | 是 | 否 |
| 昂贵 | 否 | 是 |
| 半定量 | 否 | 是 |
| 变应原的不稳定性 | 是 | 否 |
| 结果的易见性 | 是 | 否 |

1. 皮肤试验包括皮肤点刺试验和皮内注射。皮肤点刺试验快速、便捷、易于解释，更适合婴儿

2. 由于皮肤试验敏感性更高，如需获得最大的敏感性（如青霉素或膜翅目昆虫高度过敏），对于明确威胁生命的过敏状态，皮肤试验较特异性 IgE 检测更可靠

## 体内试验

变应原皮肤试验是体内诊断过敏性疾病的主要方法。变应原特异性 IgE 与肥大细胞表面的高亲和力受体结合，而这些细胞存在于过敏性疾病患儿皮肤中。微量变应原引入到特应性疾病患者皮肤，进而与结合在肥大细胞表面的特异性 IgE 交联，激活肥大细胞。一旦激活，肥大细胞对周围组织释放多种预先合成及新合成的介质。组胺是导致皮肤点刺试验中出现风团和红肿最有效的介质。皮肤点刺试验阳性可看到瘙痒的风团被一红斑区围绕。这种反应迅速发生，约 20min 内达到高峰，接下来 20~30min 内消失。然而，有一些患者皮肤点刺试验后 6~12h 出现一个较大围绕红斑的界限模糊的水肿。这种情况被称为迟发型反应，通常 24h 内消失。迟发型反应部位活检显示 T 细胞、中性粒细胞和嗜酸性粒细胞的浸润。这种反应与在其他器官观察到的迟发型反应相似，如鼻和肺部的激发试验。

儿童皮肤试验通常首先应用点刺 / 穿刺技术。操作中，一小滴变应原滴于皮肤表面，通过用一个小穿刺针轻轻地刺破皮肤将会有极少数量的变应原提取液进入表皮内。当点刺或穿刺皮肤试验结果阴性但病史可疑时，可采取选择性皮肤试验，即真皮内皮肤试验。这项技术是使用一个 26 号穿刺针注射 0.01~0.02mL 变应原提取物稀释液至上臂的真皮内。这项技术比皮肤点刺或穿刺技术更敏感，且使用的变应原提取物浓度比皮肤点刺或穿刺技术的低 1/1000~1/100。因真皮内皮肤试验有触发过敏反应的危险，因此不合适进行食物变应原的检测。若真皮内皮肤试验使用 1:100 重量或（体积）的高浓度变应原提取物，则会出现刺激反应而非过敏反应。虽然比真皮内皮肤试验敏感性低，但皮肤点刺或穿刺试验阳性结果与自然暴露于变应原而出现的过敏症状有良好的相关性。

常应用常见室内变应原和根据特定地理区域内的变应原组合进行变应原检测，但皮肤试验应个别详述，需结合患者病史。皮肤试验时，分别使用组胺和生理盐水作为阳性和阴性对照。阴性对照的必要性在于确定阳性结果不是皮肤划痕，若为皮肤划痕则仅仅是过度敏感的皮肤因受压引起，而非变应原过敏。阳性对照的必要性在于明确皮肤对组胺的反应性。具有抗组胺特性的药物，除肾上腺素能药物如麻黄碱和肾上腺素，能抑制皮肤试验反应，进行皮肤试验前适当时期内（3~10d）应避免使用该类药物。延长全身皮质类固醇激素的应用时间可减少组织中肥大细胞的数目和减轻肥大细胞介质的释放。

某些情况下，激发试验是用来检查变应原暴露与症状间的关联性。激发试验是将皮肤、结膜、鼻黏膜、口腔黏膜、胃肠道和肺暴露于特定变应原进行检查，这种检查在临床和研究中被广泛应用。支气管激发试验是让患者雾化吸入浓度逐渐升高的变应原提取液，通过临床观察和肺功能检测来评估气道阻塞情况。支气管激发试验结果与通过皮肤试验和（或）体外试验获得的临床数据具有良好的相关性。虽然大多数情况下支气管激发试验是安全的，但出现严重反应的可能性、检查时间长和检查费用，以及需要专门技术人员，这限制了支气管激发试验在研究中的应用。

支气管激发试验最常用的试剂为乙酰胆碱，可引起哮喘患者出现气道狭窄，但对正常气道无影响。乙酰胆碱激发试验用于疑似哮喘患儿检测气道高反应性及其程度。在获得肺功能的基础数值后，雾化吸入浓度逐渐升高的乙酰胆碱，直到 FEVI 下降 20%（FEV1，一秒用力呼气容积）或直到能耐受最大乙酰胆碱浓度如 25mg/mL 而没有肺功能显著下降。

口服食物激发试验用来明确特定食物是否会引起过敏症状或可疑食物是否可加入到日常饮食中。结合病史及皮肤试验和（或）体外试验的结果推断出可疑食物进行口服食物激发试验。这种激发试验可以是开放的、单盲的、双盲的或者双盲 – 安慰剂对照的，在既定的时间内摄入数量逐渐增加的可疑食物，直到患

者出现症状或能耐受该种食物。因存在潜在的严重变态反应，激发试验只有在设备配套齐全及有处理过敏反应和心肺复苏技术能力的工作人员在场情况下进行。

## 参考书目

参考书目请参见光盘。

（刘全华　译，鲍一笑　审）

# 第 136 章

# 特应性疾病的治疗原则

Dan Atkins, Donald Y.M. Leung

特应性疾病的基本治疗原则包括避免暴露于变应原和刺激物，对不可避免暴露于急慢性变应原而引起的症状进行药物治疗。患特应性疾病但拒绝采取避免接触措施及最优化药物治疗的患者可选择变应原免疫疗法。

## ■ 环境控制措施

儿童大部分时间在室内，包括在家中。为节约能源，住房及建筑建造得越来越密集，形成越来越多的孤立小单元从而缺乏空气流通。这些因素导致室内空气湿度增加、变应原或刺激物高度集中。室内环境检测指出尘螨、猫、蟑螂是最常见且可显著诱发特应性疾病的刺激物，当然暴露于其他宠物、害虫、真菌及呼吸道刺激物如吸烟同样也会带来问题。

目前已确认的螨超过 30 000 种，而尘螨通常指屋尘螨类：欧洲屋尘螨、美洲尘螨及宇尘螨，这些是屋尘中主要的变应原。尘螨穿透皮肤时的呼吸及水蒸气交换表现出其对湿度降低及极限温度的敏感性，常规使用加湿器及湿冷器有助于尘螨生存，相对湿度小于 50% 时尘螨则不能存活。它们以人类及动物皮屑及其他碎屑为食，这就是它们大量生存于床垫、被褥、地毯及家具装饰物上的原因。在面粉及用于烤制食品的混合物中同样也发现了它们的存在，报道指出食用被尘螨污染的面粉烤制成的华夫饼及薄饼可引起过敏反应。尘螨部分消化的食物与其消化酶结合构成其粪粒，是致敏的主要变应原，其外表有一层可透性膜，从而保证粪粒的完整。粪粒与花粉大小相似（10~40μm），变应原含量相似，且都能在接触潮湿黏膜表面时快速释放变应原。螨可在家具中至少存活 2 年，已证实螨变应原可在室内环境下保持稳定至少 4 年。日常室内活动使尘螨变应原经空气传播，如未使用真空袋下的真空处理或抖动床单可使大量的尘螨变应原进入空气，由于其大小及重量特性，屋尘螨变应原在空气中相对沉降较快。然而，尘螨变应原暴露同样发生在睡眠时接触被尘螨污染的枕头、床垫及引起室内尘螨集聚度足够高的日常家庭活动中。即使每克屋尘中尘螨仅为 2ug 也可导致过敏反应，当超过 10ug 时可与症状相关联。

适当的环境控制措施可显著减少尘螨变应原的暴露（表 136–1）。由于儿童大部分时间在卧室及床上度过，因此应着重关注减少这两处尘螨的暴露。所有枕头、床垫及弹簧床垫都应该用尘螨无法透过的防护罩密封包装，每周应用真空吸尘器吸除防护罩及床罩表面的灰尘，床单及褥垫应该每周用超过 130°　F 的热水清洗。此外，推荐减少房间中可积灰的器具，如书籍、布帘、玩具、填充动物及任何杂物。地毯及家具装饰等这些富含尘螨的部位通常难以清理，因而需要每周用具有双层厚度真空袋的高效能真空吸尘器清扫。尽管可考虑在地毯及家具装饰上应用杀螨剂和变性剂，实际有效性仍不明了，且需要投入的精力远超出大多数家庭的意愿。可以的话至少在卧室不用地毯，这可能比去除大量尘螨变应原更有效。其他控制尘螨变应原的措施包括保持室内相对湿度至少小于 50%，以及在天热的月份保持空调温度设置在最低水平。

大多数国家有超过一半的家庭养宠物，最常见的是猫和狗。来源于猫、狗、马、牛的变应原多为毛发、皮屑、唾液，而来源于啮齿动物的变应原为尿。关于空气传播的猫变应原研究显示相当显著的部分呈现出骨针样直径小于 7μm 小颗粒的空气动力学表现。约 30% 的空气传播猫变应原直径小于 5μm，这些小颗粒不能被鼻充分过滤从而可能存在于气道中。直径小使得它们长期存留于空气中，同时由于加热和通风系统的气流作用重复悬浮于空气中，或在走过地毯或坐在软垫椅子上时停留于该处。Fel d1 是主要的猫变应原，具高电荷性从而牢固吸附于多种物质表面如墙面、地毯及家具装饰物。由于这种黏着性，猫变应原附着于猫主人的衣服上被带到公共场所如学校，这些地方都被检测出含有大量猫变应原，因此数量可观的猫变应原将从这些地方被带入未养猫的家庭。对于养猫家庭的屋尘分析显示，每克屋尘中 Fel d 1 量从 8ug 到 1.5mg，而未养猫家庭显示每克屋尘中 Fel d 1 量从 0.2ug 到 80ug。猫变应原的致敏作用与 1~8ug/g 屋尘水平相关。猫变应原储存于地毯、家具装饰及被褥中，导致尽管送走猫后的数月仍有持续性显著数量的猫变应原。尽管能实现显著减少猫变应原的暴露，但完全避免猫变应原事实上是不可能的。

表 136-1 变应原暴露的环境控制

| 变应原 | 控制方法 |
| --- | --- |
| 尘螨 | 被褥外包裹不能透过变应原的被套 |
| | 每周用水温超过 130 ℉的热水清洗被褥 |
| | 移除地毯 |
| | 用百叶窗替代窗帘 |
| | 移除幕帘装饰的家具 |
| | 减少室内湿度 |
| 动物皮屑 | 避免有毛宠物 |
| | 不让动物进入患者的卧室 |
| 蟑螂 | 保管好食物和水 |
| | 保持厨房及浴室表面干燥无水渍 |
| | 修补墙壁裂缝 |
| | 使用专业清除服务，以安全的杀虫剂作为诱饵 |
| 真菌 | 修补潮湿的地方 |
| | 患者卧室避免高湿度 |
| | 起居室使用高效粒子空气（HEPA）过滤器 |
| | 修补漏水的地方 |
| | 以木地板取代地毯 |
| | 定期检查地下室、阁楼及易于停留水和真菌的空隙 |
| 花粉 | 保持汽车及房屋窗户关闭 |
| | 减少暴露于室外的时间 |
| | 限制野营、徒步旅行及扫落叶 |
| | 驾驶有空调的汽车 |
| | 室内使用空调 |
| | 安装高效粒子空气（HEPA）过滤器 |

摘自 Leung DYM, Sampson HA, Geha RS, et al.Pediatric allergy principles and practice. St Louis, 2003, 294

将宠物从家中送走显然是最有效的减少暴露于动物变应原的方法，虽然已经证实在无其他干预措施时，诸如移走地毯和家具装饰物、清洗墙壁等，需要至少6个月方能将室内猫变应原水平降至与无猫环境相同水平。因此，要告知猫主人尽管他们将猫送走但不要期望效果立竿见影。遗憾的是，将猫送走或者不让猫进屋子的劝告往往被忽视。与尘螨不同，猫变应原更轻从而更长时间悬浮于空气中。因此，高效空气粒子过滤净化器（HEPA）有助于减少空气中猫变应原数量。其他推荐的方法包括勤给猫洗澡及保留一间禁止猫进入的卧室，卧室里被褥必须有被套同时需定期使用空气过滤装置。同时限制猫进入过敏孩子大多时间活动的地方，如家庭娱乐室及其他玩耍区域（表 136-1）。也推荐定期使用 HEPA 及具有双倍厚度真空袋的真空吸尘器。尽管以上这些方法是否能减少暴露水平从而带来临床症状的改善如症状程度减轻、峰流速提升、气道反应性减低仍然需要适当的对照试验来证实，但控制其他变应原的暴露仍推荐使用类似的方法。

家中昆虫及其他害虫如小鼠、大鼠的出没是室内环境另一个潜在的重要变应原暴露。研究证实暴露于蟑螂变应原是内陆城市儿童哮喘发展的重要危险因素。一旦内陆城市对蟑螂过敏的哮喘儿童被致敏，再持续暴露于蟑螂变应原浓度较高的卧室，这些孩子比同样是内陆城市但不对蟑螂过敏的哮喘儿童更易去门诊就诊及住院。减少蟑螂变应原暴露的推荐方法包括减少蟑螂进入室内的途径如修补地板及墙缝，切断它们食物及水的源头如修补漏水的水管、收藏好食物及勤打扫（表 136-1），也可以对污染区域定期使用诱饵及化学杀虫剂清洁。

提高室内环境质量的努力同样需要围绕减少呼吸道刺激物的暴露。被动吸烟加剧哮喘及增加过敏性鼻炎患者的鼻部症状，需倡导戒烟，永远禁止室内吸烟，此外不鼓励使用以木材为燃料的炉子、壁炉，以及煤油暖气装置。

尽管暴露于花粉和真菌多发生于室外，但在温暖的月份同样可以在室内检测到这些变应原，此时室内的浓度水平通常能反映外界环境中的传播情况。冬天室外其他真菌水平最低时，室内曲霉菌及青霉菌往往最普遍。真菌多见于潮湿的地下室，室内湿度增加时大量繁殖。漏水、过度使用加湿器或湿性冷却机等都可增加室内湿度。保持室内相对湿度 <50%、去除污染的地毯、用清洁剂和 5% 的漂白剂（表 136-1）擦拭清洗易于真菌生长的地方如淋浴间、浴帘、洗涤槽、除霜接水盘及垃圾桶，这些方式都可减少暴露于室内真菌变应原。在潮湿的地下室放置除湿器，房间内不放置水，这样就从源头解决问题了，鼓励去除室内任何易于真菌生长及繁殖的因素。在温暖的季节，室外花粉及真菌的浓度往往达到峰值，此时关好门窗并使用空调过滤室外空气可保持室内花粉及真菌浓度最低。避免开窗及使用阁楼，衣物洗好后用干燥机甩干而不用晾衣绳。汽车旅行时户外避免花粉及真菌孢子的方式包括关闭窗户及使用空调，避开腐烂的植物，不可避免时戴口罩，室外花粉浓度高时室外活动尽量最少化。由对此类物质不过敏的人员清扫草坪和落叶。室外活动后勤洗手以避免将花粉从手带入眼耳，睡前

使用沐浴乳淋浴可避免将变应原污染至床，白天床始终用床罩盖着。

## 药物治疗

### 肾上腺素能药物

肾上腺素能药物通过刺激多种靶组织细胞表面的 α 及 β 肾上腺素能受体发挥作用。这些受体属于 G 蛋白偶联受体超家族。一般情况下，激动 α 肾上腺素能受体激动作用导致血管收缩，而激动 β 肾上腺素能受体导致抑制作用如支气管舒张。α 肾上腺素能受体分为 α1 及 α2 两种类型，进一步研究证实 α1 及 α2 两种受体均有 3 种亚型。β 肾上腺素能受体分为 3 种亚型：β1、β2、β3，每种受体都分布于特定的组织器官。组织对肾上腺素能药物的生理反应取决于药物与特定受体结合的特性及组织中各种类型肾上腺素能受体的分布。肾上腺素因其同时有 α 及 β 肾上腺素能激动作用，仍然是治疗过敏的药物。

α 肾上腺素能药因其减充血作用可有效治疗过敏性鼻炎（表 137-2、137-4）。激动鼻部毛细血管后小静脉上的 α1 受体及毛细血管前小动脉上的 α2 受体导致血管收缩，从而引起鼻部减充血。目前临床使用的口服减充血药包括伪麻黄碱和去氧肾上腺素，可单独或联合抗组胺药使用，或液体或片剂给药，包括缓释剂型。考虑到出血性脑卒中的风险及不能预测其对谁造成风险，因此美国食品和药物管理局已将与伪麻黄碱组织结构类似具有拟交感神经兴奋性的药物苯丙醇胺及相关产物退出美国市场。伪麻黄碱可迅速并充分吸收，而去氧肾上腺素作用稍弱，不能完全吸收从而生物利用度明显降低，大约只有 38%。此类药给药后 0.5~2h 达血浆浓度高峰，但减充血作用并不与血药浓度直接相关。伪麻黄碱通过肾脏以原型排泄。有高血压、冠脉疾病、青光眼、代谢性疾病如糖尿病及甲状腺功能亢进的患者避免口服减充血剂。已报道的口服减充血剂副作用包括兴奋、头痛、紧张、心悸、心动过速、心律失常、高血压、恶心、呕吐及尿潴留。鼻喷减充血剂包括去氧肾上腺素、羟甲唑啉、萘甲唑啉、四氢唑啉及赛洛唑啉。由于它们起效快，过度使用鼻喷减充血剂可导致鼻充血反弹概率增加，发生该情况可停用 2~3d 鼻喷剂即可恢复。

β 肾上腺素能受体激动剂因其有效舒张支气管作用而用于治疗哮喘多年（表 138-11）。将 β 肾上腺素能受体分为 β1 及 β2 亚型，由此带来选择性 β2 肾上腺素能受体激动剂的发展，如沙丁胺醇在显著扩张支气管而减少心脏刺激方面具有优势。吸入用长效 β2 肾上腺素能受体激动剂（LABA）沙美特罗及福莫特罗可持续作用 12h，已被批准用于 4 岁以上的儿童，但因其相对起效慢不推荐用于哮喘急性发作。因考虑到存在显著增加发生哮喘相关不良事件故不推荐 LABA 单独用于长期控制持续性哮喘，但是被宣传为与吸入激素联合最佳。联合 LABA 及吸入激素的干粉定量吸入装置在中度持续发作哮喘儿童中具有显著疗效。尚有报道指出 β2 肾上腺素能受体激动剂除支气管舒张作用外尚可改善黏膜纤毛清除功能，降低血管通透性，抑制胆碱神经能传导，减少肥大细胞、嗜碱性粒细胞、嗜酸性粒细胞炎症介质释放。β 肾上腺素能受体激动剂口服、吸入、注射均可起效，因吸入起效快而副作用少而优先选用。已报道的副作用包括颤抖、心悸、心动过速、心律失常、中枢兴奋、高血糖、低钾血症、低镁血症及因哮喘患儿不适当通气增加而导致的瞬间缺氧发作。部分研究表明沙丁胺醇的异构体左旋沙丁胺醇可减少短效 β 肾上腺素能受体激动剂的副作用，较小剂量下即可呈现出与消旋沙丁胺醇类似的支气管舒张作用，而且安全性更高，也可通过雾化或定量吸入装置给药。

**表 136-2 抗组胺药分类（H1 抗组胺药）**

| 分类 | 举例 |
|---|---|
| 乙二胺类 | |
| 第一代 | 安他唑啉，吡拉明，曲吡拉明 |
| Ⅱ型乙二胺类 | |
| 第一代 | 卡吡拉明，氯马斯汀，苯海拉明 |
| Ⅲ型烷基胺 | |
| 第一代 | 溴苯那敏，氯苯那敏，曲普利啶 |
| 第二代 | 阿伐斯汀 |
| Ⅳ型哌嗪类 | |
| 第一代 | 赛克力嗪，羟嗪，美克洛嗪 |
| 第二代 | 西替利嗪 |
| Ⅴ型哌啶类 | |
| 第一代 | 阿扎他定，赛庚啶 |
| 第二代 | 非索非那定，氯雷他定 |
| Ⅵ型吩噻嗪类 | |
| 第一代 | 甲地嗪，异丙嗪 |

### 抗胆碱能药物

抗胆碱能药物通过对抗受体上的乙酰胆碱抑制迷走神经反射，异丙托溴铵是最常用的抗胆碱能药物，属季铵类药物，很少透过黏膜表面且不易透过血脑屏障。此药气管舒张作用比吸入用 β2 受体激动剂起效慢且达到最大效应的时间更长，因此不宜作为急救药物。异丙托胺 17ug/ 吸的定量吸入剂及 0.02% 雾化液（500ug/2.5mL）是有效的处方药。吸入用抗胆碱药很少有不良反应，偶有刺激性咳嗽。

异丙托胺作为鼻喷剂（0.03%~0.06%）可有效减少因非季节性非过敏性鼻炎、普通感冒，其他如暴露于刺激物或冷空气而产生的鼻溢。异丙托胺在中重度过敏性鼻炎中使用有限，因为它不能改善其他常见的过敏性鼻炎症状，如打喷嚏、鼻充血、鼻痒。鼻喷剂有时会引起鼻干燥和鼻出血。

## 抗组胺药

组胺释放及其对周围组织的作用是导致过敏反应相关经典症状进展的核心，因此抗组胺药常用来治疗过敏性疾病。组胺通过结合其受体之一即 H1、H2、H3 或 H4 受体来发挥效应。组胺通过与 H1 受体结合所触发的效应与过敏性炎症反应更相关，包括疼痛、瘙痒、血管扩张、血管通透性增加、平滑肌痉挛、黏液分泌及刺激副交感神经反射。人类 H1 受体基因定位于 3 号染色体断臂末端，有报道 H1 受体与抗胆碱能受体有 45% 同源性，这也解释了早期一些 H1 型抗组胺药有抗胆碱能作用。H1 型抗组胺药通过与 H1 受体结合可逆性、竞争性拮抗组胺，从而阻断 H1 受体活动的效应。因此，抗组胺作用阻断效应强于逆转效应，定量间歇给药以保持靶器官组织 H1 受体位点的饱和可达最优效果。

H1 型抗组胺药按化学结构不同分为六类（表 136-2、137-2），这些抗组胺药再被分为第一代抗组胺药，因其脂溶性可透过血脑屏障从而作用于中枢神经系统；第二代抗组胺药，因其大小、所带电荷及疏脂性不能透过血脑屏障从而对中枢神经系统几乎无作用。第一代抗组胺药的镇静及损伤认知的效应已被广泛报道，因此第二代抗组胺药的首要优势在于其没有或很少引起镇静。第一代及第二代抗组胺药都有口服剂型，许多第一代抗组胺药都非处方药，第二代抗组胺药氯雷他定及西替利嗪也非处方药。其他第一代及第二代抗组胺药需凭处方购买。抗组胺药中唯一作为鼻喷剂的仅有氮卓斯汀和奥罗他定，它们也是肥大细胞稳定剂。这种给药方式优势在于其可在 15~30min 内迅速起效。氮卓斯汀可系统性吸收并可透过血脑屏障，在某些患者中引起中枢神经系统作用，因此目前尚未被批准用于 12 岁以下的儿童。

口服抗组胺药有良好的吸收率，2h 内可达血药浓度峰值，甚至在血药浓度明显下降后仍可持续抑制风团及皮肤潮红反应，这与它在组织中的高浓度聚集有关。大多数抗组胺药通过肝细胞色素 P450 酶系统代谢。患者合并有肝损伤或同时应用细胞色素 P450 酶抑制剂，如红霉素等大环内酯类药物，环丙沙星，酮康唑，伊曲康唑，某些抗抑郁药，如奈法唑酮和氟伏沙明等均可导致抗组胺药的清除下降。某些抗组胺药，如羟嗪及氯雷他定可转化为活性代谢产物。肾功能损伤的患者对索非那定及西替利嗪清除下降，肝功能受损患者西替利嗪排泄亦减少。

已证明抗组胺药在治疗季节性及持续性过敏性鼻炎结膜炎方面的有效性（见第 137 章），在减轻鼻部症状方面比色甘酸钠有效但效果明显不如鼻喷激素。报道指出当抗组胺药联合减充血剂及鼻喷激素使用时在减轻过敏性鼻炎症状方面可取得事半功倍的效果。目前有多种药物联合抗组胺药及减充血剂。同时也证明抗组胺药可有效治疗急慢性荨麻疹或血管性水肿。与抗组胺药能有效控制过敏性鼻部症状不同，常规剂量的抗组胺药在治疗哮喘方面并未显现明显临床疗效。

第二代抗组胺药更适用于治疗儿童过敏性疾病，因为与第一代抗组胺药相比镇静及抗胆碱作用小而临床疗效并未减少。大多数第二代抗组胺药每天一次给药即可有效，给药方便也可提高依从性。第一代抗组胺药易获得且便宜，因此常常使用。不良反应大多为第二代抗组胺药引起的工作能力下降及与第一代抗组胺药物相关的抗胆碱能作用，包括口腔及眼部干燥、尿潴留、便秘、兴奋、紧张、心肌和心动过速。有报道指出两种第二代抗组胺药可引起 QT 间期延长及尖端扭转型室性心动过速，目前已退出市场，目前使用的药物中未发现对心脏有影响的。

## 色酮类

色甘酸是 1,3- 双（2- 羧基色酮 -5- 氧）-2- 羟基丙烷二钠盐，奈多罗米钠是吡喃并喹啉二羧酸盐，这两种药物是用来治疗过敏性疾病的色酮类药物。色甘酸及奈多罗米口服吸收都较差，仅有口服量的 1% 被吸收，所吸收的药并不被代谢而是在肝脏及肾脏等量快速清除，因此这些药物局部应用于靶器官黏膜表面应是有效的。两种药均可抑制肥大细胞脱颗粒及介质释放，并且可抑制多种细胞的活化，如嗜酸性粒细胞、中性粒细胞、巨噬细胞及上皮细胞。还可以抑制非肾上腺素能、非胆碱能神经系统的 C 型感觉神经纤维的传入活动，此外还可抑制肥大细胞活化后钙内流，使肥大细胞膜突触蛋白磷酸化，这与终止介质释放有关。尽管有以上发现，这些药物的作用分子机制仍未完全确定。

色甘酸及奈多罗米在暴露于变应原前给药可预防速发型及迟发型过敏反应。它们可阻断变应原导致的气道高反应性，以及季节性非特异性气道高反应性，延长使用时间，两种药均可减少气道高反应性。此类药无支气管舒张特性，但可抑制多种刺激因素导致的支气管收缩效应，如变应原激发、运动、冷空气所致换气过度、超雾蒸馏水，暴露于大气及工业污染。

治疗轻度持续性哮喘可任选色甘酸及奈多罗米之一，因其无支气管舒张特性，对于急性哮喘发作无效，但可作为剧烈运动前或已知不可避免变应原暴露前的预防治疗。两者中奈多罗米更有优势。色甘酸稀释为 1% 雾化溶液（20mg/2mL）或以定量雾化吸入器（每喷 800ug）方式应用于哮喘治疗，哮喘治疗的推荐剂量为色甘酸 24h 内 2~4 次，每次 20mg，雾化吸入，或者通过定量雾化吸入器每次 1.6mg，24h 内 2~4 次。大量研究表明色甘酸可有效治疗过敏性鼻炎及过敏性结膜炎，应用于鼻部及眼部的色甘酸不必凭处方购买，治疗过敏性鼻炎的推荐剂量为应用含 5.2mg 色甘酸的鼻喷器，每个鼻孔 1 喷，每天 3~4 次（表 137-4）。过敏性结膜炎的推荐剂量为 4% 溶液，每只眼 1 滴，每天 4~6 次。奈多罗米无雾化剂型但可以定量雾化吸入器给药，哮喘推荐剂量为每次 3.5mg（1.75mg/d），24h 内 2~4 次。2% 奈多罗米可凭处方购买以治疗过敏性结膜炎，其推荐剂量为每只眼 1~2 滴，每天 2 次。

已证明此类药即使长期使用也是安全的，最常报道的色甘酸治疗哮喘产生的副反应为咽干及短暂支气管收缩，极少量报道患者对其过敏。一些使用奈多罗米的患者抱怨其口感，奈多罗米的罕见副反应包括咳嗽、咽痛、鼻炎、头痛及恶心。

## 糖皮质激素

糖皮质激素因其有效抗炎作用已被广泛应用于过敏性疾病的治疗。糖皮质激素的各种抗炎作用通过炎症细胞的糖皮质激素受体介导，以及直接抑制细胞因子及细胞介质来完成。糖皮质激素局部给药剂型有眼用剂、鼻喷剂、软膏及乳膏、定量雾化吸入器及雾化液。全身性用药包括口服或静脉方式。糖皮质激素如何合理应用于治疗过敏性疾病及其效力、副反应将在个体过敏性疾病章节中阐述（见第 137~146 章）。

## 白三烯调节剂

改变白三烯路径的药物通过抑制白三烯产生或阻断受体结合从而发挥临床作用，这些药物具有轻微抗炎特性及支气管舒张作用，除可抑制吸入变应原导致的速发型或迟发型过敏反应外，尚可降低由运动及暴露于变应原、阿司匹林、冷空气引起的支气管收缩效应。这些因子在哮喘治疗中有一定的应用（见第 138 章），并且在过敏性鼻炎治疗中也有一定的作用（见第 137 章）。

## 茶碱类

茶碱（1,3- 二甲基嘌呤）因其支气管舒张作用多年来广泛应用于治疗急慢性哮喘。在适当血药浓度下，可产生磷酸二酯酶同工酶的非特异性抑制作用及腺苷受体的抵抗作用。茶碱的支气管舒张作用可能是因为其磷酸二酯酶抑制作用，而其抗腺苷受体作用可能在其他方面发挥作用，如减轻膈肌疲劳，减少腺苷刺激肥大细胞介质释放。茶碱抑制肺对过敏性刺激的迟发型及速发型反应，同时呈现出适当的保护效应。报道指出茶碱具有选择性抗炎及免疫调节作用。茶碱有速效及缓释剂型，急性重度哮喘发作时通常静脉给予茶碱。茶碱的治疗作用及毒副反应与血药浓度有关，当血药浓度大于等于 20ug/mL 时毒副作用的发生率明显升高。很多因素及合并用药可影响茶碱代谢。茶碱的毒副反应从轻微恶心、失眠、兴奋、震颤、头痛到心律不齐，癫痫发作甚至死亡，因此有必要常规监测茶碱的血药浓度。因为治疗急慢性哮喘有其他有效措施，应用茶碱需常规监测血药浓度及其潜在的毒副作用，因此茶碱在哮喘治疗中的地位明显下降(见第 138 章)。

## 氰本草氨酸氨基丁三醇

氰本草氨酸氨基丁三醇是一种肥大细胞稳定剂，在减轻过敏性疾病症状中比局部使用色甘酸更有效（见第 141 章）。适用于 2 岁以上儿童的春季角结膜炎，春季结膜炎、春季角膜炎，偶尔引起的副反应包括短暂的烧灼感及滴后刺痛感。

## 盐酸奥洛他定

盐酸奥洛他定是一种肥大细胞稳定剂，同时也是 H1 受体阻滞剂，局部给药可有效缓解过敏性结膜炎的体征及症状，适用于 3 岁以上儿童，7% 的患者治疗中发生头痛，5% 以下的患者发生烧灼感及刺痛感。

## 抗免疫球蛋白 E 制剂

抗免疫球蛋白 E（抗 IgE）寡克隆抗体将循环中的 IgE 结合在一起以阻止其与肥大细胞表面的 IgE 高亲和力受体结合，静脉给予抗 IgE 制剂可减少血清游离 IgE 浓度，抑制过敏患者皮肤点刺反应，抑制对变应原的速发型及迟发型反应，减少哮喘患者痰中嗜酸性粒细胞浓度。抗 IgE 制剂可有效治疗过敏性鼻炎及哮喘。一种抗 IgE 制剂（奥马佐单抗）目前可应用于 12 岁以上儿童吸入糖皮质激素无法有效控制的变应性哮喘。报道指出尽管患者对此类制剂通常耐受性良好，仍可能产生注射部位局部反应及罕见的过敏反应。抗 IgE 对治疗其他过敏性疾病也有效，如食物过敏。一种用于治疗成人花生过敏的抗 IgE 寡克隆抗体制剂显著提高了引起症状的花生阈值。抗 IgE 治疗昂贵，因此需要严格的患者选择，对于那些尽管已经给予强有力的药物治疗仍有持续症状，目前治疗有严重副反应，不止一种过敏性疾病的患者可考虑使用。

## 新型疗法

目前正在研究一些抑制促炎细胞因子的策略，包括应用重组受体结合特定细胞因子，以避免其与细胞表面受体结合，开发特定细胞因子受体拮抗剂及使用人类单克隆细胞因子抗体。重组白介素 -4（IL-4）受体拮抗剂通过与 IL-4 结合从而阻止其与细胞表面受体结合。尽管早期研究指出需要吸入激素治疗的中度哮喘患者吸入可溶性 IL-4 受体可提高临床疗效，但后续对抗 IL-4 药物在治疗哮喘疗效中的研究指出尽管治疗方式安全，但临床疗效不足。有临床试验给哮喘患者注射人类抗 IL-5 寡克隆抗体，结果显示循环及痰液中嗜酸性粒细胞下降，但支气管黏膜下层的嗜酸性粒细胞下降不明显，同时不伴有乙酰胆碱反应的减弱及对变应原的速发及迟发反应的减弱。

在过敏性疾病中应用抗炎细胞因子正处于研究中，遗憾的是初期研究并未发现 IL-10 及干扰素在治疗哮喘中的有效性，尽管有研究证明应用 IL-12 可减少过敏刺激时嗜酸性粒细胞集聚，但并未发现其可抑制速发及迟发型过敏反应和减少支气管高反应性。此外，IL-12 高发的副反应率也限制其应用。

## 变应性免疫疗法

变应性免疫治疗指对过敏性疾病患者逐渐增加变应原给予剂量以达到减少或清除其今后自然暴露于此类变应原所引起的临床反应。对于适当的患者合理地给药，变应性免疫疗法是安全有效的，不仅可减少或预防症状发生，同时也可通过缩短疾病过程及预防疾病进展从而潜在改变自然病程。通常变应性免疫治疗需在有经验的过敏症专职医生的监督下进行皮下注射。

## 适应证及禁忌证

变应性免疫治疗对于过敏性疾病患者治疗是有效的，如季节性或持续性过敏性鼻结膜炎，过敏暴露诱发的哮喘及昆虫毒液过敏。对于食物过敏、特应性皮炎、橡胶过敏及急慢性荨麻疹应用免疫治疗的有效性证据不足，因此免疫治疗不推荐用于这些疾病。在考虑免疫治疗前，对于制成免疫制剂的变应原需通过皮肤点刺试验了解患者对其敏感性，或其特异性 IgE 血清水平是否明显升高。这些变应原的临床相关性需由已知的暴露引起症状的病史或与可疑变应原暴露相关的一段时间的症状来支持，如豚草皮肤点刺试验呈强阳性的儿童在过去的夏天及秋天持续有过敏性鼻部及眼部症状。患者症状的持续时间及严重度与免疫治疗的风险、费用、效果有关。尽管已采取一系列避免变应原措施并且已适当剂量合理用药，仍有症状发生的，需记录在案。对于季节性变应原致敏的患者，推荐免疫治疗之前需明确症状是否持续超过两个连续的季节，否则就不推荐免疫疗法，除非症状非常重或存在药物副作用。还有一个例外的情况是存在昆虫刺蜇过敏反应的儿童，一旦明确诊断过敏性，立即开始毒液免疫治疗（见第 140 章）。

其他影响免疫治疗决策的因素包括生活质量如缺课次数、医学资源利用、患者年龄及其他因素。除毒液免疫疗法外，关于 5 岁以下儿童免疫治疗疗效的数据极少，免疫治疗因为以下因素不推荐用于 5 岁以下儿童：引起全身反应的风险较高，该年龄段需要特定的专家治疗过敏反应，一旦发生过敏反应时不能清晰地与医生交流，以及与年龄相关对频繁注射的潜在精神紧张。其他重要的因素包括患者对于长达数年的频繁注射疗程的依从性，费用的考虑及进行免疫治疗的合适环境的获得。

变应原免疫治疗禁忌用于正在进行 β 阻滞剂治疗的患者，明确患有免疫性或自身免疫疾病，过敏性支气管肺曲霉菌病，过敏性肺炎，严重精神疾病，或处于不能耐受免疫反应状态的患者。妊娠是开始免疫治疗及增加剂量的禁忌证，尽管孕妇可持续接受维持剂量。因可发生致命的过敏反应，患不稳定哮喘的患者不应免疫治疗；免疫治疗无益于过敏性支气管肺曲霉菌病及过敏性肺炎。正使用 β 阻滞剂治疗的患儿在考虑免疫疗法前需换药，因为 β 阻滞剂治疗同时开始免疫治疗可增强过敏反应，并且常规剂量反应较差。因为存在潜在不可预料的免疫系统激活从而导致疾病活动，免疫疗法应避免用于自身免疫疾病患者。

## 变应原提取物

用于免疫治疗的提取物效力受很多因素影响，来自杂草及草原花粉的变应原较容易制成水溶制剂，因此比从霉菌、树花粉及尘螨获得的提取物效力更佳。因为真菌变应原提取物的复杂性，它比花粉提取物变数更大。冷藏及适当的处理用于免疫疗法的变应原提取物很重要，因为在较高温度下很多如来自树、草、花粉及尘螨的变应原提取物会分解。稀释的提取物比浓缩的更易吸附于玻璃管从而失去效力。为对抗这种效应，人血白蛋白常被用来稀释变应原提取物。某些如来自蟑螂、尘螨及真菌的变应原提取物，含有可降解提取物中其他变应原的朊酶，因此通常建议此类变应原不要与来自树、草及杂草花粉的变应原混合。昆虫毒液从不与其他变应原混合。如果可行的话，更倾向于使用标准化变应原提取物以保证剂量的一致性及避免非标准化变应原提取物存在的变应原物质的不定性。

## 变应原提取物的给药方式

变应原免疫疗法的目标是通过逐渐增加变应原提取物的给药剂量直至达到最优化维持剂量即变应原提取物中每种主要变应原的量达 4~12ug。根据患者已记录的过敏反应为其量身制作混合的变应原提取物，整个免疫治疗过程中都使用该提取物。尽管应用不同的给药方案，初始剂量通常需在一年周期中间隔 5~10d1 次，变应原给药方案根据患者对提取物中变应原的敏感性来制订，过敏反应最强的患者通常较早达到维持剂量。通常初始注射时的反应需考虑在内，变应原免疫治疗的剂量一般根据固定的计划表来增加。对初始剂量产生全身反应的患者下次的剂量应明显减少，然而基于局部反应单独减少剂量并不减少发生全身反应的概率，通常达到维持剂量需要 5~6 月的一周一次注射，尽管对于显著过敏的患者可能时间更长。与其他变应原给药计划不同，昆虫毒液的给药方式具有单独的计划表（见第 140 章）。一旦达到维持剂量且机体耐受良好，两次注射的间隔可加为数周或一月。由于变应原提取物逐渐失去效力，新开封的第一剂可减少维持量的 25%~75%，然后每周增加直至达常规维持剂量。推荐的变应原免疫治疗疗程为 3~5 年，昆虫毒液免疫治疗在有威胁生命的过敏反应病史的患者中可能持续更长时间。已通过注射合适变应原提取物且达维持剂量 1 年的患儿仍无明显症状改善的，不太可能受益于免疫治疗，因此应停止继续免疫治疗。大多患者通过变应原免疫治疗获得持续改善，有些人则症状逐步改善，病情反复的患者可能对其他治疗有效。

急速免疫疗法是一天或多天通过多点注射以快速达到维持剂量的给药方式，其副反应包括全身反应比传统免疫治疗方案更高。采用该免疫治疗方案的患者通常预先给予抗组胺药及糖皮质激素。儿童更易发生不良反应，因此需充分权衡利弊。已证明预先给予奥马佐单抗可减少该给药方式的全身反应。

尽管变应原免疫治疗被视为安全的，当患者注射可对其产生过敏反应的变应原提取物时仍有发生过敏反应的可能。免疫治疗仅可在医疗场所使用，因为可提供医生急救系统及治疗过敏反应的急救用药（见第 143 章），未经培训的个人切记不可在家里进行变应原注射。患者需在医疗室留观至注射后 30min，因为对免疫治疗的反应通常发生在该时间段内。免疫治疗产生的致死性过敏反应极少，每 200 万次注射中发生 1 次，剂量错误或采用急速免疫疗法增加副反应的发生率。当新开封注射液时需特别当心。具有极敏感或不稳定哮喘的患者，以及正经历过敏性鼻炎或哮喘发作的患者发生副反应的危险性增加。减少发生副反应的方式包括使用标准化变应原提取物，由经培训的人员进行注射，注射时特别注意细节，保证注射前患者处理稳定状态，具有急救药物及设备，注射后患者在医疗室留观满 30min。对于某些哮喘患者测定峰流速及呼吸量测定值。

为了减少水溶性变应原给药可能产生的过敏反应，已开发出明矾沉淀提取物的制剂。在明矾沉淀提取物中蛋白可被氢氧化铝析出，被明矾沉淀及被吡啶析出。由于可获得析出物数量较少，因此这种类型的析出物应用仍受限制。另一种方法是通过戊二醛对变应原提取物的聚合作用来减少持续变应原性。当使用聚合的提取物时，可在 2 月内迅速增加达维持剂量且显著减少全身反应的发生。聚合的变应原提取物目前在美国仍未被批准使用。其他接近的免疫疗法正在研究中，包括变应原的化学或基因治疗，将相关变应原的基本变应原成分与高效活性佐剂结合，如模拟细菌 DNA 免疫刺激序列模式。

局部经鼻免疫治疗是按计划间歇性将变应原溶液通过鼻喷器喷入鼻内，尽管有记录症状改善，但缺乏显著的全身免疫反应使得遵循这种治疗的兴趣下降。舌下免疫疗法（SLIT）通过舌下给予高剂量的变应原，然后被吞咽，因其安全性和给药方便，SLIT 可期望应用率明显增加。

## ■ 效　能

免疫治疗对于季节性及持续性过敏性鼻炎或鼻炎结膜炎的肯定作用已广泛报道，与过敏性鼻炎相关的桦树、高山柏、草、豚草及分枝孢子菌属都是变应原，免疫疗法对于治疗此类过敏性鼻炎是有效的，以其他变应原制成的免疫制剂治疗过敏性鼻炎的疗效目前尚无定论。与过敏性鼻炎一样，大多对照性试验报道变应原免疫治疗在季节性或持续性过敏性哮喘治疗中也呈现出良好的效果，一篇综合了 20 个临床试验的 meta 分析指出过敏性哮喘使用变应原免疫治疗后症状明显减少、肺功能显著增加、用药减少及气道高反应性下降。大多指出变应原免疫治疗在过敏性哮喘治疗中作用的可信数据多为桦树、高山柏、草、豚草及尘螨，而不确定但暗示有作用的有分枝孢子菌属、链格孢属及猫变应原。检测过敏性哮喘及过敏性鼻炎患者使用免疫治疗的疗效通常通过循环中特异性变应原 IgG 增加而 IgE 减少来阐述。鼻部及支气管激发试验表明对变应原的敏感性下降。研究通常指出对过敏刺激的迟发型反应通常减弱或明显下降。在对膜翅目毒液敏感的患者中毒液免疫疗法的益处及安全性已在数个大型研究中报道。变应原免疫疗法治疗特应性皮炎、荨麻疹、橡胶过敏的效果仍未被报道。使用口服免疫治疗（OIT）包括在密切医学观察下口服逐渐增加剂量的食物变应原，及紧随其后的每日在家中给予持续剂量的食物变应原，已被报道其安全性且被建议作为一种有效疗法。尽管仍处于研究阶段，将来 OIT 及 SLIT 可能提供治疗食物过敏更值得期待的方式。

## 参考书目

参考书目请参见光盘。

（朱亚菊　译，鲍一笑　审）

# 第 137 章 变应性鼻炎

Henry Milgrom , Donald Y.M. Leung

变应性鼻炎（AR）是以鼻黏膜充血、流涕和鼻痒为特征的鼻黏膜炎症性疾病，常伴有喷嚏和结膜刺激等症状。发病率高，严重影响患儿日常的学习生活，是儿童时期一种常见的慢性呼吸系统疾病及并存病。AR 儿童常并发鼻窦炎、结膜炎、中耳炎、浆液性中耳炎、扁桃体和腺样体肥大及湿疹。AR 儿童的哮喘发病风险至少增加两倍。在过去 40 年间，全世界 AR 的发病高峰在世界欠发达地区和落后乡村明显增高。发达地区有 20%~40% 的儿童患有 AR。患儿婴儿期即可出现相应症状，但明确诊断往往要到 6 岁以后。发病高峰见于儿童期后期。家族过敏史和 6 岁前血清 IgE 水平 >100IL/mL 是发病危险因素。婴儿期过早添加辅食、母亲过度吸烟（尤其在儿童 1 岁前），以及暴露于严重的室内变应原可明显增加发病风险。婴儿早期是关键时期，是基因易感个体致敏的最危险期。高危儿母乳喂养和儿童早期的猫、狗和内毒素暴露对过敏症和早期喘息发作有保护作用。剖宫产娩出与有哮喘或过敏家族史儿童的变应性鼻炎和过敏症发生相关。这种相关性可能与缺少母体阴道或粪便菌群的暴露相关。2~3 岁抗蟑螂和抗鼠 IgE 高的儿童发生喘息、鼻炎和特应性皮炎的风险增高。出生后第一年内发生 3 次或 3 次以上流鼻涕者 7 岁时发生变应性鼻炎的可能性大。早期暴露或缺乏暴露对过敏表型的发展有重要影响。

## ■ 病　因

对特定变应原过敏和处于过敏环境中是 AR 发生的两个必要条件。目前变应性鼻炎被分为季节性（SAR）和常年性（PAR），虽然此分类可能将被间歇性变应性鼻炎（IAR）或持续性变应性鼻炎所取代。两种分类基于不同的前提，但吸入变应原始终是鼻炎的主要病因。SAR 常遵循一种明确的周期性加重，而 PAR 则是终年症状持续。大约 20% 的患者是典型季节性，40% 为典型常年性，另有 40% 为混合性（四季不断，且随季节加重）。温带气候中，不同空气中的花粉引起的鼻炎发作季节不同：树传粉导致春季鼻炎发作，草和种子分别导致夏初和夏末的鼻炎发作。温带气候中，霉菌孢子只有在夏天才持续在户外生长，在热带气候中则终年生长。季节性过敏症状在霜冻时好转。季节性症状的发生、传粉和霉菌孢子的区域模式及患儿特异性 IgE 的了解，是认识 SAR 病因的必要因素。PAR 通常与室内变应原相关：屋尘螨、动物毛屑，老鼠和蟑螂。猫、狗过敏在美国有重要地位。唾液和脂肪分泌的变应原可在空气中传播很长时间。主要的猫致敏原 Fel d1，可由养猫者携带至无猫环境如学校和医院等。

## ■ 发病机制

过敏个体暴露于某变应原导致了特异性 IgE 产生。再次暴露于变应原的临床反应分为早发相过敏反应和迟发相过敏反应（EPRs 和 LPRs）。肥大细胞表面通过过敏原连接 IgE 分子启动 EPR，其特征有肥大细胞脱颗粒，释放已合成的和新生的炎性介质，如组胺、前列腺素和半胱氨酰白三烯。LPR 在变应原暴露后 4~8h 发生。包括嗜碱性粒细胞、嗜酸性粒细胞、中性粒细胞、肥大细胞和单核细胞等炎性细胞的鼻黏膜浸润。嗜酸性粒细胞释放促炎介质包含半胱氨酰白三烯、阳离子蛋白质、嗜酸细胞过氧化物酶和主要碱性蛋白，并充当白介素 -3、白介素 -5、粒细胞巨噬细胞集落刺激因子（GM-CSF）和白介素 -13。重复的变应原鼻内侵入引发“启动效应”——减少刺激即可激发活跃反应。经历了过敏季节上皮和黏膜下层的肥大细胞发生多倍增加。这些细胞曾被认为仅在 EPR 中发挥作用，但现在认为在慢性过敏性疾病的发生中也扮演着重要角色。变应原，自身抗原和叠加的感染源组分活化免疫系统。淋巴器官和淋巴组织中的免疫调节的调控和抑制过敏性疾病的各项炎症过程中扮演重要角色，如炎细胞迁移到组织，炎细胞介导的组织破坏以及与固有组织细胞相互作用从而增强炎症。

## ■ 临床表现

AR 的症状因为呼吸道感染而常被忽略或掩盖。

大龄儿会有擤鼻子，但小龄儿则多见吸鼻。鼻痒可引发做鬼脸、颤搐和挖鼻导致的鼻出血。患儿常有“过敏性敬礼”，用手掌或食指向上搓鼻子。这个动作可暂时缓解鼻痒和鼻塞，同时也能引起鼻褶（鼻梁上的水平皮肤褶皱）产生。AR 的诊断是基于无上呼吸道感染和结构异常时产生的上述症状。典型的主诉包括间歇性鼻充血、鼻痒、喷嚏、清涕和结膜刺激。暴露在大量变应原时症状加重，此时患儿可丧失嗅觉和味觉，有些有头痛、喘息和咳嗽发作。鼻塞多在夜间加重，引起张口呼吸和打鼾，干扰睡眠，导致易怒。

特殊体征包括面部发育异常，齿咬合异常，以及“过敏性裂口”或持续性张口呼吸，唇皲裂，“过敏性黑影”（黑眼圈）和横向鼻褶。结膜水肿、充血、痒和刺痛也常发生。鼻窥镜下鼻检查可见清亮的鼻分泌物；水肿、潮湿和带少量或不带红斑的淡蓝色黏膜；肿大的鼻甲可能引起鼻道阻塞。有时为使检查顺利可能需要使用局部减充血药。化脓性厚鼻分泌物提示感染存在。

## 鉴别诊断

AR 的评价需要详细的病史，包括父母居住环境和饮食等细节，家族过敏史（如湿疹、哮喘和 AR），体格检查及实验室评估。病史和实验室检查为刺激因素提供线索。打喷嚏、流鼻涕、鼻痒和鼻塞等症状，以及高 IgE、特异性 IgE 抗体和皮肤点刺实验阳性等实验室检查提示 AR。SAR 与 PAR 的病史和皮肤点刺结果不同。非变应性鼻炎可能引起与 PAR 相似的散发症状。具体机制目前尚不明确。嗜酸细胞性非变应性炎性鼻炎（NARES）与 AR 的症状和疗效相似，但不伴随 IgE 抗体升高。血管舒缩性鼻炎的特征是鼻黏膜对物理刺激反应过激。其他的非变应性情况，如感染性鼻炎，鼻息肉和鼻中隔偏曲等结构问题，过量使用局部血管收缩剂所致的鼻黏膜炎，妊娠期或甲状腺功能减退所致的激素相关性鼻炎，肿瘤，血管炎和肉芽肿病均可引起与 AR 类似的症状（表 137-1）。

## 并发症

AR 多有其他并发症和共存疾病，AR 患儿因其表现而经历挫折。慢性鼻窦炎是 AR 的常见并发症，有时与化脓性感染相关，但大多数有黏膜肥厚、鼻窦浑浊和鼻炎性息肉的患儿会养成不良习惯。该炎性过程有显著的嗜酸性细胞增多。变应原，可能为真菌，可为刺激因子。合并哮喘三征象的鼻窦炎（哮喘，鼻窦炎合并鼻息肉，阿司匹林敏感）通常疗效不佳。接受反复鼻内镜手术患者其连续治疗的疗效会有减弱。

**表 137-1　鼻炎病因**

| |
|---|
| **变应性鼻炎** |
| 季节性 |
| 持续性 |
| 持续性伴季节性加重 |
| **非变应性鼻炎** |
| 结构因素： |
| 鼻中隔偏曲 |
| 鼻甲肥大 |
| 腺样体肥大 |
| 异物 |
| 鼻肿瘤： |
| 良性 |
| 恶性 |
| 鼻后孔闭锁 |
| 感染性： |
| 急性 |
| 慢性 |
| 炎性 / 免疫性： |
| 韦氏肉芽肿病 |
| 结节病 |
| 中线肉芽肿 |
| 系统性红斑狼疮 |
| Sjögren 综合征 |
| 鼻息肉 |
| 生理学： |
| 纤毛运动异常综合征 |
| 萎缩性鼻炎 |
| 激素介导的： |
| 甲状腺功能减退 |
| 妊娠 |
| 口服避孕药 |
| 月经周期 |
| 运动 |
| 萎缩性 |
| 药物造成的： |
| 药物性鼻炎 |
| 口服避孕药 |
| 抗高血压治疗 |
| 阿司匹林 |
| 非固醇类抗炎药 |
| 反射诱导： |
| 味觉性鼻炎 |
| 化学或刺激激发 |
| 体位反射 |
| 鼻周期 |
| 环境因素： |
| 气味 |
| 温度 |
| 天气 / 气压 |
| 职业相关 |
| 非变应性鼻炎伴嗜酸粒细胞增多综合征 |
| 常年性非变应性鼻炎（血管舒缩性鼻炎） |
| 情绪因素 |

摘自 Leung DYM, Sampson HA, Geha RS, et al: Pediatric allergy principles and practice. St Louis: Mosby, 2003: 290

合并哮喘的鼻炎往往被不同程度的忽略。78% 的哮喘患者患有 AR，38% 的 AR 患者合并患有哮喘。AR 的加重常与哮喘加重同时发生，治疗鼻部炎症可减少支气管痉挛发作、哮喘所致的急诊就医和住院。AR 相关的鼻后滴流可引起顽固性或反复咳嗽。咽鼓管阻塞和中耳渗液是常见并发症。慢性过敏性炎症所致的腺样体和扁桃体肥大可能与咽鼓管阻塞、浆液性渗出、中耳炎和阻塞性睡眠呼吸暂停相关。AR 与儿童鼾症密切相关。鼻炎与睡眠异常及继发的日间疲劳目前有明确报道，但具体机制仍不明确。

目前使用生活质量指数描述疾病和治疗干预措施的效果。儿童鼻炎结膜炎生活质量问卷调查表（PRQLQ）应用于 6~12 岁儿童，青少年鼻炎结膜炎生活质量问卷调查表应用于 12~17 岁患者。使用 PRQLQ 的调查研究发现了影响学习和生活的焦虑、生理、社会及情绪方面的事件。这些不适导致头痛、疲劳、日间精力有限和睡眠干扰。有证据表明认知和学习功能受损可能进一步提示镇静剂使用的不良作用发生。鼻炎是缺课的一个重要原因，导致美国每年有超过 200 万的缺课。依严重度分类法见图 137-1。

## ■ 实验室检查

皮内试验提供检测变应原特异性 IgE 的最好手段（流行病学诊断变应性鼻炎的阳性预测率达 48.7%）。该法价格低廉，敏感性高，且不良反应发生风险低。在两个季节的暴露前对季节性呼吸道变应原鲜有反应，且 1 岁以下儿童也少有阳性结果。为避免产生假阳性，应停用孟鲁斯特 1d，镇静性抗组胺药 3~4d，非镇静性抗组胺药 5~7d。变应原 IgE 的血清免疫测定对于有皮肤划痕症或广泛性皮炎、服用干扰肥大细胞脱颗粒的药物，以及其他有过敏反应高风险和不能合作的患者提供了一种合适的选择（阳性预测率 43.5%）。鼻分泌物涂片中见嗜酸细胞支持 AR 的诊断，见中性粒细胞支持感染性鼻炎的诊断。嗜酸性粒细胞增多和测量血清总 IgE 浓度敏感性较低。客观评价的改善方法仍需要能评估治疗效果和指导未来发展。

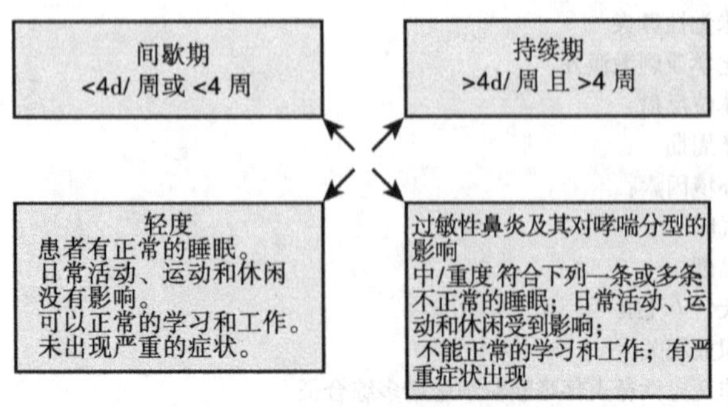


**图 137-1** 变应性鼻炎及其对哮喘的影响（ARIA）变应性鼻炎的分类

摘自 Adkinson NF Jr, Bochner BS, Busse WW, et al. Middleton's allergy principles and practice, ed 7. Philadelphia, 2009, 977

## ■ 治 疗

安全有效的预防或症状缓解是治疗目标。减少室内变应原暴露的特异性措施可能减少致敏风险和过敏性呼吸道疾病，尽管有研究持有不同观点。密封患儿床垫、枕头和使用防变应原床罩能减少螨虫变应原的暴露。亚麻床上用品和毛毯应每周用热水（>130°F）洗涤。避免动物变应原的唯一有效方式是避免饲养宠物。控制所处环境能避免花粉和户外霉菌接触。空调使用减少门窗开启，从而减少花粉暴露机会。HEPA 过滤能减少空气霉菌孢子数量。

自从第二代抗过敏药和鼻内用激素的发明后变应性鼻炎的直接花费有实质性的上涨（表 137-2~137-4）。按需口服抗过敏药治疗是缓解轻度间歇症状可接受的药物治疗；然而现有的非处方（OTC）第一代和第二代抗过敏药物可能伴有因其镇静作用而导致的认知功能和学习上的副作用。抗过敏药能缓解喷嚏和流涕。第二代抗过敏药由于镇静副作用小而更受欢迎。目前可用的二代口服药有 5 种。

西替利嗪 6~12 月龄：2.5mg qd；1~2 岁龄：2.5mg，每天 1 次，剂量可增加至 2.5 mg bid；2~5 岁：2.5 mg/d，剂量可能加至 5mg/d 单剂或分两次给药；>6 岁：5~10 mg/d 单剂或分两次给药。

左西替利嗪 6~11 岁：2.5mg，每天 1 次，口服；>12 岁：5 mg，每天 1 次，口服。

氯雷他定（可用的 OTC）2~5 岁：5mg，每天 1 次；>6 岁：10mg，每天 1 次。

非索非那定 6~11 岁：30mg，每天 2 次，口服；>12 岁：60mg，每天 2 次，或 180mg，每天 1 次，口服。

地氯雷他定 6~11 月：1mg，每天 1 次；1~5 岁：1.25mg，每天 1 次；6~11 岁：2.5mg，每天 1 次；>12 岁 5mg，每天 1 次。

氮卓斯汀是有效的局部抗过敏药，可作为鼻喷雾（5~12 岁：每鼻孔 1 喷，每天 2 次；12 岁，每鼻孔 2 喷，每天 2 次）和滴眼液（>3 岁：每侧受累的眼中 1 滴，每天 2 次）。伪麻黄碱（可用的 OTC，多与 OTC 抗过敏药合用）是可引起兴奋和失眠的口服血管收缩药，并且与婴儿死亡相关。抗胆碱能鼻喷雾异丙托溴铵（2 喷 / 鼻孔 每天 2~3 次；使用 0.03% 剂）治疗严重鼻涕有效。鼻内减充血剂使用不应超过 5d，1 个月内不可

表 137-2 抗组胺药和伪麻黄碱

| 药物名称 | 指征（I），作用机制（M），剂量* | 注解，注意事项，不良反应 |
|---|---|---|
| 苯海拉明（OTC）<br>苯海拉胡 | I: 变应性鼻炎，特应性皮炎，荨麻疹，夜间镇静<br>M: 组胺 $H_1$ 受体拮抗剂<br>2~6 岁：6.25 mg q4~6h;<br>最大量 37.5 mg/24 h<br>6~12 岁：12.5~25 mg q4~6h; 最大量 150 mg/24 h<br>>12 岁：25~50 mg q4~6h; 最大量 300 mg/24 h | 苯海拉明有明显的抗胆碱能和镇静作用<br>咀嚼片中含苯丙氨酸<br>标为 OTC 抗过敏药的新产品将有标示："禁用于 4 岁以下患儿"<br>不良反应：低血压，心动过速，嗜睡，异常兴奋，口渴 |
| 氯苯那敏（OTC）<br>马来酸氯苯那敏 | I: 变应性鼻炎，特应性皮炎，荨麻疹，夜间镇静<br>M: 组胺 $H_1$ 受体拮抗剂<br>2~6 岁：1 mg q4~6h;<br>最大量 6 mg/24 hr<br>6~12 岁：2 mg q4~6h;<br>最大量 12 mg/24 hr<br>>12 岁：4 mg q4~6h; 最大量 24 mg/ 24 h<br>缓释剂型：<br>6~12 岁：8 mg hs<br>>12 岁：8~12 mg q8~12h | 氯苯那敏有多种剂型，推荐用于治疗感冒咳嗽。尚无理由支持用于上呼吸道感染<br>氯苯那敏有抗胆碱能和镇静作用<br>标为 OTC 抗过敏药的新产品将有标示："禁用于 4 岁以下患儿"<br>不良反应：轻到中度嗜睡，头痛，兴奋，疲劳，紧张，眩晕 |
| 溴苯那敏（OTC）<br>溴苯那敏 | I: 变应性鼻炎<br>M: 组胺 $H_1$ 受体拮抗剂<br><6 岁：0.125 mg/kg/dose q6h; 最大量 1 mg/24 h<br>6~12 岁：2~4 mg/dose q6~8h; 最大量 12 mg/24 h<br>>12 岁：4~8 mg/dose q4~6h; 最大量 24 mg/24 h | 溴苯那敏主要用于复合剂型，通常与伪麻黄碱联合，推荐用于治疗感冒咳嗽。含量取决于包含伪麻黄碱的组合剂型中伪麻黄碱的含量。尚无理由支持溴苯那敏可用于上呼吸道感染的治疗<br>溴苯那敏有抗胆碱和镇静作用<br>标为 OTC 抗过敏药的新产品将有标示："禁用于 4 岁以下患儿"<br>溴苯那敏组分相关不良反应：轻到中度嗜睡，头痛，兴奋，疲劳，紧张，眩晕 |
| 氯雷他定（OTC） | I: 变应性鼻炎，荨麻疹<br>M: 长效三环抗组胺药联合选择性外周组胺 $H_1$ 受体 | 不要超剂量用药<br>注：溴苯那敏儿童 ND 中含有氯雷他定<br>标为 OTC 抗过敏药的新产品将有标示："禁用于 4 岁以下患儿"<br>不良反应：焦虑，疲劳，全身乏力，痉挛，皮疹，腹痛 |
| 氯雷他定，艾维特，溴苯那敏，儿童 ND | 2~5 岁：5 mg qd<br>>6 岁：10 mg qd | 口服分散片包含苯丙氨酸<br>不良反应：头痛，疲劳，嗜睡，晕眩 |
| 地氯雷他定（处方药）<br>地氯雷他定 | I: 变应性鼻炎，荨麻疹<br>M: 地氯雷他定，氯雷他定的主要代谢产物，是一种选择性拮抗外周组胺 $H_1$ 受体的长效三环抗组胺药<br>6~12 月：1 mg qd<br>1~5 岁：1.25 mg qd<br>6~12 岁：2.5 mg qd<br>>12 岁：5 mg qd | |
| 西替利嗪（处方药和 OTC）<br>仙特明 | I: 变应性鼻炎，荨麻疹<br>M: 组胺 $H_1$ 受体拮抗剂<br>6~24 月：2.5 mg qd（12~24 月患儿剂量增加至 2.5 mg 每日 2 次）<br>2~6 岁：2.5~5 mg qd<br>>6 岁：5~10 mg qd | 剂量 > 10 mg/d 可能引起显著嗜睡<br>不良反应：头痛，嗜睡，失眠，腹痛 |

**表 137-2（续）**

| 药物名称 | 指征（I），作用机制（M），剂量 * | 注解，注意事项，不良反应 |
|---|---|---|
| 左西替利嗪（处方药） | I: 变应性鼻炎，荨麻疹<br>M: 左西替利嗪是西替利嗪的镜像体。是组胺 $H_1$ 受体拮抗剂 | 轻中度肾功能不全患者慎用，且酌情减量 |
| 优泽 | 6~12 岁 : 2.5 mg qn<br>>12 岁 : 5 mg qn | |
| 非索非那定（处方药） | I: 变应性鼻炎，荨麻疹<br>M: 非索非那定特非那定的活性代谢物；是组胺 $H_1$ 受体拮抗剂 | 安全性好<br>不良反应：头痛，发热，嗜睡，疲劳，眩晕 |
| 阿莱格拉 | 治疗慢性特发性黄瘤病，荨麻疹：<br>6 月至 <2 岁 : 15 mg bid<br>2~11 岁 : 30 mg bid<br>≥ 12 岁 : 参考成人剂量<br>治疗变应性鼻炎：<br>2~11 岁 : 30 mg bid<br>≥ 12 岁 : 参考成人剂量 | |
| 伪麻黄碱（OTC） | I: 暂时缓解普通感冒、变应性鼻炎和鼻窦炎引起的鼻充血<br>M: α－激动剂，减充血剂 | 剂量错误和误食是儿童发生罕见不良反应的重要原因<br>甲状腺功能亢进、高血压、糖尿病、心律失常或心脏病者慎用<br>咀嚼片包含苯丙氨酸<br>OTC 和处方抗组胺药可与伪麻黄碱合用。复合剂中含伪麻黄碱和抗组胺药，剂量以伪麻黄碱为准<br>伪麻黄碱是去氧伪麻黄的违禁产物的原始组分<br>副作用：心动过速、心悸、心律失常、焦虑、兴奋、眩晕、失眠症、嗜睡、头痛、幻觉、恶心、呕吐、颤抖、虚弱、出汗 |

**表 137-3　鼻内吸入激素**

| 药物名称 | 指征（I），作用（M）机制（S）和剂量 | 注解，注意事项，副作用和监护 |
|---|---|---|
| 倍氯米松 | I: 变应性鼻炎<br>M: 抗炎，免疫调节剂 | 用前摇匀；擤鼻涕；封闭一侧鼻孔，另一侧鼻孔用药 |
| 倍氯米松 AQ （每喷 42 μg） | 6~12 岁 : 1 喷 / 鼻孔 bid<br>>12 岁 : 1 or 2 喷 / 鼻孔 bid | 不良反应：鼻黏膜烧灼和刺激感，鼻出血。<br>监测生长 |
| 氟尼缩松 | 6~14 岁 : 1 喷 / 鼻孔 每日 3 次 或 2 喷 / 鼻孔 每日 2 次；每鼻孔每日不可超过 4 喷<br>≥ 15 岁 : 2 喷 / 鼻孔 每日 2 次（早晚用）；可按需增加至 2 喷每日 3 次；最大量：每天 8 喷 / 鼻孔（400 μg/d） | 用前摇匀；擤鼻涕；封闭一侧鼻孔，另一侧鼻孔用药<br>不良反应：鼻黏膜烧灼和刺激感，鼻出血。<br>监测生长 |
| 氟尼缩松喷雾剂（每喷 25μg） | ≥ 6 岁 : 初始剂量 1 喷 tid 或 2 喷 / 鼻孔 bid;<br>逐渐减至最低有效剂量 | |
| 曲安西龙 | I: 变应性鼻炎<br>M: 抗炎，免疫调节剂 | 用前摇匀；擤鼻涕；封闭一侧鼻孔，另一侧鼻孔用药 |
| 曲安奈德 HFA （每喷 55μg），Nasacort AQ （每喷 55μg） | 2~6 岁 1 喷 / 鼻孔 qd<br>6~12 岁 : 1~2 喷 / 鼻孔 qd<br>≥ 12 岁 : 2 喷 / 鼻孔 qd | 不良反应：鼻黏膜烧灼和刺激感，鼻出血。<br>监测生长 |

表 137-3（续）

| 药物名称 | 指征（I），作用（M）机制（S）和剂量 | 注解，注意事项，不良反应和监护 |
| --- | --- | --- |
| 氟替卡松 | I: 变应性鼻炎<br>M: 抗炎，免疫调节剂 | 用前摇匀；擤鼻涕；封闭一侧鼻孔，另一侧鼻孔用药<br>利托那韦显著增加氟替卡松血药浓度，且可能导致全身激素副作用<br>酮康唑或其他有效 P450 3A4 同工酶抑制剂用药者氟替卡松应慎用<br>不良反应：鼻黏膜烧灼和刺激感，鼻出血<br>监测生长 |
| 氟替卡松丙酸盐（可用作普通制剂） | | |
| 丙酸氟替卡松（每喷 50μg） | ≥ 4 岁：1~2 喷 / 鼻孔 qd | |
| 氟替卡松糠酸盐 | | |
| Veramyst （每喷 27.5μg） | 2~12 岁：<br>初始剂量：1 喷 / 鼻孔（27.5μg/ 喷） 每天 1 次（55μg/d）<br>疗效不佳者可增加至 2 喷 / 鼻孔（110μg/d），一旦症状控制即减量至 55 μg 每天一次；<br>每日总剂量不应超过 2 喷 / 鼻孔（110μg）/ 天。<br>≥ 12 岁和成人：<br>初始剂量：2 喷 / 鼻孔（27.5μg/ 喷） 每天 1 次（110μg/d）；<br>一旦症状控制即减量至 1 喷 / 鼻孔 每天 1 次（55μg/d）；<br>每日总剂量不应超过 2 喷 / 鼻孔（110μg）/d | |
| 莫米松 | I: 变应性鼻炎<br>M: 抗炎，免疫调节剂 | 莫米松及其主要代谢产物推荐剂量鼻用药后不会渗入血液<br>季节性变应性鼻炎的预防治疗应在花粉季前 2~4 周开始用药<br>用前摇匀；擤鼻涕；封闭一侧鼻孔，另一侧鼻孔用药<br>不良反应：鼻黏膜烧灼和刺激感，鼻出血<br>监测生长 |
| 内舒拿（每喷 50μg） | 2~12 岁：1 喷 / 鼻孔 qd<br>>12 岁：2 喷 / 鼻孔 qd | |
| 布地奈德 | I: 变应性鼻炎<br>M: 抗炎，免疫调节剂 | 用前摇匀；擤鼻涕；封闭一侧鼻孔，另一侧鼻孔用药<br>不良反应：鼻黏膜烧灼和刺激感，鼻出血<br>监测生长 |
| 雷诺考特 AQ （每喷 32μg） | >6 岁：1 喷 / 鼻孔 qd<br>6~12 岁：2 喷 / 鼻孔 qd<br>>12 岁：可用至 4 喷 / 鼻孔 qd （最大量） | |
| 环索奈德 | I: 变应性鼻炎<br>M: 抗炎，免疫调节剂 | 初始使用以前，轻摇，8 次开动以激活泵<br>若产品连续 4d 未使用，轻摇后试喷直到喷雾满意后使用 |

重复使用。色甘酸钠（可用的 OTC）有效但需要频繁使用，每 4h 一次。白三烯调节剂对流涕和鼻塞有适度效果。盐水鼻冲洗是所有其他变应性鼻炎治疗的有效辅助治疗。

更持久、严重症状的患者需要使用鼻用激素，这是 AR 治疗最有效的措施。这些药物能减少 AR 嗜酸性炎症的全部症状但对中性粒细胞相关鼻炎和无炎性鼻炎无效。早年倍氯米松、曲安西龙和氟尼缩松同时通过消化道和呼吸道吸收。新一代激素制剂——布地奈得、丙酸氟替卡松，糠酸莫米松和环索奈德——有更强的局部作用，而全身药物暴露更低。氟替卡松（>4 岁：1~2 喷 / 鼻孔，每天 1 次），莫米松（2~11 岁：1 喷 / 鼻孔，每天 1 次；>12 岁，2 喷 / 鼻孔，每天 1 次），布地奈德（>6 岁：1 喷 / 鼻孔，每天 1 次，剂量可按

表 137-4 各式鼻喷雾

| 药物名称 | 指征（I），作用（M）机制（S）和剂量 | 注解，注意事项，不良反应和监护 |
|---|---|---|
| 异丙托溴铵 | I: 使流涕症状缓解<br>M: 抗胆碱能 | 爱全乐雾化吸入剂禁用于大豆卵磷脂过敏者<br>感冒者连续使用 4d 的安全性和有效性目前尚不明确<br>不良反应：鼻出血，鼻干，恶心 |
| 爱全乐鼻喷雾剂（0.06%） | 感冒（缓解流涕症状）：<br>5~12 岁：2 喷 / 鼻孔 tid;<br>≥ 12 岁和成人：2 喷 / 鼻孔每天 3~4 次 | |
| 氮卓斯汀 | I: 治疗流涕、喷嚏和鼻痒<br>M: 组胺 $H_1$ 受体拮抗剂 | 可能引起嗜睡<br>不良反应：头痛，嗜睡，口中发苦 |
| 氮卓斯汀喷雾剂 | 6~12 岁：1 喷 bid;<br>>12 岁：1~2 喷 bid | |
| 色甘酸钠 | I: 变应性鼻炎<br>M: 抑制肥大细胞脱颗粒 | 不能立刻见效；需要频繁使用 |
| 色甘酸钠 | >2 岁：1 喷 tid~qid;<br>最大剂量 6 喷 /d | |
| 羟甲唑啉 | I: 缓解鼻黏膜充血症状<br>M: 肾上腺素能激动药，血管收缩剂 | 过量可导致严重 CNS 抑制<br>连续 3 天过量使用可能导致鼻充血严重反弹<br>每月使用不超过 1 次<br>甲状腺功能亢进、心脏病、高血压、糖尿病者慎用<br>不良反应：高血压，心悸，反射性心动过缓，紧张，晕眩，失眠，头痛，CNS 抑制，兴奋，幻觉，恶心，呕吐，瞳孔散大，眼压高，视力模糊 |
| 盐酸羟甲唑啉鼻喷雾剂 | 0.05% 溶液：每侧鼻孔每天两次灌注 2~3 喷；治疗不超过 3d | |
| 去氧肾上腺素 | I: 鼻黏膜充血症状缓解<br>M: 肾上腺素，血管收缩的 | 连续 3 天过量使用可能导致鼻充血严重反弹<br>每月使用不超过 1 次<br>0.16% 和 0.125% 溶液不通用<br>不良反应：反射性心动过缓，易兴奋，头痛，焦虑和眩晕 |
| 新福林 | 0.16% 和 0.125% 溶液不通用<br>副作用：反射性心动过缓，易兴奋，头痛，焦虑和眩晕.<br>2~6 岁：按需 0.125% 溶液 1 滴每 2~4h<br>注意：治疗不应连续超过 3 天<br>6~12 岁：1~2 喷或 1~2 滴每 4h0.25% 溶液按需使用。注：治疗不应连续超过 3d<br>>12 岁：1~2 喷或 1~2 滴每 4h0.25% 溶液按需使用；1% 溶液可用于成人重度鼻充血。注：治疗不应连续超过 3d | |

需增加; 小于 12 岁患儿最大剂量: 2 喷 / 鼻孔 每天 1 次，12 岁以上：4 喷 / 鼻孔，每天 1 次），和环索奈德（>6 岁 SAR 和 >12 岁 PAR：2 喷 / 鼻孔，每天 1 次）全身生物利用度更低，安全性更好。更严重的患者可同时使用抗组胺和鼻内激素治疗。

皮下注射特异性变应原免疫疗法可用于 IgE 介导产生的过敏症状，但药物疗效不理想的患儿，尤其是有共患疾病的患儿。变应原免疫疗法可影响 IgE 的产生和过敏症状。研究发现治疗变应性鼻炎有效。局部应用免疫治疗，可通过口服、舌下或鼻内途径，目前已在欧洲和南美成功使用。舌下免疫对变应性鼻炎治疗有效，但目前在美国仍需调查研究直到得出美国食物和药物的管理局认可的流程。目前研究发现抗 IgE 可减少鼻部过敏反应。未来有望建立结合抗 IgE 和免疫疗法的治疗方案。

## ■ 预 后

坚持使用无镇静作用的抗组胺药和鼻内激素能显著改善各年龄段 AR 患者的生存质量。已报道的儿童缓解率达 10%~23%。未来的预后可能会更乐观。它包括避免过敏症、诱导免疫耐受和阻止过敏表型的表达等。作为一个系统进程，药物治疗将针对炎症所涉及的细胞和细胞因子。

## 参考书目

参考书目请参见光盘。

（李京阳　译、鲍一笑　审）

# 第 138 章

# 儿童哮喘

Andrew H. Liu, Ronina A. Covar, Joseph D. Spahn, Donald Y.M. Leung

哮喘是一种气道慢性炎症，导致发作性的气流阻塞。此慢性炎症增加了气道对触发暴露的收缩性——气道高反应性（AHR）。哮喘管理的目标是通过最大限度地减少促炎环境暴露，每天使用抗炎控制药物，以及控制可加重哮喘的合并症，以减轻气道炎症。更少的炎症通常会使哮喘控制更佳，更少急性发作，以及更少需要快速缓解药物。即便如此，仍然可能会发生急性发作，全身激素的早期干预很大程度上减少发作的严重程度。哮喘管理尤其是药物治疗的发展使得除了不常见的严重哮喘患儿以外的患者都能过上正常的生活。

## 病　因

尽管儿童哮喘的病因尚未明确，当代的研究提示其是环境暴露与内在生物和遗传易感性相互作用的结果（图 138-1）。呼吸暴露的致病环境包括吸入性致敏原，呼吸道病毒感染，化学和生物空气污染物如环境中的烟草烟雾。易感宿主对这些常见暴露的免疫应答，可成为长期、致病性炎症及受损气道组织异常修复的刺激因素。由此发生肺功能异常（如 AHR 及气流下降）。这些在生命早期肺发育过程中发生的病理过程对气道生长和分化产生不良影响，导致成年期气道的改变。一旦哮喘发生，持续的暴露会使其恶化，促使疾病持续并且增加严重发作的风险。

### 遗传学

已发现超过 100 个与哮喘有关的遗传位点。尽管哮喘的基因连锁在队列研究间有所不同，其与包含促过敏、促炎症基因的基因位点 [5 号染色体的白细胞介素（IL）-4 基因簇 ] 的联系是一致的。不同哮喘药物受体的遗传变异（β2- 肾上腺素能受体多态性）与对这些药物的生物学反应的差异有关。其他候选基因包括 ADAM-33（金属蛋白酶家族成员），前列腺素 DP 受体的基因，以及位于染色体 5q31 上的基因（可能是 IL-12）。

### 环　境

儿童早期反复发作的喘息与常见呼吸道病毒有关，包括呼吸道合胞病毒，鼻病毒，流感病毒，腺病毒，副流感病毒，以及人偏肺病毒。此关联提示宿主易受普遍存在的病毒病原感染，并影响宿主免疫性防御、炎症和气道损伤的程度这一特征，促发了儿童早期反复喘息的易感性。此外，表现为肺炎或需住院治疗的毛细支气管炎的气道损伤性病毒感染，是儿童期持续性哮喘的高危因素。其他气道暴露亦可使持续的气道炎症加重，增加疾病的严重性，并促使哮喘持续。致敏个体的室内与家庭致敏原暴露，会触发气道炎症及对其他刺激性暴露物的高敏感性，且与疾病严重度和持续性有很强的关联。因此，消除有害的致敏原可

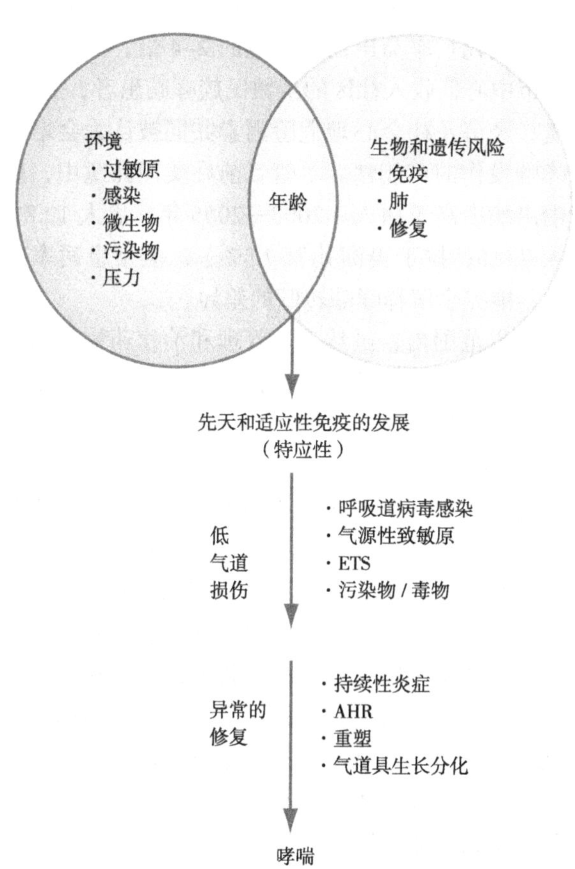


**图 138-1**　哮喘的病因和发病机制。早期环境和遗传因素结合形成的免疫系统对如何发展和无处不在的环境暴露做出反应。呼吸道微生物，吸入的过敏原，以及能损伤低气道的毒素，这些都是导致肺部感染的疾病。气道损伤的异常免疫和修复反应是持续性疾病的基础。AHR：气道高反应性；ETS：环境烟草烟雾

缓解哮喘症状，且有时能“治愈”哮喘。环境烟草烟雾和空气污染物（臭氧、二氧化硫）会加重气道炎症并增加哮喘严重度。干冷空气和强烈气味在气道受刺激时会促发支气管收缩，但是不会加重气道炎症或气道高反应性。

## ■ 流行病学

哮喘是一个常见慢性疾病，具有相当高的发病率。在 2007 年，960 万儿童（13.1%）在其一生中曾被诊断过哮喘。在这一群体中，70% 现患哮喘，并且 380 万儿童（5.2%），即现患者中的近 60%，在近一年中有至少一次哮喘发作。男童（14% 比 10% 女童）和贫困家庭儿童（16% 比 10% 非贫困家庭儿童）更可能患有哮喘。

在美国，儿童哮喘是儿童急诊室就诊、住院及误学天数最常见的原因；在 2004 年造成了约 1280 万天误学天数，75 万急诊室就诊次数，19.8 万住院次数，以及 186 例儿童死亡。哮喘转归的差异与贫困、少数民族和城市居住的高哮喘住院率和死亡率有关。在过去的二十年间，美籍非洲裔儿童因哮喘急诊就诊率、住院率及死亡率高出白人儿童的 2~4 倍。对于生活在美国市中心低收入社区的少数民族哮喘患者，生物学、环境、经济及社会心理危险因素共同被认为会增加严重哮喘发作的可能性。尽管目前在美国儿童中，黑人哮喘患病率高于白人（2003—2005 年，黑人 12.8%；白人 7.9%；拉丁美洲儿童 7.8%），但是患病率的差异并不能完全解释哮喘转归的差异。

世界范围内，虽然哮喘管理和治疗药物有相当大的改善，但儿童哮喘患病率仍在上升。不同国家的大量研究已经报道哮喘患病率约每十年增长 50%。全球儿童哮喘患病率在不同地区差异很大，一项在 97 个国家进行的大规模的儿童哮喘国际调查研究（儿童哮喘与过敏国际研究，ISAAC）发现，现症喘息的患病率差异巨大，从 0.8%~37.6%。哮喘患病率与已报道的过敏性鼻结膜炎和特应性湿疹的患病率有很明显的相关性。儿童哮喘似乎在现代化大都市和较富裕的国家更为流行，并且与其他过敏状态有很强的相关性。与之相反，虽然欠富裕国家儿童哮喘似乎更为严重，但是居住在发展中国家农村地区和农场的儿童发生哮喘和过敏的可能性较低。

所有哮喘患者中约 80% 报告疾病始于 6 岁之前。然而，在所有经历反复喘息的年幼儿童中，仅有一小部分会在之后发展为儿童期持续性哮喘。持续性哮喘在儿童早期的危险因素已被确定（表 138–1）。哮喘预测因素包括主要危险因素（父母哮喘，湿疹，吸入性变应原过敏）和次要危险因素（变应性鼻炎，与感冒无关的喘息，嗜酸性粒细胞≥ 4%，食物变应原过敏）。年幼儿童过敏已经成为儿童期持续哮喘的主要危险因素。

### 儿童哮喘分型

哮喘被认为是不同哮喘类型的不同气道病理过程所致的常见的间歇、反复喘息和（或）咳嗽的临床表现。儿童哮喘主要有两种类型：①儿童早期反复喘息，主要由常见呼吸道病毒感染诱发；②与过敏相关的慢性哮喘，持续至儿童晚期，并常常延至成人期。儿童哮喘的第三种类型，主要见于肥胖和青春期早发育（11 岁之前）的女性。部分儿童可能对常见空气污染过度敏感（环境烟草烟雾，臭氧，内毒素），这种情况下，这些污染物的暴露可能不仅仅加重已存在的哮喘，并可能对于易感者是一种致病原因。最常见的儿童持续哮喘与过敏和对常见呼吸道病毒导致发作的易感有关（表 138–2）。

## ■ 发病机制

哮喘的气流阻塞是很多病理过程的结果。在小气

**表 138–1　持续哮喘的儿童早期危险因素**

| |
|---|
| 父母哮喘 |
| 过敏： |
| 　特应性皮炎（湿疹） |
| 　变应性鼻炎 |
| 　食物过敏 |
| 　吸入致敏原过敏 |
| 　食物致敏原过敏 |
| 严重下气道感染： |
| 　肺炎 |
| 　需住院的毛细支气管炎 |
| 与感冒无关的喘息 |
| 男性 |
| 低出生体重 |
| 环境烟草烟雾暴露 |
| 可能使用对乙酰氨基酚（扑热息痛） |
| 暴露于用漂白粉消毒的游泳池 |
| 出生时肺功能降低 |

**表 138-2 儿童反复发作咳嗽或喘息的类型，基于自然病史**

| |
|---|
| 一过性早发喘息 |
| 常发生于学龄前早期 |
| 反复咳嗽或喘息，主要由常见呼吸道病毒诱发 |
| 在学龄前趋于逐渐缓解，不增加后期的哮喘风险 |
| 出生时气流下降，提示相对狭窄的气道，至学龄期得以改善 |
| 持续性特应性相关性哮喘 |
| 始于学龄前早期 |
| 与学龄前早期的特应性相关： |
| 临床（如婴儿期特应性皮炎、变应性鼻炎、食物过敏） |
| 生物学（如早期吸入致敏原过敏、血清免疫球蛋白 E 增高、血嗜酸性粒细胞增高） |
| 儿童后期和成人期持续哮喘的高风险 |
| 肺功能异常： |
| 3 岁前发作的患儿在学龄期有气流下降 |
| 症状发生较晚，或者较晚出现致敏原过敏的患儿，儿童期出现气流受限的可能性较小 |
| 非特应性喘息 |
| 生命早期出现的喘息或咳嗽，常与呼吸道合胞病毒感染相关；在儿童后期逐渐缓解，无持续哮喘的风险 |
| 与出生时气道高反应性有关 |
| 伴有肺功能减退的哮喘 |
| 伴有进行性气流受限加重的哮喘儿童 |
| 儿童期过度通气，男性 |
| 女性迟发型哮喘，与肥胖和性早熟有关 |
| 8~13 岁发病 |
| 与肥胖和性早熟有关；主要见于女性 |
| 儿童期职业性哮喘 |
| 与职业性暴露相关的哮喘儿童，这些暴露是已知的在职业场所会诱发成人哮喘的因素（如在农场抚养长大儿童的内毒素暴露） |

摘自 Taussig LM, Landau LI, et al, editors. Pediatric respiratory medicine. 2 ed. Philadelphia：Mosby/Elsevier, 2008：822

道，气流受环绕气道腔的平滑肌调节；这些细支气管肌肉带的收缩限制或阻断了气流。主要由嗜酸性粒细胞，也包括其他类型炎症细胞（中性粒细胞，单核细胞，淋巴细胞，肥大细胞，嗜碱性粒细胞）参与的细胞炎症浸润和炎性分泌充填并阻塞气道，并导致上皮损伤和脱落进入气道腔。产生促过敏和促炎症细胞因子（IL-4、IL-5、IL-13）及趋化因子（嗜酸细胞活化趋化因子）的辅助 T 淋巴细胞和其他免疫细胞介导此炎症过程。病理性免疫应答和炎症也可能是正常免疫调节过程[如产生 IL-10 的调节 T 淋巴细胞和转化生长因子（TGF）-β]被破坏的结果，当不再需要此过程时，效应免疫和炎症被抑制。对各种刺激暴露或触发因素（表 138-3）的高敏或易感会导致气道炎症，AHR，水肿，基底膜增厚，上皮下胶原沉积，平滑肌和黏液腺增生，以及黏液过度分泌，所有这些变化造成了气流阻塞（见第 134 章）。

## 临床表现和诊断

间歇性干咳和呼气性喘息是哮喘最常见的慢性症

**表 138-3 哮喘触发因素**

| |
|---|
| **常见呼吸道病毒感染** |
| 致敏哮喘患者的气传性致敏原 |
| 动物皮屑 |
| 室内致敏原 |
| 尘螨 |
| 蟑螂 |
| 霉菌 |
| 季节性气传性致敏原 |
| 花粉（树、草、杂草） |
| 季节性霉菌 |
| 环境烟草烟雾 |
| 空气污染 |
| 臭氧 |
| 二氧化硫 |
| 悬浮微粒 |
| 木或煤燃烧烟雾 |
| 内毒素、霉菌毒素 |
| 灰尘 |
| 强烈或有毒的气味或烟 |
| 香水、头发定型剂 |
| 清洁剂 |
| 职业暴露 |
| 农场或牲口棚的暴露 |
| 甲醛、香柏、漆烟 |
| 冷空气，干空气 |
| 运动 |
| 哭泣、大笑、过度换气 |
| 合并症 |
| 鼻炎 |
| 鼻窦炎 |
| 胃食管反流 |

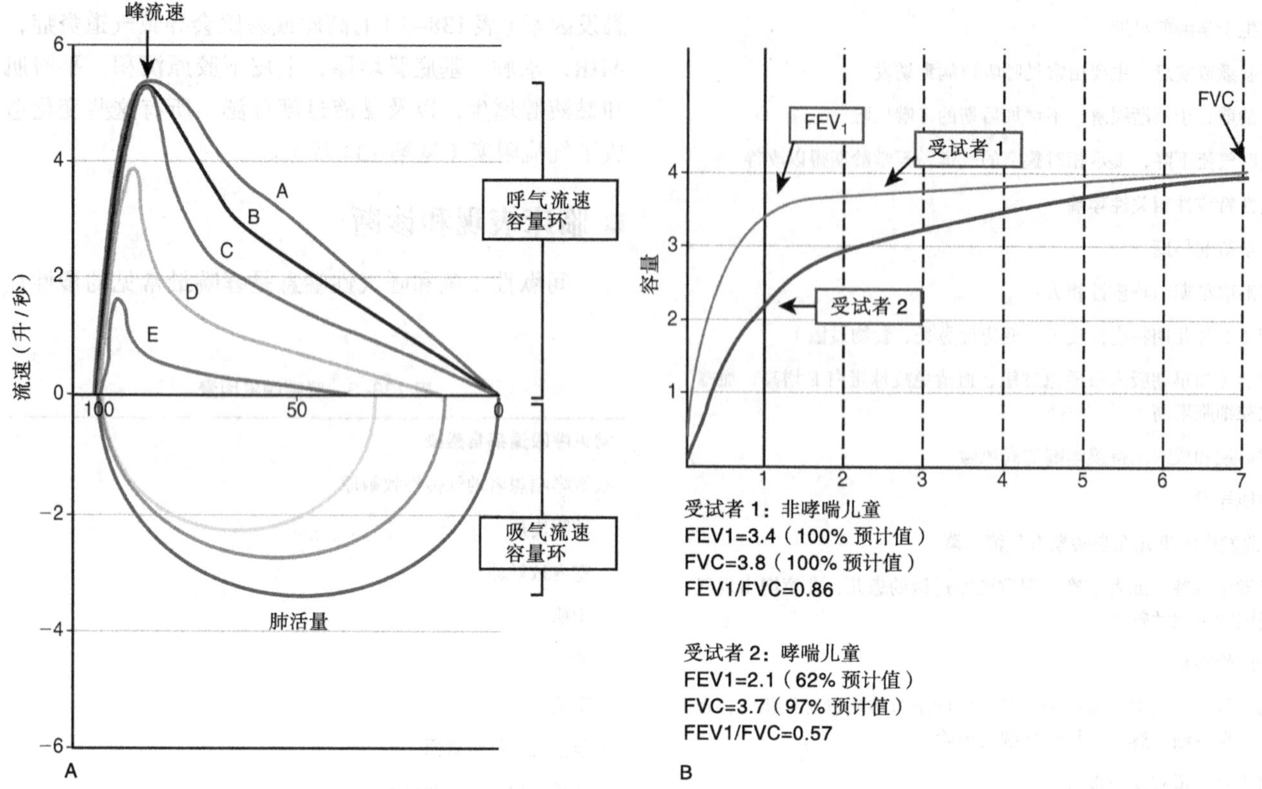


**图 138-2** A. 肺量计测定。A 肺量计流速 - 容量环。A 无气流受限的非哮喘者呼气相流速容量环。B 到 E 哮喘患者呼气相流速 - 容量环，气流受限程度逐渐加重（B 是轻度，E 是重度）。注意哮喘呼气相流速 - 容量环凹陷的出现；随着阻塞的加重，凹陷增大。B. 肺量计容量 - 时间环。例 1 是非哮喘正常人；例 2 是哮喘患者。注意 $FEV_1$ 和 FVC 是如何获取的。$FEV_1$ 是用力呼气第 1 秒呼出气容积。FVC 是用力呼气时呼出气的总容积。注意例 2 的 $FEV_1$ 和 $FEV_1$/FVC 比值小于例 1，说明有气流受限。例 2 的 FVC 也很接近预期。$FEV_1$：第 1 秒用力呼气量；FVC：用力肺活量

状。年长儿童和成人会述说相关的气短和胸闷感；年幼儿童更可能述说为间歇性、非局限性胸痛。呼吸道症状在夜间会加重，尤其是在呼吸道感染或吸入致敏原激发的长时间发作。在儿童中常与体育活动或玩耍相关的日间症状的报告率最高。儿童中其他哮喘症状可能很轻微或不具特异性，包括自我限制体育活动，全身疲劳（可能因睡眠障碍之故），以及难以在体育活动中跟上同龄人。询问之前哮喘药物（支气管舒张剂）使用史，可能提供症状随治疗改善的病史，这可支持哮喘的诊断。支气管舒张剂和糖皮质激素治疗改善不明显，则与哮喘不符，应该立即更多考虑非哮喘的其他情况。

哮喘症状可被很多常见情况或暴露所触发：体力活动和过度通气（大笑），干冷空气，以及气道刺激物（表 138-3）。引起气道炎症的暴露因素也会增加气道高反应性，如感染（鼻病毒，呼吸道合胞病毒，偏肺病毒，细环病毒，副流感病毒，流感病毒，腺病毒，肺炎支原体，肺炎衣原体），以及吸入变应原。环境接触史对优化哮喘管理是必不可少的（第 135 章）。

具备危险因素，包括其他过敏性疾病史（变应性鼻炎，过敏性结膜炎，特应性皮炎，食物过敏），父母哮喘，和（或）与感冒无关的症状支持哮喘诊断。在日常随访中，哮喘儿童常常无异常体征，要强调病史对哮喘诊断的重要性。有些患儿可能有持续性干咳。胸部检查常常是正常的。深呼吸有时能闻及一般情况无法察觉的喘息。临床上使用短效 β 受体激动剂（SABA，如沙丁胺醇）能使哮喘的症状和体征迅速缓解（10min 以内）或症状和体征有明显改善，则支持哮喘诊断。

在哮喘发作期间，听诊通常可发现呼气性喘息和呼气相延长。部分区域呼吸音降低，通常位于右肺后下叶，与气道阻塞造成的局限性低通气相一致。有时可以听到细湿罗音（或者水泡音）和干啰音，源自于气道内过度的黏液分泌和炎症渗出。节段性的细湿罗音和呼吸音降低可能提示肺部节段性的不张，这与支气管肺炎难以鉴别，可能使得急性哮喘处理复杂化。

在严重的急性发作时，更加严重的气道阻塞导致呼吸困难和呼吸窘迫，表现为吸气和呼气性喘息，呼气相延长加重，进气量减少，胸骨上和肋间吸凹，鼻扇及辅助呼吸肌运动。在极端危险状态下，气流可能非常有限以致听不到喘息（表 138–4）。

## 鉴别诊断

很多儿童期呼吸系统疾病可出现类似于哮喘的症状和体征（表 138–5）。除哮喘之外，其他常见引起慢性、间歇性咳嗽的病因包括胃食管反流（GER）和鼻窦炎。儿童 GER 和慢性鼻窦炎的诊断有难度。通常，儿童 GER 无明显临床表现，而慢性鼻窦炎的儿童不会表述鼻窦炎特异性症状，比如局限性的鼻窦胀和压痛。此外，GER 和鼻窦炎常常并发于儿童哮喘，如果不进行针对性治疗，可使哮喘难以处理。

在生命早期，慢性咳嗽和喘息可能提示反复吸入，气管支气管软化，气道先天性解剖异常，异物吸入，囊性纤维化，或者支气管肺发育不良。

在年长儿童和青少年，声带功能异常（VCD）可能表现为间歇性日间咳嗽。此疾病中，声带在吸气或者有时在呼气时不自主地异常闭合，导致气短，咳嗽，喉头发紧，有时可以听到喉部喘息和（或）喘鸣。在

**表 138–4　急诊医疗机构中哮喘急性发作严重度评估***

| | 轻度 | 中度 | 重度 | 极重度：可能发生呼吸骤停 |
|---|---|---|---|---|
| **症状** | | | | |
| 气短 | 走路时 | 静息时（婴儿——哭声微弱短促，喂养困难） | 静息时（婴儿——不进食） | |
| | 能平卧 | 喜坐 | 端坐 | |
| 讲话 | 成句 | 短语 | 词 | |
| 意识 | 可能有激惹 | 通常有激惹 | 通常有激惹 | 昏睡或神志不清 |
| 体征 | | | | |
| 呼吸频率† | 增加 | 增加 | 常常 >30 /min | |
| 辅助呼吸肌运动；胸骨上吸凹 | 常无 | 常有 | 通常有 | 胸腹矛盾呼吸运动 |
| 哮鸣音 | 中度：常见于呼气末 | 响亮：整个呼气相 | 常响亮：整个吸气相和呼气相 | 无哮鸣音 |
| 脉搏（/min）‡ | <100 | 100~120 | >120 | 心动过缓 |
| 奇脉 | 无<br><10 mmHg | 可能存在<br>10~25 mmHg | 常有<br>>25 mmHg（成人）<br>20~40 mmHg（儿童） | 无<br>提示呼吸肌疲劳 |
| **功能评估** | | | | |
| 呼气峰流速（占预测值或个人最佳值） | ≥ 70% | 40%~69% 或治疗反应维持 <2 h | <40% | <25%§ |
| $PaO_2$（吸空气）和（或） | 正常（一般不需要检查） | ≥ 60 mmHg（一般不需要检查） | <60 mmHg；可有发绀 | |
| $PaCO_2$ | <42 mmHg（一般不需要检查） | <42 mmHg（一般不需要检查） | ≥ 42 mmHg；可能呼吸衰竭 | |
| $SaO_2$ 海平面（呼吸空气） | >95%（一般不需要检查） | 90%~95%（一般不需要检查） | <90% | |
| | 相较成人和青少年，高碳酸血症（低通气）更容易见于年幼儿童 | | | |

* 注：只要具备部分指标，而不是全部，即可提示急性发作大体的分级。这些指标中很多尚未经系统性研究，尤其是它们互相有关联。因此仅作为一般的指导

情绪因素对患者症状及其家庭的影响差异很大，可影响治疗和随访过程，必须加以识别并处理

† 不同年龄清醒儿童的正常呼吸频率：<2 月，<60 /min；2~12 月，<50 /min；1~5 岁，<40/min；6~8 岁，<30 /min

‡ 不同年龄正常儿童的脉率：2~12 月，<160 /min；1~2 岁，<120/min；2~8 岁，<110 /min

§ 非常严重急性发作时不需要测定峰流速

**表 138–5 儿童哮喘的鉴别诊断**

| |
|---|
| **上呼吸道疾病** |
| 变应性鼻炎* |
| 慢性鼻炎* |
| 鼻窦炎* |
| 腺样体或者扁桃体肥大 |
| 鼻异物 |
| **中呼吸道疾病** |
| 喉气管支气管软化* |
| 喉气管支气管炎（如百日咳）* |
| 喉蹼、囊肿或狭窄 |
| 声带功能异常* |
| 声带麻痹 |
| 气管食管瘘 |
| 血管环、吊带或外侧肿块压迫气道（如肿瘤） |
| 异物吸入* |
| 环境烟草烟雾暴露引起的慢性支气管炎* |
| 毒物吸入 |
| **下呼吸道疾病** |
| 支气管肺发育不良（早产儿慢性肺疾病） |
| 病毒性细支气管炎* |
| 胃食管反流* |
| 导致支气管扩张的病因： |
| 　囊性纤维化 |
| 　免疫缺陷 |
| 　过敏性支气管肺真菌病（如曲霉菌病） |
| 　慢性吸入 |
| 　纤毛不动综合征，原发性纤毛运动障碍 |
| 闭塞性细支气管炎 |
| 间质性肺病 |
| 过敏性肺炎 |
| 肺嗜酸性粒细胞增多症，变应性肉芽肿性血管炎（Churg-Strauss vasculitis 血管炎） |
| 肺含铁血黄素沉着症 |
| 结核 |
| 肺炎 |
| 肺水肿（如充血性心力衰竭） |
| 药物引起的慢性咳嗽： |
| 　乙酰胆碱酯酶抑制剂 |
| 　β 肾上腺素能拮抗剂 |
| 　血管紧张素转换酶抑制剂 |

* 与哮喘相混淆的常见疾病

大多数 VCD 病例中，肺通气功能测定会发现“截断的”和不持续性吸气和呼气流速 – 容量环，这不同于哮喘时可重复的，并可经支气管舒张剂改善的气流受限图像。VCD 也可与哮喘同时存在。可曲性鼻喉镜可以在有症状 VCD 患者中发现解剖正常的声带出现矛盾性声带运动。此疾病可以通过放松和控制声带活动的专业语言治疗训练得到良好管理。此外，治疗潜在的声带刺激病因(比如，高位胃食管反流或吸入，变应性鼻炎，鼻窦炎，哮喘)能改善 VCD 症状。在急性 VCD 发作时，除放松呼吸法以外，联合吸入氦氧混合气（70% 氦气和 30% 氧气混合）可以缓解声带痉挛和 VCD 症状。

在一些地方，过敏性肺炎（农场，养鸟者家庭），肺部寄生虫感染（发展中国家的农村地区），或者结核可能是慢性咳嗽或喘息的常见病因。儿童期少见的以与哮喘相似的疾病包括闭塞性细支气管炎，间质性肺疾病，原发性纤毛运动障碍，体液免疫缺陷，过敏性支气管肺真菌病，充血性心力衰竭，喉、气管或支气管内或外肿块性压迫，或者咳嗽和（或）喘息是药物副作用所致。慢性肺疾病常常有杵状指，但是杵状指是儿童哮喘及其罕见的体征。

## ■ 实验室检查

肺功能检查有助于确定哮喘的诊断及明确疾病的严重度。

### 肺功能检查

用力呼气流量检测有助于哮喘的诊断和监管，以及疗效的评估。肺功能检测在对肺部气流阻塞认识不足或者在气流阻塞很严重才出现哮喘症状的患儿中特别有帮助。

许多哮喘指南推荐用力呼气时气流和肺容积测量作为哮喘评估的标准。肺量计作为气流受限的客观测量是很有帮助的（图 138–2）。需要由获得认可的人员进行肺量计检查并解读检查结果。有效的肺量计测定有赖于患者能正确地进行完全、用力、长时间的呼气动作的能力，通常在 >6 岁的儿童可行（有些更年幼者也可行）。可重复的肺量计检测是检查有效性的指标；如果三次 FEV1（第 1 秒用力呼气量）差异在 5% 以内，那么采用三次中最高的 FEV1。采用 3 次重复检查中最高值作为标准，以表明用力依赖性的肺量计检测的可靠性。

哮喘的气道阻塞造成用力呼气时气流下降，并减少部分呼气肺容积（图 138–2）。因为典型的哮喘患者有肺过度充气，FEV1 能简单地通过完全呼气肺容积—用力肺活量（FVC）—FEV1/FVC 比值进行校准。通常，FEV1/FVC 比 <0.80 提示明显的气流阻塞（表

138-6）。儿童 FEV1 的标准值已经通过身高、性别、种族被确定。以占预测正常值百分数表示异常的低 FEV1 值是美国国立卫生研究院（NIH）制定的哮喘指南中评估哮喘严重度的 6 个指标之一。

不能单用气流检测诊断哮喘，因为有很多其他情况能引起气流下降。对吸入 β 受体激动剂（如沙丁胺醇）的治疗反应在哮喘患者中强于非哮喘患者；FEV1 上升≥ 12% 或 >200mL 时符合哮喘诊断。支气管激发试验有助于哮喘诊断和优化哮喘管理。哮喘气道具高反应性，因此对醋甲胆碱、组胺及干或冷空气更为敏感。对这些刺激的气道高反应性在某种程度上与哮喘严重度和气道炎症有关。虽然支气管激发试验可在研究单位通过仔细地剂量控制和监护来进行，但极少在一般诊所中应用。运动激发试验（有氧运动或者“跑步”6~8min）能辅助鉴别运动诱发性支气管痉挛的儿童。虽然非哮喘人群对运动诱发的气流反应是增加功能肺容量，且 FEV1 轻微上升（5%~10%），而对未适当治疗的哮喘患者，运动常常可激发气流阻塞。因此，哮喘患者通常在运动中或运动后下降 FEV1>15%（表 138-6）。运动诱发的支气管痉挛通常在剧烈运动后 15min 内发生，并且能在 30~60min 自然缓解。学龄儿童运动激发试验的研究通常会检出 5%~10% 之前未被诊断为哮喘的运动诱发支气管痉挛。运动激发试验需注意以下两点：首先，诊所的平板跑步机激发并不完全可靠，可能遗漏在运动场发生的劳力性哮喘；其次，平板跑步机激发可能导致高危患者严重哮喘发作。谨慎地选择运动激发试验的患者，并且准备好严重哮喘发作的应急处理是必要的。

呼出气一氧化氮（FENO）是一个过敏相关哮喘气道炎症的标记物，被认为有助于抗炎治疗的管理及哮喘诊断的确定。

呼气峰流速（PEF）监测仪提供了简便而价廉的家用气流测量工具，在很多场合都有裨益（图 138-3）。通过每日监测 PFE 有助于识别对哮喘气流阻塞的“认知不足”，作为评估哮喘控制的客观指标比对哮喘症状的认知更敏感。PEF 仪对气流阻塞的监测有很大差异，通常不如肺量计敏感，故某些患者只在气流阻塞严重时 PEF 值才有下降。因此，开始时 PEF 监测（取 3 次测量中最高值）需要早晚测量，连续数周，以让患者熟悉此监测技术，并得到一个“个人最佳值”，再将 PEF 值与症状（最好包括肺量计数据）相联系。PEF 变异率 >20% 符合哮喘诊断（图 138-3，表 138-6）。

**表 138-6　哮喘的肺功能异常**

| |
|---|
| 肺量计（诊所内测得）： |
| 气流受限： |
| 低 $FEV_1$（正常预计值的相对百分比） |
| $FEV_1/FVC<0.80$ |
| 支气管舒张剂反应（吸入 β 受体激动剂后）： |
| $FEV_1$ 上升≥ 12%，且≥ 200 mL* |
| 运动激发： |
| $FEV_1$ 下降≥ 15%* |
| 每日峰流速或 $FEV_1$ 监测：日间和（或）日 – 夜变异率≥ 20%* |

$FEV_1$：第 1 秒用力呼气量；FVC：用力肺活量

* 与哮喘相关的主要标准

## 放射学

哮喘儿童的胸部放射学检查（后前位和侧位），除了很轻微或者不典型的过度充气表现（横膈平）及支气管周围增粗，通常是正常的（图 138-4）。胸部放射学检查有助于鉴别哮喘相似病症的肺部异常表现（吸入性肺炎，闭塞性细支气管炎的肺透亮度增加），以及哮喘急性发作时的并发症（肺不张，纵隔积气，气胸）。一些肺部异常可以通过高分辨率、薄层胸部 CT 扫描更好地识别。支气管扩张有时在胸片上难以识别，但是 CT 扫描可以很清晰地显示，提示为哮喘相似性病症如囊性纤维化，过敏性支气管肺真菌病（曲霉菌病），纤毛功能障碍或者免疫缺陷。

其他检查，比如过敏原测试以评估对吸入性变应原的致敏性，有助于哮喘的管理和预后。在美国 5~12 岁哮喘儿童的综合研究中（儿童哮喘管理项目），根据过敏原皮肤点刺试验结果，88% 的受试者吸入性变应原致敏。

# 治　疗

可在线（www.nhlbi.nih.gov/guidelines/asthma/asthgdln.htm）获取 2007 版国家哮喘教育和预防项目专家组报告 3（EPR3）：哮喘诊断和管理指南，较之前版本重要修订的要点也已发表。指南详细说明了优化哮喘管理的关键部分（图 138-5），哮喘管理必须做到以下几个方面：①疾病表现程度的评估和管理；②给父母和家庭提供教育以增强其自我管理的知识和技能；③明确和管理可能加重哮喘的诱发因素与合并症；④根据患者的需要选择合适的药物。哮喘管理的长期目标是达到哮喘的最佳控制。

## 要点 1：规律的评估和管理

基于哮喘严重度、哮喘控制和治疗反应进行规律评估和管理。哮喘严重度是疾病的内在强度，通常在未接受控制药物治疗的患者的评估最为精准。因此，评估哮喘严重程度决定疾病的初始治疗水平。总体分为间歇性哮喘和持续性哮喘两大类，后者进一步分为轻、中、重度。只在患者初始评估，且接受每日控制药物治疗的患者进行一次哮喘严重度评估。相对而言，哮喘控制评估是针对症状、持续的功能受损、最小治疗副作用风险，以及达到治疗目标的程度而行。接受哮喘控制药物治疗的儿童需要评估哮喘控制情况。哮喘控制评估对于调整治疗很重要，可分为三级：完全控制，部分控制，未控制。治疗反应是指通过治疗症状逐渐缓解达到哮喘控制。治疗反应评估也包括药物相关副作用的监测。

哮喘严重度和控制的分级是基于受损和风险相关的不同方面，可能彼此不相关，而且对治疗的反应也可能各不相同。NIH 指南按 3 个年龄分组：0~4 岁，5~11 岁，以及 ≥ 12 岁，进行严重度（表 138-7）和控制（图 138-8）的评估。哮喘的严重度和控制水平是基于最严重的受损和风险级别。在评估哮喘严重度时，受损的评估包括以下内容：患者近期症状的频率（日间和夜间症状，在 3 个年龄组之间数据截点略有差异），为快速缓解症状速效 β2 受体激动剂的需求，参加正常或被要求参加的活动的能力，以及气流受限情况，后者在 5 岁以上儿童通过肺量计检测予以评估。风险评估是指评估个体发生哮喘急性发作的可能性。需注意，对于以下婴儿或儿童，即使症状不频繁也需考虑为持续哮喘，并开始长期控制治疗：有哮喘危险因素（见前述），在过去一年有 4 天或以上、持续 1 天以上，并影响睡眠的喘息急性发作，或者在过去 6 个月有 2 次或以上急性发作需要全身激素治疗。

可以通过每 2~6 周 1 次的门诊随访优化哮喘管理，直至达到良好的哮喘控制。对于已经开始控制药物治疗的儿童，需要根据患儿的控制水平进行调整。NIH 指南提供了 3 个年龄组哮喘控制评估表（表 138-8）。如同哮喘严重度评估，在评估哮喘控制时需要评估受损情况：患者症状频率（日间和夜间），短效 β2 受体激动剂快速缓解症状的需求，参与正常或被要求参加活动的能力，以及对年长儿测量气流情况。另外，评估内容还包括年长儿生活质量评价。此外，关于风险评估，除了考虑到需要全身激素治疗的急性发作的严重度和频率，还需追踪年长儿肺发育趋势，以及要保证对不需要的药物作用的监测。如前所述，用受损和风险的程度将患者哮喘控制水平分为完全控制，部分控制和未控制。哮喘完全控制的儿童：日间症状 ≤ 2 天 / 周，救急支气管舒张剂需求 ≤ 2 天 / 周；FEV1 > 80% 预测值（以及 5~11 岁儿童 FEV1/FVC>80%）；正常活动不受影响；过去一年 <2 次急性发作。受损的评估标准在年龄组间存在轻微差异：夜间憋醒频率也有不同截点；增加了 5~11 岁儿童 FEV1/FVC 比值的标准，以及年长儿生活质量评估的可靠量表。不满足以上完全控制标准的儿童属于部分控制或未控制，均由最低级别的单一指标确定。

建议每年进行 2~4 次哮喘检查，以重新评估和维持哮喘的良好控制。在这些随访中，可通过以下内容进行哮喘控制评估：①日间症状、夜间症状和运动后症状的频率；②“救急”药物使用和再次配药的频率；③使用量表评估青少年生活质量；④年长儿童和青少年肺功能测定；⑤哮喘急性发作的次数和严重程度；⑥最后一次随访以来药物副作用的情况（图 138-5）。建议每年至少进行一次肺功能检查（肺量计测定），如果哮喘控制不佳或肺功能异常，需要进行更频繁的肺功能检查。家庭 PEF 监测可能有益于以下情况：症状感知差的哮喘儿童，有哮喘之外的其他慢性咳嗽病因，中重度哮喘，或有严重哮喘发作病史。在可以掌握检测技术的 4 岁儿童中就能使用 PEF 检测。使用根据每个儿童“个人最佳”PEF 值得出的红绿灯带系统能获得更好效果并增强兴趣（图 138-3）：绿色区域（80%~100% 个人最佳预测值）提示控制良好；黄色区域（50%~80%）提示控制欠佳，需要注意并强化治疗；红色区域（<50%）提示控制不良，很可能发生急性发作，需要立即干预。事实上，这些是大概的范围，对于很多哮喘儿童可能需要上调控制不足区域的范围（黄色区域，70%~90%）。NIH 指南建议至少每天一次 PEF 监测，最好是清晨峰流速最低的时候。

## 要点 2：患者教育

哮喘儿童临床治疗中的专项教育被认为会给家庭管理及家庭对最佳治疗的依从性带来重要变化，最终影响患者的转归（表 138-9）。每次随访都是教育患儿及其家庭的一个重要机会，让他们成为具有哮喘管理知识的合作者，因为最佳管理有赖于他们每天的评估，以及对任何管理方案的执行。有效的交流要考虑到患儿及其家属的社会文化和种族因素，关注他们对哮喘及其治疗的想法，以及在制订治疗目标和选择治疗药物时将患儿和家庭作为主动参与者。需要定期强化自我监测和自我管理的能力。

在患者初次就诊时，对哮喘发病机制的基本理解（临床间歇症状下隐藏的慢性炎症和气道高反应性）能帮助哮喘儿童及其父母理解减轻气道炎症建议的重要性。列举通过最佳哮喘管理带来的哮喘良好控制的期望很有帮助（图 138-5）。解释减轻气道炎症以达到哮喘良好控制的步骤的重要性，交代哮喘治疗药物

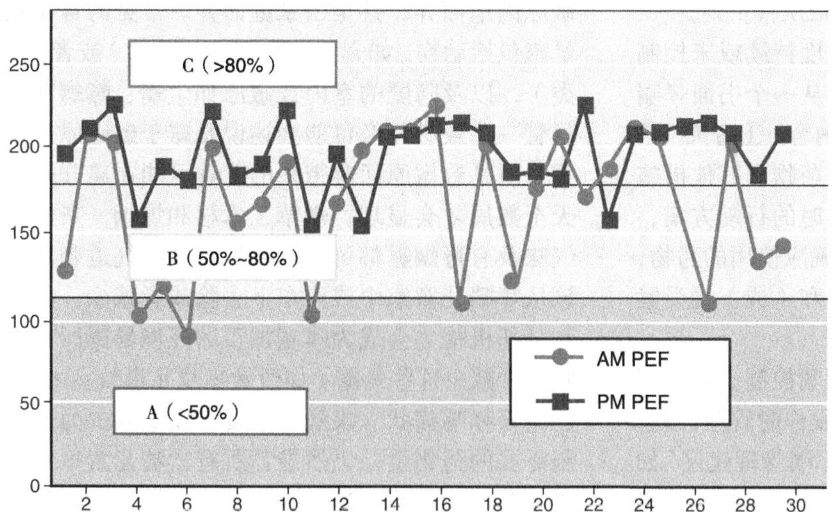


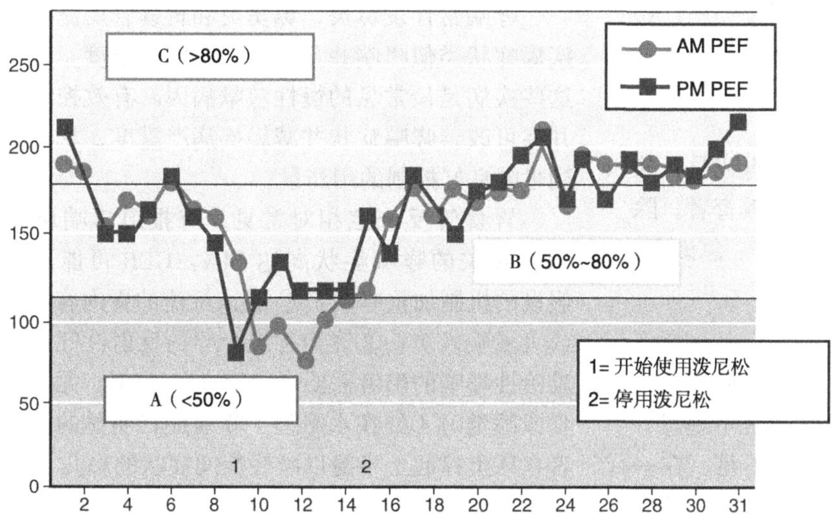


**图 138-3**　峰流速监测在哮喘儿童中意义举例。A. 一个哮喘儿童每日 2 次测定并记录呼气峰流速（PEF），早晚各一次，持续 1 个月。该患儿“个人最佳”PEF 值是 220L/min；因此，C 区域（最佳值的 80%~100%）是 175~220 L/min；B 区域（50%~80%）是 110~175L/min；A 区域（<50%）是 <110 L/min。注意该患儿下午的 PEF 值几乎都在 C 区域，然而晨间 PEF 值常常在 B 或 A 区域。这特点说明了控制不良哮喘典型的每日早 - 晚变异。B. 呼吸道病毒感染后有哮喘急性发作的哮喘患儿，每天测定 2 次 PEF，早晚各一次，持续 1 个月。注意该患儿开始的 PEF 值在 C 区域。一次呼吸道病毒感染导致哮喘恶化，PEF 值下降至 A 区域，并且持续恶化直至 PEF 值到 A 区域。在该时间点，给予了一个为期 4d 的泼尼松疗程，PEF 值逐渐改善并回到 C 区域

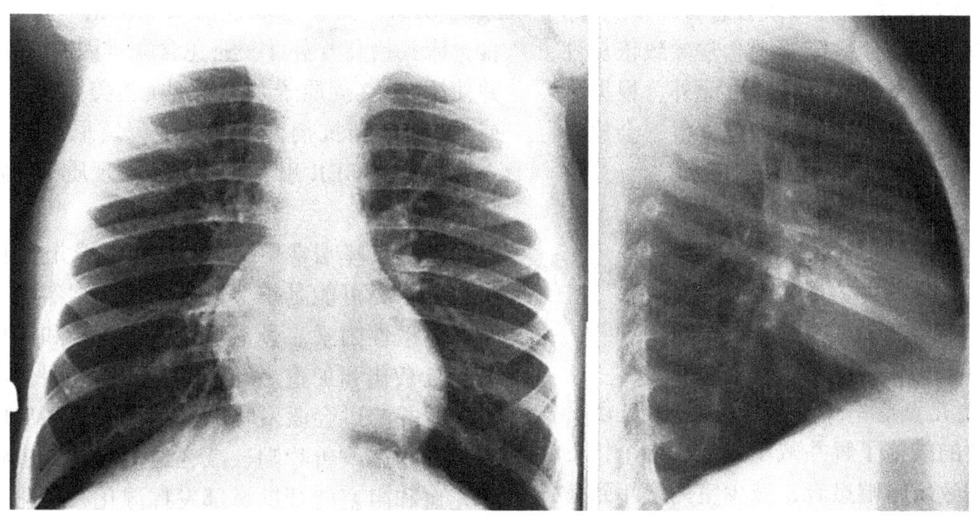

**图 138-4**　一名 4 岁哮喘男孩。前位（A）和侧位（B）放射学检查显示肺过度充气和轻微的支气管周围增厚。无哮喘并发症征象

潜在的副作用，尤其是权衡药物的利弊，这对于达到哮喘药物治疗和环境控制措施的长期依从很重要。

哮喘儿童及其家庭，尤其是中重度持续或未控制哮喘，以及有过严重急性发作者，可从一个书面哮喘管理计划而获益。此计划包括2部分内容：①每天“常规的”管理计划，说明规律使用哮喘药物和其他措施以维持哮喘良好的控制；②哮喘加重时的行动方案，列出将发生急性发作的预测因素，明确应使用的药物，并详细说明何时联系日常就诊的医生和（或）接受紧急医疗救治。

常规的随访有助于保持最佳的哮喘控制。除了明确哮喘控制水平，修改相应的日常和发作时管理计划，随访是一个重要的教育机会，鼓励就哮喘管理建议（如每天控制药物的应用）进行开放式交流。重新评估患者及其父母对不同药物在哮喘管理和控制中作用的认识，以及评估他们使用吸入药物的技术，这些都很有帮助，能指导性地增强他们对管理计划的依从性，执行那些可能未被充分或适当应用的计划。自我管理方案应该根据患者及其家庭的需要、文化水平、种族文化信念和实践做出调整。

哮喘教育应该纳入健康护理团队的所有成员，从医生和护士到药剂师、呼吸治疗师及哮喘教育者。除了在诊所，哮喘教育可以在患者家中、药房、急诊室，以及医院、学校和社区进行。

### 依从性

哮喘是一个慢性疾病，常通过每天控制药物治疗达到最佳管理。对每天方案的依从性通常不理想，60%的时间吸入糖皮质激素（ICS）使用不足。在一项研究中，需要口服糖皮质激素治疗哮喘急性发作的儿童，仅在15%的时间使用他们的哮喘控制药物ICS。如给药频度更高时（每天3~4次）依从性更差。一天1次或一天2次的药物组方可改善患者的依从性。对于控制药物疗效和安全性的错误观念常导致依从性不佳，可在每次随访时就此进行讨论。此外，根据患儿或家庭所期望的结果和偏好选择治疗方案，会提供一个提高对治疗方案依从性的动机。

## 要点3：控制哮喘严重度的相关因素

会明显加重哮喘的可控因素大致可分为以下2种：①环境暴露；②合并症（表138-10）。

### 去除和减少有害的环境暴露

绝大多数哮喘儿童有一个与疾病相关的过敏因素，必须采用有效的措施了解并减小致敏哮喘个体的致敏原暴露。对于致敏哮喘患者，减少室内常年致敏原的暴露可减轻哮喘症状和气道高反应性、减少药物需要和哮喘急性发作。与哮喘加重有关的重要室内致敏原因地而异，甚至因家庭而异。常见的常年致敏原暴露包括动物，如宠物（猫、狗、貂、鸟）或者害虫（鼠类），以及隐匿的室内致敏原如尘螨、蟑螂和霉菌。尽管一些致敏儿童可能会述说暴露于致敏原后症状加重，但是致敏原回避带来的改善可能在离开暴露后数天至数周才会显现。烟草、木材和煤烟、灰尘、强烈气味及有毒烟雾都可加重哮喘。这些气道刺激物都应该从哮喘儿童家中或汽车上去除或者减少。学校教室和日托机构也会成为哮喘加重的环境暴露所在地。去除或者减少这些暴露（如致敏哮喘儿童教室内的宠物）能减轻哮喘症状、疾病严重度，以及减少为达良好控制需要的药物量。仍然推荐所有哮喘儿童每年接种流感疫苗（除了鸡蛋过敏的儿童），尽管流感并非大多数儿童病毒诱发性哮喘急性发作的主要原因。

### 治疗合并症

哮喘常伴发鼻炎，鼻窦炎和胃食管反流症，这些疾病症状类似哮喘并且会加重哮喘严重度。事实上，这些疾病是最常见的慢性咳嗽病因。有效控制这些合并症可改善哮喘症状并减轻疾病严重度，从而减少达到哮喘良好控制的用药量。

胃食管反流症相对常见，有报道哮喘患者中与GER相关的哮喘症状高达64%。GER可能通过2个假设的机制加重哮喘：① 吸入反流的胃内容物（微量或大量吸入）；②迷走神经介导的反射性气道痉挛。难治性哮喘的患者需要考虑潜在的GER，尤其是在进食或睡觉时（处在水平位）哮喘症状明显的患儿，或者在床上撑起上半身以减轻夜间症状的患儿。GER可通过钡餐检查时钡剂反流入食道或者监测食道pH加以确定。因为放射学检查缺乏足够的敏感性和特异性，延长的食道pH监测是诊断GER的方法。如果发现明显的GER，需要采取预防反流的措施（睡前2h不进食，床头抬高6英寸，避免含咖啡因的食物和饮料），并使用8~12周质子泵抑制剂（奥美拉唑，兰索拉唑）或H2受体拮抗剂（西咪替丁，雷尼替丁）。一项成人哮喘合并GER患者的研究未发现质子泵抑制剂改善哮喘控制。

鼻炎是哮喘常见的合并症，哮喘儿童中约90%有鼻炎。鼻炎可能是季节性和（或）常年性，伴过敏性和非过敏性因素。鼻炎通过很多直接和间接的机制使哮喘复杂化和加重。经鼻呼吸可通过湿化和暖化吸入空气，并滤过会激发哮喘和加重气道高反应的致敏原和刺激物来改善哮喘、减轻运动诱发气道痉挛。减轻鼻充血和阻塞能帮助鼻部发挥湿化、暖化和过滤的功能。哮喘患者鼻炎的改善与气道高反应的改善、降低

**表 138-7　哮喘严重度评估，以及未用长期控制药物治疗患者的初始治疗 ***

| | 哮喘严重度分级 | | | |
|---|---|---|---|---|
| | 间歇性 | 持续性 | | |
| | | 轻 | 中 | 重 |
| **严重度指标** | | | | |
| 受损指标 | | | | |
| 日间症状 | ≤ 2 天 / 周 | >2 天 / 周，但不是每天有 | 每天有 | 整天都有 |
| 夜间憋醒 | | | | |
| 0~4 岁 | 0 | 1~2 次 / 月 | 3~4 次 / 月 | >1 次 / 周 |
| ≥ 5 岁 | ≤ 2 次 / 月 | 3~4 次 / 月 | >1 次 / 周，但不是每晚 | 常 7 次 / 周 |
| 因症状使用速效 $\beta_2$ 受体激动剂（非预防运动诱发性气道痉挛） | ≤ 2 天 / 周 | >2 天 / 周，但不是每日用，且任何 1 日不超过 1 次 | 每日 | 每日多次 |
| 影响正常活动 | 无 | 很少限制 | 有些限制 | 严重限制 |
| 肺功能： | | | | |
| $FEV_1$ 占预计值 %，≥ 5 岁 | 正常，急性发作之间 $FEV_1$ >80% 预计值 | ≥ 80% 预计值 | 60%~80% 预计值 | <60% 预计值 |
| $FEV_1$/FVC †： | | | | |
| 5~11 岁 | >85% | >80% | 75%~80% | <75% |
| ≥ 12 岁 | 正常 | 正常 | 下降 5% | 下降 >5% |
| 风险指标 | | | | |
| 急性发作需要全身糖皮质激素：0~4 岁 | 0~1 次 / 年（见注） | 6 个月内≥ 2 次急性发作需要全身糖皮质激素治疗或每年≥ 4 次急性发作，持续超过 1 天，并且有持续哮喘的危险因素 | | |
| ≥ 5 岁 | 0~1 次 / 年（见注） | ≥ 2 次 / 年（见注） | ≥ 2 次 / 年（见注） | ≥ 2 次 / 年（见注） |
| 从上一次发作开始考虑严重度和间歇情况。<br>任何严重程度的患者其频率和严重度都可能随着时间出现波动。<br>每年急性发作的相对危险因素与 $FEV_1$ 有关。 | | | | |
| **初始治疗方案建议** | | | | |
| 所有年龄 | 第 1 级 | 第 2 级 | | |
| 0~4 岁 | | | 第 3 级 | 第 3 级 |
| 5~11 岁 | | | 第 3 级，中等剂量 ICS | 第 3 级，中等剂量 ICS 或者第 4 级 |
| ≥ 12 岁 | | | 考虑短程全身糖皮质激素治疗 | 考虑短程全身糖皮质激素治疗 |
| | 在 2~6 周，评估已经达到的哮喘控制水平并随之调整治疗方案。如果 4~6 周没有看到明显的好转，考虑调整治疗方案或改变诊断。 | | | |

$FEV_1$：第 1 秒用力呼气量；FVC：用力肺活量；ICS：吸入糖皮质激素

阶梯治疗方案是帮助，而非替代根据个体需求制定的临床决策

严重度分级根据受损和风险进行。评估受损主要根据患者或照料者对之前 2~4 周的回忆。更长期的系统评估应该反映整体的评估，比如询问自上一次随访开始患　者哮喘是改善还是恶化。出现哪个级别的任何症状，就把严重度归于该级别

目前，尚缺乏足够资料可将急性发作的频率与哮喘严重度的不同级别相对应。出于治疗的目的，在过去 6 个月内有≥ 2 次急性发作或者过去一年内有≥ 4 次喘息发作需要口服糖皮质激素，并且有持续哮喘危险因素的患儿也应当做持续哮喘处理，即使没有持续哮喘的受损程度

† 正常 $FEV_1$/FVC：8~19 岁，85%；20~39 岁，80%

摘自 National Asthma Education and Prevention Program. Expert Panel Reports （EOPS）: Guidelines for the diagnosis and management of asthma-Summary report. 2007,120:s94–s138

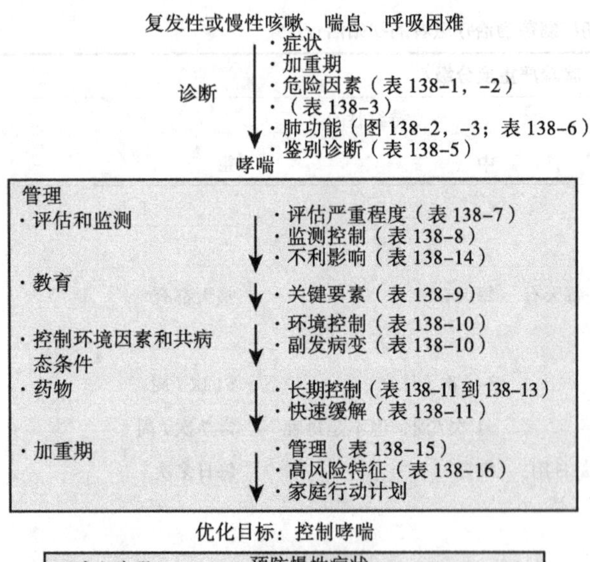


**图 138-5** 优化哮喘控制的关键因素。SABA：短效 β 受体激动剂

气道炎症、哮喘症状和更少的哮喘药物使用相关。儿童鼻炎的适当管理类似于哮喘管理，强调减轻鼻部炎症的干预措施的重要性（见第 137 章）。

哮喘患者常见鼻窦疾病的影像学证据。诊断并治疗合并的鼻窦疾病可以显著改善哮喘控制。鼻窦冠状面、“屏蔽”或者“限制性”CT 扫描是鼻窦疾病检查的金标准，如果怀疑反复发作的鼻窦炎并且未经诊断而治疗，这一检查会有帮助。如果哮喘患者有鼻窦炎的临床和影像学证据，需要开始局部治疗和 2~3 周的抗生素治疗，前者包括鼻部盐水灌洗及可能的鼻内糖皮质激素治疗。

## 要点 4：哮喘药物治疗的原则

NIH 哮喘指南（2007）提出了详细的阶梯式治疗方案，以协助而非替代符合个体需要的临床决策。指南的建议因年龄组而异，并且基于最新的证据（表 138-11）。治疗的目标是同时减轻受损（比如预防慢性和烦人的症状，允许非频繁的短效缓解药物治疗，维持“正常”肺功能，维持正常活动水平包括体育运动和学校出勤，满足家庭对哮喘治疗的期望和满意度）和风险（比如预防反复急性发作，减少肺发育的影响和药物的副作用）的相关内容。初始治疗的选择基于哮喘严重度的评估，对于已经开始控制药物治疗的患者，治疗方案的调整建立在哮喘控制水平和治疗反应的评估上。该方案的一个主要目标是明确并予抗炎控制药物治疗所有“持续的”和未控制的哮喘。不建议“间歇哮喘”患儿使用每天控制药物。间歇哮喘的管理只要按需使用短效吸入 β 受体激动剂，以及预防性治疗运动诱发性支气管痉挛（第 1 级治疗；表 138-11）。

所有持续哮喘的患者首选的治疗是每天使用 ICS，作为单药治疗或者与其他附加治疗联合。根据哮喘严重度和控制水平选择每天控制药物的种类和药量。第 2 级治疗的替换药物包括白三烯受体拮抗剂（孟鲁司特），非激素类抗炎药物（色甘酸钠和奈多罗米），以及茶碱（针对青少年）。对于中重度持续性哮喘的年幼儿（≤ 4 岁），建议单独使用中等剂量的 ICS 治疗（第 3 级）；联合治疗仅建议作为未控制哮喘的第 4 级治疗方案。

连同中等剂量的 ICS，建议联合 ICS 和任何以下附加药物（根据年龄组）作为中度持续哮喘的第 4 级治疗方案，或作为未控制持续性哮喘的升级治疗：长效吸入 β2 受体激动剂（LABA），白三烯调节剂，色甘酸钠和茶碱。严重持续哮喘的患儿（第 5 级和第 6 级治疗）应该接受高剂量 ICS，LABA，以及在需要时长疗程口服糖皮质激素。此外，奥马珠单抗可用于严重过敏性哮喘的年长儿童（≥ 12 岁）。任何级别都可能需要全身激素的救急治疗。对于 5 岁及以上过敏性哮喘需要第 2~4 级治疗的患儿，可考虑变应原免疫治疗。

### “升级，降级”方法

NIH 指南强调初次发作时给予高级别的控制药物治疗以达到快速控制，在达到哮喘良好控制以后予以“降级”治疗。气流受限和哮喘的病理变化可能降低初始 ICS 治疗的药物输送和疗效，因此可能需要升级 ICS 治疗剂量和（或）联合治疗以达到哮喘控制。此外，需要每日使用 ICS 数周至数月待其发挥最佳疗效。联合治疗能达到相对快速的缓解，同时提供了每天 ICS 治疗以改善长期控制。

达到哮喘良好控制且 ICS 有足够时间发挥最佳疗效后，可降级治疗，直至确定每天控制药物的最少种类或最低剂量，以维持良好的控制并降低可能的药物副作用。如果患儿已经达到良好控制至少 3 个月，指南建议降低控制药物的剂量或种类以确定维持控制的最低有效剂量。因对哮喘病程差异性的深入认识，强调规律性随访。相对的，如果患儿哮喘未完全控制，建议升 1 级治疗并且密切监测。对于控制很差的患儿，建议升 2 级治疗和（或）短期口服糖皮质激素，并在 2 周内评估。在任何时间点都可能考虑升级治疗，重要的是检查吸入技术和依从性、环境控制措施的执行，

**表 138-8　儿童哮喘控制评估及治疗方案调整***

| | 哮喘控制水平分级 | | |
|---|---|---|---|
| | 良好控制 | 部分控制 | 未控制 |
| **控制指标** | | | |
| 受损指标 | | | |
| 症状 | ≤ 2 天 / 周，但每日不超过 1 次 | >2 天 / 周或者≤ 2 天 / 周但有多次 | 整天 |
| 夜间憋醒： | | | |
| 0~4 岁 | ≤ 1 次 / 月 | >1 次 / 月 | >1 次 / 周 |
| 5~11 岁 | ≤ 1 次 / 月 | ≥ 2 次 / 月 | ≥ 2 次 / 周 |
| ≥ 12 岁 | ≤ 2 次 / 月 | 1~3 次 / 周 | ≥ 4 次 / 周 |
| 因症状使用速效 $\beta_2$ 受体激动剂（非预防运动诱发性气道痉挛） | ≤ 2 天 / 周 | >2 天 / 周 | 每日多次 |
| 影响正常活动 | 无 | 有些限制 | 严重限制 |
| 肺功能： | | | |
| 5~11 岁： | | | |
| $FEV_1$（预计值 % 或峰流速） | >80% 预计值或个人最佳值 | 60%~80% 预计值或个人最佳值 | <60% 预计值或个人最佳值 |
| $FEV_1$/FVC: | | | |
| ≥ 12 岁： | >80% | 75%~80% | <75% |
| FEV1（预计值 % 或峰流速） | >80% 预计值或个人最佳值 | 60%~80% 预计值或个人最佳值 | <60% 预计值或个人最佳值 |
| 经验证的问卷[†]: | | | |
| ≥ 12 岁 | | | |
| ATAQ | 0 | 1~2 | 3~4 |
| ACQ | ≤ 0.75 | ≤ 1.5 | N/A |
| ACT | ≥ 22 | 16~19 | ≤ 15 |
| **风险** | | | |
| 急性发作需要全身糖糖皮质激素： | | | |
| 0~4 岁 | 0~1 次 / 年 | 2~3 次 / 年 | >3 次 / 年 |
| ≥ 5 岁 | 0~1 次 / 年 | ≥ 2 次 / 年（见注） | |
| 关注从上次发作后的严重度和间隔 | | | |
| 治疗相关不良作用 | 药物不良作用的程度差异很大，从无明显症状到非常严重。不良作用的程度与某一控制水平无相关性，但应考虑整体风险的评估 | | |
| 肺发育减慢或者肺功能进行性下降。 | 需要长期的随访评估 | | |
| **治疗措施建议** | | | |
| | 维持目前治疗。每 1~6 个月规律随访以维持控制。如果完全控制达至少 3 个月考虑降级。 | 升级[‡]（1 级）并在 2~6 周再评估。如果 4~6 周无明显好转，考虑调整诊断或治疗方案。对于不良作用，考虑调换治疗药物。 | 考虑短程口服糖皮质激素。升级[§]（1~2 级）并在 2 周内再评估。如果 4~6 周内无明显好转，考虑调整诊断或治疗。对于不良作用，考虑调换治疗药物。 |

$FEV_1$：第 1 秒用力呼气量；FVC：用力肺活量

·阶梯治疗方案是有助于而非替代根据个人需求制定的临床决策

·控制水平的分级基于最严重的受损或风险级别。评估主要根据照料者对过去 2~4 周的回忆。更长期的症状评估应该反映整体评估，如询问患者自上一次随访起哮喘改善还是加重

·目前尚缺乏数据将急性发作的严重度与哮喘控制水平的不同级别相对应。总体来说，更频繁和严重的急性发作（如需要急诊的、非常规的就诊，住院，或入住重症监护室）提示哮喘控制不佳。出于治疗的目的，在过去一年内有≥ 2 次急性发作需要口服糖皮质激素的患者，即使没有部分控制相应级别的受损，也需要按部分控制的患者看待

[†] 经验证的受损评估问卷（该问卷不评估肺功能或危险因素）以及每一问卷最小临床重要差异的定义：

·ATAQ：哮喘治疗评估问卷；MID：1.0

·ACQ：哮喘控制问卷；MID：0.5

·ACT：哮喘控制测试；未定义 MID

[‡]ACQ 值 0.76~1.40 在哮喘良好控制中无特别差异

[§] 升级治疗之前：（1）评估对药物、吸入技术和环境控制的执行；（2）如果在某一级选择替代治疗，停止原方案，调换成希望的替代方案

摘自 National Asthma Education and Prevention Program. Expert Panel Reports （EOPS）: Guidelines for the diagnosis and management of asthma-Summary report. 2007,120:s94–s138

表 138-9　有效哮喘门诊随访的关键因素

| |
|---|
| 明确哮喘管理的目标 |
| 解释哮喘的基本知识： |
| 比较正常与哮喘的气道 |
| 关联气道炎症、“痉挛”和支气管收缩 |
| 长期控制和快速缓解药物 |
| 交待哮喘药物治疗潜在的不良作用 |
| 教育、演示并让患者进行如下技术的正确操作： |
| 吸入药物（定量气雾剂配储雾罐） |
| 测定峰流速仪 |
| 调查并管理与哮喘严重度相关的因素： |
| 环境暴露 |
| 并发症 |
| 书面哮喘管理计划包括两部分： |
| 每日管理计划 |
| 哮喘急性发作的行动计划 |
| 规律的随访： |
| 每年 2 次（如果哮喘未良好控制会更频繁） |
| 每年监测肺功能 |

表 138-10　控制与哮喘严重度相关的因素

| |
|---|
| 消除或者减少有害的环境暴露： |
| 消除或减少环境烟草烟雾暴露： |
| 在家中或汽车内 |
| 消除或减少过敏性哮喘患者对致敏原的暴露： |
| 宠物（猫、狗、啮齿动物、鸟） |
| 害虫（老鼠，鼠类） |
| 尘螨 |
| 蟑螂 |
| 霉菌 |
| 其他气道刺激物： |
| 木或煤燃烧烟雾 |
| 强烈化学气味或香料（如家庭清洁用品） |
| 灰尘 |
| 治疗并发症： |
| 鼻炎 |
| 鼻窦炎 |
| 胃食管反流 |
| 每年接种流感疫苗（除非患者对鸡蛋过敏） |

以及识别和治疗合并症。

## 转诊至哮喘专科医生

如果达到或者维持控制有困难，建议转诊至哮喘专科医生咨询或者联合管理。对于 4 岁以下儿童，建议中度持续哮喘或者需要至少第 3 级治疗的患者转诊治疗，对于需要第 2 级治疗的患者可考虑转诊。对于 5 岁及以上的患儿，建议需要第 4 级或者更高级别治疗的患者咨询专家，对于需要第 3 级治疗的患者可考虑转诊。如果考虑用过敏原免疫治疗或者抗 IgE 治疗时也建议转诊。

## 长期控制药物

所有级别的持续哮喘都需要每天药物治疗以改善长期控制（表 138-11）。这些药物包括 ICS、LABA、白三烯调节剂，非激素类抗炎药及缓释茶碱。抗 IgE 制剂，奥马珠单抗已经获得美国食品药品监督局（FDA）批准用于≥ 12 岁中重度难治性过敏性哮喘儿童的附加治疗。糖皮质激素是最强和最有效的急性（全身用药）和慢性（吸入治疗）哮喘治疗药物。它们可通过吸入、口服及肠道外给药（表 138-12、138-13）。

### 吸入糖皮质激素

NIH 指南建议给予所有持续哮喘患者每天 ICS 治疗（表 138-11）。已明确 ICS 治疗可改善肺功能和哮喘症状，减轻气道高反应性，并减少“救急”药物；最重要的是，它可以减少大约 50% 因哮喘急性发作的急诊就诊率、住院率和泼尼松使用率。ICS 治疗可能降低哮喘所致的死亡率。它可达到哮喘管理的所有目标，因此被视为治疗持续哮喘的一线用药。

目前有 6 种 ICS 获 FDA 批准用于儿童，尽管尚缺乏儿童患者的直接疗效和安全性比较，NIH 指南给出了等量分级（表 138-13）。ICS 有定量吸入剂（MDI），干粉吸入剂（DPI）及雾化混悬液。丙酸氟替卡松，糠酸莫米松，环索奈德及作用强度略低的布地奈德被认为是“二代”ICS，它们有更强的抗炎效能，并通过强大的肝脏首过效应降低了全身生物利用度，从而减少了可能的副作用。初始 ICS 剂量的选择基于疾病严重度。达到良好控制目标后，通常一小部分初始 ICS 剂量就足以维持良好控制。

尽管 ICS 治疗在成人已经被广泛接受，因为担忧长期使用潜在的副作用，其在儿童的使用仍然滞后。总体而言，使用推荐剂量 ICS 的患儿中，未见报道或者很少发生长期使用全身激素时导致的临床明显副作用。ICS 治疗副作用的风险与给药剂量和频率有关（表 138-14）。高剂量（在儿童≥ 1000 μg/d）及频繁给药（每天 4 次）更可能出现局部和全身副作用。接受

表 138-11　儿童哮喘管理的阶梯化治疗程序 *

| 年龄 | 治疗 † | 间歇性哮喘 | 持续哮喘：每日治疗措施 | | | | |
|---|---|---|---|---|---|---|---|
| | | 第 1 级 | 第 2 级 | 第 3 级 | 第 4 级 | 第 5 级 | 第 6 级 |
| 0~4 岁 | 首选 | 按需使用 SABA | 低剂量 ICS | 中等剂量 ICS | 中等剂量 ICS + LABA 或者 LTRA | 高剂量 ICS + LABA 或者 LTRA | 高剂量 ICS + LABA 或者 LTRA 和口服糖皮质激素 |
| | 替代药物 | | 色甘酸或孟鲁司特 | | | | |
| 5~11 岁 | 首选 | 按需使用 SABA | 低剂量 ICS | 低剂量 ICS ± LABA 或 LTRA，或者茶碱或中等剂量 ICS | 中等剂量 ICS + LABA | 高剂量 ICS + LABA | 高剂量 ICS + LABA 以及口服糖皮质激素 |
| | 替代药物 | | 色甘酸，LTRA，奈多罗米或茶碱 | | 中等剂量 ICS + LTRA 或茶碱 | 高剂量 ICS +LTRA 或茶碱 | 高剂量 ICS +LTRA 或茶碱及口服糖皮质激素 |
| ≥ 12 岁 | 首选 | 按需使用 SABA | 低剂量 ICS | 低剂量 ICS + LABA 或中等剂量 ICS | 中等剂量 ICS + LABA | 高剂量 ICS + LABA 或者考虑过敏患者使用奥马珠单抗 | 高剂量 ICS +LABA + 口服糖皮质激素以及对过敏患者考虑使用奥马珠单抗 |
| | 替代药物 | | 色甘酸，LTRA，奈多罗米或茶碱 | 低剂量 ICS + LTRA，茶碱或齐留通 | 中等剂量 ICS + LTRA，茶碱或齐留通 | | |
| | 每一级都要做到：患者教育、环境控制和并发症管理<br>≥ 5 岁：2~4 级：过敏性哮喘的患者可考虑皮下过敏原免疫治疗 | | | | | | |
| | 所有患者的快速缓解药物 | | | | | | |
| | SABA 是按症状需要给予。治疗强度取决于症状的严重度：需要时可间隔 20min 一次，连续 3 次。可能需要短程口服糖皮质激素<br>注意：如使用 SABA >2d/ 周缓解症状（非为了预防运动诱发的支气管痉挛），一般提示控制不良，需要升级治疗<br>0~4 岁：伴有病毒性呼吸道感染，SABA 每 4~6h 一次，维持 24h（更长疗程需要医生的指导）。如果急性发作很严重或者患者之前有严重急性发作的病史，需考虑使用短程全身糖皮质激素治疗 | | | | | | |

ICS：吸入糖皮质激素；LABA：长效吸入 $\beta_2$ 受体激动剂；LTRA：白三烯受体拮抗剂；SABA：短效吸入 $\beta_2$ 受体激动剂

· 阶梯化治疗方案是为了辅助，而非替代根据个体需要制定的临床决策

· 如果使用替代治疗方案治疗效果不满意，停止该方案，在升级前先试用首选方案

· 如果 4~6 周内无明显疗效，且患者 / 家庭药物使用技术和依从性满意，考虑调整治疗或者诊断

· 0~4 岁儿童的相关研究有限。阶梯化治疗方案是为了辅助，而非替代根据个体需要制定的临床决策

· 给予免疫治疗或者奥马珠单抗治疗的医生，必须做好准备并配备设备以鉴别和处理可能发生的严重过敏反应

· 因需要监测血药浓度，很少被用于替代治疗

· 由于研究有限，且需要监测肝功能，齐留通很少被用于替代治疗

† 无论是首选或替代治疗中所列出的多于一种的治疗均按字母排序

摘自 National Asthma Education and Prevention Program. Expert Panel Reports（EOPS）: Guidelines for the diagnosis and management of asthma-Summary report. 2007,120:s94–s138

表 138-12　长期控制药物的常规剂量

| 药物 | 年龄 | | |
|---|---|---|---|
| | 0~4 岁 | 5~11 岁 | ≥ 12 岁 |
| **吸入糖皮质激素**（可见表 138-13） | | | |
| 甲基泼尼松龙：<br>2mg,4mg,8mg,16mg, 32mg 片剂<br>泼尼松龙：<br>5mg 片剂；<br>5mg/5 mL, 15mg/5 mL<br>泼尼松：<br>1mg, 2.5mg, 5mg, 10mg, 20mg, 50mg 片剂；<br>5mg/mL, 5mg/5 mL | ·每天 0.25~2 mg/kg, 根据控制的需要，早晨单剂顿服或隔日顿服<br>·短程"冲击"：1~2 mg(kg·d)；最大 30 mg/d，维持 3~10 d | ·每天 0.25~2 mg/kg，根据控制的需要，早晨单剂顿服或隔日顿服<br>·短程"冲击"：1~2 mg(kg·d)；最大 60 mg/d，维持 3~10d | ·7.5~60 mg/d，根据控制需要，每日早晨顿服或隔日顿服<br>·短程"冲击"治疗以达到控制：40~60 mg/d，单剂，或分 2 次服用，维持 3~10 d |
| 沙美特罗：<br>DPI 50mg | NA | 每 12h 一次，每次 1 吸 | 每 12h 一次，每次 1 吸 |
| 福莫特罗：<br>DPI 12mg/ 单胶囊 | NA | 每 12h 一次，每次 1 胶囊 | 每 12h 一次，每次 1 胶囊 |
| 氟替卡松 / 沙美特罗： | NA | | |
| DPI：100mg，250mg，或 500mg/50mg | | 每天 2 次，每次 1 吸，剂量取决于严重度或控制程度分级 | 每天 2 次，每次 1 吸，剂量取决于严重度或控制程度分级 |
| HFA：45μg/21μg，115μg/21μg，230μg/21μg | | 每天 2 次，每次 2 吸；剂量取决于严重度或控制程度分级 | 每天 2 次，每次 2 吸；剂量取决于严重度或控制程度分级 |
| 布地奈德 / 福莫特罗：<br>HFA：80μg/4.5μg，160μg/4.5μg | NA | 每天 2 次，每次 2 吸；剂量取决于严重度或控制程度分级 | 每天 2 次，每次 2 吸；剂量取决于严重度或控制程度分级 |
| 色甘酸：<br>MDI 0.8mg | NA | 每天 4 次，每次 2 揿 | 每天 4 次，每次 2 揿 |
| 雾化液 20mg | 每天 4 次，每次 1 安瓿；NA < 2 岁 | 每天 4 次，每次 1 安瓿 | 每天 4 次，每次 1 安瓿 |
| 奈多罗米：<br>MDI 1.75mg/ 揿 | NA < 6 岁 | 每天 4 次，每次 2 揿 | 每天 4 次，每次 2 揿 |
| **白三烯受体拮抗剂：** | | | |
| 孟鲁司特：<br>4mg 或 5mg 咀嚼片<br>4mg 颗粒剂<br>10mg 片剂 | 4 mg，每晚一次（1~5 岁） | 5mg，每晚一次（6~14 岁） | 10mg，每晚 1 次 |
| 扎鲁司特：<br>10mg 或 20mg 片剂 | NA | 每天 2 次，每次 10 mg（7~11 岁） | 40 mg/d（20mg 片剂，每天 2 次） |
| 5- 脂氧化酶抑制剂：<br>齐留通：600mg 片剂 | NA | NA | 2400 mg/d（每天 4 次片剂） |
| **茶碱：**<br>溶液，缓释剂和胶囊 | 起始剂量 10mg/（kg·d）；通常最大剂量：<br>•< 1 岁：0.2（以周为单位的年龄）+ 5 = mg/（kg·d）<br>•>1 岁 16 mg/（kg·d） | 起始剂量 10mg/（kg·d）；<br>通常最大剂量：16mg/（kg·d） | 起始剂量 10mg/（kg·d），至最大剂量 300mg；通常最大剂量：800mg/d |
| **免疫调节剂：** | | | |
| 奥马珠单抗（抗 IgE）：<br>皮下注射液 150mg/1.2mL，1.4mL 无菌水混匀后注射 | NA | NA | 150~375mg，皮下，每 2~4 周一次，取决于体重及治疗前血清 IgE 水平 |

Bid：一天 2 次；DPI：干粉吸入剂；HFA：氢氟烷；Ig：免疫球蛋白；MDI：定量气雾剂

**表 138-13　吸入糖皮质激素估计的相对剂量**

| 药物 | 低剂量 | | | 中剂量 | | | 高剂量 | | |
|---|---|---|---|---|---|---|---|---|---|
| | 0~4 岁 | 5~11 岁 | ≥ 12 岁 | 0~4 岁 | 5~11 岁 | ≥ 12 岁 | 0~4 岁 | 5~11 岁 | ≥ 12 岁 |
| 倍氯米松 HFA，40μg 或 80μg/ 揿 | NA | 80~160 μg | 80~240 μg | NA | >160~320 μg | >240~480 μg | NA | >320 μg | >480 μg |
| 布地奈德 DPI，90mcg,180mcg 或 200 mcg/ 吸 | NA | 180~400 μg | 180~600 μg | NA | >400~800 μg | >600~1200 μg | NA | >800 μg | >1200 μg |
| 布地奈德雾化吸入混悬液，0.25mg、0.5mg 和 1.0mg | 0.25~0.5 mg | 0.5 mg | NA | >0.5~1.0 mg | 1.0 mg | NA | >1.0 mg | 2.0 mg | NA |
| 氟尼缩松，250 mcg/ 揿 | NA | 500~750 μg | 500~1000 μg | NA | 1000~1250 μg | >1000~2000 μg | NA | >1250 μg | >2000 μg |
| 氟尼缩松 HFA，80 μg/ 揿 | NA | 160 μg | 320 μg | NA | 320 μg | >320~640 μg | NA | ≥ 640 μg | >640 μg |
| 氟尼缩松 HFA/MDI，44 μg、110 μg 或 220 μg/ 揿 | 176 μg | 88~176 μg | 88~264 μg | >176~352 μg | >176~352 μg | >264~440 μg | >352 μg | >352 μg | >440 μg |
| 氟替卡松 DPI，50μg、100μg，或 250 μg / 吸 | NA | 100~200 μg | 100~300 μg | NA | >200~400 μg | >300~500 μg | NA | >400 μg | >500 μg |
| 莫米松 DPI，220 μg/ 吸 | NA | NA | 220 μg | NA | NA | 440 μg | NA | NA | >440 μg |
| 曲安奈德，75 μg/ 揿 | NA | 300~600 μg | 300~750 μg | NA | >600~900 μg | >750~1500 μg | NA | >900 μg | >1500 μg |

DPI：干粉吸入剂；HFA：氢氟烷；MDI：定量吸入剂；NA：该年龄组未获准使用或缺乏数据

摘自 National Asthma Education and Prevention Program. Expert Panel Reports （EOPS）: Guidelines for the diagnosis and management of asthma-Summary report. 2007,120:s94-s138

高剂量 ICS 维持治疗的儿童也更可能因哮喘急性发作而需要全身激素治疗，进一步增加了糖皮质激素相关副作用的风险。

ICS 的最常见副作用是局部性的：口腔念珠菌感染（鹅口疮）和发音困难（声音嘶哑）。鹅口疮是由于推进剂导致的黏膜刺激和局部免疫功能低下所致。发音困难则由于声带肌病。这些副作用是剂量依赖性的，最常见于接受高剂量 ICS 和（或）口服糖皮质激素治疗的患儿。这些局部反应的发生率可通过使用储雾罐配合定量吸入剂而最大程度的降低，因为储雾罐减少了口咽部药物和推进剂的沉积。推荐 ICS 治疗后用“漱口后吐出”的方法冲洗口腔 。

长期使用 ICS 导致生长抑制与骨质疏松的可能性也被关注到。关于长期治疗，NIH 指南负责的 CAMP 前瞻性研究，针对轻中度哮喘儿童，在大约 4.3 年 ICS 治疗及试验后 5 年，发现女孩有 1.7cm 显著的身高降低，而男孩没有。男孩中也有轻微的 ICS 剂量依赖性的骨矿物沉积影响，而未见于女孩。随着哮喘口服激素治疗次数的增加，可见到更明显的对骨矿物沉积的影响，同时骨质减少的风险也增高，也是仅限于男孩。尽管这个研究不能预测儿童期ICS治疗对之后的成人期骨质疏松有显著的影响，但用ICS改善哮喘控制可能减少随着时间需要口服激素冲击治疗的频率。这些研究是用400μg/d的布地奈德，更高的ICS剂量，尤其是更高效能的制剂，副作用的风险更大。因此，推荐对于吸入较高剂量ICS的患者进行糖皮质激素副作用筛查并预防骨质疏松，因为这些患者更可能因急性发作需要全身激素的治疗（表138–14）。

## 全身糖皮质激素

ICS保证绝大多数的哮喘儿童维持良好的控制而不需要口服糖皮质激素治疗。口服糖皮质激素主要用于治疗哮喘急性发作，以及极少情况下用于其他治疗措施很好地执行后仍有症状的严重病例。对这些严重哮喘的患儿，需要尽努力去除任何合并症并维持口服糖皮质激素剂量≤ 20 mg，隔日服用。超过这一剂量就与很多副作用相关（见第571章）。决定持续口服激素治疗的话，应考虑逐渐减量（数周到周月），并密切监测患者的症状和肺功能。

口服药物时，泼尼松、泼尼松龙、甲基泼尼松龙吸收快速并完全，在1~2h内达到血浆浓度峰值。泼尼松是无活性前体，需要肝脏首过效应进行生物转化成为泼尼松龙，后者是活性形式。糖皮质激素在肝脏代谢成无活性成分，代谢速度与药物相互作用和疾病状态有关。抗惊厥药物（苯妥英、苯巴比妥、卡马西平）增加泼尼松龙、甲基泼尼松龙和地塞米松的代谢，其中甲基泼尼松龙受影响最大。利福平也能增强糖皮质激素的清除，并导致药物疗效降低。其他药物（酮康唑，口服避孕药）能显著延缓糖皮质激素的代谢。大环内酯类抗生素（红霉素、克拉霉素、醋竹桃霉素）仅延迟甲基泼尼松龙的清除。

接受长期口服糖皮质激素治疗的儿童存在随着时间发生副作用的风险。本质上所有器官系统都会受到

**表 138–14　糖皮质激素不良作用的风险评估**

| | 用药情况 | 建议 |
|---|---|---|
| 低风险 | （≤ 1个危险因素*）<br>低 – 中剂量ICS（表138–11） | ·每次随访监测血压和体重<br>·每年监测身高（视距测量法）；定期监测生长速度的延迟和青春期发育延迟<br>·鼓励日常体育活动<br>·确保膳食中足够的钙和维生素D摄入，如果需要每日额外补充钙<br>·避免烟酒<br>·如果患者有甲状腺功能异常史，确保TSH水平 |
| 中等风险 | （如果＞1个危险因素*，考虑为高风险相同的评估）<br>高剂量ICS（表138–11）<br>一年至少4个疗程口服糖皮质激素 | 上述内容加上：<br>·每年眼科检查，监测白内障或青光眼<br>·基线骨密度检测（DEXA扫描）<br>·注意患者存在肾上腺功能不全的高风险，尤其在生理应激的情况下（如手术、意外、严重疾病） |
| 高风险 | 长期全身糖皮质激素（＞每日7.5mg或相当剂量>1个月）；<br>一年≥ 7次口服糖皮质激素冲击治疗；<br>非常高剂量ICS（如丙酸氟替卡松≥ 800 μg/d） | 上述情况，加上：<br>·DEXA扫描：如果DEXA的Z值≤ 1.0，建议密切监测（每12个月1次）<br>·考虑转骨科或内分泌科专科医生<br>·骨龄评估<br>·全血计数<br>·血清钙、磷、碱性磷酸酶测定<br>·尿钙和肌酐测定<br>·男性检测睾酮，绝经前期无月经的妇女监测雌二醇、维生素D（25–OH或1,25–OH维生素D）、甲状旁腺素及骨钙素<br>·长期全身激素或频繁口服糖皮质激素治疗的患者检测尿端肽<br>·生理应激情况下可能出现肾上腺功能不全（如手术、意外、严重疾病） |

DEXA：双能X线吸收法；ICS：吸入糖皮质激素；TSH：促甲状腺激素

*骨质疏松危险因素：伴有其他慢性疾病，药物（糖皮质激素、抗惊厥药、肝素、利尿剂），低体重，骨质疏松家族史，与创伤不相符的严重骨折病史，反复跌倒，视力受损，低钙和维生素D摄入，生活因素（体育活动减少、吸烟、饮酒）

长期口服激素的负面影响（见第 571 章）。部分副作用很快发生（代谢影响）。其他在数月到数年间悄悄地发生（生长抑制、骨质疏松、白内障）。大多数副作用按累积的剂量和疗程依赖的方式发生。接受常规或者频繁短程口服糖皮质激素治疗的儿童，尤其同时吸入高剂量 ICS 的儿童，需要进行糖皮质激素副作用筛查（表 138-14）及骨质疏松预防（见第 698 章）。

## 长效吸入 β 受体激动剂

LABAs（沙美特罗，福莫特罗）被作为每天控制药物使用，而不作为哮喘急性发作或加重的“救急”药物，也不用于持续哮喘的单药治疗。现有联合 ICS 和 LABA 的控制药物剂型（氟替卡松或沙美特罗，布地奈德或福莫特罗），以替代分别单独的吸入剂。沙美特罗起效时间长，用药后约 1h 达到最强的支气管舒张作用，而福莫特罗在用药后 5~10min 就起效。两药都有较长的作用时间，至少 12h。因为它们长效的作用时间，很适用于夜间哮喘症状明显的患者，或者为了预防运动诱发支气管痉挛而在日间频繁使用 SABA 的患者。它们主要作用是 ICS 单药治疗不能很好控制的哮喘患者的附加治疗。对于这些患者，几项研究发现在 ICS 基础上加用 LABA 优于双倍剂量 ICS 的疗效，尤其在改善日间和夜间症状方面。应注意，FDA 要求所有含有 LABA 的药物都标明会增加与药物使用相关的严重哮喘急性发作的警告。一些研究已报道，较未接受 LABA 治疗的患者，在原有治疗上加用 LABA 治疗患者的哮喘相关死亡数增高了。这些报告强调了 LABA 在哮喘管理中合理应用的重要性。具体来说，LABA 药物不应作为初始治疗的一线药物，并不能不与 ICS 联合而单独使用，也不能用于喘息加重或者气道痉挛的急性控制治疗。一旦达到哮喘控制，就应停止 LABA 治疗，并且用哮喘控制药物（ICS）维持哮喘控制。建议使用固定剂量的制剂（联合 ICS）以确保对指南的依从性。

## 白三烯调节剂

白三烯是强力促炎介质，可诱导支气管痉挛、黏液分泌及气道水肿。已开发出两类白三烯调节剂：白三烯合成抑制剂和白三烯受体拮抗剂（LTRA）。齐留通，唯一白三烯合成抑制剂，不适用于 12 岁以下的儿童。由于齐留通需要每天 4 次给药，会导致 2%~4% 患者的肝酶水平升高，并与通过细胞色素 P450 代谢的药物相互作用，因此在儿童哮喘中很少应用。

LTRA 具有支气管舒张和定位抗炎作用，可减少运动、阿司匹林、变应原诱导的支气管收缩。被推荐为轻度持续哮喘的替代治疗，或者中度持续哮喘使用 ICS 的附加治疗。FDA 批准两种 LTRA 用于儿童：孟鲁司特和扎鲁司特。两药都改善哮喘症状，减少救急 β 受体激动剂的使用，改善肺功能。FDA 批准孟鲁司特用于≥ 1 岁儿童，每天 1 次给药；扎鲁司特用于≥ 5 岁儿童，每天 2 次给药。尽管其在儿童哮喘治疗的研究尚不全面，LTRA 对中度持续哮喘的疗效不如 ICS。总体而言，ICS 改善肺功能达 5%~15%，而 LTRA 改善肺功能为 2%~7.5%。目前认为 LTRA 无显著副作用，尽管有病例报道一例成人糖皮质激素依赖患者用 LTRA 治疗出现变应性肉芽肿样血管炎（肺部浸润、嗜酸性粒细胞增多、心肌病）。尚不明确是否该患者有以哮喘为假象的嗜酸性粒细胞性血管炎基础疾病，该病在口服激素减量过程中“去伪装”而暴发，抑或这一疾病是由 LTRA 引起的极罕见的副作用。

## 非激素类抗炎药物

色甘酸和奈多罗米是非激素类抗炎药，能抑制致敏原诱导的哮喘样反应，减少运动诱发的支气管痉挛。根据 NIH 指南，两药都可考虑作为儿童轻度持续哮喘替代性抗炎药物。尽管无副作用的报道，这些药物必须频繁给药（每天 2~4 次），并且不如 ICS 和白三烯调节剂有效。由于它们可以抑制运动诱发的支气管痉挛，故可以替代 SABA，尤其是对于发生 β 受体激动剂副作用（震颤和心率增快）的儿童。对于之前用 SABA 单独治疗却仍有运动诱发支气管痉挛症状的患者，色甘酸和奈多罗米也可用作 SABA 的附加治疗，用于联合治疗。

## 茶　碱

除了有支气管舒张作用外，茶碱作为磷酸二酯酶抑制剂还具有抗炎作用，尽管其临床相关性的强度尚未被确定。长期使用时，茶碱可减轻哮喘症状，并且减少 SABA 的使用。虽然可作为年长儿童和成人轻度持续哮喘患者的替代性单用控制药物，但是已不再作为年幼儿童的一线用药，因为在年幼儿童不同茶碱制剂的吸收和代谢存在很大差异，需要频繁监测（血药浓度）和调整剂量。由于茶碱可能对一些口服激素依赖性哮喘患者具有部分替代作用，有时也将其用于此类哮喘患儿。茶碱的治疗窗很窄，因此，使用的时候需要常规监测其血药浓度，尤其是患者有发热性病毒感染，或者使用了会延缓茶碱清除的药物，比如大环内酯类抗生素、西咪替丁、口服抗真菌药物、口服避孕药、白三烯合成抑制剂或环丙沙星。茶碱过量及茶碱血药浓度升高与头痛、呕吐、心律失常、惊厥和死亡有关。

## 抗 IgE 治疗（奥马珠单抗）

奥马珠单抗是人源性单克隆抗体，与 IgE 结合，进而防止 IgE 与高亲和力受体结合，并阻断 IgE 介导的过敏反应和炎症。由于其不能结合已经与高亲和力受体结合的IgE，因此避免了通过药物与IgE直接交联引起的严重过敏反应。FDA批准该药用于12岁以上中重度哮喘，明确有对常年性气传性致敏原过敏，以及吸入和（或）口服糖皮质激素不能很好地控制哮喘的患者。奥马珠单抗每2~4周皮下给药，剂量基于体重和IgE水平。其作为中重度过敏性哮喘的附加治疗，临床疗效已经大量临床试验证实，接受奥马珠单抗治疗的哮喘患者有更少的哮喘急性发作和症状，且能减少ICS和（或）口服糖皮质激素的剂量。本药总体耐受性良好，尽管有可能发生局部注射部位反应。奥马珠单抗很少发生超敏反应（包括严重过敏反应）和恶性肿瘤。FDA要求奥马珠单抗包装中必须包含一个警告存在“潜在严重和危及生命的过敏反应”的黑盒子。基于纳入约39 500患者的报道，奥马珠单抗治疗群体中至少有0.1%发生过敏反应。尽管大多数反应在奥马珠单抗注射后2h以内发生，也有报道在注射后2~24h，甚至更长时间以后发生的严重迟发反应。过敏反应可发生于任何剂量的奥马珠单抗（包括初始剂量）。奥马珠单抗治疗后必须留院观察一段时间，并且提供治疗者需要做好处理威胁生命的过敏反应的准备。接受奥马珠单抗治疗的患者必须完全知晓过敏反应的症状和体征，注射后发生迟发型过敏反应的可能性以及如何处理过敏反应，包括自主注射型肾上腺素的使用。

美泊利单抗，是一个抗白细胞介素-5抗体，已被证实可以改善哮喘控制，减少泼尼松剂量，并降低痰液嗜酸性粒细胞增多的泼尼松依赖成人哮喘患者痰和血嗜酸性粒细胞水平。

## 快速缓解药物

快速缓解药物或称之为“救急”药物（SABA，吸入抗胆碱能药物，以及短程全身糖皮质激素）用于哮喘急性发作的治疗（表138-15）。

### 短效吸入β受体激动剂

因为其起效和作用迅速，以及维持4~6h作用时间，SABA（沙丁胺醇、左旋沙丁胺醇、特布他林、吡布特罗）是哮喘急性发作的首选药物（“救急”药物），并可预防运动诱发的支气管痉挛。β受体激动剂通过诱导气道平滑肌舒张、降低血管通透性及减轻气道水肿、改善黏膜纤毛的清除功能来舒张支气管。左旋沙丁胺醇或者沙丁胺醇的R异构体有更少的心动过速和震颤副作用，这些副作用会影响到一些哮喘患者。β受体激动剂过度使用会增加死亡风险，或增加哮喘濒死发作的风险。对于频繁使用SABA以作为哮喘“权宜之计”而非使用哮喘控制药物预防的患者，这是一个需关注的重要的问题。监控SABA使用频率对此有帮助，至少需要每月1支MDI或者每年3支MDI（200吸/MDI）提示哮喘控制不足，需要对哮喘治疗和管理的其他方面进行改善。

### 抗胆碱能药物

作为支气管舒张剂，抗胆碱能药物（异丙托溴铵）效能较β受体激动剂低得多。吸入异丙托溴铵主要用于治疗严重的哮喘急性发作。与沙丁胺醇合用时，异丙托溴铵可改善因哮喘急性发作而急诊就诊患儿的肺功能并减少住院率。选择异丙托溴铵作为儿童抗胆碱能药物的剂型，是因为它有更少的中枢神经系统副作用，且同时有MDI和雾化吸入两种剂型。尽管在各年龄儿童哮喘急性发作中广泛使用，FDA仅批准用于>12岁儿童。

## 输送装置和吸入技术

吸入药物可通过定量气雾吸入剂、干粉吸入剂，或者以混悬液或溶液形式经雾化器以气雾形式输送。过去，需要配合并需使用储雾罐的MDI曾占据着市场。现在的MDI使用的推进剂是对臭氧层影响小的氢氟烃而非氟利昂，储雾罐是简单价廉的工具，建议用于所有MDI药物：①减少使用MDI的配合要求，尤其在年幼儿童；②增加输送至较深气道的吸入药物；③减少与推进剂相关的副作用（鹅口疮）。每揿MDI药物的最佳吸入技术是缓慢吸入（5s），随之屏气5~10s。每揿药物之间不需要等待。年幼的学龄前儿童不能完成这一吸入技术。MDI药物也可以通过储雾罐和面罩给药，使用的方法不同：每揿药物通过规律的呼吸30s或者5~10次呼吸吸入，保持面罩密闭。讲话、咳嗽或者哭闹会把药物吹出储雾罐。此方法不如年长儿童和成人通过正确的MDI吸药技术每揿吸入的药物多。

虽然需要足够的吸气流量，但是由于使用方便，DPI装置的使用很普遍。DPI是呼吸驱动的（只在吸气时药物才输出），不需要储雾罐。吸入ICS后需要漱口以冲洗残留在口腔黏膜的ICS，并减少ICS的吞咽和鹅口疮的风险。

雾化器是婴儿和年幼儿童吸入治疗的基本方法。雾化器的优点是只需要简单的放松呼吸的吸入方法。婴儿倾向于经鼻呼吸、气道小、潮气量低及呼吸频率高的特点，明显增加吸入药物到达气道的难度。雾化器的缺点包括需要电源，需要5min左右治疗时间而显不便，以及可能被细菌污染。

表 138-15　哮喘急性发作的管理（哮喘持续状态）

| **入院时危险评估** | | |
|---|---|---|
| 注重病史 | · 本次急性发作的起病<br>· 日间和夜间症状的频率和严重度，及活动受限<br>· 救急支气管舒张剂使用频率<br>· 目前使用药物及过敏<br>· 潜在的触发因素<br>· 全身皮质激素使用史，急诊就诊，住院，插管或危及生命的急性发作病史 | |
| 临床评估 | · 体格检查：生命体征，气短，通气，辅助呼吸肌运动，吸凹，焦虑程度，意识改变<br>· 脉搏氧饱和度<br>· 肺功能（中重度窘迫或有不稳定病史的患者存在差异） | |
| 哮喘发病和死亡的危险因素 | 表 138-16 | |
| 治疗 | | |
| **药物和商品名** | **作用机制和剂量** | **注意点和副作用** |
| 氧气（面罩或鼻导管） | 治疗低氧血症 | · 监测脉搏氧饱和度以维持氧饱和度 >92%<br>· 心肺监测 |
| 短效吸入 β 受体激动剂： | 支气管舒张剂 | · 急性发作期间，频繁或持续使用可能导致肺血管扩张，V/Q 比失调以及低氧血症<br>· 副作用：心悸，心动过速，心律失常，震颤，低氧血症 |
| 沙丁胺醇雾化溶液（5mg/mL 原液；2.5mg/3mL，1.25mg/3mL，0.63mg/3mL） | 雾化吸入：0.15mg/kg（最小：2.5mg），每 20min 一次，按需使用 3 次，然后 0.15~0.3mg/kg 最多至 10mg，按需每 1~4h 一次，或每小时 0.5mg/kg 持续雾化 | · 雾化吸入：给予原液时，稀释至 3 mL 总雾化液量 |
| 沙丁胺醇 MDI（90μg） | 每次 2~8 揿，每 20min1 次，按需给予 3 次，后按需 1~4h 一次 | · 关于 MDI：使用储雾罐 |
| 左旋沙丁胺醇（Xopenex）雾化溶液（1.25mg/0.5mL 原液；0.31mg/3mL，0.63mg/3mL，1.25mg/3mL） | 0.075 mg/kg（最小：1.25mg）每 20 分钟一次连用 3 次，然后 0.075–0.15mg/kg 最大至 5mg，按需每 1~4 小时 1 次，或每小时 0.25mg/kg 持续雾化 | · 左旋沙丁胺醇 0.63mg 与 1.25mg 标准沙丁胺醇在药效和副作用上相当 |
| 全身糖皮质激素： | 抗炎 | · 如果患者已经暴露于水痘或麻疹，考虑被动免疫球蛋白预防；但也有并发单纯疱疹和结核的风险<br>· 对于每日剂量，晨 8 点服用对肾上腺抑制作用最小<br>· 如果疗程超过 7d，儿童可能通过逐渐减量获益<br>· 副作用监测：频繁冲击治疗大大增加了多种糖皮质激素副作用的风险（见第 571 章）；见表 138–14 副作用筛查建议 |
| 泼尼松：1mg，2.5mg，5mg，10mg，20mg，50mg 片剂<br>甲基泼尼松龙（美卓乐 Medrol）：2mg，4mg，8mg，16mg，24mg，32mg 片剂<br>泼尼松龙：5mg 片剂；5mg/5mL 和 15mg/5mL 溶液 | 0.5~1mg/kg 每 6~12 小时一次维持 48h，然后 1~2mg/kg/d，一天 2 次（最大：60mg/d） | |

表 138-15（续）

| 药物和商品名 | 作用机制和剂量 | 注意点和副作用 |
|---|---|---|
| Depo-Medrol（肌注）；<br>Solu-Medrol（静注） | 急性发作的短程“冲击”：1~2mg/kg/d，每日 1 次，或每日 2 次，维持 3~7d | |
| 抗胆碱能药物： | 黏液溶解或支气管舒张剂 | ·不应作为一线药物；作为 β2 受体激动剂的附加药物 |
| 异丙托溴铵： | | |
| 异丙托溴铵 Atrovent（雾化溶液 0.5mg/2.5mL；MDI 18μg/ 吸） | 雾化：每次 0.5mg，按需每 6~8h1 次<br>MDI：每日 4 次，每次 2 揿 | |
| 异丙托溴铵与沙丁胺醇： | | |
| 可必特雾化溶液（每瓶 0.5 mg 异丙托溴铵 + 2.5 mg 沙丁胺醇 /3mL） | 每日 4 次，每次 1 瓶 | ·雾化：可以把异丙托溴铵与沙丁胺醇混合 |
| 可注射的拟交感肾上腺素： | 支气管舒张剂 | ·用于极严重的情况（如使用了大剂量的吸入 SABA 仍濒临呼吸衰竭，呼吸衰竭） |
| 肾上腺素 1mg/mL（1:1000）<br>肾上腺素自控注射笔（0.3mg；EpiPen Jr 0.15mg） | SC 或 IM：0.01mg/kg（最大 0.5mg）：可在 15~30min 后重复 | |
| 特布他林： | | ·相对于肾上腺素，特布他林是选择性 β 受体激动剂<br>·持续注射需监测：心肺功能，脉搏氧饱和度，血压，血钾<br>·副作用：震颤，心动过速，心悸，心律失常，高血压，头痛，紧张，恶心，呕吐，低氧血症 |
| 特布他林 1mg/mL | 持续静脉滴注（仅特布他林）：负荷量 2~10μg/kg，后 0.1~0.4μg/kg/ 分滴注，根据临床反应，每 30min 上调剂量 0.1~0.2μg/（kg · min） | |
| 出院风险评估 | | |
| 临床稳定 | 如果有以下情况，可出院：症状维持改善，停支气管舒张剂至少 3h，体格检查正常，PEF >70% 预测值或个人最佳值，吸空气氧饱和度 >92% | |
| 家庭监管 | 有能力接受干预，能够观察临床恶化并对其做出恰当的反应 | |
| 哮喘教育 | 表 138-9 | |

IM：肌注；MDI：定量吸入剂；PEF：峰流速；SABA：短效 β 受体激动剂；SC：皮下；V/Q：通气 – 血流比

## 哮喘急性发作及处理

哮喘急性发作是指急性或亚急性的进行性加重的症状和气流阻塞。急性发作时的气流阻塞可能变得极为严重，造成威胁生命的呼吸衰竭。通常，哮喘急性发作在睡眠中加重（午夜至早晨 8 点），此时气道炎症和高反应性达到峰值。重要的是，SABA 作为哮喘症状和急性发作的一线用药，随着剂量和频率增加会增加已阻塞的缺氧部位的肺血流。当 SABA 不能缓解气道阻塞时，通气 / 血流比例不匹配会加重低氧血症，导致气道持续收缩，病情进一步恶化。严重、急进性的哮喘急性发作需要在医疗机构处理，供氧作为一线治疗，并密切监测可能的病情恶化。严重急性发作可能的并发症包括肺不张和气漏（纵隔积气，气胸）。

通过常规治疗不能改善的严重哮喘急性发作称为哮喘持续状态。哮喘急性发作的紧急处理需要快速评估阻塞的严重度及进一步临床恶化的风险（表 138–

14、138-15）。对于大多数患者，急性发作经频繁支气管舒张剂治疗和一个疗程全身糖皮质激素（口服或静脉）后可以缓解。然而，哮喘急性发作儿童的最佳管理应该包括更为复杂的针对导致急性发作原因，以及潜在的疾病严重度的评估。事实上，哮喘急性发作的严重度和频率能帮助确定患者的哮喘严重度。虽然大多数发生威胁生命的哮喘急性发作的患儿根据其他诊断标准评为中重度哮喘，一些哮喘患儿会表现为轻度病症直到他们出现严重的、致死性急性发作。与哮喘发病和死亡相关的生物学、环境、经济，以及社会心理的危险因素可进一步指导哮喘严重度的评估（表 138-16）。

哮喘急性发作在不同个体之间表现各异，但是在同一个体趋于表现一致。严重哮喘急性发作导致的呼吸窘迫，低氧血症、住院和（或）呼吸衰竭，是预测未来威胁生命的或致死性哮喘急性发作的最佳指标。识别出这些高危患儿之外，还需明确不同的急性发作的病理过程。部分患儿的急性发作经历了数天的发展过程，伴有进行性炎症、上皮脱落和小气道塑性物嵌塞所导致的气道阻塞。当此过程非常严重时，乏力导致的呼吸衰竭就会随之发生，需要数日的机械通气。而另有一些儿童可突然发作，可能是由于极严重的气道高反应性及对气道闭合的生理易感性所致。如果此类急性发作极其严重时，即表现为窒息，常发生在院外，病初即有很高水平的 Pco2，倾向于需要短期的支持通气。识别不同哮喘急性发作的特征性差异，对优化早期治疗非常重要。

## 哮喘急性发作的家庭管理

所有哮喘儿童的家庭都需要有一个书面行动计划，以指导他们识别和管理急性发作，配以必要的药物和使用药物的工具。早期识别哮喘急性发作以尽早开始治疗，常常能预防进一步的恶化，并防止发作变得严重。一份书面家庭行动计划可减少哮喘死亡率达 70%。NIH 指南建议立即使用“救急”药物治疗（吸入 SABA，最多 1h 内 3 次）。良好的治疗反应表现为症状在 1h 内得以缓解，在随后的 4h 无进一步加重，且 PEF 值上升至个人最佳值的 80% 以上。应联系患儿的医生安排随访，尤其是在随后的 24~48h 需要反复使用支气管舒张剂时。如果患儿对初始救急药物治疗反应不完全 [症状持续和（或）PEF 值 < 个人最佳值的 80%]，应该在吸入 β 受体激动剂的基础上加用短程的口服糖皮质激素治疗 [泼尼松 1~2mg/kg/d（不超过 60mg/d），维持治疗 4d]。同样需要联系医生以取得进一步的指导。以下情况需要紧急就医：严重急性发作，持续呼吸窘迫症状，未达预期的治疗反应或者缺乏初始治疗后的持续改善，进一步恶化，存在哮喘发病或死亡的高危因素（严重急性发作的既往病史）。对于严重哮喘和（或）有威胁生命发作史的患者，尤其本身是突发性的哮喘，需要考虑提供注射型肾上腺素，如可能，提供便携式氧气。哮喘急性发作时需要这些家庭强化处理措施时，提示需要呼叫 911 以获得进一步的急救支持。

**表 138-16　哮喘发病和死亡的危险因素**

| |
|---|
| 生物学 |
| 　之前有严重哮喘急性发作（因哮喘收住重症监护室，气管插管） |
| 　突然窒息性发作（呼吸衰竭，骤停） |
| 　在过去一年因哮喘住院 2 次或以上 |
| 　在过去一年因哮喘急诊就诊 3 次或以上 |
| 　上升的或很大的峰流速日间变异率 |
| 　每月使用速效 β 受体激动剂 >2 支 |
| 　对全身糖皮质激素反应差 |
| 　男性 |
| 　低出生体重 |
| 　非白人种族（尤其黑人） |
| 　交链孢霉（Alternaria）致敏 |
| 环境 |
| 　致敏原暴露 |
| 　环境烟草烟雾暴露 |
| 　空气污染暴露 |
| 　城市环境 |
| 经济和社会心理因素 |
| 　贫穷 |
| 　拥挤 |
| 母亲年龄 <20 岁 |
| 母亲教育程度不到高中水平 |
| 医疗护理不足： |
| 　不可及 |
| 　无法负担 |
| 　无常规医疗护理（仅急诊） |
| 　无书面哮喘行动计划 |
| 　未寻求慢性哮喘症状的治疗 |
| 　哮喘急性发作治疗延迟 |
| 　哮喘急性发作住院治疗不足 |
| 父母或孩子精神疾病 |
| 对哮喘症状或严重度缺乏认识 |
| 酗酒或滥用药物 |

## 哮喘急性发作的急诊室处理

在急诊室，哮喘治疗的主要目标包括纠正低氧血症，快速改善气流阻塞，以及预防症状的进展或反复。干预措施基于就诊时的临床严重度，对初始治疗的反应，以及是否有哮喘发病和死亡相关危险因素（表138-16）。严重急性发作的征象包括：气短，呼吸困难，吸凹，辅助呼吸肌运动，气促或费力呼吸，发绀，意识改变，低气体交换的沉默肺，以及严重的气流受限（PEF 或 FEV1< 个人最佳值或预测值的 50%）。初始治疗包括氧疗，每 20min 一次吸入 β 受体激动剂持续 1h，如必要，口服或静脉给予全身糖皮质激素（表 138-15）。如果第一次吸入 β 受体激动剂无明显治疗反应，可加用异丙托溴铵吸入。肌注肾上腺素或者其他 β 受体激动剂可用于严重病例。应给予氧疗并在 SABA 吸入后持续至少 20min，以补偿 SABA 可能引起的通气 - 血流比例失衡。

密切监测临床状态、补液和氧疗是紧急治疗的基本要素。在第一个小时内对强化治疗反应差提示急性发作不会很快缓解。以下情况患者可出院：症状持续缓解，体格检查正常，PEF > 个人最佳值的 70%，吸空气情况下氧饱和度 >92%，并维持 4h。出院治疗包括每 3~4h 吸入 β 受体激动剂，加上 3~7d 疗程的口服糖皮质激。建议出院前优化控制治疗方案。急诊就诊期间，在一个疗程口服糖皮质激素上加以 ICS 治疗，可降低之后一个月内急性发作复发的风险。

## 哮喘急性发作的住院治疗

对于中至重度急性发作在 1~2h 强化治疗后不能显著改善的患者，可能需要观察和（或）住院，至少留院过夜。其他住院指征包括哮喘发病或死亡的高风险特征（表 138-16）。出现以下情况提示需要收住重症监护室：严重呼吸窘迫，治疗反应差，以及考虑到潜在的呼吸衰竭和呼吸停止。

供氧、频繁或持续地吸入支气管舒张剂及全身糖皮质激素治疗是因哮喘持续状态住院患儿的常规治疗（表 138-15）。供氧是因为很多急性哮喘住院患儿伴有或者最终会发生低氧血症，尤其是在夜间以及不断增加 SABA 的使用量时。SABAs 可以频繁给药（每 20in 一次直至 1h）或持续给药（5~15mg/h）。当持续雾化吸入给药时，β 受体激动剂会有明显的全身吸收，从而避免了使用静脉 β 受体激动剂。频繁吸入 β 受体激动剂的副作用包括震颤、激惹、心动过速和低钾血症。需要频繁或者持续使用雾化吸入 β 受体激动剂治疗的患者需要不间断的心脏监测。因为频繁 β 受体激动剂治疗会导致通气 - 血流比例失衡和低氧血症，故也需要监测血氧。如果患者无明显改善，常常每 6h 一次将异丙托溴铵加入沙丁胺醇一并吸入，尽管支持其在住院接受积极的 β 受体激动剂和全身糖皮质激素治疗患者中疗效的证据很少。除了在缓解严重支气管痉挛方面与 β 受体激动剂有潜在的协同作用，异丙托溴铵可能对气道黏液高分泌或接受 β 受体阻滞剂的患者有益。

建议予短程全身糖皮质激素治疗中重度哮喘急性发作以加快恢复并预防复发。糖皮质激素作为急诊室单剂治疗，诊所短程治疗，住院患儿口服和静脉制剂都是有效的。急性哮喘住院儿童的研究发现，口服糖皮质激素与静脉给药疗效相当，因此，通常可口服糖皮质激素，而不能耐受口服制剂或溶液的持续呼吸窘迫的患儿，很显然是静脉糖皮质激素治疗的适用人群。

持续严重呼吸困难及需要高流量氧气的患者需要额外的评估，比如全血细胞计数、动脉血氧测定以及血清电解质、胸部放射学检查，以监测呼吸功能不全、合并症、感染和（或）脱水。液体平衡状态的监测在婴幼儿尤其重要，呼吸频率的增加（不显性失水）以及摄入减少使得他们处于脱水的高风险状态。哮喘持续状态时使此情况进一步复杂的是抗利尿激素（ADH）分泌增加。建议给予液体治疗，给予维持量或略低于维持量的液体。不建议在急性发作早期进行胸部物理治疗，刺激性肺量计测定，以及使用黏液溶解剂，因为它们会诱发严重的支气管痉挛。

尽管给予强化治疗，一些哮喘患儿病情仍然十分严重，并且有呼吸衰竭、气管插管和机械通气的风险。哮喘急性发作的并发症（气漏）会因插管和辅助通气增加。要采取一切措施尽可能缓解支气管痉挛，并预防呼吸衰竭。一些治疗，包括经肠外给药的肾上腺素、β 受体激动剂、甲基黄嘌呤、硫酸镁（25~75 mg/kg，最大剂量 2.5g，经静脉给药维持 20min 以上），以及吸入氦氧混合气，作为严重哮喘持续状态的辅助治疗已被证明有一定帮助。使用甲基黄嘌呤或硫酸镁都需要监测血药水平和心血管状态。肠外给药（皮下、肌注或静脉）肾上腺素或硫酸特布他林可能对有威胁生命的气道阻塞且对大剂量吸入 β 受体激动剂无反应的患者有帮助，因为在这些患者，吸入药物可能无法到达下气道。

极少数情况下，严重的哮喘急性发作可引起呼吸衰竭，并且需要气管插管和呼吸机辅助通气。严重哮喘急性发作的机械通气需要仔细地平衡好足够的压力以能开放阻塞的气道，但又减少过度通气、气体滞留及气压伤（气胸，纵隔积气）的可能性（见第 65.1）。为减少上述并发症的可能，需要预先设置机械通气，并且将可能发生呼吸衰竭的哮喘患儿置于儿科重症监护室（ICU）管理。在快速诱导镇静和使用肌松剂的情况下进行选择性气管插管比急诊插管更安全。机械通气目标是达到足够的氧合，允许轻到中度的高碳酸血症（$PCO_2$ 50~70 mm Hg）以减少气压伤。使用容量转换型呼吸机通过短吸气、长呼气时间，潮气量 10~15 mL/kg，每分钟 8~15 次呼吸，峰压力 < 60 cm $H_2O$，无呼气末正压，是能达到治疗目标的起始呼吸机参数。不推荐将胸壁拍击和气道灌洗作为减少黏液栓的措施，因为它们会诱导气道进一步的痉挛。必须考虑到哮喘急性发作导致呼吸衰竭的本质；快速或突然发生的病例需要尽快缓解（数小时至 2d），而逐渐进展至呼吸衰竭的病例需要数日到数周的机械通气。这些长程治疗的病例远期会并发肌肉萎缩，当合并糖皮质激素诱导的肌病时，会导致严重的肌无力，需要长期的康复。这些肌病会与少见的哮喘相关性迟缓性麻痹（霍普金斯综合征）混淆，该病机制未明，但是会延长重症监护时间。

在儿童，医疗中心治疗严重哮喘急性发作通常能获得成功，即便是需要强化治疗者也如此。因此，儿童哮喘死亡很少发生在医疗中心，大多数发生在家里或社区，在得到拯救生命的治疗措施之前。这一点突出了家庭和社区哮喘急性发作管理的重要性，早期干预措施能防止急性发作变得更为严重，并逐渐减轻哮喘的严重度。哮喘急性发作缓解后出院的儿童应在 1~2 周内预约随访，以监测临床改善情况并强化关键治疗因素，包括行动计划和控制药物。

## 特殊情况的处理

### 婴幼儿管理

学龄前儿童反复发作的喘息非常常见，达到此人群的 1/3。这些患儿大多数会得到改善，并且在青春期前的学龄期间无症状，余下的部分患者终身持续哮喘。所有的患儿都需要接受反复喘息的管理（表 138-5、138-6、138-11）。升级版 NIH 指南推荐风险评估，以鉴别很可能发生持续哮喘的学龄前儿童。此建议提示应予这些高风险患儿常规哮喘管理，包括每天控制药物治疗和急性发作的早期干预（表 138-7、138-8、138-11）。雾化吸入布地奈德和口服孟鲁司特比色甘酸更有效。对于有中重度急性发作的年幼儿童，FDA 批准使用雾化吸入布地奈德，并且该药作为控制药物可以预防随后的加重。

婴幼儿使用气雾治疗有特别的难度。此年龄组的吸入药物装置有两种，雾化器和配有储雾罐和面罩的 MDI。许多研究证实了急性发作时雾化吸入沙丁胺醇和反复喘息婴幼儿雾化吸入布地奈德的有效性。在这些幼年儿童中，可以被接受通过 MDI 配合储雾罐和面罩吸入药物，由于已发表的相关信息有限，且 FDA 亦未批准其用于 < 4 岁的儿童，并不将其作为首选。

### 怀孕期间的哮喘管理

孕期哮喘的管理必须按照 NIH 临床实践指南。孕期哮喘的管理目标应包括预防急性发作和控制慢性症状，后者需通过对孕母和胎儿影响风险最小的药物来实现，因为大多数药物可以通过胎盘。目前认为孕母接受控制药物治疗，较其存在未控制症状和严重急性发作更安全。沙丁胺醇是推荐用于孕期的 SABA。前瞻性研究得出可靠的有效性和安全性数据，支持 ICS 在孕期哮喘妇女的使用。布地奈德是目前孕期妇女首选药物，因为有大量可靠的安全性数据，FDA 孕期药物分级 B 级。鼓励采用非药物措施改善哮喘控制。推荐多学科联合的管理措施并每月评估（包括无禁忌证时的肺功能检测），以及坚持产科和哮喘专家咨询。频繁的胎儿与母亲的监管对哮喘控制不佳的青少年、中重度哮喘、近期有急性发作的母亲尤为重要。

### 术中哮喘的管理

哮喘患者处在因手术诱发疾病相关并发症的风险之中，比如支气管收缩、哮喘急性发作、肺不张、损伤性咳嗽、呼吸道感染及乳胶暴露，后者会导致乳胶过敏患者的哮喘并发症。所有哮喘患者都应在术前接受评估，哮喘控制不佳的患者需有充分时间给予强化治疗，以尽可能在术前改善哮喘稳定性。有症状的患者和（或）FEV1 或 PEF 值 < 个人最佳值 80% 的患者，可能需要一个疗程的全身糖皮质激素。此外，已经接受 >2 周全身糖皮质激素和（或）中高剂量 ICS 治疗的患者存在术中肾上腺功能不全的风险。对于这些患者，麻醉时需要考虑到为手术治疗提供“应激”替代剂量的全身糖皮质激素，如需要可术后给予。

## 预　后

反复咳嗽和喘息发生于 35% 的学龄前儿童。在这些患儿中，大约 1/3 在儿童后期仍有持续性的哮喘，大约 2/3 会在青少年期自行缓解。7~10 岁时哮喘严重程度是成人期持续哮喘的预测因素。中重度哮喘和肺功能结果较低的患儿更可能在成人期有持续哮喘。较轻哮喘以及正常肺功能的患儿倾向于随着时间而改善，部分成为间歇性哮喘（数月至数年无疾病）；然而，儿童期在 5 岁完全缓解并不常见。

## 预　防

尽管慢性气道炎症可能导致肺气道的病理性重

构，常规抗炎治疗——哮喘控制的基石——并不能帮助患儿“消除”他们的哮喘。尽管控制药物降低哮喘发病，大多数中重度儿童有持续的症状直至成年早期。环境和生活方式因素调查发现，农村地区和农场儿童哮喘患病率低，提示早期免疫调节干预可能预防哮喘的发展。“卫生假说”支持生命早期自然微生物暴露可能促使早期免疫发育而不发生致敏原过敏、持续气道炎症和重构。如果这些自然微生物暴露确实有助于哮喘预防作用，而无显著的不良健康后果，那么这些发现可能构建哮喘预防的新措施。

一些非药物治疗措施在很大程度上有益于健康，包括避免环境烟草烟雾（从产前开始），延长母乳喂养（>4 月），积极的生活方式，以及健康的饮食，都可能降低哮喘发生的可能性。目前不认为预防接种会增加哮喘发生的风险，因此推荐哮喘儿童接受所有标准程序的免疫接种，包括水痘和每年的流感疫苗。

## 参考书目

参考书目请参见光盘。

（陆娇　译，洪建国　审）

# 第 139 章
# 特应性皮炎（特应性湿疹）

Donald Y.M. Leung

特应性皮炎（AD），或者湿疹，是婴儿期和儿童期最常见的慢性复发性皮肤疾病。该病影响了全世界 10%~30% 的儿童，并常发生于有其他过敏性疾病的家庭，如哮喘，变应性鼻炎及食物过敏。患有 AD 的婴儿在儿童后期易发生变应性鼻炎和（或）哮喘，这一过程被称为“特应性进程”。

## ■ 病　因

AD 是一种皮肤屏障功能缺陷的复杂遗传疾病，导致皮肤固有免疫反应下降，以及 T 细胞对环境变应原和微生物反应过度，从而导致慢性皮肤炎症。

## ■ 病　理

急性 AD 的皮损以表皮的棘细胞层水肿或者显著的细胞间水肿为特征。在 AD，表皮的树突状抗原提呈细胞（APCs），如朗格汉斯细胞（LC），提呈表面结合的免疫球蛋白（Ig） E 分子。这些抗原提呈细胞在给 2 型 T 辅助细胞（Th2）提呈皮肤变应原时起着重要的作用（见第 134 章）。在急性 AD 皮损中可以见小静脉周围有显著 T 细胞浸润，偶尔可见单核 – 巨噬细胞。肥大细胞数量正常，但是处在脱颗粒的不同阶段。慢性苔藓样变 AD 以过度角化的表皮增生为特点，以及轻微的棘细胞层水肿。表皮内有大量提呈 IgE 的 LC（IgE-bearing LC），以及在真皮内单核细胞浸润中看到大量的巨噬细胞。肥大细胞和嗜酸性粒细胞数量增加。嗜酸性粒细胞通过分泌细胞因子和介质增强炎症反应而致过敏性炎症，并且通过产生反应性氧化中间产物及释放毒性颗粒蛋白导致 AD 的组织损伤。

## ■ 发病机制

已确定有两种类型 AD。特应性湿疹是与 IgE 介导的致敏（在湿疹初发时或者病程中）有关，占 AD 患者的 70%~80%。非特应性湿疹是非 IgE 介导的致敏，占 AD 患者的 20%~30% 。但两种类型 AD 都与嗜酸性粒细胞有关。在特应性湿疹时，循环 T 细胞表达皮肤归巢受体皮肤淋巴细胞相关抗原（CLA），使 Th2 细胞因子水平增高，包括白细胞介素 –4 （IL–4）和 IL–13, 诱导了向 IgE 合成的同型转换。另一细胞因子 IL–5，在嗜酸性粒细胞产生和存活中起重要作用。这些 CLA+ 的 T 细胞也生产异常低水平的 γ 干扰素（IFN- γ），后者是一种已知的抑制 Th2 细胞功能的 Th1 细胞因子。非特应性湿疹生成的 IL–4 和 IL–13 水平要低于特应性湿疹。另一种 Th2 细胞因子 IL–31, 可诱导实验动物明显的瘙痒。

与健康人的皮肤相比，AD 患者不论是皮肤未受累还是皮肤受损，其表达 IL–4 和 IL–13 的细胞数都有增高。然而，急性 AD 不会有表达 IFN- γ 或 IL–12 细胞数的升高。相比之下，慢性 AD 皮损表达 IL–4 和 IL–13 的细胞数量明显低于急性 AD 皮损，而表达 IL–5、粒细胞 – 巨噬细胞集落刺激因子（GM-CSF）、IL–12、IFN- γ 的细胞数量增高。因此，与急性 AD 不同，慢性 AD 具有从以 Th2 占优势向 Th1 占优势转化的特征。慢性 AD 皮损中嗜酸性粒细胞、炎性树突状表皮细胞及巨噬细胞表达 IL–12 的增加，可能在其向 Th1 占优势转变中起作用。持续的皮肤炎症可能与 AD 患者皮肤中调节 T 细胞相对缺乏及 IL–17 表达增加有关。

AD 皮损的发展是在局部组织促炎细胞因子和趋化因子的表达下序贯发生的，如角化细胞、肥大细胞及树突状细胞生成的肿瘤坏死因子 – α （TNF- α ）和 IL–1 等细胞因子与血管内皮细胞的受体结合，此配体 – 受体结合物激活了细胞的信号通路，包括 NF- κ B 通路，以及诱导血管内皮细胞黏附分子（VCAM）的表达。

这些变化通过内皮联结、激活、黏附，以及随后的炎症细胞溢出进一步进展。一旦炎症细胞浸润组织，它们对损伤或者炎症部位释放的趋化因子形成的趋化梯度做出反应。趋化因子在确定 AD 炎症浸润的性质中起核心作用。趋化蛋白 CCL27 在 AD 时显著上调，并优先吸引 CLA+ T 细胞至皮肤。其他 C-C 趋化因子，RANTES [ “regulated on activation, normal T expressed and secreted”（激活时调节，由正常 T 细胞表达与分泌）], 单核细胞趋化蛋白 -4（MCP-4），以及嗜酸细胞活化趋化因子在 AD 的皮损中增高，导致嗜酸性粒细胞、巨噬细胞的趋化，以及 Th2 淋巴细胞表达受体（CCR3）。AD 引起的表达 CCR4 的 Th2 细胞在皮肤中的选择性募集，可能也可以通过增高的巨噬细胞源趋化因子（MDC）和 TARC（扩大）来调节的。慢性 AD 增高的 IL-5 和 GM-CSF 可能导致嗜酸性粒细胞、单核 - 巨噬细胞和 LCs 存活能力增强。

研究已经明确 AD 皮肤屏障功能障碍的机制。健康者的皮肤作为一种保护屏障抵御外源性刺激、水分丢失及感染。正常的皮肤功能有赖于充足的水分和脂质含量、完善的功能性免疫反应，以及结构的完整性。严重干燥的皮肤是 AD 的一个标志，这是表皮屏障物理和化学结构损伤的结果，会导致经皮肤的水分过度丢失。丝聚合蛋白是细胞骨架成分之一，其分解产物是维持皮肤屏障功能的关键。已明确严重 AD 患者中高达 50% 有丝聚合蛋白基因家族基因的突变。这些患者因固有免疫损伤而导致细菌、病毒、真菌感染的风险增加，该损伤包括屏障功能缺失及抗微生物多肽生成减少。

## 临床特征

AD 通常始于婴儿期。约 50% 的患者在 1 岁前出现症状，另有 30% 会在 1~5 岁被诊断。剧烈瘙痒，尤其是在夜间，以及皮肤反应是 AD 的主要特征。抓挠和表皮脱落加重了皮肤炎症，造成更为明显的湿疹样皮损的发展。食物（牛奶、鸡蛋、花生、木本坚果、大豆、小麦、鱼、贝壳类动物），吸入性变应原，细菌感染，湿润度降低，过度出汗以及刺激物（羊毛、丙烯酸、肥皂、化妆品、芳香剂、洗涤剂）会加剧（触发）瘙痒和挠抓。

急性 AD 皮损有据烈瘙痒，表现为红斑性丘疹（图 139-1、139-2）。亚急性皮炎表现为红斑、刮擦性脱落、剥脱性丘疹。相较而言，慢性 AD 以苔藓样硬变为特征（图 139-3），或者皮肤增厚伴有加重的表面印痕，以及纤维化丘疹（结节性痒疹）。慢性 AD 的 3 种皮肤反应可能同时出现在同一患者身上。多数 AD 患者，

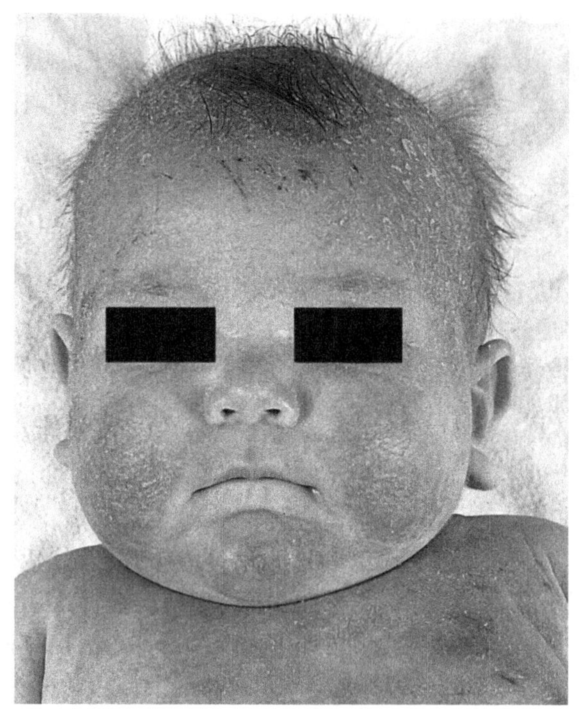

**图 139-1（见彩图）**　特应性皮炎，典型面颊部受累

摘自 Eichenfield LF, Friedan IJ, Esterly NB. Textbook of neonatal dermatology. Philadelphia, 2001, 242

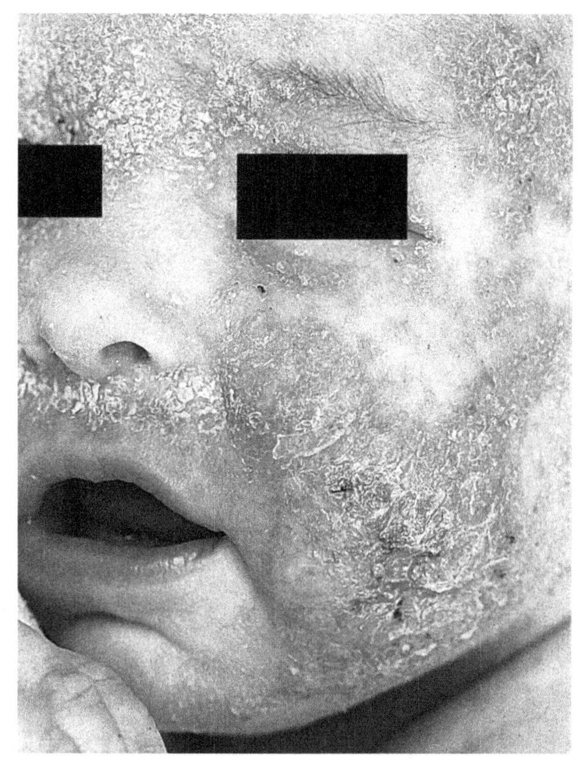

**图 139-2（见彩图）**　特应性皮炎面部结痂样病变

摘自 Eichenfield LF, Friedan IJ, Esterly NB. Textbook of neonatal dermatology. Philadelphia, 2001, 242

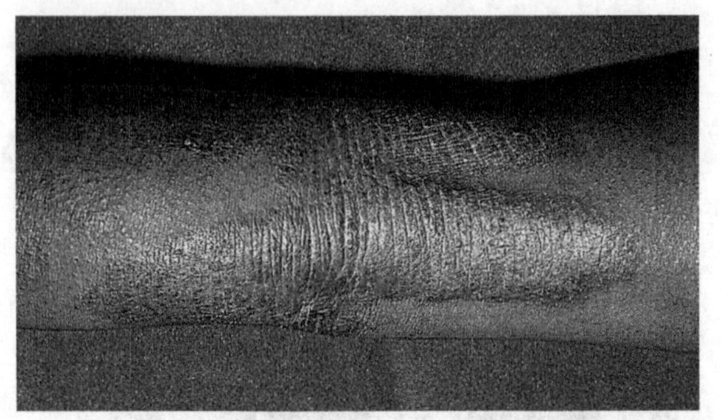

图 139-3（见彩图） 特应性皮炎腘窝部因反复摩擦造成的苔藓样硬变

摘自 Weston WL, Lane AT, Morelli JG. Color textbook of pediatric dermatology. ed 2. St Louis, 1996: 33

无论处于何种疾病阶段，皮肤都干燥而无光泽。皮肤反应的特点和分布因患者的年龄和疾病活动度而不同。AD 通常在婴儿起病更急，涉及面部、头皮和四肢伸侧皮肤。尿布区通常不会涉及。年长和慢性 AD 的儿童有苔藓样硬变，皮疹主要分布在四肢屈侧。AD 通常随着患者年龄增长逐渐缓解，遗留至青春期或成人期易因外源性刺激物暴露而致瘙痒和炎症。

## ■ 实验室检查

没有特异性的检查来诊断 AD。很多患者外周血嗜酸性粒细胞以及血清 IgE 水平升高。血清 IgE 测定或者皮肤点刺试验可以确定患者易感的变应原。对这些变应原临床过敏的诊断需要病史和环境激发来确定。

## ■ 诊断和鉴别诊断

AD 的诊断基于 3 种主要特征：瘙痒，典型外观的湿疹样皮炎，以及慢性或长期地反复发作的病程（表 139-1）。相关的特征比如哮喘家族史，花粉症，升高的 IgE，及速发的皮试反应，表现则有差异。

很多炎症性皮肤病、免疫缺陷病、皮肤恶性疾病、遗传缺陷、感染性疾病及传染病也有 AD 类似的症状，因此在确诊 AD 前应考虑到并予以排除（表 139-2）。出生后第一年出现腹泻、生长迟缓、广泛脱屑样皮疹及反复发作的皮肤和（或）全身感染的婴儿，需要考虑严重联合免疫缺陷综合征（见第 120.1）。任何有 AD 和生长迟缓的婴儿都应排除组织细胞增生症（见第 501 章）。Wiskott-Aldrich 综合征，即湿疹血小板减少伴免疫缺陷综合征（见第 120.2）是 X 连锁隐性遗传病，表现为血小板减少症，免疫缺陷以及反复严重的细菌感染，其皮疹与 AD 几乎不能分辨。高 IgE 综合征（见第 120.2）以显著升高的 IgE 水平，反复深部细菌感染，

**表 139-1 特应性皮炎的临床特征**

| |
|---|
| **主要特征** |
| 瘙痒 |
| 婴儿和儿童面部及四肢伸面湿疹 |
| 青少年四肢屈面皮疹 |
| 慢性或复发性皮炎 |
| 个人或家族特应性疾病史 |
| **相关特征** |
| 干燥症 |
| 皮肤感染（金黄色葡萄球菌、A 型链球菌、疱疹病毒、牛痘、软疣、疣） |
| 手足非特异性皮炎 |
| 鱼鳞病、手掌皮纹增多、毛发角化症 |
| 乳头湿疹 |
| 白色皮肤划痕症和迟发性漂白反应 |
| 前囊下极白内障，圆锥形角膜 |
| 血清 IgE 水平升高 |
| 速发型过敏皮肤试验阳性 |
| 发病年龄早 |
| Dennie 线（Dennie-Morgan 眼眶下褶皱） |
| 面部红疹或苍白 |
| 环境和（或）情绪因素影响病程 |

慢性皮炎和难治性皮肤癣菌病为特征。

有湿疹样皮炎而无儿童期湿疹、呼吸道过敏或特应性家族史的青少年，可能患有变应性接触性皮炎（见第 647 章）。对合理治疗无反应的任何 AD 患者都可能存在一个接触性的变应原。致敏性化学物质，比如常作为局部治疗药物赋形剂的对羟基苯甲酸酯和羊毛脂可能成为 AD 患者的刺激物。已有报道经局部激素治疗的患者出现局部糖皮质激素接触性皮炎。湿疹样皮炎也可见于 HIV 感染，以及其他多种传染病如疥疮。其他会与 AD 混淆的疾病包括牛皮癣，鱼鳞癣和脂溢性皮炎。

## ■ 治 疗

AD 的治疗需要系统的、多方面的措施，结合皮肤保湿、局部抗炎治疗、确定并去除诱发因素，以及必要时的全身治疗。评估疾病严重度有助于直接治疗（表 139-3）。

### ■ 皮肤保湿

由于 AD 患者因皮脂减少导致皮肤屏障功能损

**表 139-2　特应性皮炎的鉴别诊断**

| 先天性疾病 |
|---|
| · 内瑟顿综合征 |
| · 家族性毛发角化症 |
| **慢性皮肤病** |
| · 脂溢性皮炎 |
| · 接触性皮炎（过敏或刺激） |
| · 钱币形湿疹 |
| · 银屑病 |
| · 鱼鳞病 |
| **感染和传染性疾病** |
| · 疥疮 |
| · HIV 相关性皮炎 |
| · 皮肤癣菌病 |
| · 昆虫叮咬 |
| · 盘尾丝虫病 |
| **恶性疾病** |
| · 皮肤 T 细胞淋巴瘤（蕈样真菌病 / Sézary 综合征） |
| · Letterer-Siwe 病 |
| **自身免疫性疾病** |
| · 疱疹样皮炎 |
| · 落叶型天疱疮 |
| · 移植物抗宿主反应 |
| · 皮肌炎 |
| **免疫缺陷病** |
| · 湿疹血小板减少伴免疫缺陷综合征（Wiskott-Aldrich 综合征） |
| · 严重联合免疫缺陷综合征 |
| · 高 IgE 综合征 |
| · 免疫调节异常多发内分泌腺病肠病 X- 连锁（IPEX）综合征 |
| **代谢性疾病** |
| · 锌缺乏 |
| · 吡哆醇（维生素 $B_6$）和烟酸缺乏 |
| · 多发性羧化酶缺乏症 |
| · 苯丙酮尿症 |

摘自 Leung DYM, Sampson HA, Geha RS, et al. Pediatric allergy principles and practice. St Louis, 2003, 562

伤，多有弥漫性的异常干燥的皮肤，或者干燥症。15~20min 微热的浸浴后涂抹封闭性润肤剂以保湿可缓解症状。可根据患者的情况使用黏度不同的亲水性软膏。封闭性软膏有时不能被很好地耐受，因其干扰外分泌腺汗管可能导致毛囊炎。对于这些患者，应用封

**表 139-3　特应性湿疹体格检查严重度分级**

| 无——正常皮肤，无特应性湿疹证据 |
|---|
| 轻度——皮肤干燥、很少瘙痒的区域（有或无小面积的皮肤发红） |
| 中度——皮肤干燥、频繁瘙痒、发红的区域（有或无表皮剥脱以及局部皮肤增厚） |
| 重度——广泛的皮肤干燥、持续的瘙痒、发红（有或无表皮剥脱、大面积皮肤增厚、出血、渗出、皲裂以及色素沉着改变） |

摘自 Lewis-Jones S, Mugglestone MA. Guideline Development Group. Management of atopic eczema in children aged up to 12 years: summary of NICE guidance, BMJ, 2007, 335:1263-1264

闭性较低的药物。

通过浸浴或湿敷水化可促进局部糖皮质激素经皮渗透。湿敷也可以作为有效的屏障以抵抗持续的瘙抓，进而促进擦伤皮疹的愈合。湿敷被推荐用于皮肤护理难治的严重受损或慢性损害的区域。很重要的是湿敷后使用局部润肤剂，以避免可能发生的干燥和皲裂。湿敷可能的并发症是局部皮肤浸泡以及继发感染，因此应该在医生的严密监护下进行。

## 局部糖皮质激素

局部糖皮质激素是急性AD发作抗炎治疗的基石。应该仔细地指导患者应用局部糖皮质激素以避免潜在的副反应。根据血管收缩测试的效能不同，把局部糖皮质激素分为 7 个类别（表 139-4）。因为其潜在的副作用，超高效能的糖皮质激素不可用于面部或擦烂部位，并且只能短期应用于躯干和四肢。中等效能的糖皮质激素可较长期地用于躯干和四肢的慢性 AD。一旦 AD 通过每日局部糖皮质激素治疗得到控制，对于已恢复但是易于复发的部位，可以通过每周 2 次局部使用氟替卡松或莫米松长期控制。相较于乳霜，软膏更能封闭表皮，从而增强系统性吸收。局部糖皮质激素的副作用分为局部副作用和全身副作用，后者由下丘脑 - 垂体 - 肾上腺素轴抑制所致。局部副作用包括皮纹形成和皮肤萎缩。全身副作用与局部糖皮质激素的效能、作用部位、制剂的封闭性、皮肤用药面积所占比例和疗程有关。强效局部糖皮质激素的肾上腺素抑制副作用，在严重 AD 需要强化治疗的婴儿和儿童中风险最大。

## 局部钙调磷酸酶抑制剂

非激素局部钙调磷酸酶抑制剂可有效减轻 AD 皮肤炎症。1% 吡美莫司乳霜（Elidel）适用于轻中度 AD。0.1% 和 0.03% 他克莫司软膏（Protopic）适用于中重度 AD。两者都批准用于≥ 2 岁的对其他常规治疗无反应或不耐受或因潜在风险而不建议其他治疗的

**表 139-4 局部糖皮质激素的选择***

|  |
|---|
| **第 1 组** |
| 丙酸氯倍他索（氯倍他索 Temovate）0.05% 软膏 / 乳霜 |
| 二丙酸倍他米松（Diprolene）0.05% 软膏 / 乳霜 |
| **第 2 组** |
| 糠酸莫米松（Elocon）0.1% 软膏 |
| 哈西奈德（Halog）0.1% 乳霜 |
| 氟氢松（Lidex）0.05% 软膏 / 乳霜 |
| 去羟米松（Topicort）0.25% 软膏 / 乳霜 |
| **第 3 组** |
| 丙酸氟替卡松（Cutivate）0.005% 软膏 |
| 哈西奈德（Halog）0.1% 乳霜 |
| 戊酸倍他米松（Valisone）0.1% 软膏 |
| **第 4 组** |
| 糠酸莫米松（Elocon）0.1% 乳霜 |
| 醋酸曲安奈德（Kenalog）0.1% 软膏 / 乳霜 |
| 醋酸氟氢松（Synalar）0.025% 软膏 |
| **第 5 组** |
| 醋酸氟氢松（Synalar）0.025% 乳霜 |
| 戊酸氢化可的松（Westcort）0.2% 软膏 |
| **第 6 组** |
| 地奈德（DesOwen）0.5% 软膏 / 乳霜 / 乳液 |
| 二丙酸阿氯米松（Aclovate）0.05% 软膏 / 乳霜 |
| **第 7 组** |
| 氢化可的松（Hytone）2.5% 和 1% 软膏 / 乳霜 |

* 本表列出从第 1 组（超高效能）到第 7 组（最低效能）的代表性糖皮质激素

摘 自 Stoughton RB. Vasoconstrictor assay-specific applications//Malbach HI, Surber C, editors: Topical corticosteroids. Basel: Switzerland, 1992: 42–53

AD 患者，做短程或间歇长程治疗。局部钙调磷酸酶抑制剂对以下患者的疗效可能优于局部糖皮质激素：对局部激素治疗反应欠佳的患者，对激素治疗有恐惧心理的患者，以及因担忧激素导致皮肤萎缩而只能用无效且低效能的局部糖皮质激素的面颈部皮炎患者。

## 焦油制剂

焦油制剂有皮肤止痒和抗炎作用，然而其抗炎作用通常不如局部糖皮质激素或钙调磷酸酶抑制剂明显。焦油制剂可降低需要长期维持治疗的 AD 的局部糖皮质激素的效能。焦油洗发液对头皮部皮炎可能特别有效。其副作用包括皮肤刺激、毛囊炎和光敏感。

## 抗组胺药物

全身抗组胺药物主要是用过阻断皮肤的组胺 H1 受体，进而减轻组胺引起的瘙痒。组胺仅是引起皮肤瘙痒的众多介质中的一员，因此患者可能从抗组胺治疗获益很小。因瘙痒通常在夜间加重，在睡前服用镇静性抗组胺药（羟嗪、苯海拉明）可能获益于其催眠副作用。盐酸多塞平同时具备三环类抗抑郁作用和 H1 及 H2 受体阻断作用。短期使用镇静剂以保证足够的休息对于严重夜间瘙痒的患者可能是合宜的。关于新型非镇静性抗组胺药物的研究显示其对 AD 患者瘙痒控制疗效不一，尽管其可能在小部分 AD 患者以及伴发风疹的患者中有效。

## 全身糖皮质激素

全身糖皮质激素很少用于慢性 AD。显著地临床改善疗效主要见于中断治疗后严重反弹性暴发的 AD 患者。短期口服糖皮质激素治疗可用于已同时开始其他治疗措施的 AD 急性发作。如果给予口服糖皮质激素治疗，逐渐减少剂量并开始加强皮肤护理是很重要的，尤其是局部糖皮质激素治疗及频繁沐浴后涂抹润肤剂，以防止 AD 的反弹性暴发。

## 环孢霉素

环孢霉素是强效的免疫抑制剂，主要通过抑制细胞因子基因转录而抑制 T 细胞。环孢霉素与胞内蛋白形成复合物亲环素（cyclophilin），该复合物进而抑制钙调磷酸酶，后者是激活 T 细胞的核因子（NFAT）必需的磷酸酶，而 NFAT 是细胞因子基因转录必需的转录因子。严重且难治的 AD 儿童可得益于短期和长期（1 年）的环孢霉素（5 mg/kg，每天 1 次）治疗。可能的副作用包括肾损伤和高血压。

## 光 疗

只要避免晒伤和过度出汗，自然光常有益于 AD 患者。很多光疗形态（modalities）对 AD 有效，包括紫外线 A-1，紫外线 B（UVB），窄波 UVB 及长波紫外线 A。光疗通常仅用于标准治疗失败的患者。为保证疗效需要持续治疗。光疗的短期副作用包括红斑，皮肤疼痛，瘙痒及色素沉着。长期副作用包括易患皮肤恶性疾病的倾向。

## 未经证实的治疗措施

其他可考虑用于难治性 AD 的治疗如下。

### γ - 干扰素

γ - 干扰素抑制 Th2 细胞的功能。几项研究，包括一项多中心、双盲、安慰剂对照试验和几项开放试验，已证明重组人 γ - 干扰素治疗可改善 AD 临床症状。

AD 临床严重度减轻与 γ－干扰素降低循环总嗜酸性粒细胞计数有关。流感样症状是治疗过程中常见的副作用。

### 奥马珠单抗

严重 AD 且血清 IgE 值升高的患者，出现变应原诱导的突然暴发时，可考虑 IgE 单克隆抗体治疗。然而，目前尚无已发表的关于其应用的双盲、安慰剂对照试验。大多数报道是病例研究，并显示出不一致的抗 IgE 治疗反应。

### 变应原免疫治疗

与在特应性鼻炎和外源性哮喘治疗中的认可相反的，气源性致敏原的免疫治疗在 AD 的应用充满争议。研究报道的治疗结果有恶化也有改善。研究建议对尘螨过敏的 AD 患者用特异性免疫治疗可改善皮肤疾病的严重度，并减少局部激素的使用。然而，仍需要控制良好的研究以确定免疫治疗在本病的角色，尤其是针对儿童。

### 益生菌

一项研究显示围生期摄入鼠李糖乳杆菌 GG 菌株可降低生后 2 年内高危儿童 AD 的发病率。这一疗效在皮肤点刺试验阳性和 IgE 升高的患者更为显著。其他研究则未报道其有益。

### 中草药

几项安慰剂对照临床试验提出严重 AD 的患者可能从传统中草药治疗获益。这些受试者皮肤病和瘙痒的情况明显改善。中草药治疗的好处通常是暂时的，而且可能随着持续使用而逐渐消失。可能的肝功能损伤、心脏副作用或特殊反应仍然是顾虑的问题。草药独特的配方仍有待阐明，并且部分制剂中发现含有糖皮质激素。目前，中药草治疗仍需进一步研究。

### 抗代谢药物

霉酚酸酯是作为器官移植后免疫抑制剂的嘌呤生物合成抑制剂，已被用于难治性 AD。已报道的副作用除了免疫抑制，还有疱疹视网膜炎及剂量相关的骨髓抑制。值得重视的是并非所有患者都能从治疗中获益。因此，如果疾病在治疗 4~8 周内无反应就应终止治疗。甲氨蝶呤是具有强效抑制炎症细胞因子和细胞趋化作用的抗代谢药。甲氨蝶呤已被用于治疗顽固性 AD。其用于 AD 治疗较银屑病的治疗频率高。硝基咪唑硫嘌呤是具有抗炎和抗增殖活性的嘌呤类似物，用于严重 AD。骨髓抑制是其很显著的副作用，硫嘌呤甲基转移酶水平可预测个体该副作用的风险。在使用以上任何药物之前，患者必须接受熟悉严重 AD 治疗的皮肤病专家诊治，因为尚缺乏这些抗代谢药物用于 AD 治疗的控制良好的临床试验。

## ■ 刺激回避

不管是急性发作期还是长期治疗阶段预防复发，明确并去除刺激因素都是必不可少的。

### 刺激物

AD 患者对诱发其瘙痒、挠抓恶性循环的刺激物阈值低。肥皂或洗涤剂，化学物，烟，磨料衣物，以及四肢暴露的温度和湿度是常见的刺激物。AD 患者应该使用含极少去脂成分及 pH 中性的肥皂。新衣物在第一次穿之前必须清洗以减少甲醛和其他化学物质的含量。残留在衣物上的洗涤剂可能诱发瘙痒－挠抓恶性循环，使用液体洗涤剂取代粉状洗涤剂并增加二次漂洗有利于去除洗涤剂。

尽量让 AD 患儿尽可能地进行正常的活动。相较于会有大量出汗、身体接触或需要笨重的衣物和设备的体育运动，游泳更为合适。游泳后即刻冲洗掉氯并且涂抹润滑剂很重要。尽管紫外线对部分患者有益，仍应使用高防晒系数（SPF）的防晒霜来预防晒伤。

### 食　物

大约 40% 中重度 AD 的婴儿及儿童合并有食物过敏（见第 145 章）。AD 患者未经诊断的食物过敏可能诱发部分患者的湿疹样皮炎和其他患者的荨麻疹反应、喘息或鼻充血。AD 严重度增加及小年龄与存在食物过敏直接相关。从饮食中去除食物变应原会显著地改善临床症状，但是这需要大量的教育，因为很多食物中含有常见变应原（鸡蛋、牛奶、花生、小麦、大豆）而难以回避。

潜在的变应原可通过仔细地询问病史，以及皮肤点刺试验或者特异性 IgE 抗体体外血液测定来明确。阴性的特异性 IgE 抗体皮肤和血液检查结果对排除可疑变应原有很高的预测性。阳性的皮肤和血液检查结果常与临床症状不相关，应通过对照的食物激发试验和排除饮食进行确认。强化排除饮食可能导致营养不足，故很少采用。即便有多项皮试结果阳性，大多数患者在控制食物激发的情况下对 3 种以下食物有反应。

### 气源性致敏源

在年长些的儿童，AD 暴发可能发生于鼻内的或表皮上的气源性致敏源暴露，如真菌，动物上皮，草和豚草花粉。回避气源性致敏原尤其是尘螨，能改善 AD 症状。尘螨过敏患者的回避措施包括使用防螨枕套、床垫和弹簧床垫，每周用热水洗床上用品，弃除卧室的地毯，用空调降低室内湿度。

### 感 染

AD患者对细菌、病毒和真菌性皮肤感染易感性增高。抗葡萄球菌抗生素对严重金黄色葡萄球菌定植或感染的患者很有帮助。红霉素和阿奇霉素对于非耐药性金黄色葡萄球菌定植的患者有益；然而，建议用第一代头孢菌素（头孢氨苄）治疗大环内酯耐药的金黄色葡萄球菌。对广泛感染进行全身抗感染治疗的同时，局部莫匹罗星对局部脓疱样皮疹有效。细胞因子介导的皮肤炎症造成金黄色葡萄球菌皮肤定植，这一情况提示在抗生素治疗中重度AD的同时给予有效抗炎治疗的重要性，以避免反复使用抗生素治疗，后者会导致抗生素耐药金黄色葡萄球菌感染的紧急情况。

单纯疱疹病毒（HSV）会引起反复发生的皮炎，并可能误诊为金黄色葡萄球菌感染。冲击性糜烂、疱疹及感染性皮损对口服抗生素治疗无反应时，提示HSV感染，可通过疱疹基底部细胞刮片的吉姆萨染色Tzanck涂片，或病毒多聚酶链式反应或病毒培养予以诊断。如果怀疑HSV感染，应暂时中断局部糖皮质激素治疗。相关研究报道提出对于患有广泛性疾病的AD患者发生危及生命的弥漫性HSV感染时应使用抗病毒治疗。皮肤真菌感染也会造成AD活动性发作。皮肤真菌感染或者有抗糠秕马拉色菌（既往称为皮靴芽孢菌）IgE抗体的患者可能从尝试局部或全身抗真菌治疗中获益。

## ■ 并发症

90%以上的AD皮损中会发现有金黄色葡萄球菌。如果出现蜂蜜色泽的结痂、毛囊炎、脓疱病和脓皮病时需要抗生素治疗。这些患者常见局部淋巴结病。金黄色葡萄球菌在AD患者中的重要性被临床观察支持，严重AD的患者即使没有明显的感染，通过抗葡萄球菌治疗联合局部激素治疗可以改善临床症状。

AD与反复发生的皮肤病毒感染有关。最严重的病毒感染是卡波西水痘样疹或者疱疹性湿疹，该病是由HSV感染引起的，且影响所有年龄的患儿。5~12d的潜伏期后出现弥漫的多形红斑、瘙痒、水疱脓疱皮损。水疱样皮损是脐形的、向心性的，并常形成出血和结痂。AD患者对痘性湿疹易感，其外观与疱疹性湿疹相似，历来发生于天花（牛痘病毒）接种之后。皮肤疣和接触传染性软疣是影响AD患儿的另外两种病毒感染。

AD患者较非特应性体质的对照个体对红色毛癣菌有更高的易感性。对于糠秕马拉色菌在AD的角色有特别的兴趣是因为它是亲脂性酵母菌，常出现在脂溢性区域。抗糠秕马拉色菌IgE抗体在头颈部皮炎的患者中找到。经抗真菌药物治疗的患者可观察到AD严重度减轻。

大面积皮肤受累的患者可能出现剥脱性皮炎。其表现为全身发红、表皮剥脱、渗出、结痂、全身中毒症状、淋巴结病及发热，本病通常是双重感染（比如产毒素金黄色葡萄球菌或者HSV感染）或者治疗不当引起的。部分病例在全身性糖皮质激素撤药时引发剥脱性红皮病。

眼睑皮炎及慢性眼缘炎可能导致角膜瘢痕进而损伤视力。特应性角膜结膜炎通常是双侧的，并且可能有致残性症状包括瘙痒、灼烧感、流泪和大量黏液状分泌物。春季结膜炎表现为上睑结膜乳头增生和鹅卵石样改变。该病主要见于较小年龄患者并且有春季发病的明显季节性。圆锥形角膜是角膜的圆锥形畸形，被认为由AD患者眼部长期摩擦导致。白内障可能是AD的主要症状，或者是由全身或局部尤其是眼周糖皮质激素过度使用导致。

## ■ 预 后

AD在年幼儿童趋于更严重和持续，尤其在丝聚合蛋白基因无义突变的患者。随着患者年龄增大，恢复期会更频繁。有报道在婴儿期发生的AD有40%~60%在5岁以后自愈，尤其是轻症的患儿。早期的研究显示大约84%的儿童在青春期不再发作AD，然而后来的研究报道从婴儿期开始治疗管理的AD儿童大约20%到青春期自愈，65%症状减轻。在接受治疗的轻症皮炎的青少年中，>50%可能到成年期有复发，常表现为手部皮炎，尤其当日常活动需要反复地沾湿双手。AD预后不佳的预测因素包括儿童期广泛发作的AD，丝聚合蛋白基因无义突变，伴发特应性鼻炎和哮喘，父母或兄弟姐妹有AD家族史，AD发病年龄早，独生子女及非常高的IgE水平。

## ■ 预 防

母乳喂养或者低致敏性水解配方奶可能有益。益生菌也可能降低AD的发病率或严重度，但这一可能性尚未被证实。如果患有AD的婴儿被诊断有食物过敏，乳母需要从自己的饮食中去除涉及的食物变应原。确定并去除刺激因素是预防AD暴发flare和保证长期治疗的基石。

### 参考书目

参考书目请参见光盘。

（陆娇 译，洪建国 审）

# 第 140 章
# 昆虫过敏

Scott H. Sicherer， Donald Y.M. Leung

昆虫蜇伤或少见的咬虫引起的过敏性反应轻重不一，轻者致局部皮肤过敏反应，重者致全身过敏反应。吸入虫源性大气颗粒物引起的过敏性反应导致急性和慢性呼吸系统疾病，如季节性或常年性鼻炎、结膜炎和哮喘等。

## 病　因

大多数对蚊子、苍蝇和跳蚤等咬虫和昆虫蜇伤的反应仅限于叮咬部位，并不表示为过敏性反应。偶尔，昆虫叮咬后会引起显著的局部或全身反应，可能与速发性或迟发性过敏反应有关。由昆虫引起的全身过敏反应则更多是由 IgE 介导的，主要见于膜翅目昆虫，以及罕见的毒蛇蜱、蜘蛛、蝎子和锥蝽属（接吻虫）叮咬后。膜翅目昆虫成员包括蜜蜂科（蜜蜂、大黄蜂），黄蜂科（小黄蜂、胡蜂、黄蜂类）和火蚁（图 140-1 见光盘）。在有翼的蜇伤昆虫中，小黄蜂是最臭名昭著的，它们寄宿在地面，具有攻击性，多在与食物相关的地方活动。黄蜂的巢穴在树里，而胡蜂的巢穴则建在阴暗区域如前廊下，如被干扰，两者均具攻击性。蜜蜂的巢穴建在树洞中，攻击性较弱。与其他膜翅目昆虫不同，蜜蜂叮咬后总是留下带毒液囊的倒刺。

在美国的东南部，人们发现越来越多的火蚁，它们生活在大土堆里，当被骚扰时，便群起而攻之，用下颌骨锚定皮肤，并在半圆形区域多次叮咬，叮咬部位形成无菌性脓疱。在美国，蜇伤昆虫导致 0.4%~0.8% 的儿童和 3% 的成年人出现全身性反应，并且每年大约有 40 人因此而死亡。

携带昆虫排泄物的大气颗粒物质引起的 IgE 抗体介导的过敏性反应导致上下呼吸道季节性或常年过敏症状。季节性过敏是由于暴露于各种昆虫，特别是水生昆虫如石蚕蝇、蚊、摇蚊等幼虫化蛹或成虫在空中飞翔时。常年过敏是由于接触蟑螂、瓢虫和屋尘螨等，它们种系发育与蜘蛛有关而不是昆虫，有八条腿而不是六条腿。

## 发病机制

对咬虫的局部皮肤反应主要源于昆虫唾液的血管活性或刺激性物质，但很少发生 IgE 相关的过敏反应。有关于咬虫，如蚊子唾液蛋白引起全身 IgE 介导的过敏性反应的报道，但是并不常见。

膜翅目昆虫毒液中含有许多毒性、药理活性和潜在致敏成分。这些成分包括：血管活性物质如组胺、乙酰胆碱和激肽；酶如磷脂酶和透明质酸酶；蜂毒明肽；蜂毒肽；甲酸。膜翅目叮咬后发生全身反应的大多数患者对毒液中的抗原物质具有 IgE 介导的致敏性。一些毒液变应原在膜翅目成员之间具有同源性，其他则具有家族特异性。黄蜂科的蜂毒中有显著的交叉反应，但它有别于蜜蜂。

各种虫源性蛋白质可成为大气颗粒物，诱导 IgE 介导的过敏反应，造成呼吸道吸入性过敏。石蛾来源的主要变应原是一种血蓝蛋白样蛋白，而蚊蝇来源的则是血红蛋白。研究最透彻的是蟑螂来源的变应原，来自于蟑螂的唾液、分泌物、粪便和皮肤碎片。

## 临床表现

昆虫叮咬通常导致风团，但也可能是丘疹或水疱。丘疹性荨麻疹在小儿中影响下肢，通常是由多次叮咬而成的。偶尔，个别人会有很大的局部反应。对蚊子叮咬产生速发型和迟发型 IgE 抗体介导的过敏反应有时类似于蜂窝织炎。

毒昆虫叮咬后的临床反应可分为局部、局部大范围、广泛的皮肤反应、全身反应、中毒和迟发相 / 晚发相。单一的局部反应仅限于局部肿胀和疼痛，一般持续时间 <24h。大的局部反应需要几小时或几天，临近叮咬部位有广泛的肿胀（>10 cm），可持续数天。全身性皮肤反应通常在几分钟内迅速进展，出现包括叮咬部位周围皮肤的荨麻疹，血管性水肿和皮肤瘙痒。全身反应同其他过敏反应一样，包括荨麻疹、喉头水肿、支气管痉挛和低血压等症状。由于毒液的化学特性，大量昆虫同时叮咬可即刻导致发烧、不适、恶心、呕吐等毒性反应。蜇伤昆虫叮咬后亦可发生血清病、肾病综合征、脉管炎、神经炎和脑病等迟发相 / 晚发相反应。

由昆虫引起的吸入过敏与其他吸入过敏，如花粉等导致的临床疾病相似，变应原根据个体的敏感度和暴露，变应原可能导致季节性或常年性鼻炎、结膜炎和哮喘。

## 诊　断

一般依据接触史、典型症状及体格检查来诊断咬虫和昆虫蜇伤引起的过敏。膜翅昆虫的过敏诊断部分需要通过皮肤点刺试验毒液特异性 IgE 检查，进行皮肤点刺试验的主要原因是将考虑进行毒液免疫疗法（VIT）时确认反应性，或临床需要进一步证实毒液过敏是临床反应的原因。五种膜翅目昆虫（蜜蜂、小黄蜂、大黄蜂、白面大黄蜂和胡蜂）的毒液和澳大利亚的杰克跳蚁和火蚁的虫体提取物可以用来做皮肤试验。虽然皮肤试验被认为是毒液特异性 IgE 检测最敏感的方式，但是在明确严重全身反应病史而皮肤试验是阴性的情况下，需要进行体外血清检测毒液特异性 IgE 的测定。在体外测试中，假阴性和假阳性的发生率均有 20%，所以不宜单独根据试验来排除毒液超敏。如果有明确严重反应的病史，但是初始的皮肤点刺和体外试验结果阴性，在得出非过敏的结论前需要进行重复测试。通常皮肤试验在蜇伤反应 1 周内是准确的，但偶尔观察到不应期，因此如果最初测试结果阴性，可以在 4~6 周后重复测试。高达 40% 皮肤试验阳性者也有可能对蜇伤没有急性过敏反应，因此没有一个适当的临床病史就有可能导致误导。

吸入性昆虫过敏的诊断，需要以特定地理区域引起的季节性的典型临床病史为依据。长期暴露的慢性呼吸道症状，如蟑螂过敏，难以通过病史来识别。通过皮肤点刺或体外免疫测试来检测昆虫的特异性 IgE，从而确定是否吸入性昆虫过敏。对于持续性哮喘患者和已知蟑螂接触的潜在的蟑螂过敏患者，过敏试验可能更有价值。

## ■ 治　疗

由昆虫叮咬和蜇伤的局部皮肤反应可用冷敷法、局部药剂的治疗来解除瘙痒，偶尔也可以使用全身抗组胺药和口服止痛剂。应当立即通过小心刮除，而不是挤压来祛除毒刺，如果挤压毒液囊，可能会注入更多的毒液。蜇伤部位很少有感染，可能是由于毒液成分有抗菌作用。火蚂蚁蜇伤引起的水泡被抓破后，应保持清洁以避免感染。

膜翅目昆虫蜇伤引起的全身过敏反应处理与任何全身过敏反应的处理相同，包括吸氧、肾上腺素、静脉输注盐水、类固醇、抗组胺药及其他治疗（见第 143 章）。对昆虫叮咬后产生全身皮肤或全身反应，需要接受变应原避免变应原和紧急处理培训，或是考虑毒液免疫疗的患者，或具有影响急性过敏反应处理因素（如使用 β－受体阻滞剂）的患者，均需要转诊至过敏免疫学专家处诊治。

### 毒液免疫治疗

膜翅目昆虫 VIT 对降低严重全身过敏反应的风险是很有效的（95% ~97%）。进行 VIT 的患者选择依赖于几个方面（表 140-1）。任何年龄的有局部反应个体，并不增加下次蜇伤后发生严重全身反应的风险，不需要进行 VIT。那些经历过大面积局部反应者，发生全身反应的风险不超过 4% ~10% 的，通常不推荐进行试验或 VIT。可以考虑处方自我注射肾上腺素，但一般并不需要。那些经历过严重的全身反应，累及气道或低血压，皮肤试验结果阳性者，应该接受免疫疗法。对于≤ 16 岁、蜇伤仅仅引起全身荨麻疹、血管性水肿的儿童，不需要考虑膜翅目毒液免疫治疗，因为他们在随后的蜇伤的过敏反应风险 <10%，大多数仅为皮肤反应。使用毒液免疫治疗后，风险可以降低到 1%，因此如果考虑到将来有多次蜇伤可能，可以考虑 VIT。对于那些≥ 17 岁、毒液皮肤试验结果阳性、具有全身荨麻疹或全身反应病史的，应当建议使用膜翅目毒液免疫治疗，因为他们将来全身反应的风险为 60% ~70 %。如果没有毒液特异性 IgE 的依据，一般不主张使用 VIT。成人在免疫治疗过程中有发生

**表 140-1　膜翅目昆虫毒液免疫治疗的适应证**

| 症状 | 年龄 | 皮肤试验或体外试验 | 如果未处理，全身反应的风险（%）* | VIT 推荐强度 |
|---|---|---|---|---|
| 大范围局部反应 | 全部 | 一般不推荐 | 4~10 | 一般不推荐 |
| 全身性皮肤反应 | ≤ 16 岁 | 一般不推荐 | 9~10 | 一般不推荐 |
| | ≥ 17 岁 | 阳性结果 | 20 | 是 |
| | | 阴性结果 | — | 否 |
| 全身反应 | 任何年龄 | 阳性结果 | 儿童 : 40<br>成人：60~70 | 是 |
| | | 阴性结果 | — | 通常否 |

* 一般 10 年后危险度下降

不良反应的风险不容忽视，50% 有大的局部反应，大约 7% 发生全身反应。儿童局部及全身反应的发生率很低。目前尚未确定膜翅目毒液免疫疗法应当持续多久，对伴非常严重反应的患者主张终身治疗。有建议 3~5 年后考虑停止治疗，因为已接受 5 年治疗的患者中，超过 80% 在完成全部治疗后的 5~10 年内能耐受蜇伤激发而无全身反应。儿童对治疗的长期反应甚至更好。随访中重度昆虫叮咬反应的儿童，平均超过 18 岁，接受平均 3.5 年的 VIT 后，再次被蜇伤后显示只有 5% 的反应率，而未经治疗的儿童有 32% 的反应率。VIT 治疗持续时间是个体化的，而明确的是未经治疗的大部分儿童仍然具有过敏反应。

很少有关于火蚁过敏的自然病史和对这种过敏的免疫治疗的有效性。开始免疫疗法的标准与其他膜翅昆虫是相似的，但是对仅经历过全身荨麻疹、小于 16 岁的儿童，仍强烈推荐 VIT。仅有火蚂蚁虫体提取物，能用于皮肤试验诊断和免疫治疗。

### 吸入物过敏

由吸入昆虫性变应原产生的症状的处理方法同其他原因导致的季节性或常年性鼻炎（见第 137 章），结膜炎（见第 141 章）和哮喘（见第 138 章）。

## 预　防

最基本的是避免叮咬。为减少叮咬风险，致敏个体应避免使用引诱剂，如在户外用香水和穿鲜艳的服装，做园艺工作时戴上手套，在草地上行走和通过田野时穿长裤子和袜子。典型的驱虫剂对膜翅目是无效的。如果这些昆虫的巢靠近房子，那么应该移除巢穴。

对膜翅目昆虫蜇伤曾有过广泛皮肤反应或全身过敏反应史的患者，应当立即自身注射肾上腺素。成人负责过敏儿童的救治，老年人可以自我治疗，必须仔细地教会他们使用这种药物的适应证和操作技术。特别注意的是，在儿童家庭外日托中心、学校或野营时，要保证所在地有紧急抢救措施。有昆虫叮咬全身过敏风险的个人应该佩戴识别腕带以显示过敏。

避免接触昆虫是吸入性过敏首选方法。就像在多层公寓里很难消灭蟑螂一样，要做到完全避免接触昆虫是困难的。在这种情况下有时可以考虑进行免疫治疗，但是其获益性尚未完全确定。

### 参考书目

参考书目请参见光盘。

（陈艳　译　王立波　审）

# 第 141 章
# 眼过敏反应

Mark Boguniewicz， Donald Y.M. Leung

由于眼睛有丰富的血管及直接接触环境，眼睛是过敏疾病常见的靶器官。结膜是眼外组织中最具有免疫活性的组织。眼部过敏反应可以是孤立的靶器官疾病，或者更常见是伴随着鼻部过敏反应。眼部症状很大程度影响到生活质量。

## 临床表现

过敏性眼病有一些特定的表现，累及双侧。除了巨乳头性结膜炎以外，过敏性眼病都有致敏，春季角结膜炎和特应性角结膜炎可能影响视力。

### 变应性结膜炎

变应性结膜炎是最常见的眼部超敏反应，大约影响 25% 的群体和 30% 有特应症体质的儿童。它是由于眼黏膜表面直接接触环境过敏原而引起。患者主诉不同程度的眼痒，而不是眼痛，伴流泪增多。临床体征包括两侧结膜充血，可发展为球结膜水肿、结膜肿胀、水样分泌物（图 141–1）。变应性结膜炎为季节性发病，也可少见于常年发病。典型的季节性变应性结膜炎与过敏性鼻炎相关联（见第 137 章），最常见的触发因素是花粉。温带地区的主要花粉包括树（冬末初春），草（春末夏初）和杂草（夏末初秋），但在一个国家的不同地区，季节变化性会很大。霉菌孢子也会导致季节性过敏症状，主要是在夏季和秋季。季节性过敏症状可能因重合暴露于常年过敏原而加重。常年性变应性结膜炎是由常年过敏原如动物皮毛

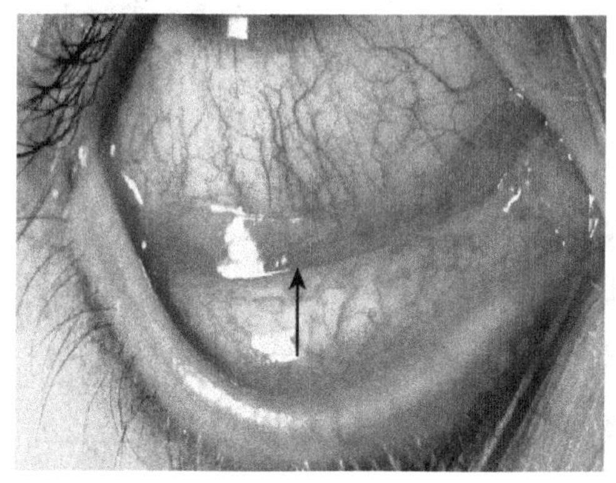

**图 141–1（见彩图）**　变应性结膜炎，箭头所指为结膜炎时球结膜水肿

或尘螨而引起的，症状比季节性变应性结膜炎轻。由于花粉和土壤霉菌可能常年持续存在，而对常年性变应原，如皮毛动物可能是间歇性暴露，因此可归类为：间歇性（症状 <4 天 / 周或持续 4 周）和持续性（症状 >4 天 / 周或持续 >4 周）。

### 春季角膜结膜炎

春季角膜结膜炎是严重的双侧上睑板结膜的慢性炎症过程，累及睑缘及睑板。累及角膜时对视力有危害。虽然春季角膜结膜炎不是以 IgE 介导的，它常发生于有季节性过敏、哮喘或特应性皮炎的小儿，男孩是女孩的两倍。春季角膜结膜炎在亚洲裔和非洲裔群体中更多见，在温带地区主要影响儿童，春季和夏季加重。症状包括暴露刺激物、亮光、汗渍等诱发后眼睛奇痒。除此之外，患者可主诉畏光、异物感和流泪。巨大乳头主要在上睑板，典型的呈鹅卵石样（图 141–2）。其他的体征包括线状或稠的陈旧分泌物、鹅卵石样的乳头、角膜缘区和巩膜缘区一过性的黄白点，或角膜盾形溃疡和下眼睑横纹，后者是明显的对称的从内眦下开始的皮肤皱褶，并且与下睑边缘平行。儿童春季角膜结膜炎有明显的长睫毛，这可能是眼部炎症反应的结果。

### 特应性角膜结膜炎

特应性角膜结膜炎是慢性炎症性眼部疾病，常累及下睑板结膜。当它累及角膜时可危及视力。几乎所有的患者都有特应性皮炎，相当部分患者有哮喘。特应性角膜结膜炎在青春期后期以前发病极少见。症状包括双侧眼睛奇痒、烧灼感、畏光和流泪，伴有比过敏性结膜炎更严重的黏性分泌物，且持续全年。球结膜充血、水肿，可能发生白内障。睑湿疹可延伸到眶周皮肤及面颊并伴有红斑和干厚的皮肤鳞片。因为睑长期被浸渍，常并发葡萄球菌睑炎。

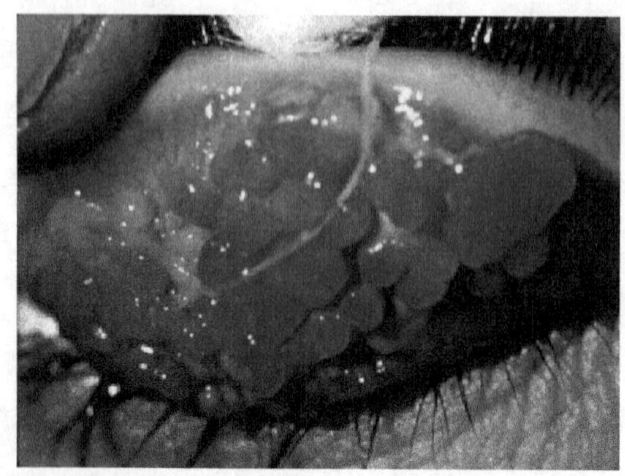

**图 141–2（见彩图）** 春季角结膜炎，在上眼睑的下侧（睑结膜）可见鹅卵石样乳头和陈旧分泌物

### 巨乳头状结膜炎

巨乳头状结膜炎是与异物的慢性暴露有关，例如戴隐形眼镜（无论是硬镜或软镜）、假眼和缝线。症状和体征包括轻度的双侧眼痒、流泪、异物感、过度的眼不适，伴晨起少量白色或澄清分泌物，随之液性分泌物可变得稠厚，发展成 Trantas 结节、睑缘增生浸润、球结膜充血和水肿。

### 接触性过敏

典型的接触性过敏累及眼睑，但也可累及结膜。已逐渐认识到此病与接触局部药物、接触镜药水和防腐剂的增加有关。

## ■ 诊 断

非过敏性结膜炎可能是病毒、细菌或衣原体引起。往往是单侧起病，但是也可由单眼症状逐渐发展为双侧。症状为刺痛或烧灼感而不是瘙痒，通常伴有异物感。眼的分泌物可为水样、黏液样或脓性的。假性眼过敏还包括鼻泪管阻塞、异物、睑结膜炎、眼干、葡萄膜炎和创伤。

## ■ 治 疗

眼过敏的基础治疗包括变应原回避、冷敷和润滑。二级治疗方案包括使用口服或局部抗组胺药（表 142–1），需要时使用局部减充血剂、肥大细胞膜稳定剂和抗炎药物（表 141 – 1）。治疗过敏性结膜炎最有效的方法是应用具有抗组胺剂和阻断肥大细胞活性双重作用的药物，它能快速缓解症状和改善疾病进程。小儿通常抱怨使用局部眼药时有刺痛和烧灼感，通常他们更愿意接受口服抗组胺药治疗过敏性结膜炎。重要的是局部用药时不要将药物滴管的头端接触眼睛或眼睑，以避免污染。使用置于冰柜的药物可降低使用药物时的不适感。局部减充血剂起到血管收缩作用，可减少红斑、血管充血和眼睑水肿，但不能减少过敏反应。局部血管收缩剂的不良反应包括烧灼感或刺痛，以及因长期使用而导致的充血反弹或药物性结膜炎。联合抗组胺药和血管收缩剂比单独使用任何一种制剂更有效。对于过敏性鼻炎使用局部鼻腔糖皮质激素能减少眼部症状，机制可能是通过鼻 – 眼反射。

眼过敏的三级管理包括局部用激素类药物，极少使用口服激素，应该与眼科医生一起处理。局部激素治疗可能与增加眼内压、病毒感染和白内障形成有关。免疫疗法对于季节性和常年性过敏性结膜炎，特别是合并鼻炎是非常有效的。它可减少控制过敏性疾病症

表 141-1　过敏性眼病的局部治疗药物

| 药物和商品名 | 作用机制和剂量 | 注意事项和不良反应 |
| --- | --- | --- |
| 0.05% 盐酸氮卓斯汀<br>Optivar | 抗组胺药<br>≥ 3 岁儿童：1 滴 bid | 不适合治疗隐形眼镜刺激，防腐剂可能被隐形眼镜所吸收。用药后至少等待 10min 才能使用隐形眼镜 |
| 0.05% 富马酸氢盐<br>依美斯汀 | 抗组胺药<br>≥ 3 岁儿童：1 滴 qid | 如果眼睛充血，不应使用隐形眼镜。用药后至少等待 10min 才能使用隐形眼镜 |
| 0.05% 盐酸左卡巴斯汀<br>左卡巴斯汀 | 抗组胺药<br>≥ 12 岁儿童：1 滴 bid~qid 2 周 | 治疗期间不应使用隐形眼镜 |
| 马来酸非利拉明 | 抗组胺药或血管收缩剂 | 避免长时间使用（>3~4d），以免症状反复。不用于使用隐形眼镜者 |
| 0.3% 盐酸萘甲唑林 | >6 岁儿童：1~2 滴 qid | |
| 0.025% 盐酸萘甲唑林眼液 | | |
| Opcon-A | | |
| 4% 色甘酸钠 | 肥大细胞稳定剂 | 适用于巨乳头状结膜炎和春季角膜结膜炎不用于使用隐形眼镜者 |
| Crolom,<br>Opticrom | >4 岁儿童：1~2 滴 q4~6h | |
| 0.1% 骆度沙胺 氨丁三醇<br>Alomide | 肥大细胞稳定剂<br>>2 岁儿童：1~2 滴 qid3 个月 | 适用于春季角膜结膜炎。不用于使用隐形眼镜者 |
| 2% 奈多罗米钠<br>Alocril | 肥大细胞稳定剂<br>≥ 3 岁儿童：1~2 滴 bid | 出现变应性结膜炎症状时避免使用隐形眼镜 |
| 0.1% 哌罗来斯<br>Alamast | 肥大细胞稳定剂<br>≥ 3 岁儿童：1~2 滴 qid | 不适合治疗隐形眼镜相关的刺激，防腐剂可能被隐形眼镜所吸收。用药后等待至少 10min 才能使用隐形眼镜 |
| 0.05% 盐酸依匹斯汀<br>Elestat | 抗组胺药 / 肥大细胞稳定剂<br>≥ 3 岁儿童：1 滴 bid | 使用前请移除隐形眼镜，用药后等待至少 15min 才能使用隐形眼镜，不适合治疗隐形眼镜相关的刺激 |
| 0.025% 酮替芬<br>Zaditor | 抗组胺药 / 肥大细胞稳定剂<br>≥ 3 岁儿童：1 滴 bid q8~12h | 不适合治疗隐形眼镜相关的疾病，防腐剂可能被隐形眼镜所吸收。用药后等待至少 10min 才能使用隐形眼镜 |
| 0.1%、0.2% 盐酸奥洛他定<br>Patanol<br>Pataday | 抗组胺药 / 肥大细胞稳定剂<br>≥ 3 岁儿童：1 滴 bid<br>（间隔 8h）<br>1 滴 qd | 不适合治疗隐形眼镜相关的刺激，防腐剂可能被隐形眼镜所吸收。用药后等待至少 10min 才能使用隐形眼镜 |
| 0.5% 酮咯酸氨丁三醇<br>Acular | NASAID<br>≥ 3 岁儿童：1 滴 qid | 阿司匹林或 NSAID 过敏者禁用，复杂眼科手术、角膜去神经或表皮损伤、眼球表面疾病（如干眼综合征）、短时间内多次手术、糖尿病或风湿性关节炎者不能使用，可能发生危及视力的角膜不良事件。不用于使用隐形眼镜者 |

NSAID：非甾体类抗炎药

状的口服和局部抗用药。

## 参考书目

参考书目请参见光盘。

（陆泳　译，张明智　审）

# 第 142 章

# 荨麻疹和血管性水肿

Dan Atkins, Michael M. Frank, Stephen C. Dreskin, Donald Y.M. Leung

约有 20% 的人在一生中有过荨麻疹和血管性水肿病史。症状持续 <6 周的称为急性，每周至少发作 2 次并持续 >6 周的称为慢性。这种划分非常重要，因为荨麻疹形成的病因和机制不同，治疗方法也有所差异。

## ■ 病因和发病机制

急性荨麻疹和血管性水肿通常是由 IgE 介导而引起的反应（表 142-1）。是一个自限性过程，由抗原激活肥大细胞所致。全身吸收的抗原包括食物、药物（特别是抗生素）和蜇伤昆虫毒液，可以引起全身性荨麻疹。如果一种抗原（乳胶、动物皮屑）能穿透局部皮肤，暴露部位就会形成荨麻疹。急性荨麻疹也可以由非 IgE 介导的肥大细胞刺激而产生，包括放射造影剂、病毒如乙肝病毒，以及 EB 病毒、鸦片类制剂和非甾体类抗炎药。当皮疹每周至少发作 2 次并持续 >6 周可诊断为慢性荨麻疹，但不包括物理性荨麻疹或反复暴露于特殊过敏因素出现病情反复的急性荨麻疹（表 142-2）。慢性荨麻疹通常伴随着血管性水肿，且血管性水肿很少不伴有荨麻疹。

荨麻疹也可根据刺激物和荨麻疹持续时间之间的时间关系进行分类。持续 1~2h 的皮损通常为物理性荨麻疹，由短时刺激引起，是肥大细胞迅速脱颗粒所致，病灶处活检显示少量或无细胞浸润。第二种类型荨麻疹可为自发性，并且可持续 6~36h。病灶处通常有显著细胞浸润，可以与食物或药物过敏反应、慢性特发性荨麻疹、慢性自身免疫性荨麻疹和迟发性压力性荨麻疹相伴。可见有表现为药物反应的血清病反应，活检显示皮肤的小血管炎，伴有系统性红斑狼疮或其他血管炎的荨麻疹表现相似。

荨麻疹表现的不典型若呈现粗大外观或出现其他相关的症状时，应高度怀疑荨麻疹或血管性水肿可能是全身性疾病过程中的表现。病灶处疼痛更甚于瘙痒，持续 >24h，不变白或有皮下出血（紫癜）提示为荨麻疹性血管炎。

**表 142-1　急性荨麻疹的病因**

| | |
|---|---|
| 食物 | 鸡蛋、牛奶、小麦、花生、坚果、大豆、贝类、鱼类、草莓（肥大细胞直接脱颗粒） |
| 药物 | 可疑的所有药物，非处方或顺势疗法药物 |
| 昆虫叮咬 | 膜翅目（蜜蜂、小黄蜂、大黄蜂、胡蜂、火蚁），咬虫（丘疹性荨麻疹） |
| 感染 | 细菌（链球菌咽炎、支原体、鼻窦炎）；病毒[肝炎、单核细胞增多症（EB 病毒）、柯萨奇病毒 A 和 B]；寄生虫（蛔虫、钩虫、棘球绦虫、片吸虫、丝虫、血吸虫、类圆线虫、弓蛔虫、毛线虫）；真菌（皮肤癣菌、念珠菌） |
| 接触过敏 | 乳胶、花粉、动物唾液、荨麻类植物、毛虫 |
| 输液反应 | 血液、血液制品、静脉注射免疫球蛋白 |

摘自 Lasley MV, Kennedy MS, Altman LC. Urticaria and angioedema//Altman LC, Becker JW, Williams PV. Allergy in primary care. Philadelphia, 2000, 232

## ■ 物理性荨麻疹

物理因素引起的荨麻疹和血管性水肿具有共同特征，由环境因素引起，例如温度的变化或皮肤受到压力、打击、振动或光照的直接刺激等（表 142-3）。

### 寒冷相关疾病

寒冷性荨麻疹以受到冷刺激后迅速出现局部瘙痒、红斑和荨麻疹 / 血管性水肿为特征。全身暴露例如冷水游泳可引起血管活性介质大量释放，导致低血压、意识丧失，如果不及时治疗甚至可致死亡。可以通过冷反应测试来明确，即用冰块放在患者的皮肤上 4min。寒冷性荨麻疹患者移除冰块复温 10min 后，出现风疹。寒冷性荨麻疹与冷凝蛋白有关，例如冷凝集素、冷球蛋白、冷纤维蛋白原和二期梅毒（阵发性冷血红蛋白尿）中的多 - 兰抗体。与冷球蛋白相关的患者，相关蛋白会引起冷敏感性的转移，激活体外正常血浆的补体连锁反应。如果患者循环血浆中无冷球蛋白等异常蛋白，则称之为特发性寒冷性荨麻疹。也有报道病毒感染后发生寒冷性荨麻疹。寒冷性荨麻疹必须与

表 142-2　慢性荨麻疹的病因

| | |
|---|---|
| 特发性 | 75%~90% 的慢性荨麻疹为特发性，35%~40% 有 IgG、抗 IgE、抗 Fcε RI（高亲和力的 IgE 受体 α 链）抗体 |
| 物理性 | 皮肤划痕症 |
| | 胆碱能性荨麻疹 |
| | 寒冷性荨麻疹 |
| | 迟发性压力性荨麻疹 |
| | 日光性荨麻症 |
| | 振动荨麻疹 |
| | 水源性荨麻疹 |
| 风湿性 | 系统性红斑狼疮 |
| | 幼年型类风湿性关节炎 |
| 内分泌性 | 甲状腺功能亢进 |
| | 甲状腺功能减退 |
| 肿瘤性 | 淋巴瘤 |
| | 肥大细胞增生症 |
| | 白血病 |
| 血管性水肿 | 遗传性血管性水肿（常染色体显性遗传的 C1 酯酶抑制因子缺乏） |
| | 获得性血管性水肿 |
| | 血管紧张素转换酶抑制剂 |

摘自 Lasley MV, Kennedy MS, Altman LC. Urticaria and angioedema//Altman LC, Becker JW, Williams PV. Allergy in primary care. Philadelphia, 2000, 234

家族性寒冷性自身炎症综合征进行鉴别（见后文）。

## 胆碱能性荨麻疹

胆碱能性荨麻疹以运动、热水浴和出汗后出现小点状风团，周围有肿胀红斑为特征。当患者凉快后皮疹通常在 30~60min 里消退。偶尔也会出现全身性胆碱能刺激症状，如流泪、喘息、流涎和晕厥。这些症状是由胆碱能神经纤维介导的，这些神经纤维可通过副交感神经元支配肌肉组织活动，通过与交感神经联系的胆碱能纤维支配汗腺分泌。体温改变而触发的荨麻疹，血浆中组胺水平的升高与荨麻疹相平行。

## 皮肤划痕症

在皮肤上划痕的能力，称之为皮肤划痕症（也称为皮肤划痕现象或人工荨麻疹），可以作为一个独立的疾病或伴随有慢性荨麻疹或其他物理性荨麻疹，如胆碱能荨麻疹和寒冷性荨麻疹。它可以通过使用压舌板或指甲划过皮肤产生的现象来做出诊断。皮肤划痕症的患者，反射性血管收缩后出现线性反应，接着出现瘙痒、红斑和线性风团。

## 压力引起的荨麻疹和血管性水肿

压力引起的荨麻疹与大多数类型的荨麻疹或血管性水肿不同，在受到压迫后 4~6h 出现典型症状。这种疾病有多种临床表现。有些患者描述为受压迫后出现肿胀，皮肤外观正常（没有荨麻疹），因此将之称为血管性水肿更恰当。其他皮损主要为荨麻疹，可有或无明显肿胀。当发生荨麻疹时，可见有浸润性皮肤病灶，以血管周围单核细胞浸润和与慢性特发性荨麻疹相似的皮肤水肿为特征。症状可发生在穿着紧身衣物部位，常有行走后足部肿胀、久坐数小时后臀部明显肿胀。这些情况可与慢性特发性荨麻疹共存或单独存在。垂直作用于皮肤的压力激发试验可帮助诊断该疾病。

表 142-3　荨麻疹和血管性水肿的诊断性试验

| 诊断 | 诊断性试验 |
|---|---|
| 食物和药物反应 | 去除有害因素，皮肤试验，可疑食物的激发试验 |
| 自身免疫性荨麻疹 | 自体血清皮肤试验，抗甲状腺抗体 |
| 甲状腺炎 | 促甲状腺激素，抗甲状腺抗体 |
| 感染 | 合适的培养或血清学检查 |
| 胶原血管病和皮肤脉管炎 | 皮肤活检，CH50、C1q、C4、C3、B 因子，组织免疫荧光法，抗核抗体，冷球蛋白 |
| 伴随血管性水肿的恶性疾病 | CH50、C1q、C4、C1-INH 测定 |
| 寒冷性荨麻疹 | 冰块试验 |
| 日光性荨麻疹 | 特定波长的光暴露，红细胞原卟啉，粪原卟啉和粪卟啉测定 |
| 皮肤划痕症 | 用窄的物件划擦皮肤（如压舌板，指甲） |
| 压力性荨麻疹 | 特定时间和强度的压迫试验 |
| 振动荨麻疹 | 振动 4min |
| 水源性荨麻疹 | 不同温度的自来水刺激 |
| 色素性荨麻疹 | 皮肤活检，皮肤划痕试验 |
| 遗传性血管水肿 | C4、C2、CH50、C1-INH 蛋白和功能测定 |
| 家族性冷荨麻疹 | 冷暴露刺激试验，皮肤温度测定，白细胞计数，血沉，皮肤活检 |
| C3b 灭活因子缺陷 | C3、B 因子、C3b 灭活因子测定 |
| 慢性特发性荨麻疹 | 皮肤活检，免疫荧光法（阴性结果），自体皮肤试验 |

## 日光性荨麻疹

日光性荨麻疹是一种少见病，是指日光照射1~3min后出现的荨麻疹。其典型表现首先为瘙痒，出现在30s内，随之在光照部位出现水肿，周围有因轴突反射引起的突起性红斑。病损通常在停止日光照射后1~3h内消失。当身体大面积暴露于日光，可能会出现全身性症状，包括低血压和喘息。根据以下2点，日光性荨麻疹可分为6种类型：①引起皮肤病变的光线波长；②病变能否由血清IgE被动转移。日光性荨麻疹可能与红细胞生成性原卟啉病这一罕见的先天性代谢疾病相混淆，因为后者同样会在日光照射皮肤后立即出现瘙痒和烧灼感。在红细胞生成性原卟啉病，可以发现紫外线照射的红细胞有荧光反应。

## 水源性荨麻疹

水源性荨麻疹的患者在接触水后会出现小风团，无论水的温度高低，由此来区别寒冷性荨麻疹和胆碱能荨麻疹。直接用水压迫皮肤可用来测试水源性荨麻疹的存在。

# ■ 慢性特发性荨麻疹和血管性水肿

慢性特发性荨麻疹和血管性水肿是一类病因不明的常见疾病，常规实验室检查正常，没有全身疾病的证据。慢性荨麻疹并不是过敏反应的结果，有别于过敏所致的皮肤反应或物理因素产生的荨麻疹，后者的组织学研究显示小静脉周围明显细胞浸润。皮肤检查显示为边缘突起的浸润性荨麻疹，有时大小和（或）形状创意很大，但一般为圆形。

典型病变的活检显示非坏死性的血管周围单核细胞浸润。皮肤有许多类型的组织病理过程，表现与荨麻疹相似。低补体血症和皮肤血管炎的患者可以有荨麻疹和（或）血管性水肿。有荨麻疹、关节痛、肌痛和血沉（ESR）升高的患者，有坏死性小静脉炎样的表现，病变处活检显示伴中性粒细胞浸润为主的纤维素样坏死。然而，荨麻疹皮损可能在临床上难以与更典型的无血管炎的病例区分。

慢性荨麻疹与抗甲状腺抗体之间的关系日益密切。受累患者常有抗甲状腺球蛋白抗体或原浆微粒衍生抗原（过氧化物酶），但甲状腺功能正常。慢性荨麻疹患者中甲状腺抗体升高的发生率约为12%，相对应的正常群体中的发生率为3%~6%。尽管有些患者在接受甲状腺素替代治疗后临床荨麻疹症状会有所缓解，但另一些患者无效。因此，许多研究者认为该病与自身免疫反应有关，虽然另一些研究者认为甲状腺的自身免疫会加重荨麻疹，但目前尚没有强有力地证据支持后者的假设。

35%~40%的慢性荨麻疹患者自身皮肤试验（ASST）阳性：如果将患者的血清在他们的皮内进行注射，会发生明显的风团和潮红反应。这类患者经常有直接作用于IgE受体α亚基的补体激活IgG抗体，它将IgE受体（α亚基）与脱颗粒肥大细胞和嗜碱性粒细胞交联。另有5%~10%的慢性荨麻疹患者有抗IgE抗体，而不是抗IgE受体抗体。这些患者被归类为自身免疫性荨麻疹，相比那些没有自身抗体的患者，往往有更严重的临床过程，但差异不十分显著。

# ■ 诊　断

急性和慢性荨麻疹的诊断主要依靠临床，并且需要医生了解荨麻疹的不同类型。

荨麻疹表现为短暂性的瘙痒、红斑、突起的风团，顶部平坦伴水肿，可发展为皮肤紧张和疼痛。皮损可融合并形成多环、波形或环形病灶（图142-1、142-2）。单皮损一般持续20min到3h，很少超过24h。

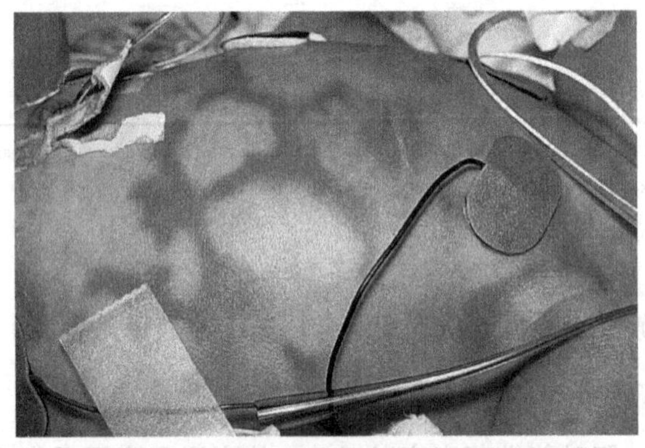

**图142-1（见彩图）** 伴前列腺素E2释放的多环荨麻疹皮损

摘　自 Eichenfield LF, Friedan IJ, Esterly NB. Textbook of neonatal dermatology. Philadelphia: WB Saunders, 2001: 300

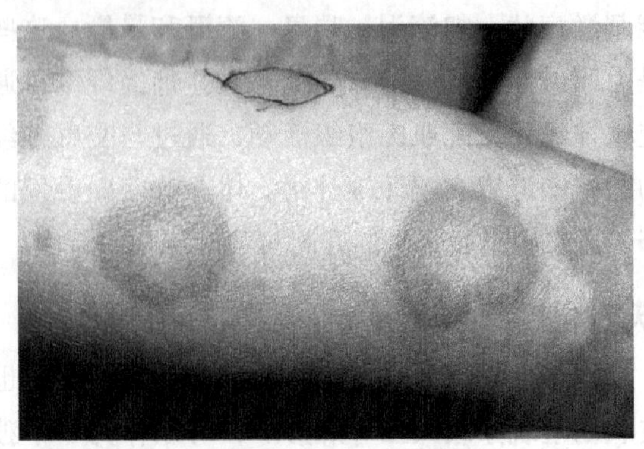

**图142-2（见彩图）** 原因不明的环形荨麻疹

摘　自 Eichenfield LF, Friedan IJ, Esterly NB. Textbook of neonatal dermatology. Philadelphia: WB Saunders, 2001: 301

皮损消退后又可出现在其他部位。血管性水肿常累及深部皮下组织，如眼睑、口唇、舌、生殖器和手足背。

药物和食物是急性荨麻疹最常见的病因。食物的皮肤过敏试验有助于区分急性荨麻疹的病因，特别是对有过去史依据者。应用对照的方法，通过祛除和激发试验可证实过敏的食物。但在缺乏食源性线索的情况下，食物的皮肤试验和饮食祛除的方法无论对急性或慢性荨麻疹的诊断通常是无用的。气源性变应原的皮肤试验一般无价值，除非考虑为接触性荨麻疹（动物皮屑或植物花粉）。在荨麻疹患者中常见皮肤划痕现象，假阳性反应可混淆皮肤过敏试验，但此差异通常可被识别。

很少发现慢性荨麻疹的外源性因素，反映了此病是由自身免疫或特发性因素引起。ASST 有助于确定自身免疫性荨麻疹的诊断。体外血清嗜碱性粒细胞的活性测定，包括检测孵育后患者血清嗜碱性粒细胞表面标记物 CD63 或 CD203c 的表达，这些试验的临床应用和意义仍存在争议。慢性荨麻疹的鉴别诊断包括皮肤或系统性肥大细胞增生症、补体介导的疾病、恶性肿瘤、混合型结缔组织疾病和皮肤疱疹性疾病（如大疱性类天疱疮；表 142–2）。一般而言，实验室检查包括全血细胞计数、ESR、尿常规、甲状腺自身抗体检测和肝功能测定。如果患者有发热、关节痛或 ESR 升高，需进一步检查（表 142–3）。遗传性血管性水肿是一种潜在危及生命的血管性水肿，与 C1 抑制剂活性缺乏有关，它是最主要的家族性血管性水肿（见第 128.3），与典型荨麻疹无关。在嗜酸性粒细胞增多的患者，应做大便寄生虫和虫卵检查，因为肠寄生虫感染也会引起荨麻疹。在成人和儿童已有发作性血管性水肿或荨麻疹和发热，伴嗜酸性粒细胞增多综合征的描述。相比于其他嗜酸细胞增多症，前者在本质上呈良性的过程。

建议对同一部位荨麻疹样皮损持续 >24h 者应该进行皮肤活检，以对可能存在的荨麻疹性血管炎做出诊断，而且这些皮损有色素或紫癜，疼痛感强于瘙痒感。胶原血管性疾病如系统性红斑狼疮也可有荨麻疹性血管炎的表现。荨麻疹性血管炎皮肤活检的典型病理表现为管壁坏死的毛细血管后微静脉内皮细胞肿胀，静脉周围中性粒细胞浸润，红细胞渗出，以及与免疫复合物沉积有关的纤维蛋白沉积。

肥大细胞增生症的特点是肥大细胞在骨髓、肝脏、脾脏、淋巴结和皮肤异常增生。肥大细胞激活后常有临床反应，包括瘙痒、潮红、刺痒、腹痛、恶心和呕吐。诊断依靠骨髓活检，可显示表达 CD2 和 CD25 的纺锤状肥大细胞数量增加。色素性荨麻疹是肥大细胞增生症最常见的皮肤表现，也可作为独立的皮肤表现而发生。它表现为小的，黄褐色至赤褐色的斑疹或突起的丘疹，常有抓痕（戴尔征）。使用抗组胺药后该征可消失。诊断依靠皮肤活检，显示为真皮肥大细胞数量增加。

任何有慢性荨麻疹和过去史的患者都应考虑物理性荨麻疹（表 142–3）。丘疹性荨麻疹常常见于幼儿，主要发生在四肢。在暴露皮肤的虫咬部位出现成群或线状的极度瘙痒的风团或丘疹。

运动诱发的过敏反应表现为运动后出现瘙痒、荨麻疹、血管性水肿、喘息、喉梗阻或低血压等各种组合（见第 143 章）。胆碱能性荨麻疹可通过热激发实验阳性进行鉴别，并很少发生过敏性休克。摄入多种食物变应原（虾、芹菜、小麦）并且有餐后运动，伴有荨麻疹或血管性水肿和全身过敏反应。而单独的食物或运动在这些患者中不会发生如此反应。

Muckle-Wells 综合征和家族性寒冷性自身炎症综合征（FCAS）是罕见的显性遗传性疾病，表现为反复发作的荨麻疹样病变。Muckle-Wells 综合征以青春期发作的关节炎、肢体疼痛为特征。可发展为进行性神经性耳聋、反复发热、ESR 升高、高丙种球蛋白血症和肾淀粉样变性，预后不良。FCAS 的特征是寒冷后诱发荨麻疹样皮疹，瘙痒少见。寒冷暴露可导致其他的症状，例如结膜炎、出汗、头痛和恶心。预后良好，患者的寿命一般正常。

## ■ 治　疗

急性荨麻疹是一种自限性疾病，很少需要抗组胺药和避免任何明确刺激物治疗以外的治疗。羟嗪和苯海拉明具有镇静作用，但是很有效，常用于荨麻疹的治疗。氯雷他定、非索那丁和西替利嗪同样有效，并且更适用，因为其减少了嗜睡的副作用而且更长效（表 142–4）。1∶1000 肾上腺素 0.01mL/kg（最大 0.3mL）经常能迅速地减轻急性重症荨麻疹或血管性水肿，但这很少需用。短疗程的口服糖皮质激素仅用于对抗组胺治疗无反应的非常严重的荨麻疹和血管性水肿。

大多数类型的物理性荨麻疹对避免刺激因子联合口服抗组胺药的治疗有效。但是迟发性压力性荨麻疹例外，通常需用口服糖皮质激素治疗。治疗寒冷性荨麻疹可选择分次使用赛庚啶。皮肤划痕症的治疗包括局部皮肤护理和使用抗组胺药，严重的病例需加大剂量。最初的治疗目的是减轻瘙痒，如此可以减少刺激引起的抓痕。抗组胺药、防晒霜和避免阳光直射对大多数患者有益。

饮食控制对慢性荨麻疹的治疗效果欠佳。但应考虑避免可使荨麻疹加重的因素例如水杨酸盐和 β 受体阻滞剂。其基本治疗是应用没有或有轻微镇静作用的 $H_1$ 抗组胺药。对常规剂量无效的患者，应用高剂量 $H_1$ 受体拮抗剂是常见的下一步治疗措施。当单独使用大剂量 $H_1$ 抗组胺药无效时，有时 $H_1$ 和 $H_2$ 抗组胺药的联合应用有助于控制慢性荨麻疹（表 142-4）。多塞平是 $H_1$ 和 $H_2$ 受体拮抗剂，很有效，但受限于其副作用。单独应用 $H_2$ 抗组胺药可加重荨麻疹。抗白三烯药物联合抗组胺药有时也会有效。当已经最大限度地阻断 $H_1$ 和（或）$H_2$ 受体后，荨麻疹仍持续存在，可考虑短期口服糖皮质激素，但最好避免长期服用糖皮质激素。环孢霉素 4~6mg/（kg·d）对有些成人慢性荨麻疹有效，但应用受限于其高血压和（或）肾毒性的副作用。免疫抑制剂包括羟氯喹、柳氮磺胺吡啶、秋水仙碱、氨苯砜、麦考酚酸酯和奥马珠单抗（抗 IgE）已有应用，但其有效性有待论证。对药物治疗无效的自身免疫慢性荨麻疹，可应用静脉注射免疫球蛋白和血浆置换。

**表 142-4　荨麻疹和血管性水肿的治疗**

| 分类 / 药物 | 剂量 | 频次 |
|---|---|---|
| **$H_1$ 抗组胺药（第二代）** | | |
| 非索非那定 | 6~11 岁：30mg | 每天 2 次 |
| | >12 岁：60mg | |
| | 成人：180mg | 每天 1 次 |
| 氯雷他定 | 2~5 岁：5mg | 每天 1 次 |
| | >6 岁：10mg | |
| 地氯雷他定 | 6~11 月：1mg | 每天 1 次 |
| | 1~5 岁：1.25mg | |
| | 6~11 岁：2.5mg | |
| | >12 岁：5mg | |
| 西替利嗪 | 6~24 月：2.5mg | 6~12 月：每天 1 次 |
| | 2~6 岁：2.5~5mg | 12~24 月：每天 1~2 次 |
| | >6 岁：5~10mg | 2~12 岁：每天 1 次 |
| **$H_2$ 抗组胺药** | | |
| 西咪替丁 | 婴儿：10~20mg/（kg·d） | 分成每 6~12h1 次 |
| | 儿童：20~40mg/（kg·d） | |
| 雷尼替丁 | 1 月 ~16 岁：5~10mg/（kg·d） | 分成每 12h1 次 |
| 法莫替丁 | 3~12 月：1mg/（kg·d） | 分成 12h1 次 |
| | 1~16 岁：1~2mg/（kg·d） | |
| **白三烯途径调节剂** | | |
| 孟鲁司特 | 12 月 ~5 岁：4mg | 每日 1 次 |
| | 6~14 岁：5mg | |
| | >14 岁：10mg | |
| 扎鲁司特 | 5~11 岁：10mg | 每日 2 次 |
| **免疫调节药物** | | |
| 环孢霉素 | 4~6mg/（kg·d） | 每日 1 次 * |
| 柳氮磺吡啶 | >6 岁：30mg/（kg·d） | 分成每 6h1 次 # |
| 静脉免疫球蛋白（IVIG） | 400mg/（kg·d） | 连用 5d |

*每月监测血压和血清肌酐、血钾和血镁水平

#测定全血细胞计数和肝功能，以后连续 3 个月每 2 周监测 1 次，随之每 1~3 月监测 1 次

## ■ 遗传性血管性水肿

遗传性血管性水肿（HAE）是一种遗传性疾病，由血浆蛋白 C1 抑制物（C1-INH）减少引起（见第 128 章）。患者通常主诉发作性血管性水肿或局部深部肿胀，手足常见，童年时开始起病，青春期病情加重。皮肤呈非凹陷性水肿，无瘙痒，与荨麻疹无关，是该病最常见的症状。患者通常有前驱症状，表现为局部的紧张感和刺痛感，持续数小时后发展为血管性水肿。在之后的 10d 肿胀会更严重，随后消退。有些患者的发作首先表现为无隆起无瘙痒的红斑。患者主诉的另一主要症状是由胃肠道黏膜水肿引起的严重腹痛。腹痛的程度与急腹症相似，经常造成不必要的手术。发作时可有便秘或腹泻。胃肠道水肿的病程发展过程与皮肤一致。

喉水肿是 HAE 最危险的并发症，可导致呼吸道的完全阻塞。超过半数的 HAE 患者在疾病过程中都会累及喉部，但危及生命的喉水肿很少见。牙龈注射盐酸普鲁卡因（奴佛卡因）是常见的诱因，但喉水肿可自发。临床症状可能会迅速恶化，在数小时内从轻微不适发展为完全性气道阻塞。当病变累及咽喉部和悬雍垂后可轻易观察到软组织水肿。如果水肿发展为分泌物吞咽困难或声音改变，患者可能需要紧急气管插管甚至气道切开以确保气道通畅。其他临床症状少见。

对于大多数患者 HAE 发作的原因不明，但对于有些患者，创伤或情绪压力显然会导致该病的发作。

有些女性在月经周期也会规律性发作。HAE 的发作的频度变异很大，同一患者在不同时间都有不同。有些患者每周会发作，而另些患者可能 1 年发作 1 次。发作可始于任何年龄阶段。

C1-INH 是丝氨酸蛋白酶抑制物家族成员，类似于 α－抗胰蛋白酶，抗凝血酶Ⅲ和血管紧张素原。这些蛋白通过形成稳定的，与被抑制蛋白一对一的复合物，使靶蛋白酶化学失活。C1-INH 主要是由肝细胞合成，单核细胞也可合成。C1-INH 蛋白合成调控尚不完全清楚，但普遍认为雄激素可刺激 C1-INH 的合成，因为临床上雄激素治疗可升高血清 C1-INH 水平。C1-INH 缺乏是常染色体显性遗传病，但 25% 的患者无家族史。C1-INH 缺陷患者的基因缺陷都是杂合子，因此认为半数 C1-INH 基因正常仍不足以防止该病的发作。

尽管 C1-INH 是以补体 1 成分的活性命名（C1 酯酶），但它也可抑制纤维蛋白溶解、凝血和激肽途径。具体而言，C1-INH 能灭活纤溶酶活化的哈格曼因子（Hageman 因子）（Ⅻ因子）、活化的Ⅺ因子、血浆促凝血酶原激酶前体和激肽释放酶。在补体系统中，C1-INH 与 C1r 和 C1s 结合可抑制 C1 活化和阻断经典补体激活途径。C1-INH 缺乏，使 C1 过度活化，使 C1 的底物 C4 和 C2 裂解失控。C3 水平正常。目前已知的导致水肿的主要因素是缓激肽，一个重要的九肽介质，可引起毛细血管后微静脉渗透性增高。缓激肽由循环系统中高分子量激肽原在血浆激肽释放酶作用下形成。

据描述，C1–INH 缺陷的两种基因类型本质上有相同的表型。*C1–INH* 基因位于 11 号染色体的 p11–q13 区。常染色体不完全显性。携带异常基因的患者在临床上可有从无症状到严重病变表现。I 型 HAE 是最常见的类型，约占全部病例的 85%。C1–INH 的合成在异常等位基因处受阻，但在正常等位基因可合成，正常蛋白的转录，生成一定血清浓度的 C1–INH，约占总血清水平的 10%~40%。II 型 HAE 约占 15% 的病例，抑制物活性位点的突变可导致无功能性 C1–INH 蛋白的合成。2 型 HAE 患者的 C1–INH 蛋白浓度正常或升高。

已报道发现一种与 HAE 类似的综合征，被命名为 III 型 HAE，主要发生于女性。没有发现有补体或 C1–INH 异常，但在 1/3 的患者中发现有获得性凝血因子Ⅻ功能异常。

在美国，有三种治疗方案用于该病的预防，但目前尚无通过美国食品和药物管理局（FDA）批准的可用于治疗急性发作的药物。研究发现抑制雄激素如促性腺素抑制剂达那唑能有效控制大多数患者的发作。但达那唑抑制或减少雄激素后有许多副作用，这阻碍了它在某些患者的应用。儿童使用后可能使骨骼过早闭合，也不能应用于妊娠妇女。纤维蛋白溶解抑制剂 ε－氨基已酸可有效预防发作，常用于儿童，但随着使用时间的推移会出现严重疲劳和肌肉无力。

从人血浆中制备的纯化 C1–INH 已批准用于该疾病的预防，但此类蛋白质半衰期短，接近 40h。临床试验中需一周静注 2 到 3 次。有报道在初步药物双盲研究中，血浆 C1 抑制剂、重组 C1 抑制剂、激肽释放酶拮抗剂－艾卡拉肽和缓激肽 2 型受体拮抗剂－艾替班特，分别为和，都能有效治疗 HAE 的急性发作，目前都在 FDA 各阶段的审查中。

## 参考书目

参考书目请参见光盘。

（金婷婷　译，张明智　审）

# 第 143 章
# 全身过敏反应

*Hugh A. Sampson，Donald Y.M. Leung*

全身过敏反应是指严重的过敏反应，起病迅速，并可能导致死亡。全身过敏反应在儿童，特别是婴幼儿中常常被漏诊。发生全身过敏反应时，肥大细胞和嗜碱性粒细胞突然释放强效生物活性介质，导致皮肤（荨麻疹、血管性水肿、潮红）、呼吸（支气管痉挛、喉水肿）、心血管（低血压、心律失常、心肌缺血）和胃肠道（恶心、腹部绞痛、呕吐、腹泻）系统的症状。

## ■ 病　因

儿童最常见的全身过敏反应的原因在医院和社区有所不同。医院内常见的全身过敏反应主要是药物过敏和乳胶过敏，而食物过敏则是医院外发生的全身过敏反应最常见原因，来自美国、意大利和澳大利亚南部的调查显示，食物过敏约占儿童全身过敏的一半（表 143–1）。花生过敏是食物相关过敏性反应的一个重要原因，导致大多数致命或近乎致命的反应。在医院里，对于需要接受多种操作，如脊柱裂和泌尿道畸形的儿童，乳胶过敏是一个特别的问题，并促使许多医院改用无乳胶产品。乳胶过敏的患者可能对食物中的同源蛋白质也会产生过敏反应，如香蕉、奇异果、牛油果、栗子和百香果。

## ■ 流行病学

每年美国的全身过敏反应的总发病率估计为50例/100 000人/年，合计>150 000例/年。一项针对澳大利亚3~17岁儿童家长的问卷调查发现，0.59%的儿童至少经历过1次全身过敏反应性事件。

## ■ 发病机制

致命性全身过敏反应的主要病理特征包括急性肺气肿、肺水肿、肺泡内出血、内脏充血、喉头水肿、荨麻疹和血管神经性水肿。急性低血压是由于血管扩张和（或）心律失常。

大部分全身过敏反应病例是由于变应原特异性IgE分子结合至细胞，并活化肥大细胞和嗜碱性粒细胞的结果。患者最初暴露于过敏原并产生特异性抗体，但在大多数情况下，孩子和父母都未关注到首次暴露，很可能是通过母乳中的食物蛋白。当孩子再次暴露于变应原，肥大细胞、嗜碱性粒细胞及可能的其他细胞，

**表 143-1　儿童过敏性反应的常见原因***

| |
|---|
| 食物：花生，坚果（核桃、榛子、腰果、开心果、巴西坚果），牛奶，鸡蛋，鱼，贝类（虾、蟹、龙虾、蛤、扇贝、牡蛎），种子（芝麻、棉籽、松子、车前子），水果（苹果、香蕉、猕猴桃、桃、橘子、甜瓜），谷物（小麦） |
| 药物：青霉素类，头孢菌素类，磺胺类，非类固醇消炎剂，阿片类药物，肌肉松弛剂，万古霉素，葡聚糖，硫胺素，维生素B12，胰岛素，硫喷妥钠，局部麻醉剂 |
| 膜翅目毒液：蜜蜂、小黄蜂、黄蜂、大黄蜂、火蚁 |
| 乳胶 |
| 变应原免疫治疗 |
| 运动：食品特异性运动，餐后（非食品特异性）运动 |
| 疫苗：破伤风、麻疹、腮腺炎、流感 |
| 其他：放射性介质，丙种球蛋白，低温，化疗药（天冬酰胺酶，环孢霉素、甲氨蝶呤、长春新碱、5-氟尿嘧啶）、血液制品、吸入剂（灰尘和螨虫、花粉） |
| 特发性 |

*根据发生频率排序

摘自 Leung DYM, Sampson HA, Geha RS, et al. Pediatric allergy principles and practice. St Louis, 2003, 644

例如巨噬细胞释放的各种介质（组胺，类胰蛋白酶）和细胞因子，可以在任何或所有靶器官产生过敏症状。临床上过敏反应也可通过非IgE介导的机制引起，有时被称之为过敏样反应，包括通过药物和物理因素（吗啡、运动、寒冷），白三烯代谢紊乱（阿司匹林和非甾体类消炎药），免疫凝聚和补体激活（血制品），以及可能的补体活化（放射造影剂，透析膜）肥大细胞直接释放介质。

## ■ 临床表现及诊断

根据导致反应的原因不同，症状的发生也有所不同。食入变应原（食物，药物）引起的反应比那些经注入的变应原（昆虫叮咬，药物）引起的反应会延迟发生（数分钟到2h），而且往往有更多的胃肠道症状。最初的症状因病因而不同，可以包括以下任何症状：唇周和面部的瘙痒、燥热、乏力、恐惧（濒死感）、潮红、荨麻疹和血管性水肿，口腔或皮肤瘙痒，喉紧、干咳和声音嘶哑，眼周皮肤瘙痒，鼻塞，打喷嚏，呼吸困难，剧烈咳嗽和喘息，恶心，腹部绞痛，呕吐，特别是食入变应原，子宫收缩（表现为腰背痛，并不少见），严重的可以出现头晕和意识丧失。阻塞性喉头水肿到一定程度，常提示为严重的反应。20%的病例可以没有皮肤症状，既往健康的哮喘者的急性起病的严重支气管痉挛应考虑全身过敏反应。没有皮肤症状而突然发生的虚脱反应也应高度怀疑是迷走血管性虚脱，心肌梗死，误吸，肺栓塞或抽搐性疾病。喉头水肿，尤其是伴有腹痛，提示遗传性血管性水肿（见第142章）。

## ■ 实验室检查

实验室检测可能显示存在针对可疑变应原的IgE抗体，但此结果并不能确定。血浆组织胺可一过性升高，但不稳定，在临床上难以测得。血浆β-类胰蛋白酶更稳定，而且可持续升高几个小时，但在食物诱发的过敏性反应往往不升高。

## ■ 诊　断

美国国家卫生研究院（NIH）资助的专家小组推荐了全身过敏反应的诊断方法（表143-2）。鉴别诊断包括其他类型的休克（出血性、心源性、感染性），升压反应，包括潮红综合征如类癌综合征，过量组织胺综合征（系统性肥大细胞增多症）和谷氨酸钠的摄入，因食入腐坏鱼肉引起的食物中毒和遗传性血管性

水肿。此外，惊恐发作，声带功能障碍，嗜铬细胞瘤和红人综合征（万古霉素引起）都应当要考虑到。

## 治　疗

全身过敏反应是一种医学急症需要积极处理，肌注或静脉注射肾上腺素，肌注或静脉 H1 和 H2 受体拮抗剂的抗组织胺药物，吸氧，静脉输液，吸入 β－受体激动剂和糖皮质激素（表 143-3）。初始评估应确保气道通畅和有效呼吸，循环和灌注。肾上腺素是最重要的药物，并应确保无延迟使用。如果不能开通静脉通路，可通过肌肉注射（0.01mg/kg，最大 0.3~0.5mg）给药。12 岁以上儿童，多建议肌肉注射剂量 0.5mg。如果症状持续存在，静脉持续输注肾上腺素通路还未建立，可以重复肌注 2 次或 3 次，间隔 5~15min。在无法开通静脉通路的情况下可以使用骨髓内输液（这是一种并不常用的通路）。对于休克患者补液很重要，其他药物（抗组织胺药，糖皮质激素）在全身过敏反应的治疗中处于次要地位。患者可能出现双相全身过敏反应，即在出现明显的全身过敏症状后再次发生全身过敏症状。这种现象的机制尚不清楚，但在未及时治疗和重症病例中更常见。初始治疗时使用糖皮质激素似乎不会影响双相过敏反应的发生。超过 90% 的双相过敏反应发生在 4h 内，因此患者应至少在急诊部观察 4h 后再离开。

**表 143-2　全身过敏反应的诊断**

| 符合以下 3 项中的任何一项高度提示全身过敏反应： |
|---|
| 1. 急性发作（数分钟至数小时）的累及皮肤和（或）黏膜组织（如全身性荨麻疹、皮肤瘙痒或潮红、嘴唇 / 舌头 / 悬雍垂肿胀）的疾病 |
| 至少有下列一项： |
| a. 呼吸系统损害（如呼吸困难、喘息 / 支气管痉挛、喘鸣、PEF 峰值降低、低氧血症） |
| b. 血压下降或终末期器官功能障碍（如肌张力低下、晕厥、大小便失禁） |
| 2. 接触此患者可疑变应原后迅速发生（几分钟到几小时内）以下两项或多项： |
| a. 累及皮肤 / 黏膜组织（如全身荨麻疹、瘙痒 / 红晕、嘴唇 / 舌头 / 悬雍垂肿胀） |
| b. 呼吸系统损害（如呼吸困难、喘息 / 支气管痉挛、喘鸣、PEF 降低、低氧血症） |
| c. 血压下降或相关症状（如肌张力低下、晕厥、大小便失禁） |
| d. 持续的胃肠道症状（如腹部绞痛、呕吐） |
| 3. 暴露于此患者已知的变应原后（几分钟到几小时）出现血压下降： |
| a. 婴儿和儿童：低收缩压（年龄特定）或收缩压下降 >30% |
| b. 成人：收缩压 <90 mmHg 或从患者的基线下降 >30% |

PEF：呼气流量峰值

摘自 Sampson HA, Muñoz-Furlong A, Campbell RL, et al. Second symposium on the definition and management of anaphylaxis: summary report. Second National Institute of Allergy and Infectious Disease/Food Allergy and Anaphylaxis Network symposium. J Allergy Clin Immunol，2006，117:391-397

## 预　防

应教育有食物性全身过敏反应的患者必须避免变应原，包括认真地阅读食品标签和获得有关可能潜在的污染及高风险环境的知识，并早期识别全身过敏性症状及准备好急救药物。任何有食物过敏和有哮喘病史的儿童，花生或坚果过敏，或者曾有严重全身过敏反应病史者应给予肾上腺素自助注射器，西替利嗪液体（或苯海拉明），并有意外服用的书面应急预案。可从食物过敏和全身过敏反应网络（Food Allergy and Anaphylaxis Network，www.foodallergy.org）下载表格。对于鸡蛋过敏的患者在接受含有鸡蛋白的流感疫苗或黄热病疫苗前先进行测试。

经历过由于昆虫叮咬引起全身过敏性反应，包括有呼吸道症状的儿童应立即评估，并予以免疫治疗，具有 90% 以上的保护作用。对于食物相关的运动诱发全身过敏症的病例，与运动诱发性全身过敏反应的儿童一样，食用致敏食物后 2~3h 不能运动，在锻炼时必须有朋友陪同，学会识别全身过敏性反应的早期征兆（如温热感和面部瘙痒的感觉），停止运动，并在症状出现时立即寻求帮助。任何存在全身过敏反应风险的孩子，应接受急诊治疗，并接受教育和意外食用情况下的书面应急预案。

可以采取口服药物代替注射的方式使药物的不良反应减轻或最小。在可疑之前发生过过敏反应的儿童可以使用低渗透压造影剂。在需接受多种操作的孩子应使用无粉，低变应原的乳胶手套或无乳胶手套和材料。

## 参考书目

参考书目请参见光盘。

（金姐　译，张晓波　审）

表 143-3　全身过敏反应患者的处理

| 药品分类 | 指征及剂量 | 注释；不良反应 |
|---|---|---|
| 患者应急管理（取决于严重程度和临床症状） | | |
| 肾上腺素 | 用于全身过敏反应，支气管痉挛，心脏骤停 | 心动过速、高血压、精神紧张、头痛、恶心、烦躁，震颤 |
| 0.01mg/kg 至 0.3mg | EpiPen Jr（0.15mg）IM 8~25kg<br>Twinject Jr（0.15mg）IM | |
| | EpiPen（0.3mg）IM >25kg<br>Twinject（0.3mg） | |
| 西替利嗪（液体） | 抗组胺药（拮抗 H1 受体） | 低血压、心动过速、嗜睡 |
| （仙特明 5mg/5mL） | 口服 0.25mg/kg 至 10mg | |
| 备选：苯海拉明 | 抗组胺药（拮抗 H1 受体） | 低血压、心动过速、嗜睡和反常性兴奋 |
| （苯海拉明 12.5mg/5mL） | 口服 1.25mg/kg 至 50mg | |
| 转运至急诊室 | | |
| 急救人员管理（取决于严重程度） | | |
| 供氧气及气道管理 | | |
| 肾上腺素 | 用于全身过敏反应，支气管痉挛，心脏骤停 | 心动过速、高血压、精神紧张、头痛、恶心、烦躁、震颤 |
| 0.01mg/kg 至 0.3mg | EpiPen Jr（0.15mg）IM 8~25kg | 可每隔 10~15min 重复 |
| | EpiPen（0.3mg）IM >25kg | |
| | 1:1 000 浓度 0.01mL/kg 至 0.3mL IM | |
| | 1:10 000 浓度 0.01mL/kg 静脉慢推 | 用于严重低血压 |
| 扩容 | | |
| 晶体液（生理盐水或林格氏乳酸盐） | 第一小时内 30mL/kg | 根据血压反应调整滴速 |
| 胶体（羟乙基多糖） | 10mL/kg 迅速静脉推注，随之缓慢推注 | 根据血压反应调整滴速 |
| 苯海拉明（苯海拉明 12.5mg/5mL） | 抗组胺药（H1 受体的竞争性） | 低血压、心动过速、嗜睡和反常性兴奋 |
| | 1.25mg/kg 至 50mg IM | |
| 备选：西替利嗪（液体）（仙特明 5mg/5mL） | 抗组胺药（H1 受体的竞争性） | 低血压、心动过速、嗜睡 |
| 雾化吸入沙丁胺醇 | β－受体激动剂<br>[0.83mg/mL（3mL）] 氧驱动雾化 | 心悸，神经过敏，中枢神经系统的刺激，心动过速；当支气管痉挛显示无反应时可用它来补充肾上腺素；可以重复 |
| 糖皮质激素： | | |
| 甲泼尼龙 | 抗炎 | 高血压、水肿、神经紧张和兴奋 |
| 甲强龙（IV） | 1~2mg/kg，最高 125mg IV | |
| 甲强龙（IM） | 1mg/kg，最高 80mg IM | |
| 泼尼松 | 抗炎 | 高血压、水肿、神经紧张和兴奋 |
| 口服 | 1mg/kg 至 75mg 口服 | |
| 雷尼替丁（善卫得 –25mg/mL） | 抗组胺药（$H_2$ 受体拮抗剂） | 头痛，精神错乱 |
| | 1mg/kg 至 50mg IV | 应缓慢给药 |
| 西咪替丁（泰胃美 –25mg/mL） | 抗组胺药（$H_2$ 受体的竞争性）<br>4mg/kg 至 200mg IV | 头痛，精神错乱<br>应缓慢给药 |

表 143-3（续）

| 药品分类 | 指征及剂量 | 注释；不良反应 |
|---|---|---|
| 急诊后的管理 | | |
| $H_1$ 受体拮抗剂 | 西替利嗪（5~10mg Qd）或氯雷他定（5~10mg Qd）连用 3d | |
| 皮质激素 | 每日口服泼尼松（1mg/kg 至 75mg）3d | |
| 预防性治疗 | | |
| 随访评估，以确定或确认病因 | | |
| 昆虫叮咬过敏的免疫治疗 | | |
| 处方自助注射器和抗组胺药 | | |
| 提供书面计划，列出患者的应急管理（可从 www.foodallergy.org 下载表格） | | |
| 患者教育 | | |
| 宣教避开变应原 | | |
| 认识过敏反应的早期表现 | | |
| 强调早期治疗过敏症状，避免全身过敏反应 | | |

IM：肌注；IV：静脉滴注；PO：口服

# 第 144 章
# 血清病

Scott H. Sicherer，Donald Y.M. Leung

血清病是一种全身性、免疫复合物介导的过敏性血管炎，通常是由于使用异种血清蛋白治疗所引起。

## 病　因

含有异种（动物）血清蛋白的免疫复合物和补体激活是引起血清病的重要发病机制。从马身上获取的抗体可用来治疗黑寡妇蜘蛛毒和多种蛇咬伤、肉毒中毒，以及免疫抑制治疗（抗胸腺球蛋白）。而替代治疗方法的应用，包括修饰过的或生物工程抗体及人类来源的生物制剂，降低了血清病发生的风险。被描述为“血清病样”的反应通常是由于药物过敏，特别是抗生素（如头孢克洛）触发的。与真正的免疫反应不同，血清病样反应不存在血清病中见到的免疫复合物，低补体血症，血管炎和肾脏损害。

## 发病机制

血清病是抗原抗体复合物引起的典型的 III 型超敏反应。在用牛血清蛋白做抗原的兔模型中，机体针对注射抗原产生抗体后，症状也随之出现。数天后，随着游离抗原浓度下降，抗体产生增加，不同大小的抗原抗体复合物以类似于沉淀曲线的方式产生。循环中小的复合物通常是无害的，大的复合物被网状内皮系统清除，在轻微抗原过量时产生的中间大小的复合物可沉淀在血管壁和组织中。免疫微沉淀可通过激活补体和粒细胞引起血管和组织损伤。

补体（C3a、C5a）激活可促进中性粒细胞趋化并黏附至免疫复合物沉积处。组织中肥大细胞释放的血管活性胺使得血管通透性增加，促进免疫复合物沉积和中性粒细胞聚集。肥大细胞是通过抗原与 IgE 的结合或与过敏毒素（C3a）接触而被激活的。组织损伤是由于中性粒细胞释放了蛋白水解酶和氧自由基。

## 临床表现

血清病的症状一般开始于注射外来异物后 7~12d，但也可以晚至 3 周后出现。如果对相同抗原有早期接触或既往过敏反应，会加速症状的出现。一般在出现全身症状前数日，注射的局部会有水肿和红斑。症状通常包括发热、不适和皮疹（见第 637.1）。荨麻疹和麻疹样皮疹是皮疹的主要类型，常有瘙痒。在一项注射马抗胸腺球蛋白诱发的血清病的前瞻性研究中，在大多数患者中首先观察到皮疹。皮疹开始表现为沿着手、手指、脚、脚趾的两侧，以及手掌或脚掌连接的背外侧皮肤的薄而匐行性的带状红斑。在大多数患者，带状红斑随后被瘀点或紫癜代替，可能是由于血小板计数降低或局部小血管的损伤。其他症状包括水肿、肌痛、淋巴结肿大，关节痛或多关节炎，胃肠道症状包括疼痛、恶心、腹泻和黑便。疾病一般是自限性过程，在1~2周恢复。心肌炎，肾小球肾炎，格林－巴利综合征和周围神经炎是很少见的并发症。药物引起的血清病样反应通常以药物暴露后1~3周开始的发热、瘙痒、荨麻疹、关节痛为特征。荨麻疹型皮疹随着反应的进展开始变成红斑，并可演变成中心暗色的圆斑。

## ■诊　断

通常可检测到循环免疫复合物，10~12d达到峰值。血清补体（C3和C4）水平通常降低，在10d左右到达最低点。C3a过敏毒素可增加。血沉通常升高，常可见到血小板减少。可伴有轻微蛋白尿，血红蛋白尿和轻微的血尿。皮肤损害的直接免疫荧光常显示IgM、IgA、IgE或C3免疫沉积。

## ■治　疗

治疗主要为支持治疗，包括抗组胺药和止痛剂。当症状非常严重时，可以用全身激素治疗。可给予大剂量激素，当患者好转后迅速减量。血浆置换体外去除循环免疫复合物的治疗尚需进一步的研究。

## ■预　防

预防血清病的主要方法是寻找替代的治疗。有些情况下可获得非马来源的制剂（如人来源的肉毒杆菌免疫球蛋白）。其他新型的替代方法包括动物来源的部分消化的抗体和基因工程抗体。这些疗法引起血清病样疾病的可能性很低。当只有马来源的抗毒素/抗蛇毒素可供使用时，在血清注入前应进行皮肤试验，但这只反映过敏反应而非血清病的风险。试验一般用1∶100稀释的血清点刺，同时进行阳性（组胺）和阴性（生理盐水）对照，逐步增加剂量直至发生阳性反应或达到0.02mL，1∶100稀释液的最大剂量皮内注射。对最高浓度稀释液呈阴性反应提示不大可能对马血清发生过敏反应。

对有马血清过敏现象的患者，必须进行风险效益评估来决定是否需要进行治疗。如果需要治疗，血清注射通常可采用快速脱敏程序来保证顺利进行，快速脱敏方法采用制造商给出的逐步给药方案。脱敏只是暂时的，患者可能重新获得之前的过敏特性。血清病不能通过脱敏或激素预治疗来预防。

## 参考书目

参考书目请参见光盘。

（祁媛媛　译，张晓波　审）

# 第145章
# 食物不良反应

Hugh A. Sampson，Donald Y.M.Leung

食物不良反应包括摄入食物或食物添加剂后引起的任何不适反应，经典地分为食物不耐受和食物过敏，前者主要指不良生理反应，后者包括不良免疫反应和变态反应（表145-1、145-2、145-3）。与其他的特应性疾病一样，食物过敏在过去的30年里有所增加，尤其是在“西方化”的国家。现在估计3.5%美国人存在食物过敏问题。研究发现，有将近6%的儿童在生后3年里经历过食物过敏反应，主要包括牛奶过敏（2.5%），鸡蛋过敏（1.5%）和花生过敏（1%）。大多数儿童的牛奶和鸡蛋过敏会“生长后消失”，约半数在出生后3~5年消失。与之相反而有80%~90%的儿童终身对花生、坚果或海鲜过敏。

## ■病　因

食物的不良反应可能是耐受不良的结果，它的发生是由于食物的功能特性，以及宿主的过敏反应和不良的免疫应答（表145-1）。虽然食物是机体面对的最大抗原负荷，但肠道相关的淋巴组织（GALT）能够很容易地识别无害食物和病原微生物。正常情况下食物的摄入能够通过诱导T细胞的无反应应答和T调节细胞使全身免疫系统“忽略”每餐正常进入全身循环的约2%抗原蛋白，从而导致口服免疫耐受。婴儿的功能屏障（如胃酸、小肠酶、多糖蛋白质复合物）和免疫屏障（如分泌型IgA）尚不成熟，使得食物抗原渗透增加。相较于成熟系统，GALT的免疫耐受能力下降，因此食物过敏反应最易发生在此年龄阶段。

## ■发病机制

食物不耐受机制有多种学说。然而食物过敏主要是由于IgE介导和（或）细胞介导的。在易感个体接触某种抗原后，产生食物特异IgE抗体，其结合在肥大细胞、嗜碱性粒细胞、巨噬细胞和树突状细胞上的

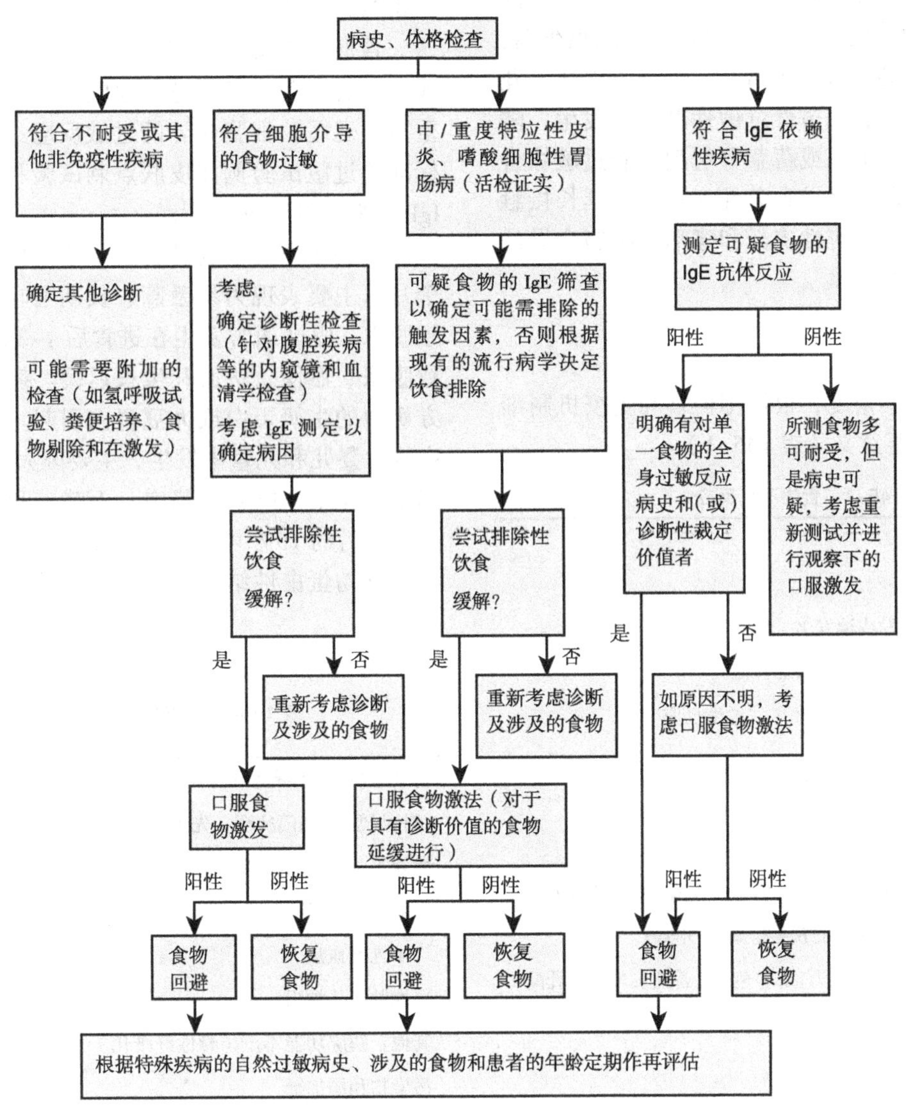


**图 145–1** 诊断食物过敏的基本方案
摘自 Sicherer SH. Food allergy. Lancet,2002, 360:701-710

Fc 受体上。当食物变应原透过黏膜屏障，接触表面有 IgE 抗体的细胞，引发介质释放使血管扩张、平滑肌收缩、黏液分泌，以致出现速发型过敏反应症状。活化的肥大细胞和巨噬细胞可释放许多细胞因子从而吸引和活化其他细胞（如嗜酸性粒细胞和淋巴细胞），导致炎症反应延长。急性 IgE 介导的免疫反应所引发的过敏症状表现在皮肤（风疹、血管神经性水肿和潮红）、胃肠道（口腔瘙痒、血管神经性水肿、恶心、腹痛、呕吐和腹泻）、呼吸道（鼻充血、流涕、鼻痒和喷嚏、喉头水肿、呼吸困难和喘息）、心血管系统（心律失常、低血压和意识丧失）。食物过敏的另一种主要形式是由淋巴细胞、主要食物抗原特异性 T 细胞分泌大量的多种细胞因子而引发的迟发型过敏反应，其症状表现在皮肤（瘙痒和红斑）、胃肠道（恶病质、早期饱胀感、腹痛、呕吐和腹泻）或呼吸道（食物引发的肺含铁血黄素沉着症）。食物抗原所引发的 IgE 和细胞性联合反应也会引发一些慢性疾病（如特应性皮炎、哮喘和过敏性嗜酸细胞性胃肠炎）。

儿童的 IgE 介导的过敏反应可能由食物抗原，即 I 型抗原通过渗透胃肠道屏障或部分同源抗原，如植物花粉，渗透呼吸道而引发。任何食物都可能为 I 型抗原，但是在儿童期，90% 的食物过敏是由鸡蛋、牛奶、花生、坚果、鱼、黄豆和小麦所引发。这些食物中许多主要抗原蛋白已被分类。单组食物中的蛋白总类多样但又有交叉反应。对这些蛋白的暴露和致敏常常发生在生命早期，因为完整的蛋白通过母乳传递给婴儿，在添加固体食物以后，许多父母尽可能给他们的婴儿丰富多样的饮食。事实上，所有牛奶过敏发生在生后

12个月内，鸡蛋过敏是18个月内，首次花生过敏的中位年龄是14个月。Ⅱ型抗原主要是植物或水果蛋白，与花粉蛋白部分同源（表145-3）。随着由桦树、花草或豚草属花粉引起的季节性过敏性鼻炎的发生，随后摄入某些未加工的水果或蔬菜可引起口腔过敏综合征。间断摄入过敏食物将导致急性症状，而延长接触可导致慢性疾病，如特应性皮炎和哮喘。细胞介导的致敏主要发生于I型抗原。

## ■ 临床表现

从临床和诊断学角度，根据靶器官和免疫机制细分食物过敏具有重要意义（表145-1）。

表145-1 食物不良反应

| |
|---|
| **食物不耐受** |
| **宿主因素** |
| 酶缺乏——乳糖酶（原发或继发），果糖酶（成熟延迟） |
| 胃肠疾病——炎症性肠病，肠易激综合征 |
| 特异质反应——软饮料中的咖啡因（“过度反应”） |
| 心理因素——食物恐惧症 |
| 偏头痛（少见） |
| **食物因素** |
| 感染性微生物——大肠埃希菌，金黄色葡萄球菌，梭状芽孢杆菌 |
| 毒素——组胺（鲭鱼中毒），石房蛤毒素（贝类） |
| 药物——咖啡因，可可碱（巧克力、茶），色胺（番茄），酪胺（乳酪） |
| 污染物——重金属，杀虫剂，抗生素 |
| **食物过敏** |
| **IgE介导** |
| 皮肤——荨麻疹，血管性水肿，麻疹样皮疹，潮红，接触性荨麻疹 |
| 胃肠道——口腔过敏综合征，胃肠道过敏反应 |
| 呼吸道——急性鼻结膜炎，支气管痉挛 |
| 全身表现——过敏性休克，运动诱发性全身过敏反应 |
| **IgE和细胞联合介导** |
| 皮肤——特应性皮炎，接触性皮炎 |
| 胃肠道——过敏性嗜酸细胞性食管炎和胃肠炎 |
| 呼吸道——哮喘 |
| **细胞介导** |
| 皮肤——接触性皮炎，疱疹样皮炎 |
| 胃肠道——食物蛋白诱导的小肠结肠炎，直肠结肠炎和肠病综合征、乳糜泄 |
| 呼吸道——食物诱发的肺含铁血黄素沉着症（Heiner综合征） |
| **未分类** |
| 牛奶诱发的贫血 |

IgE：免疫球蛋白E

## 胃肠道表现

胃肠道食物过敏常为婴幼儿过敏的首要表现形式，主要表现为易激惹、呕吐或“反流”、腹泻或体重增长迟缓。细胞介导的过敏反应占主导地位，因此标准的过敏试验例如皮肤点刺试验和体外食物特异性IgE试验诊断意义不大。

食物蛋白性小肠结肠炎主要发生在生后的最初几个月，主要表现为易激惹、长期呕吐和腹泻，并可导致脱水。呕吐通常发生在进食后1~3h，继续喂养可导致腹胀、血便、贫血和生长迟缓。症状通常由进食配方奶中的牛奶蛋白或大豆蛋白引起。相似的症状也可在较大婴儿和儿童中发生，主要因大米、燕麦、小麦、鸡蛋、花生、坚果、鸡肉、火鸡肉和鱼过敏引起。摄入抗原后约15%可发生低血压。

食物蛋白性结肠直肠炎发生于生后最初数月，以

表145-2 食物不良反应的鉴别诊断

| |
|---|
| 胃肠道疾病[伴有呕吐和（或）腹泻] |
| 结构异常（幽门狭窄，先天性巨结肠） |
| 酶缺乏（原发或继发）： |
| 双糖酶缺乏症—乳糖酶，果糖，异麦芽糖酶 |
| 半乳糖血症 |
| 恶性肿瘤伴梗阻 |
| 其他：胰腺功能不全（囊性纤维化），消化性溃疡 |
| 污染物和添加剂 |
| 调味剂和防腐剂——很少引起症状 |
| 焦亚硫酸钠，谷氨酸盐，亚硝酸盐 |
| 染料和染色剂——很少引起症状（荨麻疹、湿疹）： |
| 酒石黄 |
| 毒素： |
| 细菌、真菌（黄曲霉菌），鱼类毒素（鲭鱼肉，鱼肉毒） |
| 感染性微生物 |
| 细菌（沙门氏菌，大肠埃希菌，志贺菌） |
| 病毒（轮状病毒，肠道病毒） |
| 寄生虫[贾第鞭毛虫（存在于鱼类体内）] |
| 意外污染： |
| 重金属、杀虫剂 |
| 药物： |
| 咖啡因、糖苷生物碱茄（土豆）、组胺（鱼）、5-羟色胺（香蕉、番茄）、色胺（番茄）、酪胺（奶酪） |
| 心理反应 |
| 食物恐惧症 |

表 145-3　食物过敏的自然病程和常见食物过敏间的交叉反应

| 食物 | 常见发生过敏的年龄 | 交叉反应 | 通常缓解年龄 |
|---|---|---|---|
| 鸡蛋白 | 6~24 个月 | 其他鸟蛋 | 7 岁（75% 病例缓解）* |
| 牛奶 | 6~12 个月 | 山羊奶，绵羊奶，水牛奶 | 5 岁（76% 病例缓解）* |
| 花生 | 6~24 个月 | 其他豆科植物，豌豆，小扁豆；木本坚果交叉反应 | 持续存在（20% 病例 5 岁前缓解） |
| 木本坚果 | 1~2 岁；成人发生在与桦树花粉的交叉过敏后 | 其他木本坚果；花生交叉反应 | 持续存在（20% 病例 7 岁前缓解） |
| 鱼 | 儿童后期和成人 | 其他鱼类（金枪鱼和旗鱼的交叉反应较低） | 持续存在† |
| 贝壳类 | 成人（此类患者的 60%） | 其他贝壳类 | 持续存在 |
| 小麦‡ | 6~24 个月 | 其他麸质类植物 | 5 岁（80% 病例可缓解） |
| 大豆‡ | 6~24 个月 | 其他豆科植物 | 2 岁（67% 病例可缓解） |
| 猕猴桃 | 任何年龄 | 香蕉，鳄梨，橡胶 | 未知 |
| 苹果、胡萝卜和桃子 | 年长儿童和成人 | 桦树花粉，其他水果，坚果 | 未知 |

* 最近的研究表明，随年龄增长可以缓解

† 儿童期发生的鱼类过敏能缓解

‡ 虽然 IgE 介导的小麦和大豆过敏通常被疑为食物过敏，但事实上经过专科医生评估后很多诊断都不成立

§ 苹果、胡萝卜和桃子导致的口腔过敏综合征通常是由对热不稳定蛋白质引起的，新鲜的水果可引起口腔瘙痒，而烹饪过之后能被耐受。在摄入脂蛋白交叉过敏的水果和蔬菜后可以发生过敏反应，但通常都不严重

摘自 Lack G. Food allergy. N Engl J Med,2008, 359:1252–1260

便中带血丝的形式发生在健康婴儿。约 60% 的病例为母乳喂养，其余大部分发生于牛奶或大豆配方奶喂养的婴儿。失血量一般较少，但偶可引起贫血。

食物蛋白性肠病通常发生于生后的最初几个月，主要表现为腹泻、脂肪泻或体重不增。症状包括迁延性腹泻、呕吐（发生率高达 65%）、生长迟缓、腹胀、早期饱腹感和吸收障碍。偶尔会发生贫血、水肿和低蛋白血症。牛奶蛋白过敏是婴幼儿食物蛋白性肠病的最常见原因，但在年长儿童，也与大豆、鸡蛋、小麦、大米、鸡肉和鱼过敏有关。乳糜泻是食物蛋白性肠病的最严重类型，在美国人口中的发生率为 1:250~1:100，通常隐匿致病（见第 330.2）。它主要是因大量的肠绒毛缺乏和隐窝增生导致吸收障碍、慢性腹泻、脂肪泻、腹胀、胃胀气和体重减轻或生长迟缓。发生率仅次于吸收障碍的口腔溃疡和其他肠外症状并不少见。遗传易感个体（HLA-DQ2 或 DQ8）表现为对小麦、黑麦和大麦中存在的组织谷氨酰胺转移酶的细胞介导反应。

过敏性嗜酸细胞性食管炎从婴儿到青少年都有发生，主要见于男孩。在年幼儿童主要表现为胃食道反流（GER）、间断呕吐、拒食、腹痛、吞咽困难、易激惹、睡眠障碍和对常规的抗反流药物反应差。出现 GER 的小于 1 岁的婴儿中有 40% 为牛奶蛋白所致。过敏性嗜酸细胞性胃肠炎在任何年龄均可发生，出现的症状类似于嗜酸细胞性食管炎，并导致明显的体重减轻和生长迟缓，这是此类疾病的主要表现。超过 50% 的患者是特应性体质，食物引起的 IgE 介导的免疫反应已累及未成年人。在显著蛋白丢失性肠病的婴儿可由于低蛋白血症导致全身水肿。

口腔过敏综合征（花粉 – 食物综合征）是由 IgE 介导的过敏反应，主要发生在许多桦树花粉和豚草属诱发的过敏性鼻炎的年长儿童。症状一般局限于口咽，迅速出现瘙痒、刺痛，以及口唇、舌、腭和咽部血管性水肿，偶有耳朵瘙痒感和咽喉部紧缩感。这些症状通常都比较短暂，主要因局部肥大细胞被新鲜水果和蔬菜蛋白激活所引起，这些水果蔬菜蛋白与桦树花粉（苹果、胡萝卜、土豆、芹菜、坚果和猕猴桃）和豚草属（香蕉、西瓜和哈密瓜）有交叉反应。

急性胃肠道过敏反应主要表现为急性腹痛和呕吐，伴有 IgE 介导的其他靶器官的过敏症状。

## 皮肤表现

皮肤食物过敏也常见于婴幼儿。

特应性皮炎是湿疹的一种，一般开始于婴儿早期，以瘙痒为表现，呈慢性复发过程，常伴有哮喘和变应性鼻炎（见第 139 章）. 虽然通常没有明显的病史，

但中重度特应性皮炎儿童中至少 30% 有食物过敏。年龄越小、湿疹越严重，食物过敏作为疾病的致病作用的可能性越大。

急性荨麻疹和血管神经性水肿是食物过敏最常见的症状（见第 142 章），起病可能非常迅速，通常在摄入变应原后数分钟内发生，是由被吸收并通过循环迅速到达全身的循环食物变应原活化吸附 IgE 的肥大细胞而引起。虽然对不同种子（比如芝麻、栗子）和水果（比如猕猴桃）的过敏反应越来越普遍，但儿童期最常见的过敏食物仍然主要是鸡蛋、牛奶、花生和坚果。慢性荨麻疹和血管神经性水肿很少由食物过敏引起。

### 呼吸道表现

呼吸系统食物过敏反应很少表现为单独症状。尽管许多父母认为婴幼儿鼻塞是牛奶过敏引起的，但研究表明并非如此。食物诱发的鼻结膜炎症一般伴有其他靶器官的过敏症状，比如皮肤与变应性鼻炎的症状（周期性瘙痒和流泪、鼻塞和鼻痒、打喷嚏、流鼻涕）相一致。喘息发生于大约 25% IgE 介导的食物过敏反应，但哮喘患者中仅有约 10% 为食物诱发的呼吸道症状。

食物过敏是因全身过敏反应至医院急诊科就诊的最常见单一原因。除了迅速发生的皮肤、呼吸道、胃肠道症状外，患者可发生心血管症状，包括低血压、血管性虚脱及心律失常，这些症状可能是因大量炎症介质的释放所引起的。食物相关的运动诱发的全身过敏反应多发生于青少年运动员，尤其是女性（见第 143 章）。

## ■ 诊　断

需要询问完整的病史以确定患者的症状是否为不良反应（表 145-2）；此食物不良反应是耐受不良还是过敏反应；如果确是食物过敏，可能是 IgE 介导还是细胞介导（图 145-1）。需要确定以下事项：①可疑触发反应的食物及摄入的量；②摄入食物和出现症状的间隔时间；③摄入后引起过敏症状的类型；④在其他场合是否摄入可疑食物引起相似的症状；⑤是否有其他诱发因素，例如运动；⑥与最近一次食物不良反应的间隔时间。

皮肤点刺试验和实验室检查对诊断 IgE 介导的过敏反应很有价值。由于蛋白质会在商业加工中受到破坏，因此许多水果和蔬菜的测试需要使用新鲜的制品。皮肤点刺试验阴性可除外 IgE 介导的食物过敏。然而，大部分食物皮肤点刺试验阳性的儿童在摄入这类食物的时候并没有发生过敏反应。因此，确定食物过敏常需要更多更具特异性的试验，例如 IgE 定量试验或食物回避和激发以建立食物过敏的诊断。在被怀疑有食物反应的儿童中，血清食物特异性 IgE 水平达到如下标准：牛奶过敏≥ 15 kUA/L（1 岁以内儿童≥ 5kUA/L）、鸡蛋过敏≥ 7kUA/L（3 岁以下儿童≥ 2kUA/L）、坚果过敏≥ 14kUA/L，则由此食物导致临床反应的可能性 >95%。当缺少明确的食物过敏病史和食物特异性 IgE 升高的依据时，在建议采取回避措施或严格限制饮食前，必须进行确定性研究。因为这些措施可能导致营养不良、不易实际操作、家庭矛盾，并可能导致远期喂养问题。IgE 介导的食物过敏反应通常具有食物特异性，因此无必要采取大范围的食物回避，如回避所有豆科植物、谷物或动物产品（表 145-3、145-4）。

遗憾的是，尚无实验室研究能帮助确定细胞介导的食物反应。因此，饮食回避和食物激发试验是确定食物不良反应的唯一方法。应由有具有处理食物过敏反应和能够治疗全身过敏反应经验的免疫科医生进行食物激发试验。在开始进行食物激发试验前，对于 IgE 介导的免疫反应需将可疑食物从饮食中剔除 10~14d，对于一些细胞介导的免疫反应则需剔除 8 周，如过敏性嗜酸细胞性胃肠炎。许多细胞介导的牛奶蛋白过敏的儿童不能耐受水解配方奶，必须换成氨基酸配方奶（雅培 EleCare 或纽康特）。如果症状持续不能缓解，且采取了合理的饮食回避，食物过敏就不太可能是儿童疾病的原因。

## ■ 治　疗

正确识别并避免容易引起过敏的饮食是食物过敏唯一有效的治疗。牛奶、鸡蛋、大豆、小麦、大米、鸡肉、鱼、花生和坚果广泛应用于加工食品中，因此难以完全避免。食物过敏和全身过敏反应网站（www.foodallergy.org 或 800-929-4040）为父母们提供了很好的信息，来帮助他们处理有关饮食方面的实践和情感问题。有哮喘史、IgE 介导的食物过敏史或先前有严重反应的儿童，应给予可自助注射的肾上腺素和书面的应急方案，以防止意外摄入过敏食物（见第 143 章）。由于许多食物过敏进展很快，免疫科医生应定期地对特应质儿童再评估以判断他们是否已无临床反应。许多临床试验已在进行，以评价口服免疫疗法和舌下免疫疗法对治疗 IgE 介导的食物过敏（牛奶、鸡蛋和花生）的效果。其他治疗，如抗 IgE 免疫球蛋白治疗、重组食物蛋白疫苗和草药疗法均在评估中，可能将提供更确切的治疗食物过敏的方法，或者至少可以提高产生不良反应的阈值。另外，通过加热（煮）食物（牛奶）可能会使食物易于耐受。

表 145-4 交叉反应蛋白在 IgE 介导的过敏反应中的临床意义

| 食物类别 | 对其中至少一种食物有过敏风险（%；近似值） | 特点 |
| --- | --- | --- |
| 豆科植物 | 5 | 反应的主要原因为花生、大豆、小扁豆、羽扇豆和鹰嘴豆 |
| 木本坚果（如榛树、胡桃木、巴西木） | 35 | 一般反应严重 |
| 鱼 | 50 | 反应可能比较严重 |
| 贝壳类 | 75 | 反应可能比较严重 |
| 谷物 | 20 | |
| 哺乳动物奶 | 90 | 牛奶与山羊奶、绵羊奶高度交叉过敏（92%），但与马奶不交叉过敏 |
| 蔷薇科（玫瑰）水果 | 55 | 超过 3 种相关食物反应的风险很低（<10%） |
| 乳胶 - 食物 | 35 | 对于乳胶者，香蕉、猕猴桃和鳄梨是引起过敏的主要原因 |

摘自 Sicherer SH. Food allergy. Lancet, 2002, 360:701-710

## 预　防

有关食物过敏是否能预防缺乏一致意见。目前尚无足够证据表明，对于有过敏家族史的母亲在怀孕期和哺乳期回避致敏食物、延迟为婴儿引入致敏食物对预防过敏有一定作用。有研究表明，在生后 4~6 个月尽可能纯母乳喂养和（或）给予蛋白水解的配方奶可降低有过敏高危因素的婴幼儿生后几年过敏性疾病的发生（如特应性皮炎）。然而，进一步的饮食限制的意义未被文献支持。由于一些皮肤膏制剂含有的花生油成分可能导致婴幼儿过敏，尤其是那些有皮肤炎症者，因此要尽量避免使用。

## 参考书目

参考书目请参见光盘。

（时艳艳　译，钱莉玲　审）

# 第 146 章 药物不良反应

Mark Boguniewicz，Donald Y.M. Leung

药物不良反应可分为可预测（A 类）和不可预测（B 类）两类。可预测的药物不良反应，包括药物毒性、药物相互作用和副作用，是剂量依赖性的，可以归因于药物的药理作用，且不存在个体易感性。不可预测的药物不良反应，是非剂量依赖性的，通常与药物的药理作用不相关，且发生在具有基因遗传素质的患者。这类不良反应包括特异质反应、变态（超敏）反应和假性变态反应。变态反应需有首次致敏，表现为具有潜在过敏机制的症状或体征，例如过敏反应或荨麻疹，且发生在具有基因易感性的个体。这类不良反应在药物浓度显著低于治疗范围时即可发生。假性变态反应的表象类似于变态反应，它们的显著区别在于前者不涉及免疫机制。非药物依赖性的交叉反应性抗原被证实能引起致敏，从而引起药物过敏。在对西妥昔单抗过敏的患者的预处理样本中发现了半乳糖 -α-1，3-半乳糖特异性的 IgE，半乳糖 -α-1，3-半乳糖位于西妥昔单抗重链的抗原结合区，并且与 ABO 血型的结构类似。

## 流行病学

药物不良反应在一般人群和儿童中的发生率仍然未明，住院患者的数据显示为 6.7%，而致死性的药物不良反应为 0.32%。来自食品与药物管理局（FDA）药品监督网站（www.fda.gov/medwatch/index.htmL）等数据库的报告可能是不全的。皮肤反应是药物不良反应最常见的表现，是氨苄西林、阿莫西林、青霉素、甲氧苄胺嘧啶 - 磺胺甲基异噁唑是最常见的药物。虽然大多数的药物不良反应在本质上不是过敏性的，但 6%~10% 可以归因于过敏或免疫机制。重要的是，鉴于过敏反应的复发率较高，这类反应应当可以被预防，尤其是可以应用信息技术减少再次暴露的风险。

## ■ 发病机制和临床表现

根据 Gell 和 Coombs 分类免疫介导的药物不良反应可分为：速发型超敏反应（Ⅰ型），细胞毒性抗体反应（Ⅱ型），免疫复合物反应（Ⅲ型），迟发型超敏反应（Ⅳ型）。速发型超敏反应发生在药物或药物代谢产物，与预先产生的结合在组织肥大细胞和（或）循环嗜碱性粒细胞表面的药物特异性 IgE 抗体相互作用。抗原与邻近受体结合的 IgE 发生交联反应，导致预合成和新合成的介质释放，例如组胺和白三烯，进一步导致荨麻疹、支气管痉挛或者过敏反应的发生。细胞毒性反应涉及细胞膜上能够识别药物抗原的 IgG 或 IgM 抗体，在血清补体的存在下，被抗体包被的细胞被单核－巨噬细胞系统清除或者破坏，例如药物导致的溶血性贫血和血小板减少症。免疫复合物反应是在抗原比 IgG、IgM 抗体轻度过剩时，由药物或代谢产物的可溶性复合物所致。免疫复合物沉积在血管壁，通过激活补体级联反应造成损伤，例如血清病。临床表现包括发热、荨麻疹、皮疹、淋巴结肿和关节痛。典型症状从最后一次用药后 1~3 周开始显现，当体内的药物和（或）代谢产物被清除后症状消退。迟发型超敏反应由药物特异性的 T 淋巴细胞介导。致敏通常由局部给药途径产生，导致过敏性接触性皮炎。常见的药物包括新霉素和局部麻醉药。

某些药物不良反应不易归类，例如，在有 EB 病毒感染的情况下使用氨苄西林或阿莫西林时发生的药物热和麻疹样皮疹。目前研究指出 T 细胞和嗜酸性粒细胞在某些抗生素的迟发型斑丘疹反应中发挥作用。T 细胞介导的药物超敏反应的机制还不十分清楚，一个新的假说认为药物和免疫受体有相互作用。在 T 细胞介导的药物过敏反应中，由药物刺激产生的特异性 T 细胞受体可能导致主要组织相容性复合物－多肽复合物的交叉反应。该信息提示即使原本无过敏活性的药物也可能通过 T 细胞受体传递刺激信号，活化 T 细胞进而导致细胞增殖、细胞因子合成，并产生细胞毒性。对于某种过敏药物，首次接触致敏并非是必需的，即使在首次暴露就发生的超敏反应中，仍需考虑免疫机制的其原因。此类反应已在放射对比造影剂和神经肌肉阻断剂的使用中被报道。

### 药物代谢作用和不良反应

大多数药物和它们的代谢产物通过免疫学方法是无法检测到的，除非它们共价结合于一种大分子。这种半抗原－蛋白多价复合物形成新的抗原表位，进而引起 T 和 B 淋巴细胞反应。青霉素类和相关的 β－内酰胺类抗生素极易与蛋白质发生反应，形成半抗原蛋白载体，这可能可以解释为何此类抗生素频繁发生免疫介导的超敏反应。

某些药物的不完全或延迟代谢可以产生毒性代谢产物。羟胺是细胞色素 P450 氧化产生的活性代谢物，可以介导对磺胺类药物的不良反应。慢速乙酰化的患者发生不良反应的风险增高（见第 56 章）。另外，艾滋病患者使用甲氧苄啶－磺胺甲基异噁唑、利福平或其他药物引起的皮肤反应，可能是由于毒性代谢产物导致谷胱甘肽缺乏造成的。在血清病样反应中未证实存在免疫复合物，这类反应最常发生于头孢克洛，可能归因于遗传素质造成药物在肝脏内生物转化为毒性或免疫原性代谢产物。

### 超敏反应的危险因素

药物不良反应的危险因素包括先前暴露、既往不良反应、年龄（20~49 岁）、给药途径（胃肠外或表面给药）、剂量（高）、给药方案（间断给药）和遗传倾向（缓慢乙酰化）。特异质患者并不一定对低分子量化合物过敏，但发生过过敏反应的特异质患者发生严重过敏反应的风险显著增高。特异质患者发生由放射对比造影剂引起的假性变态反应的风险也更高。药物基因组学在鉴别哪些个体会发生某种药物反应方面有重要作用（见第 56 章）。

## ■ 诊 断

在评估患者发生药物不良反应的风险时，准确的病史是重要的第一步。需要鉴别可疑药物及其剂量，给药途径，既往暴露和给药日期。另外，肝肾疾病可能影响药物代谢。对既往反应的详细描述可能为药物不良反应性质提供线索。对于特定药物发生可疑反应的特性可以查阅《内科医生参考手册》（Physicians' Desk Reference），《药物性皮炎参考手册》（Drug Eruption Reference Manual），或者直接询问药物生产商。但是要记住的重要一点是，病史不一定可靠，很多患者被不适当的标上为药物过敏。此标示会不恰当地限制了某种或某类需要使用药物的应用。另外，仅依靠病史会导致某些特殊适应证药物的滥用，例如可疑青霉素过敏的患者使用了万古霉素。大约 80% 有青霉素过敏史的患者并没有青霉素特异性 IgE 抗体的证据。

皮肤试验是证实某种变应原特异性 IgE 抗体存在的最快速和敏感的方法。可以使用大分子量复合物如异种抗血清，激素，酶和类毒素。也可以用青霉素而非其他大多数抗生素来进行可靠的皮肤试验。绝大多数免疫介导的药物不良反应是由于代谢产物而非母体化合物，且除青霉素外，绝大多数药物的代谢产物还未被证实。另外，许多代谢产物不稳定或者需要结合大蛋白才能用于诊断。使用非标准化试剂在解释阳性和阴性结果时要格外警惕，因为某些药物会导致非特异性的刺激反应。出现风团反应说明有药物特异性 IgE，但阴性的皮肤试验结果并不能排除该类抗体的存在，因为相关免疫原可能未被作为测试试剂使用过。

青霉素主要或次要决定簇阳性的皮肤试验，对青霉素速发型超敏反应的阳性预测值为 60%。在对青霉素主要和次要决定簇的皮肤试验阴性的患者中，97% ~99%（取决于所使用的试剂）能够耐受青霉素而不发生速发反应。目前，青霉素主要决定簇的测试试剂 PrePen（penicyloyl-polylisne）在美国是可以得到的，但次要决定簇的混合物还未被美国食品药品管理局（FDA）批准作为测试试剂。除了青霉素，对其他抗生素皮肤试验的阳性和阴性预测值还不确定。然而，非青霉素类抗生素浓缩液阳性的速发型超敏反应皮肤试验，可以作为对该类药物发生速发型反应的假定风险。

在药物引起的溶血性贫血中，直接和间接库姆斯试验结果通常是阳性的。在免疫性细胞减少症中，特异性 IgG 和 IgM 的测定被证实与药物反应相关联。但在其他大多数反应中，此类测定没有诊断价值。通常，更多的患者对药物决定簇表现为体液或 T 细胞免疫反应，而不是表现出临床疾病。纤维蛋白溶酶随着全身肥大细胞脱颗粒作用升高，并且可在药物相关的肥大细胞活化中被看到，但它在药物超敏反应中不是特征性的，在明确的过敏反应中也可看到纤维蛋白溶酶不升高。

## 治　疗

特异性脱敏通过逐渐增加变应原的给药量，使效应细胞的反应减少，在其他药物无法获得或者不适当的情况下，使患者保留特定药物的 IgE 抗体。对于多种药物的特别操作说明已被制定。脱敏治疗应在医院进行，通常要咨询过敏性疾病专科医生，且随时备有复苏设备。虽然轻微的合并症如瘙痒症和皮疹十分常见，通过调整剂量或给药间隔，使用缓解症状的药物都可减轻，但是更严重的全身反应仍可发生。口服脱敏可能比胃肠外给药更少诱发过敏反应。预先使用抗组胺药或皮质激素通常不被推荐。要意识到，对某种药物的脱敏作用仅在这种药物被持续给予时有效，在中断或停药一段时间后，超敏反应又会复发。

分级激发是基于逐渐增加给药量直至达到治疗量，可尝试用能诱发非 IgE 介导的反应的药物进行此种激发，包括用甲氧苄啶 – 磺胺甲基异噁唑。分级激发在阿司匹林或非激素抗炎药（NSAID）耐受不良的患者，特别是那些有呼吸道反应的患者也可进行。渐进给药可能会足够早地引起全身耐受，从而预防进展到严重或甚至危及生命的反应，如史 – 约综合征（SJS）或中毒性表皮坏死溶解症（TEN）。

### β – 内酰胺超敏反应

青霉素经常导致过敏反应，在美国，青霉素是药物介导的过敏反应引起死亡的最主要原因。虽然通过任何途径给予青霉素都可能引起 IgE 介导的过敏反应，胃肠外给药更易引起过敏反应。如果一位患者需要使用青霉素但以前的病史提示过敏，需要用青霉素主要和次要决定簇来做皮肤试验以检测青霉素特异的 IgE 是否存在。用青霉素主要和次要决定簇进行皮肤试验都是必需的，因为大约 20% 有记录的过敏反应患者对主要决定簇没有皮肤反应。遗憾的是，正如之前提到的，主要决定簇测试试剂 PrePen 由于制造问题在 2004 年从美国市场退出。生产商 AllerQuest，LLC（West Harford，CT）于 2008 年 1 月获得 FDA 批准生产 PrePen（www.allerquest.com/availability.htmL）。次要决定簇混合物目前未被许可，仅作为一种非标准化测试试剂在某些研究中心被合成。虽然青霉素 G 通常被作为次要决定簇混合物的代替品，但这种方法的皮试结果有假阴性的风险，这个风险概率虽小但风险很大。因此，应该建议患者去过敏性疾病专科医生那里进行适当测试。如果对青霉素主要和次要决定簇的皮试反应都是阳性，患者应当接受可选的无交叉反应的抗生素。如果必须使用青霉素，可以在适当的医疗机构内由过敏专科医生进行脱敏。检测青霉素特异性 IgE 的皮肤试验无法预测迟发型皮肤，大疱或免疫复合物反应。另外，青霉素皮试似乎并不会使患者再次致敏。

其他的 β – 内酰胺抗生素包括半合成的青霉素、头孢菌素、碳头孢烯类和碳青霉烯类都有 β – 内酰胺环结构。发生迟发型麻疹样皮疹的患者不一定有发生 IgE 介导的青霉素反应的风险，因此不需要在给予青霉素前做皮肤试验。高达 100% 的 EB 病毒感染患者使用氨苄西林或阿莫西林会出现无瘙痒皮疹。类似的反应出现在使用别嘌呤醇治疗尿酸升高的患者或者患有慢性淋巴细胞性白血病的患者。如果对氨苄西林或阿莫西林起反应的皮疹是荨麻疹或全身性的，或病史不清，需要用青霉素时就应当接受青霉素皮肤试验。已有报道称在没有 β – 内酰胺环特异性抗体的情况下，发现了半合成青霉素侧链特异性抗体。虽然此类侧链特异性抗体的临床意义还不清楚。

体外不同程度的青霉素和头孢菌素之间的交叉反应已有记载。青霉素皮试阳性的患者对头孢菌素类发生过敏反应的风险较低（<2%），有青霉素过敏史的患者在使用头孢菌素后也可发生过敏反应。如果一个患者有青霉素过敏史但又需要用头孢菌素，针对青霉素主要和次要决定簇的皮肤试验都要做，以此检测该

患者是否有青霉素特异的 IgE 抗体。如果皮试结果阴性，该患者可以使用头孢菌素，其发生过敏的风险并不比一般人群高。如果皮试结果阳性，建议如下：使用其他抗生素；根据使用情况予以适当的监测，警惕有 2% 的机会发生过敏反应；针对所需的头孢菌素进行脱敏。

相反，需要使用青霉素的患者，如果有对头孢菌素发生 IgE 介导的过敏反应病史，也应当做青霉素皮肤试验。皮试结果阴性的患者可以使用青霉素。皮试结果阳性的患者应当选用其他药物，或者进行青霉素脱敏治疗。如果患者对一种头孢菌素有过敏病史而要用另一种头孢菌素，可以用所需使用的头孢菌素进行皮肤试验，需要注意的是此类试验的阴性预测值还不清楚。如果针对这种头孢菌素的皮试结果是阳性的，皮试的意义需要进一步探究以明确阳性反应是 IgE 介导的还是刺激反应。药物可以分级给予或进行脱敏治疗。

碳青霉烯类（亚胺培南，美罗培南）代表了另一类伴有二环核的 β－内酰胺抗生素，与青霉素有高度的交叉反应性，虽然前瞻性研究表明皮肤试验的交叉反应率约为 1%。与 β－内酰胺类抗生素不同，单酰胺菌素（氨曲南）有单环结构。氨曲南特异性抗体主要是侧链特异的。资料显示氨曲南可安全地用于大多数青霉素过敏患者。另一方面，头孢他啶过敏的患者使用氨曲南发生过敏反应的概率增高，因为两者侧链结构相似。

## 磺胺类药物

磺胺类药物反应最常见的类型是斑丘疹，通常伴有发热，发生在治疗后 7~12 d。速发型反应包括过敏反应和其他免疫反应。磺胺类药物超敏反应发生在 HIV 感染个体的频率要高得多。对于使用磺胺类药物后出现斑丘疹的患者，分级给药和脱敏治疗都是有效的。这些疗法不应在有过 SJS 或 TEN 病史的个体使用。用柳氮磺吡啶治疗炎性肠病时发生的超敏反应是由磺胺吡啶引起的。超过一个月的缓慢脱敏可使很多患者对药物耐受。另外，5- 氨基水杨酸（5-ASA）被认为是柳氮磺吡啶的药理活性剂，以口服和灌肠方式给予 5- 氨基水杨酸（5-ASA）是有效的疗法。

## 史－约综合征（SJS）和中毒性表皮坏死溶解症（TEN）

药物引起的皮肤黏膜大疱性疾病涵盖了一系列疾病，包括 SJS 和 TEN（见第 646 章）。表皮脱落不到 10% 提示 SJS，30% 脱落提示 TEN，10%~30% 脱落提示介于两者之间。SJS 的特征包括面部躯干部融合的紫癜样斑点，严重的爆发性黏膜糜烂，通常多于一处黏膜表面，伴有发热和全身症状。眼睛如果受累及可能格外严重，肝、肾和肺也可能被累及。TEN 与角质化细胞凋亡有关，表现为广泛分布的融合性红斑，进而发展为表皮坏死分离，黏膜也严重受累。感染和死亡率都很高。皮肤活检可以区分 TEN 的表皮下分裂特征和葡萄球菌毒素引起的皮肤烫伤综合征的表皮内分裂特征。TEN 应该在烧伤病房治疗。皮质激素是禁忌的，因为会显著增加感染风险。大剂量静脉丙球被证实对 TEN 患者有益，可能因为静脉丙球中存在的 Fas- 封闭抗体阻止 Fas 介导的角质化细胞死亡。

## 抗反转录病毒药物的超敏反应

抗反转录病毒药物的不良反应被报道日益增加，包括反转录酶抑制剂，蛋白酶抑制剂和融合抑制剂。在被 HIV 感染的儿童，对阿巴卡韦的超敏反应是已经证实的多器官、有潜在生命危险的反应。该反应不依赖剂量，一般在药物治疗开始后的 9~11d 发生。再次用药可伴随显著的低血压和潜在死亡率（比率为 0.03%）。因此对阿巴卡韦发生过超敏反应，就绝对禁忌任何后续使用。预防用泼尼松龙不能预防对阿巴卡韦的超敏反应。重要的是，遗传易感性可能与 HLA-B*5701 等位基因有关，其阳性预测值 >70%，阴性预测值为 95%~98%。在白种人中进行遗传筛查是值得的，但在非洲或亚洲人中不是这样，因为后者 HLA-B*5701 等位基因频率 <1%.

## 化疗药物

对化疗药物的超敏反应已经描述，包括针对单克隆抗体，目前的数据显示有 12 个步骤的快速脱敏作用在多种不相关的药物，包括卡铂，紫杉醇，利妥昔单抗，可以安全进行。值得注意的是，这种方法对 IgE 介导和非 IgE 介导的反应都有效。

## 生物制剂

可以获得的生物制剂种类在增多，用于治疗自身免疫性、过敏性、心血管、感染性和肿瘤性疾病。它们的使用可能与多种不良反应相关，包括超敏反应。鉴于过敏反应的发生，包括在自发不良事件报告中的迟发反应和拖延反应，FDA 发布公告，提醒使用奥马珠单抗的患者警惕过敏反应风险，并需要监护。

## 疫 苗

麻腮风疫苗（MMR）被证实对鸡蛋过敏患者是安全的（虽然对明胶或新霉素有较罕见的反应）。卵清蛋白在流感疫苗中的含量是不定的，因此对鸡蛋过敏患者若要使用这种疫苗，一定要确保做皮肤试验。如果皮试反应是阳性的，先给予总量的 1/10，15~20min 后再给予 9/10，然后观察 30min，这样患者通常能耐受这种疫苗。需要注意，某些患者能耐受烹饪过的鸡蛋（变性的鸡蛋蛋白质），但仍会对疫苗有反应。另外，新引进的鼻内活流感疫苗对于鸡蛋过敏儿童是禁忌的。

## 手术期用药

全身麻醉过程中发生的类过敏性反应可能由诱导药物（硫喷妥钠）或肌松药物（氯化琥珀胆碱，双哌雄双酯）引起。季铵肌松药（氯化琥珀胆碱）在 IgE 介导的反应中可以充当二价抗原。阴性的皮试结果不一定预测药物能够被耐受。乳胶过敏在不同的手术期反应中都应当被考虑。

## 局部麻醉药

局部麻醉药的不良反应最初是毒性反应，源于药物快速吸收，不慎静脉内注射或者过量使用。局麻药可分为苯甲酸酯类（Ⅰ组）或酰胺（Ⅱ组）。Ⅰ组包括苯佐卡因和普鲁卡因，Ⅱ组包括利多卡因，布比卡因和甲哌卡因。对于可疑的局麻药过敏反应，可以进行分级的皮肤试验或者使用另一组的局麻药。

## 胰岛素

胰岛素的使用与一系列药物不良反应有关，包括局部和全身的 IgE 介导的反应，溶血性贫血和迟发型超敏反应。一般来说，人胰岛素比猪胰岛素少过敏，也比牛胰岛素少过敏。但对于个别患者，猪或牛胰岛素是最少过敏的。使用非人胰岛素的患者即使首次暴露于重组人胰岛素，也可能会发生全身反应。超过 50% 使用胰岛素的患者产生针对这种胰岛素的抗体，虽然可能无任何临床表现。局部皮肤反应通常不需要治疗，继续使用胰岛素会自行缓解，可能是由于 IgG 封闭抗体的缘故。较严重的局部反应可用抗组胺药治疗或者分开在两个给药部位用药。若对中性精蛋白锌胰岛素（NPH）中的鱼精蛋白成分有局部反应，可以换用牛胰岛素以避免。对胰岛素的速发型反应，包括荨麻疹和过敏性休克是罕见的，几乎总是发生在已致敏患者再次使用胰岛素治疗后。如果对胰岛素发生全身反应，不应中断胰岛素治疗，继续胰岛素治疗是必需的。皮肤试验能鉴别哪种胰岛素制剂抗原性较弱。若发生全身反应，随后的剂量通常减至 1/3，之后每次增加 2~5 个单位，直到能控制血糖的剂量。如果胰岛素治疗中断超过 24~48h，就需要胰岛素皮肤试验和脱敏疗法。免疫抵抗通常发生在高效价的针对胰岛素的抗体产生时。一种较罕见的胰岛素抵抗是由针对组织胰岛素受体的循环抗体引起，这与黑棘皮病和脂肪营养障碍有关。胰岛素抵抗患者中高达 1/3 的人可能并存胰岛素过敏。以皮肤测试为根据，大约一半有不良反应的患者可受益于换用较少反应的胰岛素制剂。

## 药物造成的超敏反应综合征

药物造成的超敏反应综合征，也被称为伴有嗜酸性粒细胞增多和全身症状的药物疹（DRESS），是有潜在生命危险的综合征，最早在使用抗惊厥药物时被描述（表 146-1 见光盘）。其特点是发热、斑丘疹、全身淋巴结病，有潜在生命危险的一个或多个脏器损害，包括停用抗惊厥药后症状消退的内脏组织。药物造成的超敏反应综合征 /DRESS 还在米诺环素、磺胺类药物、阿司匹林、苯丁酸氮芥和氨苯砜被描述过。治疗方法是停用致敏药物，全身激素和支持治疗。

## 红人综合征

红人综合征是由于非特异性组胺释放引起的，最常在静脉用万古霉素时被描述。可通过减慢静脉输液速度或给药前使用 H1- 阻滞剂以预防。

## 放射对比造影剂

静脉内给药后及脊髓 X 线片或逆行肾盂造影摄片期间，对放射对比造影剂或染料有类过敏性反应。发病机制还不明确，但大多数可能是由肥大细胞的激活而引起的。补体激活也被描述过。还没有依据表明对海产品或碘过敏能够诱发放射对比造影剂反应。目前也没有预测试验。但是有特异质或正在使用 β – 阻滞剂，或者先前有类过敏反应的患者风险较高。应当考虑其他诊断方法或给予患者低渗性放射对比造影剂，同时给予预处理，包括口服泼尼松、苯海拉明和沙丁胺醇，加或不加西咪替丁或雷尼替丁。

## 麻醉镇痛药

阿片制剂例如吗啡和相关的麻醉药可直接引起肥大细胞脱颗粒作用。患者一般可产生泛发性瘙痒、荨麻疹和偶尔的喘息。如果有可能过敏的病史但又需要止痛，应当考虑非麻醉药物。如果这种药物还不能控制疼痛，可选择分级的使用另一种阿片制剂疗。

## 阿司匹林和非甾体抗炎药

阿司匹林和非甾体抗炎药在儿童中可引起类过敏性反应，荨麻疹和（或）血管神经性水肿，在成人当中很少引起哮喘，伴或不伴有过敏性鼻结合膜炎。没有皮肤试验或体外试验来鉴别可能对阿司匹林或其他非甾体抗炎药有反应的患者。一旦确定不能耐受阿司匹林或非甾体抗炎药，可采用避免使用或药理学脱敏治疗，之后如果情况允许，可继续用阿司匹林或非甾体抗炎药治疗。多项研究显示，在非甾体抗炎药引起不良反应的患者中，大部分是可以耐受环加氧酶 -2 抑制剂的。

## 参考书目

参考书目请参见光盘。

（王元　译，钱莉玲　审）

# 第 16 部分　儿童风湿性疾病

## 第 147 章

## 疑诊风湿性疾病的评估

C. Egla Rabinovich

风湿性疾病的诊断有赖于体格检查、自身免疫性标记及其他血清学检查、组织病理学及影像学检查。绝大部分风湿性疾病存在明确的诊断标准。临床识别这类疾病是非常重要的，因为并不存在单一的诊断性检测，而且检测结果在没有该病的情况下也可能是阳性的。进一步迷惑诊断的是，儿童患者有时随病程演进只出现部分症状或存在多种风湿性疾病的特征（重叠综合征）。风湿性疾病的原发表现可类似感染和恶性肿瘤，但也包括代谢性疾病，骨科疾病和慢性疼痛病症。在初步诊断启动初始治疗，尤其是糖皮质激素时必须要排除其他类似疾病。经过仔细评估排除非风湿性病因后，应考虑转诊到风湿专科确诊及治疗。

补充内容请参见光盘。

（唐文静　译，赵晓东　审）

## 第 148 章

## 风湿性疾病的治疗

Esi Morgan DeWitt, Laura E. Schanberg, C. Egla Rabinovich

儿童风湿性疾病是复杂的慢性疾病，给初级保健医生及专科治疗医生都提出了治疗上的挑战。最佳的疾病治疗需要以家庭为中心的护理，其依赖于医护人员提供医疗、心理、社会和学校支持的多学科团队合作。风湿性疾病，如幼年特发性关节炎（JIA）和系统性红斑狼疮（SLE），通常病程中有发作和缓解，但在某些患儿是持续性病程。治疗的目的在于实现和维持临床缓解，同时尽量减少药物毒性。疾病治疗包括监测疾病的潜在并发症，如 JIA 患儿炎症性眼病及 SLE 患儿早期肾炎。

补充内容请参见光盘。

（唐文静　译，赵晓东　审）

## 第 149 章

## 幼年特发性关节炎

Eveline Y. Wu, Heather A. Van Mater, C. Egla Rabinovich

幼年特发性关节炎（JIA）（以前称幼年类风湿关节炎）是儿童最常见的风湿性疾病和较常见的慢性疾病之一。JIA 是一组以关节炎为共同表现的异质性疾病，其病因和发病机制在很大程度上未知，相关遗传因素也很复杂，这使得明确区分各亚型很困难。因此，有几种不同的分类方法存在，但每一个都有其局限性。在美国风湿病学会（ACR）的分类标准中，使用了幼年类风湿关节炎（JRA）一词，并将其分为 3 种发病类型（表 149–1）。试图规范命名，国际风湿病协会联盟（ILAR）建议使用“幼年特发性关节炎”一词和另一种分类方法（表 149–2），以规范命名，这一分类包括了所有慢性幼年关节炎的亚型。我们参考的是 ILAR 分类标准，附着点炎相关的关节炎和银屑病型 JIA 将在第 150 章中讨论（表 149–3、149–4）。

**表 149–1　幼年特发性关节炎（JIA）分类标准**

| |
|---|
| 发病年龄：<16 岁 |
| 关节炎（肿胀或积液，或出现 2 个或更多的下列表现：运动幅度受限，触痛或运动疼痛，产热增加）≥ 1 个关节受累 |
| 病程：≥ 6 周 |
| 由发病前 6 个月关节受累类型分类的发病类型： |
| 　多关节型：≥ 5 个关节受累 |
| 　少关节型：≤ 4 个关节受累 |
| 　全身型：关节炎，伴皮疹和特征性日周期发热 |
| 除外其他幼年期关节炎 |

摘自 Cassidy JT, Levison JE, Bass JC, et al.A study of classification criteria for a diagnosis of juvenile rheumatoid arthritis, Arthritis Rheum, 1986, 29：174–181

**表 149-2 美国风湿病协会（ACR）和国际风湿协会联盟（ILAR）对儿童慢性关节炎分类特点对比**

| 项目 | ACR（1977） | ILAR（1997） |
|---|---|---|
| 名称 | 幼年风湿性关节炎 | 幼年特发性关节炎 |
| 最短病程 | ≥ 6 周 | ≥ 6 周 |
| 发病年龄 | <16 岁 | <16 岁 |
| 病初 6 个月受累关节≤ 4 个 | 少关节型 | 少关节型：<br>A. 持续 <4 个关节受累<br>B. 发病 6 月后 >4 个关节受累 |
| 病初 6 个月受累关节 >4 个 | 多关节型 | 多关节型 -RF 阴性<br>多关节型 -RF 阳性 |
| 发热、皮疹、关节炎 | 全身型 | · 全身型 |
| 包含的其他分类 | 除外 | · 银屑病关节炎<br>附着点炎相关关节炎<br>未分类：<br>A. 不属于其他分类<br>B. 属于多个类别 |
| 包括银屑病关节炎，炎症性肠病，强直性脊椎炎 | 否（见第 150 章） | 是 |

**表 149-3　国际风湿协会联盟（ILAR）对幼年特发性关节炎（JIA）的分类**

| 类别 | 定义 | 除外 |
|---|---|---|
| 全身型 JIA | 关节炎≥ 1 个关节，伴有或随后出现至少持续 2 周的至少有 3d 呈每日发作的发热，并伴有≥ 1 个以下表现：<br>1. 短暂的（非固定的）红斑性皮疹<br>2. 广泛的淋巴结肿大<br>3. 肝大或脾大或两者兼有<br>4. 浆膜炎 † | a. 患者或一级家属中有患银屑病，或有银屑病史。<br>b.HLA-B27 阳性的关节炎男孩（6 岁后）。<br>c. 强直性脊柱炎，附着点炎相关关节炎，骶髂关节炎，炎症性肠病，RS 赖特（Reiter）综合征或急性前葡萄膜炎，或一级亲属中有此病史。<br>d.IgM 型 RF 至少有 2 次阳性，间隔时间至少 3 个月 |
| 少关节型 JIA | 关节炎，病初 6 个月有 1~4 个关节受累。可分为 2 个亚型：<br>1. 持续性少关节炎，整个病程中受累关节≤ 4 个。<br>2. 进展性少关节炎，病初 6 个月后受累关节 > 4 个。 | a, b, c, d（上述）<br>另加<br>e. 患者有全身型 JIA |
| 多关节型（RF- 阴性） | 病初 6 个月内受累关节≥ 5 个，RF 检测阳性 | a, b, c, d, e |
| 多关节型（RF- 阳性） | 病初 6 个月内受累关节≥ 5 个，间隔至少 3 个月的不少于 2 次 RF 检测呈阳性 | a, b, c，e |
| 银屑病关节炎 | 关节炎和银屑病，或关节炎和以下至少 2 条：<br>1. 指（趾）炎 .‡<br>2. 凹陷甲 § 和甲剥离<br>3. 一级亲属银屑病 | b, c, d, e |
| 附着点炎相关关节炎 | 关节炎和附着点炎或关节炎 1 附着点炎及以下至少 2 项：<br>1. 存在骶髂关节压痛或炎性腰骶部疼痛或两者都有，或有相关病史 ¶<br>2. HLA-B27 抗原<br>3. 关节炎发病年龄 > 6 岁，男性<br>4. 急性（症状性）的前葡萄膜炎<br>5. 强直性脊柱炎，附着点炎相关关节炎，骶髂关节炎与炎性肠病，赖特综合征 PS 病史，或一级亲属有急性前葡萄膜炎 | a, d, e |
| 未分类 | 不符合上述任一标准，或同时符合上述标准≥ 2 项 | |

RF：类风湿因子
* 每天发作的发热是指体温上升到 39℃，然后恢复到 37℃，每天 1 次
† 浆膜炎是指心包炎，胸膜炎，或腹膜炎，或三者的某种组合
‡ 指炎是肿胀≥ 1 个指（趾），通常为非对称性分布，并超出关节边缘
§ 最少有 2 个凹陷出现在任何时候的任一指甲
| 附着点炎是指肌腱、韧带、关节囊，或筋膜到骨的插入处有触痛
¶ 炎性腰骶部疼痛指休息时腰骶部疼痛，伴晨僵，运动后可改善
摘自 Firestein GS, Budd RC, Harris ED Jr, et al. Kelley's textbook of rheumatology. 8 ed .Philadelphia Saunders/Elsevier, 2009

**表 149-4 幼年特发性关节炎（JIA）各亚型主要特点概览**

| ILAR 分类各亚型 | 发病高峰年龄（岁） | 女/男比例 | 占总患者群的百分比 | 关节炎特点 | 关节外症状 | 实验室检查 | 治疗情况 |
|---|---|---|---|---|---|---|---|
| 全身型 | 2~4 | 1∶1 | <10 | 多关节炎、常累及膝、手腕和脚踝，还有手指、颈部和臀部 | 每日发作的发热；一过性皮疹；心包炎；胸膜炎 | 贫血；WBC↑↑；血沉↑↑；CRP↑↑；铁蛋白↑；血小板↑↑（在 MAS 中正常或↓） | 标准的 MTX 和抗肿瘤坏死因子制剂规范治疗效果较差；难治病例可考虑使用 IL-1 受体拮抗剂 |
| 少关节型 | <6 | 4∶1 | 50~60（有种族差异） | 膝盖⁺⁺；脚踝，手指⁺ | ≈30% 病例发生葡萄膜炎 | ≈60% ANA 阳性；其他检查结果通常正常；可有轻度 ESR / CRP↑ | NSAIDs 和关节内类固醇激素注射；偶有需要 MTX |
| 多关节型 RF（-）-阴性 | 6~7 | 3∶1 | 30 | 对称或不对称；小和大关节；颈椎；颞下颌关节 | ≈10% 病例发生葡萄膜炎 | 40% ANA 阳性；RF（-）；ESR↑或↑↑；CRP↑或正常；轻度贫血 | 标准 MTX 和 NSAIDs 治疗；如果没有反应，可考虑抗 TNF 剂或其他生物制剂 |
| 多关节型 RFH（+）-阳性 | 9~12 | 9∶1 | <10 | 激进的对称性多关节炎 | 10% 有类风湿结节；低热 | RF 阳性；红细胞现降率（ESR）↑↑；CRP↑或正常；轻度贫血 | 长期缓解的可能性不大；早期积极治疗是必要的 |
| 银屑病关节炎 | 7~10 | 2∶1 | <10 | 小或中关节不对称性关节炎 | 10%有葡萄膜炎；50%有银屑病 | 50% ANA 阳性；红细胞现降率（ESR）↑；CRP↑或正常；轻度贫血 | NSAIDs 和关节内类固醇注射；二线药物不常用 |
| 附着点炎相关关节炎 | 9~12 | 1∶7 | 10 | 主要累及下肢 | 急性前葡萄膜炎；与反应性关节炎和炎症性肠病相关 | 80%的患者 HLA-B27 阳性 | NSAIDs 和关节内类固醇注射；可考虑用柳氮磺胺吡啶替代 MTX |

ANA：抗核抗体；CRP：C-反应蛋白；ESR：血沉；JIA：幼年特发性关节炎；MAS：巨噬细胞活化综合征；MTX：甲氨蝶呤；NSAID：非甾体抗炎药；RF：类风湿因子；TNF：肿瘤坏死因子；WBC：白细胞计数

摘自 Firestein GS, Budd RC, Harris ED Jr, et al.Kelley's textbook of rheumatology.8 ed.Philadelphia: Saunders/Elsevier, 2009

## ■ 流行病学

JIA 在世界范围内的发病率为 0.8/10 万 ~22.6/10 万儿童每年不等，患病率为 7/10 万 ~401/10 万人。这种波动和差异可归因于人群差异，特别是环境暴露与免疫遗传易感性，以及有的病例未能确诊和缺乏数据。据估计，在美国有 30 万儿童有关节炎，其中 10 万是 JIA。少关节型 JIA（少关节炎）是最常见的亚型（50%~60%），其次为多关节型（30%~35%）和全身型（10%~20%）。全身型 JIA（SoJIA）没有性别优势，但少关节型和多关节型的患者中，女孩多于男孩，比例分别是 3∶1 和 5∶1。少关节型的高峰发病年龄为 2~4 岁。多关节型的发病年龄呈双峰分布，分别是 2~4 岁和 10~14 岁。SoJIA 在整个儿童期没有发病高峰。

## ■ 病　因

JIA 的病因和发病机制尚不完全清楚。至少有两方面因素是必要的：免疫遗传易感性和外部触发因素。JIA 的遗传机制很复杂，多个基因可能影响疾病的易感性。多种 HLA Ⅰ类与Ⅱ类基因位点和不同的 JIA 亚型有关。一些非 HLA 候选位点也与 JIA 有关，包括编码 TNF-α，巨噬细胞抑制因子（MIF），IL-6 和 IL-1α 基因的多态性。可能的非遗传性诱因包括细菌和病毒感染（B19 细小病毒，风疹，EBV），增强的对细菌或分枝杆菌热休克蛋白的免疫反应，异常的性激素水平，以及关节创伤。

## ■ 发病机制

JIA 是一种自身免疫性疾病，与体液和细胞介导免疫的改变有关。T 细胞具有核心作用，释放促炎细胞因子（如 TNF-α、IL-6 和 IL-1）。细胞因子微环境有利于 Th1 细胞反应。T 细胞受体表达的研究证实了局部有滑膜非自身抗原特异的 T 细胞的聚集。补体消耗，免疫复合物形成及 B 细胞的活化也促进了炎症。一些先天性的细胞因子基因位点可能诱发炎症网络上调，从而导致全身性发作或更严重的关节病。

全身型 JIA 更准确地说是一种自身炎性疾病，较其他亚型更像家族性地中海热（FMF）。因为人们发现一个吞噬蛋白（S100A12）在 SoJIA 和 FMF 患者中有相似的表达模式，对 IL-1 受体拮抗剂有相似的强反应性。

所有这些免疫异常可引起炎性滑膜炎，病理特点是绒毛肥大和充血水肿的滑膜组织增生。血管内皮细胞增生明显，其特征是单核细胞和浆细胞浸润，其中以 T 细胞为主（图 149-1）。晚期和不受控制的疾病发展可导致血管翳形成及关节软骨和连接骨的逐步侵蚀（图 149-2、149-3）。

## 临床表现

关节炎是诊断 JIA 的必要条件。关节炎的判断标准是关节内肿胀或有以下两种或多种表现：运动幅度受限，压痛或运动时疼痛，产热增多或出现红斑。初发表现可能较轻微或较急，通常包括肢体晨僵、跛行。也有可能出现易疲劳和睡眠质量差。受累关节常有肿大，皮温升高，有触痛或运动疼痛和运动受限，但通常无红斑。大关节的关节炎，尤其是膝盖，首先会加速肢体的线性增长，导致患肢要长一些。持续的炎症刺激使得生长板快速、过早地闭合，从而缩短了骨长度。

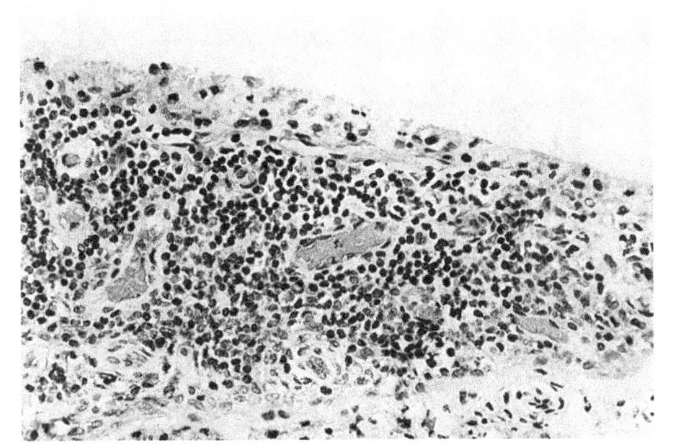

**图 149-1**　一名 10 岁的少关节型 JIA 患儿的滑膜活检标本。滑膜有大量淋巴细胞和浆细胞浸润

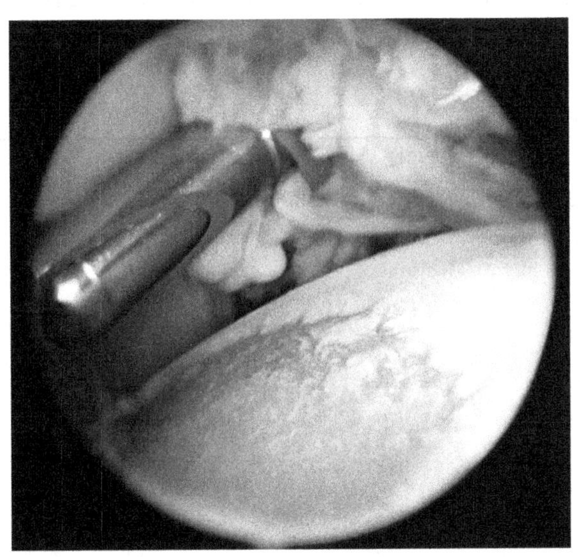

**图 149-2（见彩图）**　JIA 患儿肩部关节镜检，可见有血管翳形成和软骨侵蚀

Dr. Alison Toth 提供

少关节型关节炎是指发病后前 6 个月内累及关节数≤ 4 个，主要影响下肢大关节，如膝关节和踝关节（图 149-4）。通常只是单一关节受累。单独的上肢

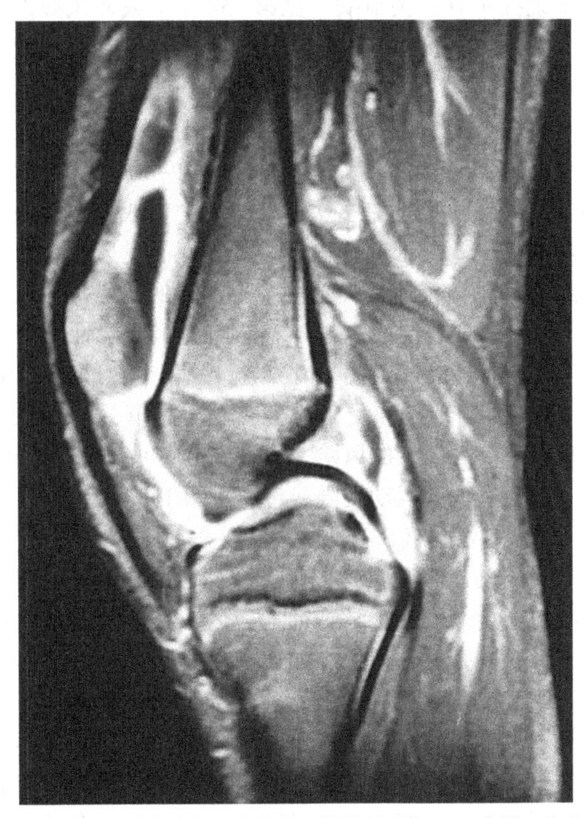

**图 149-3**　一名 10 岁 JIA 患儿的 MRI 结果（与图 149-1 为同一患者）。靠近股骨远端、胫骨近端和髌骨的关节滑膜上有强白色信号，提示炎症。膝关节 MRI 有助于排除韧带损伤，髌骨软骨软化，肿瘤等

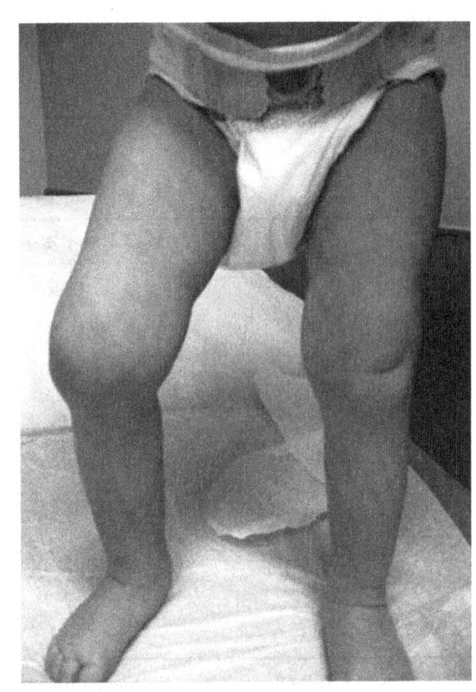

**图 149-4（见彩图）**　少关节型 JIA 患儿右膝关节肿胀和屈曲挛缩

大关节受累很少见。那些受累关节从未超过4个的被称为持续性少关节型JIA，而随着时间的推移受累关节超过4个就会改变疾病分类，变成进展性少关节型JIA。后者往往预示着预后较差。髋关节受累非常少见，其出现提示脊柱关节病（见第150章）或非风湿性原因所致。抗核抗体（ANA）阳性提示高风险的无症状前葡萄膜炎，需要定期裂隙灯检查（表149-5）。

多关节型关节炎（多关节病）的特征是双侧上下肢有≥5个关节受累（图149-5、149-6）。当类风湿因子（RF）存在时，多关节病会有类似成人类风湿关节炎的表现。肘部的伸侧及跟腱以上有类风湿结节，虽然不常见，但是常提示一个更严重的病程，并且几乎只发生RF阳性的个体。小颌畸形提示慢性颞下颌关节（TMJ）疾病（图149-7）。颈椎受累（图149-8）表现为颈部延伸受限，会有发生寰枢关节半脱位和神经系统后遗症的风险。髋关节疾病可能表现较轻，检查时会发现有运动受限或疼痛（图149-9）。

全身型JIA（SoJIA）的主要表现是关节炎、发热和突出的内脏受累，包括肝脾淋巴结肿大，浆膜炎（心包炎）。发热很具特征性，热峰≥39℃，每天或每2天1次，退热很快，如此持续至少2周（图149-10）。发热常出现在夜间，常伴淡淡的红色斑疹。全身型JIA典型的一过性的鲑鱼色皮损为线性或圆形，常分布在躯干及四肢近端（图149-11）。皮疹不伴瘙痒，可游走，持续<1h。超过70%的患儿会有发热，皮疹，肝脾淋巴结肿大。同形反应（Koebner现象）是指皮肤对浅表外伤高敏感，常常伴随发生。受热，如冲温水澡，也可诱发皮疹。如果没有关节炎，鉴别诊断包括偶发发热综合征和原因不明的发热。有些孩子发病初期以全身表现为主，但确诊需要关节炎的存在。关节炎可能累及任何数量的关节，但病程是典型的多关节型，可以是极具破坏性的，并且包括髋关节、颈椎和颞下颌关节受累。

巨噬细胞活化综合征（MAS）是SoJIA的一种罕见但可能致命的并发症，可于发病过程中任何时候发生。它也被称为继发性噬血细胞综合征或噬血细胞性淋巴组织细胞增多症（HLH）（见第501章）。典型MAS表现为急性贫血、伴血小板减少或白细胞减少，同时有高热、淋巴结肿大、肝脾大。患者可有紫癜和黏膜出血，以及纤维蛋白裂解产物指标升高和延长的凝血酶原时间及部分凝血活酶时间。红细胞沉降率（ESR）由于低纤维蛋白原血症下降，肝功能异常，这一特征有助于和全身性疾病发作做鉴别。诊断由临床标准提示，并通过骨髓活检查到噬血细胞确诊（表149-6）。紧急时用大剂量静脉注射甲泼尼龙，环孢素或阿那白滞素治疗可能有效。病情

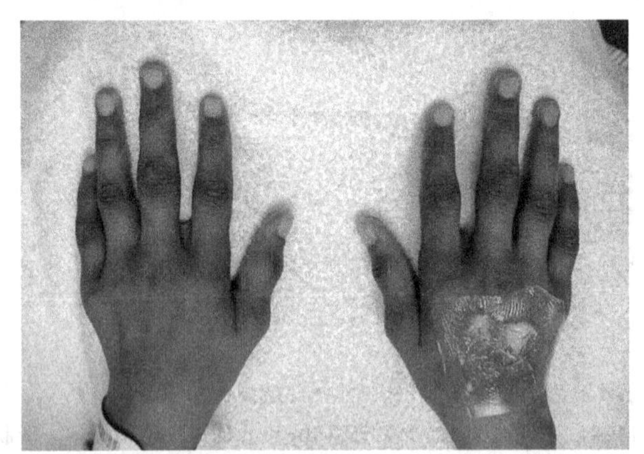

**图149-5（见彩图）** RF阴性的多关节型JIA女性患儿的手部和腕部。注意腕关节，掌指关节，近端和远端指间关节的对称性受累。在这张照片中，患者的右手有一个封闭性敷料，准备建立静脉通道注射生物制剂

**表149-5 JIA患者眼科专科检查频率**

| 类型 | 抗核抗体结果 | 发病年龄（岁） | 病程（年） | 危险程度 | 眼科检查频率（月） |
|---|---|---|---|---|---|
| 少关节型或多关节型 | + | ≤6 | ≤4 | 高 | 3 |
| | + | ≤6 | >4 | 中 | 6 |
| | + | ≤6 | >7 | 低 | 12 |
| | + | >6 | ≤4 | 中 | 6 |
| | + | >6 | >4 | 低 | 12 |
| | – | ≤6 | ≤4 | 中 | 6 |
| | – | ≤6 | >4 | 低 | 12 |
| | – | >6 | NA | 低 | 12 |
| 全身型 | NA | NA | NA | 低 | 12 |

摘自Cassidy J, Kivlin J, Lindsley C, et al.Section on Rheumatology; Section on Ophthalmology: Ophthalmologic examinations in children with juvenile rheumatoid arthritis. Pediatrics, 2006, 117:1843-1845

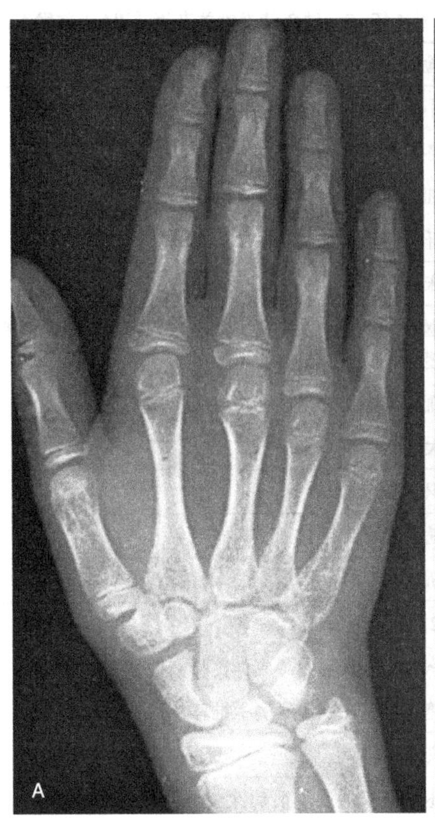


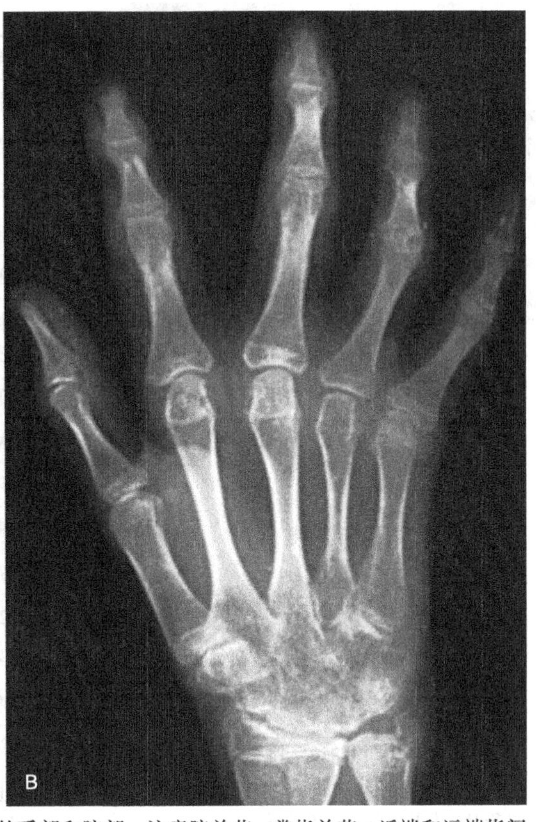


**图 149-6**　RF 阴性的多关节型 JIA 女性患儿的手部和腕部。注意腕关节，掌指关节，近端和远端指间关节的对称性受累。在这张照片中，患者的右手有一个封闭性敷料，准备建立静脉通道注射生物制剂

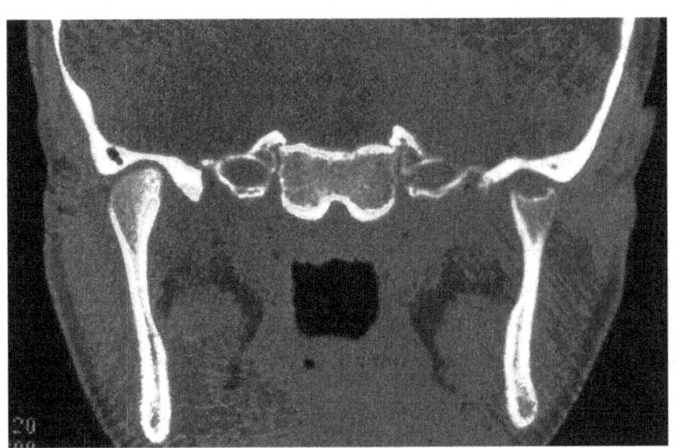

**图 149-7（见彩图）**　JIA 患者的颞下颌关节 CT 扫描，可见右侧有破坏现象

严重时，可能需要类似于原发性 HLH 的治疗（见第 501 章）。

各种亚型的 JIA 患儿的骨矿物质代谢和骨骼成熟都会受影响。JIA 患儿骨质减少，并且似乎与疾病的活动性增加有关。细胞因子如 TNF-α 和 IL-6（骨代谢的关键调节分子）的水平增加对关节内骨以及其他长骨和附骨都有不利影响。成骨细胞和破骨细胞的发育和功能在这些负面的骨骼改变中有核心作用。骨骼成熟异常在青春期生长突增时最突出。

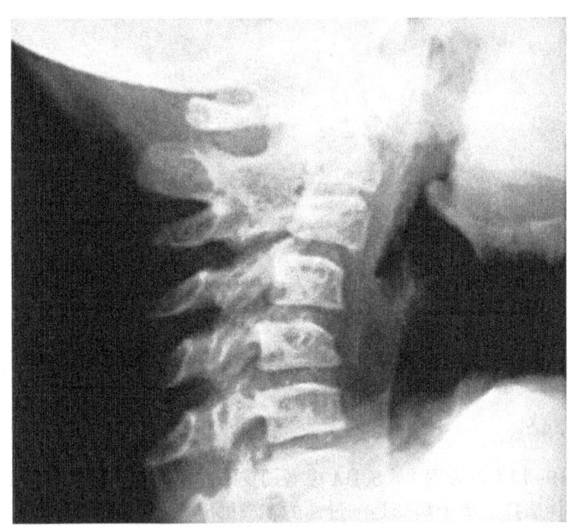

**图 149-8**　活动期 JIA 患者的颈椎 X 线片，可见 C2 和 C3 颈椎之间的神经弓融合，其余椎弓关节的侵蚀和缩窄，骨突间隙闭塞，并丧失正常生理曲度

## ■诊　断

JIA 是一个临床除外性的诊断，没有特异的实验室检查。其他疾病细致的临床排除非常重要。分类标准见表 149-1 至 149-4。实验室检查，包括 RF 和 ANA 检测，只有辅助诊断价值，其结果正常并不能排除 JIA。

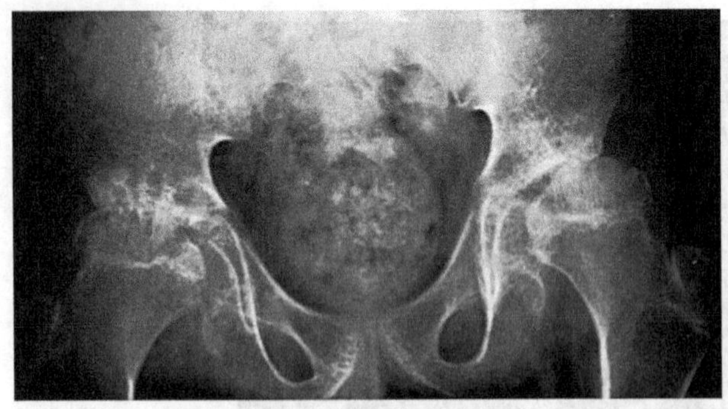

图 149-9　一名 SoJIA 男性患儿髋关节严重受累。X 线片显示股骨头可髋臼有破坏，关节间隙狭窄，左髋关节半脱位。该患者曾接受全身激素治疗 9 年

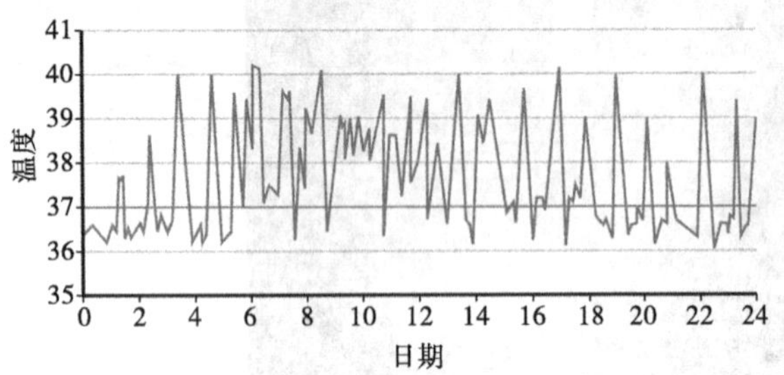


图 149-10　一名 3 岁的 SoJIA 患儿急骤间歇性高热

摘自 Ravelli A, Martini A. Juvenile idiopathic arthritis, Lancet, 2007, 369: 767–778

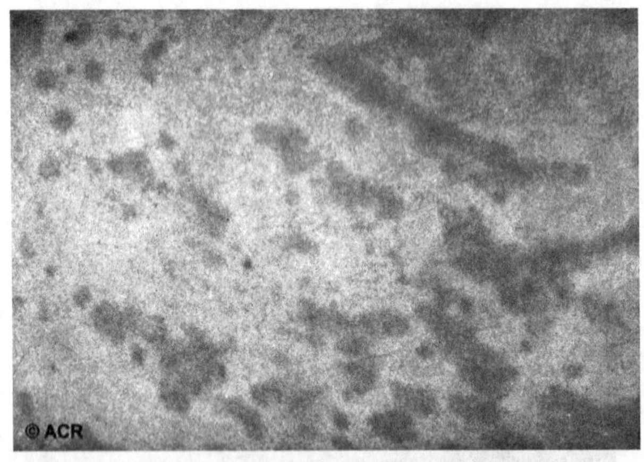


图 149-11（见彩图）　SoJIA 患者的皮疹。皮疹呈鲑鱼色，斑点状，且不伴瘙痒。单个病变是一过性的，成批出现在躯干和四肢

摘自 the American College of Rheumatology: Clinical slide collection on the rheumatic diseases, Atlanta.copHyright 1991, 1995, 1997.ACR, 美国风湿病协会授权使用

表 149-6　幼年特发性关节炎（JIA）并发 MAS 诊断指南

| 实验室检查 |
|---|
| 血小板减少（≤ 262 × $10^9$ / L）。 |
| 天冬氨酸转氨酶升高（> 59 U / L）。 |
| 白细胞计数减少（≤ 4.0 × $10^9$ / L）。 |
| 低纤维蛋白原血症（≤ 2.5g/L）。 |
| **临床表现** |
| 中枢神经系统功能障碍（烦躁不安、神志不清、嗜睡、头痛、抽搐、昏迷）。 |
| 出血（紫癜、容易淤伤、黏膜出血）。 |
| 肝大（肋缘下 ≥ 3cm）。 |
| **组织学表现** |
| 骨髓活检可见巨噬细胞噬血现象 |
| **诊断原则** |
| ≥ 2 实验室检查<br>或≥ 2 临床表现和（或）实验室检查<br>骨髓活检仅在难诊病例中推荐 |
| **建议** |
| 上述标准仅适用于活动性全身型 JIA，实验室检查指标水平仅供参考 |
| **评价** |
| 临床标准可能更适用于作为分类标准不是作为诊断标准，因为它们通常出现在 MAS 晚期，对早期诊断价值有限。<br>前面没有提到的 SoJIA 并发 MAS 的其他异常的临床表现有：持续高热、脾大、全身淋巴结大、改善不一致的关节炎症状和体征。<br>前面没有提到的 SoJIA 并发 MAS 的其他异常的实验室检查有：贫血、红细胞沉降率下降、谷丙转氨酶升高、胆红素升高，纤维蛋白降解产物的存在、乳酸脱氢酶升高、高三酰甘油血症、低钠血症、白蛋白降低和高铁蛋白血症。 |

摘自 Ravelli A, Magni-Manzoni S, Pistorio A, et al.Preliminary diagnostic guidelines for macrophage activation syndrome complicating systemic juvenile idiopathic arthritis. J Pediatr, 2005, 146: 598–604

## ■ 鉴别诊断

关节炎的鉴别诊断非常复杂，涉及疾病繁多，因此细致彻底地去寻找其他潜在的病因非常必要。病史，体检，实验室检查，以及 X 线检查有助于排除其他可能的原因。关节炎可以是儿童多系统风湿性疾病的一个表现，包括系统性红斑狼疮（见第 152 章），幼年皮肌炎（见第 153 章），结节病（见第 159 章），以及血管炎综合征（见第 161 章；表 149-7）。在硬皮病（见第 154 章）中，由于硬化的皮肤覆于关节上导致的运动受限常与慢性炎症性关节炎后遗症混淆。急性风湿热的特点是伴剧烈的关节疼痛和压痛，弛张热，以及游走性多关节炎。自身免疫性肝炎也可发生急性关节炎。

许多感染与关节炎有关，近期有感染病史可以帮助做出区分。病毒，包括微小病毒 B19、风疹、EB 病毒、乙型肝炎病毒和 HIV，都可诱导一过性关节炎。肠道感染也可能伴发关节炎（见第 151 章）。

**表 149-7　导致关节炎和四肢疼痛的疾病**

| **风湿性和炎症性疾病** |
|---|
| 幼年特发性关节炎 |
| 系统性红斑狼疮 |
| 幼年性皮肌炎 |
| 多动脉炎 |
| 血管炎 |
| 硬皮病 |
| 干燥综合征 |
| 白塞病 |
| 重叠综合征 |
| 韦格纳肉芽肿 |
| 结节病 |
| 川崎综合征 |
| 过敏性紫癜 |
| 慢性复发性多灶性骨髓炎 |
| **血清学检查阴性的脊柱关节病** |
| 幼年强直性脊柱炎 |
| 炎症性肠病 |
| 银屑病关节炎 |
| 尿道炎、虹膜睫状体炎和皮肤黏膜病变相关反应性关节炎 |
| **感染性疾病** |
| 细菌性关节炎（化脓性关节炎、金黄色葡萄球菌、肺炎球菌、淋球菌、流感嗜血杆菌） |
| 莱姆病 |
| 病毒性疾病（细小病毒、风疹、流行性腮腺炎病毒、EB 病毒、乙肝病毒） |
| 真菌性关节炎 |
| 分枝杆菌感染 |
| 螺旋体感染 |
| 心内膜炎 |
| **反应性关节炎** |
| 急性风湿热 |
| 反应性关节炎（痢疾杆菌、沙门氏菌、耶尔森氏菌、衣原体或脑膜炎球菌感染） |
| 血清病 |
| 毒性髋关节滑膜炎 |
| 接种后 |
| **免疫缺陷** |
| 低丙种球蛋白血症 |
| IgA 缺陷 |
| 人类免疫缺陷病毒 |
| **遗传代谢性疾病** |
| 痛风 |
| 假性痛风 |
| 黏多糖症 |
| 甲状腺疾病（甲状腺功能减退或，甲状腺功能亢进） |
| **甲状旁腺功能亢进症** |
| 维生素 C 缺乏症（坏血病） |
| 遗传性结缔组织病（马方综合征，埃勒斯 - 当洛综合征） |
| 法布里（Fabry）病 |
| 法伯（Farber）病 |
| 淀粉样变性病（家族性地中海热） |
| **骨和软骨疾病** |
| 创伤 |
| 髌股关节综合征 |
| 过度活动综合征 |
| 剥脱性骨软骨炎 |
| 股骨头缺血性坏死（包括 Perthes 病） |
| 肥大性骨关节病 |
| 股骨头骨骺滑脱 |
| 骨溶解 |
| 良性骨肿瘤（包括骨样骨瘤） |
| 组织细胞增多症 |
| 佝偻病 |
| **神经源性疾病** |
| 周围神经病变 |
| 腕管综合征 |
| 夏科（Charcot）关节 |
| **肿瘤性疾病** |
| 白血病 |
| 神经母细胞瘤 |
| 淋巴瘤 |
| 骨肿瘤（骨肉瘤、尤文肉瘤） |
| 组织细胞综合征 |
| 滑膜肿瘤 |
| **血液系统疾病** |
| 血友病 |
| 血红蛋白病（包括镰刀型细胞贫血） |
| 其他疾病 |
| 色素沉着绒毛结节性滑膜炎 |
| 植物刺滑膜炎（异物关节炎） |
| 骨性肌炎 |
| 嗜酸细胞性筋膜炎 |
| 肌腱炎（劳损） |
| 雷诺现象 |
| **疼痛综合征** |
| 纤维肌痛 |
| 生长痛 |
| 抑郁症（躯体化） |
| 反射性交感神经营养不良 |
| 区域肌筋膜疼痛综合征 |

居住或到访过疫区的儿童发生少关节炎时应考虑莱姆病（见第 214 章）。虽然有蜱暴露史，之前有流感样表现，随后出现皮疹，当然这些并不总会出现。抗炎治疗无反应的单关节性关节炎可能是慢性分枝杆菌或其他如金格杆菌的感染，滑液或组织活检可确立诊断。急起发热、疼痛、红斑、皮温升高常提示化脓性关节炎。孤立的髋关节疼痛与活动受限提示化脓性关节炎（见第 677 章）、骨髓炎、毒性滑膜炎、Perthes 病、股骨头骨骺滑脱，以及髋骨软骨溶解（见第 670 章）。

韧带和肌腱插入部位的压痛和下肢关节炎，尤其是在男孩，常提示脊柱关节病（见第 150 章）。银屑病关节炎在皮肤表现出现前几年，可首先表现为较少数量的关节受累，但其分布较特殊（如手和脚踝的小关节）。炎症性肠病可表现为少关节炎，通常影响下肢关节，并伴胃肠道症状、血沉升高及小细胞性贫血。

许多疾病仅表现为关节痛。过度活动可能引起关节疼痛，尤其是在下肢。4~12 岁的儿童主诉夜间腿疼且相关检查正常，早晨无症状，应考虑生长痛可能。夜间疼痛也可能是恶性肿瘤引起的。有缺课的青少年可能患纤维肌痛（见第 162 章）。

白血病或神经母细胞瘤的患儿可有骨和关节痛，由恶性骨侵润，滑膜，或者更多时候是骨髓引起，有时这种情况出现在外周血涂片证实淋巴母细胞之前的几个月。体检可发现无压痛，触诊无深部疼痛，无与检查不符的疼痛。恶性疼痛常影响睡眠，并可能导致血细胞减少。由于血小板是一种急性期反应物，所以较高的 ESR 和白细胞减少症，以及低的正常血小板计数也是白血病的提示线索。此外，JIA 特征性的周期性发热不出现在恶性疾病中。骨髓检查对诊断很有必要。有些疾病，例如囊性纤维化、糖尿病、糖原贮积病，都可有关节病表现（见第 163 章）。超出关节的肿胀可能提示淋巴水肿或过敏性紫癜。与 JIA 难以区分的外周关节炎可见于体液免疫缺陷疾病，如普通变异免疫缺陷和 XLA。退行性关节病相关的骨骼发育不良可由它们所特有的影像学异常做出诊断。

## ■ 实验室检查

血液学的异常往往反映全身或关节炎症的严重程度，常表现为白细胞和血小板升高及小细胞性贫血。炎症也可导致血沉和 C- 反应蛋白（CRP）升高，虽然 JIA 的患儿中这两者常是正常的。

40%~85 % 少关节型或多关节型 JIA 的患儿有 ANA 滴度升高，但 SoJIA 很少有。ANA 血清阳性在 JIA 中与慢性葡萄膜炎风险增加相关。5%~10 % 的多关节型 JIA 患者 RF 血清阳性。和 RF 一样，抗环瓜氨酸肽（CCP）抗体常与更严重的病程相关。RF 和 ANA 双阳可能发生于病毒感染时。

SoJIA 患儿常有炎症标志物和白细胞及血小板的显著升高。血红蛋白水平较低，通常在 7~10 克 / 分升的范围，与慢性疾病的贫血表现一致。ESR 通常很高，除了在 MAS 中。虽然免疫球蛋白水平往往较高，RF 和 ANA 常为阴性。铁蛋白通常升高，发生 MAS 时升高更为显著（> 10 000ng/mL）。MAS 时，由于是个消耗过程，全系细胞可急剧下降。活动期的 SoJIA 患儿出现低白细胞计数和（或）血小板计数应警惕 MAS。

关节炎的早期影像学变化包括软组织肿胀，关节周围骨质疏松，受累关节骨膜新骨沉积（图 149-12）。疾病持续活动可能会导致软骨下侵蚀和软骨的丧失，伴有不同程度的骨破坏，还可能有融合。颈椎特征性的 X 线变化，最常见于 $C_2$–$C_3$ 椎弓关节（图 149-8），可发展为寰关节半脱位。MRI 对早期变化比 X 线检测更为敏感（图 149-13）。

## ■ 治　疗

治疗目标是达到病情缓解，预防或阻止关节损伤，并促进正常的生长发育。所有 JIA 的患儿都需个体化的治疗方案，处理应根据疾病亚型和严重程度，提示

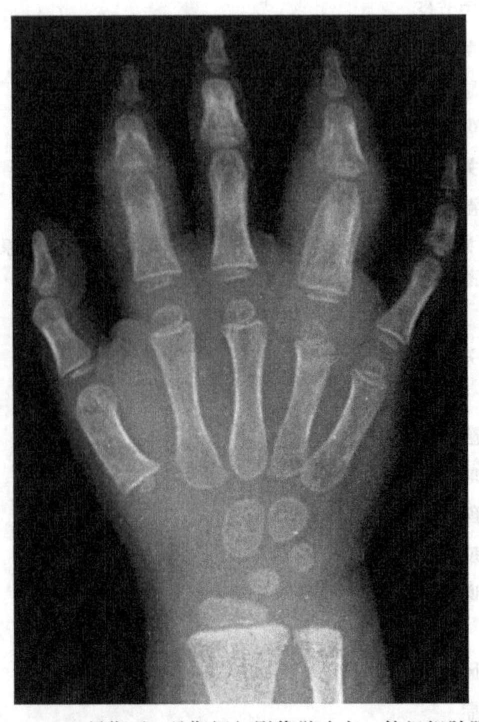

图 149-12　JIA 早期（6 月期间）影像学改变：软组织肿胀，第二和第四个近端指间关节附近骨膜新骨形成

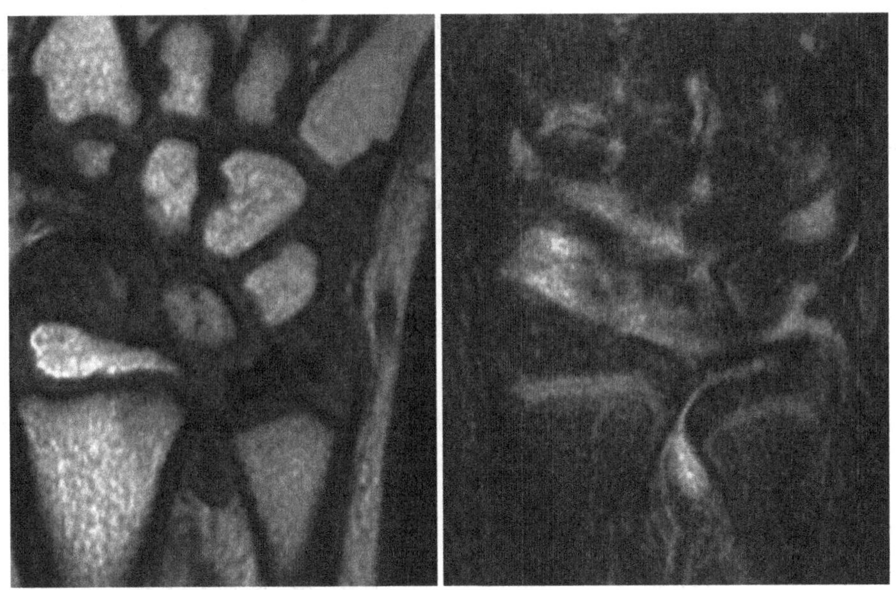

**图 149-13**　腕关节炎患儿的腕部 MRI。增强后，右侧的图像显示增强符合活动性滑膜炎表现

预后不良的指标，以及药物反应具体而定。治疗也需要监测潜在的药物毒性。关于风湿性疾病药物治疗的详细讨论请参见第 148 章。

少关节型 JIA 患儿通常对非甾体抗炎药（NSAIDs）有反应，至少是有部分响应，有炎症和疼痛的改善（表 149-8）。4~6 周的 NSAIDs 治疗无效者或有功能障碍（如关节挛缩或下肢不等长）者往往对关节内皮质类固醇注射治疗有反应。己曲安奈德是一种长效药物，作用时间长。一少部分的少关节型 JIA 患者对 NSAIDs 和关节内注射无反应，其治疗如多关节型 JIA 患者的治疗，需要缓解病情抗风湿药（DMARD）。

单独使用 NSAIDs 很少能诱导多关节型或全身型 JIA 缓解。甲氨蝶呤是最古老和毒性最小的 DMARDs 类药，目前可用于辅助治疗。甲氨蝶呤的药效可能需要 6~12 周才能看到。甲氨蝶呤单药治疗失败可能提示需要再加一个 DMARDs 药物。抑制促炎细胞因子，如 TNF-α 和 IL-1 的生物制剂已表现出良好的疾病控制能力。TNF-α 拮抗剂（例如依那西普，阿达木单抗，英夫利昔单抗）用于治疗甲氨蝶呤治疗效果不理想、有不良预后因素或病情较重的患儿。评估早期、强力积极治疗方案对 JIA 的作用的临床试验正在进行中。TNF-α 阻断剂和甲氨蝶呤合用也可以用于 SoJIA 和全身症状较轻的患儿。当全身症状明显时，IL-1 受体拮抗剂的使用往往有很好的疗效。

随着新的 DMARDs 的出现，全身性皮质类固醇激素的使用常可避免。全身性使用激素只建议用于全身症状非常严重，DMARDs 药物作用尚未出现时，或是为控制葡萄膜炎。应尽量避免使用激素，因为其毒副作用较强，如皮质醇增多症，生长发育迟缓，骨质疏松，并且可能无法阻止关节破坏。

JIA 的治疗必须包括定期裂隙灯眼科检查，以监测无症状性葡萄膜炎（表 149-5）。葡萄膜炎的最佳治疗需要眼科医生和风湿科医生之间的协作。葡萄膜炎的初步治疗包括局部、全身或眼周注射散瞳剂和皮质类固醇激素。DMARDs 可减少激素用量，甲氨蝶呤和 TNF-α 单克隆抗体（阿达木单抗和英夫利昔单抗）能有效地治疗严重的葡萄膜炎。

膳食评估和辅导，确保适当的钙、维生素 D、蛋白质和热量摄入对 JIA 患儿很重要。物理治疗及职业疗法对任何治疗方案都是有益无害的。社会工作者和护士能认识到慢性疾病带来的应力，能提高依从性，对疾病恢复作用很大。

## 预　后

虽然每个个体的具体病程不可预测，但是根据疾病类型和病程可以对预后有些大概的判断。TNF-α 单抗出现之前的 JIA 治疗研究发现，高达 50% 的 JIA 患儿的疾病会持续活动至成年早期，常会出现身体功能的严重受损。

持续性少关节型预后较好，大部分可实现病情缓解。那些病情有进一步发展的预后较差。少关节型 JIA 患儿，特别是 ANA 阳性，关节炎发病早于 6 岁的女性患儿有患慢性葡萄膜炎的风险。关节炎的活动程度和严重程度与慢性葡萄膜炎之间没有明显联系。持续的、不受控制的前葡萄膜炎（图 149-14）可引起后粘连，白内障和带状角膜病变，并可

表 149-8 幼年特发性关节炎（JIA）的药物治疗

| 常用药物 | 常用剂量 | JIA 亚型 | 副作用 |
|---|---|---|---|
| 非激素类抗炎药物 | | | |
| 萘普生 | 15 mg/（kg·d）PO 分为 bid | | |
| （最大剂量 500 mg bid） | 少关节型 | | |
| 多关节型 | | | |
| 全身型 | 胃炎，肾毒性，肝毒性，假卟啉症 | | |
| 布洛芬 | 40 mg/（kg·d）PO 分为 tid | | |
| （最大剂量 800 tid） | 同上 | 同上 | |
| 美洛昔康 | 0.125 mg/kg PO 每天 1 次 | | |
| （最大剂量 15 mg/d） | 同上 | 同上 | |
| DMARDs | | | |
| 甲氨蝶呤 | 0.5~1 mg/kg 每周 PO or SC | | |
| （最大剂量每周 25 mg） | 多关节型，全身型，少关节进展型或顽固型 | 恶心，呕吐，口腔溃疡，肝炎，血液病，免疫抑制，致畸 | |
| 柳氮磺胺吡啶 | 初始 12.5 mg/kg PO 每天；加量 10 mg/（kg·d） | | |
| 维持：40~50 mg/kg 分为 bid（最大剂量 2 g/d） | | | |
| | 多关节型 | 胃肠不适，过敏反应，血细胞减少，肾和肝毒性 | |
| 来氟米特 * | 10~20 mg PO | 多关节型 | 胃肠道不适，肝毒性，过敏性皮疹，脱发（可逆），致畸（需要消胆胺冲洗） |
| 生物制剂 | | | |
| 抗 TNF-α 单抗 | | | |
| 依那西普 | 0.8 mg/kg SC 每周 或 0.4 mg/kg SC 每周两次 | | |
| （每周最大剂量 50 mg） | 多关节型，全身型，少关节进展型或顽固型 | 免疫抑制，肿瘤可能 | |
| 英夫利昔单抗 * | 3~10 mg/kg IV q 4~8 周 | 同上 | 同上 |
| 阿达木单抗 | <30 kg: 20 mg SC 隔周 | | |
| >30 kg: 40 mg SC 隔周 | 同上 | 同上 | |
| 抗 CTLA-4 单抗 | | | |
| 阿巴西普 | <75 kg: 10 mg/kg IV 1/4 周 | | |
| 75-100 kg: 750 mg/ IV q 4 1/4 周 | | | |
| >100 kg: 1000 mg/dose IV 1/4 周 | 多关节型 | 免疫抑制，肿瘤可能 | |
| 抗 CD20 单抗 | | | |
| 利妥昔单抗 * | 750 mg/$m^2$ IV 2 周 × 2 | | |
| （最大剂量 1000 mg） | 多关节型 | 免疫抑制 | |
| IL-1 受体拮抗剂 | | | |
| 阿那白滞素 * | 每周 1~2 mg/kg SC | 全身型 | 免疫抑制 |

* 美国 FDA 未建议用于 JIA 治疗

bid：每天 2 次；GI：胃肠道；IV：静脉注射；PO：口服；SC：皮下注射；tid：每天 3 次

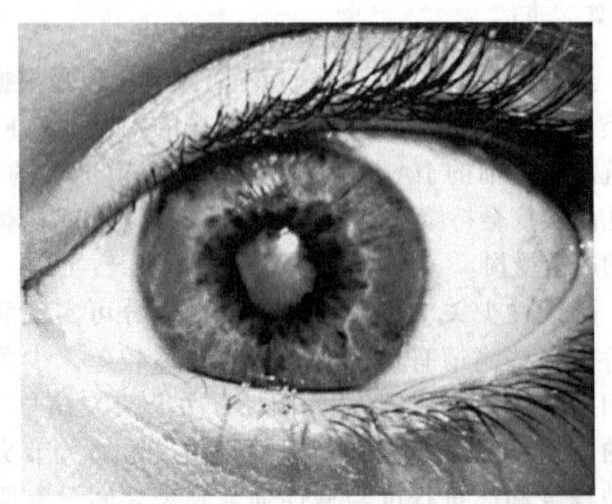

**图 149-14（见彩图）** JIA 患儿的慢性前葡萄膜炎或虹膜睫状体炎。广泛的后粘连导致瞳孔缩小、不规则。可在角膜的内侧和外侧看到明显的白内障和早期角膜病变

能导致失明。若能早期诊断和治疗许多这样的情况可以避免。

多关节型 JIA 活动性关节炎症病程迁延，早期积极治疗很有必要。严重而持久的病程的预测因素包括年轻的发病年龄，RF 血清阳性或类风湿结节，抗 CCP 抗体的存在，以及受累关节数量多。累及髋关节和手及手腕也与较差的预后相关联，并且可能导致显著的功能障碍。

SoJIA 往往是最难控制的，不论是关节炎症还是全身症状。较差的预后与关节炎的多关节分布，发热持续 > 3 个月，炎症指标上升 > 6 月，如血小板升高和血沉增快。新药物如 IL-1 和 IL-6 受体拮抗剂，有希望改善重症和迁延的疾病预后。

骨科并发症包括下肢不等长和屈曲挛缩，特别是膝盖、臀部和手腕。腿的长度差异提高患侧足的鞋，以防止继发性脊柱侧凸。关节挛缩需要积极的药物治疗以控制关节炎症，常需关节内注射皮质类固醇，适当的夹板固定，并拉伸受累肌腱。腘窝囊肿，小的不需要治疗，大了可行关节内注射皮质类固醇。

JIA 可能导致心理社会适应障碍。研究表明，与对照组相比，相当数量的 JIA 患儿有适应障碍和就业困难。多达 20% 的患者的与关节炎无直接关系的残疾可能会持续到成年，同时还会有相似频率的持续慢性疼痛综合征。心理并发症，包括学校教育和社会化功能受损，可由精神卫生专业人员辅导治疗。

## 参考书目

参考书目请参见光盘。

（杜洪强　译，赵晓东　审）

# 第 150 章

# 强直性脊柱炎及其他脊柱关节病

James Birmingham，Robert A. Colbert

强直性脊柱炎（AS），炎症性肠病（IBD）和银屑病相关的关节炎，胃肠道或泌尿生殖系统感染后的反应性关节炎这些疾病统称为脊柱关节病（见光盘中表 150-1）。儿科风湿科医生采用国际风湿病学联盟协会（ILAR）分类方案对幼年特发性关节炎（JIA）进行分类，应用术语附着点炎相关的关节炎（ERA）命名大多数形式的儿童脊柱关节炎，共同存在银屑病的情况除外。

补充内容请参见光盘。

（戴荣欣　译，赵晓东　审）

# 第 151 章

# 反应性及感染后关节炎

James Birmingham，Robert A. Colbert

感染性病原体在关节炎病理生理机制中的作用是目前的一个研究热点。除了通过直接感染的方式引起关节炎（如脓毒性关节炎；见第 677 章），感染可导致免疫复合物的形成和沉积，以及抗体或 T 细胞介导自身交叉反应。越来越多的研究证明，微生物在经典的自身免疫性疾病中也发挥了重要作用，如系统性红斑狼疮和幼年特发性关节炎。反应性或感染后关节炎被定义为近期感染后无菌炎症反应引起的关节炎症。由于历史原因，我们既往认为反应性关节炎是指肠道或泌尿生殖系统感染后的关节炎，而感染后关节炎被认为是发生感染性疾病后引起的关节炎但不考虑反应性关节炎，如 A 族链球菌或病毒感染后引起的关节炎。在部分病例中，受累关节内可见触发病原的非活性组分，受累关节中是否有具活性但培养阴性的细菌，是个需要进一步探讨的问题。

反应性关节炎病程多变，可缓解或进展为慢性脊柱关节炎包括强直性脊柱炎（见第 150 章）。在感染后关节炎，疼痛或关节肿胀通常是暂时的，持续不超过 6 周，与典型的脊柱关节炎不同。感染后关节炎和反应性关节炎的区别并不清楚，无论是临床上还是病理生理机制方面。

## ■ 发病机制

反应性关节炎通常因肠道感染沙门氏菌、志贺氏杆菌、小肠结肠炎耶尔森氏菌、弯曲杆菌、隐孢子虫、肠贾第虫，或者泌尿生殖道沙眼衣原体或解脲脲原体感染后导致。虽然在某些方面与反应性关节炎类似，也应考虑到如 A 群链球菌引起的急性风湿热（见第 176.1），感染性心内膜炎相关的关节炎（见第 431 章），淋病奈瑟氏菌相关的腱鞘炎。

大约有 75% 的反应性关节炎患者 HLA-B27 为阳性。因此可假设反应性关节炎是一种涉及分子模拟的自身免疫性反应，即自身反应性 T 淋巴细胞与 HLA-B27 提呈的关节内的抗原（关节滑膜、软骨、黏多糖）交叉反应，然而这种假说并未得到证实。但也不完全排除细菌和细菌产物的影响，如 DNA 也被考虑过。特异性感染的临床特征间并无关联。在感染后关节炎中，几种病毒（风疹、水痘—带状疱疹、单纯疱疹病毒、巨细胞病毒）已从患者的关节中分离出来，而另一些病毒抗原（乙肝病毒、腺病毒 7 型）已在关节组织的免疫复合物中检测出。

HLA-B27 阳性的反应性关节炎患者患葡萄膜炎和其他关节外症状的概率将增加。此外，HLA-B27 是肠道感染后患持久肠道炎症的危险因素，即使已经解决好肠胃感染，患者仍有很大可能最终发展为慢性脊柱关节炎。

然而，HLA-B27阴性的患者仍有反应性关节炎的发生，这表明有其他基因在疾病易感性中发挥作用。

## ■ 临床症状和鉴别诊断

反应性关节炎的症状在感染后2~4周出现。经典的关节炎、尿道炎、结膜炎三联征[以前称为赖特（Reiter）综合征]在儿童相对少见。关节炎通常为少关节型，好发于下肢。指/趾炎可能发生，附着点炎（图151-1）常见（见第150章）。可能有皮肤表现，包括漩涡状的龟头炎、溃疡性外阴炎、口腔病变和脓溢性皮肤角化病，类似于脓疱性银屑病（图151-2）。全身症状包括发热、不适和疲劳。在病程早期，感染标记如红细胞沉降率（ESR）、C反应蛋白（CRP）和血小板，可能显著升高。

诊断反应性关节炎时了解造成感染后关节炎的原因是至关重要的。许多病毒与感染后关节炎相关（表151-1），并可能导致特定形式的关节受累。风疹和乙肝病毒通常影响小关节，而腮腺炎和水痘经常影响大关节，尤其是膝关节。乙型肝炎关节炎-皮炎综合征的特点是荨麻疹和对称性迁徙性关节炎，类似于免疫复合物型血清病。风疹相关关节病可能因自然感染风疹后出现，少发风疹免疫。它通常发生于年轻女性，

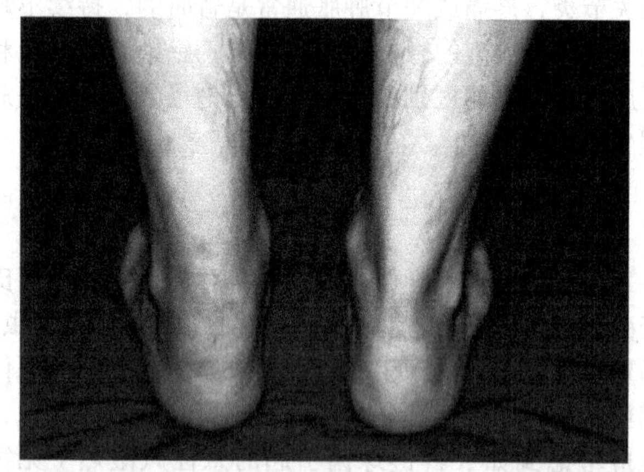

**图151-1（见彩图）** 附着点炎-左侧脚后跟前方和脚踝侧面肿胀

由 Nora Singer, Case Western Reserve University and Rainbow Babies' Hospital 提供

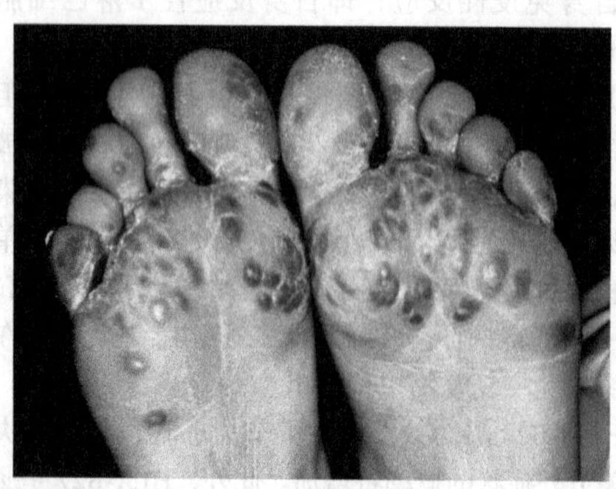

**图151-2（见彩图）** 脓溢性皮肤角化病

由 Dr. M.F. Rein and The Centers for Disease Control and Prevention Public Health Image Library, 1976. Image #6950 提供

**表151-1 病毒相关关节炎**

| |
|---|
| 披膜病毒： |
| 风疹病毒： |
| 风疹病毒 |
| 甲病毒属： |
| 罗氏河病毒 |
| 基孔肯雅热病毒 |
| ONN-热 |
| 马雅罗病毒 |
| 辛德比斯病毒 |
| Ockelbo |
| Pogosta |
| 正痘病毒组： |
| 天花病毒（天花） |
| 牛痘病毒 |
| 微小病毒 |
| 腺病毒： |
| 腺病毒7型 |
| 疱疹病毒： |
| EB病毒 |
| 巨细胞病毒 |
| 水痘-带状疱疹病毒 |
| 单纯疱疹病毒 |
| 副黏液病毒： |
| 腮腺炎病毒 |
| 嗜肝性DNA病毒： |
| 乙型肝炎病毒 |
| 肠道病毒： |
| 埃可病毒 |
| 柯萨奇病毒B型 |

摘自 Cassidy JT, Petty RE. Infectious arthritis and osteomyelitis.// Textbook of pediatric rheumatology. 5th ed.Philadelphia WB Saunders, 2005

随着年龄增长，发病率也逐渐增加，在青春期前儿童和男性罕见。膝关节和手部的关节痛通常开始于皮疹出现7d内或免疫后28d。微小病毒B19，是感染性红斑的原因（第五疾病），可引起关节痛，对称的关节肿胀，晨僵，多发于成年妇女，儿童少见。关节炎偶尔在巨细胞病毒感染后发生，也可能发生在水痘感染后，但EB病毒感染后罕见。水痘也可能并发化脓性关节炎，通常继发于A群链球菌感染。HIV相关的关节炎类似于银屑病关节炎，而不是多幼年特发性关节炎（JIA）。

链球菌感染后关节炎是一种感染后关节炎，可能因A群或G群链球菌感染所致。通常是少关节型，影响下肢关节，轻微的症状可持续数月之久。链球菌感染后关节炎与风湿热不同，通常伴暂时的迁徙性疼痛性多发关节炎。因为瓣膜病变在急性起病后偶尔可被超声心动图记录，一些医生认为链球菌感染后关节炎是一种不完整的急性风湿热（见第176.1）。某些HLA-DRB1类型可以导致患儿发展为链球菌感染后关节炎（HLA-DRB1*01）或急性风湿热（HLA-DRB1*16）。

一过性滑膜炎（毒性滑膜炎）是另一种形式的感染后关节炎，主要影响臀部，通常出现在上呼吸道感染后（见第670.2）。3~10岁的男孩最易受到影响，通常有急性发病的剧烈臀部疼痛，并有大腿或膝盖牵涉性疼痛，持续约1周。ESR和白细胞计数通常正常。放射或超声检查可确认继发于渗出的关节间隙增宽。通常需要关节液抽吸以排除脓毒性关节炎，并可显著改善临床症状。触发因素目前认为是病毒，尽管致病微生物尚未确定。

非化脓性关节炎在儿童中已经报道，通常是青春期男孩，伴有严重的躯干部痤疮。患者通常有发热和持续感染的脓疱。反复发作可能与无菌性肌病相关，并可能持续数月。感染性心内膜炎可伴有关节痛、关节炎或血管炎的征象，如Osler结节、Janeway病变、Roth斑。可能是因为免疫复合物，感染后关节炎也发生在脑膜炎奈瑟菌、B型流感嗜血杆菌、肺炎支原体感染后的患儿。

## 诊　断

近期的生殖泌尿系和胃肠道感染可能提示反应性关节炎的诊断，但并没有相应的诊断性检查。虽然粪便或泌尿生殖系分泌物培养可以尝试分离致病微生物，但在关节炎出现时点进行该检查，并不能常规检出致病微生物。影像学检查是非特异或通常是正常的。同样，之前记录的链球菌感染有助于感染后关节炎的诊断。

前期感染可能时间久远或轻微，通常被患者遗忘，因此排除其他原因的关节炎同样重要。急性关节炎影响单个关节提示脓毒性关节炎，需要关节穿刺引流；骨髓炎可能引起疼痛和相邻关节积液，常有感染部位的局限性骨痛。感染后关节炎通常为排除性诊断，在关节炎解决后。关节炎伴有胃肠道症状或肝功能异常，可能由感染或自身免疫性肝炎诱发。关节炎或脊柱关节炎可能发生于炎症性肠病患儿，如克罗恩病和溃疡性结肠炎（见第328章）。当关节炎患儿血细胞两系或更多呈进行性降低，应当考虑细小病毒感染，巨噬细胞活化综合征（噬血综合征）和白血病。持续性关节炎（>6周）提示慢性风湿性疾病可能，包括JIA（见第149、150章）和系统性红斑狼疮。

## 治　疗

大多数反应性或感染后关节炎不需特殊治疗。非甾体类抗炎药通常用于控制疼痛和功能障碍。除非怀疑进行性衣原体感染，否则不必要行抗微生物治疗。如果肿胀或关节痛反复，则有必要进一步评估排除活动性感染或进行性风湿性疾病。关节内注射类固醇可用于难治性或严重关节病变，一旦急性感染则停止该疗法。全身性类固醇或缓解病情抗风湿药（DMARDs）很少被提及，但被认为可以治疗慢性疾病。应该鼓励患者参加体力活动，物理治疗用来维持机体正常功能，防止肌肉萎缩。由于链球菌感染会导致关节炎疾病，目前建议至少使用1年青霉素用于预防，但预防的持续时间存在争议。

## 并发症及预后

病毒感染后关节炎通常没有并发症，除非有其他器官的受累，如脑脊髓炎。肠道感染后反应性关节炎的患儿在发病后数月到数年内偶尔会患炎症性肠病。已有研究报道，反应性关节炎的患儿伴发葡萄膜炎和心肌炎。反应性关节炎，特别是在细菌性肠道感染或泌尿生殖道沙眼衣原体感染后，有可能发展为慢性关节炎，特别是脊柱关节炎（见第150章）。HLA-B27阳性或显著全身体征的存在将增加患慢性疾病的风险。

## 参考书目

参考书目请参见光盘。

（戴荣欣　译，赵晓东　审）

# 第 152 章
# 系统性红斑狼疮

*Stacy P. Ardoin，Laura E. Schanberg*

SLE 是系统性红斑狼疮（SLE）是一种慢性自身免疫性疾病，其特点是多系统炎症和持续存在的针对自身抗原的循环自身抗体。SLE 可发生在儿童和成人，并不同程度地影响生育年龄的妇女。虽然几乎所有的器官都可能受影响，但最常见的是皮肤、关节、肾脏、血细胞、血管和中枢神经系统。与成年人相比，儿童和青少年型 SLE 的症状更严重，涉及的器官更广泛。

## ■ 病　因

SLE 的发病机制仍然未知，但有几个因素可能增加致病风险和疾病严重程度，包括遗传、激素背景和环境因素。

SLE 的遗传因素是指伴有特定的基因异常，包括补体 C1q、C2、C4 的先天性缺陷，患者通常有 SLE 或其他自身免疫性疾病的家族史。此外，某些 HLA 类型（包括 HLA-B8、HLA-DR2 和 HLA-DR3）会增加 SLE 的发病率。尽管 SLE 有明确的遗传因素，但家系发病仅零星可见，即使在同卵双胞胎中也不完全一致，这提示有多个基因参与发病，且非遗传因素在疾病的表达中也很重要。

因为 SLE 主要影响女性，特别是生育期的女性，这提示激素因素在发病机制中十分重要。90% 的 SLE 患者是女性，性别因素成了 SLE 的最重要危险因素。雌激素可能在 SLE 中发挥重要作用，在体外和动物模型研究均表明，雌激素将促进 B 细胞自身活化。外源性雌激素对 SLE 女性患者影响的研究结果却是相互矛盾的。口服含雌激素的避孕药并不诱导 SLE 发病，但绝经后妇女接受激素替代治疗后发病的风险可能增加。

可能引发 SLE 的环境因素仍然未知，然而某些病毒感染（包括 EB 病毒）可能导致个体易感性增加，紫外线暴露也会加重 SLE 的疾病活动度。环境影响也可能诱导 DNA 表观遗传修饰，增加 SLE 和药物引起的红斑狼疮的风险。例如，在小鼠模型中，普鲁卡因胺和肼苯哒嗪等药物可以导致淋巴细胞低甲基化和狼疮样综合征。

## ■ 流行病学

据报道 SLE 在儿童和青少年的发病率为（1~6）/10 万，低于成人的（20~70）/10 万。SLE 的患病率最高的人群是非裔美国人、亚洲人、西班牙人、印第安人、太平洋岛民。SLE 主要影响女性，有报道在青春期前患病的女性和男性的比例为 5∶1，在生育期为 9∶1，绝经期和青春期前的比率相近。5 岁以前儿童患 SLE 罕见，诊断年龄通常是在青春期。多达 20% 的患者在 16 岁之前诊断为 SLE。

## ■ 病理学

SLE 最明显的组织学特征表现在肾脏和皮肤，最典型的是盘状皮疹。SLE 的肾脏表现已根据国际肾脏病协会制定的标准做出组织学分级（见第 508 章）。有研究发现弥漫性增生性肾小球肾炎（Ⅳ级）显著增加了肾病性死亡的风险。肾活检有助于 SLE 的确诊和分期。免疫复合物通常表现为“满堂亮”，为免疫球蛋白和补体沉积。特征性的盘状皮疹如图 152-1D 所示，其特点是组织活检显示过度角化，毛囊堵塞，单核细胞渗透到真 - 表皮交界处。光敏性皮疹的组织病理学特征可以是非特异性的，但免疫荧光检查提示受影响和未受影响的皮肤均有皮肤真 - 表皮连接处的免疫复合物沉积。这一发现被称为狼疮带试验，是 SLE 的特异性检查。

## ■ 发病机制

研究 SLE 发病机制的病理模型的制作非常困难，因为该病的疾病表达和随时间的病情波动有极大的个体差异。很明显的是，自身抗体、细胞因子和淋巴细胞功能异常在 SLE 发病机制发挥重要作用。

SLE 的一个显著特点是针对自身抗原会形成自身抗体，尤其是针对核酸。这些胞内抗原可以广泛表达但通常不会接近及表达在细胞内。抗原在细胞坏死或凋亡时被释放。SLE 的皮肤细胞很容易受到紫外线伤害，由此可导致细胞死亡并释放细胞内容，包括胞核里的抗原。SLE 患者细胞凋亡水平可能有显著升高或清除细胞碎片的能力明显受损，长时间处于血液中的胞核抗原有充足的机会被免疫细胞识别，导致 B 细胞产生自身抗体。循环自身抗体形成免疫复合物并堆积在组织中，导致局部补体激活，启动促炎级联反应，最终导致组织损伤。抗双链 DNA 抗体形成免疫复合物沉积于肾小球，并启动炎症导致肾小球肾炎。许多 SLE 患者有循环双链 DNA 抗体但没有肾炎，表明自身抗体本身并不足以引起疾病。

SLE 患者经常有细胞因子水平异常。特别是 SLE

患者外周血单核细胞经干扰素 –α（IFN-α）刺激后表现出的基因表达形态。在体内，免疫复合物可刺激树突状细胞产生 IFN–α。过量的干扰素可促进其他促炎细胞因子和趋化因子表达，单核细胞向树突状细胞成熟，促进 B 细胞和 T 细胞自体活化，以及自我耐受性的丧失。大多数，但并不是所有的 SLE 患者会表现出这种干扰素征象。SLE 也有其他细胞因子表达增加，包括白介素 2（IL-2）、IL – 6、IL – 10、IL–12、B 淋巴细胞刺激因子（BlyS）和抗肿瘤坏死因子 –α（TNF-α）。

SLE 患者 B 细胞和 T 细胞均有功能障碍。活动性 SLE 患者 B 细胞群耐受性受损和自身反应性增加，暴露在自身抗原环境中 B 细胞产生自身抗体的能力增强。此外，细胞因子如 BlyS 可能导致 B 细胞数量和功能异常。SLE 患者 T 细胞异常包括记忆 T 细胞增多及调节性 T 细胞数量减少和功能减退。SLE 患者 T 细胞信号异常和自身反应增加。因此，它们对正常细胞凋亡通路带来的损伤有抵抗。

## ■ 临床表现

SLE 可累及任何器官系统，所以潜在的临床表现是千变万化的（表 152–1）。系统性红斑狼疮在儿童或青少年时期的表现不同于成人。儿童 SLE 最常见的症状包括发热、疲乏、血液学异常、关节痛和关节炎。SLE 的肾脏病变通常无症状，因此仔细监测血压和尿检至关重要。SLE 通常有一段初发期和静止期及隐匿发病期。SLE 神经系统并发症可能发生于活动性或非活动性 SLE，在青少年期很难检

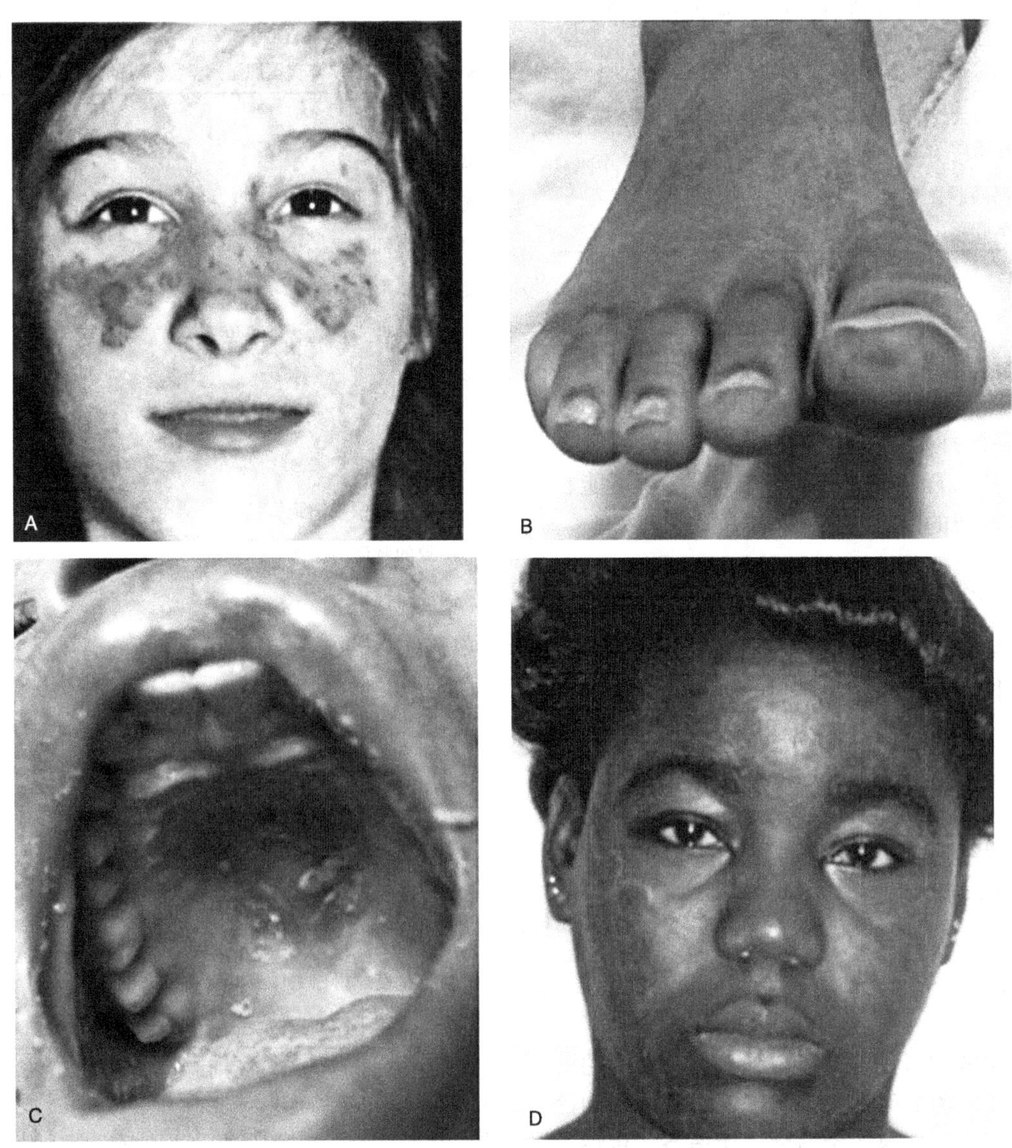

**图 152 – 1（见彩图）**　SLE 患者的皮肤黏膜表现。A. 蝶形红斑。B. 脚趾脉管炎皮疹。C. 口腔黏膜溃疡；D. 面颊部的盘状皮疹

表 152-1 系统性红斑狼疮潜在的临床表现

| 靶器官 | 潜在临床表现 |
|---|---|
| 体质 | 疲乏、食欲缺乏、体重减轻、发热、淋巴结肿大 |
| 骨骼肌肉系统 | 关节炎、肌炎、肌腱炎、关节痛、肌痛、缺血性坏死、骨质疏松症 |
| 皮肤 | 蝶形红斑、盘状红斑、光敏性皮疹、皮肤血管炎、网状青斑、甲周毛细管异常、雷诺现象、秃头症、口腔和鼻部溃疡 |
| 肾脏 | 高血压、蛋白尿、血尿、水肿、肾病综合征、肾衰竭 |
| 心血管 | 心包炎、心肌炎、传导系统异常、心内膜炎 |
| 神经系统 | 癫痫、精神病、脑炎、中风、横贯性脊髓炎、抑郁、认知障碍、头痛、假性肿瘤、周围神经病变、舞蹈病、视神经炎、脑神经麻痹 |
| 肺 | 胸膜炎、间质性肺病、肺出血、肺动脉高压、肺栓塞 |
| 造血系统 | 免疫介导的血细胞减少（溶血性贫血、血小板减少症或白细胞减少症）、慢性炎症性贫血、高凝血状态、血小板减少性血栓性微血管病 |
| 胃肠道 | 肝脾大、胰腺炎、影响肠道的血管炎、蛋白丢失性肠病 |
| 眼 | 视网膜血管炎、巩膜炎、巩膜外层炎、视乳头水肿 |

测，因为该年龄段人群通常有情绪障碍的高风险。SLE 长期的并发症及其治疗，包括加速的动脉粥样硬化和骨质疏松症，在青年到中年期特别明显。SLE 患者的症状会随着时间逐渐进展，甚至可能在诊断多年后出现新的症状。

## ■ 诊　断

SLE 的诊断需要针对多系统疾病做全面的临床和实验室评估，并排除其他病因，包括感染和恶性肿瘤。1997 年美国风湿病学会关于 SLE 的修订分类标准（表 152-2）中，满足 11 条中的 4 条即可诊断 SLE。值得注意的是，尽管抗核抗体（ANA）检测结果阳性不是 SLE 的确诊依据，但 ANA 阴性的狼疮是极其罕见的。虽然低补体血症在 SLE 中常见，但它并不在分类标准中。

## ■ 鉴别诊断

多器官疾病是 SLE 的显著特点，由于其广泛的潜在临床表现，SLE 在多种临床症状下都需要做鉴别诊断，包括不明原因的发热、关节痛、关节炎、皮疹、血细胞减少、神经或心肺异常、肾炎。

药物性狼疮是指 SLE 症状是由接触某些药物引起的，包括米诺环素、一些抗惊厥药物、磺胺类药、抗心律失常的药物，以及其他药物（表 152-3）。对于有 SLE 倾向的个体，这些药物可能诱发真正的 SLE。而在另一些人，这些药物可诱发可逆狼疮样综合征。与 SLE 不同，药物性狼疮的男女发病率较一致。遗传上的诱因如慢乙酰化作用可能会增加药物性狼疮的风险。药物引起 SLE 中通常会出现循环抗组织蛋白抗体，在多达 20% 的 SLE 患者中可检测到这些抗体。肝炎在 SLE 中少见，更常见于药物性狼疮。药物性狼疮患者一般少有双链 DNA 抗体，低补体血症，明显的肾或神经系统疾病。与 SLE 相反，药物性狼疮的症状在药物撤退后可恢复，完全恢复可能需要数月甚至数年。

## ■ 实验室检查

ANA 阳性检测结果出现于 95%~99% 的 SLE 患者。

表 152-2 1997 年美国风湿病学会修订的系统性红斑狼疮分类标准 *

| |
|---|
| 蝶形红斑 |
| 盘状红斑 |
| 光过敏 |
| 口腔和鼻部溃疡 |
| 关节炎： |
| 　非侵蚀性，影响 2 个或更多关节 |
| 浆膜炎： |
| 　胸膜炎、心包炎、腹膜炎 |
| 肾脏表现： |
| 　持续蛋白尿或细胞管型 |
| 　一致的肾活检结果 |
| 癫痫或精神病 |
| 造血系统表现： |
| 　溶血性贫血 |
| 　白细胞减少（<4000/mm$^3$） |
| 　淋巴细胞减少（<1500/mm$^3$） |
| 　血小板减少（<100 000/mm$^3$） |
| 免疫系统异常： |
| 　抗双链 DNA 或抗 Smith 抗体阳性 |
| 　快速血浆反应（RPR）试验假阳性、狼疮抗凝试验阳性或抗心磷脂免疫球蛋白 IgG 或 IgM 抗体升高 |
| 　抗核抗体阳性 |

* 若满足以上 11 条标准中 4 条则可确立系统性红斑狼疮诊断。这些分类标准主要针对临床试验而非临床诊断

摘自 Hochberg MC. Updating the American College of Rheumatology revised criteria for the classification of systemic lupus erythematosus, Arthritis Rheum, 1997, 40: 1725

表 152-3　药物性狼疮的相关药物

| 有明确的关系 |
| --- |
| 米诺环素、普鲁卡因胺、肼苯哒嗪、异烟肼、青霉胺、地尔硫卓、IFN-α、甲基多巴、氯丙嗪、依那西普、英夫利昔单抗、阿达木单抗 |
| 可能有联系 |
| 苯妥英钠、乙琥胺、卡马西平、柳氮磺胺吡啶、胺碘酮、奎尼丁、利福平、呋喃妥英、β 阻滞剂、锂、卡托普利、IFN-r、氢氯噻嗪、格列本脲、多西他赛、青霉素、四环素、他汀类药物、金属、丙戊酸钠、灰黄霉素、二甲苯氧庚酸、丙硫氧嘧啶 |

表 152-4　与 SLE 有关的自身抗体

| 抗体 | 临床关联 |
| --- | --- |
| 抗双链 DNA 抗体 | 在 SLE 中与疾病活动性，特别是肾炎相关 |
| 抗 Smith 抗体 | 诊断 SLE 具有特异性 |
| 抗核糖核蛋白抗体 | 增加雷诺现象和肺动脉高压的风险 |
| | 滴度高可提示混合性结缔组织疾病的诊断 |
| 抗 Ro 抗体（抗 SSA 抗体） | |
| 抗 La 抗体（抗 SSB 抗体） | 与干燥综合征相关 |
| | 可能提示干燥综合征的诊断 |
| | 子代新生儿狼疮的风险增加（先天性心脏传导阻滞） |
| | 可能与 SLE 的皮肤和肺部症状有关 |
| | 可能与孤立的盘状狼疮有关 |
| 抗磷脂抗体（包括抗心磷脂抗体） | 增加动静脉血栓形成的风险 |
| 抗组蛋白抗体 | 存在于大多数药物引起的狼疮患者 |
| | SLE 中也可出现 |

该检测对 SLE 特异性差，多达 20% 的健康人也为阳性，因此 ANA 并非理想的 SLE 的筛检试验。ANA 滴度不能反映疾病的活动度，因此重复 ANA 滴度检测并未有助于疾病控制。双链 DNA 抗体对 SLE 特异性更高，在某些患者，特别是肾炎患者，抗双链 DNA 水平与疾病活动高度相关。抗 Smith 抗体，尽管发现在 SLE 患者中特异性高，但它与疾病活动度不相关。血清总补体溶血活性（CH50），C3、C4 在疾病活动期通常减少，可通过治疗改善。表 152-4 列出了一些自身抗体与 SLE 患者临床症状的关联。高丙种球蛋白血症是一种常见但非特异的表现。炎症标记物，特别是红细胞沉降率，通常提示疾病高活动性。C 反应蛋白（CRP）与疾病活动关联度低，CRP 值升高可能反映感染。

抗磷脂抗体可增加凝血风险，在 66% 的儿童和青少年 SLE 患者中可检测到。抗凝脂抗体可通过几种方法检测，提示存在这些抗体的实验室特点包括存在抗心磷脂抗体，长时间的磷脂依赖性凝血试验结果（部分凝血活酶时间、稀释罗素蝰蛇蛇毒时间），以及循环狼疮抗凝物（确认部分凝血活酶时间延长，且不能被混合实验纠正）。当动脉或静脉凝血事件发生时有抗磷脂抗体存在，即可诊断为抗磷脂抗体综合征。抗磷脂抗体综合征可能发生在 SLE 或非 SLE（见第 473 章）。

## 治　疗

基于 SLE 特殊的临床表现和耐受性，其患者需要个体化治疗。对所有患者来说，防晒及避免长期直接阳光照射和其他紫外线照射可能有助于疾病控制。羟氯喹（5~7mg/kg/d）被推荐用于 SLE 个体化治疗。除治疗轻微的 SLE 症状如皮疹和轻微的关节炎，羟氯喹还可以预防 SLE 发作，改善血脂水平，并有助于降低死亡率和改善肾脏病情。潜在的毒性包括视网膜色素沉着，损害视色觉；因此，建议每 6~12 月进行眼科检查。非甾体类抗炎药（NSAIDs）可用于控制关节痛和关节炎，重要的是可以控制潜在的肝、肾和心血管毒性。

糖皮质激素是治疗 SLE 主要症状的首选药物，但其副作用常常影响患者的依从性，尤其是在青春期，其潜在的毒性令人担忧。使用激素时重要的是尽可能控制剂量和疗程。皮质类固醇治疗的副作用包括生长障碍、体重增加、皮肤紫纹、粉刺、高血糖、高血压、白内障、股骨头坏死和骨质疏松症。儿童和青少年 SLE 患者的最佳糖皮质激素剂量仍然未知，病情严重时通常用大剂量的甲基强的松龙静脉注射治疗 [ 如：30mg/（kg·d），连续 3d] 或口服大剂量的强的松 [1~2mg/（kg·d）]。随着症状改善，皮质类固醇剂量应当逐渐减少，同时监测肾上腺功能不全的指标。为了限制类固醇剂量累积，使用激素节约性免疫抑制药物是非常有必要的。

激素节约性免疫抑制药物常用于儿童 SLE 的治疗，包括甲氨蝶呤、来氟米特、硫唑嘌呤、霉酚酸酯和环磷酰胺。甲氨蝶呤、来氟米特和硫唑嘌呤通常用于治疗轻型的疾病，包括关节炎，典型的皮肤或血液疾病，以及胸膜疾病。一般来说，严重可致命的 SLE 症状需要静脉注射或口服环磷酰胺治疗，如肾脏、神经系统、心肺疾病。虽然环磷酰胺可以有效地控制疾病，但也有很多潜在的副作用，包括血细胞减少、感染、出血性膀胱炎，性腺过早衰退和增加未来患恶性肿瘤的风险。注意充分水化能减弱出血性膀胱炎的风险。庆幸的是，年轻女孩比老年女性性腺衰退的风险要低得多，而使用促性腺激素释放激素激动剂，如醋酸亮丙瑞林，可能有助于防止性腺衰退。治疗严重的肾小球肾炎通常使用硫唑嘌呤、霉酚酸酯或环磷酰胺。长期随访的临床试验对于确定治疗 SLE 的最优方法非常重要，而随机对照双盲试验不建议以美罗华作为治疗肾小球肾炎的有效药物，并且该药还未在儿童或难治性疾病中做研究。评估一些治疗 SLE 的生物制剂的安全性和有效性的临床试验正在进行中，包括针对 CD22、BlyS、IL-10、TNF-α、IFN-α 的单克隆抗体。伴抗磷脂抗体综合征的患者需长期抗凝治疗来预防血栓。

鉴于 SLE 的终身患病性质，治疗儿童和青少年患者还包括预防措施。由于 SLE 患者有动脉粥样硬化风险，监测胆固醇、吸烟状况、体重指数、血压和其他心血管疾病等的危险因素是十分必要的。摄入足够的钙和维生素 D 可以预防骨质疏松症。感染通常会加重 SLE，所以建议常规免疫接种，包括每年接种流感疫苗和注射 23- 价肺炎球菌疫苗。怀孕会加重 SLE，SLE 患者的产科并发症更常见。另外，许多用于治疗 SLE 的药物可能致畸。因此，对有此风险的适龄期女性应避孕。

## ■ 并发症

在诊断后的最初几年内，SLE 患者最常见的死因包括感染和神经系统疾病，以及肾小球肾炎的并发症（表 152-5）。从长远来看，最常见的死因包括动脉粥样硬化的并发症和恶性肿瘤。SLE 早期动脉粥样硬化风险的增加不被认为是传统危险因素，部分与 SLE 伴发的慢性免疫失调和炎症有关。恶性肿瘤率增加可能是由于免疫失调及药物致癌倾向。

**表 152-5 儿童期狼疮的发病情况**

| 部位 | 症状 |
|---|---|
| 肾脏 | 高血压、透析、移植 |
| 中枢神经系统 | 器质性脑综合征、癫痫、精神病、神经认知功能障碍 |
| 心血管疾病 | 动脉粥样硬化、心肌梗死、心肌病、瓣膜疾病 |
| 免疫 | 反复感染、功能性无脾症、恶性肿瘤 |
| 骨骼肌系统 | 骨量减少、压缩性骨折、骨坏死 |
| 眼睛 | 白内障、青光眼 |
| 内分泌 | 糖尿病、肥胖、发育迟滞、不孕症、胎儿衰老 |

摘自 Cassidy JT, Petty RE. Textbook of pediatric rheumatology. sth ed. Philadelphia: Elsevier/Saunders, 2005

## ■ 预 后

由于 SLE 的诊断和治疗的进步，在过去 50 年里存活率已经有了很大的提高。目前，儿童 SLE 的 5 年生存率 > 90%。然而，在慢性发病的情况下，儿童和青少年 SLE 对高危疾病及其并发症的发病率和死亡率都有很高的风险，尤其是动脉粥样硬化和恶性肿瘤（表 152-5）。考虑到 SLE 的慢性发病和复杂性，儿童和青少年 SLE 需要多学科共同参与的小儿风湿科来治疗。

## 参考书目

参考书目请参见光盘。

## 152.1 新生儿狼疮

*Stacy P. Ardoin，Laura E. Schanberg*

有别于 SLE，新生儿狼疮是为数不多的新生儿风湿性疾病。新生儿狼疮的临床表现包括特征性的环形或斑状皮疹，通常影响面部（特别是眶周区域），躯干，头皮（图 152-2）。婴儿也可能有血细胞减少和肝炎，但最严重的并发症是先天性心脏传导阻滞。传

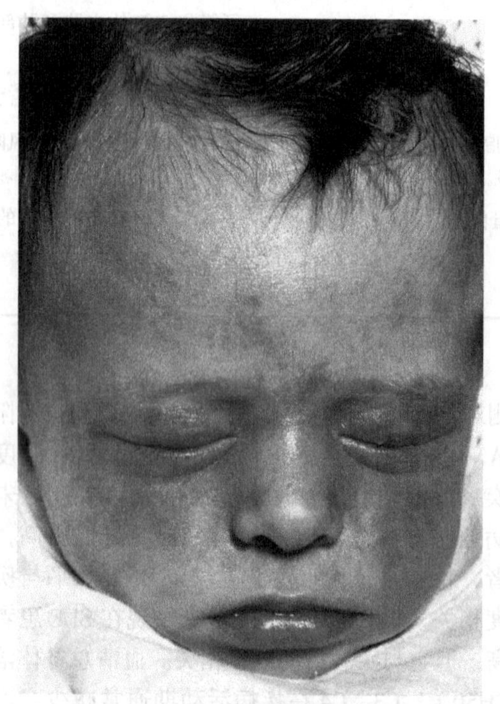

**图 152－2（见彩图）** 新生儿狼疮综合征。典型的皮疹，在颧骨周围分布，通常对光敏，环形斑块伴红斑和脱屑。图片转载，经患儿父母同意

摘自 Pain C, Beresford MW. Neonatal lupus syndrome.Paediatr Child Health, 17: 223-227

导系统异常范围从 PR 间隔延长到完全的心肌梗死，但很少导致进行性心肌病。新生儿狼疮的非心血管症状通常是可逆的，但先天性心脏传导阻滞是永久的。皮疹通常出现在出生 6 周后经紫外线照射后，并持续 3~4 月，但出生时也可以存在。在 16 周的胎龄时就可以检测到传导系统异常。

新生儿狼疮的原因是母亲免疫球蛋白（IgG）自身抗体被动转移给胎儿。绝大多数新生儿狼疮患儿与母亲的抗 Ro（也称为 SSA）和抗 -La 抗体（也称为 SSB）相关，但是其他自身抗体，包括抗核糖核蛋白（抗 RNP），也有报告可导致新生儿狼疮。尽管已知该病与母亲的自身抗体有关，但它们并不是引起疾病的原因，抗 Ro 和抗 La 抗体阳性母亲中只有少于 3% 的后代有先天性心脏传导阻滞。

体外研究表明，在心脏的发展过程中，Ro 和 La 抗原可能表达在靠近房室结的心肌细胞表面，从而使这些抗原接触母亲的自身抗体，激发自身免疫反应，导致传导系统纤维化。皮肤若暴露于紫外线中则会导致细胞损伤，而接触 Ro 和 La 抗原，会产生类似的局部炎症反应，并产生特异性的皮疹。

尽管临床试验数据仍显不足，仍推荐给抗 Ro 或抗 La 抗体阳性的孕妇氟化糖皮质激素和静脉注射免疫球蛋白治疗，以防止胎儿心脏传导异常的发生或进展。婴儿出生后典型的传导系统异常需要心脏起搏器治疗，而严重的心肌病可能需要心脏移植。暂时的非心脏表现需要严谨的控制，偶尔可使用局部类固醇治疗皮疹。

因为产妇自身抗体在妊娠 16 周时通过胎盘进入胎儿，有循环抗 Ro 或抗 La 抗体（或子女有新生儿狼疮或先天性心脏传导阻滞病史）的孕妇需从妊娠 16 周直到生产由儿科心脏病医生定期监测胎儿心电图。如果在监控时发现胎儿心动过缓，需立刻筛查孕妇的抗 Ro 和抗 La 抗体。

与 SLE 相反，尽管患新生儿狼疮的婴儿可能增加未来患自身免疫性疾病的风险，但新生儿狼疮并不表现为持续的免疫失调。一位母亲既往生育过一个因新生儿狼疮导致先天性心脏传导阻滞的孩子，那她再次生育带病患儿的概率是 15%。传导系统异常的患儿使用心脏起搏器的预后良好。如果不纠正传导缺陷，可能增加儿童运动不耐受风险，并导致心律失常和死亡。

## 参考书目

参考书目请参见光盘。

（戴荣欣　译，赵晓东　审）

# 第 153 章

# 幼年型皮肌炎

*Angela Byun Robinson, Ann M. Reed*

幼年型皮肌炎（JDM）是儿童中最常见的炎症性肌炎，以近端肌肉无力和典型的皮疹为特征。炎性细胞浸润导致血管炎症，是该病潜在的病理改变。

## 病　因

有证据表明 JDM 的病因是多因素的，由遗传和未知的环境因素诱发。HLA 等位基因如 B8、DRB1*0301、DQA1*0501 和 DQA1*0301 与特定人群中 JDM 易感性增加有关。母体的微嵌合体可导致移植物抗宿主病或自身免疫现象，可能是 JDM 的病因之一。JDM 患儿的血液和组织样本中可持续发现母体细胞。这些 HLA-DQA1*0501 阳性的母体细胞数量增加，可能协助转移或维持嵌合细胞。肿瘤坏死因子 -α（TNF-α）启动子中特定的细胞因子多态性和白介素 -1 受体拮抗剂（IL-1Ra）的可变数目串联重复序列也可能会增加遗传易感性。这些多态性常见于普通人群。据报道患者通常有 3 个月前感染的病史，多次实验均未能培养出病原微生物。原发症状和上呼吸道症状占主导地位，据报道 1/3 的患者有前驱胃肠道（GI）症状。A 群链球菌、上呼吸道感染、胃肠道感染、B 型柯萨奇病毒、弓形虫、肠道病毒、细小病毒 B19 和其他多种病原微生物被认为是 JDM 可能的病原体。但针对多种传染病的血液和肌肉组织血清抗体检测和聚合酶链反应扩增结果尚未得到证实。环境因素也可能起到促进作用，既往有地理和季节集群等因素的报道，然而至今仍没有明确的病因结论。

## 流行病学

JDM 的发病率大约是每百万儿童中 3 例 / 年，发病无种族倾向。发病高峰年龄是 4~10 岁。第二个皮肌炎的发病高峰年龄出现在成年后期（45~64 岁），但成年期起病的皮肌炎病因学及预后与儿童期起病的不同。在美国，JDM 患者中女孩和男孩的比例是 2∶1。多例肌炎患者出现在同一个家庭中非常罕见，但有 JDM 患儿的家庭中成员患家族性自身免疫性疾病的可能比健康的孩子的家庭中多。该病与季节性的关联尚未证实，尽管已有群体性的病例出现。

## ■ 发病机制

I型干扰素可能在幼年型皮肌炎的发病机制中发挥重要作用。干扰素上调在免疫调节和主要组织相容性复合体（MHC）I类分子表达中起着关键作用的基因，可激活自然杀伤（NK）细胞，并促进树突状细胞成熟。皮肌炎患者I型干扰素的基因产物上调，与疾病活动度和维持临床生物标志物有潜在关联。

目前来看儿童对于JDM（HLA-DQA1*0501，HLA-DRB*0501）遗传易感性可能由于长时间暴露于母体来源的嵌合细胞和/（或）由一个未知的环境触发。一旦触发，I型干扰素的炎症级联反应将导致I类MHC表达和树突细胞的成熟上调。I类MHC的过表达上调黏附分子，影响淋巴细胞的迁移，导致肌肉炎性浸润。在自动调整的反馈回路中，肌肉炎症导致I型干扰素反应增强，致使炎症反复。参与炎症级联反应的细胞包括NK细胞（CD56），T细胞（CD4、CD8，Th17）亚群，单核细胞/巨噬细胞（CD14）和类浆细胞，树突状细胞。新蝶呤、干扰素-诱导蛋白10（IP-10）、单核细胞化学引诱物蛋白（MCP）、黏病毒抵抗蛋白质（MxA）和血管性血友病因子产物也作为血管炎症标记物在JDM患者炎症活跃时可能升高。

## ■ 临床表现

JDM患儿表现为皮疹或起病隐匿型无力，或两者兼而有之。发热、吞咽困难或语言障碍、关节炎、肌肉压痛和疲劳在诊断病例中也有报道。

在50%的病例中皮疹是首发症状，同时伴有无力虚弱占25%。患病儿童常常表现出严重的光过敏，在紫外线照射区域产生大面积的皮疹。如果皮疹出现在胸部和颈部，则被称为"披肩征象"。膝部和肘部也是红斑常出现的部位。淡紫色皮疹特点（图153-1）是一种眼眶周围蓝紫色变色的皮疹，可能与眶周水肿相关。跨鼻翼的面部红斑常见，与之相反的是典型的SLE蝶形红斑没有鼻翼区皮疹。经典Gottron丘疹（图153-2）为出现在近端指间关节和远端指间关节处呈现亮粉色或苍白、有光泽、增厚或萎缩性斑块，偶尔累及膝、肘、小脚趾的关节和踝关节。JDM的皮疹有时被误认为是湿疹或银屑病。在某些罕见情况下，患儿有出现在手掌（称为技工手）和脚底屈肌肌腱的增厚红斑和鳞片状皮疹，这与抗Jo-1抗体有关。

小血管炎症的证据通常可见，表现为甲襞和牙龈毛细血管袢增厚、扭曲或缺失（图153-3）。毛细血管扩张肉眼可见，但通过毛细管显微镜检查或使用放大镜如眼底镜更容易观察。严重的血管炎症将引起脚趾、手指、腋窝或内眦赘皮处皮肤溃疡。

JDM相关的无力通常是隐匿起病，难以与疲劳区分。通常是对称发病，影响近端肌肉如颈屈肌、肩胛带和臀屈肌。父母可能会告知患儿爬楼梯、梳理头发、起床困难。体格检查发现患儿无法完成仰卧起坐，抬头滞后，以及Gower征（从坐到站起来手需放在大腿上）。JDM患儿可能需要翻滚起来而不是直接站起来以弥补躯干的无力。大约一半的患儿由于肌肉炎症出现肌肉压痛。

食道和呼吸道肌肉也受到影响，导致吮吸或呼吸衰竭。如果症状出现，必须通过了解患者病史，体格检查和吞咽实验评估发声困难或鼻部发声，上颚抬高伴呕吐，吞咽困难和胃食管反流。呼吸肌无力会导

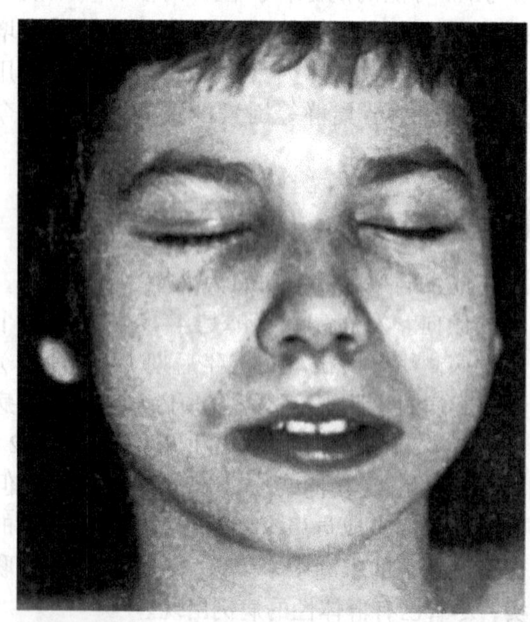

**图153-1（见彩图）** 幼年型皮肌炎的面部皮疹。鼻梁和颊部的红斑与上眼睑区的紫罗兰色（趋光性的）变色

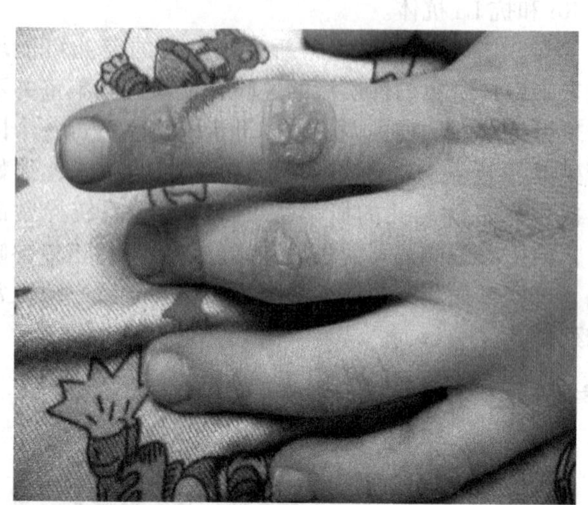

**图153-2（见彩图）** 幼幼年型皮肌炎的皮疹。掌部和近端指间关节处的皮肤肥厚和浅红色皮疹（Gottron丘疹）

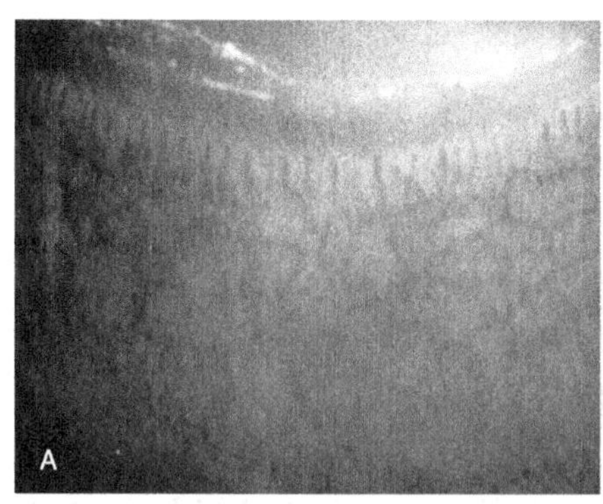

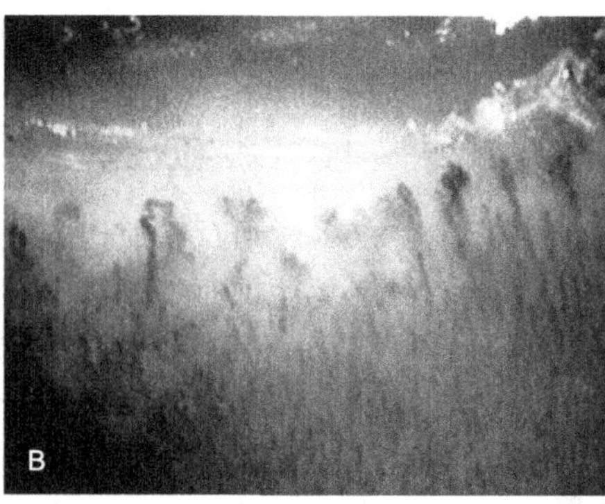

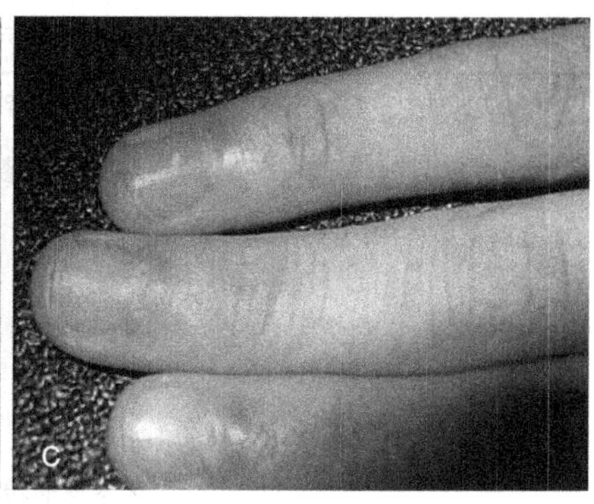

**图 153-3（见彩图）** 风湿性疾病的甲襞毛细血管病变。A. 健康儿童正常的甲襞毛细血管形式，表现为均匀分布和外观一致的毛细血管袢。B.JDM 患儿甲襞毛细血管形式，毛细管终末袢中断，导致出现广泛无血管区域。也可以见到扩张、弯曲的毛细血管。C. 未用显微镜可以看到严重的甲周毛细血管扩张

致呼吸衰竭，需要紧急救治。呼吸道肌肉无力的患儿不会表现为窘迫性呼吸衰竭伴呼吸做功增加的典型症状，为高碳酸血症而非低氧血症。

脂肪代谢障碍和钙质沉着（图 153-4）被认为与病情迁延或未有效治疗有关。皮下斑块或结节有瘠薄的磷酸钙、羟磷灰石或氟磷灰石沉积，可导致皮肤痛性溃疡，并可挤出晶体或钙化的液体。据报道，多达 40% 的 JDM 患儿有钙质沉着，但普遍认为患儿经早期积极治疗发病率会降低。罕见的情况为患儿体内会形成一个以钙沉积形式的“外骨骼”，极大地限制了活动度。脂肪代谢障碍导致皮下和内脏脂肪进一步损失，通常表现在面部和上半身，并与类似于多囊卵巢综合征和胰岛素抵抗，多毛症、棘皮症、高三酯甘油血症和糖耐量异常的代谢综合征相关。脂肪代谢障碍可以是广泛的也可以是局部的。

病情严重的 JDM 患儿偶尔有胃肠道相关的血管炎，伴腹部绞痛、胰腺炎、胃肠道出血、隐匿的肠穿孔或梗死。已有报道称心肌受累可能出现心包炎、心肌炎和传导障碍。皮肌炎相关恶性肿瘤在成人已有报道，但在儿童罕见。

## 诊　断

皮肌炎的诊断需要满足的条件是典型的皮疹及至少三处肌肉炎症和无力的征象（表 153-1）。1975 年核磁共振成像（MRI）开始作为诊断标准，但在儿童还没被认可。由于该病起病隐匿，通常要延迟诊断。

肌电图显示肌病和神经支配的征象（插入性活动增加，纤维性颤动，大幅波）及肌纤维坏死（动作电位幅值和持续时间降低）。除非有严重的肌肉坏死和萎缩，神经传导检测通常正常。重要的是，有经验的肌电图（EMG）检测及阐释在儿科中有很重要的作用。肌肉活检有助于确诊或病情分级。受累肌肉活检可提

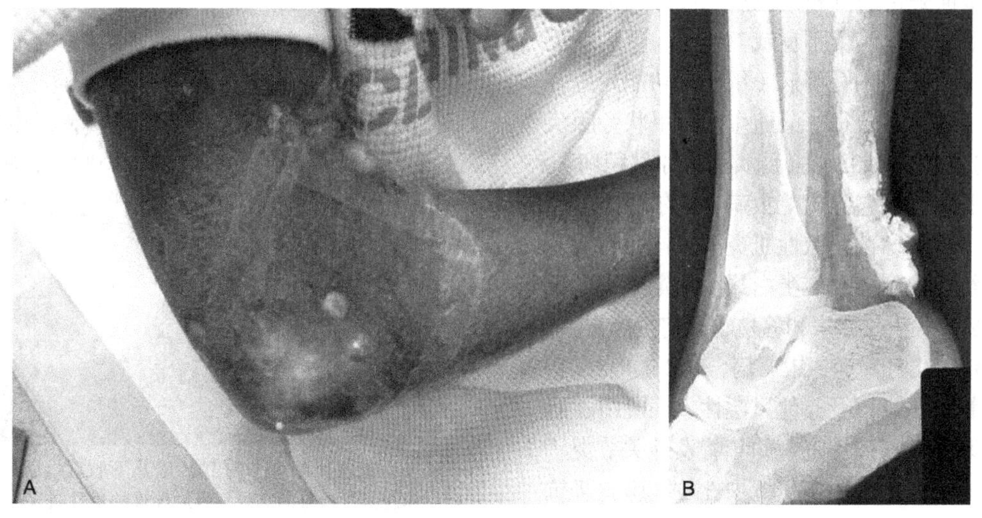

**图 153-4（见彩图）** 皮肌炎的皮疹和钙化。A. 钙化的皮肤。B. 钙化的影像学证据

表 153–1 幼年皮肌炎的诊断标准

| | |
|---|---|
| 典型皮疹 | 上眼睑的紫色皮疹 |
| | Gottron 丘疹 |
| 加上以下条件中的 3 个： | |
| 无力 | 对称分布 |
| | 近端 |
| 肌酶升高（≥ 1） | 肌酸激酶 |
| | 天冬氨酸转氨酶 |
| | 乳酸脱氢酶 |
| | 醛缩酶 |
| 肌电图改变 | 肌病 |
| | 无神经支配 |
| 肌肉活检 | 坏死 |
| | 炎症 |

摘自 Bohan A, Peter JB. Polymyositis and dermatomyositis（second of two parts）, N Engl J Med, 1975, 292: 403–407

示局灶坏死和肌肉纤维的吞噬作用，纤维再生，肌细胞扩散，炎性细胞浸润和血管炎，内皮细胞中的管网状包涵体。淋巴结构和血管病变的出现可能预示着更严重的疾病。

一些患儿表现为典型的皮疹，但没有明显肌肉无力或炎症，这种情况称为无肌病型 JDM。目前尚不清楚这些患儿是否有单独的皮肤疾病或轻微的未被发现的肌肉炎症，如果未经治疗，可导致更严重的后遗症如钙质沉着和脂肪代谢障碍。

鉴别诊断依赖于出现的症状。如果目前症状只有单独的肌无力而没有皮疹或非典型症状，应该考虑其他原因造成的肌病，包括多发性肌炎、感染相关肌炎（A、B 型流感病毒，B 型柯萨奇病毒和其他病毒性疾病），肌营养不良（杜氏和贝克尔营养不良或其他），重症肌无力，吉兰 – 巴雷综合征，内分泌病（甲状腺功能亢进、甲状腺功能减退、库欣综合征、艾迪生病、甲状旁腺疾病），线粒体肌肉疾病，代谢紊乱（脂类和糖原储积病）。典型的感染相关肌肉症状包括旋毛虫病、巴尔通氏体属感染、弓形虫病、葡萄球菌化脓性肌炎。钝挫伤和挤压损伤可能导致横纹肌溶解伴肌红蛋白尿。儿童肌炎也可能与疫苗接种、药物、生长激素和移植物抗宿主病有关。JDM 皮疹可与湿疹、出汗障碍、银屑病，SLE 蝶形红斑，雷诺现象的毛细管扩张，以及其他风湿性疾病混淆。肌肉炎症也可见于系统性红斑狼疮、幼年特发性关节炎、混合性结缔组织病、炎症性肠病、抗中性粒细胞胞浆抗体（ANCA）阳性血管炎的患儿。

## ■ 实验室检查

血清肌源性酶水平升高（肌酸激酶、二磷酸果糖酶、天冬氨酸转氨酶、丙氨酸转氨酶、乳酸脱氢酶）可反映肌肉炎症。在某些感染炎症的特殊个体中并非所有的酶水平都会升高；在初次起病时丙氨酸转氨酶最常见，而 CK 水平可能正常。红细胞沉降率通常正常，类风湿因子试验结果一般为阴性。慢性起病可能伴发贫血。抗核抗体（ANA）存在于超过 80% 的 JDM 患儿。SSA 抗体、SSB 抗体、Sm、核糖核蛋白（RNP）和双链 DNA 的检测结果通常为阴性。抗 Pm/Scl 抗体可识别一群少发的典型的肌肉疾病伴慢性病，通常并发肺间质纤维化和（或）心脏受累。与成人 JDM 患者不同，肌炎特异自身抗体（MSAs）在儿童中罕见；anti-Jo-1、anti-Mi-2 和其他 MSAs 检测结果阳性可能提示更典型的疾病。

影像学检查可辅助诊断和疾病治疗。使用 MRI 的 T2 加权影像和脂肪抑制（图 153–5）可识别疾病的活性部位，减少抽样误差，提高肌肉活检和肌电图的敏感性，若未经 MRI 检查，漏诊率是 20%。尽管血清肌源性酶正常，仍可能有广泛的皮疹和异常的 MRI 结果。肌肉活检经常作为疾病活动度和长期性的证据，并不仅从血清酶水平上诊断。

吞咽实验可能记录上腭功能障碍和呼吸停止的可能。肺功能检测显示与呼吸肌无力一致的限制性功能障碍，以及肺泡纤维化导致一氧化碳扩散能力降低（DLCO），与其他相关结缔组织疾病相关。连续的肺活量检测或吸气量阴性结果可以证明呼吸无力，尤其是在住院环境下。钙质沉着可通过影像学在肌肉内的筋膜层面观察到。

## ■ 治 疗

儿科风湿病医生的经验非常宝贵，可针对 JDM 患

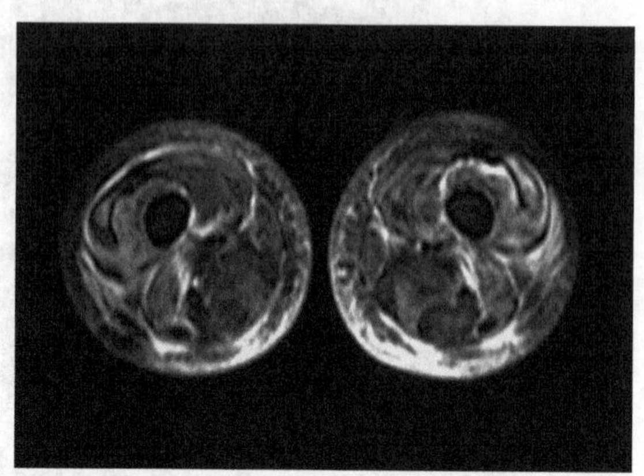

图 153–5 正常肌酶水平的 JDM 患儿下肢近端肌肉使用 MRI 的 T2 加权和脂肪抑制检查的结果。有局灶性的炎性肌病。亮区反映受累肌肉炎症反应。暗区相对正常。MRI 可提示肌肉活检或肌电图的部位

儿做出一个合适的治疗方案。在糖皮质激素出现前，1/3 的患者自身好转，1/3 发展为慢性迁延性疾病，另外 1/3 死于该疾病。糖皮质激素改变了该病的进展，降低了发病率和死亡率。甲氨蝶呤可降低糖皮质激素治疗的时限，从而减少类固醇毒性的发生率。丙种球蛋白静注经常被用作严重疾病的辅助治疗。目前还没有充分证据为基础的最佳 JDM 治疗指南。

糖皮质激素仍是目前最主要的治疗用药。对一个临床症状较稳定没有衰弱无力的患儿，口服强的松的初始剂量通常是 2mg/（kg·d）。伴发有胃肠道疾病时口服类固醇会降低吸收能力，因此需要静脉注射。在更严重的情况下，如伴发呼吸道或吞咽无力时，需要大剂量使用甲基强的松龙冲击治疗 [30 mg/（kg·d），连续 3d，最大剂量 1g/d]，之后继续每周或每月静脉应用糖皮质激素，之后每天口服糖皮质激素。随着炎症指标（肌源性酶）和肌力恢复正常，需将皮质类固醇用量在 12~24 个月逐渐减量。

每周口服、静脉或皮下注射甲氨蝶呤（0.5~1 mg/kg 或 15~20 mg/m$^2$，最大剂量 25mg）通常用于激素节约制剂治疗 JDM。同时使用甲氨蝶呤时，用于控制病情的糖皮质激素的量可减半。甲氨蝶呤的副作用包括免疫抑制、血细胞计数改变、化学药物性肝炎、肺毒性、恶心或呕吐及致畸。叶酸可作为甲氨蝶呤的辅助用药，初始剂量通常是 1kg/d，该剂量可减少毒性和降低叶酸抑制的副作用（口腔溃疡、恶心和贫血）。服用免疫抑制药物如甲氨蝶呤的患儿应该避免接种活性疫苗，虽然有建议每年接种灭活流感疫苗。

羟化氯喹几乎没有毒性风险，作为二线缓解病情药物可减少皮疹和维持病情缓解。通常情况下，用量为 4~6 mg/（kg·d），口服，制剂形式为药片或口服液。建议后续每年做 1~2 次眼科检查，可监测罕见的视网膜毒性。其他副作用包括葡萄糖 -6- 磷酸酶缺乏患者伴发的溶血，胃肠道不耐受，皮肤和头发变色。

其他用于严重或对常规治疗无反应患者的药物包括静脉注射免疫球蛋白、霉酚酸酯、环孢霉素和环磷酰胺。吞咽无力患儿可能需要鼻饲或胃造瘘术喂奶避免气道阻塞，而胃肠道血管炎患者需要完全的肠道休息。严重呼吸道无力患儿罕见，但出现时需要呼吸机治疗，甚至气管造口术，直到呼吸无力状况得到改善。

物理治疗和职业疗法是治疗计划中不可或缺的组成部分，在疾病初期最初为被动伸展，一旦活跃的炎症得到控制需立刻调整肌肉恢复强度和活动性。尽量避免卧床休息，因为负重可提高骨质密度，防止挛缩。社会工作和心理服务可能促进以前活动性好的孩子调整物理损伤带来的挫折。

所有 JDM 患儿应避免日晒并每天应用高防护因子（SPF）防晒霜，即使在冬天和阴天。为减少药物引起的骨量减少及骨质疏松症，长期皮质类固醇治疗的患儿应服用维生素 D 和钙剂。

## 并发症

大多数 JDM 并发症与长期和严重的无力有关，包括肌肉萎缩、皮肤钙化、疤痕或萎缩、脂肪代谢障碍。继发于药物治疗的并发症也很常见。患儿出现急性和严重无力时有吸入性肺炎和呼吸衰竭的风险，偶尔需要插入鼻饲管，以及机械通气，直到肌无力改善。腹部绞痛及未知原因的胃肠道出血可能提示肠道壁血管炎，如果潜在炎症没有接受完全的肠道休息和积极治疗，可导致局部缺血，胃肠道出血和穿孔。应尽可能避免手术，因为胃肠道血管炎是弥漫性的，不适合外科干预。增强 CT 可显示肠道扩张或肠道壁增厚，管腔内气体或肠坏死。JDM 伴发心脏疾病较罕见，但可能会有心律失常。

病理性钙化物质可能与疾病的严重程度、长时间延误治疗和潜在的 TNF-α-308 基因多态性相关。钙沉积在皮下组织及肌肉。一些皮肤溃烂，排出软钙化液，以及其他表现，如沿伸肌表面或嵌入肌肉的硬结节。排液病变是蜂窝组织炎或骨髓炎的病灶。结节引起皮肤炎症可类似蜂窝织炎。可能会发生钙沉积的自发回归，但是没有以基于证据的钙质沉着治疗建议。

10%~40% 的 JDM 患儿存在脂肪代谢障碍，且很难诊断。脂肪萎缩可能大面积、部分或局部出现。脂肪代谢障碍与胰岛素抵抗、黑棘皮症、血脂异常、高血压、月经不调有关，类似于多囊卵巢疾病或 X 代谢综合征的特点。

患儿接受长时间的皮质类固醇治疗容易引起并发症，如线性生长停止、体重增加、多毛症、肾上腺抑制、免疫抑制、纹理增多、库欣式脂肪沉积、情绪变化、骨质疏松、白内障、股骨头坏死、类固醇肌病。家庭成员也应该接受医疗警示鉴定，并咨询营养学家关于低盐、低脂饮食和充分补充维生素 D 和钙的建议。

## 预　后

糖皮质激素出现以来，JDM 死亡率下降，从 33% 降到现在约 1%；持续血管炎症的长期预后仍然未知。由于更积极的免疫抑制疗法，症状的活跃期限已从约 3.5 年降至少于 1.5 年；JDM 患儿的血管、皮肤和肌肉症状一般经治疗反应良好。在 7 年的随访中，75% 的患者几乎没有遗留残疾，但 25% 后续有慢性无力，

40% 有慢性皮疹。多达 1/3 的患者需要长期用药控制疾病。JDM 患儿似乎能自我修复血管和肌肉炎性损伤。

## 参考书目

参考书目请参见光盘。

（戴荣欣 译，赵晓东 审）

# 第 154 章 硬皮病和雷诺现象

Heather A. Van Mater, C. Egla Rabinovich

青少年期硬皮病包括一系列的均出现皮肤纤维化情况的病症。青少年期硬皮病分为两大类，第一类为局限性硬皮病（LS，也被称为硬斑病），此大类主要局限于皮肤；第二类为系统硬化症（SSc），可导致器官受累。局限性疾病类型是儿童人群的主要类型，系统硬化症与严重的发病率和死亡率相关。

## ■ 病因和发病机制

硬皮病病因未知，但是发病机制似乎与血管病变、自身免疫、免疫活化和纤维化的综合作用相关。触发因素包括外伤、感染，也有可能是亚临床的由于持续存在的母体细胞（微嵌合体）所导致的移植物抗宿主反应，这些因素均可损伤血管内皮细胞，导致黏附分子的表达增加。这些分子截留血小板和炎性细胞，产生与雷诺现象和肺动脉高压表现类似的血管病变。炎性细胞浸润在血管损伤的初始部位，并造成进一步的损伤，并导致动脉壁和毛细血管数量减少。巨噬细胞及其他炎性细胞，之后迁移到受影响的组织，并分泌细胞因子诱导成纤维细胞产生和合成过量胶原蛋白，导致纤维化和随后的脂肪萎缩，皮肤纤维化，汗腺和毛囊减少。到了后期，整个真皮层可被致密胶原纤维取代。

由于受影响儿童产生自身抗体的比例很高，自身免疫被认为是局限性和系统硬皮病发病中的关键过程。局部性硬皮病患儿常有 ANA 阳性（42%），且该亚群的 47%有抗组蛋白抗体。其他自身抗体，包括类风湿因子（RF）（16%）和抗磷脂抗体（12%）。特异性自身抗体与不同表现形式的硬皮病之间的关系还不是很清楚，在一个患者中所有自身抗体可能均为阴性，特别是 LS 患儿。

## ■ 分　类

局限性硬皮病与系统硬皮病截然不同，很少发展为全身性疾病。LS 可根据病变分布和受累程度分为几种亚型（表 154–1）。高达 15%的儿童同时有 2 个或更多亚型。

## ■ 流行病学

青少年期硬皮病罕见，患病率估计为 1/10 万。儿童局限性硬皮病远比系统硬化症多见，比例约为 10 : 1，斑块局限性硬皮病和线性硬皮病是最常见亚型。线性硬皮病主要是一种儿科疾病，65%的患者在 18 岁之前确诊。大于 8 岁的 LS 和 SSc 患者，女性和男性比例约为 3 : 1，而在小于 8 岁的患者，此病无性别偏向。

## ■ 临床表现

### 局限性硬皮病

硬皮病一般是隐匿起病，根据疾病亚型的不同临床表现各异。局限性硬皮病最初的皮肤病变通常包括红斑或蜡状硬化区域周围有蓝色物质，微小的红斑可能是唯一征象（图 154–1）。早期水肿和红斑后出现硬化，色素减退或色素沉着，以及萎缩性病变（图 154–2）。线性硬皮病长度可从几厘米到整个肢端，且深度不同。患者有时表现为关节痛，滑膜炎或屈曲挛缩（图 154–3）。由于肌肉和骨骼受累可致生长缺陷，也有肢体长度差异。额顶部带状硬皮病患者可能有中枢神经系统（CNS）受累的特有症状，如癫痫，面肌萎缩，患侧葡萄膜炎，以及学习 / 行为改变（图 154–4）。

高达 25 %的 LS 患儿有皮肤外表现，在类军刀伤患者中最常见的是关节炎（47%）和神经系统症状（17 %）。

### 系统硬化症

系统硬化症起病隐匿，病程迁延，特征为缓解期和恶化期呈周期性交替，最终可能缓解，更常见的是慢性残疾和死亡。

SSc 皮肤表现包括早期阶段的水肿，从手背部和手指近端蔓延到面部。在水肿最终减少后出现皮肤硬结和纤维化，最终导致皮下脂肪、汗腺和毛囊的丢失。之后，萎缩的皮肤呈现出光泽和蜡状外观。由于病变近端蔓延，屈曲挛缩继续向肘部，臀部和膝盖发展，并与继发性肌肉无力和萎缩相关。在面部，该过程会导致口腔缩小。压力点会出现皮肤溃疡，如手肘部，可能与皮下钙化相关。严重的雷诺现象会引起指尖溃疡及后续的受损组织溶解和锥形手指（指端硬化；图 154–5）。可能出现远端指骨远端束的再吸收（肢端

表 154-1　儿童硬皮病（硬斑病）的分类

| 局限性硬皮病 |
|---|
| 斑块状硬斑病 |
| 局限于真皮，偶尔累及浅表膜 |
| 局限性环状硬化区，通常中央呈蜡状，象牙色区域周围环绕紫罗兰色光环，单侧的 |
| 泛发性硬斑病 |
| 主要累及真皮，偶尔为膜 |
| 定义为 3 个或更多解剖部位单个硬斑斑块的融合，多为对称性 |
| 大疱性硬斑病 |
| 大疱性皮损，可与任何亚型的硬斑病合并存在 |
| 线性硬皮病 |
| 线性损伤可扩展到真皮、皮下组织和肌肉，多为单侧 |
| 四肢成躯干： |
| 四肢或躯干 1 个或多个线性条纹 |
| 当病变延伸超过关节时可发生屈曲挛缩；肢体长度差异 |
| 额顶部带状硬皮病： |
| 累及头皮和（或）面部，病变可以扩展到 CNS，导致神经系统后遗症，最常见为癫痫发作和头痛 |
| 帕・罗综合征： |
| 面偏侧萎缩不伴明确额顶部病变，可能也有神经系统参与 |
| 深部硬斑病 |
| 累及更深层的组织，包括膜、筋膜和肌肉，多为双侧 |
| 皮下硬斑病： |
| 主要累及膜和皮下组织 |
| 斑块通常有色素沉着，为对称性 |
| 嗜酸性筋膜炎： |
| 筋膜炎，伴显著的血液嗜酸性粒细胞 |
| 筋膜为主要受累部位，通常累及四肢 |
| 经典的描述是“橘皮状”，但早期病变表现为水肿（图 154-2） |
| 深部硬斑病： |
| 深部损伤延伸至筋膜，有时可累及肌肉组织，但可能局限于单个斑块，通常位于躯干 |
| 致残性全硬化性硬斑病： |
| 广泛累及躯干皮肤、面部和四肢指尖和脚趾 |
| **系统性硬化病** |
| 弥漫性 |
| 儿童最常见的类型 |
| 对称性皮肤增厚和皮肤纤维硬化，内脏退行性病变 |
| 局限性 |
| 儿童中罕见 |
| 以前称为 CREST（钙质沉着、雷诺现象、食管功能障碍指端硬化、毛细血管扩张）综合征 |

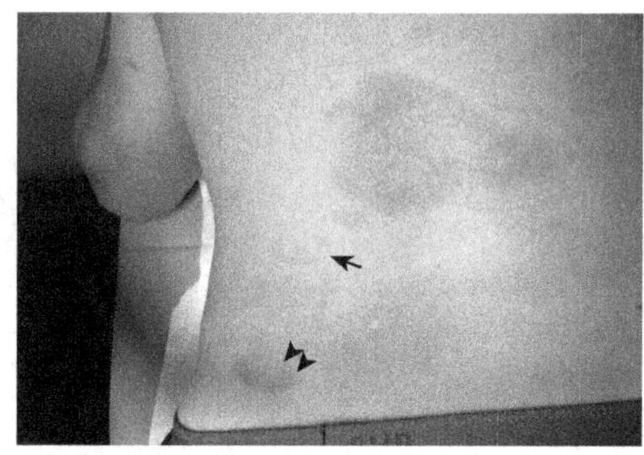

**图 154-1（见彩图）**　广泛局限性硬皮病男性患儿的皮肤表现。注意活动性圈状皮损（箭头所示）周围有一圈红斑。最大的皮损有区域性炎症后色素沉着，右侧有区域性红斑。小的皮损（箭头所示）显示皮下脂肪萎缩所致的凹陷

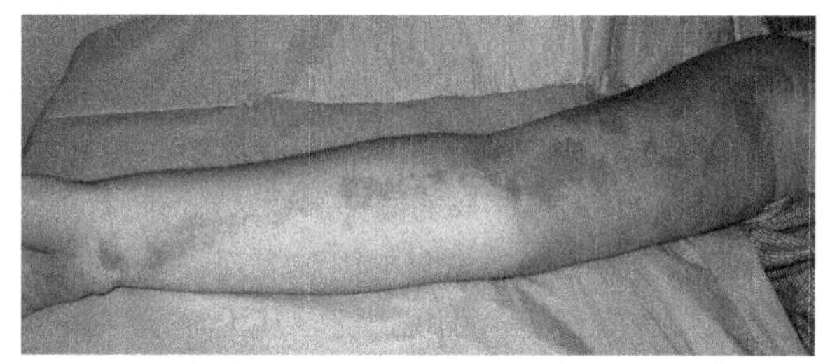

**图 154-2（见彩图）**　非活动性线性硬皮病显示正常皮肤区域存在色素沉着皮损（跳跃性皮损）

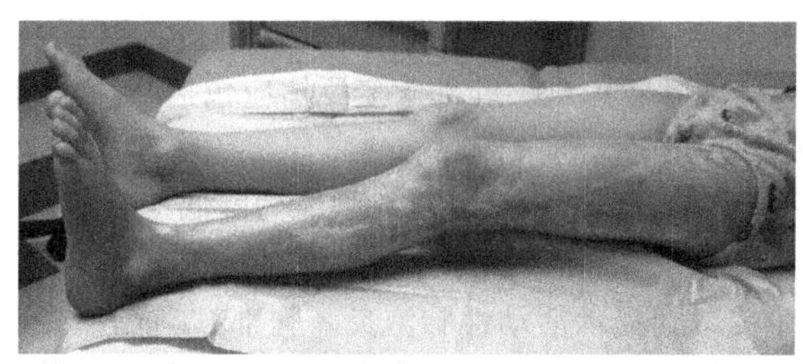

**图 154-3（见彩图）**　未经治疗的线性硬皮病患儿导致膝关节挛缩，踝关节活动不能，膝盖侧部疤痕慢性皮肤萎缩，色素沉着和色素减退区域。受累腿部较健侧短 1cm

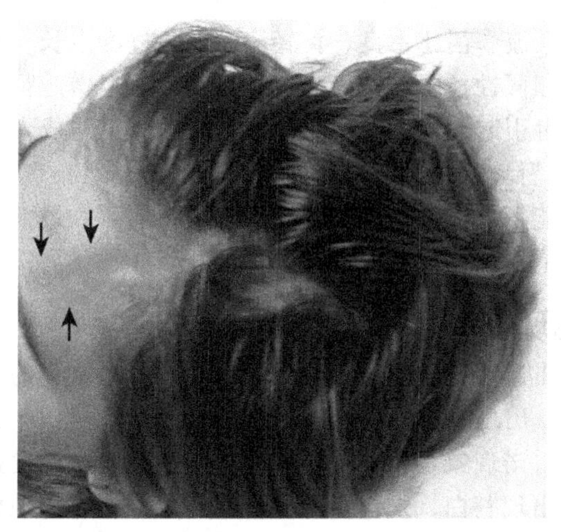

**图 154-4（见彩图）**　额顶部带状硬皮病患者，其皮损从头皮延伸到前额。治疗前，头皮皮损绑定了慢性皮肤皲裂。注意延伸至前额部的皮肤色素减退（箭头所示）

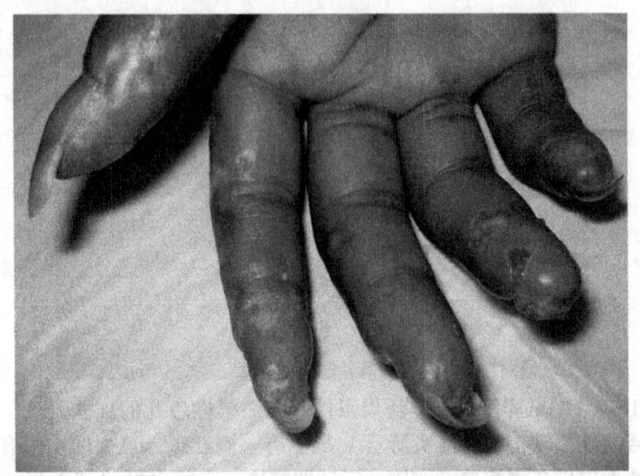

**图 154-5（见彩图）** 对治疗反应差的系统硬化症患者的指硬皮病和手指溃疡

骨质溶解）。炎症后色素沉着性改变周围为萎缩性色素减退，呈盐和胡椒混合外观。若干年后，病变重塑有时会导致皮肤增厚区局部改善。

肺部病变是 SSc 最常见的内脏表现，包括动脉和间质受累（肺泡炎）。表现广泛，从无症状疾病到运动不耐受，静息时呼吸困难，以及右侧心力衰竭。肺动脉高压（PAH）是预后不良的标志，其出现可能是肺部疾病的后果或为血管病变的独立表现。儿童 PAH 临床表现出现在病程后期，较隐匿，包括咳嗽和劳力性呼吸困难。肺部病变评估应包括肺功能测试（PFT），支气管肺泡灌洗和高分辨率胸部 CT。PFT 提示肺活量下降，一氧化碳弥散能力降低（DLCO），而支气管 - 肺泡灌洗液中出现中性粒细胞和（或）嗜酸性粒细胞提示活动性肺泡炎。胸部 CT 远较胸片敏感，结果通常正常，显示出毛玻璃样改变、网状线状影、结节、蜂窝状改变，以及纵隔淋巴结肿大。

SSc 亦累及其他器官，25% 该病患儿有胃肠道病变。常见症状包括食管和肠道动力异常，导致吞咽困难、反流、消化不良、胃轻瘫、细菌过度生长、肠袢扩张和假性梗阻、龋齿吸收不良和生长迟缓。肾动脉疾病可引起慢性或严重的阵发性高血压，与成人疾病不同，肾危象罕见。心肌纤维化与心律失常、心室肥大、心功能下降有关。青少年期系统硬化症死亡最常见的原因是心脏和肺部疾病。

## 雷诺现象

雷诺现象（RP）是小儿系统硬化症最常见的首发症状，出现于 70% 的患者，并较其他症状早数年到数月。雷诺现象是指冷暴露和（或）情绪紧张诱发指端皮肤出现苍白、发绀，而后潮红的典型改变的现象。雷诺现象最常见于潜在的风湿性疾病的独立表现（雷诺病），但也可以是其他疾病及硬皮病，如系统性红斑狼疮、混合性结缔组织病（表 154-2）所致。颜色改变由以下原因引起：①初始的动脉血管收缩，导致血流灌注不足和苍白（漂白）；②静脉淤滞（发绀）；③由缺血阶段释放因子所引起的反射性血管扩张（潮

**表 154-2 雷诺现象的分类**

| 分类 |
|---|
| 孤立性雷诺现象 |
| 职业性雷诺现象： |
| 冻伤 |
| 振动工具 |
| 聚氯乙烯暴露 |
| 继发性雷诺现象： |
| SSc |
| 混合性结缔组织病 |
| 干燥综合征 |
| 系统性红斑狼疮 |
| 多发性肌炎 / 皮肌炎 |
| 类风湿性关节炎 |
| 动脉炎 |
| 抗磷脂抗体综合征 |
| 原发性胆汁性肝硬化 |
| 腕管综合征 |
| 冷球蛋白血症 |
| 血管痉挛性疾病（偏头痛，Prinzmetal 心绞痛） |
| 感染： |
| 丙型肝炎病毒 |
| 巨细胞病毒（?） |
| 阻塞性血管疾病： |
| 动脉粥样硬化 |
| 血管闭塞性脉管炎 |
| 胸廓出口综合征（颈肋） |
| 代谢综合征： |
| 甲状腺功能减退 |
| 类癌综合征 |
| 药物诱导： |
| 抗偏头痛药 |
| β- 受体阻滞剂 |
| 博来霉素 |
| IFN |
| 麦角胺衍生物 |

摘自 Firestein GS, Budd RC, Harris ED Jr, et al. Kelley's textbook of rheumatology. 8th ed. I, Philadelphia Saunders/Elsevier, 2009, 2

红）。颜色的变化可通过将手浸在冰水后恢复温暖来经典重现。在苍白阶段，受累区域组织灌注不足，并与疼痛和感觉异常有关，导致当与风湿性疾病相关时产生缺血性损害。苍白通常影响远端手指，但也可能累及拇指、脚趾、耳朵和鼻尖。受累区域通常界线分明，表现为均匀的白色。

雷诺现象常开始于青春期，其特征是对称出现，无组织坏死和坏疽，缺乏潜在风湿性疾病的临床表现。儿童有正常的指甲襞毛细血管（无甲周毛细血管扩张）。雷诺现象应该与手足发绀和冻疮加以区别。手足发绀是血管痉挛性疾病导致手部和足部冰凉、无痛、发绀，尽管组织灌注正常。可因用于治疗注意力缺陷障碍的兴奋剂药物而加剧。冻疮是偶发性的颜色变化，其中结节的发生与严寒暴露和痉挛诱发的血管和组织损伤有关，这种情况已被证实与系统性红斑狼疮有关。

## 诊　断

局限性硬皮病的诊断依据是特征性病变的分布和深度。活检有助于明确诊断。青少年系统硬化症的分类标准是最近修订的，与成年起病的相比具有临床表现和病程的差异。新的分类需要皮肤近端硬化或硬结这一主要标准及 20 个次要标准中的 2 个（表 154-3）存在。

表 154-3　青少年系统性硬化症（SSC）临时分类标准

| 主要标准（必备条件） |
|---|
| 近端皮肤硬化 / 皮肤硬结 |
| **次要标准（至少需要以下条件中的 2 条以上）** |
| 皮肤：指端硬化 |
| 外周血管：RP 甲襞毛细血管异常（毛细管扩张）、指尖溃疡 |
| 胃肠道：吞咽困难、胃食管返流 |
| 心脏：心律失常、心力衰竭 |
| 肾脏：肾脏危象、新近动脉高压 |
| 呼吸系统：肺纤维化（高分辨率计算机断层扫描）DLCO 降低、肺动脉高压 |
| 神经系统：神经病变、腕管综合征 |
| 肌肉骨骼系统：肌腱摩擦音、关节炎、肌炎 |
| 血清学：抗核抗体—SSc- 选择性自身抗体 [ 抗着丝粒抗体、抗拓扑异构酶抗体（Scl-70）、抗核仁纤维蛋白、抗 -PM/Scl、抗微纤维蛋白或抗 -RNA 多聚酶Ⅰ或Ⅲ抗体 ] |

摘自 Zulian F, Woo P, Athreya BH, et al. The Pediatric Rheumatology European Society/American College of Rheumatology/European League against Rheumatism provisional classification criteria for juvenile systemic sclerosis, Arthritis Rheum, 2007, 57：203-212

## 鉴别诊断

LS 最重要的鉴别诊断是 SSc。幼年型关节炎进展而来的挛缩和滑膜炎可以通过是否存在皮肤改变与由于线性硬皮病所致的来区分。其他需要考虑的情况包括化学诱导的硬皮病样疾病、糖尿病手关节病变、假硬皮病和硬化病。假硬皮病由一组不相关的疾病组成，特征为斑片状或弥漫性皮肤纤维化，且无硬皮病的其他表现。这些疾病包括苯丙酮尿症，早衰综合征和局部特发性纤维化。硬化病是儿童和成年人中的一过性，自限性疾病，在发热性疾病（特别是链球菌感染）后突然发病，其特点是颈部和肩膀的斑片状硬皮病皮损，并延伸至面部、躯干、手臂。

## 实验室检查

局限性或系统硬皮病均没有诊断性实验室检查。虽然全血细胞计数，血清生化分析和尿液分析结果都是正常的，患儿可能有血沉升高、嗜酸粒细胞增多或高丙种球蛋白血症，所有这些指标都可随治疗恢复正常。升高的肌酶，特别是醛缩酶，当肌肉受累时检测到。SSc 患者可有贫血，白细胞增多，嗜酸性粒细胞增多，更可能有高滴度的 ANA 抗体和抗 Scl 70 抗体（抗拓扑异构酶 I）。影像学检查可界定受累区域，可用于随访病情进展。MRI 在额顶部带状硬皮病和进行性半侧颜面萎缩症（Parry Romberg 综合征）中可用于确定中枢神经系统或眼眶受累。红外热成像仪利用活动和非活动皮肤病变区域的温度变化来帮助区分活动性疾病与损伤。超声的作用是看病变活动是否进展。高分辨率 CT、肺功能检查、超声心动图和测压法是诊断和监测 SSc 中内脏受累的有用方法。

## 治　疗

硬皮病治疗根据亚型和严重程度而有所不同。表浅硬斑病可能会受益于外用糖皮质激素或紫外线（UV）治疗。对于累及深部结构的病变，建议全身治疗。在局限性硬皮病中，甲氨蝶呤和皮质类固醇的联合疗法可以有效地防止病变扩展，从而显著软化皮肤和增加改善关节的运动范围。治疗方案包括 3 个月，每个月静脉注射大剂量皮质类固醇（30mg/kg，最大剂量 1000mg）连续 3d，或每天口服皮质类固醇 [0.5~2mg/（kg · d）]。此外，甲氨蝶呤用量为每周不超过每千克体重一毫克（最大剂量 25mg），通常通过皮下给药，超过 0.5 mg/kg 或每周 20mg 以优化生物利用度。物理及职业疗法是除药物外很重要的附加治疗。嗜酸性筋膜炎通常对皮质类固醇反应较好，甲氨蝶呤治疗也有作用。

青少年系统硬化症的治疗是针对特定的疾病表

现。雷诺现象通过冷回避治疗。药物干预通常只用于更严重的疾病。钙通道阻滞剂（硝苯地平缓释片每天30~60mg/d，氨氯地平2.5~10mg）是最常见的药物干预。针对雷诺现象其他可行的治疗包括氯沙坦、哌唑嗪、波生坦和西地那非。血管紧张素转换酶抑制剂（卡托普利，依那普利）被推荐用于肾脏疾病相关的高血压。甲氨蝶呤或霉酚酸酯可能有助于缓解皮肤症状。环磷酰胺可治疗肺泡炎和防止纤维化。糖皮质激素在肾危象相关的系统硬化症应慎用。

## ■预　后

局限性硬皮病通常为自限性，最初的炎症阶段之后为稳定期，然后3~5年的软化过程。有报道认为，疾病活动期可长达20年。长期的疾病活动性主要与线性和深部的疾病亚型有关。局限性硬皮病会导致显著的患病率，如缺陷和残疾，特别是线性和深部亚型。

青少年系统硬化症预后更加多变。很多患儿有一个缓慢、隐伏的病程，其他一些患者呈现出一种可导致早期器官衰竭和死亡的急性进展病程。皮肤表现在发病多年后软化。总体来说，青少年期系统硬化者的预后较成人期发生者好，儿童患者中，5年、10年和15年存活率分别为89%、80%~87%和74%~87%。最常见死因是心肌和肺纤维化导致的心力衰竭。

## 参考书目

参考书目请参见光盘。

（高丛　译，赵晓东　审）

# 第155章

# 白塞病

*Abraham Gedalia*

白塞病是一种自身炎症性、多系统性疾病，最初被描述为反复口腔及生殖器溃疡，伴复发性虹膜炎或葡萄膜炎，通常有特征性的皮肤、关节、神经系统、血管和胃肠道表现。

## ■流行病学

据报道，白塞病多发生于地中海沿岸和亚洲沿古丝绸之路的地区，而在欧洲和美国则相对少见。在这些地区的人口中，成年人的患病率估计为20/10万~421/10万，而在欧洲患病率估计为0.6/10万~6.4/10万。该病在儿童罕见，儿童患者约占5%。虽然疾病症状在较早已出现，但大部分儿科病例在童年后期才得以诊断。根据儿童病例报告及系列性研究发现，该病平均发病年龄为7.5岁，符合诊断标准的平均年龄为12岁。男女患病率之比为1∶1.2~1∶1.4。成年期起病的白塞病患病率无明显性别差异。

## ■病因和发病机制

白塞病的病因尚不明确，目前认为遗传和环境因素可能在触发炎症过程中发挥重要作用。在白塞病患者可出现Th1细胞活性过度及热休克蛋白（尤其是HSP60）表达增加。在发病率高的地区（沿古丝绸之路），位于6号染色体短臂的HLA-B51等位基因是最密切相关的危险因素。HLA-B51可作为中性粒细胞功能增强及眼部受累患者的一种免疫遗传标记物。在母亲患白塞病的后代中新生儿暂时性白塞病也有少数病例报告，提示抗体介导的免疫过程在发病中也具有一定作用。该病的基本病理改变为小型和中型动脉的血管炎，伴有细胞浸润，导致纤维蛋白样坏死及血管腔狭窄和闭塞。大血管，例如主动脉和肺动脉的坏死性和肉芽肿性炎症也有可能发生。有人推测，白塞病是一种类似于结节病和炎症性肠病的自身炎症性疾病，是由先天免疫系统失调引起。

## ■临床表现

白塞病的临床病程多变，为不定期的反复发作和疾病缓解期交替。最常见的症状为颊黏膜、牙龈、唇和舌部的疼痛性及浅表性溃疡，通常直径为2~10mm伴周围红斑，持续数天至数周，1~3周后消退，不留疤痕。这些口腔坏死性溃疡可单独或成批出现，每年可发作13次之多。生殖器（阴唇、阴囊、阴茎）溃疡发生在大多数患者，与病程变化一致，但愈合后可能留有疤痕。皮肤表现可发生在大部分患者，包括结节性红斑，丘疹脓疱性病变，假性毛囊炎和痤疮样结节。皮肤过敏反应经常存在，表现为针刺皮肤24~48h后出现无菌性红斑或脓疱。眼部表现包括前或后葡萄膜炎、视网膜血管炎，在儿童较成人出现概率小，但在儿科病例更为严重甚至可进展到失明。关节炎为常见症状，通常为急性、复发性、不对称及多关节性，累及大关节。胃肠道受累因不同人群而异，在日本人中更为常见。临床特征包括腹痛、消化不良、肠黏膜溃疡，尤其是在回盲部。中枢神经系统异常，例如脑膜脑炎、脑神经麻痹和精神病，通常发生在病程后期并提示预后较差。发热、睾丸炎、肌炎、心包炎、肾炎、脾大和淀粉样变为罕见表现。该病可增加血栓和大血管血栓形成的风险，包括累及上腔或下腔静脉和肝静脉（布加综合征）。

## 诊　断

白塞病的诊断通常在患者 20~30 岁时方可确定。国际研究组确定的白塞病诊断标准为口腔阿弗他溃疡，一年内反复发作至少 3 次，伴有以下条件中的 2 个：反复生殖器溃疡、眼部病变（前或后葡萄膜炎，或视网膜血管炎）、皮肤病变（结节性红斑，假性毛囊炎，痤疮样结节）、针刺反应阳性。这些标准在成人有 91% 的敏感性和 96% 的特异性。实验室检查并不是诊断性的，尽管发现 HLA-B51 支持诊断。

## 鉴别诊断

白塞病的鉴别诊断包括单纯疱疹病毒感染，炎症性肠病，复发性阿弗他口炎和复杂性口疮病（复发性口腔和生殖器阿弗他溃疡或≥3 次持续性口疮）。此外，Stevens-Johnson 综合征和家族性地中海热（在某些地区）也需要考虑鉴别。

## 治　疗

该病的治疗基于无对照的报道。许多药物已用于治疗，包括糖皮质激素、秋水仙碱、苯丁酸氮芥、硫唑嘌呤、环孢霉素、他克莫司。秋水仙碱可有效治疗白塞病，在儿童较成人更为有效，尤其是对于口腔溃疡、皮疹、关节症状及眼部病变。据报道，沙利度胺是治疗对于其他药物无反应的严重口腔、生殖器和肠道溃疡的非常有效的药物。抗肿瘤坏死因子 α（TNF-α）治疗严重或顽固白塞病的成功应用表明这些药物在其治疗中具有作用。最常用的抗 TNF-α 制剂为英夫利昔单抗，尤其是在伴有顽固性葡萄膜炎的儿童患者。在唯一的一项安慰剂对照试验中，依那西普显著减少口腔溃疡和结节及丘疹脓疱性病变的平均数量。干扰素 α-2a 已被成功用于治疗白塞病成年人患者。该药物对有糖皮质激素依赖性葡萄膜炎的儿童患者是有效和安全的，可逐渐减少糖皮质激素剂量。口腔溃疡的对症治疗包括含有四环素的口腔漱剂、局部麻醉剂和葡萄糖酸洗必泰溶液。

## 并发症和预后

白塞病临床病程多变，有病情加重和缓解，可确诊多年后发生严重并发症。后葡萄膜炎可能导致失明。胃肠道的类似于口腔和生殖器的阿弗他病变通常见于回盲部，很少导致穿孔。中枢神经系统并发症包括静脉窦血栓形成和脑实质受累。该病死亡率低，通常是由于肠穿孔、血栓形成或中枢神经系统受累引起。

## 参考书目

参考书目请参见光盘。

（唐文静　译，赵晓东　审）

# 第 156 章
# 干燥综合征

Abraham Gedalia

干燥综合征是一种慢性炎症性自身免疫病，其特征为唾液腺和泪腺进行性淋巴细胞和浆细胞浸润。该病在儿童罕见，主要影响中年女性。

补充内容请参见光盘。

（唐文静　译，赵晓东　审）

# 第 157 章
# 遗传性周期性发热综合征

（Abraham Gedalia）

遗传性周期性发热综合征是一组固有免疫系统障碍引起的自身炎症性疾病。其特征为在没有感染或自身免疫反应，例如高滴度的自身抗体或自身反应性 T 细胞的情况下，反复发作的具有自限性的短时发热。固有免疫系统提供机体防御诸多微生物的第一道防线，其应用如 Toll 样受体（TLRs）的模式识别受体（PRRs），以识别数量有限但表达广泛的病毒及细菌分子结构，即病原体相关分子模式（PAMPs）。这些模式识别受体通过激活细胞内蛋白（也称为细胞内传感器）而刺激炎症反应，细胞内蛋白通过交叉调节及常见信号通路而介导调节核因子 kB（NF-kB），细胞凋亡和白细胞介素 1β。这些细胞内蛋白突变可导致 IL-1β 产生和分泌增加，引起相应的临床症状和体征。

最常见的遗传性周期性发热疾病是家族性地中海热（FMF），肿瘤坏死因子（TNF）受体相关的周期性综合征（TRAPS）和高免疫球蛋白 D 综合征（HIDS；表 157–1）。Cryopyrin 蛋白相关周期性综合征 [CAPS] 包括 Muckle-Wells 综合征（MWS），家族性冷自身炎症反应综合征 [FCAS；也称为家族性寒性荨麻疹（FCU）]，以及慢性婴儿神经皮肤关节综合征（CINCA）（也被称为新生儿起病的多系统炎症性疾病 [NOMID]）。化脓性关节炎、坏疽性脓皮病、痤疮综合征（PAPA）及 Blau 综合征（也被称为家族性幼年系统性肉芽肿）目前已经被归为这类疾病。尽管其在 HIDS 中不太常见，继发性淀粉样变（淀粉样变性病）是所有这些周期性发热性疾病的一种并发症。FMF 和 HIDS 是常染色体隐性遗传性疾病，而 TRAPS，PAPA 和 Blau 综合征为常染色体显性遗传。这些疾病的诊断有赖于临床特征和基因诊断（表 157–1）。另一种周期性发热综合征是周期性发热、阿弗他口炎、咽炎和宫颈腺炎（PFAPA），但尚未完全明确 PFAPA 是否是一种自身炎症综合征（表 157–1）。没有归为周期性发热但是自身炎症性疾病的有克罗恩病、白塞病、早发性儿童结节病、全身型幼年特发性关节炎（JIA），以及慢性复发性多灶性骨髓炎（也称为 Majeed 综合征；表 157–2）。

## ■家族性地中海热

FMF 是一种常染色体隐性遗传疾病，其特征为短暂、急性、自限性发热，不定期复发的浆膜炎，并可发生淀粉样变性病（见第 158 章）。

## ■病　因

FMF 的致病基因定位于 16p13.3。该基因被命名为 *MEFV*（ME 意思是地中海，FV 指发热），是

表 157–1　遗传性周期性发热相关临床表现总结表

| 临床表现 | FMF | FCAS | MWS | CINCA/NOMID | TRAPS | HIDS |
|---|---|---|---|---|---|---|
| 发作持续时间 | 12~72h | 数分辨至 24h | 1~3d | 连续性 | 通常 >7 d | 3d~7d |
| 皮肤表现 | 丹毒性红斑 | 寒冷性荨麻疹样皮疹 | 荨麻疹样皮疹 | 荨麻疹样皮疹 | 游走性黄斑、潜在肌痛 | 躯干和四肢非游走性斑丘疹、荨麻疹 |
| 腹部表现 | 腹膜炎、便秘多于腹泻 | 恶心 | 有时腹痛 | 不常见 | 腹膜炎、腹泻或便秘 | 严重疼痛、呕吐、腹泻多于便秘、腹膜炎罕见 |
| 胸膜、心包表现 | 频繁胸膜炎 | 无 | 罕见 | 罕见 | 胸膜炎，心包炎 | 罕见 |
| 关节炎 | 单个关节炎偶见持续性膝关节或髋关节炎 | 多关节痛 | 多关节痛，少关节炎，大关节 | 骨骺增生、挛缩、间歇性或慢性关节炎 | 关节痛、单关节炎或大关节寡关节炎 | 全身性多关节炎、关节痛 |
| 眼部表现 | 罕见 | 结膜炎 | 结膜炎，巩膜外层炎 | 结膜炎、葡萄膜炎、视力丧失 | 结膜炎，眶周水肿 | 罕见 |
| 神经系统表现 | 头痛，无菌性脑膜炎 | 头痛 | 感音神经性耳聋 | 头痛、耳聋、无菌性脑膜炎、智力低下 | 罕见 | 头痛 |
| 淋巴结及脾脏 | 脾脏大多于淋巴结肿大 | 无 | 罕见 | 淋巴结大、肝脾大 | 脾脏大多于淋巴结大 | 颈部淋巴结大 |
| 血管炎 | 过敏性紫癜、结节性多动脉炎 | 无 | 无 | 偶有 | 过敏性紫癜、淋巴细胞性血管炎 | 皮肤血管炎、HSP 少见 |
| 淀粉样变 | 根据 MEFV 及 SAA 基因型、家族史、性别、对治疗的依从性不同而风险不同 | 罕见 | 见于约 25% 的患者 | 一部分患者成年后可能发生 | 见于约 10% 患者 | 罕见 |
| 蛋白 | Pyrin | Cryopyrin | Cryopyrin | Cryopyrin | 肿瘤坏死因子受体 1a | 甲羟戊酸激酶 |
| 遗传方式 | 常染色体隐性 | 常染色体显性 | 常染色体显性 | 常染色体显性 | 常染色体显性 | 常染色体隐性 |

CINCA/NOMID: 慢性婴儿神经皮肤关节综合征，也称为新生儿起病的多系统炎症性疾病；FCAS: 家族性冷自身炎症反应综合征；FMF: 家族性地中海热；HIDS: 高 IgD 综合征伴周期性发热；HSP: 过敏性紫癜；MWS: Muckle-Wells 综合征；TRAPS: 肿瘤坏死因子受体相关周期综合征

摘自 Cassidy JT, Petty RE. Textbook of pediatric rheumatology. 5th ed. Philadelphia: Elsevier/Saunders, 2005

**表 157-2　儿童反复或周期性发热综合征**

| |
|---|
| **感染性疾病** |
| 波状热 |
| 鼠咬热 |
| 回归热 |
| **风湿性疾病** |
| 全身型 JIA |
| 白塞病 |
| SLE |
| 复发性多软骨炎 |
| 克罗恩病 |
| **遗传性自身炎症反应综合征** |
| FMF |
| Cryopyrin 病： |
| 家族性冷自身炎症反应综合征（FCAS） |
| Muckle-Wells 综合征（MWS） |
| 慢性婴儿神经皮肤关节综合征（CINCA），也称为新生儿起病的多系统炎症性疾病（NOMID） |
| 肿瘤坏死因子受体相关周期综合征（TRAPS） |
| 高 IgD 综合征伴周期性发热（HIDS） |
| **循环造血性疾病** |
| 遗传性 |
| 获得性 |
| **特发性疾病** |
| **周期性发热伴阿弗他口炎、咽炎和淋巴结炎（PFAPA）** |

摘自 Cassidy JT, Petty RE: Textbook of pediatric rheumatology.5th ed. Philadelphia: Elsevier/Saunders, 2005

RoRet 基因家族成员之一。包含 10 个外显子，编码的蛋白由 781 个氨基酸组成，名为 pyrin（由“pyrus”一词衍生而来，希腊语意为“发热”），或 mare nostrum（拉丁语意为“我们的海”），该蛋白表达于髓样细胞。10 号外显子和 2 号外显子 FMF 相关突变最多。迄今为止，已发现 70 余种突变，主要是错义突变。目前尚不清楚这些突变是否都是真正的致病突变。最常见的 5 种突变（M694V、V726A、M694I、M680I、E148Q）见于超过 2/3 的地中海区域的 FMF 患者。单倍型和突变分析表明携带者染色体之间的祖先关系已经被分开数百年。

约 70% 具有 FMF 临床表现的患者为杂合突变，而且通过基因分析可识别其中的一个突变。最常见的错义突变是 M694V（在 694 位密码子蛋氨酸被缬氨酸取代），见于 20%~67% 的病例，且与完全外显率相关。M694V 纯合突变与更大的疾病严重程度相关，且淀粉样变性的发生率更高。这也与早期发病风险增加相关。V726A 突变见于 7%~35% 的患者，与较轻的病情及较低的淀粉样变发生率相关。E148Q 突变外显率较低，且临床表型非常轻微。这些发现提示表型的差异可反映不同的突变。与其他隐性遗传性疾病相似，杂合子患者可能临床症状较轻，伴有或没有急性期反应物水平的增加。

## 流行病学

FMF 大多数发生于地中海地区血统的人种，主要是西班牙系犹太人、土耳其人、亚美尼亚人、黎凡特阿拉伯人。在这些人群中，携带率估计高达 20%，提示具有杂合子携带者优势。希腊人、西班牙人和意大利人则较少受到影响。在德系犹太人，德国人和盎格鲁－撒克逊人中该病也罕见。

## 发病机制

FMF 急性发作的确切发病机制尚不清楚。发病间歇期，FMF 患者循环白细胞中血清干扰素 γ 水平增加，其他促炎细胞因子如 TNF-α、IL-1β、IL-6 和 IL-8 产生增加。Pyrin/marenostrin 是死亡结构域超家族成员之一，由 4 个不同的功能域组成，可与其他蛋白相互作用。其中令人感兴趣的结构域为 pyrin 域（PYD），为 92 个氨基酸组成的一些蛋白共享的 N- 末端结构域，参与调控炎症反应和细胞凋亡。Pyrin 为一种抗炎因子，通过抑制前 IL-1β 细胞因子转换为活性形式而发挥作用。这种抑制作用主要通过半胱天冬酶募集结构域（ASC）和 NF-kB 相互作用而发生。目前认为，pyrin 通常通过竞争方式抑制 ASC 与半胱天冬酶 -1 结合。Pyrin 分子的 C- 末端结构域与半胱天冬酶 -1 相互作用，从而抑制 IL-1β 的产生。由此推测，FMF 患者 pyrin 缺陷（或突变），功能失活，ASC 可与半胱天冬酶 -1 发生结合。进而刺激 IL-1β 产生及分泌，引起 IL-1β 水平增加，导致不可控的炎症（图 157-1）。另一个可能性在之前曾经流行，是基于在 FMF 患者腹膜及滑液中补体 C5a 抑制剂（失活的酶）缺陷。C5a 是补体的片段，一种过敏毒素，并且是有效的趋化因子（见第 127 章）。正常情况下，C5a 抑制剂在 C5a 诱发明显炎症反应之前可中和少量释放进入浆膜腔的 C5a。该假说认为 FNF 患者 C5a 抑制剂缺陷是 pyrin/marenostrin 功能障碍所致，引起 C5a 的进一步聚集，从而导致急性发作。进一步认识 pyrin/marenostrin 功能将有助于阐明 FMF 的发病机制。

## 临床表现

在 5 岁前出现临床表现者占所有病例的 65%，在

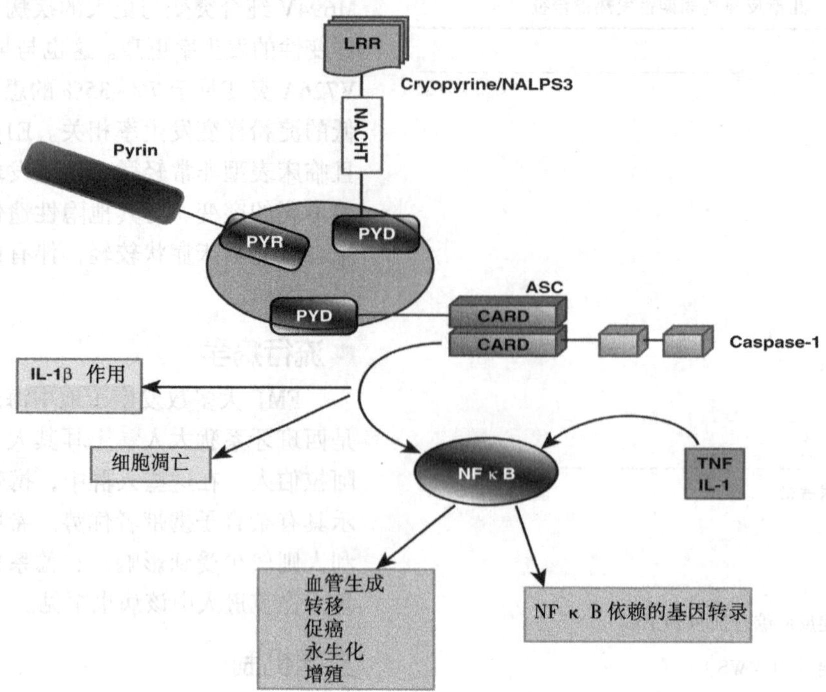


**图 157-1** 包含 pyrin 结构域（PYD）的蛋白通过与细胞凋亡斑点蛋白（ASC）相互作用而调节炎症反应。Cryopyrin 和 ASC 组合通过半胱天冬酶 -1 诱导白细胞介素 -1（IL-1），而 pyrin 可能作为抑制剂而起作用。Pyrin 减功能突变可通过减轻 pyrin 的抑制作用而导致自身炎症。相反地，cryopyrin 增功能突变，见于 Muckle-Wells 综合征 / 家族性冷性荨麻疹 / 新生儿起病的多系统炎症疾病，可活化该通路。ASC 参与核因子 - κ B（NF- κ B）的凋亡和活化，NF-kB 为一种参与炎症反应诱导及缓解的转录因子。LRR: 富含亮氨酸重复序列(s)；TNF: 肿瘤坏死因子

摘自 Padeh S: Periodic fever syndromes, Pediatr Clin North Am, 2005, 52: 577-609

20 岁之前出现者占 90%。发病可早至 6 月龄。运动、情绪紧张、感染、月经、手术可能诱发急性发作。典型的急性发作持续 1~4d，包括发热和无菌性腹膜炎的一个或多个症状，表现为腹痛（90%）、关节炎或关节痛（85%）或胸膜炎表现为胸痛（20%）。其他浆膜组织，例如心包和睾丸鞘膜，很少受到影响。某些患者有迁延性发热和四肢肌痛，可能长达 6 周。丹毒样皮疹，肌痛，脾脏肿大，男孩阴囊受累，神经系统受累，过敏性紫癜，甲状腺功能低下，为不常见临床表现。

## ■诊　断

基因检测可确诊 FMF，这在 FMF 罕见且医生不熟悉该病的地区尤为重要。应用聚合酶链式反应（PCR）和限制性酶切分析进行基因筛查在一些商业化的临床遗传学实验室已经可以进行。然而，遗传学实验室通常只筛选 10~15 个最常见的突变，因此罕见突变将被漏检。因此 FMF 的诊断仍然是基于临床表现，基因检测作为确诊手段。

## ■治　疗

预防性服用秋水仙碱 [0.02~0.03 mg（kg · d）最大 8%~15% 剂量 2 mg/d] 分为 1~2 次口服，可预防 FMF 的急性发作。一般情况下，初始剂量如下：<5 岁，0.5 mg/d；5~10 岁，1 mg/d；>10 岁，1.5 mg/d。约 65% 患者发作缓解，20%~30% 患者急性发作的次数及严重程度显著减少，5%~10% 的患者治疗无效。秋水仙碱治疗不仅可以控制发作，而且可以减少淀粉样变性的危险性。依从性差常见，主要是由于胃肠道副作用，并可能导致治疗失败。毒性作用（急性肌病和骨髓发育不全）见于剂量在体重比在中 >0.1mg/kg 时，剂量在体重比在中≥ 0.8mg/kg 时可致死。孕妇应用秋水仙碱治疗尚未见损害母亲或胎儿的报道。目前认为，长期使用秋水仙碱治疗对男性或女性的生育能力、妊娠、胎儿发育或出生后的发育没有影响。现有研究表明，生物治疗，尤其是 IL-1 抑制剂阿那白滞素，对于秋水仙碱治疗无反应的 FMF 可产生有利效果。

## ■并发症和预后

在 30%~50% 的未经治疗的 FMF 儿童患者及 75% 的成年患者可发生肾脏淀粉样变性病，该淀粉样蛋白由一种正常的血清蛋白和急性期反应物，血清淀粉样

蛋白 A（SAA）衍生而来，引起 AA 型淀粉样病变。肾脏病变表现为蛋白尿，可进展为肾病综合征，并可在数月至数年内进展为肾衰竭。肾衰竭时可能需要移植。淀粉样变性在西班牙系犹太人和土耳其人常见，而在亚美尼亚人少见。M694V 纯合子与更严重的疾病程度及更高的淀粉样变发生率相关联。据报道，居住在亚美尼亚的亚美尼亚人较居住在北美地区的人具有更高的淀粉样变性发生率，提示环境因素也可能起一定作用。居住地区而非 MEFV 基因型在淀粉样变性的发展中起着更主要的作用。FMF 死亡通常是由肾衰竭和淀粉样变性的并发症引起，例如感染、血栓栓塞和尿毒症。其他罕见并发症包括关节挛缩、腹腔粘连、社会关系发展障碍，尽管患者能进行日常活动，但病情还是受到一定限制。

## 高 IgD 综合征（HIDS）

HIDS，也被称为 Dutch 发热，是一种常染色体隐性遗传的遗传性周期性发热综合征。据报道，该病主要发生于欧洲血统的家庭，尤其是荷兰和法国，是由位于 12q24 的甲羟戊酸激酶（MVK）基因突变所致。甲羟戊酸激酶是一种增强甲羟戊酸代谢的酶，甲羟戊酸为胆固醇和类异戊二烯合成途径的中间产物（见第 80 章）。HIDS 患者的细胞仍然含有残留 MVK 酶活性（15%~8%）。该酶的完全缺乏会导致另一种不同的疾病，名为甲羟戊酸尿症，该病与重度智力低下、共济失调、肌病、白内障和生长迟缓有关。在这些患者中，MVK 酶活性低于检测水平。据推测，类异戊二烯终末产物的短缺有助于增加 IL-1β 分泌，从而导致过度炎症反应和发热。

迄今为止，已报道 100 余种不同的 MVK 基因突变。某些突变与严重甲羟戊酸尿症高度相关。最常见的突变是 V377I，可能为荷兰起源，与较轻的疾病表型相关。这些突变与淋巴细胞中甲羟戊酸激酶活性降低有关，从而导致原本应当通过尿液排泄的甲羟戊酸在血浆中水平升高。多数患者在 1 岁内起病。临床表现包括反复短暂发作的发热（持续 3~7d）、腹痛，并常伴腹泻、恶心、呕吐。其他临床表现包括颈部淋巴结肿大、皮疹、阿弗他溃疡、对称性多关节炎（关节痛）或少关节痛（关节炎），偶尔会出现脾脏肿大。在某些患者，发作可持续数周。在疾病发作期间，白细胞增多，血清急性期反应物和促炎细胞因子水平增加。

HIDS 诊断困难，可能发病 10 年后才能确诊。血清免疫球蛋白（Ig）水平升高（>100 mU/mL）约见于 80% 的患者，强烈支持 HIDS 诊断，但并不是诊断性的。特别要注意的是，IgD 水平在其他自身炎症性疾病也可能升高。HIDS 症状可持续数年，但随时间推移变得不那么显著。与 FMF 患者和 TRAPS 患者不同，HIDS 患者 AA 型淀粉样病变的发生率非常低（在一项国际研究中，103 例患者中有 3 例发生），其中的机制尚不完全清楚。其他罕见的并发症包括关节挛缩和腹腔粘连。尽管糖皮质激素治疗可显著或部分缓解病情，但该病目前尚无明确治疗方法。有病例报道，IL-1 受体拮抗剂（阿那白滞素）和 TNF-α（依那西普）可有效治疗 HIDS。一项辛伐他汀的临床试验显示，6 个 HIDS 患者中有 5 个获得有益的临床效果。据报道，骨髓移植在 1 例患者有效。

## 肿瘤坏死因子受体相关的周期热综合征（TRAPS）

TRAPS 是一种常染色体显性遗传的周期性发热综合征，由可溶性 TNF 受体超家族 1A 基因（TNFRSF1A）突变所致。该综合征以前曾被冠以其他名称，包括家族性 Hibernian 发热，家族性周期性发热和常染色体显性遗传的反复发热。TRAPS 是一种罕见病，最初在爱尔兰和苏格兰血统的几个家庭中报道，其他种族人群，包括非裔美国人、日本人、波多黎各人和芬兰人也可受影响。TNFRSF1A 基因定位于 12p13，编码 1A 型 TNF 受体蛋白（TNFR1）。在 TRAPS 中，TNFRSF1A 基因突变导致细胞表面 TNFR1 分子缺陷，不能中和 TNF-α。已有超过 50 种不同的疾病相关的 TNFRSF1A 突变被报道。表型 - 基因型相关分析表明，位于半胱氨酸残基的突变具有更高的外显率，与严重的疾病病程相关联，且发生继发性 AA 型淀粉样病变的风险增加。

TRAPS 患者通常有短暂的间歇性发热，持续 4~6d，并伴有严重腹痛、恶性、呕吐。少关节炎、肌痛、皮疹、结膜炎和单侧眶周水肿是 TRAPS 患者的常见表现（图 157-2）。关节痛不常见。TRAPS 的急性发作期较 FMF 时间略长，可持续长达 3 周。AA 型淀粉样病变发生在 25% 的 TRAPS 患者，取决于特定的基因突变和疾病发作的持续时间。淀粉样变性可影响各种器官，但最常累及的是肾脏和肝脏，导致肾衰竭和（或）肝衰竭。可检测到急性期反应物水平增加，最具特征性的是血清可溶性 1A 型 TNF 受体水平降低，血清 TNF 水平增加。

秋水仙碱对 TRAPS 患者的急性发作和继发性淀粉样变没有疗效。泼尼松（1mg/kg；最大剂量 20mg）可能有助于缩减疾病发作的时间及减轻严重程度。虽然依那西普有应用前景，且可逆转淀粉样变，但并不是所有患者对该药都有反应性。此外，已有病例报

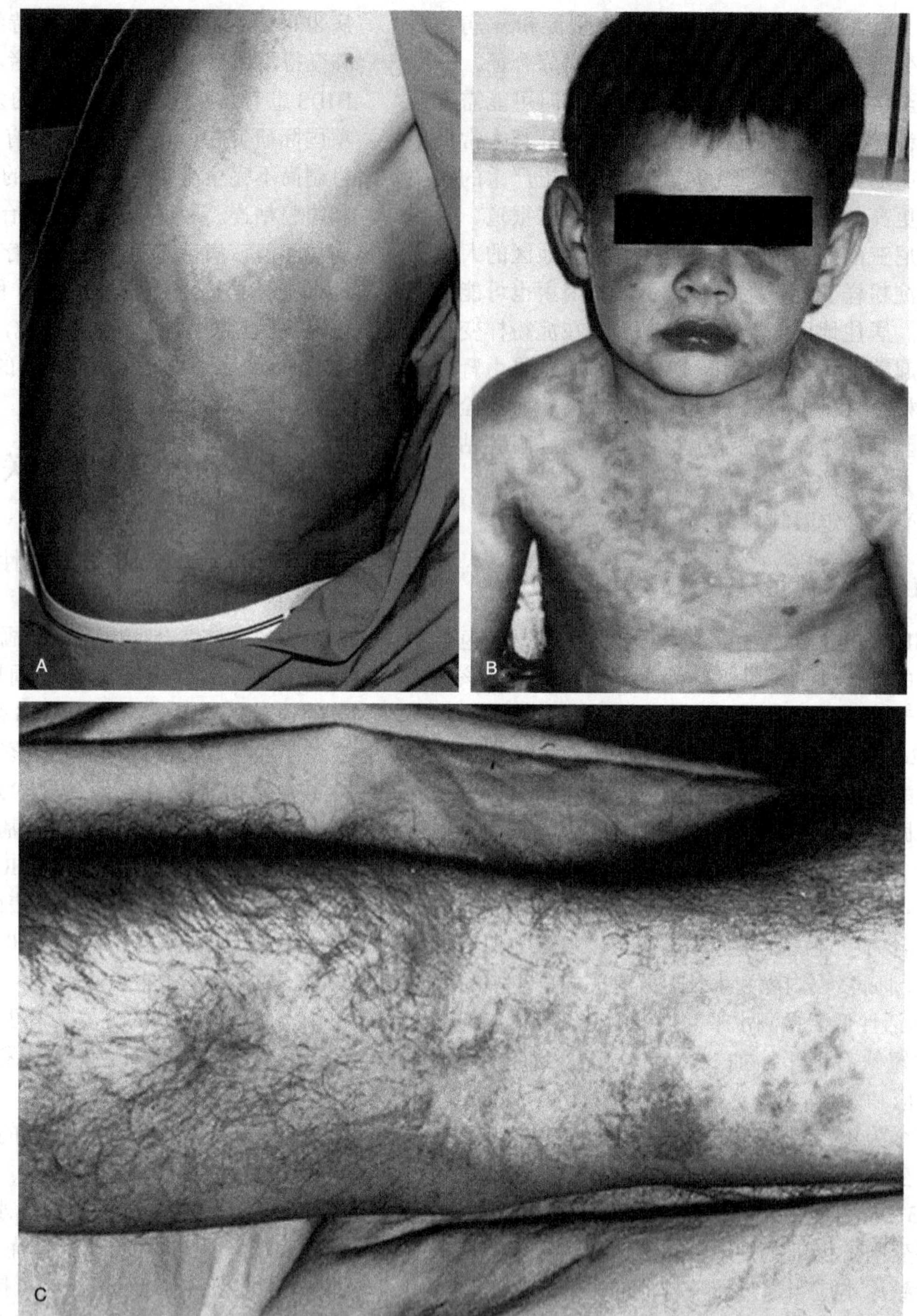

图 157-2（见彩图） 肿瘤坏死因子受体相关周期性综合征的皮肤表现。A.T50M 突变患者的右胁腹。B.C30S 突变患儿累及面部，颈部，躯干和上肢的匍行性皮疹。C. T50M 突变患者右手臂屈侧红斑，结痂性皮疹

道表明 IL-1 受体拮抗剂（阿那白滞素）可有效治疗 TRAPS。

## ■ Muckle-Wells 综合征，家族性冷自身炎症反应综合征，慢性婴儿神经皮肤关节综合征

NWS、FCAS、CINCA 为 3 种独立的疾病，也被称为 cryopyrin 相关的周期性综合征，为常染色体显性遗传病。其临床表现谱可从 FCAS 的轻微症状到 CINCA 的严重症状。这 3 种疾病与定位于染色体 1q44 的低温诱导抗炎综合征基因 *CIAS1* 相关。*CIAS1* 基因编码 cryopyrin 蛋白，后者在某些结构域具有同源性（图 157-1）。Cryopyrin 的命名是因为其与寒冷性荨麻疹相关。已有约 50 种对 cryopyrin 表达有不同影响的

*CIAS1* 基因突变被描述。与 pyrin 类似，cryopyrin 表达于多形核白细胞和单核细胞，活化衔接蛋白 ASC。与 FMF 相似，cryopyrin 突变导致 IL-1β 产生增加（一种常见的潜在机制），并最终导致这些疾病。这 3 种疾病的特征为周期性发热伴荨麻疹样皮疹。皮疹可通过组织病理学检查与典型的荨麻疹区分，包括血管周围多形核白细胞浸润而不是肥大细胞浸润。其他特征包括关节痛和关节炎，眼部受累，发生 AA 型淀粉样病变。在 FCAS，自身炎症反应可在寒冷暴露 8h 内发作。通常情况下，局部寒冷暴露并不会诱发疾病发作。关节症状包括多关节炎（手部，膝部和脚踝）见于超过 90% 的患者。MWS 和 CINCA 皆与进行性感音神经性耳聋，视神经受累，慢性无菌性脑膜炎相关。CINCA 是其中最严重的疾病，通常在新生儿发病，伴有畸形、皮疹、神经系统疾病、智力低下、破坏性关节病，主要是膝关节，可能导致严重畸形和残疾（图 157-3）。对于这些疾病，尽管秋水仙碱、非甾体类抗炎药（NSAIDs）和糖皮质激素可缓解病情，但并不存在确切的治疗方法。已有报道，3 名 MWS 患者和 18 名 CINCA 患者对阿那白滞素（IL-1 受体拮抗剂）具有显著反应。阿那白滞素可改善视力和听力损伤，在某些病例，治疗 6 个月内可改善淀粉样变性。利纳西普（rilonacept），一种每周皮下注射的 IL-1 受体阻断剂，可显著减轻症状和炎症标志物。此外，卡那单抗，一种抗 IL-1β 单克隆抗体，已被证实可有效治疗 cryopyrin 相关的周期性发热综合征。

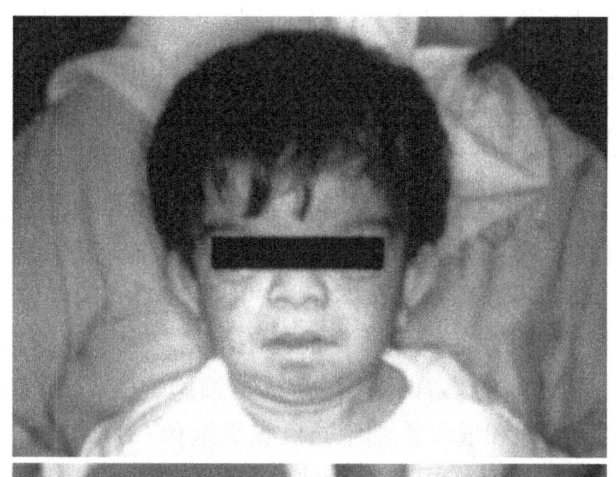

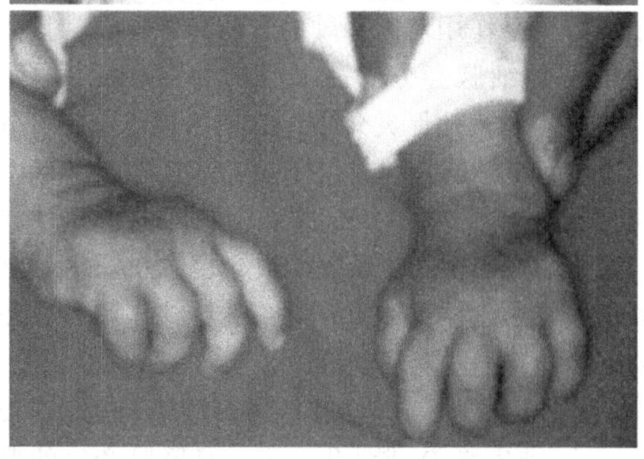

**图 157-3**　一名新生儿起病的患多系统炎症性疾病（NOMID）/ 慢性婴儿神经皮肤关节综合征（CINCA）的 3 岁女孩。注意其显著的手部畸形，皮疹，前额突出

摘自 Padeh S. Periodic fever syndromes.Pediatr Clin North Am，2005，52: 577–560

IL-1 受体拮抗剂缺陷可导致一种自身炎症综合征，其特征为炎症、脓疱性皮疹、无菌性多灶性骨髓炎、肋间隙增宽、骨膜抬高、骨质减少，并在 1 岁前起病。阿那白滞素可治疗该病。

## 化脓性关节炎、坏疽性脓皮病、痤疮综合征（PAPA）和 Blau 综合征

在进一步探索 pyrin 功能，尤其是与其他蛋白相互作用的过程中，发现了另外两种疾病，PAPA 和 Blau 综合征。PAPA 综合征是一种常染色体显性遗传病，由定位于 15q24 的编码接头蛋白脯氨酸丝氨酸苏氨酸磷酸酶相互作用蛋白（PSTPIP1）的基因突变所致。坏疽性脓皮病，以及与皮肤溃疡相关的严重囊性痤疮常见于四肢，由创伤触发。通常情况下，关节炎为无菌性，滑液中含丰富的中性粒细胞。Blau 综合征为一种罕见的常染色体显性遗传病，表现为早发性肉芽肿性关节炎、葡萄膜炎、皮疹、手指屈曲挛缩，由编码 CARD15（半胱天冬酶募集结构域蛋白 15）的基因，也被称为 NOD2（核苷酸结合寡聚化结构域蛋白 2）突变所致，该基因定位于染色体 16q12。尽管发热并不是 PAPA 和 Blau 综合征的主要症状，但这两种疾病是遗传性周期性发热综合征的罕见类型。

## 周期性发热，阿弗他口炎，咽炎和腺炎

另一种周期性发热综合征，(PFAPA)，也被称为 Marshall 综合征，表现为阵发性发热、阿弗他口炎、咽炎和淋巴腺炎。PFAFA 为散发性疾病，发病无种族偏向。在 2~5 岁开始出现症状，包括复发性发热、全身乏力、渗出性扁桃体炎，咽拭子培养阴性、颈部淋巴结肿大、口腔阿弗他溃疡，以及相对少见的症状，头痛、腹痛和关节痛。疾病发作持续 4~6d，与退热药和抗生素治疗无关，发作频率为每年 8~12 次。发作间歇期表现包括轻度肝脾大，白细胞轻度升高，急性期反应物升高。疾病发作的频率和强度随时间而减弱。

PFAPA 的病因和发病机制尚不清楚。目前尚不清楚这种综合征是否是一种感染或免疫遗传失调性疾病。临床经验表明 NSAIDs 和退热药例如对乙酰氨基酚对于控制 PFAPA 的临床表现是无效的。多数患者

在单次服用泼尼松（1~2mg/kg）或倍他米松（0.3mg/kg）24h内可迅速达到病情缓解。此外，已有报道西咪替丁20~40mg/（kg·d），分3~4次服用在治疗6个月后可诱导持续缓解。已有报道在某些患者扁桃体切除术后可获得完全缓解。受影响的患儿生长正常，并在4~8年内自然缓解，无远期后遗症。一名PFAPA患者在22岁时被证明患有TRAPS。

## 参考书目

参考书目请参见光盘。

（唐文静　译，赵晓东　审）

# 第158章
# 淀粉样变

*Abraham Gedalia*

淀粉样变性病包括一组疾病，其特征为各种人体组织中不可溶性、纤维状淀粉样蛋白在细胞外沉积。

补充内容请参见光盘。

（唐文静　译，赵晓东　审）

# 第159章
# 结节病

*Eveline Y. Wu，Esi Morgan DeWitt*

结节病是一种罕见的病因不明的多系统肉芽肿疾病。其名字起源于希腊语，意思是“肉样状态”，指皮肤损伤特征。目前在患儿中存在2种不同类型的结节病。年龄较大的患儿的临床特征与成人类似，会出现频繁的肺部疾病和淋巴结肿大。相比之下，小于4岁的早发性结节病患儿的主要临床表现为皮疹，葡萄膜炎，和关节炎三联征。

## ■病　因

结节病的病因不明，可能是由于遗传易感个体接触一个或多个不明抗原，引起严重的免疫反应，并最终导致肉芽肿的形成。人类主要组织相容性复合体位于6号染色体，特定的人类白细胞抗原I类和II类等位基因与疾病表型有关。涉及多种细胞因子和趋化因子的基因多态性也可能与结节病发病有关。家系分析也表明遗传因素也会导致结节病易感。环境和职业暴露也是疾病的相关风险。结节病与农业职业，接触杀虫剂及典型微生物有关的发霉环境呈正相关。

Blau综合征为家族性常染色体显性遗传疾病，表现为早发性皮肤、眼睛、关节症状。已在患病的家庭成员中发现16号染色体*CARD15 / NOD2*基因突变，该基因的突变可能与结节病的发生有关。类似的基因突变也在早发性结节病（皮疹、葡萄膜炎、关节炎）中发现，但没有该疾病的家族史，这表明该病为非家族遗传性疾病，但基因和表型与Blau综合征相同（见第157章）。

## ■流行病学

结节病是在儿童罕见，因此很难确定发病率和患病率。在丹麦注册的全美结节病患儿每年的发病率为（0.22~0.27）/10万。发病率随年龄增长而增长，发病高峰期为20~39岁。据报道最常见的儿童患者年龄为13 ~15岁。年发病率约为11/10万的成年的美国白人是非裔美国人的3倍。无性别差异。在美国大部分的结节病患儿病例是由中央州东南部和南部报道的。

## ■病理学及其发病机制

肉芽肿，上皮样肉芽肿病变是结节病的基本特征。活化的巨噬细胞、上皮样细胞和多核巨细胞及 $CD4^+$ T淋巴细胞不断积累，在肉芽肿中心形成紧密的细胞团。可能引起炎症的病原体目前尚不清楚。肉芽肿的边缘是一群细胞的集合体，包括单核细胞、$CD4^+$ 和 $CD8^+$ T淋巴细胞和成纤维细胞。巨噬细胞和 $CD4^+$ T淋巴细胞之间的相互作用对肉芽肿的形成和维持非常重要。活化的巨噬细胞会分泌高水平的肿瘤坏死因子－α（TNF-α）和其他促炎介质。$CD4^+$ T淋巴细胞可分化成1型辅助T细胞并释放白介素-2（ILF-α2）和γ－干扰素（IFNF-αγ），促进淋巴细胞的增殖。肉芽肿可能会治愈完整的实质软组织。大约20%的病变中，外周的成纤维细胞增殖并产生纤维疤痕组织，导致严重的不可逆转的器官功能障碍。

结节病中的巨噬细胞能够产生和分泌1，25－（OH）$^2$－维生素D或骨化三醇，是肾脏产生的典型的活性维生素D。该激素的功能是增加肠道和骨对钙的吸收，减少肾脏排泄钙和磷酸盐。过量的维生素D可能导致结节病患者患高钙血症和高钙尿症。

## 临床特征

结节病是一种多系统疾病，肉芽肿病变可以在任何器官发生。临床表现取决于肉芽肿炎症范围和程度，而且症状多变。儿童可能会表现为非特异性症状，如发热、体重减轻，全身不适。而成年人和年长儿，肺部常常受累，包括胸部淋巴结和肺实质侵润。胸部 X 片中最常见的是孤立的双肺腺病，但也可能会有实质浸润和粟粒状的结节（图 159 - 1）。肺部有病变的患者进行肺功能检测时通常会发现有限制性改变。肺病鲜有严重的症状，通常只表现为持续干咳。

肝脏、脾脏、骨髓常发生淋巴结肿大和侵润性病变。肝脾侵润通常会导致肝脾大，但造成器官功能障碍却非常罕见。通常约 1/4 的病例会在发病时表出现皮肤病变，如斑块、结节、急性结节性红斑或狼疮样慢性结节病。最常见的是在面部、颈部、上背部和四肢皮肤上出现直径 < 1cm 红棕色紫色斑丘疹的病变（图 159 - 2）。眼部受累也时有发生而且临床表现多变，包括前、后葡萄膜炎，结膜肉芽肿，眼睑炎症和泪道泪腺受累。结节病关节炎常与幼年型类风湿性关节炎常容易混淆。儿童时期的中枢神经系统（CNS）受累非常罕见，可能表现为癫痫、脑神经损伤、颅内实质病变和下丘脑功能障碍。儿童很少出现肾脏疾病，当肾脏组织出现早期单个细胞浸润和肉芽肿时，通常会表现为肾功能不全、蛋白尿、短暂脓尿或镜下血尿。很少有患儿会出现血钙过多或高钙尿，这也是导致肾脏疾病的又一罕见原因。结节性肉芽肿还可侵润心脏，导致心律失常，但很少引发猝死。其他罕见的病变可能发生在各个血管，胃肠道，肌肉，骨骼和睾丸。

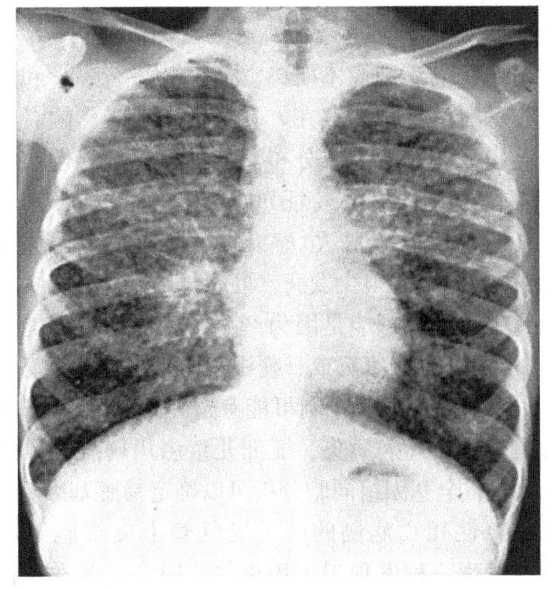

图 159–1　一名 10 岁结节病女孩的胸部 x 线片显示广泛散播性支气管周围浸润，多个小结节状高密度影，肺部炎症反应明显及肺门淋巴结肿大

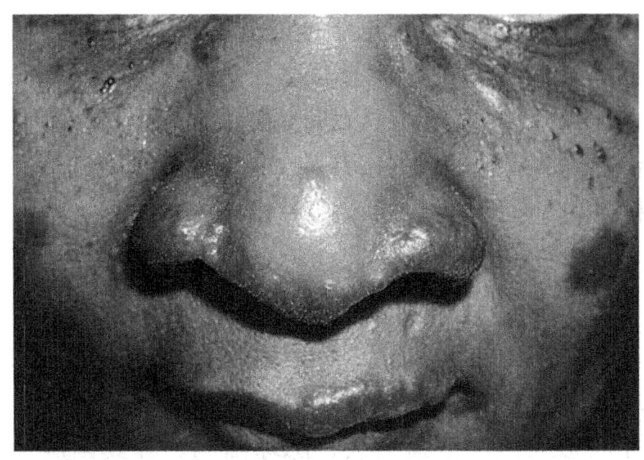

**图 159–2（见彩图）** 面部肉芽肿结节
摘自 Shah BR, Laude TA. Atlas of pediatric clinical diagnosis. Philadelphia, 2000

年龄较大的儿童的结节病临床表现多变，但早发性结节病表现为典型的葡萄膜炎，关节炎和皮疹三联征。肺部病变和淋巴结病变不太常见。关节炎病变为多关节对称性受累，伴有大量胸腔积液。皮疹呈蔓延的红色斑丘疹，偶有鳞状皮疹出现。 皮肤或关节滑膜活检可对肉芽肿进行确诊。

## 实验室检查

结节病无特异性的诊断性实验室检查。可能会出现贫血、白细胞减少、嗜酸性粒细胞。其他非特异性的发现包括高丙种球蛋白血症和急性期反应物水平升高，包括红细胞沉降率和 C 反应蛋白。仅一小部分的结节病患儿会出现高钙血症和（或）高钙尿。肉芽肿中的上皮样细胞会产生血管紧张素转换酶（ACE），其血清值可能会升高，但该检查缺乏敏感性和特异性。此外，由于血清 ACE 的参考值会随着年龄而改变，所以 ACE 的值很难作为诊断依据。氟脱氧葡萄糖 F18 正电子发射断层扫描（18 FDG PET）可以协助诊断性活检来鉴定肺部以外的病变。

## 诊　断

最终确诊需要在活检标本（通常来自最易受影响的器官） 发现特征性的肉芽肿病变，并排除其他可能导致肉芽肿性炎症的疾病。与纵隔淋巴结或肝活检比较，皮肤和经支气管肺活检检出率更高，特异性更高和不良反应更少。其他诊断测试包括胸片、肺功能测试及舒张功能检测、肝酶检测和肾功能评估。眼科裂隙灯检查也十分必要，因为不及时治疗会导致眼部频繁出现肉芽肿和视力减退。

支气管肺泡灌洗可用于评估疾病活动，灌洗液通常会显示 CD4⁺与 CD8⁺比率增多至 13∶1 - 2∶1。Kveim–Siltzbach 测试是皮内注射人肉芽肿组织匀浆提取液，然后要观察数周后形成的肉芽肿。由于缺乏适合的标准检验材料和安全问题，所以很少使用该测试方法。

## ■ 鉴别诊断

由于临床表现多变，结节病需要和多种疾病进行鉴别诊断，而且很大程度上取决于初期临床表现。肉芽肿性感染，包括肺结核、隐球菌病、肺真菌病（组织胞浆菌病、芽生菌病、球孢子菌病）、布鲁氏菌病，兔热病和弓形虫病，必须进行排除。其他原因引起的肉芽肿性炎症如韦格纳肉芽肿病、过敏性肺炎、慢性铍中毒和其他职业暴露金属。多种联合免疫缺陷也可能表现为肉芽肿病变。出现肺门等处的淋巴疾病应首先排除淋巴瘤。肉芽肿关节炎与幼年型类风湿性关节炎有类似的临床表现。当血钙过多或高钙尿时应评估是否有内分泌疾病。

## ■ 治　疗

至今尚无治疗儿童结节病的公认指南。治疗措施应根据疾病的严重程度及受累的器官数量和类型。糖皮质激素是大多数急性和慢性疾病的对症治疗。目前尚未建立皮质类固醇治疗的最佳剂量和持续时间。诱导治疗通常开始时口服强的松或泼尼松龙 [1 ~2mg/kg · d，最高剂量 40mg/d]8~12 周，直到症状改善。皮质类固醇剂量逐渐减少，在 6 ~12 月减至可控制症状的最低有效剂量。甲氨蝶呤可能和皮质类固醇一样对治疗有效。基于 TNF-α 有助于形成肉芽肿，已有一项成人的随机试验显示 TNF-α 拮抗剂对肉芽肿有治疗效果，可以合理使用拮抗剂。其他用于结节病的治疗方法有吸入性糖皮质激素（肺），硫唑嘌呤（中枢神经系统），羟氯喹（皮肤），沙利度胺或其类似物（皮肤），局部皮质类固醇（眼睛），以及非甾体类抗炎药（NSAIDs）。

## ■ 预　后

儿童结节病的预后并不明确。这种疾病可能会完全自愈，持续进展或复发。多器官或中枢神经系统受累时预后更差。大多数孩子需要经验性大剂量的糖皮质激素治疗，而该治疗方法会产生很多主要涉及肺和眼睛的后遗症。早发性结节病的患儿预后差，多数会形成慢性疾病。眼部受累最多见，包括白内障形成、形成粘连、丧失视力或失明。进行性多发性关节炎可能会导致关节破坏。儿童结节病的总体死亡率较低。

连续肺功能测试和胸片对肺部病变监测十分有用。监测其他器官的还应该测试心电图、超声波心动图，尿检，进行肾脏功能测试，肝酶和血清钙检测。其他潜在的疾病活动指标包括炎性标记物和血清 ACE，但 ACE 水平改变与其他疾病状态指标的变化无关。鉴于无症状的眼疾的发病率与儿童结节病有关，所有患者都应该有定期进行眼科检查，如幼年类风湿性关节炎患者每 3~6 个月会进行眼科检查。

## 参考书目

参考书目请参见光盘。

（秦涛　译，赵晓东　审）

# 第 160 章

# 川崎病

*Mary Beth F. Son, Jane W. Newburger*

川崎病（KD），原名为皮肤黏膜淋巴结综合征和小儿结节性多动脉炎，是一种全世界可见的儿童急性发热性疾病，亚洲儿童发病率最高。川崎病是一种好发冠状动脉的血管炎，20%~25% 的未经治疗的患者容易出现冠状动脉异常，包括动脉瘤。川崎病是大多数发达国家儿童患获得性心脏病的主要原因，包括美国和日本。

## ■ 病　因

川崎病的病因尚不明确，但部分流行病学和临床特征显示有感染源的存在。其特征包括受影响者年龄小，疾病呈波浪形地域分布流行，急性发热性疾病的自限性本质，结合临床特征如发热，皮疹，黏膜疹，结膜充血，颈部淋巴结肿大。感染诱发的进一步证据包括：3 月龄以下的婴儿很少发病，可能与母亲抗体有关；成人无此类疾病，可能是因为产生了相应的免疫能力。尽管如此，在一个家庭或日托中心同时出现多个病例很少见。川崎病的发病机制可能有遗传作用。 不管患儿亲属是否有川崎病病史，亚洲儿童患川崎病的风险更高。此外，全基因组同胞分析可以确定易感基因。

在急性死亡病例的纤毛支气管上皮细胞胞质包涵体已发现一种发现川崎病相关抗原。这些发现符合病毒蛋白集合和呼吸道川崎病介质这一假说。尽管如此目前尚未发现任何一种确定致病的传染性病原体。

川崎病的部分临床特征，发热和弥漫性皮疹提示有超抗原活动，与葡萄球菌中毒性休克综合征等疾病类似。多克隆活化 T 细胞的研究，这一超抗原介导过程的特点在川崎病患者中是一个具有争议的结果。同样，关于调节性 T 细胞，趋化因子，和 Toll 样受体在川崎病中发挥的作用的研究结果尚不明朗。在亚急性期，免疫球蛋白（Igs）水平升高，提示产生了强烈的抗体反应。如同其他形式的血管炎，共同的环境诱发因素可能导致有遗传倾向的个体罹患川崎病。

## 流行病学

2000 年，据儿童住院数据库报道，5 岁以下儿童川崎病的住院率是 17.1/10 万。在亚洲和太平洋岛民儿童患川崎病的风险更高；数据库显示亚洲和太平洋岛民血统的儿童患川崎病的住院率为 39/10 万；黑种人非西班牙裔的儿童住院率为 19.7/10 万，西班牙裔儿童为 13.6/10 万；白种人非西班牙裔儿童为 11.4/10 万。据儿童卫生信息系统统计，在 2001 年至 2006 年，川崎病患儿的住院率的增加超过 30%。在日本，自 20 世纪 60 年代已有超过 > 200 000 例川崎病报告。川崎病是儿童早期易患的疾病，发病年龄为 2~3 岁，80% 的患儿小于 5 岁。川崎病也可能发生于青少年。

几个危险分层模型已经建成，用于确定哪些川崎病患者罹患冠状动脉异常的风险最高。不好的预后因素包括年龄小、男性，部分实验室检查异常，包括中性粒细胞增多、血小板减少、肝转氨酶升高、低钠血症、低白蛋白血症、C 反应蛋白水平升高。亚洲和太平洋岛民种族和西班牙裔民族也是冠状动脉异常的危险因素。长时间发热也与冠状动脉疾病的发展相关。

## 病理学

川崎病是一种主要影响中等大小动脉，尤其是冠状动脉的血管炎。急性或亚急性阶段死亡的病例其病理检查显示血管内皮和平滑肌细胞水肿，强烈的血管壁炎症浸润，最初为多核巨细胞，之后迅速成为巨噬细胞，淋巴细胞（主要是 $CD8^{+}T$ 细胞）和浆细胞。IgA 浆细胞在炎性浸润尤为突出。在受影响最严重的血管，血管壁的炎症包括 3 层，其内弹力层遭到破坏。结构完整性的丧失削弱了血管壁，导致血管扩张，形成囊状或梭形动脉瘤。血栓可能在血管中形成并阻碍血液流动。随着时间推移，血管壁会因内膜增生而逐渐纤维化、导致动脉狭窄或闭塞。

## 临床表现

发热的特征为持续性高热（≥ 101 ℉），对抗生素治疗无反应。未经治疗情况下，发热持续时间通常是 1~2 周，也可能持续 3~4 周。除发热外，川崎病还有五大主要临床特征：双侧球结膜非渗出性充血；口腔和咽部黏膜红斑和草莓舌、嘴唇干裂；手足水肿红斑；各种形式的皮疹（斑丘疹，多形性红斑，或猩红热样皮疹）尤其是腹股沟区；非化脓性颈部淋巴结肿大，通常为单侧，大小 >1.5cm（表 160–1；图 160–1 至 160–4）。肛周脱皮在急性期非常常见。发病初期 1~3 周会出现手指和脚趾甲周脱皮，随着疾病发展可能会出现手脚的大面积完全脱皮（图 160–5）。

除典型临床特征外，在川崎病诊断前 10d 还会出现常见的相关症状。大约 65% 的患者会出现胃肠道症状（呕吐、腹泻或腹痛），30% 的患者会出现呼吸道症状（间质浸润，胸腔积液）。其他临床表现包括易怒，尤其是婴儿期可能由于罹患无菌性脑膜炎而导致易怒，轻度肝炎，胆囊积水，尿道炎，无菌脓尿和关节炎。关节炎可能发生在疾病早期，也可在第二或第三周发生。小或大关节都可能受到影响，关节痛可能会持续数周。川崎病不常见的临床特包括渗出性结膜炎，渗出性咽炎，广泛的淋巴结肿大，大片口腔病变和大疱、脓疱、水泡疹。

心脏病变是川崎病最重要的临床表现。大多数急性川崎病患者会出现心肌炎，表现为与发热不相符的心动过速，左心室收缩功能下降。少数情况下，川崎病患者会出现休克，左心室功能明显降低。急性期也会发生心包炎伴少量心包积液。大约 1/4 的患者超声心动图显示明显的二尖瓣轻微反流，除罕见的冠状动脉瘤和缺血性心脏病患者外，症状会随着时间的推移而改善。25% 的未经治疗患者在病程第 2~3 周会出现冠状动脉瘤，最好的检测方式是二维超声心动图。巨大冠状动脉瘤（内部直径≥ 8mm）导致如破裂，血栓形成或狭窄，及心肌梗死等疾病的风险最大（图 160 – 6 见光盘）。还有可能形成腋窝，腘窝、髂窝等部位的动脉瘤，表现为局部搏动性包块。

在缺乏治疗的情况下，川崎病可分为 3 个临床阶段。急性发热期的特点为发热和其他急性疾病征象，通常持续 1~2 周。亚急性期表现为脱屑、血小板增多、冠状动脉瘤形成，患动脉瘤的患者猝死风险最高，通常持续约 2 周。恢复期从所有临床症状消失开始，一直持续到红细胞沉降率（ESR）恢复正常，一般为发病后 6~8 周。

## 实验室检查

川崎病无诊断性检查，但患者通常会有特征性的实验室检查结果。白细胞计数正常或升高，中性粒细

**表 160-1 川崎病的临床和实验室特征**

| |
|---|
| 流行病学疾病定义（典型的临床标准）* |
| 发热持续 5 天以上† |
| 存在下列临床特征中的至少 4 项： |
| 四肢改变： |
| 急性：手足红斑，水肿 |
| 亚急性：在第 2 和第 3 周手指脚趾甲周脱皮 |
| 多形性皮疹 |
| 双侧眼球结膜充血，无脓性分泌物 |
| 唇和口腔改变：红斑、唇皲裂、草莓舌、口腔和咽部黏膜弥漫性充血 |
| 颈部淋巴结大（直径 > 1.5cm），通常为单侧 |
| 排除其他类似症状的疾病‡ |
| 其他临床表现及实验室检查 |
| 心血管表现： |
| 充血性心力衰竭、心肌炎、心包炎、瓣膜反流 |
| 冠状动脉异常 |
| 中型非冠状动脉的动脉瘤 |
| Raynaud 现象 |
| 周围坏疽 |
| 肌肉骨骼系统： |
| 关节炎、关节痛 |
| 胃肠道： |
| 腹泻、呕吐、腹痛 |
| 肝衰竭 |
| 胆囊积水 |
| 中枢神经系统： |
| 极端易怒 |
| 无菌性脑膜炎 |
| 感音神经性耳聋 |
| 泌尿生殖系统： |
| 尿道炎 |
| 其他表现： |
| 卡介苗接种部位红斑、硬结 |
| 前葡萄膜炎（轻度） |
| 腹股沟区脱皮性的皮疹 |
| 急性川崎病的实验室检查结果 |
| 中性粒细胞增多，且不成熟 |
| ESR 升高 |
| CRP 升高 |
| 贫血 |
| 血浆脂质异常 |
| 低白蛋白血症 |
| 低钠血症 |
| 发病 1 周后血小板增多§ |
| 无菌性脓尿 |
| 血清转氨酶升高 |
| 血清 γ 谷酰基转肽酶升高 |
| 脑脊液细胞增多 |
| 关节液中白细胞增多 |

* 患者发热至少 5d，少于 4 项临床条件时用二维超声心动图或血管造影检测到冠状动脉异常可以诊断川崎病

† 存在 ≥ 4 项主要标准，川崎病可以在发病 4d 内做出诊断。有经验的临床医生治疗川崎病可以四天内做出诊断

§ 某些婴儿会表现出血小板减少症和弥散性血管内凝血

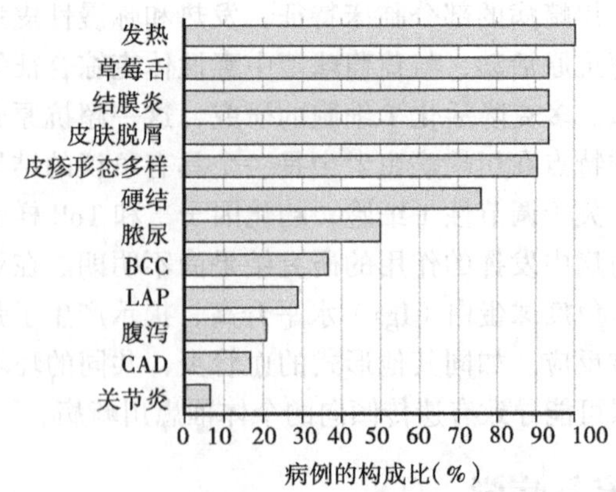


图 160-1 川崎病的临床症状和体征。总结 110 例台湾高雄的川崎病患者的临床特征。LAP：患者大腿，头部和颈部区域淋巴结肿大；BCG：卡介苗接种部位反应；CAD：冠状动脉扩张，定义为内部直径 > 3mm

摘自 Wang CL, Wu YT, Liu CA, et al. Kawasaki disease: infection, immunity and genetics. Pediatr Infect Dis J,2005,24: 998-1004

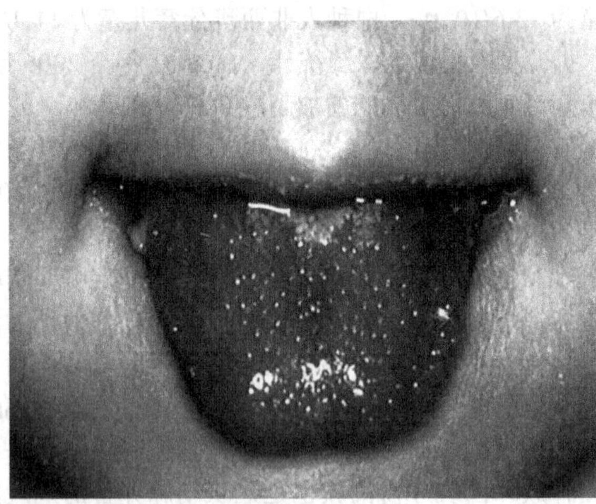

图 160-2（见彩图） 皮肤黏膜淋巴结综合征（川崎病）的草莓舌

由 Tomisaku Kawasaki, MD 提供

摘自 Hurwitz S.Clinical pediatric dermatology. 2nd ed. Philadelphia: WB Saunders, 1993

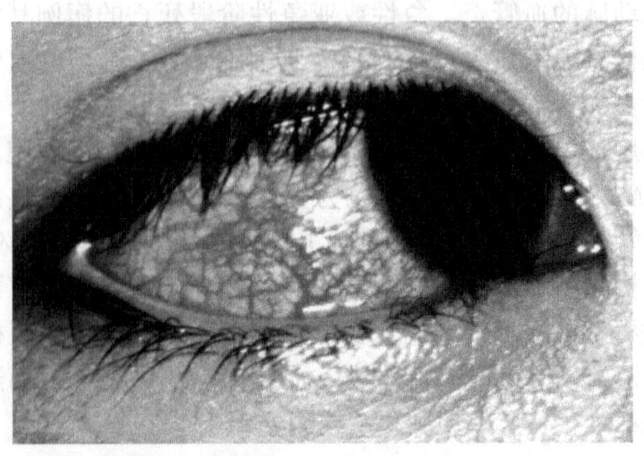

图 160-3（见彩图） 肤黏膜淋巴结综合征（川崎病）患者球结膜充血（由 Tomisaku Kawasaki，MD 提供）

摘自 Hurwitz S. Clinical pediatric dermatology. 2nd ed. Philadelphia: WB Saunders, 1993

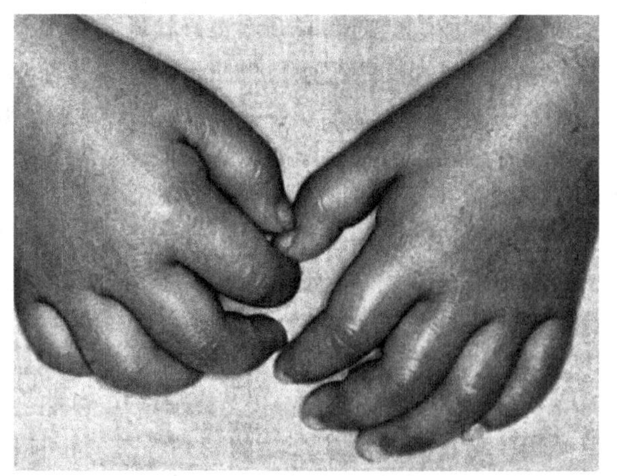

**图 160－4（见彩图）** 皮肤黏膜淋巴结综合征（川崎病）患者手部硬性水肿（由 Tomisaku Kawasaki，MD 提供）
摘自 Hurwitz S. Clinical pediatric dermatology. 2nd ed. Philadelphia WB Saunders, 1993

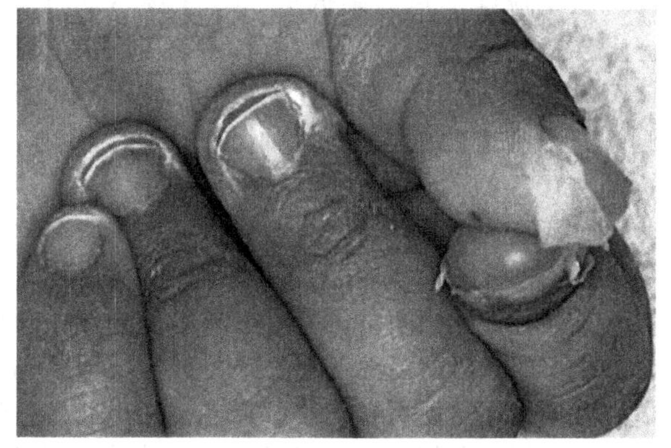

**图 160－5（见彩图）** 皮肤黏膜淋巴结综合征（川崎病）患者手指脱皮（由 Tomisaku Kawasaki, MD 提供）
摘自 Hurwitz S. Clinical pediatric dermatology. 2nd ed. Philadelphia:WB Saunders, 1993

胞数量增多，且多不成熟。正细胞正色素性贫血常见。血小板计数在第一周通常正常，第二到第三周迅速增加，有时会超过 1 000 000 / $mm^3$。红细胞沉降率和（或）C 反应蛋白值在疾病急性期通常升高。ESR 可能会在数周内居高不下。也可能会有无菌脓尿、肝转氨酶轻度升高，高胆红素血症和脑脊液细胞增多。

二维超声心动图是最常用的监测冠状动脉异常的方法，而且应该由儿科心脏病专家进行检测。虽然动脉瘤很少在疾病的早期出现，但动脉壁亮度和缺乏正常的锥形血管常见。此外，以身体体表面积（BSA）为基准的冠状动脉大小在 5 周后显著增加。早期随访期间使用超声心动图检查以 BSA 基准的冠状动脉尺寸在前十天可作为很好的预测因素。根据日本卫生部的定义，动脉瘤按其绝对尺寸分为小（内直径 < 5mm），中等（内直径 5~8mm），或巨大的（内直径 >8mm）。

在疾病诊断时和 2 ~3 周后均应进行超声心动图检查。如果结果正常，应该在发病后 6~8 周再做。如果结果异常或患者出现复发症状，非常有必要多次进行超声心动图或其他检查。在上述时间段内都未发现冠状动脉畸形的患者，建议 1 年后行超声心动图和血脂检测。定期评估预防心脏病学是非常有必要的，专家建议每 5 年行心脏病方面的检查。冠状动脉异常患者，需根据患者的冠状动脉的状态制订心脏病检查种类及检查频率。

## 诊　断

川崎病的诊断基于其临床特征。典型川崎病的诊断标准为发热至少 4d，伴 5 项临床表现中的至少 4 项（表 160–1）。在非典型或不完全川崎病，患者有持续发热，但 5 项临床表现少于 4 项。在这些患者，实验室和超声心动图检查可协助诊断(图 160–7 见光盘)。不完全川崎病在婴儿最常见，进展为冠状动脉病变的可能性也最大。诊断不明确的病例应送去有诊断经验的中心。及时诊断和治疗对于防止潜在致命的冠状动脉疾病非常必要。

## 鉴别诊断

腺病毒、麻疹、猩红热是与川崎病临床症状类似的儿童期的常见感染（表 160–2）。儿童感染腺病毒通常有渗出性咽炎和渗出性结膜炎，需同川崎病进行鉴别。A 群链球菌猩红热患儿也需要同川崎病进行鉴别。猩红热患者对适当的抗生素治疗反应敏感。鉴别诊断需在 24~48h 完成并进行治疗。此外，眼部 A 组链球菌咽炎十分罕见，有助川崎病的诊断。链球菌和葡萄球菌中毒性疾病也必须排除，尤其是中毒性休克综合征。

麻疹也应当考虑，与川崎病不同，麻疹的临床特点有渗出性结膜炎，Koplik 斑，皮疹开始于面部、发际线和耳后，以及白细胞减少。颈部淋巴结炎也可能是川崎病的初期表现。较为少见的感染如落基山斑疹热、钩端螺旋体病也会偶尔与川崎病相混淆。落基山斑疹热是一种潜在致命的细菌感染。其特点包括明显肌肉疼痛和头痛发作，向心性皮疹、手掌和脚底会出现淤点。钩端螺旋体病也是一种严重的疾病。危险因素是患病动物的尿液污染的水源。钩端螺旋体病的典型表现分为两阶段，初期发热头疼与后期肝肾衰竭之间有数天的无症状期。相比之下，川崎病患者表现为持续发热，且很少有肝肾衰竭。

川崎病和心肌炎患者可能有中毒性休克综合征类似的低血压征象。中毒性休克综合征具有在川崎病患者中不常见的特征，包括肾功能不全、凝血障碍、全血细胞减少症和肌炎。药物过敏反应，包括 Stevens-Johnson 综合征，具有一些与川崎病类似的特征。而药物反应的一些特征，如眶周水肿，口腔溃疡，ESR 正常或轻度升高在川崎病患者中并不常见。全身型幼年特发性关节炎（全身型幼年类风湿关节炎）也表现为发热和皮疹，但体检发现有弥漫性淋巴结肿大和肝脾大。此外，关节炎会在疾病某阶段恶化进展。实验室检查结果包括凝血障碍，纤维蛋白降解产物升高，铁蛋白升高。有趣的是，有报道，全身型幼年特发性关节炎患儿也在超声心动图检查中发现有冠状动脉异常。

## ■治　疗

确诊急性川崎病后尽早（发病 10d 内）静脉输注 2 g /kg 的丙种球蛋白（IVIG）和大剂量阿司匹林（每天 80~100mg/kg，每 6h1 次；表 160-3）进行治疗。丙种球蛋白的作用机制尚不清楚，但在 85 %~90% 的患者中可以迅速退热和缓解临床症状。发病 10d 内出现冠状动脉疾病的概率，在仅用阿司匹林治疗的儿童为 20%~25%，联合使用丙种球蛋白和阿司匹林仅为 2%~4%。强烈建议持续发热 10d 以上的确诊患儿采取治疗。当患者退热 48h 后阿司匹林可从抗炎剂量减至抗血栓剂量 [3~5mg/（kg · d），每天 1 次]，尽管有专家建议患者应服用大剂量阿司匹林直至病程第 14 天。 超声心动图检查无异常的患者需要从起病到发病 6 ~8 周一直服用阿司匹林抗血栓形成。冠状动脉病变患者要根据冠状动脉扩张的程度持续服用阿司匹林进行抗凝治疗。

大约 15% 的川崎病患者会对 IVIG 产生抵抗，即 IVIG 输注后出现发热持续或在 36h 后复发。IVIG 抵抗的患者冠状动脉异常的风险增加。一般来说，对于 IVIG 抵抗的患者可以再次使用 2g/kg 剂量的丙种球蛋白。目前使用的其他治疗方法包括静脉注射甲基强的松龙，环磷酰胺和血浆置换已较少使用。对于 IVIG 抵抗的患者，如果二次应用 2g/kg 剂量的丙种球蛋白或糖皮质激素无效，可应用肿瘤坏死因子抑制剂，英夫利昔单进行治疗。

## ■并发症

罹患小动脉瘤的川崎病患者应该继续服用阿司匹林。大多数动脉瘤患者可能需要咨询儿科心脏病专家后增加使用其他抗血小板药物或抗凝治疗。急性血栓可能会形成动脉瘤性或狭窄的冠状动脉，在这种情况下，溶栓治疗是可以挽救生命的。

长期随访的冠状动脉瘤患者应定期做超声心动图和血压监测，如果有大动脉瘤应及时行血管造影术。经皮导管介入或冠状动脉消融术，冠状动脉定向经皮腔内斑块旋切术和支架植入已被用于治疗冠状动脉狭窄的川崎病患者，有些患者甚至需要冠状动脉旁路移植。

接受长期阿司匹林治疗的患者应该每年接种流感疫苗来减少罹患 Reye 综合征的风险。患儿接种水痘疫苗之后应该持续使用阿司匹林进行治疗，因为服用水杨酸酯和接种水痘疫苗的儿童比没有接种疫苗且接触野生型水痘病毒的儿童患 Reye 综合征的风险低。另外，在接种水痘疫苗 6 周后可以使用不同的抗血小板药物代替阿司匹林进行治疗。因为 IVIG 可能会干扰活病毒疫苗的免疫反应产生的特异性抗病毒抗体，麻疹 – 腮腺炎 – 风疹和水痘疫苗通常应该推迟到输 IVIG11 个月之后。其他疫苗则不需要延迟。

## ■预　后

绝大多数川崎病患者能够恢复健康，及时治疗可以将冠状动脉瘤的风险降低至 5%。1 %~3% 的急性川崎病会复发。冠状动脉异常患者的预后取决于冠状动脉疾病的严重程度，因此建议根据冠状动脉状态进行随访。已报道的死亡率非常低，一般 < 1.0%。总体而言，50% 的冠状动脉瘤会在 1~2 年内恢复正常，小动脉瘤恢复的可能性更大。血管内超声表明动脉瘤恢复与相关的标志性肌内膜血管壁增厚和功能异常有关。巨大动脉瘤不大可能治愈，最有可能导致血栓形成或狭窄。如果心肌灌注明显受损可能需要冠状动脉旁路移植，最好是使用动脉移植，能够随患儿的生长而生长，从而长期使用。由于远端冠状动脉狭窄时，远端动脉瘤或严重的缺血性心肌病而导致血管不能再生时，需行心脏移植术。

超声心动图正常的川崎病患儿在成年后是否会发展成动脉粥样硬化性心脏病尚不清楚。有川崎病病史

**表 160-3　川崎病的治疗**

**急性期**

• 静脉输注丙种球蛋白 2 g/kg，需在 10 ~12 h 内输注完毕
以及

• 阿司匹林 80mg/(kg · d)~100 mg/（kg · d）每 6 h1 次口服，直至患者退热后 48 h 以上

**恢复期**

阿司匹林 3mg/kg~5 mg/kg 每天 1 次口服，直到起病后 6~8 周

**冠状动脉异常患者的长期治疗**

阿司匹林 3~5 mg/kg 每天 1 次口服

氯吡格雷 1 mg/（kg · d）最大剂量 75 mg/d

大多数专家会给血栓形成风险高的患者添加华法林或低分子量肝素

**急性冠状动脉血栓形成**

在儿科心脏病专家的监督下使用组织纤溶酶原激活剂行纤溶治疗或使用其他溶栓药物

的患儿内皮功能缺陷和冠状动脉的大小正常这两个结果互相矛盾。所有有川崎病病史的患儿都应该采取有利心脏健康的饮食，适度运动，戒烟，定期进行脂质监控。

## 参考书目

参考书目请参见光盘。

（秦涛　译，赵晓东　审）

# 第 161 章

# 血管炎综合征

*Stacy P. Ardoin，Edward Fels*

儿童血管炎是一大类表现谱广泛的疾病，其共同点是血管炎症。血管炎的发病机制一般来说是特发性的，某些形式的血管炎与感染性病原体及药物相关，某些则可能发生在自身免疫性疾病中。血管损伤的形式对血管炎的类型具有提示作用，同时也可据此区分不同的血管炎综合征。血管损伤的分布包括小血管（毛细血管、小动脉、毛细血管后微静脉），中血管（肾动脉、肠系膜血管及冠状动脉）和大血管（主动脉及其近端分支）。此外，某些形式的小血管炎以存在抗中性粒细胞胞浆抗体为特征，而其他某些则与受影响部位免疫复合物沉积有关。血管炎需要综合临床特征，受累血管的组织学表现，实验室检查来进行分类（表 161–1 至 161–3）。

儿童血管炎既包括相对良性及自限性的疾病，如过敏性紫癜；也包括可引起终末期管损害的极严重的疾病，如韦格纳肉芽肿。血管炎通常表现为异质性的多系统疾病。尽管某些特点，如紫癜，容易辨认，而其他的，如继发于肾动脉闭塞或肾小球肾炎的高血压，则难以发现。最后，识别血管炎的关键在于结构识别。血管炎的确诊需要血管损伤的证据，活检提示炎症及血管成像。

## 参考书目

参考书目请参见光盘。

## 161.1　过敏性紫癜

*Stacy P. Ardoin, Edward Fels*

过敏性紫癜（HSP）是儿童期最常见的血管炎，其特征是白细胞性血管炎及皮肤、关节、胃肠道、肾脏小血管免疫球蛋白 A（IgA）沉积。

### ■ 流行病学

HSP 在全球各种族人中都可发生。其发病率估计为每年（14~20）/10 万儿童，且男性发病率高于女性，男女发病率比例为 1.2∶1~1.8∶1。约 90% 的病例发生在儿童，通常在 3~10 岁。HSP 在成人明显少见，但更易发生严重及慢性并发症。HSP 常发生在秋冬季节及春季，夏季较少见。HSP 在许多情况下都发生在上呼吸道感染后。

### ■ 病理学

皮肤活检证实真皮毛细血管及毛细血管后微静脉存在血管炎。浸润的炎症细胞包括中性粒细胞及单核细胞。肾脏组织病理学检查通常显示毛细血管内增生性肾小球肾炎，范围从局灶节段性到广泛新月体受累。在所有组织中，免疫荧光显示小血管壁 IgA 沉积，伴随少量补体 C3，纤维蛋白及 IgM 的沉积（图 161–1）。

### ■ 病　因

HSP 的病因目前尚未明确。鉴于前驱上呼吸道感染，包括 A 群链球菌感染，感染触发因素为可疑病因。IgA 尤其是 IgA1 的沉积作为常见的发现提示 HSP 是一种 IgA 及 IgA 免疫复合物介导的疾病。HSP 偶尔具有家庭聚集性，提示遗传因素。HLA-B34 和 HLA-DRB1*01 等位基因已被认为与紫癜性肾炎有关。

### ■ 临床表现

过敏性紫癜的显著特点在于其皮疹：可触及的紫癜，初发时为粉红色斑疹或风团，逐步发展为淤点，凸起的紫癜，或更大的瘀斑。偶尔发展为大疱及溃疡。皮损通常是对称的，发生在重力依赖部位（下肢）或压力点（臀部；图 161–1、161–2）。皮损通常为群发性，常持续 3~10d，在初发后 4 个月内可能复发。皮下水肿通常局限于手足背侧、眶周、口唇、阴囊或头皮。

肌肉骨骼受累最常见表现包括关节炎及关节痛，发生于 75% 的 HSP 患儿。关节炎通常是自限性的和少关节型，且好发于下肢，不会导致畸形。关节炎通常在 2 周内可缓解，但可复发。

胃肠道症状发生于 80% 的 HSP 患儿。包括腹痛，呕吐，腹泻，麻痹性肠梗阻，黑便，肠套叠，肠系膜缺血或穿孔。通常不需要内镜评估，但内镜检查可发

**表 161–1 儿童血管炎分类**

| |
|---|
| Ⅰ．主要累及大血管的血管炎 |
| ·多发性大动脉炎 |
| Ⅱ．主要累及中血管的血管炎 |
| ·儿童结节性多动脉炎 |
| ·皮肤型结节性多动脉炎 |
| ·川崎病 |
| Ⅲ．主要累及小血管的血管炎 |
| A. 肉芽肿性： |
| ·韦格纳肉芽肿 * |
| ·Churg-Strauss 综合征 * |
| B. 非肉芽肿性： |
| ·显微镜下多动脉炎 * |
| ·过敏性紫癜 |
| ·孤立性皮肤白细胞性血管炎 |
| ·低补体血症荨麻疹性血管炎 |
| Ⅳ．其他血管炎 |
| ·白塞病 |
| ·继发于感染（包括乙型肝炎病毒相关性结节性多动脉炎），恶性肿瘤和药物的血管炎，包括过敏性血管炎 |
| ·结缔组织疾病相关性动脉炎 |
| ·中枢神经系统孤立性血管炎 |
| ·科根综合征 |
| ·未分类的 |

* 与抗中性粒细胞胞浆抗体相关

摘自 Ozen S, Ruperto N, Dillon MJ, et al.EULAR/PReS endorsed consensus criteria for the classification of childhood vasculitides, Ann Rheum Dis, 2006, 65: 936–941

**表 161–2 提示血管炎综合征的特点**

| 临床特点 |
|---|
| 发热，体重减轻，不明原因的疲劳 |
| 皮肤损害（可触及的紫癜，血管性荨麻疹，网状青斑，结节，溃疡） |
| 神经系统病变（头痛，多发性单神经炎，局灶性中枢神经系统病变） |
| 关节痛或关节炎，肌痛，肌炎 |
| 浆膜炎 |
| 高血压 |
| 肺部浸润或出血 |
| **实验室检查特点** |
| 血沉及 C– 反应蛋白水平升高 |
| 白细胞增多，贫血 |
| 嗜酸性粒细胞增多 |
| 抗中性粒细胞胞浆抗体 |
| Ⅷ因子相关抗原（血管性血友病因子）升高 |
| 冷球蛋白 |
| 循环免疫复合物 |
| 血尿、蛋白尿、血肌酐升高 |

摘自 Cassidy JT, Petty RE.Textbook of pediatric rheumatology, ed 5. Philadelphia: Elsevier/Saunders, 2005

现肠道紫癜。

肾脏受累发生于 50% 的 HSP 患儿，表现为血尿，蛋白尿，高血压，肾炎，肾病综合征，急性或慢性肾衰竭。进展为终末期肾病的在 HSP 患儿中并不常见（1%~2%；见第 509 章）。

HSP 患儿神经系统表现是由于高血压或中枢神经

**表 161–3 一些儿童血管炎的临床及病理特点点**

| 病名 | 发病率 | 受累血管 | 病理学特点 |
|---|---|---|---|
| 多动脉炎 | | | |
| 结节性多动脉炎 | 罕见 | 中型及小型肌性动脉，有时为小动脉 | 局灶节段性（常靠近血管分叉处）；纤维素样坏死，胃肠道及肾脏微血管瘤，病程不同阶段病变不同 |
| 川崎病 | 常见 | 冠状动脉及其他肌性动脉 | 血栓形成，纤维化，动脉瘤（特别是冠状动脉） |
| 白细胞性血管炎 | | | |
| 过敏性紫癜 | 常见 | 动脉及静脉，常常是小动脉和小静脉 | 白细胞碎裂、受累血管混合细胞、嗜酸性粒细胞和免疫球蛋白 A 沉积 |
| 过敏性血管炎 | 罕见 | 小动脉和小静脉 | 白细胞或淋巴细胞碎裂，嗜酸性粒细胞？偶尔有肉芽肿形成；病程同期有多种病变 |
| 肉芽肿性血管炎 | | | |
| 韦格纳肉芽肿 | 罕见 | 小动脉和小静脉，偶发于大血管 | 上呼吸道及下呼吸道，坏死性肉芽肿性肾小球肾炎 |
| Churg-Strauss 综合征 | 罕见 | 小动脉及小静脉，通常是微动脉及微静脉 | 坏死性血管外肉芽肿、肺部受累、嗜酸性粒细胞增多 |
| 巨细胞动脉炎 | | | |
| 多发性大动脉炎 | 不常见 | 大动脉 | 肉芽肿性炎症，巨细胞；动脉瘤，夹层 |
| 颞动脉炎 | 罕见 | 大、中动脉 | 肉芽肿性炎症，巨细胞动脉炎 |

摘自 Cassidy JT, Petty RE.Textbook of pediatric rheumatology. 5th ed. Philadelphia: Elsevier/Saunders，2005

系统血管炎导致的。常见症状包括脑出血，癫痫，头痛和行为改变。HSP 其他少见的潜在表现包括睾丸炎，心肌炎，炎症性眼病，睾丸扭转和肺出血。

## 诊　断

HSP 的诊断为临床性诊断，且当典型皮疹出现时诊断常常简单。然而，在至少 12.5% 的病例中皮疹在其他表现之后才出现，导致早期诊断困难。HSP 的分类标准总结于表 161–4。HSP 的鉴别诊断依赖于特定器官受累但是通常包括其他小血管炎症、感染、凝血障碍及其他急性腹腔内病变。

急性出血性水肿（AHE）是一种影响 2 岁以下婴幼儿的孤立性皮肤白细胞性血管炎，临床表现酷似 HSP。AHE 表现为发热，面部、阴囊、手足凹陷性水肿，面部及四肢淤斑（通常较 HSP 的紫癜大；图 161–3）。躯干可能正常，但黏膜部位可见淤点。除皮疹外患者其他方面通常是好的。血小板数量正常或升高，尿液检查结果正常。发病年龄小，皮损特点，无其他器官受累及活检有助于区分 AHE 及 HSP。

## 实验室检查

尚无特异性诊断试验。常见但非特异性的发现包括白细胞增多，血小板增多，轻度贫血，血沉（ESR）及 C– 反应蛋白（CRP）升高。大便隐血试验阳性。自身抗体检测对于诊断该病无意义，仅作为排除其他疾病的手段。血清 IgA 水平通常升高但不作为常规检查。血压、尿液分析及血清肌酐检测对于评估肾脏是否受累是必要的。

超声检查通常用于以胃肠道表现为主诉者，明确肠壁水肿或相关但罕见的肠套叠。钡灌肠可用于肠套叠的诊断及治疗。尽管在典型的 HSP 皮肤及肾脏活检是不必要的，但对于不典型或严重病例可提供重要诊断信息，其特征是受累组织 IgA 沉积。

## 治　疗

HSP 的治疗为支持性治疗，重在保证充足的水分、营养供应及镇痛。对于 HSP 的治疗，糖皮质激素的正确应用具有争议性，但类固醇最常被用于治疗胃肠受累或其他危及生命的临床症状。经验性使用强的松 [1 mg/（kg · d），持续 1~2 周，并维持 ] 可减轻腹部及关节疼痛但不会改变总体预后也不能防止肾脏受累。尽管很少有数据可证明疗效，静脉注射免疫球蛋白及血浆置换在某些时候用于严重病患。在某些病例，慢性紫癜性肾炎可用各种免疫抑制剂进行治疗，包括硫

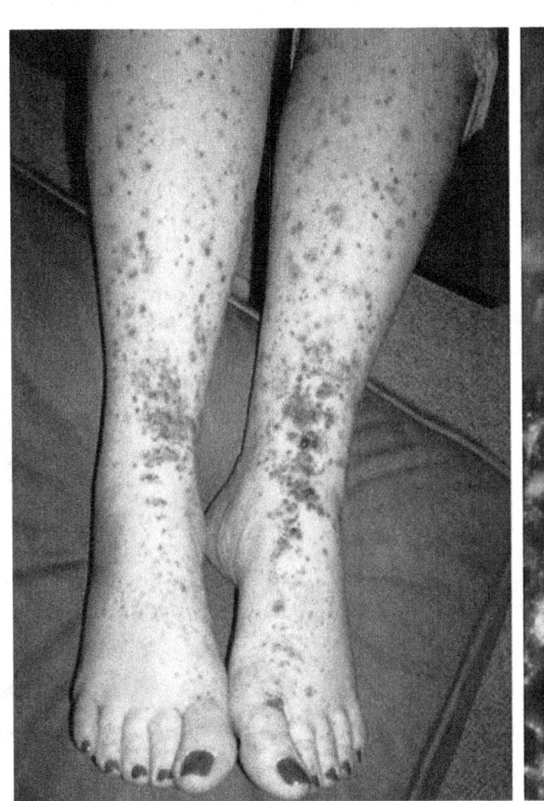

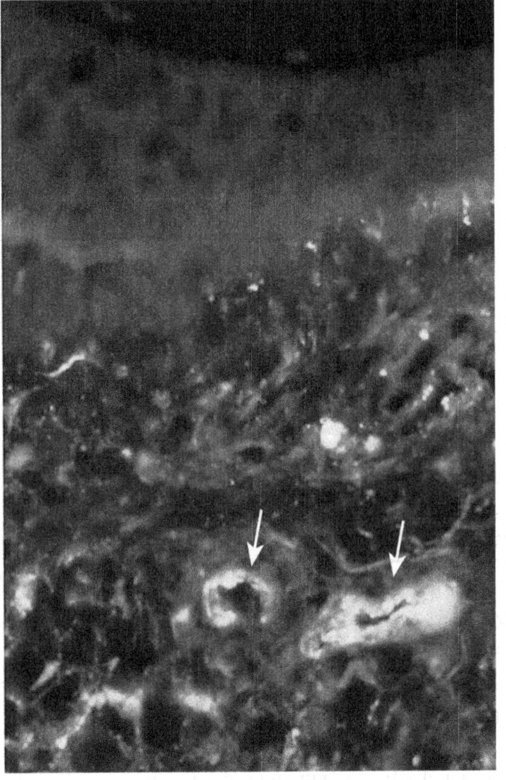

**图 161–1（见彩图）** A. HSP 女性患儿下肢典型的可触及的紫癜。 B. 该患者皮肤活检显示真皮毛细血管管壁内免疫球蛋白 A 沉积

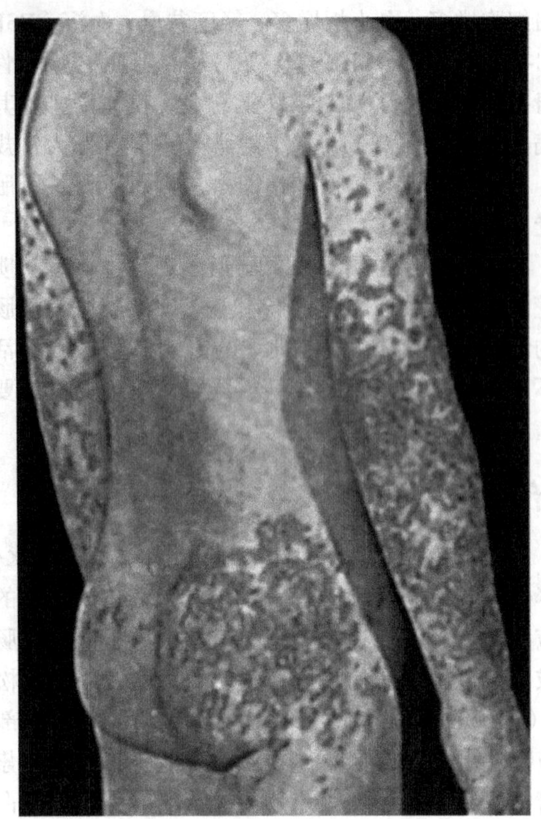

图 161-2（见彩图） 过敏性紫癜

摘自 Korting GW. Hautkrankheiten bei Kindern und Jungendlichen, ed 3. Stuttgart; FK Schattaur Verlag,1982

唑嘌呤，环磷酰胺，霉酚酸酯。终末期肾病发生于 8% 的紫癜性肾炎患儿。

表 161-4 过敏性紫癜分类标准 *

| |
|---|
| 美国风湿病学会分类标准 † |
| 必须具备下列条件中的两个： |
| ・可触及的紫癜 |
| ・起病年龄 ≤ 20 岁 |
| ・肠绞痛（餐后腹痛，血性腹泻） |
| ・活检证实小动脉或小静脉管壁内粒细胞 |
| 欧洲抗风湿联盟或欧洲儿童风湿病协会标准 ‡ |
| 可触及的紫癜（除外凝血功能障碍或血小板减少症），并具备以下一个或更多条件： |
| ・弥漫性腹痛 |
| ・关节炎或关节痛 |
| ・受累组织活检提示 IgA 沉积 |

* 该分类标准用于研究不用于临床诊断

‡ 用于成人及儿童

摘自 Mills JA, Michel BA, Bloch DA, et al.The American College of Rheumatology 1990 criteria for classification of Henoch-Schonlein purpura. Arthritis Rheum, 1990, 33: 1114-1121

‡ 仅适用于儿童 .

摘自 Ozen S, Ruperto N, Dillon MJ et al. EULAR/PReS endorsed consensus criteria for the classification of childhood vasculitides. Ann Rheum Dis, 2006, 65: 936-941

## ■ 并发症

急性期严重的胃肠道受累，例如肠穿孔导致死亡率显著增加。肾脏疾病是主要的长期并发症，发生于 1%~2% 的 HSP 患儿。肾脏疾病可确诊后 6 个月才出现，但如果最初的尿液检查是正常的会很少这样做。建议 HSP 患儿连续监测血压及尿液分析至诊断后 6 个月，特别是出现高血压或尿液分析结果异常的患儿。

## ■ 预 后

总体来说，HSP 患儿预后良好，大部分患儿为急性、自限性病程。约 30% 的 HSP 患儿一般在诊断后 4~6 月经历 1 次或多次复发。随每次复发，症状会逐渐减轻。初次发病病情严重者复发风险更高。慢性肾脏疾病发生于 1%~2% 的 HSP 患儿，而其中约 8% 的紫癜性肾炎患者可能发展为终末期肾病。

## 参考书目

参考书目请参见光盘。

# 161.2 多发性大动脉炎

*Stacy P. Ardoin*，*Edward Fels*

多发性大动脉炎（TA），也被称为“无脉病”，

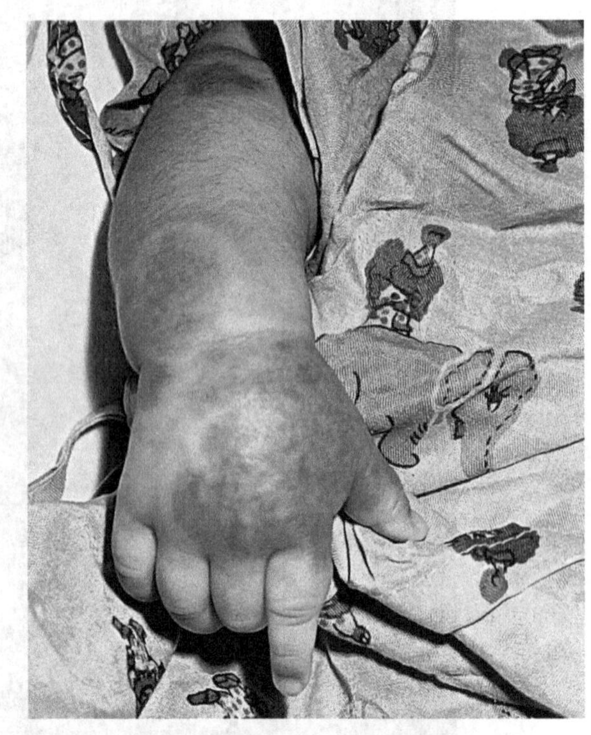

图 161-3（见彩图） 婴儿手臂急性出血性水肿的典型病变

摘自 Eichenfield LF, Frieden IJ, Esterly NB. Textbook of neonatal dermatology. Philadelphia: WB Saunders,2001

是一种病因不明的慢性大血管炎，主要累及主动脉及其主要分支。

## 流行病学

尽管 TA 可在全球范围内发生并影响各种族人，但该病在亚洲人中最常见。发病年龄通常在 10~40 岁。约 20% 的 TA 患者在 19 岁前确诊。年幼儿童可受影响但在婴儿期确诊的罕见。TA 好发于女性，儿童期及青年期女性与男性发病率比例为 2∶1~4∶1，成年期女性与男性发病率比例为 9∶1。闭塞性并发症在美国、西欧及日本患者更常见，而动脉瘤在东南亚及非洲患者中更常见。

## 病理学

TA 特征是血管壁炎症，初发部位是血管滋养管。受累血管被 T 细胞，自然杀伤细胞，浆细胞及巨噬细胞浸润。血管中层巨细胞及肉芽肿炎症发展。持续性炎症损害血管弹力层及肌肉层，导致血管扩张及动脉瘤形成。渐进性疤痕形成及内膜增生可导致血管狭窄或闭塞。锁骨下动脉，肾动脉及颈动脉为最常见的受累的主动脉分支，肺动脉，冠状动脉及椎动脉也可受累。

## 病　因

TA 的病因仍然不明。血管病变部位大量 T 细胞受体组库受限的 T 细胞聚集提示细胞免疫因素的重要性，且存在特异但未知的主动脉组织抗原。有报道证实活动性 TA 患者白细胞介素（IL）-1、IL-6 及肿瘤坏死因子 -α（TNF-α）的水平较非活动性 TA 患者及正常对照升高。此外，某些 TA 患者血清抗内皮细胞抗体水平增高。TA 与结核感染之间具有相关性曾被提出，但未被证实。TA 在某些种族人群患病率增加，偶然同时发生在同卵双胞胎及家庭提示该病具有遗传倾向。

## 临床表现

TA 的诊断具有挑战性，因为疾病早期的表现通常是非特异性的。因此，诊断可延迟数月，且儿童比成人的诊断时间更长。发热、不适、体重减轻、头痛、高血压、肌痛、关节痛、头晕、腹痛是该病“前无脉”阶段常见的早期主诉。在儿童中，高血压及头痛是特别常见的临床表现，若没有其他原因可以解释，应及时考虑 TA。某些 TA 患者并无全身症状，而是表现为血管并发症。只有在大量血管损伤后才会出现显著血流灌注不足的临床表现。后期临床表现包括脉率减少，血压不对称，跛行，雷诺现象，肾衰竭，以及肺或心脏缺血。炎症可累及主动脉瓣，导致瓣膜关闭不全。其他表现包括心包积液、心包炎、胸膜炎、脾大和关节炎。

## 诊　断

儿童 TA 的具体诊断标准见表 161-5 及 161-6。影像学检查证实大血管炎症是必要条件。全面的体检对于检测主动脉杂音，脉搏不对称或减弱及血管杂音是必须的。四肢血压值应当大于 10 mmHg，收缩压不对称提示该病。

## 鉴别诊断

在以非特异性症状为主的早期阶段，鉴别诊断包括广泛的全身性感染，自身免疫性疾病及恶性肿瘤。尽管巨细胞动脉炎，也被称为“颞动脉炎”，是中老年常见的大血管炎，但该病在儿童极为罕见。可引起大血管病变的非炎症性疾病包括现为肌肉发育不良，马方氏综合征及 Ehlers-Danlos 综合征。

**表 161-5　儿童多发性大动脉炎建议分类标准**

主动脉或其主要分支血管造影异常（传统的，CT，或磁共振血管造影），并满足以下标准中的至少一个：

- 外周动脉脉搏减弱和（或）四肢跛行
- 双上肢或双下肢血压差 > 10 mm Hg
- 主动脉和（或）其主要分支杂音
- 高血压（由儿童血压标准定义）

摘自 Ozen S, Ruperton N, Dillon MJ, et al. EULAR/PReS endorsed consensus criteria for the classification of childhood vasculitides. Ann Rheum Dis, 2006, 65: 936-941

**表 161-6　多发性大动脉炎累及动脉类型**

| 类型 | 累及动脉 |
|---|---|
| Ⅰ | 仅累及主动脉弓<br>主动脉弓和胸降主动脉<br>主动脉弓，胸及腹主动脉<br>主动脉弓及腹主动脉 |
| Ⅱ | 仅胸降主动脉<br>胸及腹降主动脉 |
| Ⅲ | 广泛主动脉累及 |
| Ⅳ | 广泛性主动脉及肺动脉受损 |

摘自 Ozen S, Ruperton N, Dillon MJ, et al. EULAR/PReS endorsed consensus criteria for the classification of childhood vasculitides. Ann Rheum Dis, 2006, 65: 936-941

## ■ 实验室检查

TA 的实验室检查为非特异性，并没有特异性的诊断性检查。ESR 及 CRP 值通常升高，其他慢性炎症的非特异性指标包括白细胞增多、血小板增多、慢性炎症性贫血、高丙种球蛋白血症。自身抗体检查对于诊断 TA 是不必要的，但有助于排除其他自身免疫病。

影像学评估对于明确大动脉受累是必须的。金标准仍然是主动脉及其主要分支包括颈动脉、锁骨下动脉、肺动脉、肾动脉及肠系膜动脉的动脉造影术。常规的动脉造影术甚至在较小的血管例如肠系膜动脉都可明确管腔缺陷，包括扩张、动脉瘤、狭窄。图 161-4 显示了一名 TA 患儿的血管造影图像。磁共振血管造影（MRA）及 CT 血管造影（CTA）已被人们接受并提供关于血管壁厚度及强度的重要信息，虽然其不能像常规血管造影一样显示小血管影像。正电子发射断层扫描（PET）可检测血管壁炎症，但还未得到广泛研究。彩色多普勒超声成像也可明确血管壁厚度及评估动脉血流。连续的血管成像对于评估治疗反应及监测渐进性血管损伤通常是必要的。

## ■ 治　疗

由于该病的罕见性，仅有有限的证据来指导治疗。糖皮质激素是治疗该病的主要药物，通常开始用较高剂量 [ 强的松 1~2 mg/(kg · d) ]，接着逐渐减量并维持。当 TA 进展或复发时，应当用非激素治疗，通常包括甲氨蝶呤或硫唑嘌呤。环磷酰胺通常用于治疗严重性或难治性 TA。一些小样本研究表明霉酚酸酯和抗 TNF-α 在某些患者是有利的选择。抗高血压药物常用于控制肾血管疾病所致的高血压。

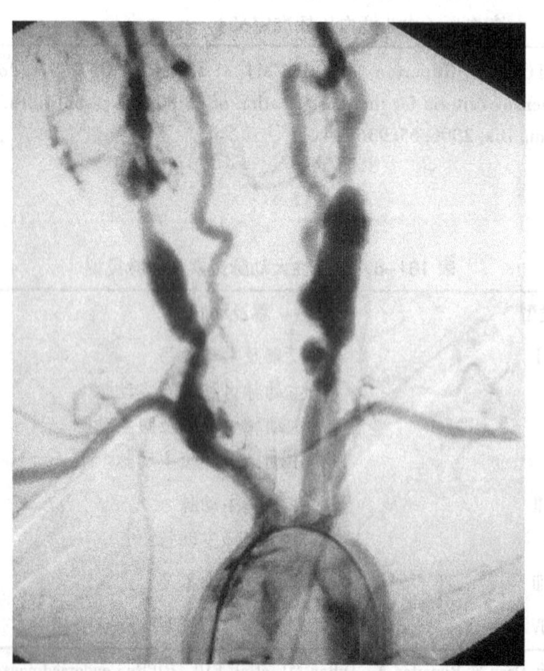

图 161-4 传统血管造影显示多发性大动脉炎患儿双侧颈动脉明显扩张，管腔狭窄及狭窄后扩张

## ■ 并发症

渐进性的血管损伤可导致动脉狭窄、动脉瘤及闭塞，由此产生缺血症状，甚至可危及生命。潜在的缺血并发症包括中风、肾功能不全或衰竭、心肌梗死、肠系膜缺血及危及四肢的动脉疾病。当这些并发症发生或即将发生时，外科血管移植或基于导管的血管成形术及支架植入术的干预对于恢复足够血流是必须的。已有报道表明，血管成形术及支架植入术后具有较高的再狭窄发生率。若有显著的主动脉瓣关闭不全，应进行主动脉瓣置换术。

## ■ 预　后

尽管有 20% 的 TA 患者为单向病程，并能得到持续缓解，但大部分会复发。在过去的几十年，TA 患者的生存率已明显提高，尽管在儿童及青少年该病的死亡率仍较高。TA 患者的 5 年及 10 年总体生存率估计分别为 93% 和 87%。然而，基于血管并发症的死亡率仍然较高。鉴于慢性内皮损伤及炎症，儿童期及青少年期的TA 患者具有较高风险进展为动脉粥样硬化。早期发现及治疗是提高 TA 预后的关键。

## 参考书目

参考书目请参见光盘。

# 161.3 结节性多动脉炎和皮肤型结节性多动脉炎

*Stacy P. Ardoin，Edward Fels*

结节性多动脉炎（PAN）是一种影响中、小动脉的全身性坏死性血管炎。受累动脉可不定期形成动脉瘤及血管狭窄。皮肤型结节性多动脉炎病变仅局限于皮肤。

## ■ 流行病学

PAN 在儿童时期罕见。发病无明显性别倾向，平均起病年龄为 9 岁。病因尚不明确，但 PAN 发生于 A 群链球菌及乙型肝炎病毒等感染后，提示 PAN 为感染后的自身免疫反应。其他感染病原，包括 EB 病毒，结核分枝杆菌，巨细胞病毒，细小病毒 B19 及丙型肝炎病毒也与 PAN 相关。

## 病理学

活检显示中、小动脉管壁粒细胞及单核细胞浸润的坏死性血管炎（图 161–5）。血管通常为节段性受累，且常发生于血管分叉处。一般不存在肉芽肿性炎症，也很少观察到补体及免疫复合物沉积。可观察到炎症的不同阶段，从轻度炎症改变到管壁全层纤维蛋白样坏死并伴有动脉瘤形成、血栓形成及血管闭塞。

## 病　因

免疫复合物被认为是该病的病因，但其中的机制知之甚少。PAN 与遗传因素无明确关联，且好发于小动脉及中动脉的原因亦不明确。炎性血管壁增厚、变窄，阻碍血液流动，导致终末期血管损害，是该病的特点。

## 临床表现

PAN 临床表现多变，但一般与受累血管分布一致。大多数儿童发病时即出现体质症状。体重减轻及剧烈腹痛提示肠系膜动脉炎症和缺血。肾动脉炎可引起高血压、血尿或蛋白尿，尽管肾小球受累并不常见。皮肤表现包括紫癜、网状青斑、溃疡和痛性结节。动脉炎累及神经系统导致脑血管意外，短暂性脑缺血发作，精神异常和缺血性外周神经病变（多发性单神经炎）。心肌炎或冠状动脉炎可导致心脏衰竭和心肌缺血，心包炎及心律不齐也有报道。关节痛、关节炎或肌炎经常存在。少见症状包括酷似睾丸扭转的睾丸疼痛、骨痛，由于视网膜动脉炎引起的视力减退。

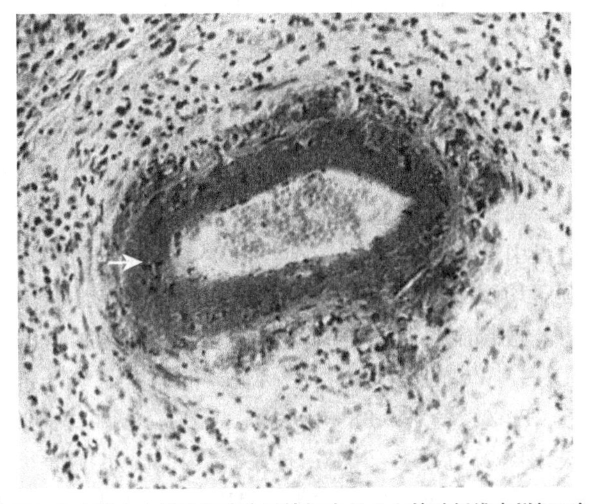

**图 161–5 中等大小的肌性动脉活检标本显示血管壁纤维素样坏死（箭头所示）**

摘　自 Cassidy JT, Petty RE. Polyarteritis and related vasculitides. In Textbook of pediatric rheumatology, 5th ed.Philadelphia: Elsevier/Saunders, 2005

## 诊　断

PAN 的诊断需要活检或血管造影证实血管受累。皮肤病灶活检显示中、小血管炎（图 161–5）。具有肾脏表现的患者肾脏活检可显示坏死性动脉炎。在有周围神经病变的患儿，肌电图可识别受累神经，腓肠神经活检可能会发现血管炎。常规动脉造影是诊断 PAN 的影像学金标准，并显示出受累部位动脉瘤样扩张及阶段性狭窄，呈典型的 " 串珠样 " 改变（图 161–6）。MRA 及 CTA 作为侵袭性较小的成像方式而被人们接受，但在识别小血管病变或在年幼儿童中则无效。

## 鉴别诊断

早期皮损可能类似于 HSP，虽然结节性病灶及全身系统性发现有助于区分 PAN。肺部病变提示 ANCA 相关性血管炎或肺出血肾炎综合征。其他风湿性疾病，包括系统性红斑狼疮，有明确的靶器官受累及相关的自身抗体，从而与 PAN 区分开来。长期发热及体重减轻也应当及时考虑炎症性肠病或恶性肿瘤。

## 实验室检查

非特异性实验室检查包括 ESR 及 CRP 升高，贫血，白细胞增多及高丙种球蛋白血症。异常的尿沉渣、蛋白尿、血尿提示肾脏病变。皮肤型 PAN 实验室检查可能是正常的，也可能类似于全身型 PAN。肝酶水平升高可能提示乙型或丙型肝炎病毒感染。所有患者都应当进行肝炎病毒（乙型肝炎病毒表面抗原和丙型肝炎抗体）血清学检查。

## 治　疗

通常使用皮质类固醇激素口服 [1~2mg/（kg・d）] 和静脉冲击治疗（1~2mg/kg・d），结合口服或静脉应用环磷酰胺。若发现乙型肝炎病毒，应开始适当的抗病毒治疗（见第 350 章）。大多数情况下，皮肤型 PAN 能够单用糖皮质激素治疗，剂量为 1~2mg/(kg・d)。若有明确感染触发因素存在，应考虑预防性应用抗生素。治疗复发性或难治性皮肤病变的临床资料有限，但应用氨苯砜、甲氨蝶呤、硫唑嘌呤、沙利度胺、环保霉素及抗 TNF 制剂成功治疗的已有报道。

## 并发症

皮肤结节可溃烂并感染。在肾脏血管受累的 PAN 患者可发生高血压及慢性肾脏疾病。心脏受累可导致

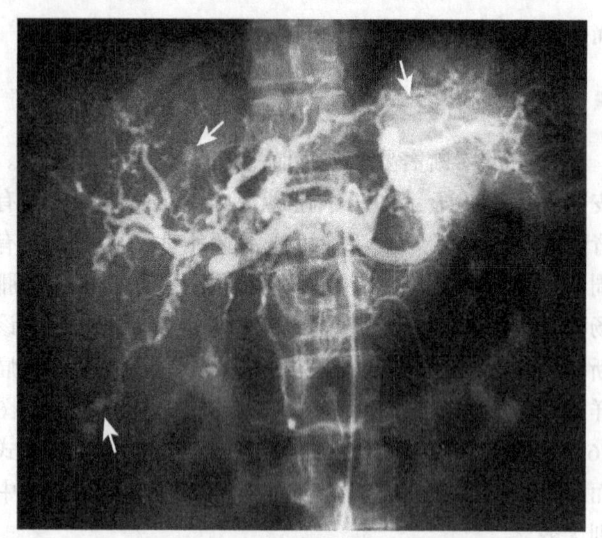

图 161–6 18 岁患儿腹腔动脉造影显示多个血管存在动脉瘤
摘自 Cassidy JT, Petty RE.Polyarteritis and related vasculitides.//Textbook of pediatric rheumatology, 5.Philadelphia: Elsevier/Saunders,2005

心功能下降或冠状动脉病变。肠系膜血管炎可诱发肠梗阻、断裂、吸收不良。中风及肝动脉瘤破裂是该病的少见并发症。

## ■预　后

PAN 病程多变，可为并发症少的轻微病变，也可为具有高死亡率的严重多器官病变。早期积极免疫抑制治疗有助于临床缓解。与成年患者相比，儿童患者死亡率较低。皮肤型 PAN 几乎不会转变为全身型。早期识别和治疗该病有助于减少潜在的长期血管并发症。

## 参考书目

参考书目请参见光盘。

# 161.4　ANCA 相关性血管炎

*Stacy P. Ardoin，Edward Fels*

ANCA 相关性血管炎特点为小血管受累，循环中抗中性粒细胞抗体，以及受累组织少见免疫复合物沉积。ANCA 相关性血管炎分为以下 3 类：韦格纳肉芽肿（WG）、显微镜下多血管炎（MPA）、Churg-Strauss 综合征（CSS）。

## ■流行病学

WG 为一种坏死性肉芽肿性小血管炎症，可发生于所有年龄，靶器官为呼吸道及肾脏。大多数 WG 病例发生于成人，在儿童也有发病，平均诊断年龄为 14 岁。好发于女性，女性与男性发病率比例为 3∶1~4∶1，且儿童 WG 在白种人更易发生。

MPA 是一种坏死性小血管炎症，临床特点类似 WG。CSS 是一种小血管的坏死性肉芽肿性血管炎，伴有难治性哮喘及外周嗜酸性粒细胞增多病史。MPA 及 CSS 在儿童罕见，发病无明显性别倾向。

## ■病理学

坏死性血管炎是 WG 及 MPA 的主要组织学特征。肾活检表现为典型的新月体性肾小球肾炎，有甚少或没有免疫复合物沉积（微量免疫），与 SLE 患者的肾活检相反。虽然肉芽肿性炎症在 WG 及 CSS 常见，但通常不存在于 MPA。活检显示血管周围嗜酸性粒细胞浸润可区分 CSS 综合征与 MPA 及 WG。

## ■病　因

ANCA 相关性血管炎病因目前尚不明确，中性粒细胞、单核细胞和内皮细胞参与发病机制。中性粒细胞和单核细胞由 ANCAs 特别是 ANCA 相关抗原蛋白酶 3（PR3）及髓过氧化物酶（MPO）活化，并释放促炎细胞因子，例如 TNF-α 和 IL-8。这些炎症细胞分布于血管内皮细胞，是 ANCA 血管炎的血管损伤特点。呼吸道及肾脏为 WG 和 MPA 的优先靶器官，其原因目前尚不明确。感染性病原体及遗传因素被认为与该病有关。

## ■临床表现

病程早期主要是非特异性的全身症状，包括发热、不适、体重减轻、肌痛、关节痛。在 WG 患者，上呼吸道受累可表现为鼻窦炎、鼻腔溃疡、鼻出血、中耳炎和听力受损。下呼吸道症状包括咳嗽、气喘、呼吸困难和咯血。肺出血可引起快速的呼吸衰竭。与成人 WG 患者相比，儿童 WG 患者更易伴有声门下狭窄（图 161–5）。炎症引起的鼻软骨损伤可导致鞍鼻畸形（图 161–7）。眼部受累表现为结膜炎、巩膜炎、葡萄膜炎、视神经炎及侵入性的眼眶炎性假瘤（可导致眼球突出）。周围神经血管炎或肉芽肿性病变对神经的直接压迫可引起脑神经和周围神经病变。血尿、蛋白尿及高血压均提示肾脏受累。皮肤损害包括可触性紫癜及溃疡。静脉血栓栓塞是 WG 一种罕见但可能致命的并发症。在 WG 的整个病程中易受累的器官系统是：呼吸道，84%；肾脏，88%；关节，44%；眼部，60%；皮肤，48%；鼻窦，56%；神系统，12%。

尽管鼻窦病变相对少见，MPA 的临床表现与 WG 的非常相似。与 WG 类似，CSS 患者常发生上呼吸道及下呼吸道感染，但软骨破坏罕见。与 WG 不同的是，CSS 少有肾脏受累，而易发生神经、胃肠道、心包膜

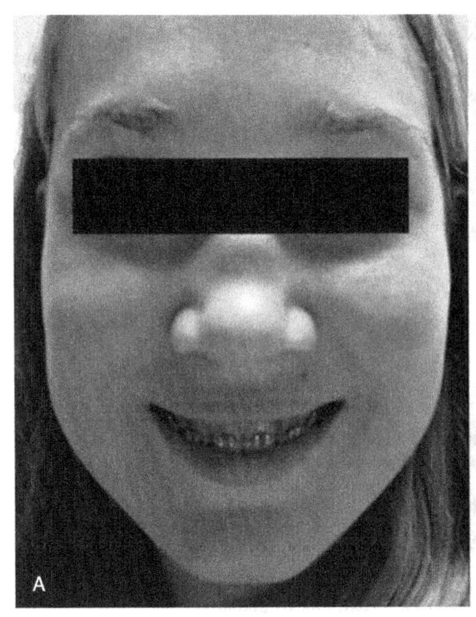

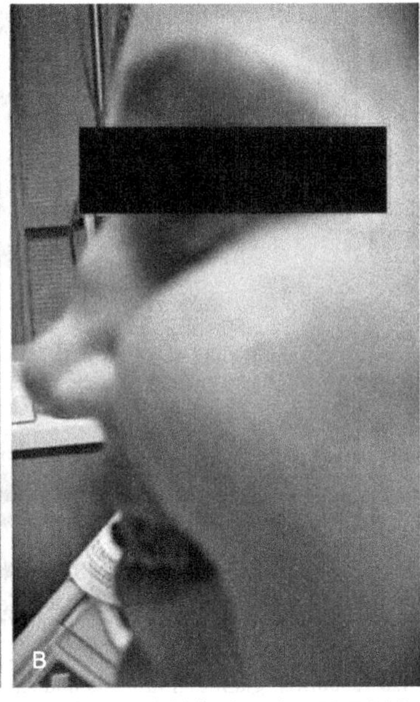

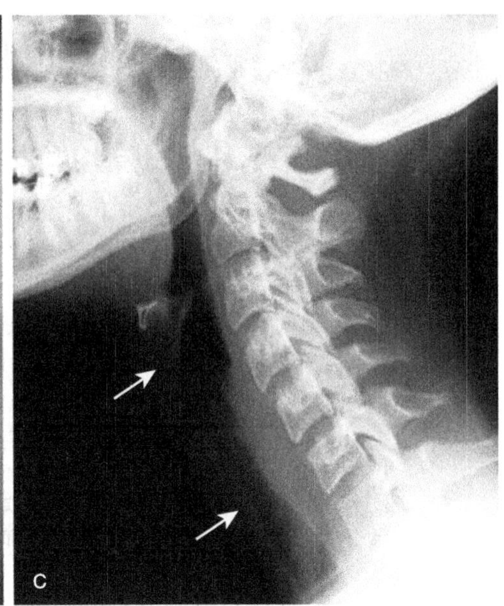


**图 161-7（见彩图） A 及 B. 一名患韦格纳肉芽肿的青春期女孩鞍鼻畸形的正位及侧位图。C. 该患者颈部侧位 X 片示声门下气管后壁呈节段性不规则状**

及皮肤病变。

## 诊　断

有顽固性鼻窦炎、肺部浸润及肾脏炎症的患儿应考虑 WG。胸部 X 线检查往往不能发现肺部病变，胸部 CT 可显示结节、磨玻璃影、纵隔淋巴结肿大及空洞病灶（图 161-8）。发现抗蛋白隔 3（PR3）特异性 ANCAs 及肺部、鼻窦、肾脏活检发现坏死性肉芽肿性血管炎可诊断该病。ANCA 检测结果在近 90% 的 WG 患儿中为阳性，而抗 PR3 增加了该检查的特异性。

在 MPA 患者，也常存在 ANCAs，但一般为髓过氧化物酶 ANCAs（MPO-ANCAs）。MPA 可从存在 ANCAs 及易累及小血管，从而与结节性多动脉炎（PAN）区分。在近 70% 的 CSS 患者，ANCA 检测为阳性，MPO-ANCAs 比 PR3-ANCAs 更多见。存在慢性哮喘及外周嗜酸性粒细胞有助于 CSS 诊断。

## 鉴别诊断

ANCAs 在其他肉芽肿性疾病如结节病和结核病中不存在。Goodpasture 综合征特征是抗肾小球基底膜抗体阳性。一些药物如丙硫氧嘧啶、肼屈嗪、米诺环素与药物引起的 ANCA 血管炎相关。系统性红斑狼疮可表现为肺出血和肾炎。

## 实验室检查

绝大多数 ANCA 相关性血管炎患者存在 ESR 及 CRP 升高，白细胞增多，血小板增多，但为非特异性。贫血原因可能是慢性炎症或肺出血。ANCA 抗体有两种不同的免疫荧光类型：核周（p-ANCAs）及胞浆（c-ANCAs）。此外，ANCAs 也可根据其对 PR3 抗原或 MPO 抗原的特异性而定义。如表 161-4 总结所示，WG 与 c-ANCA/ 抗 PR3 抗体密切相关。

## 治　疗

当下呼吸道或肾脏明显受累时，初始治疗为糖皮质激素 [2 mg/（kg · d）口服或 30 mg/（kg · d）× 3d，静脉注射 ] 联合环磷酰胺 [2 mg/（kg · d），口服 ]。病情得到缓解后 3~6 个月换用低毒性药物（通常是甲氨蝶呤或硫唑嘌呤）。甲氧苄啶 – 磺胺甲基异噁唑（180mg/800mg，每周 3d）既可用于预防卡氏肺囊虫感染又可减少上呼吸道金黄色葡萄球菌定植，但可能会引发疾病的活动。若病变仅局限于上呼吸道，一线用药应为糖皮质激素 [1~2 mg/（kg · d）] 联合甲氨蝶呤（每周 0.5~1.0mg/kg）。

## 并发症

上呼吸道病变可侵入眼眶，危及视神经，耳部病变可导致永久性听力丧失。呼吸系统并发症包括潜在的危及生命的肺出血，由于声门下狭窄引起的上呼吸道梗阻。继发于肉芽肿性炎症、空洞病变及疤痕的慢性肺部病变易引起感染性并发症。在少数晚期患者或未治疗患者，慢性肾小球肾炎可能会进展为终末期肾病。

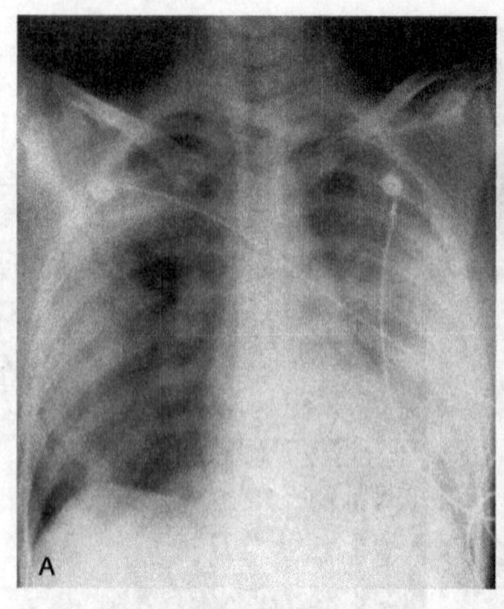


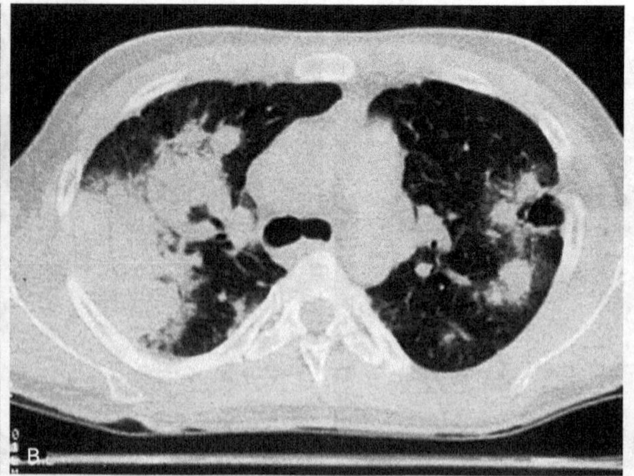

图 161-8 韦格纳肉芽肿下呼吸道病变的 X 线片。 A. 一名韦格纳肉芽肿伴肺出血的 14 岁女性患儿胸部 X 线片，显示双肺广泛毛玻璃样浸润。B. 一名 17 岁的韦格纳肉芽肿患儿的胸部 CT 扫描，显示存在气腔实变，室间隔增厚及一个空洞病灶

摘自 Cassidy JT, Petty RE.Granulomatous vasculitis, giant cell arteritis and sarcoidosis. //Textbook of pediatric rheumatology. 3rd ed. Philadelphia: WB Saunders, 1995

摘自 Kuhn JP, Slovis TL, Haller JO.Caffey's pediatric diagnostic imaging. 10th ed. Philadelphia, 2004,1

## ■预　后

病程多变，但近 75% 的患者有复发。随着环磷酰胺及其他免疫抑制剂的应用，死亡率已降低。与成人相比，ANCA 相关性血管炎儿童患者治疗相关并发症及恶性肿瘤较少。

## 参考书目

参考书目请参见光盘。

## 161.5　其他血管炎综合征

*Stacy P. Ardoin, Edward Fels*

除了本章前面所讨论的比较常见的血管炎，其他类型的血管炎也可发生于儿童期，其中最常见的是川崎病（见第 160 章）。过敏性血管炎是一种由于暴露于药物或毒物所触发的皮肤血管炎。皮疹为可触及的紫癜或其他非特异性皮疹。皮肤活检显示白细胞碎裂性血管炎（小血管周围中性粒细胞浸润或血管外中性粒细胞浸润）的特异性改变。低补体荨麻疹性血管炎累及小血管，表现为反复发作的荨麻疹，数日可缓解，但残留色素沉着。该病与补体成分 C1q 水平低有关，全身性症状包括发热、胃肠道症状、关节炎和肾小球肾炎。冷球蛋白血症性血管炎是复杂的混合性冷球蛋白血症，是一种影响皮肤、关节、肾脏和肺的小血管血管炎。中枢神经系统原发性血管炎（PACNS）是局限于 CNS 的血管炎，其诊断需要除过其他全身性血管炎。中枢神经系统良性血管炎（BACNS），也称为暂时性 CNS 血管病，是一种自限性病变。科根综合征在

表 161-7　小血管血管炎的鉴别诊断特点

| 特点 | 过敏性紫癜 | 韦格纳肉芽肿 | CHURG-STRAUSS 综合征 | 显微镜下多动脉炎 |
|---|---|---|---|---|
| 小血管血管炎的症状及体征 * | + | + | + | + |
| 免疫球蛋白 A 为主的免疫沉积 | + | − | − | − |
| 循环抗中性粒细胞胞浆抗体 | − | +<br>（PR3） | +<br>（MPO > PR3） | +<br>（MPO） |
| 坏死性血管炎 | − | + | + | + |
| 肉芽肿性炎症 | − | + | + | − |
| 哮喘和嗜酸性粒细胞增多 | − | − | + | − |

MPO：髓过氧化物酶反应的抗体；PR3：蛋白酶 3 反应的抗体；+：存在；−：不存在

* 小血管血管炎的症状及体征包括紫癜，其他皮疹，关节痛，关节炎及全身症状

摘自 Jeannett JC, Falk RJ. Small-vessel vasculitis. N Engl J Med，1997，337: 1512-1523

儿童罕见，其潜在的临床表现包括全身症状，炎性眼病，前庭听觉系统功能障碍，关节炎和主动脉炎。

鉴别这些血管炎综合征需要全面的病史及体格检查。其他诊断条件见表 161–8。治疗需视病情严重程度而定，通常包括泼尼松 [2 mg/kg · d]，必要时联用免疫抑制剂。对于过敏性血管炎，尽可能避免接触致敏药物或毒物。

## 参考书目

参考书目请参见光盘。

（唐文静 译，赵晓东 审）

**表 161–8 关于其他血管炎的诊断注意事项**

| 血管炎综合征 | 诊断方式 |
|---|---|
| 过敏性血管炎 | 皮肤活检证实白细胞碎裂性血管炎 |
| 低补体血症荨麻疹性血管炎 | 受累组织活检证实小血管血管炎<br>循环补体 C1q 水平降低 |
| 冷球蛋白血症性血管炎 | 受累组织活检证实小血管血管炎<br>血清冷球蛋白检测<br>排除乙型及丙型肝炎病毒感染 |
| 中枢神经系统原发性血管炎 | 传统，CT 或 MRI 血管成像证实中枢神经系统血管炎<br>考虑硬脑膜或脑组织活检 |
| 中枢神经系统良性血管炎 | 传统，CT 或 MRI 血管成像证实中枢神经系统血管炎 |
| 科根综合征 | 眼部及听力评估<br>传统，CT 或 MRI 血管成像证实中枢神经系统或主动脉血管炎 |

CNS: 中枢神经系统；CT: 计算机断层扫描；MR: 磁共振

# 第 162 章 肌肉骨骼疼痛综合征

Kelly K. Anthony, Laura E. Schanberg

肌肉骨骼疼痛是儿科医生经常见到的疼痛性疾病，对于儿童风湿病门诊来说，它也是儿童期最常见的疾病类型。社区样本统计显示，持久性肌肉骨骼疼痛发病率为 10%~30%。虽然有些疾病如幼年特发性关节炎和系统性红斑狼疮（SLE）可表现为持续性肌肉骨骼疼痛，但是在儿童患者中，大多数肌肉骨骼疼痛是良性的，并且可归因于如：创伤、过度使用及骨骼生长过程中的正常变化。儿童患者中有一亚群，他们表现为慢性的肌肉骨骼疼痛，但体格检查及实验室检查并无异常。特发性肌肉骨骼疼痛综合征的儿童患者通常也具有明显的主观疼痛和功能障碍。儿童肌肉骨骼疼痛综合征的最佳治疗包括药物和非药物干预。

## 临床表现

所有慢性肌肉骨骼疼痛综合征均涉及至少持续 3 个月的疼痛主诉，且缺乏体格检查和实验室检查异常的客观证据。此外，尽管使用非甾体抗炎药及镇痛药，患有肌肉骨骼疼痛综合征的儿童及青少年患者仍主诉持续性疼痛，无法缓解。此病疼痛位置不同，可能局限于单一部位，也可能涉及多个部位并继续扩散到其他部位。肌肉骨骼疼痛综合征的患病率随年龄增长呈上升趋势，且女性患病率较高，因此青春期女性具有较高的患病危险性。

儿童和青少年肌肉骨骼疼痛综合征的疼痛主诉通常伴随心理困扰，睡眠困难，涉及家庭、学校和同伴的相关功能障碍。心理困扰通常包括焦虑和抑郁，表现形式如频繁哭泣、易疲劳、睡眠障碍、无价值感、注意力不集中及频发焦虑。事实上，儿童肌肉骨骼疼痛综合征大量展示全方位的心理症状，此时，“病态情绪障碍或焦虑”这一附加诊断便十分有必要（例如，抑郁症发作，广泛性焦虑症）。儿童肌肉骨骼疼痛综合征中的睡眠障碍可包括入睡困难、夜间多醒、睡眠 – 觉醒周期被打乱、白天睡眠增加、无法恢复精神的睡眠和疲劳。

对于儿童和青少年患者来说，频发的疼痛、心理困扰及睡眠障碍往往导致高度的功能性损伤。学校出勤率低常见，孩子可能难以完成涉及自理及参与家务的日常活动。由于疼痛，缺乏社会交流，进而导致其与同龄人之间的联系被打断。因此，儿童和青少年骨骼肌肉疼痛综合征常伴随孤独和社会隔离，特征为缺少朋友和缺乏课外活动。

## 诊断和鉴别诊断

当多次仔细体检和实验室检测无法揭示病因时，肌肉骨骼疼痛综合征的诊断通常是一个排除诊断。在初期表现中，有疼痛主诉的患儿均需要完整的临床病史和全面的体格检查，以寻找明显的病因（如扭伤，拉伤或骨折），疼痛（局部或弥漫性）的特点，以及全身受累的证据。全面的病史非常有用，它可以提供线索，以揭示潜在疾病或全身性疾病的可能。如果疼痛随着时间推移加重或者伴体重减轻，并且出现当前或近期发热，均提示炎症或肿瘤。

因此，儿童肌肉骨骼疼痛的主诉之后，反复体检可提示风湿性疾病或其他疾病的最终发展和临床表现。需要进行的辅助检查应个体化，根据具体症状和体检结果选择。如果怀疑有某些潜在疾病，应该进行实验室筛查和（或）X 光片检查。严重、非良性的，造成肌肉骨骼疼痛的可能指征：疼痛出现在睡眠和休息时，活动时缓解；体检有关节肿胀的客观证据；僵硬或关节活动受限、骨压痛、肌无力、生长迟缓和（或）体重减轻，以及全身症状（如发热，全身乏力；表 162–1）。若疼痛继发于骨或关节感染、系统性红斑狼疮或恶性肿瘤，患儿全血细胞计数和红细胞沉降率（ESR）测量结果很可能不正常。由感染、恶性肿瘤或外伤引起的骨肿瘤、骨折，以及其他局灶性病变，往往可以通过影像学检查来确定，包括 X 线片，MRI 和锝 99m 骨扫描。

持续性的骨骼肌肉疼痛伴有心理困扰，睡眠障碍和（或）功能障碍，并缺乏客观实验室或体检异常，这些都提示了肌肉骨骼疼痛综合征这一诊断。所有儿童期的肌肉骨骼疼痛综合征均表现出了这些常见症状。另外几个更具特点的常见儿童期疼痛综合征可以通过解剖部位及伴随症状来鉴别。表 162–2 为小儿肌肉骨骼疼痛综合征的综合列表，包括生长痛（见第 147 章），纤维肌痛（见第 162.1），复合性区域性疼痛综合征（见第 162.2），局部疼痛综合征，下背部疼痛，慢性的与运动相关的疼痛综合征（如奥斯古德 – 施拉特疾病）。

## ■治　疗

对儿科肌肉骨骼疼痛综合征的首要治疗目标是改善功能，第二个目标是缓解疼痛，尽管这两种理想的结果可能不会同时发生。事实上，肌肉骨骼疼痛综合征患儿即使恢复了肢体功能，也经常会继续抱怨疼痛（如提高学校出勤率和参与课外活动）。对于所有患有肌肉骨骼疼痛综合征的儿童和青少年来说，正常上学至关重要，因为在这个年龄群体中，上学是正常功能的标志。医生必须向孩子和他们的家庭解释清楚缓解疼痛和恢复功能治疗的二重性本质，以便他们更好地确定将哪一种目标作为衡量治疗成功的标准。

推荐的治疗方式通常包括物理和（或）职业疗法，药物干预，认知行为和（或）其他心理治疗干预措施。物理治疗的总体目标是改善儿童的躯体功能，应强调参与积极，但分强度等级的有氧运动。药物干预应谨慎使用。低剂量三环类抗抑郁药（睡前 30min 口服阿米替林 10~50 mg）用于治疗睡眠障碍，而使用选择性 5– 羟色胺再摄取抑制剂（舍曲林 10~50mg）目前被证明可有效治疗抑郁症和焦虑。如果最初的治疗措施没有解决这些症状，或者患者表现出自杀意念，应考虑心理评估。认知行为和 /（或）其他心理治疗干预措施通常用于教育儿童和青少年应对技巧以控制行为、认知和生理反应所带来的痛苦。其中特定的组成部分通常包括认知重建、放松、注意力分散，以及解决问题的能力；治疗的其他形式包括睡眠保健和活动安排，都带有恢复正常的睡眠模式和日常生活活动能力的目标。如果认识到家庭层面的因素可能阻碍治疗，那么基于家庭的治疗方法可能是必要的。这些障碍的例子有育儿策略和家庭动力，这些都会引起孩子对于疼痛持续的抱怨及在家庭中以不适当模式应对疼痛。

## ■并发症和预后

肌肉骨骼疼痛综合征可以同时对儿童发展和未来角色功能产生负面影响。日益加重的疼痛及抑郁焦虑的相关症状可导致大量缺课，同伴隔离，之后在青春期和成年早期发育迟缓。具体来说，患有肌肉骨骼疼痛综合征的青少年可能无法实现适龄活动所需要的自立自主，例如上大学，远离家乡，坚持工作。幸运的是，并非所有的儿童和青少年骨骼肌肉疼痛综合征都会有这种程度的损害，且多学科综合治疗可增加积极健康结果的可能性。

**表 162–1　肌肉骨骼疼痛良恶性原因的潜在指征**

| 临床表现 | 良性原因 | 恶性原因 |
|---|---|---|
| 影响休息与活动的疼痛 | 休息后缓解、活动后恶化 | 休息后疼痛、活动后缓解 |
| 日间发生疼痛的时间 | 日间、夜间 | 早晨 * |
| 关节肿胀 | 无 | 有 |
| 关节特点 | 过度柔软或正常 | 僵硬，运动受限 |
| 骨触痛 | 无 | 有 |
| 肌力 | 正常 | 降低 |
| 生长 | 正常生长或体重增加 | 生长不良或体重减少 |
| 全身症状（如发热，全身不适） | 无其他症状的疲劳 | 有 |
| 实验室检查 | CBC、ESR、CRP 正常 | 不正常：CBC、ESR、CRP 升高 |
| X 线表现 | 正常 | 积液，骨质疏松，干骺端线透亮，关节间隙变窄，骨质破坏 |

CBC: 全血细胞计数；CRP: C 反应蛋白；ESR: 红细胞沉降率

* 癌症性疼痛通常剧烈，且夜间加重

摘自 Malleson PN, Beauchamp RD. Diagnosing musculoskeletal pain in children. Can Med Assoc J, 2001, 165: 183–188

**表 162-2　按按解剖部位分类的儿童常见的肌肉骨骼疼痛综合征**

| 解剖部位 | 疼痛综合征 |
|---|---|
| 肩部 | 撞击综合征 |
| 肘部 | 棒球肘<br>撕脱骨折<br>剥脱性骨软骨炎<br>网球肘<br>青年畸形性跖趾骨软骨炎 |
| 手臂 | 局部过度活动综合征<br>复杂区域疼痛综合征 |
| 骨盆和髋关节 | 撕脱伤<br>先天性髋关节发育不良<br>股骨头骨骺骨软骨病<br>股骨头骨骺滑脱 |
| 膝盖 | 剥脱性骨软骨炎<br>奥斯古德 - 施拉特（Osgood-Schlatter）疾病<br>辛丁一拉森一约翰逊氏病（Sinding-Larsen syndrome）<br>髌股关节综合征<br>错乱排列综合征 |
| 腿部 | 生长痛<br>复杂区域疼痛综合征<br>局部过度活动综合征<br>胫纤维炎<br>应力性骨折<br>筋膜室综合征 |
| 足部 | 足底筋膜炎<br>跗骨联合<br>应力性骨折<br>跟腱炎<br>青少年姆囊炎 |
| 脊柱 | 肌肉骨骼应变<br>腰椎滑脱<br>峡部裂<br>脊柱侧弯<br>休门病（驼背）<br>腰痛 |
| 概括 | 过度活动综合征<br>青少年纤维肌痛<br>广义疼痛综合征 |

摘自 Anthony KK, Schanberg LE.Assessment and management of pain syndromes and arthritis pain in children and adolescents.Rheum Dis Clin N Am，2007，33: 625-660

## 生长痛

生长痛也被称为小儿良性夜间疼痛，影响10%~20%的孩子，发病高峰年龄为4~8岁。生长痛是儿童反复肌肉骨骼疼痛最常见的原因，为间歇性、双侧，主要影响大腿前侧和小腿，但不影响关节。患儿最常见的主诉是发生在傍晚或晚上的痉挛或疼痛。疼痛常影响孩子的睡眠，按摩或镇痛药可迅速缓解症状，且疼痛不会在次日清晨出现（表 162-3）。体检结果正常，步态正常。生长痛通常被认为是良性的，具有自限性，然而越来越多的证据表明，生长痛代表了一种痛苦放大综合征。事实上，生长痛可在很大一部分儿童中持续存在，其中有的孩子发展为其他疼痛综合征，如腹痛和头痛。最近的研究表明，生长痛更有可能在父母有疼痛综合征病史及疼痛阈值较低的患儿中持续存在。治疗的重点是使他们安心、教育、健康的睡眠保健。

补充内容请参见光盘。

## 162.1　纤维肌痛

*Kelly K. Anthony, Laura E. Schanberg*

青少年原发性纤维肌痛综合征（JPFS）是一种常见的小儿肌肉骨骼疼痛综合征。25%~40%的患有慢性疼痛综合征的儿童可以诊断为 JPFS。虽然 JPFS 具体的诊断标准尚未确定，所有的 JPFS 儿童和青少年患者都具有在缺乏基础疾病情况下，身体至少 3 个部位的弥漫性肌肉骨骼疼痛持续至少 3 个月。实验室检查结果正常，体检发现至少 5 个明确的压痛点（图 162-1）。儿童和青少年 JPFS 也具有许多相关的症状，包括无恢复精神效果的睡眠，疲劳，慢性焦虑或紧张，慢性头痛，主观的软组织肿胀，由体力活动、天气、焦虑或压力影响所引发的疼痛。JPFS 相关症状与其他功能性疾病（如过敏性肠道疾病，偏头痛，颞下颌关节疾病，经前期综合征，情绪和焦虑症，以及慢性疲劳综合征）相关的主诉方面，具有相当一部分存在重叠，这引起人们猜测，这些病症可能是相关综合征疾病谱的一部分。

虽然 JPFS 的确切病因不明，有一个新兴的理解，JPFS 的发展与持续都与生物和心理因素有关。JPFS 是对于疼痛处理的异常，其特征是睡眠生理紊乱，疼痛感知增强，脑脊液中 P 物质数量异常，情绪紊乱，下丘脑 - 垂体 - 肾上腺及其他神经 - 内分泌腺调节轴的失调痛阈降低、疼痛敏感性增加。患有纤维肌痛的儿童和青少年也经常发现自己处于疼痛的恶性循环，即疼痛症状的基础上彼此促进的新症状的出现和维持（图 162-2）。

JPFS 为慢性病程，可对儿童健康和发展产生不利影响。JPFS 青少年患者若不接受治疗或治疗不充分就会被学校和社会环境所孤立，并累及其到成年的过渡过程。JPFS 的治疗一般遵循美国疼痛协会的共识声明。主要目标是恢复功能，减轻疼痛，治疗应针对同时出

表 162-3 生长痛的定义

| | 包含条件 | 排除条件 |
|---|---|---|
| 疼痛特点 | 间歇性；日间夜间反复疼痛 | 持续；逐渐加重 |
| 单侧或双侧 | 双侧 | 单侧 |
| 疼痛部位 | 前大腿，小腿，膝后肌肉 | 关节痛 |
| 疼痛发作 | 傍晚或夜间 | 早晨 |
| 体格检查 | 正常 | 肿胀、红斑、压痛；局部创伤或感染；关节活动受限；跛行 |
| 实验室检查 | 正常 | 异常的客观证据，例如、从 ESR、X 线片、骨扫描 |

摘自 Evans AM, Scutter SD. Prevalence of "growing pains" in young children. J Pediatr, 2004, 145: 255–258

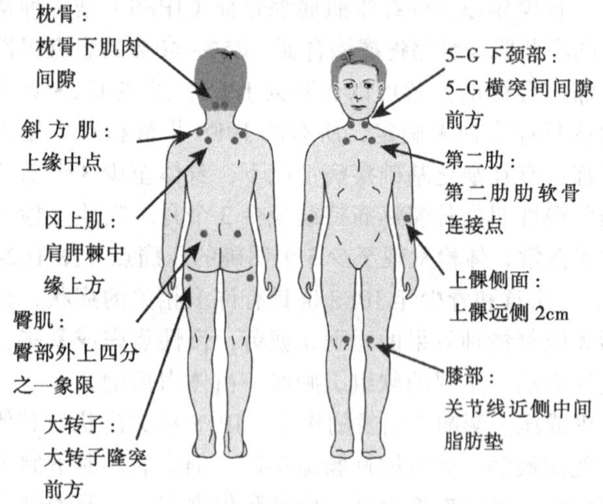


图 162-1 纤维肌痛压痛点

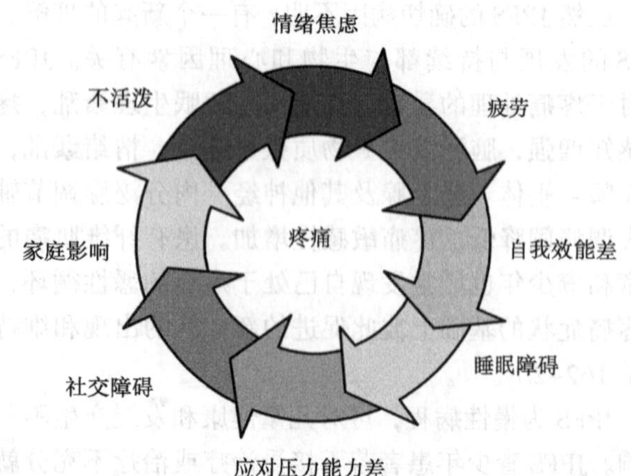


图 162-2 循环促进青少年原发性纤维肌痛综合征的症状及其维持

摘自 Anthony KK, Schanberg LE. Juvenile primary fibromyalgia syndrome. Curr Rheumatol Rep, 2001, 3: 162–171

现的病态情绪和睡眠障碍。治疗策略包括父母或子女教育，药物干预，以运动为基础的干预和心理干预。分等级的有氧运动是推荐的基于运动锻炼的干预措施，而心理干预应包括教授应对疼痛的技巧、压力管理技巧和睡眠保健。药物疗法，单独应用时部分不会成功，包括三环类抗抑郁药（阿米替林 10~50mg，睡前 30min 口服），选择性血清素再摄取抑制剂（舍曲林 10~20mg）和抗惊厥药。普瑞巴林是经美国食品与药品管理局（FDA）用于治疗成人纤维肌痛的药物，但还未在儿童中研究。肌肉松弛剂一般不用于儿童，因为他们经常对于在校表现产生不利影响。

补充内容请参见光盘。

## 162.2 复合性局部疼痛综合征

*Kelly K. Anthony，Laura E. Schanberg*

复合性局部疼痛综合征（CRPS）特征为持续的肢体烧灼性疼痛感，继发于损伤、制动或其他影响肢端的有害事件。CRPS1，以前称为反射性交感神经萎缩症，没有任何证据显示神经损伤；而 CRPS2，以前称为灼性神经痛，继发于事先的神经损伤。关键的相关特征是疼痛不相称的刺激事件，持续的异常性疼痛（对于通常无害刺激的高度疼痛反应），痛觉过敏（对于有害刺激夸张的疼痛反应性），四肢远端肿胀和自主神经功能障碍的指标（如发绀、色斑、多汗）（表 162–4）。

诊断需要以下条件：首发的有害事件或制动；持续疼痛，异常性疼痛，与刺激事件不成比例的痛觉过敏；水肿，皮肤血流异常或排汗活动；并排除其他疾病。相关特征包括头发或指甲萎缩；头发生长改变；丧失关节活动度；无力，震颤，肌张力障碍；交感神经相关性疼痛。

尽管大多数 CRPS 患儿有制动或轻微外伤或重复压力损伤（例如由竞技体育所造成）的病史，有相当比例是无法确定相关突发事件。发病通常年龄为 9~15 岁，女性与男性比例高达 6∶1，CRPS 患儿与成人的疾病形式不同，儿童患者下肢最常受累，而不是上肢。儿童 CRPS 发病率未知，很大程度上是因为它往往是未确诊或晚确诊，诊断通常延迟近一年。如果不进行治疗，儿童 CRPS 可导致严重后果，包括骨质脱钙，肌肉萎缩和关节挛缩。

CRPS 的治疗包括多级处理方法。积极的物理治疗，一旦做出诊断应立即开始，并根据需要补充认知行为治疗（CBT）。物理治疗，建议每周进行 3~4 次，孩子可能在发病时需要镇痛术前用药。物理疗法最初局限于脱敏，然后移动到负重，活动范围，以及其他

**表 162-4　复杂区域疼痛综合征的诊断标准**

复杂区域疼痛综合征（CRPS）的诊断需要局部疼痛，感觉症状，加上两个神经性疼痛的描述和两个自主神经功能障碍的体征：

神经性描述

烧灼感
感觉迟钝
感觉异常
异常性疼痛
冷痛觉过敏

自主神经功能障碍

发绀、青紫
色斑
多汗症
凉意（≥ 3°　F）
浮肿

摘自 Wilder RT, Berde CB, Wolohan, M, et al. Reflex sympathetic dystrophy in children: clinical characteristics and follow-up of seventy patients. J Bone Joint Surg Am，1992，74: 910–919

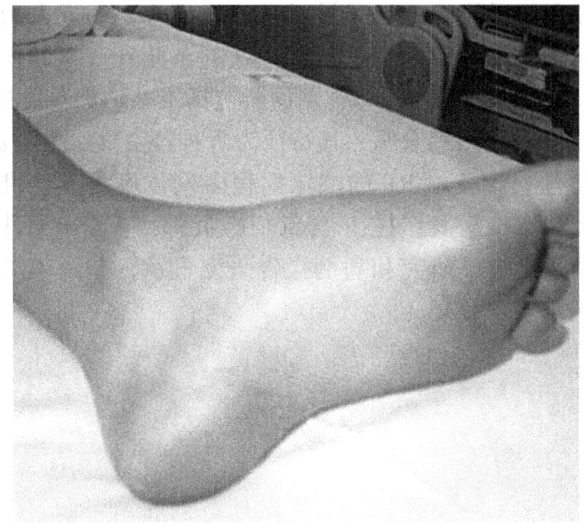

**图 162–3（见彩图）　红斑性肢痛症足部典型发红和水肿**
**摘自** Pfund Z, Stankovics J, Decsi T, et al. Childhood steroid-responsive acute erythromelalgia with axonal neuropathy of large myelinated fibers: a dysimmune neuropathy? Neuromusc Disord，2009，19: 49–52

功能性活动。CBT 作为克服心理障碍以全面参与物理治疗和提供疼痛应对技能培训的辅助治疗。交感神经和硬膜外神经阻滞只应在难治性病例或仅在儿科疼痛专家的主导下进行尝试。CRPS 的药物和辅助疗法的目的是充分缓解疼痛，让孩子参与积极的物理康复治疗。如果 CRPS 被识别和早期治疗，多数儿童和青少年患者都可以用低剂量阿米替林（10~50mg，睡前 30min 口服），积极的物理疗法和 CBT 疗法成功治疗。阿片类药物及抗惊厥药如加巴喷丁等也有帮助。值得注意的是，多项研究表明，非侵入性的治疗方法，特别是物理疗法和 CBT，在 CRPS 患儿中，至少与神经阻滞同样有效。

补充内容请参见光盘。

## 162.3　红斑性肢痛症

*Laura E. Schanberg*

红斑性肢痛症患儿要经历以下症状的发作：剧烈的疼痛，红斑，以及经常出现在手和脚（图 162–3）不太涉及脸、耳朵，或者膝盖的发热。症状可由锻炼和暴露于热源触发，通常持续数小时，偶尔数天。尽管大多数病例是散发的，染色体 2q31~32 上 SCN9A 基因的突变导致常染色体显性遗传性，这一基因负责背根神经节上的钠通道功能。红斑性肢痛也与一系列疾病有关，包括骨髓增生性疾病，周围神经病，冻疮，高血压和风湿性疾病。治疗包括避免热暴露和其他情况及使用不会造成组织损伤的冷却技术。非甾体类抗炎药，麻醉剂，抗惊厥药，抗抑郁药，以及生物反馈和催眠有助于控制疼痛。作用于血管系统的药物（阿司匹林、硝普钠、镁、米索前列醇）可能有效。

## 参考书目

参考书目请参见光盘。

（高丛　译，赵晓东　审）

# 第 163 章
# 其他伴有关节炎的疾病

*Angela Byun Robinson，Leonard D. Stein*

## 复发性多软骨炎

复发性多软骨炎（RP）是一种罕见的疾病，其特征为发作性软骨炎导致外部耳、鼻、喉、气管和支气管树的软骨破坏和变形。针对原生Ⅱ型胶原的抗体存在于大约 1/3 的 RP 患者中，提示针对此蛋白的自身免疫反应在其发病机制中的作用。RP 可以与其他的自身免疫性疾病共存，如系统性红斑狼疮。患者可能出现少关节炎或多关节炎，葡萄膜炎，以及由于附近的听神经和前庭神经发炎所导致的听力丧失。患儿最初可能只在外耳处出现密集的红斑。心脏受累，包括心包炎和传导阻滞，已经被报道。已经建立的成人的诊断标准对于评价具有提示性症状的小儿具有指导作用（见表163-1见光盘）。鉴别诊断包括韦格纳肉芽肿（第161.4）和科根综合征，其特征为听神经炎症，角膜炎，但没有软骨炎。RP的临床病程多变，疾病症状可自行缓解。疾病发作往往 与红细胞沉降率（ESR）升高有关。小样本研究和病例报告研究显示，非甾体类抗炎药在很多病例中有效，但一些患者需要皮质类固醇或其他免疫抑制剂［硫唑嘌呤、甲氨蝶呤、羟氯喹、秋水仙碱、环磷酰胺、环孢素和抗肿瘤坏死因子（TNF）制剂］。气管支气管树破坏及气道阻塞造成的严重、渐进和潜在致命的疾病是在儿科患者中不常见。

补充内容请参见光盘。

（高丛　译，赵晓东　审）

# 第 17 部分 感染性疾病

# 第 1 篇 总 论

## 第 164 章 微生物诊断学

Anita K.M. Zaidi, Donald A. Goldmann

感染性疾病的实验室诊断基于以下一种或几种方法：使用显微镜或抗原技术直接检测标本，培养分离微生物，血清学试验检测抗体（血清学诊断），病原分子遗传学测定（DNA，RNA）。临床医生必须选择适宜的方法和标本，并尽可能地向微生物学家说明可疑的病原体，因为这有助于后者选择性价比最高的诊断方法。微生物实验室的其他任务包括抗生素敏感性试验和协助医院流行病学家对院内感染的流行病进行确定和分类。

补充内容请参见光盘。

（方峰 译，方峰 审）

# 第 2 篇 预防方法

## 第 165 章 免 疫

Walter A. Orenstein, Larry K. Pickering

免疫是最有效、最物有所值的一种预防措施。接种有效且安全的疫苗，使得天花已被根除，脊髓灰质炎在全球范围内也几乎已被消灭。在美国，麻疹和风疹不再流行。其他大多数可预防性儿童疾病的发病率也比使用相应的疫苗之前下降了 99%（表 165–1）。美国预防服务工作小组建议全面使用的一项有效预防措施的分析报告显示，基于临床可预防的疾病负担和成本 – 效益，儿童免疫取得了极好的成果。

免疫接种是指对特定疾病产生免疫力的过程，包括被动免疫和主动免疫。被动免疫通过使用抗体获得，主动免疫则是利用一种疫苗或类毒素刺激机体免疫系统产生长效的体液免疫应答和（或）细胞免疫应答。截至 2011 年，美国的婴幼儿和青少年共有 16 种疾病需进行常规免疫：白喉、破伤风、百日咳、脊髓灰质炎、B 型流感嗜血杆菌病、甲型肝炎（HepA）、乙型肝炎（HepB）、麻疹、腮腺炎、风疹、轮状病毒、水痘、肺炎球菌病、脑膜炎球菌病和流感。人乳头瘤病毒（HPV）疫苗已推荐常规用于 11~12 岁女孩，26 岁后不再使用。HPV4 作为 HPV 疫苗的一种，建议用于 11~18 岁的男孩，以预防生殖器疣。

### 被动免疫

被动免疫是指利用外源性抗体对机体产生短暂的保护作用。免疫制剂包括肌注免疫球蛋白（IMIG）、肌注特异性或高效免疫球蛋白、静脉注射免疫球蛋白（IVIG）、静脉注射特异性或高效免疫球蛋白、动物来源抗体、单克隆抗体以及皮下注射免疫球蛋白（SCIG），后者已被批准用于治疗原发性免疫缺陷病。天然被动免疫指通过在妊娠期间经由胎盘获得来自母体的抗体（IgG），这种抗体可使婴儿在生后 1 个月内得到有效保护，如为母乳喂养，保护期则更长。对于某些疾病的保护性预防甚至可长达生后 1 年。

被动免疫的主要适应证为：因 B 淋巴细胞缺陷而难以产生抗体的免疫缺陷患儿；暴露或产生主动免疫前即可能暴露于感染性疾病的人群；作为感染性疾病患者的一种特异性治疗（表 165–2）。

**表 165-1 20 世纪发病率，2009 年病例报告，及其变化**

| 疾病 | 20 世纪发展疫苗前每年的患者数 | 2009 年的病例数 | 下降率（%） | 预计 2010 年 19 月 ~35 月龄健康儿童目标 | 2009 年 7 月达到的 19 月 ~35 月龄健康儿童比率 |
|---|---|---|---|---|---|
| 天花 | 29 005 | 0 | 100* | — | — |
| 白喉 | 21 053 | 0 | 100* | 4 剂，≥ 90% | 84% |
| 麻疹 | 503 217 | 71 | >99 | 1 剂，≥ 90% | 90% |
| 流行性腮腺炎 | 162 344 | 1，991 | >99 | 1 剂，≥ 90% | 90% |
| 百日咳 | 200 752 | 16，858 | 92 | 4 剂，≥ 90% | 84% |
| 小儿麻痹症 | 19 794 | 1 | >99 | 3 剂，≥ 90% | 93% |
| 风疹 | 47 745 | 3 | >99 | 1 剂，≥ 90% | 90% |
| 先天性风疹综合征 | 152 | 2 | 99 | 1 剂，≥ 90% | 90% |
| 破伤风 | 580 | 18 | 97 | 4 剂，≥ 90% | 84% |
| B 型和其他未知血清型流感嗜血杆菌（<5 岁） | 20 000 | 213 | 99 | ≥ 3 剂，≥ 90% | 84% |

* 为记录低点

摘自 Roush SW, Murphy TV. Vaccine-Preventable Disease Table Working Group: Historical comparisons of morbidity and mortality for vaccine-preventable diseases in the United States, JAMA 298:2155-2163, 2007. Hinman AR, et al. Vaccine preventable diseases and immunizations, MMWR Morbid Mortal Wkly Rep, 2011: 60

## 肌内注射免疫球蛋白

免疫球蛋白是运用乙醇冷分离法，从成人血浆中提取出的一种含有抗体的溶液。抗体浓度反应捐献者的感染暴露和相应的免疫应答。这种免疫球蛋白包含 15%~18% 的蛋白质，主要是 IgG 抗体，并需要肌内注射，禁用于静脉注射。它有潜在的传播感染源的可能性，包括肝炎病毒和 HIV。适应证为抗体缺乏症儿童的替代治疗，以及用于麻疹和甲肝的被动免疫。

对于替代疗法，免疫球蛋白的常规剂量为每月 100mg/kg 或 0.66mL/kg，通常通过监测 IgG 的水平而间隔 2~4 周给药。在实际工作中，IVIG 已取代了 IMIG。对于接触麻疹不超过 6d 的儿童，立即给予免疫球蛋白，可预防发病（常规剂量：免疫力正常的儿童 0.25mL/kg、免疫力低下儿童 0.5mL/kg；最大剂量不超过 15mL）。对于接触甲肝不超过 14d 者，也可预防发病（常规剂量为 0.02mL/kg）。免疫球蛋白也可用于甲肝流行区域的预防（0.06mL/kg）和年龄太小而不能接种甲肝疫苗者（<1 岁）。对于 12 月龄以下的儿童、40 岁以上的成人、易感儿童和有潜在免疫缺陷病或慢性肝病的成人而言，优先选择免疫球蛋白。对于 12 月龄到 40 岁的人群，首选甲肝疫苗接种，以达到暴露后预防和保护甲肝流行地区旅行者的目的。

免疫球蛋白最常见的不良反应是注射部位的疼痛和不适，较少见的有面色潮红、头痛、寒战和恶心。更严重的不良反应极罕见，包括胸痛、呼吸困难、过敏和虚脱。选择性 IgA 缺陷症患者在接受含微量 IgA 的免疫球蛋白制剂注射后，可致敏而产生高浓度抗体，当再次输注含 IgA 的血制品时，则可发生严重反应，包括发热、寒战、休克综合征。鉴于这些反应较罕见，因此不推荐对选择性 IgA 缺陷进行常规检测。

## 静脉注射免疫球蛋白

IVIG 是从成人血浆中采用乙醇分离法制备、并改为允许经静脉注射使用的免疫球蛋白。IVIG 主要是 IgG 类抗体，以最小滴度预防白喉、乙肝、麻疹、脊髓灰质炎，包括液体制剂和粉末制剂。IVIG 的主要适应证为：免疫缺陷病患者的替代治疗；治疗川崎病，预防冠状动脉损害，并缩短病程；保护 HIV 患儿或慢性 B 淋巴细胞性白血病合并低丙种球蛋白血症患儿免受严重细菌感染；治疗免疫介导的血小板减少症；预防骨髓移植术后感染。IVIG 对于中毒性休克综合征、吉兰 - 巴雷综合征、由微小病毒 B19 感染导致的贫血均有效。基于临床经验，IVIG 也可用于其他许多情况。另外，当无法提供水痘 - 带状疱疹免疫球蛋白时，IVIG 也可用于水痘暴露后的处理。

静脉丙种球蛋白输注的反应率为 1%~15%。输注反应和输注速度有关，可以通过减慢输注速度来减少输注反应的发生。输注反应包括发热、头疼、肌痛、寒战、恶心和呕吐。也有一些严重反应的报道，如过敏反应、血栓形成、无菌性脑炎及肾功能不全等。

## 特异性免疫球蛋白制剂

高效免疫球蛋白提取自对特异性抗原具有高滴度抗体的捐献者，并针对这些抗原产生保护作用（表 165-2）。

**表 165-2　免疫球蛋白和动物抗血清制剂**

| 产品 | 主要适应证 |
|---|---|
| 肌肉注射用免疫球蛋白 | 原发性免疫缺陷疾病的替代治疗 |
| | 甲型肝炎的预防 |
| | 麻疹的预防 |
| 静脉注射用免疫球蛋白（IVIG） | 原发性免疫缺陷疾病的替代治疗 |
| | 川崎病 |
| | 免疫介导的血小板减少症 |
| | 儿童 HIV 感染 |
| | 慢性 B 淋巴细胞白血病合并低丙种球蛋白血症 |
| | 成人造血干细胞移植术后移植物抗宿主病和感染 |
| | 其他多种情况 |
| 乙肝高效免疫球蛋白（肌肉注射） | 暴露后的预防 |
| | 乙肝表面抗原阳性母亲所生婴儿围产期感染的预防 |
| 狂犬病免疫球蛋白（肌肉注射） | 暴露后的预防 |
| 破伤风免疫球蛋白（肌肉注射） | 伤口的预防 |
| | 治疗破伤风 |
| 水痘 - 带状疱疹免疫球蛋白（VZIG）（肌肉注射）或 IVIG | 易感水痘并发症人群的暴露后预防 |
| 巨细胞 IVIG | 血清阴性者移植术后的疾病预防 |
| Palivizumab（单克隆抗体）（肌肉注射） | 婴儿感染呼吸道合胞病毒（RSV）的预防（见第 252 章） |
| 牛痘免疫球蛋白（静脉注射） | 预防或改善接种天花疫苗后因疫苗复制而引起的严重不良事件 |
| 人肉毒中毒免疫球蛋白（静脉注射） | 治疗婴儿肉毒中毒 |
| 白喉抗毒素，马 | 治疗白喉 |
| 三价肉毒杆菌（A, B, E）和二价肉毒抗毒素（A, B），马 | 治疗食物和伤口肉毒中毒 |

摘自 Passive immunization//Pickering LK, Baker CJ, Kimberlin DW, et al. Red book, 2006. Report of the Committee on Infectious Diseases. 28 th. Elk Grove Village, IL: American Academy of Pediatrics, 2009

## 高效动物抗血清免疫球蛋白

动物抗血清制剂来自马。用硫酸铵浓缩馏分出免疫球蛋白，其中部分产物用酶进一步处理以减少外源蛋白的产生。截至 2011 年，已有 2 种马的抗血清制剂可用于人类：用于治疗白喉的白喉类毒素和用于治疗成人肉毒中毒的肉毒杆菌毒素。如为婴幼儿肉毒中毒，则采用人类肉毒杆菌球蛋白（Baby-BIG）静脉注射。管理使用动物抗血清制剂必须十分谨慎，因其具有发生严重过敏反应的可能性，包括使用前的过敏性检测，必要时进行脱敏，以及治疗潜在的反应，如发热、血清病和过敏反应。

## 单克隆抗体

单克隆抗体指针对单一一种抗原决定簇所产生的抗体。它由单一 B 细胞克隆产生，采用杂交瘤技术制备。用于感染性疾病的其中一个主要的单克隆抗体是 palivizumab，可用于预防小于 24 月龄的患有慢性肺疾病（CLD，又称支气管肺发育不良），或有早产史，或合并先天性心脏病，或合并神经肌肉疾病的儿童因感染呼吸道合胞病毒（RSV）所致的严重疾病。美国儿科学会（AAP）已颁布了使用 palivizumab 的具体建议（见第 252 章）。作为一种静脉注射用的高效免疫球蛋白，RSV-IVIG 在美国已不再投入生产。单克隆抗体也被用来预防器官移植的排斥反应和治疗某些类型的癌症以及自身免疫性疾病。针对白细胞介素 2（IL-2）和肿瘤坏死因子 - α（TNF- α）的单克隆抗体被用于治疗各种恶性疾病和自身免疫性疾病。

过敏反应和超敏反应是 palivizumab 的主要但罕见的不良反应。单克隆抗体的不良反应可用于减轻免疫反应，如针对 IL-2 或 TNF 的抗体；也可以表现得更严重，如细胞因子释放综合征，发热、发冷、震颤、胸痛、免疫抑制以及感染包括分枝杆菌在内的多种微生物。

# ■ 主动免疫

疫苗是指由病原微生物及其代谢产物制成的用于预防传染病的免疫制剂。疫苗包括灭活的病原微生物（如脊髓灰质炎和甲肝疫苗），病原体的成分（如无细胞的百日咳疫苗、HPV、乙肝疫苗），多聚糖（如肺炎球菌和脑膜炎球菌多糖疫苗），与载体蛋白结合的多聚糖（如流感嗜血杆菌、肺炎链球菌、脑膜炎球菌结合疫苗），减毒活疫苗（麻疹、腮腺炎、风疹、水痘、轮状病毒、流感减毒活疫苗），类毒素（破伤风和白喉）（表 165-3）。类毒素是一种被加工过的细菌毒素，不具有毒性，但仍然保留刺激抗毒素产生的能力。

除抗原外，免疫制剂可包含其他成分，如无菌水或生理盐水，或由培养基或生物系统所产生并提取出来的由更多成分进行混合的液体。防腐剂、稳定剂和抗生素可抑制细菌生长，并稳定抗原。上述成分包括凝胶、苯氧乙醇、特殊的抗微生物制剂。在大剂量型的瓶装疫苗中添加防腐剂，主要是为了防止制剂在反复抽吸的过程中遭受细菌污染。过去，许多儿童疫苗中都含有硫柳汞，这是一种含有乙基汞的防腐剂。虽

**表 165-3　美国现有的疫苗种类**

| 产品 | 类型 |
|---|---|
| 炭疽吸附疫苗 | 由无细胞滤液和保护性抗原组成 |
| 卡介苗（BCG） | 使用减毒活结核分枝杆菌菌株，预后结核病 |
| 白喉-破伤风类毒素-无细胞型百日咳疫苗（DTap） | 由白喉和破伤风的类毒素、纯化及解毒后的百日咳博德特氏菌组成 |
| 白喉-破伤风类毒素-无细胞型百日咳-B型流感嗜血杆菌疫苗（DTaP/Hib） | DTap和B型流感嗜血杆菌的多糖与破伤风类毒素结合 |
| 白喉-破伤风类毒素-无细胞型百日咳-乙型肝炎-脊髓灰质炎灭活疫苗（DTaP-HepB-IPV） | DTap和乙肝表面抗原与灭活的脊髓灰质炎病毒在酵母中重组产生 |
| 白喉-破伤风类毒素-无细胞型百日咳-B型流感嗜血杆菌-脊髓灰质炎灭活疫苗（DTaP-IPV/Hib） | 带有灭活的脊髓灰质炎病毒的DTap和Hib的多糖与破伤风类毒素结合 |
| 白喉-破伤风类毒素-无细胞型百日咳-脊髓灰质炎灭活疫苗（DTaP-IPV） | 由DTap与灭活的脊髓灰质炎病毒产生 |
| B型流感嗜血杆菌结合型疫苗（Hib） | 结合到破伤风类毒素或B组脑膜炎球菌的外膜蛋白上的多糖 |
| 甲肝疫苗（HepA） | 全病毒灭活 |
| 甲肝-乙肝疫苗（HepA-HepB） | 甲肝疫苗和乙肝疫苗结合 |
| 乙肝疫苗（HepB） | 酵母重组技术生产的乙肝表面抗原 |
| 乙肝-B型流感嗜血杆菌疫苗（Hib-HepB） | 乙肝疫苗和Hib疫苗的结合；Hib的部分是结合到B组脑膜炎球菌的外膜蛋白上的多糖 |
| 人乳头瘤疫苗（HPV2，商品名bivalent；HPV4，商品名quadrivalent） | HPV4针对人乳头瘤病毒衣壳蛋白L1的6，11，16，18型，预后宫颈癌和生殖器疣；HPV2针对人乳头瘤病毒衣壳蛋白L1的16，18型，预后宫颈癌 |
| 流感病毒灭活疫苗（TIV） | 分离、纯化、灭活后的三价（A/H3N2, A/H1N1和B）疫苗，含有血凝素（H）和神经氨酸酶（N） |
| 流感病毒减毒活疫苗，鼻腔喷雾接种（LAIV） | 对温度敏感的冷适应三价减毒活疫苗，含有与野生菌株重组的血凝素和神经氨酸酶基因及受体冷适应株的其他6个基因 |
| 流行性乙型脑炎疫苗（JE） | 纯化的灭活病毒 |
| 麻疹-腮腺炎-风疹疫苗（MMR） | 灭活的病毒 |
| 麻疹-腮腺炎-风疹-水痘疫苗（MMRV） | 灭活的病毒 |
| 抗血清型A，C，W135，Y的流行性脑脊髓膜炎结合型疫苗（MCV4） | 每个血清型的多糖与白喉类毒素或CRM 197（白喉毒素的无毒变异体）结合 |
| 抗血清型A，C，W135，Y的流行性脑脊髓膜炎多糖体型疫苗（MPSV4） | 每个血清型的多糖 |
| 13价肺炎链球菌结合型疫苗（PCV13） | 结合到CRM 197的肺炎链球菌的多糖<br>含有13种血清型，覆盖超过80%的小儿侵袭性疾病 |
| 23价肺炎链球菌多糖体型疫苗（PCV23） | 肺炎链球菌23种血清型的多糖，对美国85%~90%的细菌性疾病有效 |
| 脊髓灰质炎疫苗（灭活，强效）（IPV） | 灭活的病毒 |
| 狂犬病疫苗（人二倍体和纯化鸡胚细胞）（Rabies） | 灭活的病毒 |
| 轮状病毒疫苗（RV5和RV1） | RV5是重组牛轮状病毒五价减毒活疫苗，RV1是人减毒活疫苗 |
| 天花疫苗 | 减毒牛痘病毒，对天花提供交叉保护 |
| 破伤风-白喉类毒素，吸附型（Td，成人用） | 破伤风类毒素与白喉类毒素结合，其中白喉类毒素的剂量较7岁以下儿童所使用的少 |
| 破伤风-白喉类毒素（吸附型）-无细胞型百日咳疫苗（Tdap） | 破伤风类毒素-减量的白喉类毒素-无细胞型百日咳联合疫苗，用于此前未接种过DTap的青少年、成人、7~9岁儿童 |
| 伤寒疫苗（多糖体型）Typhoid（polysaccharide） | 伤寒沙门菌加膜多糖 |
| 伤寒疫苗（口服）Ty21a | 伤寒沙门菌的减毒活Ty21a菌株 |
| 水痘疫苗（Varicella） | 减毒活Oka菌株 |
| 黄热病疫苗（YF） | 减毒活17D菌株 |

摘自Centers for Disease Control and Prevention. U.S. vaccine names[2011-03-04]. www.cdc.gov/vaccines/about/terms/USvaccines.html

然没有数据表明它对受其暴露的人群有毒性，但作为一种预防措施，自 1999 年初开始祛除儿童疫苗中的防腐剂硫柳汞。这个目标是通过切换到单剂量包装完成的。唯一含有防腐剂硫柳汞的小儿疫苗是流感疫苗的某些制剂。某些疫苗中添加佐剂可增强免疫反应。目前经美国食品和药物管理局（FDA）唯一授权的疫苗佐剂是铝盐和 ASO4，是一种含有氢氧化铝和单磷脂 A 的佐剂。添加佐剂的疫苗经深部肌内注射，可避免局部刺激、肉芽肿形成和由皮下或皮内注射导致的坏死。

疫苗介导免疫反应是通过刺激机体产生抗体和（或）细胞免疫。一般认为大部分疫苗产生的保护作用主要是由产生抗体的 B 淋巴细胞介导。这些抗体可以中和毒素，抑制病毒增殖，阻止其与细胞表面受体结合，促进吞噬作用并在细胞内消化溶解细菌，与细菌表面成分相互作用从而阻止其黏附于黏膜表面。

大多数 B 淋巴细胞反应需要 T 辅助淋巴细胞（CD4）。这些 T 淋巴细胞依赖性抗体反应倾向于诱导产生高水平的、具有高亲和力的抗体。随着时间的推移，最初出现的 IgM 抗体转换为可以长期存在的 IgG，并诱导免疫记忆以增强免疫反应。包含了部分蛋白质的 T 淋巴细胞依赖性疫苗，对小婴儿即可产生较好的免疫应答。相反的，没有 T 淋巴细胞的帮助，多糖抗原也能诱导 B 淋巴细胞反应。这些 T 淋巴细胞依赖性疫苗在 2 岁以下婴儿、短期免疫和没有重复暴露于抗原的人群中，不能产生良好的免疫应答。为了克服纯多糖疫苗问题，多糖经过共轭或共价连接到蛋白质载体，使其转化为 T 淋巴细胞依赖性疫苗。相对于普通多糖疫苗，共轭疫苗可诱导高亲和力抗体，免疫记忆可使机体重复暴露于抗原而提高免疫应答，产生持久免疫力。截至 2009 年，美国已批准共轭疫苗用于预防 B 型流感嗜血杆菌、肺炎球菌和脑膜炎球菌病。

血清抗体一般在接种疫苗 7~10d 后可测到。早期测的抗体一般是 IgM。随着 IgG 的增加 IgM 会逐渐减少。IgG 接种后 1 个月常达到峰值，有一些疫苗在第一次接种后 IgG 峰值会持续一段时间。第 2 次接种或强化接种会通过记忆的 T 和 B 淋巴细胞引起快速的抗体增殖。

大多数疫苗的免疫反应是通过测定血清抗体水平来进行评估的。虽然血清抗体水平被认为是疫苗接种后产生的免疫保护力，随时间推移可检测的抗体水平会逐渐下降，但这并不意味着易感性的提高。一些疫苗可诱导免疫记忆，在下一次同样的抗原刺激时，可有更强烈的反应，从而保护机体。在某些情况下，用细胞免疫反应来评估免疫状态。一些疫苗（如无细胞百日咳疫苗），没有接受血清学相关的保护。

推荐常规用于儿童和青少年的减毒活疫苗包括麻疹 - 腮腺炎 - 风疹联合疫苗（MMR）、轮状病毒疫苗、水痘疫苗。此外，对于 2~18 岁的儿童来说，如果没有发生流感并发症的高风险，可用流感减毒活疫苗（LAIV）替代流感灭活疫苗（TIV）。减毒活疫苗可诱导长时间的免疫应答。与自然感染相似，减毒活疫苗中的病原体在受体内繁殖，刺激抗原产物不断增加，直到达到预期的免疫反应。大多数活疫苗仅需 1~2 剂。重复接种的目的，如 MMR 疫苗的第二剂，是针对第一剂时未产生免疫反应者诱导初始的免疫应答。

推荐儿童和青少年使用的其他疫苗就是灭活疫苗。由于灭活疫苗抗原性较弱，因此需要反复接种以产生持久免疫力，并需要比减毒活疫苗注射更大的剂量以保持相似的免疫力。然而，也有部分灭活疫苗在一个疗程的注射后即可保持持久的、甚至是终生的免疫力，如乙肝疫苗和注射型脊髓灰质炎灭活疫苗（IPV）。

## 美国的疫苗接种系统

### 疫苗发展

关于生物体、发病机制、免疫反应的基本科学知识，被认为是与保护相关的。除由政府学术研究机构资助外，私营企业也起着重要的作用（图 165-1）。私营企业在研制疫苗的临床前试验及临床试验过程中起着领导作用。上市前的临床试验共可分为 3 期：Ⅰ期临床临床试验主要评估药物的安全性和剂量，纳入 100 例以内的受试者；Ⅱ期临床试验为细化评估药物的安全性和剂量，纳入的受试者增加到数百人；Ⅲ期临床试验是关键性试验阶段，纳入的受试者多达数千至数万人，是能否获得进入市场资格的主要依据。成功完成临床试验后，赞助者向 FDA 提交获得许可的申请。预估每种疫苗的开发成本约为 8000 万美元或更高。获得 FDA 许可后，将由数百万计的人来监控其安全性和有效性。

### 疫苗生产

疫苗主要由私营企业生产。大部分推荐用于儿童常规免疫的疫苗会指定唯一的生产厂家。只有流感嗜血杆菌疫苗、乙肝疫苗、人乳头瘤病毒疫苗、轮状病毒疫苗、四价脑膜炎球菌联合疫苗、白喉 - 破伤风类毒素 - 非细胞性百日咳三联疫苗（DTaP）、青少年和成人使用的破伤风 - 白喉类毒素 - 非细胞性百日咳三联疫苗（TDaP）有多个生产厂家。注射型脊髓灰质炎

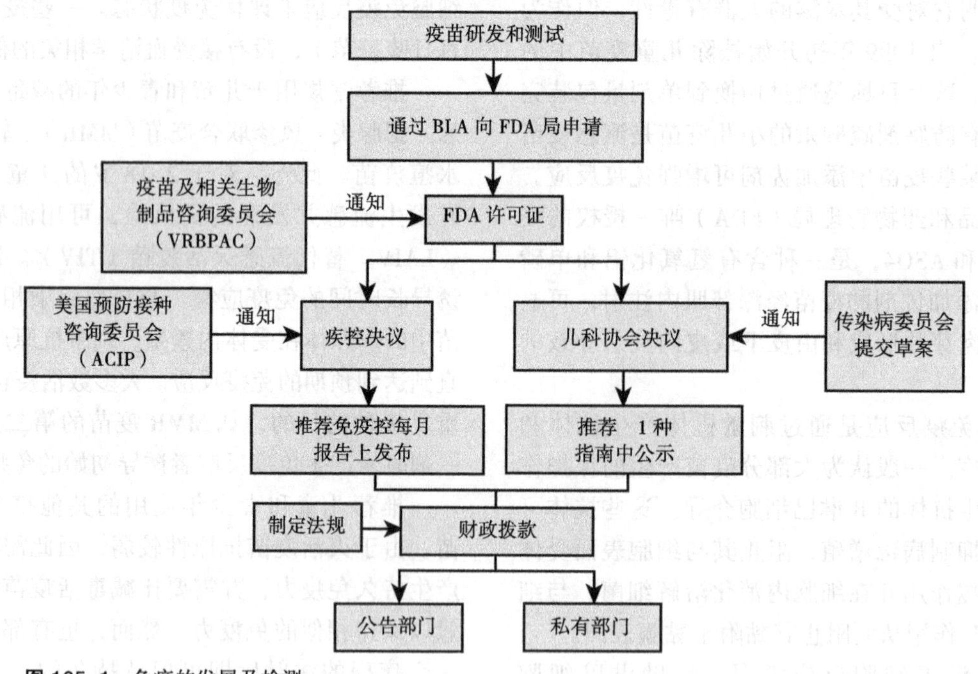


图 165-1 免疫的发展及检测

灭活疫苗（IPV）的非联合制剂只有一个制造商，但百白破 - 乙肝 - 脊髓灰质炎（DTaP-HepB-IPV）或百白破 - 脊髓灰质炎（DTaP-IPV）的联合疫苗则由另一个制造商生产。2 岁以下儿童的流感疫苗有两个制造商。麻疹 - 腮腺炎 - 风疹联合疫苗（MMR）、麻疹 - 腮腺炎 - 风疹 - 水痘联合疫苗（MMRV）、水痘疫苗、13 价肺炎球菌结合疫苗（PCV13）、破伤风 - 白喉联合疫苗（Td）也由多家制造商生产。

## 疫苗政策

目前有 2 个主要的机构为儿童制定疫苗政策：美国儿科学会（AAP）下属的感染性疾病委员会（COID）和美国疾病和预防控制中心（CDC）下属的免疫实践咨询委员会（ACIP）。AAP、ACIP 和美国家庭医生学会（AAFP）每年至少发布一次儿童和青少年免疫计划（www.cdc.gov/vaccines/recs/schedules/default.htm）。COID 主要包括儿科感染性疾病专家，这些专家来自临床执业医生、专业机构和包括 FDA、CDC、美国国立卫生研究所（NIH）在内的政府部门。COID 的建议必须得到 AAP 的批准。ACIP 由 15 名成员组成，这些成员包括儿童和成人感染性疾病方面的专家、家庭医生、国家和地方的公共卫生官员、护士、消费者。ACIP 的代表也广泛来自医疗社会、政府机构、护理管理机构等。AAP 的建议发表在红宝书（Red Book）和儿科学杂志（Pediatrics）上。ACIP 的建议可在 www.cdc.gov/vaccines/pubs/ACIP-list.htm 上查询，官方资料经由 CDC 主任批准后，发表于《发病率与死亡率周报》（MMWR）上。

## 疫苗财政

在 19 岁以下的儿童中，55%~60% 常规使用的疫苗由与联邦政府签约的制造商提供。购买这些疫苗的资金来源共有 3 种主要渠道。

最主要的部分来自一个名为儿童疫苗程序（Vaccines for Children，VFC）的联邦福利项目。该项目涵盖需要医疗补助的儿童、没有医疗保险的儿童、印第安人和阿拉斯加土著。此外，有些具备医疗保险、但其保险不包括免疫内容的儿童，也被 VFC 所涵盖，但必须去联邦卫生控制中心（FQHC）接种疫苗（http://www.cms.gov/center/fqhc.asp）。相对于其他来源的公共资金需要立法机构批准而言，VFC 的资金可以立即用于将 ACIP 票选通过的疫苗投入本项目，与联邦政府签订合同，以及同管理与预算办公室（OMB）分摊资金。VFC 项目也可以作为私人提供者提供免费的疫苗。

第二个主要的联邦资金来源是国家及特定地区的 317 联邦补助计划。这些资金每年必须由美国国会拨款。但与 VFC 不同的是，它们没有要求使用的资格。第三个主要的公共资金来源是国家拨款。VFC 这个项目本身并不包括疫苗管理的成本。医疗补助包含了儿童进入该项目的管理费。但其他有资格进入 VFC 项目的儿童其父母必须支付这笔费用，虽然法律规定不能因为无力支付管理费而拒绝疫苗接种，保健行为可能导致融资的变化。

## 疫苗安全性监测

对疫苗安全性的监测是 FDA、CDC 和疫苗生产商的责任，其中关键部分取决于疫苗不良事件报告系统（VAERS）的报告。接种疫苗后发生的不良反应可通过拨打 1-800-822-7967 或在 www.vaers.hhs.gov 网页上填写表格上报。个人的报告可能有利于推测疫苗是否会造成临床后遗症，但通常对评估疫苗不良事件中的因果关系无益。这是因为大多数发生于接种疫苗后的临床综合征同未接种疫苗而发生的临床综合征类似。而在评估因果关系方面，立足于调查接种疫苗者及未接种者不良事件发生率差异的流行病学研究十分必要。如果接种疫苗后，不良事件发生率明显升高，则其可能是不良事件的原因。

疫苗安全数据链（VSD）是美国最大的住院及门诊患者数据记录库，其中的数据有利于疫苗注射与不良事件因果关系的评价。此外，临床免疫安全评价网络（CISA）已建议初级保健医生评估和管理不良事件（www.cdc.gov/vaccinesafety/Activities/CISA.html）。医学研究院（IOM）已独立审查了各种疫苗的安全性问题（详见 www.iom.edu/imsafety 及表 165-4）。IOM 在任何情况下都不会发现假定的不良事件与疫苗之间的关联。

国家疫苗伤害赔偿计划（NVICP）成立于 1988 年，用来赔偿接受常规接种导致伤害的儿童及青少年。该计划的资金由单个疾病单剂预防量所支付的 0.75 美元消费税所提供。截至 2010 年，该计划共涉及针对 16 种疾病的所有推荐儿童常规注射的疫苗。建立 NVICP 是为了提供一个无故障系统。有一个表格显示了时间框及相关损伤。所有自称被该计划内涵盖的疫苗损伤的人均需填写相关的申请文件，如果损伤符合上述列表的规定，那么赔偿是自动进行的。反之，申请人需证明疫苗与不良事件的因果关系。如果已经接受了赔偿，那么申请人则不能起诉给予疫苗的相关厂商或医生。如果申请人拒绝赔偿系统的判断，他（她）可以进入侵权系统，但这很少发生。在 NVICP 上的信息可通过拨打 1-800-338-2382 或登陆 www.hrsa.gov/vaccinecompensation/ 网站获得。法律要求所有管理本计划疫苗的医生在每次给予疫苗前均需向家长或监护人提供疫苗信息单（VIS）。VIS 上的信息可参见 www.cdc.gov/vaccines/pubs/vis/default.htm。

**表 165-4 医学研究所免疫接种安全审查委员会报告，2001—2004 年**

| 报告 | 发布时间 |
|---|---|
| MMR 疫苗和自闭症 | 2001 年 4 月 |
| 含有硫柳汞的疫苗和神经发育障碍 | 2001 年 10 月 |
| 多次免疫和免疫功能紊乱 | 2002 年 2 月 * |
| 乙肝疫苗和脱髓鞘性神经系统疾病 | 2002 年 5 月 |
| 脊髓灰质炎疫苗的猴空泡病毒 40（SV40）污染和癌症 | 2002 年 10 月 |
| 疫苗接种和婴儿意外猝死 | 2003 年 3 月 |
| 流感疫苗和神经系统并发症 | 2003 年 10 月 |
| 疫苗和自闭症 | 2004 年 5 月 |

摘自 http://www.iom.edu/imsafety

* 疫苗与哮喘、糖尿病、异源感染关系的回顾性研究

摘自 Cohn AC et al. Immunizations in the US: a rite of passage, Pediatr Clin North Am, 2005, 52:669-693

## 疫苗接种

为确保效力，疫苗在重组前和重组后均应在推荐的温度中存放（www.cdc.gov/vaccines/recs/storage/default.htm）。注意限制使用日期，过期疫苗应废弃。冻干疫苗通常有很长的保质期。然而，重组疫苗的保质期普遍较短，如水痘疫苗只有 30min，而麻疹 - 流行性腮腺炎 - 风疹联合疫苗的保质期只有 8h。

所有的疫苗都有保管的最佳方式，可见于包装内的说明书和 AAP 及 ACIP 的推荐方案。大多数的灭活疫苗，包括白喉 - 破伤风类毒素 - 非细胞性百日咳三联疫苗（DTaP）、甲肝疫苗（HepA）、乙肝疫苗（HepB）、B 型流感嗜血杆菌疫苗（Hib）、三价流感灭活疫苗（TIV）、13 价肺炎球菌结合疫苗（PCV13）、流行性脑脊髓膜炎疫苗（结合型）（MCV4）、破伤风 - 白喉类毒素 - 非细胞性百日咳三联疫苗（TDap），均需要肌内注射。相反的，常见的减毒活疫苗，如麻疹 - 腮腺炎 - 风疹联合疫苗（MMR）、麻疹 - 腮腺炎 - 风疹 - 水痘联合疫苗（MMRV）、水痘疫苗，则需要皮下注射；轮状病毒疫苗需要口服；注射型脊髓灰质炎灭活疫苗（IPV）和肺炎链球菌疫苗（多醣体型）（PPV）既可肌内注射，又可皮下注射。当需要肌内注射时，股外前侧肌是婴幼儿及儿童的首选部位。所使用注射针的长度则取决于年龄和体型：新生儿用 5/8 in（1in=2.54cm），2~12 月龄的婴儿用 1in，年长儿用 1~1.25in。青少年和成人首选上臂三角肌处注射，针的长度为 1~1.25 英寸，具体视其体型而定。大部分的肌内注射均可选用 23 号 ~25 号针。皮下注射时，也选用 23 号 ~25 号针，针的长度为 5/8~3/4in。

## 推荐的免疫程序

美国的儿童均需接受针对 15 种疾病的免疫预防（图 165-2，图 165-3）（每年更新参见 http://www.cdc.gov/vaccines/recs/acip/default.htm）。1~12 岁的女孩还需注射人乳头瘤病毒疫苗。男孩还需注射四价

人乳头瘤病毒疫苗以预防生殖器疣，但这并非强制性的。

乙肝疫苗建议自出生起共接种 3 剂。对于乙肝表面抗原（hepatitis B surface antigen，HBsAg）阳性或免疫状态未知母亲所生的新生儿来说，出生时的首次注射尤其重要。

白喉－破伤风类毒素－非细胞性百日咳三联疫苗（DTaP）共包含 5 剂。与第 3 剂疫苗的接种时间间隔至少 6 个月，第 4 剂可以早在婴儿 12 月龄时接种。强化免疫建议在 11~12 岁时进行，采用成人型破伤风－白喉类毒素－非细胞性百日咳三联疫苗（TDaP）。如错过此次强化免疫者，应在 13~18 岁时注射单剂成人型破伤风－白喉类毒素－非细胞性百日咳三联疫苗（TDaP）。破伤风－白喉类毒素－非细胞性百日咳三联疫苗（TDaP）可在白喉－破伤风类毒素联合疫苗（Td）接种后随时进行。

流感嗜血杆菌疫苗有 3 个合规剂型。一种是和百白类毒素共轭，这种疫苗分 4 剂完成；一种是和脑膜炎球菌外膜蛋白共轭，这个疫苗是 3 剂完成；第三种是对 15 个月至 4 岁孩子强化用的剂型。

流感灭活疫苗推荐用于所有 6 月龄至 18 岁的儿童。不足 9 岁的儿童初次接种流感疫苗时，2 次接种需至少间隔 4 周。如该儿童在此前一个季度中仅接受 1 剂疫苗注射，则其需要在下一个季度中再注射 2 剂疫苗。然而，如该儿童在流感季节中接受了 2 剂疫苗注射，则其在下一季节中仅需再注射 1 剂疫苗。流感灭活疫苗常在每年的 10 月和 11 月进行注射，鉴于流感高发季常为 2 月，因此在 2 月和 3 月注射也有好处。

注射型脊髓灰质炎灭活疫苗（IPV）需在 2 月、4 月、6~18 月龄和 4~6 岁时进行注射。13 价肺炎球菌结合疫苗推荐于 2 月、4 月、6 月、12~15 月龄时进行注射。无论此前的剂量如何，注射型脊髓灰质炎灭活疫苗（IPV）的最后 1 剂需在 4 岁以后进行，且第 3 剂与第 4 剂之间至少间隔 6 个月。麻疹－腮腺炎－风疹联合疫苗（MMR）首剂在 12~15 月龄进行，第 2 剂在 4~6 岁时进行。水痘疫苗需在 12~18 月龄和 4~6 岁时进行注射。

麻疹－腮腺炎－风疹－水痘联合疫苗（MMRV）可取代麻疹－腮腺炎－风疹联合疫苗和水痘疫苗，需在 4~6 岁时进行注射。因为使用 MMRV 有较高的热性惊厥发病率，更多人仍选择 MMR 和水痘疫苗作为在 12~15 月龄时的第 1 剂。

甲肝疫苗已被批准用于 12 月龄以上儿童，推荐用于 12~23 月龄的儿童和高危人群。第 2 剂需与第 1 剂间隔至少 6 个月。

四价脑膜炎球菌联合疫苗（MCV4）推荐于 11 岁 ~12 岁接种第 1 剂，于 16 岁接种第 2 剂。此外，2~55 岁具有感染脑膜炎球菌高风险的人群，也应注射该疫苗。高风险人群需进行 2 次强化免疫，间隔 2 个月。

四价人乳头瘤病毒疫苗（HPV4）和 2 价人乳头瘤病毒疫苗（HPV2）用于预防女性宫颈癌前病变和癌症，共需注射 3 剂。四价人乳头瘤病毒疫苗 3 剂用于 9~18 岁的女孩或男孩，可减少生殖器疣的发病率。第 2 剂需与第 1 剂间隔 1~2 个月，第 3 剂需与第 1 剂间隔 6 个月。

现有两种轮状病毒疫苗，包括 RotaTeq（五价轮状病毒疫苗）和 Rotarix（一价轮状病毒疫苗）。这两种疫苗的首剂最早可在生后第 6 周给予，最晚不迟于满 15 周前。最后 1 剂应在 8 月龄前完成。RotaTeq 共包括 3 剂，每剂至少间隔 4 周。Rotarix 共包括 2 剂，每剂至少间隔 4 周。

目前的免疫程序，除流感疫苗外，需要注射 31 次，其中 22 次注射在 2 岁以前进行。从 6 月龄到 18 岁接种的流感疫苗，又额外增加了 20 次注射。为了减少注射的次数，现已研制出了下列联合疫苗：白喉－破伤风－非细胞性百日咳 –B 型流感嗜血杆菌－灭活的脊髓灰质炎混合疫苗（DTaP-Hib/IPV，商品名 Pentacel），白喉－破伤风－非细胞性百日咳－灭活的脊髓灰质炎－乙肝混合疫苗（DTaP-IPV-HepB，商品名 Pediarix），B 型流感嗜血杆菌－乙肝混合疫苗（Hib-HepB，商品名 Comvax），麻疹－腮腺炎－风疹－水痘混合疫苗（MMRV，商品名 ProQuad），白喉－破伤风－非细胞性百日咳－灭活的脊髓灰质炎混合疫苗（DTaP-IPV，商品名 Kinrix），白喉－破伤风－非细胞性百日咳 –B 型流感嗜血杆菌混合疫苗（DTaP/Hib，商品名 TriHIBit）。Pentacel 共有 4 剂，常在 2 月、4 月、6 月、15~18 月龄时注射，注射次数由 11 次减少到 4 次。灭活的脊髓灰质炎疫苗虽然是 Pentacel 的一部分，但仍需在 4 岁时或 4 岁后再加种 1 剂。Pediarix 共有 3 剂，注射次数由 9 次减少到 3 次。Comvax 共有 3 剂，在 2 月、4 月、12~15 月龄时注射，注射次数由 6 次（如果 B 型流感嗜血杆菌疫苗多用一个剂型，则为 8 次）减少到 3 次。Kinrix 被批准作为 DTaP 的第 5 剂和 IPV 的第 4 剂的强化免疫，TriHIBit 被批准作为 Hib 的第 4 剂和 DTaP 的第 4 剂的强化免疫。出生时推荐使用一次乙肝疫苗，但包含乙肝疫苗的联合疫苗不能在 6 周龄前使用，因此可在出生时注射 1 剂乙肝疫苗，其后再注射 3 剂联合疫苗。

为了提高儿童和青少年的免疫接种，常规需在 11~12 岁时进行一次随访。四价脑膜炎球菌联合疫苗

美国 0~6 岁儿童免疫接种推荐
（滞后或较晚开始接种的儿童，参见追赶程序表）

| 疫苗 ▼　　年龄 ▶ | 出生 | 1 个月 | 2 个月 | 4 个月 | 8 个月 | 12 个月 | 15 个月 | 18 个月 | 19~23 个月 | 2~3 年 | 4~6 年 |
|---|---|---|---|---|---|---|---|---|---|---|---|
| 乙型肝炎[1] | HepB | HepB | | | | HepB | | | | | |
| 轮状病毒[2] | | | RV | RV | RV[2] | | | | | | |
| 白喉，破伤风，百日咳[3] | | | DTaP | DTaP | DTaP | 见脚注[3] | DTaP | | | | DTaP |
| 乙型流感嗜血杆菌[4] | | | Hib | Hib | Hib[4] | Hib | | | | | |
| 肺炎球菌[5] | | | PCV | PCV | PCV | PCV | | | | PPSV | |
| 灭活脊髓灰质炎病毒[6] | | | IPV | IPV | | IPV | | | | | IPV |
| 流感[7] | | | | | | | | 流感（每年） | | | |
| 麻疹、流行性腮腺炎、风疹[8] | | | | | | MMR | | | 见脚注[8] | | MMR |
| 水痘[9] | | | | | | Varicella | | | 见脚注[9] | | Varicella |
| 甲型肝炎[10] | | | | | | | | HepA（两次接种） | | HepA Series | |
| 脑膜炎球菌[11] | | | | | | | | | | MCV4 | |

所有儿童的推荐年龄范围

某些高风险儿童的推荐年龄范围

此计划表所包含的推荐自 2010 年 12 月 21 日批准生效。任何未在推荐年龄接种疫苗的儿童，均应在后续随访中选择合适时机进行接种。使用联合疫苗通常优于分开接种等效组分疫苗。应仔细考虑供应商评估、患者意愿及不良反应可能性等问题。供应商应遵循相关免疫实践咨询委员会的详细推荐说明：http://www .cdc.gov /vaccines /pubs /acip-list.htm。临床上有意义的疫苗接种后不良反应事件需通过疫苗不良事件报告系统（VAERS）上报（网址 http:// www.vaers.hhs.gov）或致电 800-822-7967。商品名及商品来源仅用于鉴定参考，并不代表其被美国卫生与公共服务部所担保。

1. 乙肝疫苗（HepB）：（最小年龄：出生）

出生时接种：

- 所有新生儿在出院前接种单价乙肝疫苗
- 若母亲乙肝表面抗原（HBsAg）阳性，生后 12h 内接种乙肝疫苗和 0.5ml 乙肝免疫球蛋白（HBIG）
- 若母亲 HBsAg 未知，应在 12h 内接种乙肝疫苗。尽快确定母亲 HBsAg 结果，若为阳性需注射 HBIG（不超过生后 1 周）

出生后的后续接种：

- 生后 1 个月或 2 个月时进行第 2 次接种。婴儿 6 周龄之前均接种单价乙肝疫苗；
- HBsAg 阳性母亲所生婴儿在 9~18 个月龄时，在完成至少 3 次乙肝疫苗序贯接种的 1~2 月后应检测 HBsAg 及相应抗体（通常在第 2 次健康儿童随访时进行）
- 在出生剂量后接种了含乙肝疫苗的联合疫苗的婴儿可以进行 4 次乙肝疫苗接种
- 出生时未接种乙肝疫苗的婴儿应按 0、1、6 月程序接种 3 剂乙肝疫苗
- 乙肝疫苗的末次接种（第 3 或第 4 次）不应早于出生后 24 周

2. 轮状病毒（RV）疫苗：（最小年龄：6 周）
- 首剂接种应在生后 6~14 周内进行（最大年龄：14 周 6 天）。婴儿疫苗接种不应≥ 15 周龄才启动
- 末剂接种的最大年龄为 8 个月 0 天
- 若在 2 个月和 4 个月时使用罗特律轮状病毒疫苗（Rotarix），6 个月时无须再次使用

3. 白喉 - 破伤风类毒素 - 无细胞型百日咳疫苗（DTaP）：（最小年龄：6 周）
- 第 4 剂可以提早到 12 个月时接种，但需与第 3 剂疫苗接种至少间隔 6 个月

4.b 型流感嗜血杆菌结合疫苗（Hib）：（最小年龄：6 周）
- 若在 2 个月和 4 个月时接种与脑膜炎球菌外膜蛋白结合的 Hib 疫苗（PRP-OMP），PedvaxHIB 或 Comvax（HepB-Hib），则在 6 个月时无需接种
- Hiberix 不应用于 2、4 或 6 月时的基础免疫接种中，但可用于 12 个月到 4 岁儿童的末次接种

5. 肺炎球菌疫苗：[最小年龄：肺炎球菌结合疫苗（PCV）为 6 周；肺炎球菌多糖疫苗（PPSV）为 2 岁]
- PCV 推荐用于 5 岁以内儿童。所有未完成疫苗接种的 24~59 个月的健康儿童可接种 1 剂 PCV
- 首剂接种 7 价 PCV（PCV7）者，末剂应接种 13 价 PCV（PCV13）
- 所有已在相应年龄接种 PCV7 的 14~59 个月儿童，推荐补充接种单剂 PCV13
- 所有已在相应年龄接种 PCV7 并有潜在基础疾病的 60~71 个月儿童，推荐补充接种单剂 PCV13
- PCV13 的补充接种应与前次 PCV7 接种间隔至少 8 周。参见 MMWR 2010:59（No. RR-11）
- 对于 2 岁和 2 岁以上有某些潜在基础疾病儿童，包括人工耳蜗植入者，接种 PPSV 应与末次 PCV 接种间隔至少 8 周

6. 灭活脊髓灰质炎疫苗（IPV）：（最小年龄：6 周）
- 若在 4 岁之前接种 4 剂或更多剂疫苗，应在 4~6 岁时再追加一次接种
- 末次接种应在 4 周岁以后，且应距前次接种间隔至少 6 个月

7. 流感疫苗（季节性）：[最小年龄：三价灭活流感疫苗（TIV）为 6 个月；流感减毒活疫苗（LAIV）为 2 岁]
- 对于 2 岁和 2 岁以上健康（即没有引发流感并发症风险的潜在基础疾病）儿童，LAIV 或 TIV 均可接种，但在接种前 12 个月内患过哮喘的 2~4 岁儿童不应接种 LAIV
- 对于首次接种季节性流感疫苗或者在上次流感季节首次接种且仅接种 1 剂疫苗的 6 个月至 8 岁儿童，应接种 2 剂疫苗（间隔至少 4 周）
- 未接种单价 2009 H1N1 疫苗的 6 个月至 8 岁儿童应接种 2 剂 2010~2011 季节性流感疫苗。参见 MMWR. 2010,59（No. RR-8）:33-34

8. 麻疹，腮腺炎和风疹疫苗（MMR）：（最小年龄：12 个月）
- 第 2 剂接种应在 4 岁之前，且距首剂接种间隔至少 4 周

9. 水痘疫苗：（最小年龄：12 个月）
- 第 2 剂接种应在 4 岁之前，距首剂接种应间隔至少 3 个月
- 对于 12 个月至 12 岁儿童，推荐疫苗接种的最小间隔时间为 3 个月。但是，若第 2 剂疫苗接种与首剂接种间隔 4 周以上也可认定为有效

10. 甲型肝炎疫苗（HepA）：（最小年龄：12 个月）
- 两次疫苗接种至少间隔 6 个月
- 对于居住在针对较大儿童免疫接种计划的地区、感染风险较高或要求接种甲型肝炎疫苗的大于 23 个月儿童，也推荐接种

11. 四价脑膜炎球菌结合疫苗（MCV4）：（最小年龄：2 岁）
- 对于患有持续性补体成分缺乏和解剖性或功能性无脾症的 2~10 岁儿童，应接种 2 剂 MCV4，且至少间隔 8 周，以后每 5 年接种一次
- 人类免疫缺陷病毒（HIV）感染者应接种 2 剂 MCV4，间隔至少 8 周
- 对于到地方性或流行性疾病高发国家和有疫苗血清型暴发流行国家去旅行的 2~10 岁儿童，应接种 1 剂 MCV4
- 对于有持续罹患脑膜炎球菌病风险的儿童，之前接种过 MCV4 或 3 年后接种过脑膜炎球菌多糖疫苗（如果首次接种是在 2~6 岁），也应接种 MCV4

0~18 岁儿童推荐免疫接种程序经由免疫实践咨询委员会（http://www.cdc.gov/vaccines/recs/acip）、美国儿科学会（http://www.aap.org）和美国家庭医生学会（http://www.aafp.org）批准。
美国卫生与公共服务部，国家疾病控制与预防中心

**图 165-2**　0~6 岁儿童推荐免疫接种程序（美国，2011）
摘自 [2011-02-14]. www.cdc.gov/vaccines/recs/schedules/child-schedule.htm.

7~18 岁儿童推荐免疫接种程序（美国，2011）
（滞后或较晚开始接种的儿童，参见追赶程序表）

| 疫苗▼　　年龄▶ | 7~10 岁 | 11~12 岁 | 13~18 岁 |
|---|---|---|---|
| 破伤风，白喉，百日咳[1] | | Tdap | Tdap |
| 人乳头瘤病毒[2] | 见脚注[2] | HPV（三次接种）（女性） | HPV 系列接种 |
| 脑膜炎球菌[3] | MCV4 | MCV4 | MCV4 |
| 流感[4] | 流感（每年） | | |
| 肺炎球菌[5] | 肺炎球菌 | | |
| 甲型肝炎[6] | HepA 系列接种 | | |
| 乙型肝炎[7] | Hep B 系列接种 | | |
| 灭活脊髓灰质炎病毒[8] | IPV 系列接种 | | |
| 麻疹、流行性腮腺炎、风疹[9] | MMR 系列接种 | | |
| 水痘[10] | Varicella 系列接种 | | |

所有儿童的推荐年龄范围

追赶免疫推荐年龄范围

某些高风险儿童的推荐年龄范围

此计划表所包含的推荐自 2010 年 12 月 21 日批准生效。任何未在推荐年龄接种疫苗的儿童，均应在随后的随访中选择合适时机进行接种。使用联合疫苗通常优于分开接种等效组分疫苗。应仔细考虑供应商评估、患者意愿及不良反应可能性等问题。供应商应遵循相关免疫实践咨询委员会的详细推荐说明：http://www .cdc.gov /vaccines /pubs /acip-list.htm。临床上有意义的疫苗接种后不良反应事件需通过疫苗不良事件报告系统（VAERS）上报（网址 http:// www.vaers.hhs.gov）或致电 800-822-7967。

1. 破伤风 - 白喉类毒素 - 无细胞型百日咳疫苗（Tdap）：[ 最小年龄：Boostrix（葛兰素史克公司生产）为 10 岁，Adacel（赛诺菲巴斯德公司生产）是 11 岁 ]
   - 11~18 岁未接种过 Tdap 的个体应接种 1 剂，此后每 10 年强化接种一次 Td（破伤风 - 白喉类毒素）疫苗
   - 7~10 岁未完成接种百日咳疫苗免疫的人群（包括从未接种过或未知百日咳疫苗接种状态的人群）应接种单剂 Tdap。若需额外接种含破伤风和白喉类毒素的疫苗，请参阅追赶计划表
   - 无论距上一剂破伤风和白喉类毒素疫苗接种的间隔时间是多少，都可以接种 Tdap
2. 人乳头瘤病毒疫苗（HPV）：（最小年龄：9 岁）
   - 推荐接种四价 HPV 疫苗（HPV4）或二价 HPV 疫苗（HPV2）来预防女性宫颈癌前病变及宫颈癌
   - 推荐接种 HPV4 来预防女性宫颈癌前病变、宫颈癌和尖锐湿疣
   - 9~18 岁男性接种 3 剂 HPV4 有可能减少尖锐湿疣的发生
   - 第 2 剂在首剂接种后 1~2 个月进行接种，第 3 剂在首剂接种后 6 个月（距首剂接种后间隔至少 24 周）接种
3. 四价脑膜炎球菌结合疫苗（MCV4）：（最低年龄：2 岁）
   - 11~12 岁时接种 MCV4，16 岁时加强一次
   - 如果以前没有接种过，可在 13~18 岁接种 1 剂
   - 在 13~15 岁首次接种过的人群，应在 16~18 岁加强一次
   - 之前未接种过该疫苗的住校大学新生需接种一次
   - 对于患有持续性补体成分缺乏和解剖性或功能性无脾症的 2~10 岁儿童，需接种 2 次（至少间隔 8 周），此后每 5 年接种 1 次
   - HIV 感染者应接种 2 剂 MCV4，至少间隔 8 周
   - 对于到地方性或流行性疾病高发国家和有疫苗血清型暴发流行国家去旅行的 2~10 岁儿童，应接种 1 剂 MCV4
   - 对于有持续罹患脑膜炎球菌病风险的儿童，之前接种过 MCV4 或 3 年后（首剂在 2~6 岁时接种）或 5 年后（首剂接种在 7 岁或 7 岁以后）接种过脑膜炎球菌多糖疫苗，也应接种 MCV4
4. 流感疫苗（季节性）
   - 7~18 岁健康（即没有引发流感并发症风险的潜在基础疾病）的非孕人群，可接种 LAIV（流感减毒活疫苗）或 TIV（三价灭活流感疫苗）
   - 对于首次接种季节性流感疫苗或者在上次流感季节首次接种且仅接种 1 剂疫苗的 6 个月至 8 岁儿童，应接种 2 剂疫苗（间隔至少 4 周）
   - 未接种单价 2009 H1N1 疫苗的 6 个月至 8 岁儿童应接种 2 剂 2010~2011 季节性流感疫苗。参见 MMWR. 2010,59（No. RR-8）:33-34
5. 肺炎球菌疫苗
   - 6~18 岁患有解剖性或功能性无脾症、HIV 感染或其他免疫抑制状态、人工耳蜗植入和脑脊液渗漏的儿童或可接种单剂 13 价肺炎球菌结合疫苗（PCV13）；见 MMWR. 2010,59（No. RR-11）
   - 在接种 PCV7 后至少间隔 8 周方可接种 PCV13
   - 对于有潜在基础性疾病（包括人工耳蜗植入）的 2 岁或 2 岁以上儿童，在末次接种 PCV（肺炎球菌结合疫苗）后至少间隔 8 周才可接种肺炎球菌多糖疫苗。患有功能性或解剖性无脾症或免疫抑制状态的儿童 5 年以后还需进行一次复种
6. 甲型肝炎疫苗（HepA）
   - 接种 2 次，间隔至少 6 个月
   - 对于居住在针对较大儿童免疫接种计划的地区、感染风险较高或要求接种甲型肝炎疫苗的大于 23 个月儿童，也推荐接种
7. 乙型肝炎疫苗（HepB）
   - 先前未接种者应进行 3 剂系列接种。未完成全程接种者，请参照追赶计划表
   - 一种成人疫苗制剂 Recombivax HB（接种 2 剂，间隔至少 4 个月）已批准用于 11~15 岁儿童
8. 灭活脊髓灰质炎疫苗（IPV）
   - 末剂接种必须年满 4 周岁，且距上一次接种至少间隔 6 个月
   - 若 OPV（口服脊髓灰质炎减毒活疫苗）和 IPV（脊髓灰质炎灭活疫苗）都作为系列接种疫苗，则不管孩子目前的年龄如何，都应总共接种 4 剂
9. 麻疹，腮腺炎和风疹疫苗（MMR）
   - 2 剂 MMR 之间至少间隔 4 周
10. 水痘疫苗
   - 对于无免疫证据的 7~18 岁人群 [ 见 MMWR. 2007,56（No. RR-4）]，若之前未接种过或仅接种过 1 剂疫苗，则需接种 2 剂疫苗
   - 对于 7~12 岁儿童，推荐接种最小间隔时间是 3 个月。但是，如果第 2 剂疫苗距首剂接种间隔至少 4 周，也可认定为有效
   - 对于 13 岁或 13 岁以上人群，两次接种的最小间隔时间是 4 周

0~18 岁儿童推荐的免疫接种程序经由免疫实践咨询委员（http://www.cdc.gov/vaccines/recs/acip）、美国儿科学会（http://www.aap.org）和美国家庭医生学会（http://www.aafp.org）批准。
美国卫生与公共服务部，国家疾病控制与预防中心

**图 165-3　7~18 岁儿童推荐免疫接种程序（美国，2011）**
摘自 [2011-02-14]. www.cdc.gov/vaccines/recs/schedules/child-schedule.htm.

和成人型破伤风 – 白喉类毒素 – 非细胞性百日咳三联疫苗的强化免疫需在上述期间完成，人乳头瘤病毒疫苗则需在此时开始接种。流感疫苗应每年注射一次。此外，这个年龄段也是审查此前所有免疫接种，补种未接种的疫苗，以及审查其他年龄段预防服务的良好时机。这个年龄段的访视构建了一个合并其他疫苗的重要平台。关于新疫苗的审批信息和使用建议可参见 aapredbook.aappublications.org/news/vaccstatus.shtml 和 www.fda.gov/BiologicsBloodVaccines/Vaccines/ApprovedProducts/UCM093833。

对于落后于计划免疫程序至少 1 个月的儿童来说，可在 4 个月至 18 岁期间追赶（图 165–4）；6 岁以下儿童的相关信息可参见 www.cdc.gov/vaccines/recs/schedules/child-schedule.htm#catchup。

## 特殊情况疫苗接种

几种疫苗推荐用于高风险儿童，包括患上疫苗可预防的疾病或暴露于某些疾病。

13 价肺炎球菌结合疫苗（PCV13）推荐用于 5 岁以下易患肺炎球菌病的儿童。易感因素有：镰状细胞病（sickle cell disease，SCD）和其他镰状细胞血红蛋白病，包括血红蛋白 SS、血红蛋白 SC、β – 地中海贫血，或者为功能性或解剖性无脾；HIV 感染；患有慢性疾病，包括慢性心肺疾病（除外哮喘）、糖尿病、脑脊液漏；免疫功能缺陷，包括恶性肿瘤（例如白血病、淋巴瘤、霍奇金病）；慢性肾衰竭、肾病综合征；接受免疫抑制治疗或化疗，包括长期全身使用类固醇；接受器官移植；人工耳蜗植入。上述儿童也应接受 23 价肺炎球菌多糖疫苗（PPS23），在 2 岁时或 2 岁后接种，至少 6~8 周后续以 13 价肺炎球菌结合疫苗。23 价肺炎球菌多糖疫苗推荐接种 2 剂，期间间隔 5 年。此前未接种但具备上述易感因素的 5 岁以上的儿童可任意选择接种 1 剂 13 价肺炎球菌结合疫苗或 1 剂 23 价肺炎球菌多糖疫苗。

四价脑膜炎球菌联合疫苗（MCV4）推荐用于以下儿童：HIV 感染、功能性或解剖性无脾、持续补体成分或备解素不足；且可作为疫情控制程序的一部分。该疫苗被批准且优先用于 2~10 岁有潜在高危因素的儿童。

各种各样的疫苗可提供给在全世界旅行的儿童，用于预防当地常见的感染性疾病（表 165–5）。旅行者疫苗包括伤寒疫苗、甲肝疫苗、乙肝疫苗、乙型脑炎疫苗、四价脑膜炎球菌联合疫苗（MCV4，商品名 Menactra；MPS4，商品名 Menomune）、狂犬病疫苗、黄热病疫苗，具体取决于旅行的地点和当地情况。麻疹在全世界的许多地方均流行，6~11 月龄的儿童在旅行前需要接种 1 剂麻疹 – 腮腺炎 – 风疹联合疫苗（MMR）。然而，在 1 岁以前注射的麻疹疫苗不应计入推荐用的 2 剂 MMR 中。国际旅行者的疫苗附加信息可参见 www.cdc.gov/travel/content/vaccinations.aspx。

对于免疫缺陷的患儿，无论是原发性免疫缺陷或是继发性免疫缺陷，推荐疫苗接种的使用根据其免疫缺陷的程度和病因、对感染的易感性及疫苗类型而有不同（表 165–6）。对免疫缺陷儿童的免疫接种可能存在下列问题：疫苗可预防的疾病的发生率或严重程度更高，因此需要推荐特定的疫苗；疫苗在免疫缺陷期间的效力明显较低，因而需要在免疫力恢复时复种；鉴于免疫功能缺陷，某些儿童和青少年在接种活疫苗后出现不良事件的风险增高。减毒活疫苗一般禁用于免疫缺陷人群。但应除外以下情况：无严重免疫抑制的 HIV 感染儿童接种 MMR，$CD4^+$ 淋巴细胞计数高于 15% 的 HIV 感染儿童接种水痘疫苗。MMRV 不推荐用于上述情况。

一般认为免疫缺陷者需预防轮状病毒；然而，轮状病毒疫苗禁用于严重联合免疫缺陷的儿童。灭活疫苗或许可用于免疫功能低下的儿童，虽然因为免疫功能低下而使得疫苗的效力不高。补体缺乏症患儿可使用所有类型的疫苗，包括减毒活疫苗。反之，吞噬细胞功能障碍的儿童可使用灭活疫苗和减毒活病毒疫苗，但不能使用减毒活细菌疫苗。

糖皮质激素可以抑制免疫系统。接受糖皮质激素治疗（每日泼尼松剂量≥ 2mg/kg 或总量≥ 20mg，或者与之相当的其他激素）达到或超过 14d 的儿童不应使用活疫苗，直至停止使用激素后至少 1 个月。使用上述剂量但应用时间少于 2 周的儿童可以在停止使用激素后立即进行减毒活疫苗接种，虽然有些专家认为应该再等待 2 周。激素用量低于上述剂量的儿童可以在治疗期间即进行疫苗接种。

对患有恶性肿瘤、进行了器官或造血干细胞移植后进行免疫抑制治疗或放疗的儿童，鉴于他们的免疫状态，不应接种减毒活疫苗。接受化疗的白血病患儿可能需要在适当的年龄补种以前接种过的单剂疫苗。

早产儿根据与足月儿相同的实足年龄进行相应的免疫程序。但出生时的乙肝疫苗接种是例外的。出生体重≥ 2kg 状态稳定者可在生后立即注射乙肝疫苗。然而，母亲乙肝表面抗原阴性的体重 <2kg 的新生儿出生时可不接种乙肝疫苗，初次接种时间可推迟到生后 1 个月时。乙肝表面抗原阳性母亲所生的所有早产低出生体重儿均需在生后 12h 内接种疫苗和注射乙肝

4 个月至 18 岁较晚开始或滞后 1 个月以上儿童的追赶免疫接种程序（美国，2011）
下表为免疫接种延迟儿童提供追赶免疫时间表及接种最短间隔时间。无论两剂疫苗间隔时间多长，系列免疫接种程序都无需重新开始。按照年龄参照相应部分的推荐

| 疫苗 | 首剂接种最小年龄 | 两剂接种最小时间间隔 | | | |
|---|---|---|---|---|---|
| | | 首剂到第二剂接种 | 第二剂到第三剂 | 第三到第四剂 | 第四到第五剂 |
| **4 月到 6 岁儿童** | | | | | |
| 乙型肝炎[1] | 出生 | 4 周 | 8 周（且距离首剂至少 16 周） | | |
| 轮状病毒[2] | 6 周 | 4 周 | 4 周[2] | | |
| 白喉，破伤风，百日咳[3] | 6 周 | 4 周 | 4 周 | 6 月 | 6 月[3] |
| b 型流感嗜血杆菌[4] | 6 周 | 4 周<br>首剂接种年龄小于 12 个月<br>8 周（作为最后一剂）<br>首剂接种年龄在 12 个月到 14 个月间<br>无需继续接种<br>首剂接种年龄大于或等于 15 个月 | 4 周[4]<br>目前年龄小于 12 个月<br>8 周（作为最后一剂）[4]<br>目前年龄在 12 个月或者更大，且首剂接种年龄小于 12 个月及第二剂接种年龄小于 15 个月<br>无需继续接种<br>之前接种年龄大于或等于 15 个月 | 8 周（作为最后一剂）<br>只有年龄在 12 到 59 个月之间，且 12 个月龄之前接种过 3 剂的儿童需要接种 | |
| 肺炎球菌[5] | 6 周 | 4 周<br>首剂接种年龄小于 12 个月<br>8 周（健康儿童作为最后一剂）<br>首剂接种年龄大于或等于 12 个月到或目前年龄在 24 到 59 个月之间<br>无需继续接种<br>健康儿童首剂接种年龄大于或等于 24 个月 | 4 周<br>目前年龄小于 12 个月<br>8 周（健康儿童作为最后一剂）<br>目前年龄大于或等于 12 月<br>无需继续接种<br>健康儿童，之前接种年龄大于或等于 24 个月 | 8 周（作为最后一剂）<br>只有年龄在 12 到 59 个月之间，且 12 个月龄之前接种过 3 剂或者高危儿童在任意年龄已接种 3 剂 | |
| 灭活脊髓灰质炎[6] | 6 周 | 4 周 | 4 周[6] | 6 月[6] | |
| 麻疹，腮腺炎，风疹[7] | 12 月 | 4 周 | | | |
| 水痘[8] | 12 月 | 3 月 | | | |
| 甲型肝炎[9] | 12 月 | 6 月 | | | |
| **7~18 岁儿童** | | | | | |
| 破伤风，白喉 / 破伤风，白喉，百日咳[3] | 7 岁[10] | 4 周 | 4 周<br>首剂接种年龄小于 12 个月<br>6 月<br>首剂接种年龄大于或等于 12 个月 | 6 月<br>首剂接种年龄小于 12 个月 | |
| 人乳头瘤病毒[11] | 9 岁 | 建议使用常规接种时间间隔（女孩）[11] | | | |
| 甲型肝炎[9] | 12 月 | 6 月 | | | |
| 乙型肝炎[1] | 出生 | 4 周 | 8 周（且距离首剂至少 16 周） | | |
| 灭活脊髓灰质炎[6] | 6 周 | 4 周 | | | |
| 麻疹，腮腺炎，风疹[7] | 12 月 | 4 周 | 4 周[6] | 6 月[6] | |
| 水痘[8] | 12 月 | 3 月<br>年龄小于 13 岁<br>4 周<br>年龄大于或等于 14 岁 | | | |

1. 乙型肝炎疫苗（HepB）
   - 从未接种过疫苗的儿童需完成全程 3 剂疫苗接种
   - 第 3 剂乙肝疫苗接种的最小年龄为 24 周
   - 一种成人疫苗制剂 Recombivax HB（接种 2 剂，间隔至少 4 个月）已批准用于 11~15 岁儿童
2. 轮状病毒疫苗（RV）
   - 首剂接种的最大年龄是 14 周 6 天，婴儿初始疫苗接种不应≥ 15 周龄
   - 末剂接种的最大年龄为 8 个月 0 天
   - 如果首剂和第 2 剂使用罗特律（Rotarix）轮状病毒疫苗，则不推荐接种第 3 剂
3. 白喉 - 破伤风类毒素 - 无细胞型百日咳疫苗（DTaP）
   - 如果第 4 剂疫苗在 4 岁或 4 岁以后接种，则无需再接种第 5 剂
4. b 型流感嗜血杆菌结合疫苗（Hib）
   - 5 岁或 5 岁以上患有镰状细胞性贫血、白血病、HIV 感染或脾切除的未接种过该疫苗的儿童，可考虑接种 1 剂 Hib 疫苗
   - 如果头两剂接种的是 PRP-OMP 疫苗，且接种时年龄≤ 11 个月，则第 3 剂（和末剂）最应该在 12~15 个月接种，且距第 2 剂间隔至少 8 周
   - 如果首剂于 7~11 个月接种，第 2 剂应该间隔至少 4 周接种，且最后一剂应该在 12~15 个月接种
5. 肺炎球菌疫苗
   - 所有 24~59 月龄未完成 PCV（PCV7 or PCV13）接种程序的健康儿童，应接种 1 剂 13 价肺炎球菌结合疫苗（PCV13）
   - 对于存在潜在基础疾病的 24~71 个月儿童，如果之前接种过 3 剂 PCV，则只需接种 1 剂 PCV13，如果之前接种 PCV 少于 3 剂，则需再接种 2 剂 PCV13（间隔至少 8 周）；
   - 对于某些患有潜在基础疾病的 18 岁以下儿童，推荐接种 1 剂 PCV13，详见年龄特异性接种计划表
   - 对于有潜在基础性疾病（包括人工耳蜗植入）的 2 岁或 2 岁以上儿童，推荐接种肺炎球菌多糖疫苗（PPSV），与末次 PCV 接种间隔至少 8 周。患有功能性或解剖性无脾症或免疫功能抑制儿童在 5 年以后还需再次单剂复种。见 MMWR. 2010,59（No. RR-11）
6. 灭活脊髓灰质炎疫苗（IPV）
   - 末剂接种必须年满 4 周岁，且距上一次接种间隔至少 6 个月
   - 如果第 3 剂疫苗接种年龄≥ 4 岁，且距上一次接种间隔至少 6 个月，则无需接种第 4 剂；
   - 对于 6 个月以下婴儿，只有即将有暴露于脊髓灰质炎传播风险（例如到脊髓灰质炎流行区旅游或处于暴发流行期间）时才推荐最小年龄和最短间隔时间的疫苗接种
7. 麻疹，腮腺炎和风疹疫苗（MMR）
   - 常规于 4~6 岁接种第 2 剂疫苗，两剂之间最短间隔时间为 4 周
8. 水痘疫苗
   - 常规于 4~6 岁接种第 2 剂疫苗
   - 如果第 2 剂与首剂接种间隔至少 4 周，被认为是有效的
9. 甲型肝炎疫苗（HepA）
   - 对于居住在针对较大儿童免疫接种计划的地区、感染风险较高或要求接种甲型肝炎疫苗的大于 23 个月儿童，推荐接种 HepA
10. 破伤风和白喉类毒素疫苗（Td）以及破伤风 - 白喉类毒素 - 无细胞型百日咳疫苗（Tdap）
    - DTaP 被认为是 Td/Tdap 接种程序的一部分
    - Tdap 应该作为 7~10 岁儿童追赶免疫程序中单剂 Td 的替代，或者作为 11~18 岁儿童强化免疫的疫苗；其他接种可使用 Td
11. 人乳头瘤病毒疫苗（HPV）
    - 对 13~18 岁未接种或未全程接种 HPV 疫苗的女孩，应全程接种 HPV 疫苗
    - 9~18 岁男孩接种 4 价人乳头瘤病毒疫苗（HPV4），全程 3 剂，可降低其尖锐湿疣的发生风险
    - 免疫追赶程序推荐使用常规剂量和间隔时间（即第 2 剂和第 3 剂须在第 1 剂接种后 1~2 个月和 6 个月接种）。首剂和第 2 剂接种的最小间隔时间是 4 周，第 2 剂和第 3 剂接种的最小间隔时间为 12 周，且第 3 剂应该在首剂接种间隔至少 24 周后接种

关于疫苗接种后不良反应可通过网上（http://www.vaers.hhs.gov）或电话（800-822-7967）上报。疑似疫苗预防相关性疾病的病例应向州或地方卫生管理部门报告。其他信息包括疫苗接种的注意事项和禁忌证可从国家呼吸性疾病与免疫中心获取［网址 http://www.cdc.gov/vaccines or telephone, 电话 800-CDC-INFO （800-232-4636）］。

美国卫生与公共服务部，国家疾病控制与预防中心

图 165-4　4 个月至 18 岁较晚开始或滞后 1 个月以上儿童的追赶免疫接种程序（美国，2011）
摘自 [2011-02-14]. www.cdc.gov/vaccines/recs/schedules/child-schedule.htm.

表 165-5　去发展中国家的旅行者的常规免疫

| 免疫接种 | 旅程时长 | | |
|---|---|---|---|
| | 短程<br><2 周 | 一般<br>2 周 ~3 月 | 长程<br>>3 月 |
| 适龄儿童和青少年的免疫时间表（见详细解说） | + | + | + |
| 如有需要，DTap、脊髓灰质炎疫苗、肺炎链球菌疫苗、B 型流感嗜血杆菌疫苗需在启程前完成常规免疫接种后间隔 4 周进行接种 | | | |
| 麻疹疫苗：如首剂在 12 月龄前接种，则需额外加种 2 剂 | | | |
| 轮状病毒疫苗 | | | |
| 水痘疫苗 | | | |
| 人乳头瘤疫苗 | | | |
| 乙肝疫苗 † | | | |
| TDap | | | |
| MCV4 | | | |
| 黄热病疫苗 ‡ | + | + | + |
| 甲肝疫苗 § | + | + | + |
| 伤寒 ‖ | ± | + | + |
| 脑膜炎球菌病 ¶ | ± | ± | ± |
| 狂犬病 # | ± | + | + |
| 流行性乙型脑炎 ** | ± | ± | + |

DTap，为白喉 - 破伤风类毒素 - 无细胞型百日咳结合疫苗；+，推荐使用；±，考虑使用

* 详见各相关疾病的章节。查看正文以得到更多信息来源

† 如果没有足够的时间完成 0-1-6 方案，可加速接种（详见正文）

‡ 对于疾病流行地区的免疫接种，详见国际旅游健康信息（Health Information for International Travel）

§ 针对去甲肝病毒中、高感染率的地区的旅行者

‖ 针对去卫生条件差、需消耗食物和饮用水地区的旅行者

¶ 针对去非洲疾病流行地区，或去沙特阿拉伯朝圣的旅行者

# 针对有暴露于动物（尤其是犬类）风险的人群，以及去疾病流行地区的旅行者

** 针对疾病流行地区（详见国际旅游健康信息）和疫情高发区，即使只是短程旅行，也应注射疫苗

摘自 Pickering LK, Baker CJ, Kimberlin DW, et al. Red book 2009: report of the Committee on Infectious Diseases. 28 th. Elk Grove Village, IL. American Academy of Pediatrics, 2009: 101

免疫球蛋白（HBIG），但在其满 1 月龄时开始需要完成额外的 3 剂乙肝疫苗免疫任务（图 165-2）。

部分儿童存在目前免疫程序上并未标注的情况。在这些情况下，有一些通用的法则可供医生使用，以决定免疫的具体措施。通常来说，无论是灭活疫苗或减毒活疫苗，不同的疫苗可以在同一天内注射。不同的灭活疫苗可以在任何时间间隔内注射。但理论上出于对病毒可能互相干扰的考虑，不同减毒活疫苗（如麻疹 - 腮腺炎 - 风疹联合疫苗、水痘疫苗、减毒活流感疫苗）如果不是在同一天内注射，则至少应间隔 1 个月。灭活疫苗和减毒活疫苗可以间隔任何时间进行注射。

免疫球蛋白并不产生对疫苗的灭活效果。但它可以影响麻疹疫苗和水痘疫苗的免疫反应。通常情况下，如需要注射免疫球蛋白，则需在接种麻疹疫苗至少 2 周后进行。根据免疫球蛋白的剂量，麻疹 - 腮腺炎 - 风疹联合疫苗需要推迟 3~11 个月。免疫球蛋白并不影响减毒活流感疫苗或轮状病毒疫苗的免疫反应。

目前，许多药物被认为是潜在的生物武器。在美国不能随意获得已取得许可的疫苗，即使为某些生物研制疫苗，如肉毒类毒素、埃博拉病毒、瘟疫等。炭疽疫苗和水痘疫苗是可提供的，但并不推荐用于儿童，而用于有职业暴露的成人（www.bt.cdc.gov/ 提供不同疫苗推荐人群的详细信息）。

## 预防措施及禁忌证

正确选择和应用预防措施及禁忌证，可在不良反应最小化的同时保证儿童的健康。当一名儿童需要进

**表 165-6 免疫缺陷人群的疫苗接种**

| 原发性免疫缺陷 | | | | |
|---|---|---|---|---|
| **类别** | **特异性免疫缺陷** | **禁接种的疫苗 *** | **有特定风险的常规疫苗 *** | **有效性及评价** |
| B 淋巴细胞（体液免疫） | 严重的抗体缺陷（例如，X- 连锁无丙种球蛋白血症，常见的各种免疫缺陷病） | 口服脊髓灰质炎活疫苗†，天花疫苗，流感减毒活疫苗，卡介苗，伤寒疫苗（Ty21a），黄热病疫苗 | 肺炎球菌疫苗，麻疹和水痘疫苗 | 如只取决于体液免疫反应，则任何疫苗（例如，肺炎球菌多糖疫苗、流行性脑脊髓膜炎多糖疫苗）的有效性都不明确；静脉注射免疫球蛋白会干扰机体对麻疹疫苗（可能也对水痘疫苗）的免疫应答。 |
| | 不太严重的抗体缺陷（例如，选择性 IgA 缺乏症和 IgG 亚类缺陷） | 口服脊髓灰质炎活疫苗†，卡介苗，黄热病疫苗，其他活疫苗 | 肺炎球菌疫苗 | 所有的疫苗都可能有效，但免疫应答可能减弱 |
| T 淋巴细胞（细胞介导的体液免疫） | 完全缺陷（例如，重症联合免疫缺陷、完全型 DiGeorge 综合征） | 所有的活疫苗‡§‖ | 肺炎球菌疫苗 | 疫苗可能是无效的 |
| | 部分缺陷（例如，大多数的 DiGeorge 综合征患者，威 - 奥德里奇综合征，共济失调毛细血管扩张症） | 所有的活疫苗‡§‖ | 肺炎球菌疫苗，脑膜炎球菌疫苗，B 型流感嗜血杆菌疫苗（非婴儿期） | 任何疫苗的有效性均取决于免疫抑制的程度 |
| 补体 | 持续性的补体、备解素或 B 因子缺乏 | 无 | 肺炎球菌疫苗，脑膜炎球菌疫苗 | 所有常规疫苗可能均是有效的 |
| 吞噬功能 | 慢性肉芽肿性疾病，白细胞黏附缺陷病，髓过氧化物酶缺乏症 | 活菌疫苗‡ | 肺炎球菌疫苗¶ | 所有的灭活疫苗都是安全和可能有效的；活病毒疫苗可能是安全和有效的 |
| **继发性免疫缺陷** | | | | |
| **特异性免疫缺陷** | | **禁接种的疫苗 *** | **有特定风险的常规疫苗 *** | **有效性及评价** |
| HIV/AIDS | | 口服脊髓灰质炎活疫苗†，天花疫苗，卡介苗，流感减毒活疫苗，严重免疫功能低下者禁忌接种麻疹 - 腮腺炎 - 风疹疫苗和水痘疫苗<br>麻疹 - 腮腺炎 - 风疹疫苗，水痘疫苗，轮状病毒疫苗，以及包括灭活流感疫苗在内的所有灭活疫苗都可能是有效的# | 肺炎球菌疫苗；可考虑接种 B 型流感嗜血杆菌疫苗（非婴儿期）和脑膜炎球菌疫苗 | |
| 恶性肿瘤，移植，使用免疫抑制剂或放射治疗 | | 活病毒疫苗和活菌疫苗，需取决于免疫状态‡§ | 肺炎球菌疫苗 | 任何疫苗的有效性均取决于免疫抑制的程度 |
| 无脾 | | 无 | 肺炎球菌疫苗，脑膜炎球菌疫苗，B 型流感嗜血杆菌疫苗（非婴儿期） | 所有常规疫苗可能均是有效的 |
| 慢性肾脏疾病 | | 流感减毒活疫苗 | 肺炎球菌疫苗，乙肝疫苗** | 所有常规疫苗可能均是有效的 |

HIV/AIDS：人类免疫缺陷病毒 / 获得性免疫缺陷综合征；BCG：卡介苗；Hib：B 型流感嗜血杆菌疫苗；IGIV：静脉注射免疫球蛋白；LAIV：流感减毒活疫苗；MMR：麻疹 - 腮腺炎 - 风疹疫苗；MPSV：四价脑膜炎球菌多糖疫苗；OPV：口服脊髓灰质炎病毒活疫苗；PPSV：肺炎球菌多糖疫苗；SCID：重症联合免疫缺陷；TIV：三价流感灭活疫苗；YF：黄热病疫苗

* 如无禁忌，其他常规推荐疫苗均应接种

† OPV 在美国已不再常规使用

‡ 活菌疫苗：BCG 和口服的伤寒疫苗（Ty21a）

§ 活病毒疫苗：MMR，MMRV，OPV，LAIV，YF，带状疱疹疫苗，轮状病毒疫苗和牛痘（天花疫苗）。天花疫苗不用于儿童和普通人群

‖ 仅在重症联合免疫缺陷时，T 淋巴细胞免疫缺陷是接种轮状病毒疫苗的禁忌证

¶ 肺炎球菌疫苗不能用于慢性肉芽肿病患儿。慢性肉芽肿病患儿对肺炎球菌的易感性不增高

# HIV 感染的儿童需在暴露于麻疹后注射高效免疫球蛋白，且当 CD4+ 淋巴细胞计数高于 15% 时，可注射水痘、麻疹、黄热病疫苗。（黄热病疫苗需在 $CD4^+$ 淋巴细胞计数介于 15%~24% 时进行预防注射。）

** 血液透析时可能有乙肝病毒的血源性传播

摘自 AAP：Passive immunization//Pickering LK, Baker CJ, Kimberlin DW, et al. Red book: 2009 report of the Committee on Infectious Diseases, 28 th, Elk Grove Village, IL, American Academy of Pediatrics, 2009: 74–75

行预防时，医生必须针对这个单独的个体权衡利弊。如果益处大于风险，则可注射有可能发生不良反应的疫苗。禁忌证是指不能接种疫苗的情况。

通常的禁忌证是曾对相同的疫苗或对疫苗中的某一成分发生过敏反应。但如果该疫苗十分重要，则可以进行脱敏。疫苗中容易引起过敏的主要成分是鸡蛋蛋白、作为许多疫苗稳定剂的凝胶或疫苗中的抗生素。麻疹 – 腮腺炎 – 风疹联合疫苗中的麻疹和腮腺炎成分在鸡胚纤维细胞组织中培养，但联合疫苗中的鸡蛋蛋白成分很少，因此不会对那些对鸡蛋有超敏反应的人造成危险。

对于有严重急性疾病的儿童，疫苗接种均应延后，直至恢复后。但患有轻症的儿童可接受疫苗注射。因为轻症曾作为接种疫苗的禁忌证，现在已有机会被记录的关于免疫不佳儿童的研究也曾缺失。关于禁忌证的详细信息可参见 www.cdc.gov/vaccines/recs/vac-admin/contraindications.htm。

## 提高免疫覆盖

儿童和青少年免疫实践的标准提倡实现高水平的免疫覆盖，同时也提供了安全有效的疫苗接种方法，以及加强了对家长关于疫苗益处和风险宣教（表 165–7）。

尽管疫苗提供许多益处，但许多儿童因未接种常规推荐的疫苗或未在推荐的年龄接种疫苗而不能达到有效的免疫性。此类问题大部分可以由医生来解决。大多数的儿童都有定期的卫生保健渠道。然而，错失在健康随访时提供免疫保健的机会包括以下情况：并未在单一一次访视时完成所有可接种疫苗的接种，可能不是免疫接种禁忌证的孩子被排除在接种的条件以外，以及因无力支付疫苗而转诊至公立诊所。联合疫苗是安全且有效的。当向家长解说联合疫苗的益处后，因为可以减少访视次数，许多家长更愿意接受此类疫苗。联合注射疫苗应成为实践的标准。

需要注意对疫苗接种的禁忌证和预防措施的有效管理措施。理想的免疫接种应在对儿童的访视过程中按时进行，但如其落后于制定的免疫程序，在无禁忌证的时候再补种疫苗是十分重要的。并没有证据显示儿童保健以外的免疫接种会降低有效访视。

付费的免疫接种应减少。VFC 项目的参与者允许医生为患者提供免费的疫苗，这有助于患者在医学中心接种疫苗。

一些干预措施已被证明有助于医生提高免疫覆盖率。预约前的提醒系统或不能赴约者的召回系统已经多次被证明可以提高覆盖率。评估和反馈也是一个重要的干预。许多医生高估了他们所服务患者中的免疫覆盖率，因此在实践中缺乏改善的动力。评估由某个医生所服务患者的免疫覆盖率并反馈相关结果，可成为改善的动力。通常情况下可以联系公共卫生机构来进行评估和反馈。另外，医生也可进行自我评估。回顾约 60 个 2 岁儿童有关覆盖率的图表，可提供一个合理的预估。由工作人员审查每个来随访者的图表并提醒医生做好免疫工作也是有用的。

**表 165–7　儿童和青少年免疫实践标准**

| |
|---|
| **疫苗供应** |
| 预防接种服务是可用的 |
| 接种疫苗与其他医疗保健服务相协调，可在为儿童提供初级保健的医疗之家进行疫苗接种 |
| 接种疫苗的障碍可识别且最小化 |
| 患者的花费最少 |
| **接种状况评估** |
| 卫生保健专业人员在患者每次就诊时审核其疫苗接种情况和健康状况，以决定需接种哪种疫苗。 |
| 卫生保健专业人员对仅在医学上认可的禁忌证进行评估 |
| **关于疫苗接种的益处和风险的有效沟通** |
| 通过适于当地文化的方式和易于理解的语言，父母或监护人和患者接受关于接种疫苗的益处和风险的教育 |
| **疫苗和接种疫苗的文件的适当储存** |
| 卫生保健专业人员遵循适当的疫苗储存和处理程序 |
| 记录并更新所有管理疫苗地区的疫苗接种方案 |
| 疫苗的管理人员和助手必须是知识分子，且要接受继续教育 |
| 卫生保健专业人员同时管理尽可能多的疫苗剂量 |
| 患者的疫苗接种记录是准确、完整、便于理解的 |
| 卫生保健专业人员需及时、准确地向疫苗不良事件报告系统（VAERS）报告疫苗接种后出现的不良事件，且需考虑到另一个独立的项目，即国家疫苗伤害补偿计划（VICP） |
| 所有接触患者的人均需接种合适的疫苗 |
| **提高疫苗接种覆盖率的策略** |
| 具有提醒家长或监护人、患者、卫生保健专业人员适时接种疫苗及错过接种时间后补种的系统 |
| 每年进行对住院或门诊患者的病历回顾和疫苗接种的覆盖率评估 |
| 卫生保健专业人员的实践工作以社区为基础 |

摘自 National Vaccine Advisory Committee. Standards for child and adolescent immunization practices. Pediatrics, 2003, 112:958–963

有些家长拒绝为他们的孩子进行免疫接种。儿科医生应尝试与这些家长沟通，了解他们拒绝的理由，并尝试在后续的随访中协助他们解决其担心的问题。谈话应基于家长拒绝的原因和知识程度。儿科医生应向患者推荐有良好信誉的疫苗信息（表 165–8），并与他们讨论疫苗的风险和益处。医生的相关责任应在图表中以相应的文件记录。AAP 的生物伦理委员会已经发布了关于如何处理父母拒绝免疫接种的指南。医生可能也希望这些家长能签署弃权申明书。弃权申明书的样本可参见 www.aap.org/immunization/pediatricians/pdf/ReducingVaccineLiability.pdf。

## 参考书目

参考书目请参见光盘。

## 165.1 国际免疫实践

*Jean-Marie Okwo-Bele, John David Clemens*

疫苗用于预防世界范围内的传染病。但疫苗的使用类型、适应证和禁忌证、免疫程序有明显差异。大部分的发展中国家参照世界卫生组织的免疫方案。最新信息可参见 www.who.int/immunization/policy/Immunization_routine_table2.pdf。

根据这个免疫程序，在出生时，所有新生儿均需接种卡介苗（BCG）以预防结核杆菌感染，许多儿童还需接受口服的脊髓灰质炎活疫苗（OPV）。免疫访视需在6周、10周、14周龄时进行，此时需接受白喉－破伤风－百日咳联合疫苗（DTP）和 OPV。9 月龄时接种麻疹疫苗。几乎所有的发展中国家均实施乙肝疫苗的接种。根据不同的流行病学和方案考虑，共有 3 种方案可供选择。乙肝疫苗常以联合疫苗的形式，与 DTP 同时在第 6 周、9 周、14 周龄时注射。为了预防母婴传播，首剂乙肝疫苗需在生后立即注射（<24h），其后 2 剂分别在 6 周、14 周龄时注射。对于居住在黄热病和流行性乙型脑炎流行地区的儿童，推荐在 9 月龄时接种相关疫苗。除了得到全球疫苗免疫联盟（GAVI）支持的 10 个发展中国家以外，其他国家已经做了大量的努力将 B 型流感嗜血杆菌疫苗（Hib）做成混合制剂，常与 DPT 制成联合疫苗。

GAVI 将在接下来的几年中，支持把轮状病毒疫苗和肺炎球菌结合疫苗列入发展中国家的免疫项目中。这些额外疫苗覆盖率的提高将有助于降低全球儿童肺炎、脑膜炎和腹泻性疾病的发病率和死亡率。

1988 年，世界卫生大会表示将在 2000 年彻底根除小儿麻痹症。虽然这一目标尚未达成，但小儿麻痹症的传播已缩减到南亚的 3 个国家（印度、巴基斯坦、阿富汗）和非洲的 1 个国家。其他国家的病例为从国外回来者。主要的免疫策略是在常规免疫程序时和复种时使用 OPV，每年至少 2 次，在这期间所有年龄 <5 岁的孩子均需口服疫苗。一旦野生型脊髓灰质炎病毒的传播终止，最终的目的是停止使用 OPV。虽然罕见，但 OPV 可以引起疫苗相关性麻痹，也可导致野生病毒表型特征的变异。

拉丁美洲地区的国家自 2002 年起已经消除了麻疹。主要的免疫战略是麻疹疫苗的高覆盖率。先在 9 月龄时进行疫苗接种，且在 9 月至 14 岁进行一次复种，以后每隔 3~5 年复种一次。因此，全球麻疹死亡人数从 2000 年的 757 000 人减少到 2006 年的 242 000 人，死亡率下降了将近 70%。这项战略在美国开始实施，但在非洲取得的效果最好，死亡率下降最明显，约为 91%。拉丁美洲国家已经开始着手于通过常规免疫和复种的战略而消除风疹。

工业化国家的免疫程序比发展中国家更多样化。加拿大免疫方案由加拿大国家免疫咨询委员会（NACI）推荐，但在各省的实施略有不同。加拿大的免疫程序与美国相似（http://www.phac-aspc.gc.ca/im/is-cv/index-eng.php）。C 群脑膜炎球菌结合疫苗（MCV-C）共有 3 剂，分别在 2 月、4 月、6 月龄时完成接种。如果从未接种过疫苗，或在婴儿期接种不足 3 剂者，需在 12 月龄后单独接种 1 剂。在加拿大的安大略，建议 6 月龄及以上儿童每年接种三价流感疫苗。

欧洲的免疫程序与上述有明显差异，具体可参见 www.who.int/vaccines/globalsummary/immunization/ScheduleSelect.cfm。举例来说，英国在 1980 年代后期推荐在婴儿 2 月、3 月、4 月龄时注射白喉－破伤风－非细胞性百日咳－B 型流感嗜血杆菌－灭活的脊髓灰质炎联合疫苗（DTaP-Hib-IPV）。后来有证据显示，3 剂 B 型流感嗜血杆菌疫苗不足以保证长时间、高效的免疫保护，需在 12 月龄时复种 1 剂。麻疹－腮腺炎－风疹联合疫苗（MMR）共有 2 剂，分别于 13 月龄、3~5 岁时进行接种。接种第 2 剂 MMR 时，可复种一次 DTap 和 IPV。破伤风－白喉联合疫苗（Td）/ 脊髓灰质炎灭活疫苗（IPV）需在 13~18 岁再进行一次增强免疫。7 价肺炎双球菌多糖蛋白结合疫苗（PCV7）的接种时间为 2 月、4 月、13 月龄。英国是第一个在儿童、青少年、青年的大规模追赶免疫中使用 MCV-C 疫苗的国家。第一年疫苗的有效率即达到 88% 或更高，未接种疫苗儿童的发病率也下降了约 2/3。MCV-C 需在 3 月、4 月、12 月龄时进行接种。2008 年 9 月，人乳头瘤病毒疫苗被推荐用于 12~13 岁的女孩。自 2009 年 7 月起，英国的常规免疫程序才开始包括乙肝疫苗、水痘疫苗、流感疫苗（参见 www.immunisation.nhs.uk/）。

日本在 2009 年的免疫程序与美国有着实质上的差别。日本不使用麻疹－腮腺炎－风疹联合疫苗（MMR），而只使用麻疹疫苗、风疹疫苗或麻疹－风疹联合疫苗（MR）。日本儿童也常规使用口服的脊髓灰质炎活疫苗（OPV）、白喉－破伤风－非细胞性

表 165-8　疫苗信息的网站和资源

| 组织 | 网站 |
|---|---|
| **卫生专业协会** | |
| 美国家庭医生学会（AAFP） | www.familydoctor.org/online/famdocen/home.html |
| 美国儿科学会（AAP） | www.aap.org/ |
| AAP 的儿童免疫程序 | www.aap.org/immunization/ |
| 美国医疗协会（AMA） | www.ama-assn.org/ |
| 美国护士协会（ANA） | www.nursingworld.org/ |
| 州及地方卫生官员协会（ASTHO） | www.astho.org/ |
| 预后医学教师协会（ATPM） | www.atpm.org/ |
| 国家医疗协会（NMA） | www.nmanet.org/ |
| **非营利团体和大学** | |
| Albert B. Sabin 疫苗研究所 | www.sabin.org/ |
| 联合疫苗小组（AVG） | www.vaccine.org/ |
| 儿童疫苗接种计划 | www.path.org/vaccineresources/ |
| 每一个孩子都由两个（ECBT） | www.ecbt.org/ |
| 全球疫苗免疫联盟（GAVI） | www.gavialliance.org/ |
| 网络健康基金会（HON） | www.hon.ch/ |
| 国家健康母亲和婴儿联盟（HMHB） | www.hmhb.org/ |
| 免疫行动联盟（IAC） | www.immunize.org/ |
| 疫苗安全研究所（IVS），约翰霍普金斯大学 | www.vaccinesafety.edu/ |
| 医学研究所 | www.iom.edu/Activities/PublicHealth/ImmunizationSafety.aspx |
| 西班牙语国家的健康联盟 | www.hispanichealth.org/ |
| 国家免疫信息网（NNii） | www.immunizationinfo.org/ |
| 感染性疾病患儿的父母（PKIDS） | www.pkids.org/ |
| 费城儿童医院免疫教育中心 | www.chop.edu/service/vaccine-education-center/home.html |
| 疫苗的地方 | www.vaccineplace.com/?fa=home |
| **政府机构** | |
| 疾病控制和预防中心（CDC） | |
| 公共卫生的图像库 | www.phil.cdc.gov/phil/home.asp |
| 旅行者健康 | www.cdc.gov/travel/ |
| 疫苗和免疫 | www.cdc.gov/vaccines/ |
| 疫苗的安全性 | www.cdc.gov/vaccinesafety/index.html |
| 卫生和人类服务部（HHS） | |
| 国家疫苗计划办公室（NVPO） | www.hhs.gov/nvpo/ |
| 卫生资源和服务管理 | |
| 国家疫苗伤害补偿计划 | www.hrsa.gov/vaccinecompensation/ |
| 国家过敏和传染病研究所（NIAID） | |
| 疫苗 | www.niaid.nih.gov/topics/vaccines/Pages/Default.aspx |
| 世界卫生组织（WHO） | |
| 免疫，疫苗和生物制品 | www.who.int/immunization/en/ |

百日咳（DTap）、流行性乙型脑炎疫苗、卡介苗。65岁及以上的成人需每年注射流感疫苗。日本没有任何疫苗针对由多糖作为保护膜的封装细菌。

一些来美国的孩子通过使用美国以外地区生产的疫苗以开始或完成国际免疫程序。一般来说，需选择对美国同年龄儿童有效的剂量。对于遗漏接种的剂量、与年龄不相符的剂量、丢失免疫接种记录等各种问题，儿科医生有以下两个选择：直接重新接种疫苗；或先行血清学检测，如为阴性，则接种疫苗。

## 参考书目

参考书目请参见光盘。

（方峰　译，方峰　审）

# 第 166 章 感染预防和控制

*Michael J. Chusid, Mary M. Rotar*

感染预防和控制（IPC）是儿科医学中相当重要的部分。为了充分发挥有效性，IPC 需要具备功能性基础设施，可与公共保健体系合作，能进行普遍预防接种并可在人群及医疗保健机构中应用适当的技术控制感染的传播。联合委员会 2009 年全美患者 16 条安全目标中的 5 条与卫生保健相关感染（HAI）有关：手卫生、与健康相关的意外死亡和主要功能永久丧失、中央导管相关血流感染、手术切口处感染以及多重耐药菌感染，这一事实表明预防院内感染正日渐成为焦点。此外，政府机构和保险公司已经减少或不再提供某些 HAIs 相关的费用。

补充内容请参见光盘。

（方峰　译，方峰　审）

# 第 167 章 儿童保育和接触性传染病

*Linda A. Waggoner-Fountain*

有超过 2370 万名 5 岁以下的儿童会去各类儿童保育机构。这些机构包括一些常规基础的保育类型，例如托儿所、幼儿园、儿童保育中心或者是家庭式儿童保育所。不管参加者的年龄有多大，在儿童保育机构的儿童更容易得传染病。和大龄儿童一起会增加年龄偏小儿童生病的概率。儿童保育机构按招生规模、参加者的年龄、招收儿童的健康状况以及环境类型等分为几种。美国规定儿童保育机构由儿童保育中心、大或小的家庭式儿童保育所以及专门为患病儿童或有特殊需要的儿童提供服务的机构等组成。保育中心由州政府许可和监管，并且其管理的儿童远多于家庭式儿童保育所。与此相反，家庭式儿童保育所大（7~12 个儿童）小（1~6 个儿童）不同，既可全天也可半天开放，既可每天去也可偶尔去。根据政府的要求，家庭儿保所无需登记和注册。

补充内容请参见光盘。

（方峰　译，方峰　审）

# 第 168 章 儿童出国旅游的健康建议

*Jessica K. Fairley, Chandy C. John*

儿童出国旅游的出行前准备及健康风险与成人不同，特别是对于年龄 <2 岁的儿童。在美国，关于儿童出国旅游前应注意的保健及免疫接种的相关知识由疾病预防控制中心提供，并可在网站 www.cdc.gov/travel/content/vaccinations.aspx 上获取。

补充内容请参见光盘。

（方峰　译，方峰　审）

# 第 169 章 发　热

*Linda S. Nield, Deepak Kamat*

## ■ 定　义

发热是指体温≥ 38℃（直肠温度），高热是指直肠温度 >40℃。体温通常在 36.6℃ ~37.9℃波动，体温的峰值在傍晚，体温的谷值在早上。体温的异常升高应视为疾病的一种表现。

补充内容请参见光盘。

（舒敏　译，方峰　审）

# 第 170 章 无病灶发热

Linda S. Nield, Deepak Kamat

无病灶发热是以直肠温度≥ 38℃作为唯一表现的发热。无病灶的发热又分为“无定位体征的发热”和“不明原因发热（FUO）”。

## 无定位体征的发热

病程小于 1 周、无定位体征的急性发热常见于婴幼儿（<36 个月龄）。无定位体征发热的病因和评估取决于患儿的年龄。通常分为 3 个年龄组：1 个月以内的新生儿，1~3 个月的小婴儿，3 个月至 3 岁的婴幼儿。1993 年发表的发热指南有助于指导临床医生评估 0~36 月龄、平素健康婴儿的不明原因发热。然而，随着 b 型流感嗜血杆菌（Hib）疫苗和肺炎链球菌疫苗的广泛应用，这两种病原体感染的发病率已大幅下降。因此，学界又对 1993 年的指南进行了修改。对于高危组的儿童（表 170-1）来说，临床医生对发热的鉴别诊断应持更为积极和谨慎的态度。

### 新生儿

对于新生儿来说，无病灶发热的诊断非常困难，因为新生儿感染的体征很少，临床上对严重的细菌感染和自限的病毒感染难以鉴别。小婴儿的免疫应答不成熟也凸显了小婴儿发热的临床重要性。一般情况好、单纯发热的新生儿发生严重细菌感染的风险大约为 7%。严重的细菌感染包括隐匿性菌血症、脑膜炎、肺炎、骨髓炎、化脓性关节炎、肠炎和泌尿道感染。虽然新生儿发生严重感染的病原菌可能是社区获得性病原，但更主要的可能还是晚发型细菌感染（B 组链球菌、大肠杆菌、单核细胞性李斯特菌）和围生期获得的单纯疱疹病毒（HSV）感染。

发热指南建议，如果父母确实发现新生儿体温升高，该新生儿应被视为发热并给予治疗。如果发现婴儿的体温升高可能系衣物和包被过多所致，则应该去除过多的衣物和包被，并在 15~30min 后复测体温。如果去除衣物和包被后婴儿的体温正常，则该婴儿无发热。

**表 170-1　发热患儿发生严重细菌感染的风险增加**

| 分组 | 可能的诊断 |
|---|---|
| **免疫功能正常的患儿** | |
| 新生儿（<28d） | 败血症和脑膜炎（B 组链球菌，大肠杆菌，单核细胞增生李斯特氏菌；新生儿单纯疱疹病毒感染，肠道病毒） |
| 1~3 月小婴儿 | 严重的细菌感染（10%~15%），包括败血症（5%）和尿路感染 |
| 3 个月至 3 岁的婴幼儿 | 隐匿性菌血症（在全程接种乙型流感嗜血杆菌疫苗和肺炎球菌结合疫苗的儿童中，其发病率 <0.5%）；泌尿道感染 |
| 高热（>40℃） | 脑膜炎，败血症，肺炎，中暑，出血性休克和脑病综合征 |
| 发热伴有瘀斑 | 败血症和脑膜炎（脑膜炎奈瑟菌，b 型流感嗜血杆菌，肺炎链球菌） |
| **免疫功能低下的患儿** | |
| 镰状细胞病 | 败血症，肺炎和脑膜炎（肺炎链球菌），骨髓炎（沙门氏菌和金黄色葡萄球菌） |
| 无脾症 | 败血症和脑膜炎（脑膜炎奈瑟菌，B 型流感嗜血杆菌和肺炎链球菌） |
| 补体或备解素缺乏 | 由脑膜炎奈瑟菌引起的败血症 |
| 丙种球蛋白缺乏症 | 败血症，呼吸道感染 |
| 艾滋病 | 肺炎链球菌，b 型流感嗜血杆菌和沙门氏菌感染 |
| 先天性心脏病 | 感染性心内膜炎；脑脓肿（以右向左分流型先心病为主） |
| 中心静脉导管 | 金黄色葡萄球菌，凝固酶阴性葡萄球菌，念珠菌 |
| 恶性肿瘤 | 败血症（革兰氏阴性肠杆菌，金黄色葡萄球菌、凝固酶阴性葡萄球菌，白色念珠菌和曲霉菌） |

由于体格检查的阳性发现很少和免疫系统发育不健全，所有发热的新生儿均需住院治疗；必须完善血液、尿液和脑脊液培养，并给予经验性的静脉注射抗生素治疗。脑脊液的检查包括细胞计数、葡萄糖和蛋白水平测定，革兰氏染色和脑脊液培养；单纯疱疹病毒和肠道病毒 PCR 检查。还需要完成大便培养以及胸片检查。推荐联合使用抗生素，例如青霉素和头孢噻肟。如果发现患儿脑脊液细胞增多或母亲曾患生殖器疱疹（尤其是在分娩期），高度怀疑患儿存在 HSV 感染，则需加用阿昔洛韦。

### 1~3 月龄小婴儿

在 1~3 月龄组，大多数无定位体征的发热患儿可能是病毒感染性疾病。与细菌感染相反，大多数病毒感染性疾病有明显的季节性：呼吸道合胞病毒和 A 型流感病毒感染更常见于冬季，而肠道病毒感染通常发生在夏秋季。虽然病毒感染是最常见的原因，这个年龄组的发热也应该考虑严重细菌感染性疾病的可能性。常见的病原菌包括B组链球菌、单核细胞增生性李斯特菌、肠炎沙门菌、大肠杆菌、脑膜炎奈瑟菌、肺炎链球菌、流感嗜血杆菌和金黄色葡萄球菌。肾盂肾炎更常见于未行包皮环切术的男性婴儿和合并泌尿系统畸形的婴儿。这个年龄组可能发生的其他细菌感染性疾病还包括中耳炎、肺炎、脐炎、乳腺炎和其他皮肤软组织感染。

对于≤3月龄、有全身中毒症状的发热患儿，必须立即收入住院，完善血液、尿液和脑脊液培养，并及时给予静脉注射抗生素治疗。对于1~3月龄、有全身中毒症状、无局部定位体征的发热患儿，氨苄西林（覆盖单核细胞性李斯特菌和肠球菌）+头孢曲松或头孢噻肟是一种有效的初始抗菌治疗方案。该方案对常见病原菌引起的小婴儿脓毒症、尿路感染和肠炎有效。然而，如果小婴儿的脑脊液检查异常，怀疑患有脑膜炎，则需加用万古霉素以覆盖青霉素耐药的肺炎链球菌感染，待脑脊液培养和药敏试验结果出来以后再行调整。

许多学术机构针对1~3月龄组、低风险的无病灶发热患儿开展了最佳治疗方案的研究（表170-2）。病毒诊断实验（肠道病毒、呼吸道病毒、轮状病毒、疱疹病毒）和罗切斯特标准等的结合有助于提高对严重细菌感染高风险婴儿的诊断水平（表170-2）。发热的小婴儿检测出病毒，而且没有严重细菌感染的风险或严重细菌感染的风险很低，则可以考虑该患儿为病毒感染。在父母的依从性良好和密切随访能够保证的情况下，可以依据低风险的临床和实验室标准对1~3月龄、一般情况好的发热婴儿进行管理（表170-2）。

1~3月龄的发热患儿，平素体健，没有皮肤、软组织、骨、关节或耳部感染的征象，外周血白细胞计数5000~15 000/μL，杆状核细胞绝对计数＜1500/μL，尿液分析正常，血液和尿液培养阴性，则该患儿不太可能患严重的细菌感染。这些诊断标准对严重细菌感染的阴性预测值>98%，对菌血症的阴性预测值>99%。在一般情况好的无病灶发热患儿或有全身中毒症状的发热患儿中，肾盂肾炎是最常见的一种严重细菌感染性疾病。对于＜2月龄的肾盂肾炎患儿来说，尿液分析可能呈阴性。不到30%患肾盂肾炎的小婴儿可能合并菌血症。

对于一般情况好的1~3月龄的婴儿来说，脑脊液检查取决于是否经验性使用抗生素。如果决定暂不使用抗生素，继续密切观察，那么腰椎穿刺脑脊液检查

**表170-2 1-3月发热患儿的低风险标准**

**波士顿标准**

如果婴儿一般情况好，体格检查正常，监护人能够与医院保持电话联系，实验室检查结果如下所示，那么该婴儿发生严重细菌感染的风险很低。

· CBC: <20 000 WBC/mm$^3$

· 尿：白细胞酯酶阴性

· CSF: 白细胞计数 <10×10$^6$/L

**费城标准**

如果婴儿一般情况好，体格检查正常，实验室检查结果如下所示，那么该婴儿发生严重细菌感染的风险很低

· CBC: <15 000 WBC/mm$^3$; 杆状核：中性粒细胞 <0.2

· 尿：<10 WBC/HPF; 革兰氏染色未发现细菌

· CSF: <8 WBC/mm$^3$; 革兰氏染色未发现细菌

· 胸片：未见渗出影

· 大便：未见红细胞；几乎没有白细胞

**匹兹堡指南**

如果婴儿一般情况好，体格检查正常，实验室检查结果如下所示，那么该婴儿发生严重细菌感染的风险很低。

· CBC: 5 000~15 000 WBC/mm$^3$; 外周血杆状核绝对计数 <1500/mm$^3$

· 尿：9 WBC/mm$^3$; 革兰氏染色未发现细菌

· CSF: 5 WBC/mm$^3$ 并且革兰氏染色未发现细菌；如果腰椎穿刺时出血，则 WBC : RBC ≤ 1 : 500

· 胸片：未见渗出影

· 大便：腹泻时，5 WBC/HPF

**罗切斯特标准**

如果婴儿一般情况好，体格检查正常，实验室检查结果如下所示，那么该婴儿发生严重细菌感染的风险很低。

· CBC: 5 000~15 000 WBC/mm$^3$; 杆状核绝对计数≤ 1500/mm$^3$

· 尿：<10 WBC/HPF 在 40× 显微镜下

· 大便：腹泻时，<5 WBC/HPF

CBC：全血细胞计数；CSF：脑脊液；HPF：高倍视野；RBC：红细胞；WBC：白细胞

可以推迟。如果患儿病情恶化，则需进行详尽的脓毒症评估并给予静脉注射抗生素。一旦需要经验性使用抗生素，那么需要在使用抗生素之前，首先完成腰穿脑脊液检查。

## 3个月至3岁的婴幼儿

在3月龄至3岁组，大约30%的发热患儿没有感染的定位体征。病毒感染是这个年龄组儿童发热最主要的原因，细菌感染也可见于这个年龄组的发热患儿，

3 月龄至 3 岁组的病原菌与 1~3 月龄组相似（除围生期获得性感染的病原菌之外）。肺炎链球菌、脑膜炎奈瑟菌和沙门菌是隐匿性败血症的主要病原。在普遍接种 b 型流感嗜血杆菌疫苗之前，b 型流感嗜血杆菌是隐匿性菌血症的重要病原；目前，不发达国家并未开展 b 型流感嗜血杆菌疫苗的接种工作，流感嗜血杆菌仍然是隐匿性菌血症的常见病原。

隐匿性菌血症的高危因素包括体温≥ 39℃，白细胞计数≥ 15 000/μL，中性粒细胞绝对计数、杆状核绝对计数、红细胞沉降率或 C- 反应蛋白升高。随着体温升高（尤其是 >40℃）和白细胞计数增加（尤其是 >25 000/μL），3 月龄至 3 岁组发热患儿发生菌血症、肺炎或肾盂肾炎的概率增加。然而，实验室检查或临床评估的综合评估措施并不能完全准确地预测隐匿性菌血症的发生。社会经济地位、种族、性别和年龄可能不是隐匿性菌血症的危险因素。

如果未经治疗，肺炎球菌隐匿性菌血症可以自愈，而不遗留任何后遗症；或隐匿性菌血症继续存在；或出现局部感染，如脑膜炎、肺炎、骨髓炎、心包炎、蜂窝组织炎或化脓性关节炎。后遗症的发生可能与宿主因素和病原微生物的相互作用有关。隐匿性菌血症的患儿可以表现出严重局部感染的早期迹象，而不是一个短暂的疾病状态。与肺炎链球菌菌血症相比，b 型流感嗜血杆菌菌血症并发严重局部感染的风险更高。b 型流感嗜血杆菌菌血症的住院患儿经常并发局灶性感染，如脑膜炎、会厌炎、蜂窝组织炎、心包炎或骨关节感染，自愈很罕见。肺炎球菌菌血症（隐匿性或局灶性）患儿的自愈率通常为 30%~40%，而一般情况好的肺炎球菌菌血症患儿的自愈率更高。

在 3 月龄至 3 岁组，重要的局灶细菌感染包括中耳炎、鼻窦炎、肺炎（临床表现可能不典型，需要胸部 X 线片检查来帮助诊断）、肠炎、尿路感染、骨髓炎、脑膜炎。

对于 3 月龄至 3 岁、有全身中毒症状、没有局灶感染征象的发热患儿，治疗方案包括住院、采集血液、尿液和脑脊液标本并送培养，及时给予抗菌治疗。1993 年的发热指南建议，对于体温 <39℃、无全身中毒症状的 3 月龄至 3 岁组患儿，可以进行门诊随访，而不需要完成诊断试验或给予抗菌治疗。对于直肠温度≥ 39℃ 、无全身中毒症状的患儿，治疗方案包括血培养和经验性抗生素治疗（头孢曲松，单剂量 50mg/kg，不超过 1g）；如果白细胞计数 >15 000/μL，完善血培养并给予经验性抗生素治疗；或者完善血培养、继续门诊随访、暂不给予经验性抗生素治疗，在 24h 之内进行再评估。目前还没有关于 3 月龄至 3 岁组、曾接种过 b 型流感嗜血杆菌和肺炎链球菌疫苗的发热患儿的指南，但无经验性抗生素治疗的密切随访方案还是应该慎用。当全程接种疫苗的婴幼儿出现无定位体征的急性发热时，该患儿的发热病因可能是隐匿性菌血症和脑膜炎的风险很低，因此一些学者主张：如果这组患儿的体温 >39℃时，需要完善的实验室检查是尿常规；对于年龄 <6 月、已行包皮环切术的男性患儿，所有未行包皮环切术的男性患儿和 <1 岁的女性患儿，还需要完善尿培养。无论采取哪种治疗措施（表 170–3），一旦患儿病情恶化或出现新的症状，父母均需带领患儿立即返回医院。

对于年龄 <3 岁、没有接种过 b 型流感嗜血杆菌和肺炎链球菌疫苗、一般情况好、肛温 >39℃、白细胞计数 >15 000/μL 的患儿来说，强烈推荐给予经验性抗生素治疗。如果血培养报告显示肺炎链球菌生长，患儿应该尽快返回医院。如果该患儿一般情况好、复测体温正常、体格检查正常，则需要进行第二次血培养，并给予 7~10d 的口服抗生素治疗。如果该患儿有全身中毒症状，在随访期间仍持续发热，没有发现明确的感染灶；或初次血培养显示流感嗜血杆菌或脑膜炎奈瑟菌生长，则应该再次进行血培养，诊断考虑脑膜炎，进一步完善腰椎穿刺脑脊液检查，并在医院接受静脉注射抗生素治疗。如果该患儿出现局部感染，则应该针对可能的病原体给予合适的抗生素治疗。

## 不明原因发热

不明原因发热是指体温由医护人员观察记录，发热超过 3 周而病因不明的门诊患儿或发热超过 1 周而病因不明的住院患儿（表 170–4）。

### 病　因

儿童不明原因发热的主要原因是感染和风湿性疾病（结缔组织或自身免疫性疾病）（表 170–5）。肿瘤性疾病也是不明原因发热的病因之一，虽然大多数恶性肿瘤患儿除了发热之外，还有其他临床表现。如果患儿曾有用药史，还需考虑药物热的可能性。药物热通常是持续的，而且没有其他症状。停用相关药物之后，通常在 72h 内体温恢复正常；某些药物，如碘的半衰期长，停药后患儿仍然会持续发热 1 个月。

大多数不明原因发热是由临床表现不典型的常见疾病引起的。不明原因发热是某些疾病的特征，例如幼年特发性关节炎，因为在这些疾病的初期，没有相关的或特异性的体征，实验室检查结果亦为

表 170-3 无定位体征发热的治疗

| 分组 | 治疗 |
| --- | --- |
| 有全身感染中毒症状、体温 ≥ 38℃的 0~3 岁患儿 | 住院，完善各种标本的细菌培养和其他检查*，静脉使用抗生素 |
| 体温 ≥ 38℃，<1 个月的婴儿 | 住院，完善各种标本的细菌培养和其他检查*，静脉使用抗生素 |
| 体温≥ 38℃，1~3 个月的婴儿 | 两步处理法<br>1. 基于病史，体格检查和实验室检查来确定细菌感染的风险<br>低风险：<br>· 病史简单<br>· 体格检查正常<br>· 实验室检查正常<br>· 尿：白细胞酯酶阴性，亚硝酸盐阴性，<10 WBC/HPF<br>· 外周血：5 000~15 000 WBC/mm³；杆状核白细胞 <1 500 或杆状核：中性粒细胞 <0.2<br>· 大便：如果腹泻时，（未见红细胞，并且 <5 WBC/HPF）<br>· CSF：细胞计数（<8 WBC/mm³），革兰氏染色未发现细菌<br>· 胸片：未见渗出影<br>2. 如果患儿满足上述低风险的标准，可以不使用抗生素，24h 后再次进行随访，一旦病情恶化则需要紧急处理。在血、尿和脑脊液培养结果出来之前，必须每天进行随访。如果培养结果阳性，患儿必须返回医院，接受进一步检查和治疗。如果患儿未达到上述低风险的标准，则需要住院并接受静脉抗生素治疗，直到获得培养结果、诊断明确以后，再调整治疗方案 |
| 体温 38℃ ~39℃，3 月至 3 岁的婴幼儿 | 诊断主要考虑自限性病毒感染；如果患儿出现持续发热，体温 >39℃并且出现新的症状和体征时，则建议返回医院 |
| 体温 >39℃，3 月至 3 岁的婴幼儿 | 两步处理法：<br>1. 确定患儿的免疫状态<br>2. 对于 <6 月的男性患儿、<2 岁未行包皮环切术的男性患儿、所有的女性患儿以及反复发生尿路感染的患儿，如果患儿曾接受过 b 型流感嗜血杆菌和肺炎链球菌疫苗，需要完善尿液相关检查（白细胞，白细胞酯酶，亚硝酸盐和培养）<br>如果患儿没有接种过 b 型流感嗜血杆菌和肺炎链球菌疫苗，则根据 1993 年指南来指导治疗（见于 Baraff et al. Pediatrics 1993;92:1–12） |

CSF：脑脊液；HPF：高倍视野；RBC：红细胞；WBC：白细胞

* 其他检查包括胸片，大便检查，单纯疱疹病毒聚合酶链反应

阴性或正常，经过足够长的观察期以后，就能明确诊断。

在美国，最常见的、以不明原因发热为临床表现的全身感染性疾病如下：沙门菌病，结核病，立克次体病，梅毒，莱姆病，猫抓病，表现不典型的常见病毒感染性疾病，传染性单核细胞增多症，巨细胞病毒（CMV）感染，病毒性肝炎，球孢子菌病，组织胞浆菌病，疟疾，弓形体病。不明原因发热的少见病因如下：土拉菌病，布氏杆菌病，钩端螺旋体病和鼠咬热。艾滋病本身通常不会引起不明原因发热，而艾滋病合并机会感染的患者常常出现发热（表 170-4）。

幼年特发性关节炎（JIA）和系统性红斑狼疮（SLE）是最常见的、以不明原因发热为临床表现的结缔组织疾病。炎症性肠病、风湿热和川崎病也是不明原因发热的常见病因。如果怀疑人为发热的可能性（接种致热物质或人为操纵温度计的读数），应该将患儿收住院并由医护人员记录体温和发热模式。有必要对患者进行长期连续观察，包括电子或视频监视。在儿童中，持续 6 个月以上的不明原因发热是罕见的，需考虑肉芽肿性疾病或自身免疫性疾病的可能。每间隔一段时间，需要对患儿进行重复评估，包括病史、体格检查、实验室检查和影像学检查。

## 诊 断

不明原因发热的诊断需要一个详尽的病史和体格检查，并辅以一些初筛性的实验室检查，在分析上述信息的基础上，安排进一步的实验室和影像学检查（表 170-5）。

### 病 史

患儿的年龄有助于发热原因的评估。6 岁以上儿童通常为呼吸道或泌尿生殖道感染，局部感染（脓肿、骨髓炎），幼年特发性关节炎或白血病。对于青少年来说，除了小年龄组的不明原因发热病因之外，更常

表 170-4 不明原因发热的四种亚型的定义和主要特点

| 特点 | 典型的不明原因发热 | 医院相关的不明原因发热 | 免疫缺陷的不明原因发热 | 艾滋病相关的不明原因发热 |
|---|---|---|---|---|
| 定义 | 体温 >38.0℃，持续 3 周以上，门诊随访 2 次以上；或住院 1 周以上的不明原因发热患儿 | 体温≥ 38.0℃，持续 1 周以上，而患儿入院时没有发热 | 体温≥ 38.0℃，持续 1 周以上，48 小时后培养结果为阴性 | ≥ 38.0℃，门诊患儿发热持续 3 周以上，或住院患儿发热持续 1 周以上，并确诊为 HIV 感染 |
| 患者的位置 | 社区，诊所或医院 | 急诊室 | 医院或诊所 | 社区，诊所或医院 |
| 主要原因 | 癌症，感染，炎症，诊断不明的长期高热 | 与医院相关的感染，术后并发症，药物热 | 主要由感染所致，但仅占列出病因 40%~60% | HIV（初次感染），典型和非典型分枝杆菌，巨细胞病毒，淋巴瘤，弓形体病，隐球菌病，免疫重建炎性综合征（IRIS） |
| 重要的病史 | 旅行史，接触史，动物和昆虫暴露史，用药史，预防接种史，家族史，心脏瓣膜疾病史 | 手术和操作，设备，解剖考虑？用药史 | 化疗，药物，潜在的免疫紊乱 | 用药史，暴露史，危险因素，旅行史，接触史，感染的阶段 |
| 重要的体格检查 | 眼底，咽部，颞动脉，腹部，淋巴结，脾，关节，皮肤，指甲，生殖器，直肠和前列腺，下肢深静脉 | 伤口，引流管，设备，鼻窦，尿 | 皮肤褶皱，静脉穿刺部位，肺，肛周地区 | 口，鼻窦，皮肤，淋巴结，眼睛，肺，肛周地区 |
| 重要的实验室检查 | 影像学检查，活检，红细胞沉降率，皮肤试验 | 影像学检查，细菌培养 | 胸部 X 光检查，细菌培养 | 血和淋巴细胞计数；血清学检查；胸部 X 光检查；大便检查；肺活检，骨髓检查，肝穿刺行细胞学检查和培养；头颅影像学检查 |
| 治疗 | 观察，门诊患者体温记录表，详细的体格检查、必要的实验室检查，避免药物的经验性使用 | 视病情而定 | 抗菌药物治疗方案 | 抗菌药物治疗方案，疫苗，治疗方案的修订，充足的营养 |
| 病程 | 数月 | 数周 | 数天 | 数周至数月 |
| 调查时间 | 数周 | 数天 | 数小时 | 数天至数周 |

见的病因为结核病、自身免疫性疾病或淋巴瘤。

注意询问野生或家养动物的接触史。在美国，人畜共患感染的发病率正在增加，并且病原通常来源于未发病的宠物。预防犬类患一些特殊疾病如钩端螺旋体病的免疫接种能预防犬类发病，但是不一定能阻断犬类携带和排出钩端螺旋体，并通过家庭接触进行传播。兔肉或松鼠肉摄入史有助于口咽型、腺型或伤寒型土拉菌病的诊断。需要询问蜱叮咬史或曾有蜱或寄生虫滋生地旅行史。

需要询问异食癖史。对犬弓首线虫感染（内脏幼虫移行症）或弓形虫感染（弓形体病）来说，污染物的摄入是一个非常重要的诊断线索。

应该对患儿出生后不同寻常的饮食习惯或旅行史进行询问。疟疾、组织胞浆菌病和球孢子菌病可以在患者曾访问或居住于流行区并离开数年以后才发病。询问预防接种史以及在国外旅行期间避免摄入污染的水或食物所采取的预防措施非常重要。从外地带回来的纪念品如岩石、泥土和文物也可以作为疾病的传播媒介。

应该询问用药史。用药史应该包括非处方药和外用药，包括滴眼液，这些用药史可能与阿托品引起的发热相关。

患者的遗传背景也很重要。患有肾性尿崩症的阿尔斯特苏格兰人可能会发生不明原因发热。反复出现超高热的家族性自主神经失调症（Riley-Day 综合征），更常见于犹太人。有地中海血统的患者应该考虑家族性地中海热（FMF）的可能性。FMF 和高免疫球蛋白 D 综合征是常染色体隐性遗传病。肿瘤坏死因子受体相关周期性综合征（TRAPS）和 Muckle-Wells 综合征（淀粉样变性 - 耳聋 - 荨麻疹 - 肢痛综合征）是常染色体显性遗传病。

## 体格检查

全面的体格检查对疾病的诊断是必不可少的（表 170-6）。患儿的一般情况，包括发热时有无出汗，都应该关注。体温升高或改变时患儿没有出汗，暗示患儿存在呕吐、腹泻、中枢性或肾性尿崩症所致的脱水。这种情况还见于无汗性外胚层发育不良，家族性自主神经功能障碍，或曾使用过阿托品。

**表 170-5　儿童不明原因发热的诊断**

**脓肿**
- 腹部
- 脑
- 牙
- 肝
- 盆腔
- 肾周
- 直肠
- 膈下
- 腰大肌

**细菌性疾病**
- 放线菌病
- 巴尔通体病（猫抓病）
- 布氏杆菌病
  - 弯曲菌病
- 土拉杆菌（土拉菌病）
- 单核细胞增生李斯特氏菌（李斯特菌病）
- 脑膜炎球菌性败血症（慢性）
- 肺炎支原体
- 鼠咬热（念珠状链杆菌）
- 沙门菌
- 结核病
- 惠普尔病
- 耶尔森菌病

**局部感染**
- 胆管炎
- 感染性心内膜炎
- 乳突炎
- 骨髓炎
- 肺炎
- 肾盂肾炎
- 鼻窦炎
  - 螺旋体
  - 伯氏疏螺旋体（莱姆病）
  - 回归热（回归热螺旋体）
  - 钩端螺旋体病
  - 鼠咬热（小螺菌）
  - 梅毒

**真菌病**
- 芽生菌病（肺外）
- 球孢子菌病（播散性）
- 组织胞浆菌病（播散性）
- 衣原体
  - 性病淋巴肉芽肿
  - 鹦鹉热
- 立克次体
- 犬埃立克体
  - Q 热
  - 落基山斑疹热
  - 蜱传斑疹伤寒

**病毒**
- 巨细胞病毒
- 肝炎病毒
- 艾滋病病毒
- 传染性单核细胞增多症（EB 病毒）

**寄生虫病**
- 阿米巴病
- 巴贝斯虫病
- 贾第鞭毛虫病
- 疟疾
- 弓形体病
- 旋毛虫病
- 锥虫病
- 内脏幼虫移行症（犬弓首蛔虫）

**风湿性疾病**
- 白塞病
- 幼年型皮肌炎
- 幼年型类风湿性关节炎
- 风湿热
- 系统性红斑狼疮

**过敏性疾病**
- 药物热
- 过敏性肺炎
- 血清病
- 结节性脂膜炎

**肿瘤**
- 心房黏液瘤
- 胆固醇肉芽肿
- 霍奇金病
- 炎性假瘤
- 白血病
- 淋巴瘤
- 嗜铬细胞瘤
- 神经母细胞瘤
- 肾母细胞瘤

**肉芽肿性疾病**
- 克罗恩病
- 肉芽肿性肝炎
- 结节病

**家族性和遗传性疾病**
- 无汗型外胚层发育不良
- 法布里病（α-半乳糖苷酶 A 缺乏病）
- 家族性自主神经功能失调症
- 家族性爱尔兰热
- 家族性地中海热
- 高三酰甘油血症
- 鱼鳞病
- 镰状细胞危象

**其他**
- 艾迪生病
- 巨大淋巴结增生症（卡斯特尔曼代病）
- 慢性活动性肝炎
- 周期性中性粒细胞减少症
- 尿崩症（非肾性和肾性）
- 人工性发热
- 噬血细胞综合征
- 下丘脑-中枢性高热
- 婴儿性骨皮质增生症
- 炎症性肠病
- 川崎病
- 组织细胞坏死性淋巴结炎（KFD）
- 金属烟热
- 胰腺炎
- 周期性发热
- 中毒
- 肺栓塞
- 血栓性静脉炎
- 甲状腺炎，甲状腺毒症

**表 170-6　不明原因发热患儿体格检查的细微发现有特殊的意义微妙的例子**

| 部位 | 体检发现 | 诊断 |
|---|---|---|
| 头部 | 鼻窦压痛 | 鼻窦炎 |
| 颞动脉 | 结节，搏动减弱 | 颞动脉炎 |
| 口咽部 | 溃疡 | 播散性组织胞浆菌病 |
| | 牙齿触痛 | 根尖周脓肿 |
| 眼底或结膜 | 脉络膜结节 | 播散性肉芽肿 * |
| | 瘀斑，Roth 斑 | 心内膜炎 |
| 甲状腺 | 肿大，压痛 | 甲状腺炎 |
| 心脏 | 杂音 | 感染性或非细菌血栓性心内膜炎 |
| 腹部 | 髂淋巴结肿大，脾大 | 淋巴瘤，心内膜炎，播散性肉芽肿 * |
| 直肠 | 直肠周围波动感，触痛 | 脓肿 |
| | 前列腺触痛，波动感 | 脓肿 |
| 生殖器 | 睾丸结节 | 结节性多动脉炎 |
| | 附睾结节 | 播散性肉芽肿 |
| 下肢 | 深静脉触痛 | 血栓症或血栓性静脉炎 |
| 皮肤和指甲 | 瘀点，裂片形出血，皮下结节，杵状指 | 脉管炎，心内膜炎 |

* 包括肺结核，组织胞浆菌病、球孢子菌病、结节病和梅毒

摘自 Mandell GL, Bennett, JE, Dolin R, editors: Mandell, Douglas, and Bennett's principles and practice of infectious diseases, 7 ed. Philadelphia, Churchill Livingstone: Elsevier, 2010: 785, Table 51-58

详细的体格检查是非常重要的。眼睛发红、流泪可能是结缔组织疾病的迹象，尤其是结节性多动脉炎。发热患儿的睑结膜炎可能是下列疾病的诊断线索，如麻疹、柯萨奇病毒感染、结核病、传染性单核细胞增多症、性病淋巴肉芽肿和猫抓病。而不明原因发热患儿的球结膜炎可能是下列疾病的诊断线索，如川崎病或钩端螺旋体病。点状结膜出血提示感染性心内膜炎的可能。葡萄膜炎提示患儿可能是下列一些疾病，如结节病、幼年特发性关节炎、系统性红斑狼疮、川崎病、白塞病、血管炎。脉络膜视网膜炎可能是巨细胞病毒感染、弓形体病或梅毒的一种临床表现。眼球突出可能是眼眶肿瘤、甲状腺功能亢进、肿瘤转移（神经母细胞瘤）、眶内感染、韦格纳肉芽肿病或假瘤的征象。

检眼镜可用于发现甲襞毛细血管异常，这种异常与结缔组织疾病（如皮肌炎和系统性硬皮病）相关。将浸泡油或凝胶润滑剂涂抹到与指甲相邻的皮肤上，用眼底镜 +40 来观察这些血管的形态。

不明原因发热也可能是下丘脑功能障碍所致。这种疾病的线索是瞳孔不能收缩（由于眼睛的括约肌缺陷）。在胚胎发育期，瞳孔括约肌的发育与下丘脑的结构和功能分化同步。

无眼泪、角膜反射消失或光滑舌（菌状乳头缺失）等征象提示发热可能是由家族性自主神经功能失调症所致。鼻窦或上牙的触痛提示鼻窦炎。复发性口腔念珠菌病可能提示各种免疫系统疾病的可能。

热病性疱疹是肺炎球菌、链球菌、疟疾与立克次体感染患儿的常见表现。这些病变也很常见于脑膜炎球菌性脑膜炎的患儿中（通常不表现为不明原因发热），但很少见于脑膜炎球菌败血症的患儿中。热病性疱疹也偶见于沙门菌或金黄色葡萄球菌感染的患儿中。

咽充血（有或无分泌物）提示患儿可能患有传染性单核细胞增多症、CMV 感染、弓形虫病、沙门菌病、土拉菌病、川崎病或钩端螺旋体病。

应该对肌肉和骨骼进行仔细的触诊。骨压痛提示隐匿性骨髓炎或肿瘤性疾病骨髓浸润的可能。斜方肌压痛可能是膈下脓肿的诊断线索。全身肌肉压痛提示皮肌炎、旋毛虫病、多发性大动脉炎、川崎病、支原体或虫媒病毒感染的可能。

直肠检查可以发现直肠周围淋巴结肿大或触痛，这些体征提示深部盆腔脓肿、髂淋巴结炎或骨盆骨髓炎的可能。大便隐血阳性提示肉芽肿性结肠炎和溃疡性结肠炎可能是患儿不明原因发热的病因。

反复寒战和高热常见于败血症患儿（无论是何种病原），尤其是在与肾脏病、肝脏或胆道疾病、感染性心内膜炎、疟疾、布氏杆菌病、鼠咬热或包裹性积脓相关的情况下。还应该关注患儿的活动量和有无皮疹。腱反射亢进提示甲状腺毒症可能是不明原因发热的原因。

## 实验室评估

根据具体情况来确定不明原因发热患儿的实验室评估方案，以及是在门诊还是住院来完成这些检查。在门诊无法实施相关的实验室或影像学检查，需要进一步观察患儿病情，或父母过分焦虑等情况下，均需收入住院。诊断性评价的进度应该根据疾病的进展情况来进行调整；危重患者必须快速进行相关检查，而慢性病可以在门诊进行系统的相关检查。如果没有相关的病史或体征为某种特殊感染或疾病部位提供线索，诊断性试验也不能为诊断提供帮助。在一般情况下，可以通过继续观察和反复评估患儿来发现新的临床征象。

针对每一个不明原因发热的患儿，根据预定的列表来安排大量的诊断试验，这种方式虽然是不妥当的，但在评价的过程中仍然需要安排一些诊断实验。在最初的实验评估中，全血细胞计数和尿

液分析就是最初实验室评估的一部分。中性粒细胞绝对计数<5 000/μL是不活跃的细菌性感染的证据（伤寒除外）。相反，如果患儿的多形核白细胞计数>10 000/μL或一种杆状核白细胞计数>500/μL时，该患儿发生严重细菌感染的可能性大。血涂片直接检查（姬氏或瑞氏染色）可以发现疟疾、锥虫病、巴贝斯虫病或回归热的病原体。

红细胞沉降率（ESR）>30mm/h提示炎症可能，需要进一步评价患儿是否为感染、自身免疫性疾病或恶性疾病。ESR >100mm/h提示患儿可能为结核、川崎病、恶性肿瘤或自身免疫性疾病。如果ESR的值很低，也不能排除感染或幼年特发性关节炎的可能性。C-反应蛋白（CRP）是另一种急性期反应产物，与ESR相比其升高和恢复正常更迅速。专家们通常只选择一种检查（ESR或CRP），因为没有证据表明不明原因发热的患儿同时进行ESR和CRP测定在临床上是有用的。

血培养通常为需氧培养。厌氧血培养通常很少进行，在怀疑厌氧菌感染的情况下，才考虑进行厌氧血培养。为了明确患儿是否为感染性心内膜炎、骨髓炎或深部脓肿所致的败血症，可能需要进行多次或反复血培养。多种微生物引起的菌血症是人为的自体诱导感染或胃肠道病理变化。钩端螺旋体、弗朗西斯菌或耶尔森菌的分离需要选择性培养基或不经常使用的特定条件。还应该常规进行尿培养。

结核菌素试验（TST）的标准剂量是5单位的纯化蛋白衍生物（PPD）进行皮内注射，PPD需要冷藏保存。

根据病史和体格检查的结果来选择胸部、鼻窦、乳突或胃肠道的放射线检查。对于缺乏定位症状或体征、不明原因发热的患儿来说，不能排除炎性肠病的可能，胃肠道造影放射检查有助于明确诊断。

骨髓检查有助于诊断白血病、转移性肿瘤、结核病、真菌感染或寄生虫病、组织细胞增生症、噬血细胞综合征或贮积病。如果进行骨髓穿刺的话，需要完善细菌、真菌以及结核分枝杆菌培养。

血清学试验有助于下列疾病的诊断，如传染性单核细胞增多症、巨细胞病毒感染、弓形虫病、沙门菌感染、土拉菌病、布氏杆菌病、钩端螺旋体病、猫抓病、莱姆病、立克次体病和幼年特发性关节炎。临床医生应该知道，这些诊断试验的可靠性、敏感性和特异性是不同的；例如，某些特定实验室之外的其他实验室的莱姆病血清学试验结果通常都不可靠。

放射性核素扫描有助于腹腔脓肿和骨髓炎的诊断，特别是在病灶定位困难或怀疑多发性病灶的情况下。枸橼酸镓（$^{67}$Ga）浓聚于与肿瘤或脓肿相关的炎症组织（白细胞）中。$^{99}$mTc磷酸盐用于骨髓炎的诊断可以比常规X线平片提前发现病灶。铟（$^{111}$In）或碘化IgG标记的粒细胞可能有助于检测局部化脓性过程。对于不明原因发热的成人患者来说，18F-氟脱氧葡萄糖正电子发射断层扫描（FDG-PET）是一种有用的影像学诊断，有助于30%~60%的患者明确最终诊断。超声心动图能发现心脏瓣膜赘生物，从而明确感染性心内膜炎的诊断。超声检查可以发现腹腔内脓肿，如肝脓肿、膈下间隙脓肿、骨盆脓肿或脾脓肿。

不通过外科手术或放射性同位素扫描，全身CT或MRI（两者的对比）就可以检测肿瘤和化脓性病灶。CT和MRI有助于发现头部、颈部、胸部、腹膜后间隙、肝、脾、腹腔和胸腔内淋巴结、肾、骨盆和纵隔的病灶。CT或B超引导下的可疑病灶穿刺或活检降低了剖腹探查或开胸手术的概率。MRI特别适用于检测可疑肢体的骨髓炎。诊断成像通常用作疑似诊断的确诊或评估手段，而很少用于病因不明患儿的诊断，因为在CT扫描的情况下，患儿需要接触大量的辐射。

活检偶尔用于不明原因发热的诊断。如果发现相应器官的特异性临床表现，支气管镜、腹腔镜、纵隔镜和消化道内镜检查通常可以提供直接的可视化病变证据和活检材料。如果患儿需要进行侵袭性操作，在操作实施之前，应该针对操作的风险效益比进行评估。

## 治　疗

临床医生需要根据不明原因发热患儿的诊断来确定最终治疗方案。儿童的发热和感染不是同义词；抗菌药物不应该作为退热剂使用，同时应尽量避免药物的经验性使用。疑似播散性结核病的危重患儿使用抗结核治疗，这可能是唯一的例外。其他抗菌药物的经验性治疗可能是危险的，会掩盖患儿的病情，导致诊断困难，如感染性心内膜炎、脑膜炎、脑膜感染或骨髓炎。在评估完成以后，可以给予退热药来控制发热和缓解症状。

## 预　后

不明原因发热儿童的预后通常比成人好。儿童的预后取决于原发疾病，而这些不明原因发热的原发疾病通常是常见儿童疾病的非典型表现。在许多情况下，诊断尚未明确，而患儿的发热自发消退。即使完成了全面的评估，也有25%的持续发热患儿，其发热原因仍不清楚。

补充内容请参见光盘。

（舒敏　译，方峰　审）

# 第 171 章 免疫功能低下者感染

Marian G. Michaels, Michael Green

当宿主的免疫系统不能充分保护机体免受潜在的病原体侵袭时，就会发生感染和疾病。在免疫系统健全的人群中，当机体对微生物的应答能力弱、缺乏特异性免疫或机体的保护屏障（如：皮肤）破坏的情况下，就会发生感染。健康儿童能够通过免疫应答反应来应对大多数感染性病原体的挑战，从而预防重大疾病的发生。一旦发生感染，机体就会产生一系列免疫应答反应来控制疾病进展和防止复发。而免疫功能低下的儿童可能没有这样的能力。根据免疫缺陷的程度和类型不同，免疫缺陷的儿童可能无法清除病原体或通过适当的免疫反应来防止感染复发（见第 116 章）。

补充内容请参见光盘。

## 171.1 原发性免疫缺陷病患儿的感染

Marian G. Michaels, Michael Green

随着遗传学和分子生物学领域的迅速发展，许多原发性免疫缺陷病得到了认识和鉴别。目前，已经确定 120 多个基因可以引起 150 多种原发性免疫缺陷病。这部分重点阐述与主要的免疫缺陷病相关的感染性疾病。

补充内容请参见光盘。

## 171.2 获得性免疫缺陷患儿的感染

Marian G. Michaels, Michael Green

许多疾病可伴发继发性免疫缺陷病，包括感染、恶性肿瘤、囊性纤维化、糖尿病、镰状细胞病或营养不良。免疫抑制药物用于预防器官移植后的排斥反应，预防干细胞移植后移植物抗宿主病（GVHD）（见第 131 章）或治疗恶性肿瘤，也可以导致宿主易患感染。同样，治疗胶原性血管病或其他自身免疫性疾病的药物可能与感染的风险增加相关。破坏正常皮肤黏膜屏障的操作（例如，烧伤、手术、留置导管）也会增加感染的风险。

补充内容请参见光盘。

## 171.3 免疫缺陷患者感染的预防

Marian G. Michaels，Michael Green

对于免疫系统有一个或多个方面缺陷的患儿来说，虽然有些措施可以降低感染的风险，感染还是不能完全避免。对于原发性 B 细胞缺陷的儿童来说，免疫球蛋白替代治疗是一种有益的治疗措施。γ-干扰素、复方磺胺甲噁唑和口服抗真菌药可以减少慢性肉芽肿病患儿发生感染的概率。对于原发疾病导致细胞免疫功能降低的患儿、HIV 感染患儿或服用免疫抑制药物的患儿，都从卡氏肺囊虫的预防中受益。免疫接种能预防许多感染，对免疫力低下的儿童特别重要。如果可能的话，在任何可能会损害免疫系统的治疗措施实施之前，需要采取一些免疫措施来应对这些损害。

补充内容请参见光盘。

（舒敏 译，方峰 审）

# 第 172 章 医疗器械相关感染

Patricia M. Flynn

尽管很多集成设备用于儿科患者给治疗带来了便利和成功，也带来了感染并发症。医疗器械相关感染的发病机制尚未完全明确，但是，很多的感染危险因素是非常重要的，包括宿主易感性，医疗器械的构成，微生物附着于医疗器械的能力以及在医疗器械上迅速形成生物被膜的能力，环境因素（包括医疗器械的插入技术和维护技术）。

补充内容请参见光盘。

（舒敏 译，方峰 审）

# 第 3 篇　抗菌治疗

## 第 173 章

## 抗菌治疗原则

Mark R. Schleiss

婴儿和儿童的抗菌治疗面临许多挑战。一个令人头疼的问题是缺乏关于药代动力学和最佳剂量的儿童数据；因此关于儿童的建议是从成人的研究中推算出来的。第二个挑战是临床医生需要考虑不同年龄组在细菌感染的病原菌种类方面存在的重大差异。临床医生还必须考虑抗生素的适宜剂量和毒性以及婴儿和儿童的生理发育状况。最后，与成人患者相比较，儿童患者使用抗生素的方式有一些重要的区别。最佳的特定的抗生素治疗方案是通过微生物学诊断来实现，而微生物学诊断取决于从无菌部位分离的病原菌和药敏试验结果。考虑到儿童患者采集标本的困难以及婴儿细菌感染的风险增加，许多儿科感染性疾病实践均基于经验性使用抗菌药物，甚至最终也不能明确病原菌。

补充内容请参见光盘。

（舒敏　译，方峰　审）

# 第 4 篇　革兰氏阳性菌感染

## 第 174 章

## 葡萄球菌

James K. Todd

葡萄球菌是一群革兰氏染色阳性的耐寒需氧菌，常成对或成簇样生长，是人类的正常菌群，存在于人们接触物及灰尘中。它们具有耐热和抗干燥的特性，在非生理的理化环境中可生存数周到数月。该菌属又可分为凝固酶阳性的金黄色葡萄球菌和凝固酶阴性其他菌种（如表皮葡萄球菌、腐生葡萄球菌、溶血葡萄球菌等）。葡萄球菌属菌种的鉴别需要进一步试验检测确认，但肉眼观察可做初步分辨，通常情况下金黄色葡萄球菌在血琼脂平板培养基上形成伴有溶血环（β 溶血毒素）的黄色或橙色菌落；表皮葡萄球菌则形成白色菌落，伴或不伴溶血环。金黄色葡萄球菌可产生多种引起严重疾病的致病因子，而凝固酶阴性的葡萄球菌较少致病，除非体内留置有异物（如血管内导管）。葡萄球菌形成的抗生素耐药已成为严重的问题，尤其是对 β 内酰胺抗生素的耐药，但对万古霉素很少耐药。

### 174.1　金黄色葡萄球菌

James K. Todd

金黄色葡萄球菌是皮肤和软组织化脓性感染的最常见病原菌，可引起脓疱疮、疖病（疖）、蜂窝组织炎、脓肿、淋巴结炎、甲沟炎、脐炎和伤口感染。金黄色葡萄球菌菌血症（原发或继发）很常见，可伴随或引起骨髓炎、化脓性关节炎、深部脓肿、肺炎、脓胸、心内膜炎、化脓性肌炎和心包炎，偶尔引起脑膜炎。某些金黄色葡萄球菌菌株可引起毒素介导的疾病，包括食物中毒、金黄色葡萄球菌猩红热、烫伤样皮肤综合征和中毒性休克综合征（TSS）。甲氧西林耐药是一个全球性的问题。

#### ■ 病原学

金黄色葡萄球菌产生的各种毒素和酶侵入或损伤组织导致疾病发生。可通过其产生的毒力因子来鉴别金黄色葡萄球菌的不同菌株，还可以通过各种分子生物技术进行分类。

金黄色葡萄球菌利用其细胞壁的磷壁酸附着于黏膜细胞；暴露于黏膜下或皮下的金黄色葡萄球菌通过纤维蛋白原、纤连蛋白、胶原蛋白和其他蛋白增加其黏附力。不同的菌株可产生多种不同的毒力因子，这些毒力因子具有以下一种或多种作用：保护病原菌免受宿主防御攻击；引起局部感染；损伤局部组织以及作为毒素对非感染部位组织的影响。

金黄色葡萄球菌的大多数菌株具有保护病原菌免受宿主防御攻击的保护因子。葡萄球菌菌体表面具有疏松的荚膜多糖（黏液层），可干扰吞噬调理作用。金黄色葡萄球菌产生的凝固酶和（或）凝聚因子是区别于表皮葡萄球菌和其他凝固酶阴性葡萄球菌的一特点，凝聚因子与人纤维蛋白原相互作用使细菌大量聚集，从而阻止吞噬细胞的有效吞噬。凝固酶还与血浆纤维蛋白相互作用形成血浆凝块，在感染局限化（形成脓肿）中起了重要作用。大多数金黄色葡萄球菌菌株能产生蛋白 A，但凝固酶阴性的葡萄球菌不会产生，蛋白 A 能与免疫球蛋白 IgG1、IgG2 和 IgG4 特异性结合，蛋白 A 位于细菌细胞壁的最外层，可吸附血清免疫球蛋白，抑制宿主抗菌抗体起调理作用，从而抑制吞噬作用。葡萄球菌释放的酶还包括过氧化氢酶（使过氧化氢失活，提高细胞内的生存力）、青霉素酶或 β – 内酰胺酶（在分子水平使青霉素失活）、脂肪酶（与皮肤感染有关）。

许多金黄色葡萄球菌菌株产生导致局部组织破坏的物质，已经分离出多种完全不同的免疫性溶血毒素（α – 毒素、β – 溶血素、δ – 溶血素），这些溶血毒素作用于细胞膜引起组织坏死。许多金黄色葡萄球菌菌株可产生与侵袭性皮肤疾病相关的杀白细胞毒素（PVL），它与吞噬细胞膜的磷脂结合，使膜通透性增加，蛋白泄漏，最终导致细胞死亡。

许多金黄色葡萄球菌菌株可释放一种或更多的外毒素。表皮剥脱毒素 A 和 B 是两种不同的血清型蛋白，可引起局部（大疱性脓疱疮）或全身性的（烫伤样皮肤综合征、金黄色葡萄球菌猩红热）皮肤并发症（见第 651 章）。表皮剥脱毒素通过分离表皮细胞间的桥粒，改变表皮颗粒层细胞内基质使表皮剥脱分离。

大多数金黄色葡萄球菌菌株可产生一种或多种的金黄色葡萄球菌肠毒素（A、B、C1、C2、D、E 型）。食入肠毒素 A 或 B 可引起食物中毒，出现呕吐和腹泻，部分人可导致严重低血压。几乎所有人在 10 岁以上的个体，体内都已产生了至少一种肠毒素抗体。

中毒性休克综合征毒素 -1（TSST-1）与中毒性休克综合征（TSS）有关，此病多见于女性月经期局部葡萄球菌感染。TSST-1 是一种诱导产生白细胞介素 -1 和肿瘤坏死因子的超抗原，可引起低血压、发热及多器官病变。肠毒素 A 和肠毒素 B 可能与非月经期的中毒性休克综合征有关。

## 流行病学

很多新生儿在生后 1 周内就有金黄色葡萄球菌的定植，在常规鼻前庭检测中，20%~40% 正常人携带至少一种金黄色葡萄球菌菌株。

金葡菌可从鼻传播到皮肤，在皮肤的定植常为一过性，在脐部、阴道和肛周可持续携带。

大量鼻前庭定植的带菌者（通常因病毒性上呼吸道感染而加重）是重要的传播源，可自身传播感染或通过有金葡菌定植个体的手直接接触而传播，因此，患者之间接触后洗手是减少葡萄球菌院内传播的至关重要的措施。通过污染物传播很少见。

细菌定植可发生侵袭性病变，使用抗金黄色葡萄球菌抗生素治疗将更易于其定植和感染的发生。其他增加感染可能性的因素有创伤、皮肤病、脑室 – 腹腔分流术、静脉或鞘内置管术，糖皮质激素治疗、营养不良和氮质血症；呼吸道病毒感染，特别是流感病毒，更易继发葡萄球菌的感染。

## 发病机制

葡萄球菌感染的发生与宿主对感染的抵抗力和病原菌毒力相关（图 174-1），完整的皮肤黏膜是抵抗葡萄球菌入侵的屏障，当创伤、手术、外来物的表面（如外科缝合线、分流装置、血管内导管）以及烧伤破坏了皮肤黏膜屏障，将增加感染的风险。

婴儿可通过胎盘获得特异性葡萄球菌的体液免疫，年长儿和成人通过葡萄球菌的定植和轻微感染产生特异性抗体。各种抗金黄色葡萄球菌毒素抗体可以保护机体免遭这些特异性毒素介导的疾病，但体液免疫不一定能抵抗同种金黄色葡萄球菌局灶性或播散性感染的发生。

先天性白细胞趋化作用缺陷（Job 综合征，Chédiak-Higashi 综合征，Wiskott-Aldrich 综合征）、吞噬和杀伤细胞功能缺陷（中性粒细胞减少症、慢性

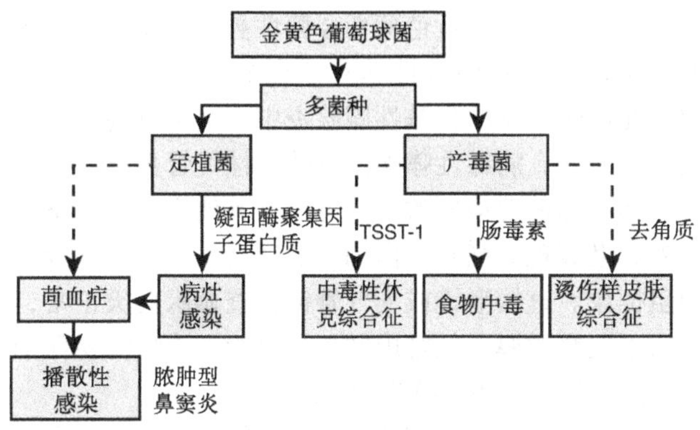


**图 174-1**　金黄色葡萄球菌与宿主抵抗力和病原菌毒力的关系。TSST-1：中毒性休克综合征毒素 -1

肉芽肿病）的患者葡萄球菌感染的风险增高。HIV感染患者的中性粒细胞在体外杀灭金黄色葡萄球菌的能力有缺陷。反复发生葡萄球菌感染的患者应评估是否存在免疫功能缺陷，特别是中性粒细胞功能障碍。

## ■ 临床表现

随感染的部位不同，临床症状和体征也不同，皮肤是最常见的部位，也可发生在机体任何组织。疾病的严重程度取决于局部化脓、全身播散的迁徙性感染或毒素导致的全身反应。尽管许多人的鼻咽部和皮肤都有金黄色葡萄球菌定植，但由这些定植菌导致感染疾病相对少见。金黄色葡萄球菌的皮肤感染多见于社会经济水平较低的人群，特别是地处热带气候的人群。

### 新生儿

金黄色葡萄球菌是新生儿感染的一个重要原因（见第103章）。

### 皮　肤

金黄色葡萄球菌是引起皮肤化脓性感染的一个重要原因，包括传染性脓疱病、深部脓疱、大疱性脓疱病、毛囊炎、汗腺炎、疖、痈、葡萄球菌烫伤样皮肤综合征、金黄色葡萄球菌猩红热。感染可使伤口恶化，或使其他非感染性皮肤病（如湿疹）发生感染。复发性疖肿常有数月至数年的反复化脓性皮肤病史。反复的皮肤和软组织感染常与社区获得性耐甲氧西林金黄色葡萄球菌（MRSA）有关，常发生于下肢和臀部。金黄色葡萄球菌也是伤口感染的一个重要原因，并可累及深部软组织，包括蜂窝组织炎，但很少导致坏死性筋膜炎。

### 呼吸道

虽然前鼻庭是金黄色葡萄球菌的常见定植部位，但该菌引起上呼吸道感染很罕见，金黄色葡萄球菌在健康人群中，很少引起中耳炎（见第632章）和鼻窦炎（见第372章），然而在囊性纤维化或白细胞功能缺陷的儿童中，金黄色葡萄球菌性鼻窦炎相对常见，并且可能是某些中毒性休克综合征患儿的唯一感染源。在比较少见的化脓性腮腺炎中，金黄色葡萄球菌是常见病原。病毒性哮喘并发伪膜性气管炎可能是金黄色葡萄球菌感染所致，也可能是其他病原菌感染，患者典型表现为高热、白细胞数增高、严重上呼吸道梗阻征象。直接喉镜或支气管镜检查显示会厌正常，声门下狭窄增厚，气管内脓性分泌物，治疗需要仔细的气道管理和恰当的抗生素治疗。

金黄色葡萄球菌性肺炎（见第392章）可为原发性（血源性）或继发于病毒感染如流感后。血源性肺炎可继发于源自右心心内膜炎或化脓性血栓性静脉炎的脓毒性栓塞，可伴或不伴血管内置物。吸入性肺炎是由于黏膜纤毛的清除功能改变（见囊性纤维化，第395章）、白细胞功能障碍或病毒感染导致的细菌黏附所引起。常见的临床症状和体征有高热、腹痛、呼吸急促、呼吸困难、局限性或弥漫性支气管肺炎或大叶性肺炎。金黄色葡萄球菌常引起坏死性肺炎，可进展为脓胸、肺大泡、脓气胸和支气管胸膜瘘。

### 脓毒症

金黄色葡萄球菌菌血症及脓毒症可以是原发的，也可与任何局部感染有关。临床可表现为急性起病，有恶心、呕吐、肌痛、发热和寒战。随后，致病菌可以存在于机体任何部位（通常是单个深部病灶），尤其是在心瓣膜、肺、关节、骨和脓肿处。

在某些病例，尤其是青少年男性，可发生播散性金黄色葡萄球菌病，其临床特征为发热、抗生素治疗仍持续性菌血症，并且感染部位累及≥2不同的组织器官（如皮肤、骨、关节、肾、肺、肝、心脏）。

对于这些病例，必须注意排除心内膜炎和脓毒血栓性静脉炎。

### 肌　肉

肌肉局部的葡萄球菌性脓肿有时伴有肌酶升高但无脓毒血症存在，称之为化脓性肌炎。该病多见于热带地区，但美国有些健康儿童也有发生。30%~40%病例会发生多发性脓肿，在脓肿的部位常有外伤的病史。外科引流和恰当的抗生素治疗是必不可少的。

### 骨和关节

金黄色葡萄球菌是儿童骨髓炎和化脓性关节炎的最常见病原（见第676章和677章）。

### 中枢神经系统

金黄色葡萄球菌性脑膜炎（见595.1章）并不常见，与穿通性头颅外伤和神经外科手术有关（如开颅术、脑脊液分流术），少数情况下与心内膜炎、脑膜旁病灶（如硬膜外或脑脓肿）、糖尿病或恶性肿瘤有关。金黄色葡萄球菌性脑膜炎的脑脊液变化与其他细菌引起的脑膜炎脑脊液改变难以区别。

### 心　脏

金黄色葡萄球菌是导致急性感染性心内膜炎瓣膜病变的常见病原（见第431章），可继发心瓣膜穿孔、心肌脓肿、心衰、传导阻滞、急性心包积血、化脓性心包炎以及猝死。

## 肾 脏

金黄色葡萄球菌是肾及肾周围脓肿的常见病原（见第 532 章），通常来源于血源感染金黄色葡萄球菌性肾盂肾炎和膀胱炎并不多见。

## 中毒性休克综合征（TSS）

金黄色葡萄球菌是中毒性休克综合征的主要病原（见第 174.2），临床表现有发热、休克和（或）猩红热样皮疹的患者均应考虑该病的可能。

## 肠 道

正常肠道菌群中金黄色葡萄球菌很难过度生长而引起金黄色葡萄球菌肠炎，但在口服广谱抗生素后可发生，为伴有血性黏液的腹泻。长期门诊腹膜透析的患者由于透析导管的使用，可发生金黄色葡萄球菌性腹膜炎，要彻底治愈感染需拔除导管。

食物中毒（见 332 章）可因食入由葡萄球菌产生的肠毒素污染食物所致，食入毒素后 2~7h，突然出现严重呕吐，随后出现可出现水样泻，常无发热或低热，症状持续时间很少超过 12~24h，偶尔可发生休克和死亡。

# ■ 诊 断

诊断金黄色葡萄球菌感染需依据从非开放性的部位获取标本并分离到菌株，如蜂窝组织炎、脓腔、血液、骨、关节以及其他感染部位的穿刺抽吸液。皮肤表面培养常无临床意义，因其结果可能是体表污染菌而不是真正感染的病原菌。组织样本和穿刺抽吸液是最好的培养标本来源。由于鼻部或皮肤是金黄色葡萄球菌的正常定植部位，因此从上述部位分离到的菌株并不能确定为致病菌。由于耐甲氧西林金黄色葡萄球菌（MRSA）感染的患病率高，金黄色葡萄球菌感染的严重性日益增加，而且即使是严重金黄色葡萄球菌感染也不是普遍都发生菌血症，因此在使用抗生素治疗前进行任何潜在感染灶的穿刺或活检培养与血培养一样重要。金黄色葡萄球菌能在液体和固定培养基稳定地生长。菌株分离后，通过革兰氏染色，然后进行凝固酶、凝聚因子和蛋白 A 反应进行鉴定。随着抗生素耐药日趋普遍，严重病例还需评估细菌对抗生素的敏感性。

金黄色葡萄球菌性食物中毒的诊断需建立在流行病学调查和临床检查的基础上，必须对可疑的污染食物进行病原菌培养和肠毒素检测。

## 鉴别诊断

金黄色葡萄球菌与 A 组链球菌引起的皮肤损害难以区别，前者皮损范围通常慢慢扩大，而后者更易迅速蔓延。如果胸部 X 片显示有肺囊肿、脓气胸或肺脓肿，应警惕金黄色葡萄球菌性肺炎（图 174–2）。其他许多致病微生物，如结核分枝杆菌、非典型分枝杆菌、汉塞巴尔通体（猫抓病）、兔热病杆菌以及各种真菌等，也可引起皮肤出现波动感和软组织损害。

## 治 疗

对于脓肿未引流或体内有感染异物的患者，单独应用抗生素治疗很难有效，通过切开和引流能缓解包裹积聚的脓肿。如果情况容许，应去除异物。最初的治疗应选择对当地葡萄球菌敏感的抗生素治疗，同时还应考虑感染的严重程度。由于无论何种来源的葡萄球菌分离株，90% 以上均对青霉素和阿莫西林耐药，

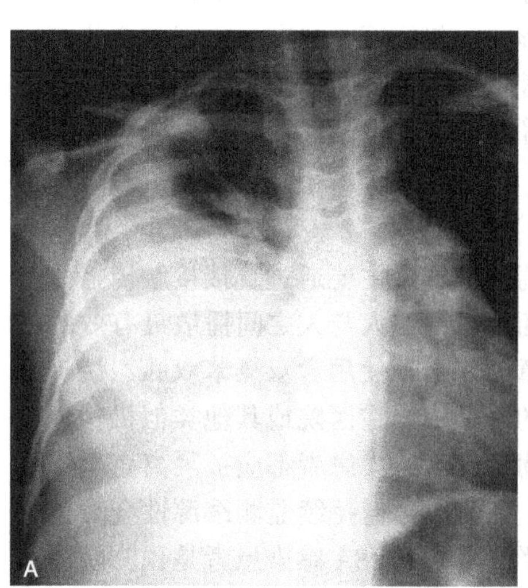


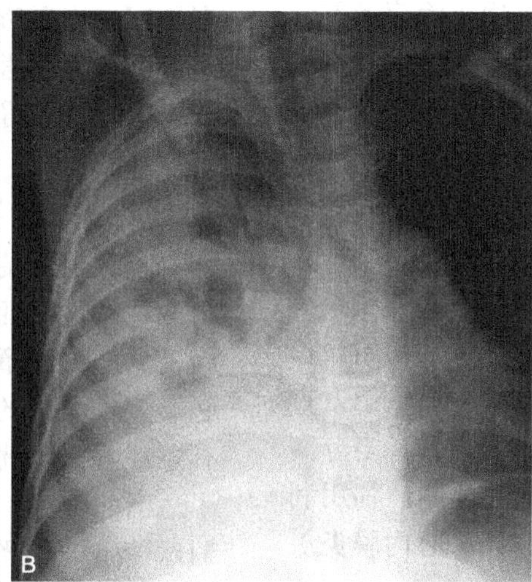


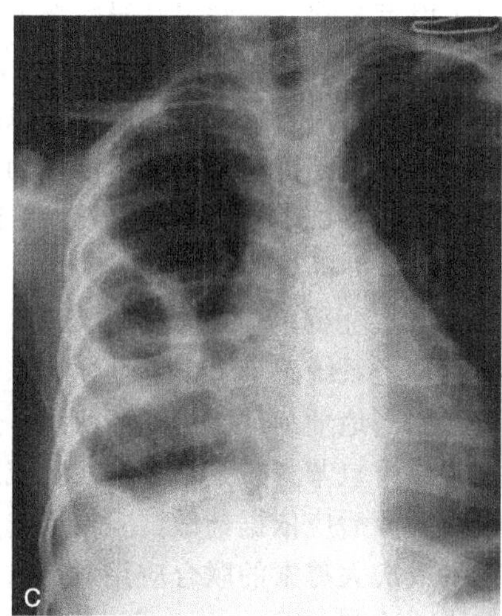


**图 174–2** 肺囊肿形成。A.5 岁儿童，金黄色葡萄球菌肺炎，最初为右肺中下带出现实变影。B.7d 后，多个透亮区出现，开始形成肺囊肿。C.2 周后，炎症浸润明显消散，右肺中下带厚壁囊肿迁延，胸膜明显增厚

摘自 Kuhn JP, Slovis TL, Haller JO. Caffey's pediatric diagnostic imaging.Philadelphia: Mosby, 2004, 1（10）: 1003–1004

因此不适合选用这两种抗生素。对于重症感染，一开始就应采用非口服治疗，直到症状控制，严重金黄色葡萄球菌感染，无论有无脓肿，均持续时间较长并易于反复，需要延长治疗时间。

抗生素使用的剂量、途径和疗程取决于感染部位、患者对治疗的反应和来自血或局部感染灶培养的致病菌对抗生素的敏感性。对大多数严重金黄色葡萄球菌感染者，推荐静脉用药直至患者体温恢复正常且其他感染症状好转，口服治疗常需要维持一段时间，尤其是那些有慢性感染或有免疫功能缺陷基础疾病的患者。金黄色葡萄球菌性骨髓炎（见第676章）、脑膜炎（见595.1章）和心内膜炎（见第431章）的治疗在相应章节分别讨论。

甲氧西林敏感的金黄色葡萄球菌（MSSA）引起的严重感染，其初期治疗应选择半合成青霉素类（如萘夫西林、苯唑西林）或第一代头孢菌素（如头孢唑林），前者更常用。耐甲氧西林金黄色葡萄球菌（MRSA）是在院内感染和社区获得性感染的重要病原菌，在美国，社区获得性MRSA感染，甚至在无危险因素的儿童中都很常见。细菌对半合成青霉素类和头孢菌素类耐药与一种新的青霉素结合蛋白（PB2A）有关，它对含有一个β-内酰胺环的抗生素相对不敏感。MRSA与耐甲氧西林敏感菌的毒力相当。对青霉素过敏患者和怀疑MRSA的严重感染患者，万古霉素（24h总量为40~60mg/kg，每6h静脉用药1次）可用作初始治疗。应依据个体情况对万古霉素的血清浓度进行监测，其谷浓度为10~20μg/mL。MRSA对头孢菌素类和碳青霉烯类抗生素也耐药，对喹诺酮类抗生素的敏感性不稳定。当对其他抗生素高度耐药时，利奈唑胺、达托霉素、奎奴普丁-达福普丁、万古霉素联合利奈唑胺和庆大霉素以及万古霉素联合复方新诺明（甲氧苄啶-磺胺甲基异噁唑）可用于治疗严重金黄色葡萄球菌感染（表174-1）。

罕见的对万古霉素中度敏感株和耐药菌株已有报道，多是正在接受万古霉素治疗的患者，因此应强调限制不必要抗生素治疗的必要性、致病菌的分离和对严重感染进行药敏实验的重要性。

严重金黄色葡萄球菌感染（败血症、心内膜炎、中枢神经系统感染、中毒性休克综合征）的初始治疗应根据当地葡萄球菌的耐药状况，选择静脉给予万古霉素或甲氧苯青霉素，萘夫西林或苯唑西林，当分离出致病菌后应依据药敏试验结果选用抗生素。加用利福平或庆大霉素的联合应用对严重感染（心内膜炎）有协同治疗作用。

在许多感染中，初期采用非口服治疗，当致病菌的抗生素敏感性确定后，可改用口服抗生素治疗至疗程结束。尽管体外金黄色葡萄球菌对环丙沙星和其他喹诺酮类抗生素敏感，但这些抗生素不能用于治疗严重葡萄球菌感染，因其使用与迅速发生细菌耐药有关。复方新诺明（甲氧苄啶-磺胺甲基异噁唑）对甲氧西林敏感金黄色葡萄球菌（MSSA）和MRSA的许多菌株都是一种有效的口服抗生素。

双氯西林（24h总量为50~100mg/kg，分4次口服）和头孢氨苄（24h总量为25~100mg/kg，分3~4次口服）口服吸收好，对甲氧西林敏感金黄色葡萄球菌（MSSA）感染治疗有效。阿莫西林-克拉维酸钾（24h总量为40~80mg/kg，分3次口服）也有效。氯林可霉素（2h总量为30~40mg/kg，分3到4次口服）对临床微生物实验室经“D-试验”证实的是金黄色葡萄球菌敏感菌株引起的皮肤、软组织、骨和关节感染治疗有效，由于氯林可霉素是一种抑菌剂，故不应用于治疗金黄色葡萄球菌感染心内膜炎、脑脓肿或脑膜炎。目前认为氯林可霉素的作用机制与抑制蛋白合成有关，许多专家建议用于治疗金黄色葡萄球菌中毒性休克综合征（TSS），以抑制产生细菌毒素。根据临床反应、X线改变和实验室检查结果确定口服疗程。

皮肤、软组织和呼吸道感染常可采用口服治疗，或初始给予短程的非口服治疗，随后改为口服治疗。新型抗菌素头孢洛林（静脉用）已被批准用于成年人MRSA皮肤感染。

## ■ 预　后

未经治疗的金黄色葡萄球菌性败血症死亡率高，经适当抗生素治疗后，其死亡率已显著降低。任何年龄的金黄色葡萄球菌性肺炎均可致死，但在婴幼儿和未及时治疗的患者中发病率和死亡率更高。预后还受多种宿主因素影响，包括营养状态、免疫功能状态，是否存在其他消耗性疾病。有脓肿形成的大多数病例，外科引流是必需的。

## ■ 预　防

金黄色葡萄球菌感染主要通过直接接触传播。严格洗手是预防葡萄球菌在人与人之间播散最有效的措施（见第166章），推荐使用含双氯苯双胍乙烷（洗必泰）或酒精的洗手液。在医院或其他类似机构，所有急性金黄色葡萄球菌感染患者都应被隔离直至接受了适当的治疗。在医院内应持续监测医源性金黄色葡萄球菌感染。严格隔离MRSA感染患者是预防院内感染播散最有效的办法，其后的控制措施应针对新分离的菌株，严格隔离新近有定植和感染的患者。聚集的

**表 174-1 经胃肠外给予抗生素治疗菌血症和其他严重金黄色葡萄球菌感染**

| 敏感性 | 抗生素 | 备注 |
|---|---|---|
| **Ⅰ. 初期经验性治疗（未知病原菌的抗生素敏感性）** | | |
| 药物选择： | 万古霉素 ± 庆大霉素或利福平 | 用于危及生命的感染（如菌血症、心内膜炎、中枢神经系统感染）；如患者近期已接受了多个疗程的万古霉素治疗，可换用利奈唑胺 |
| | 萘夫西林或苯唑西林* | 用于耐甲氧西林金黄色葡萄球菌定植率和感染率均低的社区患者不危及生命不伴有脓毒症的感染（如皮肤感染、蜂窝组织炎、骨髓炎、化脓性关节炎） |
| | 氯林可霉素 | 用于耐甲氧西林金黄色葡萄球菌定植率和感染率均高且氯林可霉素耐药率低的社区患者不危及生命不伴有脓毒症的感染 |
| | 万古霉素 | 用于不危及生命的医院内获得性感染 |
| **Ⅱ. 对甲氧西林敏感，青霉素耐药的金黄色葡萄球菌（MSSA）** | | |
| 药物选择： | 萘夫西林或苯唑西林*† | |
| 替代方案（依据药敏结果）： | 头孢唑啉* | |
| | 氯林可霉素 | |
| | 万古霉素 | 只用于对青霉素和头孢菌素过敏的患者 |
| | 氨苄西林 + 舒巴坦 | |
| **Ⅲ. 耐甲氧西林金黄色葡萄球菌（MRSA）** | | |
| A. 医院相关感染（多重耐药菌） | | |
| 药物选择 | 万古霉素 ± 庆大霉素或 ± 利福平† | |
| 替代方案：使用前需有药敏结果 | 复方新诺明 | |
| | 利奈唑胺‡ | |
| | 奎奴普丁 - 达福普汀‡ | |
| | 氟喹诺酮类 | 不推荐用于 18 岁以下人群或单药治疗 |
| B. 社区获得性感染（非多重耐药菌） | | |
| 药物选择： | 万古霉素† | 用于危及生命的感染 |
| | 万古霉素 ± 庆大霉素（或 ± 利福平†） | 用于肺炎、化脓性关节炎、骨髓炎、皮肤或软组织感染<br>用于皮肤或软组织感染 |
| 替代方案： | 氯林可霉素（针对“D- 试验”敏感菌株） | |
| | 复方新诺明 | |
| **Ⅳ. 对万古霉素中毒敏感或耐药的金黄色葡萄球菌†** | | |
| 药物选择 | 未知的最佳疗法 | 依据体外药敏结果 |
| | 利奈唑胺‡ | |
| | 达托霉素§ | |
| | 奎奴普丁 - 达福普汀‡ | |
| 替代方案： | 万古霉素 + 利奈唑胺 ± 庆大霉素 | |
| | 万古霉素 + 复方新诺明† | |

CNS：中枢神经系统感染；MRSA：耐甲氧西林金黄色葡萄球菌

* 对青霉素头孢菌素过敏的严重感染患者初期治疗应选择万古霉素

† 对于危及生命的感染，如心内膜炎、中枢神经系统感染、对万古霉素中度敏感或对万古霉素耐药的金黄色葡萄球菌感染，庆大霉素或利福平应作为辅助治疗药物加入到治疗方案中。需请感染性疾病专家会诊以决定药物选择和治疗时间

‡ 利奈唑胺和奎奴普丁 - 达福普汀这两种药在体外实验中对成年人多重耐药的革兰氏阳性菌（包括金黄色葡萄球菌）敏感。因为这些药在儿童中应用经验有限，使用前需请感染性疾

§ 达托霉素在体外实验中对多重耐药的革兰氏阳性菌敏感，包括金黄色葡萄球菌，但还未广泛用于儿童。美国食品药物管理局批准达托霉素只用于治疗 18 岁及以上人群的复杂性皮肤构感染

摘自 American Academy of Pediatrics. Red book, 2009 report of the Committee on Infectious Disease. 28 th. Elk Grove Village, IL: American Academy of Pediatrics, 2009: 610-611

病例时可采用分子分型技术进行确定，如果分子鉴定为一个独立菌株，是来自于的医院工作人员的定植，则要清除携带者的定植菌。

复发性金黄色葡萄球菌性皮肤感染患者可用次氯酸钠洗浴（每加仑清水中溶入1茶匙普通的漂白剂），适当口服抗生素，鼻腔涂抹莫匹罗星预防复发。

可通过避免有皮肤金黄色葡萄球菌感染的患者准备和烹调食物来预防食物中毒（见第332章）。食物现做现吃，或放冰箱妥善冷藏以防止金黄色葡萄球菌在被污染食物中繁殖。

## 参考书目

参考书目请参见光盘。

## 174.2 中毒性休克综合征

*James K. Todd*

中毒性休克综合征（TSS）是一种急性多系统损害的疾病，临床表现为高热、低血压、手足部红斑皮疹随后脱屑和多系统受累，出现呕吐、腹泻、肌肉疼痛、无定位的神经系统症状、结膜充血和草莓舌等症状。

### ■ 病　因

中毒性休克综合征由定植于阴道的金黄色葡萄球菌或局部葡萄球菌感染产生中毒性休克综合征毒素-1（TSST-1）所致。

### ■ 流行病学

TSS多见于年龄15~25岁，月经期使用棉塞或阴道内避孕方法（如隔膜、海绵状避孕工具）的女性，也可发生在儿童、非经期女性及男性，常与有确切的金黄色葡萄球菌感染灶有关。非经期的TSS可发生在鼻腔填塞后的金黄色葡萄球菌感染，或伤口感染、鼻窦炎、气管炎、肺炎、脓胸、脓肿、烧伤、骨髓炎及原发性菌血症。在未经抗生素治疗的经期TSS病例中，如果经期使用棉塞，复发率高达30%，第二次发病病情较前次轻，发病时间多在第一次发病后的5个月内。在接受治疗患者中，总死亡率为3%~5%。大多数TSS相关的金黄色葡萄球菌菌株对半合成抗β-内酰胺酶抗生素敏感，包括第一代头孢菌素类，但也有对甲氧西林/头孢菌素耐药的病例报道。

### ■ 发病机制

TSS主要的毒素是TSST-1，TSST-1作为超抗原引起血管内大量液体丢失。现已经从TSS患者中分离出TSST-1阴性的金黄色葡萄球菌菌株，提示其他毒素（主要是肠毒素）在TSS（尤其在非经期）中也有致病作用。流行病学和体外研究表明这些毒素在中性pH、高$CO_2$分压和需氧的$O_2$分压临床环境中被选择性产生的，在月经期使用棉塞可造成阴道内类似的临床环境。90%的成人在临床没有TSS的病史，而体内有TSST-1抗体，这表明多数人身体某一部位（如鼻前孔）有产毒素细菌定植，并通过暴露低水平或无活性的毒素导致机体发生免疫反应，但不出现临床症状。导致有症状疾病的危险因素包括是产毒素的细菌定植于无免疫反应的宿主中，如遇到适宜生长的环境（如月经期使用棉塞或有脓肿），细菌被诱导产生毒素。在TSST-1作用下，某些宿主可能会产生各种不同细胞因子，这可以解释中毒性休克综合征严重程度不同的原因，其中可能包括金黄色葡萄球菌猩红热。

### ■ 临床表现

根据临床表现可诊断TSS（表174-2）。其临床表现为突起高热、呕吐和腹泻，伴有咽痛、头痛和肌肉疼痛。24h内可出现弥漫性斑点状红斑皮疹（烫伤样或猩红热样皮疹），可伴咽部、结膜和阴道黏膜充血。草莓舌也较常见。症状还包括有不同程度的意识障碍、少尿、低血压，严重病例可进展至休克和弥漫性血管内凝血。随休克程度不同，可并发急性呼吸窘迫综合征、心功能衰竭和肾衰竭。7~10d病情恢复，

**表174-2　葡萄球菌中毒性休克综合征诊断标准**

| |
|---|
| **主要标准（需全部满足）** |
| 突然发热，体温>38.8℃ |
| 低血压（体位性低血压、休克；低于年龄段正常范围） |
| 皮疹（红斑皮疹随后脱屑） |
| **次要标准（需满足任意3条或以上）** |
| **黏膜炎症（阴道、口咽部或结膜充血，草莓舌）** |
| 呕吐、腹泻 |
| 肝功能异常（胆红素或转氨酶超过正常上限值的两倍） |
| 肾功能异常（尿素氮或肌酐超过正常上限值的两倍，或尿液检查每高倍镜视野白细胞计数超过5个） |
| 肌肉异常（肌痛或磷酸肌酸激酶超过正常上限值的两倍） |
| 中枢神经系统异常（意识改变不伴神经系统定位体征） |
| 血小板减少（血小板计数≤100 000/mm$^3$） |
| **排除标准** |
| 缺乏其他解释 |
| 血培养阴性（偶尔除外金黄色葡萄球菌） |

摘自The American Academy of Pediatrics Red book, 2009 report of the Committee on Infectious Diseases. 28 ed. Elk Grove Village, IL: American Academy of Pediatrics, 2009: 602

伴有脱屑，尤其在手掌和足底明显。1~2 个月后还可出现毛发和指甲脱落。许多患者无休克而是表现为猩红热，可能是产 TSST-1 的金黄色葡萄球菌菌株感染所致。

## 诊 断

实验室检查无特异性；可根据多系统脏器受损的情况选择适当的检验，包括肝、肾、肌肉、胃肠道、心肺和中枢神经系统。尽管细菌培养阳性不是确诊的必要条件，但在抗生素使用前相关病灶（阴道、脓肿）的细菌培养常有金黄色葡萄球菌生长。

## 鉴别诊断

A 组链球菌能引起类似 TSS 样病变，称为链球菌 TSS（见第 176 章），常伴有严重的链球菌脓毒症或局部链球菌感染，如蜂窝组织炎、坏死性筋膜炎或肺炎。

川崎病与 TSS 临床表现极其相似，但病情不及 TSS 严重或进展迅速。两者都有对抗生素治疗无反应的发热、黏膜充血、红斑性皮疹且随后脱屑。但 TSS 的许多临床表现在川崎病中缺如或属罕见，如弥漫性肌痛、呕吐、腹痛、腹泻、氮质血症、低血压、急性呼吸窘迫综合征以及休克（见第 160 章）。典型的川崎病发生在 5 岁以下儿童。本病还应与猩红热、落基山斑疹热、钩端螺旋体病、中毒性表皮坏死溶解症、脓毒症和麻疹相鉴别。

## 治 疗

在细菌培养后，推荐选择抗 β-内酰胺酶的抗葡萄球菌抗生素（萘夫西林、苯唑西林或第一代头孢菌素）或在耐甲氧西林金黄色葡萄球菌（MRSA）常见地区选用万古霉素注射给药。为了减少毒素产生可推荐加用克林霉素。月经期的 TSS 去除任何残留棉塞进行阴道引流、非月经期 TSS 局部感染灶的引流是影响治疗成功的重要因素。抗葡萄球菌治疗也可以降低经期 TSS 复发的风险。

积极补液以预防或治疗低血压、肾衰竭和循环衰竭。休克时可能需要应用正性肌力药治疗；严重病例时肾上腺皮质激素和静脉免疫球蛋白可能有帮助。

## 预 防

经期 TSS 的风险（每 10 万的经期女性中 1~2 例）很低。推荐至少每 8h 应更换 1 次月经棉塞。如果月经期出现发热、皮疹或头晕症状，应立即去除棉塞并及时到医院就诊。

## 参考书目

参考书目请参见光盘。

# 174.3 凝固酶阴性葡萄球菌感染

*James K. Todd*

表皮葡萄球菌是感染或定植人体的许多已经被认识的凝固酶阴性葡萄球菌（CONS）中的一种。起初认为 CONS 是一种对人体无致病性的共生菌，现在认识到它是引起体内有器械装置患者感染的病原菌，如静脉内导管、血液透析分流和移植、脑脊液分流（脑膜炎）、腹膜透析导管（腹膜炎）、起搏器导线和电极（局部感染）、人工心脏瓣膜修补（心内膜炎）和人工关节修补（关节炎）。CONS 是新生儿院内感染的常见病因。溶血葡萄球菌是 CONS 的一个菌属，是引起侵入性感染的重要病原菌，可对万古霉素和替考拉宁产生耐药性。

## 流行病学

CONS 是人类皮肤、咽喉、口腔、阴道和尿路正常菌群的组成部分。表皮葡萄球菌是其中最常见和持久存在的菌种，占皮肤和黏膜定植葡萄球菌的 65%~90%。有时来自医院工作人员的菌株，可从定植引起感染，也可以在脑脊液分流术、人工瓣膜修补手术或留置血管导管等外科操作过程中细菌直接种植引起感染。从流行病学角度，CONS 可通过 DNA 分子生物学方法来确定。

## 发病机制

CONS 能够产生一种胞外多糖保护性生物膜或黏液层，其包裹在细菌外周，可增加细菌的黏附力和抗吞噬力，并削弱抗生素的渗透作用。

## 临床表现

CONS 毒力低，常需有其他因素存在时导致发病，例如免疫能力低下或体内异物植入。

### 菌血症

CONS 尤其是表皮葡萄球菌是引起医院内菌血症的最常见的病原菌，通常与中心静脉导管有关。新生儿期 CONS 菌血症可以伴或不伴有中央静脉插管，临床可表现为呼吸暂停、心动过缓、体温不稳定、腹胀、便血、无脑脊液细胞数增高的脑膜炎、皮肤脓肿和即使给予足量抗生素治疗血培养仍持续阳性。大多数情况下，CONS 菌血症的临床表现呈隐匿性，少有致死性脓毒性休克发生。

### 心内膜炎

人体中心线的感染性血栓使自体心瓣膜或右心房壁感染可导致心内膜炎。表皮葡萄球菌和其他 CONS 极少在正常心瓣膜而无中央静脉插管的患者中引起亚急性心内膜炎。CONS 是人工瓣膜心内膜炎的常见病因，可能是由于手术过程中细菌种植所致。瓣膜缝合环感染伴脓肿形成并切开，引起瓣膜功能不全、裂开、心律失常或瓣膜梗阻（见第 431 章）。

### 中央静脉插管感染

细菌可通过中央静脉插管入口及皮下导管通路途径直接进入血流发生感染。表皮葡萄球菌是最常见的 CONS，部分原因是该菌在皮肤定植率高。通路感染引起的脓毒症常表现为发热和白细胞增多；导管入口处或沿皮下导管通路出现触痛和皮肤红斑。导管血栓可并发通路感染引起脓毒症。

### 脑脊液分流

外科手术时引入的 CONS 是脑脊液分流术后脑膜炎最常见致病菌。大多数（70%~80%）感染发生在手术后 2 个月内，临床表现为脑膜刺激症状、发热、颅内压增高（头痛）和腹腔内分流管远端处腹膜炎。

### 尿路感染

腐生葡萄球菌是性生活频繁的女性原发性尿路感染的常见病原。临床表现与大肠杆菌所致尿路感染相似（见第 532 章）。CONS 也可在尿道手术或器官移植术后和尿道插管的住院患者中，引起无症状性尿路感染。

## ■ 诊　断

由于表皮葡萄球菌是皮肤常住菌，很容易造成血培养污染，常很难鉴别究竟是菌血症还是血培养污染菌。当血培养中细菌生长迅速（24h 内）、两次或两次以上血培养结果为相同的 CONS，以及临床症状体征及实验室检查与 CONS 脓毒症相符且经适当的抗生素治疗有效，都应疑似菌血症。对新生儿和血管内插管患者，如果未对患者进行仔细体检或未对上述情况进行细心评估，不能轻易地认为血培养 CONS 阳性结果是污染所致。在这类患者抗生素治疗开始前，应分别单独采集两份血培养，如果有 CONS 生长，便于解释血培养结果。

## ■ 治　疗

大多数 CONS 对甲氧西林耐药。万古霉素是治疗耐甲氧西林菌株的首选药物。万古霉素与利福平合用可增加抗菌效应。与体内异物、导管留置、人工瓣膜植入或分流相关的多数的 CONS 感染病例，必须去除这些异物以确保彻底治愈。通常必须撤除人工心瓣膜和脑脊液分流的装置，才能保证治愈感染。

采用通过中央静脉导管内给药的方法可有效治愈中央静脉导管感染引起的 CONS 脓毒症。若不再需要导管和贮存器，需尽快将其去除。然而，由于治疗基础疾病的需要（短肠综合征的营养、恶性病变的化疗），并不是所有患者都能尽快去除导管。一项临床试验表明，只要全身感染症状不严重，通过静脉使用万古霉素有助于尽量延长中央静脉通路的留置时间。

持续性不卧床腹膜透析患者的表皮葡萄球菌性腹膜炎是另一种不能去除透析导管，但可采用静脉内或腹腔内抗生素治疗的情况。如果病原菌对甲氧西林耐药，可根据肾功能调整万古霉素剂量进行治疗。

## ■ 预　后

大多数 CONS 菌血症去除体内异物后对抗生素治疗反应良好。预后不良常与恶性病变、中性粒细胞减少以及人工心瓣膜或自体心瓣膜感染有关。有复杂基础疾病的患者，CONS 感染会增加其发病率、住院时间及病死率。

### 参考书目

参考书目请参见光盘。

（万朝敏　译，万朝敏　审）

# 第 175 章
# 肺炎链球菌（肺炎球菌）

*Timothy R. Peters, Jon S. Abramson*

肺炎链球菌（肺炎球菌）是一种非常重要的病原菌，世界范围内每年有超过一百万儿童因其感染而致死。儿童肺炎链球菌性疾病十分常见且通常较严重，可引起各种临床综合征，是致死性肺炎、菌血症及脑膜炎的主要病因之一。肺炎链球菌对抗生素耐药是一个重大的公共卫生问题，世界范围内分离株中的 15%~30% 的为多重耐药菌株（MDR，对 3 类及以上抗生素耐药）。婴幼儿肺炎链球菌多糖蛋白结合疫苗（PCVs）的应用在控制肺炎链球菌的几个特异性血清型已经十分成功。流行病学监测显示随多重耐药的肺炎链球菌血清型动态变化而表现出高致病性的变化。

疫苗的持续研发和推广仍是我们控制肺炎链球菌对儿童健康威胁的最好方法。

## 病　因

肺炎链球菌是革兰氏阳性双球菌，菌体呈矛头状，有多糖荚膜包裹，以单个球菌或者链状排列出现。依据细菌荚膜多糖抗原的特异性，现已分出 90 多种血清型。某些肺炎链球菌多糖抗血清与其他型存在交叉反应，据此可确定其血清型（如 6A 和 6B）。有荚膜的菌株在人类引发很严重的疾病。荚膜多糖可阻碍吞噬作用。细菌毒力与荚膜大小存在一定的相关性，但相同大小荚膜的肺炎链球菌菌株间的毒力可有很大差异。

在固体培养基上的肺炎链球菌无色，中间凹下呈“脐”状，周围环为不完全（α）溶解带。肺炎链球菌可溶于胆汁（10% 的脱氧胆酸盐），对奥普托欣（Optochin）敏感。肺炎链球菌与草绿色链球菌类的缓症链球菌群密切相关，其表型两者通常有重叠。尽管肺炎链球菌与其他 α 溶血性链球菌在鉴别时常易出现混淆，但传统的肺炎链球菌实验室方法还是依赖于它们对胆汁和奥普托欣的敏感性进行鉴别。显微镜下可见肺炎链球菌荚膜，将肺炎链球菌置于特异性抗血清中，特异性抗体与其肺炎链球菌的荚膜多糖抗原结合，根据荚膜膨胀反应（Quellung 反应）将肺炎链球菌分型。抗荚膜多糖的特异性抗体可以促进调理素作用及吞噬作用，对宿主产生保护作用。此外，CD4 阳性 T 细胞对非抗体依赖性免疫反应在肺炎链球菌在鼻咽部的定植有直接作用。肺炎链球菌多糖蛋白结合疫苗（PCVs）提高了 T 细胞的免疫功能，预防肺炎链球菌定植，这与主要用于成年人的肺炎链球菌多糖疫苗（PPSV23）不同，肺炎链球菌多糖疫苗对肺炎链球菌在鼻咽部定植无作用。

## 流行病学

多数健康个体上呼吸道携带有肺炎链球菌的各种血清型，在超过 90% 的 6 月龄至 5 岁龄的儿童中鼻咽部有时都会携带肺炎链球菌。某个单一血清型菌株可被携带较长时间（45d 至 6 个月）。宿主不会持续产生局部或全身免疫反应，从而阻止此后同型菌株的再次感染。1~2 岁是肺炎链球菌携带的高峰年龄，以后逐渐下降。公共场所的和冬季人群带菌率最高，夏季则最低。参加户外活动的儿童普遍鼻咽部带菌，流行期感染率为 21%~59%，纵向研究显示为 65%。在过去的 40 年中，4、6B、9V、14、18C、19F 及 23F 血清型是美国和其他发达国家儿童的主要分离侵袭菌株；其中血清型 6B、9V、14 和 19F 对青霉素的敏感性已经逐渐降低。自从肺炎链球菌多糖蛋白结合疫苗开始应用以来，疫苗特异性血清型菌株的带菌率和感染率已经明显下降，而非疫苗菌株的带菌率和感染率出现上升（图 175-1 见光盘）。肺炎链球菌多糖 - 蛋白结合疫苗 PCV 的应用对未接种疫苗的人群有间接保护作用，这种群体保护作用可能是源于疫苗接种降低了侵袭性肺炎链球菌血清型在人群鼻咽部带菌率。

肺炎链球菌是引起菌血症、细菌性肺炎、中耳炎最常见的病原菌，是儿童脑膜炎的第二大主要病原，仅次于脑膜炎奈瑟奈瑟氏菌。小于 2 岁儿童产生非依赖性 T 细胞的肺炎链球菌多糖荚膜抗原的抗体能力低下而细菌定植率高，因此该年龄组的小儿对肺炎链球菌感染易感性增加，而对多糖荚膜疫苗有效性低。男孩比女孩更易感。美国本土儿童和非洲裔美国儿童发生侵袭性病变的概率比其他健康儿童高出 2~10 倍。在儿童常规接种肺炎链球菌多糖 - 蛋白结合疫苗以前，美国发生侵袭性肺炎链球菌疾病的高峰年龄为 6~11 个月，健康儿童的发病率 >540/10 万。随着肺炎链球菌多糖 - 蛋白结合疫苗的普遍应用，在感染高风险和健康儿童中，肺炎链球菌感染率均已下降。在田纳西州，2 岁以下儿童的感染率高峰值已从 235/10 万降至 46/10 万，青霉素耐药菌株在侵袭性感染中的比例也从 59.8% 降至 30.4%。

肺炎链球菌病通常为散发性，但可以在人群中通过呼吸道飞沫传播。镰状细胞贫血、无脾症、体液免疫（B 细胞）和补体缺陷，HIV 感染、某些恶性肿瘤（如白血病、淋巴瘤）、慢性心、肺、肾疾病（尤其是肾病综合征）、脑脊液渗漏综合征及人工耳蜗植入患者肺炎链球菌感染发生率更高，病情也更严重。其他高风险人群见表 175-1。肺炎链球菌是流感患者继发细菌性肺炎的一个重要病因。在流感流行和大流行期间，大多数病例死于细菌性肺炎，而肺炎链球菌是分离出的主要病原菌。在其他呼吸道病毒感染性疾病中肺炎链球菌的联合致病性也很重要。

## 发病机制

病原菌人侵宿主受很多因素影响。非特异性防御机制，包括鼻咽部其他菌群的存在，可以限制肺炎链球菌增殖，会厌反射和呼吸道上皮的纤毛传送作用可阻断吸入含有肺炎链球菌的分泌物，将受感染的黏液传送至咽部。同样，正常纤毛将分泌物从中耳经咽鼓管和鼻窦传送到鼻咽部，也能阻止鼻咽部菌群感染致病，其中包括肺炎链球菌。当这些正常清理机制受到过敏、病毒感染或刺激物（如吸烟）干扰时，则正常无菌部位可发生细菌定植并继发感染。

致病力强的肺炎链球菌能抵抗肺泡巨噬细胞的吞噬作用。病毒感染可损伤呼吸道黏膜，减少上皮细胞纤毛运动，减弱肺泡巨噬细胞和中性粒细胞功能，使人更容易发生肺炎链球菌性疾病。呼吸道分泌物和肺泡渗出液均能可阻碍吞噬作用。肺炎链球菌荚膜的抗吞噬特性使得感染易于在肺和其他组织扩散。气道表面液体中仅含有少量的免疫球蛋白 IgG 且缺乏补体。在炎症过程中，IgG、补体和中性粒细胞浸润有限。中性粒细胞有吞噬细菌的作用，但正常人血清对肺炎链球菌无调理作用，肺泡巨噬细胞难以发挥吞噬功能。在组织中，肺炎链球菌增殖并通过淋巴管、血流播散，在有些时候可由局部感染灶（如鼻窦炎）直接蔓延。菌血症的严重程度与血流中的病原菌数量与宿主特异性防御功能的完整性有关。肺炎链球菌数量大和血及脑脊液中有高浓度的细菌荚膜多糖常预后较差。

**表 175–1　有侵袭性肺炎链球菌感染高风险或中等风险的儿童**

| |
|---|
| 高风险（侵袭性肺炎链球菌疾病的发病率：150 例 /（10 万人 · 年） |
| 有以下基础疾病的儿童： |
| · 镰状细胞贫血、先天性或获得性无脾症、脾功能障碍 |
| · 人免疫缺陷病毒感染 |
| · 人工耳蜗植入 |
| 推测为高风险（没有足够资料计算发病率） |
| 有以下基础疾病的儿童： |
| · 先天性免疫功能缺陷；部分 B-（体液）或 T- 淋巴细胞缺陷、补体缺陷（尤其是 C1、C2、C3 和 C4）、吞噬细胞功能障碍（不包括慢性肉芽肿病） |
| · 慢性心脏疾病（尤其是发绀型先天性心脏病和心功能衰竭） |
| · 慢性肺脏疾病（包括大剂量口服糖皮质激素治疗的哮喘） |
| · 先天性畸形、颅骨骨折或神经系统的外科手术导致的脑脊液渗漏 |
| · 慢性肾功能不全，包括肾病综合征 |
| · 接受免疫抑制剂治疗或放疗的疾病（包括恶性肿瘤、白血病、淋巴瘤和霍奇金病）和实体器官移植 |
| · 糖尿病 |
| 中度风险（侵袭性肺炎链球菌疾病的发病率 =20 例 /10 万人 / 年） |
| · 所有 24~35 月龄的儿童 |
| · 36~59 月龄有户外活动的儿童 |
| · 36~59 月龄黑人或美洲印第安 / 阿拉斯加本土血统儿童 |

摘自 American Academy of Pediatrics. Red book, 2006 report of the Committee on Infectious Diseases. 27 ed. Elk Grove Village: American Academy of Pediatrics, 2006: 527

在镰状细胞贫血、其他血红蛋白病以及先天或外科性脾缺如儿童中侵袭性肺炎链球菌性疾病的发生率高出普通人群 30~100 倍。2 岁以下的婴幼儿发病风险最高，因该年龄段对肺炎链球菌的多数血清型产生抗体的能力弱。无脾症患者肺炎链球菌性疾病的发病率增加，可能与缺乏肺炎链球菌调理素及脾脏缺少清除过滤循环中细菌的能力有关。镰状细胞贫血儿童非抗体依赖性备解素（选择性的）补体活化途径也有缺陷，另外还有功能性无脾，这两条补体途径均能促进非抗体依赖性和抗体依赖性对肺炎链球菌的调理吞噬作用。随着年龄增长（如 5 岁以上），镰状细胞贫血患儿可产生抗荚膜抗体，其抗体依赖性的调理吞噬作用增强，可大大降低但并不能完全消除发生严重肺炎链球菌感染性疾病的风险。很多补体成分的缺乏（如 C2 和 C3）可导致包括肺炎链球菌感染在内的反复化脓性感染。B 细胞和 T 细胞免疫缺陷综合征患者（如无丙种球蛋白血症、严重联合免疫缺陷）或有免疫球蛋白丢失患者（如肾病综合征）体内的有效吞噬作用也减弱，主要原因是缺乏调理性抗荚膜抗体。这些现象表明在抗体缺乏者对肺炎链球菌的调理作用依赖于补体激活的旁路途径，要从肺炎链球菌性疾病中恢复则依赖于抗荚膜抗体的产生，调理素增强对肺炎链球菌的吞噬和杀灭作用。虽然有高效抗逆转录病毒疗法（HAART）后在 HIV 感染儿童中侵袭性肺炎链球菌感染发生率有所下降，但侵袭性肺炎链球菌感染的发生率仍很高，与镰状细胞贫血儿童的发病率相仿甚至更高。

## ■ 临床表现

肺炎链球菌感染的症状体征与感染的部位有关。常见的临床综合征有中耳炎（见第 632 章）、鼻窦炎（见第 372 章）、肺炎（图 175–2）（见第 392 章）、脓毒症（见第 64 章）。在常规应用肺炎链球菌多糖 – 蛋白结合疫苗之前，有不明原因发热的 3~36 月龄婴儿菌血症（如隐匿性菌血症）中，超过 80% 为肺炎链球菌感染所致。菌血症可引起脑膜炎（见第 595 章）、骨髓炎（见第 676 章）、化脓性关节炎（见第 677 章）、心内膜炎（见第 431 章），偶尔引起脑脓肿（见第 596 章）。在肾病综合征和其他疾病所致腹腔积液患儿可发生原发性腹膜炎（见第 363 章）。感染局部可并发有脓胸、心包炎、乳突炎、硬脑膜外脓肿或脑膜炎。溶血 – 尿毒综合征（见第 478.4）和弥散性血管内凝血是肺炎链球菌感染的罕见并发症。有荚膜或无荚膜的肺炎链球菌还可引起流行性结膜炎。

## 诊 断

肺炎链球菌性感染的诊断从感染部位或血中检测到肺炎链球菌。虽然在中耳炎、肺炎、败血症及脑膜炎患者的鼻咽部都能检测到肺炎链球菌，但这些部位的细菌培养结果与上述疾病并没有因果关系，故取自鼻咽部标本的培养对诊断没有帮助。肺炎、脑膜炎、关节炎、骨髓炎、腹膜炎、心包炎及坏疽性皮肤病变的患儿应做血培养。由于肺炎链球菌多糖－蛋白结合疫苗的广泛应用，隐匿性菌血症的发生率已有明显下降，但在临床有感染中毒症状或白细胞显著增高的发热患者仍需做血培养检查。患者白细胞增高往往很明显，白细胞总数常大于 15000/mm$^3$，肺炎链球菌性疾病严重病例白细胞计数可以降低。

肺炎链球菌在体液中呈革兰氏阳性矛头状双球菌。肺炎链球菌性脑膜炎早期，在无细胞的脑脊液中可见大量细菌。目前采用持续性监测血培养系统，分离出肺炎链球菌的平均时间为 14~15h。尿或其他体液中肺炎链球菌乳胶凝集试验的敏感性较低，需添加少量标本到革兰氏染色液体和标准培养中。

## 治 疗

在过去的几十年中，抗 β－内酰胺类抗生素高耐药和多重耐药菌株的发生率急剧增加。对抗 β－内酰胺酶抗生素和大环内酯类抗生素耐药的肺炎链球菌播散的主要病原是血清型 6A、6B、9V、14、19F、23F，这些病原在世界范围内克隆播散，肺炎链球菌多糖－蛋白结合疫苗的应用已使肺炎链球菌耐药的总发生率降低。相反，对氟喹诺酮类抗生素耐药的更常见原因是肺炎链球菌在自然突变而不是克隆播散。抗生素的广泛使用促进了耐药菌株的播散。一些血清型可发生荚膜转换（如从一种血清型转换成另一种血清型），这与对抗生素耐药性的发生有关。

可通过最低抑菌浓度（MIC）和临床综合征来识别肺炎链球菌对青霉素和广谱头孢菌素的头孢噻肟和头孢三嗪的耐药性。依据 MIC 的具体临界值将肺炎链球菌对各种抗生素敏感性分为敏感、中界和耐药。肺炎链球菌脑膜炎患者中，青霉素敏感菌株的 MIC ≤ 0.06μg/mL，而青霉素耐药菌株的 MIC ≥ 0.12μg/mL。肺炎链球菌性肺炎患者中，MIC 临界值更高一些；尤其是青霉素敏感菌株 MIC ≤ 2μg/mL，而青霉素耐药菌株 MIC ≥ 8μg/mL。脑膜炎患者，头孢噻肟和头孢三嗪敏感菌株 MIC ≤ 0.5μg/mL 而耐药菌株 MIC ≥ 2μg/mL。除脑膜疾病以外的肺炎链球菌疾病患者，MIC 临界值更高，头孢噻肟和头孢三嗪敏感菌株 MIC ≤ 1.0μg/mL，而耐药菌株 MIC ≥ 2μg/mL。对红霉素耐药但对氯林肯霉素敏感的肺炎链球菌菌株可进行 D- 试验，以确定是否可诱导氯林肯霉素耐药；如果 D- 试验阳性，则不应使用氯林肯霉素治疗。30% 以上的肺炎链球菌分离株对复方新诺明耐药；也有对左氧氟沙星耐药的报道。由于存在广泛的肺炎链球菌多重耐药菌株，所有严重感染患儿分离出的菌株均应进行药敏试验。至今还没有发现对万古霉素耐药的菌株，但已有对万古霉素耐受的肺炎链球菌菌株的报道，万古霉素对其的杀灭速度缓慢，被这种菌株感染患者的临床结局差。利奈唑胺是一种噁唑烷酮抗生

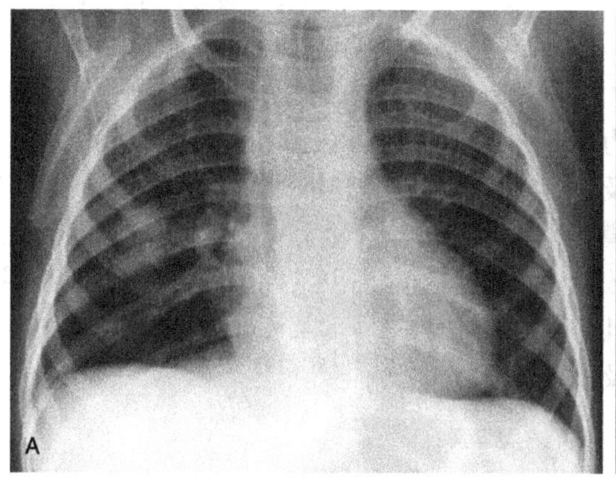


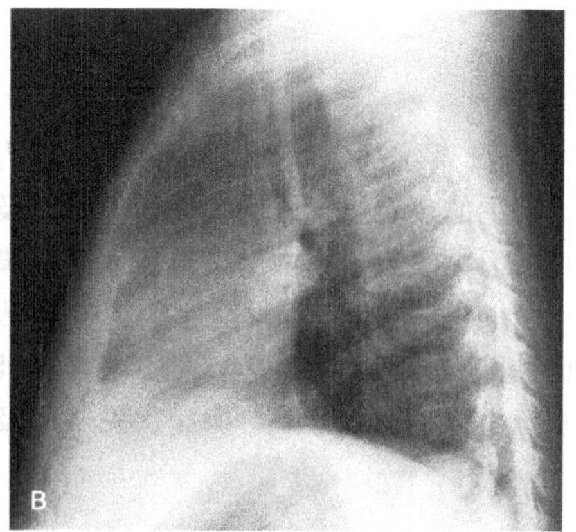


**图 175-2** 细菌性肺炎：女孩，11 月龄，咳嗽发热 2 天就诊，“球形”肺炎（肺炎链球菌）。有白细胞增高伴核左移。A. X 线前后位片显示右肺中带有一个球形实变的结节区。B. X 线侧位片显示该结节区位于右肺中叶，类似三角形。这种球形肺炎通常由一种常见的致病菌感染引起，且最长位于肺下叶的上段。可与转移灶发生混淆，但临床表现为肺炎。一个重要的影像学线索是实变通常在前后位片上显示呈圆形，但侧位片上显示的形状与正位片常不一致（该例患儿呈三角形）

摘自 Hilton SVW, Edwards DK. Practical pediatric radiology. 3 ed. Philadelphia: Elsevier, 2006: 329

素，具有抗包括肺炎链球菌在内的多重耐药性革兰氏阳性菌的活性，已被用于治疗多重耐药肺炎链球菌感染性肺炎、脑膜炎和严重中耳炎。尽管早期研究结果显示利奈唑胺的良好作用，但由于该药存在骨髓抑制和高价格而使临床应用受限，且已有肺炎链球菌对利奈唑胺耐药的报道。

1月龄及以上的儿童疑似肺炎链球菌性脑膜炎时应给予万古霉素（24h 总量为 60mg/kg，每 6h 静脉给药 1 次）联合大剂量头孢噻肟（24h 总量为 300mg/kg，每 8h 静脉给药 1 次）或头孢曲松（24h 总量为 100mg/kg，每 12h 静脉给药 1 次）治疗。已确诊的青霉素敏感菌所致的肺炎链球菌性脑膜炎可单用青霉素或头孢噻肟或头孢曲松治疗。若是对青霉素不敏感（如中度敏感或完全耐药）但对头孢噻肟和头孢曲松敏感的菌株引起的肺炎链球菌性脑膜炎可单用头孢噻肟或头孢曲松治疗。但若是对青霉素和头孢噻肟或头孢曲松均不敏感的菌株引起的肺炎链球菌性脑膜炎应给予万古霉素联合头孢噻肟或头孢曲松治疗，不能单用万古霉素治疗，并且应考虑加用利福平。

中枢神经系统以外的侵袭性感染（如大叶性肺炎伴或不伴菌血症）使用大剂量头孢噻肟或头孢曲松治疗有效，甚至对头孢菌素类抗生素中敏或耐药的菌株也有效。青霉素过敏的患者，敏感菌感染可选用氯林肯霉素、红霉素（或相关大环内酯类，如阿奇霉素或克拉霉素）、头孢菌素（标准剂量）和复方新诺明，依据感染部位治疗敏感菌感染（如氯林肯霉素对除脑膜以外的其他部位肺炎链球菌感染都有效）。大剂量羟氨苄青霉素（24h 总量为 80~100 mg/kg）治疗青霉素不敏感菌株感染所致的中耳炎有效。肺炎链球菌性疾病的经验性治疗应依据各地区肺炎链球菌对抗生素的敏感性选药。

## ■ 预　后

预后和宿主防御系统的完整性、致病菌的毒力和感染细菌量、宿主的年龄、感染和扩散的部位以及治疗是否充分有关。大多数研究中肺炎链球菌性脑膜炎的病死率大约为 10%。肺炎链球菌性脑膜炎导致 20%~30% 的患者感音神经性听力下降，还可引起其他严重的神经系统后遗症，如瘫痪、癫痫、失明以及智力障碍。

## ■ 预　防

2 岁以下儿童接种肺炎链球菌多糖疫苗后的免疫应答和有效性均不确定。含有 23 种血清型的肺炎链球菌纯化多糖疫苗（PPSV23）对 95% 以上的侵袭性疾病有效。目前该疫苗的临床效果仍有争议，各研究结果也不尽相同。相反，在婴儿 2、4、6 个月时接种肺炎链球菌多糖蛋白结合疫苗（PCVs）（表 175-2）可使 90% 的婴儿产生“保护性”抗体，在 12~15 个月时“加强”接种后可明显提高免疫应答（如免疫记忆）。此外，PCVs 可减少高达 60%~70% 的接种人群肺炎链球菌疫苗特异性血清型的鼻咽部携带率。在美国的药效试验中，婴儿接种 PCV7 减少了超过 93% 的肺炎链球菌疫苗血清型侵袭性感染和超过 73% 的大叶性肺炎。该疫苗的接种降低了 6%~7% 的中耳炎，中耳炎并发症的发生率下降幅度更大，如鼓膜置管。2000 年（PCV7 疫苗引入）到 2005 年，美国 5 岁以下儿童侵袭性肺炎链球菌性疾病下降了 94%。PCV7 明显降低了镰状细胞贫血儿童侵袭性肺炎链球菌性疾病的发生率，此外，初步研究表明 PCV7 对 HIV 感染儿童和脾切除成年人有确切的保护作用。与其他疫苗同时使用时，PCV7 接种后不良事件有接种部位肿胀发红，发热的发生率略有增加。已有多个报道肺炎链球菌血清型 1、3 和 19A 引起脓胸的发生率增加；血清型 3 和 19 引起坏死性肺炎的发生率增加；血清型 3 和 8 引起菌血症的发生率增加；多重耐药的血清型 19A 导致乳突炎和顽固的中耳炎的发生率增加。从这些观察结果对新型 PCVs 疫苗的血清型组成有帮助（表 175-2）。

所有婴儿免疫程序中的初次接种推荐使用 PCV13，也用于未曾接种过疫苗的婴幼儿和那些部分接种了 PCV7 的婴幼儿的过渡接种（表 175-3，表 175-4）。年龄≥ 2 岁的高风险儿童，如无脾症、镰状细胞贫血、免疫功能缺陷病中的某些类型（如抗体

**表 175-2　批准在美国或快速发展的国家使用的肺炎链球菌疫苗的组成（PCV7 血清型以粗体表示）**

| 载体蛋白 | 肺炎链球菌荚膜多糖 | 制造商 |
|---|---|---|
| 白喉 $CRM_{197}$ 蛋白 | 4, 6B, 9V, 14, 18C, 19F, 23F | 惠氏（PCV7, Prevnar） |
| 白喉 $CRM_{197}$ 蛋白 | 1, 3, 4, 5, 6A, 6B, 7F, 9V, 14, 18C, 19A, 19F, 23F | 惠氏（PCV13, Prevnar） |
| 流感嗜血杆菌蛋白 D<br>破伤风和白喉类毒素 | 1, 4, 5, 6B, 7F, 9V, 14, 18C, 19F, 23F | 葛兰素史克（PCV10, Synflorix） |
| 无 | 1, 2, 3, 4, 5, 6B, 7F, 8, 9N, 9V, 10A, 11A, 12F, 14, 15B, 17F, 18C, 19A, 19F, 20, 22F, 23F, 33F | （PPSV23, Pneumovax Ⅱ）<br>赛诺菲巴斯德 SD（PPSV23, Pneumovax Ⅱ） |

**表 175-3　未接种过 7 价肺炎链球菌结合疫苗（PCV7）或 13 价肺炎链球菌结合疫苗（PCV13）的婴幼儿和儿童的 PCV13 接种程序，按初次接种年龄——免疫接种咨询委员会（ACIP），美国，2010**

| 初次接种年龄（月） | PCV13 初种次数 * | PCV13 的加强接种 † |
|---|---|---|
| 2~6 | 3 剂次 | 12~15 月龄加强 1 次 |
| 7~11 | 2 剂次 | 12~15 月龄加强 1 次 |
| 12~23 | 2 剂次 | — |
| 24~59（健康儿童） | 1 剂次 | — |
| 24~71（有某种慢性疾病或免疫功能缺陷儿童） | 2 剂次 | — |

* 除接种年龄 <12 个月的儿童，两次接种之间最短间隔时间为 4 周外，其他儿童两次接种之间最短间隔时间为 8 周。初种年龄最小为 6 周龄

† 距前一次接种时间至少 8 周

摘自 Centers for Disease Control and Prevention. Licensure of a 13-valent pneumococcal conjugate vaccine （PCV13） and recommendations for use among children—Advisory Committee on Immunization Practices （ACEP）. MMWR Morb Mortal Wkly Rep, 2010, 59: 258-261

**表 175-4　婴幼儿和儿童 7 价肺炎链球菌结合疫苗到 13 价肺炎链球菌结合疫苗的推荐过度接种程序，依据以往接种 7 价肺炎链球菌结合疫苗的次数——免疫接种咨询委员会（ACIP），美国，2010**

| 婴幼儿 | | | 加强接种 * | 强化 PCV13 的剂量 |
|---|---|---|---|---|
| 2 月 | 4 月 | 6 月 | ≥ 12 月 | 14~59 月 † |
| PCV7 | PCV13 | PCV13 | PCV13 | — |
| PCV7 | PCV7 | PCV13 | PCV13 | — |
| PCV7 | PCV7 | PCV7 | PCV13 | — |
| PCV7 | PCV7 | PCV7 | PCV7 | PCV13 |

*2 月龄以前已接种过 2 或 3 次 PCV 且满 12 月龄后至少接种过 1 次 PCV13 的 12~23 月龄儿童无需额外接种 PCV13

† 有基础疾病的儿童（见表 175-1），推荐 71 月龄内加强接种一次 PCV13

摘自 Centers for Disease Control and Prevention. Licensure of a 13-valent pneumococcal conjugate vaccine（PCV13） and recommendations for use among children—Advisory Committee on Immunization Practices（ACEP）. MMWR Morb Mortal Wkly Rep, 2010, 59: 258-261

缺陷病）、HIV 感染、人工耳蜗植入、脑脊液渗漏综合征、糖尿病、慢性肺、心或肾脏疾病（包括肾病综合征），他们在完成了免疫程序规定剂量的 PCV13 接种，2 岁后，还可接种 PPSV23，这样做是有益的。因此，对存在基础疾病的年龄 ≥ 2 岁儿童推荐强化接种 PPSV23。有免疫功能不全、镰状细胞贫血或有功能性或外科性脾缺如的年龄 ≥ 2 岁的儿童推荐接种第一剂 PPSV23，5 年后接种第二剂 PPSV23。

接种肺炎链球菌疫苗也可预防血清型与疫苗菌株相关的非疫苗菌株（如 6A 和 6B）引起的肺炎链球菌性疾病。但由于现有的疫苗不能消除所有肺炎链球菌性侵袭性感染，所以推荐对有侵袭性肺炎链球菌性疾病高风险的儿童，包括无脾症或镰状细胞贫血儿童，预防性使用青霉素。口服青霉素 V 钾（<3 岁儿童口服剂量为每次 125mg，每天 2 次；≥ 3 岁儿童，口服剂量为每 250mg，每天 2 次），可降低镰状细胞贫血儿童患肺炎链球菌性脓毒症的患病率。每月肌肉注射长效青霉素（体重 <60 磅的儿童每 3~4 周肌注 1 次 60 万 U；体重 ≥ 60 磅的儿童每 3~4 周肌内注射 1 次，20 万 U；）也可达到预防效果。红霉素可用于对青霉素过敏的儿童，但其预防效果尚不清楚。已按程序接种肺炎链球菌疫苗且未曾患过侵袭性肺炎链球菌疾病的镰状细胞贫血儿童，5 岁以后可中止抗生素预防。脾切除后通常给予抗生素预防至少 2 年或用到 5 岁为止。年龄大于 5 岁的儿童和青少年的预防效果尚不清楚。一旦开始应用口服抗生素预防，就要严格遵医嘱。由于对青霉素耐药肺炎链球菌的快速出现，尤其是接受长期低剂量抗生素治疗的儿童，不能依赖于预防性使用抗生素，因其未必能够预防疾病发生。有发热症状的高风险儿童不论有否接种过疫苗或青霉素预防均应给予及时的评估和治疗。

（万朝敏　译，万朝敏　审）

# 第 176 章 A 组链球菌

Michael A. Gerber

A 组链球菌（GAS）也被称为“化脓性链球菌”，是导致儿童上呼吸道感染（咽扁桃体炎）和皮肤感染（脓疱病、脓皮病）的主要病因，其次还可以导致肛周蜂窝组织炎、阴道炎、败血症、肺炎、心内膜炎、心包炎、骨髓炎、化脓性关节炎、肌炎、蜂窝织炎和脐炎。这些病原体也能引起有明显临床特征的疾病（猩红热和丹毒）以及中毒性休克综合征和坏死性筋膜炎。A 组链球菌还能导致两种潜在严重的非化脓性感染并发症：风湿热（见第 176.1，第 432 章）和急性肾小球肾炎（见第 505.1）。

## 病　因

A 组链球菌是革兰氏阳性菌，球形呈链状排列生长。根据对哺乳动物红细胞的反应将其分类。依照血琼脂平板上菌落周围产生溶血程度不同分为：β－溶血性（完全溶血）、α－溶血性（绿色或部分溶血）和 γ－溶血性（不溶血）。β－溶血性链球菌根据细

胞壁特异性荚膜多糖（Lancefield carbohydrate C）分组，已确定有20多种血清型，用字母A~V表示。用Lancefield方法可精确进行血清型分组，A组菌株可采用乳汁凝集反应、协同凝集反应和酶联免疫检测中的任何一种方法来快速鉴定A组菌株还可以依据其对杆菌肽的敏感性不同来鉴别。一个圆盘有0.04U的杆菌肽能抑制大多数A组菌株的生长，而其他菌组一般能抵抗这种抗生素。位于细胞表面菌毛的M蛋白抗原突出于细胞边缘外，根据它可将A组链球菌细分成超过100种血清型。传统上M分型主要依赖于利用现有的多克隆血清对细胞表面M蛋白进行血清分型。

然而，这种方法检测M蛋白经常比较困难；一种基于GAS编码M蛋白的emm基因测序基础之上的PCR技术分离A组链球菌的分子方法已建立，根据emm分型方法已确定了超过180种明确的M类型，而且emm分型和已知的血清型之间有良好的相关性。M血清分型对流行病学的研究有价值，特定的A组链球菌疾病往往与某一M型有关。在美国GAS的1、12、28、4、3和2型（依次）是单纯链球菌性咽炎的最常见病因。通常与咽炎相关的M型较少引起皮肤感染，而主要与皮肤感染有关的M型极少引起咽炎。少数与咽炎相关的菌株（M分型12）可导致肾小球肾炎，而多数与皮肤感染相关菌株（M分型49、55、57和60）会引起肾炎。少数咽炎相关菌株可引起急性风湿热，而皮肤感染相关菌株却不能。潜在的致风湿病病原不单由一种血清型所致，而是与几种血清型特异菌株相关。

## 流行病学

人类是A组链球菌的天然宿主。A组链球菌具有高传染性，可使各年龄组对没有GAS血清型特异性免疫力的个体致病。新生儿少有患病，可能是由于获得了源自母体的特异性抗体的保护。链球菌咽部感染在5至15岁儿童尤其是学龄期儿童中发病率最高。在美国北部地区，尤其是冬季及初春季节最易发病。未治疗的急性咽炎患儿唾液飞沫和鼻腔分泌物可通过空气传播A组链球菌，而学校、军营和家庭由于拥挤成为传播的重要场所。咽炎的潜伏期通常为2~5d。A组链球菌可能是上呼吸道感染重要的致病原，在日托机构可导致爆发性疾病。食物中的A组链球菌有时可导致咽扁桃体炎的爆发。恰当抗生素治疗后24h，通常不再具有传染性。慢性咽部A组链球菌携带者很少具有传染性。

链球菌性脓皮病（脓疱病、脓皮病）最常发生在温带地区的夏季或热带地区的全年，当皮肤暴露、擦伤或被昆虫叮咬后都容易发病（见第657章）。脓疱病发生前通常已有A组链球菌在健康皮肤定植。由于A组链球菌不能穿透完整的皮肤，脓疱病通常出现在有皮损处（如昆虫咬伤、外伤或烧伤）。虽然致脓疱病血清型的菌株可以定植在咽喉部，但脓疱病不是通过呼吸道传播，而是通过直接接触传播的。手指甲和肛周可隐藏有A组链球菌，并可播散为脓疱病。同一家庭中有多个脓疱病患者很常见。居住环境拥挤和卫生条件差的儿童更易患脓皮病和咽炎。

近年来严重侵袭性A组链球菌感染发病率增高，包括菌血症，链球菌中毒休克综合征及坏死性筋膜炎。且在年龄较小的儿童和老人中发病率最高。在常规接种水痘疫苗以前，水痘是儿童中患A组链球菌感染最常见危险因素，其他易感因素包括糖尿病、HIV感染、静脉用药和慢性肺病或慢性心脏病。几乎有50%的严重侵袭性A组链球菌感染起因不明；大多数病例都被认为是皮肤或黏膜破损所致，而A组链球菌咽炎极少会引发严重侵袭性疾病。

## 发病机制

A组链球菌的毒力主要依赖M蛋白，M蛋白丰富的菌株可抵御新鲜人血中的细胞吞噬作用，而缺乏M蛋白的菌株却不能。从慢性咽部携带者中分离出来的A组链球菌很少或者不含M蛋白，几乎没有毒力。M蛋白抗原可以刺激产生保护性抗体。这些抗体具有型特异性。它们保护机体抵御同型M蛋白菌株感染，但对其他型菌株没有免疫防御能力。因此，在儿童和青少年时期，不同M蛋白型别菌株引起的多次A组链球菌感染很常见。成人可能对环境中的常见M蛋白类型的菌株都产生了免疫能力，但由于A组链球菌血清型数目太多而使获得的总体免疫力不能肯定。

A组链球菌可以产生多种酶和毒素，包括红疹毒素（又称链球菌致热外毒素）。A组链球菌致热外毒素A、B和C可引起猩红热皮疹，并且它们的产生依赖于链球菌的特定噬菌体感染。这些外毒素可以刺激特异的抗毒素抗体形成，这种抗体能防止猩红热样皮疹发生，但对其他链球菌感染没有免疫保护作用。由于A组链球菌可以产生3种不同的引起皮疹的致热外毒素（A、B或C），有时可能会再次发生猩红热。A组链球菌致热外毒素A、B和C以及一些新近发现的外毒素可能与侵袭性A组链球菌疾病的发病机制有关，包括链球菌中毒性休克综合征。

相比链球菌致热外毒素，链球菌其他毒素和酶中绝大多数在人类疾病中的作用还不明确。这些细胞外物质中许多具有抗原性，感染后可刺激机体产生相应的抗体。然而，这些抗体和机体免疫防御无关。检测它们可用作近期链球菌感染的证据。链球菌溶血素 O 抗体检测（抗链球菌溶血素 O）是应用最广泛抗体。因为不同个体对于胞外抗原的免疫应答随着感染部位的不同而有变化，有时有必要检测其他链球菌抗体，例如抗脱氧核糖核酸酶抗体（抗 –DNase）。

## 临床表现

A 组链球菌最常见的感染部位是呼吸道、皮肤和软组织。

### 呼吸道感染

A 组链球菌是急性咽炎（见第 373 章）和肺炎（见第 392 章）重要的致病菌。

### 猩红热

猩红热是伴有特征皮疹的上呼吸道感染，它是由产致热外毒素（红疹毒素）的 A 组链球菌感染了无抗毒素抗体的个体引起。现在猩红热较以前发病率降低，病原菌毒力也降低，但发病率具有周期性，这取决于产毒素菌株的流行情况和人群的免疫状态。猩红热的传播方式、年龄分布及其他流行病学特征和 A 组链球菌咽炎很相似。

皮疹在症状出现后 24~48h 出现，也可以是疾病的首发体征（图 176–1A）。皮疹常先颈部周围开始，然后蔓延到躯干和四肢，细小丘疹呈弥漫性分布，皮肤弥漫性充血发红，压之可退色 沿手肘部、腋下和腹股沟的皮肤褶皱处更密集。皮肤粗糙呈鸡皮疙瘩样，尽管面颊部皮肤充血可见口唇周围皮肤苍白，脸部一般没有皮疹。3~4d 后，皮疹从面部最先开始消退，逐渐向下消退，继而出现皮肤脱屑，看上去似轻度晒伤。偶尔，手指甲周边区、手掌和足底可出现片状脱皮。体格检查咽部与 A 组链球菌咽炎表现相同。此外，舌部白苔样覆盖物，舌乳头红肿（图 176–1B），白苔脱落后，红肿的舌乳头突出，呈草莓样外观（图 176–1C）。

典型的猩红热不难诊断；若临床表现轻微且咽部体征不典型，则易与病毒疹、川崎病及药物疹相混淆。葡萄球菌感染有时也会出现猩红热样皮疹。近期有 A 组链球菌感染暴露史对诊断有帮助。对可疑病例，可以通过咽部 A 组链球菌检测确诊。

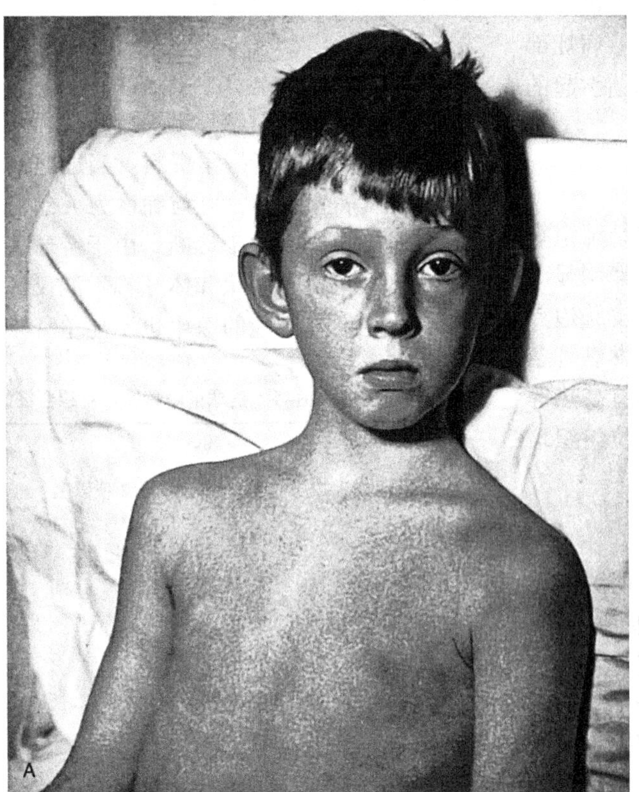


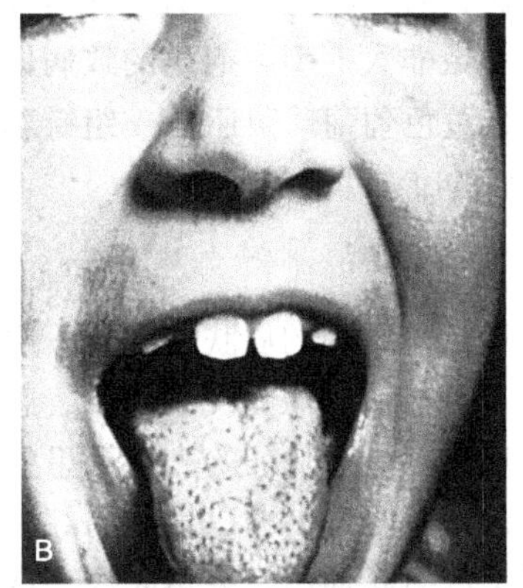


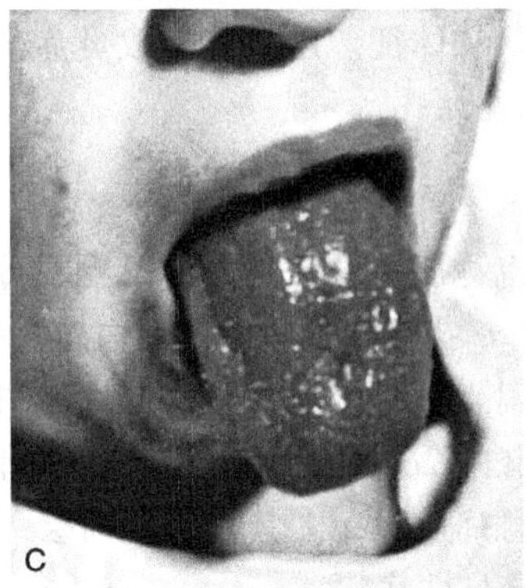


**图 176–1（见彩图）**　猩红热。A. 点状，红斑皮疹（第 2 天）。B. 白色草莓舌（第 1 天）。C. 红色草莓舌（第 3 天）

感谢爱荷华州芝大学卫生与预防医学系主任 Dr. Franklin. H 教授惠赠与帕克戴维斯的治疗记录

摘自 Gershon AA, Hotez PJ, Katz SL. Krugman's infectious diseases of children. 11 ed. Philadelphia: Mosby, 2004, plale 53

## 脓疱病

传统上将脓疱病（或脓皮病）分为两种临床类型，大疱型和非大疱型（见657章）。非大疱型脓疱病较常见，它是皮肤浅表部位的感染，最先出现散在分布的丘疹样水泡疹，周边发红。接着，水疱很快化脓，表明覆盖一厚层可融合的琥珀色痂壳，粘于皮肤表面。全身均可发生，但以面部和四肢较多见。如果不治疗，症状轻的非大疱型脓疱病可呈慢性表现，常会扩散到身体其他部位，偶尔呈自限性。局部淋巴结炎很常见。非大疱型脓疱病通常不伴发热或者其他全身症状或体征。鼻咽部A组链球菌活动性感染可出现鼻孔周围脓疱疹继而表皮脱落，尤其在小年龄的儿童。但脓疱病和链球菌上呼吸道感染之间通常没有明显联系。

大疱型脓疱病较少见，最常发生于新生儿和小婴儿。疱疹松弛透明，一般直径小于3cm，皮损易发生于未损伤的皮肤，分布于脸部、臀部、躯干及会阴部。以往一直认为金黄色葡萄球菌是大疱型脓疱病的唯一致病原。而非大疱型的致病菌常混淆，大多数非大疱型脓疱病，有的分离出A组链球菌或分离出金黄色葡萄球菌或两种都有。早期研究显示A组链球菌是大多数非大疱型脓疱病的致病原，而金黄色葡萄球菌只是继发感染，然而，研究已显示近期出现的金黄色葡萄球菌感染是大多数非大疱型脓疱病的致病原。病灶部位培养是区别金黄色葡萄球菌还是A组链球菌引起的非大疱性脓疱病的唯一办法。

## 丹　毒

丹毒是一种比较罕见的皮肤深层及下层结缔组织的急性A组链球菌感染。患处皮肤红肿，触痛明显。可出现浅表性疱疹。最具特征的表现是患处皮肤边界清楚并微微隆起，有时可见淋巴管炎的红色淋巴管条纹从病灶边缘呈放射状伸出。突然起病，常有高热等全身感染的症状和体征。用针管吸取炎症部位组织培养可以确定病原菌。

## 肛周皮炎

肛周皮炎也称肛周链球菌病，以界线分明的肛周红斑伴肛门瘙痒、排便疼痛和大便带血丝为临床特征。体格检查可见扁平、粉红至深红的肛周红斑，边界清楚，可扩散距肛门2cm的范围。红斑可累计外阴和阴道。患处皮肤触痛明显，尤其是慢性时会裂开出血。很少有发热和全身性症状。

## 阴道炎

A组链球菌是引起青春期前少女阴道炎的常见致病菌（见第543章）。患者常有大量的阴道分泌物，伴有明显的红斑及外阴部刺激症状，行走和排尿时有不适感。

## 严重的侵袭性感染

侵袭性A组链球菌感染是指从正常的无菌部位分离出A组链球菌，包括三种互相重叠的临床综合征。首先是A组链球菌中毒性休克综合征，它与其他类型的A组链球菌侵袭性感染不同在于感染早期就出现休克及多器官功能衰竭（表176-1）。其次是A组链球菌坏死性筋膜炎，以局部皮肤及皮下软组织广泛的坏死为特点。第三类是一组不符合中毒性休克或坏死性筋膜炎诊断标准的局部或全身感染，包括没有确切感染灶的菌血症、脑膜炎、肺炎、腹膜炎、产褥期败血症、骨髓炎、化脓性关节炎、肌炎及外科伤口感染。

严重侵袭性A组链球菌感染，包括链球菌中毒性休克综合征和坏死性筋膜炎，其致病机制至今还不完全清楚，但目前研究提示与A组链球菌致热外毒素有关。三种链球菌致热外毒素（A、B、C）、新发现的链球菌致热外毒素以及由A组链球菌产生的其他尚未确定的毒素可以作为超抗原，刺激T淋巴细胞和巨噬细胞异常活化和增殖，导致大量细胞因子产生。这些细胞因子可导致休克和组织损伤，引起侵袭性链球菌感染许多严重的临床表现。

# ■ 诊　断

在决定是否对急性咽炎患者进行病原学检查前，应考虑临床及流行病学资料。当近期社区中A组链球菌感染发病率高时，有与确诊为A组链球菌咽炎患者的密切接触史有助于诊断。由于链球菌和非链球菌咽炎有很多相同的症状和体征，不能仅凭临床资料就确诊。即使很有经验的医生也不能单凭临床表现做出A

**表176-1　链球菌中毒性休克综合征的定义**

| |
|---|
| 临床标准 |
| 　低血压加上以下指标中的2项或2项以上： |
| 　肾脏受损 |
| 　凝血功能障碍 |
| 肝脏受损 |
| 　成人呼吸窘迫综合征 |
| 　广泛的红斑皮疹 |
| 　软组织坏死 |
| 确诊病例 |
| 　临床标准加正常无菌部位分离出A组链球菌 |
| 可疑病例 |
| 　临床标准加非无菌部位分离出A组链球菌 |

组链球菌感染性咽炎确诊诊断，需依据细菌学来确诊。

用羊血琼脂培养平板进行咽拭子培养仍然是确诊上呼吸道存在 A 组链球菌和证实急性 A 组链球菌咽炎的标准方法。如操作正确，一次咽拭子血琼脂培养平板培养检测出 A 组链球菌的敏感性为 90%~95%。

咽拭子血琼脂培养平板培养的缺点是获得培养结果时间较迟（需要过夜或更长时间）。现已有直接通过咽拭子快速检测 A 组链球菌抗原的试验。尽管这些快速检测试验比血琼脂培养法花费高，但比传统方法得到结果快。快速确诊以便对链球菌咽炎患者进行及时治疗，可以减少 A 组链球菌播散的风险，使患者早日返回学校和工作岗位，并且减少该病的急性发病率。

当前应用的大多数快速抗原检测比血琼脂培养特异性好（大于 95%），假阳性少，因此可依据阳性结果确定治疗方案。但这些试验中很多与血琼脂培养相比有更低的敏感性，只有 80%~90%，因此，其结果阴性并不能排除 A 组链球菌感染，须行咽拭子培养确诊。新的试验可能比其他快速抗原检测更敏感，有与血琼脂平板培养相同的敏感性。然而，目前尚没有确切的研究确定是否一些快速抗原检测的敏感性显著高于其他试验，而且这些试验是否已达到可常规应用的敏感性，即在试验结果为阴性也不需要咽拭子培养来确诊。一些专家认为在实际工作中，医生在没有培养支持时，使用快速抗原检测，应把快速抗原检测的结果和咽培养结果进行比较，以确定这些试验有足够的敏感性。

A 组链球菌感染也可以根据链球菌抗体滴度升高或正在升高进行回顾性诊断。抗链球菌溶血素 O 检测是目前应用最普遍的链球菌抗体试验。由于链球菌溶血素 O 也可以由 C 组或 G 组链球菌产生，所以这个试验并不是特异对 A 组链球菌感染的。链球菌脓疱病患者的抗链球菌溶血素 O 反应很微弱，所以在 . 链球菌脓疱病时，这个检测的使用受限。相反，皮肤和咽部感染后可产生抗 DNaseB 抗体。显著抗体滴度增高是指在急性期和恢复期之间抗体滴度增长 2 倍以上稀释度，而不是抗体滴度实际值大小。临床医生常曲解了学龄期儿童的链球菌抗体滴度，因为学龄期儿童的链球菌的抗体滴度的正常水平比成年人高。传统的抗链球菌溶血素 O 和抗 -DNase B 试验都是中和试验。新的试验采用乳胶凝集或浊度测定法。遗憾的是这些新试验还没有针对传统的中和试验进行很好的标准化，临床医生在为患者解释链球菌血清学试验结果时，要考虑到这些潜在的因素。

已商品化的用于检测多种抗链球菌抗原的抗体玻片凝集试验是链球菌酶试验（Wampole 实验室，斯坦福）。该试验没有被很好的标准化且比其他抗体测定试验的可重复性差，它不作为检测以往是否有 A 组链球菌感染的证据。

## 鉴别诊断

病毒是儿童急性咽炎最常见的病原。呼吸道病毒如流感病毒、副流感病毒、鼻病毒、冠状病毒、腺病毒、呼吸道合胞病毒是急性咽炎的常见病因。其他可引起急性咽炎的病毒包括肠道病毒和单纯疱疹病毒（HSV）。EB 病毒也常引起急性咽炎但它还伴有感染性单核细胞增多的其他临床表现（如脾大、全身淋巴结肿大）。其他病毒如巨细胞病毒、风疹病毒、麻疹病毒及 HIV 引起的全身性感染也可以出现急性咽炎表现。

虽然 A 组链球菌是细菌性咽炎最常见的病原菌，占儿童急性咽炎的 15%~30%，但 C 组和 G 组 β- 溶血性链球菌也可引起儿童急性咽炎（见第 178 章）。溶血性隐秘杆菌和坏死细梭杆菌是其他少见病因。奈瑟淋球菌在性活跃的青少年中偶尔会引起急性咽炎。其他细菌如土拉弗朗西斯菌、小肠结肠炎耶尔森菌和混合厌氧菌（奋森氏咽峡炎）是引起急性咽炎的罕见致病菌。肺炎衣原体和肺炎支原体一直是急性咽炎的病因，尤其在成人。白喉棒状杆菌（见第 180 章）也可引起咽炎，但因为全球接种白喉疫苗的原因，这种情况十分罕见。尽管急性咽炎儿童的咽喉部常培养出其他细菌，如金黄色葡萄球菌、流感嗜血杆菌和肺炎链球菌，但它们在急性咽炎中的致病作用还不清楚。

A 组链球菌咽炎是急性咽炎中唯一确切的须使用抗生素治疗的常见疾病，所以当遇到急性咽炎患者，临床应判断其急性咽炎是否由 A 组链球菌所致。

## 治 疗

抗生素治疗 A 组链球菌咽炎可以预防急性风湿热，缩短病程，减少感染播散并可预防化脓性并发症。典型的猩红热应尽早使用抗生素治疗，但大多数临床表现不典型的患者，不能立即治疗，要等有一些细菌学的依据，如咽培养或快速抗原检测结果后再决定。快速抗原检测试验特异性高，结果阳性的患者可立即给予抗生素治疗。

A 组链球菌对青霉素非常敏感，至今还没有耐药株，因此，咽部感染和化脓性并发症均可选用青霉素（除外对青霉素过敏的患者），建议口服青霉素 V（体重 ≤ 60 磅的剂量为每次 250mg，每天 2~3 次；体重 >60 磅的剂量为每次 500mg，每天 2~3 次），虽然 3~4d 症状就会改善，但必须要完成 10d 的疗程。服用青霉素V（苯氧乙基青霉素）不用考虑进餐时间，故它比青霉素G更适宜选用。口服治疗的主要问题是存在能否完成10d的疗程的风险。因此，一旦给予口服治疗就必须向患者强调坚持完成10d疗程的必要性。如果患儿因家长照顾困难、监护人理解困难或其他某些原因不能遵从医嘱完成口服疗程，可采用肌肉注射一剂苄星青霉素G（体重≤60磅，剂量为60万U；体重>60磅剂量为120万U）是最有效实用的治疗方法，缺点是注射部位肿痛且可持续数天，如操作不当有可能会注射到神经和血管。如果苄星青霉素联合普鲁卡因青霉素注射，局部反应会减轻，但要注意确保足够量的使用苄星青霉素。

几个临床对照试验结果显示1天1次口服阿莫西林（剂量为50mg/kg，最大剂量为1 000 mg）连续10d治疗能有效治疗A组链球菌咽炎。采用这种抗菌谱较广的抗生素，其优点是每天仅服一次药，可提高患者依从性。此外，阿莫西林相比青霉素V混悬液价格更便宜。

大多数青霉素过敏者推荐采用窄谱的头孢菌素口服，疗程10d。有几个研究报告显示疗程10d的头孢菌素口服治疗在根除咽部A组链球菌的效果优于疗程10d的青霉素口服治疗。进一步分析显示根除效果的差异源于头孢菌素对A组链球菌携带者的根除率更高，这些携带者都是无意间被随机纳入到试验中的。一些对青霉素过敏的患者（多达10%）对头孢菌素也过敏，这些抗生素均不应用于治疗对青霉素有速发型过敏反应（过敏类型）的患者。绝大多数口服的广谱头孢菌素比青霉素或阿莫西林的价格贵，头孢菌素更多是用于耐药菌株的治疗。

口服氯林可霉素适用于对青霉素过敏患者，在美国当前对氯林可霉素耐药的A组链球菌菌株仅为1%。口服的大环内酯类（红霉素或克拉霉素）或氮杂内酯类（阿奇霉素）也适用于治疗对青霉素过敏的患者。除阿奇霉素疗程为5d外，余疗程均为10d。红霉素的胃肠道副作用发生率明显高于其他抗生素。近年来在美国大部分地区从咽部分离出的A组链球菌对大环内酯类抗生素耐药的发生率5%~8%。磺胺类和四环素抗生素不适用于治疗A组链球菌感染。

大多数口服抗生素常规给药10d以获得咽部A组链球菌感染的最大消除率，但有报道一些新的抗生素给药5d甚至更少的疗程可以取得相似的细菌学和临床治疗效果。但目前没有大量研究结果来最终肯定短疗程口服抗生素治疗方案的有效性。因此，它们现还不能被推荐使用。另外，这些方案中抗生素抗菌谱比青霉素广，大多数即使短期使用，费用也很昂贵。

绝大多数A组链球菌咽炎的患者对抗生素治疗临床有效，且咽部A组链球菌可被消除。仅有极少的患者仍有症状，或症状复发，或有风湿热，因此他们通常有复发的高风险，因此需要进行治疗后咽部的再培养。

抗生素治疗非大疱型脓疱病的患者可防止局部病变扩散，感染远处转移，并减少人群中感染的播散。但是，抗生素预防链球菌感染后肾小球肾炎的效果目前还不明确。一些只有浅表、孤立的病灶且没有全身症状的患者可用局部抗生素治疗。莫匹罗星是局部治疗安全有效的抗生素。如果有广泛性病灶或有全身症状，口服抗菌素应同时覆盖链球菌和金黄色葡萄球菌。随着耐甲氧西林金黄色葡萄球菌在许多社区的迅速出现，应考虑单独使用氯林可霉素或复方新诺明与阿莫西林联合使用作为一线治疗方案。口服头孢呋辛是对肛周链球菌疾病的有效治疗。

从理论及临床资料上看，静脉用氯林可霉素治疗严重的侵袭性A组链球菌比静脉用青霉素更有效。然而，在美国分离出小部分的A组链球菌对克林霉素耐药，因此克林霉素应联合青霉素使用，除非已确定这些感染是对克林霉素敏感。若怀疑坏死性筋膜炎，应立即进行外科探查术或活检，以快速确定深部软组织感染并立即清除。链球菌中毒性休克综合征患者需要快速补充大量液体，纠正心衰和呼衰，尽早处理多脏器系统衰竭。部分资料表明，静脉注射丙种球蛋白对链球菌中毒性休克综合征有效。对其他治疗措施无效的患者可考虑给予静脉注射免疫球蛋白。

## ■ 并发症

在抗生素出现之前，A组链球菌常会扩散至相邻部位引起化脓性并发症。在原发病未被发觉或咽炎治疗不彻底的儿童中发生颈淋巴结炎、扁桃体周围脓肿、咽后壁脓肿、中耳炎、乳突炎和鼻窦炎，也可能发生A组链球菌肺炎。

急性风湿热（见第176.1）和急性链球菌感染后肾小球肾炎（见第505.1）都是出现在无症状的潜伏期后，是A组链球菌感染引起的非化脓性后遗症。它们的特点都是病变远离A组链球菌感染部位，但是急性风湿热和急性肾小球肾炎的临床表现、流行病学和潜在的发病率都不相同。此外，急性肾小球肾炎可发生在上呼吸道链球菌感染或皮肤感染之后，而急性风湿热只发生在上呼吸道感染后。

### 链球菌后反应性关节炎

链球菌后反应性关节炎是一种A组链球菌咽炎后

发生急性关节炎为特征的综合征，临床表现不符合急性风湿热Jones诊断标准。该病是一种明确的综合征还是急性风湿热的一种临床表现还存在很多的争议。尽管A组链球菌感染后反应性关节炎通常累及大关节，但与急性风湿热关节炎相比，它还可以累及外周小关节及躯干关节，且没有游走性。从A组链球菌咽炎到链球菌感染后反应性关节炎潜伏期（一般<10d）明显短于急性风湿热通常的潜伏期。相比急性风湿热关节炎，链球菌后反应性关节炎对阿司匹林或其他甾体类抗炎药治疗无明显反应。此外，链球菌后反应性关节炎通常无游走性，仅有极少数患者会出现体温 >38℃的发热。尽管只有不到一半的患者咽培养分离出A组链球菌，但所有患者都有近期A组链球菌感染的血清学证据。据报道有小部分的链球菌后反应性关节炎可以进一步发生心瓣膜病，因此，对这些患者应连续数月仔细观察有无心肌炎的临床表现。一些专家推荐对这些患者进行为期一年的二级预防；但这些预防措施的效果还不确定。如果没有观察到心肌炎的临床证据，则可以中断预后。如果发生心瓣膜病，患者应被确诊为急性风湿热，并应继续接受二级预防治疗。

### 伴链球菌化脓感染的儿童自身免疫性神经、精神紊乱

PANDAS是用来描述一类神经精神紊乱（尤其是强迫症、抽动障碍和Tourette综合征），已有研究提示PANDAS可能与A组链球菌感染有关（见第22章）。已经证实，A组链球菌感染后有Sydenham舞蹈病（急性风湿热的一种临床表现）的患者经常有强迫症状，而一部分有强迫症状和抽动障碍的患者将出现舞蹈病以及病情在A组链球菌感染后急性恶化。因此，推测有强迫症和抽动障碍的患者在对A组链球菌感染做出免疫应答的同时体内产生了自身免疫性抗体，这些抗体与脑组织发生了交叉反应，类似于自身免疫应答，. 现认为这是Sydenham舞蹈病的发病机制。有提示对Sydenham舞蹈病复发的二级预防可能对预防强迫症和抽动障碍的复发也有效。基于自身免疫的机制，有人建议用免疫调节疗法，如血浆置换或静脉注射免疫球蛋白可能对这些患者有效。有学者提出存在PANDAS可能是急性风湿热的累及范围扩大的理论，但目前这还是一个尚未被证实的假说。只有精心设计和良好对照的研究才能确定PANDAS与A组链球菌感染的因果关系。因此，目前尚不推荐采用A组链球菌的常规实验室检查诊断PANDAS，对进展的PANDAS长期抗链球菌预防或免疫调节疗法（如静脉注射免疫球蛋白、血浆置换）治疗（见第22章）。

## 预　后

A组链球菌咽炎经恰当的治疗预防良好，能完全治愈。起病9天内及时治疗，可预防急性风湿热的发生。目前尚无证据说明A组链球菌致肾炎菌株感染所致的咽炎和脓皮病后，可预防链球菌感染后肾小球肾炎的发生。有极个别病例，尤其是新生儿或对感染反应能力低下的儿童、可发生爆发性肺炎、败血症，尽管及时合理的治疗，也可导致死亡。

## 预　防

长期使用抗生素预防A组链球菌感染只用于有过急性风湿热或风湿性心脏病的患者。除非在军队和学校，为了减少脓疱病流行期间的患者数以及控制咽炎的流行，一般人群中广泛预防用药是不合理的，因为抗生素对预防A组链球菌感染的能力有限，链球菌疫苗可能是更有效的手段。

以保护抗原（Spa）M蛋白为基础的26价链球菌重组疫苗在成人中的1期和2期研究结果表明该疫苗耐受性好，没有诱导产生人组织反应性抗体的证据。该疫苗还具有免疫原性，能产生调理性的杀菌抗体。已发表的数据显示接种这种疫苗后能产生保护性的抗体，这些抗体对美国的85%致咽炎菌分离株、93%的致急性风湿热菌分离株和88%的致侵袭性A组链球菌病菌分类株有效，从而对A组链球菌疾病的总负担能产生显著影响。然而，与亚洲和世界其他发展中地区当前流行株匹配的多价M型特异性疫苗很可能不完整，此外，新emm型的出现以及非疫苗血清型或临床重要基因型，可能取代疫苗覆盖菌株而成为临床重要致病菌也是一个关注的问题。当前其他的备选A组链球菌疫苗如C5a肽酶、半胱氨酸蛋白酶、纤连蛋白结合蛋白和A组碳水化合物疫苗均是基于共同的保护性抗原，且可提高菌株的覆盖范围和减少血清型的替换。

### 参考书目

参考书目请参见光盘。

# 176.1　风湿热

*Michael A. Gerber*

## 病　因

有大量证据支持A组链球菌上呼吸道感染与急性

风湿热、风湿性心脏病相关。66% 的急性风湿热患者急性发病前几周都有上呼吸道感染病史，急性风湿热的发病高峰年龄和季节发病率与 A 组链球菌感染的高峰年龄和季节发病率一致。急性风湿热患者几乎均有近期 A 组链球菌感染的血清学证据。这些患者的 A 组链球菌抗体滴度明显高于单纯 A 组链球菌感染，而不伴急性风湿热的患者。A 组链球菌咽炎在拥挤社区的爆发，如寄宿学校或军队，常随之而来的伴有急性风湿热的爆发。抗菌药物治疗能根除咽部 A 组链球菌，也能预防急性风湿热的发生，而且长期持续的预防治疗可预防 A 组链球菌咽炎，同时也能防止急性风湿热的复发。

并非所有的 A 组链球菌血清型都能引起风湿热。当风湿热易感人群感染某些菌株（如 M 型 4）时，并没有引起风湿热复发。相反，其他血清型引起的咽炎在相同人群中流行时，出现了频繁的风湿热复发。有研究观察到常可从上呼吸道分离出与皮肤感染有关的 A 组链球菌血清型，但这些血清型却很少引起既往有风湿热病史的人群复发风湿热，这项研究进一步支持了致风湿病性这一概念。此外，从急性风湿热患者身上分离出的 A 组链球菌中，一些血清型（如 M 型 1、3、5、6、18、24）比其他血清型更常见。

## ■ 流行病学

在一些发展中国家，儿童急性风湿热发病率超过 50/10 万。世界范围内，风湿性心脏病是各年龄段人群获得性心脏病中最常见的，占所有心血管疾病的 50%，在许多发展中国家占入院心脏病患者的 50%。同一国家的不同种族间急性风湿热和风湿性心脏病的发病率也有非常显著的差异；大部分差异看起来与社会经济状况的差别有关。

在美国，20 世纪初，急性风湿热是儿童和青少年死亡的首要原因，每年发病率为 100-200/10 万。此外，风湿性心脏病在 40 岁以下成人心脏病中位居首位。那时，美国医院病床的 1/4 为急性风湿热或其并发症患者。到 1940 年，急性风湿热年发病率减少到 50/10 万，在以后的 40 年，发病率迅速下降，到 1980 年初，美国一些地区年发病率降低至 0.5/10 万。急性风湿热发病率急剧下降的现象也见于其他工业化国家。

美国和其他工业化国家急性风湿热和风湿性心脏病发病率急剧骤减的原因不清楚。历史上，急性风湿热和贫穷有关，尤其是在城市地区。在工业化国家，急性风湿热发病率大幅度下降发生在抗生素出现前的时代，因此可能与生活环境改善有关。许多研究证明，贫穷、拥挤有利于 A 组链球菌感染的播散，是与急性风湿热发病率最相关的因素。过去的 40 年中，工业化国家的急性风湿热发病率下降在很大程度上也源于医疗服务的提高和抗生素的广泛应用。一直以来抗生素治疗 A 组链球菌咽炎对预防急性风湿热的发生很重要，尤其是预防急性风湿热的复发。此外，急性风湿热发病率下降至少在部分程度上也源于 A 组链球菌流行株从致风湿菌株向非致风湿菌株的转变。

1985 年初，盐湖市地区突然发生急性风湿热的爆发，到 1989 年末共报道了 198 个病例。1984—1988 年哥伦布、阿克隆、匹兹堡、纳什维尔、孟菲斯、纽约、堪萨斯、达拉斯和加利福尼亚的圣地亚哥海军培训中心的一些新兵以及密苏里州军队训练基地也爆发过急性风湿热。但证据显示这次风湿热的回升是局部性的而非全美性。

在 20 世纪 70 年代和 80 年代早期，很少分离出的某些致风湿热血清型（如 M1、3、5、6 和 18），但在这些局部爆发中，竟戏剧性地又重新出现。这些致风湿热血清型出现在一些社区，可能是急性风湿热爆发的主要因素。A 组链球菌和致风湿热病性相关的另一特征是高度黏液样菌落。近年来极少从咽培养中分离出 A 组链球菌的黏液样株。但在局部急性风湿热爆发期间，常可以从患者、家庭成员和周边社区人群中分离出 A 组链球菌的黏液样株。除了致病性 A 组链球菌特异性特点外，个体发生急性风湿热的风险也受宿主自身因素的影响。儿童急性风湿热初发和复发的高峰年龄是 5~15 岁，这也是患 A 组链球菌咽炎的高风险年龄段。急性风湿热容易复发，复发的临床特点和初发时很相似。另外，似乎也存在对急性风湿热的遗传易感性。

有关双胞胎的研究发现，单卵双胎比双卵双胎同患急性风湿热的概率更大。一些研究者也证实存在特异性的人白细胞抗原（human leukocyte antigen, HLA）标志物和特异性 B 细胞同种抗原（D8/17）与急性风湿热的易感性有关；在其他人群未能确认其联系。

## ■ 发病机制

上呼吸道 A 组链球菌感染与累及远离咽部的器官和组织的急性风湿热的病因联系还不清楚。确定急性风湿热和风湿性心脏病的发病机制的主要障碍之一是还不能建立动物模型。目前提出了多个关于急性风湿热和风湿性心脏病发病机制的理论学说，但只有 2 种学说较为可行，即细胞毒性学说和免疫反应学说。

细胞毒性学说认为 A 组链球菌毒素可能参与了急性风湿热和风湿性心脏病的发病机制。A 组链球菌产生对哺乳类动物心脏细胞具有细胞毒性的几种酶，如链球菌溶血素 O，组织培养中对哺乳动物细胞有直接毒性作用。细胞毒性学说中大多都是针对链球菌溶血素 O 的。然而，细胞毒性学说存在的最大的问题是它无法解释 A 组链球菌咽炎和急性风湿热发病之间的潜伏期。

急性风湿热和其他免疫疾病的临床具有相似性，A 组链球菌感染和急性风湿热之间的潜伏期都提示急性风湿热和风湿性心脏病发病机制可能是由免疫介导的病理过程。A 组链球菌具有多种抗原性，自身成分与哺乳动物之间有交叉免疫性也支持这一假说。A 组链球菌某些成分（如 M 蛋白、原生质膜、细胞壁上的 A 组碳水化合物、透明质酸囊）和某些哺乳动物组织（如心脏、大脑、关节）有共同的抗原决定簇。例如 A 组链球菌的某些 M 蛋白（M1、M5、M6 和 M19）与人原肌球蛋白和肌球蛋白间有共同的抗原决定簇。此外，已提出 A 组链球菌超抗原如致热外毒素也参与急性风湿热的致病过程。

## 临床表现和诊断

急性风湿热没有临床或实验室的特异性诊断特征，1944 年 T. Duckett Jone 提出了一些辅助诊断指标，以限制过度诊断。1992 年美国心脏学会（American Heart Association，AHA）修订了 Jones 标准（表 176-2），并且仅限用于对急性风湿热初发的诊断，而不适用于急性风湿热的复发诊断。诊断标准包括 5 个主要指标、4 个次要指标及 1 个必要条件，即（微生物学或血清学）近期有 A 组链球菌感染的证据。当患者符合 2 个主要指标或 1 个主要指标加上 2 个次要指标并同时满足必要条件时，根据 Jones 标准诊断为急性风湿热。但即使严格应用 Jones 标准，临床应用中仍难免会出现过度诊断或诊断不足的现象。在三种情况下诊断急性风湿热时不需要严格遵从 Jones 标准。舞蹈病可能为急性风湿热的唯一临床表现。同样，无痛性心肌炎可能是急性风湿热患者的唯一临床表现，在急性风湿热起病后数月才首次去医院就诊。最后，尽管大多数复发的急性风湿热患者满足 Jones 标准，仍有部分患者不满足 Jones 标准。

**表 176-2　急性风湿热初次发作的诊断指南（Jones 诊断标准，1992 年修订）**

| 主要临床表现* | 次要临床表现 | 先前有 A 组链球菌感染的支持证据 |
|---|---|---|
| 心肌炎<br>多关节炎<br>环形红斑<br>皮下结节<br>舞蹈病 | **临床特点：**<br>关节痛<br>发热<br>**实验室特点：**<br>急性期反应物升高：<br>血沉<br>C- 反应蛋白<br>P-R 间期延迟 | 咽培养阳性或快速链球菌抗原检测阳性<br>链球菌抗体滴度升高或正在升高 |

* 如果有先前 A 组链球菌感染的证据并出现 2 条主要临床表现或 1 条主要临床表现加 2 条次要临床表现，表明患急性风湿热的可能性很大

摘自 Jones criteria, updated 1992. JAMA, 1992, 268:2069-2073. Copyright American Medical Association.

### 主要临床表现

有 5 个主要指标。

#### 游走性多关节炎

大约 75% 的急性风湿热患者发生关节炎，典型的表现为大关节受累，特别是膝、踝、腕和肘等关节。不常累及脊柱、指和趾等小关节或髋关节。风湿性关节炎一般表现为热、红、肿和剧烈的触痛；甚至床单的摩擦也会引起患者不适。关节疼痛可先于其他临床表现出现或与其他临床表现不相称。疾病的自然过程中关节受累的特点为游走性；未经治疗的严重炎症侵润的关节症状可在 1~3d 缓解，而同时一个或多个其他的大关节又出现相似症状。严重的关节炎不予治疗可能持续几周。单关节的关节炎不常见，除非是在发病早期患者就接受了抗炎治疗从而限制了游走性多关节炎的发生。如果有发热并伴有关节炎的儿童被怀疑为急性风湿热，禁用水杨酸类药物治疗并同时观察游走性关节炎的进程通常对诊断是有帮助的。急性风湿性关节炎的另一个特征表现是即使对小剂量水杨酸类药物也有明显的反应，因此当用药后未出现明显的反应提示考虑其他诊断。典型的风湿性关节炎不引起关节畸形。急性风湿热关节液中通常有白细胞 10，000~100，000/mm$^3$，以中性粒细胞为主，蛋白约为 4 g/dl，糖正常，黏蛋白凝集良好。通常关节炎是急性风湿热的最早期表现，并且可能与一过性抗链球菌抗体产生高峰有暂时关联。关节炎的严重性与心脏受累的严重性两者间常呈负相关。

#### 心肌炎

心肌炎和由此导致的慢性风湿性心脏病是急性风湿热中最严重的临床表现，也是急性风湿热发病和引起死亡的主要因素。风湿性心肌炎以全心炎伴心肌、心包、心内膜的活动性炎症为特征（见第 432 章）。急性风湿热引起的心脏病变轻重不一，可严重到爆发

性、潜在致死性渗出性全心炎，也可轻至一过性的心脏受累。心内膜炎（瓣膜炎）是风湿性心肌炎普遍存在的表现，可伴或不伴心包炎或心肌炎。风湿性心脏病极少只有心肌炎和（或）心包炎而不伴有心内膜炎。瓣膜病变最常见为二尖瓣病变，也可为二尖瓣与主动脉瓣同时受累。单独主动脉瓣病变或右侧瓣膜受累少见。严重的、长期的瓣膜性心脏病通常是初发或复发急性风湿热的结局。瓣膜关闭不全是急性风湿热急性期和恢复期的特征，而瓣膜狭窄通常在急性风湿热初次发病后数年或数十年后出现。在发展中国家，急性风湿热通常发生在较小年龄，二尖瓣和主动脉瓣病变也发生较快，且可发生在小年龄儿童，而在发达国家急性风湿热通常发生在较大儿童，且瓣膜病的发生相对较慢。

急性风湿性心肌炎通常以心动过速或心脏杂音，伴有或不伴有心肌炎或心包炎为主要表现。中至重度的风湿性心肌炎可以导致心脏扩大和充血性心力衰竭，伴有肝脏肿大、周围组织及肺水肿。心脏彩超检测可发现心包积液，心室收缩力减低和主动脉和（或）二尖瓣关闭不全。二尖瓣反流的特征为心尖区高调全收缩期杂音并传导至腋窝。严重二尖瓣反流患者可出现心尖部舒张中期杂音，这与二尖瓣相对狭窄有关。主动脉瓣关闭不全的表现为胸骨左上缘肋间高亢并逐渐减弱的心脏舒张期杂音。心脏超声提示有瓣膜反流但无听诊证据的病例不满足 Jones 诊断标准的心肌炎指征。

临床上风湿性心肌炎几乎都有心瓣膜炎的杂音。已有多个研究者和咨询小组建议亚临床心瓣膜反流可作为风湿性心肌炎的证据。亚临床心瓣膜反流是指超声心动图检查发现的病理性二尖瓣或主动脉瓣关闭不全而听诊技术熟练的医生听诊未闻及杂音。由于亚临床心瓣膜反流目前存在争议，美国心脏学会还未将亚临床心瓣膜反流作为急性风湿热 Jones 诊断标准中的一个主要或次要指标（见第 432 章）。

在急性风湿热中心肌炎的发生率为 50%~60%。初发病时即有心肌炎的急性风湿热患者复发时心肌炎的发生率更高。急性风湿性心肌炎的主要结局是慢性进行性瓣膜病，尤其是瓣膜狭窄，可能需要行瓣膜置换手术。

### 舞蹈病

舞蹈病在急性风湿热中的发病率为 10%~15%，通常以独立的症状出现，表现为频繁发作的精细动作的神经行为异常。主要表现为情绪不稳定、不配合、在学校表现差、无法自控的徐动、面部抽动等，在紧张时加重，睡眠时消失。舞蹈病发作有时是单侧性的。从 A 组链球菌感染到发生舞蹈病的潜伏期通常比关节炎或心肌炎长，可达数月。舞蹈病起病隐匿，往往症状出现几个月后才被确诊。临床上舞蹈病的特征包括：①表现为挤奶工的手形（即不规则的手部肌肉的收缩，并挤压检测者的手指）。②患者伸直手臂是手掌旋前呈汤匙状。③伸舌时舌蠕动。④通过检查患者书写动作评价其精心运动。诊断主要根据临床表现及 A 组链球菌抗体检测。然而对于潜伏期较长的患者，抗体水平可能已经降至正常。尽管舞蹈病发生时给患者带来一定的痛苦，但仅极少数病例会导致永久性的神经系统后遗症。

### 环形红斑

环形红斑很少见（在急性风湿热患者中 <3%），但是它是急性风湿热的特征性皮疹，呈红斑状，匐行性，斑状病灶中心区苍白，无痒感（图 176-2）。皮疹主要出现在躯干和肢端，不出现于面部，皮温增高时红斑显著。

### 皮下结节

皮下结节是急性风湿热极为少见的表现（在急性风湿热患者中≤ 1%），为直径约为 1 厘米的固定结节，沿骨性隆凸的伸肌肌腱表面分布。结节的出现与临床表现明显的风湿性心脏病有关。

## 次要临床表现

两个次要临床表现是关节痛（在缺乏多关节炎时作为主要标准时）和发热（典型病例体温≥ 38.8℃并

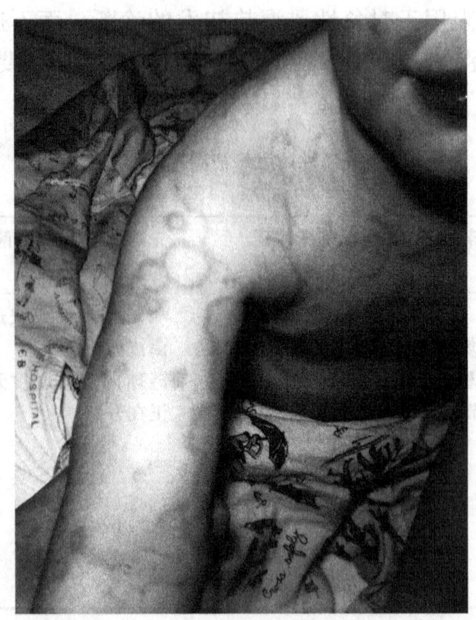

**图 176-2（见彩图）** 一名急性风湿热发热儿童的环形红斑的环形红色边缘

摘自 Schachner LA, Hansen RC, editors: Pediatric dermatology. 3 ed. Philadelphia, Mosby, 2003: 808

于病程早期就出现）。两项次要实验室检查标准是急性期炎性反应物升高（如 C 反应蛋白、血沉）和心电图 P–R 间期延长（Ⅰ度心脏阻滞），但单独 P–R 间期延长并不是有心肌炎的证据，也不能预示有长期心脏后遗症。

### 近期 A 组链球菌感染

A 组链球菌近期感染的证据是诊断急性风湿热必备条件。典型的急性风湿热发生在 A 组链球菌咽炎后 2~4 周左右，此时咽部的症状已不存在，仅有 10%~20% 的患者咽部细菌培养或快速链球菌抗原检测呈阳性。1/3 的急性风湿热患者没有咽炎病史。因此，前期有 A 组链球菌感染的证据，通常要依据血清 A 组链球菌抗体滴度的升高或增加，玻片凝集试验（Streptozyme）可用于检测抗 A 组链球菌 5 种不同抗原的抗体。尽管这一方法快速、易于操作、可广泛应用，但与其他方法比较，准确性和可重复性差，因此不能用作患者前期 A 组链球菌感染的诊断性试验。如果仅检测 A 组链球菌的一个抗体（通常是抗链球菌溶血素 O），只有 80%~85% 的急性风湿热患者有抗体滴度的升高；而当同时检测 3 个不同的抗体（抗链球菌溶血素 O、抗脱氧核糖核酸酶 B、抗透明质酸酶）时，则有 95%~100% 的患者有抗体滴度升高。因此，临床上怀疑急性风湿热的诊断时，应进行多种抗体的检测。除舞蹈病患者外，急性风湿热的临床表现同抗链球菌抗体高峰过程一致。多数舞蹈病患者有一个或多个抗 A 组链球菌抗原的抗体升高。舞蹈病患者从发生链球菌感染到舞蹈病有较长的潜伏期，其抗体的滴度可能已降至正常范围，然而有链球菌抗体滴度升高或增加但未符合 Jones 标准，并不能做出急性风湿热的诊断，因为这种滴度的改变可能是一种巧合。这种情况常见于幼儿、学龄儿童及许多夏季感染 A 组链球菌脓疱病或冬春季患与急性风湿热无关的 A 组链球菌咽炎者。

### 鉴别诊断

风湿热需与一些感染或非感染性疾病相鉴别（表 176–3）。当患儿出现关节炎时，必须考虑到一些胶原性血管病。急性风湿热尤其要与类风湿性关节炎相鉴别。与急性风湿热相比，类风湿性关节炎发病年龄更早，相对于其他临床表现关节疼痛不明显。波浪热、淋巴结病和脾大等症状则更支持类风湿性关节炎的诊断。对水杨酸类药物的治疗反应，急性风湿热的效果显著，而类风湿性关节炎相对不敏感。系统性红斑狼疮常可以通过其抗核抗体阳性与急性风湿热相鉴别。鉴别诊断时还应考虑其他原因引起的关节炎，如淋球菌性关节炎、恶性肿瘤、血清病、莱姆病、镰状细胞贫血和胃肠道感染相关性反应性关节炎（如志贺菌、沙门菌、耶尔森菌）。

当心肌炎作为急性风湿热的唯一临床表现时，还应与病毒性心肌炎、病毒性心包炎、川崎病和感染性心内膜炎相鉴别。感染性心内膜炎也可出现关节和心脏的表现。这些患者可以通过血培养和其他的相关的表现（如血尿、脾大、点片状出血）与之鉴别。当舞蹈病作为急性风湿热的唯一临床表现时应与亨廷顿舞蹈症、Wilson 病、系统性红斑狼疮和各种脑炎相鉴别。明确诊断主要依靠病史、实验室检测和临床表现。

## 治　疗

所有急性风湿热的患者都应卧床休息，同时密切监测心肌炎的表现。当急性炎症的症状消退后可以允许下床活动。但伴有心肌炎的患者需更长时间的卧床休息。

### 抗生素治疗

急性风湿热一经诊断，无论咽拭子培养是否呈阳性，均应给予口服 10d 青霉素或红霉素或肌注一剂苄星青霉素治疗，以清除上呼吸道的 A 组链球菌。初始的抗生素疗程结束后，患者应开始长期的抗生素预防用药。

### 抗炎治疗

如果关节痛或非典型的关节炎为疑有急性风湿热患者的唯一临床表现，应不使用抗炎药物（如水杨酸制剂、皮质类固醇）。过早的使用抗炎药物可干扰特征性的游走性多关节炎的出现，从而掩盖了急性风湿热症状，导致诊断不清。当已观察到患者出现了更明确的急性风湿热或其他疾病的临床表现

**表 176–3　急性风湿热的鉴别诊断**

| 关节炎 | 心肌炎 | 舞蹈病 |
|---|---|---|
| 类风湿性关节炎 | 病毒性心肌炎 | 亨廷顿舞蹈症 |
| 反应性关节炎（如志贺菌、沙门菌、耶尔森菌） | 病毒性心包炎 | 威尔逊病 |
| 血清病 | 感染性心内膜炎 | 系统性红斑狼疮 |
| 镰状细胞贫血 | 川崎病 | 脑性瘫痪 |
| 恶性肿瘤 | 先天性心脏病 | 抽动症 |
| 系统性红斑狼疮 | 二尖瓣脱垂 | 多动 |
| 莱姆病（莱姆病螺旋体） | 无害性杂音 | |
| 淋球菌感染（淋病奈瑟菌） | | |

时，某些药物如对乙酰氨基酚可用于控制关节疼痛和发热。

有典型游走性多关节炎的患者和有心肌炎但不伴心脏肥大和充血性心力衰竭的患者应给予口服水杨酸治疗。通常情况下阿司匹林的剂量是100mg/（kg·d），分4次口服，3~5d后剂量改为75mg/（kg·d），分4次口服，连续服用4周。除非关节炎对药物的反应性差或出现了水杨酸类药物中毒症状（耳鸣、过度换气），否则不需要监测血清水杨酸浓度。目前没有证据表明非甾体类抗炎药的作用效果优于水杨酸类药物。

伴发心肌炎和心脏肥大或充血性心衰的患者应使用皮质类固醇激素治疗。通常强的松剂量为2mg/（kg·d），分4次口服，连续使用2~3周后逐渐减量，每2~3天减量5mg/24h。强的松开始减量的同时应给与阿司匹林75mg/（kg·d），分4次口服，连续使用6周。中到重度心肌炎患者的支持治疗包括地高辛，限制液体和盐的入量，利尿和吸氧。在心肌炎时地高辛对心脏毒性会增加。

抗炎治疗末期可能会出现临床表现反复或实验室检测异常。这种“反弹”最好不予处理；在临床表现严重时，再使用水杨酸制剂或皮质醇。

### Sydenham 舞蹈病

由于舞蹈病通常是在疾病急性期过后单独出现，所以通常不使用抗炎药。镇静剂对早期阶段的舞蹈病有帮助；可以选择使用苯巴比妥（每次16~32mg，每6~8h口服1次）。如果苯巴比妥无效，可选用氟哌啶醇[0.01~0.03mg/（kg·d），分2次口服]或氯丙嗪[0.5mg/（kg·d），每4~6小时口服1次]。

## ■ 并发症

急性风湿性热的关节炎和舞蹈病能够被治愈而不留后遗症。因此，急性风湿热的远期后遗症通常局限于心脏受累（见第432章）。

美国心脏学会已发表了新近更新的关于预防性使用抗生素预防感染性心内膜炎的推荐（见第431章）。美国心脏学会的推荐中不再建议对有风湿性心脏病的患者进行常规预防。最佳的口腔卫生健康护理是一个整体医疗保健计划的重要组成部分之一。相对来说很少数的风湿性心脏病患者仍推荐进行感染性心内膜炎的预防，如使用了人工心脏瓣膜或使用假体材料进行瓣膜修复的患者，应遵从当前美国心脏学会的推荐（见第431章）。这些推荐建议采用青霉素预防风湿热的患者使用除青霉素外的其他一种抗生素来预防感染性心内膜炎，原因是口腔α-溶血性链球菌有可能已产生对青霉素的耐药性。

## ■ 预　后

急性风湿热患者的预后取决于疾病初发时的临床表现、严重程度和复发时的临床表现。在初发急性风湿热时，伴有心肌炎的患者中的近70%可以完全恢复；初发心肌炎越严重，残留心脏病的风险越大。初发时不伴有心肌炎的患者，复发时也不易出现心肌炎。相反，初发时就伴有心肌炎的患者复发时容易出现心肌炎，且出现永久性心脏损害的风险随着每次复发而增加。曾患有急性风湿热的患者若反复发生A组链球菌性上呼吸道感染则易于再发风湿热。因此，这些患者需要长期使用的化学药物。

在应用抗生素预防急性风湿热之前，75%初发过急性风湿热的患者在其一生中会有一次或多次的复发。复发是影响急性风湿热发病率和死亡率的主要原因。复发的风险在初发病程结束时最高，然后随着时间的推移逐渐降低。

约20%急性风湿热患者仅以舞蹈病作为唯一的临床表现，若未给予二级预防，二十年内会发生风湿性心脏病。因此，舞蹈病患者，尽管可能不出现急性风湿热的其他临床表现，仍需要长期的抗生素预防。

## ■ 预　防

急性风湿热初发和复发的预防依赖于控制A组链球菌引起的上呼吸道感染。急性风湿热初发的预防（初级预防）在于明确并根治引起的急性咽炎的A组链球菌。曾患有急性风湿热的患者特别容易在以后的任何一次A组链球菌上呼吸道感染后（不论他们是否有症状），使急性风湿热再发。因此，这些患者均应接受持续的抗生素预防治疗，以防止复发（二级预防）。

### 初级预防

A组链球菌急性咽炎症状出现的9d内给予适当的抗生素治疗对于预防急性风湿热的首发十分有效，然而，约30%的急性风湿热患者不记得自己前期曾有咽炎发生。

### 二级预防

二级预防是针对有复发急性风湿热风险的患者，直接预防急性A组链球菌感染咽炎。二级预防要求持续的应用预防性抗生素，即急性风湿热一经诊断，应立即开始抗生素治疗，并在一个完整的抗生素治疗疗程后，立即给予预防性抗生素。由于初发急性风湿热即伴有心肌炎的患者，有复发时出现心肌炎并持续心脏损害的高风险，他们应接受长期的抗生素预防性治疗直至成年或甚至许终生。

急性风湿热初发时不伴有心肌炎的患者在复发时出现心肌炎的风险相对较低。这类患者的抗生素预防性治疗应持续到 21 岁或急性风湿热发作后症状消失至少 5 年（以时间较长者为准），才可以停止抗生素的预防性治疗。决定是否停止抗生素的预防性治疗，应慎重考虑潜在风险和益处以及流行病学因素，如暴露于 A 组链球菌感染的风险。

二级预防方案是单次肌注苄星青霉素 G（体重 ≤ 60 磅的儿童剂量为 60 万 U，体重 >60 磅的儿童剂量为 1200 000U），每 4 周 1 次（表 176-4）。对于某些存在高风险的患者和急性风湿热的高发地区，需要每 3 周注射 1 次苄星青霉素 G，因为 3 周后苄星青霉素 G 在体内浓度可能已降到药物有效水平之下。在美国，每 3 周肌注 1 次苄星青霉素 G 只被推荐用于那些尽管坚持每 4 周肌注 1 次苄星青霉素 G 仍有急性风湿热复发的患者。有并发症者可持续口服抗生素预防治疗。青霉素 V 每日 2 次和磺胺类药每日 1 次的方法在这些患者的预防效果是相同的。对这两类药物均过敏的特殊患者，可以应用大环内酯类（红霉素或克拉霉素）或氮杂内酯类（阿奇霉素）。二级预防的持续时间见表 176-5。

## 参考书目

参考书目请参见光盘。

**表 176-4　急性风湿热复发的药物预后**

| 药物 | 剂量 | 给药途径 |
|---|---|---|
| 苄星青霉素 G | 体重 ≤ 60 磅的儿童剂量为 60 万 U，体重 >60 磅的儿童剂量为 1200 000IU，每 4 周 1 次 * | 肌注 |
| 或 | | |
| 青霉素 V | 250mg，每天 2 次 | 口服 |
| 或 | | |
| 磺胺嘧啶或磺胺异噁唑 | 0.5g，体重 ≤ 60 磅的患者每天 1 次<br>1.0g，体重 >60 磅的患者每天 1 次 | 口服 |
| 用于对青霉素和磺胺类药物过敏的患者 | | |
| 大环内酯类或氮杂内酯类 | 不定 | 口服 |

* 有高风险的情况下，推荐每 3 周肌注 1 次

摘自 Gerber MA, Baltimore RS, Eaton CB, et al. Prevention of rheumatic fever and diagnosis and treatment of acute streptococcal pharyngitis: a scientific statement from the American Heart Association Rheumatic Fever, Endocarditis, and Kawasaki Disease Committee of the Council on Cardiovascular Disease in the Young. Circulation, 2009, 119: 1541-1551

**表 176-5　急性风湿热患者的预防持续时间：美国心脏学会的推荐**

| 种类 | 持续时间 |
|---|---|
| 风湿热不伴心肌炎 | 5 年或满 21 岁，以较长时间为准 |
| 风湿热伴心肌炎但无残留心脏病（无心瓣膜病 *） | 10 年或满 21 岁，以较长的那个时间为准 |
| 风湿热伴心肌炎和残留心脏病（永久性瓣膜病 *） | 10 年或满 40 岁，以较长的那个时间为准，有时需终身预后 |

* 临床或超声心动图证据

摘自 Gerber MA, Baltimore RS, Eaton CB. Prevention of rheumatic fever and diagnosis and treatment of acute streptococcal pharyngitis: a scientific statement from the American Heart Association Rheumatic Fever, Endocarditis, and Kawasaki Disease Committee of the Council on Cardiovascular Disease in the Young, Circulation, 2009, 119: 1541-1551

（万朝敏　译，万朝敏　审）

# 第 177 章
# B 组链球菌

*Catherine S. Lachenauer, Michael R. Wessels*

B 组链球菌（GBS），又称为无乳链球菌，已成为美国新生儿细菌性脓毒症的一个主要原因。虽然不断改进的预防策略已使新生儿期疾病的发病率明显下降，但 GBS 仍是新生儿、孕妇和其他成人的主要致病菌之一。

## 病　因

GBS 为兼性厌氧的革兰氏阳性球菌，在肉汤培养基中呈链状或双球状排列，在固体培养基上形成小的灰白菌落。GBS 可由 Lancefield B 组碳水化合物抗原来鉴定，例如乳胶凝集技术已广泛应用于临床实验室。根据其所具有的以下特性可以进行推测鉴定：在血琼脂培养皿中狭窄的 β - 溶血区带、对杆菌肽和复方新诺明耐药，缺乏对胆汁二氢七叶苷的水解作用，CAMP 因子（以发现者的名字命名 Christie, Atkins 和 Munch-Petersen）的释放，CAMP 是一种细胞外蛋白，在金黄色葡萄球菌 β 毒素存在时可以增强羊血琼脂平板的溶血带。依据荚膜多糖结构的不同可将 GBS 菌株进行血清学分类，荚膜多糖是重要的毒力因子及抗体相关的免疫刺激因子。迄今为止已确定了 10 种 GBS 荚膜多糖类型，分别为Ⅰa、Ⅰb、Ⅱ、Ⅲ、Ⅳ、Ⅴ、Ⅵ、Ⅶ、Ⅷ和Ⅸ型。

## 流行病学

20 世纪 60 年代晚期 GBS 是一种新生儿期的致病

菌。随后20年，在美国新生儿GBS疾病的发病率一直居高不下，为每1000个活产婴中有1.0~5.4个感染。该病有两种表现形式，一种呈早发性疾病，发生于年龄小于7d的新生儿，另一种呈晚发性疾病，发生于年龄大于或等于7d的新生儿。20世纪90年代，由于对孕产妇广泛实行化学药物预防，美国新生儿早发性GBS疾病的发病率大幅度下降了65%，即活产婴的发病率从1.7/1000降到了0.6/1000，但晚发性GBS感染的发病率仍基本保持在0.4/1000（图177-1）。2002年修订版指南的发布恰逢新生儿早发性GBS疾病发病率的进一步降低。在其他发达国家，其新生儿GBS疾病的发病率和美国实施化学药物预防GBS感染前的发病率相似。在发展中国家，尽管其妇女中孕产妇阴道GBS定植率（新生儿疾病的一个主要危险因素）和所报道的美国妇女定植率相似，但GBS并不是新生儿脓毒症的主要原因。尽管大部分新生儿GBS感染病例为足月儿，但实际上早产儿和低出生体重儿的发病率更高。

健康人群中有GBS定植很常见。孕妇阴道或直肠定植率高达30%，这也是GBS传播给新生儿的常见途径。在缺乏化学药物预防的情况下，有GBS定植的妇女所生新生儿中约50%获得GBS的定植，其中有1%~2%的新生儿发展成侵袭性疾病。孕妇严重的GBS定植增加了新生儿定植和发生早发性疾病的风险。其他早发性GBS疾病的危险因素包括破膜延长、分娩期发热、早产、孕妇菌尿症或者该孕妇之前所生的婴儿发生了GBS感染。晚发性GBS疾病的危险因素尚未明确。然而有报道晚发性疾病也可由垂直传播及或在保育院及社区的来源于水平传播。

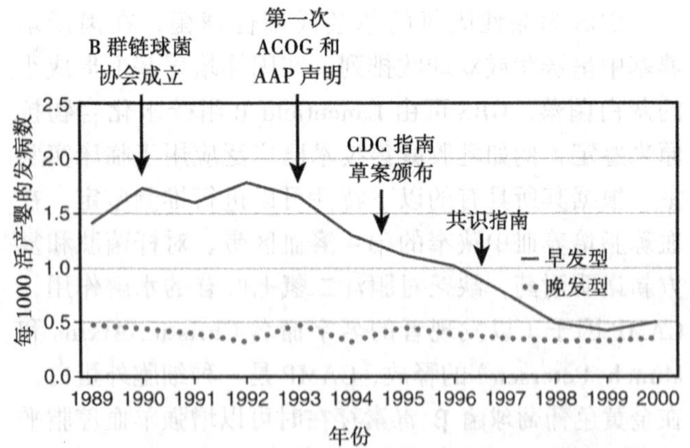


**图177-1** 1989-2000年3个活跃的受监测地区（加利福尼亚州、佐治亚州和田纳西州）早发型和晚发型侵袭性B组链球菌疾病的发病率。箭头标示的是采取预防措施的时间。ACOG: 美国妇产科学会；AAP: 美国儿科学会；CDC: 美国疾病预防控制中心

摘自 Centers for Disease Control and Prevention. Early-onset group B streptococcal disease—United States, 1998—1999. MMWR, 2000 49:793-796

Schrag SJ, Zywicki S, Farley MM, et al. Group B streptococcal disease in the era of intrapartum antibiotic prophylaxis. N Engl J Med, 2000, 342: 15-20

GBS也是引起成人侵袭性疾病的一个重要原因。GBS可引起尿路感染、菌血症、子宫内膜炎、绒毛膜羊膜炎、孕妇和临产妇的伤口感染。在非妊娠的成人中，尤其是有基础疾病的患者，如糖尿病、肝硬化或恶性肿瘤等，GBS可引起严重的感染，如菌血症、皮肤和软组织感染、心内膜炎、肺炎和脑膜炎。在孕妇应用化学药物预防GBS感染的时代，大多数侵袭性GBS感染发生在非妊娠成人。与新生儿疾病不同，1990年到2007年间成人侵袭性GBS感染的发生率呈大幅度上升。

与新生儿GBS疾病最相关的血清型是Ⅰa、Ⅲ、Ⅴ、Ⅰb和Ⅱ型。晚发性疾病和早发或晚发性疾病的脑膜炎病例中超过50%的分离菌株为血清型Ⅲ。孕期妇女的定植菌株和侵袭性菌株的血清型分布与被感染的新生儿相似。据报道在日本常见的孕妇定植菌为血清型Ⅵ和Ⅷ，有个案报道指出血清型Ⅷ菌株可以引起新生儿疾病，但与其他血清型所致的疾病无法区别。

## ■ 发病机制

发生新生儿早发性GBS感染的一个主要危险因素是GBS在孕妇阴道或直肠内的定植。婴儿通过产道时获得GBS，某些情况下也可通过上行感染获得GBS。胎儿吸入感染羊水可发生感染。早发性GBS感染的发生率随着破膜时间的延长而增加。也可通过看似完整的膜发生感染。在晚发性感染的病例中，GBS可通过垂直传播或在生后从母亲或非母亲处获得。

侵袭性GBS感染的病理生理学改变与细菌的几种特性有关。首先是型特异性的荚膜多聚糖，引起人侵袭性疾病的菌株比定植菌株产生更多的荚膜多聚糖。所有GBS荚膜多聚糖是高分子量的聚合体，且含有一个末端为N-乙酰神经氨酸（唾液酸）的较短侧链。Ⅲ型GBS的研究显示荚膜多聚糖的唾液酸成分在宿主缺乏型特异性抗体时能阻止补体旁路途径的激活。因此，荚膜多聚糖通过保护病原微生物免于受未免疫宿主的调理吞噬作用而发挥致病效应。此外，Ⅲ型菌株是引起大多数晚发性新生儿GBS疾病和脑膜炎的菌株也说明GBS型特异的致病属性。虽然使用荚膜变异菌株的研究显示荚膜本身并不能使细菌更具侵袭性，但在体外实验中Ⅲ型菌株比其他型菌株更有效的侵犯脑内皮细胞。其他可能的GBS毒力因素包括在黏附宿主细胞中发挥作用的GBS表面蛋白；可能抑制多形核粒细胞募集至感染部位的C5a肽酶；体外研究显示有与细胞损伤相关的β溶血素；可能在宿主组织中发挥

播散作用的透明质酸酶。

在一项经典研究中，Ⅲ型 GBS 定植的孕妇中，分娩出健康婴儿的母亲比发生侵袭性疾病婴儿的母亲有着更高水平的荚膜多聚糖特异性抗体。此外，在母－婴配对血清中抗Ⅲ型 GBS 抗体存在较高的相关性。这些观察结果显示经胎盘转移的母源性抗体对于新生儿的 GBS 免疫力至关重要。对 GBS 的最佳免疫力也需要完整的补体系统。缺乏特异性抗体时，经典，补体途径是 GBS 免疫的一个重要组成；抗体介导的调理吞噬作用也可通过补体旁路途径进行。这些和其他研究的结果表明：抗荚膜抗体能阻止Ⅲ型菌株荚膜的唾液酸成分对致病菌的保护作用，最终使 C3 沉积在细菌表面。

从 GBS 定植到侵袭性疾病的精细步骤尚不清楚。体外研究显示 GBS 侵犯肺泡上皮细胞和肺血管内皮细胞，提示可能系分娩时胎儿吸入污染的羊水，GBS 经肺泡腔侵入血液。GBS 接种到肺部后 β－溶血素 / 溶细胞素可能促进了 GBS 进入血流。然而在体外，与缺乏荚膜的 GBS 菌株相比，有荚膜高度包裹的 GBS 很少能侵入真核细胞，可能与临床毒力和实验感染模型有关。

GBS 引起促炎细胞因子的释放。在体外 B 组抗原和 GBS 细胞壁的肽聚糖成分是肿瘤坏死因子－α 释放的强诱导剂，而纯化的Ⅲ型菌株荚膜多聚糖却不是。虽然在致病的过程中荚膜通过逃避免疫清除发挥了核心作用，但它不直接引起细胞因子的释放和炎症反应。

已经有Ⅲ、Ⅴ、Ⅰa 型 GBS 菌株完整基因组序列的报道，强调通过基因组序列的方法更好地了解 GBS。这些序列的分析显示 GBS 与化脓性链球菌和肺炎链球菌密切相关。许多已知和推定的 GBS 致病基因都聚集在含有流动性遗传成分的致病岛上，这说明物种间遗传物质的获得在遗传多样性中起了重要作用。

## 临床表现

新生儿 GBS 感染的两种综合征从发病年龄、流行病学特征和临床特征上可以区别（表 177－1）。早发性新生儿 GBS 疾病在生后 1~6d 发病，通常和母亲的产科并发症有关，包括绒毛膜羊膜炎、破膜延长和早产。新生儿可在娩出时发病，但大多数在生后 24 小时内发病。宫内感染可导致感染性流产。早发性 GBS 疾病最常见的表现类型为脓毒症（50%）、肺炎（30%）和脑膜炎（15%）。无症状的菌血症少见但可以发生。有症状的患儿呈非特异性表现，如低体温或发热、激惹、嗜睡、呼吸暂停和心动过缓。不管有无肺炎，呼吸症状表现突出，包括发绀、呼吸暂停、急促、喉鸣、鼻翼煽动和三凹征。急性血流动力学异常包括心动过速、酸中毒和休克可接踵而来。早发性 GBS 疾病相关性肺炎与呼吸窘迫综合征在临床和放射影像学上难以区别。脑膜炎患者与脓毒症或肺炎患者一样，病初常缺乏特异性表现，也没有中枢神经系统的症状。

晚发性新生儿 GBS 疾病染发生在生后 7d 及 7d 以后，最常表现为菌血症（45%~60%）和脑膜炎（25%~35%）。有报道约 20% 的晚发性疾病患儿出现骨和关节、皮肤和软组织、尿路或肺部的局部感染。蜂窝织炎和淋巴腺炎经常位于颌下或腮腺部位。与早发性疾病不同的是母亲的产科并发症并不是引起晚发性 GBS 疾病的危险因素。晚发性疾病患儿的临床表现不及早发性疾病患儿严重，且起病也较缓慢。

早期以外的儿童侵袭性 GBS 疾病并不常见。在 20 世纪 90 年代多中心监测显示，所有侵袭性 GBS 疾病的患者中 2% 是 90d 到 14 岁的儿童。儿童在婴儿早期以外的 GBS 感染相关的常见综合征为菌血症和心内膜炎。新生儿期以后的儿童侵袭性 GBS 感染要考虑 HIV 感染的可能。

## 诊　断

由于呼吸窘迫综合征和新生儿侵袭性 GBS 感染有着相似的临床和影像学特征，要区别这两种疾病十分困难。严重呼吸暂停、早期发生的休克、外周血白细胞计数异常和良好的肺顺应性可能更像 GBS 感染。其他新生儿期病原菌（如大肠埃希菌和李斯特菌）引起的感染临床上与 GBS 感染也难以区别。

从正常无菌部位（如血、尿或者脑脊液）分离到 GBS 可诊断为侵袭性 GBS 疾病。从胃或气管抽吸物或者从皮肤或黏膜分离到 GBS 只能显示有 GBS 定植，不能诊断为侵袭性疾病。由于脑膜炎时常缺

**表 177－1　早发性和晚发性 B 组链球菌疾病的特点**

| | 早发性疾病 | 晚发性疾病 |
|---|---|---|
| 发病年龄 | 0~6d | 7~90d |
| 产科并发症后风险会增高 | 是 | 否 |
| 常见临床表现 | 脓毒症、肺炎、脑膜炎 | 菌血症、脑膜炎、其他局部感染 |
| 常见血清型 | Ⅰa、Ⅲ、Ⅴ、Ⅱ、Ⅰb | Ⅲ为主 |
| 病死率 | 4.7% | 2.8% |

摘自 Schrag SJ, Zywicki S, Farley MM, et al. Group B streptococcal disease in the era of intrapartum antibiotic prophylaxis. N Engl J Med, 2000, 342: 15–20

乏特异性的中枢神经系统体征，因此所有怀疑脓毒败血症的新生儿都应做脑脊液检查，特别是在早发性感染时。B 组多聚糖特异性抗血清如乳胶凝集抗原检测可用于尿、血和脑脊液的检测，但这些试验比培养相的敏感性低。此外，会阴或直肠处有 GBS 定植的健康新生儿尿袋收集的尿液标本中常检测到抗原。

## ■ 实验室检查

常见有外周血白细胞异常，包括中性粒细胞绝对计数增加或减少、杆状核细胞计数增高、杆状核细胞和中性粒细胞比值增高或白细胞减少。C 反应蛋白增高被认为是 GBS 脓毒症的一个潜在的早期标志，但尚不可靠。通常胸部 X 线检查与呼吸窘迫综合征难以区别，胸片表现包括有颗粒网状影、斑片状侵润、广泛透光性降低、胸膜渗出或间质纹理增多。

## ■ 治　疗

确诊 GBS 感染选用青霉素 G 治疗。新生儿脓毒症最初的经验性治疗包括氨苄西林和一种氨基糖苷类抗生素（或头孢噻肟），这样既可以在病原菌明确之前广泛覆盖可能的细菌又可以协同杀菌。一旦明确为 GBS 并取得良好的临床治疗反应，则可单独使用青霉素完成治疗。特别在脑膜炎病例中，推荐使用大剂量青霉素 [45 万 ~50 万 U/（kg・d）] 或氨苄西林 [300mg/kg・d）] 进行治疗，因为对 GBS 需要相对高的青霉素平均抑菌浓度，同时病初可能脑脊液中 GBS 量较高。疗程随感染部位的不同而变化（表 177-2），应根据临床情况而定。结合体外膜肺已成功治疗病情极严重的伴呼吸衰竭的近足月患儿。

在 GBS 脑膜炎病例中，一些专家推荐在 24~48h 再行脑脊液检查以确定是否已清除细菌，脑脊液中持续 GBS 生长提示可能存在颅内病灶或抗生素剂量不足。

对复发性新生儿 GBS 疾病，建议使用静脉使用抗生素规范治疗，根除 GBS 的黏膜定植，其依据来自数个研究的发现：从再发感染病例中分离到的相同的侵袭性菌株，且与感染婴儿的定植菌菌株相同。利福平是常用于根除治疗，但有一份报告显示利福平根除 GBS 在婴儿定植并不可靠，因此对于这种少见情况的最佳治疗方案尚不清楚。

**表 177-2　各种 GBS 疾病的推荐治疗疗程**

| 治疗 | 疗程 |
|---|---|
| 没有病灶的菌血症 | 10d |
| 脑膜炎 | 2~3 周 |
| 脑室炎 | 4 周 |
| 骨髓炎 | 4 周 |

摘自 American Academy of Pediatrics: Group B streptococcal infections//Pickering LK, editor. Red book: 2000 report of the Committee on Infectious Diseases. 25 ed. Elk Grove Village, IL: American Academy of Pediatrics, 2000: 537-544

## ■ 预　后

20 世纪 70 到 80 年代的研究显示高达 30% 的 GBS 脑膜炎存活婴儿有严重远期的神经系统后遗症，包括发育延迟、痉挛性四肢瘫痪、小头畸形、癫痫发作、皮质盲或聋；存活者也可能存在神经系统并发症。早产儿 GBS 疾病和伴发休克即使没有脑膜炎，也会有脑室周围白质软化和严重的发育延迟。中枢神经系统外的局部 GBS 感染，如骨或软组织感染，预后通常良好。

20 世纪 90 年代，早发性和晚发性新生儿 GBS 疾病的病死率分别为 4.7% 和 2.8%。早产儿病死率更高；一项研究报道胎龄小于 33 周的婴儿病死率为 30%，而胎龄为 37 周或更大的婴儿病死率为 2%。3 个月到 14 岁儿童的病死率为 9%，非妊娠成年人的病死率为 11.5%。

## ■ 预　防

尽管新生儿保健护理已有改善，但围产期 GBS 疾病的发病率和死亡率促使对预防模式做进一步的研究。研究的两个 GBS 预防的基本方法为：①消除定植于母亲或婴儿的 GBS（化学药物预防）；②诱导产生保护性免疫力（免疫预防）。

### 化学药物预防

在分娩发作前给予妊娠妇女抗生素不能可靠地根除孕妇发生 GBS 定植，也不是预防新生儿 GBS 感染的有效方法。产时给予母亲抗生素能中断新生儿的定植（见第 103 章）。有 GBS 定植的妇女，生产时存在早产或破膜延长的情况时，在分娩时给予化学药物预防，可使这些新生儿 GBS 定植（9% *vs* 51%）和早发性感染的发生率（0% *vs* 6%）显著低于那些未给予化学药物预防的妇女所生新生儿。治疗组母亲产后发热性疾病也减少。

20 世纪 90 年代中期发布了化学药物预防指南，指南规定对有培养证实或依据危险因素指标确定有高风险的妇女，分娩期采用抗生素预防。流行病学资料显示了依据培养结果的方法，在预防新生儿 GBS 感染中的卓越效果（见第 103 章），2002 年对指南进行了修订。依据当前的推荐，应对所有 35~37 周孕龄妊娠妇女实行阴道直肠的 GBS 筛查培养。对有产前筛查培养阳性、妊娠期 GBS 菌尿症或者以往所生婴儿有患侵袭性 GBS 感染的母亲均应接受分娩期抗生素治疗。如培养状态未知（未做培养、未完成培养或不知培养结果）的妇女和早产（<37 孕周）或者经历过破膜延迟（≥ 18 小时）或者分娩期发热（≥ 38℃）的妇女均应该接受分娩期化学药物预防。如果怀疑有羊膜炎，则应使用包含了对 GBS 也有抗菌活性的广谱抗生素治疗而不是进行 GBS 预防。对计划行剖宫产分娩而未生产发作或未破膜的有 GBS 定植的妇女不推荐常规给予分娩期抗生素治疗。

指南还提出了对分娩期接受药物预防母亲所生婴儿的管理办法（见 103 章）。一项大型流行病学研究显示尽管对母亲分娩期抗生素预防，并不会改变婴儿发展为 GBS 疾病的临床疾病谱或者推迟其临床症状的出现。因此，美国疾病控制和预防中心制定的指南，对已患病婴儿或母亲疑有绒毛膜羊膜炎的婴儿的诊断评估方案有一套方案。

一直以来母亲分娩期药物预防的一个重要关注问题是在临产妇女中大范围使用抗生素可能会导致细菌耐药率的增加或婴儿中其他微生物的感染率增加。迄今为止只在早产儿、低出生体重儿和极低出生体重儿中见到早发性新生儿非 GBS 感染率的增加，可能是各种危险因素所致，而非母亲的药物预防的结果。目前，早发性新生儿 GBS 疾病的大幅度减少支持继续广泛大规模地进行分娩期化学药物预防，但仍需要继续监测。药物预防仍然优先选择青霉素，因为其抗菌谱窄且与人类感染相关的 GBS 分离株普遍对青霉素敏感。已证实在体外偶尔有 GBS 菌株对青霉素和其他 β－内酰胺类抗生素的敏感性降低，这与青霉素结合蛋白的突变有关。但还没有这些菌株致侵袭性感染的报道。近来的报道显示 GBS 对红霉素（高达 32%）和氯林可霉素（高达 15%）耐药高，因此大多数对青霉素不耐受妇女的分娩期药物预防可使用头孢唑林。对青霉素过敏有高风险的妇女，如果分离株显示对其敏感，可选用氯林可霉素或红霉素；若分离株显示对氯林可霉素和红霉素耐药或者不知是否对这些药物的敏感，则可应用万古霉素。

母亲化学药物预防策略的缺陷是分娩期抗生素使用对晚发性新生儿 GBS 疾病、GBS 引起的流产或死胎、成人 GBS 感染似乎没有作用。此外，随着母亲化学药物预防广泛的实施，培养阴性的母亲所生婴儿中早发性新生儿感染的比例一直在增加，这是因为筛查培养假阴性所致。

## 母亲免疫法

研究证明自然获得的母源性抗 GBS 荚膜多聚糖抗体，经胎盘转移能保护新生儿免于侵袭性 GBS 感染，研究也证实疫苗诱导抗 GBS 抗体能有效的经胎盘转移。已经生产出耦合到载体蛋白上的由 GBS 荚膜多聚糖组成的结合疫苗，它可供人类使用。在早期临床试验中，GBS 结合疫苗有很好的耐受性并且在超过 90% 的受试者中产生了高于保护水平的功能性抗体。一种含有Ⅲ型多聚糖并耦合到破伤风类毒素的疫苗在孕妇中使用安全且能诱导产生功能性型特异性活性抗体，这种抗体能被有效的转运至胎儿。在妊娠前或妊娠期中给予一种多价的多聚糖－蛋白疫苗应能产生经胎盘途径由疫苗诱导的抗体，保护胎儿或者新生儿免于多个 GBS 血清型感染。这样的疫苗将消除妊娠期培养的繁琐，避免与大规模应用抗生素预防相关的各种风险，并且对早发性和晚发性疾病都将有效。分娩期化学药物预防将仍是预防策略的一个重要方面，尤其对那些失去 GBS 免疫机会的妇女和提早出生而不能经胎盘获得足够高水平保护性抗体的新生儿。

## 参考书目

参考书目请参见光盘。

（万朝敏　译，万朝敏　审）

# 第 178 章

# 非 A 组或 B 组链球菌

*Michael A. Gerber*

链球菌属有超过 30 个菌种。肺炎链球菌（见第 175 章）、A 组链球菌（见第 176 章）和 B 组链球菌（见第 177 章）是人类链球菌感染最常见的病原菌。兰斯菲尔德分组中 C 组到 H 组和 K 组到 V 组的 β－溶血性链球菌和不能进行兰斯菲尔德分组的 α－溶血菌株（草绿色链球菌），通常定植在完好的机体表面（咽部、皮肤、胃肠道和泌尿生殖道），也可以引起人类感染（表 178-1 见光盘）。在非 A 组 β－溶血性链球菌中，C 组和 G 组链球菌最常引起人类患病。以前被分入 D 组链球菌的肠球菌现在是一个单独的菌种——肠球菌种（见第 179 章）。

补充内容请参见光盘。

（万朝敏　译，万朝敏　审）

# 第 179 章 肠球菌

David B. Haslam

长期以来认为肠球菌是特殊人群的致病菌，在过去的 20 年中该菌已经成为医院获得性感染常见且极为棘手的病原。肠球菌以前曾同牛链球菌和类马链球菌一起被划分人兰斯菲尔德 D 组链球菌，现在成为独立的菌属。该致病菌因经常对抗生素耐药而闻名。

补充内容请参见光盘。

（万朝敏　译，万朝敏　审）

# 第 180 章 白喉（白喉棒状杆菌）

E. Stephen Buescher

白喉是棒状杆菌属引起的一种急性中毒性传染病，致病菌通常为白喉棒状杆菌，极少数为溃疡棒状杆菌。尽管白喉的发病率已经从 20 世纪早期西半球儿童死亡的主要原因减少至成为目前医学上的罕见疾病，但这成功具有其脆弱性，它提醒人们当前仍需在全球范围内继续不懈地推进其控制策略。

补充内容请参见光盘。

（万朝敏　译，万朝敏　审）

# 第 181 章 单核细胞增多性李斯特菌

Robert S. Baltimore

人李斯特菌病主要由李斯特菌属的 6 种病菌之一——单核细胞增多性李斯特菌引起。李斯特菌属在环境中广泛分布，贯穿整个食物链。人类感染通常与动物接触有关。感染最常发生在年龄的两端。儿科人群中主要为围生期感染，多继发于感染或带菌的母亲。新生儿期以外的感染常见于免疫抑制（T 细胞缺陷）的儿童、成人和老年人。在美国，可以因处理日常用品不当和污染的蔬菜引起食源性爆发，但主要是上述高危人群的散发病例。

补充内容请参见光盘。

（舒赛男　译，方峰　审）

# 第 182 章 放线菌

Richard F. Jacobs, Gordon E. Schutze

放线菌是生长缓慢的革兰氏阳性菌，参与组成人口腔的内源性菌群，其丝状结构像真菌，引起的感染称为放线菌病。放线菌病为慢性、肉芽肿性、化脓性疾病，以病变跨越自然解剖学屏障向周围邻近组织扩散、形成多个引流瘘管和窦道为特征。感染常发生于颈面部、胸部、腹部或盆腔。

补充内容请参见光盘。

（舒赛男　译，方峰　审）

# 第 183 章 诺卡菌属

Richard F. Jacobs, Gordon E. Schutze

诺卡菌能引起儿童和成人局限或弥散性病变，它是机会致病菌，主要感染免疫功能低下的人群。由诺卡菌感染引起的疾病称为诺卡菌病，可为急性、亚急性或慢性的化脓性感染，有缓解或加重的倾向。

补充内容请参见光盘。

（舒赛男　译，方峰　审）

# 第 5 篇　革兰氏阴性菌感染

## 第 184 章
## 脑膜炎奈瑟菌（脑膜炎双球菌）

Dan M. Granoff, Janet R. Gilsdorf

脑膜炎奈瑟菌（也被称作脑膜炎双球菌）是人类鼻咽部共生菌，通常在任何时候有 10% 或以上人类带菌。只在很少见的情况下脑膜炎奈瑟菌会入血并造成灾难性的疾病。为什么小部分暴露于脑膜炎双球菌的人群会发生侵入性感染，目前原因尚不完全清楚。矛盾的是，脑膜炎奈瑟菌感染的一大特点是能造成流行性脑膜炎和菌血症。尽管美国上一次脑膜炎双球菌大流行是在 20 世纪 40 年代，但其仍然是美国严重的地方性疾病和世界范围内流行病的主要病原。虽然危重症医学已有了极大的进步，但仍有许多健康的儿童和青少年死于爆发性脑膜炎双球菌感染引起的疾病。

### 病　因

脑膜炎奈瑟菌是一种有荚膜、氧化酶阳性的严格的需氧双球菌，革兰氏染色阴性，呈双肾型。脑膜炎双球菌荚膜有 13 种化学和血清学型别，其中引起人类大部分疾病的五种型别为 A、B、C、W-135 和 Y 型。脑膜炎球菌菌株根据两种外膜孔道蛋白，PorB（血清型）和 PorA （亚血清型）的抗原性差异被分为各种亚型。PorA 血清型分类正逐步被一种类似的可变区域（VR）序列分型系统所取代，此分型系统是基于 PorA 分子位于荚膜外侧的两个结构域环的氨基酸变异进行的。菌株间的遗传连锁关系可以通过多位点序列分型（MLST）来推断，MLST 方法是根据 7 种管家基因的多态性分析进行的。

脑膜炎双球菌合成关键抗原的基因很容易发生基因互换，因此通过一两个基因位点的产物来鉴定菌株并不能够准确反映分离所得菌株间潜在的基因学或流行病关系。在临床实践中，常联合使用 MLST、荚膜分型和多种抗原蛋白的基因序列差异分析来确定菌株间的流行病学关联。这些技术的应用确定了造成流行性脑膜炎双球菌疾病的菌株间存在基因异质性，但暴发流行通常是由单一菌株造成的。

### 流行病学

脑膜炎双球菌是通过气溶胶小滴或接触呼吸道分泌物（如接吻或共用杯具）传播的。在自然环境中脑膜炎双球菌不能长时间存活，环境中紫外线照射能够减少其传播。呼吸道病毒感染（流感）、吸食烟草或大麻、长期泡吧、酗酒、流连夜店者及住宿舍的大学新生都有较高的脑膜炎球菌携带或感染率。呼吸道病毒感染和（或）暴露于烟雾会改变黏膜表面性质，增加细菌结合和（或）降低鼻咽部细菌清除率。

脑膜炎球菌疾病是一个全球性卫生问题，发病率具有周期性。在 20 世纪 90 年代经历了发病率较高的十年后，美国的发病率已逐步下降。在过去的 10 年，人群平均年发病率为（1~2）/100 000，每年通过细菌培养可确定约 2000 至 3500 例病例。实际上病例数可能更高，在某些国家，如英国，常规采用聚合酶链式反应（PCR）来诊断疑似病例，发现只有 50% 的 PCR 阳性确诊病例会出现细菌培养阳性结果。在美国，多数脑膜炎球菌疾病是散发的，中小学或大学的小规模流行只占所有病例的不到 2%。

流行性脑脊髓膜炎发病率最高的年龄是小于 1 岁的婴儿期 [ 该人群平均年发病率为（5~9）/100 000]，这个年龄段高发的原因尚未完全清楚，可能是由于补体旁路激活途径和凝集素激活途径尚未完全成熟或是由于血清抗体缺乏。在未注射疫苗的情况下，成长至 2~4 岁后发病率下降至（1~2）/100 000，4 岁以后下降至 0.5/100 000。青少年期会出现第二个发病高峰 [ 发病率为（1~3）/100 000]，可能是社交活动频繁，增加了暴露机会。

在美国，1 岁以内患儿主要致病菌是荚膜 B 型菌株；1 岁以后，B、C、Y 型菌株大体上各占致病菌的 1/3。在大多数其他工业化国家，几乎所有年龄段都以 B 型菌株感染为主，可能与这些国家婴儿期强制接种 C 型脑膜炎双球菌联合疫苗有关。由于某些尚未清楚的因素，20 世纪 90 年代之前在美国很少出现由 Y 型菌株导致的儿童感染，且目前为止在其他国家也相对很少见到。

自从第二次世界大战以来，A 型菌株导致的感染主要局限于发展中国家。A 型菌株感染发病率最高的地区位于撒哈拉以南非洲地区，每年流行率可达10~25/100，000。每隔 7-10 年，这个地区就会发生大规模的 A 型菌株流行，年发病率可高达 1000/100，000。撒哈拉以南非洲地区的暴发流行常开始于旱季，随着雨季来临发病开始减少，来年的旱季又开始流行。该地区的地方性和流行性脑膜炎球菌疾病也可由 W-135 和 X 菌株感染引起，在其他地区这些菌株很罕见，仅在麦加朝圣者中的流行暴发被证明与 W-135 菌株有关。

## ■ 发病机制

脑膜炎双球菌的黏附素介导细菌在鼻咽部黏膜细胞的定植。已经有多种黏附素被鉴定，其中最重要的黏附素是菌毛和两种不透光相关蛋白（opacity-associated proteins）Opa 和 Opc。CD46 和其他尚未被鉴定的宿主细胞受体介导了菌毛的黏附。Opa 和 Opc 则与硫酸乙酰肝素蛋白聚糖和细胞外基质蛋白（如纤维连接蛋白、玻璃体粘连蛋白）相互作用。此外还存在一些特异性受体的相互作用，最重要的就是癌胚抗原细胞黏附分子（carcino-embryonic antigen cell adhesion molecule, CEACAM）蛋白。细菌与宿主细胞的接触启动了细菌的内吞过程，这些分子事件导致了细菌的复制和无症状者进入的带菌状态。

尽管携带状态可持续数周至数月，侵袭性脑膜炎双球菌疾病的起病通常在感染后数天至一周。疾病的进程取决于菌株独立、宿主的天然免疫及血清抗体激活补体介导的溶菌和或调理吞噬作用的强弱。高毒力和带荚膜菌株通常更易造成侵入性感染，尽管在无症状携带者体内也可找到这些菌株，但还是以携带无荚膜和低毒力荚膜菌株为主。

决定菌株毒力最重要的因子是荚膜多糖，它能提高菌株对人体免疫杀伤作用的抵抗力。此外，内毒素（脂多糖）有刺激细胞因子释放，活化凝血和出血的作用，临床上表现为严重的脑膜炎双球菌败血症。脑膜炎双球菌能够从人体转铁蛋白和乳铁蛋白中掠夺铁，结合补体系统负调节因子 H，帮助其攻击宿主的天然免疫，在宿主体内存活。

脑膜炎球菌疾病的严重程度与血液循环中内毒素浓度有关。细菌生长过程中外膜呈发泡状，小泡中富含的内毒素被释放入血。脑膜炎双球菌内毒素主要成分是脂多糖，因其重复出现的短寡糖结构又被称作脂寡糖（LOS）。LOS 中的脂质 A 结构是主要的毒性成分，主要被宿主的 Toll 样受体 4（Toll-like receptors 4, TLR4）和辅助蛋白 MD-2 识别，通过激活核因子 κB（nuclear factor-κB, NF-κB）通路活化相关基因，促进包括肿瘤坏死因子 α（tumor necrosis factor-α, TNF-α）、白介素 1β（interleukin-1β, IL-1β）、IL-6 和 IL-8 在内的多种促炎症因子的表达，继而，外源性（通过诱导内皮细胞和单核细胞表达组织因子）和内源性凝血途径都被激活。由此导致的毛细血管渗漏和弥散性血管内凝血（disseminated intravascular coagulopathy, DIC）能够引起多器官衰竭、脓毒性休克和死亡。在开始抗生素治疗时，由于细菌快速裂解会造成血液循环中 LOS 和 TNF-α 水平的一过性升高，随着细菌的清除其浓度会逐渐下降，但补体系统和凝血系统的活化却可以继续，尤其是在暴发型病例中。

播散型血管炎和 DIC 在脑膜炎奈瑟菌菌血症中较常见。包括动脉和毛细血管在内的小血管中可以看到富含中性粒细胞的纤维蛋白凝块，临床上最初表现为皮肤紫癜，最终可进展为任何器官的局部出血和坏死。在大多数致死病例中，心脏、中枢神经系统、皮肤、黏膜和浆膜、肾上腺受到累及，受损组织中可以找到病原菌。死于奈瑟菌脑膜炎者有超过 50% 的病例发生了心肌炎，爆发型奈瑟菌脑膜炎病例中常见的是无血管炎的弥漫性肾上腺出血，称作 Waterhouse-Friderichsen 综合征。脑膜炎以软脑膜和其血管周围组织出现的急性炎性细胞为特征，而局限性大脑炎罕见。

约 10% 的奈瑟菌脑膜炎病例是由 LOS 天然突变株（含有五酰基化的脂质 A，正常菌株含有六酰基化的脂质 A）感染引起的。TLR4 不能识别突变株的脂质 A，因此内毒素的活性降低，患者的临床症状也更轻，凝血紊乱的情况相对较轻。

## 免 疫

无症状携带致病、非致病菌株或抗原性相关菌株（如乳糖奈瑟球菌）的人群血清中含有脑膜炎奈瑟球菌抗体，抗体主要是针对荚膜多糖和外膜蛋白的。免疫球蛋白 M（IgM）、IgG 和 IgA 在鼻咽部细菌定植后数周内即可产生，持续的天然暴露有助于维持人体对脑膜炎奈瑟菌的免疫力。

补体介导的血清杀菌抗体对暴露于流行性 C 群脑膜炎球菌病的新兵具有保护作用，血清杀菌抗体滴度大于等于 1∶4 者对疾病有抵抗力。患遗传性晚期补体缺陷症（C5-C9）者由于缺乏杀菌抗体而无法形成补体膜攻击复合物，故发生奈瑟菌脑膜炎的危险性增高，从而更体现出宿主的补体在抗脑膜炎奈瑟菌感染时所扮演的重要角色。然而，在这些患者体内疫苗诱导的抗体具有调理素作用，一项研究指出，脑膜炎球菌多糖疫苗降低了 C5-C9 缺乏症患者脑膜炎球菌病的发病率。这些结果说明调理吞噬作用在保护宿主免受脑膜炎球菌疾病过程中有不可替代的作用，也为补体缺陷患者接种脑膜炎球菌疫苗提供了理论依据。

## 宿主因素

遗传性备解素、D 因子或补体终末途径成分缺乏者的脑膜炎球菌疾病患病风险是健康人的 1000 倍。在获得性补体缺陷患者的患病风险也会增加，此类患者包括肾病综合征、系统性红斑狼疮和肝衰竭。

补体成分缺乏人群中，较大的儿童和青少年更易患脑膜炎球菌疾病，因为他们的细菌携带率较 10 岁以下儿童高，脑膜炎球菌疾病是可以复发的。部分报道提示补体缺陷患者的奈瑟菌脑膜炎临床特征较补体功能完善者要轻，这可能是由非常见菌株，如 W-135 和 X，造成的。虽然在早期的感染过程中补体具有很重要的保护作用，但补体的广泛激活和溶菌作用可能在菌血症的致病机制中有重要作用。

许多宿主的遗传因素可以影响患者感染细菌的风险和奈瑟菌脑膜炎的严重程度，包括上皮细胞、补体成分、模式识别受体、凝血因子、炎症介质的基因多态性。迄今为止，关联性最强的是补体调节基因的多态性，尤其是编码甘露糖结合蛋白（mannose-binding protein, MBL）和 H 因子基因的多态性，因为 MBL 是启动补体凝集素途径的关键成分，而 H 因子能够下调补体激活过程。此外，H 因子还能特异性结合在脑膜炎奈瑟菌表面，提高细菌对补体杀伤作用的抵抗力，帮助细菌逃避宿主免疫系统。许多其他筛查易感基因的研究由于病例数太少结果尚不确定。具有同种异型 IgG 受体（Fcγ RIIa R/R131，即 131 位精氨酸纯合子）的儿童感染脑膜炎奈瑟菌后症状更重，可能的解释是表达同种异型 IgG 受体的中性粒细胞的调理吞噬作用较弱。纤溶酶原激活子能将纤溶酶原转换为具有活性的纤溶酶，而纤维蛋白溶酶原 - 激活剂 - 抑制剂 -1 基因启动区域的多态性能导致血浆抑制因子浓度升高，纤溶作用下降，使脑膜炎奈瑟菌疾病临床表现更重。Leiden V 因子能够增加血栓形成的风险及脑膜炎奈瑟菌病引起的暴发性紫癜。

## 临床表现

奈瑟菌脑膜炎的临床表现多样，包括菌血症而非败血症、败血症而非脑膜炎、脑膜炎伴或不伴奈瑟菌败血症和慢性感染等多种模式。至少有 80% 的奈瑟菌脑膜炎具有明显的临床特征，明显的奈瑟菌败血症常表现为伴或不伴微小病毒感染的发热，部分病例可在不使用抗生素的情况下缓解，但在约 60% 患者中持续的菌血症将导致脑膜炎或引起其他远隔组织的感染。约 65% 的患者血液中可分离到病原菌，约 50% 的患者脑脊液中可分离到病原菌，只有 1% 的患者关节腔积液中可分离到病原菌。

急性奈瑟菌败血症最初的表现酷似病毒性疾病，包括咽炎、发热、肌痛、虚弱无力、呕吐、腹泻、伴或不伴头痛，7% 的病例在感染初期会出现明显的斑丘疹样皮疹。肢体疼痛、肌痛、拒绝行走也是经常出现的症状，有 7% 临床上未怀疑此疾病的患者是以此为主诉的。四肢冰凉、皮肤颜色改变都是临床早期症状。在爆发型脑膜炎球菌血症病例中，病情可在数小时内从单纯发热进展为感染性休克，伴有显著的瘀点和紫癜（爆发型紫癜）、低血压、DIC、酸中毒、肾上腺出血、肾衰竭、心力衰竭和昏迷（图 184-1）。脑膜炎可有可无。

奈瑟菌脑膜炎通常很难与其他细菌感染引起的脑膜炎相鉴别。典型表现为头痛、畏光、昏睡、呕吐、颈强直和其他脑脊膜刺激征，惊厥和神经系统定位症状少于由肺炎双球菌和嗜血流感杆菌 B 型所引起的脑膜炎。脑膜脑炎样症状的出现可能与快速进展的脑水肿相关，这在脑膜炎奈瑟菌血清 A 型感染中更常见。

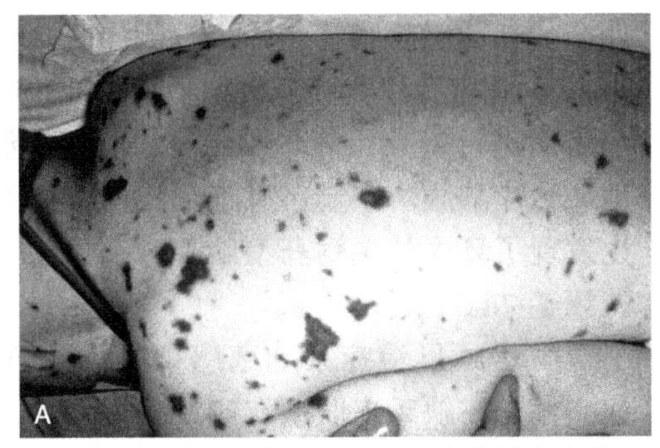


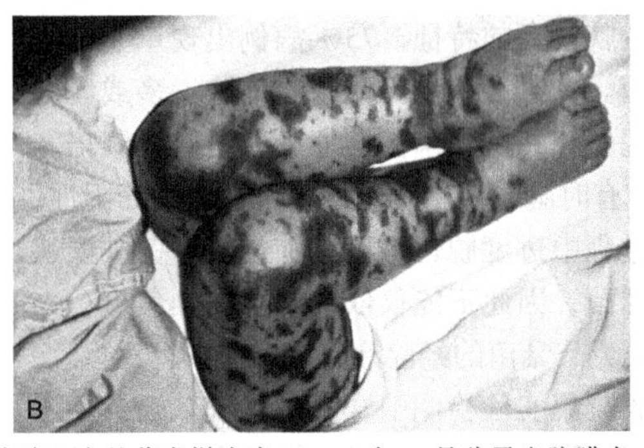


**图 184-1（见彩图）** A. 一个 3 岁孩子患脑膜炎球菌败血症的紫癜样皮疹。B. 一个 11 月孩子患脑膜炎球菌败血症的爆发性紫癜。图片由 Thompson ED, Herzog KD 提供 . Fever and rash//Zaoutis L, Chiang V, editors. Comprehensive pediatric hospital medicine. Philadelphia: Mosby, 2007: 332. Figs. 62-6, 62-7

统计分析了20世纪80年代至21世纪早期的3个系列的病例研究，共402例小于21岁的侵袭性脑膜炎奈瑟菌疾病患者，约80%出现发热，40%发生低血压或外周低灌注，50%出现瘀点和（或）紫癜，16%的患者有爆发型紫癜。其余的临床表现和体征包括呕吐（34%）、嗜睡（30%）、易激惹（21%）、腹泻（6%）、流涕（10%）、惊厥（6%）和化脓性关节炎（8%）。有一个系列的研究显示，影像学提示在疾病的初期有8%的患者存在肺炎，15%的脑膜炎球菌肺炎患者有胸腔积液或积脓，26%的患者需要机械通气支持，35%患者需要血管活性药物支持。4%~6%患者出现非化脓性（被认为是免疫复合物性）关节炎。奈瑟菌脑膜炎的非典型临床表现包括心内膜炎、化脓性心包炎、肺炎、内眼炎、肠系膜淋巴结炎、骨髓炎、鼻窦炎、中耳炎和眼眶蜂窝织炎。原发性化脓性结膜炎可引起侵袭性疾病。生殖泌尿道的脑膜炎奈瑟菌感染罕见，但尿道炎、宫颈炎、外阴阴道炎、睾丸炎和直肠炎可见。

慢性奈瑟菌败血症非常罕见，其特征是发热、无中毒症状、关节痛、头痛以及斑丘疹甚至脓疱疹，常有出血性。临床症状是间歇发作的，平均病程为6~8周。血培养通常为阳性，但早期血培养可以是阴性的。慢性奈瑟菌脑膜炎可自行缓解，但未经治疗病例可能发展成为脑膜炎。

## ■ 诊　断

确诊奈瑟菌脑膜炎是建立在从无菌的体液中分离得到致病菌，如血液、脑脊液或滑膜液。有时对从瘀斑或斑疹样皮损处获得的样本进行革兰氏染色或细菌培养可得到阳性结果。偶尔通过对离心血标本的棕黄层革兰氏染色而获得病原菌。如果在此之前患儿已经接受了抗生素治疗，病原学检查通常是阴性。而从鼻咽部分离得到的病原菌不能作为诊断侵袭性脑膜炎奈瑟菌疾病的依据。

在脑膜炎患者中，其脑脊液的形态和临床特点符合急性细菌性脑膜炎的特征，75%病例出现革兰氏染色阴性双球菌。有时那些尚无脑脊液细胞增多或无脑膜炎临床表现但存在奈瑟菌菌血症患者的脑脊液培养可以是阳性，有时脑脊液革兰氏染色阳性而培养阴性，革兰氏染色过程中过度脱色可以使肺炎链球菌被误认为脑膜炎奈瑟菌，因此不能仅依据革兰氏染色检查来进行针对脑膜炎奈瑟菌的经验治疗。

快速乳胶凝集实验检测脑脊液中荚膜多糖抗原试验可以帮助诊断那些临床表现强烈提示奈瑟菌脑膜炎的病例，在53%~90%的病例中可出现阳性结果。由于这种方法假阳性较高，且结果对临床治疗并无太大影响，因此不推荐作为常规检测进行。对于那些已经接受部分治疗，而革兰氏染色和脑脊液培养阴性的病例出现此试验阳性时是最有诊断意义的。而使用血液或尿液做抗原试验是没有帮助的。对于血清B型做快速抗原检测是不可靠的，因为其与其他病原菌（大肠杆菌K1抗原）存在交叉反应。用PCR的方法检测血和脑脊液中奈瑟菌正在发展中，能够检测多种脑膜炎相关细菌的多重PCR技术也在发展中。

其他实验室发现包括白细胞减少或白细胞增多（通常伴有中性粒细胞分类和杆核增加）、血小板减少、蛋白尿和血尿，常发生血沉（ESR）和C反应蛋白增高、低蛋白血症、低钙血症和代谢性酸中毒，常伴乳酸增高。发生DIC患儿的血清凝血酶原、纤维蛋白原浓度下降，而凝血时间延长。

## ■ 鉴别诊断

奈瑟菌脑膜炎可以表现出与其他多种革兰氏阴性菌（如：肺炎链球菌、金黄色葡萄球菌或A族链球菌等）所引起的败血症和脑膜炎相似的情况：稽留热、埃里希体病、流行性斑疹伤寒和细菌性心内膜炎。部分病例需要考虑病毒性或其他流行性脑炎的可能。自身免疫性血管炎（特别是亨诺赫-舍恩莱因紫癜）、血清病、溶血尿毒症、川崎病、特发性血小板减少性紫癜、药疹、摄食各种毒物与脑膜炎奈瑟菌感染的特征具有交叉性。

良性瘀斑样皮疹是病毒性和A族链球菌感染的常见征象，在部分奈瑟菌脑膜炎患者身上观察到的非瘀斑性皮疹可与病毒性皮疹相混淆。

## ■ 治　疗

一旦发现可疑脑膜炎奈瑟菌侵袭性感染应立刻开始经验治疗，常使用β内酰胺类抗生素。为了防止耐青霉素和头孢的肺炎链球菌感染，应静脉加用万古霉素[60mg/（kg·d），分4次使用，1/6h]作为未知病原菌的细菌性脑膜炎初始经验治疗的二线用药（见第595.1）。当有培养和药敏结果后，可针对脑膜炎奈瑟菌疾病进行治疗（表184-1）。环丙沙星可作为头孢菌素治疗脑膜炎奈瑟菌感染治疗的替代用药，但目前也发现了环丙沙星耐药型脑膜炎奈瑟菌。儿童疗程应持续5~7d。

虽然尽早治疗奈瑟菌感染可以预防严重的后遗症，但是在缺乏皮肤瘀点或瘀斑症状时，及时的早期诊断往往比较困难。大年龄儿童和其他尚未被怀疑奈瑟菌感染的青少年通常可出现高热、伴有中性粒细胞

表 184–1　脑膜炎奈瑟菌的侵袭性感染的治疗

| 药物 | 给药途径 | 剂量 | 给药间隔（h） | 每日最大剂量 |
|---|---|---|---|---|
| 青霉素 G | IM 或 IV | 250 000~300 000 U/（kg・d） | 4 to 6 | 2 400 000 U |
| 氨苄西林 | IM 或 IV | 200~400 mg/（kg・d） | 6 | 6~12 g |
| 头孢噻肟 | IM 或 IV | 200~300 mg/（kg・d） | 6~8 | 8~10 g |
| 头孢曲松 | IM 或 IV | 100 mg/（kg・d） | 12~24 | 4 g |
| 有致命危险的 β 内酰胺类抗生素过敏者可选用： | | | | |
| 氯霉素 * | IV | 50~100 mg/（kg・d） | 6 | 2~4 g |
| 环丙沙星 † | IV | 18~30 mg/（kg・d） | 8~12 | 800~1600 mg |
| 美洛培南 | IV | 60~120 mg/（kg・d） | 8 | 4~6 g |

IM：肌肉注射；IV：静脉注射

* 为避免药物毒性需检测血药浓度

† 仅用于年龄 > 18 岁者

和杆核计数增加的白细胞增多，在奈瑟菌脑膜炎感染暴发流行时和发生瘀斑样皮疹却无中毒症状的小儿，在进行血培养后应考虑在门诊对这些患者进行经验治疗，这之中的绝大多数将不会发展成为脑膜炎。

在欧洲、非洲、加拿大和美国曾报道分离得到的脑膜炎奈瑟菌对青霉素耐药（青霉素的最小抑菌浓度 0.1~1.0mg/mL），部分程度上，敏感性的降低和青霉素结合蛋白 2 的改变有关，但似乎并未对治疗结果产生不利影响。2006 年，此种菌株在美国的分离率约为 4%。目前在美国对分离得到的奈瑟菌并不常规进行敏感率的检测，但是有必要对此继续进行监控。

对患者进行适当的支持性治疗是必要的，对危重患者尝试了多种辅助治疗，但目前尚未发现对儿童具有显著的益处。在开始抗生素治疗前或治疗中使用 2~4d 的地塞米松，发现能降低肺炎链球菌脑膜炎的死亡率，但其对奈瑟氏菌脑膜炎的疗效尚未明确。抗凝剂、纤维蛋白溶解剂和血管扩张剂的成功应用也出现在一些零星报道中。不推荐在有严重脓毒症和暴发性紫癜的婴儿身上使用活化蛋白 C，因为会增加颅内出血的风险。

大多数儿童不需要气管插管或血管活性药物支持，在抗生素和辅助支持治疗下，24~72h 内临床症状可好转。那些进行了机械辅助通气和其他重症干预措施的患儿病程更长，更易发生并发症，延长住院时间。对液体冲击疗法和缩血管治疗的反应很差的危重小儿可能存在肾上腺功能不全，补充氢化可的松可能有效。体外膜肺、血浆置换和高压氧治疗可能对疾病有帮助。

## ■ 并发症

重症脑膜炎奈瑟菌疾病的急性并发症与血管炎、DIC 和低血压有关，局灶性皮肤坏死常可治愈，但可以继发感染，引起明显的瘢痕，需要皮肤移植。末端肢体的干性坏疽常见于暴发性紫癜样，可能需要截肢。急性感染期间可以发生肾上腺出血、内眼炎、关节炎、心内膜炎、心包炎、心肌炎、肺炎、肺脓疡、腹膜炎和肾坏死。全身性 DIC 可引起骨骺的无血管坏死和骨骺干骺端的缺损，并可能导致生长障碍和晚期骨骼的畸形。

耳聋是最常见的神经系统后遗症，在儿童中其发生率为 5%~10%。严重病例可以发生由脑动脉和静脉血栓所导致的脑梗死，奈瑟菌脑膜炎很少并发硬膜下积液、积脓和脑脓疡。其他罕见的神经系统后遗症包括共济失调、惊厥、失明、脑神经麻痹、轻度偏瘫或四肢偏瘫和阻塞性脑积水，这些晚期后遗症常在急性期后 3~4 周发生。

脑膜炎奈瑟菌疾病的非化脓性并发症为免疫复合物介导，常在疾病发生 4~9d 后显现，关节炎和皮肤血管炎（红斑结节）最常见。关节炎通常是单关节或少关节的，常累及大关节，伴有无菌性渗出，非甾类抗炎药对之有效。远期后遗症罕见，因为绝大多数奈瑟菌脑膜炎患者在住院 7d 后不再发热，持续或经过 5 d 抗生素治疗后短期内重新出现发热者常提示出现了免疫复合物介导的后遗症。

在脑膜炎奈瑟菌感染期间常可激发潜伏的单纯疱疹病毒感染（主要表现为口唇疱疹）。

## ■ 预　后

尽管有现代化的干预措施，但是美国的爆发型奈瑟菌脑膜炎的死亡率仍保持在 10% 左右，多数脑膜炎奈瑟菌血症患儿的死亡发生在入院 48h 内。已经报道的预防不良的因素包括：低体温或极端高热、低血压或休克、暴发性紫癜、惊厥、白细胞减少症、血小板减少（包括 DIC）、酸中毒以及血循环中高水平的内毒素和 TNF-α。入院前 12 内出现瘀斑、缺乏脑膜炎症状和 ESR 下降或正常提示病情进展迅速，预后差。

在急性奈瑟菌感染症状缓解后应当对下列人群进行补体缺陷症的筛查：较大年龄的儿童、青少年、成人、复发感染的幼儿及初次感染的幼儿，但致病菌株为非常见菌株，如 W-135 或 X。

## ■ 预　防

与奈瑟菌脑膜炎患者密切接触者感染奈瑟菌的危险性增加，对于房屋主人、日间看护者、托儿所的工作者以及那些在患者疾病发作前 7d 内曾经接触过患者口腔分泌物的人们应予以预防，预防宜及早进行（表 184-2），最好在患者确诊后 24h 内。由于预防不是 100% 有效，因此必须严密监测接触者，一旦出现发热，应立即就医。除了对那些在患者开始治疗前曾与他们有过密切接触，包括进行口对口急救、插管和吸引的医护人员进行预防，并不常规推荐对其他的医护人员进行预防。

青霉素和氨苄西林都不能根除鼻咽部携带的病菌，对那些接受青霉素或氨苄西林治疗的脑膜炎球菌感染者在出院前应接受其他的预防措施。住院患者在开始接受有效治疗的 24h 内仍应进行呼吸道隔离观察。所有确诊或疑似脑膜炎奈瑟氏菌感染病例都必须向当地卫生部门上报。

## ■ 疫　苗

2010 年 10 月，三种涵盖奈瑟菌 A、C、Y 和 W135 类荚膜多糖的四价疫苗已经在美国获得上市许可。MPSV4（Menomune, Sanfi Pasteur）仅含有纯化的多糖，MCV4-DT（Menactra, Sanofi Pasteur）是纯化的多糖和白喉毒素的混合物，CRM197（MenACWY-CRM, Menveo, Novartis Vaccines）则是纯化的寡糖和一种突变的不具毒性的白喉毒素的混合物，这三种疫苗都是安全有效的。注射后两种联合疫苗后较易出现一过性发热和注射局部的红肿、疼痛，可能是由于联合疫苗中的载体蛋白造成的。

**表 184-2　脑膜炎奈瑟菌感染的抗生素预防**

| 药物 | 剂量 | 疗程 |
|---|---|---|
| 利福平： | | 2d（4 剂） |
| 婴儿 <1 月 | 5mg/kg，PO，q12 h | |
| 儿童 >1 月 | 10mg/kg，PO，q12 h | |
| 成人 | 600mg，PO，q12 h | |
| 头孢曲松： | | |
| 儿童 <15 岁 | 125mg，IM | 1 剂 |
| 儿童 >15 岁 | 250mg，IM | 1 剂 |
| 环丙沙星，成人 >18 岁 | 500mg，PO | 1 剂 |

IM：肌肉注射；PO：口服　8/2h:12h 1 次

在健康青少年中注射一剂疫苗后，三种疫苗都能诱导机体产生抗菌抗体，抗体滴度在 4~6 周时达高峰。抗体滴度反映了在补体存在情况下血浆的杀菌能力。三年后，用补体检测注射疫苗的青少年血清抗体滴度均小于 1：4，在补体存在的情况下，抗体滴度在 1：4 以上才被认为有保护作用。

后两种联合疫苗在儿童中较 MPSV4 有更好的免疫原性，而在所有年龄段中，联合疫苗都能诱导产生更高质量和更长持续时间的抗体。联合疫苗诱导免疫记忆效果更好，再次感染时免疫反应更强，还能减少脑膜炎奈瑟菌的携带率。而 MPSV4 疫苗诱导免疫低反应性，且没有证据证明其能降低携带率。基于以上原因，更推荐使用联合疫苗。

在美国，推荐在 11 岁以上儿童常规接种脑膜炎奈瑟菌疫苗。这一年龄段约 75% 的脑膜炎奈瑟菌疾病是由 C, Y, or W-135 荚膜菌株引起的，疫苗能够起到良好的预防作用。基于年龄相关的免疫原性、疾病负担和花费有效性的综合评估，免疫方案顾问协会（Advisory Committee on Immunization Practices, ACIP）和美国儿科协会（American Academy of Pediatrics, AAP）不推荐在 11 岁以下儿童常规接种脑膜炎奈瑟菌疫苗。从 2 岁开始，必须对那些有脑膜炎奈瑟菌疾病高危因素（表 184-3）的儿童进行疫苗接种。截止至 2010 年 10 月，只有 MPSV4 和 MCV4-DT 被 FDA 批准在这个年龄段的儿童使用。据报道称 MenACWY-CRM 对于 2~10 岁的儿童也是安全有效的，但 FDA 尚在考虑是否批准其在该年龄段使用。

11~12 岁间接受了免疫的健康青少年在 16 岁时已几乎检测不到血清抗体，而此时如果他们社交活动活跃，如亲密接吻、吸烟、泡吧，将使他们很容易暴露于脑膜炎奈瑟菌。在 2010 年 10 月的会议上，协会投票通过对 16 岁青少年进行二次增强联合疫苗免疫的方案（详见后文）。

在英国，1999 年对儿童进行 C 型菌株追加免疫和婴儿常规免疫的运动，使得 C 型菌株感染疾病下降了 95%，类似的情况在欧洲其他国家和加拿大也有报道。英国免疫和未免疫人群（群体免疫）的鼻咽部 C 型菌株带菌率下降。在美国，MenACWY-CRM 和另一种新型联合疫苗（C、Y 型脑膜炎奈瑟菌和流感嗜血杆菌 b

表 184-3　脑膜炎球菌预防接种的建议

| 人群 | <2 岁 | 2~10 岁 | 11~19 岁 | 20~55 岁 |
|---|---|---|---|---|
| 普通人群 | 不推荐 | 不推荐 | 11~12 岁时接种单剂的 MCV4 或 MenACWY-CRM（青春前期的评估性访视）或高中入学（年龄大约 15 岁）. 5 年后加强一针（见上文）.* | 不推荐 |
| 高危人群 | | | | |
| 解剖或免疫学功能受损 † | 不常规推荐 | 两剂 MCV4-DT，之间间隔 8 周，3~5 年后加强 1 次 ‡ | 两剂 MCV4-DT 或 MenACYW-CRM，之间间隔 8 周，5 年后加强 1 次 | 两剂 MCV4-DT 或 MenACYW-CRM，之间间隔 8 周，5 年后加强 1 次 |
| 暴露增加 § | 不常规推荐 | 单剂 MCV4-DT，3~5 年后加强 1 次 ‡ | 单剂 MCV4-DT 或 MenACYW-CRM，5 年后加强 1 次 | 单剂 MCV4-DT 或 MenACYW-CRM，5 年后加强 1 次 |

* 健康青少年 11~12 岁时接种第一剂脑膜炎球菌联合疫苗，16 岁时在加强接种 1 次。如果第一剂的接种年龄在 13~15 岁，5 年后应加强 1 次（加强时年龄不足 21 周岁）

† 包括补体成分缺陷者，无脾脏或脾脏功能缺陷以及感染了 HIV 的儿童。

‡ 对于存在持续风险增加者，若之前在 7 岁或以上接种过疫苗者，应该在第一剂疫苗的 5 年后进行复种。2~6 岁时接种过疫苗者，应该在第一剂疫苗的 3 年后进行复种

§ 军人、微生物学家和去脑膜炎奈瑟菌高发及流行地区旅行者，例如，在干燥的季节（十二月至六月）去撒哈拉以南的非洲地区的"脑膜炎地带"的游客。在一年一度的麦加朝圣期间，沙特阿拉伯政府应向所有旅客提供疫苗接种。

改编自 ACIP 和 AAP 的推荐建议（见参考书目），更新至 2010 年 10 月 27 日 ACIP 会议所采用的修订版

型）有望获准在婴幼儿中使用，该人群脑膜炎奈瑟菌疾病患病率最高。同时，美国也准备对青少年进行免疫以降低带菌率，从而间接降低未常规接种疫苗的低龄儿童的发病率。

B 型多糖荚膜与脑、心和肾的糖化蛋白抗原有交叉反应，因此并不是安全的疫苗抗原。少数国家（古巴、挪威和新西兰）使用从之前流行菌株中制备的特制外膜囊泡（tailor-made outer membrane vesicle, OMV）疫苗免疫人群，成功控制了 B 型菌株的流行。OMV 疫苗的主要缺陷在于其抗菌抗体针对 PorA 蛋白，但其抗原性可变。OMV 疫苗在美国不可供，因为美国 B 型菌株的 PorA 蛋白极具多样性。预防 B 型菌株感染疾病最有前景的疫苗是两种重组蛋白疫苗，它们均是基于一种称为 H 因子结合蛋白的新型抗原研制的，可单独使用或与其他两种重组蛋白和 OMV 疫苗一起使用。这些疫苗正在进行其在婴幼儿和青少年中使用的安全性和有效性的检测。

关于脑膜炎奈瑟菌疫苗的使用建议见表 184-3。推荐所有 11~12 岁的青少年常规接种一剂 MCV4-DT 或 MenACWY-CRM 疫苗，15 岁或高中入学的青少年如果之前未接种也应接种。如果不能获得联合疫苗也可接种 MPSV4。同时接种 MCV4-DT 或 MenACWY-CRM 和 Tdap（破伤风白喉百日咳）疫苗时应当在不同部位注射，如果不可行的话，这两者的接种时间应当间隔一个月。MenACWY-CRM 和 Tdap、HPV 疫苗也应在不同部位接种。对尚未接种疫苗的入住宿舍的大学新生也应接种联合疫苗。许多大学和某些州对参加大学入学考试的新生强制要求接种疫苗。由于免疫作用的减弱，在 11~12 岁时接种过疫苗的青少年应在 16 岁时再次接种以增强免疫作用。那些在 13~15 岁第一次接种疫苗的青少年，第二次接种应在 5 年后。

有免疫或解剖学缺陷致脑膜炎球菌疾病风险增高者，推荐从 2 岁开始接种两剂 MCV4-DT 疫苗，间隔时间为 8 周。这些儿童包括无脾或脾功能丧失、补体成分缺乏和 HIV 感染者。若他们之前接种过一次疫苗，应当尽快行第二次接种，并需要不断强化接种。在 2~6 岁接种疫苗的儿童应在 3 年后再次接种，7 岁或以后接种者则应在 5 年后再次接种。

对于在疾病高发或流行地区，如撒哈拉以南非洲地区，旅游的健康儿童，推荐在 2 岁时接种一剂 MCV4-DT 疫苗。而对那些有高暴露风险的儿童，应当在 3~5 年后再次接种（详见上文）。

疫苗接种不良事件上报系统曾接收到接种 MCV4-DT 后出现了吉兰-巴雷综合征（Guillain-Barré syndrome，GBS）的案例。现有数据并不能排除 GBS 不是由疫苗接种引起的，因此，在接种疫苗时应告知可能会发生 GBS 的情况。除非其具有脑膜炎奈瑟菌疾病的高度风险，对于有 GBS 病史的儿童应避免接种 MCV4。

## 参考书目

参考书目请参见光盘。

（舒赛男　译，方峰　审）

# 第 185 章

# 奈瑟淋球菌（淋病双球菌）

Toni Darville

奈瑟淋球菌可导致各种类型的淋病发生，多见于生殖泌尿道黏膜层，而罕见于直肠、口咽部和眼结膜。淋病通过性接触或围产因素传播，报告给美国疾病预防和控制中心（CDC）的病例数仅次于衣原体感染。淋病的高度流行性和对抗生素耐药菌株的增多导致了青少年患者死亡率显著增加。

## ■ 病　因

奈瑟淋球菌是一种非能动的、需氧的、无芽孢形成、革兰氏阴性的表面平面连接的胞内双球菌，最适宜的生长环境为：35℃ ~37℃，pH7.2~7.6，含 3%~5% 二氧化碳的空气。标本应立即接种在新鲜的改良型 Thayer-Martin 平板或者特殊的转运介质，其原因是淋球菌不能耐受干燥。由于 Thayer-Martin 介质含有抗微生物成分，从而抑制临床标本中出现较多的植物群，而这些植物群可能导致淋球菌的过度生长。菌类的推定可以依据菌群集落的出现、革兰氏染色和产生的细胞色素氧化酶，淋球菌和其他奈瑟菌的区别在于能使葡萄糖酵解，对麦芽糖、蔗糖和乳糖则无作用。在感染的组织中可以见到革兰氏阴性双球菌，并常伴有多形核粒细胞。

如同其他革兰氏阴性菌一样，奈瑟淋球菌具有细胞浆性内膜、糖肽链中间层和外膜所共同构成的外壳。外膜中含有脂寡糖（内毒素）、磷脂和不同种类的蛋白质，这些蛋白质与细胞黏附、组织损伤、对抗宿主防御等功能有关。最初用于鉴别淋球菌菌株特征的两个体系为生长类型和血清类型。生长类型基于保持菌株遗传的稳定性所需要的特殊营养素或合作因子，如同依据化学性确定的介质中分离菌的生长能力来区别。更广泛地得到使用的是血清类型系统，它是基于 Porin——一种外膜三聚体蛋白，它是淋球菌外壳结构中坚固的成分。通常是依据淋球菌的血清类型，抗体可使细菌产生小孔（例如 Por I A-4 和 Por I B-12），这样使得一个区域内 Porin 蛋白表达的改变被相信是可以发生的，至少在一定程度上，这是选择性免疫压力的结果。

## ■ 流行病学

奈瑟淋球菌病只在人类中发生，致病菌隐藏在感染黏膜表面的渗出物和分泌物中，通过亲密接触来传播，例如性接触、分娩，罕见于接触污染物。在新生儿期发生的淋病通常是在分娩的过程中获得的，而在性滥交的少年中淋病是最常见的性传播性疾病。尽管儿童的奈瑟淋病可以通过性游戏来传播，但是此病的患者是性滥交的受害者，这种情况还是非常罕见的。通过与照料感染奈瑟淋球菌患者的家人接触而使儿童感染淋病的情况非常罕见，此种情况下，应考虑性滥交所导致疾病的可能。

根据报告的病例数，美国从 1964—1977 年，淋病的发生率增长迅速，20 世纪 80 年代早期的发生率呈波浪起伏式变化，而到 1987 年开始每年下降。报道的发患者数从 1987 年的 323 例 /100 000 人，下降到 1996 年的 123 例 /100 000 人；自 1996 年以来，发病率一直处于下降或相对稳定状态，尽管在 2005 年发病率（116 例 /100 000 人）自 1999 年以来的首次增长。淋病流行的下降可以归功于 CDC 的推荐，即只使用高效的抗微生物药物来治疗淋球菌感染。在人口密集的市中心地带 <24 岁人群的淋病发生率最高，他们拥有多个性伙伴，并进行无防护的性交。已经注意到在男性与男性性交的人群中，淋病的发生率增加，高危因素包括非白种人、同性恋、性伙伴数增加、卖淫者、患有其他性传播性疾病（STDs）、未婚状态、贫困和使用避孕套失败。生长类型和血清类型等检测技术，包括最近的分子技术均运用于分析在一个社区内不同奈瑟淋球菌的传播。

一个社区内保持并继续传播淋球菌感染需要高度地方性、高危的群落，包括卖淫者或具有多个性伙伴的青少年。这是因为大多数患淋病的人们停止性行为并寻找保护，除非需要金钱或其他因素（如吸毒）迫使他们继续保持性行为，这样许多的核心传播者属于一个感染人群的分支，他们缺乏或忽视出现的体征，继续进行性行为。找出这些隐藏的人员并治疗，找出与最近接受过治疗的感染人员有性接触的人员是很重要的。

新生儿感染淋球菌通常是围产期暴露于母亲阴道内感染的渗出物的结果，急性感染发生于生后 2~5d，新生儿淋病的感染率取决于孕母中淋球菌感染的流行情况、分娩前对淋球菌的检测和新生儿眼部的预防。

## ■ 发病机制和病理

奈瑟淋球菌最初感染柱状上皮，是因为复层鳞状上皮是重要的防止侵入的结构。淋球菌对黏膜的侵犯导致局部的炎症反应，产生脓性渗出物，其中含多形核白细胞、血清和脱落的上皮细胞。淋球菌的脂寡糖

（内毒素）显示出直接的细胞毒性，引起纤毛的活动停滞和上皮细胞纤毛的脱落。一旦淋球菌横贯黏膜屏障，脂寡糖可结合细菌 IgM 抗体和补体，从而在表皮下组织引起急性炎症反应，肿瘤坏死因子（TNF）和其他细胞因子被认为介导了淋球菌感染的细胞毒性作用。

淋球菌可以沿泌尿生殖道上行，在青春期后男性引起尿道炎或附睾炎，在青春期后女性引起急性子宫内膜炎、输卵管炎和腹膜炎，这些都可统称为急性骨盆炎症性疾病（PID）。肝周炎（Fitz-Hugh-Curtis 综合征）随着从 Fallopain 管到达肝包膜的腹膜炎症而发生。侵入淋巴结和血管的淋球菌可以导致腹股沟淋巴结肿大，引起会阴、肛周、坐骨直肠、前列腺周围脓肿，导致淋球菌感染的播散（DGI）。

几种淋球菌的毒性和宿主免疫因子涉及穿透黏膜屏障和随后发生的局部与全身感染的表现，不同黏膜环境所导致的选择性压力可能引起病原菌外壳膜结构的改变，包括表达不同的纤毛、不透明（Opa）蛋白（前蛋白Ⅱ）和脂寡糖，这些变化可以增加淋球菌的黏附力、侵袭性、复制和破坏宿主的免疫反应。

为了使感染发生，淋球菌必须首先和宿主的细胞黏附，淋球菌 IgA 蛋白酶通过切割分子的铰链区域来灭活 IgA I，这可能是淋球菌在黏膜表面定植或侵入的重要因素。淋球菌通过发样结构（鞭毛）黏附在无纤毛上皮细胞细胞壁的向外延伸的微绒毛上，鞭毛有保护淋球菌免受吞噬细胞和补体介导的杀菌作用，鞭毛通过高频度的抗原变异性来帮助致病菌逃避宿主的免疫反应，也可以针对不同的细胞来提供特殊的配体。大多数的不透明蛋白给予菌落一种不透明的外表，这也被认为具有提供更容易地与人类细胞结合的配体的功能。表达某种不透明蛋白黏附的淋球菌在缺乏血清的情况下，人类中性粒细胞也可将其吞噬。

其他表现型的改变发生在应对周围环境的压力以使淋球菌引起感染，例如：包括用以结合铁转运蛋白或乳转运蛋白的铁抑制蛋白、厌氧表达蛋白以及通过接触上皮细胞来介导的蛋白合成。淋球菌可以在体外厌氧条件下或一个相对缺铁的环境下生长。

大约在接触细菌 24h 后，上皮细胞表面向内折人并包围淋球菌形成一个吞噬小泡。这一现象被认为是淋球菌外膜蛋白 I 插入宿主细胞所介导的、并引起膜的通透性改变，接着吞噬小泡开始将淋球菌释放进入上皮下空间，被称为细胞排粒作用。可繁殖的病原菌可以引起局部疾病（如输卵管炎）或播散进入血液或淋巴管。

血清中的 IgG 和 IgM 指挥抗淋球菌蛋白，同时脂寡糖引发补体介导的细菌溶解。稳定的血清内抗杀灭淋球菌抗体可能来源于淋球菌所表达的一种特殊的 Porin 蛋白（大多数包含 Por IA），而此类菌株往往可以导致播散性疾病。奈瑟淋球菌对补体的作用有轻微的破坏，从而改变人类感染过程中的炎症反应。分离得到的带有 DGI 的菌株对正常血清的杀菌作用有抵抗力（属于血清抵抗性），包括灭活更多的 C3b、产生少量的 C5a，以导致局部的炎症反应减少。分离的 PID 菌株属于血清敏感类，其灭活的 C3b 少，而产生的 C5a 多，最终导致局部更多的炎症反应。IgG 抗体指挥对抗奈瑟淋球菌减少修饰蛋白（Rmp）的阻断补体介导的杀菌作用。抗 Rmp 阻断抗体或许包含特殊的与其他奈瑟菌类或肠杆菌类共有的来自外膜的蛋白序列，或直接抵抗唯一的 Rmp 上游特殊的半胱胺酸环序列，或者兼而有之。先前存在的直接抗 Rmp 抗体使淋球菌更容易传播给暴露于细菌的妇女，Rmp 被奈瑟淋球菌深藏，而且阻断黏膜的防御或许是其功能之一。奈瑟淋球菌的适应性也在逃避中性粒细胞的杀灭作用时体现其重要性，例如分泌脂寡糖、增加过氧化氢酶的产生以及改变其表面蛋白的表达。

宿主本身的因素可以影响淋球菌感染的发生率和特征，青春前期的少女容易患外阴道炎，但很少发生输卵管炎。奈瑟淋球菌感染无角质层覆盖的上皮，阴道上皮菲薄且无角质层覆盖，而此年龄段女性的阴道黏液素 pH 呈偏碱性使之容易发生下生殖道感染。雌激素诱导新生儿和成熟女性的阴道上皮角质化以避免感染。青春期后的女性更易发生输卵管炎，尤其在月经期，一旦阴道黏膜杀菌活性降低，并且血液从子宫腔逆转进入输卵管则使得淋球菌更容易侵入上生殖道。

DGI 的危险人群包括无症状携带者、新生儿、月经期妇女、怀孕妇女、青春期后妇女、同性恋、免疫抑制的宿主。无症状携带者的存在意味着宿主的免疫系统不能将淋球菌视为病原体，或淋球菌有能力逃避免疫系统的杀灭作用，或者兼而有之。咽部细菌的定植被提出是 DGI 的危险因子，咽部淋球菌的高无症状感染率对此现象负有责任。女性在经期、孕期和青春期后有较高的发生 DGI 的危险性，是假定因为在这些时期存在大量的子宫颈内膜脱落和子宫颈黏液的过氧化氢酶活性的降低。新生儿缺乏杀菌性 IgM 抗体被认为是新生儿对 DGI 易感率上升的原因，补体终末阶段成分（C5~C9）缺乏的患者被认为是产生 DGI 复发的高危人群。

## ■ 临床表现

奈瑟淋球菌的表现不一，从无症状携带者到特征性的局部泌尿生殖器感染，再到全身播散性感染（见第 114 章）。

### 无症状型淋病

小儿中此类淋病的发生率尚未确定，从与男性同性恋者有混乱性行为的小儿口咽部分离得到淋球菌，通常情况下他们缺乏口咽部的症状。大多数小儿的生殖道感染是有症状的。尽管 80% 的性成熟女性患淋球菌感染基本上是无症状的，其大部分感染的确认是通过普查或通过对其他病例的努力追踪而获得的。而男性患者上述情况只有 10%。确定泌尿生殖道感染淋球菌的女性中有 40%~60% 的病例为无症状的直肠携带奈瑟淋球菌者，大部分直肠病原学检测阳性的患者是无症状的。大部分咽部淋球菌感染者是无症状的，因而证实咽部感染的重要性正在争论中。大多数咽部感染者能解决，而将咽部感染再传染给其他人的情况罕见，同时咽部很少是淋球菌感染的唯一部位。另一方面，咽部感染有时是有症状的，且偶尔可以是将疾病传染给性伙伴或造成全身性感染的病源地。

### 单纯型淋病

生殖道淋病在男性的潜伏期为 2~5d，而在女性为 5~10d。最初的感染发生在男性的尿道、青春期前女性的阴道口和阴道、青春期后女性的子宫颈口。淋球菌眼结膜炎可以发生在男婴和女婴身上。

尿道炎的特征通常为有脓性分泌物，无尿频、尿急的排尿困难，未治疗的男性尿道炎可以在数周内自行缓解，或者成为复杂型淋病，包括附睾炎、阴茎水肿、淋巴管炎、前列腺炎或精囊炎，在分泌物中可以发现胞内的革兰氏阴性双球菌。

青春期前女性的阴道口阴道炎的特征通常为阴道有脓性分泌物，伴有肿胀、红斑样变、触痛、阴道口表皮脱落，可以发生排尿困难。青春期后女性症状型子宫颈炎和尿道炎的特征为脓性分泌物、耻骨上疼痛、排尿困难、经期流血和性交困难，子宫颈可以红肿和疼痛。对泌尿生殖道淋病局限于下生殖道者，其子宫颈的疼痛不随体位的移动而加剧，子宫附件的触诊不导致疼痛，脓性分泌物可以通过尿道或阴道的巴氏腺排出。尽管直肠的奈瑟淋球菌感染通常是无症状的，但可引起直肠炎，其症状包括肛门口异常分泌物、瘙痒症、出血、里急后重和便秘。无症状的直肠淋球菌感染可以不由肛交引起，但可以是阴道感染的表现。

淋球菌眼结膜炎可以是单侧或双侧的，一旦眼睛接触感染性分泌物就可以在任何年龄发生淋球菌眼结膜炎。由奈瑟淋球菌引起的新生儿眼结膜炎多在生后 1~4d 发生（见第 618 章），而成年人眼部感染是有意或无意接触了生殖器。感染开始时炎性反应温和，有血性分泌物，24h 内分泌物变厚，变成脓性，发生眼睑紧张性 水肿和球结膜水肿。如果不立即治疗，可有角膜溃疡和破裂，并可以发生失明。

### 全身播散性淋球菌感染

在所有淋球菌感染者中发生血行播散的占 1%~3%，而且无症状感染的初次感染者较有症状感染者更容易发生血行播散。女性占大多数，在感染后 7~30d 发生症状或经期的 7d 内发生。最常见的特征包括不对称性关节炎、瘀斑或肢体末端皮肤的疱疹样损害、腱鞘炎、化脓性关节炎，少见的特征包括心肌炎、脑膜炎和骨髓炎。最常见的初发症状为伴发热的多关节炎，只有 25% 患者诉存在皮损，大多数否认存在泌尿生殖道症状，尽管最初的黏膜感染已经被细菌培养所证实。DGI 的女性中有 80%~90% 的子宫颈培养为阳性，而男性尿道分泌物培养的阳性率为 50%~60%。咽部分泌物培养阳性为 10%~20%，直肠分泌物培养阳性为 15%。

DGI 被分为两类临床综合征，其特点具有交叉性。第一类较为常见，是腱鞘炎 - 皮炎综合征，其临床特征为发热、寒战、皮损，多关节炎主要累及腕、掌、手指关节。30%~40% 的病例血培养为阳性，腱鞘液培养几乎一律是阴性。第二类是化脓性关节炎综合征，其全身症状和体征不是主要的，而主要的是单关节炎，其常侵犯膝关节，多关节炎阶段可以发生在单关节感染之前。在累及单关节的病例中，关节腔滑液培养的阳性率为 45%~55%，而滑液的检测更说明是化脓性关节炎。血培养通常是阴性的。新生儿的 DGI 通常发生多关节的化脓性炎症。

皮肤的损害通常开始于疼痛、不延续、直径为 1~20mm 的粉红色或红色斑丘疹，这些皮疹可以发展成为斑丘样皮疹，带有小疱、大疱、脓疱和瘀斑样损 害。典型的坏死样脓疱是在红斑的基础上发展起来的，多在不平坦的肢体末端，包括手掌和脚底，但是通常不侵犯面部和头皮。皮损的数目在 5~40 个，其中 20%~30% 含有奈瑟淋球菌。尽管在 DGI 患者中可以出现免疫复合物，同时机体的补体水平也不低，但是免疫复合物的病理作用尚未明确。

急性心内膜炎是很少见的（1%~2%），但是通常为 DGI 的致命性表现，通常引起大动脉瓣的快速破坏。存在播散性淋球菌感染的人群中急性心包炎是非常罕见的。有奈瑟淋球菌脑膜炎的报道，其临床表现和体征与其他细菌性脑膜炎相似。

## 诊 断

仅根据临床表现和体征来诊断是否为淋球菌性尿道炎是非常困难的，必须将淋球菌性尿道炎和阴道炎与其他产生脓性分泌物的感染区分开，这些感染包括 β－溶血性链球菌感染、衣原体性眼结膜炎、支原体感染、阴道毛滴虫和白色念珠菌感染。人类疱疹病毒Ⅱ感染可以产生类似于淋病的临床表现，但是非常罕见。

通过从尿道分泌物中寻找到革兰氏阴性的胞内双球菌（在白细胞内）可以帮助证实有症状的男性尿道炎为淋病。在女性中，类似发现是不足以诊断的，这是因为多态性 Mima 和莫拉克菌的存在，它们是阴道的正常菌丛，可以造成类似的症状。用以诊断淋球菌性子宫颈炎和无症状感染的革兰氏染色敏感性是很低的。口腔中的共生奈瑟菌属能阻碍用革兰氏染色的方法诊断咽部淋球病。在细胞内还没有发现不致病的奈瑟菌属。

建议使用有特异性的方法来检测淋球菌，因为特异性诊断可以提高性伴侣的认知度。可以使用有高特异性和敏感性的检查方法，比如细菌培养、核酸分子杂交实验、核酸扩增实验（NAATs），这些都可以用于检测泌尿生殖道的感染。细菌培养、核酸分子杂交实验可以用于女性子宫内膜和男性尿道的拭子标本的检测。NAATs 可用于各种标本，这些都是已经通过美国食品和药物管理局（FDA）的认证，可以使用于子宫内膜拭子、阴道拭子、男性尿道拭子、女性和男性尿液的检测。然而，对 NAAT 需仔细检查每个供应商提供的产品标签以评估目前的状态。非细菌培养的检测目前还没有被 FDA 认可用于来源于成人的直肠和咽部或者儿童的口咽、直肠、生殖道的标本中。对于儿童来说，在没有标准的细菌培养的情况下不能使用非细菌培养法来检测淋球菌（例如：涂片的革兰氏染色、核酸杂交实验和 NAATs），因为诊断儿童的淋球菌感染意味着法律学上的问题。非细菌培养检测不能提供抗菌药物敏感性的结果，因此，在持续的淋球菌的感染治疗后，临床医生应该进行细菌培养和抗菌药物敏感性试验。

获取宫颈细菌培养的材料采用以下方法：在擦净子宫颈外口后将棉签插入阴道并轻轻地旋转数秒以获得分泌物做培养。男性的尿道样本通过将棉签插入男性尿道 2~3cm 以获得男性尿道分泌物。肛拭子是将棉签插入肛管 2~4cm 以获得直肠分泌物是最佳的方法，但是沾上的厚重粪便必须清除。为了获得最佳的培养结果，使用无棉花的棉签 [ 如一种用于泌尿生殖道的海藻酸钙头的棉签（Calgiswab 棉签，Puritan Medical Products, Guilford, ME )] 获取标本，立即接种于平板上，迅速培养。选择何种的解剖部位予以培养取决于暴露的部位和临床特点，从异性恋男性尿道获得的标本应予以培养，而从所有女性子宫阴道和直肠获得的标本均应培养，无论她们是否进行肛交。如果出现咽炎的症状或万一与生殖道淋病患者有过口腔接触的男性和女性均应进行咽部培养。对怀疑有性乱交的少年，应进行直肠、咽部、尿道（男性）或阴道（女性）拭子的培养，从女性宫颈内口取样培养应在青春期之后。

由于从各个部位获得的标本（如子宫颈、直肠、咽部）通常会有其他微生物的生长，因而必须接种在选择性的培养基上，例如改良型 Thayer-Martin 培养液（增加的万古霉素、多黏菌素 E、制霉菌素和三甲氧苄氨嘧啶可抑制正常寄生菌的生长）；从无菌的或感染可能最小的部位（如关节腔滑液、血液或脑脊液）获得的标本可以接种在无选择性的巧克力琼脂平板上。如果怀疑存在 DGI，应对血液、咽部分泌物、直肠分泌物、尿道分泌物、子宫颈分泌物和关节腔滑液（如果累及）予以培养检测。进行培养的标本应立即放入含 3%~5%$CO_2$ 的温度在 35℃ ~37℃的孵育箱内；一旦标本必须转送到中心实验室培养，一种简化的、不含营养成分的培养液（例如 Amies 改良的斯图亚特培养液）可以保证在 6h 内标本中的致病菌生长能力的减少为最小；如果转运使得延迟接种的时间超过 6h，最好的办法是将标本直接接种到培养基上，然后放入一个燃有蜡烛以保持环境温度的广口瓶内转运。转运生长或含改良型 Thayer-Martin 培养液的 JEMBEC 系统（John E. Martin Biological Environmental Chamber）是淋球菌转运系统之一。

奈瑟淋球菌性关节炎必须与其他类型的败血症性关节炎相区别，同样应与风湿性发热、风湿性关节炎、肠道炎性疾病以及继发于风疹或风疹免疫的关节炎相鉴别。新生儿期的淋球菌性结膜炎必须与由硝酸银滴眼液所引起的化学性结膜炎相鉴别，同样必须与沙眼衣原体、金黄色葡萄球菌、A 或 B 族链球菌、铜绿假单胞菌、肺炎链球菌或人类疱疹病毒Ⅱ型所引起的结膜炎相鉴别。

## 治 疗

所有怀疑或证实患淋病的患者均需接受近期有无梅毒、乙肝、人类免疫缺陷病毒或沙眼衣原体感染的检测。同时感染沙眼衣原体的比例，在男性为 15%~25%，女性为 35%~50%。凡是非新生儿的感染患者需接受预定的沙眼衣原体治疗，除非是在开始治疗淋球菌时有衣原体 NAAT 阴性的结果。如果没有衣原体的检测结果或者衣原体的非 NAAT 检测结果阴性，需要对淋球菌和衣原体感染进行同时治疗（见第 218.2）。在诊断之前 60d 内有过接触的性伙伴应接受检查，并进行细菌学培养、接受预定的治疗。

由于存在大量的青霉素耐药奈瑟淋球菌，因而推荐任何年龄阶段的起始治疗均使用头孢曲松（第三代头孢菌素）。奈瑟淋球菌的抗生素耐药性包括质粒介导的针对青霉素和四环素抗药性，染色体介导的针对青霉素、四环素、壮观霉素和氟喹诺酮类的抗药性。由于美国最近报道对喹诺酮类耐药广泛，因此该国不再推荐此药用于淋病的治疗。

## 青少年和成人的感染

单剂头孢曲松（肌注 125mg）可以根除咽部和非复杂性泌尿生殖道淋球菌感染，针对孕妇头孢曲松是安全且有效的，并有可能消除梅毒隐性感染。可以选择的药物包括头孢克肟（400mg，口服），为单次剂量，头孢克肟抗梅毒隐性感染的有效性尚未肯定。对于非复杂性泌尿生殖道和直肠淋菌感染，可选择其他单次剂量头孢菌素治疗，包括头孢唑肟 500mg，肌注；头孢西丁 2g，肌内注射；丙磺舒 1g，口服；头孢噻肟 500mg，肌内注射。一些证据表明，头孢泊肟 400mg 和头孢呋辛酯 1g 也可以作为口服药物的选择。在美国壮观霉素（40mg/kg，单次肌注，最大剂量 2g）对生殖道和直肠淋球菌感染仍保持着高度有效，但对咽部感染无效，并且不能抑制梅毒螺旋体。无论选择何种药物，在此之后应使用一种抗沙眼衣原体的药物，除非衣原体 NAAT 结果阴性排除了衣原体感染。建议使用的药物为强力霉素（100mg，2/d 口服，使用 7d）或阿齐霉素（单次口服 1g）。青少年和成人在接受治疗后无症状，就无需再进行一次细菌学检测来证实是否痊愈。

孕妇不应该用喹诺酮或四环素治疗，建议她们使用头孢菌素。治疗孕妇的假定的或已被证明的沙眼衣原体感染推荐使用阿奇霉素和阿莫西林。

最初接受 DGI 管理包括让患者住院和胃肠外应用头孢曲松（1g/d）。可以选择的头孢菌素还包括头孢噻肟（每 8h 静脉注射 1g）或头孢唑肟（每 8h 静脉注射 1g）之一。患者必须接受临床检查以确定是否存在心内膜炎和脑膜炎。经过 24~48h 治疗后，临床情况出现明显好转时可以转为口服药物治疗。口服药物包括头孢克肟（400mg，每天 2 次，口服）、头孢泊肟（400mg，每天 2 次，口服），疗程 7d。若培养显示细菌对氟喹诺酮类药物敏感，也可以用于治疗。

针对淋球菌眼结膜炎应使用头孢曲松（单次肌注 1g）治疗，同时用生理盐水冲洗感染的眼部。用头孢曲松（每 12h 静脉注射 1~2g）治疗淋球菌性脑膜炎，疗程 10~14d。用头孢曲松（每 12 静脉注射 1~2g）治疗淋球菌性心内膜炎，疗程至少持续 4 周。在治疗淋球菌感染的同时，治疗生殖道衣原体感染是非常重要的。

## 婴儿和儿童感染

儿童的非复杂性淋球菌感染应使用头孢曲松（50mg/kg，单次肌注，最大剂量 125mg）治疗。对发生菌血症和关节炎的儿童使用头孢曲松 [ 剂量：50mg/（kg · d），体重 <45kg 者最大剂量 1g/d] 治疗，最小疗程为 7 日。脑膜炎患者疗程 10~14d，而心内膜炎患者治疗最少 28 日 [50mg/（kg · 12h），最大剂量 1~2g/ 每剂 ]。治疗新生儿淋球菌眼炎的有效药物为头孢曲松（50mg/kg，单次肌内注射，最大剂量 125mg），头孢噻肟（100mg/kg，单次肌内注射）也是可以选择的药物之一；眼结膜炎应使用生理盐水多次冲洗。母亲分娩时有淋球菌感染的新生儿应使用单剂头孢曲松治疗（50mg/kg，单次肌内注射，最大剂量 125mg）；新生儿淋球菌败血症应使用非经肠道的药物治疗，最少疗程 7d，而脑膜炎治疗至少 10d。推荐有高胆红素血症的新生儿使用头孢噻肟，因为头孢曲松钠竞争白蛋白上的胆红素结合位点。患淋球菌眼炎的新生儿必须入院治疗，并接受 DGI 的评估。

## 骨盆炎症性疾病

PID 所包含的是一组由奈瑟淋球菌、沙眼衣原体和内源性寄生菌（链球菌、厌氧菌和革兰氏阴性杆菌）所致的上生殖道感染性疾病。对于有更严重症状的女性，应该在医院开始注射治疗。推荐的治疗方案为头孢西丁（每 6h 静脉注射 2g）或头孢替坦（每 12h 静脉注射 2g），外加强力霉素（100mg，每天 2 次，口服；或每 12h 静脉注射 100mg）。另一个推荐方案为克林霉素（每 8h 静脉注射 900mg）；外加庆大霉素的负荷量（2mg/kg，静脉注射），庆大霉素的维持剂量为（每 8h 静脉注射 1.5mg/kg），氨苄青霉素 / 舒巴坦（每 6h 静脉注射 3g）外加多西环素（100mg 口服或每 12h 静脉注射）。通常在 24h 内症状得到改善，临床治疗应该转向口服治疗，此后，可以口服强力霉素 14d。

对于轻度和中度的 PID 女性患者，口服治疗和注射治疗的疗效相当。对于年轻和老年女性来说，门诊治疗的疗效相当。对急性 PID 的青少年是否收住院依据大龄妇女的临床标准。72h 内对口服治疗无效者应重新评估诊断，然后接收注射治疗。以下是推荐的口服治疗方案：单剂量头孢曲松钠（250mg，肌内注射）外加多西环素（100mg，口服，每天 2 次）加或不加甲硝唑（500mg，口服，每天 2 次）共 14 天；单剂量头孢西丁（2g 肌内注射）和丙磺舒（1g 口服）外加多西环素（100mg，口服，每天 2 次）加或不加甲硝唑（500mg，口服，每天 2 次）共 14d。如果子宫内有节育装置，必须去除，并使用其他的节育手段。性伙伴必须接受检查，并使用针对非复杂性淋病的治疗方案。由于治疗失败率非常低，所以针对淋球菌 STD 的头孢菌素 – 强力霉素治疗方案无需追踪培养（测试是否治愈）。建议在治疗后 1~2 个月予以追踪检查和细菌学培养，以评价再感染的可能性或者是治疗失败，虽然治疗失败非常罕见。

## ■ 并发症

淋病的并发症是淋球菌从感染的局部扩散的结果，从初始感染到并发症出现的时间间隔约为数日或数周。在青春期后的女性可以发生子宫内膜炎，尤其在经期，这可以进展为输卵管炎和腹膜炎（PID）。PID 的特征包括下生殖道感染（例如：有阴道分泌物、耻骨弓上疼痛和子宫颈过敏）和上生殖道感染（例如：发热、白细胞增多症、血沉增快和附件过敏或肿大）的体征，鉴别诊断包括妇产科疾病（卵巢囊肿、卵巢肿瘤、异位妊娠）和腹部疾病（阑尾炎、尿路感染、炎症性肠病）。

一旦进入腹膜，淋球菌可以种植于肝包膜，引起肝周炎，其结果是右上腹部疼痛，伴或不伴输卵管炎，此为 Fitz-Hugh-Curtis 综合征。肝周炎可以同样由沙眼衣原体所引起。淋球菌性子宫颈炎中约有 20% 的病例可以发展成为 PID，在美国约有 40% 的 PID 由奈瑟淋球菌所引起。未治疗的病例可以导致输卵管积水、输卵管积脓、输卵管卵巢脓肿和最终可以引起不育。即使予以恰当的治疗，由双侧输卵管阻塞所引发的不育危险性：约有 20% 的一次输卵管炎病例可发生不育，而 3 次或更多次输卵管炎可有超过 60% 病例发生不育。一次或多次输卵管炎可增加约 7 倍的异位妊娠危险性。其他的后遗症包括慢性疼痛、性交困难，以及增加 PID 复发的危险性。

在怀孕的最初 3 个月发生泌尿生殖道的淋球菌感染是导致发生败血症性流产的高危险性；怀孕后 16 周，淋球菌感染可以导致绒毛膜羊膜炎，而后者是导致胎膜早破和早产的主要原因。

## ■ 预　后

及时诊断和正确治疗可保证非复杂型淋病彻底康复，并发症和永久性后遗症的发生与延误治疗、感染复发、感染病灶的转移（脑膜、动脉瓣）有关，也与延误或仅局部治疗淋球菌性眼炎相关。

## ■ 预　防

到目前为止，研发淋球菌绒毛疫苗的努力尚未获得成功，淋球菌绒毛高度杂交性和杂交抗原的多变性引起了研发单一有效的绒毛疫苗的巨大困难。其他淋球菌表面结构，例如 Porin 蛋白、压力蛋白和脂寡糖被证明是有前途的疫苗候选者。在缺乏疫苗的时期，预防淋病可以通过以下方法来获得成功：教育、使用避孕工具（尤其是避孕套和杀精剂）、精确的流行病学资料和细菌学监视（性接触的筛查）和早期发现与治疗感染的接触者。

新生儿淋球菌性眼炎可以通过在生后即刻给每只眼睛慢滴 2 滴 1% 硝酸银液来预防（见第 618 章），也可以使用 0.5% 红霉素眼膏或 1% 四环素眼膏来预防。

## 参考书目

参考书目请参见光盘。

（舒赛男　译，方峰　审）

# 第 186 章 嗜血流感杆菌

Robert S. Daum

一种有效的预防 b 型嗜血流感杆菌感染的疫苗被引入到美国和其他许多国家使这种微生物所致感染的发病率大幅下降。然而，b 型嗜血流感杆菌感染引起的高死亡率和高致病率仍然是一个世界性的问题，主要是在发展中国家。由非 b 型流感嗜血杆菌引起的侵袭性感染时有发生但不常见。未分型嗜血流感杆菌主要引起中耳炎和鼻窦炎。

## ■ 病　因

嗜血流感杆菌是一种难以培养的革兰氏阴性多形球杆菌，它的生长需要 X 因子（正铁血红素）和 V 因子（磷酸吡啶核苷酸）。一些嗜血流感杆菌孤立群被多糖荚膜囊状包裹着，这些孤立群可被分为六种抗原和生化特异的血清型，标号为 a~f。

## ■ 流行病学

在 1988 年有效的结合疫苗出现之前，b 型嗜血流感杆菌是所有国家中引起儿童严重疾病的主要病因。这些病例在年龄分布上也有显著的差异，90% 以上发生在 <5 岁的儿童，且最主要发生在 <2 岁的儿童身上。

统计显示侵袭性疾病的发病率为每年 100 000 名小于 5 岁的儿童中有 64~129 例发病。其他包囊型血清型引起的侵袭性疾病发生率很少但也时有发生。在美国，由 b 型和非 b 型所致侵袭性疾病的发生率为分别为每年 100 000 名小于 5 岁的儿童中有 0.08 例和 1.02 例。无包囊型囊（非典型）的嗜血流感杆菌也偶可引起侵袭性疾病，尤其发生在新生儿、免疫抑制的儿童和一些发展中国家的儿童。在美国，估算非典型嗜血流感杆菌所致的侵袭性疾病发生率为每年 100 000 名小于 5 岁儿童中有 1.88 例发病。非典型分离株是引起中耳炎、鼻窦炎和慢性支气管炎的常见病原体。

人类是嗜血流感杆菌的唯一天然宿主，在 60%~90% 的健康儿童中，嗜血流感杆菌是其呼吸道正常菌丛的组成部分。其大部分是孤立型的。在结合疫苗出现之前，可从 2%~5% 的学龄前儿童和学龄儿童的咽部分离出 b 型嗜血流感杆菌，在婴儿和成人的发生率较低。这种无症状的 b 型嗜血流感杆菌定植在已接受被动免疫人群中的发病率更低。

在现有疫苗接种覆盖面的水准下，b 型嗜血流感杆菌的持续传播意味着达到消灭嗜血流感杆菌病这一目标可能是一项艰巨的任务。在美国，少数 b 型嗜血流感杆菌侵袭性疾病可同时发生在未接受疫苗接种和已经接受疫苗接种的儿童身上。大约半数病例发生在由于年龄太小而无法完成完整疫苗接种的婴儿。在那些适龄的可以接受完整免疫接种的病例中，大部分没有进行充分接种。值得提出的是，由于目前 b 型侵袭性嗜血流感杆菌疫苗的短缺，在明尼苏达州有五位儿童患有该侵袭性疾病，他们均未接受完全疫苗接种。我们要继续致力于为那些购买力存在较大问题的发展中国家的孩子们提供现有的结合疫苗。

在疫苗出现之前，在某些群体或个体已被确认侵袭性嗜血流感杆菌病的发生率有所增加，包括阿拉斯加的因纽特人、阿帕切族人、纳瓦霍人和非洲裔美国人。患有某种慢性基础病的人也被认为是侵袭性疾病的高危人群，包括镰刀状红细胞病、无脾、先天性或获得性免疫缺陷病和恶性肿瘤的患者。患过 b 型流感嗜血杆菌侵袭性感染但未进行免疫接种的婴儿具有复发的高危性，表明其基本未产生针对 b 型流感嗜血杆菌的保护性免疫。

侵袭性 b 型嗜血流感杆菌病的社会经济高危因素包括家庭外照顾的儿童、有小学年龄或更小年龄的兄弟姐妹、母乳喂养时间过短和父母吸烟。中耳炎病史与侵袭性疾病的高发生率相关。目前对非 b 型嗜血流感杆菌病的流行病学资料了解甚少，也不确定 b 型嗜血流感杆菌病的流行病学特征是否适用于非 b 型菌株。

年龄易感的家庭成员与 b 型嗜血流感杆菌病患者接触后，在最初的 30 日内发生继发性侵袭性疾病的危险性将有所增高，尤其是在那些年龄小于 24 个月的婴儿。与患有非 b 型侵袭性疾病的患者接触是否有类似的高风险尚不清楚。

传播方式最多见的是直接接触传播或吸入含有嗜血流感杆菌的呼吸道飞沫。侵袭性嗜血流感杆菌病的潜伏期各有不同，并且其确切的传播时期尚不清楚。大多数患侵袭性 b 型嗜血流感杆菌病的儿童在开始抗生素治疗前发生鼻咽部的细菌定植，25%~40% 的病例可在治疗的最初 24h 内继续定植。

随着 b 型嗜血流感杆菌病发生率的下降，对其他血清型（a，c~f）和非典型菌株所致疾病的认识更加清晰。还没有证据表明非 b 型嗜血流感杆菌病的发生率增加。然而，a 型，以及少数情况下 f 型和 e 型的感染已有发生。

## ■ 发病机制

嗜血流感杆菌病的发病机制起始于由纤毛和非纤毛黏附因子介导的病菌黏附于呼吸道上皮并成功定植于鼻咽部。细菌进入血管间隙的机制尚不清楚，但细胞毒性因子对其有影响。一旦入血，血清 b 型菌株和其他有包囊的菌株通过荚膜多糖来部分对抗血管内清除机制。在 b 型嗜血流感杆菌病例中，菌血症的量级和持续时间影响细菌向其他部位如脑膜和关节处播散的可能性。

类似中耳炎、鼻窦炎和支气管炎等非侵袭性嗜血流感杆菌的感染通常是由非典型菌株所引起，它们可能是通过鼻咽部直接扩散到中耳和鼻窦腔，从咽部播散的诱因包括咽鼓管的功能不全和前期的上呼吸道病毒感染。

### 抗生素的耐药性

大多数嗜血流感杆菌菌株对氨苄西林和阿莫西林是敏感的，但是约 1/3 可产生 – 内酰胺酶的菌株就可以对它们具有抵抗性，抗 – 内酰胺酶阴性氨苄西林（BLNAR）菌株已被证实可通过产生 β – 内酰胺酶非敏感细胞壁合成酶 PBP3 表现出抗药性。

除了少见的 BLNAR 菌株外，阿莫西林 – 克拉维酸钾被认为对临床分离株都有效。在大环内酯类药物中，99% 的嗜血流感杆菌对阿奇霉素敏感；相比之下，红霉素和克拉霉素效果较差。嗜血流感杆菌对三代头孢霉素类的耐药性尚未得到证实。耐甲氧苄啶 – 磺胺甲噁唑（TMP–SMZ）也非常罕见（≈ 10%），对喹诺酮类耐药率很低。

## 免疫性

在非疫苗接种时期，已知的最主要的宿主防御机制是产生直接抗 b 型嗜血流感杆菌荚膜多糖（polysaccharide polyribosylribitol phosphate, PRP）的抗体。抗 PRP 抗体的获得与年龄相关，且有助于血液中 b 型嗜血流感杆菌的清除，这与其调理活性部分相关。抗体直接结合外膜蛋白或脂多糖也具有调理作用。经典补体途径和补体旁路途径也发挥抗 b 型嗜血流感杆菌的作用。

在疫苗被引进之前，机体暴露时所具备的针对 b 型嗜血流感杆菌感染的保护力似乎与循环中抗 PRP 抗体的浓度有关。血清抗体浓度在 0.15~1.0μg/mL 时，被认为对侵袭性感染有保护作用。未接受免疫接种的 6 个月以上婴幼儿往往缺少这一浓度水平的抗 PRP 抗体，所以他们在接触到 b 型嗜血流感杆菌时易于患病。婴幼儿抗体缺乏反映了对胸腺非依赖 2 型抗原（TI-2）——诸如非共价型 PRP 免疫反应成熟的延迟，这也被认为解释了在非疫苗接种时代小婴儿的 b 型嗜血流感杆菌感染率高的原因。

结合型疫苗（表 186-1）作为胸腺依赖型抗原可激发婴幼儿体内的血清抗体反应，该疫苗可使机体再次遇到 PRP 时产生记忆型抗体。已接种结合型疫苗的儿童，其体循环内抗 PRP 抗体浓度可能不与其保护作用明确相关，因为暴露于 PRP 时免疫记忆会快速反应并提供保护作用。

人们对其他血清型和非典型嗜血流感杆菌的免疫所知甚少，有关非典型菌的证据显示：直接对抗一个或多个外膜蛋白的抗体是有杀菌性的，具有实验性防护作用。多种非典型嗜血流感杆菌抗原被试图作为候选疫苗，包括外膜蛋白（P1、P2、P4、P5、P6、D15 和 Tbp A/B）、脂多糖、多种黏附素和脂蛋白 D。

**表 186-1 美国可以获得的 b 型嗜血流感杆菌结合疫苗**

| 简称 | 商品名 | 厂家 | 蛋白载体 | 可以获得的联合疫苗 |
|---|---|---|---|---|
| PRP-OMP | PedvaxHIB | Merck & Co., Inc., Whitehouse Station, NJ | OMP | COMVAX*（PRP-OMP 和乙肝疫苗） |
| PRP-T | ActHIB（PRP-T） | Sanofi Pasteur Inc., Swiftwater, PA | 破伤风毒素 | Pentacel PRP-T, DTaP 和 IPV 疫苗） |

DTaP：白喉 / 破伤风毒素 / 无细胞百日咳；HIB：b 型嗜血流感杆菌；IPV：三价，灭活的脊髓灰质炎疫苗；OMP：脑膜炎奈瑟菌外膜蛋白复合物；PRP：磷酸聚核糖核糖醇

*COMVAX 不能用于出生时的乙肝预防接种

## 诊 断

预先设定的嗜血流感杆菌的鉴定方法是对收集的标本进行革兰氏染色后直接镜检，由于嗜血流感杆菌体积小、多形性、一些菌株不易染色，特别是蛋白水解时有一个红色的背景，所以有时很难镜检获得嗜血流感杆菌。微生物涂片上的识别在技术上要求每毫升至少有 105 个菌，所以即使镜检阴性，也不能证明不存在细菌。

由于嗜血流感杆菌较难培养，因而对标本需要快速运送和处理。标本不能暴露于干燥和温度过高或过低的环境中，初级分离可以在巧克力琼脂板或运用葡萄球菌划痕法在血琼脂平板上进行。

对嗜血流感杆菌的血清型鉴别是在一个具有特异性抗血清的凝集玻片上完成的，准确的血清分型对监测消除血清 b 型侵袭性疾病进程是重要的。必须保证定期向政府的公共健康部门报告病例数。

## 临床表现和治疗

针对可能由 b 型嗜血流感杆菌引起的侵袭性感染的最初抗生素治疗应选用一种能够杀灭所有感染灶内的细菌且对耐氨苄西林菌株有效的注射制剂，常为广谱头孢菌素类药物，如头孢噻肟和头孢曲松。这些抗生素的应用已较为普遍因为它们较少有严重的副作用且便于给药。等病原药敏试验结果确定以后再使用适宜的抗生素完成治疗。氨苄西林仍然是敏感菌所致感染的治疗用药。如果菌株对氨苄西林耐药，头孢曲松可用于经过选择的门诊患者的治疗，每日 1 次。

口服抗生素有时被用来完成一个由注射给药开始的疗程，并常用于非侵袭性嗜血流感杆菌病，如中耳炎和鼻窦炎的初始治疗。如果细菌敏感，可以选择阿莫西林。当菌株对氨苄西林耐药时，可以用口服三代头孢菌素（例如：头孢克肟，头孢地尼）或者阿莫西林-克拉维酸钾。

### 脑膜炎

非疫苗接种时期，侵袭性嗜血流感杆菌病中一半以上是脑膜炎。临床上由 b 型嗜血流感杆菌引起的脑膜炎不能与由脑膜炎奈瑟菌或肺炎链球菌所引起的脑膜炎相鉴别（见第 595.1）。它还可导致其他部位的感染，出现并发症，诸如：肺部、关节、骨骼和心包。

无并发症病例的抗生素治疗应持续静脉给药 7~14d，头孢噻肟、头孢曲松和氨苄西林在急性感染期能通过血脑屏障，达到足够的能有效治疗嗜血流感杆菌脑膜炎的药物浓度。在正常血流灌注的患者，肌注头孢曲松可作为替代治疗。

b 型嗜血流感杆菌脑膜炎的预后取决于年龄、有效抗生素治疗前的病程、脑脊液中囊状荚膜多糖的浓度和它被从脑脊液、血液与尿液中清除的速率。临床上出现的抗利尿激素（ADH）分泌的异常、局灶性神经功能的缺失是不良预后的表现。约 6% 的 b 型嗜血流感杆菌脑膜炎患者会遗留有一些听力损害，可能是因为耳蜗和内耳的炎症所致。在抗生素治疗开始前或同时短期给予地塞米松 [0.6mg/（kg・24h），q6h，连用 2d] 能减少听力损害的发生。b 型嗜血流感杆菌脑膜炎的主要神经系统后遗症包括行为问题、语言混乱、语言发育的延迟、视力损害、智力迟滞、运动异常、共济失调、癫痫发作和脑积水。

## 蜂窝织炎

患蜂窝织炎的儿童通常有上呼吸道的前驱感染，他们通常无外伤史，感染是菌血症期细菌在所累及的软组织上的播散。头颈部，特别是面颊和前中隔区域是最常受累及的部位。被累及的区域通常有一个模糊的边缘，并且有触痛和硬结。颊蜂窝织炎可有一个典型的青紫色红斑，尽管可能不出现。嗜血流感杆菌可在渗出物中被直接发现，但这一操作不常用。血培养也可能发现病原体。其他感染灶可能伴随出现，特别是在年龄 <18 个月的婴儿，在诊断这些小儿的时候应考虑进行诊断性腰穿检查。

应给患者注射抗生素直至其热退，接着给予适当的口服抗生素，通常一个疗程需要 7~10d。

## 前中隔蜂窝织炎

感染累及到眶中隔之前的表面组织被定义为前中隔蜂窝织炎，这一感染可能由嗜血流感杆菌引起。无并发症的前中隔蜂窝织炎不增加视力损害或直接累及中枢神经系统的危险性。然而，同时伴有菌血症的可能与脑膜炎的发生相关。嗜血流感杆菌前中隔蜂窝织炎以眼睑的红、肿、热、痛为特征，并且偶尔会出现紫斑。通常没有皮肤中断的依据，可能伴有结膜流液。肺炎链球菌、金黄色葡萄球菌和 A 族链球菌会引起临床不典型的前中隔蜂窝织炎，无发热和出现皮肤中断（如昆虫叮咬）时更有可能是后两种病原体所引起。

那些被认为是由嗜血流感杆菌和肺炎链球菌所引起的前中隔蜂窝织炎的小儿（小年龄、高热、无皮肤中断），应进行血培养，同时考虑进行诊断性腰穿检查。

对前中隔蜂窝织炎应采取注射抗生素来治疗，因为甲氧西林敏感和甲氧西林耐药的金黄色葡萄球菌、肺炎链球菌与 A 族 β－溶血性链球菌是可能的病原体，故而采用经验治疗时所使用的抗生素应针对这类病原体。没有并发脑膜炎的前中隔蜂窝织炎患者应接受注射治疗 5d，直到热退疹消；无并发症的病例，整个抗生素疗程应给足 10d。

## 眼眶蜂窝织炎

眼眶的感染非常少见，且可常合并急性筛窦炎和蝶窦炎。眼眶蜂窝织炎可能伴有眼睑水肿，但可以特征性地表现为眼球突出、球结膜水肿、视力损害、眼球外展运动受限、眼球移动度的减少或眼球移动时疼痛。区分前中隔和眼眶的蜂窝织炎可能比较困难，对此最好的评估可以用 CT 来鉴别。

眼眶蜂窝织炎注射治疗至少 14d，隐匿的鼻窦炎或眶周脓肿可能需要外科引流术，并需延长抗生素的治疗时间。

## 声门炎或急性会厌炎

会厌炎是包括咽喉入口的蜂窝织炎（见第 377 章），自从引入 b 型嗜血流感杆菌疫苗后，目前已经极为罕见。b 型嗜血流感杆菌直接侵入受累组织可能是最主要的发病原因。这种显著的、有潜在的致命性情况通常发生在任何年龄，因为存在突然的、无预兆的气道阻塞的危险性，故而声门炎属于一种急症。其他部位的感染，如脑膜炎，很少存在。针对嗜血流感杆菌和其他病因的抗生素治疗需静脉给药，直至气道通畅和患儿可以经口进食流质后，通常抗生素疗程需要持续 7d。

## 肺　炎

b 型嗜血流感杆菌肺炎在儿童的真正发生率是未知道的，因为只有整个侵袭过程得到细菌培养的证实才能确定（见第 392 章），而事实上很少这样做。在非疫苗接种时期，b 型嗜血流感杆菌是肺炎的常见病因，它引起的肺炎的症状和体征很难与其他病原体所导致的肺炎相区分，而且同时可能伴随存在其他部位的感染。

被怀疑患 b 型嗜血流感杆菌肺炎、年龄 <12 个月的幼儿发病初予以注射抗生素治疗，因为他们有发生菌血症和并发症的高危险率。对年龄较大的且病情较轻的小儿可以给予口服抗生素。抗生素的疗程需要持续 7~10d。嗜血流感杆菌肺炎合并轻微的胸腔积液无需处理，若出现积脓，则需要行外科引流。

## 化脓性关节炎

大关节，如膝关节、髋关节、踝关节和肘关节最常受累（见第 677 章），其他部位的感染可能同时存在。虽然一般只累及单个关节，但是仍有约 6% 的病例是累及多个关节。嗜血流感杆菌引起的化脓性关节炎的症状和体征与其他细菌所引起的关节炎不能区分。

无并发症的化脓性关节炎的治疗可静脉注射适当的抗生素 5~7d，如果临床疗效满意，后续可以口服抗生素，无并发症他的脓性关节炎的疗程通常为 3 周，但也有可能超过 3 周，直至 C 反应蛋白降至正常。

## 心包炎

嗜血流感杆菌是细菌性心包炎的罕见病原菌，被感染的儿童通常有上呼吸道的前驱感染，发热、呼吸窘迫、心动过速都是相关的表现，同时可伴有其他部位的感染。

在血或心包液中发现嗜血流感杆菌可以确立诊断，革兰氏染色或在心包液、血液或尿液中检测 PRP 可以协助诊断。抗生素治疗规范和脑膜炎的相似（见第 595.1），心包切除术可有效排除脓性分泌物，并可预防心包填塞和缩窄性心包炎的发生。

## 缺乏明确感染灶的菌血症

由 b 型嗜血流感杆菌引起的菌血症可能出现一个缺乏明显感染灶的发热（见第 170 章），在这种情况下，隐性菌血症的高危因素包括体温的高低（≥ 39℃）和白细胞的数量（≥ 15 000 个细胞 /μL）。在非疫苗接种时期，约 25% 的患 b 型嗜血流感杆菌菌血症的儿童如果不治疗，可以发展为脑膜炎。在疫苗接种期，b 型嗜血流感杆菌感染是非常罕见的。然而，一旦发生了感染，该儿童必须接受重新评估，以确定有无感染灶，并接受第二次血培养检查。通常，这样的儿童必须住院治疗，并且接受诊断性的腰穿检查和胸片检查，而后接受抗生素静脉治疗。

## 各种形式的感染

尿路感染、附睾炎、颈部淋巴结炎、急性舌炎. 感染性甲状舌管囊肿、悬雍垂炎、心内膜炎、眼炎、原发性脑膜炎、骨髓炎和阑尾周围脓肿都较少由嗜血流感杆菌所引起。

## 新生儿期的侵袭性感染

新生儿很少感染嗜血流感杆菌。对于出生 24h 内发病的新生儿，特别与其母亲患绒毛膜羊膜炎或破膜时间延迟相关，细菌并且为定植的非典型嗜血流感杆菌（<1%）。可能在胎儿通过产道时传染给胎儿。新生儿侵袭性疾病表现为败血症、肺炎、伴有休克的呼吸窘迫综合征、结膜炎、头皮脓肿或蜂窝织炎以及脑膜炎。较少见的为乳突炎、化脓性关节炎或先天性脓疱疹。

## 中耳炎

急性中耳炎是儿童期最常发生的感染性疾病（见第 632 章），它被认为是细菌从鼻咽部通过鼻咽管进入中耳腔的结果，通常是因为一个前驱的上呼吸道病毒感染，使得该处的黏膜变得充血水肿，导致管道的阻塞，使细菌在中耳有一个增殖的机会。

最常见的病原体是肺炎链球菌、嗜血流感杆菌和卡他莫拉菌。导致中耳炎的嗜血流感杆菌大多数为非典型菌株，还可伴有同侧的眼结合膜炎。适宜的一线口服抗生素为阿莫西林 [80~90mg/（kg · d）]，因为致病菌既对阿莫西林耐药又具有侵袭性的可能性很低。在某些病例可以使用单次头孢曲松治疗可以替代阿莫西林的治疗。

如果运用上述治疗失败、从鼓膜穿刺液或引流液中分离到产生 β – 内酰胺酶的菌株，可以选择阿莫西林 – 克拉维酸钾、红霉素 – 磺胺异噁唑。对 – 内酰胺类抗生素过敏的患者选用红霉素 – 磺胺异噁唑。

## 结膜炎

结膜急性感染在儿童很常见（见第 618 章），嗜血流感杆菌不是导致新生儿结膜炎的常见病原体，然而在年龄稍大的小儿中是重要病原体，如同肺炎链球菌和金黄色葡萄球菌。虽然偶尔可以发现 b 型嗜血流感杆菌和其他细菌，但是大部分和结膜炎相关的嗜血流感杆菌菌株是非典型嗜血流感杆菌。新生儿期以后，针对嗜血流感杆菌结膜炎的经验治疗通常使用磺胺醋酰局部治疗。局部不用氟喹诺酮类药物是因为该药广谱、价格高以及可能会诱导许多菌株产生耐药性。若同时有相同病原所致的同侧中耳炎，则需口服抗生素治疗。

## 鼻窦炎

嗜血流感杆菌是引起儿童急性鼻窦炎的重要病原体，它的发现率仅次于肺炎链球菌（见第 372 章）。持续时间 >1 年的慢性鼻窦炎或需要住院的严重鼻窦炎经常是由金黄色葡萄球菌或如肠球菌属、肠链球菌属和拟杆菌属等厌氧菌所引起，非典型嗜血流感杆菌和草绿色链球菌也经常被发现。

对于无并发症的鼻窦炎，阿莫西林是可以接受的初始治疗的抗生素。然而，如果临床情况没有好转，就可能需要使用阿莫西林 – 克拉维酸钾之类更广谱的抗生素，无并发症的鼻窦炎的足够疗程为 10 日，偶尔也需要住院注射治疗，常见的原因是怀疑进展为眼眶蜂窝织炎。

# 预　防

推荐所有婴儿普种 b 型嗜血流感杆菌结合疫苗。如果有过亲密接触疑似病例而未接受预防接种者，应进行药物预防。非典型嗜血流感杆菌的传染性不明，因此不推荐预防。

## 疫　苗

目前美国有两种 b 型结合疫苗可供选择：PRP– 外膜蛋白（PRP-OMP）和 PRP– 破伤风内毒素

（PRP-T），区别是所用的载体蛋白和蛋白与多糖的连接方式不同（见表 186-1 和第 165 章）。它们通常与其他的疫苗联合。一种联合是 PRP-OMP 结合乙肝疫苗（COMVAX, Merck & Co., Inc., Whitehouse Station, NJ），推荐在 2 月、4 月以及 12~15 月龄时各用 1 剂。另一种包含有 DTaP 疫苗（白喉 / 破伤风类毒素 / 无细胞百日咳）、IPV 疫苗（3 价，灭活脊髓灰质炎疫苗）和 PRP-T，（Pentacel, Sanofi Pasteur Inc., Swiftwater, PA），推荐在 2 月、4 月、6 月以及 12~15 月龄时各用 1 剂。

## 化学预防

年龄 <48 个月的未预防接种的婴儿与侵袭性 b 型嗜血流感杆菌感染者接触后，其发生侵袭性感染的危险性将大大升高，继发感染的危险性与年龄呈负相关（对于年龄 >3 个月的小儿），家庭易感染成员中约半数的继发感染发生在接触疑似病例人院后的一周。由于现在许多儿童在早期已接受抗 b 型嗜血流感杆菌的免疫接种，因而化学预防的需要已经大大减少了。化学预防推荐使用利福平，适用于所有家庭成员、密切接触者、疑似患者以及 1 岁以上 48 月以下未行完全免疫接种的儿童。

必须告知因侵袭性 b 型嗜血流感杆菌感染而住院儿童的父母，他们家庭中其他部分免疫的儿童发生侵袭性 b 型嗜血流感杆菌感染的危险性将大大增加。同样也要告知那些接触到个别侵袭性 b 型嗜血流感杆菌病例的在儿童护理中心或托儿机构的儿童的父母，虽然对这些儿童使用利福平有反对意见。

对于化学预防，儿童需要口服利福平（0~1 个月，每剂 10mg/kg；>1 个月，每剂 20mg/kg，但是单剂不超过 600mg），每天 1 次，连续给药 4d。成人的剂量是 600mg/d，不推荐用于孕妇。

## 参考书目

参考书目请参见光盘。

（舒赛男　译，方峰　审）

# 第 187 章

# 软下疳（杜克雷嗜血杆菌）

H. Dele Davies, Parvin H. Azimi

软下疳是一种以疼痛性生殖器溃疡和腹股沟淋巴结炎为特征的性传播疾病。

补充内容请参见光盘。

（舒赛男　译，方峰　审）

# 第 188 章

# 卡他莫拉菌

Timothy F. Murphy

卡他莫拉菌（Moraxella catarrhalis），一种无包膜的革兰氏阴性双球菌，人类特有的病原体，从婴儿时期开始就定植于呼吸道。在肺炎链球菌多价结合疫苗广泛使用的国家，卡他莫拉菌的定植和感染正在上升。中耳炎是他莫拉菌感染最主要的临床症状。

补充内容请参见光盘。

（舒赛男　译，方峰　审）

# 第 189 章

# 百日咳（百日咳杆菌和副百日咳博代杆菌）

Sarah S. Long

百日咳是一种急性呼吸道感染性疾病，最早在 16 世纪就已经被较好描述过。1670 年 Sydenham 首次使用“百日咳”这个术语，寓意剧烈咳嗽，这术语比“哮喘性咳嗽”更为合理，因为大部分感染者并不“喘”。

## ■ 病　因

百日咳杆菌是引起百日咳流行的唯一原因，也是引起散发性百日咳的常见原因。副百日咳博代杆菌是引起百日咳散发的偶然因素，在东欧及西欧几乎是引起百日咳病例的主要病因，但是在美国仅有 <5% 的百日咳杆菌菌株是副百日咳博代杆菌。百日咳杆菌和副百日咳博代杆菌是人类和部分灵长类动物独有的病原体。

支气管败血症性博代杆菌是一种常见的动物病原体。其侵犯人类机体的病例少有报道，而比较典型的病例主要发生在一些免疫缺陷患者或与动物有过异常亲密接触的小儿。长期咳嗽（在某些情况下是阵发性）可由支原体、副流感病毒、流感病毒、肠道病毒、呼吸道合胞病毒或腺病毒引起。

## 流行病学

在世界范围内每年有 6000 万的百日咳病例，有超过 50 万的病例死亡。在疫苗接种前，百日咳是美国 <14 岁儿童中因传染性疾病导致死亡的头号病因，每年有 10000 人死于此疾病。广泛地使用百日咳疫苗免疫接种后，使死亡病例减少 99% 以上。在疾病的控制过程中，疫苗接种的重要角色体现在发展中国家百日咳的发病率高、免疫接种范围很小或者那些没有使用足够有效疫苗的国家中再现百日咳的高发病率。

1976 年美国报道了 1010 例的低频发病病例后，1980—1989 年百日咳的发病率按每年 1.2 例 /100 000 人的速度增加；并在 1989—1990 年、1993 与 1996 年，一些州出现百日咳流行。此后，百日咳越来越流行，缺乏周期性及季节性，患病人群包括儿童、青少年及成人。2004 年，在美国百日咳的发病率为 8.9/100 000 人，病例数（25 827）达 1959 年以来最高报道。在这些病例中，10% 发生在 6 月以下的小婴儿（发病率为 136.5/100 000 人）。而百日咳引起的死亡病例在 2005 年有 40 例报道，在 2006 年有 16 例报道，其中 90% 发生在小婴儿。目前，大约 60% 的病例发生在青少年及成人。百日咳是美国唯一推荐广泛接种疫苗以预防疾病，但疾病仍在流行的病种。前瞻性和血清学的研究显示百日咳不能被识别，特别是在青少年及成人，而其实际发患者数约为每年 600 000 例。一系列的研究显示，13%~32% 的青少年及成人中的表现为咳嗽超过 7d。

百日咳极易传染，易感人群暴露于小范围的含细菌的空气飞沫中后，其侵袭率高达 100%。百日咳杆菌在空气中存活的时间不长。慢性携带者不易被发现。在与类似家庭成员的密切接触后，在完全免疫或感染过的成员，其亚临床感染率高达 80%，通过仔细寻找后，大部分病例可以找到有关的症状。

自然患病与免疫接种都不能提供完全的、终生的针对感染或再感染的免疫力。典型疾病的保护作用在免疫接种 3~5 年后开始减退，且在 12 年后不能被测出。毫无疑问，亚临床再感染很大程度上增强了因疫苗和先前感染所导致的对疾病的免疫力。尽管曾经患病或完全免疫接种，百日咳可以在老年人、护理院、居住区域内有限的暴露者、高度免疫的郊区、免疫失效的青春期前儿童、青少年和成年人之中爆发流行。对流行病学变化做出的解释包括疫苗效价的降低免疫力的减弱、老龄化人群接受更少的有效疫苗，对百日咳认识及诊断的增加。如果没有自然再感染百日咳杆菌或反复加强制剂的预防接种，青少年和成年人在接触百日咳患者后都将容易感染，并且母亲也不能提供给胎儿足够的被动免疫。咳嗽的青少年和成年人（通常不被认为患百日咳杆菌感染）是百日咳杆菌的主要病源，也是婴儿和儿童感染的常见来源。

## 发病机制

博代杆菌属于微小的革兰氏阴性球杆菌，对营养要求苛刻，仅定植于纤毛上皮。其引起疾病症候群的具体机制还不是很明了。博代杆菌的各菌株之间存在一段高度同源的致病基因 DNA 序列，但只有百日咳杆菌才表达百日咳毒素（PT），这是一种主要的毒性蛋白。PT 有多种生物活性（例如组胺敏感性、胰岛素分泌、白细胞功能障碍），其中一些与疾病的全身表现有关。PT 通过将淋巴细胞维持在循环池使得实验动物的白细胞很快升高，在百日咳的致病机制中，PT 有起了关键但不单一的作用。百日咳杆菌产生一系列生物活性物质，其中许多被认为在疾病的发生和相关的免疫方面扮演重要角色。接触含菌的空气雾滴之后，丝状血凝素（FHA）、一些凝集素（特别是Ⅱ型和Ⅲ型纤毛）、一种 69kD 的非纤毛表面蛋白 [ 被称为百日咳杆菌黏附素（Pn）] 在细菌攻击有纤毛的呼吸道上皮细胞过程中起重要作用。气管细胞毒素、腺苷酸环化酶和 Pt 阻止病原的清除。气管细胞毒素、皮肤坏死因子和腺苷酸环化酶被认为是局部上皮损伤导致呼吸道症状和促进 PT 吸收的主要原因。

## 临床表现

典型的百日咳是一种迁延性疾病，分为卡他期、发作期和恢复期。卡他期（1~2 周）发生在潜伏期（3~12d）之后，此期表现为非特异性症状如鼻塞和流涕，可伴有低热、打喷嚏、流泪和结膜充血。随着初始症状的消退，进入以咳嗽为表现的发作期（2~6 周）。咳嗽先为间歇性刺激性干咳，而后发展为不可制止的发作性咳嗽，此为百日咳的典型症状。一个外表正常、顽皮的幼儿可以在没有相似的诱因下突然表现出焦虑的先兆，且在发生不间断的机枪射击式咳嗽之前会抓住其父母或看护他的成人，其下颌和胸部向前倾，尽量将其舌外伸，眼睛突出并流泪，面色发绀，直至随着吸入的气流通过仍旧关闭的气道而发出一声很响亮的喘鸣之后，咳嗽停止。发作性咳嗽的次数和严重性在数日到一周内进行性发展，并且在高峰期停留数日到数周。在发作期的高峰阶段，患者每小时发作的次数可以超过 1 次。随着发作期转向恢复期（超过 2 周），发作的次数、严重程度和持续时间也随之减少。

<3 个月的婴儿不表现出典型的分期，卡他症状仅有几天或是不明显，随后在一次拖拉、光、声音、吸吮、伸展肢体等不经意的刺激之后，一个貌似健康的婴儿开始表现出呼吸困难、喘息和伴有面色胀红的四肢抖动。咳嗽症状并不明显，尤其是在早期阶段。喘息在 <3 个月的婴儿中很少发生，因为他们的呼吸肌容易发生疲劳或缺乏足够的力量来制造一次突然的胸腔负压。随着咳嗽的周期性发作，可以出现窒息及发绀，窒息也可以发生在没有咳嗽的情况下。而窒息也可能是唯一的症状。窒息及发绀在百日咳发病中比在新生儿病毒感染（包括呼吸道合胞病毒）中更为常见。发作期及恢复期在小婴儿持续的时间较长。矛盾的是，在婴儿期，咳嗽及喘息可能在恢复期更响亮及经典。恢复期，间断的阵发性咳嗽可贯穿于患儿出生后 1 年的时间，包括随之而来的呼吸道疾病的恶化，但是这些与百日咳杆菌的再感染或复发无关。

青少年和之前接种过疫苗的儿童的百日咳各期时间能缩短，成年人没有明显的分期。青少年及成人的症状描述为突然发生的窒息感，而后出现不间断的咳嗽、窒息感、突发性头痛、意识丧失，通常没有哮喘的患者出现喘息性呼吸。在所有年龄阶段的百日咳患者中，咳嗽后呕吐是常见的现象，并且是诊断青少年和成年人百日咳的特征性线索。至少 30% 的老年百日咳患者没有特异性的咳嗽表现，仅能在疾病过程中被发现，通常超过了 21d。

体格检查的发现通常不能提供信息，下呼吸道疾病的体征不明显，球结膜充血和上半身的瘀点、瘀斑常见。

## ■ 诊　断

对任何有以单一的或主要的咳嗽为主诉的患者均要怀疑其是否存在百日咳杆菌感染，特别是以下症状阴性者: 发热、不适或肌痛、皮疹或黏膜疹、咽痛、声嘶、气促、喘息和出现啰音。对于散发病例，临床诊断需咳嗽超过 14d，至少伴有下列症状之一: 发作性咳嗽、喘息或咳嗽后呕吐，为确诊而进行细菌培养的敏感性为 81%、特异性为 58%。对于年龄较大的儿童，如果在 7~10d 内咳嗽进行性加重，而且咳嗽并不连续，应高度怀疑百日咳。而在 <3 月龄的小婴儿，出现呕吐、喘息、窒息、发绀或是明显威胁生命的事件（ALTE）时要高度怀疑百日咳。百日咳杆菌是导致婴儿突然死亡的罕见原因。

腺病毒感染通常可由相应体征来辨别，如发热、咽痛和结膜炎。支原体感染可引起长期发作性咳嗽，但患者通常在病程中既有发热、头痛的病史，又有疾病开始时的全身症状，如持续咳嗽及肺部听诊时可以发现啰音。青年人中支原体和百日咳杆菌感染在临床上很难区分。虽然在实验室评估婴儿无热肺炎时常包括百日咳，但很少与间断性咳嗽（呼吸性咳嗽）、化脓性结膜炎及气促、啰音或喘息等代表沙眼衣原体感染的表现相联系。也不和代表呼吸道合胞病毒感染的以下呼吸道体征为主的表现相联系。除非患百日咳的婴儿有继发性肺炎（然后出现疾病的表现），否则发作时的实验室检查结果可以完全正常，包括呼吸频率。

由绝对性淋巴细胞增多引起的白细胞增多（15 000~100 000/$mm^3$）是卡他期的特征性表现。淋巴细胞是 T 细胞和 B 细胞来源的正常小细胞，而非病毒感染所见的大的不典型淋巴细胞。成人和部分免疫的儿童特别是小婴儿较少有典型淋巴细胞增多的表现。中性粒细胞的绝对增多提示其他诊断或继发细菌感染。嗜酸性粒细胞的增多不是百日咳的表现，急性病程和死亡与极度的白细胞增多（致命的与非致命病例的白细胞计数正中峰值为 $94 \times 10^9$ *vs* $18 \times 10^9$/L）和血小板增多（致命的与非致命病例的血小板计数正中峰值为 $782 \times 10^9$ *vs* $556 \times 10^9$/L）相关。肾上腺素反应性轻度高胰岛素血症和血糖降低已经被证实，低血糖仅偶尔出现。在大部分住院婴儿中，胸片表现仅轻度异常，表现为肺门渗出或水肿（有时存在蝴蝶症），以及不同程度的肺不张；肺实变提示继发细菌感染；偶尔可见气胸、纵隔气胸和软组织积气。

现有的能证实百日咳杆菌感染的方法都有其敏感性、特异性或实用性上的局限。百日咳杆菌培养仍然是诊断百日咳的金标准，标本的采集、种植和分离技术必须严加关注。标本来源于鼻咽部深部吸出物，或用一个易弯曲的拭子，最好是涤纶或藻酸钙拭子，将拭子放于鼻咽部后部 15~30s（或直至其咳嗽）。1% 酪蛋白氨基酸溶液可以保存标本 2h，Stainer-Scholter 肉汤培养基或 Regan–Lowe 半固体培养基可以保存更长的时间，可达 4d。含有 10% 马血和 5~40μg/mL 头孢氨苄的 Regan–Lowe 炭琼脂或加有环状糊精树脂的 Stainer–Scholte 介质是理想的分离介质。培养基需要在 18℃ ~28℃湿润的环境下孵育，并需要连续 7d 检验其缓慢生长的小的发光菌落。用百日咳杆菌和副百日咳博代杆菌的特殊抗体对潜在的菌株进行直接荧光抗体（DFA）试验，提高检出率。鼻咽部分泌物做 DFA 直接测试是一种快速检测方法，但只有有经验的实验室所做的检测才可靠。用聚合酶链反应（PCR）测试鼻咽部标本与培养检测有着相似的敏感性，虽然避免了分离的困难，但是并没有被标准化，也没有被普遍应用。DFA、细菌培养和 PCR 在未免疫接种、未治疗儿童疾病的卡他期和发作期都获得阳性结果，而在部分或长时间免疫接种过患者的疾病发作期，任何一项测试阳性率均小于 10%。血清试验是急性期或恢复期检测免疫接种过人群的标本中各种微生物成分抗体的最好方法，且可用于流行病学的分析。一份血清学标本，其百日咳毒素 IgG 抗体升高，且超过平均免疫接种人群水平 2 个标准差（≈ 100 EU/mL）提示近期感染。阳性结果的标准化测试及分界点目前正在测试过程中。除了测试百日咳 IgA 和 IgM 抗体或 PT 之外，针对其他抗原的抗体的检测，都不可靠，不能用来诊断百日咳。

## 治　疗

治疗的目的在于减少发作的次数、观察咳嗽的严重性、在其需要处理时给予治疗，提供营养支持、休息以及减少并发症（表 189-1）。小于 3 月龄的小婴儿在怀疑百日咳时，都需要住院治疗；3~6 个月的婴儿也需要住院治疗，除非其发作不严重；任何年龄的患者出现严重并发症均需住院治疗。早产儿与患有心、肺、肌肉、神经系统疾病的孩子均是发生严重疾病的高危因素。

住院治疗的目标是：①评估疾病的进展和疾病高峰期威胁生命事件发生的可能性；②防治并发症；③教育父母认识疾病的自然过程以及在家中他们将如何照料患儿。需要连续监测心率、呼吸频率和血氧饱和度，且设有报警，以便发作期可被看护人员观察到并记录；详细的咳嗽记录和喂养、呕吐及体重改变的资料可为评估疾病严重性提供依据；典型的发作（并不威胁生命）有以下特征：持续时间 <45s，面色发红而不发绀，心动过速，心动过缓（婴儿心率不小于 60/min）或发作期末可自行缓解的缺氧，发作末期喘鸣或用力呼吸，咳出黏液栓，及咳嗽后的乏力。要求有经验的人员评估是否需要给患儿提供氧气、刺激或吸痰，他们不但能记录婴儿的自救能力，也能在患儿需要时迅速地、专业地给予治疗。一个安静、有朦胧灯光、不被打扰、舒适环境所带来的益处在期望监测和干预时不能被过高估计或忽视。百日咳婴儿的喂养具有挑战性，因母乳喂养可加重咳嗽的发生，但是也不能成为大部分婴儿使用鼻胃管、鼻空肠管喂养或肠外营养的理由，配方奶的组成或稠厚程度并不影响分泌物的性质、咳嗽或原有状态。大量喂奶是应该避免的。

**表 189-1　百日咳婴儿的评估和治疗过程中的注意事项**

| |
|---|
| · 具有潜在的致命性百日咳的婴儿可以在疾病的任何阶段均表现正常 |
| · 决定住院或在家治疗前对发作的婴儿应有人看护 |
| · 只有仔细地分析咳嗽记录以评估疾病的严重性和预后 |
| · 依照预防性日程对患者的鼻部、咽部或气道进行吸痰 |
| · 在咳嗽发作后予以喂养可能比睡觉后喂养更有效 |
| · 住院时依靠婴儿和家人的经验以约定日期来实施家庭支持般的感情投入，将小儿安全性责任的负担传递给治疗小组，同时减少评估和治疗措施 |
| · 家庭教育是团队教育的补充部分，出院后继续发挥作用非常重要 |

在 48~72h，通过对记录信息的分析，疾病的发展和严重性通常显而易见。许多婴儿在住院和抗生素治疗后有明显的好转，特别是那些早期发病者或已经脱离恶劣的烟雾环境、过多刺激、干燥或炎热源头的小儿。经过 48h，疾病没有再加重或已消失，在发作期无需任何干预，营养充分、没有并发症且其父母已经做好家中护理的充分准备，则患儿可以出院。在疾病加剧期和存在并发症的小儿可发生呼吸暂停和惊厥。便携式吸氧仪、监护仪或吸引器不宜在家中使用。

尽管在被动吸氧，反复发生呼吸暂停的婴儿可突然出现危及生命的事件，若呼吸衰竭应给予插管，药物镇静和机械通气。

### 抗生素

抗菌剂经常在百日咳疑诊及确诊时使用，旨在限制感染传播和获得潜在的临床收益。大环内酯类药物首选推荐，其他类似具有其相似活性的药物也可（表 189-2）。耐药性少有报道。口服红霉素可使婴儿患肥厚性幽门梗阻（IHPS）的相对危险性增加的 7~10 倍。阿奇霉素是多数患者的用药首选，特别是新生儿，尽管其也可以造成 IHPS。所有 < 1 月的婴儿在接受任何大环内酯类用药时都应监控幽门狭窄的症状。接触后药物预防对婴儿益处远大于幽门狭窄的风险。

### 辅助治疗

没有强有力的临床实验显示 2- 肾上腺素激动剂如沙丁胺醇（舒喘灵）可缓解病情。和喷雾剂治疗相关的烦躁可触发咳嗽症状的发作。没有随机的、双盲的、大规模的临床试验来评价皮质类激素治疗百日咳的有效性，其临床作用不能肯定。

### 隔　离

百日咳疑诊病例都应隔离，所有卫生保健人员都需使用口罩进入了房间。筛查咳嗽应该从患者进入急诊室、办公室、和诊所时立即隔离，直至大环内酯物治疗 5d。在儿童中心或学校的患百日咳儿童和员工需被隔离直至服用大环内酯类药物 5d 后。

## 家属与其他亲密接触者的监护

所有家属和其他亲密接触者，如那些日间护理者，无论年龄大小、有无百日咳免疫史、有无百日咳症状（表 189-2），均应给予大环内酯类药物治疗。相同的与年龄相关的药物和剂量使用用于预防治疗。对住院的咳嗽家属成员的探视和活动需严格监控，直至其服用红霉素 5d 之后。年龄 <7 岁的密切接触者，如在接触患者之前只接受过少于 4 剂百日咳疫苗，则需要重新开始接受免疫接种或继续接种完推荐量。年龄 <7 岁的儿童，如在接触患者之前，已在 6 个月前接受第 3 剂免疫接种或者 3 年前接受了第四剂免疫接种，需要接受一个加强剂量的免疫接种。年龄≥ 9 岁的人群，以前没有接种 Tdap（青少年 / 成人破伤风、白喉、无细胞百日咳混合疫苗）者都应给予 Tdap 增强。未戴口罩的医疗人员（HCP）接触了未治疗病例，应该进行评估以明确是否需要暴露后预防和随访。对咳嗽的健康护理人员，无论是否暴露，需及时被评估是否感染百日咳。

## ■ 并发症

年龄 <6 个月的婴儿有较高死亡率和发病率。年龄 <2 个月的婴儿有最高的百日咳相关的住院率（82%）、肺炎发生率（25%）、惊厥发生率（4%）、脑病发生率（1%）和死亡率（1%）。年龄 <4 个月的患儿重症百日咳的发病率达 90%。早产和母亲年龄小与致命的百日咳显著相关。相对于病毒性呼吸道感染的新生儿，患有百日咳的新生儿其住院治疗时间长、氧气的需求量大及机械通气时间长。

百日咳最主要的并发症是窒息、继发感染（如中耳炎和肺炎）和强烈咳嗽的身体后遗症。发热、气促或在发作期的呼吸窘迫以及中性粒细胞的绝对计数都是发生肺炎的迹象，可能的病原体包括金黄色葡萄球菌、肺炎链球菌和口咽部的定植细菌。咳嗽时胸膜腔内压和腹内压的增高可导致球结膜和巩膜出血、上身瘀斑、鼻出血、中枢神经系统出血、视网膜出血、气胸、皮下气肿、脐疝和腹股沟疝；舌系带撕裂并不常见。

需要重症监护和机械通气的通常是 <3 个月的婴儿和有基础性疾病者。呼吸暂停引起的呼吸衰竭可能需要给予机械通气，预后良好。进行性肺动脉高压及继发性细菌性肺炎是百日咳的严重并发症并是引起死亡的主要原因。肺动脉高压与心源性休克死亡结局与极端升高淋巴细胞和血小板计数有关。死亡病例尸检显示肺血管腔内填充大量的白细胞。体外膜氧合与百日咳的婴儿机械通气失败导致 > 80% 患儿死亡（对此过程仍存质疑）。然而，交换输血或白细胞去除，降低淋巴细胞和血小板计数，在多数恢复病例中都有报道。

中枢神经系统异常有一个相对高的发生率，并且几乎经常是咳嗽、窒息的小婴儿发生低氧血症和出血的结果。窒息或心动过缓或两者兼有都可因一次咳嗽发作前喉痉挛或迷走神经兴奋所引起，或发作时气道的阻塞所引起，或发作后低氧血症所引起。一些窒息的小婴儿缺少相关的呼吸异常体征，这使百日咳毒素

**表 189-2 各年龄组百日咳患儿推荐及预后用药**

| 年龄组 | 主要用药 | | 备用药物 * | |
|---|---|---|---|---|
| | 阿奇霉素 | 红霉素 | 克拉霉素 | 复方新诺明 |
| <1 月 | 推荐剂量：10 mg/（kg · d），每日 1 次，连用 5d（在安全用药范围内） | 不常使用，在奇霉素不可用的情况下使用，其与肥厚性幽门狭窄密切相关 40~50 mg/（kg · d），分 4 次使用，共 14d | 不推荐使用（没有相关的安全数据） | <2 月龄的婴儿禁忌使用（有引起核黄疸的风险） |
| 1~5 月 | 10 mg/（kg · d），每天 1 次，连用 5 天 | 40~50 mg/（kg · d），每天分四次使用，共 14d | 15 mg/（kg · d），每天 2 次，共 7d | <2 月龄的婴儿禁忌使用，≥ 2 月龄的婴儿：TMP 8mg/（kg · d）加 SMZ 40 mg/（kg · d）每天 2 次，共 14 天 |
| ≥ 6 月的婴儿及儿童 | 第 1 天 10 mg/kg 负荷量使用（最高 500 mg），随后第 2~5 天，5 mg/（kg · d）（最高 250 mg） | 40~50 mg/（kg · d）（最大剂量 2 g/d），每天分 4 次，共 14d | 15 mg/（kg · d），每天 2 次，（最大剂量 1 g/d），共 7d | TMP 8 mg/（kg · d）加 SMZ 40 mg/（kg · d），每天 2 次，共 14d |
| 成人 | 第 1 天 500 mg 负荷量使用，随后第 2~5 天，250 mg/d | 2 g/d，每天分 4 次，共 14d | 1 g/d，每天 2 次，共 7d | TMP 320mg/d，SMZ 1,600mg/d 每天 2 次，共 14d |

复方新诺明（TMP-SMZ）可以作为大环内酯类药物的替代药物，用于年龄≥ 2 月对大环内酯类过敏，不能使用大环内酯类，或是感染了对大环内酯类药物耐药的百日咳杆菌

Centers for Disease Control and Prevention. Recommended antimicrobial agents for treatment and postexposure prophylaxis of pertussis: 2005 CDC guidelines, MMWR Morbid Mortal Wkly Rep, 2005, 54:1-16

对中枢神经系统作用的可能性大大提高。惊厥发作常常是低氧血症的结果，但在肺炎时可能发生因过多分泌的抗利尿激素所引起的低钠血症。在人类唯一被证明的神经病理学表现是实质出血和缺血坏死。

百日咳引起的支气管扩张少有报道。在 2 岁之前患百日咳的孩子可存在异常的肺功能直到成人。

## 预　防

控制百日咳的关键是在全球范围内对儿童进行百日咳疫苗的免疫接种，从婴儿期开始定期加强剂量并持续到青春期及成年（见第 165 章）。针对百日咳杆菌无血清学相关的保护。

### DTaP 疫苗

结合了非细胞性百日咳杆菌的多价白喉和破伤风类毒素疫苗（DTaP）或者其联合制品目前获准在美国上市且利用于 <7 岁儿童。与含整个细胞百日咳杆菌疫苗（DTP）相比，DTaP 疫苗很少发生副作用，而前者在许多国家的婴儿和儿童持续使用。非细胞性疫苗都包含无活性的 PT，并且可能含有一个或多个其他细菌成分（FHA、Pn、Fim2 和 3）。定义阵发性咳嗽 >21d 为严重型百日咳的临床疗效为 80%~85%。相对于接种 DTP 疫苗的婴儿，那些接种 DTaP 疫苗的婴儿更少发生轻症的局部性或全身性副作用，以及较严重的并发症（如高热、持续时间≥ 3h 的哭吵、肌张力高反应性发作、惊厥）。DTaP 疫苗可以和其他任何标准的计划免疫疫苗同时使用。

四剂 DTaP 应该在生后头 2 年给予，通常在 2 月，4 月，6 月，以及 15~18 月龄。自第三剂开始经过 6 个月，第四剂可以早在 12 月龄时给予。建议 4~6 岁的儿童接种第五剂 DTaP；如果在该系列中第四剂在 4 岁时或以后给药，第五剂则没有必要。出生时接种 DTaP 无效，但在 6 周龄时开始接种，并每月一剂量直至第三剂，可在高危环境中加以考虑。

如果可行的话，同样的 DTaP 产品被推荐用于所有基础疫苗接种系列。过量使用 DTaP 使局部反应的发生率和严重性都上升，但从未达到相同剂量 DTP 所产生的副作用的程度。但是，使用 DTaP 达到 4 或 5 个剂量时，高达 2%~3% 的患者会产生整个大腿或上臂肿胀。肿胀可伴有疼痛、红斑和发热。活动受限不严重。肿胀自行消退后不留有后遗症。其发病机制尚不清楚。第四剂 DTaP 后发生的广泛肢体肿胀与第五剂类似的反应无相关性，且对后续剂量不是禁忌。

仅在考虑到推荐疫苗的少数禁忌时，可免除儿童的百日咳免疫接种。被免除者发生百日咳的危险性增加，并对免疫人群的百日咳爆发起到作用。尽管充分证据表明有针对百日咳的短期保护，保护的持续时间是未知的；免疫接种应如期在诊断为百日咳的孩子中完成。不当的疫苗蓄积会降低免疫。

### Tdap 的疫苗

两个破伤风类毒素，减毒白喉类毒素和非细胞性百日咳疫苗，吸附型（Tdap）产品在 2005 年被授权，在 2006 年被普遍推荐用于 11~18 岁的个体和老年人，作为一个单剂量的加强疫苗来防止破伤风，白喉和百日咳的发生。因为青少年百日咳不断加剧的风险以及未成年母亲产下的婴儿发生百日咳的相关证据，美国儿科学会（AAP）纳入第二或第三孕期怀孕少女采用 Tdap 的建议。对 Tdap 疫苗接种的首选年龄是 11~12 岁。所有 11~18 岁接受 Td 而不是 Tdap 的青少年应该接受单剂量的 Tdap 以防止百日咳。含破伤风或白喉类毒素以及 Tdap 的疫苗之间无需最小间隔。与任何其他计划疫苗同时给药无禁忌。在 2010 年，在 7 岁前未经过完整百日咳疫苗接种的 7~10 岁儿童以及与婴儿接触的≥ 65 岁老人中，Tdap 被推荐使用。使用 Tdap 的一个重要目标是保护青少年和成人以对抗百日咳，从而控制未完成基础免疫以及百日咳和其并发症的高风险婴幼儿的地方性和流行性蔓延。在加拿大各省和地区，Tdap 已利用在 14~16 岁的青少年中，在青少年和青年群体中记录了百日咳显着减少的情况，这可能是保护牛群的结果。2008 年有待进一步的数据，针对成年怀孕妇女疾病预防控制中心建议展现出怀孕期间的母体免疫策略的优先性（产后母亲和家庭成员及其他所有婴儿接触者立即 Tdap 免疫）。

### 参考书目

参考书目请参见光盘。

（舒赛男　译，方峰　审）

# 第 190 章 沙门菌

*Zulfiqar Ahmed Bhutta*

沙门菌感染是一种常见且广泛分布的经食物传播的疾病，是全球范围的重大公共卫生问题，影响成千上万的人口，并导致显著的死亡率。沙门菌可生活在暖血及冷血动物的肠道中。一些菌种是多宿主中普遍存在的，而另一些菌种则特别倾向于某些特殊的宿主。

虽然伤寒血清型沙门菌（以前称伤寒沙门菌）与鼠伤寒沙门菌的基因测序表明两者之间存在几乎 95% 的基因同源性。然而，这两种细菌所致的疾病谱截然不同。吞入的沙门菌通过低 pH 的胃，并逃避小肠上的多重防御进入小肠上皮细胞。沙门菌优先进入 M 细胞，M 细胞可将沙门菌转移到固有层的 Peyer 集合淋巴结中的淋巴细胞（T 和 B 细胞）中。一旦穿过上皮细胞，与全身疾病有关的沙门菌血清型进入肠道巨噬细胞内并在网状内皮系统中播散。相比之下，非伤寒沙门菌（NTS）血清型则引发早期局部炎症反应，从而导致多形核白细胞肠腔浸润和腹泻。相对于伤寒沙门菌感染，非伤寒沙门菌（NTS）所致的胃肠炎发病迅速，持续时间较短，而伤寒沙门菌有一个相当长的潜伏期和病程，主要表现为全身性疾病，仅少部分儿童有腹泻表现。这两组病原菌一个主要导致肠道的炎症，另一个主要引起全身疾病，临床表现的不同可能与不同病菌中存在特殊的基因致病岛有关。在免疫正常的个体中，非伤寒血清型沙门菌不能突破肠道内限制细菌从肠道扩散至全身循环的防御机制，从而导致自限性的胃肠炎。相反，伤寒沙门菌则拥有独特毒力去突破免疫正常个体中黏膜的屏障，而导致严重的全身性疾病。有趣的是，伤寒的发病率在免疫正常及免疫缺陷的个体中并无明显差异。

沙门菌的命名法反映了有多种血清型的肠炎沙门菌的种名。沙门菌的命名已经发生了巨大的改变。最初的分类法是基于临床综合征而分类的（如伤寒沙门菌，猪霍乱沙门菌，副伤寒沙门菌）。随着血清学分析的采用，一个沙门菌菌种后来被定义为“一群相关的发酵噬菌体型”，其结果导致一个血清型被认为就是一个菌种。虽然这种分类简单，但是它的使用导致截至 2004 年一共定义了 2501 个沙门菌血清型，因此我们需要进一步的分类，以帮助科学家，公共卫生官员和公众之间的沟通。

所有的血清型沙门菌形成一个单一的 DNA 杂交组，其中一个叫肠炎沙门菌的单种由几个亚种（表 190-1）组成。每个亚种包含由 O 和 H 抗原定义的各种血清型。为医生和流行病学家进一步简化命名，普通血清型的名称会保留在亚种 I，它代表了人类和其他热血动物中分离的 >99.5% 的沙门菌。

## 190.1 非伤寒沙门菌

*Zulfiqar Ahmed Bhutta*

### ■ 病 因

沙门菌是能动的、无芽孢形成的、无囊胞的革兰氏阴性杆菌。沙门菌既可有氧生长，也可在无氧环境下生长。它们能抵抗多种物理因素，但加热至 130 ℉（54.4℃）达 1h 或加热至 140 ℉（60℃）达 15min 后死亡。它们在普通环境或低温下仍能存活数日，且在污水、风干的食品、制药原料和粪土中存活数周。与其他肠杆菌科成员一样，沙门菌产生菌体 O 抗原和鞭毛 H 抗原。

除了少数只影响 1 或几个动物物种的血清型如牛身上的都柏林沙门菌和猪体内的猪霍乱沙门菌外，大多数血清型具有广泛的宿主范围。通常情况下，这类菌株引起的胃肠炎，往往简单并不需要治疗，但在幼儿、老人或免疫力下降的患者身上可加重。代表性的菌株是肠炎沙门菌（肠炎沙门菌亚种肠炎血清型）和鼠伤寒沙门菌（肠炎沙门菌亚种鼠伤寒血清型），这两种最重要的血清型从动物传染给人类。在非洲，非伤寒沙门氏已成为菌血症的主要病因，特别在 HIV 感染的人群中高发。

### ■ 流行病学

沙门菌病是对于公共健康来说是一项重大的负担，在许多国家中耗费巨大的社会成本。据估计，2007 年仅在美国就估计有 140 万例非伤寒沙门菌感染，由于生产力损失和医疗消费就耗费了 25 亿美元。虽然很少有发展中国家关于沙门菌性肠胃炎流行病学和社会负担的信息，沙门菌感染是公认的儿童腹泻病的主要原因。随着人类免疫缺陷病毒感染和营养不良在非洲日益增加，非伤寒沙门菌菌血症感染已成为儿童和成人的发病和死亡的主要原因。

非伤寒沙门菌感染在全球范围内发生，其发生率与个人卫生、环境卫生、安全饮用水供应和食物制作有关。在发达国家，过去的几十年沙门菌感染的发病和暴发流行成倍增长，可能由于现代化大规

**表 190-1 沙门菌的命名法**

| 习惯用法 | 正式命名 | CDC 指名 |
|---|---|---|
| 伤寒沙门菌 | 沙门菌肠道*亚种肠道血清伤寒型 | 伤寒血清型沙门菌 |
| 都柏林沙门菌 | 沙门菌肠道亚种肠道血清都柏林型 | 都柏林血清型沙门菌 |
| 鼠伤寒沙门菌 | 沙门菌肠道亚种肠道血清鼠伤寒型 | 鼠伤寒血清型沙门菌 |
| 猪霍乱沙门菌 | 沙门菌肠道亚种肠道血清猪霍乱型 | 猪霍乱血清型沙门菌 |
| 玛利那沙门菌 | 沙门菌肠道亚种肠道血清玛利那型 | 玛利那血清型沙门菌 |

CDC：美国疾病控制和预防中心

*一些权威机构更喜欢用猪霍乱沙门菌和肠炎沙门菌来描述样本，而不是肠道亚种来描述

模食品生产的增多有关，使沙门菌流行的可能性大大增加。在美国，沙门菌胃肠炎占所有细菌性腹泻事件原因的一半以上，发病年龄的高峰主要集中在婴幼儿和老人。大部分人类感染是由肠炎沙门菌导致，但在过去的十年中，这种血清型的患病率有所下降，而在某些国家鼠伤寒沙门菌感染逐渐增多已经超过了肠炎沙门菌。

在过去 30 年中世界许多地区沙门菌感染的增多也可能与畜牧业密集的生产方式发展有关，这种生产方式有选择地推动某些菌株，尤其是由于给予动物喂服抗生素后而产生的耐药菌株的增加。家禽产品传统上被认为是沙门菌病的主要来源，但过去认为几乎不存在沙门菌的食物（包括水果和蔬菜）现在也认为与暴发流行有关。这种变化在流行病学上可能与使用抗生素导致的选择压力有关，还可能有其他因素的影响，如选择性地发展耐药和毒力的菌株数目在增多。沙门菌多重耐药株比敏感菌株毒力更强，不仅对经验性抗生素治疗存在延迟反应，而且预后较差。多重耐药的沙门菌菌株，如鼠伤寒沙门菌噬菌体型 DT104 含有基因岛，其中包含许多的耐药基因。有可能这些整合子还含有表达毒力因子的基因。多重耐药鼠伤寒沙门菌噬菌体型 DT104 在动物和人类中全球蔓延，这可能与人类越来越多地使用抗菌药物有关，而且感染动物在国际和国内的交易使之更易于传播。

有几个危险因素与沙门菌感染的暴发有关。动物作为人类非伤寒沙门菌的主要来源，由于接触被感染的动物而导致感染的病例时有发生，包括家养动物如猫、狗、爬行动物、啮齿类宠物和两栖动物。特殊的血清型可能与特殊的动物宿主相关；如儿童感染肠炎沙门菌玛利那血清型就接触过宠物蜥蜴。1996 年，美国疾病控制和预防中心（CDC）有报道超过 50000 例的沙门菌感染与家养蜥蜴有关。家养动物可能与人类以同样的方式而被感染，包括通过消费被污染的生肉，家禽或家禽衍生产品。含有沙门菌的鱼粉或骨粉动物饲料是动物传播的重要来源。此外，为了促进经济增长，低于治疗浓度的抗生素通常被添加到动物饲料中。这种做法促使耐药细菌（包括沙门菌）首先在动物的肠道菌群中出现，随后动物的肉被污染。有确凿的证据证明在动物饲料中使用氟喹诺酮类药物与耐氟喹诺酮类药物的鼠伤寒沙门菌的产生有关。动物之间的传播可以发生，但大多数受感染的动物是无症状的。

在美国，越来越多的农产品相关的食源性疾病暴发与细菌污染有关，主要是沙门菌。虽然近 80% 沙门菌感染是散发的，但是爆发可能会造成公共卫生系统的过度负担。在美国的 604 起学校食源性疾病暴发事件评估中，沙门菌是最常见的病原，占已知病因疫情报告的 36%。沙门菌感染的鸡群增加了鸡蛋污染的风险，家禽和鸡蛋都被视为共源暴发的主要来源。然而，沙门菌暴发比例不断增长，也与其他食物来源有关。根据 CDC 的报道，在 2002 年和 2003 年，有 31 起食品生产相关的沙门菌暴发报告，其中仅 29 次与家禽有关。其他食物来源还包括许多水果和蔬菜，如西红柿、豆芽、西瓜、哈密瓜、生菜和杧果。

除了在动物饲料中添加抗生素造成的影响，众所周知，沙门菌感染与儿童在感染前一个月使用抗生素存在相关性。曾因其他原因接受抗生素治疗的人感染沙门菌的风险会增加，这可能与抗生素使用后改变了肠道微生态，而导致耐药的沙门菌更易于定植和感染。沙门菌的耐药菌株更易致命。据估计，耐药的沙门菌每年可导致约 30 000 例额外的沙门菌感染，导致约 300 人住院，10 人死亡。

由于该病菌普遍存在的性质，院内感染非伤寒沙门菌还可通过被污染的设备、诊断过程或药物制作，特别是动物来源的制剂（如：胰腺提取物，垂体浸膏，胆汁盐）。住院患儿面临着严重且复杂的沙门菌感染，特别是耐药菌株感染的风险。

## 发病机制

能引起健康成人出现疾病症状的、从口进入的沙门菌的量估计需达 $10^6$~$10^8$ 个沙门菌。胃酸抑制沙门菌的增殖，并且大部分细菌在胃液 pH $\leqslant$ 2.0 时被迅速杀灭。胃酸缺乏、缓冲胃酸的药物治疗、胃切除或胃肠吻合术后的胃排空加快以及大量沙门菌进入可使存活的细菌到达小肠。新生儿和小婴儿胃酸少，胃排空快，这些因素导致他们易患有症状的沙门菌病。婴儿通常为流质饮食，通过胃的时间比食物更快，因此致病所需的接种菌量也相对小一些。

一旦达到小肠和大肠，沙门菌的繁殖并导致感染的能力将取决于感染的细菌数量以及与正常菌群的竞争。前期抗生素治疗可能会改变这种关系，与胃肠蠕动抑制剂的同时应用更是这样。非伤寒沙门菌感染后典型的肠黏膜改变表现为小肠结肠炎，包括弥漫的黏膜炎症和水肿，有时伴糜烂和微小脓肿。虽然沙门菌能够穿透肠黏膜，但上皮细胞的破坏或溃疡产物常常未被发现。肠道产生炎症时，多形核白细胞和巨噬细胞通常累及固有层。肠壁淋巴组织和肠系膜淋巴结可能肿大，并可能发展为坏死的区域。这些淋巴结的肿大可影响肠黏膜的血供。可发现包括肝和脾在内的网状内皮系统（RES）的增殖。如果菌血症进一步发展，将可能导致几乎任何器官均发生局部感染及化脓。

虽然鼠伤寒沙门菌可引起人全身性疾病，但是肠道感染通常导致局灶性肠炎，这与肠上皮细胞的分泌性反应有关。肠道感染可诱导上皮细胞基底外侧面释放白介素 -8（IL-8），并从顶端面释放其他趋化因子，从而直接补充和介导嗜中性粒细胞回到肠腔中，以防止细菌全身扩散（图 190-1）。

有趣的是，引起宿主反应的毒力性状在所有非伤寒沙门菌的血清型中具有共同之处。这些包括：①Ⅲ型分泌系统（TTSS-1）编码的沙门菌毒力岛 1（SP1），可介导侵入肠上皮细胞；②Ⅲ型分泌系统（TTSS-2）编码的沙门菌毒力岛 2（SP2），是细菌在巨噬细胞内生存所必须的；③固有模式识别受体（脂多糖和鞭毛蛋白）强激动剂的表达，它对于由 Toll 样受体（TLRs）触发的 TLR 介导的炎症反应很重要。这些观察表明，鼠伤寒沙门菌必须有附加因素才能在感染过程中进一步调节宿主反应。

沙门菌通过细菌介导的内吞作用，包括细胞骨架重排、上皮细胞刷状缘的破坏，以及随后形成膜皱褶而侵入上皮细胞（图 190-2）。沙门菌的黏附和侵袭模式在类似于体内小肠的条件（高渗透压、低氧）下被激活。侵袭性表型部分是由沙门菌毒力岛 1 介导，一个 40 kb 的区域编码调节蛋白（如 HilA），Ⅲ型分泌系统参与侵入上皮细胞，另外其他一些产物也参与介导过程。在人类，TLR- 相关的白介素 -12 或 λ-干扰素（IL-12/IFN-λ）是一个主要的免疫系统，介导先天和获得性免疫，并负责限制非伤寒沙门菌的全身扩散。

入侵肠道上皮细胞后不久，侵袭性沙门菌很快进入肠道相关淋巴组织的巨噬细胞。沙门菌和巨噬细胞的相互作用导致宿主的一些基因表达发生改变，包括编码促炎介质［诱导型一氧化氮合酶（iNOS），

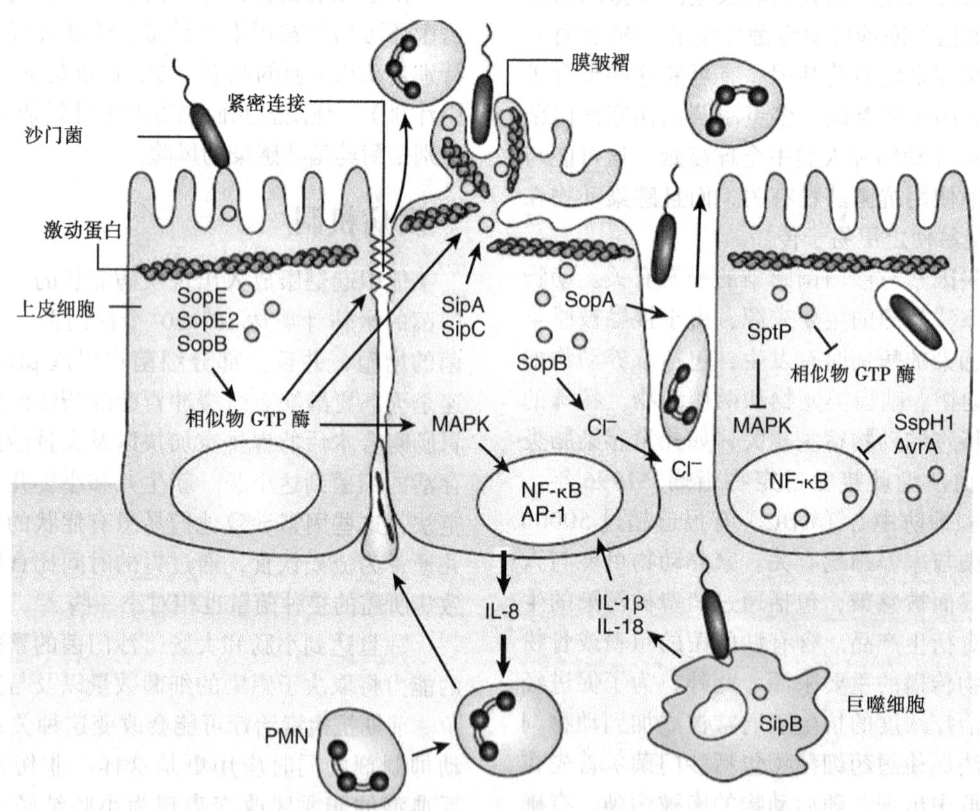


图 190-1 与上皮细胞接触，沙门菌装配沙门菌致病岛 1- 编码的Ⅲ型分泌系统（TTSS-1）和转移效应蛋白（黄色球体）到真核细胞的细胞质，然后至效应器，SopE、SopE2、SopB 通过激活机体 Rho 鸟苷三磷酸酶（GTPases），造成上皮细胞肌动蛋白细胞骨架重排成膜皱褶，诱导促分裂原活化蛋白激酶（MAPK）通路，导致上皮细胞紧密连接不稳定。改变的上皮细胞肌动蛋白细胞骨架又被肌动蛋白结合蛋白 SipA 和 SipC 进一步调整，最终导致细菌侵入。促分裂原活化蛋白激酶（MAPK）激活转录因子激活蛋白 -1（AP-1）和转录因子 -κB（NF-κB），其产生炎性因子多性核中性白细胞（PMN）趋化因子白介素 -8（IL-8）。SipB 诱导巨噬细胞的半胱天冬酶 -1 激活，白介素 -1β 和 白介素 -18 的释放，从而增强炎症反应。此外，SopB 通过其肌醇磷酸酶活性促进氯离子分泌。由于紧密连接的不稳定，中性粒细胞从细胞基底部移行到顶端，细胞旁漏，故侵入的细菌到达细胞基底表面。然而，SopA 进一步促进中性粒细胞移行至紧密连接中断部位。促分裂原活化蛋白激酶（MAPK）信号传递被 SptP 活性酶关闭，肌动蛋白细胞骨架被修复。SspH1 和 AvrA 抑制了 NF-κB 活性，也导致了炎性反应下调

趋化因子，IL-1β]，受体或黏附分子（肿瘤坏死因子-α 的表达受体 TNF-αR，CD40，细胞间黏附因子-1[ICAM-1]），和抗炎介质（转化生长因子-β1 和-β2[TGF-β1] 和 TGF-β2）的基因。导致与细胞死亡或凋亡（肠上皮细胞的蛋白酶、TNF-R1、FAS）和转录因子[早期生长反应 1（Egr-1），干扰素调节因子 1（IRF-1）] 相关的基因表达上调。鼠伤寒沙门菌在体外能诱导巨噬细胞迅速死亡，这取决于宿主细胞蛋白半胱氨酸天冬氨酸蛋白酶-1 并且由效应器蛋白 SipB（沙门菌侵袭蛋白 B）介导。细胞内的鼠伤寒沙门菌是从正常的胞吞途径产生的含专门的沙门菌空泡中发现的。这种在单核细胞/巨噬细胞内生存的能力是鼠伤寒沙门菌在小鼠建立全身感染所必不可少的。鼠伤寒沙门菌感染后的黏膜促炎症反应，以及随后吞噬细胞的在感染部位的聚集也促进细菌的全身扩散。

一些毒力性状是所有的沙门菌所共有的，但另一些是血清型特有的。这些毒力特征已在组织培养和小鼠模型中被明确，并且人类沙门菌感染的临床表现最终可能与特定的 DNA 序列有关。非伤寒沙门菌病大多数表现为腹泻，其感染的扩散不超过固有层和局部淋巴结。特殊的毒性基因与引起菌血症的能力相关。在血液分离出的沙门菌株比粪便中培养的沙门菌更易发现出这些基因。虽然都柏林沙门菌和猪霍乱沙门菌都更倾向于迅速侵入血流，而很少或不累及到肠道，沙门菌感染后的疾病进展取决于感染细菌的数量，毒性特点和一些宿主防御因子。多种宿主因素也可能影响特定并发症或临床症状的转归（表 190-2）。其中，人类免疫缺陷病毒感染被认为是非洲所有年龄组最重要的影响因素。

任何一种沙门菌血清型有可能发生菌血症，特别是在宿主防御降低的个体，以及在那些网状内皮组织

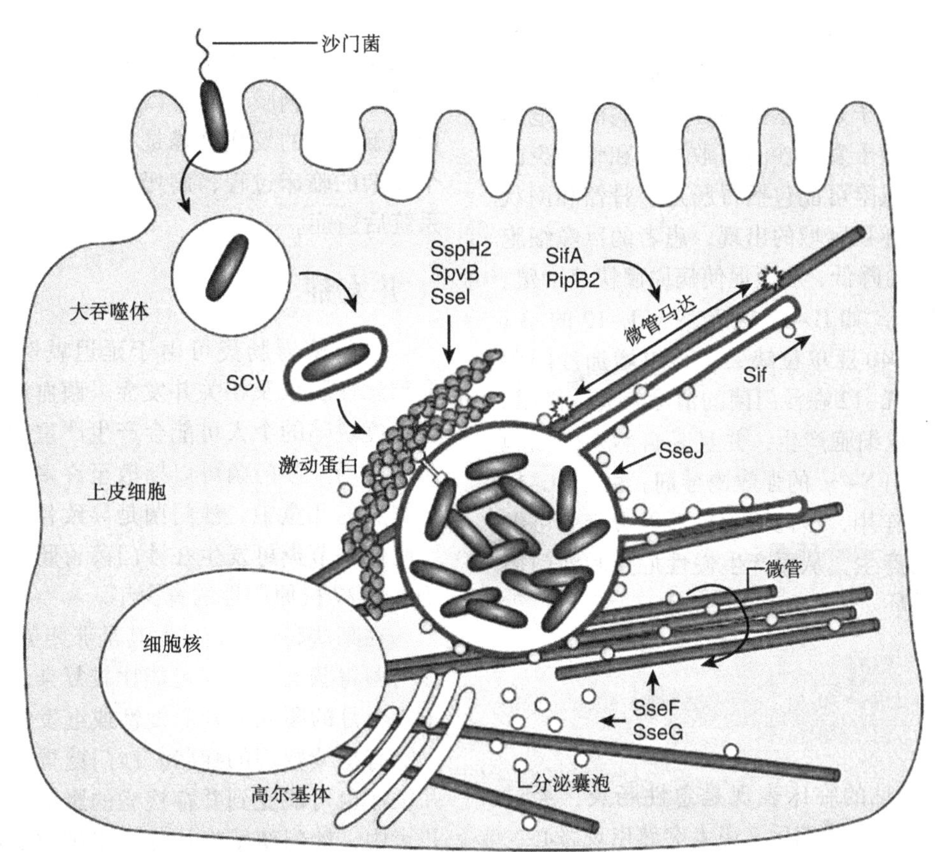


**图 190-2** 在宿主细胞内，形成含有沙门菌囊泡（SCV）和沙门菌致病岛 12（SPI2）Ⅲ型分泌系统（TTSS）。在被巨胞饮内化后不久，沙门菌被包裹在宽大的由膜皱褶构成的吞噬体中。之后，吞噬体与溶酶体融合，酸化，收缩成一个周围黏附细菌的囊泡，也被称作 SCV。它包含了内吞作用的标志溶酶体相关膜蛋白 1（LAMP-1 紫色）。在 SCV 内诱导产生沙门菌致病岛 2 分泌系统（TTSS-2），在膜吞噬数小时后异位效应蛋白（黄色球体）。TTSS-2 感受器 SifA 和 PipB2 有助于沙门菌产生沿微管（绿色）的细丝，调节细胞微管马达（黄色星状）集聚在 SifA 上和 SCV 中。SseJ 是一种活跃在吞噬体膜上的脱酰基酶。SseF 和 SseG 引起微管捆绑相邻的 SCV 和指导高尔基体衍生的囊泡通向 SCV。肌动蛋白以依靠 TTSS-2 的方式积聚在 SCV 周围，同时 SspH2、SpvB 和 SseI 被认为也起了一定作用

表 190-2 非伤寒沙门菌感染易进展为全身性疾病有关的宿主因素和条件

| |
|---|
| 新生儿和小婴儿（≤ 3 月龄） |
| 艾滋病 / 获得性免疫缺陷综合征 |
| 其他免疫缺陷病和慢性肉芽肿性疾病 |
| 免疫抑制剂和皮质类固醇治疗 |
| 恶性肿瘤，特别是白血病和淋巴瘤 |
| 溶血性贫血，包括镰状细胞疾病、疟疾、巴尔通氏体病 |
| 胶原血管性疾病 |
| 炎症性肠道疾病 |
| 胃酸缺乏或使用抑酸药物 |
| 胃肠蠕动减弱 |
| 血吸虫病，疟疾 |
| 营养不良 |

或细胞免疫功能发生改变的个体。因此，虽然在非洲大多数沙门菌菌血症的儿童 HIV 是阴性的，但 HIV 感染、慢性肉芽肿病和白血病的儿童更有可能表现出沙门菌感染后的菌血症。血吸虫感染及肝脾受累以及慢性疟疾性贫血的孩子是发生慢性沙门菌病的高危因素。镰状细胞病的孩子发生沙门菌败血症和骨髓炎的风险会增加。这种风险可能包括胃肠道、骨骼和网状内皮系统内大量的坏死区域的出现，患者的巨噬细胞吞噬能力和调节能力降低，从而促使病原菌快速增殖。

有些遗传缺陷，如 IL-12 缺乏症（IL-12 的 β1 链缺乏，IL-12 的 p40 亚单位缺失）可以增加沙门菌感染的风险，提示 IL-12 在沙门菌的清除有关键作用。IL-12 由活化的巨噬细胞产生，并且是自然杀伤细胞和 T 淋巴细胞产生 IFN-γ 的强效诱导剂。由于 IL-12 对抵抗疟疾感染的作用，沙门菌感染后吞噬细胞可继发性影响 IL-12 的产生，从而产生慢性疟疾和沙门菌混合感染的恶性循环。

## ■ 临床表现

### 急性肠炎

沙门菌病最常见的临床表现是急性肠炎。经过 6~72h（平均 24h）的潜伏期后，患者突然出现恶心、呕吐及脐周和右下象限的腹部绞痛，紧接着是轻至重度的水样腹泻，有时为带血及黏液的腹泻。大部分小儿急性肠炎表现为发热，但小婴儿可能为正常或低体温。健康儿童的症状通常在感染后 2~7d 消失，很少发生死亡。然而，有些患儿可出现严重症状，表现为败血症症状（高热、头痛、嗜睡、意识模糊、假性脑膜炎、癫痫样发作和腹胀）。典型的粪便中含有中等量的多形核白细胞和隐血阳性。血象中可有白细胞轻度增高。

### 菌血症

虽然沙门菌肠胃炎并发菌血症的确切发病率尚不清楚，1%~5% 沙门菌腹泻的患儿可出现短暂的菌血症。发生菌血症的新生儿和小婴儿很少有相关伴随症状，但在年长儿，菌血症通常伴随胃肠炎，并且可伴发热，寒战和感染性休克。在艾滋病患者中，尽管予抗生素治疗，仍有反复的败血症出现，大便培养常为阴性，有时无法明确感染部位。

在发展中国家中，非伤寒沙门菌肠胃感染通常可导致菌血症。关于鼠伤寒沙门菌和肠炎沙门菌感染的侵袭性疾病，在来自非洲有很高的报道率（占分离株的 38%~70%），提示与人类免疫缺陷病毒和疟疾的感染有关。

### 肠外感染

除了菌血症，沙门菌倾向于播散并导致许多器官的化脓性局灶性感染。最常见的局灶性感染部位包括骨骼系统，脑膜，血管以及已经存在的异常部位。沙门菌脑膜炎的发病高峰是在婴儿期，且感染可导致一个复杂的临床过程，病死率高，幸存者中可遗留神经系统后遗症。

## ■ 并发症

沙门菌胃肠炎可由于延迟就医和治疗不彻底而导致急性脱水及相关并发症。菌血症在年轻的婴幼儿和免疫缺陷的个人可能会产生严重的后果和潜在的致命性结局。沙门菌可以播散至许多器官系统，在镰状细胞病的儿童中，沙门菌是导致骨髓炎的常见原因。反应性关节炎可发生在沙门菌胃肠炎之后，通常是在 HLA-B27 抗原阳性的青少年。

在某些高危人群，尤其是那些免疫力受损的人群，沙门菌胃肠炎的病程可能比较复杂。新生儿、年龄小于 6 个月的婴儿以及原发性或继发性免疫缺陷的儿童可能有持续数周的症状。沙门菌胃肠炎的疾病病程和并发症也可能受到并存疾病的影响。在患有艾滋病的儿童中，沙门菌感染往往易于扩散及难以控制。造成多系统受累、脓毒性休克和死亡。炎性肠病的患者，尤其是溃疡性结肠炎的患者，沙门菌胃肠炎可导致中毒性巨结肠、肠道细菌移位和败血症的快速进展。在血吸虫病的患儿中，除非血吸虫病得到有效治疗，沙门菌可能会持续并且在血吸虫体内繁殖，而导致慢性感染。长期或间歇性的菌血症会出现低烧、食欲减退、消瘦、出汗和肌痛等症状，而且在有潜在问题和网状内皮系统功能障碍（如溶血性贫血或疟疾）的儿童身上可能发生。

## ■ 诊　断

沙门菌胃肠炎区别于其他细菌性腹泻病的特异性临床表现很少。沙门菌感染确切的诊断依据是根据临床表现结合粪便或其他体液培养出沙门菌。在患胃肠炎的儿童，大便培养比肛拭检测有更高的阳性率。对于非伤寒沙门菌胃肠炎的儿童，持续发热≥ 5d 及年龄小，应视为菌血症发展密切相关的高危因素。在局部化脓的患儿，吸出物标本应予以革兰氏染色和培养。沙门菌可在非选择性的或富集培养基中生长良好，如血平板，巧克力平板或营养肉汤中，但含混合菌群的粪便标本则需要用选择性培养基来分离，如麦康凯，木糖－赖氨酸－脱氧胆酸盐（XLD），亚硫酸铋（BBL），或沙门志贺菌（SS）琼脂平板。

虽然其他的快速诊断方法，如乳胶凝集和免疫荧光法已经被开发应用于培养物中沙门菌的快速诊断，但这些实验很少能比得上快速血清学检测。聚合酶链反应（PCR）技术可以作为一个替代传统培养的快速方法，但至今尚未在临床中广泛使用。

## ■ 治　疗

适宜的治疗取决于沙门菌感染的明确的临床表现。在患肠胃炎的儿童中，快速的临床评估，纠正脱水和电解质紊乱，以及支持治疗是治疗的关键（见第 332 章）。抗生素一般不推荐用于隔离的单纯的沙门菌肠胃炎的治疗，因为抗生素可能会抑制肠道正常菌群，延长沙门菌的排泄和增加产生慢性带菌状态的危险性（通常是成人）。然而，对于易发展为菌血症的婴儿（<3 月龄）、具有播散性感染的免疫缺陷的高危儿童（如 HIV、恶性肿瘤、免疫抑制治疗、镰状细胞性贫血、免疫缺陷状态），这些儿童必须接受适当的经验性选择的抗生素，直到培养结果出来（表 190-3）。鼠伤寒沙门菌噬菌体型 DT104 菌株通常对以下 5 个药物存在抗药性：氨苄西林、氯霉素、链霉素、磺胺类和四环素。越来越多的鼠伤寒沙门菌噬菌体型 DT104 对氟喹诺酮类药物的敏感性降低。由于多重耐药的沙门菌感染的死亡率较高，因此有必要对所有的人分离株进行药敏试验。对于疑似耐药沙门菌感染应进行密切监测，并予适当的抗菌治疗。

## ■ 预　后

大多数健康儿童发生沙门菌肠胃炎可完全恢复。

**表 190-3　沙门菌胃肠炎的治疗**

| 患者情况 | 药物剂量和治疗时间 |
|---|---|
| 沙门菌感染的小于 3 月龄的婴儿和免疫功能低下的人（需加上对基础疾病的适当治疗） | 头孢噻肟 100~200mg/（kg · d）Q6h 持续 5~14d<br>或者<br>头孢曲松 75mg/（kg · d）每天 1 次 持续 7d<br>或者<br>氨苄青霉 100mg/（kg · d）Q6h 持续 7d<br>或者<br>头孢克肟 15mg/（kg · d）持续 7~10 d |

然而，营养不良的儿童和未接受适当治疗的儿童（55 和 332 章）有腹泻病程迁延及发生并发症的风险。婴幼儿和免疫缺陷的患儿常累及全身、病程延长和出现肠外感染灶。特别对于感染人类免疫缺陷病毒的儿童沙门菌感染病程迁延。

感染后，非伤寒沙门菌排出时间平均为 5 周。

非伤寒沙门菌感染后出现长期带菌状态较罕见（<1%），但可见于有胆道疾病及慢性溶血后胆石症的患者中。健康儿童中长期携带沙门菌很少见，但据报道，可存在于具有潜在免疫缺陷的患儿中。在沙门菌排泄的时期，可经粪—口途径或间接污染食品传染他人。

## ■ 预　防

控制沙门菌在人类的传播需要控制动物宿主感染，在农场和畜牧业生产中合理使用抗生素，防止肉类加工过程的污染，运用适当的商用及民用厨房内食品加工的标准程序（表 190-4）。因为大暴发往往与大规模食品生产有关，应当认识到只要食品加工过程中的一个机械被污染就能引起一场爆发流行，所以细致地清洗设备是必须的。洁净水的供应以及洗手、食品加工和储存的教育对减少人与人之间的传播是至关重要的。烹调时的温度未达到 150 ℉（65.5℃）以上，时间未超过 12min，沙门菌都可能仍保持活力。应告知父母爬行类宠物和小婴儿在一起的危险性。

相对于发达国家，非伤寒沙门菌感染在发展中国家传播的情况知道的较少，在一些机构中，人与人之间的传播相对更重要。虽然有些疫苗已在动物身上使用，仍没有用于人的抗非伤寒沙门菌感染的疫苗。需要向公共卫生部门报告感染的情况，以便认识沙门菌的暴发流行及对其进行调查。鉴于耐药沙门菌分离株的快速增多，当务之急是严格监管在动物饲料中使用抗生素。

| 表 190-4 防止爬行动物和两栖动物传播沙门菌给人的推荐 |
| --- |
| 宠物店主、卫生保健提供者和兽医应该对爬行动物和两栖动物的所有者和潜在买家提供信息，这些宠物有传播沙门菌的风险和如何预后沙门菌的感染 |
| 那些有高风险感染沙门菌和出现严重并发症的人（例如小于5岁的儿童和免疫功能低下的人），应该避免接触爬行或两栖动物以及它们接触过的任何物品 |
| 那些有小于5岁的儿童和免疫功能低下的人的家庭，应该远离爬行动物和两栖动物，快要生孩子的家庭，应该在孩子出生前移除任何爬行动物和两栖动物 |
| 儿童护理中心不允许有爬行动物和两栖动物 |
| 人们若接触了爬行和两栖动物以及它们的笼子，应该用肥皂水彻底清洗手 |
| 家庭或生活区应该禁止爬行动物和两栖动物随意游走 |
| 作为宠物的爬行和两栖动物应该远离厨房或其他的食物配制区，厨房水槽不应该用于洗浴爬行和两栖动物，或清洗它们的食具、笼子或玻璃缸。如果浴缸用于这些目的，它们应该被彻底清洗和用漂白剂消毒 |
| 在公共设置区的爬行和两栖动物（例如动物园和展览厅），应该避免直接或间接与顾客接触，除了在指定的动物接触区域，因为那里的洗手设施非常完备。在动物接触区不允许有食品和饮料 |

摘 自 the Centers for Disease Control and Prevention. Reptile-associated salmonellosis—selected states. 1998-2002. MMWR Morbid Mortal Wkly Rep, 2003, 52: 1206-1210

## 参考书目

参考书目请参见光盘。

## 190.2 肠热病（伤寒）

*Zulfiqar Ahmed Bhutta*

肠热病（通常称为伤寒）仍然在许多发展中国家中流行。鉴于现代社会旅游盛行，在大多数发达国家，伤寒通常发生在从旅游返回的旅行者身上。

### ■ 病 因

伤寒是由伤寒沙门菌（一种革兰氏阴性细菌）感染引起，此外甲型副伤寒沙门菌、乙型副伤寒沙门菌（肖特苗勒沙门菌）及丙型副伤寒沙门菌（希施费尔德沙门菌）也可引起症状非常相似的疾病，但通常不太严重。感染伤寒沙门菌及副伤寒沙门菌的比例大约是10∶1，尽管甲型副伤寒感染的比例正在世界的一些地区逐步增加，但其中原因尚不清楚。尽管伤寒沙门菌与大肠埃希菌、鼠伤寒沙门菌有着共同的基因表型，与后者甚至有95%的相似基因，但在进化过程中伤寒沙门菌获得了一些称为致病性基因岛的独特基因簇和其他基因。通过单个基因或多个DNA岛的失活或获得甚至丢失，可以使伤寒沙门菌侵入宿主的能力增强或减弱。

最具特异性的基因产物之一是多糖类荚膜Vi（毒性相关基因），它在大约90%的新鲜分离的伤寒沙门菌中广泛存在，它可以防御已感染患者血清中的杀菌作用。

### ■ 流行病学

据估计，每年有超过2170万例的伤寒新发病例，其中超过200 000例最后走向死亡，其中绝大多数发生在亚洲。此外，估计每年有540万例副伤寒发生。由于在发展中国家缺乏微生物学检测工具，这些数据可能更多反映临床综合征，而并非培养证实的病例。在大多数发达国家，伤寒发病率小于15例/100 000人口，大多数病例发生在旅行者身上。相比之下，发展中国家的发病率则相对高得多，估计在（100~1000）例/100 000人口。在高危年龄和高危人群的分布上也存在显著差异。以南亚人群为基础的研究表明各年龄段儿童中，<5岁龄的儿童感染伤寒可能性最高，同时该人群发生并发症和需住院治疗的可能性更高。

伤寒已显现出显著的耐药性。零星耐氯霉素的伤寒暴发后，许多株伤寒沙门菌进化出质粒介导的多重耐药性，对3种的主要抗菌素：氨苄西林、氯霉素、甲氧苄啶－磺胺甲基异均耐药。此外喹诺酮及复方新诺明耐药的伤寒沙门菌菌株也在增多。喹诺酮耐药的菌株第一次出现在东南亚和印度，是现在美国旅行相关性伤寒的主要病原菌。

伤寒沙门菌对人类存在高度易感性，它已经失去了在其他动物引起传染性疾病的能力。伤寒沙门菌中大量假基因的发现表明伤寒沙门菌的基因组正在退化，从而促进其在人类宿主中具有更强的适应性。因此，直接或间接接触感染者（患者或慢性带菌者）是感染的必须条件，食入被人粪便污染过的食物或水是最常见的传播方式。由较差的卫生环境引起的水源性爆发流行，由不良的个人卫生习惯引起的直接粪—口传播都有发生，主要是在发展中国家。牡蛎及其他贝壳类生物在被污染的下水道中生长也是一个广泛传播的来源。

### ■ 发病机制

伤寒通过消化道传播，各类污染的来源像街头食品和水库被各种排泄物污染等已被广泛报告，

通过志愿者的实验估计感染剂量为105~109个，期间会有4~14d疾病潜伏期，潜伏期的长短取决于摄入活菌的菌量。摄入后，伤寒沙门菌被认为通过

回肠末端肠道黏膜侵入人体，侵入方式可能是穿过肠道淋巴组织上的 M 细胞，或者直接通过肠细胞，抑或是通过细胞旁路。伤寒沙门菌经过复杂机制，包括胞膜皱褶样运动，肌动蛋白骨架重排，细胞内液空泡液化等程序黏附微绒毛后侵入肠黏膜。与非伤寒沙门菌相比、伤寒沙门菌表达的毒力因子可以抑制宿主体内病原识别受体介导的炎症反应。在回肠末端的集合淋巴结，伤寒沙门菌可以通过几种机制穿过肠道屏障，包括滤泡相关上皮上的 M 细胞、上皮细胞和树突细胞。

在肠绒毛，沙门菌可以通过 M 细胞或者受累的上皮细胞间的通道进入其中。与上皮细胞接触后，伤寒沙门菌组装 TTSS-1（Ⅲ型分泌系统）和转运效应蛋白进入细胞质。这些效应蛋白激活宿主 Rho 鸟苷三磷酸酶（GTP 酶），导致肌动蛋白细胞骨架的重排，胞膜皱褶样运动，诱导丝裂原蛋白活化激酶（MAPK）途径激活，使上皮细胞间紧密连接松解。与上皮细胞接触后，伤寒沙门菌组装 TTSS-1（Ⅲ型分泌系统）和转运效应蛋白进入细胞质。上皮细胞间紧密连接松解使多形核白细胞（PMNs）由基底外侧面向顶端移行，细胞旁液体渗出，细菌向基底外侧面接近。伤寒沙门菌通过巨胞饮方式内化后不久，沙门菌封闭在一个由胞膜皱褶形成的巨大吞噬体中。之后，吞噬体与溶酶体融合，酸化，收缩后附着于细菌周围，形成含沙门菌空泡（SCV）。SCV 内诱导 TTSS-2 启动，并转运效应蛋白 SifA 和 PipB2，从而使其沿着微管，合成沙门菌介导丝状体（Sif）（图 190-2）。

通过肠道黏膜，伤寒沙门菌进入肠系膜淋巴系统，然后通过淋巴管进入血液中。第一次菌血症通常无症状，而且在疾病的这个阶段，血培养结果通常是阴性的。细菌随着血液传播到全身，被巨噬细胞吞噬后在网状内皮系统内进行复制。经过一段时间的细菌复制，伤寒沙门菌再次入血，造成二次菌血症，伴随着出现临床症状，标志着潜伏期的结束（图 190-3）。

与人类细胞株体外试验研究显示不同，上皮细胞应对伤寒沙门菌和鼠伤寒沙门菌时，分泌细胞因子和趋化因子的类型及数量上有着明显的区别。因此，通过避免触发肠道早期炎症反应，伤寒沙门菌可以侵入更深的组织和器官系统。随着 Peyer 集合淋巴结增生和随后的上皮坏死和脱落，伤寒沙门菌感染可以在更深的黏膜层和底层淋巴组织产生炎症反应。从而形成溃疡，伴流血，但通常可以愈合，不遗留瘢痕或狭窄。炎性病变可能偶尔穿透肌层和浆膜形成肠穿孔。肠系膜淋巴结、肝脾会出现充血表现，一般有局灶性坏死。在与局部坏死区域相关的骨髓中可看到单核细胞反应．相比年龄较大的儿童和成年人，床表现多样，轻症可以表现为低伤寒沙门菌感染造成该类形态改变在婴儿身上不太突出。

人们认为一些毒力因素（包括 TTSS-2），是引起毒力反应和全身感染必需的。沙门菌上发现的表面 V1 荚膜抗原通过阻止 C3 和细菌表面的结合来干扰吞噬作用。细菌被吞噬进入后能在巨噬细胞内存活的

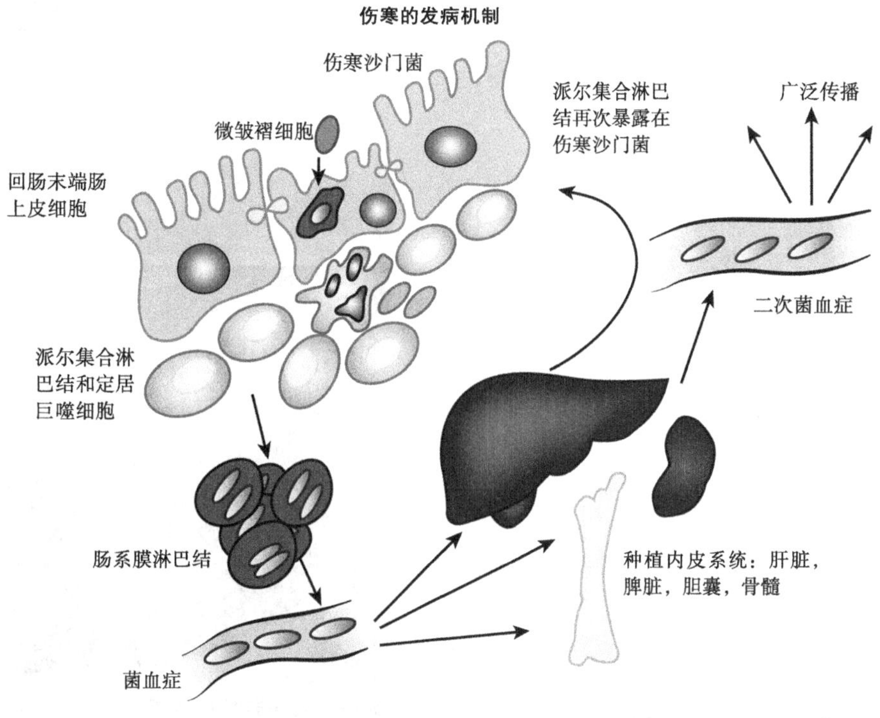


图 190-3　伤寒的发病机制。RES：网状内皮系统

能力是由 phoP 调节子编码的重要毒力特性，这也可能与宿主细胞的代谢作用相关。偶尔出现的腹泻可以用与霍乱毒素及大肠埃希菌热稳定性内毒素相关的某种毒素来解释。受感染细胞同时释放促炎细胞因子（IL-6、IL-1β 和 TNF-α）引起发热以及一系列临床症状。

除了感染的病原体本身的毒性，宿主因素和免疫情况在感染的易感性上也起着重要的作用。伤寒易感性和人类基因主要组织相容性复合体Ⅱ类和Ⅲ类的位点存在相关性。艾滋病患者临床感染伤寒和副伤寒的风险较正常人明显增高，同样，幽门螺杆菌感染的患者的患伤寒的风险也相应增加。

## ■ 临床表现

潜伏期通常为 7~14d，但也可能在 3~30d 变化，这主要取决于摄入菌量的多少；伤寒的临床表现多样，轻症可以表现为低热、不适、轻微干咳等不适，重症则会出现腹部不适以及多种严重并发症。

影响疾病严重程度及预后的因素有很多，其中包括疾病在得到适当的治疗前耗费的时间，是否选择敏感抗生素，患者年龄，先前是否有接触或疫苗接种史，菌株的毒力及摄入的菌量，以及宿主免疫状态。

伤寒的临床表现取决于年龄。虽然从南美和非洲其他地区的数据表明，在儿童阶段伤寒多表现为轻症，但在世界不同地方，伤寒临床表现轻重不一。南亚最近证据表明 < 5 岁儿童患伤寒并发症的发生率和住院率相对较高。腹泻、毒性反应和弥散性血管内凝血障碍（DIC）等并发症在婴儿期更为普遍，且死亡率更高。不过，一些成人伤寒好发的，如心动过缓、神经症状及消化道出血等临床表现及并发症在儿童身上是罕见的。

伤寒通常表现为高热，伴随肌痛、腹痛、肝脾大、腹痛、食欲缺乏等表现。在疾病的早期阶段，儿童伤寒可能会以腹泻为表现，随后可能出现便秘。疾病的早期阶段没有特异性征象，可能很难与其他地方性疾病，如疟疾和登革热进行区分。随着病情发展，热峰逐渐上升，但经典的阶梯式升高的发烧方式是相对罕见的。约 50% 的伤寒患儿在病程的第 7~10 日出现斑疹或斑丘疹（玫瑰斑疹），斑点通常是散在的。它们在胸部下方或腹部，以 10~15 个斑点成片出现，并持续 2~3d（图 190-4）。这些病变在肤色较深的患儿身上可能很难看到。临床仅发热，但没有呕吐、腹泻、肝大、脾大、肌痛的患者（99%）可以门诊治疗，否则需要住进医院。

伤寒的临床表现严重程度与有无合并症、疾病是否早期诊断及抗生素早期干预密切相关。在疟疾流行

表 190-5 伤寒常见的临床表现

| 临床表现 | 率（%） |
|---|---|
| 高热 | 95 |
| 舌苔 | 76 |
| 食欲缺乏 | 70 |
| 呕吐 | 39 |
| 肝脏肿大 | 37 |
| 腹泻 | 36 |
| 毒性反应 | 29 |
| 腹痛 | 21 |
| 皮肤苍白 | 20 |
| 脾脏肿大 | 17 |
| 便秘 | 7 |
| 头痛 | 4 |
| 黄疸 | 2 |
| 意识模糊 | 2 |
| 肠梗阻 | 1 |
| 肠穿孔 | 0.5 |

* 数据来源于巴基斯坦卡拉奇的 2000 名儿童

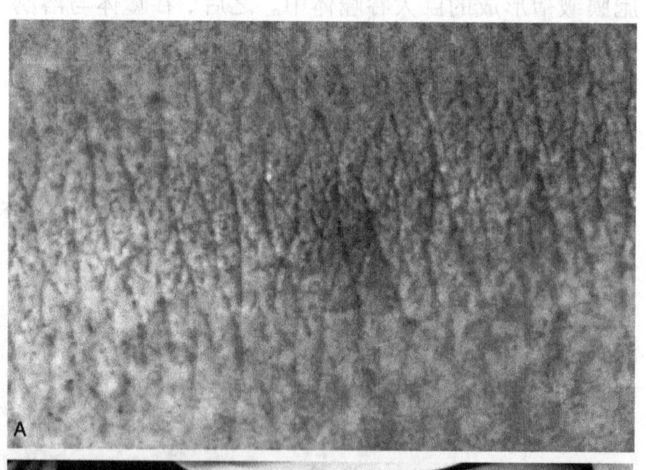

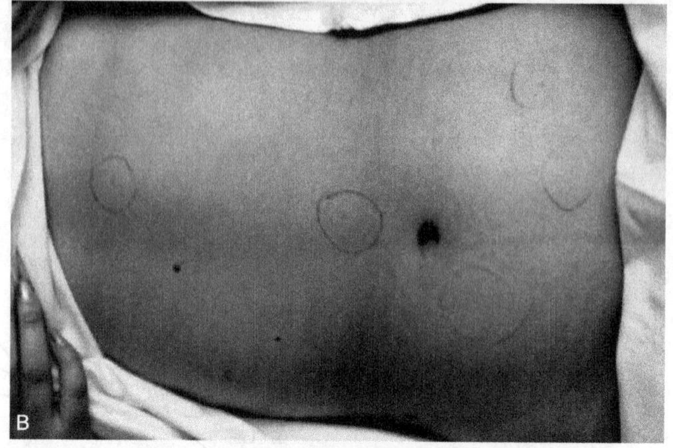

**图 190-4（见彩图）** A. 感染伤寒的实验志愿者身上的玫瑰疹。B. 通常位于腹部的一小簇玫瑰疹可能很难被鉴别，特别是深肤色的人

地区和世界上部分血吸虫常见地区，伤寒临床表现可能会不典型。人们已认识到多重耐药的伤寒沙门菌感染临床表现更重，具有较高的毒性、并发症发生率以及病死率，原因可能与耐药的伤寒沙门菌具有更大的毒性以及进入循环的细菌数量更多有关。对萘啶酸和氟喹诺酮的伤寒沙门菌的出现，与伤寒患病率及治疗失败率升高有关。这些发现可能影响治疗原则，特别是在多重耐药和萘啶酸或氟喹诺酮耐药比率高的伤寒沙门菌流行地区。

如果没有并发症发生，症状和体征会在 2~4 周内恢复。不过，儿童营养不良会影响恢复时间。尽管副伤寒在教科书上被视为一种轻症，但已经有数个耐药甲型副伤寒暴发的报道，这表明副伤寒也可以是严重的，有明显发病率和并发症。

## 并发症

虽然在许多伤寒患者中会出现肝脏功能改变，但在临床上有意义的肝炎、黄疸、胆囊炎相对罕见，并与不良后果的比例增加有关。肠道出血（< 1%）和穿孔（0.5%~1%）在儿童伤寒中相当罕见。肠穿孔之前可能会出现剧烈腹痛（通常在腹部右下象限），常伴有胀痛、呕吐、腹膜炎的特性。肠穿孔及腹膜炎可能伴随着脉率增快，低血压，腹部压痛和腹部肌肉抵抗及僵硬。白细胞计数增高，核左移，在这样的情况下，腹部影像学可以发现膈下空气征。

罕见的并发症包括毒性心肌炎，可能表现为心律失常、窦房传导阻滞或心源性休克（表 190–6）。儿童神经系统并发症也相对少见，它们包括谵妄、精神病、颅内压增加，急性小脑性共济失调、舞蹈病、耳聋、吉兰 – 巴雷综合征。尽管存在神经症状的患者致死率可能更高，但通常复苏后没有后遗症。其他报道的并发症还包括致死性的骨髓坏死、DIC、溶血尿毒综合征，肾盂肾炎，肾病综合征、脑膜炎、心内膜炎、腮腺炎、睾丸炎，化脓性淋巴腺炎。

随着患者发病年龄的增大及抗生素耐药株的流行，并发胆道疾病的患者有慢性化倾向。虽然可参考的数据有限，但是儿童伤寒慢性化的概率普遍低于成人。

## 诊 断

进行沙门菌的培养通常是明确判断的基础，40%~60% 的患儿在疾病早期出现血培养阳性，而粪、尿培养则在 1 周后转阳，粪培养偶尔也会在潜伏期内出现阳性。然而，因为在发展中国家的许多地方，抗生素的广泛应用使细菌学确认困难，所以血培养在伤寒诊断的敏感性上是有限的，虽然骨髓培养可能增加的伤寒细菌学确认率，但是收集标本困难，而且存在侵入性操作风险。

其他实验室检查指标都是非特异性的，由于发热和毒性作用，血白细胞计数常偏低，但计数的变化范

**表 190–6　伤寒沙门菌感染所致的肠道外并发症**

| 器官系统 | 患病率（%） | 危险因素 | 并发症 |
|---|---|---|---|
| 中枢神经系统 | 3~35 | 居住在流行地区，恶性肿瘤，心内膜炎，先天性心脏病，鼻窦炎，肺部感染，脑膜炎，创伤，外科手术，颅骨骨髓炎 | 脑病，脑水肿，硬膜下积脓，脑脓肿，脑膜炎，脑室炎，短暂的震颤性麻痹，运动神经元病，共济失调，癫痫，精神疾病 |
| 心血管系统 | 1~5 | 心脏异常—例如，心脏瓣膜异常，风湿性心脏病，或者先天性心脏病 | 心内膜炎，心肌炎，心包炎，动脉炎，心力衰竭 |
| 呼吸系统 | 1~6 | 居住在流行地区，既往肺部感染，镰状细胞贫血，酗酒，糖尿病，HIV 感染 | 肺炎，脓胸，支气管胸膜瘘 |
| 骨关节 | <1 | 镰状细胞贫血，糖尿病，系统性红斑狼疮，淋巴瘤，肝脏疾病，手术或创伤病史，年龄的两极，和使用类固醇 | 骨髓炎，化脓性关节炎 |
| 肝胆系统 | 1~26 | 居住在流行地区，化脓性感染，使用静脉注射药物，脾外伤，HIV，血红蛋白病 | 胆囊炎，肝炎，肝脓肿，脾脓肿，腹膜炎，麻痹性肠梗阻 |
| 泌尿生殖系统 | <1 | 泌尿道，盆腔病变，和系统畸形 | 尿路感染，肾脓肿，盆腔感染，睾丸脓肿，前列腺炎，附睾炎 |
| 软组织感染 | 用英文报道的至少 17 例 | 糖尿病 | 腰大肌脓肿，臀肌脓肿，皮肤血管炎 |
| 血液系统 | 用英文报道的至少 5 例 | | 嗜血细胞综合征 |

摘自 Huang DB, DuPont HL. Problem pathogens: extra-intestinal complications of Salmonella enterica serotype Typhi infection, Lancet Infect Dis, 2005, 5: 341–348

围很广：在较小年龄患者中白细胞增多相当常见，白细胞计数可高达 20 000~25 000/mm$^3$。出现血小板减少症可能标志着病情严重，并可能伴随 DIC。肝功能测试结果会出现严重损伤结果，但是明显的肝脏功能障碍是罕见的。

经典的肥达试验是检测伤寒沙门菌抗 O 和抗 H 抗原的，由于存在许多假阳性和假阴性结果，因而仅仅依靠肥达试验来诊断伤寒是错误的。其他相对较新的检查方法已经发展出来，人们试图用免疫学的方法来直接检测血清中的伤寒沙门菌的特异性抗原或尿中沙门菌 V1 抗原，通常使用单克隆抗体，然而，大型的评估这些检查方式稳定性的实验目前还较缺乏。一种用 H1-d 引物的巢式聚合酶链反应已用于扩增患者血中伤寒沙门菌的特异基因，这有望建立一种快速诊断，尤其是对低水平菌血症的伤寒。尽管如此，在许多发展中国家诊断伤寒的基础仍是临床诊断，在流行病区几个伤寒的诊断标准在不断地评估。

## ■ 鉴别诊断

在流行地区，伤寒早期缺乏特异性体征时，可以和许多常见发热性疾病相混淆。儿童伤寒的早期阶段，合并多系统表现和没有特异性体征，临床诊断可能与胃肠炎、病毒所引起的症状以及支气管肺炎相混淆。以后的鉴别诊断包括：疟疾，其他细菌性病原引起的败血症；与胞内菌引起的感染，诸如结核、布鲁菌病、兔热病、钩端螺旋体病及立克次体感染；还有病毒感染如登革热，急性肝炎和传染性单核细胞增多症。

## ■ 治　疗

伤寒的早期诊断和适当治疗规范是必不可少的。绝大多数儿童伤寒治疗可以在家口服抗生素，同时进行密切随访：查看有无并发症产生，观察治疗是否有效。当患者出现持续呕吐、严重腹泻、腹胀时，则可能需要住院和肠道外抗生素治疗。

伤寒的一般处理原则：充足的休息、补液及病情观察是很重要的，维持水电解质失衡。退热剂治疗（对乙酰氨基酚 10~15mg/kg，口服，间隔 4~6h）。除非患者存在腹胀或肠梗阻，建议继续进食软烂易消化的食物。抗生素治疗是减少并发症的关键（表 190-7）。有人指出，使用氯霉素和阿莫西林的传统疗法复发率分别为 5%~15%，4%~8%，而使用喹诺酮类或第三代头孢菌素有着更高的治愈率。儿童伤寒的抗生素治疗也受到抗菌素耐药性流行的影响。过去几十年，伤寒沙门菌多重耐药菌株（如对氯霉素、氨苄西林及 TMP-SMZ 全耐药的分离株）的出现，迫使成人治疗伤寒的首选药——喹诺酮类或头孢菌素类药物成为儿童治疗伤寒的必要药品。喹诺酮类耐药的出现，使得可供选择的治疗药物非常有限，给公共卫生系统带来巨大的压力。

尽管一些研究者建议，治疗儿童伤寒应该像治疗成人伤寒一样使用氟喹诺酮类药物，也有人质疑这种方法在一定基础上可能进一步促进耐氟喹诺酮类药物的伤寒菌株的出现，同时喹诺酮仍未批准在儿童身上广泛使用。一份关于治疗伤寒的系统回顾性综述中指出：氟喹诺酮类药物并非在伤寒的所有的情况下均适用。

除了抗生素治疗，支持治疗和维持水电解质平衡是必须的，在发生休克，反应迟钝、昏迷患儿中推荐短期使用地塞米松（首剂 3mg/kg，随后 1mg/kg，1/6h 用 48h）。但糖皮质激素可能掩盖腹部并发症的迹象，其使用条件应严格控制。

## ■ 预　后

伤寒患者的预后取决于及时的诊断和适当的抗生素治疗。其他影响因素还包括患者的年龄、平常健康及营养状况、致病沙门菌的血清型，以及有无并发症的出现。营养不良的婴幼儿和感染多重耐药菌的患者预后差的可能性更高。

尽管接受了适当的治疗，仍然有 2%~4% 的患儿在初始临床反应后出现复发。感染后排出伤寒沙门菌 ≥ 3 个月的患者通常转为慢性带菌者，成为带菌者的危险性在儿童较低（< 2%），但随年龄的增长而增加。慢性泌尿道带菌者可以在血吸虫病患儿中发生。

## ■ 预　防

伤寒爆发的主要危险因素中，供水的污染是最重要的。导致伤寒发生的其他危险因素还包括人员密集，与伤寒或发热患者接触，以及缺乏水和卫生服务设施。在疫情暴发期间，集中水氯化以及生活用水净化是很重要的。在疾病流行期间下，购买街头食品，尤其是冰淇淋和切好的水果，已经被认为是一个重要的危险因素。慢性带菌者在人际传播也是伤寒爆发的重要原因，针对以上原因，应该尝试针对食品处理人员和伤寒沙门菌高危携带人群进行筛查。一旦发现，必须劝告慢性携带者疾病传播的风险和洗手的重要性。

经典的伤寒热灭活疫苗和全细胞疫苗的副作用发生率较高，所以已基本在公共卫生领域消失。目前全球范围内可以购买到两种儿童用抗伤寒沙门菌疫苗，一种有伤寒沙门菌 ty21a 菌株的口服活减毒疫苗已被

表 190-7　儿童伤寒的治疗

| 敏感性 | 首选治疗 | | | 次选的有效药物 | | |
|---|---|---|---|---|---|---|
| | 抗生素 | 日剂量 [mg/（kg·d）] | 时期（d） | 抗生素 | 日剂量 [mg/（kg·d）] | 时期（d） |
| 无并发症的伤寒 | | | | | | |
| 完全敏感 | 氯霉素 | 50~75 | 14~21 | 氟喹诺酮类药物，如氧氟沙星或环丙沙星 | 15 | 5~7 |
| | 阿莫西林 | 75~100 | 14 | | | |
| 多药耐药 | 氟喹诺酮类药物 | 15 | 5~7 | 阿奇霉素 | 20 | 7 |
| | 或 | | | | | |
| | 头孢克肟 | 15~20 | 7~14 | 头孢克肟 | 15~20 | 7~14 |
| 耐喹诺酮类药物 | 阿奇霉素 | 8~10 | 7 | 头孢克肟 | 20 | 7~14 |
| | 或 | | | | | |
| | 头孢曲松钠 | 75 | 10~14 | | | |
| 重症伤寒病 | | | | | | |
| 完全敏感 | 氨苄西林 | 100 | 14 | 氟喹诺酮类药物，如氧氟沙星或环丙沙星 | 15 | 10~14 |
| | 或 | | | | | |
| | 头孢曲松钠 | 60~75 | 10~14 | | | |
| 多药耐药 | 氟喹诺酮类药物 | 15 | 10~14 | 头孢曲松钠 | 60 | 10~14 |
| | | | | 或 | | |
| | | | | 头孢噻肟 | 80 | 10~14 |
| | | | | 加替沙星 | 10 | 7 |

* 3d 的疗程也有效，特别是抑制流行。对喹诺酮类药物耐药的伤寒病最佳的治疗还不确定，持续 10~14d 的阿奇霉素、三代头孢、或大剂量的氟喹诺酮类药物治疗是有效的

摘自 World Health Organization. Treatment of typhoid fever. Background document: the diagnosis, prevention and treatment of typhoid fever//Communicable disease surveillance and response: vaccines and biologicals, Geneva. World Health Organization, 2003: 19-23. http://whqlibdoc.who.int/hq/2003/WHO_V&B_03.07.pdf.

证明有很好的效果（67%~82%），用于大于5岁的儿童。严重的副作用很少见。V1 荚膜多糖可用于年龄≥ 2 岁的人，使用方法是单剂量肌注，每 2 年加强 1 次，可对 70%~80% 的儿童形成有效的保护。建议到流行区域的旅行者使用伤寒疫苗，同时一些国家已经推出了大规模的疫苗接种战略。在南美曾有研究已经证明了学龄儿童使用口服减毒疫苗 Ty21 能有效预防伤寒。

在亚洲几个大型示范性调查项目证明使用 Vi 多糖疫苗对所有年龄组伤寒具有显著保护效力，但在保护年幼的孩子（年龄 < 5 年），几个研究数据显示有明显的差异。最近伤寒 Vi 结合疫苗已经显示在年幼的儿童保护效力超过 90%，可以在世界各地为大部分伤寒风险之中的学龄前儿童提供保护。

## 参考书目

参考书目请参见光盘。

（邓继岿　译，方峰　审）

# 第 191 章

# 志贺菌属

*Theresa J. Ochoa, Thomas G. Cleary*

志贺菌属引起一种以血性腹泻为临床特征的急性侵袭性肠道感染。痢疾被用于描述伴有发热、腹痛、里急后重和黏液便的血性腹泻综合征。志贺菌属引起的痢疾又常被叫作细菌性痢疾，用于与阿米巴引起的痢疾相区分。

## ■ 病　因

引起菌痢的志贺菌可分为 4 群：痢疾志贺菌属（A 群）、福氏志贺菌（B 群）、鲍氏志贺菌（C 群）、宋内志贺菌（D 群），A 群有 13 个血清型，B 群有 6

个血清型及15个亚群，C群有18个血清型，D群只有1个血清型。种群的分类对治疗的选择有重要的启示作用，因为不同的种群有不同的地理分布及耐药性。

## ■ 流行病学

估计每年大约有1.65亿细菌性痢疾病例，其中导致死亡的病例大于100万，大多数的病例及死亡均发生在发展中国家。在美国，每年大约有1.4万份病例报告。尽管感染会发生在任何年龄段，但以2~3岁最为常见。大约有70%的感染及60%的志贺氏菌相关的死亡发生在5岁以内的儿童。生后6个月内很少感染，原因不明。流行区的母乳中含有针对毒力质粒编码抗原及脂多糖的抗体，或许能部分解释与年龄相关的发病率问题。

在流行区，儿童及成人无症状的感染最常见。志贺菌感染最常发生在温带暖和的月份和热带的雨季中。两性感染的机会是相同的。工业化社会中，宋内志贺菌是最常见的菌痢病因，福氏志贺菌居第二位。而在未工业化的社会，福氏志贺菌最常见，宋内志贺菌次之。宋内志贺菌主要分布在印度。尽管血清Ⅰ型志贺菌痢疾在亚非地区有地方性流行，且在亚非地区有高的死亡率（5%~15%）；但它仍有全球流行的趋势。

污染的食物（常常是色拉或其他需要对成分进一步加工的食物）和水是最重要的带菌物。暴露于淡水及海水均是感染的危险因素。家庭、监护机构和儿童看护中心内的快速传播证明了低数量的志贺杆菌在人与人之间引起疾病的能力。仅咽下10个血清Ⅰ型痢疾志贺菌菌株即可使一些易感者感染痢疾。相比之下，摄入108~1010个霍乱弧菌才引起霍乱。

## ■ 发病机制

志贺菌属共同的基本毒力特性是能够侵入肠道上皮细胞。这一特性是由大量质粒编码（220Kb）的，这些质粒负责合成一组涉及侵入和杀死细胞的多肽。志贺菌属失去这些毒性质粒后，就不再有致病性。含有这种质粒的大肠埃希菌（侵袭性大肠埃希菌）与志贺菌属的临床表现相似。毒力质粒编码一种触发侵入上皮细胞及巨噬细胞凋亡所需的Ⅲ型分泌系统（TTSS），该系统可引起。该分泌系统能改变效应分子的位置，使其从细菌细胞质到细胞膜，再到宿主靶细胞的胞质。TTSS由大约50种蛋白组成，包括装配和调节TTSS的蛋白Mxi和蛋白Spa，分子伴侣（IpgA, IpgC, IpgE, and Spa15），转录激活子（VirF, VirB, and MxiE），转运蛋白（IpaB, IpaC, and IpaD）和大约25种效应蛋白。除了主要的质粒编码的毒力特性外，染色体编码的因子也构成了毒力部分。

志贺菌通过M细胞的胞吞转运作用穿过上皮细胞屏障并遭遇定居巨噬细胞。细菌通过在巨噬细胞内诱导细胞凋亡逃避退化，该过程伴随着促炎信号的产生。释放的细菌从基底侧侵入上皮细胞，通过肌动蛋白的聚合作用移动至细胞质，并扩散至相邻细胞。巨噬细胞及上皮细胞释放的促炎信号进一步激活包括NK细胞的固有免疫应答，并吸引多形核白细胞。涌入的多形核白细胞瓦解上皮细胞，该过程最初由于促进更多细菌入侵会加剧感染及组织的破坏；最终，多形核白细胞会吞噬和杀灭志贺菌，控制感染。

一些志贺菌产毒素，其中包括志贺菌毒素和肠毒素。志贺菌毒素是一种抑制蛋白合成的强力外毒素，它由大量的血清Ⅰ型痢疾志贺菌合成，或由某些被称为产志贺菌毒素型大肠埃希菌（STEC）产生，偶见由其他细菌产生。该毒素引发溶血尿毒综合征这一严重的并发症。对于痢疾的水泻期是否由其他肠毒素引起，目前并不清楚。在疫苗发展的研究中，定向删除肠毒素基因（ShET1 and ShET2）会减少志愿者发热及痢疾的发病率。脂多糖是所有志贺菌的毒力因子，另一些只在某些血清型中是重要的（如血清Ⅰ型痢疾志贺菌合成的志贺菌毒素及福氏志贺菌2a亚型合成的ShET1）。

痢疾的病理变化主要发生在结肠，这是志贺菌的靶器官。尽管可能发生全结肠炎，但病变主要集中在远端结肠。志贺菌通过派尔集合淋巴结上覆盖的滤泡相关上皮细胞中的M细胞透过结肠上皮细胞。肉眼下，可以看到局部或弥漫的黏膜水肿、溃疡，黏膜脆弱、出血和渗出。显微镜下，可以见到溃疡、伪膜、上皮细胞坏死，从黏膜到黏膜肌层可以见到多形核白细胞和单核细胞的浸润，并发生黏膜下层的水肿。

## ■ 免疫性

志贺菌感染的固有免疫特点是由大量征募的多形核白细胞诱发的急性炎症反应和紧随其后的大量组织损伤。对于痢疾急性期感染患者直肠活检的细胞因子表达的分析表明促炎基因的表达上调，例如IL-1β，IL-6, IL-8, TNF-α 和TNF-β；虽然抗炎基因的编码也在上调，如IL-10和TGF-β。IFN-γ控制志贺菌侵入肠道上皮细胞。志贺菌自然感染引起的特异性免疫的特点是体液免疫诱导的。生成的局部分泌型IgA和血浆IgG对抗脂多糖及一些效应蛋白。几次感染发作后自然保护免疫产生，它是短暂的；对限制再次感染似乎是有效的，特别是在年幼的儿童中。

## 临床表现和并发症

不管是感染了何种血清型，菌痢的临床表现都相似。然而还是有些临床表现是不同的，特别是涉及感染血清 I 型痢疾志贺菌后，有更严重的表现和并发症。摄入志贺菌后到出现症状，潜伏期 12h 到几日。然后发生特征性的严重腹痛、高热、呕吐、食欲缺乏、非特异性中毒症状、急症、排便疼痛。腹泻可以是水样便，开始量多，发展成频繁的少量血黏便；而有些儿童始终不进展到血便阶段，另有一些则是第一次大便即为血性的。吐泻后，可发生因体液和电解质的大量丢失而引发的严重脱水。未经治疗的腹泻可持续 1~2 周，仅约 10% 患儿的腹泻可持续 10d 以上。持续的腹泻常发生在营养不良的婴儿、艾滋病患儿及少数先前正常的小儿，甚至非痢疾性疾病可因病程的延长而复杂化。

体格检查最初显示腹胀和腹部柔软，肠鸣音亢进，肛指检查有触痛。神经系统症状是菌痢最常见的肠外表现，发生在约 40% 的住院小儿中。侵袭性大肠埃希菌能产生相似的神经毒性。惊厥、头痛、嗜睡、精神错乱、颈强直或幻觉可能会发生在腹泻发作之前或之后，引起这些神经症状的原因尚不清楚。过去曾用霍乱毒素的神经毒性来解释这些症状，但是现在已证实这一解释是错误的；因为从志贺菌相关性惊厥的患儿中分离的细菌并不产霍乱毒素。惊厥有时也发生在低热时，这就说明简单的发热惊厥不能解释神经症状表现。在一部分患儿中，低钙血症或甲减可能和抽痉有关。虽然这些症状常提示中枢神经系统感染，也可能出现脑脊液中淋巴细胞增多伴蛋白质含量的轻度上升，但是志贺菌引起的脑膜炎还是很少见的。

动物实验表明促炎介质会增加痢疾志贺菌引起癫痫的易感性，包括 TNF-α 和 IL-1β，一氧化氮和促肾上腺皮质激素释放激素。

脱水是菌痢最常见的并发症。伴随着严重低钠血症的抗利尿激素分泌异常使痢疾的病情复杂化，尤其是感染了痢疾志贺菌时。低血糖和经肠道丢失蛋白质很常见。另外，一些主要的并发症很容易发生在年幼的、营养不良的患儿中，包括败血症和 DIC。如果志贺菌侵入肠黏膜层，结果将非同寻常。

在进行血培养的患儿中，1%~5% 的患儿中可找到志贺菌及其他革兰氏阴性杆菌；由于这些被选做血培养的患儿代表了一个偏差样本，在未进行选择的痢疾病例中患菌血症的危险性可能要更低。与其他型痢疾志贺菌相比，菌血症更常见于痢疾志贺菌 I 型；当发生败血症时，患儿的死亡率高达 20%。

新生儿的志贺菌病很罕见。新生儿可能只有轻度低热、不含血便的腹泻。然而，与年长儿童相比，新生儿更容易发生并发症，如：败血症、脑膜炎、脱水、结肠穿孔和中毒性巨结肠。

痢疾志贺菌 I 型感染的常见并发症有溶血、贫血、溶血尿毒综合征。这种症状由志贺菌毒素介导的内皮损伤所引起，产志贺菌毒素的大肠埃希菌（如 O157:H7 型、O111:NM 型、O26:H11 型）也能引起溶血尿毒综合征（见第 512 章）。

直肠脱垂、中毒型巨结肠、伪膜性肠炎（常和痢疾志贺菌有关）、胆固醇沉着性肝炎、结膜炎、虹膜炎、角膜溃疡、肺炎、关节炎（常发生在肠炎后 2~5 周）、反应性关节炎、膀胱炎、心肌炎、阴道炎（典型者有和福氏志贺菌相关的轻微出血）并不常见。虽然少见，但志贺菌病的外科并发症是严重的；其中最常见的是肠梗阻和伴或不伴穿孔的阑尾炎。

通常，严重或死亡的病例至少是由宋内志贺菌引起，但最常见于痢疾志贺菌 I 型感染。危重症和预后差的高危人群包括：婴儿、大于 50 岁的成年人、非母乳喂养儿童、麻疹恢复期儿童、营养不良的儿童和成人以及脱水的、意识不清、低体温或高热或第一次就诊就出现惊厥的患者。营养良好、年龄较大的患儿很少死亡。导致营养不良的患儿死于菌痢的多种因素包括：小于 1 岁发病、意识的改变、脱水、低体温、血小板减少、贫血、低钠血症、肾衰竭、高钾血症、低血糖、支气管肺炎和菌血症。

还未能完全解释少见的症状，如严重中毒症状、痉挛、极度高热、脑水肿后的头痛、无败血症或严重脱水的快速死亡（中毒性菌痢综合征或致死性中毒性脑病）。

## 鉴别诊断

尽管临床特征提示为菌痢，但这并不足以确诊。空肠弯曲菌、沙门菌属、侵袭性大肠埃希菌、产志贺菌毒素的大肠埃希菌（如大肠埃希菌 O157:H7）、小肠结肠炎耶尔森菌、艰难梭菌、溶组织阿米巴的感染及炎症性肠病可引起混淆。

## 诊　断

支持菌痢诊断的假定资料包括粪中存在白细胞（通常每高倍视野大于 50 或 100 的多形核白细胞，表明有结肠炎）、便血及证实外周血白细胞明显核左移（分叶核中性粒细胞多见）。尽管会发生白细胞减少或类白血病反应，但外周血白细胞总数常达到每立方毫米 5000~15 000 个细胞。同时进行粪便和肛拭子标本的培养能使志贺菌感染的诊断率增加。培养基应包括麦康基琼脂和选择性培养基诸如木糖-赖氨基酸胆盐（XLD）及SS琼脂。如果标本不能快速送做培养，则需要转运培养基。为排除空肠弯曲菌及其他病原体，需要适当的培养基。对于爆发流行及患病志愿者的研究表明即使存在病原菌，实验室检查并不能确诊临床疑似菌痢病例。

多次大便培养能提高志贺菌的检出率。培养的诊断性不足要求临床工作者根据菌痢的临床表现来判断。使用PCR技术分析大便，可寻找特别的基因如：ipaH、virF或virA，能检测出培养不能诊断的病例，但此技术常常只用于研究实验室。有中毒表现的儿童必需做血培养，这对于年幼或营养不良的儿童尤为重要，因为他们有发生菌血症的高危性。

## ■治　疗

由于存在其他原因引起的胃肠炎，对于可疑患菌痢的患儿首先要注意调整和维持电解质平衡（见第332章）。减慢肠蠕动的药物[如含阿托品（止泻宁）或苯呱酰胺（依莫迪）的盐酸氰苯哌酯]不能使用，因为它有延长病程的危险。

在普遍营养不良的地区，营养是关键。在恢复期，给予高蛋白饮食可使接下来6个月的生长加快。单一剂量的维生素A（20万IU）可使维生素A普遍缺乏地区痢疾患儿的严重程度减轻。补充锌（每天20mg元素锌连续14d）已被证明能明显缩短腹泻时间，恢复期提高体重和提高对志贺菌的免疫反应，同时减少营养不良患儿在接下来6个月中再次腹泻的风险。

第二个注意点是抗生素使用。由于感染的自限性、药品的花费及出现耐药菌的危险性，故一些专家主张限制抗生素治疗。在高度疑似患菌痢的儿童身上，经验疗法仍得到支持。即使痢疾不致命，未经治疗的患儿可以病情严重且病程超过2周以上，可以发生慢性或反复的腹泻。在延长的病程中，可能发生营养不良或更严重的情况，尤其是发展中国家的儿童。持续排菌并最终导致家庭接触者感染的危险更使限制抗生素使用的策略备受争议。

志贺菌有非常多变的抗生素敏感性。一般来说，福氏志贺菌比鲍氏志贺菌更耐药。志贺菌对抗生素的敏感性有明显的地域变化。在大多数发展中国家和发达国家如美国，志贺菌常对氨苄西林和复方新诺明耐药。因此，这些药物不适合用于经验治疗。然而，如果知道菌株对其敏感（例如在确定菌株的一次爆发流行中），可口服氨苄西林[100 mg/（kg·24 h），分4次口服]或复方新诺明[10 mg/kg/24 h，分2次口服]。阿莫西林在治疗氨苄西林敏感菌株时其疗效较氨苄西林差。头孢曲松[50 mg/（kg·24 h），每日肌注或静脉注射1次]可用于经验性治疗，特别是小婴儿。

口服第三代头孢也可以供使用。尽管第一、二代头孢菌素在体外试验是敏感的，但作为口服药物并不适合。萘啶酸[55 mg/（kg·24 h），分4次口服]也是一种可供选择的药物。阿奇霉素[第1天口服12 mg/（kg·24 h），接下来4d口服6 mg/（kg·24 h）]被证明是一种有效的可供选择的药物。环丙沙星[30 mg/（kg·24 h），分2次口服]既往是治疗痢疾的备选药物，现在是WHO推荐的有血便患者的可选药物，不管患者年龄大小。

尽管喹诺酮类被报道在哺乳动物中可导致关节疾病，但在儿童中关节损害的风险是很低的，这些药物治疗潜在危及生命的疾病时价值更重要。然而，一些专家只推荐这些药物在对之敏感而对其他药物耐药的儿童严重菌痢时使用，因为过度使用喹诺酮类会导致病原菌对其耐药。疗程一般是5d。

当疑似感染志贺菌的患者第一次被检测出来时，就应该开始治疗。粪培养用于排除其他病原体感染及当儿童对传统疗法无反应时协助调整抗生素的运用。就算粪培养是阴性，患典型菌痢及对初始传统抗生素疗法有效的儿童应继续完成5d的疗程。该推荐逻辑是基于在成人志愿感染者的研究中，已证明难以从患者的大便中培养出志贺菌。若最初粪培养阴性的儿童对菌痢的治疗无反应，则需再次做培养，并重新评估一下其他可能的诊断。

## ■预　后

减少志贺菌传染给儿童的风险有很多推荐的方法。第一，延长母乳喂养婴儿的时间。培训家庭和育儿中心人员的洗手方法，尤其是便后、换尿布或准备食物时均需洗手。还应教他们如何处理潜在的污染物，例如生蔬菜、污染的尿布和换尿布的场所。托儿所不应该接收腹泻的儿童。要监督儿童便后洗手。照看儿童的人员需懂得如果他们腹泻了还准备食物，就有传播腹泻的风险。家庭成员需懂得食用从池塘、湖或未处理水池的污染水就有患病的风险。

目前还没有有效预防志贺菌感染的疫苗。一些候选疫苗还在发展中，最常见的是抗福氏志贺菌。麻疹免疫接种可以大幅度的减少腹泻的发病率及严重程度，包括痢疾。每个适龄婴幼儿都应该接种麻疹疫苗。

## 参考书目

参考书目请参见光盘。

（邓继岿　译，方峰　审）

# 第 192 章 大肠埃希菌

Theresa J. Ochoa, Thomas G. Cleary

大肠埃希菌是新生儿肠道感染和尿路感染（见第 532 章）、败血症和脑膜炎（见第 103 章）、免疫低下患者菌血症和败血症，静脉置管患者（见第 172 章）的重要病因。

大肠埃希菌属是肠杆菌中的一种。为兼性厌氧性革兰氏阴性杆菌，通常可使乳糖发酵。大多数粪便大肠杆菌不会引起腹泻。根据临床、生化和分子遗传学的分类特点，将致泻性大肠杆菌分为 6 组：肠产毒性大肠杆菌（ETEC）；肠侵袭性大肠杆菌（EIEC）；肠致病性大肠杆菌（EPEC）；产志贺毒素性大肠杆菌（STEC），亦称肠出血性大肠杆菌（EHEC）、产 vero 毒素性大肠杆菌（VTEC）；肠聚集性大肠杆菌（EAEC 或 EggEC）；弥散黏附型大肠杆菌（DAEC）。

因为大肠杆菌是粪便中的正常菌群，其致病性是由毒性特征的鉴定以及这些特征和疾病（表 192–1）之间的联系所定义的。大肠杆菌的致泻机制主要包括病原体对于糖蛋白和糖脂受体的黏附及随后产生的有毒物质对肠道细胞的损害和其功能的干扰。毒力特性和耐药性的基因通常由转移性质粒、致病岛和噬菌体携带。在发展中国家中，不同致泻性大肠杆菌在生后早期数年中可引起反复感染。在温带地区的温暖季节和热带地区的雨季发病率明显上升。大部分的大肠杆菌菌株中（除 STEC）需要足够的病原体接种才能够致病。加工食物和污水处理不当是最常见的感染原因。在北美和欧洲，致病性大肠杆菌同样盛行，尽管与发展中国家相比，这些地区的流行病学并非那么明确。北美最新数据表明：在 5 岁以下儿童感染性腹泻中，30% 是由各种致泻性大肠杆菌引起的。

## 肠产毒性大肠杆菌

ETEC 是发展中国家婴儿脱水性腹泻的主要病因（10%~30%），也是旅行者腹泻重要的病原菌（20%~60%）。在发展中国家腹泻病中占 20%~30%。ETEC 引起了 3%~39% 发展中国家的腹泻。典型的症状和体征包括急剧的水样、非粘冻脓血样腹泻、腹痛、恶心、呕吐和低热或无热。疾病通常为 3~5d 自愈，偶尔持续时间超过 1 周。

ETEC 很少或不引起肠道黏膜的结构改变。腹泻是由于细菌定植于小肠和随后肠毒素的作用所引起。ETEC 分泌一种不耐热性肠毒素（LT）或一种耐热性肠毒素（ST），或两者皆分泌。LT 是一种包含五个受体结合亚单位和一个活性酶亚单位的大分子，它在结构、功能和免疫学上都与霍乱弧菌所产生的霍乱毒素

表 192–1　致泻性大肠杆菌的临床特征，发病机制和诊断

| 病原体 | 高危人群 | 腹泻特点 | 主要毒力因子 | | | | 诊断 |
|---|---|---|---|---|---|---|---|
| | | 水样大便 | 血样大便 | 时间 | 黏附因子 | 毒素 | 目标基因 PCR |
| ETEC<br>产肠毒素大肠杆菌 | >1 岁 | | | | | | |
| 旅行者 | + + + | – | 急性 | 定植因子抗原 (CFs 或 CFAs); ECP | 不耐热性肠毒素（LT）或肠热性肠毒素（ST） | LT,ST | |
| EIEC<br>侵袭性大肠杆菌 | >1 岁 | + | ++ | 急性 | 侵袭性质粒抗原（IpaABCD） | | IpaH or ial |
| EPEC<br>致病性大肠杆菌 | <2 岁，特别是<6 月婴儿 | +++ | – | 急性或持续性 | A/E 损伤，intimin/Tir.E | | |
| SPABD Bfp | EspF，Map，EAST1 | eae, bfpA | | | | | |
| STEC<br>产志贺毒素大肠杆菌 | 6 月至 10 岁或更大 | + | +++ | 急性 | A/E 损伤，intimin/Tir. ESPABD Bfp | 志贺毒素（Stx1，2 和 Stx2 变异体） | eae，Stx1，Stx2 |
| EAEC<br>肠黏附性大肠杆菌 | <2 岁，旅行者 | +++ | – | 急性或持续性 | （AAF）聚集黏附伞（AAF） | ShET1，EAST1，Pet | AggR or AA 质粒 |
| DAEC<br>大肠埃希菌 | <1 岁，旅行者 | ++ | – | 急性或持续性 | Afa/Dr, AIDA–I | 未定义 | daaC 或 daaD |

AA：集聚性黏附；AggR：EAEC 转录激活因子；AIE：损伤，黏附和抹平损伤；Bfp：束状菌毛；daaC/D：基因定义 DAEC 毒力；DAEC：弥散黏附型大肠埃希菌；eae：紧密黏附素基因；EAEC：肠聚集性大肠杆菌；EAST1：肠集聚耐热毒素；ECP：大肠杆菌常见菌毛；EIEC：肠侵袭性大肠杆菌；EPEC：肠致病性大肠杆菌；EspABD：大肠埃希杆菌分泌蛋白 A，B 和 D；ETEC：产肠毒素大肠杆菌；iaL：肠侵袭性大肠杆菌侵袭性质粒；Pet：自转运毒素；ShET1：志贺菌肠毒素；STEC：产志贺毒素大肠杆菌；Tir：转移性内膜素受体。+，存在；++，常见；+++，非常普遍

相关联。它刺激腺苷酸环化酶，导致单磷酸环化腺苷产生增加。ST 是一种与不耐热性肠毒素和霍乱毒素无关系的小分子。它刺激鸟甘酸环化酶，导致单磷酸环化鸟苷产生增加。携带这些毒素的基因在质粒中编码。

在肠道的细菌定植需要伞状定植因子抗原（CFs 或 CFAs）参与，其可促进对于肠道上皮的黏附。CFs 是当前疫苗发展的靶抗原，其至少包括 25 种类型。这些抗原由通过不同组合表达的独特大肠杆菌表面抗原（CS）。最普遍的定植因子包括 CFA/I、CS1–CS7、CS14 和 CS17。然而，并非所有 ETEC 菌株都产生定植因子。大部分的 ETEC 菌株产生一种起着定植因子作用的称之为长纤毛的Ⅳ型纤毛，它也存在于其他几种革兰氏阴性细菌中。ETEC 菌株也存在共生和致病性大肠杆菌菌株产生的共同的菌毛。在那些非伞状黏附因子中，TibA 是一种有效的细菌黏附素，介导细菌吸附和细胞侵入。

多年来，O 血清型可以区分病原性和共生性大肠杆菌。当前，通过使用探针或特定致病基因引物，致病性大肠杆菌已被定义和分类，因此，O 血清型已经变得不那么重要。在超过 180 种的大肠杆菌血清型中，只有相当少的部分为典型 ETEC；最常见的 O 型为 O6、O8、O128 和 O153。根据一些大型回顾性研究，这些血清型只占据 ETEC 菌株的一半。

## ■ 肠侵袭性大肠杆菌

在临床上，EIEC 感染通常表现为水样腹泻或痢疾综合征，大便为黏脓脓血样，同时伴有发热、全身中毒表现、腹部绞痛、里急后重和急症表现。病情与菌痢相似，因为 EIEC 与志贺菌具有相同的毒力基因。EIEC 多见于爆发性感染。然而，在发展中国家地方性流行的可分离出细菌的疾病中，EIEC 有相当高的发生率。在这些国家中，多至 5% 的散发性腹泻和 20% 的出血性腹泻可能由 EIEC 菌株引起。

EIEC 引起的结肠病变包括溃疡、出血、黏膜和黏膜下水肿、多形核白细胞的侵润。EIEC 菌株与志贺菌相似，具有侵犯肠道上皮和造成痢疾样病变的能力。侵犯过程包括：最初进入细胞，细胞内繁殖，细胞内和细胞间的扩散，杀死宿主细胞。与志贺菌相同，所有进入宿主细胞所必需的细菌基因均集中于大的毒力质粒上 30Kb 的区域中。此区域携带了编码进入介导蛋白的基因，其编码了组成用于分泌侵入素（IpaA–D 和 IpgD）的Ⅲ型分泌器的蛋白。IpaB 和 IpaC 已被证实为上皮细胞入侵的初级效应蛋白。通过与宿主细胞的接触，Ⅲ型分泌器运送蛋白质到宿主细胞的浆膜，将毒素注入细胞质中。

EIEC 只有少量的血清型（O28ac、O29、O112ac、O124、O136、O143、O144、O152、O159、O164、O167 和一些未定型菌株）。这些血清型具有与志贺菌 LPS 相关联的脂多糖。同样，像志贺菌一样，病原体无动力（缺乏 H 或鞭毛抗原）和通常无乳糖发酵性。

## ■ 肠致病性大肠杆菌

EPEC 是发展中国家婴儿，特别是 <2 岁的儿童中引起急性和迁延性腹泻的主要病因（20%~30% 婴幼儿腹泻）。在发达国家中，托幼机构和儿科病房中也偶有 EPEC 引起的暴发感染。除大量的水样、非血性黏液性腹泻，呕吐和低热也是常见的症状。迁延性腹泻（>14d）可导致营养不良。在发展中国家，婴幼儿感染 EPEC 会带来潜在的严重后果。一些研究显示母乳喂养可预防 EPEC 引起的腹泻病。

EPEC 感染导致肠道纤毛的钝化、炎性改变和肠表面黏膜细胞的脱落；从十二指肠到结肠均能发现这些病变。EPEC 导致一种特征性的所谓“黏附和脱落”（A/E）的组织病理性改变，即细菌和上皮表面的紧密黏附和宿主细胞微纤毛的脱落。引起这一损伤形成的因子由一种致病性区域，即肠细胞脱落点（LEE）编码，此致病性区域包含以下基因：Ⅲ型分泌系统；移位性 intimin 受体（Tir）和 intimin，大肠杆菌分泌蛋白（EspA–B–D）。一些菌株黏附于宿主肠道上皮，称之为局限性黏附（LA）；部分通过 EAF 质粒体编码的Ⅳ型成束状纤毛组织（Bfp）介导。初步黏附后，纤维状假肢在细菌和宿主细胞之间构成了物理性的桥梁，以转运细菌的效应蛋白。通过这些管道，细菌效应器（EspB、EspD、Tir）被注入。Tir 移动至与细菌外膜蛋白 intimin（由 *eae* 基因编码）相连接的宿主细胞的表面。Intimin 和 Tir 结合触发了结合部位的肌动蛋白和其他细胞骨架成分的变构。这些变构引起了细菌与宿主细胞的紧密黏附、肠道细胞的脱落和基底的形成。

其他 LEE 编码的效应器包括 Map、EspF、EspG、EspH 和 SepZ。除了 LEE 外，其他效应蛋白也在编码中，同时被Ⅲ型分泌系统分泌（非 LEE 编码蛋白或者 Nle）。这些假定效应器（NleA/EspI, NleB, NleC, NleD 等）的毒力仍在研究中。在 EPEC 菌株中，毒力基因的存在和表达具有变异性。

Eae（intimin）和 bfpA（束状菌毛）可以用来识别 EPEC，并且将此类细菌划分为典型性和非典型性菌株。Eae+/bfpA+ 大肠杆菌为典型性 EPEC；大多数菌株属于经典 O 型：H 血清型。相反，Eae+/bfpA– 大肠杆菌为非典型性 EPEC。很多年来，在发展中国家，典型性 EPEC 被认为是引起婴幼儿腹泻的主要病因。而在那些工业化国家中，典型性 EPEC 比较罕见，非典型性 EPEC 似乎是引起腹泻的一个重要原因。然而，当前的数据表明：无论是发展中国家还是发达国家，非典型性 EPEC 比典型性 EPEC 更为普遍，甚至存在于迁延性腹泻病例中。

典型性 EPEC 血清型包括 12 个 O 血清型菌株：O26、O55、O86、O111、O114、O119、O125、O126、O127、O128、O142 和 O158。然而，根据 intimin 基因的存在，很多被定义为 EPEC 的大肠杆菌菌株属于非典型性 EPEC 血清型，尤其是非典型性菌株。

## 产志贺毒素性大肠杆菌

STEC 可引起许多疾病。STEC 的感染可为无症状性。病儿的肠道症状可从轻度腹泻到严重的出血性结肠炎。胃肠道表现为腹痛，开始为水样泻，数天后变为血丝样或血样便。虽然表现与痢疾和 EIEC 相似，但发热不常见。大部分 STEC 感染者可无任何并发症而恢复。然而，5%~10% 的患儿可发展至全身性并发症，如溶血尿毒综合征（HUS），表现为急性肾衰、血小板减少和溶血性贫血（见第 512 章）。严重的感染往往发生于 6 个月至 10 岁的儿童。年长儿也可发展为溶血尿毒综合征或血栓性血小板减少性紫癜。

STEC 可在人群中传播（如家庭和全日看护中心），也可通过食物和水源传播；因为吞入少量的病原菌即足够引起疾病。虽然其他许多食物如苹果汁、莴苣、菠菜、蛋黄酱、意大利腊肠、发酵的香肠和未经巴氏消毒的日常用品等也可被污染，未烧熟的汉堡包经常是食物源性爆发的原因。

STEC 影响结肠非常严重。这些细菌黏附于肠道细胞，与 EPEC 产生相同的黏附和脱落损伤。黏附机制有着与 EPEC 相关的基因（intimin, tir, EspA-D 等）。然而，除了肠上皮细胞黏附，这些细菌可以产生毒素并杀死细胞。志贺毒素被认为是最重要的 STEC 毒力因子。在过去，这些毒素也被称为疫苗毒素或者志贺样毒素。有两种主要的志贺毒素类型：Stx1 和 Stx2，其具有多种亚型。一些 STEC 只产生 Stx1，而另一些只产生 Stx2，但是大部分的 STEC 产生两种毒素。Stx1 基本上与志贺毒素，即志贺痢疾杆菌的蛋白合成抑制外毒素血清型 1 相同，而 Stx2 和其变异体则与之相关不大。

每种毒素由单一非共价性 A 亚单位和由相同的 B 亚单位五聚体组成。B 亚单位与宿主细胞的一种鞘磷脂受体 Gb3 相结合。A 亚单位通过细胞胞饮作用而摄取。毒素的目标为 28SrRNA，通过毒素在特定的腺嘌呤残端的脱嘌呤作用，引起蛋白合成的中止和细胞的死亡。当植入细菌染色体时，人字形噬菌体通常是不活跃的，而这些毒素就承载于此；当噬菌体诱导复制时（如：通过许多抗生素的诱导压力），引起了溶菌现象，并且释放出大量毒素。人们普遍认为，毒素再转运通过肠道上皮和损伤上皮细胞后进入体循环，从而引起凝血机制的激活、微血栓的形成、血管内溶血和缺血。

STEC 感染的临床结局取决于上皮黏附以及感染菌株产生的毒素。*Stx2* 型与溶血性尿毒综合征相关。只产生 Stx1 的菌株通常会引起水样腹泻，通常与溶血性尿毒综合征无关。

虽然几百种其他的 STEC 血清型也被论及，最常见的 STEC 血清型为大肠杆菌 O157：H7，O111：NM 和 O26：H11。

## 肠聚集性大肠杆菌

在发展中国家中，EAEC 与急性持续性儿童腹泻相关，特别在 <2 岁的儿童中非常显著。它也是艾滋病相关慢性腹泻和旅行者急性腹泻的病原菌。EAEC 典型的病变表现为水样、黏液样分泌性腹泻，伴低热，无或少见呕吐。水样便可持续超过 14d。在一些研究中，许多患者可有血样便。在发展中国家中，EAEC 与婴儿生长发育迟缓和营养不良有关。

EAEC 可在肠黏膜上形成一种特征性的生物膜，造成肠纤毛的缩短、出血性的坏死和炎症反应。其致病机制的假想模型包括三步：通过聚集黏附伞或相关的黏附素黏附至肠黏膜；促进黏液产生；产生毒素和炎症反应导致黏膜损伤和肠道分泌。由 EAEC 引起的腹泻主要为分泌性的。肠道的炎症反应（粪乳铁蛋白、白介素 -8 和 IL-1β 升高）可能与生长发育受损和营养不良有关。

EAEC 可以聚集特性黏附 HEp-2 细胞，被称为聚集黏附。EAEC 毒力因子包括聚集黏附伞（AAF-I 和 AAF- Ⅱ）。某些菌株产生的毒素包括质粒编码肠毒素 EAST1，其被命名为肠聚集性大肠杆菌热稳定性毒素；自主转运蛋白毒素 Pet；染色体编码肠毒素 ShET1。其他毒力因子包括外膜和分泌蛋白，如弥散素。

被归类于 EAEC 的大肠杆菌菌株属于多个血清型，包括 O3、O7、O15、O44、O77、O86、O126 和 O127。EAEC 是大肠杆菌的异质群体。最初的诊断标准（HEp-2 细胞黏附模式）可以识别出那些可能不是真正病原体的菌株；而遗传标准似乎可以更可靠地识别出真正的病原体。转录激活因子 AggR 控制着携带质粒和染色体毒力因子的表达。识别 AggR 或 AggR 调节剂似乎可以更可靠地鉴别出与疾病相关的病原性肠聚集性大肠杆菌菌株。

## 弥散黏附型大肠杆菌

尽管人们一直在质疑 DAEC 是一种真正的病原体，发达国家和发展中国家的许多研究都将这些细菌与腹泻关联，尤其是出生两年之内的儿童。流行病学研究的差异可能是由于年龄对于腹泻的敏感性，或者使用不合适的检测方法引起的。数据表明：这些细菌也可以引起成年旅行者的腹泻。DAEC产生急性水样腹泻，其通常不是痢疾，但具有持续性。

鉴定DAEC菌株基于其对培养的上皮细胞的弥漫黏附方式。DAEC菌株拥有两个假定的黏附因子。表面菌毛（指定为F1845）为其中之一，主要针对原型应变的弥漫黏附表型。这些菌毛与Afa/Dr黏附素家族同源，是由与一种特定的探针daaC杂交而识别出的，和操纵子解码Afa/Dr黏附素相同。与DA表型相关的第二种假定的黏附素为外膜蛋白（指定为AIDA-I）。其他假定的效应物（icuA, fimH, afa, agg-3A, pap, astA, shET1）对毒力的影响仍在调查中。

表达Afa/Dr黏附素的细菌与膜结合受体反应，包括识别促衰变因子。DAEC引起的结构和功能损害包括：微绒毛减少，功能性刷状边缘蛋白表达和酶活性的降低。Afa/Dr DAEC隔离群产生自转运分泌毒素，进而在肠道内引起明显的积液。

与其他病原性大肠杆菌相比，DAEC菌株相关的血清型仍不太明确。

## ■ 诊 断

临床特点对于明确诊断少有意义，常规实验室检查意义也极为有限。目前的诊断主要依赖于对于临床医生不能常规进行的实验室检查。在临床实践中，首先对于STEC发展了一种非DNA依赖的针对致泻性大肠杆菌的常规诊断方法。O157:H7血清型不能在MacConkey培养基上发酵；凝集试验可确定病原体含有O157脂多糖（LPS）。尽管商业免疫测定敏感性限制了价值，其他的STEC能够在医院的常规实验室内应用商品化的酶联免疫检测法测定，或用凝集法检测志贺毒素。

其他致泻性大肠杆菌感染的诊断主要基于组织培养试验（如HEp-2细胞的EPEC、EAEC、DAEC试验），或通过表型（如毒素）或基因识别细菌的特异性毒力因子。对基因编码的各种毒力形状的DNA探针是最好的诊断测试，但目前仅作为一种研究工具。多重，实时，或常规聚合酶链反应（PCR）可用于离体大肠杆菌菌落的推定诊断。通常，LT和ST用来诊断ETEC、IpaH或iaL用于EIEC、Eae和bfpA用于EPEC、Eae、Stx1和Stx2用于STEC、AggR或AA质粒用于EAEC、daaC或daaD用于DAEC。尽管这种做法很少是必需的，可疑的病原体只可作为参考或送研究实验室做明确诊断。

其他的实验室资料对于病因学来说都是非特异性指标。粪便的白细胞检查在EIEC中多为阳性，而在其他的致泻性大肠杆菌中均为阴性。在EIEC和STEC感染时可能外周血白细胞计数升高伴核左移。粪乳铁蛋白、IL-8和IL-1β可作为炎症标记物。电解质的改变为非特异性，只反映了液体的丢失。

## ■ 治 疗

合适的液体和电解质的治疗是管理的基础。一般来说，治疗应包括口服应用如WHO制定的补充溶液进行补充和维持治疗。电解质和其他现成的口服水溶液是可接受的替代方案。恢复摄食后，继续补充口服补液量可以防止再次脱水。应鼓励早期恢复母乳或婴儿配方乳或固体食物喂养（补液开始后6~8h内）。延迟喂养常导致慢性腹泻和营养不良。如果孩子营养不良，口服锌可以加速康复，减少未来腹泻发作的风险。

针对致泻性大肠杆菌的特异性抗感染治疗仍存在问题，因为对于这些病原菌难以做出正确的诊断以及难以预见抗生素的敏感性。在治疗过程中，由于以前接触过不恰当的抗生素治疗，这些细菌通常对抗生素有多重抗药性。发展中国家多项研究发现：致泻性大肠杆菌菌株通常对于抗生素如TMP-SMX和氨苄西林（60%~70%）有反应。目前仍没有使用抗生素治疗儿童致泻性大肠杆菌的随机对照试验；大多数数据来自旅行者腹泻病例或临床试验。当怀疑大肠杆菌感染时，ETEC对如TMP-SMX的抗菌药物有反应。旅行者腹泻试验中的许多ETEC病例对环丙沙星、阿奇霉素和利福昔明有反应。然而，除了刚从发展中国家旅行回来的儿童，用抗生素治疗严重的水样腹泻很少是恰当的。

对于EIEC感染通常在得到培养结果前已开始治疗，因为临床医生多疑诊志贺菌感染而给予经验性治疗。如果该病原菌被怀疑，TMP-SMX是一个适当的选择。虽然TMP-SMX静脉或口服给药5d是一个迅速解决的方法，缺乏快速诊断的方法造成了难以决定治疗。一些资料显示较少应用于儿童的环丙沙星或利福昔明对于EAEC引起的旅行者腹泻有效。具体治疗大肠杆菌的疗法仍不明确。

STEC代表着一种特别两难的治疗困境；许多抗生素可诱导产生毒素和噬菌体介导的细菌裂解释放毒素。抗生素不应用于治疗STEC感染，因为它可能增加引起溶血尿毒综合征的危险（见第512章）。

## ■ 疾病的预防

在发展中国家，预防致泻性大肠杆菌引起的疾病最好的方法可能是延长母乳喂养、注意个人卫生以及适当的食物和水的处理加工过程。对于到这些国家旅行的人来说，最好的预防方法是洗手，只食用经处理的水或瓶装饮料、面包和果汁，水果需要削皮，食物需煮熟后食用。

预防性的抗生素治疗虽然在成人旅行者中有效，但在儿童中未进行研究而不推荐使用。公共卫生的措施包括污水处理和食品加工，使得一些需要大接种量而致病的病原菌引起的疾病在工业化国家中相对少见。STEC 食物源性的爆发仍是个问题，至今未发现合适的解决办法。在偶发性的 EPEC 的医院内爆发期间，注意肠道隔离是关键。

保护性免疫的实际情况尚未完全了解，故尚无疫苗应用于儿童临床。目前有几种在细菌毒素或定植因子基础上研制出的候选疫苗可以预防成人旅行者出现的 ETEC。

保护性免疫的实际情况尚未完全了解，故尚无疫苗应用于儿童临床。目前有几种在细菌毒素或定植因子基础上研制出的候选疫苗可以预防成人旅行者出现的 ETEC。

## 参考书目

参考书目请参见光盘。

（邓继岿　译，方峰　审）

# 第 193 章
# 霍　乱

*Anna Lena Lopez*

霍乱是一种可以造成迅速脱水的腹泻性疾病，如果不能及时提供恰当的治疗，可以导致患者死亡。尽管霍乱在发达国家罕有发生，但是在一些卫生条件差，供水设施不完备的地方仍有爆发的可能，特别是在人口居住拥挤的环境，例如难民营。世界卫生组织（WHO）报告显示，霍乱病例逐年上升，2006 和 2007 年每年霍乱发生病例已经超过了 2002—2005 年的平均年发病例。2007 年有 177 963 个霍乱病例被报道，其中 4031 患者死亡，实际数字可能会更高。

## 病原学

霍乱的病原是霍乱弧菌，是一种逗点状的革兰氏阴性杆菌。根据菌体 O 抗原可细分为不同血清型。在 200 多种血清型中，只有 O1、O139 血清型的菌株造成流行，尽管一些不是 O1、O139 的菌株，如 O75、O141 菌株，也可以致病，导致小流行。鞭毛 H 抗原不用于种属区别。根据生物化学特征，O1 菌株可进一步分为：古典型和 El Tor（厄尔托）型。但自 21 世纪以来，仅有 O1 El Tor 型被报道。具有古典基因的霍乱弧菌 O1 群 El Tor 的变异型和杂交型，均在亚洲和非洲被报道过。根据 O 抗原不同，每一种生物型可以进一步分为稻叶型、小川型和彦岛血清型。稻叶型菌株有 A 和 C 抗原决定簇，而小川型菌株有 A、B 抗原决定簇。彦岛型菌株拥有所有 3 个抗原决定簇，但是都不稳定，而且罕见。

## 流行病学

前 6 次霍乱大流行均起源于印度次大陆，由古典型 O1 群霍乱弧菌引起。第 7 次大流行影响最广泛，是由 El Tor（厄尔托）型 O1 群霍乱弧菌引起。它始于 1961 年印度尼西亚的苏拉威西岛，蔓延到印度次大陆、东南亚、非洲、大洋洲、南欧以及美国。1991 年，厄尔托型 O1 群霍乱弧菌第一次出现在秘鲁，随后在美洲迅速蔓延。在霍乱多次爆发的地区，由于大量人群因反复接触霍乱而产生免疫力，霍乱已成为该地区的地方性疾病。现在霍乱主要在东非、南非、非洲西北部、南亚和东南亚流行。

1992 年，在印度和孟加拉国，第一个非 O1 群霍乱弧菌引起流行，并最终被确定为霍乱弧菌 O139。自 1992 到 1994 年，这个菌株取代 O1 型成为南亚最主要霍乱致病菌，但之后鲜有发生。

杂交型厄尔托型霍乱菌株首次在孟加拉国被零星发现。2004 年，在莫桑比克的常规检测中，携带古典基因的 O1 厄尔托霍乱弧菌被分离鉴定。从那以后，杂交型和变异型的厄尔托霍乱菌株在亚洲的其他地区和非洲均被报告过，并在印度和越南造成疫情。虽然古典型的霍乱菌株事实上已经消失了，但它的基因仍然被保存在厄尔托霍乱弧菌生物型中。

人类是霍乱菌株唯一的已知宿主，但在海洋环境中，有着独立生存和寄生于浮游生物体中的霍乱弧菌。这些霍乱弧菌不仅能在中度盐度的水中蓬勃生长，也能在富含营养的淡水和河流中生存，譬如当河水富含有机污染物，如人类的排泄废物等。在无活力的物体表面形成生物被膜和进入休眠状态的能力是造成霍乱弧菌生存力强的两个主要假想因素。影响霍乱弧菌的生存及霍乱毒素（一个重要的毒力决定因素）表达的重要环境因素包括海面温度、酸碱度、叶绿素含量，铁化合物和壳多糖的存在以及气候条件，如降雨量和海平面上升。

食用受污染的水和未煮熟的贝类是主要传播方式，后者经常出现在发达国家。孟加拉国先前的研究显示，2~4 岁儿童患病率最高。而来自两个流行地区印度尼西亚的雅加达和印度的加尔各答的数据表明：婴儿和 < 2 岁的儿童患病率最高。另一方面，在非流行地区，发病的年龄区间没有显著差异。流行病和地方病数据都提示，霍乱首先感染男人。那些 O 型血、胃酸缺乏、营养不良、免疫功能不全、局部肠道免疫缺乏（感染或疫苗接种前暴露）的人，发展成严重疾病的风险大大增加。因为霍乱患者的粪便含有高浓度的霍乱弧菌（最高每克粪便可含 108），所以患者家属的患病风险非常高。

## ■ 发病机制

环境中的霍乱弧菌被摄入人体后，在人类肠道移行中发生一些改变：一些有助获取营养、下调趋化反应、增强活力的基因表达会增加。

这些改变使霍乱弧菌具有高度传染性，使得较低剂量的霍乱弧菌就可以使后续的感染者发病。

虽然严重的霍乱发生需要大量的细菌（>108），对于胃部屏障破坏的人，低量细菌（105）即可发病。如果霍乱弧菌没有被胃酸杀死，它们就会通过毒素协同调节菌毛（TCP）和活动力等多种因素移行定值到小肠，从而导致霍乱毒素的有效传递。霍乱毒素由 5 个负责结合的 B 亚单位和 1 个酶活性的 A 亚单位组成。B 亚单位负责位于小肠上皮细胞 GM1 神经节苷脂受体的结合。黏附之后，A 亚单位释放到细胞里，激活腺苷酸环化酶和启动一系列反应。环磷酸腺苷（cAMP）的增加，导致腺窝细胞分泌更多氯，从而引起肠微绒毛对钠和氯的吸收减少。这些变化最终导致小肠产生超出结肠重吸收能力的大量富含电解质的等渗液，从而引起快速脱水，钠、氯、碳酸氢盐和钾等电解质的耗竭，代谢性酸中毒和低钾血症。

## ■ 临床表现

大多数霍乱病例症状轻微或不明显。在有症状的病例中，20% 左右病例会出现可迅速导致死亡的严重脱水。急性水样腹泻和呕吐会在 1~3d 的潜伏期（几个小时到 5d 内）后出现。霍乱发病可能很突然，伴有大量水样腹泻，但在一些患者中，会有食欲缺乏、腹部不适，大便褐色等前期症状。霍乱的特有症状是腹泻可进展为无痛性、米泔样（悬浮黏液碎片）、带有鱼腥味的大便。疾病的初期通常表现是清水样液体的呕吐。

重症霍乱：本病最严重的表现是当腹泻为 500~1000ml/h，会出现脱水症状，尿量减少、囟门凹陷（婴儿）、眼窝凹陷、无泪、口唇干燥、手和脚皮肤皱缩（洗衣女工手）、皮肤苍白、脉搏无力、心动过速，低血压、血管塌陷（图 193-1）。代谢性酸中毒的患者会出现典型的潮式呼吸。尽管患者起初意识清醒，只表现口渴，但是如果腹泻不能迅速纠正，患者很快会出现意识模糊、昏迷，数小时内死亡。

## ■ 实验室结果

脱水显而易见会引起尿比重升高和血液浓缩。在进食减少的急性患者中常见低血糖 。代谢性酸中毒初期，血钾正常甚至偏高，然而随着酸中毒被纠正，低血钾反而更容易出现。碳酸氢根减少引起的代谢性酸中毒在重症霍乱中尤其突出，取决于疾病的严重程度，血钠、血氯水平可能正常或减少。

## ■ 诊断和鉴别诊断

对出现水样腹泻，严重脱水，并且最近到过已知霍乱疫源地的儿童，可定为霍乱疑似病例，并等待实验结果确诊。霍乱不同与其他腹泻性疾病是因为它通常会在成人和儿童中爆发流行。

对脱水的纠正治疗，尽可能早开始。临床上霍乱可能与导致腹泻的其他病因(例如 产毒性大肠埃希菌、轮状病毒）区别起来比较困难。霍乱弧菌的微生物分离仍然是诊断霍乱的黄金标准。尽管治疗早期不要求明确诊断，但对于流行病学监测，实验室确认是必要的。霍乱弧菌可以从粪便、呕吐物或直肠拭子分离出来。样本如果不能立刻处理，可以通过 Cary-Blair 培养基转运。通常使用能抑制正常菌群生长的选择性培养基如硫代硫酸柠檬酸胆汁盐蔗糖（TCBS）琼脂。因为大多数发达国家的实验室不做霍乱弧菌常规培养，所以临床医生应要求对临床疑似病例做合适的培养。

因为霍乱不引起炎症，粪便检查几乎不会显示白细胞和红细胞。在米泔水样的大便湿涂片上，用暗视

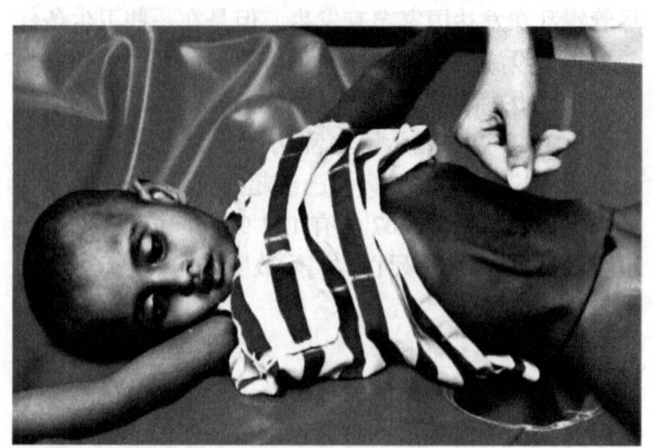

**图 193-1（见彩图）**　一个横卧在一张小床上的儿童，有典型的霍乱严重脱水体征，眼球凹陷、昏睡、皮肤弹性差。但是在 2h 内，他坐了起来，神志清楚，可以正常饮食

野显微镜可以迅速识别霍乱弧菌的典型“快速运动”其在添加霍乱弧菌 O1 或 O139 的选择性抗体后会消失。快速诊断性测试方法目前正在被评估，它将来会被允许在床旁检测使用。可供使用的还有借助于聚合酶链反应（PCR）和 DNA 探针技术进行分子识别，但是在霍乱流行地区还很少应用。

## 并发症

补液治疗延迟或补液不恰当往往会出现并发症。长时间低血压会造成肾衰竭。如果血钾补充不足，低血钾会造成肾病、局灶心肌坏死。儿童易发生低血糖，不纠正的话，会导致惊厥。

## 治　疗

补液是治疗的重点（见第 332 章）。及时有效的疾病管理大大降低了死亡率。除非患者有休克，或者肠道梗阻，轻度或中度脱水患儿可以通过口服补液治疗（ORS）得到缓解。呕吐不是口服补液治疗（ORS）的禁忌。严重脱水患者需要静脉输液，最有效的液体是乳酸林格氏液。尽可能在补液过程中采用米基口服补液盐治疗。因为有显示其对儿童和成人霍乱患者的疗效优于标准口服补液盐。密切监测是必要的，特别是在发病的 24h 内，这期间有大量的粪便被排泄出来。补液开始后，每隔 1~2h 必须评估一下患者，如果正有严重的腹泻，评估要更加频繁。腹泻时要继续喂养，少量多次喂养比多量少次喂养更易耐受。

一旦呕吐停止（通常开始补液治疗 4~6h 后），对当地霍乱弧菌敏感的抗生素必须开始使用。抗生素使用（表 193-1）能缩短病程，减少粪便排泄物中霍乱弧菌数量，减少腹泻排泄量，减少机体补液需求量。单剂量强力霉素可增加霍乱弧菌耐药性，关于霍乱弧菌对四环素耐药的报道越来越多。环丙沙星、阿奇霉素和复方新诺明对霍乱弧菌也有效。尽管体外试验显示菌株有敏感性，临床上头孢霉素和氨基糖代类抗生素对霍乱弧菌无效，因此不应使用。

**表 193-1　在严重脱水疑似霍乱患者中建议的抗菌药物。**

| 抗生素的选择 | 次选的 |
|---|---|
| 多西环素（成人和年长儿）：300mg 1 次顿服<br>或者<br>四环素 12.5mg/kg/ 次 4 次 /d × 3d（最大 500mg 每剂 × 3d） | 红霉素 12.5mg/kg/ 次 4 次 /d × 3 d（最大 250mg 4 次 /d × 3d） |

* 抗生素的选择应该基于该地区 O1 和 O139 霍乱菌株的敏感性

Adapted from World Health Organization: The treatment of diarrhea: a manual for physicians and other senior health workers—4th revision, Geneva, 2005, World Health Organization

一旦呕吐停止即给予补锌治疗。儿童缺锌在发展中国家很常见。在疾病 14d 内，对小于 5 岁的儿童每天补锌，可以缩短腹泻持续时间，可以减少后续的腹泻事件。小于 6 月的婴儿，每天口服 10mg 克锌 2 周，6~12 岁的儿童，每天口服 20mg 锌 2 周。

## 预　防

控制霍乱最重要的是提高个人卫生，使用清洁水源和保持公共卫生。合适的个案管理能显著的减少病死率（<1%）。来自发达国家的旅行者，通常之前从没有接触过霍乱，因此患病的风险更大。去霍乱疫源地旅行的儿童，应该避免饮用可能受污染的水，避免食用高风险的食物例如未做熟的鱼和贝类。

没有一个国家或地区把霍乱疫苗接种作为入境条件。霍乱疫苗在美国并没有获得批准。被国际批准的一种重组 B 亚单位（Dukoral, SBL/Crucell）全灭活口服霍乱疫苗已经在包括欧盟内的 60 多个国家使用，其不仅在霍乱疫区可以预防霍乱，同时对一些产毒性大肠埃希菌有交叉预防作用。上一代注射用的霍乱疫苗，因为其预防的有限性和高反应源性，不被世界卫生组织推荐。口服霍乱疫苗问世已经二十多年了，也是去霍乱疫源地的发达国家旅行者常用的疫苗。尽管自从 2001 年，世界卫生组织（WHO）推荐在霍乱肆虐和疫源地使用口服霍乱疫苗，但是这些疫苗并没有被广泛使用。表 193-2 显示目前被允许使用的疫苗和给药方案。口服减毒霍乱活疫苗（Orochol, Berna Biotech/Crucell）因为在疫区没有被临床验证能够预防霍乱，所以不再生产。

**表 193-2　国际许可的口服霍乱疫苗**

| 疫苗商品名 | 目 录 | 剂量时间表 |
|---|---|---|
| 灭活口服疫苗 | 1 毫克的 B 亚单位霍乱毒素加上 2.5 × 1010 以下的霍乱弧菌菌株：福尔马林灭活厄托儿霍乱弧菌 稻叶型（费城 6973），加热灭活古典霍乱弧菌稻叶型（开罗 48），加热灭活古典霍乱弧菌小川型（开罗 50），福尔马林灭活的古典霍乱弧菌小川型（开罗 50） | 儿童 2~6 岁：3 剂，间隔 1~6 周<br>成人和 >6 岁儿童：2 剂，间隔 1~6 周 |
| 口服重组减毒活疫苗 | 减毒活古典 O1 霍乱弧菌 CVD 103-HgR | 成人和大于 2 岁的儿童 1 剂 |

## 参考书目

参考书目请参见光盘。

（邓继岿　译，方峰　审）

# 第 194 章 弯曲杆菌

Gloria P. Heresi, Shahida Baqar, James R. Murphy

空肠弯曲杆菌和结肠弯曲杆菌都属于人体肠道感染的最常见病原，是全球性的人畜共患病，感染这些病原有可能并发严重免疫反应性疾病和免疫增殖性疾病。

## ■ 病 因

弯曲杆菌属包括超过 20 个种类，已明确或可能对人类有致病性的种类包括空肠弯杆菌（*C. jejuni*）、胚胎弯曲菌（*C. fetus*）、结肠弯曲菌（*C. coli*）、猪肠弯曲菌（*C. hyointestinalis*）、海鸥弯曲菌（*C. lari*）、乌普萨拉弯曲菌（*C. upsaliensis*），简明弯曲菌（*C. concisus*）、唾液弯曲杆菌（*C. sputorum*）、直肠弯曲菌（*C. rectus*）、黏膜弯曲菌（*C. mucosalis*）、空肠弯曲菌亚种（*C. jejuni subspecies doylei*）、*C. curvus*、*C. gracilis* 和 *C. cryaerophila*。

弯曲杆菌生物体是一种细小的（宽 0.2~0.4μm），弯曲的、革兰氏阴性无芽孢的棒状体（长 1.5~3.5μm），末端通常为圆锥形。它们通常比其他大多数肠道细菌病原体小，且具有可变的形态，可以为短逗号状或 S 形和伴有纤毛的长螺旋体形及海鸥形。单个的弯曲杆菌体通常使用一端或两端的鞭毛运动。在固体培养基上生长形成小的（直径 0.5~1mm），略微凸起的光滑菌落。在血培养接种 5~14d 后才可见明显生长。多数弯曲杆菌是微需氧性的，它们是既不氧化也不发酵的碳水化合物。对于提高空肠弯曲菌分离的选择培养基可能作用不明显，甚至抑制其他弯曲杆菌的生长。空肠弯曲菌有一个含有 164 万个碱基对（30.6% $G^+C$）的环形染色体，这提示其编码 1654 种蛋白质和 54 种稳定的 RNA 种类。这基因组几乎不含有插入序列、噬菌体序列和重复序列。

弯曲杆菌相关的临床表现不一，在某种程度上由菌种决定（表 194–1）。普遍认为，胃肠道疾病与空肠弯曲菌和结肠弯曲菌有关，而胃肠道外和全身性感染与胚胎弯曲菌有关。无胃肠道症状或体征的空肠弯曲菌败血症正被逐渐认识，海鸥弯曲菌（*C. lari*）、胚胎弯曲菌和其他的弯曲杆菌属通常很少会引起肠炎。

## ■ 流行病学

人类弯曲杆菌病最常见源于食用受污染的家禽（鸡、火鸡）或未经消毒的牛奶，而极少来源于食用水、宠物（猫、狗、仓鼠）和农场动物。受环境因素影响，热带地区常年发病，而温带地区则呈现出季节性高峰（在美国主要分布于夏末和初秋）。在工业化国家，发病年龄主要集中在婴幼儿期和 15~44 岁的年龄。美国估计每年有 240 万例弯曲杆菌感染个案，

表 194–1 与人类疾病有关的弯曲杆菌种类

| 种类 | 人类的临床疾病 | 常见来源 |
|---|---|---|
| 空肠弯曲菌 | 胃肠炎，败血症，吉兰 – 巴雷综合征 | 家禽、生乳、猫、狗、牛、猪、猴子、水 |
| 结肠弯曲菌 | 胃肠炎，败血症 | 家禽、生乳、猫、狗、牛、猪、猴子、牡蛎、水 |
| 胚胎弯曲菌 | 败血症，脑膜炎，心内膜炎，真菌性动脉瘤，腹泻 | 羊、牛、禽类 |
| 猪肠弯曲菌 | 腹泻，败血症，直肠炎 | 猪、牛、鹿、仓鼠、生乳、牡蛎 |
| *Lari* 弯曲菌 | 腹泻，结肠炎，阑尾炎，败血症，尿路感染 | 海鸥、水、家禽、牛、狗、猫、猴子、牡蛎、蚌类 |
| *Upsaliensis* 弯曲菌 | 腹泻，败血症，脓肿，肠炎，结肠炎，溶血尿毒综合征 | 猫，其他家庭宠物 |
| *Concisus* 弯曲菌 | 腹泻，胃肠，肠炎 | 人类口腔 |
| 唾液弯曲菌 | 腹泻，褥疮、脓肿，牙周炎 | 人类口腔、牛、猪 |
| 直肠弯曲菌 | 牙周炎 | |
| 黏膜弯曲菌 | 肠炎 | 猪 |
| 空肠弯曲菌亚种 | 腹泻，结肠炎，阑尾炎，败血症，尿路感染 | 猪 |
| *Curvus* 弯曲菌 | 齿龈炎，牙槽脓肿 | 家禽、生乳、猫、狗、牛、猪、猴子、水、人类口腔 |
| *gracilis* 弯曲菌 | 脓肿（头颈部、腹腔、脓胸） | |
| *Cryaerophila* 弯曲菌 | 腹泻 | 猪 |

造成 >100 人死亡。而在荷兰，根据可公开的医疗记录分析显示，定居者每隔 2 年就会获得无症状弯曲杆菌感染 1 次，而其中大约有 1% 可发展成为有症状感染者。

虽然禽类是弯曲杆菌的主要来源，但是人类食用的许多动物都携带弯曲杆菌，包括海鲜。此外，许多被当作宠物来饲养的动物也携带弯曲杆菌，而昆虫在被弯曲杆菌污染的环境中栖息也能成为携带者。经常直接或间接暴露于这些外界来源是人类被感染的基本途径。在农场工人之间，弯曲杆菌可通过空气传播。越来越多的证据表明，在动物性食品中使用抗生素会增加从人体分离出的耐药弯曲杆菌的患病率。

人类感染剂量为数百菌落单位，空肠弯曲菌和结肠弯曲菌可在人群间、围产期及幼儿看护中心的换尿布的幼儿之间传播。被空肠弯曲菌感染的个体通常在几周内，但也有可能在几个月内排出病原体。

## 发病机制

空肠弯曲菌肠炎的病理机制包括通过胃，黏附于肠道黏膜细胞和启动肠腔积液。多数弯曲杆菌对酸敏感，降低胃液的 pH 和在经过胃运输过程中能够把弯曲杆菌生物体屏蔽的食物是弯曲杆菌经胃顺利到达肠道的主要因素。随后，细菌运动，表面蛋白和表面聚糖促进细菌黏附于肠黏膜细胞。细菌入侵和潜在的霍乱样毒素及细胞毒素对黏膜细胞的损伤程度与肠腔积液相关。然后，空肠弯曲菌离开黏膜表面。不同的空肠弯曲菌感染的病理机制各有差异。

弯曲杆菌于其他肠道细菌病原体不同之处在于它们具有 N- 和 O- 连接的糖基化能力。N- 连接的糖基化与细菌表面的分子表达有关，而 O- 连接糖基化似乎仅作用于鞭毛。糖基化位点的滑链错配导致修饰及抗原性不同的表面结构。据推测，抗原变异提供了一种免疫逃避机制。

胚胎弯曲菌的高分子量的 S 层蛋白给予了这个菌种高水平的抗血清介导杀菌和吞噬作用的抵抗力，被认为是引起菌血症倾向的原因。空肠和结肠弯曲菌对于抗血清介导的杀菌作用非常敏感，但是也存在着更大抵抗力的许多变异体。已有证据显示抗血清杀灭变异体可能更有能力导致全身性扩散。

一些血清型的空肠弯曲菌感染和吉兰 - 巴雷综合征之间有着密切的关系（见第 608 章）。神经组织和弯曲菌的分子的类似性可能是弯曲杆菌相关吉兰 - 巴雷综合征和其变种，即表现为共济失调、反射消失和眼肌麻痹的 Miller-Fisher 综合征发病的触发因子。反应性关节炎和结节性红斑也可能发生，大部分弯曲杆菌感染不继发免疫反应性的并发症，表明除了在分子类似外模拟中还需要其他因素来促使这些并发症的发生。

越来越多的证据表明弯曲杆菌感染与肠易激综合征之间有关联。所以建议弯曲杆菌感染引起的轻度炎症反应，扰乱肠道神经，导致症状的可以通过内镜监测检测。

## 临床表现

弯曲杆菌感染后的临床表现受感染菌株种类及宿主因素影响，如年龄、免疫因素及潜在疾病。最常见的临床表现是急性肠炎。

### 急性胃肠炎

腹泻经常由空肠弯曲菌（90%~95%）和结肠弯曲菌，罕见由 lari 弯曲菌和猪肠弯曲菌或乌普萨拉弯曲菌引起。潜伏期为 1~7d，患者可有水样稀便或血样和黏液样便（痢疾便），严重者，症状出现 2~4d 后便可有便血。发热可为唯一初始症状，但是 60%~90% 的年长儿诉有腹痛，脐周为主，腹部绞痛可先于其他症状出现或持续至大便正常后。腹痛可类似于阑尾炎或肠套叠。

轻症感染只持续 1~2d 而类似于病毒性肠炎。大部分患者在 1 周内恢复，虽然 20%~30% 的患者病程持续 2 周，5%~10% 的患者病程持续更长。死亡病例罕见。在免疫功能正常的患者、低丙种球蛋白血症（先天或获得性）患者和 AIDS 患者中已有报告在持续性和复发性的弯曲杆菌性胃肠炎治疗中出现红霉素耐药。持续性感染可能类似于慢性炎症性肠炎。病菌从未治疗患者的大便中排出可持续 2~3 周，范围可从几天至几周。婴幼儿倾向于长时间排菌。在空肠弯曲菌感染期间接受阑尾切除术的患者中有发生急性阑尾炎、肠系膜淋巴结炎和回结肠炎的报道。

### 败血症

除胚胎弯曲菌外，弯曲杆菌败血症主要发生于营养不良的儿童、慢性疾病或免疫缺陷（HIV、其他）以及年龄两端的患者，并且通常是无症状的。胚胎弯曲菌在成人中可引起有或无局部感染的败血症，这些患者大部分有如恶性肿瘤或糖尿病等潜在疾病。败血症可有发热、头痛和不适等症状，如果病程长，复发性或间歇性发热可伴有盗汗、寒战和体重减轻。昏睡和意识混乱可发生。但是如果没有脑血管病变和脑膜炎，神经系统局部体征不常见。可有咳嗽，但很少累及肺间质。腹痛常见，腹泻、黄疸和肝大不常见。血常规可见白细胞可中度升高。暂时性的无症状性的菌血症和快速致死性的败血症均可见，也有自行缓解的及持续 8~13 周的败血症。偶尔有因 *Upsaliensis* 弯曲菌感染引起败血症的报告。

### 局灶性肠外感染

空肠弯曲菌引起的局灶性感染主要发生在新生儿和有免疫缺陷的患者。包括脑膜炎、血栓性静脉炎、胰腺炎、胆囊炎、疼痛位于右下腹类似于阑尾炎、回结肠炎、尿路感染、关节炎、腹膜炎、心包炎和心内膜炎。胚胎弯曲菌多定植于血管内膜，引起心内膜炎、心包炎血栓性静脉炎和真菌性动脉瘤。还可引起脑膜炎、脓毒性关节炎、骨髓炎、尿路感染、肺脓肿和胆管炎。猪肠弯曲菌可引起直肠炎，乌普萨拉弯曲菌可引起乳房脓肿，直肠弯曲菌可引起牙周炎。

### 围产期感染

严重的围产期感染虽然不常见，但是通常由胚胎弯曲菌引起，罕见由空肠弯曲菌引起。母体可能是无症状性的胚胎弯曲菌和空肠弯曲菌感染，可导致流产、死产、早产或新生感染性败血症和脑膜炎。新生儿空肠弯曲菌感染可表现为血性腹泻，胚胎弯曲菌很少引起腹泻。

## ■ 诊 断

诊断弯曲杆菌性肠炎的临床表现和其他肠源性病原菌引起的肠炎相似。鉴别诊断应包括志贺菌、沙门菌、侵袭性大肠杆菌、大肠杆菌 0157:H7、小肠结肠耶尔森菌、气单胞菌、副溶血弧菌和阿米巴感染。75% 病例的粪便中可发现白细胞，50% 可有血性粪便。如有持续的便血、发热和腹痛，应对弯曲菌感染进行评估。

空肠弯曲菌肠炎的诊断通常是通过粪便或肛拭子培养进行细菌鉴定而证实。选择性的培养基如 Skirruw 或 Butzler 培养基和微需氧条件（5%~10% 的氧）常用。一些空肠弯曲菌在 42℃生长良好。可应用过滤法来优先选择聚集弯曲杆菌因为他们较小的尺寸。这些方法可使标本浓缩随之在无抗生素的培养基上进行培养，以增加被标准选择性培养基里的抗生素所抑制的弯曲杆菌的分离率。从正常无菌部位分离空肠弯曲菌不需要增强程序。

为快速诊断弯曲杆菌肠炎，可以应用粪便涂片的直接酚红染色、间接荧光抗体检测、暗视野显微镜和乳胶凝集法等检验方法。用酶联免疫法检测抗原的敏感性和特异性接近于培养。菌种特异性的 DNA 探针和用 PCR 法进行特异性基因扩增已有报道。血清学诊断也同样可行。

## ■ 并发症

严重、迁延的空肠弯曲菌感染可发生在有免疫缺陷包括低丙种球蛋白血症和营养不良的患者中。在 AIDS 患者中，已有报道空肠弯曲菌感染的频率和严重度均有上升，其严重度和 CD4 计数成负相关。

### 反应性关节炎

在青春期的儿童和成人中弯曲杆菌性肠炎可合并反应性关节炎，特别是 HLA-B27 阳性的患者。在腹泻发生 5~40d 后出现，累及主要大关节，无后遗症。关节炎为典型游走性，但无发热。关节腔液通常是无菌的。反应性关节炎同时合并结膜炎、尿道炎和皮疹（包括结节性红斑）也有发生，但罕见。

### 吉兰 – 巴雷综合征

吉兰 – 巴雷综合征（Guillain-Barré syndrome，GBS）是一种临床表现为急性迟缓性瘫痪的周围神经系统的脱髓鞘性疾病，是世界上引起神经肌肉瘫痪的最常见原因。GBS 引起的死亡率小于 2%，而小于 20% 的患者会遗留神经系统后遗症。空肠弯曲菌感染是 GBS 的一种重要的致病因子，有报道在培养证实为空肠弯曲菌感染后 1~12 周发生 GBS。在超过 25% 的出现神经系统症状体征的 GBS 患者的粪便培养中发现了空肠弯曲菌。血清学研究提示 20%~45% 的 GBS 患者近期有空肠弯曲菌感染证据。GBS 的治疗包括支持疗法、静脉注射丙种球蛋白和血浆置换。

### 其他的并发症

有报道发生 IgA 肾病和肾中有空肠弯曲菌抗原的免疫复合物肾小球肾炎。弯曲杆菌感染同样与溶血性贫血有关。

## ■ 治 疗

体液补充、纠正电解质紊乱和支持治疗是治疗儿童弯曲杆菌胃肠炎的基础。抗动力性药物可因导致病程延长和致死性疾病而禁用。

对于无并发症的患者抗生素应用的必要性存在争议。一些资料显示对于弯曲杆菌性肠炎有痢疾样表现的患者早期应用琥乙红霉素混悬剂可能缩短症状和肠道排菌时间。

大部分的弯曲杆菌对于大环内酯类、氨基糖苷类、氯霉素、亚胺培南和克林霉素敏感，而对于头孢菌素类、四环素、利福平、青霉素、甲氧苄氨嘧啶和万古霉素耐药。目前已有对于喹诺酮类耐药，这与喹诺酮在兽医中应用有关。耐红霉素的弯曲杆菌菌株不常见，如果需要治疗，红霉素仍是可选择的药物。克拉霉素和阿奇霉素在试管中显示了很好的活性，但临床评价有限。对于有痢疾样的表现、高热或病情严重的患者和免疫抑制和潜在性疾病的儿童推荐使用抗生素。

对于胚胎弯曲菌所引起菌血症的患者，建议延长治疗时间。耐红霉素的胚胎弯曲菌菌株已有报道。

## 预　后

尽管弯曲杆菌性胃肠炎通常为自限性，在包括AIDS感染免疫抑制的儿童中，可发生迁延性和重症的病程过程，在新生儿和免疫耐受的宿主中败血症的预后不良，估计死亡率为30%~40%。

## 预　防

大部分人类弯曲杆菌感染是间接或直接地从受感染的动物或受污染的食物获得的。减少感染的干预包括在能杀死弯曲杆菌的条件下加工食物、在食物煮熟后防止再污染（避免使用相同的表面、容器或生熟食物共放同一容器），保证水源不受污染和盛水容器的清洁、采取措施防止从已被感染的人或宠物处直接传播。母乳喂养似乎可以降低症状性弯曲杆菌病但不能降低细菌定植。

目前正研究几种免疫接种方法，包括应用活的减毒生物体、亚单位疫苗和灭活的全细胞性疫苗。

## 参考书目

参考书目请参见光盘。

（邓继岿　译，方峰　审）

# 第 195 章 耶尔森菌

*Anupama Kalaskar, Gloria P. Heresi, James R. Murphy*

耶尔森菌属属于肠杆菌科，已命名的种类超过14种，其中3种可引起人类致病。作为引起人类疾病的最常见的耶尔森菌 – 小肠结肠炎耶尔森菌可引起发热、类似阑尾炎样的腹痛和腹泻。假结核型耶尔森菌常与肠系膜淋巴结炎有关。作为鼠疫的病原菌，鼠疫耶尔森菌最常引起急性发热性淋巴腺炎（腺鼠疫），较少以败血症、肺炎、脑炎为表现。未经治疗和延迟治疗的鼠疫有很高的死亡率。其他类型的耶尔森菌在人类感染性疾病中不常见，患病者往往提示免疫缺陷。耶尔森菌病是动物传染病。人类的感染多是由于接触感染动物或它们的组织；食用了被污染的水、牛奶、肉；对于鼠疫耶尔森菌，被感染的跳蚤叮咬也会传染。弗氏耶尔森菌、中间型耶尔森菌、克氏耶尔森菌、阿氏耶尔森菌、伯氏耶尔森菌、莫氏耶尔森菌、罗氏耶尔森菌和鲁氏耶尔森菌与人类疾病的关系尚不明确。一些耶尔森菌在低温（1℃ ~4℃）仍能复制，或者在50℃ ~60℃的高温时可存活。这样的话普通食物的制备、储存、常规的巴氏灭菌法不能抑制细菌的数量。它们大多数对氧化剂敏感。

## 195.1　小肠结肠炎耶尔森菌

*Anupama Kalaskar, Gloria P. Heresi, James R. Murphy*

### 病　因

小肠结肠炎耶尔森菌是一种大的革兰氏阴性的球杆菌，当被亚甲蓝或酚红染色后显示少或没有双极性。这些兼性厌氧菌在普通培养基可生长的很好，在22℃可移动，在37℃则不能。小肠结肠炎耶尔森菌包含了致病性和非致病性菌株。

### 流行病学

小肠结肠炎耶尔森菌通过食物、水、动物接触和受污染的血制品传给人类。可通过母婴传播。小肠结肠炎耶尔森菌呈全球性分布，但很少为热带地区腹泻的原因。在美国，每10万人口中每天有1例经培养证实的小肠结肠炎耶尔森菌感染，在北欧感染可能更常见。病例常发生在寒冷的月份，在年轻人和儿童中多见。大多数的儿童感染者年龄小于7岁，绝大多数年龄小于1岁。

小肠结肠炎耶尔森菌的自然宿主主要有猪、啮齿类动物、兔、羊、牛、马、狗、猫。接触野生动物及家养的宠物是人类感染的主要来源。培养和分子生物学技术已经发现在包括蔬菜汁、巴氏杀菌奶、胡萝卜以及水等很多食物中存在这种细菌。散发的小肠结肠炎耶尔森菌感染来源于猪内脏。在一项研究中，人类感染菌株的71%与猪的分离菌株一致。小肠结肠炎耶尔森菌是屠宰工人的职业性威胁。部分由于在冰箱的温度下小肠结肠炎耶尔森菌仍可繁殖，有时也通过静脉注射被污染的液体包括血液制品传播。

随着假结核性耶尔森菌感染的减少，小肠结肠炎耶尔森菌感染在增加，提示在生态环境中前者正在被后者取代。动物的大规模繁殖、基于冷冻储存的肉类工业的发展、肉类产品和动物的国际贸易也是人类耶尔森菌病发病上升的部分原因。有证据表明，在农场条件下，猪使得小肠结肠炎耶尔森菌更易扩散。

### 发病机制

病菌通常经过消化道进入，引起回肠的黏膜溃疡。引起集合淋巴结的坏死性病变和肠黏膜的淋巴结炎。

如发生败血症，那么可在感染的器官发现化脓性病变。感染能诱发反应性关节炎和结节性红斑。

黏附、进入、产生毒素是发病机制的基本要素。与细菌Ⅲ型分泌系统有关的细菌组成部分可主动抑制免疫活性，提示免疫抑制也是发病机制的一部分。细菌的活动性也是小肠结肠炎发病机制中所要求的。导致人类患病的血清型是O：3、O：8、O：5，27，染色体和质粒编码是细菌的毒力特征。由于致病菌株需要铁，那些有铁超负荷的患者，如血色病、地中海贫血、镰状细胞贫血患者是本病的高危人群。

## ■ 临床表现

本病常表现为小肠结肠炎，症状有腹泻、发热、腹痛。急性肠炎在幼童中常见，表现如同阑尾炎的肠系膜淋巴结炎主要发生在年长儿和青少年。粪便可能为水样或者含有白细胞，黏液血便不多见。小肠结肠炎耶尔森菌可经粪便持续排出1~4周。患者的家庭接触者常常是小肠结肠炎耶尔森菌的无症状携带者。小肠结肠炎耶尔森菌败血症不常见，常常发生在小于3月的小婴儿和免疫缺陷的患儿。全身性感染有肝脾脓肿、骨髓炎、脑膜炎、心内膜炎、真菌性动脉瘤。渗出性咽炎、肺炎、脓胸、肺脓肿和急性呼吸窘迫综合征不常见。免疫缺陷病的小肠结肠炎耶尔森菌感染在体征及CT表现提示为伴肝转移的结肠癌。

反应性合并症包括结节性红斑、关节炎、葡萄膜炎皮疹综合征这些临床表现在一些选择性的人群如北欧人可能是更普通，与女孩及HLA-B27相关。小肠结肠炎耶尔森菌感染与川崎病相关。

## ■ 诊　断

小肠结肠炎耶尔森菌很容易从正常无菌部位培养，但是从粪便中的分离要经过特别的程序，因为在那儿，其他细菌的生长速度超过它。冷富集即标本在缓冲盐中培养，可以进行耶尔森菌的择优生长，但是这需要花数周的时间。PCR和DNA芯片比培养更敏感，其中DNA芯片的敏感性和准确性比多重PCR更好。许多实验室并不常规进行小肠结肠炎耶尔森菌的分离。培养这种细菌需要特殊要求。耶尔森菌外界来源的病史以及粪便中检出白细胞是进行耶尔森菌培养的指征。从粪便中分离出的耶尔森菌应进一步检测确认致病菌。血清学诊断是可能的，但不容易获得。

## ■ 鉴别诊断

在临床表现方面，与其他细菌引起的小肠结肠炎是相似的。最常见的鉴别诊断包括志贺菌、沙门菌、弯曲杆菌、艰辨梭状芽孢杆菌、侵袭性大肠杆菌、假结核性耶尔森菌、偶尔也有弧菌引起的腹泻病。阿米巴病、阑尾炎、克罗恩病、溃疡性结肠炎、憩室炎和伪膜性结肠炎也需要进行鉴别诊断。

## ■ 治　疗

免疫正常个体的小肠结肠炎是自限性疾病，抗生素治疗无益。全身感染的患者和容易发生败血症的小婴儿通常需要治疗。许多耶尔森菌株对于复方新诺明、氨基糖苷类、第三代头孢菌素和喹诺酮类敏感。在儿童中复方新诺明被推荐为经典治疗方法，因为大多数菌株敏感，且儿童耐受性好。对于如菌血症等更为严重的感染，单用第三代头孢菌素或联合氨基糖苷类抗生素是有效的。小肠结肠炎耶尔森菌所产生的β内酰胺酶，是青霉素和第一代头孢菌素耐药的原因。应用去铁胺治疗的患者在治疗小肠结肠炎耶尔森菌感染，特别是合并胃肠道或肠外感染时，应该终止铁螯合疗法治疗。

## ■ 并发症

已有报道小肠结肠炎耶尔森菌感染可引起反应性关节炎、结节性红斑、多形性红斑、溶血性贫血、血小板减少和全身细菌扩散。败血症多发生于年幼儿，反应性关节炎发生于年长者。关节炎似乎为免疫复合物介导，在受累关节中未发现细菌。

## ■ 预　防

预防应集中于减少与环境中的耶尔森菌的接触。从动物到人类传播链的切断对于减少感染有最大的潜在作用。所采用的技术需与各个地区的动物来源相适合。目前无疫苗可用。

## 参考书目

## 195.2　假结核性耶尔森菌

*Anupama Kalaskar, Gloria P. Heresi, James R. Murphy*

假结核性耶尔森菌在世界范围内广泛分布。其发病少于小肠结肠炎耶尔森菌。最常见的发病形式为肠系膜淋巴结炎，类似于阑尾炎的症状。在假结核性耶尔森菌的病例中8%有类似川崎病的表现。

## 病 因

假结核性耶尔森菌是革兰氏阴性需氧和兼性厌氧的球杆菌。它不发酵乳糖，氧化酶阴性，产过氧化氢酶，分解尿素，与小肠结肠炎耶尔森菌有形态及培养特性的许多共性。假结核性耶尔森菌根据其鸟氨酸脱羧酶活性、蔗糖发酵、山梨醇、纤维二糖和其他的试验而与小肠结肠炎耶尔森菌相区别，但是在菌种之间有重叠。菌体 O 抗原的抗血清和对于耶尔森菌噬菌体的敏感性也可用于鉴别这两种菌种。已有报道应用亚种特异性 DNA 直接探针和特异性引物来鉴别鼠疫耶尔森菌、假结核性耶尔森菌和小肠结肠炎耶尔森菌。假结核性耶尔森菌相对于与小肠结肠炎耶尔森菌来说，来源与鼠疫耶尔森菌更密切。

## 流行病学

假结核性耶尔森菌病是一种动物疫源性疾病，存在于野生的啮齿动物、兔、鹿、饲养动物、各种鸟类以及家养动物如猫和金丝雀类。传播给人类的途径为食用受污染的动物或接触这些动物以及被这些动物污染的外界环境（常常为水）。在欧洲地区男孩在冬季感染的病例更多地被报道。报道称有直接证据表明通过生菜和生萝卜人可感染假结核性耶尔森菌。艾滋病患者的假结核性耶尔森菌败血症也是逐渐被认识到的问题。

## 发病机制

回结肠黏膜的溃疡和肠系膜淋巴结炎是感染的特征。在肠系膜肿大的淋巴结可发现坏死性上皮细胞肉芽肿，但是阑尾在大体及显微镜下是正常的肠系膜淋巴结常常是病原菌分离的唯一来源。假结核性耶尔森菌的抗原与 HLA Ⅱ型分子结合，起了超抗原的作用。这可能是这种病原体引起类似川崎病临床表现的原因。

## 临床表现

腹痛、右下腹的压痛、发热和白细胞增多等假性阑尾炎症状是最常见的临床表现。小肠结肠炎和肠外的扩散并不常见。铁超负荷、糖尿病和慢性肝病是常与假结核性耶尔森菌伴随发生。可发生引起小管间质性肾炎、氮质血症、脓尿、尿糖等肾脏受累的表现。

## 诊 断

组织的 PCR 可用来识别病原微生物；分离培养需要较长的时间。从阑尾切除术中得到的受累肠系膜淋巴结进行培养可得到病原体。对不明原因的发热和腹痛患儿进行超声检查可能发现肠系膜淋巴结肿大、末端回肠增厚、无阑尾影等特征性的影像。假结核性耶尔森菌很少能从粪便中分离。血清学方法也可检测，但不是最常规的方法。

## 鉴别诊断

阑尾炎（最常见）、炎症性肠道疾病、其他的肠内感染也应考虑到。需与川崎病、葡萄球菌、链球菌疾病、钩端螺旋体病、Stevens-Johnson 综合征（史－约综合征）、胶原血管性疾病包括急性类风湿性关节炎等表现为较长时间发热及皮疹的疾病鉴别。艰难梭菌性肠炎、脑膜炎、脑炎、肠病性关节病、急性胰腺炎、结节病、中毒性休克综合征、伤寒、溃疡性结肠炎也需考虑。

## 治 疗

由假结核性耶尔森菌引起的无合并症的肠系膜淋巴结炎是自限性疾病，不需要抗微生物治疗。经培养明确的菌血症应用氨基糖苷类、氨苄西林、甲氧苄啶－磺胺甲噁唑、三代头孢菌素或者氯霉素治疗。

## 并发症

可能发生类似于川崎病表现的疾病。可表现为 1~2d 的发热、杨梅舌、咽充血、猩红热样皮疹、口唇红肿皲裂、结膜炎、无菌性脓尿、甲周脱皮、血小板增高。冠状动脉瘤也有报道。感染后可出现结节性红斑、反应性关节炎。

## 预 防

避免接触受感染的动物、良好的食物加工方法可预防感染。该病的散发性特点使得预防措施变得困难。

## 参考书目

# 195.3 鼠疫（鼠疫耶尔森菌）

*Anupama Kalaskar, Gloria P. Heresi, James R. Murphy*

## 病 因

鼠疫耶尔森菌是一种革兰氏阴性杆菌，兼性厌氧，多形性、无动力、无孢子形成的球杆菌，是一种潜在的生物恐怖工具（见第 704 章）。细菌有数条染色体和质粒体相关因子，这些决定了细菌的毒力和在哺乳动物宿主和跳蚤中的生存力。鼠疫耶尔森菌和假结核性耶尔森菌一样有双极性染色。通过生化反应、血清学、噬菌体的敏感性、分子技术可与假结核性耶尔森菌相区分。鼠疫耶尔森菌的基因组已经确定，大约有 4 600 000 个碱基对。

## ■ 流行病学

鼠疫至少在 24 个国家中流行。每年世界上有大约 3000 例病例，其中 100~200 例死亡。在美国，瘟疫是不常发生的（每年报道 0~40 例）；这些病例的大部分发生在德克萨斯州东部至蒙大拿州东部，80% 的病例在新墨西哥、亚利桑那、科罗拉多。虽然目前大部分向疾病控制中心报告的吸入性鼠疫病例与接触受感染的流浪家猫有关，但是传染给人途径最常见的来源是野生动物。在中世纪欧洲大流行时 25% 的人死于这种病。鼠疫的流行包括从动物宿主到城市老鼠、黑家鼠、褐家鼠，再从城市老鼠的跳蚤到人。大流行未再发生。中世纪欧洲鼠疫选择性大流行的原因推测为编码 CCR5（CCR5-Δ32） 的基因大量缺失突变。欧洲人群中这种突变的频率在抗 HIV-1 的欧洲后裔中大约是 10%。

鼠疫耶尔森菌传播给人最常见的模式为被感染的跳蚤叮咬。历史上大部分的人类感染认为是被跳蚤叮咬引起，它们寄生于城市中感染的老鼠而获得感染。通过接触感染的体液、组织或吸入有传染性的液滴引起感染的方式不常见。森林鼠疫能以一种稳定的动物性感染存在或者为一种有很高死亡率的动物流行病。地松鼠、岩松鼠、牧羊狗、大鼠、小鼠、美洲野猫、猫、兔、花栗鼠均可被感染。动物之间的传染经常是通过跳蚤的叮咬和食用被污染的组织。印鼠客蚤是最常见的与传染人相关，但是超过 30 种跳蚤能携带病菌。人蚤能传播鼠疫，很可能是历史上一些流行的主要因素。鼠疫对人的影响与性别无关，在冷的季节和地区，传播是更普通的，很可能是由于温度影响耶尔森菌感染主要的跳蚤。

## ■ 发病机制

最常见的传播形式是，受感染的跳蚤在叮咬时将病原体注入患者的皮肤。细菌经过局部的淋巴结，在那儿鼠疫耶尔森菌繁殖，导致腺鼠疫。如果没有快速特异的治疗，会发生败血症，导致许多器官化脓、坏死、出血性病变。质粒和染色体基因均与完整毒力有关。肺鼠疫发生于感染物质被吸入时。肺鼠疫的患者和有肺部感染的家猫中的病原体有很高的传染性。这种高传播率、致病率和死亡率提供了用鼠疫耶尔森菌作为生物武器的原动力。

## ■ 临床表现

鼠疫耶尔森菌可表现为几种临床综合征，感染也可能为亚临床型。鼠疫的 3 种临床表现形式为腺型、败血症型和肺型。腺鼠疫是最常见的形式，占美国发病例数的 80%~90%。跳蚤叮咬后 2~8d，最接近叮咬部位的淋巴结发生淋巴结炎，包括腹股沟、腋窝、颈部。这些腹股沟淋巴结有明显的压痛。发热、寒战、萎靡、虚脱、头痛和发展为败血症最常见。皮肤可见昆虫叮咬和抓痕。弥漫性血管内凝血可引起紫癜和坏疽。这些病变可能是黑死病病名的由来。未治疗的鼠疫可造成有症状的患者中 50% 死亡。死亡发生在症状出现后的 2~4d。

鼠疫耶尔森菌偶尔可导致全身性感染，引起除了腹股沟腺炎以外的腺鼠疫的全身性症状（原发败血症型鼠疫）因为缺乏腹股沟腺炎的表现而致延迟诊断，败血症型鼠疫较腺鼠疫有更高的死亡率，在一些地区，无腹股沟腺炎的败血症型鼠疫可占到 1/4 的病例。

肺鼠疫更加少见，但是最为危险和致死性的疾病形式。肺鼠疫源于血源性的扩散，罕见原发性肺鼠疫，它通常从患有肺鼠疫的人或动物，或可能的生物性攻击引起的病原体的吸入引起。肺鼠疫的表现有高热、呼吸困难、咯血的严重肺炎。

鼠疫性的脑膜炎、扁桃体炎和胃肠炎可发生。脑膜炎不恰当的治疗可引起晚期并发症。扁桃体炎和胃肠炎可伴有或不伴有明显的腹股沟腺炎和淋巴结病。

## ■ 诊　断

在流行地区曾与小动物接触的发热患者应该怀疑有患鼠疫的可能。在美国西部地区曾接触跳蚤和啮齿动物，并有疼痛性淋巴结肿大、发热、虚脱的患者需怀疑腺鼠疫可能。有露营或跳蚤叮咬史可增加疑诊度。

鼠疫可通过常规的实验室检查传播给人。这样要提交疑诊鼠疫的标本时需明确告知实验室。实验室诊断是基于细菌学培养或在淋巴结抽取物、血液、痰液和引流物用革兰氏、吉姆萨或者 Wayson 染色直接找细菌。在普通培养基上且合适的温度下鼠疫耶尔森菌生长缓慢，在不同的实验室有不同的常规培养条件。ELISA 和 PCR 可用于检测，但不是常规临床应用手段。一种快速抗原检测方法在发展中。被疑为鼠疫耶尔森菌的分离菌株必须用特殊防护性容器送至专门实验室确认。鼠疫病例需立即报告给国家的卫生部门和疾控中心。

## ■ 鉴别诊断

用革兰氏染色的鼠疫耶尔森菌容易与成团的肠

杆菌相混淆。轻度的和亚急性的腺鼠疫可与引起局限性淋巴结炎和淋巴结病的其他疾病相混淆。败血症型的鼠疫与其他常见的细菌脓毒症如兔热病和猫抓病不易鉴别。

鼠疫的肺部临床表现与炭疽、Q 热、兔热病类似，这些都是潜在的生物恐怖和生物战争武器。这样，有疑似病例，特别是群体发病时要求立即报告。关于鼠疫的其他信息以及处理程序，可在下面的网站获得“www.bt.cdc.gov/agent/plague/”。

## 治　疗

怀疑腺鼠疫的患者需被隔离至开始抗生素治疗 2d 后，以防止如果患者发展为肺炎后潜在的传播。腺鼠疫的治疗可选择链霉素 [30mg/（kg·d），最大量每天 2g，分为每 12h 1 次，共 10d]。对于败血症，肌注链霉素不适当。因为当外周灌注不良时，肌注的吸收不稳定。链霉素血脑屏障穿透能力差，使得其不适于用于脑膜炎的治疗。链霉素可能不是可以立即获得的，庆大霉素 [ 儿童，7.5mg/（kg·d），肌注或静脉，分为 3 次，每 8h 1 次；成人 5mg/Kg，每日 1 次肌注或静脉推注 ] 显示与链霉素一样有效。其他的治疗有，多西环素 [<45Kg，2~5 mg/（kg·d），每 12h 静注一次，最大 200 mg/d，对于 8 岁以下儿童没有推荐剂量；≥ 45 kg，100mg，12h 口服 1 次 ]，环丙沙星（30 mg/（kg·d），分为每 12h 1 次，最大量 400 mg，每 12h 静注 1 次），氯霉素 [50~100 mg/（kg·d），分为每 6h 静注 1 次 ]。脑膜炎通常用氯霉素治疗。这些药物的耐药和复发罕见。体外实验中，鼠疫耶尔森菌对氟喹诺酮类药物是敏感的，在治疗实验动物的鼠疫是有效的。鼠疫耶尔森菌在体外实验中对青霉素敏感，但是在治疗人类疾病中是无效的。对于 8 岁以上儿童轻症感染可口服氯霉素或四环素治疗。初始治疗 48h 内临床症状可改善。

与肺鼠疫密切接触的人需要给予暴露后预防治疗。直接、密切接触肺鼠疫的患者或者那些暴露事故或恐怖袭击的人在 7d 内给予抗微生物治疗。推荐的治疗方法为 7d 的四环素、强力霉素、甲氧苄啶 – 磺胺甲噁唑治疗。接触无合并症的腺鼠疫病例不需预防性治疗。鼠疫耶尔森菌是潜在的生物恐怖武器，这要求大量的事故者进行预防（见第 704 章）。

## 预　防

避免与感染的动物和跳蚤接触是最好的预防方法。在美国，鼠疫耶尔森菌寄生者的环境及其栖息地需要特别照看。患有鼠疫的患者，如果他们有肺部症状，需要隔离，对于感染的物品需被极其仔细地处理。

## 参考书目

参考书目请参见光盘。

（邓继岿　译，方峰　审）

# 第 196 章

# 气单胞菌属和比邻单胞菌属

*Guenet H. Degaffe, Gloria P. Heresi, James R. Murphy*

气单胞菌属和比邻单胞菌属都是致病的革兰氏阴性杆菌，一般易引起肠炎，少数情况下引起皮肤软组织感染和败血症。它们通常存在于淡水和半咸水，以及定植在这些区域的动植物中。

## 196.1　气单胞菌属

*Guenet H. Degaffe, Gloria P. Heresi, James R. Murphy*

### 病　因

气单胞菌属是气单胞菌科家族中的一员，是氧化酶阳性，兼性厌氧的革兰氏阴性杆菌。目前至少已知 17 种表型，其中 8 种公认为人类病原菌。与人类感染最相关的是嗜水气单胞菌、维氏气单胞菌温和生物型和豚鼠气单胞菌。而脆弱气单胞菌从人类粪便中分离出来的频率日益增高。

补充内容请参见光盘。

## 196.2　类志贺比邻单胞菌属

*Guenet H. Degaffe, Gloria P. Heresi, James R. Murphy*

### 病　因

类志贺比邻单胞菌属通常与急性肠炎有关，很少出现肠外感染。该微生物是一种兼性厌氧、革兰氏阴性无芽孢杆菌，有超过 100 种血清型 [100 种菌体（O）抗原和 50 种鞭毛（H）抗原 ]。该菌为过氧化氢酶和氧化酶阳性，能够活动和发酵木糖，具有 2~5 根端生鞭毛。

补充内容请参见光盘。

（邓继岿　译，方峰　审）

# 第 197 章 假单胞菌、伯克霍尔德菌和窄食单胞菌

## 197.1 铜绿假单胞菌

Thomas S. Murray, Robert S. Baltimore

### ■ 病　因

铜绿假单胞菌是一种革兰氏阴性杆菌，为严格需氧菌。它能在包含极少量有机物的各种环境中繁殖。从临床标本中分离的菌株不能使乳糖发酵，氧化酶阳性，可在血琼脂上产生 β－溶血现象。许多菌株可以生成包括绿脓素、脓绿素、pyorubrin 在内的色素，渗透进入细菌并将菌落周围的培养基染色。对用于流行病学研究目的的假单胞菌菌株的鉴定可以通过血清学方法、噬菌作用、脓菌素的分类，以及脉冲场凝胶电泳的方法进行基因组限制性片段长度多态性分析。

### ■ 流行病学

铜绿假单胞菌是一个典型的机会致病菌。它很少在没有高危因素的人群中致病。由于外伤、中性粒细胞减少、黏膜炎、免疫抑制和黏膜纤毛转运障碍导致宿主防御机制的受损，是这种病原体产生机会性感染的主要原因。在大于 10 岁的儿童铜绿假单胞菌性败血症的发生率是 3.8/1000，死亡率约为 20%，根据主要的潜在疾病而有所不同。铜绿假单胞菌和其他假单胞菌经常通过患者或医院工作人员的衣服、皮肤和鞋子，或者带入医院的植物或蔬菜，以及患者的胃肠道进入医院，继而定植在潮湿或液体物质上；如病原体可被发现生长在任何有水的地方，包括蒸馏水中，医院的厨房和洗衣房，一些消毒液和用于呼吸治疗的设备中。在患者的皮肤、咽喉、粪便和鼻黏膜的细菌定植在入院时较低，但是随着住院时间的延长和广谱抗生素以及化学疗法、机械通气和尿路插管的使用，发生率可升至 50%~70%。患者的肠道正常菌群由于使用广谱抗生素后发生改变，降低了对细菌定植的抵抗力，使在外界环境中的铜绿假单胞菌转移至胃肠道。一些与药物、特别是细胞毒性药物的使用，以及医源性肠炎相关的肠道黏膜破坏可为铜绿假单胞菌扩散至淋巴管和血流提供了途径。

### ■ 病理学

铜绿假单胞菌感染的病理表现取决于感染的部位及类型。由于毒素和侵袭因子的作用，病原常常被发现在侵入的血管并导致血管坏死。某些感染通过坏死组织和微脓肿形成进行播散。在囊性纤维化的患者，已有报道局灶或弥漫性的支气管炎 / 细支气管炎可成为闭塞性细支气管炎。

### ■ 发病机制

铜绿假单胞菌的侵袭力通过宿主的致病因子介导。菌毛附着于受主之前损伤或感染破坏的上皮细胞，使细菌黏附更为容易。细胞外的蛋白、蛋白酶、弹性蛋白酶和细胞毒素破坏细胞膜；相对应地，宿主生成细胞因子使毛细血管通透性增加并引起免疫反应。随着局部组织损伤的扩大引起了细菌的扩散和侵入血流，内毒素、表多糖的抗吞噬特性和可裂解 IgG 的蛋白酶更有利于这种情况的发生。铜绿假单胞菌还可以产生多种外毒素，包括外毒素 A，它可导致局部坏死并促进细菌在全身的侵入。铜绿假单胞菌具备的 III 型分泌系统（TTSS），在多种动物模型上对于致病毒力是非常重要的。这种针状结构插入宿主细胞膜使外毒素直接分泌进入宿主细胞。在铜绿假单胞菌呼吸机相关肺炎患者的回顾性研究中，具有编码 TTSS 基因依赖的磷脂酶 ExoU 菌株与 ExoU 阴性的菌株比较，死亡率会有所增加。宿主通过产生针对假单胞菌外毒素 A 和内毒素的抗体作为感染应答。

除了急性感染外，铜绿假单胞菌也能慢性持续存留，这种特性被认为部分与生物被膜的形成有关，细菌的这种有机结构缠绕在细胞外基质中，能保护菌体防御宿主的免疫反应以及抗生素的影响。生物被膜的形成需要菌毛介导黏附于接触表面，细菌增殖并产生细胞外基质的主要成分表多糖。成熟的生物被膜对多种抗生素耐药，目前的治疗手段很难清除它。

### ■ 临床表现

绝大多数的临床类型（表 197–1）与机会性感染（见第 171 章）或者与分流管和留置导管有关（见第 172 章）。铜绿假单胞菌可通过健康者的微小伤口作为继发侵入菌进入体内，可能随后发生蜂窝织炎以及有蓝绿色脓性分泌物的局部脓肿。假单胞菌的特征性皮肤损害为坏疽性脓疱，可由细菌直接接种引起或继发于败血症，开始为粉红色斑疹，发展为出血性结节，最终成为中央有焦痂形成、外围环绕明显红晕的瘀斑坏疽性溃疡。

已有健康人在使用游泳池或浴盆后发生铜绿假单

表 197–1 铜绿假单胞菌感染

| 感染 | 常见临床特征 |
|---|---|
| 心内膜炎 | 有先天性右心瓣膜（三尖瓣）病变的静脉毒品成瘾者 |
| 肺炎 | 局部（肺）或全身防御机能损伤；院内（呼吸道）、菌血症（恶性肿瘤）或黏液纤毛清除作用异常（囊性纤维化）可能为发病机制；囊性纤维化与铜绿假单胞菌黏液样菌株产生荚膜黏性物有关 |
| 中枢神经系统感染 | 脑膜炎，脑脓肿，邻近组织感染的播散（乳突炎、皮肤窦道、鼻窦炎），菌血症或直接细菌接种（外伤，手术） |
| 外耳炎 | 游泳者的耳朵，湿热季节，泳池污染 |
| 恶性外耳炎 | 侵入性、无痛性、发热中毒性、在小婴儿中的破坏性坏死性病变，免疫抑制性中性粒细胞减少患者，或糖尿病患者，与第Ⅶ脑神经麻痹和乳突炎有关 |
| 慢性乳突炎 | 耳流脓、红肿，鼓膜穿孔 |
| 角膜炎 | 角膜溃疡、隐形眼镜所致的角膜炎 |
| 眼内炎 | 穿通伤、手术、穿透性角膜溃疡、暴发性进展 |
| 骨髓炎 / 化脓性关节炎 | 足刺伤和骨软骨炎；静脉滥用毒品；纤维软骨联合、胸骨、椎骨、骨盆；开放性骨折性骨髓炎；无痛性肾盂肾炎和椎骨骨髓炎 |
| 尿路感染 | 医源性、院内感染；儿童反复尿路感染，应用器械检查的患者以及有梗阻和结石的患者 |
| 肠道感染 | 免疫受损、中性粒细胞减少、盲肠炎、直肠脓肿、溃疡，罕见腹泻；腹膜透析患者的腹膜炎 |
| 坏疽性深脓疱 | 转移性播散；出血、坏死、红斑、焦痂、伴有血管细菌侵犯的散在分布性病变；也有皮下结节、蜂窝织炎、脓疱和深部脓肿 |
| 原发和继发性皮肤感染 | 局部感染；烧伤、外伤、褥疮溃疡、趾蹼感染、绿甲（甲沟炎）；旋转池皮炎；弥漫性瘙痒性毛囊炎，水疱、脓疱或斑丘疹样皮损 |

胞菌引起的皮炎和尿路感染暴发的报告。在接触这些水源数小时至2d可以发生毛囊炎样皮损。皮损可为红斑、斑疹、丘疹或脓疱。病变可从少量散在性到广泛全身性累及。在部分儿童中，不适、发热、呕吐、咽喉痛、结膜炎、鼻炎以及乳房肿胀可能与皮肤损害有关。

除了铜绿假单胞菌外，其他的假单胞菌很少使健康儿童患病，但是洋葱伯克霍尔德菌引起的肺炎和肺脓肿、腐败假单胞菌或施氏假单胞菌引起的中耳炎、荧光假单胞菌引起的脓肿、嗜麦芽窄食单胞菌引起的蜂窝织炎、败血症和骨髓炎均有报告。嗜麦芽窄食单胞菌引起的败血症和心内膜炎也与静脉滥用毒品有关。

## 烧伤和伤口感染

假单胞菌和其他的革兰氏阴性细菌经常污染伤口和烧伤创面。少量的黏附细菌的初步定植是侵入性病变必要的先决条件。烧伤部位铜绿假单胞菌的定植可导致烧伤创面脓毒症，当细菌量达到临界浓度时可导致高的死亡率。使用抗生素可减少敏感菌群，使相对耐药的假单胞菌大量繁殖。细菌在失活组织中或者与长期静脉内或尿路插管有关的繁殖增加了铜绿假单胞菌败血症的风险，这在烧伤患者是一个主要问题（见第 68 章）。

## 囊性纤维化

铜绿假单胞菌感染在患有囊性纤维化的儿童中常见，发病率随着患儿的年龄和肺部疾病严重度的增加而增加（见第 395 章）。初始的感染可由铜绿假单胞菌的非黏液样菌株引起，但经过一段不等的时间后，可产生抗吞噬作用的藻酸盐表多糖的黏液样菌株会占优势，这在其他条件下罕见。从痰中反复分离出铜绿假单胞菌黏液样菌株与发病率和死亡率的增加有关。感染发病隐蔽甚至无症状，病情进展变异很大。在囊性纤维化患儿中抗体不能清除病原菌而且抗生素只是部分有效，因此感染不能完全根除而变得慢性化。抗生素的反复应用使得铜绿假单胞菌对抗生素高度耐药。

## 免疫抑制患者

患有白血病或其他消耗性恶性肿瘤的儿童，特别是接受免疫抑制治疗和中性粒细胞减少的患儿，极易受到定植在呼吸道或消化道的假单胞菌侵袭入血流而引起败血症。其体征通常伴有全身性的血管炎，全身各脏器可发现出血性坏死，包括皮肤（表现为坏疽性脓疮）。可发生出血性或坏疽性直肠周围蜂窝织炎或脓肿，导致肠梗阻和严重的低血压。

## 院内感染性肺炎

虽然铜绿假单胞菌不是儿童社区获得性肺炎的常见原因，但它在成人社区获得性肺炎以及院内感染性肺炎的病因中日益重要，尤其是各年龄段的呼吸机相关性肺炎。历史上铜绿假单胞菌就被发现可污染呼吸机、管道和湿化器。这种污染由于适当的消毒和常规更换设备已不常见。但是因为吸入被铜绿假单胞菌污染的分泌物导致细菌在上呼吸道和消化道的定植可引起严重的肺炎。之前广谱抗生素的应用是铜绿假单胞菌耐药菌株定植的一个危险因素。一个最大的问题是在插管的患者如何区分定植与肺炎。这通常只能用侵入性的培养技术来解决，如带支气管刷检的支气管镜或者定量的支气管肺泡灌洗。

## 婴 儿

铜绿假单胞菌偶可成为新生儿院内感染性败血症

的病因，在NICU占血培养阳性结果的2%~5%。引起败血症的局部感染常为结膜炎。较大婴儿偶尔可发生铜绿假单胞菌所致的社区获得性败血症，但不常见。有少数报道这种败血症的前驱条件包括深脓疱样皮损、病毒相关性暂时性中性粒细胞减少以及长时间接触被污染的洗澡水或热澡盆。

## ■ 诊 断

铜绿假单胞菌罕有临床特征性表现。诊断需要从血液、脑脊液、尿液或肺穿刺，或从皮下脓肿、蜂窝织炎抽出的脓液中发现细菌。相似的皮损也可罕见于亲水性气单胞菌、其他革兰氏阴性杆菌和曲霉菌引起的败血症中。当铜绿假单胞菌从有菌部位如皮肤、黏膜、非中段尿和上呼吸道发现时，定量培养可用于区分定植和侵袭性感染。通常，每毫升液体或每克组织中菌落计数超过100 000提示侵袭性感染。

## ■ 治 疗

全身性的假单胞菌感染应该立即用体外试验敏感的抗生素治疗。机体对治疗的反应是有限的，在免疫抑制患者中全身感染可能必须延长治疗时间。

败血症和其他严重感染需用一种或两种杀菌剂治疗。究竟需用几种杀菌剂是有争议的，很少有证据表明对于免疫正常患者或治疗尿路感染时需用一种以上的抗生素，但是对于免疫抑制的患者或当病原菌的药敏可疑时经常要用两种抗生素以协同治疗。两种抗生素的应用是否会迟滞耐药性的发展也是有争议的，支持或反对的证据都有。合适的单药治疗包括头孢他啶、头孢吡肟、替卡西林－克拉维酸和哌拉西林－他唑巴坦。庆大霉素或其他氨基糖苷类可用于协同治疗。

已证明头孢他啶对囊性纤维化患者非常有效[150~250mg/（kg·d），每6~8h 1次静脉注射，最大量6g/天]。哌拉西林或哌拉西林他唑巴坦[300~450mg/（kg·d），每6~8h 1次静脉注射，最大量12g/d]与氨基糖苷类药联用对铜绿假单胞菌的敏感株也证实有效。其他有效的抗生素包括伊米配能－西司他丁、美罗培南和氨曲南。环丙沙星有效，但在美国未被批准用于18岁以下儿童除非是口服治疗尿路感染或没有其他药物对病菌敏感时。根据药敏试验的结果进行持续治疗是重要的，因为铜绿假单胞菌对一种或多种抗生素的耐药性正在增加。

铜绿假单胞菌对抗生素具备固有的和获得性的耐药。对多种抗生素的耐药机制有很多，包括但不限于基因突变、β内酰胺酶的产生和药物流出泵机制。遍布全美的重症监护室记录了铜绿假单胞菌对所有主要抗生素的耐药正在上升。

脑膜炎可以从邻近的感染部位播散发生，作为菌血症或侵袭性操作的继发性感染。假单胞菌脑膜炎的最好治疗是头孢他啶联合氨基糖苷类药物如庆大霉素静脉注射。如果静脉治疗失败，可能需要同时应用庆大霉素心室内或鞘内注射，但不推荐常规应用。

## ■ 支持治疗

假单胞菌感染的严重度可以从浅表感染到严重的脓毒症表现。严重感染经常涉及多个系统并有全身的炎症反应。支持治疗类似于其他革兰氏阴性杆菌引起的严重败血症，需要血压维持、给氧和恰当的液体管理。

## ■ 预 后

预后主要取决于使患者容易感染假单胞菌的潜在疾病。在严重免疫抑制的患者中，铜绿假单胞菌败血症患者的预后差，除非高危因素中如中性粒细胞减少或低丙种球蛋白血症得到纠正。细菌对一线抗生素的耐药也降低了生存的机会。联合治疗、尿路梗阻的解除、无中性粒细胞减少或已恢复以及局部感染病灶的引流均可改善预后。假单胞菌可从大部分死于囊性纤维化的儿童肺中分离出来，并增加了这些患者的缓慢恶化。在一些从假单胞菌脑膜炎幸存的婴儿中，正常发育的预后差。

## ■ 预 防

感染的预防有赖于医院环境污染的局限和防止向患者的传播。有效的医院感染控制计划对于尽可能快地鉴别及清除病菌的来源是必须的。在医院，感染可通过工作人员的手从洗手盆表面、导管和吸痰管清洗液传给儿童。

在接触患者之前和之间，严格的手卫生可以预防或阻断疾病的流行。气管插管的吸引、植入导管的插入和护理和及时更换导管可以大大减少假单胞菌和其他革兰氏阴性菌外源性污染的危险。

维持旋转池或浴盆中水的pH在7.2~7.8有可能预防假单胞菌污染引起的毛囊皮炎。

烧伤患者的感染可通过保护性隔离、清创和创面涂抹杀菌膏而大为减少。静脉注射丙种球蛋白也可应用。包括发展假单胞菌疫苗和针对假单胞菌高免疫性球蛋白在内的预防感染研究正在进行中。目前在美国没有疫苗获得批准。

由皮肤窦道引起的脑脊髓腔假单胞菌的感染可通过早期的发现和手术修补来预防。假单胞菌尿路感染通常与留置导尿管有关。及时拔除导尿管以及梗阻部位存在时早期发现并矫形手术可以减少或阻止尿路感染。

## 参考书目

参考书目请参见光盘。

## 197.2　伯克霍尔德菌

*Thomas S. Murray, Robert S. Baltimore*

### ■ 洋葱伯克霍尔德菌

洋葱伯克霍尔德菌是一种丝状革兰氏阴性杆菌。它在环境中普遍存在但在实验室可能难以从呼吸标本中进行分离，需要一种浓缩的选择性培养基（OFPBL）和长达 3d 的培养时间。

补充内容请参见光盘。

## 197.3　窄食单胞菌

*Thomas S. Murray, Robert S. Baltimore*

嗜麦芽窄食单胞菌（以前称嗜麦芽黄杆菌或嗜麦芽假单胞菌）是一种短至中等大小的直的革兰氏阴性杆菌。它在自然界广泛分布，可在医院环境中发现，尤其是自来水、静置水和雾化器中。在实验室分离的菌株可能为污染菌，可能是患者细菌定植部位的共生菌，也可能是一种侵入的病原菌。该菌种为条件致病菌，常在囊性纤维化患者接受多个抗生素疗程后发现。严重感染通常发生在那些需要重症监护包括新生儿重症监护，特别是患有呼吸机相关肺炎或导管相关感染的患者中。长时间的抗生素应用似乎是院内嗜麦芽窄食单胞菌感染的一个常见因素，可能是因为它内在的抗生素耐药特点。常见的感染类型包括气道定植和吸入后的肺炎、尿路感染、心内膜炎和骨髓炎。对抗生素的敏感性随菌株的不同而改变。

补充内容请参见光盘。

（邓继岿　译，方峰　审）

# 第 198 章

# 兔热病（土拉费郎西斯菌）

*Gordon E. Schutze, Richard F. Jacobs*

兔热病是一种由革兰氏阴性细菌——土拉费郎西斯菌引起的动物源性传染病。它主要是一种野生动物疾病；人类偶尔发病，通常由于接触吸血性昆虫或活（死）的野生动物引起。兔热病的临床表现各异，最常见的表现包括接种部位的溃疡性病变伴局部性淋巴腺病或淋巴腺炎，同时也是一种潜在的生物恐怖袭击病菌（见第 704 章）。

### ■ 病　因

兔热病的病原体土拉费郎西斯菌是一种小的、无动力、多形性、革兰氏阴性球杆菌，有四个主要亚种［tularensis 亚种（A 型）、holarctica 亚种、mediasiatica 亚种和 novicida 亚种］。A 型进一步细分为 4 种明显不同的基因型（A1a, A1b, A2a, A2b），A1b 可引起人类更为严重的疾病。A 型仅在北美发现，与野兔、蜱、虻科蝇类（如鹿蝇）有关；B 型发现于北美、欧洲和亚洲，与半水生啮齿动物、野兔、蚊、蜱、虻科蝇类、水（如池塘、河流）和海洋动物有关。人类感染 B 型的症状通常较轻，与 A 型相比死亡率明显减低。

### ■ 流行病学

1990—2000 年，在美国的 44 个州共报告了 1368 例病例，平均每年 124 例（范围：86~93 例）。四个州的报告数占了总数的 56%：阿肯色州 315 例（23%）；密苏里州 265 例（19%）；南达科他州 96 例（7%）；俄克拉荷马州 90 例（7%）。

#### 传播途径

在所有的动物源性疾病中，兔热病因为疾病的传播方式不同而与众不同。许多动物是这种可穿透完整皮肤和黏膜的病原菌的载体。传染可以通过被感染蜱和其他叮咬昆虫的叮咬而发生，通过接触感染的动物或它们的尸体，食用被污染的食物和水，或通过吸入，也可能发生在实验室环境。但病原体不会发生人 - 人的传播。在美国，蜱和兔是主要的病原体宿主。由兔传染的大部分疾病发生于冬季，而由蜱传染的疾病大多发生于温暖的季节（4~9 月）。美洲钝眼蜱（美洲花蜱）、变异革蜱（犬蜱）和安德逊革蜱（硬蜱）是最常见的蜱载体。这些蜱通常叮咬小的啮齿动物，然后叮咬人类。吸吮被粪便污染区域的血可以传播感染。

### ■ 发病机制

人类感染的最常见途径是通过皮肤和黏膜。可通过被感染昆虫的叮咬和不明显的擦伤而发生感染。吸入或食入土拉费郎西斯菌也可导致感染。若被食入，通常需要超过 108 个病原体才能致病，但若吸入或注入皮肤，则只需少至 10 个病原体即可致病。在注入皮肤 48~72h 内，在入口处可出现红斑样、软的或有痒感的丘疹。这种丘疹可扩大并形成黑色基底的溃疡，同时伴有局部淋巴腺病。一旦细菌到达淋巴结，病原菌可繁殖并形成肉芽肿。菌血症也可发生，虽然人体的任何器官均可被累及，但最常见感染部位为网状内皮系统。

眼结膜的细菌植入可导致伴有耳前淋巴腺病的眼部感染。病原菌的吸入、雾化或血行传播可导致肺炎。这些患者的胸部 X 线片可见斑片状浸润而实变少见。也可有胸腔积液和血性液体。在肺部感染中，可见纵隔腺病；患口咽部疾病的患者可有颈部的淋巴腺病。伤寒性兔热病用于描述严重的细菌性疾病，而无论细菌传播和进入的方式。

土拉费郎西斯菌感染刺激宿主产生抗体。这种抗体的反应在抗感染中只起了次要的作用。机体依靠细胞介导的免疫反应来包裹和清除感染。感染常常继发特异性的保护作用；因此，慢性感染和重复感染不常见。

## ■ 临床表现

虽然可发生变化，但从感染到出现临床症状的平均潜伏期是 3 天（范围：1~21d）。突起发热和其他相关症状常见（表 198–1）。体格检查包括淋巴结病、肝脾大和皮肤损害。各种已报道的皮肤损害包括多形性红斑、结节性红斑。大约 20% 的患者可有全身性的斑丘疹，偶可成脓疱疹。兔热病的这些临床表现可划分成几种综合征（表 198–2）。

**表 198–1 儿童兔热病的常见临床表现**

| 体征或症状 | 频率（%） |
|---|---|
| 淋巴腺病 | 96 |
| 发热（>38.3℃） | 87 |
| 溃疡 / 焦痂 / 丘疹 | 45 |
| 咽炎 | 43 |
| 肌痛 / 关节痛 | 39 |
| 恶心 / 呕吐 | 35 |
| 肝脾大 | 35 |

**表 198–2 儿童兔热病的临床综合征**

| 临床综合征 | 频率（%） |
|---|---|
| 溃疡性淋巴结 | 45 |
| 淋巴结性 | 25 |
| 肺炎 | 14 |
| 口咽性 | 4 |
| 眼淋巴结 | 2 |
| 伤寒性 | 2 |
| 其他 * | 6 |

溃疡腺性和腺性病变是诊断儿童兔热病的两种最常见的表现形式。最常见的受累淋巴结包括颈部和耳后淋巴结，因为蜱多叮咬头或颈部。若有溃疡，常为红斑并有痛感，可持续 1~3 周。溃疡位于叮咬处。发生溃疡后，局部的淋巴腺病随后发生。这些淋巴结的大小为 0.5~10cm，可单个或成簇出现。受累淋巴结可有波动感并发生自发性引流，但是大部分需要治疗解决。即使给予有效的治疗，25%~30% 患者的受累淋巴结发生晚期化脓。这些淋巴结内容物的检查常为无菌性坏死物。

土拉费郎西斯菌性肺炎通常表现为多变的肺间质性浸润，且对 β – 内酰胺类抗生素无反应。吸入相关性感染发生在处理这些病原菌的实验室工作人员中，可导致相对较高的死亡率。在农场中的活动包括接触啮齿动物的污染物（如割干草、打谷）或者割草机碾压破坏动物尸体时产生的气体悬浮微粒同样可引起肺炎。斑片状的间质浸润也可见于其他形式的兔热病。斑片状节段性浸润、肺门淋巴结肿大和胸腔积液是胸部摄片最常见的异常表现。患者也可主诉无痰性咳嗽、呼吸困难和胸膜炎性胸痛。

口咽性兔热病是因为食用未煮熟的肉类和被污染的水引起。这种综合征特征性地表现为急性咽炎、伴或不伴有扁桃体炎和颈部淋巴结炎。感染的扁桃体可增大并出现与白喉类似的黄白色膜状物。也可发生胃肠道病变，常表现为轻度、不能解释的腹泻，但可发展为快速爆发性和致死性的疾病。

眼腺性兔热病不常见，但疾病发生时，细菌侵入处在结膜。与污染的手指或被捏死昆虫的碎片接触是最常见的、将病原体带入结膜的途径。结膜有痛感和烧灼感，伴有黄色的结节和针尖样的溃疡。化脓性结膜炎伴有同侧耳前或下颌淋巴腺病又称为帕里诺眼腺综合征。

伤寒样兔热病常起因于大量病原菌的植入，经常表现为发热、头痛和内毒素血症的症状和体征。典型患者病情危重，症状类似于其他类型的败血症。在兔热病流行地区的临床医生对于危重患儿必须始终考虑到这一诊断。

## ■ 诊 断

患者的病史和体格检查可提示兔热病的诊断，特别是患者居住或曾访问过流行地区。有动物或蜱的接触病史可能更有帮助。血液学检查不具诊断价值。常规的培养和涂片检查只在约 10% 的病例中为阳性。土拉费郎西斯菌可在微生物实验室中用半胱氨酸－葡萄糖－血琼脂培养基进行培养，但如果有必要需警告实验室人员小心防护以保护自己免于获得性感染。

最常用的兔热病诊断方法是采用标准、高度可信的血清凝集试验。在标准试管凝集试验中，有相应病史和体格检查的患者如果单次滴度 >1：160 则可确定诊断。在相隔 2~3 周的双份血清样本中，如果抗体滴度 4 倍以上升高时也可诊断。在感染早期可有假阴性的血清学反应，有多达 30% 的患者实验结果需要大于 3 周以上才转为阳性。一旦感染，患者的阳性血清凝集试验结果（1：20~1：80）可持续终生。

其他可能的实验技术包括微凝集试验、酶联免疫吸附测定、尿液兔热病抗原分析和 PCR 方法。这些方法可能在未来更为普及，但在目前兔热病的诊断中作用有限。

## 鉴别诊断

溃疡腺性和腺性兔热病的鉴别诊断包括猫抓病（汉塞巴尔通氏体病）、传染性单核细胞增多症、川崎病，及由金葡菌、A 组链球菌、结核杆菌、弓形体、非结核分枝杆菌或申克孢子丝菌引起的淋巴腺病，以及鼠疫、炭疽、类鼻疽和鼠咬热。眼腺性病变也可发生在其他病原体感染时，如汉塞巴尔通体、苍白螺旋体、粗球孢子菌、单纯疱疹病毒、腺病毒及引起化脓性结膜炎的细菌。口咽性兔热病必须与引起溃疡腺性和腺性病变的一类疾病和巨细胞病毒、单纯疱疹、腺病毒和其他病毒性和细菌性病原体相鉴别。肺炎性兔热病则须与其他非 β－内酰胺敏感病原体如支原体、衣原体、分枝杆菌、真菌和立克次体相鉴别。伤寒样兔热病必须与其他形式的败血症和肠源性发热（伤寒和副伤寒）和布氏杆菌病相鉴别。

## 治　疗

土拉费郎西斯菌的所有菌株对于庆大霉素和链霉素敏感。治疗儿童兔热病选药庆大霉素 [5mg/（kg・24h），2/d 或 3/d，静脉注射或肌内注射]，因链霉素 [30~40mg/（kg・24h），2/d，肌内注射] 的应用受到限制及庆大霉素副作用较小。治疗常规持续 7~10d，但对于轻症病例，5~7d 的治疗可能已经足够。过去曾应用氯霉素和四环素，但是复发率高限制了这些药物在儿童中的使用。早期的资料显示土拉费郎西斯菌对第三代头孢菌素（头孢噻肟、头孢曲松）敏感，但临床病例报告显示应用这些药物治疗几乎普遍失败。喹诺酮类对于土拉费郎西斯菌具有抗菌活性，已用于 B 型 holarctica 亚种引起的兔热病治疗。在北美常规推荐应用喹诺酮治疗 A 型 tularensis 亚种引起的兔热病之前需要更多的资料。

患者常在治疗开始后 24~48h 退热，使用庆大霉素或链霉素的话复发并不常见。患者如不及时进行合理治疗，抗感染治疗的反应可能更为延缓。尽管进行了适当的治疗，受累的淋巴结仍可发生迟发性化脓，但通常是无菌性的。

## 预　后

不良的预后与诊断和治疗延迟有关，但随着快速的诊断和治疗，死亡极为罕见。严重的未治疗病例（如肺炎、伤寒样病变）死亡率在这种情况下可高达 30%，但总体死亡率 <1 %。

## 预　防

兔热病的预防基于避免暴露。生活在蜱流行地区的儿童应该被教会不要去蜱滋生区，家庭应该为他们的居住环境和宠物制定蜱控制计划。如果进入蜱滋生区必须警告穿防护服，但更为重要的是儿童在进入和离开这些地区时需要进行经常的蜱检查。婴儿及 2 个月以上的儿童可安全使用像 N-N- 二乙基 -3- 甲苯酰胺（DEET）一类的皮肤驱虫剂。避免携带小婴儿进入蜱流行区是一种最小心的办法。如果用含有 DEET 的化合物，这些东西需要谨慎地涂在暴露皮肤上，不要涂在 1 岁以下儿童的手和脸上。在离开高危区后必须彻底洗净防护剂。已证明用含有扑灭司林的服装防护剂可带来除防护服装使用以外的额外保护。如果发现儿童身上有蜱存在，直接用镊子将蜱拔除，在操作前后需要清洁皮肤。

必须教育儿童避免接触病死动物。狗和猫是吸引儿童的最常见动物。应鼓励儿童在野外游戏时戴手套。对从事高危职业的成人（如兽医）有疫苗可使用，但不推荐应用于儿童。预防兔热病时预防性地使用抗生素无效，在暴露后不应该使用。

## 参考书目

参考书目请参见光盘。

（徐三清　译，方峰　审）

# 第 199 章 布鲁菌

Gordon E.Schutze, Richard F.Jacobs

由布鲁氏菌属病原体引起的人类布鲁菌病至今仍是世界范围内主要的公共卫生问题。人类是该菌偶然的宿主，通过直接与感染动物接触或食用感染动物的产品而感染这种动物源性疾病。虽然布鲁菌病广泛被认为是从事牲畜加工作业成人的一种职业高危因素，但大部分的儿童布鲁菌病是食物源性，与食用未经巴氏法消毒处理的乳产品有关。它也是一种潜在的生物恐怖袭击病菌（见第 704 章）。

## ■ 病　因

流产布鲁菌（牛）、马耳他布鲁菌（山羊和绵羊）、猪布鲁菌（猪）和犬布鲁菌（狗）是对人类致病的最主要病原菌。这些微生物是小的、需氧、无芽孢形成、无动力的革兰氏阴性球杆菌，在生长时需要复杂营养，但可在各种实验室培养基包括血和巧克力琼脂上生长。

## ■ 流行病学

由于卫生条件改善，布鲁菌病在工业化国家已罕见。布鲁菌病在世界范围内广泛存在，尤其流行于地中海盆地、阿拉伯湾、印度次大陆、墨西哥的部分地区和美国的中南部。在工业化国家中，娱乐性或职业性地暴露于被感染的动物是发病的主要危险因素。在美国，50% 的病例发生加利福尼亚州和德克萨斯州。在儿童中，马耳他布鲁菌流行区的地理位置仍是发病增长的危险地区。在这些地区，未经巴氏法消毒的山羊和骆驼奶可能用来喂养儿童，进而引起布鲁病的发生。通常到流行地区旅行和曾经食用有毒的食物或未经巴氏法消毒的乳品或乳制品的病史可能是诊断人类布鲁菌病的重要的线索。

## ■ 发病机制

这些病原菌的感染途径包括通过皮肤割伤或擦伤伤口的植入、眼结膜囊的细菌植入、感染性气溶胶的吸入以及食用被污染的食物和乳制品。感染的风险取决于宿主的营养和免疫状况、细菌植入的途径和布鲁菌的种类。马耳他布鲁菌和猪布鲁菌较流产布鲁菌和犬布鲁菌的毒力更强，但是原因尚不清楚。

布鲁菌主要的毒力因子似乎是其细胞壁的脂多糖。具有光滑脂多糖的菌株被证明有更强的毒力，且对于多形核粒细胞的杀菌力有着更强的抵抗力。这些生物体是特殊的细胞内病原体，能够在网状内皮系统的单核吞噬细胞（单核细胞和巨噬细胞）内生存和繁殖。尽管布鲁菌是由于趋化白细胞而进入体内，但白细胞对于这些生物体的杀灭作用不如对于其他细菌有效，即使有血清因子如补体的帮助。

未被白细胞吞噬的生物体由巨噬细胞消化而定居于网状内皮系统。它们特别定居于肝、脾、淋巴结和骨髓中并引起肉芽肿形成。针对脂多糖和其他细胞壁抗原产生抗体。这提供了诊断的一种手段并可能在长期免疫中发挥作用。从感染中恢复的主要因素可能是细胞介导反应的发生导致了巨噬细胞的激活和细胞内杀菌活性的增强，尤其是致敏的 T 淋巴细胞释放出细胞因子（如 INF-$\gamma$ 和 TNF-$\alpha$），激活巨噬细胞和增强细胞内杀菌的活性。

## ■ 临床表现

布鲁菌病是一种全身性疾病，如果没有动物或食物接触史，在儿童中诊断很困难。症状可为急性或隐匿性，通常无特异性，在接触后 2~4 周起病。虽然临床症状多变，大部分的患者仍可表现为典型的三联征，发热、关节痛 / 关节炎和肝脾大。一些表现为原因不明的发热。其他相关症状包括腹痛、头痛、腹泻、皮疹、夜汗、虚弱 / 疲乏、呕吐、咳嗽和咽炎。儿童中的常见症候群为拒食、疲乏、体重不增和生长迟滞。除了肝脾大和关节炎表现，其他阳性体检常常很少。热型多变，任何器官和组织均可受累。

如果在体检中发现异常，可能表现为单关节炎，儿童为膝和髋关节、青少年和成人为骶髂关节。虽然布鲁菌病患者可有头痛、注意力不集中和抑郁，大约只有 1% 的病例神经系统受侵犯。也有报道新生儿和先天性的布鲁菌感染。它可通过胎盘、乳汁和输血传播。这种感染的症状和体征不明晰，不能确定诊断。

## ■ 诊　断

常规的血液实验室检查没有帮助，可发现血小板减少、中性粒细胞减少、贫血或全血细胞减少。与动物的接触史和食用未经巴氏法消毒的乳制品史可能更有帮助。确诊需要从血液、骨髓、其他组织中培养出细菌。虽然自动培养系统和应用溶解离心法可以将分离时间从数周缩短到数天，仍需要谨慎地告知临床微生物实验室怀疑是布鲁菌病。通过血培养分离出病原体仍需要长达 4 周，但使用象溶解离心法的自动培养系统，实验室分离出病菌可 < 5d。评

估患者此前的抗微生物治疗时，骨髓培养优于血培养。当使用自动细菌鉴别系统时仍需建议谨慎从事，因为分离物可被误认为是其他的革兰氏阴性细菌（如 b 型流感嗜血杆菌）。

如果缺乏阳性的培养结果，可应用几种血清学方法来诊断布鲁菌病。血清凝集试验（serum agglutination test, SAT）应用最广泛，可检测出流产布鲁菌、马耳他布鲁菌和猪布鲁菌的抗体。这种方法并不能检测犬布鲁菌抗体，原因在于这种微生物缺乏光滑脂多糖。单次滴度不能进行诊断，但是大部分的急性期感染患者滴度≥ 1∶160。在病程早期可能发现低滴度，需要用急性期和恢复期双份血清试验来确诊。因为活动性感染患者既有 IgM 又有 IgG 反应，而血清凝集试验是测定全部的凝集抗体，IgG 的总量测定是通过 2-巯基乙醇处理血清进行的。这种区分对抗体滴度的确定意义很重要，因为血清中低滴度的 IgM 可在感染治愈后保持数周至数月。需要记住，任何对于滴度的解释均应根据患者的病史和体检进行。由于与其他革兰氏阴性菌如小肠结肠炎耶尔森菌、土拉费郎西斯菌和霍乱弧菌的抗体交叉反应可造成假阳性结果。另外，前带效应可在高滴度抗体存在下造成假阴性结果。为避免这个问题，待检血清应该被稀释至≥ 1∶320。

在新的检测方法中，酶联免疫分析是检测布鲁菌抗体的最敏感方法，但与凝集实验相比缺乏特异性。也可进行 PCR 法检测，但目前应用大多局限于研究设备，不过对于有并发症（如神经型布鲁菌病）的患者特别有用，因为血清学检测常常失效。

### 鉴别诊断

布鲁菌病可与其他感染相混淆，如兔热病、猫抓病、伤寒热以及组织胞浆菌、酵母菌、球孢子菌引起的真菌感染。结核分枝杆菌、非典型分枝杆菌、立克次体和耶尔森菌引起的感染也可与布鲁菌病表现相似。

## 治　疗

许多抗菌药物在体外对布鲁菌具有抗菌活性，但临床疗效与之并不总是相同。强力霉素是最常用的抗生素，与氨基糖苷类药物合用时复发最少（表 199-1）。应用 β-内酰胺类抗生素，包括第三代头孢菌素的治疗失败可能是由于这种病原体的细胞内特性。需要有细胞内杀菌作用的药物来清除感染。同样，延长治疗时间显然是防止疾病复发的关键。在治疗结束后数周至数月内分离出布鲁菌可确诊复发，但是通常与抗生素的耐药性无关。

开始应用抗生素治疗时可突然发生 Jarisch-Herxheimer 样反应，可能是由于大量抗原负荷引起。

**表 199-1　布鲁菌病治疗的推荐方案**

| 年龄和条件 | 抗生素 | 剂量 | 途径 | 用药时间 |
|---|---|---|---|---|
| ≥ 8 岁 | 强力霉素 | 2~4mg/（kg·d）；最大量 200mg/d | PO | 6 周 |
| | + | | | |
| | 利福平 | 15~20mg/（kg·d）；最大量 600~900mg/d | PO | 6 周 |
| | 替代方案： | | | |
| | 强力霉素 | 2~4mg/（kg·d）；最大量 200mg/d | PO | 6 周 |
| | + | | | |
| | 链霉素 | 15~30mg/（kg·d）；最大量 1g/d | IM | 2 周 |
| | 或 | | | |
| | 庆大霉素 | 3~5mg/（kg·d） | IM/IV | 1~2 周 |
| 8 岁 | TMP-SMZ | TMP［10mg/（kg·d），最大量 480mg/d］和 SMZ（50mg/（kg·d），最大量 2.4g/d） | PO | 4~8 周 |
| | + | | | |
| | 利福平 | 15~20mg/（kg·d） | PO | 6 周 |
| 脑膜炎、骨髓炎、心内膜炎 | 强力霉素 | 2~4mg/（kg·d）；最大量 200mg/d | PO | 4~6 月 |
| | + | | | |
| | 庆大霉素 | 3~5mg/（kg·d） | IV | 2 周 |
| | ± | | | |
| | 利福平 | 15~20mg/（kg·d） | PO | 4~6 月 |

PO：口服；IM：肌内注射；IV：静脉注射

严重至需用皮质激素治疗者罕见。

## ■ 预　后

在应用抗生素治疗前，布鲁菌病的病程经常延长，可导致死亡。在进行特异性治疗后，大部分的死亡病例是在有并发症的病例中，因其特殊脏器受累（如心内膜炎）。如果患者进行了延长的治疗，特异性治疗后患者的预后是很好的（表 199–1）。

## ■ 预　防

预防布鲁菌病要依靠从牛、羊、猪饲养员和其他动物体内有效地清除病原体。人类食用的乳品和乳制品的巴氏消毒是预防的重要方面。目前没有可用于儿童的疫苗；另外，公众教育在预防这种疾病中继续起着显著的作用。

## 参考书目

参考书目请参见光盘。

（徐三清　译，方峰　审）

# 第 200 章

# 军团菌

Lucy S.Tompkins

军团菌感染包括军团菌病（军团菌肺炎）、其他侵袭性的肺外军团菌感染和一种称之为庞蒂亚克热的急性流感样疾病。较之与侵袭性疾病有关的综合征相比，庞蒂亚克热是一种接触了气溶胶后发病并可表现为对军团菌的一种毒性或过敏性反应的自限性疾病。

补充内容请参见光盘。

（徐三清　译，方峰　审）

# 第 201 章

# 巴尔通体属

Barbara W. Stechenberg

由巴尔通体属导致人类感染所引起的疾病谱包括与汉塞巴尔通体相关联的杆菌性血管瘤病和猫抓病（cat–scratch disease, CSD）。对人类致病的巴尔通体主要有六种：汉塞巴尔通体、五日热巴尔通体、杆菌状巴尔通体、伊丽莎白巴尔通体、文森巴尔通体和克氏巴尔通体（表 201–1）。动物中已发现其他几种巴尔通体，尤其是啮齿类动物和鼹鼠。发组巴尔通体属的成员均为革兰氏阴性、氧化酶阴性、兼性需氧的棒状细菌，无碳水化合物发酵。杆菌状巴尔通体是唯一借助极性鞭毛而具有动力性的亚种。在含有 5% 或更多羊或马血的新鲜培养基上及 5% C02 存在的条件下可获得最理想的生长。将从血液中用溶血离心法获得的标本在巧克力琼脂上培养并延长培养时间（2~6 周）可提高检出率。

## 参考书目

参考书目请参见光盘。

## 201.1　巴尔通体病（杆菌状巴尔通体）

Barbara W. Stechenberg

第一种被描述的人类巴尔通体感染为巴尔通体病，它是一种由杆菌状巴尔通体引起的地理分布独特的疾病，主要有两种形式的疾病：Oroya 热（一种严重的发热性溶血性贫血）和秘鲁疣（一种血管瘤样病变的发作）。杆菌状巴尔通体也可引起无症状性感染。巴尔通体病也称作 Carrión 病，是为了纪念一位将取自疣内的血给自己接种而在 21d 后引起 Oroya 热发病的秘鲁医学院学生，他在接种后 39d 病逝，从而证实了这两种临床疾病的共同病因。

### ■ 病　因

杆菌状巴尔通体是一种小的、有动力的、革兰氏阴性生物体，具有可能是侵入功能重要组成部分的、由 10 条或更多的单极性鞭毛组成的刷状物。作为严格的需氧菌，可在含有兔血清和血红蛋白的半固体营养琼脂上、28℃下很好地生长。

### ■ 流行病学

巴尔通体病是一种仅在秘鲁、厄瓜多尔、哥伦比亚、智利和玻利维亚的安第斯山脉山谷地区中发现的人畜共患疾病，其纬度和环境条件正适合于病原的载体——白蛉的生长。

### ■ 发病机制

在白蛉叮咬以后，巴尔通体属生物体进入血管内皮细胞繁殖。通过网状内皮系统，生物体再次进入血

表 201-1 巴尔通体引起的人类疾病

| 疾病 | 微生物 | 载体 | 主要危险因素 |
|---|---|---|---|
| 巴尔通体病 | 杆菌状巴尔通体 | 白蛉 | 生活于流行地区（安第斯山） |
| 猫抓病 | 汉塞巴尔通体 | 猫 | 猫抓或咬伤 |
| | 克氏巴尔通体（1 例） | | |
| 战壕热 | 五日热巴尔通体 | 人类体虱 | 爆发期间体虱感染 |
| 败血症，心内膜炎 | 汉塞巴尔通体 | 携带汉塞巴尔通体的猫 | 严重免疫抑制 |
| | 五日热巴尔通体 | 携带五日热巴尔通体的体虱 | |
| | 伊丽莎白巴尔通体， | | |
| | 文森巴尔通体 | | |
| 杆菌性血管瘤病 | 汉塞巴尔通体 | 携带汉塞巴尔通体的猫 | 严重免疫抑制 |
| | 五日热巴尔通体 | 携带五日热巴尔通体的体虱 | |
| 肝紫癜 | 汉塞巴尔通体 | 携带汉塞巴尔通体的猫 | 严重免疫抑制 |
| | 五日热巴尔通体 | 携带五日热巴尔通体的体虱 | |

流并在红细胞内寄生。生物体粘在细胞上并使细胞膜变形，然后进入细胞内的空泡。所致的溶血性贫血可累及多达 90% 的循环红细胞。度过急性期的患者可能出现或不出现皮肤症状，表现为结节状血管瘤样损害或大小从数毫米到几厘米的疣状物。

## 临床表现

潜伏期为 2~14 周。患者可能完全无症状或有如头痛和乏力等非特异性症状，但无贫血。

Oroya 热的特征为发热和迅速进展的贫血。感觉异常和精神错乱是常见的症状，可发展为明显的精神病。体格检查示严重的溶血性贫血体征，包括黄疸和苍白，有时与全身性的淋巴腺病相关。

在秘鲁疣发作前期（图 201-1），患者可诉关节痛、肌痛和感觉异常。可发生炎性反应，如静脉炎、胸膜炎、结节性红斑和脑炎。疣的出现是发作期的特异性诊断标志。它们在大小和数量上差异很大。

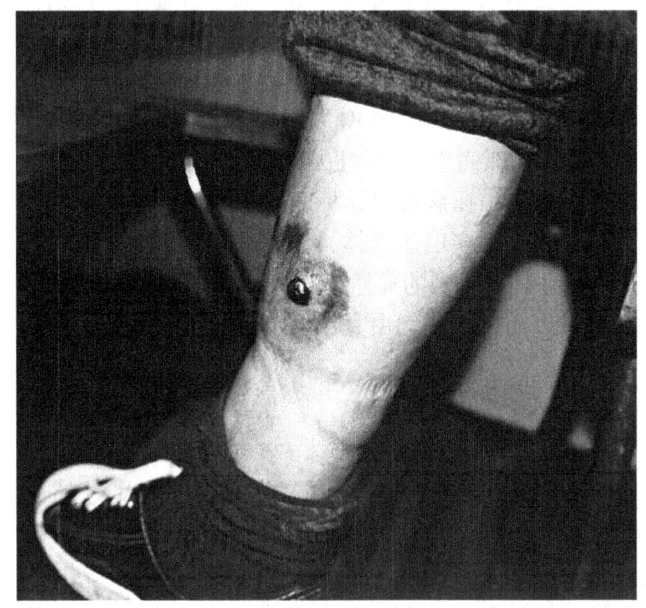

图 201-1（见彩图） 一位秘鲁安第斯山脉居民腿上的单个大秘鲁疣。这种病变容易发生表浅性溃疡，其丰富的血管可导致大量出血。病损周围皮肤瘀斑也较明显（俄克拉荷马州卫生部门 Dr. J.M. Crutcher 提供）

## 诊 断

诊断建立于临床基础之上，结合血涂片或血培养发现病原体。贫血是大细胞低色素性，网织红细胞计数可高达 50%。用 Giemsa 染色可在红细胞内发现红紫色棒样的杆菌状巴尔通体。在恢复期，病原体转为更多的球菌样并从血中消失。在无贫血的情况下，诊断依靠血培养。在发作期，典型的疣可明确诊断。抗体检测可用于证明曾经感染。

## 治 疗

杆菌状巴尔通体对于许多抗生素敏感，包括利福平、四环素和氯霉素。治疗对于迅速退热和从血液中消除病原体非常有效。药物选择考虑应用氯霉素 [50~70mg/（kg·d）]，因为它在治疗合并感染如沙门菌时也有效。氟喹诺酮也已成功地应用于疾病治疗。输血和支持治疗对于严重贫血的患者很关键。如果皮肤损害呈红斑或紫红色，或者皮损在症状开始前的一个月内出现，且这种皮损 >10 个时，秘鲁疣考虑抗生素治疗。口服利福平有助于病损的愈合。大的病损及损伤外貌或影响功能可能需要外科切除。

## ■ 预 防

预后通过使用防护服和驱虫剂（见第 168 章），依靠避免接触病原载体，特别是在晚上。

## 参考书目

参考书目请参见光盘。

# 201.2 猫抓病（汉塞巴尔通体）

*Barbara W. Stechenberg*

巴尔通体感染最常见的表现是猫抓病（CSD），它是一种由汉塞巴尔通体引起的亚急性局部淋巴腺炎。它是持续时间 >3 周的慢性淋巴腺炎的最常见的病因。

## ■ 病 因

从健康猫的血中可培养出汉塞巴尔通体。在猫抓病患者受累淋巴结中，通过 Warthin-Starry 染色看见汉塞巴尔通体呈小的、多形性革兰氏阴性杆菌。血清学试验显示在 84%~100% 的猫抓病病例中有抗体存在，并在猫抓病患者的淋巴结中培养出汉塞巴尔通体。在大部分的猫抓病淋巴结标本和患者脓液中通过 PCR 方法检测出汉塞巴尔通体，由此确定此生物体为猫抓病的病原体。个别的猫抓病病例可由其他生物体引起。一份报告描述了一例由克氏巴尔通体引起的猫抓病兽医病例。

## ■ 流行病学

猫抓病是常见的，在美国每年有大约超过 24 000 例患者。它通过皮肤接种来传播。大部分患者（87%~99%）曾经接触过猫，其中许多是 <6 个月的小猫，超过 50% 的患者有明确的猫抓或咬的病史。猫可有长达数月高水平的巴尔通体血症而无临床症状；小猫较之成年猫更常发生菌血症。猫之间通过猫跳蚤 Ctenocephalides felis 进行传播。在温带地区，大部分的病例发生在九月至三月之间，这可能与家猫的繁殖季节和在秋冬季密切接触家中宠物有关。在热带地区则无季节性流行。疾病的分布是世界性的，感染可发生于所有种族。

在儿童中被猫抓似乎更为常见，男孩比女孩更易被感染。猫抓病为散发性疾病；只有一个家庭成员经常被感染，即使许多兄弟姐妹与同一小猫一起玩耍。但在一个接一个的数周内家庭其他成员的集中发病也可发生。不确切的报告提示其他病源，如狗抓、木碎片、鱼钩、仙人掌刺和豪猪刚毛。

## ■ 发病机制

在最初接种的丘疹和感染的淋巴结中，病理表现是相似的，都显示为周围环绕淋巴细胞、肥大细胞和组织细胞的中央无血管的坏死区域。感染淋巴结的累及可发生多个阶段，有时同时存在于一个淋巴结中。第一阶段是由于皮质的增厚和生发中心的增生导致淋巴结整体增大，主要为淋巴细胞，由朗格汉斯巨细胞组成的上皮肉芽肿散布于淋巴结中。中间阶段，肉芽肿变得密集融合，并被多形核粒细胞渗透，开始出现中央性坏死。最后阶段，坏死进展形成大的、充满脓液的窦腔。这种脓性物质可破裂进入周围组织。如果肝、脾和骨骼被累及，同样的肉芽肿可在这些器官及溶骨性病损中发现。

## ■ 临床表现

在 7~12d 的潜伏期（范围：3~30d）后，一个或更多的直径 3~5mm 的红色丘疹出现在皮肤接种部位，经常是线状的猫抓痕。因为皮疹很小，病变经常被忽视，但是如果仔细寻找，至少在 65% 的患者身上可发现（图 201-2）。在 1~4 周内通常出现明显的淋巴腺病（图 201-3）。慢性局灶性淋巴结炎是一个显著标志，反映了受病原菌侵入部位引流影响的第一组或第二组淋巴结。受影响的淋巴结按发生频率排列包括腋下、颈部、锁骨下、耳前、滑车上、股和腹股沟淋巴结。虽然在侵入部位半数病例累及数个淋巴结，但在 10%~20% 的患者中累及一组以上的淋巴结。

累及的淋巴结通常质地软，覆有红斑，但是无蜂窝织炎；大小通常为 1~5cm，也可更大；10%~40% 最终化脓。淋巴结肿大的时间通常为 1~2 个月，极少

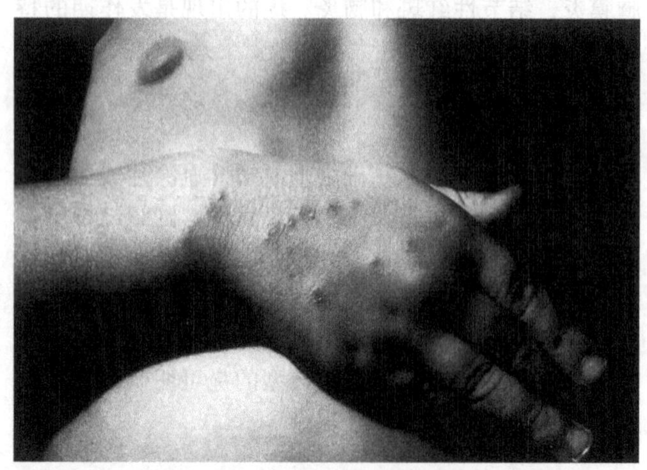

图 201-2 一名典型猫抓病儿童患者，图中显示原始抓伤和不久后发展到邻近中指的主要丘疹。（俄克拉荷马大学卫生科学中心 Dr. V.H. San Joaquin 提供）

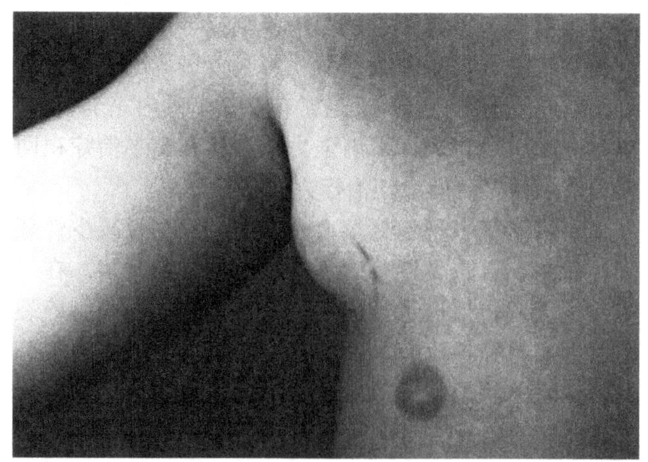

**图 201–3**　典型猫抓病儿童患者，图中显示抓伤后继发右侧腋窝淋巴结病和主要丘疹的演变。

摘　自 Mandell GL, Bennett JE, Dolin R, editors. Principles and practice of infectious diseases. 6 ed. Philadelphia: Elsevier, 2006, vol 2: 2737

病例可持续至一年。约 30% 的患者有发热，体温通常为 38℃ ~39℃。其他的非特异性症状包括不适、食欲缺乏、疲劳，并有不到三分之一的患者发生头痛。约 5% 的患者可有暂时性皮疹，主要包括躯干部斑丘疹。结节样红斑、多形红斑和圆形红斑也有报道。

猫抓病一般为自限性感染，在数周至数月内自愈。最常见的非典型表现为帕里诺眼腺综合征，发生在 2%~17% 的猫抓病患者中（图 201–4），它是一种伴有耳前淋巴腺病的单侧性结膜炎。用接触猫后的手揉眼导致的直接接种是假定的传播方式。在接种部位可能发现结膜肉芽肿。受累的眼睛通常不痛，分泌物很少或无，但是可较红肿。也可发生锁骨下或颈部淋巴腺病。

**图 201–4（见彩图）**　帕里诺眼腺综合征肉芽肿性结膜炎与同侧局部淋巴结病相关联，通常为耳前，下颌下少见

摘自 Mandell GL, Bennett JE, Dolin R, editors. Principles and practice of infectious diseases. 6 ed. Philadelphia, 2006, Elsevier, 2006, vol 2: 2739

一小部分患者发生更为严重的、播散性病变。特征性表现为高热，常持续数周。其他突出症状包括显著的腹痛和体重减轻（图 201–5）。虽然肝功能损害罕见，但可发生肝脾大。肝脾可见肉芽肿性改变。另一常见的扩散部位为骨骼，表现为肉芽肿样溶骨性病变，它引起局部疼痛，但无红肿压痛。其他少见征象包括伴有视乳头水肿和星状黄斑渗出物的视神经视网膜炎、脑炎、不明原因发热及不典型肺炎。

## ■ 诊　断

在大部分病例中，根据患者临床表现和猫接触史即可强烈怀疑该诊断。美国疾控中心已开发出间接免疫荧光分析法（IFA），并显示了与疾病很好的相关性。虽然只有很少的可比较资料，其他的 IFA 和酶联免疫分析测试也可购买到。大部分患者发病时抗体滴度升高；但对于汉塞巴尔通体，IgG 和 IgM 出现的时间可变化很大。巴尔通体属病菌之间可有交叉反应，特别是汉塞巴尔通体和五日热巴尔通体。

如果可得到组织标本，用 Warthin–Starry 和 Brown–Hopps 组织染色法可看见病菌。通过组织标本的 PCR 分析可鉴别巴尔通体 DNA。病原体的培养对于临床诊断并不实用。

### 鉴别诊断

猫抓病的鉴别诊断包括了实际上引起淋巴腺病的所有病因（见第 490 章）。较常见的病因包括主要由

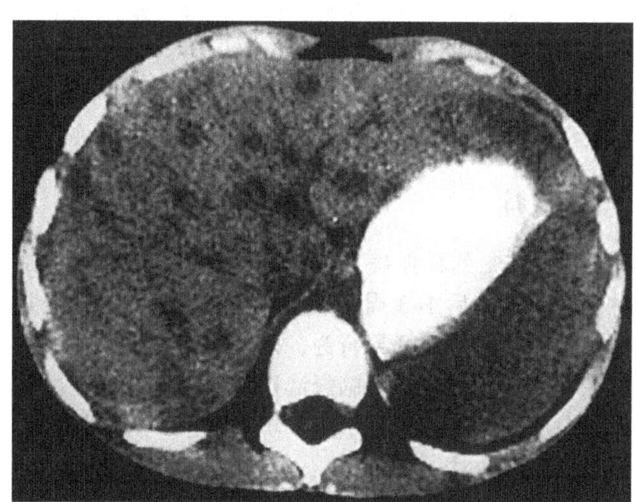

**图 201–5**　一名猫抓病肝累及患者的 CT 扫描，注入造影剂后显示多个病灶增强缺失，其与疾病肉芽肿性炎症相一致。该患者确诊前应用各种不同抗生素经验性治疗但并没有改善，随后没有进一步抗生素治疗而完全恢复（俄克拉荷马大学卫生科学中心 Dr. V.H. San Joaquin 提供）

葡萄球菌和链球菌感染引起的化脓性淋巴结炎、非典型分枝杆菌感染和恶性肿瘤。次常见的病因包括兔热病、布鲁菌病、孢子丝菌病。EB 病毒、巨细胞病毒和刚地弓形体也常引起更为广泛的淋巴腺病。

## ■ 实验室检查

常规实验室检查无帮助。血沉经常升高。白细胞计数可正常或轻度升高。在全身性疾病中肝转氨酶可升高。肝、脾超声或 CT 检查可发现许多肉芽肿样结节，这些结节呈低密度的圆形不规则病损。

## ■ 治　疗

猫抓病的抗生素治疗并不总是需要且不一定有益。对于大部分患者，治疗包括保守的对症疗法和观察。研究显示抗生素体外试验的活性和临床疗效之间存在显著的不一致性。对于大部分患者，当应用 β－内酰胺类抗生素治疗拟诊的葡萄球菌性淋巴结炎无效时考虑此诊断。

一项小规模的前瞻性研究显示，在发病初 30d 内口服阿奇霉素 [ 第 1 天 500mg，第 2~5 天 250mg；小婴儿，第 1 天 10mg/（kg · 24h），第 2~5 天 5mg/（kg · 24h）] 可降低 50% 患者初始淋巴结的容积，但 30d 后淋巴结的容积无差异性，未发现其他的临床益处。对于大部分的患者来说，猫抓病是自限性的，不经抗生素治疗，疾病在数周至数月之间自愈。如果治疗的话，阿奇霉素、克拉霉素、TMP-SMZ、利福平、环丙沙星和庆大霉素似乎是最好的药物。

变软和极度疼痛的化脓淋巴结应通过穿刺进行引流，可能需重复进行。应避免切开和引流非化脓性淋巴结，因为这可能导致慢性引流性窦腔。淋巴结的外科切除罕有必要。

对儿童肝脾型猫抓病给予利福平 20mg/kg 持续 14d，可单用或联用 TMP-SMZ，疗效反应可。

## ■ 并发症

多达 5% 的猫抓病患者可发生脑病，典型征象是淋巴结炎发病后 1~3 周突然出现神经系统症状，经常包括惊厥、好斗或怪异行为，以及意识水平的改变。影像学研究一般正常。脑脊液正常或细胞数轻度增多和蛋白质升高。几乎所有患者均可恢复而不留后遗症，但是可慢至数月。

其他的神经系统表现包括周围性面瘫、脊髓炎、脊神经根炎、压迫性神经病变和小脑共济失调。已报道一例脑病的患者存在持续性认知损害和记忆丧失。

星形黄斑视网膜病与严重感染（包括猫抓病）有关。儿童和年轻成年人表现为单侧或罕见双侧中央盲点视觉缺失、视盘肿胀和从视网膜黄斑流出辐射状渗出物形成星形斑点。病变通常在 2~3 个月内完全缓解，视力恢复。尽管成人采用强力霉素和利福平治疗视网膜炎效果良好，但最佳治疗方法并不清楚。

血液系统表现包括溶血性贫血、血小板减少性紫癜、非血小板减少性紫癜和嗜酸性粒细胞增多。在一例儿童患者中报道了类似于过敏性紫癜的白细胞碎裂性血管炎与猫抓病有关。伴有胸膜炎、关节痛或关节炎、纵隔肿块、胰头部增大的结节以及非典型性肺炎等猫抓病的全身性表现也有病例报道。

## ■ 预　后

在正常宿主中发生的猫抓病预后通常很好，在数周至数月内临床表现可治愈。恢复偶尔较慢，可能需长达一年。

## ■ 预　防

巴尔通体感染通过人与人之间的传播不详。感染患者不需要进行隔离。预防可能需要将猫从家庭中进行，这是不可行和非期望的。应该向家长强调注意被猫（特别是小猫）抓伤的危险。

## 参考书目

参考书目请参见光盘。

# 201.3　战壕热（五日热巴尔通体）

*Barbara W. Stechenberg*

## ■ 病　因

战壕热的病原体最初认定为五日热立克次体，之后又定为罗卡利马体属，现在再次认定为五日热巴尔通体。

## ■ 流行病学

战壕热是第一次世界大战期间首次作为一种独特的临床病名被认识，当时有超过一百万战壕中的士兵被感染。直到第二次世界大战此病才平静下来，只在局部地区再次流行。在美国此病极为罕见。

人类是已知唯一的病原宿主。没有其他动物可被自然感染，常见的实验室动物也不敏感。人的体虱－头虱是病原载体，在叮咬感染的人之后 5~6d 能够传染新的宿主。虱可终身排泌病原体；不发生经卵巢通路传播。人类可发生长达数年的无症状性菌血症。

## ■ 临床表现

潜伏期平均约 22d（4~35d）。临床表现高度变异。症状可非常轻和短暂。大约一半的感染患者表现为单纯的突起发热并持续 3~6d。其他患者可发生迁延持续的发热。患者更常见的表现是 3~8 次的周期性发热，每次持续 4~5d，有时可在一年或更长时间后发作。这种形式类似于以前的疟疾或回归热（回归热螺旋体）。也可发生无热性菌血症。

临床表现通常包括发热（通常体温 38.5℃ ~ 40℃）、不适、寒战、多汗、食欲缺乏和严重的头痛。常见的体征包括明显的结膜充血、心动过速、肌痛、关节痛和严重的颈、背和腿部疼痛。多达 80% 的患者在躯干部可出现片状红色斑疹或丘疹。可能有脾大和轻度肝大。

## ■ 诊　断

在无流行病学资料的情况下，根据临床表现不可能做出战壕热的诊断，因为其临床表现无特异性。体虱感染史或曾在疾病流行地区居住史应该高度怀疑该诊断。通过改进包括在上皮细胞上进行的培养，可从血液中培养出五日热巴尔通体。五日热巴尔通体可以进行血清学检测，但与汉塞巴尔通体有交叉反应。

## ■ 治　疗

治疗缺乏对照试验，但战壕热患者对四环素或氯霉素的疗效显著，表现退热迅速。

# 201.4　杆菌性血管瘤病和杆菌性肝紫癜（汉塞巴尔通体和五日热巴尔通体）

*Barbara W. Stechenberg*

汉塞巴尔通体和五日热巴尔通体引起称之为杆菌性血管瘤病和杆菌性肝紫癜的血管增殖性疾病，其发生在免疫严重低下人群，主要是成人艾滋病或癌症以及接受器官移植的患者。皮下和溶骨性的病损强烈提示与五日热巴尔通体感染有关，而肝紫癜与汉塞巴尔通体感染有关。

## ■ 杆菌性血管瘤病

皮肤杆菌性血管瘤病（BA）也称为上皮样血管瘤病，是最易被识别的、发生在免疫低下宿主中的巴尔通体感染形式。这种疾病主要发现在 CD4 细胞计数非常低的 AIDS 患者中。临床表现差异很大。杆菌性血管瘤病的血管增殖性病变可位于皮肤或皮下，类似于免疫正常人群杆菌状巴尔通体感染所致的血管病变（秘鲁疣），特征为在红色基底上的红斑丘疹，伴有围巾状鳞屑。它们可扩大形成大的、有蒂的病损，并可发生溃疡。损伤后可有广泛性出血。

杆菌性血管瘤病在临床上可与卡波西肉瘤相鉴别。鉴别诊断上还要考虑化脓性肉芽肿和秘鲁疣（杆菌状巴尔通体）。由杆菌性血管瘤病引起的深部软组织肿块可能与恶性肿瘤相似。

骨杆菌性血管瘤病病损常累及长骨。这些溶骨性病损非常疼痛、血管高度增生，偶尔在病损表面可出现红斑。高度的血管分布导致 99m 锝亚甲基二磷酸盐骨扫描呈强阳性结果，与肿瘤性病损相类似。

病损实际上可发生于任何器官，并产生相似的血管增生性病变。通过内镜或支气管镜检查可以发现呈凸起、结节或溃疡性的病变。它们可引起淋巴结肿大，伴或不伴有明显的局部皮肤病变。脑实质病变也有报道。

## ■ 杆菌性紫癜

杆菌性紫癜影响网状内皮系统，主要为肝脏（肝紫癜）、其次为脾脏和淋巴结。这是一种血管增生性疾病，特征为静脉池的任意增生，周围由富含许多杆菌样病原体的纤维黏液样基质环绕。临床表现包括发热和腹痛，其与肝功能检查异常有关，特别是显著增高的碱性磷酸酶水平。皮肤杆菌性血管瘤病或脾大可能伴或不伴有血小板减少或全血细胞减少。CT 扫描显示肝脏和脾脏中的血管增生性病变呈实质中广泛分布的低密度改变。鉴别诊断包括肝脏卡波西肉瘤、淋巴瘤及由卡氏肺囊虫或鸟型结核分枝杆菌复合体所致的弥漫性感染。

## ■ 败血症和心内膜炎

汉塞巴尔通体、五日热巴尔通体和伊丽莎白巴尔通体均报道可引起败血症和心内膜炎。临床症状有长时间发热、夜间盗汗和严重的体重减轻。1993 年发生在西雅图的群体病例为慢性酗酒的无家可归者。这些高热或低体温的患者看作是“城市战壕热”，但他们没有相应的体虱感染。一些培养阴性的心内膜炎患者可能是巴尔通体性心内膜炎。一则报道描述了两例由五日热巴尔通体感染引起的儿童中枢神经系统疾病。

## ■ 诊　断

杆菌性血管瘤病起初通过活检诊断。典型的、混有炎性反应的小血管增生和杆菌 Warthin-Starry 银染可鉴别杆菌性血管瘤病与化脓性肉芽肿或卡波西肉瘤（见第 254 章）。旅行史通常可排除秘鲁疣。

培养对于猫抓病的诊断不可行，但它是疑为败血症和心内膜炎患者的诊断步骤。通过溶血离心技术或应用含有 5% 兔血的新鲜巧克力或心脏浸液琼脂培养基并同时延长培养时间可提高培养的检出率。PCR 技术也是一项有用的工具。

## ■ 治　疗

抗生素已成功地应用于由汉塞巴尔通体和五日热巴尔通体引起的免疫低下宿主巴尔通体感染。杆菌性血管瘤病对选择药物，如红霉素、阿奇霉素或克拉霉素起效迅速，备选药物有强力霉素或四环素。患有肝紫癜、心内膜炎或骨髓炎的重症患者治疗起始即可静脉应用红霉素或强力霉素，同时合用利福平或庆大霉素。心内膜炎患者至少 2 周的氨基糖苷类药物治疗可改善预后。治疗中可发生 Jarisch-Herxheimer 反应。可能有复发，并有必要进行长达数月的延长治疗。

## ■ 预　防

因为有巴尔通体感染、弓形体病和肠道感染的风险，免疫低下患者应考虑养猫的潜在危险。那些选择养猫的人应该收养或购买年龄 >1 岁和健康的猫。必须即刻清洗任何被猫咬或抓伤后的伤口。

## 参考书目

参考书目请参见光盘。

（徐三清　译，方峰　审）

# 第 6 篇　厌氧菌感染

## 第 202 章
## 肉毒中毒（肉毒杆菌）

Stephen S. Arnon

已知人类的肉毒中毒有 3 种自然发生形式：婴儿型（粪性毒血症）肉毒中毒（在美国最常见）、食物型（典型）肉毒中毒和创伤型肉毒中毒。其他两种人为因素的类型也可发生：意外吸入雾化毒素所致的吸入型肉毒中毒以及肉毒素治疗或美容剂量过量所致的医源性肉毒中毒。

## ■ 病　因

肉毒中毒是一种急性、弛缓性瘫痪，由肉毒梭状芽孢杆菌产生的神经毒素引起，偶可由丁酸梭状芽孢杆菌和巴氏梭状芽孢杆菌的少见菌株产生同一类型神经毒素引起。肉毒杆菌是革兰氏阳性、产芽孢的专性厌氧菌，存在于全球范围内的土壤、灰尘和海水沉积物中，并在各种各样的新鲜或煮熟农产品被发现。有些肉毒杆菌菌株的芽孢能耐数小时的煮沸，使之能存活于加工过的储藏食物中。相反，肉毒杆菌毒素不耐热，加热至 ≥ 85℃ 5min 即易被破坏。现已从大豆食品和中国微山湖附近的土壤中分离出产神经毒丁酸梭状芽孢杆菌，该地理位置食物型肉毒中毒的爆发与此有关。但对产神经毒巴氏梭状芽孢杆菌的生态学了解甚少。

肉毒杆菌毒素是一种简单的双链蛋白，一条分子量 100kD 的重链含有与神经元连接的位点，另一条 50kD 的轻链在毒素与神经细胞结合后进入细胞。肉毒杆菌毒素是已知的最毒物质，人类肠道外的致死剂量估计为 10–6mg/kg。该毒素阻断神经肌肉传递，引起气道和呼吸肌麻痹而导致死亡。毒素的抗原型有 A~G 7 种，可通过每种毒素的特异性保护中和抗体加以鉴别。根据毒素基因的核苷酸序列不同，每种毒素型再进一步区分为不同亚型。像破伤风毒素基因一样，一些毒素型和亚型的肉毒素基因存在于质粒。

7 种毒素类型有利于临床和流行病学标记。已确定 A、B、E 和 F 型毒素引起人的肉毒中毒，而 C 和 D 型引起其他动物患病。产神经毒丁酸梭状芽孢杆菌产生一种 E 型毒素，而产神经毒巴氏梭状芽孢杆菌产生一种 F 型毒素。尚未确定 G 型作为人类或动物患病的病因。肉毒杆菌毒素的这种异常能力是因为其 7 条轻链为锌 – 肽链内肽酶，其底物是对接复合物蛋白中的一种或两种，突触囊泡通过该复合物与终端神经元细胞膜融合并释放乙酰胆碱而进入突触间隙。

## ■ 流行病学

除非洲外，婴儿型肉毒中毒在所有人居住的大陆均有报道。值得注意的是，婴儿是家庭中的唯一患者。婴儿型肉毒中毒最明显的流行病学特征是其年龄分布，95% 的患儿年龄在 3 周至 6 个月，高峰年龄为 2~4 月。起病时小到 1.5d、大到 382d 均有病例报道，住院患儿男：女比约为 1∶1，多数种族和人种均有发生。

婴儿型肉毒中毒是一种少见而常不被认识的疾病。在美国每年诊断约 80~100 例患者；从 1976—2010 年共报道了超 2500 例患者。婴儿型肉毒中毒的详尽临床谱包括轻微型门诊病例和爆发型猝死患者。近 40% 住院病例报告来自加利福尼亚州。已知不同毒素型的肉毒杆菌在土壤中分布不均，密西西比河以西的病例大多数由 A 型菌株引起，而以东的病例大多数为 B 型菌株所致。新墨西哥州、华盛顿州、俄亥俄州、加利福尼亚州、爱荷华州和科罗拉多州各有一例由巴氏梭状芽孢杆菌及 F 型毒素所引起的患者。意大利四名患者则由丁酸梭菌及 E 型毒素所致。

疾病的已知危险因素包括哺乳、摄入蜂蜜和肠道动力缓慢（每天排便 <1 次）。母乳喂养可提供保护以免婴儿肉毒中毒的暴发性猝死。在罕见的肠道解剖、生理和微生态改变的情况下，年长儿和成人也可患婴儿型肉毒中毒。

食物型肉毒中毒是由于摄入了含肉毒杆菌的食物所致，肉毒杆菌在食物中繁殖并产生毒素。最近在北美餐馆中发生的肉毒中毒爆发与烤土豆、炒洋葱和切碎的大蒜有关，改正了食物型肉毒中毒主要由家庭罐装食品引起的传统观念。在美国的其他几次爆发与市场出售的封闭于塑料袋中的食品有关，这些食品仅靠冷冻防止肉毒杆菌芽孢的生长。与食物型肉毒中毒有关的非罐装食品包括仙人掌茶、加入榛子调味品的酸乳酪、甜奶油奶酪、三明治中的煎嫩洋葱、土豆沙拉和新鲜鱼或鱼干。每次爆发时，单个或数名患者分布在不同城市或医院的这样一种趋势，预示着医生不能依靠发病时间和地理集中的特性来做出诊断。

大多数储存食品都曾与食物型肉毒中毒有牵连，但在美国多为“低酸”（pH>6.0）的家庭罐装食品，如墨西哥辣椒、芦笋、橄榄和蚕豆。全世界都有发生食物型肉毒中毒的可能性，但爆发多见于温带，而非热带，因热带较少储存水果、蔬菜和其他食品。

在美国，每年发生 5~10 次食物型肉毒中毒爆发及 20~25 例患者。美国大陆的爆发大多由蛋白水解 A 型和 B 型菌株引起，在食物中会产生一种强烈的腐败气味，有些人在品尝时会察觉到。然而在阿拉 斯加和加拿大，大多数食物型肉毒中毒是由于印第安人食物中的非蛋白水解 E 型菌株引起，如发酵的大马哈鱼籽和海豹鳍状肢，它们并无腐败现象。更为危险的是 E 型菌株，它们能在 5℃的家用冰箱中生长。

创伤型肉毒中毒是一种极罕见的疾病，全世界报道不足 300 例。但由于其可影响青少年和儿童，故在儿科很重要。很多患者是具有外伤危险性的年轻、体力充沛男性，也可发生在皮肤无破损的挤压伤患者。最近 15 年，美国西部和欧洲成人海洛因吸毒者由于注射引起的创伤型肉毒中毒患者逐渐增加，这些患者不一定伴有明显的脓肿和蜂窝组织炎形成。

1962 年报道了一起吸入型肉毒中毒的爆发事件，当时德国的 3 名实验室工作人员无意中吸入了肉毒杆菌毒素的气雾所致。在美国，一些患者由于应用肉毒杆菌毒素治疗或美容意外过量而住院。

## 发病机制

所有类型的肉毒中毒最后均通过一条共同通路致病：肉毒杆菌毒素经血流到达周围胆碱能突触，并与其不可逆结合，阻止乙酰胆碱的释放而引起自主神经和神经肌肉间的传递障碍。婴儿型肉毒中毒是一种感染性疾病，由于摄入三种产毒素的梭状芽孢杆菌中的任意一种芽孢所致，芽孢在结肠内出芽、繁殖并产生肉毒杆菌毒素。食物型肉毒中毒是一种中毒性疾病，由于摄入被肉毒杆菌毒素污染的、未适当储存或加工的食物而引起。创伤型肉毒中毒是由于肉毒杆菌芽孢在外伤组织中出芽、定植而引起，类似于破伤风。吸入型肉毒中毒是因为吸入肉毒杆菌毒素的气雾而引起。生物恐怖武器的攻击可导致吸入型或食物型肉毒中毒或大或小的爆发（见第 704 章）。

肉毒杆菌毒素不是一种细胞毒素，并不引起明显的肉眼或显微镜下可见的病理改变。但尸解时可发现继发性病理改变（肺炎、胸腔内脏器淤点）。没有诊断技术可以识别结合在神经肌肉接合点的肉毒杆菌毒素。肉毒中毒的愈合过程为生出新的、无髓鞘运动神经元末梢。当这些新的神经元细支到达无收缩力的肌纤维并通过诱导形成新的运动终板而重新支配时，运动恢复。在实验动物中，该过程约需 4 周。

## 临床表现

肉毒杆菌毒素为血源性分布。由于血流量和神经支配密度的关系，延髓肌肉系统毒素含量最多，所有类型肉毒中毒的神经症状均为起始于脑神经肌肉组织的对称性、下行性、弛缓性麻痹。没有多发延髓麻痹的肉毒中毒是不可能的。然而婴儿病初的延髓麻痹症状如喂养困难、吸吮力差、哭声微弱、流涎，甚至梗阻性呼吸停止常不被认识（图 202–1）。首次就诊时，患者因疾病的进展，除表现延髓麻痹外，已可能出现全身软弱和肌张力低下。与肉毒杆菌引起的肉毒中毒不同，由丁酸梭菌在肠道定植引起的罕见病例主要表现为梅克尔憩室并伴有腹胀，常被误诊为急腹症。同样罕见的是由巴氏梭状芽孢杆菌 F 毒素引起的婴儿肉毒中毒，其特征为起病年龄很小、发病迅速、麻痹更为严重。

年长儿食物型或创伤型肉毒中毒的神经系统表现有以下特征：复视、视力模糊、上睑下垂、口干、吞咽困难、发音困难和构音障碍，伴咽反射和角膜反射减低。重要的是，由于毒素只作用于运动神经，患者除非因焦虑而过度换气外并无感觉异常。感知觉正常，但因为患者说话困难而难以确定。

约 30% 的食物型肉毒中毒患者起病时出现恶心、呕吐或腹泻等胃肠道症状。这些认为是由食物中的肉毒杆菌代谢产物或其他有毒物质污染所致，而创伤型肉毒中毒无消化道症状。一旦食物型肉毒中毒出现明显的弛缓性麻痹，便秘即可发生。食物型肉毒中毒常在进食污染食物后 12~36h 开始发病，最早 2h，最晚 8d。创伤型肉毒中毒的潜伏期 4~14d。创伤型肉毒中毒可有发热，而食物型无发热，除非存在继发感染（肺炎常见）。所有类型肉毒中毒的病情严重程度临床差异很大，从轻症的眼睑下垂、面部表情呆板、轻度吞咽困难和发音困难到暴发起病、迅速而广泛的麻痹、呼吸暂停和瞳孔固定、扩张。肌肉重复运动的易疲性是肉毒中毒的临床特征。

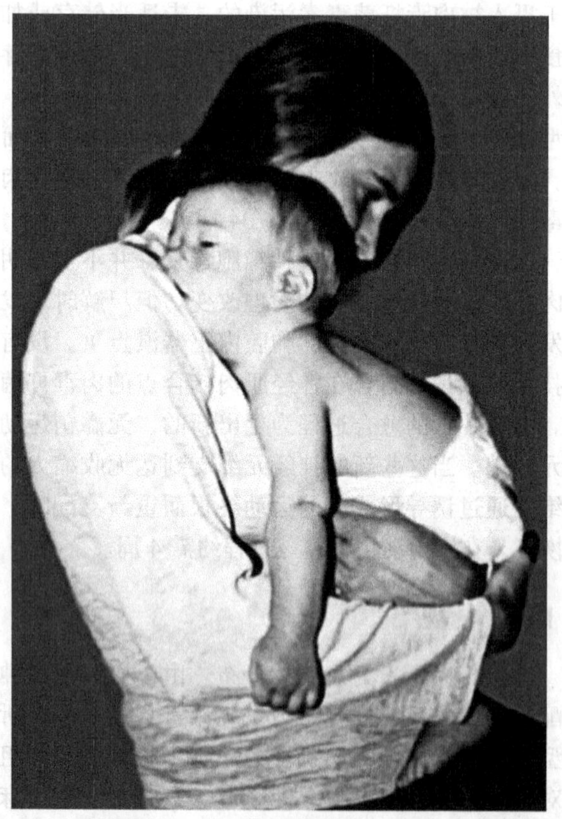

**图 202-1（见彩图）** 一例 3 个月大的婴儿型肉毒中毒患者，出现上睑下垂、面无表情、颈、躯干和四肢肌张力减退征象。在这张图片上，患者延髓麻痹征象 - 眼肌麻痹、哭声微弱、吸吮差和吞咽困难（流口水）并不明显

摘自 Arnon SS, Schechter R, Maslanka SE, et al. Human botulism immune globulin for the treatment of infant botulism, N Engl J Med, 2006, 354:462-471

婴儿型肉毒中毒因婴儿无法言语表达而起始症状明显不同。首发症状常常是排便次数减少或甚至不排便，但该症状常被忽视。家长注意到的是喂养困难、嗜睡、精神萎靡、哭声弱和自主运动减少。吞咽困难可表现为流涎，当麻痹进展时咽反射、吸吮反射和角膜反射消失，动眼神经麻痹可能仅表现为眼球固定。瞳孔对光反射表现不一，可在患儿严重瘫痪时才受影响，亦可在疾病一开始就迟钝。失去对头的控制是典型的重要体征。由于不能吞咽分泌物或梗阻性咽肌麻痹引起呼吸道阻塞可导致呼吸突然停止。偶尔在患儿屈曲位行腰穿检查时突然发生呼吸停止提示婴儿型肉毒中毒的诊断。

轻症或疾病早期的婴儿型肉毒中毒体征不明显，易被忽视。需仔细检查脑神经麻痹和肌肉功能的易疲性。如果患儿的头不保持竖立，眼睑下垂常被忽略。

## ■诊 断

临床上肉毒中毒的明确诊断应通过特殊的实验室检查，而这需要数小时至数天才能完成。因此，临床诊断的基础是早期认识所有类型肉毒中毒的反应。常规实验室检查，包括脑脊液均正常，除非存在脱水、营养不良（代谢性酸中毒和酮症）或继发感染。

肉毒中毒的典型表现是急性发作的、对称性弛缓性下行性瘫痪，神智清楚，无发热和感觉异常。发现可疑肉毒中毒病例是医疗和公共卫生系统的紧急事件，可立即通过电话报告给美国大多数卫生监督机构。州卫生部（第一呼叫受理）和美国疾病控制预防中心（CDC，任意时间电话：770-488-7100）可安排进行诊断性检测、流行病学调查并提供马抗毒素。

通过检测到血清中的肉毒杆菌毒素或从伤口、灌肠液或粪便中查到肉毒杆菌可明确肉毒中毒的诊断。肉毒杆菌并不是人类肠道的正常菌群，检查阳性加上急性弛缓性麻痹诊断明确。在患者所吃的食物中发现肉毒杆菌和毒素，食物型肉毒中毒的流行病学诊断即可成立。

肌电图（EMG）有时可鉴别急性弛缓性瘫痪的病因，但肉毒中毒患者的检查结果多变，有的正常。典型 EMG 表现为高频（50Hz）刺激激发肌肉动作电位增强。婴儿型肉毒中毒的特征性表现为 BSAP（短暂的、小的、大量的运动单元动作电位），仅出现于临床肌无力的肌群。神经传导速度和感觉神经功能正常。

为了早期诊断，婴儿型肉毒中毒应有高度疑诊指标（表 202-1）。“排除败血症”仍是最常见的入院诊断。如果一个既往健康的婴儿（年龄常在 2~4 个月）出现虚弱伴吸吮无力、吞咽困难、哭声低弱或呼吸困难，应考虑诊断婴儿型肉毒中毒的可能。接着进行仔细的脑神经检查非常有助于诊断。

## 鉴别诊断

肉毒中毒经常被误诊，最多见为多发性神经根神经病（吉兰 – 巴雷综合征或 Miller Fisher 综合征）、重症肌无力或中枢神经系统疾病（表 202-1，表 202-2）。在美国，肉毒中毒比吉兰 – 巴雷综合征、中毒或脊髓灰质炎更易导致一群急性弛缓性瘫痪病例。肉毒中毒不同于其他弛缓性瘫痪之处在于其明显的脑神经麻痹，并与轻度虚弱和颈部以下肌张力减退不成比例，麻痹呈对称性，无感觉神经受损。脊肌萎缩症临床表现可能非常类似于婴儿型肉毒中毒。

在查找瘫痪原因时，其他诊断方法有助于快速排除肉毒中毒。肉毒中毒 CSF 检查无改变，但在许多中枢神经系统疾病 CSF 有异常，尽管吉兰 – 巴雷综合征 CSF 蛋白水平最终升高，但在疾病早期可以正常。对脑、脊柱和胸部造影检查可发现出血、炎症或肿瘤。在大多数重症肌无力和部分肉毒中毒患者中使用试验剂量的腾喜龙可短暂纠正麻痹症状。对皮肤，尤其是头皮的细致观察可发现造成麻痹的黏附蜱虫。如发现有机磷中毒须积极追踪，因目前已有特异解毒剂（肟），且患者可能是暴露人群的一部分、其他人尚未出现症状。其他检验需要数天时间才有结果，包括参与吉兰 – 巴雷综合征发病的粪便空肠弯曲杆菌培养，脊肌萎缩症和其他遗传病检测（包括线粒体病），引起重症肌无力、Lambert-Eaton 综合征和吉兰 – 巴雷综合征的自身抗体测定等。

**表 202-1 早期疑诊、随后实验室确诊的婴儿型肉毒中毒病例**

| 入院诊断 | 随后考虑诊断 |
|---|---|
| 可疑败血症、脑膜炎 | 吉兰 – 巴雷综合征 |
| 肺炎 | 重症肌无力 |
| 脱水 | 氨基酸代谢异常 |
| 病毒综合征 | 甲状腺功能减低 |
| 不明原因的肌张力减低 | 药物摄入 |
| | 有机磷中毒 |
| 便秘 | 脑干脑炎 |
| 生长障碍 | 重金属中毒（铅，镁，砷） |
| 脊肌萎缩症 | 脊髓灰质炎 |
| | 病毒性多发性神经炎 |
| | 先天性巨结肠 |
| | 代谢性脑病 |
| | 中链乙酰辅酶 A 脱氢酶（medium chain acetyl-CoA dehydrogenase MCAD）缺乏 |

**表 202-2 食物型和创伤型肉毒中毒的鉴别诊断**

| | |
|---|---|
| 急性胃肠炎 | 氨基糖苷类药物诱发麻痹 |
| 重症肌无力 | 蜱麻痹 |
| 吉兰 – 巴雷综合征 | 低血钙 |
| 有机磷中毒 | 高血镁 |
| 脑膜炎 | 一氧化碳中毒 |
| 脑炎 | 妊娠剧吐 |
| 精神疾病 | 喉外伤 |
| 脑血管意外 | 糖尿病并发症 |
| 脊髓灰质炎 | 炎症性肌病 |
| 甲状腺功能减低 | 用力过度 |

## 治　疗

静脉用人肉毒杆菌免疫球蛋白（BIG- Ⅳ）已批准用于 A 型或 B 型肉毒杆菌毒素引起的婴儿型肉毒中毒治疗。一旦疑诊婴儿型肉毒中毒，应尽快给予 BIG- Ⅳ单次 50~100mg/kg 静脉注射治疗（见说明书），以即刻终止引起该病的毒血症。治疗不要由于为了实验室确诊而延误。在美国，加利福尼亚州卫生部门可提供 BIG-IV（24 小时电话：510-231-7600；www.infantbotulism.org）。BIG-IV 的应用将平均住院时间从 6 周缩短至 2 周。多数患者住院时间的缩短是由于需求人工通气和重症监护的时间减少所致。每例患者住院费用减少 >100 000 美元（按 2004 年水平）。

疑诊食物型、创伤型或吸入型肉毒中毒大龄患者可给予研究用马七价肉毒杆菌抗毒素（heptavalent botulinum antitoxin，H-BAT）治疗。在美国，该抗毒素可通过州或当地卫生部门由 CDC 获得。

没有并发症的婴儿型或食物型肉毒中毒并不需要抗生素治疗，因为毒素主要是作为细胞内分子随着繁殖体细菌的死亡溶解而释放至肠腔。抗生素用于治疗继发感染，缺乏抗毒素治疗时，优先选择非杀梭状芽孢杆菌抗生素如甲氧苄氨嘧啶 – 磺胺甲基异噁唑治疗。避免使用氨基糖苷抗生素，因其可增加肉毒杆菌毒素阻断神经肌肉接头的作用。创伤型肉毒中毒需要抗生素和抗毒素积极治疗，类似于破伤风的处理方式（见第 203 章）。

## ■ 支持疗法

肉毒中毒的处理根据下列三项原则：①肌肉重复运动的易疲性是该病的临床特征；②预测到并发症的发生并预防是最好的；③细致的支持治疗是必须的。第一项原则主要用于喂养和支持呼吸，正确的体位对保持呼吸道通畅和改善呼吸功能是绝对必要的。患者仰卧在一张硬板床上，头抬高 30°，用小布卷垫在颈椎下面以抬高头的后部，使分泌物流入咽后部而避免进入气道。这种倾斜体位可使腹腔脏器下拉横膈，从而改善呼吸运动。避免利用床中间的下弯来抬高患者的头和躯干，否则会使肌张力低下的胸廓陷入腹部从而导致呼吸不畅。

约半数婴儿型肉毒中毒患者需要气管插管，这是最好的预防性措施。气管插管指征包括咽反射和咳嗽反射减弱、分泌物引起气道进行性梗阻。通过精心的管理技巧（特别是大小合适的插管直径）、监护和合适的体位，患者能耐受插管达数月之久而不发生声门下狭窄或者需要气管切开。

应经鼻胃管或鼻空肠管喂养患儿，直至口咽恢复肌力和协调运动而能够经哺乳和奶瓶喂养。对婴儿来说，挤出的母乳是最佳食品，部分原因是其含有免疫成分（如分泌性免疫球蛋白 SIgA、乳铁蛋白、白细胞）。胃管喂养也有助于恢复肠蠕动，这虽非特异性治疗，但可能是从肠道菌群中去除肉毒杆菌的必要过程。因存在潜在的感染危险，不主张用静脉营养（高营养），更倾向经胃管喂养。

由于感觉无损，给予听觉、触觉和视觉刺激是有益的。维持强有力的呼吸中枢作用很重要，最好避免使用镇静剂或中枢神经系统抑制剂。充分补液和粪便软化剂如乳果糖可减轻长期便秘，不提倡用泻药。食物型和婴儿型肉毒中毒患者排便时会排出肉毒杆菌及其毒素，常持续数周，在处理排泄物时应注意。严重病例有膀胱肌麻痹，排尿时支撑患者头部，使其呈坐位，并轻压耻骨弓上方，帮助患者完全排空以减少尿路感染的机会。患者家庭需要情感和经济上的支持，尤其是在肉毒中毒的瘫痪症状持续时。

## ■ 并发症

几乎所有的肉毒中毒并发症是医院内获得，一些是医源性的（表 202-3）。有些危重患者因药理麻痹必须在监护病房使用呼吸机治疗数周或数月而不可避免地出现一些并发症。婴儿型肉毒中毒的可疑“复发”常常是由于出院过早、有未被发现的并发症如肺炎、泌尿系感染或中耳炎。

**表 202-3　婴儿型肉毒中毒的并发症**

| | |
|---|---|
| 急性呼吸窘迫综合征 | 气胸 |
| 误吸 | 复发性肺不张 |
| 难辨梭芽孢杆菌小肠结肠炎 | 继发于高钠血症的惊厥 |
| 低血压 | 败血症 |
| 抗利尿激素分泌异常 | 声门下狭窄 |
| 长骨骨折 | 气管肉芽肿 |
| 气管插管位置异常或阻塞 | 气管炎 |
| 院内贫血 | 输血反应 |
| 中耳炎 | 尿路感染 |
| 肺炎 | |

## ■ 预　后

当神经末梢再生形成新的运动终板时，神经肌肉传递恢复。无并发症、特别是低氧血症相关的并发症，婴儿型肉毒中毒患者可完全恢复正常。未经治疗的婴儿型肉毒中毒平均住院时间 5.7 周，但根据毒素类型的不同而有显著差别，B 型平均 3.7 周，A 型平均 5.6 周。

美国住院的婴儿型肉毒中毒患者病死率 <1%。未经治疗的婴儿型肉毒中毒患者恢复后，斜视的发病率增加，需要定期检查和治疗。

食物型和创伤型肉毒中毒患者的病死率因年龄而异，年龄小者预后最好。据报道有些成人肉毒中毒患者有慢性衰弱和疲劳后遗症并长达一年以上。

## ■ 预　防

预防食物型肉毒中毒的最好办法是坚持采用安全的家庭罐装法（加压厨具和酸化食品），避免食用可疑食品，所有家庭罐装食物均经加热至 85℃至少 5min。预防创伤型肉毒中毒的最佳方法包括不滥用违禁药物、彻底清洗伤口、手术清创去除污染组织及使用有效的抗生素。

大多数婴儿型肉毒中毒可能是由于吸入并咽下空气中的梭状芽孢杆菌芽孢，这些患者是无法预防的。有一种已被证明并可避免的肉毒杆菌芽孢来源是蜂蜜。蜂蜜对所有 1 岁以下婴儿均为不安全食品。过去曾认为玉米糖浆可能为肉毒杆菌芽孢来源，近来已被否定。母乳喂养似乎可使婴儿型肉毒中毒发病延迟并减少疾病过程中的婴儿猝死风险。

## 参考书目

参考书目请参见光盘。

（徐三清　译，方峰　审）

# 第203章 破伤风（破伤风杆菌）

Stephen S. Arnon

## 病　因

破伤风原称为牙关紧闭症，是由破伤风梭状芽孢杆菌产生的神经毒素所导致的一种急性、痉挛性瘫痪疾病。破伤风杆菌是一种运动的、革兰氏阳性、产芽孢专性厌氧菌，自然分布于世界各地的土壤、尘埃和各种动物的消化道内，其一端形成芽孢，显微镜下呈鼓槌状或网球拍状。破伤风杆菌芽孢耐煮沸但不耐高压，繁殖细菌可被抗生素、加热和标准消毒剂杀灭。与许多梭状芽孢杆菌不同，破伤风杆菌不是组织侵袭性细菌，它通过破伤风痉挛素、更常称为破伤风毒素的作用而致病。破伤风痉挛毒素的毒性在目前已知毒素中位居第二，仅次于肉毒杆菌毒素。人类破伤风毒素的致死剂量估计为 $10^{-5}$mg/kg。

## 流行病学

破伤风发生于全世界范围，在近90个发展中国家流行，但各国的发病率有很大差异。新生儿（或脐带）破伤风是最常见的类型，它每年导致近50万名婴儿死亡，其中约80%仅发生于12个热带的亚洲和非洲国家。疾病发生是因母亲未进行预防接种。另外，全世界每年估计15 000~30 000例未免疫接种的妇女由于产后、流产或手术后伤口感染破伤风杆菌而死于破伤风。美国每年报告约50例破伤风，多数为60岁以上的老人，婴幼儿和新生儿病例亦有报道。美国约20%年龄在10~16岁的儿童缺乏保护性抗体。美国儿童破伤风患者大多数发生在父母拒绝疫苗注射而未免疫接种的儿童。

大多数非新生儿破伤风患者与外伤有关，常为不洁物体造成的穿入伤，如钉子、碎片、玻璃碴或不消毒注射。注射非法毒品后发生的破伤风越来越普遍。疾病也可发生于用污染的缝合材料和药物肌肉注射后，尤其是氯奎耐药的恶性疟患者注射奎宁。破伤风的发生也与动物咬伤、脓肿（包括牙脓肿）、耳朵和其他部位穿孔、慢性皮肤溃疡、烧伤、开放性骨折、冻疮、坏疽、肠道手术、宗教仪式划伤、传染性昆虫咬伤和阴蒂环切术相关联。偶有病例无外伤史。

## 发病机制

芽孢进入感染伤口，在低氧化－还原电位（Eh）下出芽、繁殖、产生破伤风毒素而发生破伤风。有一种质粒携带毒素基因，随着繁殖细菌的死亡溶解而释放毒素。破伤风毒素（和肉毒杆菌毒素）是一种150kD的简单蛋白，由一条重链（100kD）和一条轻链（50kD）通过单个二硫键连接而成。破伤风毒素结合于神经肌肉接头处，通过胞饮作用进入运动神经，沿着轴突逆向传输至α－运动神经元的胞质，其在坐骨神经的传递速度为3.4mm/h。毒素到达脊髓的运动神经元后，进入邻近的脊髓抑制性中间神经元，阻止神经递质甘氨酸和γ－氨基丁酸（GABA）的释放，从而阻断了拮抗肌的正常抑制作用，这种抑制作用是随意协调运动的基础，最终导致受累肌肉持续强烈收缩而不能松弛。患破伤风时自主神经亦不稳定。

破伤风毒素的这种超强能力归因于酶的特性。破伤风毒素的轻链（和几种肉毒杆菌毒素的轻链）是一种含锌的蛋白内切酶，它的底物是突触小泡蛋白，这是一种能够使突触囊泡与终端细胞膜融合的对接复合物的组成蛋白。毒素的重链含有连接位点和内在结构域。

破伤风杆菌不是侵袭性细菌，产毒素的繁殖细菌停留在伤口，并可能引起局部炎症改变和混合感染。

## 临床表现

破伤风的表现常多为全身性、但也可局限性。潜伏期通常是2~14d，但也可长至受伤后数月。约半数全身性破伤风患者表现为牙关紧闭（咬肌痉挛）。早期症状为头痛、烦躁不安和激惹，常接着出现强直、咀嚼困难、吞咽困难和颈肌痉挛。所谓破伤风的苦笑面容是由于面颊肌肉顽固性痉挛所致。当痉挛扩展至腹、腰、臀部和大腿肌肉时，患者可呈身体过伸的弓形姿势或角弓反张，表现头和足踝向后弯曲、身体前躬、仅剩枕部和足跟支撑。角弓反张是全身所有拮抗肌肉强直性收缩形成的平衡体位，其表现是典型的破伤风板样强直。咽部和呼吸肌痉挛可导致气道梗阻和窒息。因破伤风毒素不影响感觉神经和大脑皮质功能，患者很不幸地保持清醒状态，处于极度痛苦之中，担心下一次破伤风痉挛的发作。该发作特征是突然的肌肉严重强直收缩，伴双拳紧握、上肢屈曲内收、下肢过度伸展。如不治疗，发作持续数秒至数分钟后，有暂时的间歇期，但随着病情进展，痉挛变得持久、患者衰竭。极小的干扰如光线、声音或触摸均可触发破伤风痉挛发作。由于膀胱括约肌痉挛可发生排尿困难和尿潴留，也可发生强迫性排便。由于痉挛肌肉大量的能量消耗，患者常有发热，偶可达40℃。自主神经受累的通常表现包括心动过速、心律失常、高血压不稳定、出汗和皮肤血管收缩。破伤风痉挛常在发病第1周内逐渐加重，第2周稳定，接下来的1~4周逐渐缓解。

新生儿破伤风即婴儿型全身性破伤风，其典型表现为出生后3~12d出现进行性的喂养困难（即吸吮和吞咽困难），伴饥饿和哭吵。特征是瘫痪或活动减少、触摸后强直和痉挛、有或无角弓反张。脐带残端可有尘土、粪便、血痂或血清残迹，亦可外观相对正常。

局限性破伤风为伤口附近的肌肉痛性痉挛，可出现于全身症状之前。头部破伤风是一种少见的、累及延髓肌肉的局限性破伤风，发生于头部、鼻孔或面部有伤口或异物者，也可由慢性中耳炎引起。头部破伤风的特征为眨眼、斜视、牙关紧闭、苦笑、舌和咽肌痉挛性麻痹。

## ■ 诊　断

破伤风是症状最有特征的疾病之一，可通过临床进行诊断。典型患者为未经免疫接种者和（或）母亲，在受伤或出生后头2周内出现牙关紧闭，其他肌肉痉挛而神志清楚。

常规实验室检查多正常。周围血象白细胞可因伤口继发感染或持续痉挛引起的应激反应而升高。脑脊液（CSF）正常，但肌肉强烈收缩可使颅内压增高。脑电图和肌电图无特征性表现。伤口取材革兰氏染色不一定找到破伤风杆菌，病菌分离也仅30%患者阳性。

## ■ 鉴别诊断

典型的全身性破伤风不会误诊为其他疾病。然而，咽周、咽后壁或牙周脓肿及罕见的急性脑干脑炎亦可引起牙关紧闭。狂犬病和破伤风均可发生于动物咬伤之后，狂犬病患者也可表现为破伤风样痉挛，但可通过恐水、明显吞咽困难、显著阵挛性发作和CSF细胞增多与破伤风相鉴别（见第266章）。虽然士的宁中毒也可引起强直性肌肉痉挛和全身性发作活动，但很少发生牙关紧闭，且不像破伤风那样在两次痉挛之间有肌肉松弛。低钙血症可引起手足搐搦，其特征为喉、手足痉挛，而破伤风无此表现。偶尔，癫痫性发作、麻醉药戒断或其他药物反应会被疑诊为破伤风。

## ■ 治　疗

破伤风的处理要求清除破伤风杆菌和伤口的厌氧环境，中和所有破伤风毒素，控制发作和维持呼吸，减轻患者痛苦，给予细致的支持治疗，预防复发。

常需外科清创，取出异物或去除造成厌氧环境的坏死组织。手术应在使用破伤风免疫球蛋白（TIG）和抗生素后立即进行。新生儿破伤风不再主张切除脐带残端。

破伤风毒素一旦从轴突上升至脊髓就不能被TIG中和，故应尽早使用TIG，以中和从伤口弥散到循环中尚未与肌肉结合的毒素。TIG最佳剂量尚未确定。单次肌肉注射500U TIG足以中和全身的破伤风毒素，也有人推荐总剂量高达3000~6000U治疗。目前认为没有必要使TIG渗入伤口。如果没有TIG，需用每毫升含TIG 4~90U的人体静脉注射丙种球蛋内（IVIG），但IVIG的合适使用剂量尚不明确，使用也未获批准。另一选择是马或牛的破伤风抗毒素（TAT）。TAT的常用剂量为50 000~100 000U，半量肌肉注射、半量静脉滴注，但可能少至10 000U也足够。在美国没有TAT。约15%的患者给予常规剂量的TAT后发生血清病。使用TAT之前要做对马血清过敏试验，必要时行脱敏治疗。最好使用人体免疫球蛋，因其半衰期长（30d），无过敏和血清病的副作用。鞘内注射TIG以中和脊髓内的破伤风毒素无效。

抗生素仍选用青霉素G[100 000U/（kg·d），分4~6h 1次，疗程10~14d]，因其具备有效的杀梭状芽孢杆菌作用和弥散性能，后者是需要考虑的重要因素，因伤口组织的血供不佳。甲硝唑（成人500mg，8h 1次，静脉滴注）同样有效。8岁以上对青霉素过敏者可改用红霉素或四环素。

所有全身性破伤风患者均需使用解痉剂。安定可松弛肌肉和控制发作。初始剂量0.1~0.2mg/kg静脉注射，3~6h 1次直至痉挛控制，之后维持2~6周再逐渐减量、停药。也可用硫酸镁、其他苯二氮䓬类（如咪唑安定）、氯丙嗪、丹曲林和巴氯芬。鞘内注射巴氯芬会使肌肉完全松弛而导致呼吸暂停。巴氯芬应与其他药物一样，仅在监护病房内使用。全身性破伤风患者使用神经肌肉阻断剂如维库溴铵和潘库溴铵的存活率最高，药物使患者全身肌肉弛缓性麻痹，而后采用机械通气。自主神经不稳定者可用常规α和（或）β受体阻滞剂进行调节，吗啡亦证明有效。

## ■ 支持治疗

在安静、避光的隔离病房进行细致的支持护理是最好的措施，因为微小的刺激即可触发破伤风痉挛，故应给患者使用镇静剂并避免所有不必要的声音、光线和触摸。必须仔细安排和协调所有的治疗和操作。不一定要气管插管，但发生喉痉挛前为防止分泌物吸入应进行气管插管，未插管者床边应备有气管切开包。气管内插管和吸痰易诱发反射性强直发作和痉挛，对未能用药物诱导弛缓性麻痹的重症患者可考虑早期气管切开。肉毒杆菌毒素治疗可用来克服牙关紧闭。

心肺监测，经常吸痰，维持液体、电解质和热卡需要是基本的治疗措施。为了防止溃疡、感染和顽固性便秘，应注意口腔、皮肤、膀胱和肠道功能的仔细护理。预防性皮下注射肝素是明智的，但应平衡出血的风险。

## 并发症

破伤风的抽搐和严重、持续的强直性痉挛使患者易产生多种并发症。首次就诊前即可发生分泌物吸入和肺炎。为保持呼吸道通畅常需气管内插管和机械通气，故易造成危害，包括气胸和纵隔气肿。抽搐可导致口或舌的咬伤、肌肉血肿或横纹肌溶解伴肌红蛋白尿和肾衰竭，或长骨或脊椎骨折。静脉血栓、肺栓塞、胃溃疡伴或不伴出血、麻痹性肠梗阻和褥疮破溃对患者均构成持续性危害。作为整体护理的一部分，过度使用肌松剂可导致医源性窒息。心律失常包括心脏停搏、血压波动及体温调节不稳定反映了自主神经系统的调控障碍，可因忽视维持血容量而加剧。

## 预　后

通过脊髓内突触的再生、尔后肌肉松弛恢复，破伤风痊愈。但由于破伤风的发作并不诱导毒素中和抗体的产生，故出院时必须给予破伤风类毒素主动免疫，藉此完成基本治疗。

影响预后的最重要因素是支持治疗的质量。年幼儿和年老患者病死率高。潜伏期长、不发热和病变局限者预后好。受伤后 7d 内发生牙关紧闭并在牙关紧闭后 3d 内发生全身性强直痉挛者预后差。可遗留缺氧性脑损害，特别是婴儿，包括脑瘫、智力低下和行为障碍。死亡多发生在病程 1 周内。据报道全身性破伤风患者病死率为 5%~35%，新生儿破伤风重症监护患者病死率 <10%、未监护者 >75%。头部破伤风因呼吸和进食困难预后特别差。

## 预　防

破伤风是完全可以预防的疾病。血清抗体滴度 ≥ 0.01U/ml 具有保护性。婴儿早期应用白喉类毒素 - 破伤风类毒素 - 百日咳菌苗三联制剂（DTaP）进行主动免疫接种，分别于 2、4 和 6 月各注射一次，4~6 岁和成人期每隔 10 年加强一次 [ 采用破伤风 - 减毒白喉类毒素（Td）或破伤风 - 减毒白喉和百日咳类毒素（Tdap）]。妇女使用破伤风类毒素进行免疫接种以预防新生儿破伤风，目前世界卫生组织正在实施一项通过母亲至少 2 剂的破伤风类毒素免疫接种旨在全球消灭新生儿破伤风的活动。7 岁以上未免疫接种者的主要免疫程序为 3 剂 Td 类毒素肌肉注射，第二剂在首次注射后 4~6 周，第三剂在第二针后 6~12 个月。

阿瑟斯反应（Ⅲ型过敏反应）是一种免疫复合物沉积和补体激活相关的局灶性血管炎，在破伤风疫苗接种后偶有发生报道。在发展中国家，大规模免疫接种活动偶尔激起广泛的歇斯底里反应。

### 伤口处理

外伤后的破伤风预防措施包括针对破伤风毒素的主动免疫和采用抗毒素抗体的被动免疫（表 203-1）。预防破伤风是所有伤口处理的必要步骤，但特异性的措施取决于外伤的性质和患者的免疫状况。抱歉的是，目前在爆炸伤和其他可能的大规模平民伤害事件的规划中，必须包括破伤风的预防。

被狗或其他动物咬伤者应给予破伤风抗毒素，尽管狗的口腔菌群常无破伤风杆菌。除充分免疫者外，所有非小型伤口均需用人 TIG。任何其他情况（如患者的预防接种史不详或免疫不充分；挤压伤，穿刺伤或弹伤；伤口被唾液、泥土或粪便污染；撕裂伤；开

**表 203-1　伤口处理的破伤风预防程序**

| 既往破伤风接种史 | 清洁小伤口 | | 其他伤口 * | |
|---|---|---|---|---|
| | Tdap 或 Td† | TIG‡ | Tdap 或 Td† | TIG‡ |
| 不详 或 < 3 次 | 是 | 否 | 是 | 否 |
| 3 次或 3 次以上 | 否 § | 否 | 否 ǀ | 否 |

DT：白喉和破伤风类毒素疫苗；DtaP：白喉类毒素 - 破伤风类毒素 - 去细胞百日咳联合疫苗；Td：破伤风类毒素和减毒白喉类毒素疫苗；Tdap：破伤风类毒素，减毒白喉类毒素和去细胞百日咳疫苗；TIG：破伤风免疫球蛋白

* 诸如但不仅限于泥土、粪便或唾液污染的伤口；刺伤；撕裂伤；弹伤、挤压伤、烧伤或冻伤

† 7 岁以下的儿童，既往接种 DTaP<3 剂的优先选用 DTaP 而不是单独应用破伤风类毒素预防；如禁忌百日咳疫苗，选用 DT。7 岁或 7 岁以上者，优先选用 Td 预防（针对 11~18 岁的青少年或 Tdap）而不是单独应用破伤风类毒素预防。对于 11~18 岁、从未接种 Tdap 者首选 Tdap

‡ 对于 HIV 感染患者，无论其破伤风免疫接种史如何，若有感染破伤风可能的伤口，均应采用 TIG 预防

§ 如末次含破伤风类毒素的疫苗接种 ≥ 10 年，需接种

ǀ 如末次含破伤风类毒素的疫苗接种 ≥ 5 年，需接种（不需要多次强化并能减少副反应）

摘 自 the Centers for Disease Control and Prevention. Preventing tetanus, diphtheria, and pertussis among adolescents: use of tetanus toxoid, reduced diphtheria toxoid and acellular pertussis vaccines. Recommendations of the Advisory Committee on Immunization Practices （ACIP）. MMWR Morbid Mortal Wkly Rep, 2006, 55:1-43

放性骨折；或冻伤）应肌注 250U TIG，有高度破伤风可能的伤口（即不能清创、细菌污染或外伤后超过 24h）剂量增至 500U。如无 TIG，可考虑用人 IGIV。如两种制剂均无，可在过敏试验后用 3000~5000U 马或牛 TAT 肌肉注射。即使该剂量使用，血清病仍有可能发生。

伤口本身应立即彻底地手术清理和清创，以去除异物和任何可能造成厌氧环境的坏死组织。注射破伤风类毒素以刺激主动免疫，并用另一注射器在不同部位同时注射 TIG （或 TAT）。所有破伤风免疫状况不详或未完全免疫者应给予破伤风类毒素强化(最好是 Td 或 Tdap）。对已完成基本免疫接种程序者，如有以下情况应给予强化：①小而清洁的伤口，但距上次强化≥ 10 年；②伤口较严重并距上次强化≥ 5 年。给予一剂包含破伤风类毒素的疫苗接种后发生阿瑟氏反应者不应按照比每隔 10 年更频繁的时间点接种 Td，即使是作为伤口处理步骤而进行的破伤风预防。伤口处理迟的患者应立即给予主动免疫。虽然破伤风类毒素的液体制剂较吸附制剂或沉淀制剂产生更为迅速的免疫反应，但吸附制剂产生的抗体滴度更为持久。

## 参考书目

参考书目请参见光盘。

（徐三清　译，方峰　审）

# 第 204 章

# 难辨梭状芽孢杆菌感染

*Ethan A. Mezoff, Mitchell B. Cohen*

难辨梭状芽孢杆菌感染（CDI），又称伪膜性结肠炎、抗生素相关性腹泻或难辨梭状芽孢杆菌相关性腹泻，指的是难辨梭状芽孢杆菌在胃肠道定植所导致的腹泻病。报道指出，CDI 不论发生率还是疾病严重程度都在增加。

## ■ 病　因

难辨梭状芽孢杆菌是一种革兰氏阳性、能够形成耐酒精孢子的厌氧杆菌。引起疾病症状的病菌产生下列一种或 2 种毒素：毒素 A 和毒素 B。这些毒素影响细胞内信号途径，进而产生炎症和细胞死亡。作为细胞毒性的二元毒素，大多数菌株不含 AB 毒素，但在近期流行的菌株中检测到上述毒素。

## ■ 流行病学

2001—2006 年难辨梭状芽孢杆菌感染（CDI）的发生率增加 48%，即每 1000 例儿童住院患者病例数从 2.5 例增至 3.7 例。疾病多影响 1~5 岁儿童年龄组，其在 CDI 感染率中增长 85%。与发病率增长相一致的是，疾病严重程度也在增加，这一点从成人结肠切除和病死率的变化得到证实（到目前为止，尚未观察到儿童结肠切除和病死率的增长）。

标记为 NAP1/BI/027 的高毒力菌株已具备氟喹诺酮耐药性并导致遍布北美和欧洲医院的疾病暴发。该菌株产生二元毒素并分别在毒素 A 和毒素 B 的产生方面显示 16 倍和 20 倍的增加。这种高毒力菌株在改变 CDI 流行病学上的特殊作用尚未完全清楚。

无症状携带者的发生是由于非产毒菌株及可能缺乏毒素受体的新生儿。50% 的携带者发生在 1 岁以内的婴儿,低至3%可到2岁。携带者可感染其他易感人群。

CDI 的危险因素包括使用广谱抗生素、住院治疗、胃肠道手术、炎症性肠病、化疗、肠道营养、质子泵抑制剂和慢性病。CDI 曾一度认为是医院内专有的医源性疾病，但社区 CDI 也越来越多地被认识。半数社区获得性 CDI 患者发生在儿童，其中 35% 缺乏抗生素暴露史。

## ■ 发病机制

胃肠道感染的产毒菌株引起疾病。扰乱正常菌群、损害正常胃肠道免疫反应的任一过程［如炎症性肠病（IBD）］或抑制肠道动力可导致感染。正常的肠道菌群具有保护作用，具备“定植抵抗”效能。

通过影响细胞内信号途径和细胞骨架组织，毒素诱导炎症反应和细胞死亡，导致腹泻和伪膜形成。拮抗毒素 A 的抗体已证实提供对疾病症状的保护，在复发性患者已证实不能产生抗毒素抗体。

## ■ 临床表现

难辨梭状芽孢杆菌产毒菌株感染引起的疾病谱变化多样，从轻度、自限性腹泻到突发伴潜血或黏液的水样腹泻，及至伪膜性肠炎、甚至死亡。伪膜性结肠炎表现为血性腹泻，伴有发热、腹痛或腹部绞痛、恶心和呕吐。偶可发生小肠受累、菌血症、脓肿、中毒性巨结肠、甚至死亡。

CDI 症状一般在细菌定植一周内发生，在抗生素治疗期间和治疗后数周进一步发展。在某些人群包括接受化疗、慢性胃肠疾病（如 IBD）和一些囊性纤维化患者，CDI 症状一般更为严重。

## 诊 断

具有腹泻症状的患者在粪便中查到难辨梭状芽孢杆菌毒素可诊断 CDI。多数患者具备近期抗生素使用史，但缺乏抗生素应用时考虑周全的临床医生不会忽略 CDI 的诊断及进行适当的检查。

毒素的检测标准是进行组织培养细胞毒性分析。该方法只检测毒素 B、需要 24~48h。在多数实验室，该方法已被酶免疫分析法取代，其要求的时间更短、专门技能更少及费用更低。酶免疫分析法一天即可检测一种或两种毒素，其特异性强（94%~100%）、但敏感性不够理想（88%~93%）。毒素检出率随年龄而变动，新生儿主要是毒素 A、青少年主要是毒素 B。因此，儿童推荐两种毒素检测以减少假阴性结果。

大便培养检测敏感，但非特异，因为它并不能区分产毒和非产毒菌株。结肠镜或乙状结肠镜可发现伪膜性结节和特征性斑块。

## 治 疗

CDI 治疗的第一步是停用所有非重要抗生素并给予水和电解质替代补充治疗。对轻型患者，这种疗法可以治愈。症状持续或中、重度患者要求直接给予针对难辨梭状芽孢杆菌的抗生素治疗。

对于轻 ~ 中度感染患者给予口服甲硝唑 [20~40mg/（kg · d），6~8h 1 次，持续 7~10d]。这是一种花费最少的方法，但它用来治疗严重疾病时，较之万古霉素对于症状的缓解需要时间更长、失败率更高。万古霉素 [25~40mg/（kg · d），6h 1 次，持续 7~10d] 是美国食品和药物管理局批准的、针对难辨梭状芽孢杆菌感染的唯一治疗用药。万古霉素由于不被肠道吸收，其在治疗肠道病原体方面展现出理想的药理性质。对于表现为低血压、外周白细胞增多或严重伪膜性肠炎等重症疾病，万古霉素可作为一线用药。所有病例选择万古霉素作为一线用药需要警惕的是出现耐万古霉素球菌（VRE）的可能。成人 CDI 选择硝唑尼特和非达霉素治疗也是有效的。

## 预 后

CDI 首次治疗应答率 >95%，但在过去二十年不论治疗失败率还是复发率都在增加。另外，以后再发的风险随着每次复发而增加。

首次复发率为 5~30%，常发生在治疗 4 周内。一些复发是由于初始病菌未完全清除，其他则是由于不同菌株的再感染。对于初次复发的治疗可重复应用首次选用的抗生素。

CDI 的多次复发可能是由于免疫反应非最佳、不能杀死形成孢子的病菌，或者抗生素不能运输至肠梗阻或中毒性巨结肠患者的感染部位。对于前两种原因，采用脉冲式或递减式万古霉素治疗已证实减少了复发率。除此类方法外，尚可采用其他抗生素（利福昔明或硝唑尼特）、毒素结合多聚体、粪便移植和益生菌（布拉氏酵母菌或鼠李糖乳杆菌）。虽然在儿童并未进行很好的研究，成人期布拉氏酵母菌和万古霉素合用已证实显著减少复发率。虽然并不能表现适当的抗毒素免疫反应和 CDI 的高频率复发之间的关系，但静脉注射用免疫球蛋白（IVIG）已应用于复发性疾病的治疗。对于肠梗阻或中毒性巨结肠患者，尽管多数情况下常采用万古霉素静脉注射作为一线治疗，但可采用灌肠法直接置于感染位点。

认识到感染后腹泻可由其他原因引起是重要的，如感染后肠激惹综合征、微小结肠炎和炎症性肠病。对于无症状患者并不推荐试验性治疗。

## 预 防

CDI 的预防策略有以下几方面：识别感染的常见地点（医院、托儿所、广大的照护机构）、有效环境卫生（即含氯清洁溶液的应用）、合理使用抗生素、隔离感染患者及采用肥皂和水正确洗手。

## 参考书目

参考书目请参见光盘。

（徐三清 译，方峰 审）

# 第 205 章

# 其他厌氧菌感染

Michael J. Chusid

厌氧菌是人体中存在数量最多的微生物群落。厌氧菌存在于土壤中，并参与组成所有活体动物的正常菌群，但由厌氧菌引起的感染相对少见。厌氧菌对氧气暴露相对或完全不耐受。大多数为兼性厌氧菌，在有氧环境下能存活，但在低氧环境下生长更佳。专性厌氧菌在任何有氧环境下不能存活。

补充内容请参见光盘。

（徐三清 译，方峰 审）

# 第 7 篇　分枝杆菌感染

## 第 206 章

## 抗分枝杆菌治疗原则

*Stacene R. Maroushek*

分枝杆菌感染性疾病的治疗是具有挑战性的。要求患者联合多种药物治疗，致病菌对这些药物通常呈现出复杂的耐药性，患者的自身潜在的一些因素也影响药物的选择和监测，几种抗分枝杆菌药物都没有很好的儿童实验数据，目前的推荐用药也是根据成人治疗的经验而来。

补充内容请参见光盘。

（谢军　译，刘恩梅　审）

## 第 207 章

## 结核（结核分枝杆菌）

*Jeffrey R. Starke*

在 20 世纪的最后 10 余年里，新患结核患者数全球范围内都在增加。目前，95% 的结核患者来自于 HIV/AIDS 流行的发展中国家，这些国家缺乏相应的设施或资源有效的来诊断和治疗结核病（图 207–1）。在许多工业化国家，大多数的结核患者来自于国外出生的人口。

世界卫生组织（WHO）估计每年有大于 800 万新患结核病，有 45 万儿童死于结核病。大于全世界 30% 的认可感染过结核分枝杆菌。按照现在的趋势发展，到 2010 年，每年都将出现 1000 万新患者，非洲是世界上最多的地区（图 207–1）。在美国，20 世纪 80 年代末的复苏后，从 1992 年开始总的结核患者数开始减少，但结核病仍然是一个公共卫生问题（图 207–2）。

### ■ 病原学

有五种密切相关的分枝杆菌在结核分枝杆菌复合体家族中：结核分枝杆菌、牛分枝杆菌、非洲分枝杆菌、鼠分枝杆菌、卡式分枝杆菌。结核分枝杆菌是人结核病最重要的病原菌。结核杆菌无芽孢，不运动，多形性，长 2~4μm，稍弯曲的革兰氏阴性菌。临床标本或培养基上的病菌染色后呈串珠样或成簇出现。这些病菌为专性需氧菌，需在含有提供碳元素的甘油和提供氧元素的铵盐培养基中生长（Loewenstein–Jensen 培养基）。以 37℃ ~41℃，生长最佳，产生烟酸，缺乏色素。细胞壁富含脂质可抵抗抗体和补体的杀菌作用。所有分枝杆菌均有抗酸特性——能与芳香基烷染料：如水晶紫、酚品红、金胺、罗丹明结合成稳定的霉菌酸脂复合物。一旦沾上可抗乙醇和盐酸或其他酸的脱色。

分枝杆菌生长缓慢，生长一代的时间为 12~24h。临床标本在固体培养基上分离需 3~6 周，药物敏感试验还需延长 4 周，然而用同位素标记的选择性营养

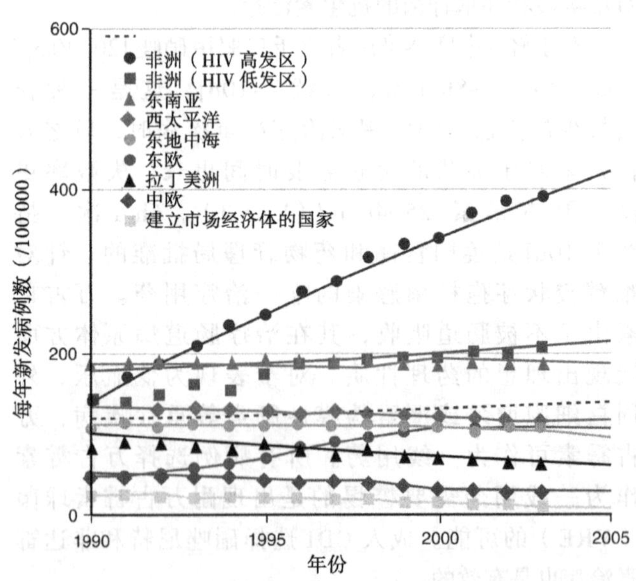


**图 207–1**　9 个不同经济发展地区结核流行情况。图中展示了 1990 年 ~2003 年报道的结核病例数及其发病率情况。根据世界卫生组织区域进行分组。HIV 高发地区定义为：在 2003 年 15~49 周岁成年人中发病率 >4%；HIV 低发地区定义为：在 2003 年 15~49 周岁成年人中发病率≤ 4%。社会经济状况包括除墨西哥、斯洛伐克、土耳其、新加坡以外的 27 个 OECD（经济合作与发展组织）国家。每个地区所包含的国家在文中有详细叙述

摘自 Dye C. Global epidemiology of tuberculosis. Lancet, 2006, 367: 938-940

液体培养基（BACTEC 放射测量系统）生长 1~3 周即可鉴别，再经 3~5d 可确定药敏结果。一旦探测出分枝杆菌生长，可以在数小时内通过高压液相色谱分析（基于每一个物种都有独特的霉菌酸酶解图谱）或者 DNA 探针鉴别出分枝杆菌物种。通过使用核酸扩增技术（NAA）（包括聚合酶链反应）临床样本中结核杆菌有时能在几小时内测出，该法使用一种与分枝杆菌 DNA 或 RNA 互补的 DNA 探针。儿科资料有限，但对于结核，有些 NAA 技术的敏感性与培养相似，对于肺外疾病敏感性较培养更好。限制性片段长度多态性（PFLP）结核杆菌的性能分析对结核病流行病学的研究也很有效。

## ■ 流行病学

潜伏结核感染（LTBI）在吸入含有感染结核杆菌的飞沫后即可发生。一个反应性结核菌素皮肤试验（TST），缺乏临床表现和影像学的表现是本阶段的特点。结核病是指当症状、体征或影像学变化明显时发生的疾病。结核潜伏期的婴儿中 40% 有可能发展成为结核，进展的风险从儿童到成人一生中逐渐降低 5%~10%。进展成结核最可能发生在感染后的最初 2 年。

世界卫生组织估计全世界约有 30%——20 亿人感染结核杆菌。感染率最高的为东南亚、中国、印度、非洲和拉丁美洲。全球结核病负担持续增长。主要影响因素包括艾滋病的流行，人口的迁移，贫困增加，社会动荡，发展中国家和发达国家城市人口住房拥挤、无医疗条件和无固定住所的人群中流行，医疗保险不足，难以获得医疗服务，低效的结核病控制。

在 20 世纪的前半时间，抗结核药物问世以前，由于生活条件的改善，结核病发病率下降，也有可能是基因的选择有利于人抵抗结核病的发展。结核病在二十世纪八十年代后期的再现主要与 HIV 的流行和传播有关，加上移民的增加和较差的结核病控制（图 207-2）。从 1992 年起，被报告的结核病例数逐年下降，2008 年为 12 904（下降率 4.2/100 000）。其中，786（6.1%）患者为 15 岁以下（下降率为 1.3/100 000），总发病率下降的主要原因是因美国本土出生人口患病的减少。大约 59% 的病例是国外出生的人中。在国外出生的人病例在 1992 年到 2005 年之间增加了 5%。在所有年龄阶段中，在国外出生的和非白人中所报道的病例数惊人的高（图 207-3），尽管在国外出生的小于 15 岁儿童病例数有下降。美国白人人口中那些数十年前感染了结核病毒的老年人患病率是最高的。相反，在非白人人口中，小于 5 岁的儿童和青年人患病率是最高的。5~14 岁被称为“受优待年龄”，因为任何人群中，该年龄组的结核病患病率最低。2/3 成人患者为男性，儿童患者没有明显的性别差异。

在美国，大多数儿童通过家庭密切接触感染结核杆菌，但儿童结核病的流行也可发生于小学、中学、幼儿园、托儿中心、家庭、校车和运动队。有人类免疫缺陷病毒（HIV）感染的结核病成人可将结核杆菌传给儿童，其中有些儿童发生结核。HIV 感染的儿童增加了感染结核杆菌后发病的危险性，特别是那些结核感染的高危患儿和潜伏期感染的结核患者（表 207-1）。

全球耐药结核病的发生率明显增加，美国分离的结核杆菌中，至少有 8% 对异烟肼耐药，1% 对异烟肼和利福平均耐药。从 1992 年到 2008 年，对异烟肼的耐药，对多药耐药（1%）的发生相对稳定 . 有些国家的耐药率达 20%~50%。产生耐药的主要原因是患者不能坚持治疗和医生或国家制定的治疗方案不当。

## ■ 传　播

结核杆菌的传播为人与人之间的传播。常通过飞沫核经空气传播，很少通过直接接触感染的排泄物或

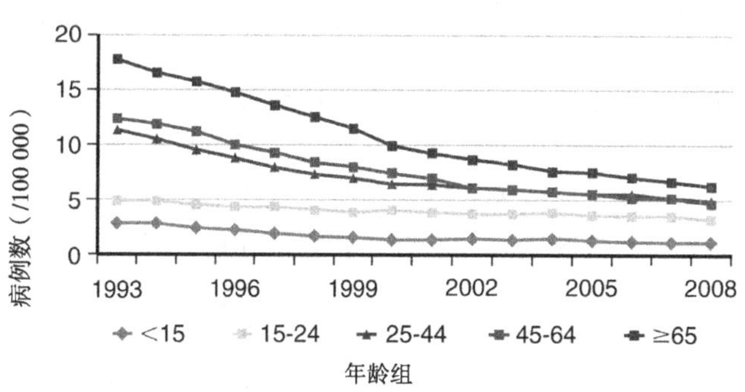


**图 207-2**　1993—2008 年美国不同年龄段结核感染发病率

摘 自 The Centers for Disease Control and Prevention:Reported Tuberculosis in the United States, 2008. Atlanta, U.S. Department of Health and Human Services, 2009

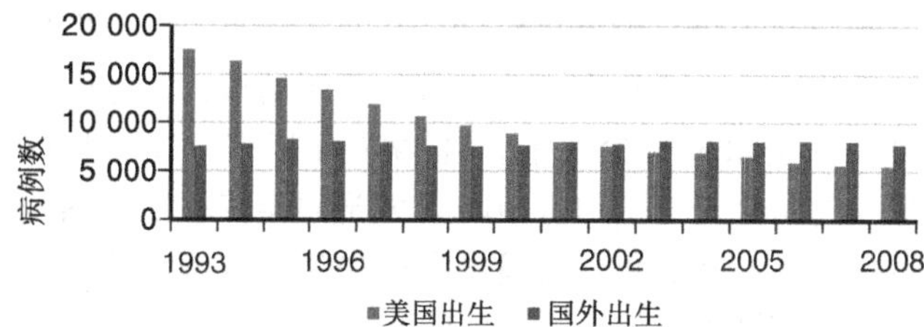


**图 207-3**　1993 年 ~2008 年美国本地人口结核感染例数与外来人口感染例数

摘 自 The Centers for Disease Control and Prevention:Reported Tuberculosis in the United States, 2008 . Atlanta, U.S. Department of Health and Human Services, 2009

**表 207-1　发病率较低的国家中结核感染和发病的高危人群**

| 结核感染的高危因素 |
|---|
| 暴露于高危人群中儿童 |
| 在高发病率国家出生的人 |
| 无家可归者 |
| 注射毒品的人 |
| 治疗结核的住院医生和矫正机构、游民庇护所及疗养院的工作人员 |
| 照顾高危患者的医生（如果感染控制不佳） |
| 结核感染潜伏期进展为结核病的高危因素 |
| 婴儿和 4 岁以下的儿童，特别是小于 2 岁的 |
| 青少年和年轻成年人 |
| HIV 感染的患者 |
| 皮试转阴前的 1~2 年的人 |
| 免疫功能不全的，特别是肿瘤和器官移植的患者，免疫抑制剂治疗的患者包括抗肿瘤坏死因子治疗，糖尿病，慢性肾衰竭，矽肺和营养不良 |
| 耐结核药物的高危因素 |
| 有结核病治疗史和接触正在治疗的结核病患者 |
| 与耐结核药的患者接触过的人 |
| 出生或居住在耐药的高发地区 |
| 对治疗不敏感的 |
| 经治疗后痰涂片（找抗酸杆菌）或培养持续 2 个月以上为阳性 |

感染的物品传播。痰涂片含有抗酸杆菌，广泛的肺上叶浸润或空洞、大量稀痰及严重而有力的咳嗽是传播机会增加。环境因素特别是空气流通不畅可增加传播机会。大多数成人在有效的药物治疗后几天至 2 周内停止传播病菌，但有些患者的传染性仍可维持数周，结核病年幼儿即使有传染性也很少传染给其他儿童或成人，因肺结核儿童支气管分泌物中结核杆菌稀少，常无咳嗽或咳嗽力不足以喷出大小合适的感染性颗粒。患有肺空洞和支气管内肺结核的儿童和青壮年可以传播细菌。牛分枝杆菌和非洲分枝杆菌通常也是通过空气传播。大量的牛分枝杆菌感染时，能渗透胃肠道黏膜或入侵口咽淋巴组织。在发达国家，由于牛奶巴氏消毒法的使用和奶牛有效的控制结核，人感染牛分枝杆菌感染很少发生。自 1990 年以来，在加利福尼亚的圣地亚哥，约有 30% 儿童通过培养被证实感染过牛分枝杆菌，可能是这些儿童去过墨西哥或其他兽医结核控制项目的地区而感染的。

## ■ 发病机制

结核病的原发感染包括入侵部位和局部引流淋巴结的感染（图 207-4）。98% 以上的患者入侵门户为肺，结核杆菌先在肺泡和肺泡管中繁殖，大多数被杀死，有些存活于无活性的巨噬细胞中，并通过淋巴管进入局部淋巴结。肺部原发感染时，虽然上叶病灶可引入气管旁淋巴结。肺部原发感染时，虽然上叶病灶可引入气管旁淋巴结，但肺门淋巴结通常受累。随着组织出现高敏状态，以后 2~12 周肺实质和淋巴结的组织反应增强。在发生干酪样坏死和形成包囊后，原发的肺实质病变通过纤维化和钙化愈合（图 207-5）。病灶偶尔继续扩大引起局部肺炎和胸膜炎。如果干酪化坏死强烈，病灶中央液化并排入支气管而形成空洞。

局部淋巴结感染病灶发生纤维化和包囊化，但通常不能像肺实质那样彻底治愈。这些病灶中的结核杆菌可持续存活数十年。大多数初染的淋巴结保持正常大小，然而作为宿主炎症反应，肺门和气管旁淋巴结明显增大，可压迫局部的支气管或细支气管（图 207-6 和 207-7）。支气管部分阻塞可引起远端肺段的肺气肿，干酪化的炎症淋巴结可紧贴和穿过支气管壁引起支气管内膜结核或瘘道。支气管完全阻塞可引起肺部炎症和肺不张，称为肺萎陷性实变或肺节段性病变（图 207-8）。

在原发综合征（高恩复征）的进展期，也就是肺实质病变联合相应的淋巴结病变，结核杆菌经血流和淋巴结进入身体的大部分组织，虽然在网状内皮系统的器官播散常见，细菌复制更可能发生在有利于他们生存的器官，如肺尖、大脑、肾脏和骨骼。如果循环的细菌量多，宿主反应低下就发生播散性结核病；更常见的是细菌量少，引起无临床表现的多脏器迁徙性病灶，这些病灶常被包裹，但在某些患者可成为肺外结核病和复燃性结核病的病源。

初次感染至临床出现症状的时间差异甚大，播散性或脑膜结核病的症状出现早，常见于感染后 2~6 个月；明显的淋巴结或支气管内膜结核的症状常出现在 3~9 个月内；骨和关节损害常在数年后发生；而肾脏病变可在感染后几十年才被发现。结核病的儿童有 25%~35% 出现肺外表现，而只有 10% 的免疫功能正常的成年人会出现。

原发感染一年后发生的肺结核多由于部分包裹的病灶内持续存在的内源性病菌再繁殖所致。这一复燃性结核病儿童罕见，但青壮年和成人常见。最常见的病变为上叶肺尖部的浸润或空洞，因该部位含氧量高，血流丰富。

HIV 感染的患者发生播散性肺结核的风险较高。再感染也可发生于晚期 HIV 感染患者或获得性免疫缺陷综合征（AIDS）的患者。对于免疫力正常的人来说，

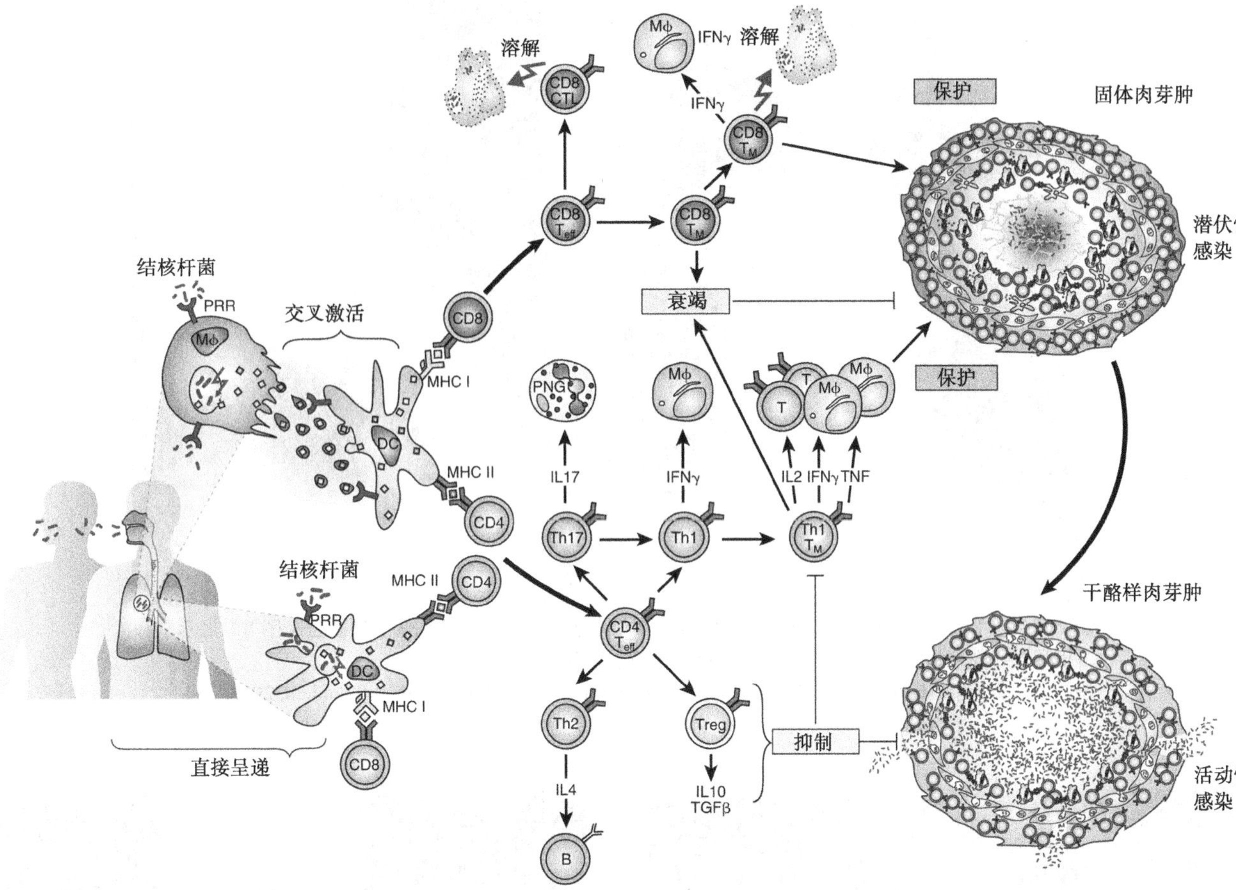

**图 207-4（见彩图）**　结核分枝杆菌感染免疫应答示意图。结核分枝杆菌的感染控制需要 T 淋巴细胞和巨噬细胞共同作用。结核分枝杆菌可以在巨噬细胞和树突状细胞内的吞噬小体内存活。MHC Ⅱ类分子和结核杆菌肽链结合将抗原提呈给 CD4T 细胞。而 CD8 杀伤性 T 细胞的激活需要 MHCI 类分子与细胞质中的结核分枝杆菌肽链结合，既可通过抗原直接进入细胞质，也可通过巨噬细胞释放包含抗酸杆菌的凋亡细胞交叉激活。这些分子被树突状细胞细胞吞噬并提呈抗原。CD4 辅助 T 细胞向不同亚型分化，树突状细胞和巨噬细胞表达模式识别受体识别病原体表面的模式分子。Th1 细胞合成分泌 IL-2 激活 T 淋巴细胞，分泌 TNF（肿瘤坏死因子）激活巨噬细胞。Th17 细胞是接种疫苗后肺部形成早期保护性免疫的组成部分，可以激活多核粒细胞。Th2 细胞和调节 T 细胞通过 IL-4、TGF-β、IL-10 共同调节 Th1 细胞介导的保护作用。CD8T 细胞合成分泌 γ-干扰素、和肿瘤坏死因子（TNF）激活巨噬细胞。同时，CD8T 细胞也是杀伤性 T 细胞，分泌穿孔素和颗粒酶裂解宿主细胞直接杀伤结核杆菌。记忆性 T 细胞可以产生多种细胞因子，主要包括 IL-2、IFN-γ 和 TNF，从而发挥效应性 T 细胞作用。在活动性结核肉芽肿中，结核分枝杆菌进入休眠状态并对机体的杀伤免疫。T 淋巴细胞的衰亡主要通过 T 淋巴细胞和 DC 细胞间的相互作用介导。调节性 T 细胞分泌 IL-10 和 TGF-β，抑制 Th1 类应答。此过程可导致休眠的结核分枝杆菌复苏，最终导致干酪样肉芽肿和活动性感染。

摘自 Kaufman SHE, Hussey G, Lambert PH. New vaccines for tuberculosis. Lancet, 2010, 375:2110-2118

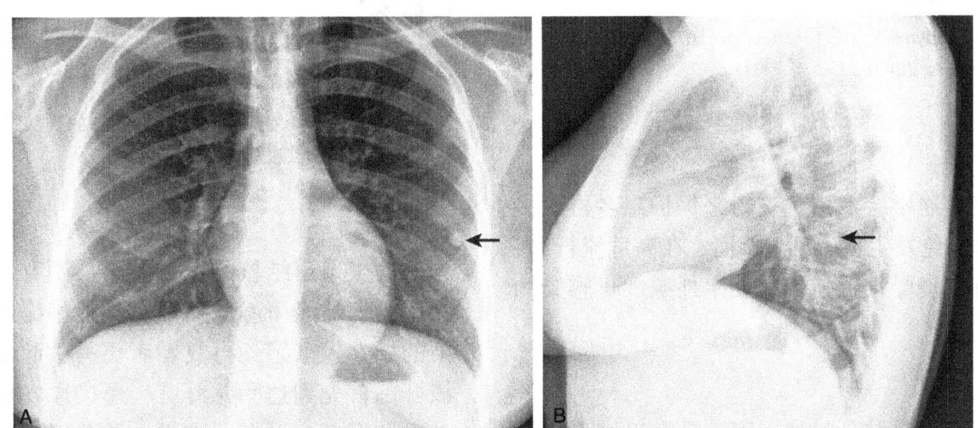


**图 207-5**　图 A 和图 B 正侧位胸片显示左下肺叶一直径约 7mm 的钙化肉芽肿（箭头标记处）

摘自 Lighter J, Rigaud M. Diagnosing childood tuberculosis: traditional and innovative modalities. Curr Prob Pediatr Adolesc Health Care, 2009, 39: 55-88

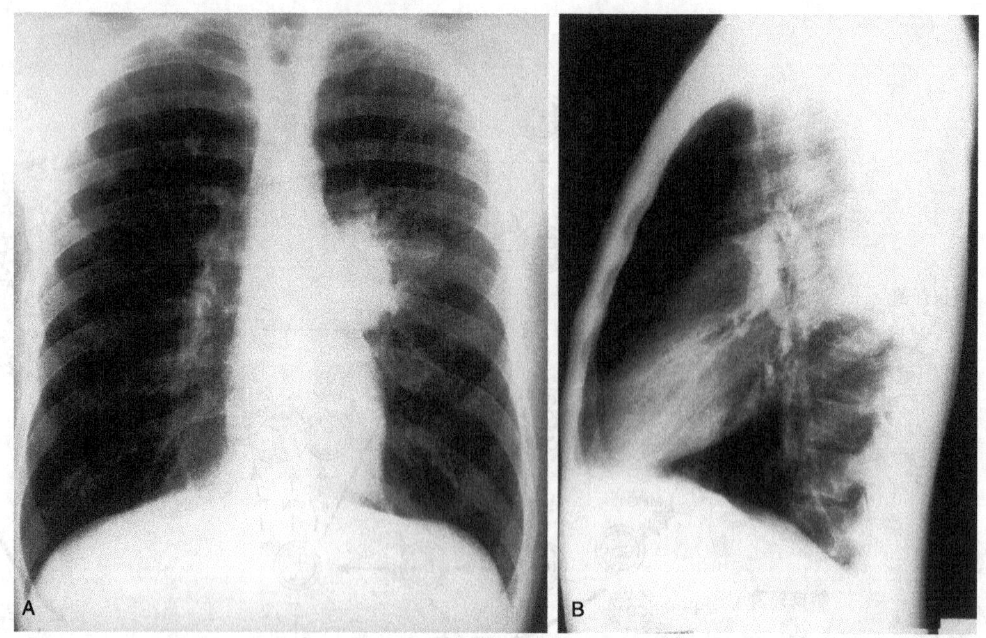


**图 207-6** 1 例 14 岁原发性结核病患者的胸部影像学表现。后前位（图 A）和侧位（图 B）展示了肺过度通气，左侧肺门淋巴结肿大，左上肺叶后端及左下肺叶上段肺实变
摘自 Hilton SVW, Edwards DK. Practical pediatric radiology. 3 ed. Philadelphia: Saunders, 2003, 334

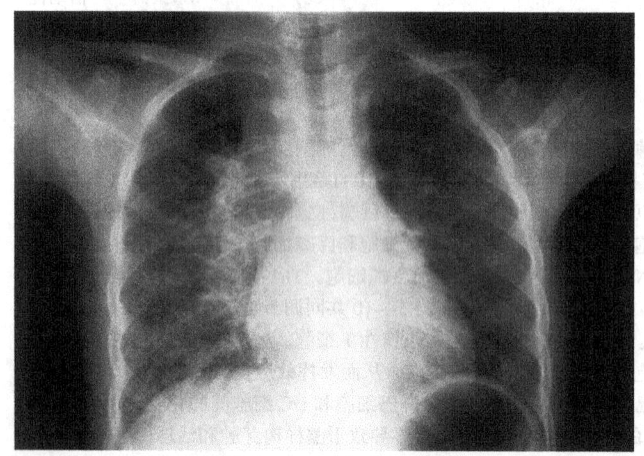

**图 207-7** 1 例以咳嗽为主要症状的 8 岁儿童胸部影像学表现，后前位胸片显示右肺门及气管旁淋巴结肿大，右肺中下叶肺野炎症病变。这也是一列原发性结核病
摘 自 Hilton SVW, Edwards DK. Practical pediatric radiology. 3 ed. Philadelphia: Saunders, 2003: 335

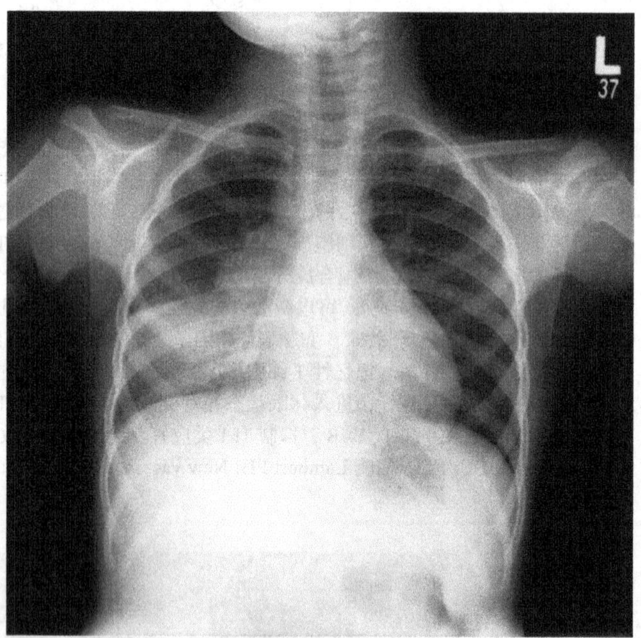


**图 207-8** 1 例 4 岁原发性结核病儿童的胸部影像学表现。右肺门淋巴结肿大伴肺实变肺不张改变

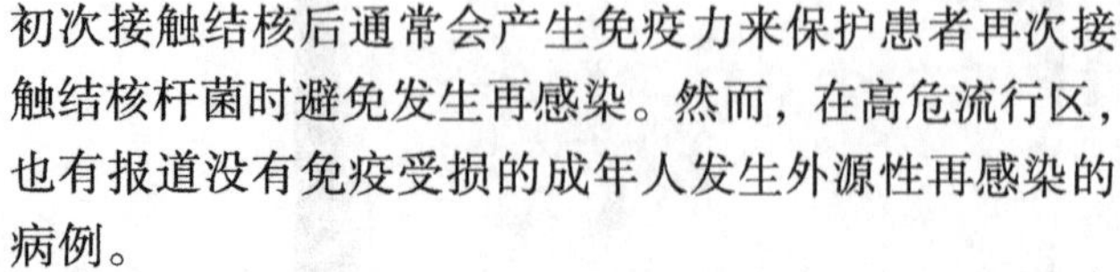

初次接触结核后通常会产生免疫力来保护患者再次接触结核杆菌时避免发生再感染。然而，在高危流行区，也有报道没有免疫受损的成年人发生外源性再感染的病例。

## 妊娠和新生儿

肺结核，特别是肺外结核，而不是淋巴结炎在怀孕的妇女发生早产、胎儿生长受限、低出生体重、围产期死亡率的风险明显增加。先天性结核病罕见，因为妇女生殖道结核的常导致不孕不育。先天性感染多为胎盘病灶经脐静脉播散。临近妊娠或妊娠中初次感染的妇女较已感染再复燃者更易引起先天性感染，结核杆菌首先到达胎儿肝脏，形成原发灶和门静脉周围淋巴结病变，再自肝脏进入胎儿循环感染各个脏器。肺部的细菌常处于休眠状态，直至出生后氧合作用和肺循环明显增加后才活跃。先天性结核病也可因吸入和摄入感染的羊水引起，但新生儿感染的最常见途径是出生后由患开放性肺结核的成人经空气传播。

## 免疫力

当细胞免疫处于不良状态时，易使结核感染引发疾病。一些罕见的与细胞免疫缺陷相关的特定遗传缺陷包括白介素（IL）-12 受体 B1 缺陷，完全和部分的 γ-干扰素（IFN-γ）受体 1 链缺陷。结核感染会有很强的体液抗体反应，但这些抗体似乎对宿主的防御作用很小。感染后的最初几周，结核杆菌在肺泡内和无活性的巨噬细胞中有一短暂的活跃生长期。分枝杆菌细胞壁的硫酸酯抑制巨噬细胞的吞噬体和溶酶体融合，使细菌逃避细胞内酶的破坏。感染后 2~12 周产生细胞免疫，同时开始出现组织高敏反应，巨噬细胞递呈抗原后，少数识别抗原的淋巴细胞增殖和分泌淋巴因子和其他介质，以募集其他淋巴细胞增殖和巨噬细胞聚集到感染部位。淋巴因子激活巨噬细胞，使其产生大量的溶解酶，增加了其对分枝杆菌的免疫反应。一群分散的调节性或抑制性淋巴细胞调节者免疫反应的进行。大多数人的特异性细胞免疫防止了初发感染的进一步发展。

结核初次感染引起的病理改变似乎依赖于分枝杆菌抗原负载的平衡。细胞免疫促进了细胞内对病原的杀伤，而组织高敏反应促进了细胞外的杀伤能力。当抗原量负载量小，而组织敏感性高时，形成由淋巴细胞、巨噬细胞和成纤维细胞组成的肉芽肿；当抗原负载和组织敏感性均高时，较少形成肉芽肿。组织坏死不完全易产生干酪样物质；当组织敏感性低时，这种情况常出现于婴幼儿或免疫受损的成人，反应弥散，感染不能很好局限，导致播散和局部组织破坏。特异性淋巴细胞释放的组织坏死因子和其他淋巴因子促进了易感宿主的细胞破坏和组织损伤。

## 结核菌素皮试

绝大多数人在感染结核杆菌后出现迟发型变态反应（DTH），使结核菌素皮试成为有效的诊断手段。结核菌素皮内注射 0.1mL PPD。之前被致敏的 T 细胞聚集于皮肤，并在局部通过局部血管舒张、水肿、纤维蛋白沉积，招募其他炎症细胞而释放淋巴因子。注射后 48~72h 后测量硬结的大小来评估反应的情况。有些患者在试验 72h 后才出现硬结，此亦视为阳性结果。对结核菌素产生的速发型过敏反应或在 24h 内存在的其他反应都不应当视为阳性。结核菌素敏感性是从吸入微生物后 3 周到 3 个月（常常在 4~8 周）发展起来的。

宿主方面的因素如年幼、营养不良、疾病和药物造成的免疫抑制，病毒感染（麻疹、腮腺炎、水痘、流感）、接种活疫苗、严重的结核病等可抑制结核菌素反应。皮质激素治疗可降低对结核菌素的反应性，但这个效应是多变的。约 10% 免疫力正常的结核病患者（高达 50% 的结核性脑膜炎和播散性疾病患者）最初对 PPD 无反应，但大多在抗结核治疗数月后出现阳性反应。阴性反应可能也是特异性的针对结核菌素，亦或普遍的针对各种抗原。故与阴性结核菌素皮试的阳性“对照”皮试不能除外结核病。假阴性的最常见原因是技术问题或误看结果。

结核菌素实验假阳性可能是对非结核分枝杆菌（NTM）抗原的交叉过敏反应引起，通常更普遍的出现在一个人接近赤道地区时，该反应仅持续数月至数年，产生的硬结小于 10~12mm。接种过卡介苗者亦产生阳性反应，特别是接种 2 个或更多的卡介苗疫苗。约半数接种卡介苗的婴儿在 2~3 年内逐渐下降。接种卡介苗的年长儿和成人更容易出现阳性反应，但大多在接种 5~10 年后反应消失，阳性者硬结小于 10mm，虽然有些人的硬结可稍大。一般接种过卡介苗的儿童和成人皮试硬结大于或等于 10mm 表示结核感染，尽管这些人不是结核感染潜伏期的患者，仍需进一步检查和治疗。接种过卡介苗不是结核菌素皮试的禁忌证。

预示阳性反应的结核菌素皮试的硬结大小随有关流行病学因素和危险因素而异。无结核病易感因素的儿童的小硬结常为假阳性。美国儿科学会（AAP）和疾控中心（CDC）不鼓励儿童常规行皮试试验，通过初级保健医生定期筛查确定可能感染的儿童推荐行此试验（表 207-2 见光盘）。可能接触开放性肺结核和有感染性结核病的成人是确定儿童感染危险性的最关键因素。硬结大小对于判断阳性结果有其局限性，会随着个人感染危险性而变化（表 207-3）。感染危险性高的儿童和成人（近期接触过有传染性的患者；临床表现与结核一致；或 HIV 感染及其他免疫抑制状态）硬结 ≥ 5mm 即为阳性，表示结核杆菌感染。对于其他高危人群，硬结 ≥ 10mm 考虑为阳性。低危人群特别是居住于结核病的低流行区，阳性反应的标准为 ≥ 15mm. 对于任何年龄的儿童，2 年内 ≥ 10mm 的硬结增长需考虑为结核菌皮试阳性。

## γ-干扰素释放试验

γ-干扰素释放实验有两种血液检测方法（T-SPOT.TB 和 QuantiFERON-TB）。患者 T 细胞对特异的结核杆菌抗原（ESAT-6, CFP-10, and TB7.7）发生反应反应而产生的 γ-干扰素（IFN-γ）。QuantiFERON-TB 法是检测全血中 IFN-γ 的浓度。T-SPOT.TB 法是检测由 IFN-γ 产生的淋巴细胞的数

**表 207-3　婴幼儿和青少年结核菌素皮试（TST）阳性结果的定义**

| |
|---|
| 硬化≥ 5 mm |
| 有与患有或者疑似结合感染者密切接触的病史 |
| 可疑的结核患儿 |
| ·胸片表现与活动性或陈旧性结核病相一致 |
| ·有结核病的临床表现 |
| ·接受免疫抑制治疗或处于免疫抑制状态的患儿，包括 HIV 感染者 |
| 硬结≥ 10 mm |
| 播散性结核病的高危儿童 |
| ·小于 4 岁的儿童 |
| ·还有某些疾病的儿童，包括霍奇金淋巴瘤，糖尿病，慢性肾衰竭或营养不良（表 207-2） |
| 有结核病暴露史的高危儿童 |
| ·在世界结核高发区出生的儿童 |
| ·经常与还以下人群接触：有 HIV 感染的患者、无家可归的人、注射毒品的人及疗养院的住院医生、被监禁或移民农场的工人 |
| ·来自于结核流行地区的儿童 |
| 硬结≥ 15 mm |
| 4 岁以上且没有任何高危因素的儿童 |

无论早期是否接种过卡介苗的儿童都适合以上定义，皮试位置出现红斑不表示结果为阳性，皮试后 48~72h 后获得结果

体格检查或实验室检查证据包括结核的鉴别诊断（例如：脑膜炎）

包括糖皮质激素的免疫抑制剂量

摘自 American Academy of Pediatrics. Red book: 2009 report of the Committee on Infectious Diseases. 28 ed. Elk Grove Village, IL: American Academy of Pediatrics, 2009: 681

量。这个检测的抗原并没有表达在牛分枝杆菌卡介苗和复杂海鱼分枝杆菌，而是环境中的大多数分枝杆菌，所以人们获得的假阳性结果会更少。两种试验都需要阳性和阴性的对照组。这两个试验与 TST（结核菌素皮试）比较，有几个理论和实践优势，包括 TST 只有一个患者接触，缺乏与卡介苗接触和其他分枝杆菌的交叉反应，缺乏其他推进的试验（增加对结核菌素反应的一系列试验）。

特异性是很重要的，像那些注射了卡介苗的人，干扰素释放试验是首选的。当用于 5 岁以下的儿童和免疫力低下的患者时，由于数据的缺乏和不确定性的结果增加（主要是由于是阳性对照组的失败），干扰素释放试验进行解释时应特别谨慎。

## ■ 临床表现和诊断

在任何时候，大多数结核感染的儿童没有任何症状体征。偶尔会有低热、轻微咳嗽，很少出现高热、咳嗽，不舒服和 1 周内消退的流感症状。在美国，自 1990 年肺外结核的患者比例增加，当时约有 10% 成人结核患者为肺外结核，25%~30% 儿童结核患者为肺外结核。

### 原发性结核病

原发综合征包括肺实质病灶和区域淋巴结炎，约 70% 的肺部病灶位于胸膜下，常伴局部胸膜反应。最初的肺实质炎症在胸片上常无表现，但局部、非特异性的浸润在组织高敏反应前可能观察到。所有肺段具有同等的原发感染危险。25% 的患者有 2 个或更多的原发灶。原发性肺结核的特征是局部炎性淋巴结相对较大而肺部的初染灶相对较小（图 207-5~207-8）。由于迟发型超敏反应的发展，有些患儿的肺门淋巴结继续增大，特别是婴儿，增大的淋巴结压迫局部支气管可引起支气管阻塞。而通常的顺序是肺门淋巴结炎、局部肺气肿和随后肺不张。影像学表现称为肺萎陷性

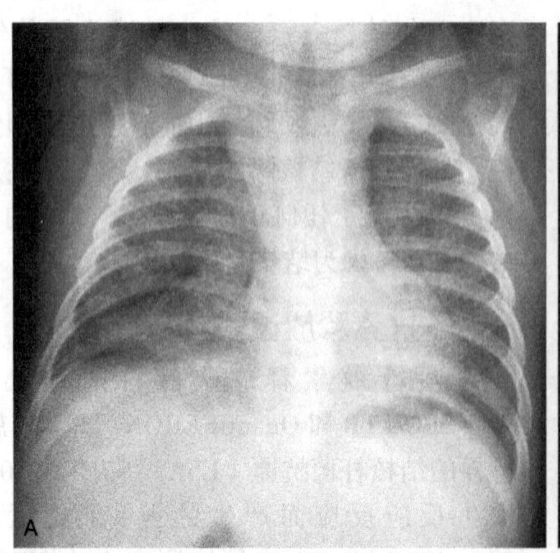

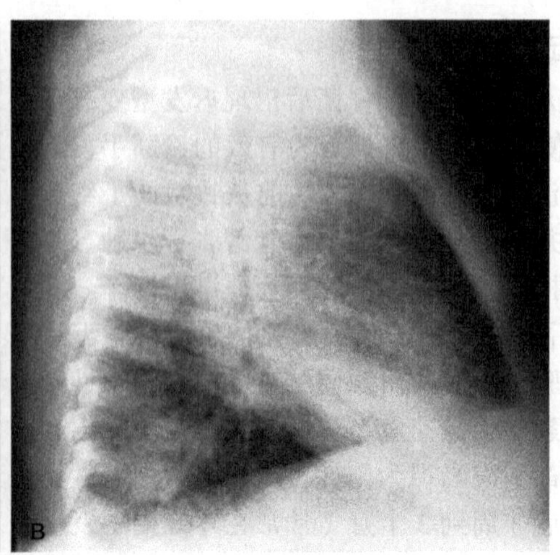

**图 207-9**　1 例粟粒性肺结核婴儿的后前位胸片（A）和侧位胸片（B）。患儿母亲在其出生前三年内有两次未能彻底治愈结核感染史

实变或肺段性结核病（图 207-8）。然而支气管内壁的淋巴结干酪样坏死和侵蚀，导致支气管内的淋巴结炎或瘘管，此现象很少见。隆突下淋巴结的增大会压迫食道，形成罕见的支气管食管瘘。

大多数结核性支气管阻塞患儿经有效治疗后完全恢复。偶尔有残余原发灶或局部淋巴结的钙化。钙化的出现表示疾病至少出现了 6~12 个月，肺段性病变的愈合偶有疤痕形成或收缩而并发柱状支气管扩张，但很少发生。

儿童可有大叶性肺炎而无明显肺门淋巴结肿大。如果原发感染是进行性、破坏性的，肺实质液化可形成薄壁的原发性结核空洞。偶可发生结核性肺大泡，如破裂可引起气胸。肺实质结核侵蚀可能进入血液或淋巴管导致细菌的传播和形成粟粒病灶，胸部 X 片上看呈均匀分布的小结节（图 207-10）。

小儿原发性肺结核的症状和体征惊人的少与 X 线改变相论。当主动监测病例时发现胸片有中到重度肺结核病变的患儿中，50% 以上无体征。婴儿却较易出现症状和体征。干咳和轻度呼吸困难是最常见的症状，全身症状如发热、盗汗、食欲不振和少动较少见。有些婴儿表现为体重不增或生长发育障碍，直至接受有效治疗数月后方可改善。肺部体征更少见，支气管阻塞的婴幼儿可有局部喘鸣或呼吸音减低，可伴有呼吸急促，偶可见呼吸窘迫。这些肺部症状和体征有时经抗生素治疗后减轻，提示有合并细菌的双重感染。

确定肺结核最特异的方法是分离到结核分枝杆菌。对于青少年和较大的儿童排出的痰液应收集。对于仅 1 个月大的患儿，喷雾器直接吸痰和胸部拍打后鼻咽的抽吸是最有效的。痰标本可以用来培养和涂片染色，但胃液只用于培养。传统的标本培养是清晨患儿起床前抽取的胃液，蠕动使一夜吞咽的分泌物排空。然而即使在最佳条件下，连续三天清晨抽取胃液培养到病原菌的阳性率仍不足 50%。支气管镜所取的标本阳性率更低，但这个过程可以证明是否存在支气管内疾病和瘘管。培养阴性时不能排除儿童结核病的诊断。结核菌素试验或干扰素释放试验阳性，结合感染的胸片，与结核感染患者的接触史对于一个成年人的传染性肺结核病存在的证据是足够的。从成人感染源分离的病菌药敏试验可用于儿童治疗方式的决定。对于儿童在来源物不明或是来源物可能有耐药的结核时都应该进行培养。

## 进行性原发性肺结核

原发灶不断增大并形成大的干酪化中心，虽罕见于儿童，但是结核感染的严重表现。液化可形成原发空洞里面包含大量结核杆菌。增大的病灶使脱落坏死的碎片进入相邻支气管，导致肺内病灶进一步播散，局部进行性病变的患儿常有明显的症状和体征，如高热、严重的咳嗽、咯痰、体重下降和盗汗，体征包括呼吸音减低，啰音和在空洞部位的浊音或支气管咩音。经有效治疗后愈合的进程虽然缓慢但常预后良好。

## 再燃性肺结核

成人肺结核常为过去体内的结核病灶内源性复燃。该型结核病罕见于儿童，但可见于青少年。2 岁以前感染并已治愈的结核病患儿偶可发展为慢性、继发性肺结核，但更常见于 7 岁后初次感染的儿童。常见的肺部部位为肺部的原发灶、淋巴结或早期感染血源性播散的肺尖部微小病灶（Simon 病）。该型病变常局限于肺部，因已建立的免疫反应防止病变进一步向肺外播散。常见的 X 线表现是上叶肺的广泛浸润阴影或厚壁空洞。

发生再燃性肺结核的年长儿和青少年较儿童原发性肺结核更易出现发热、食欲不振、不适、体重下降、盗汗、咳嗽、咯痰和胸痛等症状，但体格检查体征少或无，即使患者有空洞或大片浸润灶。开始有效治疗数周内大多数症状得以改善，但咳嗽可持续数月。该型结核病伴有明显咳嗽、痰多者具有高度的传染性，经有效治疗后可完全恢复，预后良好。

## 胸腔积液

结核性胸腔积液可为局限性或弥漫性，是由于胸膜下的结核灶或干酪化的淋巴结中结核杆菌进入胸膜所致。无症状的局部胸腔积液在原发性肺结核中常见，为原发综合征的一个组成部分。临床出现明显的大量积液发生于原发感染数月至数年后。结核性胸腔积液 6 岁以下儿童少见，2 岁以下罕见。积液常为单侧，但可为双侧。实际上，其与肺段性病变无关，亦罕见于播散性结核病。放射线表现常较体格检查或症状显示的病变范围更广泛（图 207-10）。

结核性胸膜炎常起病突然，以低热或高热、呼吸短促、深吸气胸痛和呼吸音减低为特征。抗结核化疗开始后，发热及其他症状仍可持续数周。仅 70%~80% 的患者结核菌素皮试阳性。预后良好，但胸片上病灶消散需数月。脊柱侧凸是长期积液罕见的并发症。

积液和胸膜的检查对诊断结核性胸膜炎是十分重要的。积液常为黄色，偶可混有血液，比重为 1.012~1.025，蛋白通常 2~4 g/dL，糖可低，虽然常在正常低限（20~40 mg/dL）。典型的白细胞计数为每立方毫米数百至数千。早期以多形核白细胞为主，后淋巴细胞占优势。胸水涂片找抗酸杆菌阳性率极低，仅小于 30% 的患者胸水培养为阳性。胸膜活检抗酸染色

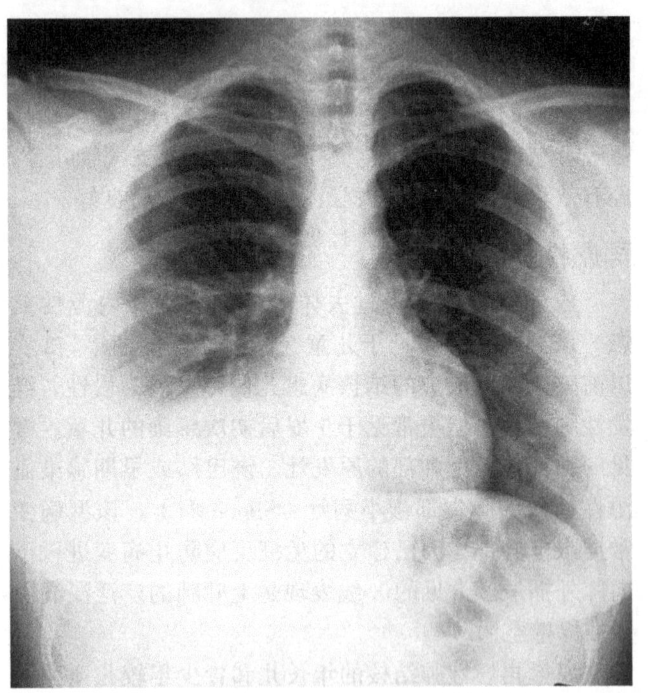

图 207-10　1 例 16 岁结核性胸膜炎女孩的胸部影像学表现

或培养易获得阳性结果，并可见肉芽肿形成。

## 结核性心包疾病

最常见的心脏结核为心包炎，但该病少见，可发生于 0.5%~4% 的结核病患儿。心包炎常因细菌直接侵犯或隆突下淋巴结的淋巴回流引起。症状无特异性，包括低热、不适和体重下降，胸痛在小儿不常见，可有心包摩擦音和心音遥远伴奇脉。心包积液的特性为浆液纤维性或血性，积液涂片找抗酸杆菌罕见阳性，但 30%~70% 的患者培养阳性。心包活检培养阳性率高，见到肉芽肿常提示诊断，发生缩窄性心包炎时需部分或全部切除心包。

## 淋巴血行（播散性）结核病

所有结核感染者体内的结核杆菌均可播散至远处，包括肝、脾、皮肤和肺尖。其临床症状表现取决于原发灶释放的细菌量和宿主的免疫反应。患者常无症状。偶可因干酪性病变侵蚀肺部的血管壁而间断释放病菌入血，引起慢性血源播散性结核病。虽临床表现可为急性，但更常见为慢性，随着细菌释放入血而出现峰热。常有多脏器受累，引起肝大、脾大、浅表和深部淋巴结炎及皮肤丘疹坏死性结核疹。骨、关节和肾脏亦可受累。脑膜炎仅出现于病程晚期，而它是无结核药物治疗时代的常见死因。早期肺部受累较轻微，但随着长期的感染形成明显的弥漫性病变。

播散性结核病最显著的临床表现形式为粟粒性病变，发生于大量结核杆菌进入血流，引起两个或更多脏器病变。粟粒性结核常发生于感染后 2~6 个月。虽然该型病变最常见于婴幼儿，但亦可见于青少年和老年人，由于已愈合的原发性肺结核病变崩塌而引起。粟粒性肺结核的临床表现多样，取决于播散的病原量和部位。肺部 、脾脏、肝脏和骨髓的病变常常较其他组织更大、更多。虽然该型病变常发生于婴儿和营养不良或免疫抑制的患者，宿主免疫功能不全可能在发病机制中起重要作用。

粟粒性结核病有时暴发起病，在几天内出现严重表现。但起病隐匿更常见，早期的全身症状包括食欲不振、体重下降和低热。常无异常体征，几周后 50% 的患者出现全身淋巴结肿大和肝脾大，持续高热，但胸片多正常，呼吸道症状很少或无。再经数周后，肺部遍布结核结节并出现呼吸困难、咳嗽、湿罗音和哮鸣音。胸片初次见到的粟粒结节直径常小于 2~3mm（图 207-11），小病灶可融合成大病灶，有时形成广泛浸润。由于肺部病变进展引起肺泡通气障碍，出现明显的呼吸窘迫、低氧血症和气胸或纵隔气肿。20%~40% 的患者随病情进展出现脑膜炎和腹膜炎的症状和体征，粟粒性结核患者如出现慢性或反复头痛提示有脑膜炎，而有腹痛或腹部压痛是结核性腹膜炎的症状。皮肤病变包括丘疹坏死性结核疹、结节或紫

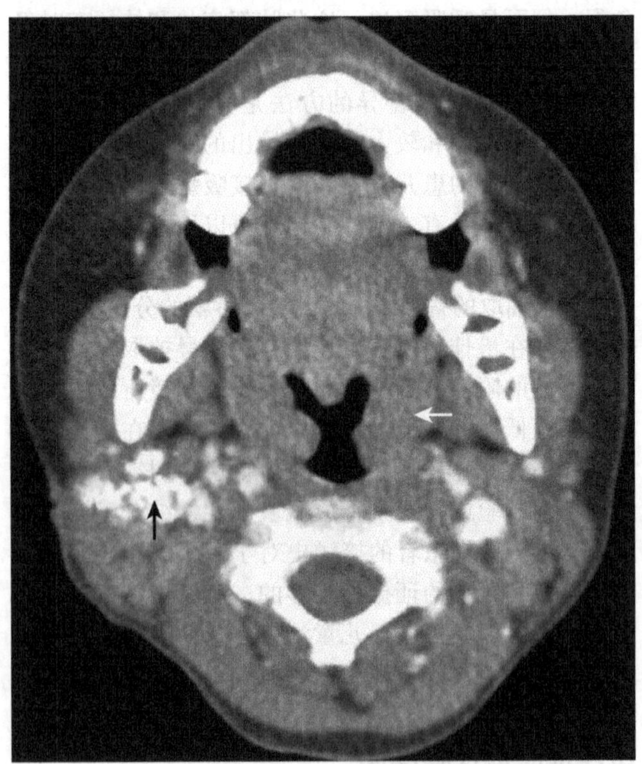

图 207-11　1 例 8 岁男孩的颈部 CT 横断面图像，显示右颈部淋巴结肿大（黑色箭头标记处）伴扁桃体肿大（白色箭头标记处）

摘自 Lighter J, Rigaud M. Diagnosing childhood tuberculosis: traditional and innovative modalities. Curr Prob Pediatr Adolesc Health Care, 2009, 39:55-88.

癜，13%~87% 的患者可有脉络膜结核结节，对诊断粟粒性结核病有高度的特异性。不幸的是高达 40% 的播散性结核病患者结核菌素皮试阴性。

播散性结核的诊断较困难，临床医生对结核病要有高度警惕性。患者常表现为不明原因的发热。早期痰或胃液培养阳性率低，肝脏和骨髓活检进行相应的细菌学和组织学检查易早期明确诊断。最重要的诊断线索是近期接触过开放性结核病的人。

即使给予有效治疗，粟粒性结核病的好转缓慢，体温在治疗后 2~3 周下降，但胸片异常可以持续数月不消散。偶尔皮质类固醇可缓解症状，特别是对有通气障碍、腹膜炎或脑膜炎的患者，如能早期诊断，并给予有效治疗预后良好。

## 上呼吸道结核病

上呼吸道结核病在发达国家罕见，但发展中国家仍可见到。喉结核患儿有哮吼样咳嗽、咽痛、声嘶及吞咽困难。大多数喉结核患儿有广泛的上叶病变，但偶尔胸片正常。中耳结核是由于感染的肺部分泌物进入中耳或是年长儿经血行播散引起。常见的症状和体征为无痛性外耳道流脓、耳鸣、听力下降、面瘫和鼓膜穿孔，可伴有耳前或成串的颈前淋巴结肿大。病变几乎都是单侧，最常见的表现是单耳流脓。由于耳分泌物涂片和培养常阴性，组织学检查常示非特异性的急、慢性炎症、无肉芽肿形成，故诊断困难。

## 淋巴结结核

浅表淋巴结结核常称瘰疬，为儿童最常见的肺外结核病。历史上瘰疬常由于饮用未经巴氏消毒含大量牛分枝杆菌的牛奶引起。如今大多数患者在初次感染结核后 6~9 个月发病，虽然有些患儿在数年后才出现症状。扁桃体、颈前、颌下和锁骨上淋巴结病变常继发于上肺野或腹部原发灶的扩散；腹股沟、肱骨上髁或腋下淋巴结感染常是源于与皮肤和骨骼系统密切相关的区域淋巴结的感染。在淋巴结炎的早期淋巴结常逐渐增大，它们结实但不太硬，不粘连、无触痛，常感觉被固定于上下组织间。病变多为单侧，但由于胸部和颈部下方的淋巴管可引流至对侧而引起双侧病变。随着病变进展，可引起多个淋巴结感染，而形成高低不平的肿块。除有低热外常无全身症状和体征。结核菌素实验常阳性，70% 的患者胸片正常。偶可见患者起病较急，高热、淋巴结迅速增大、触痛和有波动感。初期表现极少为波动性肿块伴皮肤蜂窝织炎或皮肤变色。

淋巴结结核不治疗亦可缓解，但更常发展为干酪样性坏死。淋巴结包膜破裂可导致感染播散至邻近淋巴结。淋巴结破溃常形成窦道流脓而需外科切除。结核性淋巴结炎对抗结核治疗反应良好，但淋巴结经数月甚至数年仍不能恢复正常大小。外科摘除不是理想的治疗方法，因为淋巴结病仅为全身结核感染的一部分。

结核性淋巴结炎的确诊需组织学或细菌学证实。最好采用病变淋巴结活检。仅有 50% 的患者淋巴结培养到病原菌。许多疾病可与结核性淋巴结炎相混淆，包括非结核分枝杆菌（NTM）感染、猫抓病、兔热病、布鲁氏菌病、弓形体病、肿瘤、鳃裂囊肿、水囊淋巴管瘤和化脓性感染。最常见的问题是在 NTM 感染的流行区如何鉴别结核和 NTM 淋巴结炎，两病胸片均可正常，结核菌素皮试阳性。诊断结核性淋巴结炎的一条重要线索是接触开放性结核病成人的流行病学资料。在两病均常见的地区，唯一鉴别的方法是病变组织的培养。

## 中枢神经系统结核病

中枢神经系统结核病是儿童最严重的结核病，如不予以及时有效的治疗可死亡。结核性脑膜炎由于原发感染灶经淋巴血行播散引起的大脑皮层或脑膜迁徙性干酪性病变。最初的感染灶增大，排出少量结核杆菌进入蛛网膜下腔，导致胶样物渗出，该渗出物可渗入皮层脑膜血管，产生炎症、阻塞和继发性脑皮质梗塞。脑干常为病变最严重的部位，故常出现第Ⅲ，Ⅵ和Ⅶ对脑神经损伤。渗出物亦常干扰脚间池水平脑室系统的脑脊液循环，导致交通性脑积水。血管炎、梗塞、脑水肿加上脑积水导致大脑严重损害，这种损害可缓慢亦或迅速发生。由于失盐或抗利尿激素不适当分泌综合征引起的严重电解质代谢紊乱是结核性脑膜炎的重要病理生理改变。

结核性脑膜炎约发生于 0.3% 的未治疗的原发感染患儿，最常见的年龄是 6 个月 ~4 岁，偶尔可发生于原发感染多年以后，由于一个或多个室管膜下的结核结节破裂，排出的结核杆菌进入蛛网膜下腔而致。结核性脑膜炎的临床进展可快可慢，快速进展者多为婴幼儿，症状出现几天后就迅速出现脑积水、惊厥、脑水肿。更多的患儿病情进展缓慢，症状和体征持续几周，并可分为三期。

第一期：典型者持续 1~2 周，主要表现为非特异性的症状，如发热、头痛、激惹、嗜睡、不适等；无局部神经系统体征，婴儿可有发育迟滞。第二期：症状出现比较突然，主要表现昏睡、颈项强直、惊厥、克氏征和布氏征阳性、肌张力增高、呕吐、脑神经麻痹和其他局部神经系统体征。病情进展与脑积水、颅内压增高和血管炎的发生一致。有些患儿无脑膜刺激征，但有脑炎的体征，如定向障碍、运动障碍或语言障碍。第三期：以昏迷为特征，出现偏瘫或截瘫、高血压、去大脑强直、生命体征恶化，最后死亡。

结核性脑膜炎的预后与自哪一期开始治疗最密切相关，第一期患者大多预后良好，而第三期患者尽管存活但多有失明、耳聋、截瘫、尿崩症、智力发育迟滞等永久性后遗症。婴幼儿预后常较年长儿差。对所有原因不明的出现基底性脑膜炎和脑积水，脑神经麻痹或没有其他明显原因出现的中风的儿童给予抗结核治疗绝对是至关重要的。正确诊断的关键是找到与患儿接触的开放性结核病成人患者，因为结核性脑膜炎的潜伏期短，而许多成人患者尚没有诊断出来。

对临床医生而言，结核性脑膜炎的早期诊断是困难的，需要有高度的警惕性。高达50%的患儿结核菌素皮试阴性，20%~50%胸片正常。对诊断结核性脑膜炎最重要的实验室方法是对脑脊液（CSF）做检查和培养。CSF白细胞常为10~500/mm$^3$，最初可见多形核白细胞，但以后大多数患者以淋巴细胞为主，典型的糖低于<40mg/dL，但很少低于<20mg/dL。蛋白增高，有脑积水和脊髓腔阻塞者增高更明显，可达400~5000mg/dL。虽然腰穿显示CSF明显异常，但脑室内的生化和细胞计数可正常，因为该部位的CSF处于炎症和阻塞部位的近端。CSF涂片抗酸染色镜检和分枝杆菌培养的成功与CSF标本量直接相关，CSF量少时，镜检和培养不易发现结核杆菌。腰穿CSF量为5~10mL时，涂片找到抗酸杆菌者可达30%，培养阳性这可达50%~70%。其他体液培养如骨抽取液或尿液可帮助诊断。

放射线检查有助于结核性脑膜炎的诊断，头颅CT或核磁共振（MRI）在疾病早期可正常，随着病情进展，CT扫描常出现基底节阴影增强和交通性脑积水伴脑水肿或早期局灶性梗塞征。有些结核性脑膜炎的婴幼儿可有一个或几个无明显症状的结核瘤，最常见发生的部位为大脑皮层或丘脑。

中枢神经系统结核病的另一表现为结核瘤，临川症状似脑部肿瘤。世界上某些地区的脑肿瘤中40%为结核瘤，但北美罕见。成人结核病常位于幕上，小儿结核病多位于幕下，位于脑底部近小脑处。病变常为单个，亦可为多个。常见的症状为头痛、发热和惊厥。结核菌素皮试常阳性，但胸片多正常。常需手术切除后方能与其他脑瘤相区别。然而结核瘤不一定要手术，大多数患者经药物治疗可缓解。药物治疗的最初几周或手术后使用皮质激素可减轻脑水肿。头颅CT和MRI上，结核病常见表现为散在的病灶，周围有明显的水肿，CT增强扫描结核瘤呈现环状病变，给人以深刻的印象。血管造影不同于常见的脑肿瘤，结核瘤中常无血管影。自从CT出现后，一些结核性脑膜炎患者经有效药物治疗后可发生反常性的结核瘤。这种结核瘤的原因和本质尚不清楚，但不代表药物治疗失败。结核性脑膜炎患儿在治疗中无论何时症状恶化或出现局部神经系统症状，应考虑有结核瘤可能。皮质类固醇有助于减轻偶尔出现的严重症状和体征，结核瘤可持续数月甚至数年。

## 皮肤结核病

皮肤结核病在美国很少，全世界其他地区有发生。约占结核病中的1%~2%（见第657章）。

## 骨与关节结核

骨和关节结核最易侵犯脊髓。典型的结核性脊髓炎表现为波特病，椎体破坏引起驼背畸形和脊柱后凸（见第671.4）。骨结核是结核病的晚期并发症，由于有了抗结核治疗，现已罕见。骨结核皮损类似于化脓性的和真菌感染或骨肿瘤。可能引起骨的多个病灶。骨活检对于确诊诊断是必要的。

## 腹部和胃肠道结核病

口腔或咽部结核非常少见，最常见的病变为黏膜、腭或扁桃体的无痛性溃疡伴局部淋巴结肿大。儿童的食道结核罕见，但可见于气管食道瘘的婴儿。这些结核病常与广泛的肺部病变和咽下有感染性的呼吸道分泌物有关，然而亦可发生于无肺部病变者，推测由纵隔或腹膜淋巴结病变播散而来。

结核性腹膜炎，最常见于成年男性，青少年少见、儿童罕见。弥漫性腹膜炎可由无症状的结核病或粟粒性结核经血源播散引起，局限性腹膜炎由感染的腹腔淋巴结、肠道病灶或生殖泌尿道结核直接扩散而致。开始有轻度的腹痛和压痛，偶尔淋巴结、大网膜和腹膜粘连在一起，而触及如“面团”样、不规则、无压痛的肿块。常伴有腹水和低热。结核菌素皮试常阳性。诊断可取腹腔穿刺液涂片和培养，但要小心操作，避免穿入与大网膜粘连的肠腔。

结核性肠炎由血源播散或吞入自己肺部排出的结核杆菌引起。近淋巴集结的空肠和回肠以及阑尾最常受累。典型的表现是浅表溃疡引起疼痛、腹泻或便秘、体重下降伴低热。常合并有肠系膜淋巴结炎，增大的淋巴结可引起肠梗阻或破溃到大网膜引起弥漫性腹膜炎。结核性肠炎的临床表现是非特异性的，酷似感染性或其他原因引起的腹泻。有慢性胃肠道症状的小儿结核菌素皮试或干扰素释放试验阳性应考虑该病。确诊长需病灶活检找抗酸杆菌。

## 生殖泌尿系统结核病

因肾结核的潜伏期为数年，甚至更长，所以儿童少见。结核菌常经血源播散至肾脏。从粟粒性结核和一些原发性肺结核无肾实质病变的患者尿中可发现结核杆菌。肾结核患者的肾实质形成小的干酪性病灶，释放结核杆菌进入肾小管。近肾皮质的大病灶可通过瘘管将病菌排入肾盂，随后感染播散至输尿管，前列腺或附睾。肾结核在早期常无明显临床症状，可能仅出现无菌性脓尿和镜下血尿，随着病情的进展出现尿痛、腰胁痛或腹痛及肉眼血尿。患者常并发其他细菌感染，而常引起更急性症状，以致基础的结核病被漏诊。亦可并发肾盂积水的输尿管狭窄。80%~90% 的患者尿沉渣找抗酸杆菌阳性。约 20% 的患者结核菌素试验阴性。静脉肾盂造影可见大块病灶，如有输尿管狭窄则可见近端输尿管扩张，多数小的充盈缺损和肾盂积水。病变常为单侧。

生殖道结核在青春期前的男性和女性均少见。该感染常由血行播散引起，亦可由肠道和骨骼直接播散。青春期少女在原发感染期间可发生生殖道结核。输卵管最常受累（90%~100%），其次为子宫内膜（50%）、卵巢（25%）、宫颈（5%）。最常见的症状为下腹痛、痛经或闭经，常无全身症状。大多数患者胸片正常。结核菌素皮试常阳性。青春期男孩生殖道结核引起附睾炎或睾丸炎，而表现单侧阴囊结核性、无痛性肿大。阴茎病变极罕见。青少年有生殖道异常和结核菌素皮试阳性是应疑诊生殖道结核。

### HIV 感染儿童的肺结核

大多数 HIV 感染的结核患儿都在发展中国家，在美国，HIV 感染在结核患儿中的比率是非 HIV 感染结核患儿的 30 倍。HIV 感染的患儿诊断困难，因为患者结核菌素皮试阴性（同时干扰素释放试验也为阴性），病菌培养也是困难的，且结核病的临床症状与 HIV 感染的其他许多临床表现相似。HIV 感染儿童的结核病常更严重、更易播散，很可能播撒到肺外。影像学检查与有正常免疫儿童相似，但较其他患儿的肺部病变更易进展为空洞和大叶性疾病。非特异性的呼吸道症状、发热、体重下降为常见的表现。HIV 感染的成人结核病患者更易耐药；HIV 感染的儿童结核病患儿也有可能更易耐药。

感染 HIV 的结核患儿死亡率高，特别是当 CD4 淋巴细胞数目下降。对于成人宿主对结核感染产生免疫反应提高了 HIV 的复制和加速了 HIV 对宿主的免疫抑制。增加的死亡率是由于 HIV 的感染而不是结核引起。因此，HIV 感染的儿童存在结核的潜在暴露和（或）近期感染，应当被评估、治疗。相反，所有的患有结核病的儿童应当检测是否有 HIV 的感染，早期诊断和治疗 HIV 是有利的，因为 HIV 的存在是结核治疗所需的时间较长。

### 围产期结核病

先天性结核病患儿出生时即可有症状，但更常见于生后第 2 周或第 3 周。最常见的症状和体征为呼吸窘迫、发热、肝脾大、喂养困难、嗜睡和激惹、淋巴结肿大、腹胀、生长迟滞、耳道流脓和皮肤病变，临床表现根据干酪性病变的部位和大小而异。许多婴儿的胸片是粟粒样病灶。有些婴儿早期无肺部改变，而后期出现明显的 X 线异常和临床症状，肺门及纵隔淋巴结肿大和肺部浸润最常见。30%~50% 的患者出现全身淋巴结肿大和脑膜炎。

新生儿结核病的表现类似于其他细菌性败血症及其他先天性感染如梅毒、弓形体病和巨细胞病毒感染。对于有细菌感染或先天性感染相似症状和体征的新生儿，用抗生素及支持治疗无效，且不能明确其他感染时应考虑结核病。迅速诊断结核病的最重要线索是母亲或家庭成员的结核病病史。常常在婴儿疑诊后，母亲的疾病才被发现。新生儿结核菌素实验最初阴性，1–3 月内转阳。对新生儿清晨抽取胃液找到抗酸杆菌即可诊断。应进行中耳分泌物、骨髓、气管内吸取物或组织活检（特别是肝脏）的直接抗酸染色检查以助诊断。并进行脑脊液检查和培养，虽然结核杆菌分离阳性率低。因为诊断迟，先天性结核病的病死率仍很高。如果诊断及时，并开始有效的治疗，许多患儿可完全康复。

## 治 疗

对于儿童和青少年结核病的基本治疗原则和成年人相同。几种药物共同使用才能起到相对快速治愈的作用。同时也能在治疗期间防止继发耐药性的出现（表 207–4，表 207–5）。治疗方案的选择取决于结核病的程度、宿主和可能存在的耐药机制(见第206章，表 206–1）。CDC 和 AAP 推荐的儿童标准的胸内结核治疗方案是异烟肼和利福平治疗 6 个月，在最初 2 月内联合治疗吡嗪酰胺和乙胺丁醇。几项研究表明这种治疗方案成功率是 100%，临床发生副作用的风险小于 2%。异烟肼和利福平仅 9 个月的治疗方案对于治疗药物敏感的结核效果更好，但疗程足是必要的。需要患者很高的医从性，对于最初可能存在的耐药性相对缺乏也导致了更短疗程的联合治疗方案。大多数专家推荐直接看服所有药物，即当患者服药时，医护人员应在旁监督。对于儿童，开始日常治疗 2 周后，使用直接看服法，间断的监督（每周两次），从整个疗程来看，这与每天治疗效果相同。

肺外结核病常由于少量的结核杆菌引起，一般来

**表 207-4 婴幼儿和青少年常见的结核治疗药物**

| 药物 | 剂型 | 每天量 mg/kg | 每周两次的剂量每次 mg/kg | 最大剂量 | 副作用 |
|---|---|---|---|---|---|
| 乙胺丁醇 | 片剂：<br>100 mg<br>400 mg | 20 | 50 | 2.5 g | 视神经炎（通常可逆），区分红绿色能力下降，胃肠道不适，过敏反应 |
| 异烟肼 | 刻痕片<br>100 mg<br>300 mg<br>糖浆 10 mg/ mL | 10~15† | 20~30 | 每天 300 mg<br>每周两次<br>900 mg | |
| 吡嗪酰胺 | 刻痕片<br>500 mg | 20~40 | 50 | 2 g | 肝毒性，高尿酸血症，关节痛，胃肠道不适 |
| 利福平 | 胶囊<br>150 mg<br>300 mg<br>糖浆<br>含有糖浆的胶囊 | 10~20 | 10~20 | 600 mg | 分泌物或尿液变橙色；呕吐，肝炎，流感样反应，血小板减少性紫癜，瘙痒，口服避孕药可能无效 |

利福平和异烟肼合剂胶囊包括 150 mg 异烟肼和 300 mg 的利福平。两粒胶囊提供了一般成人每天所需剂量（>50 kg）。卫非特包括了 50 的异烟肼和 120mg 的利福平和 300mg 的吡嗪酰胺。异烟肼和利福平适用于肠外的治疗

当异烟肼和利福平联用时，异烟肼的量超过每天 10 mg/kg，肝毒性增加

摘自 American Academy of Pediatrics. Red book: 2009 report of the Committee on Infectious Diseases. 28 ed. Elk Grove Village, IL: American Academy of Pediatrics, 2009: 689

**表 207-5 婴幼儿和青少年常见的耐药性结核治疗药物**

| 药物 | 剂型 | 每日用量（mg/kg） | 最大剂量 | 副作用 |
|---|---|---|---|---|
| 阿米卡星 | 瓶装，500 mg, 1 g | 15~30（静滴或肌内注射） | 1 g | 听觉和前庭觉的毒副作用，肾毒性 |
| 卷曲霉素 | 瓶装 1 g | 15~30（肌内注射） | 1 g | 听觉和前庭觉的毒性和肾毒性 |
| 环丝氨酸 | 胶囊 250 mg | 10~20 剂量分两次 | 1 g | 精神病，性格改变，惊厥，皮疹 |
| 乙硫异烟胺 | 片剂 250 mg | 15~20 剂量分 2~3 次 | 1 g | 胃肠道不适，肝毒性，过敏反应和甲减 |
| 卡那霉素 | 瓶装<br>75 mg/2 mL<br>500 mg/2 mL<br>1 g/3 mL | 15~30（静滴或肌内注射） | 1 g | 听觉和前庭觉的毒性和肾毒性 |
| 左氧氟沙星 | 片剂<br>250 mg<br>500 mg<br>瓶装<br>25 mg/ mL | 成人：500~1000 mg（每天 1 次）<br>儿童：不推荐 | 1 g | 理论上会引起软骨、胃肠道不适，皮疹，头痛，躁动 |
| 对氨基水杨酸 | 袋装，3 g | 200~300（每天 1~2 次） | 10 g | 胃肠道不适，过敏反应，肝毒性 |
| 链霉素 | 瓶装<br>1 g<br>4 g | 20~40（肌内注射） | 1 g | 听觉和前庭觉的毒性损害，肾毒性，皮损 |

这些药物必须在结核病治疗专家的指导下应用；用药剂量根据肾功能损害程度调整；左氧氟沙星目前不用于 18 岁以下的儿童，如必须使用，应充分评估其利弊

摘自 American Academy of Pediatrics. Red book: 2009 report of the Committee on Infectious Diseases. 28 ed. Elk Grove Village, IL: American Academy of Pediatrics, 2009: 692

说，对多数小儿肺外结核病的治疗与治疗肺结核相同。例外的是骨与关节结核，采用 6 个月的治疗方案失败率很高，特别是未经手术治疗者。有些专家建议骨与关节结核至少需要有效治疗 9~12 个月。

艾滋病患儿结核病的最佳治疗方案尚未确定，HIV 抗体阳性的成人结核病用标准方案即 INH、RIF 和 PZA 治疗已获得成功。总疗程为 6~9 个月或痰培养转阴后再用 6 个月，两种方案都可以，小儿资料仅

限于个案报告和对少数患者的研究。大多数专家认为 HIV 抗体阳性的药物敏感的结核病患儿至少应在初期给予 4 种药物治疗，2 月后改为异烟肼和利福平，整个疗程至少 9 个月。HIV 感染的患儿在使用抗结核药时更可能发生副作用，所以应当密切关注下进行治疗。利福平和一些抗病毒药物的联合治疗有可能导致血液中蛋白酶抑制剂的水平和逆转录酶抑制剂及利福平的毒性增加，所以这些联合治疗不推荐。艾滋病患儿的肺部其他病变如淋巴样间质性肺炎和细菌性肺炎的 X 线表现与结核病相似。常根据流行病学和 X 线表现进行经验性治疗。不能排除结核病时应抗结核治疗。

## 耐药性结核病

世界上许多地方包括北美耐药性结核病的发生率在增加，耐药性结核主要有两大类型，原发性耐药发生于患者感染了已对某个药物耐药的结核杆菌，继发性耐药为患者在治疗期间耐药菌株变为主要病原菌。继发性耐药的主要原因是患者未能坚持用药或医生的治疗方案不合理。停服一种药物较停用所有药物更易发生继发性耐药。继发性耐药罕见于儿童，因为小儿感染的细菌量少，小儿耐药性结核病大多是原发性的。小儿的耐药菌常与同一人群中的成人耐药菌相同。对于预测成人耐药性结核病的主要是根据其过往的结核病药物治疗史、HIV 共同感染或与其他开放性耐药性结核患者的接触史。

只有用两个以上的结核杆菌敏感的杀菌药才能成功地治疗耐药性结核病。对可能有耐药性结核病的患儿，开始常给予 4~5 种的药物，直至确定药物敏感性后选用更特异的治疗方案。特异性的治疗方案应个体化，根据从每个患儿或成人传染源分离的病菌药物敏感结果制定。利福平、吡嗪酰胺和乙胺丁醇 9 个月疗法常适用于耐异烟肼的结核病患儿。对异烟肼和利福平均耐药时，总疗程需延长到 12~18 个月。如果能在治疗早期发现耐药性，用有效药物在直接观察疗法下进行治疗，不会发生药物副作用并且患儿及其家庭也在一个有利的环境中。单一或多种药物耐药的结核病患儿常预后良好。儿童耐药性结核病应由结核病专家进行治疗。

在发展中国家和那些 HIV 的患者，对异烟肼、利福平、喹诺酮类的、卷曲霉素或阿米卡星广泛耐药的结核杆菌仍在增多。

## 皮质类固醇

皮质类固醇对治疗某些患儿的结核病有帮助，对由于宿主炎症反应引起的组织损伤或器官功能障碍大多有益。有充分令人信服的证据显示皮质类固醇能减轻血管炎，减轻炎症反应和降低颅内压从而减少结核性脑膜炎的病死率和后期神经系统后遗症的发生率。降低颅内压可减轻组织损伤并有利于抗结核药物通过脑和脑膜的血液循环。短期使用皮质类固醇对支气管内膜结核引起的呼吸窘迫、局限性肺气肿或肺段性病变亦有效。一些临床随机试验显示皮质类固醇可帮助结核性心包积液患者缓解症状和减少缩窄的发生。皮质类固醇可明显改善结核性胸腔积液和纵隔移位的症状，但病程长的结核病可能无效。严重的粟粒性肺结核患儿如果炎症反应严重造成肺泡毛细血管阻塞，用皮质类固醇可明显改善。没有证据表明哪一种皮质类固醇制剂更优，常用方案为强的松 1~2mg/（kg·24h），分 1~2 次，逐渐减量停药，疗程为 4~6 周。

## 支持疗法

接受治疗的患儿应认真随访督促其坚持治疗、检测药物的毒性反应和确保结核病患儿得以有效的治疗。足够的营养也是很重要的。患者应每月就诊并给予足够用至下次就诊的药物。对小儿给予药物使用的预期指导是重要的，医生应预知到家庭在面对婴幼儿服用几种不方便剂型新药的困难。必须将疑诊为结核病的所有病例报告当地卫生部门，以保证患儿和家庭成员得到适当的治疗和检查。

不能坚持服药是结核病治疗中的主要问题。应通过患者的母语以口头或书面方式告知患者和家长怎样去做。至少有 30%~50% 的长疗程患者不能坚持服药。但医生常不能预先确定哪些患者难以坚持，如果怀疑患者不能坚持每天自我服药时，应由地方卫生部门帮助直接看服。

## 结核分枝杆菌潜伏期的治疗

制定儿童治疗潜伏期结核感染患儿的治疗方案是，应考虑以下几方面的自然病史和治疗史：①近期感染的婴儿和 5 岁以下的潜伏期结核感染患儿；②疾病很有可能进展；③未经治疗的潜伏期的结核感染婴儿高达 40% 的概率发展成结核病；④进展的风险在儿童期不断降低；⑤婴儿和年幼儿童更可能发生为脑膜炎和播散性结核病而危及生命；⑥潜伏期的结核感染儿童比成年人进展为结核病的风险更高；由于以上这几方面的原因，异烟肼对于儿童的安全性是很好的，对于婴儿和年幼儿，宁愿过度治疗。

异烟肼对于儿童结核感染潜伏期的治疗比成人更有效，几项大型试验证明治疗风险减少 70%~90%，异烟肼相关性肝炎的风险对于婴儿最小，儿童和青少年也低于成年人。

目前对于结核感染潜伏期的儿童推荐方案为每天

口服异烟肼，疗程9个月。每天服药难以坚持者可在直接看服下每周2次口服。几项研究数据表明如果口服异烟肼疗程小于9个月，药效会大大减低。每周口服2次异烟肼广泛用于治疗结核潜伏期感染的儿童，特别是学龄前儿童和与结核患者密切接触的儿童。儿童和家庭成员不能坚持自己服药时或很有可能迅速进展的儿童（新生儿和婴儿，近期接触，免疫缺陷的儿童），应当直接看服药物。对于健康儿童服用异烟肼但没有同时服用有肝毒性的药物时，远期的药物浓度检测和维生素B6的联合服用是不必要的。在英国，异烟肼和利福平3个月的疗程被应用，实验数据表明此方案是有效的，但美国却不推荐此方案。当异烟肼不耐受或患儿接触感染了异烟肼耐药但利福平敏感的结核病患时，利福平用于单独使用治疗结核潜伏期感染的患儿有效。然而，至今未有随机对照试验。对于多重耐药的结核患儿，推荐方案根据接触者的药敏试验而定，通常在这种情况下，应咨询结核病专家。

目前暂无对照试验研究HIV感染的结核潜伏期患者的治疗效果。推荐9个月的每日异烟肼治疗。大多数专家推荐常规检测血清肝酶浓度，对于HIV感染的结核患儿添加维生素B6，利福平对于治疗结核感染潜伏期的治疗时间现不清楚，但许多专家目前推荐治疗6月疗程。

结核菌素皮试或干扰素释放试验阴性，但近期有感染结核病的成人接触史的年幼儿童应当给予异烟肼治疗。因此这也常常称为窗口期的治疗。当迟发型变态反应发展时（2~3个月），未经治疗的患儿可能已经发展成为了严重结核病。对于这些小孩儿，在切断传染源3月后应复查结核菌素皮试或干扰素释放试验（切断传染源被定义为与传染源隔绝或对传染源进行治疗）。如果干扰素释放实验为阳性，异烟肼治疗应继续使用满9个月，若干扰素释放实验为阴性，可以停止治疗。

## ■ 预　防

在所有结核病的控制方案中首先是发现和治疗患者，以切断密切接触传播的感染途径，对接触过开放性肺结核成人的小儿和成人应立即给予结核感染的检查（结核菌素皮试或干扰素释放实验）。家庭中接触开放性患者的成员平均30%~50%结核菌素皮试阳性，而1%已患病。实施该方案依赖于有效而相适应的公共卫生系统的反应和经费。对儿童特别是婴儿应优先进行检查，因为他们感染的危险性高，并易迅速发展为严重的结核病。

对小儿进行大规模的结核感染普查是一种徒劳的工作，对结核病发病率低的小儿人群普查，由于生物学变异或与NTM交叉过敏。大量的皮试反应可为假阳性，然而，赞同对高危人群中的成人与小儿进行检查，因为其中多数皮试阳性者为结核感染。皮试应在能保证正确评价和治疗阳性者的有效机构中进行。

### 接种卡介苗

唯一预防结核病的菌苗为卡介苗（BCG），以两名法国研制者命名。最初用的菌株为牛结核杆菌经每3周转种一次，连续13年减毒后制成。该菌株现分散保存于数十个实验室里，继续在各种环境，不同的培养基中传代培养，结果产生出许多卡介苗品种，这些不同的菌苗在形态、生长特点、致敏性和对动物的独立方面都有很大差异。

接种卡介苗的途径和剂量不同，产生的免疫力也不同。皮内注射为较好的途径，因该注射法剂量精确。

BCG对免疫健全的宿主绝对安全，有0.1%~1%的人在接种后发生局部溃疡和局部淋巴结化脓。局部病变并不表示宿主有免疫缺陷亦不影响菌苗提供的免疫力。局部病变可自行缓解，偶尔需要化学药物治疗。很少需要外科手术切除流脓的淋巴结，如可能的话应避免手术。骨炎是接种BCG的罕见并发症，与菌苗的某些极少应用的菌株有关。发热、惊厥、食欲不振和烦躁是接种BCG后非常罕见的全身表现。明显的免疫损害者接种BCG后可发生播散性BCG感染。HIV感染的小儿较免疫力正常的小儿的局部反应发生率高，然而这些患儿在接种BCG数月至数年后播散感染的发生率目前尚不清楚。

各国之间推荐用的BCG接种程序有很大的差别，世界卫生组织正式推荐婴儿期一次注射。有些国家普遍复种，有些国家则根据结核菌素皮试或典型瘢痕的缺乏决定。接种的最佳年龄和程序还不很清楚，因为未进行适当的对照试验。

虽然已报告了不同人群中的几十个BCG实验，有用的资料来自于几个对照试验，这些研究的结果不同，有些证明BCG可提供大量的保护，有些则显示完全无保护性。最近发表的BCG接种实验的分析提示BCG对成人和小儿肺结核的保护率为50%，对播散性和脑膜结核病的保护率高，为50%~80%。对BCG接种的不同反应有各种解释，包括实验的方法学和统计学不同；与NTM的相互作用增强或减低了BCG提供的保护作用；不同的菌苗效价不同；研究人群对BCG反应的遗传因素等。婴儿期接种BCG最终对成人结核的发病率没有多大影响，提示BCG的保护作用有时限性。

总之，接种卡介苗在某些情况下效果好，而在另一些情况下则不然，显然BCG对全世界最终控制结核病所起的作用不大，因为 BCG 已接种了 80 亿人次，但结核病在大部分地区仍很常见。接种 BCG 预防的开放性肺结核成人仅为感染人群中的一小部分传染源。接种 BCG 的最大作用似乎仅为预防婴幼儿危及生命的结核病。

美国从未将接种 BCG 作为控制结核病战略的一部分，广泛接种 BCG 使结核菌素皮试的作用减小，但接种 BCG 对选择性人群的结核病控制有意义。推荐给结核菌素皮试阴性的婴儿和以下儿童接种 BCG：①密切或长期接触未治或未经有效治疗的开放性肺结核成人，且不能与传染源隔离或进行长期预防性治疗的小儿；②持续接触的结核患者为耐异烟肼和利福平菌感染。所有接种 BCG 者，接种前应证明皮试阴性，接种后应与可能的传染源隔离，直至证明有接种反应，结核菌素皮试阳性，常在接种后 1~3 个月内出现，偶尔第一次接种后结核菌素反应阴性，需进行第二次接种。

根据减毒结核分枝杆菌，蛋白亚基或 DNA，积极研究新的结核疫苗，并测试几种其他疫苗将是一种巨大的创造。结核杆菌的基因测序使研究者们能更好的理解病原和宿主对结核的免疫反应。

## 围产期结核病

防止新生儿或小婴儿结核感染及结核病的最有效的方法是对母亲和家庭成员进行检查和必要的治疗。高危母亲应进行结核菌素皮试或干扰素释放试验，阳性者应在保护腹部的条件下拍胸片，如果胸片正常，临床无症状，小儿出生后不必隔离。如果小儿无症状无需特别检查或治疗。其他家庭成员应行结核菌素皮试，必要时进一步检查。

如果母亲在分娩时疑诊结核病，新生儿应与母亲隔离至母亲左胸片检查。如果母亲胸片异常仍需隔离至对母亲进行彻底检查，包括痰液的检查。如果胸片异常，但病史、体检、痰液检查和放射线评价目前无活动性结核病证据时，可确定婴儿感染的可能性很低。母亲应接受有效治疗，并和婴儿一起接受仔细的随访。所有家庭成员应进行结核病的检查。

如果母亲胸片或痰找抗酸杆菌检查证明是结核病，必须采取其他措施保护婴儿，给新生儿异烟肼治疗非常有效，可不再考虑强制性的将婴儿与母亲分开。仅在母亲因病重住院，母亲不能或预计不能坚持治疗，或高度怀疑为耐药性结核病时需要隔离。婴儿异烟肼治疗应持续至母亲痰培养转阴 3 个月以上。停药前应给小儿进行结核菌素皮试，如阳性应继续异烟肼治疗，总疗程为 9~12 个月，如阴性可停药。在美国，由于异烟肼耐药菌株增加，异烟肼对新生儿的治疗不一定总是有效。如果考虑异烟肼耐药或母亲坚持服药有困难，应将婴儿与母亲隔离，隔离时间必须持续到母亲无传染性，如果小婴儿可能接触了耐异烟肼结核病的母亲或其他成人，应请结核专家会诊。

虽然公认异烟肼不致畸，但母亲无症状结核感染时，治疗应推迟至分娩后，而有症状或 X 线检查发现结核病变的孕妇应进行恰当的治疗。因为肺结核对母亲和胎儿均有害，对婴儿出生后危险性大，故妊娠妇女的结核病应给予治疗。结核菌对药物敏感的结核病最常用方案为异烟肼、利福平加乙胺丁醇片，氨基糖苷类和乙硫异烟胺有致畸作用，应避免便见妊娠妇女服用吡嗪酰胺是否安全尚未确定。

## 参考书目

参考书目请参见光盘。

（谢军　车思艺　译，刘恩梅　审）

# 第 208 章

# 汉森病（麻风分枝杆菌）

*Dwight A. Powell, Vijay Pannikar*

汉森病是一种由麻风分枝杆菌感染引起的，伴随着减缓的宿主免疫反应的慢性疾病。呼吸道黏膜，皮肤和周围神经系统主要受累，偶尔累及到睾丸和眼部。长期以来认为人是麻风分枝杆菌唯一的宿主，但据记录在美国的东南部犰狳也可被感染。现已建立了灵长类、裸鼠和犰狳的人工感染模型。

补充内容请参见光盘。

（谢军　译，刘恩梅　审）

# 第 209 章

# 非结核分枝杆菌

*Jakko van Ingen, Dick van Soolingen*

非结核分枝杆菌（NTM）也被称为非典型分枝杆菌或非结核的分枝杆菌，属于分支杆菌属、分支杆菌科。从基因角度看，非结核分子杆菌包含多种不同的细菌，他们在致病性、营养需要、产色素能力、酶活性、药物易感性方面不同于结核分枝杆菌复合群。与结核分枝杆菌复合群不同，非结核分枝杆菌通过从环境中获得，而不是人与人之间传播。NTM 在环境中分布很广泛，临床标本中分离出的病菌与临床相关性并不清楚，培养阳性可能是标本污染而不是真感染。NTM 与儿童淋巴结炎、耳乳突炎、严重肺部感染有关，虽然少见但也有散播性疾病发生。NTM 感染的治疗耗时长、难度大，常常需要手术辅助治疗，该病的诊断和治疗指南由美国和英国胸心协会提供。

## ■ 病 因

NTM 呈全世界分布，广泛存在于环境中，为土壤和水中的腐物寄生菌，但也是猪、鸟和牛的机会致病菌。130 多种 NTM 中，很多都能从环境和动物标本中分离出来，提示人类在环境中常常接触到 NTM，比如在洗浴的时候。由于分子标记工具如 16 S rDNA 技术的引进，已发现的 NTM 已超过 130 种，不同种类 NTM 病原菌，所导致的疾病临床相关性差异很大（比如，NTM 感染疾病的致病病原体分离率，而不是标本污染率）。

在美国，临床标本中分离出来的最常见的是鸟分枝杆菌复合群（MAC）和堪萨斯分支杆菌，但不同地区分离率差别很大。鸟分枝杆菌在美国通常是从自然环境和人工的环境中分离出来，MAC 感染病例和家内的淋浴及自来水有关。虽然鸟分枝杆菌这一名字暗示它源自鸟类（拉丁文中 avium 是“鸟”的意思），但分子分型显示，造成儿童淋巴结炎和成人肺部疾病的鸟分枝杆菌主要在人类和猪身上发现而不是鸟类。

某些 NTM 有明确的生态位，有助于理解其感染模式。海鱼分枝杆菌的自然储存宿主是鱼和冷血动物，在水生环境中皮肤受伤后感染。偶然分枝杆菌和龟分枝杆菌普遍存在于医院环境，已引起成批的院内手术伤口感染和静脉导管相关的感染。溃疡分枝杆菌常见于严重的慢性皮肤感染（布路里溃疡），主要流行于西非和澳大利亚及其他疫源地，其在 15 岁以下儿童中发病率最高。常用聚合酶链式反应（PCR）的方法来检测环境中溃疡分枝杆菌，但最近从贝宁的水黾中也培养出该菌。

## ■ 流行病学

人类经常接触 NTM。在美国农村，鸟分枝杆菌在沼泽地较普遍，通过皮肤敏感检测显示成人 MAC 无症状感染率达 70%。然而各种 NTM 病种的发病率和流行情况仍然不为人所知，尤其是儿童 NTM 疾病的发病情况。在澳大利亚儿童中，NTM 感染总的发病率为 0.84/10 万人，其中淋巴结炎占 2/3。荷兰儿童 NTM 的发病率为每年 0.77/10 万人，其中淋巴结炎占所有感染的 92%。

相比而言，成人呼吸样本检测出的 NTM 患病率为每年 5~14.1/10 万，不同国家或地区差异性较大。因为肺部 NTM 疾病进展缓慢，持续数年而非数月时间，而且往往治疗也需要数年的时间，所以肺部 NTM 实际患病率远远高于发病率。

NTM 疾病只限于发达国家的观念正在改变。最近研究显示，在人类免疫缺陷病毒（HIV）感染率高的非洲国家，NTM 作为儿童和成人结核样疾病的病因起着比预想中更高的地位。

## ■ 发病机制

结核杆菌和 NTM 引起的病变在组织学上难以区别，典型的病理损伤包括干酪样肉芽肿。与结核杆菌感染相比，NTM 感染更易形成非干酪化、边界不清、不规则或匍行性肉芽肿。在 NTM 疾病病程中，也可能没有肉芽肿形成，仅见慢性炎症改变。

在获得性免疫缺陷综合征（AIDS）和播散性 NTM 感染的患者中，通常炎症反应较少发生，组织中充满大量富含抗酸杆菌的细胞。这些播散性 NTM 感染只在 CD4 T- 淋巴细胞低于 50/μL 时发生，说明机体对分枝杆菌的免疫反应中需要特异性 T 细胞产物或有活性的 T 细胞参与。

儿童 NTM 疾病患者中，IFN-γ、IL-12 途径缺乏以及用 TNF-α 调和剂治疗说明了 IFN-γ、白介素 12 和肿瘤坏死因子在 NTM 发病机制中占重要地位。

虽然具体致病的毒力因子尚不清楚，但在致病性、临床相关性和不同 NTM 物种相关的疾病谱的差异，强调细菌因子在 NTM 疾病发病中的重要性。

## ■ 临床表现

上组颈前淋巴结炎或下颌下淋巴结炎是儿童 NTM 感染最常见的临床表现（表 209-1）。耳前、颈后、腋下和腹股沟区淋巴结偶可受累。淋巴结炎最常见于 1~5 岁的患儿，因为他们更易将污染了泥土、灰尘或脏水的东西放到嘴里。考虑到常在环境中接触 NTM，这些感染的发生可能是儿童感染过程中或第一次感染 NTM 后的一个非典型免疫反应。

患儿常无全身症状，仅表现单侧亚急性或慢性或成组淋巴结肿大，超过 1.5cm，质硬、无痛、可活动，局部无发红（图 209-1）。病变淋巴结未经治疗，偶可恢复，但大多数在数周后可迅速化脓（图 209-2），淋巴结的中央有波动感，表面皮肤发红、变薄，最后

**表 209-1 非肺结核分枝杆菌所引起的疾病**

| 临床疾病 | 常见病菌 | 少见病菌 |
|---|---|---|
| 皮肤感染 | 龟分枝杆菌、偶然分枝杆菌、脓肿分枝杆菌、海分枝杆菌 | 溃疡分枝杆菌 * |
| 淋巴结炎 | 鸟分枝杆菌复合群 | 堪萨斯分枝杆菌、嗜血分枝杆菌、玛尔摩分支杆菌 † |
| 耳部感染 | 脓肿分枝杆菌、鸟分枝杆菌复合群 | 偶然分枝杆菌 |
| 肺部感染 | 鸟分枝杆菌复合群、堪萨斯分枝杆菌、脓肿分枝杆菌 | 蟾蜍分支杆菌、玛尔摩分支杆菌 †、苏加分支杆菌、偶然分枝杆菌、猿猴分支杆菌 |
| 导管相关性感染 | 龟分枝杆菌、偶然分枝杆菌 | 脓肿分枝杆菌 |
| 骨骼感染 | 鸟分枝杆菌复合群、堪萨斯分枝杆菌、偶然分枝杆菌 | 龟分枝杆菌、海分枝杆菌、脓肿分枝杆菌、溃疡分枝杆菌 * |
| 播散性疾病 | 鸟分枝杆菌复合群 | 堪萨斯分枝杆菌、日内瓦分支杆菌、嗜血分枝杆菌、龟分枝杆菌 |

* 在美国不流行

† 主要在北欧

摘自 American Academy of Pediatrics: Red Book. 2009 report of the Committee on Infectious Diseases. 28 ed. Elk Grove Village. IL. American Academy of Pediatrics, 2009: 703

破溃形成皮肤窦道流脓，持续数月或数年之久，类似于典型的瘰疬性结核。

在美国，儿童 80% 的 NTM 淋巴结炎由鸟复合分支杆菌引起。鸟类并不是 MAC 感染源，根据分子分型显示，MAC 相关的淋巴结炎的病原是人类或猪亚型而非鸟型。美国其他淋巴结炎的主要病原是堪萨斯分枝杆菌。玛尔摩分枝杆菌、嗜血分枝杆菌也会导致淋巴结炎，前者只在欧洲西北部常见，而后者因细菌生长需要特殊的培养环境（富含血红蛋白的培养基，低温）其发病可能被低估。根据荷兰淋巴结炎患者淋巴结 PCR 分析的结果，嗜血分枝杆菌是继鸟分枝复合杆菌感染的第二最常见病因。

NTM 感染引起的皮肤疾病在儿童中罕见（表 209-1），常由于接触海鱼分枝杆菌污染的鱼或咸水而感染。接触 2~6 周后，在肘部、膝部或脚等轻微摩擦部位形成单个小结节（“游泳池肉芽肿”），亦可见于养鱼者的手或指（“鱼池肉芽肿”）。病变常无触痛，经 3~5 周增大后形成紫色斑片。有结节或紫色脓疱形成，偶有溃疡病症形成，产生渗液。有时形成类似于孢子丝菌病的病灶，沿浅表淋巴管扩展可在附近皮肤形成卫星病灶，常无淋巴结病变。虽然大多数

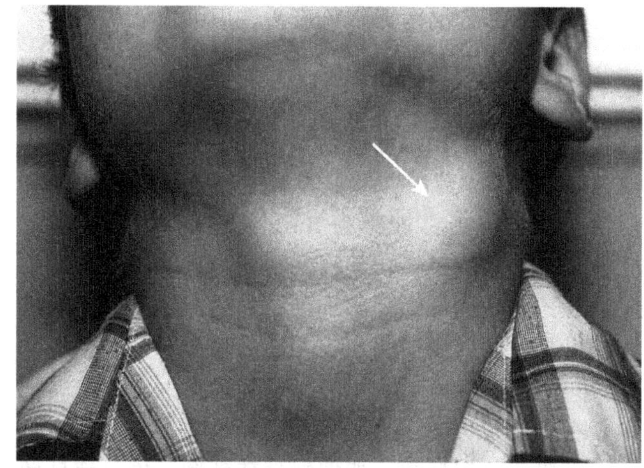

**图 209-1（见彩图）**　感染 MAC 的一个肿大颈部淋巴结。淋巴结质硬、无痛、可活动，不红

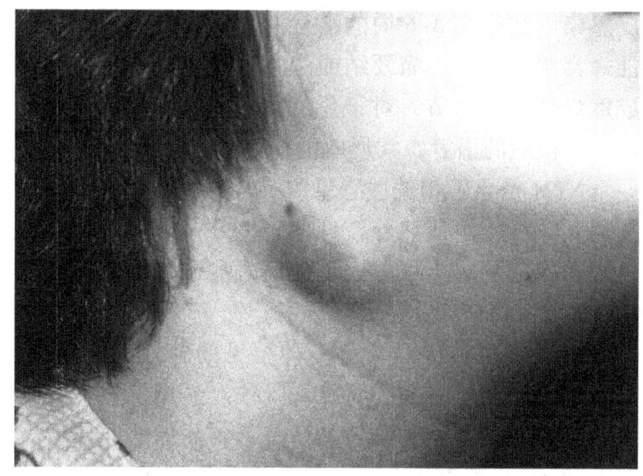

**图 209-2（见彩图）**　感染 MAC 的一个化脓性颈部淋巴结

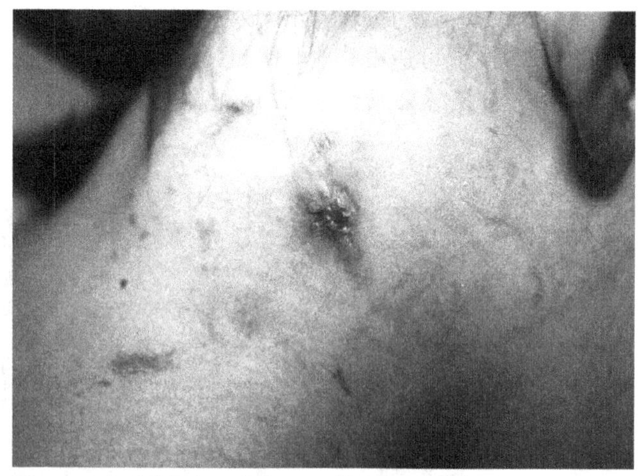

**图 209-3（见彩图）**　感染 MAC 的颈部破溃淋巴结，与典型的结核性瘰疬相似

感染局限于皮肤，但海鱼分枝杆菌可穿入深部组织引起腱鞘炎、滑囊炎、骨髓炎或关节炎。

溃疡分枝杆菌感染是继结核分枝杆菌感染、麻风分枝杆菌感染后，导致非洲热带地区、南美洲、亚洲

和澳大利亚部分地区正常免疫活性患者皮肤疾病的第三大最常见病因。在非洲西部一些国家，其感染率高达 16%。通过小创伤经皮肤接种感染，如被植物刺伤、割到或者动物咬伤。经过约 3 个月的潜伏期，皮损表现为红斑结节，最常见于腿部或手臂，皮损中央是坏死和溃疡。皮损常被称为 Buruli 溃疡，因乌干达地区曾有大量病例报告，其病变特征为边缘破坏，经数周发展，边缘深部坏死病逐渐扩展为广泛的软组织破坏或累及骨骼。皮损往往是无痛的，全身症状并不常见。6~9 个月后病变慢慢愈合或继续扩大，导致畸形和挛缩。

由快速分枝杆菌，如偶然分枝杆菌、龟分枝杆菌或脓肿分枝杆菌引起的皮肤和软组织感染在儿童中很罕见，该感染常常由于穿刺或手术伤口及微小擦伤经皮感染。往往在 4~6 周的潜伏期后发病，表现为局灶性蜂窝组织炎、疼痛硬结或脓肿。嗜血分枝杆菌能造成疼痛性皮下结节，对于免疫功能不全的患者，特别是肾移植后的患者，常形成溃疡化脓。

NTM 是导管相关性感染的不常见病原，现在越来越得到认可。由偶然分枝杆菌、龟分枝杆菌、脓肿分枝杆菌引起的感染可以表现为菌血症或者局限性的隧道样感染。

耳乳突炎或中耳炎是一种罕见的肺外 NTM 疾病类型，主要影响有鼓膜置管和既往有外用抗生素或激素的儿童，其中脓肿分枝杆菌是最常见的病原体，其次为 MAC（表 209-1）。患者表现为无痛，慢性耳漏，对抗生素耐药。CT 示乳突骨破坏、黏膜肿胀（图 209-4）。治疗不及时或治疗不成功能导致永久性听力丧失。NTM 偶可造成其他骨骼和关节的感染，很难与结核分枝杆菌感染或其他病原体感染相鉴别，该感染常与手术切开或意外穿刺伤相关。脚部穿刺伤处的偶然分枝杆菌感染与绿脓假单胞菌和金黄色葡萄球菌的感染很相似。

肺部感染虽是成人 NTM 感染的主要疾病，但儿童少见。最常见的病原 MAC（表 209-1），能引起急性肺部炎症，慢性咳嗽或正常儿童的气管或支气管旁淋巴结炎压迫气道导致喘息。这些儿童中 60% 的可以出现全身相关症状，如发热、食欲缺乏和体重减轻。放射线表现类似于原发性肺结核，单侧浸润和肺门淋巴结肿大（图 209-5）。胸腔积液不常见，罕见发展为支气管内肉芽组织的报道。

肺部感染往往发生于患有肺部慢性疾病的成人。起病隐匿，表现为咳嗽、易疲劳、体重逐渐减轻、盗汗，严重时有全身不适。以薄壁空洞伴周围少许肺实质浸润为特征，放射线表现可类似于结核病。绝经后妇女感染时有不同的表现，放射学特点为支气管扩张和结节性病灶，往往影响到中叶和舌页。

慢性肺部感染尤其影响患有囊性纤维化的儿童，病原一般由脓肿分枝杆菌和 MAC 引起，脓肿分枝杆菌主要影响儿童，MAC 则在成人中最常见。囊性纤维化患者至少一次 NTM 痰培养阳性的概率为 6%~8.1%，随年龄而增长。小于 12 岁的囊性纤维化患者中，NTM 的发病率为 3.9%。脓肿分枝杆菌在这些患者中有很强的代表性，因为它在其他患者中很难分离出来。有迹象表明，感染 NTM 的囊性纤维化患者以后会进一步加重肺功能下降，抗分枝杆菌治疗可以增加患者体重并改善肺功能。

播散性疾病通常和 MAC 有关，发生于有免疫缺陷的儿童。第一类播散性疾病患者包括，编码 IFN-γ 受体、IL-12 受体及产 IL-12 的基因变异的人。完全

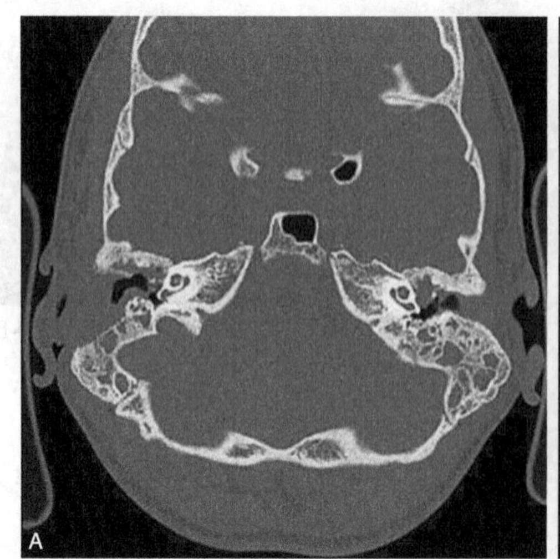


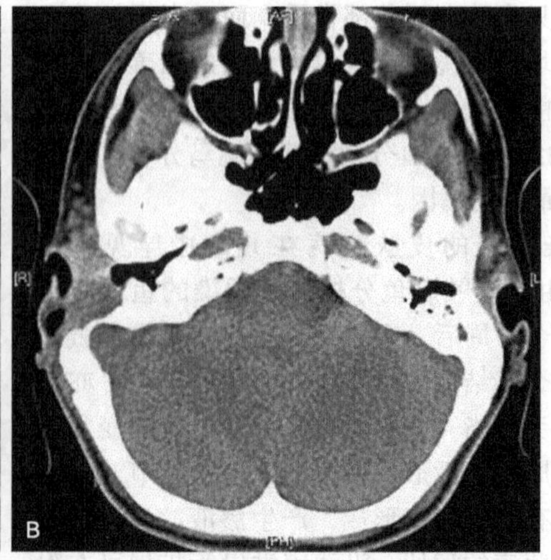


**图 209-4** 6 岁儿童感染脓肿分枝杆菌的中耳 CT：右侧乳突处广泛骨质破坏并发右侧黏膜肿胀。A. 骨窗；B. 软组织窗

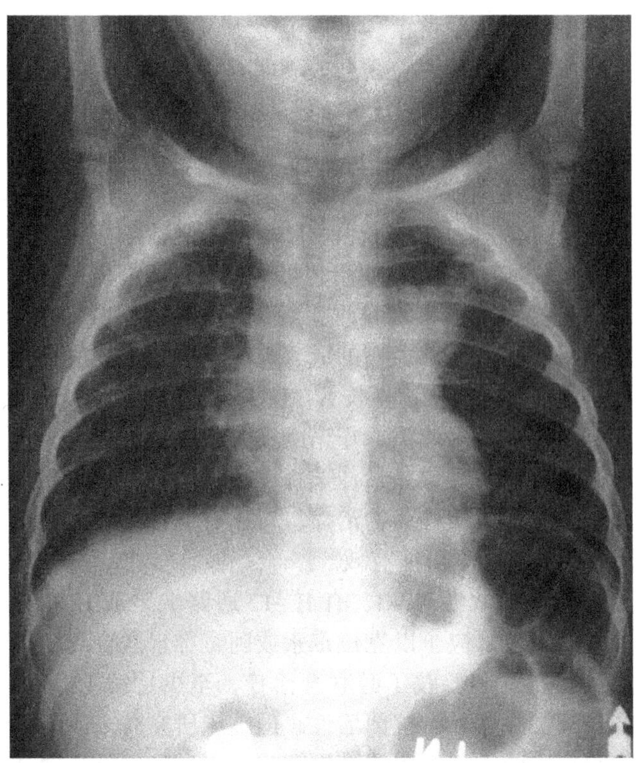

图 209-5 2 岁儿童感染 MAC 的胸片显示：左肺上叶浸润、左侧肺门淋巴结肿大

性 IFN-γ 受体缺陷病情重，治疗难度大。IFN-γ 受体部分缺乏或 IL-12 通路突变的患者，病情较轻，对 IFN-γ 和抗分枝杆菌治疗有效。多灶性骨髓炎特别多见 IFN-γ 受体 1818del4 变异。治疗后的数年仍有复发和多种感染报道。第二类感染播散性疾病的患者为同时患有 AIDS 的患者。当 AIDS 患者体内 CD4 细胞少于 50 /$mm^3$ 时，通常会发生播散性疾病; 在年幼儿(尤其是小于 2 岁的儿童)，这些感染发生在 CD4 细胞值更高的水平。最新的发病率估计为每年每 100 人中有 0.14~0.2 例，而较高效抗逆转录病毒治疗能较使用前降低 10 倍。

播散性分枝杆菌在感染前可先定植于呼吸道或消化道，但通过呼吸道分泌物或粪便筛查试验不能预示播散性疾病的发生。持续性高细菌含量的菌血症常常易发生，累及多脏器，其中淋巴结、肝、脾、骨髓和胃肠道感染最常见。其他器官如甲状腺、胰腺、肾上腺，甚至肌肉和脑也可收到累及。AIDS 患者中播散性分枝杆菌复合群感染最常见的症状和体征有发热、盗汗、寒战、食欲不振、体重明显下降、消瘦、虚弱、全身淋巴结肿大及肝脾大。可发生黄疸、碱性磷酸酶或乳酸脱氢酶升高、贫血和嗜中性白细胞减少。影像学检查通常可见肺门巨大淋巴结肿大，纵隔、肠系膜或腹膜后淋巴结。由于高效抗逆转录病毒治疗的应用，儿童 AIDS 的生存率有了较大改善。

儿童在没有任何明显免疫缺陷时发生播散性疾病是非常罕见的。

## 诊 断

结核分枝杆菌培养分离出致病 NTM 可诊断淋巴结、皮肤、骨骼和软组织感染，通常选择肉芽组织炎症的组织学结果已可诊断。NTM 淋巴结炎的鉴别诊断包括结核病、猫抓病（汉塞巴通体）、兔热病、恶性肿瘤，尤其是淋巴瘤。NTM 和结核分枝杆菌的鉴别可能比较困难，但儿童 NTM 淋巴结炎通常结核菌素皮肤试验产生小于 15mm 硬结，单侧颈前淋巴结病变，胸部 X 线检查正常，无成人结核接触史。明确诊断需摘取病变的淋巴结，做培养和组织学检查找到病原菌。细针穿刺行 PCR 检查和培养能够在活检前提前诊断。

儿童 NTM 肺部感染的诊断很困难，因为许多种类的 NTM，包括 MAC，在我们的环境中无处不在，他们能污染或偶尔也能出现在我们的临床标本中。因而，这些从有菌标本（呼吸道和消化道）中分离出的 NTM 并不一定是真正的感染。美国和英国胸心协会的诊断标准为判断分离出的 NTM 和临床的关系提供了有力的支持。这些诊断标准，同时考虑了患者的临床特点、放射结果、病理以及微生物检查结果。其特点为需要经过多次培养阳性，并产生同一种致病菌时才能明确诊断为肺 NTM 疾病。在儿童，明确诊断通常需要侵入性检查，如支气管镜和肺或支气管内活检。对于有囊性纤维化的患者，更加侵入性的检查获得的标本需要预处理，以阻止其他病原菌，尤其是假单胞杆菌的生长。不同 NTM 种类的分离率有很大差别，有些更容易成为肺部疾病的病原（如金色分枝杆菌、堪萨斯分枝杆菌、玛尔摩分枝杆菌），而其他的更可能是污染菌（如戈登分枝杆菌、偶然分枝杆菌、龟分枝杆菌）。

有播散性感染的 AIDS 患者血培养的敏感性为 90%~95%，采用放射性测量或持续检测自动血培养系统，几乎所有 MAC 能在 7~10d 内检出。市售 DNA 检测探针能鉴别 NTM 和结核分枝杆菌。如果 DNA 测序不能检测出致病的分枝杆菌，通过对细菌管家基因进行 DNA 测序通常也能为 NTM 的诊断提供线索。从骨髓或其他活检组织发现含有大量抗酸杆菌的组织细胞可快速推测诊断播散性分枝杆菌。

## 治 疗

NTM 感染的治疗耗时长且难度大，建议进行专家会诊。治疗方案包括药物、手术或联合治疗（见第

206章，表206-3）。治疗前最好进行病原分离和药物敏感试验，因为不同病菌的敏感性不同。药物的体外敏感性与体内治疗反应存在巨大差异，这可以通过机体内发生协同作用部分解释，这一现象主要发生于抗结核一线药物上。在体外，缓慢生长NTM（堪萨斯分枝杆菌、海分枝杆菌、蟾分枝杆菌、溃疡分枝杆菌、玛尔摩分枝杆菌）通常对一线抗结核药物利福平、乙胺丁醇敏感；MAC则往往对这些药物单独使用时耐药，但联合用药时敏感并对其他抗生素有不同的敏感性，最重要的是大环内酯类抗生素；快速生长NTM（偶然分枝杆菌、龟分子杆菌、脓肿分枝杆菌）对抗结核药物高度耐药，且有诱导大环内酯类药物产生耐药的机制。NTM对大环内酯类、氨基糖苷类、碳青霉烯类、四环素类和甘氨酰环类敏感，是治疗指南中最常用药物。在所有的NTM感染中，为防止耐药性的产生，有必要采用联合治疗。

NTM淋巴结炎的首选治疗为完整手术切除（表206-3见光盘），应在淋巴结质硬、包裹时切除。如果发生广泛的干酪性坏死并周围组织扩散，切除比较困难，且易并发面神经损伤或再次感染。不主张部分切除淋巴结，因可导致慢性流脓。如果考虑结核分枝杆菌感染，可给予异烟肼、利福平、乙胺丁醇、吡嗪酰胺治疗，直到培养明确NTM感染（见第207章）。如果因某种原因无法手术切除NTM淋巴结或感染灶清除不彻底或复发或发展为慢性流脓，需要给予3~6个月化疗。虽然没有公开的对照试验，一些个案报道和少量文章报道了单用化疗或联合手术切除成功治疗的病例。克拉霉素或阿奇霉素联合利福平或乙胺丁醇是最常报道的治疗方案。

免疫功能正常的患者创伤后皮肤NTM感染通常在切除引流后自然愈合，不需要其他治疗（表206-3）。海分枝杆菌对利福平、阿米卡星、乙胺丁醇、磺胺类、甲氧苄氨嘧啶-磺胺甲噁唑和四环素敏感。联合应用这些药物，尤其是利福平和乙胺丁醇，可能需要3~4个月时间。不能注射皮质类固醇。偶然分枝杆菌和龟分枝杆菌引起皮肤感染常经手术切开和引流后缓解，但深部感染或导管相关性感染需要移除感染的导管，并需要肠道外予以阿米卡星和头孢西丁或克拉霉素治疗。

某些局灶性皮肤溃疡分枝杆菌疾病（Buruli溃疡）能自发愈合。大多数皮肤溃疡，推荐采用手术治疗、一期缝合或皮肤移植。世界卫生组织暂行指南推荐采用利福平和链霉素，联合或不联合手术治疗。就临床治疗经验而言，持续8周的药物治疗一般复发率低。术后予以物理治疗能预防挛缩和功能障碍。

肺部感染在培养和药物敏感试验结果明确前，应先给予异烟肼、利福平、乙胺丁醇、吡嗪酰胺。对于缓慢生长NTM，推荐使用利福平、利福布汀、乙胺丁醇和克拉霉素；在培养改变后，需要持续治疗至少1年。对有肺部基础疾病的成人，大环内酯类的应用仍有争议。对于由快速生长NTM感染引起的肺部疾病，联合应用大环内酯类、喹诺酮类、氨基糖苷类、头孢西丁和碳青霉烯类是最佳选择，根据药物敏感试验结果选用三种或四种药物治疗。对于有囊性纤维化的患者，吸入抗生素可能有效。

感染播散性MAC、有IL-12通路缺陷或IFN-γ缺乏的患者，应予以克拉霉素或阿奇霉素联合利福平或利福布汀和乙胺丁醇联合治疗，至少持续12月。喹诺酮类在体外有抗菌活性，但临床研究尚未明确其在治疗中的作用。克拉霉素和喹诺酮类的体外药敏试验对治疗有重要的指导作用。一旦临床治愈，建议终身服用阿奇霉素或克拉霉素预防疾病复发。干扰素辅助治疗的使用取决于具体的基因缺陷类型。

AIDS儿童使用阿奇霉素或克拉霉素用以预防MAC感染。尽管在儿科的研究不多，美国公共卫生服务对于HIV感染伴明显免疫缺陷的儿童，推荐服用阿奇霉素（20mg/kg，每周1次，口服，每次最高剂量为1200mg）或克拉霉素（每次7.5mg/kg，每天口服2次，每次最高剂量500mg），其免疫缺陷由CD4细胞计数决定（大于等于6岁的儿童，CD4细胞计数小于50/μL；2~6岁的儿童，CD4细胞计数小于75/μL；1~2岁儿童，CD4细胞计数小于500/μL；小于1岁儿童，CD4细胞计数小于750/μL）。大于2岁的儿童，在接受了6个月以上稳定的高效抗逆转录病毒治疗并经历了CD4细胞计数持续（大于3月）恢复到大于特定年龄预期值后：6岁及以上儿童为100个/μL、2~5岁儿童为200个/μL，可以安全的停止预防性治疗；年龄小于2岁的儿童，尚无停止预防性治疗MAC的具体建议。

## 参考书目

参考书目请参见光盘。

（谢军　译，刘恩梅　审）

# 第 8 篇　螺旋体感染

## 第 210 章
## 梅毒（梅毒螺旋体）

Maria Jevitz Patterson, H. Dele Davies

梅毒是一种慢性、全身性经性传播的传染病，其早期治疗效果较好，但梅毒临床变现多变，如未及时发现则易致病。

### 病　因

梅毒的病原体是梅毒螺旋体，是一种细长的、有细小尖端的运动螺旋体，属于螺旋体科。可治病的密螺旋体包括 T. 苍白螺旋体苍白亚种（性病梅毒），苍白螺旋体极细亚种(雅司),品他密螺旋体亚种(品他)。梅毒螺旋体不易染色，因此在传统光学显微镜下很难发现，临床上检测样本需要暗视野显微镜、相差显微镜或者直接免疫荧光染色才能诊断。梅毒螺旋体不能体外培养。

### 流行病学

除性传播疾病门诊外，在私人诊所中被诊断出梅毒的患者也越来越多。儿童梅毒有获得性梅毒和先天性梅毒两种形式。获得性梅毒几乎只由性接触传播，包括口交暴露，其他不常见的传播方式包括血液污染、与感染组织直接接触。在 1989 年美国的一期和二期梅毒流行复燃高峰后，到 2000 年年平均发病率下降 90%。自 2000 年后，一期和二期梅毒患者总数渐增加，特别是在男同性恋人群。尽管近 10 年内女性发病率有所下降，但 2004 年以后每年女性的发病率都在上升。到 2007 年，美国报道梅毒发病数已连续上升了 7 年，比 2006 年增长了 15%。先天性梅毒发病同期增长了 15%（图 210-1），美国南部和非西班牙黑人的发病率尤其高。

先天性梅毒因梅毒螺旋体经胎盘传播。患有一期、二期梅毒或梅毒螺旋体菌血症的妇女比潜伏感染的妇女更易将梅毒传染给胎儿。螺旋体的传播可发生于怀孕的任何阶段。未治疗或者治疗效果差的一期梅毒、二期梅毒、早期潜伏梅毒的女性患者，其后代的先天性梅毒发病率在其受感染的头四年发病率最高。先天性梅毒的危险因素包括：缺乏产前保健，可卡因药物滥用，无保护性接触，为了毒品进行性交换，以及孕期梅毒疗效不佳者（图 210-2）。获得性及先天性梅毒一经确诊就应上报当地卫生部门。

### 临床表现及实验室检查

许多梅毒感染者可以多年内没有症状，或未能识别梅毒早期表现。一期梅毒的特征是硬下疳和区域性淋巴结炎。梅毒螺旋体感染 2~6 周后常在外阴处出现一个无痛性丘疹，丘疹很快发展成为一个表面清洁的无痛性溃疡，周边隆起，里面富含梅毒螺旋体，有高度传染性。生殖器外硬下疳可发生于原发灶以外，发

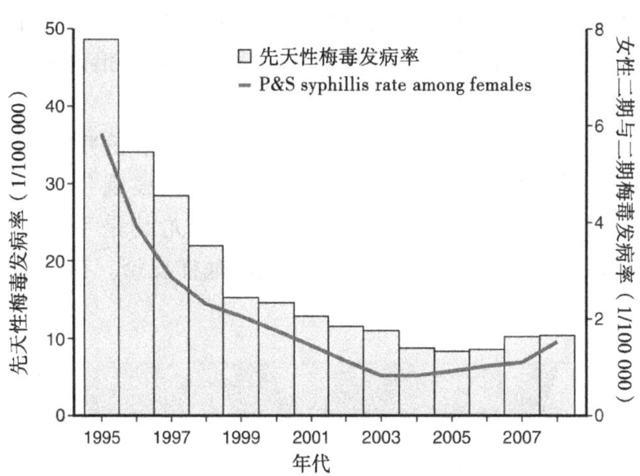


图 210-1　先天性梅毒（CS）在 <1 岁婴儿的梅毒发病率；≥ 10 岁女性的一期梅毒及二期梅毒发病率：摘自 National Electronic Telecommunication System for Surveillance, USA, 1995–2008. 自 1995 至 2006 年的 CS 发病率以年安全婴儿出生数据为分母计算。2007、2008 年的发病率以 2006 年安全婴儿出生数据为分母

摘自 Centers for Disease Control and Prevention. National vital statistics system: birth data [website]. http://www.cdc.gov/nchs/births.htm. Accessed August 25, 2010. 一期梅毒及二期梅毒发病率以估计 2000–2007 年人口增长率 *2000 年美国人口普查数据，were calculated using bridged race population estimates for 2000–2007 based on 2000 U.S. Census counts.

摘自 CDC Wonder. Bridged-race resident population estimates, United States, state and county, for the years 1990-2008 (website) [2010-08-25]. http://wonder.cdc.gov/wonder/help/bridged-race.html.

摘 自 Centers for Disease Control and Prevention: Congenital syphilis—United States, 2003-2008, MMWR Morb Mortal Wkly Rep, 2010, 59:413-417

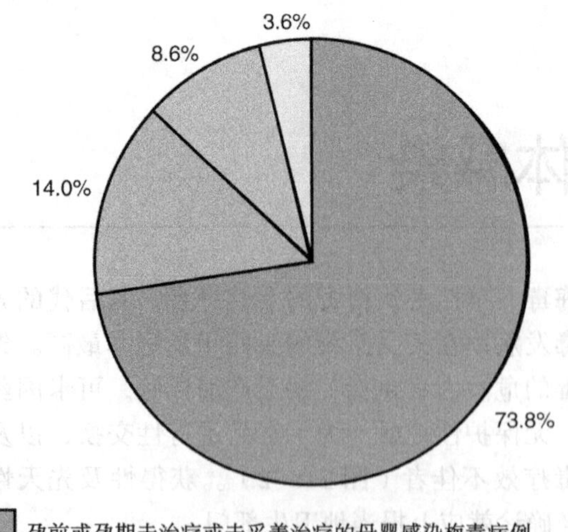


**图 210-2** 美国先天性梅毒的患者分布比例
摘自 Centers for Disease Control and Prevention. Primary and secondary syphilis—United States. MMWR Morb Mortal Wkly Rep, 2002, 52:1117-1120

生于口腔的易被误诊为溃疡性口疮或疱疹。局部回流区域淋巴结往往肿大、无触痛。4~6 周内硬下疳自愈，留下浅的瘢痕。

硬下疳治愈后，因螺旋体血症，未治疗的一期梅毒发展为二期梅毒。二期梅毒的表现包括广泛非瘙痒性斑疹、丘疹、斑丘疹，尤其是手掌、足底（图 210-3），也可以见到脓疱样皮疹。在肛周和阴道周围的潮湿区域可见扁平湿疣，灰白色到红色疣状斑疹，黏膜上可发现白色黏膜斑。常表现为低热、头痛、乏力、食欲缺乏、消瘦、喉痛、肌痛和广泛淋巴结病等感冒症状。30% 的二期梅毒患者发生脑膜炎，表现为脑脊液淋巴细胞异常增多及蛋白增高，可无神经系统症状表现。皮疹出现 1~2 个月后进入潜伏梅毒。复发二期梅毒可出现于潜伏期的第一年（早期潜伏期），晚期梅毒可能无症状（晚期潜伏期）或有症状（三期梅毒）。三期梅毒的特征是神经梅毒、心血管梅毒和梅毒瘤样病变（皮肤、黏膜系统的非化脓性肉芽肿，因机体过敏反应导致）。

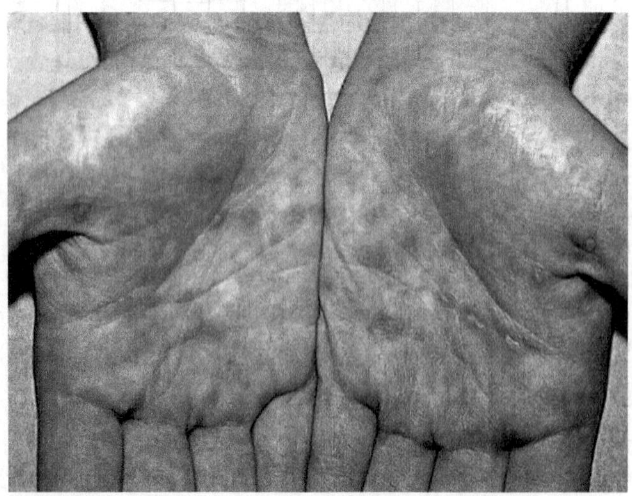

**图 210-3（见彩图）** 二期梅毒．二期梅患毒的手掌，可见火腿样颜色斑
摘自 Weston WL, Lane AT, Morelli JG. Color textbook of pediatric dermatology. 3 ed. St Louis: Mosby, 2002

## 先天性梅毒

未治疗的孕期梅毒垂直传播率接近 100%，对妊娠结局产生严重影响。受感染的死胎或围产期死亡率达 40%，也可致早产，新生儿在出生时接触到外生殖器的活动性病灶也能被感染。

大多感染的婴儿在出生时无症状，只能靠常规孕前筛查诊断。未治疗的情况下，在几周到几个月的时间内出现症状。有症状的婴儿，在其出生时及出生后头几个月中，临床表现一般分为早期和晚期。先天性梅毒所有阶段的特征都是脉管炎，逐渐发展为坏疽和纤维化。早期症状出现在 2 岁以内，晚期症状则在 20 岁以前渐渐出现。早期表现多样，可累计多个器官或系统，类似于后天性梅毒的二期表现（图 210-1），由经胎盘螺旋体血症造成。肝脾大、黄疸、肝酶升高常见。肝组织学表现包括胆汁郁积、纤维化、骨髓外造血。淋巴结病变较广泛，能自愈，可触及像弹丸一样的结节。

Coombs 阴性溶血性贫血是先天性梅毒的特征性表现。血小板减少常与脾脏功能亢进有关。特征性骨软骨炎、骨膜炎（图 210-4）、皮肤黏膜红斑（图 210-5A，B）与掌趾处红斑性斑丘疹或水泡、脱屑常见（图 210-5C）。扁平湿疣、持续性鼻炎（鼻塞）、湿疣灶（图 210-6）在黏膜病变中高度具有特征性，其内含大量螺旋体。患先天性梅毒的婴儿、患后天性一期、二期梅毒的儿童血液、潮湿开放皮肤在得到恰当的治疗 24 小时以前都具有传染性。

骨骼受累也很常见。X 线异常包括 Wimberger lines（胫骨近端干骺端中平面脱钙），腕部、肘部、脚踝、膝盖等多处骨软骨炎，长骨骨膜炎，少见于颅骨。骨软骨炎伴疼痛，常常易激拒绝移动受累患肢（Parrot 假性瘫患）。

中枢神经系统异常、营养不良、脉络膜视网膜炎、肾炎、肾病综合征也可见。肾脏表现包括高血压、血尿、蛋白尿、低蛋白血症、高胆固醇血症和低补体血症，

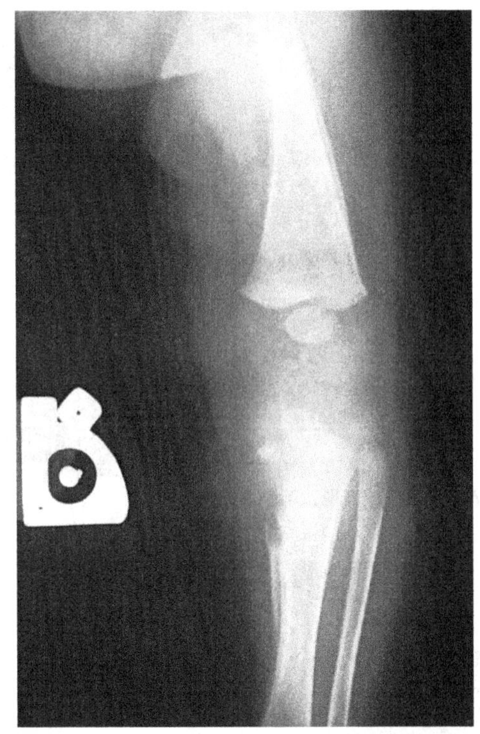

图 210-4　先天性梅毒患儿的骨软骨炎、骨膜炎

可能与肾小球循环免疫复合物沉积有关。早期先天性梅毒较少见的临床表现包括：胃肠炎、腹膜炎、胰腺炎、肺炎、眼损害（肉芽肿及脉络膜视网膜炎）、非免疫性水肿及睾丸肿块。

晚期表现（>2 岁儿童）在发达国家少见。主要源于骨骼、牙齿、中枢神经系统的慢性肉芽肿性炎症，见表 210-1。骨骼改变主要因为受累骨持续或反复的骨膜炎及骨膜增厚所致。牙齿损害例如 Hutchinson 齿（图 210-7）常见。牙釉质形成障碍致反复龋齿，最终牙齿毁坏。马鞍鼻（图 210-8）是鼻根部下陷，可能与鼻中隔穿孔有关。

其他先天性梅毒晚期并发症可表现为超敏现象。包括不对称性或对称性间质性炎症角膜炎和 Clutton 关节（表 210-1）。其他常见眼部表现包括脉络膜炎、视网膜炎、血管闭塞及视神经萎缩。软组织梅毒树胶肿（与后天性梅毒表现一致）及阵发性冷性血红蛋白尿症是罕见的超敏表现。

## 诊　断

先天性梅毒的诊断可根据暗视野镜检或免疫荧光染色从皮肤、胎盘或脐带标本中检出梅毒螺旋体。核酸扩增分析例如 PCR（聚合酶链式反应）商业上不常用。梅毒血清学试验是诊断首选的实验室检查，包括非密螺旋体筛查试验和密螺旋体确诊试验。

梅毒性病研究室玻片试验（VDRL）和快速血浆反应素环状卡片试验（RPR）是敏感的非密螺旋体试验，通过与哺乳类的心脂卵磷脂胆固醇抗原的交叉反应，检测抗密螺旋体表面磷脂抗原的抗体。抗体滴度增加说明梅毒为活动性，包括治疗无效及再感染。抗体滴度减低则说明治疗有效（图 210-9）。一期梅毒在有效治疗 1 年内、二期梅毒在有效治疗 2 年内，血清非密螺旋体试验常为阴性。先天性梅毒在适当治疗几个月后这些反应都提示非活动性。某些情况下会出现 VDRL 假阳性，如传染性单核细胞增多症及其他传染性疾病、结缔组织病、怀孕等。使用纯化的心脂卵磷脂胆固醇抗体可以减少假阳性结果。所有梅毒血清试验阳性的孕妇，不论滴度高低，都应彻查明确。所谓前带现象是指当血清未稀释，使抗体过剩导致结果假阴性。假阴性结果同样可以发生于早期一期梅毒、长期潜伏梅毒及晚期先天性梅毒。

密螺旋体试验常用于确诊，检查特异性密螺旋体抗体包括密螺旋体血凝试验（TPHA）、免疫荧光吸附试验（FTA-ABS）、梅毒螺旋体颗粒凝集试验（TPPA）。初期感染后梅毒螺旋体抗体滴度呈阳性，即使经过治疗也可终生阳性（图 210-9）。抗体滴度与梅毒活动性无关，被习惯性用于诊断一期梅毒以及与非密螺旋体抗体试验假阳性结果进行鉴别。但是不能准确测量感染的时间、再感染及对治疗的反应性。

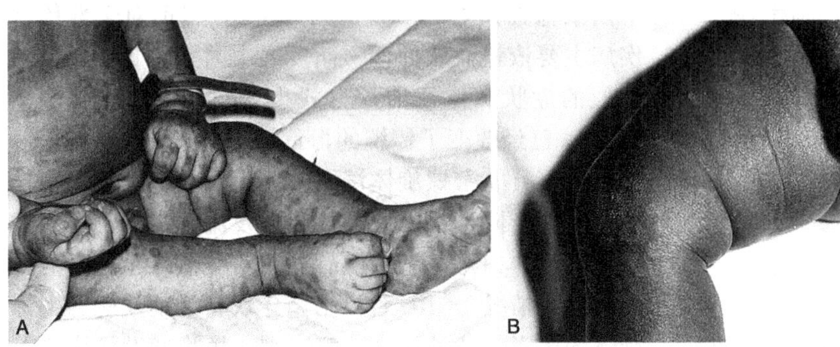



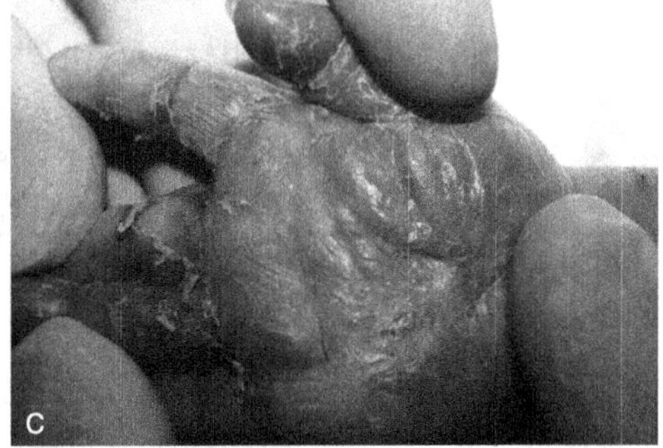



图 210-5（见彩图）　A、B. 梅毒患儿的丘疹鳞屑样斑。C. 新生儿手掌脱屑

A，B：摘自 Eichenfeld LF, Frieden IJ, Esterly NB, editors. Textbook of neonatal dermatology. Philadelphia: WB Saunders, 2001: 196. C: Dr. Patricia Treadwell 惠赠

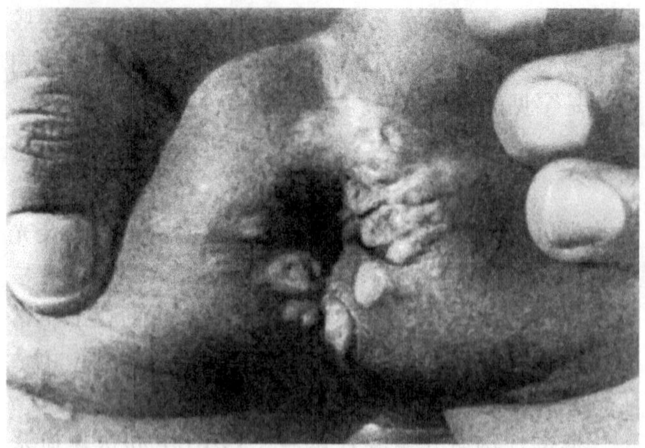

图 210-6　肛周扁平湿疣
摘自 Karthikeyan K, Thappa DM. Early congenital syphilis in the new millennium. Pediatr Dermatol, 2002, 19:275~276

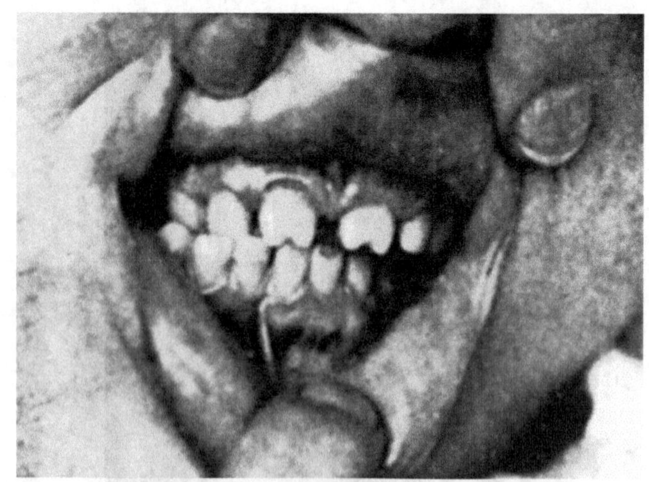

图 210-7　晚期梅毒表现：哈钦森齿

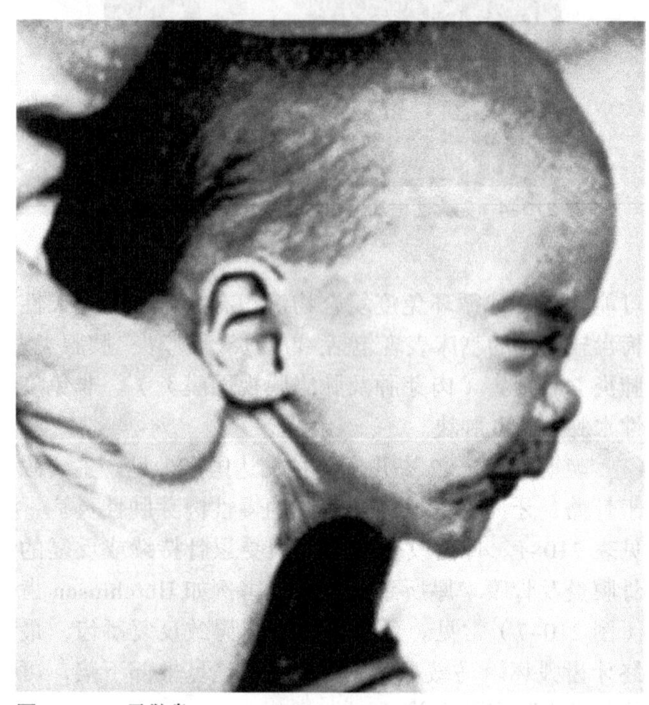

图 210-8　马鞍鼻

表 210-1　先天性梅毒晚期表现

| 症状 / 体征 | 描述及说明 |
|---|---|
| 凸颌 | 因持续或反复的骨膜炎，前额骨性突出 |
| 胸锁关节增厚（Higouménaki sign） | 锁骨的胸锁乳突肌段对称或非对称性增厚 |
| 军刀胫 | 胫骨中段肥厚、前弓 |
| 舟状肩甲 | 沿肩胛骨中段边缘突出 |
| 哈钦森齿 | 上中切牙呈楔形；在 6 岁左右长出不正常的牙釉质，导致牙齿咬合面出现凹槽 |
| Mulberry 臼齿 | 第一颗下磨牙（6 岁）异常，其咬合面小上有许多小角 |
| 马鞍鼻* | 鼻根塌陷，梅毒性鼻炎损害邻近的骨及软骨所致 |
| 皲裂 | 口周、肛周及外阴周围皮肤黏膜皱褶处出现线状裂痕，似轮辐状 |
| 青少年局部麻痹 | 潜伏性脑血管感染；少见；典型发生于青春期，伴有行为改变、局灶性癫痫或智力功能受损 |
| 青少年消瘦 | 罕见脊髓受损、心血管受损及动脉炎 |
| 哈钦森三联征 | 哈钦森齿、间质性角膜炎、神经性耳聋 |
| Clutton 关节 | 因滑膜炎、滑液减少，致对称或不对称性关节无痛性肿胀（常于膝关节），常几周后自愈 |
| 间质性角膜炎 | 表现为强烈的畏光、流泪，持续几周至几月，逐渐出现角膜混浊甚至完全失明 |
| 神经性耳聋 | 出现于任何年龄，对称或非对称性，最初表现为眩晕，高音调耳聋，逐渐进展为全聋 |

* 可合并鼻中隔穿孔

密螺旋体抗体与其他螺旋体很少有交叉反应，包括莱姆病（Burgdorferi 疏螺旋体）、雅司病、地方性梅毒和品他病。美国只发现有性病梅毒和莱姆病。莱姆病的非密螺旋体检查（VDRL，RPR）常为无反应性。

现已出现酶联免疫吸附试验（ELISAs）检测密螺旋体免疫球蛋白 IgG 和 IgM。此类试验可提高发展中国家梅毒筛查的质量，因为 WHO 目前对于性传播疾病主要依赖症状处理，而发展中国家的此类病患因相似的症状和体征治疗方式也大致相同。在美国，ELISAs 已经改变了传统的梅毒筛查程序：先行特异性试验，再行非密螺旋体试验。因为梅毒密螺旋体特异性试验终身阳性，因此需要临床及流行病学数据来区别是已治愈梅毒、潜伏但有潜在活性梅毒还是真的出现假阳性情况。CDC 暂行指南建议有活动性梅毒密螺旋体的患者，若既往未治疗，则应按晚期潜伏梅毒治疗。母亲的 IgG 进入胎盘可导致新生儿非密螺旋体检查及密螺旋体检查结果不确切。若新生儿被动获得抗

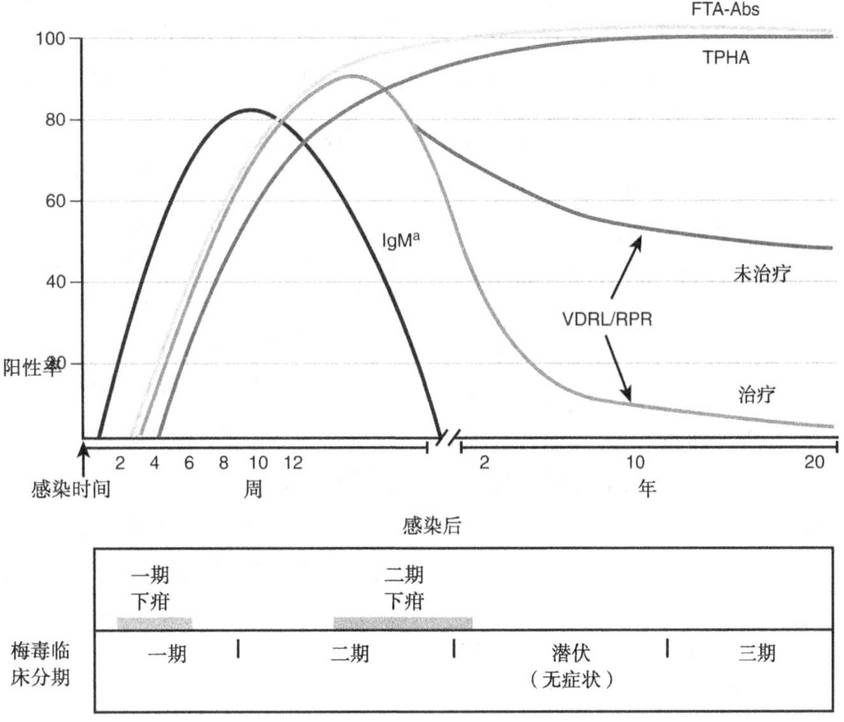


**图 210-9**　梅毒患者常见血清学反应。FTA-Abs：梅毒荧光密螺旋体抗体吸收试验；RPR：快速血浆反应试验；TPHA：梅毒密螺旋体血凝试验；VDRL：梅毒血清玻片试验
摘自 Peeling RW, Ye H. Diagnostic tools for preventing and managing maternal and congenital syphilis: an overview, Bull World Health Organ, 2004, 82:439~446

体，要求其抗体滴度比其母亲的抗体滴度至少低 4 倍（例如试管稀释）。此结果可通过婴儿抗体逐渐下降证实，常在出生后 6 个月抗体转阴。

神经梅毒诊断较困难，常需证实脑脊液细胞、蛋白增多，脑脊液 VDRL 试验阳性，同时伴有神经系统症状。神经梅毒的脑脊液 VDRL 试验特异度高但灵敏度相对较低（22%~69%）。脑脊液 PCR 和 IgM 的 Western 免疫印迹试验在应用于神经梅毒的诊断中尚欠发展。

在梅毒血清学阳性之前，取一期梅毒、二期梅毒或先天性梅毒的病灶刮片于暗视野显微镜下观察可见到梅毒螺旋体，但临床应用较少。胎盘巨检及纤维检查可以用于先天性梅毒的诊断。病变胎盘不成比例型增大，组织学特点为局灶增生性绒毛炎、管内及管周动脉炎、局灶或弥漫性胎盘绒毛不成熟。

## 先天性梅毒

诊断先天性梅毒需要通过孕母的梅毒试验、治疗及治疗反应的动态监测明确。前瞻性评估及治疗对暴露的新生儿非常关键（图 210-10 见光盘，表 210-2）。有症状的婴儿应彻底评估及治疗。指南提示孕母非密螺旋体及密螺旋体血清学试验阳性时，其无症状婴儿的评估及处理时应考虑先天性梅毒可能性（表 210-3 见光盘）。

**表 210-2　提示先天性梅毒诊断的表现 ***

| 流行病学背景 | 临床表现 |
|---|---|
| 未治疗的早期梅毒母亲。 | 骨软骨炎、骨膜炎 |
| 未治疗的潜伏梅毒母亲。 | 鼻塞、出血性鼻炎 |
| 未治疗的与已知的梅毒患者有性接触的母亲。 | 尖锐湿疣 |
| | 大疱性病灶，手掌或足底红斑 |
| 在妊娠期使用非青霉素治疗的母亲。 | 黏膜红斑 |
| | 肝大、脾大 |
| 在妊娠期使用青霉素治疗单未随访到抗体滴度减少 4 倍以上。 | 黄疸 |
| | 非免疫性胎儿水肿 |
| | 广泛淋巴结病 |
| 同时感染 HIV 的母亲。 | 中枢神经系统症状：脑脊液中细胞、蛋白增多 |
| | 溶血性贫血，DIC，血小板减少症 |
| | 肺炎 |
| | 肾病综合征 |
| | 胎盘绒毛炎或脉管炎（不能解释的胎盘增大） |
| | 宫内生长障碍 |

* 按诊断可信度降序排序
摘自 Remington JS, Klein JO, Wilson CB, et al. Infectious diseases of the fetus and newborn infant. 6 ed. Philadelphia: Saunders, 2006 556.

新生儿神经梅毒诊断易混淆，因此年龄组脑脊液 VDRL 试验灵敏度低且缺少脑脊液异常表现。若新生儿脑脊液 VDRL 试验阳性，即使只是血清抗体进入脑脊液导致，也应进行神经梅毒的治疗。现在共识认为任何可能的先天性梅毒都应予以有效的神经梅毒治疗，因为中枢神经系统损害不能完全排除。若幼儿早期以后诊断为梅毒，则需考虑是否存在儿童虐待。

对明确诊断，或有高度可能性，或有异常体格检查发现的儿童，完整的评估包括梅毒血清学检查（RPR 或者 VDRL）、全血细胞计数包括分类计数及血小板、肝功能、长骨 X 线、眼科检查、听觉脑干反应等。对于 VDRL 或者 RPR 结果阳性，体格检查正常且母亲未恰当治疗的幼儿，若已进行了 10d 以上的胃肠外治疗，则不需要进一步完善。

## ■ 治　疗

梅毒螺旋体对青霉素极为敏感，没有出现青霉素耐药的证据，因此青霉素是药物治疗的首选（表 210-3、表 210-4 见光盘）。对先天性梅毒、妊娠期梅毒、神经梅毒，肠外予以青霉素 G 是唯一证明治疗有效的药物。水结晶青霉素 G 较普鲁卡因青霉素更易达到及维持 7~8d 的最小杀密螺旋体血液浓度（0.018 μg/mL，0.03 U/mL）。虽然对青霉素过敏患者可使用非青霉素药物，但脱敏疗法后再使用标准青霉素治疗仍是最可靠的治疗方案。赫克斯海默氏反应（Jarisch-Herxheimer reaction）是指 15%~20% 的先天性及后天性梅毒使用青霉素治疗后发生的急性全身发热反应，因细菌溶解时释放大量类内毒素抗原所致，但出现时不需要停用青霉素治疗。

### 后天梅毒

一期梅毒、二期梅毒及早期潜伏梅毒的治疗：单剂量的苄星青霉素 G（5 万 U/kg，肌注，最大 240 万 U）。非妊娠期、无神经梅毒、对青霉素过敏的梅毒患者，可以用多西环素（100mg，口服 2 周）或四环素（500mg 每日 4 次，持续 2 周）。美国多个城市已报道出现阿奇霉素和大环内酯类耐药，此类药物的有效性较低。

同时感染 HIV 的患者，其神经系统并发症及治疗失败的风险增加。CDC 指南建议其治疗与未感染 HIV 的一期梅毒、二期梅毒一致，但部分专家建议服用 3 周苄星青霉素 G。同时患有晚期潜伏梅毒，或潜伏梅毒的患者但分期不明的 HIV 患者，建议在治疗前先行脑脊液检查是否有神经梅毒。

梅毒任何阶段患者的性伴侣也应接受检查及治疗。若在明确诊断前有 ≤ 90d 的性接触，那么其性伴侣即使血清反应阴性也应接受治疗。若在明确诊断前有 90d 以上的性接触，血清学反应阳性或不可靠，那么性伴侣也应接受治疗。治疗后应随访血清学检查以观察疗效。所有患者也应检查其他性传播疾病，如 HIV。

### 妊娠期梅毒

当临床或血清学结果提示活动性感染或活动性梅毒诊断不能确切排除时，提示需要进行梅毒治疗。应选用适宜其梅毒分期的青霉素。既往进行过恰当治疗的女性不需要额外治疗，除非血清学定量检测提示再感染（抗体滴度升高 4 倍）。多西霉素和四环素在妊娠期不应使用，大环内酯类对胎儿感染的保护作用较差。对青霉素过敏的妊娠期妇女应行青霉素脱敏疗法。

### 先天性梅毒

母亲有效治疗可降低先天性梅毒的风险。所有女性梅毒患者的婴儿都应随访直到非密螺旋体血清学试验阴性。若不确定母亲的梅毒治疗是否充分，应给予新生儿治疗。

先天性梅毒治疗：水溶性青霉素 G[ 出生后第一周：10 万 ~15 万 U/（kg · 24h），每 12h 静脉滴注；此后 1/8h]，或普鲁卡因青霉素（5 万 U/kg，肌注，每天 1 次），持续 10d。两种药物都可推荐使用，但静脉注射水溶性青霉素比皮下注射普鲁卡因青霉素更易升高婴儿脑脊液中的青霉素浓度。治疗后应每 2~3 个月随访直到非密螺旋体滴度降低至少 4 倍。先天性神经性梅毒应在治疗后 6 月内定期随访临床及脑脊液实验室检查，直到后者提示正常。对于症状不明显、母亲曾接受正规治疗、没有再燃或复发表现的、VDRL 滴度稳定于较低水平（血清固定）的低风险新生儿，不需要进一步检查。某些专家予以此类婴儿单剂苄星青霉素 G 5 万 U/kg 肌注。

## ■ 预　防

有可疑梅毒病灶，近期与梅毒患者有性接触，或已诊断其他性传播疾病（包括 HIV）的患者，都应检测是否患有梅毒。及时诊断降低了广泛传播的风险。因梅毒螺旋体可逃避免疫系统，疫苗的预防作用欠佳。

### 先天性梅毒

常规孕前筛查梅毒是发现患先天性梅毒高风险婴儿的最重要手段，在美国各州的法律都要求在产前保健中进行梅毒筛查。若妊娠期妇女未进行理想的产前保健，一旦怀孕则需进行梅毒血清学筛查。任何曾有小于 20 周流产史的妇女应行梅毒检测。在高流行的人群和社区中，以及高危险患者中，至少应进行 2 次额外的血清学检查，分别在孕第 28 周及生产时。一些州要求所有孕妇在生产时重复检测，强调预防筛查的重要性。高危险妇女的筛查应更频繁，应每月一次或每次产前检查时都应重复，因为她们孕期重复感染的可能性较高。

只有在孕期进行过至少一次梅毒血清学检查有确切结果的，新生儿才能离开医院。某些州只有孕母及新生儿的血清学筛查结果都出来后才能出院。除此之外，母亲患有梅毒而未进行梅毒检查的婴儿都应接受梅毒筛查。

## 参考书目

参考书目请参见光盘。

（谢军　译，刘恩梅　审）

# 第 211 章 非性病性梅毒

Stephen K. Obaro, H. Dele Davies

非性病性梅毒感染，包括雅司、地方性梅毒和品他，均由不同的苍白密螺旋体亚种引起，发生于热带、亚热带地区。非性病性梅毒病原体，如雅司密螺旋体、地方性亚种苍白密螺旋体和斑点密螺旋体，无法凭形态学或血清学试验与苍白螺旋体鉴别。这些病原体导致的疾病均以复发性的病程以及突出的皮肤受累为特点。对于梅毒和非性病性梅毒，青霉素仍为有效治疗药物。

## 211.1　雅司病（雅司螺旋体）

Stephen K. Obaro, H. Dele Davies

雅司病是流行最广的非性病性密螺旋体病，它是一种累及皮肤及骨组织，接触传染的、慢性、复发性传染病。其病原体雅司密螺旋体与苍白螺旋体无论是从微生物学或血清学上，其特点均相同。此病发生于降雨量大且终年气温≥ 27℃（80 ℉）的热带地区。几乎所有的病例均发生于热带和亚热带国家的儿童。它又被称为“印度痘（framboesia）”、“雅司病（pian、parangi）” 和“皮肤利什曼病（bouba）”。流行地区的感染率高。

补充内容请参见光盘。

## 211.2　非性病性梅毒（地方性梅毒）

Stephen K. Obaro, H. Dele Davies

非性病性梅毒（地方性梅毒）影响着卫生条件差且偏远农村地区儿童。不同于雅司病，非性病性梅毒既可发生于温暖气候，也可发生于干燥、炎热气候。地方性亚种苍白密螺旋体通过皮肤或黏膜破损处侵入人体从而导致感染。在实验中，感染经 3 周潜伏期后，受染部位出现一期丘疹，而人类感染中，几乎见不到一期病变。然而，对患儿进行哺乳的母亲，其乳头周围可见原发溃疡。

补充内容请参见光盘。

## 211.3　品他病（品他病密螺旋体）

Stephen K. Obaro, H. Dele Davies

品他病是一种慢性、非性病性传染病，其病原为苍白密螺旋体亚种，无论从形态学还是血清学都难以与其他人类的密螺旋体鉴别。它可能是非性病性螺旋体中致病力最弱的一种。品他病流行于墨西哥、中美洲、南美洲和部分西印度群岛，并主要影响 15 岁以下儿童。

补充内容请参见光盘。

（谢军　译，刘恩梅　审）

# 第 212 章 钩端螺旋体

H. Dele Davies, Melissa Beth Rosenberg

钩端螺旋体病是一种由螺旋体属的螺旋体引起的，在世界各地都广泛流行的常见人畜共患疾病。

## 病　因

钩端螺旋体是需氧螺旋状杆菌，其菌体的一端或两端弯曲成钩状。具有致病性的钩端螺旋只有一种，即肾脏钩端螺旋体，其有超过 200 种血清型。一种血清型可以产生不同的独特表现，同一种临床表现又可以由不同的血清型引起。无致病性的钩端螺旋体为双曲钩端螺旋体，其有超过 60 种血清型。

## 流行病学

大多数钩端螺旋体病发生在热带和亚热带地区，但在全世界范围内均有分布。老鼠是人类主要的感染源，但钩端螺旋体也可以感染多种家养和野生动物，包括家畜、鸟、鱼、狗、猫和野生类动物，如爬行类动物，被感染动物的尿液里会长期排泄钩端螺旋体。

世界上大部分患者由于职业接触鼠类污染的水或土壤而感染。钩端螺旋体病高发人群有因职业暴露或娱乐活动中接触到疫水或疫土的人、农民、兽医、屠宰场工人、肉类检疫人员、啮齿动物控制人员、实验室工作人员或其他需要接触到动物的工作人员。美国主要的动物储存宿主是狗。罕有经动物撕咬以及人与人之间直接传播的报道。

## ■ 病理及发病机制

钩端螺旋体通过擦伤的皮肤或黏膜直接进入人体。在侵入机体后，钩端螺旋体通过血液循环分布到人体各个器官，造成小血管内皮损伤，继发终末组织器官缺血性损伤。

## ■ 临床表现

钩端螺旋体病的临床表现多种多样，从无症状感染（绝大多数患者）到严重的多脏器功能损伤甚至死亡。该病往往起病急，常为双期病程（图 212–1）。在 7~12d 的潜伏期后，有一个持续 2~7d 的疾病初期或败血症期，此期可从患者血液、脑脊液和其他组织器官中分离出钩端螺旋体。接着有一个短暂的无症状期，继之进入第二次有症状的免疫期或钩端螺旋体期。这一期的临床表现和循环抗体出现有关，血液和脑脊液中的钩端螺旋体消失，钩端螺旋体局限在组织器官中引起相应临床表现和体征。尽管有循环抗体出现，钩端螺旋体仍可持续存在于肾脏、尿液和眼房水中。免疫期可持续数周。有症状的感染可表现为无黄疸性和有黄疸性。

### 无黄疸性钩端螺旋体

无黄疸性钩端螺旋体病的败血症期会有类似流感样表现，起病急，有发热、寒战、嗜睡、严重头痛，恶心不适，呕吐和严重的衰弱性肌痛，尤其是下肢、腰骶部和腹部的疼痛最为突出。心动过缓和低血压时有发生，但循环衰竭少见。可有结膜充血伴畏光和眶周痛（无球结膜水肿和脓性分泌物）、全身淋巴结肿大以及肝脾大。10% 的患者会出现短暂的（小于 24h）红色斑丘疹、荨麻疹、瘀斑、紫癜或脱屑。少见症状包括咽炎、肺炎、关节炎、心肌炎、胆囊炎和睾丸炎。经一短暂的无症状间歇期后，进入第二期即免疫期，患者再次发热和无菌性脑膜炎为该期的特征。脑脊液的异常表现包括，颅内压轻度升高，病程可有多形核白细胞为主，单核细胞增多，偶可超过 500/mm$^3$，蛋白质正常也可轻度增加，糖正常。尽管 80% 的患儿有脑脊液异常，有脑膜炎表现者仅 50%。脑炎、脑神经和周围神经病变、视盘水肿和瘫痪并不常见。该期可发生单侧或双侧自限性葡萄膜炎，很少导致视觉缺损。中枢系统症状常在 1 周内自愈，基本没有死亡病例。

### 黄疸性钩端螺旋体（Weil 病）

Weil 病是一种罕见的重型钩端螺旋体病，成年人（大于 30 岁）较儿童更常见。病程初期表现和无黄疸型钩端螺旋体病相似。免疫期的临床特点为黄疸、肾衰竭、血小板减少，在暴发型病例中，有出血和心血管功能衰竭。肝脏受损导致右上限肝区疼痛、肝脏肿大、直接胆红素和间接高胆红素血症、血清中肝酶指标轻度升高。康复后肝功能往往可以恢复到正常。

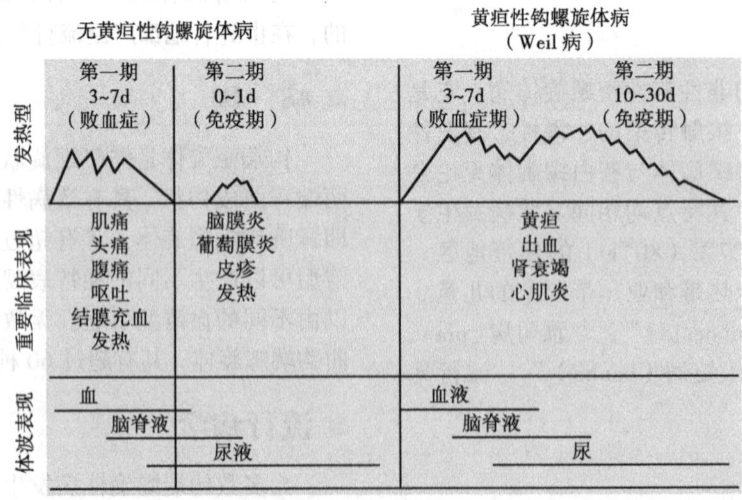


图 212–1 无黄疸性和黄疸性钩端螺旋体的病期。临床表现和钩端螺旋体在体液中的相互关系
再版得到 Feigin RD, Anderson DC 许可
摘 自 Human leptospirosis. Boca Ralon FL. CRC Crit Rev Clin Lab Sci, 1975, 5:413-467

所有患者都会出现尿分析异常（血尿、蛋白尿和管型尿），常因少尿或无尿引起氮质血症。16%~40% 的患者会出现急性肾衰竭，也是该病的主要死因。90% 的患者会出现心电图异常，但充血性心力衰竭并不常见。50% 以上的患者会出现短暂的血小板减少。很少发生出血表现，如鼻出血、咯血，肺部、胃肠道和肾上腺出血。死亡率为 5%~15%。

## 诊 断

所有急性发热性疾病的鉴别诊断中，如有直接接触动物或被动物尿液污染的土壤或水的病史，均需考虑钩端螺旋体病。该病很难在临床上和登革热、疟疾相区别。

采用 Warthin-Starry 银染色、多聚酶链式反应和免疫荧光及免疫组化的方法分析被感染的组织或体液可诊断钩端螺旋体病。该病诊断大部分靠血清学检查，很少依靠从临床标本中分离病原菌。钩端螺旋体的血清学检查包括属特异性和群特异性。推荐使用显微凝集试验的方法，群特异性的抗原采用活钩端螺旋体抗原，在暗视野显微镜检查有无凝集现象。双份血清标本效价增长 4 倍及以上有诊断价值。凝集素在病程第 12d 开始出现，第 3 周滴度达到最大，低滴度可持续数年。约 10% 患者测不到凝集素，考虑可能抗血清抗体不能检测所有钩端螺旋体血清型。相差显微镜和暗视野显微镜对钩端螺旋体的检查不敏感。

不同于其他致病性螺旋体，钩端螺旋体在发病的 10d 内可以从血液、脑脊液以及发病 2 周后的尿液中，接种微量标本（如 5mL 培养基中加 1 滴血或脑脊液），在市售兔血清或牛血清和长链脂肪酸的培养基中经反复培养出来。然而临床标本中病原量少，且其培养需要耗时 13 周时间。

## 治 疗

尽管钩端螺旋体在体外对青霉素和四环素很敏感，但这些抗生素对治疗人类钩端螺旋体病的有效性仍不清楚，因为人类机体内部有很高的自然恢复力。一些研究显示，在疾病的前 7d 开始治疗可以缩短病程，减轻病情。因此一旦怀疑该病，要尽早使用青霉素或四环素（9 岁以上儿童）。推荐肠外使用青霉素（每天 600~800 U/m$^2$，分为每 4h 1 次，或静脉输液 7d），对青霉素过敏者用四环素（每天 10~20 mg/kg，分为每 6h 口服 1 次或静脉输液 7d）。小于 9 岁的儿童，可选用口服阿莫西林治疗。

## 预 防

通过加强啮齿类动物管理，避免接触疫水和疫土，建立免疫家畜和宠物作为消灭动物储存宿主的措施。人类疫苗接种仍具有挑战性。有职业暴露可能的人员需要穿戴防护衣。驻扎在热带地区的美国士兵通过服用多西环素（口服 200mg，每周 1 次）来预防钩端螺旋体病。这种预防方法可能对短期到高流行区旅行者也有效。

## 参考书目

参考书目请参见光盘。

（谢军 译，刘恩梅 审）

# 第 213 章 回归热（疏螺旋体属）

H. Dele Davies, Stephen K. Obaro

回归热的特征是反复发热和流感样症状，如头痛、肌肉痛、关节痛和寒颤。

## 病 因

回归热是由一种疏螺旋体属螺旋体引起，经节肢动物（虱或蜱）传播的传染病。

补充内容请参见光盘。

（谢军 译，刘恩梅 审）

# 第 214 章 莱姆病（伯氏疏螺旋体病）

Stephen C. Eppes

莱姆病是美国最常见的虫媒传播疾病，已成为公共健康问题。

## 病原学

总的来说，莱姆病由伯氏疏螺旋体引起，但在严格意义上，北美地区的莱姆病几乎都由伯氏疏螺旋体所致，而在欧洲，埃氏疏螺旋体和伽氏疏螺旋体也可引起该病。高电荷碱性蛋白 OspA、OspB 和 OspC（分子量分别为 31、34 和 23 kd）是伯氏疏螺旋体的主要膜蛋白。膜蛋白 OspA、OspB、OspC 和鞭毛蛋白（分子量为 41 kd）是诱导机体免疫反应的重要抗原。由于不同种属的伯氏疏螺旋体分子结构不同，故欧洲和美国莱姆病的临床表现有所不同，如欧洲莱姆病神经根炎发生率较高。

## ■ 流行病学

莱姆病发病分布广泛，已有 50 多个国家有该病的报道。2006 年，美国报道了约 2 万例莱姆病患者，但因记录资料不完整导致部分数据丢失，实际病例数应高于报道数据。1992 年到 2006 年，美国 93% 的莱姆病发生在以下 10 个州：康乃迪克州、特拉华州、马里兰州、马萨诸塞州、明尼苏达州、新泽西、纽约、宾夕法尼亚州、罗得岛州以及威斯康星州。据报道，在流行地区每年的发病率在 20~100/10 万，在高流行区可达 600 例 /10 万。在欧洲，大部分病例发生斯堪的纳维亚半岛和中欧，尤其是德国、奥地利和瑞士。5~9 岁儿童发病率最高，其次是中年人。在美国，男孩患病略多于女孩，94% 患者为欧洲血统。早期莱姆病（病史回顾）的发病季节与鹿蜱活动有关，常发生于春季至初秋，晚期莱姆病（主要为关节炎）全年均可发病。从事户外职业、常进行户外休闲活动的成人以及疫区居住的儿童易莱姆病。

## ■ 传播途径

莱姆病是动物源性疾病，通过感染伯氏疏螺旋体的硬蜱叮咬传播给人。肩突硬蜱（黑腿蜱虫），俗称鹿蜱，是美国东部和西部莱姆病的传播媒介，也是美国范围内引起莱姆病的最主要传播媒介，而太平洋海岸的传播媒介是太平洋硬蜱（西黑腿蜱虫）。硬蜱的寿命为 2 年，生活周期可分为 3 个阶段。第一年初夏时节，蜱虫卵孵出幼虫，此时的幼虫尚未被伯氏疏螺旋体感染，而在以后的各个阶段通过叮咬伯氏疏螺旋体的宿主导致伯氏疏螺旋体感染。伯氏疏螺旋体的宿主通常为小型哺乳动物，如白足鼠等。幼虫度过冬天后，在第二年春天进入若虫阶段，这一阶段的蜱虫最可能传播疾病。秋天若虫蜕皮变成成虫，成虫依附着白尾鹿度过第二个冬天。第三年春天，雌蜱产卵后死亡。蜱虫卵重新开始一个新的生活周期。

伯氏疏螺旋体从蜱虫传播至人与很多因素有关。蜱虫的受伯氏疏螺旋体感染率因地域和蜱虫所处的生命阶段而异。在美国东北部及中西部的流行地区，蜱虫若虫和成虫伯氏疏螺旋体感染率分别是 15%~25% 和 35%~50%。与此相反，太平洋地区的蜱虫常叮咬蜥蜴，而蜥蜴并不是伯氏疏螺旋体的合适宿主，所以蜱虫的感染率降低。伯氏疏螺旋体的传播还与蜱虫叮咬时间长短有关。动物实验显示，被受伯氏疏螺旋体感染的若虫叮咬 36~48h，成虫叮咬 48~72h 就有可能发生伯氏疏螺旋体感染。如果蜱虫被发现而及早驱逐，就不会发生伯氏疏螺旋体感染。

肩突硬蜱还可以传播其他微生物，如嗜吞噬细胞无形体和田鼠巴贝虫，导致以上微生物和伯氏疏螺旋体的合并感染。

## ■ 病理改变及发病机制

和其他的螺旋体感染相似，未治疗的莱姆病可表现为无症状性感染。皮肤和神经系统受损为主等的临床表现根据疾病所处阶段出现。

皮肤是伯氏疏螺旋体感染的第一靶器官。病菌引起的炎症形成特征性的游走性红斑。伯氏疏螺旋体经血流传播至全身组织，广泛的黏附于各种细胞表面，从而引起早期播散性莱姆病。主要累及的器官有皮肤、中枢及周围神经系统、关节、心脏和眼睛。由于病原长期存在于组织中，症状可在感染后很久才出现。

莱姆病早期播散性症状和晚期症状主要是病原刺激机体产生白介素 -1 和其他淋巴因子介导的炎症反应，即少量病原侵犯宿主后产生的细胞因子放大了炎症反应，导致组织损伤。莱姆病以炎性病变为特征，包括 T、B 淋巴细胞、巨噬细胞、浆细胞和肥大细胞的参与。难治性晚期莱姆病患者可能具有免疫遗传基础，例如具有 HLA 异型的患者有发展成慢性莱姆病的遗传倾向；而病原体被清除后，滑膜的自身炎症反应仍可导致临床症状。

## ■ 临床表现

莱姆病的临床表现分为早期和晚期（表 214-1），早期莱姆病又可以进一步分为早期局部病变期和早期播散性病变期。未经治疗的患者可进行性出现各期的临床表现，或仅有早期播散性表现或晚期表现，而无疾病早期的任何症状。

**表 214-1 莱姆病临床分期**

| 临床分期 | 蜱虫叮咬后的时间 | 典型临床表现 |
|---|---|---|
| 早期局部表现 | 3~30d | 游走性红斑（单发），多种全身表现（头痛、发热、肌痛、关节痛、乏力） |
| 早期播散性表现 | 3~12 周 | 游走性红斑（单发或多发），明显的全身症状，颅内神经炎，脑膜炎，心肌炎，眼部病变 |
| 晚期 | >2 月 | 关节炎 |

## 早期局部表现

莱姆病首先出现的临床表现是游走性红斑（图 214-1）。虽然皮疹常在被叮咬后 7~14d 出现，但相关报道显示皮疹被发现的时间通常较此晚 3~30d。皮损最初出现于叮咬的部位，可为均匀的红斑，或是靶样皮损，中间皮肤正常，少有中间皮肤出现水疱或坏死者。皮疹偶有瘙痒或疼痛，可见于全身任何部位，最常见于腋窝、脐周、大腿和腹股沟，少见于面颈部，尤其是儿童。如不治疗，皮疹逐渐扩大（所以称为游走性红斑）至平均直径为 15cm，典型者持续 1~2 周。游走性红斑可能会导致全身症状，包括发热、肌痛、头痛和不适。伯氏疏螺旋体感染早期如果合并吞噬细胞无形体或田鼠巴贝虫感染时更易出现严重的全身症状。

## 早期播散性表现

在美国，约 20% 急性伯氏疏螺旋体感染患者出现继发游走性红斑，这是病原经血行传播到各部位皮肤引起的早期播散性莱姆病的常见症状（图 214-2）。继发皮损可于原发皮损后数天至数周出现，比原发皮损小，常伴有严重的全身症状。最常见的神经系统表现为面神经麻痹和脑膜炎。莱姆病性脑膜炎起病隐匿，头痛、颈痛、颈项强直和乏力可持续数天至数周，发热则存在较大个体差异。

视盘水肿、颅内神经病变（尤其是第Ⅶ对脑神经）、游走性红斑在 90% 的莱姆脑膜炎患者中单独或者同时出现，以上症状可与病毒性脑膜炎进行鉴别。莱姆病无菌性脑膜炎常伴有显著的颅内压增高，且可持续数周甚至数月。据报道，除嗅神经以外的脑神经均可能受累，尤其是第Ⅵ、Ⅶ对脑神经。在流行地区，莱姆病是引起周围神经麻痹的主要原因。周围神经麻痹常为莱姆病最初或者仅有的临床表现，偶有双侧同时受累。实验室检查发现周围神经麻痹的患者中一半以上合并脑膜炎。面神经瘫痪常持续 2~8 周，大部分患者可完全恢复。神经根神经炎和其他的周围神经病变更多见于欧洲莱姆病。

5%~15% 早期播散性莱姆病患者可见心脏受累，多表现为不同程度的传导阻滞、心动过速，心肌功能受损者罕见。疑似或确诊早期播散性莱姆病患者需要全面的心脏体格检查，必要时可做心电图。莱姆病性心肌炎是可治的，但也是莱姆病唯一一个可能致命的表现。

眼部受累最常表现为视乳头水肿和葡萄膜炎。

## 晚期表现

关节炎是晚期莱姆病最常见的临床表现，于感染后数周至数月出现。典型的关节炎累及大关节，尤其是膝关节，可见于 90% 以上患者，单侧病变多见。莱

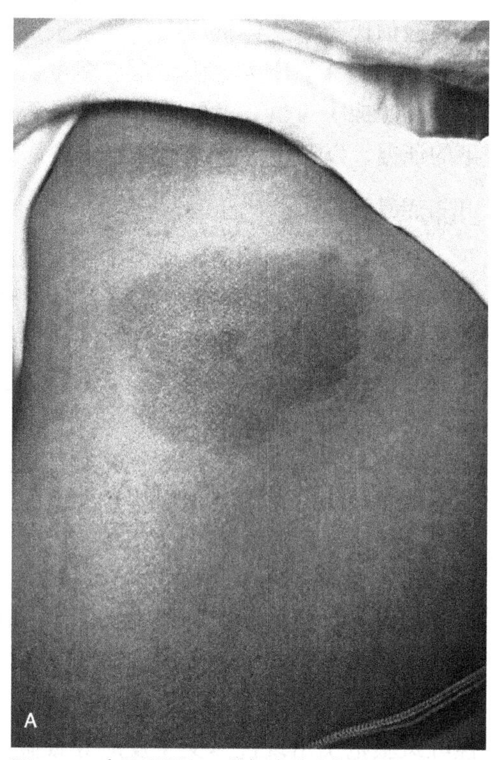


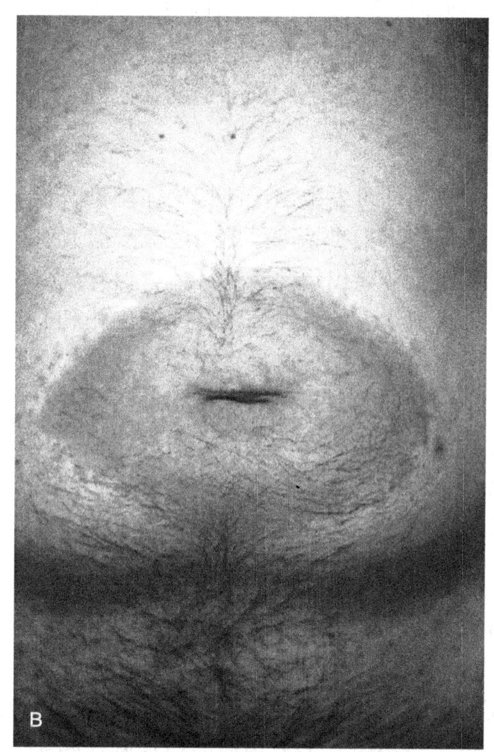


**图 214-1（见彩图）**　莱姆病的皮损表现。A. 大腿游走性红斑，中间皮肤正常；B. 脐周游走性红斑扩大，中间皮肤正常

摘自 Stanek G, Strle F. Lyme borreliosis. Lancet, 2003, 362:1639-1647

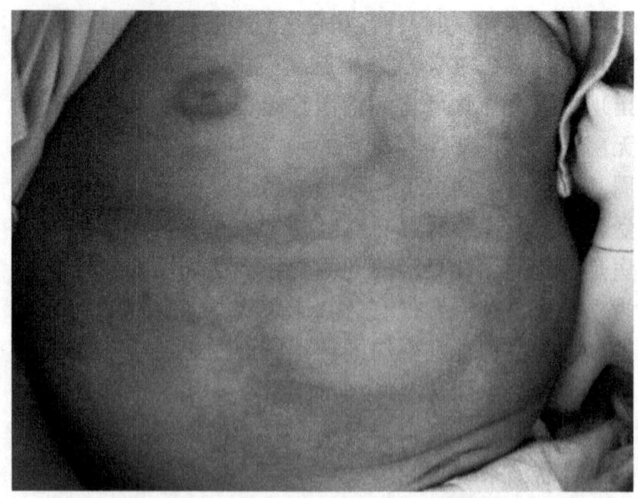

图 214-2（见彩图） 一男孩早期播散性莱姆病中多发游走性红斑

姆关节炎因滑膜积液、肥厚表现为关节肿胀。肿胀的关节可仅有轻微不适，也可伴有触痛，但无化脓性关节炎的剧烈疼痛及全身中毒症状。如不治疗，关节炎可持续数周，缓解与复发交替出现在同一或其他关节。

小儿中枢神经系统的晚期表现（有时也称为神经莱姆病）罕有报道。成人莱姆病可引起慢性脑炎和多发神经炎。莱姆病性脑病用于描述经客观评价论证的慢性脑炎，但也有文献用其表示莱姆病经治疗后遗留的记忆力减退和其他认知障碍。慢性莱姆病有时用于描述伯氏疏螺旋体感染证据不足，仅有血清学证据证明既往感染，临床表现与典型莱姆病不相符的患者所表现出的症候群，或经适当的抗生素治疗后仍持续表现出的一组症状。目前莱姆病后综合征更适用于描述后者。

## 先天性莱姆病

在流行地区孕期即可发生伯氏疏螺旋体感染，但先天性伯氏疏螺旋体感染少见。虽然一些流产胎儿和先天异常的活产儿可分离出伯氏疏螺旋体，但分离到病原的组织并无组织学上的炎性病变。严重皮肤和心脏受累表现出现于少数病例，这是否源于与其他先天性感染综合征相一致的胎儿损伤尚未得到证实，并且进一步的研究显示，莱姆病流行地区抗伯氏疏螺旋体血清抗体阳性妇女与抗伯氏疏螺旋体血清抗体阴性妇女所生子女先天性异常发生率无差异。

## 实验室检查

因相关检查异常多为非特异性指标，常规实验室检查对莱姆病的诊断帮助甚少。周围白细胞计数可正常或升高，血沉常增快，肝脏转氨酶偶轻度升高。合并莱姆关节炎时，关节积液的白细胞计数为 25 000~100 000/mL，常以多形核白细胞为主。合并脑膜炎时，脑脊液细胞总数常轻度增高，以淋巴细胞和单核细胞为主，蛋白含量可增高，葡萄糖含量常正常。脑脊液革兰氏染色、常规细菌培养阴性。中枢神经系统影像学检查［如磁共振和单光子发射计算机断层扫描（SPECT）］偶可见异常，但尚未发现莱姆病特征性的影像学表现，影像学检查主要用于除外其他疾病。

# ■ 诊　断

在莱姆病高发区，游走性红斑是特异性的临床表现，早期识别时易与钱币形湿疹、体癣、环状肉芽肿、昆虫叮咬及蜂窝组织炎相混淆，但其快速扩大有助于与其他皮疹相鉴别。除游走性红斑外，莱姆病的其他临床表现均无特异性。单关节或者少关节炎可酷似化脓性关节炎或小儿其他原因引起的关节炎，如幼年类风湿性关节炎或风湿热。虽然莱姆病较特发性 Bell 麻痹更常出现双侧面神经麻痹，但两者在临床上仍不能鉴别。莱姆病性脑膜炎与肠道病毒性脑膜炎均好发于温暖季节。所以，当疑似莱姆病且出现除游走性红斑外的其他临床表现时，均推荐完善实验室检查以证实伯氏疏螺旋体感染。

虽然已能够从莱姆患者的血液、皮肤、脑脊液、心肌和滑膜中分离出病原，但病原分离过程却十分困难（与实验室条件相关），故常通过血清抗体检测证明存在感染。部分实验室以 PCR 作为莱姆病的诊断性试验，但因为伯氏疏螺旋体在检测部位浓度低，尤其是脑脊液中，故 PCR 的敏感性不高。其他检测方法包括尿检伯氏疏螺旋体抗原在内的基于抗原的试验也欠可靠。因此，临床医生应注意许多可供选择的实验室检查和（或）可供参考的诊断标准是否能作为病原感染的证据，以避免误诊。

## 血清学检查

蜱虫叮咬 3~4 周后，血清中可首先检测出特应性的 IgM，6~8 周达到高峰，然后下降。有时尽管接受有效的抗生素治疗，IgM 仍持续升高，故仅根据特异性 IgM 的结果来判断疾病活动或者新近感染是不可靠的。特异性的 IgG 常出现于蜱虫叮咬后 4~8 周，4~6 个月达到高峰，并可持续数年，尤其是在合并莱姆关节炎的患者中。早期莱姆病接受有效的抗生素治疗，其特应性抗体产生水平可能下降。

目前最常用的检测 IgG 和 IgM 的方法为酶联免疫吸附试验（ELISA）。因可能与其他螺旋体（如梅毒、细螺旋体、回归热）、某些病毒感染（如 EB 病毒、细小病毒 B19）或某些自身免疫性疾病（如系统性红斑狼疮）出现抗体交叉反应导致假阳性结果，故 ELISA 敏感性高，特异性较低。ELISA 结果阳性的诊断意义主要取决于患者莱姆病的临床表现、流行病学史和体格检查（验前概率）。如患者曾暴露于硬蜱叮咬的流行地区且伴有典型莱姆病的临床表现，验前概率及 ELISA 检测真阳性可能更高；若患者来自非流行地区、没有硬蜱暴露的风险和（或）没有莱姆病典型的临床表现（验前概率低），则假阳性率高。

蛋白免疫印迹法对伯氏疏螺旋体感染的检测已标准化且有相应的诊断标准。如果 10 个 IgG 条带有 5 个出现，且 3 个 IgM 条带有 2 个出现则视为阳性。免疫印迹法不如 ELISA 敏感，尤其是早期感染时，但其特异性较高。任何 ELISA 阳性或可疑阳性者均应进一步经免疫印迹法确证。适当的选择 ELISA 和免疫印迹法同时检测可提高诊断莱姆病的敏感性和特异性。

临床医生应注意即使 ELISA 检测抗体阳性，患者的临床症状仍可能不是该病原引起，可能是假阳性结果或既往感染伯氏疏螺旋体。另一方面，伯氏疏螺旋体可是隐匿性感染，部分在流行地区从未出现过莱姆病临床表现的居民血清检测也可呈阳性。最后，因为抗伯氏疏螺旋体抗体一旦出现就可持续存在多年，即患者使经过适当治疗后痊愈，故血清学随访无意义。

## 治　疗

美国传染病协会根据现有最佳证据推荐治疗方案见表 214-2，其中更多的证据来源于成人，部分儿童治疗方案来源于成人研究的结果。

大部分患者可口服抗生素治疗，小儿通常使用阿莫西林。虽然强力霉素可透过血脑屏障，且对伯氏疏螺旋体合并嗜吞噬细胞无形体感染效果可，但因其可致永久性牙齿变色（就此而言，疗程≤ 2 周常安全），故通常不用于年龄 <8 岁者。对于可以接受强力霉素治疗者，用药时应警惕暴露部位发生光敏症，服药时应带帽、穿着长袖及长裤避免日光直晒。唯一证明口服有效的头孢菌素是头孢呋辛酯，其价格较青霉素贵，可用于不能口服强力霉素或者对青霉素过敏的患者。阿奇霉素等大环内酯类抗生素疗效欠佳。

注射用药推荐用于中枢神经系统感染和高度传导阻滞患者。合并关节炎经初期口服抗生素治疗失败者，可再次口服或直接静脉注射抗生素治疗。头孢曲松因其良好的抗螺旋体作用、耐受性好、依从性好（每日仅用药一次）常用于门诊患者。

周围面神经麻痹者可口服抗生素治疗，但合并脑膜炎时则需静脉注射抗生素。关于是否每个莱姆病合并面神经麻痹患者均需要行脑脊液分析，尚未得到定论，临床医生应结合患者有无头痛、颈项强直、视乳头水肿的表现决定是否行腰椎穿刺术。

伴有Ⅱ° 及以上房室传导阻滞、PR 间期明显延长等心脏受累表现的患者均应住院严密观察，这部分患者应直接静脉注射抗生素治疗，Ⅰ度传导阻滞者口服抗生素即可。

**表 214-2　莱姆病治疗方案**

| 药物 | 儿童剂量 |
|---|---|
| 阿莫西林 | 50 mg/（kg·d），分 3 次服用（最大剂量不超过 1500 mg/d） |
| 强力霉素 | 4 mg/（kg·d），分 2 次服用（最大剂量不超过 200 mg/d）（儿童使用情况参见文中） |
| 头孢呋辛酯 | 30 mg/（kg·d），分 2 次服用（最大剂量不超过 1000 mg/d） |
| 头孢曲松（静脉注射）[*†] | 50~75 mg/（kg·d），每天 1 次（最大剂量不超过 2000 mg/d） |
| 结合临床表现的治疗方案 | |
| 游走性红斑 | 口服疗法，14~21d |
| 脑膜炎 | 头孢曲松，10~28d |
| 脑神经麻痹 | 口服疗法，14~21d（腰椎穿刺实施情况见文中） |
| 心脏疾病 | 口服疗法或头孢曲松，14~21d（具体见文中） |
| 关节炎[‡] | 口服疗法，28d |
| 晚期神经系统疾病 | 头孢曲松，14~28d |

[*] 头孢噻肟和青霉素 G 也可供静脉注射时选用

[†] 脑膜炎时剂量可用至 100 mg/（kg·d）

[‡] 持续性关节炎可再次口服疗法或予头孢曲松治疗

摘自 Wormser GP, Dattwyler RJ, Shapiro ED, et al. The clinical assessment, treatment, and prevention of Lyme disease, human granulocytic anaplasmosis, and babesiosis: clinical practice guidelines by the Infectious Diseases Society of America, Clin Infect Dis, 2006, 43: 1089-1134

部分患者在治疗初期因螺旋体裂解可出现吉海反应（Jarisch-Herxheimer reaction），表现为发热、出汗和肌痛。非甾体类抗炎药物（NSAIDs）可帮助症状缓解，不予 NSAIDs 也可于 24~48h 自行恢复。NSAIDs 也可用于治疗早期莱姆病和莱姆关节炎。合并其他蜱虫传播的病原感染治疗方案参见治疗指南。

美国传染病协会指出，目前莱姆病后综合征与病原持续存在无明确相关性。研究表明，延长或反复口服、静脉注射抗生素对疾病的恢复并无作用。

## 预　后

目前，对于莱姆病治疗广泛存在一个错误观念，即认为成功的治疗莱姆病较难，慢性症状和临床复发病例常见。事实上，治疗失败的原因是将其他疾病误诊为莱姆病。

儿童莱姆病的预后极好，经治疗后游走性红斑很少进展为晚期莱姆病。莱姆病于晚期开始治疗者，长期预后亦佳。虽偶出现慢性和复发性关节炎，尤其是具有 HLA 异型者，但大多数儿童莱姆关节炎可治愈，且无后遗症。虽然偶有报道指出延误治疗数月至数年的成人可发生晚期神经疏螺旋体病，但目前尚未在儿童中发生。

## 预　防

最佳的预防方式是避开蜱虫感染地区，儿童有明确或可疑暴露于鹿蜱环境史者应接受相关检查。若发现鹿蜱附着，用镊子或小钳子夹住蜱虫口器后拔出；如暂时无镊子等工具，则先用纸巾覆盖蜱虫。最佳移除蜱虫的方法是直接拔出，而非旋转拔出。在蜱虫附着的前 48h 移除即可预防感染。在流行地区，蜱虫叮咬后发生莱姆病的概率很低（1%~3%）。患者及家属一旦出现皮疹或全身症状时应观察游走性红斑的发展区域，同时寻求医疗救助。如明确感染，早期治疗疗效更佳。研究表明，蜱虫叮咬后预防性口服单次剂量 200mg 强力霉素可有效预防 87% 莱姆病的发生，儿科预防性用药资料欠缺。因大部分人不能鉴别蜱虫的种类及其所处的生活周期（在某些情况下报道的“蜱虫”叮咬并不是真正的蜱虫叮咬），故预防性用药不推荐常规使用。检测自人体捕捉的蜱是否受伯氏疏螺旋体感染情况对于预测人体是否受伯氏疏螺旋体感染意义不大，故亦不推荐以此做为常规检测。

预防莱姆病有效的方法是减少蜱叮咬的概率，可于进入有感染蜱虫的区域时着防护服（着长袖上衣，且长裤塞进袜子里），出感染蜱虫的区域以后检查有无蜱虫附着并立即清除蜱虫，也可使用如避蚊胺等的杀虫剂。避蚊胺可用于裤子、袜子、鞋子的驱虫，但经皮肤使用时应谨慎，因大剂量或重复使用可经皮肤吸收，引起中毒，尤其是婴儿。

## 参考书目

参考书目请参见光盘。

（谢军　译，刘恩梅　审）

# 第 9 篇　支原体感染

## 第 215 章
## 支原体肺炎

Dwight A. Powell

肺炎支原体是从人呼吸道分离出的 5 种支原体中唯一的已知病原，它是学龄儿童和年轻人主要呼吸道病原之一。

### ■ 病　因

支原体是最小的能自身繁殖的微生物，依靠附着于宿主细胞获取基本的营养，如核苷酸、脂肪酸、固醇类和氨基酸。支原体没有细胞壁，含有双链 DNA，基因组大小从 577~1380 kb。肺炎支原体在市售培养基中营养要求高，对临床需求而言生长太慢。

### ■ 流行病学

全世界全年都有肺炎支原体感染。与某些呼吸道病原引起的迅速而短期的流行相比，肺炎支原体在大的群体引起地方性流行，每 4~7 年发生一次爆发流行。在小的社会群体中，肺炎支原体的感染为长期持续的散发和不定期的流行。群体爆发常源于学校，受染学生的家属中 40% 可能受到波及。

支原体病的发生与患者年龄和感染前的免疫状态有一定关系。典型病例在 3 岁前少见，<5 岁的儿童常表现为轻症上呼吸道感染、呕吐、腹泻。发病高峰为学龄期。据统计，7%~40% 的 3~15 岁小儿中的社区获得性肺炎由肺炎支原体引起。反复感染少见，但在成人中发现相隔 4~7 年可再感染。

### ■ 传播途径

肺炎支原体通过飞沫经呼吸道传播，潜伏期 1~3 周，家庭成员间传播率高，继发下呼吸道感染的比例也高。爆发常发生在封闭式的集体（军队、院校、儿童夏令营）或社区。

### ■ 病理及发病机制

呼吸道上皮的纤毛细胞是肺炎支原体的靶细胞。肺炎支原体为细长的蛇样结构，有一特征性高电子密度顶端吸附结构，外被三层包膜，通过复杂的相互黏附的网络和顶端吸附结构上的辅助黏附蛋白（P1/B/C、P30、P65、P24、P41）附着于纤毛细胞膜。这些蛋白从结构上和功能上相互配合调动、募集到顶端吸附结构，促使支原体在黏膜定植。无致病力的表型通过高频率自发突变而来，它不能合成特异性细胞粘连相关蛋白或不能使细胞粘连相关蛋白稳定在顶端吸附结构。

具有致病力的肺炎支原体通过唾液酸化糖蛋白受体或硫酸化糖脂类受体吸附于呼吸道上皮线毛细胞上，并在细胞间打洞，从而导致纤毛固定、脱落。目前细胞病理学机制尚无定论，病原在细胞间的传播可能源于多种细胞毒素，如过氧化氢。除此之外，肺炎支原体还可以产生一种类似于百日咳毒素 S1 亚基的蛋白。体内试验尚未在细胞内发现病原，肺炎支原体也很少侵入呼吸道基底膜。然而在体外试验中，肺炎支原体可侵犯特定细胞系，长期在细胞浆或核周存活。通过 PCR 我们可在呼吸道外其他部位检测到肺炎支原体，这就提示肺炎支原体引起的肺外感染和慢性疾病远比我们想象的多。

肺炎支原体致病的机制可能与促炎因子和抗炎因子的释放有关，其感染后可诱导许多细胞因子的产生，如干扰素、TNF-α 等。肺炎支原体感染引起的疾病非常复杂，宿主的免疫反应在对抗感染的同时，也可以引起疾病，这取决于体液免疫和细胞免疫之间质和量的平衡。目前已充分论证肺炎支原体感染后特定细胞介导的免疫和抗体滴度随年龄增强（可能源于反复感染），但受染后产生保护性免疫的机制尚未明确。低丙种球蛋白血症和镰状细胞贫血等免疫缺陷病患者合并支原体肺炎时较正常宿主病情更重。即使经多个疗程抗生素治疗，肺炎支原体仍可持续多年存在于低丙种球蛋白血症患者呼吸道，该病原是镰状细胞贫血患者发生急性肺部感染的常见病原，但在获得性免疫缺陷综合征（AIDS）患者中却不常见。

## 临床表现

气管支气管炎和支气管肺炎是肺炎支原体感染所致的常见疾病。虽可突然起病，但典型表现为逐渐出现头痛、不适、发热和咽痛，继而出现下呼吸道感染症状，包括哮吼、咳嗽。鼻炎常见于病毒感染，而少见支原体肺炎。虽未经治疗者临床表现各异，但咳嗽常在发病的头 1 周加剧，所有症状常于 2 周内缓解，初为干咳，年长儿和青少年咳有白色泡沫痰。症状重于体征，体征出现晚，最明显的体征为爆破音。随病情进展，发热、咳嗽可加剧，甚至出现呼吸困难表现。

影像学检查无特异性，常表现 为间质性或支气管肺炎，最常累及肺下叶，75% 的患者表现为单侧近肺门处高密度浸润影，大叶性肺炎少见，1/3 的患者有肺门淋巴结肿大。明显的胸腔积液少见，但有报道指出支原体肺炎引起的大量胸腔积液病情较重，易引起大片浸润和坏死性肺炎。白细胞总数和分类通常正常，血沉增快。

其他呼吸道疾病很少由肺炎支原体引起，包括不能鉴别的上呼吸道感染、咽炎、鼻窦炎、喉炎和毛细支气管炎。肺炎支原体可促发哮喘患儿喘息发作，还可因其长期定植导致青少年及成人哮喘患者肺功能紊乱。肺炎支原体感染后中耳炎和大疱性鼓膜炎曾被报道，但其发生与下呼吸道感染关系不大。脑炎和感染后脱髓鞘病变发生率低于呼吸道感染。

## 诊　断

病程早期无特异性的临床表现、流行病学特征及实验室检查确诊支原体感染，而某些表现可提示并帮助诊断，如伴有明显咳嗽的学龄期儿童及青少年肺炎患者常提示肺炎支原体感染。在特殊培养基上进行咽分泌物或痰液培养可于 1 周后发现支原体生长，但却很少有实验室具备培养该菌的能力。间接荧光或酶联免疫法（EIA）检测抗肺炎支原体 IgM 抗体阳性支持诊断。IgM 可于感染后 6~12 个月持续检测阳性。补体结合试验或 EIA 检测发病后 10 天至 3 周的恢复期血浆抗肺炎支原体 IgG 抗体较急性期增加 4 倍具有诊断价值。鼻咽抽吸物或咽拭子 PCR（均可增加敏感性）特异性高（>97%），但与抗体滴度增加 4 倍相比，其敏感性仅 50%~70%。联合应用 PCR 和 IgM 抗体检查对诊断急性感染最可靠。在社区即确诊肺炎支原体感染的患者，其发生支原体相关疾病可能性大大增加。

## 治　疗

肺炎支原体感染病情一般较轻，常无需住院。在体外，该菌对红霉素、克拉霉素、阿奇霉素和四环素敏感，但在亚洲、欧洲、美国均报道过大环内酯类耐药株。大环内酯类虽可缩短支原体疾病的病程，但其无杀菌作用，故可能延迟该菌从呼吸道的清除。两项关于儿童社区获得性肺炎的多中心研究显示红霉素、克拉霉素和阿奇霉素具有同等疗效。这些新型的大环内酯类具有更好的依从性，且更有利于呼吸道肺炎支原体的清除。推荐使用克拉霉素（每天 15mg/kg，分 2 次口服，共 10d）或阿奇霉素（第 1d：10mg/kg，1 次；第 2~5d：每天 5mg/kg，每天 1 次，口服），他们均能 100% 根除呼吸肺炎支原体。预防性使用阿奇霉素已被证明可减少公共疫情的再发生率。

## ■ 并发症

并发症并不常见。尽管通过 PCR 可从呼吸道以外的部位如关节、胸腔积液、脑脊液中偶可检测出肺炎支原体特异性的 DNA 片段，提高了该菌在呼吸道外感染的确诊率，尤其是中枢神经系统中检出。肺炎支原体引起的非呼吸道疾病可由该菌直接侵犯或自身免疫机制引起的抗原交叉反应所致。不管患者是否有呼吸道症状，均可出现皮肤、中枢神经系统、血液、心脏、胃肠道和关节的病变。皮损表现形式多样，以斑丘疹、多形性红斑和 Stevens-Johnson 综合征（SJS）常见。肺炎支原体是 SJS 最常见的致病原，常于初发呼吸道症状后 3~21d 出现，持续时间小于 14d，其出现与严重并发症无明显相关性（图 215-1，图 215-2）。肺炎支原体相关的非典型 SJS 表现为口腔黏膜炎，而非皮疹。

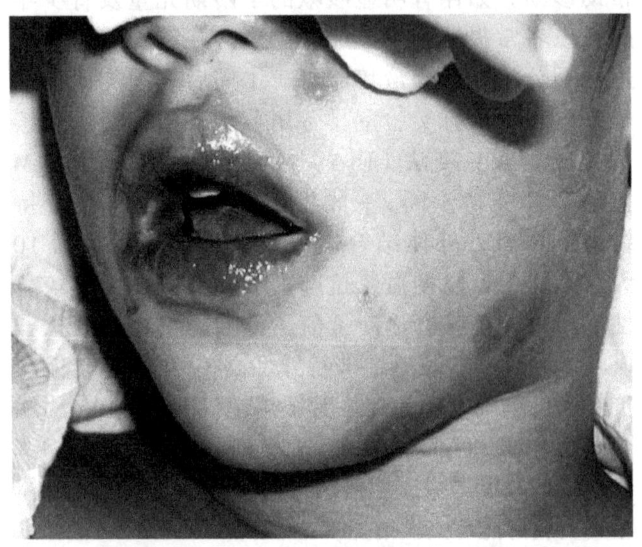

**图 215-1（见彩图）** 肺炎支原体感染所致史 - 约综合征的唇部改变

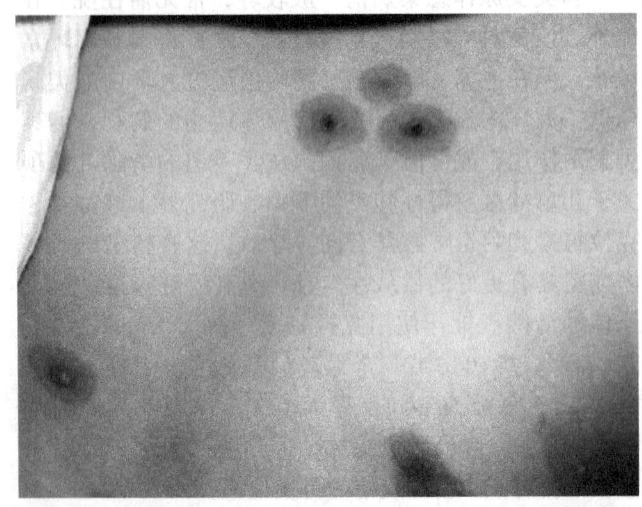

**图 215-2（见彩图）** 肺炎支原体感染所致史 - 约综合征典型的多形性红斑表现

神经系统并发症包括脑膜脑炎、横贯性脊髓炎、无菌性脑膜炎、共济失调、Bell 面神经麻痹、失聪、脑干症状、急性脱鞘性脑炎和吉兰 - 巴雷综合征。神经系统并发症常出现于呼吸道疾病后 3~28d（平均 10d），但 20% 病例并不以呼吸道症状为前驱表现。发生于前驱症状出现后的 5d 内的脑炎，可能为肺炎支原体直接感染中枢神经系统所致，但脑脊液的肺炎支原体 PCR 检测阳性率 <5%。发生于前驱症状出现 7d 以后的脑炎，更有可能是自身免疫应答所致。肺炎支原体肺炎引起的脑炎在儿童各种脑炎中占 5%~15%，常表现为发热、嗜睡和意识障碍。惊厥、局部运动障碍、共济失调、脑膜刺激征少见。约 1/3 患者合并病毒感染，如单纯带状疱疹病毒、人疱疹病毒 6 型、肠道病毒或呼吸道病毒。病变累及脑干时将导致严重的肌张力障碍和运动障碍。脑脊液正常或单核细胞轻度增高。脑脊液 PCR 检测阳性、咽拭子 PCR 检测阳性、血清抗体滴度达到诊断标准均可确诊。头颅磁共振可见局部缺血、脑室扩大、弥漫性水肿、如感染后脱髓鞘脑炎改变的多病灶白质炎性病变。

常见的血液系统并发症包括轻度溶血，其 Coombs 试验阳性，发病 2~3 周网织红细胞轻度升高。严重溶血罕见，常伴高滴度冷凝集素（≥ 1∶512）。血小板减少症和凝血功能障碍偶发生。轻症肝炎、胰腺炎和蛋白丢失性肥厚性胃病为少见胃肠道并发症。心肌炎、心包炎和风湿热样表现少见，但心律失常、ST-T 和 T 波改变及心力衰竭相关的心脏扩大可出现于肺炎支原体感染后，尤其在成人中。1% 的患者并发一过性单关节炎。

现有文献资料暂无证据证明抗生素治疗可以减少肺炎支原体感染后并发症的发生。目前尚无特异性针对大多数并发症的治疗指南。皮质类固醇常用于严重的肺炎支原体感染后并发症，尤其是神经系统并发症。

## ■ 预　后

致死性的肺炎支原体感染少见。约 1/3 患儿于肺炎支原体感染 1~2 年，仍可通过高分辨率 CT 发现组织学异常，如肺部浸润、轻度支气管扩张、支气管壁增厚。肺炎支原体感染恢复后 6 个月仍被报道存在肺部气体弥散障碍。无并发症者一般预后较好，而合并脑炎者则可能存在严重和永久后遗症。

## 参考书目

参考书目请参见光盘。

（谢军　译，刘恩梅　审）

# 第 216 章
# 生殖道支原体（人型支原体、生殖支原体、解脲脲原体）

Dwight A. Powell

人型支原体、生殖支原体、解脲脲原体是人泌尿生殖道的致病菌，常与性传播疾病如非淋病性尿道炎（NGU）或产褥感染如子宫内膜炎相关。人型支原体、解脲脲原体常定植于女性生殖道，引起绒毛膜羊膜炎、新生儿定植及围产期感染。还有其他两种生殖道支原体，包括发酵支原体和穿透支原体，常见于 HIV 感染患者呼吸道或泌尿生殖道分泌物中。

## 病　因

人型支原体和解脲脲原体生长于非细胞培养基，需要固醇类，在琼脂上长出特征性的菌落。人型支原体菌落如"油煎蛋"样，直径 200~300μm，解脲脲原体菌落直径 16~60μm。他们因无细胞壁而耐 β－内酰胺，因不产叶酸而耐磺胺及甲氧苄氨嘧啶。人型支原体对克林霉素和喹诺酮敏感，对大环内酯类和利福平耐药。据报道，耐四环素菌株增加。以 16s 核糖体 RNA 测序，解脲脲原体可分为溶脲脲原体和 U. parvum 两种。多数对大环内酯类和新型喹诺酮类敏感，对环丙沙星和克林霉素耐药。对氨基糖苷类和四环素的敏感性个体差异较大。生殖支原体仅能从细胞培养基中分离，且较困难，其鉴定多需要 PCR。

## 流行病学

人型支原体和解脲脲原体定居于青春期后的男性和女性泌尿生殖道，主要定居于女性的阴道，少见于子宫颈内、尿道或子宫内膜，男性主要见于尿道，其定植率与性生活直接相关，有多个性对象者定植率高。青春期儿童和无性生活的成人定植率 <10%，妊娠妇女有 40%~90% 存在支原体定植。

## 传播途径

生殖道支原体通过性传播。生殖支原体主要见于男性尿道，可附着于精子，故可通过性传播。

存在生殖道支原体定植妇女发生垂直传播的概率为 25%~60%。新生儿的感染途径多为接触受污染的羊水或经阴道分娩时。然而，病菌定植也可见于羊膜完整和剖宫产新生儿。体重 <1500 g、孕母患绒毛膜羊膜炎、母亲社会经济条件落后的新生儿定植率更高。病原可于新生儿的喉部、阴道、直肠发现，偶可于生后 3 个月仍从眼睛中找到。

## 病理及发病机制

生殖道支原体导致泌尿生殖道和羊膜慢性炎症，解脲脲原体可在妊娠早期不通过胎膜破裂即感染羊膜囊，导致慢性绒毛膜羊膜炎，出现强烈炎症反应，但却无临床表现。病原黏附至胎儿气管上皮，导致纤毛紊乱、聚集和上皮细胞脱落。体外实验中，解脲脲原体引起巨噬细胞分泌 IL-6 和 TNF-α 增加。极低体重儿解脲脲原体定植时，单核细胞趋化蛋白、IL-8 水平均增高，这些促炎因子的产生可能与早产儿慢性肺部疾病（CLD）的发生相关。免疫需要血清型特异性抗体，故早产儿可能因为缺乏母传抗体，患病风险更高。

## 临床表现

在成人和性生活频繁的青少年中，生殖道支原体与性传播疾病相关，但并不常引起生殖道外局部感染。人型支原体可引起败血症、心内膜炎、伤口感染、骨髓炎、淋巴结炎、肺炎、脑膜炎、脑脓肿、关节炎、羊膜炎和产褥热。致命的纵隔炎、胸骨伤口感染、胸膜炎、腹膜炎、心包炎在器官移植患者中死亡率高。生殖道外的解脲脲原体感染少见，包括骨髓炎、关节炎、脑膜炎、纵隔炎、主动脉移植物感染、剖宫产后切口感染。低丙种球蛋白血症患者感染多种支原体种属发生慢性关节炎概率高。

解脲脲原体和生殖支原体是非淋球菌性尿道炎（NGU）的病原，约 30% 男性 NGU 患者由这些病原单独或与沙眼衣原体合并感染所致（见第 516.1）。该病常见于年轻成人，但也流行于性生活频繁的青年人，平均潜伏期为 2~3 周，典型症状为尿道口少许白色粘液样分泌物、尿痛或阴茎不适感，分泌物常仅出现于清晨或挤压尿道时。NGU 的少见并发症为附睾炎和直肠炎。尽管经 1~2 周强力霉素单独治疗，生殖支原体所致 NGU 患者中，20%~60% 仍发生复发或慢性尿道炎。

### 新生儿

生殖道支原体与多种胎儿或新生儿感染有关。无症状性的解脲脲原体绒毛膜羊膜炎可增加死胎和早产。可从 50% 胎龄低于 34 周的早产儿气管、血、脑脊液或肺活检中发现解脲脲原体。通过研究 351 例胎龄在 23~32 周的早产儿证实，脐带血中分离出解脲脲原体或人型支原体与发生全身炎症反应综合征相关。这些病原在严重呼吸功能不全、辅助通气治疗、慢性肺发育不良发生及早产儿死亡中扮演的较色仍有争议。两项荟萃分析显示解脲脲原体呼吸道定植与慢性肺发育不良发生的相关系数分别为 1.72 和 2.83。然而，另两项随机对照试验证实解脲脲原体气管支气管定植的高危早产儿接受红霉素治疗后与未接受治疗组相比，发生慢性肺发育不良的概率并无差异。

人型支原体和解脲脲原体可以从早产儿或少数情况下能从某些足月儿的脑脊液中分离，但大多数患儿并无明显中枢神经系统感染的体征，而同时分离出其他病原不常见。脑脊液细胞不一定增多，已证实不经特异治疗，支原体可自然清除。解脲脲原体脑膜炎与脑室出血和脑积水有关。支原体脑膜炎以往被视为良性，但据报道 29 例人型支原体脑膜炎中 8 例（28%）死亡，8 例（28%）遗留后遗症。脑膜炎起病可以为出生后 1~196d，如不治疗，病原可在脑脊液中持续数天至数周。人型支原体和解脲脲原体还可引起新生儿结膜炎、淋巴结炎、咽炎、肺炎、骨髓炎、脑脓肿、心包炎、脑膜脑炎和头皮脓肿。

## ■ 诊　断

由于支原体在阴道、尿道定植率高，故确定生殖道感染很难。NGU 是通过尿道分泌物革兰氏染色在一个油镜视野下发现≥ 3 个多形核白细胞，而没有格兰阴性双球菌（如淋病奈瑟菌）来确诊。尿道拭子或分泌物应进行沙眼衣原体和解脲脲原体培养。生殖支原体仅能通过 PCR 进行鉴定。

### 新生儿

已从尿、血液、脑脊液、气管抽吸物、胸腔积液、脓肿和肺组织中分离出解脲脲原体和人型支原体。对患肺炎、局部脓肿或中枢神经系统疾病的早产儿，尤其是伴有或不伴脑脊液细胞增多的进行性脑积水患儿，血培养阴性或用标准抗生素治疗无效时均应进行生殖道支原体培养。分离需特殊培养基，标本必须立即培养或 -80℃冷冻，以免病菌死亡。当接种于含精氨酸（人型支原体）或尿素（解脲脲原体）的肉汤时，pH 显碱性为生长标志。在琼脂培养基上，解脲脲原体生长 1~2d 后需用显微镜观察鉴定，而人型支原体可于生长 1 周以后用肉眼观察。上呼吸道分泌物支原体定植率高，故其分泌物培养没有意义。用气管内插管吸取物或活检组织进行下呼吸道分泌物的培养才有意义。

## ■ 治　疗

治疗男性 NGU 推荐使用阿奇霉素（每次 1g 口服）和强力霉素（100mg 口服，每天 2 次，共 7d）。疗程结束后 NGU 复发，提示阿奇霉素耐药，此时使用莫西沙星可能有效。性伴侣应同时接受治疗，以避免反复感染。非生殖道的支原体感染需外科引流，并延长抗生素疗程。

### 新生儿

新生儿生殖道支原体感染的治疗指征是感染并伴有病原生长，具有感染的临床表现，而不仅仅是定植。治疗对于减少极低体重儿发生慢性肺部疾病的作用尚有待进一步研究。由于药敏试验不是现成针对每个人的，故治疗应根据预测的药敏试验结果进行。无症状中枢神经系统感染可予氯霉素、强力霉素、莫西沙星治疗。因不知无症状中枢神经系统感染特别是脑脊液细胞正常者的长期预后，而支原体又可从脑脊液中自行清除，因此应采用危险性最小的治疗。

### 参考书目

参考书目请参见光盘。

（谢军　译，刘恩梅　审）

# 第 10 篇　衣原体感染

## 第 217 章

## 衣原体肺炎

Stephan A. Kohlhoff, Margaret R. Hammerschlag

衣原体是下呼吸道疾病的常见病原，可致儿童肺炎及成人支气管炎和肺炎。

## ■ 病原学

衣原体是专性细胞内寄生菌，它可以在宿主细胞内建立一个独特的微环境。衣原体可致动物物种几乎所有系统的各种疾病。人类最常见的病原为肺炎衣原体和沙眼衣原体（见第 218 章）。鹦鹉热支原体可致鹦鹉热，为一重要人畜共患传染病（见第 219 章）。

衣原体有一革兰氏染色阴性的外壳，虽然近年来基因组分析显示肺炎衣原体和沙眼衣原体编码的蛋白构成了一条几乎完整的合成肽聚糖（包括青霉素结合蛋白）的通路，但衣原体外壳仍不含肽聚糖。

衣原体共有一组特异性的脂多糖抗原，利用宿主的三磷酸腺苷（ATP）合成支原体蛋白。虽然支原体缺乏 4 种三磷酸核苷中的 3 种，但它们可以编码功能性的糖分解酶以产生 ATP，但基于某些原因，肽聚糖合成时这些的基因被关闭了。所有支原体均编码大量表达于病菌表面的蛋白，即主要外膜蛋白（major outer membrane protein，MOMP），它是沙眼衣原体和鹦鹉热衣原体血清学分型的主要依据。

## 流行病学

肺炎衣原体主要感染人类呼吸道，但也可从非人类物种（如马、树袋熊、爬行类和两栖类）的呼吸道中分离出来并引起其呼吸道感染，但这些感染能否传染人类并不清楚。肺炎衣原体可感染各年龄阶段的人，社区获得性肺炎中，肺炎衣原体感染相关者占 2%~19%，其比例因检测的地区、患者年龄及诊断方法的不同而不同。几项研究以血清学检测或培养作为诊断依据，发现肺炎衣原体在儿童下呼吸道感染中占 0%~18%。一项研究显示，约 20% 肺炎衣原体感染那患儿同时合并有肺炎支原体感染。同时，镰状细胞贫血患儿急性胸部综合征发作中 10%~20% 是由肺炎衣原体感染引起的，儿童中高达 10% 的哮喘发作、10% 的支气管炎及 5%~10% 的咽炎也可能是由肺炎衣原体感染引起的。据流行病学资料，肺炎衣原体无症状感染常见。

人与人之间可能通过呼吸道飞沫传播，亲密接触可促进感染扩散，因此，密闭人群（如入伍新兵或托儿所）中可发生局部暴发。

## 发病机制

支原体发育周期独特（图 217-1 见光盘），包括形态特点不同的感染型原体（EB）和具有增殖能力的网状体（RB）。机体感染支原体后，直径为 200~400μm 的 EBs 通过静电连接过程黏附于宿主细胞，经不依赖微管系统的内吞作用进入细胞。入胞后，EB 存在于膜包被的吞噬体中，且不与宿主细胞中的溶酶体融合。吞噬体膜缺乏宿主细胞标志，但具有脂质标志物，因此能与高尔基体相互作用。随后，EBs 分化为 RBs，后者进行二分裂增殖，36h 后，RBs 又分化为 EBs。48h 左右，EBs 可通过细胞溶解或通过胞外分泌或整个吞噬体可在保持宿主细胞完整性的情况下挤出细胞等方式释放出去。经某些细胞因子（如 IFN-γ）处理或抗生素治疗时或缺乏某种营养素时，衣原体可进入持续状态（persistent state），此时，衣原体代谢活性减弱。衣原体感染的主要特点之一是引起迁延的亚临床感染。

## 临床表现

肺炎衣原体感染很难与其他呼吸道病原感染相鉴别，尤其是肺炎支原体，所致肺炎常不典型（非细菌性肺炎），表现为轻中度全身症状，包括发热、不适、头痛、咳嗽，常有咽炎，重症者可伴发化胸腔积液和脓胸。也有报道肺炎衣原体可引起较轻的呼吸道感染，表现与百日咳相似。

肺炎衣原体感染可诱发哮喘发作、致肺囊性纤维化患者病情恶化，也可致镰状细胞贫血患者出现急性胸部综合征。肺炎衣原体可从急性中耳炎患儿中耳分泌物中分离，此时常合并细菌感染。据报道，2%~5% 的成人及儿童表现为无症状性呼吸道感染，且可持续感染超过 1 年。

## 诊　断

根据临床表现不能鉴别肺炎衣原体肺炎和其他病原引起的不典型肺炎。听诊可闻及细湿啰音，常闻及哮鸣音。胸部 X 线常重于临床表现，此可提示诊断。可表现为轻度弥漫性病变，或伴少量胸腔积液的大叶性浸润。全血细胞计数可升高，伴不明显的核左移。

肺炎衣原体感染的特异性诊断依靠于组织培养分离出该病原。肺炎支原体在亚胺环己酮处理的 HEp-2 和 HL 细胞培养基上生长最佳。标本的最佳取材部位为鼻咽后部，取材方法以沙眼衣原体一样用金属丝拭子。该病原可从痰、咽培养、支气管肺泡灌洗液、胸腔积液中分离，但因技术困难，很少有实验室培养该病原。PCR 方法是最快速、非培养的检测肺炎衣原体最可靠的技术。

血清学诊断可采用微量免疫荧光法（MIF）和补体结合（CF）试验。CF 试验具有种属特异性，也用于性病淋巴结肉芽肿（见第 218.4）和鹦鹉热（见第 219 章）的诊断。该法在肺炎衣原体感染住院患者及儿童中的敏感性不一，因此疾病防控中心（CDC）提出了对血清学诊断标准的修正：MIF 试验是目前唯一被认可的血清学试验，但其标准要严格得多。急性感染时，MIF 试验的诊断标准是：IgG 滴度 4 倍升高，或 IgM 滴度≥ 16，不推荐仅以 IgG 滴度升高进行诊断。IgG 滴度≥ 16 提示既往感染，IgA 滴度或者其他血清学标志升高则都不能明确提示持续或慢性感染。因诊断需要双份血清，故其为回顾性诊断。CDC不推荐使用酶联免疫法检测肺炎衣原体抗体，因其检测结果与培养结果不一致。研究显示，经培养证实肺炎衣原体感染的肺炎和哮喘发作患儿中，超过50%患儿的不能以MIF法检测出抗体。

## ■ 治 疗

关于肺炎衣原体抗菌剂治疗的剂量和疗程尚无定论。大多数研究仅根据血清学诊断，故抗菌治疗疗效不能评估。有些患者需要2周及以上的长时间治疗，因经红霉素治疗2周、四环素或强力霉素治疗30d后仍有复发症状和培养持续阳性的患者。

体外实验证实四环素、红霉素、大环内酯类（阿奇霉素和克拉霉素）、喹诺酮有效。酮内酯类也于体外实验中被证明有活性。与鹦鹉热衣原体一样，肺炎衣原体对磺胺类药物耐药。治疗性研究结果显示，红霉素（每天40mg/kg，分2次口服，共10d）、克拉霉素（每天15mg/kg，分2次口服，共10d）、阿奇霉素（第1天10mg/kg，第2~5d，每天5mg/kg），口服能有效清除约80%肺炎患儿鼻咽部的肺炎衣原体。

## ■ 预 后

抗生素疗效迥异，经治疗后咳嗽仍可持续数周。

### 参考书目

参考书目请参见光盘。

（谢军 译，刘恩梅 审）

# 第218章 沙眼衣原体

Margaret R. Hammerschlag

沙眼衣原体分为两种种生物学类型：性病性淋巴肉芽肿（LGV）和沙眼，其中沙眼是人类眼生殖系统疾病中更常见的病原。虽然这两种生物类型的菌株具有高度一致的DNA同源性，但是不论在组织培养中还是在动物体内他们的生长特性和毒性都存在差别。在发达国家，沙眼衣原体感染是最常见的性传播疾病，可引起男性尿道炎和女性宫颈炎及输卵管炎以及婴儿结膜炎和肺炎。

## 218.1 沙眼

Margaret R. Hammerschlag

沙眼是世界范围内最重要的引起可预防性失明的病原，沙眼主要由沙眼衣原体A、B、Ba和C血清型引起，在中东、东南亚和美国西南地区的纳瓦霍印第安人中流行。在沙眼的流行地区，如埃及，生殖器衣原体感染是由引起眼生殖道疾病的血清型：D，E，F，G，H，I，J和K型，其传播方式为眼–眼传播。苍蝇是常见的媒介。

沙眼起病早期常见表现为滤泡性结膜炎，多见于幼儿。滤泡愈合后形成结膜瘢痕，引起睑内翻，使睫毛擦伤角膜。继发于长期持续损害形成的角膜溃疡可导致瘢痕和失明。合并细菌的双重感染也参与了瘢痕的形成，失明发生于活动性病变数年后。

沙眼可临床诊断。世界卫生组织建议以下4条符合2条及以上者即可诊断：上睑结膜淋巴样滤泡、典型的结膜瘢痕、血管翳和角膜上缘滤泡。在疾病活动期，可通过培养和涂片确诊。血清学检查无助于临床诊断，因为病程长，沙眼流行区域人群的血清阳性率高。

贫穷和卫生设施的缺乏是沙眼传播的重要因素，随着社会经济条件的改善，发病率明显下降，地方性沙眼大多数情况下可通过四环素的局部运用得以控制（少数情况下可使用红霉素软膏），使用方法为6~10周每天连续使用或超过6个月的间歇性使用。口服多西环素有效，但是8岁以下儿童禁用。口服红霉素需要频繁增加药量，对控制地方性沙眼的流行不太现实。曾有研究报道，口服1~6剂阿奇霉素与局部使用氧四环素或多黏菌素软膏30d疗程的疗效相当。世界卫生组织推荐单次阿奇霉素（20mg/kg，最高剂量1g）用于儿童沙眼的治疗。来自坦桑尼亚的一项大规模研究表明，单剂量阿奇霉素治疗极大地降低了一个村庄的居民患病率和感染率。这种效应持续治疗后2年，可能与阻断了眼部沙眼衣原体感染相关。

### 参考书目

参考书目请参见光盘。

## 218.2 生殖道感染

Margaret R. Hammerschlag

## ■ 流行病学

在美国每年估计有300万经性传播新发的衣原体感染。沙眼衣原体是附睾炎的主要原因，虽然衣原体性非淋球菌性尿道炎的比例在逐渐下降，但仍有 23%~55% 非淋球菌性尿道炎由沙眼衣原体引起。多达 50% 的男性淋病合并沙眼衣原体感染。在性活跃女性中衣原体宫颈炎的发病率为 2%~35%。15~19 岁女孩感染在城市人口中超过 20%，郊区人口的感染率也高达 15%。

曾受过性侵犯儿童可引起肛门 – 生殖器沙眼衣原体感染，但通常无症状。在给青春期前的儿童怀疑有被性虐待时进行相关检测，衣原体培养是唯一可以确诊沙眼衣原体感染的方式。但是由于围产期获得的直肠和阴道沙眼衣原体感染可以持续 3 年以上，因此在直肠和阴道内发现沙眼衣原体不能作为性虐待的直接证据。

## 临床表现

在性活跃的青少年和成年人中沙眼衣原体的生物学变型可引起一系列的疾病。超过 75% 的女性感染沙眼衣原体后为阴性感染。沙眼衣原体可引起尿道炎（急性尿道综合征）、附睾炎、宫颈炎、输卵管炎、直肠炎和盆腔炎性疾病。生殖道衣原体感染后的症状相比于淋病常常较轻，黏液性分泌物较常见，脓性分泌物相对少见。在性活跃的男性无症状性尿道感染更常见。通过生殖道自身传播至眼睛后可伴发结膜炎。

## 诊　断

诊断生殖器衣原体感染是通过组织培养中分离得到病原体来实现的，并通过对男性尿道和女性子宫内膜标本进行荧光抗体染色镜检找到特征性包涵体加以确定。在取样标本过程中要注意取到上皮细胞，不能只有分泌物。沙眼衣原体可在经亚胺环已酮处理的 HeLa、McCoy 和 HEP-2 细胞中生长。疾病控制中心对衣原体培养阳性定义为从组织培养中分离到病原并通过荧光抗体染色镜检找到特征性包涵体。

另外，非培养方法，特别是核酸扩增试验（NAAT）也是可以选择的，其敏感性较培养高 10%~20%，并且特异性也较高。食品和药物管理局（FDA）批准了 3 种用于检测衣原体的经济可行的核酸扩增试验方法：聚合酶链反应（PCR），链置换扩增（SDA）以及转录介导扩增（TMA）。PCR 和 SDA 是 DNA 扩增试验，使用的引物是在每个感染细胞中表达约 10 个拷贝的隐性衣原体质粒上的目标基因序列。TMA 是核糖体 RNA 扩增试验。这三种检测方法也可以作为复合扩增同时检测衣原体和淋球菌。

目前可供选择的商品化的 NAAT 是 FDA 仅批准的用于青春期女孩和成年妇女的宫颈拭子、青春期的男孩和成年男子的尿道拭子以及青少年和成年人尿液检测的方法。最新版本的 TMA 最近被批准用于青少年和成年人的阴道拭子。尽管一些研究已经表明，宫颈标本和阴道拭子在 NAAT 检测中优于尿液，但选择尿液标本可避免临床盆腔检查的必要性，可大大促进某些人群的筛查，尤其是青少年人群。自己收集的阴道标本与专业医疗机构采集的标本具有同样的可靠性。

关于儿童选择阴道标本和尿液标本用于 NAAT 检测的数据有限，目前尚不能作为推荐方案使用。疾病控制中心建议 NAAT 仅在诊断可以明确的前提下可作为培养的一种替代方案。最终确诊需要通过另一种 FDA 批准的 NAAT 检测不同于初始检测的目标基因加以明确。

尽管解脲支原体和尿道支原体可能涉及多达三分之一的病例，但大多数非衣原体、非淋球菌性尿道炎的病因是不明确的（216 章）。直肠感染 LGV 生物变种的个体可能发展为直肠炎（详见 218 章第四节）。

## 治　疗

疾病控制中心针对男性和非孕女性的单纯性生殖道衣原体感染推荐的一线治疗方案为阿奇霉素（1 g，口服，单次使用）和多西环素（100mg，口服，每天 2 次，连续使用 7d）。替代方案为红霉素（500mg，口服，每天 4 次，连续使用 7d），红霉素琥珀酸乙酯（800mg，口服，每天 4 次，连续使用 7d），氧氟沙星（300mg，口服，每天 2 次，连续使用 7d）和左氧氟沙星（500mg，口服，每天 1 次，连续使用 7d）。高剂量的红霉素耐受性可能较差，多西环素和喹诺酮类孕妇禁用，喹诺酮类 18 周岁以下禁用。孕妇推荐的治疗方案为红霉素（500mg，口服，每天 2 次，连续使用 7d）或阿莫西林（500mg，口服，每天 3 次，连续使用 7d）。孕妇的替代方案为红霉素（250mg，口服，每天 4 次，连续使用 14d）、红霉素琥珀酸乙酯（800mg，口服，每天 4 次，连续使用 7d 或 400mg，口服，每天 4 次，连续使用 14 天）和阿奇霉素（1g，口服，单次使用）。阿莫西林（500mg，口服，每天 3 次，连续使用 7d）的疗效与红霉素方案相当，并且耐受性更好。

然而，这些治疗方案的经验是有限的。没有病原学依据的经验性治疗仅针对随访依从性较差的高危感染人群，包括有多个性伴侣的青少年。这类患者的经验性治疗应同时治疗衣原体感染和淋病。

无淋球菌性尿道炎的性伴侣如果在患者出现症状前 60d 内有过性接触应该同时接受治疗。最近的性伴侣即使是最后一次性接触超过患者出现症状 60 天也应该接受治疗。

## ■ 并发症

女性生殖器衣原体感染的并发症包括肝周炎（Fitz-Hugh-Curtis 综合征）和输卵管炎。在衣原体感染后未接受治疗而发展为盆腔炎性疾病的妇女中，超过 40% 患者有明显后遗症，约 17% 患者出现慢性盆腔疼痛，约 17% 患者将引起不孕，约 9% 会导致宫外孕（输卵管妊娠）。青春期女性可能是出现并发症的高危人群，尤其是发生输卵管炎的概率明显高于成年女性。青春期女性发生输卵管炎后引起输卵管瘢痕的可能性更高，引起输卵管梗阻继发不孕，并增加异位妊娠的风险。未经治疗的衣原体感染孕妇所生新生儿中 50% 可能获得衣原体感染（见第 218.3）。带有沙眼衣原体感染的女性患 HIV 感染的风险比其他人高 3~5 倍。

## ■ 预 防

及时治疗性伴侣对减少再感染的风险至关重要。如果他们在患者出现症状前 60d 有过性行为，性伴侣应及时评估并接受治疗。即使最后性接触 > 60d 也应该接受治疗。患者和他们的性伴侣应避免性交，直到单剂量方案的第 7d 或 7d 方案完成后。建议性行为活跃的青少年女性、20~25 岁妇女以及有新的或多个性伴侣或者使用不同屏障性避孕工具等高险因素年龄稍高的妇女每年应常规筛查沙眼衣原体。对部分妇女进行性风险评估可预测其是否需要更加频繁的进行筛查。

### 参考书目

参考书目请参见光盘。

## 218.3 新生儿结膜炎及肺炎

*Margaret R. Hammerschlag*

## ■ 流行病学

据报道，5%~30% 的孕妇有衣原体生殖道感染，生产时发生垂直传播的概率为 50%。婴儿可被感染一个或多个部位，包括结膜、鼻咽部、直肠和阴道。剖宫产因羊膜完整，故垂直传播罕见。在美国，孕妇全身沙眼衣原体感染的产前筛查及治疗戏剧性的减少了新生儿衣原体感染的发生。但是在产前筛查尚未开展的国家，如荷兰，沙眼衣原体仍是新生儿感染的主要病原，约引起超过 60% 的新生儿结膜炎。

### 包涵体性结膜炎

衣原体阳性且未经治疗的妇女所生婴儿中，约 30%~50% 发生结膜炎。常于生后 5~14d 出现症状，羊膜早破者更早。临床表现不一，可表现为少量黏液样的轻微结膜炎，也可表现为大量脓性分泌物的重症结膜炎，伴球结膜水肿、假膜形成。结膜脆性增大，用拭子擦拭可出血。衣原体结膜炎应与影响视力的淋球菌性眼炎相鉴别。

### 肺 炎

未经治疗的活动期衣原体感染的母亲所生新生儿中 10%~20% 发生沙眼衣原体肺炎，鼻咽部衣原体感染仅 25% 发生肺炎。婴儿期沙眼衣原体肺炎有其特征性表现，常于生后 1~3 个月时隐匿起病，表现为持续性咳嗽、呼吸急促、不发热。听诊闻及湿啰音，哮鸣音少见。无热、无哮鸣音有助于与呼吸道合胞病毒肺炎相鉴别。特征性的实验室检查为周围血嗜酸性粒细胞增多（>400/mm$^3$），胸片常表现为过度充气伴轻度肺间质或肺泡浸润影。

### 其他部位感染

衣原体阳性的母亲所生新生儿可有直肠或阴道感染，这些部位的感染无症状，以后发现时可能引起混淆。围产期获得的直肠、阴道和鼻咽部感染可持续 3 年以上。在鼻咽部培养中用属特异性单克隆抗体进行鉴定时，肺炎衣原体还可以和沙眼衣原体相混淆。

## ■ 诊 断

最具诊断意义的检查是从结膜或鼻咽部分离出沙眼衣原体。可用的非培养方法包括直接荧光抗体法（DFA）和 NAATs，但目前只有 DFA 被批准用于衣原体结膜炎的诊断。和培养相比，该法检测结膜样本的灵敏度≥ 90%，特异性≥ 95%，但 DFA 检测鼻咽部标本时精确性欠佳。NAATs 诊断儿童沙眼衣原体的资料尚不足，PCR 检测婴儿结膜分泌物样本在诊断婴儿结膜炎时否具有和培养相当的诊断价值也缺乏数据支持。

## ■ 治 疗

婴儿沙眼衣原体结膜炎或肺炎的推荐药物为红霉素（碱或者乙基琥珀酸化的红霉素，每天 50 mg/kg，分 4 次口服，共 14d）。口服用药治疗结膜炎的理由是这些婴儿 50% 及以上有鼻咽部或其他部位感染，而且研究证明局部用磺胺类眼药水和红霉素眼膏无效。口服红霉素治疗的失败率是10%~20%，部分患儿需要第二疗程的治疗。一项小型研究显示短期使用阿奇霉素（每天20 mg/kg，口服，共3d）和红霉素治疗14d疗效相当。沙眼衣原体感染的母亲及母亲的性伴侣均应接受生殖道感染的经验性治疗。口服红霉素和婴儿肥厚性幽门梗阻的相关性曾有报道在暴露于百日咳的小于6周婴儿预防性用药时发生。

## ■ 预　防

局部使用红霉素、四环素眼膏或硝酸银不能预防衣原体眼炎、沙眼衣原体鼻咽部定植、衣原体肺炎。最有效的控制围产期衣原体感染的方法是孕妇的筛查及治疗。治疗孕妇沙眼衣原体感染，CDC推荐阿奇霉素（1g，口服，1剂）或阿莫西林（500mg，口服，每天3次，共7d）作为一线疗法。红霉素（250mg，口服，每天4次，共14d）或乙基琥珀酸化的红霉素（800 mg，每天4次，口服，共7d或400mg，口服，每天4次，共14d）可供选择。孕母治疗失败可能是依从性差和从未经治疗的性伴侣处再感染。

## 参考书目

# 218.4　性病淋巴结肿

Margaret R. Hammerschlag

性病淋巴结肿（LGV）是由沙眼衣原体LGV生物变种的L1、L2和L3血清型引起的全身性性传播疾病。与沙眼生物变种不同，LGV株嗜淋巴组织。已有20例儿童LGV的报道，美国每年成人报告病例不到1000例。在欧洲和美国男同性恋中，LGV有复燃倾向，他们中许多为HIV感染者和吸毒者，尤其是冰毒使用者。

## ■ 临床表现

Ⅰ期LGV的特征性表现是原发感染处的无痛性、一过性生殖器丘疹。Ⅱ期表现以单侧大腿或腹股沟淋巴结炎为特征，表现为淋巴结肿大、疼痛，可破溃、流脓，尤其是男性。女性外阴部淋巴回流至腹膜后淋巴结。发热、肌痛、头痛常见。Ⅲ期可见生殖器肛门直肠综合征，表现为直肠阴道瘘、肛门狭窄、尿道破坏。男性与男性发生性关系，直肠感染LGV易导致严重、急性的直肠结肠炎，易与炎性肠病或肿瘤相混淆。

## ■ 诊　断

通过腹股沟淋巴结抽吸物的沙眼衣原体血清学检查或培养、分子检测，可以确诊LGV。

大多数LGV患者补体法测结合抗体滴度>1∶16。软下疳和单纯疱疹病毒感染可根据同时出现疼痛性腹股沟溃疡而与LGV鉴别。梅毒可通过血清学检测进行鉴别，但混合感染时有发生。

## ■ 治　疗

推荐使用多西环素（100mg，口服，每天2次，共21d）治疗。可用红霉素（500mg，口服，每天4次，共21d）替代治疗。阿奇霉素（1g，口服，1周1次，共3周）可能有效，但临床资料缺乏。LGV患者的性伴侣如在发病前30d内与患者有性接触也应接受治疗。

## 参考书目

参考书目请参见光盘。

（谢军　译，刘恩梅　审）

# 第219章　鹦鹉热（鹦鹉热衣原体感染）

Stephan A. Kohlhoff, Margaret R. Hammerschlag

鹦鹉热衣原体为鹦鹉热（也叫鸟疫或饲鸟病）的病原，主要引起动物感染，较少使人致病。鸟类鹦鹉热衣原体感染又叫禽衣原体病。

补充内容请参见光盘。

（龙晓茹　译，刘恩梅　审）

# 第11篇　立克次体感染

## 第220章

## 斑疹热和过渡群立克次体病

*Megan E. Reller, J. Stephen Dumler*

立克次体物种基于血清学反应分为"斑疹热"和"斑疹伤寒"群。斑疹热群含有编码外膜蛋白A的（ompA）基因，而斑疹伤寒群不含此基因。完整的基因组序列使立克次体物种内的区分更加精细，一些含有ompA基因却在遗传学上截然不同于斑疹热群的立克次体已被重新划分为过渡群。许多立克次体斑疹热群对人类都是致病性的（表220-1），其中包括导致蜱传落基山斑疹热（RMSF）的立氏立克次体，导致地中海斑疹热（MSF）或南欧斑疹热的康氏立克次体，导致北亚蜱传斑疹伤寒的西伯利亚立克次体，导致东方斑疹热的日本立克次体，导致弗林德斯岛斑疹热或泰国剔斑疹伤寒的弗诺立克次体，致非洲蜱咬热的非洲立克次体，和未命名的以色列斑疹热立克次体，以及其他一些可能的群种。过渡组的立克次体成员包括导致螨传立克次氏痘疹的小蛛立克次体；引起猫蚤型斑疹伤寒的猫立克次体；以及引起昆士兰蜱传斑疹伤寒的澳大利亚立克次体。

感染斑疹热及过渡群立克次体的临床症状与地中海斑疹热类似，均表现为发热、斑丘疹，蜱咬部位焦痂。以色列斑疹热通常病情更重，在儿童可导致死亡。非洲蜱咬热病情相对轻，包括水泡性皮疹，并且常常伴有大量焦痂。新的具有潜在致病性的立克次体也已经确定，包括蜱传淋巴结肿大的斯洛伐克立克次体和通过北美斑点钝眼蜱咬伤引起虫咬性焦痂的派氏立克次体。在斑疹热群和过渡群中，只有立氏立克次体、派氏立克次体、猫立克次体，和螨立克次体可导致美国本土疾病。

### 220.1　落基山斑疹热（立氏立克次体）

*Megan E. Reller, J. Stephen Dumler*

落基山斑疹热（RMSF）是美国最常见、最严重的立克次体病，也是次于莱姆病的最常见的媒传疾病。虽然落基山斑疹热很少见，但其漏诊和漏报率很高。当临床表现为发热、头痛和夏季皮疹时，尤其是上述症状出现于蜱虫叮咬后，应考虑鉴别诊断落基山斑疹热。由于此病延误诊治可导致暴发和死亡，临床怀疑此病即应及时治疗。

#### ■ 病　因

RMSF是由专性细胞内寄生的立氏立克次体感染内皮细胞引起的全身感染。

#### ■ 流行病学

落基山斑疹热这一叫法是历史由来，最初是在蒙大拿州落基山脉的比特鲁地区发现的。现在这个地区关于此病的报道极少，而在整个美国大陆（除外佛蒙特州，缅因州）、加拿大西南部、墨西哥、中美洲和南美洲均有此病的报道，但西半球之外尚无报道。2006年，多数落基山斑疹热病例发生于北卡罗来纳州、田纳西州、密苏里州、俄克拉荷马州、弗吉尼亚州、阿肯色州、亚拉巴马州、马里兰州、乔治亚州和南卡罗来纳州。人类进入过去无人居住的地区，导致一些病例在新地区出现，比如美国东北部地区。RMSF的发病具有一定周期性，且在过去的几十年发病率整体呈上升趋势。疾病控制和预防中心（CDC）每年接收到的病例报告平均每年都呈稳步上升趋势（2001—2004年515例，1993年至1998年1071例，2006—2008年2000例）。蜱虫栖息地，包括树木繁茂的地区或沿海草原和盐沼，都与落基山斑疹热发病相关联，在农村和城市均有发病密集区。家庭内的群体发病反映了共同的环境暴露与发病相关。在美国，90%的病例发生于人们户外活动时间最多的时间段四月至九月。RMSF在儿童中发病率最高的是>5岁的儿童，且男孩多发。

#### ■ 传播媒介

蜱是立氏立克次体的天然宿主，储存宿主及载体。蜱通过经卵传播（已感染立氏立克次体的蜱将感染性传递给后代）来保持其在自然环境中的感染性。携带立克次体的蜱虫的繁殖率大大低于未感染的蜱；因此，水平传播（蜱通过短暂的叮咬吸食感染立氏立克次体动物宿主的血液，如小型哺乳动物或狗，从而感染立

表 220-1 人类立克次体病总结（包括立克次体属、东方体属、埃立克体属、红孢子虫属、新立克次体属，柯克斯氏体属）

| 疾病分类（按病因分群） | | 节肢动物携带者，传播宿主 | | 分布地域 | 临床特点 | 实验室检查 | 诊断实验 | 治疗† |
|---|---|---|---|---|---|---|---|---|
| 斑疹热群 | | | | | | | | |
| 落基山斑疹热 | 立氏立克次体 | 蜱虫叮咬：矩头蜱属（硬蜱，犬蜱）<br>血红扇头蜱/棕色犬壁虱（棕色犬蜱） | 犬类、啮齿动物 | 西半球 | 发烧，头痛，皮疹*，呕吐、腹泻、轻度小腿肌肉痛 | AST, ALT ↓<br>Na（轻度）↓<br>血小板 ± 白细胞减少，核左移 | 早期：IH, DFA, PCR<br>1 周以后：IFA | 多西环素、四环素、氯霉素 |
| 地中海斑疹热（南欧斑疹热）（马赛热） | 康氏立克次体 | 蜱虫叮咬：血红扇头蜱/棕色犬壁虱（棕色犬蜱虫） | 犬类、啮齿动物 | 非洲、地中海、印度、中东地区 | 无痛性焦痂（黑斑）局部，发热，头痛，皮疹*，肌痛 | AST，A LT ↓<br>Na（轻度）↓<br>血小板 ±<br>白细胞减少，核左移 | 早期：IH, DFA, PCR<br>第 1 周以后：IFA | 多西环素、四环素、氯霉素、阿奇霉素、克拉霉素、氟喹诺酮 |
| 非洲蜱咬热 | 非洲立克次体 | 蜱虫叮咬 | 牛或羊? | 撒哈拉以南的非洲、加勒比海、欧洲 | 发热，单一或多个焦痂局部淋巴结肿大，皮疹*（可为水泡） | AST, ALT ↓<br>血小板 | 早期：IH, DFA<br>第 1 周后：IFA | 多西环素 |
| 蜱传淋巴结肿大（蒂博洛） | 斯洛伐克立克次体 | 蜱虫叮咬：矩头蜱属 | ? | ? | 焦痂（鳞屑），淋巴结疼痛 | ? | PCR | 多西环素 |
| 过渡群 | | | | | | | | |
| 立克次痘疹 | 小蛛立克次体（螨立克次体） | 螨虫叮咬 | 螨虫 | 北美、俄罗斯、乌克兰、亚得里亚海、韩国、非洲的南部 | 武同学焦痂，溃疡或丘疹，轻度淋巴结肿大，发烧、头痛、皮疹*（可为水疱） | ↓ WBC | 早期：IH, DFA<br>第 1 周后：IFA | 多西环素、氯霉素 |
| 猫蚤型斑疹伤寒 | 猫立克次体 | 跳蚤叮咬 | 负鼠、猫、犬 | 西半球，欧洲 | 发热、皮疹* 头痛 | ? | 早期：PCR<br>第 1 周后：IFA | 多西环素 |
| 斑疹伤寒群 | | | | | | | | |
| 鼠型斑疹伤寒 | 斑疹伤寒立克次体 | 跳蚤粪便 | 老鼠、负鼠 | 全世界 | 发烧，头痛，皮疹*，肌痛，呕吐 淋巴结增多，肝脾大 | AST, ALT<br>↓ Na（轻度）<br>↓ WBC<br>↓ 血小板 | 早期：DFA<br>第 1 周后：IFA | 多西环素、氯霉素 |
| 流行性斑疹伤寒（虱传播）复发形式：勃秦氏病 | 普氏立克次体 | 虱子粪便 | 人类 | 南美洲、中美洲、墨西哥、非洲、亚洲、东欧 | 发烧、头痛、腹痛、皮疹*，中枢神经系统障碍 | AST, ALT<br>↓血小板 | 早期：无<br>第 1 周 后：IgG/IgM, IFA | 多西环素四环素<br>氯霉素 |
| 飞鼠斑疹伤寒（森林型） | 普氏立克次体 | 虱子粪便？跳蚤粪便或叮咬？ | 美洲飞鼠 | 美国东部 | 同上（常较轻） | AST, ALT<br>↓血小板 | 早期：无<br>第 1 周后：IFA | 多西环素、四环素、氯霉素 |

表 220-1（续）

| 疾病分类（按病因分群） | | 节肢动物携带者，传播宿主 | | 分布地域 | 临床特点 | 实验室检查 | 诊断实验 | 治疗† |
|---|---|---|---|---|---|---|---|---|
| 恙虫病 | | | | | | | | |
| 恙虫病 | 恙虫病东方体 | 恙螨叮咬：纤恙螨 | 啮齿动物？ | 南亚、日本、印尼、韩国、中国、俄罗斯、澳大利亚 | 发热，皮疹*，头痛，无痛性焦痂，肝脾大，胃肠道症状 | ↓血小板<br>AST, ALT | 早期：无<br>第1周后：IFA | 多西环素、四环素、氯霉素<br>如对多西环素耐药：利福平<br>阿奇霉素 |
| 埃立克体病毒传染和无形体病 | | | | | | | | |
| 人单核细胞埃立克体病 | 查非埃立克次体 | 蜱虫叮咬：美洲钝眼蜱（孤星蜱） | 蜱虫叮咬：美洲钝眼蜱（孤星蜱） | 美国、欧洲？非洲？亚洲？ | 发热、头痛、烦躁不适、肌痛、皮疹*‡，肝脾大‡，手足水肿‡ | AST, ALT<br>↓WBC<br>↓血小板<br>↓Na（轻度） | 早期：PCR<br>第1周后：IFA | 多西环素、四环素 |
| 人粒细胞无形体病 | 嗜吞噬细胞无形体 | 蜱虫叮咬：硬蜱属 | 啮齿动物鹿，反刍动物 | 美国、欧洲、亚洲 | 发热、头痛、烦躁不适、肌痛 | AST, ALT<br>↓WBC,<br>↓ANC<br>↓血小板<br>↓Na（轻度） | 早期：PCR，血涂片<br>第1周后：IFA | 利福平 |
| 伊氏埃里克体感染 | 伊氏埃立克体 | 蜱虫叮咬：美洲钝眼蜱 孤星蜱） | 犬、鹿 | 美国（东南边中南部） | 发热、头痛、烦躁不适、肌痛 | AST, ALT, ↓WBC<br>↓血小板<br>↓Na（轻度） | 早期：PCR<br>第1周后：IFA | 多西环素、四环素 |
| Q热病 | | | | | | | | |
| Q热病：急性（慢性，请参阅文本） | 立克次体 | 吸入气溶胶感染：接触临产动物。屠宰场、受污染的奶酪和牛奶？蜱虫 | 牛、绵羊、山羊、猫、兔子 | 全世界 | 发热、头痛、关节痛，、肌痛、胃肠的症状、咳嗽、肺炎、皮疹（儿童） | AST, ALT<br>WBC<br>↓血小板<br>间质浸润 | 早期：PCR<br>1第周后：IFA | 多西环素、四环素氟喹诺酮、复方新诺明 |

ALT：谷丙转氨酶；ANC：绝对中性粒细胞计数；AST：谷草转氨酶；CNS：中枢神经系统；DFA：直接荧光抗体；IFA：间接萤光抗体法；IgG：免疫球蛋白 G；IgM：免疫球蛋白 M；IH：免疫组织化学法；PCR：多聚酶链式反应；WBC：白细胞

* 皮疹并非首发症状，但常在一周内出现

† 粗体是首选治疗药物

‡ 儿童常见，成年人少见

氏立克次体）有助于维护蜱的立克次体感染率。蜱在叮咬过程中通过唾液将病原传播给哺乳动物宿主（包括人类）。当接触到血液或温度升高后，蜱体内的立氏立克次体致病力将增强。因此，被蜱叮咬吸附的时间越长，被感染的风险就越大。立氏立克次体的最主要宿主是分布于美国东部和加拿大的变异矩头蜱（美洲犬蜱）、分布于美国西部和加拿大的安氏革蜱（木蜱）、分布于美国西南部和墨西哥的血红扇头蜱（棕色犬壁虱），分布于中南美洲的卡延钝眼蜱（图 220-1）。

狗可以作为立氏立克次体的储存宿主，但自身也可感染 RMSF，并能使感染的蜱接触到人类。血清学研究表明，许多 RMSF 患者可能是与携带在家犬身上的蜱接触后感染此病的。

人类也可因试图移走吸附于身上的蜱而受到感染，因为携带立氏立克次体的蜱虫的体液或粪便可通过摩擦进入叮咬伤口，或通过被污染的手指在进入眼结膜。最后，通过空气吸入的立克次体也引起过实验室工作人员的严重感染甚至死亡。

## ■ 病理学与发病机制

全身感染最明显的部位是皮肤（皮疹），但几乎所有器官和组织都会受到影响。蜱唾液进入真皮中，立克次体通过蛋白质配体附着于血管内皮细胞，并启动立克次体介导损伤宿主细胞膜。这种损伤诱导膜的内吞作用，内化立克次体，通过持续溶解液泡膜使其进入胞液。斑疹热群可以启动细胞内肌动蛋白聚合，以实现定向运动，因此立克次体可以在轻微损伤宿主细胞的情况下更易侵入邻近的细胞。立克次体通过使细胞膜过氧化，蛋白酶活化，或持续磷脂酶活性来实现增殖和损害宿主细胞。

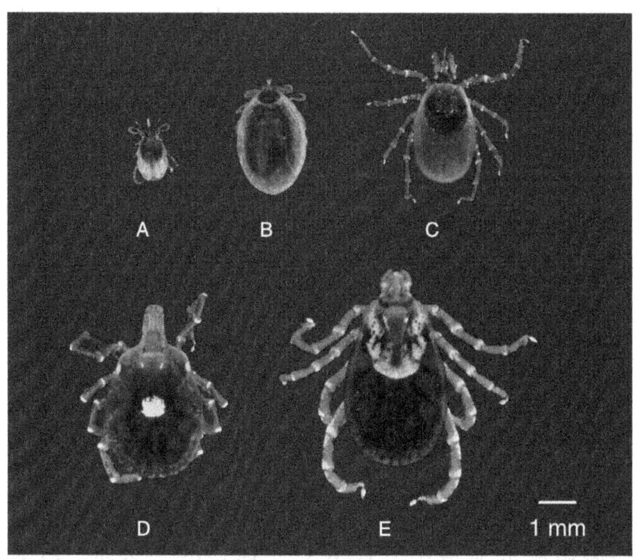


**图 220-1（见彩图）** 立克次体病的蜱虫媒介：肩突硬蜱（鹿蜱）的未结合若虫（A），结合若虫（B），雌性成虫（C）是引起人类粒细胞性无形体病的人粒细胞无形体的携带者，美洲钝眼蜱（孤星蜱虫）的雌性成虫（D）是引起分别导致人类单核细胞的埃立克体病毒感染和伊氏埃立克体病毒感染的埃利希体和伊氏埃立克体的携带者，变异革蜱（美国狗蜱虫）的雌性成虫（E）是引起落基山斑疹热的立氏立克次体的携带者

引起病初的斑点或斑丘疹的组织学改变是血管周围淋巴细胞浸润和组织细胞的水肿，但没有明显内皮损伤。受感染的内皮细胞胞浆内立克次体的增殖导致小静脉和毛细血管淋巴细胞或白细胞破碎性血管炎，表现为瘀斑。这一过程最终导致微血管渗漏和组织灌注不足，并可能导致终末器官缺血性损伤。立克次体存在于远心端受累及的炎性血管内皮细胞内。炎症罕见情况下导致非闭塞性血栓。极少数情况下，大小血管可能被血栓完全阻塞，从而导致组织梗死或出血性坏死。间质性肺炎和血管渗漏可能导致非心源性肺水肿，脑膜脑炎可引起明显的脑水肿。

感染原存在下将引发炎症级联反应，包括细胞因子，如肿瘤坏死因子 -α（TNF-α），白细胞介素 1β 和 γ- 干扰素（IFN-γ）的释放。血管内皮细胞感染立氏立克次体会介导表面的 E- 选择素表达和促进凝血活性。趋化因子的释放与血管选择素的表达导致在受损内皮细胞内淋巴细胞、巨噬细胞浸润，甚至中性粒细胞浸润。局部炎症反应和免疫应答可能是立克次体病特征性血管损伤的原因。然而，炎症反应和免疫应答的有利作用更大。阻断 TNF-α 和 IFN-γ 会使感染斑疹热群立克次体的动物存活率降低，感染率上升，可能是阻止了一氧化氮合酶的上调及精氨酸依赖的细胞内杀伤作用。分泌穿孔素的 $CD8^+$ T 淋巴细胞和分泌 γ-IFN 的自然杀伤细胞与被感染的内皮细胞直接接触，有助于感染的控制。内皮细胞感染立克次体后会导致促凝血分子表达上调，凝血因子、血小板黏附因子消耗，内皮细胞连接蛋白溶解，白细胞游走，并可导致弥漫性血管内凝血（DIC）。

## ■ 临床表现

RMSF 在儿童的潜伏期为 2~14d，平均 7d。虽然蜱叮咬的部位不太明显，但 60% 的病例均可追踪到患儿或其父母有捻除吸附于患儿身上蜱虫的病史。流行病学线索包括居住或参观疫区，在树林里徒步旅行，季节性，家庭成员中有类似患者以及与犬类（尤其是病犬）亲密接触。临床表现不明显或较轻微的病例很少，可能是没有被上报。在患者的护理上，最初表现为非特异性，其症状包括头痛，食欲缺乏，肌肉疼痛和烦躁不安，小腿肌肉的疼痛和压痛在儿童尤为常见。

胃肠道症状，包括恶心、呕吐、腹泻和腹痛，通常发生（39%~63%）在疾病早期。

典型的临床三联征为：发热、头痛、皮疹，可在44%的患者观察到，但在报告当中仅有3%。如果不治疗，发烧和头痛将持续不退。发热可超过40℃，并可能持续升高，或可大幅波动。头痛通常是持续性的，较严重，且对止痛药反应差。

皮疹通常出现于病程2~4d后，在儿童中约有5%，成人中可达20%患者观察不到皮疹出现。儿童比成人发生皮疹的可能性更大。皮疹初期表现为散在性、色苍白、玫瑰红色斑疹或斑丘疹，特征性分布于肢端，包括脚踝、手腕或小腿（图220-2）。随后皮疹可迅速蔓延到全身，甚至手足心。数日后，皮疹可形成瘀点或表现为出血性，有时形成紫癜。在严重病例，瘀点可以扩大成瘀斑，甚至造成组织坏死。继发于立克次体血管炎和血栓的血管阻塞是很罕见的，但发生时可导致严重的足趾、耳垂、阴囊、鼻子或整个肢体的坏疽。

中枢神经系统：中枢神经系统感染通常表现为假性脑膜炎和感觉障碍。此外，患者可表现共济失调、惊厥、昏迷或听觉障碍。脑脊液检查结果通常是正常的，但1/3病例可有单核细胞增多（<10~300/μL）和20%病例可有蛋白升高（<200mg/dL）。神经影像学检查通常仅能发现一些对治疗方案无意义的细微异常。在重症患者中已观察到脑水肿，脑膜强化和明显的血管周围间隙。

其他肺部病变成年人更常见，临床上可表现为啰音、肺部浸润和非心源性肺水肿。其他症状包括结膜充血、眶周水肿、手背和足部水肿，以及肝脾大。严重的病例可出现心肌炎、急性肾衰竭、血管萎陷。

葡萄糖-6-磷酸脱氢酶（G6PD）缺乏患暴发性RMSF的概率大大增加，爆发性RMSF表现为在感染立氏立克次体后5d内死亡。暴发性RMSF病程中以严重的凝血功能障碍以及广泛的全身血栓形成为特点，导致肾衰竭、肝衰竭、呼吸衰竭。暴发型RMSF的临床转归特征包括昏迷，呼吸窘迫，急性肾衰竭，肝大，黄疸，以及类DIC综合征。

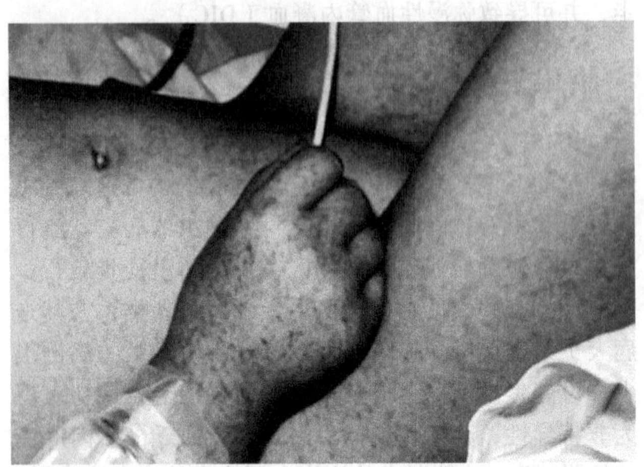

图220-2（见彩图） 落基山斑疹热（Debra Karp Skopocki, MD.）

有时，立克次体感染引起的血管炎是一个局部反应，类似于阑尾炎或胆囊炎。全面的评估通常可以揭示全身性反应，这样就可避免不必要的外科手术干预。

## ■ 实验室检查

实验室检查普遍异常，但无特异性。通常，白细胞总数病初可正常或降低，但白细胞会随着疾病进展而增多。其他异常包括中性粒细胞核左移、贫血（33%），血小板减少（<150 000/μL，33%），低钠血症（<130mEq/mL，20%），血清转氨酶水平升高（50%）。

## ■ 诊　断

诊断和治疗的延误可导致疾病发展为重症，甚至死亡。在RMSF急性期没有可靠的确诊方式，其治疗方案必须基于流行病学、临床和实验室结果。发病于春秋季之间，有发热伴随头痛和肌肉痛（尤其是病史中有蜱、犬类有接触史，或在森林、有蜱出没的农村地区活动史）的患者，应考虑RMSF。有蜱接触史、皮疹（特别是手掌或脚掌），白细胞计数正常或降低，中性粒细胞有明显核左移，血小板计数减少以及低钠血症均支持RMSF的诊断。在无出疹或皮肤黝黑而难以辨别皮疹的患者，则诊断难度更大。儿童死亡病例中一半发生在出现症状后的前9d。因此，对于临床怀疑病例，应在得到最终的化验结果之前即开始治疗。此外，对早期治疗的反应情况也有助于诊断。

如果皮疹出现，在起病3d内，通过瘀点处组织的活检及对内皮细胞内的立克次体抗原进行的免疫组化或荧光免疫分析，血管性立克次体感染即可被诊断。虽然这些方法特异性很高，该方法的灵敏度最高仅为是70%。此外，其灵敏度受早期抗生素使用影响，因为感染的局限性而导致未能选取最合适皮损活检，或选取组织不够。在疾病预防控制中心、部分医疗机构及相关实验室可以通过聚合酶链反应（PCR）检测组织或血液中立氏立克次体核酸，然而，PCR检测血液中病原核酸的灵敏性与是免疫组化法检测病原相近，均低于通过PCR检测组织中的病原核酸，可能是因为血液中立克次体的浓度通常是非常低的（<6个/mL）。

因为抗体滴度起病1周后才上升，血清学检查成为最常用的确诊疾病的最后一步的，而且是回顾性的。RMSF 诊断的金标准是急性期和恢复期（2~4 周）相比，间接荧光抗体试验（IFA）测得的血清 IgG 抗体滴度增加 4 倍，或者出现血清转化现象。一个单一的抗体滴度是既不敏感（患者可在出现血清转换之前死亡）也不特异（滴度升高亦可代表既往感染）。通过目前的血清学方法，RMSF 不能准确地与其他斑疹热群立克次体的感染区分开来，也可能与斑疹伤寒群立克次体存在交叉反应，但斑疹伤寒群感染时滴度相对低。交叉反应不存在于埃立希体属或无形体属之间。韦尔－菲利克斯抗体测试由于缺乏灵敏度和特异性，不能应用。RMSF 在美国属于强制申报疾病。

## 鉴别诊断

其他立克次体的感染很容易与 RMSF 混淆，尤其是人类埃立希体病和鼠型斑疹伤寒。RMSF 也可以模拟其他各种病原发病，如脑膜炎双球菌血症和肠道病毒感染。血培养阴性可以排除脑膜炎双球菌血症。利用 PCR 可以鉴别肠道病毒感染患者和有无菌性脑膜炎、脑脊液淋巴细胞细胞增多的立氏立克次体感染患者。其他需要鉴别诊断的疾病：伤寒、二期梅毒、莱姆病、钩端螺旋体病、鼠咬热、猩红热、中毒性休克综合征、风湿热、风疹、微小病毒感染、川崎病、特发性血小板减少性紫癜、血栓性血小板减少性紫癜、过敏性紫癜、溶血性尿毒综合征、无菌性脑膜炎、急性胃肠炎、急腹症、肝炎、传染性单核细胞增多症、噬血细胞综合征、登革热和药物反应。

## 治　疗

目前经实践证明有效治疗 RMSF 的药物是四环素和氯霉素。在所有年龄段（包括儿童）可疑 RMSF 患者，首选治疗为：多西环素 [4mg/（kg·d），12h 每次，口服或静滴，最大剂量 200mg/d]。四环素 [25~50mg/（kg·d），每 6h 口服 1 次，最大剂量 2g/d] 可备选。对多西环素过敏或孕妇可选择氯霉素 [50~100mg/（kg·d），每 6h 静滴 1 次，最大剂量 4g/d]，因氯霉素相对四环素来说，已被证明是一个独立的增加死亡率的危险因素，若使用，应维持氯霉素的血药浓度在 10~30μg/ mL 的水平。对孕妇而言，氯霉素是优选药，多西环素对胎儿的牙齿、骨骼以及母亲的肝脏有潜在副作用。虽然四环素和多西环素可导致 8 岁以下儿童牙齿色素沉着，RMSF 是一种可危及生命的疾病，及时治疗是非常必要的。牙齿的色素沉着有剂量依赖性，在儿童 RMSF 基本不需要多个疗程。氯霉素很少导致再生障碍性贫血，在美国已经不再有氯霉素口服制剂。多西环素相对氯霉素的另一个优势是对 RMSF 伴随的埃利希体感染亦有效。因为可能增加 RMSF 发病率和死亡率，磺胺类药物已不再应用。其他抗生素，包括青霉素、头孢菌素和氨基糖苷类，效果不理想。其他可替用的抗微生物制剂，如氟喹诺酮类和大环内酯类（阿奇霉素和克拉霉素），现暂无疗效评估。

疗程至少 5~7d，用药至少热退后 3d，以避免复发，尤其是在早期治疗患者。治疗的患者通常在 48 小时退热，所以全疗程通常 <10d。

## 支持疗法

大多数病例经过适当的抗生素治疗后可快速治愈，不需要住院或其他支持治疗。严重感染病例则需要重症监护。在重症儿童应尤其注意血流动力学状态监测，由于弥漫性的微血管损伤易侵及肺部、脑及脑膜，造成医源性肺或脑水肿。当发生脑膜脑炎时，提倡合理使用激素，但对于激素的效果，暂无相关的对照试验证据。

## 并发症

RMSF 的并发症包括肺微血管渗漏所致的非心源性肺水肿，脑膜脑炎所致的脑水肿，和由立克次体血管炎和（或）灌注不足、局部缺血（急性肾衰竭）导致的多器官损害（肝炎，胰腺炎，胆囊炎，表皮坏死，坏疽）。在住院时间≥ 2 周的患者更可能发生远期的神经系统后遗症，可出现下肢轻瘫，听力损伤，周围神经病变；大小便失禁，小脑、前庭和运动功能障碍，语言障碍。学习障碍和行为障碍是重症儿童最常见的神经系统后遗症。

## 预　后

诊断和治疗的延误是导致发展为重症感染甚至死亡的重要因素。在有效的抗菌治疗出现之前，该病的儿童和成人的病死率分别为 10% 和 30%。该病在得克萨斯州 1986 年至 1996 年的死亡率 为 8.5%，而现在是 2%~7% 。仅根据血清学诊断会使 RMSF 的死亡率被低估，因为患者往往在发生血清学应答之前即死亡。尽管现有有效的治疗药物，但仍有病例死亡，这表明临床上对本病应高度警惕，并降低实行早期经验性治疗的门槛。现在抗生素使用管理严格，但早期未能得到治疗将可能导致不可逆的血管或终末器官损伤，以及远期后遗症甚至死亡。对无并发症病例早期进行治疗可以在 1~3d 内快速退热，并在 7~10d 内痊愈。早期未能得到治疗的病例对治疗的反应也要差一些。没有接受治疗而幸存的病例，发热在 2~3 周才消退。

## ■ 预 防

目前暂无可预防此病的有效疫苗。RMSF 最好的预防手段为预防犬类被蜱叮咬或吸附并积极治疗患犬，避免接近有蜱出没的林地或草地，使用含有避蚊胺驱虫剂，穿防护服，并仔细检查在蜱出没地点玩耍的儿童是否被蜱叮咬。RMSF 病后可获得终身免疫。

迅速和彻底清除附于身体的蜱有助于降低被传染风险，因为在蜱体内的立克次体需要被重新激活才能致病，而重激活至少需要数小时至数天的体温或血液接触。与现行流行观点不同的是，凡士林、70 %异丙醇，指甲抠或火柴灼烧，均不能有效清除蜱 。应用镊子夹住蜱虫口器吸附于皮肤的部位，轻柔、稳定的用力，实现非旋转用力，就可以去除蜱的口器。附着的部位应进行再次消毒。由于蜱的体液可能具有传染性，不应挤压蜱。被除去的蜱应浸泡在酒精或从厕所冲走，手要洗净，以避免将病原意外接种到结膜、黏膜或皮肤破损处。四环素和氯霉素并不能杀死立克次体，仅能延缓疾病的发生和延长潜伏期从而混淆临床表现，故不应预防性使用抗生素。

# 220.2 地中海斑疹热或南欧斑疹热（血管毒性康氏立克次体）

*Megan E. Reller, J. Stephen Dumler*

南欧斑疹热是由康氏立克次体及其相关的亚种引起的，于 1909 年在突尼斯首次描述，它也被称为地中海斑疹热（MSF）、肯尼亚蜱传斑疹伤寒，印度蜱媒斑疹伤寒、以色列斑疹热和阿斯特拉罕发热。此病可引起中等严重的血管极性立克次体病，在病初即出现蜱咬部位的焦痂。由于立克次体亚种间遗传多样性因而在临床表现上有轻微的差异。

## ■ 病 因

地中海斑疹热是专性细胞内寄生的康氏立克次体引起的全身血管内皮细胞感染。类似的物种分布在全球各地，如分布于俄罗斯、中国、蒙古和巴基斯坦的西伯利亚立克次体；分布于澳大利亚的弗诺立克次体和澳大利亚立克次体；分布于日本的日本立克次体分布于和分布于南非的非洲立克次体分布于（表 220-1）。根据抗原及相关 DNA 序列的分析，他们均与导致蜱传落基山斑疹热（RMSF）的立氏立克次体相似。

## ■ 流行病学

康氏立克次体分布区域较广，包括印度、巴基斯坦、俄罗斯、乌克兰、格鲁吉亚、以色列、摩洛哥、欧洲南部、埃塞俄比亚、肯尼亚和南非。自 1980 年以来南欧上报 MSF 病例数稳步增长，在某些地区，血清阳性率达 11%~26%，地中海盆地的七、八月份为发病高峰；在其他地区发病高峰则在蜱活动活跃的温暖月份。

## ■ 传播媒介

可通过棕色犬壁虱，血红扇头蜱或其他蜱种，如革蜱，血蜱，钝眼蜱，璃眼蜱，硬蜱咬伤后发生感染。群集发病的南欧斑疹热患者、受感染的蜱和受感染的犬均提示家犬是一个潜在性的传播媒介。

## ■ 病理学与发病机制

MSF 的病理机制与 RMSF 基本相同，除了在蜱咬伤传播立克次体部位出现焦痂。产生此病变的组织病理学包括真皮和表皮组织浅表坏死；真皮的大量淋巴细胞浸润，巨噬细胞和散在的中性粒细胞浸润；真皮的毛细血管和小静脉损伤。免疫组化染色证实，病灶包括含感染了立克次体的内皮细胞，但由于广泛的炎症和坏死致使血管结构很不清晰。立克次体直接介导的血管炎和由此产生的广泛炎症均导致了坏死。立克次体随后进入淋巴和静脉血，并随之传播导致全身性疾病。

## ■ 临床表现和实验室检查

典型症状包括发热，头痛，肌痛以及热程 3~5d 后出现丘疹。约 70%的患者可在蜱咬部位出现无痛性焦痂或黑斑伴局部淋巴结肿大。虽然曾经认为该病具有自限性，但这种感染可发展为严重病例，正如 RMSF。研究结果显示 1.4%~5.6%的病例出现紫癜、神经症状、呼吸和（或）急性肾衰竭、严重的血小板减少、甚至死亡。正如 RMSF，在 G6PD 缺乏症及身体一般情况差的患者，如酒精性肝病、糖尿病，此病往往较重。而在儿童，病情往往较轻。

## ■ 诊 断

MSF 和斑疹热群立克次体感染的诊断与 RMSF 的实验室诊断是相同的，对于 MSF，可通过对含有立克次体的组织进行活检，并进行免疫组织或荧光免疫分析，或通过离心分离辅助小瓶进行体外培养，当发生血清转换或急性期和恢复期的血清斑疹热群立克次体抗体滴度升高 4 倍以上时，可确病例。由于斑疹热群立克次体间存在抗原交叉反应，因此发生于美国的 RMSF 和发生欧洲，非洲和亚洲的 MSF 间无法通过这些方法来区分。

## ■ 鉴别诊断

鉴别诊断包括一些仅出现单一焦痂的疾病，如炭疽、细菌性臁疮、棕色隐遁蜘蛛咬伤、鼠咬热（由鼠咬热螺旋体引起）以及其他立克次体病（如立克次体痘疹，非洲蜱咬热，恙虫病）。斑疹热群立克次体中的非洲立克次体可导致非洲蜱媒斑疹伤寒，与 MSF 相比病情要轻些，往往表现为大量焦痂，偶尔有水疱疹。非洲蜱媒斑疹伤寒同 MSF 一样，均可发生在北非，但那些去撒哈拉以南非洲地区的灌木或高草稀树草原旅游的游客感染 MSF 常见。

## ■ 治 疗及支持治疗

MSF 的有效药物为四环素、多西环素、氯霉素、环丙沙星、氧氟沙星、左氧氟沙星、阿奇霉素、克拉霉素。剂量：多西霉素 [4mg/（kg·d），12h 1 次，口服或静滴，最大剂量为 200mg/d]。同 RMSF 一样，可选择四环素和氯霉素，也可选择阿奇霉素 [10mg/（kg·d），每天 1 次，口服 3d] 或克拉霉素 [15mg/（kg·d），每天 2 次，口服 7d]。特异的氟喹诺酮类药物疗法对儿童有无疗效尚未确定。部分严重病例需要重症监护。

## ■ 并发症

MSF 的并发症与 RMSF 类似。病死率约为 2%。在有 G6PD 缺乏症或糖尿病的 MSF 患者中，易发展为严重感染。

## ■ 预 防

MSF 通过由蜱虫叮咬传播，预防措施同 RMSF。目前暂无有效疫苗。

## 220.3 立克次体痘疹

*Megan E. Reller, J. Stephen Dumler*

立克次体痘疹（Rickettsia akari）是由通过鼠螨及血红异皮螨传播的鼠螨立克次体（即鼠螨）引起的疾病。鼠螨立克次体属于过渡群立克次体。这种有鼠螨寄生的老鼠在美国、欧洲、亚洲的各大城市均有分布。血清流行病学研究表明，这种感染在城市中通常患病率较高。但本病少见，通常病情较轻。与大多数的立克次体病不同，鼠螨立克次体的重要靶细胞是巨噬细胞。

水痘样疹是立克次体痘疹的最明显表现。其实，水痘样疹是在其他血管毒性立克次体感染引起的典型黄斑或斑丘疹基础上进一步发展的表现。就诊时大部分患者有发热，头痛，寒战。高达 90% 的情况下，可有无痛丘疹性或溃疡性病变或叮咬部位的早期焦痂，可伴有区域淋巴结轻度肿大。在一些患者中，斑丘疹可发展为水疱，并累及躯干，头部和四肢。这种感染通常具有自限性，不需要治疗。然而，短疗程的多西环素可加快病情缓解，有时应用于 >8 岁的病例和病情童相对严重幼童。此病少有并发症，少有病例死亡。

## 参考书目

参考书目请参见光盘。

（龙晓茹 译，刘恩梅 审）

# 第 221 章 恙虫病

*Megan E. Reller, J. Stephen Dumler*

恙虫病是东南亚及太平洋地区急性发热性疾病的重要原因。最近报告显示出现了对多西环素耐药的恙虫病菌株。同时感染恙虫病和 HIV 时，可以抑制 HIV 病毒的复制。

## ■ 病原学

恙虫病或恙虫热的病原体是恙虫病立克次体。与斑疹热群和斑疹伤寒群立克次体不同（表 220-1），恙虫病立克次体的细胞壁中缺乏脂多糖和肽聚糖。同其他血管毒性立克次体一样，恙虫病东方体感染内皮细胞，并导致血管炎，形成该疾病的主要临床病理特征。该病原也可感染心肌细胞和巨噬细胞。

## ■ 流行病学

每年大约有 100 万例恙虫病患者，据估计，有超过 10 亿人面临感染风险。恙虫病多发生于亚洲，包括韩国，巴基斯坦和澳大利亚北部。除外这些热带和亚热带地区，在日本、俄罗斯远东的滨海边疆区、塔吉克斯坦、尼泊尔和中国西藏也有发病。还有一些病例是由上述这些国家引入美国和世界其他地区。大多数儿童病例的感染发生于农村地区。在泰国，恙虫病在不明原因急性发热中占1%~8%。该病雨季多发，通常为6~11月。男孩发病率高于比女孩。

## 传播途径

恙虫病立克次体通过恙螨幼虫叮咬而传播，其中恙螨幼虫不但是传播媒介，又可作为贮存宿主。传播可发生于经卵巢传播（被感染的蜱将感染传播给它们的后代的途径）及由被感染动物传播给螨。因为只有在幼虫阶段才吸血，病原是否可以从已感染的啮齿动物宿主传播给未感染的螨虫还尚未得到证实。已发现恙虫病立克次体有多种血清型，部分可发生抗原交叉反应，不同血清型不会刺激机体产生交叉免疫反应。

## 病理与病因

恙虫病的发病机制尚未明确。最近的研究表明，该过程是由病理组织学检查可见的弥散性血管炎及血管周围炎症刺激所致的血管内皮细胞的广泛炎症所引起。尸检时发现血管损伤的主要结果可能为出血。然而，感染引起的血管损伤很可能是由免疫介导的炎症反应所致的大量血管渗漏所造成的。最终结果是显著的血管损伤和随之产生的终末器官损伤，与其他血管毒性立克次体病相同，临床症状常见于大脑和肺部。

## 临床表现及实验室检查结果

在儿童，恙虫病临床表现可轻可重。多数患者表现为就医前9~11d的发热（1~30d）。据报道，有23%~93%的患者可出现局部或全身淋巴结肿大，大约2/3患者出现肝脏肿大，大约1/3的儿童恙虫病患者出现脾大，高达40%患儿出现胃肠道症状，包括腹痛，呕吐，腹泻。在7%~68%的患者中，可出现单个无痛性焦痂及恙螨叮咬部位边缘的红斑，并且斑丘疹出现率<30%。1/4~1/3的儿童出现血小板减少，并且在40%左右患者可观察到白细胞增多症，但白细胞和血小板计数基本在正常范围内。

## 诊断和鉴别诊断

由于有发生严重并发症的可能，诊断与治疗决策应建立在临床怀疑和已证实的恙虫病血清学检查（如间接荧光抗体法）或免疫过氧化物酶测定的基础上。间接荧光抗体法在热程≥11d的病例灵敏度可达92%。虽然使用组织培养方法可对立克次体进行培养，而且聚合酶链式反应测试有非常高的灵敏度，这些诊断方法还没有被广泛使用。鉴别诊断包括不明原因发热、肠热症、伤寒、出血性登革热、其他立克次体病、兔热病、炭疽、登革热、钩端螺旋体病、疟疾和传染性单核细胞增多症。

## 治疗及支持治疗

恙虫病推荐的治疗方案为：多西环素[4mg/(kg·d)，口服或静注，12h 1次，最大剂量为200mg/d]。替代方案：四环素[25~50mg/（kg·d），口服，6h 1次，最大剂量2g/d]或氯霉素[50~100mg/（kg·d），6h 1次，静注，最大剂量4g/24h]。如果使用氯霉素，应监测血药浓度使之维持在10~30 μg/mL。治疗应持续至少5d，直至患者退热≥3d，以避免复发。然而，有报道称，单一剂量多西环素口服曾有效治疗选择此治疗方案的来自泰国大样本中所有38个恙虫病儿童。大多数孩子对多西环素或氯霉素可在1~2d（可1~5d）迅速起反应。在泰国的一些地区已经出现一些高毒力或潜在多西环素耐药的恙虫病东方体菌株。临床试验表明，对于以上菌株感染，阿奇霉素可作为有效选择，利福平优于多西环素。同样，一个对韩国儿童恙虫病的回顾性分析显示，罗红霉素同强力霉素、氯霉素一样的有效，这提示其可作为儿童或孕妇的一种替代疗法。5名印度孕妇使用环丙沙星治疗该病均产生副作用。重症患者需要重视血流动力学方面的重症监护。

## 并发症

该病严重并发症中，儿童肺炎发生率约10%，脑膜脑炎为20%~35%。急性肾衰竭、心肌炎以及脓毒性休克样综合征则较少见。脑脊液检查可见轻度的单核细胞增多，血糖水平正常。在大多数行胸部X光检查的患儿中可有肺门周围或支气管周围间质性浸润。儿童病例中死亡较少见，而未经治疗的患者病死率可高达30%。

## 预　防

避免接触传播恙虫病立克次体的恙螨是最基本的预防措施。防护服是另一个最有用的预防方式。感染可产生对同一菌株再感染的免疫力，但对不同菌株仍无免疫力。然而，由于该病原的自然菌株具有高度异质性，感染过该病后往往不能对再感染形成完全保护。

### 参考书目

参考书目请参见光盘。

（龙晓茹　译，刘恩梅　审）

# 第 222 章
# 斑疹伤寒群立克次体病

Megan E. Reller, J. Stephen Dumler

斑疹伤寒群立克次体（表 220–1）包括引起斑疹伤寒的斑疹伤寒立克次体和引起由虱传性或流行性斑疹伤寒的普氏立克次体，传染源分别是跳蚤和虱。普遍认为虱传性或流行性斑疹伤寒是最致命的立克次体病，即使经过治疗仍具有极高的病死率；鼠型斑疹伤寒病情较轻，可能因此而有少报漏报的现象。斑疹伤寒立克次体杆菌和普氏立克次体杆菌的基因组很相似。

## 222.1　鼠型斑疹伤寒（伤寒立克次体）

Megan E. Reller, J. Stephen Dumler

### ■ 病原学

鼠型斑疹伤寒由伤寒立克次体引起，传播途径是从被感染的跳蚤传播给大鼠等其他啮齿类动物或负鼠后，再传博给跳蚤。在跳蚤，伤寒立克次体很少经卵巢传播，即由亲代传播给子代。伤寒立克次体传播一般是由受感染的跳蚤传播给未感染的哺乳动物，哺乳动物感染后可发生一过性立克次体病，再将病原体传播给未受感染的跳蚤。

猫属立克次体是鼠型斑疹伤寒样疾病的新传染源。从遗传学看，这种新的立克次体是一种变异的立克次体，并且在猫蚤中能有效地经卵传递。猫属立克次体是从流行于美国和世界各地的鼠型斑疹伤寒地区的猫蚤中发现的，具有极高的经卵巢传播率。

### ■ 流行病学

鼠型斑疹伤寒在世界各地均有发现，尤其是温暖潮湿的沿海地区，可能是因为沿海地区有鼠蚤及大鼠生活，有助于鼠型斑疹伤害传播。当鼠群数量达到高峰时，也就是在春、夏、秋期间是鼠型斑疹伤寒发病高峰。尽管血清流行病学研究表明，在美国东南和中南部儿童普遍感染过鼠型斑疹伤寒，其感染率高于预计值，但鼠型斑疹伤寒最流行的地区却是得克萨斯州南部和加利福尼亚州南部，并且在流行区迅速扩展，因此该地区的儿科医生必须警惕鼠型斑疹伤寒。得克萨斯州南部的沿海地区，鼠型斑疹伤寒主要发生于 3 月到 6 月，与负鼠、猫、猫蚤（猫栉首蚤）有关。

### ■ 传播途径

斑疹伤寒立克次体是在啮齿动物或中型动物如负鼠及其身上的跳蚤之间传播。人感染鼠型斑疹伤寒通常发生在跳蚤咬过的伤口被受感染跳蚤的排泄物污染的情况下。

### ■ 发病机制

斑疹伤寒立克次体是一种血管毒性立克次体，其致病方式类似于立氏立克次体（见第 220.1）。通过跳蚤的觅食反射，吸附在皮肤上的跳蚤排泄物里的斑疹伤寒立克次体被注入跳蚤叮咬的伴有瘙痒的伤口里。经过一段时间的局部扩增后，立克次体扩散引起全身感染，累及许多组织的内皮系统。与斑点热群立克次体一样，斑疹伤寒立克次体感染的内皮细胞，但不同的是，斑疹伤寒立克次体与细胞内肌动蛋白结合力差，使其细胞内活动性差，并在内皮细胞胞浆中大量积累后通过机械裂解造成细胞损伤。胞内感染导致内皮细胞损伤，募集炎性细胞并引起血管炎。炎症性细胞的浸润促进一些效应细胞，包括产生促炎因子的巨噬细胞、CD4 和 CD8 淋巴细胞、NK 细胞，后者能产生免疫细胞因子，如 γ－干扰素或参与细胞介导的细胞毒性反应。斑疹伤寒群立克次体的细胞内增殖能被细胞因子和一氧化氮依赖性和非依赖性通路抑制。

病理改变包括立克次体刺激内皮细胞引起的系统性血管炎，表现为间质性肺炎、脑膜脑炎、间质性肾炎、心肌炎、轻度肝炎伴门静脉周围淋巴组织细胞浸润。随着血管炎和炎症损伤进展，可表现为多器官功能受损。

### ■ 临床表现

鼠型斑疹伤寒是一种中度严重、类似于其他血循环传播的立克次体病的感染。潜伏期从 1~2 周，初期表现往往非特异性，原因不明的发热是最常见的表现。小儿患者斑疹伤寒典型表现较少，主要表现为皮疹（48%~80 %）、肌痛（29%~57 %）、呕吐（29%~45 %）、咳嗽（15%~40 %）、头痛（19%~77 %），以及腹泻或腹痛（10%~40 %），患鼠型斑疹伤寒的欧洲儿童常有肝大和脾大。儿童神经系统受累较成人少，如畏光、精神错乱、麻木、昏迷、癫痫发作、假性脑膜炎和共济失调，在住院儿患者中所占比例 <17%，在门诊患儿中所占比例 <6%。瘀点状皮疹仅见于≤ 13% 的儿童，一般表现

是分布在躯干和四肢的斑疹或斑丘疹，皮疹可同时分布于手足。

## ■ 实验室检查

虽然实验室检查是非特异性的，但结果对于诊断有一定帮助，包括轻度白细胞减少（36%~40%），伴有中中度核左移，轻到中度的血小板减少症（43%~60%）、低钠血症（20%~66%），低蛋白血症（46%~87%）和天冬氨酸氨基转移酶（82%）和丙氨酸氨基转移酶（38%）升高。血清尿素氮升高通常是肾前性的原因。

## ■ 诊断和鉴别诊断

和其他血循环传播的立克次体感染一样，诊治延误会导致发病率和死亡率的上升，因此有类似临床症状的患儿应警惕立克次体感染。少数病例可表现为咽炎、支气管炎、肝炎、肠胃炎或败血症，所以鼠型斑疹伤寒须与很多其他疾病鉴别。

鼠型斑疹伤寒的血清学检查利用间接荧光抗体发，恢复期较急性期抗体水平升高即可确诊。在急性期抽血作聚合酶链式反应 PCR 扩展立克次体核酸、Shell Vial 技术进行立克次体培养以及皮肤活检行免疫组化检查对诊断均有帮助。

## ■ 治　疗

类似落基山斑疹热的治疗，四环素或氯霉素是鼠型斑疹伤寒常用药物。其他抗生素的临床研究正在进行，环丙沙星能有效治疗鼠型斑疹伤寒，但也有治疗失败的病例；体外实验表明阿奇霉素和克拉霉素能很快达到治疗斑疹伤寒沙门氏菌的最小抑菌浓度。

鼠型斑疹伤寒的推荐治疗是强力霉素 [4mg/（kg·d），每隔 12h 口服或静脉注射，每天最大量为 200mg]，替代方案包括四环素 [25~504mg/（kg·d），每隔 6h 口服，最大量为 2g/d] 或氯霉素 [50~1004mg/（kg·d），每隔 6h 静脉注射，最大量为 4g/d]，治疗应持续至少 5d，直到患者已经退烧至少 3d 以避免复发，尤其是在早期治疗的患者。

## ■ 支持治疗

虽然儿童鼠型斑疹伤寒病情通常较轻，但仍有 7% 患儿需要重症监护以治疗并发症如脑膜炎或弥散性血管内凝血。伴有明显的全身血管损伤的其他立克次体感染，为避免肺或脑水肿，必须谨慎地处理血流动力学异常。

## ■ 并发症

儿童鼠型斑疹伤寒并发症罕见，但也有复发、昏迷、面部水肿、脱水、脾破裂及脑膜脑炎报道。腹痛为主的病例可能需要手术探查，以排除内脏穿孔。

## ■ 预　防

控制鼠型斑疹伤寒关键在于于消灭鼠群和跳蚤窝。然而，尽管已认识到猫蚤是重要传播媒介，但猫蚤的哺乳动物宿主在城市和郊区的存在以及它们与人群密切接触都都为管理带来难度。感染后是否得到保护性免疫尚不明确，但鼠型斑疹伤寒再感染罕见。

# 222.2　流行性斑疹伤寒（普氏立克次体）

*Megan E. Reller, J. Stephen Dumler*

## ■ 病原学

普氏立克次体是流行性斑疹伤寒或虱传斑疹伤寒和复发性斑疹伤寒（Brill–Zinsser 病）的病原体。人类是普氏立克次体的主要宿主，但也存在于鼯鼠及其体外寄生虫中。普氏立克次体是致病性最强的立克次体，它可以在感染的内皮细胞破裂前在细胞内大量繁殖。

## ■ 流行病学

普氏立克次体感染的特征是冬春季在拥挤、卫生条件差的人群发病，战争、饥荒、贫困和内乱都是促发因素。在美国，普氏立克次体也可引起散发的轻型斑疹伤寒，是主要由鼯鼠身上被感染的虱或蚤传播，从这些鼯鼠上分离出的普氏立克次体与典型爆发时的菌株具有遗传相似性。

在发达国家，多数流行性斑疹伤寒是散发的，但在过去的 25 年里，在非洲（埃塞俄比亚，尼日利亚和布隆迪）、墨西哥、美洲中部和南部、东欧、阿富汗、俄罗斯、印度北部和中国均有过爆发。1993 年布隆迪内战后，在流离失所的难民中有 35 000~100 000 例流行性斑疹伤寒被诊断，大约 6000 人死亡。

## ■ 传播途径

人体虱（体虱）叮咬流行性斑疹伤寒立克次体患者而被感染，并在中肠上皮细胞繁殖，排泄物通过皮肤伤口再感染人类，罕见通过干燥衣物、被褥、家具后吸入感染。

## 临床表现

儿童流行性斑疹伤寒可轻可重，潜伏期通常 < 14 天。典型的临床表现包括发热、剧烈头痛、腹部压痛，多数患者有皮疹、寒战（82%）、肌痛（70%）、关节痛（70%）、食欲缺乏（48%）、干咳（38%）、头晕（35%）、畏光（33%）、恶心（32%）、腹痛（30%）、耳鸣（23%）、便秘（23%）、假性脑膜炎（17%）、视力障碍（15%）、呕吐（10%）和腹泻（7%）。然而，非洲有关流行性斑疹伤寒最新的调查结果显示皮疹的发生率较低（25%）、谵妄（81%）和与肺炎相关的咳嗽（70%）的发生率较高。皮疹初期呈粉红色或略带白色的红斑，1/3 的患者躯干部有明显的红色斑疹和瘀点。在抗生素广泛使用以前，患者有典型的中枢神经系统感染的表现包括谵妄（48%），昏迷（6%）和惊厥（1%）。暴发流行时估计病死率为 3.8% ~20%。

复发性斑疹伤寒是一种不常见的斑疹伤寒中，在原发感染后数月到数年再次发作，但在儿童少见。患者感染立克次体后再传播给虱，卫生状况不良时，就有可能导致流行性斑疹伤寒暴发。

## 治　疗

流行性斑疹伤寒的推荐治疗方案与鼠型斑疹伤寒相同的，多西环素 [44mg/（kg · d），每隔 12h 口服或静脉注射，最大剂量为 200mg/d]。替代疗法包括四环素 [25~504mg/（kg · d），每隔 6h 口服，最大剂量 2g/d] 或氯霉素 [50~1004mg/（kg · d），每隔 6h 静脉注射，最大剂量 4g/d]。治疗应持续至少 5d，直到患者热退后至少 3d，以避免复发，尤其是在早期治疗的患者。强力霉素 200mg 口服（体重 <45 kg，4.44mg/kg）也是有效的。

## 预　防

用杀虫剂及时消灭虱在控制流行性斑疹伤寒中是很重要。虱生活在衣物而不在皮肤上，因此，寻找体外虱应包括对衣物的检查。对于流行性斑疹伤寒，抗生素治疗和灭虱可以阻断传播，减少人类宿主感染的患病率，并减少疾病暴发的影响。虱的排泄物非常稳定且能够传输流行性斑疹伤寒，必须小心，以防止其吸入。莫氏立克次体感染后能产生有效地保护性免疫，但数年后可复发，提示患者丧失了对莫氏立克次体的免疫了。

## 参考书目

参考书目请参见光盘。

（龙晓茹　译，刘恩梅　审）

# 第 223 章
# 埃立克体病和无形体病

*Megan E. Reller, J. Stephen Dumler*

## 病原学

1987 年，在一个被怀疑为落基山斑疹热的重症患者的白细胞中，尤其是单核细胞胞浆中检测到一簇细菌（桑椹胚）。这个病例和其他类似病例中均发现与可感染犬科动物的埃立克体属类似的病原体。1990 年，查菲埃立克体被培养出，并被认为是人埃立克体病最主要的病原。血清流行病学调查显示，查菲埃立克体经蜱传播，在某些地区，其发生率比 RMSF 还高。

1994 年，在另外一些仅在循环中性粒细胞中发现桑椹胚且查菲埃立克体血清学检测结果阴性，这一观察结果促使人们认识到另一个物种。在这些病例中，血清学反应同感染反刍动物的嗜噬胞埃里希氏体和感染马的埃立克体属同样强烈。还在感染者的血液里发现了这些细菌的 DNA。在 1996 年，此种病原可通过体外培养得到。在 2001 年，这种人类病原体和 2 种兽类病原体被统一成同一个物种，并根据遗传研究命名为嗜吞噬细胞无形体，归为红孢子虫属。

1996 年，一个犬中性粒细胞中的病原体，即尤因，被确定为是那些最初因循环中性粒细胞中桑椹胚的存在而被误认为是查菲埃立克体感染所致的病因。这种感染通常是温和的，但在原本就有免疫抑制的儿童和成人，包括器官移植受者或者艾滋病患者，它可能会导致严重的疾病。尽管体外培养尚未成功，它和查菲克埃立克体有血清学交叉反应。

虽然这些感染是被归为不同属的细菌引起的，埃立克体病则作为统称。人单核细胞埃立克体病（HME）是用来描述由查菲埃立克体引起的单核细胞感染为主的疾病，人粒细胞无形体（HGA）是用来描述嗜吞噬细胞无形体引起的循环中性粒细胞感染疾病，和尤因埃里克体引起的尤因埃利克体病（表 220-1）。

所有经蜱传播的、体型小的、专性细胞内寄生的具有革兰氏阴性细菌样细胞壁的，现在均归类于无形体科。森纳特新立克次体（原埃立克体属）是很少引起人类疾病且不通过蜱传播的细菌。查菲克立克次体改变宿主的信号转导和转录，使核内体进入受体再循环通路，避免吞噬体 – 溶酶体融合，并促进桑椹胚的生长，这个桑椹胚是细菌在空泡内的集合体。目前对于嗜吞噬细胞无形体和尤因埃立克体用来增殖的空泡所知甚少。这些细菌是哺乳动物吞噬细胞内的病原体，并且每个物种都有特定的宿主细胞亲和性：查菲埃埃立克体和和森纳特埃立克体感染单核吞噬细胞，嗜吞噬细胞无形体和尤因埃立克体感染中性粒细胞。感染直接改变那些防御细菌以保护宿主的细胞功能，而宿主的免疫和炎症反应可部分解释各种形式的埃立克体病的临床表现。

## ■ 流行病学

在整个大西洋东南部、中南部和中部的各州中，均有查菲立克次体感染的病例，分布类似于 RMSF，且在加利福尼亚也有病例报道。有血清学或偶尔出现分子学证据的疑似病例在欧洲，非洲和远东地区包括中国和韩国也有报道。在美国，人感染尤因埃立克体病例仅在有查菲埃立克体感染的地区报道，可能是因以蜱为共同载体。在撒哈拉以南的非洲和南美洲均有犬类感染记录在案。

虽然埃立克体病和无形体病的患者年龄中位数一般都较大（>42 岁），也有许多儿童受感染。对埃文立克次体感染的流行病学所知甚少，尽管也有儿童发病，所有感染病例均与蜱暴露及叮咬相关，并主要集中在五月到九月发病。蜱的若虫和成虫均可传播疾病，若虫在夏季活动较活跃，传播性更强。

## ■ 传播途径

查菲埃立克体和尤因埃立克体的主要寄生蜱为美洲钝眼蜱，亦称孤星蜱。是否存在其他携带者如变异矩头蜱（美洲犬蜱）尚未得到证实，但或许可以解释在美洲钝眼蜱分布范围之外地区 HME 的发病（图 220-1）。嗜吞噬细胞无形体的载体是硬蜱属，包括在美国东部的 肩胛硬蜱（黑腿蜱或鹿蜱）（图 220-1），美国西部的太平洋硬蜱（西部黑腿壁虱），欧洲的蓖麻硬蜱（羊蝇蜱），欧亚大陆的全沟血蜱。硬蜱属蜱虫也传播莱姆病螺旋体、果氏巴贝虫感染。在欧洲，还包括蜱传脑炎相关的黄病毒。这些病原体合并嗜吞噬细胞无形体感染在儿童和成人均有记录。

埃立克体属及红孢子虫属主要通过水平传播（蜱-哺乳动物-蜱）保存物种，因为该病原体不会感染成年雌蜱的后代（经卵巢传播）。查菲埃立克体的主要储存宿主是白尾鹿（维基尼亚鹿），大量存在于美国多个地区。嗜吞噬细胞无形体在美国东部的储存宿主是白足鼠。鹿或家养反刍动物也可有持久的无症状感染，但在这些储存宿主的遗传变异体对人类可能不具有感染性。通过对感染了犬埃立克体的病犬、感染了嗜吞噬细胞无形体的反刍动物以及各种感染了埃立克体属的宿主的观察，认识到有效地传播需要存在哺乳动物持续感染。虽然查菲埃立克体和嗜吞噬细胞无形体可引起动物的持续感染，但在人类出现慢性感染是极为罕见的。埃立克体属可以发生于蜱附着后数小时内，而伯氏疏螺旋体则需要蜱吸附 1~2d 才能产生传播。嗜吞噬细胞无形体的传播则是通过硬蜱属若虫的叮咬，包括在春末和夏初活动十分活跃的美国东部的肩胛硬蜱（图 220-1）。

## ■ 病理及发病机制

虽然人单核细胞埃立克体病和无形体病临床上同 RMSF 或斑疹伤寒相似，但血管炎却罕见。病理改变包括轻度弥漫性血管周围淋巴组织细胞浸润、枯否细胞增生、轻度小叶性肝炎与罕见的肝细胞凋亡；在脾脏、淋巴结、骨髓的单核吞噬细胞浸润，偶可发生噬红细胞现象；查菲埃立克体感染可引起肝脏和骨髓出现肉芽肿；并还可出现一个或多个骨髓造血系统的增生。

确切的发病机制目前了解甚少，但病理检查提示弥漫性单核吞噬细胞活化，宿主免疫和炎症反应的失调。这种活化导致患者虽然有增生性骨髓象，但是依然出现中度至重度白细胞减少和血小板减少，且死亡的发生通常与严重出血或继发机会感染相关。肝脏和其他器官特异性损伤的发生似乎与直接感染无关。脑脊液（CSF）中单核细胞增多的脑膜脑炎多见于 HME，但少见于 HGA。

## ■ 临床表现

HME、HGA 和尤因埃立克体病的临床表现相似。在儿童中已有不同严重程度的 HME 和 HGA 的病例被充分报道，其中包括各 1 例的 HME 和 HGA 死亡病例。埃立克体病的孩子病程通常为 4~12d，比成人短。HME 的患儿，大多需要住院治疗，许多（25%）需要重症监护，这可能意味着该病的重症患儿优先得到报道。基于人口的调查已经证实，血清学转换常发生在痊愈的患儿或轻度感染的患儿。

儿童感染尤因埃立克体的病例报道较少，对相关临床表现的特征也认识不足。然而，成年人尤因埃立克体病和单核细胞埃立克体病在临床表现上类似。潜伏期（从最后一次蜱叮咬或接触开始计算）大约是 2d 到 3 周。约 25% 患者未诉蜱叮咬史。临床上，埃立克体病是一个非特异性疾病：发热（约 100%）和头痛（约 75%）是最常见的，但许多患者还有肌痛、食欲缺乏、恶心、呕吐等。同 HME 相似，皮疹多见于儿童（儿童近 66%，成人 33%）。皮疹通常是斑疹或斑丘疹，但斑点状病变亦可发生。畏光、结膜炎、咽炎、关节痛、淋巴结肿大是不太相符的特征。近 50% 的埃立克体病儿童有肝脾大。面部及手脚的浮肿在儿童多于成人，关节炎的发病率则无差别。

脑脊液中淋巴细胞增多为主的脑膜脑炎是 HME 的一个罕见的潜在严重的并发症，对于 HGA 来说则是更罕见。成年人 HME 脑膜脑炎时脑脊液蛋白可升高，葡萄糖可轻度减低，但在儿童两者通常是正常的。在一项研究中，有中枢神经系统症状，脑脊液异常但颅脑 CT 显示正常的成年患者中死亡率可达 19%。

## 实验室检查

典型表现有多数单核细胞埃立克体病患儿有白细胞减少（58%~72%）、淋巴细胞减少（75%~78%）、血小板减少（80%~92%），在起病数儿后血细胞减少达到最低点。淋巴细胞减少常见于 HME 和 HGA，中性粒细胞减少则见于成人 HGA 。有时也出现白细胞增多。尽管存在全血细胞减少，成人实验室结果通常显示出正常骨髓象或活跃骨髓象。有趣的是，确诊了查菲埃立克体感染患者中有 75%，其骨髓标本中可观察到肉芽肿和肉芽肿性炎症，但在 HGA 患者不存在此发现。据相关文献记载，血清转氨酶水平升高的患者中常见重度至重度肝损伤（83%~91%）。多数病例有低钠血症（< 135mEq/L）。肾脏受累的患儿表现为血肌酐和血尿素氮水平升高。据报道，还可有类似于弥散性血管内凝血的临床表现。

## 诊　断

诊断或治疗的延迟会增加致残率和死亡率，因此，当临床怀疑此病时，即应开始治疗。因为 HME 和无形体病均可导致死亡，不应为了等待确诊结果而推迟治疗。事实上，患者对治疗的反应可协助诊断。

第一个和随后发现的几个查菲埃立克体病患儿的诊断都是在发现外周血淋巴细胞中典型的埃立克体属桑椹胚（图 223-1A）的基础上诊断的。这种桑葚胚的发现过于频繁因而把其作为一个有用的诊断工具。相比之下，20%~60%HGA 患者可在少但有意义的部分（1%~40%）循环中性粒细胞（图 223-1B）内发现含有典型的桑椹胚。HME 和 HGA 感染的区分则依赖于聚合酶链反应（PCR）来扩增具有物种特异性的 DNA 序列，或通过检测患者体内查菲埃立克体或嗜吞噬细胞无形体的特异性抗体滴度的有无及高低。

诊断标准可以确诊或者暗示临床表现相符的埃里克体病。查菲埃里希氏体和噬吞噬细胞无形体感染可以通过用 PCR 检测血清中的特异性 DNA 或利用间接免疫荧光试验（IFA）来检测 IgG 滴度是否升高 4 倍或对组织样本行免疫组化及分离组织培养来检测埃立克体抗原来鉴别。特定抗体滴度≥ 64 或在单核细胞、巨噬细胞中找到查菲埃立克体桑椹胚，或在中性粒细胞、嗜酸性粒细胞通过显微镜找到噬吞噬细胞无形体的桑椹胚均可作为诊断参考。尤因埃立克体感染只能通过 PCR 来证实，因为它目前不能被培养，且无法检测其抗原。在常规血清学试验中尤因埃立克体感染可诱导与查菲埃立克体的交叉反应，两者只能通过检查其特异性核酸来鉴别。高达 15% 的 HGA 患者可对查菲埃立克体发生血清学反应，因此血清学诊断则依赖于查菲埃立克体和噬吞噬细胞无形体的抗原检测，以及两者间相差 4 倍或更高的抗体滴度差异。在疾病的急性期，可能检测不到病原体的抗体，而 PCR 的灵敏度可达到 50%~86%。虽然查菲埃立克体和噬吞噬细

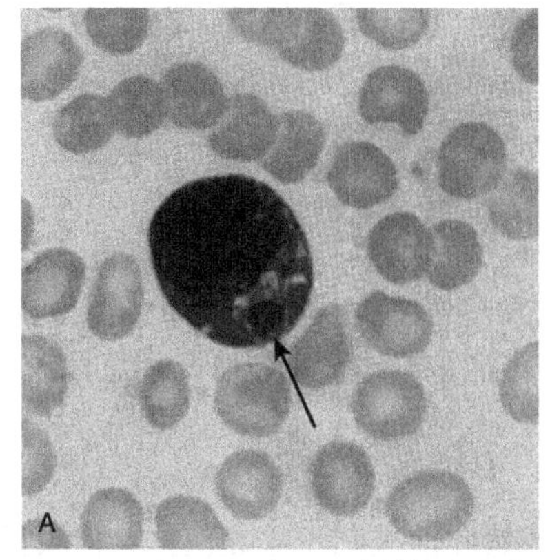


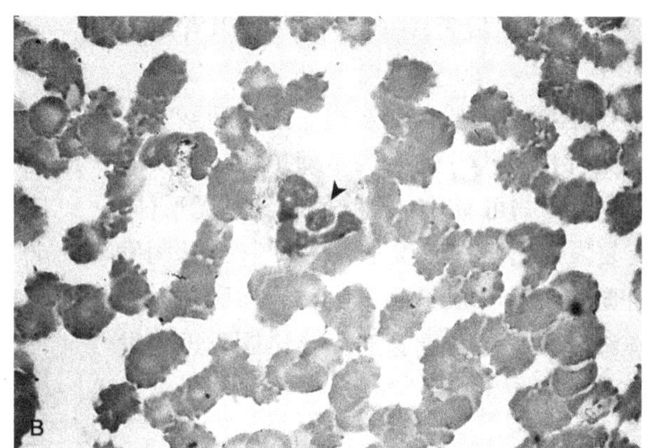


**图 223-1（见彩图）**　人类单核细胞埃立克体病和人粒细胞无形体病患者的外周血白细胞中桑椹胚。A. 一个在单核细胞中包含查菲埃立克体的桑椹胚（箭头）。B. 一个在中性粒细胞包含噬吞噬细胞无形体的桑椹胚（箭头）。瑞氏染色，原始放大倍数 ×1200。查菲埃立克体和噬吞噬细胞无形体具有相似的形态学，但血清学和基因不同

胞无形体都可通过组织培养而得到，但这种方法不能及时地提供结果。

## ■ 鉴别诊断

由于临床表现不具有特异性，埃立克体感染与其他节肢动物传播的疾病类似，如 RMSF、兔热病、巴贝虫病、莱姆病、斑疹伤寒、回归热、科罗拉多蜱热。通常还被误诊为中耳炎、链球菌性咽炎、传染性单核细胞增多症、川崎病、心内膜炎、呼吸道或胃肠道病毒感染、肝炎、钩端螺旋体病、Q 热、血管胶原疾病和白血病。如果以皮疹和弥漫性血管内凝血为主要表现，则需怀疑脑膜炎球菌血症，细菌性败血症和中毒性休克综合征。发生脑膜脑炎症状则需考虑是否是肠病毒或单纯疱疹病毒引起的无菌性脑膜炎、细菌性脑膜炎或 RMSF 无菌性脑膜炎。严重呼吸症状可能会与细菌、病毒和真菌引起的肺炎混淆。

## ■ 治　疗

HME 和 HGA 均可用四环素类药物有效地治疗，尤其是多西环素，多数患者在 48h 内病情可得到改善。体外实验数据显示，氯霉素的血药浓度可安全达到其对查非埃立克体和噬吞噬细胞无形体的最小抑菌浓度。短疗程的多西环素治疗是推荐的方案。因为牙齿变色有剂量依赖性，而该病治疗很少需多个疗程，多西环素可安全地用于年龄 <8 岁的儿童。很少有数据推荐其他的替代疗法。但是查非埃立克体和噬吞噬细胞埃立克体在体外均对利福平敏感，且利福平目前已成功地用于治疗孕期和儿童 HGA。

各年龄段所有严重或复杂的 HME 和 HGA 患者推荐治疗方案为：多西环素 [4mg/（kg·d），口服或静滴，12h 每次，最大剂量为 200mg/d]。替代方案为：四环素 25~50mg/（kg·d），每 6h 1 次，口服，最大剂量为 2g/d。疗程应持续 ≥ 5d，直到患者退热 ≥ 2~4d。

其他广谱抗生素，包括青霉素类、头孢菌素类、氨基糖苷类、大环内酯类，效果均不理想。体外实验表明，氟喹诺酮类药物可有效对抗噬吞噬细胞无形体，但停药后可有复发。由于查非埃立克体的 *gyrA* 基因发生了单个核苷酸突变，其对氟喹诺酮类天然耐药，这暗示了噬吞噬细胞无形体可能会对氟喹诺酮类迅速发生耐药。

## ■ 并发症及预防

在儿科病例中已报告了 1 例致死性的单核细胞埃立克体病，死因主要为肺损伤及并发的院内细菌性肺炎所致的呼吸衰竭。以弥漫性肺泡损伤和急性呼吸窘迫综合征（ARDS）和继发性院内或机会性感染导致生命终结的成年 HME/HGA 重度肺损伤患者目前也有记录。一个因发热、血小板减少和淋巴结肿大而被怀疑为血液系统恶性肿瘤的 HGA 患儿在出现上述症状 3 周后死亡。其他严重的并发症包括中毒性休克样症状、脑膜脑炎与长期的神经系统后遗症、臂丛神经丛病变、多发性脱髓鞘性神经病、心肌炎、横纹肌溶解症和肾衰竭。免疫功能低下的患者（如 HIV 感染、大剂量糖皮质激素治疗、肿瘤化疗、因器官移植而接受免疫抑制剂者）是暴发性查非埃立克体感染的高危人群。

## ■ 预　防

HME，HGA 和尤因埃立克体病是蜱传疾病，任何增加暴露在蜱的活动区均可增加患病风险。应避免去疫病流行区，穿着合适的浅色衣服、在衣服上喷蜱驱虫剂，暴露于危险后仔细检查是否被蜱叮咬，并及时去除吸附于身上的蜱以减少患 HME 和 HGA 的风险。蜱吸附和发生传播之间的间隔可短至 4h，因此，任何吸附的蜱均应及时清除。被蜱叮咬后对埃立克体病和无形体病进行预防性治疗的效果目前还无相关研究。感染后能否产生保护性免疫尚不得而知，但发生再次感染极为罕见。

## 参考书目

参考书目请参见光盘。

（龙晓茹　译，刘恩梅　审）

# 第 224 章

# Q 热（贝氏立克次体）

*Megan E. Reller, J. Stephen Dumler*

Q 热（九里热，在澳大利亚昆士兰州屠宰场爆发的一次发热性疾病后被首次命名）很少发生在儿童，但极有可能被漏诊。患者可出现急性或慢性疾病症状。

## ■ 病　因

虽然此前被归于立克次体，但贝氏立克次体（Q 热病的病原体）在遗传学上与立克次体属、东方恙虫体、埃立克体和无形体不同。基于其小亚基 rRNA 基因序列，它已被重新分类为军团菌目，柯克斯体科。

贝氏立克次体对人类和动物都具有高度传染性；甚至一个单一的病原体也可引起感染。该病原自 1999 年以来就在全美范围内接到报告，美国疾病控制和预防中心已将其列为 B 级恐怖生物。与 立克次体不同，它可以进入产孢子分化周期，这致使其对化学和物理治疗高度耐药。

贝氏立克次体驻留在巨噬细胞内，它会在体内经历一个脂多糖相变种，就如同肠杆菌科的平滑和粗糙菌株变异。不同于埃立克体、无形体和衣原体，表达 Ⅰ 型脂多糖的贝氏立克次体可以在酸性吞噬体中存活、增殖并形成 >100 细菌聚集，而表达Ⅱ型脂多糖的贝氏立克次体则被吞噬溶酶体杀死。

## 流行病学

除了新西兰，本病在世界各地均有报道。虽然血清流行病学研究表明感染发生在成人与儿童是相同的，但和成人相比儿童却很少产生临床症状。约 60% 的感染是无症状的，且只有 5% 有症状患者需要住院治疗。血清流行病学调查显示，在欧洲及非洲社区 Q 热病流行地区的儿童中 6%~70% 有既往感染的证。在法国 Q 热病的总发病率估计为每 50/100 000。在非洲 Q 热病可能被误诊为疟疾，而在美国 Q 热已从 2001 年的 26 例增长至 2007 年的 171 例，增长了 6.5 倍。这可能反映了发病率的升高，或 2001 年 9 月 11 日后报告率的增高，是诊断方式的改进或者以上几个因素的共同作用。在亚洲和澳大利亚报告的病例也有所增加。在欧洲，大多数感染患儿发现于羊分娩季节（1~6 月），多发生于参观农场，或暴露于狗、猫和兔子的胎盘后。至今为止，最大的社区爆发流行发生在 2008 年的荷兰东南部，与密集的山羊养殖有关。临床上公认的 20% 以上急性或慢性 Q 热病例发生在免疫受到抑制的宿主、有人工瓣膜植入或有瓣膜损害或血管损害的人。虽然公认男性比女性感染该病多，但在报道案例中男孩和女孩感染率相同。

## 传播途径

相对于其他立克次体，人类通常因吸入传染性气溶胶（如污染的灰尘）或摄入（可能吸入）污染的食物而感染贝氏立克次体，很少与蜱相关。牛、绵羊和山羊是主要的储存宿主，但其他家畜和家养宠物的感染也有描述。贝氏立克次体主要通过乳汁、尿液和感染动物的粪便排出，特别是羊水和胎盘。Q 热发病率的增长与法国羊分娩季节一致出现的季节性密史脱拉风以及希腊儿童的奶酪消费量有关。在新斯科舍省和缅因州，接触到新生动物，尤其是小猫，与家庭中 Q 热的小爆发有关。这是欧洲和澳大利亚这感染贝氏立克次体的主要风险，尽管法国很多城市居民并没有接触反刍动物也有感染 Q 热的病例。怀孕期间感染 Q 热的原因可以为原发感染或潜伏感染的再活化，并与流产、胎儿宫内发育迟缓、早产有关。因为胎盘中存在大量贝氏立克次体，产科医生和其他相关医务人员都有获得贝氏立克次体的危险。

## 病理学与发病机制

Q 热的病理取决于传染方式、传播途径、被感染的特定组织以及所处感染期。当通过吸入感染时，可引起轻度间质性肺炎，肺泡内经常看到含有丰富巨噬细胞及病原体的渗出物。当累及肝脏，可以看到轻度至中度淋巴细胞小叶性肝炎；也可在肺实质或其他组织内形成炎性假瘤。通常在急性、自限性感染中可见到经典的纤维蛋白环（“炸圈样”）肉芽肿，偶尔在肝、骨髓、脑脊膜和其他器官中亦发现。通常情况下，感染的组织中会有淋巴细胞和组织细胞浸润。

从有症状或无症状的急性感染期恢复可导致持续性亚临床感染，可能是持续失调的细胞因子导致。持续存在于损伤部位巨噬细胞中的贝氏立克次体可引发轻度慢性炎症，并根据受累部位的不同，导致不可逆的心脏瓣膜损害、持续的血管损伤或骨髓炎。天然或人工瓣膜心内膜炎的特点是巨噬细胞和淋巴细胞浸润的坏死性纤维素性瓣膜赘生物，无肉芽肿。

## 临床表现及并发症

只有 40%~50% 感染了贝氏立克次体的人会出现症状。疾病的表现主要有两种形式。急性 Q 热是比较常见的，通常表现为自限性无差别发热或合并间质性肺炎的流感样表现。在成人慢性 Q 热通常累积自体心脏瓣膜、人工心脏瓣膜或其他血管内假体。Q 热骨髓炎较为少见，但在儿童中比例相对高一些。

## 急性 Q 热

急性Q热在接触病原体后大约3周病程(14~39d)。儿童患病的严重程度从亚临床感染到突然发作的以高热、严重的额部疼痛、干咳、胸痛、呕吐、腹泻、腹痛、关节痛和肌痛为特征的全身性疾病。约 40% 的儿童急性 Q 热出现发烧，25% 出现肺炎或流感样表现，超过 10% 出现脑膜脑炎和心肌炎。其他表现包括心包炎、肝炎、噬红细胞现象、横纹肌溶解和溶血性尿毒综合征。皮疹可表现为斑丘疹到紫癜性病变，成人患者很少见，可在 50% 儿童患者中观察到。寒战和夜间盗汗在成人Q热常见，但在儿童则较少发生。突出的易与其他疾病混淆的临床表现包括疲劳、呕吐、腹痛和假性脑膜炎。在部分患者中可出现肝脾大。

小儿急性Q热的常规实验室检查通常表现正常，但可有轻度白细胞和血小板减少。高达85%的儿童有血清肝脏转氨酶水平中度升高，通常在10d内恢复正常。在无并发症时很少有高胆红素血症。C-反应蛋白在儿童Q热病时均有升高。27%的患者胸部X光片异常，儿童中最常见的影像学表现为单个或多个肺叶双侧浸润，以及下叶网状斑纹。

小儿急性Q热通常是自限性疾病，通常发热持续7~10d，而成年人发热一般2~3周。然而，严重的感染也有报道，如需要心脏移植的心肌炎、脑膜脑炎、心包炎和噬血现象。

## ■ 慢性Q热

慢性Q热的发生于年龄、心脏瓣膜损伤或免疫抑制等基础体质密切相关。因此，在儿童中很少诊断慢性Q热。一项回顾性分析发现被确诊的5例慢性Q热心内膜炎和6例骨髓炎的儿童中，没有一例病例有免疫缺陷倾向。5例心内膜炎中有4例发生在有先天性心脏异常的儿童，其中包括主动脉、肺动脉和三尖瓣的异常。6例小儿Q热骨髓炎中有4例已预先诊断有特发性慢性复发性多灶性骨髓炎。确诊时间长以及缺乏高热在儿童慢性Q热中很普遍。然而对于成人Q热心内膜炎往往造成死亡（占23%~65%），尚未见儿童死亡病例报导。慢性Q热心内膜炎可能发生于急性感染后几个月，也可发生在未被诊出的急性Q热。

## ■ 实验室检查

小儿慢性Q热实验室数据尚不充分。成人患者红细胞沉降率＞20mm/h（80%情况下），高丙种球蛋白血症（54%），和高纤维蛋白原血症（67%）。儿童中有>50%病例存在类风湿因子，近90%的病例存在循环免疫复合物，表明儿童慢性Q热一种自身免疫过程。还可查到抗血小板抗体、抗平滑肌抗体、抗线粒体抗体、循环抗凝血剂、直接Coombs试验阳性。

## ■ 诊断和鉴别诊断

Q热虽然不常见，但有不明原因发热、非典型肺炎、心肌炎、脑膜脑炎、细菌培养阴性的心内膜炎、复发性骨髓炎，以及生活在农村地区与家畜、猫、动物产品密切接触时应予以考虑。

Q热的诊断最容易并且通常通过检测急性期和恢复期血清证实（2~4周）。Ⅰ相和Ⅱ相贝氏立克次体抗原的间接荧光抗体滴度有4倍的增加。以Ⅱ相贝氏立克次体抗体为主、滴度增高明显是急性Q热的特性，而Ⅱ相抗体出现和持续时间比Ⅰ相高则表明为慢性Q热。据报道Ⅰ相免疫球蛋白A（IgA）抗体滴度升高可协助诊断Q热心内膜炎。然而，1相评估报告称Ⅰ相IgG滴度<800与慢性Q热不一致。与军团菌和巴尔抗体可以发生交叉反应。

细菌培养一直被认为是诊断的金标准，但灵敏度（与血清学和PCR的复合标准比较）低。接种了贝氏立克次体的组织培养细胞可在48h变为阳性，但贝氏立克次体的分离和药敏试验只能在专业的生物危害设施中进行。可以通过聚合酶链反应（PCR）检测血液、血清和组织样品中贝氏立克次体，并可在一些公共卫生机构、相关的研究实验室进行。PCR技术有助于对滴度升高不明显患者的诊断；通过实时技术及以重复序列作为靶序列的方法，其灵敏度已提高。免疫组织化学染色也被使用，但是遇到了同PCR类似的难题。

鉴别诊断主要依靠临床表现。患者有呼吸系统疾病时，应考虑与肺炎支原体、肺炎衣原体、军团菌病、鹦鹉热、爱泼斯坦-巴尔病毒感染鉴别。患者出现肉芽肿性肝炎，应与结核和非结核性分枝杆菌感染、沙门氏菌病、内脏型利什曼病、弓形体病、霍奇金病、单核细胞埃里希体病、粒细胞无形体病、布鲁氏菌病、猫抓病（汉赛巴尔通体感染）或自身免疫性疾病如类肉瘤病相鉴别。细菌培养阴性的心内膜炎提示可能为布鲁氏菌、巴尔通体或HACEK细菌群[嗜血杆菌属（H）、放线菌属（A）、人心杆菌属（C）、啮蚀艾肯菌属（E）、金氏杆菌属（K）]感染，部分被当做细菌性心内膜炎治疗，部分则被当作非细菌性心内膜炎治疗。

## ■ 治　疗

由于缺乏严密的研究，有限的治疗窗内使用有效的药物，为防止复发需一定长度的治疗时间，均导致对儿童选择一个合适的抗菌药物有些困难。

大多数儿童Q热病是一个自限性过程仅仅在那些回顾性分析中证实。为了防止潜在并发症，急性Q热应在出现症状3d内治疗，发病3d后才开始治疗对急性Q热的自然病程影响较小。因为早期实验确诊几乎不可能，所以对于临床疑似病例及时进行经验性治疗是必要的。多西环素[4 mg/（kg·d），口服或静滴12h 1次，最大剂量200mg/d]为首选药物。四环素和多西环素与小于9岁孩子的牙齿变色有关。然而，大多数专家认为用多西环素治疗的利大于弊。牙齿变色与药物剂量和持续使用时间有关，而孩子是不可能需要如此多的剂量和疗程。在怀孕期间，Q 热最好用复方新诺明治疗。氟喹诺酮类药物也被证明是有效的，氟喹诺酮类和利福平的联合治疗也成功用于长期治疗（16~21 天）。大环内酯类抗生素，包括红霉素、克拉霉素，是欠有效的替代药物。

对于慢性 Q 热，尤其是心内膜炎，需强制性进行 18~36 月治疗。慢性 Q 热心内膜炎目前推荐的方案是多西环素和羟氯喹联合治疗，疗程≥ 18 个月。对于心力衰竭患者，瓣膜置换可能是有必要的。γ－干扰素疗法已被用于顽固性 Q 热的辅助疗法。

## ■ 预 防

识别患有本病的家畜或其他家养动物后，应提醒暴露于这些危险的社区人群有感染的风险。对于来自感染牛群的牛奶必须在足以杀死贝氏立克次体的温度下进行巴氏法灭菌。贝氏立克次体可抵抗严酷的环境条件，但可以用被 1% 的来苏尔溶液、1% 甲醛或 5% 的过氧化氢灭活。人与人之间的传播罕见，不需要特殊的隔离措施，除非接触到被感染患者的胎盘。现已有疫苗制剂可为屠宰场工人提供至少 5 年的保护期。由于疫苗有强烈的反应原性，且目前暂无相关的儿童试验，它只用于存在极端风险时。由于大量的自然暴露于屠宰场或农场而引起的群体发病，是有据可查的。缺乏类似自然暴露而发生的集群发病事件应作为潜在的生物恐怖主义事件来处理。

## 参考书目

参考书目请参见光盘。

（龙晓茹 译，刘恩梅 审）

# 第 12 篇 真菌感染

## 第 225 章 抗真菌治疗原则

William J. Steinbach, Michael Cohen-Wolkowiez, Daniel K. Benjamin, Jr.

随着强效抗肿瘤药和器官移植的发展，侵袭性真菌感染成为导致患儿发病和死亡主要原因之一。幸运的是，自世纪之交以来，针对侵袭性真菌感染的医疗手段明显增多（表 225-1 见光盘）。

补充内容请参见光盘。

（龙晓茹 译，刘恩梅 审）

## 第 226 章 念珠菌

P. Brian Smith, Daniel K. Benjamin, Jr.

念珠菌病包括许多临床综合征，可由几种念珠菌引起。侵袭性念珠菌病（念珠菌感染血液及其他无菌体液）是导致免疫功能低下的住院患者发生感染相关性死亡的主要原因 。

念珠菌以三种形态存在 : 卵圆形至圆形的芽生孢子或酵母细胞 （直径 3~6mm）；有双层壁的厚膜孢子（直径 7~17mm）常在假菌丝的终末端；假菌丝体，是一团假菌丝，也是念珠菌组织相的代表。假菌丝相是念珠菌的丝状化阶段，假菌丝是酵母细胞出芽生殖形成丝状的过程，子母细胞间并没有真菌丝那样的细胞质连接。有氧条件下，念珠菌可以在普通的实验室培养基上生长，但培养需数天时间。

最常引起人类疾病的念珠菌是白色念珠菌，但也常从住院儿童中分离出近平滑念珠菌、热带念珠菌、克柔念珠菌、鲁希特念珠菌、光滑念珠菌以及其他几个种属的酵母菌。在兔或人血清中悬浮培养 1~2h 白色念珠菌会形成出芽管，因此在进一步的确诊试验之前应进行快速芽管形成试验。由于氟康唑的耐药率越来越高，因而随后的鉴别试验和药敏试验显得尤为重要。临床上其他重要的念珠菌属可以通过生化试验在 48h 内获得鉴别。

非白色念珠菌菌株的出现使得侵袭性念珠菌感染的治疗变得复杂。两性霉素 B 脱氧胆酸盐对接近 20% 的鲁希特念珠菌菌感染无效。氟康唑对许多念珠菌感染有效，但是对所有克柔念珠菌和5%~25%的光滑念珠菌所致的感染无效，因此建议对于这些临床分离株进行药敏试验。

## 226.1 新生儿感染

*P. Brian Smith, Daniel K. Benjamin, Jr.*

念珠菌是引起新生儿口腔黏膜感染（鹅口疮）及会阴部皮肤感染（念珠菌尿布皮炎）的最常见原因（见第658章）。偶有孕期念珠菌上行感染子宫所致的先天性皮肤念珠菌病，以及生后皮肤感染导致血培养阳性的侵袭性真菌性皮炎发生。后天的皮肤念珠菌感染患儿血培养结果通常阳性。由于极早产婴儿生存率提高，侵袭性念珠菌病已成为新生儿重症监护病房（NICU）里的常见并发症之一。

### ■ 流行病学

念珠菌感染是早产儿血行感染的第三大常见原因。入住NICU、出生体重>2500g的婴儿中，念珠菌感染的累计发生率<0.3%；而在出生体重<750gg的婴儿中，则累积发生率上升到了12%。除此之外，在个别NICU念珠菌病的发病率变化极大。在美国国立卫生研究院资助的新生儿网络中，出生体重<1000g的婴儿中念珠菌病的累计发生率为2.4%~20.4%。

高达10%的足月儿出生时通过母婴垂直传播致念珠菌定植，早产儿中定植率稍高，而在满1月龄之前入住NICU的婴儿中念珠菌定植率高达50%以上。$H_2$受体阻滞剂和广谱抗生素的使用促进了念珠菌的定植及过度生长。

新生儿侵袭性念珠菌病的主要危险因素包括早产、低出生体重、使用广谱抗生素、腹部手术以及中心静脉置管。

### ■ 发病机制

早产儿的免疫系统在趋化作用、产生细胞因子、吞噬作用和产生特异性抗体等方面有缺陷，这些免疫缺陷加上皮层不发达、侵入性操作（气管插管，中心静脉置管）以及广谱抗生素的使用使得早产儿感染侵袭性念珠菌的风险更大。早产儿发生自发性肠穿孔和坏死性小肠结肠炎的风险也很高。这两种情况都需要开腹手术，延长了广谱抗生素的使用时间，同时全胃肠外营养又需要中心静脉置管，所有这些因素都增加了感染侵袭性念珠菌病的风险。

### ■ 临床表现

新生儿念珠菌病的表现轻重不一，轻者仅表现为鹅口疮和念珠菌尿布皮炎（见第226.2），严重的侵袭性念珠菌病可以表现为致命的败血症（见第226.3）。早产儿侵袭性念珠菌病的症状往往不特异，包括体温不稳、嗜睡、呼吸暂停、低血压、呼吸窘迫、腹胀以及高血糖或低血糖。

中枢神经系统（CNS）受累更准确的说法应为脑膜脑炎，这在临床上很常见。累及CNS的念珠菌感染常导致脑脓肿的形成，但脑脊液参数（白细胞计数，葡萄糖，蛋白质）改变不明显。眼内炎是一种并不常见的并发症，在侵袭性念珠菌病的新生儿中发生率<5%。另外，念珠菌血症增加了早产儿患严重视网膜病变的风险。肾脏受累往往使新生儿侵袭性念珠菌病复杂化。肾损害可仅有念珠菌尿，也可以表现为整个肾实质或集合系统的弥漫性浸润。心脏、骨骼、关节、肝脏以及脾脏也可能受累。

### ■ 诊 断

皮肤黏膜的感染一般通过直接的临床检查便能确诊，也可将皮损刮片经革兰氏染色或用KOH处理后镜检。侵袭性疾病的确诊需要在组织标本或正常无菌体液中找到真菌存在的证据。血液学指标灵敏度高但不特异。患侵袭性念珠菌病的早产儿80%以上会发生血小板减少症，但是血小板减少症也发生在75%患革兰氏阴性细菌败血症的早产儿和近50%患革兰氏阳性细菌败血症的婴儿。侵袭性念珠菌血培养的灵敏度非常低。在成人患者的一项尸检研究中表明，多次血培养对于检测单器官念珠菌病的灵敏度为28%。新生儿血培养标本通常只有0.5~1mL血液，无疑使得这一人群的灵敏度更低。

新生儿念珠菌血症确诊后的评估应包括头部超声或计算机断层扫描以明确是否有脑脓肿，还应做肝肾脾超声、超声心动图、眼科检查、腰椎穿刺和尿培养。

### ■ 治 疗

在足月儿，先天性皮肤念珠菌病没有全身性表现时，应进行局部抗真菌治疗。早产儿先天性皮肤念珠菌病可进展为全身性疾病，因此应进行全身性抗真菌治疗。

念珠菌病一旦确诊，就应该尽早拔出或更换中心静脉导管，延迟拔管通常会增加患儿的死亡率和神经发育落后等疾病的发病率。但到目前为止，对于治疗时间的长短和方案还没有良好的随机对照试验来指导。

全身性抗真菌治疗应持续到最后一次真菌培养阳

性后 21d。两性霉素 B 脱氧胆酸是治疗全身性念珠菌病的主要药物，且对酵母和菌丝两种形态都有效。常见副作用包括肾毒性、低钾血症和低镁血症，但新生儿的耐受性比成人患者要好。鲁希特念珠菌在新生儿患者中不常见，对两性霉素 B 耐药。氟康唑对于治疗新生儿侵袭性念珠菌感染，尤其是泌尿系统的感染效果很好，但对克柔念珠菌的所有菌株和光滑念珠菌的某些菌株无效。棘白菌素类对于大多数念珠菌属具有良好的效果，并已成功地用于治疗耐药菌感染或其他疗法都失败的患者。已经有一些研究报道了抗真菌剂在婴儿体内的药物代谢动力学情况（表 226-1）。

## 预　后

据一些基于大样本研究的报道称，早产儿侵袭性念珠菌病的死亡率为 20%左右。念珠菌病也与神经发育落后，慢性肺部疾病，早产儿严重视网膜病变的发生有关。

## 参考书目

参考书目请参见光盘。

# 226.2　免疫功能正常的儿童和青少年的感染

*P. Brian Smith, Daniel K. Benjamin, Jr.*

## 口腔念珠菌病

鹅口疮是一种浅表黏膜的感染，正常新生儿的发病率为 2%~5%。最常见的病原体是白色念珠菌。最早可在 7~10d 龄时发生。抗生素的使用（尤其是在 1 岁以内），可能导致鹅口疮的复发或持续存在。其特征是在舌、腭、颊黏膜上出现珍珠白色的凝乳状物质。鹅口疮可无症状，也可引起疼痛、烦躁、喂养减少，导致营养摄入不足和脱水等。本病在 1 岁以后的儿童不常见，但使用抗生素治疗的年长儿可以发生。没有明显容易感染的理由如近期使用抗生素而发生持续或反复的鹅口疮时，应检查是否有潜在的免疫缺陷疾病，尤其是通过垂直传播感染 HIV。

轻症患者可不予治疗。对于需要治疗的患者，制霉菌素是最常用的抗真菌药物。对于顽固性或复发性感染，单剂量氟康唑可能有效。对母乳喂养的婴儿，可以同时对婴儿和母亲局部使用制霉菌素或口服氟康唑进行治疗。

**表 226-1　婴儿抗真菌药的剂量*，以及 1 岁以内有药代动力学参数的婴儿数量**

| 药物 | 纳入研究的婴儿数量 | 推荐剂量 |
|---|---|---|
| 两性霉素 B 脱氧胆酸盐 | 15 | 1 mg/（kg·d） |
| 两性霉素 B 脂质复合体 | 28 | 5 mg/（kg·d） |
| 脂质体两性霉素 B | 17 | 5 mg/（kg·d） |
| 两性霉素 B 胶体分散片 | 0 | 5 mg/（kg·d） |
| 氟康唑 | 55 | 12 mg/（kg·d） |
| 米卡芬净 † | 48 | 10 mg/（kg·d） |
| 卡泊芬净 ‡ | 22 | 50 mg/（kg·d） |
| 阿尼芬净 ‡§ | 0 | 1.5 mg/（kg·d） |

* 伏立康唑的剂量尚未在婴儿中进行研究

† 此剂量的米卡芬净在 <120d 的婴儿中进行了研究，较大婴儿的用药剂量应为 4~8mg/kg

‡ 一般应避免使用卡泊芬净和阿尼芬净，因为尚无关于其足以穿透脑组织的药物剂量的研究

§ 阿尼芬净制剂含有酒精，通常在早产儿中应避免使用；2009—2011 年对一项不含酒精的制剂进行了临床研究

## 尿布皮炎

尿布皮炎是念珠菌最常见的感染类型（见第 658 章），其特点是一个融合的红斑皮疹周围有卫星脓疱。念珠菌性尿布皮炎通常继发于口服抗生素一个疗程之后，这常使其他非感染性尿布皮炎复杂化。

对任何类型的尿布皮炎，病程超过 3d 时，通常的处理是局部外用抗真菌药如制霉菌素、克霉唑及咪康唑。如果存在明显的炎症反应，可在第 1~2d 加用 1%氢化可的松，但因其潜在副作用，对婴儿应慎用局部皮质类固醇激素。经常更换尿布和短时间不用尿布是重要的辅助治疗手段。

## 甲和甲周感染

念珠菌可引起甲沟炎和甲癣，但毛癣菌和表皮癣菌比念珠菌常见得多（见第 655 章）。念珠菌甲癣不同于癣感染，因其更倾向于累及手指甲而不是脚趾甲，并与甲沟炎相关联。念珠菌甲沟炎的治疗包括保持手部干燥，并使用局部抗真菌剂。对于甲感染，可用唑类进行一个短期的全身治疗。

## 外阴阴道炎

外阴阴道炎是青春期和青春期后的女性中常见的念珠菌感染（见第 543 章）。诱因包括怀孕、口服避孕药及口服抗生素。青春期前的女性患此症的易感因素有糖尿病或长期使用抗生素等。临床表现包括疼痛、瘙痒、排尿困难、外阴或阴道红斑和不透明的白色或干酪样渗出物。超过 80%的病例其病原体为白色念珠菌。

念珠菌性外阴阴道炎可用阴道霜剂或制霉菌

素、克霉唑、咪康唑治疗。口服单剂量氟康唑同样有效。

## 226.3 免疫功能低下的儿童和青少年的感染

*P. Brian Smith, Daniel K. Benjamin, Jr.*

### ■ 病　因

白色念珠菌是免疫功能低下的小儿侵袭性念珠菌病最常见的病原体。并且，与非白色念珠菌属相比，白色念珠菌感染会增加死亡率和终末器官受累的概率。

### ■ 临床表现

#### HIV 感染的儿童

HIV 感染的儿童中，鹅口疮及尿布皮炎是最常见的念珠菌病。除鹅口疮之外，也可发生另外 3 种口腔念珠菌感染：①萎缩性念珠菌病，表现为黏膜红斑或舌乳头减少；②慢性增生性念珠菌病，表现为口腔中出现对称的白色斑块；③口角炎，其口角有红斑和裂隙。局部抗真菌治疗可能有效，但通常需要全身应用氟康唑或伊曲康唑。吞咽困难或进食差可能预示已经进展为念珠菌食管炎，需要全身抗真菌治疗。在 HIV 感染者，巨细胞病毒、单纯疱疹病毒、反流或淋巴瘤也可以引起食管炎，但念珠菌是最常见的病因，且在没有鹅口疮时也可以发生念珠菌食管炎。

感染 HIV 的患儿更常发生念珠菌性皮炎和甲癣，且比免疫功能正常的儿童更加严重，需要全身抗真菌治疗。

#### 肿瘤和移植患者

真菌感染尤其是念珠菌和曲霉菌感染在伴发化疗相关性中性粒细胞减少症的肿瘤患者中是一个严重的问题（见第 171 章）；中性粒细胞减少和发热在 5 天后，感染的风险增加。因此，若发热和中性粒细胞减少持续 5d 或超过 5d，在使用抗菌剂的同时通常需经验性加用抗真菌治疗。三唑类和棘白菌素类有相似的疗效，并且与两性霉素 B 脱氧胆酸盐或两性霉素脂质复合体相比其安全性更高。

骨髓移植患者因有较长时间中性粒细胞减少，发生真菌感染的危险极大的增加。骨髓移植患者预防性应用氟康唑能减少念珠菌血症的发病率。棘白菌素（阿尼芬净、卡泊芬净、米卡芬净）和伏立康唑已被成功地用作单一治疗，或两者与两性霉素 B 联合治疗。粒细胞集落刺激因子能缩短化疗后中性粒细胞减少的持续时间，并降低发生念珠菌血症的风险。肿瘤患者发生念珠菌感染，> 50% 的病例肺、脾、肾和肝均受累。

实体器官移植患者发生浅表性和侵入性念珠菌感染的风险也增加。研究发现肝移植患者中预防性使用两性霉素 B 脱氧胆酸盐、氟康唑、伏立康唑以及卡泊芬净能有效的抗真菌感染。

#### 导管相关感染

中心静脉导管感染最多发生于肿瘤患者，也可在任何有中心静脉导管的患者上发生（见第 172 章）。中性粒细胞减少、使用广谱抗生素和肠外营养增加了念珠菌中心静脉导管感染的风险。治疗上需要拔出或更换导管，并进行 2~3 周全身抗真菌治疗。

### ■ 诊　断

中性粒细胞减少症病儿有长期发热时，念珠菌病的诊断往往是推测性的，因为只有少数发生播散性感染患者的真菌血培养为阳性。一旦分离出来，念珠菌易于在常规血培养基中生长，72h 内 90% 以上的阳性结果可出现。

### ■ 治　疗

棘白菌素类适用于中重度的患儿，氟康唑适用于敏感病原菌及相对较轻的患儿，两性霉素 B 也可用。氟康唑对克柔念珠菌和某些光滑念珠菌无效，两性霉素 B 去氧胆酸对约 20% 鲁希特念珠菌无效。因此，对于所有菌株都应进行药敏试验（表 226-2）。

#### 参考书目

参考书目请参见光盘。

**表 226-2　> 1 岁的儿童治疗侵袭性疾病时抗真菌药物用药剂量**

| 药物 | 推荐剂量 |
|---|---|
| 两性霉素 B 脱氧胆酸盐 | 1 mg/（kg · d） |
| 两性霉素 B 脂质复合体 | 5 mg/（kg · d） |
| 脂质体两性霉素 B | 5 mg/（kg · d） |
| 两性霉素 B 胶体分散片 | 5 mg/（kg · d） |
| 氟康唑 | 12 mg/（kg · d） |
| 伏立康唑 | 7 mg/（kg · 12h） |
| 米卡芬净 * | 4~8 mg/（kg · d） |
| 卡泊芬净 † | 50 mg/（kg · d） |
| 阿尼芬净 | 1.5 mg/（kg · d） |

*8 岁以上的儿童使用成人剂量

† 应使用卡泊芬净和阿尼芬净的负荷剂量，分别为：70 mg/m² 和 3.0 mg

## 226.4　慢性皮肤黏膜念珠菌病

*P. Brian Smith, Daniel K. Benjamin, Jr.*

慢性皮肤黏膜念珠菌病是由 T 淋巴细胞对念珠菌反应的原发缺陷所致的一组异质性免疫疾病。内分泌疾病（甲状旁腺功能减退、阿狄森病），高免疫球蛋白 E 综合征，自身免疫性疾病，艾滋病以及吸入型糖皮质激素与慢性皮肤黏膜念珠菌病相关（见第 119 章）。虽然潜在的免疫缺陷多种多样，但慢性皮肤黏膜念珠菌病的表现通常相似。患儿可早在几个月龄也可晚至二十岁时出现症状。其特点是慢性严重的皮肤、黏膜念珠菌感染。患者很少发展为全身性念珠菌病。局部抗真菌药物治疗在病程早期有一定的效果，但通常都需要用唑类进行全身性治疗。疗效往往是暂时性的，不能根除，且会复发。

（龙晓茹　译，刘恩梅　审）

# 第 227 章
# 新型隐球菌

*Jane M. Gould, Stephen C. Aronoff*

## 病　因

隐球菌病是一种侵袭性真菌病，由有包囊的单细胞酵母菌引起。新型隐球菌变种是世界范围内最常见的病原体，也是 HIV 感染者致病性真菌感染最主要的病原体。

## 流行病学

新型隐球菌变种（包括血清型 A，D 和 AD）主要分布于温带地区被某些鸟类（包括鸽子、金丝雀和鹦鹉）的粪便所污染的土壤中。也可存在于水果和蔬菜中，还可由蟑螂携带。在热带和亚热带地区发现的新型隐球菌变种（包括血清型 B 和 C）与数种桉属植物有关。这个变种会导致热带地区的地方性疾病，主要发生在免疫功能正常的宿主身上，并且与被称为隐球菌性肉芽肿的巨大肉芽肿的形成有关。新型隐球菌变种的生态分布有改变的趋势，现在发现这种微生物与冷杉和橡树等树木相关。自 2006 年以来，新型隐球菌变种共引起了俄勒冈州和华盛顿州 19 例居民患病。最常表现为伴或不伴脑膜脑炎的肺部疾病。因为 *C.gattii* 对氟康唑不敏感，因此辨别这两种隐球菌显得至关重要。偶有报道称罗伦氏隐球菌是侵袭性真菌病的原因之一，通常报道的是发生在免疫功能低下的患者中，最近是在早产儿群体中。

新生隐球菌的暴露远比以前所想象的要多。在温带城市中进行的血清学研究表明，大多数 2 岁以上的孩子和几乎所有的成人都接触过这种微生物。尽管流行程度很高，但免疫功能正常的成人及儿童却很少发病。鸽子饲养者和研究隐球菌的实验室工作人员都处于高风险之中。隐球菌病在 HIV 感染的儿童中很少见（发病率 <1%），但感染 HIV 的成人发病率高达 5%~10%，据报道发展中国家的感染率更高。感染隐球菌病的患儿中免疫功能正常者和免疫功能低下者各占一半。隐球菌病是实体器官移植患者继念珠菌病和曲霉病之后的第三大侵袭性真菌感染。隐球菌感染的其他危险因素包括糖尿病、肾衰竭、肝硬化，使用皮质类固醇激素、化疗药和单克隆抗体（如依那西普、英夫利昔单抗和阿仑单抗）。有趣的是，正在接受钙调磷酸酶抑制剂抑制免疫反应的器官移植受者很少发生中枢神经系统隐球菌感染，他们的感染多局限于肺部，这可能是因为这些免疫抑制剂在活体内具有抗真菌活性。

## 发病机制

在大多数情况下，新型隐球菌通过吸入真菌孢子（<5~10μm），并由肺泡巨噬细胞吞噬后进入人体。疫区的预防接种能减少皮肤或眼部的感染。被感染的组织用于器官移植是另外一条入侵途径，还可以通过胃肠道入侵。进入人体后，可以表现为隐性感染或急性发病。宿主对于隐球菌感染所致肉芽肿性炎症最重要的防御是细胞免疫。细胞免疫受损的患者发生隐球菌病的风险最大。大多数免疫功能正常的人，隐球菌感染仅限于肺部。当免疫系统不能抑制感染时，感染将会播散，可能累及脑、脑膜、皮肤、眼睛、前列腺癌和骨骼系统。

在免疫功能正常的患者中，新型隐球菌能同时产生化脓性和肉芽肿性组织反应，或仅表现为伴有不同程度坏死的肉芽肿。愈后一般是纤维化形成而无钙化。免疫受损的患者组织反应可能很微弱甚至没有，这将导致酵母的增殖和黏液囊性病变的产生。肺隐球菌病往往是在胸膜下产生含有酵母的肉芽肿。20%有播散性病灶的非 HIV 感染者的中枢神经系统内存在囊性隐球菌肉芽肿，无明显脑膜炎表现的患者其中枢神经系统中也可能存在。皮肤和骨骼被感染的患者可发生含有酵母的肉芽肿和微脓肿。

## 临床表现

隐球菌感染的表现与接种途径和宿主的免疫功能有关。感染部位包括肺、中枢神经系统、血液、皮肤、骨骼以及黏膜。

## 肺 炎

肺炎是隐球菌病最常见的形式。通常为无症状的肺部感染，在鸽子饲养者、鸟类爱好者和实验室工作人员中尤其常见。患有慢性肺部疾病的人可为无症状携带者。进行性肺病的表现有发热、咳嗽、胸痛以及全身症状等。2006 年对 24 例肺隐球菌病患者的回顾性研究发现，咳嗽是最常见的症状。在免疫功能低下者，肺部疾病往往先于播散性感染。胸片可表现为弥漫性支气管肺炎、结节样变及肺实变，空洞形成和胸腔积液不常见。免疫功能低下的患者可发生肺泡和间质浸润，其表现与肺孢子菌肺炎相似。尽管 90% 以上的患者伴有中枢神经系统受累的表现，但感染 HIV 的成人患者其隐球菌性肺炎往往没有症状。

## 播散性感染

播散性感染往往继发于原发性肺部疾病，尤其是免疫功能低下者。晚期 HIV 感染是播散性隐球菌病最常见的诱因。除此之外，淋巴组织增生性疾病，使用皮质类固醇治疗，影响 T 细胞和 B 细胞谱系的原发性免疫缺陷，风湿性疾病的免疫抑制剂治疗，乳糜泻和器官移植等都是其重要的诱因。

## 脑膜炎

播散性隐球菌感染最常表现为亚急性或慢性脑膜炎。其临床表现是可变的，并且与预后相关。预后良好的表现包括以头痛为首发症状，精神状态良好，没有易感因素，脑脊液（CSF）压力正常，脑脊液糖含量正常，印度墨汁染色阴性，没有颅外感染的证据，脑脊液和血清隐球菌抗原滴度 <1∶32。明显的脑膜炎症状和 HIV 感染提示预后较差。HIV 感染者往往有不明原因的发热、头痛、全身乏力，在这些患者中其隐球菌抗原滴度常 > 1∶1024。头颅 CT 能识别多达 30% 播散性感染者的隐球菌性肉芽肿，即使没有中枢神经系统受累症状的也能被识别。隐球菌性脑膜炎的死亡率为 15%~30%，大多发生于确诊后的几周之内。HIV 感染者的死亡率更高，在使用终身维持的高效抗逆转录病毒治疗（HAART）之前其复发率 >50%。在成人，予每日氟康唑疗法可使复发率降至 5% 以下。免疫功能正常的人经过适当的治疗很少复发。后遗症较为常见，包括脑积水、视力下降、耳聋、脑神经麻痹、癫痫以及共济失调等。

## 脓毒综合征

脓毒综合征通常只发在 HIV 感染的患者中，是隐球菌病的罕见表现。往往表现为继发热之后出现致命的呼吸窘迫和多器官系统的疾病。

## 皮肤感染

皮肤疾病最常继发于播散性隐球菌病，局部感染罕见。早期病变可以是单个或多个红斑，也可为伴有压痛的可变硬结。病变常形成中央坏死周围凸起的溃疡。在免疫功能低下的患者中皮肤隐球菌病表现类似于传染性软疣。

## 骨骼感染

约 5% 播散性感染会累及骨骼，但 HIV 感染者却极为少见。骨骼感染起病隐匿或缓慢，典型有软组织肿胀和触痛，关节受累的特征性表现为关节腔积液、红斑以及活动时疼痛。约 75% 的病例病变仅为单个。脊椎是最常累及的部位，其次为胫骨、髂骨、肋骨、股骨、肱骨。接触传播可引起骨关节病。

## 眼部感染

脉络膜视网膜炎不常见，主要发生于成人，虽有眼睛直接接种的报道，但其通常是播散性疾病的一种表现。眼部感染的症状有视力急性减退、眼痛、悬物浮动感以及畏光等。检查通常提示有脉络膜炎，可伴或不伴视网膜炎，而视网膜玻璃体肿块以和前葡萄膜炎不多见。因眼病常常是播散性隐球菌感染的一种表现，其死亡率 > 20%。幸存者中只有 15% 能够完全恢复视力。

## 淋巴结病变

有两例儿童发病的报道，1 例为免疫缺陷病，临床表现为弥漫性淋巴结肿大，包括胸部和腹部淋巴结，皮下病变，肝肉芽肿及伴发的肺部疾病。

# ■ 诊 断

真菌培养结果阳性或病变组织的病理切片找到真菌可以明确诊断。乳胶凝集试验检测血清和脑脊液中的隐球菌抗原是最有用的诊断方法。体液滴度 > 1∶4 强烈提示感染，滴度 > 1∶1024 提示酵母过度繁殖，后者使宿主免疫反应低下并使治疗失败的可能性更大。脑脊液印度墨汁染色有利于判断预后，但其敏感性不如培养和抗原检测高。皮肤抗原检查的灵敏度和特异性还是未知的。血清隐球菌抗体检测的敏感性和特异性较差，且通常对诊断没有帮助。隐球菌在普通的真菌和细菌培养基中均容易生长。在有氧的标准温度下培养 48~72h 可形成肉眼可见的菌落。

# ■ 治 疗

治疗方案的选择取决于受累的部位和宿主的免疫状态。对于免疫功正常的患者，没有症状或仅有局限于肺部的轻微病变时，可以密切观察而不需要治疗，

也可以口服氟康唑 [ 小儿剂量 6~12 mg/（kg・d），成人剂量 200~400 mg/d] 或伊曲康唑 [ 小儿剂量 5~10 mg/（kg・d），分两次服用，成人剂量 200~400 mg/d]3~12 个月，服药时间长短取决于临床反应。

隐球菌血症患者或症状严重者，以及非 HIV 所致免疫缺陷宿主发生肺部疾病，且其脑脊液隐球菌抗原滴度 > 1∶8，或有泌尿道或皮肤病变时，都应接受分阶段的治疗，因为这些因素提示播散性疾病。通常先用两性霉素 B[0.7~1 mg/（kg・d）] 加氟胞嘧啶 [100~150 mg/（kg・d），在肾功能正常的情况下，分 4 次服用，每 6h 服用 1 次，进行诱导治疗，至少持续 2 周，以维持血清氟胞嘧啶的浓度为 40~60μg/mL。诱导治疗可能需要持续 6~10 周，具体视临床反应而定。

继诱导治疗之后，是口服 6~12 个月氟康唑或伊曲康唑的巩固治疗阶段。伊曲康唑不能很好地进入脑脊液，因此对于中枢神经系统病变的巩固治疗应选用氟康唑。遗留免疫系统受损的患儿需要终身维持治疗。对于不能耐受脱氧胆酸两性霉素的患者，推荐使用脂质复合物两性霉素 B[3~6 mg/（kg・d）]，虽然后者用于隐球菌病患儿的经验有限。目前尚未对棘白菌素类进行临床试验。通过连续监测隐球菌抗原的方式可以评估抗隐球菌治疗的疗效。血清或脑脊液滴度值 ≥ 1∶8 预示复发。对脑积水及颅内压增高的患者可能需要行脑室腹腔分流术。

由于复发率高，肺隐球菌病、中枢神经系统隐球菌病以及 HIV 感染者的播散性隐球菌病的治疗都需要诱导、巩固及维持三个阶段。肺隐球菌病患者通常需要终身服用氟康唑或伊曲康唑治疗。中枢神经系统隐球菌病患者，通常先用两性霉素 B[0.7 mg/（kg・d）] 和氟胞嘧啶 [100 mg/（kg・d）] 治疗，最短 2 周，最长 6~10 周（诱导阶段）；然后用氟康唑治疗，最短 8~10 周（巩固阶段）。在完成巩固治疗后，应终身服用氟康唑（维持治疗）。因为用伊曲康唑治疗的复发率较高，故其仅在患者不能耐受或氟康唑治疗失败的情况下使用。到目前为止，对于何时中止鸡尾酒疗法控制良好的 HIV 感染患儿的维持治疗还没有定论。

皮肤感染的诊断依赖于手术活检，其通常需要药物治疗。骨骼感染一般需要外科清创加上全身抗真菌治疗。脉络膜视网膜炎也需要全身性抗真菌治疗，常用药物为两性霉素 B 加上氟康唑或氟胞嘧啶，后两者都能在玻璃体中达到有效的药物浓度。

## ■ 预　防

高危人群应该避免暴露于鸟粪等危险因素中。有效的 HAART 疗法减少了 HIV 感染者患隐球菌病的风险。对于艾滋病和 $CD4^+$ 淋巴细胞计数 <100 /μL 的患者用氟康唑可以有效预防隐球菌病。已经开发出来的隐球菌葡萄糖醛酸木甘露聚糖（GXM）– 破伤风类毒素结合疫苗，可诱导小鼠产生保护性抗体，但尚未用于儿童的临床试验。用保护性单克隆抗体进行被动免疫，仍有待在儿童中进行研究。

## 参考书目

参考书目请参见光盘。

（龙晓茹　译，刘恩梅　审）

# 第 228 章
# 马拉色霉菌属

*Martin E. Weisse, Ashley M. Maranich*

马拉色霉菌属的成员包括花斑癣的病原体，并与其他皮肤病以及留置导管患者的真菌血症相关。马拉色霉菌属是共生的亲脂性酵母，多存在于皮脂丰富的皮肤区域。它们被认为是正常皮肤菌群的一部分，在 3~6 月龄时就已经建立。

补充内容请参见光盘。

（龙晓茹　译，刘恩梅　审）

# 第 229 章
# 曲霉属

*Luise E. Rogg, William J. Steinbach*

曲霉一种广泛存在的真菌，其正常生态位是循环利用碳和氮的土壤腐生菌。曲霉属中包含约 185 个亚种，但人类疾病主要由烟曲霉、黄曲霉、黑曲霉、土曲霉和构巢曲霉引起。侵袭性疾病往往由烟曲霉引起。曲霉通过产生分生孢子进行无性繁殖。大多数曲霉病（肺曲菌病）患者是由于吸入了空气中的分生孢子，继而这些孢子萌出真菌菌丝并入侵宿主组织而发病。人们每天都可能接触到分生孢子。免疫功能正常的人吸入分生孢子后，一般不会产生危害，这大概是因为其吞噬细胞能有效清除吸入的孢子。巨噬细胞和中性粒细胞介导的宿主防御反应能抵抗侵袭性疾病。中性粒细胞减少、巨噬细胞功能低下或暴露于极大量分生孢子中的宿主可能会发病。

曲霉是一种相对特殊的病原体，它在不同特征的宿主身上引起不同的疾病状态，包括过敏(超敏反应)，腐生（非侵袭性）或侵袭性疾病。免疫缺陷的宿主易患侵袭性疾病，而免疫功能正常的宿主更易患过敏性疾病。曲霉所致疾病的表现包括过敏反应，肺或鼻窦的定植，肺或皮肤的局部感染，侵入性肺部疾病或广泛累积肺、脑、皮肤、眼睛、骨骼、心脏以及其他器官的疾病。在临床上，往往表现为轻微、非特异、迟发的症状，特别是在免疫功能低下的宿主中，这使准确诊断和及时施治变得困难复杂。

## 229.1 过敏性疾病（超敏反应综合征）

Luise E. Rogg, William J. Steinbach

### ■哮 喘

吸入曲霉孢子可引起过敏性哮喘急性发作，导致过敏反应，进而引起支气管痉挛。哮喘急性发作的患者需要考虑是否是由暴露于真菌（尤其是曲霉菌）触发的。

### ■ 外源性肺泡炎

外源性肺泡炎是一种超敏性肺炎，由反复暴露于曲霉分生孢子等吸入性过敏原所引起。通常在接触过敏原后不久就出现症状，包括发热、咳嗽和呼吸困难。血液和痰中都不会出现嗜酸性粒细胞增多。长期暴露于过敏原中会导致肺纤维化。

### ■ 过敏性支气管肺曲霉病

过敏性支气管肺曲霉病（ABPA）是一种由曲霉抗原免疫致敏引起的超敏反应性疾病。该病常在患有慢性哮喘或囊性纤维化（CF）的患者中发生。吸入的分生孢子在支气管内非侵入性定植，导致持续性炎症以及超敏性炎症反应。临床表现是由对烟曲霉抗原的异常免疫应答引起的，包括喘息、肺部浸润、支气管扩张，甚至肺纤维化。

对 ABPA 有 7 个主要的诊断标准：发作性支气管阻塞，外周血嗜酸粒细胞增多，曲霉变应原速发型皮肤试验阳性，抗曲霉抗体沉积，IgE 升高，肺浸润以及中央性支气管扩张。二级诊断标准包括反复痰液检出形态上一致的真菌成分或直接培养阳性，咳出棕色痰栓，曲霉抗原特异性抗体（IgE）增高，和曲霉抗原迟发皮肤反应阳性。影像学可表现为支气管壁增厚、肺浸润和中央性支气管扩张。

治疗上主要通过延长全身性使用类固醇激素的疗程以减轻炎症。加用抗真菌剂依曲康唑可以减轻真菌负荷和炎症刺激。因为血清 IgE 水平与疾病活动有关，因此被作为决定治疗时间长短的指标。目前，抗 IgE 抗体治疗 ABPA 的功效是比较热门的研究领域。

### ■ 变应性曲霉菌鼻窦炎

变应性曲霉菌鼻窦炎的病因与 ABPA 相似，好发于有哮喘的年轻患者，可伴或不伴 ABPA。患者往往表现为慢性鼻窦炎或复发性急性鼻窦炎的症状，如充血、头痛、鼻炎，影像学检查可能发现鼻息肉和多个鼻窦混浊。实验室检查可有 IgE 水平升高，抗曲霉抗原抗体沉积，曲霉变应原速发型皮肤试验阳性。鼻窦组织标本中可能有嗜酸性粒细胞、夏科 - 莱登晶体以及曲霉真菌孢子。引流手术是重要的治疗手段，通常辅以全身性或吸入性皮质类固醇激素治疗。也可以使用抗真菌剂治疗。

### 参考书目

参考书目请参见光盘。

## 229.2 腐物寄生性（非侵袭）综合征

Luise E. Rogg, William J. Steinbach

### ■肺曲菌病

曲菌肿由真菌菌丝、细胞碎片和炎性细胞组成，多在现有的空洞病灶或扩张的支气管中增生，不会侵犯血管。这些空洞病灶可以由感染引起，如肺结核、组织胞浆菌病、已分解的脓肿；也可以继发于先天性或获得性缺陷，如肺囊肿或大疱性肺气肿。患者可以没有症状，而因为其他原因做影像学检查被诊断；也可以出现咯血、咳嗽或发热等症状。影像学检查最初表现为空洞壁的增厚，随后真菌不断增殖形成实心团块与空洞壁分开。血清曲霉菌抗体检测有助于诊断。其治疗主要在于控制并发症，如咯血等。手术切除是最好的治疗方式，但风险很高。对于某些患者用唑类药物进行全身抗真菌治疗也可能有效。

### ■ 慢性肺曲霉菌病

慢性肺曲菌病可发生于免疫功能正常或轻度抑制的患者中。根据不同的临床表现将慢性肺曲霉菌病分为三种类型。第一种是慢性空洞性肺曲霉病（CCPA），除了多腔的形成并与占位性真菌球一起扩大外，它类似于曲霉肿。第二种是慢性纤维性肺曲霉病，从多个单独的病变进展到显著的肺纤维化。最后一种是慢性坏死性肺曲霉病（CNPA），也称为亚急性侵袭性或半侵袭性肺曲霉病，是一种进展缓慢的类型，发生于轻度至中度免疫受损的患者。

侵袭性曲霉病可予长期的抗真菌治疗，慢性空洞性肺曲霉病（CCPA）有时可予以手术切除。慢性坏死性肺曲霉病（CNPA）的治疗类似于侵袭性肺曲霉菌病，然而它没有后者活跃，因而更适合口服抗真菌药治疗。将抗真菌药物直接注入病灶腔中治疗取得了一些成效。

## ■ 鼻窦炎

鼻窦曲菌病通常表现为慢性鼻窦炎的症状，并且抗生素治疗无效。影像学能显示曲菌性鼻窦炎患者黏膜的增厚或在其上颌窦或筛窦内发现单一团块。如果不及时治疗，鼻窦炎会进展累及到筛窦和眼眶。鼻窦炎的治疗主要是手术清创引流，包括对鼻窦曲霉菌肿患者的真菌团块的切除。

## ■ 耳真菌病

曲霉菌可以定植于外耳道，如果同时鼓膜被细菌感染破坏还可能蔓延到中耳及乳突气房。出现疼痛、瘙痒、单侧听力下降以及耳漏等症状。耳真菌病更常见于黏膜免疫受损的患者，如低丙球蛋白血症、糖尿病、慢性湿疹、HIV 感染和长期使用皮质类固醇激素的患者。对于耳真菌病目前还没有很好的治疗方法，但已有外用醋酸或硼酸滴剂、唑类乳剂，以及口服伏立康唑、伊曲康唑、泊沙康唑等唑类药物进行治疗的报道。

## 参考书目

参考书目请参见光盘。

# 229.3　侵袭性疾病

*Luise E. Rogg, William J. Steinbach*

侵袭性曲霉病（IA）是由分生孢子进入机体，避开免疫防御机制萌出真菌菌丝并侵入组织实质和脉管系统而引起的疾病。侵袭脉管系统可导致血栓形成、局部坏疽以及促进血行传播。IA 的发病率有增加的趋势，这可能与更好地管理了高危人群的其他感染和放宽了免疫抑制疗法在一系列疾病中的应用有关。本病最常见的原发感染部位是肺，但也可见于鼻窦、皮肤以及别的部位。血行播散常可引起皮肤、中枢神经系统、眼睛、骨骼和心脏等部位的继发感染。

IA 好发于免疫功能低下的患者，其危险因素包括癌症和化疗所致的中性粒细胞减少症［特别是严重和（或）延长的中性粒细胞减少症］，干细胞移植（尤其是在初始的预植入阶段，或并发排异反应的阶段），嗜中性粒细胞或巨噬细胞的功能异常［由严重联合免疫缺陷（SCID）或慢性肉芽肿性疾病（CGD）所致］，长期大剂量使用类固醇激素，HIV 感染和实体器官移植等。目前关于儿童 IA 危险因素的研究还很少，但异基因骨髓移植和急性髓细胞性白血病已经被确认。儿童 IA 的发病率尚不清楚。

## ■ 侵袭性肺曲霉病

侵袭性肺曲霉病是最常见的曲霉病。在有患 IA 高危因素的人群中，其发病率和死亡率都很高，这类人群包括干细胞和实体器官移植受者、癌症患者、原发性免疫缺陷患者和接受免疫治疗的患者。其临床表现有发热（经验性广谱抗生素治疗无效）、咳嗽、胸痛、咯血和肺部浸润等。大剂量使用类固醇激素的患者可能不会出现发热，免疫功能低下的患者其症状也可能表现不明显，因此对于具有高危因素的患者必须提高警惕。

### 诊　断

影像学检查不能确诊侵袭性肺疾病，但有助于诊断。典型的表现为多发的边界不清的结节，也可为肺叶或弥漫性实变，在疾病发展的后期常规的胸部 X 线就能显示。CT 的特征性表现为“晕轮征”，这是曲霉菌侵犯血管时产生的出血性结节周围被缺血区包绕的结果。病变早期表现为结节周围毛玻璃影，随着时间的推移，坏死的肺组织包绕真菌团块，这些病变逐渐演变成空洞性病变或形成空气半月影，这通常发生于中性粒细胞减少症患者的恢复过程中。但这些并不是侵袭性肺曲霉病的特有表现，在其他肺部真菌感染、肺出血以及迁延性肺炎患者中也可以看到。此外，小儿肺曲霉病案例的影像学回顾性研究表明，儿童患者空洞和空气新月体形成比成年患者少见。肺曲霉病的典型 MRI 表现是“靶征”，即结节中央信号较低周边信号较强。

IA 的诊断较为复杂，从无菌部位取样培养出曲霉菌或从病变组织检出与曲霉菌形态一致的真菌菌丝方可确诊。然而，对于危重患者获取组织标本几乎是不可能的。此外，由于样品类型不同，培养的阳性结果仅代表曲霉菌定植而非感染。真菌血症具有低水平和间歇性的特点，因此血培养很少分离出曲霉菌。

血清学检查有助于过敏性曲霉综合征以及曲霉肿的诊断，但在免疫功能低下的高危人群中因为免疫应答较弱故对侵袭性疾病的诊断意义不大。支气管肺泡灌洗（BAL）有助于诊断，但因为灵敏度较低，阴性结果亦不能除外疾病。另外 BAL 的分子生物学检查，如抗原检测和聚合酶链反应（PCR）可以提高曲霉病的诊断率。以曲霉菌细胞壁的组成成分半乳甘露聚糖为基础的酶联免疫吸附试验（ELISA），已用于协助侵袭性曲菌病的诊断。这种新的分子测试适用于感染进展的连续监测，并且对于癌症患者或造血干细胞移植受者的疾病检出的敏感度很高。早期关于儿童患者的假阳性反应比成人高的报告已经被驳斥。这项检查对于有先天性免疫缺陷（例如慢性肉芽肿病）和侵袭性曲霉菌感染的患者假阴性率较高。一项通过连续监测半乳甘露聚糖水平以指导治疗时间长短的研究正在进行。PCR 检测已用于曲霉病的诊断，但此技术仍需改进尚未推广。

## 治 疗

成功治疗 IA 的关键在于重建正常免疫功能的能力，并在免疫功能恢复之前持续使用有效的抗真菌药物。因此，通过停止使用皮质类固醇激素以减少全面免疫抑制对改善预后至关重要。2008 年，美国传染病学会颁布了曲霉菌感染的新诊疗指南，对之前的治疗方案做了重大的修改。过去，本病的一线治疗药物是两性霉素 B，但是它的应答率低，并且输液反应和药物毒性较显著。后来开发出两性霉素 B 的脂质体制剂，其毒性降低并且仍被用于某些侵袭性感染患者的一线治疗。

现在的主要药物是唑类抗真菌药物伏立康唑，多项研究显示，相比于两性霉素 B，伏立康唑能提高患者的应答率和生存率。另外，伏立康唑比两性霉素 B 耐受性更好，既可以口服也可以静脉给药。唑类化合物通过细胞色素 P-450 系统进行代谢，因此药物间的相互作用错综复杂。其他三唑类抗真菌药物也可以用，如泊沙康唑被批准用于预防性抗真菌治疗，其可能成为侵袭性曲霉病一线治疗的替代药物。伊曲康唑和伏立康唑的儿童用药方案已经制订出来了，但泊沙康唑的药物代谢动力学研究尚未完成。

棘白菌素类抗真菌药物也可用于侵袭性曲霉病的治疗，但迄今为止，这些药物通常作为二线用物，主要是用于挽救治疗。目前尚无足够的研究证据推荐使用联合抗真菌治疗。不幸的是，即使用新的抗真菌剂，侵袭性曲霉病的完全或部分缓解率大约也只有 50%。加强抗真菌治疗的方案包括，用生长因子增加患者中性粒细胞计数，粒细胞输注，使用 γ 干扰素以及手术治疗。

## 特殊人群

患慢性肉芽肿病的小儿发生肺曲霉病的风险特别高。侵袭性肺曲霉病可能是这些患者首要的严重感染，其一生中发病的风险估计在 33% 左右。症状逐渐加重，包括缓慢进展的发热、乏力、肺炎和沉降速率增快。慢性肉芽肿病患者的中性粒细胞包绕在真菌周围，但不能杀死它们，从而使局部浸润扩展到胸膜、肋骨和椎骨，但尚未发现血管被侵犯。影像学检查在这些患者中不太可能显示出晕轮征、梗塞或空洞病灶，而通常现实的额是由不断进展的验证过程引起的组织破坏。

## ■ 皮肤曲霉病

皮肤曲霉病可以是原发性疾病，也可能是血行播散的结果或由潜在感染扩散而来。原发性皮肤曲霉病通常发生在皮肤破损部位，如建立静脉通道的位置，粘敷料、外伤或手术的部位。早产儿的皮肤不成熟并且需要接入多种设备，因此他们的风险特别大。在移植受者，皮肤疾病往往反映血行播散，其原发感染部位通常为肺部。病变为伴有疼痛的红斑性丘疹硬结，溃烂或坏死。治疗需要手术清创和抗真菌治疗相结合，伏立康唑为首选的药物。

## ■ 侵袭性鼻窦疾病

侵袭性曲霉菌鼻窦炎的临床表现各异，因此诊断很困难。患者可表现为充血、流鼻涕、鼻出血、头痛、面部疼痛或肿胀、眼眶红肿、发热或鼻甲骨的外观异常。因为无创的影像学检查可能无异常，故其诊断依赖于可视化的胃镜及活组织检查。因疾病的阶段和程度不同，鼻窦黏膜可出现苍白、变色、粗糙或坏死。感染可侵入眼睛和大脑等邻近的结构。临床上，难以将这种综合征与其他类型的鼻窦侵袭性真菌病相区别，如接合菌病。因此，获取标本进行培养和组织学检查至关重要。本病一旦确诊，应予伏立康唑进行治疗。因为伏立康唑对接合菌无抗菌活性，因此在诊断明确之前应考虑两性霉素 B 制剂。

## ■ 中枢神经系统

曲霉菌感染的原发部位往往在肺部，但由于菌丝侵犯血管，真菌可以通过血流移动，从而引起继发感染部位。在播散性疾病时最常受累的部位之一是中枢神经系统（CNS）。脑曲霉病也可由鼻窦疾病的局部蔓延引起。脑曲霉菌病的表现各异，包括精神状态的改变、癫痫、瘫痪、昏迷和眼肌麻痹等。由于菌丝侵入中枢神经系统的血管，出血性梗塞可转化为脓肿。确诊需要活组织检查，但患者往往病情太严重以致不能耐受手术。影像学检查有助于诊断，MRI 应作为首选。病灶往往为多个，位于基底节，不增强时为中等强度，无占位效应。CT 下为边界清楚的低密度灶，有时有环形强化和水肿。特征影像学表现以及已知的其他部位的曲霉菌感染有助于诊断。已经对脑脊液的半乳甘露聚糖测试进行了研究，这可能是一个有前景的确诊方法。总的来说，中枢神经系统曲霉病的预后很差，这可能与其症状出现较晚有关。治疗上，逆转免疫抑制极为重要，手术切除病变也可能有用。首选的治疗药物是伏立康唑，伊曲康唑、泊沙康唑和两性霉素 B 的脂质体制剂可作为替代选择。

## ■ 眼

真菌性眼内炎及角膜炎可见于播散性曲霉菌感染的患者。绝大多数患者没有临床症状，但也可以有疼痛、畏光、视力下降等表现。当怀疑患本病时，应行急诊眼科检查。眼内炎的治疗包括玻璃体腔注射两性霉素 B 或伏立康唑，联合手术治疗，以及用两性霉素 B 或伏立康唑进行全身性抗真菌治疗。角膜炎需要局部和全身抗真菌治疗。

## ■ 骨

曲霉菌骨髓炎最常发生于脊椎。慢性肉芽肿患者病情的发展可致肋骨受累，其通常由构巢曲霉引起。治疗有赖于手术清创和全身抗真菌剂相结合。血行传播或局部的扩散可致关节炎，其治疗依赖于关节腔引流联合抗真菌治疗。两性霉素 B 是过去最常用的药物，然而现在一线治疗的首选用药为伏立康唑。

## ■ 心 脏

心脏的感染可由外科手术污染引起，也可继发于播散性感染，还可能由邻近感染灶（如心内膜炎、心肌炎和心包炎）直接蔓延所致。若是由心内膜炎和心包炎所致，需要手术干预并联合全身性抗真菌治疗。因为有再发感染的可能，有时还需要终身服药。

## ■ 经验性抗真菌治疗

由于侵袭性曲霉菌感染的诊断往往是复杂和延迟的，因此对高危患者通常要进行经验抗真菌治疗。现在，抗真菌治疗的对象包括持续中性粒细胞减少和侵袭性真菌感染的患者，主要用药包括两性霉素 B（传统的或脂质体制剂）、伏立康唑、伊曲康唑或棘白菌素类（如卡泊芬净）。目前，诊断和治疗曲霉菌感染的能力尚不理想，对儿童患者更是如此。基于半乳甘露聚糖和其他曲霉细胞壁成分的抗原检测，及 PCR 测定的标准化的研究将有助于诊断。寻找最佳的治疗方案仍然是充满挑战的问题，因为目前的方案只能使大约一半的患者完全或部分缓解。未来可能会有联合不同种类的抗真菌药以及新型抗真菌制剂的多种方案可供选择。

## 参考书目

参考书目请参见光盘。

（龙晓茹 译，刘恩梅 审）

# 第 230 章 组织胞浆菌病（荚膜组织胞浆菌病）

Jane M. Gould, Stephen C. Aronoff

## ■ 病原学

组织胞浆菌病是由荚膜组织胞浆菌感染引起的，该菌为一种双相性真菌，在自然界它以菌丝体形态存在，在人体组织内以酵母菌形态出现。

## ■ 流行病学

组织胞浆菌的腐物寄生形式广泛存在于美国中西部的土壤中，俄亥俄及密西西比河一带尤为多见。人和动物的组织胞浆菌病散发病例在美国 48 个相连接的州中有 31 哥州有发病报告，肯塔基州和田纳西州的部分地区，几乎 90% 的 20 岁以上成人对组织胞浆菌素皮肤试验为阳性。组织胞浆菌呈地区性流行于加勒比群岛的部分地区、中南美洲、东南亚的部分地区以及地中海。组织胞浆菌在富含硝酸盐的土壤（如有众多鸟粪、蝙蝠粪或腐烂木头的地方）里能很好的繁殖，真菌孢子常为鸟类翅膀所携带。在以前为鸟类栖居或家禽养殖场或有许多砍断后腐烂木头的地方而现在成了建筑工地，因吸入雾化的小分生孢子而发生组织胞浆病局部流行已有报告。蝙蝠不同于鸟类，它会发生组织胞浆菌感染，在山洞或蝙蝠常出没的桥上多次接触蝙蝠粪而发生组织胞浆菌病流行也有报告。人与人之间并不会发生传播。

## ■ 发病机制

人类感染是从吸入小分生孢子（真菌孢子）开始的，分生孢子到达肺泡，出芽并增殖为酵母菌，也可以具有潜在活性的孢子形式存在。多数人感染后无症状或具有自限性。当播散性感染发生时，任何组织器官都可受累。最初感染为支气管肺炎改变。随着早期肺部病灶的老化，巨细胞形成，接着发展为干酪样或非干酪样肉芽肿以及中央性坏死。肉芽肿内含有活的酵母菌，可引起疾病的复发。有时孢子出芽形成酵母细胞，后者被肺巨噬细胞吞噬，在肺巨噬细胞内，它们完成复制，并通过肺淋巴系统及肺门淋巴结进入网状内皮细胞系统。脾脏的受累通常由原发性肺部感染播散引起。正常人在近2周时间内出现特异性细胞免疫应答，活化的T细胞激活巨噬细胞杀死病原菌。2~4月内原发性肺部病变会消退，但可出现钙化，与肺结核原发综合征相类似，或者在肺部及脾脏出现“霰弹”样的钙化。不同于肺结核，组织胞浆菌再次感染仍可发病，在一些病例可引起更重的宿主免疫反应。

## ■ 临床表现

人组织胞浆菌病有3种类型：急性肺部感染，慢性肺组织胞浆菌病以及进行性播散性组织胞浆菌病。

急性肺组织胞浆菌病在初次或反复吸入小分生孢子后发病，大多数患者无症状，年幼儿童多有症状表现；年龄较大的成人在密闭空间（如鸡养殖场或山洞）大量接触或者长期暴露（如在污染了的土地上宿营，劈腐烂的木头）后也出现症状。本病的平均潜伏期是14d，前驱期无特异症状，多为流感样症状，如头痛、发热、胸痛、咳嗽及肌肉疼痛。婴儿和年幼儿多有肝脾大。也可出现严重的呼吸窘迫和低氧血症，需插管及皮质类固醇治疗。急性肺疾病病程也可较长（10d~3周），可有体重下降、呼吸困难、高热、虚弱和疲劳等。10%的急性肺部感染有结节病样的改变，包括关节炎、关节痛、结节性红斑、角结合膜炎、虹膜睫状体炎及心包炎。伴心包及胸腔积液的心包炎是自限性的良性病变，为邻近纵隔疾病的炎症反应所致。胸腔积液是渗出性的，很少从积液中培养出微生物。大多数急性肺部感染的患儿胸部X线检查正常，而有症状的患儿典型X线表现为斑片状支气管肺炎和不同程度的肺门淋巴结肿大。年幼儿肺炎可自行愈合，局部或霰弹样钙化灶可在急性肺部感染的恢复期发现。

肺实质或肺门淋巴结内的真菌抗原触发的免疫反应过强可引起急性肺组织胞浆菌病的胸部并发症。组织胞浆瘤为实质性的，多不表现症状，这种纤维瘤样病变多为单个的，有同心圆样钙化。极少数病例这种病变可致支气管结石，有“石头雨”样改变，可有喘息和咯血症状。流行地区这种病变易与实质性肿瘤相混淆，偶尔肺活检后才获得明确诊断。纵隔肉芽肿是反应性肺门淋巴结合并、缠结在一起形成的，虽多无症状，但肉芽肿巨大可压迫纵隔结构，造成食道、支气管或腔静脉阻塞的症状；局部扩散和坏死会引起心包炎或胸腔积液。纵隔纤维化是纵隔肉芽肿极少见的并发症，它代表肺门淋巴结纤维化反应未得到控制。纵隔内结构被包裹在一个纤维块中，产生阻塞性症状。上腔静脉综合征、肺静脉阻塞伴二尖瓣狭窄样综合征、肺动脉阻塞性充血性心力衰竭等表现曾有报道。如食道被套住则有吞咽困难，支气管阻塞则有咳嗽、喘息、咯血和呼吸困难。

慢性肺组织胞浆菌病是成人中央小叶性肺气肿成人患者的机会感染疾病，儿童极为罕见。

进行性播散性组织胞浆菌病 占组织胞浆菌病的10%，发生在婴儿及免疫功能受抑制的患者。播散性疾病几乎只发生于<2岁的儿童，因为他们的细胞免疫相对不成熟，且继发于原发性肺部感染之后。如果不予治疗，其致死率为100%。发热是最常见的症状，可持续几周到几个月直到诊断明确；大多数病例有肝脾大、淋巴结病变、贫血、血小板减少及不同程度的肺炎和全血细胞减少。部分病例出现黏膜溃疡和皮肤病变如结节、溃疡、软疣样丘疹。感染的婴儿中有一半会出现短暂的T细胞缺陷，而很多患儿出现短暂的高球蛋白血症。急性期反应物升高及高钙血症常见，但其并不是进行性组织胞浆菌病的特异性表现。虽胸部X线检查有一半以上患儿正常，但骨髓检查可查到酵母菌。

免疫受抑制的儿童（如癌症患儿、接受器官移植者、HIV感染者）发生播散性组织胞浆菌病的危险性大大增加。非HIV感染的患儿发生播散性组织胞浆菌病临床表现为不明原因的发热、体重减轻、淋巴结肿大及肺间质疾病。肺外感染是播散性组织胞浆菌病的特点之一，肺外感染包括破坏性骨损害、口咽部溃疡、艾迪森病（Addison病）、脑膜炎、多灶性脉络膜视网膜炎、皮肤感染及心内膜炎。肝功能试验酶值增高及血清中血管紧张素转换酶浓度升高。

播散性组织胞浆菌病发生在有HIV感染的患者身上，可以此诊断该患者已进展到获得性免疫缺陷综合征。这些患者的播散性组织胞浆菌病常发生于另一种机会感染之前或之后。那些接触过禽类粪便或蝙蝠粪便、未接受过抗逆转录病毒治疗或未接受预防性抗真菌治疗的HIV感染者患此病的风险极大。大多数患者有发热及体重减轻，并有肺部疾病表现，还可有肝脾大、淋巴结肿大、皮疹及脑膜脑炎等种种不同表现。小部分HIV感染患者发生播散性组织胞浆菌病的HIV感染者可有脓毒败血症的症状，其特点是迅速发生休克、多器官功能衰竭和凝血功能障碍。免疫受抑制患者发生严重播散性组织胞浆菌病时出现反应性噬血细胞综合征已有报道。还有关于免疫受抑制的母亲通过胎盘传播荚膜组织胞浆菌的报道。

## ■ 诊　断

组织胞浆菌通常需要在25℃温度下，沙氏琼脂培养基上培养6周。检测出瘤状大分生孢子只是一个初步诊断，因为瘤孢菌属也能形成类似结构。用化学发光的 DNA 探针对荚膜组织胞浆菌进行检测以明确诊断是必要的。通过培养发现的荚膜胞浆菌与感染形式的荚膜胞浆菌是不同的。不管有无症状的急性肺组织胞浆菌病宿主体内，痰培养都很少获得阳性结果，而支气管灌洗液培养的阳性率比痰培养高。60% 的慢性肺组织胞浆菌病患者的痰培养结果阳性。在 90% 以上的进行性播散性组织胞浆菌病患者的血液或骨髓中可检出这类酵母菌。急性肺组织胞浆菌病患者的血培养是阴性的，有肉瘤形成的患者，不管什么来源的培养都培养不出这种真菌。酵母形式可以在复杂急性肺部疾病（组织胞浆菌病、纵隔肉芽肿、纵隔纤维化）患者的组织中找到。用六亚甲基四胺银或碘酸 – 希夫试剂对组织进行染色，则可以在巨噬细胞内或外发现酵母菌。对外周血进行瑞氏染色可以发现白细胞内的真菌元素。聚合酶链反应能够更准确的早期诊断，但是未被广泛应用。

对疑似播散性组织胞浆菌病患者用放射免疫法检测真菌多糖抗原是最广泛使用的诊断性研究。在 HIV 感染者及其他有感染播散性疾病风险的患者中，其尿液、血液或者支气管灌洗液中组织胞浆菌检测率为 90%。感染皮炎芽生菌、粗球孢子菌、巴西副球孢子菌及马尔尼菲青霉菌的患者其尿液抗原检测可能出现假阳性。类风湿因子及兔抗胸腺免疫球蛋白治疗的血清抗原检测可以出现假阳性结果。采用酶免疫法（EIA）检测抗原具有相当的敏感性以及更高的特异性，但实用性有限。然而，放免法及酶免疫法对尿液中抗原的检测敏感度都要高于血清抗原检测。急性或慢性肺部感染患者的血清、尿液及支气管灌洗液检测其抗原检测阳性率都是可变的。患有播散性疾病患者的抗原序列检测有助于监测治疗效果。

血清转换的检测对急性肺组织胞浆性疾病、其并发症及慢性肺疾病的诊断仍然有用。对酵母血清抗体及菌体抗原检测的经典方法是补体结合实验。80% 以上的组织胞浆病患者的滴度 ≥ 1∶8，滴度 ≥ 1∶32 对新进感染诊断的意义最大。补体结合抗体滴度检测在感染早期意义通常不大，直到暴露 4~6 周后测定才阳性。在酵母或者菌丝相测定中滴度增加 4 倍或者单一的滴度 ≥ 1∶32 是活动性感染的推定证据。补体结合滴度测定对患有其他全身性真菌病，如皮炎芽生菌、粗球孢子菌的患者可能出现假阳性结果，而对免疫功能低下的患者则可能出现假阴性结果。通过免疫扩散来检测抗体的敏感度不高，但其特异性高于补体结合实验，可用于确诊可疑阳性补体结合抗体滴度的患者。皮肤试验只适用于流行病学调查，因为皮肤反应是终身的，皮内注射可以引起其他本来反应阴性的患者产生免疫反应。

## 治 疗

无症状或轻微症状的患者不需要进行抗真菌治疗。对 1 个月内无临床改善的急性肺部感染患者需要口服伊曲康唑或氟康唑治疗。在治疗成人组织胞浆性疾病方面，伊曲康唑效果优于氟康唑。出现缺氧或者需要通气支持的原发性或复发的肺组织胞浆菌病患者，需要接受两性霉素 B[0.7~1.0mg/（kg · d）] 或两性霉素 B 脂质体 [3~5mg/（kg · d）] 治疗直到症状改善。也有建议持续口服伊曲康唑 [5.0~10.0mg/（kg · d），分 2 次，每天不超过 400mg]，至少服用 12 周。不建议使用两性霉素脂质制剂。因纵隔肉芽肿引起严重梗阻症状的患者，可以序贯服用两性霉素 B，接着服用伊曲康唑 6~12 个月。有轻微纵隔疾病的患者可以仅仅只服用伊曲康唑治疗。专家建议若经过两性霉素 B 治疗 1 个月后症状仍没有改善的患者可以考虑手术治疗。有或没有心包炎的肉瘤样患者都可以考虑使用非甾体类消炎药治疗 2~12 周。

两性霉素 B 仍是患进行性播散性组织胞浆病婴儿治疗的基础。在一项研究中，用两性霉素和口服酮康唑序贯治疗 3 个月 88% 的患者得以治愈。此外，可给予两性霉素 B[1.0mg/（kg · d）] 或者其脂质体 4–6 周，或先给两性霉素 B[1.0mg/（kg · d）]2~4 周，然后口服伊曲康唑 [5.0~10.0 mg/（kg · d），分 2 次 ] 维持治疗 3 个月，具体取决于组织胞浆菌抗原水平。病情严重、免疫功能低下或原发性免疫缺陷患者需要长期治疗。治疗期间建议监测伊曲康唑血药浓度，目标浓度应维持在 1.0~10μg/mL，以避免潜在的药物毒性。治疗期间及治疗结束后 12 个月内建议监测尿液中的抗原水平，以确保完全清除病菌。通常情况下，两性霉素 B 脂质体可用于不能耐受经典制剂治疗的严重患儿。新的唑类药物（伏立康唑和泊沙康唑）在治疗组织胞浆性疾病方面尚未得到很好的研究，目前不推荐。

HIV 感染者进行性播散性组织胞浆菌病的复发很常见。目前，推荐使用两性霉素 B 或其脂质体诱导治疗。也需要每日服用伊曲康唑 [5.0mg/（kg · d），至 200mg/d 的成人剂量 ] 的终生抑制治疗。对一些生活在流行地区的免疫功能低下的感染 HIV 的儿童患者，可预防性使用伊曲康唑（2~5mg/kg/12~24h）。必须注意避免抗真菌唑类药物与蛋白酶抑制剂的相互作用。

## 参考书目

参考书目请参见光盘。

（龙晓茹 译，刘恩梅 审）

# 第231章

# 芽生菌病（皮炎芽生菌病）

Gregory M. Gauthier, Bruce S. Klein

## ■ 病原学

皮炎芽生菌属于一组在不同温度下表现为不同型别的双相型真菌。在土壤中，这些真菌生长成霉菌并产生感染性的微粒即孢子。当孢子被吸入肺部时，即转化为致病性酵母菌从而引起感染。

## ■ 流行病学

无论免疫功能正常或低下的儿童均可患皮炎芽生菌病，18岁以下儿童的发病率为2%~13%，但新生儿芽生菌病是罕见的，常因胎盘垂直传播感染。在北美，芽生菌病具有地理分布特点，局限于中西部地区、中南部、东南部以及与美国五大湖和圣劳伦斯河谷接壤的部分加拿大地区，非洲、印度、中东、中美洲和南美洲也有感染报道。皮炎芽生菌生长在植被腐烂、离水源较近的沙质土壤。皮炎芽生菌呈散发发病，也有爆发流行的报道。疾病的严重度与吸入孢子的大小和机体免疫功能相关。

## ■ 发病机制

孢子在肺部向酵母菌的转化是皮炎芽生菌及其他双相型真菌感染的发病机制中的关键环节。该转化使皮炎芽生菌得以逃避宿主的免疫系统，导致皮炎芽生菌感染。皮炎芽生菌酵母细胞壁分泌产生关键毒素芽生菌黏附素-1（Blastomyces adhesin-1，BAD-1，曾称WI-1）。BAD-1促进皮炎芽生菌酵母菌与肺泡巨噬细胞结合，阻止补体在皮炎芽生菌酵母菌表面附着，并与钙离子结合，从而抑制宿主促炎性细胞因子的产生。

从霉菌到酵母的转变是一个复杂的环节，涉及细胞壁的组成、代谢、细胞内信号传导及基因表达的改变。皮炎芽生菌的转变过程部分受组氨酸激酶即双向性调节激酶-1（dimorphism regulating kinase-1，DRK1）调节。DRK1不仅控制霉菌到酵母的转变，而且影响孢子产生、细胞壁组成、BAD-1表达。在芽生菌病的小鼠模型上发现，破坏DRK1基因所致的DRK1表达缺失会造成芽生菌毒力丧失。

## ■ 临床表现

芽生菌病的临床表现各异，包括隐性感染、肺炎和全身播散性疾病。皮炎芽生菌病的潜伏期从3周至3个月不等，约50%的感染患者表现为无症状或亚临床型感染。

芽生菌病最常见的临床表现是急性肺炎。症状包括发烧、呼吸困难、咳嗽以及精神萎靡，有严重肺部疾病的患者可出现呼吸衰竭。胸部影像学检查通常表现为肺上叶或下叶的实变。其他影像学特征还包括结节状、网状结节及粟粒状病灶，而肺门淋巴结肿大及胸腔积液罕见。因芽生菌病的临床和影像学特点与细菌性肺炎相似，芽生菌病患者可能会误用抗生素治疗，进而导致病情恶化。芽生菌病慢性肺炎的患者可表现为发热、寒战、盗汗、咳嗽、体重减轻、咯血、呼吸困难及胸痛。胸部影像学检查可表现为肺实变、占位性病变或空洞样改变，易误诊为结核或恶性肿瘤。

肺外芽生菌病最常侵犯皮肤或骨，但也可涉及其他器官。小儿肺外疾病的发病率还不明确，一般认为全身播散性疾病的发生率类似于成年人（25%~40%）。皮肤是肺外芽生菌病最常累及的部位，通常是血源性播散的结果。皮肤创伤或实验室意外造成直接接触芽生菌会导致原发性皮肤芽生菌病，受感染皮肤可出现斑、丘疹、溃疡、结节及疣状病变。骨是肺外受累第二常见部位，包括肋骨、颅骨、脊椎和长骨。骨受累的临床表现包括骨痛、软组织肿胀、窦道以及溃疡。芽生菌病骨髓炎患者通常合并肺或皮肤表现，并发症包括椎旁脓肿、椎体塌陷和化脓性关节炎。泌尿生殖芽生菌病成人发病率为10%~30%，但在儿童中少见。

中枢神经系统（CNS）芽生菌病在免疫功能正常患者中的发病率为5%~10%，可能导致脑脓肿或脑膜炎。部分中枢神经系统患者合并全身播散性芽生菌病。CNS芽生菌病症状包括头痛、意识改变、记忆力减退、癫痫、脑神经损害以及局灶性神经功能缺失。腰穿脑脊液结果显示白细胞增多，分类以淋巴细胞为主；脑脊液蛋白含量升高，葡萄糖下降；而罕见脑脊液培养出炎症芽生菌。

## ■ 诊　断

因临床及影像学特点与其他疾病类似，芽生菌病非常容易误诊、漏诊。有芽生菌病多发地区居住史或到访史的肺炎患者，如出现抗生素治疗无效，或者合并慢性皮损或骨髓炎应高度怀疑芽生菌病。痰、皮肤、骨或其他标本培养阳性是本病确诊依据，其中痰标本利用10%氢氧化钾或钙荧光白染色。组织病理学特点为中性粒细胞浸润的非干酪性肉芽肿。组织标本戈莫里六胺银染色（gomori methenamine silver，GMS）或碘酸－雪夫染色（Periodic acid-schiff，PAS）后，可见 8~20μm 大小、有双折光细胞壁和广泛萌芽的芽生菌酵母。

血清学检测方法包括补体结合试验和免疫扩散法，但敏感性差。与此相反，芽生菌尿抗原检查敏感性高达 92.9%，但由于与其他双相性真菌存在交叉反应，导致特异性较低。

## 治　疗

抗真菌治疗效果受感染严重度、中枢神经系统是否受累和宿主免疫状态影响。新生儿芽生菌病应予两性霉素 B 去氧胆酸盐（amphotericin B deoxycholate）1mg/（kg・d）进行治疗。儿童轻到中度感染者，可予伊曲康唑 10mg/（kg・d）（每天最大剂量 400mg）治疗 6~12 个月。严重感染或存在免疫功能低下患儿应予两性霉素 B 去氧胆酸盐 0.7~1.0mg/（kg・d），或脂类制剂 3~5mg/（kg・d）进行治疗，直至临床症状改善（通常 7~14d），然后给予伊曲康唑 10mg/（kg・d）（每天最大剂量 400mg）治疗 12 个月。中枢神经系统芽生菌病治疗予两性霉素 B 脂质体 5mg/（kg・d），治疗 4~6 周后，予伊曲康唑、氟康唑或伏立康唑治疗 12 个月以上。

口服伊曲康唑的患者应在治疗 14d 检测血药浓度（目标血药浓度≥ 1μg/mL），并定期随访肝功能。最新的唑类抗真菌药物如伏立康唑和泊沙康唑，对治疗芽生菌病有效，但其相关临床资料较少。新型抗真菌药物棘白菌素（echinocandins），包括卡泊芬净（caspofungin）、米卡芬净（micafungin）和阿尼多芬净（anidulofungin）不适宜治疗芽生菌病。连续监测尿芽生菌抗原水平可以有效评估药物疗效，但临床应用价值仍有待确定。

### 参考书目

参考书目请参见光盘。

（龙晓茹　译，刘恩梅　审）

# 第 232 章

# 球孢子菌病（球孢子菌属物种）

Martin B. Kleiman

## 病原学

球孢子菌病（溪谷热、圣华金热、沙漠风湿、球孢子菌性肉芽肿）是由球孢子菌引起。球孢子菌是一种生活在土壤中的双相型真菌，在环境中以产生孢子（产生关节孢子）的菌丝体形式生长；在组织中以独特的内牙孢小球的形式寄生存在。已鉴定的粗球孢子菌和 C.posadasii 可引起相似的疾病。

## 流行病学

球孢子菌属栖息生长于干旱地区的土壤。粗球孢子菌主要在加利福尼亚州的圣华金河谷（San Joaquin Valley）发现。C. posadasii 流行于亚利桑那州、犹他州、内华达州、新墨西哥州、德克萨斯州西部以及墨西哥和中南美洲地区。

人口向流行地区的迁移及免疫抑制患者数量的日益增多，使球孢子菌病成为了一个重要的健康问题。2000—2007 年，感染率升高。在美国，每年约有 150 000 例新报道的感染病例。截至 2000 年的 58 年里，在一个高度流行区 5~7 岁的学生中，球孢子菌素皮肤试验阳性率从 10%下降到 2%。2002 年，153 名儿童因球孢子菌病住院，致死率达 9%。

感染由吸入孢子引起，发病率在雨季后的多风、干旱期升高。地震、考古发掘以及其他干扰污染场地的活动可引起暴发流行。不发生人际传播。罕有由附着于患者污物或生长于石膏或伤口敷料中的孢子导致的感染。患者提供的器官可在移植物受者中引起感染，同时母亲感染时可传染给胎儿和新生儿。暴露于流行地区的人群可被感染，但诊断可能会延迟到感染者在非流行地区就诊检查时。孢子毒力很高，因此球孢子菌属是生物恐怖主义者（见第 704 章）的可能选择。

## 发病机制

吸入的孢子到达终末细支气管，并在此转变为具有包膜的小球，这种小球有抗吞噬作用，小球内有许多内孢子发育。内孢子释放出去后转变为新的小球，该过程导致急性感染病灶的形成。内孢子也可经淋巴途径扩散。最终，肉芽肿反应占主导地位。感染恢复及再暴露的保护均依赖于有效的细胞免疫功能。

## 临床表现

临床疾病谱（图 232-1）包括肺和肺外疾病。肺部感染发生于 95%的病例，分为原发性，复杂性和残留感染。约 60%的感染是无症状的。儿童症状较成人轻。儿童肺外播散发病率与成人接近。

### 原发性球孢子菌病

潜伏期为 1~4 周，平均为 10~16d。早期症状包括全身乏力、寒战、发热、盗汗。50% ~70%的患者

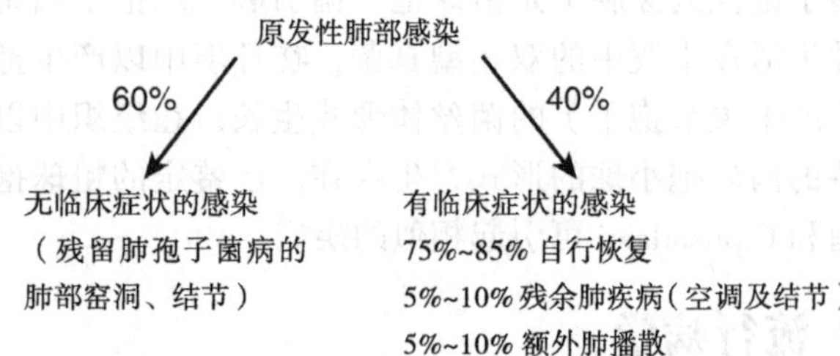


图 232-1　环孢子菌病的自然史

会出现胸部不适，轻重不一，从轻度压迫感到剧烈疼痛。头痛和（或）背痛也有报道。在感染的最初几天可见到广泛的、细小的红斑或荨麻疹，皮疹易消退。可出现结节性红斑（女性更多见），有时伴有大量的多形性红斑，常于症状出现后 3~21d 发生。结节性红斑、发热、胸痛、关节痛（尤其是膝关节和踝关节）这一系列的临床症候群被称为沙漠风湿和溪谷热。即使 X 线检查胸部存在病变，但胸部体格检查很少有阳性发现，浊音、胸膜摩擦音和细湿啰音可出现但不常有。胸腔积液时有发生，大量积液足以引起呼吸困难。肺门及纵隔淋巴结肿大常见（图 232-2）。

## 复杂性肺部感染

复杂性感染包括重症迁延性肺炎、原发性进行性球孢子菌病、进行性纤维空洞性疾病，肺实变区形成的暂时性空洞及空腔内物质破入胸膜腔后形成的脓胸。有些空洞持续存在，这些空洞通常是薄壁，位于肺外周，且通常不会引起任何症状；偶尔会有轻度咯血，但很少有严重出血。在很少的情况下，大量暴露于病原菌后可引起急性呼吸功能不全，死亡率高。

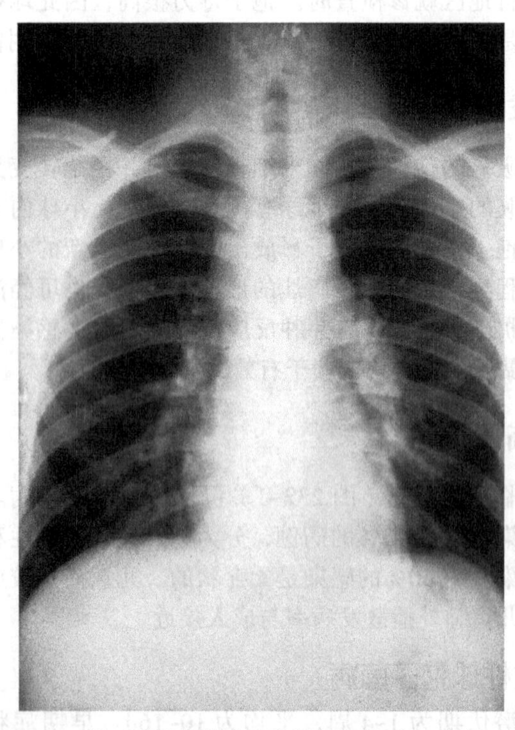

图 232-2　一例 19 岁急性肺孢子菌病患者的胸部 X 线片。可见明显的肺门淋巴结和纵隔增宽

## 残留肺孢子菌病

残余肺球孢子菌病包括纤维化以及持续性肺结节。结节出现在 5%~7% 的感染病例中，有时需要与恶性肿瘤相鉴别。

## 播散性（肺外）感染

临床上明显的播散现象出现在 0.5% 的患者，其发病率在婴儿，男性患者，菲律宾、非洲和拉丁美洲血统的人和其他亚洲人群中较高。原发性及继发性细胞免疫缺陷（表 232-1）显著增加了该病播散的风险。

症状通常出现在原发感染 6 个月内，也在感染后直接出现。长期发热、毒性症状、皮肤损伤、皮下和（或）骨冷脓肿、喉部病变可预示发病。机体特异性皮肤损害好发于鼻唇区。这些皮肤损害最初以丘疹的形式出现，并逐渐演变成脓疱、斑块、脓肿及疣状斑块。这些病变活检显示有小球的存在。颅底脑膜炎是最常见的表现，可伴有脑室炎、脑室管膜炎、脑血管炎、脓肿和脊髓空洞症。头痛、呕吐、假性脑膜炎和脑神经功能障碍等症状经常出现。未经治疗的脑膜炎几乎 100% 死亡。骨感染占肺外表现的 20%~50%，通常为多灶性，并能影响邻近结构。粟粒性播散及腹膜炎与结核很相似。

表 232-1　活动性球孢子菌病患者预后差的危险因素

| |
|---|
| **原发性感染** |
| 重症，持续（≥ 6 周），或进行性加重的感染 |
| **肺外播散的危险因素** |
| 原发性或获得性细胞免疫功能低下（包括接受肿瘤坏死因子抑制剂的患者） |
| 新生儿，婴儿，老年人 |
| 男性（成人） |
| 菲律宾，非洲，美洲原住民，或拉美族裔 |
| 妊娠末期和产后初期 |
| 标准补体结合抗体滴度 >1:16 或滴度增加伴持续性症状 |
| B 型血 |
| HLA- II 等位基因 –DRBI*1301 |

## 诊　断

非特异性检查的应用价值有限。全血细胞计数可显示嗜酸性粒细胞计数增多，且显著的嗜酸性粒细胞增多症可伴随疾病的播散。

### 真菌培养、组织病理学检查及抗原检测

真菌培养有诊断价值，但仅有 8.3% 的呼吸道标本及 3.2% 的其他部位标本培养阳性。球孢子菌自临床标本中检测分离出来时为产生孢子的霉菌形式，因此疑诊该病时，应通知实验室并采取特殊的预防措施。在组织病理标本中观察到含内生孢子的小球也可确诊。

用酶联免疫法（EIA；MiraVista Diagnostics）定量检测尿中球孢子菌半乳甘露聚糖含量特异性高，且 70% 的重症感染病例为阳性。虽然 EIA 可与其他地方性真菌病发生交叉反应，但该实验的结果往往是明确的，因为该菌与其他地方性真菌病几乎没有地理重叠。

对于怀疑有肺外播散的患者应做脑脊液（CSF）检查。球孢子菌脑膜炎患者的 CSF 结果与结核性脑膜炎（见第 207 章）相似。脑脊液中嗜酸性细胞可增多。真菌染色及培养通常是阴性的。成人患者 10mL 的脑脊液量可提高培养阳性率。

### 血清学检查

血清学试验可提供有价值的诊断信息，但在自限性感染早期和免疫功能受抑制的患者中可出现假阴性。主要有 EIA、补体结合实验（CF）以及免疫扩散（ID）3 种方法。EIA 及 CF 实验在经验丰富的基准实验室做得最好。

50% 的感染患者在发病 1 周后、90% 的感染患者在 3 周内可检测出免疫球蛋白 M（IgM）特异性抗体。EIA 灵敏度高，可检测出 IgM 和 IgG 抗体；但特异性较低，可能需要 ID 或 CF 进一步确认。CF 法检测时，IgG 抗体可于感染第 2、3 周之间出现，但需数月才能得到检测结果；如结果为阴性，但临床上仍怀疑该病，则需进行后续检查。CF 检测滴度为 1:2 或 1:4 时，IDF 结果阳性有助于确诊。IgG 特异性抗体可持续数月，且其滴度随疾病的严重程度成比例升高。CF 滴度 >1:16 时提示疾病播散。对通过不同方法测得的 CF（IgG）抗体结果，在进行直接比较时需谨慎。用 IgG 抗体滴度检测疾病活动情况时，应采用同样的方法，并与在疾病早期采集的血清样品同时检测。95% 球孢子菌脑膜炎患者的脑脊液中粗球孢子菌抗体为阳性，通常具有诊断意义。偶尔，血清中 IgG 抗体滴度很高的患者虽未患脑膜炎，但脑脊液中可检测到抗体（“溢出”，“spillover”）。虽然大量脑脊液培养可提高灵敏度，但从脑膜炎患者脑脊液中分离出球孢子菌不常见。

### 影像学检查

原发感染期间，胸片可正常或表现出实变、单个或多个局限性病灶或肺部致密影。常出现肺门及隆突下淋巴结肿大（图 232-2）。空洞往往是薄壁的（图 232-3）。胸腔积液的多少不一。粟粒状或网状结节病变的存在提示预后不良。孤立或多个骨质病变一般有溶解性，常累及松质骨。病变可影响邻近结构，椎体病变可影响脊髓。

## 治　疗

根据在成人身上进行的严格的临床试验和专家们

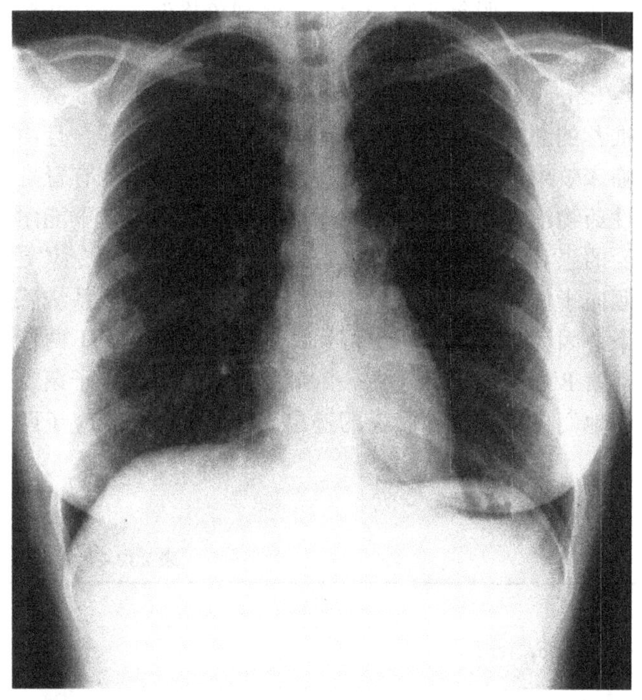

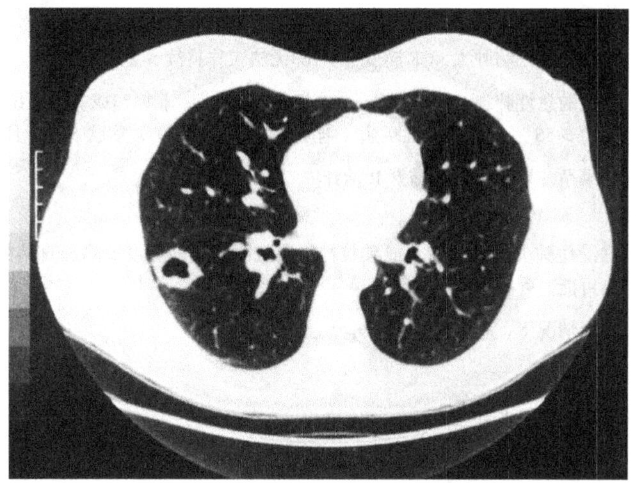

**图 232-3**　上图，一例右肺环孢子菌感染女性患者的胸部 X 线片显示慢性肺空洞性病变。下图，CT 显示相同的右肺窖洞性病变

在球孢子菌病管理上的意见，制订了一致的治疗指南（表 232–2）。在制订管理计划时应考虑地方性流行地区的专家咨询意见。

患者应注意密切随访，因为可能会有晚期复发的发生，尤其是对于免疫抑制或有严重临床表现的患者。所有有活动性球孢子菌病及 CD4 细胞计数 <250/μL 的 HIV 感染患者均建议治疗。治疗有效时，抗真菌药可在 CD4 计数 >250/μL 时停止。如果 CD4 计数低于 250/μL，抗真菌治疗仍需继续，对于所有患球孢子菌病脑膜炎的 HIV 感染患者应给予无限期治疗。

一线药物包括口服及静脉用氟康唑 [6~12mg/（kg·d）静脉注射或口服 ] 和伊曲康唑 [5~10mg/（kg·d）] 的口服和静脉注射制剂。须监测伊曲康唑的血清浓度。

两性霉素 B 一般用于严重感染病例的初始治疗。两性霉素 B 脱氧胆酸盐比脂质制剂价格低，且在儿童中能良好耐受。一旦两性霉素 B 脱氧胆酸盐剂量达到 1~1.5mg/（kg·d），给药频率即可减少至每周 3 次。推荐的总剂量范围从 15mg/kg 至 45mg/kg 不等，且由临床效果来决定。对于肾功能受损、接受其他有肾毒性药物治疗的患者，或对两性霉素脱氧胆酸盐不能耐受的患者，推荐使用两性霉素脂质制剂。一些专家更倾向于使用两性霉素脂质制剂来治疗中枢神经系统感染，因为它在脑实质中可达到更高的浓度水平。两性霉素 B 制剂不能穿过血—脑屏障有效杀灭球孢子菌，但他们可以掩盖脑膜炎的迹象。怀孕期间感染应予两性霉素 B 治疗，因为唑类具有潜在致畸性。伏立康唑和泊沙康唑已被成功用于使用标准药物治疗失败的感染患者的抢救治疗。

## 原发性肺部感染

原发性肺球孢子菌病在 95% 的无播散危险因素患者中可治愈；抗真菌治疗不会减少肺外播散或肺部残留的发生率。当选择延迟抗真菌治疗时，建议根据需要进行随访，一般每 3~6 个月随访 1 次，持续 2 年或更长。

有显著或持续症状的患者使用抗真菌剂治疗的效果可能更好，但尚未出现选择该治疗方式的既定标准。成人常用指标列于表 232–2。一项在成人患者的临床治疗试验中，根据疾病严重程度对严重病例给予抗真菌治疗，与症状较轻因此未予治疗的患者相比，并发症仅发生在治疗组中停止治疗的患者中。如果选择治疗，推荐使用氟康唑 [6~12mg（kg·d）] 或伊曲康唑 [5~10mg/（kg·d）]3~6 个月。

## 弥漫性肺炎

播散感染或暴露于大量真菌后可出现弥漫性网状结节致密影或粟粒状浸润，有时还伴有严重的病变。在这种情况下，建议使用两性霉素 B 进行初期治疗，随后予以大剂量氟康唑（表 232–2）长疗程治疗。

## 播散性（肺外）感染

对于非脑膜感染的患者（表 232–2），口服氟康

**表 232–2　成年人球孢子菌病的治疗指征**

| 症状 | 治疗 |
|---|---|
| 急性肺炎，轻度 | 观察不经抗真菌治疗 1~3 个月，间隔≥ 1 年；一些专家推荐使用抗真菌治疗 |
| 体重减轻 > 10%；出汗 > 3 周；渗透至少一半肺或两肺；明显或持续的肺门淋巴结肿大；CF 滴度 > 1:16; 无法工作持续 > 2 个月 | 每天用唑类药治疗，持续 3~6 个月，随访 1~3 个月，≥ 1 年 |
| 单纯的急性肺炎，特殊情况：免疫抑制，晚孕期，非律宾或非洲血统，年龄 > 55 岁，其他慢性疾病（糖尿病，心肺疾病），症状 > 2 个月 | 每天用唑类药物治疗，持续 3~6 个月，随访 1~3 个月，≥ 1 年 |
| 如果孕晚期，用两性霉素 B 治疗 | 如果患者存在显著缺氧或疾病迅速恶化，初期予以两性霉素 B 治疗，随后使用一种唑类药物治疗≥ 1 年 |
| 弥漫性肺炎：网状结节或粟粒样浸润表明潜在的免疫缺陷和真菌感染可能，疼痛 | 最初用两性霉素 B 治疗，如果明显缺氧或快速恶化，紧接着用唑类药物≥ 1 年 |
| 轻度情况下，唑类药物≥ 1 年 | 使用一种唑类药物治疗≥ 1 年 |
| 慢性肺炎 | 唑类药物治疗≥ 1 年 |
| 传播疾病，非脑膜炎 | 用唑类治疗≥ 1 年，除了推荐使用两性霉素 B 的严重或快速恶化的病例外 |
| 弥漫性疾病，脑膜炎 | 用氟康唑治疗（一些联合膜下注射两性霉素 B）并无限期治疗 |

CF：补体结合

唑和伊曲康唑对非广泛、非迅速进展的及未影响中枢神经系统的播散性球孢子菌病治疗有效。一些专家建议对成人使用比在临床试验中更大的剂量。亚组分析显示，伊曲康唑对骨感染有改善倾向。两性霉素 B 脱氧胆酸盐作为一种替代方法应用于临床，尤其是当疾病进展迅速及病变累及关键部位时。伏立康唑已被成功用于抢救治疗。但这些唑类药物的最佳疗程尚未明确。即使经过长期治疗且有良好的临床反应，仍会发生晚期复发。

### 脑膜炎

口服氟康唑是目前治疗球孢子菌病脑膜炎的优先选择。在成人，一些专家建议成人剂量为 >400mg /d。有报道称予以成人 400~600mg/d 的伊曲康唑治疗取得良好疗效。除了使用唑类药物，一些专家使用鞘内、脑室内或脑池内注入两性霉素 B，认为这种方法起效更快。对唑类药物有治疗反应的患者，应继续无限期使用该药。脑积水是一种常见的并发症，且并不一定标志着治疗的失败。唑类治疗失败时，即有指征使用两性霉素 B 脱氧胆酸盐的鞘内疗法，可伴随或不伴随唑类药物的治疗。可发生脑血管炎，也有发生脑缺血、梗死或出血的倾向。高剂量类固醇的疗效并不确定。伏立康唑用于抢救治疗是有效的。

### 手术治疗

如果空洞位于肺外周或有反复出血或胸膜浸润，则可能需要行手术切除。偶有支气管胸膜瘘或复发性空腔形成等手术并发症，罕有肺外播散发生。可考虑在围术期静脉注射两性霉素 B。有时需要冷脓肿的引流、滑膜切除术、刮宫术或骨病灶切除引流术。局部和全身给予两性霉素 B 可用于治疗球孢子菌关节病。

## 预　防

预防该病须做好关于如何减少暴露于病原菌的宣教工作。在非流行地区执业的医生遇到有球孢子菌病相关症状的患者时，应仔细询问其旅游史。

补充内容请参见光盘。

（龙晓茹　译，刘恩梅　审）

# 第 233 章

# 巴西副球孢子菌

Jane M. Gould, Stephen C. Aronoff

## 病原学

副球孢子菌病 [ 南美或巴西芽生菌病，鲁 – 斯 – 阿三氏病 （Lutz-Splendore-Almeida disease）] 是南美洲特有的不常见的真菌感染，在中美洲和墨西哥也有病例报道。该病的病原体——巴西副球孢子菌属是一种温感二形性真菌，以菌丝（霉菌）的形式存在于环境中，而以酵母形式存在于组织中。

补充内容请参见光盘。

（龙晓茹　译，刘恩梅　审）

# 第 234 章

# 孢子丝菌病（申克孢子丝菌）

David M. Fleece, Stephen C. Aronoff

## 病原学

孢子丝菌病是一种罕见的真菌感染，在世界范围内均有发生，呈散发或爆发。其病原体为申克孢子丝菌，该菌表现为温感二形性，以霉菌的形式存在于环境温度（25℃ ~30℃）中，以酵母的形式存在于体内（37℃）。

补充内容请参见光盘。

（龙晓茹　译，刘恩梅　审）

# 第 13 篇　病毒感染

## 第 235 章 接合菌病（毛霉菌病）

Jane M. Gould, Stephen C. Aronoff

### ■ 病原学

接合菌病是由接合菌类双相真菌引起的机会性感染，这类真菌较原始、生长快速，大多腐生且广泛存在，常见于土壤、腐烂的动植物及发霉的奶酪、水果、面包中。

补充内容请参见光盘。

（任洛　译，刘恩梅　审）

## 第 236 章 杰氏肺囊虫

Francis Gigliotti, Terry W. wright

对于免疫功能低下的患者，杰氏肺囊虫肺炎（间质性浆细胞肺炎）是一种威胁生命的感染。免疫功能正常者的初次感染通常为亚临床型且不易被察觉。本病多由新的或反复感染的病原体所致，而不是由潜伏病原体活化引起。即便在最严重病例，除了极少数例外，该病原体仍然局限于肺部。

补充内容请参见光盘。

（任洛　译，刘恩梅　审）

## 第 237 章 抗病毒治疗原则

Mark R. Schleiss

抗病毒治疗通常指宿主细胞功能和病毒靶点之间的相互作用。许多抗病毒药物有明显的宿主细胞毒性，从而阻碍了抗病毒药物的发展。然而仍有部分抗病毒药物通过批准上市，如治疗疱疹病毒、呼吸道病毒和肝炎病毒感染的药物。除已通过许可的抗病毒药物治疗方案（表 237-1 和尼尔逊儿科学教科书网站 www.expertconsult.com）外，部分研究正积极招募儿童对新型抗病毒治疗方案进行评价。以上由美国国立卫生研究院（the National Institutes of Health，NIH）资助，并通过协同抗病毒研究小组（CASG）实施。最新的临床抗病毒方案见 CASG 网页（http://medicine.uab.edu / 的 PED / CASG / ）。

补充内容请参见光盘。

（任洛　译，刘恩梅　审）

## 第 238 章 麻　疹

Wilbert H. Mason

麻疹的传染性极强，曾经每个儿童均会患此病。由于疫苗的普遍接种，麻疹的流行传播已经在美国消失。由于本土或境外移入病例（儿童或成人）导致疫情在美国未接受免疫接种或部分免疫的美国或外国出生的孩子中间歇性流行。在一些地区，麻疹仍是对儿童健康的严重威胁。

### ■ 病　因

麻疹病毒是有脂质包膜的单链 RNA 病毒，属于副黏病毒科，麻疹病毒属。麻疹病毒属的其他成员感染哺乳动物，如牛是牛瘟病毒，狗是犬瘟热病毒的宿主，但人是麻疹病毒的唯一宿主。麻疹病毒有 6 个主要结构蛋白，血凝素（H）蛋白和融合（F）蛋白是诱导免疫的 2 个最重要蛋白。中和抗体对抗 H 蛋白，F 蛋白抗体限制病毒的增殖。病毒存在基因的微小突变导致保护性免疫失效，同时也提供了区分病毒类型的分子标记。运用这些标记进行麻疹地方性流行的测评。

## 流行病学

麻疹疫苗的出现显著改变了其流行病学特征。曾经麻疹呈现全球分布，随着疫苗普遍接种，麻疹的流行传播在许多国家已经消失。美国历史上麻疹曾引起儿童的普遍易感，90%的儿童15岁前发病。疫苗引入之前，因卫生保健和营养的改善，麻疹相关的发病率和死亡率均有降低，但1963年麻疹疫苗使用后麻疹发病率和死亡率明显下降，发病率从1956—1960年的313 /100 000下跌到1982—1988年的1.3 /100 000。

但是，美国在1989—1991年再次出现全美性麻疹爆发，超过55 000人患病，11 000例住院和123例死亡。麻疹的再次流行与疫苗在少数学龄儿童中接种失败，疫苗在学龄前儿童低覆盖率，以及婴幼儿中来源于未受野生株感染的母亲的抗体衰减更快有关。接着麻疹疫苗2次接种政策和更密集的免疫策略开始实施，因此美国1993年流行传播中断。目前发病率低于1 / 1 000 000。

麻疹继续从国外传播到美国，因此为防止大规模爆发流行，需要通过免疫接种以持续保持>90%的免疫力（图238-1）。

2008年的前7个月，美国疾病控制和预防中心（CDC）收到了131例麻疹病例报告，是自1996年以来的最高数字。爆发流行7次共106例（81 %），其中，17例（13 %）在国外受到感染，99例（76%）与移民人口有关。受移民影响对象主要为未接种疫苗的学龄儿童，其父母受宗教或哲学影响从而反对疫苗接种。麻疹继续从国外传入，疫苗接种率过低的社区将继续爆发流行。

## 传播方式

麻疹病毒以气溶胶形式通过呼吸道或眼结膜接触进行传播。感染后3d，最多4~6天出疹。约90%的患者有接触史。病毒携带者离开后，病毒尚可在空气中以气溶胶微滴的形式持续存在1h，所以非面对面接触也能感染。医生办公室和医院内也可发生病毒气溶胶形式的传播。

## 病理学

麻疹病毒引起呼吸道上皮细胞坏死和淋巴细胞浸润，并引起皮肤和口腔黏膜的小血管炎。皮疹的组织学表现为细胞水肿和角化不全，伴有超过26核的表皮巨细胞形成。已经确定这些巨细胞内存在病毒颗粒。在淋巴网状组织，可见显著淋巴组织增生。受感染细胞发生融合产生的多核巨细胞，称为瓦－芬二氏巨细胞（Warthin-Finkeldey giant cells），是麻疹的特异性病理改变。此细胞有超过100个细胞核，胞浆及核内存在病毒包涵体。

## 发病机制

麻疹病程分为4个阶段：潜伏期，前驱期，出疹期和恢复期。在潜伏期，麻疹病毒进入局部淋巴结。经过初次病毒血症后病毒进入网状内皮系统。在第二次病毒血症期间病毒随血液播散到全身，并开始出现前驱症状，以及上皮坏死和巨细胞形成。病毒在细胞中复制从而引起细胞间质膜融合，从而导致全身多组织包括中枢神经系统细胞的死亡。排毒发生在前驱期。到出疹期抗体开始产生，病毒复制和症状开始减弱。麻疹病毒也感染CD4⁺ T细胞，造成Th1免疫反应和

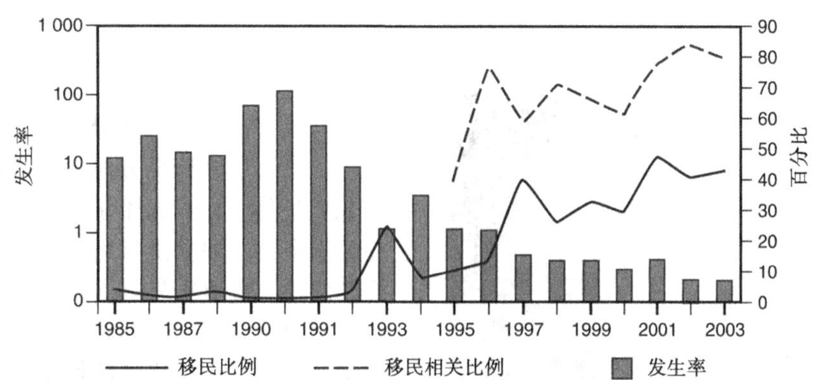


* 每100万人

† 相关移民及移民病毒例数

‡ 2003年的临时数据

**图238-1**　美国1985—2003‡年麻疹每年的发病率*以及与移民相关†的麻疹病例

摘自the Centers for Disease Control and Prevention: Epidemiology of measles—United States, 2001-2003. MMWR Morb Mortal Wkly Rep, 2004, 53:713-716

多种免疫效应受到抑制。

## ■ 临床表现

麻疹是一种严重的感染性疾病，以高热、皮疹、咳嗽、鼻炎、结膜炎为主要特征。经过 8~12d 的潜伏期，前驱期开始出现发热、结膜炎、畏光、鼻炎、咳嗽，发热进行性升高。麻疹黏膜斑，也称科氏斑（Koplik spots）是麻疹的特异性诊断标志，于出疹前 1~4d 出现（图 238-2）。位于口腔颊黏膜平对前磨牙水平，表现为针尖大小的蓝白色或紫色小点，周围红晕，很快蔓延到唇、硬腭、牙龈等部位。结膜褶皱和阴道黏膜也可见。50% ~70% 的麻疹可发现麻疹黏膜斑。

症状持续加重 2~4d，直到出疹第 1 天。皮疹开始于前额（发际周围）、耳后、颈部，表现为密集红色斑丘疹。然后皮疹向下蔓延到躯干和四肢，高达 50% 的病例可到达手掌和脚底。面部和躯干上部皮疹可融合（图 238-3）。

随着皮疹的出现症状开始消退。皮疹在发热后第 7 天左右出现消退。皮疹消退后皮肤出现细小脱屑。麻疹的几个主要症状中，咳嗽持续时间最长，往往达 10d。严重病例可出现全身淋巴结肿大，颈及枕部淋巴结肿大尤为突出。

## ■ 不典型麻疹

麻疹在被动获得抗体的人群如婴儿和输注血液制品的人可出现不典型的亚临床表现。皮疹不典型、时间短，很少情况下甚至完全没有。部分患者在麻疹疫苗接种后暴露于麻疹病毒可出现皮疹，但其他症状少见。隐性、亚临床症状的麻疹患者不排毒，不会传染家庭成员。

儿童接种福尔马林灭活的麻疹疫苗后有时会出现更严重的麻疹感染，即异型麻疹（atypical measles）。表现为高热、头痛，随后肢端出现斑丘疹，进而变成瘀斑、紫癜，并呈向心进展。本病常并发肺炎和胸腔积液。异型麻疹是由于对疫苗的异常免疫应答导致免疫循环复合物产生。

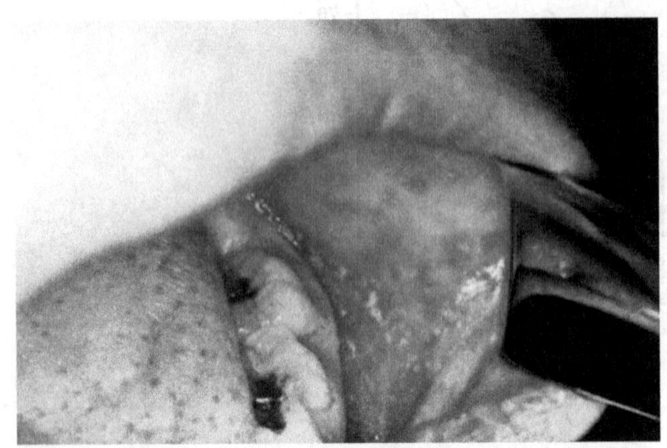

**图 238-2（见彩图）** 出疹 3d 内颊黏膜科氏斑
摘自 Centers for Disease Control and Prevention: Public health image library, image #4500 (website). http://phil.cdc.gov/phil/details.asp.

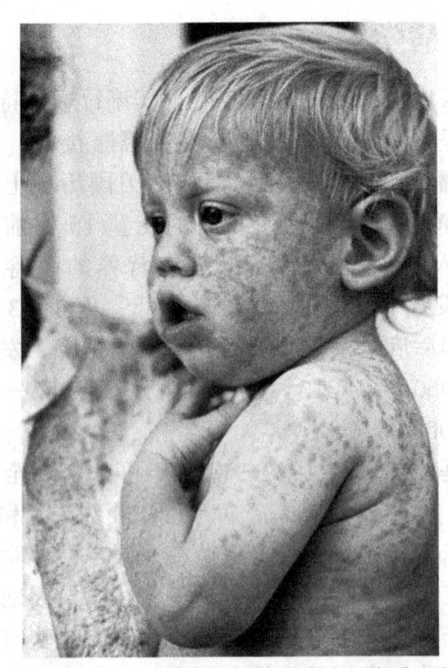

**图 238-3（见彩图）** 一例麻疹患儿面部与躯干部典型的红色皮疹
摘自 Kremer JR, Muller CP. Measles in Europe—there is room for improvement, Lancet, 2009 373:356-358.

## ■ 实验室检查

麻疹的诊断是根据临床表现和流行病学特征。急性期可发现白细胞计数下降，淋巴细胞下降超过中性粒细胞，但是可有绝对中性粒细胞减少症发生（absolute neutropenia）。如果没有并发细菌感染，血沉和 C 反应蛋白水平正常。

## ■ 诊 断

当没有确定的麻疹爆发时，需要对临床诊断进行确定。血清学确诊最方便的方法是检测血清中麻疹病毒 IgM 抗体。IgM 抗体于出疹后 1~2d 出现，持续存在约 1 个月。如果出疹后不足 72h 采集血清标本抗体检测阴性，应再次复查。急性期和 2~4 周以后恢复期血清学提示 IgG 抗体升高大于 4 倍，也可作为血清学确诊标准。可在疾病预防控制中心或者当地或州的实验室进行血液、尿液或呼吸道分泌物的病毒分离培养。病毒 PCR 检测具有可行性，但多应用于科学研究。

## ■ 鉴别诊断

典型麻疹不易与其他疾病混淆，尤其有柯氏斑出现时。麻疹的后期、隐性或亚临床的麻疹感染可能需要与一些其他免疫介导的出疹性疾病相鉴别，包括风疹病毒、腺病毒、肠道病毒和 EB 病毒引起的出疹性疾病。婴幼儿需鉴别幼儿急疹，年长儿需鉴别感染性红斑。肺炎支原体和 A 组链球菌也可能会产生类似麻疹样皮疹。川崎病与麻疹有许多相同的症状，但缺乏口腔柯氏斑和前驱期的严重咳嗽，并且川崎病通常出现中性粒细胞升高以及急性期反应物如 C 反应蛋白（CRP）、血沉升高。此外，麻疹不会出现川崎病特异性的血小板升高现象（见第 160 章）。药疹有时可能会被误认为是麻疹。

## 并发症

麻疹的并发症往往与病毒引起的呼吸和免疫系统（表 238-1）受损有关。一些因素是会增加并发症的发生率。麻疹的发病率和死亡率在 5 岁以下的儿童（尤其是 1 岁以下）和 20 岁以上的年龄组最高。在发展中国家，拥挤可引起较高的病死率，可能与家庭暴露引起病毒高载量有关。儿童严重营养不良造成免疫功能低下可引起较高的发病率和死亡率。低血清维生素 A 水平能引起较高的麻疹发病率和死亡率。麻疹会降低血清维生素 A 浓度，并出现维生素 A 缺乏症表现。免疫功能低下能增加麻疹发病率和死亡率，恶性肿瘤患者患麻疹后，肺炎和脑炎发生率分别为 58%和 20%。

肺炎是麻疹最常见的死因，可表现为巨细胞性肺炎，可直接由病毒感染引起或叠加细菌感染后引起。最常见的细菌是肺炎链球菌、流感嗜血杆菌和金黄色葡萄球菌。重症麻疹肺炎最后往往引起闭塞性细支气管炎而死亡。

喉炎、气管炎、毛细支气管炎是婴幼儿麻疹的常见并发症。严重并发症通常需要插管和机械通气支持，直到病情缓解。

急性中耳炎是麻疹最常见的并发症，20 世纪 80 年代末和 90 年代初的爆发流行时发病率尤其高，可能与感染儿童年龄相对较小有关。其他并发症还有鼻窦炎、乳突炎。病毒和（或）细菌性气管炎可有发生并危及生命。咽后脓肿也有报道。

麻疹可以抑制皮肤结核菌素试验，并可诱发肺内结核分枝杆菌活动。

腹泻和呕吐是麻疹急性期常见症状，胃肠道上皮细胞可出现弥漫性巨细胞形成，并常引起脱水，尤其是在婴幼儿和儿童中。淋巴组织增生堵塞阑尾腔时，可并发阑尾炎。

儿童高热惊厥发生率 <3%。麻疹后脑炎是长期并发症，往往预后较差，发生率为（1~3）/1 000，青少年和成人发病率高于学龄前或学龄儿童。脑炎是由感染后免疫介导引起而非病毒的直接损害。临床症状在出疹时即可出现，可表现为癫痫发作（56%）、嗜睡（46%）、昏迷（28%）、烦躁（26%）。脑脊液检查时，淋巴细胞细胞增多（85% 病例）和蛋白质升高。麻疹脑炎约 15%的患者死亡，20% ~40%患有长期的后遗症，包括智力低下、运动障碍、耳聋等。

在免疫功能低下的患者中，麻疹脑炎可由病毒直接损伤脑组织引起。在免疫功能不全的患者，尤其是艾滋病、淋巴网状内皮系统恶性肿瘤和免疫抑制患者中，可出现持续 1~10 个月的麻疹亚急性脑炎表现。症状和体征包括癫痫、肌阵挛、强直、昏迷等。脑组织中除了病毒包涵体，还可见到大量的病毒核衣壳和病毒抗原。几乎病所有患者的病情都会进行性加重，最终死亡。

出血性麻疹或“黑麻疹”（shemorrhagic measles or “black measles.”）为一种严重的麻疹形式，现已罕见，表现为致死性的出血性皮疹。角膜可出现为上

**表 238-1 美国 1987-2000 年各年龄段麻疹并发症报道**

| 并发症 | 共计（共 67 032 例麻疹患者及年龄） | 各年龄段并发症的人数及比例 | | | | |
|---|---|---|---|---|---|---|
| | | <5 岁（*n* = 28 730） | 5-9 岁（*n* = 6 492） | 10-19 岁（*n* = 18 580） | 20-29 岁（*n* = 9 161） | <30 岁（*n* = 4 069） |
| 任何并发症 | 19 480（29.1%） | 11 883（41.4%） | 1173（18.1%） | 2369（12.8%） | 2656（29.0%） | 1399（34.4%） |
| 死亡 | 177（0.3%） | 97（0.3%） | 9（0.1%） | 18（0.1%） | 26（0.3%） | 27（0.7%） |
| 腹泻 | 5482（8.2%） | 3294（11.5%） | 408（6.3%） | 627（3.4%） | 767（8.4%） | 386（9.5%） |
| 脑炎 | 97（0.1%） | 43（0.2%） | 9（0.1%） | 13（0.1%） | 21（0.2%） | 11（0.3%） |
| 住院 | 12 876（19.2%） | 7470（26.0%） | 612（9.4%） | 1612（8.7%） | 2075（22.7%） | 1107（27.2%） |
| 中耳炎 | 4879（7.3%） | 4009（14.0%） | 305（4.7%） | 338（1.8%） | 157（1.7%） | 70（1.7%） |
| 肺炎 | 3959（5.9%） | 2480（8.6%） | 183（2.8%） | 363（2.0%） | 554（6.1%） | 379（9.3%） |

摘自 Perry RT, Halsey NA. The clinical significance of measles: a review, Clin Infect Dis. 2004, 189（Suppl 1）:S4-S16

皮多个点状病变，随感染恢复而缓解。血小板减少症时有发生。

心肌炎是麻疹的少见并发症。可合并多种形式的细菌感染包括菌血症、蜂窝组织炎和中毒性休克综合征。怀孕期间感染可出现流产和死胎，活产婴儿中有3%出现先天性畸形。

## 亚急性硬化性全脑炎

亚急性硬化性全脑炎（subacute sclerosing panencephalitis，SSPE）是麻疹的迟发性致死性的慢性并发症，可能是由变种麻疹病毒持续感染所致，这种麻疹病毒潜伏于中枢神经系统细胞中，可达数年之久。经过7~10年病毒重新获得毒力并且攻击为其提供保护的宿主中枢神经系统细胞。这种“慢感染（slow virus infection）”导致神经细胞炎症和死亡，从而出现神经系统退行性病变。

SSPE是一种罕见的疾病，发病与麻疹在人群中流行一致。美国1960年在20岁以下人群的发病率是0.61 /1 000 000人。到1980年已经下降至0.06 / 1 000 000人。1956—1982年共634例。1982年后平均每年约5例报道，20世纪90年代初每年2~3例。然而美国在1995—2000年间发病率有增加，2000年报道了13例，其中9例患者为国外出生。这种“回潮”可能与1989年和1991年间麻疹的发病率升高有关。1岁以下及30岁以下可发病，儿童及青少年多见。SSPE发病与幼年时患麻疹有关：50%的SSPE患者2岁以前患麻疹，75% 4岁前患病。男性发病率是女性的两倍，农村人口较城市人口多见。最近发现西班牙裔儿童发病率高。

SSPE的发病机制仍不清楚。麻疹病毒结构异常，病毒与不成熟免疫系统间相互作用可能参与。从SSPE患者的脑组织中分离出的麻疹病毒缺少六种结构蛋白中的一种，即M蛋白。此蛋白在病毒复制过程中负责装配、定位和出芽前的排列。不成熟的病毒可能在神经元细胞中长时间驻留并且传播。大多数SSPE患者均在年幼时患麻疹，提示不成熟的免疫系统参与发病。此外，该病毒在细胞内的位置使免受免疫系统尤其是体液免疫的攻击。

感染麻疹7~13年后开始出现SSPE的症状。开始表现为性格改变，行为异常，学习成绩下降，烦躁，注意力下降和脾气暴躁。第一阶段由于病情不明显容易忽略。第二阶段的特征是频发的肌阵挛，同时炎症向基底节等深层脑组织蔓延。先是单一肌群的不自主运动和重复肌阵挛性抽搐，继之出现包括躯干、四肢肌群的大规模痉挛和抽搐。但意识正常。在第三阶段，不自主运动消失，出现基底中心深部受损表现如舞蹈症、肌张力异常和铅管样强直。意识障碍出现痴呆、谵妄、昏迷。第四阶段的特征是出现重要脏器衰竭，如呼吸、心力衰竭，血压不稳，很快死亡。临床上病情进展可表现为急性、亚急性或慢性进行性。

通过临床表现和至少以下一项可诊断SSPE：①脑脊液中检测到麻疹抗体；②脑电图结果异常；③脑组织病理活检有典型发现和或脑组织病毒分离或抗原检测阳性。

脑脊液中细胞正常，但IgG和IgM抗体滴度升高 >1:8。第一阶段脑电图正常，而在肌阵挛期，出现爆发性抑制具有特征性，但不具有特异性。不常规行脑组织活检。

SSPE的管理与其他神经疾病相似主要是支持治疗。一项大型随机临床试验对比单独口服异丙肌苷和脑室干扰素 –α 2b的疗效。两组疗程均为6个月。尽管两者间病情稳定或改善率无显著差异（34%，35%）。但是研究者得出结论，药物治疗疗效优于自发改善率（5% ~10%）。

几乎所有SSPE患者最终死亡。发病后1~3年内大多数患者由于感染或自主控制机能衰竭而死亡。SSPE的预防主要通过接种疫苗预防原发性麻疹感染。有个别文章报道接种疫苗患者出现SSPE，然而，在患者脑组织中发现的病毒为野生株而不是疫苗株提示这些患者既往曾患野生株亚临床感染。

## ■ 治　疗

麻疹以支持治疗为主。在其他表现正常的患者中，抗病毒治疗无效。治疗主要是维持水、电解质平衡，供氧以及使患者感觉舒适。发热时予退热对症。呼吸道受累予以气道湿化和给氧。因并发喉炎或肺炎出现呼吸衰竭需要通气支持。在大多数情况下口服补液有效，但严重的脱水可能需要静脉补液。不提倡预防性应用抗生素治疗。

麻疹感染免疫功能低下患者极具致命性。利巴韦林在体外实验中被证实抗病毒有效。有报道利巴韦林单独或合用静脉丙种球蛋白有效，然而缺乏对照试验证实。在美国利巴韦林治疗麻疹是未获得许可。

## ■ 维生素A

发展中国家的儿童由于维生素A缺乏因此导致包括麻疹在内的各种感染性疾病死亡率增加。美国20世纪90年代早期的研究证明了麻疹患儿中22% ~72%维生素A水平低。此外，一项研究显示出维生素A与疾病严重程度的水平呈负相关。在美国和发展中国家的随机对照试验已经证明维生素A可以降低麻疹发病率和死亡率。美国小儿科学会建议维生素 A 用于部分麻疹患者的治疗（表 238-2 见光盘）。

## 预 后

在 20 世纪初，麻疹造成 2 000~10 000 例死亡，每 1 000 例患者中约 10 例死亡。随着医疗保健改善、抗生素的应用、营养加强以及拥挤减少，死亡率下降到 1/1 000。美国疾病预防控制中心估计 1982—2002 年间，麻疹共引起 259 人死亡，死亡率为（2.5~2.8）/1000 例。肺炎和脑炎并发症是主要死因，死亡病例中 14%~16% 有免疫缺陷。

## 预 防

患者暴露麻疹病毒 7d 后或出疹后 4~6d 排毒。在此期间应避免接触易感人群。在医院，应采取标准的及防止经空气传播的预防措施。免疫功能低下患者会在患病期间持续排毒，所以应隔离至整个病程结束。

### 疫 苗

在美国，麻疹疫苗有单一制剂或加风疹（MR）两联疫苗或麻疹 – 腮腺炎 – 风疹（MMR）三联疫苗，在大多数情况下三联疫苗（MMR）为首选（表 238-3 见光盘）。继 1989—1991 年麻疹发病率回升，麻疹疫苗开始 2 次接种措施。首剂于 12~15 月龄接种，之后在 4~6 岁接受第二次接种。12 个月龄内的婴幼儿由于母体抗体存在首剂接种后血清转化现象低（9 月龄 87%，12 月龄 95% 和 15 月龄 98%）。若 12 月龄前接受首剂接种，则应在 12~15 月龄和 4~6 岁分别接种 1 次。到 11~12 岁仍未接受第 2 剂的适龄儿童应给予第二次接种。

MMR 疫苗的不良反应包括发热（一般接种后 6~12d 出现），约 5% 出现皮疹，极少数出现一过性血小板减少症。容易发生高热惊厥的儿童预防接种可出现抽搐发作，应告知家长接种疫苗的益处和风险。脑病和自闭症还没有被证明与 MMR 疫苗或疫苗成分有因果关系。

麻疹疫苗对 SSPE 具有预防作用，不会加速 SSPE 的病程或诱发野生型病毒感染发病。

免疫球蛋白可抑制疫苗免疫反应，麻疹疫苗应推迟接种，推迟时间与免疫球蛋白使用量有关（表 238-4 见光盘）。

孕妇、免疫缺陷或免疫抑制患者禁用活疫苗。无严重免疫功能低下的艾滋病患者应接种。由于麻疹病毒可以抑制结核菌素试验反应，结核菌素试验应在接种前或与接种同时进行。结核患者接种麻疹疫苗后应严密观察。

### 暴露后预防

暴露后的易感人群可通过两种方式预防感染：疫苗接种或使用免疫球蛋白。暴露 72h 内疫苗有效。免疫球蛋白在暴露 6d 后使用仍然有效。免疫功能正常的儿童应予 0.25mL/kg 肌肉注射，免疫功能低下的儿童予 0.5mg/kg（最大剂量均不超过 15mL/kg）。免疫球蛋白的适应证为麻疹家庭接触者，特别是 <6 月龄婴幼儿、孕妇和免疫功能低下者。

### 参考书目

参考书目请参见光盘。

（龙晓茹 译，刘恩梅 审）

# 第 239 章 风 疹

Wilbert H. Mason

风疹又称德国麻疹或 3d 麻疹，是婴儿和儿童的常见轻症出疹性疾病。成人病情较儿童重且并发症多。风疹病毒可通过胎盘感染胎儿从而导致胎儿先天性畸形，称为先天性风疹综合征（the congenital rubella syndrome，CRS）。

## 病原学

风疹病毒属于披膜病毒科（togaviridae），单链 RNA 病毒，包括脂质包膜和 3 个结构蛋白即构成细胞核的核衣壳蛋白及构成包膜的 E1、E2 糖蛋白。风疹病毒对热、紫外线和极端 pH 值敏感，但是在低温下相对稳定。人类是唯一宿主。

## 流行病学

风疹疫苗出现以前，风疹每 6~9 年出现一次大流行，每 3~4 年出现一次散发小流行。学龄前和学龄儿童是最常见的发患者群。风疹疫苗问世后，发病率下降超过 99%，19 岁以上的成人发病相对常见。发病率下降多年后，风疹和 CRS 在 1989—1991 年间又出现回升（图 239-1）。随着 2 次风疹疫苗预防使用后，风疹的发病率从 1990 年的 0.45/100 000 下降为 1999 年的 0.1/100 000，同时 CRS 发病率从 1992—2004 年间平均每年减少 6 例。CRS 婴儿的母亲往往较年轻、

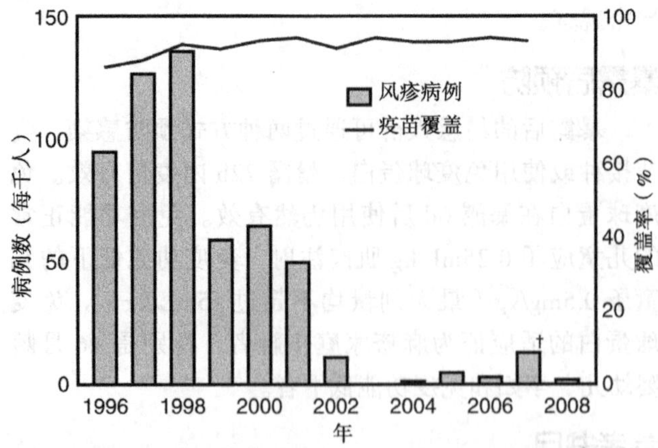


* 包括泛美卫生组织 2008 年 9 月 20 日报告的风疹感染病例

†增加了 2007 年主要爆发于阿根廷、巴西和智利的风疹病例

**图 239-1** 1996—2008 年间确诊风疹感染病例数和首次麻风疫苗接种百分比覆盖率

摘自 Centers for Disease Control and Prevention: Progress toward elimination of rubella and congenital rubella syndrome—the Americas, 2003—2008, MMWR Morb Mortal Wkly Rep, 2008, 57:1176-1179

西班牙裔或出生于其他国家。近 10 年风疹发病率持续下降。

## ■ 病理学

获得性风疹的病理特点认识较少。少数病理活检或尸检研究结果发现，其病理改变为非特异性的淋巴网状内皮细胞炎症、血管周围及脑膜单核细胞浸润。CRS 的病理改变严重并且涉及几乎所有的器官系统（表 239-1）。

## ■ 发病机制

无论是获得性或先天性感染，风疹病毒引起细胞损伤和死亡的机制并不完全清楚。病毒先是在呼吸道上皮细胞复制，然后扩散到局部淋巴结（图 239-2）。感染后 10~17d 出现病毒血症。感染 10d 左右病毒从鼻咽部开始传播，出疹 2 周后病毒可以检测到。出疹前 5d 和出疹后后 6d 传染性最强。

孕期感染会造成严重先天性缺陷。孕妇在妊娠前 8 周发生感染造成的先天性缺陷最严重，也最广泛。先天性缺陷的发生风险与感染孕周有关，妊娠前 11 周感染风疹病毒后先天性缺陷发生率为 90%的，11~12 周感染后为 33%，13~14 周感染后为 11%，15~16 周感染后为 24%。孕周超过 16 周后感染风疹病毒极少发生先天性缺陷。

胎儿感染后，部分细胞因为供血不足、细胞增殖时间减少、染色体断裂和蛋白酶抑制剂生成引起有丝分裂受阻，从而导致胎儿细胞和组织出现损害、坏死。

**表 239-1 先天性风疹综合征病理表现**

| 系统 | 病理表现 |
|---|---|
| 心血管 | 动脉导管未闭 |
| | 肺动脉狭窄 |
| | 室间隔缺损 |
| | 心肌炎 |
| 中枢神经系统 | 慢性脑膜炎 |
| | 脑实质坏死 |
| | 血管炎与钙化 |
| 眼 | 小眼球 |
| | 白内障 |
| | 虹膜睫状体炎 |
| | 睫状体坏死 |
| | 青光眼 |
| | 视网膜病变 |
| 耳 | 耳蜗出血 |
| | 内皮细胞坏死 |
| 肺 | 慢性间质性肺炎 |
| 肝脏 | 肝细胞气球样变性 |
| | 纤维样变性 |
| | 肝小叶紊乱 |
| | 胆汁淤积 |
| 肾脏 | 间质性肾炎 |
| 肾上腺 | 肾上腺巨细胞症 |
| 骨 | 骨样畸形 |
| | 骨质钙化不足 |
| | 骨软骨变薄 |
| 脾脏，淋巴结 | 髓外造血 |
| 胸腺 | 组织细胞反应 |
| | 生发中心缺乏 |
| 皮肤 | 真皮红细胞生成 |

先天性风疹最显著的特征是呈慢性经过。一旦妊娠早期发生感染，病毒在胎儿组织中持续存在直至分娩。持久存在提示组织尤其大脑组织存在损伤和再活化不断发生的可能性。

## ■ 临床表现

儿童获得性风疹症状轻。风疹的潜伏期为 14~21d，随后出现包括低烧、咽喉肿痛、眼红伴或不伴眼痛、头痛、全身乏力、食欲减退、淋巴结肿大的前驱症状。枕下、耳后及颈前淋巴结肿大最为突出。风疹在儿童首要表现通常是多形性皮疹，皮疹呈红色

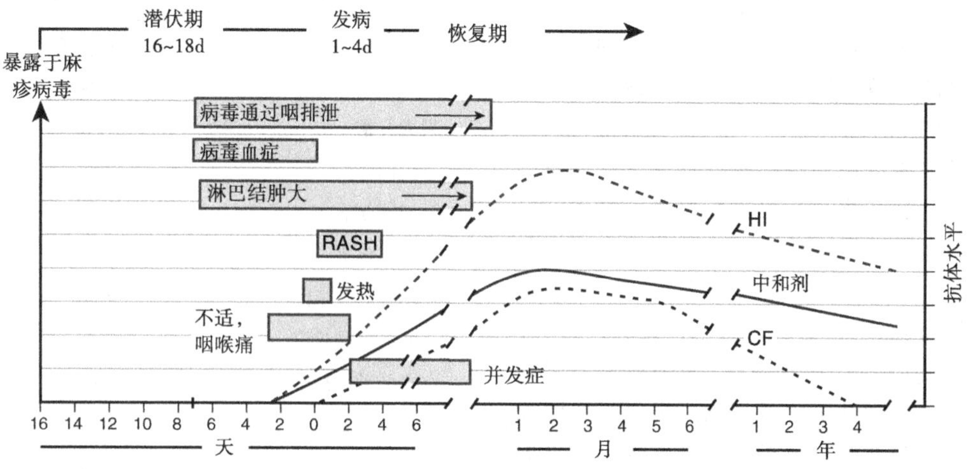


**图 239-2** 获得性风疹病毒感染的病理生理过程。可能的并发症包括关节痛和（或）关节炎，血小板减少性紫癜和脑炎

摘自 Lamprecht CL: Rubella virus. In Beshe RB, editor: Textbook of human virology. 2 ed. Littleton: PSG Publishing, 1990: 685.

不规则的小斑疹，开始于面部和颈部，继之蔓延到躯干和四肢，呈离心性分布（图 239-3）。口咽部可出现细小玫瑰色皮损或软腭点状出血。当皮疹蔓延到全身后，面部皮疹开始逐渐消退。一般 3 天消退，消退后不伴脱屑。亚临床型感染比较常见，25%~40% 儿童感染风疹病毒后可无皮疹。

## 实验室检查

可见白细胞、中性粒细胞和血小板减少。

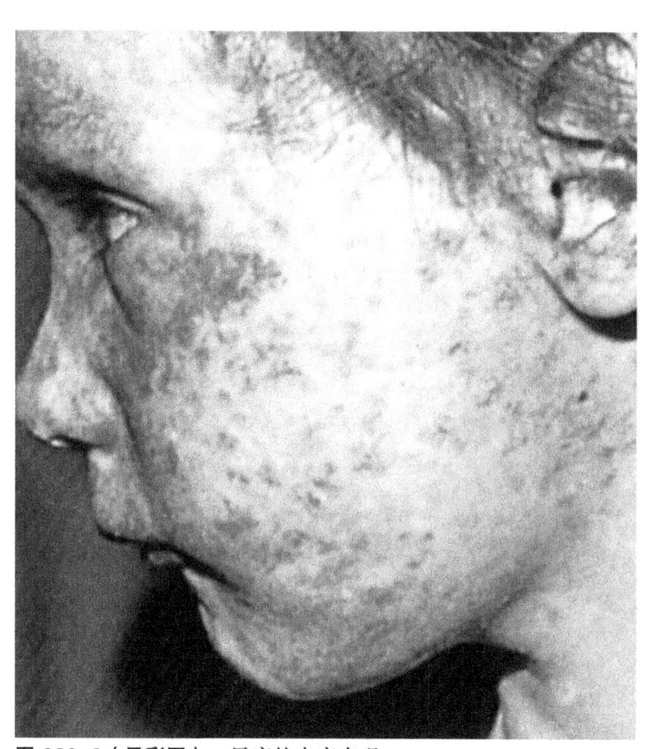

**图 239-3（见彩图）** 风疹的皮疹表现

## 诊　断

对于确定流行病学特征、孕妇是否感染、CRS，风疹病毒特异性诊断显得尤为重要。最常见的诊断方法是风疹免疫球蛋白 M（IgM）的酶联免疫吸附试验。与任何血清学试验一样，人群流行较低疾病的阳性率通常较低。有相关临床表现及接触史的人群应进行检测。大多数实验室所使用的商业化试剂盒的相对灵敏度和特异性不一，范围从 96%~99% 和 86%~97% 不等。由于存在胎传 IgG 抗体的竞争性作用，先天性感染的婴幼儿早期 IgM 可出现假阴性。因此，可进一步予 IgM 捕捉试验、反转录聚合酶链反应（reverse transcriptase polymerase chain reaction，PCR）试验或病毒培养确诊。

## 鉴别诊断

风疹的临床表现常不典型，需与其他病毒引起的出疹性疾病相鉴别。严重风疹要与麻疹鉴别，风疹缺乏科氏斑，无严重前驱症状，病程比麻疹短。还需鉴别包括腺病毒、细小病毒 B19、EB 病毒、肠道病毒和肺炎支原体引起的出诊性疾病。

## 并发症

获得性风疹并发症少见，一般没有生命危险。

血小板减少症：出疹 2 周内可发生血小板减少症，可有瘀斑、鼻出血、消化道出血、血尿的表现。血小板减少症发生率约为 1/3 000，儿童和女性较为常见，但具有自限性。

关节炎：关节炎在成年人，尤其是女性更常见。

出疹 1 周内可出现，可涉及手的小关节。关节炎具有自限性，数周内可痊愈且不留后遗症。有个别报道显示，风疹与风湿性关节炎发生有关联，是否存在因果关系目前尚处于推测阶段。

脑炎：获得性风疹最严重的并发症是脑炎。可有急性感染脑炎综合征和进行性风疹全脑炎 2 种形式。后者较为罕见，表现为风疹病毒感染数年后发生以神经退行性病变为主的进行性发展的全脑炎。

急性感染脑炎综合征发病率为 1/5 000。于出疹 7d 内出现，症状包括头痛、癫痫发作、意识模糊、昏迷、局灶性神经系统体征和共济失调。出现神经系统症状后可再次发热。脑脊液检查可正常或单核细胞轻度升高和(或)蛋白升高。从脑脊液或脑组织分离不出病毒，提示脑炎发病机制为非感染性。大多数患者完全康复，但死亡率约为 20%，并且部分患者可遗留长期神经系统后遗症。

进行性风疹全脑炎（progressive rubella panencephalitis，PRP）：PRP 是获得性风疹或 CRS 极其罕见的并发症。它的发生和发展过程类似于麻疹后亚急性硬化性全脑炎（subacute sclerosing panencephalitis，SSPE）（见第 238 章）。与急性风疹脑炎综合征不同的是，PRP 患者脑组织中能分离出风疹病毒，提示 PRP 发病与感染机制有关。PRP 因临床表现和病程与 SSPE 和传染性海绵状脑病（见第 270 章）相似因而鉴别困难。发病后 2~5 年可发生死亡。

其他：风疹引起的其他神经系统疾病如吉兰－巴雷综合征和周围神经炎少有报道。极少数可并发心肌炎。

## 先天性风疹综合征

1941 年一位眼科医生首次阐述了一组以白内障、先天性心脏疾病为主要表现的综合征与母亲妊娠早期感染风疹病毒有关（表 239-2）。不久后，听力损害和小头畸形被认定为此综合征的共同特征之一。美国 1964—1965 年间发生风疹大流行，据报道有 20 000 例感染，同时自发性或治疗性流产超过 11 000 例，并造成 2 100 例新生儿死亡。从此，CRS 的定义被扩大包括广义上的暂时性或永久性畸形。

CRS 婴幼儿最常见的表现是神经性耳聋。大多数婴儿出现一定程度的胎儿宫内发育迟滞。混合性视网膜病（salt-and-pepper retinopathy）是最常见的眼部病变，但对视力影响不大。单侧或双侧白内障是最严重的眼部病变，发生率约为 1/3（图 239-4）。妊娠期前 8 周感染约一半胎儿会出现心脏畸形，其中动脉导管未闭最常见，其次为肺动脉畸形和心瓣膜病。已有报道称间质性肺炎可导致死亡。神经系统病变较常见并可在生后继续进展。CRS 婴幼儿中 10%~20% 可出现持续 12 个月的脑膜脑炎。对出生早期无缺陷的 CRS 婴幼儿进行纵向随访，通过 9~12 年观察发现为进行性损害，后期会出现感觉、运动和行为异常，包括听力丧失和自闭症。CRS 后 PRP 的发生较为少见。部分 CRS 有宫内发育迟滞表现，最终表现为身材矮小。免疫缺陷综合征少见。

**表 239-2　376 例先天性风疹综合征儿童临床表现**

| 临床表现 | 发生率 |
|---|---|
| 听力异常 | 67% |
| 视力异常 | 71% |
| 　白内障 | 29% |
| 　视网膜病 | 39% |
| 心脏疾病 † | 48% |
| 　动脉导管未闭 | 78% |
| 　右肺动脉狭窄 | 70% |
| 　左肺动脉狭窄 | 56% |
| 　肺动脉瓣狭窄 | 40% |
| 低出生体重 | 60% |
| 精神运动性迟滞 | 45% |
| 新生儿紫癜 | 23% |
| 死亡 | 35% |

* 其他：肝炎，线性骨折，角膜浑浊，先天性青光眼，生长迟缓。

† 来源于 87 例先天性风疹综合征合并心脏病的心血管造影结果。

摘自 Cooper LZ, Ziring PR, Ockerse AB, et al. Rubella: clinical manifestations and management,.Am J Dis Child , 1969, 118:18–29.

CRS 的各种迟发性表现已得到认识。除了 PRP，还有糖尿病（20%）、甲状腺功能减退（5%）以及青光眼和良性视网膜病变。

## ■ 治　疗

先天或后天获得性风疹无特效治疗。

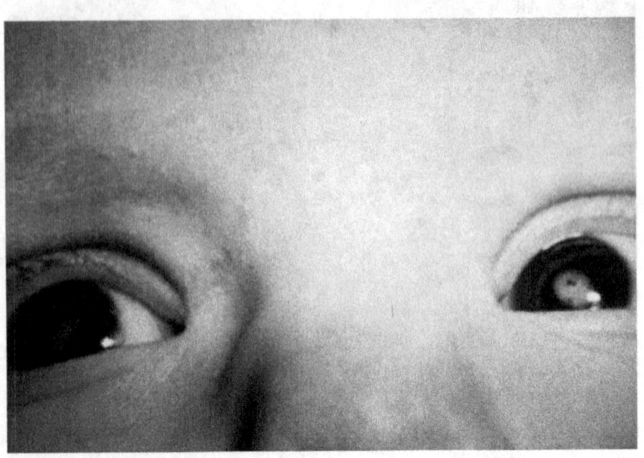

**图 239-4（见彩图）**　婴幼儿先天性风疹综合征双侧白内障

## ■ 支持治疗

获得性风疹症状轻微可予解热镇痛药对症。对严重、持续不升的血小板减少症可予 IVIG 或皮质类固醇治疗。

CRS 婴幼儿的管理比较复杂，需要包括儿科、心脏科、眼科、耳科、神经科医生参与。由于后期可出现病情的变化及加重，需进行神经系统的评估和长期随访。CRS 患儿听力筛查非常重要，听力异常可通过早期干预改善预后。

## ■ 预 后

获得性风疹预后较好，CRS 的长期预后较差，好坏不一。澳大利亚的队列研究随访 50 年发现，尽管大多数 CRS 有慢性疾病，但是大部分患者已婚且能适应社会生活。纽约的队列研究从 20 世纪 60 年代中期风疹流行时期开始随访，研究结果提示约 30%的患者能正常生活，30%需依赖他人协助生活，30%则生活不能自理需要持续护理。

人群可发生重复感染，有感染史或接受疫苗接种可再次发生野生株感染。风疹特异性 IgG 抗体升高的人群再次出现 IgG 抗体和（或）IgM 水平升高，提示重复感染。重复感染可以导致记忆性 IgG 反应、IgM 和 IgG 应答或出现临床表现。目前有 29 例 CRS 报道为孕妇重复感染风疹病毒所致。重复感染并不引起成人或儿童症状加重。

## ■ 预 防

获得性风疹患儿应隔离到出疹后 7d。住院患者给予标准的飞沫预防措施。由于 CRS 婴幼儿可由呼吸道分泌物排出病毒长达 1 年以上，所以预防措施应长期维持直到尿液和咽部分泌物连续 2 次培养结果阴性。

易感孕妇暴露于风疹病毒对胎儿的有潜在风险。已暴露的孕妇，应尽快采集血液标本进行风疹特异性 IgG 抗体检测，同时保存冷冻标本供以后的测试。如果风疹抗体检测结果为阳性，说明母亲具有免疫性。如果检测为阴性，2~3 周后第 2 次采集血液标本，与保存的标本一起检测。如果前两次试验均为阴性，则 6 周后第 3 次采血，同样与保存标本一同检测。如果第 2 次和第 3 次检测阴性，则说明无感染发生。如果第 1 次阴性，第 2 或第 3 次阳性表明近期感染，提示感染已发生，应考虑终止妊娠。并不推荐常规使用免疫球蛋白，仅在孕妇不同意终止妊娠的情况下使用。予免疫球蛋白 0.55mL/kg 肌内注射，并告知孕妇此预防措施只能降低临床症状发生的风险，但不能够保证预防胎儿感染。

## ■ 预防接种

在美国，风疹疫苗由 RA 27/3 减毒株构成，通常跟麻疹疫苗和腮腺炎疫苗三联（MMR）或加水痘疫苗四联（MMRV）进行预防接种。分两次进行，分别在 12~15 月龄和 4~6 岁各一次。同时还可作为暴露后预防，理论上暴露 3d 内使用也是有效的。严重免疫缺陷的患者（例如移植受者）严禁接种，HIV 感染但无严重免疫功能低下表现者可给予接种。发烧是不是禁忌证，但如果病情较严重则应该推迟接种。免疫球蛋白制剂可以抑制血清对疫苗的反应（见第 165 章），接种前后不能使用。怀孕期间不应接种疫苗。如果接种后 28d 内妊娠，应告知胎儿理论上存在感染风险。一项研究对超过 200 名因怀孕期间不慎接种疫苗的孕妇进行随访研究，没有后代发生 CRS 的报道。因此，因孕期不慎接种风疹疫苗而中断妊娠在美国是不准许的。

儿童接种风疹疫苗不良反应少见。三联接种后有 5%~15%的儿童可出现发热，5%儿童出现皮疹。成人接种疫苗后出现关节痛和关节炎较为常见。成年女性疫苗接种后约有 25%会发生关节痛，10%出现关节炎。也可见周围神经病变和一过性血小板减少症。

全球都在为消除风疹病毒的传播和 CRS 的发生而努力，提高疫苗接种覆盖率和麻疹 - 风疹疫情监测非常关键。

## 参考书目

参考书目请参见光盘。

（任洛 译，刘恩梅 审）

# 第 240 章 流行性腮腺炎

Wilbert H. Mason

流行性腮腺炎是一种急性自限性传染性疾病，在发达国家，原本是常见病，由于疫苗接种的广泛应用，现在并不常见。该疾病的特点是发热，双侧或单侧腮腺肿大及压痛以及频繁伴发脑膜脑炎与睾丸炎。虽然流行性腮腺炎在推行疫苗接种计划的国家不常见，但它仍然在世界其他各地流行，要求持续的疫苗保护。

## ■ 病原学

腮腺炎病毒是属副粘病毒科、腮腺炎病毒属，是有脂蛋白外壳包裹的单链多形性 RNA 病毒，具有 7 结构蛋白。腮腺炎病毒有 HN（血凝素 - 神经氨酸酶蛋白）和 F（融合蛋白）两种表面糖蛋白，这两种蛋白可分别介导病毒吸附在宿主细胞上，并渗入到细胞中，均可刺激机体产生保护性抗体。腮腺炎病毒作为一个单一的免疫型存在，人类是其唯一的自然宿主。

## ■ 流行病学

在免疫接种前的，流行性腮腺炎常发生在冬春季，主要发生在 5~9 岁年龄段之间的儿童，大约每 4 年暴发一次大流行。1968 年，在刚刚推出腮腺炎疫苗时，在美国有 185 691 例流行性腮腺炎病例报告。1977 年在推出常规使用腮腺炎疫苗后，流行性腮腺炎在年幼儿童的发病率显著下降（图 240-1），取而代之的是发生在年龄较大的儿童、青少年和青年，暴发流行仍可在疫苗免疫失败的人群和需复种的易感者。1989 年，对易感者实施给予 2 剂推荐剂量的麻疹 - 腮腺炎 - 风疹（MMR）疫苗接种后，流行性腮腺炎病例数进一步下降。在 2001—2003 年，每年报告腮腺炎的病例数 <300 例。2006 年，在美国发生了 20 年来最严重的腮腺炎疫情，共有 6 584 例病例发生，其中 85% 发生在中西部 8 个州，29% 发生 18~24 岁年龄段，大部分是大学生。对于流行期间前 7 个月的 4 039 例腮腺炎患者的分析表明，其中有 63% 的患者曾接受大于 2 剂的 MMR 疫苗。

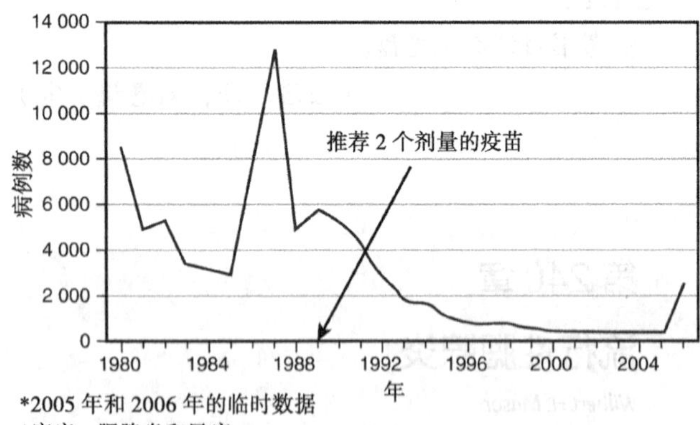


图 240-1 美国 1980—2006 年流行性腮腺炎病例数（2005 年和 2006 年数据为临时数字）。腮腺炎疫苗于 1967 年上市并于 1977 年被推荐常规使用。在 1989 年推荐使用 2 剂的麻疹 - 腮腺炎 - 风疹（MMR）疫苗用于麻疹控制后，流行性腮腺炎的发病率进一步下降。2001 年至 2003 年期间，每年报道的腮腺炎病历均少于 300 例，相对于 1968 年报道的 185 691 例，有 99% 的跌幅。2006 年上半年有 2500 多例病例报道*，为多州爆发的一部分，是美国自 1991 年以来爆发数量最多的

摘自 Disease Control and prevention. Summary of notifiable diseases—United States, 2004, MMWR Morb Mortal Wkly Rep, 2006, 53: 1-79

流行性腮腺炎在人与人之间经呼吸道飞沫传播。病毒从在唾液中出现到发病腮腺肿大只要 7d，腮腺肿胀前 5d 和腮腺肿胀后 1~2d 传染性最强。流行性腮腺炎发病前和无症状感染的个体病毒排放是易感染群发病的主要原因。美国疾病控制和预防中心（CDC）、美国儿科科学院和卫生感染控制实践咨询委员会建议在社区和卫生保健环境流行性腮腺炎患者的隔离期为腮腺炎发病后 5d。

## ■ 病理学与致病机制

腮腺炎病毒主要感染唾液腺、中枢神经系统（CNS）、胰腺和睾丸，但也可感染甲状腺、卵巢、心脏、肾脏、肝脏和关节液。

腮腺炎病毒感染后，病毒首先在上呼吸道上皮细胞进行复制，感染经淋巴引流扩散到邻近的淋巴结，继之出现病毒血症，病毒随血液传播到易感组织。腮腺炎病毒可引起感染的细胞坏死，与淋巴细胞的炎性浸润有关；涎腺导管内出现上皮细胞坏死，其间质出现淋巴细胞浸润；睾丸内组织肿胀可能会导致局灶性缺血坏死；使在未出现脑膜炎临床症状的患者脑脊液中也常出现单核细胞增多。

## ■ 临床表现

流行性腮腺炎的潜伏期一般为 12~25d，通常为 16~18d。感染腮腺炎病毒后可无临床症状或表现为无特异性的临床症状，后期出现腮腺炎典型症状，并发症可累及全身多个系统。流行性腮腺炎典型症状是在 1~2d 的前驱期表现为发热、头痛、呕吐、身体疼痛，随后出现腮腺肿大，初期为单侧肿大，70% 的患者可发展为双侧肿大（图 240-2）。腮腺质软，腮腺肿大可先于或伴有同侧耳部疼痛，酸味或摄取酸性食物或液体可加重腮腺部位的疼痛。随着腮腺肿胀进一步发展，下颌角变得模糊，腮腺以耳垂为中心向前和向外肿大（图 240-2，图 240-3），腮腺导、管开口处红肿。腮腺肿胀约 3d 达到高峰，继而逐渐缩小，于 7d 后消退。发热和其他系统症状在 3~5d 缓解，罕见麻疹样皮疹。部分病例可出现颌下唾液腺肿大而腮腺不大，也可出现淋巴回流障碍导致胸腺肿大。

## ■ 诊　断

在腮腺炎流行季节，经过适当的潜伏期，出现腮腺炎典型临床症状，同时有明确接触史的患者即可确诊。血清淀粉酶的升高可以确诊并发胰腺炎。外周血

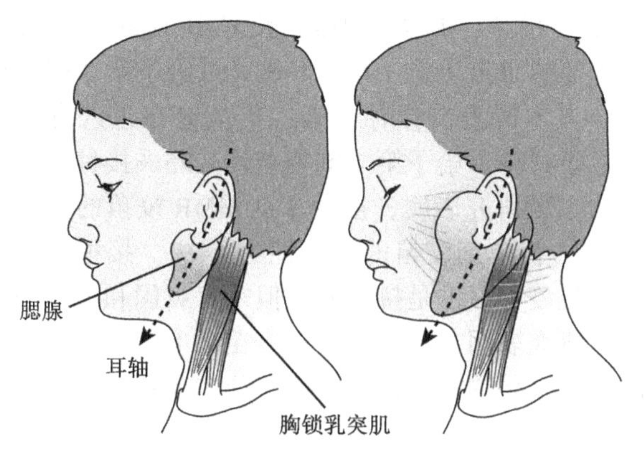


图 240-2 受累腮腺（右）与正常腮腺（左）比较示意图。一条假想线沿着耳长轴将腮腺平均分为两部分，肿大的颈部淋巴结通常位于假想线的后方，即使腮腺肿大也不会改变以上解剖关系。

摘自 Mumps：In Krugman S, Ward R, Katz SL, editors: Infectious diseases in children. 6 ed. St Louis, 1977, Mosby, p 182

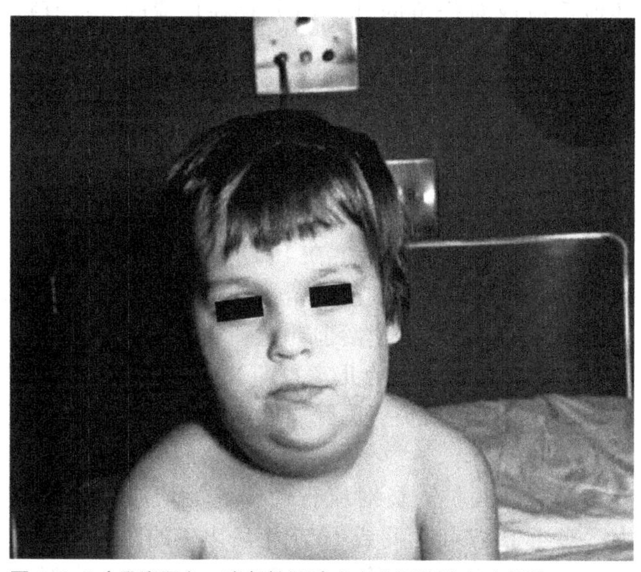

图 240-3（见彩图） 流行性腮腺炎患儿腮腺肿大示意图

摘自 Disease Control and prevention. Public health image library [PHIL] [2011-03-08]. http://phil.cdc.gov/phil/home.asp.

常见白细胞减少症及淋巴细胞分类相对增多。目前，不明原因的且病程持续 >2d 的腮腺炎患儿，流行性腮腺炎的确诊或排除需依据病原学或血清学检查。腮腺炎病原学检查包括病毒分离培养、直接免疫荧光法检测病毒抗原以及通过反转录酶聚合酶链反应检测病毒核酸。在流行性腮腺炎急性期病毒可以从上呼吸道分泌物、脑脊液、血清及尿液中分离出来。通常血清学检测是最方便和可用的检测方法。在流行性腮腺炎急性期和恢复期，血清中免疫球蛋白 IgG 抗体显著增高，通过补体结合实验、红细胞凝集实验或酶联免疫法（EIA）测定可确诊。流行性腮腺炎 IgG 抗体与副流感病毒抗体有交叉反应，所以更常用 EIA 法检测腮腺炎 IgM 抗体，阳性提示近期感染。不建议通过皮肤检测流行性腮腺炎病毒，因其既不敏感也无特异性。

## 鉴别诊断

腮腺肿胀原因包括感染性因素及非感染性因素。可引起腮腺炎的病毒包括副流感病毒 1 型和 3 型、流感病毒、巨细胞病毒、EB 病毒、肠道病毒、淋巴细胞性脉络丛脑膜炎病毒和 HIV。化脓性腮腺炎通常是由金黄色葡萄球菌引起的，常为一侧性，伴有红肿，血象中白细胞总数明显增高，可伴有脓液自腮腺管流出。颌下或颈前淋巴结肿大也可与腮腺炎混淆。腮腺肿胀的非感染性原因包括腮腺管梗阻，胶原血管疾病，如干燥综合征、系统性红斑狼疮和肿瘤。

## 并发症

脑膜炎是流行性腮腺炎最常见的并发症，可合并脑炎，同时可累及性腺。罕见的并发症包括结膜炎、视神经炎、肺炎、肾炎、胰腺炎和血小板减少。

妊娠早期感染腮腺炎病毒可增加胎儿流产概率。畸胎与宫内感染腮腺炎无相关性，然而已有报告指出，母亲妊娠晚期患腮腺炎，其婴幼儿围产期亦可患腮腺炎病。

### 脑膜炎和脑膜脑炎

腮腺炎病毒有嗜神经性，可通过脉络丛进入中枢神经系统并感染脉络膜上皮细胞和室管膜细胞，这两者都可以与单核细胞同时在脑脊液中找到。在感染者中，有症状的中枢神经系统受累发生率为 10% ~30%，但脑脊液细胞增多的发生率为 40%~60%。脑膜脑炎可与流行性腮腺炎同时发生，也可发生于腮腺炎症状出现之前或之后，最常出现于腮腺炎后第 5 天，其临床症状随着年龄的增长而变化，婴幼儿有发热、全身乏力、嗜睡，而年长儿、青少年和成人则表现为头痛和脑膜刺激征。在儿童流行性腮腺炎合并脑膜受累的一系列表现中，发热发生率为 94%，呕吐为 84%，头痛为 47%，腮腺炎为 47%，颈部僵硬为 71%，嗜睡为 69%，惊厥为 18%。在典型病例中，症状可在 7~10d 内缓解。腮腺炎性脑膜炎脑脊液中白细胞增多可达 200~600/mm$^3$，其中以淋巴细胞为主。大多数患者脑脊液中葡萄糖含量是正常的，有 10%~20% 的患者出现轻度的葡萄糖含量降低（20~40mg/dL），脑脊液蛋白含量正常或轻度升高。

流行性腮腺炎不常见的中枢神经系统并发症包括横贯性脊髓炎、导水管狭窄和面瘫。神经性听力损伤是罕见的，估计 100 000 例病例中可发生 0.5~5.0 例，有研究显示神经性听力损伤多发生于脑膜脑炎患者。

### 睾丸炎和卵巢炎

在青春期和成年男性，睾丸炎是继腮腺炎后第2个常见的并发症，青春期前的男性极为罕见，但进入青春期后，睾丸炎在男性中的发生率为30%~40%。大多数情况下，它发生于腮腺炎发病后的几天内，并伴有中等程度的发热或高热、寒战、轻微疼痛和睾丸肿胀。双侧睾丸炎的发生率≤30%，可能发生睾丸萎缩，但即使双侧受累，也罕见不育。

青春期后的女性是罕见卵巢炎，可能会引起剧烈疼痛，如果发生在右侧，易与阑尾炎混淆。

### 胰腺炎

有无腮腺受累的病例均可发生胰腺炎，但严重的胰腺炎罕见。发热、上腹疼痛和呕吐均提示胰腺炎。流行病学研究已经表明，腮腺炎可能与后续发生的糖尿病有关，但其因果关系尚未确立。

### 心脏受累

有报道指出，腮腺炎可合并心肌炎，分子研究已经从心内膜弹力纤维增生症患者的心脏组织中检测到腮腺炎病毒。

### 关节炎

流行性腮腺炎可合并关节痛、单关节炎以及迁徙关节炎。关节炎可发生于有或无腮腺炎的患者，通常发生在出现腮腺肿大后的3周内，但病情较轻，且呈自限性。

### 甲状腺炎

流行性腮腺炎继发甲状腺炎罕见。发生腮腺炎时合并甲状腺炎的报道尚未见到，但甲状腺炎可发生于急性感染后数周内。大多数情况下可缓解，但有的也可复发，并导致甲状腺功能减退。

## ■ 治　疗

流行性腮腺炎暂无特异性抗病毒药物，治疗应注重减轻脑膜炎或睾丸炎引起的疼痛和保持充足的水分为目标。发热时可给予退热药处理。

## ■ 预　后

即使有中枢神经系统受累或心肌炎死亡病例的报道，流行性腮腺炎的预后绝大多数是良好的。

## ■ 预　防

在美国，接种活腮腺炎疫苗是预防流行性腮腺炎的主要措施，是2剂MMR疫苗计划的一部分，12~15月龄时给予第1剂，4~6岁时给予第2剂。如果在4~6岁时没有接种，第二剂应该在进入青春期之前给予补种。给予第1剂疫苗后，95%接种者产生抗体。一项研究表明，接种2剂MMR疫苗的有效性为88%，而单剂疫苗的有效性为64%。接种疫苗后产生的免疫力似乎是持久的，但来自英国和美国的流行病学研究表明，抗体水平和疫苗的有效性可能会随时间下降，导致造成接种过疫苗的中老年人暴发流行性腮腺炎。

作为活病毒疫苗，MMR不能用于孕妇、严重免疫缺陷及免疫抑制者。没有严重免疫功能低下的艾滋病患者若重型腮腺炎的风险超过了对疫苗严重反应的风险时可接种该疫苗。鸡蛋或新霉素过敏者可能存在对疫苗产生超敏反应的风险，但对蛋类存在其他反应或对疫苗的其他组分存在反应的人没有疫苗接种限制。

2006年，美国为应对各州的爆发，对接种腮腺炎疫苗后已产生免疫的证据进行了重新定义。接种腮腺炎疫苗产生免疫力的推定证据包括以下任一条内容：①接种了足够剂量的疫苗；②有针对腮腺炎病毒免疫力的实验室证据；③出生在1957年之前；④被医生诊断过腮腺炎。足够剂量疫苗接种定义为对1剂活腮腺炎病毒疫苗有效的学龄前儿童和非高危成年人和对2次剂疫苗有效的适龄儿童（即K-12年级）和高危成年人（即医护人员、国际旅客和高中毕业后教育机构的学生）。

所有的医护人员对流行性腮腺炎均应具有免疫力。对于1957年期间或1957年后出生的医护人员，应有2剂活腮腺炎病毒疫苗接种史。没有腮腺炎疫苗接种史或没有对腮腺炎有免疫力证据的医护人员应接受2剂腮腺炎疫苗，两剂之间应相距大于28d。对于只接种1剂疫苗的医护人员应继续接受第2剂。因为在1957年之前出生的工作人员只有假定的免疫力，对于没有流行性腮腺炎病史或实验室证据对腮腺炎免疫的1957年之前出生的未接种疫苗的工作人员，医疗机构应考虑建议其接种1剂活腮腺炎病毒疫苗，而在暴发流行期间，应建议其接种2剂活腮腺炎病毒疫苗。

腮腺炎病毒疫苗罕见不良反应，腮腺炎和睾丸炎也少见。在美国，高热惊厥、耳聋、皮疹、紫癜、脑炎和脑膜炎等可能与免疫接种腮腺炎疫苗无关。接种腮腺炎疫苗后的无菌性脑膜炎的高发生率与在世界各地广泛使用的疫苗株有关，包括Leningrad3株和Urabe Am9株。有报道指出，腮腺炎疫苗接种后可出现反应性结核菌素皮肤试验的一过性抑制。

## 参考书目

参考书目请参见光盘。

（任洛 译，刘恩梅 审）

# 第 241 章 脊髓灰质炎病毒

Eric A.F. Simões

## 病原学

脊髓灰质炎病毒是无包膜包被的正链 RNA 病毒，属于小核糖核酸病毒科肠道病毒属，包括 3 个血清型不同的亚型组成（1、2、3 型）。脊髓灰质炎病毒从肠道扩散到中枢神经系统，可导致无菌性脑炎和脊髓灰质炎或者小儿麻痹症。脊髓灰质炎病毒是非常耐寒的，在室温下数天内都可以保持其感染性。

## 流行病学

脊髓灰质炎病毒感染最具毁灭性的后果是导致瘫痪，虽然 90%~95% 的感染是隐性的，但仍可以诱导产生保护性的免疫。临床表现明显但是无麻痹出现的约占总感染的 5%，而麻痹性脊髓灰质炎在感染的幼儿中发生率为 1/1000，在感染的青少年中约为 1/100。在发达国家普遍接种疫苗之前，麻痹性脊髓灰质炎主要在青少年中流行。相反，在卫生条件较差的发展中国家，生命早期的感染导致了小儿麻痹症的发生。在 60 年代初的美国，卫生设施的改善也解释了当时在只有约 65% 的人口接种了索尔克疫苗的情况下，脊髓灰质炎事实上已经根除的情况，这一措施也有助于流行中的野生型脊髓灰质炎病毒在美国和欧洲的消失。恶劣的卫生条件和拥挤的环境也允许了脊髓灰质炎病毒在某些非洲和亚洲贫困国家持续的传播，尽管全球都在致力于根除小儿麻痹症，甚至某些地区儿童前 5 岁的生命里平均接种了 12~13 剂的脊髓灰质炎疫苗。

## 传　播

人类是唯一已知的脊髓灰质炎病毒的天然宿主，主要通过粪 – 口途径传播。在麻痹出现前 2 周或更长时间到症状出现后数周均已从粪便中分离出了脊髓灰质炎病毒。

## 发病患者

脊髓灰质炎病毒通过吸附于脊髓灰质炎病毒受体而感染细胞。该无包膜覆盖的病毒进入细胞，释放病毒 RNA。病毒 RNA 转化并能够产生病毒 RNA 复制所需蛋白，关闭宿主细胞蛋白质的合成，合成病毒衣壳所需的组件。成熟的病毒颗粒 6~8h 就组装完毕并通过破坏细胞释放到周围环境中。

当接触宿主时，野生型和疫苗株脊髓灰质炎病毒通过消化道而进入宿主体内。复制的主要部位是在小肠黏膜衬里的 M 细胞中。区域淋巴结受到感染，经过 2~3d 后原发性病毒血症发生。该病毒可种植于多个部位，包括网状内皮系统，包括网状内皮系统和骨骼肌。野生型脊髓灰质炎病毒可能沿着周围神经侵入中枢神经系统。脊髓灰质炎病毒疫苗株不在 CNS 中复制，这是能说明减毒活疫苗安全性的一个特征性的方面。偶然的疫苗株回复突变体（通过核苷酸置换）发展成神经毒性表型，并能引起疫苗相关的麻痹型脊髓灰质炎（vaccine-associated paralytic poliomyelitis，VAPP）。回复变异发生在小肠并且可能通过周围神经进入中枢神经系统。因为脊髓灰质炎病毒在内皮细胞中复制，因此理论上也促进了病毒血症蔓延到中枢神经系统中。然而，脊髓灰质炎病毒从未从麻痹症患者的脑脊液中培养出来，而那些由于脊髓灰质炎病毒感染引起无菌性脑炎的患者也从未出现过麻痹症。病毒感染最初显现出非中枢神经系统的症状，而继发性病毒血症的发生可能是由于病毒在网状内皮系统中大量的复制。

病毒进入中枢神经系统的具体机制并不清楚。一旦进入，病毒又可横越神经传导通路，中枢神经系统内多个部位常常受到影响。对运动和植物神经的影响常常是显著的并且与临床表现密切相关。神经细胞周围炎、多形核白细胞以及淋巴细胞浸润的混合性炎症反应，与广泛的神经破坏有关。感染区域也可出现点状出血和大量炎性水肿。脊髓灰质炎病毒主要感染脊髓的运动神经元细胞（脊髓前角细胞）和延髓神经核团（脑神经核）。因为肌肉的神经支配有 2~3 个相邻脊髓段的交错重叠，因此只有当超过 50% 运动神经元受损时临床上四肢无力才表现出来。在延髓，较少的损害就能引起瘫痪发生，而网状结构的累及可能造成致命性的灾难，这一区域包含控制呼吸和循环的重要中枢。脊髓前角中间和背部区域和脊神经后根神经节受累后可导致感觉过敏和肌肉疼痛，这是急性脊髓灰质炎的典型表现。其他受影响的神经元包括小脑蚓部和顶部的神经核团、黑质，有时也累及桥脑红核。丘脑、下丘脑、苍白球和大脑皮层也可能会受到波及，但具有随机性。除了中枢神经系统的组织病理学改变，网状内皮系统也常常出现炎性改变。炎性水肿和稀疏的淋巴细胞浸润与淋巴滤泡增生密切相关。

婴儿通过胎盘从母亲体内获得免疫能力。经胎盘获得的免疫力大约在4~6个月时就会消失。自然感染后获得的主动免疫可持续终身但只针对特定的血清型。感染其他的血清型是可能的。随着病毒在肠道M细胞和深部淋巴结组织的复制，脊髓灰质炎中和抗体在感染后几天内就会产生。感染早期产生的这些循环中的IgG抗体能够保护中枢神经系统免受病毒的侵入。局部黏膜免疫主要通过分泌IgA，是预防继发性消化道再感染的一个重要的免疫防御机制。

## ■ 临床表现

脊髓灰质炎病毒从接触到出现临床表现的潜伏期通常认为是8~12d，波动在5~35d。野生型脊髓灰质炎病毒感染可能出现以下病程中的1项：隐性感染，发生在90%~95%的感染病例，不引起疾病，也不会有后遗症；顿挫型脊髓灰质炎；非瘫痪性脊髓灰质炎；麻痹型脊髓灰质炎。瘫痪如果发生的话，一般在初始症状后3~8d出现。野生型或疫苗株引起的麻痹性脊髓灰质炎引起的临床表现是类似的，尽管疫苗株引起的顿挫型脊髓灰质炎和非瘫痪性脊髓灰质炎发病例并不清楚。

### 顿挫型脊髓灰质炎

大约5%的患者在感染1~2周后会出现非特异性流感样症状，因此被称为顿挫型脊髓灰质炎。发热、不适、食欲缺乏和头痛是主要的症状，也可能出现咽喉痛、腹痛以及肌肉痛。呕吐不常出现。这个病程是短暂的，常持续2~3d。体格检查可能正常或显示非特异性的咽炎、腹部或肌紧张、虚弱。该病常能完全恢复并且没有神经系统症状和后遗症。

### 非瘫痪性脊髓灰质炎

大约1%感染了野生型脊髓灰质炎病毒的患者有顿挫型脊髓灰质炎的表现，但是出现更严重的头痛、恶心和呕吐，以及颈部、躯干和四肢后部疼痛和僵硬。短暂的膀胱麻痹和便秘是常见的。接近2/3的小孩在第1阶段（次要疾病阶段）和第2阶段（中枢神经系统疾病或主要疾病阶段）之间有一个短暂的无症状间隙期。在第2阶段，颈强直和脊柱强直是诊断非瘫痪性脊髓灰质炎的基础。

体格检查显示出颈部脊髓浅表和深部反射的一些体征和改变。枕部和颈部轻度前倾前屈诱发颈强直。检查者通过平放双手于患者肩部下面并抬升躯干能够显示头部向后下垂。尽管正常情况下头部与躯干在同一个平面，在脊髓灰质炎患者常常向后倾斜，且这个反应并不是由于颈曲肌的麻痹造成的。但对于不配合的小孩可能很难区分出自然抵抗还是临床上十分重要的颈强直体征。检查者可通过使婴儿肩部与桌子边缘齐平，手拖起后枕部，并使头部向前弯曲，真正的颈强直在这个动作期间会持续存在。而当恢复头部位置时，前囟可能变得紧张或鼓起。

在早期阶段脊髓反射通常是活跃的直到瘫痪发生。反射的改变，增强或者减弱，可先于12~24h前发生衰弱。浅表反射，提睾反射和腹部反射，脊髓反射和臀肌反射常常最先消失。脊髓反射和臀肌反射在提睾反射和腹部反射前消失。深腱反射的改变常常发生在浅表反射衰弱后8~24h，也预示着四肢末端即将发生轻瘫。麻痹出现时深腱反射不存在，感觉障碍不会发生于脊髓灰质炎。

### 麻痹型脊髓灰质炎

大约0.1%感染脊髓灰质炎病毒的患者发生麻痹型脊髓灰质炎，引起3个临床公认的症候群，这些症候群预示着感染的连续并且只有当中枢神经系统的各部分受影响最严重时才能区分。这3个症候群是：① 脊髓麻痹型脊髓灰质炎；②延髓脊髓灰质炎；③脑灰质炎。

脊髓麻痹型脊髓灰质炎可能发生在双相疾病的第2阶段，第1阶段与顿挫型脊髓灰质炎相对应。当严重的头痛和发热同以前全身的症状加重出现后，接着2~5d患者看起来要恢复并且感觉好转。严重的肌肉疼痛仍存在，并感染和运动现象可能发生（例如：感觉异常、感觉过敏、肌束震颤和痉挛）。体格检查发现瘫痪分布的特征是呈点状的。单一肌肉、多个肌肉甚至一群肌肉可能以任意形式受累及。在1~2d内不对称弛缓性麻痹或者轻瘫出现。一侧小腿受累最常见，随后便随一侧上臂受累。四肢的近端受累较远端更显著。为了检测轻度肌肉无力，常常应用测试肌群相反方向的温和抗性这一方法。这个检查能显示出颈部僵硬或僵化，肌肉压痛，初始反应活跃的深腱反射（持续很短时间）随后反射减小或消失，轻瘫或弛缓性麻痹。在脊髓型则出现某些肌肉的无力，如颈部、腹部、躯干、纵隔、胸部或四肢末端。感觉是完整的，如果出现感觉障碍，提示是脊髓灰质炎外的其他疾病。

脊髓灰质炎瘫痪阶段变化极大，一些患者从轻瘫进展到瘫痪，而某些患者则康复，某些进展慢，某些进展快。神经受累的范围直接影响到轻瘫或瘫痪的程度。当支配肌肉的神经超过50%受损时瘫痪就出现。

神经受累的程度常常在 2~3d 内最明显；只有少数进展超出这个范围。下肢瘫痪常常伴有排便和膀胱功能的障碍可从短暂性尿失禁到便秘和尿潴留的发生。

在发展中国家瘫痪的起病及病程是多变的。双相病程的出现较罕见，典型的疾病表现在单相疾病中，前驱症状和瘫痪以连续的方式出现。在发展中国家，麻痹性脊髓灰质炎出现之前已有 50%~60% 患者可有肌肉注射治疗疾病的历史，感染患者最初可有发热及瘫痪（激发性麻痹）。肌肉疼痛及持续时间也是多变的，常常从几天到 1 周不等。有些患者偶尔会出现痉挛、肌紧张增加以及深腱反射增强，而大多数患者迟缓性瘫痪发生往往较突然。一旦提问恢复正常，瘫痪出现的进程就会停止。在前几天或前 1 周，不会观察到瘫痪的恢复，但是如果恢复的话，常常在 6 个月内明显。肌肉力度和反射的恢复是缓慢的，并且在急性疾病后可能持续改善长达 16 个月之久。在急性起病后的前几周或前几月内瘫痪没有改变的话常常预示着永久性瘫痪。肢体萎缩、生长障碍和畸形常常会出现特别是生长期的儿童更明显。

延髓性脊髓灰质炎可能以临床独立的疾病单元出现，没有明显的脊髓受侵。感染是一个连续过程，该疾病定义为延髓性脊髓灰质炎，仅仅是因为临床表现以脑神经和延髓中心障碍为主导。延髓的脊髓灰质炎主要表现为呼吸困难（而不是眼外肌、面部、咀嚼肌瘫痪）。包括：①鼻音或者因腭咽无力导致哭吵（连说“饼干”和“糖果”等都不连贯）。②无法顺利吞咽，导致唾液沉积在咽部，也部分说明了咽部的不动性（轻轻按住喉头并嘱患者吞咽可以证实）。③堆积的咽分泌物，会导致不规则的呼吸看起来好像是呼吸中断和异常，甚至到了虚假模拟肋间或膈肌无力的情况。④无效的咳嗽，只有通过不断使人劳累的努力来清理喉咙的分泌物。⑤由于腭部麻痹导致唾液和液体鼻腔反流，因吞咽时不能使口咽和鼻咽分离。⑥上颚、悬雍垂或舌斜位。⑦延髓是生命中枢，受损后表现为呼吸节律、深度不规则；心血管改变，包括血压的变化（尤其是血压升高），皮肤潮红和皮肤瘀斑，心律失常，体温的快速变化。⑧一侧或双侧声带麻痹，造成声嘶或失音，甚至窒息只有用直接喉镜治疗或气管切开。⑨绞索征，下颏和喉之间形成一个尖锐角度由于舌骨肌的无力（舌骨被向后拉，缩小喉咽的入口）。

不同寻常的是，延髓的疾病最终以一种上行性麻痹而达到顶点（兰德里类型），由下肢逐渐向头部进展。高血压和其他自主障碍在延髓受累及时常见，并可能持续一周或几周或者也可能是暂时的。偶尔在高血压后紧随的是低血压和休克，并伴有不规则或无力的呼吸，谵妄、昏迷。这种疾病可能会迅速死亡。

延髓的疾病是多变的；有些患者由于延髓多个中枢严重受累及而死亡，其他人仅部分恢复，但需要持续的呼吸支持，有些人可完全恢复。脑神经损伤常常可恢复，很少是永久的。肌肉萎缩可能很明显，患者长期不运动易患肺炎，以及由于继发于骨吸收障碍的高钙血症和高钙尿而导致肾结石形成。

脑灰质炎是一种罕见的疾病，大脑的更高中心严重受累及。可能会出现癫痫、昏迷和痉挛性瘫痪伴随增强的反射。易怒、定向障碍、嗜睡和粗大震颤通常与周围或脑神经麻痹共存或伴随发生。通气不足导致缺氧和高碳酸血症由于呼吸功能不全可能产生定向障碍，并没有真正的脑炎。任何原因引起的脑炎症状常常类似，可归因于脊髓灰质炎病毒也只有当特定的病毒诊断或如果伴随有弛缓性麻痹。

麻痹性脊髓灰质炎伴随通气不足是由产生通气不足的数个组件共同引起最后导致缺氧和高碳酸血症。它可能对许多其他系统产生深远的影响。因为呼吸功能不全可能发展迅速，连续的临床评估是至关重要的。尽管呼吸肌无力，患者可能在一开始就用力呼吸伴随着焦虑和担心因而可能会出现换气过度，导致呼吸性碱中毒。这样的努力呼吸会是使人疲劳并导致呼吸衰竭。

某些疾病会具有一些特征性的模式，如单纯脊柱脊髓灰质炎伴呼吸衰竭涉及紧张、虚弱或瘫痪的呼吸肌（主要是膈肌和肋间肌）而没有明显的临床上可辨别的累及控制呼吸、循环、体温的脑神经或重要中枢的证据。颈椎和胸椎脊髓段是主要受影响的部位。单纯延髓脊髓灰质炎累及脑神经核运动神经元的瘫痪伴有或不伴有重要中心的受累。9、10 和 12 对咽脑神经受累会导致舌头、喉、咽的麻痹随之而来便出现气道阻塞。延髓性脊髓灰质炎伴呼吸功能不全影响呼吸肌并导致球麻痹共存。

与呼吸肌肉的受累及的相关的临床表现包括：①焦虑的表情；②需要频繁暂停才能说话，导致短的、急促的、“气喘吁吁”的句子；③呼吸频率增加；④鼻翼扇动和辅助呼吸肌参与；⑤不能深入咳嗽和吸气；⑥胸腹矛盾运动由于 1 侧或双侧膈肌痉挛或无力导致的膈肌静止引起；⑦相对固定的肋间隙，可能是节段的，单边或双边的。当上肢发生无力，特别是出现三角肌瘫痪时，呼吸麻痹可能即将发生，因为膈神经细胞核邻近地区的脊髓麻痹。人工夹住腹部肌肉并观察患者胸部呼吸的容量，可预示轻微程度的瘫痪。胸廓轻度人工夹板固定有助于评估膈运动的有效性。

## ■ 诊　断

在任何未接种或不完全免疫并患有麻痹的儿童都应该考虑小儿麻痹症。任何儿童口服脊髓灰质炎疫苗（OPV）后 7~14d 出现麻痹性疾病都应考虑 VAPP。VAPP 可能发生在口服疫苗后较晚时期，因而任何一个野生脊髓灰质炎病毒已经绝迹国家或地区并且 OPV 已经给予口服的小孩都应该考虑到 VAPP 可能会发生。结合发烧、头痛、颈部和背部疼痛，无感觉丧失的不对称弛缓性麻痹，脑脊液细胞增多不常发生在其他疾病。

世界卫生组织（WHO）推荐的实验室诊断脊髓灰质炎的实验室诊断可通过分离和鉴定粪便里的脊髓灰质炎病毒而证实，特别是识别野生型菌株和疫苗株。疑似急性弛缓性麻痹病例，需要收集 2 类粪便标本且应间隔 24~48h 一旦疑似脊髓灰质炎时。脊髓灰质炎病毒浓度在麻痹症状出现后 1 周内较高，这也是最佳采集粪便标本的时机。脊髓灰质炎病毒可从 80%~90% 重病患者的粪便标本中分离出来，而 < 20% 的这类患者的标本可能会发现病毒在麻痹出现后 3~4 周内。因为大多数儿童脊柱或脊髓延髓脊髓灰质炎会出现便秘，直肠吸管可以用来获得标本；理想情况下至少应该收集 8~10g 的粪便。在实验室能分离脊髓灰质炎病毒，分离后应该送往美国疾病控制和预防中心（CDC）或一个 WHO 认证的可进行 DNA 序列分析区分野生脊髓灰质炎病毒和神经毒性，回复突变体口服脊髓灰质炎疫苗株的实验室。与当前全球根除小儿麻痹症计划趋势一致，世界大部分地区（美洲、欧洲、澳大利亚）已经证实野生型脊髓灰质炎病毒的消失；在这些地区，小儿麻痹症通常是由疫苗株引起的。因此区分野生型和回复突变疫苗株至关重要。

该病的 CSF 通常正常在轻微病变的患者中，但典型的患者比正常脑脊液细胞多 20~300/mm$^3$。CSF 细胞早期可能是多形核白细胞不久便转为单核细胞。在主要病程的第 2 周 CSF 细胞计数下降到接近于正常值。相比与其他中枢神经系统疾病，脑脊液蛋白质含量通常正常或略高在起病时，但常常第 2 周通常上升到 50~100mg/dL。在脑灰质炎，CSF 可能保持正常或微小的变化。在疾病的急性期到疾病 3~6 周血清学检测显示血清转化现象或抗体升高 4 倍或更高。

## ■ 鉴别诊断

骨髓灰质炎应与其他瘫痪相鉴别，它是众多急性迟缓性瘫痪中可以同时发生于儿童和成人的疾病。表 241-1 中列举了一些应与该病相鉴别的急性迟缓性瘫痪性疾病。大多数情况下，患者的临床表现足以鉴别这些疾病，但是在个别案例中，需要进行神经传导实验、肌电图、肌肉活检才能鉴别。

即使是在已经根除脊髓灰质炎的国家，急性迟缓性瘫痪患者均应考虑脊髓灰质炎的可能。该病容易与疫苗相关的麻痹型脊髓灰质炎、西尼罗河病毒和其他的肠道病毒感染、吉兰－巴雷综合征、横贯性脊髓炎以及外伤性瘫痪相混淆。吉兰－巴雷综合征是最难与脊髓灰质炎相鉴别的疾病，和脊髓灰质炎相比，它特有的典型表现是对称性瘫痪、感觉障碍、锥体束征，可便于两者鉴别。发热、头痛、脑膜刺激征以及脑脊液蛋白水平升高对两者的鉴别诊断帮助不大。横贯性脊髓炎在数小时至数天内快速进展，引起双下肢急性对称性瘫痪，伴有感觉丧失、减退。可出现自主神经功能受损表现，包括受累肢体低体温、膀胱功能障碍。脑脊液常正常。外伤性神经炎常于外伤发生后数小时至数天发生，表现为单侧肢体非对称性、急性瘫痪，受累肢体肌张力和深反射减弱或消失，可合并臀肌疼痛。脑脊液常正常。

各种原因导致的假性麻痹不会表现出颈强直或脑脊液细胞增多，包括隐匿的伤口、一过性（毒性）滑膜炎、急性骨髓炎、急性风湿热、坏血病和先天性梅毒（鹦鹉热所致假性麻痹）等常见原因。

## ■ 治　疗

目前没有针对脊髓灰质炎病毒的特效药，治疗方式以支持治疗为主，旨在控制疾病的进展、预防骨骼损害，以及为可能成为终身残疾的患儿及其所在家庭提供长期治疗。无瘫痪和轻瘫患者可在家治疗。病程的急性期，尤其是第 1 周，所有的肌肉注射和外科手术都是禁忌证，因为这些操作都可能导致疾病进展。

### 顿挫型脊髓灰质炎

包括镇痛药、镇静剂、优质饮食、卧床休息在内的支持治疗应该持续至患儿体温正常后数天。随后 2 周应避免体力劳动，2 个月后才能进行神经、骨骼肌肉的检查以了解一些微小的损害。

### 非瘫痪型脊髓灰质炎

非瘫痪型脊髓灰质炎的治疗和顿挫型脊髓灰质炎相似，治疗的特别之处在于缓解颈肌、躯干和四肢的紧张和痉挛。每 2~4h 使用一次止痛药，联合 15~30min。

热敷更有效。热水浴有时也有效。床应牢固，可于家中在床垫下放置一张桌面或者一张胶合板简易制作而成。腿部应用踏足板或者夹板保持在正确的弯曲

表 241-1　急性迟缓性麻痹的鉴别诊断

| 地点、条件、因素、病原 | 临床发现 | 瘫痪的起病 | 瘫痪的进程 | 症状和体征 | 深腱反射的减少或消失 | 后遗麻痹 | 脑脊液细胞增多 |
|---|---|---|---|---|---|---|---|
| **脊髓前角细胞** | | | | | | | |
| 脊髓前角细胞 | 麻痹 | 潜伏期平均 7~14d（范围 4~35d） | 24~48 h 从起病到完全瘫痪；从近端→远端，不对称 | 无 | 有 | 有 | 无菌性脑炎（2~3d 中度多形核白细胞浸润） |
| 脊髓灰质炎（野生型或疫苗相关型脊髓灰质炎） | 麻痹 | 潜伏期平均 7~14d（范围 4~35d） | 24~48 h 从起病到完全瘫痪；从近端→远端，不对称 | 无 | 有 | 有 | 无菌性脑炎（2~3d 中度多形核白细胞浸润） |
| 非灰质肠道病毒 | 手足口疾病，无菌性脑炎，急性无菌性结膜炎 | 类似小儿麻痹症 | 类似小儿麻痹症 | 无 | 有 | 有 | 类似小儿麻痹症 |
| 西尼罗河病毒 | 脑膜炎 | 类似小儿麻痹症 | 类似小儿麻痹症 | 无 | 有 | 有 | 有 |
| 其他神经病毒 | | 数月 – 数年 | 急性，对称性，上行性 | 有 | 有 | 无 | ± |
| 狂犬病毒 | | 数月 – 数年 | 急性，对称性，上行性 | 有 | 有 | 无 | ± |
| 水痘带状疱疹病毒 | 爆发性发疹性水疱疹 | 潜伏期 10~12d | 急性，对称性，上行性 | 有 | ± | ± | 有 |
| 日本脑炎病毒 | | 潜伏期 5~15d | 急性，近端；非对称性 | ± | ± | ± | 有 |
| 吉兰 – 巴雷综合征 | 前驱感染，双侧面部无力 | 数小时至 10d | 急性，对称性，上行性（数天 –4 周） | Yes | Yes | ± | No |
| 急性炎症性多发性神经根神经病 | 前驱感染，双侧面部无力 | 数小时至 10d | 急性，对称性，上行性（数天至 4 周） | Yes | Yes | ± | No |
| 急性运动性轴索神经病 | 爆发性，广泛瘫痪，双侧面部无力，舌头受累及 | 数小时至 10d | 1~6d | 无 | 有 | ± | 无 |
| 急性创伤性坐骨神经神经炎 | 急性，非对称性 | 数小时至 4 天 | 完全的，患肢 | 有 | 有 | ± | 无 |
| 臀部肌肉注射 | 急性，非对称性 | 数小时至 4d | 完全的，患肢 | 有 | 有 | ± | 无 |
| 急性横贯性脊髓炎 | 前驱肺炎支原体感染，血吸虫以及其他寄生虫或者病毒感染 | 急性，对称性双下肢肌张力降低 | 数小时至数天 | 有 | 早期有 | 有 | 有 |
| | 前驱肺炎支原体感染，血吸虫以及其他寄生虫或者病毒感染 | 急性，对称性双下肢肌张力降低 | 数小时至数天 | 有 | 早期有 | 有 | 有 |
| 硬膜外脓肿 | 头痛，背痛，局部脊柱压痛，假性脑膜炎 | 完全的 | | 有 | 有 | ± | 有 |
| 脊髓压迫；创伤 | | 完全的 | 数小时至数天 | 有 | 有 | ± | ± |
| 神经病 | 出现在严重的病例，腭麻痹，视力模糊 | 潜伏期 1~8 周（瘫痪出现在起病后 8~12 周） | | 有 | 有 | | ± |
| 白喉棒状杆菌的毒素 | 出现在严重的病例，腭麻痹，视力模糊 | 潜伏期 1~8 周（瘫痪出现在起病后 8~12 周） | | 有 | 有 | | ± |
| 肉毒杆菌毒素 | 腹痛，复视，调节适应丧失，瞳孔放大 | 潜伏期 18~36 小时 | 快速的，下行性，对称性 | ± | 无 | | 无 |

表 241-1（续）

| 地点、条件、因素、病原 | 临床发现 | 瘫痪的起病 | 瘫痪的进程 | 症状和体征 | 深腱反射的减少或消失 | 后遗麻痹 | 脑脊液细胞增多 |
|---|---|---|---|---|---|---|---|
| 壁虱性麻痹 | 眼部症状 | 潜伏期 5~10d | 急性，对称性，上行性 | 无 | 有 |  | 有 |
|  | 眼部症状 | 潜伏期 5~10d | 急性，对称性，上行性 | 无 | 有 |  | 有 |
| 神经肌肉接头疾病 | 虚弱，易疲劳，复视，眼睑下垂，发音困难 |  | 多病灶的 | 无 | 无 | 无 | 无 |
| **肌肉疾患** |  |  |  |  |  |  |  |
| 多发性肌炎 | 肿瘤，自身免疫性疾病 | 亚急性的，近端至远端 | 数周至数月 | 无 | 有 |  | 无 |
| 病毒性心肌炎 |  | 假性瘫痪 | 数小时至数天 | 无 | 无 |  | 无 |
| 代谢性疾病 |  |  |  |  |  |  |  |
| 低钾性周期性麻痹 |  | 肢体近端，呼吸肌 | 突然的 |  |  |  |  |
| 餐后的 | 无 | 有 | ± | 无 |  |  |  |
| **重症监护室** |  |  |  |  |  |  |  |
| 危重病性多发性神经病 | 四肢迟缓和呼吸衰弱 | 急性，出现于急性炎症反应综合征或败血症 | 数小时至数天 | ± | 有 | ± | 无 |

摘自 Marx A, Glass JD, Sutter RW. Differential diagnosis of acute flaccid paralysis and its role in poliomyelitis surveillance. Epidemiol Rev, 2000, 22: 298–316

度。由于非瘫痪型脊髓灰质炎患者肌肉不适和痉挛也可以持续数周，热敷和轻柔的物理治疗也很重要。非瘫痪型脊髓灰质炎患者在临床症状明显缓解 2 月后也应进行仔细的检查以发现那些可能影响以后维持姿势的残存的微小损害。

## 瘫痪型脊髓灰质炎

大多数瘫痪型脊髓灰质炎患者在发病最初 2~3 周需要住院绝对静养。合适的体位可以使患者保持舒适、避免骨骼过度变形。患者保持自然中立体位，即脚与腿保持合适的角度，膝盖微屈，臀部和脊柱用木板、沙袋（偶尔用光弹夹板）保持在一条直线上。每 3~6h 改变一次体位。疼痛消失后应及时进行主动和被动运动。热水湿敷可以缓解肌肉疼痛及痉挛。没有出现或可能出现通气功能障碍的患者可以使用阿片类镇痛药或镇静剂。便秘常常出现，应及早预防粪石出现。当出现膀胱麻痹时，可使用如氨甲酰甲胆碱在内的副交感神经兴奋剂，一般可于 15~30min 内刺激排尿。一些患者对该药物无反应，还有一些出现恶心、呕吐和心悸。膀胱轻瘫常不超过数天。如果药物治疗无效，可尝试徒手揉压膀胱和利用听流水声产生的心理作用帮助排尿。以上方法均无效时应导尿，此时应注意预防尿路感染。只要患者没有呕吐就应及早优质饮食和多流质饮食。环境高温或热敷导致大量出汗时应注意盐的补充。疾病初期常有食欲缺乏，足量的摄入可通过中心静脉置管维持。骨科医生和理疗师应在病程早期关节固定及畸形形成前及早干预。

延髓性脊髓灰质炎患者的治疗还应包括气道管理、避免误吸唾液、食物及呕吐物。体位引流蓄积的分泌物可使用俯卧头低足高位（脚侧的床升高 20° ~25° ），同时脸应偏向一侧。合并呼吸或吞咽无力者，应置于侧卧或半俯卧位。用刚性或半刚性物抽吸时可直接经口和咽进行，而柔韧的软管则经鼻咽进行抽吸。病初几天，由于置管或经口进食易引起呕吐，故最好静脉补液保持水电解质平衡。除了严密观察有无呼吸功能不全外，每天至少测量 2 次血压，因为高血压并不少见，偶尔还可以引起高血压脑病。延髓性脊髓灰质炎患者由于伴有声带麻痹或咽下部痉挛常需要气管切开，多数患者恢复后遗留部分功能损害，包括轻度吞咽困难、声带易疲乏所致的口齿不清。

通气功能不全需早期识别，出现进行性的焦躁、坐立不安、乏力是早期干预的指征。气管切开术适用于一些延髓性脊髓灰质炎、中枢性呼吸机麻痹或重症肌无力患者，因为他们常常不能自主咳嗽，且这种状况常可持续数月之久。机械通气也经常需要使用。

## ■ 并发症

瘫痪型脊髓灰质炎常出现许多并发症。急性期或恢复期可突然出现急性胃扩张，进而引起呼吸窘迫，此时应立即进行胃内容物抽吸，并外用冰袋冷敷。肠道单处或多处浅表性糜烂常引起大量黑便，甚至需要输血，肠道穿孔少见。急性期，轻度高血压常可持续数天至数周，这可能与血管调节中心髓质损害有关，尤其是通气不足所致的血管调节中心功能障碍。由于长期制动病程后期，高血压常伴随高钙血症、肾钙质沉着和血管损害。视物模糊、头痛、头昏眼花是高血压引起抽搐的先兆。心律不齐少见，但心电图提示心肌炎并不少见。患者偶尔出现急性肺水肿，尤其是动脉血压升高者。一旦制动后骨骼脱钙作用很快出现，引起高钙血症，进而导致尿钙升高，使患者易合并尿路结石，尤其是有尿潴留和尿路感染的患者。大量饮水是预防高钙血症相关并发症唯一有效的方法。

## ■ 预 后

预后的好坏常非我们表面所见就能判断，顿挫型脊髓灰质炎和无菌性脑膜炎综合征一般预后良好，死亡病例罕见，也没有长期的后遗症。瘫痪型脊髓灰质炎的预后主要取决于中枢神经系统受累的程度。严重的延髓性脊髓灰质炎患者死亡率高达 60%，而相对轻的延髓或脊髓受累的脊髓灰质炎患者死亡率在 5%~10%，死亡原因并非病毒感染本身。

瘫痪的顶峰常于麻痹期开始后的 2~3d 出现，一直持续至肌肉功能逐渐恢复正常后。恢复期常持续 6 个月，超过 6 个月仍未恢复的瘫痪可导致终生瘫痪。一般情况，男性患儿较女性更易发展成瘫痪。年龄超过青春期的患者死亡率更高，残疾程度更重。妊娠是麻痹性疾病的一项危险因素。扁桃体切除术可以增加延髓性麻痹发生的风险，而肌肉注射可增加局部麻痹的风险。病程早期体力活动、锻炼、劳累已被证实可增加麻痹发生的风险。总之，目前已被明确证明的是 1 型脊髓灰质炎病毒更易导致天然的脊髓灰质炎，而 3 型更易致 VAPP。

### 脊髓灰质炎后综合征

约 30%~40% 存活下来的脊髓灰质炎患儿 30~40 年后出现肌肉疼痛、现有症状加重或出现新症状及麻痹，这些表现统称为脊髓灰质炎后综合征。其本质是在野生型脊髓灰质炎病毒流行的年代受染。发生脊髓灰质炎后综合征的高危因素包括急性病毒感染后病程延长、恢复后存在终身遗留的损害以及女性患者。

## ■ 预 防

疫苗是预防脊髓灰质炎唯一有效的方法。卫生措施可以限制受染儿童间的传播，而主动免疫可以控制各年龄层间的传播。灭活脊髓灰质炎疫苗（IPV）和减毒活疫苗口服脊髓灰质炎疫苗（OPV）均已被证明对预防脊髓灰质炎病毒感染及瘫痪型脊髓灰质炎有效。现在的 IPV 更是使用优于以前疫苗的方法生产，是强效的 IPV。两种疫苗均可诱导产生针对 3 种脊髓灰质炎病毒的抗体。IPV 可诱导产生更高滴度的血清 IgG，而 OPV 则可诱导黏膜免疫，使口咽部和胃肠道产生更多的 IgA，限制病毒在局部复制。OPV 接种者可限制野生型脊髓灰质炎病毒粪便传播。IPV 的免疫原性不受母体抗体影响，且无副作用。活疫苗因其可以在人肠道繁殖，有恢复神经毒性的风险，可以在疫苗间和接种人群间引起 VAPP。接种者总的 VAPP 发生率为 1 例 /620 万剂。截至 2000 年 1 月，美国推荐单用 IPV 作为常规脊髓灰质炎病毒疫苗。所有儿童均应接种 4 次，分别在 2 月龄、4 月龄、6~18 月龄和 4~6 岁时进行。

1988 年，世界卫生大会决定截止至 2000 年应全球消除脊髓灰质炎，为实现这一目标我们取得了长足的发展。WHO 采取了 4 项基本策略：进行常规免疫，设立国家免疫日（NIDs），急性迟缓性麻痹监测以及扫荡性免疫。OPV 是 WHO 唯一推荐用于消除脊髓灰质炎的疫苗。直到 1999 年底，世界上每一个脊髓灰质炎流行的国家至少设立了 1 套 NIDs。这一战略使脊髓灰质炎发患者数降低了 99% 以上；2002 年初，全球仅有 10 个国家仍有脊髓灰质炎流行。而在 2001 年全球共 496 例患者，其中 483 例为野生型感染。据报道，从 2010 年年初至 11 月 30 日，全世界共 821 病例证实为 WPV1 感染，77 例为 WPV3 感染，41 例为疫苗相关脊髓灰质炎，发患者数是 2001 年的 2 倍。一旦使用 OPV，疫苗衍生脊髓灰质炎病毒（VDPV）就可能获得神经毒性表型，进而获得野生型脊髓灰质炎病毒的传播性。OPV 引起的 VDPV 是由于病毒在免疫缺陷人群（iVDPVs）或低疫苗覆盖人群（cVDPVs）中连续复制。2 型菌株发生 VDPV 风险更高。2001 年，2 型菌株引起的 VDPVc（VDPV2）在伊斯帕尼奥拉岛、菲律宾、马达加斯加岛爆发，1983—1993 年间，地方性的 VDPV2 在埃及流行。2005—2009 年，在尼日利亚爆发的 VDPV2 引起 292 人发病，现仍在持续。尼日利亚独立谱系的 cVDPV2、刚果民主共和国和埃塞和比亚不相关的 cVDPV2 的爆发均出现在不完全 OPV

保护的国家，提示低水平的疫苗覆盖率是cVDPV传播的主要危险因素。在美国，第1次接种疫苗时VAPP的发生率为每760 000剂OPV发生1例，93%的接种者和76%的VAPP在第1次或第2次接种OPV时发生瘫痪。免疫缺陷接种者发生瘫痪的风险是正常人的6 800倍。HIV患者并不会长期排毒。脊髓灰质炎病毒仍在印度、巴基斯坦、阿富汗、尼日利亚等流行，这些国家是全球重点关注的（图241-1），他们面临着消除该病的挑战。1988年全球开始实现彻底消除脊髓灰质炎的目标，直到2006年，毒力较强的2型脊髓灰质炎病毒已全球消除，本土的WPV1、WPV3也被除阿富汗、印度、尼日利亚、巴基斯坦这4国以外的其他国家根除。2002—2006年，20个以前无脊髓灰质炎病毒的国家流入了起源于尼日利亚的WPV1，另3个非洲国家也流入了印度的WPV1。

2007年病毒流入相对较少，但是2008—2009年间另外的WPV1和WPV3出现在15个非洲国家，造成其中5个已经消除脊髓灰质炎的国家爆发该病（图241-1）。2010年4月，塔吉克斯坦报道了爆发在当地20个区共458例的脊髓灰质炎病例。这株菌株（来源于北印度的WPV1）已蔓延至中亚国家和俄罗斯。对于这4个尚未消除该病爆发的国家，其失败的主要原因在于以下3点。在印度，北部是脊髓灰质炎流行的关键地区，然而疫苗疗效却未达到最佳标准。2009年，尼日利亚、巴基斯坦部分地区、阿富汗南部和5个长期传播流入病毒的国家以及安全大打折扣的阿富汗和巴基斯坦部分地区活动推行质量不达标是面临的主要问题。印度大规模推行比3价OPV有更高的免疫原性的单价OPV1（OPV1），可以减少WPV1的流行，而尼日利亚连续推广mOPV1和mOPV3则可以获得更好的基于社区的免疫。印度不理想的免疫原性是个问题，可注射的IPV也是战略的一部分。

全球同步停止使用OPV应由WHO在协调好消除脊髓灰质炎病毒的活动后统一调整。有高免疫覆盖率的发达国家可转而使用IPV。在VAPP发生率高于脊髓灰质炎传播风险的国家，注射脊髓灰质炎病毒疫苗继续赋予豁免权，并常规使用；在其他不能负担IPV或该病仍在流行的国家，OPV仍应常规使用，并继续执行国家免疫战略。

## 参考书目

参考书目请参见光盘。

（任洛　译，刘恩梅　审）

# 第242章 非脊髓灰质炎肠道病毒

Mark J. Abzug

肠道病毒是一类病毒的总称，它们在消化道中繁殖，并通过消化道传播，可引起多种疾病，多由病毒血症扩散到机体的其他远处器官所致。

## ■ 病原学

肠道病毒属于无包膜的单股正链小核糖核酸病毒科，即“小RNA病毒”。小RNA病毒还包括鼻病毒、嗜肝病毒（甲肝病毒）以及人副肠孤病毒和一些含有相关动物病毒。原始的人类肠道病毒亚组因其在组织培养及动物体内复制方式的不同（表242-1）可分为：脊髓灰质炎病毒（Polio病毒，第241章）、柯萨奇病毒（COX病毒，首先发现于美国纽约州的Coxsackie镇）、埃可病毒（ECHO病毒，在疾病协会对其鉴定分类之前，称其为致肠细胞病变人孤儿病毒，现以其缩写而命名）。现人类肠道病毒基于核苷酸和氨基酸序列重新分类为5种：脊髓灰质炎病毒和人类肠道病毒A-D型。肠道病毒根据其抗原性和基因序列进行分型，新发的肠道病毒则进行分类编号。虽然已发现100余种肠道病毒，但绝大多数的疾病仅由其中的10~15种引起。特定的病毒血清型会倾向性的引起某些特定的临床表现，但没有一种疾病与特定的病毒血清型唯一相关。

**表242-1　人类肠道病毒分类**

| 科 | 小核糖核酸病毒科 |
|---|---|
| 属 | 肠道病毒属 |
| 亚群* | Polio病毒1~3型 |
| | COX病毒A组1~22型、24型（23型被重新划分为ECHO病毒9型） |
| | COX病毒B组1~6型 |
| | ECHO病毒1~9型、11~27型、29~33型（ECHO病毒10型及28型被重新分类到非脊髓灰质炎肠道病毒；ECHO病毒34型被重新分类到COX病毒A组24型；ECHO病毒22型及23型被重新分类到副埃可病毒属） |
| | 一系列编号的肠道病毒血清型（肠道病毒72型被重新分类为A型肝炎病毒） |

*根据核苷酸序列和氨基酸序列的不同，人肠道病毒被选择性的划分5个亚群（脊髓灰质炎病毒和人类肠道病毒A~D）

## 流行病学

肠道病毒感染十分常见，在世界范围内广泛分布。在温带地区，肠道病毒感染全年均可发病，夏、秋季为流行高峰。肠道病毒占急性发热性疾病 33%~65% 由肠道病毒所致，在美国，55%~65% 夏秋季疑似败血症住院婴幼儿由肠道病毒引起，在全年则占 25%。在热带和亚热带地区，肠道病毒感染终年可见，通常只有几个血清型致病，但同一季节内可有不同的病毒血清型发生感染。年幼、男性、卫生条件差、过度拥挤和社会经济地位低下等因素能增加肠道病毒感染发病率或疾病严重程度，超过 25% 的显性感染发生于 <1 岁儿童。母乳能传递病毒特异性抗体，因此母乳喂养可降低婴儿肠道病毒感染的风险。

人类是唯一已知的人类肠道病毒宿主。肠道病毒主要在人与人之间经粪 - 口途径和呼吸道途径传播，也可能在产前、孕期或通过哺乳由母亲垂直传播给新生儿。肠道病毒可在物体表面生存，并通过污染物进行传播，能从水源和污水中分离出来，也可在潮湿的土壤中存活数月。通常是人类肠道病毒感染后污染了饮用水、游泳池和池塘和医院水库等再引起疾病传播。肠道病毒主要在儿童以及家庭成员之间传播，可发生于日托中心、游乐场、夏令营、孤儿院、医院护理室内，在幼儿园可有严重的继发性感染暴发；如果家庭成员被感染，无肠道病毒免疫力的家庭成员发生感染的概率≥ 50%。换尿布是肠道病毒传播的危险因素，但洗手可降低传播率。目前提出肠道病毒还可能通过蜱媒传播。

肠道病毒感染的大爆发包括埃可病毒感染性脑膜炎、手足口病、急性出血性结膜炎和社区暴发葡萄膜炎。埃可病毒感染性脑膜炎在许多国家可见，通常为 ECHO 病毒 4、6、9、1 和 30 型病毒所致；手足口病在亚洲和澳大利亚常见，主要有由肠道病毒 71 型所致，可引起患儿中枢神经系统（CNS）和（或）心肺严重受损；急性出血性结膜炎主要流行于热带和温带地区，由肠道病毒 70 型、柯萨奇病毒 A24、柯萨奇病毒 A24 变种所致。逆转录聚合酶链反应（RT-PCR）、限制性片段长度多态性分析（RFLP）、单链构象多态性分析、异源双链流动性分析和基因组测序有助于识别肠道病毒的暴发流行，并可进行系统性进化分析寻找暴发流行病毒株之间的共性以及流行株与原型株之间的差异，演示病毒进化过程及是否存在多基因型共同流行，探讨基因型与流行病学及临床特征之间的相关性。遗传分析表明基因重组和遗传漂移导致了病毒基因组序列和抗原性的进化，产生广泛的遗传多样性，如基因重组所产生的肠道病毒 71 型新亚型可能导致肠道病毒感染暴发流行。

除急性出血性结膜炎外（潜伏期为 1~3d），肠道病毒感染后潜伏期一般为 3~6d。无论有无症状，被感染儿童常常在 1~3 周内可从呼吸道脱落物中可培养出肠道病毒，而粪便中则可持续到 7~11 周，在黏膜部位肠道病毒 RNA 可存在更长时间。

## 致病机制

肠道病毒通过口腔或呼吸道感染后，首先在咽部和肠道黏膜 M 细胞内进行复制复制，并可在肠道中存活。细胞表面的大分子受体如 Polio 病毒受体、延迟激活整合蛋白抗原 VLA-2、衰变加速因子 / 补体调控蛋白（DAF/CD55）、细胞间黏附分子 -1（ICAM-1）、COX 病毒 - 腺病毒受体是肠道病毒的受体，有助于肠道病毒感染，而唾液酸是 EV70 和 COX 病毒 A24 的受体，介导眼部感染。两种或更多的肠道病毒可同时侵入胃肠道并进行复制，但其中一型的复制往往阻碍了另一型病毒的生长（干扰现象）。

当病毒黏附到细胞表面的受体后，其表面的衣壳蛋白发生构象变化以利于渗透，并在细胞质中脱壳释放病毒 RNA。正链 RNA 转录翻译后产物经蛋白酶裂解，合成一个多聚蛋白综合体，而负链 RNA 病毒也在其他蛋白质的帮助下合成新的正链 RNA 模板。肠道病毒基因组长约7500bp，5’端和3’端均高度保守。5’端为非编码区，以共价键形式链接小病毒蛋白（VPg），有助于保障蛋白的复制效率，3’ 端为 poly A 尾区，与病毒编码区相连接。编码结构蛋白的基因变异性较大，可导致病毒的抗原性也发生改变。随着蛋白质的进一步裂解，复制开始发生，并最后组装成 30nm 的二十面体病毒体。病毒衣壳由 4 种结构蛋白（VP1-VP4）和调节蛋白如 RNA 依赖性 RNA 聚合酶和蛋白酶构成，其中 VP1 是血清型特异性的最重要的决定因素。肠道病毒感染后，被感染的细胞被在感染后 5-10 小时内溶解并释放约 104~105 个病毒颗粒。

病毒首先在咽部和肠道处复制，数日后转移到淋巴组织，如扁桃体、集合淋巴结和区域淋巴结，随后通过一过性病毒血症（轻微病毒血症）扩散到机体远处的网状内皮系统，包括肝、脾、骨髓和远处淋巴结。宿主的免疫反应可限制病毒复制和阻止其向网状内皮系统进展，导致亚临床感染。如果病毒在网状内皮系统内继续复制并传播到靶器官，如中枢神经系统、心脏和皮肤，形成第二次持续病毒血症（大量病毒血症），则出现临床感染，向何种靶器官扩散取决于感染病毒的血清型。

肠道病毒可损伤多种器官和系统，包括中枢神经系统、心、肝、肺、胰腺、肾、肌肉和皮肤，是由坏死和炎性反应介导。中枢神经系统感染后脑脊液（CSF）中的单核细胞常增多，巨噬细胞和活化的T淋巴细胞均可增多，可发生两种细胞混合的脑膜炎症反应。脑实质受损可波及灰质、白质、小脑、基底节区、脑干和脊髓，出现血管周围、实质或两者都有的淋巴细胞性炎症反应、胶质细胞增生、细胞变性和噬神经细胞现象。EV71感染所致的脑炎特点是脑干、脊髓灰质、丘脑、丘脑底部和齿状核严重受累，出现脑干损伤、交感神经功能亢进以及中枢神经系统和全身炎症反应（细胞因子和趋化因子的过度表达），导致常见并发症如肺水肿和（或）间质性肺炎和心肺功能衰竭，偶尔还会并发心肌炎。

肠道病毒感染性心肌炎以血管周围和间质的混合炎性浸润和心肌细胞损伤为特征，可能由病毒的溶细胞作用（如抗肌萎缩蛋白的裂解）和固有免疫、适应性免疫机制介导。病毒清除后可能会存在持续的慢性炎症，而肠道病毒是否能引起持续感染目前尚有争议。肠道病毒持续感染可能参与扩张型心肌病和心肌梗死发生，因在患者心脏组织可检测到肠道病毒RNA序列和（或）抗原，而在其他器官系统则未见。肠道病毒感染可诱发某些疾病，可在胰腺或小肠持续感染如COX病毒B4可能是1型糖尿病的触发因素。肠道病毒持续感染可能也参与肌萎缩性侧索硬化症、干燥综合征（Sjögren syndrome）发病，慢性疲劳综合征可能也与肠道病毒慢性感染相关。

新生儿肠道病毒重症感染可表现为肝脏炎症、出血、坏死、内皮炎、小静脉闭塞；心肌混合性炎症浸润、水肿、坏死；脑部的出血、坏死、神经胶质增生、脑白质损伤以及脑膜炎和脑炎；肺、胰腺和肾上腺的炎症、出血、血栓形成、坏死、弥散性血管内凝血。宫内肠道病毒感染的特点是胎盘炎症以及胎儿多个器官如心脏、肺和大脑的感染。

血循环中的特异性中和性抗体有助于预防和控制肠道病毒感染，是最重要的免疫防御机制。机体还产生免疫球蛋白M（IgM）、持久的IgA和IgG、分泌型IgA，后者介导黏膜免疫。虽然有可能经胃肠道途径发生局部再次感染，但抗体产生后病毒的复制通常受限，一般不致病。体外和动物实验表明，异型抗体可增加不同血清型所引起的疾病。固有免疫和细胞免疫（巨噬细胞和细胞毒性T淋巴细胞）在疾病恢复中起着重要作用，T淋巴细胞缺陷者EV71感染后可能发生严重脑膜脑炎和（或）肺水肿。

低丙种球蛋白血症和丙种球蛋白减少患者往往易患严重的或慢性的肠道病毒感染。围产期新生儿感染肠道病毒后因缺乏特异性胎传抗体，极易患重症感染。其他导致重症的危险因素包括年轻、免疫抑制（移植后和淋巴恶性肿瘤），而动物模型和（或）流行病学研究发现运动、受凉、营养不良、妊娠等也是危险因素。HLA基因多态性与EV71的易感性和疾病严重性相关。

## ■ 临床表现

肠道病毒感染的临床表现千变万化，可从多见的无症状感染、不规则发热或呼吸系统疾病，到罕见的重症感染如脑膜脑炎、心肌炎以及新生儿败血症。多数患者可无症状或仅表现为轻症，但可作为重要的传染源使疾病蔓延。症状性感染多见于幼儿。

### 非特异性发热性疾病

非特异性发热是肠道病毒感染后最常见的临床表现，尤其是在婴幼儿，与严重感染如菌血症和细菌性脑膜炎不易鉴别，需要借助实验室检查、诊断性治疗来鉴别，当婴幼儿有可疑细菌感染时应住院治疗。

发热通常表现为38.5℃~40℃（101 ℉~104 ℉）的急起高热、乏力、烦躁易激。其他症状包括嗜睡、食欲缺乏、腹泻、恶心、呕吐、腹部不适、皮疹、咽喉肿痛及呼吸道症状，在年长儿，可有头痛和肌肉疼痛。以上临床表现都是非特异性的，还可出现轻度咽结膜充血和颈部淋巴结肿大。在婴幼儿，可能出现脑膜炎，但临床表现无特异性。发热的持续时间平均为3d，有时为双相发热。病程1d至1周以上，一般为4~7d。白细胞（WBC）计数和常规检查结果通常正常。偶有肠道病毒与细菌混合感染。

肠道病毒感染后可出现各种各样的皮肤病变，包括黄斑、斑丘疹、荨麻疹、水疱及大量瘀斑。特发性血小板减少性紫癜罕见，偶可出现玫瑰糠疹。一般年龄越小，越容易出现皮疹。与出现皮疹相关的病毒血清型通常是ECHO病毒9、11、16、25型，COX病毒A组2、4、9、16型，COX病毒B组3–5型感染后易出现皮疹。偶尔可从皮损的水疱培养出病毒。

### 手足口病

手足口病是比较有特色的皮疹综合征之一，可由COX病毒A16型，EV71，COX病毒A组5、7、9、10型，COX病毒B组2、5型以及部分ECHO病毒感染所致，其中COX病毒16型最常见，可引起手足口病大爆发。手足口病通常病情轻微，可伴或不伴低热，表现为口咽部红肿，并在舌部、颊黏膜、咽后壁、腭、齿龈和（或）嘴唇散在水疱（图242–1），水疱可溃烂，留下4~8mm浅病灶，周围有红晕。斑丘疹、水疱和（或）脓疱可出现在手、手指、脚、臀部、腹股沟区，手部较多见（图 242-1）。在手和脚的病变通常较温和，多见于手脚背侧面，为 3~7mm 大小水疱，也可见于手掌和足底；而臀部病变较少发展成水疱。水疱在 1 周左右消失。弥漫性的水疱可出现在原先就存在的湿疹基础上。EV71 比 COX 病毒 A16 型引起的手足口病通常更严重，更易累及神经系统和心肺器官，可导致脑干脑脊髓炎、神经源性肺水肿、肺出血、休克、快速死亡等，尤其是在婴幼儿多见。COX 病毒 A16 型感染也偶可并发如心肌炎、心包炎、休克等。

## 疱疹性咽峡炎

疱疹性咽峡炎以突然发热、咽痛、吞咽困难、咽后壁皮损病变为特征。体温变化幅度较大，从正常高值到 41℃（106 ℉），年龄越小体温越高。年长儿可有头痛和背痛，25% 的患儿可出现呕吐和腹痛。典型口咽部病变时分散的 1~2mm 大小的小泡和溃疡，2~3d 后可增大至 3~4mm，并由大小可达 10mm 的红斑环绕，可分布于扁桃体前脚、软腭、悬雍垂、扁桃体、咽后壁，偶尔可见于颊黏膜后部。在患儿口腔内可见 1~15 个疱疹或溃疡，平均 5 个，咽部其余部分黏膜则多正常或可见少量轻度红斑。大多数病例病情轻微且无并发症，部分病例可并发脑膜炎或更严重的疾病。发热一般持续 1~4d，3~7d 内症状可缓解。多种肠道病毒均可引起疱疹性咽峡炎，如 EV71，但 COX 病毒 A 组最常见。

## 呼吸道表现

咽喉疼痛、鼻炎、上呼吸道症状、喘息、哮喘加重、呼吸暂停、呼吸窘迫、肺炎、中耳炎、支气管炎、喉炎、腮腺炎和咽扁桃体炎等是肠道病毒感染常见的呼吸道症状，其中咽喉疼痛和鼻炎最常见。免疫功能不全者则较易出现下呼吸道感染。

胸膜痛（博恩霍尔姆病 Bornholm disease），常由 COX 病毒 B 组 1、2、3、5 型以及 ECHO 病毒 1、6 型引起，可流行或散发，以阵发性胸痛为特点，病理与胸部和腹壁肌肉的肌炎有关。在流行期间，儿童和成人均可发病，但年龄小于 30 岁人群多发。急起发热和肌痉挛后可有全身乏力、肌痛、头痛等症状可出现，咳嗽、打喷嚏、深呼吸或其他运动可加剧胸部或上腹部的胸膜炎疼痛。肌痉挛可持续数几分钟至数小时，并导致疼痛加剧，伴呼吸加快变浅和呻吟，较重肺炎或胸膜炎症。一般情况下胸部 X 线片正常，但疼痛发作时，可闻及胸膜摩擦音。腹痛常为痉挛性疼痛，在年幼儿需警惕疝气。面色苍白、出汗、休克样面容提示肠梗阻可能，腹肌紧张和肌强直提示阑尾炎和腹膜炎可能。病情一般持续 3~6d，偶尔可达 2 周，病程呈双相性，很少有数周内反复发作，如果有发作，发热程度一般较前低。当发生胸膜痛，有可能出现脑膜炎、睾丸炎、心肌炎、心包炎等并发症。

EV71 脑炎的患者病情较重，有可能会并发危及生命的肺水肿、肺出血和（或）间质性肺炎。

## 眼部表现

急性出血性结膜炎常呈暴发性流行，主要由肠道病毒 70 型和 COX 病毒 A24/A24 变种引起，主要是通过眼 - 手 - 媒介物 - 眼途径进行传播。学龄期儿童、青少年和 20~50 岁的成人发病率最高。表现为突然发作的剧烈眼痛、畏光、视力模糊、流泪、结膜红斑和充血、眼睑水肿、耳前淋巴结肿大，偶可出现结膜下出血、浅层点状角膜炎。眼分泌物最初为浆液性，继发性细菌感染后则为黏液脓性。根据临床症状提示咽结合膜热偶有发生，但发热等全身症状罕见。病程通常为 1~2 周。肠道病毒 70 型感染后偶可导致多神经

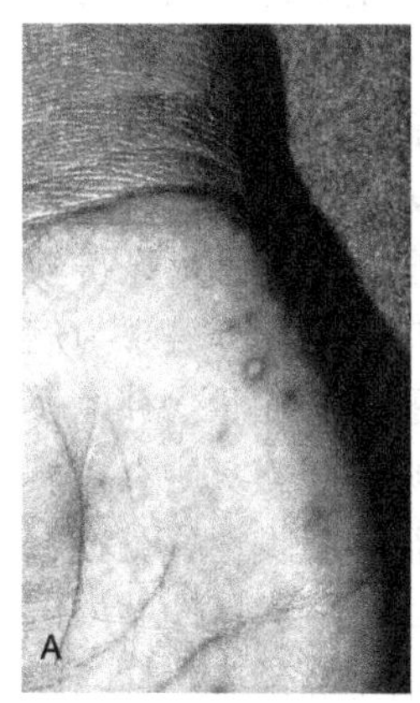

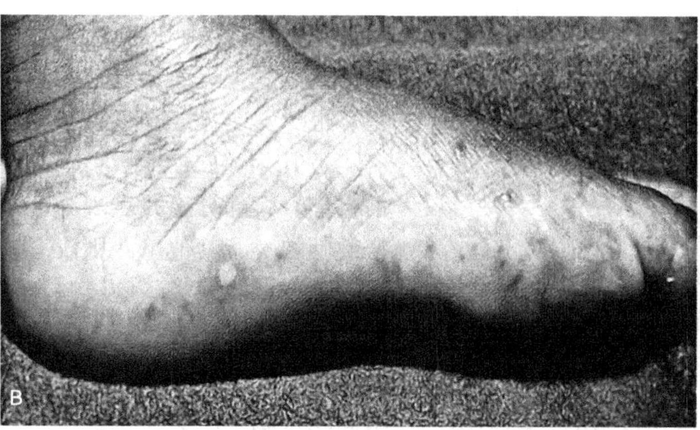

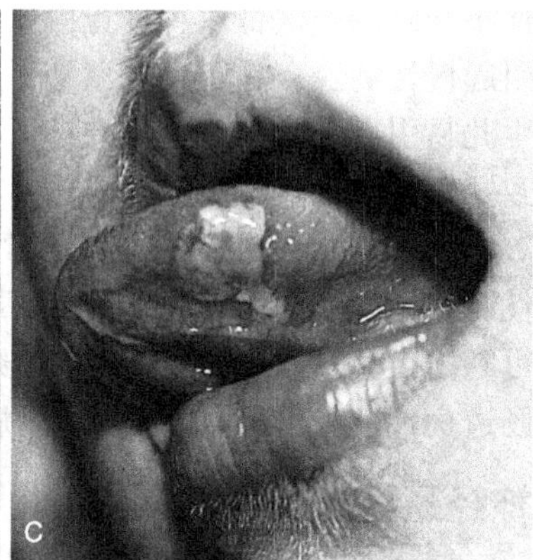


**图 242-1（见彩图）** A. 手足口病（柯萨奇病毒 A16 型感染）患儿手掌的椭圆形水疱。B. 手足口病患儿足底的椭圆形水泡。C. 手足口病患儿的舌部损害

摘自 Weston WL, Lane AT, Morelli JG. Color textbook of pediatric dermatology. 3 ed. St Louis: Mosby, 2002: 109

根神经病、麻痹性疾病。其他某些肠道病毒可引起角结膜炎。

肠道病毒 11 和 19 型引起的婴儿流行性和散发性葡萄膜炎可有严重的并发症，包括虹膜破坏、白内障和青光眼等。肠道病毒还可引起脉络膜视网膜炎、葡萄膜视网膜炎、视神经炎和单侧急性特发性黄斑病变。

## 心肌炎、心包炎

在病因明确的心肌炎和心包炎患者中，因肠道病毒感染所致者约占 25%~35%（见第 433、434 章），COX 病毒 B 组是最常见病因，COX 病毒 A 组和 ECHO 病毒也可致病。青少年和年轻人，特别是男性，发病比例稍高。在新生儿，心肌心包炎既可是主要肠道病毒感染的主要表现，也可是全身播散性疾病的一部分。起病后病情可轻可重，上呼吸道症状常先于疲劳、呼吸困难、胸痛、充血性心力衰竭、心律失常出现。临床表现可类似于心肌梗死，可发生猝死（包括明显的婴儿猝死综合征）。心包摩擦音提示心包受累，胸部 X 线检查常显示心脏扩大。心电图常显示 ST 段、T 波和（或）节律异常，超声心动图可明确心脏扩大、收缩力减弱以及可能的心包积液。血清心肌酶浓度可能会升高。肠道病毒感染性心肌炎的急性死亡率为 0~4%，疾病恢复后大多无后遗症，偶可见慢性心肌病、炎症性室性微血管瘤、缩窄性心包炎。肠道病毒持续性感染在慢性扩张性心肌病中的作用尚存争议。肠道病毒感染还与心脏移植和急性冠心病之后的晚期心血管不良事件、围产期心肌病有关系。心脏功能障碍最常发生于无心肌炎 EV71 感染患者，提示心脏功能障碍可能为神经源性的，然而，心肌炎患者也同样可出现心肌功能障碍。

## 胃肠道和泌尿生殖器的表现

呕吐、腹泻和腹痛等症状比较常见，但并非最主要表现。早产儿易出现腹泻、便血、肠壁积气和坏死性小肠结肠炎。低丙种球蛋白患者，肠道病毒感染易引起慢性肠炎；在正常儿童易引起散发性肝炎；在新生儿易引起重症肝炎，此外还可引起胰腺炎，从而导致短暂的胰腺外分泌功能不全。

COX 病毒 B 组是睾丸炎的常见病因，仅次于流行性腮腺炎。其病程通常为双相，睾丸炎出现后 2 周内，可随之出现发热、胸膜痛或脑膜炎，并常伴发附睾炎。肠道病毒也可引起肾炎与 IgA 肾病。

## 神经系统表现

肠道病毒是已接种流行性腮腺炎疫苗的人群中病毒性脑膜炎的最常见病因，约占 90%以上，在病因明确的病毒性脑炎中则所占比例更大。在社区肠道病毒流行时，脑膜炎是婴幼儿特别 <3 月龄婴儿中尤为常见的疾病。常涉及的病毒的血清型为 COX 病毒 B 组 2~5 型，ECHO 病毒 4、6、7、9、11、13、16 和 30 型，副埃可病毒 1~6 型，以及肠道病毒 70 和 71 型。大多数婴幼儿病例病情轻微，缺乏特异性症状和体征。50%~100%病例中可出现发热，同时伴有烦躁不安、全身不适、头痛、畏光、恶心、呕吐、食欲缺乏、嗜睡、肌张力低下、皮疹、咳嗽、流涕、咽炎、腹泻和肌痛，超过一半大于 1~2 岁的患儿会出现明显的颈强直。某些病例的病情表现为双相性，非特异性的症状伴发热数天后体温下降至正常但出现脑膜刺激征。发热常在 3~5d 后消退，婴幼儿症状通常在 1 周内缓解，成人症状往往更严重，持续时间更久。CSF 检查结果常显示细胞增多（一般 <500/mm$^3$，但白细胞偶可高达 1 000~8 000/mm$^3$，发病 48h 内以多形核细胞为主，随后以单核细胞为主）、葡萄糖含量正常或稍低（10% <40mg/dL）、蛋白质含量正常或轻度增加（一般 <100mg/dL）。有时病毒培养或 PCR 结果阳性，但 CSF 检查结果可无异常，尤其是在数月内的小婴儿。年幼患儿的并发症发生率约为 10%，包括单纯性或复杂性惊厥发作、意识不清、颅内压增高、抗利尿激素分泌异常综合征、脑室炎、短暂性脑动脉病、昏迷等，大多数患儿预后良好。

在病因明确的脑炎患者中，肠道病毒感染所占比例大于 10%~20%，引起脑炎的常见病毒血清型为 ECHO 病毒 3、4、6、9、11 型，COX 病毒 B 组 2、4、5 型，COX 病毒 A 组 9 型以及 EV71。肠道病毒感染性脑炎初期临床表现多无特异性，后可进展为思维混乱、全身乏力、嗜睡以及烦躁易激。抑郁症是比较普遍的表现，也可发生局灶性运动性癫痫发作、偏侧舞蹈症、急性小脑性共济失调、失语、锥体外系症状或局灶性影像学异常。症状轻重不易，可出现精神状态改变也可出现昏迷，甚者出现去大脑状态。长期的后遗症包括癫痫、四肢无力、脑神经麻痹、痉挛状态、精神运动发育迟缓，以及听力损害，严重患者甚至死亡。很少发现有持续性感染或复发病例。

近几年，EV71 感染的患儿神经系统症状显得较前突出，大部分患儿表现为手足口病，部分表现为疱疹性咽峡炎，其他患儿则没有皮肤黏膜症状。神经系统表现包括脑膜炎、脑膜脑脊髓炎、脊髓灰质炎样急性弛缓性麻痹、吉兰－巴雷综合征、横贯性脊髓炎、小脑共济失调、眼阵挛－肌阵挛综合征、良性颅内压增高以及脑干脑炎（累及中脑，脑桥和髓质）。除以上表现外，神经系统肠道病毒感染的另外一个特点是出现脑干病变，表现为肌阵挛、呕吐、共济失调、眼球震颤、震颤、脑神经异常、植物神经功能紊乱。尽管多数患儿病情较轻，但部分患儿可快速进展为神经源性肺水肿和肺出血、心肺功能衰竭、休克、昏迷等。神经系统 EV71 感染的死亡率较高，尤其是在 <5 岁的儿童。幸存患儿，尤其是在病程急性期间发生了心肺衰竭的幸存儿，可能会发生中枢性通气不足、延髓功能障碍、神经发育延迟、小脑缺陷、注意力缺陷或多动症症状、四肢无力和萎缩等发育缺陷等后遗症。其他血清型的肠道病毒如 ECHO 病毒 7 型，神经系统感染后也可引起类似的临床表现。

体液免疫缺陷以及联合免疫缺陷如 HIV 感染和急性淋巴细胞性白血病的肠道病毒感染患者更易患急性脑膜脑炎，也更容易发展为慢性脑膜脑炎。慢性脑膜脑炎的特点是持续脑脊液异常，病毒培养或 PCR 检测病毒持续多年阳性，反复发作的脑炎和（或）进行性神经功能退化，包括智力减退或性格恶化、精神状态改变、癫痫、运动无力和颅内压增高。虽然疾病时轻时重，但所造成的神经系统损害通常逐渐进展，最终死亡或导致远期后遗症。免疫功能能不全者也有可能发生皮肌炎样综合征（adermatomyositis-like syndrome）、肝炎、关节炎、心肌炎或播散性感染。静脉注射高剂量免疫球蛋白（IVIG）的替代疗法显著降低了肠道病毒所致的慢性脑膜脑炎。

各种非脊髓灰质炎肠道病毒，包括肠道病毒 70 和 71 型、COX 病毒 A 组 7、24 型、COX 病毒 B 组和部分 ECHO 病毒，均可引起前角细胞受损而导致脊髓灰质炎样急性弛缓性麻痹与运动无力。相较于脊髓灰质炎病毒，病情轻，延髓较少受累，乏力持续时间短。非脊髓灰质炎肠道病毒还可引起其他神经系统综合征包括小脑性共济失调、横贯性脊髓炎、吉兰 – 巴雷综合征、急性播散性脑脊髓炎、末梢神经炎、视神经炎以及其他脑神经病变、突发性耳聋、耳鸣和诸如前庭神经炎的内耳疾病。

## 肌炎、关节炎

肌痛是肠道病毒感染比较常见的症状，但横纹肌溶解症、肌肉肿胀、局灶性肌炎、多发性肌炎等肌肉受累罕见。丙种球蛋白减少患者感染肠道病毒后可引起皮肌炎样综合征和关节炎，而正常人关节炎少见。

## 新生儿感染

新生儿感染比较常见，其发病率与新生儿的单纯疱疹病毒、巨细胞病毒和 B 组链球菌感染的发病率相当或更高。常见的感染病毒血清型有 COX 病毒 B 组 2–5 型和 ECHO 病毒 6、9、11、19 型，近年来也有 COX 病毒 B 组 1 型以及 ECHO 病毒 30 型感染的报道。肠道病毒也可在产前、产时、产后由母亲垂直传播给新生儿，哺乳是可能的传播途径之一，此外还可在家庭成员之间垂直传播，在护理人员之间零星或流行性传播。宫内感染可导致胎儿死亡、非免疫性胎儿水肿及一些新生儿疾病。肠道病毒的宫内感染已经可能与先天异常、胎儿宫内发育迟缓、神经发育后遗症、原因不明的新生儿疾病和死亡相关，此外还有可能会增加 1 型糖尿病的患病风险。

新生儿感染的症状表现多变，可从无症状到良性的发热性疾病，甚者可有严重的多系统疾病，但一般为无症状感染。受感染的新生儿多为足月儿，且产前健康状态良好，追问病史可发现产妇近期有病毒感染病史，包括发热和频繁的腹痛。新生儿可在生后第 1 天即出现症状，一般在生后 2 周内出现严重的疾病发作。常见症状包括发热或体温过低、易激惹、精神不振、食欲缺乏、皮疹（通常为斑丘疹，偶尔为点状或丘疹水疱疹）、黄疸、呼吸道症状、呼吸暂停、肝大、腹胀、呕吐、腹泻以及器官低灌注。多数患者病程呈良性，发热平均在 3d 内可缓解，其余症状则在大约 1 周左右消失。偶尔可能会发生双相病程。少数患儿可出现败血症、脑膜脑炎、心肌炎、肝炎、凝血功能障碍以及肺炎中的一个或多个为主的严重疾病。脑膜脑炎可能表现为局灶性或复杂性癫痫发作、囟门膨出、颈项强直或意识水平下降。心肌炎最常见的病因是 COX 病毒 B 组感染，当出现心动过速、呼吸困难、发绀、心脏扩大是需考虑有无心肌炎。肝炎和肺炎常与 ECHO 病毒感染有关，也可以发生于 COX 病毒 B 组感染后。早产儿多以胃肠道表现为主。实验室检查结果可显示白细胞增多、血小板减少、脑脊液细胞增多、血清转氨酶和胆红素升高、凝血功能障碍，影像学则多表现为中枢神经系统白质损伤、肺部浸润以及心电图改变化。

新生儿的严重并发症包括中枢神经系统坏死和全身性或局灶性神经损害、心律不齐、充血性心力衰竭、心肌梗死和心包炎、肝坏死和衰竭、颅内或其他部位出血、肾上腺坏死和出血、急进性肺炎和肺性高血压，而肌炎、关节炎、坏死性小肠结肠炎、抗利尿激素分泌失调、噬血细胞综合征、骨髓衰竭、猝死则较为罕见。重症如肝炎和出血性并发症、心肌炎、肺炎等的患儿预后不良。

多数重症新生儿幸存者的肝脏和心功能不全可逐渐恢复，但可能会发生慢性钙化性心肌炎和室壁瘤。脑膜脑炎可能遗留言语障碍、认知障碍、痉挛、肌张力低下、无力、癫痫、小头畸形或脑积水和眼部异常，但基本无长期后遗症。在生后最初几天内发病、产妇在分娩前或分娩时受感染、早产、男性新生儿、

ECHO病毒11型或COX病毒B组感染、血清病毒培养结果阳性、缺乏中和所感染病毒的中和抗体以及有重症肝炎或多系统基础疾病等是新生儿重症感染的危险因素。

### 干细胞移植受者及恶性肿瘤患者

干细胞移植患者感染肠道病毒后表现出来的严重或长期感染症状包括进行性肺炎、严重腹泻、心包炎、心力衰竭、脑膜脑炎以及播散性疾病。儿童恶性肿瘤患者肠道病毒感染后可引起的噬血细胞综合征、脑膜炎、脑炎、心肌炎。既接受了干细胞移植又患有恶性肿瘤的患儿更易死亡。

## ■诊　断

特征性临床表现如手足口病或疱疹性咽峡炎的皮肤黏膜病变、特定的发病季节、存在已知的社区流行暴发、接触肠道病毒患者均提示可能存在肠道病毒感染。若产妇在肠病毒流行季节有发热、不适和（或）分娩前期腹痛的病史，则提示有新生儿肠道病毒感染可能。

病毒培养是诊断的金标准，其灵敏度为50%~75%，并可通过多点取样来提高灵敏度。如果对脑膜炎患儿脑脊液、咽喉部及直肠多处同时取样培养，病毒培养阳性率增加。在新生儿中，同时对血液、尿液、脑脊液和黏膜拭子进行培养，病毒培养灵敏度可达30%~70%。然而，多数的COX病毒A组无法进行培养限制了病毒培养的推广标本内的中和抗体、标本的不当处理或细胞系的不敏感性也能影响病毒培养的结果。并不培养较耗时，需要3~8d才能得到结果。培养物离心后再检测病毒抗原（Shell Vial技术）可缩短检测时间，但这种方法的敏感性不高。任何部位取样病毒培养阳性均可作为肠道病毒近期感染的证据，单独从直肠或粪便取样培养阳性提示较远部位存在病毒感染细。黏膜部位病毒培养阳性可能提示感染存在，而正常无菌部位（如脑脊液、血液或组织）病毒培养阳性能确诊肠道病毒感染。血清型鉴定仅用于流行病学调查或者出现特殊的临床表现，以及为了区分非脊髓灰质炎肠道病毒和脊髓灰质炎病毒的疫苗或野生型病毒株时。

直接检测病毒核酸可以克服病毒培养的灵敏度欠佳以及周期长问题。RT-PCR法通过检测肠道病毒基因的高度保守区域可以应用于绝大多数肠道病毒，如脑脊液、血清、尿中的COX病毒A组（通常不能用于副埃可病毒），结膜、鼻、咽喉、气管、直肠、大便、干血片标本以及心肌、肝和脑组织等组织中的肠道病毒。RT-PCR的灵敏度和特异性均较高，并可能在2~3h内得到结果。实时定量PCR和巢式PCR灵敏度更高，其他方法还包括多重PCR、核酸序列扩增（NASBA）测定法、培养增强PCR法以及基于PCR的微阵列芯片检测。虽然肠道病毒脑膜炎患儿和合并有低丙种球蛋白血症的慢性脑膜脑炎患儿病毒培养一般为阴性，但其脑脊液PCR检测常为阳性。心肌炎患儿气道抽吸物与心肌标本PCR结果一致。在新生儿和小婴儿，血清和尿液PCR检测阳性率显著高于病毒培养，且血液中的病毒载量与病情严重程度相关。疑似脑膜炎婴幼儿，常规进行脑脊液PCR检测有助于尽早明确诊断，缩短住院时间，减少抗生素使用以及降低治疗费用。核酸序列分析可用于病毒血清型的鉴定以及系统进化分析。血清型特异性如EV71和COX病毒A组16型PCR检测也有了一定发展。EV71的脑脊液PCR和病毒培养阳性率均较低，而非脑脊液标本如喉、鼻咽、直肠和水疱拭子、中枢神经系统组织等样本更容易检测到病毒。

血清或CSF中的血清学指标上升也可判断有无肠道病毒感染。常用的检测方法包括中和抗体测定、补体结合率测定、酶联免疫吸附法（ELISA）或其他特定类型抗体或血清型特异性IgM抗体检测。然而，血清学试验需要对所感染的病毒血清型提前有预知，或有一种具有足够广泛交叉反应的检测方式，因此其灵敏度可能会受到限制。一般说来，除流行病学研究或严重的特定病毒血清型感染病例(如EV71)，血清学检查应用价值相对低于病毒培养或核酸检测。

## ■鉴别诊断

肠道病毒感染的鉴别诊断因其临床表现的不同而有所不同（表242-2）。

## ■治　疗

尚无特异性抗病毒药物，支持治疗是肠道病毒感染治疗的关键。新生儿和小婴儿的非特异性发热性疾病和儿童脑膜炎需住院进行实验室检查和诊断性治疗，排除细菌或单纯疱疹病毒感染。重症新生儿患者、心肌炎或有关神经系统疾病[如EV71神经感染和（或）心肺疾病]的婴幼儿则需要高强度的支持治疗，包括心肺支持和血液制品支持。米力农是EV71严重感染所致心肺疾病的推荐药物。对于新生儿进展性终末器官衰竭，可进行肝脏和心脏移植治疗。

因体液免疫反应是预防肠病毒感染的关键，且缺乏中和抗体是出现有症状感染的危险因素，故可使用免疫球蛋白来治疗肠病毒感染。免疫球蛋白产品中含

表 242-2　肠道病毒感染的鉴别诊断

| 临床表现 | 细菌性病原体 | 病毒性病原体 |
| --- | --- | --- |
| 非特异性发热性疾病 | 肺炎链球菌、B 型流感嗜血杆菌、脑膜炎奈瑟菌 | 流感病毒、人类疱疹病毒 6 型和 7 型 |
| 皮肤 / 黏膜疹 | A 组链球菌、脑膜炎奈瑟菌 | 单纯疱疹病毒、腺病毒、水痘 - 带状疱疹病毒、EB 病毒，麻疹病毒、风疹病毒、人类疱疹病毒 6 型和 7 型 |
| 呼吸系统疾病 / 结膜炎 | 肺炎链球菌、流感嗜血杆菌（nontypable 和 B 型）、脑膜炎奈瑟菌、肺炎支原体、肺炎衣原体 | 腺病毒、流感病毒、呼吸道合胞病毒、副流感病毒、鼻病毒、人类偏肺病毒 |
| 心肌炎 / 心包炎 | 金黄色葡萄球菌、乙型流感嗜血杆菌、肺炎支原体 | 腺病毒、流感病毒、细小病毒、巨细胞病毒 |
| 脑膜炎 / 脑炎 | 肺炎链球菌、流感嗜血杆菌 b 型、脑膜炎奈瑟菌、结核杆菌、伯氏疏螺旋体、肺炎支原体、韩瑟勒巴通氏菌、李斯特氏菌 | 单纯疱疹病毒、西尼罗河病毒、流感病毒、腺病毒、E-B 病毒、腮腺炎病毒、淋巴细胞性脉络丛脑膜炎病毒、虫媒病毒 |
| 新生儿感染 | B 组链球菌、革兰氏阴性肠道杆菌、李斯特菌，肠球菌 | 单纯疱疹病毒、腺病毒、巨细胞病毒、风疹病毒 |

有与许多常见病毒血清型相对应的中和抗体，但其滴度会随病毒血清型以及产品来源不同而有所差异。有报道通过给新生儿高剂量 IVIG 或输注产妇恢复期血清来治疗新生儿重症感染。在另一项随机研究中，接受 IVIG 新生儿，其中和抗体的滴度高于自身原有抗体水平，且其病毒血症和病毒尿维持时间缩短，但研究中对照样本量小，无显著临床差异。低丙种球蛋白血症患者发生慢性肠道病毒性脑膜脑炎后可采用 IVIG 及心室内给药来治疗，肿瘤患者严重肠道病毒感染的 IVIG 治疗也获得一定的成功。静脉注射免疫球蛋白和皮质类固醇激素已用于治疗 EV71 和其他肠道病毒引起的神经系统疾病，细胞因子也可用于治疗 EV71 相关性脑病。回顾性研究发现可疑病毒性心肌炎患儿使用免疫球蛋白治疗后可改善预后，但该研究缺乏病原学诊断结果。糖皮质激素和环孢素及其他免疫抑制治疗心肌炎尚有争议，有报道称 α - 干扰素可成功治疗肠病毒感染性心肌炎，β - 干扰素治疗有利于病毒清除，并可改善因肠病毒或腺病毒持久性感染所致的慢性心肌病患者的心脏功能。动物模型已证明 α - 干扰素能抑制 EV71 感染。

目前正在对肠道病毒的抗病毒药物进行研究，药物的作用靶点包括肠道病毒生命周期中的黏附、渗透、脱壳、翻译、蛋白合成、蛋白酶活性发挥、复制等环节。候选药物包括有药理活性的化合物、小干扰 RNA 和抗 DNA 反转录试剂、嘌呤核苷类似物、信号转导途径酶抑制剂、干扰素诱导的寡脱氧核苷酸和中成药。目前最前沿的实验药物是普来可那立（pleconaril），它可阻止小核糖核酸病毒（肠道病毒和鼻病毒）的黏附以及脱壳，其口服制剂能促进肠道病毒性脑膜炎患者的症状消退，并可加快小核糖核酸病毒引起的上呼吸道感染症状缓解。高危人群如新生儿患者、心肌炎、脑炎、麻痹性疾病、免疫缺陷患者（包括慢性脑膜脑炎）使用普来可那立治疗依据不确切。少数患者可发生耐药。因潜在的药物相互作用，普来可那立未被批准上市。目前正在进行普来可那立治疗重症肝炎、凝血功能障碍和（或）心肌炎的新生儿随机试验。设计和评估 EV71 候选药物是当务之急。目前可用的药物中，乳铁蛋白和利巴韦林在体内和体外试验中均有抗病毒作用。

## 并发症和预后

多数的肠病毒感染预后良好。致残率和死亡率的高低主要与有无心肌炎及神经系统损害、是否发生严重的新生儿感染以及是否有免疫功能受损相关。

## 预　防

保持卫生是预防肠道病毒感染的第一道防线，其措施包括勤洗手以防止家庭、学校和机构单位内的粪 - 口、呼吸道传播，避免共用餐具、杯具和其他潜在的污染物品，对被污染的器具表面进行消毒。对饮用水和游泳池进行消毒处理也是非常重要的。集中照护等措施能有效控制托儿所肠道病毒感染暴发流行，而免疫球蛋白或恢复期血浆可预防托儿所肠道病毒感染暴发流行。由于同时使用多种控制感染措施，因此，很难判断每种预防措施的疗效。

临产孕妇应避免与有可能感染肠道病毒的患者接触。如果孕妇可疑感染一般不需进行紧急分娩，除非考虑到胎儿健康或出现产科的紧急情况急需终止妊娠。相反，延长妊娠可能使胎儿被动地获得母体的保护性抗体。对肠道病毒感染母亲所产下的新生儿预防性使用免疫球蛋白，其疗效尚不明确。

高剂量 IVIG 可减少低丙球蛋白血症患者患慢性

肠道病毒脑膜炎脑炎的发病率。目前还没有可用的非脊髓灰质炎肠道病毒的疫苗，但正在研究致死性血清型病毒的候选疫苗，例如 EV71 样颗粒疫苗、EV71 和 COX 病毒 B 组 3 型的 VP1 蛋白基因疫苗、母乳中富含肠道病毒 71 型 VP1 衣壳蛋白或乳铁蛋白、表达 γ-干扰素的重组病毒载体疫苗。

## 参考书目

参考书目请参见光盘。

（任洛　译，刘恩梅　审）

# 第 243 章

# 细小病毒 B19

William C. Koch

细小病毒 B19 是引起传染性红斑或第五病的病原体。

## ■ 病原学

细小病毒 B19（B19）是红细胞病毒家族中细小病毒属的一员。细小病毒是小 DNA 病毒，可感染多种动物，例如犬细小病毒和猫泛白细胞减少症病毒。只有两个细小病毒成员能感染人类，B19 是其中之一。人类是细小病毒 B19 唯一宿主，而感染其他动物的细小病毒也不会感染人类。新近发现的人博卡病毒细小病毒与 B19 类似，博卡病毒可能与年幼儿童的上、下呼吸道感染有关，但人类博卡病毒的临床重要性尚不明确，该病毒不会在本章中进一步讨论。

细小病毒 B19 无包膜，是由二十面体衣壳蛋白组成，并包含约 5.5 kb 的单链 DNA 基因组，相对耐热耐溶剂。它的抗原性与其他哺乳动物的细小病毒不同，目前所知仅有一个血清型。细小病毒在有丝分裂活跃的细胞中复制，依赖于晚 S 期提供的条件进行复制。B19 只有在人骨髓、脐带血或原始胎儿的肝脏环境受促红细胞生成素作用下繁殖和培养。

## ■ 流行病学

细小病毒 B19 的感染较常见且遍布全球。临床上明显的感染如传染性红斑的皮疹和暂时的再生障碍性危象，在学龄期儿童中发病率最高，70% 的病例发生在 5~15 岁年龄段。全年散发，高峰期是在晚冬和春季。血清抗体阳性率随着年龄增大而升高，40%~60% 的成年人有既往感染的证据。

细小病毒 B19 经呼吸道途径传播，推测是通过大量飞沫传播。在易感的家庭接触者之间的传播率为 15% ~30%，母亲比父亲感染更常见。传染性红斑流行中，小学内继发流行的发病率可达 10%~60%，院内高危医护人员发病率为 30%。

虽然呼吸道传播是主要的传播方式，但 B19 也通过血液和血制品传播，如血友病患儿接受凝血因子而发病。由于该病毒对溶剂的抵抗力，污染物传播可能在托儿中心和其他机构中是重要的，但这种传播方式尚未确定。

## ■ 致病机制

B19 感染的主要目标是红系细胞，尤其是靠近早幼红细胞阶段的网织红前体细胞。B19 病毒感染使细胞溶解导致红细胞前体的逐渐枯竭和红细胞生成的短暂停滞，但对骨髓细胞系无影响。其对红系细胞的趋向性是与红细胞 P 血型抗原有关，该抗原是病毒的细胞受体，存在于内皮细胞、胎盘细胞与胎儿心肌细胞。临床上也常见到血小板减少症和粒细胞减少症，但其发病机制尚不明确。

B19 病毒感染正常志愿者后呈双向性表现。接种后的 7~11d，存在病毒血症及鼻咽病毒排放的受试者表现有发热、全身不适和流涕，网织红细胞计数下降到检测不到的水平，但血红蛋白轻度下降。随着特异性抗体的出现，临床症状缓解，血清血红蛋白恢复正常，但部分受试者在接种后的 17~18d 出现了与关节痛相关的皮疹。B19 感染的表现如一过性的再生障碍性危机可能是病毒感染的直接结果，而其他表现包括皮疹和关节炎，可能是感染后免疫反应的相关现象。传染性红斑患者的皮肤活检揭示上皮水肿和血管周围免疫介导的单核细胞浸润。

慢性溶血性贫血个体对于红细胞生成环节中的细小变化都很敏感。B19 感染会导致一过性的红细胞生成停滞和血清血红蛋白的急剧下降，需要频繁输血。网织红细胞计数下降到检测下限以下，说明受感染的红细胞前体裂解。体液免疫在控制 B19 感染中很关键。感染后 1~2d 内出现特异性免疫球蛋白 M（IgM），随后出现抗 B19 IgG 抗体，从而控制感染，恢复网状细胞以及血清中血红蛋白上升。

体液免疫受损的 B19 感染患者，病情可能会更严重及 B19 持续性感染，通常表现为慢性红细胞发育不全，伴随着中性粒细胞减少、血小板减少及骨髓衰竭。接受白血病或其他形式癌症化疗的患儿、移植受者以及先天性或获得性免疫缺陷状态的患者（包括艾滋病）

均是慢性 B19 感染的高危人群。

胎儿和新生儿的感染类似于在免疫功能低下者感染。B19 感染与非免疫性胎儿水肿和妇女初次感染引起的死胎有关，但似乎并不致畸。像大多数哺乳动物的细小病毒，B19 可穿过胎盘并引起胎儿在母孕期的感染。细小病毒引起的细胞病变效应会在骨髓的成红细胞和肝脾髓外造血红细胞中看到。胎儿感染最早可在妊娠 6 周时发生，即当红细胞在胎儿肝脏出现时，妊娠的第 4 个月后，红细胞生成转换到骨髓。在某些情况下，胎儿感染可导致继发的胎儿贫血和高输出性心力衰竭（见第 97 章），胎儿水肿随之而来，并经常导致胎儿死亡；也可能病毒直接损伤心肌组织，从而引起心力衰竭。但是，妊娠期感染的大多数患者均可足月正常分娩。有研究发现部分产时无症状的婴儿产后存在慢性 B19 感染，但其影响尚不明确。

## ■ 临床表现

B19 感染多为隐性感染，但儿童感染 B19 后会出现典型的传染性红斑；成年人，尤其是女性，经常出现急性多关节病，伴或不伴皮疹。

### 传染性红斑（第五病）

传染性红斑是细小病毒 B19 最常见的表现，也被称为第五病，为儿童良性的、自限性、出疹性疾病。传染性红斑潜伏期 4~28d（平均 16~17d）。前驱期症状轻微，15%~30 % 的患儿有头痛、低热和轻度的上呼吸道感染症状。传染性红斑的特点是特征性皮疹，分为 3 个不易明显区分的阶段：初始阶段表现为面部潮红，呈“拍红性面颊”（图 243-1）；第二阶段皮疹迅速蔓延，至躯干和四肢近端同时出现，皮疹呈弥漫性斑丘疹；第三阶段斑块中心皮肤恢复正常，皮疹呈环状或网状（图 243-2）。皮疹在伸侧更为突出，少见于手掌和脚掌。儿童受感染后可无发热和临床表现，部分患儿有淤点。年长儿和成人会出现轻度瘙痒。皮疹可自行消退，无脱屑，一般 1~3 周后出现蜡样改变并逐渐消退，光照、受热、运动和摩擦后可再次出现。也可伴有淋巴结肿大和非典型性丘疹、紫癜、疱疹。

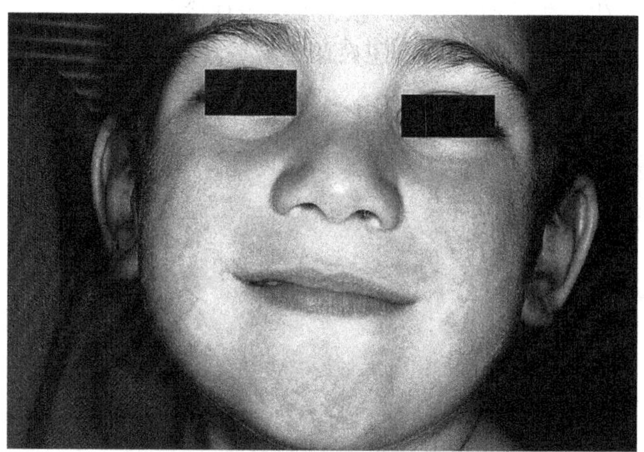

**图 243-1（见彩图）** 传染性红斑。两侧的面颊红斑，被喻为“拍红性脸颊”的外观

摘自 Paller AS, Macini AJ: Hurwitz clinical pediatric dermatology. 3 ed. Philadelphia: Elsevier Saunders, 2006: 431

### 关节病

个别患者可出现关节炎和关节痛等症状。关节症状常见于感染 B19 的成人和年长的青少年，女性比男性更多见。在第五病流行时，60% 的成人及 80% 的成年女性出现关节症状。关节症状的表现从弥漫性多关节痛、晨僵到弗兰克关节炎。最常受影响的是手、腕，膝和踝关节，几乎全身任何关节均可受累。关节症状有自限性，大多数的患者在 2~4 周内消失。部分患者可能延长至数月，提示类风湿性关节炎可能。部分患者发现类风湿因子阳性，但不会发生关节破坏。

### 一过性再生障碍危象

慢性溶血的患者 B19 感染后回发生短暂红细胞再生障碍，病毒引起一过性红系造血停止、网织红细胞绝对数减少和血红蛋白突然下降。B19 诱导的红细胞

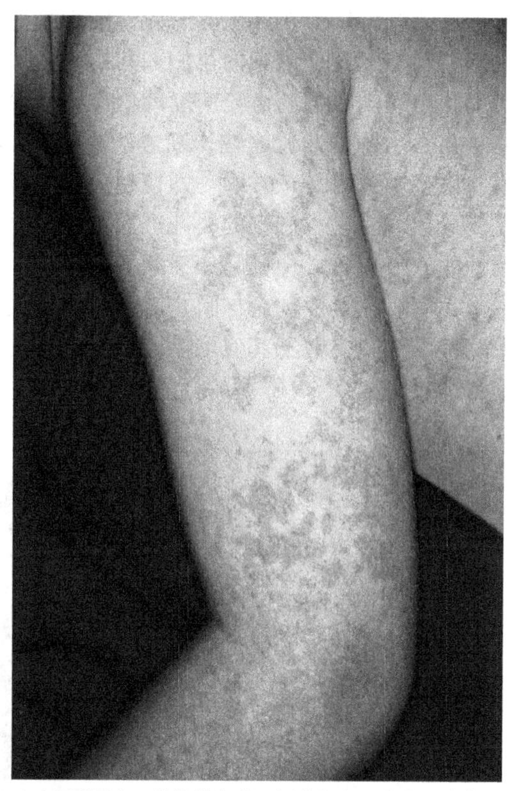

**图 243-2（见彩图）** 传染性红斑。网状红斑，患者上臂传染性红斑

摘自 Paller AS, Macini AJ. Hurwitz clinical pediatric dermatology. 3 ed. Philadelphia, Elsevier Saunders, 2006: 431

再生障碍性贫血患者或一过性再生障碍危象可见于各类型的慢性溶血和（或）红细胞显著增加性疾病，包括镰状细胞病、地中海贫血、遗传性球形红细胞增多症和丙酮酸激酶缺乏。与传染性红斑相反，再生障碍危象患儿有发热、全身乏力和嗜睡，并伴有显著贫血的体征和症状包括面色苍白、心动过速、呼吸急促，皮疹少见。再生障碍危象的潜伏期比传染性红斑短，因为再生障碍危象常发生与病毒血症时。镰状细胞贫血患儿也可能并发血管阻塞性疼痛危象，进一步混淆疾病。

## 免疫功能不全者感染

体液免疫受损者可发生慢性微小病毒 B19 感染的，最常见的表现是慢性贫血，有时可伴发中性粒细胞减少、血小板减少或完全骨髓抑制。慢性感染发生主要见于接受癌症化疗或免疫抑制治疗的患者、移植受者、先天性免疫缺陷者、艾滋病和无法产生中和抗体的 IgG 产生功能缺陷者。

## 胎儿感染

产妇感染 B19 可能导致非免疫性胎儿水肿和胎儿宫内死亡，感染后约 5% 的胎儿流产。致病机制可能是 B19 病毒诱导红细胞再生障碍性贫血时，胎儿的红细胞迅速扩大，导致严重贫血、高输出心脏衰竭和胎儿水肿。流产的感染胎儿可检测出 B19 病毒的 DNA。有报道指出流产可发生在妊娠各阶段，但妊娠中期可能最敏感。对怀疑 B19 感染的孕妇，利用胎儿超声检查测量大脑中动脉收缩期血流速度峰值敏感性较高，是胎儿贫血、水肿的非侵入性诊断方法。B19 宫内感染的婴儿出生时通常是正常的，即使超声显示有水肿的胎儿。少数 B19 宫内感染的婴儿产后可能发生慢性或持续性的 B19 感染，但其临床意义尚不明确。已有报道指出，偶有先天性贫血与胎儿 B19 感染有关，甚至伴有宫腔积液，类似于其他增生障碍性疾病（例如 Diamond-Blackfan 综合征）。B19 宫内感染与其他出生缺陷无相关，只是引起胎儿水肿的原因之一（见第 97.2）。

## 心肌炎

B19 感染与胎儿、婴儿、儿童和少数成年人的心肌炎有关。诊断往往是基于血清学研究结果提示并发 B19 感染，但多数患者心肌组织中能检测到 B19 DNA。B19 相关性心肌炎可能是由于胎儿心肌细胞表达 B19 的细胞受体 P 抗原所致。目前组织学检查较少，结果显示 B19 心肌炎以淋巴细胞浸润为主。B19 心肌炎疾病程度轻重不一，轻者可完全恢复，也可形成慢性心肌病，最重者可发生心脏骤停导致死亡。虽然 B19 相关性心肌炎罕见，但现有的证据认为 B19 是引起淋巴细胞性心肌炎的潜在原因，特别是婴儿和免疫功能低下者。

## 其他皮肤表现

已有 B19 感染后各种不典型的皮疹的报道。大多数皮疹呈点状或紫癜样，活检常提示血管炎。丘疹紫癜性"手套和短袜"样综合征（PPGSS）与 B19 感染明显相关（图 243-3），PPGSS 的特点是发热、瘙痒，并在四肢远端成"手套和袜子"分布的水肿和红斑，其次是肢端瘀斑、口腔病变。该综合征具有自限性，会在几周内缓解。PPGSS 最初是年轻人中报道，但现在儿童发病已有很多报道，而且随着 B19 血清学检测建立，与 B19 感染相关的 PPGSS 病例大量报道。

## ■ 诊　断

传染性红斑通常根据典型的临床表现即可诊断，很少需要病原学确认。同样，典型的镰状细胞病患者发生再生障碍危象亦可根据临床表现诊断。

B19 病毒感染可用血清学试验诊断。B19 IgM 在

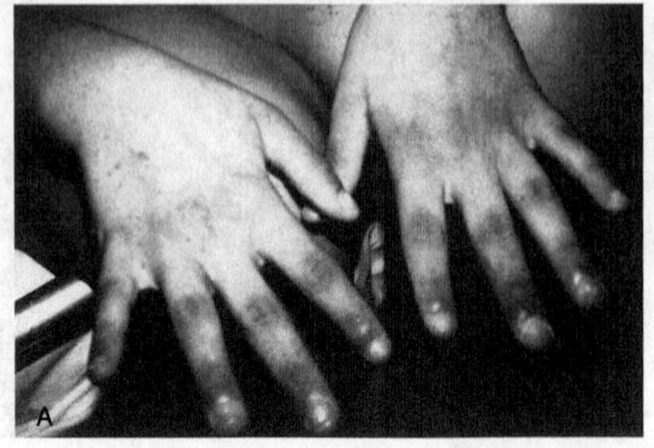


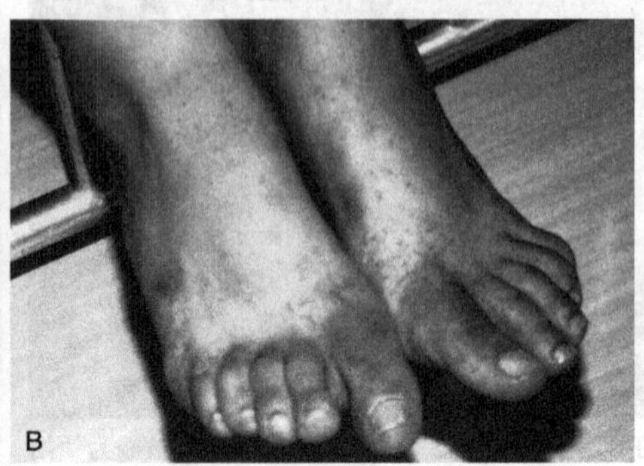


**图 243-3**　手套袜套样分布的丘疹紫癜性肢端皮炎和手指（A）及脚趾（B）的水肿

摘自 Messina MF, Ruggeri C, Rosano M, et al. Purpuric gloves and socks syndrome caused by parvovirus B19 infection, Pediatr Infect Dis J, 2003, 22:755-756

感染后迅速出现并可持续 6~8 周，而 B19 IgG 抗体作为既往感染的免疫标记。在单份血清中，B19 IgM 的测定是提示最近或急性感染最好指标；双份血清中 B19 IgG 抗体还可以用来证实最近的感染。在没有 IgM 抗体的情况下，即使 B19 IgG 抗体的滴度再高，也不提示近期感染。

免疫功能不全者的血清学诊断是不可靠的；因此这部分患者中需进行 B19 DNA 检测。由于 B19 病毒不能用标准的细胞培养分离，可通过聚合酶链反应和核酸杂交等病毒颗粒或病毒 DNA 的检测方法确诊，但以上检测仅在研究中和实验室中开展。检测胎儿血或羊水 B19 病毒 DNA 可对 B19 感染引起的胎儿水肿进行产前诊断。

## 鉴别诊断

传染性红斑的皮疹须与风疹、麻疹、肠病毒感染和药疹相鉴别。年长儿的皮疹和关节炎需考虑到幼年类风湿性关节炎、系统性红斑狼疮、血清病和其他结缔组织疾病。

## 治　疗

B19 病毒感染尚无特异性抗病毒药物治疗。静脉注射免疫球蛋白（IVIG）已成功用于治疗免疫功能低下儿童的 B19 感染所致的贫血和骨髓衰竭。B19 特异性抗体可能有助于病毒清除，但并不必须，部分患儿细胞毒性化疗中断后，免疫功能恢复已足够对抗病毒；患者的免疫状态是不可能改善者如艾滋病患者，给予 IVIG 可只是暂时的症状缓解，可能需要定期注射。有报道指出，未使用静脉注射免疫球蛋白的艾滋病患者可使用高活性抗逆转录病毒疗法（HAART）清除 B19 病毒。

对少数未设立对照组的研究发现 IVIG 治疗 B19 引起的红细胞再生障碍性贫血用药剂量为 200mg/（kg·d）（使用 5~10d）或 1g/（kg·d）（使用 3d）。静脉注射免疫球蛋白不用于治疗 B19 引起的关节病。

红细胞成分输血可治疗 B19 感染引起的胎儿贫血和水肿，但也有一定的风险。一旦胎儿水肿诊断成立，无论是否有可疑的病因，由于有严重并发症的风险高，母亲均应到胎儿治疗中心行进一步的评估（见第 97.2）。

## 并发症

在青少年和成人中，传染性红斑感染引起的关节痛或关节炎可持续到皮疹消退后。B19 感染很少引起血小板减少性紫癜。已有报道指出，B19 感染的免疫功能不全患者或正常人可并发神经系统疾病，包括无菌性脑膜炎、脑炎和周围神经病变。B19 感染引起的再障危象的镰状细胞病患儿发生脑卒中的风险会增加。病毒感染相关性噬血细胞综合征通常发生在免疫功能低下的患者。

## 预　防

处于传染性红斑阶段的患儿是不具有传染性的，皮疹和关节炎是免疫介导的感染后现象，诊断后并不需要从学校或儿童保健机构隔离。

B19 感染引起的红细胞再生障碍性贫血（包括再障危象的患儿）具有传染性，并且可进一步发展为病毒血症，患儿需要输血和支持治疗，直到他们的血液状况稳定。在医院，为防止 B19 病毒传染至高危患者或医护人员患儿应被隔离，隔离应持续至少 1 周，直到退热后。孕妇不应护理 B19 感染患儿，但不建议在有传染性红斑患儿的场所工作（例如小学和中学）作为杜绝孕妇，因为该措施不太可能降低孕妇被 B19 传染的风险，也没有数据支持暴露的孕妇或免疫功能低下的儿童使用静脉注射免疫球蛋白来预防。目前还没有疫苗对 B19 病毒感染进行防治。

## 参考书目

参考书目请参见光盘。

（任洛　译，刘恩梅　审）

# 第 244 章
# 单纯疱疹病毒

*Lawrence R. Stanberry*

根据原发感染部位、机体免疫状态以及临床症状，单纯疱疹病毒（HSVS）可分为单纯疱疹病毒 1 型（HSV-1）和单纯疱疹病毒 2 型（HSV-2）2 种。HSV 可引起多种疾病，常见的感染部位包括皮肤、眼、口腔和生殖道。感染症状往往较轻，具有自限性，但免疫功能低下的患者和新生儿感染后，病情可能会很严重甚至危及生命。

原发感染指以前从未感染过 HSV-1 或 HSV -2 的患者发生感染。原发感染病情严重，因为患者血清 HSV 抗体阴性，之前体内不存在抗单纯疱疹病毒的免疫力。首次非原发性感染指之前有 1 种 HSV（如

HSV-1）感染病史的患者，第一次感染另一型病毒（HSV-2）。首次非原发性感染往往没有原发性感染严重，因为感染 HSV 后机体产生的免疫力可以对其他类型的 HSV 感染进行交叉保护。在原发感染和非原发感染的初期，HSV 潜伏于感染区域感觉神经节的神经元内。病毒在机体以潜伏状态存在，但可以间歇性重新激活而引起复发性感染。有症状的反复感染往往不太严重，其病程比第一次感染缩短。无症状复发性感染非常常见，不会引起患者身体不适，但具有传染性，可以将病毒传染给易感者。在已感染的部位（如生殖道）可能会发生 HSV-1 或 HSV-2 新菌株再感染，但比较少见，表明初次感染时机体产生的免疫力或者局部特异性免疫力能提供保护，防止外源性再感染，提示研发有效的 HSV 疫苗可能是可行的。

## ■ 病原学

HSV 是双链 DNA 病毒，基因组约 152kb，编码至少 84 种蛋白。病毒 DNA 由核衣壳和双层脂质膜包被，包膜上含有至少 12 种糖蛋白，主要刺激体液免疫。其他非结构蛋白是细胞免疫的重要目标。病毒编码的 DNA 聚合酶和胸苷激酶是抗病毒药物的作用靶点。HSV-1 和 HSV-2 在核苷酸水平和蛋白水平均高度相似，主要区别在于糖蛋白 G 基因。现已根据 G 基因开发出准确性高且特异性强的商业化试剂盒，用于鉴别患者是否感染 HSV-1、HSV-2 或二者联合感染。

## ■ 流行病学

HSV 感染普遍存在的，且无季节性差异。唯一的自然宿主是人类，由皮肤黏膜表面直接接触传播。没有证据表明可以通过如马桶等无生命的物体传播。

所有感染者都会经历潜伏感染和反复感染，感染状态可有症状也可无特异性表现，因此会有间歇性传染，这可能是 HSV 广泛流行的原因。

HSV-1 和 HSV-2 都可以在任何部位引起原发感染，但引起反复感染的能力却不相同。HSV-1 通常较易导致口腔复发性感染，而 HSV- 2 更易引起生殖器复发性感染。因此，接触受污染的口腔分泌物通常会引起 HSV- 1 感染，而 HSV-2 感染最常见于生殖器接触的传播。

尽管 HSV-1 和 HSV- 2 在发达国家和高收入阶层之间的感染率高，但 HSV 血清阳性检出率却是在发展中国家和中低收入群体最高。儿童和青少年时期 HSV- 1 感染比较常见，但成人也会发生。1999—2004 年进行的全美国人口健康和营养调查（NHANES）数据显示，HSV-1 发病率随着年龄的增长而持续上升，其中从 14~19 岁青少年的 39%上升到 40~49 岁的 65%。HSV-1 血清阳性率无性别差异，但最高的是墨西哥裔美国人（80.8%），其次是非西班牙裔黑人（68.3%），最低的是非西班牙裔白人（50.1%）。NHANES 的研究发现了 HSV-2 的整体感染率以 17% 的比例随着年龄增长而稳定增长，在 14~19 岁年龄组为 1.6%，在 40~49 岁组中为 26.4%。女性感染率明显高于男性（分别为 22.8 %和 11.2%），在种族及族裔群体之间阳性率也不同，黑人整体的血清阳性率为 41.7%，墨西哥裔美国人为 13.6%，白人为 13.0%。受教育水平低、贫困、使用可卡因和多个性伴侣可以影响 HSV- 2 血清阳性率的改变。研究表明，只有约 10% 的 HSV-2 血清阳性受试者有生殖器疱疹的病史，应注意的是大部分 HSV 感染都没有临床症状。

3 年的纵向研究发现，在纳入该研究的中西部 12~15 岁年龄段少女，血清 HSV-1 阳性率为 44%，HSV-2 阳性率为 7%。在该研究结束时，49 % 为 HSV-1 阳性，14% 为 HSV-2 阳性。在每 100 人 / 年的基础上，全部女孩的 HSV- 1 侵袭率为 3.2%，有性生活经历的女孩 HSV-2 侵袭率为 4.4%。本研究结果显示，性生活活跃的年轻女性有较高的生殖器疱疹发病率，并且建议对任何经常性泌尿生殖道不适的年轻女子考虑生殖器疱疹的诊断。在本研究中，预先存在 HSV -1 抗体的参与者 HSV-2 感染率显著降低，且感染后症状比 HSV 阴性的女孩感染后更轻。HSV-1 感染似乎对 HSV-2 感染有一定的保护作用，因为 HSV-2 感染的青春期女性曾经感染 HSV-1 已产生免疫力，可以预防生殖器疱疹症状的发展。

新生儿疱疹不常见，但可引起胎儿及新生儿致命性感染。在大多数国家，新生儿疱疹并不需要报卡，因此在一般人群中没有与之有关的流行病学数据。在 19 世纪 60 年代末期，华盛顿州金县的活产婴儿中新生儿疱疹的发病率估计为 2.6 /100 000, 1978—1981 年为 11.9/100 000, 1982—1999 年为 31/100 000，新生儿疱疹病例增加与生殖器疱疹病例增加呈平行性增长。活产新生儿疱疹感染率估计为 1/5 000~1/3000，比报道的围生期获得性传播疾病如先天性梅毒和淋病性眼炎感染率高。超过 90% 的患儿是通过母亲传播的。原发感染以及第一次复发感染（30%~50%）时的传播能力最强，反复感染（< 2%）时的传播能力会很大程度地降低。HIV 和 HSV-2 双重感染的母亲分娩的婴儿比 HIV 阳性但无 HSV- 2 感染的母亲分娩的婴儿感染艾滋病毒的风险高。据估计，约 25% 的孕妇是 HSV- 2 感染者，大约 2% 的孕妇在怀孕期间

感染 HSV-2。

无论在儿童和成人，单纯疱疹病毒所致的致命性脑炎都不常见。据估计每年在美国 HSV 脑炎有 1250 例。

## 发病机制

HSV 感染的发病机制包括病毒在皮肤和黏膜中复制，然后在神经组织中复制和传播。病毒通常从皮肤或黏膜入侵，如口腔、生殖器黏膜、眼结膜或角化上皮破裂的皮肤。病毒在局部复制，导致细胞坏死，有时临床上会产生明显的炎症反应，导致特征性疱疹水疱和溃疡的发生。病毒也进入神经末梢，通过突触运输从神经末梢传播到感觉神经元。病毒在某些感觉神经元复制之后，子代病毒通过突触传输机制再返回到初始入侵的神经末梢被释放，在其周围的皮肤或黏膜表面进一步复制。虽然大多数 HSV 感染为亚临床感染，但是病毒通过这种神经反射弧传播，是典型疱疹性病理损伤发生的主要机制。尽管在感染初期许多感觉神经元会被感染，但其中有些神经元并不支持病毒复制。正是在这些神经元，使该病毒建立潜伏感染，病毒基因组以代谢不活跃的状态持续存在于神经细胞核内。在宿主一生中，神经元的潜伏感染的会由于某些不明确的改变而引起病毒活化再复制。尽管在原发感染时机体已经建立了体液免疫和细胞免疫，但是病毒还是会再次复制。神经元内潜伏的病毒活化后产生的子代病毒颗粒随着神经纤维被运输至初始感染附近的皮肤中生长繁殖，引起反复感染。反复感染可有症状（典型或非典型疱疹性病变）或无症状。两种情况病毒都会在复制部位被排出，并且将病毒传染给接触病损处或者接触分泌物的易感者。潜伏和再活化是该病毒在人群中持续维持的机制。

虽然在 HSV 感染患者中很少发生病毒血症或病毒的血行播散，但可见于新生儿、湿疹患者和严重营养不良的儿童。在细胞性免疫受抑制或缺陷的患者（如艾滋病毒感染）或接受免疫抑制治疗的患者，病毒血症可能导致病毒在内脏器官的播散，包括肝和肾上腺。病毒通过血源性途径传播到中枢神经系统只发生在新生儿。

新生儿由于免疫功能相对发育不成熟，HSV 感染的发病机制复杂。新生儿的病毒感染通常来源于母亲但不仅仅是他的母亲。一般在分娩过程中传播，即使剖腹产时胎膜完整也有可能发生感染。最常见的入侵部位是结膜、鼻和口的黏膜上皮细胞、使用产钳分娩和头皮电极时皮肤破裂或擦伤处。积极的抗病毒治疗，感染部位（皮肤、眼或口腔）病毒的复制可能会受到限制。然而，病毒也可通过呼吸道引起肺炎，通过突触传输传播到中枢神经系统，引起脑炎，或由血行传播扩散至内脏器官和脑。影响新生儿 HSV 感染的因素包括病毒类型、入侵部位、病毒暴露婴儿的接种情况、婴儿的年龄以及病毒感染特异性母源抗体。新生儿感染过程中建立潜伏感染，存活者可能会经历反复的皮肤和神经感染。

## 临床表现

常见的 HSV 感染的特点是皮肤水疱及浅溃疡。典型的感染症状为 2~4mm 的小水泡，周围有红晕。此症状持续几天后演变成浅、小的红斑溃疡。当感染发生在角化上皮细胞时水泡阶段往往持续得更久；发生在潮湿的黏膜，时间会缩短，有时稍纵即逝。因为 HSV 感染比较常见，且自然病程由许多因素影响，包括入侵部位、机体的免疫状态以及初发还是复发感染，所以典型的症状很少。大多数感染无症状或不易识别，而非典型表现，如小的皮肤裂隙和无水泡小红斑比较常见。

### 急性口咽感染

疱疹龈口炎最常发生在 6 个月至 5 岁的儿童，跨年龄感染也可见。常突然发生并且非常痛苦，伴有口腔疼痛、流涎、拒食或拒水、发热高达 40.0℃ ~40.6℃。牙龈明显肿胀，水疱可能遍及整个口腔，包括牙龈、唇、舌、腭、扁桃体、咽和口周皮肤（图 244-1）。水泡的分布可能比通常看到的肠病毒性咽峡炎更广泛。在疾病的初期扁桃体分泌物有可能提示细菌性咽炎。水疱通常进展几天后可形成覆盖有黄灰色膜的浅溃疡。常伴有颌下、颚下、颈部淋巴结肿大压痛。呼气恶臭可能是由于口腔厌氧细菌过度生长。不经治疗，病程为 7~14d，而淋巴结肿大可能会持续数周。

在年长儿、青少年和大学生，原发性 HSV 口腔感染可表现为咽炎或扁桃体炎，而非龈口炎。此时水疱往往在患者就诊于卫生保健员时就消散了，症状和体征包括发热、全身不适、头痛、咽痛，并在扁桃体出现白色斑块，可能与链球菌性咽炎很难区分，但病程通常长于未处理的链球菌咽炎。

### 唇疱疹

发热性疱疹或唇疱疹是 HSV-1 反复感染最常见的表现。唇疱疹的最常见部位是嘴唇的唇红，有时病变可发生在鼻、下颌、脸颊或口腔黏膜。老年患者在出现疱疹病变前会经历 3~6h（很少 24~48h）的灼烧感、刺痛、瘙痒及疼痛。病变通常开始表现为小簇状红色

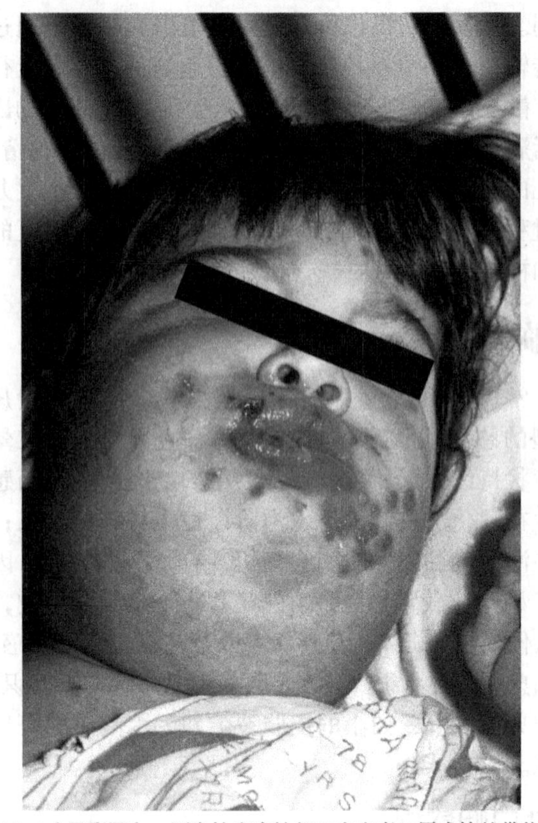

**图 244-1（见彩图）** 原发性疱疹性龈口炎患者口周成簇的带状疱疹
摘自 Schachner LA, Hansen RC, editors: Pediatric dermatology. 3 ed. Philadelphia: Mosby, 1988, 1078

丘疹，经过几个小时演变成一个个小的、薄壁水泡。小泡可形成浅溃疡或成为脓疱。溃疡在短期内干燥并结痂，一般在 6~10d 可完全愈合，溃疡处上皮再形成，不留疤痕。有些患者会有局部的淋巴结肿大，但无全身症状。

## 皮肤感染

在健康儿童或青少年，皮肤 HSV 感染通常是皮肤肉眼可见或不可见擦伤所致外伤暴露于传染性分泌物的结果。这种情况最常发生在玩耍或有身体接触的运动时，如摔跤（格斗性疱疹）和英式橄榄球（scrumpox）。其他 HSV 感染，皮肤感染初期建立潜伏感染，随后可以导致原发感染部位或其附近发生反复感染。疱疹出现前数小时至数天常会有疼痛、烧灼感、瘙痒或刺痛。如口唇疱疹，皮损开始为簇状红斑性丘疹，随后发展为水疱、脓疱、溃疡和痂皮，之后于 6~10d 无疤痕愈合。唇疱疹通常只有单个病灶，但是皮肤 HSV 感染会导致多个散发的病灶，并涉及较大的区域。可发生区域淋巴结肿大，但全身症状很少。复发时有局部水肿和淋巴管炎或局部神经痛。

疱疹性瘭疽是指手指或脚趾的 HSV 感染，但严格来说，指的是 HSV 感染的甲沟炎。在儿童中，这种情况最常见于存在有临床症状或亚临床症状 HSV- 1 口腔感染的患儿吮吸拇指或手指（图 244-2）。在青春期接触 HSV-2 感染性分泌物偶可发展为疱疹性瘭疽。接触分泌物后，感染的前驱症状持续 2~7d，有瘙痒、疼痛、红斑。角质层出现红斑和疼痛，并可能会含有脓液，即使切开，还会存在少量液体。不提倡切开，因为切开通常会延长恢复时间，增加继发性细菌感染的风险。病变引起的疼痛一般持续 10d 左右，之后会迅速缓解，并在 18~20d 完全恢复。区域淋巴结肿大常见，可发生淋巴管炎、神经痛。与其他的复发性疱疹不同，复发性疱疹性瘭疽往往和原发感染一样痛苦，但一般持续时间较短。

皮肤 HSV 感染在皮肤病患者如湿疹（疱疹性湿疹）、天疱疮、烧伤、毛囊角化病和激光磨皮可引起严重甚至危及生命的感染。典型的水疱可在邻近的正常皮肤（图 244-3）观察到，但是病变常常为溃疡性和非特异性表现，如不及时治疗，这些病变可进展为播散性感染而导致死亡。反复感染很常见，但一般较初次感染轻。

## 生殖器疱疹

生殖器 HSV 常见于有性经历的青少年和年轻人，但高达 90% 的感染者并不知道自己已经被感染。感染可能通过生殖器传播（通常是 HSV-2）或口交传播（通常是 HSV-1）。有症状和无症状的患者定期从肛门、生殖器部位排出病毒，因此可以传染给性伴侣，或孕妇传染给新生儿。典型的原发性生殖器疱疹于生殖器黏膜表面或角化的皮肤，有时在肛门周围或在臀部和大腿前出疱疹前，会有短期的局部灼热和压

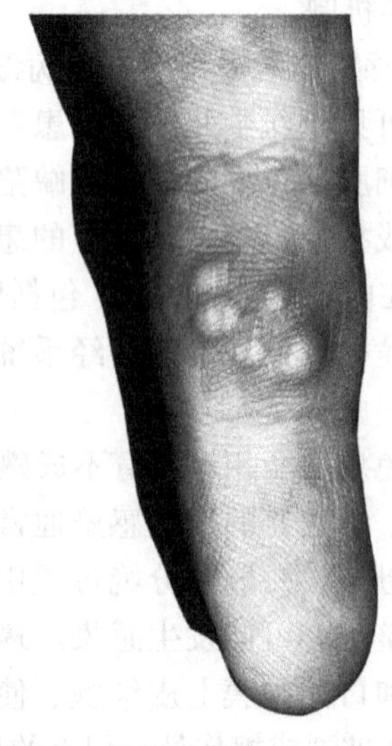

**图 244-2（见彩图）** HSV 甲沟炎
摘自 Schachner LA, Hansen RC. Pediatric dermatology. 3 ed. Philadelphi: Mosby, 1988: 1079

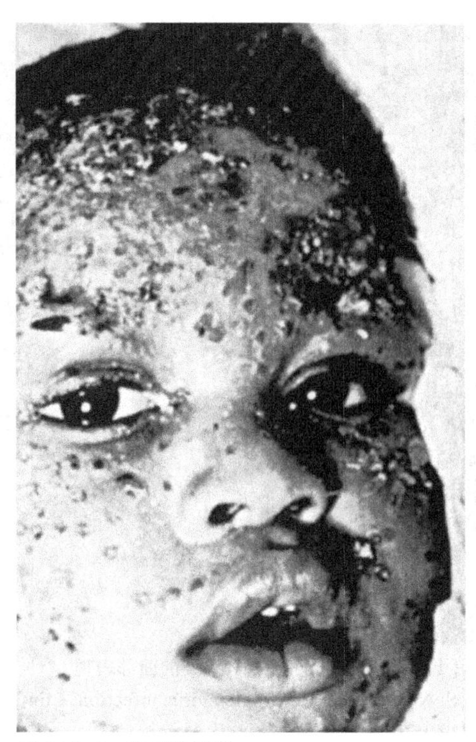
图 244-3　疱疹样湿疹

痛。黏膜表面的疱疹很快会破裂，形成一个浅的、伴有疼痛的溃疡，且布满了灰黄色渗出物，溃疡周围发红。角化上皮细胞的疱疹会持续几天然后发展为脓疱，最后结痂。

患者可出现尿道炎和排尿困难，严重时可引起尿潴留和双侧腹股沟及盆腔淋巴结肿大。女性可能会出现水样白带，男性可有黏性尿道分泌物。局部疼痛和全身症状明显，如发热、头痛、肌痛。估计有 15% 的病例可发展为无菌性脑膜炎。典型的原发性生殖器疱疹病程，从发病到愈合为 2~3 周。

大多数有症状的原发性生殖器疱疹患者随后会有至少 1 次复发性感染。复发性生殖器疱疹通常较原发感染持续时间短且症状轻。有些患者在疱疹发生部位可感觉到疼痛、烧灼感、刺痛等前驱症状。无症状复发性生殖器 HSV 感染常见，并且所有的 HSV-2 血清阳性患者会周期性地从肛门生殖器部位排出病毒。大多数无症状性的病毒排出导致病毒的性传播和母婴传播。

HSV-1 和 HSV-2 引起的生殖器感染是难以区分的，但 HSV-1 引起随后的复发性感染显著减少，因此，明确感染的病毒类型具有重要的预防价值。生殖器 HSV 感染会增加感染 HIV 的风险。

生殖器 HSV 感染很少见于幼儿和青少年。考虑到性侵犯的可能，在儿童应该提高性疾病的诊断，但很多是自身传染，例如患儿不经意间将病毒从被污染的口腔分泌物传播到自己的生殖器。

## 眼部感染

HSV 眼部感染可涉及结膜、角膜或视网膜，可能是原发感染或复发性感染。结膜炎或角质 - 结膜炎通常是单侧，常有睑缘炎及耳前淋巴结肿大和压痛。结膜出现水肿，但很少有脓性分泌物。在眼睑边缘及眶周皮肤可出现水疱，患者通常有发热。未经治疗的感染病程通常为 2~3 周。角膜明显受累罕见，但是当它发生时可以产生树枝状或地图状溃疡。感染很少累及角膜基质，但在不经意使用糖皮质激素治疗的患者可能会发生。累及角膜基质后可有角膜水肿、瘢痕形成、角膜穿孔。反复感染往往会涉及深部的基质，可导致进行性角膜疤痕和损伤，甚至失明。

罕见视网膜 HSV 感染，可能发生于患有新生儿疱疹的婴幼儿和弥散性单纯疱疹感染的免疫功能低下患者。

## 中枢神经系统感染

在美国，儿童和成人 HSV 脑炎是散发的，也是非流行脑炎的首要原因。HSV 脑炎是一种急性坏死性感染，通常累及额叶和（或）颞叶皮质和边缘系统，除了新生儿，几乎都是由 HSV-1 感染导致。中枢神经系统感染的临床表现无特异性，可出现如发烧、头痛、颈项强直、恶心、呕吐、癫痫全身性发作和意识改变。病变波及额叶、颞叶皮层或边缘系统时临床表现更具有 HSV 脑炎的特征，包括嗅觉丧失、记忆力减退、行为怪异、表达性失语和其他语言能力的改变、幻觉及癫痫局灶性发作。若不及时治疗，75% 的患者会发生昏迷和死亡。脑脊液（CSF）检查通常会出现中等数量的单核细胞和多形核白细胞，蛋白浓度轻度升高，血糖浓度正常或轻度降低，经常有中等数量红细胞。

HSV 不但可以引起无菌性脑膜炎，而且是复发性无菌性脑膜炎（莫拉雷脑膜炎）的最常见原因。

## 免疫功能低下者感染

免疫功能受损的患者会发生严重的危及生命的 HSV 感染，此类人群包括新生儿、严重营养不良、患有原发性和继发免疫缺陷疾病如艾滋病以及接受苗免疫抑制治疗的患者，特别是癌症和器官移植受者。黏膜皮肤感染，包括黏膜炎和食管炎是最常见的，临床表现可能并不典型，但病变范围会慢慢扩大、溃烂、坏死，并延伸到更深的组织。其他部位 HSV 感染，包括气管支气管炎、肺炎以及肛门生殖器感染。播散性感染可导致败血症样表现，肝和肾上腺受累、弥漫性血管内凝血和休克。

## 围产期感染

HSV 感染可能在分娩过程中或在新生儿期于子宫内获得。宫内及产后感染报道较详细，但很少发生。产后传播可能是源于母亲或其他非生殖器感染（通常 HSV-1）成人，如口唇疱疹。大多数情况下，新生儿疱疹是母源性感染和传播，通常是婴儿通过母亲无症状性生殖器疱疹污染的产道导致。母源性传染可以由剖宫产出生的婴儿很好地证明。少于 30% 的新生儿疱疹患儿的母亲有生殖器疱疹病史。若母亲患有原发性生殖器感染，新生儿发生 HSV 感染的概率高于比复发性生殖器感染的孕妇（>30% 和 <2%）。用头皮电极也会使风险增加。

新生儿 HSV 感染的症状很重要，其临床表现反映感染的时间、入侵部位以及感染波及的范围。婴儿宫内感染通常有皮肤水疱或疤痕，眼部表现包括脉络膜视网膜炎及角膜结膜炎，出生时小头畸形或脑积水。如未治疗，可有少数婴儿存活，但一般都会留有严重的后遗症。分娩或产后感染会表现为以下 3 种感染的其中一种：①病变局限于皮肤、眼或嘴巴；②脑炎，有或没有皮肤、眼和唇部（SEM）的病变；③播散性感染累及多个器官，包括脑、肺、肝、心脏、肾上腺和皮肤。

婴幼儿 SEM 病一般出现在出生后 5~11d，通常表现出了少量小水泡，特别是在暴露部位或创伤部位，如头皮电极放置处。如果不及时治疗，婴幼儿 SEM 病可发展为脑炎或播散性疾病。

婴幼儿脑炎通常出现在生后 8~17d，其临床表现提示细菌性脑膜炎，包括易怒、嗜睡、拒食、不哭闹和癫痫发作等。发热比较少见，大约 60% 的患儿会发生皮肤水疱（图 244-4）。如果不及时治疗，50% 的婴幼儿 HSV 脑炎会死亡，大部分幸存者有严重的神经系统后遗症。

婴幼儿单纯疱疹病毒播散性感染通常发生在感染后 5~11d，其临床表现类似于婴儿细菌性败血症，包括高热或体温过低、烦躁不安、拒食、呕吐等，可出现现呼吸困难、发绀、呼吸暂停、黄疸、紫癜样皮疹，中枢神经系统感染后常见癫痫。约 75% 的患儿可出现皮肤疱疹。若不及时治疗，感染会导致休克和弥散性血管内凝血，约 90% 会死亡，大部分幸存者有严重的神经系统后遗症。

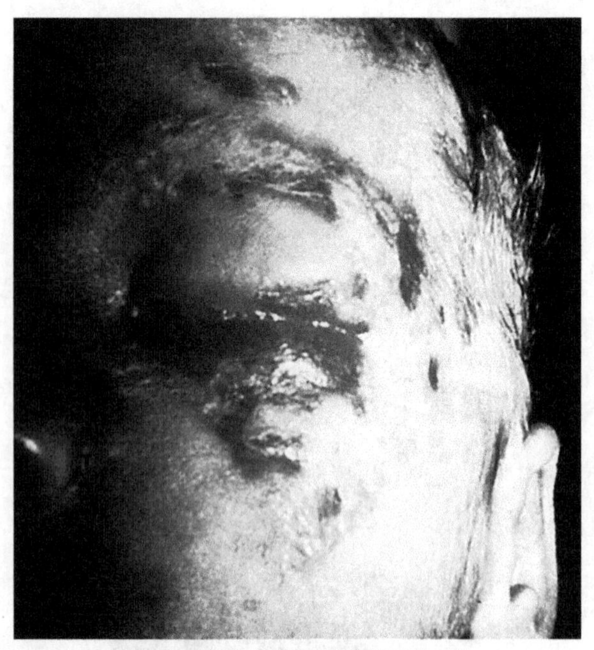

**图 244-4（见彩图）** 新生儿 HSV 感染的面部表现
摘自 Kohl S. Neonatal herpes simplex virus infection. Clin Perinatol , 1997, 24:129-150

## ■ 诊　断

HSV 感染，特别是危及生命的感染和生殖器疱疹的临床诊断，应通过实验室检查确诊，最理想的诊断标准是分离出病毒或采用聚合酶链反应（PCR）检测病毒 DNA。病理结果或影像学检查可支持诊断，但不可代替病毒特异性检查。HSV 免疫球蛋白 M（IgM）不能作为诊断依据，恢复期血清 HSV 特异性 IgG 抗体滴度比在急性期升高 4 倍及以上有助于回顾性诊断。

病毒培养仍然是诊断 HSV 感染的金标准。将疑似疱疹性囊泡弄破，并且揉搓病变部位然后收集液体和细胞，检出率高。培养干燥、结痂的病变通常检出率低。直接检测 HSV 抗原，虽没有病毒培养敏感，但可以迅速完成且具有很好的特异性。使用 PCR 扩增检测 HSV 的 DNA 是高度敏感和特异的，在某些情况也可以迅速地进行。怀疑 HSV 脑炎病例，可选择脑脊液检查。

新生儿 HSV 感染疑似病例的评估应包括对可疑病变处标本培养，以及眼和口腔拭子、脑脊液的 PCR 检测。病毒培养或抗原检测应该用于评估疑似急性生殖器疱疹相关病变。HSV- 2 型特异性抗体检测有助于评价有原因不明的复发性泌尿生殖系统非特异性症状和体征的年轻人及有性经历的青少年，但这些检测不利于 HSV-2 低流行人群的一般筛查。

大多数 HSV 诊断检查至少需要数天才能完成，为了取得最好的治疗效果，应该进行迅速治疗，而不是待确诊后再治疗。

## ■ 实验室表现

大多数自限性 HSV 感染很少引起常规实验室检查结果的变化。皮肤黏膜感染可能会导致中度的中性白细胞增多。HSV 脑膜脑炎脑脊液中可有单核细胞和蛋白增加，葡萄糖含量可以是正常或降低，可存在红细胞。除了新生儿，大脑的脑电图和 MRI 可显示 HSV 脑炎性颞叶异常。脑炎在新生儿期往往更广泛，而不是局限于颞叶。播散性感染可导致肝酶升高，血小板减少和凝血功能异常。

## ■ 治 疗

在美国，有 3 种抗 HSV 感染药物，包括阿昔洛韦、伐昔洛韦以及泛昔洛韦。3 种抗病毒药物都可以口服，只有阿昔洛韦有悬浮液。阿昔洛韦生物利用度最小，因此需要频繁给药。伐昔洛韦、阿昔洛韦的药物前体以及泛昔洛韦、喷昔洛韦的药物前体，都具有很好的口服生物利用度，每天给药 ·或两次。阿昔洛韦和喷昔洛韦也可局部使用，但对复发性皮肤黏膜 HSV 感染作用有限或根本没有作用。只有阿昔洛韦有静脉制剂。早期开始治疗可获得最大治疗效果。3 种药物都有具体的安全配置文件，儿童患者可安全使用。肾功能不全患者应该调整剂量。

阿昔洛韦和喷昔洛韦耐药在免疫功能正常者罕见，但确实发生在免疫功能低下者。免疫功能低下者病毒分离株，其 HSV 感染没有反应或阿昔洛韦治疗时病情恶化，应该做药敏试验。膦甲酸和西多福韦已被用于由抗阿昔洛韦突变引起的 HSV 感染的治疗。

三氟胸苷、阿糖腺苷、碘苷可局部用于疱疹性角膜炎的治疗。

生殖器疱疹患者同时需要进行心理辅导，包括可能产生的耻辱心理，并帮助他们了解这种慢性感染的自然病史及其管理。

### 急性皮肤黏膜感染

对于龈口炎，可口服阿昔洛韦（15mg/kg，每天 5 次，口服 7d，最大剂量 1g/d），发病 72h 内开始治疗可以减少疾病的严重程度和持续时间。吞咽疼痛可能会限制婴儿和儿童口服摄入量，增加脱水的风险。可通过使用冷饮料、冰淇淋和酸奶进行给药。

唇疱疹，口腔治疗优于外用抗病毒治疗。用于治疗复发的青少年，口服伐昔洛韦（2g，每天 2 次，口服 1d）、阿昔洛韦（每次 200~400mg，每天 5 次，口服 5d）或泛昔洛韦（每次 1 500mg，每天 1 次，口服 1d）可缩短用药时间。长期每天使用口服阿昔洛韦（400mg，每天 2 次，口服）或伐昔洛韦（每次 500mg，每天 1 次，口服）已被用来防止复发或治疗频繁或严重复发的患者。

据报道，治疗青少年 gladiatorum 疱疹，在水痘爆发初期口服阿昔洛韦（每次 200mg，每天 5 次，口服 7~10d）或伐昔洛韦（每次 500mg，每天 2 次，口服 7~10d）可缩短复发病程。对于有复发性疱疹的格斗性疱疹的患者，据报道长期每日预防性口服伐昔洛韦（500~1 000mg）可防止复发。

没有任何评估抗病毒治疗疱疹性甲沟炎的临床试验。在疾病的第一个体征出现后开始高剂量口服阿昔洛韦（1600~2000mg /d，分成 2~3 剂，口服 10d），在成人可一定程度中止复发，减少其他症状的持续时间。

临床试验表明，口服阿昔洛韦（每次 200mg/ 次，每天 5 次，口服 5d）对疱疹性湿疹的治疗有效，然而严重感染应静脉注射阿昔洛韦治疗。面部激光美容换肤后，口面部的单纯疱疹病毒感染可被激活，引起广泛的病损和疤痕。有报道称成人在开始换肤前一天伐昔洛韦（每次 500mg，每天 2 次，用 10~14d）或泛昔洛韦（250~500mg，每天 2 次，口服 10d）治疗可有效防止感染。烧伤患者 HSV 感染严重或危及生命时，可静脉注射阿昔洛韦（每天 10~20mg/kg，每 8h 静注）。

抗病毒药物不能有效治疗 HSV 相关性多形红斑，但作为口唇疱疹预防性治疗而日常使用，已被证明能预防多形性红斑的复发。

### 生殖器疱疹

儿童患者，通常为青少年或年轻成人，怀疑首次发生生殖器疱疹应用抗病毒疗法进行治疗。初次感染时治疗可降低疾病的严重程度和缩短持续时间，然而对随后反复感染的频率没有影响。对青少年的治疗方案包括阿昔洛韦（每次 400mg，每天 3 次，口服 7~10d）、泛昔洛韦（每次 750mg，每天 3 次，口服 7~10d）或伐昔洛韦（每次 1g，每天 2 次，7~10d）。选择每天两次伐昔洛韦可避免在上课时间进行治疗。对于年幼儿童，可使用阿昔洛韦悬浮液 10~20mg/kg，每天 4 次，不超过成人剂量。生殖器疱疹发病初期是非常痛苦的，一般需使用止痛药。所有生殖器疱疹患者应给予心理辅导，帮助他们处理心理问题，了解病情的长期性。

反复感染、病情对患者的心理影响以及传播给易感性伴侣的概率及严重程度会影响治疗方案的选择。复发性感染包括不进行治疗、间断性治疗和长期抑制治疗 3 种治疗方案可选择。对于间歇性疗法，治疗应在有爆发迹象时启动。青少年推荐选择间歇性治疗，包括泛昔洛韦（每次 1 000g，每天 2 次，口服 1d）、阿昔洛韦（每次 800mg，每天 3 次，口服 2d）或伐昔洛韦（每次 500mg，每天 2 次，口服 3d）。长期抑制治疗可以防止大多数的爆发，提高了患者在生殖器疱疹方面心理影响的生活质量，日常伐昔洛韦治疗也减少了（但不能消除）对易感性伴侣性传播的风险。长期抑制治疗方案是阿昔洛韦（每次400mg，每天2次，口服）、泛昔洛韦（每次250 mg，每天2次，口服）和伐昔洛韦（每次500~1 000mg，每天1次，口服）。

### 眼部感染

眼部HSV感染可导致失明，治疗应该咨询眼科医生。

### 中枢神经系统感染

有疱疹病毒性脑炎的新生儿患者应静脉阿昔洛韦（10mg/kg，每8h给药1次，1h内输完，连续14~21d）及时进行治疗。同时处理颅内压增高、癫痫发作和呼吸抑制。

### 免疫功能低下者感染

免疫功能低下者患有严重的皮肤黏膜和传染性HSV感染，应静脉使用无环鸟苷（5~10mg /kg或250mg/m$^2$，每8h一次）进行处理，直到有感染被控制。口服阿昔洛韦、泛昔洛韦、伐昔洛韦抗病毒治疗已被用于治疗较轻的HSV感染和显著免疫抑制期间的复发感染。耐药性在免疫功能低下的患者偶有发生，对于使用抗病毒药物抗HSV感染没有反应的患者应该分离病毒株测定敏感性。耐阿昔洛韦病毒往往也耐泛昔洛韦，但可能对膦甲酸钠或西多福韦敏感。

### 围产期感染

所有怀疑或者确诊的新生儿HSV感染者应及时大剂量静脉注射阿昔洛韦治疗（每天60mg/kg，每8h一次）。实验室检查确定没有被感染的婴儿应终止治疗。婴幼儿HSV病变局限于皮肤、眼和嘴部应及时治疗14d，而那些播散性或中枢神经系统感染，应治疗21d。接受高剂量治疗的患者，应对中性粒细胞减少进行监控。

## ■ 预　后

大部分HSV感染是自限性的，反复感染持续几天，原发性感染持续2~3周，愈合时无疤痕。磨皮或激光换肤后复发性口面疱疹会很严重，导致疤痕。因为生殖器疱疹是一种性传播疾病，它可以产生误会，患者的心理负担可能比生理病情严重。有些HSV感染可能是严重的，不及时进行抗病毒治疗可能会有严重的后果。危及生命的状况多见于新生儿疱疹、疱疹性脑炎、免疫功能低下者HSV感染、烧伤患者以及严重营养不良的婴儿和儿童。复发性眼疱疹可导致角膜瘢痕而失明。

## ■ 预　防

HSV是通过直接暴露于病毒，皮肤 – 皮肤接触传播或者接触受污染的分泌物而传播。正确的洗手方法，并在适当的时候使用手套为医护人员提供良好的保护。医护人员面对口腔颜面疱疹或疱疹性甲沟炎应采取预防措施，特别是护理高危患者，如新生儿免疫功能低下者以及患有慢性皮肤疾病患者。应告知患儿及家长良好的卫生习惯，包括洗手和在活动性疱疹爆发的时候避免与病变及分泌物接触。学校和托儿所心应该清理公共玩具、运动器材，如摔跤垫。参与接触性运动的运动员，如摔跤和橄榄球在活动性疱疹感染期间应停止练习或比赛，直到病灶完全愈合。生殖器疱疹可以通过避免生殖器 – 生殖器和口腔 – 生殖器接触来预防。正确和坚持使用安全套可降低但不能消除生殖器疱疹感染的危险性。男性包皮环切与获得性生殖器HSV感染的风险降低相关。生殖器HSV –2感染患者日常口服伐昔洛韦可以降低但不能消除易感性伴侣被感染的风险。目前没有可用的疫苗，但用于预防生殖器疱疹的疫苗亚型正在临床前研发。

孕妇在分娩期间有活动性生殖器疱疹，剖宫产（在4~6h破膜）可减少但不能消除母亲向婴儿传播的危险性。美国妇产科学院建议，有生殖器疱疹病史的孕妇，妊娠后4周日常使用口服阿昔洛韦、伐昔洛韦、泛昔洛韦可以降低但不能消除复发性生殖器疱疹及需要进行剖宫产的风险。

首次发生殖器疱疹的妇女阴道分娩的婴儿存在非常高的HSV感染的风险。鼻咽分泌物及脐部液体应在出生时和出生后第2天进行培养。一些权威人士建议这些婴儿应接受预防性阿昔洛韦治疗至少2周，有的人会在这些婴儿出现感染迹象或48h阳性培养结果进行治疗。有复发性生殖器疱疹病史的女性分娩的婴儿发展为新生儿疱疹风险低。在此情况下，应教育家长新生儿HSV感染有关的症状和体征，并应指导其出现一种感染症状时应刻不容缓寻求治疗。有疑惑情况时，应对婴儿进行评估，新生儿疱疹鼻咽部及脐培养，开始静脉注射阿昔洛韦，直到培养结果为阴性，或直至症状和体征获得另一种解释。

复发性生殖器HSV感染可以通过每天口服阿昔洛韦、伐昔洛韦、泛昔洛韦预防，这些药物现已被用来预防口面（唇）的复发和皮肤（gladiatorum）疱疹。口服和静脉注射阿昔洛韦也被用来预防免疫功能低下患者的复发性单纯疱疹病毒感染。也有报道利用阳光阻滞剂可有效预防有复发性口腔颜面疱疹病史的患者由日晒引起的复发。

## 参考书目

参考书目请参见光盘。

（任洛　译，刘恩梅　审）

# 第 245 章 水痘－带状疱疹病毒

*Philip S. LaRussa, Mona Marin*

水痘－带状疱疹病毒（VZV）感染可分为初次感染、潜伏感染和再发感染 3 种。初次感染表现为水痘，病毒在感觉神经节神经元内终身潜伏，再活化可引起带状疱疹(带状疱疹)。尽管儿童感染 VZV 后病情较轻，但在有基础疾病的儿童，水痘有很高的发病率和死亡率，并可使其他疾病的发病率和死亡率上升（不论成人或儿童，也不论免疫功能是否受抑制），如 VZV 感染后患者更易引起重度 A 组链球菌和金黄色葡萄球菌感染。水痘和带状疱疹可以用抗病毒药物进行治疗，接种 VZV 减毒活疫苗（水痘疫苗）可以预防初次感染。带状疱疹疫苗（带状疱疹疫苗）含有水痘疫苗相同的 VZV 病毒株，但具有免疫原性更强，推荐用于大于 60 岁的人群，可提高抗 VZV 免疫力，减少带状疱疹的发生率、主要并发症、疼痛及带状疱疹后遗神经痛。

## ■ 病原学

VZV 是一种嗜人类神经疱疹病毒，与单纯疱疹病毒相似，均属疱疹病毒 α 亚科。VZV 有包膜，基因组为双链 DNA，编码 70 余种蛋白，包括能引起免疫反应的靶蛋白。

## ■ 流行病学

美国于 1995 年开始推广水痘疫苗，在此之前，水痘是美国儿童最常见的传染病。水痘主要见于 15 岁以下的儿童，成人发病率不足 5%；在温带地区感染年龄趋于更小；在热带地区，水痘多发生于老年人，成人发病亦不少见。在美国，水痘的好发于冬、春季，约 400 万例患者，11 000~15 000 需住院治疗，100~150 人死亡。小婴儿、成人和免疫功能障碍者患水痘后病情严重，并发症和死亡的比例高于健康儿童。水痘在家庭内传播率可占 65%~86%，偶然接触（如发生在教室）也可造成易感儿童发病，但概率较低。水痘患儿在出皮疹前 24~48h 直到囊泡结痂（常为出疹后 3~7d）均有传染性。易感儿童与带状疱疹成人及儿童频繁直接接触后感染水痘病毒。

自 1995 年实施水痘疫苗接种计划后，美国水痘发病率和死亡率大幅下降。2005 年，水痘疫苗接种覆盖率已提高至 90%，而水痘发病率较 1995 年下降 90%~91%；2002 年，水痘相关住院病例较 1994—1995 年下降了 88%，2003—2005 年死亡人数较 1990—1994 年减少了 87%，小于 20 岁人群中的死亡病例下降了 96%。所有年龄组的发病率和死亡率都降低了，包括未接种疫苗的 <12 月龄的婴儿，表明间接免疫接种有保护作用。虽然所有年龄组特定年龄的发病率有所下降，但发病年龄增大，现在感染主要发生在学龄期儿童而非学龄前。这种流行病学变化突出了易感儿童、青少年和成人水痘疫苗接种的重要性。

虽然大多数临床表现较轻微，但这种接种 1 剂相关疫苗情况下多次出现的发病率猛然增加的情况，促使从 2006 年开始，单次接种水痘疫苗后常规推荐进行第二次接种。

带状疱疹是潜伏病毒的再活化引起，在儿童罕见，发病率也无季节性变化。与水痘患者接触不会引起带状疱疹，相反，既往有水痘史者与水痘患者接触后，可提高对 VZV 的细胞免疫应答，降低潜伏病毒再活化的可能。有水痘病史的人患带状疱疹的概率为 10%~20%，75% 的病例于 45 岁后发病。有宫内和 1 岁内 VZV 感染史的婴儿患带状疱疹的风险增加，但小于 10 岁的健康儿童患带状疱疹非常罕见。儿童带状疱疹往往比成人症状轻，且较少发生带状疱疹后神经痛。接受免疫抑制治疗、恶性肿瘤、艾滋病毒感染及患其他疾病的孩儿童，带状疱疹的发病更频繁，偶尔会多次发病，且病情严重。推荐用于 60 岁及以上年龄人群使用带状疱疹疫苗，可降低带状疱疹的发病率、预防最常见的并发症及带状疱疹后神经痛。

理论上减毒水痘疫苗可以有可能引起潜伏感染或再活化发展为带状疱疹。然而，免疫功能障碍的儿童接种疫苗后发生带状疱疹的风险低于天然 VZV 感染，健康人群也有相同的趋势。

## ■ 发病机制

VZV 通过直接或间接接触水痘患者口腔或皮损处的分泌物传播，初次感染后病毒在上呼吸道黏膜和扁桃体淋巴组织内生长繁殖。水痘的潜伏期为 10~21d，潜伏期前期病毒在局部淋巴组织内复制，经过短暂的亚临床病毒血症传播至内皮系统。随后出现第二次病毒血症，常持续 3~7d，在此期间出现皮疹，外周血单核细胞携带传染性病毒，导致新的水疱。在潜伏晚期，VZV也会被输送回至上呼吸道和咽部的黏膜，导致出疹前的1~2d可通过口腔分泌物传播。机体的免疫功能状态与病毒复制的水平和预防相关。免疫功能障碍的儿童免疫反应缺乏，尤其是细胞免疫，导致病毒持续复制，发生播散性感染，造成肺、肝、脑以及其他器官的并发症。初次感染后，VZV通过感觉轴突以逆行的方式运输至整个脊髓的脊神经节，并在神经节内潜伏，再激活后引起带状疱疹，水疱通常沿该神经节发出的感觉神经纤维分布，神经节内可能发生坏死性病变。水痘和带状疱疹的皮损组织病理学相同，且皮损均具有传染性。水痘诱发的体液免疫和细胞免疫能有效地防止VZV再感染，如果抑制针对VZV的细胞免疫，发生带状疱疹的风险也随之增加。

## ■ 临床表现

在美国，水痘疫苗普及之前，水痘是儿童常见的急性发热性出疹性疾病。虽然水痘通常具有自限性，但疾病严重程度不一，可能与是否发生严重的并发症有关。水痘的常见并发症包括继发金黄色葡萄球菌和链球菌感染、肺炎、脑炎、出血性疾病、先天性感染、致死性围产期感染。带状疱疹在儿童较少见，常引起局部皮疹，但在免疫功能障碍的患者可能导致播散性感染。

### 水　痘

水痘的潜伏期为10~21d，通常在接触传染源14~16d后发病，几乎所有的VZV感染者均发生皮疹。皮疹出现前24~48h可能会出现前驱症状，如发热、不适、食欲缺乏、头痛以及偶尔轻微腹痛，以上症状在年长儿和成人较明显。发热通常是中等热度（37.7℃~38.9℃），也可见超高热（41℃）。发热和其他全身症状可持续至出疹后2~4d。

水痘的皮疹首发于头皮、面部或躯干，最初的皮疹为瘙痒强烈的红色斑丘疹，随后演变成透明饱满的水疱，24~48h后水疱变混浊并中央凹陷，当最初的皮疹结痂时新的一批皮疹出现在躯干和四肢。因此，斑疹、丘疹、水疱和结痂同时存在是水痘的重要特征（图245-1见光盘）。水痘的皮疹主要呈中央或向心分布，而天花则是面部及四肢远端皮损更加突出。溃疡性病变常累及口咽和阴道黏膜，较多患儿眼睑、结膜和角膜上有水疱，但很少发展为严重的眼部疾病。水疱的平均数约为300个，可能低至10个，也可能高达1 500个以上，年长儿或家庭内传播而感染的水痘患儿，水疱的数目及批次会更多。患有皮肤疾病的儿童，如湿疹或晒伤，水痘的皮疹可能会更严重。部分患儿病灶部位的色素减退或色素沉着会持续数天至数周，但严重的疤痕不常见，除非病变发生继发感染。

水痘需与包括单纯疱疹病毒感染、肠道病毒感染、猴水痘、立克次体和金黄色葡萄球菌感染等其他出疹性感染性疾病相鉴别，也应与药疹、播散性带状疱疹、接触性皮炎和虫咬性皮疹相鉴别。在根除天花之前，重症水痘最常与天花混淆。

### 疫苗接种后水痘（“突破性水痘”）

水痘疫苗单次接种预防重症水痘的有效率超过97%，而预防野生型VZV感染的有效率为85%（中位数，范围为44%~100%），提示与家庭内、学校或托儿所的水痘患者密切接触后，约有1/5单次接种的儿童可能会发生水痘，即突破性水痘。已接种水痘疫苗的儿童接触VZV也可能导致无症状感染。突破性水痘发生在水痘接种至少6周后。由野生型VZV感染所致。在水痘疫苗计划接种的早期阶段，接种后前2周内发生皮疹多由野生型VZV感染所致，表明接种之前接触水痘可提供保护；接种疫苗2~6周后发生的皮疹有可能是野生株导致的突破性水痘，也有可能是疫苗相关性水痘。由于水痘发病率持续下降，在接种后0~6周内发生的水痘很少由野生型VZV引起。多数突破性水痘常不典型，以斑丘疹为主，水疱较少，病情较轻，水痘数目常少于50个，病程短，并发症少，较少或基本不发热，但约25%~30%为非轻型病例，临床特征更类似于野生型的感染。突破性水痘的传染性常比家庭内传播的野生型感染传染性弱，但其传染性与水疱的数目相关：典型突破性水痘水疱数目<50个，其传染性只有未接种疫苗而发生野生型VZV感染的1/3，而水疱数目≥50病灶的突破性水痘，其传染性与野生型水痘相当。因此，患有突破性水痘的儿童，应考虑其潜在的传染性，暂时停课到水疱结痂，如果患儿病程中未出现水疱，就停课至没有新的皮疹出现。现多认为家庭、托儿所以及学校是突破性水痘的传播途径。

目前有少量研究对水痘疫苗二次接种进行了评估，研究结果发现二次接种对所有类型水痘的有效率为98%。尽管二次接种水痘疫苗的儿童比一次接种的儿童发生突破性水痘的可能小，但水痘疫苗二次接种的儿童也有突破性水痘的报告。

### 重症水痘

重症水痘是指VZV初次感染合并了严重并发症，包括内脏器官受累、凝血功能障碍、严重出血及水疱病变加重。在有基础疾病的青少年及成年人、免疫功能障碍的儿童、孕妇和新生儿如果出现严重腹痛（肠系膜淋巴结或肝受累）或出血性疱疹，可能预示水痘病情严重。虽然重症水痘在健康儿童罕见，但在先天性细胞免疫缺陷和恶性肿瘤的患儿，特别是接受化疗且淋巴细胞绝对计数 < 500 /mm3 时，其风险是最高的。水痘常见的死亡原因是水痘性肺炎，多发生于肺炎诊断后的 3d 内；恶性肿瘤治疗期间和未进行抗病毒治疗的儿童水痘死亡率接近 7%，器官移植后获得水痘的儿童也有发生重症水痘的风险。尽管目前认为儿童处于长期、低剂量全身糖皮质激素治疗不增加重症水痘的风险，但接受大剂量糖皮质激素的患者确实会发生重症水痘并有报道称在接受吸入糖皮质激素以及接受各种短疗程、全身皮质类固醇治疗的支气管哮喘患者中发生重症水痘。未经治疗的晚期 HIV 感染患儿也发现了不典型的重症水痘临床表现，如水疱结痂后过度角化以及在 VZV 感染后数周至数月内水疱仍不断产生。对进行免疫治疗且 CD4 + T 淋巴细胞≥ 15% 的 HIV 感染、白血病、化疗缓解期或化疗可暂停 2 周的肿瘤患儿进行水痘疫苗接种，有降低重症水痘发生的风险。由于水痘疫苗接种的推广，一方面使免疫功能障碍的儿童在发生免疫受抑制之前就进行水痘疫苗接种，另一方面也使水痘的发病率下降，免疫功能障碍的儿童接触水痘的可能性减小，最终使重症水痘发病率下降。

## 新生儿水痘

若易感产妇在分娩前感染水痘，新生儿死亡率会特别高，若产妇在产前 5d 及产后 2d 内有水痘表现，其分娩的新生儿患重型水痘的风险高。产妇出疹前 48h 内可能发生病毒血症，病毒经过胎盘传播给胎儿。新生儿的皮疹通常发生在出生后 10d 左右（快者出生后 2d）。因起病急，产妇体内为产生 VZV 特异性抗体，新生儿获得了大量的病毒，却没有母源性抗 VZV 抗体进行中和。如果产妇在分娩 >5d 前患水痘，仍然可以将病毒传播给即将出生的孩子，但因为 VZV 特异性抗体可通过胎盘输送给胎儿所以新生儿感染会减轻。妊娠 30 周后母体免疫球蛋白（IgG 抗体）能够通过胎盘，所以胎龄 30 周及以上的新生儿体内的母源性抗体可中和 VZV。因新生儿出生条件不同，人类水痘带状疱疹免疫球蛋白（VariZIG）的应用方法也有区别：产妇产前 5d 及产后 2d 内有水痘表现，新生儿应尽快注射 VariZIG，尽管注射 VariZIG 的新生儿大约一半可能会出现水痘，但病情通常为轻型；胎龄小于 28 周的早产儿，若其母亲在围产期水痘病毒活化（即使产妇皮疹持续 > 1 周），早产儿应接受 VariZIG，如果不能使用 VariZIG，静脉注射免疫球蛋白（IGIV）可能会提供一些保护，但水痘特异性抗体滴度可能会变化很大。由于围产期感染水痘可能会危及生命，当病变进展时，婴儿应用阿昔洛韦进行治疗（10mg/kg，静脉滴注，8h 一次）。虽然并发症的发生率在出生后几周随年龄增长而迅速下降，但是出生后与水痘易感母亲的接触也会发生新生儿水痘。婴儿感染社区获得性水痘可发展为重型水痘，特别是有肺炎、肝炎和脑炎等并发症的患儿，也应接受静脉阿昔洛韦治疗（10mg/ kg，每 8h 静脉滴注一次）。患新生儿水痘的婴儿接受抗病毒治疗预后良好。

## 先天性水痘综合征

水痘可以发生宫内传播，但因为在温带地区，大多数成年人是有免疫力的，妊娠水痘并不常见。专家估计，孕妇确实在妊娠早期接触水痘，多达 25% 的胎儿可能被感染。幸运的是，在临床上因宫内感染所致的婴幼儿水痘不常见：孕妇在妊娠前 13 周感染水痘，婴儿先天性水痘综合征发病率约为 0.4%，而孕妇妊娠第 13~20 周感染水痘，婴儿先天性水痘综合征发生率约为 2%。在美国，水痘疫苗未上市之前，估计每年发生 44 例先天性水痘综合征。先天性水痘综合征的特点是呈带状疱疹状样分布的皮肤疤痕、四肢发育不良、神经系统受累（如小头畸形、皮质萎缩、癫痫和智力低下），眼部疾病（如脉络膜视网膜炎、小眼球、白内障），肾功能（如输尿管积水和肾盂积水）和自主神经系统异常（神经源性膀胱、吞咽功能障碍及吸入性肺炎）。多数的症状都是由神经系统受损引起，但胎儿 VZV 嗜神经性的原因不明。特征性皮损被称为瘢痕（“之”字形瘢），沿皮节分布，常可能导致患肢功能减退（图 245-2），许多伴有肢体上的疤痕和萎缩婴幼儿先天性水痘综合征同时伴有严重的神经系统缺陷。

偶有个案报道孕妇患带状疱疹后，婴儿出生时会有畸形，但这些病例是否真正代表先天性水痘综合征，尚不清楚。如果产妇带状疱疹能致先天性水痘综合征，也是极为罕见的。

先天性水痘综合征主要根据孕期水痘史和新生儿特征性异常表现的结合来诊断，VZV 不能从受感染的新生儿体内培养出来，但是可以通过聚合酶链反应（PCR）从组织样品中检测 VZV DNA。尽管新生儿 VZV 特异性 IgM 抗体滴度下降很快，且可出现特异性假阳性，但在部分脐带血标本中可检出 VZV 特异性 IgM 抗体。采集孕妇绒毛膜取样及收集胎儿血标本行病毒培养、病毒 DNA 或抗体检测有助于诊断 VZV 胎儿感染和胚胎疾病，但以上检查很难区分感染和疾病状态，阴性结果也只能说明无 VZV 感染，因此对患者指导和咨询的有效性尚不明确。目前尚无 1 岁以下婴儿患带状疱疹的报道，因此 VZV IgG

抗体效价在12~18个月持续阳性是无症状儿童产前感染的可靠指标。

易感水痘孕妇通常要使用水痘免疫球蛋白，但是否减少胎儿感染还不确定。患有严重水痘的孕妇给予阿昔洛韦治疗前瞻性研究发现水痘孕妇在孕早期使用阿昔洛韦进行治疗后，新生儿出生缺陷的发生率与正常人群接近。阿昔洛韦对妊娠妇女是B类药物，只有对孕妇利益大于胎儿潜在影响时才考虑使用。阿昔洛韦治疗在预防或缓解孕妇的先天性水痘的严重性的疗效并不清楚，但可预防母亲患重型水痘。由于胎儿感染VZV引起的损伤在产后不会进展，不建议先天性水痘综合征患儿进行抗病毒治疗。

## 带状疱疹

带状疱疹主要表现为在一个神经节感觉神经纤维分布的皮肤上形成一簇水疱，很少累及两个相邻神经节（图245-3）。在老年人，带状疱疹通常开始表现为烧灼样疼痛，然后是在感觉神经分布的皮肤出现成簇的水疱。几乎半数老年人可发生带状疱疹并发症，最常见的是带状疱疹后遗神经痛，即使带状疱疹皮损痊愈，疼痛仍持续。不同于成人带状疱疹，儿童带状疱疹少见局部疼痛、感觉过敏、瘙痒和低热；皮疹也较轻，但数天内可出现新的水疱；急性神经炎症状轻，通常在1~2周完全愈合；带状疱疹后遗神经痛在儿童也非常罕见。约4%的患者会发生二次带状疱疹，3次或更多次的情况罕见。横贯性脊髓炎短暂麻痹是带状疱疹的一种罕见并发症。宫内感染和1岁以内感染VZV的婴儿，在其儿童早期患带状疱疹的风险增加（图245-4）。

免疫功能障碍的带状疱疹患儿症状可能更严重，类似于成年人，包括疱疹后神经痛，也可能会出现播散性皮肤疾病，类似水痘播散导致肺炎、肝炎、脑炎、弥漫性血管内凝血。重症免疫功能缺陷儿童，尤其是晚期HIV感染者，可有非典型、慢性或复发性皮肤疾病、视网膜炎或无皮疹的中枢神经系统（CNS）疾病。相比曾经患过水痘的白血病患儿，接种疫苗的白血病患儿出现带状疱疹的风险较低，表明水痘疫苗的病毒株比野生型VZV重新激活少。同时，相较于曾患野生型水痘的儿童，接种水痘疫苗的健康儿童带状疱疹发病率较低，但仍需随访研究进行证实。

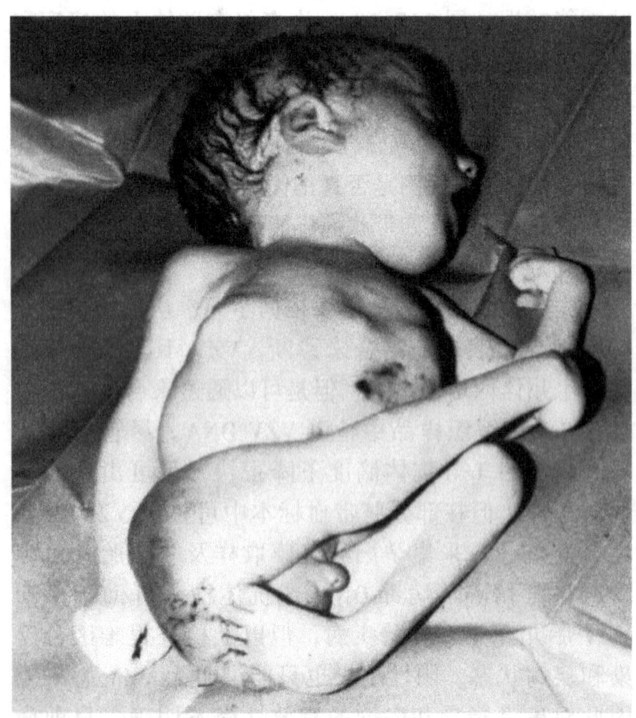

**图245-2** 新生儿先天性水痘综合征。患儿双下肢严重畸形以及左腹部瘢痕

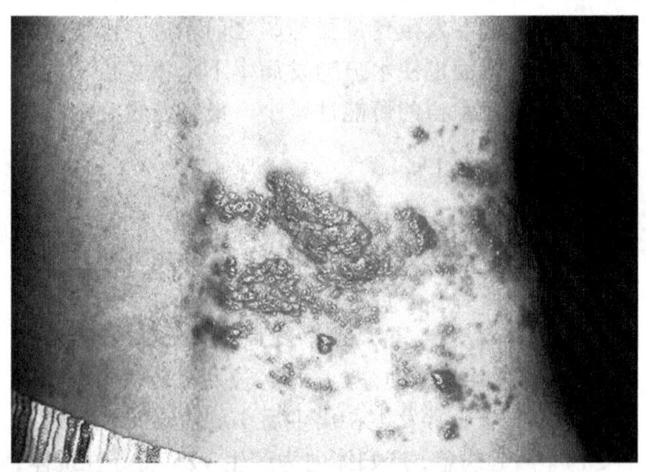

**图245-3（见彩图）** 带状疱疹累及腰部皮节皮肤

摘自 Mandell GL, Bennett JE, Dolin R. Principles and practice of infectious diseases. 6 ed. Philadelphia: Elsevier, 2005, vol 2: 1783

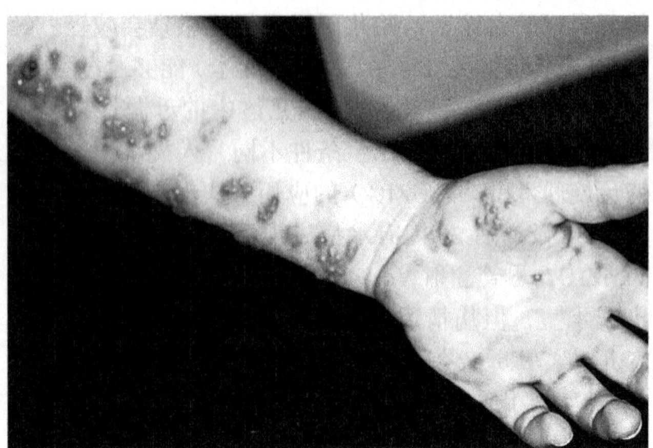

**图245-4（见彩图）** 带带状疱疹儿童手臂上多处簇状水疱

摘自 Weston WL, Lane AT, Morelli JG. Color textbook of pediatric dermatology. 3 ed. Philadelphia: Mosby, 2002, 8-28

## 诊　断

以往儿童水痘或带状疱疹诊断或治疗一般不需要实验室检查结果，一旦发病率明显下降，所有的水痘病例必须行实验室确诊。突破性水痘的临床表现不典型，常表现为皮疹与丘疹而不是水泡，会给诊断带来一定难度。此外，重型水痘可能需要从病毒学来鉴别区分痘病毒种类。

出疹后 72h 内典型标化是白细胞减少，淋巴细胞相对和绝对增多，肝功能检查结果也通常轻度升高（75%）。水痘中枢系统并发症或无并发症的带状疱疹患儿的脑脊液淋巴细胞轻度增多，蛋白含量轻微至中度增高，葡萄糖浓度正常。

水痘的快速实验室诊断对高危患者的诊断及感染控制非常重要。大多数转诊医院实验室和所有州立卫生实验室都可以确诊水痘（或单纯疱疹病毒）。水痘的快速诊断包括直接荧光法（DFA）、Shell Vial 技术以及 PCR 法。DFA 可以从皮肤病变的细胞（或水泡液）在 15~20min 内快速确诊水痘；Shell Vial 技术快速培养水疱液的细胞后进行特异性免疫荧光染色，需 48~72h；PCR 技术检测水泡液或结痂中的病毒，2h 至数天可确诊。虽然用非特异性染色（Tzanck 涂片）可以检测出多核巨细胞，但是敏感性低且不易与单纯疱疹病毒区分。传染性病毒可以通过组织培养方法回收，但需要专业技术，而且病毒增长可能需要数天到数周。VZV IgG 抗体可以通过多种方法进行检测，IgG 抗体上升 4 倍或更多，可作为急性感染的确诊依据，也有助于判断既往是否有水痘病史。因尚无准确的商业化检测手段且 IgM 的动态变化规律不明确，VZV IgM 抗体的检测不用于临床诊断，但部分实验室 VZV IgM 抗体检测结果较可信，如美国疾病控制和预防中心。基因分型可以区分野生型 VZV 和疫苗株，仅在高度专业化的实验室进行。

## 治　疗

抗病毒治疗可缩短水痘和带状疱疹的病程，且抗病毒药物耐药少见，但曾用阿昔洛韦延长治疗的艾滋病患儿可能发生耐药现象；膦甲酸钠可用于阿昔洛韦耐药的 VZV 感染。

### 水　痘

阿昔洛韦是仅有的儿科可使用的抗病毒药物液体制剂，安全性较高，也能有效治疗水痘，因此能用于治疗儿童、青少年及成人的水痘。对无并发症且免疫功能正常的水痘患儿，因为阿昔洛韦作用有限、价格昂贵，且水痘并发症风险低，美国儿科学会不建议阿昔洛韦作为的常规治疗。口服治疗阿昔洛韦（每次 20mg/kg，最大剂量 800mg），每天 4 次，连续 5d，可用于治疗无并发症的水痘，包括 >13 岁的非妊娠患者、患有慢性皮肤或肺部疾病的 1 岁以上患儿；接受短期、间歇性的或糖皮质激素雾化吸入治疗的患儿；接受水杨酸长期治疗；家庭内接触可能发生二次疾病的患者。越早使用阿昔洛韦，治疗效果越好，应出疹后 24h 内开始治疗，如果出疹后 72h 后开始治疗，临床疗效显著降低。阿昔洛韦治疗不会干扰 VZV 免疫力的诱导。静脉注射疗法的适应证为重型水痘和免疫功能障碍患者（即使出疹后 72h 也要治疗）。已有孕妇使用阿昔洛韦的报道，但其对胎儿的安全性尚不确定。专家建议年长儿可口服泛昔洛韦或伐昔洛韦，虽然美国食品和药物管理局并没有批准这些药物治疗水痘的具体适应证，泛昔洛韦和伐昔洛韦、阿昔洛韦一样，可以高效抗水痘病毒，并比阿昔洛韦有更好的口服吸收率。

播散性水痘，包括肺炎、重症肝炎、血小板减少症或脑炎迹象的患儿都应该立即接受阿昔洛韦治疗。从症状初期开始 72h 内使用阿昔洛韦（500mg/m$^2$，每 8h 静脉滴注 1 次）治疗，可以降低儿童重型水痘和播散性水痘的风险，治疗应持续 7~10d，或直至无新水疱出现 48h 后。高危患儿应延长治疗，因此时可出现播散性感染，无迁延性新水疱出现才能停药，因为内脏在此期进行。

已经在 HIV 患儿体内分理出阿昔洛韦耐药病毒株。阿昔洛韦耐药患儿可用膦甲酸钠静脉治疗，120mg/（kg·d），每 8h 一次，连续 3 周。肾功能障碍患者应减少剂量。长期使用膦甲酸钠也可产生耐药。

### 带状疱疹

抗病毒药物能有效治疗带状疱疹。在健康成人，阿昔洛韦（每次 800mg，每天 5 次，口服 5d）、泛昔洛韦（每次 500mg，每天 3 次，口服 7d）和伐昔洛韦（每次 1 000mg，每天 3 次，口服 7d），可缩短病程，降低带状疱疹后遗神经痛的发生率；之后再用皮质类固醇激素可以提高老年人的生活质量。在无基础疾病且带状疱疹较轻的儿童，带状疱疹后遗神经痛罕见。因此，尽管有些专家会口服阿昔洛韦治疗（20mg/kg，最大剂量不超过 800mg）以缩短病程，但是抗病毒治疗无带状疱疹并发症的儿童不一定是必需的。应尽早开始抗病毒治疗，超过出疹后 72h 才开始治疗，阿昔洛韦的有效性就下降。

带状疱疹免疫功能障碍的带状疱疹患儿可能会发生重型、播散性 VZV 感染，危及生命。播散性疾病可能危及生命。播散性 VZV 感染的高危患儿应接受阿昔洛韦治疗（500mg/㎡或 10mg/kg，每 8h 静脉滴注一次）。

无并发症的免疫功能障碍患儿和播散性感染低危患儿可并发症的患者，口服阿昔洛韦、泛昔洛韦及伐昔洛韦治疗。

带状疱疹的患儿不建议使用于糖皮质激素的治疗。

## 并发症

VZV 感染发生并发症或活化感染常见于免疫功能障碍的患儿。既往健康的患儿，轻度水痘肝炎比较常见，但临床上少有症状。水痘患儿轻度血小板减少症发生率为1%~2%的，可出现一过性淤点；过敏性紫癜，出血性水疱、血尿、消化道出血比较罕见，一旦出现则提示预后不良。其他比较罕见的水痘并发症包括小脑性共济失调、脑炎、肺炎、肾炎、肾病综合征、溶血性尿毒症综合征、关节炎、心肌炎、心包炎、胰腺炎和睾丸炎。在疫苗接种地区，水痘并发症的数量和发生率如预期降低，接种后严重的并发症发生率也降低。此外，水痘相关的住院和死亡人数在美国实施水痘疫苗计划接种以来也下降，表明水痘疫苗可减少水痘严重并发症。

### 细菌感染

皮肤的继发性细菌感染，通常是由链球菌和金黄色葡萄球菌引起的，在儿童水痘的发生率约为 5%，包括脓疱病蜂窝组织炎、淋巴结炎和皮下脓肿。继发性细菌感染的早期表现是红斑基底上的小囊泡，出疹后 3~4d 反复发热。水痘可并发 A 组链球菌的侵袭性致命性感染。其他严重的侵袭性感染包括水痘坏疽、细菌性败血症、肺炎、关节炎、骨髓炎、蜂窝组织炎和坏死性筋膜炎，是免疫功能障碍患儿发病和死亡的主要原因。细菌毒素介导的疾病(中毒性休克综合征)，也能使水痘复杂化。随着水痘疫苗的使用，与之相关的侵袭性细菌感染已大幅下降。

### 脑炎及小脑共济失调

脑炎和急性小脑性共济失调是水痘的神经系统并发症，在未接种水痘疫苗的患儿中的发病率分别是 1/50 000 和 1/4；主要见于 <5 岁或 >20 岁的患者。临床特征为颈项强直、意识改变、抽搐和脑膜脑炎。小脑性共济失调逐渐出现步态不稳、眼球震颤和口齿不清。神经系统症状通常于出疹后 4~6d 出现，也可能在潜伏期或皮损痊愈后发生，临床上会很快恢复，一般在出现症状 24~72h 内。严重的出血性脑炎是小儿水痘非常罕见的并发症，其预后与疱疹性脑炎相似。与水痘病毒及其他病毒如流感病毒相关的 Reye 综合征（肝功能障碍和低血糖脑病）已比较罕见，并且也不使用水杨酸类药物作为退热药（见第 353 章）。

### 肺　炎

水痘肺炎是一种严重的并发症，是成人和其他高危人群发病率和死亡率上升的主要原因，也可能使幼儿水痘复杂化。呼吸道症状如咳嗽、呼吸困难、发绀、胸痛、咯血等，一般在出疹后 1~6d 开始。吸烟是水痘并发重症肺炎的危险因素。产妇水痘肺炎的发病率更高。

## ■ 预　后

原发性水痘的死亡率为（2~3）/100 万，其中 1~9 岁的儿童病死率最低（<1/100 000 病例），与其相比，婴儿病死率比其高 4 倍，成人病死率比其高 25 倍。在接种水痘疫苗之前，美国每年约 100 人死于水痘，最常见的并发症是肺炎、中枢神经系统并发症、继发感染和出血。不经治疗的免疫功能障碍水痘患儿的死亡率为 7%~14%，并发肺炎而未治疗的成人死亡率接近 50%。

带状疱疹神经炎应使用适当的止痛药进行干预。带状疱疹后遗神经痛在成人可以持续数月，严重影响生活质量，需要疼痛科医生治疗。

## ■ 预　防

因为水痘在出疹前 24~48h 内均具有传染性，VZV 传播很难阻断。感染控制措施包括将患者隔离于配有过滤空气系统进行护理，是必不可少的。所有医护人员应该对水痘免疫（表 245-1），未接种疫苗且也无 VZV 感染证据的医护人员，密切接触水痘后应离岗 8~21d。

## ■ 疫　苗

水痘是一种可通过接种疫苗预防的疾病。水痘疫苗为减毒活疫苗（Oka 株），皮下注射。推荐水痘疫苗的常规用法是分别于 12~15 个月和 4~6 岁年龄段的健康儿童进行二次接种。对单次接种的儿童和青少年，应追加第 2 剂疫苗。所有没有水痘免疫证据的人群都应该进行第 2 次接种。两个剂量之间推荐的最小时间间隔为：小于 12 岁为 3 个月，而年长儿、青少年及成人为 4 周。在接种水痘疫苗 4 周内，接种麻疹 - 腮腺炎 - 风疹（MMR）疫苗，会增加突破性水痘的发生风险。因此，建议两种疫苗在不同部位接种或者间隔至少大于 4 周后再接种另一种疫苗。

水痘疫苗禁用于孕妇和有细胞免疫缺陷者，包括白血病、淋巴瘤及影响骨髓或淋巴系统的其他恶性肿瘤。在患儿白血病缓解期、$CD4^+$ T 淋巴细胞比例高于 15% 的 HIV 感染儿童也应该接受水痘二次接种，中间

**表 245-1 水痘免疫力的依据**

| 免疫水痘的证据（任意一项均可）： |
|---|
| ·适龄接种水痘疫苗： |
| ·学龄前儿童（即年龄 <12 岁）：单次接种 |
| ·学龄儿童，青少年和成人：二次接种 * |
| ·免疫学 † 或实验室确诊 |
| ·出生于 1980 年前的美国 § |
| ·由卫生保健者诊断水痘疾病的病史或证明 ¶ |
| ·由卫生保健者诊断带状疱疹的病史或证明 |

* 第一次接种在 13 岁之前接种的儿童，其两次疫苗接种之间间隔大于 28 天，第二次接种才认为是有效的

† 上市的检测手段可用于评估水痘诱导的免疫力，但缺乏敏感性，检测结果常常为疫苗诱导的免疫，可能产生假阴性结果

§ 1980 年之前出生的医护人员、孕妇及免疫功能不全者，认为其无水痘相关免疫力

¶ 任何卫生保健者（如学校或职业诊所的护士、执业护士、助理医生或医生）提供的水痘病史或典型疾病诊断。对于不典型或轻症病例，推荐由医生或他（她）指定的人员进行评估并从以下任一方面进行核实：（1）典型水痘病例的流行病学依据或实验室确诊病例；（2）急性发病时实验室检测结果。如果缺乏以上依据，不能认为其有水痘病史，因为其他非水痘疾病可以有相似的轻度不典型症状

间隔 3 个月接种应进行接种指针审查。体液免疫缺陷的儿童也应该接种水痘疫苗

2006 年开始，60 岁以上的老人可进行疱疹疫苗单次免疫，以预防带状疱疹和降低带状疱疹后神经痛的发生，但疱疹疫苗不能治疗带状疱疹或带状疱疹后神经痛。

## 疫苗相关的不良事件

水痘疫苗是安全的，且耐受性良好。第二次接种后≤ 3d 内注射部位的不良反应发生率（25%）比第一次接种（22%）稍高。据报道，在健康接种者，疫苗相关的轻微水痘皮疹发生率为 1% ~3%，可有 6~10 个丘疹、水疱或红斑，其高峰期在接种后 8~21d。疫苗病毒通过接触传染给易感者是非常罕见的现象。

## 暴露后预防

健康儿童暴露于病毒后 3d 内接种水痘疫苗（尽可能快速接种），可有效预防或缓解水痘，特别是在家庭内部，接触很可能导致家庭成员之间传染。水痘疫苗目前推荐可用于暴露后及控制水痘流行。在潜伏期后期口服阿昔洛韦可以改善健康儿童的病情；以上方案应进一步评估后再推广使用。

免疫功能低下儿童、孕妇及暴露于水痘的新生儿建议预防性使用高滴度抗 VZV 免疫球蛋白。水痘带状疱疹免疫球蛋白（VariZIG）是由加利福尼亚 FFF 企业生产（1-800-843-7477）。推荐剂量为 12.5U/kg（最大剂量 625U）于暴露后 96h 内尽快肌内注射。

虽然批准使用的复合免疫球蛋白静脉注射（IGIV，静脉注射免疫球蛋白）制剂含有水痘抗体，但其滴度相差较大。IGIV 暴露后预防推荐（如果可能的话）在暴露 96h 内给药 1 次（400mg/kg）。免疫功能障碍者，在 VZV 暴露前 2~3 周接受高剂量 IGIV（100~400mg/kg）能产生预期的 VZV 血清抗体。

如果产妇在产前 5d 至产后 2d 这段时间内患水痘，新生儿应使用 VariZIG（125U）预防。VariZIG 也用于 VZV 未免疫的孕妇、小于 18 周（或出生体重小于 1kg）且新生儿期暴露于水痘的早产儿、大于 28 周暴露于水痘病毒且其母亲没有相应免疫力的早产儿。很多没有水痘病史的成人也可能对水痘免疫，所以如果情况允许，成年人应该在 VariZIG 给药前进行 VZV IgG 抗体测试。VZV 抗体预防性使用可以改善疾病，但不会消除疾病进展的可能性，也不能阻断密切接触后的传播，应监测病情，一旦患者出现水疱，使用阿昔洛韦治疗。

高危易感者和带状疱疹患者之间的密切接触后也应使用 VariZIG 预防。当症状发作后给予被动抗体免疫或治疗不会减少发生带状疱疹的风险也不会改变水痘或带状疱疹的临床过程。

## 参考书目

参考书目请参见光盘。

（任洛 译，刘恩梅 审）

# 第 246 章 EB 病毒

*Hal B. Jenson*

传染性单核细胞增多症是 EB 病毒（EBV）引起的最常见的临床综合征，以全身症状如乏力、神萎、发热、咽痛和全身淋巴结肿大为主要临床表现。最初称为腺热，后因以异常淋巴细胞为主的单核样淋巴细胞增多而改称传染性单核细胞增多症，其他较少见的感染原也能也能引起传染性单核细胞增多症。

## ■ 病原学

EBV 是 γ 疱疹病毒中的一员，是 90% 以上传染性单核细胞增多症的病原。EBV 可分为 EBV-1 和 EBV-2 两个亚型（也称为 A 型和 B 型），二者的同源

性为 70%~85%。EBV-1 在世界范围内普遍流行，而 EBV-2 主要分布于非洲，在美国和欧洲少见。EBV-1 和 EBV-2 均可导致持久的、终身的隐性感染，在免疫功能障碍者甚至可发生双重感染。在体外，EBV-1 比 EBV-2 能更有效地诱导 B 细胞克隆，但两个亚型病毒感染后并没有特征性表现，也无临床差异。异源双链核酸分子跟踪检测显示，既往健康的传染性单核细胞增多症患者中也可检测到 EBV 的不同基因型，但通常只能培养出其中某一个基因型。

5%~10% 的传染性单核细胞增多症样疾病是由巨细胞病毒、弓形虫、腺病毒、肝炎病毒、人类免疫缺陷病毒（HIV）和风疹病毒原发感染所致，大多数 EBV 阴性的传染性单核细胞增多症样疾病确切原因仍然不明。

## 流行病学

传染性单核细胞增多症的流行病学与 EBV 感染的年龄和流行病学特点相关，全球。全球有 95 % 的人口都感染过 EB 病毒。EBV 通过性交和口腔分泌物传播，如接吻以及共用水杯。非紧密接触、环境因素或污染物并不会造成 EBV 的传播。

EBV 急性感染后通过口腔分泌物排放病毒可长达 6 个月或更长，并终身间歇性排放病毒。感染过 EBV 并由血清学证据的健康人约有 20%~30% 的时间排放病毒。免疫功能受抑制得患者可使潜伏的 EBV 感染再激活，约有 60%~90% 的免疫受抑制者感染 EBV 后会排放病毒。EBV 也能在生殖道中检出，特别是 EBV-2，提示 EBV 可通过性生活传播。

发展中国家和发达国家的低收入人群通常在婴儿期和幼儿期就发生过 EBV 感染。在非洲中部，几乎所有的 3 岁儿童均感染过 EBV。儿童时期的 EBV 原发性感染通常是隐性感染，或与儿童期其他病毒感染不易鉴别。世界上不发达地区实际上很少发生传染性单核细胞增多症。在工业化国家高收入的人群儿童时期 EBV 感染也很常见，但发生率低，约为 30%，可能因为卫生条件良好。青少年和成人 EBV 原发性感染后，超过 50% 的病例出现典型的三联征：疲劳、咽炎和全身淋巴结肿大，即传染性单核细胞增多的主要临床表现。传染性单核细胞增多症个年龄段均可发病，但在小于 4 岁的儿童极少见，他们感染 EBV 常是无症状的；在大于 40 岁的成人也很少发生传染性单核细胞增多症，因为此部分人群多数已经感染过 EBV。传染性单核细胞增多症的确切发病率不详，估计发病率为每年（20~70）/100 000 人；年轻人发病率增加至每年约 1/1 000 人，提示血清学阳性率随年龄增长，在美国几乎所有的成年人血清学均为阳性。

## 发病机制

EBV 进入口腔后，EBV 最初感染上皮细胞可引起咽炎症状。病毒在细胞内复制并导致细胞溶解，后释放新的病毒颗粒，传播到相邻组织，波及唾液腺，最终造成病毒血症，外周血 B 淋巴细胞和整个淋巴网状系统包括肝和脾均发生感染。传染性单核细胞增多症的特征性异型性淋巴细胞属 $CD8^+$ T 淋巴细胞，具有抑制和细胞毒两种功能，它针对感染的 B 淋巴细胞的免疫反应引起异常淋巴细胞变化，$CD8^+$ 淋巴细胞相对及绝对增加可导致 T 淋巴细胞 $CD4^+/CD8^+$（辅助 / 抑制）比例发生暂时性倒置，正常比例为 2∶1。传染性单核细胞增多症的大多临床表现是由宿主的免疫反应引起的，这种免疫反应能有效地将 B 淋巴细胞的病毒载量减少至 1 拷贝 /$10^5$ 以下，相当于全血病毒低于 10 拷贝 /μgDNA。免疫功能障碍者的 EB 病毒负荷使载量更易变化，高者可超过 4000 拷贝 /μg DNA。

虽然通过性传播可感染宫颈上皮细胞，但这种感染并不发生传染性单核细胞增多症，也不发生局部症状。在免疫功能障碍的平滑肌肉瘤的肌细胞中可检出 EBV，但在免疫功能正常的平滑肌肉瘤肌细胞内却不能检出。

EBV 像其他疱疹病毒一样，原发感染后可终身潜伏感染，潜伏的 EBV 在口咽部上皮细胞和全身记忆性 B 淋巴细胞内，这些细胞核内有许多 EBV 游离基因，随着壁报分裂 EBV 游离基因也同时复制，并传给子代细胞。病毒基因整合入细胞基因组不具有代表性。潜伏期感染时只产生少数病毒蛋白，包括 EB 病毒测定的核抗原（EBNAs），这些蛋白在潜伏状态维持病毒的游离基因是至关重要的。病毒复制一开始就产生 EBV 早期抗原（EAS），早于病毒 DNA 复制，随后产生病毒衣壳抗原（VCA），在细胞死亡时释放成熟的新病毒颗粒。潜伏期细胞内的病毒在激活时，其复制出于较低水平，这是感染 EBV 的患者会间歇性从口咽部分泌物排放病毒的缘故。EBV 再激活多是无症状的，也无明显的临床症状。

## 肿瘤发病机制

EBV 是第一个与人类恶性肿瘤有关的病毒。EBV 感染可能会导致不同程度的增生性疾病，包括自限性良性疾病如传染性单核细胞增多症，进行性但非恶性增生性疾病如病毒相关性噬血细胞综合征以及上皮细胞恶性肿瘤。EBV 有关的良性增殖病还包括主要发生在成人艾滋病患者的口腔黏膜白斑和主要发生在儿童艾滋病患者的淋巴细胞样间质性肺泡炎。EBV 相关的恶性增殖包括鼻咽癌、Burkitt 淋巴瘤、霍奇金病和免疫功能缺陷状态（包括艾滋病）时发生的淋巴系统增生性疾病和平滑肌肉瘤。没有确切的证据表明 EBV 促进 EBV 阳性的恶性肿瘤的发病。

鼻咽癌世界各地均有发生，但中国南方地区的发病率较其他地区高 10 倍以上，是成年男性最常见的恶性肿瘤。在北非的白人和北美的因纽特人中也比较常见。患者通常出现颈部淋巴结肿大、咽鼓管阻塞、鼻塞与鼻出血。未分化鼻咽癌所有恶性细胞中均含有高拷贝数的 EBV 游离基因。测定 EBV 抗体滴度对诊断和判断未分化和部分分化无角化的鼻咽癌预后均有价值。在无症状个体的鼻咽癌患者可检测到高滴度的 EA 和 VCA IgA 抗体，IgA 滴度变化可用来评价肿瘤治疗效果（表 246-1）。高分化鳞状细胞癌的恶性细胞几乎没有或只有很少 EBV 基因，血清学抗体水平与普通人群相似。

CT 和 MRI 有助于区别和诊断头颈部的块状，但鼻咽癌要通过组织肿块或可疑颈部淋巴结活检才能确诊。手术对鼻咽癌分期和诊断有重要意义，放射治疗能控制原发肿瘤和局部淋巴结转移。5- 氟尿嘧啶、顺铂和氨甲蝶呤这类化疗药物对鼻咽癌有效。无转移的鼻咽癌预后良好。

流行性（非洲）伯基特淋巴瘤 好发于下颚，在近赤道东非洲和新几内亚最常见的儿童癌症（见第 490.2），发病年龄的中位数为 5 岁。这些地区是恶性疟疾的高发地区，并且在婴幼儿期就有很高 EBV 感染率。疟原虫持续刺激类似于 B 淋巴细胞的有丝分裂原，使 EBV 感染多克隆 B 淋巴细胞增殖；疟原虫也损害 T 淋巴细胞对感染 EB 病毒 EBV 感染的 B 淋巴细胞的免疫监视功能，增加了发展为伯基特淋巴瘤的风险。大约 98% 的流行性伯基特淋巴瘤病例的肿瘤内可检出 EBV 基因，而非流行性（散发或美国）伯基特淋巴瘤患者的肿瘤细胞 EBV 基因检出率仅为 20%。伯基特淋巴瘤的特点是抗 VCA 和 EA 的抗体水平显著升高，且与发展为肿瘤的风险相关（表 246-1）。

所有的伯基特淋巴瘤病例包括 EBV 阴性的病例，均是单克隆的，并有染色体易位，原癌基因 c-myc 易位到免疫球蛋白重链基因恒定区即 t（8，14）；易位到 κ 轻链恒定区即 t（2，8）；易位到 λ 轻链恒定区即 t（8，22）。这种易位导致 c-myc 基因无序的持续翻译，合成了大量的 c-myc 产物。

霍奇金病 在发展中国家霍奇金病的发病高峰在儿童时期，而在发达国家发病高峰为青年。EBV 抗体水平持续升高促进霍奇金病的发展，只有少数患者是 EBV 血清学阴性。EB 病毒感染可使霍奇金病的患病风险增加 2~4 倍，与超过 50% 的混合细胞型以及约 25%结节硬化型的病例有关，罕见 EBV 感染致淋巴细胞为主型霍奇金病。免疫组织化学法能在霍奇金病特异性的恶性细胞 Reed-Sternberg 细胞和其变异细胞中检测到 EBV。

宿主免疫功能缺陷可能导致 EBV 感染不能控制。典型是 X - 连锁淋巴细胞增生综合征（邓肯综合征），是一种 X 染色体连锁的隐性遗传疾病（见第 118 章），可能发生重症、持续的，有时是致命的 EBV 感染。大约 2/3 的 EBV 感染的 X - 连锁淋巴细胞增生综合征男性患者死于弥漫性和爆发性淋巴细胞增生；存活的患者会发生低丙球蛋白血症、B 细胞淋巴瘤，或两者兼有，多数患者于 10 年内死亡。

许多先天性和获得性免疫缺陷综合征与 EBV 相关 B- 淋巴细胞淋巴瘤的发生率增加有关，尤其是中枢神经系统淋巴瘤和平滑肌肉瘤。淋巴增生综合征的发病率与免疫抑制的程度平行，T 细胞功能下降显然能使 EBV 逃脱免疫监视。先天性免疫缺陷病包括 X - 连锁淋巴细胞增生综合征、常见变异型免疫缺陷病，共济失调 - 毛细血管扩张症，Wiskott-Aldrich 综合征和 Chédiak-Higashi 综合征等易发 EBV 相关淋巴细胞增殖性疾病。获得性免疫缺陷病包括抗癌药物治疗、器官或骨髓移植后的免疫抑制治疗以及 HIV 感染等引起 EBV 相关淋巴细胞增殖性疾病的风险显著上升。淋巴瘤可以是局灶性也可以是弥漫性，组织学上通常为多克隆，但也可是单克隆，即使免疫功能恢复，这种淋巴瘤的生长也是不可逆的。

在免疫功能障碍的平滑肌肉瘤患者，包括艾滋病毒感染者和移植受者，在其平滑肌肉瘤的平滑肌细胞内能检出 EBV，但免疫功能正常的滑肌肉瘤患者，平滑肌肉瘤肌细胞内则不能检出 EBV。

与 EBV 相关的其他肿瘤很多，其中相关程度最高的是唾液腺癌；其他肿瘤，包括 T 淋巴细胞淋巴瘤（包括致死性中线肉芽肿）、血管免疫母细胞性淋巴结病样淋巴瘤、由胸腺上皮细胞衍生的胸腺瘤和胸腺癌、声门癌、呼吸道和胃肠道的淋巴上皮细胞肿瘤以及胃腺癌。EBV 在这些恶性肿瘤中的确切作用尚不明确。

## 临床表现

青少年传染性单核细胞增多症的潜伏期为 30~50d，在儿童中，可能更短。婴幼儿 EBV 原发感染大多无临床表现，年龄稍大的患儿发病通常也是隐

**表 246-1　临床分期与 EBV 血清学反应性的关系 ***

| 临床分期 | 血清学反应 | | | | | |
|---|---|---|---|---|---|---|
| | 嗜异性抗体检测（定性试验） | EBV– 特殊抗体 | | | | |
| | | IgM-VCA | IgG-VCA | EA-D | EA-R | EBNA |
| 阴性反应 | – | <1:8[†] | <1:10[†] | <1:10[†] | <1:10[†] | <1:2.5[†] |
| 易患者 | – | – | – | – | –[§] | – |
| 急性原发性感染：传染性单核增多症 | + | 1:32~1:256 | 1:160–1:640 | 1:40–1:160 | –[§] | – 至 1:2.5 |
| 新进原发性感染：传染性单核增多症 | ± | – 至 1:32 | 1:320–1:1，280 | 1:40–1:160 | –[‡] | 1:5~1:10 |
| 远期感染 | – | – | 1:40–1:160 | –[§] | – to 1:40 | 1:10~1:40 |
| 再感染：免疫功能受抑制或免疫功能不全者 | – | – | 1:320–1:1，280 | –[§] | 1:80–1:320 | – 至 1:160 |
| 伯基特淋巴瘤 | – | – | 1:320–1:1，280 | –[§] | 1:80–1:320 | 1:10~1:80 |
| 鼻咽癌 | – | – | 1:320–1:1，280 | 1:40–1:160 | –[ǀ] | 1:20~1:160 |

EA-D：早期抗原弥漫性染色成分，EA-R：早期抗原胞浆限制性成分；EBNA：EBV 核抗原；EBV：EB 病毒；Ig：免疫球蛋白；VCA：病毒衣壳抗原；–：阴性；+：阳性

* 数据来源于多个研究结果，可能会有超出范围的情况发生

† 或最低稀释倍数

‡ 在无临床症状而血清转化阳性的成人和儿童中，EA 特异性抗体变化明显的是 EA–R 抗体

§ 少数病例 EA-D 反应为主

ǀ 少数病例 EA-R 反应为主

摘自 Epstein-Barr virus. In Detrick B, Hamilton RG, Folds JD. Manual of molecular and clinical laboratory immunology. ed 7. Washington, DC: American Society for Microbiology, 2006

伏和模糊的，患儿可能会有身体不适、疲劳、急性或长期（> 1 周）发热、头痛、咽喉痛、恶心、腹痛和肌肉酸痛等。前驱症状可持续 1~2 周，咽喉痛和发热会逐渐加重，是患儿就医的主要原因。脾大发展迅速，可引起左上腹部不适和压痛，这可能是患儿的主诉之一。

典型体征是全身淋巴结肿大（90%病例），脾大（50%病例）、肝大（10%病例）。淋巴结肿大最常见于颈前、颈后以及颌下淋巴结，腋下和腹股沟淋巴结肿大较少见，滑车上淋巴结肿大特别提示传染性单核细胞增多症的可能。有症状的肝炎或黄疸少见；脾大一般在肋缘下 2~3cm，而巨脾不多见。

咽痛往往伴随着中至重度咽炎和扁桃显著体肿大，偶尔有分泌物（图 246–1）。在软硬腭交界处经常看到淤点，这种咽炎类似于由链球菌感染所致的咽炎。其他临床表现包括皮疹和眼睑水肿。

皮疹通常是斑丘疹，3%~15%的患儿可出现。传染性单核细胞增多症患儿如果用氨苄西林或阿莫西林治疗，高达 80%的病例会发生"氨苄西林皮疹"。这种血管炎性皮疹可能是免疫介导的，尚无特异性治疗方法。EBV 也与 Gianotti-Crosti 综合征有关，表现为两颊对称多个红色丘疹，持续 15~50d。皮疹有特应性皮炎样表现，并可能出现在四肢和臀部。

## ■诊　断

传染性单核细胞增多症的诊断也意味着原发 EB 病毒感染。典型的临床症状和外周血异形淋巴细胞可以进行初步诊断，确诊通常是通过血清学检测到嗜异性抗体或特异 EBV 抗体。

EBV 培养采用细胞转化试验，较耗时，需要 4~6 周。取口咽或生殖器分泌物与外周血（10~30mL）或含人脐带血淋巴细胞的肿瘤细胞进行共培养。培养 6 周，期间观察有无细胞转化迹象：细胞增生并快速生

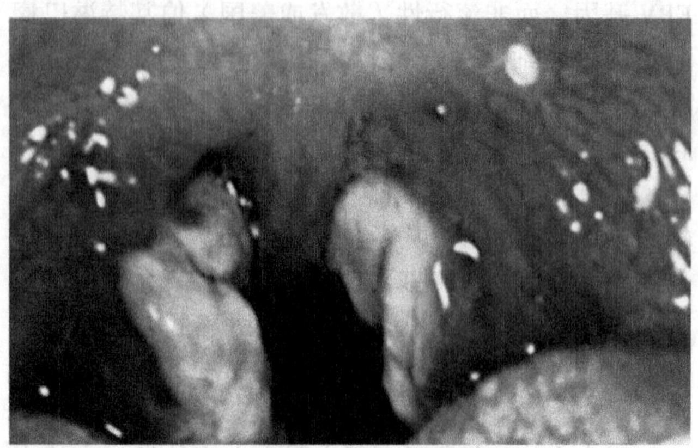

**图 246–1（见彩图）**　传染性单核细胞增多症中有膜状分泌物的扁桃体炎

摘自 Courtesy of Alex J. Steigman, MD.

长，核分裂，大空泡，颗粒形态和细胞聚集。EBV 还可感染脐带血细胞，使该细胞永生化，适于体外长久保存。

### 鉴别诊断

传染性单核细胞增多症样疾病可能由巨细胞病毒、弓形虫、腺病毒、肝炎病毒、艾滋病病毒或者风疹病毒原发性感染引起，其中巨细胞病毒感染是成人传染性单核细胞增多症样疾病的常见原因。链球菌性咽炎也可引起咽痛及颈部淋巴结肿大，与传染性单核细胞增多症不易区别，但链球菌性咽炎不伴肝脾大；约 5% EBV 相关的传染性单核细胞增多症患者咽拭子 A 组链球菌培养阳性，提示这部分患者咽部携带 A 组链球菌。若链球菌咽炎患者经 48~72h 的治疗后症状不缓解，应高度怀疑传染性单核细胞增多症。传染性单核细胞增多症急性期偶有白细胞计数显著升高或是降低，中度血小板减少，甚至发生溶血性贫血，这部分患者需进行骨髓检查并请血液科会诊，以排除白血病的可能。

## ■ 实验室检查

超过 90% 的传染性单核细胞增多症都有白细胞增多，约 10 000~20 000/mm$^3$，其中 2/3 以上为淋巴细胞，异型淋巴细胞多达 20%~40%。异型淋巴细胞是由成熟 T 淋巴细胞被抗原活化而来，显微镜下较普通淋巴细胞体积增大，细胞核较大呈折叠状且偏于细胞一侧，核浆比例低。虽然异型淋巴细胞也可见于许多会引起淋巴细胞增殖的感染，但异型淋巴细胞大量积存在 EBV 感染最为典型。引起异型淋巴细胞增多的其他疾病包括获得性巨细胞病毒感染（而不是先天性巨细胞病毒感染）、弓形体病、病毒性肝炎、风疹、玫瑰疹、流行性腮腺炎、结核、伤寒、支原体感染、疟疾及一些药物反应。超过 50% 的患者会发生轻度血小板减少，50 000~200 000/mm$^3$，但很少发生紫癜。约 50% 无并发症病例可发生肝转氨酶值轻度升高，但通常无症状，也不伴有黄疸。

### 嗜异性抗体试验

嗜异性抗体能凝集不同种属的细胞，传染性单核细胞增多症可见暂时性嗜异性抗体升高。嗜异性抗体也称为 Paul-Bunnell 抗体，它是 IgM 抗体，用嗜异性凝集试验（Paul-Bunnell-Davidsohn 法）使绵羊红细胞发生凝集即为嗜异性抗体。传染性单核细胞增多症的嗜异性抗体能凝集绵羊红细胞或马红细胞，后者的灵敏度更高，但不凝集豚鼠肾细胞。因此，可利用不同吸附特性将血清病、风湿性疾病以及一些正常的个体与传染性单核细胞增多症相鉴别。血清使用豚鼠肾细胞吸附后，嗜异性抗体滴度 > 1∶28 或 1∶40（根据稀释方法判断），则认为是阳性的。

传染性单核细胞增多症患者患病数月后羊红细胞凝集试验仍可呈阳性，马红细胞凝集试验阳性甚至可持续 2 年。目前使用最广泛的方法是马红细胞玻片凝集法，是定性试验。年长儿和成人患 EBV 相关的传染性单核细胞增多症后，约 90% 患者嗜异性抗体检测阳性，但小于 4 岁的患儿因为嗜异性抗体滴度低，阳性率只有 50%。约 5% ~10% 的传染性单核细胞增多症病例并不是由 EBV 引起的，这些病例一般不会与有嗜异性抗体反应。嗜异性凝集试验的假阳性率小于 10%，假阳性会导致误诊，如果嗜异性凝集阴性但怀疑 EBV 感染，必须进行 EBV 特异性抗体检测。

### EBV 特异性抗体

EBV 特异性抗体测试有助于急性 EBV 感染确诊，尤其是在嗜异性凝集试验阴性的病例，或判断既往有 EBV 感染病史的病例是否是 EBV 易感者。几个不同的 EBV 抗原系统已经用于 EBV 感染诊断（图 246-2，表 246-1），其中 EBV 核抗原（EBNA），早期抗原（EA）和核可抗原（VCA）系统最有诊断意义。传染性单核细胞增多症急性期的特征是 IgM-VCA 和 IgG-VCA 迅速升高，多数情况下还有 IgG-EA 抗体升高。IgM-VCA 持续时间较短，但发病 4 周内均可检测到，偶尔可持续到 3 个月。检验中心必须先去除受检样品中的类风湿因子，否则可能会导致 IgM-VCA 抗体假阳性。IgG-VCA- 通常在急性期晚期达滴度高

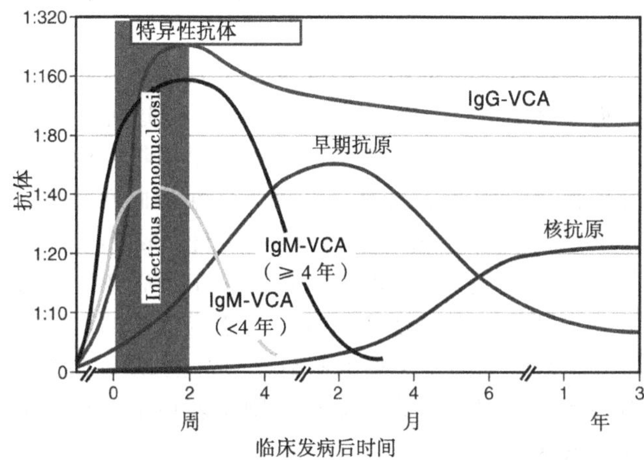


**图 246-2** 传染性单核细胞患者各种 EBV 特异性抗体发展示意图。抗体滴度利用血清稀释倍数倒数的几何均数表示。IgM-VCA 因患儿的年龄差异而具有不同的发展规律

摘自 Epstein-Barr virus. In Detrick B, Hamilton RG, Folds JD. Manual of molecular and clinical laboratory immunology. 7 ed. Washington, DC: American Society for Microbiology, 2006.

峰，在发病后数周或数月内小幅下降，最后稳定持续终身。

EA 抗体通常在发病后数月可检测到，并可低水平持续数年。弥漫性染色成分抗体，即 EA-D 抗体，传染性单核细胞增多症急性期患儿 80% 会出现短暂性升高，鼻咽癌患者滴度也可升高。胞浆组织成分抗体，即 EA-R 抗体，传染性单核细胞增多症恢复期出现短暂的 EA-R 水平升高，与 EBV 相关的 Burkitt 淋巴瘤患者 EA-R 抗体滴度通常也显著升高，而在 Burkitt 淋巴瘤晚期则是 EA-D 抗体升高。EA-D 或 EA-R 抗体水平升高也可见于 EBV 持续或再感染的免疫功能障碍患者。EBNA 抗体在传染性单核细胞增多症中最晚出现，通产发病后 3~4 个月逐渐出现且终身低水平维持。其他抗体阳性，EBNA 抗体阴性，提示 EBV 近期感染；EBNA 抗体同时阳性，提示 EBV 感染发生于 3~4 个月前。由于抗体的个体差异和各个实验室之间的方法学差异，偶尔可使抗体反应的解释较为困难，但 VCA-IgM 是 EBV 感染是最具有特异性和诊断价值的检测，VCA-IgM 阳性可确诊传染性单核细胞增多症。

## ■ 治　疗

传染性单核细胞增多症尚无特异性治疗。大剂量阿昔洛韦（加不加糖皮质激素）可以减少病毒复制和口咽病毒的排放，但不能减轻疾病的严重程度，也不能缩短病程持续时间或改变最终结果。休息和对症治疗是主要治疗措施。当患者出现极度疲劳时，需卧床休息，一旦症状有所改善，患者应开始恢复正常活动。因腹部闭合性损伤可能导致患者脾破裂，在病程第 2~3 周或脾大期间，建议避免参加腹部接触的运动及剧烈的体力活动。

传染性单核细胞增多症发生并发症时，短疗程糖皮质激素（< 2 周）有助于治疗，但这种使用并未经过严格评估。一些适应证包括早期气道阻塞、血小板减少引起的出血、自身免疫性溶血性贫血、惊厥或脑膜炎时，推荐的方案是泼尼松 1mg/（kg·d）（最高不超过 60mg/d）连续治疗 7d，后 7 天再缓慢减少剂量。至今还没有糖皮质激素疗法的对照组研究结果，但鉴于免疫抑制治疗有发生 EBV 相关肿瘤的风险，普通传染性单核细胞增多症不用皮质类固醇激素。

## ■ 并发症

传染性单核细胞增多症患儿很少会发生并发症，最危险的并发症是脾包膜下出血或脾破裂，最常发生在发病后的 2 周内，成人患者脾破裂的发生率为 0.5%，儿童发生率不详，可能更低。破裂通常与外伤相关，即使发生病情往往较轻，很少导致死亡。扁桃体和口咽部淋巴组织明显肿大可导致呼吸道梗阻，表现为流涎、喘鸣和呼吸受阻。<5% 的病例可能会发生进行性气道阻塞，是传染性单核细胞增多症常见的住院指征，可通过半卧位、静脉补液、湿化空气和全身性类固醇激素治疗进行处理。早期呼吸窘迫或急性气道阻塞应立即转入重症监护室并行气管插管，12~24h 后行扁桃体腺样增殖体切除术。

EBV 所致的传染性单核细胞增多症也可发生很多罕见的神经系统并发症。大约 50% 患者会出现头痛，1%~5% 可伴有严重的神经系统症状，如惊厥和共济失调，可表现为大小、形状和空间关系的知觉扭曲，即“艾丽斯奇境综合征”；也可发生脑膜炎，表现为颈项强直、脑脊液中单核细胞增加；其他并发症还包括面神经麻痹、横贯性脊髓炎和脑炎。然而大多数确诊 EBV 脑炎的患者，并不会表现出传染性单核细胞增多症的典型症状。

传染性单核细胞增多症急性期可出现吉兰－巴雷综合征或 Reye 综合征。3% 的患儿可出现溶血性贫血，这类患儿 Coombs 试验和红细胞 I 抗原特异性冷凝集素试验阳性，通常在发病 2 周内发生，持续时间 < 1 个月。再生障碍性贫血是一种罕见的并发症，通常出现于发病后第 3~4 周，常于第 4~8d 恢复，但严重病例需骨髓移植。轻度血小板减少症和粒细胞减少症很常见，但严重的血小板减少症（< 20 000/μL）或严重中性粒细胞减少（<1 000/μL）少见。心肌炎或间质性肺炎也可能发生，3~4 周后恢复。其他少见的并发症有胰腺炎，腮腺炎和睾丸炎。

## ■ 预　后

无并发症的传染性单核细胞增多症预后良好，主要症状通常持续 2~4 周后逐渐恢复。传染性单核细胞增多症患者往往会存在多株 EBV 感染，如有研究发现免疫功能障碍者第二次感染是由不同类型的 EBV 所致（1 型或 2 型），但传染性单核细胞增多症第二次临床发作尚无报道。疲劳、倦怠以及某些功能障碍可能会持续数周至 6 个月不等，除上述表现外并无其他症状，偶尔疲劳会持续几年之久，但没有足够的证据证明 EBV 感染或 EBV 再感染与慢性疲劳综合征有关（见第 115 章）。

## ■ 预　防

EBV 广泛存在，且往往在婴幼儿早期通过口腔接触获得感染，所以消除 EBV 感染是不现实的。重组 EBV 糖蛋白亚基 350（gp350）候选疫苗为预防 EBV 感染带来了希望，该疫苗接种 3 次后不仅能预防传染性单核细胞增多症，也能预防潜在的 EBV 相关的恶性肿瘤。

## 参考书目

参考书目请参见光盘。

（任洛　译，刘恩梅　审）

# 第 247 章 巨细胞病毒

Sergio Stagno

人巨细胞病毒（CMV）在自然界中广泛分布。虽然 CMV 感染多是隐性感染，但可引起多种临床疾病，严重程度可从轻微到致命。CMV 通常情况下是先天性感染，偶尔引起新生儿巨细胞包涵体病（肝脾大、黄疸、淤点、紫癜和小头畸形）。在免疫功能正常的成人，CMV 感染偶尔可表现为单核细胞增多症样综合征。在免疫抑制者（包括移植受者和艾滋病患者），巨细胞病毒性肺炎、视网膜炎以及胃肠道疾病比较常见，甚至是致命的。

CMV 原发性感染常发生在血清阴性的易感宿主。反复感染指潜伏感染的再活化或血清学阳性机体的复发感染。CMV 可能导致原发性或复发性感染，但前者是引起严重疾病的常见原因。

## 病　因

CMV 是最大的疱疹病毒，其直径为 200nm，含双链 DNA，病毒核心直径 64nm，核心外有 162 个病毒核微壳组成的二十面体核衣壳。病毒核心在宿主细胞的细胞核内完成组装。病毒衣壳是由一层未能很好定形的表膜组成，最外为含脂质薄膜。CMV 外膜含最具有免疫原性的病毒蛋白，包括刺激 T 淋巴细胞和抗体产生的抗原。包膜是病毒在萌芽过程中从核膜进入胞浆形成空泡时，获得的含蛋白质的包膜。包膜糖蛋白可诱导机体强烈的抗体反应，包括感染宿主产生的中和抗体。成熟的病毒通过细胞裂解（成纤维细胞）或未明确的胞吐途径排出细胞。常规的血清学检测不到特定血清型。然而，CMV DNA 的限制性内切酶分析表明，除具有相同流行病学背景的病毒株外，人感染的病毒亚型并不完全相同。

## 流行病学

血清学流行病学调查显示，CMV 感染人群中十分常见，且感染率随着年龄增长而增加，在发展中国家和发达国家的低收入阶层的发生率更高。

巨 CMV 存在于唾液、乳汁、宫颈和阴道分泌物、尿液、精液、泪、血液以及器官组织中。CMV 非常脆弱，传播需要密切接触，多位人－人途径传播，然而也可通过污染物间接传播。

在活产婴儿中，先天性 CMV 感染发生率为 0.2%~2.2%（平均 1%），经济生活水平较低的发生率更高。产妇原发性 CMV 感染可使胎儿感染风险增加（30%），但反复感染率下降（< 1%）。在美国，孕妇原发性 CMV 感染发生率约为 1%~4%，致使多达 8 000 例新生儿患有先天性 CMV 感染相关的神经后遗症。

围产期 CMV 传播很多见，占出生后头 6 个月 CMV 感染的 10%~60%，最重要的传染源是分娩时生殖道分泌物和日后的母乳。CMV 血清学抗体阳性的母亲，母乳中 CMV 检出率高达 96%。婴幼儿通过产后途径感染 CMV 的发生率为 38%，导致近一半的极低出生体重儿症状性感染。CMV 感染的婴儿唾液和尿液中排出病毒可达数年之久。

1 岁以后 CMV 感染的发病率取决于孩子的抚养习俗，日托中心的生活可使 CMV 快速传播，感染率一般可达 50%~80%，而不与其他幼儿接触的儿童在 10 岁内 CMV 感染率增加极慢。青少年由于性生活所致的 CMV 传播可形成第二个感染高峰。血清学阴性的儿科医护人员和排放病毒幼儿的父母每年有 10%~20% 的概率发生 CMV 感染，而全人口每年 CMV 感染率仅为 1%~3%。

医护人员接触 CMV 感染患者并不一定增加感染的风险，并且随着预防措施的普遍实施，医护人员的 CMV 院内感染风险可能比社区获得性感染低。

CMV 感染可通过移植器官（肾、心脏、骨髓）传播。移植后，不少患者由于从捐赠者的器官感染病毒或用免疫抑制使潜伏感染的病毒再活化而排出病毒。血清学阴性的受者接受血清学阳性供者的器官，患严重感染的风险最大。

医源性 CMV 感染的主要途径是输血液和血液制品。如果全人群 CMV 感染率为 50%，每输一单位的全血估计发生 CMV 感染风险为 2.7%，输白细胞感染概率更高。虽然输血途径所致感染通常无症状，但即使健康的儿童和成人，如果其血清阴性，经多次输血，也有感染的危险。免疫功能低下患者和血清阴性早产儿的患病概率可达 10%~30%。

## ■ 发病机制

临床 CMV 感染的主要病理改变是细胞免疫状态改变、病毒复制水平增加、多器官受累以及继发于病毒直接损伤的终末器官疾病。病毒复制水平的提高，如确定基因组拷贝数有助于患者侵袭性疾病和感染播散风险的评估。感染灶 CMV 能增加可溶性介质的表达，例如细胞因子和趋化因子，从而招募炎性细胞。病毒和宿主炎症反应之间的相互作用可能导致病毒持续复制、病毒基因表达和传播。

## ■ 临床表现

CMV 感染的症状和体征可因年龄、感染途径以及患者的免疫功能而不同，大多数患者是亚临床感染。在婴幼儿，原发性 CMV 感染可能会表现为肺炎、肝炎和点状皮疹。在年龄较大的儿童、青少年和成人，CMV 感染可能导致单核细胞增多样综合征，表现为乏力、倦怠、肌肉酸痛、头痛、发热、肝脾大、肝转氨酶升高和非典型淋巴细胞增多。CMV 所致的单核细胞增多症病情一般较轻，病程 2~3 周。偶有患者会有持续发热、肝炎症状和麻疹样皮疹。免疫功能正常的人反复感染是无症状的。

### 免疫功能障碍者

免疫功能障碍者 CMV 原发性和复发性感染的风险都会增加（见第 171 章）。原发性感染疾病包括肺炎（最常见）、肝炎、脉络膜视网膜炎、胃肠道疾病或仅伴白细胞减少的发热，后者可为独立存在的症状或作为全身疾病的主要表现，可能是致死性感染。骨髓移植受者和艾滋病患者的风险最大。肺炎、视网膜炎、中枢神经系统以及消化道病变通常较为严重且病情可持续进展。胃肠道中任何部位均可出现黏膜下溃疡、溃疡出血和穿孔、胰腺炎和胆囊炎等并发症。

### 先天性感染

有症状的先天性 CMV 感染最初被称为巨细胞包涵体病。只有 5% 的先天性感染的婴儿有严重的巨细胞包涵体病，另外有 5% 轻度累及，90% 是亚临床型，但仍然是慢性巨细胞病毒感染。CMV 先天性感染特征性体征和临床表现包括胎儿宫内生长迟缓、早产、肝脾大、黄疸、蓝莓松饼样皮疹、血小板减少和紫癜、小头畸形和颅内钙化。其他神经系统表现包括脉络膜视网膜炎、感觉神经性耳聋、脑脊液蛋白轻度增加。有症状的新生儿通常容易识别。孕妇原发感染比再发感染更易导致新生儿发生有症状的严重先天性 CMV 感染，并伴有后遗症。另外，不同亚型 CMV 再感染可引起症状性先天感染。无症状的先天性 CMV 感染很可能导致神经性耳聋，7%~10% 的先天性 CMV 感染活产婴儿会出现。

### 围产期感染

尽管患儿体内存在母源性抗体，但是接触了分娩时产道分泌物或母乳中的 CMV 后仍会发生感染。血清学阳性的母亲通过宫颈阴道分泌物将 CMV 传递给新生儿的概率为 6%~12%，母乳传播概率为 40%。CMV 感染的新生儿通常无症状，也不出现后遗症，偶尔出现肺炎和败血症样综合征。虽然早产儿和有症状的足月患儿可有神经系统后遗症和认知发育迟缓，但耳聋、脉络膜视网膜炎和小头畸形的概率不会增加，而极低体重儿经输血或母乳获得的 CMV 感染后，其神经系统后遗症的风险增高。

## ■ 诊 断

尿液、唾液、支气管肺泡灌洗液、乳汁、宫颈分泌物、血中白细胞和活检组织中分离到病毒是 CMV 感染活动的表现。目前常用离心培养系统和单克隆抗体来检测 CMV 的早期抗原作为快速诊断，也可用定量聚合酶链反应（PCR）。检测到病毒排放和活动性感染并不能鉴别原发感染和再感染。原发感染的证据是血清学由阴性转向阳性或同时检测到 CMV 的 IgM 和 IgG 抗体，偶有原发感染者在数年后仍有 CMV 抗体滴度升高，故解释 IgG 抗体增高需谨慎。CMV IgG 抗体会持续终生，在原发感染后第 1 周，IgG 类抗体亲和力较低，4~5 个月上升到峰值。然而，有症状和无症状的原发感染者都可以在 4~16 周快速检测到 IgM 抗体，再感染患者 IgM 检出率低（0.2%~1%）。

再感染是指血清学阳性的患者再出现病毒排放。CMV-DNA 分析或 CMV 特异性表位（如糖蛋白 H 表位）检测可区分是体内病毒再感染还是感染其他病毒株。

免疫功能障碍的 CMV 感染者可能出现病毒排放、IgG 抗体滴度升高，甚至 IgM 抗体滴度升高，极易混淆原发感染和再感染。不论感染类型是原发感染，再感染或不确定感染类型，从白细胞培养到 CMV 病毒、在血中 CMV 抗原阳性或利用 PCR 方法检测到 CMV DNA 均提示存在活动性病毒血症，预后较差。

### 先天性感染

先天性 CMV 感染的确诊依据是出生后两周内分离出病毒或 PCR 检测出 CMV DNA，因为两周后的病毒排出可能代表着出生时或出生后不久感染 CMV。尿液和唾液是培养的最佳标本，而唾液和脐带血是 PCR 最适合的标本。婴幼儿先天性 CMV 感染后在 CMV 尿液排毒可持续数年。因为 IgG 抗体可能来源于产妇，IgG 抗体检测诊断价值不大，但阴性可排除先天性 CMV 感染。出生后第 1 年中多次血清学检测即使有标本滴度均稳定上升也无助于诊断 CMV 先天感染，因为婴幼儿期常有 CMV 感染。IgM 抗体检测缺乏敏感性和特异性，不能作为先天性 CMV 感染的确诊依据。

CMV IgM 抗体检测和 IgG 抗体亲和力测定有助于明确高危孕妇宫内传播的风险。从羊水中分离出 CMV 病毒可确诊胎儿感染，妊娠 22 周后，灵敏度较高。利用 PCR 法检测羊水中 CMV DNA 的敏感性和特异性也较好，每毫升羊水有 105 拷贝数是症状性先天感染的预测指标。

## 治　疗

更昔洛韦、膦甲酸钠和西多福韦是 CMV DNA 聚合酶的有效抑制剂，已在美国批准使用，主要用于免疫功能障碍者，有症状的先天性 CMV 感染是否应用抗病毒治疗仍有争议。

### 免疫功能障碍者

免疫功能受抑制越严重（如骨髓移植后），CMV 感染病情就越严重。免疫功能障碍患者（如骨髓、心脏和肾移植受者和艾滋病患者）致命性 CMV 感染常用更昔洛韦联合免疫球蛋白、静脉注射免疫球蛋白（IVIG）及超免疫 CMV 免疫球蛋白治疗方案如下：①更昔洛韦（每天 7.5mg/kg，每 8h 静脉滴注一次，连续 14d），联合 CMVIVIG（第 1、2 和 7 天 400mg/kg，第 14 天 200mg/kg）。②更昔洛韦（每天 7.5mg/kg，8h 分次静脉滴注，连续 20d）联合 IVIG（500mg/kg，隔天 1 次，连用 10 次）。

CMV 视网膜炎和胃肠道疾病对临床治疗有效，但常有复发，可出现病毒排放。更昔洛韦的毒副作用较常见且严重，包括中性粒细胞减少、血小板降低、肝功能障碍、精子数量减少、胃肠道和肾脏功能异常。更昔洛韦口服制剂是更昔洛韦的前体，其毒副作用较小，但抗病毒疗效与更昔洛韦静脉用药一致。膦甲酸是抗 CMV 感染的二线药物，在儿童中使用较少。预防性使用更昔洛韦或阿昔洛韦可降低器官移植 CMV 感染的风险。伐昔洛韦预防治疗（成人 900 mg 口服，每天 1 次，连续 90d），可安全、有效地预防肾脏和胰腺移植后的 CMV 病感染。

尽管部分 CMV 单核细胞增多症患儿症状持续时间较长，但常可完全恢复。高危人群如艾滋病患者，可发生致死性 CMV 感染；免疫功能障碍的患者多伴发重症肺炎，若发展为低氧血症，死亡率显著升高。

### 先天性感染

随机对照研究发现，更昔洛韦（每次 6mg/kg，生后前 6 周持续每 12h 静脉滴注一次）可以防止听力退化，改善或维持 6 个月时正常的听觉，并可以防止 1 岁后听力退化。更昔洛韦的毒副作用比较常见，中性粒细胞减少发生率为 63%，显著高于未治疗组（21%）。因此，更昔洛韦的毒副作用限制了其静脉制剂在 6 周以内婴儿的使用，目前正在进行口服更昔洛韦的随机对照试验，旨在比较 42d 和 6 个月的治疗效果。

## 预　防

应用无 CMV 的血液制品，如有可能用无 CMV 感染的供着脏器，是预防高危人群感染 CMV 的有效措施。

血清学阳性的孕妇分娩出有症状的新生儿概率较低。如有条件，孕妇应进行 CMV 血清学检查，尤其是有可疑 CMV 感染患儿接触史的孕妇。血清学阴性的孕妇，应教育其正确洗手等卫生措施，并避免与其他人口腔分泌物接触。怀疑新近 CMV 感染的孕妇应进行更多的评估诊断，以确定有无宫内感染。临床研究发现原发性 CMV 感染的孕妇，利用超免疫球蛋白可以降低宫内感染风险，甚至可减少胎儿患病。

### 被动免疫预防

IVIG 和 CMV IVIG 预防性使用可减少移植患者 CMV 疾病的发生，但不能防止感染。原发 CMV 感染的风险越高，如骨髓移植受者，免疫球蛋白的预防效果就越好。目前尚未对 CMV 感染的预防治疗达成统一共识，推荐方案包括 IVIG 1000 mg/kg 或 CMV IVIG 500 mg/kg 单一剂量在移植前 72h 使用，每周 1 次，直到移植后 90~120d。

### 主动免疫预防

对于原发性 CMV 感染后会发生严重疾病的患者如先天性感染、输血后获得性感染和骨髓移植患者，主动免疫疗效显著。

CMV Towne 株制成的减毒活疫苗虽然具备免疫原性，但并不能预防肾移植受者或正常成年女性 CMV 感染。然而，Towne 疫苗能减轻肾移植术后原发性 CMV 感染的病情严重程度。另一方面，重组包膜糖蛋白 B（gB）结合佐剂 MF59 制成的 CMV 疫苗已取得一定的进展。双盲安慰剂对照试验结果表明，血清阴性的成年女性接受3次gB疫苗免疫后可诱导抗gB抗体、中和抗体以及细胞免疫。随后对464例女性进行随机安慰剂对照试验，约50%接受gB亚单位疫苗免疫的女性非gB血清抗体阳性，并且在接受免疫组中仅有1例新生儿发生先天性感染，安慰剂组却有3例先天性感染病例。

## 参考书目

参考书目请参见光盘。

（臧娜　译，刘恩梅　审）

# 第248章

# 红疹（人类疱疹病毒6、7型）

*Mary T. Caserta*

人类疱疹病毒6型（HHV-6）和人类疱疹病毒7型（HHV-7）是引起婴幼儿感染的常见病原体。HHV-6玫瑰疹（也称幼儿急疹或第六病）的主要病原体，但HHV-6也与其他疾病有关，包括脑炎（尤其是在免疫功能低下的儿童中）。部分玫瑰疹由HHV-7的原发性感染导致。

## ■ 病原学

HHV-6和HHV-7是人类疱疹病毒的细胞巨化病毒群亚家族玫瑰病毒属的仅有的两个成员。人巨细胞病毒（CMV）是唯一的其他β-疱疹病毒，与HHV-6和HHV-7拥有部分同源序列。形态上，所有的人类疱疹病毒都是由一个二十面体核衣壳，蛋白质密集皮层和脂质包膜组成。HHV-6和HHV-7的每个核衣壳内均含有大量的线状、双链DNA，这些DNA编码80多种HHV独有的蛋白质。

HHV-6可分为两组，即HHV-6变异体A组和变异体B组。虽然HHV-6 A和B基因组高度保守，同源性约为90%，但是，常可通过限制性片段长度多态性、单克隆抗体的反应性、在组织培养细胞系中的生长差异及流行病学特点对二者加以区别。因此，一些研究人员提出，HHV-6 A和B应该是独立的病毒。HHV-6可通过组织培养和聚合酶链反应（PCR）进行检测。HHV-6 A检出率在不同研究中有所不同，但HHV-6B在正常和免疫功能低下的宿主中检出率占绝对优势。在非洲儿童中可检测到HHV-6 A的原发感染。目前尚不清楚HHV-6 A和HHV-6B检出率之间的区别是否与组织嗜性、研究方法或研究对象年龄、病毒株致病力以及所研究人群的地理位置有关。

## ■ 流行病学

HHV-6原发性感染起病急，95%的HHV-6感染发生在2岁以下儿童，以母源性抗体水平迅速下降的6~9月龄婴儿为主。原发性HHV-6感染多为散发，无季节性。HHV-7感染也很普遍，特点是以感染大年龄儿童为主，且感染后病情进展缓慢。只有50%的儿童在3岁前有HHV-7感染的前驱证据，在3~6岁年龄段，血清HHV-7抗体阳性率可达75%。在一项小规模研究中，HHV-7原发性感染患儿的平均年龄是26个月，显著大于HHV-6感染患儿。

据推测，儿童HHV-6和HHV-7原发性感染的病原可能来自于无症状成人的唾液，但HHV-6先天性感染仍发生于1%的新生儿。HHV-6垂直传播的两种机制已经明确，即经胎盘感染和染色体整合（CI-HHV6）。HHV-6在人类疱疹病毒之中的独特之处在于它以0.2%~2.2%的频率整合到人类染色体的端粒末端，并通过生殖细胞系从亲代传到子代。染色体整合已被确认为HHV-6垂直传播的主要机制，占先天性感染的86%，其中1/3是HHV-6 A整合。染色体整合或HHV-6经胎盘感染的临床后果尚不明确。有研究发现HHV-6先天性感染婴儿，在新生儿期早期并没有疾病表现。HHV-7的先天性感染未见报道。在孕妇宫颈分泌物中可检测到HHV-6和HHV-7，提示存在影响HHV-6和HHV-7性传播或母婴传播的其他因素。母乳不参与HHV-6或HHV-7的传播。

## ■ 病理学或发病机制

通过患儿外周血单核细胞（PBMC）与有丝分裂原刺激的脐带血单核细胞共培养体系可发现原发性HHV-6感染会引起毒血症。HHV-6感染特有的细胞病变效应表现为大折光性单核细胞或多核细胞可见胞浆和（或）核内包涵体。受感染细胞存活时间稍延长，但以裂解性感染为主。HHV-6感染也可诱导T细胞凋亡，可能的机制是致使线粒体膜电位缺失和改变干扰素及维甲酸诱导的细胞死亡信号通路。在体外试验中，HHV-6的靶细胞种类繁多，包括初始T细胞、单核细胞、自然杀伤（NK）细胞、树突细胞、星形胶质细胞、B细胞、巨核细胞、内皮细胞和上皮细胞系，也能感染人星形胶质细胞、少突胶质细胞、小胶质细胞。CD46（即存在于有核细胞的表面上的补体调节蛋白）和 CD4 分别是 HHV-6 和 HHV-7 的细胞受体，HHV-6 的广泛性与 CD46 的分布相关。体外研究证明 HHV-7 能激活潜伏的 HHV-6，在体内是否也存在这种现象尚不明确。

HHV-6 和 HHV-7 原发感染的结局是多个病灶病毒的终身潜伏或持续存在。HHV-6 常潜伏于单核细胞和巨噬细胞。有研究发现，初始 CD34 + 造血干细胞的培养物中可检测出具有复制能力的 HHV-6，表明细胞分化是病毒复发的触发因素。以上研究结果具有重要的临床意义，提示 HHV-6 可能会导致造血干细胞移植患者原发性或再活化感染。此外，HHV-6 和 HHV-7 感染后可能持续存在于唾液腺中，因为 HHV-6 和 HHV-7 的 DNA 在成人和儿童的唾液中均能检测到。HHV-7 也可通过组织培养从唾液中分离，但 HHV-6 不能。无论是原发感染期间还是原发感染以后，HHV-6 的 DNA 在儿童的脑脊液（CSF）及免疫功能正常的成人尸体解剖脑组织中均能检测到，说明中枢神经系统（CNS）也是 HHV-6 病毒潜伏或持久存在的又一重要部位。HHV-7 的 DNA 也能在成人脑组织中检测到，但发现的频率显著低于 HHV-6。

## 临床表现

玫瑰疹（幼儿急疹或第六病）是婴幼儿期的一种急性、自限性疾病。它的特点是可能伴随烦躁的突然高热。高热通常在 72h（“危机”）后完全消退，但也可能在 1d 内逐渐出现体温下降（“裂解”）同时在躯干出现淡粉红色或玫瑰色、非瘙痒性的 2~3mm 麻疹样皮疹（图 248-1）。皮疹一般持续 1~3d，但多认为皮疹在数小时内迅速从躯干蔓延到面部和四肢并消退。因为皮疹在外观、位置及持续时间上各有不同，所以不易与其他出疹性疾病区别。玫瑰疹相关体征很少，但可有其他临床表现，如轻度咽、睑结膜或鼓膜充血和枕下节点增大。在亚洲国家，玫瑰疹患儿常可出现特征性的软腭溃疡斑。

高热（平均 39.7℃）是原发性 HHV-6 感染相关的最常见症状。据报道，在美国约 20% 的受感染儿童，在患病期间或退热后会出现皮疹。其他症状和体征包括易激惹、鼓膜炎、流涕和鼻堵、胃肠道疾病及脑病。与其他儿童发热性疾病相比，下呼吸道受累的症状，如咳嗽，在儿童原发性 HHV-6 感染中较少。原发性 HHV-6 感染平均持续时间为 6d，但有 15% 的患儿会发热 6d 甚至更长时间。HHV-6 原发性感染为卫生保健系统带来了沉重的疾病负担。研究发现，到急诊室就诊的 6~9 月龄婴儿中，24% 是因为原发性 HHV-6 感染。同时也有研究发现，在原发性 HHV-6 感染后出现症状的患儿中，93% 的患儿会前往就医，显著高于非 HHV-6 感染儿童。不太可能出现发热，发热是大年龄婴幼儿感染 HHV-6 后的常见症状，但在 <6 月龄的患儿中少见。

关于 HHV-7 感染的临床表现还知之甚少。HHV-7 原发性感染发生于少数玫瑰疹患儿，患儿的临床表现与 HHV-6 感染无明显区别。HHV-7 所致的继发性红疹病例也曾有报道。此外，HHV-7 的原发感染可无症状或可能导致持续约 3d 非特异性发热。

## 实验室检查

儿童原发性 HHV-6 感染最具特征的实验室检查结果是白细胞（8900/$mm^3$）、淋巴细胞（3400/$mm^3$）和中性粒细胞（4500/$mm^3$）数均比无 HHV-6 感染的发热患儿低。HHV-7 原发感染时血液检查结果与 HHV-6 感染相似。原发性 HHV-6 感染的儿童偶有血小板减少、血清转氨酶升高及异型淋巴细胞。

HHV-6 感染所致脑炎患者的脑脊液分析结果常无变化或仅表现出轻微细胞增多及蛋白升高。MRI 显示海马沟回、杏仁核在 T2 加权及 FLAIR（液体衰减反转恢复）时为高信号，且正电子发射断层扫描（PET）扫描海马内新陈代谢增加。

## 诊　断

虽然玫瑰疹通常是良性的自限性疾病，但其诊断应排除其他更严重的、可引起发烧和皮疹的疾病。对于一个无毒血症而躯干上有斑丘疹的 10 月龄婴儿，3d 高热的病史支持玫瑰疹的诊断。然而，HHV-6 特异性诊断通常是不必要的，除非有某些严重的或特别的感染表现，或者需要特异性抗病毒治疗。

患儿血标本中检测到复制能力的病毒，并且血清抗体也出现了相应的变化是 HHV-6 或 HHV-7 原发性感染的确切依据。病毒培养是证明病毒复制的金标准。不幸的是，该项检查很昂贵且费时，只适用于实验室研究。也可通过 PCR 检测血浆等体液中的 HHV-6 DNA 或者利用逆转录 PCR（RT-PCR）检测受 HHV-6 感染 PBMC 中病毒复制和蛋白水平改变。对各种标本中 HHV-6 基因拷贝数的定量 PCR 也有频繁报道，并且有商业价值。然而，这种方法的作用尚不清楚，如 DNA 对于毒血症者和血培养结果阴性者的区分价值尚未确定。HHV-6 染色体整合限制了 HHV-6 分子生物学检测手段的运用，原因在于 HHV-6 染色体整合患儿可无临床表现和病毒血症但其血浆、外周血单核细

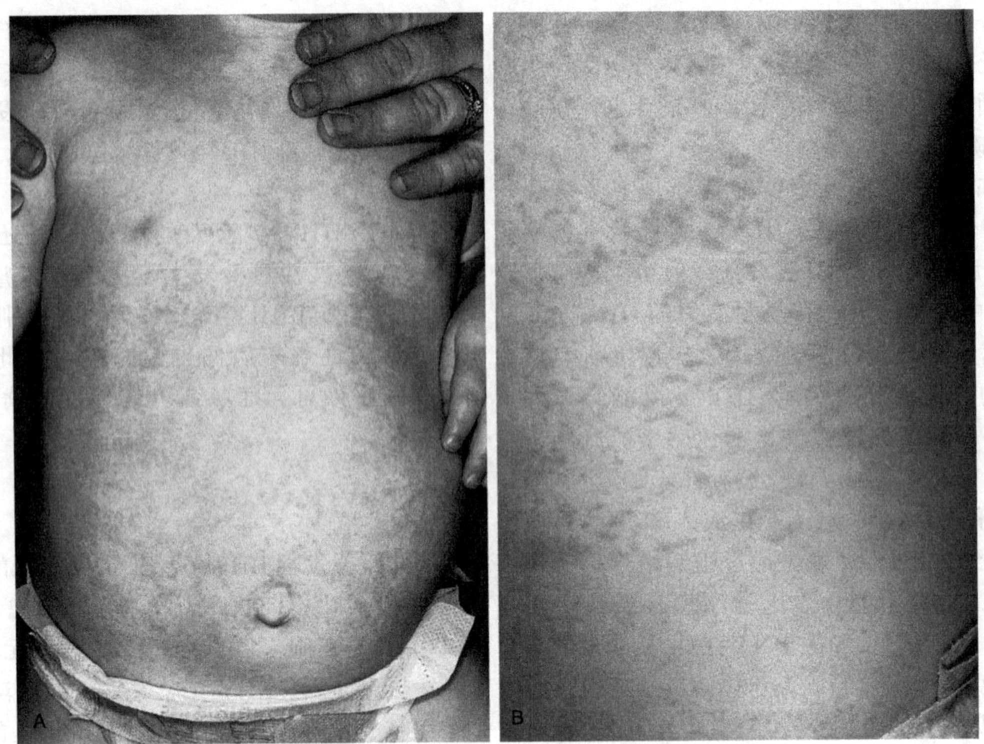


**图 248-1（见彩图）** 玫瑰疹。红斑，一名出疹前高热 3d 的婴儿的热烫斑疹和丘疹（A）。近观（B），部分病灶显示轻微血管收缩的周边晕

摘自 Paller As, Mancinin AJ. Hurwitz Clinical Pediatric dermatology. 3 ed. Philadelphia: Elsevier, 2006: 434

胞和脑脊液中仍有持续高载量的 HHV-6 DNA。

血清学检测方法［包括间接免疫荧光测定法、酶联免疫吸附法（ELISA）、中和测定法和免疫印迹法］已经用于血清或血浆中 HHV-6 和 HHV-7 抗体浓度的测量，且已应用与市场。虽然抗体在 HHV-6 感染的早期产生，但检测 IgM 的水平变化还未被证实对原发性感染或再活化感染的诊断有用。大于 6 月龄婴儿的 IgG 抗体缺失并有病毒复制是 HHV-6 和 HHV-7 原发感染的有力证据。另外，急性期和恢复期样本之间的血清转换也证实原发性感染的证据，但对于急性期的治疗方案确定并无临床意义。然而，血清学检测方法对 HHV-6 再活化的检测结果并不可靠，也不能用于区分 HHV-6 A 和 HV-6B 的感染。此外，HHV-6 和 HHV-7 之间具有部分的抗体、交叉反应，这使得对血清学检测结果的分析复杂化，特别是在抗体滴度低时。

## 鉴别诊断

HHV-6 或 HHV-7 原发性感染通常会导致无特异性的发热，不易于与其他小儿常见的病毒感染区分。在玫瑰疹的初期，皮疹出现前也不易诊断。一旦皮疹出现，玫瑰疹与其他儿童期发疹性疾病也可能相混淆，特别是麻疹和风疹。风疹患儿常有的特点是伴有低热、咽痛、关节痛和肠胃不适等前驱症状。在风疹的出诊前 1 周体格检查即可发现枕下及耳后淋巴结明显肿大突出，且可持续到发疹阶段。此外，风疹的皮疹类似于麻疹，通常开始于面部并扩散到胸部。麻疹病毒感染相关的症状包括咳嗽、鼻炎、结膜炎、热盛疹出，不同于玫瑰疹。玫瑰疹也可能与猩红热混淆，因玫瑰疹会导致特征性的砂纸样皮疹，同时伴有发热，但猩红热在 <2 岁的儿童罕见。

玫瑰疹可能与肠道病毒感染所致疾病相混淆，尤其是在夏秋季节。药疹可能也难以与玫瑰疹区分。因为儿童的玫瑰疹出疹前出现发热时，通常会使用抗生素，而发热缓解后出现皮疹可能会被错误地认为药物过敏。

## ■ 并发症

惊厥是玫瑰疹最常见的并发症，1/3 的患儿可见。癫痫也是儿童原发性 HHV-6 感染最常见的并发症，约 15% 患儿可发生，年龄高峰在 12~15 个月。据报道 HHV-6 原发性感染患儿惊厥部分性发作、长期癫痫发作、癫痫发作后麻痹和反复发作的频率高于与无 HHV-6 感染患儿。研究发现具有原发性 HHV-6 感染和癫痫发作的患儿，30% 有长期癫痫发作，29% 有局

灶性发作，38%的患儿反复发作。

在 2~35 月龄的疑似脑炎或伴惊厥及发热的严重疾病儿童中进行的前瞻性研究表明：17%的上述患儿有 HHV-6 或 HHV-7 的原发性感染，癫痫持续状态是患儿常见的表现。尽管有报道 HHV-6 和 HHV-7 原发性感染可引起不同程度的癫痫发作，但部分数据表明，HHV-6 原发性感染后反复惊厥发作的风险低于其他原因造成的高热惊厥反复发作。

案例报道和小样本研究发现，原发性 HHV-6 的感染也可有其他并发症，包括脑炎、急性播散性脱髓鞘病变、急性小脑炎、肝炎和心肌炎。原发性 HHV-6 感染期间出现中枢神经系统（CNS）症状的患儿很少发生发育障碍和类似自闭症等长期后遗症 。

反复发作的癫痫与 CNSHHV-6 反复或持续感染。研究表明在颞叶癫痫患者的脑组织标本中 HHV-6 检出率高达 35%，且海马或外侧颞叶区域可发现高病毒载量。在少数切除组织标本中也可发现 HHV-6 蛋白质产物。脑组织来源的原代星形胶质细胞的谷氨酸转运体表达水平低，提示 HHV-6 感染后谷氨酸水平下降可能是癫痫反复发作的机制之一。

在患或者未患该病的不同人群中，通过不同的方法均检测到 HHV-6 的活化。HHV-6 活化多见于免疫功能低下的宿主，特别是接受造血干细胞移植（HSCT）的患者，发生率为 35% ~50%，通常发生在移植后 2~4 周。研究发现，许多移植后并发症如发烧、皮疹、血小板或单核细胞的延迟植入和移植物抗宿主病，常常与 HHV-6 再活化有关。

不论免疫功能是否正常，脑炎的发病与 HHV-6 活化有关。造血干细胞移植后边缘叶脑炎临床表现具有特异性，包括短期记忆障碍、精神错乱，伴随临床上或在长期脑电图（EEG）监测中表现出的癫痫发作的失眠。在大部分脑炎患者脑脊液中检测到 HHV-6 DNA。另外，在一例尸检的星形胶质细胞内检测到大量的 HHV-6 蛋白产物，提示了死亡时存在 HHV- 6 活动性感染。因为在 PCR 方法灵敏度的差异以及原发性感染后在身体不同部位均能检测到 HHV-6 DNA 的广泛性，报告的有效性难以评估。

## 治 疗

玫瑰疹患儿通常需要支持治疗。建议家长应尽量保持患儿体内水分充足，如果患儿因发热而特别难受，可以使用退烧药。对于常见的原发性 HHV-6 或 HHV- 7 感染的病例，不建议使用特殊的抗病毒治疗。少见或者是严重的原发性感染以及推测有 HHV-6 再活化的感染如脑炎，可能抗病毒治疗有效，尤其是对于免疫功能低下的患者。更昔洛韦、膦甲酸钠和西多福韦在体外的抗 HHV-6 活性与抗 CMV 活性相似。病例报道发现，3 种以上药物，无论是单独应用还是联合应用，均可减少血浆和脑脊液中 HHV-6 病毒的复制。然而，由于有关疗效临床数据较少且有争议，所以尚无随机试验用以指导使用。另外，在体外实验中，HHV-6 对更昔洛韦有耐药的现象发生，而膦甲酸可能具有抗 HHV-7 作用，但需临床试验加以证明。

## 预 后

玫瑰疹一般是可完全恢复的自限性疾病。多数 HHV-6 和 HHV-7 原发性感染的患儿可完全恢复，无后遗症。虽然癫痫发作是原发感染 HHV-6 和 HHV-7 的常见并发症，反复发作的风险似乎并没有比其他原因引起的热性惊厥更高。

## 预 防

HHV-6 和 HHV-7 原发性感染在人群中常见，但目前尚无有效的预防方法。

## 参考书目

参考书目请参见光盘。

（臧娜 译，刘恩梅 审）

# 第 249 章

# 人类疱疹病毒 8

*Mary T. Caserta*

人们首次发现人类疱疹病毒 8（HHV-8）是在卡波济肉瘤（KS）患者的组织标本中，因此该种病毒亦被称为卡波济肉瘤相关疱疹病毒（KSHV）。HHV-8 目前已被认为是两种其他淋巴增生性疾病的病原体：原发性渗出性淋巴瘤（PEL）和多中心型卡斯特尔曼病。

## 病 因

HHV-8 是一种 γ-2 人病毒疱疹，基因结构与 EB 病毒最相似，其结构包含一个大的 DNA 基因组，可编码 85~95 种特异性蛋白。感染之后存在溶解性和潜在的病毒状态以及不同程度的病毒复制，伴随特异性的疾病表现。

## ■ 流行病学

HHV-8感染的患病率因地理位置、人群而异，与KS的流行病学极为相似。HHV-8流行多见于非洲和南美的部分地区，青少年感染率高达30%~60%。地中海沿岸地区血清学感染率＞20%。在北美、中欧和亚洲感染率＜5%。HHV-8感染的患病率与危险行为密切相关。在北美和欧洲，有同性性关系的男性患病率达30%~75%。HHV-8 DNA可以在唾液和生殖道分泌物检测到。HHV-8感染流行地区儿童主要经由唾液感染，在疾病低发地区成人主要经由性行为感染。其他少见的感染途径包括输血、骨髓移植、实体器官移植。垂直传播可能发生在HHV-8流行地区，但风险较低。

## ■ 发病机制

HHV-8包含多个影响细胞周期调控和宿主免疫反应的基因。病毒蛋白干扰肿瘤抑制基因p53分子和视网膜母细胞瘤蛋白的功能，诱导血管形成前体因子如血管内皮生长因子（VEGF）A和VEGF受体-2的表达，并导致人类哺乳动物雷帕霉素（mTOR）通路的靶基因上调，有助于控制细胞生长和新陈代谢。HHV-8还编码人类白细胞介素-6（IL-6）基因，该物质可以结合并激活细胞因子受体，并具有宿主细胞自分泌生长因子的作用。此外，病毒蛋白可与转录因子核因子-κB（NF-κB）的表达有关。所有这些蛋白均有可能成为干预治疗的潜在靶点。

## ■ 临床表现

HHV-8亚临床感染较为常见，症状性HHV-8感染主要发生在免疫妥协的儿童。患者通常有发热、斑丘疹或类单核细胞增多症，最终完全康复。

KS有几种不同的临床类型，每种均包括多病灶性、HHV-8感染的血管内皮细胞导致的血管源性病变。经典型KS是一种无痛性疾病，多见于在老年人，伴有下肢皮肤局限性病变。流行型KS病情较严重，发生在儿童和青少年，主要是在非洲，表现为内脏受累以及广泛的皮肤病变（斑块或结节）。移植后KS和艾滋病相关的KS是最严重的形式，除皮肤外，胃肠道和肺部亦存在弥漫性病变。

原发性渗出性淋巴瘤（PEL）是一种由HHV-8感染导致的罕见疾病，最常见于艾滋病毒感染患者。淋巴瘤可侵犯胸膜、心包和腹膜的浆膜表面。同样，多中心型卡斯特尔曼病是一种少见的淋巴增生异常疾病，表现为贫血、血小板减少，广泛淋巴结肿大和全身症状，经常伴随HHV-8感染和病毒高度复制。

## ■ 诊　断

血清学检查，包括免疫荧光、酶联免疫吸附试验（ELISA）和免疫印迹方法是诊断HHV-8感染的主要方法。然而，测试的灵敏度、特异性和再现性有一定局限，主要作为研究工具。此外，抗体随时间推移发生损失，被称为血清逆转，使血清诊断学更复杂。免疫组织化学和分子方法可用于检测组织样本的HHV-8基因组表达。

## ■ 治　疗

KS、PEL和多中心型Castleman病的治疗是多方面的，包括应用传统放疗和化疗方案控制恶性肿瘤增生，以及应用针对HHV-8蛋白相关细胞通路的干扰物质。如雷帕霉素用于阻滞mTOR通路，蛋白酶体抑制剂旨在抑制NF-κB的激活，单克隆抗体阻断IL-6受体或CD20，上述研究正在进行中。此外，在艾滋病病毒感染的患者，高活性抗逆转录病毒（HAART）是HHV-8相关疾病的一种主要的治疗方法。口服缬更昔洛韦可以减少唾液中HHV-8的数量和频率，表明特异性抗病毒疗法在HHV-8相关疾病的治疗或预防中可能起着一定作用。

## 参考书目

参考书目请参见光盘。

（李倩　译，于永慧　审）

# 第250章 流感病毒

Peter F. Wright

流感病毒感染可导致一系列呼吸道疾病，每年儿童的发病率和致死率均较高。流感病毒有可能引发周期性的全球大流行，并且疾病的外显率高，2009年H1N1病毒大流行证实这一点。

## ■ 病　因

流感病毒是正粘病毒家族的成员之一。它是一种较大的单链RNA病毒，其被膜为脂质成分，内含片段的基因组。两种主要的表面蛋白血凝素（HA）和神经氨酸酶（NA）像刺突一样穿过被膜，可决定流感病毒的血清型。流感病毒分为3种类型：甲（A）

型、乙（B）型和丙（C）型。流感病毒甲型和乙型是主要的人类病原体并导致传染病。流感病毒丙型主要表现为散发性上呼吸道疾病。流感病毒甲型和乙型根据人群流行病学调查进一步分为血清学截然不同的毒株。

## 流行病学

A 型流感病毒流行病学较为复杂，其宿主包括禽类和哺乳动物，人类可能受感染。流感基因组的分段特性可导致动物病毒和人类病毒同时感染发生时病毒基因发生重组。因此，动物宿主 15HA 和 9 NA 的片段可重组进入人类体内；虽然这些甲型流感病毒血清型不同且无交叉保护作用，其致病仍具有流行病学表现。血清型的微小变化被称为抗原漂移，血清型的主要变化称为抗原转移。迁徙鸟类可以传播疾病，如 H5N1 禽流感。远东地区 H5N1 和 H9N2 病毒，荷兰 H7N7 病毒以及 2009 年墨西哥猪源性 H1N1 病毒均存在异常的 HA 片段。

高致命的禽流感 H5N1 流感病毒是一种潜在的、传播极其广泛的、威胁人类健康的疾病。2009 年中期，超过 400 例患者被报道。本病毒毒性强烈，直接接触受感染家禽的人类患者死亡率持续 > 50%，但不能在人与人之间传播。

新型 H1N1 病毒于 2009 年春天在墨西哥广泛流行，至 2009 年 6 月出现全球大流行。2009 年秋天，该病传播至美国，症状通常轻微，但偶尔也会导致死亡，尤其是孕妇和具有潜在疾病的患者。乙型流感病毒的抗原转移性较低，尚未发现明确的动物宿主。

全球流感病毒的流行病学显示每年此类病毒在北半球和南半球之间传播，亚洲经常是一些新型病毒的来源地。当一种 HA、NA 血清型不同的新型病毒传播至人群时，可能会导致大批未免疫的人群发生全球大规模的流行，并具有较高的发病率和死亡率。史上最引人注目的流感大流行发生在 1918 年，估计造成 > 2 000 万人丧生。几乎每年病毒表面蛋白抗原成分发生变化，赋予新致病株新的选择性，导致局部流行疾病的发生，住院和死亡人群最常见于婴儿、老人和潜在的心肺疾病患者。每年流感病毒对婴儿来说都是新的，因为他们没有预先存在的抗体，母亲提供的抗体仅存在生命的最初几个月。

流感的易感人群和病毒分离概率最高的人群是幼儿。在流感流行时期，多达 30%~50% 的儿童具有血清学感染证据。流感导致学校缺勤率增加，儿科医生门诊量剧增与成人相比，初次接触流感病毒的儿童病毒滴度水平更高，携带时间更长，因此具有更强的传播危险。在温带地区，流感发生在寒冷的季节。流感病毒由微粒气溶胶传播，在社区之间快速传播，在 2~3 周内发病率即达高峰。流感可导致医院感染和并可使原发疾病的病情更加复杂。

在一个国家或全球范围内，每年流行传播的病毒毒株往往为 1 或 2 种。2009 年，命名为 H1N1 和 H3N2 的甲型流感病毒和乙型菌株同时流行，其中每种病毒均可在特定的年度流行。这种情况导致预测下一个流感季节病毒的血清型和严重程度更加困难。目前尚不清楚新型 H1N1 病毒是否会改变这种模式。

病毒株的变异通过识别 HA、NA 血清型，病毒的分离地域及分离数目和时间进行确定。2009—2010 年的季节性流感疫苗是三价，包含 A/ 布里斯班 / 59/2007（H1N1），A/ 布里斯班 / / 10/2007（H3N2），和 B / 布里斯班 60/2008 抗原。

## 发病机制

流感病毒通过 HA 结合细胞的唾液酸残基，通过内吞作用使其进入液泡，进一步的酸化后与内质网融合，将病毒 RNA 释放进入细胞质。RNA 被运送到细胞核进行转录。新合成的 RNA 返回到细胞质，被翻译成蛋白质，然后转运至细胞膜。随后，病毒组装并通过细胞膜出芽。这种方式不是很好理解，组装通常包含基因组的 10 个片段。宿主细胞介导的 HA 溶酶性分离发生在病毒组装或释放过程，这对病毒与内质网成功融合和分离以及病毒的复制极为重要。在人体内，流感病毒复制局限于呼吸道上皮。原发性感染病毒复制将持续 10~14d。

流感病毒会导致呼吸道上皮溶解性感染，纤毛功能丧失，黏液产生减少，上皮细胞脱落。这些变化导致继发性细菌入侵，通过上皮直接侵入或通过咽鼓管阻塞正常的排泄通路入侵中耳。已报告甲型和乙型流感可导致心肌炎，乙型流感可导致肌炎。瑞氏综合征与乙型流感感染时使用水杨酸制剂有关（见第 353 章）。

免疫目标包括终止原发性感染、防止再次感染，但具体机制不是很清楚，可能包括诱导干扰素、肿瘤坏死因子等细胞因子，从而抑制病毒复制。流感的潜伏期短至 48~72h。极短潜伏期的流感和流感病毒在黏膜表面的增殖致使机体产生适应性免疫反应。抗原提呈主要发生在黏膜部位，通过支气管相关的淋巴系统发挥作用。最容易检测到的体液反应是直接抗 HA 的抗体。灭活疫苗可以产生高血清抗体水平，抑制 HA

活动。黏膜产生的免疫球蛋白（IgA）抗体被认为是流感期间最为有效的、具有直接保护作用的物质。然而，抗流感病毒 IgA 抗体持续时间相对较短。因为 IgA 持续时间短，加之毒株变异，每隔 3~4 年流感病毒则会再次感染。虽然小鼠通过细胞介导的免疫机制产生的异种免疫可以作用于常见的内部蛋白质，但异种免疫很难在人类发挥效用。

## ■ 临床表现

甲型和乙型流感主要引起呼吸道疾病。突然发病，表现为发热、肌痛、发冷、头痛、不适、食欲缺乏；鼻炎，咽炎和干咳等伴随症状可能被其他系统症状掩盖（表 250–1）。呼吸道症状为主，导致上呼吸道感染，喉炎，毛细支气管炎或肺炎。与其他呼吸道病毒相比、流感病毒可引发系统性表现，如高温、肌痛、不适和头痛。这些症状和体征可能通过呼吸道上皮细胞分泌的细胞因子进行介导产生。典型的发热病程为 2~4d。咳嗽可能会持续较长时间，数周后可发现小气道功能障碍的证据。

由于流感传播能力强，其他家庭成员或与感染患者密切接触的人通常也会发生类似的症状。流感在年幼儿童和婴儿的表现缺乏特异性。受感染的小婴儿或

**表 250–1　典型的流感症状和体征在年长儿童和青少年出现的频率**

| 症状 | 频率 |
|---|---|
| 寒冷的感觉 | ++++ |
| 咳嗽 | +++ |
| 头痛 | +++ |
| 咽痛 | +++ |
| 虚脱 | ++ |
| 鼻塞 | ++ |
| 腹泻 | ++ |
| 头晕 | + |
| 眼睛刺激性或疼痛 | + |
| 呕吐 | + |
| 肌痛 | + |
| 体征 | |
| 发热 | ++++ |
| 咽炎 | +++ |
| 结膜炎（轻度） | ++ |
| 鼻炎 | ++ |
| 颈部淋巴结肿大 | + |
| 肺部湿罗音、喘鸣音或干罗音 | + |

++++, 76%~100%; +++, 51%~75%; ++, 26%~50%; +, 1%~25%

儿童可表现为高热、中毒症状，迫切需要进行全面的诊断检查。尽管流感具有一些独特的特点，但它导致的疾病往往与其他呼吸道病毒所致疾病，如呼吸道合胞体病毒、副流感病毒和腺病毒难以区分。

## ■ 实验室检查

与流感相关的临床实验室检查结果具有非特异性，常见白细胞减少，胸片显示肺不张或浸润，出现在大约 10% 的儿童患者。

## ■ 诊断与鉴别诊断

流感的诊断取决于流行病学、临床表现和实验室检查。在疾病流行的季节，婴幼儿如果出现无明显原因的发热、萎靡不振以及呼吸道症状，可做出流感的临床诊断。实验室确诊流感可采用以下 4 种方法：①如果是在疾病的早期，病毒可以通过将鼻咽部标本接种至受精卵，或选择性培养支持流感病毒增殖的细胞系之后进行分离获得。可采用红细胞吸附方法确定培养液中流感病毒的存在，这与 HA 吸附红细胞的能力有关。②甲型和乙型流感的可靠诊断方法是应用聚合酶链反应病毒基因组检测技术。③快速病毒检测可采用直接荧光法分析脱落细胞或酶联免疫吸附试验捕获抗原。④采用血凝抑制方法检测急性和恢复期的血清进行血清学诊断。

## 治　疗

两类抗病毒药物可以有效治疗流感。指南提出，新型 H1N1 病毒儿童患者可应用神经氨酸酶抑制剂扎那米韦和奥司他韦治疗，其年龄分别为 7 岁和 1 岁以上（表 250–2）。这些药物有吸入制剂（扎那米韦）或口服制剂（奥司他韦）。其有效性因病种而异，当前的季节性 H1N1 病毒对奥司他韦具有耐药性，但对扎那米韦敏感。奥司他韦未获批准用于 1 岁以下的儿童。1 岁以下季节性流感患儿应用奥司他韦治疗的安全数据有限，严重不良事件罕见。美国食品和药品管理局规定，在 1 岁以下的儿童，奥司他韦获准用于紧急情况（表 250–3）。

第二类药物包括金刚烷胺和金刚烷乙胺，可用于甲型流感暴发。这两种抗病毒药物对乙型流感病毒无效，不批准用于 1 岁以下的儿童。H5 禽流感病毒通常对金刚烷胺和金刚烷乙胺耐药。新型 H1N1 流感病毒和季节性 H3N2 病毒也对这两种药物耐药。在开具抗病毒药物处方之前，极为重要的是，应参考疾病控制和预防中心（CDC）发布的关于流感的年度指南和更新。

**表 250-2　2009 年用于治疗或化学预防 H1N1 感染的抗病毒药物的推荐剂量 ***

| 药物 | 药物治疗（5d） | 化学预防（10d） |
|---|---|---|
| 奥司他韦 | | |
| 成人 | 75mg，每天 2 次 | 75mg，每天 1 次 |
| ≥ 12 个月儿童： | | |
| ≤ 15kg（≤ 33 磅） | 30mg，每天 2 次 | 30mg，每天 1 次 |
| > 15~23kg（> 33~51 磅） | 45mg，每天 2 次 | 45mg，每天 1 次 |
| >23~40 kg（>51~88 磅） | 60mg，每天 2 次 | 60mg，每天 1 次 |
| >40 kg（>88 磅） | 75mg，每天 2 次 | 75mg，每天 1 次 |
| 扎那米韦 | | |
| 成人 | 10mg（两个 5mg 吸入），每天 2 次 | 10mg（两个 mg 吸入），每天 1 次 |
| 儿童（≥ 7 岁以上治疗量，≥ 5 岁化学预防量） | 10mg（两个 5mg 吸入），每天 2 次 | 10mg（两个 5mg 吸入）每天 1 次 |

* 摘自 Updated interim recommendations for the use of antiviral medications in the treatment and prevention of influenza for the 2009—2010 season October 16, 2009; www.cdc.gov/h1n1flu/recommendations.htm. 请参考 annually updated recommendations from the Advisory Committee on Immunization Practices of the Centers for Disease Control and Prevention, 网址 www.cdc.gov/flu/.

**表 250-3　奥司他韦抗病毒用于 < 1 岁儿童治疗或化学预防的推荐剂量 ***

| 年龄 | 推荐治疗剂量（5d） | 推荐预后剂量（10d） |
|---|---|---|
| <3 月龄 | 12mg，每天 2 次 | 不推荐，除非病情需要，该年龄段应用资料有限 |
| 3~5 月龄 | 20mg，每天 2 次 | 20mg，每天 1 次 |
| 6~11 月龄 | 25mg，每天 2 次 | 25mg，每天 1 次 |

* 摘自 Updated interim recommendations for the use of antiviral medications in the treatment and prevention of influenza for the 2009-2010 season October 16, 2009; www.cdc.gov/h1n1flu/recommendations.htm. 请参考 annually updated recommendations from the Advisory Committee on Immunization Practices of the Centers for Disease Control and Prevention, 网址 www.cdc.gov/flu/.

每类药物必须在症状出现 48h 内应用，以减轻流感的严重程度，缩短病程。一些患者服用金刚烷胺可能出现意识混乱、无法集中注意力或失眠。应用金刚烷胺和金刚烷乙胺期间，机体很快产生耐药性。所有这些药物都只能作为疫苗接种计划的辅助措施。家庭环境和教室可能是通过药物治疗用于预防继发性疾病的适当地方，特别是在暴露的个人具有某些基础条件更易于发生严重或复杂流感感染的情况下。

## 支持疗法

足够的液体摄入量和休息是治疗流感的重要措施。对乙酰氨基酚或布洛芬（由于可能导致瑞氏综合征，禁用水杨酸盐，第 353 章）应该作为控制发热的退热剂。对父母来说最困难的问题是如何在适当的时机咨询卫生保健提供者。细菌二重感染相对常见，当这种情况出现时，应该应用抗生素治疗。如果反复、长时间发热或临床病情恶化，应高度警惕细菌二重感染的可能。与简单性流感相比，在 48~72h 后儿童的症状应该较前好转。

## 并发症

中耳炎和肺炎是儿童流感的常见并发症。急性中耳炎可能出现在 25% 的流感患者。流感伴随的肺炎可能是原发性病毒性过程。急性出血性肺炎是最严重的情况，在 1918 年与高度致命毒株致病有关，曾发生在 H5 禽流感患者。肺炎更常见的原因可能是上皮细胞层破坏导致继发性细菌感染。流感不常见的临床表现包括乙型流感并发的急性肌炎，表现为急性呼吸道疾病持续 5~7d 后出现肌肉无力和疼痛（尤其是小腿肌肉）和肌红蛋白尿。心肌炎也可继发于流感，中毒性休克综合征可能与产毒相关葡萄球菌增殖有关。流感在原有心肺疾病的儿童病情尤其严重，这些情况包括先天性和获得性瓣膜病、心肌病、支气管肺发育不良、哮喘、囊性纤维化，以及影响呼吸辅助肌肉的神经肌肉疾病。孕妇是发生严重流感的高风险人群。病毒在接受癌症化疗和免疫缺陷的儿童潜伏时间更长。

## 预　后

流感预后良好，从咳嗽至完全恢复正常活动和自由通常需要几周，而不是几天。

## 预　防

目标人群接种流感疫苗是预防流感所致严重疾病的最佳措施。孕妇和儿童等群体接种流感疫苗已成为广为人知的预防流感的重要建议。药物预防是另外一种预防措施，将在治疗部分讨论。

### 疫　苗

H3、H1 和乙型季节性流感灭活和减毒活疫苗可在每年夏天进行接种，其成分包含有即将流行的病毒株的变异部分。免疫实践咨询委员会每年出版关于疫苗制备和接种的指南。这些指南广为宣传，最先出现在美国疾病控制和预防中心发布的每周发病率和死亡率报告中。任何计划降低流感患病风险的人群均可接种疫苗。建议所有儿童接受疫苗接种（表 250-4）。然而，某些高危人群应优先接种，特别是当疫苗供应不足或者因为一种新兴流行疫苗制备较晚。指南相当复杂，且每年均不相同，下面是一些广为应用的建议：

（1）通用推荐儿童接种年龄超过6个月，0~6月儿童的家庭接触者和户外照顾者亦需接种。

（2）由于裂解病毒疫苗导致发热反应的可能性小，故仅推荐该种疫苗用于12岁以下的儿童。

（3）推荐9岁以下儿童初次接种时两剂疫苗（6~36月龄儿童0.25ml；3~8岁儿童0.5ml）至少间隔1个月。

（4）不推荐2岁以下儿童或2~4岁的哮喘儿童鼻内接种减毒活疫苗。儿童接种疫苗的有效率高达90%。疫苗便于应用、单剂有效以及有效率高，促使儿童接种流感疫苗的效率增加。

## ■ 药物预防

金刚烷胺、奥司他韦和扎那米韦被授权用于预防甲型流感感染（表250-2）。这些药物预防用药疗程为10d，适用于甲型流感暴发期间隔离环境下已接种与未接种疫苗的高危患者，以及未接种疫苗的卫生保健提供者，社区甲型流感暴发期间未接种疫苗人群和卫生保健提供者，以及甲型流感活动高峰期间禁忌接种流感疫苗的免疫缺陷者。

## 参考书目

参考书目请参见光盘。

**表250-4　2009年6个月至18岁儿童和青少年季节性流感疫苗接种建议 ***

| |
|---|
| 6个月至18岁之间的所有儿童每年均应接种疫苗 |
| 当疫苗接种工作过渡到常规接种所有儿童和青少年时，流感并发症风险较高的儿童和青少年应该作为疫苗接种工作继续关注的重点，包括： |
| ·6个月至4岁（或59月龄）的儿童 |
| ·有慢性肺病（包括哮喘）、心血管疾病（高血压除外）、肾脏疾病、肝脏疾病、认知障碍、神经/神经肌肉疾病、血液系统疾病或代谢紊乱（包括糖尿病） |
| ·免疫抑制（包括由药物或由人类免疫缺陷病毒引起的免疫抑制） |
| ·接受长期服用阿司匹林治疗，因此可能在流感病毒感染后出现急性脑病综合征的人群 |
| ·长期照护机构的居民 |
| ·将在流感季节怀孕的女性 |

*<6岁的儿童不能接种流感疫苗。<6月龄婴儿的家庭和其他密切接触者（如日托照顾者），包括年长的儿童和青少年应接种疫苗

（李倩　译，于永慧　审）

# 第251章 副流感病毒

*Angela Jean Peck Campbell, Peter F. Wright*

副流感病毒（PIVs）是婴儿和儿童呼吸道疾病的最常见原因，是儿童和免疫功能低下患者发生下呼吸道感染的主要病毒之一，仅次于呼吸道合胞体病毒。这些病毒可导致上、下呼吸道疾病，尤其是喉炎（喉气管炎或喉气管支气管炎）、毛细支气管炎和肺炎。

## ■ 病　因

PIVs是副黏液病毒科家族的成员。4种PIVs可导致人类疾病，根据不同的感染表现分为1~4型。4型PIV又分为2种抗原亚型A和B。PIVs是一种不分段的单链RNA基因组，被膜含有脂质成分，采用出芽方式穿过细胞膜。主要的抗原部分是半个环和F被膜钉突糖蛋白，分别具有血细胞凝集素神经氨酸酶和融合功能。

## ■ 流行病学

大多数孩子在5岁以前都曾感染过1、2、3型PIV（表251-1）。PIV-3感染通常发生在6月龄前，而PIV-1和PIV-2更常见于婴儿期后。在美国和温带气候，PIV-1和PIV-2两年一次流行，发生在秋季，通常交替进行。PIV-3全年流行，但高峰通常在春末。在PIV-1活动较少的年份，PIV-3流行季节可能延长或在秋季出现第二高峰。PIV-4的流行病学尚不清楚，因为该型病毒很难在组织培养基生长，常常被排除在早期研究。

PIVs主要经由呼吸道吸入大量呼吸道飞沫或接触受感染的分泌物进行传播。PIVs可导致医院病房、诊所、新生儿托儿所和其他机构暴发呼吸道感染。从暴露至出现症状的潜伏期是2~6d。儿童可能通过口咽排出病毒，持续2~3周，但排毒期可能更长，即使是免疫功能正常的儿童；而免疫功能低下的患者排毒期可能持续数月。原发性感染并不产生永久免疫力，再次感染很常见，通常表现轻微，具有自限性。

## ■ 发病机制

PIVs在呼吸道上皮进行复制。与其他病毒相比，PIVs更易导致大气道受累，可能与病毒在喉、气管、

支气管部位复制程度高有关。一些 PIVs 诱导细胞融合。在出芽过程中，细胞膜完整性丧失，病毒可以通过细胞凋亡方式诱导细胞死亡。在儿童，最严重的疾病往往发生在病毒传染的高峰时期。疾病的严重程度可能与炎症反应、病毒的直接细胞毒性作用有关。

病毒特异性免疫球蛋白（Ig）A 的抗体水平具有抗 PIV 感染的保护作用。循环血清抗体可用于 PIV 检测，并在疾病进展至严重感染的过程中起着一定保护作用。细胞免疫低下的患者发病严重且持续时间长，表明 T 细胞对于控制和终止 PIV 感染至关重要。

## 临床表现

大多数 PIV 感染主要表现上呼吸道感染症状（表 251-1）。最常见的临床表现是轻度发热、鼻涕、咳嗽、咽炎、嘶哑，可能伴有呕吐或腹泻。PIV 感染很少导致腮腺炎。疾病通常持续 4~5d。一些罕见但更严重的疾病往往被掩盖，导致住院治疗。PIVs 可导致 50% 的患者因喉炎住院，至少 15% 因毛细支气管炎和肺炎住院。PIV-1 和一些 PIV-2 导致更多患者发生喉炎，PIV-3 则主要感染小气道，引起肺炎、毛细支气管炎、支气管炎。此外 PIV 可引起下呼吸道疾病，特别是在原发性感染或免疫抑制的患者。

## 实验室检查

传统的感染实验室诊断基于 PIV 在组织培养后进行隔离。一些中心采用直接免疫吸附法（IF）可以快速识别呼吸道分泌物中的病毒抗原。许多实验室进行聚合酶链反应（PCR）病毒基因组测试，大大提高了 PIV 检测的灵敏度（表 251-1）。鼻腔冲洗或吸入可提供最好的样本进行病毒培养或者 IF，但鼻拭子也合适行 PCR 检测。

## 诊断和鉴别诊断

儿童 PIV 感染的诊断通常仅基于临床和流行病学的标准。喉炎是一个临床诊断，必须与异物吸入、会厌炎、咽脓肿、声门下血管瘤等进行鉴别。X 线检查示“尖塔影”，即声门下狭窄，是典型的喉炎表现，但需要与急性会厌炎、热损伤、血管性水肿、细菌性气管炎鉴别。PIV 下呼吸道疾病的表现可能与其他呼吸道病毒感染类似。因此，对于某些严重的疾病，如免疫功能障碍的儿童并发肺炎，应该采用最敏感的诊断方法明确病毒。

## 治　疗

PIV 感染没有统一的治疗方案。对于喉炎患者，应该采取紧急措施快速改善呼吸困难（见第 377 章）。湿润的空气尚未证明有效。在办公室或急诊室，一般予以单剂量口服、肌内或静脉注射地塞米松（0.6mg/kg）治疗，可以重复应用，但对于单次或多次应用缺乏相关规定。肾上腺素（2.25% 消旋肾上腺素 0.5mL 加入 2.5mL 的生理盐水，或 1- 肾上腺素 1∶1 000 稀释液加入 5mL 生理盐水）可暂时性改善症状。接受肾上腺

**表 251-1　儿童副流感病毒病毒（PIV）的特点**

| | PIV-1 | PIV-2 | PIV-3 | PIV-4 |
|---|---|---|---|---|
| 季节性 | 两年一次在秋季流行，经常与 PIV-2 交替 | 每年一次在秋季流行，经常与 PIV-1 交替 | 全年流行，高峰期在春季（当 PIV-1 感染少时活动性更强） | 资料不足 |
| 年龄组 | 5 岁以下儿童感染率达 75%，发病高峰年龄 2~3 岁 | 5 岁以下儿童感染率达 60%，发病高峰年龄 1~2 岁 | 5 岁以下儿童感染率达 90-100%，1 岁以下感染率达 50%，6 月龄以下婴儿为高危人群 | 感染率 50% |
| 临床症状： | | | | |
| 感冒 | +++ | +++ | +++ | + + + |
| 急性中耳炎 | ++ | ++ | +++ | + |
| 喉炎 | ++++ | +++ | ++ | + |
| 毛细支气管炎 | ++++ | +++ | ++ | + |
| 肺炎 | ++ | ++ | ++++ | + |
| 诊断方法（可靠性） | | | | |
| 培养 | ++ | ++ | ++ | 不可信 |
| 快速检测 / 免疫荧光 | ++ | ++ | +++ | + |
| 聚合酶链反应 | ++++ | ++++ | ++++ | + + + + |

++++76%~100%；+++，51%~75%；++，26%~50%；+1%~25%

素治疗后患儿应该留观至少 2h，重复性治疗可能减少插管的必要性。氧气吸入可改善缺氧状况，对于发热、不适情况可采用支持性治疗如止痛药和退热药。抗生素的适应证仅限于证据确凿的继发性中耳或下呼吸道细菌感染。

体外研究和动物实验已证实利巴韦林有抗 PIVs 的作用。吸入利巴韦林应该考虑用于免疫系统严重受损并发 PIV 肺炎的儿童。有前途的药物开发方向包括血细胞凝集素神经氨酸酶抑制剂和合成小干扰 RNA。

## ■ 并发症

咽鼓管梗阻可导致 30%~50%PIV 感染患者发生继发性细菌性中耳炎。同样，鼻旁窦梗阻可能导致鼻窦炎。上呼吸道细胞破坏会导致继发性细菌入侵，引起细菌性气管炎；前期下呼吸道 PIV 感染可能导致细菌性肺炎。PIV 非呼吸道并发症非常罕见，包括无菌性脑膜炎、脑炎、急性播散性脑脊髓炎、横纹肌溶解、心肌炎和心包炎。

## ■ 预　后

正常儿童 PIV 感染预后良好，可痊愈，不遗留长期肺部后遗症。

## ■ 预　防

疫苗研发重点是鼻腔 PIV-3 活疫苗。候选对象包括人类起源的低温病毒、牛 PIV-3 减毒疫苗和牛 PIV-3 新重组疫苗（插入人类 PIV-3 HN 和 F 基因以及呼吸道合胞体病毒的 F 蛋白）。因为再次感染常见，一般人群发生严重感染的频率很低，疫苗的保护作用将难以评估。然而，很明显，预防 PIVs 所导致的急性呼吸道疾病，尤其是婴幼儿下呼吸道感染，是一个有价值的目标。

## 参考书目

参考书目请参见光盘。

（李倩　译，于永慧　审）

# 第 252 章

# 呼吸道合胞病毒

*James E. Crowe, Jr.*

呼吸道合胞病毒（RSV）是 1 岁以下儿童毛细支气管炎（见第 383 章）和病毒性肺炎的主要原因，亦是儿童早期的最重要的呼吸道病原体。

## ■ 病　因

RSV 是一种有被膜的负性单链 RNA 病毒，在受感染细胞的胞浆中完全复制，通过出芽方式在细胞膜顶端表面分离。因为这种病毒有一个非分段基因组，它不像流感病毒可以进行抗原转移。RSV 与副流感病毒和麻疹病毒一样，属于副黏液病毒科，与偏肺病毒共属肺病毒亚科（见第 253 章）。这是唯一感染人类的肺炎病毒。RSV 有两种抗原亚型，其区别主要在于 G 糖蛋白的变异。这种点突变引起的抗原变异与病毒 RNA 聚合酶的变异有关，在一定程度上可能有助于儿童和成人发生 RSV 再次感染。

RSV 复制可在各种细胞系体外单层培养基进行，HeLa 或 HEp-2 细胞培养后可产生合胞体细胞，故此命名。有趣的是，现在已知该病毒不会引起体外极化上皮细胞出现大的合胞体，目前尚不清楚体内形成合胞体的重要意义。

## ■ 流行病学

RSV 感染遍布世界范围，每年均有流行。温带地区的流行发生在每年冬天，持续 4~5 个月。在其他时间，感染呈散发性，且不太常见。北半球的流行高峰通常在一、二或三月份，但高峰期早至 12 月份，迟至 6 月份。美国一些地区如佛罗里达，曾报道该病全年均有流行，病情较轻。在南半球，疾病暴发亦发生在冬天。RSV 暴发往往与流感和人类偏肺病毒感染流行重叠，但每年发病情况通常稳定，多种病毒共同致病，尤其发生在 < 6 月龄的婴儿。在热带地区，疾病的流行模式尚不明确。在人类病毒中，RSV 具有独特性：每年广泛暴发，感染率高，3~4 月龄婴儿为高危人群。

婴儿可经胎盘获得母体抗 RSV 免疫球蛋白（Ig）G 抗体，如果浓度高，可起到部分性但非完全性保护作用。这些 IgGs 有助于 4~6 周龄婴儿 RSV 感染的病情严重程度，早产儿获得母体 IgG 抗体较少，不能起到上述作用。母乳喂养具有保护女婴避免发生严重疾病的作用，但对于男婴无此效果。RSV 是影响人类的最具传染性的病毒之一。2 岁前儿童几乎普遍感染 RSV。再次感染发生在 10%~20% 的儿童，成人感染率较低。在日托中心等高暴露的环境下，先前未受感染的婴儿感染率接近 100%，再次感染率达 60%~80%。

再次感染可能发生在康复后数周之内，但通常发生在下一年度的疾病流行季节。再次感染与抗原变异无关，一部分成人多次接种由相同的野生型病毒，仍可以多次发生感染。婴儿的免疫反应在质量、程度和持久性方面均弱。儿童期再次感染的严重程度通常较低，可能与局部免疫功能和年龄增加有关。

无症状性 RSV 感染在幼儿罕见。大多数婴儿表现为鼻炎和咽炎，经常发热，且由于中耳病毒感染或细菌病毒双重感染导致咽鼓管功能障碍引起中耳炎。大约 1/3 的儿童表现为不同程度的毛细支气管炎和支气管肺炎。原本健康的婴儿 RSV 感染的住院率通常为 0.5%~4%，与地区、性别、社会经济地位、香烟暴露情况、胎龄、家族特异反应性病史等因素有关。入院诊断通常是毛细支气管炎与缺氧，这种情况通常与婴儿 RSV 肺炎不易鉴别，并且两者经常共存。所有 RSV 下呼吸道疾病（不包括喉炎）的发病年龄高峰为生后 6 周至 7 个月，并随年龄增加发病率降低。1 岁以后毛细支气管炎的发病率明显降低。幼儿期病毒相关性喘息的术语易于混淆，这类疾病有时被称为喘息相关性呼吸道感染（WARI）、“喘息性支气管炎”，反应性气道疾病恶化，或哮喘。因为许多幼儿在 RSV 感染期间发生喘息，并不会继续加重导致终生哮喘，因此这种诊断术语最好在以后阶段使用。病毒性肺炎在整个儿童期是一个持续存在的问题，尽管 RSV 在 1 岁以后已变得不再重要。RSV 感染导致了 40 %~75% 的毛细支气管炎住院病例、15%~40% 的儿童肺炎病例和 6%~15% 的喉炎病例。

RSV 引起的毛细支气管炎和肺炎在男孩多于女孩，男女比例约为 1.5：1。其他的危险因素包括有 ≥ 1 个同胞、白种人、生活在农村、母亲吸烟、母亲教育 <12 年。高危婴儿的医疗因素包括支气管肺发育不良、先天性心脏病、免疫缺陷和早产。尽管如此，大多数因 RSV 感染住院的婴儿不易被识别出危险因素。因此，针对高危个体采取预防策略仅能避免 10% 的儿童住院治疗，即使这种预防措施针对 100% 的高危个体有效。

从暴露至初发症状的潜伏期是 3~5d。该病毒排泄的时间取决于疾病的严重程度和免疫状态。大多数下呼吸道疾病婴儿病毒排泄时间持续至住院后 1~2 周。曾有报告显示病毒排泄时间可达 3 周甚至更长时间。大的感染性物质通过空气传播或者接触患者的手部或其他污染物定植于易感个体的鼻咽部，则发生感染的流行。RSV 可能通过再次感染的年幼学生进入大多数家庭。25 %~50% 年长的同胞和父母一方或双方发生上呼吸道感染，数天内婴儿表现出更为严重的疾病，伴有发热、中耳炎或下呼吸道疾病。

RSV 流行期间医院感染是一个重要的问题。病毒通常通过照顾者的手在儿童之间传播。再次感染的成人亦参与病毒的传播。因为病毒通常不经由小粒子气溶胶传播，加强细致周到的接触预防措施足以防止疾病传播。然而，照顾者在贯彻隔离程序方面往往并不彻底。

## 发病机制

毛细支气管炎是由于呼气相小气道阻塞和破坏引起。由于正常的细支气管较细，婴儿特别容易发生小气道阻塞，气道阻力比是 1/ 半径。健康人群患有 RSV 相关疾病时针对下呼吸道的病理学检查相对较少。气道狭窄的原因可能是病毒诱导的细支气管上皮细胞坏死、黏液分泌过多、圆细胞渗透和周围黏膜下层水肿。这些变化导致黏液栓的形成，阻塞细支气管，从而引起远端肺组织过度膨胀或塌陷。在间质性肺炎，浸润更为广泛，上皮脱落可能扩展至支气管和肺泡。在年龄较大的患者，RSV 感染期间平滑肌高反应性可能导致气道变窄，但婴幼儿的气道通常不表现出高度可逆的平滑肌高反应性。

一些证据表明，宿主的免疫成分可能导致炎症和组织损伤。清除病毒感染细胞所需的免疫反应是一把双刃剑，一方面可以清除产生病毒的细胞，但另一方面可以导致宿主细胞的死亡。在这个过程中进行释放大量的可溶性因子如细胞因子、趋化因子、白细胞三烯，这些反应可能导致一些人发生更为严重的疾病。也有证据表明，遗传因素可能导致细支气管炎更加严重。

在 1960 年代，与年龄匹配的对照组相比，经非肠道途径接种福尔马林失活 RSV 疫苗的儿童在随后的自然接触野生型 RSV 后发生了更严重、更频繁的毛细支气管炎。接种疫苗后一些儿童在自然感染 RSV 期间死亡。这一事件极大地影响了 RSV 疫苗研发的进展，一方面因为对机制了解的不完整，另一方面因为害怕可能导致类似的反应不愿探索新的实验性疫苗。

一些研究已经证实，大部分需要辅助通气和重症监护的婴儿，其呼吸道分泌物中同时存在 RSV 和人类偏肺病毒 RNA。提示共感染可能与疾病的严重程度相关；必须认真识读聚合酶链反应（PCR）测定的阳性结果，因为即使已经检测不到感染的病毒，这种阳性结果仍可能持续至感染后很长时间。

目前尚不清楚叠加的细菌感染在 RSV 下呼吸道感染疾病起着多大的致病作用。婴儿 RSV 细支气管炎仅可能是一种病毒性疾病，尽管有证据表明细菌性肺炎可能由包括RSV在内的呼吸道病毒感染诱发。大量临床研究表明儿童期接种肺炎球菌疫苗可使病毒性肺炎的发病率减少30%，提示病毒-细菌之间交互作用，但机制尚不明确。

## ■ 临床表现

婴儿RSV感染的首发症状通常是流涕。咳嗽可能同时出现，但更常出现在1~3d后，在此期间可能出现打喷嚏和低热。咳嗽后不久，患儿发展为细支气管炎，开始出现气喘。如果疾病较轻，症状可能不会进展。听诊常显示弥漫性吸气相爆裂音和呼气相哮鸣音。流涕通常持续整个病程，伴随间歇发热。在这个阶段，胸部X线通常显示正常。

如果疾病进展，咳嗽和气喘加重，缺氧随之而来，表现为呼吸加快、肋间隙凹陷、胸廓过度膨胀、烦躁不安、外周发绀。中央型发绀、呼吸急促>70次/min、精神萎靡和窒息发作均提示病情严重、危及生命。在这个阶段，由于气体运输功能减弱，胸部呈过度膨胀，呼吸音低。

RSV细支气管炎婴儿患者的胸片30%表现正常，70%显示胸部过度通气、支气管周围增厚和间质浸润。肺部节段性实变或肺叶实变不常见，胸腔积液罕见。

一些婴儿的表现类似肺炎，开始表现为鼻涕和咳嗽，之后出现呼吸困难、喂养困难、精神萎靡，喘息和过度通气表现较轻。虽然临床诊断为肺炎，气喘经常间歇存在，胸片显示空气滞留征。

发热是RSV感染一种不固定的表现。在婴幼儿，特别是早产儿，周期性呼吸和窒息出现频繁，即使是病情较轻的细支气管炎。呼吸暂停不一定是由呼吸衰竭引起，更像是呼吸中枢控制改变的结果。

免疫缺陷儿童在任何年龄并发RSV感染病情均有可能严重。造血干细胞或实体器官移植后前数周内并发RSV肺炎的死亡率在儿童和成人均升高。HIV感染患者在合理控制HIV疾病的情况下，合并RSV感染病情似乎没有继续进展，虽然这些患者的病毒排泄时间很长。

## ■ 诊　断

毛细支气管炎是一种临床诊断。结合疾病流行季节、社区病毒的存在以及不同程度的确定性，应怀疑RSV感染的可能。其他流行病学特性有助于进一步诊断，如年长的家庭接触者存在感冒、儿童的年龄等。其他呼吸道病毒亦可使婴儿在生后数月内发病，如副流感病毒3型、人类偏肺病毒和流感病毒。鼻病毒常见于儿童的呼吸道，越来越多的证据表明这种病毒可能导致下呼吸道疾病。

常规实验室检测是诊断大多数RSV毛细支气管炎或肺炎的基本项目。白细胞计数正常或升高，白细胞分类正常，以中性或单核为主。应用脉搏血氧仪或动脉血气分析检测是否缺氧，临床应用频繁，往往比临床表现更为敏感。患者呼吸频率明显加快时血液中二氧化碳值正常或升高，是呼吸衰竭的迹象。

最重要的诊断问题是识别是否存在细菌或衣原体感染。如果胸片显示细支气管炎不伴有浸润，则细菌参与的可能性几乎没有。在1~4月龄的婴儿、间质性肺炎可能由于沙眼衣原体造成（见第218章）。沙眼衣原体肺炎患者可能有结膜炎的病史，往往呈亚急性发作。咳嗽和吸气相爆裂声为突出表现；喘息。通常没有发热。

肺叶实变不伴有其他表现或并胸腔积液，应考虑细菌感染的可能。提示细菌性肺炎的其他证据包括：中性粒细胞增多，严重疾病伴有中性粒细胞减少，肠梗阻或其他腹部体征，高热和循环衰竭。在这种情况下，应该应用抗生素治疗。

RSV感染的确切诊断证据来源于细胞培养下呼吸道分泌物的活病毒测定。病毒RNA（使用逆转录聚合酶链反应（RT-PCR）进行分子诊断测试）或病毒抗原（快速诊断测试，通常利用病毒蛋白的抗体进行膜吸水测试）的存在强烈支持RSV感染的临床诊断。抗原测试不如培养的敏感性高，而RT-PCR方法更为敏感。从儿童的后鼻腔抽吸黏液或清洗鼻咽可获得最佳标本。鼻咽、喉部拭子不太可取但可以接受。气管抽吸不必要进行，但从机械通气的患者气管插管中获得的灌洗液可以进行测试。标本应放在冰上，直接转入实验室，立即进行培养、抗原检测或PCR分析。

## ■ 治　疗

无并发症的毛细支气管炎的治疗对症为主。缺氧的住院婴儿予以氧气湿化和吸入。许多婴儿伴有轻中度脱水，因此液体补充量应稍多于维持量。由于呼吸急促时常出现吸吮困难，因此静脉注射或胃管喂食很有帮助。

关于肾上腺素或β2-拮抗剂对治疗RSV相关性细支气管炎的有用性，目前尚有分歧。由于副作用较多，大多数患者长期应用此类药物并不能持久有效。皮质类固醇疗法仅适用于确诊哮喘的年长儿童，此类药物的使用可能延长病毒排泄时间，并且没有确切的临床效果。

在几乎所有的毛细支气管炎，抗生素应用无效，并且抗生素滥用可导致抗生素耐药性的发展。1~4月龄婴儿间质性肺炎可能与沙眼衣原体感染有关，大环内酯类药物治疗有效。

利巴韦林是一种抗病毒药物，可应用小粒子气溶胶发生器通过氧气罩、面罩、气管内管进行雾化吸入治疗，连用3~5d。早期的小型试验表明，该类药物的使用对治疗RSV肺炎有效，可减少机械通气时间和住院天数。后来的研究未能证实利巴韦林的有益疗效。大多数医疗中心不使用利巴韦林治疗RSV感染。单克隆抗体帕利珠单抗已经获得注册，用于高危婴儿的预防，但一些小型临床试验将该抗体用于治疗RSV感染，但尚未证实有治疗效果。

## 预　后

在发达国家，RSV下呼吸道感染导致的住院婴儿死亡率较低。几乎所有的死亡病例发生在年轻的早产儿及患有神经肌肉疾病、肺病、心血管疾病、免疫系统疾病等潜在疾病的婴儿。然而，据估计，全世界资源贫乏的地区每年有成千上万的儿童死于RSV。

许多哮喘儿童在婴儿期有毛细支气管炎的病史。婴儿期发生严重RSV毛细支气管炎的儿童30%~50%出现喘息反复发作。过敏体质（如湿疹、花粉热或哮喘家族史）可增加反复的可能性。如果 > 1岁儿童发生毛细支气管炎，尽管可能是由于病毒感染引起的首次发作，以后可能进展为高反应性呼吸道疾病或哮喘。哮喘在1岁以内很难诊断。目前尚不清楚在这个时期，是早期、严重RSV气喘性疾病导致了以后的哮喘，还是婴儿期RSV感染激活了注定要遭受哮喘儿童的首次发作。

## 预　防

在医院里，最重要的预防措施旨在阻止院内传播。在RSV季节，高危婴儿应该与有呼吸道症状的婴儿隔离。护理疑似或确诊RSV感染的婴儿时照顾者应穿戴防护服、手套，仔细洗手。高水平的接触隔离措施至关重要。病毒学实验室测试用于诊断急性疾病，但并不能检测低水平的病毒。因此，住院期间大多数急性疾病患者应采取隔离预防措施；快速抗原检测不应用于确定患者是否需要隔离。在理想的情况下，RSV或偏肺病毒感染患者应隔离居住，因为合并感染可能导致更为严重的疾病。

### 被动免疫预防

为预防RSV疾病相关的严重并发症，推荐高危儿童服用一种抗RSV中性人源化的小鼠单克隆抗体帕利珠单抗（15mg/kg，肌肉注射，每月1次）。这种免疫预防方法可减少高危婴儿RSV感染频率和总住院天数。帕利珠单抗从RSV季节开始到结束（在北半球温带地区通常为10月至12月和3月至5月）每月应用1次。

免疫预防的人群包括肺病儿童或早产儿。目前或RSV季节前6个月内，2岁以下患有慢性肺部疾病需要补充氧气或其他药物治疗的儿童应该接受免疫预防。如果肺病严重，需要在第一年2个RSV季节进行预防；如肺病较轻，仅在第一RSV季节进行预防。2岁以下患有血流动力学显著异常的先天性心脏病（心力衰竭、发绀、肺动脉高压）儿童亦需进行免疫预防。如果出生胎龄 < 妊娠28周，婴儿应该接受季节性RSV预防直至12月龄。如果出生胎龄为妊娠29~32周，应预防至6月龄。妊娠32~35周出生的婴儿只有在存在其他危险因素时才应该接受预防。帕利珠单抗相关的不良事件少见。第二代药物是一种强亲和性抗体正处于晚期研究阶段。

### 疫　苗

目前没有获得许可的RSV疫苗。制作减毒活疫苗的挑战有以下方面：婴儿在鼻咽部局部接种减毒疫苗后不会导致不可接受的症状；在脱落期保持遗传的稳定性；产生免疫保护作用预防再次感染诱发的严重疾病。根据脊髓灰质炎病毒活疫苗和流感病毒疫苗制备的基本策略，目前最有前途的减毒活病毒现在实验室制备，来自冷藏的病毒株。

### 参考书目

参考书目请参见光盘。

（李倩　译，于永慧　审）

# 第253章 人类偏肺病毒

*James E. Crowe, Jr.*

于2001年首次发现的人类偏肺病毒（HMPV）是一种呼吸道病毒，目前已成为世界各地儿童严重的下呼吸道疾病最常见的原因之一。

## 病　因

HMPV是有被膜的不分段的负性单链RNA基因组，属于副黏液病毒科。该病毒科分为肺病毒亚科和副黏液病毒亚科。前者包括偏肺病毒属和肺病毒属，其中包含呼吸道合胞病毒（RSV）。HMPV和禽流感肺病毒（APVs）高度相关，成为单独的偏肺病毒属。APVs / HMPVs的非分段基因组的基因顺序发生轻微改变，并缺乏2种NS1和NS2非结构蛋白的基因（位于RSV基因组3′端）。这些蛋白质具有抑制I型干扰素的作用。偏肺病毒缺乏NS1 / NS2可能有助于减少野生型RSV相关的HMPV病毒株的致病性。

HMPV基因组的全部序列已被确定。基因组按照3′-N-P-M-F-M2-（或f1和2）-SH-G-L-5′的顺序编码9种蛋白质。与大多数副黏液病毒一样，HMPV基因组包含非编码3′端、5′端和基因区域，启动子位于的3′端。F（融合）、G（糖化）和SH（短疏水性）蛋白质是整合膜蛋白，位于受感染细胞和病毒粒子的表面。F蛋白是一种典型的I型整合膜病毒融合蛋白，在细胞外区域包含2个氨基酸的七肽重复区，具有促进膜融合的作用。在疏水融合肽的附近可能存在一个蛋白成熟位点，由一种细胞外蛋白酶裂解，激活F蛋白进行融合。HMPV的G蛋白质是一种糖基化的II型黏蛋白样蛋白质。HMPV G蛋白不同于RSV G蛋白，它缺乏一个半胱氨酸套索结构。这种蛋白质可以抑制先天免疫反应。病毒的内部蛋白质与其他副黏液病毒的功能相似。

## ■ 流行病学

每年HMPV的流行发生在冬末春初的温带地区，经常与每年下半年的RSV流行重叠（图253-1）。散发感染全年均可发生。病毒传染期通常是婴儿原发性感染数周之内。潜伏期是3~5d。人类是病毒的唯一宿主。通过近距离或直接接触受污染的分泌物（包括大颗粒气溶胶、液滴或污染的表面）进行传播。已报告院内感染，健康看护者需要在医院环境下加强手卫生避免接触污染物。这种病毒对老年人、免疫功能低下患者和气道反应性呼吸道疾病患者的影响比健康人更为严重。

## ■ 病理学

感染通常局限在气道上皮细胞的表层。感染与局部炎性淋巴细胞和巨噬细胞浸润有关。免疫力低下患者感染时间较长，且发生急性组织损伤。

## ■ 发病机制

病毒入侵上呼吸道发生感染，之后迅速扩散到下呼吸道，但目前尚不清楚在扩散过程中是否存在细胞间扩散抑或从上呼吸道吸入感染物质。严重的下呼吸道疾病，尤其是哮喘，主要发生在6月龄前，这时婴儿的气道较细且阻力较高。产妇的血清中和性抗体可穿过胎盘，为出生后数周或数月的婴儿提供预防严重疾病的保护性物质。一旦发生感染，细胞毒性T细胞识别和清除感染病毒的细胞，终止感染发生，同时导致一些细胞病变。具有潜在气道反应性疾病倾向的患者（包括成人）在日后再次感染时易发生严重气喘，表明HMPV可能导致平滑肌过度活跃、炎症或分泌黏液增多。健康人群感染大多数痊愈，不伴有明显的长期后遗症。

## ■ 临床表现

HMPV与普通感冒（复杂中耳炎发生在大约30%的病例）和下呼吸道疾病如细支气管炎、肺炎、喉炎和气道反应性疾病恶化等有关。HMPV引起的症状和体征与RSV非常相似（表253-1）。5%~10%的下呼吸道疾病门诊患儿与HMPV感染有关，发病率仅次于RSV。RSV和HMPV感染患儿需要补充氧气和医疗重

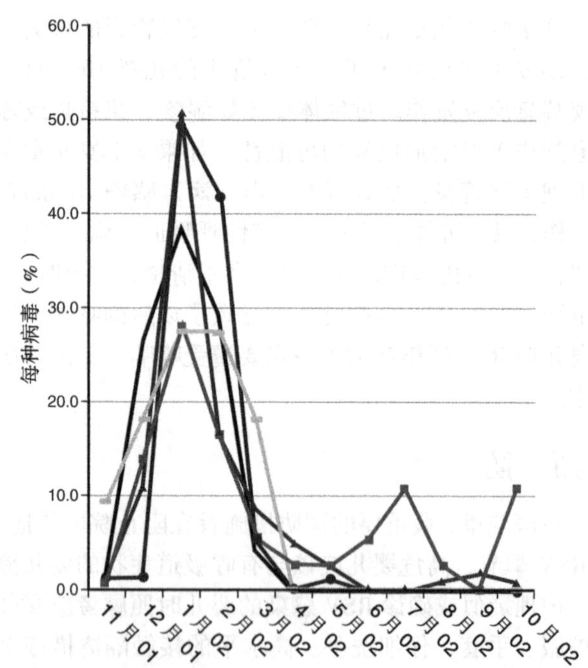


图253-1 从2001年11月到2002年10月下呼吸道感染住院儿童感染呼吸道病毒的时间分布。数据显示每月每种病毒的比例。Flu A：甲型流感病毒；HMPV：人类偏肺病毒；RSV：呼吸道合胞病毒；Parainfluenza：副流感病毒；Adenovirus：腺病毒
摘自 Wolf DG, Greenberg D, Kalkstein D, et al. Comparison of human metapneumovirus, respiratory syncytial virus and influenza A virus lower reparatory tract infections in hospitalized young children, Pediatr Infect Dis J, 2006, 25:320-324

**表 253-1 儿童人类偏肺病毒感染的临床表现**

| |
|---|
| **常见（>50%）** |
| 发烧 > 38℃ |
| 咳嗽 |
| 鼻炎，鼻炎 |
| 喘息 |
| 呼吸急促，三凹陷阳性 |
| 低氧（氧饱和度 < 94%） |
| 胸片的浸润或过度充气 |
| **不太常见** |
| 中耳炎 |
| 咽炎 |
| 罗音 |
| **罕见** |
| 结膜炎 |
| 声音嘶哑 |
| 脑炎 |
| 免疫功能低下儿童发生致命的呼吸衰竭 |

症监护的发生率相同。

大约 50% 的儿童下呼吸道疾病发生在 6 月龄前，提示年龄幼小是发生严重疾病的主要危险因素。年轻人和老年人都可以感染 HMPV，需要采取医疗措施包括住院治疗，但成人严重疾病的发生率比年幼儿童低得多。老年人严重疾病最常见于免疫功能低下的患者，有时具有致命性。大批成人和儿童哮喘患者感染 HMPV 后哮喘加重；目前尚不清楚病毒是否会导致长期喘息。RSV 和 HMPV 共同感染病情更为严重，患者需要进行重症监护室。很难区分真正的共同病毒，因为采用逆转录酶聚合酶链反应（RT-PCR）检测呼吸道分泌物病毒基因组至少在发病数周后，即使已失去病毒传染性。

## 实验室检查

这种病毒只能在电子显微镜下可以看到。病毒生长在原代猴肾细胞、LLC-MK2 细胞或维罗细胞单层细胞培养基，但其有效分离需要有经验的实验室技术员进行操作。受感染的细胞单层培养液在传统亮场显微镜下往往显示细胞病变效应只出现在细胞培养多次传代以后。细胞病变效应不够明显，因此仅仅依靠此种方法鉴别病毒依据不够充分，即使是一位训练有素的观察者。亦可采取鼻咽分泌物进行 HMPV 抗原的直接抗原识别测试。一些实验室已经成功使用单克隆或多克隆抗体进行免疫荧光染色检测鼻咽分泌物和病毒壳培养中的 HMPV 或经单层病毒培养基培养的病毒。最敏感的鉴定临床标本中 HMPV 的方法是 RT-PCR，通常采用针对内部基因的引物（如核蛋白基因）。也可以进行多重 PCR 方法检测多种呼吸道病毒。实时 RT-PCR 检测可提高敏感性和特异性，包括检测病毒 4 种已知的遗传谱系。

## 诊断和鉴别诊断

在温带地区，冬末婴儿或幼儿发生气喘或肺炎，RSV 诊断测试结果阴性，应怀疑本病。RSV 和 HMPV 感染在临床上不易鉴别。许多其他常见呼吸道病毒如副流感病毒、流感病毒、腺病毒、鼻病毒、冠状病毒，会导致儿童发生类似的疾病。这些病毒可以通过 PCR 基因检测确定或传统的细胞培养方法进行确诊。

## 并发症

HMPV 感染合并细菌感染并不常见，偶有局部并发中耳炎。

## 治　疗

HMPV 感染没有特效治疗方法，主要是包括支持性治疗。HMPV 感染并发细菌肺部感染或菌血症的发生率尚不完全清楚，可能非常低。抗生素通常不用于治疗 HMPV 细支气管炎或肺炎的住院婴儿。

## 支持性治疗

支持性治疗包括关注水合状况，通过体格检查和测量血氧饱和度监测呼吸状态，补充氧气，必要时机械通气。

## 预　后

大多数急性 HMPV 感染的婴儿和儿童完全恢复，并且没有明显的长期后遗症。许多专家认为婴儿期严重 HMPV 感染与反复喘息或哮喘发展有关，然而，究竟病毒是导致这些情况的发生还是加剧其发展，目前尚不清楚。

## 预　防

预防 HMPV 感染的唯一方法是减少暴露。住院婴儿和年幼的孩子防止接触是预防 HMPV 相关疾病的预防措施。HMPV 感染患者应该被隔离在单间或与同患 HMPV 的患者住在一起。将 RSV 感染患者和 HMPV 感染患者分开隔离，可避免共同感染的发生。预防措施包括在流感流行期间避免接触传染性场所（日托中心），在所有场所注重手部卫生（包括家庭），尤其是高危儿童的接触者发生呼吸道感染的情况下。由于感染普遍存在于婴幼儿，婴儿发生严重疾病的风险最高，因此在6月龄前减少暴露极为重要。

## 参考书目

参考书目请参见光盘。

（李倩 译，于永慧 审）

# 第254章 腺病毒

John V. Williams

腺病毒（AdVs）是人体疾患的一种常见病因。AdVs结膜炎是一种常见的疾病，但这些病毒也引起上、下呼吸道疾病、咽炎、肠胃炎和出血性膀胱炎。AdVs可引起免疫缺陷患者发生严重的疾病。AdV暴发发生在社区和人口密集区域，特别是军营。目前没有高度有效的特异性抗AdVs药物。血清型4和7疫苗仅用于军队。

## ■ 病 因

腺病毒于1953年首次从人类腺状肿的手术标本分离。这是一种无包被的病毒，具有二十面体的蛋白质衣壳。双链DNA基因组可编码多种病毒蛋白。病毒粒子表面蛋白抗原变异，可分为七个种属，50余种血清型。不同种属之间组织嗜性和目标器官不同，导致不同的临床感染（表254-1）。AdV可长时间存在于胃肠道，并导致低水平的慢性扁桃腺感染。

## ■ 流行病学

AdVs在全球流行，免疫功能正常的人群全年均可发生流行感染。无症状感染亦常见。所有已知血清型AdV感染的患者中约1/3临床症状明显。最近监测研究报道，最普遍的AdVs类型是AdV-3、2、1和5。结膜炎（通常是严重）、咽炎和呼吸道疾病的流行多发生在学校和军营。AdV-4、7型导致的发热性呼吸道疾病暴发主要发生在军营，感染率在25%至>90%之间。AdV可通过呼吸道和粪-口途径传播。AdV传播的一个重要因素是无包被的粒子可生存在环境中无生命的物体。该病可导致医院感染暴发。

表254-1 腺病毒血清型与感染的关系

| 种类 | 血清型 | 常见的感染部位 |
|---|---|---|
| A | 12, 18, 31 | 胃肠道 |
| B1 | 3, 7, 16, 21, 50 | 呼吸道 |
| B2 | 11, 14, 34, 35 | 肾脏/泌尿系上皮 |
| C | 1, 2, 5, 6 | 呼吸道 |
| D | 8, 9, 10, 13, 15, 17, 19a, 19p, 20, 22–30, 32, 33, 36, 37, 38, 39, 42–48, 49, 51 | 眼部 |
| E | 4 | 呼吸道 |
| F | 40, 41 | 胃肠道 |

## ■ 发病机制

AdVs与细胞表面受体结合并通过内吞作用触发内化。核内体的酸化导致病毒衣壳构象变化，最终引起基因组易位进入细胞核。病毒信使RNA转录和基因组复制发生在细胞核。子代病毒粒子在细胞核组装。细胞溶解释放新的传染性微粒，造成上皮黏膜损害，细胞碎片脱落以及炎症。AdVs招募中性粒细胞、巨噬细胞和自然杀伤细胞聚集在感染部位，诱导这些细胞产生大量细胞因子和趋化因子。宿主免疫反应导致机体出现AdV感染的症状，但具体发病机制知之甚少。

## ■ 临床表现

在免疫功能正常和免疫功能不全的人群，AdVs可引起多种常见的临床综合征。这些症状很难与其他病原体[如呼吸道合胞体病毒（RSV）、人类偏肺病毒（HMPV）、人类鼻病毒（HRV）、轮状病毒、A群链球菌和其他常见病毒性和细菌性病原体]引起的类似疾病鉴别。

### 急性呼吸系统疾病

呼吸道感染是儿童和成人AdV感染常见的临床表现。AdV感染占所有儿童呼吸道疾病的5%~10%。婴儿原发性感染表现为细支气管炎或肺炎。AdV肺炎的表现类似细菌性疾病（大叶性浸润、高热、类肺炎性胸腔积液）。AdV咽炎表现为鼻炎、喉咙痛和发热，主要发生在学龄前儿童和婴儿。15%~20%的孤立性咽炎儿童可明确病毒。

### 眼部感染

常见的AdV感染导致的卵泡结膜炎具有自限性，不需要特殊治疗。更为严重的形式称为流行性角膜结膜炎，角膜和结膜均受累及。咽结膜热是一种截然不同的综合征，包括高热、咽炎、非化脓性结膜炎、耳前和颈部淋巴结肿大。

### 胃肠道感染

5%~10%的急性腹泻儿童大便中可检测到AdVs。

大多数情况下急性腹泻具有自限性，少数会发生严重疾病。肠道 AdV 感染通常无症状，因此这些病例的病因通常不确定。AdV 也可导致肠系膜淋巴结炎。

### 出血性膀胱炎

出血膀胱炎表现为突然血尿、排尿困难和尿频尿急，而尿液细菌培养结果阴性。尿分析显示无菌性脓尿，红细胞增多；1~2 周内自行消失。

### 其他并发症

在免疫功能正常的人群，AdVs 很少导致心肌炎、肝炎或脑膜脑炎。

### 免疫功能低下患者腺病毒感染

免疫功能不全患者是 AdV 严重疾病的高危人群，特别是造血干细胞移植受者（HSCTs）和实体器官移植者。这些患者可能由于肺炎、肝炎、肠胃炎、全身性感染进展至器官衰竭。HSCT 受者 AdV 感染通常表现为肺部感染或全身性疾病，最有可能发生在移植后的 100d 以内。实体器官移植受者 AdV 感染通常影响移植的器官。免疫功能不全的儿童较成人发生复杂性 AdV 感染的风险更大，可能与缺乏先前存在的免疫有关。其他危险因素包括 T 细胞缺陷性移植，高水平的免疫抑制以及移植物抗宿主疾病。一些专家提倡在免疫功能低下的患者早期检测和治疗 AdV 感染，旨在防止感染传播和病情恶化。

## ■ 诊　断

AdV 的诊断基于流行病学和临床表现的特征，但这些特征并非特异性，诊断依据并不充分。AdV 快速测试方法尚未得到商业化应用。大多数血清型 AdV 在培养液中生长良好，此方法需要 2~7d，因此并不有助于早期识别。分子技术如聚合酶链反应（PCR）作为快速、敏感、特异性的方法用于 AdV 感染的诊断，对于高度怀疑 AdV 感染的免疫缺陷患者最为有用。无症状 AdV 感染患者进行病原体检查较为困难，难以明确因果关系。血清学检查通常仅用于流行病学调查。

## ■ 并发症

AdV 肺炎可导致呼吸衰竭，需要机械通气，特别是在免疫功能不全的患者。AdV 感染后继发性细菌性肺炎较为少见，但相关资料有限。在少数的情况下严重 AdV 肺炎与慢性肺部疾病和闭塞性细支气管炎有关。流行性角膜结膜炎是一种影响视觉的 AdV 感染。对于 HSCT 或实体器官移植接受者，几乎任何形式的 AdV 感染均可致命。HSCT 受者发生难治性严重贫血，需要反复输血，同时可能合并出血性膀胱炎。器官移植受者发生弥漫性 AdV 或 AdV 肺炎的死亡率高达 60%~80%。

## ■ 治　疗

支持性治疗是大多数 AdV 患者治疗的主要措施。严重 AdVs 结膜炎患者应该前往眼科就诊。目前没有特定的抗病毒疗法用于抗 AdV 感染。体外应用核苷类似物西多福韦具有抗多种 AdV 血清型的作用。西多福韦局部用于治疗流行性角膜结膜炎，疾病后期通常采用局部类固醇以减少炎症物质。在免疫功能低下的患者，予以静脉注射西多福韦抗 AdV 感染。该药具有较强的肾毒性；应预先水化，同时应用丙磺舒，采用每周给药可以减轻肾毒性。临床研究表明西多福韦治疗有效，但缺乏相关前瞻性随机对照试验的结果。另外，AdV 感染尚无正式的指南或治疗建议。有文章报道，静脉注射免疫球蛋白（IVIG）和供体淋巴细胞注入是有效治疗 AdV 感染的方法。

## ■ 预　防

AdVs 环境和污染物的传播容易发生，因此，采取洗手和清洁等一些简单的措施可以减少传播。从 1970 年代到 1999 年 AdVs4、7 减毒活疫苗在美国军队得到有效应用。停止使用上述疫苗后曾导致军营大面积暴发，因此这些疫苗已经重新用于军事部分。AdVs 具有高免疫原性，被用作基因治疗载体和其他病原体疫苗载体，包括疟疾和艾滋病，但 AdV 特异性疫苗尚未进入商业市场。

### 参考书目

参考书目请参见光盘。

（李倩　译，于永慧　审）

# 第 255 章

# 鼻病毒

*E. Kathryn Miller, John V. Williams*

人类鼻病毒（HRVs）是成人和儿童普通感冒最常见的原因。尽管鼻病毒曾经被认为仅能引起普通感冒，目前已证实他们与成人和儿童的下呼吸道感染有关。许多 HRVs 并不能在培养液中生长；采用聚合酶链反应（PCR）等分子诊断方法进行的研究显示，HRVs是导致儿童轻度和严重呼吸道疾病的首要原因。

## ■ 病　因

人类鼻病毒是小核糖核酸病毒科家族的成员。传统方法采用免疫抗血清方法确定病毒类型，已经确定约100种血清型，根据基因序列的相似性，分为HRVA和HRVB两类。HRV的另一类HRVC已经通过逆转录酶聚合酶链反应（RT- PCR）方法测定，但尚未体外培养成功。病毒基因序列分析表明，HRVC在遗传学上截然不同。最近PCR研究报道，HRV阳性率的增加可能部分由于检测到既往未知的HRVC病毒以及提高了已知HRVA和HRVB的检测水平。

## ■ 流行病学

鼻病毒分布在世界范围，血清型与流行病学或临床特点之间尚未被证实具有相关性。多个种血清型可能在同一个社区传播，在持续流行季节特异性的HRV病毒株可被分离出来。在温带地区，HRV感染的发病高峰发生在秋天，而另一个高峰在春天，但HRV感染全年皆可发生。鼻病毒是儿童哮喘主要的感染促发因素，大量研究表明秋季学校开学后这个年龄段哮喘发作的频率急剧增加。热带地区HRV发病高峰发生在雨季，从6月到10月。

鼻病毒存在于高浓度鼻腔分泌物，在下气道亦可以检测到。鼻病毒颗粒没有包被，且耐寒，在分泌物手或电话、电灯开关、门把手、听诊器等物品表面持续村话数个小时。病毒通过接触感染的分泌物污染手指，之后擦到鼻或结膜黏膜进行传播。鼻病毒存在于说话、咳嗽和打喷嚏产生的气溶胶中。儿童是病毒传播最重要的宿主。

## ■ 发病机制

大多数HRVs通过细胞间黏附分子 -1（ICAM-1）感染呼吸道上皮细胞，但一些HRV病毒株的致病与低密度脂蛋白（LDL）受体有关。感染从鼻咽部开始，蔓延到鼻腔黏膜，在某些情况下累及下气道支气管上皮细胞。鼻病毒不会直接造成严重的细胞损伤，因此其致病与宿主免疫反应有关。体外研究证实，鼻病毒感染支气管上皮细胞，可诱导大量炎症趋化因子和细胞因子分泌。先天性和适应性免疫机制在HRV发病和清除过程中起着重要作用。HRV特异性鼻腔免疫球蛋白（Ig）A出现在感染后3d，血清IgM和IgG出现在7~8d后。中和型 抗HRV IgG可以防止再次感染或减轻疾病的严重程度。不同HRV血清型产生的抗体之间在疾病程度和病程方面的交叉保护作用有限。过敏原暴露和升高的IgE数值预示感染HRV的哮喘患者呼吸道症状更为严重。HRV感染致使宿主细胞反应异常，从而引起细胞损伤凋亡和病毒复制增加，这可能是哮喘患者病情严重和迁延的原因。

## ■ 临床表现

大多数HRV感染表现临床症状，但大约15%的病例无症状。潜伏期为1~4d，之后出现典型症状，表现为打喷嚏、鼻塞、鼻涕、喉咙痛。1/3患者出现咳嗽和嘶哑。与其他常见呼吸道病毒感染（包括流感病毒、RSV和HMPV）相比，HRV病例不太常见发热。儿童症状往往更严重，持续时间更长，有70%的孩子在发病第10天仍然症状明显，而成年人仅占20%。病毒排泄时间长达3周。

HRVs感染是儿童急性气喘、中耳炎、住院治疗呼吸道疾病的常见病因，亦是成人严重肺炎、哮喘恶化或慢性阻塞性肺疾病（chronic obstructive pulmonary disease，COPD）的重要原因。HRV导致婴幼儿住院的发生率高于年龄较大的儿童以及有喘息或哮喘史的儿童。免疫缺陷患者HRV感染可能会危及生命。

## ■ 诊　断

HRV培养非常辛苦且收益率相对较低。RT-PCR方法是一种敏感度高、特异性强的检测方法，并且可以在商业上获得。HRV检测的一个重要的说明是，由于HRV感染可无症状，因此病毒检测阳性并不能证明与疾病的因果关系。由于HRV的血清型较多，血清学检测不切实际。基于临床症状和季节性进行诊断并不特异，因为很多其他的病毒也会导致类似的临床疾病。细菌培养或抗原测试可以排除链球菌咽炎。HRV快速检测技术可以减少不必要的抗生素使用或程序。

## ■ 并发症

HRV感染可能出现的并发症包括鼻窦炎、中耳炎、哮喘恶化、细支气管炎、肺炎，很少发生死亡。婴儿期HRV相关的喘息是进展为儿童哮喘的一个重要的危险因素。这种情况可持续到成年，但机制尚未阐明。

## ■ 治　疗

支持性治疗是HRV治疗的重要方面。HRV感染的对症治疗包括应用止痛剂、减充血剂、抗组胺药或者止咳药。儿童应用上述非处方感冒药的有效性尚不确定，相关的资料有限。如果高度疑似或确诊细菌双重感染，需要应用抗生素治疗。抗生素禁用于简单的病毒性上呼吸道感染。由于 HRV 血清型较多，并且不同血清型之间的交叉保护有限，目前缺乏有效的疫苗。

## 预　防

手卫生是预防 HRV 感染的最主要措施，儿童是疾病的主要宿主，应尤其重视洗手。

## 参考书目

参考书目请参见光盘。

（李倩　译，于永慧　审）

# 第 256 章 冠状病毒

Mark R. Denison

冠状病毒越来越被认为是人类的重要病原体。它可导致 15% 的普通感冒，是喉炎、哮喘及下呼吸道感染如毛细支气管炎和肺炎的原因之一。此外有证据表明，冠状病毒可引起新生儿和婴儿肠炎和结肠炎，其在脑膜炎或脑炎中的作用尚未被阐明。人类冠状病毒（SARS-CoV）导致的严重急性呼吸综合征（SARS），已激发了一系列针对人类冠状病毒的监测和鉴定，显示新型冠状病毒的宿主从蝙蝠等动物扩展到人类。

补充内容请参见光盘。

## 256.1　严重急性呼吸系统综合征相关的冠状病毒

Mark R. Denison

2003 年的 SARS 疫情经过积极的合作协助最终在世界各国得到控制，2004 年报道了数个实验室获得性病例及可能与动物－人群传播相关的散在病例，显示了冠状病毒跨物种传播对于人类的潜在威胁。蝙蝠已被认为是 SARS 样冠状病毒的可能宿主，大量的冠状病毒可能与所有其他哺乳动物有关，这些可能是此类病毒导致人类发病的机制。

补充内容请参见光盘。

（李倩　译，于永慧　审）

# 第 257 章 轮状病毒、杯状病毒、星形病毒

Dorsey M. Bass

腹泻是全球儿童死亡的主要原因，每年导致 500 万 ~1000 万人死亡。幼儿严重腹泻伴脱水最重要的一个病因是轮状病毒感染。轮状病毒和其他胃肠炎病毒不仅是儿童死亡的主要原因，还是导致儿童患病率显著升高的重要因素。在美国，轮状病毒腹泻儿童中估计 1/43 需要住院治疗，每年约有 8 万例住院患者。

## 病　因

轮状病毒、星形病毒、杯状病毒如诺沃克因子，以及肠道腺病毒是人类病毒性胃肠炎最为重要的病原体（见第 332 章）。

轮状病毒属于呼肠孤病毒科家族，可致几乎所有的哺乳动物和鸟类发病。这些病毒是有三重衣壳的车轮状二十面体，包含 11 个双链 RNA 片段。电子显微镜下病毒颗粒的直径是大约 80nm。轮状病毒按血清型（A，B，C，D，E，F，G）和亚型（Ⅰ或Ⅱ）进行分类。轮状病毒株具有物种特异性，不会导致异种宿主发病。A 组包括常见的人类病原体以及多种动物病毒。B 组轮状病毒仅导致中国婴儿和成人发生严重疾病。偶有人类 C 组轮状病毒暴发的报告。其他血清型仅感染非人类。

轮状病毒亚型是由内在衣壳蛋白 VP6 的抗原结构决定。A 组轮状病毒血清型是由经典的交叉中和试验确定，并决定于外层衣壳蛋白 VP7、VP4。VP7 血清型被称为 G 型（糖蛋白），共有 10 种 G 型血清型，其中 4 种导致大多数疾病，每年、每个地区的发病类型不同。VP4 血清型被称为 P 型，共有 11 种 P 血清型。VP4 和 VP7 均可诱导中性免疫球蛋白（Ig）G 抗体出现。与黏膜 IgA 抗体和细胞免疫相比，IgG 抗体在保护性免疫中的作用尚不清楚。

杯状病毒属于杯状病毒科家族，是一组直径为 27~35nm 的小病毒，是年龄较大儿童和成人胃肠炎暴发最为常见的病毒。该病毒也可导致婴幼儿类轮状病毒疾病。杯状病毒是正性单链 RNA 病毒，包含一个结构蛋白。人类杯状病毒分为诺如病毒和札幌病毒 2 类。杯状病毒曾以初始暴发位置命名，如诺沃克，雪山，蒙哥马利县，札幌等等。杯状病毒和星形病毒按照电子显微镜下的表现有时也被称为小圆病毒。

星形病毒属于星形病毒科家族，是儿童病毒性胃

肠炎的重要病原体，在发展中国家和发达国家均具有高发病率。星形病毒是一种正性单链 RNA 病毒。他们是小颗粒病毒，直径大约 30 nm，其特征是电子显微镜下中央呈五角星或六角星。衣壳由 3 个结构蛋白质构成。目前已知有 8 种人类血清型。

肠道腺病毒是婴幼儿病毒性胃肠炎的一种常见病原体。许多腺病毒血清型被发现存在于人类的粪便，特别是在典型上呼吸道感染期间和之后（见第 254 章），然而只有血清型 40 和 41 导致胃肠炎。这些病毒株很难在组织培养中生长。该病毒包含一个直径为 80 nm 的二十面体粒子以及一个相对复杂的双链 DNA 基因组。

爱知县病毒是一种小核糖核酸病毒，最初被发现与亚洲胃肠炎有关。其他几种可能导致动物腹泻的病毒被假定与人类胃肠炎有关但不确定。这些包括冠状病毒、突隆病毒、瘟病毒（pestiviruses）。微小双核糖核酸病毒，是一组未分类的小的（30 nm）单链 RNA 病毒，出现在 10% 的艾滋病相关腹泻患者体内。

## ■ 流行病学

据估计，轮状病毒每年导致全球 5 岁以下的儿童 >1.11 亿发生腹泻。其中，1800 万例被认为是中度严重，每年约 50 万人死亡。在美国，轮状病毒每年导致 300 万例腹泻患者，其中 8 万人住院，20~40 人死亡。

轮状病毒感染最常见于温带地区，高峰期为冬季。在美国，每年冬季发病高峰自西向东。不同于其他冬季病毒如流感病毒的传播，这种发生率的增加并不是因为某种流行毒株或血清型。通常在 1 个或 2 个季节某个社区出现多种血清型占主导地位，而附近社区可能是其他无关的病毒株感染。几乎所有 4~5 岁以下的儿童均存在血清学感染证据，25% 的重症病例发生在 > 2 岁的儿童，最为严重的病例往往发生在 3~24 月的婴幼儿。3 月龄以下的婴儿可受经胎盘赋予的抗体及母乳喂养的相对保护。密切接触感染患儿的新生儿和成人通常是无症状感染。一些轮状病毒株多年稳定定植于新生儿托儿所，几乎所有新生儿感染但不会造成任何明显的疾病。

轮状病毒和其他胃肠病毒通过粪口途径有效传播，常在儿童医院和儿童看护中心暴发。发病前和发病后数天患者粪便中该病毒的浓度非常高。很少有传染性病原体导致易感宿主发病。

星形病毒目前的流行病学研究没有轮状病毒透彻，但它们是儿童和婴儿冬季轻中度水样腹泻的常见原因，亦是成人腹泻较不常见的病原体。医院暴发常见。肠道腺病毒胃肠炎全年发生，大多为 2 岁以下的儿童。医院疫情发生，但较轮状病毒和星形病毒较为少见。杯状病毒是导致年龄较大的儿童和成人疾病大规模暴发的重要原因，尤其是在学校、游船和医院等场所。通常病毒来源于在食品制备过程中的某种食物如贝类或用水。与星形病毒和轮状病毒类似，杯状病毒常见于冬季婴儿胃肠炎。

## ■ 发病机制

引起人类腹泻的病毒可选择性感染并破坏小肠绒毛细胞。小肠的活检显示不同程度的绒毛损伤和圆细胞侵入固有层。病理变化与临床症状的严重程度无关，通常在腹泻临床治愈之前恢复正常。尽管常称为胃肠炎，胃黏膜不受影响，在诺沃克病毒感染可存在胃排空延迟。

小肠上段的绒毛肠细胞均为分化细胞，不仅具有水解双糖等消化功能，还具有吸收功能，如通过葡萄糖和氨基酸共同转运体转运水和电解质。腺窝肠细胞是未分化细胞，缺乏刷状缘水解酶，可分泌水和电解质。病毒选择性感染肠道绒毛顶端细胞，从而导致：①盐和水吸收减少，肠道内液体分泌和吸收比例不平衡；②双糖酶活性下降，复杂碳水化合物尤其是乳糖的吸收障碍。大多数证据支持吸收异常是病毒性腹泻起病过程中更为重要的因素。有人提议，轮状病毒非结构蛋白（NSP4）具有肠毒素的作用。

病毒血症常发生在严重的原发性感染，但有症状的肠道外感染在免疫功能正常的人群极其罕见，免疫功能不全的患者很少出现肝肾损害。与年龄较大的儿童和成人相比，婴儿感染胃肠炎病毒易于发生严重疾病和死亡的可能性增加与很多因素有关，包括肠道储备功能减弱，特异性免疫缺乏，以及胃酸和黏液等非特异性宿主防御机制的减弱。病毒性肠炎可使肠道通透性增强，利于大分子渗出，可能增加食物过敏的风险。

## ■ 临床表现

通常轮状病毒感染在潜伏期 < 48h（范围 1~7d）后出现症状，表现为轻中度发热、呕吐，随后频繁出现水样便。50%~60% 的病例这三种症状同时存在。发病第 2 天，呕吐和发热通常好转，但腹泻通常持续 5~7d。大便没有大量血液或白细胞（WBCs）。脱水常迅速进展，特别是在婴儿。最严重的疾病通常发生在 4~36 月龄的儿童。营养不良的儿童以及患有断肠综合征等潜在肠道疾病的儿童易于发生严重轮状病毒腹泻。很少情况下，免疫缺陷儿童患病严重，病情迁延。尽管大多数新生儿轮状病毒感染无症状，一些坏死性小肠结肠炎的暴发被认为与受感染的托儿所一种新型轮状病毒毒株的出现有关。

星形病毒的临床病程与轮状病毒类似，不同点在于该病病情较轻，且严重脱水比例较低。腺病毒肠炎导致的腹泻往往持续时间长，通常 10~14d。诺沃克病毒的潜伏期短（12hr）。诺沃克病毒相关疾病中呕吐和恶心为主，持续时间短暂，通常 1~3d。诺沃克病毒的临床和流行病学通常类似于金黄色葡萄球菌和蜡样芽孢杆菌等感染导致的食物中毒。

## 诊　断

在大多数情况下，根据临床和流行病学特征即可做出令人满意的诊断。酶联免疫吸附分析（ELISAs）的特异性和敏感性均 > 90%，可用于检测粪便样本中的 A 组轮状病毒、杯状病毒和肠道腺病毒。乳胶凝集试验亦可用于检测 A 组轮状病毒，和 ELISA 相比不太敏感。其他研究方法包括大便电子显微镜镜检、RNA 聚合酶链反应分析以确定 G 和 P 抗原，以及培养。如果患者出现持续性发热或高热，大便带血或 WBCs，或持续严重呕吐或呕吐物含胆汁，特别是在没有腹泻的情况下，应该质疑病毒性胃肠炎的诊断。

## 实验室结果

严重病毒性肠炎儿童最常发生等张性脱水和酸中毒。大便不含红细胞和白细胞。虽然应激可导致继发性白细胞计数中度升高，侵入性细菌性肠炎不存在显著的核左移。

## 鉴别诊断

鉴别诊断包括细菌和原虫等其他病原体导致的传染性肠炎。偶然情况下，阑尾炎、肠梗阻、肠套叠等外科疾病最初表现可能类似病毒性胃肠炎。

## 治　疗

病毒性肠炎治疗的主要目标是防治脱水。第二个目标是维持患者的营养状况（见第 55，332 章）。

抗病毒药物治疗病毒性胃肠炎不具有特异性效果。对照研究显示止吐药或止泻药不仅没有益处，还可能发生严重的副作用。抗生素同样没有作用。正常和免疫缺陷患者严重轮状病毒胃肠炎，可采用口服免疫球蛋白的方法治疗，但是这种治疗目前仅被用于实验。乳酸菌等益生菌已被证明是有效，但仅限于轻症患者，对脱水患者治疗效果不佳。

## 支持治疗

口服补液适用于大多数轻度至中度脱水患者（见第 55，332 章）。严重的脱水需要立即静脉补液，随后再予以口服补液。现代口服补液溶液包含适当数量的钠和葡萄糖，可最佳促进肠道吸收液体。目前没有证据表明添加某种特定的碳水化合物（大米）或氨基酸可以改善病毒性肠炎患儿的病情。汽水，果汁、运动饮料等其他液体不适于大便大量丢失的儿童补液应用。口服或鼻饲补液应持续 6~8h，之后立即开始进食。补液速度应该缓慢、稳定，通常 5ml/min，可以减少呕吐和提高口服治疗的成功率。补液应持续进行，以补充大便的持续丢失。对于休克或难治性呕吐患儿最初需要静脉输液。

补液取得疗效后，予以正常饮食已被证明有利于病毒性胃肠炎更快恢复。长期（> 12h）予以清水或稀释的配方奶其实没有临床效果，并延长腹泻病程。即使在补液期间，母乳喂养应该继续。一些婴儿选择性予以免乳糖奶粉（如大豆配方和脱脂牛奶）喂养数天有效，大多数患儿并不需要。低热量低蛋白低脂肪饮食如 BRAT（香蕉、大米、谷物、苹果酱和吐司）并不优于普通饮食。

## 预　后

大多数死亡发生不能获得医疗保健和未能纠正脱水的婴儿。5 岁以下的儿童每年均可能感染轮状病毒，但严重程度会逐渐减轻。原发性感染可导致显著的血清型特异性免疫反应，再次感染时通常是不同的血清型，可以产生广泛的交叉反应性异型抗体。最初的自然感染后，儿童体内产生有限的保护性抗体预防后续无症状感染（38%），更多的抗体预防轻度腹泻（73%）和中重度腹泻（87%）。第二次自然感染后，保护性抗体增加以预防后续无症状感染（62%）和轻度腹泻（75%）和中重度腹泻（100%）。第三次自然感染后，保护作用更强可防止后续无症状感染（74%）和轻度腹泻（99%）。

## 预　防

良好的卫生习惯可以减少病毒性胃肠炎的传播。即使是在最卫生的社会，由于胃肠炎病毒的感染高效率，几乎所有的儿童均受到感染。良好的洗手和隔离措施可以帮助控制医院内感染暴发。一些研究发现，母乳喂养在预防或改善轮状病毒感染方面的作用较小。疫苗是预防这些无处不在的感染最好的控制措施。

### 疫　苗

1998 年 3 价轮状病毒疫苗在美国获得授权，随后被发现与肠套叠的风险增加有关，特别是在第 1 剂接种后 3~14d 和第 2 剂接种后 3~7d。这种疫苗在 1999

年撤出市场。随后2种新的口服轮状病毒活疫苗在美国获得批准，已被证实具有广泛的安全性和有效性。

2006年口服5价轮状病毒活疫苗在美国获得批准使用。疫苗包含5种从人和牛宿主分离来的轮状病毒。其中4种组合轮状病毒表达外层蛋白VP7的血清型1（G1、G2 G3、G4），第5种来自人类轮状病毒亲本病毒株，表达蛋白质P1A[基因型P（8）]。这种5价疫苗用于预防轮状病毒胃肠炎，分为3剂分别在2、4、6月龄口服。第1剂应在生后6~12周进行接种，在32周龄前完成所有接种。疫苗预防G1~G4种血清型所致的严重轮状病毒胃肠炎有效率达98%，在接种后第1个轮状病毒季节预防不同程度轮状病毒胃肠炎的有效率达74%。完成3次接种2年内轮状病毒胃肠炎的住院病例减少96%。一项由＞70 000婴儿参与的研究证实，五价疫苗不会增加肠套叠发生的风险。

另一个新的单价轮状病毒疫苗已在美国获得授权，已被证实安全有效。这是一种单价人类轮状病毒减毒疫苗，分别在2和4月龄口服服用2次。这种疫苗对严重胃肠炎的有效率为85%，可使所有腹泻住院率降低42%。尽管是单价，这种疫苗有效预防4种常见血清型所致的人类轮状病毒感染。

美国疾病控制和预防中心（CDC）发布的轮状病毒发病率初步监测数据表明，在美国2007~2008年轮状病毒季节，轮状病毒疫苗接种显著降低疾病的发生率。由于在此期间疫苗的覆盖率不完整，结果显示轮状病毒疫苗接种导致了一定程度的“群体免疫”。有报道显示，疫苗相关疾病可发生在严重联合免疫缺陷（禁忌）。此外，疫苗衍生的病毒可能经过重组，变得更具毒性，致使未接种疫苗的同胞发生腹泻。

## 参考书目

参考书目请参见光盘。

（李倩　译，于永慧　审）

# 第258章

# 人类乳头状瘤病毒

*Anna-Barbara Moscicki*

人类乳头状瘤病毒（HPVs）引起各种增生性皮肤和黏膜病变，包括常见的皮肤疣、良性和恶性肛门－生殖器束损伤、危及生命的呼吸道乳头瘤。大多数HPV感染在儿童和青少年是良性的。

## ■ 病　因

乳头状瘤病毒是在自然界中无处不在的微小的（55nm）DNA病毒，感染大多数哺乳动物和许多非哺乳类的动物物种。病毒株具有物种特异性。超过100个不同类型的HPV已通过序列同源性比较获到鉴定。不同的HPV类型通常引起特定的解剖位置发病，超过30种的HPV亚型是从生殖道获取标本进行鉴定。

## ■ 流行病学

皮肤HPV感染很常见，大多数患者在一定时期可能感染了一种或多种HPV亚型。HPV没有动物宿主，其流行可能通过人人传播。尚无证据表明HPV可通过污染物传播。常见的疣，包括手掌和足底疣，通常出现在儿童和青少年，频繁的小创伤经常发生手和脚从而导致感染。

在美国，HPV是最常见的性传播病毒感染。多达70%的性行为活跃的女性通过性传播获得HPV，大多数人第一次感染发生在性行为开始3年以内。HPV在性活跃的青少年的最大风险是在不用避孕套的情况下通过性接触传播导致性伴侣感染。与许多其他生殖器病原体一样，新生儿围产期传播亦会发生，但表现为暂时性感染。年龄较大的青春期前儿童检测到HPV极为罕见。如果发现3岁以上的儿童存在病变，应该警惕性虐待的可能。

HPV最常见的表现是隐性感染，即HPV DNA的检测阳性但缺乏HPV相关病变。大约20%的性活跃青少年HPV检测阳性，但细胞学结果正常，且没有发现病变。外生殖器疣不太常见，发生在＜1%的青少年。女性青少年最常见的临床病变是宫颈病变，被称为低度鳞状上皮内病变（LSIL）（表258-1）。这种病变发生在25%~30%的HPV感染的青少年。LSILs被认为是良性细胞变化，与HPV感染有关。与HPV DNA一样，大部分年轻女性的LSILs自然恢复正常，不需要任何干预或治疗。少见的情况下，HPV可引起更为严重的细胞变化，称为高度鳞状上皮内病变（HSILs）（见第547章）。

尽管HSILs被认为是癌前病变，他们很少进展至浸润性癌症。HSILs发生在0.4%~3%的性行为活跃的女性，而侵入性宫颈癌发生率为8/10万成年女性。在真正的处女人群，包括未经性虐待的儿童，HPV相关临床疾病发生率和检测阳性率非常低，为零。在美国，每年大约有12 000新发病例，其中3700人死于宫颈癌。在世界范围内，宫颈癌是女性癌症死亡的第二位最常见原因。

一些婴儿可能通过产道感染获得HPV，导致复发

**表 258-1　宫颈（阴道）细胞学贝塞斯达系统报告**

| 上皮细胞异常的描述性诊断 | 等效术语 |
| --- | --- |
| **鳞状上皮细胞** | |
| 待定意义的非典型鳞状上皮细胞（ASC-US） | 鳞状上皮异型性 |
| 非典型鳞状细胞，不能排除HSIL（ASC-H） | |
| 低度鳞状上皮内病变（LSIL） | 轻度发育不良，湿疣异型性，HPV 相关变化，同阶段营养不良细胞异型性，宫颈上皮内瘤（CIN）1 |
| 高度鳞状上皮内病变（HSIL） | 中度异生，CIN 2，严重发育不良、CIN 3、原位癌 |
| **腺细胞** | |
| 子宫内膜细胞，细胞学良性的，绝经后妇女 | |
| 待定意义的非典型腺体细胞 | |
| 宫颈腺癌 | |
| 子宫内膜腺癌 | |
| 子宫外腺癌 | |
| 腺癌，非其他特异性 | |

性呼吸道乳头瘤样增生。剖腹产后病例亦有报道。临床上围生期获得性感染之后出现明显病变的最长潜伏期（生殖器疣或喉部乳头状瘤）尚不清楚，似乎是 6 个月（见第 382.2）。

HPV 可通过性虐待传播给儿童，导致生殖器疣。生殖器疣代表一种性传播感染，甚至发生在一些年龄非常小的儿童。患有尖锐湿疣的儿童应该进行完整的性虐待评估检查（见第 37.1），包括其他性传播感染（见第 114 章）。生殖器疣不能确认性虐待，亦可能由于围产期传播的生殖器疣可能未被发现。因为围产期传播和虐待可以导致相同的生殖器 HPV 亚型感染，确定儿童生殖器感染的 HPV 亚型并不有助于诊断或确认性虐待。然而，一旦发现婴儿感染类型与母亲病毒类型不同，建议确认 HPV 感染的其他来源。

## 发病机制

最初的宫颈 HPV 感染被认为是病毒入侵上皮的基底细胞，外伤或炎症引起的上皮损伤加重了这一过程。病毒在感染初期保持相对静止，这时临床未表现出任何疾病的症状。HPV 的生命周期依赖于角质细胞的分化程序。在不同的上皮细胞层、疾病（LSIL、HSIL、入侵癌症）的不同阶段，HPV 转录的模式不同。HPV 的转录可增强其作为肿瘤病毒的行为。早期区域蛋白 E6 和 E7 作为反式激活因子调节细胞转化。E6，E7- 转录蛋白和宿主蛋白之间复杂的相互作用导致调节细胞的 DNA 合成过程受到干扰，抗肿瘤蛋白 p53 和视网膜母细胞瘤蛋白（Rb）的异常引起肛门 - 生殖器癌症的发展。破坏这些蛋白质导致细胞增殖，即使在 DNA 损伤的情况下，从而导致基底细胞增殖、染色体异常和非整倍性（SIL 发展的特征）。

病毒性感染的证据存在于外部生殖器疣和 LSILs 等良性病变，表现为角质细胞的病毒衣壳蛋白表达丰富。由于结构蛋白 E4 的表达引起细胞骨架崩溃，产生外形异常的 HPV- 相关凹空细胞。E6、E7 蛋白低水平表达导致 LSILs 基底细胞层细胞增殖。LSILs 是病毒复制和蛋白表达活跃的一种表现。然而，随着病变进展，E6、E7 蛋白的表达在细胞转化中占主导地位，导致染色体异常和非整倍体。

皮肤病变（寻常疣和生殖器疣）与恶性 HPV 类型无关，除罕见的皮肤病疣状表皮发育不良外，不会导致潜在的恶性病变。HPV 引起的生殖器病变大致分为没有恶性潜能（低风险）和较大恶性潜能（高风险）两型。低风险 HPV6 和 11 型最常见于生殖器疣，很少发生孤立的恶性病变。高风险 HPV 类型，尤其是 16 和 18 型，存在于 SILs 和侵袭性肛门 - 生殖器癌症，可导致约 70% 的子宫颈癌。其他类型的 HPV 如 31, 33, 35, 39, 45, 51, 52, 56, 58, 59, 68, 73 和 82 型已可导致隐袭性癌症，但概率极低。HPV 16 亦常发现于在没有病变的女性，这一现象提示其与癌症的关系更为迷惑。病变也可能与多个 HPV 类型同时感染有关。几乎所有与低风险 HPV 类型有关潜在感染可以自然痊愈。生殖器疣和寻常疣一般通常不需治疗，但可持续数年。尽管 85%~90% 的高危型感染可以痊愈，但他们比低风险型更有可能长时间持续。HPV 16 感染尤其如此，并且比其他高危型恢复更慢。持久的高风险型感染与 HSILs 和浸润性癌症进展的高风险有关。年轻女性的 LSILs 与潜在感染有相似的痊愈模式：年轻女性的 LSILs 92%~95% 在 3 年内可以自发痊愈。尽管 HSILs 较潜在感染或 LSILs 痊愈的可能性小，但由此发展为浸润性癌症的可能性极低，仅 5%~15%HSILs 发生恶化。

大多数婴儿生殖器疣感染低风险型病毒。相比之下，经历性虐待的儿童临床表现类似成人生殖器疣，混合感染低风险型和高风险型病毒。青春期前儿童和青少年发生 HPV 相关生殖器恶性肿瘤的情况极为罕见。另一方面，HSILs 可发生在性活跃的青少年。令人忧虑的是，年轻人首次性交的年龄下降使得美国女性 < 50 岁浸润性宫颈癌的发生率升高。HPV 被认为

是浸润性癌症进展的必要但不充分的因素。其他具有较强相关关系的危险因素包括吸烟、长期口服避孕药、沙眼衣原体和单纯疱疹病毒感染，以及更大的奇偶校验。

## ■ 临床表现

HPV 感染的临床表现取决于上皮细胞感染的部位。

### 皮肤损伤

典型的 HPV 皮肤病变包括皮肤增生、丘疹、角化。寻常疣是伴随表皮角质化的旋涡状病变（图 258-1）。足底和手掌疣较为平坦。多个疣常见，可组成马赛克图案。扁平疣较小（1~5mm）、平坦，为肉色的丘疹。

### 生殖器疣

生殖器疣可遍及肛门、阴道、尿道周围整个会阴部，以及宫颈、阴道内及肛门内区域（图 258-2）。肛内疣主要发生在接受肛交的患者，肛周疣则发生在没有肛交史的男人和女人。虽然罕见，生殖器基因型引起的病变也可发生在其他黏膜表面，如结膜、齿龈、鼻黏膜，呈单发或多发病灶，经常分布在多个解剖位置。外生殖器疣扁平、有圆顶、伴角化，呈有梗的菜花状，可为单发、呈簇或斑块。在黏膜上皮，病变柔软。根据大小和解剖位置，病变可能使人瘙痒、痛苦不堪，亦会引起排尿烧灼感，且易脆和流血，或重复感染。青少年生殖器病变经常进展。其他少见的 HPV 引起的外生殖器病变包括鲍文病，鲍文样丘疹病，鳞状细胞癌，巨大尖锐湿疣，外阴上皮内瘤变（VINs）。

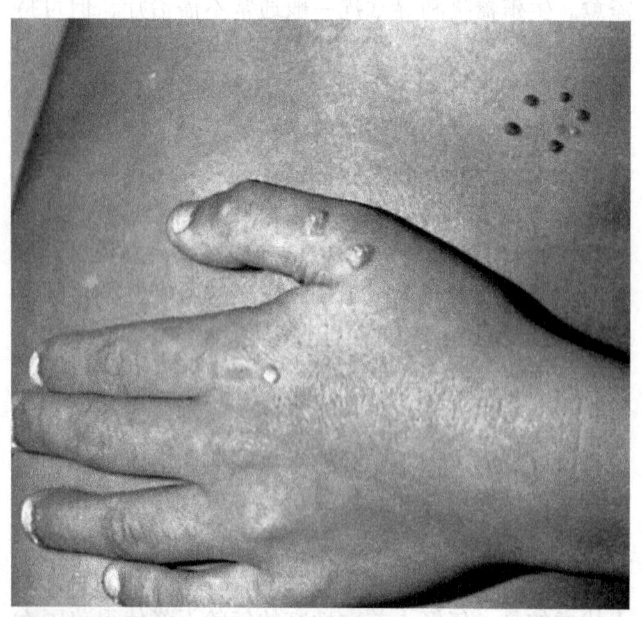

**图 258-1（见彩图）** 左手和胸壁寻常疣
摘自 Meneghini CL, Bonifaz E. An atlas of pediatric dermatology. Chicago: Year Book Medical Publishers, 1986: 45

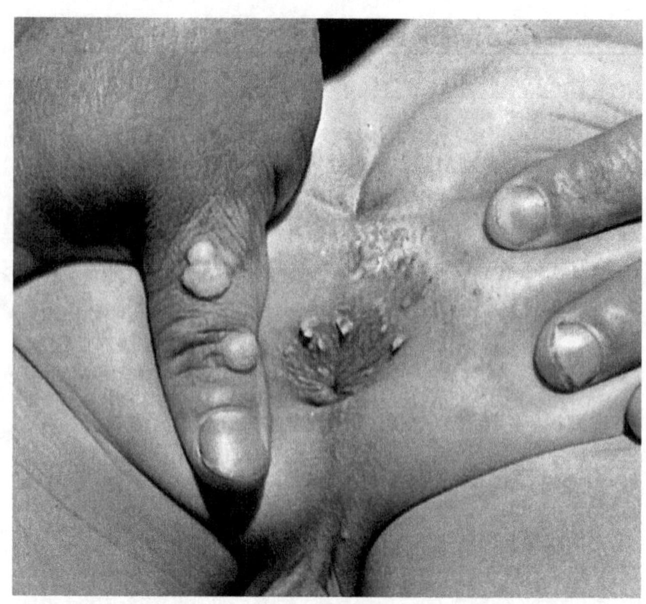

**图 258-2（见彩图）** 母亲手部寻常疣和其儿子肛周的尖锐湿疣
摘自 Meneghini CL, Bonifaz E. An atlas of pediatric dermatology. Chicago: Year Book Medical Publishers, 1986: 44

鳞状上皮内病变通常肉眼看不见，需要借助阴道镜放大和醋酸进行细胞学检测。病灶呈现白色，存在新生血管。SILs 可以发生在宫颈、阴道、外阴、肛内。浸润性癌症往往呈外生型，伴有血管异常。这些病变很少出现在非性活跃的人群。

### 喉乳头瘤病

复发性喉乳头瘤病的发病年龄中位数是 3 岁。儿童表现为嘶哑、哭声异常，有时喘鸣。呼吸道乳头瘤快速增长可以阻塞上呼吸道，引起呼吸窘迫。这些病变可在手术清除后数周内复发，需要频繁的手术。病变不会发展为恶性，除非经过辐照处理。

## ■ 诊 断

外部生殖器疣和寻常疣的诊断依靠有经验的观察者进行外观检查，不需要额外的测试进行确认。如果诊断不确定、治疗效果差或治疗期间病变恶化，应该考虑活组织检查。

宫颈癌的筛查需要将宫颈脱落细胞（Pap）涂片或应用液态薄层制备技术进行细胞学检查。2009 年由美国阴道镜及宫颈病理学会（ASCCP）和美国妇产科学院制定的最新筛查指南推荐宫颈癌开始筛查的年龄是 21 岁。早期筛选可能导致不必要的阴道镜检查，因为这一年龄组大多数病变可能是 LSILs，可以痊愈。建议每年进行细胞学筛查，直到获得至少 3 次的正常细胞学结果。在这之后，推荐每1-3年进行检查。建议采用贝塞斯达系统进行细胞学的评估（表258-1）。组织学的评价建议采用世界卫生组织推荐使用的宫颈上皮内瘤（CIN）1、2和3（表258-1）。尽管筛查的目的是识别CIN 3+病变，其中多数病变在细胞学上称为待定意义的非典型鳞状上皮细胞（ASCUS）或LSILs。另一方面，少数CIN 3或癌症发生于青少年人群。宫颈细胞的细胞学检查是一种筛选并非确诊的方法。新的指南在应用前通常需要数年时间。青少年进行细胞学检查应遵循2006年ASCCP制定的关于异常细胞学和组织学的管理指南。对于青少年，ASCUS和LSIL的治疗相同。当前推荐患有ASCUS和LSIL的青少年需要每12至24个月重复细胞学检查。如果ASCUS或LSILs持续2年或24个月，建议进行阴道镜检查。HSIL青少年在任何时候均应该进行阴道镜检查和活检。成年女的，HSIL可以在没有组织学的情况下进行治疗。然而，这种情况在青少年应该避免，因为在青少年期HSIL经常被误诊。

在年龄超过21岁的成年女性，高风险型HPV检测可以用于ASCUS分类。ASCUS的成年女性如果进行HPV高风险型测试结果阳性，比结果阴性的女性更有可能进展至CIN 2/3期。由于HPV感染率高，不推荐青少年进行HPV检测，无论是否用于ASCUS分类或随访。如果无意中进行HPV检测，建议忽略HPV测试结果。一旦组织学证实了LSIL（即CIN 1），不推荐治疗CIN 1；女性可以在12个月后再次复查细胞学。已经组织学证实CIN 2/3或CIN 2的青少年如果同意可以间隔6个月后行阴道镜和细胞学检查。如果CIN 2/3持续随访2年病变仍存在，建议进行治疗。青少年CIN3的治疗方案同成人。这些治疗指南和更新可以在www.asccp.org找到。

HPV DNA，RNA和蛋白质的测试方法通常非常敏感且容易进行，虽然诊断外部生殖器疣或相关病变并不需要。儿童或青少年不是HPV DNA检测的适应证。

## 鉴别诊断

应该考虑其他一些疾病，如扁平湿疣、脂溢性角化病、发育不良的痣和良性痣、传染性软疣、阴茎珍珠状丘疹病和肿瘤。扁平湿疣是由于二期梅毒所致，可以通过暗视野显微镜和标准的梅毒血清学测试确诊。脂溢性角化病很常见，范围局限，伴有色素沉着，很少与恶性肿瘤有关。传染性软疣是由一个痘病毒感染所致，传染性极强，常呈脐状。阴茎珍珠状丘疹病出现在阴茎冠部，是一种正常变异，不需要治疗。

## 治　疗

最常见的（足底、手掌、皮肤）疣可自行消退（见第659章）。有症状的病变应该被切除。切除方法包括各种自我操作疗法如水杨酸制剂和医生操作疗法（冷冻疗法、激光治疗、电切术）。儿童和青少年的生殖器疣通常为良性，可消退，但会持续较长的时间。如果患者或父母要求治疗，建议治疗生殖器病变。寻常疣的治疗分为自我操作和医生操作疗法。两种方法没有优劣之分。医生操作治疗包括手术治疗（电切法、外科切除、激光手术）和非手术治疗（应用液态氮或冷冻器的冷冻疗法，10%~25%的鬼臼树脂，和二氯乙酸、三氯乙酸）。非手术治疗通常一周一次，联系3~6周。鬼臼树脂由于制剂的复杂性，已经不作为优先考虑。病变内注射干扰素疗效并不优于其他疗法，且具有显著不良反应，仅用于治疗顽固性病例。

许多疗法会产生疼痛，除非提供足够的止痛措施，儿童不应该接受痛苦的治疗。家长和患者自己亦不应将进行痛苦的治疗。在青少年和成年人，推荐患者采用的治疗外部生殖器疣的方法包括局部应用鬼臼毒素、咪喹莫特和活性组分。0.5%鬼臼毒素溶液（使用棉签）或凝胶（使用手指）涂抹于疣上，一天两次连用3d，间隔4d为1个疗程，重复应用最多不超过4个疗程。5%咪喹莫特乳膏在睡前应用，每周3次，每两天1次，最多不超过16周，治疗后6~10h应该用温和的肥皂和水清洗治疗区域。活性组分是美国食品和药物管理局（FDA）批准用于治疗外生殖器疣的一种局部应用的产品，每天3次，最长可达16周。怀孕期间不得采用上述药物，鬼臼树脂禁用于妊娠期。对上述药物成分过敏的患者禁忌应用。

如果HPV感染怀疑或确定源自性虐待，临床医生应该确保患儿的安全得到保护。

CIN 2/3最常见的治疗方法是烧灼治疗，包括冷冻疗法和宫颈环形电切术。因为激光治疗昂贵，且需要麻醉，不推荐用于治疗相对简单的病变。一旦组织学证实CIN 1，LSILs可以无限期地观察。持续性CIN 1的治疗取决于医生和患者。治疗的风险包括怀孕的患者发生早产，因此在决定治疗之前应该考虑相关风险。

## 并发症

生殖器区域HPV病变对儿童或父母来说极度尴尬。治疗的并发症并不常见；治疗部位可能出现慢性疼痛（外阴疼痛）或感觉迟钝。病变治愈后可能存在局部色素减退或色素沉着，不常出现凹陷性或肥厚性疤痕。手术治疗可导致感染和疤痕。将来怀孕发生早产和低出生体重儿是切除疗法治疗 CIN 的并发症。

据估计，未经治疗的 CIN 3 期病变中 5%~15% 进展为宫颈癌。早期发现和治疗可预防大多数癌症的发生。尽管定期进行筛查，宫颈癌在一些青少年和年轻女性快速进展。这种罕见的情况发生原因仍然未知，宿主遗传缺陷可能是根本原因。呼吸道乳头状瘤很少进展为恶性，除非经过辐照处理。外阴湿疣很少癌变。阴道、外阴、肛门、阴茎和口腔等部位 HPV 相关的癌症比宫颈肿瘤要少得多，因此不建议进行筛查。然而，这些肿瘤在女性宫颈癌患者更为常见，因此，建议女性宫颈癌患者可以通过外观检查监测这些肿瘤。

## ■ 预　后

经过多种治疗，生殖器疣经常复发，大约一半的儿童和青少年需要第 2 次或 3 次治疗。呼吸道乳头瘤患者亦多次复发。患者和家长应该警惕这种可能性。联合治疗生殖器疣（咪喹莫特和鬼臼毒素）并不能提高疗效，且有可能增加并发症。宫颈疾病的预后较好，单独应用宫颈环形电切术（LEEP）的治愈率达 85%~90%。冷冻疗法的治愈率稍低。顽固性疾病应该及时进行评估，常见于免疫力低下的患者，尤其是艾滋病毒感染的男性和女性。

## ■ 预　防

预防 HPV 感染的唯一方法是避免直接接触病变。避孕套可以降低 HPV 传播的风险，也可以预防其他性传播感染（作为 SIL 发展的危险因素）。此外，避孕套可以促进女性 LSILs 痊愈。避免吸烟是非常重要的预防宫颈癌的措施。长期使用口服避孕药和孕产已被证明是宫颈癌的危险因素。然而，与这些因素相关的机制尚不确定，因此没有更进一步的咨询建议。

HPV 疫苗对预防特定类型的持续和进展有一定效果。4 价 HPV 疫苗包含 6、11、16 和 18 类型，2006 年在美国获得授权；2 价 HPV 疫苗包含 HPV16 型和 18 型疫苗在 2009 年获得许可。这些疫苗的有效性由中和抗体进行介导。建议所有女孩在 11~12 岁定期接受疫苗接种，分别于 0、1、2 和 6 个月在三角肌地区进行肌肉注射，连用 3 剂。儿童在开始性生活之前进行接种疫苗非常重要，因为性活动开始后 HPV 的感染概率很高。9 岁的女孩亦可接种疫苗，需在 13~26 岁进行 1 次加强接种。如果患者在疫苗接种前已经感染一种或多种疫苗相关 HPV，他们可能不发生与残留疫苗 HPV 相关的临床疾病。然而，疫苗并不是治疗方法。4 价疫苗已被批准用于 9~26 岁的男性，连用 3 剂，减少生殖器疣的发生和肛门发育不良和癌症的发展。

## 参考书目

参考书目请参见光盘。

（李倩　译，于永慧　审）

# 第 259 章
# 北美虫媒病毒性脑炎

*Scott B. Halstead*

经节肢动物传播的虫媒病毒性脑炎是一组由几种不同病毒感染导致的严重神经系统感染。这些病毒在户外暴露的情况下经由蚊子传播，主要分布在气候温暖的地域，跨越美国大部分地区和加拿大南部。

## ■ 病　因

北美节肢动物传播的脑炎主要是西尼罗河脑炎（West Nile encephalitis，WNE），圣路易斯脑炎（the St. Louis encephalitis，SLE），加利福尼亚脑炎（California encephalitis，CE）以及较为少见的西部马脑炎（western equine encephalitis，WEE）、东部马脑炎（eastern equine encephalitis，EEE）和科罗拉多蜱传热。病毒分属种类不同：被膜病毒属的甲病毒（EEE 和 WEE）和黄病毒（WNE，SLE），布尼亚病毒科的加利福尼亚复合病毒（CE）和呼肠孤科病毒（科罗拉多蜱传热）。甲病毒是一种长度为 69nm 的有被膜正链 RNA 病毒，从西半球一种普遍的委内瑞拉马脑炎样病毒进化而来。黄病毒长度为 40~50nm，且有被膜，属于正链 RNA 病毒，是从共同的祖先进化而来。这些病毒全球分布，导致许多重要的人类病毒性疾病。加州血清型病毒作为 16 种布尼亚病毒之一，其长度为 75~115nm，具有被膜，是一种有 3 个片段的负链 RNA 病毒。呼肠孤病毒是一种长度为 60~80nm 双链 RNA 病毒。

## 流行病学

### 东部马脑炎（EEE）

在美国，EEE 疾病发病率很低，从 1964 年到 2007 年在大西洋和海湾国家平均每年 8 例患者发病。流行地区通常分布在马萨诸塞州海岸、新泽西州南部 6 县、佛罗里达州东北部。在北美，病毒媒介是淡水沼泽的黑尾赛蚊和鸟类。其他种属的蚊子通过叮咬鸟类将病毒传播至马和人类。病毒活动因不明确的生态因素每年变化显著。大多数感染鸟类发病隐匿，但野鸡感染往往致命，这些动物患病被视为作为病毒活动增加时期的前兆。在加勒比群岛，患病病例已被确诊。儿童群体的感染比例最低（1/8），成人比例稍高（1/29）。

### 西部马脑炎（WEE）

WEE 感染主要发生在美国和加拿大西部密西西比河，分布在农村地区水坝、灌溉的农田和自然淹没的土地，为环跗库蚊提供繁殖地。病毒传播环节涉及蚊子、鸟类和其他脊椎动物宿主。人类和马属于易患物种。人群感染比例因年龄不同，4 岁以下儿童患病率估计为 1/58，成年人为 1/1150。感染可导致死亡；1/3 的病例发生在 1 岁以下的儿童。该病在华盛顿州雅基玛谷和加州中央山谷多次流行；历史上规模最大的爆发导致3400例患者发病，发生在美国明尼苏达州、达科塔州北部和南部、内布拉斯加州和蒙大拿州以及加拿大阿尔伯塔省、曼尼托巴、萨斯喀彻温省。马类先于人类几个星期流行。过去 20 年中只有 3 例 WEE 报告，可能与蚊子成功治理有关。

### 圣路易斯脑炎（SLE）

SLE 病例几乎发生在所有国家；发病率最高出现在海湾地区和中部诸洲。疫病频繁发生在城市和郊区，1975 年最大规模的暴发发生在休斯敦、芝加哥、孟菲斯和丹佛，导致 1800 人患病。病例通常聚集在拥有地下水或者垃圾处理系统的地区，这些地方利于蚊子的繁殖。媒介主要有中央海湾国家的尖音库蚊和致倦库蚊、佛罗里达州的致倦库蚊和加州的环跗库蚊。SLE 病毒的传播与鸟类和蚊子有关。病毒滋生在鸟类物种丰富的地区（例如蓝鸟、麻雀和鸽子）。病毒传播发生在夏末和初秋。感染率高达 1/300。儿童感染率最低，60 岁以上的人群感染率最高。最近的小暴发发生于 1990 年的佛罗里达和 2001 年的路易斯安那州。在过去的 15 年每年平均 18 例患者患病。

### 西尼罗河脑炎（WNE）

WNE 病毒可导致人类脑炎和脑膜炎，发生在夏季，散发分布在以色列、印度、巴基斯坦、罗马尼亚、俄罗斯和美国。所有美国 WNE 病毒基因结构相似，与 1998 年从以色列鹅体内获得的一种病毒有关。WNE 病毒在美国广泛存在，4 年期间已经扩散至落基山脉以东的大多数州和加州。美国大陆每个州和加拿大 9 个省均报道有蚊子、鸟类、哺乳动物或人类感染西尼罗河病毒。在2008 年底已报告28813 例，30%~40% 患有脑炎，1064 例死亡。该病常在夏秋季节流行。西尼罗河病毒通过无症状病毒血症的献血者进入血库中。血库需检测西尼罗河病毒 RNA。西尼罗河病毒亦可通过胎盘、母乳、器官移植传染人类。该病毒可通过库蚊属蚊子和各种鸟类之间传播在自然界存在。在美国，人类感染主要通过尖音库蚊。马是最有可能感染WNE 的非鸟类的脊椎动物。在 2002 年流行季节，14 000 匹马受到感染，死亡率达 30%。人类感染病例主要发生在年龄 > 50 岁的人群。

### 拉克罗斯 / 加利福尼亚脑炎

每年 7~9 月，拉克罗斯病毒感染在美国流行，发生在中北部和中部。感染发生在人类居住场所周围，媒介是孳生于树洞中的三列伊蚊。病毒可以通过卵巢垂直传播，在蚊子之间通过交配进行传播，并通过叮咬各种脊椎动物引起宿主病毒感染而使病毒扩增。这些宿主包括花栗鼠、松鼠、狐狸、旱獭。据估计，感染率达 1/300~1/22。拉克罗斯脑炎主要感染儿童，占所有病例的 75%。在过去的 10 年中，平均每年报告 100 例感染病例。

### 科罗拉多蜱传热

科罗拉多蜱传热经由安氏矩头蜱传播，此种硬蜱分布在中部平原到太平洋海岸的高海拔地区。蜱虫在幼虫阶段感染病毒，终生持续感染状态，松鼠和花栗鼠是主要宿主。人类感染通常发生春天和初夏，在原住民地区远足和露营的人群。

## 临床表现

虫媒病毒除西尼罗河病毒和科罗拉多蜱传热病毒外均可导致脑炎，而这两种病毒感染通常表现为流感样症状，偶尔可引起脑炎。

### 东部马脑炎

EEE 病毒感染可导致暴发性脑炎，病情进展迅速，1/3 的病例出现昏迷和死亡。婴儿和儿童患者突然出现发热、易怒、头痛，继而表现为嗜睡、意识模糊、惊厥、昏迷。可表现为高热、前囟饱满、颈项强直和弛缓性或痉挛性瘫痪。可能会有一个简短的前驱症状如发热、头痛和头晕。与其他大多数病毒性脑炎一样，外周血白细胞计数通常表明白细胞显著增多，脑脊液（CSF）检查示脑脊液细胞数增多。病理学检查显示皮质和灰质病变，病毒性抗原存在于神经元部位。神经元坏死、中性粒细胞浸润和淋巴细胞周围血管闭塞。

## 西部马脑炎

WEE 的前驱症状表现为上呼吸道感染。发病通常突然，表现为寒战、发热、头晕、嗜睡、头痛加重、疲倦、恶心、呕吐、颈强直和定向障碍。婴儿通常表现为突然不吃、哭闹、发热、持久呕吐。迅速进展为抽搐和昏睡。体格检查发现嗜睡、脑膜刺激征、肌力下降和深部腱反射减弱。婴儿表现为前囟饱满、痉挛性瘫痪和全身抽搐。病理检查显示弥漫性小灶状脓肿、灶性出血和片状脱髓鞘改变。

## 圣路易斯脑炎

SLE 临床表现多样，从轻微的流感疾病到致命的脑炎轻重不一。前驱症状非特异性，表现为协调能力和精神状态的一些细微改变，持续数天至 1 周。早期体征和症状包括发热、畏光、头痛、疲倦、恶心、呕吐、颈部强直。大约有一半患者突然出现肌无力、动作不协调、感觉异常、不安、意识不清、昏睡、谵妄或昏迷。外周血白细胞计数轻度升高，脑脊液细胞数为 100~200 /mm$^3$。尸检显示大脑神经元广泛灶性损伤和血管周围炎症。

## 西尼罗河脑炎

WNE 可呈现为无症状和有症状，后者表现为突然高热、头痛、肌痛，以及呕吐、皮疹、腹痛、腹泻等非特异性症状。大多数感染表现为流感样发热性疾病，少数患者表现为脑膜炎或脑炎或两者兼而有之。很少有心律失常、心肌炎、横纹肌溶解、视神经炎、葡萄膜炎、视网膜炎、睾丸炎、胰腺炎或肝炎。在美国，WNE 疾病常伴有长期淋巴细胞减少和急性非对称性脊髓灰质炎样麻痹性疾病（脑脊液细胞增多，包括脊髓前角细胞）。显著但少见的特性是帕金森症和运动障碍（震颤和肌阵挛）。

## 拉克罗斯 / 加利福尼亚脑炎

临床表现有轻度的发热性疾病、无菌性脑膜炎和致命的脑炎。儿童的前驱症状通常表现为发热、头痛、不适、呕吐，持续 2~3d。随着疾病进展，出现感觉器官异常和嗜睡，严重病例可出现局部或全身抽搐。体格检查发现儿童嗜睡，但无定向障碍。16%~25% 的病例出现局灶性神经受损，症状包括肌无力、失语和局部或全身发作。脑脊液显示轻到中等程度的白细胞增多。尸体解剖显示大脑神经元灶性变性，炎症和血管周围袖套状改变。

## 科罗拉多蜱传热

科罗拉多蜱传热病初表现为突发的流感样症状，包括高热、萎靡、关节痛和肌痛、呕吐、头痛、和感觉迟钝，皮疹少见。3d 后症状迅速消退。然而，半数患者在 24~72h 后再次出现同样症状，表现为典型的“马鞍”形温度曲线。3%~7% 病例出现并发症，包括脑炎、脑膜炎、出血倾向，常见于 12 岁以下的儿童。

## ■ 诊 断

特异性虫媒感染的病原学诊断方法是应用间接免疫荧光试验或酶联免疫吸附试验（ELISA）IgM 捕获方法检测发病 5 天后的急性期血清中病毒特异性免疫球蛋白（Ig）M 抗体的水平。另外，应用 ELISA 方法、血凝抑制试验或中和测试方法检测急性和恢复期血清中 IgG 抗体滴度，如果升高 4 倍及其以上亦可确诊。血清学诊断试剂盒可通过购买获得，可以用于检测血清和 CSF 中的西尼罗河病毒特异 IgM。IgM 也可反映既往感染，因为它也可能出现在感染后 12 个月内。通过脑活检或尸检获取脑组织，分离其中的病毒进行培养，或通过逆转录酶聚合酶链反应识别病毒 RNA 亦可进行诊断。

脑炎的诊断可通过 CT 或 MRI 和脑电图进一步明确。局部发作或 CT、MRI 或脑电图的局灶病变可以提示是否为单纯疱疹脑炎，该病需要接受阿昔洛韦治疗（见第 244 章）。

## ■ 治 疗

虫媒病毒性脑炎缺乏特异性治疗方法，口服利巴韦林可能对拉克罗斯脑炎有效。治疗原则是强化支持治疗（见第 62 章），包括控制抽搐发作（见第 586 章）。

## ■ 预 后

所有虫媒病毒性脑炎均有死亡病例。除 EEE 外，大多数不遗留后遗症。

## 东部马脑炎

前驱期较长的 EEE 患者预后较好；抽搐患者往往预示预后不良。患者死亡率达 33%~75%，死者主要是老年人。常遗留神经缺陷，特别是儿童。

## 西部马脑炎

WEE 患者死亡率达 3%~9%，其中老年人死亡率最高。13% 的病例出现主要的神经系统后遗症，婴儿高达 30%。帕金森综合征被认为是成年幸存者的后遗症。

## 圣路易斯脑炎

SLE 死亡的主要危险因素是高龄，老年患者在早期暴发期死亡率高达 80%。儿童死亡率是 2%~5%。潜在性高血压心血管疾病是成人患者死亡的危险因素之一。SLE 多完全康复，但儿童患者中 10% 遗留严重的神经后遗症。

## 西尼罗河脑炎

血清学研究显示，所有年龄段的人群均可受到 WNE 感染。但是感染和死亡病例主要发生在老年人。2002—2004 年，16 557 例患者中 648 人死亡，死亡率为 3.8%。瘫痪可导致永久性的肌无力。

## 拉克罗斯 / 加利福尼亚脑炎

CE 患者可完全康复。病死率约 1%。

## 科罗拉多蜱传热

科罗拉多蜱传热患者通常可完全康复。在所有伴出血症状的病例中死亡人数仅 3 人。

## ■ 预　防

灭活的 EEE、WEE 和 WNE 疫苗可用于马类，一种试验性灭活疫苗已被批准用于处理 EEE 病毒的实验室工作人员。成群的哨兵鸡或野鸡在夏末秋初栖息在沿大西洋海岸的不同位置，为 EEE 病毒传播扩散提供早期预警信号。

尽管 WNE 疫苗正在开发，虫媒病毒性脑炎缺乏经许可的人类疫苗。灭活 WNE 疫苗已获得兽医使用许可。在加州，大量的水资源管理和灭蚊项目已经减少了 WEE 的传播和人类感染的发病率。城市 WNE 和 SLE 在美国东部、德克萨斯州和中西部的暴发已经通过应用卡车或低空飞行的飞机喷洒超低量杀虫药从而得到有效控制。

由于儿童可能通过夏季白天在居民区受到蚊子叮咬而感染，采取处置蚊子繁殖地、使用驱虫剂，并让孩子在开放的、阳光充足、远离森林边缘的地区玩耍等措施均有助于预防疾病。

## 参考书目

参考书目请参见光盘。

（李倩　译，于永慧　审）

# 第 260 章 北美以外虫媒病毒性脑炎

*Scott B. Halstead*

北美以外虫媒病毒性脑炎的主要病原体是委内瑞拉马脑炎（VEE）病毒、日本脑炎（JE）病毒、蜱传脑炎（TBE）和西尼罗河（WN）病毒（表 260-1）。

## 260.1　委内瑞拉马脑炎

*Scott B. Halstead*

家畜流行病的 VEE 病毒在 1938 年由委内瑞拉马体内分离获得。1943 年首次确定人感染 VEE 病毒病例。在过去的 70 年中成千上万的马和人类患病。在 1971 年，这种流行病从中美洲和墨西哥传播至南部的德克萨斯州。在 1995 年，2 年的静止期后该病再次出现在委内瑞拉和哥伦比亚。

### ■ 病　因

VEE 是被膜病毒家族中的一种甲病毒。VEE 分为 6 种亚型。I 和 III 型有多个抗原变异结构。IAB 和 IC 型可造成家畜流行和人类流行。

### ■ 流行病学

IAB 和 IC 型病毒造成的家畜流行病大多数发生在委内瑞拉和哥伦比亚。病毒定植在南美热带雨林不明确的森林型水库。已知的宿主包括啮齿动物和水生鸟类，通过库蚊传播病毒。马群之间和马人之间的传播媒介包括白蚊伊蚊和羊皮癣菌。本病流行迅速，以每天几英里的速度蔓延。人感染病例与动物发病成正比，

表 260-1　北美以外虫媒病毒性脑炎的媒介和地理分布

| 病毒种属 | 病毒和疾病 | 媒介 | 地理分布 |
|---|---|---|---|
| 黄病毒 | 日本脑炎 | 三带喙库蚊 | 亚洲 / 日本，斯里兰卡 |
| | 穆雷谷脑炎 | 环纹库蚊 | 澳大利亚东部 |
| | 罗西奥 | 鳞蚊或伊蚊 | 圣保罗，巴西 |
| | 西尼罗河病毒 | 库蚊和其他 | 从欧洲到澳大利亚 |
| | 蜱传脑炎 | 篦子硬蜱 | 欧洲 |
| | | 全沟硬蜱 | 俄罗斯 |
| 被膜病毒 | 委内瑞拉马脑炎 | 库蚊和其他 | 南美洲北部 |

且继动物流行病之后发生。人体血液中的病毒血症水平之高足以感染蚊虫。由于病毒可以来源于人类的咽拭子，家庭内部发病率通常高达 50%，人们普遍认为本病可发生人际传播，但缺乏直接证据。Ⅱ～Ⅵ型病毒局限于相对较小的疫源地；每型都有一个独特的媒介－宿主圈，很少导致人类感染。

## ■ 临床表现

潜伏期 2~5d，之后突然出现发热、发冷、头痛、喉咙痛、肌痛、萎靡、虚脱、畏光、恶心、呕吐、腹泻。5%~10% 的患者出现两相表现；第二阶段表现为抽搐、喷射性呕吐、共济失调、混乱、焦虑和轻度意识障碍。有颈部淋巴结肿大和结膜充血。脑膜脑炎病例可能出现脑神经麻痹、肌无力、瘫痪、抽搐、昏迷。显微镜检查显示淋巴结、脾、肺、肝脏和大脑组织炎性浸润。淋巴结显示细胞凋亡、生发中心坏死和淋巴细胞吞噬现象。肝脏显示不完整的肝细胞变性，肺部呈现弥漫性间质性肺炎和肺泡内出血，大脑表现为片状细胞浸润。

## ■ 诊　断

VEE 的病原学诊断方法包括：在疾病早期收集急性期血清检测病毒特异免疫球蛋白 IgM 抗体；或者检测急性和恢复期的配对血清的 IgG 抗体，如抗体滴度增加四倍及以上即可确诊。病毒也可以通过聚合酶链反应（PCR）方法检测。

## ■ 治　疗

VEE 没有特定的治疗方法，主要是强化支持治疗（见第 62 章），如控制癫痫发作（见第 586 章）。

## ■ 预　后

VE 脑膜脑炎患者的死亡率为 10%~25%。后遗症包括紧张、健忘、复发性头痛、容易疲劳。

## ■ 预　防

目前已研制出几种动物疫苗用于预防马感染疾病。在实验室环境中，VEE 病毒具有高度传染性，应当使用生物安全三级的容器保存。实验室工作人员可通过注射一种实验性疫苗进行预防。

## 参考书目

参考书目请参见光盘。

# 260.2　日本脑炎

*Scott B. Halstead*

从 1800 年代末起脑炎在日本流行。

## ■ 病　因

日本脑炎（JE）病毒是一种单股正链 RNA 病毒，属于黄病毒属。

## ■ 流行病学

JE 是一种通过蚊虫传播的病毒性疾病，可导致人类、马、猪和其他家畜感染，在亚洲的大片区域如日本北部、韩国、中国内地及台湾地区、菲律宾、印度尼西亚群岛、印度次大陆及印度支那半岛流行。三带喙库蚊在夜间活动，主要叮咬大型家畜和鸟类，不常叮咬人类，是亚洲北部人畜共患的主要媒介。在亚洲南部生物链更为复杂。在中国台湾和印度，三带喙库蚊和白吻家蚊是病毒媒介。在引入乙脑疫苗之前，在日本、韩国、中国内地及台湾地区、冲绳，夏天经常发生日本脑炎疫情。在过去的十年中，在越南，泰国，尼泊尔和印度经常发生大范围的季节性暴发，在菲律宾、印度尼西亚、澳大利亚昆士兰北端发生小流行。季节性降雨伴随蚊子数量的增加和日本脑炎的传播。猪是放大宿主。

流行地区每年的发病率在 1/10 000~10/10 000 人口。15 岁以下儿童是主要发病群体，成年人普遍处于病毒暴露之下。日本脑炎病毒感染率估计达 1∶1000~1∶25。在动物疫区原居民人群感染率更高。在亚洲旅行的游客亦可发生 JE，因此旅游史对脑炎的诊断至关重要。

## ■ 临床表现

潜伏期 4~14d，之后病情进展分为 4 个阶段：前驱期（2~3d）、急性期（3~4d）、亚急性期（7~10d）和恢复期（4~7 周）。起病可能表现为突然发热、头痛、呼吸道症状、食欲缺乏、恶心、腹痛、呕吐和感官异常，包括精神病发作。10%~24% 的日本脑炎儿童发生癫痫大发作；帕金森样非意愿性震颤和齿轮样僵硬动作较少出现。特征性表现是快速变化的中枢神经系统征象（例如反射亢进，之后反射减退或足底反射异常）。患者的感觉异常表现多样，从混乱到定向障碍、谵妄到嗜睡，进而发展到昏迷。通常脑脊液细胞轻度增多（白细胞 100~1000/$mm^3$），初期多核细胞为主，几天后淋巴细胞为主，蛋白尿常见。危重病例通常迅速进展至昏迷，患者可在10d内死亡。

## ■ 诊 断

在流行季节流行地区受到夜间蚊子叮咬的病例应高度怀疑日本脑炎。检测疾病早期收集的急性期血清的特异IgM抗体滴度，或检测急性和恢复期的配对血清IgG抗体滴度增加四倍或以上，均可进行血清学诊断。病毒亦可通过PCR方法测定。

## ■ 治 疗

日本脑炎缺乏特异性治疗方法。加强支持治疗（见第62章），主要包括控制癫痫发作（见第586章）。

## ■ 预 后

日本脑炎的死亡率是24%~42%，主要见于5~9岁儿童和超过65岁的老年人。后遗症发生率为5%~70%，与患者的年龄和疾病严重程度直接相关。发病年龄在10岁以下的患者最常发生后遗症。常见后遗症包括精神衰退、严重的情绪不稳定、人格改变、运动障碍和语言障碍。

## ■ 预 防

计划在疾病流行季节去流行国家农村地区旅行的游客或在疾病现流行农村地区旅行的游客均应接受日本脑炎疫苗。日本制造的由幼鼠颅内注射获得的灭活疫苗曾在全世界广泛应用，由于不良事件发生率很高已经退出了市场。在2008—2009年，组织培养获得的日本脑炎疫苗（IXIARO）已在欧洲、澳大利亚和美国等地获得许可。在美国，这种疫苗（也称为IC51）用于年龄较大的儿童和成年人，由诺华（巴塞尔）公司制造。日本脑炎病毒生长在Vero细胞，然后经福尔马林灭活，经肌内注射接种两次0.5 mL剂量，间隔28d。应在人们前往日本脑炎流行地区之前至少1周进行最后1次接种。这种疫苗含有明矾和硫酸鱼精蛋白，仅表现轻微的不良反应。中国已经制造出一种高效的、儿童使用的单剂JE减毒活疫苗，在一些亚洲国家已获得许可并进行销售。这种疫苗可以与麻疹减毒活疫苗同时接种，不改变疫苗的免疫反应。既往人类登革热病毒感染可为临床JE提供部分保护。

个人应该采取措施减少蚊虫叮咬的机会，尤其是流行地区的短期居民。这些措施包括避免夜间户外活动、使用驱虫剂、全身包裹衣服和使用蚊帐或纱窗。

商业杀虫剂在亚洲稻田广泛使用，可有效减少三带喙库蚊的数量。倍硫磷、杀螟硫磷和稻丰散能有效驱除和杀灭幼虫。杀虫剂通过便携式喷雾器或直升机、轻型飞机进行喷洒。

## 参考书目

参考书目请参见光盘。

# 260.3 蜱传脑炎

*Scott B. Halstead*

蜱传脑炎（TBE）于1937年被俄罗斯科学家确诊，后来证明该病在欧洲普遍存在，乳汁被认为是该传播性脑炎的病因。

## ■ 病 因

TBE病毒是一种单股正链RNA病毒，同属黄病毒属。

## ■ 流行病学

TBE是指亲神经的经蜱传播的黄病毒感染，发生在欧亚大陆。在远东，这种疾病被称为俄罗斯春夏季脑炎；病情较轻，通常呈双相表现，分布在欧洲，简称为蜱传脑炎。TBE分布于除葡萄牙和比荷卢经济联盟国之外的欧洲所有国家。在奥地利、波兰、匈牙利、捷克、斯洛伐克、南斯拉夫、俄罗斯，该病发病率特别高。发病往往很局限。农业和林业工人的血清学阳性率高达50%。大多数病例发生在成人，但幼儿在丛林中露营、野餐或旅行亦可能被感染。本病在南欧发生在仲夏，而在斯堪的纳维亚半岛和俄罗斯远东地区流行时间更长。TBE可以存在于山羊、绵羊、牛的乳汁中。在第二次世界大战之前，人们往往摄入未经高温消毒的牛奶，因此经奶汁传播的TBE很常见。

病毒主要是由欧洲的蓖子硬蜱和远东的全沟硬蜱传播。病毒传播环节是由从蜱传染给鸟、啮齿动物和大型哺乳动物和从幼虫传播至若虫和成虫阶段。在欧洲的一些地区和俄罗斯，春天和秋天蜱虫活动活跃，因此又称为“春夏季脑炎”。

## ■ 临床表现

潜伏期7~14d，欧洲型表现为病初急性非特异性发热，随后5%~30%的病例发生脑膜脑炎。远东型脑炎的病死率和后遗症率均较高。第一阶段表现为发热、头痛、肌痛、不适、恶心、呕吐，持续2~7d。发热消退，2~8d后儿童患者可能再次发热伴有呕吐、畏光和脑膜刺激征，成人脑炎症状更为严重。这一阶段很少持续 1 周以上。

## ■ 诊　断

在传播季节流行区患者有蜱虫叮咬史，应高度怀疑 TBE。检测疾病早期收集的急性期血清的特异 IgM 抗体滴度，或检测急性和恢复期的配对血清 IgG 抗体滴度增加 4 倍或以上，均可进行血清学诊断。病毒亦可通过 PCR 方法测定。

## ■ 治　疗

TBE 缺乏特异性治疗方法，主要是加强支持治疗（见第 62 章），包括控制癫痫发作（见第 586 章）。

## ■ 预　后

病情危重的主要危险因素是高龄，成人病死率约为 1%，儿童后遗症较为罕见。暂时性上肢单瘫常见于成人。常见的后遗症包括长期疲劳、头痛、睡眠障碍、情感障碍。

## ■ 预　防

一旦被季节性蜱虫叮咬，需要注射特异性 Ig，虽然这种预防治疗的效果尚未充分研究。由病毒在组织培养获得的灭活疫苗已证实对人类有效，并在俄罗斯和欧洲获得许可。该疫苗接种分三次进行。

## 参考书目

参考书目请参见光盘。

（李倩　译，于永慧　审）

# 第 261 章

# 登革热和登革出血热

Scott B. Halstead

登革热是一种由数种节肢动物传播的病毒引起的良性综合征，特征是两相型发热、肌痛或关节痛、皮疹、白血球减少和淋巴结肿大。登革出血热（菲律宾、泰国或新加坡出血热；出血性登革热；急性传染性血小板减少性紫癜）是一种由登革热病毒引起的严重的、致命的发热性疾病。其特点是毛细血管膜渗透性、止血功能的异常，严重情况下表现为蛋白丢失休克综合征（登革休克综合征）。

## ■ 病　因

登革热病毒至少分为 4 种不同的抗原类型，同属于黄病毒属。此外，3 种其他的节肢动物传播病毒（虫媒病毒）可引起类似或相同的发热性出疹性疾病（表 261-1）。

## ■ 流行病学

登革热病毒可通过埃及伊蚊进行传播。埃及伊蚊是主要媒介，白天叮咬人类或动物，其体内已分离出 4 种病毒类型。在大多数热带地区，埃及伊蚊主要在城市，在储存的饮用水、洗澡水和雨水中进行繁殖。2001 年夏威夷流行由白纹伊蚊传播，而太平洋地区的暴发是由其他几个伊蚊种属传播。这些物种在植被中的水坑进行繁殖。在东南亚和西非，登革病毒可通过伊蚊种属传播导致丛林猴类发病。

20 世纪早期以前登革热普遍在温带地区的美洲、欧洲、澳大利亚和亚洲流行。目前登革热和登革热样疾病在亚洲热带地区、南太平洋群岛，澳大利亚北部，非洲热带地区、加勒比、中美洲和南美洲流行。这些地区的旅行者是登革热的主要患者群。佛罗里达州和得克萨斯州曾报告过本地获得性病例，美国输入型病例发生在去过流行地区的旅行者。

城市登革热疫情的暴发与当地遍布埃及伊蚊有关，70%~80% 的人口可能患病。大多数疾病发生在年龄较大的儿童和成年人。因为埃及伊蚊的飞行范围有限，疫情由携带病毒血症的患者传播，并沿主要交通干线扩散。先发病例可能感染家蚊；大量几乎同时发生的继发感染提示传染性疾病的暴发。登革热流行地区的成年人已经具有免疫性，儿童和敏感的外国人可能是唯一的显性疾患者群。

### 登革热样疾病

登革热样疾病亦可流行。其流行病学特性与媒介及其地理分布有关（表 261-1）。基孔肯雅病毒广泛在世界上人口最多的地区。在亚洲，埃及伊蚊是主要媒介；在非洲，其他埃及伊蚊种属是重要的媒介。在

**表 261-1　类登革热疾病的传播媒介和地域分布**

| 病毒 | 疾病 | 媒介 | 分布 |
|---|---|---|---|
| 囊膜病毒 | 基孔肯雅热 | 埃及伊蚊<br>非洲伊蚊 | 非洲、印度、东南亚 |
| 囊膜病毒 | 奥尼昂尼昂热 | 不吉按蚊 | 东非 |
| 黄病毒 | 西尼罗热 | 地下库蚊<br>单纹库蚊 | 欧洲、非洲、中东、印度 |

东南亚，登革热、基孔肯雅热疫情同时发生。奥尼昂尼昂热和西尼罗热疫情通常发生在农村或小城镇，而登革热、基孔肯雅热常在城市暴发。

### 登革出血热

登革出血热流行时，多种类型的登革热病毒同时或顺序致病。该病在热带美洲和亚洲流行，这些地区气候温暖，家家储水加上户外繁殖地导致大量的埃及伊蚊永久存活。因此，多种类型的登革热病毒感染常见，变异类型造成的继发感染同样频繁。

继发性登革热感染大多数情况下病情相对较轻，表现为不明显的上呼吸道感染或登革热样疾病，但也可能发展为登革出血热。在登革热暴发期间，未免疫外国人，成人和儿童均暴露于登革热病毒，可表现为典型的登革热或病情程度较轻。在东南亚，当地人和外国人登革热感染临床表现的差异更多与机体免疫状态相关，并非种族敏感性。登革出血热可发生在原发性登革热感染期间，最常见于在婴儿，其母亲对登革热免疫。

自 1983 年以来，3 种登革热病毒株在东南亚大陆循环流行，可导致极为严重的临床综合征，临床表现为脑病、低血糖、肝酶明显升高，偶尔发生黄疸。

## 发病机制

基孔肯亚病和西尼罗热的死亡归因于出血或感染病毒性脑炎。

登革出血热的发病机制尚未完全清楚，但流行病学研究提示，它通常与登革热病毒 1~4 型导致的继发性感染有关。针对登革出血热婴儿的母亲血清进行回顾性研究，以及对于接连感染登革热的儿童进行前瞻性研究，结果均表明，感染发生时感染强化的抗体循环是疾病恶化最大的危险因素。交叉反应性中和抗体的缺乏和经由被动转移或主动产生的强化抗体的存在与登革出血热的风险密切相关。猴子接连感染或接受少量的强化抗体，其体内病毒血症加剧。在人类早期研究继发性登革热感染过程中，病毒血症的水平直接预测疾病的严重程度。登革病毒免疫复合物与巨噬细胞 Fc 受体结合，通过信号传导抑制先天免疫，导致病毒复制增强。在美洲，登革出血热与登革休克综合征已被证实与源自东南亚的 1~4 型登革热病毒有关。最近印度、巴基斯坦和孟加拉发生的相当大的登革出血热疫情似乎与输入型登革热病毒有关。

在继发性登革热感染的急性期早期，补充系统被快速激活。休克前不久或休克期，血液中可溶性肿瘤坏死因子受体、γ－干扰素和白介素 –2 的水平均升高，C1q、C3、C4、C5~C8 和 C3 活化前体因子受抑制，C3 分解速度加快。这些因素或病毒本身可能与内皮细胞相互作用，通过一氧化氮的最终途径导致血管渗透性增加。凝血和纤溶系统被激活，凝血因子 XII（接触因子）受抑制。登革出血热出血的机制尚未可知，但轻度的弥散性血管内凝血病、肝损伤、血小板减少起着协同作用。毛细血管损伤导致液体、电解质、小蛋白质以及在某些情况下的红细胞漏到血管外间隙。内部液体的再分配，连同禁食、干渴和呕吐，导致血液浓缩、血容量减少、心脏负荷增加、组织缺氧、代谢性酸中毒和低钠血症。

通常没有病理病变导致死亡。在罕见的情况下，死因可能是胃肠道或颅内出血。上消化道可见轻到中度的出血，心脏室间隔、心包和主要脏器的浆膜下常见点状出血。肺、肝、肾上腺和蛛网膜下腔偶尔发生局灶出血。肝脏通常扩大，常伴有脂肪变。大约 75% 的患者浆膜腔积液可为黄色，水样，有时为血性液体。

死亡时登革热病毒不存在于组织中，病毒抗原或 RNA 定位于肝、脾、肺和淋巴组织的巨噬细胞。

## 临床表现

潜伏期为 1~7d。临床表现多变，因患者年龄而异。在婴幼儿，疾病未被识别或表现为发热 1~5d，咽部炎症，鼻炎和轻微咳嗽。大多数年龄较大的儿童和成年人表现为突然发热，温度迅速升至 39.4℃ ~41.1℃（103 ℉ ~106 ℉），通常伴随额部或眼球后疼痛，尤其是眼睛受压时疼痛明显。个别情况下，发热之前出现严重背痛（背痛性发热）。第 1 个 24~48h 发热期间可出现暂时性、广泛的斑丘疹，压之褪色。脉率相对发热程度较为缓慢。肌痛和关节痛出现在发病后不久，随病情严重程度而增强。基孔肯雅热或奥尼昂尼昂热感染患者的关节症状尤为严重。在发热第二到六天，恶心和呕吐容易发生，淋巴结广泛肿大，出现皮肤感觉过敏或痛觉过敏，味道异常和明显食欲缺乏症。

退热后 1~2d，手掌和脚底出现麻疹样斑丘疹，1~5d 后消失，可能发生脱屑。手掌和脚底水肿少见。第 2 次皮疹出现之前体温下降到正常，但随皮疹出现体温可能会轻度升高，表现为两相型的体温特征。

### 登革出血热

登革热和登革出血热在疾病早期很难区分。第一阶段病情相对较轻，表现为突然发热、不适、呕吐、头痛、食欲缺乏和咳嗽，2~5d 后病情迅速恶化。第二阶段，患者通常四肢湿冷、躯干温暖，面部通红，发汗，不安、易怒、中上腹疼痛和排尿减少。前额四肢散在瘀点，有时出现自发性瘀斑，并且在静脉穿刺容易发生瘀血和出血。可能出现斑疹或斑丘疹，口周和肢端发绀。呼吸急促，多发展为呼吸困难。脉搏细速微弱，心音低弱。肝脏扩大，达肋缘下 4~6cm，质韧，伴触痛。大约有 20%~30% 的登革出血热病例出现休克（登革休克综合征）。不到 10% 的患者出现严重瘀斑或消化道出血，通常发生在难以纠正的休克之后。度过 24~36h 的危重后阶段，儿童恢复相对较快。温度体温可能在休克之或休克期恢复正常。在恢复期常见心动过缓和室性早搏。

## ■ 诊 断

登革热的临床诊断来源于对致病病毒的地理分布和致病环节的高度怀疑和充分认识。因为临床表现多样，可能病原体不一，在确诊前应统称为登革热样疾病。通过聚合酶链反应（PCR）分析病毒、病毒抗原或基因组，如果抗体滴度高于四倍及以上，视为确诊病例。疑似病例则是具有典型急性发热，支持性的血清学结果以及发生地区有确诊病例。

世界卫生组织发布的登革出血热诊断标准包括：发热（持续 2~7d 或两相型）、轻或重度的出血表现，血小板减少（≤ 100 000/mm$^3$）、毛细血管通透性增加的客观证据（血细胞比容增加≥ 20%）、胸腔积液或腹水（胸片或超声证实），或者低白蛋白血症。登革休克综合征的诊断标准包括登革出血热的表现，以及低血压、心动过速、脉压差降低（≤ 20mmHg），和低灌注证据（四肢发凉）。

通过检测病毒蛋白、病毒 RNA 或从血液白细胞或急性期血清分离病毒对病毒进行血清学诊断。原发性和继发性登革热感染后，患者体内出现抗免疫球蛋白 IgM 抗体，但持续时间相对短暂，在 6~12 周后消失。在继发性登革热感染，大多数抗体是 IgG 类。应用血凝抑制、补体结合、酶免疫分析法或中和试验等方法检测配对血清的 IgG 抗体，如果抗体滴度增加四倍或更高可确定血清学诊断。标准化 IgM 和免疫球蛋白捕获酶免疫方法现被广泛应用，可识别原发性或继发性登革热感染患者单血清样本中的急性期抗体。通常应在发病后 5 天至 6 周内收集这些样本。单独凭借血清学不可能确定感染病毒，尤其是患者之前曾感染另一种相同虫媒病毒组的病毒。急性期血清分离出的病毒可被接种至组织培养液或活蚊体内进行回收。应用 PCR 或实时 PCR 方法进行后再利用特异性互补的 RNA 探针检测血液或组织中的病毒 RNA。病毒非结构蛋白 NS1 由被感染细胞释放到血液中，可利用单克隆或多克隆抗体进行检测。NS1 的检测方法包括快速金标测试。这些测试为急性登革热感染的诊断提供了可靠证据。

## ■ 鉴别诊断

登革热的鉴别诊断包括登革热样疾病、病毒性呼吸道感染和流感样疾病、疟疾的早期阶段，轻度黄热病、恙虫病、病毒性肝炎和钩端螺旋体病。

四种虫媒病毒疾病有登革热样表现但没有皮疹，即科罗拉多蜱热、白蛉热、裂谷热、罗斯河病毒热。科罗拉多蜱热散发发生在美国西部的露营者和猎人，白蛉热发生在地中海地区、中东、俄罗斯南部和印度次大陆的部分地区；裂谷热发生在非洲北部，东部、中部、和南部。罗斯河病毒热发生在澳大利亚东部的大部分地区，疫情曾扩散至斐济。在，罗斯河病毒热成人患者通常发生长期和严重负重关节疼痛。

脑膜炎球菌血症、黄热病（见第 262 章）、其他病毒性出血热（见第 263 章）、许多立克次体疾病，以及其他病原体导致的严重疾病可能会产生类似登革出血热的临床征象，因此只有当流行病学和血清学的证据支持登革热感染的情况下才能进行病原学诊断。

## ■ 实验室检查

登革热发病后 3~4d 发生全血细胞减少。中性粒细胞减少可能在疾病后期持续存在或再次出现，并可能持续至恢复期，白细胞计数 < 2 000/mm$^3$。血小板计数很少低于 100 000/mm$^3$。静脉血凝血时间、出血时间、凝血酶原时间和血浆纤维蛋白原在正常范围。束臂试验结果可能阳性。一些原发性登革热病毒感染可能发生轻度酸中毒、血液浓缩、转氨酶升高和低蛋白血症。心电图显示窦性心动过缓，室性异位搏动，T 波低平、P-R 间期延长。

登革出血热和登革休克综合征最常见的血液学异常有血液浓缩伴有血细胞比容升高 > 20%、血小板减少、出血时间延长、凝血酶原水平降低（很少低于正常值的 40% 以下）。纤维蛋白原水平降低，纤维蛋白裂解产物水平升高。其他异常包括血清转氨酶中等升高，补体降低，轻度代谢性酸中毒伴低钠血症，偶尔的低氯血症、血清尿素氮轻度升高和低白蛋白血症。几乎所有登革休克综合征患者胸部 X 线检查显示胸膜腔积液（右侧多于左侧）。

## 治　疗

无并发症登革热的治疗主要是支持治疗。在发热期间建议卧床休息。应用退热药保持体温 < 40℃（104 ℉）。可能需要止痛剂或轻度镇静剂镇痛。阿司匹林由于对止血的影响，禁止应用。由于出汗、禁食、干渴、呕吐、腹泻导致液体丢失，需要补充液体和电解质。

### 登革出血热和登革休克综合征

登革出血热和登革休克综合征的治疗包括立即评估生命体征和血液浓缩的程度，脱水和电解质失衡。在疾病的早期休克可能骤然发生或再次发生，因此密切监测至少 48h 至关重要。青紫的或有呼吸困难的患者应给予氧气吸入。快速静脉补充液体和电解质直至痊愈。生理盐水治疗休克优于价格昂贵的林格乳酸盐。持续补液后脉压差≤ 10mmHg 或血细胞比容仍高，应补充血浆或胶体。

必须注意避免补液过多，否则易于发生心脏衰竭。输注新鲜悬浮血液或血小板有利于控制出血；血液浓缩期间不宜输血，需要评估血红蛋白或血细胞比容的数值。禁忌应用水杨酸酯。

明显激惹的儿童需要镇静剂镇静。使用升压药并单纯的支持性疗法并未导致死亡率的显著降低。弥散性血管内凝血（见第 477 章）需要治疗。糖皮质激素不缩短疾病的病程或改善儿童的预后。

液体重吸收阶段高血容量可能威胁生命，表现为血细胞比容降低和脉压差增大。必要时应用利尿剂和洋地黄类药物。

## 并发症

原发性登革热感染和登革热样疾病通常具有自限性，预后良好。水电解质丢失、高热、发热性惊厥是婴幼儿最常见的并发症。鼻出血、瘀点、紫癜少见但可能发生在任何阶段。鼻出血吞入腹部引起呕吐或经直肠排泄，可能误诊为消化道出血。在成人和儿童，有基础疾病者可能表现为显著出血。抽搐可能发生在高温期间，尤其是基孔肯亚热。发热阶段后，儿童很少发生长时间的衰弱、精神抑郁、心动过缓和心室早搏。

在流行地区，患儿存在发热性疾病、血液浓缩和血小板减少高度怀疑为登革出血热。

## 预　后

登革热的预防可以通过被动地获得抗体，或前期感染可能促发登革出血热的极类似病毒而发生逆转。

### 登革出血热

休克患者死亡率可达 40%~50%，但经过积极的重症监护后，死亡率降至 < 1%。生存率与早期积极的支持治疗直接相关。少数情况下，长时间休克或偶发的颅内出血可残留脑损伤。

## 预　防

1–4 型登革热疫苗类正在研制，基孔肯雅热灭活疫苗虽然有效但未获得许可证。通过使用杀虫剂、驱虫剂，全身包被衣服，检查房屋，破坏埃及伊蚊的繁殖地等措施以避免蚊虫叮咬，从而预防疾病发生。如果必须进行储存水分，建议予以合适的盖子或放置一层薄薄的油可以防止蚊虫产卵和孵化。杀幼虫剂，如阿巴特 [O，O′ –（硫代二 – 对 – 亚苯基）O，O，O，O′ – 四甲基硫代磷酸酯 ]，形成 1% 沙粒样物质，有效浓度为 1 ppm，可安全加入饮用水。疾病流行期间，人们可在卡车或飞机上利用超低流速的喷雾设备有效地喷洒杀虫药进行干预。个人防蚊措施有助于对抗田地，森林、丛林等地区的蚊子。

不完善的登革热疫苗接种可能导致接种者敏感性增强，如果之后发生登革热感染可能进展为出血热。接种黄热病疫苗 17 D 应变对登革热的严重程度没有影响。对于黄热病免疫患者，接种登革热 2 型疫苗可导致血清转化率升高。

### 参考书目

参考书目请参见光盘。

（李倩　译，于永慧　审）

# 第 262 章
# 黄热病

*Scott B. Halstead*

黄热病是一种急性感染，最严重的形式表现为发热、黄疸、蛋白尿和出血。病毒通过蚊子传播，其流行区域分布在南美和非洲。1900 年之前，该病季节性疫情发生在欧洲和美洲温带地区的城市，之后流行于非洲西部，中部和东部。

补充内容请参见光盘。

（李倩　译，于永慧　审）

# 第 263 章
# 其他病毒性出血热

*Scott B. Halstead*

病毒性出血热是一组广泛的具有出血性表现的临床综合征。其病因和临床特点多样，但一个常见的致病特性是弥散性血管内凝血。

## ■ 病 因

病毒性出血热中的六种疾病由节肢动物传播的病毒（虫媒病毒）所引起（表 263–1）。四种属于黄病毒属囊膜病毒感染：科萨努尔森林病，鄂木斯克出血热，登革热（见第 261 章）和黄热病（见第 262 章）。三种属于布尼亚病毒感染：刚果热，汉坦病，裂谷热病毒。四种病毒为沙粒病毒家族：胡宁病毒，马秋波病毒，瓜纳里托病毒和拉沙病毒。两种病毒为丝状病毒：埃博拉和马尔堡病毒。不同于其他已知病毒，丝状病毒是一种有被膜的，具有分枝的丝状 RNA 病毒。

## ■ 流行病学和临床表现

除了一些例外，病毒性出血热病毒可通过非人载体传染给人类。病毒生存所需的特定生态系统决定了疾病的地理分布。尽管人们普遍认为所有病毒出血热均由节肢动物传播，7 种疾病被证实可以通过接触动物或动物细胞造成的污染物或接触被感染患者而致病（表 263–1）。实验室和医院感染的发生与这些情况有关。拉沙热，阿根廷和玻利维亚出血热儿童患者病情轻于成人。

表 263–1　病毒性出血热（HFs）

| 传播模式 | 疾病 | 病毒 |
|---|---|---|
| 蜱传播 | 克里米亚 – 刚果热* | 刚果热病毒 |
| | 科萨努尔森林病 | |
| | 科萨努尔森林病病毒 | |
| | 鄂木斯克出血热 | 鄂木斯克出血热病毒 |
| 蚊传播† | 登革热 | 登革热病毒（4 种类型） |
| | 裂谷热 | 裂谷热病毒 |
| | 黄热病 | 黄热病病毒 |
| 接触受感染的动物或物质 | 阿根廷出血热 | 胡宁病毒 |
| | 玻利维亚出血热 | 马秋波病毒 |
| | 拉沙热* | 拉沙病毒 |
| | 马尔堡病* | 马尔堡病毒 |
| | 埃博拉病毒热* | 埃博拉病毒 |
| | 肾综合征出血热 | 汉坦病毒 |

* 患者之间可能传染，院内感染常见

† 基孔肯雅病毒很少导致瘀点和鼻出血。一些患者发生严重出血

### 克里米亚 – 刚果出血热

最初的病毒分离来源于非洲散发的克里米亚 – 刚果出血热感染患者。自然疫源地公认在保加利亚，西方克里米亚，和罗斯托夫和阿斯特拉罕地区；一种类似疾病发生在哈萨克斯坦和乌兹别克斯坦。1976 年在巴基斯坦和阿富汗，1983 年在阿拉伯半岛，1984 年在南非均有个案报道。巴基斯坦、阿曼、俄罗斯南部发生过本病的暴发流行。在俄罗斯联邦，边缘璃眼蜱和小亚璃眼蜱，同兔子和鸟类一样，均可以作为病毒的传播媒介。本病发生在 6~9 月，大多为农民和奶制品工人感染。

### 科萨努尔森林病

科萨努尔森林病主要发生在印度迈索尔州的成人。主要媒介是两种硬蜱科蜱虫：龟血蜱和距刺血蜱。猴子和森林啮齿动物也可能是病毒宿主。实验室感染常见。

### 鄂木斯克出血热

鄂木斯克出血热发生在俄罗斯和罗马尼亚北部中南部。媒介可能包括饰纹矩头蜱和边缘革蜱，但鼹鼠和麝鼠可以直接将病毒传染给人类。人类发病主要为春季 – 夏季 – 秋季模式，与病毒媒介的活动一致。这种感染最常发生在户外职业暴露的人群。实验室感染常见。

### 裂谷热

裂谷热病毒可导致非洲北部、中部、东部和南部羊、牛、水牛、羚羊和啮齿动物等流行性疾病。病毒可通过希氏库蚊和几种伊蚊传播到家畜。蚊子可作为宿主通过卵巢传播。1977—1978 年在埃及暴发家畜流行病，伴随着成千上万的人类感染，主要发生在兽医、农民和农场工人。马达加斯加小暴发发生在塞内加尔在 1987 年、1990 年、2000—2001 年和沙特阿拉伯和也门。在屠杀人类最常见的感染或皮肤生病或死去的动物。实验室感染是常见的。

### 阿根廷出血热

疫苗引进之前，每年从 4~7 月在布宜诺斯艾利斯西北地区，地处科尔多瓦省的东部边缘的玉米种植区，

数百到数千例患者患有阿根廷出血热。胡宁病毒的宿主为啮齿动物小家鼠，南美原鼠和草原暮鼠。它感染收割玉米的农民工和啮齿动物污染场所的居民。

### 玻利维亚出血热

公认的玻利维亚出血热流行区域是亚马逊玻利维亚人烟稀少的贝尼省。散发的病例发生在种植玉米、大米、丝兰和豆类的农场家庭。在圣华金小镇，啮齿动物生态系统紊乱可能导致由卡罗密丝暮鼠传播的家庭马秋博病毒感染暴发。年幼儿童的死亡率很高。

### 委内瑞拉出血热

1989 年，爆发出血性疾病发生在加拉加斯以南 200 英里的委内瑞拉瓜纳里托的农业社区。在 1990 年至 1991 年，有 104 例报道，26 例死于瓜纳里托病毒。棉花鼠（Sigmodon alstoni）和甘蔗鼠（Zygodontomys brevicauda）可能是委内瑞拉出血热的宿主。

### 拉沙热

拉沙病毒可在人际间传播，因此在尼日利亚、塞拉利昂和利比里亚出现了许多该病的小流行。医务人员在非洲和美国也感染了这种病毒。急性拉沙热患者一旦乘坐国际航班，乘客和机组人员必须进行严密监测。拉沙病毒在自然界的宿主可能是一种非洲人类住所周围的啮齿动物多乳鼠类。其他沙粒病毒可以导致啮齿动物间传播和人类感染。

### 马尔堡病

直到最近，全球马尔堡病的出现仅限于 1967 年德国和南斯拉夫 26 例原发病例和 5 次继发病例，1975 年津巴布韦、1980 年和 1988 年肯尼亚和 1983 年南非的小暴发。但是，在 1999 年，刚果共和国发生疾病大暴发，2005 年安哥拉威热省疾病暴发更为严重，351 例病例中 312 例死亡。实验室和临床研究表明，直接接触非洲绿猴的组织或感染患者的血液和精液均可致病。蝙蝠已被证明是该病的宿主。这种病毒可通过密切接触在食果蝙蝠间传播，或呼吸道吸入气雾从蝙蝠传播至人类。

### 埃博拉出血热

埃博拉病毒来源于 1976 年扎伊尔北部和南部苏丹小村庄之间毁灭性的流行；随后小疫情时有发生。疫情最初局限于医院感染。1 岁以内和 15~50 岁年龄组发病率最高。这种病毒与马尔堡病毒关系密切。埃博拉病毒近期特别活跃，1995 年扎伊尔基奎特发生疾病暴发，随后乌干达、非洲中部和西部均发生散发病例。病毒从黑猩猩分离获得，其他非人灵长类动物被发现存在抗体，这显然是蝙蝠传播导致的人畜共患疾病。人类的传播方式尚未可知。有关莱斯顿病毒与埃博拉有关，可从菲律宾猴子和猪身上分离病毒，导致美国猴子居住地的工人出现亚临床感染。

### 肾综合征出血热

肾综合征出血热（hemorrhage fever with renal syndrome，HFRS），也称为流行性出血热和韩国出血热，其流行地区包括日本、韩国、远东西伯利亚、中国北部和中部、欧洲和亚洲的俄罗斯、斯堪的纳维亚、捷克斯洛伐克、罗马尼亚、保加利亚、南斯拉夫和希腊。出血性表现的发生率和严重程度及病死率在欧洲低于亚洲东北部，但肾损伤情况一致。在斯堪的纳维亚，流行性肾病由一种抗原相关的病毒普马拉病毒引起，其宿主是一种银行田鼠森林中的欧鼠。病例主要发生在春季和夏季。该病没有明显年龄敏感性，但由于职业危害，年轻成年男性是最常见的患者群。啮齿动物瘟疫和侵扰通常伴随着地方病和流行病事件的发生。汉坦病毒已经在黑线姬鼠的肺组织和排泄物检测到。已发现，抗原相关的物质存在于世界各地的实验室老鼠和城市老鼠，例如前景希尔病毒与北美野生啮齿动物草原田鼠，辛诺柏病毒与美国南部和西南鹿鼠；这些病毒均可引起汉坦病毒肺综合征（见第 265 章）。啮齿动物间和啮齿动物 - 人之间可通过呼吸道途径传播。

## ■ 临床表现

登革出血热（见第 261 章）和黄热病（见第 262 章）导致流行地区的儿童出现类似的症状。

### 克里米亚 - 刚果出血热

潜伏期 3~12d，其后是发热期，持续 5~12d，恢复期漫长。病初表现为突然发烧，严重头痛、肌痛、腹痛、食欲缺乏、恶心、呕吐。1~2d 后，发烧消退，面部红斑或躯干皮肤发红和结膜充血。第二阶段发热 2~6d，之后软腭出现出血性黏膜疹，胸部和腹部散在点状皮下出血。牙龈，鼻、肠、肺，或子宫大面积的紫癜、出血较为少见。血尿和蛋白尿更为罕见。在出血性阶段，通常有心动过速与心音减弱，偶尔伴随低血压。肝脏通常增大，但没有黄疸。病情迁延患者，可出现中枢神经系统症状包括精神错乱，嗜睡，进行性意识模糊。在疾病早期，白细胞减少，淋巴细胞相对增多，血小板减少和贫血进行性加重。恢复期，可能出现耳聋和失忆。病死率是为 2%~50%。

### 科萨努尔森林病和鄂木斯克出血热

潜伏期 3~8d，之后突然出现发烧和头痛。科萨努尔森林病的特点是严重的肌痛、虚脱和细支气管受累；它通常不表现出血，偶尔有严重胃肠道出血。鄂木斯克出血热表现为中度的鼻出血，吐血，和出血性黏膜疹，但没有大量的出血，支气管肺炎常见。这两种疾病可出现严重的白细胞减少，血小板减少，血管扩张，血管通透性增加，胃肠道出血，浆膜下和间质性点状出血。科萨努尔森林病可能并发急性肾小管损伤和局灶性肝损伤。在许多患者，7~15d 无热期后可能再次出现发热，第一阶段可能表现为脑膜脑炎。

## 裂谷热

大多数裂谷热感染发生在成人，患者的症状和体征类似登革热（见第 261 章）。起病突然，表现为发烧、头痛、虚脱、肌痛、食欲缺乏、恶心、呕吐、结膜炎、淋巴结病。发热持续 3~6d，通常是双相型。康复期较长。在 1977—1978 年爆发流行中，许多患者出现紫癜、鼻出血、吐血、黑便后死亡。裂谷热可累及葡萄膜和后脉络膜，轻到重度的裂谷热患者大多表现为黄斑疤痕，血管闭塞和视神经萎缩，导致永久性视觉损失。1 例尸检报告显示肝实质细胞大量嗜酸性变性。

## 阿根廷、委内瑞拉和玻利维亚出血热和拉沙热

阿根廷、委内瑞拉和玻利维亚出血热和拉沙热的潜伏期通常是 7~14d，急性期持续 2~4 周。临床表现多样，可以是非特异性发热，亦可为严重表现。拉沙热病情危重，最常见于白种人。起病通常缓慢，伴随发热、头痛、广泛肌痛和食欲缺乏症（表 263-2）。起病 1 周内，经常表现为喉咙痛、吞咽困难、咳嗽、口咽溃疡、恶心、呕吐、腹泻、胸部和腹部痛。胸膜疼痛可能持续 2~3 周。阿根廷和玻利维亚出血热患者，以及少数起病后 3~5d 软腭后出现黏膜瘀斑，同时躯干部亦可出现。束臂试验结果阳性。委内瑞拉出血热的临床病程没有显著区分。

表 263-2　拉沙热的临床分期

| 分期 | 临床表现 |
|---|---|
| 1（第 1~3d） | 全身无力和不适。高烧，体温 >39℃，高峰达 40℃ ~41℃ |
| 2（第 4~7d） | 咽喉痛（渗出性白斑）很常见；头痛；背部、胸部、侧部或腹部疼痛，结膜炎，恶心和呕吐，腹泻，排痰性咳嗽，蛋白尿，低血压（收缩压小于 100mmHg）；贫血 |
| 3（7 d 后） | 面部水肿，抽搐，黏膜出血（口、鼻、眼）；内脏出血；意识不清或混乱 |
| 4（14d 后） | 昏迷和死亡 |

摘自 Richmond JK，Baglole DJ. Lassa fever: epidemiology，clinical features，and social consequences. Br Med J, 2003, 327: 1271–1275

35%~50% 的患者病情严重，表现为持续高热，毒性中毒症状明显，面部或颈部肿胀，镜下血尿，胃、肠、鼻、牙龈和子宫明显出血。低血容量性休克综合征伴有胸腔积液和肾衰竭。呼吸窘迫造成气道阻塞，胸腔积液，可能导致充血性心力衰竭。10%~20% 的患者晚期出现神经系统症状，表现为舌头意向性震颤和语言障碍。严重的病例可出现四肢震颤、癫痫和精神错乱。脑脊液检查正常。25% 的拉沙热患者在康复期早期阶段可出现神经性耳聋。在阿根廷和玻利维亚出血热，恢复期漫长，表现为脱发和自主神经系统失调迹象，如体位性低血压、自发性皮肤发红或发白，间歇性发汗。

实验室检查显示白血球减少，轻度至中度血小板减少，蛋白尿。阿根廷出血热患者凝血功能异常，纤维蛋白原降低、纤维蛋白原降解产物增加，和血清转氨酶升高。肝实质出现局灶或弥漫性嗜酸性坏死灶，局部间质性肺炎，远端肾小管和集合管局灶性坏死，脾脏出现部分无定形嗜酸性物质。经常发生渗出性出血，炎症反应弱。病死率为 10%~40%。

## 马尔堡病和埃博拉出血热

潜伏期 4~7d，之后突然出现严重前额痛、不适、嗜睡，腰椎肌肉痛、呕吐、恶心和腹泻。5~7d 后躯干和手臂出现大量斑丘疹。在恢复期，表现为出血性皮疹和鳞片样脱皮。硬腭出现暗红色黏膜疹，伴有结膜炎，阴囊或阴唇水肿。病情严重者会发生胃肠道出血。在疾病晚期，患者可能因会痛觉过敏情绪抑郁。危重病例伴有低血压，焦躁不安，意识不清和昏迷。恢复期患者可能出现脱发，背部和躯干感觉异常。化验示白血球显著减少，粒细胞坏死。常见弥散性血管内凝血和血小板减少，且与疾病严重程度相关；凝血蛋白浓度异常和血清转氨酶和淀粉酶升高。马尔堡病和埃博拉出血热的死亡率分别是 25%~85% 和 50%~90%。急性期病毒含量高提示预后不良。

## 肾综合征出血热

大多数 HFRS 患者表现为发热、瘀点，轻度出血和轻度蛋白尿，之后顺利康复。20% 的确诊病例经历 4 种不同的阶段。发热阶段表现为发热、疲惫，面部和躯干皮肤发红。持续 3~8d 后出现血小板减少，出血点和蛋白尿。热退后进入低血压阶段，持续 1~3d。血管内液体丢失导致血液浓缩。蛋白尿和瘀斑程度加重。少尿阶段通常为 3~5d，特点是蛋白尿排除减少，氮潴留增加，伴有恶心，呕吐和脱水。常见意识不清，

烦躁不安和高血压。利尿阶段持续数天或数周，之后临床症状改善。肾脏尿浓缩功能下降、液体快速丢失，可能导致严重脱水和休克。钾和钠丢失严重。危重病例表现为腹膜后严重水肿、肾髓质出血性坏死。死亡率为 5%~10%。

## 诊　断

流行地区的人群应高度怀疑病毒性出血热。非流行地区人群应询问近期旅游史，近期实验室暴露史或早期病例接触史。

病毒性出血热患者在发热期存在暂时性病毒血症。被膜病毒和布尼亚病毒从急性期患者血清中获得，可被接种在组织培养液或蚊子体内。阿根廷、玻利维亚和委内瑞拉出血热病毒可从急性期患者血液或唾液中分离，被接种在几内亚猪、婴儿仓鼠和婴儿小鼠颅内。拉沙病毒可从急性期患者血液或唾液中分离，可被接种在组织培养液中。马尔堡病和埃博拉出血热可从急性期患者唾液、血液或尿液中分离，可被接种在组织培养液、豚鼠、猴子体内。病毒在电子显微镜下很容易被识别，其丝状结构区别于其他已知病毒。恢复期标本需要特异性补体结合试验和免疫荧光方法确诊。HFRS 病毒可从急性期患者血清或尿液分离获得，接种到组织培养液。需要应用病毒亚基进行一系列抗体检测。血清学诊断取决于血清转化的结果，或者急性和恢复期间隔 3~4 周的血清标本免疫球蛋白 G 抗体效价增加四倍及以上。病毒 RNA 亦可通过逆转录酶聚合酶链反应对血液或组织标本进行检测。

血液和其他生物标本的处理非常危险，必须由受过专门训练的人员进行。血液和尸体解剖标本应放置在密封的金属容器里，外包有吸水材料，密封入塑料袋内，和干冰一起被运往实验室，生物防护安全四级。即使进行常规血液生化测试，亦需极其谨慎。

## 鉴别诊断

轻型出血热病例可能与其他自限性的系统性细菌或病毒感染混淆。严重病例应考虑伤寒、流行、小鼠、恙虫病、钩端螺旋体病；或立克次体斑疹热等因素。这些因素可能存在于病毒性出血热流行的地理或生态地域。

## 治　疗

利巴韦林静脉注射可有效地降低拉沙热和 HFRS 的死亡率。从乔治亚州亚特兰大国家传染病中心特殊病原体分局疾病控制预防中心 30333（404-639-1115）可以获得有关生物危险标本管理、控制措施、诊断和收集方面进一步的信息和建议。

所有这些疾病，尤其是 HFRS 的治疗原则是纠正脱水、血液浓缩、肾衰竭，和蛋白质、电解液或血液的丢失。弥散性血管内凝血病在出血热中的重要性不明，出血的治疗应该个体化。经常需要输注新鲜血液和血小板。有报道证实一些患者应用凝血因子浓缩物治疗后获得康复。糖皮质激素、ε－氨基己酸、加压胺，α－肾上腺受体拮抗剂的疗效尚未确定。考虑到对肾脏或肝脏损伤的可能性，镇静剂应该选择性应用。HFRS 的成功救治还可能需要肾脏透析治疗。

临床上输注对埃博拉病毒免疫者的血液有利于治疗，但在猴子模型的实验研究尚未证实这一结果。

## 预　防

接种阿根廷出血热（胡宁病毒）减毒活疫苗（Candid-I）具有确切效果。据报道，接种灭活鼠大脑疫苗可有效预防鄂木斯克出血热。裂谷热灭活疫苗被广泛用于保护家畜和实验室工作人员。HFRS 灭活疫苗已在韩国注册，而灭活疫苗和减毒活疫苗已在中国广泛使用。以牛痘为载体糖蛋白疫苗可预防猴类发生拉沙热。猴类动物实验已证实，单剂量重组疱疹性口炎病毒疫苗包被来自埃博拉和马尔堡病毒的表面糖蛋白，可有效预防线状病毒导致的出血热。

预防蚊媒和蜱传播的疾病的措施包括使用驱虫剂，穿包裹四肢的紧身衣服，暴露后仔细检查皮肤。切断啮齿动物感染途径的措施包括在城市和郊区驱除啮齿动物、消除垃圾和繁殖地点。

克里米亚－刚果出血热、拉沙热、马尔堡病和埃博拉出血热可能在医院内部传播。患者应该被隔离，直到病毒清除或发病后 3 周。患者的尿液、唾液、血液、衣服和床上用品均需消毒。应该使用一次性注射器和针头。迅速、严格的执行隔离护理极为重要。医务人员感染这些疾病的死亡率是 50%。一些完全无症状的埃博拉病毒感染患者体内可产生强大的抗体。

## 参考书目

参考书目请参见光盘。

（李倩　译，于永慧　审）

# 第 264 章 淋巴细胞性脉络丛脑膜炎病毒

Daniel J. Bonthius

淋巴细胞性脉络丛脑膜炎病毒（lymphocytic choriomeningitis virus，LCMV）是一种普遍的人类病原体，是导致儿童和成人脑膜炎发生的重要原因之一。这种病毒可以穿过胎盘感染胎儿，亦是新生儿神经系统出生缺陷和脑病的一个重要原因。

补充内容请参见光盘。

（刘奉琴　译，于永慧　审）

# 第 265 章 汉坦病毒肺综合征

Scott B. Halstead

汉坦病毒肺综合征（Hantavirus pulmonary syndrome, HPS）是由多株密切相关的汉坦病毒引起的，已在美国西部得到分离确认，在美国东部（见尼尔逊儿科学网页 www.expertconsult.com 图 265-1）和加拿大有散发病例报道，也是南美多个国家的重要的病原体。HPS 的特点包括发热的前驱症状，随之迅速发生非心源性肺水肿和低血压或休克。美国报道的相关病毒引起的散发病例表现有肾损害。阿根廷和智利发生的病例有时表现为严重的消化道出血；院内传播的病例仅在该地区有过报道。

补充内容请参见光盘。

（刘奉琴　译，于永慧　审）

# 第 266 章 狂犬病

Rodney E. Willoughby, Jr.

狂犬病毒（Rabies virus）是一种外形呈弹状、表面具有包膜的反义单链 RNA 病毒，属于弹状病毒科（Rhabdoviridae）狂犬病毒属（Lyssavirus）。目前已知狂犬病毒有 7 个基因型，更多的分类待定。经典的狂犬病毒（1 型）遍布于全球，天然感染许多种动物。其他 6 型更多地具有地域分布特点，在美洲尚未发现。7 种狂犬病毒基因型均与人类狂犬病相关，但大部分狂犬病病例是由 1 型引起的。在 1 型病毒中，已发现了一些基因变异病毒株。每个变异病毒株都有特定的动物储存宿主，但有时也发生跨物种间的传播。

## ■ 流行病学

狂犬病可见于除南极洲以外的所有大陆。狂犬病主要累及未成年的、贫穷的和居住在偏远地区的人群。非洲和亚洲每年大概有 50 000 例狂犬病病例。理论上讲，狂犬病毒能够感染任何哺乳动物（它们都可传播给人），但真正维持狂犬病毒生存的动物储存宿主仅限于陆地肉食动物和蝙蝠。在世界范围内，>90% 的人狂犬病病例是由狗传播的。在非洲和亚洲，其他动物如豺、猫鼬和浣熊是主要的储存宿主。在工业化国家，通过给宠物常规免疫接种，狗狂犬病大大地得到了控制。在美国沿着东海岸，浣熊是最常见的被感染野生动物。中西部（北区和南区）和加利福尼亚州的三种臭鼬，亚利桑那州的灰狐和波多黎各的豺是各区狂犬病的主要传播动物。狂犬病很少见于家畜。在美洲家养宠物中，猫感染的数目多于狗，可能是由于对猫的监管较少，并不统一受制于疫苗法。狂犬病在鼠、松属和兔子这些小型哺乳动物中很少见，到目前为止没有此类动物 - 人传播的报道。

美国人狂犬病的流行主要是原因不明的蝙蝠狂犬病。蝙蝠在春季和秋季迁移；美国除了夏威夷，其他州均见有患狂犬病的蝙蝠。一项研究显示，绝大部分人狂犬病病例是由蝙蝠变种感染，而且几乎所有蝙蝠 - 相关人狂犬病患者均无蝙蝠咬伤史。

美国每年有 30 000 例暴露后预防（postexposure prophylaxis，PEP）狂犬病发病。每年有 1~3 例死后尸检诊断的人狂犬病病例。已有两次与器官和角膜移植相关的狂犬病爆发。

## ■ 传播途径

在已感染动物的唾液中可检测到大量狂犬病毒，病毒传播几乎都是通过患狂犬病的动物咬伤或抓伤从而接触感染的唾液发生。大约 35%~50% 被已知狂犬病毒感染动物咬伤却没有接受 PEP 的人会罹患狂犬病。如果受伤者被咬伤多处，且发生在神经分布多的身体部位如面部和手，传播率会增加。完整的皮肤接触到感染的分泌物时不会发生感染，但是病毒可能会通过完整的黏膜进入体内。尽管在实验室事故中可发生吸入接触，但对于洞穴探察者可能因吸入蝙蝠分泌物而发生狂犬病的观点仍受到质疑。

虽然到目前为止尚无院内传播给健康的护工的病例报道，但狂犬患者的护工仍建议采取完善的消毒隔离措施。病毒在外界会很快失活，接触污染物并不能传播疾病。

## 发病机制

接触后，狂犬病毒在肌肉或皮肤中进行缓慢而低水平的复制。这种缓慢的启动过程可能与该病的较长潜伏期有关。随后，病毒通过乙酰胆碱受体以及或许还有其他多种受体进入外周的运动神经。病毒一旦进入神经，通过快速轴突运输的方式散播，大约每 12 小时穿过一个神经突触。病毒会快速播散遍布于大脑和脊髓，随后出现症状。感染背根神经节意义不大，但是会引起特征性的脊神经根炎。感染主要集中在脑干，引起自主神经功能障碍和相对认知残存。尽管狂犬病引起严重的神经功能障碍，但组织病理学仅表现局限的损伤、炎症或细胞凋亡。狂犬病的特征性病理表现是 Negri 小体，它由成群的病毒核蛋白构成，形成常规组织学上的胞浆包涵体。有些报道的狂犬病毒感染没有 Negri 小体。狂犬病可能是一种神经递质的代谢紊乱；人狂犬病四氢生物蝶呤（BH4）的缺乏会导致多巴胺、去甲肾上腺素和 5－羟色胺代谢严重不足。

感染中枢神经系统后，病毒会经外周神经系统顺行至几乎所有神经支配的器官。正是通过这种途径病毒感染了唾液腺。许多狂犬病患者死于难以控制的心律失常。

缺乏神经元型一氧化氮合酶的重要辅助因子 BH4，导致基底动脉痉挛。有些患者在首次住院 5~8d 内发生血管痉挛，正好大约是在自然病程中发生意外昏迷的时间。

## 临床表现

狂犬病潜伏期为 1~3 个月，但变化较大。头部有严重创伤时，可能在暴露后 5 天出现症状，偶尔，潜伏期可以延伸到 > 6 月。狂犬病有两种主要临床类型。脑炎型或“狂躁型”狂犬病，以非特异性症状起病，包括发热、喉咙痛、心神不安、头痛、恶心、呕吐和乏力。这些症状常伴随在咬的位置或附近感觉异常或瘙痒，然后蔓延至整个肢体。随后不久，患者出现典型的严重脑炎的症状，激惹、抑郁，有时癫痫发作。典型的狂犬病脑炎患者最初有清醒的间歇期和严重的脑病期。恐水症和恐高症是狂犬病的最主要症状；他们是人所特有，但并不普遍。喝水或在脸上煽动空气引起恐惧性痉挛，表现躁动和恐惧，这反过来通过咽、颈部和膈肌的痉挛而引起窒息和吸入。病情持续发展。因顺行性失神经支配引起电生理或脑电波活动的分离，以及脑干昏迷表现。在发展中国家，死亡病例几乎均发生在住院后 1~2d 内，以及在重症监护室 18d 时。

第二种狂犬病类型称为麻痹型或“哑型”狂犬病，非常少见，其特征主要是发热伴上行性运动减弱，累及四肢和脑神经。大多数麻痹型狂犬病患者随着病情的亚急性进展也有脑病的一些表现。

## 鉴别诊断

狂犬病脑炎的鉴别诊断包括各种严重的颅内感染、破伤风、中毒和毒蛇咬伤。狂犬病可与精神疾病、滥用药物和转化症相混淆。麻痹型狂犬病最常与吉兰－巴雷综合征相混淆。在西方国家，由于狂犬病少见，医务人员对感染不熟悉，故而诊断常常被延迟。由此，特别需要追踪患者与已知的狂犬病储存宿主中的某一动物的接触史，或者到狂犬病流行地区的旅游史。

## 诊　断

疾病控制和预防中心（CDC）需要做许多的检测来确定狂犬病临床疑似病例。该病毒可以通过细胞培养和动物接种后生长，但通过这些方法鉴定狂犬病的时间很长。狂犬病抗原可通过唾液或有毛皮肤的活检或者脑组织行免疫荧光以检测。不推荐角膜印片测试。逆转录多聚酶链反应（the reverse transcription polymerase chain reaction，RT-PCR）可检测唾液、皮肤和脑组织中的狂犬病毒 RNA。RT-PCR 是重复检测时最敏感的狂犬病诊断方法。可以在血清或脑脊液（CSF）中检测狂犬病毒的特异性抗体，但大多数患者死亡时血清检测仍呈阴性。未完整地接受狂犬病疫苗的患者血清中可出现抗狂犬病抗体，在这种情况下，应排除真阳性患者。接种疫苗后在 CSF 中很少能够检测到抗体，可以不考虑患者的免疫状况而据此诊断狂犬病。CSF 中细胞计数、葡萄糖和蛋白质异常的情况极少，不作为诊断依据。很晚才会出现颅脑 MRI 的异常表现。

## 治疗和预后

狂犬病通常是致命的。有 3 名使用密尔沃基方案（Milwaukee Protocol，www.mcw.edu/rabies）的狂犬病幸存者。在免疫反应进展的时候，诱导深度镇静以免发生自主神经功能异常。存活率估计为20%；神经功能预后可以很好。6个疫苗预防失败的狂犬病幸存者中，只有2个人的神经功能恢复良好。一旦出现症状，无论是狂犬病免疫球蛋白（RIG）还是狂犬病疫苗都不能改变疾病进程。抗病毒治疗无效。利巴韦林可以延缓免疫反应，但应避免在早期使用。相反，在7~10d出现的正常的抗体反应与唾液中病毒载量的清除相关。推荐尼莫地平用于脑血管痉挛的防治。

## ■ 预　防

狂犬病初级预防包括家养动物接种疫苗，以及在人群中进行避免接触野生动物、流浪动物和行为异常动物的宣教。

### 储存宿主动物的免疫和生育控制

在二十个世纪中期，美国和欧洲对家养宠物进行常规狂犬病免疫接种，几乎消除了犬的感染，而在此之前，犬是发达国家和非工业化国家人类狂犬病的主要传播者。自20世纪90年代以来，欧洲和北美国家开始致力于新发狂犬病的储存宿主野生动物的免疫接种。这些免疫接种程序所用的诱饵含有一个狂犬病减毒疫苗或重组狂犬病表面糖蛋白插入痘苗，通过空气或人工输送到狂犬病动物居住区。人体很少接触到这些负载疫苗的诱饵。接触后罕见不良事件，但痘苗病毒载体和痘苗一样，对特定人群存在威胁，如孕妇、免疫功能低下者和慢性皮肤病患者。大规模的扑杀特有储存宿主从来都没有效果；疫苗接种和生育控制能终止爆发。蝙蝠无处不在，对控制害虫非常重要。仅有少于1%的自由飞行的蝙蝠患狂犬病，但被击落的蝙蝠和栖息的蝙蝠患狂犬病的比例则 >8%。

### 暴露后预防（Postexposure Prophylaxis, PEP）

关于狂犬病，大多数儿科医生关注于评估动物暴露后是否需要PEP（表266–1见光盘）。自从20世纪70年代引入了现代细胞疫苗以来，接受完整的PEP程序后无一例狂犬病病例报道。

考虑到狂犬病的潜伏期，PEP需要尽快处理，但不是急诊。已设计了计算方法来帮助医生决定何时开始狂犬病PEP（图266–1）。这个决定的实施最终取决于主动检测程序显示的当地动物狂犬病流行病学情况，可以从地方和州卫生部门获得信息。一般而言，蝙蝠、浣熊、臭鼬、狼和狐狸应被视为可能患有狂犬病，除非通过安乐死和脑组织检测排除，而小的食草动物（松鼠、仓鼠、沙鼠、花栗鼠、大鼠、小鼠和兔）咬伤可以不考虑狂犬病。对宠物咬伤的反应，尤其是狗、猫、或是鼬，取决于当地的监测统计以及该动物是否可留置观察。

对不咬人蝙蝠的暴露的处理方法是有争议的。鉴于在美国的大多数狂犬病病例都是由蝙蝠变异体造成的，而大多数被感染者不记得被蝙蝠咬伤，由此CDC建议，与蝙蝠有任何物理接触，以及在同一个房间发

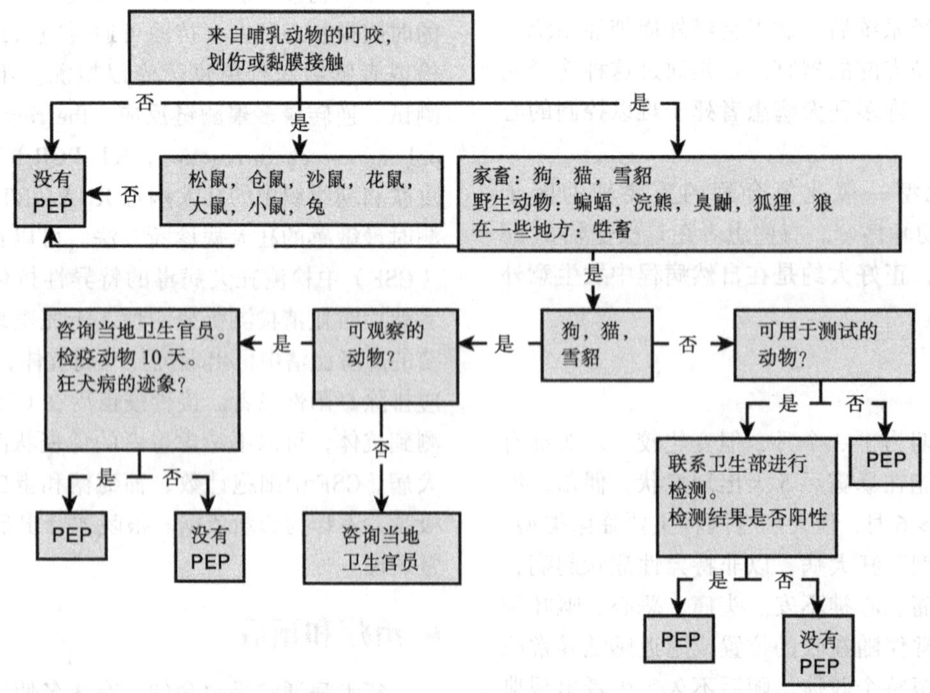


**图266–1**　儿童狂犬病暴露后预防（PEP）的计算法。考虑到不同地区动物狂犬病的发病率，此种及任何其他的算法均应参考当地的流行病学资料

现了蝙蝠但又不能确定人是否被咬伤，而动物又无法测试，这种情况下应接受狂犬病 PEP。这些人群包括儿童、精神病患者和醉酒的人。其他非咬伤性接触（例如处理尸体、暴露于接触尸体的动物，或者接触潜在狂犬病动物的血液或粪便）通常不需要 PEP。

在所有的确定暴露后，应努力恢复动物检疫和观察或安乐死后检查脑组织。测试排除了半数以上的 PEP 需求。在大多数情况下，PEP 可以延迟，等待观察结果或脑组织学检测结果。狗、猫和雪貂总是在排病毒数天内出现狂犬病的症状；因此，对这些动物，10d 的观察期足以排除狂犬病的可能性。

在暴露和出现首发症状之间没有任何一个时间段可以免除狂犬病的预防。狂犬病 PEP 即刻应用最有效。无论已咬伤多长时间，无症状的人应该开始尽快 PEP。一旦出现症状，疫苗和 RIG 禁用。

PEP 第一步是彻底清洁伤口。对包膜病毒，肥皂水是足够的，大量证据已证实其疗效。其他常用的消毒剂，如碘制剂有杀毒作用，如果可用，应与肥皂一起使用。也许该过程中最重要的是，伤口使用大量的消毒剂，避免直接缝合。抗生素和破伤风的预防（见第 203 章）应遵循通常的伤口处理流程。

狂犬病 PEP 第二步是 RIG 被动免疫。大部分 PEP 的失败均归因于未使用 RIG。在工业化国家，人 RIG 给药方案为 20U/kg 1 剂。将尽可能多的制剂注入伤口附近，剩余部分肌注于远离注射灭活疫苗部位的肢体。像其他的免疫球蛋白制剂一样，RIG 注射后至少 4 个月会干扰以后使用的活病毒疫苗。在发展中国家的许多地区没有 RIG。在某些地区马 RIG 可替代人免疫球蛋白制剂。与以前纯马血清的产品相比，马 RIG 的现代制剂副作用较少。遗憾的是，世界大部分地区根本就没有被动免疫产品可供选用。正在进行单克隆抗体产品的临床试验，可弥补这方面的不足。

狂犬病 PEP 的第 3 步是用灭活疫苗进行免疫接种。在发达国家，基于细胞的疫苗已取代了以往的制剂。美国目前有两种制剂可用，即 RabAvert（Chiron Behring 疫苗，马哈拉施特拉，印度），纯化的鸡胚细胞培养疫苗；Imovax Rabies（Aventis Pasteur，布里奇沃特，新泽西州），人二倍体细胞培养的疫苗。在儿童和成人中，两种疫苗均在暴露后 0、3、7 和 14d，在三角肌或大腿前外侧肌注给药 1 毫升。臀部注射时抗体反应迟钝，所以不使用这个部位。狂犬病疫苗可以在孕期安全使用。大多数人对疫苗具有良好的耐受性；大部分副反应与加强剂量有关。常见注射部位疼痛和红斑、局部淋巴结肿大、头痛、10%~20% 的患者发生肌痛。约有 5% 接受人二倍体细胞疫苗的患者在加强剂量后数天出现免疫复合物介导的过敏反应，包括皮疹、水肿和关节痛。世界卫生组织（WHO）已批准使用皮内注射小量疫苗的时间表，具有免疫原性和保护性（www.who.int/rabies/human/postexp/en/），但在美国没有被批准使用。在发展中国家，有其他细胞培养 – 衍生的狂犬病毒疫苗。一些国家还生产神经组织衍生疫苗；这些制剂的免疫原性差，使用时可发生与人体神经组织的交叉反应，导致即使在没有狂犬病毒感染的情况下也出现严重的神经系统症状。

## 暴露前预防

灭活的狂犬病疫苗可以用于预防野生型狂犬病毒高风险暴露者，包括狂犬病毒实验室工作人员、兽医，和其他工作中可能会接触到狂犬病动物的人。暴露前预防还应用于到狂犬病流行地区旅行的人，在该地区有被狂犬病毒感染动物咬伤或抓伤确定的风险，尤其是缺乏 RIG 或细胞培养疫苗的地区（见第 168 章）。一些国家正在研究将狂犬病疫苗作为常规系列疫苗接种的一部分。暴露前预防计划包括 3 次肌肉注射，第 0、7 和 21 或 28d。已经接受暴露前预防的患者再给予 PEP 或优先全程 PEP，包括 2 剂疫苗（第 0、第 3 天各 1 剂），而且不需要 RIG。暴露前预防获得的免疫几年后减弱，如果再次暴露于狂犬病动物，需要加强。

## 参考书目

参考书目请参见光盘。

（刘奉琴　译，于永慧　审）

# 第 267 章 多瘤病毒

Gregory A. Storch

多瘤病毒（polyomaviruses）是微小的（直径 45nm）无包膜的双链环状 DNA 病毒，基因组约有 5 000 bp。JC 病毒和 BK 病毒能感染人类。另外两种多瘤病毒 KI 病毒和 WU 病毒能在儿童呼吸道检测到，对其致病力仍在研究中。第五种多瘤病毒称为默克尔细胞多瘤病毒，能在默克尔细胞癌患者的癌组织中检测到，这是一种罕见的皮肤神经外胚层癌症，主要见于老年和免疫功能低下的人群。第六种多瘤病毒从毛发颗粒层细胞不典型增生的皮肤疾病患者体内分离到。这种新型病毒暂时被命名为毛发不典型增生椤病毒（Trichodysplasia spinulosa virus）。毛发颗粒层细胞不典型增生是发生在免疫功能低下患者的皮肤病，皮肤出现毛囊样丘疹和角质突起，通常累及面部。JC病毒和BK病毒彼此密切相关，大约有75%基因组同源。KI和WU病毒之间也有类似关系，但与其他人或动物多瘤病毒不同。默克尔细胞多瘤病毒也与其他人多瘤病毒不同。

补充内容请参见光盘。

（刘奉琴　译，于永慧　审）

# 第268章
# 获得性免疫缺陷综合征（人免疫缺陷病毒）

Ram Yogev, Ellen Gould Chadwick

近年来，随着对HIV感染研究的深入和治疗的主要进展，使得美国和西欧儿童发生HIV感染和患AIDS的概率大幅减少。但在全世界范围，HIV感染率仍呈持续上升趋势，2009年每天新感染HIV的儿童约有1000个，多来源于贫穷国家。由于AIDS的流行，越来越多的儿童失去父母一方或双方，迄今为止已产生1.5万多AIDS孤儿。儿童感染HIV后病情进展比成人快，约有一半未经治疗的儿童在2岁以内死亡。这与婴儿和儿童较成人感染病毒载量高和感染的CD4淋巴细胞丢失更快有关。准确可靠的诊断方法以及抑制HIV复制的强效药物，使得我们有能力预防和控制这个可怕的疾病。

## ■ 病原学

HIV-1和HIV-2病毒属于逆转录病毒科慢病毒属，包括引起多种动物疾病的细胞毒性病毒。HIV-1病毒基因组包含2个9.2kb大小的单链RNA。基因组的两端是相同的区域，称为长末端重复序列（long terminal repeats），含有HIV的调控基因。基因组其余的序列包含3个主要区域：GAG区，编码病毒核心蛋白（由p55前体衍生而来的p24、p17、p9和p6）；POL区，编码病毒的多种酶（如逆转录酶p51、蛋白酶p10和聚合酶p32）；以及ENV区，编码病毒的包膜蛋白（从p160前体衍生而来的gp120和gp41）。其他调控蛋白，如tat（p14）、rev（p19）、nef（p27）、vpr（p15）、vif（p23）、HIV-1中的vpu（P16）以及HIV-2中的vpx（P15），参与反式激活、病毒信使RNA表达、病毒复制、诱导细胞循环静止、促进病毒逆转录复合体的转运、下调CD4受体和经典MHC表达、前病毒DNA的合成以及病毒的释放和感染（图268-1）。

HIV-1主要的内部蛋白是高度糖基化的gp120蛋白，与跨膜的糖蛋白gp41相关；gp41具有高度免疫原性，用于诊断试验中检测HIV-1抗体；gp120是包含高度可变异性V3环的分子复合体。此区域对于中和抗体具有免疫显性。gp120蛋白的异质性是构建有效HIV疫苗的主要障碍。gp120糖蛋白还有T淋巴细胞最常见的宿主细胞表面受体CD4的结合位点。$CD4^+$ T淋巴细胞的趋向性降低了宿主免疫系统的效能，这对病毒是有利的。其他非CD4细胞包括巨噬细胞和小神经胶质细胞。但是$CD4^-$的细胞也能被HIV感染，而有些$CD4^+$细胞能抵抗感染，这些现象提示HIV和人体细胞的结合还需要其他的黏附位点。多个趋化因子作为包膜糖蛋白的共受体，促进膜融合并进入细胞。多数HIV病毒株对一种趋化因子具有特异的趋化性，包括融合诱导分子CXCR-4，它作为HIV与淋巴细胞结合的共受体；CCR-5，促进HIV进入巨噬细胞的β趋化因子受体。体外试验证实其他多种趋化因子受体（CCR-3）也可作为病毒共受体。HIV与细胞黏附的其他机制与非中和抗病毒抗体和补体受体有关。这些抗体的Fab片段结合到病毒表面，Fc片段结合到可表达Fc受体的细胞（巨噬细胞、成纤维细胞），从而促进病毒转移进入细胞。其他细胞表面受体，如巨噬细胞的甘露醇结合蛋白或树突状细胞的DC-特异C型凝集素（DC-SIGN），也能与HIV包膜糖蛋白结合，从而提高病毒感染的效能。细胞-细胞之间不通过形成完全的病毒颗粒而传播HIV病毒，是比病毒直接感染更快的传播方式。

病毒黏附后gp120和CD4分子发生构象改变，

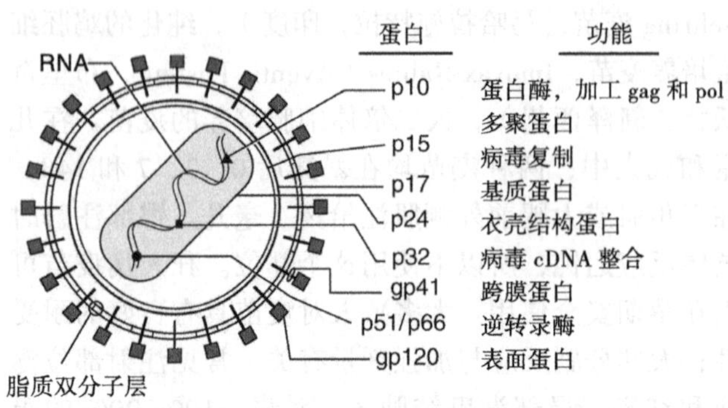


图268-1　人免疫缺陷病毒和相关蛋白及功能

gp41 与细胞表面的融合受体互相结合。病毒与细胞膜的融合使得病毒 RNA 能进入细胞浆。这个过程涉及辅助病毒蛋白（*nef*、*vif*）以及亲环病毒 A（宿主细胞蛋白）结合到 p24。然后病毒 RNA 通过逆转录酶转录病毒 DNA，DNA 拷贝的复制产生了双链环状 DNA。HIV-1 的逆转录酶容易出错，并缺乏错误矫正机制。因此出现了很多突变，造成了即使是从同一个患者提取的 HIV-1 也有基因多变性的现象。环状 DNA 被运送到细胞核内，与宿主染色体 DNA 整合，被称作前病毒。前病毒可以保持长时间的休眠，从而具有潜伏的优势。病毒融合位置通常在活性基因附近，这样受到各种外在因素刺激如炎症因子增加（其他病原体感染所致）和细胞激活后就会呈现高水平的病毒复制过程。依靠相关病毒调节基因（*tat*、*rev*、*nef*）的表达，前病毒 DNA 能够编码病毒 RNA 基因组的产物，从而产生病毒重组所需要的病毒蛋白。

HIV-1 转录后开始病毒翻译。衣壳多聚蛋白被分割产生病毒特异性蛋白酶（p10）。p10 在 HIV-1 的组装中发挥非常重要的作用。目前研发了多种抗 HIV-1 蛋白酶的药物，作用靶点是病毒蛋白酶敏感性的增加，这不同于细胞蛋白酶。RNA 基因组随后被组装成新的病毒衣壳，这个过程需要锌指结构域（p7）和基质蛋白（p17）。新的病毒形成后，通过特定的膜区域、即脂筏出芽，从而释放。

HIV-1 基因组全长测序显示，来自于不同地区的灵长类动物人畜共患感染，可有 3 个不同的组 [M（main），O（outlier），N（non-M，non-O）]。同样的技术检测到 HIV-2 有 8 个分离株。M 株有 9 种亚型（或 A~D，F~H，J~K 分支）。不同的分支在全球的特定区域占优势，例如 A 分支在中非，B 分支在美国和南美，C 分支在南非，E 分支在泰国，F 分支在巴西。有些亚型确认为 O 株，但没有在 HIV-2 任何一株中发现。因为 HIV 的重组，在某些患者中分支混杂，株之间的交叉也有报道（如 M 和 O）。

HIV-2 和 HIV-1 的生活史是一样的，可以引起多种猴类的感染。A 亚型和 B 亚型主要引起人类感染，但很少引起儿童感染。HIV-2 和 HIV-1 的辅助基因不同（例如，HIV-2 没有 vpu 基因，但是却有 HIV-1 所不具有的 vpx 基因）。HIV-2 在西非最常见，但在欧洲和南亚已报道越来越多的病例。由于 HIV-1 和 HIV-2 的基因序列具有显著不同，使得 HIV-2 感染的诊断更为困难。几种 HIV-1 特异性标准诊断试验（免疫印迹法），对 HIV-2 感染却不能给出确定的结果。如果疑似 HIV-2 感染，应该检测针对 HIV-1 和 HIV-2 肽段的抗体的联合筛查试验。另外，由于抗 HIV-2 的抗体滴度低，在怀疑 HIV-1 和 HIV-2 双重感染的患者中，HIV 快速检测方法不可靠。

## 流行病学

2009 年世界卫生组织估计全球有 2 500 000 儿童感染 HIV-1，90% 在撒哈拉以南非洲。2004—2009 年，儿童先天性 HIV 感染降低了 24%，<15 岁儿童 AIDS 相关的死亡率下降了 19%，但是 2009 年仍有 370 000 儿童（<15 岁）新感染 HIV。这个趋势反映了婴儿 HIV 感染预防服务的扩展缓慢但稳定，并且越来越多的儿童能接受治疗。50% 的 HIV 感染者是妇女，多数是在育龄期异性交往获得感染的。在 2009 年，16 600 000 名儿童因为 AIDS 成了孤儿，他们的父母中有一个或双方都死于 AIDS。

从 2007 年流行开始，已有 9600 名 <13 岁的美国儿童诊断为 AIDS。从 1984—1992 年美国儿童诊断 AIDS 的人数逐年上升，然后下降了 95% 以上，至 2003 年每年少于 100 例，这主要得益于产前筛查和围产期 HIV 感染母亲和婴儿的抗逆转录病毒治疗。目前美国约有 8500 名儿童和青少年感染 HIV 或 AIDS。实际上美国所有 <13 岁的儿童 HIV 感染都是由 HIV 感染母亲垂直传播而来。不同种族之间特别是非西班牙裔美国人和西班牙裔美国人之间感染不成比例。人种和民族并不是 HIV 感染的危险因素，它可能反映了其他 HIV 感染的风险增加，例如缺乏教育和经济来源及高比例的静脉注射毒品。在美国，HIV 感染儿童最多的病例在纽约、佛罗里达和加利福尼亚。

尽管青少年（13~24 岁）只代表了美国 AIDS 病例的一小部分（约 5%），他们构成了正在增加的新感染人群，在 2006 年诊断的 HIV 新增病例中的 15% 年龄介于 13~24 岁。新的青少年感染最多见于与同性性交的非裔美国男性，其中大于 50% 的人没有认识到自己的诊断。考虑到病毒感染和出现临床症状之间的长潜伏期，依靠 AIDS 确诊的监测数据低估了该病在青少年中的影响。根据 8~12 年中位潜伏期计算，15%~20% 的 AIDS 病例在 13~19 岁之间感染。

青少年 HIV 感染的危险因素因性别而不同。87% 以上的 13~19 岁之间的 HIV/AIDS 男性因男男性行为获得感染。与此形成对比的是，88% 的 AIDS 女性因异性性行为获得感染。在儿童病例中，青少年群体和少数民族比例较大，特别是女性患者。AIDS 感染的青少年女性比例（男：女为 1.5：1）高于 25 岁以上成年女性（男:女为 2.9：1）。

### 传播途径

HIV-1 通过性接触、暴露于母血或母婴垂直传播。儿童主要的感染途径是垂直传播，几乎所有新发病例均由此途径感染。不同国家和美国不同地区的母婴传播率不同。美国和欧洲未治疗母亲的传播率为12%~30%。非洲和海地的传播率更高（25%~52%）。HIV感染的母亲在围生期接受有效抗逆转录药物治疗使得传播率明显降低至<2%。

HIV的垂直传播可以发生在分娩前（子宫内）、分娩过程中或分娩后（母乳喂养）。孕10周胎儿组织HIV培养和PCR检测证实了HIV的子宫内传播。原位杂交和免疫组化证实HIV感染妇女第一产程胎盘组织含有HIV病毒。新生儿子宫内感染率约有30%~40%，这个数据是被大众接受的，因为这个比例的新生儿在出生后一周内有实验室确诊证据（病毒培养或PCR检测阳性）。有些研究发现出生后检测到病毒与早期出现症状和迅速进展为AIDS有关，与孕期长久的病毒感染一致。

儿童在分娩时HIV感染率最高，60%~70%的感染婴儿直到出生后1周才能检测到病毒。传播机制与在产道中暴露于感染的血液和盆腔阴道分泌物有关，因为孕后期和分娩时产道中可检测到高滴度的HIV病毒。研究发现一对登记的HIV暴露双胞胎中第一个出生的孩子感染可能性比第二个孩子高3倍，这是第一个孩子暴露于产道时间更长的反映。

在发达国家母乳喂养是传播率最低的垂直传播途径，但在贫穷国家这种传播方式占围生期感染的40%。HIV感染的母亲乳汁中可以检测到游离的和与细胞结合的病毒。慢性感染的妇女中母乳传播风险约为9%~16%，在生后感染的妇女中为29%~53%，这说明原发性感染母亲在病毒血症时期至少有3倍传播HIV的风险。对于感染HIV的妇女或有继续性接触或肠外HIV暴露风险，建议用配方奶粉取代母乳。但是WHO建议在婴儿其他疾病（如腹泻、肺炎、营养不良）具有高死亡率的发展中国家，母乳喂养的好处胜过HIV传播的风险，HIV感染的妇女应喂养婴儿至少至6月龄（见后面预防部分）。

还有其他因素影响垂直传播：早产（胎龄<34周）、母亲孕前CD4计数低和孕期用毒品。最重要的影响因素是胎膜早破大于4h和出生体重小于2500g，每一个因素使传播率加倍。如果母亲和婴儿联合应用齐多夫定，选择性剖宫产可降低87%的风险。这些数据是在应用高效的抗逆转录病毒疗法（HAART）之前发表的，如果母亲的病毒载量<1000 cop/mL，剖宫产的优势就可以忽略了。尽管多项研究显示随病情加重（如AIDS）或病毒载量升高（>50 000 cop/mL），传播率会增加，一些具有传染性的母亲症状不明显或可检测的比较低的病毒载量。所以在美国如果病毒载量>1000 cop/mL，推荐应用剖宫产。

输注感染者血液或血制品感染AIDS的儿童占所有病例的3%~6%。在检测HIV抗体技术推广前，这种传播方式最高风险周期出现在1978—1985年。1985年之前血友病患者HIV感染率高达70%，热处理Ⅷ因子浓缩物和献血者HIV抗体筛查技术切断了血友病患者中HIV的传播。献血者筛查技术显著降低了血液传播HIV感染的风险，但是并未彻底清除。对抗体检测阴性的血样用核酸扩增技术检测“微小池”（16~24个献血池），来确定血清检测阳性之前窗口期的血样，将血液传播HIV-1的风险降低至1/2 000 000单位血。但是在很多贫穷国家，血液筛查不统一，通过输血传播HIV的风险仍然很大。

唾液中可以提取出滴度很低的HIV（<1感染粒子/mL），这并不是一种传播途径。对几百例HIV感染者的家庭接触研究发现HIV通过家庭接触传播的风险是不存在的。只有几例报告认为尿液或粪便（可能没有肉眼可见的血液）是HIV的传播途径。

在儿童中性传播是不常见的，有一部分性侵犯所致病例的报道。在青少年中性接触是主要的传播途径。

## ■ 发病机制

HIV感染影响免疫系统，破坏免疫系统的稳态（图268-2）。大部分病例最初的感染由低量的单种病毒感染引起，因此预防药物或疫苗可以预防疾病。当HIV由破损的黏膜侵入，第一个受影响的细胞是树突状细胞。树突状细胞从外周血采集、处理抗原输送至淋巴组织。HIV并不感染树突状细胞，而是与DC-SIGN表面分子结合，病毒得以存活直到抵达淋巴组织。在淋巴组织中（如：黏膜固有层，淋巴结）中，病毒选择性结合到$CD4^+$细胞表面，主要是T辅助淋巴细胞（$CD4^+$ T细胞）和单核巨噬细胞。HIV也可以感染其他$CD4^+$细胞，如小胶质细胞、少突胶质细胞和胎盘组织包含的霍夫包尔氏绒毛细胞。其他因子（共受体）对于HIV融合和进入细胞是必需的。这些因子包括趋化因子CXCR4（融合）和CCR5。其他趋化因子（CCR1，CCR3）可能对于特定的HIV株融合是必需的。多个宿主基因因素影响对HIV感染的易感性、病程进展和治疗反应。不同人种这些基因因素是不同的。在白种人CCR5基因中CCR5Δ32缺失对于HIV感染具有保护性，但在黑种人中很少见。其他调节趋化因子受体、配体、组织相容性抗原和细胞因子的基因也影响HIV的结果。通常$CD4^+$的淋巴细胞对病毒抗原做出反应移行至淋巴组织，从而被激活和增殖，

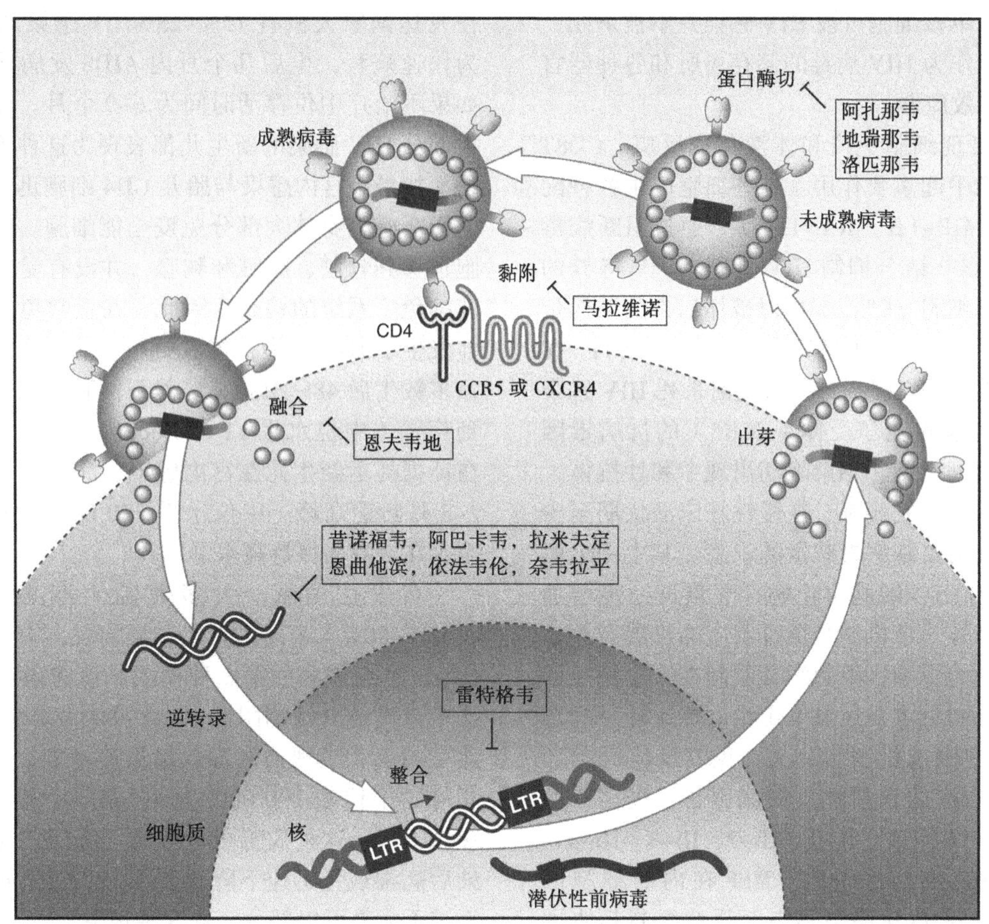


**图 268-2（见彩图）** HIV 生活史和抗逆转录病毒药物作用靶点。目前逆转录病毒药分为 6 类，HIV 周期内的 5 步为靶点（结合、融合、逆转录、整合和蛋白裂解）。资源丰富的地区最常用的靶向药物如图所示。细胞外病毒子通过复杂的 3 步过程进入靶细胞。①与 CD4 受体黏附，②与 CCR5 和（或）CXCR4 共受体结合，③膜融合。马拉维若（Maraviroc）阻断 CCR5 结合，恩夫韦地（enfuvirtide）阻断融合。HIV 逆转录酶催化 HIV RNA 转录为双链 HIV DNA，这一步可以被核酸类似物和非核酸逆转录酶抑制剂抑制。HIV 聚合酶易化 HIV DNA 进入宿主染色体，这一步可以被拉替拉韦 和其他聚合酶抑制剂抑制。HIV 转录和翻译后产生不成熟的病毒子，从细胞表面出芽。HIV 蛋白酶裂解多肽链，病毒变得成熟。最后一步被蛋白酶抑制剂抑制

摘自 Volberding PA, Deeks SG. Antiretroviral therapy and management of HIV infection. Lancet, 2010, 376: 49-60. Fig 1

易于被 HIV 感染。成人和儿童急性逆转录综合征的淋巴结病理特点可能与 CD4 细胞在淋巴组织中被抗原驱动的移行和聚集有关。HIV 首先感染对它做出应答的细胞（HIV 特异的记忆性 CD4 细胞），引起这些细胞的死亡和 HIV 复制的失控。胃肠道 $CD4^+$ 细胞的破坏，导致胃肠道上皮细胞失去完整性，细菌进入血液增强免疫反应，引起 $CD4^+$ 细胞的进一步丢失。当 HIV 复制达到阈值（通常自感染始 3~6 周），病毒血症开始出现。50%~70% 感染的成人在病毒血症期出现流感或单核细胞增多样症状发热、皮疹、淋巴结病变、疲劳症状。2~4 个月内随着细胞核体液免疫反应的建立，血液中病毒载量逐渐降低，患者进入无症状期，CD4 恢复到轻微降低的水平。

HIV-1 早期复制在儿童中没有明显的临床表现。无论采用病毒分离还是 PCR 检测，小于 40% 的 HIV-1 感染婴儿在出生时检测不到病毒。病毒载量在 1-4 月内升高，几乎所有的 HIV 感染婴儿在 4 月龄时可在外周血检测到病毒。

在成人中，漫长的临床潜伏期（8~12 年）并不意味着病毒潜伏。实际上，病毒和 CD4 淋巴细胞（$>1\times10^9$/d）在进行斗争，CD4 细胞丢失，免疫系统逐渐遭到破坏。关于成人和儿童 CD4 细胞丢失有以下推测：HIV 介导的单个细胞死亡，感染和非感染的 CD4 细胞形成多核巨细胞（聚合形成），病毒特异的免疫反应（NK 细胞，抗体依赖的细胞毒性），超抗原介导的 T 细胞激活（细胞更易于受到 HIV 感染），自身免疫，细胞程序性死亡（凋亡）。淋巴器官中的病毒载量在无症状时期比外周血中病毒载量高。当 HIV 病毒和他们的免疫复合体移行通过淋巴结，滞留在树突状滤泡细胞的网络中。因为 HIV 在 T 细胞中复制的能力依赖于细胞的激活状态，HIV 感染后淋巴结微环境中的免疫激活能促进新的 CD4 细胞感染和细胞

中的病毒复制。单核细胞可被 HIV 感染并不被杀死，这使得他们可以作为 HIV 病毒的储存场所和各种器官如脑组织损伤的效应器。

感染早期出现细胞免疫和体液免疫反应。CD8T 细胞在限制感染中起重要作用。这些细胞产生各种配体（MIP-1α，MIP-1β，RANTES），通过阻断病毒和共受体（CCR5）结合抑制 HIV 复制。HIV 特异的细胞毒性 T 淋巴细胞（CTLs）可以破坏病毒的结构蛋白（ENV、POL、GAG）和调节蛋白（tat）。CTLs 在急性感染末期出现，在新病毒释放之前杀死 HIV 感染的细胞，分泌与病毒竞争受体（CCR5）的抗病毒因子，从而控制病毒复制。感染晚期出现中和性抗体，在临床潜伏期继续抑制病毒。在慢性临床潜伏期至少有 2 个可能的机制控制病毒载量的稳态。其中一个机制可能是激活的 CD4 细胞防止病毒载量进一步增加的能力有限。另外一个机制与免疫反应的进展有关，受病毒抗原数量的影响，限制病毒复制在一个稳定的状态。哪一个机制更重要还没有定论。抗逆转录病毒疗法与 CD4 细胞限制机制与有关，免疫反应机制强调了免疫调节治疗的重要性（细胞因子、疫苗）。包括 TNF-α、TNF-β、IL-1、IL-2、IL-3、IL-6、IL-8、IL-12、IL-15、GMCSF 和 MSF 在内的细胞因子对于上调 HIV 表达从静态感染至活性复制起协同作用。其他细胞因子如 IFN-γ、IFN-β 和 IL-13 对 HIV 复制起抑制作用。某些细胞因子 IL-4、IL-10、IFN-γ、TGF-β 因感染的细胞类型不同而减弱或增强病毒复制。这些细胞因子之间的相互作用影响组织中病毒的浓度。不需要提高血清中的细胞因子浓度来发挥作用，因为它们主要在组织局部产生和起作用。因此即使在明显的免疫静止期，细胞因子之间的相互作用使得病毒的表达维持在稳定水平，特别是在淋巴结中。

通常在临床潜伏期早期提取的 HIV 培养时生长缓慢，产生低滴度的逆转录酶。这些提取的病毒以 CCR5 作为共受体。在临床潜伏期末期提取的病毒表型不同。它生长迅速，培养时迅速达到高滴度，以 CXCR4 作为共受体。从 CCR5 受体到 CXCR4 的转化提高了病毒复制的能力，感染更多的靶细胞（CXCR4 表达在更多的休眠和激活的免疫细胞），更快更有效地杀死 T 细胞。随后临床潜伏期结束，继续发展为 AIDS。病情的进展与淋巴结结构的破坏和滤泡树突状细胞网络退化失去捕获 HIV 病毒的能力有关。病毒释放进入再循环，产生高水平的病毒血症，在疾病晚期更多的 CD4T 细胞丢失。

在可以用 HAART 之前，儿童有三种疾病模式。在发达国家大概有 15%~25%HIV 感染的新生儿表现为快速病程，生后几个月内 AIDS 发病并出现症状，如果不治疗中位存活时间为 6~9 个月。在贫穷国家，大部分 HIV 感染的新生儿都表现为这种迅速进展的病程。如果子宫内感染与胎儿 CD4 细胞迅速扩展同期，病毒会感染身体大部分免疫全能细胞。HIV 随这些细胞迁移到骨髓、脾脏和胸腺，并没有受到未成熟的胎儿的免疫系统的检查。因此，在正常免疫系统建立之前发生了 HIV 感染，造成更严重的免疫损伤。该组儿童多数生后 48h HIV-1 培养阳性和（或）血清中检测到病毒（中位水平 11 000 copies/mL）。病毒早期存在证据提示新生儿在宫内感染。病毒载量迅速增加，2–3 月龄达高峰（中位水平 750 000 copies/mL），并至少在 2 岁内保持高水平。

在发达国家，大多数围生期感染的新生儿（60%~80%）表现为缓慢进展病程，中位存活时间为 6 年，这是该病的第 2 种模式。该组患者生后 1 周病毒培养或 PCR 检测阴性，因此被认为是在产道内感染。典型的患者表现为病毒载量迅速增加，2~3 月龄达到高峰（中位数 100 000 copies/mL），然后 24 个月内缓慢下降。这种病毒载量缓慢下降模式与成人原发感染后病毒载量迅速下降显著不同。新生儿和婴儿免疫系统不成熟可以部分解释这种现象。

第三种模式见于一小部分（<5%）围生期感染的儿童，称为长期存活者（long-term survivors，LTS），在长达 8 年的时间内病情轻微进展或没有进展，CD4 计数正常，病毒载量很低。疾病进展的延迟机制包括有效的体液免疫和（或）CTL 反应、宿主基因因素（如 HLA）和感染低毒性（缺陷基因）病毒。LTS 中的一个亚组称为“精英存活者”，血液中检测不到病毒，这反映了病程中不同或更好的保护机制。

HIV 感染儿童免疫系统的改变与 HIV 感染的成人类似。CD4 细胞丢失不太明显，因为婴儿通常处于相对的淋巴细胞化状态。1500 CD4 cells/mm$^3$ 对于 <1 岁儿童意味着严重的 CD4 丢失，与成人 <200 CD4 cells/mm3 意义相同。淋巴细胞缺乏在围生期感染儿童较少见，常见于年长儿童或终末期儿童。尽管在 HIV 感染中皮肤无力很普遍，在 <1 岁健康儿童中也常见，因此它在感染儿童中意义很难解释。CD4 细胞丢失会降低对可溶性抗原如体外植物凝集素和伴刀豆球蛋白 A 抗原的反应。

多数儿童感染早期出现 B 细胞多克隆激活，IgA、IgM、IgE，特别是 IgG（高 γ 球蛋白血症）明显增多，抗 HIV-1 抗体水平升高。这反映了 T 细胞抑制 B 细胞抗体合成的失调和活性 CD4 增强 B 淋巴细胞体液免疫反应。结果导致对儿童期常规疫苗反应可能不正常。很多儿童 B 细胞失调发生在 CD4 丢失之前，在不能做诊断试验（PCR、培养）或价格太昂贵时，可以作为有症状儿童 HIV 感染监控标记物。尽管免疫球蛋白水平增高，一些儿童仍缺乏特异性抗体或保护性抗体。低 γ 球蛋白血症很少见（<1%）。

儿童比成人更易累及中枢神经系统。巨噬细胞和小胶质细胞在 HIV 神经系统病变中起重要作用，报道显示星状细胞可能也参与其中。尽管儿童神经损伤的确切机制仍不清楚，婴儿发育中的大脑至少受两种机制影响。病毒可直接感染各种脑细胞或通过 HIV 感染的淋巴细胞或巨噬细胞释放细胞因子（IL-1, IL-1β，TNF-α，IL-2）或活性氧造成神经系统直接损伤。

正确的抗逆转录病毒疗法会引起免疫重建炎症综合征（immune reconstitution inflammatory syndrome, IRIS），恢复的免疫系统对亚临床机会感染（如结核、单纯疱疹病毒、弓形体、CMV、隐球菌感染）的免疫反应增强。这种情况在有进展性疾病和严重 CD4+ 缺乏患者中常见。IRIS 患者有发热、机会性感染的临床症状加重或出现新的症状（如淋巴结增大、肺部浸润等），典型症状出现在用抗逆转录病毒疗法 1 周内。很难辨别出是 IRIS 的症状、现感染的加重、新的机会性感染还是药物毒性作用。如果确定是 IRIS 的症状，加用非甾体抗炎药或皮质醇药物可以减轻炎症反应，对于皮质醇的应用还是有争议的。可能需要几周或几月免疫反应才能消退。对大多数病例而言，继续抗 HIV 治疗，同时治疗机会感染（用或不用抗炎药物）就足够了。如果怀疑机会性感染出现在抗逆转录疗法之前，应该给予适当的抗生素。

## 临床表现

婴儿、儿童、青少年感染 HIV 的临床表现不同。大部分婴儿出生时体格检查是正常的。最初的症状可能很轻微，如淋巴结病变和肝脾大或非特异性的表现，如生长缓慢，慢性或反复腹泻，呼吸道症状或鹅口疮，这些症状持续存在才有鉴别意义。尽管在美国和欧洲，患儿常见系统性症状和肺部症状，慢性腹泻、消瘦和严重营养不良在非洲更常见。在儿童中反复细菌感染、慢性乳突肿胀、淋巴细胞间质性肺炎和早期出现进行性神经损伤这些症状比成人更常见。

儿童感染 HIV 后疾病分类参照两个参数：临床表现和免疫损伤程度（表 268-1）。在临床分类中，A 类儿童（轻度）症状至少包括淋巴结损伤、耳下腺炎、肝大、脾大、皮炎、持续或反复的鼻窦炎、中耳炎中的两个（表 268-2）。B 类儿童（中度）症状包括淋巴细胞间质性肺炎、持续口咽部鹅口疮 >2 月、反复或慢性腹泻、持续发热 >1 月、肝炎、反复胃炎（HSV）、HSV 食管炎、HSV 肺炎、播散型水痘（如涉及内脏）、心脏损害或肾病（表 268-2）。C 类儿童（重度）症状包括机会性感染（如食管或下呼吸道念珠菌感染）、隐球菌孢子病（>1 月龄）、弥漫性结核或巨细胞病毒感染、卡氏肺孢子虫肺炎、弓形体脑病（>1 月龄起病）、反复细菌感染（脓毒症、脑膜炎、肺炎）、脑病，恶性肿瘤和严重的体重下降。

按照 CD4 淋巴细胞的绝对值或比例进行免疫分类（表 268-1）。随年龄不同，CD4 绝对值标准需要进行调整，因为正常婴儿 CD4 值较高，随后逐渐下降至 6 岁达成人水平。如果 CD4 计数与比例不一致，应归入更严重的类型。

**表 268-1 小于 13 岁儿童 HIV 分类**

| 免疫定义 | 免疫分类 | | | | | | 临床分类 † | | | |
|---|---|---|---|---|---|---|---|---|---|---|
| | 年龄特异的 $CD4^+$ T 淋巴细胞计数和总淋巴细胞比例 * | | | | | | | | | |
| | <12 mo | | 1-5 yr | | 6-12 yr | | N: 无症状或体征 | A: 轻度症状或体征 | B: 中度症状或体征 ‡ | C: 严重症状或体征 ‡ |
| | μL | % | μL | % | μL | % | | | | |
| 1: 无抑制 | ≥ 1500 | ≥ 25 | ≥ 1000 | ≥ 25 | ≥ 500 | ≥ 25 | N1 | A1 | B1 | C1 |
| 2: 中度抑制 | 750–1499 | 15–24 | 500–999 | 15–24 | 200–499 | 15–24 | N2 | A2 | B1 | C2 |
| 3: 严重抑制 | <750 | <15 | <500 | <15 | <200 | <15 | N3 | A3 | B3 | C3 |

*μL 转化为 Système International units（$\times 10^9$/L），×0.001

† HIV 感染状态不确定的儿童用这个标准分类，字母 E（围生期暴露）放在正确的分类代码前（如 EN2）

‡ Lymphoid interstitial pneumonitis in category 在 B 类或 C 类任何情况中淋巴细胞间质肺炎需要作为免疫缺陷综合征报告至州或当地卫生部门（进一步临床分类见表 273-2）

疾病预后和控制中心：1994 版修订的小于 13 岁儿童人免疫缺陷病毒感染分类，官方补录：人免疫缺陷病毒感染代码和官方分类报告指南 . ICD-9-CM, MMWR Recomm Rep 43（RR-12）:1-19, 1994

摘自 Red book. 2009 report of the Committee on Infectious Diseases. 28 ed. Elk Grove Village, IL: American Academy of Pediatrics, 2009: 384

**表 268-2 小于 13 岁 HIV 感染儿童临床分类**

N: 无症状

儿童没有 HIV 感染的体征或症状或只有 A 类的 1 项

A: 轻度症状

- 儿童有 2 个或更多症状但没有 B 或 C 的状况
- 淋巴结肿大（多余 2 个部位≥ 0.5 cm; 双侧 1 个部位）
- 肝大
- 脾大
- 皮炎
- 乳突炎
- 反复的或持续的上呼吸道感染鼻窦炎或中耳炎

B: 中度症状

儿童没有 A 或 C 类的状况

- 贫血 [ 血红蛋白 <8 g/dL （<80 g/L）]，中性粒细胞缺乏 [ 白细胞计数 <1 000/μL（$<1.0\times10^9/L$）]，和（或）血小板减少 [ 血小板计数 $<100\times10^3/\mu L$（$<100\times10^9/L$）]，持续≥ 30 days
- 细菌性脑膜炎、肺炎或脓毒症（1 次）
- 念珠菌性口咽炎（鹅口疮），大于 6 月龄儿童持续存在（>2 月）
- 心肌损害
- 巨细胞病毒感染，1 月龄前发病
- 反复的或慢性腹泻
- 肝炎
- 反复（1 年内 > 两次）HSV 口腔炎
- HSV 气管炎、肺炎或是食管炎，1 月龄前发病
- 带状疱疹，至少 2 次或多于 1 个皮肤区
- 平滑肌肉瘤
- 淋巴细胞间质肺炎或肺淋巴增生综合征
- 肾病
- 诺卡氏菌病
- 持续发热（>1 个月）
- 弓形虫病，1 月龄前发病
- 播散性水痘（复杂的水痘）

C: 严重症状

- 严重细菌感染，以下类型多种或反复（如 2 年内任何至少 2 种培养确定的感染）：菌血症、肺炎、脑膜炎、内脏或体腔脓肿（不包括中耳炎、皮肤表层或粘膜脓肿，和植入导管相关的感染）
- 念珠菌食管炎或肺炎（支气管、主气管、肺）
- 球孢子菌病，播散性的（不止是肺或盆腔或纵隔淋巴结）；肺外隐球菌病
- 隐孢子虫或等孢子球虫病引起的腹泻持续 >1 月
- 巨细胞病毒病 1 月龄后出现症状（不止是肝、脾或淋巴结）
- 脑病 （至少 2 个月至少有 1 项下列进展性表现，除了 HIV 感染不能用其他疾病解释①通过标准发育量表或神经心理测试证实发育迟缓或丢失发育标志或丢失智力；②脑发育受损或头围测量显示小脑或 CT 或 MRI 显示脑肥大（小于 2 岁的儿童需要序列成像）；或③表现为 2 个或更多以下获得性对称性运动缺失：麻痹、病理反射、共济失调或定位障碍。
- HSV 感染引起黏膜溃疡持续大于 1 月或大于 1 月龄儿童患气管炎、肺炎或食管炎
- 播散性的组织胞浆菌病（不止是肺、肺或盆腔或纵隔淋巴结）
- 卡波氏肉瘤
- 原发性
- 小的非分裂细胞淋巴瘤（Burkitt）、或免疫母细胞；或 B 淋巴细胞或未知起源的大细胞淋巴瘤
- 播散性的或肺外结核感染
- 播散性的结核杆菌或未知来源（不止是肺、皮肤、肺或盆腔或纵隔淋巴结）的感染
- 卡式肺孢子虫肺炎
- Progressive multifocal leukoencephalopathy
- 反复的沙门氏菌（非伤寒）败血症
- 大于 1 月龄起病的脑弓形虫病
- 消瘦综合征，除了 HIV 感染不能解释以下表现：（1）持续的体重降低 >10% 标准体重；（2） 1 岁或大一点的儿童在体重 – 年龄图上至少 2 个以下百分比线为向下的折线（如 95th，75th，50th，25th，5th）；或（3） 连续 2 次间隔≥ 30 天监测在体重 – 年龄图上 <5th 百分比；加 （1）慢性腹泻 （如至少 2 次稀便 >30 d）； 或（2）发热（>30d，间断或持续）

疾病预防和控制中心：1994 年修订小于 13 岁儿童感染 HIV 分类系统 . 证实补录：HIV 感染分类和官方分类和报告指南 ICD-9-CM, MMWR Recomm Rep 43（RR-12）. 1994: 1–19

## 感 染

儿童中大约 20% AIDS 相关的疾病是因体液免疫功能紊乱，由包膜的肺炎链球菌和沙门氏菌引起的反复细菌感染（表 268-3）。其他病原体，包括葡萄球菌、肠球菌、伪膜葡萄球菌、流感嗜血杆菌及其他格兰阳性菌和格兰阴性菌。HIV 感染儿童常见的最严重感染是菌血症、脓毒症和细菌性肺炎，占该类患者感染的 50%。脑膜炎、泌尿系感染、深部脓肿和骨 / 关节感染较少见。轻度的反复感染如中耳炎、鼻窦炎、皮肤和软组织感染很常见，可能是慢性不典型的表现。

机会性感染（Opportunistic infections，OIs）常见于 CD4 数目严重减少的儿童。成人中，这些感染通常是生命早期潜伏感染的再激活。年幼儿多为原发感染，常经历严重的病程，这是免疫力缺乏的反映。儿童最常见的机会性感染，卡式肺孢子虫肺炎（见第 236 章），很好的体现了这一原则。在未明确诊断的围生期获得疾病中，卡式肺孢子虫肺炎高发于 3~6 月龄，<1 岁儿童中死亡率最高。积极的治疗方法显著提高了生存率。

**表 268-3　1993 年修改的成人和大于 13 岁青少年 AIDS 相关疾病分类**

|  |
|---|
| 念珠菌支气管炎、气管炎或肺炎 |
| 鹅口疮、食管炎 |
| 侵袭性宫颈癌 |
| 播散性或肺外球孢子菌病 |
| 肺外隐球菌病 |
| 慢性肠隐孢子虫病（>1 个月） |
| 巨细胞病毒病（除了肝、脾或淋巴结） |
| 巨细胞虹膜炎（丧失视力） |
| HIV 相关脑病 |
| 单纯疱疹病毒：慢性溃疡（>1 个月）或支气管炎、肺炎或食管炎 |
| 播散性或肺外组织胞浆菌病 |
| 慢性肠等孢子球虫病（>1 个月） |
| 卡波氏肉瘤 |
| 博基特淋巴瘤 |
| 免疫母细胞淋巴瘤 |
| 原发性或脑淋巴瘤 |
| 播散性或肺外结核分枝杆菌复合体 或堪萨斯分枝杆菌感染 |
| 肺或肺外任何部位结核感染 |
| 播散性或肺外支原体、其他种类或不明种类感染，卡氏肺孢子虫肺炎 |
| 反复肺炎 |
| 进展性多灶性白细胞脑病 |
| 反复的沙门氏菌败血症 |
| 脑弓形虫病 |
| HIV 引起的消瘦综合征 |
| $CD4^+$ T 淋巴细胞计数 <200/μL（$0.20 \times 10^9$/L）或 $CD4^+$ 淋巴细胞比例 <15% |

疾病预后和控制中心：1993 年修订 HIV 感染分类系统和青少年和成人扩大监测病例，MMWR Recomm Rep 41（RR-17），1992: 1-19

自从抗逆转录病毒疗法联合应用（ART），机会性感染的发生显著下降，OIs 仍可见于未检测病毒复制的严重免疫缺陷患者，ART 治疗效果差。

卡式肺孢子虫肺炎的典型临床表现包括骤起的发热、气促、气短、低氧血症；有些孩子的低氧血症出现在其他临床症状或 X 线征象之前。胸部 X 线检查常见间质浸润或弥漫性肺泡病变，进展迅速。有时也可见结节状病变、条索或片状浸润影或胸腔积液。肺泡灌洗液染色显示卡式肺孢子虫可协助诊断卡式肺孢子虫肺炎，很少需要开放性肺活检。

卡式肺孢子虫肺炎的一线治疗药物是静脉用复方新诺明（trimethoprim-sulfamethoxazole, TMP-SMZ）（TMP 15~20mg/kg/d），如果呼吸空气时 Pao2 <70 mmHg 联用皮质醇。病情改善后皮质醇减量，口服 TMP-SMZ 至少 21 天。还可以选择静脉用潘他米丁（4 mg/kg/d）。成人还可选择其他治疗方法如 TMP+ 氨苯砜、克林霉素 + 伯氨喹或阿托伐醌，但目前为止很少应用于儿童。

不典型结核菌感染，特别是结核分枝杆菌复合菌（MAC），容易在免疫抑制的 HIV 感染儿童中引起播散性感染。在首次应用 ART 疗法 CD4 细胞 <100 cells/$mm^3$ 的儿童中 MAC 感染率高达 10%，有效地联合 ART 疗法可抑制病毒复制，减少了 MAC 感染率。播散性 MAC 感染表现为发热、疲劳、消瘦、盗汗；腹泻、腹痛和少见的肠穿孔或黄疸（淋巴结肿大阻塞胆管）。血液、骨髓或组织中提取到 MAC 可以确诊；粪便中检测到 MAC 不能确诊。如果 CD4 严重缺乏，只有治疗能够抑制感染时才能减轻症状延长生命。治疗应至少应用两种药：克拉霉素或阿奇霉素和乙胺丁醇。第三种药（利福布丁、利福平、环丙沙星、左氧氟沙星或丁胺卡那霉素）通常加用来减轻抗药性。在开始治疗播散性 MAC 之前，有必要仔细考虑和抗逆转录病毒之间的药物作用。需要确认药物敏感性，并且应按照临床反应调整治疗方案。因为这些药物都有毒性，应该监测药物副作用。

鹅口疮是 HIV 感染儿童中最常见的真菌感染。口服制霉菌素混悬液（2~5mL，qid）治疗有效。口服克霉唑片剂或氟康唑（3~6mg/kg PO qd）也有效。20% 严重 CD4 缺乏的儿童鹅口疮会延伸至食管，表现为食欲缺乏症、吞咽困难、恶心和发热。口服氟康唑治疗 7~14d 症状会迅速改善。真菌血症很少见，常见于静脉置管的儿童，高达 50% 病例可能由非念珠菌属感染引起。播散性的组织胞浆菌病、球孢子菌病和隐球菌病在儿童患者中很少见，但可在局部流行。其他机会性感染如肠隐球菌病、微小孢子菌病和少见的等孢子球虫病或贾第虫病也比较重。尽管这些肠道感染在健康人中常是自限性的，它们在 CD4 减少的 HIV 感染儿童中引起慢性腹泻，导致营养不良。硝唑尼特疗法可部分改善隐球菌腹泻，但是 HAART 疗法免疫重建对清除感染是最有效的。据报道阿苯达唑对某些微小孢子菌有效，TMP-SMZ 对等孢子球虫病有效。

病毒感染，特别是单纯疱疹病毒给 HIV 感染儿童带来严重问题。HSV 引起龈口炎，可能合并局部或远处的皮肤播散感染。原发的水痘病毒感染（chickenpox）可能会迁延并合并细菌感染或器官感染，包括肺炎。反复的、不典型的或慢性的疱疹水痘病毒感染比较难治，需要阿昔洛韦长期治疗，很少的病例阿昔洛韦耐药需要膦甲酸钠治疗。在CD4缺失（<50 cells/$mm^3$）的情况下可发生播散性巨细胞病毒感染，感染一个或多个器官。虹膜炎、肺炎、食管炎、幽门梗阻性胃炎、肝炎、结肠炎、和脑炎均有报道，如果应用HAART疗法，这些合并症很少见。对于儿童，影响视力的巨细胞病毒虹膜炎可联合应用更昔洛韦（6 mg/kg bid IV）和膦甲酸钠（60 mg/kg tid IV）。更昔洛韦滴眼加缬更昔洛韦口服对成人或年长儿巨细胞病毒虹膜炎患者有效。接种疫苗也会出现麻疹，皮疹可能不典型，经常会累及肺或者脑，死亡率高。

呼吸道病毒如呼吸道合包病毒（respiratory syncytial virus, RSV）和腺病毒可能表现为迁延感染。与HIV血清阴性的成人女性相比，在HIV-1感染的成人女性中生殖道人乳头瘤病毒感染（human papillomavirus, HPV）增加，宫颈内皮化生（cervical intraepithelial neoplasia, CIN）和肛门内皮化生（anal intraepithelial neoplasia, AIN）也增加。HIV-1血清阳性的女性发生CIN的风险相对高5-10倍。尽管疗效不尽如人意并且复发率高，仍有多种疗法用于HPV感染（见第258章）。

## 中枢神经系统

贫穷国家围生期感染儿童中枢神经系统感染发生率为50%-90%，而发达国家感染率明显低，中位发病年龄为19月龄。表现为发育迟缓、进行性脑病、认知损害、脑发育损伤导致获得性小头畸形和对称性运动障碍。脑病可以见于疾病最初或在严重免疫抑制时晚些出现。随着疾病进展出现淡漠、僵直、易激惹和定位障碍，失去语言技能、精细和（或）大动作能力。脑病可能间歇性进展，一段恶化期后跟随短暂的稳定期。年长儿可能表现为行为问题和学习障碍。神经定位技术确定的异常包括：脑萎缩，见于85%有神经系统症状的儿童；脑室扩大；基底节钙化；比较少见的白质软化。

幸运的是，自从出现HAART疗法，脑病的发生率在2006年显著降低至0.08%。但是当HIV感染儿童长大，在青少年和青年时期出现中枢神经系统疾病的表现，如认知缺陷、注意力问题和精神错乱。带着这种慢性的、常会令患者有羞耻感的疾病，又缺乏父母关爱，以及雷络生依赖药物使得这些问题复杂化，使得这些青年在成年后处理自身疾病时存在很大问题。

局灶的神经症状和癫痫不常见，提示可能合并中枢神经系统肿瘤、机会性感染或中风。中枢神经系统淋巴瘤可能表现为新发的局部神经系统体征、头痛、癫痫和意识状态的改变。神经系统影像检查特点包括高密度或对比增高的等密度团块或弥漫性浸润影（各种对比增强的等密度团块或对比增强的弥漫性浸润影）。中枢神经系统弓形体病在婴儿很少见，可见于HIV感染的青少年，血清抗弓形虫IgG作为特异的感染标记物。其他中枢神经系统机会性感染较少见，包括CMV、JC病毒（progressive multifocal leukoencephalopathy）、HSV、新型隐球菌和粗球孢子菌。尽管不清楚脑血管疾病（出血性和非出血性中风）的确切发生率，大型医疗机构中有6%-10%儿童受影响。

## 呼吸系统

反复上呼吸道感染如中耳炎和鼻窦炎很常见。常见的是典型的病原菌如（肺炎链球菌、流感嗜血杆菌、卡他莫拉菌），不常见的病原菌如铜绿假单胞菌，酵母菌和厌氧菌常造成慢性感染，导致侵袭性鼻窦炎和乳突炎。

LIP是报告至国家疾病控制和预防中心（Centers for Disease Control and Prevention, CDC）最常见的下呼吸道疾病；见于25% HIV感染儿童，应用ART疗法后比率下降。LIP是支气管和支气管上皮淋巴管结节性增生，导致小叶毛细血管进行性阻塞。其胸片有慢性弥漫性网状结节样的表现，少见肺门淋巴结病变，可临床症状出现前可根据影像学表现做出诊断。有气促、咳嗽和轻至中度低氧血症表现，听诊正常或有很细小的啰音。病情进展出现低氧血症的表现，通常口服激素治疗，伴随杵状指。多个研究显示LIP是HIV感染状态下原发Epstein-Barr病毒感染引起的淋巴过度增生反应。

大部分HIV儿童在病程中至少经历1次肺炎。肺炎链球菌是最常见的细菌病原体，疾病末期可出现金黄色葡萄球菌和其他格兰阴性菌肺炎，常导致急性呼吸衰竭和死亡。有时严重的反复细菌性肺炎导致支气管扩张症。卡氏肺孢子虫肺炎是最常见的机会性感染，其他病原体包括CMV、曲霉菌、组织胞浆菌和隐球菌也可以引起肺病。可同时感染常见的呼吸道病毒如RSV、副流感病毒、流感病毒和腺病毒，病程迁延，呼吸道可长期排病毒。贫穷国家HIV感染儿童肺结核和肺外结核发病率增加，尽管通常认为在成人更常见。因为利福平和利托那韦为基础的ART药物的相互作用及联合用药耐受性差，TB/HIV感染的儿童治疗难度大。

## 心血管系统

HIV感染儿童常见持续进展的亚临床心血管畸形。出现症状的HIV感染儿童常伴有扩心病和左室肥大；2 岁以内充血性心力衰竭发生率为 5%。脑病或有其他 AIDS 相关症状的患儿心血管并发症预后差。HIV 感染儿童中静息性窦性心动过速占 64%，明显的窦性心律失常占 17%。血流动力学异常见于 HIV 感染进展的患儿。心率快伴奔马律、肝脾增大是 HIV 感染患儿心衰的临床指标；早期应用抗心衰药物治疗有效。出现症状前作心电图和心脏 B 超检查有助于评价心脏功能。现在关注儿童疾病相关和治疗相关的高脂血症引起的心脏病问题，需要进行前瞻性研究评价风险。

## 胃肠道和肝胆

HIV 的口腔症状包括红斑或鹅口疮、牙周病（如口腔黏膜溃疡或牙周炎）、涎腺病（如肿胀、口干症）和少见的溃疡或口腔白斑。多种病原可引起 HIV 感染儿童胃肠道疾病，包括细菌（沙门氏菌、幽门螺杆菌、MAC）、原虫（甲第鞭毛虫、隐孢子虫、等孢球虫、小孢子虫）、病毒（CMV、HSV、轮状病毒）和真菌（念珠菌）。CD4 细胞严重缺乏的患儿中 MAC 和原虫感染最严重且迁延。感染可以是局部也可以是弥漫的，可以影响从口咽部到回肠的任何部分。口腔或食管的溃疡，不管是病毒性的还是特异性的，都很疼，影响进食。AIDS 肠病是部分绒毛肥大引起的吸收不良综合征，无特定病原体，推断与 HIV 直接感染肠道有关。乳糖不耐受在 HIV 感染的慢性腹泻患儿中常见。

胃肠道最常见的症状是慢性或复发性的腹泻并吸收不良、腹痛、吞咽困难和生长缓慢（FTT）。不伴有腹泻的体重下降和生长缓慢是很严重的。生长曲线受损与 HIV 病毒血症相关。如果生长严重抑制，可通过口或晚间鼻胃管喂养来补充肠道营养；放置胃管补充营养是必要的。体重减轻 >10%，称为消瘦综合征，在儿童患者中不如 FTT 常见，但预后差。血清转氨酶波动伴或不伴胆汁淤积的慢性肝炎比较常见，经常没有确定的病原体。隐孢子虫胆囊炎表现为腹痛、黄疸和 GGT 升高。有些由 CMV、乙肝病毒、丙肝病毒或 MAC 引起的慢性肝炎可导致门脉高压和肝衰竭。有些抗逆转录酶药物或其他药物如去羟肌苷、酶抑制剂、奈韦拉平和氨苯砜可引起可逆的转氨酶升高。

胰酶升高伴或不伴腹痛、恶心、和发热的胰腺炎可能是药物作用的结果（如喷他脒，去羟肌苷，或拉米夫定）或者极少见于 MAC 或 CMV 机会感染。

## 肾脏疾病

肾病在 HIV 感染中不常见，多见于年长的有症状的孩子。HIV 病毒对肾脏上皮的直接作用是肾脏疾病的重要原因，免疫复合体、高血黏度（继发于高球蛋白血症）和肾毒性药物等也是可能的因素。研究报道了很多组织病理异常：包括肾小球硬化、系膜增生、节段性坏死性肾小球肾炎和微小病变。肾小球硬化病例 6~12 个月内进展为肾衰，其他病理异常的孩子可能病情稳定，长时间不出现肾功能不全的表现。肾病综合征是最常见的儿童期肾病，表现为水肿、高脂血症、蛋白尿和氮质血症，血压正常。激素耐药的病例可能对环孢菌素敏感。有些患者可有多尿、少尿和血尿。

## 皮肤表现

很多 HIV 感染儿童的皮肤表现的免疫或感染紊乱，但这种表现并不是只见于 HIV 感染。这种紊乱比非感染儿童更弥散，对常规疗法反应较差。严重的脂溢性皮炎或湿疹、治疗无效可能是 HIV 感染的早期非特异症状。常见反复的或慢性 HSV 感染、水痘、传染性软疣、扁平疣、血管瘤和念珠菌感染，且治疗困难。

药物过敏性皮疹也很常见，特别是与非核酸类逆转录酶抑制剂的应用有关，一般与撤用药物有关，可以不用干预自然消退；有报道进展为 Stevens-Johnson 综合征，比较少见。有时也有皮肤干燥、脱皮的表皮高度角化的表现，疾病晚期可见到毛发稀少或脱落。

## 血液病和恶性病

HIV 感染儿童 20%~70% 贫血，在 AIDS 儿童中更常见。贫血可能与慢性感染、营养不良、自身免疫因素、病毒相关疾病（嗜血细胞综合征、细小病毒 B19 感染红细胞再生障碍性贫血）或药物副作用有关（齐多夫定）。红细胞生成素水平低的儿童皮下应用重组促红素治疗贫血取得了成功。

未治疗的 HIV 感染儿童中 30% 发生白细胞缺乏症，粒细胞缺乏也常见。多种药物治疗或预防机会性感染如卡氏肺孢子虫肺炎、MAC 和 CMV，抗逆转录病毒药物（齐多夫定）也可引起白细胞缺乏症和（或）粒细胞缺乏。如果治疗方案不能改变，皮下应用粒细胞集落刺激因子是必要的。

血小板缺乏见于 10%~20% 的患者。病因可能是免疫性（如循环免疫复合物或抗血小板抗体）、药物毒性（少见）或未知原因。抗逆转录病毒疗法可逆转未治疗 ARV 患者的血小板缺乏。对已经应用 ARVs 的患者 IVIG 或抗 -D 治疗可暂时提高血小板水平。如果无效，可以选择激素治疗，但是必须要咨询血液学专家。HIV 感染进展的儿童凝血因子（因子Ⅱ，Ⅶ，Ⅸ）缺乏并不少见，可用维生素 K 纠正。一部分 HIV 感染儿童中出现了一种新的胸腺疾病。这类患者有前纵隔多滤泡胸腺囊肿而没有明显的临床症状。组织病理学检查可见局部囊性变、滤泡增生、弥漫分布包浆细胞和多核巨细胞。

恶性病在成人常见，在 HIV 感染儿童不常见，在 AIDS 相关疾病中占 2%。非霍奇金淋巴瘤、原发性中枢神经系统淋巴瘤、平滑肌肉瘤是 HIV 感染儿童中最常见的肿瘤。Epstein-Barr 病毒与多数淋巴瘤相关，和所有的平滑肌肉瘤有关（见第 246 章）。Kaposi 肉瘤由 8 型人类单纯疱疹病毒引起，常见于 HIV 感染的成人，但在富裕国家的 HIV 感染儿童很少见（见第 249 章）。

## ■ 诊 断

所有 HIV 感染母亲所生的婴儿出生时抗体检测阳性，因为母体抗体在孕期可通过胎盘。大部分未感染婴儿如果没有持续暴露（如没有母乳喂养），母体抗体将在 6~12 月龄母体抗体消失，称作血清逆转。因为一小部分未感染婴儿直至 18 月龄 HIV 抗体检测阳性，IgG 抗体阳性检测实验，包括快速实验，不能作为小于 18 月龄婴儿 HIV 确诊实验。婴儿外周血中检测到 HIV 的 IgA 或 IgM 抗体支持 HIV 感染，因为这些免疫球蛋白不能通过胎盘；但是 HIV 的 IgA 或 IgM 抗体检测敏感性和特异性不高，无临床应用价值。大于 18 月龄的孩子，反复反应酶免疫序列（EIA）检测和 Western blot 确证实验阳性，可以确定 HIV 感染。HIV 感染母亲母乳喂养的婴儿断奶后 12 周应检测抗体，以分辨在潜伏期末感染者。某些疾病（如：伤寒、自身免疫疾病）可引起假阳性或不确定的结果。这种情况下需进行特异的病毒检测试验（见后面内容）。

现在有几种比标准 EIA 敏感性和特异性高的 HIV 快速检测试验方法。很多新的检测方法只需一步检测即可在一小时内出结果。对孕期有 HIV 暴露而 HIV 感染状态未知的婴儿，分娩时和出生后立即进行联合快速 HIV 检验很重要。快速检验阳性还需要 Western blot 确证。但是如果 2 个不同的快速检验（检测不同的 HIV 相关的抗体）阳性，没有必要再进行 Western blot 进一步确认。

病毒诊断方法如 HIV DNA 或 RNA PCR，或 HIV 培养在婴儿中更有意义，在大部分 1~6 月龄感染患儿中（表 268-4）可以确诊。HIV 培养或 PCR 可以诊断所有 3~4 月龄的 HIV 感染婴儿。在发达国家 HIV DNA PCR 是首选的检测方法。40% 感染的新生儿生后 2 天内检测阳性，2 周龄时 >90% 的婴儿检测阳性。血浆 HIV RNA 检测病毒复制，在早期诊断方面与 DNA PCR 一样敏感。HIV 培养与 HIV DNA PCR 同样敏感；但是技术复杂，价格昂贵，通常需要几周的时间，而 PCR 只需要 2~3 天。

**表 268-4 HIV 感染实验室诊断**

| 实验 | 评价 |
|---|---|
| HIV DNA PCR | 婴儿和小于 18 月儿童诊断；对 2 周龄敏感性和特异性高；利用外周单核细胞诊断．非 HIV-1 B 亚型感染可有假阴性 |
| HIV 培养 | 价格贵，不容易做，需要 4 周，不推荐 |
| HIV RNA PCR | 对于婴儿敏感性低于 DNA PCR，因为阴性结果不能排除 HIV 感染．有些可以检测 HIV-1 非 B 亚型感染 |

摘自 Red book. 2009 report of the Committee on Infectious Diseases. 28 ed. Elk Grove Village, IL: American Academy of Pediatrics, 2009: 386

病毒诊断实验应在生后 12~24h 进行，可以发现 40% 感染的新生儿。这些孩子病情进展迅速，需要积极治疗。有 HIV 暴露史，生后 1~2 天病毒检测阴性的儿童，应在 1~2 月龄和 4~6 月龄再次检测；有建议在 14 天时进行检测，因为可以发现 90% 的感染婴儿，早期应用抗逆转录病毒疗法。病毒检测阳性（如 PCR、培养或 p24 抗原）提示 HIV 感染，需要尽快进行第二份标本的重复确证。根据不同的血标本并 2 个病毒检测实验阳性可以诊断 HIV 感染。

尽管在围生期预防性应用齐多夫定防止垂直传播并不影响病毒检测值，孕妇应用更强的联合抗病毒药物（酶抑制剂）不影响 DNA PCR，但对 RNA PCR 的影响未知。如果婴儿至少两项病毒检测结果阴性并至少一项实验在≥ 4 月龄时进行，可以排除 HIV 感染。在某些地区（如美国之外的地区），非 -B 亚型常见，因为不能检测特殊类型（如 O 组），PCR 阴性的结果要慎重分析。推荐血清实验（18 月龄前）和培养（如果可能的话）密切监测。对大一点的婴儿，6 月龄后至少间隔 1 个月进行 1 次 HIV 抗体检测，连续 2 次以上阴性，无低丙种球蛋白血症或 HIV 病的临床表现，可以排除 HIV 感染。对于 18 月龄婴儿，以上标准同样适用。

## ■ 治 疗

目前可用的治疗方法并不是清除病毒治愈患者，而是抑制病毒，改变病程为慢性。根据病毒复制程度（病毒载量）、CD4 淋巴细胞计数或比例和临床状态决定 HIV 感染儿童是否应用抗逆转录病毒疗法。随着新的药物出现，抗逆转录病毒疗法随之改变，应咨询儿童 HIV 感染专家来确定治疗方案。可以通过监测血清病毒载量和 CD4 数目来评价抑制病毒治疗方案合理性和评价特定药物联合应用的效果。抗逆转录病毒疗法的原则如下：① HIV 复制破坏免疫系统，发展为 AIDS。②病毒载量可预测疾病的进展，CD4 细胞计数反映了机会感染的风险和 HIV 感染合并症。③初始治疗应选包括至少 3 种药物的 HAART。抑制 HIV 复制至检测不到的水平的强有力联合疗法限制了病毒耐抗逆转录药物的突变；耐药菌株是阻碍病毒复制的主要因素。④未暴露的患者同时联合应用抗逆转录病毒药物，并且与患者曾用药物无交叉耐药，可获得持续抑制 HIV 病毒复制的最佳效果。⑤患者对复杂药物处方的依从性很重要。

## 联合疗法

2010 年合法的抗逆转录病毒药物按照作用机制分类，如阻止病毒进入 $CD4^+$ T 细胞、抑制 HIV 逆转录酶或蛋白酶或抑制病毒整合进入人 DNA。在逆转录转化酶中还可按照如下分类：核酸逆转录酶抑制剂（NRTIs）和非核酸逆转录酶抑制剂（NNRTIs）（图 268-2）。NRTIs 与 DNA 组分结构相同（如胸腺嘧啶，胞嘧啶）。当整合入 DNA，它们作为链终结者切断核酸进一步融合，阻止病毒 DNA 合成。2010 年，美国宣布 7 种 NRTIs 合法（表 268-5）。在 NRTIs 中胸腺嘧啶类似物 [ 如司他夫定（d4T）、齐多夫定（ZDV）] 在激活或分裂细胞的细胞中浓度比较高，非胸腺嘧啶类似物 [ 如 didanosine （ddI），lamivudine （3TC）]）在休眠细胞中活性更高。激活的细胞产生 >99% 的 HIV 病毒子，休眠细胞产生 <1% 的病毒子，可以作为 HIV 的储存库。长期病毒控制需要抑制两群细胞的复制。NNRTIs （如奈韦拉平、依法韦仑、依曲韦林）与 NRTIs 作用机制不同，它们与逆转录酶结合，降低活性。酶抑制剂（protease inhibitors, PIs）是可以进一步作用于病毒复制循环的强有力药物。2010 年美国颁布 9 种 PIs 合法，只有 5 种有儿童制剂（如液体或粉末）（表 268-5）。病毒长肽切割为单个、成熟、有功能的核心蛋白产生感染病毒子，PIs 与切割位点结合。病毒进入细胞是个复杂的过程，涉及细胞受体和融合。融合抑制剂恩夫韦地与病毒 gp41 结合，引起构型改变，阻止病毒与 $CD4^+$ 细胞融合和进入细胞。Maraviroc 是选择性 CCR5 共受体拮抗剂，阻断病毒与 CCR5 结合（病毒结合并融合入 $CD4^+$ 细胞的）。聚合酶抑制剂如拉替拉韦，阻断病毒基因组融合入宿主 DNA 所需的催化酶。

病毒复制的主要场所是淋巴组织，余下的病毒子可隐匿在如中枢神经系统等区域，成为局部或持续性疾病的感染源。如果药物不能进入这些地区，则会发生耐药性。尽管研究抗病毒药物进入中枢神经系统的数据有限，ZDV、d4T 和 3TC 可在中枢神经系统达到抑菌浓度。奈韦拉平也能进入脑脊液，但是蛋白酶抑制剂一般被运出中枢神经系统，所以在中枢神经系统作用有限。

针对病毒循环不同点和细胞激活的不同阶段，转运药物到所有组织，可以实现最大的抑制病毒效应。联合 3 种药物，一个胸腺嘧啶类似物 NRTI （ZDV）和非胸腺嘧啶类似物 NRTI （3TC）抑制激活的和休眠细胞内的病毒复制，加一个蛋白酶抑制剂（洛匹那韦 / 利托那韦或奈非那韦）或一个 NNRTI（efavirenz），可以获得长期病毒抑制效果。当考虑到药物相互作用或对复杂药物处方的依从性时，可以考虑效力轻一点的组合如三联 NRTIs （阿巴卡韦、齐多夫定、拉米夫定）。联合用药增加了药物毒性（表 268-5），很多抗逆转录病毒药之间存在复杂的药物相互作用。很多蛋白酶抑制剂药物是细胞色素 P450 系统的诱导剂或抑制剂，因此可能与多种药物产生严重反应，包括非镇静抗组胺药物和 psychotropic、血管收缩剂、抗结核药物、心血管系统药物、麻醉剂和消化系统药物（西沙必利）。无论何时新的药物加入抗逆转录病毒疗法，特别是包含蛋白酶抑制剂的组方，应该咨询药师和（或）HIV 专家可能的药物相互作用。利用利托那韦 （蛋白酶抑制剂）对细胞色素 P450 系统的抑制作用，小量加入其他蛋白酶抑制剂（洛匹那韦，替拉那韦，阿扎那韦）来减慢被细胞色素 P450 系统代谢的速度，提高药动学作用。这种方法提高了药效，降低了药物毒性，减少了用药次数。

## 依从性

对治疗安排和剂量的依从性是抗逆转录病毒疗法成功的基础。要根据可能的依从性考虑是否治疗以及何时开始治疗。研究显示，依从性 <90% 时不能成功抑制病毒复制。另外研究显示几乎一半的儿童患者不能坚持治疗。感染艾滋病的儿童有几种独特的障碍，使之无法遵医嘱。联合用药需要看护者和儿童的高度专注；隐瞒病情减少了社会资助；如果看护者不在或儿童在学校，有可能漏服药物。青少年依从性差有其自身原因。否认感染、生活不规律、希望与同龄人一样、抑郁、焦虑、酗酒和滥用药物等是越来越多青少年患者不能长期坚持治疗的障碍。这和其他障碍使得在治疗开始前家庭的参与很重要。病毒抑制与服药依从性的关系、用药方法的培训、经常随访、同辈的支持、信息交流、父母、看护者和患者（克服副反应、密集的剂量安排等）的努力，对取得成功治疗是很重要的。

## 启动治疗

HIV 感染出现症状（临床分类 A、B 或 C）或有免疫功能受损表现（免疫分类 2 或 3）的儿童应该接

表 268-5　2009 年抗逆转录病毒疗法

| 药物（商品名，剂型） | 剂量 | 副反应 | 评价 |
|---|---|---|---|
| **核酸 / 核酸逆转录酶抑制剂（NRTIs）** | | **经典副反应：肝硬化乳酸血症** | |
| Abacavir<br>Ziagen, ABC<br>300 mg 口服溶液：<br>20 mg/mL<br>Trizivir: 联合 ZDV, 3TC, ABC （300, 150, 300 mg）<br>Epzicom: 联合 3TC, ABC （300 600 mg） | Children: ≥ 3 月至 13 岁：8 mg/kg bid （最大量 300 mg bid）<br>≥ 13 岁：300 mg bid<br>成人：600 mg qd （<16 岁没有研究数据） Trizavir （>40 kg）：1 粒 bid<br>Epzicom （>16 岁）：1 粒 bid | 常见：恶心、呕吐、食欲减退、发热、头痛、腹泻、皮疹<br>不常见：过敏、肝硬化乳酸血症、胰腺炎，高三酰甘油血症，心肌坏死 | 可与食物同服．推荐在含 ABC 的治疗开始之前 HLAB*5701 基因筛查<br>如果检测阳性，避免使用 ABC；不要在过敏患者（如类似流感症状）中再次使用含 ABC 药物． |
| Didanosine<br>Videx, ddI<br>口服溶液粉剂 （用包含抗酸剂 的溶液配置）：10 mg/mL | 2 周至 <3 月：50 mg/m$^2$ bid<br>3~8 月：100 mg/m$^2$ bid<br>>8 月：120 mg/m$^2$ （90~150 g/m$^2$） bid<br>青少年 （>13 yr） 和成人 <60 kg: 250 mg qd （提高依从性）<br>>60 kg: 400 mg qd （提高依从性） | 常见：腹泻，腹痛，恶心，呕吐<br>不常见：胰腺炎，周围神经病变，电解质异常，乳酸性酸中毒，肝脂肪变性，肝大，视网膜色素脱失 | 食物降低生物利用度达 50%。饭前 30min 或饭后 2h 服用。在水中溶解的片剂 1h 稳定（在缓冲溶液稳定 4h）。<br>药物相互作用：抗酸剂 / 胃酸拮抗剂可提高生物利用度；可能减少氟喹诺酮类药物，更昔洛韦，酮康唑，伊曲康唑，氨苯砜吸收。与 d4T 联合应用毒性提高，与替诺福韦联用也常见。 |
| Videx EC<br>缓释胶囊：125, 200, 250, 400 mg<br>Generic: 200, 250, 400 mg | 儿童：用量未定。<br>20–25 kg: 200 mg qd<br>25–60 kg: 250 mg qd<br>≥ 60 kg: 400 mg qd | 同 ddI | 同 ddI |
| Emtricitabine<br>Emtriva, FTC<br>胶囊：200 mg<br>口服液：10 mg/mL<br>Truvada:<br>联合 FTC, TDF （200, 300 mg）<br>Atripla:<br>联合 FTC, TDF, EFV （200, 300, 600 mg） | 婴儿：0–3 月：3 mg/kg qd<br>儿童≥ 3 月至 17 岁：6 mg/kg （最大量 240 mg） qd<br>>33 kg: 200 mg 胶囊或口服液 qd<br>Truvada or Atripla 成人量：1 粒 qd | 常见：头痛，失眠，腹泻，恶心，皮肤变色<br>不常见：乳酸性酸中毒，肝脂肪变性，中性粒细胞减少症 | 密切监测合并乙型肝炎感染的患者。<br>可以不考虑食物影响。口服液应冷藏。 |
| Lamivudine<br>Epivir, Epivir HBV, 3TC<br>药片：150 （有分割线的），300 mg （Epivir） 100 mg （Epivir HBV）<br>口服液：5 mg/mL（Epivir HBV），10 mg/mL（Epivir）<br>Combavir: 联合 ZDV, 3TC （300, 150 mg）<br>Trizivir 和 Epzicon 联合（见 ABC） | 新生儿（<30 d）：2 mg/kg bid<br>>1 月：4 mg/kg bid （最大量 150 mg bid）<br>≥ 50 kg: 150 mg bid<br>或 300 mg qd<br>Combavir （>30 kg）：1 粒，bid | 常见：头痛，恶心，<br>不常见：胰腺炎，周围神经病变，乳酸性酸中毒，肝脂肪变性，脂肪代谢障碍 | 没有食物的限制。<br>药物相互作用：TMP/SMZ 增加 3TC 水平增加。与 ZDV 联用可预后 ZDV 耐药。患者应筛查 HBV，如果阳性，当 3TC 中断时应警惕 HBV 恶化。 |
| Stavudine<br>Zerit, d4T<br>胶囊：15, 20, 30, 40 mg<br>口服溶液：1 mg/mL | 新生儿（0~13 days）：0.5 mg/kg bid<br>14 天至 30 kg: 1 mg/kg bid.<br>30~60 kg: 30 mg bid<br>>60 kg: 40 mg bid | 常见：头痛，恶心，高脂血症，脂肪分布不均<br>不常见：周围神经病变，胰腺炎，乳酸性酸中毒，肝脂肪变性。 | 常见：头痛，恶心，高脂血症，脂肪分布不均<br>不常见：周围神经病变，胰腺炎，乳酸性酸中毒，肝脂肪变性。 |

表 268-5（续）

| 药物（商品名，剂型） | 剂量 | 副反应 | 评价 |
|---|---|---|---|
| 替诺福韦<br>韦瑞德，替诺福韦酯<br>药片：300 mg<br>特鲁瓦达：联合恩典他滨，替诺福韦酯（200, 300 mg）<br>依法韦伦：联合恩典他滨，替诺福韦酯，依非韦伦（200, 300, 600 mg） | <12 岁：8 mg/kg qd >12 岁并且 > 35 kg: 300 mg qd<br>成人：300 mg qd 特鲁瓦达和依法韦伦（见恩典他滨） | 常见：恶心，呕吐，腹泻<br>不常见：乳酸性酸中毒，肝脂肪变性，肝大，骨密度降低，肾毒性 | 高脂膳食增加吸收；与 ddI 共同给药可能增加 ddI 毒性，降低 ATV 水平（因此需要用 RTV 提高 ATV 水平）。ATV 和 LPV 增加 TDF 水平和潜在毒性。在用 TDF 前需要筛查 HBV，停用 TDF 可能会加重肝炎。 |
| 齐多夫定<br>Retrovir, AZT, ZDV<br>胶囊：100 mg<br>药片：300 mg<br>糖浆：10 mg/mL<br>注射液：10 mg/mL<br>Combavir: 联合 ZDV, 拉米夫定（300, 150 mg）<br>Trizavir:<br>联合 ZDV, 3TC, ATC （300, 150, 300 mg） | 预后和治疗：0~6 周：<br>早产儿：<br>1.5 mg/kg IV q12 h<br>或 2 mg/kg 口服 q 12h （0~4 周），2 周后然后增加至 q 8 h（胎龄 >30 周）或在 4 周后（胎龄 <30 周）<br>新生儿 / 婴儿：<br>2.7 mg/kg 口服 q 8h<br>或<br>4 mg/kg 口服 q 12h<br>OR<br>1.5 mg/kg/ 次 IV q 6 h （注射时间 >30 min）<br><br>治疗：<br>6 周 ~18 岁：<br>180~240 mg/m$^2$ q 12h<br>或<br>4 kg 至 < 9 kg: 12 mg/kg bid<br>9 kg 至 <30 kg:<br>9 mg/kg bid<br>>30 kg: 300 mg bid<br>青少年和成人：<br>200 mg tid 或 300 mg bid<br>Combavir （见拉米夫定）<br>Trizavir （见 ABC） | 常见：骨髓抑制（例如，巨幼细胞性贫血，白细胞减少症，头痛，恶心，呕吐），食欲缺乏症<br><br>不常见：肝毒性，乳酸性酸中毒，肝脂肪变性，肌肉病变，脂肪再分配 | |
| **非核苷酸逆转录酶抑制剂（NNRTIs）** | | **经典的不良反应：轻度到重度皮疹，通常在第一个 6 周出现。如果皮疹严重（起泡、脱皮、肌肉受累或发热）应停止药物** | |
| 依非韦伦<br>萨斯迪瓦，依非韦伦<br>胶囊：50, 200 mg<br>药片：600 mg<br>依法韦伦联合依非韦伦，恩韦他滨，替诺福韦酯（600, 200, 300 mg） | <3 岁儿童：尚无标准<br>≥ 3 岁儿童和体重 >10 kg：10~15kg 每日给药 1 次：200 mg; 15~20 kg: 250 mg; 20~25 kg: 300 mg; 25~32.5 kg: 350 mg; 32.5~40 kg: 400 mg; ≥ 40 kg: 600 mg<br>依法韦伦（见 FTC） | 常见：皮疹，中枢神经系统异常（如，异常的梦，注意力不集中，失眠，抑郁，幻觉）<br>不常见：肝酶增加，潜在的致畸作用 | 胶囊可以打开混在食物中。富含脂肪的食物要注意（因为增加吸收 50%）。<br>药物相互作用：依法韦仑诱导 / 抑制 CYP 3A4 酶。增加通过这条途径代谢的药物清除（例如，抗组胺药、镇静剂和安眠药、西沙必利，麦角衍生物、华法林，乙炔雌二醇）和其他抗逆转录病毒药物（如蛋白酶抑制剂）。诱导 CYP 3A4 的药物（例如苯巴比妥、利福平、利福布丁）降低依法韦仑水平。克拉霉素随 EFV 水平降低，可考虑阿奇霉素。 |
| 依曲韦林，ETR, TMC 125<br>药片：100 mg | 儿童：<br>用量未定<br>青少年和成人：200 mg bid | 常见：<br>恶心，皮疹，腹泻<br>不常见：<br>过敏反应 | 只能与食物同服。<br>CYP 3A4 酶诱导剂和 CYP 2C9 和 CYP 2C19 的抑制剂能引起多重相互作用，应在服用 ETR 前检查。不能与 TPV、Fos- APV、RTV 或其他 NNRTIs 同用。 |

表 268-5（续）

| 药物（商品名，剂型） | 剂量 | 副反应 | 评价 |
|---|---|---|---|
| Nevirapine<br>Viramune, NVP<br>药片：200 mg<br>混悬液：10 mg/mL | 15 天至 8 岁：200 mg/m$^2$ qd, 14d，然后同样的量 bid（每次最大量 200 mg）<br>> 8 岁：120~150 mg/m$^2$ qd, 14d，然后同样的量 bid（每次最大量 200 mg）<br>青少年和成人：200 mg qd, 14d，然后 200 mg bid | 常见：皮疹，头痛，发烧，恶心，肝功能异常<br>不常见：肝毒性（很少危及生命），过敏反应 | 没有食物的限制。<br>药物相互作用：诱导肝 450ACYP 酶（包括 CYP 3A 和 CYP 2B6）活性和降低蛋白酶抑制剂的浓度（例如 SQV、IND、LPV）。不能和 ATV 同服。可减少酮康唑的浓度（氟康唑可以用作替代）。利福平降低奈韦拉平血清水平。抗惊厥药物和精神类药物和 NVP 使用相同的代谢途径，需要监测。口服避孕药可能受影响。 |
| **蛋白酶抑制剂** | | 经典副作用：高糖血症，高脂血症（除了阿扎那韦），脂肪代谢障碍，转氨酶升高，增加血友患者出血的风险。可以诱导炔雌二醇的代谢；用替代性避孕药（除了口服含雌激素避孕药）。都经肝脏代谢，大部分经由 CYP 3A4，与许多药物有相互作用。 | |
| Atazanavir, Reyataz, ATV<br>胶囊 s: 100, 150, 200, 300 mg | <6 岁：用量未定<br>6~18 岁：<br>15 至 <25 kg: 150 mg + 80 RTV qd<br>25 至 <32 kg: 200 mg + 100 RTV qd<br>32 至 <39 kg: 250 mg + 100 RTV qd<br>>39 kg: 300 mg + 100 RTV qd<br>如果和 EFV 同服（600 mg）: 400 mg + 100 RTV qd<br>13 岁和不能耐受 RTV qd:<br>620 mg/m$^2$ qd 与食物同服 | 常见：间接胆红素升高；关节痛，头痛，抑郁，失眠，恶心，呕吐，腹泻，感觉异常<br>不常见：心电图 PR 间期延长；皮疹，罕见的 Stevens-Johnson 综合征，糖尿病，肾结石 | 与食物同服以增加吸收。开始服药前要考虑药物相互作用，因为 ATV 抑制 CYP 3A4，CYP 1A2，CYP 2C9 和 UGT1A1 酶。有心脏传导疾病或肝脏损害时用药须谨慎。已经接受治疗的患者不能和 EFV 联用，因为它减少 ATV 水平。TDF，抗酸剂，H2 受体拮抗剂和质子泵抑制剂减少 ATN 的浓度。患者应至少在服用 ATV2h 前服用液体 ddI。 |
| Darunavir<br>Prezista, DRV,<br>药片：75, 150, 400, 600 mg | <6 岁：用量未定<br>>6 岁：20 至 <30 kg: 375 mg DRV + 50 mg RTV bid<br>30 至 <40 kg: 450 DRV mg + 60 mg RTV bid<br>>40 kg: 600 mg DRV + 100 mg RTV<br>成人：600 mg DRV + 100 mg RTV, bid<br>或<br>800 mg DRV + 100 mg RTV qd（与食物同服） | 常见：腹泻，恶心，呕吐，腹痛，疲劳，头痛<br>不常见：皮疹（Stevens-Johnson 综合征），血脂和肝酶升高，高血糖，脂肪分布不均 | DRV 应该与食物同服，与 RTV 联用。禁忌与西沙必利，麦角生物碱，苯二氮卓类药物，匹莫齐特或任何 CYP 3A4 的主要底物同用。慎用于服用抗惊厥药，强 CYP 3A4 抑制剂，或中度 / 强 CYP 3A4 诱导剂的患者。与现有利福霉素治疗并用需要调整剂量。<br>含有磺胺基：可能与磺胺类交叉过敏。 |
| Fosamprenavir<br>Lexiva, FPV<br>药片：700 mg<br>混悬液：50 mg/mL | ≥ 2 岁：<br>未用过 ARV: 30 mg/kg（最大量 1400 mg）bid<br>或<br>18 mg/kg FPV（最大量 700 mg）+ 3 mg/kg RTV（最大量 100 mg）bid<br>>6 岁（用过 ARV）: 18 mg/kg FPV（最大量 700 mg）+ 3 mg/kg RTV（最大量 100 mg）bid<br>青少年 >47 kg 和成人：<br>FPV 1 400 mg bid<br>或 FPV 1 400 mg + RTV 200 mg qd<br>对于用过 PI 的患者不推荐 qd 用法。 | 常见：恶心，呕吐，头痛，皮疹，口周感觉异常，血脂异常<br>不常见：Stevens-Johnson 综合征，脂肪的再分配，中性粒细胞减少症，肌酸激酶升高，高血糖，糖尿病，肝酶升高，血管性水肿，肾结石 | 药片无饮食限制但混悬液应与食物同是服用。<br>FPV 是 CYP 450 系统的抑制剂，是 CYP3A4 的诱导剂，抑制剂和底物，可引起多种药物的相互作用。磺胺过敏者慎用。 |

**表 268-5（续）**

| 药物（商品名，剂型） | 剂量 | 副反应 | 评价 |
|---|---|---|---|
| Indinavir<br>Crixivan, IDV<br>胶囊：100, 200, 400 mg | 婴儿：未批准应用。<br>儿童：500 mg/m$^2$ q 8h（最大量：每次 800 mg/ 次）<br>青少年和成人：800 mg IDV q 8h 800 mg IDV + 100 或 200 mg RTV q 12h<br>与 EFV 联用量：IDV 1 000 mg q 8h+ EFV 600 mg qd | 常见：恶心，腹痛，黄疸，头痛，头晕，血脂异常，肾结石，金属的味道<br>不常见：脂肪重新分布，高血糖，糖尿病，肝炎，急性溶血性贫血 | 空腹服用。当与增量的利托那韦同服，没有食物限制。减量（600mg，q8h）有轻度至中度肝功能异常。需要充分水化（成人 48 盎司 / 天）减少肾结石的风险是细胞色素 P450 3A4 抑制剂和底物，可引起多种药物的相互作用：利福平降低 IDV 水平；酮康唑，利托那韦，与其他蛋白酶抑制剂增加 IDV 水平。不能与阿司咪唑、西沙必利、特非那定同用。 |
| Lopinavir / ritonavir<br>Kaletra, LPV/r,<br>药片：200/50 mg, 100/25 mg<br>溶液：80/20 mg /mL（包含 42% 酒精） | 14d 至 6 月：300 mg/m$^2$ LPV/75 mg/ m2 RTV bid<br>或<br>16 mg/kg<br>LPV 4 mg/kg<br>RTV bid<br>儿童：<br><15 kg: 12 mg/kg LPV/3 mg/kg RTV bid<br>15~40 kg: 10 mg/kg LPV/2.5 mg/kg RTV bid<br>>40 kg: 400 mg LPV/100 mg RTV bid<br>青少年（>18 岁）和 成人：400 mg LPV/100 mg RTV bid<br>或<br>800 mg LPV/200 mg RTV qd | 比较常见：腹泻，头痛，恶心，呕吐，血脂升高<br>不常见：脂肪重新分布，高血糖，糖尿病，胰腺炎，肝炎，PR 间期延长 | 没有食物限制。如果用口服溶液推荐高脂饮食。应用 NNRTIs 例如 NVP，EFV）和其它蛋白酶抑制剂（例如 FAPV，NFV）需要调整剂量。与利用 CYP 3A4 药物可引起多种药物相互作用。 |
| Nelfinavir<br>Viracept, NFV<br>药片：250, 625 mg<br>混悬液药粉：50 mg/1 平勺，200 mg/ 茶匙 | <2 岁：不推荐使用<br>儿童 2~13 岁：45~55 mg/kg bid 或<br>25~35 mg/kg tid<br>青少年和成人：750 mg tid 或 1 250 mg bid | 常见：腹泻，乏力，腹痛，皮疹，血脂异常<br>不常见：肝脏疾病加重，脂肪再分配，高血糖，糖尿病，肝酶升高 | 与食物同服以利于吸收；避免酸性食物或饮料（例如橙汁）。药片可以碾碎或溶解于水作为口服液。<br>药物相互作用：奈非那韦抑制 CYP 3A4 的活性，这可能会导致多种药物的相互作用。利福平，苯巴比妥，卡马西平降低奈非那韦水平。酮康唑，利托那韦，茚地那韦，与其他蛋白酶抑制剂增加奈非那韦水平。不能与阿司咪唑、西沙必利、特非那定同用。 |
| Ritonavir<br>Norvir, RTV<br>胶囊：100 mg<br>药片：100 mg<br>溶液：80 mg/mL（包含 43% 酒精） | 主要用途是提高其他蛋白酶抑制剂的活性；剂量不同（见特定的 PI） | 常见：恶心，头痛，呕吐，腹痛，腹泻，食欲缺乏症，血脂异常，口周感觉异常<br>不常见：<br>脂肪的再分配，高血糖，糖尿病，胰腺炎，肝炎，PR 间期延长 | 与食物同服提高生物利用度和减少胃肠道症状。RTV 溶液不宜冷藏。<br>RTV 是 CYP3A4 和 CYP2D6 的强大抑制剂和 CYP3A4 和 CYP1A2 诱导剂，可导致许多药物相互作用（例如蛋白酶抑制剂，抗心律失常药，抗抑郁药，西沙必利）。 |
| Saquinavir<br>Invirase, SQV<br>硬胶囊：200 mg<br>薄膜衣片剂：500 mg | 婴儿和 儿童 <2 岁：用量未定<br>SQV 必须用 RTV 增效<br>>2 岁：5~15 kg: 50 mg/kg + 3 mg/kg RTV bid<br>15~40 kg: 50 mg/kg + 2.5 mg/kg RTV bid<br>>40: 50 mg/kg + 100 RTV bid<br>青少年 和 成人：1 000 mg + 100 mg RTV bid | 常见：腹泻，腹痛，头痛，恶心，皮疹，血脂异常<br>不常见：<br>糖尿病，胰腺炎，肝转氨酶升高，脂肪分布不均 | 高脂食物或葡萄柚汁可提高生物利用度。只能与促效剂量的利托那韦联用。SQV 由 CYP 3A4 代谢可能导致许多药物相互作用：利福平，苯巴比妥，卡马西平降低它的血清水平；沙奎那韦可减少钙通道拮抗剂、唑类（如酮康唑），大环内酯类抗生素的代谢。 |

表 268-5（续）

| 药物（商品名，剂型） | 剂量 | 副反应 | 评价 |
|---|---|---|---|
| Tipranavir<br>Aptivus, TPV<br>胶囊：250 mg 溶液 100 mg/mL（contains 116 IU vitamin E/mL） | <2 岁：用量未定．TPV 必须用 RTV 增效<br>2~18 岁：375 mg/m$^2$ TPV+150 mg/m$^2$ RTV（最大量 500 mg TPV+200 mg RTV）bid<br>或<br>14 mg TPV+RTV 6 mg/kg（最大量 - 相同）bid<br>成人：500 mg TPV +200 mg RTV, bid | 常见：腹泻，恶心，呕吐，疲劳，头痛，皮疹，肝酶升高，血脂异常<br>不常见：脂肪再分配，肝炎，高血糖，糖尿病：颅内出血 | 没有食物限制，最好与食物同服。可以抑制血小板聚集：慎用于有增加出血风险的患者（外伤，手术等）或同时接受可能增加出血风险药物治疗的患者。<br>TPV 由 CYP 3A4 代谢，可能导致许多药物相互作用。禁用于肝功能不全或同时接受胺碘酮，西沙必利，麦角生物碱，苯二氮卓类药物，匹莫齐特治疗的患者。TPV 含有磺酰胺成分，磺胺类药物过敏的患者慎用。 |
| **融合抑制剂** | | | |
| Enfuvirtide<br>Fuzeion, T-20, ENF<br>注射液：108mg 冻干粉溶解于 1.1mL 的无菌水浓度为 90mg/mL | <6 岁：用量未定<br>儿童 >6 岁 to 16 岁：2 mg/kg（最大量 90 mg）bid<br>>16 岁和成人 90 mg bid | 常见：注射部位的局部反应 98%（例如，硬结红斑，结节，囊肿，瘀斑）<br>不常见：细菌性肺炎的发病率增加，超敏反应包括恶心，呕吐，发烧，发冷，肝酶升高，低血压，免疫介导的反应（例如肾小球肾炎，吉兰 - 巴雷综合征，呼吸窘迫） | 必须皮下注射。如果肌肉注射反应的严重程度增加。注射后用冰块按摩减少局部反应。注射部位应轮流使用。 |
| **病毒进入抑制剂** | | | |
| Maraviroc<br>Selzentry, MVC<br>药片：150, 300 mg | 未批准使用于儿童或 <16 岁青少年<br>青少年 >16 岁和成人：如果与 PI 联用（除了 TPV）150 mg bid<br>如果与 CYP 3A4 抑制剂（如 NRTI、TPV、NVP、ENF、RAL）联用<br>300 mg bid<br>如果与不是强 CYP 3A4 诱导剂（如 EFV, ETR, 利福平，本巴比妥）联用 600 mg bid | 常见：<br>上呼吸道感染的症状，发热，皮疹，腹痛，肌肉骨骼症状，头晕<br>不常见：心血管异常，阻塞性黄疸，横纹肌溶解，肌炎 | 没有食物限制。MVC 是 CYP 3A4 和 P- 糖蛋白（Pgp）的底物，可能会导致许多药物相互作用。<br>使用 MVC 之前需要象性<br>分析排除 CXCR4 HIV。慎用于肝功能损害，心脏病接收 CYP 3A4 或 Pgp 调节药治疗的患者。 |
| **聚合抑制剂** | | | |
| Raltegravir<br>Isentress, RAL,<br>药片：400 mg | <16 岁：用量未定<br>>16 岁和成人：400 mg bid | 常见：恶心，头痛，头晕，腹泻，疲劳<br>不常见：腹痛，呕吐，瘙痒，CPK 升高，肌病，横纹肌溶解症 | 没有食物的限制。<br>RGV 通过 UGT1A1 葡萄苷酸化代谢和该系统的诱导剂（例如利福平，TPV）会降低 RGV 水平；而抑制剂（例如 ATV）会增加 RGV 水平。 |

抗逆转录病毒药物往往相互之间以及与其他类的药物有显著的相互作用，应用任何新的药物之前应该仔细分析

此表中的信息不够全面。更新的和其他给药、药物相互作用和毒性的信息，见 AIDSinfo 网站 www.aidsinfo.nih.gov

qd: 1/d, bid: 2/d. IV: 静脉注射；q12h: 1/12h；q8h: 1/8h；qd: 1/d

摘自 the Panel on Antiretroviral Therapy and Medical Management of HIV-Infected Children. Guidelines for use of antiretroviral agents in pediatric HIV infection. [2010-08-16]（PDF file）. aidsinfo.nih.gov/contentFiles/PediatricGuidelines.pdf. Accessed January 4, 2011

受抗逆转录病毒疗法，不用考虑年龄和病毒载量（表 268-1、268-2）。<1 岁的儿童病情加重的风险大，能预测疾病进展的免疫和病毒检测在这些儿童中比在大龄儿童中阳性率低。因此这些婴儿一旦确诊 HIV 感染，应该尽早开始治疗，不用考虑临床表现、免疫功能或病毒载量。有数据显示 HIV 感染的婴儿在 3 月龄前接受治疗比 3 月龄后接受治疗控制 HIV 感染更有效。有些婴儿后来 HIV 血清学检测阴性或 HIV 特异的免疫反应消失了。

对 >1 岁的儿童何时开始治疗仍有争议。考虑到药物依从性、安全性和抗逆转录病毒治疗的承受性，如果 1~5 岁的儿童 CD4 ≥ 25% 或 >5 岁儿童 CD4 计数超过 350~500mm$^3$，病毒载量 <100 000mm$^3$，大部分指南建议推迟治疗。这些儿童要常规监测病毒学、免疫学指标或临床进程，只要有良好的治疗依从性，即可开始治疗。有专门治疗该类患儿的医生，防止不必要的免疫恶化。

## 剂　量

关于新生儿用药剂量的数据有限。因为新生儿肝功能不成熟，经过肝脏首过消除效应，早产儿和新生儿用药需要加量。因为吸收降低和清除增加，儿童治疗需要比成人剂量高（每千克体重）。

青少年抗逆转录病毒治疗剂量应该以 Tanner 成熟分期为标准，而不是以年龄分段。在性成熟早期（Tanner stages Ⅰ、Ⅱ和Ⅲ）应用儿童剂量范围，性成熟晚期（Tanner stages Ⅳ和Ⅴ）应用成人剂量。

## 抗逆转录病毒方案的转换

如果病毒载量增加，CD4 计数减少，临床表现恶化，那么认为现有治疗方案无效。当考虑改变治疗方案时，患者和家庭应该重新评估依从性。因为依从性在患者群中是很重要的问题，耐药性检验（抗逆转录病毒治疗进行时）或耐药性的发展（如对现有药物的耐药突变）对于确定依从性问题（如病毒对现有药物的敏感性）很重要。在两种情况下，其他因素如吸收不良、剂量错误或药物相互作用也需要认真检查。当选择新药物时，应考虑到交叉耐药的可能性。另外，少数患者病毒控制后仍然显示 CD4 细胞计数升高（矛盾现象）。耐药病毒复制能力受损和细胞毒性 T 淋巴细胞活性提高可以部分解释这种矛盾现象。如果免疫改善很明显，可以延迟改变这些患者的治疗方案。当决定改变治疗方案时，所有的药物都应该换。但是，在很多情况下这是不可能的（涉及曾经的抗逆转录病毒治疗方案、耐受性和毒性），因此，根据耐药突变基因型（如果可以参考）至少 2 种药物需要更换。

## 监测抗逆转录病毒疗法

新的抗逆转录病毒疗法开始 1~2 周，需要访视儿童来确保治疗依从性和筛查可能的副反应。治疗过程中常规进行病毒学和免疫学监测（HIV RNA 拷贝数和 CD4 淋巴细胞计数或比例）和临床表现评估。开始抗逆转录病毒疗法 4~8 周内应获得首剂病毒学反应［如病毒载量至少减少 5 倍（Lg 0.7）］。在小婴儿中最大的治疗反应出现在 12–16 周或更迟（24 周）。所以应该在治疗开始 4 周和 3~4 个月检测 HIV RNA 的水平。一旦出现了最佳治疗反应，病毒载量应该至少每 3~6 个月检测 1 次。如果治疗效果欠佳，在更换治疗方案之前，应该尽快再次测量病毒载量评估。治疗成功后 CD4 细胞反应比较慢，可以减少监测频率。在第一个 8~12 周应该紧密监测潜在的药物毒性，如果没有记录到临床或实验毒性，每 3~4 个月随访 1 次即可。根据不同药物确定监测毒性范围。毒性包括：血液并发症（如 ZDV）；高敏反应皮疹（如 EFV）；脂肪萎缩（如 NRTIs、蛋白酶抑制剂引起的体脂重新分布）；高脂血症（三酰甘油和胆固醇水平升高）；高糖血症和胰岛素抵抗；线粒体毒性引起严重的酸中毒（如 D4T、ddI）；心电图异常（如阿扎那韦，洛匹那韦）；骨矿物质代谢异常（如替诺福韦）；肝毒性包括肝大并肝硬化。

## 抗逆转录病毒疗法耐药

年幼儿童比成人更易产生耐药性，因为病毒载量更高，ARV 的选择有限。HIV 的高突变率（主要是因为缺乏纠错机制）严重影响抗逆转录病毒疗法的效果。如果病毒载量不能减少到 <50 copies/mL，有可能产生耐药性。甚至即使治疗成功的患者，病毒复制也不能完全抑制，在细胞潜伏池中 HIV 转录持续存在。耐药突变的聚集减弱了抗逆转录病毒疗法的效果，对医生发现新的药物提出挑战。一些药物（如奈韦拉平、3TC）可由单个突变引起耐药，其他的药物（如 ZDV、洛匹那韦）需要多个突变才产生耐药性。检测耐药性，特别是设计新的药物，成为了治疗标准。有两种检验方法：表型序列测量病毒在不同药物浓度中的易感性，基因型序列根据从患者分离的 HIV 基因组突变预测病毒易感性。多个研究显示根据表型或基因型测试指导患者的抗逆转录病毒疗法，成功率更高。

## 支持治疗

在抗逆转录病毒疗法应用之前，给予支持治疗显著影响了 HIV 感染儿童的生活质量和生存率。对于成功的管理而言，多学科团队的方法是可取的。

应该密切关注营养状态，保持平衡，可能需要肠内营养支持。口咽部疼痛和牙齿病变可能会干扰进食，因此推荐定期检查牙齿，注意口腔卫生。但越来越多围生期感染或危险行为获得疾病的青少年很胖，这是个矛盾现象。有些青少年时因 ARV 相关的中央型脂肪聚集，其他人因不良饮食习惯和活动少造成肥胖，与美国肥胖流行有关。通过定期必要的心理的、职业的和或语言交流进行发育评估。年幼儿对疼痛的认识不清楚，应该建立有效的非药物和药物的方案控制疼痛。

HIV 感染母亲的婴儿接受 4~6 周 ZDV 预防治疗 +/- ART 防止传播。预后治疗的指南至少每年更新。可以访问 http://www.aidsinfo.nih.gov/default.aspx。应该在 4 周龄进行全血细胞计数、白细胞计数分类和血小板计数，以监测 ZDV 毒性。如果发现儿童受到 HIV 感染或状态不明，以上检验应每 1~3 个月进行 1 次，评价疾病或治疗（预后应用 TMP-SMZ 和抗逆转录病毒疗法）对血液系统的影响。如果儿童受到 HIV 感染，应该进行基本的实验室评价（如 CD4 计数、HIV RNA、CBC）在 1 月龄和 3 月龄检测病毒载量和 CD4 淋巴细胞计数，每 3 个月重复一次。如果 CD4 淋巴细胞计数或者比例迅速下降，检测频率应该增加（每 4~6 周）。

所有 HIV 暴露或感染的儿童应该接受标准免疫。不能用活的口服脊髓灰质炎疫苗（图 268-3）。比较 HIV 感染母亲的婴儿用轮状病毒疫苗的风险和益处。发达国家这些婴儿中 <1% 者会发展为 HIV 感染，应该使用疫苗。在其他情况下，应考虑使用疫苗稀释株，除非婴儿有 AIDS 的临床表现或 CD4 <15%。因为 HIV 感染儿童有可能发生 BCG 相关疾病，活菌疫苗（如 BCG）应避免使用。非严重免疫抑制的儿童可以用（CD4 细胞 ≥ 15%）水痘和麻腮风（MMR）疫苗，严重免疫抑制的儿童（CD4 细胞 <15%）不能用。曾经接种的疫苗并不总是能提供保护作用，在接种疫苗的 HIV 感染儿童中曾有麻疹和百日咳爆发。如果儿童 CD4 细胞 <15%，疫苗有效滴度维持时间很短，当 CD4 计数增加时（>15%）需要重新接种。

所有 HIV 感染的 4~6 周和 1 岁的婴儿应该接受预防接种防止卡式肺孢子虫感染，不必考虑 CD4 计数或比例（表 268-6、268-7）。HIV 感染母亲的婴儿应该同样接受预防治疗至排除感染；但是，如果证据充足确定非 HIV 感染（如非母乳喂养婴儿 14d 和 4 周两次 HIV PCR 阴性），不用开始预防治疗。当 HIV 感染儿童 >1 岁，预防治疗应按照 CD4 淋巴细胞计数进行（表 268-6）。最佳的预防治疗方案是 TMP/SMZ 中甲氧苄氨嘧啶成分 150 mg/（$m^2$·d），每天 1~2 次，每周 3 次。如果 TMP/SMZ 副反应严重，可用氨苯砜、阿托伐醌或雾化喷他脒代替。

| 疫苗类型 | 出生 | 1 月 | 2 月 | 4 月 | 6 月 | 12 月 | 15 月 | 18 月 | 24 月 | 4~6 岁 | 11~12 岁 | 14~16 岁 |
|---|---|---|---|---|---|---|---|---|---|---|---|---|
| 乙肝 | Hep B | Hep B | | | Hep B | | | | | | | |
| 麻疹 腮腺炎，风疹* | | | | | | MMR† | MMR† | | | | | |
| 流感 | | | | | Influenza‡ | | | | | | | |
| pneumococcal Conjugate 嗜血杆菌 b | | | PCV Hib | PCV Hib | PCV Hib | PCV Hib | | | | | Pneumococcal§ | |
| 白喉，破伤风，百日咳 | | | DTap | DTap | DTap | | DTap | | | | | |
| 脊髓灰质（病毒） | | | Polio | Polio | Polio | | | | | | | |
| 水痘 | | | | | | Varicella | | | | | | |
| 甲肝 | | | | | | Hep A{} | | | | | | |
| 轮状病毒* | | | RV¶ | RV | RV | | | | | | | |

* 见文中
† 患有 AIDS 或 $CD4^+$<15% 的儿童禁用；隔 1~3 个月给 2 个剂量
‡ 推荐每年再接种；2 岁以上 $CD4^+$>15% 的儿童可接种减毒疫苗
§ 每隔 5 年再次接种肺炎链球菌多糖疫苗（PPV）
{} 2 剂之间至少隔 6 个月
¶ 首剂在 6~14 周龄，末剂不超过 8 月龄；如果使用轮状病毒疫苗则只需要 2 个剂量（2~4 月龄）

**图 268-3** HIV 感染儿童常规免疫计划

**表 268-6 根据年龄和艾滋病毒感染状况，HIV 暴露婴儿和 HIV 感染儿童 PCP 预后和 CD4 监测的建议**

| 年龄 /HIV 感染状态 | PCP 预后 | CD4 监测 |
|---|---|---|
| 出生至 4~6 周，HIV 暴露 | 不需要 | 无 |
| 合理排除 HIV 感染 * | 不需要 | 无 |
| 4~6 周 to 4 月，HIV 暴露 | 预后 | 3 月 |
| 6 周 to 1 岁 HIV 感染或不确定 | 预后 | 6，9，12 月 |
| 1~5 岁，HIV 感染 | 采取预后如果： | 每 3~4 月 † |
| | CD4 <500 cells/μL or <15% | |
| > 6 岁，HIV 感染 | 采取预后如果： | 每 3~4 mo† |
| | CD4 <200 cells/μL or <15%‡ | |

The National Perinatal HIV Hotline（1-888-448-8765）提供围生期 HIV 感染的咨询

PCP：卡氏肺孢子虫肺炎

* 见正文

† 儿童的 CD4 细胞计数或百分比接近预后治疗阈值推荐更频繁的监测（例如每月）

‡ 对于有 PCP 风险的儿童，如迅速下降的 CD4 细胞计数或百分比或 C 类，预后应个体化。曾患 PCP 的儿童应该接受终身预后

针对 MAC 的预防和治疗免疫抑制的 HIV 感染儿童（如 CD4 淋巴细胞计数 1 岁以下 <750/mm$^3$，1~2 岁 <500/mm$^3$，2~5 岁 <75/mm$^3$，>6 岁 <50/mm$^3$）（表 268-7）。药物选择可用阿奇霉素 [20 mg/kg（最大量 1200 mg），每周一次口服或 5 mg/kg（最大量 250 mg）每日 1 次口服 ] 或克林霉素（7.5 mg/kg 每日两次口服）。

根据成人的数据，如果患者接受 HAART 治疗获得免疫重建（>6 个月），针对机会性感染的预防治疗可以中断。即使患者有卡式肺孢子虫肺炎或播散性 MAC，如果获得持续性免疫重建，预防治疗也可中断。

所有 HIV 感染儿童应该每年至少一次接受结核菌素试验（5 单位 PPD）。如果儿童与结核患者密切接触，他或她的检测频率应该增加。最近研究发现特异的结核抗原刺激淋巴细胞释放 IFN-γ 的检测方法在成人中比结核菌素试验更具有特异性。个别研究报道它对于诊断儿童结核的敏感性较低，因此对于儿童检测阴性的结果要慎重分析。为了减少其他可能的感染，父母应该注意：①洗手的重要性；②不吃生食或未煮熟的食物（含沙门氏菌）；③不喝或不在与农场动物有接触的河水中游泳（隐孢子虫）；④与宠物玩耍的风险（猫身上的弓形虫和巴尔通体，蜥蜴身上的沙门氏菌）。

因为指南经常有改变，诊治 HIV 暴露或 HIV 感染的儿童的医生应定期咨询儿科 HIV 感染专家和参阅美国儿童感染 HIV 治疗指南，见 http://www.aidsinfo.nih.gov。

## 预 后

随着对儿童 HIV 感染致病机制的理解和更有效抗逆转录病毒疗法的建立，HIV 感染的预后大大改善。早期诊断和应用抗逆转录病毒疗法减轻了向 AIDS 的进展。自从 1990 年 HAART 应用，围生期感染儿童死亡率下降了 >90%，平均死亡年龄从前 HAART 阶段的约 9 岁增长为 2006 年的 18 岁。即使病毒载量部分减少，也有益于儿童的免疫功能和临床表现。一般而言，血清病毒载量抑制和 CD4 淋巴细胞计数恢复正常是最好的预后指标。病毒载量 <100 000 copies/mL 的婴儿病情进展迅速的情况不常见。CD4 淋巴细胞比例是另外一个预后指标，CD4 淋巴细胞比例 <15% 的患者死亡率高。两个指标都应用（CD4 淋巴细胞比例和血清病毒载量），可以更准确地确定预后情况。

在没有抗逆转录病毒疗法和分子诊断检测方法的贫穷国家，应用临床分期标准来预测病程和决定启用抗逆转录病毒疗法的时机。这个临床分期标准与 1994 年 CDC 推荐分期类似。不幸的是，这个标准对于诊断 HIV 感染敏感性较低。存在机会性感染（卡式肺孢子虫肺炎、MAC）、脑损伤或消瘦综合征的儿童预后最差，75% 患儿于 3 岁前死亡。长期发热和（或）鹅口疮、严重细菌感染（脑膜炎、肺炎、脓毒症）、肝炎、持续贫血 [<8.0 g/dL 和（或）血小板减少 <100 000/mm$^3$] 的情况也提示预后不良，此类患儿中 30% 在 3 岁前死亡。淋巴结病变、脾大、肝大、淋巴间质性肺炎和乳突炎提示预后较好。

## 预 防

抗 HIV 感染最大的成功是抗逆转录病毒疗法阻止围生期母婴传播。在儿科临床治疗方案 076 中，ZDV 化疗预防药应用于怀孕 4 周、分娩过程中的妇女和生后 6 周的新生儿，与安慰剂治疗母婴组比较，减少了 75% 的垂直传播。据报道母亲应用 HAART 降低围生期 HIV-1 传播至 <2%，如果母亲分娩时病毒水平 <1000 copies/mL，则降低至 <1%。因此，CDC 推荐与 HIV 感染专家和妇产科医生协作，根据病毒载量或 CD4 计数给予孕期妇女 HAART 治疗。在一项多国协作的、以剖宫产作为预防措施的 meta 分析中，选择性剖宫产和母亲 ZDV 治疗降低了 87% 的传播。但是这些数据是在 HAART 应用前获得的，HAART 治疗母亲接受选择性剖宫产的益处还不甚清楚。

回顾性研究数据提示即使母亲在孕期和分娩时没

表 268-7 美国 HIV 暴露婴儿和儿童预后第一次机会性感染

| 病原 | 预防措施 | | |
|---|---|---|---|
| | 建议 | 一线 | 替代 |
| 强烈推荐作为标准方案 | | | |
| 卡氏肺孢子虫肺炎[†] | HIV 感染或未确定<br>婴儿 1~12 月龄；HIV 感染儿童 1~5 岁 CD4 计数 <500/mm³ 或 CD4 百分比 <15%；<br>HIV 感染儿童 6~12 岁 CD4 计数 <200/mm³ 或 CD4 百分比 <15% | TMP-SMX，150/750 mg/m²/ 天（最大量：320/1600 mg）分两次口服，每周 3 次连续服用<br>可接受的相同剂量的替代时间表：单剂量口服，每周 3 天连续服用；每日分 2 次口服；或分两次口服，每周 3 天隔日 | 氨苯砜：儿童 ≥ 1 月，2 mg/kg（最大量 100 mg）每日口服；或 4 mg/kg（最大量 200 mg）每周口服<br>阿托伐醌：儿童 1~3 月和 >24 月，30 mg/kg 每日口服；儿童 4~24 月，45 mg/kg 每日口服.<br>雾化喷他脒：儿童 ≥ 5 岁，每月 300 mg，利用 Respirgard II（Marquest, Englewood, CO）雾化器 |
| 疟疾 | 在疟疾流行地居住或旅行 | HIV 感染和未感染儿童的建议相同。地区和药物敏感性最新信息参照 http://www.cdc.gov/malaria/<br>甲氟喹，5 mg/kg 口服每周 1 次（最大量 250 mg）<br>阿托伐醌 / 氯胍（Malarone） qd<br>11~20 kg：1 片儿童药片（62.5 mg/25 mg）<br>21~30 kg：2 片儿童药片（125 mg/50 mg）<br>31~40 kg：3 片儿童药片（187.5 mg/75 mg）<br>>40 kg：1 片成人药片（250 mg/100 mg） | 强力霉素，儿童 >8 岁 100 mg 每日口服（2.2 mg/kg/day）<br>氯喹 5 mg/kg 碱（= 7.5 mg/kg 磷酸氯喹）每周口服 300 mg（寄生虫敏感的地区） |
| 肺结核 | | | |
| 异烟肼敏感 | TST 反应 ≥ 5 mm 或之前 TST 阳性未接受治疗；或不考虑现在的 TST 结果和之前的治疗，与传染性 TB 患者密切接触，开始治疗前必须排除 TB | 异烟肼，10~15 mg/kg（最大量 300 mg）每日口服 9 月；或 20~30 mg/kg（最大量 900 mg）口服，每周 2 次，服用 9 月 | 利福平，10~20 mg/kg（最大量 600 mg）每日口服 4~6 月 |
| 异烟肼耐药 | 病原体同前；暴露于异烟肼耐药结核菌的概率增加 | 利福平，10~20 mg/kg（最大量 600 mg）每日口服 4~6 月 | 不确定 |
| 多重耐（异烟肼和利福平） | 病原体同前；暴露于多重耐药结核菌的概率增加 | 用药需要咨询公共卫生部门，根据患者分离病原的敏感性选择 | |
| 结核分枝杆菌复合体[‡] | 儿童 ≥ 6 岁，CD4 计数 <50/mm³；2~5 岁，CD4 计数 <75/mm³；1~2 岁，CD4 计数 <500/mm³；<1 岁，CD4 计数 <750/mm³ | 克拉霉素，7.5 mg/kg（最大量 500 mg）口服 bid，或阿奇霉素，20 mg/kg（最大量 1 200 mg）每周口服 | 阿奇霉素，5 mg/kg（最大量 250 mg）每日口服；儿童 ≥ 6 岁，利福布丁，300 mg 每日口服 |
| 水痘－带状疱疹病毒[§] | 大量接触水痘或带状疱疹病毒，无水痘或带状疱疹病史或特异性抗体检测 VZV 血清阴性，或缺乏相应年龄适当疫苗接种的证据 | 水痘－带状疱疹病毒免疫球蛋白（VariZIG），125 IU / 10 kg（最大量 625 IU）IM，暴露后 96 小时内使用[‖] | 如果没有 VariZIG 或暴露后 <96，有专家建议阿昔洛韦每次 20 mg/kg（最大量 800 mg）每日 4 次口服，5~7 d VariZIG 其他替代方法为（IVIG），1 次 400 mg/kg. IVIG 应该在暴露后 96 小时内使用 |
| 疫苗可预后的感染 | HIV 暴露和 HIV 感染儿童的标准预后推荐 | 常规疫苗（见图 268-3） | |
| 通常推荐的 | | | |
| 弓形虫[¶] | 弓形虫 IgG 抗体和严重的免疫抑制：HIV 感染儿童 <6 岁，CD4 <15%；HIV 感染儿童 ≥ 6 岁，CD4 <100/mm³ | TMP-SMX，150/750 mg/m² 每日分两次口服<br>可接受的相同剂量的替代时间表：单剂量口服，每周 3 天连续服用；每日分两次口服；或分两次口服，每周 3 天隔日 | 氨苯砜（儿童 ≥ 1 月龄），2 mg/kg 或 15 mg/m²（最大量 25 mg）每日口服，加乙胺嘧啶，1 mg/kg（最大量 25 mg）每日口服；加亚叶酸钙，5 mg 每 3 天口服<br>阿托伐醌（儿童 1~3 月和 >24 月，30mg/kg 每日口服；儿童 4~24 月，45mg/kg 每日口服加或不加乙胺嘧啶，1mg/kg 体重或 15mg/m²（最大量 25 mg）每日口服；加亚叶酸钙，5 mg 每 3 天口服 |

**表 268-7(续)**

| 病原 | 预防措施 | | |
|---|---|---|---|
| | 建议 | 一线 | 替代 |
| 侵袭性细菌感染 | 低丙种球蛋白血症(如 IgG <400 mg/dL) | IVIG(400 mg/kg 每 2~4 周) | |
| 巨细胞病毒 | CMV 抗体阳性和严重的免疫抑制(CD4 <50 cells/mm$^3$) | 缬更昔洛韦,能接受成人剂量的年长儿童 900 mg qd 口服,与食物同服 | |

HIV, 人类免疫缺陷病毒;PCP, 卡氏肺孢子虫肺炎;TMP-SMX, 甲氧苄氨嘧啶-磺胺甲噁唑;TST, 结核菌素皮肤试验;TB, 肺结核;IM, 肌肉注射;IVIG, 静脉注射免疫球蛋白;IgG, 免疫球蛋白 G;CMV, 巨细胞病毒;VZV, 水痘-带状疱疹病毒;FDA, U.S. 食品和药品管理局

* 在这些指南的信息可能不代表 FDA 批准或 FDA 批准的产品或标志。具体而言,术语"安全"和"有效"可能不是与 FDA 定义的产品批准法律标准一致

† 每日用甲氧苄氨嘧啶-磺胺甲噁唑(TMP-SMX)减少了一定的细菌感染。TMP-SMX, 氨苯砜-乙胺嘧啶和阿托伐醌可能(加用或不加用乙胺嘧啶)对弓形虫感染有效;但是,没有前瞻性数据研究。每周用氨苯砜比较,每日用氨苯砜 PCP 发病率低,但是血液毒性和死亡率高。接收磺胺嘧啶-乙胺嘧啶治疗弓形虫病的患者同时对 PCP 有预后作用,不需要 TMP-SMZ

‡ 利福霉素(即利福平,利福布丁)和蛋白酶抑制剂和非核苷逆转录酶抑制剂之间有大量的药物相互作用。应咨询专家

§ 定期接受 IVIG 治疗的儿童,如果 IVIG 的最后一次给药 > 暴露前 21d,需要 VariZIG

‖ 截至 2007 年,VariZIG 只有在新药治疗研究计划中使用。(1-800-843-7477, FFF Enterprises, Temecula, CA)

¶ 防治弓形体病的方案由首选的抗卡氏肺孢子虫的治疗方案提供,可能是阿托伐醌

摘自 Centers for Disease Control and Prevention. Guidelines for the prevention and treatment of opportunistic infections among HIV-exposed and HIV-infected children, MMWR Recomm Rep, 2009, 58(RR-11):127-128, Table 1

有接受抗逆转录病毒疗法,婴儿出生后尽快(最好在生后 12~24h)接受 6 周 ZDV 预防治疗,也能显著降低传播率。足月和早产婴儿应该口服 ZDV(表 268-5)。

口服奈韦拉平(非核酸逆转录酶抑制剂),妇女分娩时服用 1 次,婴儿生后 48~72h 服用 1 次,因为它的半衰期很长。在非洲单剂量奈韦拉平(SD NVP)可以降低 50% 的围生期传播,对贫穷国家而言是简单、价格低、效果好的治疗。但是,接受 SD NVP 治疗的妇女和儿童,在分娩后 6 月内应用 ART,如果是以 NVP 为基础的方案,发生病毒衰竭的概率较高。因此,WHO 建议为了自身健康,怀孕妇女尽量接受 HAART 方案治疗。对于没有治疗指导的妇女,应该使用已知的防止 HIV-1 传播的方案,如从孕 14 周用 ZDV 加 / 减分娩时单剂量奈韦拉平(SD NVP),分娩时和产后 1 周口服 ZDV + 3TC;她们的非母乳喂养的婴儿应该服用 ZDV 或 NVP6 周。关于泰国非母乳喂养母亲的研究显示,分娩后产妇用三个月 ZDV+SD NVP,联合婴儿应用 7 天 ZDV ± SD NVP,可以降低传播率至 <2%。在长期治疗方案无法获得时,以上治疗方案防止围生期传播简便、便宜、有效。

尽管防止产后 HIV 感染的最有效方式是避免母乳喂养和替代喂养,越来越多的证据表明在贫穷地区早期断奶不安全,因为有营养不良和没有干净水配置配方奶而腹泻的风险。WHO 推荐在贫穷地区母乳喂养(不加固体和除了水的液体食物)至少 6 个月,除非有可接受的、实用的、可负担的、可持续用的和安全的替代喂养选择。多国研究显示有 2 个有效的方法可以阻断母乳喂养传播。选择一:母乳喂养期母亲接受三联 ART 治疗,婴儿出生后每日用奈韦拉平至 6 周;这对于需要 ART 治疗的母亲自身健康很重要。选择二:对于 CD4 计数相对高且不需要为了自身健康用 ART 治疗的妇女,分娩后中断 ART 1 周,婴儿出生后每日接受奈韦拉平治疗至有关母乳的暴露结束的日子。随着越来越多的数据的可获得性,防止母婴传播的指南会定时更新 http://www.aidsinfo.nih.gov/default.aspx,WHO 网址(http://www.who.int/en/index.html)。

既然对于怀孕母亲的治疗可以显著降低围生期传播,围生期母亲 HIV 感染的确定具有重要意义。母亲的健康和防止婴儿传播都不能过分强调。在美国和欧洲许多地区,推荐孕前 HIV-1 咨询和所有怀孕妇女检测 HIV-1 显著降低了新发感染。孕期未检查的妇女分娩时或婴儿生后第 1 天接受快速 HIV 抗体检测,是对其他有感染风险婴儿的预防措施。

性传播的预防在于阻止体液的交换。在青少年性活动中,避孕套可以减少性传播疾病包括 HIV-1 的传播。HIV-1 感染青少年之间无保护措施的性行为,增加了传染风险。对学龄儿童和青少年在有性活动之前,进行避免传播风险的教育非常必要。三个非洲研究显示,成人环切术在年轻男性中可降低 50%~60% 的风险,对于妇女而言,性交时应用 1% 的替诺福韦阴道胶可降低接近 40% 的 HIV 感染。最近一项双盲研究显示男男性行为之前预防应用替诺福韦和恩曲他滨每日 1 次可降低 HIV 发生率 44%(95% CI:15%,63%;$P$=0.005)。有趣的是,受试者服药 90% 或更多天,HIV 传播的发生率下降 73%。

尽管 HAART 可以延长抑制病毒血症,HAART 不

能完全恢复健康且有长期毒性。另外治疗依从性也是挑战，资源有限，不是有需要的患者都能得到 HAART 治疗。最近新的抗逆转录病毒药物、新的疫苗和对 HIV 感染的进一步理解促进了 HIV 治疗的进步。

## 参考书目

参考书目请参见光盘。

（刘奉琴　译，于永慧　审）

# 第 269 章

# 人类 T 淋巴细胞白血病病毒（1 和 2）

*Hal B. Jenson*

## ■ 病原学

人类 T 淋巴细胞白血病病毒 1（Human T-lymphotropic viruses 1, HTLV-1）和病毒 2（HTLV-2）属于逆转录科 δ 逆转录病毒属，是单链 RNA 病毒，编码逆转录酶，该酶是 RNA 依赖的 DNA 聚合酶，转录单链病毒 RNA 为双链的 DNA。HTLV-1 和 HTLV-2 约 65% 的基因组是同源的，并以泛葡萄糖转运蛋白 -1（ubiquitous glucose transporter type 1，GLUT1）为受体，感染 T 细胞、B 细胞和滑膜细胞。环状病毒 DNA 被转运到细胞核内，与染色体 DNA 整合（前病毒），破坏经典的免疫监视机制，导致终生感染。细胞毒性 T 淋巴细胞介导的宿主反应裂解感染细胞。强烈的免疫反应产生过多的细胞因子，会引起良性的疾病。另外，HTLV-1 是第一个与人类肿瘤相关的逆转录病毒，可引起成人 T 淋巴细胞白血病 / 淋巴瘤（adult T-cell leukemia/lymphoma, ATL）。

补充内容请见光盘。

（刘奉琴　译，于永慧　审）

# 第 270 章

# 传染性海绵状脑病

*David M. Asher*

传染性海绵状脑病（TSES）是人体神经系统的慢性感染，包括至少 4 种疾病（见光盘表 270-1）：即库鲁病，克雅氏病（CJD）的变种，如散发性克雅氏病（sCJD）、家族性克雅氏病（fCJD）、医源性克雅氏病（icjd）、新变种或变异型克雅氏病（vCJD），杰茨曼 - 斯脱司勒 - 史茵克综合征（Gerstmann-Ströussler-Scheinker syndrome, GSS）和致死性家族性失眠症（FFI），或者更罕见的散发性致命性失眠综合征。传染性海绵状脑病也影响动物；最常见的和最知名的动物传染性海绵状脑病的是羊痒病，牛海绵状脑病（BSE 或疯牛病）的牛，和在美国和加拿大的部分地区发现的鹿、麋鹿和驼鹿的慢性消耗病（CWD）。所有的传染性海绵状脑病有相似的临床表现和组织病理学表现，都是有很长的无症状的潜伏期慢性感染（经常几年），几个月或更多的时间，明显只影响神经系。在每一个病例最突出的病理变化发生是或多或少大脑皮层的灰质海绵状变性。

补充内容请参见光盘。

（刘奉琴　译，于永慧　审）

# 第 14 篇　抗寄生虫治疗

# 第 271 章

# 抗寄生虫治疗原则

*Mark R. Schleiss, Sharon F. Chen*

寄生虫可分为两大类：一类是单细胞的原虫，另一类是多细胞的蠕虫。适合原虫的化疗药物不一定适用于蠕虫，反之亦然。此外，并不是所有的药物都是常备的（表 271-1，表 271-2 见光盘）。部分药物只能来自生产商，或者美国无药，有的必须通过疾病预防和控制中心获取（工作日电话：404-639-3670；夜间、周末、节假日电话：404-639-2888）。

本章补充内容请参见光盘。

（王伟　译，于永慧　审）

# 第 15 篇 原虫动物疾病

## 第 272 章 原发性阿米巴性脑膜脑炎

Martin E. Weisse, Stephen C. Aronoff

耐格里属、棘阿米巴属和巴拉姆希阿米巴均为自生生活阿米巴，它们可导致人类阿米巴性脑膜脑炎，该病有两类突出的临床表现。最常见的是一种由耐格里属阿米巴导致的急性的、通常为致死性的脑膜炎，好发于平素体健的青少年身上而由棘阿米巴属、巴拉姆希属和 Sappini 属引起的另一种肉芽肿性阿米巴脑炎（GAE）通常表现为惰性感染，并好发于免疫功能低下的人群。

补充内容请参见光盘。

（王伟 译，于永慧 审）

## 第 273 章 阿米巴病

Edsel Maurice T. Salvana, Robert A. Salata

感染溶组织内阿米巴的人数达全球人口的 10%；流行的焦点为热带地区，特别是在社会经济不发达和卫生标准低下的地区。在大多数感染者，溶组织内阿米巴寄生于胃肠道的管腔，引起一些症状或并发症。溶组织内阿米巴导致的最常见的两种疾病表现是，累及肠黏膜的阿米巴性结肠炎与侵及肝脏的阿米巴性肝脓肿。

### 病　因

人类易感的内阿米巴种类有两种，它们形态相似但是基因不同。最常见的是迪斯帕内阿米巴，并不引发症状性疾患。溶组织阿米巴是致病性的，可引发一系列疾病并具有侵袭性。经显微手术发现，一些曾经报道为无症状的溶组织阿米巴携带者，可能是迪斯帕内阿米巴。其他五种非致病性的寄生于胃肠道的内阿米巴为：结肠内阿米巴（*E. coli*），哈门内阿米巴（*E. hartmanni*），齿龈内阿米巴（*E. gingivalis*），莫西科夫斯基内阿米巴（*E. moshkovskii*）和波来基内阿米巴（*E. polecki*）。

感染是通过摄入直径 10~18mm 的四核寄生虫包囊所致。包囊能够耐受恶劣的生存环境包括净化水质过程中通用的氯化浓度，但是加热到 55℃时就会死亡。包囊被吞食后，能够抵抗胃酸和消化酶的作用，最终在小肠转变为滋养体。这些大的、有活力的运动型个体定植于大肠腔内，进而侵袭肠黏膜。滋养体无传染性，因为他们在体外很快退化，被吞咽后亦无法在低 pH 的胃内存活。

### 流行病学

溶组织阿米巴感染的患病率很大程度上取决于地域和社会经济水平。由于大部分的流行病学研究没有严格区分溶组织阿米巴和迪斯帕内阿米巴，因而无法估计溶组织阿米巴感染的真实患病率。据估计，溶组织阿米巴感染每年可导致 5000 万的有症状患者，其中死亡人数达 4 万 ~11 万。阿米巴病是世界范围内的第三大致死性寄生虫病。多项前瞻性研究表明，4%~10% 的溶组织阿米巴感染患者发展为阿米巴性结肠炎，其中 <1% 的感染者出现播散性疾病，包括阿米巴肝脓肿。这些数字因地区而异；例如，在南非和越南，溶组织阿米巴所致的侵袭性疾病患者大多由肝脓肿患者构成，二者不成比例。阿米巴性肝脓肿在儿童中罕见，无性别差异；成人则好发于男性。

阿米巴病流行于非洲、拉丁美洲、东南亚和印度。在美国，阿米巴病最常见于来自于发展中国家的移民和旅客。精神卫生机构和男性同性恋者感染侵袭性阿米巴病的风险增加。阿米巴包囊污染的食物或饮料和直接粪口接触是最常见的感染途径。未经处理的水和粪便（粪便作为肥料）是感染的重要来源。处理食物时掉落的阿米巴包囊也在疾病的传播中发挥一定作用。直接接触感染的粪便也能够导致人与人之间的直接传播。

## 发病机制

滋养体具有组织侵入和破坏的能力。它们通过一种半乳糖和N-乙酰-D-半乳糖胺（Gal/GalNac）特异性凝集素黏附于结肠上皮细胞。此凝集素也被认为能够抵御补体介导的溶解作用。在结肠黏膜，阿米巴通过释放蛋白酶穿透上皮层。宿主细胞因细胞溶解和凋亡而损伤。溶解作用是由阿米巴原虫释放的滋养体（成孔蛋白）、磷脂和溶血素介导的。阿米巴穿孔素也可能与发生在阿米巴性肝病和结肠炎小鼠身上的细胞凋亡有部分相关性。侵入性阿米巴病早期产生明显的炎症反应，部分是因为寄生虫介导的核因子-κB（NF-κB）的激活。一旦溶组织阿米巴滋养体侵入到肠黏膜，就会进行增殖并经过肠上皮细胞下层横向扩散，产生特征性烧瓶样溃疡。在肝脏亦会发生同样的细胞溶解性损伤。虽然无白细胞浸润，这些损伤通称为“脓肿”。临床上熟知的溃疡和阿米巴肝脓肿都表明局部少见炎症反应。

抗感染免疫和黏膜分泌型IgA对抗Gal/GalNac外源性凝集素相关。在最初的宿主防御中，中性粒细胞看起来关系重大。但溶组织阿米巴导致上皮细胞损伤后释放中性粒细胞趋化因子，此外，它们本身亦能够杀死中性粒细胞，从而释放各种介质进一步损伤上皮细胞。对于组织损伤的严重程度与体液免疫和细胞免疫介导的局部宿主炎症反应的缺乏之间的不一致性，可能反映了寄生虫介导的细胞凋亡和滋养体对上皮细胞、中性粒细胞、单核细胞和巨噬细胞的杀伤能力。

对溶组织阿米巴基因组的测序引发了对溶组织阿米巴疾病发病机制的更深入研究。从功能上来讲，基因组呈四倍体，还有从细菌水平基因转移的证据。已证实，阿米巴穿孔素-A（AP-A）基因，以及其他重要基因可通过专门合成的具有特定基因序列的质粒或短发夹RNA实现表观遗传沉默。采用蛋白质组学和微阵列分析的转录谱同样确定了数个待确定的毒力因子。可能与发病机制有关的几种蛋白酶亦已确立，包括一个新的溶组织阿米巴菱形蛋白酶1（EhROM1），该蛋白酶可能参与免疫逃避。

## 临床表现

阿米巴病的临床表现多样，涵盖无症状的囊肿、阿米巴性结肠炎、阿米巴痢疾、阿米巴肿和肠外阿米巴病。90%的溶组织阿米巴感染者是无症状的，但具有近战位为侵袭性的潜在可能性，故需要治疗。重症病例多见于儿童、孕妇、营养不良和服用糖皮质激素的个体。肠外阿米巴病通常累及肝脏，但不常见的肠外表现还包括阿米巴脑脓肿、胸膜疾病、溃疡性皮肤病变和泌尿生殖系统损伤。

### 阿米巴性结肠炎

阿米巴性结肠炎可能在感染后2周发生或延迟数月。通常起病缓慢，伴随腹部绞痛和大便次数增多（每天6~8次）。腹泻频繁，伴有里急后重。几乎所有的大便都呈潜血阳性，但大多无肉眼血便。通常缺乏典型的全身症状和体征，只有1/3的患者有发热的病史。阿米巴性结肠炎可见于所有年龄组，但在1~5岁儿童中发病率非常高。婴幼儿重症患者常进展迅速，易并发肠外表现，病死率高，特别是在热带国家。阿米巴痢疾还可导致脱水和电解质紊乱。

### 阿米巴性肝脓肿

阿米巴性肝脓肿是播散性感染的严重表现，儿童中罕见。虽然肝脏弥漫性肿大与肠阿米巴病相关，但肝脓肿仅发生在不足1%的感染患者，并且患者可能没有明确的肠道病史。阿米巴肝脓肿可能发生于暴露后数月到数年，所以采集到仔细的旅行史很关键。在儿童中，发热是阿米巴肝脓肿的标志，经常伴随腹痛、腹胀、肝大和压痛。右肺底的改变，如膈肌抬高、肺不张或积液也可能发生。

## HIV共感染

虽然一些研究表明，东亚的HIV阳性男性阿米巴定植率高于阴性者，但世界上的其他地区并没有发现类似关联。而细胞免疫功能障碍可能与HIV感染有关，反过来影响体液免疫，本群体的阿米巴病患病率增高是由于较高的肠道定植率，而非免疫缺陷。

## 实验室检查

无并发症的阿米巴性结肠炎患者的实验室检查往往无特异性，有时可能会发现轻度贫血。阿米巴肝脓肿患者的实验室结果可表现为轻微的白细胞增多、中度贫血、红细胞沉降率升高、肝酶（特别是碱性磷酸酶）水平升高。超过一半的阿米巴肝脓肿患者粪便检查是阴性的。超声、CT或MRI可以定位和描述脓腔的大小（图273-1）。肝右叶单个脓肿最常见，可见于半数病例。高分辨率超声和CT的研究表明，肝左叶脓肿和多发性脓肿均较以前增多。

## 诊断和鉴别诊断

根据并发的症状和大便中的溶组织阿米巴抗原检测可做出溶组织阿米巴性结肠炎的诊断。该方法的灵敏度和特异性均大于95%，结合阳性的血清学试验可作为发达国家是最准确的诊断手段。溶组织阿

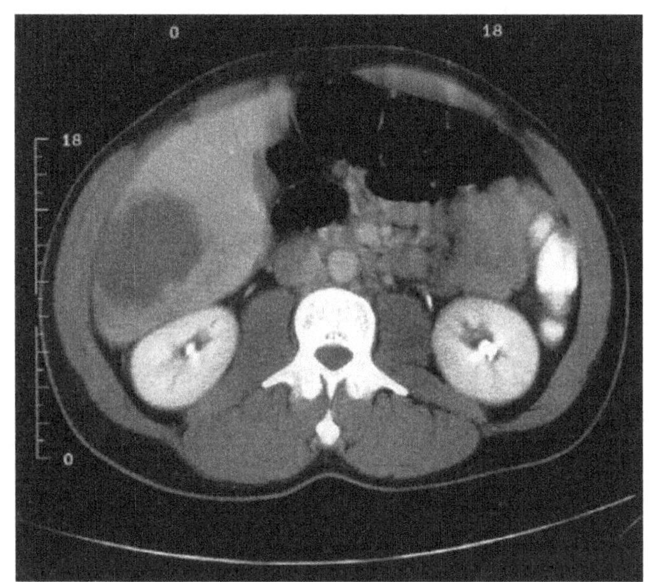

图 273-1 阿米巴性肝脓肿患者的腹部 CT 断层扫描

摘自 Miller Q, Kenney JM, Cotlar AM. Amebic abscess of the liver presenting as acute cholecystitis. Curr Surg, 2000, 57:476-479: 477

米巴Ⅱ粪便抗原检测试验（弗吉尼亚布莱克斯堡理工大学）是能够区分溶组织阿米巴和迪斯帕内阿米巴感染。粪便显微镜检查的灵敏度为 60%。由于包囊排泄呈间歇性，所以 3 份大便检验可将灵敏度提高到 85%~95%。然而，显微镜不能分辨溶组织阿米巴和迪斯帕内阿米巴，除非发现吞噬红细胞（溶组织内阿米巴的特异表现）。在高度流行区，如果滋养体无红细胞吞噬现象，表明可能是其他原因，如志贺氏菌导致的结肠炎，同时混合迪斯帕内阿米巴感染。对疑似地区粪检阴性而临床高度怀疑的患者可行结肠镜和活组织检查。

各种血清抗阿米巴抗体检测都是可行的。70%~80% 的侵袭性患者（结肠炎或肝脓肿）和大于 90% 的有症状达 7d 后的患者，血清学结果都是阳性的。红细胞凝集反应是最敏感的血清学试验，甚至在侵袭性感染后数年仍能获得阳性结果。因此，在高流行地区，许多未感染的成人和儿童，聚合酶链反应（PCR）检测其粪便中的抗溶组织阿米巴抗体能区分溶组织阿米巴感染和迪斯帕内阿米巴感染，但是灵敏度（72%）低于粪便抗原检测。发展中国家在临床上已经开展快速抗原和抗体检测，并且正在进行临床试验。此外，适合野外使用的环介导等温扩增技术（LAMP）正在研发中。

对阿米巴性结肠炎的鉴别诊断包括细菌性结肠炎（志贺氏菌、沙门氏菌、致病性大肠杆菌、空肠弯曲菌、耶尔森氏菌、难辨梭状芽孢杆菌），分枝杆菌（结核和非典型分枝杆菌），病毒（巨细胞病毒）病原体，以及非感染性疾病如炎症性肠病（IBD）。阿米巴肝脓肿需要与细菌感染所致的化脓性肝脓肿、肝癌和肝包虫囊肿相鉴别。然而，包虫囊肿很少伴有发热等全身症状，除非囊肿破裂或漏出。

## 并发症

阿米巴性结肠炎的并发症包括急性坏死性结肠炎，阿米巴肿、中毒性巨结肠、肠外扩张或局部穿孔和腹膜炎。比较少见是一种慢性进展的阿米巴性结肠炎，通常在几年后复发。阿米巴肿是结肠壁增生性炎症形成的结节性病灶。对 IBD 开始激素治疗之前必须排除慢性阿米巴病，因为在阿米巴性结肠炎活动期应用糖皮质激素治疗会导致死亡率增高。

阿米巴肝脓肿可破入腹膜、胸膜腔、皮肤和心包。肝外阿米巴脓肿，包括肺脓肿和脑脓肿，已有相关报告。

## 治　疗

侵袭性阿米巴病通过类硝基咪唑类药物如甲硝唑、替硝唑和管腔杀阿米巴药来治疗（表 273-1）。替硝唑与甲硝唑疗效相似，但疗程短，剂量简单，副作用更少。这些副作用包括恶心、腹部不适和金属的味道，停止用药后均可消失。硝基咪唑类药物治疗的同时需序贯使用一种肠腔制剂，例如巴龙霉素（首选）或喹碘方。二氯尼特也可用于 > 2 岁儿童患者，但美国无药。巴龙霉素不应同时与甲硝唑或替硝唑合用，因为该药一种常见的副作用就是腹泻，可能会混淆临床表现。无症状的溶组织阿米巴肠道感染应该首选巴龙霉素，或者是喹碘方或二氯尼特作为替代。对暴发性的阿米巴性结肠炎，一些专家建议加用去氢依米丁 [1mg/（kg·d），皮下或肌内注射，不能静脉注射]，只能通过疾病控制和预防中心获取，用药时需住院监护，如果发生心动过速、T 波减低、心律失常或蛋白尿则停止应用。

暴发性结肠炎时可能需要应用广谱抗生素，以全面覆盖可能进入腹膜或转运到血液中的肠道细菌。肠穿孔、中毒性巨结肠均有手术指征。范围较大的阿米巴肝脓肿或左叶脓肿，如果脓肿即将破裂或患者服用杀阿米巴药物 4~6d 后临床反应不佳，则需要在影像引导下穿刺。一个 Cochrane 荟萃分析通过比较单用甲硝唑治疗及甲硝唑加上阿司匹林治疗这两种方法，发现对于无并发症的阿米巴肝脓肿，没有足够的证据来支持或反对这两种做法。氯喹，够集中作用于肝脏，也可以作为对阿米巴肝脓肿治疗的硝基咪唑类药物的有益补充。整个疗程中应每 2 周重复一次粪便检查，

表 273-1 阿米巴病的药物治疗

| 药物名称 | 成人剂量（口服） | 儿童剂量（口服）* |
|---|---|---|
| 侵袭性疾病 | | |
| 甲硝唑 | 结肠炎或肝脓肿：每次 750 mg，每天 3 次，疗程 7~10d | 结肠炎或肝脓肿：35~50mg/（kg·d），分 3 次，疗程 7~10d |
| 或者 | | |
| 替硝唑 | 结肠炎：每次 2g，每天 1 次，疗程 3d | 结肠炎：50mg/(kg·d)，每天 1 次，疗程 3 d |
| | 肝脓肿：每次 2g，每天 1 次，疗程 3~5d | 肝脓肿：50mg/(kg·d)，每天 1 次，疗程 3~5d |
| 后续药物 | | |
| 巴龙霉素（首选） | 每次 500mg，每天 3 次，疗程 7d | 25~35mg/（kg·d），分 3 次，疗程 7d |
| 或者 | | |
| 二氯尼特†或者 | 每次 500mg，每天 3 次，疗程 10d | 20mg/(kg·d)，分 3 次，疗程 7d |
| 双碘喹啉 | 每次 650mg，每天 3 次，疗程 20d | 30~40 mg/（kg·d），分 3 次，疗程 20d |
| 无症状的肠道定植 | | |
| 巴龙霉素（首选） | 同侵袭性疾病 | 同侵袭性疾病 |
| 或者 | | |
| 二氯尼特† | | |
| 或者 | | |
| 双碘喹啉 | | |

* 所有儿童剂量上限均不能超过成人用量

† 美国市场无该药

直到确认治愈。

## 预　后

大多数感染最终发展为一个无症状携带者或被完全根除。肠道外感染病死率约 5%。

## ■ 预　防

阿米巴病的防控可以通过使用适宜的卫生设备和避免粪口传播来实现。定期检查食品操作人员和腹泻的深入调查有助于确定感染源。阿米巴病目前无预防性药物或疫苗。动物实验中已经证明，Gal/GalNAc 外源性凝集素和胞嘧啶脱氧核苷酸的免疫联合，对于阿米巴滋养体的感染具有一定的保护作用。

## 参考书目

参考书目请参见光盘。

（王伟　译，于永慧　审）

# 第 274 章 贾第鞭毛虫病和小袋纤毛虫病

## 274.1 蓝氏贾第鞭毛虫

*Chandy C. John*

蓝氏贾第鞭毛虫是一种能感染十二指肠和小肠的有鞭毛的原生动物。感染导致的临床表现可为无症状的定植、急性或慢性腹泻和营养吸收不良。儿童患者比成人更常见。贾第虫是卫生水平较差的地区特有的。发达国家的某些地区发病率也较高，如城市托儿所，发展落后的住宅区，该病通过水和食物传播暴发。对于那些营养不良、某些免疫缺陷病和囊性纤维化的人来说，贾第虫是一个重要的病原体。

### ■ 病原学

贾第虫（也被称为肠贾第虫或十二指肠贾第虫）的生活史包括 2 个阶段：滋养体和包囊。人类摄食 10~100 个包囊（直径 8~10mm）后即可发生感染。在十二指肠内，每个包囊产生 2 个滋养体。经过脱囊，滋养体定植于十二指肠和空肠近端的管腔，在那里他们附着于肠上皮细胞刷状缘，以二分裂方式繁殖。滋养体呈泪滴形，长 10~20mm，宽 5~15mm。贾第虫滋养体前端包含两个椭圆形的细胞核，腹部有一个大的吸盘，中体向后弯曲的和 4 对鞭毛。随着滋养体排出肠道，逐渐成囊化形成椭圆形的四核包囊。包囊随感染者的粪便排出并可能在水中存活长达两个月。它们的生存能力往往不受用于净化饮用水的常见的氯浓度的影响。

感染人类的贾第虫株具有不同的生物多样性，如抗原性、限制性内切酶图谱、DNA 指纹图谱、同工酶谱和脉冲凝胶电泳的不同。研究表明，不同的贾第虫基因型可能会导致独特的临床表现，但这些表现随地域不同而有所变化。

### ■ 流行病学

贾第虫呈世界性分布，经美国公共卫生实验室鉴定，是世界是最常见的肠道寄生虫。据估计，美国每年发生贾第虫病例高达 20 000 000。贾第虫感染通常是散发的，但是与饮用水相关的暴发性疾病中该病原体很常见。贾第虫特定年龄组的患病率在儿童偏高，青春期后开始下降。在美国，蓝氏贾第虫的无症状的带菌率在幼儿中心小于 36 月龄的儿童中高达

20%~30%。无症状携带状态可能会持续几个月。

贾第虫的传播在某些高危人群中很常见，包括托儿所的孩子和雇员、污染水源的使用者、世界上某些地区的旅行者、男同性恋者和暴露于某些动物的人。贾第虫主要的储存库和传播途径是被贾第虫包囊污染的水源，但食源性传播时有发生。特定年龄组病例报道的发病高峰期恰逢夏季水上休闲娱乐时间，可能与儿童广泛使用公共游泳场所有关。低感染数量和长时间的包囊释放也同时存在。此外，贾第虫包囊能够部分抵抗氯化作用和紫外线照射。煮沸能够将其有效灭活。

人—人传播也会发生，特别是在卫生标准较差的地区、频繁的粪—口接触和拥挤的环境中。个体易感性、如厕教育的缺乏、人口拥挤和环境中的粪便污染，这些因素导致托儿所中易发生肠道病原体感染，包括贾第虫。托儿所在城市贾第虫病的传播中扮演着重要角色，再次感染率与在家中一样，可达 17%~30%。托儿所的幼儿可能传播包囊数月。野外露营的人，尤其是在美国西部，饮用未经处理的溪水或河水，还有发展落后的居民区其感染的风险均增加。

体液免疫缺陷者，包括常见变异性低丙种球蛋白血症和 X- 连锁的低丙种球蛋白血症，更易发生慢性症状性贾第虫感染，表明体液免疫在控制贾第虫病中的重要性。选择性免疫球蛋白 A（IgA）缺乏也与贾第虫感染有关。尽管很多艾滋病患者合并轻症的贾第虫感染，但一些报告表明，他们中的一部分人仍可能发生严重的难治性贾第虫感染。囊性纤维化患者的贾第虫感染的发病率较高，这可能是由于局部黏液量增加，可以保护其在十二指肠内对抗宿主因素。母乳含有糖复合物和分泌型 IgA 抗体可能对婴儿提供保护。

## 临床表现

贾第虫感染的潜伏期通常为 1~2 周，有时候时间更长。该病临床表现广泛多样，取决于蓝氏贾第虫与宿主之间的相互作用。暴露于贾第虫的儿童可能仅表现为无症状的排虫状态、急性感染性腹泻，或慢性腹泻，及其他持续性消化道症状和体征，如发育落后、腹痛或绞痛。一项研究证实，美国门诊因非痢疾性腹泻就诊的儿童中 15% 由贾第虫引起。大多数童和成人感染后是无症状的。通常没有肠外扩散，但滋养体偶尔可能迁移到胆管或胰管。

儿童比成人更易发生症状性感染。大多数有症状的患者通常有一个短时限的急性腹泻期伴或不伴轻度发热，恶心或食欲缺乏；少数患者有间歇性的或长时间的如下症状，包括腹泻、腹膨隆、腹部绞痛、腹胀、身体不适、肠胃胀气、恶心、食欲缺乏和体重减轻（表 274-1）。起初可能排大量的水样便，逐渐变得油腻伴恶臭，甚至可浮于水上。大便不含血、黏液或白细胞。可能会出现不同程度的吸收不良。异常的大便模式可能随着周期性便秘和正常排便而交替变化。糖、脂肪和脂溶性维生素的吸收不良已获证实，体重下降可能与之相关。贾第虫与国际上被领养儿童的铁缺乏相关。贾第虫病还与生长发育迟缓和流行地区反复感染的儿童认知功能下降有关。

## 诊　断

如果一个儿童表现出如下症状，如急性非痢疾性腹泻、持续性腹泻、间歇性腹泻和便秘、消化不良、慢性痉挛性腹痛、腹胀、发育落后或体重下降，应该考虑到贾第虫病。尤其是看护中心的、接触过病患的、近期流行区旅行史的和体液免疫缺陷的儿童，更应该认真鉴别。对于从贾第虫流行地区收养的国际儿童贾第虫检测要标准化，已确诊者需行铁缺乏症的筛查。

目前多数情况下，可选择粪便酶免疫测定（enzyme immunoassay，EIA）或直接荧光抗体试验检测贾第虫抗原来诊断贾第虫病。同镜检相比，EIA 较少受检测者影响并且敏感性更高。有研究表明，单份的粪便 EIA 检测对于贾第虫已经足够敏感，但另一些专家建议双份样品检测可使敏感度大增。传统意义上，镜检发现粪便中的滋养体或包囊即可确诊贾第虫病，但 3 份粪便标本需使灵敏度 >90%。粪便镜检同样可以对除外贾第虫的其他肠道寄生虫感染进行鉴别诊断。在镜检或 EIA 之前，实验室可以通过集中提交样本来减少试剂和人工成本。环境监测中已经开始应用特异性

**表 274-1　贾第虫病的临床症状和体征**

| 症状 | 发生率（%） |
|---|---|
| 腹泻 | 64~100 |
| 不适，虚弱 | 72~97 |
| 腹胀 | 42~97 |
| 肠胃胀气 | 35~97 |
| 腹部绞痛 | 44~81 |
| 恶心 | 14~79 |
| 大便恶臭，脂肪便 | 15~79 |
| 食欲缺乏 | 41~73 |
| 体重下降 | 53~73 |
| 呕吐 | 14~35 |
| 发热 | 0~28 |
| 便秘 | 0~27 |

贾第虫聚合酶链反应（PCR）和基因探针检测系统，但目前仍然只是作为研究工具。多种寄生虫病原体的多重 PCR 检测在将来可望实现。

慢性临床表现疑似贾第虫病但粪便标本阴性者，应考虑行十二指肠或空肠上端穿刺活检。在新鲜标本中滋养体通常可以通过直接涂片发现。另一种直接获取十二指肠液的方法是通过市售的肠试验（Entero-Test，hedeco 公司，山景，CA），但此法敏感性不如穿刺活检。活检不但可用于贾第虫和其他肠道病原体的直接接触识别，还可进行组织切片，观察组织学变化。患者若具有特征性的临床症状，阴性的粪便和十二指肠液检测结果，或具有以下 1 项表现或更多：影像学表现异常（如小肠内水肿和皱褶）；异常乳糖耐量试验结果；分泌型 IgA 缺乏；低丙种球蛋白血症或胃酸缺乏，应考虑进行小肠活检。十二指肠活检结果符合慢性炎症，包括固有层的嗜酸性粒细胞浸润。

小肠的影像学对比研究有时是非特异性的，如黏膜皱襞不规则增厚。血细胞计数通常是正常的。贾第虫病无组织侵袭性，与外周血嗜酸性粒细胞增多无关。

## ■ 治　疗

明确贾第虫感染的急性腹泻患儿应接受治疗。此外，孩子们表现出生长迟缓或吸收不良或胃肠道症状如慢性腹泻的亦应治疗。

无症状排虫者一般不需处理，除了以下特殊情况，如控制暴发疫情，避免家庭内幼儿和孕妇之间的传播，低丙种球蛋白血症或囊性纤维化患者，还有某些时候需要口服抗生素治疗，但贾第虫可能会导致药物吸收不良。

美国食品药品监督管理局（FDA）已经批准替硝唑和硝唑尼特作为贾第虫的治疗药物。他们同样用于治疗其他国家的数千例贾第虫病患者，并表现出良好的安全性和有效性（表 274-2）。替硝唑的优势在于单剂量治疗和很高的有效率（>90%），而硝唑尼特有混悬液制剂这一优势，且高效（治愈率 80%~90%），副作用很少。甲硝唑从来没有被 FDA 批准用于治疗贾第虫，但也非常有效（治愈率 80%~90%），其通用剂型同替硝唑或硝唑尼特相比相当便宜。甲硝唑治疗的不良反应比较常见，而且它需要每天给药 3 次，1 个疗程 5~7d。替硝唑和甲硝唑均不以悬浮液的形式出售，其混悬液制剂必须由药房合成。

贾第虫病治疗的二线选择药物包括呋喃唑酮、阿苯达唑、巴龙霉素和奎纳克林（表 274-2）。呋喃唑酮、阿苯达唑和巴龙霉素的有效性比替硝唑、硝唑尼特和甲硝唑三者差。呋喃唑酮可用于儿童，因为它有液体剂型。阿苯达唑不良反应少，对多种蠕虫有效，已确诊或怀疑多种肠道寄生虫感染时可选择。由于其他药物潜在的致畸作用，巴龙霉素作为不经肠道吸收的氨基糖苷类药物，被推荐用于孕妇贾第虫病的治疗。奎纳克林廉价有效，但无市售，必须从配药房获得（表 274-2）。硝唑尼特、长程的替硝唑疗法、为期 3 周的甲硝唑或奎纳克林疗法均已成功治愈难治性贾第虫病。

## ■ 预　后

尽管经过合理治疗，一些不存在免疫缺陷如免疫球蛋白异常的患者会出现再燃。研究表明不同种类的贾第虫菌株的抗生素敏感性已发生变化。某些病例还发现抗药菌株。如果患者一直遵嘱服药，感染亦没有复发，但坚持单一药物治疗无效时，可采取联合治疗，可能有效。

## ■ 预　防

感染者和有感染风险者人员与粪便接触后应严格洗手。这一点对于看护使用尿不湿的婴儿的人是特别

**表 274-2　贾第虫病的药物治疗**

| 药物名称 | 成人剂量（口服） | 儿童剂量（口服）* |
|---|---|---|
| **推荐药物** | | |
| 甲硝唑 | 总量 2g，1 次顿服 | >3 岁：50 mg/kg，1 次顿服 |
| 硝唑尼特 | 每次 500 mg，每天 2 次，疗程 3d | 1~3 岁：每次 100 mg（5mL），每天 2 次，疗程 3d |
| | | 4~11 岁：200 mg（10 mL），每天 2 次，连用 3d |
| | | >12 岁：每次 500mg，每天 2 次，疗程 3d |
| 甲硝唑 | 每次 250 mg，每天 3 次，疗程 5~7d | 15 mg/（kg·d），分 3 次，疗程 5~7d |
| **替代药物** | | |
| 阿苯达唑 | 每次 400 mg，每天 1 次，疗程 5d | >6 岁：每次 400 mg，每天 1 次，疗程 5d |
| 呋喃唑酮 | 每次 100 mg，每天 4 次，疗程 10d | 6 mg/（kg·d），分 4 次，疗程 10d |
| 巴龙霉素 | 25~35mg/（kg·d），分 3 次，疗程 5~10d | 不推荐 |
| 奎那克林† | 每次 100mg，每天 3 次，疗程 5~7d | 6 mg/（kg·d），分 3 次，疗程 5d |

* 所有儿童剂量上限均不能超过成人水平。

† 该药市场上无售，但是可以从以下机构获得：Medical Center Pharmacy in New Haven, CT（203-785-6818）或 Panorama Compounding Pharmacy in Van Nuys, CA（800-247-9767）

重要的，因为托儿所经常会发生腹泻，并且贾第虫携带的发生率很高。净化公共用水的方法应完整的包括氯化、沉淀和过滤。氯化灭活的贾第虫包囊需要多种可变因素的协调，如氯的浓度，水的 pH、混浊度、温度和接触时间。这些变量不能在所有城市都得到适当控制，尤其是游泳池中。所有腹泻的人，特别是使用尿不湿的儿童，应避免游泳。个人也应避免吞咽娱乐场所的水，饮用未经处理的水，比如浅井水、湖水、泉水、池塘、溪水和河水。

流行地区的旅客宜避免食用未煮过的食物，他们可能在被污染的水源中生长、清洗或制作。饮用水可通过一个小于 1mm 孔径的过滤器达到净化，或该滤器已通过美国国家卫生基金会认证可清除包囊，或保证水沸腾至少 min。通过氯或碘净化水源的效果较差，但可以用来作为煮沸或者过滤的一种替代方法。

## 参考书目

参考书目请参见光盘。

## 274.2　小袋纤毛虫病

*Chandy C. John*

结肠小袋纤毛虫是寄生于人类的最大的纤毛虫类原虫。滋养体和包囊都能在粪便中找到。该病在美国少见，报道通常来自于那些人与猪有密切联系的地方，其中猪是结肠小袋纤毛虫的天然宿主。由于该纤毛虫主要感染大肠，故其临床表现与大肠受累类疾病一致，类似于阿米巴病和鞭虫病，包括恶心、呕吐、小腹疼痛、里急后重和血便。慢性感染的症状包括痉挛性腹痛，大便水样，伴有黏液，有时为血便，还有类似溶组织内阿米巴所致的结肠溃疡。肠外症状罕见，仅见于那些免疫受损的患者。大部分感染是无症状的。

大便直接生理盐水涂片发现滋养体（长 50~100mm）或球形或椭圆形包囊（直径 50~70mm）即可确诊。滋养体数目通常比包囊多。推荐的治疗方案是甲硝唑 [45mg/（kg·d），分 3 次口服，单次最大剂量 750mg]，疗程 5d，或四环素 [40mg/（kg·d），分 4 次口服，最大剂量为 500mg/d]，疗程 10d，适用于 8 岁以上患者。另一种替代选择是双碘喹啉 [40mg/（kg·d），分 3 次口服，最大剂量为 650mg/d]，疗程 20d。严防猪粪污染环境是最重要的防控手段。

## 参考书目

参考书目请参见光盘。

（王伟　译，于永慧　审）

# 第 275 章
# 隐孢子虫、等孢球虫、环孢子虫、微孢子虫

*Patricia M. Flynn*

隐孢子虫、等孢球虫和环孢子虫这类肠道原虫均可形成孢子，对于宿主来说，无论是免疫功能正常或低下，它们都是重要的肠道致病菌。

隐孢子虫、等孢球虫和环孢子虫都是球虫类寄生虫，主要感染消化道上皮细胞。微孢子虫以前被认为是成孢子类原虫，最近被重新分类为真菌。微孢子虫是普遍存在的细胞内寄生虫，能够感染除了胃肠道以外的多个其他系统，导致一系列疾病。

## ■ 隐孢子虫

全球范围内，隐孢子虫在儿童寄生虫性腹泻中占据首位，也是托儿所中该病暴发的一个常见原因；对于免疫功能低下的患者也是一个重要的病原体。

### 病　因

人类的隐孢子虫病多数都是由人隐孢子虫和微小隐孢子虫所致。发病起始于摄入感染性卵囊，卵囊释放 4 个子孢子，子孢子主要侵袭小肠上皮细胞。感染的发展有两个阶段：一是无性生殖阶段，可在上皮细胞的管腔面进行自体重复感染；二是有性生殖阶段，生成卵囊。卵囊随粪便排出体外，即可传染他人或再次感染同一宿主。

### 流行病学

隐孢子虫病所致腹泻呈全球性分布，在发展中国家更为普遍，多见于 2 岁以下儿童。隐孢子虫病已成为发展中国家长期腹泻的潜在致病因素，同时也是营养不良的高发病率和死亡率的重要原因，包括对生长发育的永久性影响。

隐孢子虫的传播与人密切接触受感染的动物有关，还可通过人与人或接触环境中的污染水源传播。尽管隐孢子虫病是人畜共患疾病，尤其是牛，人—人传播可能是医院和托儿所该病暴发的主因，有报道称可高达 67%。为防止该病暴发，建议托儿所中严格洗手，使用防护性衣物或尿布防止腹泻物扩散，换尿布区和食品加工区分开，责任到位。

美国和英国均发生过因社区供水和休闲娱乐场所水域污染所致的感染暴发。未经处理的污水和乳品厂

的排泄水亦可造成流经区域的上述水源污染。据估计，隐孢子虫卵囊存在于美国65%~97%的水域表面。卵囊直径只有4~6μm，能够抵抗氯化消毒，在宿主体外可长时间生存从而经公共供水系统引发问题。

## 临床表现

隐孢子虫感染潜伏期2~14d。表现为大量水样便，一般无脓血，伴有弥漫性腹部绞痛、恶心、呕吐和食欲缺乏。超过80%的儿童隐孢子虫病患者发生呕吐，但成人相对少见。非特异性症状，如肌肉疼痛、乏力、头痛也可能发生。30%~50%患者出现发热。严重病例可出现吸收不良、乳糖不耐受、脱水、消瘦和营养不良。最近发现，临床表现和疾病的严重程度与感染种类和宿主的HLA Ⅰ类和Ⅱ类等位基因相关。

免疫功能正常者病程通常是自限性的，腹泻可能持续数周，症状缓解后在较长时间内仍会持续排出卵囊。合并免疫缺陷者，如先天性低丙种球蛋白血症或HIV感染，常表现为慢性腹泻。腹泻症状和卵囊脱落可以持续存在，可能会导致严重的营养不良、消瘦、食欲缺乏，甚至死亡。

免疫受损宿主隐孢子虫感染常与胆道疾病有关，特点是发热、右上腹疼痛、恶心、呕吐、腹泻。它也与胰腺炎有关。呼吸道感染非常罕见，伴随症状包括咳嗽、气短、喘息、哮吼、声音嘶哑等。

## 诊 断

感染可通过改良抗酸染色法镜检和聚合酶链反应（PCR）来确诊，但酶联免疫测定是诊断的首选方法。粪便中卵囊经染色后显示为小的球状体（2~6μm）。由于隐孢子虫不侵入黏膜上皮细胞下层，故粪便标本不存在白细胞。卵囊脱落可以是间歇性的，应多次采集粪便镜检（免疫功能正常者至少3次）。急性感染期血清学诊断无效。

组织切片可以发现隐孢子虫沿着消化道上皮细胞微绒毛区分布。最密集的部位是空肠。组织学切片结果显示绒毛萎缩和钝化，上皮细胞扁平化和固有层炎症。

## 治 疗

隐孢子虫病引起的腹泻经常是自限性的。免疫功能正常的患者不需要特异性抗菌治疗。治疗重点是对症支持，包括口服或静脉补液（严重脱水时）。硝唑尼特已被批准用于治疗隐孢子虫引起的腹泻（1~3岁儿童，每次100mg，每天2次；4~11岁儿童，每次200mg，每天2次；大于12岁儿童，每次500mg，每天2次；均口服3d）。对于HIV感染或免疫功能低下的患者，临床研究没有证明硝唑尼特的疗效优于安慰剂。在成人艾滋病患者，用巴龙霉素（口服，每次1g，每天2次）和阿奇霉素（口服，每天600mg）联合治疗4周后，再序贯巴龙霉素单药治疗8周，这一方案已取得有限的成功。通过口服人血清免疫球蛋白或者牛初乳的成功病例亦有散在报道。

## ■ 等孢球虫

同隐孢子虫一样，贝氏等孢球虫可诱发公共机构腹泻暴发和旅行者腹泻，并且也与被污染的水源和食物相关联。等孢球虫更常见于热带和亚热带地区和发展中国家，包括南美洲、非洲和东南亚。等孢球虫尚未证实与动物接触有关。在美国，艾滋病患者的腹泻罕见由该虫感染导致，但在海地却可达15%。

等孢球虫类的生活史和发病机制同隐孢子虫相似，但是随粪便排出的卵囊无即时传染性，必须在低于37℃环境中进一步成熟化。胃肠道上皮细胞组织学表现为绒毛萎缩、急慢性炎症和隐窝增生。

发热可能比较常见，但与隐孢子虫病相比，其临床表现并无特异性。同时相交于其他肠道原虫感染，可能存在嗜酸性粒细胞增多。改良抗酸染色法在粪便中发现卵囊即可诊断，卵囊长22~33μm，宽10~19μm。每个卵囊含有2个孢子体，各包含4个孢子。未检测到粪便白细胞。

等孢球虫病口服复方磺胺甲噁唑（TMP-SMZ）治疗（口服，TMP 5mg/kg和SMZ 25mg/kg；TMP最大量160mg，SMZ最大量800mg，每天4次，连服10d，然后每天2次，连服3周），疗效迅速。艾滋病患者病情经常反复，往往需要维持治疗。对于不能耐受磺胺类药物的患者，环丙沙星、硝唑尼特、单用乙胺嘧啶或与亚叶酸同服亦有效。

## ■ 环孢子虫

环孢子虫是一种与隐孢子虫相似但略大的球虫类寄生虫。免疫功能受损和正常的人群都可感染，尤见于年龄小于18个月的婴幼儿。环孢子虫感染的发病机制和病理结果与等孢球虫病相似。可有无症状携带者，但旅行者几乎都有腹泻症状。环孢子虫感染的暴发与被污染的食物和水有关。相关的食物包括覆盆子、生菜、荷兰豆、罗勒和其他新鲜食物。粪便排泄后，卵囊必须孢子化才具有传染性。所以不存在人-人传播这一途径。

环孢子虫感染的临床表现与隐孢子虫病和等孢子球虫病相似，潜伏期大约7d。轻度环孢子虫病的特点是平均每天排便6次，平均持续时间为10d（3~25d）。相比其他肠道原虫感染，免疫功能正常患者的腹泻特点是持续时间较长。相关的症状通常包括疲劳，腹胀或排气，腹部痉挛或疼痛，恶心、肌肉、关节或身体疼痛，发热，寒战，头痛和体重减轻。呕吐也可能发生。大便出血少见。胆道疾病已有报告。肠道病理包括绒毛变平及炎症。

确诊依靠粪便中查见卵囊。卵囊呈皱褶的球状，直径 8~10μm，类似大的隐孢子虫。每个卵囊含 2 个孢子体，每个包含 2 个子孢子。通过改良抗酸染色法、金胺 – 酚染色法或者改良三色染色法亦可辨别，但染色不如隐孢子虫牢固。还可通过酚藏花红染色法及紫外线荧光显微镜下亮绿和深蓝的自发荧光进行检测。目前新的分子诊断方法包括实时 PCR 正在研究中。粪便中未发现白细胞。

对于环孢子虫感染的治疗选择是 TMP–SMZ（口服，TMP 5mg/kg 和 SMZ 25mg/kg，每天 2 次，疗程 7d，TMP 最大量 160mg，SMZ 最大量 800mg）。环丙沙星或硝唑尼特对不能耐受磺胺类药物的患者有效。

## 微孢子虫

微孢子虫是分布极为广泛，能感染大部分动物种群，包括人类。微孢子虫门下至少有 14 种微孢子虫类与人类疾病相关，无论宿主免疫功能是否正常。常见的与胃肠道疾病有关的是肠上皮细胞微孢子虫属和脑炎微孢子虫属。

虽然还未完全确定，人类的传染源可能来自于动物。比如隐孢子虫，人们关心的是水源被污染后，能否通过工作和娱乐用水的接触造成水源性传播；也有食源性暴发的可能，蔬菜上发现的微孢子虫即被认为是污染水源灌溉的结果。媒介传播的假设是基于虫属真菌这一菌种的存在，它代表性的感染目标就是蚊子。最后，有报道称动物中存在胎盘传播，人类则无。一旦被感染，细胞内分裂产生新的孢子，孢子扩散到邻近的细胞，再播散到宿主其他组织，或通过粪便进入环境中。尿液和呼吸道上皮细胞中亦能检测到孢子，表明体液也可能被感染。孢子在体外仍可保持传染性达 4 个月。

最初，微孢子虫肠道感染几乎成为艾滋病患者的独有报道，但有越来越多的证据表明，免疫功能正常的人也很常见。微孢子虫引起的腹泻是间歇性的、量多的水样便，无脓血。腹部绞痛和体重减轻可能存在。发热少见。播散性感染可累及各种器官，包括肝脏、心脏、肾脏、膀胱、胆道、肺脏、骨头、骨骼肌、鼻窦均有报道。

因为微孢子虫虫体小（1~2μm），且周围组织无无炎症反应，故经苏木精 – 伊红染色，吉姆萨染色，革兰氏染色，高碘酸希夫染色及抗酸染色后常被忽略。电子显微镜仍然是必需的对照检测方法。多个实验室研究报道，PCR 技术能够成功检测到人类和环境中送检样品的微孢子虫。

对微孢子虫所致肠道感染尚无有效治疗方案。阿苯达唑通常对肠上皮细胞微孢子虫感染有效（口服，成人每次 400mg，每天 2 次，疗程 3 周）。小样本对照研究证实烟曲霉素（口服，成人每次 20mg，每天 3 次，疗程 2 周）亦有效。阿托伐醌和硝唑尼特也被报告能减少症状，但尚无临床对照试验。HIV 感染抗病毒疗法的不断改进也能够改善患者的临床症状。

## 参考书目

参考书目请参见光盘。

（王伟　译，于永慧　审）

# 第 276 章
# 滴虫病（阴道毛滴虫病）

*Edsel Maurice T. Salvana, Robert A. Salata*

滴虫病是由原虫寄生虫、阴道毛滴虫引起的全球性的非病毒性的性传播疾病。它首先引起女性的外阴阴道炎，继而引起盆腔炎症性疾病、妊娠不良结局、慢性前列腺炎，并增加艾滋病传播的风险。

## 流行病学

每年有超过 1 亿 7000 万的阴道毛滴虫新发病例，多数在资源受限的环境中。流行情况和发病率可能被低估，因为大多数男性以及高达 30% 的女性是无症状的。湿涂片显微镜下检测是诊断阴道毛滴虫病的主要依据，其准确性没有预期的敏感。虽然阴道毛滴虫病容易治愈，但由于性伴侣未接受治疗而致重复感染概率高，无症状感染者不易被发现，以及诊断方法不敏感等诸多因素，导致未治疗的后遗症依然为发病率高的一重要因素。

在美国，每年发生 500 万 ~800 万的阴道毛滴虫病患者。据 2005 年的一项人口调查显示，女性中约 2.8% 的人患有该病，男性为 1.7%，总患病率为 2.3%。阴道毛滴病的患病率最高的人群是有多个性伴侣的女性。>60% 男性感染者的女性性伙伴，以及 70% 女性感染者男性性伙伴可获得感染阴道毛滴虫。在女性月经初潮到来之前，阴道毛滴虫病是罕见的。儿童患此病，多有被性虐待的可能性。

经过被感染的产道分娩，阴道毛滴虫病就可能传播给新生儿。这种感染通常是自限性的，但也有新生儿阴道炎及呼吸道感染的个案报道。

## ■ 发病机制

阴道毛滴虫是一种厌氧性、有鞭毛的原虫。每毫升感染的阴道分泌物中有101~105、甚至更多个原虫。阴道毛滴虫呈梨型，在湿涂片中特征性的抽搐式蠕动（图276-1）。通过二分裂方式繁殖。它的存在形式只有滋养体，包囊体尚未见报道。阴道毛滴虫通过一系列机制破坏宿主细胞和组织。阴道毛滴虫通过黏附分子黏附于宿主细胞上，水解酶、蛋白酶、细胞毒性分子破坏宿主细胞的完整性。抗原特异性抗体以及淋巴细胞反应性增生，但不能产生长期的保护性免疫。

## ■ 临床表现

女性潜伏期为5~28d。多于月经期症状出现或加重。虽然有高达1/3无症状者，但大多数女性感染者最终会表现出症状。常见症状包括：阴道分泌物增多，为大量恶臭的、灰色泡沫状的分泌物，外阴瘙痒，排尿困难、性交痛等。检查可见阴道黏膜充血、宫颈有出血斑点（“草莓样宫颈”）。阴道分泌物PH>4.5。腹部不适不常见，如若不适，应考虑盆腔炎症性疾病（见第114章）。

男性感染者多为无症状者。有症状者多表现为排尿困难及少量尿道分泌物。毛滴虫偶尔可引起附睾炎、前列腺感染、阴茎的浅表溃疡。感染通常是自限性的，36%的男性可自行消退。毛滴虫属被认为是复发性尿道炎的一个病因，3%~20%男性非淋球菌尿道炎患者可分离出毛滴虫。按标准方案治疗淋病和衣原体感染失败的病例，通常给予抗毛滴虫治疗。

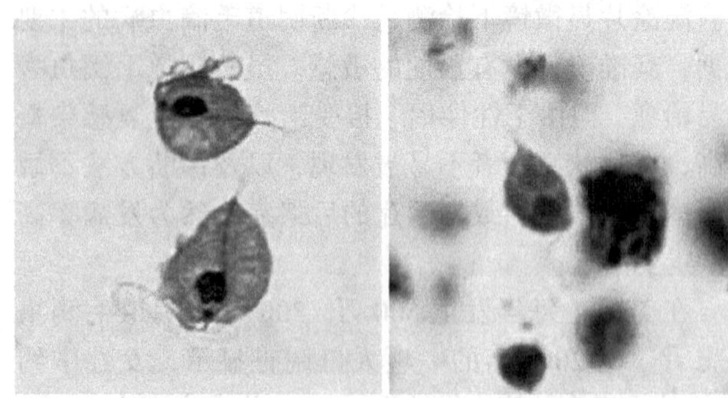

**图276-1（见彩图）** 图276-1 阴道毛滴虫滋养体，姬姆萨染色（左）和铁苏木精染色（右）

摘自 the Centers for Disease Control and Prevention. Laboratory identification of parasites of public health concern. Trichomoniasis [2010-08-30]. http://www.dpd.cdc.gov/dpdx/HTML/ImageLibrary/Trichomoniasis_il.htm.

## ■ 诊 断

可用湿片法在阴道分泌物中查找滴虫。此方法的灵敏度为60%~70%；用核酸探针及PCR技术检测其灵敏度为35%~60%。虽然涂片及尿液中可以找到毛滴虫，但这些方法对诊断此病并不可靠。通过使用对前尿道取材的湿涂片镜检，可检出50%~90%男性感染者的滴虫。前列腺按摩之后尿液沉淀物镜检也是有用的。病原体的培养是检测的金指标。原虫培养也是可以的。酶联免疫法及直接荧光抗体试验检测阴道分泌物比湿涂片法更敏感，但对检测阴道毛滴虫感染不如培养法敏感。对于女性感染者，利用DNA探针以及PCR技术检测阴道分泌物与培养法的灵敏度和特异性近似。在许多研究中，采用核酸扩增试验（NAAT）和免疫诊断试剂盒来诊断单纯毛滴虫属感染，或伴有其他妇科疾病如念珠菌和加德那菌病属等感染，被公认为是准确且操作简便的检测方法。至少有2个快速检测打包试剂盒，Affirm VP III（BD Diagnostic Systems, Sparks, MD）和OSOM Trichomonas Rapid Test（Genzyme Diagnostics, Cambridge, MA）已经通过了美国食品和药物管理局（FDA）认证。常规及多重PCR分析已在临床应用中得到发展，初步的检测结果是令人满意的。阴道毛滴虫感染患者应该筛选其他性传播性疾病，包括衣原体感染和淋病。

## ■ 并发症

阴道毛滴虫病若不治疗会引起盆腔炎症性疾病、早产、低出生体重儿、输卵管性不孕以及阴道末端蜂窝织炎。阴道毛滴虫的感染增加了HIV的感染率及传染率。毛滴虫属感染诱导的生殖器黏膜炎症，募集大量的$CD4^+$细胞集中于上皮，为HIV病毒提供进入血流的直接途径。在HIV感染者中，阴道毛滴虫病与宫颈分泌物中较高的病毒载量相关，也与泌尿生殖液中较高水平的感染淋巴细胞相关。阴道毛滴虫病治疗后，HIV-1型脱落细胞就会在阴道分泌物中减少。

## ■ 治 疗

在美国，治疗选用甲硝唑和替硝唑；在其他国家也有使用奥硝唑治疗。甲硝唑（青少年及成人2g，单次口服，或500mg，每天2次，连服7d）和替硝唑（青少年及成人2g，单次口服）作为一线药物。青春期前感染的儿童，推荐方案是替硝唑15mg/（kg·d），分3次口服，用7d；替硝唑未获准用于年幼儿童。单独使用甲硝唑凝胶局部用药治疗阴道毛滴虫感染是无效的，但是与口服药联用可以减轻重症感染者的症状。为预防再感染，性伴侣也应同时进行治疗。多个临床对照试验比较单剂量或短期使用甲硝唑与单次使用替硝唑的有效性，结果显示，替硝唑非劣效或功效卓越。据 Cochrane 数据荟萃分析证实，单次使用替硝唑比短期使用甲硝唑临床效能和寄生虫治愈率更高，副作用明显更少。替硝唑比甲硝唑昂贵，且经常治疗失败或者发生甲硝唑耐受。

甲硝唑治疗失败的病例已有报道，加大用药剂量提高患者对药物的反应性。二线治疗药物建议应用甲硝唑每次 500mg，每天 2 次，连服 7d，或者替硝唑单剂量口服。如果无效，建议甲硝唑或者替硝唑每天 2g，连服 5d。如若药物治疗失败就要求助于传染病专家，并且可能需要疾病预防控制中心的易感性检测。目前尚没有显示怀孕期间服用甲硝唑有致畸作用，但是最近甲硝唑被归为 C 类药物。至少 2 例预期研究显示，孕期服用甲硝唑治疗无症状阴道毛滴虫感染与早产及低出生体重儿有关。目前需要进一步的研究来确认这些结果。孕期治疗有症状性阴道毛滴虫病需要权衡可能的风险，无症状者则可以尽量延迟至分娩完后开始治疗。

## 预　防

预防阴道毛滴虫感染最好的办法是通过治疗感染者所有的性伴侣及旨在预防所有性传播疾病的控制方案（见第 114 章）。目前尚无疫苗可供选用，亦不建议药物预防。

### 参考书目

参考书目请参见光盘。

（刘奉琴　译，于永慧　审）

# 第 277 章 利什曼病

Peter C. Melby

利什曼病是由细胞内利什曼原虫感染引起的疾病，该病通过白蛉传播。已知有多种利什曼原虫可导致人类疾病，包括皮肤黏膜利什曼病和内脏网状内皮器官利什曼病。皮肤利什曼病一般症状比较轻，但是可能会引起皮肤缺损，毁容。黏膜和内脏利什曼病则会导致严重的发病甚至死亡。

## 病　因

利什曼原虫属于锥虫属，包括 2 个亚属，利什曼属和圭亚那属。该原虫有两种形态，前鞭毛体寄居于昆虫体内，无鞭毛体在脊椎动物体内的单核吞噬细胞内寄居及繁殖。通过白蛉的传播，前鞭毛体由不具感染力的前期形态变为具有感染力的后期形态。这一变化过程中最基本的是表皮脂磷聚糖的终端多糖的变化，使得具有感染力的原虫逐渐从白蛉的中肠向前移动到口腔，通过钉刺传播给宿主。发育后期的磷脂聚糖为利什曼在进入哺乳动物及在其体内存活也起到很大的作用，其通过黏合补充抵抗力及通过多个受体（包括补体 1 和补体 3）加速进入巨噬细胞内。一旦进入巨噬细胞内，前鞭毛体即转变成无鞭毛体，寄居于吞噬溶酶体内并进行复制。利什曼原虫抗酸，破坏巨噬细胞周围的环境，最终导致巨噬细胞破裂，继而去感染其他巨噬细胞。巨噬细胞被感染后体积缩小、并对炎症反应发生应答，从而为细胞内的利什曼原虫提供了安全的环境。

## 流行病学

除了澳大利亚和南极洲，利什曼病累及了其他所有热带及亚热带地区大陆的人们，大约 1 000 万 ~5 000 万人。不同形式的疾病，其病因、流行特点、传播及地理分布是不同的。利什曼病可以在一个地区偶发，也可以是流行地区集中发病。在很少的情况下利什曼原虫只引起皮肤疾病而无内脏疾病。

局限性皮肤利什曼病（LCL）是由杜氏利什曼原虫及热带利什曼原虫引起的，主要发生于北美、中东、中亚及印度次大陆等地区流行。埃塞俄比亚利什曼原虫是肯尼亚及埃塞俄比亚地区弥漫性皮肤利什曼病（DCL）发病的一个病因。在东半球，内脏利什曼病（VL）在肯尼亚、苏丹、印第安、巴基斯坦及中国是由杜氏利什曼原虫引起，而在地中海地区、中东及中亚则是由婴儿利什曼原虫引起。圭亚那亚种同时引起相同地理区域内的内脏利什曼病。在西半球，内脏利什曼病由恰加斯亚种（现在认为其与婴儿利什曼原虫同源）引起，这一亚种分布于从墨西哥经过美洲中部到南部一带地区。在同样地理区域内，婴儿利什曼原虫也是引起无内脏病变的皮肤利什曼病的一病因。热带利什曼原虫也被认为是中东和印第安内脏疾病的一少见病因。在西半球，从德克萨斯州南部延伸至中美洲的绵长区域内，墨西哥利什曼原虫引起 LCL。在南美洲、亚马孙河流域以及向北，*L.*（*L.*）*amazonensis*、*L.*（*L.*）*pifanoi*、*L.*（*L.*）*garnhami* 和 *L.*（*L.*）*venezuelensis* 引起 LCL。从阿根廷的北部高度向北到中美洲，Viannia 亚属的成员 [*L.*（*V.*）*braziliensis*、*L.*（*V.*）*panamensis*、*L.*（*V.*）*guyanensis* 以及 *L.*（*V.*）*peruviana*] 引起 LCL。在同样地理区域内，Viannia 亚属的成员还引起黏膜利什曼病（mucosal leishmaniasis，ML）。在西半球，LV 是由 *L.*（*L.*）*chagasi* 所致（目前被认为与 L. infantum 是同一病原体），分布于从墨西哥（罕见）、达中美洲和南美洲。*L. infantum/chagasi* 也可以导致 LCL、而不引起内脏疾病。

利什曼原虫在流行地区是通过动物之间的传播而繁衍的。在东西半球具有亲皮性的利什曼种属在噬齿动物体内活了下来，家犬成为婴儿 / 恰加斯利什曼原虫主要的宿主。宿主到白蛉之间的传播是高度适应当地特殊的生态学特征的。当人进入到传播链时就被感染了。在中东和中亚的一些城市，人类是热带利什曼原虫的宿主，在印第安和苏丹人类则是杜氏利什曼原虫的宿主。杜氏利什曼原虫及婴儿（恰加斯）利什曼原虫的先天性传播已有报道。

利什曼原虫病在长期流行的地方以及新发暴发地区可死灰复燃。在喀布尔、阿富汗的暴发流行中，发生了成千上万的 LCL 病例；而在印第安和苏丹，发生过严重流行伴十万以上的人死于 LV。LV 在贫困地区广泛存在，这些地区房屋建筑不合标准从而利于虫媒传播疾病的传播，人体营养不良引发人的易感性。一个新的地区出现利什曼病原因有：①易感人群因为农业或者工业的发展或者农作物收割进入一个发病地区。②因为农业的发展虫媒或者宿主数量增加。③由于一些地区快速城市化造成的人口集中导致人类之间的传播增加。④由于虫媒控制不力造成的白蛉密度增加。

## ■ 病理学

局限性皮肤利什曼病损害处的组织病理学显示强烈的慢性肉芽肿性炎涉及表皮和真皮。偶尔可以看到嗜酸性粒细胞及小溃疡。弥散型表皮利什曼病以包含大量无鞭毛体的空泡样巨噬细胞浸润为特点。黏膜皮肤利什曼病以明显的组织坏死导致肉芽肿形成为特点，有时会牵连到软骨及骨头。在内脏利什曼病中，网状内皮细胞在肝、脾、淋巴结内大量增生。组织细胞和库普弗细胞中有大量无鞭毛体存在。在疾病的晚期，通常会出现脾梗死，中央小叶坏死肝脏脂肪细胞浸润、骨髓中组织细胞浸润及出现噬红细胞现象。

## ■ 发病机制

机体细胞免疫的功能状态决定了能否感染利什曼病。免疫机制是由白介素 -12 调节的，Th1 细胞反应性增生，γ - 干扰素降低巨噬细胞的活性及吞噬能力。其易感性与以下因素有关：白介素 14 的分泌，促进 Th2 细胞产生，或者白介素 10 与转化生长因子的产生，这些都是巨噬细胞抗寄生虫免疫的抑制剂，并抑制调节性 T 细胞的产生，选择性的激活淋巴细胞。黏膜利什曼病主要表现出细胞免疫的高度反应性，可能会导致明显的组织破坏。皮肤利什曼病或者活动性的内脏利什曼病则表现轻微甚至缺乏利什曼病特有的细胞免疫反应。但这些反应经过成功的治疗后都会恢复。

在疾病流行地区，亚临床感染的患者可以通过对利什曼抗原迟发型高敏感性反应（黑山皮肤试验）呈阳性来诊断（利什曼皮肤试验）。亚临床感染比活动性的皮肤或内脏感性疾病多很多。宿主因素（遗传背景、伴发疾病、营养状况）、寄生虫因素（毒力、种菌大小）以及传播媒介因素（基因型、唾液成分）均影响疾病的表现。在疫区，皮肤试验的阳性率随着年龄的增长而增长，临床发病的概率却随着年龄而减少，说明了人类随着时间的推移获得的免疫力。之前有活动性感染或者临床感染的个体通常对再次感染具有免疫能力。

## ■ 临床表现

不同类型的利什曼病在病因、流行特点、传播途径及地理分布上是不同的。

### 局限性皮肤利什曼病（LCL）

LCL（东方疖）可以感染各个年龄段的人，但在一些疫区儿童是主要的受害者。发病者通常在暴露的皮面，比如面部、四肢，出现一个或者多个丘疹、结节、斑块状的或者溃疡性的伤口（图 277-1）。多余 100 个伤口的病例罕见报道。伤口起初是在白蛉叮咬的地方出现小的丘疹，直径渐增大为 1~3cm，几周或者几个月后就会变为溃疡。浅表的溃疡通常是无触痛的，周围有明显的、硬的红斑边缘。一般无须引流，除非有严重的细菌感染。由杜氏利什曼原虫或者墨西哥利什曼原虫引起的伤口通常 3~6 个月即可自愈，留下一个凹陷的疤痕。由墨西哥利什曼原虫引起的耳部的伤口，称为糖胶树胶工人溃疡（chiclero ulcer），因为它们都在墨西哥和北美盛产树胶的地方，通常伴随着慢性、破坏性的过程。一般来说，利什曼原虫引起的伤口更大且时间更久。当患者感染了利什曼亚属时，通常也会表现地区性的淋巴结病及明显的皮下结节和淋巴结，即所谓的孢子丝菌病表现。如果伤口处没有二次感染，通常原来伤口处残留的皮肤伤疤不会有其他副反应。

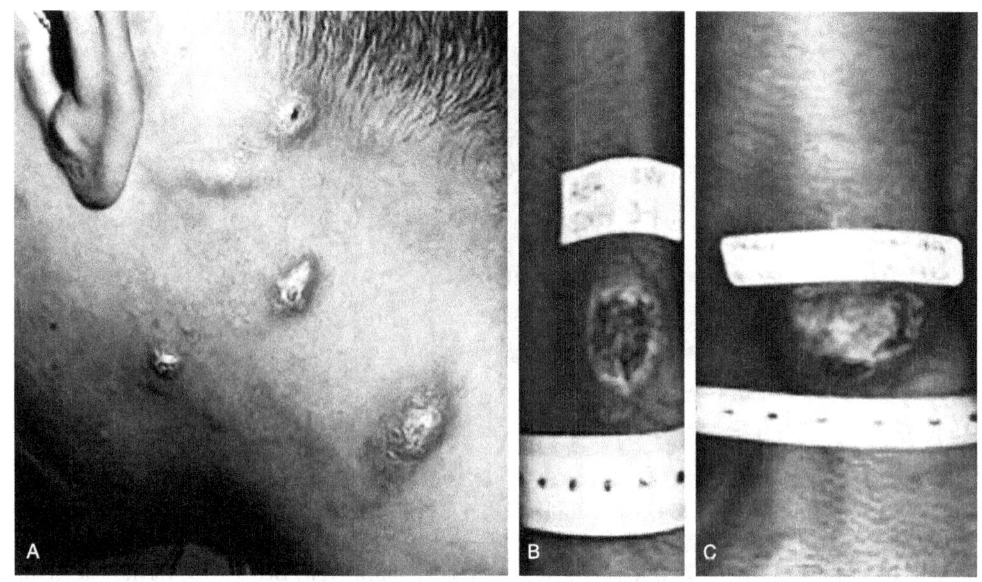


**图 277-1（见彩图）** 皮肤和黏膜疾病。A. 在伊拉克旧世界感染（硕大利士曼原虫）；标记颈部 5 个丘疹和结节性病变。B. 新世界感染（利士曼原虫属巴拿马亚种）在哥伦比亚；新世界疾病的特征性病变为单纯性溃疡性病变。C. B 图所示患者第 70d 感染治愈时，应用葡甲胺锑酸盐治疗 20d；显示在再生的上皮皮肤上面薄如纸的疤痕组织

A. 承蒙 P. Weina 馈赠。B. 承蒙 J. Soto 馈赠。A~C. 摘自 Murray HW, Berman JD, Davies CR, et al. Advances in leishmaniasis, Lancet, 2005, 366:1561-1577

## 弥散性皮肤利什曼病（DCL）

DCL 在西半球是由墨西哥利什曼原虫引起的，东半球是由埃塞俄比亚利什曼原虫引起的。弥散性利什曼病表现为皮肤大片的溃疡性的斑丘疹、丘疹、结节或者斑块样皮疹，与瘤行麻风相似。面部及四肢均被涉及。从原始伤口向周围播散需要经历许多年。一般认为是因为免疫缺陷导致了这种严重的皮肤利什曼病。

## 黏膜利什曼病（mucosal leishmaniasis，ML）

ML（鼻咽黏膜利什曼病）并不常见，但是临床表现很严重的利什曼病，原因是皮肤的感染导致血液转移至鼻腔或者咽喉的黏膜。它通常是由利什曼原虫复合体导致的。大约半数有黏膜损伤的患者 2 年前都有活动性的皮肤损伤，但是直到原始伤口愈合后黏膜利什曼病才开始发病。黏膜利什曼患者中大约有 <5% 的个体是由巴西利什曼原虫引起的。黏膜利什曼病患者通常有鼻黏膜的累及，表现为鼻充血、鼻破损及复发性的鼻出血。咽喉部位的累及很少见，但是却有严重的病情。在疾病的晚期通常有显著地软组织、软骨甚至骨骼的破坏，可能导致鼻、口腔畸形，鼻中隔穿孔以及气管狭窄导致通气功能障碍。

## 内脏利什曼病（Visceral leishmaniasis，VL）

VL（黑热病）通常在西半球、地中海区域累及 5 岁以下的孩子（婴儿 / 恰加斯利什曼原虫），在非洲及亚洲则累及年纪稍大的孩子及年轻人（杜氏利什曼原虫）。白蛉叮咬皮肤之后，感染儿童可能完全没有症状的隐匿感染或者轻微的病变，这种病变可以自愈，也可以进展成为黑热病。隐匿感染的儿童血清检测是阳性的，但没有临床症状。有轻微症状的患儿则表现出轻度的全身症状（不适感、间断性腹泻、活动差）及间断性发热，一些患者还会表现出轻度的肝大。大多数患儿无需治疗，但是大约 25% 的患儿在 2 月 ~8 月会发展成为黑热病。潜伏期长达几年的病例鲜有报道。病情的前几个周到前几个月通常有间断性的发热，全身无力脾脏开始增大。典型的临床特征为从发病开始大约 6 个月出现高热、巨脾、肝大及严重的恶病质，但是一些病例报道中有高达 20% 的患者一个月之内就会很严重（图 277-2）。在黑热病的最终阶段，肝脾明显增大，全身消耗性疾病，显著地全血细胞减少，黄疸，水肿，还可能出现腹水。贫血严重时可能导致突发的心脏衰竭。出血，尤其是鼻出血是经常发生的。疾病的最后阶段一般是严重的二次细菌感染，通常导致死亡。感染时的年龄越小及　潜在的营养不良时快速进展成为内脏利什曼病的危险因素。未经抗利什曼原虫药治疗的患者死亡率大于 90%。

内脏利什曼与艾滋病感染相关是机会性感染。大多数病例发生在南欧及巴西，通常是因为注射违禁药品时共用一个针头，从而有感染的危险，因为在艾滋病及内脏利什曼病流行的地区这种案例更多。利什

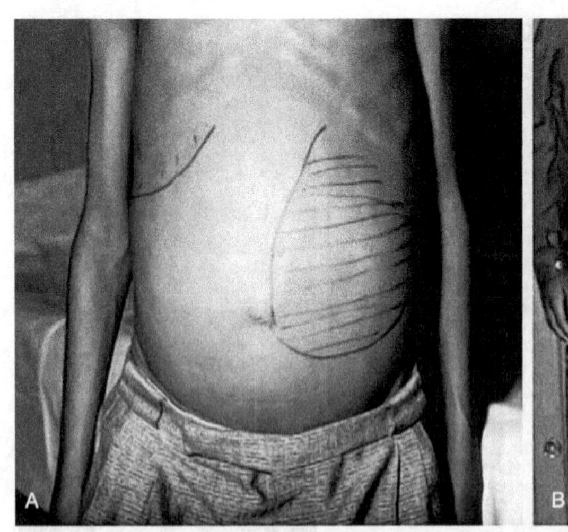

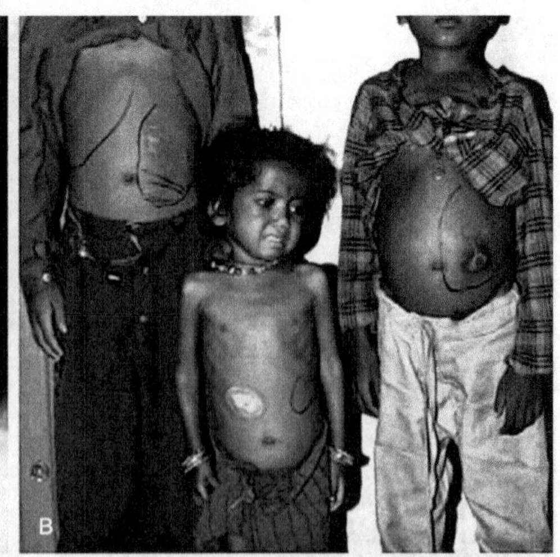


图 277-2（见彩图） 在印度比哈尔州内脏利什曼病（杜氏利什曼原虫）。A. 一个年轻患者的肝脾大和消耗体质。B. 在儿童肿大的脾脏或肝脏上面的烫痕——当地巫师治疗失败

A. 承蒙 D. Sacks 馈赠。B. 承蒙 R. Kenney 馈赠。A~B. 摘自 Murray HW, Berman JD, Davies CR, et al. Advances in leishmaniasis, Lancet, 2005, 366:1561-1577

曼病也可能由于长期亚临床感染之后的活动性感染导致。经常出现艾滋病感染的个体同时感染利什曼病时临床症状不典型，这种患者病变常累及消化道，而缺乏典型的肝脾大的表现。

一小部分患者前期治疗内脏黑热病而后出现了皮肤的损伤，这种情况叫作黑热病后皮肤利什曼病（post-kala-azar dermal leishmaniasis，PKDL）。这种皮肤损害可以与内脏损害同时并发，或者内脏病变消失不久（非洲）亦或者消失多年后（印度）出现。黑热病后皮肤利什曼病的皮损为低色素性、红斑样或者呈结节样，通常累及面部及躯干。这种皮损可以持续几个月或者几年。

## ■ 实验室检查

伴随皮肤或黏膜损害的利什曼病患者实验室检查通常无阳性结果，除非伴随二次细菌感染。典型黑热病的实验室检查结果包括贫血（血红蛋白 5mg/dL~8mg/dL）、血小板减少、白细胞计数降低（2000~3000/μL）、肝酶水平升高以及高球蛋白血症（>5g/dL），大多数是免疫球蛋白 G。

## ■ 鉴别诊断

局限性皮肤利什曼病需与以下疾病鉴别：孢子丝菌病、牙生菌病、色菌性真菌病、瘢痕疙瘩性牙生菌病、皮肤结核、不典型的分枝杆菌感染、麻风病、痘疮、梅毒、雅司病以及肿瘤。梅毒、三期雅思病、组织胞浆菌病、副球孢子菌病及肉瘤样病、韦格纳肉芽肿病、中线肉芽肿及癌和黏膜利什曼病有相似的临床特征。长期高热、虚弱、恶病质及明显的脾大、肝大、血细胞减少及高球蛋白血症有疫区暴露史的患者应高度怀疑内脏利什曼病。其临床表现与以下疾病相似：疟疾、伤寒、粟粒性结核、血吸虫病、布鲁氏病、阿米巴肝脓肿、单核细胞增多症感染、淋巴瘤及白血病。

## ■ 诊 断

如果一个患者身上有一个或数个慢性进行性、无触痛的结节性或溃疡性的损害并且有疫区暴露史，就应该怀疑其有局限性皮肤利什曼病。

血清学检测诊断黏膜利什曼或皮肤局限性利什曼病，其敏感性和特异性均较低，且对诊断意义帮助很小。通过酶联免疫法，间接荧光分析法或者直接凝集反应诊断内脏利什曼病是非常有用的，因为内脏利什曼病患者体内有大量的抗利什曼抗体。用复合抗体 K39 通过酶联免疫分析法诊断内脏利什曼病其敏感性和准确性接近于 100%。一个具有免疫力的个体如果血清学检测是阴性的，就极不支持内脏利什曼病的诊断。利什曼病且伴发 HIV 感染的人群中，只有半数的人血清学检测呈阳性。

利什曼病的确诊是通过组织样本中找出无鞭毛体或者通过培养分离出利什曼原虫。无鞭毛体可以通过吉姆萨染色组织切片、吸出物或者印记涂片找出，在局限性皮肤利什曼病中找出的比例大约一半，而在黏膜利什曼病中却只有很少能找出。组织活检或者吸出物的培养最好用 Novy-McNeal-Nicolle（NNN）双向性的血琼脂培养液，培养结果中能过发现 65% 的皮肤利什曼病。用印记涂片、组织病理学切片或者培养液

寻找原虫，弥散性皮肤利什曼病比局限性皮肤利什曼病更容易。对于内脏利什曼患者，脾、骨髓或者淋巴结抽出物的涂片或者培养是主要的诊断手段。对于有经验的人来说，脾穿刺具有更高的诊断敏感性，但是在美国做的却很少，因为其容易出血且具有并发症。培养结果阳性可以明确寄生虫的物种，通常通过相关实验室结果对同工酶进行分析，这对于治疗及预防具有重要的作用。

## 治　疗

某些品种的利什曼原虫引起的局限性皮肤利什曼病可以自愈率很高，这种利什曼病目前尚没有提出特殊疗法（硕大利什曼原虫，墨西哥利什曼原虫）。一些破损是广泛性的、严重感染的或者伤疤会导致功能障碍（关节附近）或导致毁容的（脸上或耳朵上），或者 3~4 个月都没有愈合的，这样的破损是需要治疗的。怀疑或者确定是由圭亚那亚种（西半球）引起的皮肤损害者应该接受治疗，因为其自愈率极低且有导致黏膜疾病的危险。同样的，由热带利什曼原虫（东半球）引起的损害也应该治疗，因为这种损害一般是慢性的且不会自愈。所有内脏利什曼及黏膜利什曼病患者都需要接受治疗。

40 多年来，五价锑化合物（葡萄糖酸锑钠 [Pentostam, GlaxoSmithKline, 阿克斯布里奇，英国] 和锑酸葡甲胺 [Glucantime, Aventis, 斯特拉斯堡，法国]）已经成为抗利什曼病化疗疗法的主要药物。这些药物具有相似的功效、毒性及治疗用法。最近，建议葡萄糖酸锑钠（美国亚特兰大，格鲁吉亚疾病控制预防中心提供）使用量为每天 20mg/kg 静脉注射或者肌内注射，局限性或者弥散性皮肤利什曼病治疗 20d，黏膜及内脏利什曼病治疗 28d。若有严重的皮肤损伤、黏膜利什曼病及内脏利什曼病，则需要重复疗程治疗。治疗后的最初临床反应出现在治疗后的第 1 周。但是完全缓解（皮肤或者黏膜利什曼病患者上皮再形成、瘢痕形成，内脏利什曼病患者脾大逐渐减退，粒细胞恢复正常）在完成治疗后的几周到几个月之内是不明显的。这种疗法的治愈率，在 20 世纪 90 年代通常是皮肤利什曼病是 90%~100%，黏膜利什曼病是 50%~70%，内脏利什曼病 80%~100%，但在印第安、东亚、拉丁美洲的部分人群中曾出现临床抗锑性病例。甚至，哥伦比亚报道小于 5 岁的儿童治愈率极低。那些对抗利什曼药物的细胞免疫反应不敏感的患者，如弥散性皮肤利什曼病患者或者伴发艾滋病的患者，复发是很常见的。这些患者通常需要多个疗程的治疗，或者慢性的抑制治疗。当临床复发症状出现时，通常是在治疗完成两个月内。使用锑治疗的副作用是药物依赖性，通常包括高热、关节痛、肌痛（50%）、腹部不适（30%）、肝酶水平升高（30–80%）以及淀粉酶和脂肪酶水平升高（几乎 100%）、轻度血液学改变（白细胞计数、血红蛋白、血小板计数均轻度下降）（10%~30%）和心电图非特异性 T 波改变（30%）。突然死于心脏毒性的病例极少，通常与应用大剂量五价锑有关。

两性霉素 B 去氧胆酸盐和两性霉素脂质成分治疗内脏和黏膜利什曼病是十分有用的，在一些地区甚至取代锑作为一线用药。两性霉素 B 去氧胆酸每日 0.5~1.0mg/kg，或者隔日给予用 14~20 剂，治疗内脏利什曼病的治愈率接近于 100%，但是两性霉素 B 的肾毒性较为常见。两性霉素 B 的脂质成分被用于治疗利什曼病是因为药物集中于内皮的网状结构，且肾毒性小。脂质体的两性霉素 B 更有效，对于具有免疫能力的内脏利什曼儿童患者，一些对锑治疗不敏感，两性霉素 B 的治愈率可以达到 90%~100%。脂质性的两性霉素 B（两性霉素 B 脂质体注射剂，Gilead Sciences，福斯特，加拿大），美国食物与药物监督局建议，对于有免疫力的患者治疗内脏利什曼病用量为 3mg/kg，第 1~5 天、第 14 天和第 21 天，在美国作为一线药物。对于免疫缺陷的患者疗程需要延长。在印度，两性霉素 B 脂质体注射剂治疗内脏利什曼病有效性（约 95%）与两性霉素 B 相近。重组人类 γ – 干扰素与锑疗法联合，成功地用于治疗对锑疗法不敏感的黏膜及内脏利什曼病患者。但常见一些副作用，如发热，流感症状。灭特复星是一种膜激活型烷基磷脂，已作为治疗黑热病的一线口服药物。每日 50mg~100mg 口服 28d，在印第安黑热病患者的治愈率达到 95%。通常有消化道不良反应，但不需要停药。口服药物治疗局限性皮肤利什曼病疗效却不甚满意。酮康唑治疗由硕大利什曼原虫、墨西哥利什曼原虫亚种及巴西利什曼原虫巴拿马亚种引起的成人皮肤局限性利什曼病是有效的，但是不包括由热带利什曼原虫及巴西利什曼原虫引发的皮肤利什曼病。在沙特阿拉伯，氟康唑每天 200mg 口服，连服 6 周，证实对治疗由硕大利什曼原虫引起的成人皮肤利什曼病可提高其治愈率。灭特复星每天 2.5mg/kg，服用 20d，治疗哥伦比亚地区皮肤利什曼病（巴西利什曼原虫巴拿马亚种）有效率为 91%，但是在危地马拉地区（巴西利什曼原虫）却远不及哥伦比亚地区。巴龙霉素加氯化甲苄乙氧铵软膏外敷治疗皮肤利什曼病在东半球和西半球的特定地区都是有效的。加强药物研发以及新药的临床试验显然是必要的，尤其对儿童更为必要。

## ■ 预　防

个人防护包括防止白蛉的叮咬，必要的时候可以涂抹防蚊油或者使用驱蚊药。对有该病传播的住所及公共场所喷洒杀虫剂在控制利什曼病的传播中取得了一定的成效，但是长期的效果难以评估。控制或者消灭被感染的宿主（例如血清学检测阳性的家犬）也起到一定的作用。隐性传播的地区，早期诊断及治疗是非常必要的。现已设计出许多相应的疫苗在实验模型上证明是有效的，对人类及家犬有效的疫苗将来会被用于控制利什曼原虫病。

### 参考书目

参考书目请参见光盘。

（刘奉琴　译，于永慧　审）

# 第 278 章 非洲锥虫病（昏睡病；布氏锥虫复合体）

Edsel Maurice T. Salvana, Robert A. Salata

近 40 个国家超过 6000 万人受布氏锥虫复合体—昏睡病的病原体—感染的风险。此疾病也被称为非洲锥虫病（HAT），局限于撒哈拉以南的非洲，即其媒介采采蝇的分布范围。在当地至少有 300000 人被感染。该病是一种穷人病，加重了偏远的农村地区的负担。HAT 在地理和临床上分为两种截然不同的类型。冈比亚锥虫引起持续多年的慢性感染，主要影响西部和中部非洲人（西非昏睡病，冈比亚锥虫病）。布氏罗德西亚锥虫引起的是一种人畜共患病，表现为持续数周的急性疾病并且通常局限在东部和南部非洲（东非昏睡病，罗德西亚锥虫病）。

## ■ 病原学

HAT 是一种由布氏锥虫的 2 个寄生性带鞭毛原生动物亚种引起的虫媒传播性疾病。它通过舌蝇、俗称采采蝇，叮咬传播。

采采蝇以人类和野生动物的血为食，会刺穿完整的黏膜和皮肤。人类通常在从城市来到农村参观林地或牲畜是感染东非 HAT，该疾病的动物传染源非常重要。西非 HAT 更局限于定居点，此疾病只需要少量虫媒数量，因此非常难以根除。由于采采蝇的低感染率，该病原体的生命周期需要人和虫媒的紧密和重复接触频繁地叮咬才能持续。动物传染源的重要性不如东非 HAT，主要传染源是慢性感染的人类宿主。

## ■ 生活史

布氏锥虫要经历在虫媒和哺乳动物宿主体内的多个发育阶段。只有非增殖状态的短粗型对舌蝇具有感染性，采采蝇吸食含有锥鞭毛体的血液，在中肠内，短粗型进行繁殖，并转变为中间型。中间型转移至唾液腺并转变为上鞭毛体，上鞭毛体增殖转变为循环后期锥鞭毛体。在采采蝇体内的周期是 15–35d，当进入哺乳动物宿主时，循环后期锥鞭毛体转变为增殖状态的细长型，进入宿主血液及淋巴系统中，甚至进入中枢神经系统。这些细长型以波的形式出现在外周血里，每个波后都跟随着一次发热，预示着新的变异抗原的产生。采采蝇吸食后，细长型转变为非增值状态的中间型，开始另一个循环。

既往有报道人类直接传播该病，通过在喂养时与活性细长型采采蝇受污染的口部接触而发生机械性传播，或是通过胎盘发生垂直传播。

## ■ 流行病学

HAT 是撒哈拉以南非洲的一个主要公共卫生问题。北纬和南纬 15° 以内区域充足的年降雨为采采蝇的繁殖创造了适宜的环境。因此该疾病多发生于以上区域。

每年报告 HAT 感染 32000 例，但是推测的发病率为 70 000 例 / 年，有 24 000 人死于 HAT。目前报道的病例主要是由布氏冈比亚锥虫引起，大约三分之二来自刚果民主共和国。近年来，HAT 的发病率持续下降，反映已采取了更加广泛和有力的控制方案，但这些方案在 HAT 的根除由可能变为现实之前还需要继续实施。在 2002 年，HAT 导致了超过 150 万伤残调整寿命年的损失，但是该数据并没有考虑急性和慢性感染所致的病死率、治疗的毒副作用或者锥虫受染牲畜死亡所致的经济损失。

布氏罗得西亚锥虫感染局限于非洲东三分之一的局部热带地区，从俄塞俄比亚到南非的北部边界。布氏布氏冈比亚锥虫发生于非洲大陆西半侧的局部地区。在疫源地捕获的舌蝇感染率低，通常 <5%。罗得西亚 HAT 的病程表现呈急性且通常是致命性的，使传播至采采蝇的机会极大地减少。布氏罗得西亚锥虫在血液中迅速繁殖并能感染其他哺乳动物的能力使得它得以维系其生活史。虫媒传播疾病的时间长达 6 个月。

## 发病机制

锥虫的起始侵入部位形成一个疼痛性质硬红色结节，称为锥虫下疳。其包含在真皮下繁殖的细长锥虫体，并被淋巴细胞浸润包围。随后扩散入血液和淋巴系统，之后进入 CNS。脑部组织病理学改变与脑膜脑炎一致，脑膜可见淋巴细胞浸润和围管现象。桑葚细胞（morular cells，大的草莓状细胞，据认为来源于浆细胞）是此种慢性疾病的特征性改变。

锥虫体表面的变异表面糖蛋白（VSG）的抗原改变使其能够逃逸感染时的获得性免疫。通过表达一种抗人血清相关蛋白（SRA），布氏布氏冈比亚锥虫和布氏罗得西亚锥虫获得抵抗人血清中的锥虫溶解因子[研究最完善的是载脂蛋白 L-1（APOL1）]的能力。一例患者的 APOL1 基因的一个移码突变使其感染了一种非人类感染性锥虫—伊氏锥虫，并且通过重组 APOL1 治疗恢复了其锥虫溶解能力。HAT 的毒力机制仍未研究清楚，但疾病的严重程度好像取决于宿主的免疫反应，特别是中枢神经系统（CNS）和血液中 IFN-γ 的产生。

## 临床表现

临床表现的改变不仅由于病原体的两种亚型不同，而且还由于局部地区的本地人和新来者或游客的宿主反应不同。游客通常要经历急性症状，但在未治疗病例中，本地人和游客均难以幸免于死亡。症状通常出现于感染 1~4 周内。HAT 的临床症状有锥虫下疳、血淋巴期和脑膜脑炎期。

### 锥虫下疳

采采蝇叮咬部位首先出现症状。在 2~3d 内形成一个结节或者下疳，1 周内变成一个红色质硬的疼痛结节，周围有红斑并且肿胀。结节常见于下肢，有时也可见于头部。结节和下疳在 2 周左右自动消失，不遗留永久性瘢痕。

### 血淋巴期（1 期）

急性 HAT 的最常见临床表现发生于感染后 2~3 周、病原体侵入血液时。患者常表现为不规则发热，持续达 7 天，伴有头痛、多汗和全身淋巴结肿大。发作期之间间隔以数天甚至数周的无症状期。广泛无痛性巴结肿大最常见于颈后和锁骨上，是最常见的症状之一，尤其多见于冈比亚 HAT。高加索人锥虫病的一个共同特征为遍布于全身的不规则性、非化脓性红色斑疹。斑疹在第一次发热后的任何时间均可出现，通常发生在6~8周内。大部分斑疹中央规则，有环形轮廓。皮疹主要发生于躯干，易消散，一处消退后他处再出现。此期血液学检查可表现为贫血、白细胞减少而相对单核细胞增多，以及 Ig M 水平升高。HAT 心脏受累也有报道，但通常局限于心电图 ST-T 异常。组织病理学表现为间质淋巴单核细胞浸润，且不像美洲锥虫病一样浸润心肌细胞（见第 279 章）。尚未有心脏病变进展为充血性心力衰竭的报道，并且心包炎通常为自限性和（或）容易治愈。

### 脑膜脑炎期（2 期）

神经系统症状和体征不具有特异性，包括易激惹、失眠，以及伴有情绪和人格频繁改变的非理性的莫名的焦虑。神经系统症状可能比病原体侵犯 CNS 更早发生。在未治疗的布氏罗得西亚锥虫感染中，CNS 侵犯发生在 3~6 周内，伴有发复发作的头痛、发热、虚弱和急性毒血症体征。心动过速可能提示心肌炎。6~9 个月后因继发感染或心力衰竭而导致死亡。

在冈比亚 HAT 中，颅脑症状在急性发作后 2 年内出现。白天嗜睡和夜间失眠的加重反映了感染的持续进展，并可能伴有贫血、白细胞减少和肌肉萎缩。患者感染风险也增加。

缺乏定位症状的弥漫性慢性脑膜脑炎被称为昏睡病（sleeping sickness）。困倦和难以控制的睡意是此期的主要特点，并且多会持续到终末期。尽管以前认为未治疗者都会死亡，但目前这一观点已受到质疑，并且有证据表明，至少可能出现部分免疫甚至自发痊愈。

## 诊　断

早期可以通过新鲜厚血片检查、找到活的病原体来明确诊断（图 278-1）。HAT 也能通过一系列敏感的血液技术以检测，譬如血沉棕黄色层定量法和微型阴离子交换器。锥虫病卡片凝集试验（CATT）成功地用于流行病学调查和布氏冈比亚锥虫筛查。为检查病原体的详细形态特征，应当行吉姆萨染色干涂片。如果厚涂片或定量的血沉棕黄层涂片结果为阴性，浓缩技术可能会有帮助。

肿大淋巴结穿刺可用来获取病理检查标本。若为阳性，应行脑脊液检查寻找病原体。基于聚合酶链反应（PCR）以检测锥虫物种水平的技术已经在动物感染中得到验证，但目前不适合野外作业，并且因成本问题尚未在人群中广泛使用。已研制出数种 PCR 方法，包括那些使用核糖体 RNA 内转录间隔区（ITS）的方法，且可以检测混合感染。

## 治　疗

应根据患者所处的不同感染期以及不同病原体选

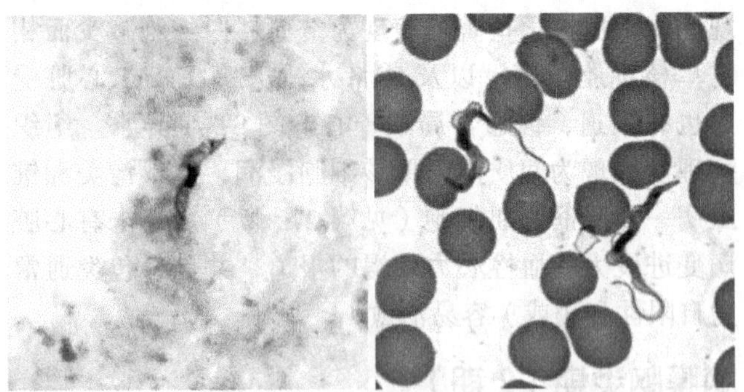

图278-1 布氏锥虫属循环后期锥鞭毛体姬姆萨染色血厚涂片（左）和瑞氏染色薄血涂片（右）

摘 自 The Centers for Disease Control and Prevention. Laboratory identi- fication of parasites of public health concern. Trypanosomiasis [2010-08-30]. http://www.dpd.cdc.gov/dpdx/HTML/ImageLibrary/TrypanosomiasisAfrican_il.htm.

择不同的化学药物治疗。

## 1期的治疗

无论罗德西亚型或冈比亚型HAT均可选用苏拉明或喷他脒治疗，比第2期或中枢神经系统疾病具有更好的耐受性，但有较大毒性的风险。苏拉明（Suramin）是一种聚磺化萘基脲化合物，配成10%溶液后静脉给药。起始给予试用剂量（儿童10mg；成人100mg~200mg），以防止发生休克、意识丧失等少见的特异性体质反应。接下来，于第1、3、7、14和21天给予20mg/kg（最大1g）静脉注射。苏拉明具有肾毒性，因此每次用药前应进行尿液检查。显著蛋白尿、血尿或管型尿是继续应用苏拉明的禁忌证。耐药较为罕见，但已见报道。

喷他脒羟乙磺酸盐[4mg/（kg·d），肌内注射，用7~10d，每日或隔日应用]，可在锥虫体内浓集到较高的浓度，具有良好的杀锥虫活性。它比苏拉明耐受性好，但有诱发低血糖、肾毒性、低血压、白细胞减少和肝酶升高的风险。由于其药性、半衰期长和毒副作用，推荐短疗程应用，目前正在研究探讨中。

## 第2期的治疗

如果病变累及中枢神经系统，则首选美拉胂醇（melarsoprol）。美拉胂醇是具有杀灭锥虫活性的砷化合物。在除美国以外的国家，用于治疗血淋巴期晚期HAT及中枢神经系统HAT。它是治疗晚期布氏锥虫罗得西亚锥虫病唯一有效的药物，并且是第2期HAT使用最广泛的药物。儿童的起始剂量为0.36mg/kg，静脉注射，每天1次，1~5d内逐渐增加剂量到3.6mg/kg，静脉注射，每天1次，疗程一般为10个剂量（总剂量18~25mg/kg）。成人的治疗方案是，美拉胂醇2mg~3.6mg/kg，静脉注射，每天1次，连续3d；1周后，给予3.6mg/kg，静脉注射，每天1次，连续3d；10~21d后重复进行。另一种替代方案是2.2 mg/kg，每天1次，持续应用10d。建议给予总剂量18~25mg/kg，用药周期超过1个月。发热、腹痛和胸痛等副反应罕见，但在用药期间或之后不久可能发生。严重的毒性作用包括脑病和剥脱性皮炎。

依氟鸟氨酸被用以替代美拉胂醇。对布氏锥虫更有效，对布氏锥虫罗得西亚亚型疗效有差异。这种药曾经供应不足，近期将依氟鸟氨酸作为面部体毛抑制剂，为该药物注入了新的活力。因为供应情况改善，新出现美拉胂醇的耐药，有证据表明依氟鸟氨酸毒性更低，使该药逐步成为一线治疗，剂量为100 mg/（kg·d），静脉注射，1/6h，连用14d。大型制药公司都慷慨捐赠大量杀锥虫制剂，包括依氟鸟氨酸、喷他脒、苏拉明和硝呋莫司，共同致力于在全球范围根除锥虫的总目标。

既往不被重视的热带疾病，近期随着科研经费的大量投入，一些新的备选治疗药物不断涌现，包括至少1种口服剂型。帕呋拉定马来酸盐（DB289）是O-甲基胺肟的前体，经全身各系统代谢生成呋喃二脒（DB75）。Ⅱ期临床试验中，该药仅对Ⅰ期患者有效；副作用包括发热、皮肤瘙痒，但一般都较轻，目前正在Ⅲ期临床试验的评估中。其他药物包括二脒那秦（diminazine），它已被作为一个兽用杀锥虫制剂，还有硝呋莫司，正在进行临床试验评估、并作为美拉胂醇治疗失败后的特许用药。由于药物的协同作用、效能增强，每种药物的剂量得以减少从而降低其毒性，联合治疗方案前景可喜，可能成为治疗的优选方式。

# ■ 预 防

疫苗或持续的预防性治疗是不可取的。单次注射喷他脒（3~4mg/kg，肌内注射）可以预防冈比亚锥虫病至少6个月，但对罗德西亚锥虫病的疗效尚不确定。

VSG抗原变异使疫苗的研制特别具有挑战性。最近在非洲狮子的体内研究发现，存在除了VSGs以外的一些锥虫跨物种的获得性免疫，并可能提示疫苗研发的新途径。

在非洲流行地区，锥虫病的防控是一场旷日持久的战争，尽管早期在减轻疾病负担上的成就令人欣慰，但随着整体患者数目的下降，每个病例治疗费用的增加可能会导致加强控制措施的提前终止。另外，病例漏报仍是一个问题。在疾病控制中，对载体舌蝇的控制方案是基础性的，应加以纱窗、捕蝇夹和卫生措施的应用。要鼓励穿着不太招引采采蝇的素色衣服以减少叮咬。重要的是，应由专业人员对高危人群采用血清学和寄生虫学方法以及流动医疗监测手段进行检测。仍然需要建立用于评估和治疗的转诊中心，尤其要评估治疗的毒副作用。已证明，地面喷洒杀虫剂、空气喷洒以及使用布料防护和活动物饵剂是有效的。限制采采蝇存活和传播病原体的转基因技术也正在研发中。

布氏锥虫和克氏锥虫的全基因组测序显示，在其大基因簇中，有 6200 个基因的核心保守蛋白质组。该项研究有助于确认与疾病有关的基因和可能的控制措施，以及包括靶向特异性代谢通路的新型抗锥虫制剂的研发。

魏格沃斯菌是在舌蝇中发现的专性内共生菌，已证明它与雌蝇的繁殖能力以及舌蝇的整体存活能力有关。该内共生菌提供了一个新的媒介控制目标，并成为一可引进能够影响病原体发育的外来基因产物的可能载体。

## 参考书目

参考书目请参见光盘。

（刘奉琴　译，于永慧　审）

# 第 279 章

# 美洲锥虫病（恰加斯病；克氏锥虫）

Edsel Maurice T. Salvana, Laila Woc-Colburn, Robert A. Salata

美洲锥虫病或者恰加斯病是由克氏锥虫引起的一种虫媒传播性疾病，其自然宿主是猎蝽科的吸血昆虫。它也可以通过母婴垂直传播以及通过输血和器官移植传播。急性美洲锥虫病通常表现为非特异性发热性疾病，而慢性恰加斯病则与心肌病和严重胃肠道功能紊乱相关。

## ■ 病原学

美洲锥虫病的病原体克氏锥虫是一种带鞭毛的寄生性动基体目原生生物（图 279-1）。克氏锥虫的主要媒介是锥猎蝽亚科的几种昆虫，包括骚扰锥蝽、长红锥蝽和大锥蝽。

## ■ 生活史

克氏锥虫有 3 个可识别的形态发生阶段：无鞭毛体、锥鞭毛体和上鞭毛体。无鞭毛体是存在于哺乳动物组织内的细胞内形态，呈球形并有一个短鞭毛，但在被感染组织内簇集呈卵圆形（假性囊肿）。锥鞭毛体为细胞外纺锤形非分裂性形式，存在于血液，与感染传播至昆虫媒介和细胞间感染的扩散均相关。上鞭毛体出现于昆虫媒介的中肠，并在中肠和直肠中繁殖，分化成循环后期锥鞭毛体。循环后期锥鞭毛体可以感染人类。当昆虫在叮咬部位附近排便时，其被释放到皮肤上，通过破损皮肤或黏膜进入人体。一旦进入人体，其在细胞内增值形成无鞭毛体，细胞死亡时被释放到血液循环中。血源性锥鞭毛体持续循环直到进入另一个宿主细胞或者被昆虫叮咬而摄取，从而完成其生活史。

## ■ 流行病学

美洲锥虫病只出现在西半球，尤其是美洲，主要在巴塔哥尼亚南部。自然传播只发生在上述地区，但由于迁徙或者受感染血液的传播，该疾病可以出现在其他任何地区。由世界卫生组织（WHO）组织的多边合作已经有效阻止了该病在南美洲许多地区的传播，

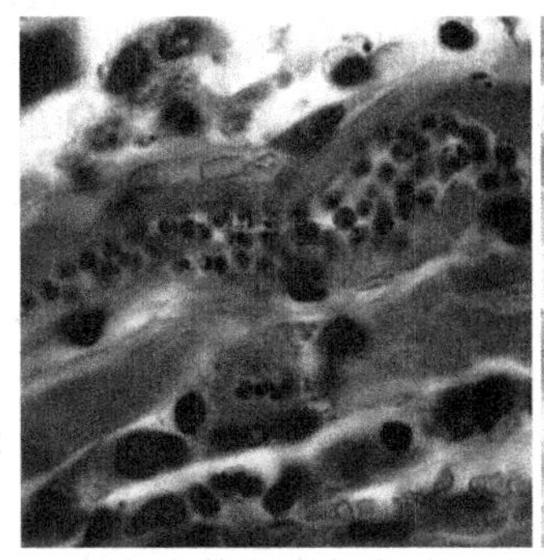
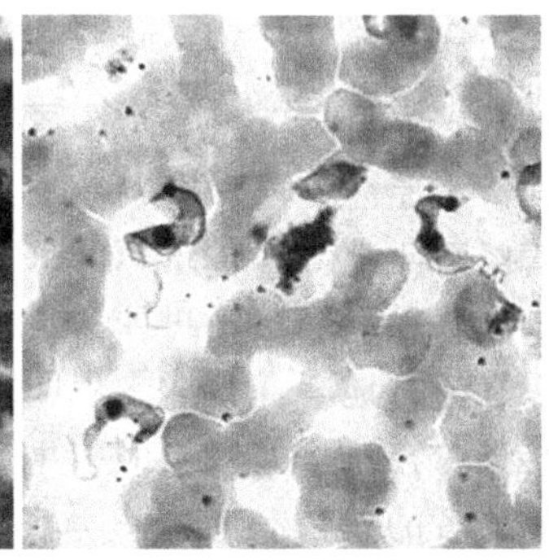
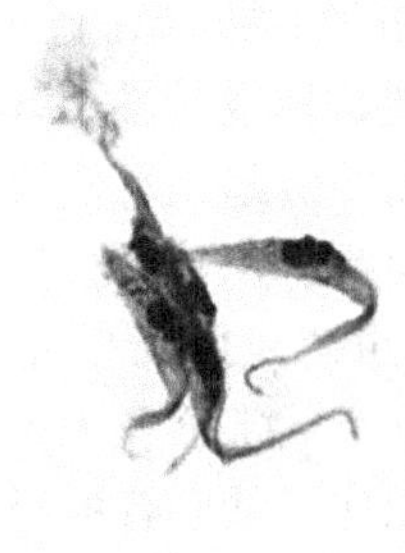

**图 279-1（见彩图）**　克氏锥虫的分期。由左到右依次为：无鞭毛体、锥鞭毛体和上鞭毛体。
克氏锥虫的分期。由左到右依次为：无鞭毛体、锥鞭毛体和上鞭毛体
摘自 The Centers for Disease Control and Prevention: Laboratory identifi cation of parasites of public health concern. Trypanosomiasis, American [2010-08-30]. http:www.dpd.cdc.gov/dpdx/HTML/ImageLibrary/TrypanosomiasisAmerican_il.htm

这涉及大范围媒介控制、献血者筛查以防止通过输血传播，以及母亲和新生婴儿慢性感染病例的发现和治疗。病例数已由 1984 年的 2400 万跌至目前的 8 000 000~10 000 000。但是，由于缺乏有关病例定义、群体筛查和疾病不同阶段的治疗建议的国际共识指南，严重影响了根除此疾病的愿景。另外，缺乏明确的治疗终点、药品采购供应困难以及许多的药物毒性，已成为制约全球治疗指南制订和实施的严重障碍。

感染分为 3 个主要阶段：急性期（表 279-1）、隐匿期和慢性期。急性感染最适于治疗。不确定的感染无症状，但与抗体滴度呈阳性相关。高达 30% 的感染者进展为慢性克氏锥虫感染并出现症状。起初认为未治疗的慢性感染不会恢复，但至少已有 3 例资料完整的未经治疗而自动痊愈的病例报道。该病原体逃避免疫系统的机制尚不明确，与非洲锥虫病(见第 278 章）不同，尚未发现有抗原变异。

克氏锥虫感染主要是一种人畜共患传染病，而人类是偶见宿主。克氏锥虫有一个大的自然疫源地，且已被从大量物种中分离出来。克氏锥虫疫源地和媒介的存在，以及人群的社会经济和教育水平是发生虫媒传播给人的最重要的危险因素。克氏锥虫的节肢动物载体是猎蝽科或锥蝽属的昆虫，如野生臭虫、猎蝽或接吻虫。虫媒出现于树木繁茂的农村地区，通过摄取含有循环后期锥鞭毛体的人或动物的血液而被感染。

居住环境对整个传播链非常重要。发病率和患病率取决于锥蝽对人类住所的适应能力以及虫媒的数量。动物疫源包括狗、猫、老鼠、负鼠、豚鼠、猴子、蝙蝠和浣熊。人通常因来到以农业或者商业目的开发的疫源地而受到感染。尽管在美国最北部马里兰州温暖的地区可以见到猎蝽，但由于人类的居住条件优良，因此极少发生恰加斯病。在美国，大部分的急性感染与实验室事故有关。大约有 10 万来自疫源地但居住在美国的移民可能感染克氏锥虫，美国城市中移民的严重病例已有报道。恰加斯病可能是最容易被误诊为原发性扩张性心肌病的重要疾患。

恰加斯病可以通过胎盘传播，10.5% 的受感染母亲可垂直传播给胎儿并引起先天性恰加斯病。经胎盘感染与早产、流产和胎盘炎有关。阿根廷曾经每年有多达 1000 个克氏锥虫感染的新生儿出生，自从采取了广泛的控制措施这个数字已经大大降低。在流行地区可以发生来自于无症状献血者的经输血传播。在流行地区血清阳性率高达 20%。来自锥虫病献血者的单次输血感染风险为 13%~23%。美国食品和药品管理局在 2006 年 11 月批准了克氏锥虫的血液学筛查，美国红十字协会在 2007 年 1 月开始了献血者的常规筛查。从那时起，美国的供血者中有近 800 例美洲锥虫病病例被发现和确诊（www.aabb.org/Content/Programs and Services/Data_Center/Chagas/）。实验室事故导致的经皮注射也是一个明确的感染途径。通过被污染食物的经口传播已有报道。尽管哺乳是一种非常少见的传播方式，急性感染的妇女在治疗前不应哺乳。

## ■ 发病机制

### 急性感染

在被叮咬或穿刺部位，中性粒细胞、淋巴细胞、巨噬细胞和单核细胞浸润。克氏锥虫被巨噬细胞吞噬并隔离在吞噬体中。锥虫裂解吞噬体膜，脱离到胞质中并繁殖。形成局部组织反应——美洲锥虫肿，并进展为局部淋巴结反应（图 279-2）。锥鞭毛体出现于血液中并传播。该病原体的免疫识别尚不清楚，但可能与 toll 样受体（TLR）- 非依赖机制有关。

### 慢性感染

慢性恰加斯病的病理生理学尚未完全明确，对其发病机制亦存在争议。已提出两种理论，但其他因素也可能存在并发挥作用。第一种机制涉及低病原体水平的直接组织破坏。第二种机制涉及寄生虫对宿主抗原的分子模仿，产生自身抗体导致与宿主组织直接破坏有关的炎症反应和（或）直接刺激肾上腺素能和乙酰胆碱能毒蕈碱受体引起自主神经异常并增加心律失常的风险。

克氏锥虫表现出对特定组织的选择性寄生现象。多数虫株呈亲肌肉性，侵犯平滑肌、骨骼肌和心肌细胞。黏附是由锥鞭毛体的特异性受体介导的，它与宿主细胞表面的互补性糖原复合物结合。黏附到心肌导致心内膜和心肌的炎症、水肿、收缩和传导系统的局灶性坏死、神经节周围炎和淋巴细胞性炎症。可能出现心脏增大、心内膜血栓形成或者动脉瘤。右束支传导阻滞亦常见。锥虫也黏附于神经细胞和网状内皮细胞。胃肠道受累患者肌间神经丛破坏导致病理性器官扩张。控制寄生虫和抗病的免疫学机制尚未完全明确。尽管有强烈的获得性免疫，慢性感染中寄生虫学的治愈极度罕见。抗原变异是非洲锥虫病的特点（见第 278 章），但在美洲锥虫病中未发现该现象。抗克氏锥虫的抗体与不同的感染期相关。免疫球蛋白 G 抗体可能与多个主要表面抗原结合，介导了巨噬细胞对克氏锥虫的免疫吞噬。细胞免疫功能受抑时克氏锥虫感染的严重程度加重。巨噬细胞可能在抗克氏锥虫感染中起主要作用，尤其是在急性期。γ- 干扰素刺激巨噬细胞通过氧化机制杀死无鞭毛体。

## ■ 临床表现

儿童急性恰加斯病通常无症状，或者表现为以不

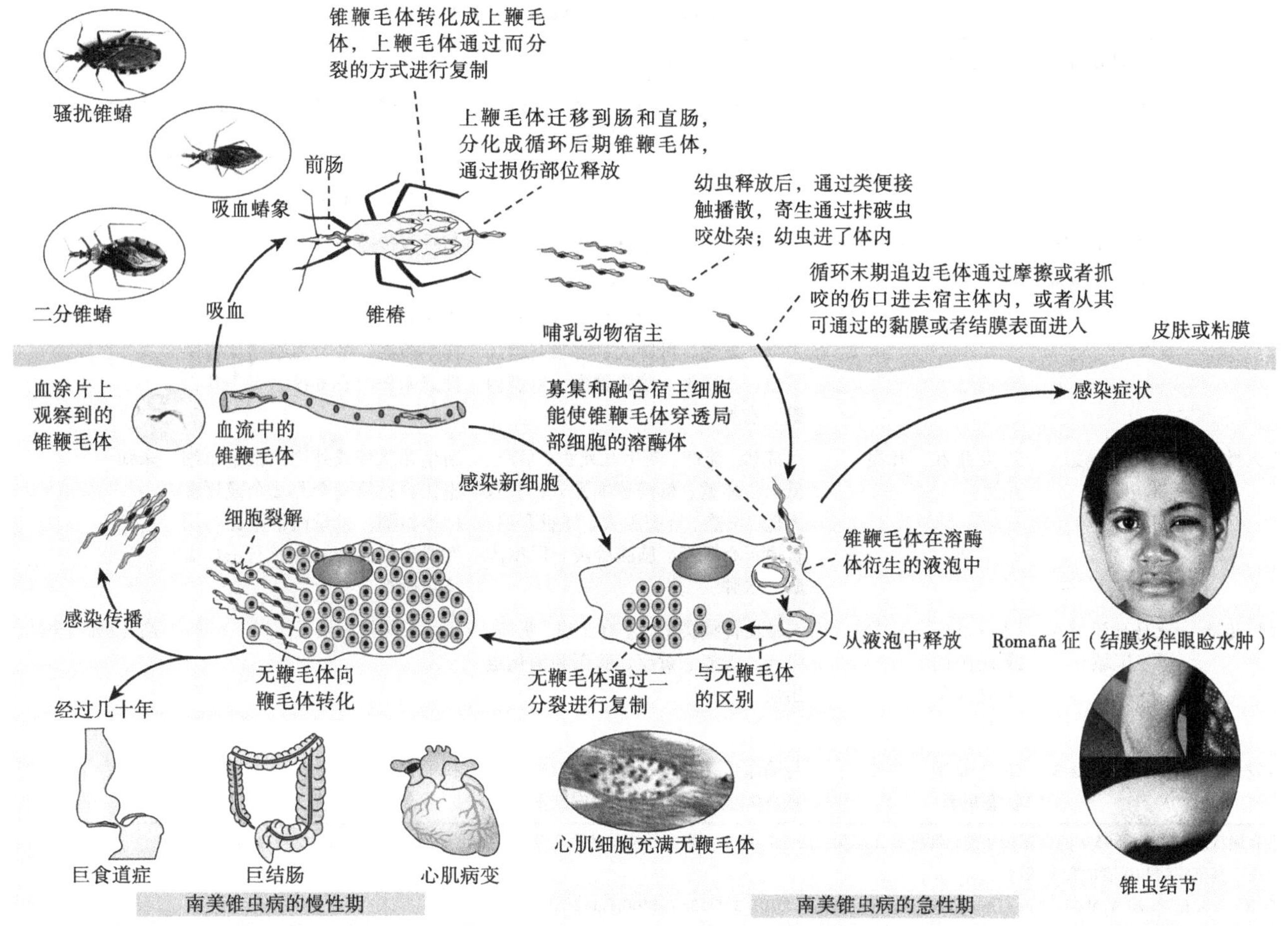


**图 279-2（见彩图）**　克氏锥虫的虫媒传播及其生活史
摘自 Rassi A Jr, Rassi A, Marin-Neto JA. Chagas disease, Lancet, 2010, 375:1388-1400, 1389, Fig 1

适、面部水肿和淋巴结病为特征的轻度发热性疾病（表 279-1）。婴幼儿常表现为病原体入侵部位的局部炎症症状，称为美洲锥虫肿。大约 50% 的患儿因罗曼尼亚征（无痛性单侧眼部肿胀）、结膜炎和耳前淋巴腺炎前来就医。患者主诉为疲倦和头痛。发热可持续 4 周 ~5 周。更严重的全身表现可发生于 2 岁以下儿童，可能包括淋巴结病、肝脾大和脑膜脑炎。皮肤麻疹样出疹可伴随急性症状出现。贫血、淋巴细胞增多、肝炎和血小板减少也已有报道。

心脏、中枢神经系统、周围神经节和网状内皮系统通常有大量虫体寄生。心脏是最初的靶器官。严重的寄生状态可以导致急性炎症和心脏四腔扩张。弥散性心肌炎和传导系统的炎症可导致进行性纤维化。组织学检查可显示由胞内无鞭毛体聚集而形成的特征性假性囊肿。

孕妇宫内感染可以引起自然流产或者早产。先天性感染患儿，严重贫血、肝脾大、黄疸和惊厥等表现类似于先天性巨细胞病毒感染、弓形虫病和胎儿有核红细胞增多症。脑膜脑炎患者脑脊液中可找到克氏锥虫。儿童通常在 8 周 ~12 周内自行缓解并进入无症状期，持续终生的低水平寄生虫血症并形成针对克氏锥虫多种细胞表面抗原的抗体。病死率为 5%~10%，死亡原因为急性心肌炎所致的心力衰竭或者脑膜脑炎。急性恰加斯病应注意与疟疾、血吸虫病、内脏利什曼病、布鲁氏菌病、伤寒和传染性单核细胞增多症相鉴别。

可发生自主神经功能障碍和周围神经病。累及中枢神经系统的恰加斯病并不常见。如在急性感染中发生肉芽肿型脑炎，则通常是致命性的。

慢性恰加斯病可以有或者无症状。慢性克氏锥虫感染最常见的表现是心肌炎，主要表现为充血性心力衰竭、心律失常和血栓栓塞。心电图异常包括部分性或完全性房室传导阻滞和右束支传导阻滞。左束支传导阻滞则不常见。受感染心肌行病理学检查，显示心肌萎缩、坏死、溶解、纤维化和淋巴细胞浸润。心肌梗死已有报道，可能继发于左室心尖部室壁瘤血栓形成或者微血管坏死性动脉炎。左室心尖部室壁瘤是慢性恰加斯心肌病的特征性病理改变。

克氏锥虫感染患者的外周血单核细胞和内皮细胞

表 279-1　克氏锥虫的媒介传播和生命周期

| | 地理分布 | 主要人群 | 潜伏期 | 临床表现 | 诊断 | 病死率 |
|---|---|---|---|---|---|---|
| 垂直传播 | 疫区 | 儿童和青少年 | 1~2 周 | 无症状；发热、不适、淋巴结病、皮下水肿；入侵征象（罗曼尼亚征，锥虫肿）；心肌炎、脑膜脑炎 | 显微镜检测锥虫；新鲜血标本；染色血涂片；血沉棕黄层涂片（微量血细胞比容技术）或者血清沉淀技术（Strout 技术） | 低（<5%~10%*） |
| 输血传播 | 疫区或非疫区 | 成人 | 8~120d | 与垂直传播抑制但除外入侵征象 | 与垂直传播一致 | 可变† |
| | 与垂直传播抑制但除外入侵征象 | 与垂直传播一致 | 可变† | 无症状；流产、新生儿死亡、早产、低出生体重、低阿普加评分；肌张力低、发热、肝脾大、呼吸窘迫、贫血；心肌炎、脑膜脑炎、巨型内脏、水肿 | 新生儿脐带或外周血微量血细胞比容；第一个月 2 个或更多样本检测；微量血细胞比容阴性或未做时在 6~9 月行 IgG 血清学检查 | 未知 |
| 先天性 | 疫区或非疫区 | 新生儿和儿童 | 几周 | 无症状；流产、新生儿死亡、早产、低出生体重、低阿普加评分；肌张力低、发热、肝脾肿大、呼吸窘迫、贫血；心肌炎、脑膜脑炎、巨型内脏、水肿 | 新生儿脐带或外周血微量血细胞比容；第一个月 2 个或更多样本检测；微量血细胞比容阴性或未做时在 6~9 月行 IgG 血清学检查 | 未知 |
| 经口传播 | 亚马孙流域和爆发区域 | 同一家庭或社区的任何年龄个体 | 3~22d | 与输血传播类似，还有头痛、肌痛、呕吐、腹痛、黄疸、腹泻和消化道出血 | 和垂直传播一致 | 高（8%~15%） |
| 再发 | 疫区或非疫区 | 免疫抑制状态患者 | 多变 | 与输血传播类似，还有脂膜炎、含有寄生虫的皮下结节和皮肤溃疡 | 和垂直传播一致，也可通过显微镜或 PCR 检测 | 可变† |

* 指有症状病例；由于 95% 的病媒传播的急性感染无症状，而 5%~10% 出现急性症状的患者死亡，估计该期的病死率在 1/200~1/400

† 取决于基础疾病和患者的临床状况

摘自 Rassi A Jr, Rassi A, Marin-Neto JA. Chagas disease, Lancet, 2010, 375:1388-1400.Table 2: 1393

合成白介素 1β（IL-1β）、IL-6 和肿瘤坏死因子（TNF）的水平升高。这些细胞因子引致白细胞聚集增加和平滑肌细胞增生，而这可能促成了疾病的某些临床表现。病毒性心肌炎、风湿性心脏病和心内膜纤维化的临床表现可能类似于慢性恰加斯心肌病。

慢性恰加斯病的胃肠道表现见于 8%~10% 的患者，源于欧式神经丛（Auerbach plexus）和麦氏神经丛（Meissner plexus）的减少，同时也存在神经节前病变和迷走神经背侧运动核细胞的减少，其特征性受累表现为巨食管症和巨结肠。巨结肠中常见乙状结肠扩张、肠扭转和粪瘤。食管神经节缺失导致食管异常扩张；食管可达正常重量的 26 倍并容纳多达 2L 的超负荷液体。巨食管症表现为吞咽困难、吞咽疼痛和咳嗽。食管体部异常与下端食管功能异常相互独立。巨食管症可以导致食管炎和食管癌。吸入性肺炎和肺结核在巨食管症患者中也更加多发。

### 免疫功能低下人群

免疫功能低下者克氏锥虫感染可以由无症状献血者的血制品传播或既往的感染再激活而引起。同种异体受者的器官移植可以引发该疾病的极严重形式。尽管苄硝唑用于术前预防和术后治疗，恰加斯心肌病患者心脏移植后仍可出现再发。HIV 感染也引起再发；这些患者中脑部病变更加常见，并可能类似弓形虫脑炎。对有再发风险的免疫功能低下人群，必须进行血清学检测和密切的观察。

## ■ 诊　断

详细询问有关疫源地和旅行史的病史是非常重要的。急性期的外周血涂片或者吉姆萨染色涂片可以显示活动的锥虫，这对恰加斯病有诊断意义（图 279-1）。这仅见于疾病的前 6~12 周。血沉棕黄色层定量法可能提高检出率。

大部分患者在疾病的慢性期就诊，而此时血液中已检不出病原体，并且临床症状缺乏诊断价值。血清学检查被用于诊断，最常用的是酶联免疫吸附试验（ELISA）、间接血细胞凝集试验和间接荧光抗体试验。单次的血清学检查不足以可靠地做出诊断，所以需要使用不同方法或者抗原的重复或者平行试验来验证最初的血清学阳性结果，并且对于两次不一致的结果还需要第三次检查。已提出的验证试验包括放射免疫沉淀分析（the radiologic immunoprecipitation assay，RIPA，在美国用于献血者的验证试验），以及 Western-blot 测定锥鞭毛体排泄 - 分泌抗原（Western blot assays based on trypomastigote excreted-secreted antigens，TESA-WB）。

非免疫学诊断方法同样有效。小鼠接种和病媒接种诊断法（使未感染的猎蝽吸食患者血液并在吸食 30 天后检查其肠内容物）非常敏感。已研发细胞核聚合酶链反应（PCR）和动基体 DNA 测序，对急性疾病高度敏感，但是对慢性疾病的监测并不可靠。也可以在诺 - 麦 - 尼三氏（Novy-MacNeal-Nicolle，NNN）培养基中培养寄生虫。

## 治　疗

美洲锥虫代谢和宿主代谢间的生物化学的差异已被用于化学治疗。锥虫对于氧自由基非常敏感，并且缺乏自由基清除中的关键酶——过氧化氢酶或谷胱甘肽还原酶 / 谷胱甘肽过氧化物酶。所有锥虫尚有烟酰胺腺嘌呤二核苷酸磷酸（NADPH）- 依赖性二硫化物还原酶的异常减少。刺激 H2O2 生成或者阻止其减少的药物是潜在的杀锥虫剂。其他的生物化学通路也已作为靶点，包括使用唑化合物合成麦角固醇和使用别嘌呤醇的次黄嘌呤 - 鸟嘌呤磷酸核糖转移酶（the hypoxanthine-guanine phosphoribosyltransferase，HGPRT）通路。

目前治疗克氏锥虫感染的药物仅限于硝呋噻氧（nifurtimox）和苄硝唑（benznidazole），两种药对锥鞭毛体和无鞭毛体均有效，并且已被用于急性感染期根除寄生虫的治疗。恰加斯病患者对治疗的反应因临床阶段、治疗持续时间、剂量、患者年龄和疫源地的不同而不同。两种药对孕妇均不安全。

硝呋噻氧应用最为广泛，并且如在感染的急性期或者早期阶段给药，约有 60% 的有效率，可阻止病程向慢性疾病进展。慢性疾病用药效果不定，且多数不理想。硝呋噻氧在硝基还原酶作用下生成高度毒性的氧代谢物，产生不稳定的硝自由基，它反过来与氧发生反应产生过氧化氢和超氧自由基。1~10 岁儿童治疗方案为 15~20mg/（kg · d），分 4 次口服，用 90d；11~16 岁儿童为 12.5mg~15mg/（kg · d），分 4 次口服，用 90d；16 岁以上儿童为 8~10mg/（kg · d），分 3 次口服，用 90~120d。硝呋噻氧可引起乏力、食欲缺乏、胃肠道功能障碍、中毒性肝炎、震颤、惊厥，并引起葡萄糖 -6- 磷酸脱氢酶缺乏患者溶血。

苄硝唑是硝基咪唑衍生物，其效能比硝呋噻氧略高。苄硝唑可诱导氧自由基产生，而这一作用与使用剂量无关。相反，苄硝唑的硝基还原中间产物可能形成共价键或通过其他方式与病原体 DNA、脂质和蛋白质发生反应，破坏寄生虫有机体。12 岁以下儿童的推荐治疗方案为 10 mg/（kg · d），分 2 次口服，用 60d，而 12 岁以上患者为 5~7 mg/（kg · d），分 2 次口服，用 60d。该药物可引起明显的毒性反应，包括皮疹、光敏感、周围神经炎、粒细胞减少和血小板减少症。通常推荐用于急性恰加斯病，感染早期应用也有效，而对隐匿期（或无症状期）和症状性慢性疾病的疗效存在争议。多个长期随访试验得到了不同的结果，预计慢性疾病的反应率为 10%~20%。而反应的定义本身就有问题，并且受检测方法的敏感性和特异性的限制，证明寄生虫学的治愈几乎是不可能的。然而，血清学转换被认为是正常的治疗反应，而出现转换的部分患者最终仍表现出症状。专家的建议混杂，有些主张不需考虑疾病的阶段给予治疗，而另有些专家因虑及获益不确定以及药物的毒性而不建议治疗。后一种观点的支持者建议针对出现的症状进行对症治疗。充血性心力衰竭的治疗通常与其他原因所致的扩张性心肌病的治疗建议类似。β - 受体阻滞剂已获准用于该类患者的治疗。恰加斯心肌病患者常发生洋地黄毒性反应。可能需要起搏器以预防严重的心脏传导阻滞。尽管心脏移植已成功用于恰加斯病患者，但它不适用于极重症患者。鉴于血浆置换已成功用于其他原因所致的扩张性心肌病，血浆置换可以去除肾上腺素能活性抗体，故而被建议用于难治性患者。但是该治疗方法对恰加斯病的疗效尚未得到证实。

建议巨食管症患者清淡均衡饮食。手术或者食管下括约肌扩张可治疗巨食管症；食道气囊扩张术是较好的治疗方式。硝酸酯类和硝苯地平在巨食管症患者中用于降低食管括约肌张丽。巨结肠可行手术治疗和对症治疗。脑膜脑炎也采用支持疗法。

在病原体入侵明确的偶发感染中，应立即开始治疗并持续 10~15d。应常规收集血样，并在第 15、30 和 60d 时检测血清学转换。

## 预　防

WHO 支持下的大规模虫媒控制合作项目、献血者普遍筛查制度以及慢性感染母亲和高危婴儿的靶向监测措施，使多数流行国家已有效根除该病的传播，或者至少传播已大幅减少。鉴于恰加斯病与贫穷相关，居住条件的改善对于疾病的成功控制和根除同等重要。流行地区居民的健康教育、应用蚊帐、应用杀虫剂和破除庇护猎蝽的土坯房是控制虫媒的有效方法。合成的拟除虫菊酯类杀虫剂可以保持房屋无虫媒长达两年，并且对人体的毒性很小。杀虫剂中混入颜料的方法也有使用。鉴于锥虫可通过不完全确定的方法来逃避免疫监视，疫苗开发远未成功。

在流行地区的输血具有很高的风险。龙胆紫是一种双亲阳离子制剂，通过光动力发挥效力，已被用于杀灭血液中的锥虫。光照射含有龙胆紫和维生素C的血液，可产生可以杀灭锥虫的自由基和超氧阴离子。米帕林（Mepacrine）和马普替林（maprotiline）也已被用于清除输血中的锥虫。

由于移民可携带该疾患到非流行地区，对来自流行地区的血液和器官捐献者应该进行血清学检查。潜在的血清学阳性捐献者可以通过询问是否到过或者在疫区长期居住来明确。对来自疫区的潜在受感染血液和器官捐献者进行基于问卷的筛查可以降低传播的风险。血清学阳性应被视为器官捐献的禁忌证。

## 参考书目

参考书目请参见光盘。

（刘奉琴 译，于永慧 审）

# 第280章 疟疾（恶性疟原虫）

*Chandy C. John, Peter J. Krause*

疟疾是一种急性兼慢性疾病，其特点是阵发性发热、寒战、出汗、疲劳、贫血和脾大。它在人类历史上发挥了极为重要的作用，累及人数或许比任何其他传染性疾病都要多。时至今日，疟疾在发展中国家仍举足轻重，估计每年患者人数达3亿~5亿，其中死亡人数超过1 000 000。多数疟疾死亡病例发生于婴幼儿。尽管在美国疟疾并不流行，但是每年美国仍有大约1000多例的输入性病例。在非流行地区，对于一年内从疟疾流行地区返回的发热儿童，执业医生应当想到疟疾的可能，因为诊断和治疗的延误会导致病情的加重甚或死亡。

## ■ 病原学

疟疾是由雌性按蚊将细胞内疟原虫属原生动物传播给人的。在2004年之前，导致人类疟疾的疟原虫只有4种：恶性疟原虫、三日疟原虫、卵形疟原虫和间日疟原虫。于2004年发现诺氏疟原虫（灵长类的疟疾物种）也可导致人类疟疾，在马来西亚、印度尼西亚、新加坡和菲律宾等国已发现诺氏疟原虫感染病例。疟疾也可以通过血液传播、使用污染针头传播以及母婴传播。在美国，尽管血液传播的风险很小且越来越小，但仍可能发生通过全血、浓缩红细胞、血小板、白细胞和器官移植等传播。

## ■ 流行病学

疟疾是一种重要的全球性疾患，肆虐于100多个国家，共计超过16亿人感染，主要传播地区分布在非洲、亚洲和南美洲。恶性疟原虫和三日疟原虫可见于大多数疟疾流行地区。在非洲、海地和新几内亚，恶性疟原虫是最优势种属；而在孟加拉国、美国中部、印度、巴基斯坦和斯里兰卡，间日疟原虫最常见；在东南亚、南美洲和大洋洲，最多见的是间日疟原虫和恶性疟原虫。卵形疟原虫是最不常见的物种，它主要在非洲地区传播。在北美洲大部分地区（包括美国）、欧洲和加勒比海地区以及澳大利亚、智利、韩国、日本、以色列、黎巴嫩、中国台湾等地区，疟疾的传播已被消灭。

在美国发现的大多数疟疾病例是来自于从疟疾流行地区到美国的既往感染游客，或者到流行地区旅行而未采用适当药物预防的美国公民。疾病控制和预防中心（CDC）报道在美国公民中，从1985—2001年的10 100例疟疾病例，主要来源地为撒哈拉以南非洲（58%）、亚洲（18%）、加勒比海地区和中美洲或南美洲（16%）。大多数的死亡病例是由恶性疟原虫引起的（占94%或70例病例中的66例），其中47例（71%）来自撒哈拉以南的非洲。自20世纪50年代以来，明确的本地传播疟疾病例极少。这些病例很可能是由于未治疗的和无症状的感染者从疟疾流行的国家旅行到美国并感染了当地的蚊子，或被感染的蚊子从疟疾流行地区经航空输入到了美国。

## ■ 发病机制

疟原虫存在形式多样、生活史复杂，从而使得它们能够在人类宿主（无性阶段）和蚊子（有性阶段）的不同的细胞环境中存活（图280-1）。有102至多达$10^{14}$的显著扩增的疟原虫，在人体中出现以下两个阶段：在肝细胞内（红细胞外期）的第一阶段和在红细胞内（红细胞内期）的第二阶段。红细胞外期始于雌性按蚊将子孢子输送到人体血液中；数分钟后，子孢子进入肝细胞，在肝细胞中进行发育并无性繁殖为裂殖体。1~2周后，肝细胞破裂，释放成千上万个裂殖子进入血液循环。显然，恶性疟原虫、三日疟原虫和诺氏疟原虫的组织裂殖体一旦破裂，它们将无法继续存留在肝脏。而卵形疟原虫和间日疟原虫的组织裂殖体则有2种类型。第一种类型的裂殖体在6~9d内破裂，而第二种类型的裂殖体可以在释放裂殖子引起复发感染之前，在肝细胞内潜伏数周、数月甚或长达5年之久。裂殖子由肝脏浸入红细胞，则开启了疟原虫无性繁殖的红细胞内期。一旦浸入红细胞，裂殖子变成环状体，随后扩大成为一个滋养体。后期的这两种形态可以通过血涂片姬姆萨染色观察到，这也是确诊疟疾的主要手段（图280-2）。滋养体大量无性繁殖产生许多小的红细胞裂殖子，当红细胞膜破裂时它们会释放到血液中，导致发热。随着时间的推移，许多裂殖子发育成雄性和雌性配子体，当雌性按蚊在吸血过程中摄入它们，即完成疟原虫的生活史。雄性和雌性配子体融合，在蚊子胃腔内形成受精卵。进过一系列的进一步转变，子孢子进入蚊子的唾液腺，并在下一次吸血过程中进入新的宿主。

疟疾患者有四个重要的病理过程：发热、贫血、免疫病理损害和组织缺氧。红细胞破裂并释放裂殖子进入血液循环时引起发热。溶血、红细胞被截留在脾和其他器官以及骨髓抑制引致贫血。疟疾患者发生免疫病理破坏，包括过度生成促炎细胞因子如肿瘤坏死因子，这可能是本症大部分病理改变的原因，包括组织缺氧；多克隆活化引发高丙种球蛋白血症和免疫复合物的形成；以及免疫抑制。在恶性疟原虫疟疾，受感染的红细胞与血管内皮细胞黏附，导致血流阻塞和毛细血管损伤，由此引发血液、蛋白质和体液血管渗漏及组织缺氧。此外，葡萄糖无氧代谢引起低血糖和高乳酸血症。这些病理过程的累积叠加效应可能导致脑、心、肺、肠、肾和肝等脏器功能衰竭。

疟原虫感染后机体的免疫应答是不完整的，一方面可预防严重病症的发生，另一方面又容许进一步的感染。在某些情况下，寄生虫循环维持低水平但持续很长一段时间，被机体免疫限制不能迅速扩增从而引起严重的病症。因为寄生虫已形成免疫逃逸机制，如细胞内复制、血管细胞黏附防止感染的红细胞循环至脾、快速抗原变异以及宿主的免疫系统变化等，导致部分免疫抑制，从而使得感染反复发作。疟原虫感染后机体的宿主反应包括自然免疫机制，以防止其他种

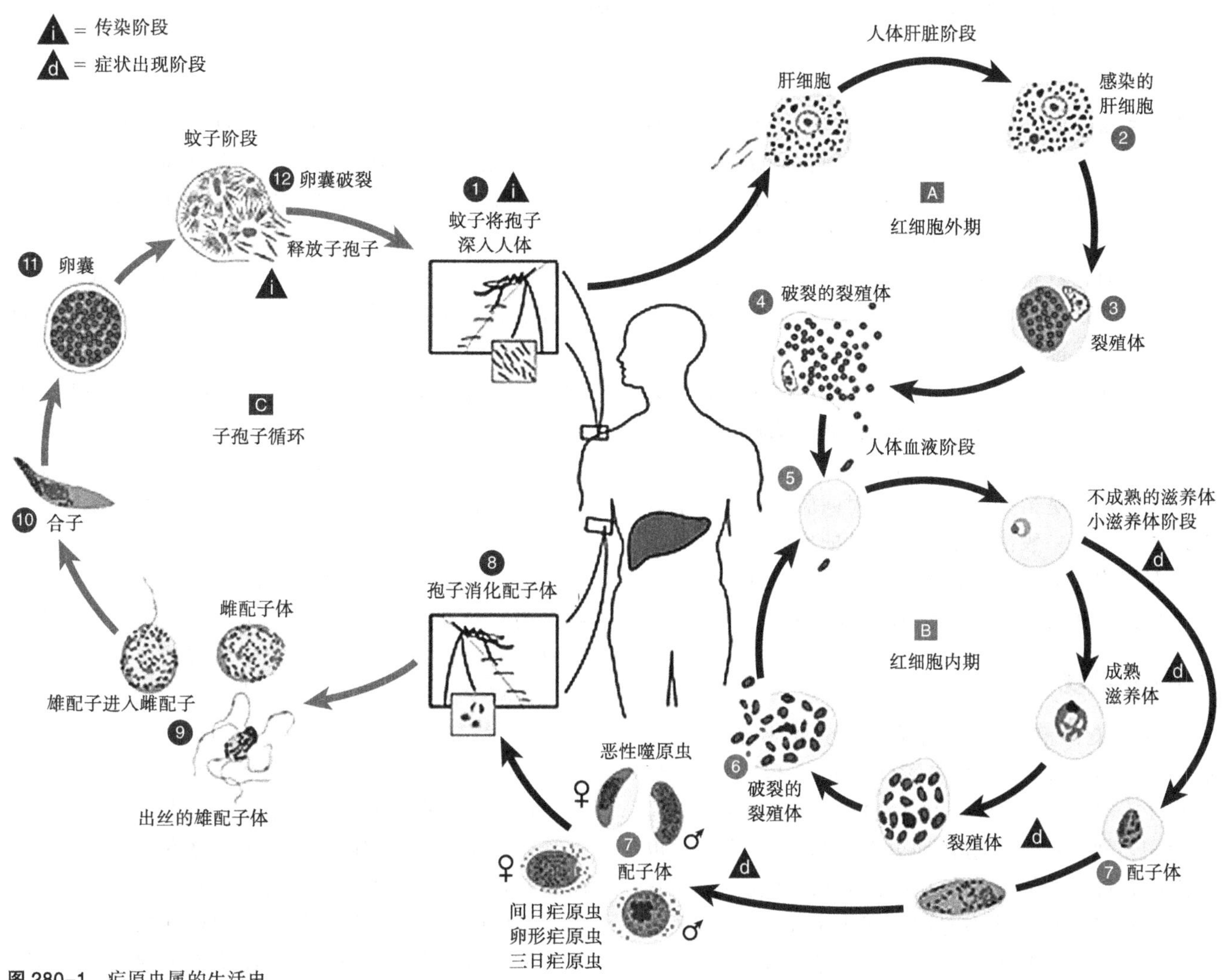


**图280-1** 疟原虫属的生活史

摘自 Centers for Disease Control and Prevention: Laboratory diagnosis of malaria: Plasmodium spp. [2010-08-30]. http: //w ww.dpd.cdc.gov/dpdx/HTML/PDF_Files/Parasitemia_and_LifeCycle.

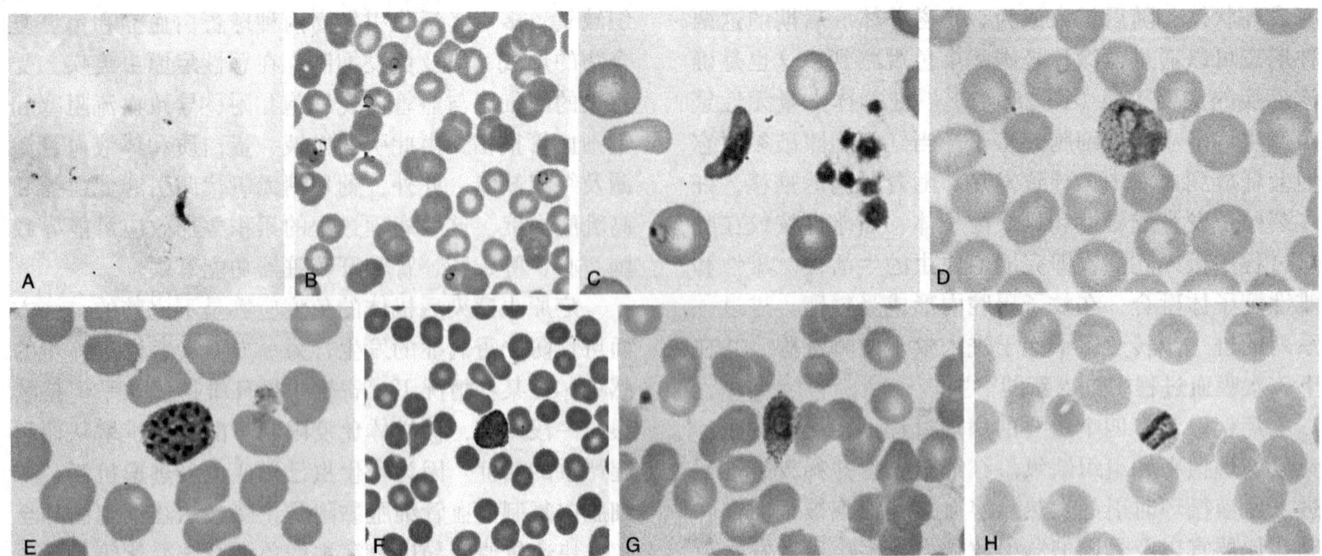

**图 280-2（见彩图）** 用于诊断疟疾的姬姆萨染色厚血涂片（A）和薄血涂片（B-H）以及疟原虫的形态。A. 多个印戒恶性疟原虫滋养体，显示在红细胞外。B. 含有印戒恶性疟原虫滋养体的多重感染的红细胞，包括定位于红细胞膜内表面的一个典型形式。C. 恶性疟原虫所特有的香蕉形状的配子体。D. 阿米巴滋养体特征的间日疟原虫。间日疟原虫和卵形疟原虫感染的红细胞呈现薛夫纳小点，较未感染的红细胞体积增大。E. 间日疟原虫裂殖体。相反，成熟的恶性疟原虫在血涂片中很少见，因为它们通常隔离在全身的微血管中。F. 间日疟原虫配子体球。G. 卵形疟原虫滋养体。薛夫纳点和感染的红细胞呈卵形。H. 三日疟原虫滋养体的特征性带状形式，含有细胞内的颜料疟原虫色素

A，B，F 来自疾病控制和预防中心实验室：DPD：与公共卫生相关的寄生虫实验室鉴定。www.dpd.cdc.gov/dpdx/. C，D，E，G，戴维惠勒无偿提供，牛顿中心

属的疟原虫感染，如来源于鸟类或啮齿类动物的疟原虫，以及一些红细胞生理变化，以防止或修复疟疾感染。含血红蛋白 S 的红细胞（镰状红细胞）可抵抗疟原虫的生长，缺乏 Duffy 血型抗原的红细胞抗间日疟原虫，含有血红蛋白 F（胎儿血红蛋白）的红细胞和卵形红细胞抗恶性疟原虫。在高度流行地区，新生儿很少患疟疾，部分原因是母源性被动抗体和高水平的胎儿血红蛋白。3 个月至 2~5 岁的儿童疟疾特异性免疫极弱，因此每年遭受潜在致命疾病的威胁。随后获得免疫力，疟疾严重病例逐渐减少。孕期可发生严重的疟疾，特别是第一次怀孕或长时间居住在流行地区以外的区域。一般情况下，细胞外的疟原虫有抗体抵御，而细胞内的疟原虫由细胞免疫系统抵御，包括 T 淋巴细胞、巨噬细胞、多形核白细胞和脾。

## ■ 临床表现

在感染的潜伏期和初始期，儿童和成人是无症状的。通常恶性疟原虫潜伏期是 9~14d，间日疟原虫 12~17d，卵形疟原虫 16~18d，三日疟原虫是 18~40d。间日疟原虫潜伏期可以长达 6~12 个月，也可因患者自身的部分免疫力或不规律的药物预防而延长。一些患者在血液中检测到寄生虫前 2~3d 出现前驱症状。前驱症状包括头痛、疲劳、食欲缺乏、肌痛、低热、胸痛、腹痛和关节痛。

与其他传染性疾病相比，疟疾的典型表现很少被注意到，包括发作性发热与周期性疲劳交替，而其他一般状况良好。发作性发热的特点是高热、出汗、头痛、肌肉痛、腰痛、腹痛、恶心、呕吐、腹泻、面色苍白和黄疸。发作与间日疟原虫和卵形疟原虫裂殖体每 48 小时破裂相吻合，导致热峰每隔 1 天出现。三日疟原虫裂殖体每 72 小时发生破裂，导致热峰每 3 或 4 天出现。恶性疟原虫和混合感染时发热的周期性较不明显，以及感染早期寄生虫孵育不同步时，发热的周期性亦不明显。原发性感染的患者，如来自非流行地区的游客，在规律的发作开始前 2~3d 可能有不规则的症状发作。疟疾患儿往往缺乏典型的发作，表现非特异性症状，包括发热（可能是低度，但往往 >104 ℉）、头痛、嗜睡、食欲缺乏、恶心、呕吐和腹泻。特异性的体征包括脾大（常见）、肝大和因贫血所致的苍白。典型的实验室检查结果包括贫血、血小板减少、白细胞计数正常或稍低。红细胞沉降率（ESR）往往升高。

恶性疟原虫感染是疟疾最严重的形式，导致高密度虫血症和一系列并发症。最常见的严重并发症是重度贫血，这也与类型的疟疾相关。恶性疟原虫特有的严重并发症包括脑型疟疾、急性肾衰竭、代谢性酸中毒引起的呼吸窘迫、寒冷型疟和出血性疾病（见后面并发症部分以及表 280-1）。在非免疫的个体，诊断恶性疟原虫疟疾是医疗急症。如果不能及时给予适当的治疗，可能会出现严重的并发症和死亡。与卵形疟

**表 280-1　世界卫生组织重症疟疾标准，2000 年**

| |
|---|
| 意识障碍 |
| 虚脱 |
| 呼吸窘迫 |
| 多次癫痫发作 |
| 黄疸 |
| 血红蛋白尿 |
| 异常出血 |
| 严重贫血 |
| 循环衰竭 |
| 肺水肿 |

原虫、间日疟原虫和三日疟原虫引起的疟疾，虫血症发生率 <2%，与之不同，由恶性疟原虫引起的疟疾，虫血症发生率可高达 60%。虫血症的差异反映了这样一个事实，即恶性疟原虫感染未成熟的和成熟的红细胞，而卵形疟原虫和间日疟原虫感染未成熟红细胞，三日疟原虫只感染成熟红细胞。与恶性疟原虫一样，诺氏疟原虫复制周期仅有 24h，也会导致非常高密度的虫血症。

间日疟原虫疟疾一直被认为较恶性疟原虫疟疾为轻，但最近的报道提示，在印度尼西亚的一些地区，它像恶性疟原虫一样经常导致严重病症和死亡。间日疟原虫的严重病症和死亡通常是由于严重的贫血所致，有时由脾破裂所致。卵形疟原虫疟疾是最少见的类型。它类似于间日疟原虫疟疾，并通常与恶性疟原虫疟疾相伴发。在所有疟疾感染中，三日疟原虫最轻，最长呈慢性。肾病综合征是三日疟原虫感染的一种罕见的并发症，在其他人类疟疾中均未发现。与三日疟原虫感染相关的肾病综合征对类固醇治疗反应差。检测不到的低水平三日疟原虫感染的可持续存在多年，在免疫抑制或生理应激如脾切除或糖皮质激素治疗时才被发现。

血流中红细胞内形式的存活可能导致原发感染后的复发。长期的复发是由肝脏中的一种红细胞外源性裂殖子释放引起的，见于间日疟原虫和卵形疟原虫，或者是存在于红细胞内的形式，见于三日疟原虫，很少见于恶性疟原虫。从流行地区返回超过 4 周且具有典型症状的患者，更可能是间日疟原虫、卵形疟原虫或三日疟原虫感染，而不是恶性疟原虫感染。美国关于单一感染疟疾病例的最新调查显示，恶性疟原虫占 48.6%，间日疟原虫占 22.1%，三日疟原虫占 3.5%，卵形疟原虫占 2.5%。94% 的恶性疟原虫感染在到达美国 30d 内诊断，99% 在到达 90d 内诊断。相反，50.7% 的间日疟原虫感染病例在抵达美国 30 天后诊断。

先天性疟疾是产前或围产期从母体获得感染，在热带地区是一个严重的问题，而在美国报道极少。在流行地区，先天性疟疾是流产、死胎、早产、胎儿宫内发育迟缓和新生儿死亡的一重要原因。先天性疟疾通常发生在间日疟原虫或三日疟原虫感染的无免疫力的母亲的后代，但它见于任一种人体疟原虫感染。首发症状或体征最长出现在生后 10~30d（年龄范围 14h 到数月）。症状和体征包括发热、嗜睡、烦躁不安、面色苍白、黄疸、食欲不振、呕吐、腹泻、发绀和肝脾大。妊娠期疟疾通常是很严重的，即使母亲没有传播给孩子，也可能对胎儿或新生儿造成不良影响，导致胎儿宫内发育迟缓和低出生体重。

## 诊　断

既往一年内旅行或居住在疟疾流行地区的任何儿童，出现发热或不明原因的全身性疾病，应该拟诊有危及生命的疟疾，直到能够确诊其他疾病。不管是否已使用预防药物，都应想到疟疾的可能性。提示恶性疟原虫疟疾的重要标准包括，从流行地区返回后不到 1 个月出现症状、2% 以上的虫血症、双染色质点的环状体和超过 1 种寄生虫感染的红细胞。

疟疾的诊断是通过在外周血涂片吉姆萨染色来查找寄生虫（图 280-2）或通过快速免疫层析法来确立。姬姆萨染色优于瑞氏染色或利什曼染色。厚血涂片的和薄血涂片都应检查。厚涂片红细胞浓度是薄涂片的 20~40 倍，用于快速扫描大量的红细胞。薄涂片可识别感染疟原虫的种类，确定感染红细胞的百分比，并有助于追踪治疗反应。鉴定疟原虫种类最好是由一位使用显微镜经验丰富的技术人员操作，对照各种疟原虫彩板检查（图 280-2）。无法从形态上区分诺氏疟原虫和三日疟原虫，需要参考实验室或 CDC 行聚合酶链反应（PCR）来鉴别。尽管恶性疟原虫最有可能从发热发作后的血标本中检测出来，但连续 3 天每天数次检测比涂片时间更为重要。单次血涂片阴性不能排除疟疾。大多数有症状的疟疾患者会在 48 小时内厚血涂片中检测到寄生虫。对无免疫力的患者，典型症状出现后 1~2d 可在血涂片中检测到寄生虫。

BinaxNow 疟疾检测试剂盒是由美国食品和药物管理局（FDA）批准的疟疾快速诊断方法。这种恶性疟原虫的免疫层析试验富含组氨酸蛋白（HRP2）和醛缩酶，获准用于检测恶性疟原虫和间日疟原虫。醛缩酶存在于所有感染人类的 5 种疟原虫。由此，间日疟原虫的阳性结果可能是由于卵形疟原虫或三日疟原虫感染所致。敏感性和特异性在恶性疟原虫（分别为 94%~99% 和 94%~99%）和间日疟原虫（分别为

87%~93% 和 99%）较好，但对卵形疟原虫和三日疟原虫敏感性较低。如果恶性疟原虫虫血症水平降低，检测敏感性也降低，所以在有专业显微镜的地区仍然建议使用显微镜。操作简单，在野外或实验室均可做，10 分钟即可完成。PCR 比显微镜更敏感，但在技术上要复杂得多。测试是简单的执行，并可在 10 分钟内，PCR 在现场或实验室做的甚至比显微镜更敏感，但在技术上更复杂。在一些参考实验室可以做，但出结果的时间较长，不适于疟疾的急性诊断。

## ■ 鉴别诊断

疟疾的鉴别诊断非常广泛，包括病毒感染如流感和肝炎、败血症、肺炎、脑膜炎、脑炎、心内膜炎、胃肠炎、肾盂肾炎、巴贝虫病、布氏杆菌病、钩端螺旋体病、结核病、回归热、伤寒、黄热病、阿米巴肝脓肿、霍奇金病以及胶原血管疾病等。

## ■ 治 疗

因为抗疟药物耐药性变化以及治疗和预防方案的复杂性，治疗疟疾患者或到过流行地区的患者的医生需要了解新的疟疾信息。最好的信息来源为 CDC 24 小时疟疾热线 [770–488–7788，东部时间（EST）上午 8 点到下午 4 点 30；770–488–7100，东部时间周末和假期从下午 4 点 30 分到早 8 点；请接线员呼叫疟疾流行病学处在线人员 ]。离开恶性疟原虫流行地区 30 天内出现无明显原因发热的无免疫力患者应列为医疗急症。立即获取厚血涂片和薄血涂片，所有有严重疾病症状的儿童均需收住院治疗。如果血检测阴性，应每隔几小时重复检查。如患者病情严重，应立即开始给予抗疟治疗。无免疫力的儿童不能门诊治疗，有免疫力或虫血症水平较低（<1%）的准免疫儿童，无 WHO 定义的并发症、呕吐或中毒表现者；并且能够在任何时间联系到医生或急诊科者；以及可保证 24h 随访者，可以门诊治疗。

### 恶性疟原虫疟疾

据认为氯喹敏感的疟疾流行地区，包括巴拿马运河西部的中美洲、海地、多米尼加共和国以及除了伊朗、阿曼、沙特阿拉伯、阿拉伯和也门的中东大部分地区。来自氯喹敏感的恶性疟原虫流行地区的患者，如果没有严重的疟疾可以用氯喹治疗。由氯喹耐药的恶性疟原虫流行地区获得感染的疟疾，或与 CDC 协商后对氯喹敏感性有任何疑问，应该使用氯喹以外的药物治疗（表 280–2）。静脉注射奎尼丁（或在美国以外使用奎宁）应该用于复杂的疟疾病例（表 280–2）或因呕吐无法口服药物的患者。这些患者应收住加强监护病房，在奎尼丁用药过程中监测并发症、血浆奎尼丁水平和副反应。在使用奎尼丁时，连续监测血压防止低血压，持续心电监测防止 QRS 波增宽或 QTc 间期延长，定期监测血糖防止低血糖。心脏不良事件可能需要暂停药物或减慢静脉输注速度。静脉治疗应持续至虫血症小于 1%，通常在治疗 48 小时内可达到，并且患者能够耐受口服药物。应用葡糖酸奎尼丁（美国）或硫酸奎宁（其他国家）治疗，在非洲或南美洲获得感染的疟疾共用 3 天，而在东南亚获得感染的疟疾则共用 7 天。然后口服四环素、多西环素或克林霉素完成疗程（表 280–2）。尽管目前尚无资料支持奎宁和阿托伐醌 / 氯胍的序贯治疗方案，但持续口服奎宁的依从性的现实困难，使得许多临床医生在静脉用奎宁后继以阿托伐醌 / 氯胍完成疗程。

静脉用青蒿酯或蒿甲醚可以替代奎宁治疗儿童和成人的重症疟疾（表 280–2）。现在可以从 CDC（770–488–7788）特别申请青蒿酯治疗重症疟疾，但在等待青蒿酯送达的过程中，不应延迟经验性治疗。口服和直肠给予青蒿素为基础的抗疟药治疗疟疾有效，但这种使用方法在美国未获批准。

来自恶性疟原虫氯喹耐药地区的轻度至中度感染、虫血症小于 1%、无并发症或呕吐，且能口服药物的患者，应口服阿托伐醌 – 氯胍（一种抗疟药）、口服蒿甲醚 – 苯芴醇（复方蒿甲醚），或者口服奎宁加多西环素、四环素或克林霉素（表 280–2）。复方蒿甲醚经美国 FDA 批准用于治疗无并发症的疟疾，是一个较为理想的选择，疗效佳且耐受性好。儿科用量明确，但其他一些国家有的儿童分散片美国没有。复方蒿甲醚不能被用于已知的 QT 间期延长儿童。在泰国、缅甸、柬埔寨，获得性恶性疟原虫感染的患者应该接受 7 天盐酸奎宁治疗。甲氟喹禁用于已知对甲氟喹高敏的患者，或有癫痫或严重精神病史的患者。心脏传导异常的患者不推荐用甲氟喹，但它可以用于没有潜在的心律失常而同时正服用 β 受体阻滞剂的患者。盐酸奎宁或奎尼丁可加重甲氟喹的副作用，一般是不应该给予已接受甲氟喹治疗的患者，除非没有其他替代品。

在无氯喹耐药的地区获得感染且无并发症的恶性疟原虫疟疾患者应口服磷酸氯喹治疗。如果寄生虫计数不能迅速下降（24h~48h）并 4d 后转阴，应考虑氯喹耐药并给患者开始其他抗疟疗法。

支持疗法是非常重要的，包括输注红细胞（S）以维持血细胞比容在 20% 以上，在恶性疟原虫疟疾虫血症大于 10% 并有严重并发症（例如严重疟疾贫血、脑型疟疾）可换血，肺水肿或脑型疟疾需供氧和机械

**表 280-2　美国治疗疟疾 CDC 指南**

**CDC 疟疾热线：（770）488-7788 周一～周五上午 8 点至下午 4:30 EST；（770）488-7100 下班时间，周末，节假日**

| 临床诊断 / 疟原虫 | 获得性地区感染 | 推荐的药物和成人剂量 | 推荐的药物和小儿剂量<br>小儿剂量不应超过成人剂量 |
|---|---|---|---|
| 无并发症疟疾 / 恶性疟原虫或物种不确定<br>如果“物种不确定”随后被诊断为间日疟原虫或卵形疟原虫：见间日疟原虫和卵形疟原虫（下图）：伯氨喹治疗 | 氯喹耐药或耐药性未知[1]<br>（除了下面的框中列出的指定为氯喹敏感的所有疟疾流行地区。中东国家的耐氯喹恶性疟原虫包括伊朗、阿曼、沙特阿拉伯和也门。值得注意的是，苏联和朝鲜的获得性感染均由间日疟原虫引起，因此应该被视为氯喹敏感的感染） | A：阿托伐醌氯胍（一种抗疟药）[2]<br>成人片剂 = 250mg 阿托伐醌 / 100mg 氯胍<br>成人片剂 4 片，口服，qd，用 3d | A：阿托伐醌氯胍（一种抗疟药）[2]<br>成人片剂 = 250mg 阿托伐醌 / 100mg 氯胍<br>儿童片剂 = 62.5mg 阿托伐醌 / 25mg 氯胍<br>5~8kg：儿童片剂 2 片，po，qd，用 3d<br>9~10kg：儿童片剂 3 片，po，qd，用 3d<br>11~20kg：成人片剂 1 片，po，qd，用 3d<br>21~30kg：成人片剂 2 片，po，qd，用 3d<br>31~40kg：成人片剂 3 片，po，qd，用 3d<br>> 40kg：成人片剂 4 片，po，qd，用 3d |
| | | B. 蒿甲醚－本芴醇（复方蒿甲醚）2 1 片 = 20mg 和 120mg 苯芴醇蒿甲醚成人和儿童患者推荐采用根据体重计算的共口服 6 片的 3 天治疗方案。患者应口服初始剂量，8 小时后用第二剂，随后的 2d，每天 2 次。<br>5~15kg：每次 1 片<br>15~25kg：每次 2 片<br>25~35kg：每次 3 片<br>> 35kg：每次 4 片 | |
| | | C. 硫酸奎宁加下列中的一个：强力霉素、四环素或克林霉素<br>硫酸奎宁：<br>542mg 碱（= 650mg 盐）[3]，PO，tid，用 3 天或 7 天[4]<br>强力霉素：<br>100mg，PO，Bid，用 7d<br>四环素：<br>250mg，qid，PO，用 7d<br>克林霉素：<br>碱 20mg/kg/d，PO，tid，用 7d | C. 硫酸奎宁[3]加下列中的一个：强力霉素[5]、四环素[5]或克林霉素<br>硫酸奎宁：<br>8.3mg/kg 碱（=10mg/kg 盐），PO，tid，<br>用 3d 或 7d[4]<br>强力霉素：<br>2.2mg/kg，PO，q12h 用 7d<br>四环素：25mg/（kg·d），PO，分 4 次，用 7d<br>克林霉素：<br>碱 20mg/（kg·d），PO，tid，用 7d |
| | | D. 甲氟喹（甲氟喹和仿制药）[6]<br>初始剂量 684mg 碱（= 750mg 盐），PO，初始剂量 6~12h 后 456mg 碱（= 500mg 盐）PO<br>总剂量为 1250mg 盐 | D. 甲氟喹（甲氟喹和仿制药）[6]<br>起始剂量碱 13.7mg /kg（=15 mg/kg 盐），，PO，初始剂量 6h~12h 后 9.1mg/kg 碱（=10mg/kg 盐）<br>总剂量为 25 mg/kg 盐 |
| 无并发症疟疾 / 恶性疟原虫或不确定物种疟疾 | 氯喹敏感<br>（美洲中部，巴拿马运河以西；海地；多米尼加共和国；和中东的大部分地区） | 磷酸氯喹（氯喹及其泛型）600mg 碱（=1000mg 盐）即刻口服，随之在 6h、24h 和 48h，口服 300mg 碱（=500mg 盐）<br>总剂量：1500mg 碱（= 2500mg 盐）或<br>羟基氯喹（羟氯喹及其泛型）<br>620mg 碱（= 800mg 盐）po，随之在 6h、24h 和 48h，口服 310mg 碱（=400mg 的盐）<br>总剂量：1550mg 碱（= 2000mg 的盐） | 磷酸氯喹（氯喹及其泛型）10mg/kg 碱，PO，随之在 6h、24h 和 48h，口服 5mg/kg 碱<br>总剂量 25 mg/kg 碱或<br>羟基氯喹（羟氯喹及其泛型）<br>10mg/kg 即刻口服，随之在 6h、24h 和 48h，口服 5mg/kg 碱<br>总剂量：25mg /kg |
| 无并发症疟疾 / 三日疟原虫或诺氏疟原虫疟疾 | 所有地区 | 磷酸氯喹：治疗同上或<br>羟氯喹：治疗同上 | 磷酸氯喹：治疗同上或<br>羟氯喹：治疗同上 |
| 无并发症疟疾 / 间日疟原虫或卵形疟原虫疟疾 | 所有地区<br>注：怀疑氯喹耐药的间日疟原虫感染，见下面 | 磷酸氯喹加磷酸伯氨喹[7]<br>磷酸氯喹：治疗同上<br><br>磷酸伯氨喹：30mg 碱，PO，qd，用 14d<br>或羟基氯喹加磷酸伯氨喹[7]<br>羟基氯喹：治疗同上<br>磷酸伯氨喹：30mg 碱，PO，qd，用 14d | 磷酸氯喹加磷酸伯氨喹[7]<br>磷酸氯喹：治疗同上<br>伯氨喹：0.5mg/kg 碱，PO，qd，用 14d<br>或羟基氯喹加磷酸伯氨喹[7]<br>羟基氯喹：治疗同上<br>磷酸伯氨喹：30mg 碱，PO，qd，用 14d |
| 无并发症疟疾 / 间日疟原虫疟疾 | 氯喹耐药[8]<br>（巴布亚新几内亚和印度尼西亚） | A. 硫酸奎宁加四环素或强力霉素或加磷酸伯氨喹[7]<br>硫酸奎宁：治疗同上<br>强力霉素或四环素：治疗同上<br>磷酸伯氨喹：治疗同上 | A. 硫酸奎宁加强力霉素[5]或四环素[5]加磷酸伯氨喹[7]<br>硫酸奎宁：治疗同上<br>强力霉素或四环素：治疗同上<br>磷酸伯氨喹：治疗同上 |
| | | B. 阿托伐醌氯胍加磷酸伯氨喹<br>阿托伐醌氯胍：治疗同上<br>磷酸伯氨喹：治疗同上 | B. 阿托伐醌氯胍和磷酸伯氨喹<br>阿托伐醌氯胍：治疗同上<br>磷酸伯氨喹：治疗同上 |
| | | C. 甲氟喹加磷酸伯氨喹[7]<br>甲氟喹：治疗同上<br>磷酸伯氨喹：治疗同上 | C. 甲氟喹加磷酸伯氨喹[7]<br>甲氟喹：治疗同上<br>磷酸伯氨喹：治疗同上 |

表 280-2（续）

| 临床诊断 / 疟原虫 | 获得性地区感染 | 推荐的药物和成人剂量 | 推荐的药物和小儿剂量<br>小儿剂量不应超过成人剂量 |
|---|---|---|---|
| 无并发症疟疾：孕妇的用药选择[9~12] | 氯喹敏感（见氯喹敏感无并发症疟疾治疗） | 磷酸氯喹：治疗同上或<br>羟氯喹：治疗同上 | 不适用 |
| | 氯喹耐药的恶性疟原虫（见上面氯喹耐药的恶性疟原虫地区部分） | 硫酸奎宁加克林霉素<br>硫酸奎宁：治疗同上<br>克林霉素：治疗同上 | 不适用 |
| | 氯喹耐药的间日疟原虫（见上面无并发症疟疾部分 - 氯喹耐药的间日疟原虫） | 硫酸奎宁<br>硫酸奎宁：650mg[3] 盐，tid，PO, 用 7d | 不适用 |
| 重症疟疾[13~16] | 所有地区 | 葡萄糖酸奎尼丁[14] 加下列之一：强力霉素、克林霉素或四环素<br>葡萄糖酸奎尼丁：负荷量 6.25mg/kg 碱（=10mg / kg 盐），大于 1~2h 静脉输入，然后 0.0125mg/（kg · min）碱（= 0.02mg/kg/min 盐）持续输注至少 24h。替代方案为负荷量 15mg/kg 碱（=24mg /kg 盐）大于 4h 静脉输入，负荷量 8h 后开始给予 7.5mg /kg 碱（=12mg/kg 盐，大于 4h 输入，q8h（见插页）。一旦寄生虫密度 <1% 且患者能够口服用药，可口服同上剂量的奎宁完成治疗。奎尼丁 / 奎宁疗程在东南亚为 7d；非洲或南美为 3d。<br>强力霉素：治疗同上。如果患者不能口服用药，静脉用 100mg，q12h，患者能口服用药时即换为口服（同上）。静脉用药避免快速注射。疗程 7d。<br>四环素：治疗同上。<br>克林霉素：治疗同上。如果患者不能口服用药，静脉负荷量 10mg/kg 碱，随后 5mg/kg 碱，q8h。一旦患者能口服用药，即换为口服（剂量同上）。静脉用药避免快速注射。疗程 7d。<br>研究性新药（联系 CDC 获取信息）：青蒿酯随之用下列之一：阿托伐醌 - 氯胍（抗疟药）、强力霉素（孕妇用克林霉素），或甲氟喹 | 葡萄糖酸奎尼丁[14] 加下列之一：强力霉素[4]、克林霉素或四环素[4]<br>葡萄糖酸奎尼丁：mg/kg 剂量与成人的建议剂量相同。<br>强力霉素：治疗同上。如果患儿不能口服，可静脉用药。<45kg 儿童，2.2mg/kg，IV，q12h，然后一旦患儿能口服用药，即换为口服（剂量同上）。>45kg 儿童，与成人剂量相同。静脉用药避免快速注射。疗程 7d。<br>四环素：治疗同上。<br>克林霉素：治疗同上。如果患儿不能口服用药，静脉给予负荷量 10mg/kg 碱，随之 5mg/kg 碱，q8h。一旦患儿能口服用药，即换为口服（剂量同上）。静脉用药避免快速注射。疗程 7 天。<br>研究性新药（联系 CDC 获取信息）：青蒿酯随之用下列之一：阿托伐醌 - 氯胍（抗疟药）、克林霉素或甲氟喹 |

注 1. 治疗由氯喹耐药恶性疟原虫引起的无并发症疟疾有 4 个方案可供选择（A，B，C，或 D）。A、B 和 C 同样推荐。因为治疗中严重的神经精神反应发生率较高，除非其他方案不能使用，我们不建议选择 D 方案（甲氟喹）。C 方案，由于奎宁联合多西环素或四环素的有效性的资料较充足，通常优先选择该联合治疗方案、而非奎宁联合克林霉素

2. 与食物或牛奶同服。如果患者在服药后 30min 内呕吐，重复应用上述剂量

3. 美国生产的硫酸奎宁胶囊规格每片 324mg；所以 2 个胶囊应该足够成人剂量。由于无非胶囊形式的奎宁，儿童剂量可能难以把握

4. 在南亚获得的感染，奎宁治疗应持续 7d。在其他地区获得的感染，奎宁治疗应持续 3d。

5. 多西环素和四环素不能用于 8 岁以下的儿童。对感染氯喹耐药恶性疟原虫的 8 岁以下的儿童，推荐应用阿托伐醌 - 氯胍和蒿甲醚 - 本芴醇；如果无其他药物，可考虑应用甲氟喹。对感染氯喹耐药间日疟原虫的 8 岁以下的儿童，推荐应用甲氟喹；如果无甲氟喹或不能耐受，而治疗的效益又大于风险，应该应用阿托伐醌 - 氯胍或蒿甲醚 - 本芴醇

6. 由于药物耐药，甲氟喹不推荐用于在东南亚获得的感染

7. 在间日疟原虫和卵形疟原虫感染的治疗中，伯氨喹用以清除可能潜伏在肝脏中的休眠子，从而防止复发。由于伯氨喹可引起 G6PD 缺乏症患者发生溶血性贫血，所以必须在伯氨喹治疗开始之前做 G6PD 缺乏症筛查。对不确定的 G6PD 缺乏症或作为上述治疗方案的一种替代治疗，可给予伯氨喹口服 45mg，每周 1 次、用 8 周；对 G6PD 缺陷症患者考虑应用该替代治疗方案时，建议咨询感染性疾病和（或）热带医学专家。伯氨喹禁用于妊娠期

8. 治疗由氯喹耐药的无并发症的间日疟原虫疟疾有三个治疗方案可供选择（A、B 或 C）。氯喹耐药导致的间日疟原虫疟疾治疗失败，发生概率较高，在巴布亚新几内亚和印度尼西亚已有报道。氯喹耐药的间日疟原虫疟疾罕见的病例报道在缅甸、印度、中美洲和南美洲也有报道。在巴布亚新几内亚或印度尼西亚以外其他地区获得性感染间日疟原虫的患者，应以氯喹开始治疗。如患者无反应，治疗方案应改为氯喹耐药的间日疟原虫方案并报告 CDC（疟疾热线见上面所列）。氯喹耐药的间日疟原虫感染的治疗，治疗方案 A、B 和 C 同样推荐

9. 对氯喹耐药恶性疟原虫或间日疟原虫感染所致的妊娠无并发症疟疾，通常不推荐应用多西环素或四环素治疗。然而，如果其他的治疗方案是不能用或不耐受，并且经过评估收益大于风险，则多西环素或四环素可与奎宁联合应用（参考非孕期成年患者的推荐方案）

10. 由于缺乏足够的安全数据，阿托伐醌 - 氯胍、蒿甲醚 - 本芴醇一般不建议用于孕妇，特别是在孕期头 3 个月内。对确诊为患有氯喹耐药恶性疟原虫感染引起的无并发症疟疾的孕妇，如果其他的治疗方案不可用或不耐受，并且经过评估潜在的收益大于潜在的风险，则可以选用阿托伐醌 - 氯胍或蒿甲醚 - 本芴醇

11. 因孕期甲氟喹治疗可能与死胎增加相关，甲氟喹通常不建议用于孕妇。但是，如甲氟喹是唯一的治疗选择，且经过评估潜在的收益大于潜在的风险，则可以应用甲氟喹。

12. 对间日疟原虫和卵形疟原虫感染，磷酸伯氨喹对休眠子的根治性治疗不能在孕期应用。间日疟原虫和卵形疟原虫感染的孕妇应在整个妊娠期持续预防性应用氯喹。磷酸氯喹的预防性用药剂量是 300mg 碱（500mg 的盐），口服，每周 1 次。分娩后，无 G6PD 缺乏症的孕妇应该选用伯氨喹治疗

13. 如果患者血涂片阳性或近期有接触史，并且无其他已知的疾患，出现一个或多个临床诊断标准（意识障碍 / 昏迷、严重的正红细胞性贫血、肾功能衰竭、肺水肿、急性呼吸窘迫综合征、休克、播散性血管内凝血、自发性出血、酸中毒、血红蛋白尿、黄疸、反复的全身性抽搐、和（或）寄生虫血症 >5%）应认为是病重。重症疟疾通常由恶性疟原虫引起

14. 如患者确诊为重症疟疾应积极给予肠外抗疟疗法进行治疗。一旦做出诊断，应尽早开始静脉应用奎尼丁治疗。重症疟疾的患者应静脉给予负荷剂量奎尼丁，除非患者在过去 48h 内接受过 40mg/kg 的奎宁，或在过去 12h 用过甲氟喹。选用奎尼丁治疗时，建议咨询心脏病专家和富有经验的疟疾专家。在使用奎尼丁时，应连续监测血压（以防低血压）、心电监测，以防 QRS 波和（或）QT 间期延长，并定期监测血糖（以防低血糖）。心脏并发症如较严重，可能需要暂时停止药物或减慢静脉输入速度

15. 如果寄生虫密度（如寄生虫血症）>10% 或患者有精神状态改变、非容量过多性肺水肿或肾脏并发症，应考虑换血。寄生虫密度可以通过在油镜下观察薄涂片上的单层红细胞（RBC）来估算。红细胞多或少（每个视野约有 400 个 RBC）的切片都应检查。从受感染的红细胞的百分比估算寄生虫密度，应每 12h 监测 1 次。换血应持续至寄生虫密度 <1%（通常需要 8~10U）。静脉应用奎尼丁治疗不应延迟，可在整个换血期间同时应用

16. 确诊重症疟疾的孕妇应积极给予肠外抗疟治疗

摘自疾病控制和预防中心：美国疟疾治疗指南（PDF）www.cdc.gov/malaria/resources/pdf/treatmenttable73109.pdf Accessed September 20, 2010.

PO：口服；qd：每天 1 次；bid：每天 2 次；IV：静脉注射；tid：每天 3 次

通气，重症疟疾细致的静脉补液，低血糖需静脉注射葡萄糖，脑型疟疾癫痫发作者需抗惊厥治疗，以及肾衰竭者需透析治疗。换血在高虫血症的重症疟疾是有价值的，但尚无随机临床试验评估其效力。糖皮质激素不推荐用于脑型疟疾。

### 间日疟原虫、卵形疟原虫、三日疟原虫或诺氏疟原虫疟疾

无并发症的间日疟原虫、卵形疟原虫、三日疟原虫感染可以用氯喹治疗（表 280–2）。氯喹是间日疟原虫疟疾起始治疗药物。出现新的症状或病情恶化，72h 后仍持续间日疟原虫虫血症，以及可能在大洋洲或印度获得的感染是使用替代疗法的适应证。间日疟原虫或卵形疟原虫疟疾患者应给予伯氨喹，每日一次用 14 天，以防止在肝脏潜伏的休眠子的复发。一些菌株可能需要 2 个疗程的伯氨喹治疗。在伯氨喹治疗前必须确定患者有无葡萄糖 –6 – 磷酸脱氢酶缺乏，因为伯氨喹可引发该类患者的溶血性贫血。遗憾的是，目前尚无能够替代伯氨喹以清除间日疟原虫和卵形疟原虫休眠子的药物。任何类型的疟疾患者都必须在治疗结束时重复检测血涂片以防止可能的复发，因为治疗 90 多天后可能因少量耐药菌出现而导致复发。如果因呕吐不能口服，氯喹可通过胃管内给药。基于有限的证据，氯喹加磺胺多辛 – 乙胺嘧啶可应用于治疗诺氏疟原虫感染。对由任何一种疟原虫引起的重症疟疾病例，应给予静脉注射奎尼丁，或者如为恶性疟原虫感染，需给予奎宁联合第二种药物（氯林肯霉素、多西环素或四环素）。任何类型的疟疾患者都必须在治疗结束时重复检测血涂片以防止可能的复发，因为治疗 90 多天后可能因少量耐药菌出现而导致复发。居住在流行地区的儿童，应鼓励母亲用抗疟疾药物来治疗发热。儿童如果病情严重，应接受同无免疫力的儿童一样的治疗。

## ■ 恶性疟原虫疟疾并发症

WHO 已列出 10 个恶性疟原虫疟疾并发症定义为重症疟疾（表 280–1）。儿童最常见的并发症是严重贫血、意识障碍（包括脑型疟疾）、呼吸窘迫（代谢性酸中毒所致）、多次癫痫发作、虚脱和黄疸。

重症疟疾贫血（血红蛋白水平小于 5g/dL）是儿童疟疾最常见的严重并发症，亦是导致非洲儿童因贫血入院的首要原因。贫血与溶血相关，但感染的红细胞经脾脏清除以及红细胞生成受损在重症疟疾贫血的发病机制中，可能比溶血发挥更重要的作用。重症疟疾贫血的最主要的治疗措施是输血。通过恰当并及时的治疗，重症疟疾贫血死亡率通常较低（约 1%）。

脑型疟疾的定义是恶性疟原虫感染儿童出现昏迷，而无其他可导致昏迷的病因存在。未发生昏迷而有精神状态改变的儿童可陷入其他类型的意识障碍。脑型疟疾儿童最常见的病变部位在中层传输系统，而青少年或成人常见于低级传输系统。病变通常不在高级传输系统。脑型疟疾通常发生在患者已发病数天的时候，但病情可急剧恶化。脑型疟疾病死率为 20%~40%，与儿童的长期认知功能障碍相关。脑型疟疾患儿常见反复发作的癫痫。低血糖亦常见，但真正脑型疟疾的患儿，即便在接受葡萄糖输注从而恢复正常的血糖水平后，也不能从昏迷中唤醒。体格检查可正常，或有高热、惊厥、肌肉痉挛、头部或四肢的节律性运动、瞳孔收缩或不对称、视网膜出血、偏瘫、深腱反射引不出或亢进和 Babinski 征阳性等。腰椎穿刺显示压力升高和脑脊液蛋白阳性，而脑脊液细胞不增多、糖和蛋白质浓度正常。除抗疟药物之外，脑型疟疾的治疗主要是支持治疗，包括评估和处理癫痫发作和低血糖。虽然一些脑型疟疾患儿可有颅内压增高，但用甘露醇和皮质类固醇治疗并不能改善其预后。

呼吸窘迫是重症疟疾预后不良的预测指标，它似乎是由代谢性酸中毒而不是由自身的肺部疾病引起的。到目前为止，成功干预重症疟疾患儿代谢性酸中毒的措施尚未见报道，但二氯醋酸酯治疗和液体扩容的临床试验正在进行中。

癫痫发作是重症疟疾是一种常见的并发症，尤其是脑型疟疾。苯二氮䓬类药是惊厥发作的一线治疗，地西泮直肠内给药已成功用于疟疾和惊厥的患儿。癫痫发作时使用单剂量地西泮即可缓解。苯巴比妥或苯妥英钠是持续性癫痫发作的标准药物。苯妥英钠可作为惊厥发作治疗的首选，尤其是在不能给予通气支持的医院或诊所。然而，尚无对两种药物进行比较的临床试验，而苯妥英钠比苯巴比妥要昂贵得多。目前尚无任何一种药物被推荐用于预防重症疟疾患儿的癫痫发作。在一项重要的研究重症疟疾儿童的临床试验中，给予苯巴比妥预防性用药以减少惊厥发作，但患儿病死率增加，可能是因苯二氮䓬治疗加重了苯巴比妥所致的呼吸抑制。

低血糖症是疟疾的一种并发症，更多见于儿童、孕妇和接受奎宁治疗的患者。患者可有意识水平的下降，易与脑型疟疾混淆。所有意识障碍和疟疾的患儿均应检测血糖，如果无血糖仪，应根据经验推注葡萄糖。低血糖与病死率的增加和神经系统后遗症相关。

循环衰竭（寒冷型疟疾）是一种罕见的并发症，表现为低血压、低体温、脉搏细速、浅呼吸、脸色苍

白和血管塌陷。数小时内可发生死亡。重症疟疾偶可伴有菌血症，这可能是以往称为寒冷型疟疾的某些病例的根本原因。重症疟疾和低血压的患儿应该做血培养，并经验性治疗细菌感染脓毒症。

长期认知功能障碍发生于25%的脑型疟疾儿童，和可发生在反复发作的无并发症的患儿。预防发作可显著改善这些患儿的教育水平。

热带巨脾综合征是恶性疟原虫感染的慢性并发症，急性感染治疗后脾脏仍显著肿大。特征性表现是脾大、肝大、贫血和IgM水平升高。据认为，热带巨脾综合征是由机体对恶性疟原虫感染的受损的免疫应答所致。如果患儿仍居住在疟疾流行地区，则需要长期的抗疟疾药物预防（至少数年）。给予抗疟药物预防，脾脏会逐渐缩小，但是一旦停止预防性药物，脾脏会再增大。

儿童的其他并发症包括黄疸，与预后差及虚脱相关。虚脱的定义是在无意识障碍的情况下，不能独自坐、站或进食。一些研究中显示，虚脱亦与病死率增加相关，但其病理发生机制尚不十分清楚。少见的并发症包括血红蛋白尿、异常出血、肺水肿和肾衰竭。这些并发症在患有重型疟疾的儿童少见，而更多见于成年人，尤其是肺水肿和肾衰竭。

## ■ 预　防

疟疾的预防包括减少接触受感染的蚊子以及药物预防。世界各地存在疟疾风险及耐药性的地区的最准确和最新的信息，可以通过联系地方和国家卫生部门或CDC，或咨询由美国公共卫生服务发布的国际旅行卫生信息获得。

到流行地区的旅客在传播风险最高时，从黄昏到黎明这段时间应该待在屏蔽区。他们应该睡在氯菊酯处理的蚊帐里，并日落后室内喷洒杀虫剂。白天游客应该穿覆盖胳膊和腿的衣服，裤子塞进鞋或靴子。驱蚊液应用于薄的衣服和皮肤暴露部位，每1~2h重复应用。孩子从黄昏到黎明都不应置于在户外，但如有暴露风险，要在除了眼睛、嘴巴或手之外的暴露部位用25%~35%（不大于40%）的避蚊胺（DEET）溶液。因为孩子手经常会放进嘴里，所以不用DEET。当孩子回到室内，避蚊胺应尽快洗掉。美国儿科学会建议，小于2月龄的儿童应避免使用避蚊胺溶液。避蚊胺的不良反应包括皮疹、中毒性脑病和癫痫发作，但这些副反应几乎只发生在高浓度的避蚊胺应用不当的时候。即使有这些预防措施，当孩子到疟疾流行地区旅游，一旦出现病症应立即就诊。

药物预防对所有的游客以及那些没有自幼就生活在该热带地区的居民是必要的，包括所有年龄段的孩子（表280-3）。医疗保健提供者在给患者应用预防性药物前应掌握最新的耐药模式信息。氯喹可在全世界无氯喹耐药株的几个地区应用。在氯喹耐药的恶性疟原虫流行地区，可以选用阿托伐醌/氯胍、甲氟喹或多西环素作为预防性药物。短行程（2周内）常规推荐用阿托伐醌/氯胍，因为它需要每天服用。该药有儿童剂型且耐受性一般较好，但有时婴幼儿并不乐于接受其口味。甲氟喹是长行程的首选，因为它只需每周服药1次。但该药无儿童剂型，且口味较差，所以通常要把分开的药片"潜藏"在另一个食品中，如巧克力糖浆。如果患儿已知对甲氟喹超敏、正在服用正性肌力药物、有惊厥史或某些精神疾病史或旅行到甲氟喹耐药地区（泰国与缅甸和柬埔寨的边境、柬埔寨西部以及缅甸东部），则不能选用甲氟喹。阿托伐

**表280-3　儿童疟疾的预防性药物**

| 地区 | 用药 | 剂量（口服） |
|---|---|---|
| 氯喹耐药地区 | 甲氟喹 *† | <10 kg：每周4.6 mg碱（5 mg盐）/kg |
| | | 10kg~19 kg：每周1/4片 |
| | | 20kg~30 kg：每周1/2片 |
| | | 31kg~45 kg：周3/4片 |
| | | >45 kg：每周1片　（228mg碱） |
| | 多西环素‡ | 2mg/kg·d（最大量100mg） |
| | 阿托伐醌/氯胍§（抗疟药） | 儿科剂量：62.5mg阿托伐醌，25mg氯胍<br>成人剂量：250mg阿托伐醌，100mg氯胍 |
| | | 5kg~8kg：儿童片剂1/2片，每日1次（说明书外） |
| | | 5kg~8kg：儿童片剂1/2片，每日1次（说明书外） |
| | | 9kg~10kg：儿童片剂3/4片，每日1次（说明书外） |
| | | 11kg~20kg：儿童片剂1片，每日1次 |
| | | 21kg~30kg：儿童片剂2片，每日1次 |
| | | 31kg~40kg：儿童片剂3片，每日1次 |
| | | >40 kg：成人片剂1片，每日1次 |
| 氯喹敏感地区 | 磷酸氯喹 | 每周5mg/kg碱（最大量300mg碱） |

* 氯喹和甲氟喹应在启程前1~2周开始应用，持续至暴露结束之后4周

† 甲氟喹耐药存在于柬埔寨西部以及沿泰国－柬埔寨和泰国－缅甸边境。到这些地区的旅行者应服用多西环素或阿托伐醌－氯胍。见甲氟奎预防性应用章节

‡ 多西环素应开始启程前1~2d使用，持续至暴露结束后4周。<8岁儿童或孕妇不能应用

§ 阿托伐醌/氯胍（抗疟药）应在启程前1~2d开始应用，持续至暴露结束后7d。应与食物或牛奶同服。孕妇、<5kg的儿童和正在母乳喂哺<5kg婴儿的母亲不建议使用。禁忌证是重度肾功能受损者（肌酐清除率<30mL/min）

醌/氯胍应在旅行前 1~2d 开始服用，而甲氟喹则在旅行前 2 周开始服用。提前应用这些剂量非常重要，这可使药物及时达治疗水平，并确保药物的耐受性。多西环素是 8 岁以上儿童的一种备选药物，需每日服用，并与食物同服。多西环素的副作用包括光敏性和阴道酵母菌感染。提供药物供患者进行自我治疗是有争议的，但对于那些拒绝预防用药或在非常偏远的无法获得医疗保障的地区的患者，可以采取这种做法。提供药物自我治疗疟疾时应咨询旅行医学专家，而且提供的药物应该有别于预防性用药。

疟疾流行的国家正在采取其他一系列措施以控制疟疾。其中有些已获成效，使得过去 5 年中，非洲、亚洲和南美洲疟疾的发病率显著下降。这些措施包括使用以杀虫剂处理过的蚊帐（已减少疟疾高度流行风险地区 5 岁以下儿童的全因死亡率达 ~20%）、室内喷洒长效的杀虫剂以及联合青蒿素作为疟疾一线治疗。第一个有效的疟疾疫苗是 RTS，S 疫苗，主要针对恶性疟原虫环子孢子蛋白。在各种临床试验中，该疫苗对于 26%~56% 无并发症的疟疾有效，疫苗接种后长达 45 个月对 38%~50% 的疟疾流行地区年幼儿童的重型疟疾有效。该疫苗目前正在进行大型Ⅲ期临床试验。鉴于这种疫苗的有效率相对较低，在流行地区它将可能作为包括上面提到的已获成效的干预措施的诸多策略的一部分。其他许多疫苗目前也正在进行临床试验，未来的疫苗有望将改善效能、优于 RTS，S 疫苗。目前的疫苗用于旅行者疟疾的预防效果均不甚满意。

## 参考书目

参考书目请参见光盘。

（刘奉琴 译，于永慧 审）

# 第 281 章 巴贝斯虫病（巴贝斯虫）

Peter J. Krause

巴贝斯虫病是一种新发的由寄生于红细胞内的原虫所致的疟疾样疾病，主要通过硬蜱体（蜱）传播。巴贝斯虫病的临床表现不一，可以表现为亚临床疾病，也可以表现为致死的暴发性疾病。

本章补充内容请参见光盘。

（于永慧 译，于永慧 审）

# 第 282 章 弓形体病（弓形虫）

Rima McLeod

弓形虫是一种专性细胞内原虫，经口、胎盘，或极少情况下在实验操作中经胃肠道，通过输血，或通过移植的器官获得感染。在免疫功能正常的儿童，急性获得性感染或无症状，或引起淋巴结肿大，或累及几乎所有的脏器。一旦获得感染，潜伏成囊的生物可终生存在于宿主体内。在免疫功能低下的婴儿或儿童，原发感染或潜伏的生物体复燃常导致中枢神经系统（CNS）相关的症状或体征。如果不及时治疗，先天性感染常导致围产期或后期的疾患，最常见的是脉络膜视网膜炎和 CNS 病变。其他表现，如宫内生长迟缓、认知和运动障碍、发热、淋巴结肿大、皮疹、听力障碍、肺炎、肝炎和血小板减少等也可出现。在婴儿，如同时并存 HIV 感染，先天性弓形虫病可能呈暴发性。

## ■ 病 因

弓形虫属于原生动物门球虫亚纲，只能在活体细胞内生长繁殖。弓形虫 de 滋养体呈椭圆形或月牙状，(2~4) μm×(4~7) μm；组织包囊直径 10μm~100μm，内含有成千上万的寄生虫，在宿主的组织，尤其 CNS、骨骼和心肌中可终生存留。弓形虫可在哺乳动物和鸟类的所有组织中繁殖。新感染的猫和其他的猫科动物排泄具有感染性的弓形虫卵囊。猫通过摄入含有包囊的受染肉类，或摄入由其他新近感染的猫排泄的卵囊，而感染弓形虫病原体。然后寄生虫在猫的小肠远端回肠上皮细胞通过裂殖生殖和配子生殖周期进行繁殖。含有 2 个孢子囊的卵囊被排出体外，随后，在温度和湿度适宜的条件下，每个孢子囊成熟为 4 个子孢子。猫每天排泄 105~107 个卵囊，持续约 2 周，这些卵囊在适宜的环境中可保持其生存能力超过 1 年。卵囊排泄后 1~5d 形成孢子，随后具有感染性。烘干或煮沸可杀死卵囊，但漂白剂不能杀死它。猫经常活动的土壤和沙子中可分离到卵囊，并已有报道由受污染的水导致的疫情暴发。卵囊和组织包囊是动物和人类感染的来源（图 282-1）。有 3 个克隆和非典型类型的弓形虫，对小鼠（或许以及人）有不同的毒力，并在远交系小鼠的大脑中形成不同数量的包囊。

在法国、奥地利和波兰有一个主要的克隆类型，

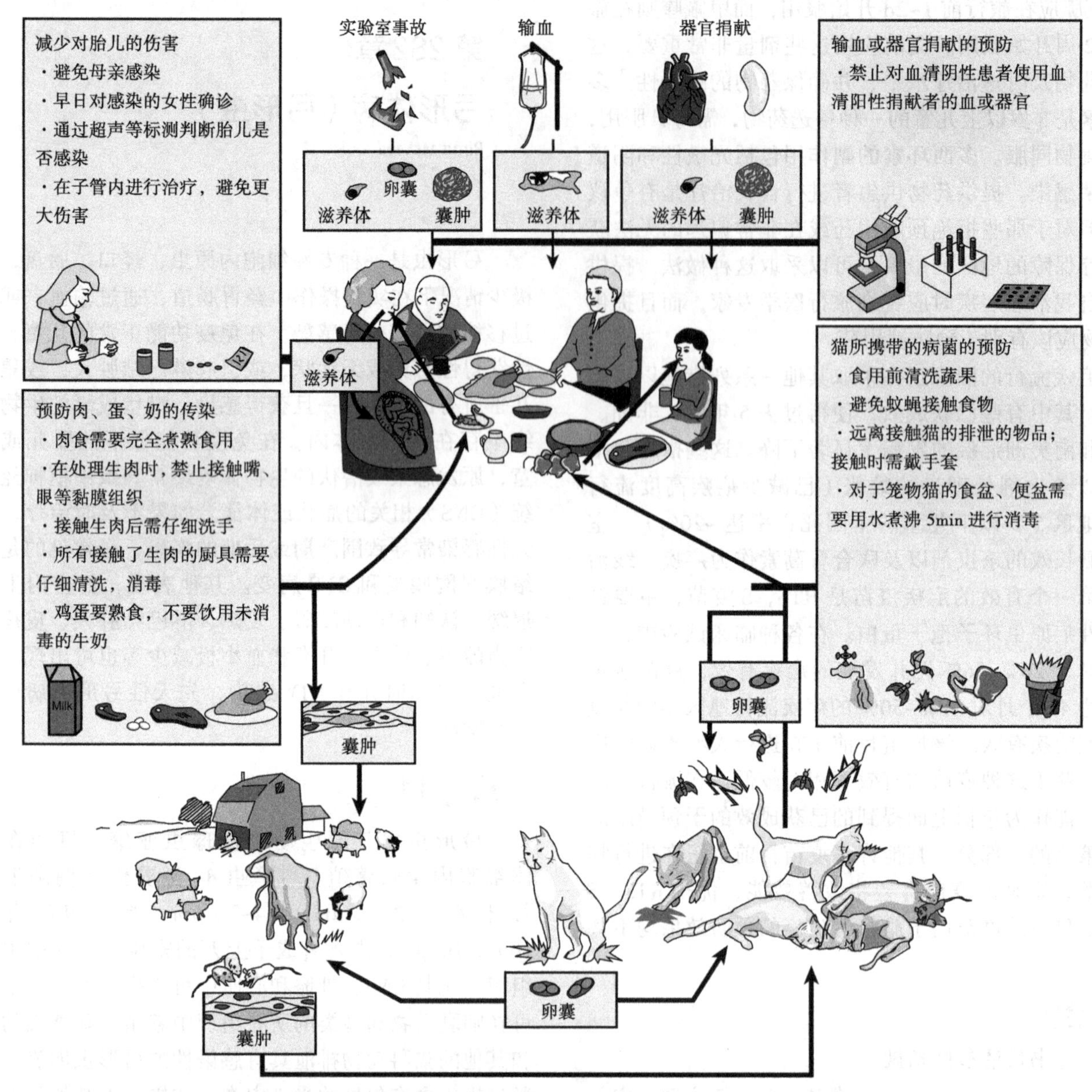


**图 282-1** 弓形虫的生命周期以及通过切断其传播给人以预后弓形虫病

在巴西、圭亚那、法属圭亚那和中美洲有非典型寄生虫。

## ■ 流行病学

弓形虫感染普遍存在于动物界，亦是全世界范围内人类最常见的潜伏感染之一。在不同地域范围内的人和动物，患病率差异很大。在全球许多地区，有3%~35% 的猪肉、7%~60% 的羊肉、0~9% 的牛肉含有弓形虫病原体。在某些地区，如法国、巴西和中美洲，50%~80% 的居民可检测到明显的抗体滴度，而其他地区检出率则 <5%。

人感染通常是由食用未煮熟的或生的含有包囊的肉类，或者是食用被急性感染的猫排泄的卵囊所污染的食物或其他物质所致。将肉类冷冻到 -20℃或加热到 66℃即可使包囊失去传染性。已有报道，家庭成员均食用受污染的食物所导致的急性获得性感染暴发。除由母亲经胎盘传染给胎儿外，弓形虫病原体不会由人传染给人，也很少通过器官移植或输血传染。

器官或骨髓移植手术时，接受血清阳性供体的血清阴性移植受体，可发生危及生命的严重感染，需要积极治疗。而血清阳性的受体，其抗体滴度可增加，但不发生相关感染病症。

### 先天性弓形虫病

胎儿受传染通常是由免疫功能正常的母亲在孕期获得性感染所致。除了发生慢性感染的免疫力低下的妇女外，由母亲孕前感染所致的先天性传播非常少见。

在美国，先天性感染的发病率为 1/8000~1/1000 个活产婴儿。孕妇感染的发生率取决于特定环境下的一般感染风险和以往未感染人口的比例。

## 发病机制

儿童和成人通过摄入含有包囊或沾染卵囊的食物获得弓形虫，而这些包囊和卵囊通常来自于急性感染期的猫。卵囊也可以由苍蝇和蟑螂被传送过来。在机体摄入后，缓殖子由卵囊包囊或孢子释放出来。生物体进入胃肠道细胞进行繁殖，裂解细胞、感染临近的细胞、进入淋巴管，并进行血源性传播遍及全身。速殖子增殖，产生由细胞反应所包绕的坏死灶。随体液免疫和细胞免疫介导的正常免疫应答的进展，速殖子从组织中消失。免疫功能低下患者，以及某些免疫功能明显正常的个体，急性感染持续进展，并可导致潜在的致死性疾患，包括肺炎、心肌炎或脑炎。

急性弓形虫感染时，常见 T 细胞亚群的改变，包括淋巴细胞增多、CD8 细胞计数增加以及 CD4:CD8 比值降低。艾滋病患者 CD4 细胞的枯竭可导致弓形虫病的严重表现。典型的淋巴结变化包括滤泡反应性增生伴上皮样组织细胞不规则簇集，侵占生发中心边缘、并使其结构模糊不清，因单核细胞明显增多造成鼻窦灶性扩张。

包囊在感染后 7d 即形成，在宿主体内终生持续存在。潜伏感染者很少或无炎症反应，但在免疫功能低下的人群却可引发复发性疾病。复发性脉络膜视网膜炎发生于感染后儿童，但是更常见于先天性感染的年长儿和成人。

### 先天性弓形虫病

当一个孕妇在妊娠期发生感染，病原体可血源性传播到胎盘。感染可通过胎盘或经阴分娩过程传染给胎儿。未经治疗的孕早期（孕期前 3 个月）孕妇感染，胎儿感染率约为 17%，常常发生重症疾患。而未经治疗的孕晚期（孕期后 3 个月）孕妇感染，胎儿感染率达 65%，常常在出生时表现轻微或不明显的病症。不同的传播比例和预防可能主要与胎盘血流、病原体毒力、弓形虫预防接种以及母亲抵抗原虫的免疫能力相关。

检测受感染的新生儿的胎盘可发现慢性炎症和包囊。速殖子可以经赖特染色或姬姆萨染色看到，但免疫过氧化物酶技术可很好地证实。组织包囊可经高碘酸希夫和银染色，亦可采用免疫过氧化物酶技术。在许多组织中可以出现坏死的大小不等区域，尤其中枢神经系统（CNS）、脉络膜和视网膜、心脏、肺、骨骼肌、肝和脾。

几乎所有未经治疗的先天性感染患者到青春期均表现感染的症状或体征，如脉络膜视网膜炎。有些因先天性感染而严重受累的婴儿，似乎发生弓形虫抗原 - 特异性细胞 - 介导的免疫缺失，这可能在疾病的发生机制中有重要作用。

## 临床表现

弓形虫原发感染的临床表现高度可变，主要受宿主免疫活性的影响。可能无症状、无体征或没有严重疾患。既往无症状的先天性弓形虫病激活后通常表现为眼弓形虫病。

### 获得性弓形虫病

免疫功能正常的儿童生后获得性感染通常没有特异性临床症状。典型临床表现主要包括发热、颈部僵硬、肌肉痛、关节痛、遍布手掌和足底的斑丘疹、局部或全身淋巴结肿大、肝大、反应性淋巴细胞增多、脑膜炎、脑脓肿、脑炎、恍惚、乏力、肺炎、多发性肌炎、心包炎、心包积液和心肌炎。脉络膜视网膜炎在美国发生率约为 1%，通常单侧发病。在英国，半数眼弓形体病病例是由于急性获得性感染所致，临床表现不能区分急性与先天性感染。症状可仅表现数日，或持续几月。最常见的表现是颈部一个或数个淋巴结肿大。弓形虫淋巴结肿大的病例一般不同于传染性单核细胞增多症、霍奇金病或其他淋巴结病（见第 484 章）。在中老年女性，胸胁区淋巴结肿大可能与乳腺肿瘤相混淆。纵隔、肠系膜及腹膜后淋巴结均可受累。腹腔内淋巴结受累时可伴有发热，极似阑尾炎。淋巴结质地可能较软，但不化脓。淋巴结肿大可反反复复，长达 1~2 年。

几乎所有患者的淋巴结肿大可自行缓解，无须抗生素治疗。免疫功能正常的人，显著的脏器功能受累并不常见，但在某些患者，下列病症包括个别患者的脑炎、脑脓肿、肝炎、心肌炎和多发性肌炎尚有一定的发生率。在圭亚那以及亚马孙支流流域，获得性感染弓形虫的患者已经出现过多脏器功能受累伴发热的严重病症形式。

### 眼弓形虫病

在美国和西欧，弓形虫感染约占全部脉络膜视网膜炎病例的 35%（图 282-2）。在巴西，弓形虫视网膜病变较为常见。临床表现包括视物模糊、视觉飞蚊症、畏光、溢泪以及黄斑受累、中心视力丧失。先天性弓形虫病的眼部症状还包括斜视、小眼球、小角膜、白内障、屈光参差、眼球震颤、青光眼、视神经炎和视神经萎缩。症状复发较为常见，但促发因素尚不明确。

### 免疫力低下患者

艾滋病、恶性肿瘤、应用细胞毒药物或皮质类固

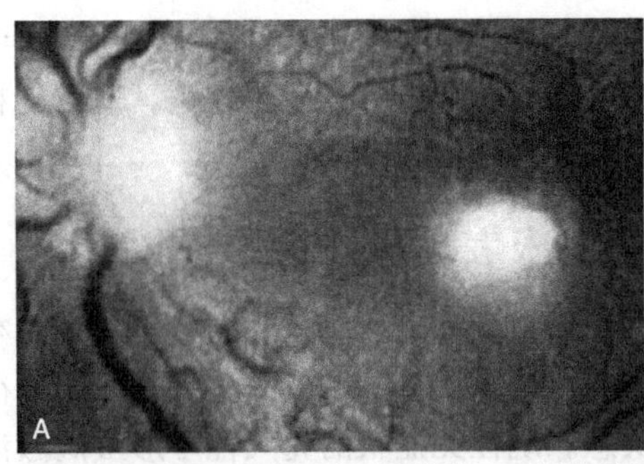


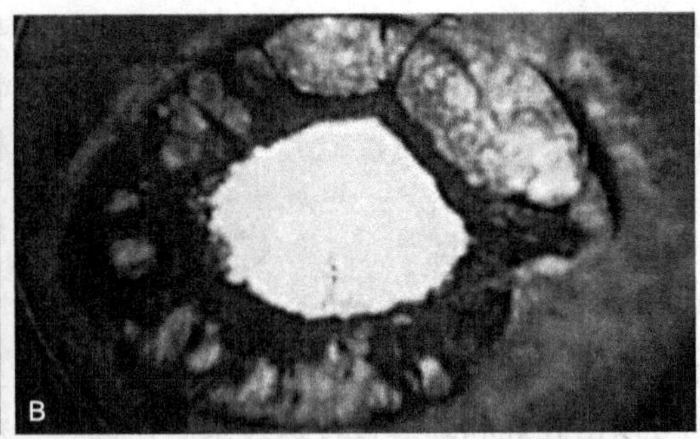


图 282-2　弓形虫脉络膜视网膜炎。A. 活动性急性病变的间接眼底镜检查。B. 弓形虫脉络膜视网膜炎的治愈病灶可能类似于缺损（假虹膜缺损）

摘自 Desmonts G, Remington J. Congenital toxoplasmosis//Remington JS, Klein JO. Infectious diseases of the fetus and newborn infant. 5 ed. Philadelphia: WB Saunders, 2001

醇或器官移植患者应用免疫抑制剂等免疫力低下的年长儿可发生弓形虫播散性感染，包括 50% CNS 感染病例，也可累及心、肺和胃肠道。干细胞移植受者有一个棘手的问题，该类人群活动性感染尤其难以诊断。移植后，弓形虫特异性抗体可保持不变、增加或减少，甚至检测不到。免疫球蛋白 G（IgG）最常见，所以，在该类人群，弓形体病几乎都是移植所致，由血清学阳性供者传递给血清学阴性受者。活动性感染常呈暴发性，迅速死亡。

HIV 感染的婴儿先天性弓形虫感染虽然罕见，但却是严重的暴发性疾患，常有 CNS 受累。另外，它也可以有轻症表现，局灶性神经功能受损或全身性表现，如肺炎。

有弓形虫抗体和 HIV 感染的患者，如果没有给予抗逆转录病毒治疗，25%~50% 最终会发生弓形虫脑炎，如不及时治疗弓形虫脑炎是致命的。高效的抗逆转录病毒疗法以及甲氧苄啶 - 磺胺甲嘧唑预防疗法已经明显减少了 HIV 感染患者弓形虫病的发病率，但弓形虫脑炎仍可见于 20% 的成年艾滋病患者。其典型症状包括发热、头痛、精神状态改变、精神异常、认知障碍、癫痫和局灶性神经功能受损，包括偏瘫、失语、共济失调、视野缺损、脑神经麻痹以及辨距不良或运动障碍。在成年艾滋病患者，弓形体视网膜病变常常范围较大，发生弥漫性坏死且包含多种生物，但很少炎症细胞浸润。根据神经放射学改变，对艾滋病患者做出弓形虫脑炎的初步诊断，就需要一个能够快速有效对抗弓形虫的药物试验性治疗方案。如治疗后 7~14 天内临床症状明显改善，3 周内神经放射改变显著好转，则初步诊断基本可确定。

## 先天性弓形体病

先天性弓形体病通常发生于女性怀孕期间获得原发感染。大多数情况下，母体感染无症状或无特异性症状或体征。与其他成人急性弓形体病类似，淋巴结病是最常见的症状。

单卵双胎受累的临床表现几乎相同，而双卵双胎临床表现常常不同，包括其中只有一胎发生先天性感染。主要组织相容性复合物Ⅱ类基因 DQ3（HLA-DQ3），似乎更常见于弓形虫脑炎的 HIV- 感染弓形虫血清学阳性患者，以及发生脑积水的先天性弓形虫病的儿童。这些结果表明，HLA-DQ3 的存在是弓形体病严重程度的危险因素。其他等位基因，包括 Col2A，ABC4r，P2X7r，Nalp1，TLR9，ERAAP 也与疾病易感性有关。

先天性感染可表现轻度或重度新生儿疾病，或者既往未确诊和未经治疗者在婴儿后期、甚至远期发生后遗症或复发。有多种先天性感染的表现，从胎儿水肿及围产儿死亡，到小于胎龄儿、早产、脉络膜周边部疤痕、持续性黄疸、轻度血小板减少症、脑脊液（CSF）细胞增多，以及脉络膜视网膜炎的特征性三联征、脑积水和脑钙化。50% 的先天性感染婴儿在围产期大致正常，但是如果婴儿期未经治疗，他们中的大多数后期都会进展为眼部受累。神经系统症状，如抽搐、落日征、向下注视和伴有头围增大的脑积水，可能与有或无脑实质损伤或相对轻微的炎症阻塞中脑导水管相关。如果受累的婴儿得到及时的治疗，症状和体征可缓解、逐渐发展为正常小儿。

由孕妇的血清学筛查项目识别出的 210 例患有先天性弓形虫病的新生儿临床表现谱及其发生率列于表 282-1。在该项研究中，10% 有严重先天性弓形虫病伴有 CNS 受累、眼部病变和一般的全身表现；34% 有轻度受累表现，除视网膜瘢痕或孤立的颅内钙化，其他临床检查结果均正常；55% 未见异常表现。这些数字提示严重先天性感染的发生率被低估，多种原因有：

最严重的病例、大多数死亡病例未被提及；如果孕妇在孕早期确诊急性获得性感染，则对其进行了治疗性流产；宫内给予螺旋霉素治疗可能已经减轻了感染的严重程度；另外，仅有 13 例婴儿已行脑 CT，而 23% 患者并未行 CSF 检查。对先天性感染的婴儿，常规地新生儿查体常常无异常发现，但是更仔细的评估可发现明显的异常。在一项包括 28 例由国家规定的通用的弓形虫特异性 IgM 血清学筛查项目识别出的婴儿的研究中，其中 26 例接受常规新生儿检查，结果正常；14 例进行更仔细的评估，发现明显的异常表现。这些异常包括视网膜疤痕（7 例）、活动性脉络膜视网膜炎（3 例）以及 CNS 异常（8 例）。在瓦尔多克鲁斯、贝洛奥里藏特、巴西，感染是常见的，发生率 1/600 活产婴儿。这些受感染的婴儿中，半数在出生时即患有脉络膜视网膜炎。

还有一种具有广泛症状的未经治疗的先天性弓形虫病，后来在生后第一年表现症状（表 282-2）。大于 80% 的该类儿童智商评分 <70，并且可能有抽搐和严重视力受损。

**表 282-1　210 例婴幼儿先天性弓形虫感染的症状和体征 ***

| 临床表现 | 检查编码 | 阳性数（%） |
|---|---|---|
| 早产儿 | 210 | |
| 　低出生体重 <2500 g | | 8（3.8） |
| 　出生体重 2500-3000 g | | 5（7.1） |
| 宫内发育迟缓 | | 13（6.2） |
| 黄疸 | 201 | 20（10） |
| 肝脾大 | 210 | 9（4.2） |
| 血小板减少性紫癜 | 210 | 3（1.4） |
| 异常血细胞计数（贫血，嗜酸性粒细胞增多） | 102 | 9（4.4） |
| 小头畸形 | 210 | 11（5.2） |
| 脑积水 | 210 | 8（3.8） |
| 肌张力低下 | 210 | 12（5.7） |
| 抽搐 | 210 | 8（3.8） |
| 精神运动发育迟滞 | 210 | 11（5.2） |
| X 线显示颅内钙化 | 210 | 24（11.4） |
| 　超声检查 | 49 | 5（10） |
| 　计算机断层扫描 | 13 | 11（84） |
| 脑电图异常 | 191 | 16（8.3） |
| 脑脊液异常 | 163 | 56（34.2） |
| 小眼 | 210 | 6（2.8） |
| 斜视 | 210 | 111（5.2） |
| 脉络膜视网膜炎 | 210 | |
| 　单侧 | | 34（16.1） |
| 　双侧 | | 12（5.7） |

* 前瞻性研究所筛选出的婴儿，均是由孕期获得性感染弓形虫的妇女所生的婴儿

摘自 Couvreur J, Desmonts G, Tournier G, et al. A homogeneous series of 210 cases of congenital toxoplasmosis in 0 to 11-month-old infants detected prospectively. Paris: Ann Pediatr, 1984, 31:815-819

## 全身症状

25% 到 >50% 临床有明显疾患的婴儿在出生时即早产。常见宫内发育迟缓、出生时 Apgar 评分低以及体温不稳定。其他症状包括淋巴结肿大、肝脾大、心肌炎、肺炎、肾病综合征、呕吐、腹泻和喂养困难。可出现干骺端透亮带和骺板临时钙化带不规则，而未见肋骨、股骨和椎骨骨膜反应。但先天性弓形虫病可能与由于同族致敏所致的胎儿水肿红细胞增多症相混淆，当然先天性弓形虫感染 Coombs 试验通常是阴性的。

### 皮　肤

新生儿先天性弓形虫病的皮肤表现包括皮疹、淤点、淤斑及继发于血小板减少症的大量出血。皮疹可能呈粟粒状、弥漫性斑丘疹、透镜状、深蓝色 - 红色、清晰的黄斑或弥漫蓝色和丘疹。全身受累、包括手掌和足底的黄斑皮疹、剥脱性皮炎和皮肤钙化均已有描述。肝受累和（或）溶血所致的黄疸、源于先天性感染的间质性肺炎所致的发绀、继发于心肌炎或肾病综合征的水肿均可出现。黄疸和结合高胆红素血症可能持续数月。

### 内分泌异常

继发于下丘脑或垂体受累或终末器官受累，可能会出现内分泌异常。已报道的内分泌疾病包括黏液性水肿、持续性高钠血症伴无多尿或烦渴的血管加压素敏感性尿崩症、性早熟以及垂体前叶功能低下。

### 中枢神经系统

先天性弓形虫病的神经系统表现各不相同，由病变广泛的急性脑病到微妙的神经系统综合征。弓形体病应被视为所有未确诊的 1 岁以下婴儿神经系统疾病的潜在病因，尤其是同时存在视网膜病变时。

脑积水可能是先天性弓形虫病唯一的神经系统临床表现，可自行消退，但大部分需要分流手术。脑积水可以在产前就发生、围产期持续进展，或者较少的情况下，会在生后晚期出现。癫痫发作的类型千变万化，包括局灶性运动性发作、小发作和大发作、肌肉抽搐、角弓反张和高幅失律。脊髓或延髓受累可表现为四肢瘫痪、吞咽困难和呼吸窘迫。小头畸形通常反映严重的脑损伤，但有些由先天性弓形虫病所致的小头畸形患者经过治疗后具有正常的或更好的认知功能。在出生后 1 年内有症状的未经治疗的先天性弓形

**表 282-2　152 例急性先天性弓形虫病婴儿诊断前或未给予治疗时的症状和体征（A），以及该组患儿随访至 4 岁及以上时其中的 101 例（B）**

| 症状和体征 | 患者的发生率 | |
|---|---|---|
| | “神经性”疾病 * | “一般的”疾病 † |
| A. 婴儿 | 108 例患者（%） | 44 例患者（%） |
| 脉络膜视网膜炎 | 102（94） | 29（66） |
| 脑脊液异常 | 59（55） | 37（84） |
| 贫血 | 55（51） | 34（77） |
| 抽搐 | 54（50） | 8（18） |
| 颅内钙化 | 54（50） | 2（4） |
| 黄疸 | 31（29） | 35（80） |
| 脑积水 | 30（28） | 0（0） |
| 发热 | 27（25） | 34（77） |
| 脾大 | 23（21） | 40（90） |
| 淋巴结肿大 | 18（17） | 30（68） |
| 肝大 | 18（17） | 34（77） |
| 呕吐 | 17（16） | 21（48） |
| 小头畸形 | 14（13） | 0（0） |
| 腹泻 | 7（6） | 11（25） |
| 白内障 | 5（5） | 0（0） |
| 嗜酸性粒细胞增多 | 6（4） | 8（18） |
| 异常出血 | 3（3） | 8（18） |
| 低体温 | 2（2） | 9（20） |
| 青光眼 | 2（2） | 0（0） |
| 视神经萎缩 | 2（2） | 0（0） |
| 小眼球 | 2（2） | 0（0） |
| 皮疹 | 1（1） | 11（25） |
| 肺炎 | 0（0） | 18（41） |
| B. ≥ 4 岁儿童 | 70 例患儿（%） | 31 例患儿（%） |
| 精神发育迟滞 | 62（89） | 25（81） |
| 抽搐 | 58（83） | 24（77） |
| 痉挛和麻痹 | 53（76） | 18（58） |
| 严重影响视力 | 48（69） | 13（42） |
| 脑积水或小头畸形 | 31（44） | 2（6） |
| 失聪 | 12（17） | 3（10） |
| 正常 | 6（9） | 5（16） |

* 生后第 1 年未能确诊中枢神经系统疾病的患儿

† 生后前 2 个月内未能确诊非 – 神经性疾病的患儿

摘自 Eichenwald H. A study of congenital toxoplasmosis//Slim JC, editor. Human toxoplasmosis. Copenhagen: Munksgaard, 1960: 41–49. Study performed in 1947. The most severely involved institutionalized patients were not included in the later study of 101 children.

虫病，可导致认知功能明显退步和发育迟缓。智力障碍也可发生于某些未经治疗或尽管已给予乙胺嘧啶和磺胺药药物治疗的亚临床感染儿童。即便在出生时感染呈亚临床型，癫痫发作和局灶性运动缺陷也可能新生儿期后变得更为明显。

患有先天性弓形虫病的婴儿 CSF 异常的发生率至少 30%。CSF 蛋白水平 >1 g/dL 是重症 CNS 弓形虫病的特征，并通常伴有脑积水。检测可证实局部产生弓形虫特异性 IgG 和 IgM。头颅 CT 可用于检测钙化、确定脑室大小，并可证实脑穿通囊性结构（图 282-3）。钙化可发生于整个大脑，但更倾向于尾状核和基底神经节、脉络丛和室管膜下。MRI 和强化 CT 脑扫描可用于检测活动性炎性病变。MRI 成像只需要很短的时间（<45s），或者超声检查可用以检测脑室大小。宫内和生后 1 年内的积极治疗科改善神经系统预后。

## 眼

几乎所有的未经治疗的先天性感染的婴儿到成年期时均发展为脉络膜视网膜病变，约有 50% 将有严重的视力障碍。在先天性感染患者，弓形虫引致局灶性坏死性视网膜炎（图 282-2）。甚至可出现视网膜脱离。视网膜的任何部分均可受累，或单侧或双侧，包括黄斑区。视神经亦可受累，弓形虫病变累及大脑或视觉皮层视觉通路的投射，导致视力损害。与视网膜病变和玻璃体炎并存，前葡萄膜发生强烈的炎症反应，导致外眼红斑。另外，眼部还可以发现前房中的细胞和蛋白质、较大的角膜后沉着物、虹膜后粘连、虹膜结节和虹膜表面新生血管形成，有时并存眼压升高和青光眼。眼外肌亦可直接受累。其他症状包括斜视、眼球震颤、视力障碍和小眼球。在视功能丧失无法挽回的前提下，显著眼球疼痛者可施行眼球摘除术。眼弓形体病的鉴别诊断包括先天性缺损和由巨细胞病毒、梅毒螺旋体、结核杆菌或血管炎所致的炎症病变。眼弓形体病可能呈复发性和渐进性，需要治疗多个疗程。有限的资料表明，生后第一年内给予乙胺嘧啶和磺胺类药物治疗可预防生后早期症状的出现；另外，积极治疗宫内感染的胎儿、随之生后一年内给予乙胺嘧啶、磺胺类药物和甲酰四氢叶酸治疗，可降低视网膜病变的发生率、减轻其严重程度。

## 耳

轻度和重度感音性耳聋均可发生。尚不明确它是静态的或进行性疾患。生后一年内积极治疗可降低听力丧失的发生率。

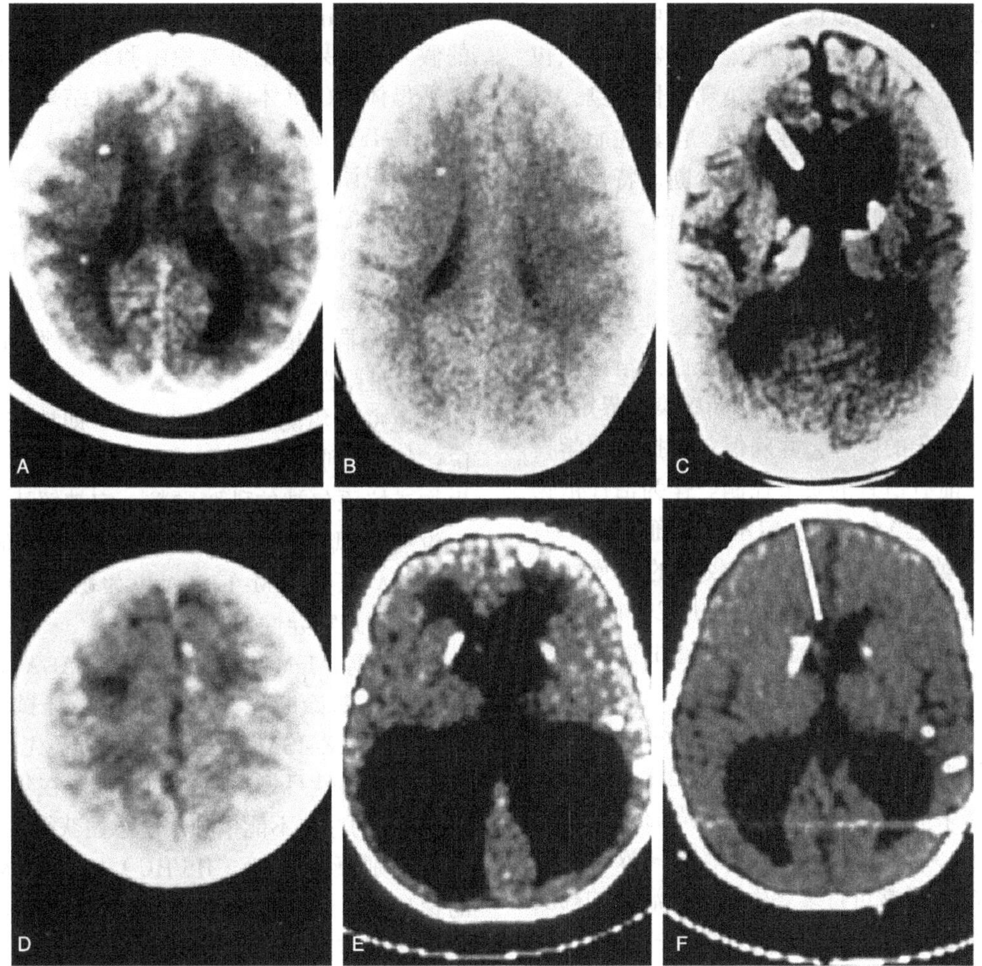


**图 282-3**　婴幼儿先天性弓形虫病的头颅 CT 扫描。A. 出生时 CT 扫面显示低密度灶、轻度脑室扩张和小钙化点。B. 同一患儿在 1 岁时的 CT 扫描（抗生素治疗 1 年后）。除有 2 个小的钙化点外，扫描结果大致正常。根据贝利婴幼儿发展量表，该患儿在 1 岁时的智力发育指数（MDI）为 140。C. 1 例出生时正常的婴儿 1 岁时的 CT 扫描。其脑膜脑炎在生后 1 周内出现症状，但未得到正确诊断，生后头 3 个月内持续未治疗。在生后 3 个月时，发生脑积水和双侧黄斑部脉络膜视网膜炎，从而诊断先天性弓形虫病并开始给予抗生素治疗。CT 扫描显示明显的残余萎缩和钙化。该患儿有严重的运动功能障碍、发育迟缓和智力障碍。D. 1 例小头婴儿生后 1 月内的 CT 扫描。突出地显示有大量的钙化点。在该患儿 3 岁时，利用儿童斯坦福 - 比奈智力量表测定的其年龄为 100 岁，5 岁时应用韦氏学龄前和小学儿童智力量表测定的其年龄为 102 岁。她在生后第 1 年内接受抗生素治疗。E. CT 扫描显示由于分流之前的中脑导水管狭窄所致的脑积水。在该患儿 3 岁和 6 岁时，采用儿童斯坦福 - 比奈智力量表测定的其年龄约为 100 岁

摘自 McAuley J, Boyer K, Patel D, et al. Early and longitudinal evaluations of treated infants and children and untreated historical patients with congenital toxoplasmosis: the Chicago Collaborative Treatment Trial: Clin Infect Dis, 1994, 18:38-72

## ■ 诊　断

血液或体液弓形虫培养可明确急性弓形虫感染的诊断；在组织和体液、羊水或胎盘的切片或标本中可检测到速殖子；在胎盘或胎儿和新生儿的组织中可检测到包囊；以及特异性的淋巴结组织学特征。血清学检查对诊断也是非常有价值的。聚合酶链反应（PCR）可用于检测 CSF、羊水、婴儿外周血和尿液中的弓形虫 DNA，以最终确定诊断。

### 培　养

由接种到小鼠或组织培养液中的体液、白细胞或组织标本中分离出生物体。体液应该处理并立即接种，但 4℃存储过夜、甚至存储 4~5d 的组织或血液中也已分离出弓形虫。冰冻或以福尔马林处理可杀灭弓形虫。接种到小鼠体内第 6~10 天，或者 6d 内小鼠死亡，应在其腹腔液中检测速殖子。如果接种的小鼠存活 6 周并发生血清转换，在小鼠大脑中看到弓形虫包囊可明确诊断。如果没有看到包囊，应将小鼠组织传代接种到其他小鼠中。

接种弓形虫的组织培养镜检可见坏死、携带大量细胞外速殖子的严重感染细胞。从血液或体液分离到弓形虫提示急性感染。由通过活检或尸检获得的骨骼肌、肺、脑或眼等组织中分离到弓形虫，除了在胎儿或新生儿，通常不可能区分是急性感染和既往感染。

由于通常普通染色难以区分速殖子，可能需要免疫荧光抗体技术和免疫过氧化物酶染色计数。组织包囊可诊断感染，但不能鉴别急性感染和慢性感染，尽管许多包囊的存在提示近期急性感染。包囊在胎盘或新生儿的组织，可明确先天性感染的诊断。特异性的组织学特征强烈提示弓形虫淋巴结炎的诊断。

## 血清学检测

有多种血清学试验可用于先天性或急性获得性弓形虫感染的确定诊断。每个实验室报告血清学检测结果，必须建立能在特定临床背景下诊断感染的界定值，提供其结果的合理化的解释，并确保在根据血清学检测结果开始治疗前有适宜的质量控制。作为治疗依据的血清学检测结果应当在参考实验室进行确定。

萨宾 - 费尔德曼染色试验具有较好的敏感性和特异性。它主要检测 IgG 抗体。结果应以国际单位（U/mL）表示，由于国际标准参考血清由世界卫生组织提供。

该 IgG 抗体的间接荧光抗体（IgG-IFA）试验测定相同的抗体作为染料测试。并且滴度趋于平行。这些抗体通常在感染后 1~2 周出现，6~8 周后达较高的滴度（≥ 1∶1000），然后再下降至数月到数年。低滴度（1∶4~1∶64）通常可持续终生。抗体滴度的高度并不与疾病严重程度相关。已发现，大约一半的市售 IFA 试剂盒标准化不当，由此假阳性和假阴性结果比例较高。

欧洲市售的凝集试验（生物梅里埃，法国里昂）采用福尔马林完整保存寄生虫以检测 IgG 抗体。该测试准确、简单易行，而且价格便宜。

因为 IgM 抗体出现较早、通常在感染后 5d 即出现，且较 IgG 抗体消失更快，所以 IgM-IFA 试验可用于诊断年长儿急性弓形虫感染。在大多数情况下，IgM 抗体迅速上升（由 1∶50 到 <1∶1000），然后下降到较低的滴度（1∶10 或 1∶20）或数周或数月消失。但有些患者 IgM 抗体持续低滴度阳性达数年。大约只有 25% 的先天性感染婴儿在出生时 IgM-IFA 试验可检测到弓形虫特异性 IgM 抗体。IgM 抗体在患有急性弓形体病或眼弓形体病再活化等免疫功能低下的患者血清中可以不存在。IgM-IFA 试验可出现由类风湿因子所致的假阳性结果。

对检测弓形虫 IgM 抗体而言，双夹心 IgM 酶联免疫吸附试验（IgM-ELISA）较 IgM-IFA 试验敏感性和特异性更高。在年长儿，血清 IgM-ELISA 法测定弓形虫 IgM 抗体 >2.0（1 个参考实验室的数值，每个实验室必须建立自己的标准值）提示弓形虫感染很可能是最近获得。IgM-ELISA 法可识别 50%~75% 的先天性感染婴儿。IgM-ELISA 法既可避免由类风湿因子所致的假阳性结果，也可避免由胎儿血清中被动转移的高水平母体 IgG 抗体所致的假阴性结果，而这两种结果在 IgM-IFA 试验均可发生。商业试剂盒所得的结果必须慎重识读，因为假阳性结果屡见不鲜。判断结果时应充分考虑到，在某些特殊的临床背景下、如对新生婴儿，感染的诊断是否已被标准化。对孕产妇和先天性感染而言，IgA-ELISA 也是较为敏感的检测方法；对该类人群，IgM-ELISA 结果为阴性时，IgA-ELISA 结果可呈阳性。

免疫凝集测定法（ISAGA）即捕获患者的 IgM、IgA 或 IgE 到固体表面，并同时利用福尔马林固定的生物或抗原包被的乳胶颗粒。它被解读为凝集试验。它没有类风湿因子或抗核抗体所致的假阳性结果。IgM-ISAGA 较 IgM-ELISA 更为敏感，可更早、并更久地检测到特异性 IgM 抗体。

目前，IgM-ISAGA、IgA-ISAGA 和 IgA-ELISA 是新生儿期诊断先天性感染的最佳试验方法。IgE-ELISA 和 IgE-ISAGA 有时也可用于先天性弓形虫病或急性获得性弓形虫感染的诊断。在年长儿和成人，IgM 抗体的存在不能单独用于急性获得性感染的诊断。

鉴别凝集试验（HS/HC）比较由福尔马林固定的速殖子（HS 抗原）所得的抗体滴度，与使用丙酮或甲醇固定的速殖子（AC 抗原）所得的抗体滴度差异，以鉴别成人和年长儿新近的和远期的感染。这种方法对鉴别的孕妇远期感染特别有用，因为 ELISA 或 ISAGA 法可检测到的 IgM 和 IgA 抗体水平在成人和年长儿可持续数月到数年。

亲和力测定法有助于即时感染的诊断。一种高亲和力测试结果表明，感染开始于 >16 周的早期，尤其有助于确定在妊娠第一周或最后 16 周获得感染的时间，低亲和力测试结果可以存在数月，不能诊断近期获得感染。

在房水或脑脊液中有相对较高的弓形虫抗体水平，表明活跃在眼部或 CNS 的弓形虫病在局部产生抗体。可以计算一下这种比较，系数（C）计算公式如下：

显著性系数 [C] 在眼部感染时 >8，CNS 先天性感染时 >4，而艾滋病患者 CNS 感染时 >1。如果血清染色试验滴度 >300IU/mL，最大可能性是不能采用这种染料测试或 IgM-IFA 测试滴度来证明显著的局部抗体的产生。

采用 Western 免疫印迹法比较母亲和婴儿的血清可以检测先天性感染。如果母亲血清和婴儿血清含有对不同弓形虫抗原发生反应的抗体，则怀疑感染。

使用微孔膜的酶联免疫渗滤法（ELIFA）容许同时通过免疫沉淀进行抗体特异性研究，以及用酶标抗体免疫渗滤法进行抗体同种型的鉴定。这种方法可在生后头几天可检测出 85% 的先天性感染。

采用 PCR 法扩增弓形虫 DNA，随后可以通过 DNA 探针来检测目标 DNA。检测羊水中弓形虫重复基因 300 拷贝 B1 或 529bp 基因，是建立胎儿期先天性弓形虫感染的诊断的 PCR 选择目标。获取羊水采用该试验方法诊断妊娠 17 周 ~21 周获得性感染的敏感性和特异性约 95%。这个时间点之前和之后，300 拷贝 529bp 重复基因作为模板，PCR 检测先天性感染的敏感性 92%、特异性 100%。玻璃体或含水流体的 PCR 检测也已用于诊断眼弓形虫病。外周血白细胞、CSF 和尿液的 PCR 已用于检测先天性感染。

在诊断不明确以及其他试验结果均呈阴性时，可采用弓形虫抗原的淋巴细胞转化技术来诊断先天性弓形虫病。但是，由于许多感染的新生儿对弓形虫抗原不能产生反应，所以阴性结果不能排除诊断。

## 获得性弓形虫病

血清转换试验 IgG 抗体滴度由阴性转为阳性（未输血情况下），或在 3 周分别留取的双份血标本检测到弓形虫特异性 IgG 抗体滴度升高，或弓形虫特异性 IgG 抗体检测与其他试验相结合时，可诊断近期感染。但单独弓形虫特异性 IgG 抗体检测不能作为弓形虫近期感染的依据。

## 眼弓形虫病

IgG 抗体滴度由 1∶4 上升到 1∶64 在年长儿活动性弓形虫脉络膜视网膜炎中较为常见。血清稀释后检测到抗体的存在才有助于确定诊断。特征性的视网膜病变和阳性的血清学试验可拟诊。房水或玻璃体液 PCR 检测已用于诊断眼弓形体病，但因获取液体的风险该检测并不常做。

## 免疫功能低下的人群

在免疫功能低下的干细胞移植受者，IgG 抗体滴度可能较低，弓形虫特异性 IgM 抗体也往往检测不到，但肾脏或心脏移植受者情况并不如此。对免疫功能低下患者，在血清、血液和 CSF 中检测到弓形虫抗原或 DNA，可确定其发生播散性弓形虫感染。对艾滋病患者，在乙胺嘧啶和磺胺嘧啶试验性治疗过程中检测到 CNS 病变有助于弓形虫脑炎的诊断。如果对试验性治疗无反应，脑活检可用以诊断并排除其他类似的疾患，如 CNS 淋巴瘤。

## 先天性弓形虫病

妊娠期间，从孕妇确诊急性获得性感染开始，每 2 周进行一次胎儿超声检查；另外，羊水 PCR 检测也用于产前诊断。弓形虫也可以在分娩时从胎盘中分离到。

血清学检查有助于确定先天性弓形虫病的诊断。染色试验或 IFA 检测抗体持续存在或滴度升高，或 IgM-ELISA、IgM-ISAGA 检测结果阳性可确诊先天性弓形虫病。IgM 抗体的半衰期约为 2 天，所以，如果发生胎盘渗漏，通常 1 周内婴儿血清中 IgM 抗体的水平会明显降低。母体被动转移来的 IgG 抗体在婴儿血清中需要数月到一年才能消失，这取决于原始效价的强度。如果婴儿未经治疗，弓形虫抗体的合成通常于生后第 3 个月才可检测得到。如果婴儿接受治疗，抗体的合成可延迟到生后第 9 个月，甚至少数情况下根本就不产生。如果婴儿开始合成 IgG 抗体，即使没有检测到 IgM 抗体，也可通过血清特异性 IgG 抗体滴度与总的 IgG 抗体滴度比值的升高来确定弓形虫感染；而如果特异性 IgG 抗体由母体被动转移而来，该比值会降低。

新生儿疑有先天性弓形虫病应进行全身、眼科和神经系统检查等综合评估，头颅 CT 扫描，由胎盘和婴儿外周血白膜层获取的白细胞分离弓形虫，检测血清弓形虫特异性 IgG、IgM、IgA 和 IgE 抗体以及血清总 IgM 和 IgG 抗体水平，腰椎穿刺检测 CSF 细胞、葡萄糖、蛋白质、弓形虫特异性 IgG 和 IgM 抗体以及总 IgG 抗体水平，以及通过 PCR 和小鼠接种法检测 CSF 中的弓形虫。未被血污染的 CSF 中检测到弓形虫特异性 IgM 抗体，或者证实 CSF 中局部产生弓形虫特异性 IgG 抗体，可确定先天性弓形虫感染的诊断。

先天性弓形虫病的许多症状也可见于其他的产前感染，尤其是先天性巨细胞病毒感染。无论是脑钙化或脉络膜视网膜炎都不是特异性症状。在新生儿，其临床表现也可能与脓毒症、无菌性脑膜炎、梅毒或溶血性疾病并存。年龄 <5 岁、患有脉络膜视网膜炎的儿童有些是在生后获得性感染弓形虫。

# ■ 治　疗

乙胺嘧啶和磺胺嘧啶抗弓形虫具有协同作用，二者联合适用于多种类型的弓形虫病。孕早期禁用乙胺嘧啶。螺旋霉素可用于防止弓形虫由急性感染的孕妇垂直传播给胎儿。乙胺嘧啶抑制二氢叶酸还原酶（DHFR），由此阻抑叶酸的合成，因此产生了与剂量相关可逆的且通常呈渐进性的骨髓抑制副反应。中性粒细胞减少最常见，但治疗中很少有报道发生血小板减少和贫血。可逆性的中性粒细胞减少是接受治疗的婴儿最常见的副作用。所有接受乙胺嘧啶治疗的患者应每周两次进行血小板和白细胞计数。乙胺嘧啶超量可导致癫痫发作。亚叶酸即甲酰四氢叶酸钙应始终同时给药，并应持续至乙胺嘧啶治疗终止后1周，以预防骨髓抑制副反应的发生。应监测磺胺类药物的潜在副作用，如结晶尿、血尿和皮疹。过敏反应也可发生，尤其是艾滋病患者。

## 获得性弓形虫病

获得性弓形虫病和淋巴结病不需要特殊治疗，除非患者有严重而持久的症状，或有重要脏器受累的证据。如果出现这样的症状和体征，应开始给予乙胺嘧啶、磺胺嘧啶和甲酰四氢叶酸治疗。看起来免疫功能正常但有严重而持久的症状或重要脏器受累（如视网膜炎、心肌炎）的患者需要特殊的治疗，直到这些特异的症状缓解，并继续巩固治疗2周。治疗通常给药至少4周~6周。治疗的最佳疗程尚不明确。在年长儿，乙胺嘧啶的负荷剂量为2mg/（kg·d）（最大量50mg/d）分2次，在治疗开始的头2d给予。维持剂量为1mg（kg·d）（最大量50mg/d）。磺胺嘧啶用于年龄>1y的儿童，剂量为100mg/（kg·d）（最大量4g/d）分两次给予。甲酰四氢叶酸口服5~20mg，每周3次（根据白细胞分类计数甚至可每天给予）。

## 眼弓形体病

眼弓形虫病患者通常在病程2~4周后，活动性病变逐渐静止消散（视网膜病灶边缘变清晰、玻璃体炎性细胞吸收），但仍需继续给予乙胺嘧啶、磺胺嘧啶和甲酰四氢叶酸治疗大约1周。视网膜病灶的边界通常在7~10d内逐渐清晰，视力可恢复到急性病变前的水平。如果病变累及黄斑、视盘或乳头黄斑束，在抗弓形虫治疗的同时，建议给予全身皮质类固醇激素。糖皮质激素需在给予负荷剂量的乙胺嘧啶和磺胺嘧啶2d后开始用药，不能单独应用。大部分新的病灶叠加在旧的病灶上，反复出现。免疫抑制剂可防止病变的频繁复发及视力永久损伤，偶需行玻璃体切割术及晶体摘除术以恢复视力。

## 免疫功能低下患者

与上面所叙述免疫功能正常、但有器官受累表现的感染患者的治疗类似，对免疫功能低下的患者，不管是否有感染的症状和体征或组织中是否检测到的速殖子，只要有急性感染的血清学证据，均为治疗的适应证。尽快确定诊断并尽早开始治疗是至关重要的。除艾滋病患者外，所有免疫功能低下的患者，治疗均应持续至少4~6周，至活动性病变的所有症状和体征全部消失。应严格随访、动态观察该类患者，因病变可能会复发，而一旦复发需要尽快地重新开始治疗。因艾滋病患者常发生复发，故应常规给予乙胺嘧啶和磺胺嘧啶或复方新诺明进行终生抑制性治疗。如CD4细胞计数持续4周至6月维持在>200个细胞/μL，并且所有病变已缓解，或可停止维持治疗。治疗通常可有效缓解临床症状，但并不能清除包囊。弓形虫血清学阳性的艾滋病患者，只要CD4细胞计数<200个细胞/μL，就应继续治疗。应用复方新诺明预防性治疗卡氏肺囊虫肺炎，可同时显著地降低弓形虫病在艾滋病患者中的发病率。

## 先天性弓形虫病

不管是否有感染的临床表现，所有感染弓形虫的新生儿均应给予治疗，因治疗可有效阻抑急性感染所致重要脏器受累。婴儿应接受治疗1年，给予乙胺嘧啶[2mg/（kg·d），分两次，用2天，随之1mg/（kg·d）用2个或6个月，然后每周一、三、五（或频次更高）用1mg/kg，口服]、磺胺嘧啶（100mg/（kg·d），分2次口服）以及甲酰四氢叶酸（每周一、三、五口服5~10mg，或根据中性粒细胞计数更高频次地给予）。美国国家合作研究机构正进行研究，比较大剂量乙胺嘧啶应用2个月和6个月在减少感染后遗症和治疗的安全性方面的差异。关于这项研究以及该类方案的最新消息可由莉玛麦克劳德博士处（773-834-4131）获得。乙胺嘧啶和磺胺嘧啶有片剂形式，并可制备成混悬液。当活动性脉络膜视网膜炎累及黄斑，或有其他危及视力的情况，或出生时CSF蛋白>1000mg/dL时，应同时给予泼尼松（1mg/（kg·d），分2次口服），但其疗效尚不确定。只有眼后极的活动性炎症反应危及视力，或CSF蛋白>1000mg/dL情况下，需要持续应用泼尼松，然后应快速减量、以缩短疗程。

## 弓形虫感染的孕妇

免疫功能正常的孕妇在怀孕前获得性感染弓形虫，并不需要为预防胎儿发生先天性感染而进行治疗。尽管尚无资料来界定一个确切的间隔时间，但如果在孕前6个月内感染，较为合理的处理措施是，进行羊水PCR和超声检查以评估胎儿，并给予与急性感染的孕妇相同的治疗方案以预防胎儿的先天性感染。

在孕期的任何时候获得性感染的孕妇，积极治疗可降低其婴儿发生先天性感染的概率。如果母亲在孕期发生急性弓形虫病，推荐应用螺旋霉素（1g，口服，1/8h）以预防胎儿感染。在美国，一旦在参考实验室（650-326-8120）确诊急性感染，食品和药品管理局批准（301-796-1600，经办人利奥陈）应用螺旋霉素。螺旋霉素不良反应罕见，包括感觉异常、皮疹、恶心、呕吐和腹泻。除孕早期外，已经证实或可疑胎儿感染的孕妇，推荐应用乙胺嘧啶（50mg，每天1次，口服）、磺胺嘧啶（1.5~2g，每天2次，口服）和甲酰四氢叶酸（10mg，每天 1 次，口服）进行治疗。在孕早期确诊感染，仅推荐应用磺胺嘧啶，因乙胺嘧啶在孕早期有潜在的致畸副作用。在妊娠早期不确定胎儿是否感染时，应用螺旋霉素治疗。应用乙胺嘧啶和磺胺嘧啶对胎儿已感染的母亲进行治疗，可降低胎盘感染的概率，并可减轻新生儿病症的严重程度。产妇孕期延误治疗可加重婴儿脑和眼睛的疾患。高度怀疑胎儿感染时，应在妊娠 >17~18 周时进行诊断性羊膜腔穿刺术。在妊娠第 17 周和 21 周之间，羊水 PCR 的总的敏感性为 85%。如果在妊娠早期和晚期，测定羊水 300 拷贝的 529bp 基因片段，则羊水 PCR 诊断胎儿感染的敏感性为 92%。妊娠 24 周后，垂直传播的概率很高，此后发生急性感染的孕妇常需要应用乙胺嘧啶和磺胺嘧啶以治疗胎儿感染。

在法国，先天性弓形虫病的防治措施包括所有孕龄妇女系统性血清学筛查，以及再次分娩的妊娠期间每月、妊娠期满及期满后 1 月的血清学筛查。急性感染的母亲应用螺旋霉素治疗，可将垂直传播率由 60% 降至 23%。在妊娠大约 18 周时，采用超声检查和羊膜腔穿刺术羊水 PCR 检测来诊断胎儿感染，敏感性 97%、特异性 100%。敏感性的可信区间在妊娠早期和晚期最大。应用乙胺嘧啶和磺胺嘧啶治疗胎儿感染。孕期乙胺嘧啶和磺胺嘧啶的治疗通常疗效满意，儿童生长发育不受影响，故目前很少终止妊娠。只有 19% 的患儿表现先天性感染的轻微症状，包括颅内钙化（13%）和脉络膜视网膜瘢痕（6%），但在儿童后期的随访中发现有 39% 的患儿表现脉络膜视网膜瘢痕。许多研究已证实，诊断与开始治疗之间的时间越短，预后越好。

免疫功能低下的慢性感染的孕妇可将弓形虫传播给胎儿。该类妇女应在整个妊娠期间应用螺旋霉素进行治疗。对 HIV 感染和非活动性弓形虫感染的孕妇，预防其胎儿发生先天性弓形虫病的最佳方案尚不明确。有些研究者认为，如果不终止妊娠，母亲应用在妊娠的头 14 周应用螺旋霉素进行治疗，然后再用乙胺嘧啶和磺胺嘧啶治疗至妊娠期满。具体方案尚无公认的指南。在一成年艾滋病患者的研究中，联合应用乙胺嘧啶（75mg，每天 1 次，口服）和大剂量克林霉素静脉注射（1200mg, 1/6h，静脉注射）在治疗弓形虫脑炎方面，疗效等同于乙胺嘧啶和磺胺嘧啶。其他的试验药物包括大环内酯类罗红霉素和阿奇霉素。

玻璃体内注射血管内皮生长因子抗体，已成功治疗儿童由弓形虫脉络膜视网膜炎所致的活动性脉络膜新生血管膜。

## 预 后

先天性感染婴儿早期规范的特异性治疗可消除弓形虫病的活动性表现，包括活动性脉络膜视网膜炎、脑膜炎、脑炎、感言、脾大和血小板减少。治疗期间，导水管梗阻所致的脑积水可能、使病情加重，但这种情况很少见。治疗似乎可降低一些后遗症的发生率，如认知能力减退和运动功能异常。脉络膜视网膜炎在未经治疗的患者，以及某些已接受治疗的患者，常常复发。出生时广泛受累的儿童后期可能各项生理功能正常，或者可有视力、听觉、认知功能和其他神经功能的轻度至重度受损。诊断和治疗的延误、围产期低血糖、缺氧、低血压、反复血流感染以及严重的视力障碍与不良预后相关。应密切监测预后转归，部分感染的婴儿预后尚可。用乙胺嘧啶和磺胺嘧啶治疗并不能清除弓形虫包囊。

来自里昂和巴黎、法国的研究证实，即便感染发生在妊娠早期，只要超生检测未发现脑积水、并立即开始给予乙胺嘧啶和磺胺嘧啶进行治疗，胎儿弓形虫病治疗的预后是令人满意的。欧洲 SYROCOT 研究显示，缩短胎儿弓形虫病诊断和开始治疗之间的间隔时间，可改善预后。里昂和法国的研究提示，患有先天性弓形虫病、而在宫内及生后第一年接受规范治疗的儿童，复发性眼病的发生率较低。总部位于芝加哥的美国先天性弓形虫病全美协作研究（NCCCS）（1981—2004）发现，生后第一年接受乙胺嘧啶和磺胺嘧啶（同时应用亚叶酸钙）的儿童，较未接受治疗或早期数年仅接受 1 个月治疗的儿童，在神经、发育、听力和眼科方面的预后改善最为显著，而其他方面的改善却没有这么突出。在该研究中，进行统计分析时，儿童的平均年龄为 10.8 岁，大部分儿童还没有进入其青少年时期，而恰恰是在青少年期病情反复的概率增加。

## 预 防

指导孕妇学习孕期预防弓形虫传播的方法（图 282-1），可减少妊娠期获得性感染的发生。孕前没有弓形虫特异性抗体的妇女，在怀孕期间只能吃煮熟的肉食，避免接触猫排泄的卵囊。室内饲养的猫，坚持喂精心准备的食物，不喂新鲜的、未煮过的肉类，不会接触成囊弓形虫或脱落的卵囊。血清学筛查、超声检测以及孕妇妊娠期间的治疗也可降低先天性弓形虫病的发生率、并减轻其临床表现。目前尚无保护性疫苗可供选用。

## 参考书目

参考书目请参见光盘。

（于永慧 译，于永慧 审）

# 第16篇 蠕虫病

## 第283章
## 蛔虫病（蛔虫）

Arlene E. Dent, James W.Kazura

### ■ 病 因

蛔虫病由线虫或蛔虫、人蛔虫所致。蛔虫成虫寄生于小肠腔，寿命10~24个月。蛔虫有惊人的繁殖能力，一只受孕的雌虫每天产卵20万个。受精的卵呈椭圆形，有乳头状的厚厚的卵壳，长45~70μm，宽35~50μm（图283–1）。虫卵随粪便排出后，在适宜的环境下形成胚胎，5~10 d内具有传染性。成虫可活12~18个月（图283–2）。

### ■ 流行病学

蛔虫病的发病遍布于世界各地，并且是全球范围内最常见的人类蠕虫病。它最常见于热带地区，因热带地区具有利于蛔虫卵在土壤中成熟的最适宜的环境条件。在美国，据估计约有10亿被感染，患者数有400万。与较高的感染发病率相关的主要因素，包括

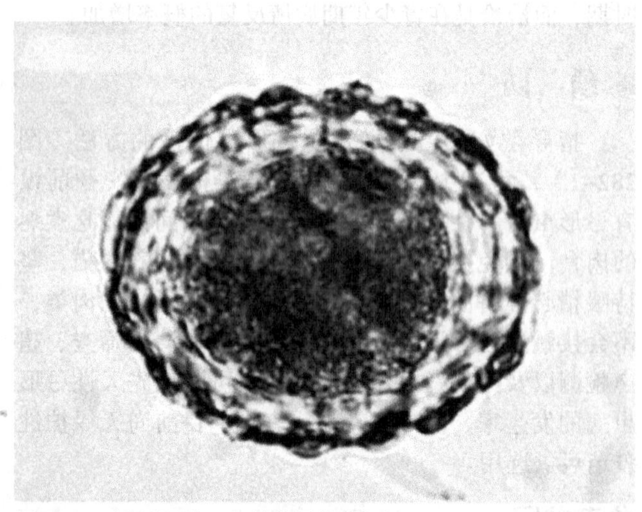

图283–1（见彩图） 土壤传播的蛔虫卵
摘自 Bethony J, Brooker S, Albonico M, et al. Soil-transmitted helminth infections: ascariasis, trichuriasis, and hookworm. Lancet, 2006 367:1521-1532

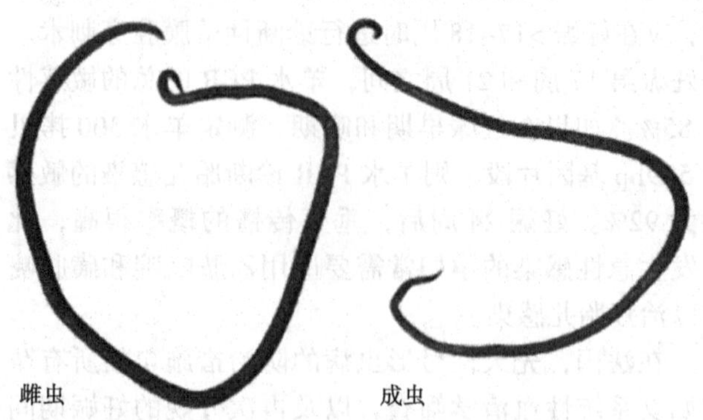


图283–2（见彩图） 土壤传播的雄性和雌性成虫
摘自 Bethony J, Brooker S, Albonico M, et al. Soil-transmitted helminth infections: ascariasis, trichuriasis, and hookworm. Lancet, 2006, 367:1521-1532

社会经济条件差、使用人类粪便作为肥料以及食土癖。感染可发生于任何年龄，但最常见于学龄前或早期学龄儿童。传播途径主要是经手到口，但也包括摄入生的受污染的水果和蔬菜。繁殖力强的雌性成虫排出大量的虫卵，以及虫卵对外界环境较强的抵抗能力使得传播增强。蛔虫卵可在5℃~10℃环境中保持存活力长达2年。

### ■ 发病机制

蛔虫卵被人类宿主摄入后在小肠孵化。蛔蚴被释放，穿透肠壁，通过静脉循环向肺移行。蛔蚴进入肺泡并通过支气管和气管迁移，继而引起肺蛔虫病。随后，它们被吞咽并返回肠腔，在肠腔内发育为成虫。雌性蛔虫在8~10周内开始产卵。

### ■ 临床表现

临床表现取决于感染的严重程度和所累及的脏器。多数人为低至中度带虫者，无临床症状或体征。最常见的临床表现是由肺部疾病以及虫体阻塞肠道或胆道所致。幼虫在这些组织中移行可引起过敏症状、发热、荨麻疹和肉芽肿病。肺部表现酷似吕弗勒综合征，包括短暂的呼吸道症状，如咳嗽和呼吸困难、肺浸润以及血嗜酸性粒细胞增多。痰中可检测到幼虫。已明确轻微的腹部症状是由小肠中的成虫所致，但仍难以确定成虫与这些症状之间确切的因果关系。当大

量的蠕虫引起急性肠梗阻时，可发生更为严重的并发症。严重感染的儿童可出现呕吐、腹胀和腹部绞痛。在某些情况下，可经呕吐物吐出蛔虫，或经粪便排出蛔虫。蛔虫虫体有时移行至胆管和胰管，从而引起胆囊炎或胰腺炎。蛔虫亦可穿过肠壁，引致腹膜炎。而死的虫体可作为病灶形成结石。研究显示，慢性蛔虫感染（常与其他寄生虫感染并存）会影响体格、体能和认知能力的发育。

## 诊　断

因为雌性成虫排出大量的虫卵（图 283-1），所以粪便涂片镜检可用于诊断。在一定的临床背景下，应高度怀疑肺蛔虫病或胃肠道堵塞的诊断。腹部超声检查可以看到管腔内的成虫。

## 治　疗

虽有几个化疗药物对蛔虫病有效，但没有一个被证实在感染的肺阶段有效。胃肠道蛔虫病的治疗方法包括丙硫苯咪唑（所有年龄段，400mg，口服 1 次）、甲苯达唑（所有年龄段，100mg，每天 2 次，口服 3d，或 500mg，口服 1 次），或双羟萘酸噻嘧啶（11mg/kg，口服 1 次，最大量 1g）。枸橼酸哌嗪 [75mg/（kg · d），用 2d，最大量 3.5g/d] 可致蠕虫神经肌肉麻痹、具有快速驱虫的功效，通过鼻胃管以糖浆形式给予，可作为肠道或胆道梗阻的首选治疗方法。严重阻塞时需要行外科手术治疗。硝唑尼特（1~3 岁儿童，100mg, 口服，每天 2 次，用 3d 天；4~11 岁儿童，200mg, 口服，每天 2 次，用 3d；青少年和成人，500mg, 每天 2 次，用 3d）治愈率与单剂量阿苯达唑相媲美。

## 预　防

尽管蛔虫病是全球范围内最常见的蠕虫病，但对其控制措施关注较少。驱虫药的化疗方案可以下列 3 种方式中的 1 种来实施：①在高流行地区，给所有人提供统一的治疗；②针对感染频率较高的人群，如就读于小学的儿童，提供治疗；③提供基于现有或既往感染严重程度的个体化治疗。改善卫生条件和排污设施，杜绝使用人类粪便作为肥料，以及健康教育是最有效的长期预防措施。

## 参考书目

参考书目请参见光盘。

（于永慧　译，于永慧　审）

# 第 284 章
# 钩虫（美洲板口线虫和钩虫属）

*Peter J. Hotez*

## 病　因

钩虫的两个主要属，线虫和蛔虫可感染人类。美洲板口线虫作为该属的唯一代表，是一种主要的嗜吸入血的钩虫，也是人类钩虫感染的最常见病因。钩口线虫属钩虫包括主要的导致典型钩虫感染的吸血钩虫十二指肠钩口线虫，以及少见的人畜共患物种锡兰钩口线虫、犬钩口线虫和巴西钩口线虫。犬钩口线虫所致的人畜共患感染与人的嗜酸粒细胞性肠炎相关。巴西钩口线虫的终宿主包括狗和猫，其幼虫是皮肤幼虫移行症的主要病因。

吸血钩虫的感染性幼虫生活在温暖、潮湿的土壤中，呈发育停滞状态。幼虫可通过皮肤（美洲板口线虫和十二指肠钩口线虫）或经口摄入（十二指肠钩口线虫）而感染人类。通过皮肤侵入的幼虫在它们被吞咽之前，通过静脉循环和肺进行肠外移行进入人类宿主，而经口摄入的幼虫则进行肠外移行或留在胃肠道中。幼虫返回到小肠，经历两次蜕皮后成为性成熟的雄性和雌性成虫，长 5~13mm。成虫口囊有板齿（美洲板口线虫）或钩齿（十二指肠钩口线虫）以便于它咬附到小肠黏膜和黏膜下层。钩虫可持续滞留在肠道内达 1~5 年，并在肠道内进行交配和产卵。十二指肠钩口线虫的幼虫需要大约 2 个月的时间来进行肠外迁移并发育为成虫，但它也可呈发育停滞状态、滞留在肠道内数年，然后再恢复发育。十二指肠钩口线虫的成虫每天产卵约 30 000 个；而美洲板口线虫每天产卵 <10 000 个（图 284-1）。虫卵呈卵圆形，壳薄，40~60 μm。虫卵沉积在水分充足又遮阴的土壤中，发育为第一期幼虫并孵化。随后数天，在适宜的条件下，幼虫进行两次蜕皮然后进入感染期。感染性幼虫不进食，处于发育停滞状态。它们在土壤中垂直移行，直到感染新的宿主或者耗尽其脂代谢储备而死亡。

## 流行病学

钩虫感染是人类最常见的感染性疾病之一，据估计，全世界钩虫感染人数达 5.76 亿。由于需要水分充足的土壤、遮阴又温暖的环境，钩虫感染通常局限于农村地区，尤其是以人类粪便为肥料或卫生条件差的地区。钩虫病是一种分布于热带和亚热带地区，与经

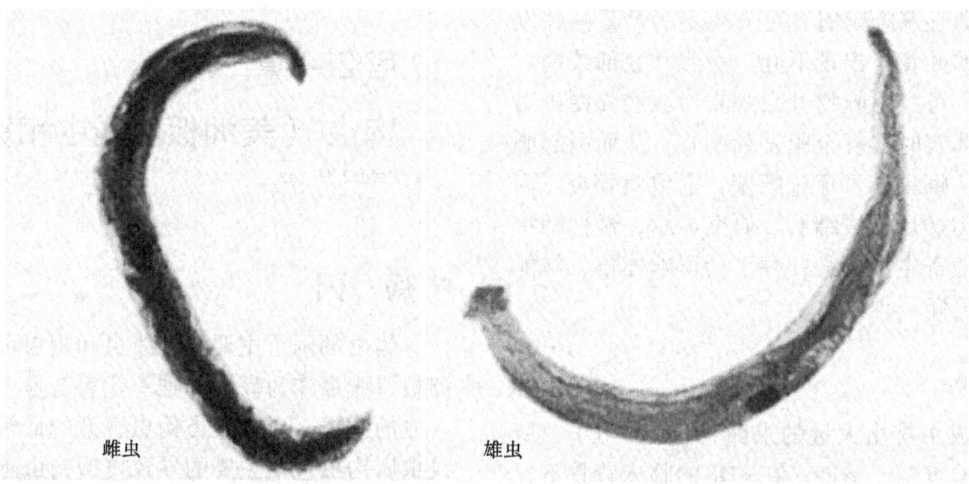


**图 284-1（见彩图）** 土壤传播的钩虫成虫
摘自 Bethony J, Brooker S, Albonico M, et al. Soil-transmitted helminth infections: ascariasis, trichuriasis, and hookworm. Lancet, 2006, 367:1521-1532

济欠发达和贫困相关的感染性疾病。撒哈拉以南非洲、东亚和美洲的热带地区，钩虫感染的发病率最高。高感染率常与种植特定的农产品相关，如印度的茶叶，中国的桑树，中美洲和南美洲的咖啡，以及非洲的橡胶。美洲板口线虫和十二指肠钩口线虫的双重感染并不少见。美洲板口线虫在中美洲和南美洲以及中国南部和东南亚最为流行，而十二指肠钩口线虫最常见于北非、印度北部、中国长江以北以及澳大利亚西部的土著人中。十二指肠钩口线虫具有耐受更为恶劣的环境和气候条件的能力，可能反映了它在人体组织中经受发育停滞的潜能。锡兰钩口线虫感染见于印度和东南亚。

犬钩口线虫所致的嗜酸性粒细胞性肠炎首次报道于澳大利亚的昆士兰州，美国报道 2 例。由于犬钩口线虫在犬体内遍布于全球，所以最初预测它所致的人类感染可以见于许多地区，但事实上并非如此。

## ■ 发病机制

人体钩虫感染的病症主要是肠道失血的直接结果。成虫通过其板齿或钩齿，及其口囊中可产生负压的食管肌肉，牢牢地附着在近端小肠的黏膜和黏膜下层。在人体钩虫附着部位，钩虫释放抗炎多肽下调宿主炎症反应。固有层毛细血管破裂，随之血液外渗，一些血液由钩虫直接摄入。钩虫吸血后，血液抗凝固化，红细胞溶解，血红蛋白释放并消化。据估计，十二指肠钩口线虫的成虫每天使人体失血约 0.2ml，而美洲板口线虫失血量较少。轻症感染患者失血量少，由此可存在钩虫感染但不发生钩虫病。肠道内钩虫成虫的数量与粪便失血量之间有直接的相关性。只有中重度感染患者的失血量足以产生铁缺乏和贫血时，才会导致钩虫病；也可发生低蛋白血症和随之而来的水肿，以及由血管内胶体渗透压降低所致的全身性水肿。这些表现主要依赖于宿主的营养储备状态。

## ■ 临床表现

儿童慢性中重度钩虫感染因肠道失血导致铁缺乏、继而发生贫血和蛋白质营养不良。儿童期与钩虫相关的长期铁缺乏可导致体格发育迟缓以及认知和智力缺陷。

吸血钩虫的幼虫穿入人的皮肤引起皮炎，有时称为钩虫痒病。钩虫痒病的囊泡和水肿可因反复感染而加重。人畜共患钩虫感染，尤其是巴西钩口线虫，可导致幼虫侧向移行引起皮肤特征性的匐行线状皮肤幼虫移行症（图 284-1）。十二指肠钩口线虫和美洲板口线虫感染时，通常在暴露后 1 周，幼虫侵入肺引起气管支气管炎，随后临床出现咳嗽症状。也可引起咽炎。

肠道钩虫感染通常不发生特异性胃肠道疾患，但疼痛、食欲减退和腹泻已被归因于钩虫的存在。嗜酸性粒细胞增多通常在胃肠道感染的早期首先出现。肠道钩虫感染的主要临床表现与肠道失血相关。严重感染的儿童表现有缺铁性贫血和蛋白质营养不良的所有症状和体征。在某些情况下，患有慢性钩虫病的儿童呈黄绿色苍白面容，称为萎黄症。

由于严重的十二指肠钩口线虫感染所致的婴儿钩虫病的不同临床表现形式已有详细的描述。感染的婴儿出现腹泻、黑便、生长迟滞和严重的贫血。婴儿钩虫病有较高的病死率。

由犬钩口线虫所致的嗜酸性粒细胞性肠炎与开始于上腹部、向外辐射的腹部绞痛相关，通常进食可加重这种腹部绞痛。个别病例的表现类似急性阑尾炎。

## ■ 诊　断

钩虫感染的儿童排泄虫卵，可以通过直接粪便检查检测到（图 284–2）。定量方法用以确定儿童的钩虫感染度是否可导致钩虫病。美洲板口线虫和十二指肠钩口线虫在形态上难以区分。不同线虫的鉴定通常需要孵化虫卵、并进行第三阶段感染性幼虫的分化；更新的利用聚合酶链反应的检测方法正在研发之中。

相反，由犬钩口线虫所致的嗜酸性粒细胞性肠炎患者的粪便中通常没有虫卵。嗜酸性粒细胞性肠炎一般是在外周血嗜酸性粒细胞明显增加的情况下，通过结肠镜检查证实存在回肠和结肠溃疡来确诊。结肠镜活检时偶尔可见到犬钩虫成虫包埋于组织中。该症患者发生 IgG 和 IgE 的血清学反应。

## ■ 治　疗

应用驱虫药驱虫的目的是清除钩虫成虫。苯并咪唑类驱虫药，甲苯达唑和阿苯达唑，可有效清除肠道内的钩虫，但有时需要较大剂量。阿苯哒唑（所有年龄段 400mg，一次口服）通常可达到很高的治愈率，但美洲板口线虫的成虫有时尤为难治，需要额外增加剂量。甲苯达唑（所有年龄段 100mg，口服，每天 2 次，用 3d）也是有效的。在许多发展中国家，甲苯达唑以单剂量 500mg 给予；然而，这种方案的治愈率可低至 10%，甚至更低。根据世界卫生组织的建议，应鼓励儿童咀嚼应用阿苯哒唑和甲苯达唑片，因强迫幼童吞咽大的药片可导致梗阻或窒息。甲苯达唑建议用于犬钩口线虫 – 相关的嗜酸性粒细胞性肠炎，但复发较为常见。已有报道，苯并咪唑类药物在实验动物中具有胚胎毒性和致畸作用，因此它在孕期和幼儿应用的安全性仍有潜在的问题，需要仔细考虑其风险与收益。世界卫生组织目前认可年龄 ≥ 1 岁的感染儿童使用苯并咪唑类驱虫药，但最小年龄组（年龄 1~2 岁）剂量应减少（阿苯达唑 200mg）。口服液双羟萘酸噻嘧啶（11mg/kg，口服，每天 1 次，用 3d，最大量 1g）是一种有效替代苯并咪唑类的药物。通常并不需要口服铁剂的替代治疗以纠正钩虫相关的铁缺乏症。

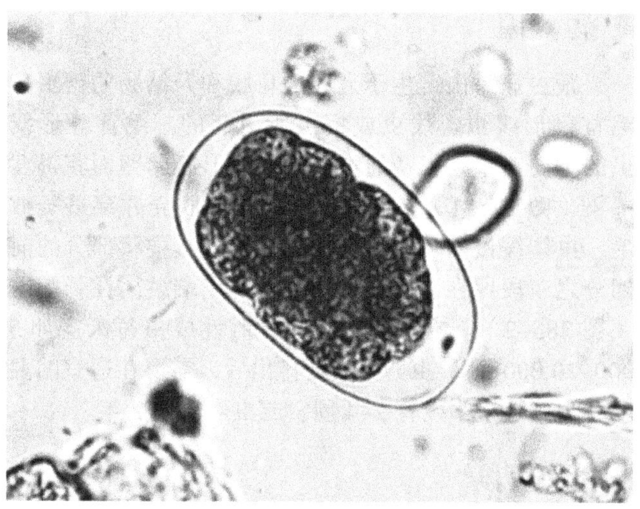

**图 284–2（见彩图）**　土壤传播的钩虫虫卵

摘自 Bethony J, Brooker S, Albonico M, et al. Soil-transmitted helminth infections: ascariasis, trichuriasis, and hookworm. Lancet, 2006, 367:1521-1532

## ■ 预　防

2001 年，世界卫生大会敦促成员国实施定期驱虫方案，以控制钩虫和其他土壤传播的寄生虫的感染。尽管驱虫药可有效清除肠道内的钩虫，但儿童较高的再感染率提示，单纯药物化疗并不能有效控制高流行地区的钩虫感染。另有数据表明，甲苯达唑的功效将随周期性的频繁应用而降低，由此引发了驱虫药可能出现耐药性的担忧。为了降低对驱虫药的专属依赖，已研制出重组人钩虫疫苗，并正在进行临床试验。经济发展及其相关卫生条件的改善、健康教育、避免以人类粪便作为肥料等综合措施，对控制钩虫的传播和流行依然是至关重要的。

## 参考书目

参考书目请参见光盘。

# 284.1　皮肤幼虫移行症

*Peter J. Hotez*

## ■ 病　因

皮肤幼虫移行症（匐形疹）是由多种线虫、主要是钩虫所致，该类线虫通常不寄生于人类（图 284–1）。猫和狗的钩虫，巴西钩口线虫，是其最常见的病因，但其他动物的钩虫也可导致该病。

## ■ 流行病学

皮肤幼虫移行症通常是由巴西钩口线虫所致，它流行于美国东南部和波多黎各。

## ■ 临床表现

幼虫钻入皮肤后定殖于表皮 – 真皮交界处，并沿该层组织以 1~2cm/d 的速度移行。机体的应答以局部皮肤凸起、红斑、匐行线状轨迹以及偶尔形成大疱为特征（图 284–3）。尽管身体的任何部位均可受累，但这些病变一般单发或多发，通常定位于一个肢端。

**表 284–1　根据皮肤表现，皮肤幼虫移行症的病因**

| 病原体 | 皮肤移行轨迹 | 其他皮肤症状 |
|---|---|---|
| 动物钩虫 | 脚或臀部有 1~10 个洞，宽约 3mm，长约 15~20cm，缓慢移行（2~5cm），慢性（数周至数月） | 高度瘙痒，水疱性病变，脓疱疮，钩虫性毛囊炎 |
| 土壤线虫 | 在腹部或臀部有 10~100 个洞穴，长 1~2cm，宽 2~3mm，可能会持续数月 | 瘙痒症，毛囊性丘疹和脓疱 |
| 粪类圆线虫 | 通常在腹部或臀部有一个洞穴；仅存在数小时，可能复发，快速移行（肛周匍行疹） | 皮肤瘙痒，荨麻疹 |
| 棘颚口线虫属（颚口线虫，等） | 通常有 1 个洞穴位于任何部位，持续数天，中快速移行 | 皮肤血管神经性水肿（嗜酸性脂膜炎），蜂窝织炎，丘疹和结节 |

摘自 Caumes E, Danis M. From creeping eruption to hookworm-related cutaneous larva migrans. Lancet Infect Dis, 2004, 4:659–660

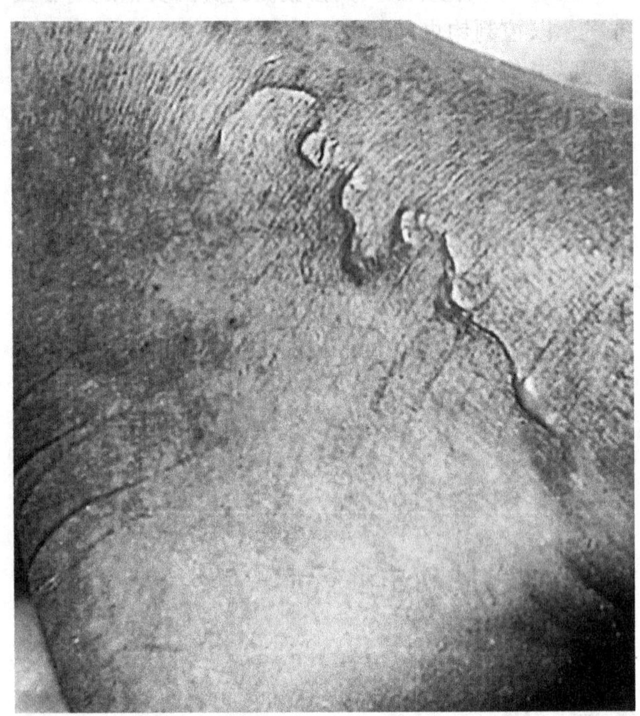

**图 284–3（见彩图）**　皮肤幼虫移行症的匐形疹
摘自 Korting GW. Hautkrankheiten bei kindern und jugendlichen. Germany: Stuttgart, FK Schattauer Verlag: 1969

由于虫体在移行，故而每隔几天即可出现新的受累部位。与这些病变相关，可出现强烈的局部瘙痒症，而无任何全身症状。另外，可继发细菌的二重感染。

## ■ 诊　断

皮肤幼虫移行症由皮肤的临床检测以诊断。由于幼虫在钻入的部位产生剧烈的瘙痒，所以患者往往能回忆起确切的时间和暴露的部位。可有嗜酸性粒细胞增多，但并不常见。

## ■ 治　疗

如果不及时治疗，幼虫死亡，病症在数周至数月消失。如果症状明显、需要治疗，可选用伊维菌素 [200μg/（kg·d），口服，用 1~2d]、阿苯哒唑 [所有年龄段 400mg/（kg·d），口服，用 3d]，或者外用噻苯达唑速溶剂。如果恶心并频繁呕吐，应杜绝口服噻苯达唑重复给药。伊维菌素在幼儿（<15kg）和孕妇的安全性有待论证。伊维菌素应空腹以水送服。

## 参考书目

参考书目请参见光盘。

（于永慧　译，于永慧　审）

# 第 285 章
# 鞭虫病（鞭虫）

Arlene E. Dent, James W. Kazura

## ■ 病　因

鞭虫病是由寄生于人体的盲肠和升结肠的鞭虫、毛首鞭形线虫、线虫或蛔虫所引起的。毛首鞭形线虫的主要宿主是人，通过摄入纺锤形胚胎卵而获得性感染（图 285–1）。幼虫在小肠上端脱壳并穿透肠绒毛。虫体缓慢向盲肠移行，在盲肠，其鞭状部分的前四分之三段留在黏膜表面，较短的尾端游离在肠腔内（图 285–2）。在 1~3 个月内，雌性成虫每天产卵 5 000~20 000 个 。虫卵由粪便排出后，需要在适宜的温度和土壤环境中发育 2~4 周。成虫寿命约 2 年。

## ■ 流行病学

鞭虫病在世界各地分布较广，在卫生条件差以及由人或动物的粪便所致土壤污染的贫困的农村地区尤为常见。鞭虫病是最普遍的人体蠕虫病，估计全世界

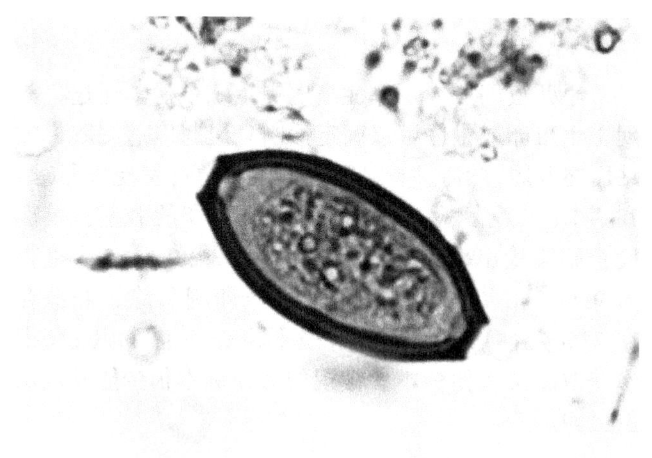

图 285-1（见彩图） 土壤传播的虫卵
摘自 Bethony J, Brooker S, Albonico M, et al. Soil-transmitted helminth infections: ascariasis, trichuriasis, and hookworm. Lancet, 2006, 367:1521-1532

感染人数达十亿。世界范围内，在蛋白质－能量营养不良和贫血较常见的许多地区，毛首鞭形线虫感染的发生率甚至可高达 95%。据估计，在美国东南部农村，被感染人数有 220 万。5~15 岁的儿童感染率最高。人体由于手、食物（生的以人类粪便为肥料种植的水果和蔬菜）或饮水的直接污染，从而摄入受精卵，继而发生感染。也可间接通过果蝇或其他昆虫而进行传播。

## 临床表现

大多数人为轻度感染者，没有明显的临床症状。有些人可能有右下腹或脐周隐痛的病史。每只成虫每天吸血约 0.005mL。重症感染多见于儿童，往往出现明显病症。临床表现包括慢性痢疾、脱肛、贫血、生长不良，以及发育和认知功能障碍。即便虫体的一部分植入大肠黏膜，亦没有明显的嗜酸性粒细胞增多。

## 诊 断

因为产卵量较高，多次粪便图片可以找到特征性的纺锤形毛首鞭形线虫虫卵。

## 治 疗

首选药物为甲苯达唑（所有年龄段 100mg, 每天 2 次，口服，用 3d，或者 500mg 口服 1 次），该药安全有效，部分是由于其通过胃肠道吸收较差。它可减少产卵量的 90%~99%，治愈率 70%~90%。亦可选用阿苯达唑（所有年龄组 400mg 口服 1 次），但严重感染时上述日剂量应连续用 3d。最近的研究表明，目前推荐的甲苯达唑和阿苯达唑单剂量口服方案治疗鞭虫感染疗效并不满意。硝唑尼特（1~3 岁儿童 100 mg，每天 2 次，口服，用 3d；4~11 岁儿童 200 mg，每天 2 次，口服，用 3d；青少年和成人 500 mg，每天 2 次，口服，用 3d）治愈率高于单剂量阿苯达唑。

## 预 防

该病可以通过注意个人卫生、改善卫生条件、并杜绝使用人类粪便作为肥料来预防。

## 参考书目

参考书目请参见光盘。

（于永慧 译，于永慧 审）

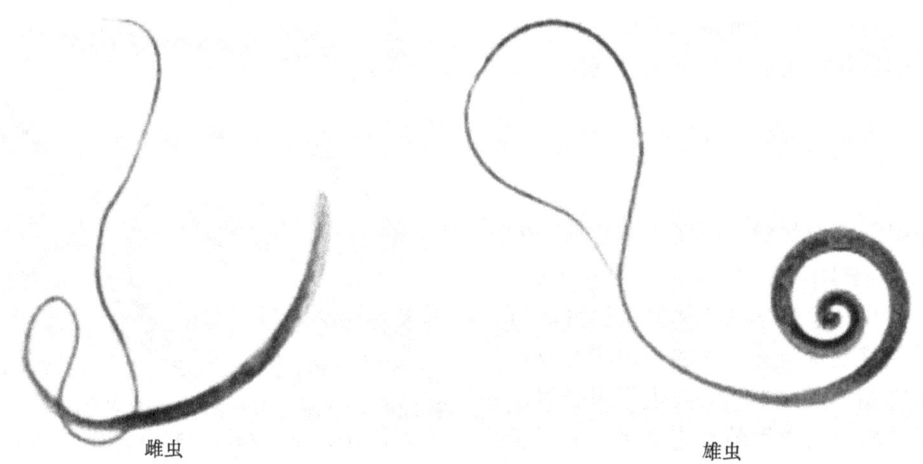


图 285-2（见彩图） 土壤传播的雄性和雌性成虫
摘自 Bethony J, Brooker S, Albonico M, et al. Soil-transmitted helminth infections: ascariasis, trichuriasis, and hookworm. Lancet, 2006, 367:1521-1532

# 第 286 章

# 蛲虫病（蛲虫）

*Arlene E. Dent, James W. Kazura*

## ■ 病　因

蛲虫病或蛲虫感染的病原体是蛲虫，一种细小的（长度 1cm）、乳白色的、丝状线虫，或蛔虫，通常寄生在盲肠、阑尾以及回肠的临近区域和升结肠。受孕的雌虫在夜间移行到肛周及会阴部，在此处存留虫卵达 15 000 个。虫卵一侧稍凸，一侧平坦，直径 30μm×60μm。虫卵 6h 内受精形成胚胎，保持生存力达 20d。人体通常是通过粪口途径，由摄入指甲、衣服、床上用品或者室内灰尘中所携带的受精卵而发生感染。幼虫在被摄入后 36~53d 成熟，形成成虫。

## ■ 流行病学

蛲虫感染可发生于任何年龄段和不同社会经济水平的人群。它在温度环境适宜的地区流行，是美国最常见的寄生虫感染。全世界儿童感染率达 30%，人是已知的唯一宿主。感染主要发生于公共场所或家庭环境，包括儿童。5~14 岁的儿童蛲虫感染的发生率最高。常见发生感染的场所是儿童居住、玩耍以及居住在一起的地方，这有利于卵传递。由于成虫的寿命很短，慢性带虫状态可能是由于再感染的重复循环。一些习惯吮手指的人可发生自体接种。

## ■ 发病机制

蛲虫感染可能由于机械刺激和激惹、过敏反应，以及虫体向其成为致病病原体的解剖部位移行而引发临床症状。如蛲虫感染伴随脆弱双核阿米巴感染，可导致腹泻。

## ■ 临床表现

蛲虫感染很少引起严重的健康问题。最常见的主诉包括瘙痒，由肛门或会阴瘙痒导致的夜间睡眠不安。瘙痒的确切发生机制及其发生率尚不明确，但可能与感染的严重程度、受感染者及其家人的心理状态或者对寄生虫的过敏反应相关。因为不会发生组织受累，所以大多数患者不会出现嗜酸性粒细胞增多。可能偶尔地会出现异常移行至异常部位，导致阑尾炎、慢性输卵管炎、盆腔炎、腹膜炎、肝炎以及大肠或小肠的溃疡性病变。

## ■ 诊　断

小儿夜间肛周瘙痒症高度提示蛲虫病。通过检测到寄生虫卵或虫体可以确定诊断。晨起以透明胶带粘贴压在肛周，然后进行显微镜下检测常可发现虫卵（图 286-1）。反复检查可增加检测到虫卵的概率；单次检查感染检出率为 50%，3 次检查为 90%，5 次检查为 99%。肛周部位见到的蛲虫应即刻移除、并保存在 75% 乙醇中，然后进行镜下检查。也可以直肠指诊获取新鲜大便标本。常规的大便标本很少能发现蛲虫虫卵。

## ■ 治　疗

受感染的患者及其家庭成员应接受驱虫药治疗。单剂量口服的甲苯达唑（所有年龄，100mg 口服），2 周内重复用药，治愈率 90%~100%。替代方案包括单剂量口服阿苯达唑（所有年龄，400mg 口服），2 周内重复用药，或者单剂量双羟萘酸噻嘧啶（11mg/kg，口服，最大量 1g）。晨起洗澡可清除一大部分的虫卵。频繁更换内衣、床上用品和床单可减少环境中虫卵污染，并降低自身感染的风险。

## ■ 预　防

家庭接触者应同样作为受感染的患者进行治疗。在反复暴露的情况下，如福利院的儿童，可能需要每隔 3~4 月重复治疗。良好的手部卫生是最有效的预防方法。

## 参考书目

参考书目请参见光盘。

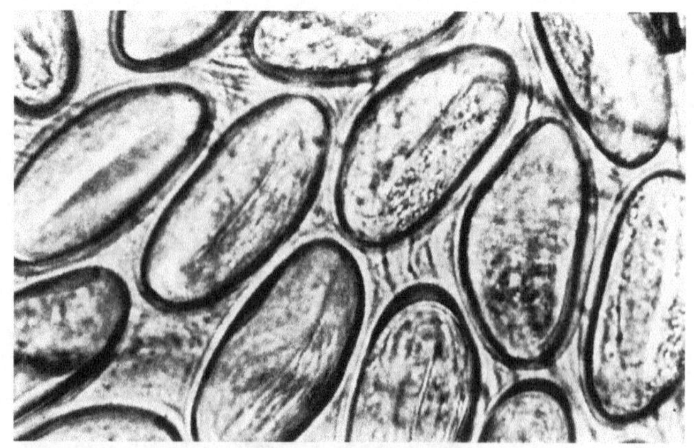

**图 286-1**　黏附于透明胶带上的蛔虫虫卵
摘自 Guerrant RL, Walker DH, Weller PF, et al. Tropical infectious diseases, Philadelphia: Churchill Livingstone, 1999, 949

（于永慧　译，于永慧　审）

# 第 287 章
# 粪类圆线虫病（粪类圆线虫）

*Arlene E. Dent, James W. Kazura*

## 病　因

粪类圆线虫病是由线虫、蛔虫、粪类圆线虫引起的。只有雌性成虫寄生在小肠。在人类宿主，线虫在肠腔内通过单性生殖、释放含有成熟幼虫的虫卵来进行繁殖。杆状幼虫即刻从卵子脱出，通过粪便被传送，由此通过大便检查可以找到幼虫。杆状幼虫分化为自由生活的雄性和雌性成虫，或者蜕变成感染性丝状蚴。有性生殖只发生在自由生活阶段。人类通常是通过皮肤接触被感染性幼虫污染的土壤而受感染。幼虫穿透皮肤，进入静脉循环，继而输送到肺部，侵入肺泡腔，并向上迁移至支气管树。然后，它们被吞咽、并经过胃，在小肠中成长为雌性成虫。最初感染后约 28 天开始产卵。

当大量幼虫在随粪便转运过程中转变为感染性寄生虫，然后在下消化道或肛周再感染（自体感染）宿主时可发生高度感染综合征。在免疫功能低下，特别是 T 细胞功能被抑制的人群，上述循环加剧。

## 流行病学

粪类圆线虫感染流行于全球热带和亚热带地区，为欧洲、美国南部和波多黎各等地所特有。其传播需要适宜的环境条件，尤其是温暖、潮湿的土壤。恶劣的卫生条件、拥挤的生活环境科加速传播过程、加重传播程度。狗和猫可作为传染源。在美国，以肯塔基州和田纳西州贫困的农村地区患病率最高（占总人口的 4%）。感染可能最常见于精神病院的患者、曾为高流行地区战俘的退伍军人以及难民和移民等类人群。因存在自身体内感染，患者可能持续处于感染状态达数十年。患有血液系统恶性肿瘤、自身免疫性疾病、营养不良和药物（尤其是糖皮质激素）诱发的免疫抑制的患者，是高度感染综合征的高风险人群。艾滋病患者可发生快速进展的致死性播散性粪类圆线虫病。

## 发病机制

宿主对感染的初期免疫应答是在血液和组织中产生免疫球蛋白 E（IgE 抗体）和嗜酸性粒细胞，在免疫功能正常的宿主中这可能有助于防止传播和高度感染。雌性成虫在健康的、无症状的个体可在其胃肠道中持续存在数年。一旦感染者出现免疫功能低下、细胞免疫和体液免疫受抑时，可引致宿主体内寄生虫量快速地、大量地增加，发生全身播散性感染。

## 临床表现

约有 30% 的感染患者无症状，其余患者有症状。症状与感染的三个阶段相关联：即浸入皮肤、幼虫在肺内移行、成虫在小肠寄生。肛周匐形疹是机体对丝状蚴的过敏反应表现，幼虫在皮肤移行产生瘙痒的匐形荨麻疹轨迹。由于幼虫自大便排出可发生自身体外感染，上述病变可能复发，且通常出现在下腹壁、臀部或大腿等处皮肤。由于幼虫在肺内移行所致的肺部疾病发生率较低，其表现类似于单纯性肺嗜酸细胞浸润症（咳嗽、气喘、呼吸急促、短暂的肺部浸润伴嗜酸性粒细胞增多）。消化道粪类圆线虫病的特点是消化不良、痉挛性腹痛、呕吐、腹泻、脂肪泻、蛋白丢失性肠病、蛋白质 – 热量营养不良以及体重减轻等。影像学上可见十二指肠水肿伴有不规则的黏膜皱襞、溃疡和狭窄。与嗜酸性粒细胞增多相关联，感染可呈慢性病程。

在免疫功能低下的患者，粪类圆线虫可导致强烈的超度感染，故粪类圆线虫病可呈致命性。高度感染综合征的特点是有症状的免疫功能低下的患者，临床表现明显加重。通常发病突然，出现弥漫性腹痛、腹胀和发热。由于数目庞大的幼虫广泛传播至全身并带入肠道菌群，全身多脏器均可受累。幼虫将肠道细菌带入血流可导致菌血症和败血症。皮肤表现包括瘀斑和紫癜。咳嗽、气喘和咯血均提示肺部受累。嗜酸性粒细胞增多是免疫功能正常的粪类圆线虫病患者的一个显著特征，而免疫功能低下者可无此表现。由于粪类圆线虫病在工业化国家的发病率很低，故常常被误诊，导致治疗显著延误。

## 诊　断

肠道粪类圆线虫病可通过粪便或肠液检测特征性幼虫来诊断（图 287–1）。应通过直接涂片、琼脂平板法或贝尔曼试验反复检测多个粪便标本。另外，十二指肠液可以通过内窥镜肠测试（肠测试）或抽吸进行采样。发生高度感染综合征的儿童，其痰液和胃液中可发现幼虫，而小肠黏膜活检标本中很少能够检测到幼虫。在免疫功能正常的宿主，以酶联免疫吸附法测定特异性 IgG 抗体来诊断粪类圆线虫感染可能较寄生虫学方法更为敏感。但对免疫功能低下的高度感染综合征患者，该测定法诊断其感染的价值尚不确定。

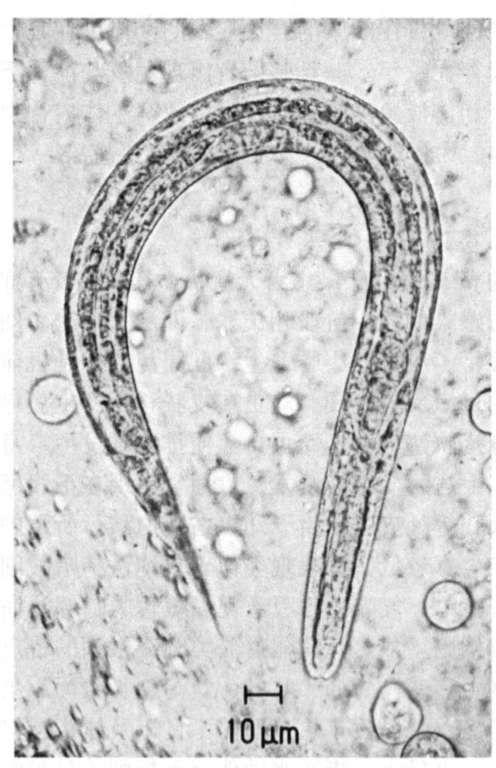


图 287-1（见彩图） 肠道粪类圆线虫病幼虫

嗜酸性粒细胞增多是常见的。

## ■ 治 疗

治疗的目标在于消除感染。伊维菌素 [200μg/（kg·d），每天 1 次，口服，1~2d] 是一般粪类圆线虫病的首选药物。它与传统的治疗药物噻苯达唑 [200mg/（kg·d），每天 2 次，口服，用 2d，最大量 3g/d] 疗效相当，副作用更少。高度感染综合征的患者应以伊维菌素治疗 7~10d，并且可能需要重复疗程。在高度感染综合征的治疗中，还必须减少免疫抑制剂的应用，并治疗伴随的细菌感染。反复的大便检查进行密切随访是必要的，以确保完全消灭寄生虫。粪类圆线虫抗体在治疗成功后 6 个月内下降。

## ■ 预 防

旨在预防土壤和人－人间传播的良好的卫生习惯是最有效的控制措施。穿鞋、勿赤脚是一种主要的预防策略。可以通过减少环境的粪便污染，如使用干净的被褥来控制特定机构场所的传播。因为在大多数场所感染并不常见，所以病例的检测与治疗需要一定的经验。对拟接受长期大剂量糖皮质激素、器官移植前免疫抑制剂或癌症化疗的患者，应提前筛查粪类圆线虫。如果已发生感染，应该在接受免疫抑制治疗前进行处理。

## 参考书目

参考书目请参见光盘。

（于永慧　译，于永慧　审）

# 第 288 章

# 淋巴丝虫病（马来丝虫、帝汶丝虫和班氏丝虫）

*Arlene E. Dent, James W. Kazura*

## ■ 病 因

马来丝虫（马来丝虫病）、帝汶丝虫和班氏丝虫（班氏丝虫病）是一类产生相似感染性疾病的丝状线虫。感染性幼虫通过吸血的蚊子被传播到人体。4~6 个月后，幼虫发育为性成熟的成虫。当足够量的雄性成虫和雌虫聚集在传入淋巴管，雌性成虫释放大量的微丝蚴进入血液循环。蚊子吸血摄入微丝蚴，丝虫的生命周期即告结束；经过 10~14d，微丝蚴脱毛形成感染性幼虫。成虫的生命周期为 5~7 年。

## ■ 流行病学

生活在非洲、亚洲和拉丁美洲热带地区的居民，感染人数超过 1.2 亿；其中 10%~20% 有明显的临床症状。班氏丝虫在非洲、亚洲和拉丁美洲传播，占淋巴丝虫病的 90%。马来丝虫则局限于南太平洋和东南亚，而帝汶丝虫仅限于印尼的几个岛屿。来自非流行地区的游客在流行地区逗留时间较短的话，很少发生感染。拟于 2020 年实现全球消灭的目标。

## ■ 临床表现

马来丝虫、帝汶丝虫和斑氏丝虫感染的临床表现类似；急性感染的临床表现包括一过性、复发性淋巴结炎和淋巴管炎。早期的症状和体征包括周期性发热、单侧淋巴管炎、淋巴腺炎（尤其是腹股沟和腋窝区域）、头痛和肌痛，持续数天到数周。这些症状是由死亡的成虫引发的急性炎症反应所致。最初受损的淋巴管可多年无临床症状。综合征最常见于 10~20 岁的年轻人。慢性淋巴丝虫病是由淋巴循环解剖性和功能性阻塞所致，多见于 30 岁及以上的成人。淋巴循环的阻塞引致腿、手臂、乳房和（或）生殖器的淋巴水肿。男性生殖器的受累，如鞘膜积液在斑氏丝虫感染很常见，但帝汶丝虫感染则很少发生。慢性淋巴水肿使受累的四肢容易发生细菌二重感染、硬化和疣状皮肤病变，导致象皮肿，可累及一个或多个肢体、乳房或生殖器。儿童很少发生明显的慢性丝虫病的表现。

### 热带肺嗜酸性粒细胞浸润症

微丝蚴在机体内的存在一般没有明显的病理后果，但某些患者可发生热带肺嗜酸性粒细胞浸润症，该综合征是由丝虫感染所致，患者的肺和淋巴结中可找到微丝蚴，而血流中没有。它只发生于在流行地区生活多年的居民。该综合征最可能累及年龄 20~30 岁的男性，但偶尔儿童也可发生。临床症状包括夜间阵发性咳嗽伴呼吸困难、发热、体重减轻和疲劳。胸部听诊可闻及干、湿性啰音。X 线检查偶可正常，但通常在肺野的中带和基底段可见支气管血管影、片状透光度减低，或者弥漫性粟粒性病变（图 288-1）。未经治疗的患者反复发作可导致间质纤维化和慢性呼吸功能不全。肝脾大及全身淋巴结肿大常见于儿童。居住于丝虫流行地区、嗜酸性粒细胞增多（>2000/μL）、出现临床症状、血清 IgE 升高（>1000 U/mL），以及在不存在微丝蚴的情况下，抗微丝蚴抗体滴度升高，可提示诊断。尽管在肺或淋巴结组织切片中可找到微丝蚴，但在大多数情况下，这些组织活检是不必要的。对乙胺嗪治疗（每次 2mg/kg，口服，每天 3 次，用 12~21d）的临床反应是诊断的最终标准；给予该治疗方案后，大多数患者临床症状改善。如果症状复发，应给予第二个疗程

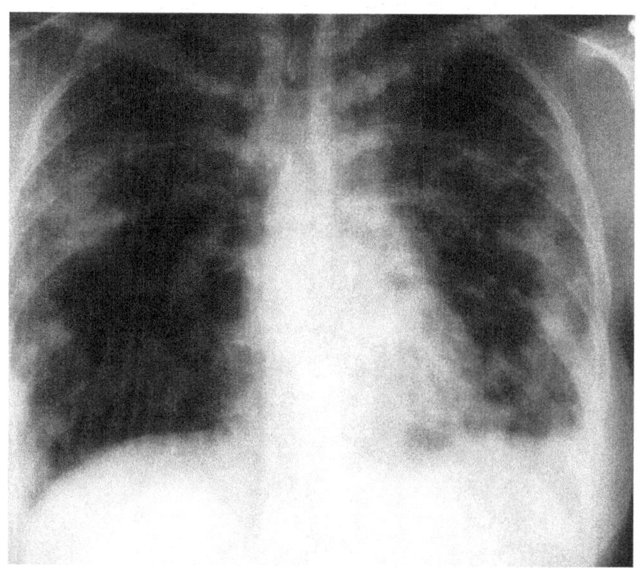

**图 288-1** 一例热带肺嗜酸性粒细胞增多症女性患者的胸片。双肺遍布网状结节阴影

摘自 Mandell GL, Bennett JE, Dolin R.Principles and practice of infectious diseases. 6ed. Philadelphia: Elsevier, 2006: 3274

的驱虫治疗。与刚刚感染的患者相比，慢性病症患者好转往往不明显。

## 诊 断

血液中证实存在微丝蚴是诊断淋巴丝虫病的主要手段。由于微丝蚴多数情况下在夜间活动，应在 10PM 和 2AM 之间采取血样。抗凝血经过微孔膜过滤器滤下，微丝蚴染色后显微镜下检测。成虫和微丝蚴可在活检组织标本中进行鉴定。斑氏丝虫感染无血源性微丝蚴，可通过检测血清中的丝虫抗原以诊断。淋巴管中的成虫可通过超声检查来观察。

## 治 疗

应用抗丝虫药治疗急性淋巴结炎和淋巴管炎是有争议的。尚无对照研究证实应用药物如枸橼酸乙胺嗪可改变急性淋巴管炎的病程。乙胺嗪用于无症状的微丝蚴感染者可降低其寄生虫血症的严重程度。该药物也可杀死一定比例的成虫。由于可发生与治疗相关的并发症，如皮肤瘙痒、发热、全身疼痛、低血压甚至死亡，尤其是微丝蚴感染程度重的患者，乙胺嗪的剂量应逐渐加量（儿童：第 1 天单剂量给予 1mg/kg，口服；第 2 天给予 1mg/kg，每天 3 次，口服；第 3 天 1~2mg/kg，每天 3 次，口服，第 4~14 天中每天 6mg/kg，分 3 次口服。成人：第 1 天 50mg，口服；第 2 天 50 mg，每天 3 次，口服；第 3 天 100mg，每天 3 次，口服；第 4~14 天没填 6mg/kg，分 3 次口服）。对血液中无微丝蚴的患者，第 1 天即可给予全剂量（6mg/kg，分 3 次口服）。有时可能需要给予重复的剂量，以进一步减少微丝蚴并杀死寄生于淋巴中的成虫。班氏丝虫较马来丝虫对乙胺嗪更为敏感。

控制并最终消除淋巴丝虫病的全球方案，目前推荐每年单剂量乙胺嗪（6mg/kg，口服 1 次）联合阿苯达唑（400mg/kg，口服 1 次），用 5 年。因乙胺嗪在盘尾丝虫病感染者有严重的副反应，所以在丝虫病和盘尾丝虫病共同流行地区，应大规模选用单剂量伊维菌素（150 μ g/kg，口服 1 次）和阿苯达唑。为有效遏制传播，连续 5 年的年度大规模治疗是必要的。针对其内共生菌（沃尔巴克氏菌）的辅助药物（如强力霉素）可加速根除丝虫。

## 参考书目

参考书目请参见光盘。

（于永慧 译，于永慧 审）

# 第 289 章
# 其他组织线虫

Arlene E. Dent, James W. Kazura

## ■ 盘尾丝虫病（盘尾丝虫）

盘尾丝虫感染可导致盘尾丝虫病或河盲症。盘尾丝虫病主要发生于西非，也可见于非洲中部和东部，是全球第二大导致失明的感染性病因。在中美洲和南美洲有散发病例。盘尾丝虫幼虫由蚋（黑蝇）叮咬传播给人类，蚋（黑蝇）在水流湍急的溪流繁殖。幼虫穿透皮肤、通过结缔组织迁移，并最终形成在纤维组织中缠结可见的成虫。成虫可在人体内存活长达 14 年。雌性成虫产生大量的微丝蚴，移行到皮肤、结缔组织和眼睛等处。大多数感染者无症状。严重感染者，其临床症状是由宿主对死亡或濒临死亡的微丝蚴的局部炎症反应所致。这些局部炎症反应产生瘙痒性皮炎、点状角膜炎、角膜血管翳形成和脉络膜视网膜炎。成虫寄生于皮下结节中，不痛，且往往发生在髋关节的骨突起处。用皮肤活检夹，取肩胛骨、髂骨嵴、臀部或小腿外侧处表皮，可确定诊断。将活检夹浸入盐水数小时，于显微镜下观察出现于液体中的微丝蚴。也可通过裂隙灯下检查角膜或前房中的微丝蚴，或皮下结节中查见成虫来确立诊断。应在处理眼部病变之前进行眼科会诊。单剂量伊维菌素（150μg/kg，口服）是首选药物，可持续数月由皮肤清除微丝蚴，但对成虫无效。如果有持续的症状或眼部感染的证据，应在 3~6 个月的时间间隔后重复应用伊维菌素治疗。伊维菌素治疗的副作用包括发热、荨麻疹和瘙痒，并且该副作用不是对于出生在流行地区，而是对强烈暴露之后获得性感染的患者，如和平队志愿者，发生率更高。并发罗阿丝虫病的患者应用伊维菌素治疗可进展为脑炎。多西环素可杀死盘尾丝虫的内共生菌（沃尔巴克氏体），可能有助于清除微丝蚴血症。个人防护包括避免到叮咬的苍蝇繁多的地区、穿防护服、并使用驱蚊剂。病媒控制和大规模伊维菌素普治方案已在非洲成功地实施，以控制盘尾丝虫病的流行。

## ■ 罗阿丝虫病（罗阿丝虫）

罗阿丝虫病是由组织线虫罗阿丝虫感染所致。该寄生虫由仅在白天咬人的苍蝇（斑虻）传播给人，斑虻生活在西非和中非的热带雨林中。成虫通过皮肤、皮下组织和结膜下区迁移，可导致暂时性皮肤瘙痒、红斑、局部水肿，即卡拉把丝虫肿或眼痛；卡拉把丝虫肿是皮下水肿的非红斑区，直径 10~20cm，通常见于腕关节或膝关节周围（图 289-1）。尽管流行地区的终身居民可有微丝蚴和嗜酸性粒细胞增多，但他们往往没有症状。相反，到流行地区的旅行者对罗阿丝虫感染可呈高反应性应答，表现特征性的肿胀频繁复发、嗜酸性粒细胞明显增多、乏力和严重的并发症，如肾小球肾炎和脑炎。诊断主要根据临床表现，感染者叙述看见蠕虫穿过结膜常常可辅助诊断。在 10 点和 14 点之间采血涂片可检测到微丝蚴。如果可能，成虫应手术切除。乙胺嗪是清除微丝蚴的首选制剂，但药物不能杀灭成虫。由于与治疗相关的并发症，如皮肤瘙痒、发热、全身疼痛、高血压、甚至死亡，均可发生，尤其是机体内微丝蚴水平高的患者，故而乙胺嗪的剂量应逐渐增加。儿童：第 1 天 1mg/kg，口服；第 2 天 1mg/kg，每天 3 次，口服；第 3 天，1~2mg/kg，每天 3 次，口服；第 4 天 ~ 第 21 天，6mg/（kg · d），分三次口服。成人：第 1 天 50 mg 口服；第 2 天，50mg，每天 3 次，口服；第 3 天，100mg，每天 3 次，口服；第 4 天 ~ 第 21 天，6mg/（kg · d），分 3 次口服。无微丝蚴血症的患者可在第 1 天即开始给予全剂量。并发盘尾丝虫感染的患者应用伊维菌素治疗，发生脑炎的风险增加。对高密度的微丝蚴血症患者，单剂量伊维菌素（150 g/kg）可降低其血中微丝蚴密度。也可选用阿苯达唑 3 周疗法，通过对成虫的胚胎毒性效应，缓慢地降低微丝蚴水平。抗组胺剂或皮质类固醇可用以抑制杀死微丝蚴所致的过敏反应。个人

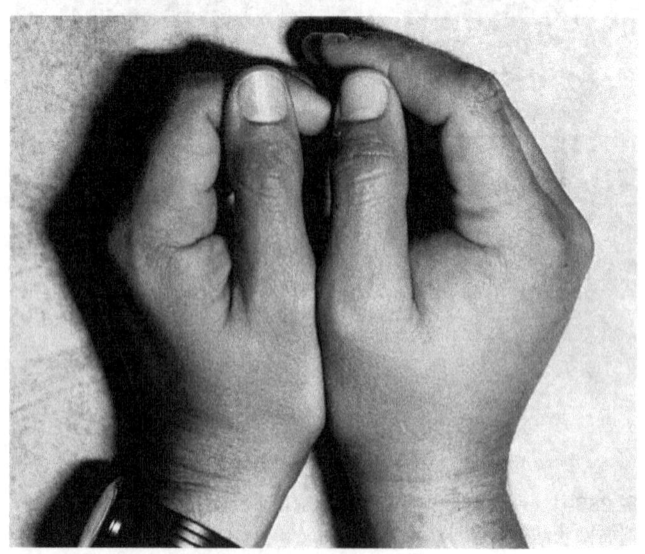

**图 289-1** 右手卡拉把丝虫肿

摘自 Guerrant RL, Walker DH, Weller PF, et al. Tropical infectious diseases. Philadelphia: Churchill Livingstone, 1999: 863

防护措施包括避免到叮咬苍蝇出没的地区、穿防护服并使用驱虫剂。较长时间在流行地区逗留的旅行者可以选用乙胺嗪（300mg，每周 1 次口服）以预防感染。罗阿丝虫并不与沃尔巴克氏体共生，所以多西环素抗感染无效。

## 动物丝虫感染

最普遍认可的人畜共患丝虫感染是由恶丝虫所致。它由携带第三期幼虫的蚊子叮咬而进入人体。在美国，最常见的丝虫人畜共患病是浣熊的一种寄生虫细弱恶丝虫。在欧洲、非洲和东南亚，感染是由犬的寄生虫匐行恶丝虫所致。这种犬心丝虫、犬恶丝虫是世界各地第二大常见人畜共患病。其他属包括棘唇线虫、盘尾线虫和马来线虫，是人畜共患丝虫感染的罕见病因。

动物丝虫并不经历在人类宿主中的正常发育历程。临床表现和病理结果与感染的解剖部位相对应，可分为四大类：皮下、肺、眼和淋巴管。受累组织的病理学检查显示，在死亡或濒临死亡的寄生虫周围，机体呈局部异物反应。病灶由嗜酸性粒细胞肉芽肿、中性粒细胞和坏死组织所组成。细弱恶丝虫局限于皮下组织，而毕氏布鲁丝虫最终定殖于表浅淋巴结。感染可持续存在长达数月。恶丝虫幼虫在皮下组织中迁移数月，常常最终在肺的一个肺叶形成一个边界清楚的钱币样病灶。胸部 X 线的典型表现为一个直径 1~3cm 的孤立性肺结节。明确诊断和治疗取决于手术切除周围的肉芽肿性反应，并检测到其中的线虫。细弱恶丝虫和毕氏布鲁丝虫感染表现为躯干、四肢和眼眶周围皮肤中 1~5cm 大小的橡胶样疼痛结节。患者常常报告既往一直从事易于接触到受感染的蚊子的工作，如在沼泽地区工作或狩猎。诊断和治疗均有赖于手术切除。

## 广州管圆线虫

广州管圆线虫是一种鼠肺线虫，是世界各地引起嗜酸性粒细胞增多性脑膜炎的最常见病因。老鼠是终宿主。人通过摄入在生的或未煮熟的中间宿主如蜗牛和蛞蝓，或者转运宿主如淡水虾、青蛙和鱼中的第三期幼虫而发生感染。感染大多数情况下零散发生，但也已有群发的报道，包括食用被中间宿主或转运宿主污染的生菜而诱发。尽管既往大多数感染报道于东南亚、南太平洋和台湾，但被感染的老鼠已经通过游船将寄生虫蔓延到马达加斯加、非洲、加勒比海地区，最近已达澳大利亚和北美。幼虫穿透肠道的血管并移行至脑膜，此时它们通常会死亡，但可诱发嗜酸性粒细胞增多性脑膜炎。患者在摄入幼虫后 2~35d，出现剧烈头痛、颈部疼痛或颈部僵硬、感觉过敏和感觉异常（通常呈游走性）、乏力、发热、皮疹、瘙痒、恶心和呕吐。神经系统受累可以无临床症状，也可表现为感觉异常、剧烈疼痛、无力以及局灶性神经功能的症状，如脑神经麻痹。少数情况下，重症感染患者可因脑积水而诱发昏迷和死亡。在最初检查时外周血嗜酸性粒细胞增多并非持续存在，但在暴露后 5 周达到高峰，这时通常临床症状已改善。脑脊液（CSF）检查显示，超过一半的患者有核细胞增多、嗜酸性粒细胞 >10%，伴有蛋白轻度升高、葡萄糖水平正常以及脑脊液压力升高。头颅 CT 或 MRI 检查通常无特异性发现。赴流行地区旅游以及进食史可确立临床诊断。敏感又特异的酶联免疫吸附试验（ELISA）可由美国疾病控制和预防中心有限提供，可用于检测 CSF 或血清。因为大多数的感染是轻症，多数患者可在 2 个月内恢复，而不遗留神经系统后遗症，所以治疗主要是支持疗法。头痛者可给予止痛药。反复、细致的腰椎穿刺可减轻脑水肿。驱虫药都没有被证明可改变临床结局，并可能加重神经系统症状。使用糖皮质激素可缩短剧烈头痛的持续时间。儿童永久性神经系统后遗症和死亡的发生率高于成人。不吃生的或未煮熟的螃蟹、虾或蜗牛可避免发生感染。

## 哥斯达管圆线虫

哥斯达管圆线虫是感染多种啮齿动物，是导致腹部广州管圆线虫病感染的一种线虫，报道主要见于拉丁美洲和加勒比海地区。人是其偶然宿主，传播给人的方式尚不明确。据推测，来自软体动物中间宿主的感染性幼虫，如褐皱足蛞蝓，污染水源或蔬菜，在不经意间被食入（被切碎在沙拉中，或在被其黏液分泌物污染的蔬菜上面）。尽管这种蛞蝓并非原产于美国大陆，但已见于进口花卉和农产品。腹部广州管圆线虫病的潜伏期未知，但有限的资料提示，它在食入幼虫后从两周到数月不等。第三期幼虫由胃肠道移行到肠系膜动脉，在这里它们发育成熟为成虫，其卵退化变质，引发嗜酸性肉芽肿反应。腹部广州管圆线虫病的临床表现与阑尾炎类似，但前者通常更不活跃。儿童可有发热、右下腹疼痛、肿瘤样肿块、腹部强直以及直肠指诊疼痛。多数患者白细胞增多伴嗜酸性粒细胞增多。放射学检查显示肠壁水肿、痉挛，或在回盲部和升结肠充盈缺损。大便检查查找虫卵或寄生虫对哥斯达管圆线虫无效，但有助于判断是否存在其他肠道寄生虫。由疾病控制和预防中心提供的 ELISA 检查在有限的基础上可用于诊断，但其特异性差，已知与弓首蛔虫、类圆线虫和卫氏并殖吸虫有交叉反应。许多患者因疑似阑尾炎行剖腹探查，并发现在其回肠末端至升结肠处有一肿块。腹部广州管圆线虫病尚无特异性治疗。尽管驱虫疗法尚缺乏系统的研究，但已建议选用噻菌灵或乙胺嗪。预后一般良好。多数病例呈自限性，仅有部分患者可能需要手术治疗。预防的重点包括避免接触蛞蝓，不进食生的食物和水，因它们可能已被潜伏的蛞蝓或其黏液污染。鼠的控制也是防止感染扩散的重要措施。

## ■ 麦地那龙线虫病（麦地那龙线虫）

麦地那龙线虫病是由几内亚龙线虫、麦地那龙线虫所引起的。世界卫生组织已经致力于根除麦地那龙线虫病。截至2008年，龙线虫的传播仅限于5个国家（苏丹、加纳、马里、尼日尔和尼日利亚），其中苏丹报道的病例占全球病例的61%、加纳占35%。人通过饮用受微小的甲壳类动物（桡足类或水跳蚤）污染的积水获得感染，而未成熟的龙线虫恰恰寄生于这些甲壳类动物的肠道中。幼虫被释放于胃中，穿透黏膜、成熟并交配。约1年后，雌性成虫（直径1~2mm、长度达1m）迁移，并经由宿主人的皮肤部分显露，通常显露于腿部皮肤。当机体受累的部位浸入水中，成千上万的未成熟幼虫被释放出。当幼虫由甲壳类动物摄入，一个传播周期即告结束。人受感染后起初没有症状，直到虫体到达皮下组织，引发刺痛的丘疹，可伴有荨麻疹、恶心、呕吐、腹泻和呼吸困难。病变呈小泡状，破裂后形成一个痛苦无比的溃疡，在溃疡中可见虫体的一部分。诊断根据临床确定。幼虫可通过皮肤渗出液于显微镜下检测。甲硝唑 [25mg/(kg·d)，每天3次，口服，用10d，最大量750 mg] 减轻局部炎症。药物尽管不能杀死虫体，但可促进其清除。龙线虫必须被物理性清除，虫体1周缓慢出现1m长，用细棍卷出即可清除。外用皮质激素可缩短达到痊愈的时间，而外用抗生素可减少继发性细菌感染的风险。麦地那龙线虫病可通过煮沸或氯化饮用水，或在饮用前将水通过布筛子过滤来预防。根除有赖于行为矫正和教育。

## ■ 棘颚口线虫

棘颚口线虫是狗和猫的线虫，流行于东南亚、日本、中国、孟加拉国和印度，但在墨西哥和南美洲部分地区也已检测到。人通过摄入含有寄生虫幼虫的中间宿主，如生的或未煮熟的淡水鱼、鸡、猪、蜗牛或青蛙而获得感染。幼虫穿透皮肤的过程和产前的传播已阐述清楚。摄入棘颚口线虫后24~48h出现非特异性的症状和体征，如全身不适、发热、荨麻疹、食欲缺乏、恶心、呕吐、腹泻和上腹部疼痛。摄入的幼虫穿透肠壁，并在软组织中移行长达10年。可出现中度到重度的嗜酸性粒细胞增多。皮肤棘颚口线虫病表现为间歇性发作的局部游走性、非凹陷性水肿及其相关的疼痛、瘙痒或红斑。局灶性神经功能的研究显示，棘颚口线虫病可发生中枢神经系统受累，最初神经痛，几天内随之出现麻痹或精神状态的改变。多个脑神经均可受累，脑脊液可呈黄色变，但通常表现为嗜酸性粒细胞增多。棘颚口线虫病的诊断主要根据临床表现和流行病学特点。CT或MRI可用以检测脑和脊髓的病变。血清学试验由疾病控制和预防中心提供，敏感性和特异性有差异。尚无证据充分、证实有效的化疗，但阿苯达唑（400mg，口服，每天2次，用21d）是有效的，已被推荐应用，可能需要多个疗程。皮质类固醇被用以减轻局灶性神经功能受损。手术切除该颚口是治疗的主要方式和首选方法。不建议盲目切除弥漫性肿胀的皮下区域，因为此处很少有虫体定植。为预防棘颚口线虫感染，要强调在疫区居住或到访的人，应避免摄入未煮熟或生的鱼片、家禽或肉类。

## 参考书目

参考书目请参见光盘。

（于永慧 译，于永慧 审）

# 第290章 弓蛔虫病（内脏和眼幼虫移行症）

*Arlene E. Dent, James W. Kazura*

## ■ 病　因

人弓蛔虫病的多数病例是由犬蛔虫、犬弓首蛔虫所致。成年雌性犬弓首蛔虫生活在幼年狗及其哺乳母体的肠道内。大量的虫卵由粪便排出，并在最佳的土壤条件下形成胚胎。弓首蛔虫虫卵能在相当恶劣的环境条件下生存，能够耐受寒冷、潮湿和极端的pH环境。人体接触受孕卵污染的土壤、手或污染物而发生感染。幼虫孵化并穿透肠壁，经由血循环行进到肝脏、肺和其他组织。因为幼虫不能在肠道内发育成熟形成成虫，所以人体不能排泄犬蛔虫虫卵。猫蛔虫、猫弓首线虫引发的内脏幼虫移行症（VLM）病例数远较犬蛔虫为少。摄入浣熊贝利斯蛔虫的感染性幼虫很少导致 VLM，但可能会引发神经幼虫移行症，导致致命性嗜伊红性脑膜炎。摄入负鼠蛔虫兔唇蛔线虫的幼虫亦很少导致 VLM。

## ■ 流行病学

人犬蛔虫感染的报道几乎可见于世界各地，主要是在以狗作为家庭宠物的温带和热带地区。由于不卫生的玩耍习惯和吮手指的倾向，年龄幼小的儿童是感染的高风险人群。其他的行为危险因素包括异食癖、接触小狗窝以及寄居制度。在北美，感染的患病率最高的是在美国东南部和波多黎各，尤其是弱势社群的非洲裔和拉美裔儿童。血清学调查表明，在美国有 4.6~7.3% 的儿童被感染。如果狗的数量不限制、不控制，弓蛔虫病将会在常见其他土源性蠕虫感染，如蛔虫、鞭虫、钩虫等的环境中流行。

## ■ 发病机制

犬弓首蛔虫幼虫分泌大量的免疫原性糖化蛋白。这些抗原诱导免疫应答，导致嗜酸性粒细胞增多以及多克隆抗体和抗原特异性免疫球蛋白 E（IgE）的产生。特征性的组织病理学病变是含有嗜酸性粒细胞、多核巨细胞（组织细胞）和胶原的肉芽肿。肉芽肿通常见于肝脏，但也可发生于肺、中枢神经系统（CNS）和眼组织。临床表现反映感染的严重程度和持续时间、幼虫的解剖定位，以及宿主肉芽肿反应。

## ■ 临床表现

与类弓蛔虫病相关的三个综合征：VLM、眼幼虫移行症（OLM）和潜伏型弓蛔虫病（表 290-1）。VLM 的典型表现包括嗜酸性粒细胞增多、发热和肝大，并且最常见于有异食癖病史、并接触过幼犬的婴幼儿。临床表现包括发热、咳嗽、气喘、支气管肺炎、贫血、肝大、白细胞增多、嗜酸性粒细胞增多以及弓首蛔虫血清学检测阳性。可有皮肤表现，如瘙痒、湿疹和荨麻疹。OLM 往往发生在无 VLM 症状和体征的年长儿。临床症状包括单侧视力下降、眼痛、白瞳或斜视，上述症状经过数周形成。肉芽肿发生于视网膜后极，可能被误诊为视网膜母细胞瘤。无明显临床表现或症状潜隐的感染患者，可行弓首蛔虫血清学检测。这些儿童可能有非特异性的主诉，但不能构成一个已知的综合征。常见表现包括肝大、腹痛、咳嗽、睡眠障碍、生长迟缓、头痛，并有弓首蛔虫抗体滴度升高。嗜酸性粒细胞增多可能仅见于 50%~75% 的病例。在一般人群中，弓首蛔虫血清学检测普遍呈阳性，这支持这样的观点，即大多数犬弓首蛔虫感染的儿童是无症状的，也不会随时间的推移形成明显的临床后遗症。弓首蛔虫血清学检测阳性和过敏性哮喘之间的相关关系也已被阐明。

## ■ 诊 断

对具有嗜酸性粒细胞增多（>20%）、白细胞增多、肝大、发热、气喘，以及有异食癖病史、并接触过幼犬或流浪犬的婴幼儿可做出初步诊断。支持诊断的实验室检查结果包括高丙种球蛋白血症以及抗 A 和抗 B 同族血型凝集素滴度升高。患有 VLM 的大多数患者，嗜酸性粒细胞绝对计数 >500/μL。而嗜酸性粒细胞增多症在 OLM 患者则很少见。活组织检查可确定诊断。如果不能进行活组织检查，利用体外培养的犬弓首蛔虫幼虫收集的排泄分泌蛋白进行酶联免疫吸附测定，是确诊弓蛔虫病的标准的血清学检测方法。以滴度 1∶42 为诊断标准，敏感性约为 78%，特异性为 92%。而对诊断 OLM，其敏感性显著降低。OLM 的确诊有赖于患者呈现视网膜或周边部肉芽肿或眼内炎的典型临床表现，并有抗体滴度升高。玻璃体和房水液弓首蛔虫抗体滴度通常高于血清抗体滴度。当患者表现长期虚弱、慢性腹痛或过敏体征，伴有嗜

**表 290-1 人弓蛔虫病的临床综合征**

| 综合征 | 临床表现 | 平均年龄 | 感染剂量 | 潜伏期 | 实验室检查 | ELISA |
|---|---|---|---|---|---|---|
| 内脏幼虫移行症 | 肝大、发热、哮喘 | 5 岁 | 中到高剂量 | 数周到数月 | 嗜酸性粒细胞增多、白细胞增多、IgE 升高 | 高（≥ 1:16） |
| 眼幼虫移行症 | 视力障碍、视网膜肉芽肿、眼内炎、周边部肉芽肿 | 12 岁 | 低剂量 | 数月到数年 | 通常无 | 低(<1:512) |
| 潜伏型弓蛔虫病 | 腹痛、胃肠道症状、乏力、肝大、皮肤瘙痒、皮疹 | 学龄期到成人 | 低到中剂量 | 数周到数年 | 嗜酸性粒细胞增多 ±，IgE 升高 ± | 低到中度 |

ELISA：酶联免疫吸附试验；IgE：免疫球蛋白 E；±：有或无

摘自 Liu LX.Toxocariasis and larva migrans syndrome//Guerrant RL, Walker DH, Weller PF.Tropical infectious diseases: principles, pathogens & practice, Philadelphia: Churchill-Livingstone, 1999: 908

酸性粒细胞增多和 IgE 升高时，应想到潜伏型弓蛔虫病的诊断。在全球的温带地区，对嗜酸性粒细胞增多症的鉴别诊断，应想到其非寄生虫病因，包括过敏、药物超敏反应、淋巴瘤、血管炎和特发性嗜酸性粒细胞增多综合征（见第 123 章）。

## ■ 治 疗

由于本病症状和体征轻微，并可在数周到数月内可消退，所以多数患者不需要治疗。几种驱虫药可用于有症状的患者，通常辅以皮质类固醇激素，以抑制机体可能由垂死的寄生虫释放的弓首蛔虫抗原所引发的炎症反应。已证实阿苯达唑（所有年龄组，400mg，每天 2 次，口服，用 5d）对儿童和成人均有效。甲苯达唑（所有年龄组，100~200mg，每天 2 次，口服，用 5d）也有效。对 CNS 和眼部疾患，驱虫治疗疗程应延长（3~4 周）。尽管尚无有关 OLM 治疗的临床实验，已推荐在开始给予驱虫药物治疗的同时，应用一个疗程的口服糖皮质激素如强的松 [1mg/（kg・d），口服，用 2~4 周 ] 以抑制局部炎症。

## ■ 预 防

可以通过采取公共卫生措施，防止犬的粪便污染环境来最大限度地控制传播。这些措施包括牵引狗限制其活动范围，杜绝宠物进入儿童游乐场和沙箱乐园。应劝阻儿童吮手指、吃土。沙箱应用乙烯塑料罩以削弱犬弓首蛔虫虫卵的生存能力。兽医广泛使用可有效抗弓首蛔虫的广谱驱虫药可减少寄生虫传播给人。

### 参考书目

参考书目请参见光盘。

（于永慧　译，于永慧　审）

# 第 291 章

# 旋毛虫病（旋毛形线虫）

*Arlene E. Dent, James W. Kazura*

## ■ 病 因

旋毛虫是一种分布于世界各地的组织栖线虫，人旋毛虫病（旋毛虫病）是由食入含有其幼虫囊包的肉类所引起的。摄入生的或未经煮熟的含有活的旋毛虫幼虫的肉类后，包囊壁在胃中被酸性胃蛋白酶消化，生物体由包囊释放，然后运行进入小肠。幼虫浸入绒毛基底部的小肠柱状上皮，发育为成虫。雌性成虫在 2 周内产生约 500 个幼虫，然后经粪便排出。幼虫浸入血流，通过钻入单个肌纤维寄生于横纹肌。幼虫经历 3 周，长度增长约 10 倍，虫体开始蜷曲，此时如果被摄入，已具备感染新的宿主的能力。幼虫最终成囊，囊内幼虫可存活多年。

## ■ 流行病学

尽管兽医公共卫生组织致力于控制和消灭寄生虫，但在过去 10~20 年中，该寄生虫病还是在世界许多地区重新出现。旋毛虫病最常见于亚洲、拉丁美洲和中欧。喂饲未煮过的旋毛虫废料、通常是猪肉，或者是食入野生动物如老鼠的尸体，用这些废料喂养的猪可能被感染。家养猪旋毛虫感染的发生率在美国为 0.001%，中国则 ≥ 25%。本病的死灰复燃可以归因于动物种群的迁移、人类的旅游和食品的出口，以及人通过吃野味而摄入森林型旋毛虫（布氏旋毛虫，北方旋毛虫，伪旋毛虫和米氏旋毛虫）。在美国，从 1997—2001 年，野味肉类（尤其是熊肉）是感染的最常见来源。多数的爆发发生于摄入单一来源的旋毛虫感染的猪肉（或马肉，在吃马肉的地区）。

## ■ 发病机制

在感染后的第 2~3 周，感染的病理反应仅限于胃肠道，包括轻微的、局部的绒毛萎缩，伴有中性粒细胞、嗜酸性粒细胞、淋巴细胞和巨噬细胞在黏膜和黏膜下的炎症浸润。在接下来的数周，雌性成虫释放幼虫并散布传播。骨骼肌纤维显示水肿和嗜碱性变性等最显著的变化。肌纤维可含有典型的螺旋线虫，囊包壁由宿主细胞衍生而成，周围有淋巴细胞和嗜酸性粒细胞浸润。

## ■ 临床表现

临床症状的进展取决于摄入的能存活的幼虫的数量。大多数的感染无症状或症状轻微，如果摄入相同数量的受感染的肉类，儿童表现的症状往往较成人为轻。在摄入后第 1~2 周，水样泻是最常见的症状，这是与成虫在胃肠道的发育成熟相对应的。患者也可自述腹部不适和呕吐。如果寄生虫数量极高，患者可发生暴发性肠炎。摄入被感染的肉类后 2~3 周，幼虫移行并在肌肉中形成囊包，此时面部和眶周水肿、发热、乏力、全身不适和肌痛等典型症状达到高峰。另外，可出现头痛、咳嗽、呼吸困难、吞咽困难、结膜下出血和指甲下线状出血，以及黄斑或淤点疹。重症感染患者可能死于心肌炎、脑炎或肺炎。在有症状的患者，嗜酸性粒细胞增多症常见，并可呈戏剧性。

## 诊 断

疾病控制和预防中心制订的旋毛虫病诊断标准，需要有阳性的血清学检测结果或旋毛虫肌肉活检结果，并有 1 个或多个并存的临床症状（嗜酸性粒细胞增多、发热、肌肉酸痛、面部或眶周水肿）。至少有一人必须有阳性的血清学检测结果或肌肉活检结果，才可报告孤立性爆发。旋毛虫抗体在感染后约 3 周可检测到。严重的肌肉受累导致血清肌酸磷酸激酶和乳酸脱氢酶水平升高。通常不需要肌肉活检，如果需要，应从柔软的肿胀肌肉处取标本。吃过未煮熟的肉类的病史支持诊断。囊包可以钙化，通过 X 线可观察到其钙化。

## 治 疗

如果患者之前 1 周内摄入受污染的肉类，旋毛虫病的治疗推荐应用甲苯达唑（所有年龄段，200~400mg，每天 3 次，口服，用 3d；然后 400~500mg，每天 3 次，口服，用 10d）以清除成虫。另一种方案是应用阿苯达唑（所有年龄段，400mg，每天 2 次，口服，用 8~14d）。目前治疗肌肉期旋毛虫病的方法还没有达成共识。尽管尚无有力的证据来证实其疗效，但在甲苯达唑治疗的同时，全身皮质类固醇激素可以选用。阿苯达唑（25mg/kg，每天 2 次，口服，用 10d）和甲苯达唑（200mg，每天 2 次，口服，用 10d）能有效对抗肌肉幼虫；甲苯达唑可能已不太常用，而阿苯达唑耐受性较差。

## 预 防

可通过烹调肉类（≥ 55℃）直到没有粉红色肉水流出或者冰箱贮存（–15℃）≥ 3 周来杀灭旋毛虫幼虫。冷冻杀死幼虫只适用于猪肉，因为幼虫在马、野猪或野味肉中即便冷冻 4 周仍可存活。烟熏、腌制和烘干肉类以杀死旋毛虫是不可靠的。严格遵守公共卫生措施，包括废物喂养条例，严格控制啮齿动物，预防猪和其他家畜动物尸体的暴露，设置家畜、野生动物和家养宠物之间的屏障，以及猎人适当地处理野生动物尸体等，可减少旋毛虫的感染。目前肉类检验旋毛虫的方法是通过直接分解并肉眼观察肉类标本中的囊包幼虫。血清学检测在肉类检验中并无作用。

## 参考书目

参考书目请参见光盘。

（于永慧 译，于永慧 审）

# 第 292 章

# 血吸虫病（血吸虫）

*Charles H. King, Amaya Lopez Bustinduy*

血吸虫病包括由人感染日本血吸虫属寄生虫所致的急性和慢性炎性疾病。疾病与全身和局部血吸虫感染及其随后的宿主免疫应答相关，常常导致感染患者一定的伤残发病率。

## 病 因

裂体血吸虫病原体是寄生在血液中的吸虫。有 5 种裂体血吸虫可感染人类：埃及血吸虫、曼氏血吸虫、日本血吸虫、间插血吸虫和湄公血吸虫。人是通过接触被自由生活的感染期虫体即尾蚴污染的水源而获得感染。这些运动的、尾部分叉的虫体由受感染的钉螺逸出，能够穿透人体完整的皮肤。发育成熟后，成虫移行到不同血吸虫特定的解剖部位：埃及血吸虫成虫在膀胱和输尿管周围静脉丛，曼氏血吸虫在肠系膜下静脉，日本血吸虫在肠系膜上静脉，而间插血吸虫和湄公血吸虫则通常见于肠系膜血管中。裂体血吸虫成虫虫体（长 1~2cm）显然适合存在于血管内。雌虫合抱于雄虫虫体侧边所形成凹槽中。受精后，雌虫在小的静脉支流中开始产卵。三种主要的血吸虫虫卵由不同的形态特征：埃及血吸虫虫卵有一个端刺，曼氏血吸虫虫卵有一个侧刺，日本血吸虫虫卵有一个小的、短的弯刺（图 292–1）。虫卵刺激机体发生显著的肉

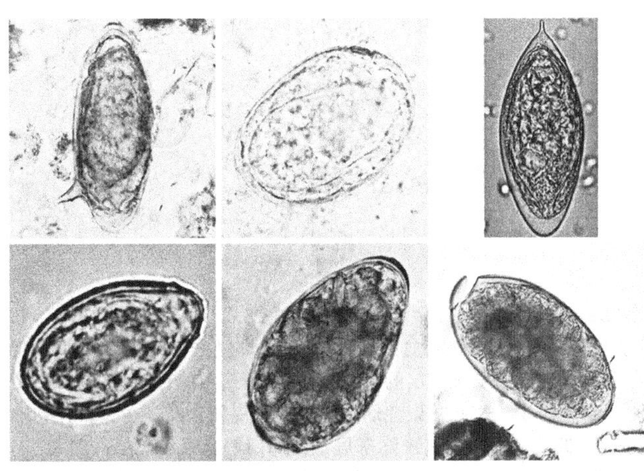

**图 292–1（见彩图）** 常见的人类吸虫虫卵。从左上角顺时针为：曼氏血吸虫、日本血吸虫、埃及血吸虫、华支睾吸虫，卫氏并殖吸虫和肝片吸虫（注意是部分打开鳃盖）

摘自 Centers for Disease Control and Prevention: DPDx: laboratory identification of parasites of public health concern. http://www.dpd.cdc.gov/DPDx/

芽肿性炎症反应，这促使虫卵溃烂、并通过宿主组织到达尿道或肠腔。虫卵通过尿液或粪便被排出到外界环境中，如果沉积在淡水中，它们将孵化。孵化后形成能运动的毛蚴，感染特定的中间宿主淡水螺，并进行无性繁殖。4~12 周后，感染性尾蚴由钉螺逸出，进入被污染的水中。

## ■ 流行病学

全球血吸虫病感染人数超过 2.07 亿，主要是儿童和年轻人。由于人口密度增加，以及新的灌溉项目为带菌螺提供了更广阔的栖息地，故而在许多地区其发病率越来越高。人是临床上主要的 5 种血吸虫的终宿主，但日本血吸虫可感染许多动物，如狗、鼠、猪和牛。埃及血吸虫流行于非洲和中东；曼氏血吸虫流行于非洲、中东、加勒比海地区和南美洲；而日本血吸虫则在中国、菲律宾和印度尼西亚流行，在东南亚部分地区有散发性病例。其他两种血吸虫不太常见。间插血吸虫见于非洲西部和中部，而湄公血吸虫仅见于远东地区湄公河上游流域。

传播取决于排泄物的处理、特异性中间宿主螺的存在以及与水接触的方式和人口的社会习性（图 292-2）。流行地区感染的分布情况显示，患病率随年龄增长而增加，10~20 岁达高峰。测定感染强度（在尿液或粪便中进行虫卵定量计数）结果证实，最重的虫体负载出现于年轻人群。因此，血吸虫病在儿童和年轻人中发病率最高、病情最重，他们是急性和慢性后遗症的最高风险人群。

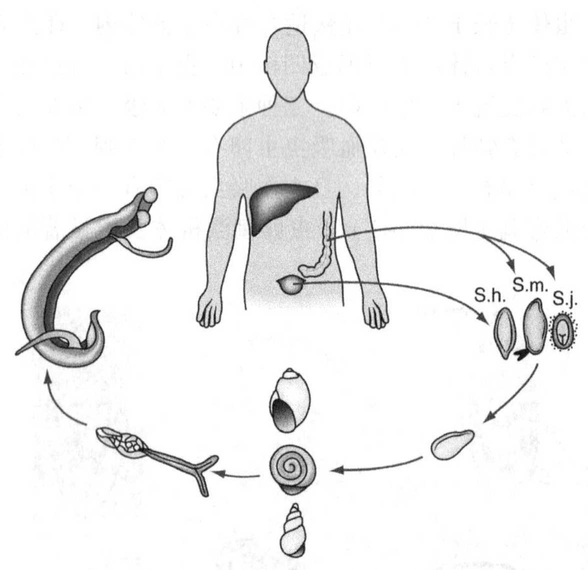


图292-2　血吸虫的生活史。曼氏血吸虫(S.m.)和日本血吸虫(S.j.)，虫卵随粪便排出，埃及血吸虫（S.h.）虫卵随尿液排出。虫卵在淡水中孵化，毛蚴浸入特定的中间宿主钉螺，并在数周内，尾部分叉的尾蚴被释放。这种感染性幼虫穿透人的皮肤，经过在肺和肝脏中的移行期，随后到达其最终寄居地，即门静脉系统（S.m. 和 S.j.）和膀胱静脉丛(S.h.)。其他两种血吸虫也感染人类，但发生率较低。间插血吸虫产生带端刺的虫卵，可在大便中找到，而湄公血吸虫产生与日本血吸虫虫卵相似但体积更小的虫卵，也可在大便中见到。所有这 5 中血吸虫共有特征性的中间宿主钉螺

摘自 Mandell GL, Bennett JE, Dolin R. Principles and practice of infectious diseases. 6 ed.Philadelphia： Elsevier, 2006, vol 2: 3278

## ■ 发病机制

血吸虫病的早期和晚期表现都是免疫介导的。急性血吸虫病又称为血吸虫病或片山综合征，是一种发热性疾病，它代表了一种与早期感染和产卵相关的免疫复合物疾病。感染的主要病理改变发生在后期，表现慢性血吸虫病，在其病理过程中，滞留在宿主组织中的虫卵与慢性肉芽肿性损伤相关。虫卵可沉积在组织中（膀胱、输尿管、肠道），或被血流带到其他器官，最常见的是肝脏、其次是肺和中枢神经系统。宿主对这些虫卵的应答包括局部表现及全身表现。细胞介导的免疫应答诱导形成由淋巴细胞、巨噬细胞和嗜酸性粒细胞组成的肉芽肿，包绕在沉积虫卵的周围，并由此显著加重组织破坏的程度。肉芽肿形成于膀胱壁和输尿管膀胱连接处，导致埃及血吸虫病的主要表现包括：血尿、排尿困难及尿路梗阻。肠道和肝脏的肉芽肿构成了其他血吸虫感染的病理后遗症，即肠壁溃疡和纤维化，肝脾大，以及窦前静脉血流梗阻所致的门静脉高压症。在全身性疾病方面，抗血吸虫炎症反应增加了促炎细胞因子的循环水平，如肿瘤坏死因子（TNF）-α 和白介素（IL）-6，并与 C 反应蛋白水平升高相关。这些应答与铁调素介导的铁吸收和利用受抑相关，从而导致慢性炎症性贫血。血吸虫病相关的营养不良可能是经由与上述慢性炎症相似的途径而引发的最终结果。抗血吸虫病的获得性局部保护性免疫已在某些动物得到证实，人类亦可能具备。

## ■ 临床表现

大多数慢性感染患者症状轻微，可能并不求医；血吸虫病的更为严重的症状主要发生在严重感染或已感染较长时间的患者中。除了器官特异性症状，感染患者可能会表现贫血、慢性疼痛、腹泻、运动不耐受和营养不良。尾蚴穿透人的皮肤可导致丘疹样痒疹，称为血吸虫尾蚴性皮炎或游泳者痒病。首先暴露的部位痒感尤为明显，并且在真皮和表皮呈现特征性的水肿和大量细胞浸润。在暴露后 4~8 周，可发生急性血吸虫病、片山综合征，尤其是严重感染患者；这是一种血清病样综合征，表现为急性发热、寒战、出汗、淋巴结大、肝脾大和嗜酸性粒细胞增多。急性血吸虫

病最常见于在较大年龄首次到流行地区而发生原发感染的来访者。

有症状的儿童慢性埃及血吸虫病通常主诉为尿频、尿痛和血尿。尿液检查显示有红细胞、寄生虫虫卵和偶发的嗜酸性粒细胞尿。已证实，在流行地区，>20% 的感染患儿泌尿道有中度到重度的病理损害。疾病的严重程度与感染的强度相关，但即便是轻度感染的儿童也可出现明显的发病。埃及血吸虫病疾病的进展与慢性肾衰竭、继发感染以及膀胱癌变相关。

患有慢性曼氏血吸虫病、日本血吸虫病、间插血吸虫病或湄公血吸虫病的儿童可有肠道症状；腹部绞痛和血性腹泻时最常见的。但是，肠道期也可呈亚临床状态，由此肝脾大、门静脉高压、腹水和吐血等后期综合征则成为首发的症状。肝病是由于肉芽肿形成和随后的纤维化所致；没有明显的肝细胞受损时，肝功能大致正常可以维持很长一段时间。血吸虫虫卵可以潜入到肺部，引起肺高压和肺心病。日本血吸虫虫体可以移行到脑血管，产生局灶性病变引发癫痫发作。无论是急性或慢性埃及血吸虫感染或曼氏血吸虫感染的儿童或青壮年，均很少有横贯性脊髓炎的病例报道。

## 诊　断

受感染者的排泄物中可找到血吸虫虫卵；应进行定量检测以明确感染负荷量。因在中午虫卵排泄量最大，所以为诊断埃及血吸虫病，应在午间收集 10mL 尿液，过滤后行显微镜检查。采用加藤厚涂片法检测粪便是确诊和定量诊断其他血吸虫感染的首选方法。

## 治　疗

儿童血吸虫病的治疗应基于对感染的强度和疾病的严重程度的综合评估。血吸虫病推荐的治疗方法是吡喹酮 [ 埃及血吸虫病、曼氏血吸虫病和间插血吸虫病：40mg/（kg · d），每天 2 次，口服，用 1d；日本血吸虫病和湄公血吸虫病：60mg/（kg · d），每天 3 次，口服，用 1d]。对湄公血吸虫感染患者，有些吡喹酮疗效差的地区，应用奥沙尼喹有效。

## 预　防

在流行地区，可以通过减少居住人口群体的寄生虫负荷来控制传播。单剂量口服有效的化疗药物可能有助于实现这一目标。在药物治疗方案之外，加以改善卫生条件、局部应用灭螺药物以及动物接种疫苗对切断传播途径可能有效。最终，血吸虫病的控制与经济和社会发展密切相关。

## 参考书目

参考书目请参见光盘。

（于永慧　译，于永慧　审）

# 第 293 章 吸虫（肝、肺和肠）

*Charles H. King, Amaya Lopez Bustinduy*

多种不同的吸虫类，或吸虫，可寄生于人体而引起疾病。吸虫在全球范围内流行，但在世界各地的欠发达地区更为常见。这包括血吸虫或血液吸虫（见第 292 章），以及引起人体胆道、肺组织和肠道感染的吸虫类型。这些吸虫的特征是具有复杂的生命周期。成虫在终宿主体内有性繁殖产生虫卵，随粪便排出体外。幼虫称为毛蚴，在淡水中发育。反过来，毛蚴侵入特定的软体动物（钉螺或蛤），寄生虫幼虫在其体内进行无性繁殖，产生尾蚴。继而尾蚴再寻求第二中间宿主，如昆虫、甲壳类动物或鱼，或附着于植物，产生感染性囊蚴。人通过食用生的、未煮熟的、腌制的或烟熏的，含有这些感染性包囊的食物而导致肝、肺和肠吸虫感染。这种“世代交替”的方式需要吸虫具有 1 个以上（通常为 3 个）的宿主以完成其生命周期。由于吸虫依赖这些非人类的生物物种以进行传播，人类吸虫感染的分布是与吸虫的生态区域密切匹配的。

补充内容请参见光盘。

（于永慧　译，于永慧　审）

# 第 294 章 绦虫成虫感染

*Ronald Blanton*

绦虫属是分节的扁平蠕虫，俗称为绦虫。该类蠕虫体长变化范围大（8mm~10m），患病率高。绦虫的生活史通常需要 2 个宿主，但有些如猪带绦虫只有 1 个宿主，而另外有些需要 3 个宿主，如阔节裂头绦虫。绦虫发育生物学普遍的规律是，成虫有性繁殖期寄生在胃肠道、致病力弱，而中绦期无性繁殖期可侵入组织，引发许多严重的病症。针对不同的绦虫类型，人体可以是其任何一期或两期的宿主（表 294-1）。最重要的侵入性绦虫，猪带绦虫（见第 295 章）和棘球绦虫（见第 296 章）都在后面的章节介绍。成虫期和中绦期的不同分布也影响到诊断手段的差异。成虫感染可以通过在大便中查找虫卵或成虫片段很容易地诊断，而绦虫的侵入期无法在任何易于取样的体液中观察到。所以，中绦期感染必须通过血清学检测、影像学检查或侵入性操作来诊断。

## ■ 绦虫病（牛带绦虫和猪带绦虫）

### 病 因

牛肉绦虫（牛带绦虫）和猪肉绦虫（猪带绦虫）以其终宿主命名，其成虫体巨大（4mm~10mm），仅见于人体肠道。像所有绦虫的成虫期一样，它们的身体由成千上万的扁平节段（节片）组成，其最前段（头节）将虫体吸附于肠壁。新生节段由头节的尾部产生，逐渐成熟。终端孕节包含 50 000~100 000 的卵，虫卵或完整的节片经由粪便排出体外。这两种绦虫的显著不同在于，猪肉绦虫（囊尾蚴）的中绦期也可以感染人体、引发明显的病症（见第 295 章）。在亚洲发现的第三种绦虫（亚洲带绦虫）与牛肉绦虫不易区别，但中绦期可感染猪的肝脏、并可能引发人体的侵袭性疾病。

### 流行病学

牛肉绦虫和猪肉绦虫分布于世界各地，在中美洲、非洲、印度、东南亚和中国感染率最高。成人的患病率与儿童不同，因为文化习俗决定了供给孩子的肉类煮熟的程度以及喂食量与成人并不相同。

### 发病机制

单纯感染牛肉绦虫或猪肉绦虫成虫引发症状较为罕见。如果儿童摄入生的或未煮熟的感染性肉类，胃酸和胆汁推动未成熟的头节释放、并吸附到小肠腔内。虫体不断产生新的节片，2~3 个月后末端成熟成为孕节，并出现在粪便中。

### 临床表现

除了非特异性腹部症状，牛肉绦虫和猪肉绦虫成虫很少引发明显的病症。这些绦虫的节片可在大便或内裤中看到。它们可以活动，有时可产生肛门瘙痒症。少数情况下，牛肉绦虫和猪肉绦虫成虫可引发肠梗阻、胰腺炎、胆管炎和阑尾炎。

**表 294-1 常见的人类绦虫，典型传播媒介及其常见症状**

| 寄生虫种类 | 人体中的发育阶段 | 常用名 | 传染源 | 与感染相关的症状 |
|---|---|---|---|---|
| 牛带绦虫 | 绦虫 | 牛肉绦虫 | 牛肉中的囊肿 | 腹部不适，节片移行 |
| 猪带绦虫 | 绦虫 | 猪肉绦虫 | 猪肉中的囊尾蚴 | 轻微 |
| 猪带绦虫（猪囊尾蚴） | 囊尾蚴 | 囊尾蚴病 | 来自受感染人体的虫卵 | 局部炎症，占位效应；如中枢神经系统感染，癫痫发作，脑积水，蛛网膜炎 |
| 亚洲带绦虫 | 绦虫 | | | |
| 囊尾蚴—不确定 | 亚洲带绦虫 | 猪 | 尚不明确；可能侵入肝脏或脑 | |
| 阔节裂头绦虫 | 绦虫 | 鱼绦虫 | 淡水鱼中的裂头蚴囊肿 | 一般轻微；长期或重症感染，维生素 B12 缺乏 |
| 微小膜壳绦虫 | 绦虫， | | | |
| 拟囊尾蚴 | 短膜壳绦虫 | 感染者 | 轻微腹部不适 | |
| 犬复孔绦虫 | 绦虫 | 无 | 家养狗和猫 | 嗜酸性粒细胞增多，与蛲虫混淆的肛门瘙痒症 |
| 细粒棘球绦虫 | 幼虫包囊 | 棘球蚴病 | 来自于受感染的狗的虫卵 | 占位效应导致疼痛，邻近器官梗阻；少数情况下，继发细菌感染，囊肿远处扩散 |
| 多房棘球绦虫 | 幼虫包囊 | 肺泡囊肿病 | 来自于受感染的狗的虫卵 | 局部浸润和占位效应所致的器官功能障碍；可能的远处转移 |
| 多头绦虫 | 幼虫包囊 | 多头蚴病，囊尾蚴 | 来自于受感染的狗的虫卵 | 局部炎症和占位效应 |
| 曼森氏迭宫绦虫 | 幼虫包囊 | 裂头蚴病 | 来自于被感染的桡足类、青蛙和蛇的囊肿 | 局部炎症和占位效应 |

## 诊　断

重要的是识别感染的绦虫类型。猪肉绦虫成虫的携带者传播致病性中绦期（囊尾蚴）虫卵给自己或其他人的风险增加，而感染了牛肉绦虫的儿童只具有传播给牲畜的风险。由于节片一般被完整地传送，在粪便中肉眼检测孕节是一种敏感的检测方法；这些节片可用以识别所感染的绦虫的具体种类。相反，粪便中通常没有虫卵，虫卵也不能用以可靠地鉴别牛带绦虫和猪带绦虫（图 294-1）。如果寄生虫被完全排出，其头节有诊断价值。牛带绦虫的头节只有一组 4 个面向前方的吸盘，而猪带绦虫除了吸盘之外，还有两排小钩。牛带绦虫的节片由中央子宫主干伸出 20 多个侧枝，而猪带绦虫只有 10 个或更少的侧枝。如鉴别仍有疑问，应获取更多的节片或将样本交由一个具有寄生虫专业知识的实验室。只有分子学方法可用以鉴别牛带绦虫和亚洲带绦虫。

### 鉴别诊断

肛门瘙痒症可能类似于蛲虫（蠕形住肠线虫）感染的症状。大便中的 阔节裂头绦虫或甚至人蛔虫可被误诊为牛带绦虫或猪带绦虫。

### 治　疗

所有绦虫成虫感染应给予吡喹酮（25mg/kg，一次口服）治疗。对绦虫病的另一种治疗方法是氯硝柳胺（儿童 50mg/kg，一次口服；成人 2g，一次口服），但这种药物在美国已不再可用。绦虫通常在给药的当天即被排出。

### 预　防

延长牛肉或猪肉的冷冻时间或彻底煮熟可杀死绦虫。改善人类卫生条件可通过防止牲畜感染而阻断传播。

## 裂头绦虫病（阔节裂头绦虫）

### 病　因

鱼绦虫为阔节裂头绦虫，是最长的人体绦虫（>10m），与其他绦虫成虫有类似的结构。细长的头节两侧各有一条狭缝（吸槽），但没有吸盘或小钩，后面是成千上万的节片盘绕在小肠。末端孕节定期脱落，但在被排出之前趋于裂解，从而释放其虫卵到粪便中。与带科不同，阔节裂头绦虫的生活史需要 2 个中间宿主。小型淡水甲壳类动物（桡足类）吞食由虫卵孵化出的幼虫。这种寄生虫经过食物链，即小鱼吃桡足类，继而被大鱼吞食。通过这种方式，幼虫就集中在白斑狗鱼、梭鲈、河鲈、江鳕以及或许还有鲑鱼等水产养殖相关的鱼类。食用生的或未煮熟的鱼导致人体感染鱼绦虫成虫。

### 流行病学

鱼绦虫最常流行于欧洲、北美和亚洲的温带地区，但也可见于南美洲和非洲高海波地区的寒冷的湖泊。在北美洲，发病率最高的是阿拉斯加、加拿大和美国北部。绦虫见于由这些地区进入美国大陆的鱼的体内。为家庭或商用准备生鱼片，或在烹饪前品尝鱼的人，尤其是感染的高风险人群。

### 发病机制

成虫高效地以维生素 B12 为食，以不断地产生大量的节片以及每天多达 100 万个的虫卵。由此，裂头绦虫病引致 2%~9% 的感染者发生巨幼细胞性贫血。

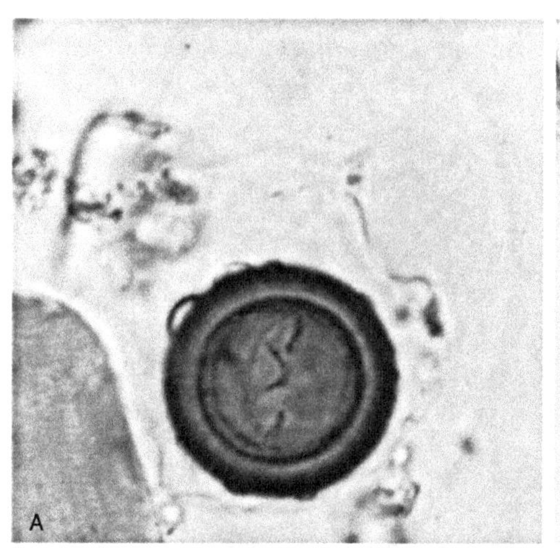

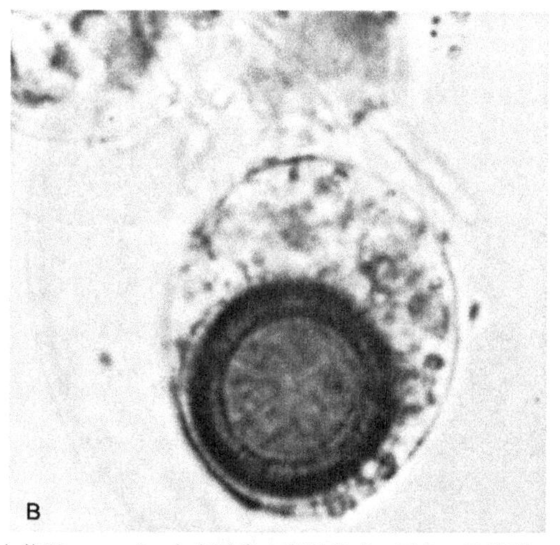


**图 294-1**　A，B. 牛带绦虫虫卵：从粪便中收集（放大倍数 ×400）。虫卵通常由胆汁染色，黑色，呈菱形。偶尔有许多来自于节片的细胞物质包绕，虫卵在其中发育，B 较 A 更为明显。在动的时候偶可观察到，卵内幼虫有 3 对小钩（A）

同时存在其他原因导致维生素B12或叶酸缺乏，如慢性感染性腹泻、乳糜泻或先天性吸收不良的儿童，更容易发展为有症状的感染患者。

## 临床表现

除发生维生素B12或叶酸缺乏的患者，大多数的感染无临床症状。裂头绦虫病所致进行性营养缺乏的临床证据有：巨幼细胞性贫血伴白细胞减少、血小板减少、舌炎和脊髓后柱变性的体征（振动觉、本体感觉和协调力丧失）。值得一提的是，当本组绦虫的此种或其他成员的中绦期幼虫侵入皮下，随之发生一种侵袭性的感染形式，称为裂头蚴病。已发现，皮肤、肌肉、眼睛和大脑均可成为侵入的部位。

## 诊 断

粪便的寄生虫检测是有价值的，因为粪便中含有大量的虫卵，且具有区别于所有其他绦虫的独特的形态。虫卵呈卵圆形，一端有一个卵盖，卵盖打开释放胚胎（图294-2）。绦虫自身的头节和节片形态独特；然而，它们不可能自发地排出。

## 鉴别诊断

虫体的一个节段或整个节片被排出后可能不能区分绦虫属或蛔虫属。恶性贫血、骨髓中的毒素并限制饮食有助于裂头绦虫病的诊断。

## 治 疗

如所有的绦虫成虫感染一样，阔节裂头绦虫感染应给予吡喹酮（5~10mg/kg，一次口服）治疗。

## 预 防

烹调或延长冷冻时间可轻易地清除中绦期幼虫。由于人体是成虫的主要寄居场所，所以健康教育与改善人类卫生条件成为预防传播的最重要手段之一。

# ■ 膜壳绦虫病（膜壳绦虫）

感染微小膜壳绦虫，又称短膜壳绦虫，在发展中国家非常普遍。它是嗜酸性粒细胞增多症的一主要病因，尽管它很少引起明显的病症，但粪便中检出膜壳绦虫虫卵可作为暴露卫生条件差的一个标志。中绦期幼虫在许多宿主（如啮齿类动物、蜱和跳蚤）发育，在人体内完成其完整的生活史。因此，可能会出现一个孩子超感染成千上万的小成虫的情况。类似感染很少发生于长膜壳绦虫。粪便中可检出虫卵、而非节段。微小膜壳绦虫感染应给予吡喹酮（25mg/kg，一次口服）治疗。

# ■ 犬复孔绦虫病（犬复孔绦虫）

犬复孔绦虫是家养狗和猫的一种常见绦虫，但人体感染较为少见。不会发生宠物和人之间的直接传播；人体感染需要食入寄生虫的中间宿主狗或者猫跳蚤。婴幼儿由于其卫生水平、与宠物接触更亲密以及容易在跳蚤出现的区域活动等，故而尤其易于发生感染。肛门瘙痒症、腹部隐痛和腹泻有时与犬复孔绦虫病相关，因此会与蛲虫（蠕形住肠线虫）混淆。犬复孔绦虫病应给予吡喹酮（5~10mg/kg，1次口服）治疗。宠物驱虫并控制跳蚤是最佳的预防措施。

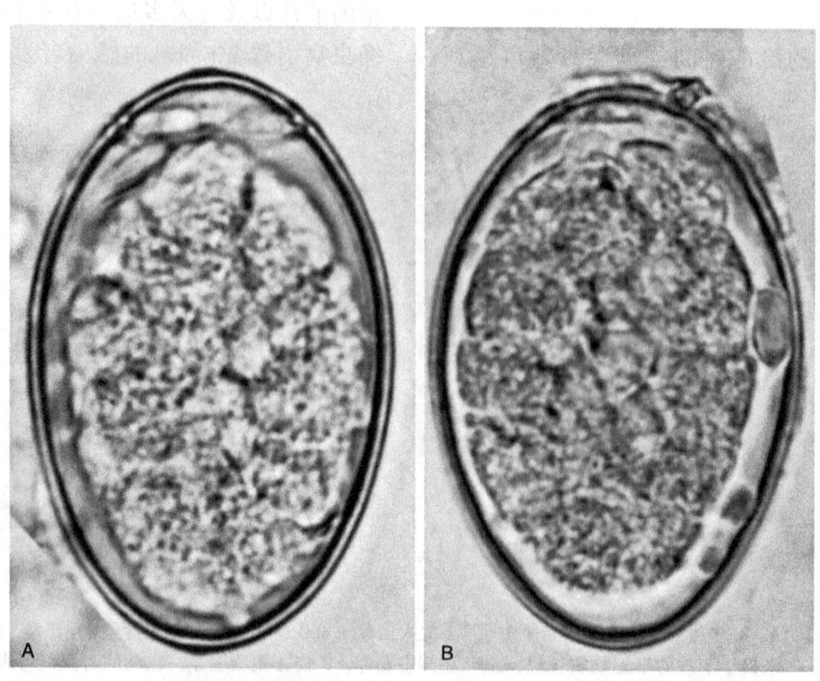


图294-2　A，B.粪便中的阔节裂头绦虫虫卵（放大倍数 ×400）。杯盖在虫卵上端

## 参考书目

参考书目请参见光盘。

（于永慧　译，于永慧　审）

# 第 295 章
# 猪囊虫病

Ronald Blanton

## 病　因

人可以是猪带绦虫、猪肉绦虫的终宿主（寄生虫有性繁殖），也可以是其中间宿主（寄生虫无性繁殖）。侵袭性中绦期（囊尾蚴）感染被称为囊尾蚴病。与牛带绦虫不同，猪带绦虫的中绦期具侵袭性，并易累及中枢神经系统（CNS），引起脑囊虫病。由于人是通过摄入被猪带绦虫虫卵污染的食物或水而获得中绦期囊尾蚴感染，所以吃或不吃猪肉的人患猪囊虫病的风险相同。相反，摄入煮熟的已感染的猪肉可引发成虫的肠道感染（见第 294 章）。携带成虫的个体可由虫卵通过粪 – 口途径发生自体感染。虫体在小肠的逆蠕动也已被认为是自体感染的一种方式。在小肠，卵释放六钩蚴，六钩蚴穿透肠壁并通过血源性传播至许多组织，主要是脑和肌肉。无论虫卵寄居在哪儿，它们产生小的充满液体的囊（0.2~0.5cm），囊内包含一个幼虫即原头蚴。

## 流行病学

猪肉绦虫分布于世界各地养殖猪的地区。广泛的传播发生于中美洲和南美洲、印度、印度尼西亚、韩国和中国以及非洲的部分地区。在这些地区，20%~50% 的癫痫病例可能归因于囊虫病。在美国大多数的囊虫病是输入性的；传播并不常见，但也可发生。

## 发病机制

活的、完整的囊尾蚴通常不会引发强烈的免疫反应。如初始即有大量寄生虫侵入脑，或当它们堵塞脑脊液（CSF）循环时，完整的包囊就会引起病症。多数囊尾蚴可存活 5~10 年，然后开始退变，随之宿主发生强烈的应答。最后被完全吸收或钙化，囊尾蚴生活史结束。

## 临床表现

约 70% 的病例突出表现为癫痫发作，但认知和神经功能异常，从精神功能障碍到中风都可以是囊虫病的表现。临床上，根据解剖定位、临床表现和影像学所见，对脑囊虫病进行分类，如脑实质型、脑室型、脑膜型、脊髓型或眼型等。因解剖定位不同，预防和治疗措施而有所不同。

实质脑囊虫病导致癫痫发作和局灶性神经功能受损。癫痫发作普遍见于 80% 的患者，但一般以单纯性或复杂性部分性发作开始。少数情况下，脑梗死可导致终端小动脉堵塞或血管炎。因广泛的额叶病变，老年痴呆症和帕金森综合征所致智力退化可使诊断变得扑朔迷离，直到出现局灶性体征才使临床诊断清晰。部分病例可出现暴发性脑炎样表现，尤其最常发生于初始大量感染囊尾蚴的儿童。脑室型脑囊虫病（占全部病例的 5%~10%）可引起脑积水，以及急性、亚急性或间歇性颅内压升高的体征相关，而无局灶性体征。第四脑室是最常见的堵塞部位和症状所在；侧脑室的囊肿引起堵塞的可能性较小。脑膜型脑囊虫病与脑膜刺激征，以及由水肿、炎症或囊肿堵塞 CSF 循环而导致的颅内压升高相关。慢性颅底脑膜炎与多种类型的脑囊虫病相关，但主要是脑膜的表现。蔓状囊尾蚴病是一种脑膜疾病，在基底池出现大的分叶状的囊肿。脊髓型脑囊虫病表现脊髓受压、神经根疼痛、横断性脊髓炎或脑膜炎的症状和体征。眼型脑囊虫病由于囊尾蚴漂浮在玻璃体、视网膜脱离、虹膜睫状体炎或眼眶占位效应而引起视力下降。除 CNS 以外，囊肿有时可在皮肤触及，而骨骼肌或心肌的重症感染可导致肌炎或心肌炎。

## 诊　断

以任何神经、认知或人格障碍起病，以及有居住于在流行地区的病史，或由流行地区提供看护的儿童，均应疑及脑囊虫病。发生癫痫发作、脑积水、单侧视力障碍或脑炎的症状者，更应怀疑。只有 25% 的脑囊虫病患者可在粪便中找到绦虫的节片（片段）或虫卵；因此，为确立诊断，应完善影像学检查和血清学检测。

实质病变的最有价值的诊断方法是头颅 MRI。MRI 可提供有关囊肿活性及其相关炎症的重要信息。原头蚴有时可在囊肿内看到，这是囊虫病的特征性标志（图 295–1A）。MRI 可更好地显示脑蛛网膜炎（图 295–1B）、脑室内囊肿（图 295–1C）和脊髓内的囊肿。CT 是识别钙化的最佳手段。一个孤立的脑实质囊肿，伴或不伴对比增强，以及大量的钙化是儿童最常见的 CT 表现（图 295–2）。平扫可显示肌肉或脑内与脑囊虫病一致的钙化，但这在儿童往往不具有诊断价值，也可见于先天性弓形虫病。

采用酶联免疫印迹法（EITB）的血清学诊断在美国可以通过疾病控制和预防中心提供。血清抗体检测灵敏度和特异性约为90%；不需要CSF检测。有脑实质囊肿的患者几乎总有一个阳性的血清EITB检测结果。而具有孤立性病变或陈旧性钙化的患者可能检测不到抗体。脑囊虫病是CSF嗜酸性粒细胞

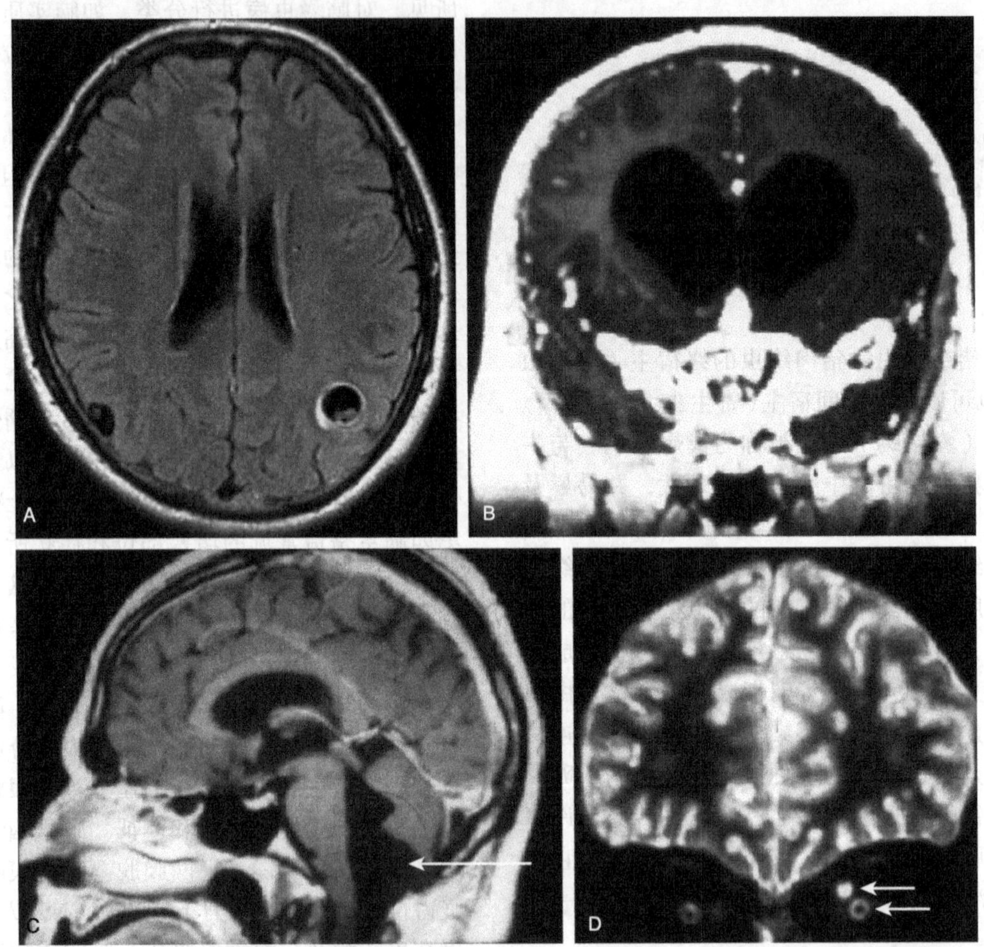

图295-1 A, MRI（T1加权）显示2个实质囊肿兼原头蚴。B, MRI（T1加权）显示囊虫性基底蛛网膜炎。C, MRI（T1加权）显示第四脑室下的囊肿（箭头所示）。D, MRI（T2加权）显示视神经上面（ON）的囊尾蚴（C）

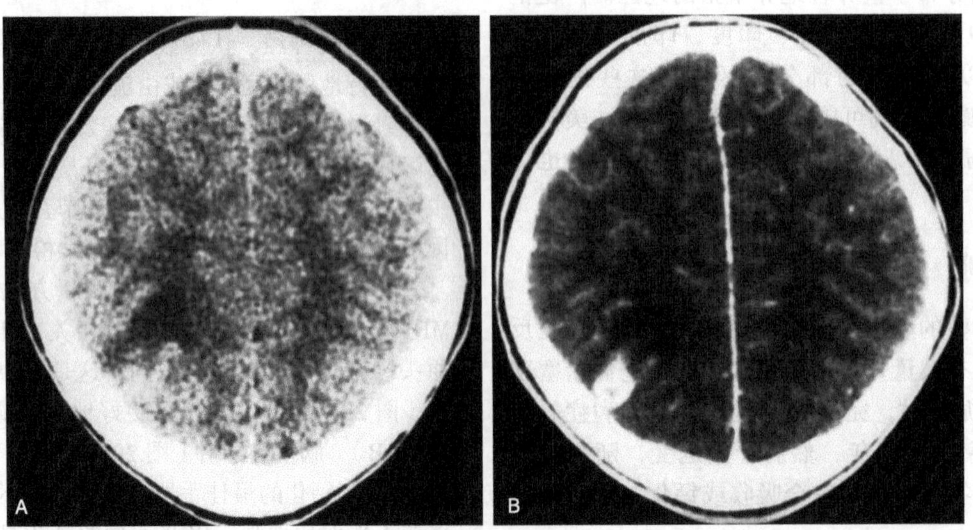

图295-2 CT扫描脑囊虫病一个孤立的病灶有（A）和无（B）对比，显示对比度增强（由洛杉矶儿童医院的Wendy G. Mitchell博士和Marvin D. Nelson博士馈赠）

增多的最常见、最重要病因，但该种异常并不是总能见到。

## 鉴别诊断

在临床上，脑囊虫病可与脑炎、中风、脑膜炎以及其他许多病症相混淆（表 295-1）。根据患者的旅游史或与可能携带绦虫成虫的患者的接触史，应疑及本症。在影像学上，囊尾蚴难以与结核、组织胞浆菌病、芽生菌病、弓形体病、结节病、血管炎和肿瘤等相区分。

## 治　疗

囊虫病治疗的初始目标是诊断和治疗由脑室堵塞所致的脑积水。接下来是控制癫痫发作。多数相关的癫痫发作可以用标准的抗惊厥治疗方案较容易地控制。如果癫痫反复发作或与钙化灶相关，治疗应持续 2~3 年，然后逐渐撤除抗惊厥药物。抗寄生虫药物的应用是有争议的，但某些患者可能受益的证据似乎越来越充分。必须排除囊虫病以外的其他疾病，尤其是结核（表 295-1）。

无论是否给予抗寄生虫药，脑实质病变的自然病程呈自限性。大多数患儿表现孤立性脑实质囊肿，不给予治疗也可自行缓解。其他形式的病症在儿童较为少见。相比之下，成人的病症特征为病变多样、表现形式复杂。一项双盲、安慰剂对照研究证实，成人囊虫病患者接受抗寄生虫药治疗后，全身性发作显著减少。随后，纳入 4~6 个随机对照试验的 Meta 分析显示，接受阿苯达唑治疗的患者较未接受治疗的患者，全身性发作的复发率整体减少 1/2。而治疗对儿童并无多大益处，或许因为儿童的多数感染仅有 1~2 个囊肿。很少有证据能够证明，这些药物可改善急性症状的控制水平，而且抗寄生虫药物也不建议用于那些只有退化或钙化病灶的患者。

如果未经治疗，蛛网膜下腔病变预后较差，而与历史对照相比，抗寄生虫治疗可改善预后。尽管有单独使用药物而治愈的报道，但眼囊虫病实质上是一种外科疾病。大多数患者预后差，经常需要眼球摘除。

阿苯达唑是抗寄生虫治疗的首选药物 [15mg/（kg·d），分 2 次，口服，用 7d，最大量 800mg/d]。可以同时食用脂肪食物以增加药物的吸收。吡喹酮是另一个可选用的药物 [50~100mg/（kg·d），分 3 次口服，用 28d]，但由于它与糖皮质激素间的相互作用，该药物需要更为复杂的管理。由于宿主会对死亡的寄生虫发生炎症反应，应用上述任何一种药物均可导致症状恶化。所以，在应用阿苯达唑的同时，患者应该服用泼尼松 2mg/（kg·d）或口服地塞米松 0.15 mg/（kg·d），或者在应用糖皮质激素的第 3 天再开始给予阿苯达唑治疗。

**表 295-1　脑囊虫病的神经影像学鉴别诊断**

| |
|---|
| 单一非增强囊性病变 |
| 棘球蚴病 |
| 蛛网膜囊肿 |
| 脑穿通畸形 |
| 囊性星形细胞瘤 |
| 胶样囊肿（第三脑室） |
| 数个非增强囊性病变 |
| 多发转移 |
| 棘球蚴病（罕见） |
| 增强病灶 |
| 结核病 |
| 真菌病 |
| 弓形体病 |
| 脓肿 |
| 早期脑胶质瘤 |
| 转移 |
| 动静脉畸形 |
| 钙化 |
| 结节性硬化症 |
| 结核病 |
| 巨细胞病毒感染 |
| 弓形体病 |

摘自 Garcia HH, Gonzalez AE, Evans CAW, et al. Taenia solium cysticercosis. Lancet, 2003, 361:547-556

## 预　防

应该检测猪囊虫病索引病例的所有成员，以及接触索引病例的食物的所有人员的疾病征象或成虫证据。在猪带绦虫流行地区，注意个人卫生、食物经手者正确的洗手以及避免食用新鲜水果和蔬菜有助于预防摄入虫卵。猪肉均应彻底煮熟。预防多种绦虫感染的兽用疫苗疗效满意，并具有降低寄生虫传播的潜在作用。

## 参考书目

参考书目请参见光盘。

（于永慧　译，于永慧　审）

# 第 296 章

# 包虫病（细粒棘球绦虫和多房棘球绦虫）

Ronald Blanton

## ■ 病　因

包虫病（棘球蚴病或包虫病）是最普遍的、严重的人类绦虫感染性疾病。两种主要的棘球绦虫分别有不同的临床表现，细粒棘球绦虫（囊型包虫病）和更恶性的多房棘球绦虫（泡型包虫病）。成虫是一种很小的（2~7mm）只有 2~6 节片的绦虫，寄生在狗、狼、澳洲野狗、豺狼、土狼和狐狸的肠道。这些食肉动物通过其粪便传送虫卵，污染了土壤、牧草和水源以及它们自己的皮毛。家畜如绵羊、山羊、牛和骆驼在放牧中摄入细粒棘球绦虫虫卵。人类通过食用被虫卵污染的食物或水，或者通过与已被感染的狗接触而被感染。幼虫孵化、穿透肠道，并由血液或淋巴循环输送到肝脏、肺以及较少见的骨、脑或心脏。

细粒棘球绦虫显示了较高的种内变异。在北美和西伯利亚，发现了一个存在于森林狼（驼鹿）循环中的明显的变异。多房棘球绦虫与细粒棘球绦虫的传播周期类似，但前者主要栖息于森林，以小型啮齿类动物作为其天然中间宿主。这些啮齿动物被它们的天敌狐狸消灭，有时被狗和猫消灭。

## ■ 流行病学

只要有群居动物和狗，这种寄生虫就具有传播给人体的潜力。即使在城市，狗也可通过食入屠宰家畜的内脏而被感染。在肯尼亚北部和中国西部地区，包囊的检出率曾高达 10%。在南美洲，这种疾病流行于安第斯山脉牧羊区，以及巴西和阿根廷潘帕斯草原和乌拉圭的牛放牧区。在发达国家，该病见于意大利、希腊、葡萄牙、西班牙和澳大利亚，并在英国重新出现于狗。在北美，通过在阿拉斯加、加拿大和皇家岛的苏必利尔湖的森林型动物循环，以及在美国西部养羊区的家养型动物循环来传播。

多房棘球绦虫的传播主要发生于北欧、西伯利亚、土耳其和中国的温带气候。在阿拉斯加和加拿大的土著人中，狗由机械化的运输方式所替代，由此传播减少。另有一种独立的棘球绦虫—沃氏棘球绦虫，引发类似于南美泡型包虫病的多囊肿病。

## ■ 发病机制

在细粒棘球绦虫流行地区，寄生虫往往在幼虫期被感染，但肝囊肿需要许多年才能大到可检测得到或足以引发症状。在儿童，肺脏是常见的病灶所在，而在成人，70% 的囊肿形成于肝右叶。囊肿也可见于骨骼、泌尿生殖系统、肠、皮下组织和脑。宿主将棘球蚴包绕在坚韧的纤维外囊中。在外囊中，寄生虫产生一层厚的像软煮鸡蛋白一样的角皮层。角皮层保护一种薄的生发层细胞产生成千上万的幼年期寄生虫（原头蚴），原头蚴附着于囊壁或自由漂浮于囊液中。在原始包囊的外囊中，可形成更小的雌性子囊。包囊中的囊液无色、清澈、水样。经过药物治疗或合并细菌感染，囊液可呈黏稠、胆汁黄染。

多房棘球绦虫感染就像一个恶性肿瘤，其辅助生殖单位呈外生性出芽繁殖，没有被限定在一个严谨的结构中。而且，囊泡组织与宿主组织界限不清，使得手术难以将之清除。这些子囊也具有向远处转移扩散的能力。不断增长的囊肿肿块最终占据肝脏及其邻近组织结构的重要部分。

## ■ 临床表现

在肝脏，许多囊肿可持续无症状、自然消退或产生相对非特异性症状。有症状的囊肿可以导致腹围增大、肝大、可触及的肿块、呕吐或腹痛。然而，由肿块对临近组织的压迫、囊肿内容物溢出以及囊肿在敏感部位如生殖道、脑和骨的占位，可导致更严重的并发症。因外伤或术中引发囊肿破裂或自发性外溢，可产生过敏反应。由于每一个原头蚴可形成一个新的囊肿，所以溢出可能呈灾难性、长期性。由囊型包虫病所致的黄疸罕见。在肺脏，囊肿产生胸痛、咳嗽或咯血。骨囊肿可导致病理性骨折，而在泌尿生殖系统的囊肿可产生血尿或不育。

在泡球蚴病，囊肿组织持续增殖，可以分离并向远处转移。持续增殖的肿块破坏肝组织或胆道系统，并导致进行性梗阻性黄疸和肝衰竭。肝外病灶的扩张也可引起症状。

## ■ 诊　断

皮下结节、肝大或可触及的腹部肿块可能会被发现。难以从易获取的体液中发现寄生虫，除非肺囊肿破裂，随之可以容易地在患者的痰中见找到原头蚴或其囊壁层。对肝脏囊型包虫病的诊断和治疗而言，超声检查是最有价值的检测手段。可见到内部膜以及诊断中实时观察到下落的囊肿物质回声（棘球蚴砂）。肺泡疾病一般不呈囊性，类似一种弥漫性实体瘤。CT

所见（图 296–1）类似于超声表现，有时可能有助于在同样解剖位置中区分肺泡与囊型包虫病。CT 或 MRI 在外科手术的决策中非常重要。肺包虫通常在胸部 X 线中显而易见（图 296–2）。

血清学检查可能有助于囊型包虫病的确定诊断，但假阴性率可能 >50%。泡型包虫病的大多数患者产生可以检测到的抗体反应。目前的检测使用的是粗抗原或部分纯化的抗原，可以与感染其他寄生虫的患者发生交叉反应，如猪囊虫病或血吸虫病。

## 鉴别诊断

良性肝囊肿常见，可以通过无内部膜或棘球蚴砂来区别。细菌性肝脓肿的密度不同于细粒棘球绦虫感染特有的水样囊液，但包虫囊肿可因继发细菌感染而使其形态复杂化。泡型包虫病常常与肝硬化和肝癌相混淆，并可表现出提示胰腺癌、转移性肝疾病和胆管炎的临床特征。

## 治　疗

首选的治疗方法是，选择可及的被组织包绕的囊肿，在超声 – 或 CT– 引导下经皮穿刺抽吸、灌注（高渗盐水或其他晶体）并再吸（PAIR）。与单纯外科手术相比较，PAIR 加阿苯达唑口服，囊肿消失率相似，而副作用更少、住院时间更短。与单纯服用阿苯达唑相比较，PAIR 联用或不联用阿苯达唑，可产生更显著的缩小囊肿和缓解症状的疗效。PAIR 所致囊液外溢很少见，但在施行 PAIR 或手术前应常规给予预防量阿苯达唑 >1 周，并持续应至 PAIR 或术后 1 月。任何操作前给予阿苯达唑 4 周可能是必要的，但可能因此而失去了抽吸对某些病例的诊断价值。孕妇和胆汁染色的囊肿患者禁用 PAIR，因可增加胆道并发症的风险，这些患者不能注入晶体制剂。

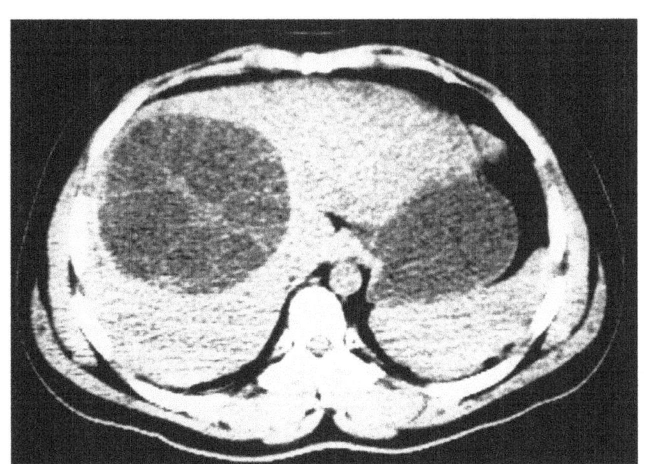
**图 296–1**　肝细粒棘球绦虫包囊的 CT 图像。在原始包囊内可见大量雌性子囊的内囊结构（由俄亥俄州克利夫兰大学医院 John R. Haaga 博士馈赠）

手术指征包括：体积较大的含有大量雌性子囊的肝囊肿，单纯位于表面可发生自发性破裂或因外伤导致破裂的肝囊肿，感染性囊肿，与胆管树相贯通和（或）压迫附近重要器官的囊肿，以及位于肺、脑、肾或骨内的囊肿。在传统的手术中，内囊壁（仅来源于寄生虫的角皮层和生发层）可以很容易地由纤维层剥离，但有些研究提示，清除整个囊的预后更好。然后囊腔局部消毒，并关闭囊腔或以网膜填充。由于囊液中含有能存活的原头蚴，其中每一个无论流落何处，都能够产生二代囊，因此操作必须相当小心，以免囊内容物溢出。另外的风险是溢出的囊液可诱发过敏反应，所有富有经验的外科医生才能胜任此手术。

不适合行 PAIR 或外科手术或有禁忌证的非妊娠患者，可以选用阿苯达唑 15mg/（kg · d），分 2 次，口服，用 1~6 个月，最大量 800mg/d 治疗。40%~60% 的患者疗效满意。副作用包括偶发脱发、轻度胃肠道功能紊乱以及长期服用所致的转氨酶升高。因可发生白细胞减少，美国食品和药品管理局建议，开始治疗时和治疗过程中，应每 2 周检测外周血细胞计数。糖皮质激素并不推荐应用，除非患者发生速发型过敏反应。治疗有效的超声表现为囊肿直径减少、形态由球形至椭圆形或扁平形改变、囊液的回声和密度进行性增强，以及内囊由外囊分离（水上浮莲征）。

无论表现为何种形式，泡型包虫病通常为不治之症，除非行肝部分切除术、肝叶切除术或肝移植。阿苯达唑药物治疗可延缓泡型包虫病的进展，给予长期抑制性治疗某些患者生命可维持，但一旦停用阿苯达

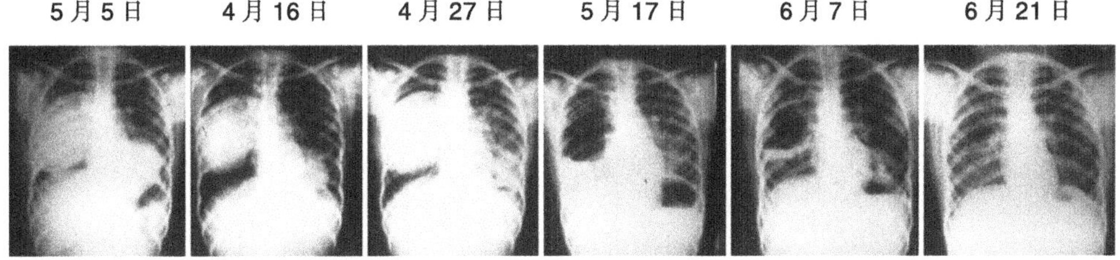

**图 296–2**　一位患有双侧包虫囊肿的年轻肯尼亚妇女的系列胸部 X 线检查。接受阿苯达唑治疗 2 月后，右侧囊肿突然破裂导致大量囊液吸入和急性呼吸窘迫

唑，感染一般均复发。

## ■ 预　后

药物治疗成功的预测因子有囊肿的时间短（<2年）、内部结构的复杂性低以及体积较小。囊肿的位置并不重要，但骨内的囊肿疗效差。对于泡型包虫病，如果不能成功手术切除，确诊后10年的平均病死率为92%。

## ■ 预　防

最重要的是，切断传播的重要措施包括：彻底洗手、在流行地区避免与狗接触、露营时煮沸或过滤水、妥善处理动物的尸体，以及适当的肉类检验。屠宰场必须设立并遵守严格的垃圾处理程序，以便狗和野生食肉动物无法接触到家畜的内脏。其他有效的措施是在流行地区控制或治疗野生犬群，以及对宠物和工作犬定期给予吡喹酮治疗。可以应用疫苗。

## 参考书目

参考书目请参见光盘。

（于永慧　译，于永慧　审）

# 彩图（上册）

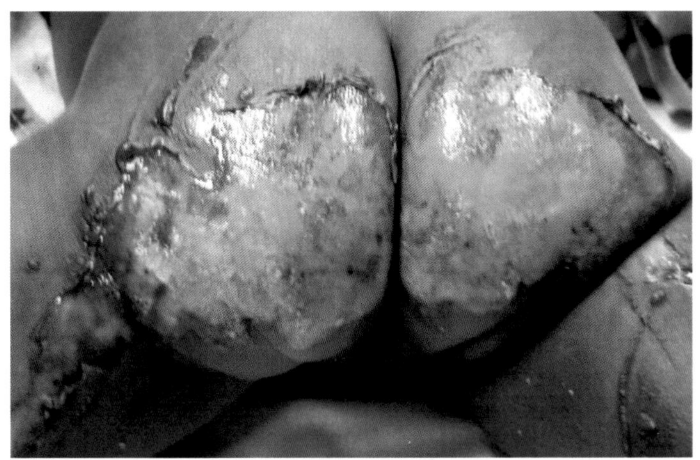

图 37-4　1 岁孩子被送到医院，他曾坐在热暖气片上。这种损伤需要一个完整的医疗和社会调查，包括骨骼检查来寻找隐匿性骨骼损伤和儿童健康评估

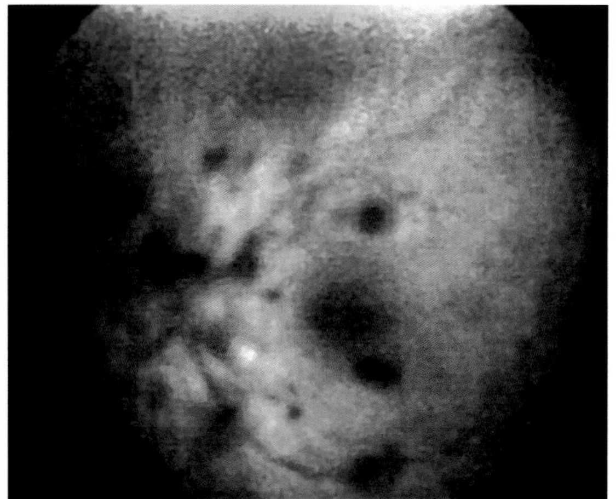

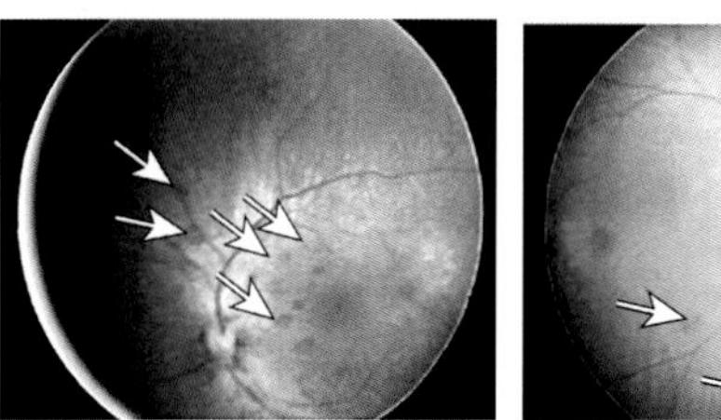

图 37-7　视网膜出血。线指向不同大小的出血

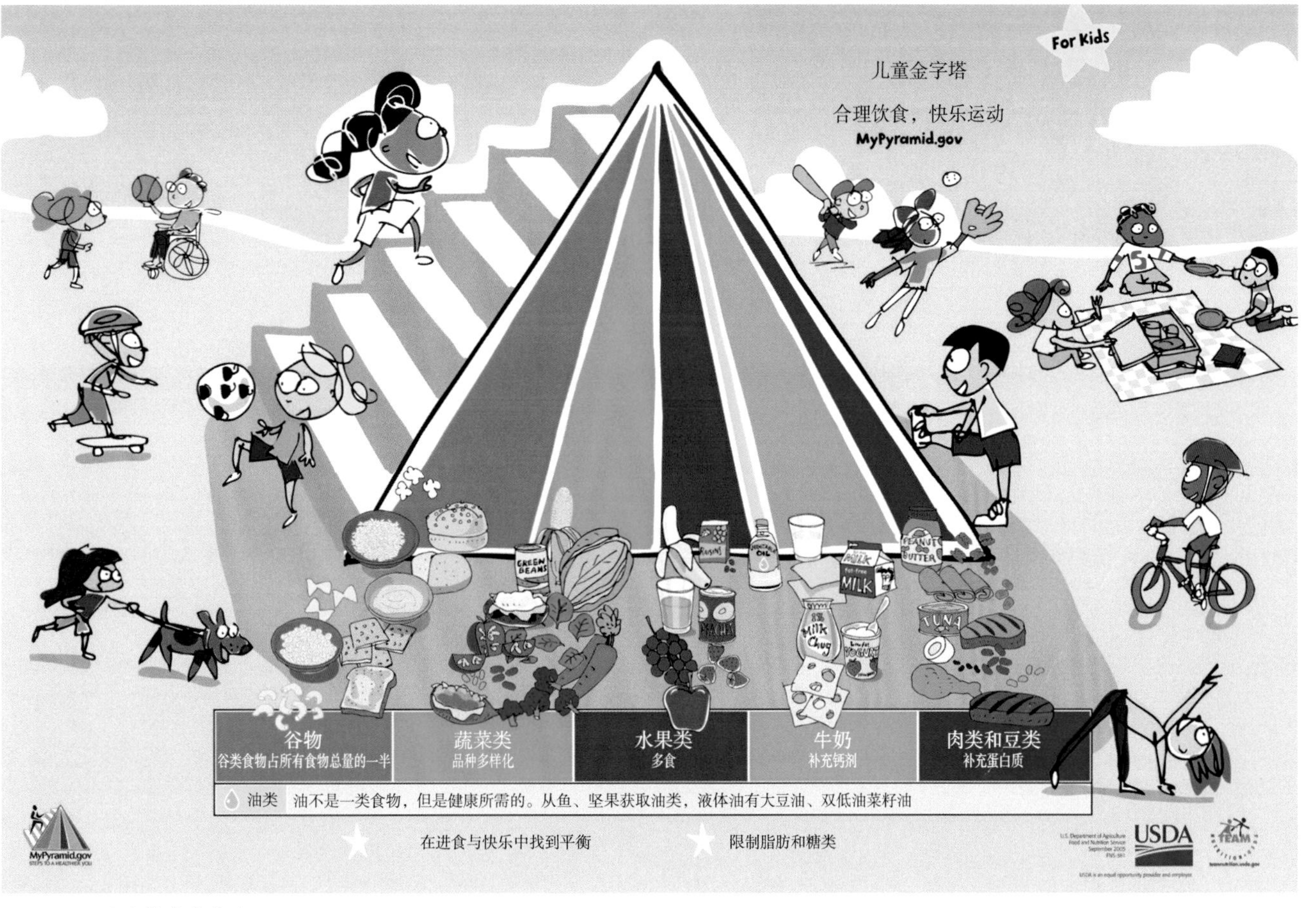

图 42-2　金字塔食物指南

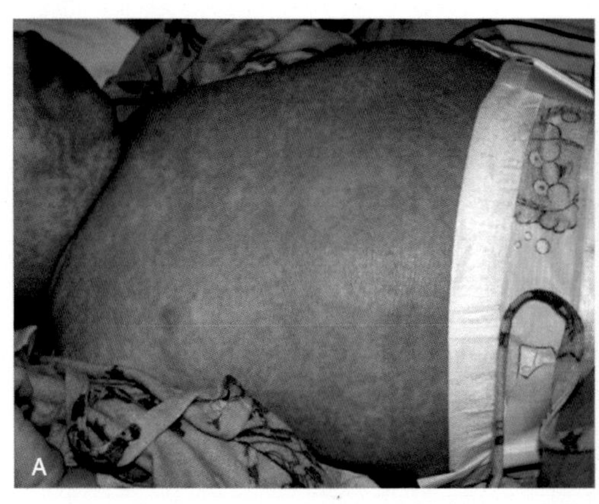


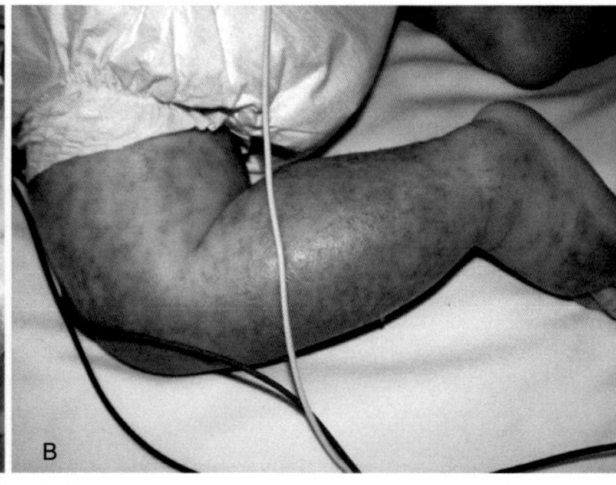


**图 43-4** A、B. 7 月龄男孩弥漫性红斑丘疹和斑块，鳞屑，四肢水肿

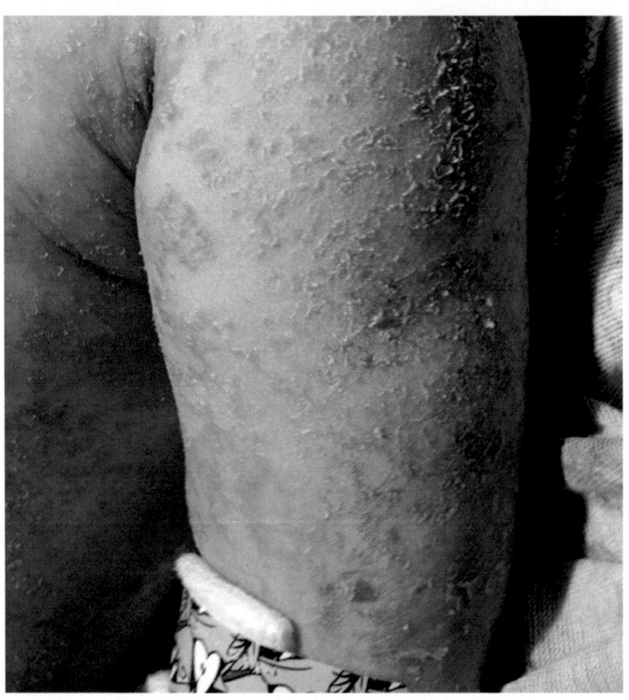

**图 43-5** 14 月龄女孩片状皮炎

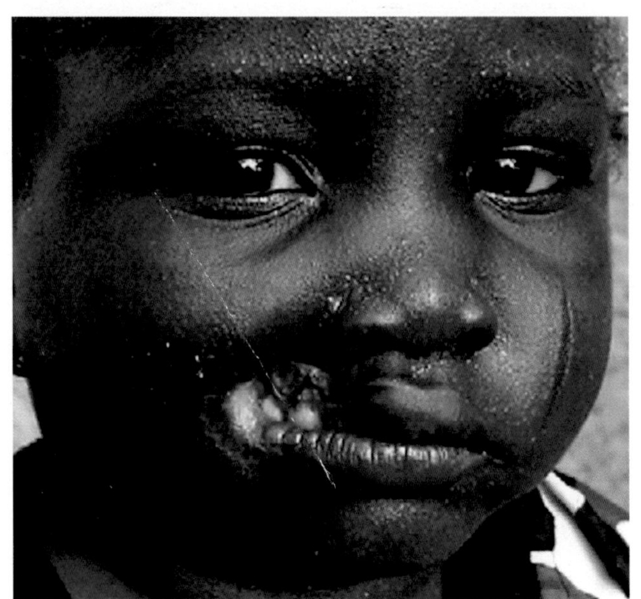

**图 43-6** Noma 病变

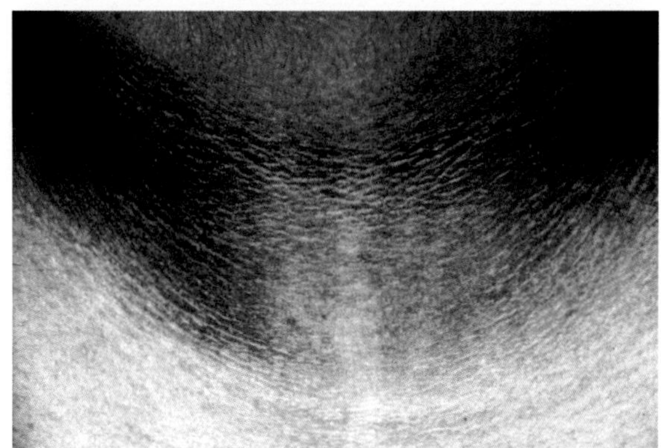

**图 44-3** 黑棘皮症

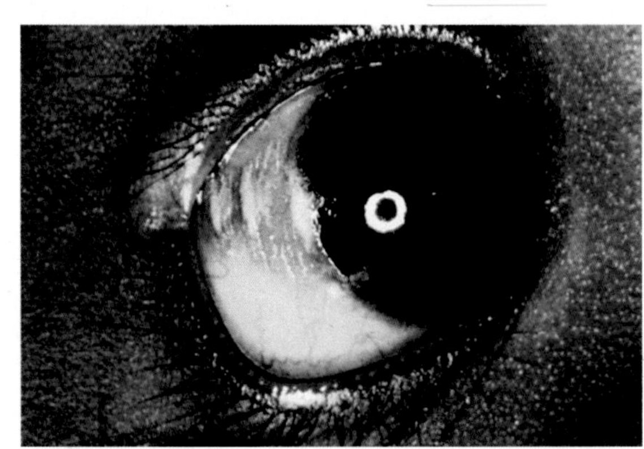

**图 45-1** 一个 10 月龄印尼男孩的色素沉着过多毕脱斑

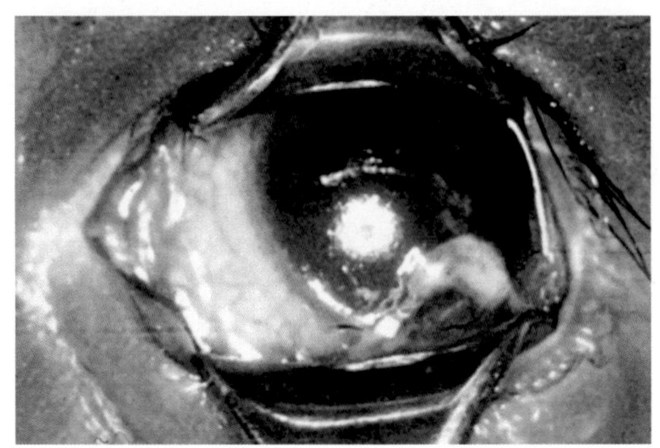

**图 45-2** 一个 1 岁男孩的晚期干眼病，角膜模糊、呆滞，虹膜受损

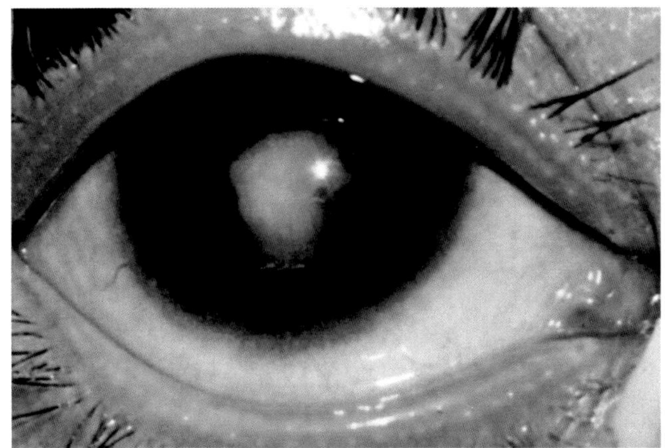

图 45-3　干眼病恢复期，存在永久性的眼损害

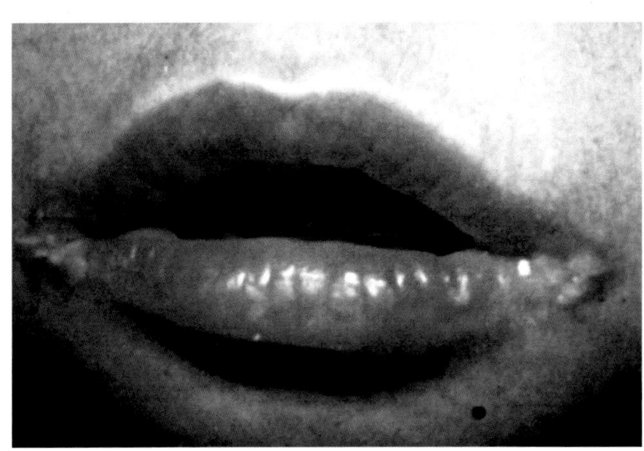

图 46-1　嘴唇干裂伴有溃疡及结痂

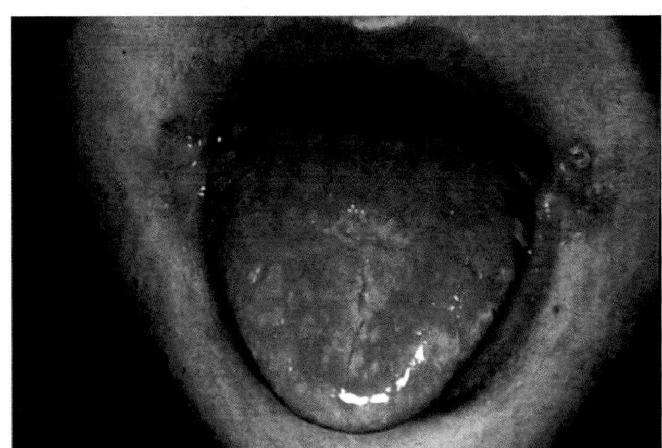

图 46-2　缺乏核黄素时可见舌炎

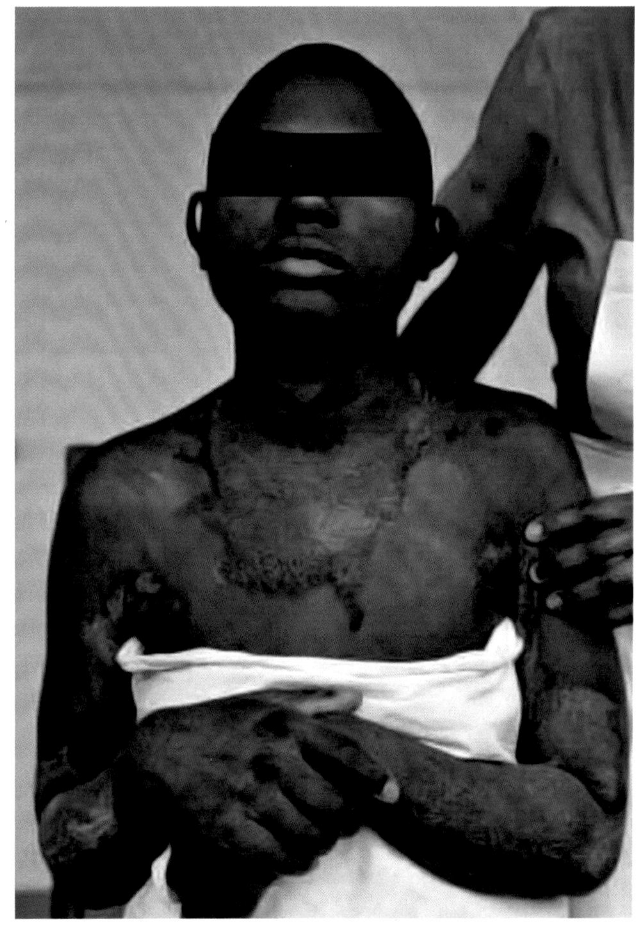

图 46-3　糙皮病典型皮损主要表现在手臂及脖子上（卡萨尔项链）

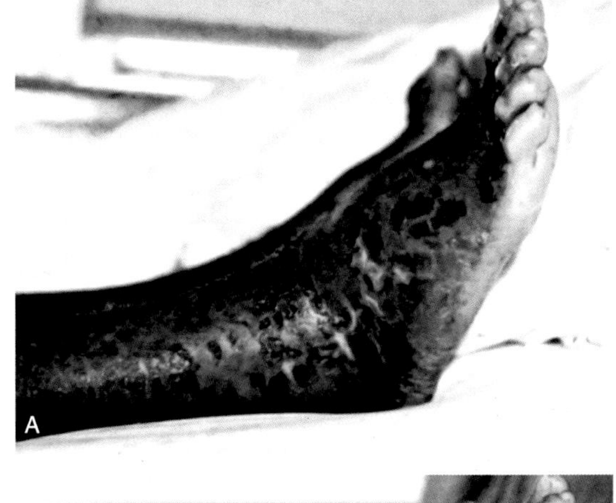


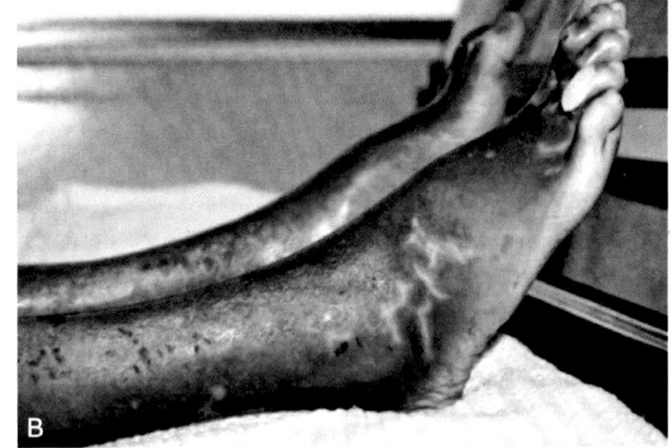


图 46-4　烟酸缺乏症治疗前（A）与治疗后（B）对比图

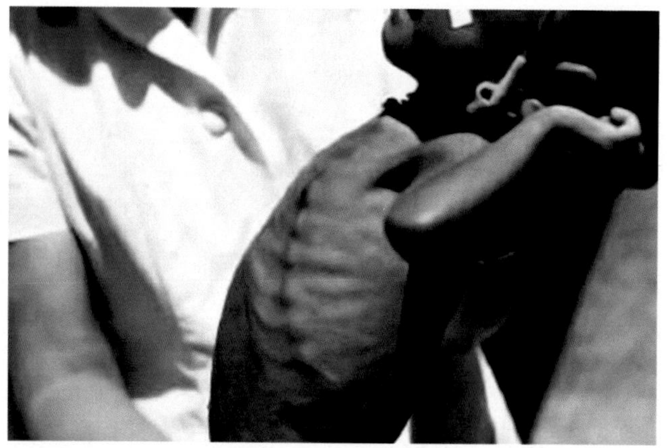

图 47-1　坏血病肋骨串珠

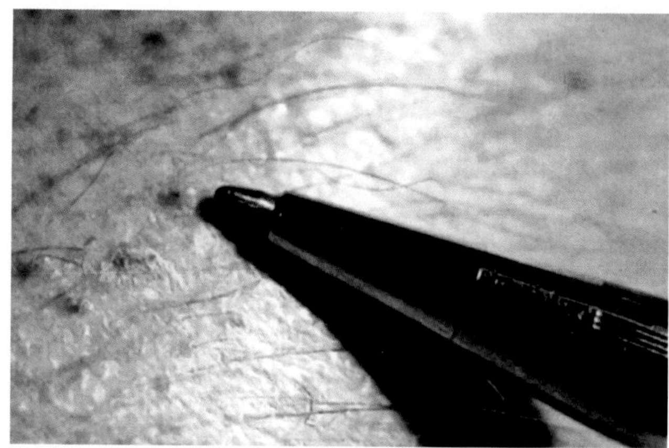

图 47-3　坏血病毛囊周围瘀斑

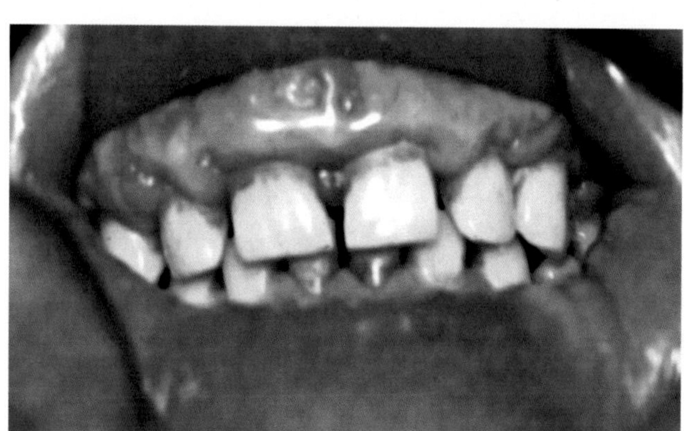

图 47-2　坏血病晚期牙龈病变

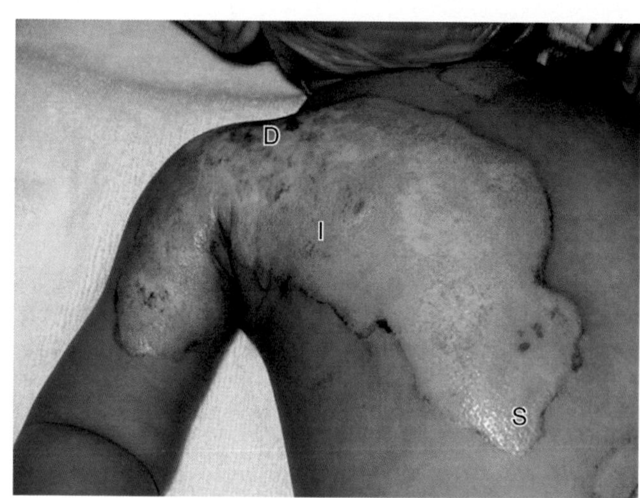


图 68-4　小孩的胸部和肩部的症状显示不同烧伤深度的特性。D：深层；I：中间；S：表面

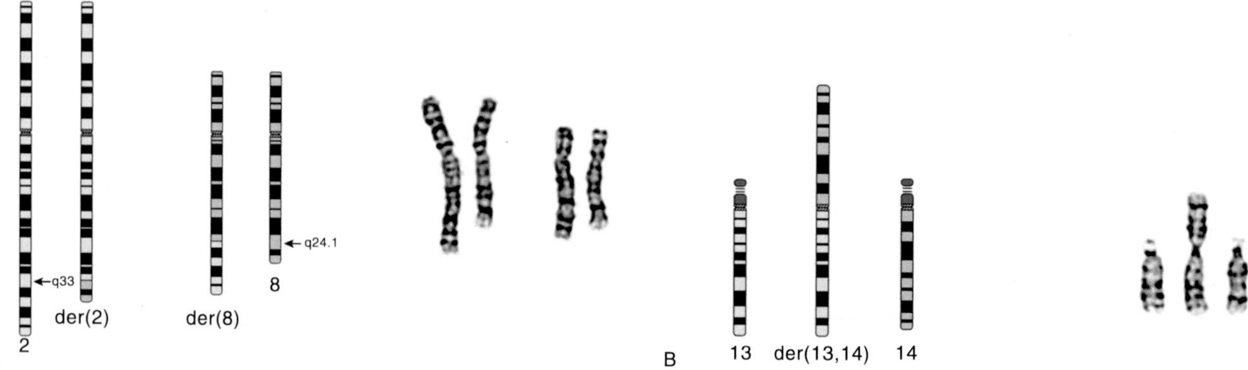


图 76-15　A，2 号染色体（蓝色）和 8 号染色体（粉红色）相互易位的图解（左边）和部分 G 带核型（右边）。断裂点在两条染色体的长臂（q）的 2q33 和 8q24.1，在 2 号和 8 号染色体之间相互交换物质。这种易位是平衡的，没有遗传物质的增加或减少。这种交换的命名为 t（2；8）（q33；q24.1）. B，13 号染色体（蓝色）和 14 号染色体（粉红色）之间罗伯逊易位的示意图（左边）和部分 G 带核型（右边）。断点在两条染色体的着丝粒（q10 带），长臂融合成 1 条衍生出来的染色体，短臂物质丢失。这种交换的命名为 der（13；14）（q10；q10）

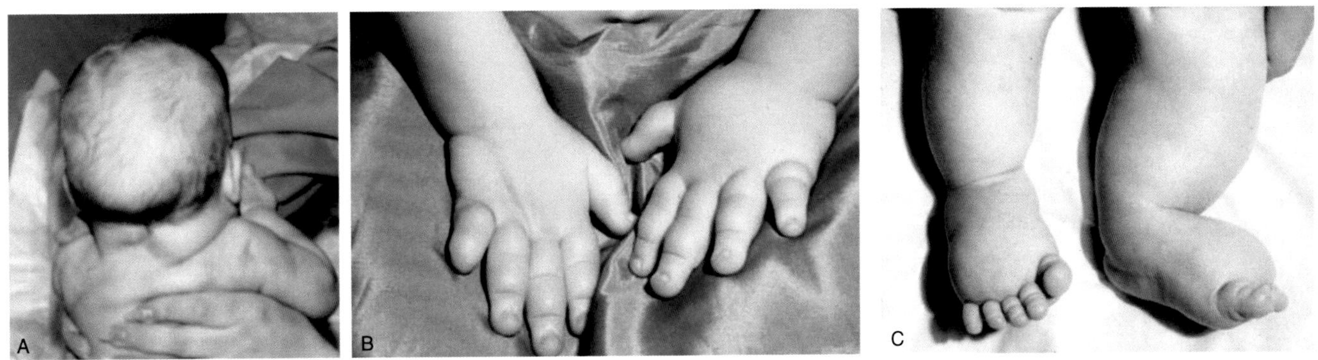


图 76–17 多余的颈项皮肤（A）和手浮肿（B）和脚（C）Turner 综合征

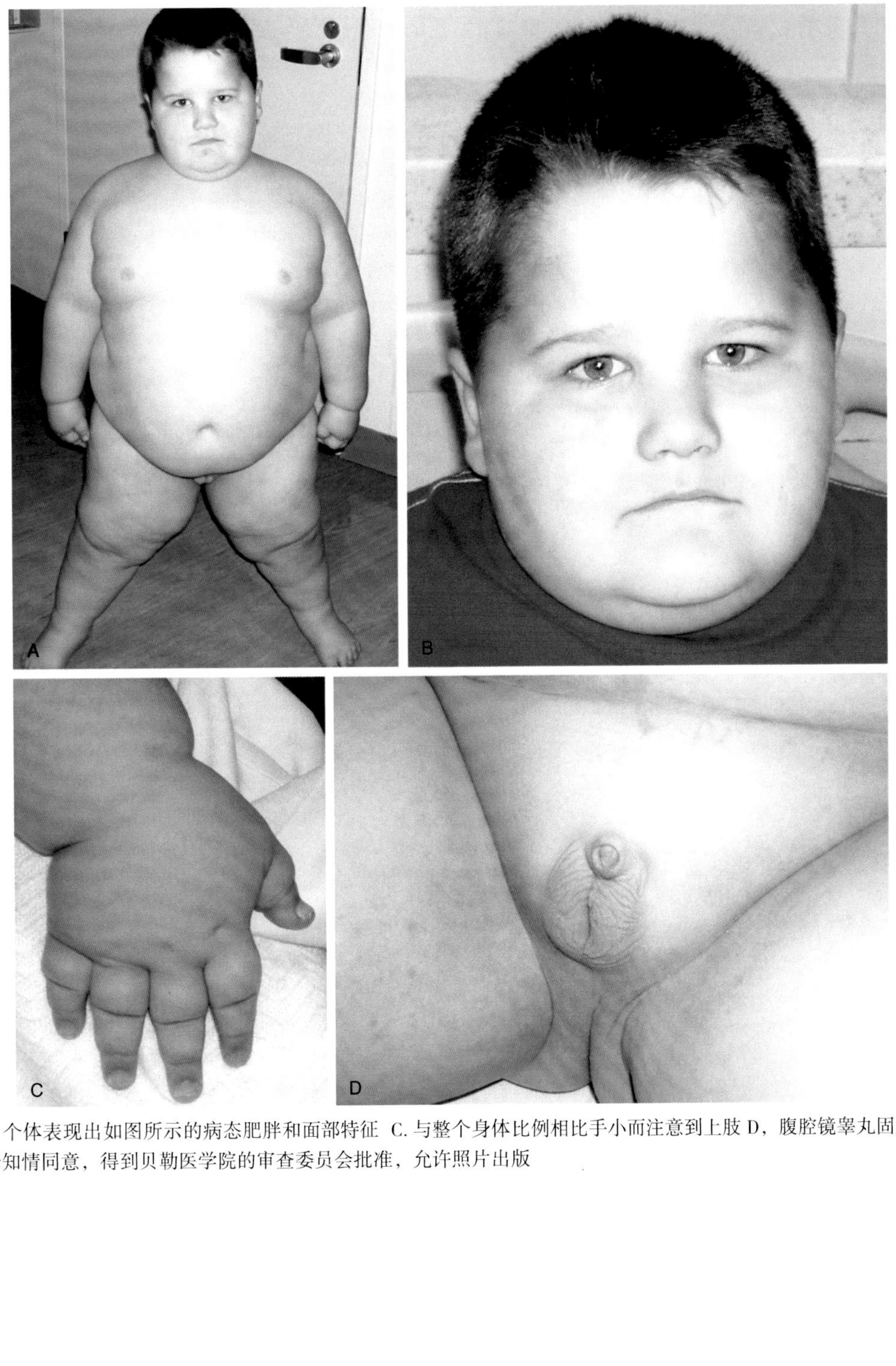

图 76–18 A、B. 个体表现出如图所示的病态肥胖和面部特征 C. 与整个身体比例相比手小而注意到上肢 D，腹腔镜睾丸固定术 13 个月后的外生殖器。经过父母知情同意，得到贝勒医学院的审查委员会批准，允许照片出版

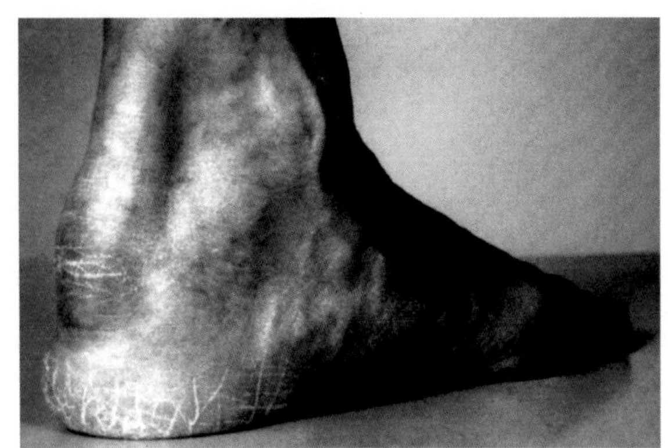

图 80-10　跟腱黄色瘤（家族性高胆固醇血症杂合子患者）

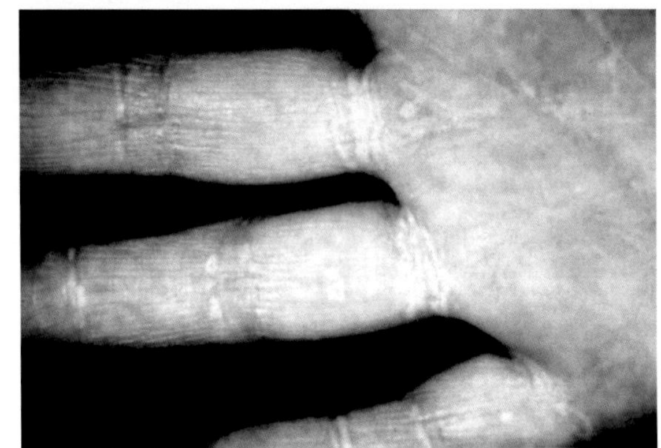

图 80-11　纹掌腱黄色瘤

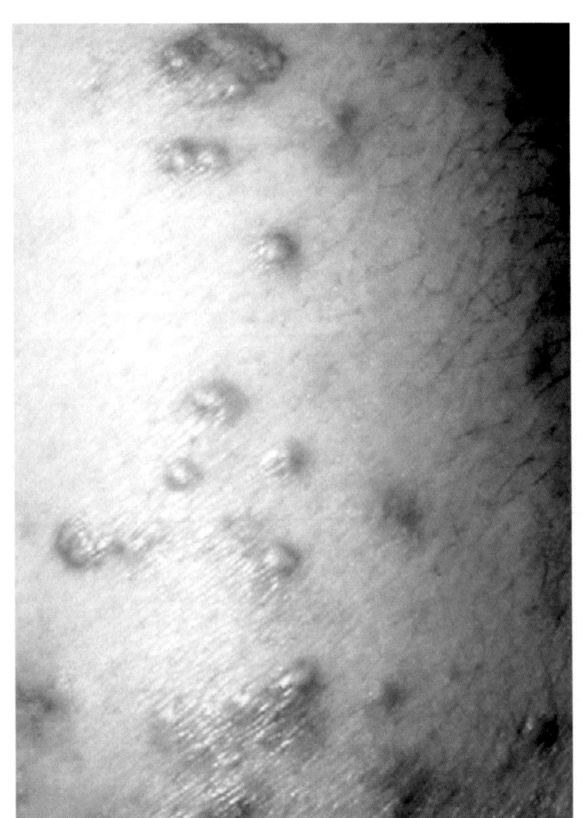

图 80-12　前臂伸侧的出疹性腱黄色瘤

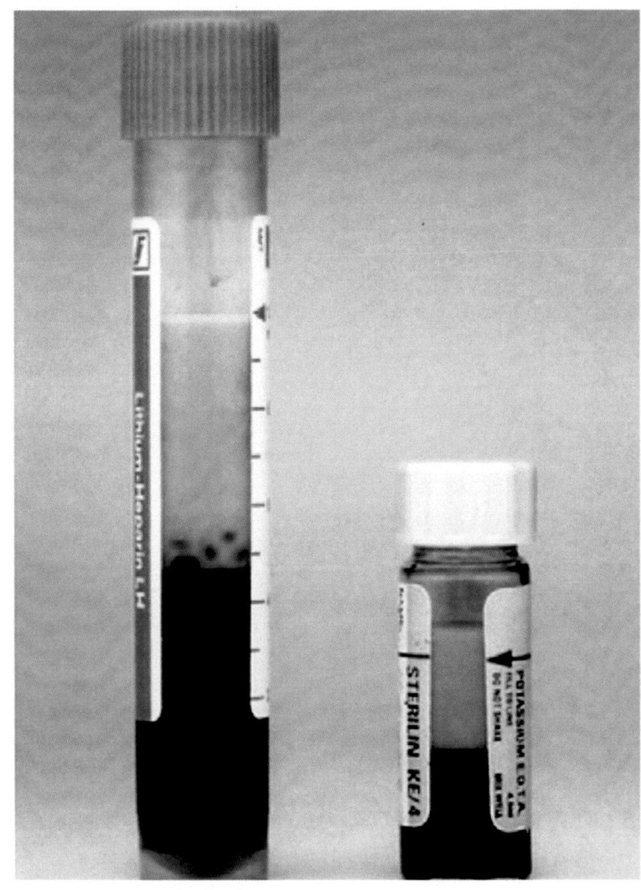


图 80-13　急性腹痛患者的奶汁样血浆

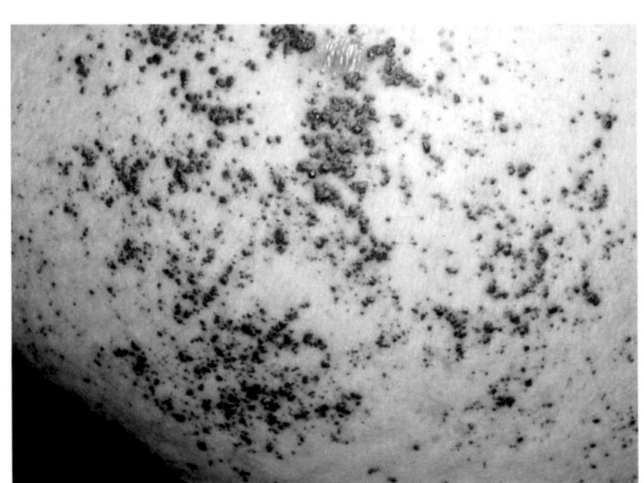

图 80-19　典型的血管角质瘤。血管角质瘤相当大、容易辨认，但是如果只存在少数病变或是仅限于生殖器或脐区，则很容易被漏诊

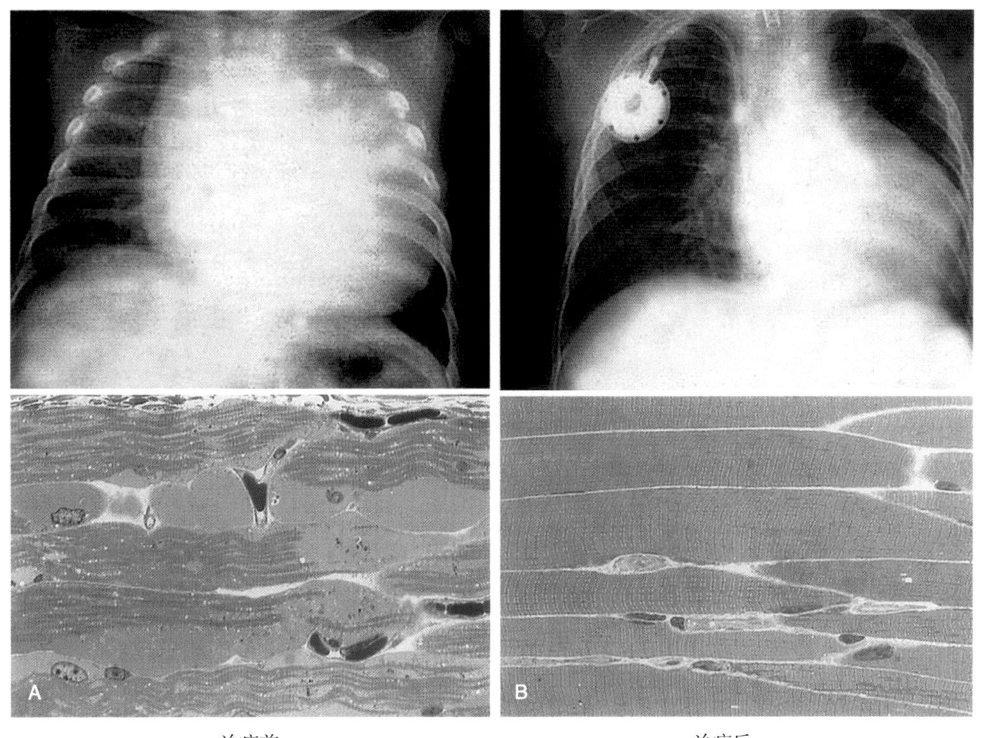


**图 81-3** 婴儿 Pompe 病胸部 X 片及肌肉组织学发现。酶替代疗法之前（A）和之后（B）。注意替代治疗后心脏缩小和肌糖原沉积减少

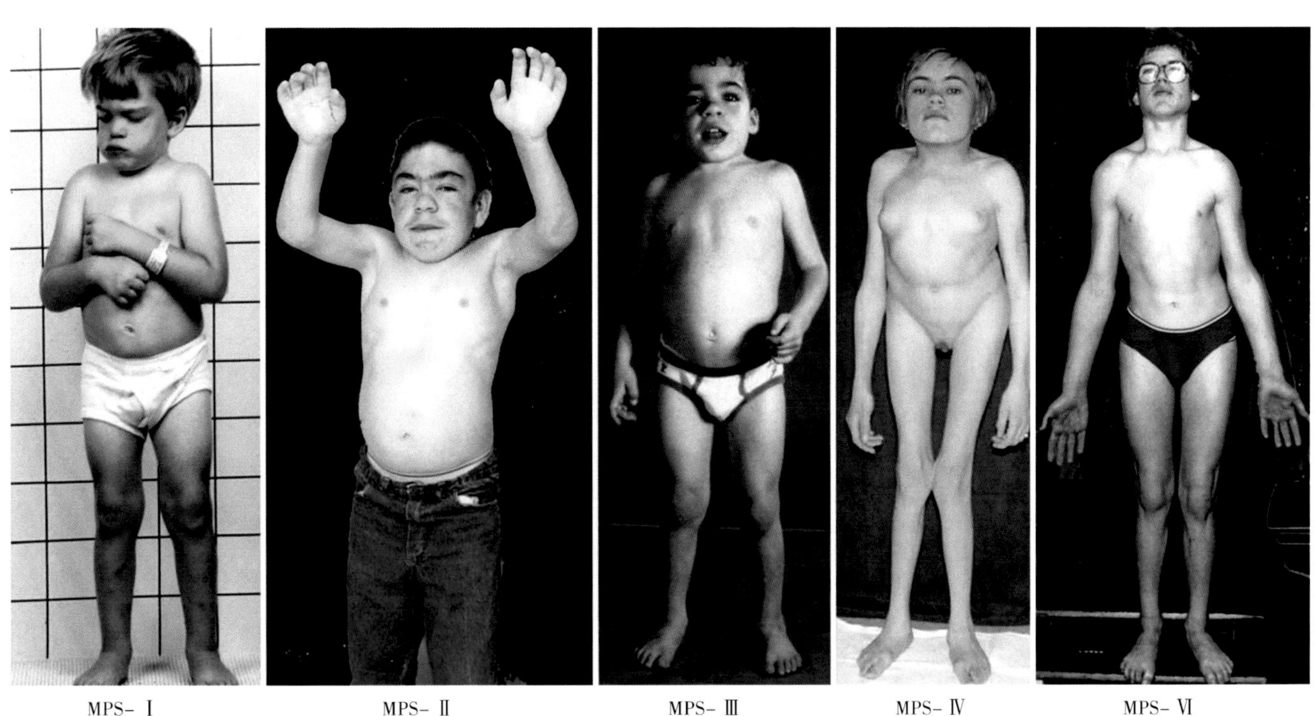


**图 82-2** 各种类型的黏多糖贮积症患者。Ⅰ（Hurler disease）：贺勒症，3 岁；Ⅱ（Hunter disease）：亨特症，12 岁；Ⅲ（Sanfilippo disease）：圣菲利波症，4 岁；Ⅳ（Morquio disease）：莫奎欧症，10 岁；Ⅵ（Maroteaux-Lamy disease）：马罗托 - 拉米症，15 岁

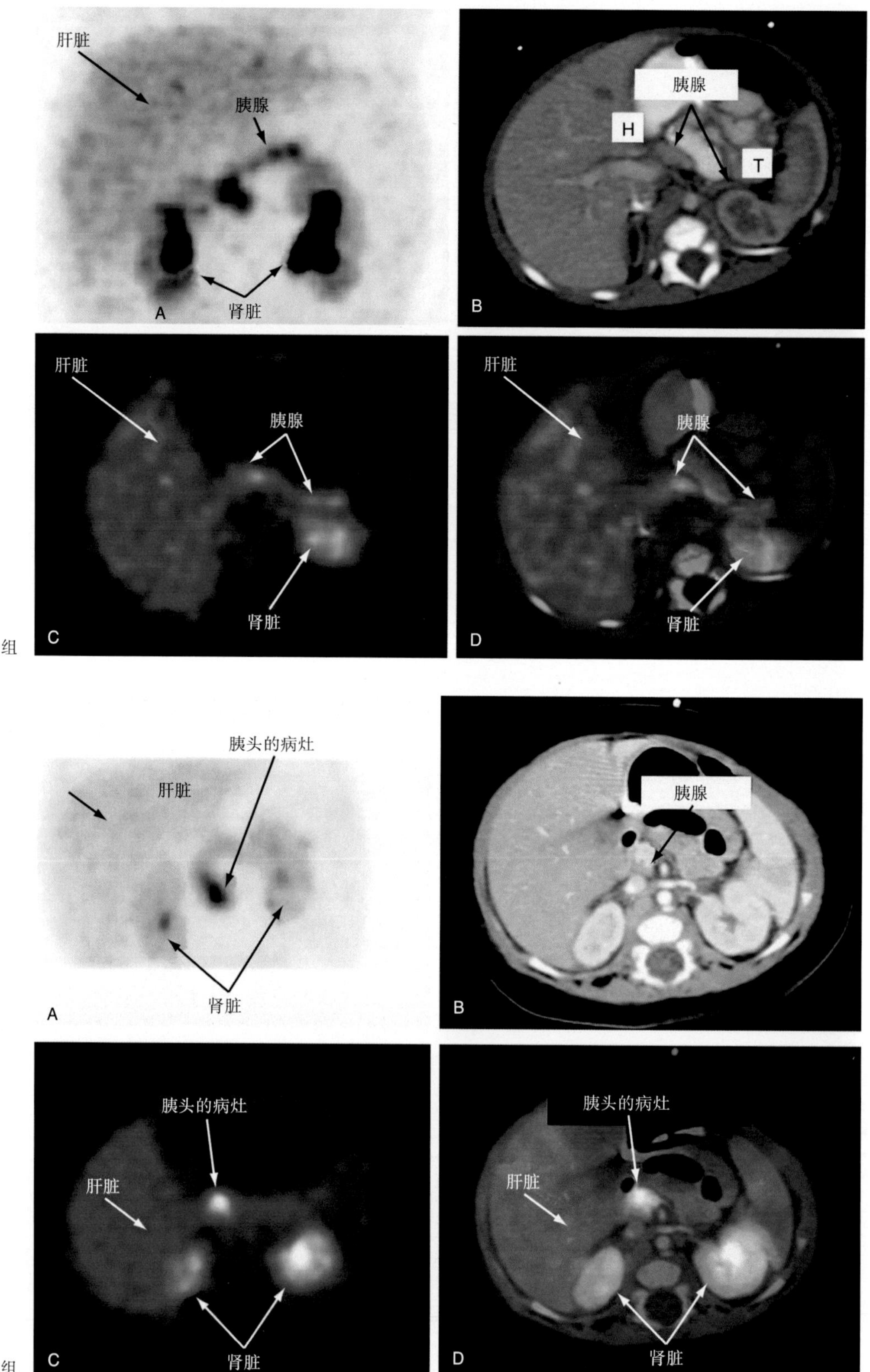


**图 86-3** 先天性高胰岛素血症。Ⅰ组（弥漫型）：弥漫型先天性高胰岛素血症患者的 [18F] -DOPA PET。A. 整个胰腺可见 [18F]-DOPA 的弥漫性摄取；B. 腹部 CT 横断面显示正常胰腺组织；C. [18F]-DOPA 在胰腺弥漫性摄取；D. 通过配准确认胰腺摄取 [18F] - DOPA。H. 胰头；T. 胰尾。Ⅱ组（局灶性）：先天性局灶性高胰岛素血症的 [18F]-DOPA PET。A. 胰腺头区域的 [18F]-DOPA 摄取增加。这个区域的强度大于肝脏和邻近正常胰腺组织。B. 腹部 CT 横断面显示正常胰腺组织；C. [18F]-DOPA 在胰头的局灶性摄取；D. 通过配准确认胰头 [18F]-DOPA 摄取

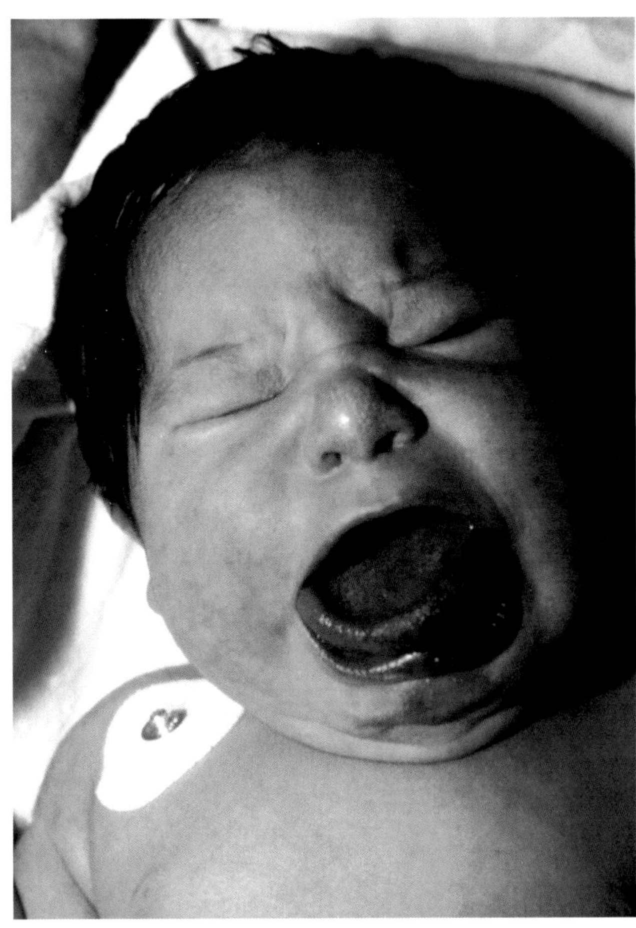

图 86-4　贝克威思 - 威德曼综合征

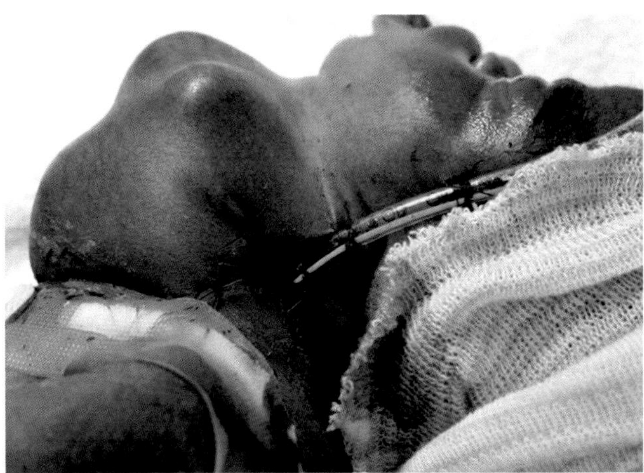

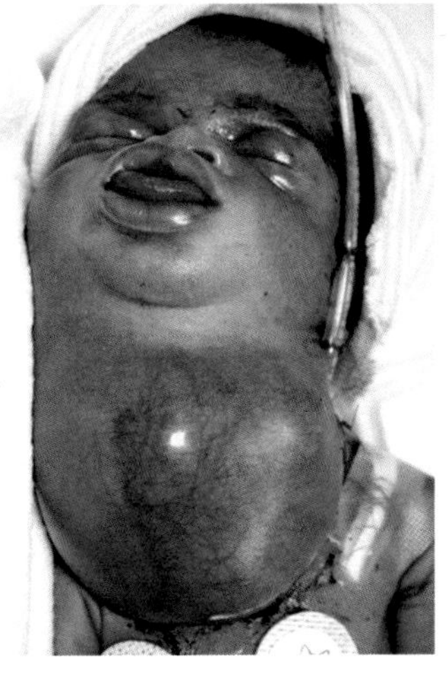

图 94-4　EXIT 技术。畸胎瘤导致严重高位气道梗阻综合征 (CHAOS) 的新生儿。将气管移位到侧颈部

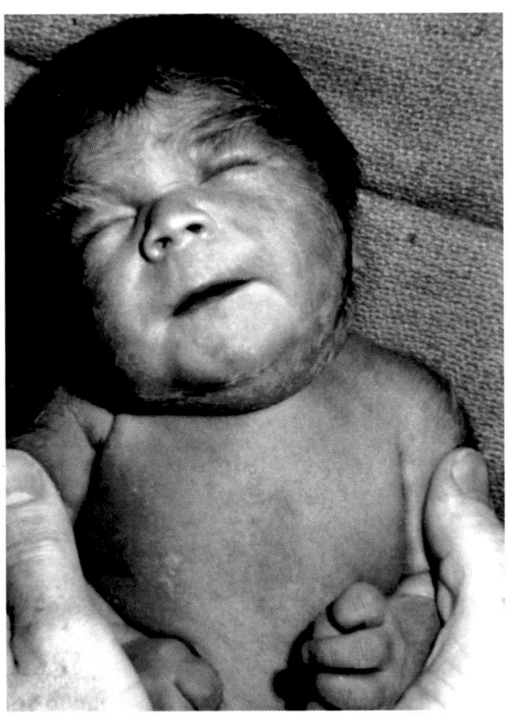

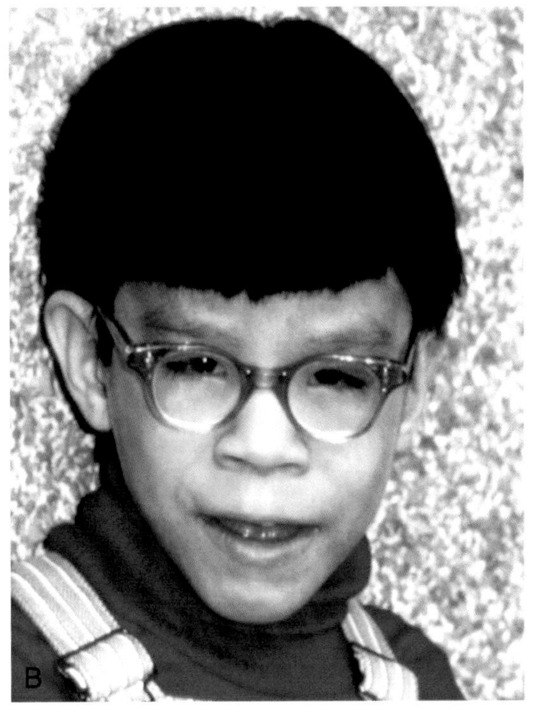


图 100-2　出生时 (A) 和 4 岁时 (B)。注意短眼裂、长而光滑的人中伴朱红色的边界，多毛

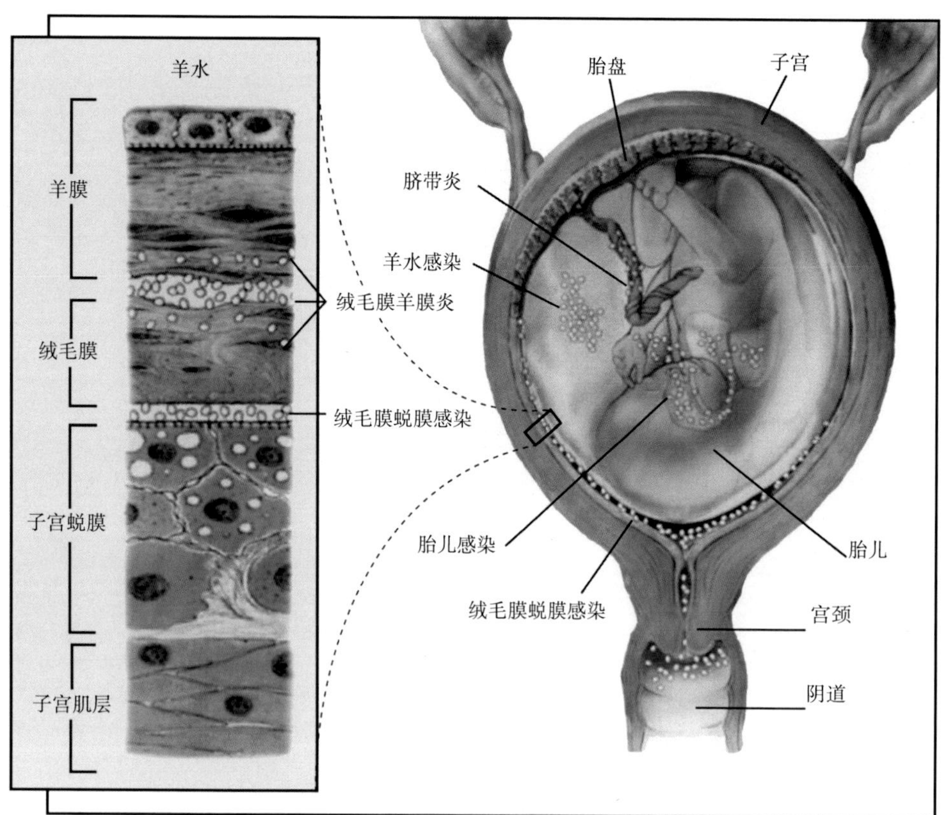


图 103-6 子宫内细菌感染的潜在位点

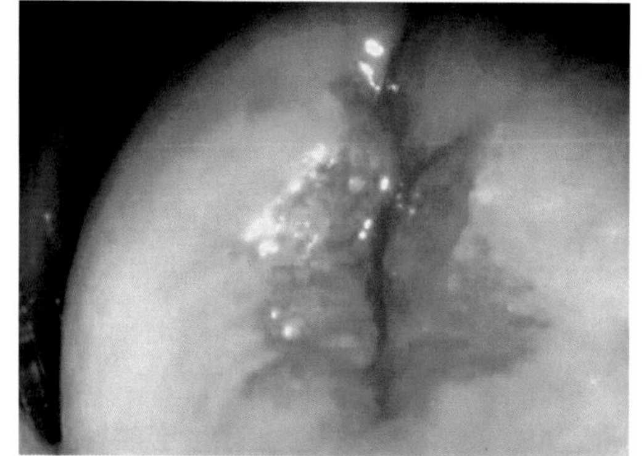

图 114-4 宫颈糜烂

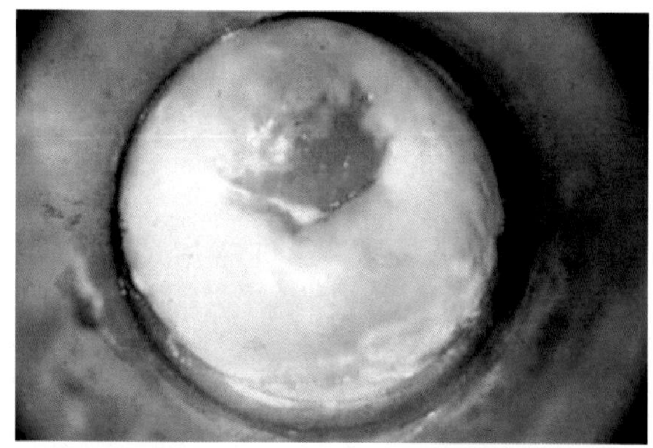

图 114-6 淋球菌性子宫颈炎引起的子宫颈发炎

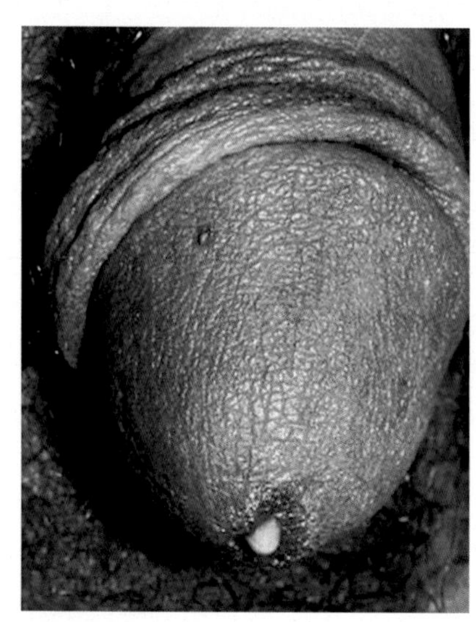

图 114-5 淋球菌尿道排出物

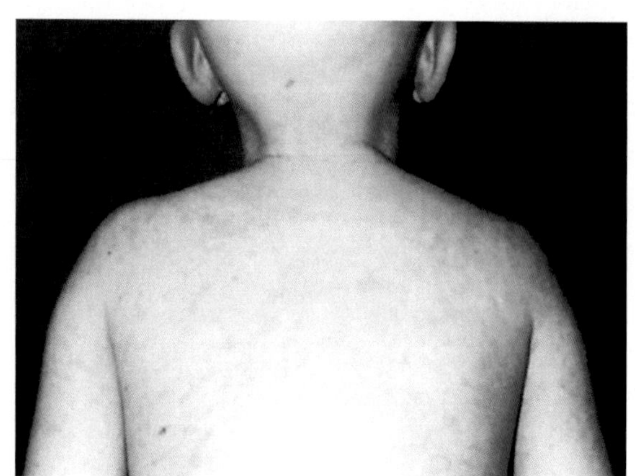

图 131-1 急性移植物抗宿主疾病的皮肤、耳朵、手臂、肩膀、躯干表现（图片来源于 Evan Farmer, MD）

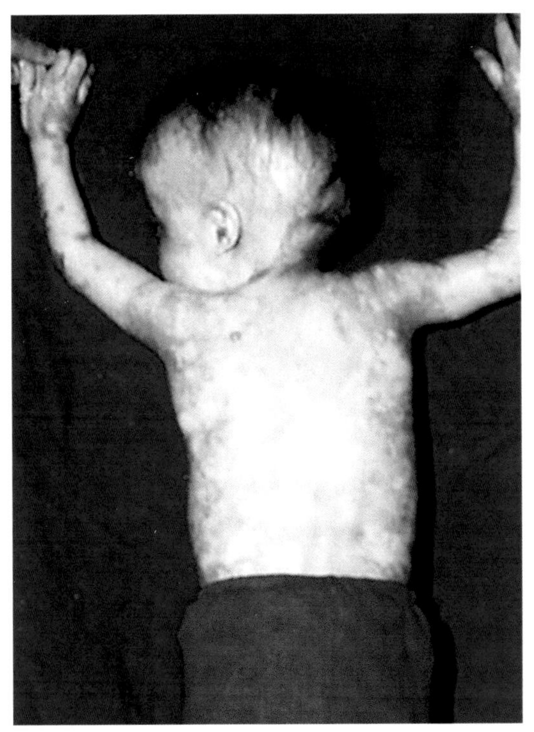

图 131-2　慢性移植物抗宿主疾病的皮肤硬皮病样皮损（参见彩版
图片源自 Evan Farmer, MD）

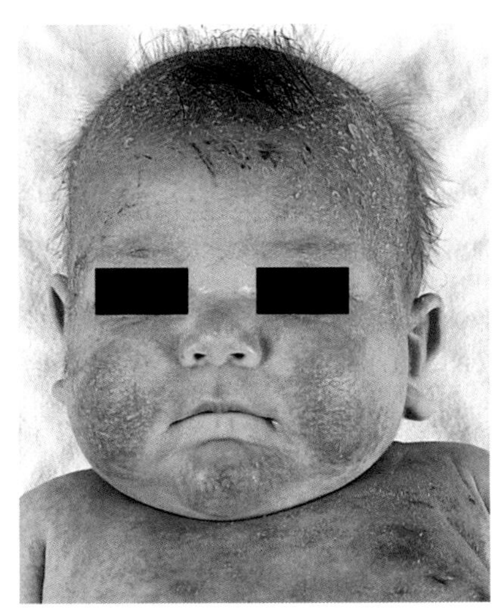

图 139-1　特应性皮炎，典型面颊部受累

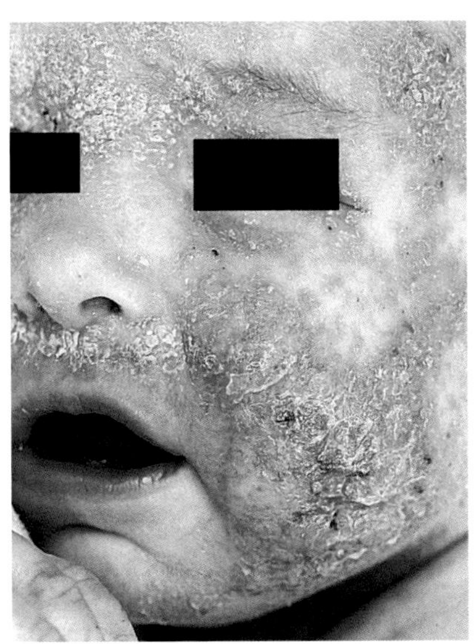

图 139-2　特应性皮炎面部结痂样病变

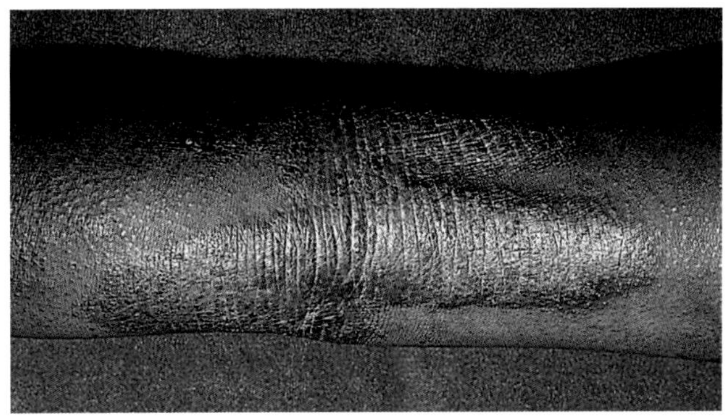

图 139-3　特应性皮炎腘窝部因反复摩擦造成的苔藓样硬变

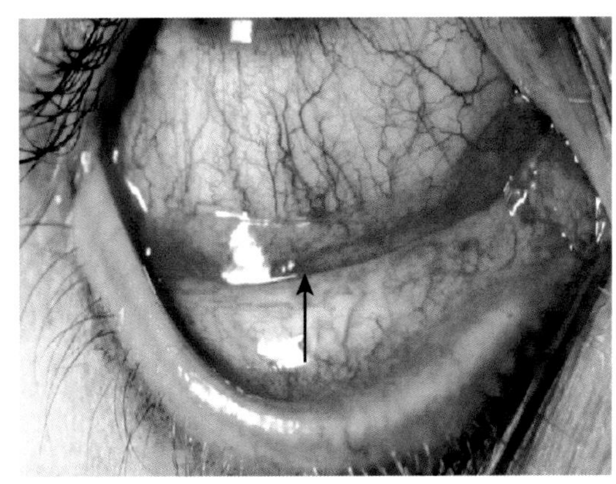

图 141-1　变应性结膜炎，箭头所指为结膜炎时球结膜水肿

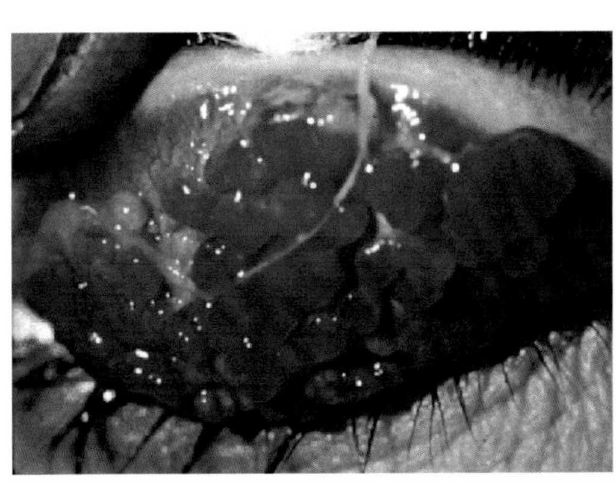

图 141-2　春季角结膜炎，在上眼睑的下侧（睑结膜）可见鹅卵石样乳头和陈旧分泌物

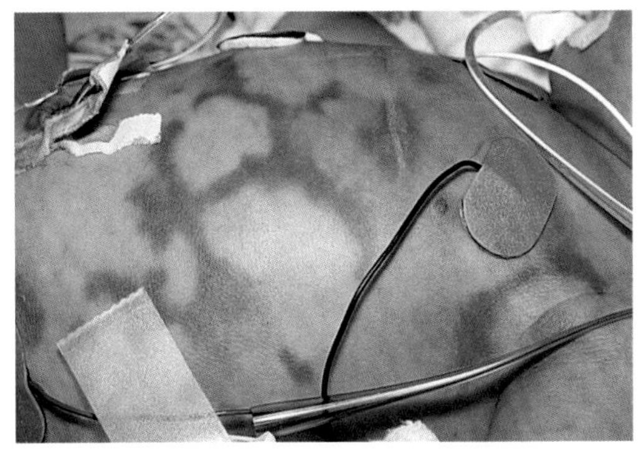

图 142-1　伴前列腺素 E2 释放的多环荨麻疹皮损

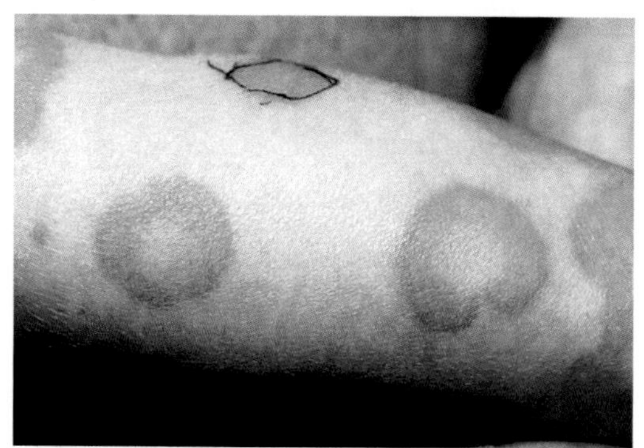

图 142-2　原因不明的环形荨麻疹

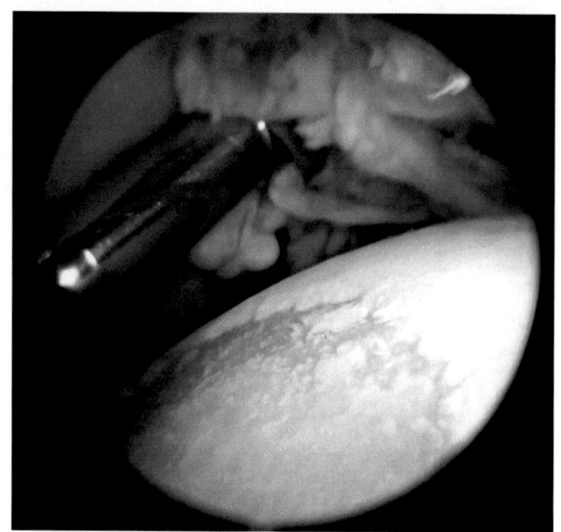

图 149-2　JIA 患儿肩部关节镜检，可见有血管翳形成和软骨侵蚀

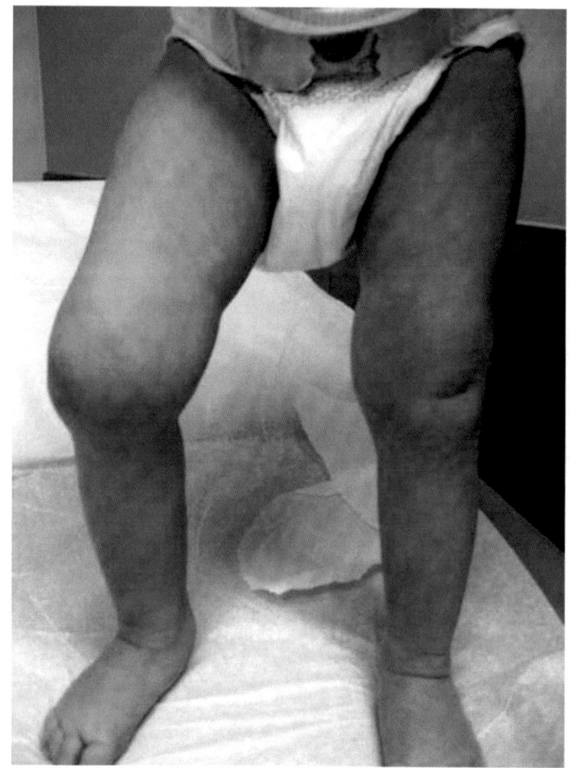

图 149-4　少关节型 JIA 患儿右膝关节肿胀和屈曲挛缩

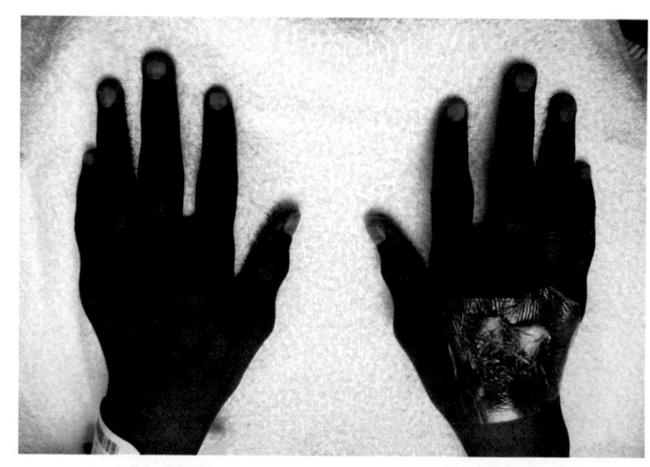

图 149-5　RF 阴性的多关节型 JIA 女性患儿的手部和腕部。注意腕关节，掌指关节，近端和远端指间关节的对称性受累。在这张照片中，患者的右手有一个封闭性敷料，准备建立静脉通道注射生物制剂

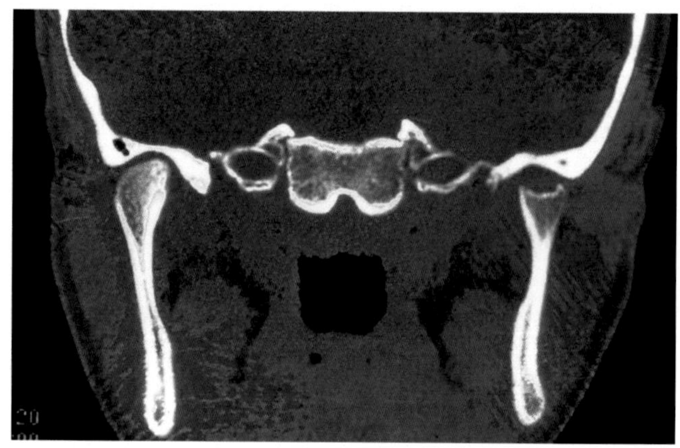

图 149-7　JIA 患者的颞下颌关节 CT 扫描，可见右侧有破坏现象

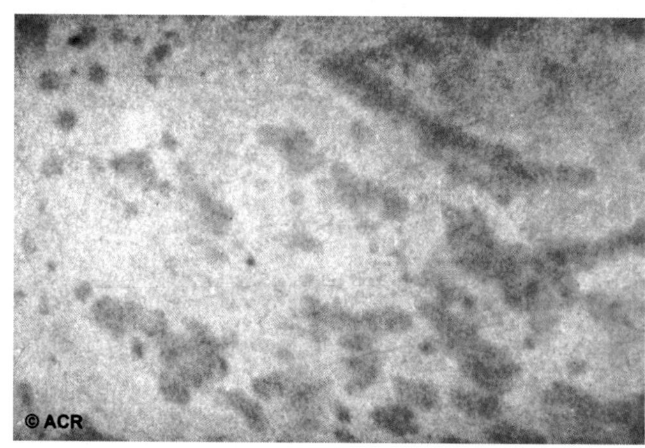


图 149-11　SoJIA 患者的皮疹。皮疹呈鲑鱼色，斑点状，且不伴瘙痒。单个病变是一过性的，成批出现在躯干和四肢

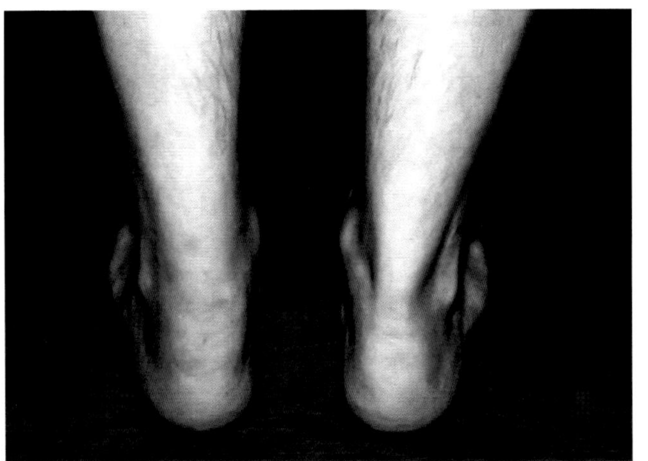

图 151-1　附着点炎—左侧脚后跟前方和脚踝侧面肿胀

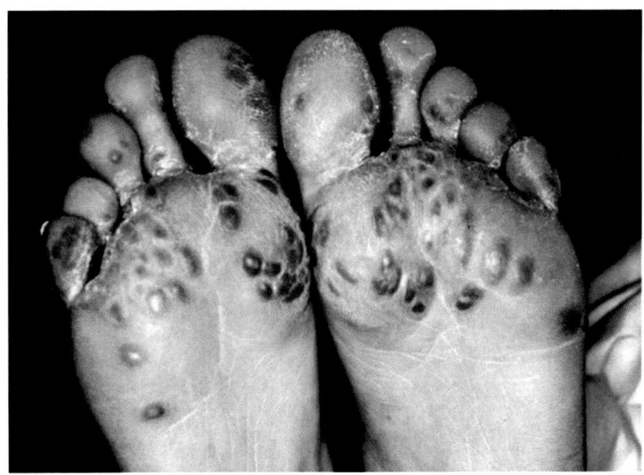

图 151-2　脓溢性皮肤角化病

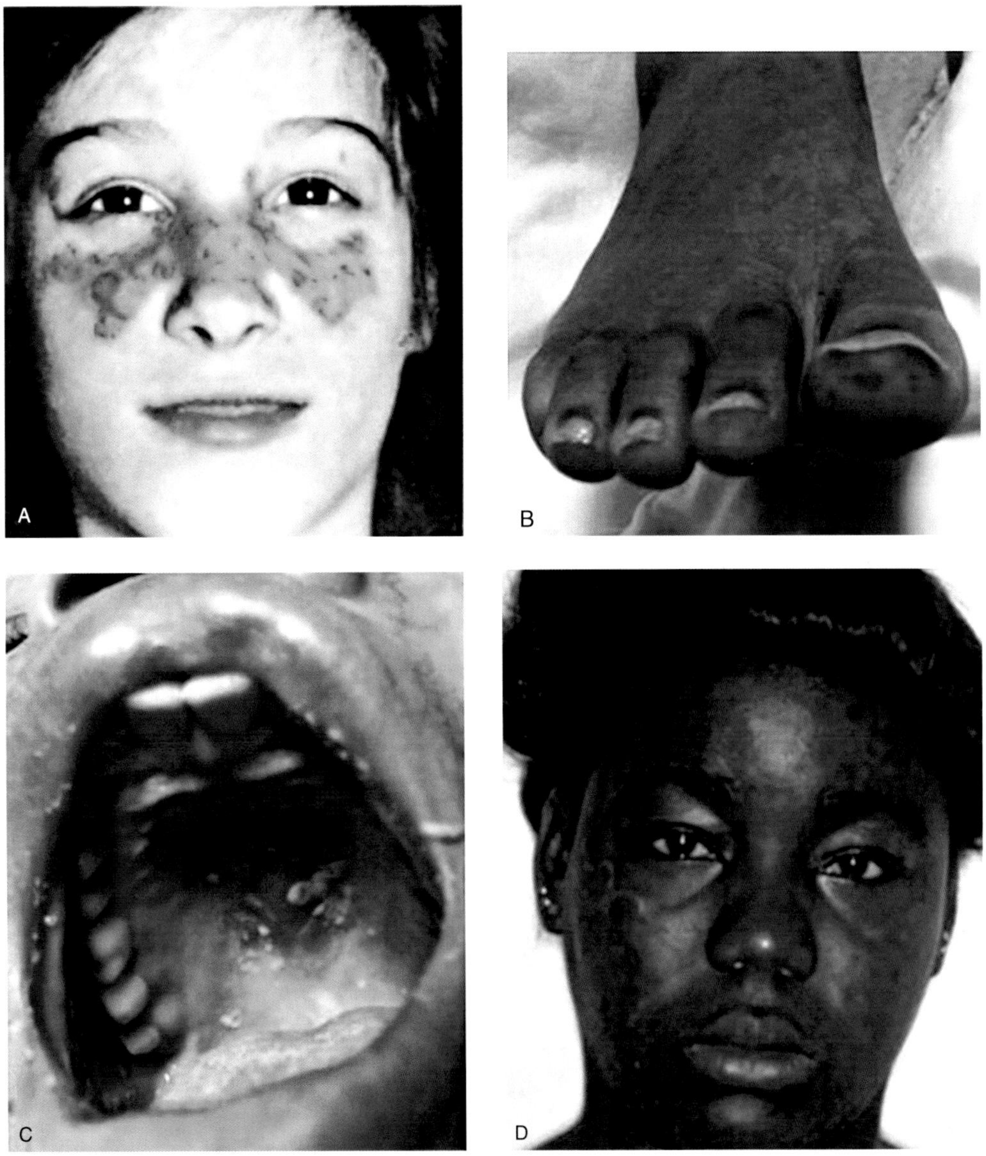

图 152-1　SLE 患者的皮肤黏膜表现。A：蝶形红斑。B：脚趾脉管炎皮疹。C：口腔黏膜溃疡。D：面颊部的盘状皮疹

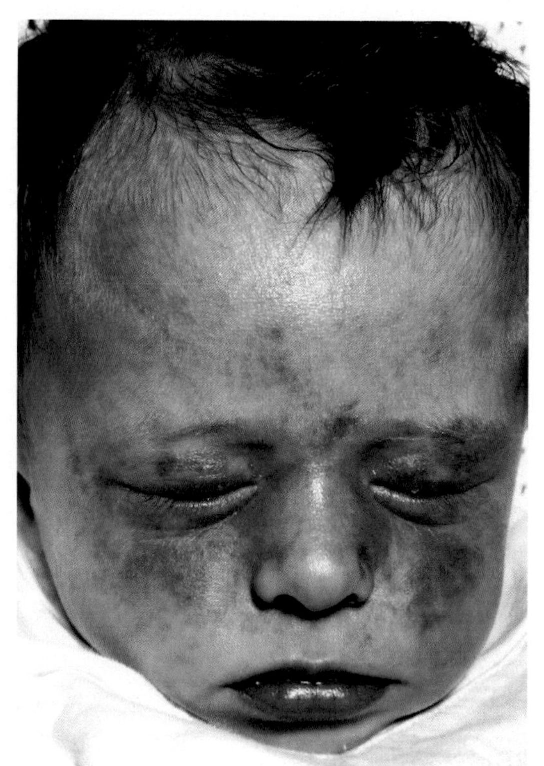

图 152－2 新生儿狼疮综合征。典型的皮疹，在颧骨周围分布，通常对光敏，环形斑块伴红斑和脱屑。图片转载，经患儿父母同意

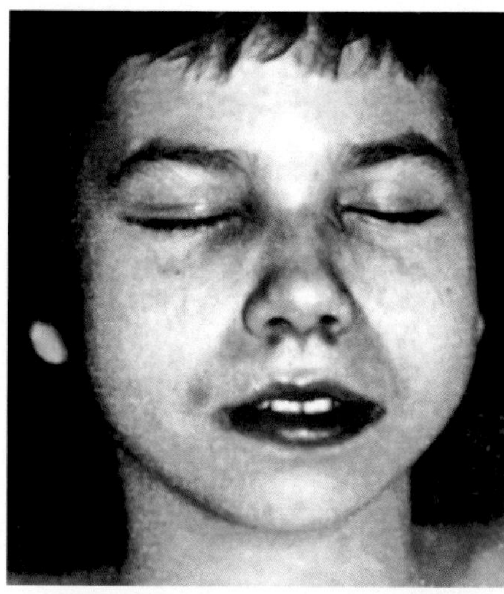

图 153-1 幼年型皮肌炎的面部皮疹。鼻梁和颊部的红斑与上眼睑区的紫罗兰色(趋光性的)变色

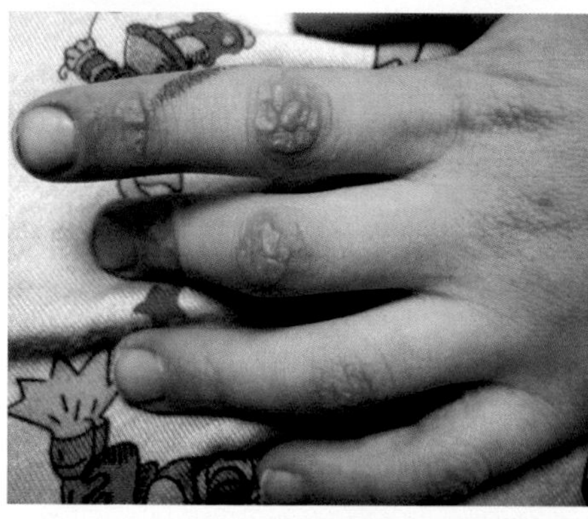

图 153-2 幼幼年型皮肌炎的皮疹。掌部和近端指间关节处的皮肤肥厚和浅红色皮疹(Gottron丘疹)

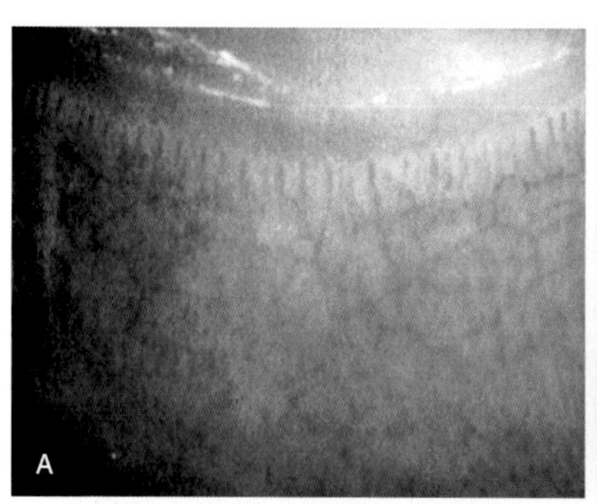

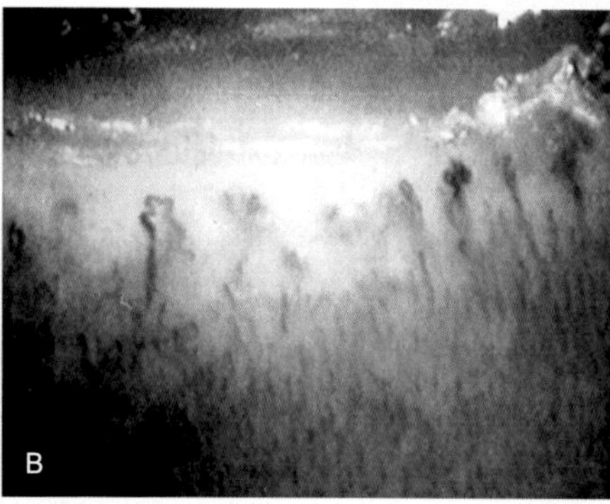

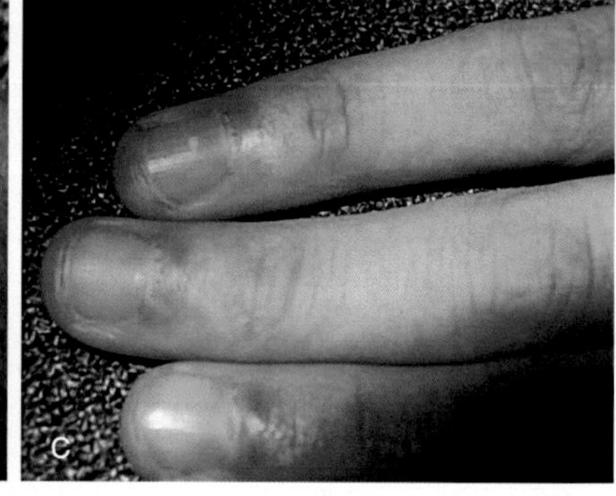

图 153-3 风湿性疾病的甲襞毛细血管病变。A. 健康儿童正常的甲襞毛细血管形式，表现为均匀分布和外观一致的毛细血管袢。B. JDM 患儿甲襞毛细血管形式，毛细管终末袢中断，导致出现广泛无血管区域。也可以见到扩张、弯曲的毛细血管。C. 未用显微镜可以看到严重的甲周毛细血管扩张

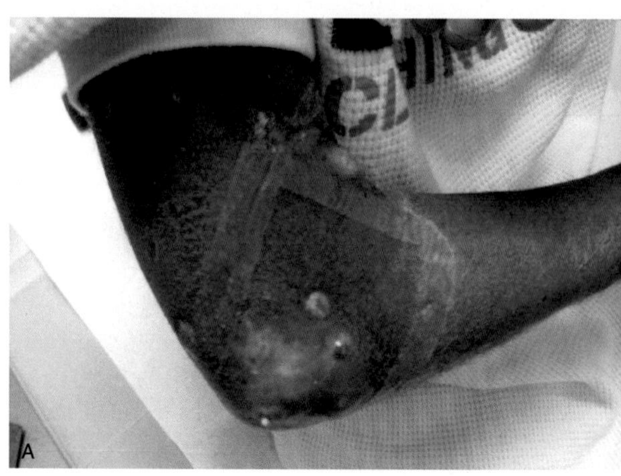

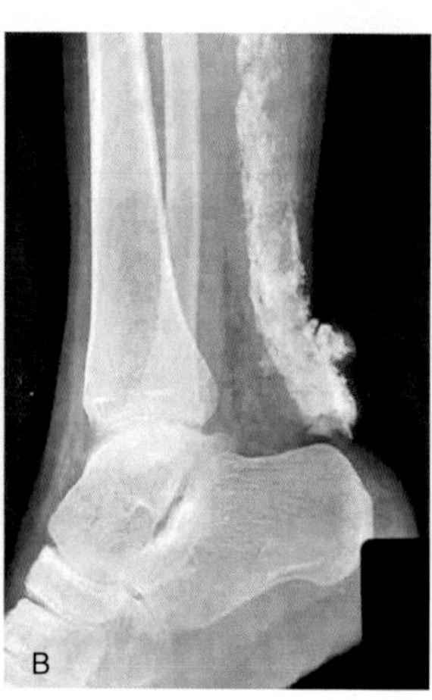

图 153-4 皮肌炎的皮疹和钙化。A. 钙化的皮肤。B. 钙化的影像学证据

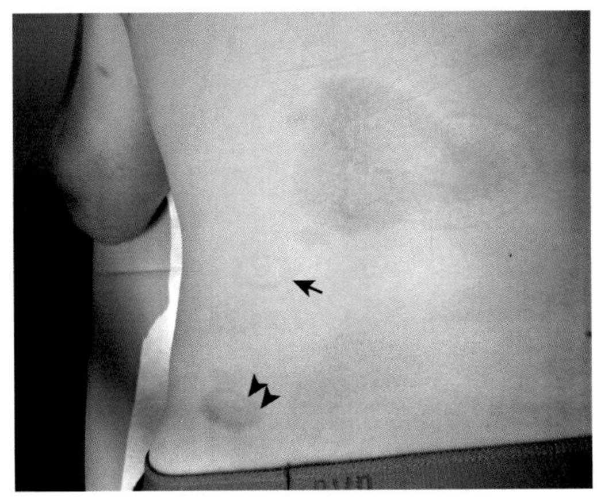

图 154–1 广泛局限性硬皮病男性患儿的皮肤表现。注意活动性圈状皮损(箭头所示)周围有一圈红斑。最大的皮损有区域性炎症后色素沉着，右侧有区域性红斑。小的皮损(箭头所示)显示皮下脂肪萎缩所致的凹陷

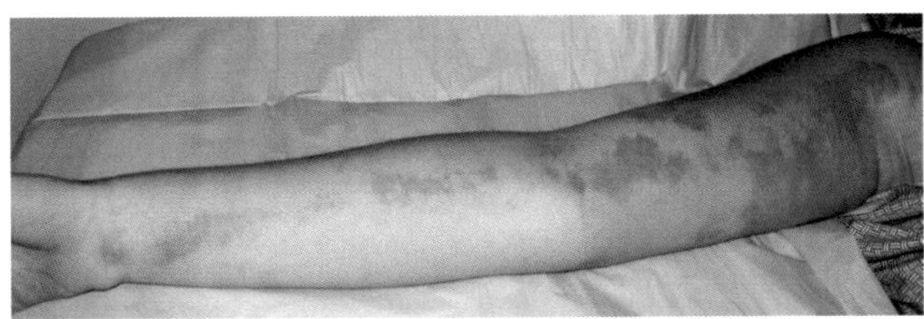

图 154–2 非活动性线性硬皮病显示正常皮肤区域存在色素沉着皮损(跳跃性皮损)

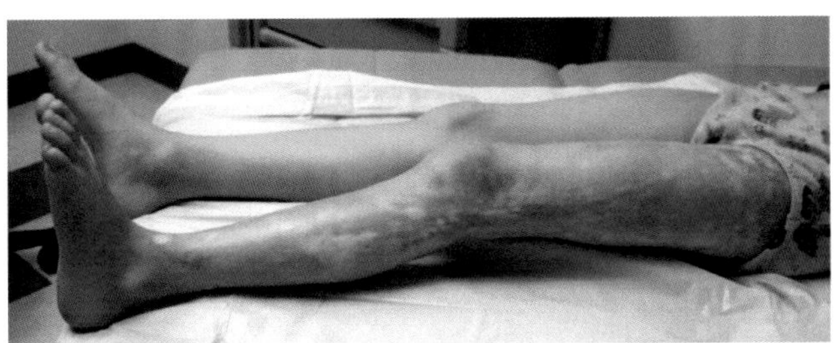

图 154–3 未经治疗的线性硬皮病患儿导致膝关节挛缩，踝关节活动不能，膝盖侧部疤痕慢性皮肤萎缩，色素沉着和色素减退区域。受累腿部较健侧短 1cm

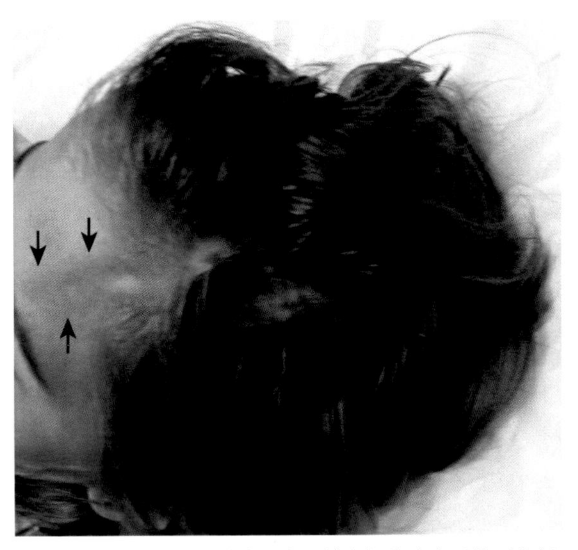

图 154–4 额顶部带状硬皮病患者，其皮损从头皮延伸到前额。治疗前，头皮皮损绑定了慢性皮肤龟裂。注意延伸至前额部的皮肤色素减退(箭头所示)

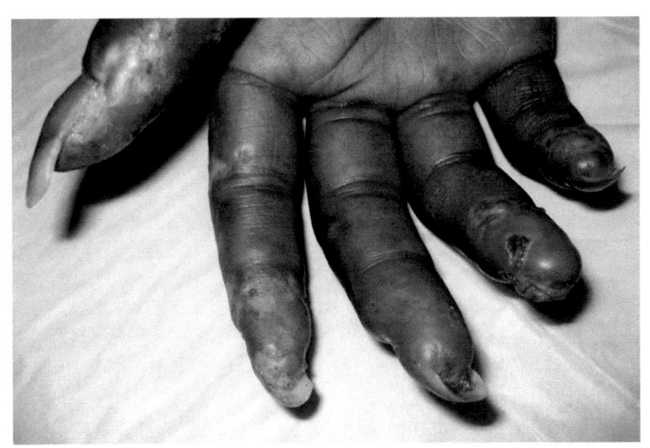

图 154–5 对治疗反应差的系统硬化症患者的指硬皮病和手指溃疡

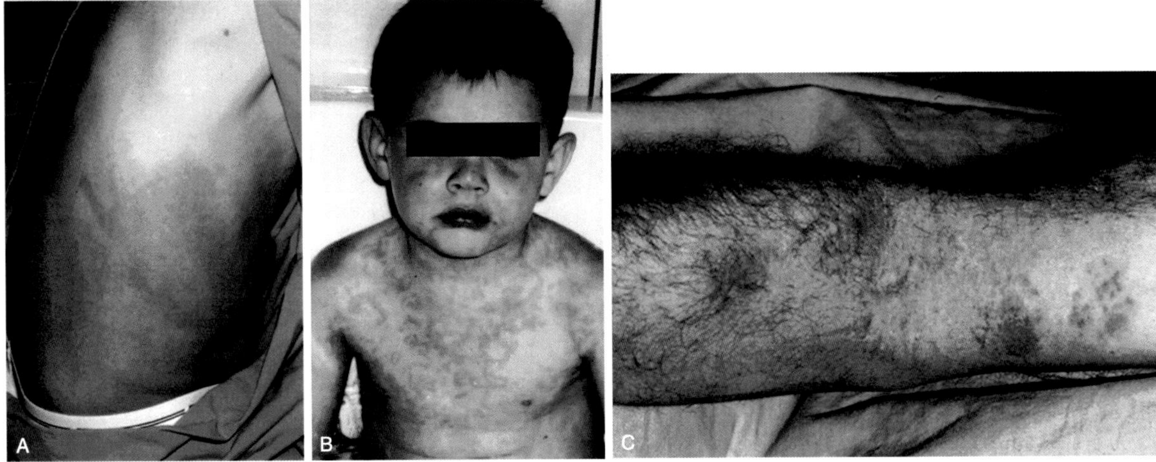


图 157–2 肿瘤坏死因子受体相关周期性综合征的皮肤表现。A. T50M 突变患者的右胁腹。B. C30S 突变患儿累及面部，颈部，躯干和上肢的匍行性皮疹。C. T50M 突变患者右手臂屈侧红斑，结痂性皮疹

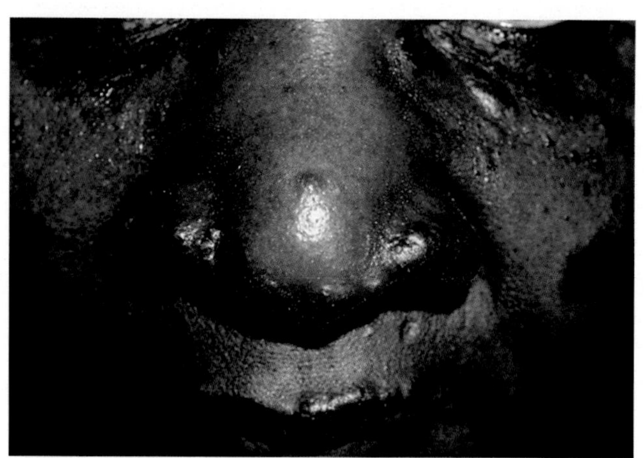

图 159–2 面部肉芽肿结节

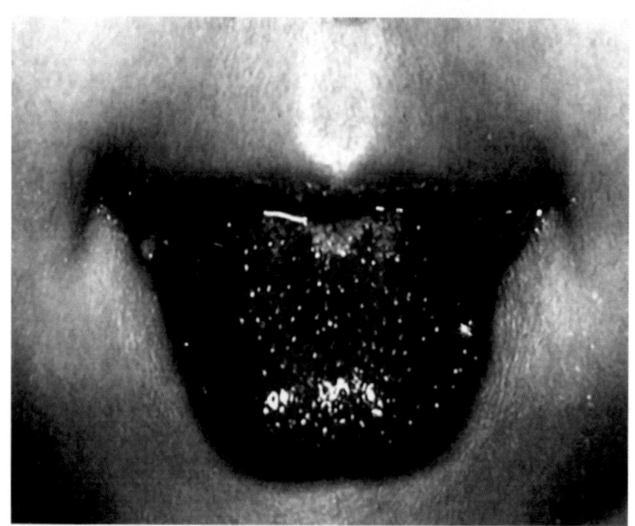

图 160–2 皮肤黏膜淋巴结综合征（川崎病）的草莓舌

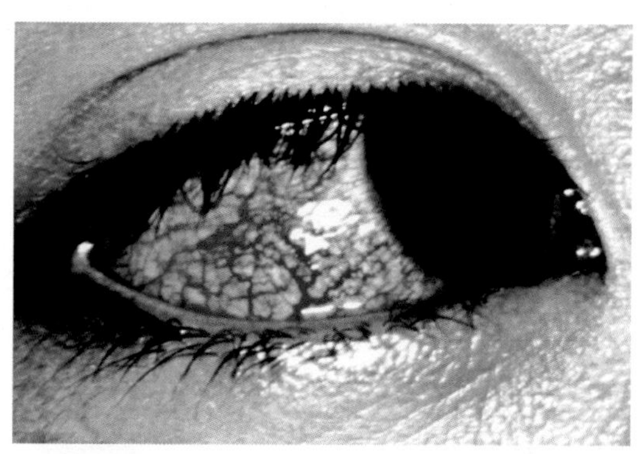

图 160–3 肤黏膜淋巴结综合征（川崎病）患者球结膜充血

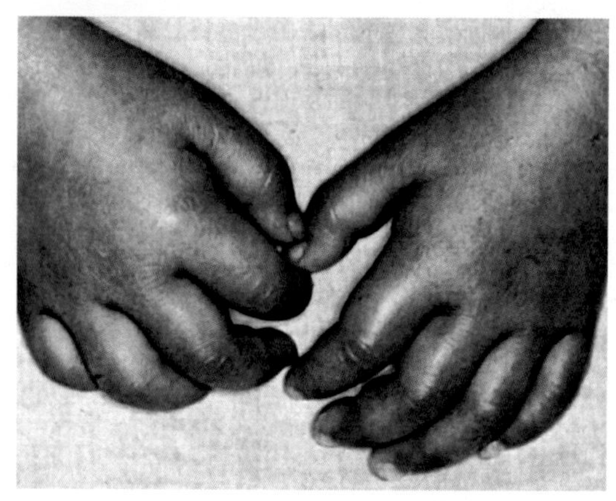

图 160–4 皮肤黏膜淋巴结综合征（川崎病）患者手部硬性水肿

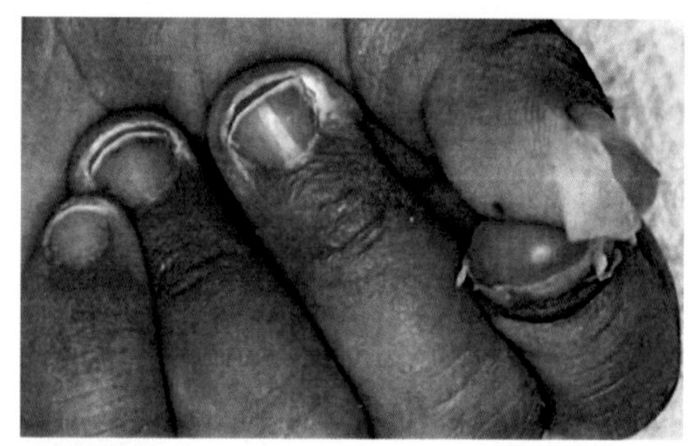

图 160–5 皮肤黏膜淋巴结综合征（川崎病）患者手指脱皮

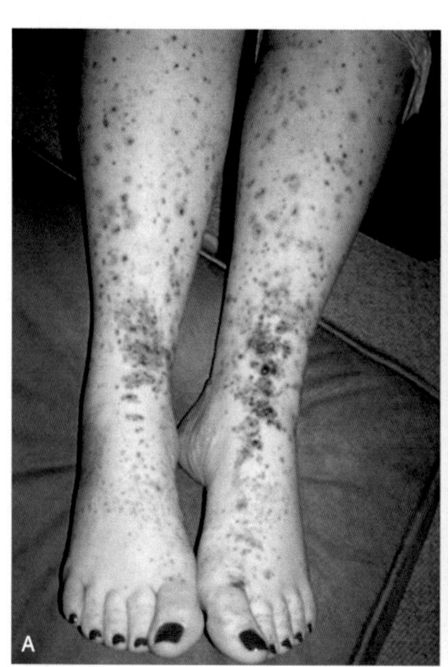



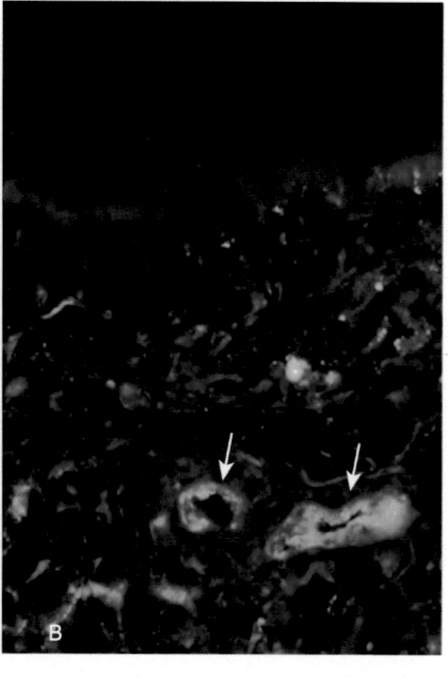



图 161–1 A，HSP 女性患儿下肢典型的可触及的紫癜。B. 该患者皮肤活检显示真皮毛细血管管壁内免疫球蛋白 A 沉积

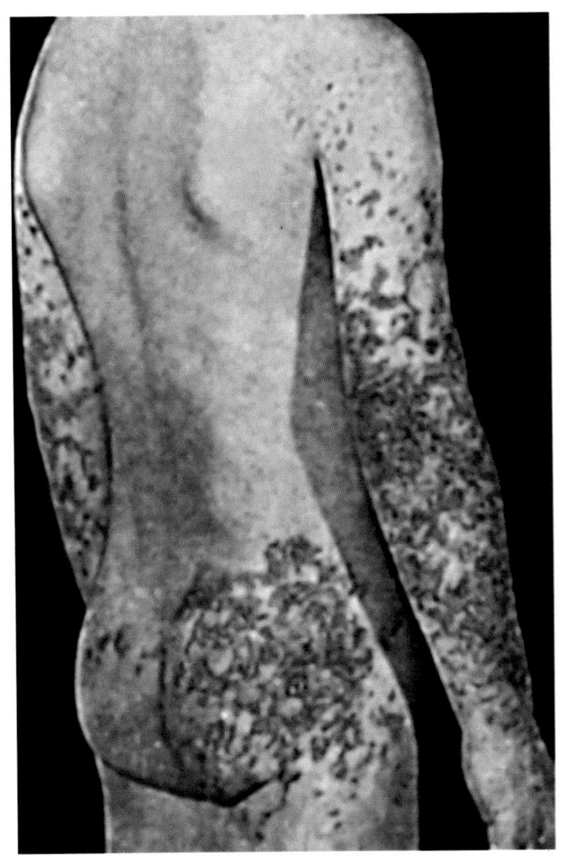

图 161-2　过敏性紫癜

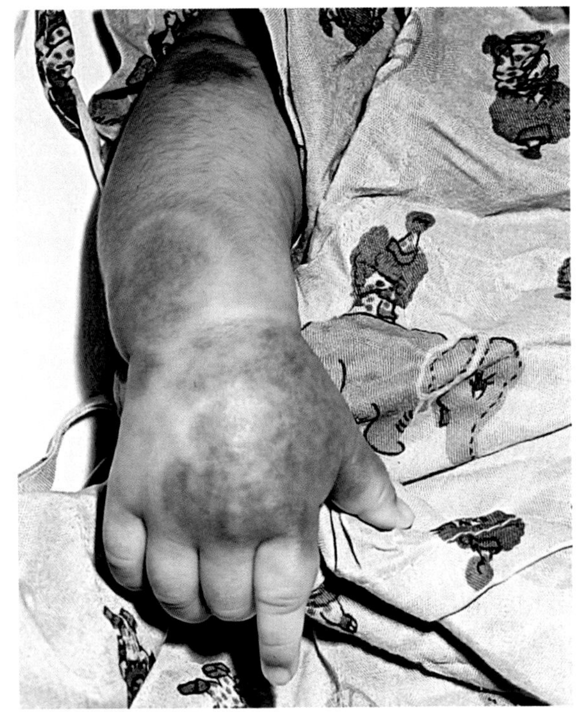

图 161-3　婴儿手臂急性出血性水肿的典型病变

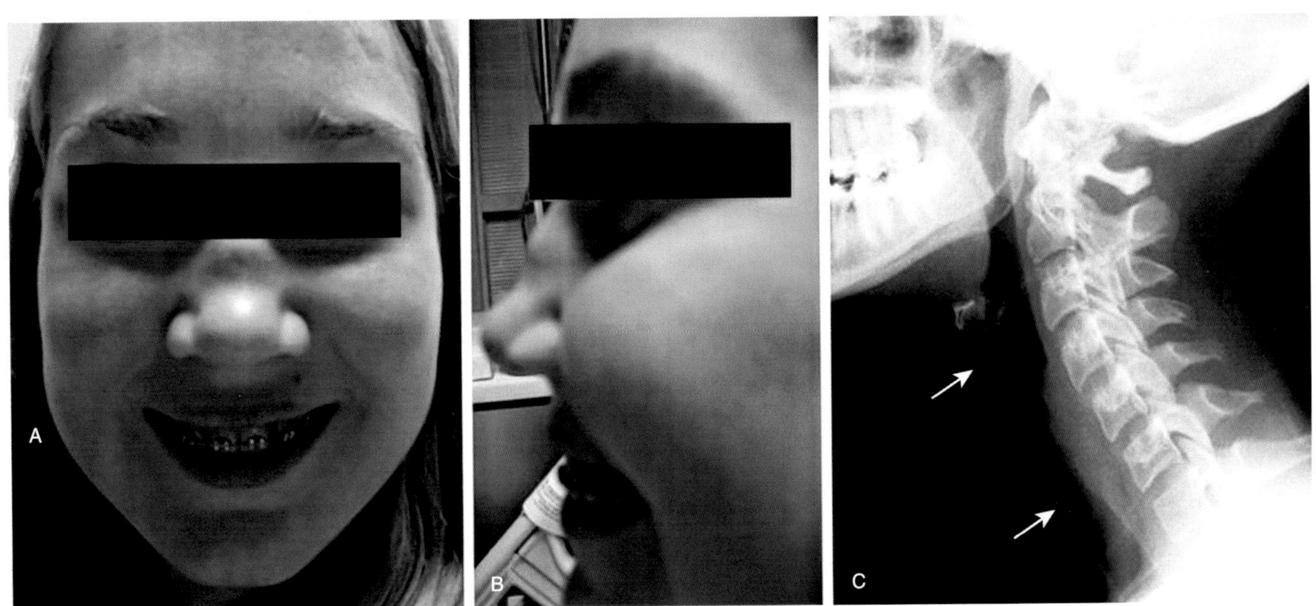

图 161-7　A 及 B. 一名患韦格纳肉芽肿的青春期女孩鞍鼻畸形的正位及侧位图。C. 该患者颈部侧位 X 片示声门下气管后壁呈节段性不规则状

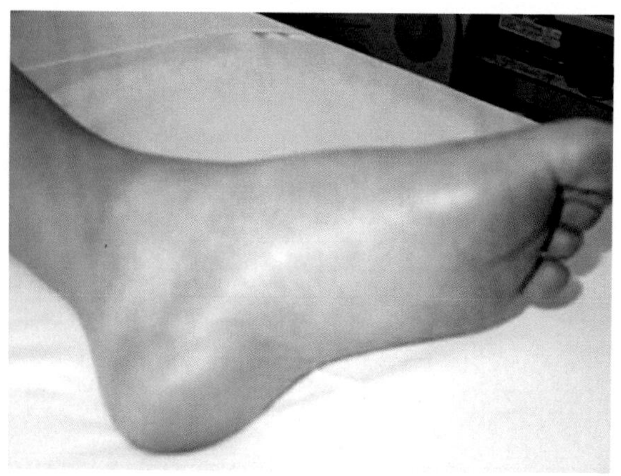

图 162-3　红斑性肢痛症足部典型发红和水肿

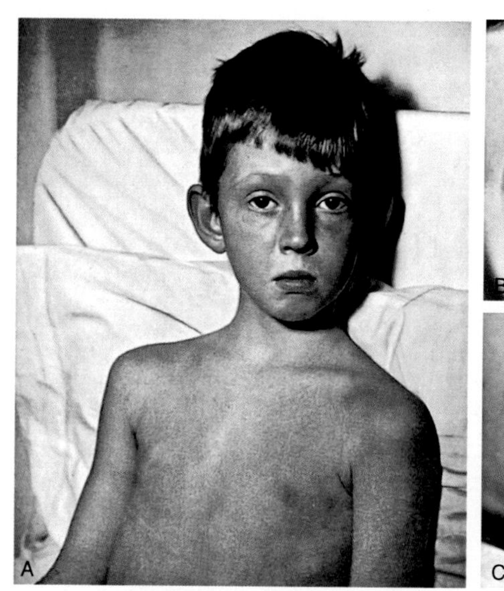


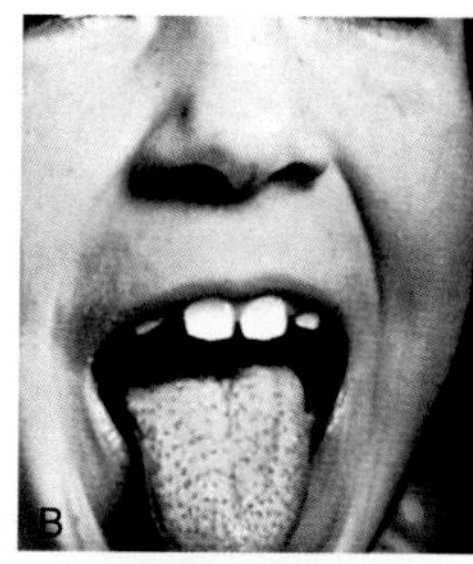


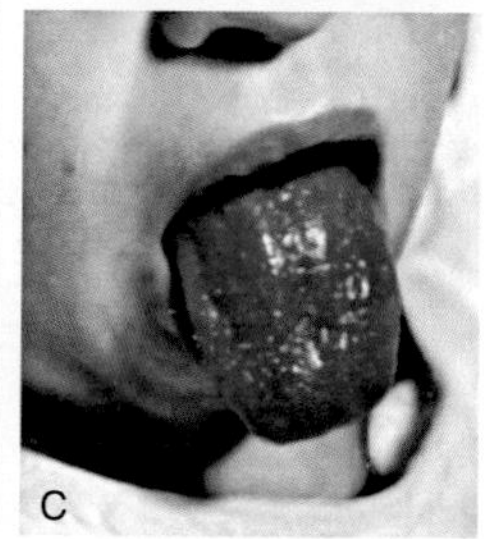


图 176-1　猩红热。A. 点状，红斑皮疹（第 2 天）。B. 白色草莓舌（第 1 天）。C. 红色草莓舌（第 3 天）

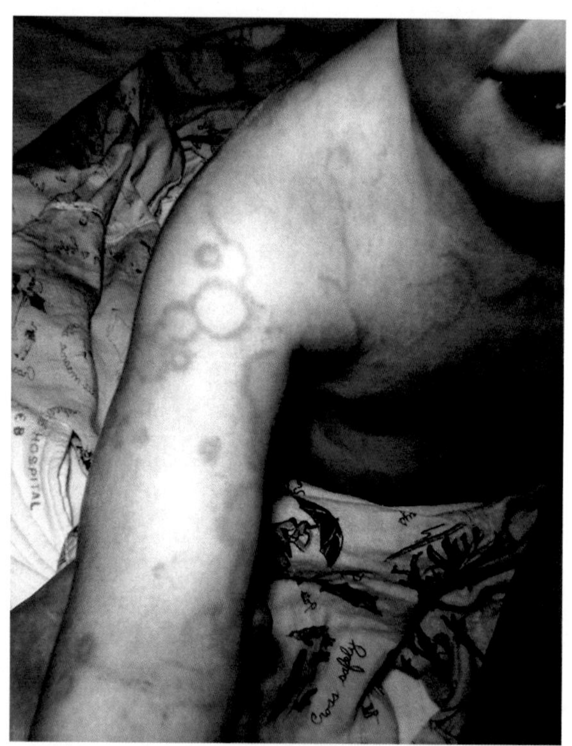


图 176-2　一名急性风湿热发热儿童的环形红斑的环形红色边缘

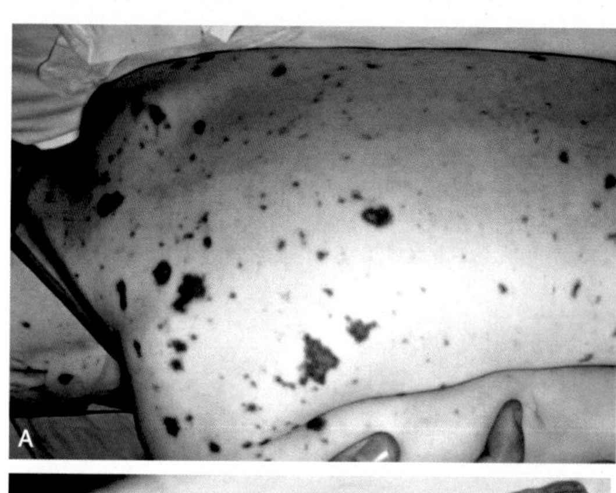


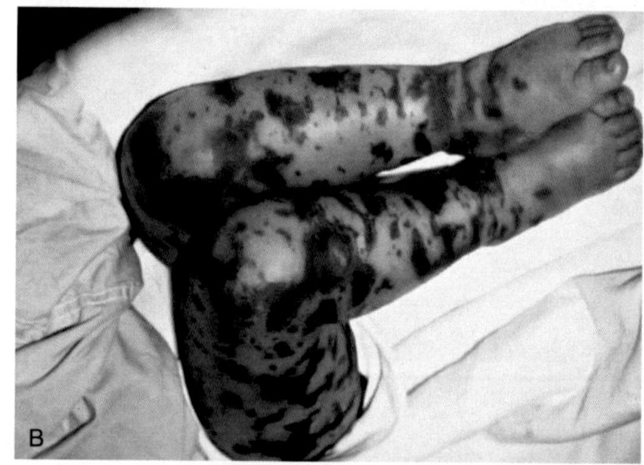


图 184-1　A. 一个 3 岁孩子患脑膜炎球菌败血症的紫癜样皮疹。B. 一个 11 月孩子患脑膜炎球菌败血症的爆发性紫癜

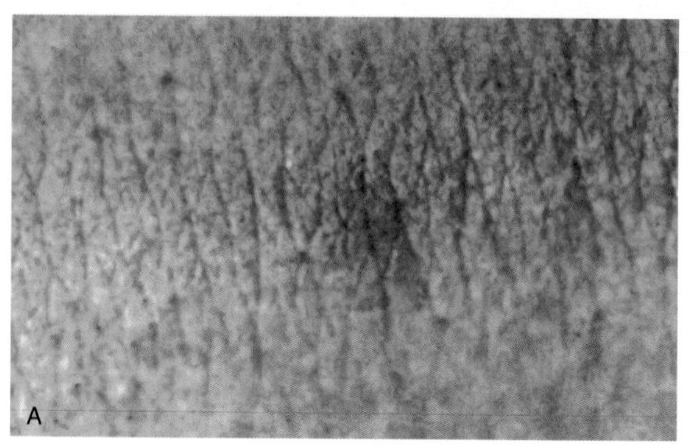


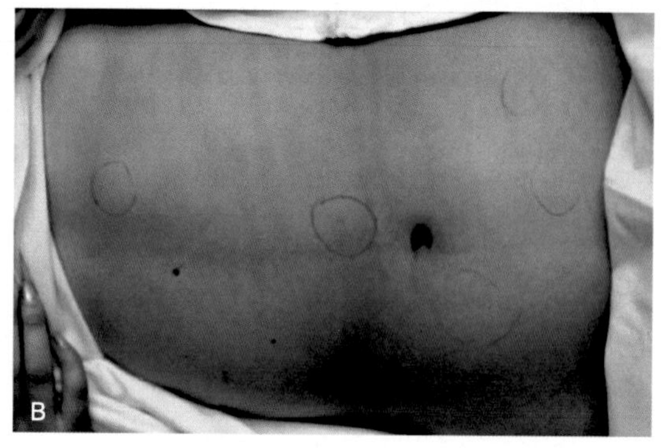


图 190-4　A. 感染伤寒的试验志愿者身上的玫瑰疹。B. 通常位于腹部的一小簇玫瑰疹可能很难被鉴别，特别是肤色深的人

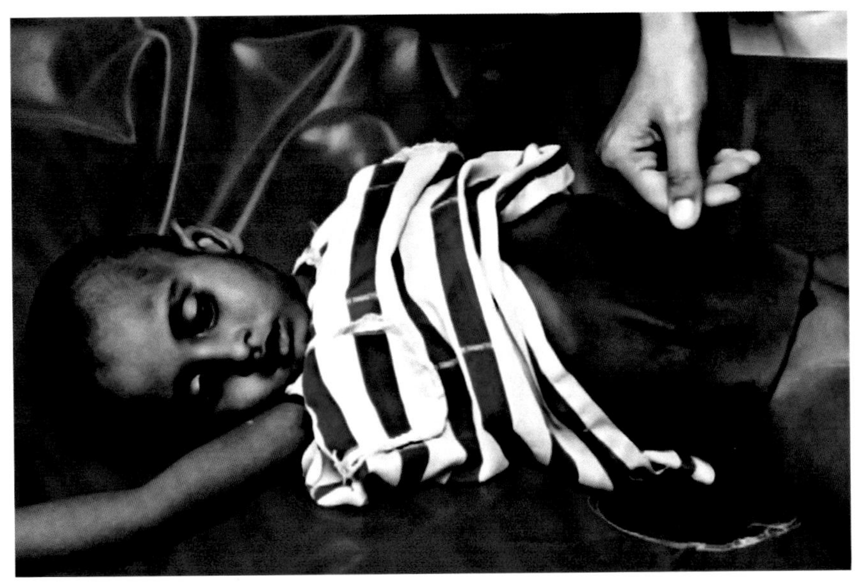

**图 193-1** 一个横卧在一张小床上的儿童，有典型的霍乱严重脱水体征，眼球凹陷、昏睡、皮肤弹性差。但是在 2h 内，他坐了起来，神志清楚，可以正常饮食

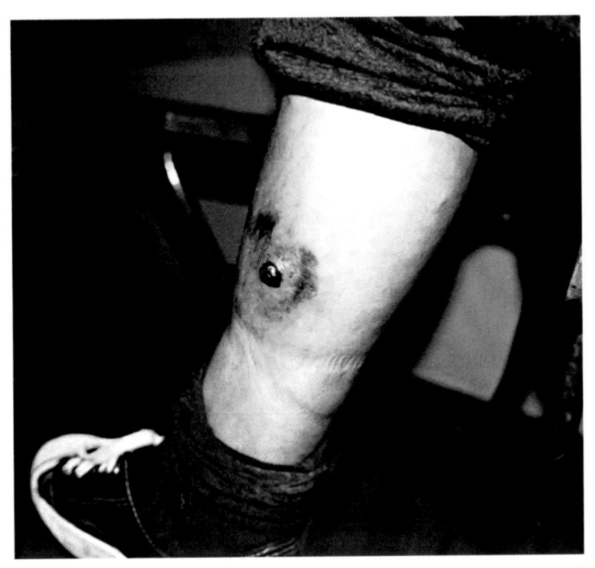

**图 201-1** 一位秘鲁安第斯山脉居民腿上的单个大秘鲁疣。这种病变容易发生表浅性溃疡，其丰富的血管可导致大量出血。病损周围皮肤瘀斑也较明显

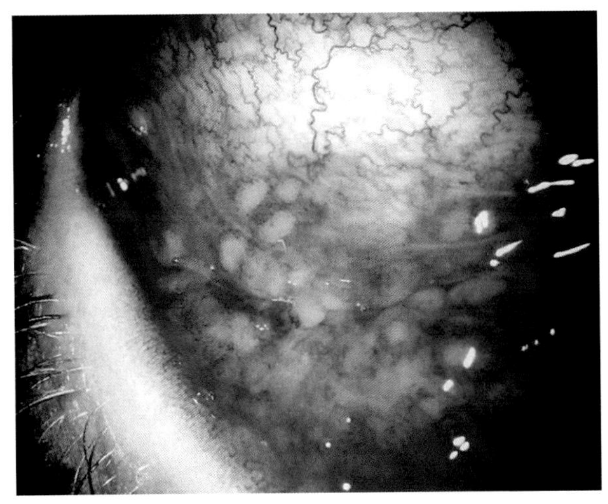

**图 201-4** 帕里诺眼腺综合征肉芽肿性结膜炎与同侧局部淋巴结病相关联，通常为耳前，下颌下少见

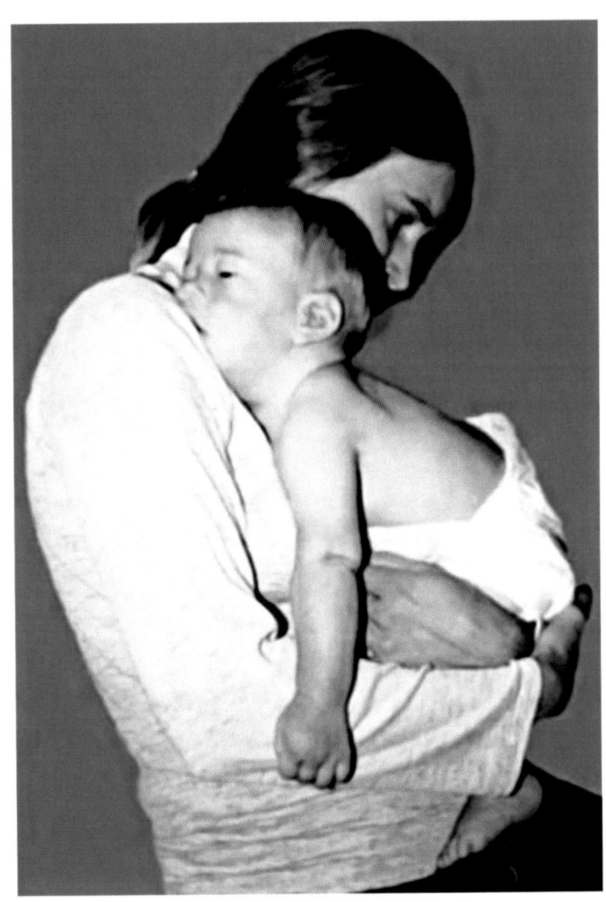

**图 202-1** 一例 3 个月大的婴儿型肉毒中毒患者，出现上睑下垂、面无表情、颈、躯干和四肢肌张力减退征象。在这张图片上，患者延髓麻痹征象 - 眼肌麻痹、哭声微弱、吸吮差和吞咽困难（流口水）并不明显

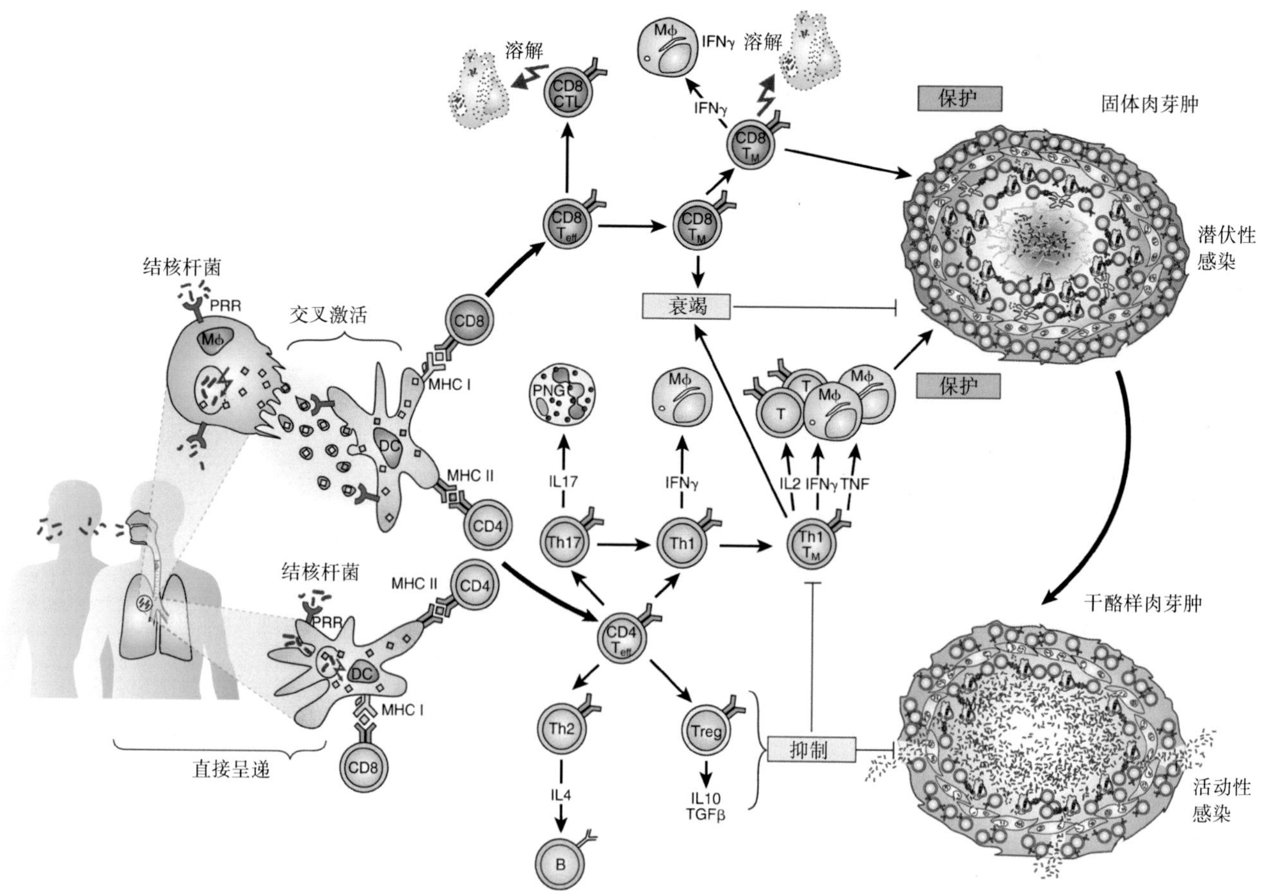

溶解
IFNγ 溶解
CD8 CTL
IFNγ
保护
固体肉芽肿
CD8 $T_M$
CD8 $T_{eff}$
CD8 $T_M$
潜伏性感染
结核杆菌
PRR
Mϕ
交叉激活
CD8
衰竭
MHC I
PNG
Mϕ
T
T
Mϕ
Mϕ
保护
DC
MHC II
IL17
IFNγ
IL2 IFNγ TNF
CD4
Th17
Th1
Th1 $T_M$
结核杆菌
MHC II
CD4
干酪样肉芽肿
PRR
DC
CD4 $T_{eff}$
MHC I
Th2
Treg
抑制
直接呈递
CD8
IL4
IL10 TGFβ
活动性感染
B

**图 207-4** 结核分枝杆菌感染免疫应答示意图。结核分枝杆菌的感染控制需要 T 淋巴细胞和巨噬细胞共同作用。结核分枝杆菌可以在巨噬细胞和树突状细胞内的吞噬小体内存活。MHC Ⅱ类分子和结核杆菌肽链结合将抗原提呈给 CD4T 细胞。而 CD8 杀伤性 T 细胞的激活需要 MHCI 类分子与细胞质中的结核分枝杆菌肽链结合，既可通过抗原直接进入细胞质，也可通过巨噬细胞释放包含抗酸杆菌的凋亡细胞交叉激活。这些分子被树突状细胞细胞吞噬并提呈抗原。CD4 辅助 T 细胞向不同亚型分化，树突状细胞和巨噬细胞表达模式识别受体识别病原体表面的模式分子。Th1 细胞合成分泌 IL-2 激活 T 淋巴细胞，分泌 TNF（肿瘤坏死因子）激活巨噬细胞。Th17 细胞是接种疫苗后肺部形成早期保护性免疫的组成部分，可以激活多核粒细胞。Th2 细胞和调节 T 细胞通过 IL-4、TGF-β、IL-10 共同调节 Th1 细胞介导的保护作用。CD8T 细胞合成分泌 γ-干扰素、和肿瘤坏死因子（TNF）激活巨噬细胞。同时，CD8T 细胞也是杀伤性 T 细胞，分泌穿孔素和颗粒酶裂解宿主细胞直接杀伤结核杆菌。记忆性 T 细胞可以产生多种细胞因子，主要包括 IL-2、IFN-γ 和 TNF，从而发挥效应性 T 细胞作用。在活动性结核肉芽肿中，结核分枝杆菌进入休眠状态并对机体的杀伤免疫。T 淋巴细胞的衰亡主要通过 T 淋巴细胞和 DC 细胞间的相互作用介导。调节性 T 细胞分泌 IL-10 和 TGF-β，抑制 Th1 类应答。此过程可导致休眠的结核分枝杆菌复苏，最终导致干酪样肉芽肿和活动性感染。

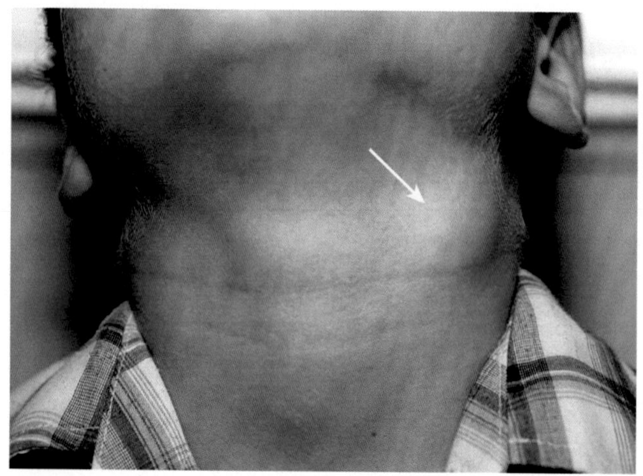
**图 209-1** 感染 MAC 的一个肿大颈部淋巴结。淋巴结质硬、无痛、可活动，不红

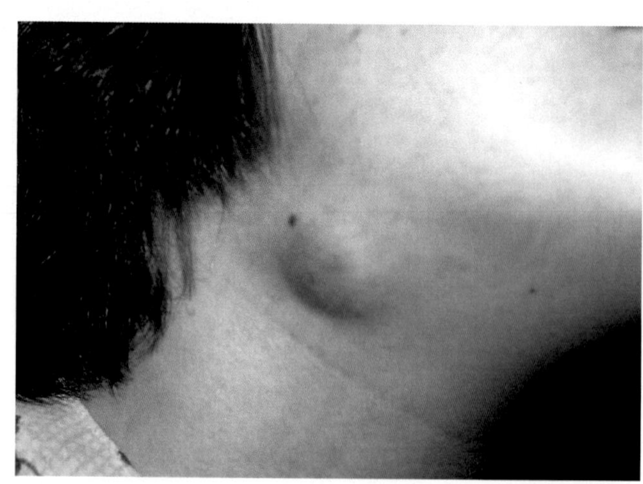
**图 209-2** 感染 MAC 的一个化脓性颈部淋巴结

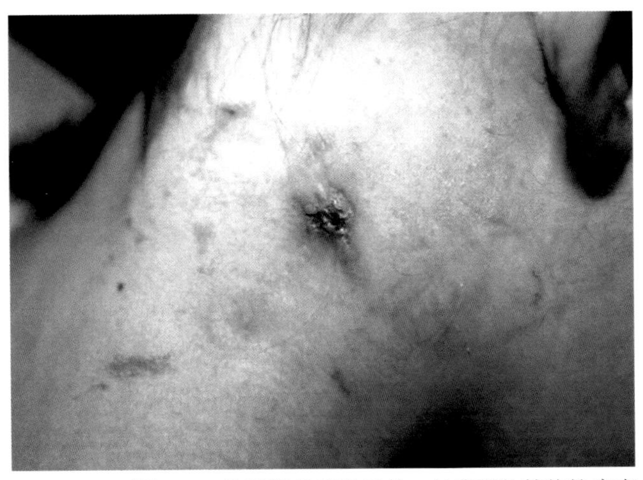
图 209-3　感染 MAC 的颈部破溃淋巴结，与典型的结核性瘰疬相似

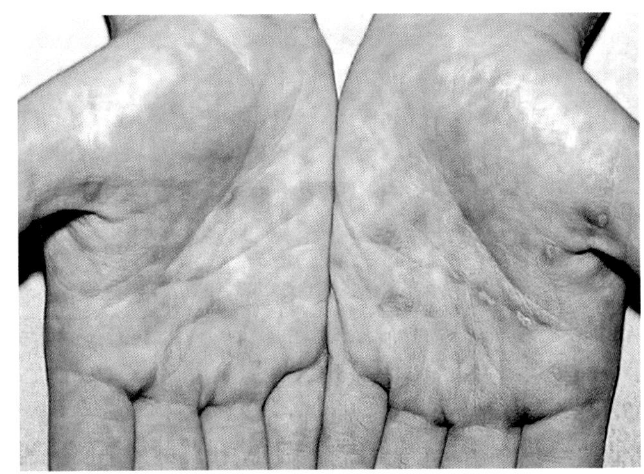
图 210-3　二期梅毒 . 二期梅患毒的手掌，可见火腿样颜色斑

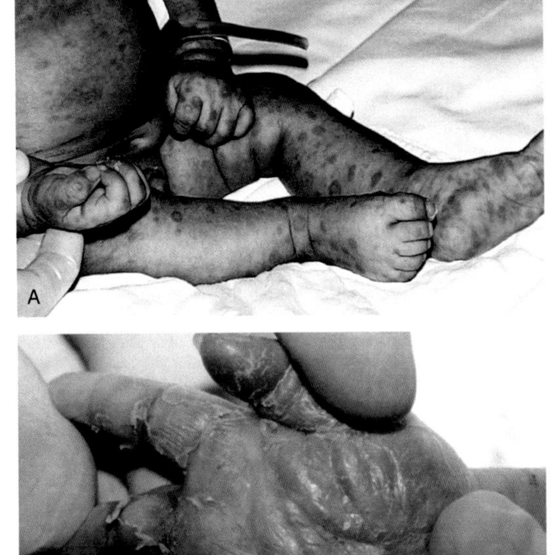
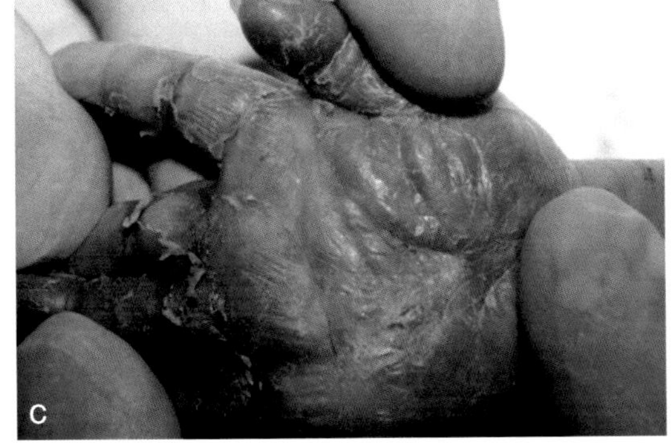
图 210-5　A、B. 梅毒患儿的丘疹鳞屑样斑。C. 新生儿手掌脱屑

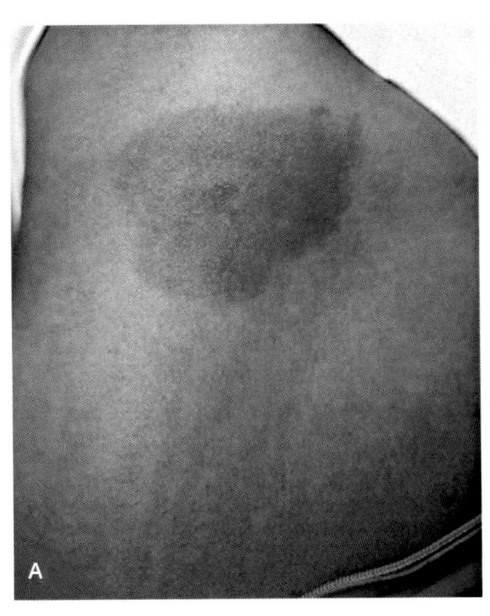
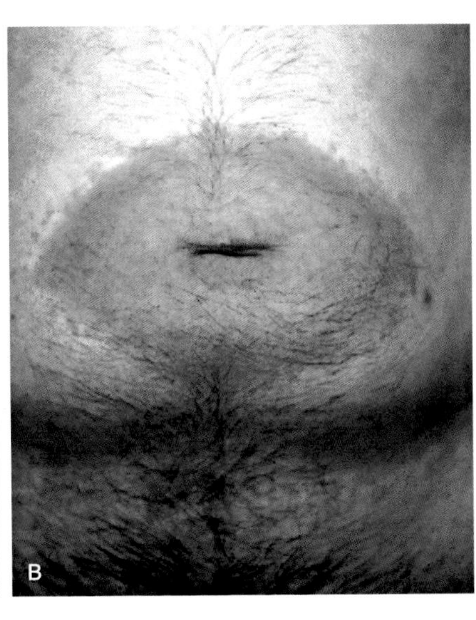
图 214-1　莱姆病的皮损表现。A 大腿游走性红斑，中间皮肤正常；B 脐周游走性红斑扩大，中间皮肤正常

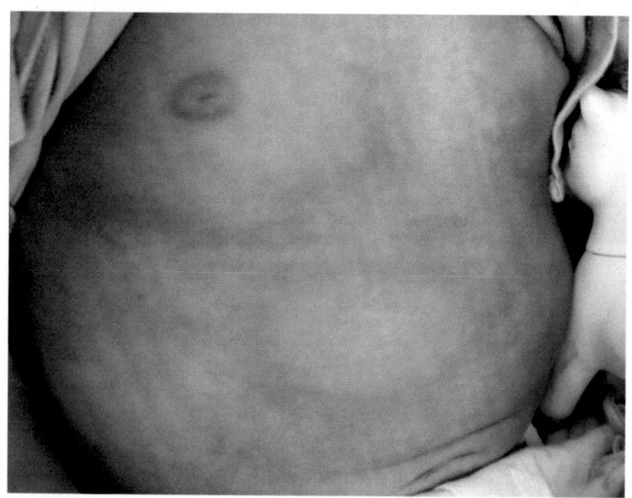

图 214-2　一男孩早期播散性莱姆病中多发游走性红斑

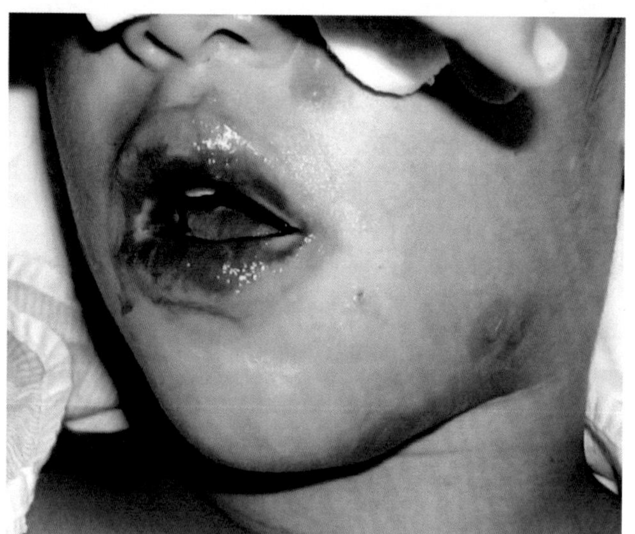

图 215-1　肺炎支原体感染所致 Stevens-Johnson 综合征的唇部改变

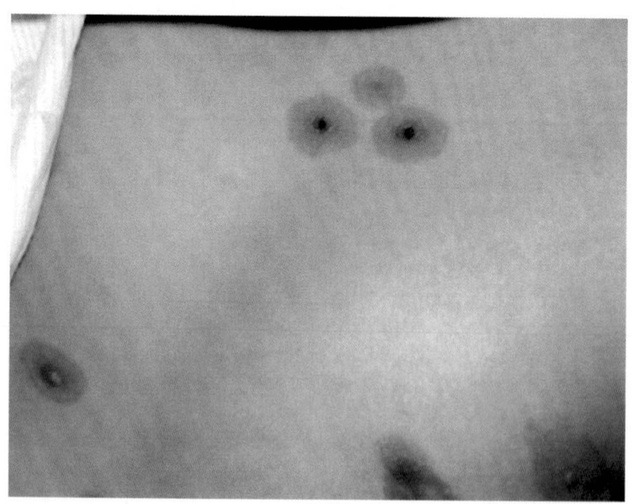

图 215-2　肺炎支原体感染所致 Stevens-Johnson 综合征典型的多形性红斑表现

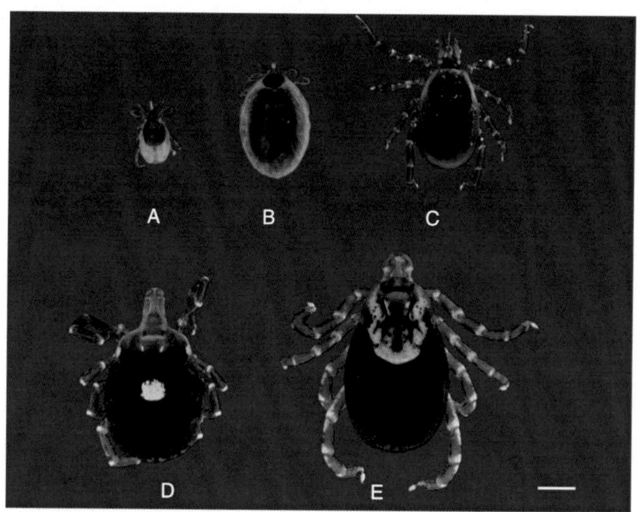


图 220-1　立克次体病的蜱虫媒介：肩突硬蜱（鹿蜱）的未结合若虫（A），结合若虫（B），雌性成虫（C）是引起人类粒细胞性无形体病的人粒细胞无形体的携带者，美洲钝眼蜱（孤星蜱虫）的雌性成虫（D）是引起分别导致人类单核细胞的埃立克体病毒感染和伊氏埃立克体病毒感染的埃利希体和伊氏埃立克体的携带者，变异革蜱（美国狗蜱虫）的雌性成虫（E）是引起落基山斑疹热的立氏立克次体的携带者

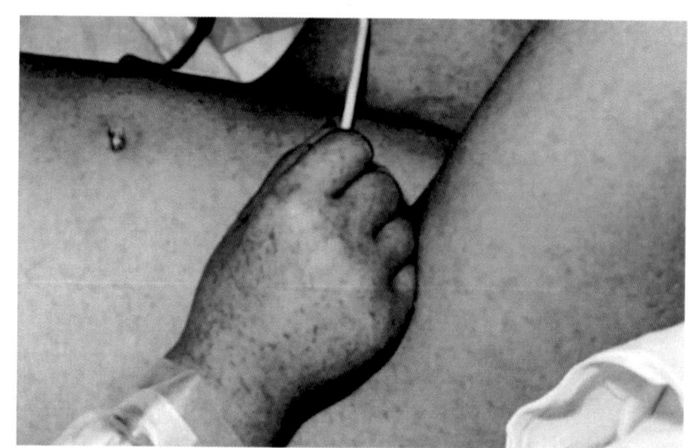

图 220-2　落基山斑疹热

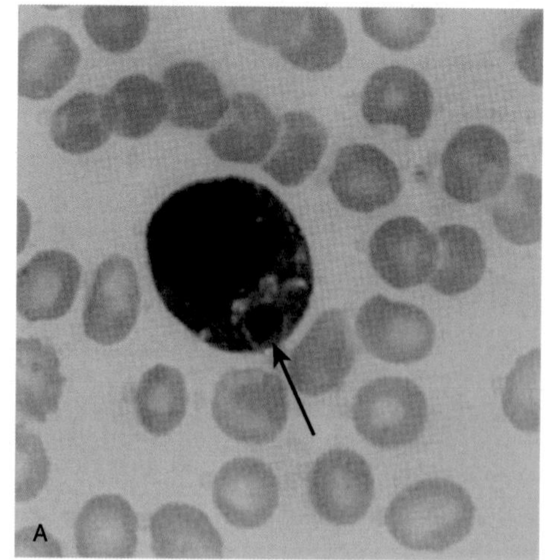


图 223-1　人类单核细胞埃立克体病和人粒细胞无形体病患者的外周血白细胞中桑椹胚。A. 一个在单核细胞中包含查菲埃立克体的桑椹胚（箭头）。B. 一个在中性粒细胞包含噬吞噬细胞无形体的桑椹胚（箭头）。瑞氏染色，原始放大倍数 ×1 200。查菲埃立克体和噬吞噬细胞无形体具有相似的形态学，但血清学和基因不同

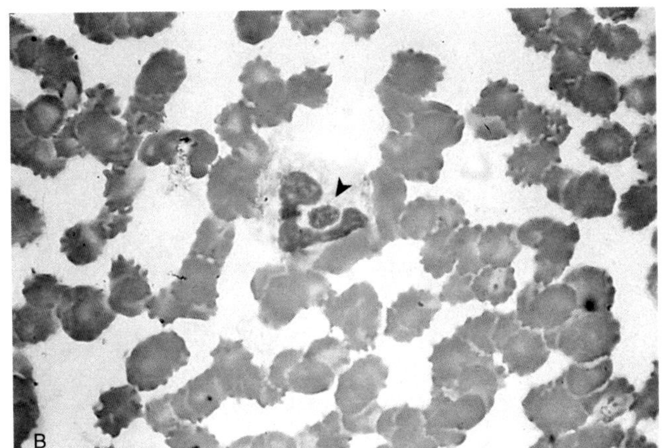


图 223-1（续）

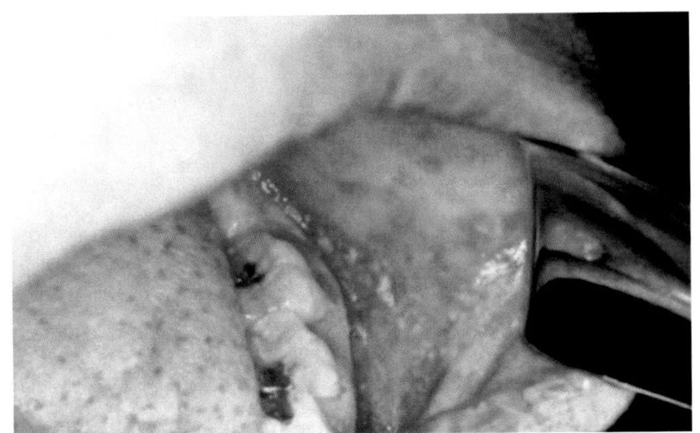

图 238-2　出疹 3d 内颊黏膜科氏斑

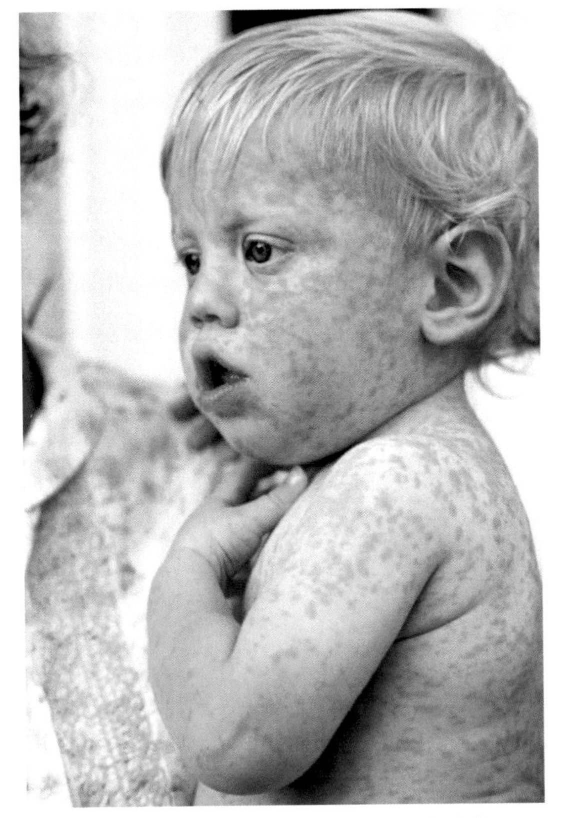

图 238-3　一例麻疹患儿面部与躯干部典型的红色皮疹

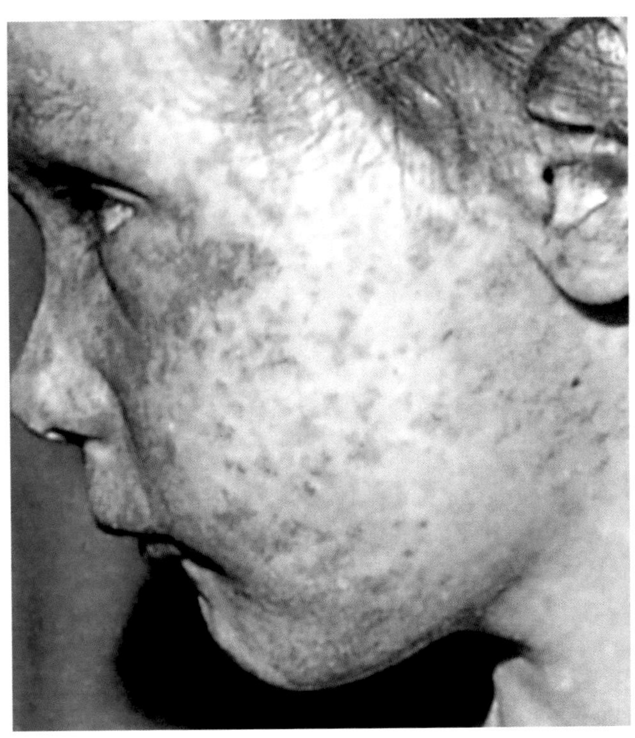

图 239-3　风疹的皮疹表现

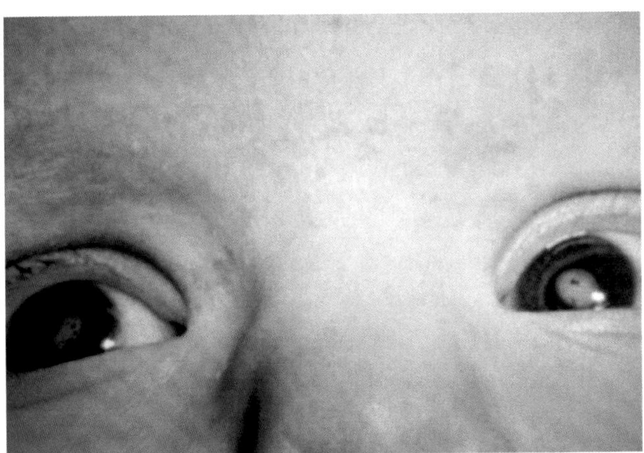

图 239-4　婴幼儿先天性风疹综合征双侧白内障

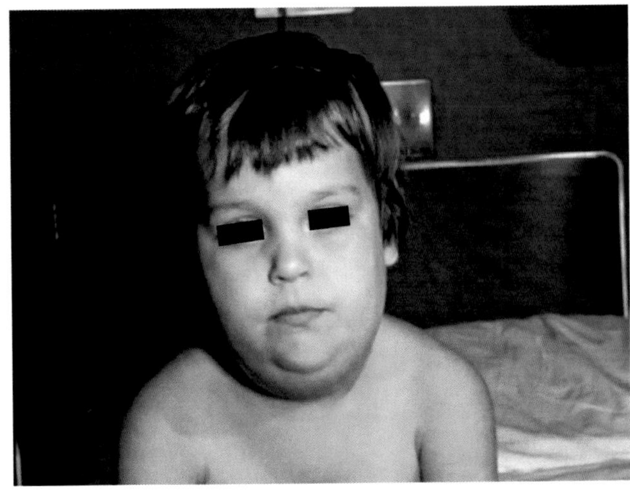

图 240-3　流行性腮腺炎患儿腮腺肿大示意图

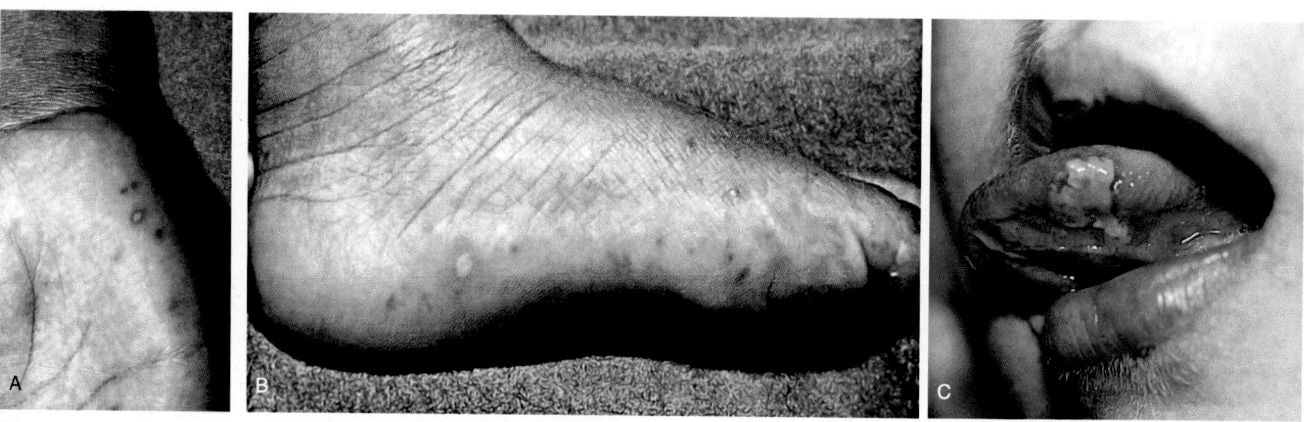


图 242-1　A. 手足口病（柯萨奇病毒 A16 型感染）患儿手掌的椭圆形水疱。B. 手足口病患儿足底的椭圆形水泡。C. 手足口病患儿的舌部损害

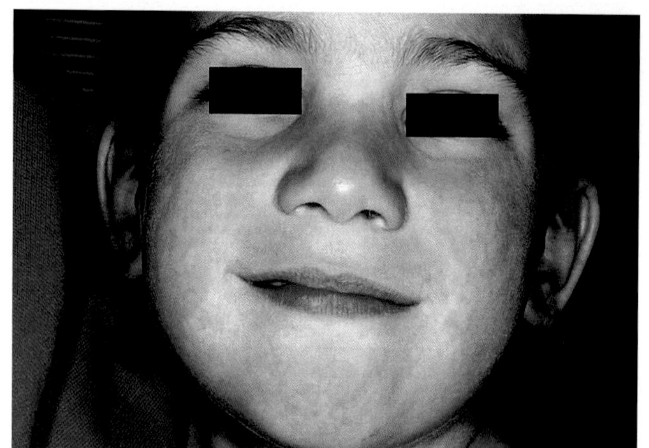

图 243-1　传染性红斑。两侧的面颊红斑，被喻为“拍红性脸颊”的外观

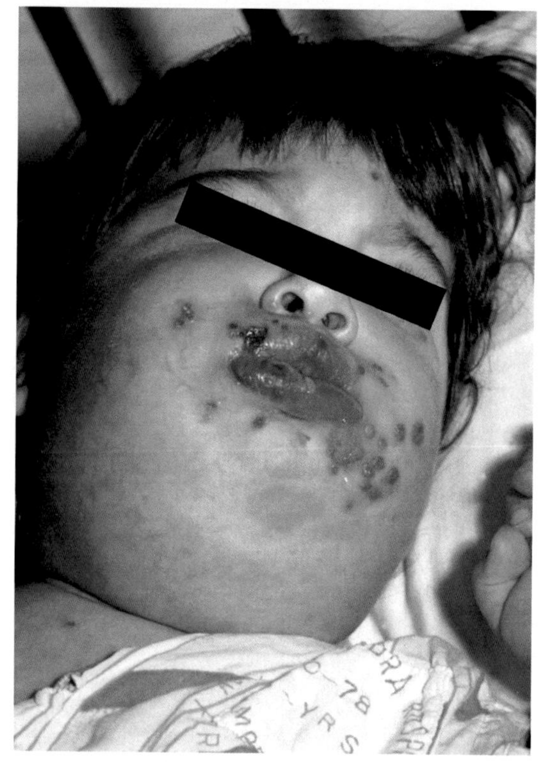

图 244-1　原发性疱疹性龈口炎患者口周成簇的带状疱疹

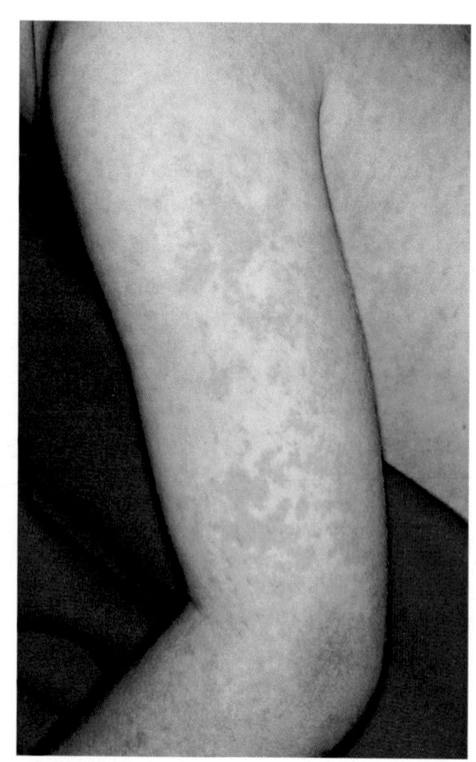

图 243-2　传染性红斑。网状红斑，患者上臂传染性红斑

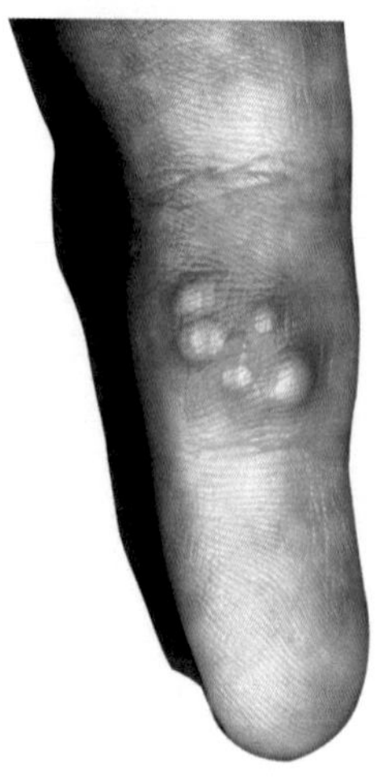

图 244-2　HSV 甲沟炎

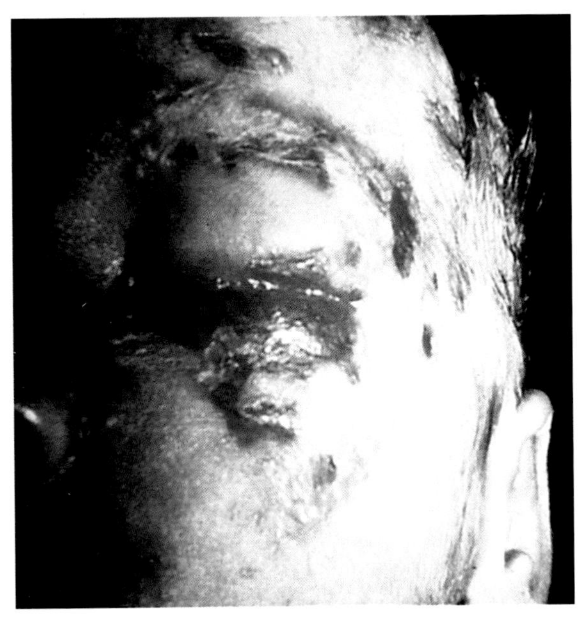

图 244-4　新生儿 HSV 感染的面部表现

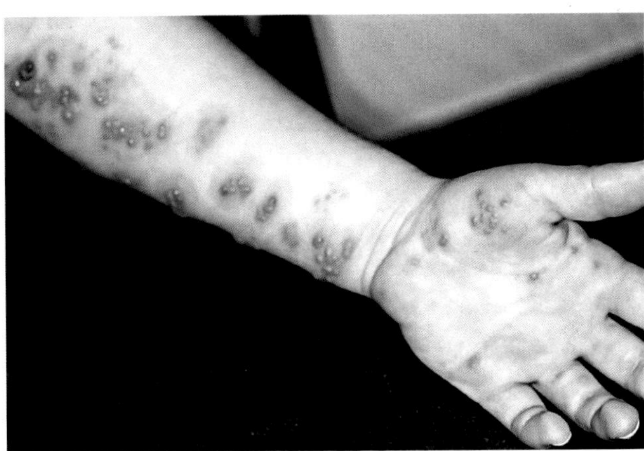

图 245-4　带带状疱疹儿童手臂上多处簇状水疱

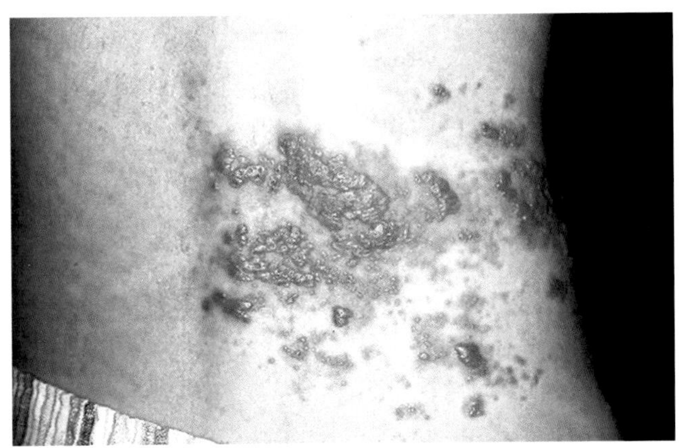

图 245-3　带状疱疹累及腰部皮节皮肤

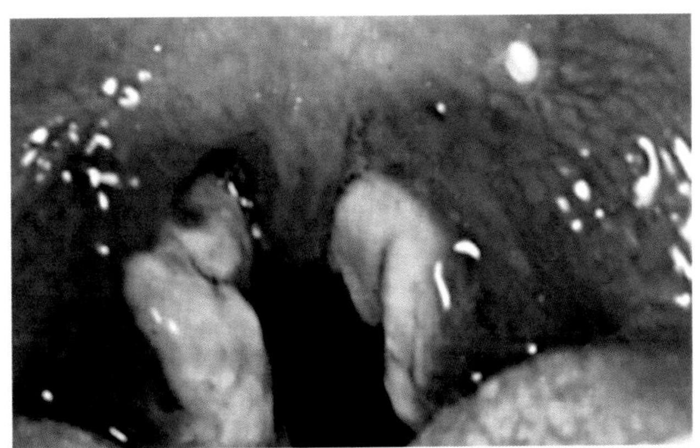

图 246-1　传染性单核细胞增多症中有膜状分泌物的扁桃体炎

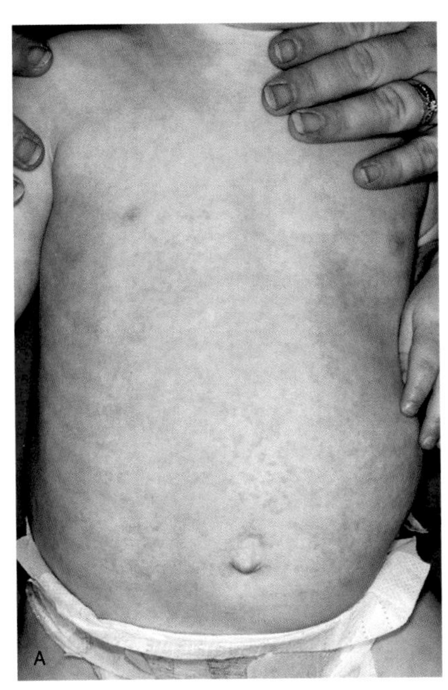

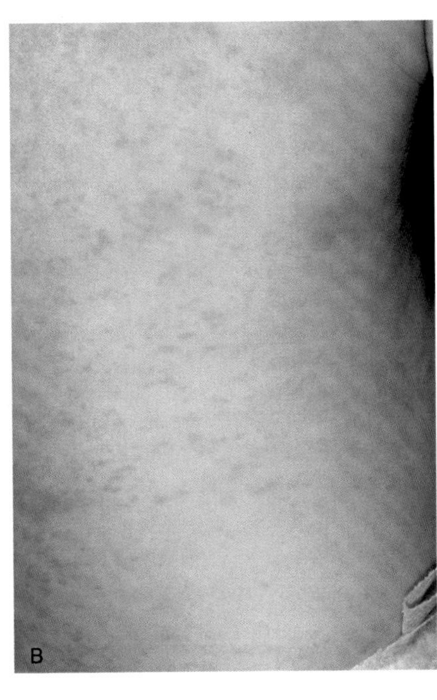

图 248-1　玫瑰疹。红斑，一名出疹前高热 3d 的婴儿的热烫斑疹和丘疹（A）。近观（B），部分病灶显示轻微血管收缩的周边晕

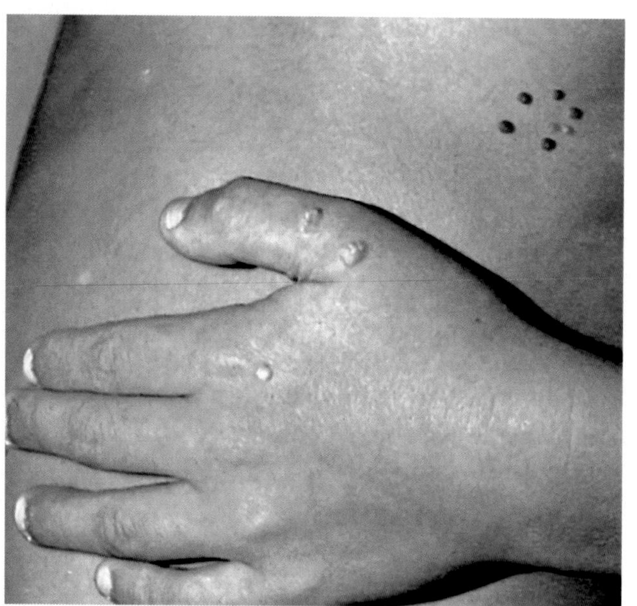

**图 258-1** 左手和胸壁寻常疣

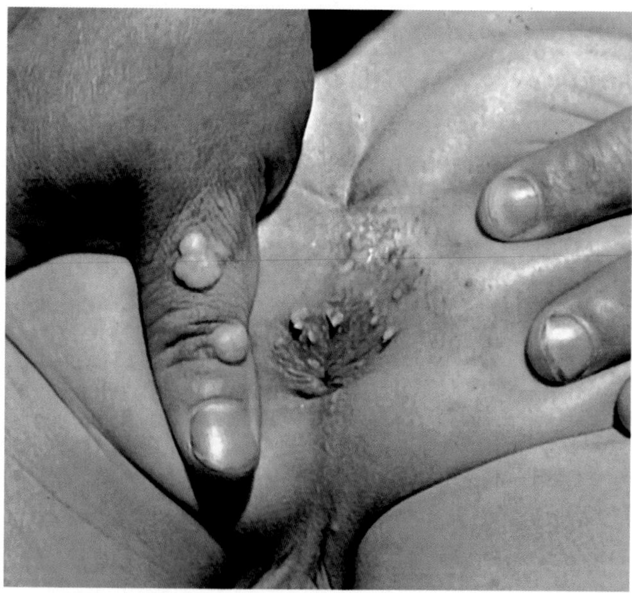

**图 258-2** 母亲手部寻常疣和其儿子肛周的尖锐湿疣

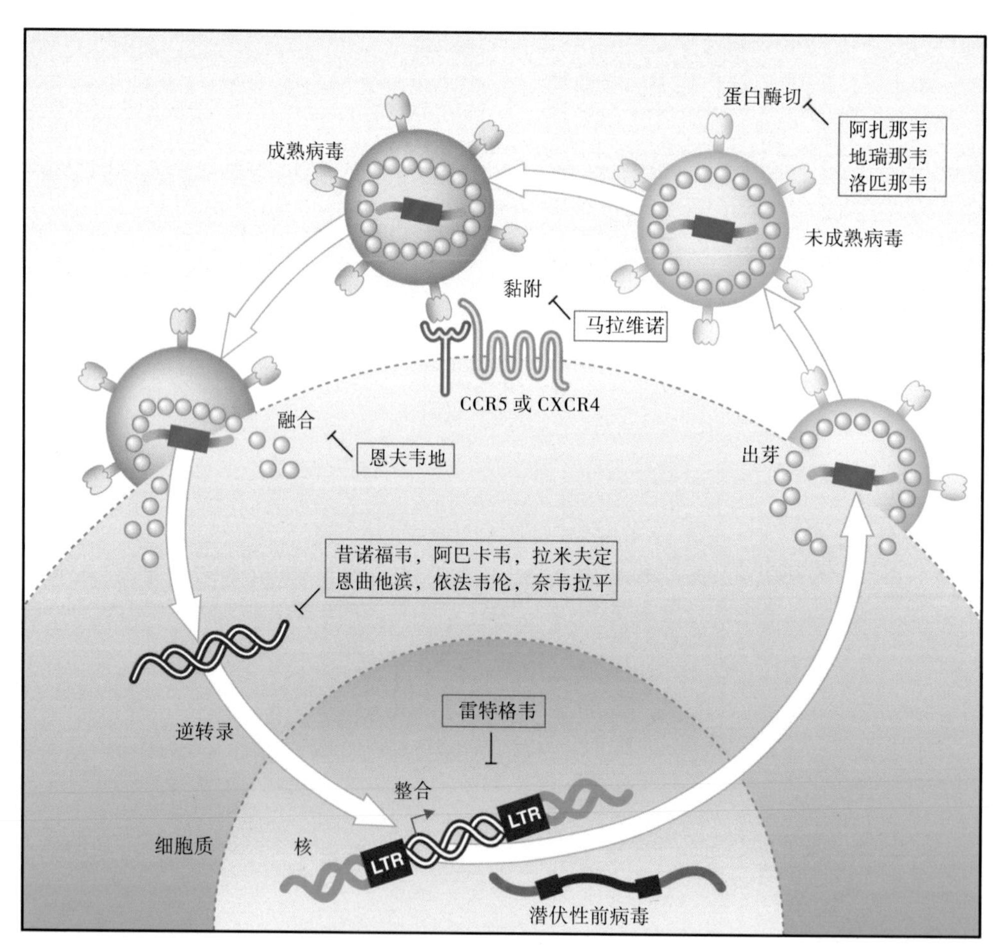


**图 268-2** HIV 生活史和抗逆转录病毒药物作用靶点。目前逆转录病毒药分为 6 类，HIV 周期内的 5 步为靶点（结合、融合、逆转录、整合和蛋白裂解）。资源丰富的地区最常用的靶向药物如图所示。细胞外病毒子通过复杂的 3 步过程进入靶细胞。①与 CD4 受体黏附。②与 CCR5 和 / 或 CXCR4 共受体结合，③膜融合。马拉维若（Maraviroc）阻断 CCR5 结合，恩夫韦地恩夫韦地（enfuvirtide）阻断融合。HIV 逆转录酶催化 HIV RNA 转录为双链 HIV DNA，这一步可以被核酸类似物和非核酸逆转录酶抑制剂抑制。HIV 聚合酶易化 HIV DNA 进入宿主染色体，这一步可以被拉替拉韦 和其他聚合酶抑制剂抑制。HIV 转录和翻译后产生不成熟的病毒子，从细胞表面出芽。HIV 蛋白酶裂解多肽链，病毒变得成熟。最后一步被蛋白酶抑制剂抑制

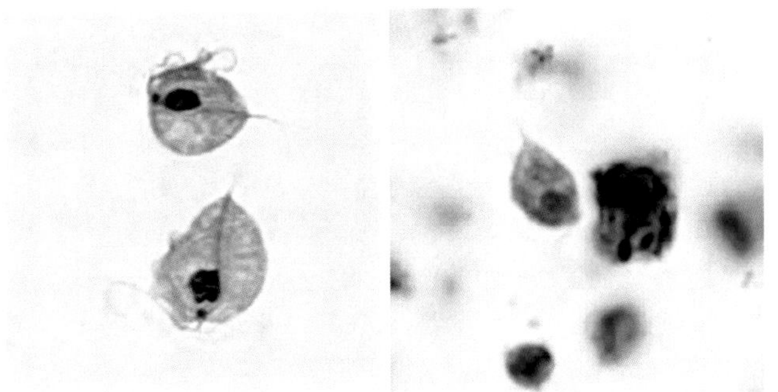

**图276-1** 阴道毛滴虫滋养体,姬姆萨染色(左)和铁苏木精染色(右)

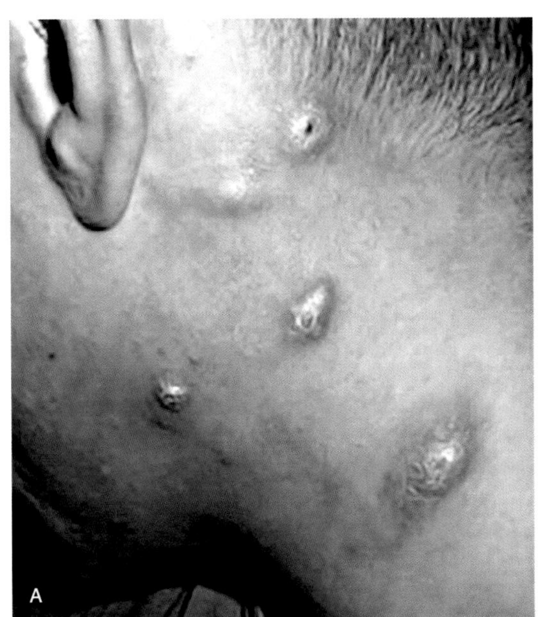

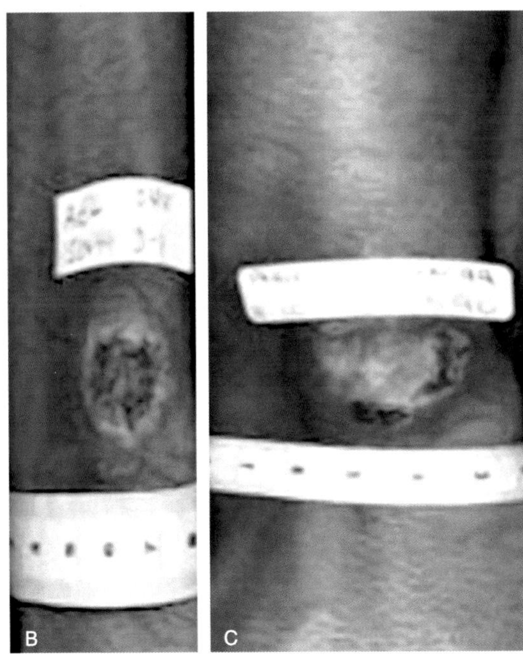

**图277-1** 皮肤和黏膜疾病。A. 在伊拉克旧世界感染(硕大利士曼原虫);标记颈部5个丘疹和结节性病变。B. 新世界感染(利士曼原虫属巴拿马亚种)在哥伦比亚;新世界疾病的特征性病变为单纯性溃疡性病变。C. B图所示患者第70d感染治愈时,应用葡甲胺锑酸盐治疗20d;显示在再生的上皮皮肤上面薄如纸的疤痕组织。

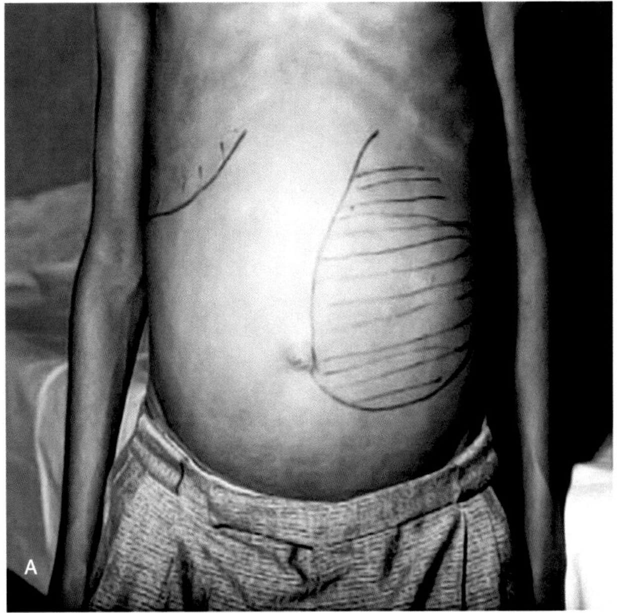

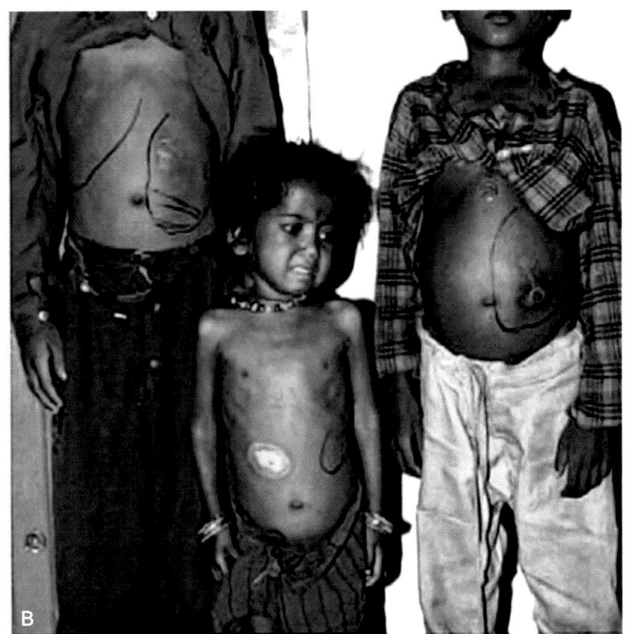

**图277-2** 在印度比哈尔州内脏利什曼病(杜氏利什曼原虫)。A. 一个年轻患者的肝脾大和消耗体质。B. 在儿童肿大的脾脏或肝脏上面的烫痕——当地巫师治疗失败

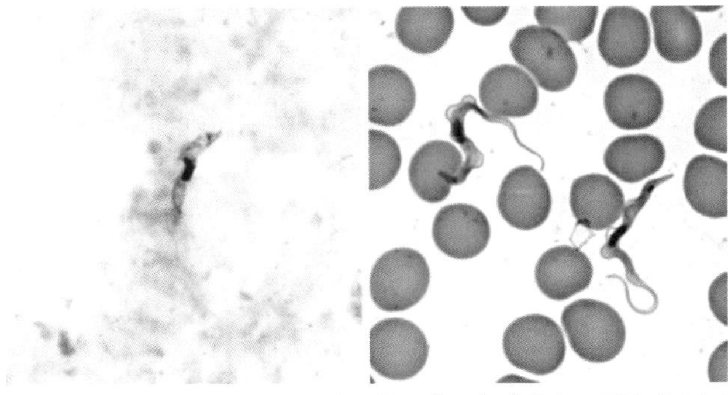

**图278-1** 布氏锥虫属循环后期锥鞭毛体姬姆萨染色血厚涂片(左)和瑞氏染色薄血涂片(右)

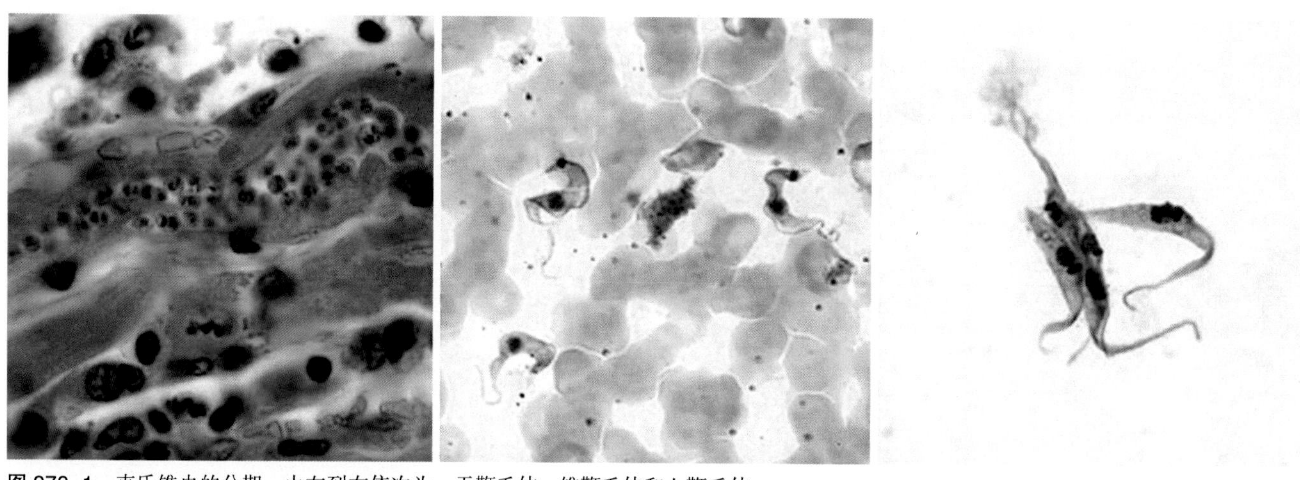

图 279-1　克氏锥虫的分期。由左到右依次为：无鞭毛体、锥鞭毛体和上鞭毛体

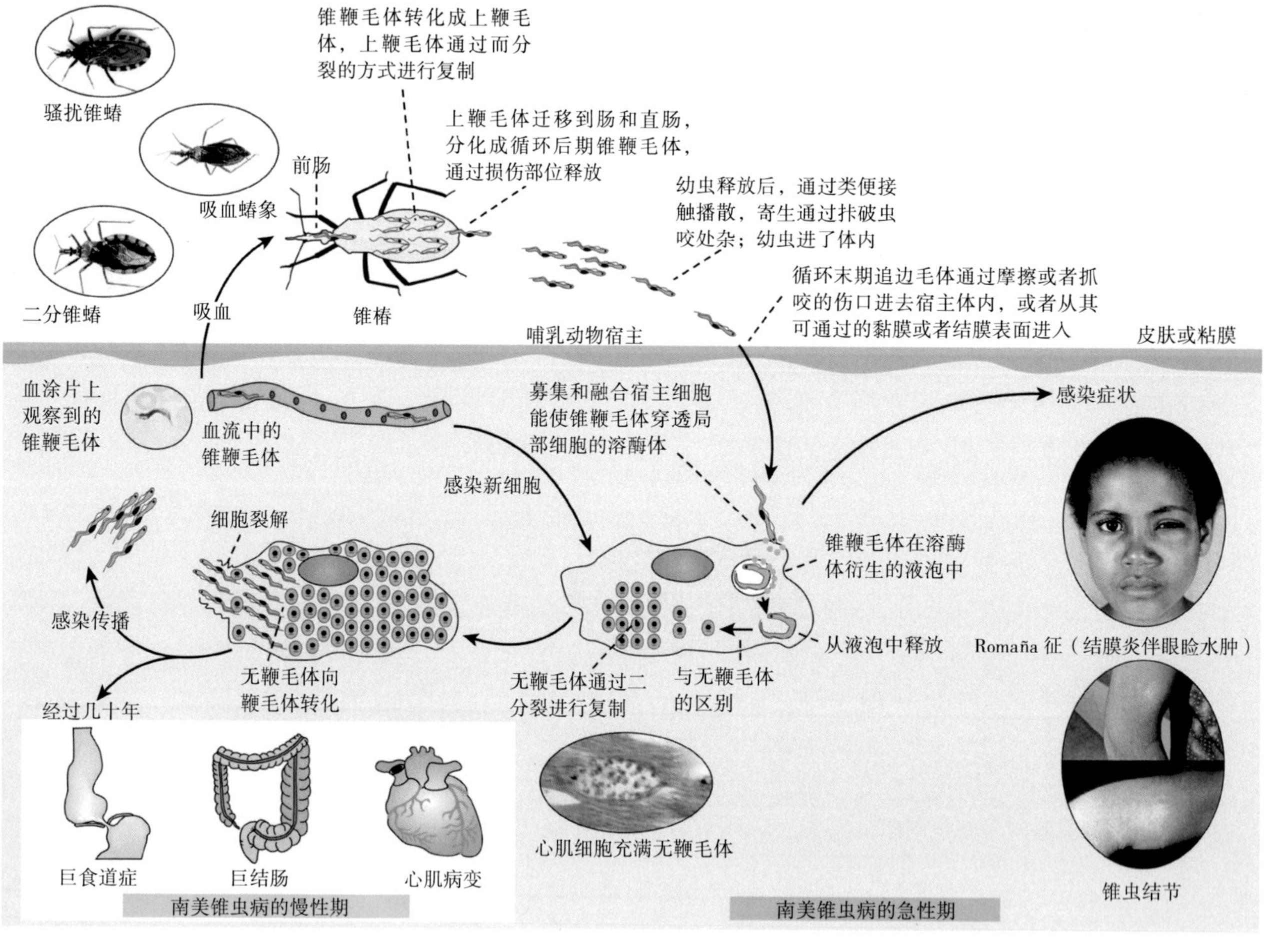

骚扰锥蝽

吸血蟒象

二分锥蝽

锥鞭毛体转化成上鞭毛体，上鞭毛体通过而分裂的方式进行复制

上鞭毛体迁移到肠和直肠，分化成循环后期锥鞭毛体，通过损伤部位释放

前肠

吸血

锥椿

幼虫释放后，通过类便接触播散，寄生通过抹破虫咬处杂；幼虫进了体内

循环末期追边毛体通过摩擦或者抓咬的伤口进去宿主体内，或者从其可通过的黏膜或者结膜表面进入

哺乳动物宿主

皮肤或粘膜

血涂片上观察到的锥鞭毛体

血流中的锥鞭毛体

募集和融合宿主细胞能使锥鞭毛体穿透局部细胞的溶酶体

感染症状

感染新细胞

细胞裂解

锥鞭毛体在溶酶体衍生的液泡中

从液泡中释放

Romaña 征（结膜炎伴眼睑水肿）

感染传播

无鞭毛体向鞭毛体转化

无鞭毛体通过二分裂进行复制

与无鞭毛体的区别

经过几十年

巨食道症

巨结肠

心肌病变

南美锥虫病的慢性期

心肌细胞充满无鞭毛体

锥虫结节

南美锥虫病的急性期

图 279-2　克氏锥虫的虫媒传播及其生活史

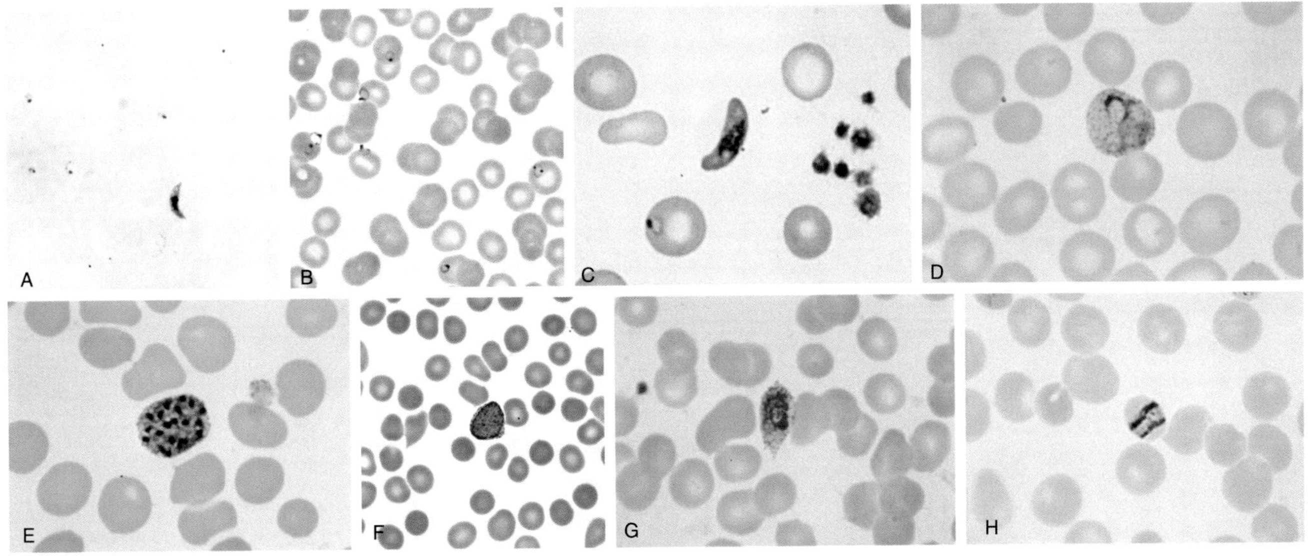


**图 280-2** 用于诊断疟疾的姬姆萨染色厚血涂片（A）和薄血涂片（B-H）以及疟原虫的形态。A. 多个印戒恶性疟原虫滋养体，显示在红细胞外。B. 含有印戒恶性疟原虫滋养体的多重感染的红细胞，包括定位于红细胞膜内表面的一个典型形式。C. 恶性疟原虫所特有的香蕉形状的配子体。D. 阿米巴滋养体特征的间日疟原虫。间日疟原虫和卵形疟原虫感染的红细胞呈现薛夫纳小点，较未感染的红细胞体积增大。E. 间日疟原虫裂殖体。相反，成熟的恶性疟原虫在血涂片中很少见，因为它们通常隔离在全身的微血管中。F. 间日疟原虫配子体球。G. 卵形疟原虫滋养体。薛夫纳点和感染的红细胞呈卵形。H. 三日疟原虫滋养体的特征性带状形式，含有细胞内的颜料疟原虫色素

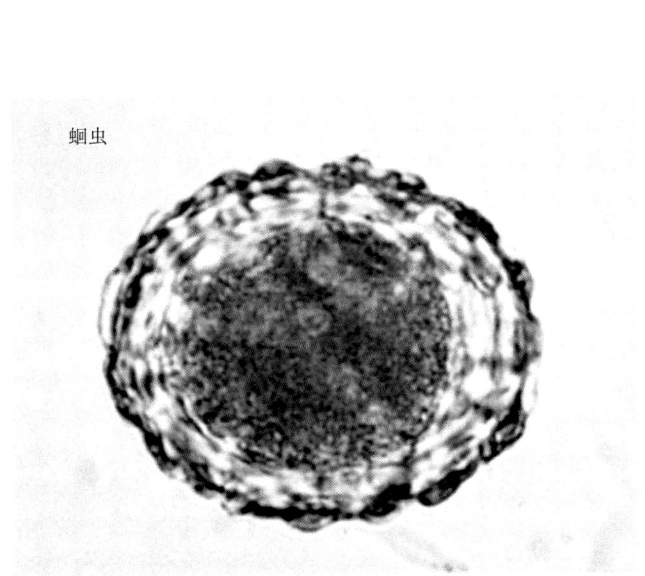


**图 283-1** 土壤传播的蛔虫卵

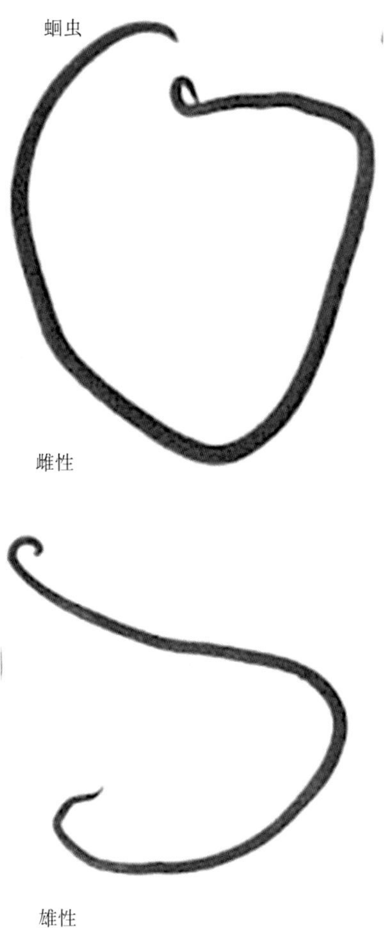


**图 283-2** 土壤传播的雄性和雌性成虫

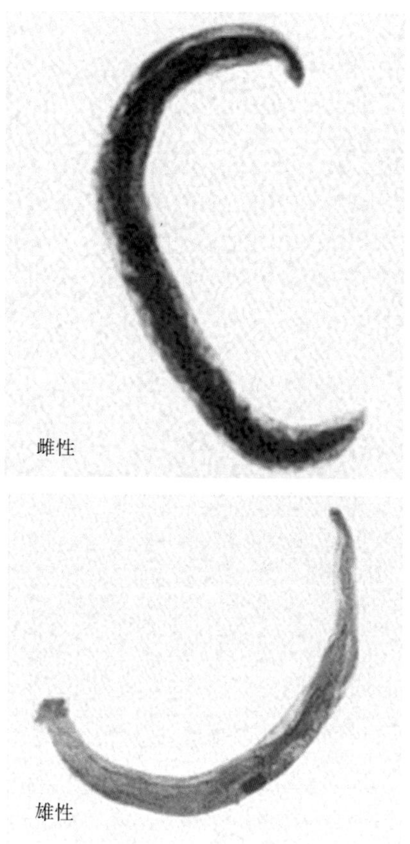

图 284-1　土壤传播的钩虫成虫

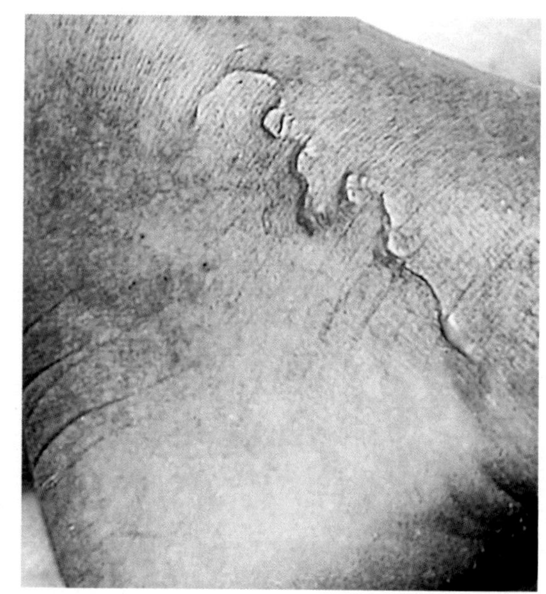
图 284-3　皮肤幼虫移行症的匐形疹

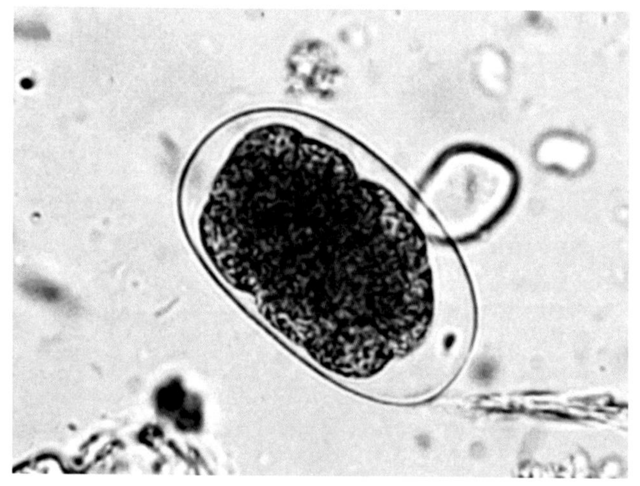
图 284-2　土壤传播的钩虫虫卵

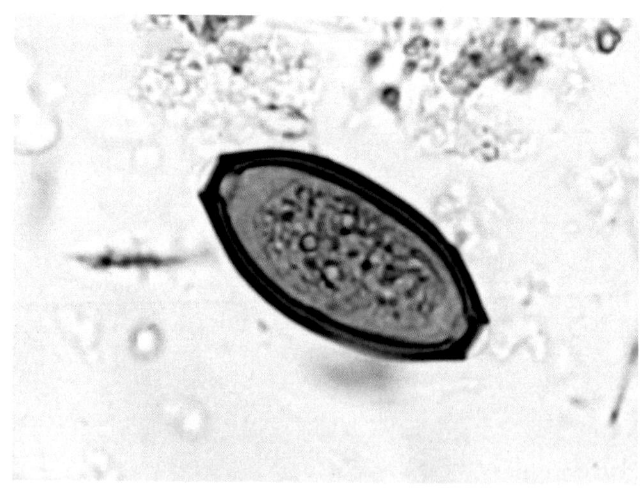
图 285-1　土壤传播的虫卵

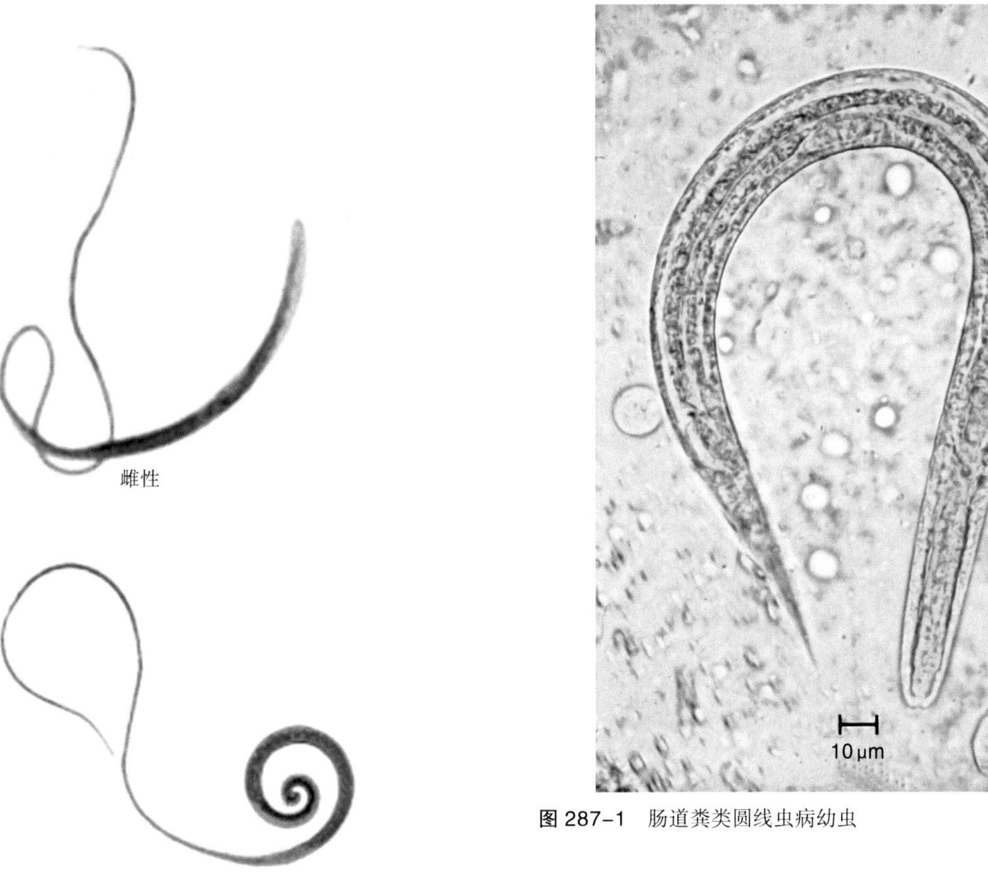


图 285-2　土壤传播的雄性和雌性成虫

图 287-1　肠道粪类圆线虫病幼虫

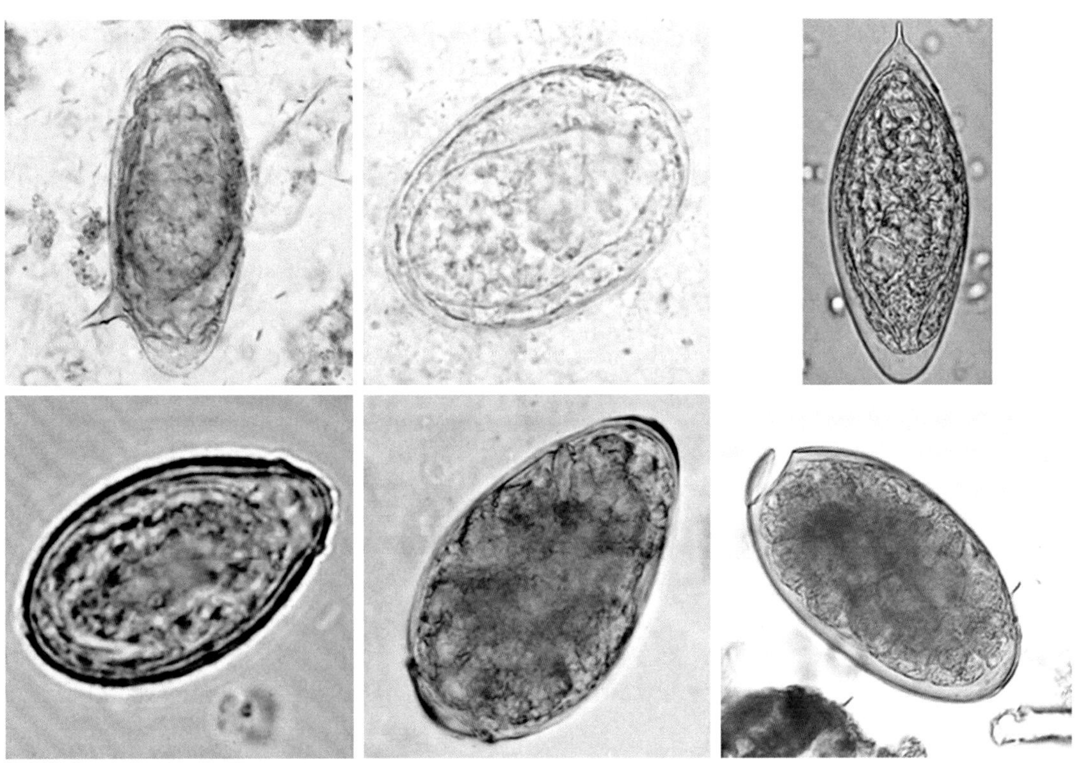

图 292-1　常见的人类吸虫虫卵。从左上角顺时针为：曼氏血吸虫、日本血吸虫、埃及血吸虫、华支睾吸虫，卫氏并殖吸虫和肝片吸虫（注意是部分打开鳃盖）